Intensivmedizin

Springer
*Berlin
Heidelberg
New York
Barcelona
Hongkong
London
Mailand
Paris
Singapur
Tokio*

H. Burchardi · R. Larsen
H.-P. Schuster · P. M. Suter (Hrsg.)

Intensivmedizin

Unter Mitarbeit von W. Wilhelm

8., völlig überarbeitete und erweiterte Auflage

Mit 380 teils 4-farbigen Abbildungen und 306 Tabellen

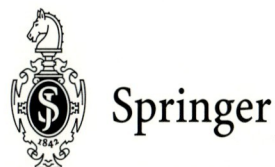

Springer

Herausgeber:

Prof. Dr. med. Hilmar Burchardi

Leiter der anästhesiologischen
operativen Intensivstationen
Abteilung II
Zentrum Anaesthesiologie,
Rettungs- und Intensivmedizin
Georg-August-Universität
Robert-Koch-Straße 40
D-37075 Göttingen

Prof. Dr. med. Reinhard Larsen

Direktor der Klinik
für Anästhesiologie und
Intensivmedizin
Universitätskliniken des Saarlandes
Gebäude 56
D-66421 Homburg/Saar

Prof. Dr. med. Hans-Peter Schuster

Chefarzt der Medizinischen Klinik I
Städtisches Krankenhaus Hildesheim
Lehrkrankenhaus der
Med. Hochschule Hannover
Weinberg 1
D-31134 Hildesheim

Prof. Dr. med. Peter Maximilian Suter

Chefarzt der Division für
Chirurgische Intensivmedizin
Universitätsspital Genf
Rue Micheli-du-Crest 24
CH-1211 Genf 14, Schweiz

ISBN 3-540-64148-3 Springer-Verlag Berlin Heidelberg New York

Die Deutsche Bibliothek – CIP-Einheitsaufnahme

Intensivmedizin / Hrsg.: Hilmar Burchardi ... – 8., völlig überarb.
und erw. Aufl. – Berlin; Heidelberg ; New York ; Barcelona ;
Hongkong ; London ; Mailand ; Paris ; Singapur ; Tokio : Springer, 2001
ISBN 3-540-64148-3

Dieses Werk ist urheberrechtlich geschützt. Die dadurch begründeten Rechte, insbesondere die der Übersetzung, des Nachdrucks, des Vortrags, der Entnahme von Abbildungen und Tabellen, der Funksendung, der Mikroverfilmung oder der Vervielfältigung auf anderen Wegen und der Speicherung in Datenverarbeitungsanlagen, bleiben, auch bei nur auszugsweiser Verwertung, vorbehalten. Eine Vervielfältigung dieses Werkes oder von Teilen dieses Werkes ist auch im Einzelfall nur in den Grenzen der gesetzlichen Bestimmungen des Urheberrechtsgesetzes der Bundesrepublik Deutschland vom 9. September 1965 in der jeweils geltenden Fassung zulässig. Sie ist grundsätzlich vergütungspflichtig. Zuwiderhandlungen unterliegen den Strafbestimmungen des Urheberrechtsgesetzes.

Springer-Verlag Berlin Heidelberg New York
ein Unternehmen der BertelsmannSpringer Science+Business Media GmbH
© Springer-Verlag Berlin, Heidelberg 2001
Printed in Germany

Die Wiedergabe von Gebrauchsnamen, Handelsnamen, Warenbezeichnungen usw. in diesem Werk berechtigt auch ohne besondere Kennzeichnung nicht zu der Annahme, daß solche Namen im Sinne der Warenzeichen- und Markenschutz-Gesetzgebung als frei zu betrachten wären und daher von jedermann benutzt werden dürften.

Produkthaftung: Für Angaben über Dosierungsanweisungen und Applikationsformen kann vom Verlag keine Gewähr übernommen werden. Derartige Angaben müssen vom jeweiligen Anwender im Einzelfall anhand anderer Literaturstellen auf ihre Richtigkeit überprüft werden.

Lektorat: Dr. K. Strehlow, Dr. A. Drechsel-Buchheidt, U. Hartmann
Herstellung: Christiane Messerschmidt, Rheinau
Einbandgestaltung: de'blik, Berlin
Satz: Fotosatz-Service Köhler GmbH, Würzburg
Druck- und Bindearbeiten: Universitätsdruckerei H. Stürtz AG, Würzburg
Gedruckt auf säurefreiem Papier   SPIN: 10548238   22/3133 – 5 4 3 2 1 0

Vorwort zur 8. Auflage

*Die edle Einfalt in den Werken der Natur hat nur gar zu oft
ihren Grund in der edeln Kurzsichtigkeit dessen,
der sie beobachtet.*
(Georg Christoph Lichtenberg, 1742–1799)

Intensivmedizin ist ein multidisziplinäres Fachgebiet. Sie schöpft aus den Kenntnissen und Erfahrungen vieler verschiedener medizinischer Disziplinen. Diese Multidisziplinarität entstand aus ihrer besonderen Geschichte, als in den fünfziger Jahren an einzelnen Zentren die Notwendigkeit gesehen wurde, Patienten in lebensbedrohlichen Situationen durch eine invasive Diagnostik und eine hoch-aktive Behandlung besonders intensiv zu versorgen. Anästhesisten und Chirurgen, Internisten, Pädiater und -Neurologen waren an dieser Entwicklung beteiligt und schufen die Grundlage zur Vielseitigkeit der Intensivmedizin. Diese Vielseitigkeit hat zur Gründung der *Deutschen Interdisziplinären Vereinigung für Intensiv- und Notfallmedizin (DIVI)* geführt, die sich nun über viele Jahre als ein wirksames und kreatives Forum bewährt hat. Ob es sich um berufspolitische Strukturierungen oder Vereinbarungen handelte, um die Formulierung von Empfehlungen zur Ausstattung, zu Abläufen, zu Behandlungsleitlinien oder um die Einigung über Weiterbildungsinhalte, stets konnte eine gemeinsame Linie gefunden werden.

Die Zukunft wird eine immer bessere Weiterbildung und zunehmend Spezialkenntnisse in der Intensivmedizin fordern. Besonders unter Berücksichtigung der Studien, die klar gezeigt haben, dass dadurch eine bessere Betreuung des schwerkranken Patienten, größere Überlebenschancen sowie eine Kostendämpfung erreicht werden können. Die *Union Européene des Médecins Specialistes (UEMS)* hat nach dem Vorbild der DIVI jüngst eine multidisziplinäre Kommission für Intensivmedizin gegründet, in der der zukünftige gemeinsame europäische Weg der Intensivmedizin festgeschrieben wird. Hier geht es um die wichtige, allgemeingültige Definition der Intensivmedizin und ihrer Aufgaben innerhalb der verschiedenen Krankenversorgungssysteme, um eine Qualitätsüberwachung und Zertifizierung qualifizierter Intensivstationen, um die Formulierung gemeinsamer Weiterbildungskonzepte und -inhalte und vieles andere mehr. Insbesondere aber wurde der Weg zur kontinuierlichen Weiterbildung im Fach („continuing medical education") für Europa eröffnet; dieser Weg wird nunmehr auch in Deutschland beschritten werden. Für die Intensivmedizin ist dieses ein besonders entscheidender Schritt, wodurch in Zukunft sichergestellt werden kann, dass Intensivmedizin von Ärzten durchgeführt wird, die ihre Kompetenz bewiesen haben und ihre Erfahrung auch weiterhin kontinuierlich nachweisen müssen. Angesichts der beständigen Weiterentwicklung und des raschen Wandels in der Intensivmedizin erscheinen solche Voraussetzungen fast selbstverständlich; in einigen Ländern sind diese Grundsätze heute bereits realisiert. Dabei bleiben Struktur und Weiterbildung für die Fächer nach wie vor in den Händen der zuständigen nationalen Institutionen, in Deutschland in der Zuständigkeit der Landesärztekammern; es wird jedoch immer schwieriger, die gemeinsame europäische Linie eigensinnig zu verlassen.

Die hohen Ansprüche, die an die Qualität der Intensivmedizin in Zukunft gestellt werden, erfordern Lernhilfen für die primäre ebenso wie für kontinuierliche Weiterbildung. Vor diesem Hintergrund und mit diesem Anspruch muss ein Lehrbuch der Intensivmedizin multidisziplinär verfasst sein. Das bietet dem Leser die optimale Möglichkeit, sein notwendiges Wissen aus kompetenter Quelle zu schöpfen.

Das Buch steht nunmehr in der achten Auflage – ein Beweis für die große Akzeptanz, die es bei den Lesern bislang erfahren hat. Diese Tatsache erfüllt die Herausgeber mit Dank und Genugtuung. Sie sehen hierin aber auch eine große Herausforderung, den hohen Erwartungen weiterhin zu entsprechen. Die vorliegende Auflage wurde daher von Grund auf neu konzipiert. Mit einer neuen Struktur, einer auserlesenen Autorenschaft und einem modernen didaktischen Layout hoffen wir, die Erwartungen der Leser zu erfüllen. Das Buch soll nicht nur Lehr- und Lesebuch sein für diejenigen, die sich in das Gebiet der Intensivmedizin einarbeiten möchten. Es soll auch ein Nachschlagewerk sein, ein ständiger Begleiter für die tägliche praktische Arbeit. Wir hoffen, dass dieser hohe Anspruch erfüllt ist und das Buch vom Leser weiterhin so gut angenommen wird wie bisher.

Ein solches Buch lebt durch seine Autoren und ihre Beiträge. Die Herausgeber danken daher in besonderer Weise allen Autoren, die sich diesem Projekt verpflichtet fühlten, und die in guter Kooperation mit uns den langen, manchmal mühevollen Weg gegangen sind. Prof. Larsen und Dr. Wilhelm kommt das besondere Verdienst zu, mit ihrer redaktionellen Arbeit für das einheitliche Erscheinungsbild des Buches gesorgt zu haben. Besonderer Dank gilt auch dem Springer-Verlag und seinen Mitarbeitern, allen voran Frau Ulrike Hartmann, Frau Lindrun Weber und Frau Christiane Messerschmidt, ohne deren aktive praktische Unterstützung dieses Buch nicht zustande gekommen wäre.

Göttingen, Hildesheim, Homburg/Saar,
Genf im September 2000   Die Herausgeber

Inhaltsübersicht

I	Allgemeine Grundlagen der Intensivmedizin	1
II	Allgemeine Grundlagen der Diagnostik und Überwachung	109
III	Allgemeine Grundlagen der Therapie	253
IV	Akuter Kreislaufstillstand und kardiopulmonale Reanimation	411
V	Respiratorische Störungen	439
VI	Kardiovaskuläre Störungen	571
VII	Gastrointestinale Störungen	703
VIII	Störungen des ZNS und neuromuskuläre Erkrankungen	743
IX	Stoffwechsel, Niere, Säure-Basen-, Wasser- und Elektrolythaushalt	889
X	Infektionen	967
XI	Multiorganversagen	1083
XII	Trauma	1099
XIII	Operative Intensivmedizin	1219
XIV	Spezielle Notfälle	1271
XV	Pädiatrische Intensivmedizin	1297
XVI	Vergiftungen	1371
XVII	Anhang	1389

Inhaltsverzeichnis

I	Allgemeine Grundlagen der Intensivmedizin	1

1	**Ethische Aspekte der Intensivmedizin** P. Fritsche	3
1.1	Einführung	5
1.2	Erhaltung des Lebens mit allen Mitteln	6
1.3	Patientenverfügung	6
1.4	Menschliche Zuwendung	7
1.5	Behandlung, Pflege und Betreuung von Unheilbaren	8
1.6	Therapieverzicht, -reduktion, -abbruch	8
1.7	Aktive Sterbehilfe	10
1.8	Organtransplantation	11
1.9	Empfehlungen	11
	Literatur	11

2	**Begrenzung oder Beendigung der Intensivbehandlung – Eine Gegenüberstellung von Grundsätzen/Richtlinien aus verschiedenen Ländern** H. Burchardi	13
2.1	Einleitung	15
2.2	Entscheidungssituationen und Handlungsrichtlinien	16
2.3	Wer soll entscheiden? Die Autonomie des Patienten – und sonst?	19
2.4	Ressourcenbeschränkung	21
2.5	Ein Lösungsvorschlag: der „Partnerschaftsvertrag"	21
	Literatur	23

3	**Rechtliche Probleme** R.-W. Bock	25
3.1	Einleitung	27
3.2	Forensisches Risiko	27
3.3	Rechtliche Problemstellungen	28
3.4	Resümee	34

4	**Psychosoziale Probleme und therapeutische Ansätze in der Intensivmedizin** V. Köllner, A. Deister	35
4.1	Krankheitsbilder, Prävention und Therapie bei Intensivpatienten	37
4.2	Die Situation der Angehörigen	52
4.3	Belastungsfaktoren bei Mitarbeitern der Intensivstation	54
	Literatur	56

5	**Pflege des Intensivpatienten**	
	E. Lösch	57
5.1	Einleitung	59
5.2	Pflegeanamnese, Pflegeplanung, Pflegedokumentation	59
5.3	Grundpflege des Intensivpatienten	59
5.4	Dekubitusprophylaxe und -therapie	61
5.5	Lagerung und Mobilisation	64
5.6	Lungenpflege	66
5.7	Atemübungen und Atemgymnastik	67
5.8	Spezielle Pflege	69
5.9	Neue Ansätze in der Intensivpflege	70
	Literatur	70
6	**Transport kritisch kranker Patienten**	
	W. Wilhelm	71
6.1	Einführung	73
6.2	Transportrisiken	73
6.3	Transportausrüstung	74
6.4	Vorbereitung und Durchführung des Transports	75
6.5	Besonderheiten des Interhospitaltransports	78
	Literatur	79
7	**Scores**	
	E. Neugebauer, R. Lefering	81
7.1	Was ist ein Score?	83
7.2	Scores in der Intensivmedizin	83
7.3	Ziele der Anwendung von Scores	88
7.4	Entwicklung und Evaluation von Scores	90
7.5	Limitierungen und Gefahren	92
	Literatur	93
8	**Risikoabschätzung, Leistungserfassung, Qualitätsmanagement**	
	H. Burchardi	95
8.1	Einleitung	97
8.2	Grundlagen	97
8.3	Risikoabschätzung, Outcome	99
8.4	Leistungserfassung, Kostenerfassung	101
8.5	Qualitätsmanagement (QM) in der Intensivmedizin	102
	Literatur	106
II	**Allgemeine Grundlagen der Diagnostik und Überwachung**	109
9	**Intensivmedizinisches Monitoring**	
	W. Wilhelm, F. Mertzlufft, R. Larsen	111
9.1	Einführung	113
9.2	Herz-Kreislauf-Funktion	113
9.3	Atemfunktion	117
9.4	Analyse der arteriellen Blutgase	121
	Literatur	125
10	**Intravasale Katheter und Monitoring**	
	H. Pargger	127
10.1	Einführung	129
10.2	Volumensubstitution und periphere Venenkanülierung	129

10.3	Zentrale Venenkatheter	130
10.4	Pulmonalarterienkatheter	139
10.5	Arterielle Katheter	146
	Literatur	149

11 Zerebrales Monitoring
K. L. Kiening, A. S. Sarrafzadeh 151

11.1	Einführung	153
11.2	Zerebrales Basismonitoring: intrakranieller Druck, zerebraler Perfusionsdruck	153
11.3	Monitoring der zerebralen Oxygenierung	153
11.4	Zerebrale Mikrodialyse	158
	Literatur	159

12 Neurophysiologisches Monitoring
W. Paulus 161

12.1	Einleitung	163
12.2	EEG	163
12.3	Evozierte Potentiale	166
12.4	Elektromyographie	167
12.5	Nervenleitgeschwindigkeiten	168
12.6	Dopplersonographie	168
	Literatur	168

13 Bildgebende Verfahren
E. Eisenhuber, B. Partik, P. Pokieser, C. Schaefer-Prokop 169

13.1	Thorakale Bildgebung – Einleitung E. Eisenhuber, C. Schaefer-Prokop	171
13.2	Geräte – Technik – Zubehör	172
13.3	Technische Durchführung	174
13.4	Lagekontrolle von Kathetern, Tuben, Drainagen und Sonden	177
13.5	Pathologische Luftansammlungen	185
13.6	Abnorme Flüssigkeitsansammlungen	189
13.7	Lungenödem und ARDS	191
13.8	Pulmonale Verdichtungen	199
13.9	Indikationen und Wertigkeit der thorakalen Computertomographie auf der Intensivstation	205
13.10	Abdominelle Bildgebung – Einleitung B. Partik, P. Pokieser	206
13.11	Konventionelle Abdomenaufnahme	207
13.12	Ultraschall	211
13.13	Computertomographie	219
	Literatur	226

14 Stoffwechselüberwachung und Interpretation klinisch-chemischer Befunde
J. E. Schmitz 229

14.1	Einführung	231
14.2	Biochemisches und biophysikalisches Standardmonitoring des Intensivpatienten	231
14.3	Überwachung der Homöostase	244
14.4	Überwachung des Stoffwechsels unter einer Infusions- und Ernährungstherapie	244
14.5	Klinische Überwachung	247

14.6	Analytische Überwachung des Substrat- und Energiestoffwechsels	247
	Literatur	250

III Allgemeine Grundlagen der Therapie ... 253

15 Akut- und Frührehabilitation
P. Hohenauer, C. Höpfl, R. Scharmer, G. Schönherr ... 255

15.1	Definition und Zielsetzung	257
15.2	Kommunikation	257
15.3	Lagerung	257
15.4	Atemtherapie	262
15.5	Schluck- und Esstherapie	263
15.6	Bewegungstherapie	265
15.7	Stimulation	265
15.8	Symptomorientierte Therapie	267
	Literatur	269

16 Ernährung und Infusionstherapie
J. E. Schmitz ... 271

16.1	Flüssigkeit und Elektrolyte	273
16.2	Nährsubstrate	277
16.3	Praktisches Vorgehen im Rahmen der Ernährung und Infusionstherapie	286
16.4	Therapiekonzepte	288
16.5	Nährsubstrate mit spezieller pharmakologischer Wirkung	300
	Literatur	303

17 Hämostase und Hämotherapie
M. Köhler, J. Rathgeber ... 305

17.1	Einleitung	307
17.2	Die Hämostase	307
17.3	Thrombozyten	309
17.4	Das plasmatische Gerinnungssystem	314
17.5	Substitution von Plasmaproteinen	317
17.6	Erythrozyten	321
17.7	Wichtige Störungen der Hämostase in der Intensivmedizin	325
17.8	Qualitätssicherung bei der Therapie mit Blutkomponenten	332
	Literatur	339

18 Analgesie, Sedierung, Relaxation und Therapie von Psychosyndromen
S. Kleinschmidt ... 341

18.1	Ziele und Anforderungen	343
18.2	Therapiephasen und Therapiekonzepte	343
18.3	Auswahl und Zufuhr der Pharmaka	344
18.4	Pharmaka und Indikationen	347
18.5	Akute Psychosyndrome	360
	Literatur	364

19 Intubation und Tracheotomie
T. Pasch ... 367

19.1	Ziele und Definitionen	369
19.2	Intubation	369
19.3	Tracheotomie	371

19.4	Material	372
19.5	Komplikationen	373
19.6	Langzeitintubation oder Tracheotomie?	374
19.7	Behandlungs- und Pflegerichtlinien	375
	Literatur	376

20 Perkutane Tracheotomie
H. Bause, A. Prause 377

20.1	Einleitung	379
20.2	Indikation der perkutanen Tracheotomie	379
20.3	Technik der perkutanen Tracheotomie	379
20.4	Kontraindikationen der perkutanen Dilatationstracheotomie	384
20.5	Komplikationen	386
	Literatur	387

21 Thoraxdrainage
B. Regli 389

21.1	Luft- oder Flüssigkeitsansammlungen in der Pleura: Ursachen und Diagnostik	391
21.2	Indikationen zur Drainage	392
21.3	Thorakozentese	393
21.4	Technik der Drainageeinlage	393
21.5	Drainagesysteme	394
21.6	Drainage-„trouble-shooting"	394
21.7	Entfernen der Drainagen	395
21.8	Komplikationen im Zusammenhang mit Thoraxdrainagen	396
	Literatur	396

22 Bronchoskopie
A. P. Perruchoud, S. Elsasser 399

22.1	Einleitung	401
22.2	Technische Aspekte	401
22.3	Indikationen	405
22.4	Komplikationen	408
	Literatur	409

IV Akuter Kreislaufstillstand und kardiopulmonale Reanimation ... 411

23 Kardiopulmonale Reanimation
H. W. Gervais 413

23.1	Ursachen und Diagnose eines Herz-Kreislauf-Stillstands	415
23.2	Basismaßnahmen	416
23.3	EKG-Diagnostik des Herz-Kreislauf-Stillstands	424
23.4	Defibrillation	425
23.5	Pharmakotherapie bei der Reanimation	427
23.6	Reanimation von Neugeborenen und Kindern	430
23.7	Methodisches Vorgehen beim Auffinden einer nicht ansprechbaren Person	433
	Literatur	438

| V | Respiratorische Störungen | 439 |

24	Respiratorische Störungen – Pathophysiologie und Diagnostik H. Burchardi	441
24.1	Grundlagen des pulmonalen Gasaustausches	443
24.2	Störungen der Oxygenierung	443
24.3	Die Atempumpe – Atemmechanik und Ventilation	447
24.4	Ventilatorische Verteilung	454
24.5	Atemarbeit und Ermüdung der Atemmuskulatur	456
24.6	Pulmonale Perfusion	459
24.7	Membranpermeabilität, pulmonaler Flüssigkeitshaushalt	461
24.8	Störungen der Steuerung und der Koordination	462
24.9	Akute Exazerbation einer COPD – eine komplexe Störung	463
	Literatur	464

25	Respiratorische Störungen – akutes Atemversagen H. Burchardi	467
25.1	Atemversagen aus nichtpulmonaler Ursache	469
25.2	Aspiration	473
25.3	Postoperative Ateminsuffizienz	476
25.4	Traumatische Lungenschädigung	478
25.5	Akutes Lungenversagen	479
25.6	Pneumothorax, Barotrauma	488
25.7	Inhalation von toxischen Gasen und Rauch	490
	Literatur	494

26	Pneumonien S. Ewig	495
26.1	Definitionen	497
26.2	Pathophysiologie	497
26.3	Schwere Verlaufsformen der ambulant erworbenen Pneumonie	498
26.4	Schwere Pneumonien unter Immunsuppression	500
26.5	Nosokomiale Pneumonien	502
	Literatur	506

27	Asthma bronchiale und chronisch obstruktive Lungenerkrankung (COPD) C.-P. Criée, H. Burchardi	507
27.1	Asthma bronchiale	509
27.2	Chronisch obstruktive Lungenerkrankung	516
	Literatur	524

28	Maschinelle Beatmung H. Burchardi, J. Rathgeber	527
28.1	Grundlagen	529
28.2	Kontrollierte Beatmung (CMV)	541
28.3	Maschinell assistierte Beatmung/unterstützte Spontanatmung	548
28.4	Nichtinvasive Beatmung (NIMV)	558
28.5	Interaktion Patient/Respirator	559
28.6	Additive Maßnahmen	560
28.7	Entwöhnung von der Beatmung („Weaning")	563

28.8	Auswirkungen der Beatmung auf andere Organfunktionen	564
	Literatur	569

VI	**Kardiovaskuläre Störungen**	**571**

29	**Kardiovaskuläre Störungen: Pathophysiologie und Diagnostik** G. Hasenfuss, S. Konstantinides	**573**
29.1	Einleitung	575
29.2	Kreislaufversagen	575
29.3	Herzrhythmusstörungen	580
29.4	Rechtsherzversagen	584
29.5	Diagnostik kardiovaskulärer Störungen	585
	Literatur	587

30	**Herzinsuffizienz und kardiogener Schock** K. Werdan	**589**
30.1	Intensivtherapie der akuten Dekompensation einer chronischen Herzinsuffizienz	591
30.2	Notfalltherapie des kardiogenen Lungenödems	597
30.3	Notfalltherapie des kardiogenen Schocks	598
30.4	Akute Rechtsherzdekompensation	604
	Literatur	605

31	**Myokardinfarkt** R. Erbel	**607**
31.1	Einleitung	609
31.2	Pathogenese und Pathophysiologie des akuten Infarkts	609
31.3	Infarktdiagnostik	611
31.4	Infarktklassifizierung	617
31.5	Infarktkomplikationen	619
31.6	Therapie in der Prähospitalphase	628
31.7	Therapie in der Hospitalphase	630
31.8	Therapie von Herzrhythmusstörungen	631
31.9	Therapie mit β-Blockern, ACE-Hemmern und Magnesium	634
31.10	Therapie bei Linksherzinsuffizienz	635
31.11	Therapie des kardiogenen Schocks	637
31.12	Therapie von Komplikationen	640
31.13	Thrombolyse und Koronarintervention	641
31.14	Prognose	644
	Literatur	645

32	**Instabile Angina pectoris** B. Nowak, J. Meyer	**647**
32.1	Einleitung	649
32.2	Ätiologie und Pathophysiologie	649
32.3	Definition der instabilen Angina pectoris	650
32.4	Diagnose	650
32.5	Sekundäre Angina pectoris	650
32.6	Differentialdiagnose	650
32.7	Prinzmetal-Angina (vasospastische Angina)	650
32.8	Klinische Diagnostik	651
32.9	Apparative Diagnostik	651
32.10	Therapie	653
	Literatur	655

33 Herzrhythmusstörungen
H.-J. Trappe ... 657

33.1	Einleitung	659
33.2	Pathophysiologische Grundlagen	659
33.3	Wegweisende Befunde und diagnostische Maßnahmen	660
33.4	Klinik und Therapie bradykarder Herzrhythmusstörungen	661
33.5	Klinik und Therapie tachykarder Herzrhythmusstörungen	663
33.6	Supraventrikuläre Tachyarrhythmien	663
33.7	Ventrikuläre Tachyarrhythmien	670
33.8	Schlussfolgerungen	673
	Literatur	673

34 Hypertensive Krise
M. Barenbrock, K. H. Rahn ... 675

34.1	Definition	677
34.2	Ätiologie und Pathophysiologie	677
34.3	Krankheitsbilder bei hypertensiver Krise	678
34.4	Therapie der hypertensiven Krise	679
	Literatur	681

35 Lungenembolie
E. Meissner, H. Fabel ... 683

35.1	Emboliequellen	685
35.2	Diagnostik	685
35.3	Therapie	691
	Literatur	694

36 Herztamponade
A. C. Borges, G. Baumann ... 695

36.1	Ätiologie und Pathogenese	697
36.2	Diagnostik	698
36.3	Therapie	700
	Literatur	701

VII Gastrointestinale Störungen ... 703

37 Akutes Leberversagen
K. H. W. Böker, M. P. Manns ... 705

37.1	Definition	707
37.2	Ätiologie	707
37.3	Pathomechanismen des Multiorganversagens	711
37.4	Prognose	711
37.5	Klinische Probleme und Therapie	711
37.6	Leberersatzverfahren	718
37.7	Lebertransplantation	718
	Literatur	720

38 Akute Pankreatitis
J. Schölmerich ... 721

38.1	Grundlagen	723
38.2	Diagnostik	725
38.3	Therapie	727

38.4	Überwachung	730
38.5	Prognose und Folgetherapie	730
	Literatur	730

39	**Akute gastrointestinale Blutungen** H. Messmann	733
39.1	Definition und Einteilung	735
39.2	Diagnostik	735
39.3	Therapie	739
	Literatur	742

VIII	**Störungen des ZNS und neuromuskuläre Erkrankungen**	743
40	**Neurodiagnostik in der Intensivmedizin** G. Becker, A. Dörfler, M. Forsting, W. Müllges, B. Partik, D. Prayer, B. Wildemann	745
40.1	Neuroradiologie – Einleitung B. Partik, D. Prayer, A. Dörfler, M. Forsting	747
40.2	Computertomographie	747
40.3	Magnetresonanztomographie	754
40.4	Angiographie, digitale Subtraktionsangiographie, MR-Angiographie	756
40.5	PET und SPECT	756
40.6	Neurosonographie – Stellenwert auf der Intensivstation G. Becker, W. Müllges	756
40.7	Indikationen	756
40.8	Neurovaskuläre Basisuntersuchung	758
40.9	Sonographische Befunde	758
40.10	Liquordiagnostik – Lumbalpunktion B. Wildemann	762
40.11	Liquoranalytik	764
40.12	Makroskopische Beurteilung	764
40.13	Proteine im Liquor	764
40.14	Liquorzellzahl und -zytologie	767
40.15	Glukose und Laktat im Liquor	768
40.16	Molekularbiologische Diagnostik	768
	Literatur	769

41	**Erhöhter intrakranieller Druck** A. W. Unterberg, O. W. Sakowitz	771
41.1	Einleitung	773
41.2	Intrakranieller Druck (ICP)	773
41.3	Klinik	776
41.4	Ausblick	780
	Literatur	781

42	**Neurochirurgische Intensivmedizin: Trauma und Subarachnoidalblutung** J.-P. Jantzen	783
42.1	Einführung	785
42.2	Allgemeine Aspekte der neurochirurgischen Intensivmedizin	785
42.3	Spezielle Aspekte der neurochirurgischen Intensivmedizin	791
	Literatur	803

43	**Koma, metabolische Störungen und Hirntod**	
	F. Weber, H. Prange	805
43.1	Koma	807
43.2	Metabolische Störungen	809
43.3	Hirntod	811
	Literatur	815

44	**Zerebrovaskuläre Notfälle**	
	T. Steiner, S. Schwab, W. Hacke	817
44.1	Einleitung	819
44.2	Ischämischer Infarkt	821
44.3	Intrazerebrale Blutung (ICB)	824
44.4	Subarachnoidalblutung (SAB)	825
	Literatur	827

45	**Zerebrale Krämpfe und Status epilepticus**	
	H. Stefan, F. Erbguth	829
45.1	Zerebrale Krampfanfälle	831
45.2	Status epilepticus	832
	Literatur	836

46	**Psychiatrische Störungen bei Intensivpatienten**	
	W. Poser	837
46.1	Vorbemerkungen	839
46.2	Autoaggressivität	839
46.3	Suizidversuch bei Psychosen	839
46.4	Nichtpsychotische Depressionen	840
46.5	Entzugssyndrome	841
46.6	Paranoide Syndrome	842
46.7	Tätliche Aggressionen	842
	Literatur	843

47	**Infektionen des Zentralnervensystems**	
	H. W. Prange	845
47.1	Bakterielle Infektionen	847
47.2	Viruserkrankung	853
47.3	Opportunistische ZNS-Infektionen	856
	Literatur	857

48	**Querschnittlähmung: Akutbehandlung und Rehabilitation**	
	G. A. Zäch, D. Michel	859
48.1	Definition und Einteilung	861
48.2	Pathogenese und Pathophysiologie	861
48.3	Allgemeine Gesichtspunkte zur Akutversorgung und Rehabilitation	861
48.4	Klinik der akuten Querschnittlähmung	862
48.5	Diagnostik	862
48.6	Therapeutische Maßnahmen	863
48.7	Weiteres Vorgehen	865
48.8	Prognose	865
	Literatur	866

49	**Neuromuskuläre Störungen beim Intensivpatienten**	
	H.-P. Hartung, B. Kieseier, J. Archelos	867
49.1	Einleitung	869

49.2	Guillain-Barré-Syndrom	870
49.3	Akute hepatische Porphyrien	873
49.4	Hypokaliämie	873
49.5	Chronische Polyneuropathien	873
49.6	Störungen der neuromuskulären Übertragung	873
49.7	Myopathien	875
49.8	Critical-illness-Polyneuropathie (CIP)	875
49.9	Critical-illness-Myopathie (CIM)	876
	Literatur	877

50	**Rehabilitation nach Hirnverletzung und hypoxischer Hirnschädigung** W. GOBIET	879
50.1	Einleitung	881
50.2	Grundlagen und Diagnostik	881
50.3	Inhaltliche und organisatorische Grundlagen	881
50.4	Frührehabilitation in der Akutklinik	883
50.5	Frührehabilitation in der Nachsorgeklinik	886
50.6	Medizinisch-berufliche Rehabilitation	887
50.7	Schulisch-berufliche Rehabilitation	887
50.8	Ergebnisse	887
	Literatur	888

IX	**Stoffwechsel, Niere, Säure-Basen-, Wasser- und Elektrolythaushalt**	889

51	**Postaggressionsstoffwechsel** B. SCHNEEWEISS	891
51.1	Einleitung	893
51.2	Ursachen	893
51.3	Energiestoffwechsel	896
51.4	Glukosestoffwechsel	898
51.5	Fettstoffwechsel	901
51.6	Proteinstoffwechsel	903
	Literatur	905

52	**Diabetisches Koma und perioperative Diabetestherapie** H. LEHNERT	907
52.1	Diabetisches Koma – Einteilung und Klassifikation	909
52.2	Diabetische Ketoazidose	909
52.3	Hyperosmolares, nichtketoazidotisches Koma	914
52.4	Laktazidosen	915
52.5	Hypoglykämie	917
52.6	Perioperative Betreuung des Diabetikers	920
	Literatur	921

53	**Schilddrüsenfunktionsstörungen beim Intensivpatienten, thyreotoxische Krise und Myxödemkoma** R. GÄRTNER	923
53.1	Einleitung	925
53.2	Veränderungen der Schilddrüsenfunktionsparameter beim Intensivpatienten, Low-T_3-Syndrom	925
53.3	Thyreotoxische Krise	926
53.4	Myxödemkoma	929
	Literatur	931

54 Säure-Basen-Status
J. E. Schmitz 933

54.1	Einleitung	935
54.2	Definitionen	935
54.3	Regulationsmechanismen	935
54.4	Puffersysteme des Organismus	936
54.5	Störungen des Säure-Basen-Status	938
	Literatur	942

55 Akutes Nierenversagen
K.-U. Eckardt, U. Frei 945

55.1	Einleitung	947
55.2	Grundlagen der Nierenfunktion	947
55.3	Pathophysiologie und Ätiologie	948
55.4	Diagnostik	951
55.5	Ätiologische Zuordnung	951
55.6	Verlauf und Komplikationen	952
55.7	Prävention	953
55.8	Therapie	954
55.9	Prognose	955
	Literatur	956

56 Extrakorporale Eliminationsverfahren
R. Schindler, U. Frei 957

56.1	Indikationen für extrakorporale Verfahren	959
56.2	Transportmechanismen	959
56.3	Zugangsmöglichkeiten für extrakorporale Verfahren	960
56.4	Definition und Prinzipien der extrakorporalen Verfahren	960
56.5	Differentialindikation der extrakorporalen Verfahren – intermittierend oder kontinuierlich?	963
56.6	Dialysemembranen und Membranauswahl beim akutem Nierenversagen	963
56.7	Antikoagulation	964
56.8	Extrakorporale Verfahren bei Intoxikationen	964
	Literatur	965

X Infektionen 967

57 Antibiotikatherapie und -prophylaxe
T. Ziegenfuss 969

57.1	Einführung	971
57.2	Problemkeime und Antibiotikaresistenzen	972
57.3	Antibiotika	976
57.4	Infektionen	984
57.5	Antibiotische Behandlungsgrundsätze und Strategien	989
57.6	Antibiotikaprophylaxe	992
	Literatur	993

58 Sepsis
K. Reinhart, E. Hüttemann, A. Meier-Hellmann ... 995

58.1	Einleitung	997
58.2	Epidemiologie der Sepsis	997
58.3	Definition	998
58.4	Diagnose	1000

58.5	Pathophysiologie	1003
58.6	Therapie	1008
	Literatur	1019

59 Nosokomiale Infektionen
A. Cerny ... 1023

59.1	Definitionen	1025
59.2	Differentialdiagnose des neu aufgetretenen Fiebers beim Intensivpatienten	1025
59.3	Nosokomiale Infektionen der Atemwegsorgane	1026
59.4	Nosokomiale intravasale Infektionen	1027
59.5	Abdominale nosokomiale Infektionen	1029
59.6	Nosokomiale Infektionen der Harnwege	1030
59.7	Nosokomiale Infektionen von Gelenkprothesen und orthopädischen Implantaten	1031
59.8	Chirurgische Wundinfektionen	1032
	Literatur	1032

60 Spezifische Infektionen
A. Cerny ... 1035

60.1	Tuberkulose	1037
60.2	Typhus abdominalis	1039
60.3	Hämolytisch-urämisches Syndrom	1040
60.4	Schwere Weichteilinfektionen	1041
60.5	Tetanus	1043
60.6	Tollwut	1045
60.7	Diphtherie	1046
60.8	Schwere Malaria	1047
60.9	Virales hämorrhagisches Fieber	1049
	Literatur	1051

61 Intensivbehandlung der HIV-Infektion
I. Schedel ... 1053

61.1	Einleitung	1055
61.2	Mortalität intensivbehandelter HIV-Infizierter	1055
61.3	Respiratorische Komplikationen bei fortgeschrittener HIV-Erkrankung	1055
61.4	Pneumocystis-carinii-Pneumonie	1056
61.5	Andere Ursachen für akutes respiratorisches Versagen bei HIV-Erkrankung	1059
61.6	Neurologische Komplikationen	1059
61.7	Gastrointestinale Komplikationen	1060
61.8	Intensivtherapie bei Frauen mit fortgeschrittener HIV-Erkrankung	1060
61.9	Intensivtherapie bei Säuglingen, Kleinkindern und Kindern mit fortgeschrittener HIV-Erkrankung	1060
61.10	Die mit dem Patienten abgestimmte Intensivtherapie – Voraussetzungen und Vollmachten	1060
61.11	Übertragung der HIV-Infektion auf der Intensivstation	1061
	Literatur	1063

62 Hygiene auf der Intensivstation
F. Daschner ... 1067

| 62.1 | Hauptursachen und Entstehung von nosokomialen Infektionen | 1069 |

62.2	Übertragungswege und häufigste Erregerreservoire	1069
62.3	Häufigste nosokomiale Infektionen	1069
62.4	Wichtigste Hygienemaßnahmen auf Intensivstationen	1070
62.5	Techniken zur Verhütung und Bekämpfung der wichtigsten Krankenhausinfektionen	1071
62.6	Isolierung infizierter und kolonisierter Patienten	1076
62.7	Reinigung und Desinfektion	1077
62.8	Unnötige Hygienemaßnahmen	1081
62.9	Umweltschutz auf Intensivstationen	1081
	Literatur	1082

XI Multiorganversagen 1083

63 Multiorganversagen
I. MARZI, M. BAUER 1085

63.1	Begriffsbestimmungen: SIRS, Multiorgandysfunktion und Multiorganversagen	1087
63.2	Ursachen einer generalisierten Entzündungsreaktion	1088
63.3	Zelluläre und humorale Faktoren der systemischen Inflammation	1089
63.4	Mikrozirkulationsstörungen	1092
63.5	Systemische Interaktionen bei der Entwicklung eines MODS	1092
63.6	Klinisches Bild des MODS	1093
63.7	Labordiagnostik	1095
63.8	Prognose	1095
63.9	„Prävention vor Therapie"	1095
63.10	Therapiekonzepte bei Versagen von Einzelsystemen	1096
63.11	Ausblick	1097
	Literatur	1097

XII Trauma 1099

64 Polytrauma
S. ROSE, T. ZIEGENFUSS, I. MARZI 1101

64.1	Allgemeine Aspekte	1103
64.2	Pathophysiologie	1103
64.3	Verletzungsschwere	1108
64.4	Das posttraumatische Organversagen	1109
64.5	Therapie	1112
64.6	Intensivtherapie nach Polytrauma	1123
	Literatur	1131

65 Schädel-Hirn-Trauma (SHT)
J. PIEK 1133

65.1	Einleitung und Definition	1135
65.2	Epidemiologie	1135
65.3	Pathophysiologisches Konzept	1136
65.4	Klassifikation und Einteilung	1137
65.5	Erstversorgung	1138
65.6	Erstversorgung im Krankenhaus	1140
65.7	Prognose	1148
	Literatur	1149

66	**Verletzungen der Kiefer- und Gesichtsregion**	
	S. Reinert	1151
66.1	Grundlagen	1153
66.2	Verletzungen der Gesichtsweichteile	1153
66.3	Einteilung der Gesichtsschädelfrakturen	1154
66.4	Unterkieferfrakturen	1155
66.5	Mittelgesichtsfrakturen	1156
66.6	Frontobasisfrakturen	1160
66.7	Kombinierte Weichteil-Knochen-Verletzungen des Gesichtsschädels	1161
66.8	Sekundäre rekonstruktive Chirurgie im kraniomaxillofazialen Bereich	1161
	Literatur	1162
67	**Thoraxtrauma**	
	R. Stocker, U. Bürgi	1163
67.1	Einleitung	1165
67.2	Stumpfes Thoraxtrauma	1165
67.3	Penetrierendes Thoraxtrauma	1168
67.4	Herzverletzungen	1168
67.5	Verletzung der Aorta und der großen Gefäße	1170
	Literatur	1171
68	**Bauchtrauma**	
	D. Nast-Kolb	1173
68.1	Einleitung	1175
68.2	Präklinisches Vorgehen	1175
68.3	Diagnostik	1176
68.4	Therapie	1177
	Literatur	1180
69	**Hämorrhagischer Schock**	
	R. Larsen	1181
69.1	Definition und Einteilung der Schocksyndrome	1183
69.2	Allgemeine Pathophysiologie	1183
69.3	Klinisches Bild und Einschätzung	1186
69.4	Behandlung des hämorrhagischen Schocks	1189
	Literatur	1190
70	**Brandverletzungen**	
	D. Balogh	1191
70.1	Einleitung	1193
70.2	Bauliche und organisatorische Voraussetzungen	1193
70.3	Pathophysiologie	1194
70.4	Erfassung der Verbrennungsausdehnung	1195
70.5	Erstversorgung	1196
70.6	Intensivbehandlung	1197
70.7	Operative Maßnahmen	1200
70.8	Sonderformen und Zusatzverletzungen	1200
70.9	Komplikationen	1202
70.10	Prognose	1202
	Literatur	1203

71	**Spezielle Unfälle: Beinahe-Ertrinken, Tauchunfall, Unterkühlung**	
	W. Hasibeder	1205
71.1	Beinahe-Ertrinken	1207
71.2	Tauchunfälle	1210
71.3	Hypothermie	1214
	Literatur	1217

XIII	**Operative Intensivmedizin**	1219

72	**Abdominelle Erkrankungen**	
	M. Schwarz, H.G. Beger	1221
72.1	Einleitung	1223
72.2	Klinisches Bild	1223
72.3	Diagnostik	1224
72.4	Klassifizierung	1230
72.5	Operative Therapie des akuten Abdomens	1230
	Literatur	1239

73	**Herzchirurgische Intensivmedizin**	
	H. Sonntag	1241
73.1	Grundlagen	1243
73.2	Transport auf die Intensivstation und Übergabe	1244
73.3	Weaning und Extubation	1244
73.4	Kardiovaskuläre Komplikationen	1245
73.5	Zerebale Funktionsstörungen	1247
73.6	Störungen des Blutgerinnungssystems	1248
73.7	Einflüsse auf Niere, Leber, Gastrointestinaltrakt	1249
	Literatur	1250

74	**Organtransplantation**	
	E.R. Kruse	1251
74.1	Grundlagen	1253
74.2	Intensivtherapie des hirntoten Spenders	1254
74.3	Lebertransplantation (OLTx)	1256
74.4	Nierentransplantation (NTx)	1261
74.5	Pankreastransplantation (PTx)	1263
74.6	Herztransplantation (HTx)	1264
74.7	Lungentransplantation (LTx)	1267
	Literatur	1269

XIV	**Spezielle Notfälle**	1271

75	**Präeklampsie, Eklampsie, HELLP-Syndrom**	
	T. Ziegenfuss	1273
75.1	Begriffe	1275
75.2	Häufigkeit	1276
75.3	Ätiologie	1276
75.4	Pathophysiologie	1276
75.5	Organmanifestationen	1277
75.6	Klinisches Bild	1279
75.7	Prävention	1280
75.8	Therapie	1280
	Literatur	1285

76	**Anaphylaktischer Schock**	
	U. Müller-Werdan, K. Werdan	1287
76.1	Definitionen, Pathogenese	1289
76.2	Pathophysiologie und Pathologie	1289
76.3	Inzidenz und Ursachen	1290
76.4	Klinik	1291
76.5	Diagnose und Therapie	1292
76.6	Nachbehandlung und Prophylaxe	1295
	Literatur	1295
XV	**Pädiatrische Intensivmedizin**	1297
77	**Intensivmedizin bei Früh- und Neugeborenen**	
	K. Bauer, P. Groneck, C. P. Speer	1299
77.1	Reanimation Früh- und Neugeborener	1301
77.2	Perinatale Schäden und ihre Folgen	1306
77.3	Das Frühgeborene	1308
77.4	Lungenerkrankungen des Neugeborenen	1323
77.5	Bluterkrankungen	1331
77.6	Fehlbildungen und Erkrankungen des Magen-Darm-Trakts	1337
77.7	Neugeborenenkrämpfe	1343
77.8	Sepsis des Früh- und Neugeborenen	1344
77.9	Metabolische Störungen	1346
77.10	Analgesie bei Früh- und Neugeborenen	1349
	Literatur	1352
78	**Intensivmedizin bei Kindern**	
	S. Fanconi	1353
78.1	Einleitung	1355
78.2	Intubation	1355
78.3	Beatmung	1356
78.4	Monitoring	1356
78.5	Postoperative Komplikationen	1360
78.6	Atem- und Kreislaufstillstand	1363
78.7	Akute Dyspnoe	1363
78.8	Schock	1367
78.9	Koma	1367
	Literatur	1369
XVI	**Vergiftungen**	1371
79	**Akute Vergiftungen**	
	L. Sacha Weilemann	1373
79.1	Allgemeine Aspekte	1375
79.2	Grundlagen von Resorption und Elimination	1375
79.3	Klinik und Diagnostik	1377
79.4	Therapie	1381
79.5	Suizidale und parasuizidale Handlung	1387
79.6	Drogennotfälle	1387
	Literatur	1388
XVII	**Anhang**	1389
	Referenzbereiche klinisch wichtiger Laborparameter	
	J. Geisel	1391
	Sachverzeichnis	1403

Autorenverzeichnis

ARCHELOS, J., Dr.
Universitätsklinik für Neurologie,
Karl-Franzens-Universität Graz,
Auenbruggerplatz 22,
8036 Graz/Österreich

BALOGH, D., Prof. Dr.
Universitäts-Klinik für Anästhesie
und Allgemeine Intensivmedizin,
Universität Innsbruck,
Anichstraße 35,
6020 Innsbruck/Österreich

BARENBROCK, M., Priv.-Doz. Dr.
Medizinische Klinik und Poliklinik,
Westfälische Wilhelms-Universität
Münster,
Albert-Schweitzer-Straße 33,
48129 Münster

BAUER, K., Priv.-Doz. Dr.
Abteilung Kinderheilkunde,
Universitätsklinik Benjamin
Franklin/Steglitz,
Hindenburgdamm 30,
12200 Berlin

BAUER, M., Priv.-Doz. Dr.
Klinik für Anästhesiologie und
Intensivmedizin,
Universitätskliniken des Saarlandes,
Gebäude 56,
66421 Homburg/Saar

BAUMANN, G., Prof. Dr.
I. Medizinische Klinik der Charité,
Humboldt-Universität Berlin,
Schumannstraße 20/21,
10117 Berlin

BAUSE, H., Prof. Dr.
Abteilung für Anästhesiologie
und operative Intensivmedizin,
Allgemeines Krankenhaus Altona,
Paul-Ehrlich-Straße 1,
22763 Hamburg

BECKER, G., Priv.-Doz. Dr.
Neurologische Klinik und
Poliklinik,
Bayerische Julius-Maximilians-
Universität,
Josef-Schneider-Straße 11,
97080 Würzburg

BEGER, H.G., Prof. Dr.
Chirurgische Universitätsklinik Ulm,
Steinhövelstraße 9,
89075 Ulm

BOCK, R.W., Rechtsanwalt
Kurfürstendamm 182/IX,
10707 Berlin

BÖKER, K.H.W., Prof. Dr.
Gastroenterologie und
Hepatologie,
Medizinische Hochschule
Hannover,
Carl-Neuberg-Straße 1,
30625 Hannover

BORGES, A.C., Dr.
I. Medizinische Klinik der Charité,
Humboldt-Universität Berlin,
Schumannstraße 20/21,
10117 Berlin

BÜRGI, U., Dr.
Intensivstation der Unfall- und
Viszeralchirurgie,
Departement Chirurgie,
Universitätsspital,
Rämistraße 100,
8091 Zürich/Schweiz

BURCHARDI, H., Prof. Dr.
Zentrum Anästhesiologie,
Rettungs- und Intensivmedizin,
Klinikum der Georg-August-
Universität Göttingen,
Robert-Koch-Straße 40,
37075 Göttingen

CERNY, A., Priv.-Doz. Dr.
Ospedale Cirico,
Via Tesserete 46,
6903 Lugano/Schweiz

CRIÉE, C.P., Prof. Dr.
Abteilung Pneumologie,
Beatmungsmedizin/Schlaflabor
Evangelisches Krankenhaus Göttin-
gen-Weende,
Pappelweg 5,
37120 Bovenden-Lenglern

DASCHNER, F., Prof. Dr.
Klinikhygiene,
Klinikum der Universität Freiburg,
Hugstetter Straße 55,
79106 Freiburg

DEISTER, A., Priv.-Doz. Dr.
Abteilung für Psychiatrie,
Psychotherapie und
psychosomatische Medizin,
Krankenhaus Itzehoe,
Robert-Koch-Straße 2,
26642 Itzehoe

DÖRFLER, A., Dr.
Abteilung Neuroradiologie,
Universitätsklinik der GHS Essen,
Hufelandstraße 55,
45122 Essen

ECKARDT, K.U., Priv.-Doz. Dr.
Abteilung Nephrologie,
Campus Virchow-Klinikum,
Humboldt-Universität Berlin,
Augustenburger Platz 1,
13353 Berlin

EISENHUBER, E., Dr.
Klinik für Radiodiagnostik,
Universität Wien,
Währinger Gürtel 18–20,
1090 Wien/Österreich

ELSASSER, S., Dr.
Bereich Medizin I,
Department Innere Medizin,
Klinik A, Kantonsspital Basel,
Hebelstraße 20,
4031 Basel/Schweiz

ERBEL, R., Prof. Dr.
Zentrum für Innere Medizin,
Medizinische Klinik und Poliklinik,
Universitätsklinikum Essen,
Hufelandstraße 55,
45122 Essen

ERBGUTH F., Prof. Dr.
Neurologische Klinik,
Universität Erlangen,
Schwabachanlage 6
91054 Erlangen

EWIG, S., Priv.-Doz. Dr.
Medizinische Universitätsklinik
und Poliklinik Bonn,
Sigmund-Freud-Straße 25,
53105 Bonn

FABEL, H., Prof. Dr.
Medizinische Klinik,
Krankenhaus Oststadt,
Medizinische Hochschule Hannover,
Podbielskistraße 380,
30659 Hannover

FANCONI, S., Prof. Dr.
Département Médico-
Chirurgical de Pédiatrie,
CHUV – BH 10.923,
1011 Lausanne/Schweiz

FORSTING, M., Prof. Dr.
Abteilung für Neuroradiologie,
Universitätsklinikum Essen,
Hufelandstraße 55,
45122 Essen

FREI, U., Prof. Dr.
Abteilung Nephrologie und
Intensivmedizin,
Campus Virchow-Klinikum,
Humboldt-Universität Berlin,
Augustenburger Platz 1,
13353 Berlin

FRITSCHE, P., Prof. Dr.
Medizinische Fakultät,
Universitätskliniken des
Saarlandes,
66421 Homburg/Saar

GÄRTNER, R., Prof. Dr.
Klinikum Innenstadt,
Medizinische Klinik,
Ziemssenstraße 1,
80366 München

GEISEL, J., Priv.-Doz. Dr.
Klinisches Zentrallabor,
Universitätskliniken des Saarlandes,
Kirrbergstraße,
66421 Homburg/Saar

GERVAIS, H.W., Priv.-Doz. Dr.
Klinik für Anästhesiologie,
Klinikum der Johannes-Gutenberg-
Universität Mainz,
Langenbeckstraße 1,
55131 Mainz

GOBIET, W., Dr.
Neurologische Klinik,
Greitstraße 18–28,
31840 Hessisch Oldendorf

GRONECK, P., Priv.-Doz. Dr.
Abteilung Neonatologie,
Städtisches Krankenhaus,
Amsterdamer Straße 59,
50735 Köln

HACKE, W., Prof. Dr.
Neurologische Klinik der
Universität Heidelberg,
Im Neuenheimer Feld 400,
69120 Heidelberg

HARTUNG, H.-P., Prof. Dr.
Universitätsklinik für Neurologie,
Karl-Franzens-Universität Graz,
Auenbruggerplatz 22,
8036 Graz/Österreich

HASENFUSS, G., Prof. Dr.
Medizinische Klinik und Poliklinik
Georg-August-Universität
Göttingen,
Robert-Koch-Straße 40
37075 Göttingen

HASIBEDER, W., Univ.-Prof. Dr.
Klinische Abteilung für Allgemeine
und Chirurgische Intensivmedizin,
Universitätsklinik für
Anästhesiologie und Allgemeine
Intensivmedizin,
Anichstraße 35,
6020 Innsbruck/Österreich

HÖPFL, C., Dipl.-Logopädin
Neurorehabilitation,
Universitätsklinik für Neurologie,
Anichstraße 35,
6020 Innsbruck/Österreich

HOHENAUER, P., Dipl.-Krankenschwester
Neurorehabilitation,
Universitätsklinik für Neurologie,
Anichstraße 35,
6020 Innsbruck/Österreich

HÜTTEMANN, E., Dr.
Klinik für Anästhesiologie und
Intensivtherapie,
Klinikum der Friedrich-Schiller-
Universität Jena,
Bachstraße 18,
07740 Jena

JANTZEN, J.-P., Prof. Dr.
Klinik für Anästhesiologie und
Intensivmedizin,
Krankenhaus Nordstadt,
Klinikum Hannover,
Haltenhoffstraße 41,
30167 Hannover

KIENING, K.L., Dr.
Klinik für Neurochirurgie, Charité,
Campus Virchow-Klinikum,
Humboldt-Universität Berlin,
Augustenburger Platz 1,
13353 Berlin

KIESEIER, B., Dr.
Universitätsklinik für Neurologie,
Karl-Franzens-Universität Graz,
Auenbruggerplatz 22,
8036 Graz/Österreich

KLEINSCHMIDT, S., Priv.-Doz. Dr.
Klinik für Anästhesiologie und
Intensivmedizin,
Universitätskliniken des Saarlandes,
66421 Homburg/Saar

KÖHLER, M., Prof. Dr.
Abteilung für Transfusionsmedizin,
Klinikum der Georg-August-
Universität Göttingen,
Robert-Koch-Straße 40,
37070 Göttingen

KÖLLNER, V., Dr.
Klinik und Poliklinik für Psychotherapie und Psychosomatik,
Fetscherstraße 74,
01307 Dresden

KONSTANTINIDES, S., Priv.-Doz. Dr.
Abteilung Kardiologie und
Pneumologie,
Klinikum der Georg-August-
Universität Göttingen,
Postfach 3742,
37070 Göttingen

KUSE, E.-R., Priv.-Doz. Dr.
Abteilung für Abdominal- und
Transplantationschirurgie,
Medizinische Hochschule
Hannover,
Carl-Neuberg-Straße 1,
30625 Hannover

LARSEN, R., Prof. Dr.
Klinik für Anästhesiologie und
Intensivmedizin,
Universitätskliniken des
Saarlandes,
Gebäude 56,
66421 Homburg/Saar

LEFERING, R., Dr.
Biochemische und experimentelle
Abteilung,
II. Lehrstuhl für Chirurgie,
Universität zu Köln,
Ostmerheimerstraße 200,
51109 Köln

LEHNERT, H., Prof. Dr.
Medizinische Fakultät,
Zentrum für Innere Medizin,
Otto-von-Guericke-Universität,
Leipziger Straße 44,
39120 Magdeburg

LÖSCH E.
Referat für Fort- und
Weiterbildung im Pflegedienst,
Universitätskliniken des
Saarlandes,
Gebäude 54,
66421 Homburg/Saar

Manns, M., Prof. Dr.
Gastroenterologie und
Hepatologie,
Medizinische Hochschule
Hannover,
Carl-Neuberg-Straße 1,
30625 Hannover

Marzi, I., Priv.-Doz. Dr.
Abteilung für Unfall-, Hand- und
Wiederherstellungschirurgie,
Chirurgische Universitätsklinik,
Universitätskliniken des Saarlandes
66421 Homburg/Saar

Meier-Hellmann, A., Priv.-Doz. Dr.
Klinik für Anästhesiologie und
Intensivtherapie,
Klinikum der Friedrich-Schiller-
Universität Jena, Bachstraße 18,
07743 Jena

Meissner, E., Prof. Dr.
Medizinische Klinik,
Medizinische Hochschule Hannover,
Krankenhaus Oststadt,
Podbielskistraße 380,
30659 Hannover

Mertzlufft, F., Prof. Dr.
Klinik für Anästhesiologie
und Intensivmedizin,
Universitätskliniken des
Saarlandes,
66421 Homburg/Saar

Messmann, H., Dr.
Klinik und Poliklinik für
Innere Medizin I,
Klinikum der Universität
Regensburg
Franz-Josef-Strauß-Allee 11,
93042 Regensburg

Meyer, J., Prof. Dr.
II. Medizinische Klinik
und Poliklinik,
Johannes-Gutenberg-Universität
Mainz,
Langenbeckstraße 1,
55131 Mainz

Michel, D., Dr.
Schweizer Paraplegiker-Zentrum
Nottwil,
Postfach
6207 Nottwil/Schweiz

Müller-Werdan, U., Priv.-Doz. Dr.
Klinik und Poliklinik für
Innere Medizin III,
Martin-Luther-Universität
Halle-Wittenberg,
Ernst-Grube-Straße 40,
06097 Halle

Müllges, W., Dr.
Neurologische Klinik und
Poliklinik,
Bayerische Julius-Maximilians-
Universität,
Josef-Schneider-Straße 11,
97080 Würzburg

Nast-Kolb, D., Prof. Dr.
Klinik und Poliklinik für
Unfallchirurgie,
Universitätsklinikum Essen,
Hufelandstraße 55,
45147 Essen

Neugebauer, E., Prof. Dr.
Biochemische und experimentelle
Abteilung,
II. Lehrstuhl für Chirurgie,
Universität zu Köln,
Ostmerheimerstraße 200,
51109 Köln

Nowak, B., Dr.
Cardioangiologisches Centrum
Bethanien, CCB,
Im Prüfling 23,
60389 Frankfurt am Main

Pargger, H., Dr.
Departement Anästhesie,
Kantonsspital,
Spitalstraße 21,
4031 Basel/Schweiz

Partik, B., Dr.
Klinik für Radiodiagnostik,
Universität Wien,
Währinger Gürtel 18–20,
1090 Wien/Österreich

Pasch, T., Prof. Dr.
Institut für Anästhesiologie,
Universitätsspital Zürich,
Rämistraße 100,
8091 Zürich/Schweiz

Paulus, W., Prof. Dr.
Abt. für Klinische Neurophysiologie,
Klinik und Poliklinik
für Neurologie,
Georg-August-Universität
Göttingen,
Robert-Koch-Straße 40,
37075 Göttingen

Perruchoud, A., Prof. Dr.
Medizinische Klinik A,
Departement Innere Medizin,
Kantonsspital Basel,
Petersgraben 4,
4031 Basel/Schweiz

Piek, J., Prof. Dr.
Klinik und Poliklinik
für Neurochirurgie,
Ernst-Moritz-Arndt-Universität,
Sauerbruch-Straße 8,
17487 Greifswald

Pokieser, P., Prof. Dr.
Universitätsklinik für
Radiodiagnostik,
Allgemeines Krankenhaus,
Währinger Gürtel 18–20,
1090 Wien/Österreich

Poser, W., Prof. Dr.
Klinik für Psychiatrie,
Klinikum der Georg-August-
Universität Göttingen,
Robert-Koch-Straße 40,
37075 Göttingen

Prange, H., Prof. Dr.
Neurologische Klinik,
Klinikum der Georg-August-
Universität Göttingen,
Robert-Koch-Straße 40,
37075 Göttingen

Prause, A., Dr.
Abteilung für Anästhesiologie
und operative Intensivmedizin,
Allgemeines Krankenhaus Altona,
Paul-Ehrlich Straße 1,
22763 Hamburg

Prayer, D., Univ.-Doz. Dr.
Klinik für Radiodiagnostik
Universität Wien,
Währinger Gürtel 18–20,
1090 Wien/Österreich

Rahn, K.H., Prof. Dr.
Medizinische Klinik und Poliklinik,
Westfälische Wilhelms-Universität
Münster,
Domagkstraße 3,
48149 Münster

Rathgeber, J., Priv.-Doz. Dr.
Abteilung Anästhesie,
Albertinenkrankenhaus,
Assorstraße 8 a,
22459 Hamburg-Schnelsen

Regli, B., Dr.
Institut für Anästhesiologie
und Intensivbehandlung (IFAI),
Inselspital,
3010 Bern/Schweiz

Reinert, S., Prof. Dr. Dr.
Klinik und Poliklinik für Mund-,
Kiefer- und Gesichtschirurgie,
Universitätsklinikum Tübingen,
Osianderstraße 2–8,
72076 Tübingen

Reinhart, K., Prof. Dr.
Klinik für Anästhesiologie und
Intensivtherapie, Klinikum der
Friedrich-Schiller-Universität Jena,
Bachstraße 18,
07743 Jena

Rose, S., Priv.-Doz. Dr.
Abteilung für Unfall-, Hand- und Wiederherstellungschirurgie, Chirurgische Universitätsklinik, Universitätskliniken des Saarlandes, 66421 Homburg/Saar

Sakowitz, O.W., Dr.
Klinik für Neurochirurgie, Charité, Campus Virchow-Klinikum, Humboldt-Universität Berlin, Augustenburger Platz 1, 13353 Berlin

Sarrafzadeh, A., Dr.
Klinik für Neurochirurgie, Charité, Campus Virchow-Klinikum, Humboldt-Universität Berlin, Augustenburger Platz 1, 13353 Berlin

Schaefer-Prokop, C., Prof. Dr.
Klinik für Radiodiagnostik, Universität Wien, Währinger Gürtel 18–20, 1090 Wien/Österreich

Scharmer, R., Dipl.-Ergotherapeutin
Neurorehabilitation, Universitäts-Klinik für Neurologie, Anichstraße 35, 6020 Innsbruck/Österreich

Schedel, I., Prof. Dr.
Innere Medizin und Klinische Immunologie, Medizinische Hochschule Hannover, Carl-Neuberg-Straße 1, 30625 Hannover

Schindler, R., Priv.-Doz. Dr.
Nephrologie und Intensivmedizin, Campus Virchow-Klinikum, Humboldt-Universität Berlin, Augustenburger Platz 1, 13353 Berlin

Schmitz, J.E., Prof. Dr.
Klinik für Anästhesiologie und Intensivmedizin, Dr.-Horst-Schmidt-Kliniken GmbH, Ludwig-Erhard-Straße 100, 65199 Wiesbaden

Schneeweiss, B., Univ.-Prof. Dr.
Abteilung für Innere Medizin, LKH Kirchdorf, Hausmanningerstraße 8, 4560 Kirchdorf/Krems/Österreich

Schönherr, G., Dipl.-Physiotherapeutin
Neurorehabilitation, Universitätsklinik für Neurologie, Anichstraße 35, 6020 Innsbruck/Österreich

Schölmerich, J., Prof. Dr.
Klinik und Poliklinik für Innere Medizin I, Klinikum der Universität Regensburg, Franz-Josef-Strauß-Allee 11, 93042 Regensburg

Schuster, H.-P., Prof. Dr.
Medizinische Klinik des Städtischen Krankenhauses, Weinberg 1, 31134 Hildesheim

Schwab, S., Priv.-Doz., Dr.
Neurologische Klinik der Universität Heidelberg, Im Neuenheimer Feld 400, 69120 Heidelberg

Schwarz, M., Prof. Dr.
Chirurgische Universitätsklinik Ulm, Steinhövelstraße 9, 89075 Ulm

Sonntag, H., Prof. Dr.
Zentrum Anästhesiologie, Rettungs- und Intensivmedizin, Klinikum der Georg-August-Universität, Robert-Koch-Straße 40, 37075 Göttingen

Speer, C.P., Prof. Dr.
Universitätskinderklinik, Josef-Schneider-Straße 2, 97080 Würzburg

Stefan, H., Prof. Dr.
Neurologische Klinik, Universität Erlangen, Schwabachanlage 6, 91054 Erlangen

Steiner, T., Dr.
Neurologische Klinik der Universität Heidelberg, Im Neuenheimer Feld 400, 69120 Heidelberg

Stocker, R., Priv.-Doz. Dr.
Intensivstation der Unfall- und Viszeralchirurgie, Departement Chirurgie, Universitätsspital, Rämistraße 100, 8091 Zürich/Schweiz

Suter, P., Prof. Dr.
Division des Soins Intensifs Chirurgicaux, Hôpital Cantonal Universitaire, Rue Micheli-du-Crest 24, 1211 Genève 14/Schweiz

Trappe, H.-J., Prof. Dr.
Medizinische Klinik II, Kardiologie/Angiologie, Universitätsklinik Marienhospital, Ruhr-Universität Bochum, Hölkeskampring 40, 44625 Herne

Unterberg, A.W., Prof. Dr.
Klinik für Neurochirurgie, Charité, Campus Virchow-Klinikum, Humboldt-Universität Berlin, Augustenburger Platz 1, 13353 Berlin

Weber, F., Dr.
Neurologische Klinik, Klinikum der Georg-August-Universität Göttingen, Robert-Koch-Straße 40, 37075 Göttingen

Weilemann, L.S., Prof. Dr.
II. Medizinische Klinik und Poliklinik, Johannes-Gutenberg-Universität Mainz, Langenbeckstraße 1, 55131 Mainz

Werdan, K., Prof. Dr.
Klinik und Poliklinik für Innere Medizin III, Martin-Luther-Unversität Halle-Wittenberg, Ernst-Grube-Straße 40, 06097 Halle

Wildemann, B., Priv.-Doz. Dr.
Neurologische Klinik der Universität Heidelberg, Im Neuenheimer Feld 400, 69120 Heidelberg

Wilhelm, W., Dr.
Klinik für Anästhesiologie und Intensivmedizin, Universitätskliniken des Saarlandes, Gebäude 56, 66421 Homburg/Saar

Zäch, G.A., Dr. Dr. h.c.
Schweizer Paraplegiker-Zentrum Nottwil, Postfach, 6207 Nottwil/Schweiz

Ziegenfuss, T., Dr.
Abteilung für Anästhesiologie und Intensivmedizin, St.-Josef-Krankenhaus, Asberger Straße 4, 47441 Moers

Sektion I:
Allgemeine Grundlagen der Intensivmedizin

Sektion I:
Allgemeine Grundlagen der Intensivmedizin

Ethische Aspekte der Intensivmedizin

Kapitel 1

P. Fritsche

1.1 Einführung 5
1.2 Erhaltung des Lebens mit allen Mitteln 6
1.2.1 Ermittlung des mutmaßlichen Willens des bewusstlosen Kranken 6
1.3 Patientenverfügung 6
1.4 Menschliche Zuwendung 7
1.5 Behandlung, Pflege und Betreuung von Unheilbaren 8
1.6 Therapieverzicht, -reduktion, -abbruch 8
1.7 Aktive Sterbehilfe 10
1.7.1 Sterbehilfe bei Kindern 10
1.8 Organtransplantation 11
1.9 Empfehlungen 11
Literatur 11

KAPITEL 1

Ethische Aspekte der Intensivmedizin

P. Fritsche

1.1 Einführung

Es besteht kein Zweifel, dass die Intensivmedizin überwiegend positiver Natur ist und dass Vertreter mehrerer Fachbereiche zu dieser Entwicklung wesentliche Beiträge geleistet haben. Diese Fortschritte sind zustande gekommen dank der Erweiterung der Erkenntnisse und Fähigkeiten des Menschen überhaupt und auch durch die Einbeziehung der exakten Naturwissenschaften und der Technik sowie durch den Einsatz von hochwertigen und spezifisch wirkenden Produkten der pharmazeutischen Industrie.

Dabei darf auch nicht vergessen werden, dass diese Hochleistungsmedizin die Voraussetzung ist, dass die durchschnittliche Lebenserwartung in vielen Ländern in den letzten 120 Jahren auf das Doppelte angestiegen ist.

Nun ist ganz auffällig, dass trotz dieser überwiegend positiven Natur der Intensivmedizin die Diskussionen um die Ambivalenz dieser Veränderungen nicht verstummen und in der Öffentlichkeit Klagen auffallen wie „überschätzte Intensivmedizin", „Eingeliefert – ausgeliefert", „Die inhumanen Züge der Humanmedizin", „Wissenschaft ohne Menschlichkeit", „Geistige Öde einer seelenlosen Apparatemedizin" oder „Vom Unheil sinnloser Medizin".

Der Physiker und Philosoph C.F. von Weizsäcker (1967) schrieb schon vor Jahren über diese Ambivalenz:

»Es treten bei jeder durch den Menschen bewirkten Veränderung der Welt auch Wirkungen ein, die wir nicht gewollt haben, die aber kausal anschließen an das, was wir getan haben, und ob die gewollten Wirkungen eintreten, hängt wesentlich davon ab, ob die ungewollten Wirkungen gemeistert werden.«

Je länger und intensiver wir nämlich alle heutigen Möglichkeiten der Diagnostik und Therapie in vollem Umfange ausschöpfen, gemäß dem überlieferten Leitmotiv des Arztes „Leben zu erhalten und zu verlängern mit allen Mitteln, allen Konsequenzen und um jeden Preis", desto deutlicher müssen wir neben und hinter der Fülle des Lichtes auch dessen Schattenseiten erkennen.

Der Glaube an die Machbarkeit aller Dinge und in allen Lebensbereichen – ein Charakteristikum unserer Zeit – kann uns auch einen Irrweg führen, so dass eine gewollte Handlung der Humanität sich in eine inhumane Verhaltensweise umkehrt. Albert Einstein mahnte:

»Wir leben in einer Zeit vollkommener Mittel, aber verworrener Ziele.«

Ein selbsterlebtes Fallbeispiel möge die Ambivalenz der Intensivmedizin verdeutlichen.

FALLBEISPIEL

27-jährige Patientin: in einem auswärtigen Krankenhaus Exenteratio des kleinen Beckens wegen eines beidseitigen Ovarialkarzinoms. Mit dem gesamten inneren Genitale auch Entfernung des Rektums und Herausleitung des Colon descendens als Anus praeter. Nach anfänglicher Erholung furchtbare neuralgische Schmerzen in Becken, Rücken und Beinen.

Einlieferung der Patientin in unsere Klinik im urämischen Koma. Ursache der Anurie ist eine mechanische Verlegung beider Ureteren durch Tumormassen. Unter Einsatz aller modernen Möglichkeiten einer großen Klinik: Beseitigung der Urämie durch Hämodialyse, Rückkehr des Bewusstseins. Weitere Besserung des Zustands der Patientin durch Infusionen und Transfusionen. Später operative Freilegung eines der gestauten Ureteren und Einnähen in die Haut, ausreichende Diurese.

Mit Rückkehr des Bewusstseins jedoch auch Wiederauftreten der Schmerzen und damit der überaus qualvollen präoperativen Ausgangssituation. Auch durch hohe Dosen starker Analgetika keine erträgliche Linderung. Fortbestehen dieses Zustands v.a. durch Infusionstherapie und eine überwiegend parenterale Ernährung um etwa 6 Wochen, jedoch muss diese Zeit des Krankenlagers als dauerhafte Pein und Qual bezeichnet werden.

Durch Ausschöpfung des medizinischen Fortschritts war es uns bei dieser Patientin gelungen, den unmittelbar bevorstehenden Zeitpunkt des Todes hinauszuschieben und ihr Leben – richtiger gesagt, ihr Sterben

– um fast 6 Wochen zu verlängern – und zwar die irreversible Phase ihres Sterbens.

Wir müssen uns jedoch fragen: Um welchen Preis? Wurde der Patientin wirklich ein Leben in Menschenwürde verschafft? Das Schicksal hatte ihr offensichtlich das Endstadium ihres inkurablen Leidens ohne Schmerzen, ohne Bewusstsein und damit ohne Todesangst in tiefem Schlaf angedeihen lassen wollen. Die moderne Medizin hat ihr in strenger Verfolgung des überlieferten Prinzips der Lebenserhaltung und -verlängerung zwar weitere Wochen irdischen Daseins „geschenkt", zugleich aber eine künstlich verlängerte Agonie unter „folterähnlichen" Bedingungen aufgezwungen.

1.2 Erhaltung des Lebens mit allen Mitteln

Heutzutage ist eine Verlängerung des Lebens in weit größerem Ausmaß als früher möglich geworden. Dabei sollte es sich jedoch nur um menschliches Leben mit der Sicherung der Menschenwürde handeln, nicht um das Fortbestehen einzelner Organe oder Zellen.

Auch der Arzt muss in die bestehende Rechtsordnung eingebunden sein, die nach einem Zitat des Juristen Georg Jellinek die Aufgabe hat, „ein Minimum an ethischem Verhalten unter den Menschen zu sichern", mehr vermag sie nicht.

Nach den verbrecherischen Entgleisungen des Naziregimes war und ist es ein Hauptakzent unseres Grundgesetzes, den Schutz der Menschenwürde zu gewährleisten,

> »... deren Garantie nicht nur die bloße Existenz des Menschen, sondern den einzelnen in seiner Persönlichkeit und seinem Willen zur Selbstbestimmung schützt... Dabei kann der Patient auf sein Recht zum Leben und zur körperlichen Unversehrtheit nicht verzichten, der Kranke nicht – ohne Indikation – allein durch seine Einwilligung einen medizinischen Eingriff rechtfertigen ... Andererseits ist das Recht auf Leben nicht zu einer Pflicht zum Leben fortgebildet ... [4].«

Dieses *Selbstbestimmungsrecht*, der Wille des Patienten, ist in Deutschland nach wie vor, auch in der juristischen Wertung jeder ärztlichen Maßnahme als Körperverletzung, von eminenter Bedeutung.

Dieses Selbstbestimmungsrecht steht also auch jedem Patienten in der Intensivmedizin zu, ebenso das Recht auf *adäquate Aufklärung* zumindest bei Ansprechbarkeit.

1.2.1 Ermittlung des mutmaßlichen Willens des bewusstlosen Kranken

Schwierigkeiten ergeben sich oft bei der Ermittlung des mutmaßlichen Willens des bewusstlosen Kranken. Seine früheren Äußerungen in dieser Hinsicht sollen ermittelt und berücksichtigt werden, wozu der verantwortliche Arzt die Angehörigen oder einen vom Vormundschaftsgericht bestellten Betreuer befragen soll, was auch von der European Society of Intensive Care Medicine empfohlen wird [9]. Nicht zu vergessen ist dabei jedoch, dass manche Angehörige von ganz unterschiedlichen, u. U. sogar unlauteren Motiven getragen sind.

Gerade in der Intensivmedizin sollte es dem verantwortlichen Arzt selbstverständlich sein, die Angehörigen adäquat zu informieren und mit ihnen je nach Behandlungsdauer des Patienten sogar wiederholt Gespräche zu führen, auch um gewisse Kriterien für den mutmaßlichen Willen des Kranken zu gewinnen.

Verwerflich und unethisch ist es jedoch, den Verwandten gar die Entscheidungen zu überlassen, ja sie ihnen geradezu aufzubürden und die Verantwortung auf sie abzuwälzen.

Der international anerkannte Moraltheologe Franz Böckle, der sich ausführlich mit den ethischen Problemen der heutigen Medizin befasst hat, nahm zum Verhältnis zwischen Recht und Ethik Stellung:

> »Pflicht und Verantwortung für den Patienten gehen jedoch erheblich weiter als dies durch gesetzliche Vorschriften festgelegt werden kann. Hier hat die Ethik in entscheidender Weise das Recht zu ergänzen. Sie baut auf das Gewissen und das Verantwortungsbewusstsein des Menschen [2].«

Diese Wechselbeziehungen hatte der Anwalt für Arztrecht, Eberhard Schmidt, bereits Jahre zuvor deutlich herausgehoben, was auch die höchsten deutschen Gerichte wiederholt zustimmend aufgegriffen haben:

> »Die Standesethik steht nicht isoliert neben dem Recht, sie wirkt allenthalben und ständig in die rechtlichen Beziehungen des Arztes zum Patienten hinein. Was die Standesethik vom Arzt fordert, übernimmt das Recht weithin zugleich als rechtliche Pflicht. Weit mehr als sonst in den sozialen Beziehungen des Menschen fließt im ärztlichen Berufsbereich das Ethische mit dem Rechtlichen zusammen (1957).«

Dies gilt laut Bundesverfassungsgericht heute ebenso wie früher [5].

1.3 Patientenverfügung

In den letzten Jahren wurde schriftlichen, unter Zeugen abgegebenen Willenserklärungen, sog. *„Living Wills"* oder *Patientenverfügungen*, große Bedeutung zugemessen. Es wird dabei von dem Betreffenden unterstellt, dass die ihm bekannten Tatsachen und Voraussetzungen, die dieser letztwilligen Verfügung zugrunde liegen, auch zur Zeit seines späteren Krankheitszustands oder Sterbens in der gleichen Weise zutreffen wie zur Zeit der Abfassung dieses Schriftsatzes (Abb. 1-1).

Aus der Erfahrung des Intensivmediziners sind hierzu aber Bedenken angebracht, weiß er doch aus zahlreichen Beispielen und Erfahrungen, dass die psychische Situation eines jeden Kranken oder Verletzten im Vergleich zu seinem Normalzustand verändert ist und dass schon viele in gesunden Tagen sehr willensstarke Menschen bei drohender Lebensgefahr oder im Angesicht des Todes sich an einen „Strohhalm" geklammert haben. Selbst wenn im vorhinein die therapeutischen Chancen, die Beschwerden und Risiken einer Vorabanalyse zugänglich wären, bleibt zu bedenken, dass die ursprüngliche Motivation aus gesunden Tagen, z. B. Angst vor längerem Krankenlager oder Abhängigkeit von anderen Menschen oder Apparaten, zur Belanglosigkeit absinken kann vor anderen Überlegungen oder Motiven, die unerwartet im Range steigen, wie die Sorge für Angehörige und Freunde, die Ordnung der Lebensumstände, die Beendigung einer begonnenen Aufgabe oder die Selbstfindung in der Krankheit.

Wenn deshalb eine solche Patientenverfügung nach überwiegender Auffassung der Juristen auch keine absolute Bindung für den Arzt darstellt, so kommt ihr doch ein indizieller Wert zu.

1.4 Menschliche Zuwendung

Vom Philosophen Martin Buber stammt das vielsagende Wort:

> »Es ist schlecht um die Menschen bestellt, wenn sie ihre Sache nicht mehr dem Gespräch anvertrauen.«

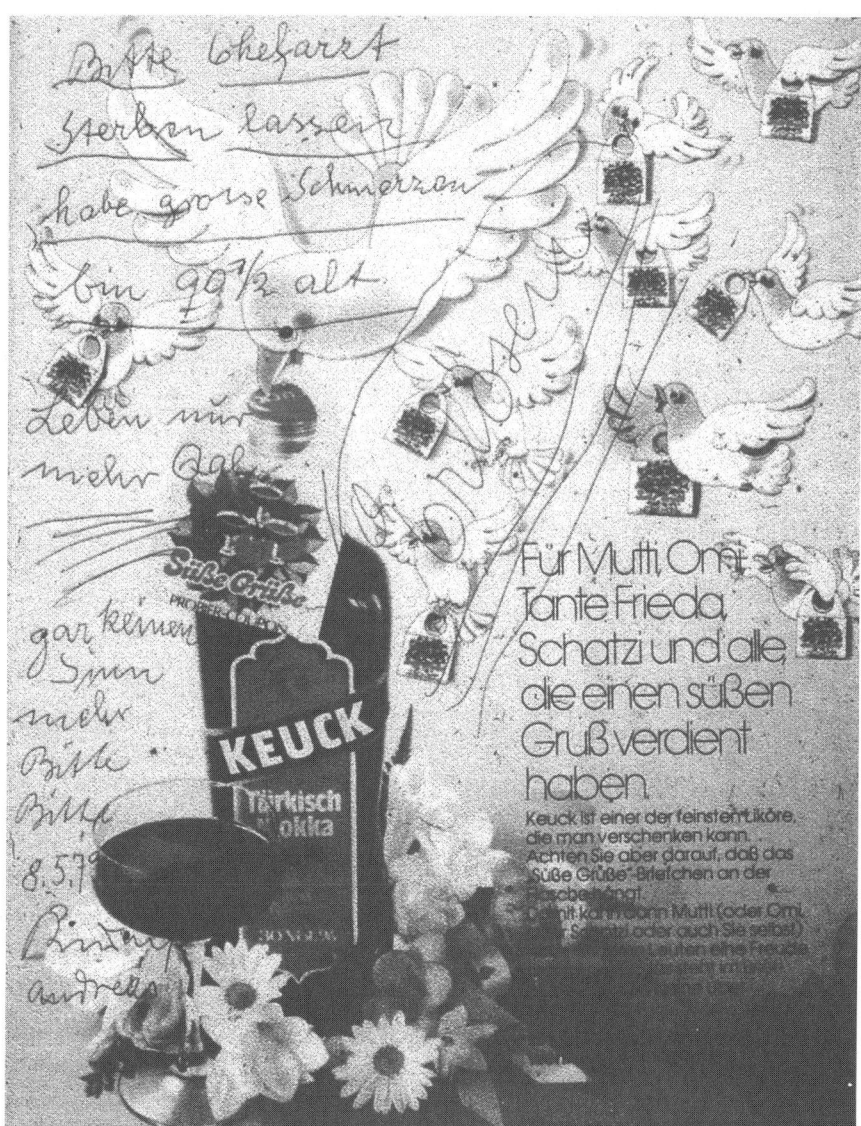

Abb. 1-1.
Willensbekundung eines Patienten auf einem Werbezettel: „Bitte, Chefarzt, sterben lassen, habe große Schmerzen, bin 90$^{1}/_{2}$ alt. Leben nur mehr Qual, gar keinen Sinn mehr. Bitte, bitte. 8.5.79 (Unterschrift) Erlösen"

Mit der zunehmenden Einbeziehung der Technik haben sich diese Bedingungen noch verschärft. Denken wir nur an unsere Intensivstationen mit ihren notwendigen Überwachungs- und Beatmungsgeräten, Infusionspumpen und -schläuchen, wobei die meisten Geräte auch noch mit Alarmeinrichtungen ausgerüstet sind, die bei echten Alarmsituationen, aber zuweilen auch nur aus Versehen ihre Piepstöne erklingen lassen. Mancher Patient kommt sich dabei nur als Objekt vor, insbesondere, wenn ihm infolge der Schläuche in Mund, Nase oder Trachea das Sprechen unmöglich ist. Wir sollten nicht vergessen, dass der Mensch auch und in erster Linie Subjekt ist. Die Geräte und andere technische Ausrüstungen können darauf keine Rücksicht nehmen, aber wir Mitmenschen können und sollten es.

„Sprachlosigkeit" der heutigen Medizin

Hier besteht tatsächlich oft ein großes Defizit. Unser Verhalten müssen wir kritisch betrachten, wenn innerhalb und außerhalb des Krankenhauses geklagt wird, der Patient werde nicht mehr angesprochen, nicht mehr angenommen, sondern nur verwaltet, wenn das Wort von der „Sprachlosigkeit" der heutigen Medizin fällt. Der Patient der Intensivstation, der sich an der Grenze seiner Existenzmöglichkeiten befindet, braucht in erhöhtem Maße menschliche Zuwendung. Sie erfordert gar nicht immer den Aufwand von Stunden, was bei der Intensität und bei dem komplexen Umfang der heutigen Bedingungen einer Intensivstation und infolge der Überfülle an Bürokratismus kaum möglich ist.

Wahrheit und Hoffnung

Wahrheit und Hoffnung stellen wesentliche Elemente für das Gespräch mit dem Patienten dar. Der Mensch ohne jegliche Hoffnung ist fast seiner Menschenwürde beraubt, und der auch in unserer Zeit nichtheilbare, der irreversiblen Phase des Sterbens in Kürze ausgelieferte Patient sollte wenigstens noch die Hoffnung haben können, dass er seine letzte Stunde auf dieser Erde nicht allein durchstehen oder gar erleiden muss.

1.5 Behandlung, Pflege und Betreuung von Unheilbaren

Gerade die seit Jahren mit Recht diskutierte und bereits herausgehobene unverzichtbare *Menschenwürde* eines jeden Kranken muss auch bei seinem Sterben gewahrt bleiben, selbstverständlich unter ärztlicher und pflegerischer Betreuung und Zuwendung, möglichst auch der Angehörigen und Freunde. Diese Forderungen müssen auch bei einem von Krebsmetastasen übersäten, schon kachektisch gewordenen Patienten gelten. Es sollte selbstverständlich sein, dass gerade ein solcher Kranker auch genügende menschliche Zuwendung erfährt.

Die allgemein-pflegerischen und hygienischen Maßnahmen, d. h. die *Basispflege*, sind selbstverständlich bis zum Tode durchzuführen. Eine wertvolle Hilfe ist eine ausreichende, nicht nur ad hoc gesicherte, sondern im voraus für ca. 24 h verordnete und wirksame *Schmerztherapie*, die laut Novellierung der Betäubungsmittelverschreibungsverordnung (BtMVV) vom 13.01.1998 möglich geworden ist. Analog ist eine Sedierung zu handhaben.

Eine mit der Gabe von Analgetika oder Sedativa verknüpfte, nicht vermeidbare Lebensverkürzung kann nach in den letzten Jahren erzielter allgemeiner Übereinstimmung, auch mit den Juristen, in Kauf genommen werden. Diesen prinzipiellen Rechten des Kranken oder Verletzten zur Sicherung der Menschenrechte hat auch der Europarat bereits 1976 zugestimmt.

1.6 Therapieverzicht, -reduktion, -abbruch

Trotz der umfangreichen Erfolge der Intensivmedizin in den letzten Jahrzehnten hat sich zugleich die Erkenntnis durchgesetzt, dass auch dieser Disziplin wie der gesamten Hochleistungsmedizin Grenzen gesetzt sind. Übertriebene, fast utopische Vorstellungen der Machbarkeit, einer Fortschrittswundergläubigkeit, mussten revidiert werden [1, 10, 15, 28, 30, 31, 32]. Der ehemalige Bundespräsident Herzog stellte generell fest [18]:

> »Wenn aber einmal nicht mehr alles, was theoretisch machbar ist, auch praktisch durchführbar ist, dann werden aus den ökonomischen politische und letztlich ethische Fragen.«

Im Grenzbereich zwischen Leben und Tod kann es bei unheilbar erkrankten Patienten geboten sein, im Hinblick auf den Gesamtbefund schon von vornherein auf eine Behandlung zu verzichten oder sie in abgestufter Form durchzuführen. Ärzte und in der Intensivmedizin tätige Pflegekräfte müssen einsehen, dass letzten Endes jedem Menschen, uns allen, Sterben und Tod auferlegt sind, trotz aller großen Fortschritte der Intensiv- und Hochleistungsmedizin. Es kann sich angesichts dieser heutigen und auch künftigen Möglichkeiten nur darum handeln, den konkreten, individuellen Patienten vor einem vorzeitigen Tod zu bewahren.

Die Schwere der Verantwortung und der damit verbundenen Entscheidungen möge aus einem selbsterlebten Beispiel deutlich werden:

FALLBEISPIEL

Einlieferung eines polytraumatisierten, tief bewusstlosen 43-jährigen Patienten nach einem Verkehrsunfall in unsere Klinik. Sofortige operative Versorgung von Leber-, Milz- und mehreren Darmrupturen und Mesenterialgefäßeinrissen durch einen sehr erfahrenen Unfallchirurgen bei gleichzeitiger Schocktherapie durch mehrere Anästhesisten. Noch am selben Tage 2-malige Relaparotomie zur Blutstillung.

Trotz Applikation von u. a. bereits 35 Blutkonserven fiel der Blutdruck bei Verminderung der Massivtransfusionen und -infusionen über 3 venöse Zugänge rapide ab, gleichzeitig nahm der Bauchumfang ständig zu.

Sollten wir in dieser Situation und nach der abermaligen Versicherung des Operators, dass ein weiterer operativer Versuch der intraabdominellen Blutstillung unmöglich sei, nun noch weitere Blutkonserven übertragen und die übrige Therapie fortsetzen?

Hier muss doch wohl der Arzt die Grenzen des Menschenmöglichen, also auch seines Vermögens, erkennen. Hier hat doch wohl der Bereich begonnen, wo er durch sein Opponieren gegen den Tod dem Frevel, der Hybris, der Blasphemie verfällt, so dass er sich zu der Erkenntnis durchringen muss, dass hier sein Heilauftrag endet, wie es der Chirurg Wachsmuth ausgedrückt hat. So haben wir uns in dem geschilderten Fall zum Therapieabbruch durchgerungen, wobei nicht die Zahl der Blutkonserven den Ausschlag gegeben hatte, sondern die Beurteilung der Gesamtsituation.

Der Weg des Inhumanen deutet sich an, wenn nach menschlichem Ermessen die *Phase der Irreversibilität im Sterbevorgang* bereits begonnen hat und dann nur noch eine sinnlose Verlängerung des Sterbens, vielleicht sogar nur um Stunden oder Minuten oder evtl. unter kaum behebbaren Qualen erreicht werden kann.

Nicht das Leben schlechthin, sondern die Erhaltung eines menschlichen, d. h. für den Patienten akzeptablen und möglichst sinnvollen Lebens soll die ärztliche Tätigkeit bestimmen, sie soll den ganzheitlichen Interessen des Kranken dienen.

Entscheidungsfindung

Den 1. Faktor bei den erforderlichen Erwägungen bilden selbstverständlich die medizinisch-somatischen Daten. Der 2. Faktor ist in den psychosozialen Aspekten zu sehen, v. a. in der Frage, ob dem konkreten Patienten mit manchmal sehr invasiven Eingriffen wirklich gedient ist, ob ihm danach die Möglichkeit gegeben sein wird, das noch verbleibende Leben einigermaßen sinnvoll zu erleben und v. a., ob die geplanten Maßnahmen dem Willen des Patienten entsprechen werden.

Franz Böckle hob angesichts der Ambivalenz des medizinischen Fortschritts hervor [3],

»dass man trotz aller berechtigten Würdigung der von der heutigen Heilkunde erzielten Fortschritte „... nicht verkennen darf, dass diese erstaunlichen Erfolge im Kampf gegen den Tod zwangsläufig zur Frage nach dem Sinn der Lebenserhaltung führen müssen. Für eine Medizin, der es fortlaufend gelingt, den Tod aufzuhalten, wird es immer wichtiger zu wissen, was menschliches Leben zum Überleben wert macht«

Do Not Resuscitate (DNR)

So kann es in manchen Situationen sinnvoll sein, die Vereinbarung „keine Wiederbelebung" (do not resuscitate = DNR) zu treffen, sollte es zu einem (erneuten) Herz-Kreislauf-Stillstand kommen. Eine solche Vereinbarung wäre wohl für den oben genannten, schon von Krebsmetastasen übersäten Patienten angezeigt. Nicht selten muss sich der verantwortliche Arzt zu einer Therapiereduktion oder gar zu einem Therapieabbruch durchringen, wobei mit Nachdruck betont werden soll, dass die Hilfeleistungspflicht des Arztes erst mit dem Tod des Patienten endet.

Sie ist aber nicht identisch mit der „Erfolgabwendungspflicht", d. h. Hilfeleistungspflicht bedeutet nicht, dass z. B. alle technisch möglichen Maßnahmen zur „Lebens"-Verlängerung durchgeführt werden müssten.

Folgendes sollte aber bei jedem Patienten bis zum Tod gesichert bleiben:
- Basispflege,
- Schmerzbekämpfung,
- Angstlinderung,
- menschliche Zuwendung,
- Vermeidung des Verhungerns,
- Vermeidung des Verdurstens,
- Vermeidung des Erstickens.

Michael Trede forderte 1994 als Präsident der Deutschen Gesellschaft für Chirurgie nachdrücklich zu der Frage auf,

»... ob nicht doch bei vielem weniger mehr sein könnte.«

Die Beurteilung, ob das Leben eines Patienten sinnvoll oder sinnlos ist, ein lebenswertes oder lebensunwertes Leben darstellt, gehört nicht zur Kompetenz des Arztes oder eines Menschen überhaupt. Menschliches Leben muss unverfügbar bleiben! Der Arzt ist aber kompetent und verantwortlich für die Entscheidung, ob seine möglichen medizinischen, v. a. medizinisch-technischen Maßnahmen sinnvoll oder sinnlos für den Kranken sind.

Einbindung der Pflegenden

Angesichts der Tatsache, dass sich die Pflegekräfte den Intensivpatienten mit anerkennenswert hohem körperlichem und v. a. geistig-seelischem Einsatz widmen, sollte es selbstverständlich sein, dass der verantwortliche Arzt auch mit ihnen diese verantwortungsvollen und schwerwiegenden Entscheidungen erörtert. Es hat sich sogar als angebracht erwiesen, dass gerade auf dieser Ebene Übereinstimmung zwischen allen Beteiligten angestrebt wird.

! Noch einmal sei betont: Es kann nicht Sinn ärztlicher Bemühungen sein, einen bereits begonnenen und irreversiblen Sterbevorgang zu verlängern, Qualen zu vermehren und die Würde des Sterbens zu verletzen. Auch dürfen wir ein Leben mit unerträglichen Beschwerden nicht verlängern, ohne daß eine Besserung oder Heilung zu erwarten ist.

Sollte irreversible Bewusstlosigkeit oder Unfähigkeit zu jeglicher zwischenmenschlichen Kommunikation, also z.B. ein vegetativer Zustand bei Patienten nach Schädel-Hirn-Verletzungen, intrazerebralen Blutungen oder Hirntumoren, Sepsis oder Multiorganversagen mit Sicherheit diagnostiziert werden, dann sollten ausgefallene vitale Körperfunktionen wie Atmung und Kreislauf nach überwiegender ärztlicher Meinung nicht künstlich aufrecht erhalten werden.

Der Strafrechtler Gerd Geilen warnte vor einer übertriebenen Auslegung der strafrechtlichen Forderungen [16, 17]:

> »Der Arzt darf zwar nicht in einem positiven Sinn an den Patienten „Hand anlegen"; er ist aber umgekehrt nicht verpflichtet, bis zur Sinnlosigkeit alles in seinen Kräften Stehende zur Lebensverlängerung zu tun. Nicht alles, was technisch machbar ist, ist standesethisch erlaubt, geschweige denn juristisch erforderlich". „Welches Interesse soll der Moribunde haben, dass seine abgelaufene Lebenszeit um den Preis einer fortgesetzten Quälerei kurzfristig verlängert wird oder er als irreversibel Bewusstloser monatelang dahinvegetiert?«

1.7 Aktive Sterbehilfe

Um diese Form der Sterbehilfe hat es bisher die meisten Kontroversen gegeben. Man geht auch hier vom Selbstbestimmungsrecht des Menschen aus und fordert das Recht, die Herbeiführung des Todes selbst festlegen zu können.

CAVE
Dem Arzt sollte hierbei bewusst sein, dass aktive Sterbehilfe eine gezielte Lebensverkürzung durch aktive Tötung des Sterbenden ist und nach dem deutschen und schweizerischen Strafrecht und dem Strafrecht der meisten Länder eine strafbare, vorsätzliche Tötung darstellt.

Auch kann keinem Menschen die Pflicht auferlegt werden, einen anderen auf dessen Wunsch zu töten. Die Unverfügbarkeit über menschliches Leben ist Grundbestandteil unserer Rechtsordnung und auch der ärztlichen Standesethik.

Bestrebungen, durch einen Zusatz zum § 216 StGB die Tötung eines Patienten auf seinen eigenen Wunsch aus Gründen der Barmherzigkeit durch den Arzt straffrei ausgehen zu lassen, sind bisher aus prinzipiellen Erwägungen, mit Rücksicht auf die mögliche psychische Beeinflussung des Kranken wie auch im Hinblick auf die Zumutung für den Arzt mit Recht gescheitert. Man geht u.a. auch hierbei von der Überlegung aus, dass nicht alles, was der Patient verlangt, dem Arzt zugemutet werden kann und darf. Auch dem Arzt steht das Selbstbestimmungsrecht zu, wie K. Engisch nachdrücklich hervorgehoben hat [8].

Auf jeden Fall ist die seit einigen Jahren in den Niederlanden übliche Praxis, wonach der Arzt auf ausdrücklichen Wunsch des Patienten eine aktive Sterbehilfe, d. h. eine bewusste Tötungshandlung, vorzunehmen habe, mit Entschiedenheit abzulehnen, wenn es nicht zu einer Perversion des ärztlichen Auftrags kommen soll.

Fallbeispiel

Dieser Fallbericht wurde mir von einem Kinderchirurgen übergeben: Ein junges Ehepaar hatte seinen 5 Monate alten Säugling in der Gartenlaube abgelegt, um im Garten verschiedene Arbeiten zu verrichten, als plötzlich in der Laube durch ein Kochgerät entfachte Flammen sichtbar wurden. Die Eltern konnten den Säugling nur noch mit schwersten und entstellenden Verbrennungen im Gesicht, am Hals und an den Händen retten und in die Klinik bringen. Die schweren Verkohlungen bedeuteten den Verlust mehrerer Finger, und durch die starke Hitze- und Raucheinwirkung war es auch zu schweren Schädigungen des Kehlkopfes gekommen, sodass der Verlust des Sprachorgans angenommen werden musste.

Bedenken wir, was Gesicht, Sprache und Hände für einen heranwachsenden Menschen bedeuten, und fragen wir uns, ob es hier eine glatte Lösung gibt. Wie soll hier ein verantwortungsbewusster Arzt entscheiden? Wer will hier einen Weg vorschreiben? Auch ist wohl von diesen so hart betroffenen Eltern keine feste Meinung in dieser oder jener Richtung zu erwarten.

1.7.1 Sterbehilfe bei Kindern

Die Frage, ob auf lebensverlängernde Maßnahmen verzichtet oder diese eingeschränkt oder abgebrochen werden sollten, ist bei Früh- und Neugeborenen oder bei Kindern im späteren Alter besonders schwierig und konfliktreich. Große Entscheidungsschwierigkeiten bereiten den Peri- oder Neonatologen immer wieder das extrem unreife Frühgeborene und das schwerstgeschädigte Neugeborene. Wenn auch dank der erzielten Fortschritte die Rate der Spätschäden des Zentralnervensystems erheblich gesenkt werden konnte, beträgt sie in der Gruppe von Frühgeborenen mit einem Geburtsgewicht von 500–750 g, deren Lebenserhaltung heute oft gelingt, nach von Loewenich doch zwischen 30 und 40 % [23]. 1995 wurde sogar vom Überleben eines Kindes mit einem Geburtsgewicht von 336 g aus Texas berichtet. Wird und darf nun daraus gefolgert werden, auch unter der bisherigen Marke von 500 g alle Anstrengungen zur Lebensverlängerung zu unternehmen?

1.8 Organtransplantation

Seit mehreren Jahren sind die Möglichkeiten zur Übertragung von Organen oder Organteilen erfolgreich erweitert worden und können bei Organversagen im Endstadium eine deutliche Lebensverlängerung bewirken. Hierbei sollte bedacht werden, dass sich derartige Leidenszustände auch im Kindes-, Jugendlichen- und „besten" Lebensalter ereignen können. In Deutschland gehört die Nierentransplantation inzwischen zu den Standardoperationen, und auch die Transplantation von Herz, Lunge, Leber und v. a. Knochenmark war in den letzten Jahren aufgrund der wirksamen Bekämpfung von Abstoßungsreaktionen mit länger anhaltenden Heilerfolgen verbunden.

Doch auch hier zeigt sich die Ambivalenz der Lebensverlängerung, wenn man an die sog. Clustertransplantationen, d.h. die gleichzeitige Transplantation von mehreren Organen mit Operationszeiten von mehr als 24 h, denkt.

FALLBEISPIEL

Der Chirurg Georg Heberer (1994) berichtete folgendes Fallbeispiel: 5-jähriges Mädchen, 1993 in Pittsburgh/USA: bei angeborenem Kurzdarm Transplantation von Leber, Magen, Dick- und Dünndarm, Pankreas, Nieren. Die Operation hat über 10 h gedauert, das Mädchen 2 Monate überlebt.

Heberer stellte die Frage der Grenzüberschreitung bzw. „Machbares noch sinnvoll?" Er hat von einem veränderten Menschenbild der modernen Medizin gesprochen, wie schon Helmut Thielicke in seinem Festvortrag auf dem 100. Chirurgenkongress 1983 in Berlin.

1.9 Empfehlungen

Heinz Staab (1987), der langjährige Präsident der Max-Planck-Gesellschaft, selbst Mediziner und Biochemiker, forderte:

»In dem Maße, in dem unser aller Leben in seinem äußeren Verlauf zunehmend von den Naturwissenschaften und der Technik beeinflusst wird, brauchen wir immer dringender das Korrektiv der geisteswissenschaftlichen Kultur, die dem einzelnen ... helfen sollte, ein sinnerfülltes Leben zu führen.«

Deshalb ist es außerordentlich zu begrüßen, dass der 100. Deutsche Ärztetag Ende Mai 1997 in Eisenach beschlossen hat, dass Medizinethik Pflichtfach für das Medizinstudium, die Weiterbildung und Fortbildung der Ärzte werden soll.

Bundespräsident Herzog hob in seiner Rede vor der Generalversammlung der Görres-Gesellschaft im Herbst 1998 in Göttingen heraus [18]:

»Der Fortschritt stellt uns also immer wieder – und immer schneller – vor ethische Entscheidungen, teilweise Entscheidungen ganz neuer Art. Die ethischen Fragen kann die Wissenschaft nicht nur an andere delegieren. Es wächst die ethische Verantwortung der Wissenschaft selbst.«

In unserer Fakultät habe ich seit Herbst 1978 ein Ethikseminar eingerichtet, das Interesse für diese Probleme wecken soll und in dessen Rahmen ich inzwischen noch zusätzlich über 100 Gastvorlesungen von Vertretern anderer medizinischer und nichtmedizinischer wissenschaftlicher Disziplinen organisiert habe. Das interdisziplinäre Gespräch ist gefordert.

Ich konnte keine Patentrezepte zur Sicherung der Menschenrechte, der Menschenwürde und der Menschlichkeit in der heutigen Heilkunde darlegen, und eine vollständige Darstellung der Probleme war ausgeschlossen.

Schließen möchte ich mit der Mahnung einer international bekannten und von uns allen hochgeschätzten, mit den technischen Möglichkeiten der Anästhesiologie und der Intensivmedizin bestens vertrauten Chefärztin, die vor einigen Jahren plötzlich an einem wegen seiner Lokalisation inkurablen Hirntumor erkrankte. Sie lebte noch 4 Wochen bei vollem Bewusstsein in ihrer Familie und starb in den Armen ihres Mannes mit den Worten:

»Sorgt für mehr Menschlichkeit in der Medizin!«

Literatur

1. Bernat JL (1993) Ethical aspects of withdrawing treatment from patients with severe brain damage. In: Ropper A (ed) Neurological and neurosurgical intensive care, 3rd edn. Raven, New York
2. Böckle F (1982) Zur Ethik des medizinischen Fortschritts aus der Sicht der Theologie. In: Doerr W, Jacob W, Laufs A (Hrsg) Recht und Ethik in der Medizin, Springer, Berlin Heidelberg

3. Böckle F (1992) Verantwortlich leben – menschenwürdig sterben. 2. Aufl. Benziger, Zürich
4. Bundesärztekammer (1998) Grundsätze zur ärztlichen Sterbebegleitung. Dtsch Ärzteblatt 95: B-1853
5. BverfG (1979) NJW 1925,1930
6. Deutsche Gesellschaft Chirurgie (1996) Von den Grenzen der Therapie. Eine Leitlinie zur ärztlichen Begleitung Sterbender. FAZ 17.4.1996
7. Deutsche Gesellschaften: Gynäkologie und Geburtshilfe, Kinderheilkunde und Jugendmedizin, Perinatale Medizin und Neonatalogie und Pädiatrische Intensivmedizin (1999) Frühgeburt an der Grenze der Lebensfähigkeit des Kindes. S 153–154
8. Engisch K (1977) Konflikte, Aporien und Paradoxien bei der rechtlichen Beurteilung der ärztlichen Sterbehilfe. In: Festschrift Eduard Dreher zum 70. Geburtstag. De Gruyter, Berlin New York
9. European Society of Intensive Care Medicine (1997) Reports, guidelines and recommendations. Intensive Care Med 23: 338
10. Fritsche P (1979) Grenzbereich zwischen Leben und Tod. Klinische, juristische und ethische Probleme, 2. Aufl. Thieme, Stuttgart
11. Fritsche P (1985) Verzicht auf Therapie am Lebensende? Darf der Arzt heute noch seinem Gewissen folgen? HNO 33: 527
12. Fritsche P (1987) Die Menschenrechte angesichts der Entwicklung von Wissenschaft und Technik aus ärztlicher Sicht. In: Deutsche Sektion der Internationalen Juristen-Kommission (Hrsg) Menschenrechte in der modernen Medizin. Müller, Heidelberg
13. Fritsche P (1993) Der Arzt und seine Verpflichtung zur Sterbehilfe. Medizinrecht 11: 126
14. Fritsche P (1994) Ärztlich-ethische Aspekte zur Ambivalenz des medizinischen Fortschritts. Urologe [B] 34: 479
15. Fritsche P (1995) Ärztlich-ethische Aspekte zur Ambivalenz der Lebensverlängerung. In: Deutsche Sektion der Internationalen Juristen-Kommission (Hrsg) Lebensverlängerung aus medizinischer, ethischer und rechtlicher Sicht. Müller, Heidelberg
16. Geilen G (1968) Das Leben des Menschen in den Grenzen des Rechts. Z Ges Familienrecht 15: 121
17. Geilen G (1976) Rechtsfragen der Euthanasie. In: Festschrift für Friedrich Bosch. Gieseking, S 277
18. Herzog R (1998) Demokratie darf nicht zur Expertokratie verkommen. Rede zur Generalversammlung der Görres-Gesellschaft am 04.10. in Göttingen
19. Hiddemann W, Wörmann B (1996) Intensivmedizin in der Onkologie – Möglichkeiten und Grenzen. Intensivmed 33: 61 (Suppl I)
20. Kirchhof P (1994) Das Grundgesetz als Meßstab für ärztliches Forschen und Heilen, In: Herfarth C, Buhr HJ (Hrsg) Möglichkeiten und Grenzen der Medizin. Springer, Berlin Heidelberg New York Tokio
21. Lantos JD, Berger AL, Zucker AR (1993) Do-not-resuscitate orders in a children's hospital. Critical Care Med 21: 52
22. Loewenich V von (1991) Ethische Fragen in der Perinatalmedizin aus neonatologischer Sicht. Das sehr unreife oder geschädigte Neugeborene. Nova Acta Leopoldina NF 66: 29
23. Loewenich V von (1998) Kommentar zu A.M. Holschneider und V. Holschneider: Aspekte zur Behandlung Neugeborener mit schwersten angeborenen Fehlbildungen. Zentralbl Kinderchir 7: 134
24. Loewy EH, Carlson RA (1993) Futility and its wider implications (Editorial). Arch Intern Med 153: 429
25. Lutterotti M von (1985) Menschenwürdiges Sterben. Herder, Freiburg i. Br.
26. Opderbecke HW, Weißauer W (1984) Ärztliche und rechtliche Aspekte der Sterbehilfe. Anästh Intensivmed 25: 209
27. Pichlmayr R (1997) Grenzen des ärztlichen Behandlungsauftrages in der Chirurgie. Langenbecks Arch Chir (Suppl II: Kongreßband 888)
28. Prien T, Lawin P (1996) Therapiereduktion in der Intensivmedizin. Anästhesist 45: 176
29. Ridder M de, Dißmann W (1998) Vom Unheil sinnloser Medizin. Der Spiegel, S 202
30. Salomon F (1998) Therapiereduktion in der Intensivmedizin. Medizin im Dialog. Sonderausgabe Intensivpflege 29
31. Schuster HP (1995) Paradigmenwandel in der Intensivmedizin. Intensivmedizin 32: 2
32. Schuster HP (1997) Intensivmedizin – Medizin ohne Grenzen? Wien Klin Wochenschr 109: 101
33. Staab H (1987) Zwischen Hoffnung und Zweifel: Probleme der Naturwissenschaftlichen Forschung heute. 78. Fortbildungstagung für Ärzte 28.05.87 in Regensburg
34. Weizsäcker CF von (1967) Gedanken über unsere Zukunft. Vandenhoeck & Ruprecht, Göttingen

Begrenzung oder Beendigung der Intensivbehandlung – Eine Gegenüberstellung von Grundsätzen / Richtlinien aus verschiedenen Ländern

KAPITEL 2

H. BURCHARDI

2.1 Einleitung 15
2.2 Entscheidungssituationen und Handlungsrichtlinien 16
2.2.1 Therapieverweigerung – Therapieabbruch – Therapiebegrenzung 16
2.2.2 Wann ist ein Weiterleben sinnlos? Aussichtslosigkeit oder Unzumutbarkeit? 17
2.3 Wer soll entscheiden? Die Autonomie des Patienten – und sonst? 19
2.3.1 Der mutmaßliche Wille 19
2.3.2 Die Vertrauensposition des Arztes 20
2.4 Ressourcenbeschränkung 21
2.5 Ein Lösungsvorschlag: der „Partnerschaftsvertrag" 21

Literatur 23

Begrenzung oder Beendigung der Intensivbehandlung – Eine Gegenüberstellung von Grundsätzen/Richtlinien aus verschiedenen Ländern

H. BURCHARDI

2.1 Einleitung

Für die Akutmedizin oder Intensivmedizin gelten besondere Bedingungen, die einerseits zügige Entscheidungen bei meist nicht einwilligungsfähigen Patienten erfordern, andererseits kommen viele besonders schwierige Entscheidungsbedingungen, wie etwa bei chronisch Kranken, nicht vor.

Beginn der Intensivbehandlung
Der Entschluss, mit einer intensivmedizinischen Behandlung zu beginnen, muss meist rasch und dann nicht selten in einer lebensbedrohenden Situation gefällt werden. So muss man in der Intensivmedizin meist mit der Behandlung anfangen, ohne zu wissen, wohin die Entwicklung geht. Oft fehlen anfangs auch die wünschenswerten Vorinformationen, die für eine abgewogene Entscheidung erforderlich wären. So hat der Intensivmediziner beim Beginn der Behandlung oft einen breiten Ermessensspielraum.

Während der Intensivbehandlung bleibt trotz einer Fülle von Informationen die weitere Entwicklung meist unvorhersehbar. Entgegen der allgemeinen Annahme ist die oft in solchen Richtlinien als Kriterium postulierte Aussichtslosigkeit („futility") in der Intensivmedizin praktisch nicht festzulegen.

In der kritischen Krankheitsphase ändert sich der Krankheitszustand oft rasch und nicht selten unerwartet. So wechseln die Entscheidungsvoraussetzungen und damit die Erwartungen laufend zwischen Hoffnung und Resignation – und das gilt nicht nur für die Angehörigen, sondern auch für die Behandelnden.

Andererseits sind die chronischen Zustände schwerer *Hirnschädigung*, wie etwa das „apallische Syndrom" oder das sogenannte „Wachkoma" („persistent vegetative state"), ohnehin erst nach längerer Zeit (d.h. erst nach frühestens 1 Monat) festzustellen [6]. Mündet die akute Krankheitsphase in einen solchen chronisch reduzierten, aber stabilen Allgemeinzustand, dann beträgt die durchschnittliche Überlebenszeit etwa 2–5 Jahre [7]. Entscheidungen in diesem Bereich sind daher nicht ein Problem der Intensivmedizin, sondern ergeben sich erst in Langzeitpflegeeinrichtungen.

Grenzen der Intensivbehandlung
Der Zwang zum Beginn der Intensivmedizin ist unter der akuten Lebensbedrohung für alle Beteiligten meist überzeugend. Doch wenn nach Beendigung der intensivmedizinischen Behandlung die Grundfunktionen des Lebens stabiler geworden sind, wird die akute Bedrohlichkeit immer weniger evident. Im Laufe der folgenden Zeit wird es nun immer schwieriger, selbst eine Behandlung ohne offenbar sinnvolles Ziel einzustellen. So ist es zwar nicht einfach, aber doch sehr wichtig, die Grenzen der zumutbaren Behandlung rechtzeitig zu finden.

Die Intensivmedizin bietet oft ein sehr „künstliches", als unnatürlich empfundenes Fundament der Lebens- und Funktionserhaltung: Wenn man sich der Erfahrung erinnert, wie rasch die Lebensfunktionen des Patienten erlöschen, sobald Behandlungsmaßnahmen nur geringgradig zurückgenommen werden (wie etwa durch Reduzierung der pharmakologischen Kreislaufunterstützung), dann wird die Unnatürlichkeit dieser Lebenserhaltung deutlich. Es unterstreicht zugleich, dass eine solche Rücknahme der Therapie nicht die eigentliche Ursache des Todes sein kann, sondern dieser durch die Schwere der zugrundeliegenden Erkankung eintritt [15].

Unter diesen besonderen Bedingungen können allgemeine Richtlinien oder Grundsätze die schwierigen Entscheidungen eines Behandlungsabbruchs oder einer Behandlungsreduktion erleichtern oder zumindest helfen, solche Entscheidung ethisch akzeptierbar zu machen.

Grundsätze, Richt- und Leitlinien
In der schwierigen Diskussion, die die ethischen Grundlagen unseres ärztlichen Handelns berührt, mag es dabei hilfreich sein, auch einen Blick nach außen zu richten. Eine Gegenüberstellung folgender Leitlinien soll helfen, ein Konzept in diesem schwierigen Grenzbereich zu finden:
- neuen *Grundsätze der Bundesärztekammer* [1],
- der *Leitlinien der Deutschen Gesellschaft für Anaesthesiolgie und Intensivmedizin* [2],
- der Richtlinie der US-amerikanischen Gesellschaft für Intensivmedizin aus dem Jahr 1990 (*Consensus Report on the Ethics of Foregoing Life-sustaining*

Treatments in the Critically Ill) [11], ergänzt durch ein Consensus Statement der gleichen Fachgesellschaft aus dem Jahr 1997 (*Consensus Statement of the Society of Critical Care Medicine's Ethics Committee Regarding Futile and Other Possibly Inadvisable Treatments*) [12] sowie
- die jüngsthin erschienene *Standesordnung der schweizerischen Ärzteschaft „Foederatio Medicorum Helveticorum" (FMH)* [3].

2.2 Entscheidungssituationen und Handlungsrichtlinien

2.2.1 Therapieverweigerung – Therapieabbruch – Therapiebegrenzung

Entscheidungssituationen in der Intensivmedizin
Grundsätzlich sind folgende unterschiedliche Entscheidungssituationen in der Intensivmedizin abgrenzbar:

■ **Therapieverweigerung.** Nichtaufnahme auf die Intensivstation, z. B. im Finalstadium eines metastasierenden Karzinoms.

■ **Therapieabbruch.** Abbruch einer laufenden Intensivbehandlung, z. B. durch Beendigung der maschinellen Beatmung.

■ **Therapiereduktion.** Abbau (aber nicht völliger Abbruch) der laufenden Therapie, z. B. Reduktion oder keine weitere Erhöhung der kontinuierlichen, kreislaufunterstützenden Katecholaminzufuhr.

■ **Therapiebegrenzung.** Entscheidung, keine weitere Eskalation der Behandlung zuzulassen, z. B. bei akuter Niereninsuffizienz kein extrakorporales Nierenersatzverfahren einzusetzen oder bei Infektion eine an sich erforderliche Antibiotikatherapie nicht mehr zu beginnen. In diese Kategorie gehört auch der Entschluss, keine Wiederbelebungsmaßnahmen im Falle eines Herzstillstands durchzuführen (*DNR = „Do not resuscitate"*).

Bewertung dieser Entscheidungssituationen
Die Bewertung solcher Entscheidungssituationen ist allerdings unterschiedlich, insbesondere auch zwischen den USA und Deutschland, wie aus den jeweiligen Richtlinien im folgenden deutlich wird.

Im *Consensus Report on the Ethics of Foregoing Life-sustaining Treatments in the Critically Ill* der US-amerikanischen Fachgesellschaft für Intensivmedizin heißt es u. a. [11]:

»D. Both preservation of life and quality of life must be weighed when making decisions concerning withholding and withdrawing life-sustaining treatments.
1. In some circumstances, a patient may judge that it is preferable to forego therapy than to receive it, or clinicians may judge that major goals of therapy are unachievable. In cases such as these, it is sometimes ethically appropriate to withhold or to withdraw therapy.
2. A decision to withdraw a treatment already initiated should not necessarily be ethically regarded as more problematic than a decision not to initiate a treatment.
3. Any treatment derives its medical justification from the benefits that the informed patient and the physician hope to achieve by employing it. ...
4. Foregoing therapy should be discussed in the following situations:
    a) When the patient has a diagnosis with a grave prognosis
    b) When the burdens of therapy overweigh the benefits
    c) When the quality of the patient's life is expected to be unacceptable to the patient.
E. A healthcare professional has no obligation to offer, begin, or maintain a treatment which, in his or her best judgement, will be physiologically futile.«

Aussichtslosigkeit der Behandlung („Futility")
Hier geht es u. a. um „*futility*" (das ist etwa Aussichtslosigkeit, Sinnlosigkeit). Dieser Bezug erscheint dem Außenstehenden verständlich und eindeutig; er ist es jedoch nicht – und schon gar nicht für den Bereich der Akut- oder Intensivmedizin. Selbstverständlich soll sinnlose Behandlung in der Intensivmedizin nie eingesetzt werden, doch die Festlegung, wann Maßnahmen sinnlos sind, ist außerordertlich schwierig und umstritten.

Im jüngsten Consensus Statement des „Ethics Committee" der SCCM wird „*futility*" daher näher definiert [12]:

»Treatments should be defined as futile only when they will not accomplish their intended goal. Conflicts arise when there are disagreements about wether the desired goal is appropriate and whether the probability of success is sufficiently great. ... Since these conflicts are typically about differences in values rather than disagreements about facts, clinicians should be very cautious about labeling these therapeutic options as futile. Seen in this context, treatments may be classified into four categories: a) treatments that have no beneficial physiologic effect; b) treatments that are extremely unlikely to be beneficial; c) treatments that have beneficial effect but are extremely costly; and d) treatment that are of uncertain or controversial benefit.

Treatments that fall into the first category, ..., should be labeled as futile. Treatments that fall into the other three categories may be considered inappropriate and hence inadvisable, but should not be labeled futile.«

Jetzt kommen also Begriffe ins Spiel, wie „unangemessen, unverhältnismäßig" (*inappropriate*) und „unangebracht" (*inadvisable*), die einen viel weiteren Entscheidungsspielraum freigeben bis hin zu ökonomischen Aspekten. Damit dieser Entscheidungsspielraum nicht der willkürlichen Bewertung überlassen bleibt, wird der erforderliche Entscheidungsprozess näher beschrieben:

> »A judgement that a treatment is inadvisable should occur only after completing a process that ensures respect and consideration of all relevant viewpoints ... after full consideration of all medical and nonmedical factors.«

Grundsätze der Bundesärztekammer

In den *Grundsätzen zur Sterbebegleitung* der Bundesärztekammer (BÄK) wurde erstmalig Stellung bezogen zu Entscheidungen zum Abbruch oder zur Begrenzung von Behandlungen bei noch nicht sterbenden Patienten mit infauster Prognose [1].

Bereits in der Präambel heißt es:

> »Die ärztliche Verpflichtung zur Lebenserhaltung besteht jedoch nicht unter allen Umständen. Es gibt Situationen, in denen sonst angemessene Diagnostik und Therapieverfahren nicht mehr indiziert sind, sondern Begrenzung geboten sein kann. Dann tritt palliativ-medizinische Versorgung in den Vordergrund.«

Im Abschnitt II. *„Verhalten bei Patienten mit infauster Prognose"* heißt es dann weiter:

> »Bei Patienten mit infauster Prognose, die sich noch nicht im Sterben befinden, kommt eine Änderung des Behandlungszieles nur dann in Betracht, wenn die Krankheit weit fortgeschritten ist und eine lebenserhaltende Behandlung nur Leiden verlängert. An die Stelle von Lebensverlängerung treten dann palliativ-medizinische und pflegerische Maßnahmen. Die Entscheidung muss dem Willen des Patienten entsprechen.«

In einem früheren Entwurf zu diesen Grundsätzen wurde dieser Abschnitt noch unter der Gesamtüberschrift „Verzicht auf unzumutbare Behandlung" abgehandelt.

Diese Änderung des Bezugs erscheint wichtig: Während „futility" eher auf den medizinischen Erfolg oder Misserfolg abzielt, geht es bei der „Zumutbarkeit" um eine Abwägung von Nutzen oder Erfolg, zur „Belastung" für den Patienten, zum „Preis", der dafür zu zahlen ist. Diese Formulierung im Entwurf hat aber offenbar zu Einsprüchen geführt, so dass dieser Versuch einer Anpassung an eine freie Abwägung wieder aufgegeben wurde. In der endgültigen Fassung der Grundsätze zur Sterbebegleitung hat die BÄK das Postulat der „Unzumutbarkeit" fallengelassen und lediglich die „infauste Prognose" beibehalten. „Infaust" aber ist wohl als „aussichtslos" zu verstehen und bedeutet damit nichts anderes als der angelsächsische Begriff „futility".

Mit diesen Begriffen lassen sich jedoch die besonderen Voraussetzungen in der Intensivmedizin mit ihren prognostischen Unsicherheiten nur selten beschreiben. Sollte in der Intensivmedizin solange behandelt werden müssen, bis die Prognose schließlich als aussichtslos akzeptiert werden muss, so muss bei den Möglichkeiten der modernen Medizin oft eine außerordentlich aufwendige und letztlich dennoch vergebliche Behandlung unsinnig lange fortgesetzt werden – eine Aussicht, die mit der Würde des Sterbens kaum in Einklang zu bringen ist. Es ist ohnehin für den Intensivmediziner weit schwieriger, eine Behandlung zu beenden und sich seine therapeutische Ohnmacht einzugestehen als sie in trügerischem Optimismus fortzusetzen. Eine solche *„Defensivmedizin"* führt ja gerade zum oft formulierten Vorwurf der *„inhumanen Apparatemedizin"*.

2.2.2 Wann ist ein Weiterleben sinnlos? Aussichtslosigkeit oder Unzumutbarkeit?

Der Erfolg einer begonnenen Intensivbehandlung ist praktisch unvorhersehbar: Die ärztliche Beurteilung bleibt selbst bei großer Erfahrung letztlich immer eine grobe und sehr subjektive Einschätzung. Diese Unsicherheit kennt jeder erfahrene Kliniker: Patienten, bei denen die Therapie bereits abgebrochen oder reduziert wurde, bessern sich unerwartet in ihrem Zustand; andere versterben kurz nach Intensivierung der Behandlungsmaßnahmen.

Scoringsysteme

Mit modernen Scoringsystemen (wie etwa APACHE III, SAPS II, MPM II) lässt sich zwar die Sterbewahrscheinlichkeit statistisch quantifizieren, doch wurden diese Systeme für Gruppenschätzungen und nicht zur Abschätzung der individuellen Prognose entwickelt; sie sollten daher auch nicht für solche Zwecke missbraucht werden.

Da sie ausschließlich für die Bewertung innerhalb der Intensivbehandlung entwickelt wurden, sind sie für die Entscheidung, ob eine Intensivbehandlung begonnen werden soll oder nicht, ohnehin nicht geeignet.

Doch auch für die Entscheidung zum Abbruch oder zur Reduktion der Intensivbehandlung sind sie als alleiniges Kriterium nicht präzise genug. Der erhebliche Grad an Unsicherheit solcher Scoringsysteme wurde in einer retrospektiven Untersuchung an über 25000 Intensivpatienten (davon verstarben über 5000) deutlich demonstriert [5]: Eine Woche vor dem tatsächlichen Tod der Patienten wurde durch das Scoringsystem APACHE III eine Überlebenschance für die nächsten 2 Monate von durchschnittlich 51% und einen Tag davor noch eine Chance von 17% errechnet. Der Tod bleibt also bis unmittelbar vor seinem Eintritt unvorhersehbar.

> »Dan Schuster beschreibt dieses Dilemma prägnant: „By definition, no system will ever be able to predict an unpredictable outcome, either favorable or unfavorable, but it is precisely the un-predictable that so heavily influence outcome and cost" [10].«

! Zwar können Scoringsysteme bei der Diskussion über die Angemessenheit der Maßnahmen einen Beitrag als quantifizierende Schätzung der Überlebenswahrscheinlichkeit bieten; doch muss die Entscheidung letztlich in der Hand des Arztes bleiben.

Entscheidungsfindung

Die Entscheidung des Arztes ist immer eine Abwägung zwischen Skepsis und Hoffnung, zwischen objektivem Abschätzen und mitfühlender Emotion. Die Forderung nach restloser Autonomie, so wie sie mancherorts in USA propagiert wird, hieße diesen Zwiespalt der ärztlichen Entscheidung auf die Angehörigen abzuwälzen, die dafür noch weniger gerüstet sind als der fürsorgende Arzt. Die kompromisslose Übertragung der Autonomie auf den Patienten kann sehr wohl auch als ein bequemes Zurückweichen der Ärzte vor einer verantwortlichen Entscheidung gesehen werden. Erfahrene Intensivmediziner aus den USA spüren selbst, wie unangemessen es sein kann, die Ärzte völlig aus der Entscheidungsverpflichtung herauszunehmen.

In einer umfassenden Übersicht von bislang publizierten Untersuchungen, Analysen und Stellungnahmen wird aus amerikanischer Sicht festgestellt [4]:

> »Physicians do not have a responsibility to provide futile or unreasonable care if a patient or family insists. Und: Although the issue of physician refusal of requested care has not been resolved by case law or legal statute, it is supported by the ethical principles....«

Auf die Situation einer generell schlechten, aber noch nicht infausten Prognose bezieht sich der folgende Abschnitt der Grundsätze der BÄK [1]:

> »**III. Behandlung bei sonstiger lebensbedrohlicher Schädigung**
> Patienten mit einer lebensbedrohenden Krankheit, an der sie trotz generell schlechter Prognose nicht zwangsläufig in absehbarer Zeit sterben, haben, wie alle Patienten, ein Recht auf Behandlung, Pflege und Zuwendung. Lebenserhaltende Therapie einschließlich – ggf. künstlicher – Ernährung ist daher geboten. Dieses gilt auch für Patienten mit schwersten zerebralen Schädigungen und anhaltender Bewusstlosigkeit (apallisches Syndrom, sog. „Wachkoma").
> Bei fortgeschrittener Krankheit kann aber auch bei diesen Patienten eine Änderung des Therapieziels und die Unterlassung lebenserhaltender Maßnahmen in Betracht kommen. So kann der unwiderrufliche Ausfall weiterer vitaler Organfunktionen die Entscheidung rechtfertigen, auf den Einsatz technischer Hilfsmittel zu verzichten. Die Dauer der Bewusstlosigkeit darf dabei nicht alleiniges Kriterium sein.
> Alle Entscheidungen müssen dem Willen des Patienten entsprechen. Bei bewusstlosen Patienten wird in der Regel zur Ermittlung des mutmaßlichen Willens die Bestellung eines Betreuers erforderlich sein«.

Auch hier kann also das Therapieziel geändert werden, so dass weitere lebenserhaltende Maßnahmen unterlassen werden und stattdessen mit palliativ-medizinischen und pflegerischen Maßnahmen ein Sterben in Würde und ohne Leid eingeleitet wird. Als Voraussetzung für diese entscheidende Wende der Therapie wird insbesondere der unwiderrufliche Ausfall weiterer vitaler Organfunktionen genannt, der keinen weiteren Einsatz technischer Hilfsmittel rechtfertigt.

Doch auch hier werden die besonderen Bedingungen der Intensivmedizin nicht gebührend berücksichtigt. Es ist geradezu die Aufgabe der Intensivmedizin, vitale Organfunktionen, wie das Atemversagen, das Nierenversagen, das Herz-Kreiskreislauf-Versagen, zu behandeln, teils mit pharmakologischen, teils mit technischen Hilfsmitteln. Selten jedoch kann ein solcher Organausfall als unwiderruflich vorhergesehen werden. Es liegt hier wieder das gleiche prognostische Problem vor, das uns schon bei den Bedingungen „infaust" und „futility" begegnet ist.

Therapiebegrenzung, -reduktion oder -abbruch

Die Entscheidung, eingreifende, lebenserhaltende intensivmedizinische Therapiebemühungen einzustellen oder zumindest eine weitere Eskalation der Behandlung nicht mehr zu versuchen, gründet sich in der Intensivmedizin vielmehr auf die Vielzahl der mittlerweile versagenden Vitalorgane und ggf. auf die Feststellung, dass sich das Krankheitsgeschehen trotz aller Bemühungen weiter verschlechtert hat. Hier wird also eher der Verlauf und die Bilanz der bisherigen Therapie entscheidungsrelevant.

Doch selbst wenn die Entscheidung zum endgültigen Verzicht auf lebenserhaltende Therapie gefällt werden muss, ist für Patienten auf Intensivstationen eine *Basistherapie* selbstverständlich, die weit über die in den Grundsätzen der Bundesärztekammer geforderten Basisbetreuung hinausgeht: Ausreichende Schmerzbehandlung und Sedierung, Flüssigkeitszufuhr und Ernährung sind ebenso selbstverständlich wie Pflege und Zuwendung. Sie können auf einer Intensivstation auch in einem weitaus intensiveren Maße durchgeführt werden als dieses auf einer Normalstation oder gar in einem Pflegeheim möglich ist.

Ganz anders wird diese Frage in den USA gesehen: Im bereits erwähnten *Consensus Report* der US-amerikanischen Fachgesellschaft für Intensivmedizin heißt es [11]:

> »I. The Spectrum of Foregoing Treatment
> A. In a decision to withhold or withdraw therapy, there are no intrinsic moral differences between categories of treatment such as: CPR, ventilatory support, medications such as vasopressors, antibiotics, and insulin and the provision of nutrition and hydration by artificial means.
>
> Each available medical treatment or procedure should be considered from the patient's perspective in the light of the overall benefit that it may offer and the burdens that it may entail, ...«

Hier gibt es also einen erheblichen Unterschied zwischen den Auffassungen in den USA und in Deutschland.

2.3 Wer soll entscheiden? Die Autonomie des Patienten – und sonst?

Für die Entscheidung über die Änderung des Therapiezieles wird die Beachtung des Selbstbestimmungsrechts des Patienten festgeschrieben. Diese Verpflichtung zur Wahrung der Autonomie des Patienten ist wichtig und stellt im Kontext von Entscheidungen zum Therapieabbruch einen neuen und wesentlichen Aspekt in diesen Grundsätzen dar.

Situation in den USA

Aber wer soll entscheiden, wenn der Patient selbst nicht entscheidungsfähig ist? In dieser Frage werden die Unterschiede zwischen der US-amerikanischen und der deutschen Auffassung besonders deutlich: Wenn der Patient sein Selbstbestimmungsrecht nicht wahrnehmen kann, dann kann in den USA die Familie rechtmäßig für ihn entscheiden („*assent*"); dies gilt in allen US-amerikanischen Staaten (mit Ausnahme von Illinois).

Situation in Deutschland

Dieser amerikanische Weg erscheint für uns in Deutschland heute unakzeptabel, da er nach unserer Erfahrung und Überzeugung kein allgemeingültiger Ersatz für das Selbstbestimmungrecht des Einzelnen sein kann. Bei der Bewertung der amerikanischen Position muss aber bedacht werden, dass das amerikanische Gesundheitssystem der Familie des Patienten u. U. erhebliche finanzielle Belastungen aufbürdet, die bis an die existentiellen Grenzen gehen können. Unter diesen Bedingungen erscheint ein Mitspracherecht in den essentiellen Entscheidungen zumindest verständlich. Aus deutscher Sicht geht dieser Weg jedoch an einem wirklichen Selbstbestimmungsrecht des Individuums vorbei.

Damit kommen wir zur Problematik, wer entscheiden soll, wenn der Patient selbst nicht entscheidungsfähig ist. Und diese Frage ist in der Akutmedizin oder Intensivmedizin besonders schwierig, da hier – anders als bei chronischen Krankheitsfällen – vorher praktisch nie ein Betreuer benannt worden ist und andererseits die Entscheidungen meist eilbedürftig oder zumindest nicht auf längere Zeit aufschiebbar sind.

2.3.1 Der mutmaßliche Wille

Für eilbedürftige Entscheidungen ohne rechtliche Vertreter wurde von juristischer Seite ein Ersatz durch *Ermittlung des mutmaßlichen Willens* angeboten. Dieses wird in den Grundsätzen der BÄK berücksichtigt [1]:

> »Der Arzt hat den mutmaßlichen Willen aus den Gesamtumständen zu ermitteln. Eine besondere Bedeutung kommt hierbei einer früheren Erklärung des Patienten zu. Anhaltspunkte für den mutmaßlichen Willen des Patienten können seine Lebenseinstellung, seine religiöse Überzeugung, seine Haltung zu Schmerzen und zu schweren Schäden in der ihm verbleibenden Lebenszeit sein. In die Ermittlung des mutmaßlichen Willens sollen auch Angehörige oder nahestehende Personen einbezogen werden«.

Es gibt gute Gründe, hierfür Angehörige oder besonders Nahestehende zu Rate zu ziehen:
- Sie kennen den mutmaßlichen Willen, die besondere Einstellung und Haltung des Patienten am ehesten; sie kennen die näheren Lebensumstände, das soziale und kuturelle Umfeld des Betroffenen wesentlich besser als der Arzt.
- Die Entscheidung der Ärzte kann gelegentlich durch nicht patientenorientierte Motive geleitet werden, z. B. aus der Tradition ihrer professionell-wissenschaftlichen Ausbildung, nach klinikinternen Regeln oder nach anderen Loyalitäten.
- Im Gegensatz zu den Angehörigen stehen Ärzte bei solchen Entscheidungen oft unter Zeitdruck.

Dennoch bleibt die Ermittlung des mutmaßlichen Willens durch Angehörige und Nahestehende schwierig und problematisch; so gibt es auch gewichtige Argumente gegen die Zuverlässigkeit und Wahrhaftigkeit solcher Äußerungen:
- Es ist stets schwierig (oder gar unmöglich), zwischen dem mutmaßlichen Willen des Patienten und den Wünschen der Angehörigen (und deren Motiven) zu trennen; schließlich sind diese mit dem Schicksal des Patienten auch durch eigene Interessen besonders eng verbunden. Auch können andersgeleitete Motive, wie etwa Schuldgefühle, vermeintliche moralische Verpflichtungen oder die Furcht, in den Augen der Familie oder der Nachbarn möglicher eigennütziger Argumente bezichtigt zu werden, oft eine wahrheitsgemäße Entscheidung unangemessen beeinflussen.
- Auch das Problem für den entscheidenden Angehörigen, sich dann letztlich für den Tod des Patienten „verantwortlich" zu fühlen, wird von vielen

als große oder sogar unzumutbare Belastung empfunden.
- Ferner darf nicht übersehen werden, dass unter normalen Lebensbedingungen nur selten ernsthaft über den Tod gesprochen wird, es besteht weder der Wunsch noch der Bedarf dazu. Dieser entsteht i. Allg. erst bei schwerer chronischer Erkrankung. In der Akut- oder Intensivmedizin sind diese Voraussetzungen selten gegeben.
- Schließlich sind auch die Verständigungsprobleme zwischen Ärzten und Angehörigen erfahrungsgemäß größer als allgemein angenommen wird. Selbst bei bestem Willen, auf einander zu hören, beeinflussen Mitleid, Hoffnung und Wunschdenken auf beiden Seiten den Informationsprozess. Dies ist aber ein grundsätzliches Problem der ärztlichen Aufklärung.

Bei aller Einschränkung kann der mutmaßliche Wille zumindest als ein wichtiger Hinweis gesehen werden, der dem Arzt hilft, dem Willen des Patienten näherzukommen. Dennoch wird sich der Arzt bei seiner Entscheidung nicht nur auf die Aussagen der Angehörigen oder Nahestehenden stützen dürfen, sondern auch weitere ihm bekannte besondere Gesichtspunkte berücksichtigen müssen.

Weiter heißt es dann in den Grundsätzen der BÄK:

»Lässt sich der mutmaßliche Wille des Patienten nicht anhand der genannten Kriterien ermitteln, so handelt der Arzt im Interesse des Patienten, wenn er die ärztlich indizierten Maßnahmen trifft.«

Dieses Postulat ist sicher so zu verstehen, dass der Arzt sich dabei, unter entsprechend zwingenden Voraussetzungen, auch für eine Änderung des Therapieziels im Sinne einer palliativ-medizinischen Versorgung entscheiden kann.

Nach jüngster Rechtsprechung (Oberlandesgericht Frankfurt am Main vom 15.7.1998 – AZ 20 W 224/98) ist davon auszugehen, dass eine Einwilligung des Betreuers oder Bevollmächtigten in die Beendigung lebenserhaltender Maßnahmen der Zustimmung des Vormundschaftsgerichts (§ 1904 BGB) bedarf. Sollte dieses auch für entsprechende ärztliche Entscheidungen in der akuten Intensivbehandlung gelten, so muss allerdings hinterfragt werden, wie diese Forderung in der Praxis der Intensivmedizin zu verwirklichen ist. Dennoch wird die Entscheidung des Arztes sehr wohl auf ihre Begründung und Motivation zu hinterfragen sein. Hier könnte ein Vormundschaftsrichter beispielsweise in Zweifelsfällen eine überprüfende Rolle spielen. Dieses wird aber eher die Ausnahme als die Regel sein können und müssen.

Allerdings kann die gesamte Problematik aus juristischer Sicht auch von einer gänzlich anderen Seite betrachtet werden: So lässt sich argumentieren, dass der Arzt gar nicht berechtigt ist, sinnlose oder unzumutbare Behandlungsmaßnahmen zu beginnen oder fortzusetzen. Jeder Eingriff in die Körperintegrität (also auch die Intensivbehandlung) bedarf zu seiner Rechtfertigung nicht nur der Einwilligung des Patienten oder seines Vertreters bzw. seine mutmaßliche Einwilligung, sondern auch der medizinischen Indikation. Kann also das kurative Behandlungsziel nicht erreicht werden, so sind weitere Maßnahmen sinnlos oder unzumutbar. Eine sinnlose oder unzumutbare Behandlung kann aber niemals medizinisch indiziert sein [13]. Wenn man dieser Argumentation folgt, die sich auf die unteilbare Autonomie des Patienten stützt, dann würde eine sinnlos gewordene Intensivbehandlung nicht *abgebrochen*, sondern jede Weiterführung der Behandlung wäre *nicht mehr indiziert*, d.h. nicht statthaft.

Leitlinien der Deutschen Gesellschaft für Anaesthesiologie und Intensivmedizin
In diesem Sinne ist es auch in den Leitlinien der *Deutschen Gesellschaft für Anästhesiologie und Intensivmedizin* festgeschrieben [2; Erläuterungen: 9]:

Hier heißt es:

»Leitlinie: Die Anwendung lebensverlängernder intensivmedizinischer Verfahren setzt voraus:
1. Ihre medizinische Indikation in Abhängigkeit von der konkreten Situation des Einzelfalles. Lebensverlängernde Maßnahmen sind nicht mehr indiziert und sollten unterbleiben, wenn sie bei aussichtsloser Grunderkrankung für den Patienten keine Hilfe mehr bedeuten, sondern nur noch das Leiden und den unvermeidlichen Sterbevorgang verlängern.
Die medizinische Indikation ist auch dann kritisch in Frage zu stellen, wenn eine irreversible Bewusstlosigkeit eingetreten ist.«

2.3.2 Die Vertrauensposition des Arztes

Die Grundlage der Aufklärung beruht auf der Vertrauenswürdigkeit („Wahrhaftigkeitsgebot") des ärztlichen Berufsstandes. Es muss mit dem Patienten und den Angehörigen ein Vertrauensverhältnis aufgebaut werden, das auf allgemein akzeptierten ethischen Grundsätzen basiert. In der Diskussion um diese letzten Dinge bedeutet das für den Arzt, deutlich zu machen, dass er entschlossen ist, die Autonomie des Patienten zu wahren, gleichzeitig muss er aber auch zu erkennen geben, dass er bereit ist, die fürsorgliche Verantwortlichkeit für seinen Patienten zu übernehmen – und damit auch bereit ist, möglichst mit den Angehörigen gemeinsam, für den Patienten in seinem mutmaßlich besten Interesse zu entscheiden, wenn dieser eine solche Entscheidung nicht mehr treffen kann! Ein solches zwischenmenschliches Vertrauen kann nicht über eine nur kurze Informationsphase gebildet werden, sondern eine wirkliche Aufklärung gründet sich auf einen langen Prozess der Kommunikation und des offenen Gesprächs in gegenseitigem Vertrauen.

Nicht zuletzt auch aus der Forderung einer solchen Vertrauenswürdigkeit muss die aktive Sterbehilfe aus medizinisch-ethischer Sicht unzulässig bleiben, wenn der Wahrhaftigkeitsanspruch des Arztes, auf den sich der Patient verlassen muss, nicht in Frage gestellt werden soll. Dieses ist in den Grundsätzen der BÄK auch eindeutig festgelegt.

2.4 Ressourcenbeschränkung

In der heutigen Zeit der Ressourcenknappheit drängt sich bei der Formulierung solcher Richtlinien stets die ökonomische Frage auf. Dabei werden die Unterschiede zwischen den USA und Deutschland besonders deutlich.

Das jüngste Consensus Statement des *„Ethics Committee"* der Society of Critical Care Medicine beginnt damit bereits in seinem 1. Satz [12]:

> »Society must always face the reality of limited medical resources and must find mechanisms for distributing these resources fairly and efficiently. One recent approach taken by communities and institutions for distributing limited medical resources has been the development of policies that limit the availability of futile treatments. ...«

Weiter heißt es dort: Jede Gesellschaft hat ein Interesse und ein legitimes Recht, den Einsatz der Ressourcen für Gesundheit zu bestimmen. Dann werden die Entscheidungsvoraussetzungen dafür näher bestimmt:

> »Given that individuals have differing values and goals, any policy to limit nonfutile treatment, should be developed with the participation of all interested parties.«

Notwendigkeit eines gesellschaftlichen Konsenses

Das heißt, dass die Ressourcenbegrenzung einen gesellschaftliche Konsens erfordert und dass deren Realisierung nicht nur auf dem Rücken der Ärzte ausgetragen werden darf, etwa mit dem Versprechen, dass trotz Kostendeckelung nach wie vor eine optimale Gesundheitsfürsorge möglich sei. Mir scheint, dass wir in Deutschland von diesem Bewusstsein oder gar einem Konsens noch weit entfernt sind.

In Deutschland besteht in der Gesellschaft ein völlig anderes Grundverständnis („Erwartungshaltung") zum Anspruch auf Lastenverteilung zwischen Individuum und Gesellschaft, insbesondere auf dem Gebiet des Gesundheitswesens („*Solidargemeinschaft*"). Es hieße aber die Augen vor den zukünftigen Herausforderungen zu verschließen, wenn die ökonomischen Zwänge geleugnet würden. Diese Zwänge bestehen bereits jetzt und werden in naher Zukunft noch stärker auf uns zukommen. Es besteht die Gefahr, dass wir hierauf nicht ausreichend vorbereitet sind. Überdiagnostik, Überversorgung, defensive und ineffiziente Medizin sind ökonomisch und ethisch problematisch, da sie Ressourcen verbrauchen, die anderweitig hätten eingesetzt werden können. So sind die ökonomischen Umfeldbedingungen sehr wohl zu berücksichtigen.

Andererseits betrifft die ökonomische Frage stets nur den Einsatz der Mittel; Die Bestimmung der Ziele ist und bleibt eine ethische Aufgabe. Es ist dabei unwichtig, ob eine Rationierung in der Intensivmedizin heute bereits stattfindet oder nicht. Übergeordnete, generelle Einsparmaßnahmen werden zwangsläufig die Interessen des Einzelnen unberücksichtigt lassen müssen. Wir Ärzte werden daher im Interessenausgleich zwischen unseren Patienten und der Gesellschaft die Position unserer Patienten zu wahren haben.

Daher ist es dringlich, jetzt die Ziele der Intensivmedizin und damit auch ihre Begrenzung aus dem medizinisch-ethischen Standpunkt heraus zu formulieren. Es könnte sogar der ökonomische Druck den Arzt von unzumutbarem Aktionismus abhalten und ihn zwingen, seine Maßnahmen durch tragende ethische Argumente zu begründen. Für den Bereich der Intensivmedizin gibt es m. E. eine sinnvolle Lösung, die ein fairer Kompromiss zwischen den Ansprüchen des Individuums und der Gesellschaft sein könnte.

2.5 Ein Lösungsvorschlag: der „Partnerschaftsvertrag"

Wenn nach den Grundsätzen unseres Gesundheitssystems jedem Bürger das Recht und der Anspruch einer optimalen medizinischen Behandlung zusteht, dann sollte (selbst bei Zweifel am Erfolg) die Chance einer möglicherweise doch lebensrettenden Intensivbehandlung zunächst angeboten werden. Sollte sich dann aber, früher oder später, die Behandlung als sinnlos und die Belastung als unzumutbar erweisen, so muss die reale Möglichkeit bestehen, die Behandlungsmaßnahmen zu beenden oder eine weitere Eskalation zu unterbinden. Diese beiden Forderungen sind m. E. eng miteinander verkoppelt. Es ist kein Zugewinn an individueller Freiheit, wenn ein primär sinnvoller Anspruch sich dann in eine endlose Einbahnstraße des Leidens und des Verlusts der Menschenwürde verwandelt.

Die neuen Bedingungen der modernen, grenzenlosen Medizin im begrenzten Ressourcenumfeld machen eine Neuformulierung des ärztlichen Verhaltenskodex in der Arzt-Patienten-Beziehung erforderlich.

Standesordnung der Schweizer Ärzteschaft

Anscheinend wird in der Schweiz ein Weg für einen solchen „Partnerschaftsvertrag" zwischen Arzt und

Patient gesucht: In der neuen Standesordnung der Schweizer Ärzteschaft wird der Zweck dieser Standesordnung formuliert [3]:

> »Art. 1: Die Standesordnung regelt das Verhalten von Arzt und Ärztin gegenüber den Patienten und Patientinnen, den Kollegen und Kolleginnen, den anderen Partnern im Gesundheitswesen sowie das Verhalten in der Öffentlichkeit.
> Sie bezweckt:
> - das Vertrauen in die Beziehung zwischen Arzt oder Ärztin und Patient oder Patientin zu fördern,
> - die Gesundheit der Bevölkerung durch integre und kompetente Ärzte und Ärztinnen zu fördern,
> - die Qualität der ärztlichen Ausbildung und Tätigkeit sicherzustellen,
> - das Ansehen und die Freiheit des Arztberufes zu wahren,
> - das kollegiale Verhältnis unter Ärzten und Ärztinnen zu fördern,
> - standeswürdiges Verhalten zu fördern und standesunwürdiges Verhalten zu definieren, zu verhüten und zu ahnden.«

Artikel 3 fährt dann fort:

> »Arzt und Ärztin üben ihren Beruf sorgfältig und gewissenhaft aus und erweisen sich dadurch des Vertrauens der Ratsuchenden und der Öffentlichkeit würdig. Voraussetzung dafür sind persönliche Integrität und Kompetenz. Arzt und Ärztin setzen ihre Mittel in Prävention, Diagnostik und Therapie sowie Rehabilitation zum Wohle der Patienten und Patientinnen ein. Sie beachten dabei das Gebot der Wirtschaftlichkeit. ...
> Arzt und Ärztin nehmen keine medizinischen Handlungen vor und geben keine Stellungnahmen ab, welche sie nicht mit ihrem Gewissen vereinbaren können.«

Als entscheidende Begriffe werden hier persönliche Integrität, berufliche (nicht nur fachliche!) Kompetenz, Vertrauenswürdigkeit, Gewissensentscheidung herausgestellt, die eine persönliche Verantwortung und medizinisch-ethische Würde des Arztes betonen – Tugenden, die über die medizinisch-sachliche Verantwortung oder gar nur die korrekte fachliche Dienstleistung hinausgehen.

Dieses steht im Gegensatz zu den einseitigen Denkmodellen, die bisher gültig waren: zu dem eher ärztebetonten Kodex des hippokratischen Eids ebenso wie dem primär patientenorientierten US-amerikanischen Vertragsmodell („*contract model*"), das die Autonomie des Patienten über alles stellt und diese Forderung bei Entscheidungsunfähigkeit eher der Familie überlässt als sie dem Arzt anzuvertrauen [14]. Der neue schweizerische Verhaltenskodex geht darüber hinaus. Er fordert eine Partnerschaft (*Partnerschaftsmodell*) der Entscheidung und der Verantwortlichkeiten zwischen dem Patienten und dem Arzt, die auf gegenseitigem Vertrauen gründet. Diese Verpflichtung ist deutlich mehr als ein nüchterner Geschäftsvertrag unter Gleichen (und die „Vertragspartner" sind in diesem Verhältnis nicht gleich!). Meines Erachtens werden hierdurch Möglichkeiten eröffnet, die gerade für die Einzelfallentscheidung des Behandlungsabbruchs bei nicht einwilligungsfähigen Intensivpatienten einen wichtigen neuen Denkanstoß geben.

Autonomie des einwilligungsfähigen Patienten

Es bleibt auf der Grundlage unserer kulturellen und geschichtlichen Tradition unbestritten, dass der Autonomie des einwilligungsfähigen Patienten eine hohe, ja eine höchste Priorität eingeräumt werden muss. Doch selbst bei ungetrübter Einwilligungsfähigkeit ist es doch die tägliche Erfahrung des Arztes, dass die Art der Aufklärung und der Prozess der Vertrauensbildung in der Patienten-Arzt-Beziehung die Einwilligung entscheidend beeinflussen kann.

Aufklärung ist und bleibt ein Prozess der Vertrauensbildung zwischen ungleichen Partnern; daher geht die ethische Verpflichtung des Arztes zum Patienten in dieser Beziehung deutlich über den sachlich-medizinischen Informationsaustausch hinaus. Wie oft steht vor der letzten Entscheidung des Patienten die (ausgesprochene oder unausgesprochene) Frage: *„Wie würden Sie sich an meiner Stelle entscheiden?"*. Auch die Bedrohlichkeit der akuten Situation und das Gefühl einer Abhängigkeit von den Behandelnden mag eine freie Entscheidung des Patienten beeinträchtigen. So kann die Berechtigung der Forderung nach freier Entscheidung des Patienten bereits hier in Frage gestellt werden. Bei Patienten in der Intensivbehandlung, die oft bewusstlos oder zumindest in den allermeisten Fällen durch Medikamente nicht entscheidungsfähig sind, fehlen die Voraussetzungen einer Einwilligung nach aufklärender Information völlig. Selbst bei nur leichter Sedierungseinwirkung mag man an einer klaren, abwägenden Urteilsfähigkeit zweifeln.

Wenn der Autonomie des einwilligungsfähigen Patienten mit Recht ein hoher Rang eingeräumt wird, dann muss für den Entscheidungsunfähigen zumindest die Chance einer vergleichbaren Lösung geboten werden. Sie dürfen aus Gründen fehlender Entscheidungshilfen nicht zum Opfer einer defensiven Maximalmedizin werden.

Der Arzt als Interessenanwalt des nicht entscheidungsfähigen Patienten

Wenn der Patient weder entscheidungsfähig noch sein mutmaßlicher Wille überzeugend eruierbar ist, führt m. E. kein Weg daran vorbei, dass letztlich der behandelnde Arzt in Wahrung des mutmaßlich besten Interesses seines Patienten die Entscheidung auf sich nimmt. Man darf wohl davon ausgehen, dass entscheidungsunfähige Patienten sich in der Regel nicht anders entscheiden würden als vergleichbare Betroffene, die noch entscheidungsfähig sind und deren Entscheidungen der erfahrene Arzt oft genug miterlebt hat. Dieses ist nicht altmodischer Paternalismus, sondern Wahrung der medizinisch-ethisch gebotenen Fürsorge des Arztes für seinen Patienten – ein Standesideal, das es immer gegeben hat und das in der modernen Gesellschaft immer noch und dringender als je zuvor benötigt wird.

Literatur

1. Bundesärztekammer (1998) Grundsätze der Bundesärztekammer zur ärztlichen Sterbebegleitung. Dtsch Ärzteblatt 95: B-1851–B-1853
2. Deutsche Gesellschaft für Anaesthesiologie und Intensivmedizin (1999) Leitlinien der Deutschen Gesellschaft für Anaesthesiologie und Intensivmedizin. Anästhesist 48: 213–217
3. Foederatio Medicorum Helveticorum (FMH) (1997) Standesordnung der FMH. Schweiz Ärztezeitung 1997, S 373–383
4. Luce J (1995) Physicians do not have a responsibility to provide futile or unreasonable care if a patient or family insists. Crit Care Med 23: 760–766
5. Lynn J, Harrell F jr, Cohn F, Wagner D, Connors AF jr (1997) Prognoses of seriously ill hospitalized patients on the days before death: implications for patient care and public policy. New Horiz 5: 56–61
6. Multi-Society Task Force on PVS (1994) Medical aspects of the persistent vegetative state, 1 + 2. N Engl J Med 330: 1499–1508, 1572–1579
7. Nacimiento W (1997) Das apallische Syndrom. Diagnose, Prognose und ethische Probleme. Dtsch Ärzteblatt 94, B-529–B-533
8. Opderbecke HW, Weißauer W (1996) Grenzen der ärztlichen Behandlungspflicht bei irreversibler Bewusstlosigkeit. Anästhes Intensivmed 1: 42–49
9. Opderbecke HW, Weißauer W (1999) Grenzen intensivmedizinischer Behandlungspflicht. Teil 1: Erläuterungen zu den Leitlinien der DGAI. Anästhesist 48: 207–217
10. Schuster DP (1992) Predicting outcome after ICU admission. The art and science of assessing risk. Chest 102: 1861–1870
11. Society of Critical Care Medicine, Task Force on Ethics (1990) Consensus report on the ethics of foregoing life-sustaining treatments in the critically ill. Crit Care Med 18: 1435–1439
12. Society of Critical Care Medicine EC (1997) Consensus statement of the Society of Critical Care Medicine's Ethics Committee regarding futile and other possibly inadvisable treatments. Crit Care Med 25: 887–891
13. Weißauer W, Opderbecke HW (1972) Tod, Todeszeitpunkt und Grenzen der Behandlungspflicht. Anaesthesiologische Informationen 14: 2–19
14. Wolff HP (1989) Arzt und Patient. In: Sass HM (Hrsg) Medizin und Ethik. Reclams Universal-Bibliothek Nr. 8599, S 184–211
15. Wuermeling HB (1997) Der Richtlinienentwurf der Bundesärztekammer zu ärztlicher Sterbebegleitung und den Grenzen zumutbarer Behandlung. Ethik Med 1997; 9: 91–99

Kapitel 3: Rechtliche Probleme

R.-W. Bock

3.1　Einleitung　27

3.2　Forensisches Risiko　27

3.3　Rechtliche Problemstellungen　28
3.3.1　Rechtsgrundlagen　28
3.3.2　Fehlerquellen　29
3.3.3　Behandlungsfehler und Verletzung der Sorgfaltspflicht　29
3.3.4　Organisation der Behandlung　30
3.3.5　Aufklärung des Patienten　31
3.3.6　Dokumentation　33
3.3.7　Grenzen ärztlicher Behandlungspflicht　33

3.4　Resümee　34

Rechtliche Probleme

R.-W. Bock

3.1 Einleitung

Intensivmedizin unterwirft den Arzt besonderen Herausforderungen bei der Behandlungsführung. Dem entspricht, dass auch juristische Problemstellungen in einzelnen Zusammenhängen in besonderer Weise auftreten. Ärztliche Berufsausübung unterliegt heute allgemein verschärften forensischen Risiken. Vor ungerechtfertigten Klagen und Strafanzeigen gibt es letztlich keinen Schutz. Insofern geht es darum, forensische Risiken zu minimieren. Dazu trägt bei, die rechtlichen Anforderungen, welche an die Berufsausübung des Arztes gestellt sind, zu kennen und die Behandlungsführung demgemäß auszurichten. Unter juristischen Aspekten sind im Kern 3 Problembereiche betroffen:

- die einzuhaltende Sorgfalt bei der Behandlung des Patienten,
- die Erlangung von Rechtfertigung für die Vornahme von Behandlungsmaßnahmen (Einwilligung des Patienten/mutmaßliche Einwilligung),
- die Schaffung organisatorischer Gegebenheiten, um im Ergebnis sorgfaltspflichtgerechte Behandlung vollziehen zu können.

Darüber hinaus stellt sich die Frage nach den Grenzen der Behandlungspflicht des intensivmedizinisch tätigen Arztes.

3.2 Forensisches Risiko

Derzeitige Situation

Die forensischen Risiken im Zusammenhang mit der Berufsausübung haben für die Ärzteschaft in den letzten 20 Jahren erheblich zugenommen[1]. Neben einer stetig wachsenden Zahl von Verfahren vor Gutachterkommissionen und Schlichtungsstellen[2] darf v.a. nicht vernachlässigt werden, dass in Deutschland nach Schätzungen pro Jahr etwa 10 000 neue Zivilverfahren anhängig gemacht und etwa 2500 – 3000 neue staatsanwaltschaftliche Ermittlungsverfahren eingeleitet werden. In diesem Zusammenhang sprechen Sachverständige von einem „lawinenartigen Anstieg" der Aufträge für sog. Kunstfehlergutachten[3].

Diese Situation mit „amerikanischen Verhältnissen" beschreiben zu wollen, wäre gewiss übertrieben. Das gilt um so mehr, wenn das verfügbare bzw. nachvollziehbare statistische Material in Relation zur Vielzahl tagtäglicher Behandlungsabläufe und konkreter Behandlungsmaßnahmen gesetzt wird. Doch liegt auf der Hand, dass die Sorge, aus Behandlungsmaßnahmen könnten forensische Auseinandersetzungen resultieren, real gerechtfertigt ist.

Demgemäß muss auch konstatiert werden, dass in der Ärzteschaft im Zusammenhang mit medikolegalen Fragestellungen erhebliche Verunsicherung entstanden ist. So ist auch zu veranschlagen, welche Belastung es für eine Ärztin oder einen Arzt darstellt, mit dem Vorwurf eines Kunstfehlers konfrontiert zu sein. Das gilt erst recht, wenn die forensische Auseinandersetzung zur Verurteilung des Betroffenen führt.

Dabei stellen Haftpflichtversicherer hinsichtlich des möglichen Umfangs zivilrechtlichen Schadensersatzes warnend fest, dass heute bei Schwerstschädigungen oder Zerebralschäden die übliche Versicherungssumme von 2 Mio. DM regelmäßig erreicht bzw. überschritten werde[4]. Die Abwicklung von Zivil- und Strafverfahren stellt sich vielfach mühsam und zeitaufwendig dar. Hinzu kommt, dass sog. Kunstfehlerprozesse oftmals erhebliche Medienwirksamkeit entfalten.

Verrechtlichung der Medizin

Insgesamt ist ein Phänomen zu beobachten, dass durch das Schlagwort von der „Verrechtlichung der Medizin"

---

[1] Laufs A (1997) Delikt und Gefährdung. In: Laufs A et al. (Hrsg) Die Entwicklung der Arzthaftung. Springer, Berlin Heidelberg New York Tokio, S. 1.
[2] Vgl. Ulsenheimer K (1995) Das wachsende forensische Risiko des Geburtshelfers In: Hillemanns H (Hrsg) Geburtshilfe – Geburtsmedizin. Springer, Berlin Heidelberg New York, S. 729.
[3] Eisenmenger W (1979) Unfallmedizinische Tagungen der Landesverbände der gewerblichen Berufsgenossenschaften, Heft 38, S. 61.
[4] Jung H (1997) Die Arzthaftung aus der Sicht des Haftpflichtversicherers. In: Laufs A et al. (Hrsg) Die Entwicklung der Arzthaftung. Springer, Berlin Heidelberg New York, S. 1.

charakterisiert wird[1]. Juristische Vorgaben – Gesetze, Verordnungen, Richtlinien und insbesondere auch Maßgaben der Rechtsprechung – führten zur unmittelbar wahrnehmbaren und wahrgenommenen Verquickung von Medizin und Jurisprudenz.

In Reaktion darauf hat sich zwischenzeitlich in manchen Zusammenhängen eine „defensive Medizin" etabliert, was Laufs bereits 1986 erkannte und vorausschauend beschrieben hat: „Die Verrechtlichung seiner Kunst lässt den Arzt neben den Risiken, die der Patient mitbringt und die diesem bei der Diagnose oder Therapie drohen, auch die eigenen forensischen Gefahren bedenken und als indizierende wie kontraindizierende Faktoren ins Kalkül ziehen. Aus der verrechtlichten droht eine defensive Medizin zu werden, die aus Scheu vor der Klage zuviel untersucht oder zuwenig an Eingriffen wagt[2]" bzw. Eingriffe auch verfrüht vornimmt. Einerseits ist nachvollziehbar, dass so versucht wird, forensische Risiken zu umgehen bzw. zu minimieren. Doch bedarf solches Behandlungsverhalten der kritischen Hinterfragung, wobei letztlich auch Kostenaspekte nicht vernachlässigt werden sollten. Denn die Anwendung defensiver Medizin mit einem an sich unnötigen Mehr an Behandlungsmaßnahmen führt notwendigerweise zu vermeidbaren Kostensteigerungen. Jede Behandlungssituation erfordert ein auf den Einzelfall abgestimmtes Behandlungsverhalten, wobei Maßgabe der einzuhaltende Standard ist.

Fortschritt der Medizin

Gemeinsam mit den operativen Fächern gehört die *Anästhesiologie* zu den haftungsträchtigen Fachgebieten[3]. Das mag einerseits naheliegen, da vielfach schnellste Entschlüsse gefasst werden müssen, Erfolg und Misserfolg meist unmittelbar und für jedermann sichtbar in Erscheinung treten und ein menschliches Versagen, ein Irrtum, nur ein Zögern schwerwiegende, oft irreparable Konsequenzen haben können[4], und überrascht andererseits prima vista, wenn die heutigen anästhesiologischen Behandlungsmöglichkeiten berücksichtigt werden.

Jedoch darf in diesem Zusammenhang zweierlei nicht vernachlässigt werden: Zum einen implizieren Fortschritte in der Medizin die Reduzierung oder gar Eliminierung „alter Risiken" und evozieren notwendigerweise „neue Risiken". Das fordert die Behandlungskunst des Arztes in anderen oder neuen Zusammenhängen heraus, wobei sich andere oder neue diagnostische sowie therapeutische Grenzen zeigen. Darauf wird insbesondere im Zusammenhang mit „Grenzen der ärztlichen Behandlungspflicht" einzugehen sein. Zum anderen ruft der „Fortschritt der Medizin" immer neue und weitere Erwartungen bezüglich der Möglichkeiten der Medizin hervor, was vielfach sogar zu Anspruchsdenken der Patienten führen mag und die Schicksalshaftigkeit von Krankheitsverläufen oftmals vergessen lässt.

Mangelnder Erfolg von Behandlungsmaßnahmen erscheint vor diesem Hintergrund dann nicht als objektiv unvermeidbare Begrenzung medizinischer Möglichkeiten, sondern als „Versagen" der Ärzte. Damit ist ein Circulus vitiosus in Gang gesetzt, der neben zahlreichen anderen Faktoren die relativ hohe und nach wie vor steigende Zahl forensischer Auseinandersetzungen im Kern erklären mag.

3.3 Rechtliche Problemstellungen

3.3.1 Rechtsgrundlagen

Vor dem Hintergrund tradierter Rechtsprechung resultieren wesentliche rechtliche Anforderungen an den Arzt im Zusammenhang mit seiner Berufsausübung aus dem Strafgesetzbuch. Berührt sind die Tatbestände der *fahrlässigen Körperverletzung* (§ 229 StGB) und der *fahrlässigen Tötung* (§ 222 StGB). Demnach unterliegt strafrechtlicher Sanktion, wenn (kurz gesagt) ein fehlerhaftes Verhalten im Zusammenhang mit der Behandlung eines Patienten kausal zu dessen Gesundheitsschädigung oder Tod führt. Gleiches vermag im Grundsatz zivilrechtliche Haftung aus (Behandlungs-)Vertrag und aus Delikt (§§ 823 ff. BGB) auszulösen.

Darüber hinaus dürfen selbstverständlich – mit der eventuellen Folge berufsgerichtlicher Sanktion – die Regeln zur ärztlichen Berufsausübung im Berufsordnungsrecht nicht vernachlässigt werden[5].

Ungeachtet einer Fülle sonstiger normativer Anforderungen (hier sei z. B. nur das Medizinproduktegesetz genannt) ergeben sich nicht zuletzt rechtliche Maßgaben aus einschlägigen „*Richtlinien*", die „im Ergebnis den Charakter von Kunstregeln und Sorgfaltsstandards" haben, welche auch „von der Rechtsprechung als für den Arzt verbindlich angesehen werden[6]".

Grundlegend sind – im Zusammenhang mit zivilrechtlicher Haftung und strafrechtlicher Verantwortlichkeit des Anästhesisten – also 2 *Rechtsmaterien* zu unterscheiden: zum einen das Zivilrecht und zum anderen das Strafrecht.

---

[1] Vgl. Uhlenbruck W (1999). In: Laufs A, Uhlenbruck W (Hrsg) Handbuch des Arztrechts, München, 2. Aufl., § 39, Rdn. 7.
[2] Laufs A (1986) Arzt und Recht im Wandel der Zeit. MedR, S. 163 (164).
[3] Vgl. Jung H, a.a.O. (FN 4), S. 85 ff.
[4] Vgl. Wachsmuth FS (1979) für Bockelmann, S. 473.

[5] Vgl. dazu grundlegend die MBO-Ä 1997.
[6] Weißauer W (1992) Aktuelle rechtliche Fragen in der Transfusionsmedizin, Anästhesie und Intensivmedizin 01/92, S. 15. Vgl. in diesem Zusammenhang beispielsweise auch die Richtlinien zur Blutgruppenbestimmung und Bluttransfusion in Verbindung mit dem Transfusionsgesetz.

■ **Zivilrecht.** In Zivilverfahren geht es um die Wiedergutmachung etwa entstandenen Schadens bzw. den Ausgleich für „erlittene Schmerzen" und beeinträchtigte Lebensqualität durch Geldzahlung. Insoweit greift in aller Regel der Haftpflichtversicherungsschutz ein.

■ **Strafrecht.** Im Gegensatz dazu trifft den Verurteilten bei Durchführung eines Strafverfahrens die Strafsanktion höchstpersönlich. Dagegen gibt es keinen Versicherungsschutz. Weiterhin sind nach strafrechtlicher Verurteilung oftmals auch berufsordnungs- und arbeitsrechtliche Konsequenzen zu erwarten. Insgesamt dürfen die oftmals immensen physischen und psychischen Belastungen, die mit der bloßen Anhängigkeit und Durchführung eines Strafverfahrens verbunden sind, nicht vernachlässigt werden.

3.3.2 Fehlerquellen

Die einleitend dargestellten forensischen Risiken für den Arzt vermögen sich wesentlich in 3 Sachverhaltszusammenhängen zu realisieren, nämlich hinsichtlich *Behandlungsfehlern* und *Organisationsmängeln*, welche sich im Kern als Verstoß gegen die einzuhaltende Sorgfalt darstellen, sowie bezüglich *Aufklärungspflichtverletzungen*, die im Ergebnis – mangels darauf beruhend wirksamer Einwilligung des Patienten – als verbotene Eigenmacht bei der Behandlungsdurchführung zu charakterisieren sind. Vielfach resultieren konkrete Behandlungsfehler und auch Aufklärungspflichtverletzungen gerade aus zugrundeliegenden Organisationsmängeln. Solche können z. B. aus unzureichender Kooperation und Kommunikation verschiedener an der Behandlung des Patienten beteiligter Ärzte des gleichen oder anderer Fachgebiete resultieren.

Schließlich dürfen Dokumentationsmängel nicht außer Acht bleiben. Sie bilden zwar keine eigene „Anspruchsgrundlage" für Schadensersatz- sowie Schmerzensgeldansprüche[1] und stellen erst recht keinen „Strafgrund" dar.

Nach Maßgabe der höchstrichterlichen Rechtsprechung können Dokumentationsversäumnisse in Zivilprozessen jedoch zur Beweiserleichterung zugunsten des Patienten – bis hin zur Beweislastumkehr zu Lasten des Arztes – führen[2].

Grundlegend darf nicht verkannt werden, dass hinsichtlich der rechtlichen Anforderungen im Zusammenhang mit intensivmedizinischen Behandlungsmaßnahmen nichts anderes gilt als bezüglich sonstiger ärztlicher Berufsausübung, insbesondere anästhesiologischer Behandlungstätigkeit. Es gelten die allgemeinen arzthaftungs- und arztstrafrechtlichen Grundsätze, sodass auf diese im folgenden näher eingegangen werden soll. Der Problembereich „Grenzen ärztlicher Behandlungspflicht" wird gesondert betrachtet, da er über medizinische und juristische Fragestellungen hinaus in besonderer Weise ethische und moralische Aspekte berührt.

3.3.3 Behandlungsfehler und Verletzung der Sorgfaltspflicht

Grundlegend gilt, dass „gerade wegen der Eigengesetzlichkeit und weitgehenden Undurchschaubarkeit des lebenden Organismus ... ein Fehlschlag oder Zwischenfall (anlässlich Behandlungsmaßnahmen) nicht allgemein ein Fehlverhalten oder Verschulden des Arztes indizieren (kann)", wie in der höchstrichterlichen Rechtsprechung anerkannt ist[3].

Verletzung der objektiven Sorgfaltspflicht

Grundvoraussetzung sowohl zivilrechtlicher Haftung als auch strafrechtlicher Verantwortlichkeit des Arztes ist daher eine *Verletzung der objektiven Sorgfaltspflicht*.

Darunter versteht man konkret einen Verstoß gegen denjenigen Behandlungsstandard, den – aus Ex-ante-Sicht – ein besonnener und gewissenhafter Arzt dem Patienten in der konkret zu beurteilenden intensivmedizinischen Situation geboten hätte. Dieser „Standard" ist abstrakt und generell als der jeweilige Stand der medizinischen Wissenschaft, konkret als das zum Behandlungszeitpunkt in der ärztlichen Praxis bewährte, nach naturwissenschaftlicher Erkenntnis gesicherte, allgemein anerkannte und für notwendig erachtete Verhalten umschrieben[4].

Facharztstandard

Hierbei ist im Ergebnis „*Facharztstandard*" zu gewährleisten[5], d.h. dass der Arzt die konkret anzuwendende Behandlung „theoretisch wie praktisch so beherrscht, wie das von einem Facharzt (des betroffenen Fachgebiets) erwartet werden muss[6]".

Daraus folgt, dass der Standard keine rein statische Größe darstellt, sondern eine dynamische Kompo-

---

[1] BGH, NJW 1988, S. 2949.
[2] Vgl. grundlegend zum Ganzen: Biermann E (1997) Medicolegale Aspekte in Anästhesie und Intensivmedizin. ains 32: 175–193; 427–452, und Ulsenheimer K (1998) Arztstrafrecht in der Praxis. Heidelberg, 2. Aufl.
[3] BGH, NJW 1977, S. 1102 (1103).
[4] Vgl. dazu auch Künschner A (1993) Wirtschaftlicher Behandlungsverzicht und Patientenauswahl. Baden-Baden, S. 211.
[5] Vgl. u. a. BGH, NJW 1987, S. 1479; 1992, S. 1560.
[6] Steffen E (1995) Der sog. Facharztstatus aus der Sicht der Rechtsprechung des BGH. MedR S. 360.

nente enthält, welche von der Entwicklung und dem jeweiligen Fortschritt allgemein in der Medizin und insbesondere im Bereich der Intensivmedizin abhängt, also neue Erkenntnisse und Erfahrungen in sich aufnimmt und dadurch den Standard ändert.

In diesem Zusammenhang darf nicht vernachlässigt werden, dass es ausschließlich der „medizinischen Wissenschaft" und dabei insbesondere den betroffenen Fachgebieten obliegt, zu diskutieren und evtl. auch zu bestimmen, welche Behandlungsweisen als lege artis zu erachten sind und damit die gebotene Sorgfaltspflicht erfüllen. Denn das, was als „Regel der ärztlichen Kunst" bzw. „Standard" zu bezeichnen ist, bleibt „grundsätzlich der medizininternen Auseinandersetzung überlassen, die rechtliche Intervention (hingegen) der Bestimmung äußerster, „eindeutiger" Grenzen „(un-)vertretbarer" Methodenwahl vorbehalten [1]".

Übernahmeverschulden

Jenseits des zu beachtenden Standards im Hinblick auf konkrete Behandlungsmaßnahmen orientiert sich die objektiv einzuhaltende Sorgfalt auch an den infrastrukturellen, insbesondere diagnostischen und therapeutischen Möglichkeiten, die dem Intensivmediziner zur Verfügung stehen, sowie an der konkreten Situation, in der die Behandlung des Patienten erfolgt.

So unterliegt die Beherrschung einer Notfallsituation, etwa nach einem Unfallereignis, selbstverständlich anderen Regeln als die planbar zu gestaltende postoperative intensivmedizinische Nachsorge bei einem Patienten.

Andererseits vermag einen Arzt z. B. der Hinweis auf geringere fachliche Qualifikation bzw. nicht zur Verfügung stehende diagnostische Geräte nicht zu entlasten. In solchen Fällen muss der Patient rechtzeitig in kompetente Behandlung überwiesen bzw. in ein Krankenhaus mit erforderlicher Ausstattung verlegt werden. Dies nicht zu erkennen wäre sorgfaltspflichtwidrig.

Anders als im Zivilrecht, wo ausschließlich der oben ausgeführte objektive Sorgfaltsmaßstab gilt, ist im Strafrecht zusätzlich eine subjektive Betrachtung anzustellen. Ein strafrechtlicher Vorwurf kann nur dann erhoben werden, wenn der Arzt nach seinen persönlichen Fähigkeiten und individuellen Kenntnissen auch imstande war, die von ihm objektiv verlangte Sorgfalt aufzubringen. Daraus darf aber nicht gefolgert werden, dass bei nur unterdurchschnittlicher Qualifikation straflos bleibt, wer unter Außerachtlassung der gebotenen Sorgfalt den Tod oder die Körperverletzung eines Menschen verursacht. Auch der, dem etwa mangels eigener persönlicher Fähigkeiten und Sachkunde ein Behandlungsfehler unterläuft, kann objektiv pflichtwidrig und subjektiv schuldhaft im Sinne einer *Übernahmefahrlässigkeit* handeln. Vor der Überschätzung der eigenen Fähigkeit und der zu Verfügung stehenden Möglichkeiten kann daher nur gewarnt werden.

Grundsatz der Methodenfreiheit

Gibt es im Rahmen des zu beachtenden Standards mehrere medizinisch anerkannte Vorgehensweisen oder haben sich noch keine Standardbehandlungsverfahren nach Inhalt und Umfang durchgesetzt, gilt der *Grundsatz der Methodenfreiheit*, wonach die „Wahl der Behandlungsmethode primär Sache des Arztes" ist [2]. Dieser Grundsatz enthebt den Arzt einer strengen Bindung an bestimmte vorgegebene diagnostische wie therapeutische Methoden oder Verfahren, wobei Sorgfaltspflichten selbstverständlich zu beachten sind [3].

Dabei gehört es zur *Sorgfaltspflicht* des Arztes, unter mehreren medizinisch anerkannten Vorgehensweisen diejenige zu wählen, die das geringste Risiko für den Patienten mit sich bringt. Methodenfreiheit gilt nur hinsichtlich grundsätzlich gleich wirksamer Methoden, bei denen insgesamt von einem vergleichbaren Risikoniveau auszugehen ist. Sie ist abzulehnen bei deutlichem Risikogefälle. Hier gehört es zur Behandlungspflicht des Arztes, dem Patienten die risikoärmere Behandlung zu vermitteln [4].

Der Arzt verstößt somit gegen seine Sorgfaltspflichten, wenn er sich für die gefahrenträchtigere Behandlungsweise entscheidet, obwohl unter Abwägung aller Umstände, insbesondere der konkreten Erfolgsaussichten, der spezifischen Risiken sowie der besonderen Vor- und Nachteile der jeweiligen Maßnahmen ein weniger riskantes Vorgehen das Behandlungsziel in gleicher Weise, wenn nicht besser, erfüllt hätte.

3.3.4 Organisation der Behandlung

Dem zivilrechtlichen Arzthaftungsrecht ist inhärent die Kontrolle, „dass der Patient die von ihm zu beanspruchende medizinische Qualität auch erhalten hat [5]". Ungeachtet der ratio legis gilt Entsprechendes zumindest im Effekt auch für die strafrechtliche Beurteilung konkreter ärztlicher Behandlungsmaßnahmen. Die Erreichung „zu beanspruchender medizinischer Qualität" muss selbstverständlich auch organisatorisch gewährleistet sein.

Organisationsverschulden

Resultiert aus organisatorischen Mängeln eine Schädigung des Patienten, so ist hier Haftung und Strafbarkeit aus einem *Organisationsverschulden* möglich.

---

[1] Damm R (1989) Medizintechnik und Arzthaftungsrecht. NJW S. 737, (738 f.).
[2] BGH, NJW 1982, S. 2121 (2122).
[3] Laufs A (1999). In: Laufs A, Uhlenbruck W (Hrsg) Handbuch des Arztrechts, a.a.O. (FN 5), § 3, Rdn. 13.
[4] OLG Düsseldorf, AHRS Nr. 2620, S. 32.
[5] Steffen E (1995) Einfluss verminderter Ressourcen und von Finanzierungsgrenzen aus dem Gesundheitsstrukturgesetz auf die Arzthaftung, MedR S. 190.

Organisationsmängel lassen sich im wesentlichen auf 4 Fehlerquellen zurückführen:
- Kommunikationsmängel,
- Koordinationsmängel,
- Qualifikationsmängel,
- Kompetenzabgrenzungsmängel.

Hier ist die Organisationsverantwortung von Krankenhaus- und Abteilungsleitungen gefordert. Wie bereits ausgeführt, hat der Patient Anspruch auf (im Effekt) permanente Behandlung mit Facharztstandard. Dies ist stellenplan- und dienstplanmäßig zu gewährleisten. So bedarf der alleinige Einsatz von *Ärzten im Praktikum* insbesondere im Nacht- und Wochenenddienst einer besonders kritischen Überprüfung. Kommt für die konkrete Behandlungssituation nicht genügend qualifiziertes Personal zum Einsatz, und resultiert daraus eine Schädigung des Patienten, steht zum einen ein Übernahmeverschulden der tätigen Ärzte und zum anderen ein Organisationsverschulden des für die Diensteinteilung zuständigen (leitenden) Arztes und des Krankenhauses in Rede.

Organisation der Intensivtherapie
Gerade Intensivtherapie ist durch „Teamarbeit" gekennzeichnet. Dies betrifft das intra- und interdisziplinäre Zusammenwirken aller Beteiligten unter Einschluss des Pflegepersonals. Insofern gilt das *Prinzip der Einzel- und Eigenverantwortlichkeit* hinsichtlich aller zu eigenständiger Erledigung übertragenen bzw. übernommenen Aufgaben und Tätigkeiten.

Um so mehr ist geboten, im Rahmen intradisziplinärer Zusammenarbeit *(vertikaler Arbeitsteilung)* die generelle oder einzelfallbezogene Delegation von Aufgaben sorgfaltig vorzunehmen sowie im weiteren zu überwachen und im Rahmen interdisziplinärer Zusammenarbeit *(horizontaler Arbeitsteilung)* auf klare *Kompetenzabsprachen* zu achten. Kompetenzüberschneidungen und Zuständigkeitsleerräume müssen strikt unterbunden bleiben. In diesem Zusammenhang haben auch die einschlägigen Vereinbarungen der Berufsverbände ihre besondere Bedeutung[1]. Die Intensivtherapie erfordert mithin ein adäquates „Behandlungsmanagement", welches auch organisatorisch abgestützt sein muss.

3.3.5 Aufklärung des Patienten

Rechtliche Erfordernis
Es ist „nicht der Willkür des einzelnen Arztes überlassen, das zu tun, was er für richtig hält[2]". Letztliche „Legitimation" zur Durchführung von Behandlungsmaßnahmen erhält jeder ärztliche Eingriff erst durch das *„Einverständnis des aufgeklärten Kranken[3]"*. Dem liegt wesentlich zugrunde, dass – beruhend auf einer Entscheidung des Reichsgerichts aus dem Jahre 1894[4] – jeder ärztliche Eingriff, selbst bei gegebener Indikation und Durchführung lege artis, den *Tatbestand der Körperverletzung* erfüllt und grundsätzlich auch als rechtswidrig zu erachten ist.

Zur Vermeidung der Rechtswidrigkeit des Eingriffs bedarf es eines Rechtfertigungsgrundes, der in diesem Fall durch die Einwilligung des Patienten in die Vornahme des Eingriffs gegeben ist. Dabei ist die Einwilligung des Patienten nur wirksam, wenn dieser die für seine Entscheidung bedeutsamen Umstände kennt, mithin weiß, „in was" er einwilligt.

> Nur der hinreichend aufgeklärte Patient kann rechtswirksam in einen Eingriff einwilligen!

Darüber hinaus ist das aus Artikel 2 Abs. 1 in Verbindung mit Artikel 1 Abs. 1 des Grundgesetzes resultierende allgemeine Persönlichkeitsrecht eines jeden, hier in der Ausgestaltung des „Selbstbestimmungsrechts des Patienten", zu beachten, dessen Verwirklichung im Rahmen von Aufklärungsmaßnahmen zu gewährleisten ist.

Dem *Aufklärungsaspekt* kommt rechtspraktisch außerordentlich große Relevanz zu. Dies beruht darauf, dass sowohl eine zivilrechtliche Klage (auf Schadensersatz und Schmerzensgeld) als auch eine Strafanzeige auf eine unterlassene oder nur lückenhafte Aufklärung gestützt werden können. Oftmals und immer häufiger wird auf Patienteseite auf eine angeblich mangelhafte Auflösung rekurriert, weil der Nachweis eines Behandlungsfehlers schwierig ist oder scheitert. Anders als beim Behandlungsfehler trifft den Arzt im Zivilprozess dabei die Beweislast, dass der Patient umfassend aufgeklärt wurde.

Wer führt die Aufklärung durch?
Aufklärung des Patienten ist ärztliche Aufgabe. Demgemäß verbietet sich eine Delegation von Aufklärungsmaßnahmen an nichtärztliches Personal.

Grundsätzlich wird nicht beanstandet, dass gerade in der Anästhesiologie aufklärender und die Narkose durchführender Arzt vielfach nicht identisch sind. Allerdings muss dabei gewährleistet sein, dass der Arzt, dem die Aufklärung des Patienten obliegt, dafür nach seinem theoretischen und praktischen Wissens- und Erfahrungsstand und unter Berücksichtigung konkreter Gegebenheiten beim Patienten (z. B. anatomische Besonderheiten bzw. sonstige Risikofaktoren) geeignet

---

[1] Vgl. dazu Opderbecke HW, Weißauer W (1991) Entschließungen – Empfehlungen – Vereinbarungen, 2. Aufl., Melsungen.
[2] Koch K (1996) Qualitätssicherung in der Onkologie. Deutsches Ärzteblatt 93, Heft 1/2, C16 (C17) mit Verweis auf Herfarth.
[3] Laufs A (1993) Arztrecht, München, Rdn. 42.
[4] RGSt 25, S. 375.

ist. Der aufklärende Arzt muss befähigt sein, eine adäquate Aufklärung des Patienten vornehmen zu können.

Risikoaufklärung

Die sog. *Risikoaufklärung*, welche das Selbstbestimmungsrecht des Patienten gewährleisten und auch seine rechtswirksame Einwilligung in die Behandlungsmaßnahmen herbeiführen soll, bildet den Schwerpunkt forensischer Auseinandersetzungen (davon zu unterscheiden sind die sog. *Diagnoseaufklärung* sowie die sog. *therapeutische Aufklärung*). Umfang und Inhalt der Risikoaufklärung stellen die entscheidende und zugleich umstrittenste Frage dar. Dies wird unmittelbar nachvollziehbar, wenn man berücksichtigt, dass die Rechtsprechung einerseits keine Verpflichtung des Arztes konstatiert, „den Kranken auf alle nachteiligen Folgen aufmerksam zu machen, die möglicherweise mit einer Operation entstehen können[1]", im Grundsatz vielmehr fordert, der Patient müsse lediglich „im Großen und Ganzen" informiert werden. Andererseits wird dann in einer Fülle von Einzelfallentscheidungen doch festgestellt, über ein ganz bestimmtes Risiko habe in der konkreten Situation gewiss aufgeklärt werden müssen. Damit liegt das volle Risiko, nicht genügend aufgeklärt zu haben, mit allen zivil- und strafrechtlichen Konsequenzen beim Arzt.

Allgemein stellen wesentliche Maßgaben zur Bestimmung von Inhalt und Umfang der Risikoaufklärung die mit dem Eingriff verbundene Gefahrenhäufigkeit, die Dringlichkeit des Eingriffs und auch die Persönlichkeit bzw. das Verhalten des Patienten dar. Modifizierend ist darauf zu verweisen, dass angesichts jüngerer Rechtsprechung des BGH zur ärztlichen Hinweispflicht bei dieser nicht mehr entscheidend auf eine bestimmte statistische Komplikationsdichte und eine bestimmte Risikofrequenz abzustellen ist.

Maßgeblich ist vielmehr, „ob das in Frage stehende Risiko dem Eingriff spezifisch anhaftet und bei seiner Verwirklichung die Lebensführung des Patienten besonders belastet[2]". Das heißt zum einen, dass der Patient „über schwerwiegende Risiken grundsätzlich auch dann aufzuklären (ist), wenn sie sich nur selten verwirklichen[3]". Zum anderen muss allerdings auch über ein noch so seltenes Risiko aufgeklärt werden, wenn es eingriffsspezifisch, d. h. typischerweise mit der durchzuführenden ärztlichen Maßnahme verbunden ist (z. B. Infektionsrisiken in Zusammenhang mit einer Bluttransfusion).

Aufklärungszeitpunkt

Die Aufklärung des Patienten muss *zeitgerecht* erfolgen. Dabei gilt, dass eine Aufklärung „zum richtigen Zeitpunkt" nur dann gegeben ist, „wenn der Patient noch Gelegenheit hat, zwischen der Aufklärung und dem Eingriff das Für und Wider der Operation abzuwägen". Es muss unbedingt vermieden werden, dass der Patient „wegen der in der Klinik bereits getroffenen Operationsvorbereitungen unter einen unzumutbaren psychischen Druck gerät", wobei die konkreten Umstände des Einzelfalles zu berücksichtigen bleiben[4].

Im Gegensatz zur operativen Risikoaufklärung genügt im Normalfall bei stationärer Behandlung eine anästhesiologische Aufklärung des Patienten am Vorabend des Eingriffs.

Sind schon präoperativ bestimmte eingreifende intensivmedizinische Behandlungsmaßnahmen absehbar, so sollte der Patient auch hierüber aufgeklärt werden. Möglicherweise hat dieser Aspekt Einfluss auf seine Einwilligung zur Durchführung des (operativen) Eingriffs.

Ist eine ärztliche Behandlung vital indiziert und rasches Handeln zur Beseitigung einer lebensbedrohlichen Situation geboten, tendiert der Aufklärungsumfang gegen Null. In Notfällen, dies liegt auf der Hand, können Aufklärungsmaßnahmen u. U. völlig entfallen, da die Lebensrettung Vorrang hat. Möglicherweise ist der Patient auch überhaupt nicht mehr ansprechbar (s. dazu näher unten).

Aufklärungsgespräch

Aufklärung des Patienten muss sich als „Gespräch" darstellen. Sogenannte „Aufklärungsbögen" dienen lediglich der Vorabinformation, bilden die informative Grundlage für ein ausführliches Gespräch und dokumentieren dieses Gespräch. Der Patient ist über den ärztlichen Befund, Behandlungsmöglichkeiten, Art und Weise der Durchführung von Eingriffen, damit verbundene Risiken, mögliche und sichere Folgen, etwaige Nebenwirkungen, mögliche Komplikationen, die Gefahr des Fehlschlags etc. aufzuklären. Gerade im Zusammenhang mit anästhesiologischen Maßnahmen ist auch auf eventuell gegebene Behandlungsalternativen einzugehen.

Bestellung eines Betreuers

Bei volljährigen Patienten, die z. B. aufgrund von Bewusstlosigkeit, geistiger Verwirrtheit etc. nicht in der Lage sind, die Notwendigkeit und Bedeutung der Behandlung einzusehen und ihren Willen demnach zu bestimmen, gilt Folgendes:

Die mangelnde Einsichtsfähigkeit hebt das Einwilligungserfordernis nicht auf. Dabei geht die Einwilligungskompetenz nicht etwa auf nahe Angehörige, z. B. Ehepartner oder Kinde des Patienten, über. Diese sind nicht ipso jure gesetzliche Vertreter. Vielmehr ist erforderlich, bei nicht einsichtsfähigen Patienten gemäß § 1896 BGB die *Bestellung eines Betreuers* herbeizu-

---

[1] RGZ 78, S. 432 (433).
[2] BGH, NJW 1994, S. 793.
[3] BGH, NJW 1994, S. 793.
[4] BGH, NJW 1992, S. 2351.

führen. Dieser Betreuer ist dann aufzuklären, damit er auf dieser Grundlage die Einwilligung zum Heileingriff erteilen kann. Besteht die begründete Gefahr, dass der (betreute) Patient aufgrund der Behandlung stirbt, einen schweren oder länger andauernden gesundheitlichen Schaden erleidet, bedarf die Einwilligung des Betreuers in den Eingriff darüber hinaus der Genehmigung durch das Vormundschaftsgericht (§ 1904 BGB).

Geschäftsführung ohne Auftrag
Verbleibt für eine Einschaltung des Vormundschaftsgerichts bzw. Betreuerbestellung wegen vitaler Gefährdung des Patienten keine Zeit mehr, darf – und muss – der behandelnde Arzt als „Geschäftsführer ohne Auftrag" tätig werden und den gebotenen Eingriff vornehmen. Der Rechtfertigungsgrund (im Normalfall die „Einwilligung" des Patienten, s. oben) ergibt sich in diesem Fall aus „mutmaßlicher Einwilligung" des Patienten und/oder einem „Notstand" gemäß § 34 StGB.

Patiententestament
Sogenannte „Patiententestamente" vermögen keine absolute Verbindlichkeit zu beanspruchen. Sie haben lediglich Indizcharakter im Zusammenhang mit der Erforschung des mutmaßlichen Willens des Patienten. Führt der Kranke ein Patiententestament mit sich, kann dieser Umstand als Hinweis darauf erachtet werden, dass es nach wie vor als bindend gelten soll. Ein Patiententestament hat um so mehr Gewicht, je zeitnäher der darin zum Ausdruck kommene Wille dokumentiert wurde.

Letztlich liegt die Entscheidung – und damit auch das Risiko – jedoch beim Arzt, der versuchen muss, den mutmaßlichen Willen des Patienten zu ermitteln.

3.3.6 Dokumentation

Dokumentationsmängel als solche begründen – im Gegensatz zum Behandlungs-, Aufklärungs- oder Organisationsfehler – keine Haftung bzw. Strafbarkeit. Die Rechtsfolge eines Dokumentationsversäumnisses besteht nach Maßgabe höchstrichterlicher Judikatur jedoch in einer Beweiserleichterung zugunsten des Patienten, welche sich bis hin zur Beweislastumkehr zu Lasten des Arztes bzw. Krankenhauses auswirken kann[1].

Jenseits rechtlicher Erfordernisse darf allerdings auch nicht verkannt werden, dass eine ordnungsgemäße Dokumentation „nicht nur der Absicherung vor juristischen Nachteilen" dient, sondern auch „Kommunikation und Qualitätssicherung in der Medizin" bedeutet[2]. Eine umfassende, nachvollziehbare Dokumentation der intensivmedizinischen Behandlung dient mithin der Therapiesicherung, Beweissicherung und Rechenschaftslegung, weshalb alle wesentlichen Aspekte im Zusammenhang mit Anamnese, Diagnose und Therapie festzuhalten sind[3].

Ganz wichtig ist im übrigen, sowohl den Inhalt von Aufklärungsgesprächen in ihren wesentlichen Bestandteilen als auch die Einwilligung des Patienten zu dokumentieren. Dem tragen gerade sog. Aufklärungsbögen Rechnung.

3.3.7 Grenzen ärztlicher Behandlungspflicht

Die Problemstellung der Grenzen ärztlicher Behandlungspflicht bildet in der Tat ein „weites Feld"; ihre Abhandlung müsste den hier gegebenen Rahmen sprengen. So soll es grundsätzlich bei einem Verweis auf die „Grundsätze der Bundesärztekammer zur ärztlichen Sterbebegleitung", welche am 11.09.1998 verabschiedet wurden[4], und insbesondere den Leitlinien der Deutschen Gesellschaft für Anästhesiologe und Intensivmedizin (DGAI) zu „Grenzen der intensivmedizinischen Behandlungspflicht[5]", welche sich bewusst als Ergänzung zu den Grundsätzen der Bundesärztekammer verstehen, bleiben[6]. Die Leitlinien der DGAI gehen insbesondere auf die Fragestellung ein, „ob bei Patienten mit infauster Prognose eine Fortsetzung und Intensivierung der lebensverlängernden Therapie noch sinnvoll und vertretbar ist, wenn sie sich, ohne bereits moribund zu sein, unter der Intensivbehandlung laufend weiter verschlechtern[7]".

Jurisprudenz beschäftigt sich wesentlich mit dem „Sollen" der Rechtssubjekte im Zusammenhang mit bestimmten Lebenssachverhalten. So verstandenes „Sollen" impliziert auch das „Dürfen" und „Können" aufgrund entsprechender Erlaubnis und Ermächtigung[8]. Aus Sicht des Juristen besteht hier im Kern die Frage, wie sich rechtlich das „Sollen" des Arztes gestaltet, wenn bei der medizinischen Behandlung von Pa-

---

[1] BGH, NJW 1983, S. 332.
[2] Mehrhoff F (1990) Aktuelles zum Recht der Patientendokumentation, NJW, S. 1524 (1525).
[3] Vgl. dazu Uhlenbruck, W (1999) In: Laufs A, Uhlenbruck, W (Hrsg) Handbuch des Arztrechts, a.a.O. (FN 5), § 59, Rdn. 5 ff.
[4] Deutsches Ärzteblatt 95, Heft 39, 1998 (17) A-2366 f. samt einführenden Anmerkungen von Beleites E, a.a.O., A-2365 f.
[5] Anästhesiologie & Intensivmedizin 2 (40), 094–096, 99; vgl. dazu auch Opderbecke W, Weißauer W (1998) Ein Vorschlag für Leitlinien – Grenzen der intensivmedizinischen Behandlungspflicht, MedR S 395 ff.
[6] Vgl. dazu auch eingehend Ulsenheimer K (1998) Arztstrafrecht in der Praxis, a.a.O. (FN 12), § 3.
[7] Leitlinien der DGAI, a.a.O. (FN 34), Präambel.
[8] Kelsen H (1997) Die Rechtsordnung als hierarchisches System von Zwangsnormen. In: Hoerster N (Hrsg) Recht und Moral, Texte zur Rechtsphilosophie, München, S. 21 ff.

tienten objektiv Grenzen der Therapie erreicht scheinen. Dies gilt v. a. bei nicht mehr kurativ zu behandelnden Kranken. Dabei würde es bei weitem zu kurz greifen, den Blick lediglich auf rechtliche Gegebenheiten und Anforderungen richten zu wollen, um eine schlüssige Lösung der Problemstellung zu erhoffen. Dadurch bliebe ein weit gestecktes Spannungsfeld mit erheblichem Konfliktpotential für die Beteiligten – Arzt, Patient, Angehörige des Patienten – unter moralischen, allgemein ethischen, insbesondere berufsethischen, und „schlicht menschlichen" Aspekten der Betrachtung entzogen. Dabei verhält es sich auch so, dass Intensivmediziner mit Fragen nach therapeutischen Grenzen in der Praxis oftmals konfrontiert sind, in der Rechtsprechung aber nur relativ wenige Fälle – diese allerdings z. T. spektakulär – entschieden wurden[1].

Die Frage nach den *Grenzen ärztlicher Behandlungspflicht* impliziert die Frage nach „Inhalt und Umfang der Behandlung" von Patienten, womit sich rechtlich im Kern die Frage nach „Inhalt und Umfang der Behandlungspflicht" des Arztes stellt. Nicht notwendigerweise damit einhergehend und jedenfalls davon zu differenzieren ist die Problemstellung des – im eigentlichen Sinne – „Behandlungsabbruchs" bis hin zur „Sterbehilfe". Dieser Differenzierung tragen die Leitlinien der DGAI in besonderer Weise Rechnung und vermögen mithin auch konkrete Hilfestellung zu bieten.

Jenseits gesicherter Erkenntnisse und solcher „Hilfestellung" gibt es ohnehin keine fertigen Lösungen zur Bewältigung der Problematik. Insofern kann auch die Frage aufgeworfen werden, ob es überhaupt notwendig und angemessen ist, dass wir für jeglichen Lebenssachverhalt Lösungen zur Hand haben, die zur – auch noch juristisch abgesicherten – „Gewissheit richtiger Entscheidung" führen sollen. Diese Gewissheit kann es letztlich nicht geben und warum soll nicht im Einzelfall darum „gerungen" werden müssen, eine angenommen richtige Entscheidung im Kontext von Behandlungsstandard, Methodenfreiheit des Arztes und Selbstbestimmungsrecht des Patienten zu treffen.

Dies wird der Problemstellung unheilbaren menschlichen Lebens bzw. Lebens an der Grenze zum Tod vielleicht noch am ehesten gerecht.

3.4 Resümee

Intensivmedizin stellt für den Arzt eine besondere fachmedizinische Herausforderung hinsichtlich Diagnose- und Indikationsstellung sowie allgemeiner Behandlungsführung dar. Dies gilt um so mehr, wenn Grenzen therapeutischer Möglichkeiten erreicht scheinen.

Selbstverständlich soll der Arzt forensische Risiken berücksichtigen, doch kann dies nicht leitende Maxime bei der Behandlungsführung sein. Im Ergebnis geht es darum, den rechtlichen und – dem zugrundeliegend – den medizinischen Anforderungen zu genügen. Vor ungerechtfertigten Klagen auf Schadensersatz und Strafanzeige gibt es ohnehin keinen Schutz. Insofern muss entscheidend sein, die einleitend beschriebenen forensischen Risiken zu minimieren. Hierzu dient gerade die genaueste Beachtung der rechtlichen Anforderungen an die einzuhaltende Sorgfalt bei der Aufklärung, Einwilligung und Behandlung des Patienten und (insgesamt) bezüglich der organisatorischen Gegebenheiten.

---

[1] Vgl. dazu den Überblick bei Ulsenheimer K (1998) Arztstrafrecht in der Praxis, a. a. O. (FN 5), § 3.

Psychosoziale Probleme und therapeutische Ansätze in der Intensivmedizin

V. KÖLLNER, A. DEISTER

4.1 Krankheitsbilder, Prävention und Therapie bei Intensivpatienten 37
4.1.1 Belastungsfaktoren 37
4.1.2 Krankheitsbilder 39
4.1.3 Therapeutische Ansätze 44
4.1.4 Psychotherapie 46
4.1.5 Psychosomatisch-psychotherapeutischer Konsil- und Liaisondienst 48
4.1.6 Psychopharmaka 49
4.1.7 Behandlungsstrategien mit Psychopharmaka 50

4.2 Die Situation der Angehörigen 52
4.2.1 Problemsituationen 52
4.2.2 Präventive und therapeutische Ansätze 53
4.2.3 Das Gespräch mit Angehörigen verstorbener Patienten 53

4.3 Belastungsfaktoren bei Mitarbeitern der Intensivstation 54
4.3.1 Belastungsfaktoren und Folgeprobleme 54
4.3.2 Präventionsmöglichkeiten 55

Literatur 56

Psychosoziale Probleme und therapeutische Ansätze in der Intensivmedizin

V. Köllner, A. Deister

4.1 Krankheitsbilder, Prävention und Therapie bei Intensivpatienten

4.1.1 Belastungsfaktoren

Patient auf einer Intensivstation zu sein, stellt für jeden Menschen eine Situation besonderer Belastung, Bedrohung und Herausforderung dar. Die psychologische Stressforschung hat Modelle entwickelt, um zu beschreiben, wie Menschen auf Belastungssituationen reagieren. Einen zentralen Stellenwert hat hier das Coping-Modell von Lazarus und Folkman gewonnen. Diese definieren Coping (1984) als „... sich ständig verändernde, kognitive und verhaltensmäßige Bemühungen, spezifische externale und/oder internale Anforderungen zu handhaben, die so eingeschätzt werden, dass sie die Ressourcen einer Person beanspruchen oder überschreiten." (Übersetzung durch Broda u. Muthny 1990). Nach dieser Vorstellung ist die Bewältigung ein fortwährender, wechselseitiger Prozess, der sowohl durch die Besonderheiten der betroffenen Personen, ihrer Geschichte, Vorerfahrungen und persönlichen Bewältigungsmuster beeinflusst wird als auch durch die Besonderheiten der Problemsituation. Die Problemsituation wird im intensivmedizinischen Kontext gekennzeichnet durch die Rahmenbedingungen einer Intensivstation und den Verlauf der jeweiligen Erkrankung. Im Folgenden sollen zunächst die Belastungsfaktoren genauer dargestellt werden.

Belastungsfaktoren durch die Situation auf der Intensivstation

Die besondere Umgebung einer Intensivstation ist für das Personal vertraut, für die dort liegenden Patienten jedoch eine fremde Welt voller unbekannter, häufig wechselnder und unvorhersehbar auftauchender Menschen, unverständlicher Apparate und ungewohnter Geräusche. Diese unvertraute Situation stellt eine erhebliche Anforderung an die Bewältigungsressourcen der Betroffenen dar und löst häufig Gefühle von Angst und Bedrohung aus. Eine Ausnahme bilden diejenigen Patienten, die bereits mehrfach intensivmedizinisch betreut wurden und für die die Atmosphäre der Intensivstation daher ein Signal besonderer Sicherheit darstellen kann. Um sich besser in die Wahrnehmungssituation der Patienten hineinversetzen zu können, eignet sich die Lektüre von Patientenberichten (z. B. [5] oder [1]).

Aus dem absoluten Vorrang, den die Überwachung und Erhaltung der Vitalfunktionen auf einer Intensivstationen haben, ergeben sich zahlreiche Belastungsfaktoren, die im Folgenden dargestellt werden. Auch wenn sie in der Regel nicht zu vermeiden sind, ist ihre genaue Kenntnis von Bedeutung, um die Reaktionen von Patienten besser einschätzen zu können und unnötigen Belastungen vorzubeugen.

■ **Orientierungsmangel.** Die fremdartige Umgebung, das gleichförmige Aussehen des Personals (z. B. grüne oder blaue Kittel) sowie die weitgehende Aufhebung der Unterschiede zwischen Tag und Nacht beeinträchtigen die Orientierung zum Ort und insbesondere zur Zeit. Erschwerend kommt hinzu, dass die Patienten als Folge ihrer Grundkrankheit oder durch medikamentöse Sedierung ihre Orientierung häufig verlieren und neu gewinnen müssen.

■ **Gestörter Schlaf-Wach-Rhythmus.** Rund um die Uhr brennendes Licht, eine ständige Geräuschkulisse und die Notwendigkeit von Überwachungs- und Behandlungsmaßnahmen auch in der Nacht führen zu einer erheblichen Beeinträchtigung der normalen Schlafrhythmik. Eine solche Störung kann auch bei körperlich Gesunden zu depressiven Verstimmungen und psychiatrischen Symptomen bis zu Halluzinationen führen.

■ **Mangel an Wahrnehmung und Kommunikation.** Für den Patienten ist die Situation auf der Intensivstation paradoxerweise gleichzeitig von Reizmangel und Reizüberflutung gekennzeichnet. Reizüberflutung entsteht durch die Unzahl von Geräuschen und Gesprächsfetzen, die ständig auf ihn einströmen, deren Bedeutung er jedoch kaum beurteilen kann.

Für den Patienten ist häufig nicht zu erkennen, ob sich das Schrillen eines Alarms oder der Kommentar eines Pflegers auf ihn selbst oder auf den Nachbarpatienten bezieht. Somit entsteht eine ständige Reizüberflutung. Gleichzeitig sind diese Reize jedoch monoton und immer wiederkehrend. So entsteht eine Verarmung an Reizen, die wirklich in ihrer Bedeutung wahrgenommen und weiterverarbeitet werden können. Dies gilt in besonderer Weise für flach liegende Patienten, deren Blickfeld überwiegend durch die Zimmerdecke ausgefüllt wird. Durch restriktive Besuchszeiten und den ständigen Zeitdruck des Personals entsteht zusätzlich ein Mangel an Kommunikation.

■ **Unvorhersagbarkeit schmerzhafter Eingriffe.** Patienten mit eingeschränkter Bewusstseinslage werden häufig durch harmlose (z.B. Lagerung) oder unangenehme (z.B. Absaugen) Eingriffe und Manipulationen überrascht. Diese Unvorhersagbarkeit unangenehmer Ereignisse kann dazu führen, dass jede Annäherung als potentielle Bedrohung erlebt wird.

■ **Abhängigkeit von Personal und Apparaten.** Mit zunehmender Bewusstseinsklarheit empfindet der Patient seine Abhängigkeit vom Pflegepersonal bei der Erfüllung alltäglicher Bedürfnisse deutlicher. Gleichzeitig wird die vitale Bedrohung und die Abhängigkeit von Überwachungs- und Behandlungsapparaten (z.B. Dialyse) klarer wahrgenommen. Die Folge hiervon kann das Auftreten erheblicher *Angst bei der Verlegung von der Intensivstation* sein, wenn der Patient nun befürchtet, auf der Normalstation könnten Gefahrensituationen übersehen oder nicht adäquat behandelt werden.

Belastungen durch die Grunderkrankung des Patienten

■ **Angst und Ungewissheit.** Mit der Notaufnahme bzw. Verlegung auf eine Intensivstation wird für die Mehrzahl der Betroffenen deutlich, dass sie sich in einer u. U. lebensbedrohlichen Situation befinden, sei es als Folge einer akut aufgetretenen Erkrankung oder auch durch die Verschlechterung einer bereits länger bestehenden Krankheit. Sobald der Patient bei Bewusstsein ist, beschäftigen ihn Fragen wie „Werde ich hier wieder lebend herauskommen?" und „Wie wird das Leben danach weitergehen?". Häufig haben Angst und Ungewissheit einen realen Hintergrund, und eine Antwort auf diese Fragen kann noch nicht gegeben werden. Doch selbst wenn die reale Situation weniger bedrohlich ist, fällt es dem Patienten aufgrund seiner eingeschränkten Kommunikationsfähigkeit (z.B. durch routinemäßige postoperative Beatmung) häufig schwer, die gewünschten Informationen einzuholen.

■ **Schmerzen.** Das Erleiden von Schmerzen als Folge der Grundkrankheit oder von Behandlungsmaßnahmen wirkt zusätzlich depressionsauslösend und angststeigernd. Eine ausreichende Analgesie sollte deshalb, wann immer möglich, angestrebt werden, zumal sie die psychische Führung des Patienten erheblich erleichtert.

■ **Hirnorganische Beeinträchtigungen.** Organische Psychosyndrome werden häufig verkannt oder als psychogen fehleingeschätzt. Störungen des Leber- und Nierenstoffwechsels, zerebrale Minderperfusion als Folge eines kardialen Low-output-Syndroms, Medikamentennebenwirkungen, Infektionen des ZNS und viele andere Faktoren können zu kognitiven Beeinträchtigungen, Verlangsamung, depressiven Syndromen, Halluzinationen bis zum klassischen Durchgangssyndrom sowie zu vorübergehenden Bewusstseinstrübungen bis zum Bewusstseinsverlust führen. Insbesondere wenn diese Störungen nur diskret ausgeprägt sind, werden sie häufig als psychogen verkannt. Sie stören den Patienten sehr empfindlich dabei, die Orientierung wiederzufinden, und können bei ihm ein Gefühl tiefer Verunsicherung hinterlassen.

Belastungsfaktoren und Ressourcen, die der Patient mitbringt

■ **Psychiatrische Vorerkrankungen.** Ob sich eine vorbestehende Angststörung oder Depression während des Aufenthalts auf der Intensivstation verschlimmert oder ob der Verlauf in dieser Hinsicht völlig unauffällig sein wird, lässt sich im voraus nicht abschätzen. In der Situation einer akuten Bedrohung können Patienten mit einer psychischen Vorerkrankung völlig adäquat reagieren, während es bei vorher unauffälligen Patienten ebensogut zu einer Dekompensation kommen kann. Trotzdem ist es wichtig, die Anamnese des Patienten diesbezüglich zu kennen, um evtl. auftretende Symptome entsprechend bewerten zu können. Bedeutsam ist insbesondere die Medikamentenanamnese. Zur Phasenprophylaxe gegebene Neuroleptika oder Antidepressiva sollten möglichst frühzeitig wieder eingesetzt werden, sofern keine Kontraindikation besteht. Ebenso sollte ein vorbestehender Medikamenten- oder Alkoholabusus bekannt sein, um Entzugserscheinungen vorbeugen zu können.

■ **Vorerfahrungen.** Wenn der Patient schon einmal eine schwere Erkrankung mit Hilfe intensivmedizinischer Behandlung erfolgreich überwunden hat, ist dies eine Ressource, auf die man zurückgreifen kann. Im Gespräch sollten Patient und Angehörige hieran erinnert und dazu ermuntert werden, die damals eingesetzten Bewältigungsstrategien jetzt wieder zu aktivieren. Umgekehrt kann es eine Belastung darstellen, wenn die Intensivstation für den Patienten mit dem Verlust eines nahen Angehörigen verknüpft ist. Die Kenntnis dieser Vorgeschichte kann helfen, dem Patienten evtl. Unterschiede zwischen seiner eigenen Situation und dem ihm bekannten ungünstigen Verlauf aufzuzeigen.

4.1.2 Krankheitsbilder

Akute organische Psychosyndrome (insbesondere „Durchgangssyndrome")

Akute, hirnorganisch bedingte Psychosyndrome unterschiedlicher Ätiologie, Ausprägung, Symptomatologie und Dauer sind auf Intensivstationen häufig anzutreffen. Sie beeinträchtigen das Befinden der Patienten in der Regel sehr deutlich, stellen ein relevantes Problem im Umgang mit den Patienten dar und sind therapeutisch oft schwierig und komplikationsreich. Insbesondere das *beginnende* organische Psychosyndrom kann diagnostisch schwierig abzugrenzen sein.

Akute organische Psychosen beruhen auf einer organischen Veränderung des zentralen Nervensystems. Sie sind in der Regel charakterisiert durch einen akuten Beginn und fluktuierende Störungen im Bereich der geistigen Fähigkeiten, der Psychomotorik, der Affektivität und evtl. der Bewusstseinslage. Sie sind gewöhnlich vorübergehend und reversibel, wenn die Ursache nicht mehr besteht [20].

■ **Klassifikation.** Akute organische Psychosyndrome werden unterschiedlich klassifiziert. In der deutschsprachigen Psychopathologie wurde lange Zeit von „Durchgangssyndromen" gesprochen. Dieser Begriff wird auch heute noch für akute organische Psychosyndrome ohne Bewusstseinsstörung verwendet.

! Es muss grundsätzlich auch dann an ein Durchgangssyndrom gedacht werden, wenn die Symptomatik erst mit einer Latenzzeit beginnt, wenn ein fluktuierender Verlauf der Symptome zu beobachten ist und die Störung über einen längeren Zeitraum anhält.

Im aktuellen Klassifikationsschema der Weltgesundheitsorganisation [22, 24] werden Psychosyndrome unterschieden
- nach dem Verlauf (akute vs. chronische Psychosyndrome),
- nach dem Vorhandensein von Bewusstseinsveränderungen,
- nach der im Vordergrund stehenden psychopathologischen Symptomatik (z. B. organisch-amnestisches Syndrom).

Einen Überblick über die unterschiedlichen Klassifikationen mit den jeweiligen Leitsymptomen gibt die Tabelle 4-1.

■ **Ätiopathogenese.** Die Ätiopathogenese akuter organischer Psychosyndrome ist in der Regel multifaktoriell. Es handelt sich meist um eine Kombination individueller biologischer, psychologischer und situationsabhängiger Faktoren.

Besonders anfällig für die Entwicklung eines organischen Psychosyndroms sind Menschen, die bereits eine zerebrale Vorschädigung aufweisen. Dazu gehören insbesondere Patienten mit vorangegangenen Verlet-

Tabelle 4-1. Klassifikation organischer Psychosyndrome und deren Leitsymptome

Typ des organischen Psychosyndroms	Leitsymptome
Chronisches hirnorganisches Psychosyndrom (dementielles Syndrom, z. B. Alzheimer-Erkrankung). Bei hirnorganischer Symptomatik muss immer auch an eine vorbestehende Demenz gedacht werden!	• Schleichender Beginn • Gedächtnisstörungen • Störungen der Urteilsfähigkeit • Beeinträchtigung des abstrakten Denkens • Beeinträchtigung höherer kortikaler Funktionen (Aphasie, Apraxie, Agnosie) • Persönlichkeitsveränderungen
Delirantes Syndrom	• Akuter Beginn • Störung des Bewusstseins und der Aufmerksamkeit • Störung der Kognition • Wahrnehmungsstörung • zeitliche Desorientiertheit, Desorientiertheit zu Ort und Person • Störungen des Schlaf-Wach-Rhythmus
Akutes organisches amnestisches Syndrom	• Beeinträchtigung des Kurzzeitgedächtnisses • antero- und retrograde Amnesie
Organische Halluzinose	• Halluzinationen auf unterschiedlichen Sinnesgebieten • keine auffällige Störung der Stimmung
Organische wahnhafte Störung	• paranoide Symptome (z. B. Verfolgungswahn, hypochondrischer Wahn, Eifersuchtswahn)
Organische affektive Störung	• depressive Symptomatik • Affektlabilität
Organische Angststörung	• Angstsymptomatik

zungen des Gehirns sowie Patienten mit Alkohol- oder Drogenabhängigkeit. Patienten mit einer früheren Episode eines akuten organischen Psychosyndroms (z. B. nach einer Operation) sind hochgradig gefährdet, unter den gleichen Bedingungen erneut ein solches Syndrom zu entwickeln.

Besonders häufig treten Durchgangssyndrome im Anschluss an operative Eingriffe auf. Mögliche Ursachen bestehen in allgemein-körperlichen Faktoren (z. B. Flüssigkeitsverlust, Elektrolytschwankungen, Infektionen und Fieber), pharmakologischen Einflüssen (z. B. Schmerzmittel oder Psychopharmaka) sowie situativen Aspekten (z. B. Schlaflosigkeit, postoperative Schmerzen, unspezifische Stressfaktoren).

Als ursächlicher Faktor häufig übersehen wird der Einfluss von Medikamenten bzw. deren Wechselwirkungen. Patienten, die psychotrope Substanzen erhalten haben (insbesondere trizyklische Antidepressiva), können aufgrund einer evtl. vorhandenen anticholinergen Wirkung ein akutes organisches Psychosyndrom entwickeln. Auch Medikamente ohne primäre psychotrope Wirkung (u. a. β-Rezeptorenblocker, Diuretika, Kortison, H_2-Blocker, Antiarrhythmika und Gyrasehemmer) können das Risiko für postoperative organische Psychosyndrome erhöhen [20].

■ **Symptomatik.** Die Symptomatologie der akuten organischen Psychosyndrome ist sehr vielgestaltig und abhängig vom jeweiligen Krankheitsstadium. Von besonderer klinischer Bedeutung ist das Erkennen von Frühsymptomen. Diese sind in der Regel unspezifisch und können leicht verkannt werden. Die wesentlichen *Frühsymptome* sind anhaltende Unruhe, Angst, Schreckhaftigkeit, Überempfindlichkeit für Licht oder Geräusche sowie Schlaflosigkeit. Auch das Auftreten einer depressiven Verstimmung kann auf ein beginnendes organisches Psychosyndrom hindeuten.

Das *Vollbild* der *organischen Psychosyndrome ohne Bewusstseinstrübung* ist in der Regel durch folgende Symptome gekennzeichnet [24]:
- zeitliche und örtliche Orientierungsstörung,
- Störungen der Wahrnehmung (illusionäre Verkennungen oder halluzinatorische Erlebnisse),
- kognitive Störungen, insbesondere Störungen der Aufmerksamkeit und der Auffassung,
- affektive Veränderungen (insbesondere depressive Verstimmung und Angst),
- psychomotorische Symptome (ungerichtete Antriebssteigerung oder Antriebsminderung),
- evtl. Suizidalität,
- Symptome der autonomen Dysregulation.

Zu einem Durchgangssyndrom können jederzeit die verschiedenen Formen der *Bewusstseinsstörung* hinzutreten. Diese Bewusstseinsstörung ist das Leitsymptom der *stärkeren Ausprägungsgrade* akuter organischer Psychosen.

Angststörungen

■ **Definition.** Angst ist ein Phänomen, das jeder Mensch in unterschiedlichen Situationen und in unterschiedlicher Ausprägung wiederholt erlebt hat. Trotzdem ist Angst eine Erlebnisweise, die nur schwer allgemeingültig zu definieren ist. Ganz grundsätzlich kann Angst als ein unangenehm erlebtes Gefühl von Bedrohung beschrieben werden. Das Auftreten von Angst ist in der Regel sowohl ein seelisches als auch ein körperliches Phänomen. Angst kann nach verschiedenen Kriterien differenziert werden (Übersicht bei: [23, 24]).

■ **Epidemiologie.** Angststörungen gehören zu den häufigsten psychischen Störungen überhaupt. Es ist davon auszugehen, dass in der Allgemeinbevölkerung mindestens 10 % der Menschen Angst als ein behandlungsbedürftiges Symptom haben. Bei Patienten einer Intensivstation ist Angst ein fast regelhaftes Phänomen.

■ **Formen der Angst.** In der Regel tritt Angst als Reaktion auf eine belastende und angsterzeugende Situation auf. Dies gilt insbesondere bei der Behandlung auf Intensivstationen. Angst als eigenständiges klinisches Phänomen tritt in unterschiedlichen Formen auf. Grundsätzlich werden folgende Angstformen unterschieden:
- phobische Angst: umschriebene Angst vor bestimmten Situationen, Tieren oder Objekten,
- generalisierte Angst: anhaltende Angst unterschiedlicher Intensität,
- Panikattacken bzw. Panikstörungen: anfallartig auftretende Angst mit ausgeprägter körperlicher Symptomatik; nicht an bestimmte Situationen gebunden.

■ **Ätiopathogenese.** Die Ätiopathogenese von Angst ist in der Regel komplex. Aus *neurobiologischer Sicht* ist Angst mit Veränderungen im serotonergen und noradrenergen kortikalen System verbunden. Eine weitere Rolle spielt das neuro-endokrine System. Es ist empirisch gut belegt, dass auch eine genetische Disposition zur Ätiologie der Angst beiträgt.

Aus *psychodynamischer Sicht* wird die Bedeutung von nichtgelösten Konflikten, insbesondere in der frühen Kindheit, betont. Die *verhaltenstherapeutischen Theorien* stellen die Bedeutung des Lernens in der Genese von Angst in den Vordergrund. Zum Entstehen von Angst kann es im Rahmen von operantem bzw. klassischem Konditionieren kommen. Eine wichtige Rolle spielt dabei der sogenannte Angstkreis, der das Zusammenspiel von psychischen und körperlichen Faktoren bei der Entstehung von Angst beschreibt (Abb. 4-1).

■ **Symptomatik.** Die Symptomatik von Angsterkrankungen äußert sich gleichzeitig seelisch, körperlich und im Verhalten. !

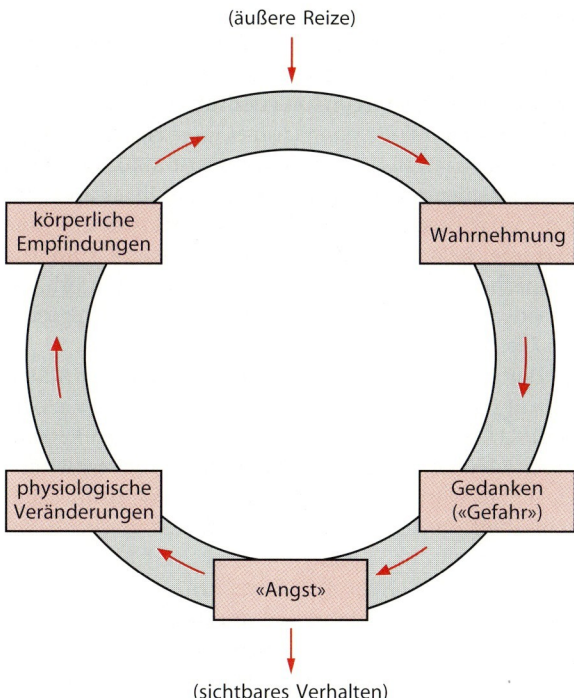

Abb. 4-1. Psychophysiologischer Angst-Teufelskreis. (Nach [17])

Beispielhaft sind in der Tabelle 4-2 die Symptome der Panikattacke aufgeführt. Bei bestimmten körperlichen Erkrankungen (z. B. koronare Herzerkrankung) kann ausgeprägte Angstsymptomatik zu einem komplikationsreicheren Verlauf beitragen [24].

■ **Differentialdiagnose.** Angst kann als eigenständiges Beschwerdebild aber auch als Symptom anderer Erkrankungen auftreten.

Differentialdiagnostisch sind als Ursache von Angstsymptomen zu erwägen [20]:
- andere psychiatrische Erkrankungen (insbesondere schizophrene Psychosen, affektive Psychosen, Zwangsstörungen, Anpassungsstörungen),

Tabelle 4-2. Symptomatik der Panikattacken

Wiederkehrende schwere Angstattacken, die sich nicht auf eine spezifische Situation oder besondere Umstände beschränken.
• Die Symptome variieren von Person zu Person, typisch ist aber der plötzliche Beginn von: – Herzklopfen,   – Brustschmerz,   – Erstickungsgefühlen,   – Schwindel,   – Entfremdungsgefühlen.
• Fast immer entsteht dann sekundär auch noch die   – Furcht zu sterben,   – Furcht vor Kontrollverlust,   – Angst, wahnsinnig zu werden.Benzodiazepintyp

- organisch bedingte psychische Störungen (delirantes Syndrom, organische Angststörung),
- substanzabhängige Störungen (Intoxikationen mit Alkohol, Halluzinogenen, Opiaten, Koffein bzw. deren Entzug),
- neurologische Erkrankungen (hirnorganische Anfallsleiden, Hirndrucksymptomatik),
- internistische Erkrankungen (Angina pectoris, Myokardinfarkt, Herzrhythmusstörungen, Hypoxie, Hyperthyreose u. a.).

Depressive Störungen

Eine depressive Symptomatik ist eine der häufigsten Störungen im psychischen Bereich. Insbesondere gilt dies für Menschen mit schweren akuten oder langfristigen chronischen körperlichen Erkrankungen. Aus psychiatrischer Sicht kann Depressivität bei diesen Patienten als *das* zentrale psychische Phänomen aufgefasst werden.

■ **Definition.** Depressive Störungen haben insgesamt eine Lebenszeitprävalenz von etwa 20 %. Dabei bedeutet der Begriff „Depression" ein sehr heterogenes Geschehen [11, 22, 24]. Depressivität kann verstanden werden als:
- alltägliches Phänomen,
- durchgehende Charaktereigenschaft einzelner Menschen,
- Ausdruck von Trauer nach einer Verlusterfahrung,
- Ausdruck einer Anpassungsproblematik bei gravierender und anhaltender Veränderung der Lebenssituation,
- Symptom einer anderen psychiatrischen Erkrankung,
- eigenständiges Krankheitsbild (insbesondere im Rahmen der früher sog. „endogenen Depression").

■ **Ätiopathogenese.** Wie die meisten anderen psychischen Symptome auch kann die Depression verschiedene Ursachen haben. Gut belegt ist eine angeborene *Vulnerabilität*, die zu einer depressiven Symptomatik prädisponiert. Aus *neurobiochemischer Sicht* kann Depression aufgefasst werden als eine Dysbalance verschiedener Neurotransmitter. Dabei spielen insbesondere die Neurotransmitter Serotonin und Noradrenalin eine wesentliche Rolle. Darüber hinaus gibt es Hinweise auf Regulationsstörungen im Bereich der Hypothalamus-Hypophysen-Nebennierenrinden- bzw. Schilddrüsen-Achse bei depressiven Patienten.

Auf der *psychologischen Ebene* spielen insbesondere negative Lebensereignisse („life events") als psychoreaktive Auslöser eine Rolle. Typische Situationen sind eine akute und evtl. lebensbedrohliche Erkrankung, Verlust von nahen Bezugspersonen, Entwurzelungen und anhaltende Konflikte. Aus *verhaltenstherapeutischer Sicht* ist der depressive Mensch durch negative Wahrnehmung der eigenen Person, der Umwelt und der Zukunft gekennzeichnet („kognitive Triade"). Diese depressionstypischen Denkmuster werden durch Stress aktiviert.

Insbesondere auf Intensivstationen ist zu beachten, dass der Verlust positiver Verstärker (z. B. reizarme Umgebung) zu einer Zunahme der depressiven Symptomatik beitragen kann.

Die psychodynamisch-psychoanalytische Denkweise betont besonders eine Störung des Selbstwertgefühls auf der Basis einer gestörten Mutter-Kind-Beziehung in der frühen Kindheit. Die Wiederholung frühkindlicher traumatisierender Erfahrungen und das Wiederaufleben der damit verbundenen negativen Gefühlsassoziationen führen demnach zum Ausbruch der Depression [20].

■ **Symptomatik.** Leitsymptome der Depression sind die depressive Verstimmung, die Hemmung von Antrieb und Denken sowie Schlafstörungen. Es ist jedoch zu betonen, dass keines dieser Symptome obligat für eine depressive Erkrankung ist. Das Ausmaß der Depressivität kann von leicht gedrückter Stimmung bis zum schwermütigen, scheinbar ausweglosen, versteinerten „Nicht-mehr-fühlen-können" („Gefühl der Gefühllosigkeit") reichen. Der Antrieb ist typischerweise gehemmt, die Kranken können sich zu nichts aufraffen, sind interesse- und initiativlos, können sich zu nichts oder nur schwer entscheiden. Häufig klagen die Patienten über Angst und quälende innere Unruhe, sie fühlen sich hilf- und hoffnungslos. Das Denken ist einerseits gehemmt, andererseits durch häufiges Grübeln geprägt. Der Depressive sieht sich selbst und die ihn umgebende Welt „grau in grau", häufig ist ein sozialer Rückzug zu beobachten.

! Es muss stets daran gedacht werden, dass hinter der Apathie und dem oft vollständigen Rückzug eines Patienten ein massives depressives Syndrom stecken kann.

Die unterschiedliche Kombination verschiedener Symptome charakterisiert verschiedene depressive Subtypen:
- *gehemmte Depression:* Reduktion von Psychomotorik und Aktivität,
- *agitierte Depression:* ängstliche Getriebenheit, Bewegungsunruhe, unproduktiv-hektisches Verhalten, Jammern,
- *somatisierte Depression:* vegetative Störungen und vielfältige funktionelle Organbeschwerden,
- *psychotische Depression:* Depression mit depressiven Wahngedanken.

Eine lebensbedrohende und vergleichsweise häufige Komplikation des depressiven Syndroms ist die *Suizidalität*. Es muss auch heute noch davon ausgegangen werden, dass sich etwa 10–15 % der Patienten mit schweren depressiven Episoden im Laufe ihrer Erkrankung das Leben nehmen. Die Beurteilung von Suizidalität gehört deshalb regelhaft zur Diagnostik depressiver Störungen.

Posttraumatische Belastungsstörungen
■ **Definition.** Als Folge massiv eingreifender Situationen oder Ereignisse kann eine posttraumatische Belastungsstörung auftreten. Dabei handelt es sich um eine verzögerte oder protrahierte Reaktion auf eine extreme Belastung. Wichtigste Symptome sind die wiederholte unausweichliche Erinnerung, emotionaler oder sozialer Rückzug sowie ein Zustand vegetativer Übererregbarkeit.

Der Begriff der posttraumatischen Belastungsstörung wurde in die Psychiatrie erst im Jahre 1980 eingeführt. Ähnliche Beschwerdebilder wurden jedoch bereits früher unter anderen Bezeichnungen klassifiziert. So wurde 1871 das „Da-Costa-Syndrom" beschrieben. In der Folgezeit fanden sich ähnliche Beschreibungen im Rahmen der „Hysterie", der sog. „traumatischen Neurose" oder des „KZ-Syndroms" bzw. des „Überlebendensyndroms".

■ **Symptomatik.** Die posttraumatische Belastungsstörung ist durch 3 Symptomenkomplexe gekennzeichnet [20]:
- wiederholtes Erleben des Traumas oder der traumatisierenden Situation in sich aufdrängenden Erinnerungen, Träumen oder Alpträumen,
- emotionaler oder sozialer Rückzug mit Teilnahmslosigkeit der Umgebung gegenüber, Verlust der Lebensfreude (Anhedonie) und ausgeprägtem Vermeidungsverhalten Situationen gegenüber, die Erinnerungen an das Trauma wachrufen können,
- Zustand vegetativer Übererregtheit mit Vigilanzsteigerung, übermäßiger Schreckhaftigkeit und Schlaflosigkeit.

Als *Folgen* einer posttraumatischen Belastungsstörung können übermäßiger Alkoholkonsum, Drogeneinnahme oder auch Suizidalität auftreten.

Von einer posttraumatischen Belastungsstörung wird dann gesprochen, wenn die Störung mindestens einen Monat anhält. Häufig ist ein verzögerter Beginn zu beobachten, bei dem dann die Symptomatik erst etwa 6 Monate nach dem Trauma zu erkennen ist.

Die posttraumatische Belastungsstörung stellt die gravierendste Form von psychischen Folgeerscheinungen eines Traumas dar. Die folgenden weiteren Reaktionen können sein:
- Die *akute Belastungsreaktion*: stunden- bis tagelang anhaltende Reaktionen auf außergewöhnliche körperliche und/oder seelische Belastungen bei einem ansonsten psychisch nicht manifest gestörten Patienten. Nach einem anfänglichen Zustand der „Betäubung" kommt es zu affektiven und vegetativen Symptomen. Die Störung ist in der Regel nach einigen Stunden abgeklungen.

- *Die Anpassungsstörungen:* Diese sind der Ausdruck eines gestörten Anpassungsprozesses nach einer einschneidenden Lebensveränderung oder nach belastenden Lebensereignissen. Es kommt zu unterschiedlichen affektiven Symptomen (z. B. Depression oder Angst) sowie zu sozialer Beeinträchtigung. Die Störung dauert meist nicht länger als 6 Monate.

Entzugssyndrome

■ **Epidemiologie.** Die Möglichkeit der Abhängigkeit von bestimmten Substanzen oder von Verhaltensweisen ist ein allgemeines menschliches Phänomen. Fast jeder Stoff und fast jedes Verhalten kann zur Abhängigkeit führen. Die häufigste Form ist die Abhängigkeit von Alkohol. Es wird davon ausgegangen, dass etwa 5 % der Bevölkerung von Alkoholabhängigkeit betroffen oder zumindestens bedroht sind. Der Anteil der Medikamentenabhängigen beträgt etwa 1 %, die Zahl der Drogenabhängigen etwa 0,2 %. Eindeutige epidemiologische Zahlen für nicht stoffgebundene Abhängigkeiten existieren zur Zeit nicht.

■ **Symptomatik.** Die Grenze zwischen dem Missbrauch einer Substanz und der Abhängigkeit (Sucht) ist oft nicht eindeutig zu ziehen. Die wesentlichen Kriterien für Abhängigkeit sind das Vorhandensein von:
- *psychischer Abhängigkeit* (unstillbares Verlangen nach einem Stoff oder einer Situation) und
- *physischer Abhängigkeit* (Toleranzentwicklung und Entzugssymptomatik).

Entzugssymptomatik im Rahmen der Abhängigkeit von Alkohol, Drogen und Medikamenten ist ein häufiges Phänomen. Der Umgang mit diesen Störungen ist auf Intensivstationen oft dadurch kompliziert, dass eine vorbestehende Abhängigkeitsproblematik dem behandelnden Personal nicht bekannt ist. Dies liegt zum einen daran, dass bei Unfällen oder schweren akuten Erkrankungen vom Patienten selbst keine zuverlässigen Angaben zu erhalten sind, zum anderen aber auch daran, dass es den Patienten bzw. den Angehörigen oft sehr peinlich ist, von dieser Abhängigkeit zu berichten. Die schon grundsätzlich schwierig zu therapierende Entzugssymptomatik wird auf Intensivstationen durch die bestehende körperliche Erkrankung oft noch verschärft. Ein weiteres Problem stellt die Abhängigkeit von unterschiedlichen Substanzen (*Polytoxikomanie*) dar.

Bei etwa der Hälfte der Alkoholkranken, bei denen der Alkoholentzug plötzlich erfolgt, ist mit dem Auftreten eines Alkoholentzugssyndroms zu rechnen, bei etwa 10 % entwickelt sich ein voll ausgebildetes typisches *Alkoholentzugsdelir* [12].

Typische Symptome sind in der folgenden Übersicht dargestellt.

Typische Symptome des (leichteren) Alkoholentzugssyndroms

- Tremor der Hände und der Augenlider
- Magen-Darm-Störungen: insbesondere Brechreiz, Inappetenz und Durchfälle
- Kreislaufstörungen: Tachykardie, orthostatische Hypotonie
- Vegetative Dysregulation: Schwitzen, Schlafstörung
- Neurologische Störungen: Ataxie, Dysarthrie, evtl. Grand-mal-Anfälle
- Psychische Störungen: ängstlich-depressive Verstimmung, Schreckhaftigkeit, Unruhe, Konzentrations- und Gedächtnisstörungen

---

Ein Alkoholentzugsdelir entwickelt sich typischerweise *innerhalb der ersten 3 Tage* nach Beendigung des Alkoholkonsums. Es ist gekennzeichnet durch
- Bewusstseinstrübung,
- globale Wahrnehmungsstörungen,
- halluzinatorische Erlebnisse (optisch, taktil oder akustisch),
- psychomotorische Störungen,
- Störungen des Schlaf-Wach-Rhythmus,
- vegetative Regulationsstörungen, insbesondere Tachykardie und Hypertonie.

Spezielle Symptome von Entzugssyndromen bei anderen Suchtstoffen sind in Tabelle 4-3 aufgeführt.

Tabelle 4-3. Symptomatik der Entzugssyndrome bei verschiedenen Substanzen

Substanz	Leitsymptome
Morphin-/Opiattyp	• „Opiathunger", Unruhe, dysphorische Verstimmung, Angst, Gähnen, Schwitzen, Muskelschmerzen, Hypertonie • Beginn 4–12 h nach letzter Einnahme
Barbiturat- und Benzodiazepintyp	• Unruhe, Schwitzen, Tremor • Gliederschmerzen • Verstimmungszustand • evtl. Psychosen
Kokaintyp	• Kein typisches Entzugssyndrom • evtl. schwere Depression mit Suizidgefahr
Cannabis	• Kein typisches Entzugssyndrom
Amphetamintyp	• Extreme Müdigkeit oder Schlaflosigkeit/Unruhe • Schmerzen • Heißhunger • Erschöpfungsdepression mit Suizidalität

4.1.3 Therapeutische Ansätze

Präventive Maßnahmen bei Gestaltung und Organisation der Intensivstation

Günstig ist es, auch Patienten auf einer Intensivstation ein Fenster mit Aussicht oder zumindest Tageslicht zu bieten. Die Wahrnehmung der Jahres- und Tageszeit erleichtert das Wiederfinden der Orientierung, wenn der Patient das Bewusstsein zurückerlangt. Ist dies nicht möglich, sollte zumindest bei der Intensität der künstlichen Beleuchtung ein klarer *Tag-Nacht-Rhythmus* durchgehalten werden. Zusätzlich sollte der Patient die Möglichkeit haben, auf eine Uhr und einen Kalender zu schauen. Die Uhr muss so angebracht sein, dass sie auch für flach liegende Patienten sichtbar ist und groß genug, um auch für sehbehinderte Patienten erkennbar zu sein. Günstig ist es, wenn Telefonanschluss und Fernsehen für bewusstseinsklare Patienten zur Verfügung stehen.

Langeweile stellt einen häufig unterschätzten Auslösefaktor für Depressionen dar. Das Angebot sinnvoller Beschäftigung und Ablenkung ist jedoch nicht nur gegen depressive Störungen präventiv wirksam, sondern hilft auch Patienten nach einem Durchgangssyndrom, in die Realität zurückzufinden. Hierfür eignen sich:

- Fernsehen,
- Zeitungen und Zeitschriften,
- Radio über Kopfhörer,
- CDs oder Kassetten mit Musik, die der Patient auswählen kann.

Bei noch nicht kommunikationsfähigem Patienten kann es sinnvoll sein, Angehörige nach dessen Musikgeschmack zu befragen, um dann einen entsprechenden Therapieversuch zu unternehmen. Da die Mehrzahl der Patienten nicht von sich aus nach diesen Möglichkeiten fragen wird, ist es sinnvoll, diese wiederholt anzubieten. Dies entspricht dem Vorgehen in der kognitiven Therapie der Depression, wo die Patienten dazu aufgefordert werden, positive Aktivitäten zunächst sozusagen als Training wieder aufzunehmen, auch wenn der eigene Antrieb hierfür noch gering ist.

Wenn die Behandlungseinheiten auf der Station zu groß sind, nimmt die Störung durch Behandlungsmaßnahmen oder Kontrollen bei Mitpatienten proportional zu, deshalb sollte auf eine räumliche Unterteilung der Station geachtet werden.

Patientenführung und Kommunikation

Die Bedeutung einer tragfähigen *therapeutischen Beziehung* für die Prophylaxe psychischer Störungen kann gar nicht hoch genug eingeschätzt werden. Grundlage hierfür ist, dass auch der Patient auf der Intensivstation mit allen relevanten *Informationen* versorgt wird, sobald er von der Bewusstseinslage zu deren Aufnahme fähig ist. Weiterhin sollte möglichst frühzeitig der Versuch unternommen werden, Behandlungsmaßnahmen mit dem Patienten abzusprechen und sein Einverständnis einzuholen. Behandlungsmaßnahmen, deren Notwendigkeit der Patient einsieht, weil er zuvor hierüber informiert wurde, werden in der Regel besser toleriert. Das Gefühl, in die Behandlungsplanung miteinbezogen zu werden, verringert für den Patienten das Gefühl, hilflos ausgeliefert zu sein.

■ **Einschätzung der Bewusstseinlage.** Häufig wird die *Bewusstseinslage* des Patienten falsch eingeschätzt, so dass er als Kommunikationspartner nicht in Betracht gezogen wird. Dies kann dazu führen, dass unangenehme oder gar schmerzhafte Behandlungsmaßnahmen nicht angekündigt werden, was den Patienten unnötig erschreckt. Ebenso unangebracht ist es, wenn in seiner Anwesenheit über ihn gesprochen wird und den Patienten ängstigende Gesprächsinhalte in sein Bewusstsein dringen.

Im Zweifelsfall sollte immer davon ausgegangen werden, dass der Patient bei Bewusstsein ist. **!**

Dies bedeutet auch, dass jeder erwachsene Patient mit seinem Nachnamen und mit „Sie" angesprochen wird. Ein höflicher und respektvoller Umgang auch mit bewusstlosen Patienten ist für die Psychohygiene des Stationsteams selbst von großer Bedeutung.

■ **Kommunikation mit dem Patienten.** Die Kommunikation zwischen Stationsteam und Patient wird durch den unterschiedlichen Erfahrungshorizont erschwert. Viele Handlungsabläufe, Geräusche etc. stellen für das Stationspersonal vertraute Routine dar, so dass es müßig erscheint, darauf jedesmal hinzuweisen. Für den Patienten sind diese Phänomene jedoch unvertraut und teilweise bedrohlich, so dass eine Erklärung für ihn angstlösend wirkt. Da die Bewusstseinslage der Patienten nicht konstant ist, müssen häufig die gleichen Sachverhalte immer wieder erklärt werden, zumal man sich nicht darauf verlassen kann, dass der Patient bereits wieder über eine normale Merkfähigkeit verfügt. *Erklärungen* sollten vom subjektiven Erleben des Patienten ausgehen und mögliche unangenehme Wahrnehmungen vorwegnehmen und erklären. Nach Möglichkeit sollte auch der Sinn der Behandlungsmaßnahmen verdeutlicht werden.

BEISPIEL

„Ich werde Sie gleich absaugen, um Sie von Schleim zu befreien, der sich in Ihren Luftwegen angesammelt hat. Hinterher bekommen Sie wieder besser Luft, und es schützt Sie vor einer Lungenentzündung. Ich werde Sie hierfür kurz vom Beatmungsgerät abnehmen, dies ist jedoch nicht gefährlich. Durch die Spülflüssigkeit und die Sonde werden Sie einen starken Hustenreiz verspüren, dies kann zwar unangenehm sein, hilft aber ebenfalls, Ihre Luftwege wieder zu reinigen. Das Ganze dauert höchstens eine halbe Minute, wenn Sie nicht mehr können, geben Sie mir aber ein Handzeichen."

Kommunikation erfordert für den Patienten erkennbare Ansprechpartner. Deshalb sollten alle Mitarbeiter der Intensivstation Namensschilder tragen, die auch für sehbehinderte Patienten erkennbar sind. Die Visite kann für den Patienten bedrohlich und frustrierend sein, wenn er erleben muss, wie die behandelnden Ärzte vorbeiziehen, ohne dass er Gelegenheit hatte, Fragen zu stellen. Häufig kommt es auch zu Fehlinterpretationen durch mitgehörte Gesprächsfetzen am eigenen oder am Nachbarbett. Aus diesem Grund kann es sinnvoll sein, die Visite aufzuteilen. Eine große Visite am Morgen dient dann dazu, sich einen Überblick über die Situation der Patienten zu verschaffen und den weiteren Behandlungsplan für den kommenden Tag festzulegen. Hierbei sollte möglichst viel vor der Zimmertür geklärt werden, um die Patienten nicht durch lange Diskussionen am Bett zu verunsichern. Zu einem späteren Zeitpunkt wird dann eine Visite durchgeführt, die der Kommunikation mit den Patienten dient. Hier braucht nicht das gesamte Stationspersonal beteiligt zu sein, was Zeit sparen hilft. Der behandelnde Arzt sollte sich hierbei an das Bett des Patienten setzen, ihn klar mit Namen ansprechen und Blickkontakt suchen.

In der Visitensituation ist es sinnvoll, dem Patienten im Zweifelsfall nochmals eine kurze Orientierungshilfe zu geben, da die Bewusstseinslage schnell wechseln kann und eine kurzfristig wiedergewonnene Orientierung häufig wieder verloren geht.

BEISPIEL

„Guten Tag Herr Müller, ich bin Dr. Meier und betreue Sie hier auf der Intensivstation der Dresdner Uniklinik. Vielleicht erinnern Sie sich noch von gestern an mich. Sie hatten vorgestern einen Herzinfarkt und sind vom Notarzt hierher gebracht worden. Es geht Ihnen schon wieder besser und nachher kommt Ihre Frau, um Sie zu besuchen."

Wichtig ist, hierbei Blickkontakt zu suchen. Gerade die nonverbale Reaktion des Patienten kann wichtigen Aufschluss über seine Gemüts- und Bewusstseinslage geben.

Desorientierte Patienten spüren häufig, „dass sie die Situation nicht voll erfassen" und versuchen, mit freundlichem Nicken oder Höflichkeitsfloskeln darüber hinwegzutäuschen. Bei einer eilig vorüberziehenden Visite können hierdurch Orientierungsstörungen der Patienten unterschätzt werden oder unbemerkt bleiben.

■ **Kommunikation mit intubierten Patienten.** Intubierte Patienten leiden, sobald sie das Bewusstsein wiedererlangen, unter ihrer Sprachlosigkeit. Wenn irgend möglich, sollten die Patienten (z. B. bei der präoperativen Aufklärung) darauf hingewiesen werden, dass die Möglichkeit besteht, in intubiertem Zustand aufzuwachen und deshalb sprechunfähig zu sein. Wenn der Patient sich hieran erinnert, ist er von der Angst befreit, „plötzlich die Sprache verloren zu haben", z. B. durch einen Schlaganfall. Der aufwachende Patient sollte immer wieder auf den vorübergehenden Zustand der Intubation hingewiesen werden, um ihm Unruhe zu nehmen. Für die erste Zeit sollte er auf Kommunikationsmittel wie Nicken, Kopfschütteln und Handzeichen hingewiesen werden. Stabilisiert sich der Zustand des Patienten, so ist häufig die schriftliche Kommunikation möglich. Die hierfür nötigen Hilfsmittel sollten bereitgehalten werden:

- Klemmbrett mit Filzstiften unterschiedlicher Schriftdicke,
- Buchstabentafel, mit deren Hilfe der Patient durch Zeigen auf einzelne Buchstaben Wörter zusammensetzen kann,
- ein Blatt mit vorformulierten Fragen oder Aussagen, auf die der Patient zeigen kann,
- Brillenträger und Schwerhörige sollten ihre gewohnten Hilfsmittel möglichst bald zurückerhalten.

Manchmal gelingt es trotz aller Mühen von Seiten des Patienten und seiner Betreuer nicht, sich verständlich zu machen, insbesondere wenn die schriftliche Kommunikation noch nicht möglich ist (zittriges Schriftbild). Sollte der Patient sich über sein Unverstandensein sehr erregen, kann es sinnvoll sein, kurzfristig den Kontakt abzubrechen, um eine Eskalation mit ungünstiger Veränderung von Kreislauf- und Ventilationsparametern zu vermeiden. Dies kann mit dem Hinweis auf eine spätere neue Kommunikationsmöglichkeit geschehen.

BEISPIEL

„Leider verstehe ich im Moment nicht, was Sie meinen. Wir können es aber nachher noch einmal versuchen, wenn Ihre Frau da ist, vielleicht fällt es ihr leichter, uns zu erklären, was Sie meinen."

■ **Angehörige als Unterstützung.** Bei Patienten, die längere Zeit auf der Intensivstation bleiben müssen, und bei desorientierten Patienten können Angehörige eine wertvolle Unterstützung sein (s. nächster Abschnitt). Bei „Langliegern" bringt der regelmäßige Besuch von Angehörigen Abwechslung in den monotonen Tagesrhythmus. Da das Personal zu ausführlicher Kommunikation mit intubierten Patienten selten ausreichend Zeit hat, können die Angehörigen hier als Gesprächspartner des Patienten hilfreich sein. Gleichzeitig ist der regelmäßige

Besuch für den Patienten ein Signal, dass er noch nicht vergessen ist und dass es sich lohnt, weiter zu kämpfen. Bei *desorientierten Patienten* kann die regelmäßige und längerfristige Anwesenheit einer vertrauten Person helfen, die Orientierung wiederzugewinnen.

Wenn die Anwesenheit eines Angehörigen vom Stationsteam als Belastung erlebt wird, besteht die Möglichkeit, ein Gespräch mit einer unbeteiligten Person (z. B. psychotherapeutischer Konsilarzt) anzubieten, die helfen kann, Missverständnisse aufzuklären und zu vermitteln. Auf diese Weise können auch „schwierige" Angehörige als Bündnispartner gewonnen werden.

4.1.4 Psychotherapie

Obwohl die Häufigkeit psychischer Probleme bei Intensivpatienten offensichtlich ist, stellt eine enge Zusammenarbeit zwischen Psychotherapeuten und Intensivmedizinern derzeit noch mehr die Ausnahme als die Regel dar. Hierbei spielen der unterschiedliche Arbeitskontext und häufig auch wechselseitige Vorurteile bei Intensivmedizinern und Psychotherapeuten eine Rolle. Auf einer Intensivstation muss der Psychotherapeut auf seine gewohnten Arbeitsbedingungen weitgehend verzichten: Einen ruhigen, störungsfreien Raum in dem er mit dem Patienten allein ist, ausreichend Zeit (in der Regel 50 min pro Gespräch) sowie ein Gegenüber, das in Kommunikationsfähigkeit und Bewusstsein nicht eingeschränkt ist. Die psychoanalytische Theorie bot lange Zeit kein praktikables Konzept für die Arbeit auf einer Intensivstation. Inzwischen stehen jedoch mit der kognitiven Verhaltenstherapie, der lösungsorientierten, systemischen Kurzzeittherapie [18] und neueren Ansätzen der tiefenpsychologisch fundierten Therapie Konzepte zur Verfügung, die erfolgversprechend in der Intensivmedizin eingesetzt werden können. Dabei ist es erforderlich, Behandlungstechniken entsprechend der Problemsituation und der Kommunikationsfähigkeit des Patienten zu kombinieren [7]. Einige Behandlungsschwerpunkte sollen im Folgenden dargestellt werden.

Entspannungsverfahren

Entspannungsverfahren sind indiziert bei Patienten, die während des Aufenthalts auf der Intensivstation unter ängstlicher Anspannung leiden oder die sich bei diagnostischen und therapeutischen Maßnahmen so verkrampfen, dass sie diese als besonders belastend oder schmerzhaft erleben. Entspannungsverfahren haben gegenüber einer medikamentösen Sedierung den Vorteil, weder auf Kreislauf noch auf Atemantrieb ungünstig zu wirken. Wenn man dem Patienten den Zusammenhang (Teufelskreis) zwischen Angst, Anspannung und vermehrten Schmerzen verdeutlicht, ist er in der Regel zum Einsatz eines Entspannungsverfahrens zu motivieren. Sofern er bereits zuvor ein Entspannungsverfahren erlernt und praktiziert hat, sollte er ermuntert werden, dies in den oben genannten Belastungssituationen wieder einzusetzen.

■ **Progressive Muskelrelaxation nach Jacobson.** Muss ein Entspannungsverfahren neu erlernt werden, so eignet sich hierzu v. a. die progressive Muskelrelaxation nach Jacobson. Dieses Verfahren ist auch in schwierigen Situationen einfach zu lernen und kann bereits nach 2 oder 3 Instruktionen vom Patienten eigenständig angewendet werden. Sollte sich der Patient hiermit schwertun, so kann als Unterstützung eine Entspannungskassette über Kopfhörer angeboten werden.

■ **Imaginationsverfahren.** Auch dieses Verfahren ist für den Einsatz auf der Intensivstation gut geeignet. Hierbei wird der Patient vom Therapeuten zunächst in einen entspannten Zustand gebracht, anschließend wird er dazu aufgefordert, sich „wie im Tagtraum" ein Bild oder eine Szene vorzustellen, die für ihn mit Entspannung verbunden ist (z. B. Liegen am Strand oder im Liegestuhl im heimischen Garten). Nach 2–3 Übungsdurchgängen unter Anleitung wird der Patient dazu ermuntert, selbständig, auch ohne Anwesenheit des Therapeuten, zu üben. Einige Patienten, die lange auf einer Intensivstation bleiben müssen, nutzen diese Übung gerne, um die Station „wenigstens in Gedanken" verlassen zu können.

■ **Durchführung durch das Stationsteam.** Entspannungsübungen müssen nicht zwingend von einem Fachpsychotherapeuten ausgeführt werden. Nach entsprechender Ausbildung können diese auch durch ein Mitglied des Pflegepersonals oder von Physiotherapeuten durchgeführt werden, sofern eine entsprechende Fachsupervision gegeben ist. Auf diese Weise können Verfügbarkeit und Praktikabilität von Entspannungsverfahren auf der Intensivstation wesentlich erhöht werden.

Therapeutische Strategien bei Angststörungen

Angst ist nach der Einlieferung auf eine Intensivstation zunächst als angemessene psychische Reaktion zu betrachten. Studien von Davis-Osterkamp konnten zeigen, dass sowohl extrem ängstliche Anspannungen als auch völlige Angstverleugnung mit einem ungünstigen postoperativen Verlauf einhergingen, während Patienten, die ein mittleres Angstniveau aufwiesen, sich am besten erholten. Ziel der therapeutischen Begleitung sollte es deshalb nicht sein, dem Patienten die Angst auszureden, sondern diese soweit zu mildern, dass sie nicht mehr dysfunktional ist.

■ **Sicherheitssignale.** Häufig erlebt der Betroffene es schon als große Erleichterung, wenn er seine Ängste aussprechen und mitteilen kann und sich damit angenommen fühlt. Eine zu schnelle Beruhigung kann dazu

führen, dass der Patient sich nicht ernst genommen fühlt und schweigt. Günstiger ist es, mit ihm, nachdem er ermuntert wurde, alle seine Befürchtungen auszusprechen, nach *Sicherheitssignalen* zu suchen. Solche Sicherheitssignale können sein:
- Überwachungsgeräte und das jederzeit einsatzbereite, fachkundige Personal,
- Erinnerung an bereits zuvor erfolgreich bewältigte Krisensituationen,
- Wahrnehmung bisher erzielter Fortschritte, z. B. bei der Mobilisation, der Bewusstseinslage oder beim subjektiven Empfinden,
- Rückmeldung verbesserter Laborwerte oder Kreislaufparameter.

Hierbei ist es wirkungsvoller, diese Sicherheitssignale vom Patienten selber wahrnehmen und bewerten zu lassen, als dies für ihn zu tun. Diese Techniken sind in der kognitiven Verhaltenstherapie als *geleitetes Entdecken* oder *sokratischer Dialog* bekannt.

Beispiel

Wenn sich der Gesundheitszustand eines Patienten langsam verbessert, er aber nach wie vor ängstlich angespannt und pessimistisch wirkt, ist es günstiger zu fragen: „Wie hat sich Ihr Befinden seit gestern/letzter Woche verändert? Wie bewerten Sie dies?" als zu sagen: „Heute geht es Ihnen schon viel besser! Sehen Sie, es wird alles wieder gut!". Wenn der Patient selbst die Besserung seines Gesundheitszustands benennen kann, so sollte man dies verstärken („Ja, das habe ich auch gleich gedacht, als ich zur Tür hereinkam und Sie sah"). Sollte der Patient die positive Veränderung nicht wahrgenommen haben, so kann man weiter nachfragen „Hätten Sie in der letzten Woche schon so deutlich sprechen/aufrecht im Bett sitzen/aufstehen/… können?". Anmerkung: Diese Empfehlungen gelten nur für Patienten mit dysfunktional erhöhter Angst, die längere Zeit auf der Intensivstation liegen. Ansonsten ist die direkte Rückmeldung von Fortschritten sinnvoll und für den Patienten günstig.

Sonderfall: Abtrainieren von der Beatmung

Wenn ein langzeitbeatmeter Patient abtrainiert werden soll, kann es zu Angstzuständen und Panikanfällen kommen, die den weiteren Verlauf erheblich komplizieren. Das Spüren des erhöhten Widerstands beim Atmen durch die „feuchte Nase" oder auch einfach nur das Bewusstsein, plötzlich von dem Beatmungsgerät, das über so lange Zeit das Überleben sichergestellt hat, getrennt zu sein, können Erstickungsängste auslösen. Wie bei einem klassischen Panikanfall löst diese Angst dann wiederum eine physiologische Reaktion aus, die mit erhöhter Muskelspannung und häufig mit Hyperventilation einhergeht. In der Anfangsphase des Panikanfalls klagt der Patient über intensive Luftnot, während die Blutgaswerte noch günstig sind. Die Hyperventilation führt dann jedoch dazu, dass der Patient sich vorzeitig erschöpft, so dass er tatsächlich wieder beatmungspflichtig wird. Das Wiederanschließen an das Beatmungsgerät verstärkt dann das Gefühl der vollständigen Abhängigkeit.

Ziel des therapeutischen Vorgehens ist es zuerst, dem Patienten diesen Teufelskreis aufzeigen und ihm zu verdeutlichen, dass seine Erfolgschancen steigen, wenn es ihm gelingt, weiterhin ruhig und gleichmäßig zu atmen. Hilfreich ist auch eine Aufklärung darüber, dass das Abtrainieren von der Beatmung den einzigen Weg darstellt, die Intensivstation wieder gesund zu verlassen, und dass leider keine andere Möglichkeit als die des zeitweise unangenehmen Trainings besteht.

Beispiel aus der Alltagswelt des Patienten

„Wenn jemand nach einem komplizierten Beinbruch wieder laufen lernen muss, so tut dies häufig auch am Anfang weh und ist sehr anstrengend".

Günstig ist es, mit dem Patienten besondere Sicherheitssignale zu suchen, die seine Angst zu ersticken mildern können.

Beispiel

„Diese rote Lampe, die an Ihrem Finger klemmt, misst ununterbrochen den Sauerstoffgehalt in Ihrem Blut. Es lässt sich beim Abtrainieren leider nicht vermeiden, dass Sie das Gefühl haben, keine Luft zu bekommen. Sollten Sie jedoch wirklich Gefahr laufen, zu ersticken, so gibt das Gerät automatisch Alarm. Dann schließen wir Sie natürlich sofort wieder an die Beatmung an."

Um dem Patienten ein Gefühl der Kontrolle zu geben, kann man mit ihm bestimmte Zeitintervalle vereinbaren, während derer er vom Beatmungsgerät abgekoppelt ist. Für den Patienten ist es hilfreich, sich während der Trainingszeiten ablenken zu können, z. B. durch Besuch, Fernsehen oder Radio.

Mit dem Patienten sollte ein fester Zeitplan zum Abtrainieren abgesprochen werden, wobei die Intervalle ohne Beatmungsgerät zunehmend länger werden sollten. Die Länge der Intervalle sollte so gewählt werden, dass der Patient sie in der Regel bewältigt und somit möglichst häufig Erfolgserlebnisse hat. Die Verlängerung der Intervalle selbständigen Atmens kann ebenfalls als Erfolg zurückgemeldet werden. Ein fest vereinbarter Zeitraum bietet dem Patienten die Sicherheit, nicht überfordert zu werden und er hat ein Ziel, auf das er hinarbeiten kann. Wichtig ist, darauf zu achten, dass der Zeitplan auch bei Schichtwechseln des Pflegepersonals eingehalten wird.

Therapeutische Strategien bei Trauer und Depression

Trauer und Depressivität sind bei Patienten auf einer Intensivstation ebenfalls nicht primär als pathologische Reaktion zu sehen, sondern als angemessene Antwort auf ein traumatisches Ereignis [14]. Auch hier kann es hilfreich sein, den Patienten zu ermutigen, seine Gefühle auszusprechen. Wenn ein Patient weint, so stellt dies häufig eine erhebliche Belastung für das Stationspersonal und auch für die Angehörigen dar, während der Patient selbst dies als Entlastung erleben kann.

Stärkere depressive Reaktionen sind an folgenden Verhaltensmustern zu erkennen:
- Der Patient äußert immer wieder seine Hoffnungslosigkeit und seine Erwartung, dass die Behandlung keinen Erfolg bringen wird,
- der Patient verweigert aktive Maßnahmen wie Mobilisation und Physiotherapie oder auch die Einnahme von Medikamenten mit der Begründung, dies sei sowieso sinnlos,
- im Extremfall verweigert der Patient jegliche Kontaktaufnahme und liegt nahezu regungslos im Bett.

In diesen Fällen sollte ein Arzt für psychotherapeutische Medizin oder für Psychiatrie und Psychotherapie hinzugezogen werden. Erstes Behandlungsziel muss es sein, den Patienten wieder für die Kontaktaufnahme zu motivieren und eine tragfähige Beziehung aufzubauen. Hierbei ist es günstiger, dem Patienten zunächst zu bestätigen, dass er sich in einer schwer zu bewältigenden Situation befindet, in der negative Gefühle durchaus angemessen sind, als zu versuchen, die Situation „schönzureden".

Der Erfolg des therapeutischen Vorgehens ist auch davon abhängig, dass der Therapeut als ehrlich und authentisch erlebt wird. Ein kognitiv-lösungsorientiertes Vorgehen hat somit seine Grenzen, wenn tatsächlich keine Aussicht auf Heilung besteht. In diesem Fall kann der therapeutische Auftrag nur darin bestehen, den Patienten, seine Angehörigen und auch das Stationsteam bei der anstehenden Trauerarbeit zu unterstützen. Hier können auch medizinethische Fragen schnell zum Thema werden. Wie soll man weiter vorgehen, wenn ein Patient sich nicht für das Kämpfen, sondern für das Aufgeben entscheidet? Wie diese Frage im jeweiligen Kontext zu beantworten ist, überschreitet den Rahmen der Psychotherapie. Hier ist eine gemeinsame Entscheidung von Patient, Angehörigen und Behandlungsteam erforderlich.

Belastungsreaktionen

■ **Postraumatische Belastungsstörung.** Diese tritt erst nach einiger Latenzzeit auf, wenn der Patient bereits die Intensivstation verlassen hat. Hier ist es v. a. Aufgabe der nachbehandelnden Kollegen, Symptome zu erkennen und ggf. eine psychotherapeutische Behandlung einzuleiten [16]. Eine psychotherapeutische Begleitung schon auf der Intensivstation ist jedoch sinnvoll, wenn ein Patient sich nach dem Aufwachen aus der Sedierung mit dauerhaften Folgen einer Verletzung oder Krankheit auseinandersetzen muss (z. B. Entstellung und dauerhafte Behinderung nach Verbrennung, Amputation nach Verkehrsunfall). Therapeutische Begleitung benötigt hier nicht nur der Patient selbst, sondern häufig auch das familiäre Umfeld [9].

■ **Akute Belastungsreaktionen.** Diese können auch während des Aufenthalts auf der Intensivstation auftreten. Der Patient erscheint dann entweder als ängstlich angespannt und schreckhaft oder auch als völlig apathisch und in sich gekehrt. Therapieziel ist es, zunächst die vom Patienten erlebte Quelle der Bedrohung zu erkennen und dann Sicherheitssignale zu erarbeiten sowie ein Gefühl von Selbstkontrolle zurückzugewinnen. Entspannungsübungen können hier besonders hilfreich sein.

4.1.5 Psychosomatisch-psychotherapeutischer Konsil- und Liaisondienst

Nur in Ausnahmefällen wird eine Intensivstation über eigene Psychotherapeuten verfügen. In der Regel wird die Versorgung deshalb über einen Konsil- und Liaisondienst zu organisieren sein.

Unter *Konsildienst* versteht man die direkte Betreuung der Patienten durch den hinzugezogenen Psychotherapeuten, unter *Liaisondienst* die Beratung und Weiterbildung des Ärzte- und Pflegeteams der Intensivstation bei der Betreuung problematischer Patienten, z. B. bei gemeinsamen Visiten und Fallbesprechungen.

Sollte das eigene Krankenhaus nicht über eine psychosomatisch-psychotherapeutische Abteilung oder eine psychiatrische Fachabteilung mit psychotherapeutisch weitergebildeten Kollegen verfügen, so müssen externe Kooperationspartner gesucht werden. Hier bieten sich sowohl benachbarte psychosomatisch-psychotherapeutische Fachkliniken als auch niedergelassene Kolleginnen und Kollegen an. Die Intensivstation sollte möglichst über längere Zeit von dem gleichen psychotherapeutischen Konsiliarius betreut werden, der die Besonderheiten der Station und der auf ihr betreuten Patienten kennt und dem Stationspersonal als Ansprechpartner vertraut ist.

Ein kombinierter Konsil- und Liaisondienst hat sich gegenüber einem reinen Konsildienst als effektiver erwiesen. Nicht jeder Patient braucht fachpsychotherapeutische Behandlung. Wenn im Rahmen des Liaisondienstes die Mitarbeiter der Intensivstation entsprechend geschult werden, können sie Aufgaben der „psychosomatischen Grundversorgung" selbst übernehmen. Der im Rahmen eines Liaisondienstes stattfindende regelmäßige Austausch führt weiterhin dazu, dass psychosoziale Probleme zunehmend Beachtung im Stationsalltag finden, was einen präventiven Effekt für das Auftreten psychischer Störungen bei Patienten haben kann. Eine verbesserte Kommunikation zwischen Stationspersonal und Patient macht dann häufig einen Konsilbesuch des Fachtherapeuten überflüssig. Sowohl im Kontakt mit Patienten als auch mit Angehörigen kann es hilfreich sein, dass der konsiliarisch hinzugezogene Psychotherapeut „von außen" kommt und nicht Teil des Stationsteams ist. Wenn dies bereits bei der Vorstellung deutlich ausgesprochen wird, fällt es dem Patienten und den Angehörigen leichter, auch negative Gefühle wie Angst und Ärger zu äußern, ohne befürchten zu müssen, das Stationsteam zu kränken oder zu verärgern. In Konfliktsituationen oder bei ausgeprägtem Mißtrauen kann der von außen kommende Konsiliarius als neutrale Informationsquelle und als Vermittler wahrgenommen werden.

4.1.6 Psychopharmaka

Die medikamentöse Therapie psychischer Störungen hat in den letzten 10 Jahren große Fortschritte gemacht. Bei den meisten psychischen Störungen lässt sich heute eine gezielte und meist nebenwirkungsarme Psychopharmakotherapie verwirklichen. Grundlage dieser Entwicklung sind die zunehmend genaueren Kenntnisse der biochemischen Vorgänge im Zentralnervensystem, die den wichtigsten psychischen Störungen zugrunde liegen.

Die wesentlichen biochemischen Prozesse im ZNS spielen sich im synaptischen Spalt ab, wo eine Vielzahl verschiedener Neurotransmitter nach Freisetzung aus dem präsynaptischen Neuron mit Rezeptoren des postsynaptischen Neurons interagiert. Durch verschiedene Mechanismen der Transduktion wird das aufgenommene Signal an das rezeptive Neuron weitergegeben. Das neurobiologische Korrelat der meisten psychischen Störungen besteht in einem Ungleichgewicht zwischen verschiedenen Transmittersystemen. Die dabei wichtigsten Neurotransmitter sind Serotonin, Dopamin, Noradrenalin, Azetylcholin und γ-Aminobuttersäure (GABA) [2, 12].

Antidepressiva

Antidepressiva sind Medikamente, die gezielt gegen depressive Symptome wirken. Sie weisen z. T. sehr unterschiedliche Wirkprofile und Nebenwirkungen auf. Allen gemeinsam ist die stimmungsaufhellende und antriebsnormalisierende Wirkung, mit der auch ein Abklingen der körperlichen Depressionssymptome einhergeht. Antidepressiva haben beim Gesunden keinen Einfluss auf die Stimmung.

Die verschiedenen Antidepressivasubstanzgruppen sind in der folgenden Übersicht aufgeführt:

> **Antidepressiva**
> - Trizyklische (klassische) Antidepressiva (z. B. Amitriptylin, Imipramin)
> - Nicht trizyklische (tetrazyklische und chemisch neuartige) Antidepressiva (z. B. Maprotilin, Trazodon)
> - Serotoninselektive Antidepressiva: sie hemmen die Wiederaufnahme von Serotonin (z. B. Paroxetin, Fluoxetin)
> - „Duale" Antidepressiva mit selektiven Wirkungen im serotonergen und im noradrenergen System (z. B. Mirtazapin, Venlafaxin)
> - Monoaminooxidasehemmer (z. B. Tranylcypromin, Moclobemid)
> - Noradrenalinselektive Antidepressiva (z. B. Reboxetin)

■ **Wirksamkeit und Nebenwirkungsspektrum.** Bei allen antidepressiven Substanzen ist mit dem Eintreten der antidepressiven Wirkung erst nach 1–2 Wochen zu rechnen. Ein Abhängigkeitspotential besteht bei diesen Substanzen nicht.

Trizyklische Antidepressiva zeichnen sich durch eine zuverlässige Wirksamkeit aus. Ihr Nebenwirkungsspektrum ist gekennzeichnet durch vorwiegend anticholinerge Wirkungen, die sich insbesondere auf Herz-Kreislauf-Funktion und kognitive Fähigkeiten ungünstig auswirken können. Die selektiven serotonergen und noradrenergen Substanzen sind praktisch frei von vegetativen Nebenwirkungen, können aber anfänglich zu Unruhe, Schlafstörungen und Übelkeit führen [2, 20].

Neuroleptika

Unter dem Begriff „Neuroleptika" werden Psychopharmaka zusammengefasst, die sich durch eine charakteristische Wirkung auf die Symptome psychotischer Erkrankungen auszeichnen. Ihr klinisch-therapeutischer Effekt beruht auf ihrer dämpfenden Wirkung auf psychomotorische Erregtheit, Aggressivität, affektive Spannung, psychotische Sinnestäuschungen und psychotische Wahngedanken. Neuroleptika rufen eine Blockade von Dopaminrezeptoren hervor, wobei die Wirkung auf den D_2-Rezeptor eng mit der klinischen Wirksamkeit in Beziehung steht.

Neuroleptika gehören unterschiedlichen chemischen Gruppen an (z. B. Phenothiazine, Butyrophenone und Benzamide). Die Neuroleptika können aus klinischer Sicht in folgende Gruppen eingeteilt werden:

> **Klinische Einteilung der Neuroleptika**
> - Hochpotente Neuroleptika (z. B. Haloperidol, Benperidol)
> - Mittelpotente Neuroleptika (z. B. Perazin, Zuclopenthixol)

- Schwachpotente Neuroleptika (z. B. Chlorprotixen, Melperon)
- Neuere (atypische) Neuroleptika (z. B. Risperidon, Clozapin)

■ **Wirksamkeit und Nebenwirkungsspektrum.** Die hochpotenten Neuroleptika haben eine besonders ausgeprägte Wirksamkeit gegen produktive psychotische Symptome (Wahnerlebnisse, Halluzinationen), während die schwach- bzw. mittelpotenten Neuroleptika eher bei Unruhe und Erregungszuständen wirksam sind. Während die älteren neuroleptisch wirksamen Substanzen regelmäßig extrapyramidal-motorische Nebenwirkungen hervorrufen (insbesondere Rigor, Tremor und Akinese sowie evtl. Spätdyskinesien), sind die neueren (atypischen) Neuroleptika in dieser Hinsicht wesentlich besser verträglich.

Benzodiazepine

Die Gruppe der Benzodiazepine umfasst Medikamente, die insbesondere sedierende und angstlösende Eigenschaften aufweisen. Sie greifen in erster Linie in das GABAerge Neurotransmittersystem ein. γ-Aminobuttersäure (GABA) ist der wichtigste inhibitorische Neurotransmitter des ZNS. Überall im zentralen Nervensystem sind GABAerge Neurone vorhanden, die sehr komplex mit anderen neuronalen Systemen verschaltet sind. Die klinische Wirkung der Benzodiazepine erklärt sich aus der Verstärkung GABAerger Hemmprozesse durch Aktivierung des zerebralen Benzodiazepinrezeptors [12].

Unter klinischen Gesichtspunkten können Benzodiazepine je nach ihrer vorherrschenden Wirkung unterteilt werden:

Einteilung der Benzodiazepine nach ihrer Hauptwirkung

- Primär sedierend: z. B. Flunitrazepam, Temazepam, Diazepam
- Primär muskelrelaxierend: z. B. Tetrazepam
- Primär antikonvulsiv: z. B. Diazepam, Clonazepam
- Primär anxiolytisch: z. B. Lorazepam, Alprazolam

Über diese Einteilung hinaus kommt der sehr unterschiedlichen Halbwertszeit der einzelnen Substanzen eine therapeutische Bedeutung zu.

Beim Einsatz von Benzodiazepinen ist das stets vorhandene Missbrauchs- bzw. Abhängigkeitspotential zu beachten [20].

Weitere Präparategruppen

In der Therapie dementieller Syndrome haben sich die Behandlungsmöglichkeiten durch den Einsatz von *Nootropika* bzw. der in den letzten Jahren entwickelten Azetylcholinesterasehemmer verbessert. Bei rezidivierenden (phasenhaft verlaufenden) affektiven Störungen werden längerfristig *phasenprohylaktisch wirksame Medikamente* eingesetzt (insbesondere Lithiumpräparate, Carbamazepin und Valproinsäure).

Eine spezielle Bedeutung in der Behandlung von Entzugssyndromen und des Alkoholentzugsdelirs kommt der Substanz Clomethiazol (Distraneurin) zu.

4.1.7 Behandlungsstrategien mit Psychopharmaka

Allgemeine Regeln der Psychopharmakotherapie

Beim Einsatz von Psychopharmaka sind grundsätzlich die gleichen Regeln zu beachten, die für den Einsatz anderer Medikamentengruppen gelten (z. B. zuverlässige Indikationsstellung, Herstellung einer tragfähigen Arzt-Patienten-Beziehung, Beachtung von Wechselwirkungen etc.). Darüber hinaus sollte folgendes beachtet werden:

- Psychopharmaka müssen immer Teil eines Gesamtbehandlungsplans sein, der zusätzlich psychotherapeutische und soziotherapeutische Maßnahmen umfasst.
- Wenn aufgrund der allgemeinen Situation möglich, sollte immer eine Aufklärung über die zu erwartende Wirkung sowie über die wichtigsten Nebenwirkungen erfolgen.
- Der Einsatz von Psychopharmaka ist in der Regel auf bestimmte Symptome bzw. Syndrome ausgerichtet. Die meisten Psychopharmaka wirken bei verschiedenen psychischen Erkrankungen.
- Die Wirksamkeit von Psychopharmaka zeichnet sich durch eine hohe *interindividuelle Streuung* aus. Insbesondere beim Vorliegen somatischer Erkrankungen ist auch mit *intraindividuellen Schwankungen* zu rechnen.
- Insbesondere bei Patienten mit gravierenden körperlichen Erkrankungen empfiehlt sich zunächst der Beginn mit einer *niedrigen Dosis*, um den therapeutischen Effekt abschätzen zu können.
- Die Verwendung weniger Medikamente aus den verschiedenen Gruppen, mit denen persönliche Erfahrungen vorliegen, ermöglicht schnelles und gezieltes Handeln.
- Beim Einsatz von Benzodiazepinen muss das mögliche Missbrauchs- bzw. Abhängigkeitspotential beachtet werden. Dies sollte allerdings den Gebrauch dieser Medikamente in eng umschriebenen Krisensituationen nicht behindern.
- Die Zufuhr von Psychopharmaka sollte in der Regel nicht abrupt, sondern ausschleichend beendet werden. In vielen Fällen ist zur Stabilisierung eines erreichten Effekts auch die längerfristige Gabe erforderlich.

Pharmakotherapie organischer Psychosyndrome
Die psychopharmakologische Therapie organischer Psychosyndrome richtet sich nach der im Vordergrund stehenden Symptomatik.
- Beim Auftreten *akuter psychotischer Symptome* wie Wahnideen oder halluzinatorische Symptome werden in erster Linie hochpotente Neuroleptika eingesetzt, z. B. Haloperidol (2,5 – 5 mg als Einzeldosis, maximal 15 mg/Tag) oder Risperidon (Einzeldosis 1 – 2 mg, Tagesdosis bis 8 mg). Bei zerebraler Vorschädigung muss evtl. mit einem verstärkten Ansprechen, in einzelnen Fällen auch mit paradoxen Effekten, gerechnet werden.
- Bei *Erregungszuständen* werden bevorzugt schwachpotente Neuroleptika eingesetzt (z. B. Melperon 100 bis max. 300 mg/Tag). Der Einsatz von schwachpotenten Neuroleptika mit ausgeprägter anticholinerger Wirksamkeit (z. B. Chlorprotixen) zur Sedierung sollte auf Intensivstationen möglichst vermieden werden [12].

Falls ein schneller therapeutischer Effekt unabdingbar ist (z. B. wegen Eigengefährdung), empfiehlt sich der Einsatz von *Benzodiazepinen* (z. B. Diazepam: Einzeldosis 5 – 10 mg, Tagesdosis 20 – 40 mg). Die atemdepressorische Wirkung von Benzodiazepinen muss dabei beachtet werden. Dies gilt insbesondere bei bestehender respiratorischer Insuffizienz und bei zerebraler Vorschädigung.
- Bei Vorliegen eines typischen *Delirs mit Bewusstseinstrübung*, starker psychomotorischer Unruhe und vegetativer Symptomatik kann die Gabe von Clomethiazol erwogen werden (in den ersten 2 h maximal 6 – 8 Kaps., in 24 h max. 16 Kaps.). Auch hier ist von der Gefahr ausgeprägter respiratorischer Insuffizienz auszugehen, weshalb bei höheren Dosierungen eine entsprechende Überwachung unabdingbar ist.

! Stets muss daran gedacht werden, dass durch den Einsatz sedierender Substanzen die *Beurteilung der Bewusstseinslage* beeinträchtigt werden kann.

Pharmakotherapie von Angstzuständen
Bei akuten und anhaltenden Angstzuständen ist in erster Linie ein stützender (supportiver) psychotherapeutischer Ansatz indiziert. In denjenigen Fällen, in denen die Angstsymptomatik damit nicht zu bewältigen ist, können kurzfristig primär anxiolytische oder sedierende Benzodiazepine eingesetzt werden. Hier kommt Lorazepam in Frage (initial 1 – 2 mg, max. 4 – 8 mg/Tag); soll der Wirkungseintritt möglichst rasch erfolgen, so kann Lorazepam als schnell resorbierbares Plättchen (Tavor Expidet) eingesetzt werden. Auch Diazepam (Einzeldosis 5 – 10 mg; max. 20 – 40 mg/Tag) kann verwendet werden.

Bei Panikstörungen ist der Einsatz von Antidepressiva (mit vorherrschender serotonerger Komponente) hilfreich [20, 23].

Pharmakotherapie von depressiven Syndromen
Mittel der Wahl bei depressiven Syndromen sind grundsätzlich die Antidepressiva. Die Auswahl der Substanzen erfolgt nach der jeweiligen sedierenden bzw. aktivierenden Wirkung sowie nach dem Nebenwirkungsprofil. Wenn therapeutische Erfahrungen aus einer früheren depressiven Episode bestehen, so sollten unbedingt diejenigen Medikamente primär eingesetzt werden, die damals einen therapeutischen Effekt aufwiesen.

Bei starker *psychomotorischer Unruhe* sind die eher sedierenden trizyklischen Antidepressiva (z. B. Amitriptylin initial 50 – 75 mg/Tag oder Doxepin 50 – 75 mg/Tag) bzw. die „dualen" Antidepressiva mit sedierender Komponente (z. B. Mirtazapin 15 – 30 mg/Tag) empfehlenswert. Bei im Vordergrund stehender *Antriebsminderung* sollte auf eher aktivierende Antidepressiva zurückgegriffen werden (z. B. Paroxetin 20 mg/Tag, Citalopram 20 mg/Tag). Aufgrund der den Antidepressiva eigenen Wirklatenz von 1 – 2 Wochen sind diese Antidepressiva allein bei möglicher *Suizidalität* kontraindiziert, da das Auftreten einer initialen Antriebssteigerung, bei unverändert depressiver Stimmungslage, das Suizidrisiko deutlich erhöhen kann. Zur schnelleren Entlastung des Patienten und bei ängstlicher Prägung der depressiven Symptomatik können vorübergehend auch Benzodiazepine oder schwachpotente Neuroleptika eingesetzt werden [11, 20].

Pharmakotherapie von Entzugssymptomen
■ **Leichtere Entzugssyndrome.** Leichtere Entzugssyndrome (ohne Bewusstseinstörung oder starke vegetative Störungen) können oft ohne pharmakologische Intervention beherrscht werden. Bei der Notwendigkeit einer medikamentösen Behandlung kommen entweder Carbamazepin (am 1. Tag 800 mg, dann rasche Reduktion) oder Benzodiazepine (z. B. Diazepam; rasche Reduktion wegen Abhängigkeitsrisiko erforderlich) in Frage. In denjenigen Fällen, in denen zur Unterdrückung der Entzugssymptomatik Alkohol eingesetzt wird, ist strikt darauf zu achten, dass dies gegenüber dem Patienten transparent gemacht wird und dieser auf die Abhängigkeitsproblematik hingewiesen wird, um nicht die Suchtsymptomatik weiter zu unterhalten.

■ **Alkoholentzugsdelir.** Das Alkoholentzugsdelir erfordert in der Regel eine sedierende pharmakologische Behandlung (s. Kap. 18). Im deutschsprachigen Raum ist *Clomethiazol* das Mittel der Wahl, das erheblich zur Senkung der Mortalität des Alkoholentzugsdelir beigetragen hat. Als Vorteile von Clomethiazol sind die gute Steuerbarkeit infolge kurzer Eliminationshalbwertszeit, die antikonvulsive Wirkung sowie die gute Sedierung anzusehen. Nachteilig sind die bronchiale Hypersekretion und v. a. die atemdepressorische Wirkung.

Wegen letzterer darf die parenterale Applikation nur unter intensivmedizinischer Überwachung mit Intubationsbereitschaft durchgeführt werden. Die orale Therapie beginnt üblicherweise mit 2–3 Kapseln oder 15 ml Mixtur, die weitere Dosierung erfolgt nach der Sedierung, aus der der Patient jederzeit erweckbar sein muss. Die maximale Tagesdosis liegt bei 16 Kapseln oder 80 ml. Wegen des beträchtlichen Abhängigkeitspotentials muss Clomethiazol mit sukzessiver Dosisreduktion innerhalb von 2 Wochen abgesetzt werden. In der Therapie des Alkoholentzugsdelirs ist der Einsatz von Alkohol kontraindiziert.

Alternativen zu diesem Vorgehen können sein:
- Benzodiazepine (insbesondere Diazepam),
- Neuroleptika (cave: Senkung der Krampfschwelle),
- Clonidin (gute Wirkung insbesondere auf die vegetativen Entzugssymptome; Monotherapie häufig nicht ausreichend).

Spezielle medikamentöse Strategien bei bestimmten Abhängigkeitsformen
- Opioidentzugssyndrom
  - Einsatz von Antidepressiva (insbesondere Doxepin)
  - Gabe von L-Methadon
  - Benzodiazepine
- Entzug von Sedativa bzw. Hypnotika
  - Kein abruptes Absetzen der Substanz
  - Eventuell Umstellung auf wirkungsäquivalente Dosis von Diazepam mit sehr langsamer Reduktion
  - In einigen Fällen ist zur Vermeidung von Entzugssymptomen während des Aufenthaltes auf der Intensivstation die vorübergehende Fortsetzung der Benzodiazepinmedikation vertretbar
- Kokainentzugssyndrom
  - Bei starker Unruhe hochpotente Neuroleptika
  - Bei starker vegetativer Symptpomatik evtl. Gabe von β-Blockern vom Propanololtyp
  - Bei deutlicher Depressivität Gabe von Antidepressiva
- Halluzinogene
  - Hochpotente Neuroleptika
  - Bei starker Angst Benzodiazepine

4.2 Die Situation der Angehörigen

4.2.1 Problemsituationen

Für die Angehörigen ist die Umgebung auf der Intensivstation in der Regel ebenso fremdartig und potentiell bedrohlich wie für die Patienten. Insbesondere wenn der Patient noch bewusstlos oder bewusstseinsgetrübt ist, lastet der größere Leidensdruck auf den Angehörigen, die die Situation und Bedrohung des Patienten bei vollem Bewusstsein wahrnehmen. Die unbekannten Apparate und die Geschäftigkeit des Pflegepersonals sowie die häufige Notwendigkeit, wegen Behandlungsmaßnahmen bei einem Zimmernachbarn den Raum verlassen zu müssen, verstärken das Gefühl, zu stören, unerwünscht zu sein. Gleichzeitig kann es Angst hervorrufen, den Patienten einer „unbekannten Maschinerie" überlassen zu müssen. Unausgesprochene Gefühle der Angehörigen können die Kommunikation und Kooperation mit Ärzten und Pflegepersonal sehr erschweren:

■ **Fragen.** Die Angst um den Patienten kann sich darin äußern, dass ein Angehöriger immer wieder die gleichen Fragen über Krankheitsverlauf, Behandlungsmaßnahmen und Prognose stellt, auch wenn diese Fragen schon oft beantwortet wurden oder derzeit nicht beantwortbar sind. Wenn die gleichen Fragen kurz hintereinander an verschiedene Mitglieder des Teams gestellt werden, entsteht bei diesen das Gefühl, kontrolliert und gegeneinander ausgespielt zu werden.

■ **Aggressivität.** Die Wut darüber, dass ein geliebter Mensch so schwer krank ist, leiden muss und möglicherweise sterben wird, kann in Wut und Ärger über das Behandlungsteam umgewendet werden. Im Extremfall kann dies zu aggressivem Verhalten und Beschimpfungen führen.

■ **Einflussnahme.** Das Gefühl, der Erkrankung ohnmächtig gegenüber zu stehen, kann dazu führen, dass ein Angehöriger Kontrolle dort ausüben will, wo dies noch möglich ist, und deshalb versucht, dass Pflegepersonal und die Ärzte zu kontrollieren und herumzukommandieren.

■ **Vermeidung.** Eine andere Reaktion auf die Erkrankung eines nahestehenden Menschen kann es sein, sich der Situation zu entziehen, indem man den Patienten so selten wie möglich besucht und die Situation vermeidet.

■ **Umgang und Kooperation mit Angehörigen.** Es ist wichtig, diese Reaktionsformen zu kennen, um nicht persönlich gekränkt zu reagieren, sondern sie als problematisches Verhaltensmuster in einer Überforderungssituation zu erkennen. Eine solche *akzeptierende Grundhaltung* bedeutet nicht, dass das Stationspersonal verpflichtet wäre, unhöfliches oder grenzüberschreitendes Verhalten von Angehörigen klaglos hinzunehmen. Sie ermöglicht es vielmehr, bei Angehörigen die zugrundeliegenden Ängste und Befürchtungen anzusprechen, um somit die Situation klären zu können. Im Einzelfall kann es auch sinnvoll sein, einen psychotherapeutischen Konsiliarius als Unterstützung für die Angehörigen oder als neutralen Vermittler hinzuzuziehen.

Eine gute Kooperation mit den Angehörigen ist eine wertvolle Ressource. Bei Patienten, die längere Zeit auf der Intensivstation verweilen müssen, können Angehörige, die hierzu bereit und in der Lage sind, in die Pflege einbezogen werden. Sie können dem Patienten mehr Gespräch und Abwechslung bieten als es dem Pflegepersonal aus zeitlichen Gründen möglich ist. Für einen Patienten, der nach einem schweren Durchgangssyndrom wieder in die Realität zurückfindet, kann die regelmäßige Anwesenheit einer vertrauten Person eine wesentliche Unterstützung darstellen. Sind schwierige Entscheidungen zu treffen, wie z. B. das Einstellen invasiver therapeutischer Maßnahmen, so ist es ebenfalls hilfreich, wenn bereits vorher ein Vertrauensverhältnis mit den Angehörigen aufgebaut wurde.

4.2.2 Präventive und therapeutische Ansätze

Persönliche Beziehungen sowie ausreichende Informationen verringern in erheblichem Maß Angst und Misstrauen. Es ist daher sinnvoll, dass sich die Mitarbeiter des Stationsteams bei der Kontaktaufnahme *namentlich vorstellen und Namensschilder* tragen. Sofern es organisatorisch möglich ist, sollten den Angehörigen konstante Ansprechpartner benannt werden, um einer Verunsicherung durch unterschiedliche Aussagen vorzubeugen.

Informationsblatt
Ein Informationsblatt kann in der Umkleide ausgehängt und den Angehörigen zusätzlich mit nach Hause gegeben werden. Dieses sollte folgende Informationen enthalten:
- Grundsätzliche Aussage darüber, dass Angehörige auf der Station als Unterstützung für die Patienten willkommen sind, auch wenn medizinische Erfordernisse manchmal dazu zwingen, die Besuchszeit vorzeitig zu beenden oder Notfälle einem ruhigen Gespräch im Wege stehen,
- Besuchszeiten,
- Ansprechpartner auf Seiten der Ärzte und des Pflegepersonals,
- Telefonnummern und Sprechzeiten,
- einige wenige Sätze zu Funktion und Aufbau (ggf. Spezialaufgaben) der Intensivstation,
- wenn häufig „Langlieger" betreut werden, Hinweis auf preisgünstige Übernachtungs- und Verpflegungsmöglichkeit in Kliniknähe,
- Hinweis auf Unterstützungsmöglichkeit für die Angehörigen selbst (Seelsorge, Sozialdienst, psychotherapeutische Abteilung).

Angst und Trauer
Angst und Trauer als Reaktion auf die schwere Erkrankung eines geliebten Menschen sind als gesund anzusehen und sollten daher nicht pathologisiert oder gar mit Beruhigungsmitteln gedämpft werden. Sinnvoll ist der Rat, offene Fragen soweit wie möglich mit dem Stationspersonal zu klären und sich darüber hinaus emotionale Unterstützung und Rückhalt im Kreis der weiteren Familie oder im Freundeskreis zu suchen. Ebenso können in einem kurzen Gespräch Bewältigungsressourcen aktiviert werden („Waren Sie schon einmal in einer ähnlich schwierigen Situation? Was oder wer hat Ihnen damals geholfen?"). Auch der Hinweis darauf, dass Angst, Niedergeschlagenheit und Trauer angesichts einer solchen Belastung „normale" Reaktionen sind, kann auf die Angehörigen sehr entlastend wirken.

4.2.3 Das Gespräch mit Angehörigen verstorbener Patienten

Gesunde und pathologische Trauer
Die Begleitung Angehöriger von sterbenden oder verstorbenen Patienten stellt eine ebenso schwierige wie wichtige Aufgabe dar, die hier nur im Überblick behandelt werden kann [13]. Die Aufgabe des Stationspersonals ist es vor allem, Angehörigen den Eintritt in einen gesunden Trauerprozess zu erleichtern und somit Prävention gegen das Auftreten von pathologischer Trauer und Depression zu betreiben. *Trauer* ist ein physiologischer Prozess und hat 4 Hauptaufgaben [25]:
- Realität eines Verlusts zu akzeptieren,
- Schmerz des Verlusts zuzulassen,
- Anpassung an eine Welt, in die der Vermisste nicht zurückkommt,
- Gefühle und Energien gegenüber dem Vermissten zurückzuziehen und in neue Beziehungen zu investieren.

■ **Pathologische Trauer.** Pathologische Trauer erkennt man hingegen an folgenden Merkmalen:
- selbstzerstörerisches Verhalten (Suizidversuche, Alkohol, Medikamente),
- Suizidgedanken,
- zunehmender sozialer Rückzug,
- Übergang in klinisch manifeste Depression.

Verschiedene Studien konnten nachweisen, dass der Initialphase der Mitteilung des Todes und des unmittelbaren Abschieds bei der Weichenstellung zwischen gesunder und pathologischer Trauer eine große Bedeutung zukommt [19].

Hinweise zur Gesprächsführung
Wenn irgendwie möglich, sollte den Familienmitgliedern die Gelegenheit gegeben werden, das Sterben ihres Angehörigen zu begleiten. Dies erfordert eine rechtzeitige Information und eine rechtzeitige Entscheidung darüber, wann therapeutische Maßnahmen

einzuschränken sind, um der Familie Raum zum Abschied einzuräumen.

Auf einer Intensivstation ist diese Möglichkeit jedoch häufig nicht gegeben, wenn der Tod plötzlich eintritt oder wenn die Angehörigen wegen fortgesetzter therapeutischer Maßnahmen und Reanimationsversuche bis zuletzt nicht zum Patienten gelassen werden können. In diesem Fall ist es sinnvoll, die Angehörigen dazu zu ermuntern, den Toten noch einmal zu sehen, um von ihm Abschied zu nehmen. Ein solches Ritual erleichtert den späteren Trauerprozess. Entsprechend dem Wunsch der Angehörigen sollte vorher und nachher Raum für ein Gespräch mit dem behandelnden Arzt und die Beantwortung von Fragen sein. Für die Angehörigen ist es wichtig, Fragen stellen zu können (z. B. „Wie konnte das so plötzlich geschehen?" „Hat er sehr gelitten oder ging alles ganz schnell?" usw.). Wenn diese Fragen unbeantwortet bleiben, kann dies zu jahrelangem Grübeln und zu Depressionen führen. Die Angehörigen wollen in einer solchen Situation in der Regel nicht „Material für Klagen" sammeln, sondern sie suchen Informationen, die ihnen helfen sollen, das Geschehene zu begreifen. Zurückhaltende oder ausweichende Informationen können daher die Grundlage für Misstrauen und Zweifel legen. In der folgenden Übersicht sind die Empfehlungen für ein Gespräch, in dem man nahe Angehörige über den plötzlichen Tod eines Patienten informieren muss, zusammengefasst [13]:

> **Empfehlungen zur Überbringung der Todesnachricht**
>
> - Persönliche und respektvolle Atmosphäre durch namentliches Vorstellen und Beachtung nonverbaler Kommunikation (Blickkontakt, Zuhören, Schweigen und Gefühlsausdruck)
> - Ungestörter Raum mit Sitzmöglichkeiten für alle Beteiligten
> - Ermittlung der bisherigen Informationslage der Angehörigen durch die Eingangsfrage „Was haben Sie erfahren?"
> - Die Botschaft im richtigen Moment verständlich und mit hinreichender Deutlichkeit erklären, das Wort „Tod" deutlich aussprechen
> - Gefühle und Ohnmacht zulassen
> - Am Ende des Gespräches sollte danach gefragt werden, ob und wo die Angehörigen Unterstützung finden können (z. B. weitere Familienangehörige, Freunde, Seelsorger) und ob weitere Hilfen benötigt werden (z. B. Taxi für den Heimweg)

! Da die Angehörigen durch die Nachricht in der Regel so überwältigt sind, dass sie viele Informationen nicht verarbeiten können und häufig weitere Fragen in den nächsten Tagen auftauchen, ist es sinnvoll, ein weiteres Gespräch anzubieten. Auch hier sind Beruhigungsmittel in aller Regel kontraindiziert, da sie den Beginn des normalen Trauerprozesses nur behindern und verzögern. Hilfreich ist es für die Betroffenen jedoch, wenn ihnen bestätigt wird, dass ihre emotionale Reaktion gesund und angemessen ist. Dies erspart den Betroffenen, zusätzlich zu ihrer Trauer auch noch Scham und Unsicherheit empfinden zu müssen.

Aufklärungsgespräche und Gespräche mit Angehörigen werden auch deshalb als belastend empfunden, weil weder im Medizinstudium noch in der Facharztweiterbildung handlungsleitendes Wissen oder Fertigkeiten in ausreichendem Maß angeboten werden. Regelmäßige, praxisbezogene Weiterbildungen zum Thema „Gesprächsführung" helfen deshalb nicht nur, die Außendarstellung der Intensivstation zu verbessern, sondern wirken ebenso präventiv gegen Überlastungs- und Insuffizienzgefühle der Mitarbeiter.

4.3 Belastungsfaktoren bei Mitarbeitern der Intensivstation

4.3.1 Belastungsfaktoren und Folgeprobleme

In zahlreichen Studien (Übersicht bei [10]) konnten verschiedene Belastungsfaktoren für die Arbeitssituation auf einer Intensivstation nachgewiesen werden:
- Die hohe Mortalitätsrate wird insbesondere dann zu einer Belastung, wenn die Heilung als einziges Erfolgskriterium akzeptiert und der Tod als Niederlage eingeschätzt wird,
- Verlegung des Patienten gerade dann, wenn es ihm besser geht, so dass Dank und Anerkennung von Patient und Angehörigen häufig nicht der Intensivstation, sondern der nachbetreuenden Station zugute kommen,
- hoher Prozentsatz bewusstloser oder bewusstseinsgetrübter Patienten,
- ständiges Wechseln von Routineaufgaben und Notfällen führt zu Hektik und Zeitdruck. Dies verhindert einen befriedigenden Beziehungsaufbau zu Patienten und ein Auseinandersetzen mit den eigenen Gefühlen, die dann häufig entweder verdrängt oder mit nach Hause genommen werden müssen,
- häufig Konfrontation mit emotional belastenden Situationen, für die man in der Ausbildung nicht hinreichend trainiert wurde,
- in der Regel geringe finanzielle Gratifikation der oft umfangreichen Weiterbildung und Qualifizierung des Personals,
- Schichtdienst.

Burn-out-Syndrom
Die Folge dieser belastenden Arbeitsbedingungen können eine erhöhte Personalfluktuation sowie eine abnehmende Berufszufriedenheit sein. Hieraus können auch klinische Symptome resultieren. Für diesen

Prozess wurde der Begriff *Burn-out-Syndrom* geprägt. Burisch [4] beschreibt 7 Kategorien der Burn-out-Symptomatik (s. folgende Übersicht):

> **Burn-out-Symptomatik**
> - Warnsymptome der Anfangsphase mit vermehrtem Engagement, freiwilliger unbezahlter Mehrarbeit, Beschränken sozialer Kontakte und Freizeitaktivitäten. Die Folge sind chronische Müdigkeit und Erschöpfung
> - Reduziertes Engagement: sowohl desillusionierter Rückzug aus der Arbeit als auch verringertes privates Engagement
> - Emotionale Reaktion mit Depression, Aggression und Schuldzuweisungen
> - Abbau von kognitiver Leistungsfähigkeit, Motivation und Kreativität
> - Verflachung des emotionalen und sozialen Lebens auch in der Freizeit
> - Psychosomatische Beschwerdebilder
> - Verzweiflung und Depression

Studien, die die Auswirkungen der Arbeitsbedingungen auf der Intensivstation auf die Gesundheit der Mitarbeiter exakt nachweisen, fehlen jedoch nach wie vor weitgehend [8].

4.3.2 Präventionsmöglichkeiten

Gestaltung und Organisation der Intensivstation

Die Station sollte von der räumlichen Ausstattung und auch von der Organisation her so gestaltet sein, dass ungestörte Pausen und Erholungszeiten möglich sind. Die Stationsleitung sollte sich ihrer Verantwortung gegenüber den Mitarbeitern bewusst sein und auf ein Arbeitsklima achten, in dem es möglich ist, Gefühle von Überlastung rechtzeitig anzusprechen. Regelmäßige Stationsbesprechungen können helfen, Problemsituationen aufzudecken und zu entschärfen. Studien zur Arbeitszufriedenheit konnten zeigen, dass sich der Krankenstand verringert und die Arbeitszufriedenheit zunimmt, wenn die Mitarbeiter das Gefühl haben, in wesentliche Entscheidungen einbezogen zu werden und nicht nur Befehlsempfänger zu sein.

Die regelmäßige Stationsbesprechung kann deshalb ein wichtiges Forum sein, um den Stationsablauf und den Umgang mit immer wiederkehrenden kritischen Situationen gemeinsam zu besprechen und festzulegen (z. B. „Wann sollen Behandlungsmaßnahmen reduziert/eingestellt werden?").

Weiterbildung

Regelmäßige Weiterbildungsveranstaltungen fördern den Aufbau einer gemeinsamen positiven Identität des professionellen Teams einer Intensivstation. Das Gefühl, auf einer Ebene hoher fachlicher Kompetenz zu arbeiten und die täglichen Abläufe auf der Station immer wieder neuen Erkenntnissen der medizinischen und pflegerischen Forschung anzupassen, stärkt Selbstbewusstsein und Arbeitszufriedenheit.

Über diese allgemeinen positiven Aspekte hinaus können Weiterbildungsveranstaltungen im psychosozialen Bereich die Fähigkeit in Gesprächsführung und im Umgang mit „schwierigen Patienten" trainieren und ein Gefühl der Kompetenz in bisher als defizitär erlebten Bereichen schaffen. Insbesondere die Arzt-(Schwester-/Pfleger-)Patient-Kommunikation wird in der medizinischen Ausbildung im deutschsprachigen Raum vernachlässigt. Im angelsächsischen Raum haben entsprechende Konzepte ihren festen Stellenwert im Curriculum (Training in „Doctor-Patient Communication Skills" und „Bringing Bad News"). Entsprechend groß ist der Bedarf, solche Inhalte in der beruflichen Weiterbildung zu vermitteln. Für den ärztlichen Bereich empfehlen sich Kurse im Rahmen der psychosomatischen Grundversorgung, für den Bereich der Pflege wurden Weiterbildungskonzepte z. B. von Dinger, Broda u. Muthny [6] vorgelegt.

Supervision und Balint-Gruppe

Die Balint-Gruppe im engeren Sinne stellt für Ärzte, die auf einer Intensivstation arbeiten, eine Möglichkeit dar, außerhalb des Stationsteams schwierige Arzt-Patient-Beziehungen zu reflektieren [15]. Das Konzept der Supervision sieht hingegen vor, dass ein von außen kommender Supervisor (der nach Möglichkeit Erfahrungen mit dem Arbeitsfeld Intensivstation haben sollte) mit dem gesamten Team arbeitet. Es wird zwischen dem Konzept der *Teamsupervision* und der *Fallsupervision* unterschieden. Bei der Teamsupervision stehen Aspekte der Zusammenarbeit untereinander im Vordergrund, während bei der Fallsupervision jeweils einzelne Fallgeschichten besprochen werden.

Die Arbeit an einem einzeln, nach Möglichkeit aktuellen Fall bietet die Möglichkeit, konkrete Veränderungsschritte zu erarbeiten und deren Wirksamkeit zu erproben. So wird verhindert, dass die Supervision in Grundsatzdebatten abgleitet, die letztlich wenig handlungsrelevant und hilfreich sind. Während in der Vergangenheit der Schwerpunkt häufig zu sehr auf gruppendynamische Prozesse gelegt wurde, was die Zusammenarbeit im Team in Einzelfällen mehr verschlechterte als verbesserte, sind inzwischen pragmatischere Supervisionskonzepte entwickelt worden, die auf die Bedürfnisse des jeweiligen Teams besser zugeschnitten sind.

Gefühle von Insuffizienz und Überforderung haben ihre Ursache häufig darin, dass Ärzte und Pflegepersonal auf die Bewältigung emotional belastender Situationen in ihrer Ausbildung zu wenig vorbereitet wurden. Das Gefühl von Insuffizienz und die Angst zu versagen, ist häufig die Ursache dafür, dass Gespräche vermieden werden. Gesprächsführung und die Verarbeitung der dabei auch bei einem selbst auftretenden Gefühle lassen sich jedoch ebenso lernen und trainieren wie die Anwendung organmedizinischer Behandlungsmethoden. Es hat sich deshalb als sinnvoll erwiesen, eine kontinuierliche Fallsupervision mit Weiterbildungsangeboten zu Themen wie Gesprächsführung und Kommunikationstechniken zu verbinden. Der Erwerb von Wissen und Kompetenz ist hier ebenso wie in anderen Bereichen der Medizin ein wirkungsvoller Schutz vor Gefühlen von Insuffizienz und Überforderung.

Literatur

1. Bauby ID (1997) Schmetterling und Taucherglocke. Zsolnay, Wien
2. Benkert O, Hippius H (1998) Kompendium der Psychiatrischen Pharmakotherapie. Springer, Berlin Heidelberg New York Tokyo
3. Bunzel B, Benzer H, Gollnec, Pauser G (1982) Psychische Streßfaktoren in der Intensivmedizin. Anästhesist 31: 693–698
4. Burisch M (1989) Das Burnout-Syndrom. Springer, Berlin Heidelberg New York Tokyo, S 11–27
5. Claussen PC (1996) Herzwechsel – Ein Erfahrungsbericht. Hanser, Wien
6. Dinger A (1990) Der Kontakt mit Angehörigen. In: Broda M, Muthny F (Hrsg) Umgang mit chronisch Kranken. Thieme, Stuttgart, S 256–264
7. Di Tomasso RA, Kornat KD (1994) Medical Patients. In: Dattilio FM, Freemann A (ed) Cognitive-Behavioral Strategies in Crisis Intervention. Guilford Press, New York London, pp 325–344
8. Firth-Cozens I (1997) Depression in doctors. In: Robertson MM, Katona CLE (eds) Depression and Physical Illness. Wiley, New York, pp 95–111
9. Flatten G (1998) Salutogenetische Auswirkungen der Integration systemischen Denkens auf die Berufszufriedenheit. In: Schüffel W, Brucks U, Johnen R, Köllner V, Lamprecht F, Schnyder U (Hrsg) Handbuch der Salutogenese. Ullstein Medical, Wiesbaden, S 277–284
10. Gaus E, Köhle K (1996) Intensivmedizin. In: Uexküll T von (Hrsg) Psychosomatische Medizin. Urban & Schwarzenberg, München, S 1194–1205
11. Hautzinger M (1999) Depression. Hogrefe, Göttingen
12. Hewer W, Rössler W (Hrsg) (1998) Das Notfall-Psychiatrie-Buch. Urban & Schwarzenberg, München Wien Baltimore
13. Husebø S (1998) Das schwierige Gespräch. In: Husebø S, Klaschik E (Hrsg) Palliativmedizin. Springer, Berlin Heidelberg New York Tokyo, S 109–122
14. Jenaway A, Paykel ES (1997) Managing Depression in the physically ill patient. In: Robertson MM, Katona CLE (eds) Depression a physical illness. Wiley, New York, pp 81–94
15. Luban-Plozza B, Otten H, Petzold U. Petzold ER (1998) Grundlagen der Balint-Arbeit. Bonz, Leinfelden-Echtardingen
16. Maercker A (1997) Therapie der posttraumatischen Belastungsstörung. Springer, Berlin Heidelberg New York Tokio
17. Margraf J (Hrsg) (1999) Lehrbuch der Verhaltenstherapie (2 Bde), 2. Aufl. Springer, Berlin Heidelberg New York Tokio
18. Mc Daniel, S, Hepworth I, Doherty W (1992) Medical family therapy. Basic Books, New York [Deutsche Übersetzung: Kröger F, Hendrischke A (1997) Familientherapie in der Medizin. Carl Auer, Heidelberg, S 285–306]
19. Meyer W, Balck F, Speidel H, Siegmund-Schultze E, Hopf H (1992) Zur Psychologie des notärztlichen Verhaltens in der Konfrontation mit dem Tod: Notärztlicher Umgang mit den Angehörigen. Notarzt 8: 66–71
20. Möller H-J, Laux G, Deister A (1996) Psychiatrie. Hippokrates, Stuttgart
21. Muthny FA, Stegie R (1990) Psychosoziale Probleme der Intensivmedizin. In: Broda M, Muthny F (Hrsg) Umgang mit chronisch Kranken. Thieme, Stuttgart, S 240–255
22. Saß H, Wittchen HU, Zandig M (1996) Diagnostisches und statistisches Manual psychischer Störungen, DSM-IV. Hogrefe, Göttingen
23. Schneider S, Margraf J (1998) Agoraphobie und Panikstörung. Hogrefe, Göttingen
24. Weltgesundheitsorganisation (1993) Internationale Klassifikation psychischer Störungen. ICD-10, Kap V. 2. Aufl. Huber, Bern
25. Worden JW (1982) Grief councelling and grief therapy: A handbook for mental health practitioners. Springer, Berlin Heidelberg New York

Kapitel 5 # Pflege des Intensivpatienten 5

E. Lösch

5.1	Einleitung	59
5.2	Pflegeanamnese, Pflegeplanung, Pflegedokumentation	59
5.3	Grundpflege des Intensivpatienten	59
5.3.1	Körperpflege und Ganzkörperwaschung	59
5.3.2	Kopf- und Haarpflege	60
5.3.3	Augenpflege	60
5.3.4	Nasenpflege	61
5.3.5	Mundpflege	61
5.4	Dekubitusprophylaxe und -therapie	61
5.4.1	Prophylaxe	61
5.4.2	Dekubitustherapie	62
5.5	Lagerung und Mobilisation	64
5.5.1	Lagerung	64
5.5.2	Mobilisation	66
5.6	Lungenpflege	66
5.7	Atemübungen und Atemgymnastik	67
5.7.1	Atemübungen	67
5.7.2	Atemgymnastik	67
5.8	Spezielle Pflege	69
5.9	Neue Ansätze in der Intensivpflege	70
	Literatur	70

Pflege des Intensivpatienten

E. Lösch

5.1 Einleitung

Die heutige Auffassung einer guten Intensivpflege ist geprägt von der Rückbesinnung auf die eigentlichen Inhalte der Pflege und der gleichzeitigen Beherrschung eines immer größer werdenden Apparateparks. Individuelle Zuwendung zum Patienten ist in Einklang zu bringen mit einer Vielzahl intensivpflegerischer Tätigkeiten:
- kontinuierliche Beobachtung und Überwachung des Intensivpatienten,
- Assistenz bei diagnostischen und therapeutischen Maßnahmen,
- Kontrolle und Bedienung einer Vielzahl von Geräten,
- Verabreichung der verordneten Medikamente,
- Planung, Organisation und Dokumentation der durchzuführenden Tätigkeiten.

5.2 Pflegeanamnese, Pflegeplanung, Pflegedokumentation

Eine geplante Pflege ist nur durchführbar, wenn zuvor eine ausführliche Pflegeanamnese erstellt wurde.

Die Pflegeanamnese eines Intensivpatienten beinhaltet folgende Faktoren:
- Eigenanamnese (bei Bewusstlosigkeit Fremdanamnese),
- Erhebung des Patientenstatus mit Feststellen vorhandener Ressourcen und bestehender Pflegeprobleme,
- ausführliche Inspektion des Patienten (evtl. Fotodokumentation).

Pflegeprozess

Die systematische patientenorientierte Pflegeplanung wird als Pflegeprozess bezeichnet. Der Pflegeprozess hat zum Ziel, auf systematische Weise dem individuellen Bedürfnis des Patienten nach pflegerischer Betreuung zu entsprechen. Der Pflegeprozess besteht aus einer Reihe von logischen, voneinander abhängigen Überlegungs-, Entscheidungs- und Handlungsschritten, die alle auf die Problemlösung ausgerichtet sind. Sie erfahren im Sinne eines Regelkreises einen Rückkopplungseffekt in Form von Beurteilung und Neuanpassung.

Pflegeplanung

Die Pflegeplanung sollte auf der Grundlage bestehender und festgeschriebener Standards erfolgen. Sie wird von vielen Faktoren beeinflusst und ist immer die Gesamtleistung eines Behandlungsteams. Pflegeanamnese und -planung sind wesentliche Teile der pflegerischen Dokumentation.

Pflegedokumentation

Jede Pflegemaßnahme wird objektiv nachvollziehbar und zeitnah dokumentiert. Das Dokumentationssystem sollte folgende Anforderungen erfüllen:
- schnelle Verfügbarkeit,
- übersichtliche Verlaufskontrolle,
- Darstellung der Effektivität.

Die korrekte Pflegeplanung ist Voraussetzung für die Kontinuität der Pflege, sie soll den Pflegenden Sicherheit geben und ihre Pflegeleistung transparent machen.

5.3 Grundpflege des Intensivpatienten

5.3.1 Körperpflege und Ganzkörperwaschung

In der Pflege dient die Ganzkörperwaschung allgemein der Reinigung der Haut, der Vermeidung von Infektionen und fördert die Erhaltung bzw. Wiederherstellung des subjektiven Wohlbefindens des Patienten. Sie bietet uns die Möglichkeit der intensiven Krankenbeobachtung und Kontaktaufnahme zum Patienten. Die Bedeutung des Hautkontakts ist für bewusstlose oder analgosedierte Patienten nicht zu unterschätzen. Aufgrund der Bettlägerigkeit fehlen belebende äußere Reize. Beim Waschen helfen Berührung, Druck, Reibung, Kälte, Wärme und der Geruch des Waschzusatzes dem Patienten, sein Körperschema wieder zu entdecken.

Die Temperatur des Waschwassers sollte sich nach den individuellen Bedürfnissen des Patienten richten. Kaltes Wasser oder gar Eiswasser sind auch bei hohen Körpertemperaturen nicht zu empfehlen. Kühle Waschungen, insbesondere Teilwaschungen, sind hier besser, da bei kranken Menschen das Reaktionsvermögen der Hautgefäße oft eingeschränkt ist und durch den Kältereiz keine reaktive Hyperämie, sondern häufig ein Gefäßspasmus entsteht.

Praktische Durchführung

Die Ganzkörperwaschung eines Intensivpatienten wird 1-mal täglich, bei Bedarf auch öfters, durchgeführt, am besten in den Abendstunden, da das gleichförmige Massieren der Haut in Richtung der Körperbehaarung des Patienten entspannend wirkt und das Einschlafen fördert. Das Patientenzimmer sollte vor Zugluft geschützt werden. Um die Intimsphäre der Patienten zu wahren, wird immer nur der Bereich des Körpers aufgedeckt, der gerade gewaschen wird, „spanische Wände" schützen vor den Blicken der Mitpatienten. Als Badezusatz sind seifenfreie, pH-neutrale Waschzusätze zu empfehlen.

Die Haut muss sehr sorgfältig getrocknet werden. Abschließend wird die Haut mit einer rückfettenden Pflegelotion mit leichter Massagebewegung eingerieben. Zum Wechsel der Bettwäsche wird der Patient auf die Seite gedreht. Endotrachealtubus oder Trachealkanüle sowie alle Sonden und Drainagen, intravenösen und arteriellen Zugänge müssen zuvor ausreichend gesichert werden. Die Seitenlage während des Bettens bietet gleichzeitig die Möglichkeit der atemstimulierenden Einreibung des Rückens mit Pflegelotion oder kühlendem Pflegegel. Franzbranntwein sollte hierbei jedoch nicht zur Anwendung kommen. Er trocknet die Haut zu sehr aus und ist zur Pneumonieprophylaxe beim sog. „Abklatschen" ungeeignet.

5.3.2 Kopf- und Haarpflege

Die tägliche Haarpflege beinhaltet das Kämmen oder Bürsten der Haare. Lange Haare sollten seitlich zu einem lockeren Zopf geflochten werden. Die Kopfhaut sollte täglich, insbesondere im Bereich des Hinterhauptknochens, auf Druckstellen inspiziert werden. Vor allem bei schädel-hirn-traumatisierten Patienten ist die Gefahr eines Dekubitus sehr groß (Abb. 5-1). Mindestens 1-mal pro Woche sollten die Haare gewaschen werden. Bei instabilen Halswirbelsäulenfrakturen oder offenen Schädel-Hirn-Verletzungen sollte das Haarewaschen nur in Absprache mit dem Arzt durchgeführt werden. Für die Haarwäsche wird eine spezielle Kopfbadewanne verwendet.

Die Schulterblätter des Patienten werden unterpolstert, sodass der Kopf in die Wanne hineinragt. Die Haare werden mit einem milden Shampoo gereinigt; eine entspannende Kopfhautmassage bietet sich hierbei an. Nach dem Waschen werden die Haare gut durchgekämmt und trocken geföhnt. Die Haarwäsche fördert das subjektive Wohlbefinden des Patienten.

5.3.3 Augenpflege

Die Augen von Intensivpatienten sind besonders gefährdet. Häufig fehlt der regelmäßige Lidschlag zum Befeuchten der Hornhaut, oder durch Schwellungen können die Augen nicht vollständig geschlossen werden. Eine Austrocknung der Hornhaut, Ulzerationen der Hornhaut oder Infektionen werden dadurch be-

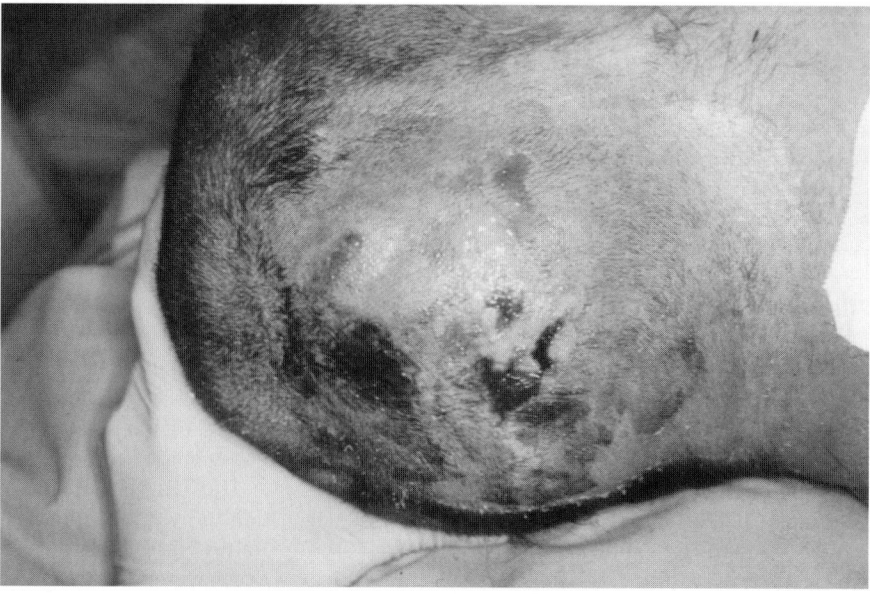

Abb. 5-1. Dekubitus über dem Hinterhauptknochen bei einem Patienten nach Schädel-Hirn-Trauma

günstigt. Die Reinigung der Augen erfolgt mit steriler 0,9%iger NaCl-Lösung vom äußeren zum inneren Augenwinkel. Bei komatösen oder analgosedierten Patienten wird nach der Reinigung Fettsalbe in den Bindehautsack eingebracht. Eventuell vorhandene Augenprothesen werden einmal am Tag mit physiologischer Kochsalzlösung gereinigt.

5.3.4 Nasenpflege

Da bei Intensivpatienten häufig nasale Tuben oder Sonden plaziert sind, kommt der Nasenpflege eine wichtige Bedeutung zu. Nach dem Lösen der Befestigungspflaster wird die Nase äußerlich und innerlich auf *Druckstellen* untersucht. Gegebenenfalls wird ein entstandener Hautschaden mit einem Hydrokolloidverband versorgt oder mit Schaumstoff abgepolstert. Die Nasengänge werden mit Watteträgern mit 0,9%iger Kochsalzlösung gereinigt, durch den unteren Nasengang wird mit einem dünnen Absaugkatheter vorhandenes Sekret vorsichtig abgesaugt. Zur *Sinusitisprophylaxe* werden danach zuerst abschwellende und dann ölige Nasentropfen eingebracht. Das neue Pflaster sollte sicher, jedoch ohne Zug fixiert werden. Bei schweren Drucknekrosen sollte möglichst eine orotracheale Umintubation stattfinden (Abb. 5-2).

5.3.5 Mundpflege

Jeder Patient bedarf einer angemessenen Mundpflege. Sie dient der Reinigung und der Infektprophylaxe. Eine saubere und intakte Mundschleimhaut fördert das Wohlbefinden. Sobald wie möglich sollte der Intensivpatient seine Mundpflege und Zahnpflege selbst übernehmen. Ist dies nicht möglich oder der Patient orotracheal intubiert, übernimmt dies die Pflegekraft. Regelmäßig muss der Rachen abgesaugt, die Mundhöhle und die Wangentaschen mit einer milden Pflegelösung oder Tee ausgewischt werden. Borken werden mit Pflegeöl entfernt, die Lippen mit Salbe eingefettet. Die Zähne werden mit einer Einmalzahnbürste vorsichtig gereinigt, das Zahnfleisch massiert.

Vorgehen bei orotracheal intubierten Patienten
Bei orotracheal intubierten Patienten sollte die Mundpflege nur zu zweit durchgeführt werden. Eine Pflegeperson löst die Fixierung, entfernt den Beißschutz und hält den Tubus fest. Die 2. Pflegeperson führt die Mundpflege durch. Danach wird der Tubus auf der kontralateralen Seite neu fixiert. Abschließend muss das Atemgeräusch auf Seitengleichheit und somit korrekte Tubuslage überprüft werden. Bei Patienten, die nach Kieferfraktur mit einer intermaxillären Fixation versorgt sind und bei denen der Mund somit nicht geöffnet werden kann, kommt ein Atomiseur oder eine Munddusche zur Anwendung.

5.4 Dekubitusprophylaxe und -therapie

5.4.1 Prophylaxe

Die Haut dekubitusgefährdeter Patienten muss regelmäßig mindestens 1- bis 2-mal am Tag auf Rötungen und Druckstellen überprüft werden.

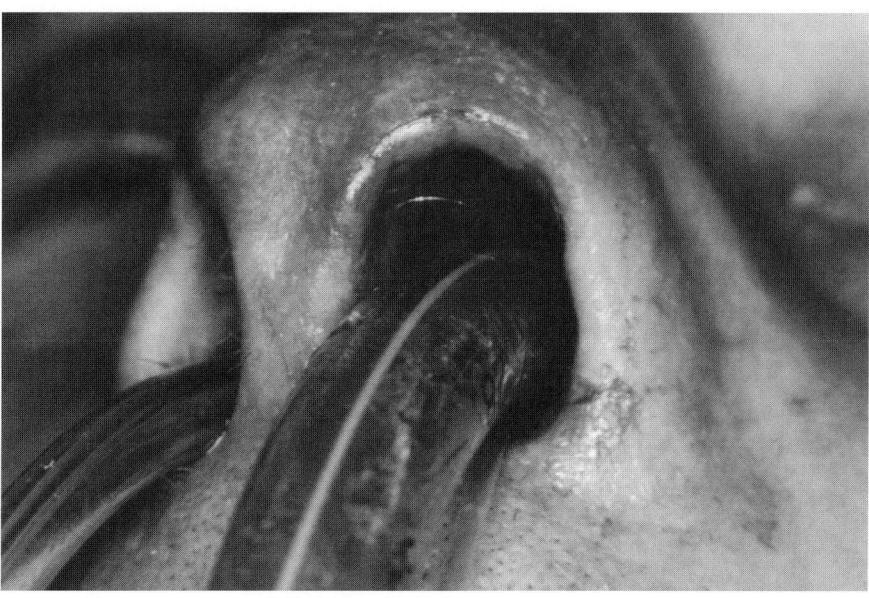

Abb. 5-2. Drucknekrose nach nasotrachealer Intubation

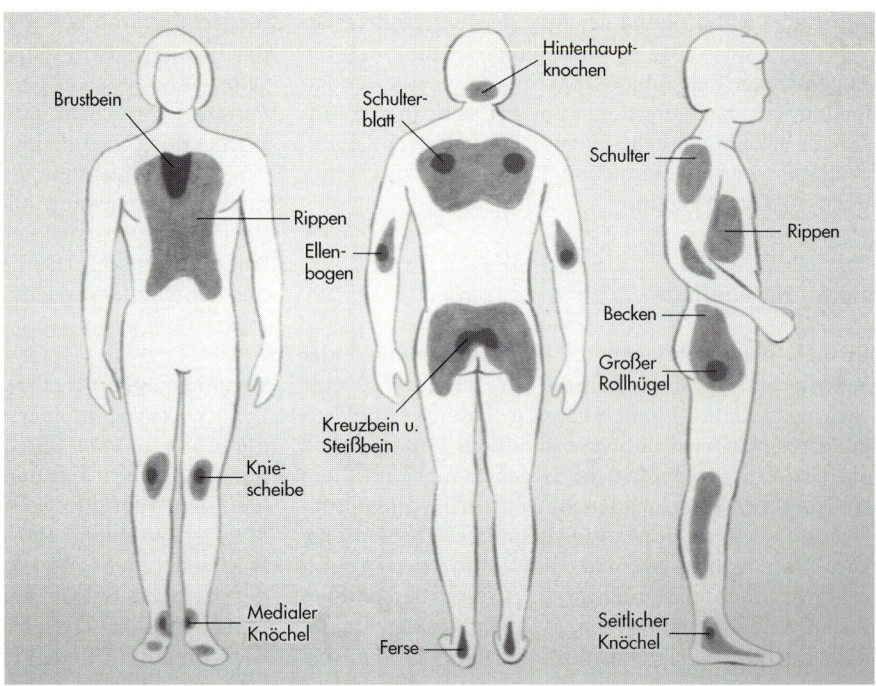

Abb. 5-3.
Besonders dekubitusgefährdete Stellen bei Intensivpatienten sind der Hinterkopf, die Schulterblätter, die Ellbogen, der Sakralbereich, die großen Beckenknochen, die Fersen und die Knöchel

! Besonders gefährdete Stellen bei Intensivpatienten sind der Hinterkopf, die Schulterblätter, die Ellbogen, der Sakralbereich, die großen Beckenknochen, die Fersen und die Knöchel (Abb. 5-3).

Norton-Skala

Zur Einschätzung der Dekubitusgefährdung eines Patienten kann die modifizierte *Norton-Skala* zur Hilfe genommen werden (Abb. 5-4). Mit ihr werden verschiedene Segmente des mentalen und physischen Zustands sowie Begleiterkrankungen des Patienten erfasst und einem bestimmten Punktwert zugeordnet. Liegt das addierte Ergebnis unter 25 Punkten, so besteht Dekubitusgefahr.

> Druck ist die Hauptursache für die Entstehung eines Dekubitus, und daher gehört die Druckentlastung der gefährdeten Körperstellen zu den Basismaßnahmen der Prophylaxe.

Dies geschieht durch regelmäßige Lagerungswechsel. In Zusammenarbeit mit dem Physiotherapeuten sind passive und aktive Bewegungsübungen sowie die Frühmobilisation eine effektive Prophylaxe und Therapieergänzung.

Bei operativen Maßnahmen sollte der Patient durch Gelauflagen auf dem OP-Tisch vor Lagerungsschäden geschützt werden. Außerdem ist auf eine gute Durchblutung und Pflege der Haut zu achten. Ödeme begünstigen die Entstehung eines Dekubitus ebenso wie Dehydration. Patienten, die einer hochdosierten Katecholamintherapie bedürfen, sind in besonderem Maß dekubitusgefährdet.

5.4.2 Dekubitustherapie

Einen Dekubitus kann man in 4 Grade unterteilen, nach dem jeweiligen Grad richtet sich die Therapie.

■ **Dekubitus I°.** Symptome eines Dekubitus I° sind Rötung, Überwärmung und Schwellung der betroffenen Haut, die Epidermis ist noch intakt. In diesem Stadium sollte auf jeden Fall eine *sofortige Druckentlastung* der betroffenen Stelle durch Lagerungswechsel oder Freilagern erfolgen.

■ **Dekubitus II°.** Dieser ist gekennzeichnet durch Rötung, Blasenbildung und einen feuchten Wundgrund. In diesem Stadium ist die Epidermis geschädigt. Die Wunde wird mit steriler Ringer-Lösung gereinigt und mit einem entsprechenden Hydrokolloidverband abgedeckt (Abb. 5-5).

■ **Dekubitus III°.** Ein Dekubitus III° geht einher mit der Zerstörung von Epidermis und Korium bis in die Subkutis. Eventuell haben sich Taschen gebildet. Nach der Reinigung der Wunde mit steriler Ringer-Lösung wird in die Taschen Kalziumalginatwundtamponade eingebracht und die Wunde mit einem entsprechendem Hydrokolloidverband abgedeckt.

Modifizierte Norton-Skala
zur besseren Erkennung der Dekubitusgefahr

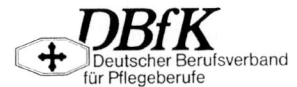

Name des Patienten: _____

Datum der Erhebung	Bereitschaft z. Kooperation/ Motivation		Alter		Hautzustand		Zusatz-erkrankung		Körper-licher Zustand		Geistiger Zustand		Aktivität		Beweg-lichkeit		Inkonti-nenz		Gesamtzahl	Handzeichen
	voll	4	<10	4		4	keine	4	gut	4	klar	4	geht ohne Hilfe	4	voll	4	keine	4		
	wenig	3	<30	3	schuppig trocken	3	Abwehr-schwäche Fieber Diabetes Anämie	3	leidlich	3	apathisch teilnahms-los	3	geht mit Hilfe	3	kaum einge-schränkt	3	manch-mal	3		
	teilweise	2	<60	2	feucht	2	MS, Ca. erhöhtes Hämatokrit Adipositas	2	schlecht	2	verwirrt	2	rollstuhl-bedürft.	2	sehr einge-schränkt	2	meistens Urin	2		
	keine	1	>60	1	Wunden Allergie Risse	1	Arterielle Verschluß-Krankheit	1	sehr schlecht	1	stupurös (stumpf-sinnig)	1	bett-lägerig	1	voll einge-schränkt	1	Urin und Stuhl	1		

(je nach Ausprägungsgrad)

Wählen Sie die zutreffende Patienten-Beschreibung (4, 3, 2, oder 1 Punkt). Addieren Sie das Ergebnis.
Dekubitusgefahr besteht bei 25 Punkten und weniger. Prophylaktische Maßnahmen müssen geplant und durchgeführt werden.

Richtlinien zum Gebrauch der Tabelle

Bereitschaft zur Kooperation / Motivation
4 = Eine hohe Bereitschaft ist durch die kontinuierliche Mitarbeit gekennzeichnet.
3 = Der Patient zeigt unter Aufforderung Bereitschaft zur Mitarbeit.
2 = Der Patient zeigt selbst bei Aufforderung eine wechselnde Bereitschaft zur Mitarbeit.
1 = Der Patient zeigt keine Bereitschaft.

Alter
4 = jünger als 10 Jahre
3 = zwischen 10 - 30 Jahre
2 = zwischen 30 - 60 Jahre
1 = älter als 60 Jahre

Hautzustand
4 = Intakte / gesunde Haut
3 = leichte Veränderungen
2 = mittlere Veränderungen
1 = schwere Veränderungen

Je nach Ausprägungsgrad: z. B. schuppig, trocken, rissig, wund, feucht, mazeriert, dehydriert etc.

Zusatzerkrankungen
4 = keine
3 = leichte Form
2 = mittelschwere Form
1 = schwere Veränderungen

Je nach Ausprägungsgrad: z. B. Diabetes ohne, bis zu schweren Folgeschäden, lokales therapierbares Carcinom bis generalisiertes Carcinom

Körperlicher Zustand
4 = gut
3 = leidlich (geschwächt)
2 = schlecht (z.B. Kachexie, Adipositas)
1 = sehr schlecht (Patient ist durch seinen allgem. Zustand sehr gefährdet, z. B. extreme Kachexie

Geistiger Zustand
4 = klar
3 = apathisch / teilnahmslos
2 = verwirrt / desorientiert in Zeit, Ort, Person
1 = stupurös / bewußtlos

Aktivität
4 = geht ohne Hilfe = völlige Unabhängigkeit
3 = geht mit Hilfe = benötigt leichte Unterstützung
2 = rollstuhlbedürftig = benötigt umfassende Unterstützung
1 = bettlägerig = kann keine Aktivität von sich aus entfalten

Beweglichkeit
4 = voll = völlig erhalten
3 = kaum eingeschränkt = leichte Veränderungen (z. B. im Schulter,-Hüft-oder Kniegelenk)
2 = sehr eingeschränkt = stark reduzierte Beweglichkeit (z. B. Hüftoperation, Streck, umfassender Gips etc.)
1 = voll eingeschränkt = kann keine Bewegungen, selbst passiv nur unter größten Schwierigkeiten ausführen.

Inkontinenz
4 = keine
3 = manchmal
2 = meistens Urin
1 = Urin und Stuhl ständig

> **Wichtig:**
> Mit Hilfe der erweiterten Norton-Skala werden gezielter die Gründe zu einer Dekubitusgefährdung erfaßt. Somit ist es möglich, auf die Ursache der Gefährdung zu reagieren: z.B. bei mangelnder Motivations- / Kooperationsbereitschaft die Ursache herausfinden und eine lebensmotivierende Unterstützung geben, oder bei Inkontinenzproblemen die Inkontinenzform bestimmen und klären, ob ein Inkontinenztraining möglich ist etc.
> Sogenannte *symptomatische Pflegehandlungen* werden reduziert, da das Problem von der Ursache her angegangen wird.

Erarbeitet von Christel Bienstein, Krankenschwester und 17 Teilnehmern des 1. Krankenpflege-Fachseminars 1987 im Bildungszentrum Essen DBfK

Abb. 5-4. Modifizierte Norton-Skala zur Einschätzung der Dekubitusgefährdung eines Patienten

Abb. 5-5.
Dekubitustherapie: Die Wundfläche wurde mit steriler Ringer-Lösung gereinigt und dann mit einem Hydrokolloidverband abgedeckt

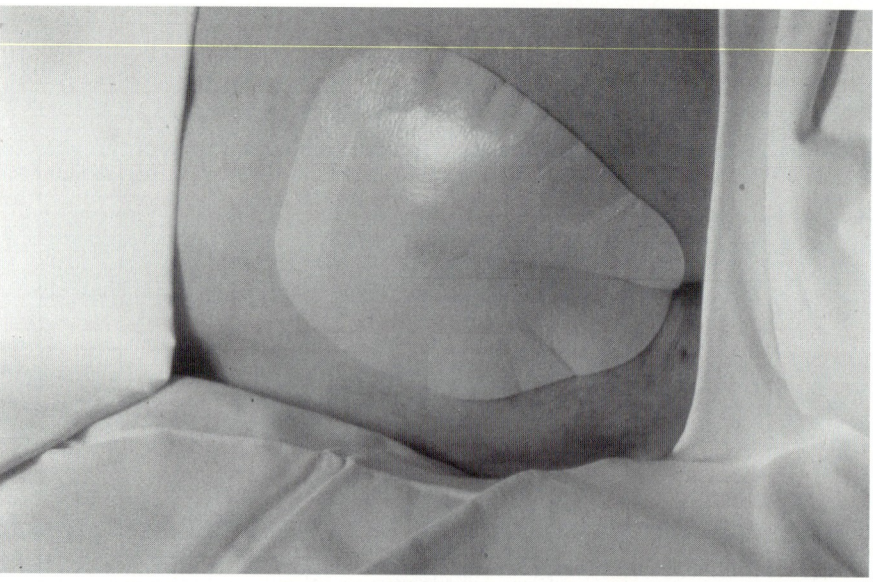

■ **Dekubitus IV°.** Bei einem Dekubitus IV° ist das Gewebe nekrotisch. Die Nekrosen sollten entweder chirurgisch abgetragen werden oder mittels feuchter Wundtherapie atraumatisch ausgelöst werden. Durch das Aufbringen von Hydrogel wird eine Nekroseandauung bewirkt.

Bei tiefen Wunden, die durch die Hydrokolloidschicht des Verbands nicht erreicht werden, können zusätzliche Kalziumalginatwundauflagen zum Auffüllen des Wundgrunds angewandt werden.

Prinzipien der Wundbehandlung

Die feuchte Wundbehandlung mit Hydrokolloidverbänden bietet in allen Wundheilungsphasen optimale Voraussetzungen.

In der *Reinigungsphase* unterstützt das feuchte Milieu unter dem Verband die Selbstverdauung des nekrotischen Materials. Die Wunde wird sich jetzt noch etwas vergrößern und durch die Verbindung des Gels mit Zelltrümmern auch schlecht riechen. Nach außen hin ist die Wunde geschützt vor Bakterien, Viren und Verunreinigung.

In der *Granulationsphase* fördert die O_2-Armut unter dem Verband die Neubildung von Blutgefäßen. Duch die Gelschicht des Verbandes wird das neugebildete Gewebe beim Verbandwechsel geschützt.

In der *Regenerationsphase* begünstigen das feuchte Milieu und der Wärmeschutz unter dem Hydrokolloidverband die Gewebeneubildung und den Wundverschluss.

Ein Hydrokolloidverband sollte so ausgewählt werden, dass er mindestens 3 cm über die Wundränder hinausreicht, damit kein Wundexsudat austritt und der Verband vorzeitig gewechselt werden muss. Für den Sakralbereich und andere Problemzonen (z. B. Fersen) sind Wundverbände mit Fixierrand zu bevorzugen.

Begleitmaßnahmen

Neben der lokalen Wundtherapie sollte der Patient selbstverständlich regelmäßig umgelagert werden. Ist dies nicht möglich, z. B. beim schwerem Schädel-Hirn-Trauma oder multiplen Frakturen, stehen verschiedene Auflagematratzen und Therapiebetten für die entlastende Lagerung der Patienten zur Verfügung.

Für jeden Intensivpatienten sollte die Dekubitustherapie individuell geplant, regelmäßig überprüft und ggf. korrigiert werden. Ausgangsbefund und Heilungsverlauf sind möglichst objektiv zu dokumentieren; bei vorbestehenden Dekubitalulzera sollte bei Aufnahme auf der Intensivstation und vor Verlegung des Patienten eine Fotodokumentation erfolgen.

5.5 Lagerung und Mobilisation

5.5.1 Lagerung

Intensivpatienten können ihre Körperlage meist nicht mehr selbst ausreichend verändern, bedingt durch Bewusstlosigkeit, durch schwere Verletzungen und nach großen operativen Eingriffen. Eine regelmäßige, patienten- und krankheitsadaptierte Lagerung soll Schmerzen lindern, Wunden entlasten, Druckstellen und Fehlhaltungen vermeiden, die Atmung erleichtern und Ventilation und Perfusion der Lunge verbessern.

Prinzipien der Lagerung

Bei der Lagerung von Intensivpatienten müssen folgende Einzelheiten beachtet werden:

- Regelmäßiger Lagewechsel alle 2 h,
- vor dem Lagerungswechsel „Lebenslinien" (Tubus, Venenkatheter etc.) sichern,
- Scherkräfte vermeiden,
- Haut nicht auf Haut lagern,
- Lagerung achsengerecht durchführen,
- Sonden, Drainagen, Monitorkabel etc. über dem Patienten lagern,
- so viele Lagerungshilfsmittel wie nötig, so wenig wie möglich einsetzen,
- Schmerzen vermeiden,
- Lagerung und Lagerungswechsel dem Tagesablauf des Patienten anpassen,
- abschließende Dokumentation durchführen.

Lagerungsarten

Die wichtigsten Lagerungsarten sind in Tabelle 5-1 aufgeführt.

Tabelle 5-1. Indikationen und Durchführung der wichtigsten Lagerungen beim Intensivpatienten

Lagerungsart	Durchführung	Anwendung
Rückenlage	• Bett flach stellen • kleines Nackenkissen • Fußstütze einbetten	• Bei Wirbelsäulenfrakturen • bei Beckenfrakturen • ZVD-Messung
Variante mit Knierolle	• Evtl. Knierolle	• Zum Entspannen der Bauchdecke
Oberkörperhochlagerung	• Kopfteil hochstellen ca 35° • Knierolle einbetten	• Zur Unterstützung der Atmung • bei Herzerkrankungen • bei Asthma • zur Nahrungsaufnahme
Herzbettlagerung	• 45° Oberkörperhochlagerung • Bett in Fußtieflage bringen • Unterschenkel unterpolstern • Fersen freilagern	• Akutphase bei Herzerkrankung • Kreislauftraining bei Langliegern
Trendelenburg-Lagerung (Schocklage)	• Kopfende tief stellen Bettebene schräg	• Schock • Steigerung des Bronchialsekretflusses
Beintieflagerung	• Fußende tief • Bettebene schräg • Fußstütze anbetten • evtl. Knierolle	• arterielle Durchblutungsstörungen • nach arteriellen Gefäßoperationen
Beinhochlagerung	• Erkrankte Extremität mit Kissen, Schiene oder schiefer Ebene hochlagern	• Nach Venenoperationen der unteren Extremitäten • bei Venenentzündung
Bauchlagerung	• Bett flach stellen • alle Knochenvorsprünge unterpolstern • Kopf seitlich lagern • Thorax freilegen	• Dekubitustherapie • Therapie bei ARDS
Stabile Seitenlage	• Bett flach stellen, Patient auf den Rücken legen, Arm unter die Hüfte lagern, Knie auf der gleichen Körperseite anbeugen, Patient an Schulter und Hüfte fassen und zur Seite drehen. Den unten liegenden Arm zur Stabilisierung nach hinten ziehen, Kopf überstrecken, Finger unter die Wange legen	• Zum Freihalten der Atemwege bei Bewusstlosigkeit • Verhindern von Aspiration bei Erbrechen
90°-Seitenlage	• Bett flach oder leicht erhöht • evtl. Stützkissen (Nacken, Rücken, Extremitäten, Füße)	• Bei Hemiplegie • nach Lungenoperationen
30°-Seitenlage	Wie 90° Seitenlage • zusätzlich unter Rumpf und zwischen die Knie Kissen einbetten, untere Schulter nach vorne ziehen	• Dekubitusprophylaxe und -therapie
135°-Seitenlage	• 2. Kissen neben den Rumpf des Patienten legen und ihn darauf rollen	• Alternative zur Bauchlage • zum Verbandwechsel am Rücken • Dekubitustherapie

5.5.2 Mobilisation

Eine frühzeitige Mobilisation beugt vielen Komplikationen vor: Sie ist Thrombose-, Dekubitus- und Pneumonieprophylaxe, außerdem kann die Mobilisation das Wohlbefinden des Patienten steigern.

! Auch beatmete Patienten können und sollten mobilisiert werden.

Durch entsprechende Information und Erläuterung der Maßnahme wird dem Patienten die Angst genommen und seine Mithilfe optimal genutzt. Heute sollte – wenn immer möglich – die Mobilisation eines Intensivpatienten nach den Grundlagen der *Kinästhetik* durchgeführt werden.

Eine schrittweise Mobilisation ist zu bevorzugen: Zunächst wird der Intensivpatient aufgerichtet, später an die Bettkante gesetzt, danach aufgestellt und wiederum später in einen Sessel gesetzt. Den Abschluss der Mobilisierungsmaßnahmen bildet das Umhergehen, selbstverständlich mit Unterstützung der Pflegekräfte. Wichtige Überwachungsparameter wie Herzfrequenz und O_2-Sättigung müssen auch und gerade während der Mobilisation kontrolliert und dokumentiert werden. Häufigere kleinere Mobilisierungsphasen sind oftmals effektiver als stundenlanges „Draußensitzen". Die Möglichkeiten der Mobilisation sind in der jeweiligen Krankheitsphase individuell verschieden. Subjektives Empfinden des Patienten und objektive Beobachtung limitieren Dauer und Art der Mobilisierungsmaßnahme.

5.6 Lungenpflege

Bei intubierten oder tracheotomierten Patienten kann es durch eine unzureichende Anfeuchtung der Atemluft, durch eine Funktionseinschränkung des Flimmerepithels sowie durch eine gestörte Expektoration zur Sekretretention kommen.

Maßnahmen
Folgende Maßnahmen können beim Intensivpatienten zur Lungenpflege angewandt werden:
- Vibrationsmassage,
- atemstimulierende Einreibung,
- Abklopfen des Thorax,
- Inhalationstherapie,
- transglottisches bzw. endotracheales Absaugen,
- Bronchiallavage,
- Lagerungsdrainage.

■ **Vibrationsmassage.** Prinzipiell sollten Vibrationsmassagen nur bei Patienten durchgeführt werden, die Bronchialsekret zwar angesammelt haben, aber nicht in der Lage sind, dieses abzuhusten. Vor Anwendung der Vibrationsmassage ist eine Sekretverflüssigung durch Inhalation von physiologischer Kochsalzlösung sinnvoll. Die Vibrationsmassage kann dann mit der Hand oder mit einem elektrischen Massagegerät durchgeführt werden.

■ **Atemstimulierende Einreibung.** Die atemstimulierende Einreibung (ASE) erfolgt mit einer Wasser-Öl-Lotion. Sie kann in sitzender oder liegender Position durchgeführt werden. Die Lotion wird zuerst in den Händen erwärmt, dann entlang des Rückens verstrichen. Die Hände der Pflegeperson gleiten bei der Ausatmung entlang der Wirbelsäule nach unten, der Thorax wird zusammengedrückt. Bei der Einatmung wird der Brustkorbbereich mit den Händen angehoben, das Zeitverhältnis entspricht der Ein- und Ausatmung. Damit wird die Funktion der Atmung unterstützt.

■ **Abklopfen des Thorax.** Unter *Tapotement* versteht man leichte Klopfungen mit den hohlen Händen. Eine Hand beklopft vorsichtig den Rücken, während sich die andere vom Thorax ablöst. Diese Technik wird nur in der Expirationsphase durchgeführt.

Das Abklatschen mit Franzbranntwein sollte der Vergangenheit angehören. Zur Pneumonieprophylaxe oder gar zur Therapie bei Atelektasen ist diese Methode ungeeignet.

■ **Endotracheales Absaugen und Bronchiallavage.** Vor dem endotrachealen Absaugen sollten folgende Vorbereitungen getroffen werden:
- möglichst nach Inhalation, Perkussion oder Vibration absaugen,
- Absaugeeinheit überprüfen,
- Patienten vorbereiten und informieren,
- Präoxygenierung des Patienten über Beatmungsgerät,
- unsterile Handschuhe und Mundschutz anziehen.

Der anschließende *Absaugevorgang* gliedert sich in verschiedene Schritte und ist in der folgenden Übersicht dargestellt:

> **Praktisches Vorgehen beim endotrachealen Absaugen eines intubierten Patienten**
>
> - Sterilen Absaugkatheter mit Absaugeschlauch verbinden
> - Sterilen Einmalhandschuh anziehen
> - Katheter steril öffnen
> - Tubus vom Beatmungsgerät diskonnektieren
> - Konnektor steril auf Handschuhpapier ablegen
> - Absaugkatheter mit Gleitmittel einsprühen
> - Katheter steril und zügig ohne Sog in den Tubus einführen, bei Widerstand ca. 1 cm zurückziehen
> - Katheter unter leichter Rotation wieder herausziehen
> - Respirator wieder konnektieren

- Benutzten Katheter um die Hand wickeln, sterilen Handschuh über den Katheter ziehen und wegwerfen
- Katheter nur für einen Absaugevorgang benutzen
- Absaugeschlauch durchspülen

Der gesamte Absaugevorgang sollte 15 s nicht überschreiten. Wenn sich verfestigtes Bronchialsekret nicht durch einfaches Absaugen entfernen lässt, ist eine Bronchiallavage angezeigt. Eine 2. Pflegekraft instilliert 5–10 ml physiologische Kochsalzlösung in den Tubus. Das so verflüssigte Sekret kann anschließend leichter abgesaugt werden.

Bei schwerwiegender Oxygenierungsstörung oder multiresistenter Keimbesiedlung des Bronchialsekrets sollten geschlossene Absaugsysteme verwendet werden (z. B. Trachcare). Selbstverständlich sollte ein Intensivpatient nur so oft wie nötig und nicht nach festgelegten Intervallen abgesaugt werden. Aussehen und Konsistenz des Bronchialsekrets sowie Besonderheiten während des Absaugevorgangs müssen dokumentiert und bei der Visite mitgeteilt werden.

■ **Transglottisches Absaugen.** Beim transglottischen Absaugen von nichtintubierten Patienten wird der Patient ebenfalls zuvor über die Notwendigkeit und Durchführung der Maßnahme informiert. Mittels O_2-Sonde wird danach präoxygeniert. Die Nasenschleimhaut wird mit einem Lokalanästhetikum eingesprüht. Der sterile Einmalkatheter wird durch das entsprechende Nasenloch vorsichtig durch den unteren Nasengang, streng in sagittaler Richtung nach Gehör eingeführt. Während einem Hustenstoß oder einer tiefen Inspiration wird der Katheter vorsichtig durch die Stimmritze geschoben und dann unter Sog langsam wieder herausgezogen. Bei allen Absaugevorgängen ist auf steriles Vorgehen zu achten.

■ **Lagerungsdrainage.** Lagerungsdrainagen dienen der Dehnung der einzelnen Lungensegmente und dem Sekretabfluss. Der Patient sollte hierbei so entspannt wie möglich liegen. Die Lagerung sollte mindestens 30 min beibehalten werden. Bei mehreren zu drainierenden Segmenten beginnt man mit den oberen Anteilen.

5.7 Atemübungen und Atemgymnastik

Atemübungen und Atemgymnastik sollen die alveoläre Ventilation verbessern, das Shuntvolumen verringern, den Selbstreinigungsmechanismus der Atemwege anregen und die Effizienz des Hustenstoßes verbessern. Voraussetzungen für die Durchführung atemgymnastischer Übungen sind eine ausreichende Analgesie und die Mitarbeit des Patienten.

Jegliche Atemtherapie oder Atemgymnastik sollte in Absprache mit dem Arzt und individuell an den jeweiligen Patienten angepasst ausgewählt werden. Auch hier sind die richtige Kombination verschiedener Maßnahmen und der passende Zeitpunkt wesentlich für den gewünschten Erfolg.

5.7.1 Atemübungen

Die einfachste Atemübung ist das regelmäßige tiefe Durchatmen. Bauch- und Flankenatmung des Patienten können durch gezieltes Auflegen der Hände auf Bauch und Thorax gefördert werden. Während der Einatmung üben die Hände einen spürbaren Druck aus, bei der Bauchatmung auf die ventrale Bauchdecke, bei der Flankenatmung auf die unteren Rippenbögen und in der rechten bzw. linken Axillarlinie. Der Patient soll versuchen die Hände jeweils „wegzuatmen".

Atmen gegen Widerstand
Das Atmen gegen Widerstand bewirkt eine tiefere und intensivere Atmung. Bei noch sehr geschwächten Patienten kann man eine Kompresse oder ein Stück Papier vor den Mund halten, gegen das der Patient dann ausatmet und so einen Erfolg seiner Bemühungen beobachten kann.

Die dosierte Lippenbremse beugt einem Kollaps der Alveolen vor. Der Patient atmet durch die Nase ein. Die Ausatemluft soll durch die Lippen leicht und ohne Druck ausgepustet werden. Dadurch entsteht erhöhter Druck in den Luftwegen. Diese Atemtechnik muss langsam und sicher eingeübt werden, sodass der Patient sie jederzeit bei Atemproblemen einsetzen kann.

5.7.2 Atemgymnastik

Masken-CPAP
Beim Masken-CPAP wird dem Patienten eine dichtsitzende, Mund und Nase bedeckende Maske aufgesetzt und mit Gummibändern fixiert; sie kann auch von der Pflegeperson gehalten werden. Anschließend wird über diese Maske Atemgas mit einem definierten positiven endexspiratorischen Druck (PEEP) zugeführt.

Masken-CPAP kann bei allen Ventilationsstörungen angewandt werden und ist auch bei nicht vollständig orientierten oder unkooperativen Patienten durchführbar. Masken-CPAP bewirkt eine Zunahme der funktionellen Residualkapazität, eine Eröffnung von Alveolen und dadurch eine bessere Oxygenierung. Eines der kommerziell erhältlichen Masken-CPAP-Geräte ist der CF 800 (Abb. 5-6): Hier können Gasfluss und O_2-Konzentration gewählt werden, der Flow sollte etwas das 2- bis 3-fache des Atemminutenvolumens betragen, die O_2-Konzentration zwischen 30 und 40 % (auch höhere Konzentrationen sind möglich). Der

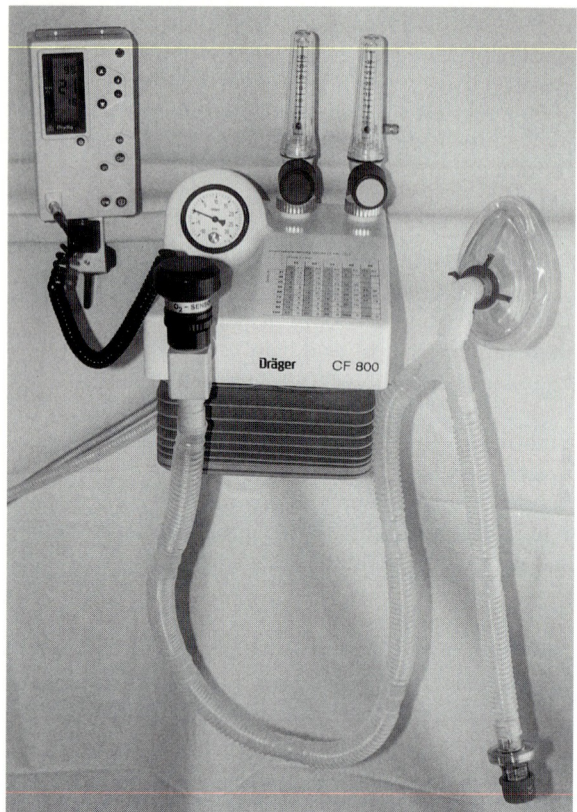

Abb. 5-6. Handelsübliches Masken-CPAP-Gerät: Eingestellt werden Gasfluss und O_2-Konzentration; der Flow sollte etwas das 2- bis 3-fache des Atemminutenvolumens betragen, die O_2-Konzentration zwischen 30 und 40%

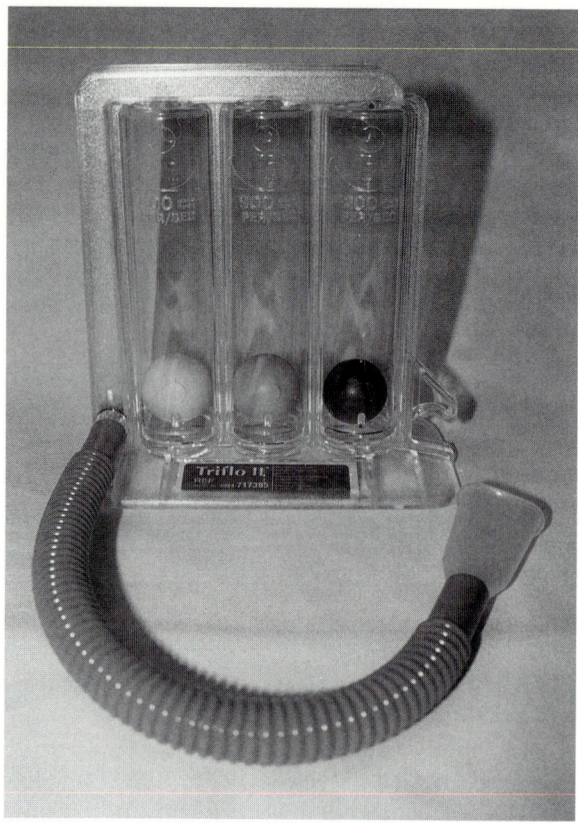

Abb. 5-7. Übungsgerät für die inzentive „anreizende" Spirometrie: Die Patienten werden aufgefordert, möglichst langsam und tief einzuatmen und dabei die 3 Bällchen hochzusaugen

PEEP wird normalerweise mit +5 cm H_2O eingestellt. Masken-CPAP sollte 1- bis 4-stündlich für jeweils 5–20 min durchgeführt werden; bei Bedarf kann es aber auch länger bis hin zum Dauer-CPAP angewandt werden.

CAVE Während Masken-CPAP müssen die Patienten kontinuierlich überwacht werden: Bei Diskonnektion des Schlauchsystems droht ein respiratorisches Versagen durch reine Totraumventilation, Erbrechen in die festgeschnallte Maske kann zur akuten Atemwegsverlegung führen. Zusätzlich kann Masken-CPAP für die Patienten sehr anstrengend sein und mit einem entsprechenden Blutdruck- und Herzfrequenzanstieg einhergehen.

> Masken-CPAP ist eine sehr effektives Verfahren, erfordert aber die ständige Überwachung des Patienten durch eine Pflegeperson!

Inzentive Spirometrie

Sinn der inzentiven „anreizenden" Spirometrie (IS, z.B. mittels Triflo, s. Abb. 5-7) ist es, den Patienten zu einem möglichst langsamen und tiefen Einatemvorgang zu motivieren. Dadurch wird einerseits eine lange Inspirationsdauer erreicht und andererseits der inspiratorische Flow niedrig gehalten. Beide Faktoren zusammen bewirken eine gleichmäßige Verteilung der Atemluft in der gesamten Lunge. Inbesondere werden periphere Lungenareale und die sog. „langsamen" Lungenbezirke besser belüftet.

Die inzentive Spirometrie ist nur bei wachen, kooperativen Patienten möglich; auch kann während der Übung mit den herkömmlichen Geräten kein zusätzlicher O_2 insuffliert werden. Der Patient sollte gut angeleitet werden. Die inzentive Spirometrie sollte möglichst oft für mindestens 10–15 Atemzüge durchgeführt werden. Die Fortschritte sind für den Patienten optisch gut zu erkennen und motivieren zur selbständigen Durchführung.

Flutter

Ein weiteres Atemgymnastikgerät ist die sog. „Flutter" (Abb. 5-8a, b). Durch vertiefte In- und Exspiration kommt es zu atemsynchronen Bronchialkaliberschwankungen und somit zur vermehrten Sekretolyse.

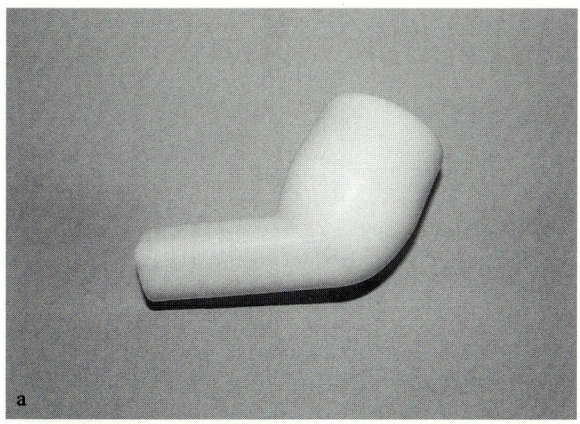
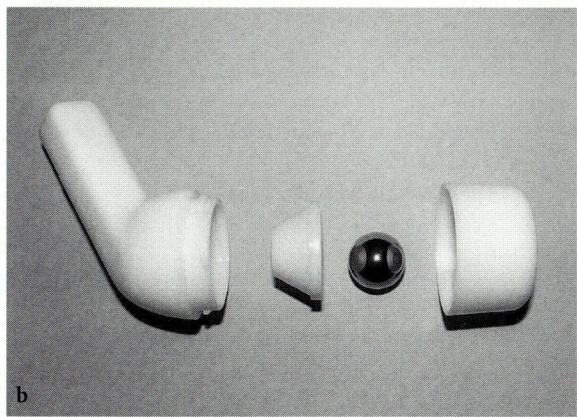

Abb. 5-8 a, b. Atemgymnastikgerät „Flutter". Durch das Schwingen der Metallkugel kommt es zu Bronchialkaliberschwankungen und so zur vermehrten Sekretolyse

Durch den Widerstand der Metallkugel baut sich ein positiver intrabronchialer Druck auf. Somit wird der Bronchialkollaps verhindert. Außerdem kommt es durch permanentes Heben und Senken der Metallkugel zu intrabronchialen Oszillationen, die eine Verminderung der Sekretadhäsion an der Bronchialwand zur Folge haben. Die „Flutter" sollte in 2–5 Zyklen zu je 6–8 Atemzügen angewandt werden. Der Patient sollte langsam und tief einatmen, eine Atempause einhalten und dann langsam ausatmen. Die „Flutter" ist besonders indiziert bei Patienten mit chronisch obstruktiven Lungenerkrankungen, bei Mukoviszidose und bei Bronchiektasenbildung. Kontraindiziert ist ihre Anwendung beim Pneumothorax.

Weitere Verfahren

Die folgenden atemgymnastischen Übungsverfahren werden heute zunehmend seltener eingesetzt und hier nur der Vollständigkeit halber erwähnt.

■ **Giebelrohr.** Das Giebelrohr wirkt durch eine künstliche Totraumvergrößerung: Durch die ansteigende CO_2-Konzentration kommt es kompensatorisch zu einer Steigerung des Atemminutenvolumens, und so sollen Atelektasen beseitigt bzw. eine postoperative Atelektasenbildung vermieden werden. Das Giebelrohr wird aus einzelnen Rohrstücken mit jeweils 100 ml Rauminhalt zusammengesetzt, bei Erwachsenen benutzt man 4–5, bei Kindern 1–2 Elemente. Die Atemübungen werden bis zu 10-mal am Tag durchgeführt, 20–30 Atemzüge pro Übung. Die Atemfrequenz sollte 25/min nicht übersteigen. Bei der Atmung mit vergrößertem Totraum kann der arterielle pO_2 abfallen, deshalb sollte bei gefährdeten Patienten O_2 in das Giebelrohr geleitet werden.

■ **Die „Pusteflasche".** Durch das Ausatmen gegen Widerstand wirkt die „Pusteflasche" ähnlich wie eine Lippenbremse durch Erhöhung des intrathorakalen Drucks. Dabei entspricht der Druck, gegen den ausgeatmet wird, der Eindringtiefe des Schlauchs in das Wasser (= cm H_2O). Die „Pusteflasche" sollte 2- bis 4-mal pro Stunde für 20–30 Atemübungen benutzt werden.

5.8 Spezielle Pflege

Pflege intravasaler Katheter

Intensivpflegepatienten sind immer mit einer Vielzahl von intravasalen Kathetern, Sonden und Drainagen versorgt. Die Pflege der Gefäßkatheter soll einer Katheter- oder Gefäßinfektion vorbeugen.

! Die tägliche Kontrolle der Einstichstelle aller intravasalen Katheter auf Infektionszeichen ist unerlässlich.

Damit kein täglicher Verbandwechsel erfolgen muss und somit eine tägliche Kontaminationsgefährdung, hat es sich bewährt, transparente Wundverbände anzuwenden. Die Einstichstelle ist durch die atmungsaktive Folie jederzeit beurteilbar und der Verband kommt während der Ganzkörperwaschung nicht zu Schaden. Folienverbände sind bei Bedarf, spätestens jedoch nach 72 h zu wechseln.

Urinkatheter

Die transurethrale Urinableitung über Blasenkatheter zur genauen Bilanzierung des Flüssigkeitshaushalts bei Intensivpatienten ist nach wie vor Standard. Es sollte allerdings so bald wie möglich auf den Katheter verzichtet oder eine suprapubische Drainage angelegt werden. Ein „Blasentraining" vor Entfernung des Urinkatheters ist im Routinefall nicht erforderlich!

Thoraxdrainage

Bei Thoraxdrainagen muss die Pflegekraft insbesondere auf Folgendes achten:

- Das Drainagesystem muss unterhalb des Patienten angebracht werden,
- die Drainage darf nicht in Schleifen durchhängen, da dies die Sogstärke beeinflussen kann,

CAVE
- die Sogstärke muss regelmäßig überprüft werden,
- auf atemsynchrone Schwankungen im Wasserschloss muss geachtet werden, anderenfalls kann die Drainage diskonnektiert oder verstopft sein,
- die Drainageverbindungen sollten mit Schlauchbindern fixiert werden, um eine Diskonnektion (mit Pneumothoraxgefahr!) zu verhindern,
- Menge, Farbe und Konsistenz des Thoraxsekrets müssen regelmäßig überprüft werden.

Auch alle sonstigen ableitenden Sonden und Drainagen sind stündlich zu überprüfen und Konsistenz, Aussehen und Menge der Körperflüssigkeiten objektiv nachvollziehbar zu dokumentieren.

5.9 Neue Ansätze in der Intensivpflege

Neue Begriffe, die Einzug in die Intensivpflege gehalten haben, sind „Kinästhetik" und „basale Stimulation".

Kinästhetik

Unter Kinästhetik versteht man die Lehre von der Bewegungsempfindung.

Kinästhetik in der Pflege hilft den Pflegenden:
- den Patienten als einen fähigen Menschen wahrzunehmen,
- Möglichkeiten zur Interaktion auch mit wahrnehmungsbeeinträchtigten Menschen zu entwickeln,
- jede Bewegung des Patienten zu einem Lernprozess zu gestalten, der den Betroffenen hilft, sich selbst besser wahrzunehmen und die vorhandene Bewegungsfähigkeit zu nutzen,
- sich selbst ernst zu nehmen und sich vor Schäden zu schützen.

Die kinästhetische Interaktion ist individuell verschieden. Sie fordert von den Pflegenden täglich neue Kreativität und Flexibilität. Gerade in der Intensivpflege kann kinästhetisches Arbeiten zu einer Entlastung der Pflegenden und der Verbesserung der Kommunikation mit dem Patienten dienen.

Basale Stimulation

Basale Stimulation heißt, den Menschen dort abzuholen, wo er wahrnehmen kann, und ihn von dort ausgehend zu fördern. Basale Stimulation kann in den normalen Pflegealltag integriert werden, z. B. als beruhigende Ganzkörperwaschung am Abend oder als atemstimulierende Einreibung. Basale Stimulation kann von den Pflegenden nur angewandt werden, wenn sie
- den Patienten akzeptieren und Interesse an seiner Förderung haben,
- bereit sind, eine Beziehung zu dem Patienten aufzunehmen,
- die Fähigkeit zur körpernahen Arbeit mit dem Patienten besitzen,
- über Geduld und Ausdauer verfügen,
- Interesse an der Zusammenarbeit mit den Angehörigen haben,
- die Bereitschaft haben, die Beobachtungen und die Pflege zu dokumentieren.

Literatur

1. Bienstein C (1996) Pflegewissenschaft in der BRD; „Basale Stimulation" als Möglichkeit der pflegerischen Förderung". Altera-Verlag, Bremen
2. Hatch F, Maietta S, Schmidt S (1992) Kinästhetik. DBFK
3. Inhester O, Zimmermann I (1990) Ganzkörperwaschung in der Pflege, Schlütersche Verlangsanstalt und Druckerei, Hannover
4. Larsen R, Ziegenfuß T (1997) Beatmung. Springer, Berlin Heidelberg New York Tokio
5. Schäffler A, Menche N (1997) Pflege heute. In: Schäffler A, Menche N, Bazlen U, Kommerell T (1997) Fischer, Stuttgart

Transport kritisch kranker Patienten

KAPITEL 6

W. WILHELM

6.1 Einführung 73

6.2 Transportrisiken 73
6.2.1 Atmung/Beatmung 73
6.2.2 Herz-Kreislauf-System 73

6.3 Transportausrüstung 74
6.3.1 Transportmonitor 74
6.3.2 Transportbeatmungsgerät 74
6.3.3 Notfalltasche 75
6.3.4 Sonstige Geräte 75

6.4 Vorbereitung und Durchführung des Transports 75
6.4.1 Personelle Voraussetzungen 75
6.4.2 Vorbereitung des Patienten 76
6.4.3 Überwachung während des Transports 76
6.4.4 Einstellung des Transportbeatmungsgeräts 76
6.4.5 Vorgehen in Sonderfällen 77

6.5 Besonderheiten des Interhospitaltransports 78

Literatur 79

Transport kritisch kranker Patienten

W. Wilhelm

6.1 Einführung

Kritisch kranke Patienten müssen während ihrer Krankenhausbetreuung häufig transportiert werden: vom Schockraum zum OP oder zur Intensivstation, von der Intensivstation zum CT, in den OP, zur Koronarintervention oder auch – innerklinisch oder interhospital – zu einer anderen Intensiveinheit. Dabei stellt jeder Transport prinzipiell ein Risiko dar, sodass vorher – insbesondere bei „Diagnostikfahrten" – immer eine Nutzen-Risiko-Beurteilung erfolgen sollte. Manche postoperative Röntgenkontrolle kann verschoben werden, bis der Patient sich stabilisiert hat oder zumindest nicht mehr beatmet wird; große, schwere und teuere Diagnostikgeräte sollte man – wenn auch ungern – zum Intensivpatienten hinfahren. Schließlich werden auch kleinere operative Eingriffe nach der entsprechenden Abwägung besser ohne Transport auf der Intensivstation durchgeführt, hierzu gehört sicherlich die perkutane Dilatationstracheotomie.

> Grundsätzlich gilt: „Der sicherste Transport kritisch kranker Patienten ist derjenige, der überhaupt nicht stattfindet" [5].

Trotzdem werden die Transporte in der Mehrzahl unumgänglich sein und müssen manchmal sogar schnellstmöglich unter Notfallbedingungen erfolgen. Es ist daher empfehlenswert, alle Intensivtransporte standardisiert durchzuführen und die erforderliche Ausrüstung rund um die Uhr einsatzbereit vorzuhalten. Inzwischen gibt es dazu auch Expertenforen, Empfehlungen oder Richtlinien verschiedener Fachgesellschaften [1, 2, 11], die z. T. aber nur einen Minimalstandard definiert haben.

6.2 Transportrisiken

Die Hauptrisiken betreffen die Atmung bzw. Beatmung und das Herz-Kreislauf-System. Hier können Störungen rasch und ohne Vorwarnung auftreten und dann sofort lebensbedrohlich werden. Hinzu kommt, dass es bei den meisten Transporten kurze Zeitabschnitte (z. B. beim Umlagern) gibt, in denen die Überwachung des Patienten trotz optimaler Geräteausstattung ausschließlich klinisch durchgeführt werden muss.

6.2.1 Atmung/Beatmung

Die Beatmung während des Transports erfolgt in der Regel nicht mit dem Intensivrespirator, sondern mit einem Handbeatmungsbeutel oder einem Transportbeatmungsgerät. Allein durch diesen Gerätewechsel und den anschließenden Transport kann es zu nachhaltigen *Oxygenierungsstörungen* kommen:

So wurde in einer Untersuchung zum innerklinischen Transport beatmeter Intensivpatienten in nahezu der Häfte der Fälle (43 %) eine signifikante Verschlechterung der Oxygenierung festgestellt, und bei immerhin 1/5 der Patienten wurden die Ausgangswerte erst wieder nach mehr als 24 h erreicht [10]. Zudem scheint der Tranport beatmeter Pateinten ein eigenständiger Risikofaktor für die Entwicklung einer „Respirator-assoziierten" Pneumonie zu sein: Von 273 transportierten Intensivpatienten entwickelten 24 % eine Pneumonie, in der nicht transportierten Vergleichsgruppe (n = 248) waren es nur 4 % [4].

6.2.2 Herz-Kreislauf-System

Auch Herz-Kreislauf-Störungen können jederzeit während eines Transports auftreten.

In einer Untersuchung einer traumatologischen Intensivstation wurde berichtet, dass es bei über 2/3 (68 %) der transportierten Patienten zu einer ernstzunehmenden Veränderung vordefinierter physiologischer Parameter kam, u. a. bei 40 % zu einer Blutdruckveränderung von mindestens 20 mmHg; bei 21 % der Patienten änderte sich die Pulsfrequenz um mindestens 20 Schläge/min [3].

In einer anderen Untersuchung einer chirurgischen Intensivstation kam es bei 12 von 203 (= 6 %) Transporten zu schwerwiegenden Zwischenfällen, u. a. Herzstillstand (n = 3), erheblicher Blutdruckabfall (n = 2) und Hypoxämie (n = 4); bei einem weiteren Patienten musste eine Thoraxdrainage eingelegt werden [8].

Im Einzelnen können die folgenden Risikofaktoren beim Transport von Intensivpatienten identifiziert werden [1]:

> **Risikofaktoren beim Transport von Intensivpatienten**
>
> - Wechsel des Beatmungsgeräts, evtl. auch des Beatmungsregimes (dadurch Hypo- oder Hyperkapnie, Hypoxie)
> - Akzidentelle Atemwegsverlegung, Tubusdislokation oder Extubation
> - Akzidentelle Unterbrechung der kontinuierlichen Medikamentenzufuhr (bei Katecholaminen oder Vasodilatatoren krisenhafte Blutdruckschwankungen)
> - Funktionsstörung von passagerem Herzschrittmacher oder intraaortaler Ballongegenpulsation (IABP)
> - Vorübergehender Mehrbedarf an Analgetika/Sedativa
> - Lagerungsänderungen (Unterbrechung der axialen Rotation bei Patienten mit schwerer Oxygenierungsstörung, Flachlagerung im CT bei Patienten mit erhöhtem intrakraniellen Druck)
> - Akzidenteller Verlust von Kathetern und Drainagen (z. B. arterieller oder zentralvenöser Katheter, Hirndrucksonde, Thoraxdrainage etc.)
> - Hypothermie
> - Transporttrauma (Beschleunigung, Lärm, Vibration)
> - Betriebsinterne Transportprobleme (Fahrstuhl, Wartezeiten)
> - Eingeschränkte Überwachungs- und Behandlungsbedingungen, insbesondere bei Umlagerungsmanövern

6.3 Transportausrüstung

Für den innerklinischen Intensivtransport ist folgende Basisausstattung erforderlich:
- Transportmonitor,
- Transportbeatmungsgerät bzw. O_2-Quelle mit Handbeatmungsbeutel und Reservoir,
- Notfalltasche mit Medikamenten und Intubationsbesteck,
- Defibrillator und Absaugeinheit, sofern der Patient besonders gefährdet ist oder diese Geräte nicht auf dem Transportweg im Krankenhaus rasch verfügbar sind (vgl. [2]).

Ob neben dieser Basisausstattung noch zusätzliches Material mitgenommen wird, muss im Einzelfall nach Bedarf oder besonderer Gefährdung entschieden werden. Am häufigsten werden dies Spritzenpumpen sein, die schon am Patienten angeschlossen sind, abhängig von der Erkrankung aber auch z. B. ein intrakranieller Druckmonitor, ein externer Schrittmacher, Transfusions- oder Druckinfusionsvorrichtungen etc.

6.3.1 Transportmonitor

Der Transportmonitor muss stabil gebaut, übersichtlich dimensioniert und bedienbar sein, einen beleuchteten, gut erkennbaren Bildschirm besitzen sowie über eine Akkulaufzeit von mindestens 2 h verfügen. Folgende Parameterüberwachung sollte vorhanden sein:
- EKG mit Herzfrequenz,
- nichtinvasive Blutdruckmessung (mit verschiedenen Manschettengrößen),
- invasive Druckmessung mit Darstellung der Druckkurve (für Blutdruck, ZVD, PAP, PCWP oder ICP),
- Pulsoxymetrie (mit Pulsfrequenzangabe, optional mit Pulskurvendarstellung),
- Kapnometrie (mit Darstellung der Kapnographiekurve).

Bei vielen derzeit verfügbaren Transportmonitoren gehört die Kapnometrie noch nicht zur Grundausstattung; bei Neuanschaffung eines Monitors sollte sie aber unbedingt enthalten sein. Ob eine Temperaturmessung, wie vereinzelt vorgeschlagen [9], wirklich erforderlich ist, kann u. E. zumindest für den innerklinischen Transport bezweifelt werden. Wird der Monitor allerdings auch im Schockraum oder in der Notaufnahme eingesetzt, so ist diese Option sinnvoll.

6.3.2 Transportbeatmungsgerät

Von der Industrie werden verschiedene Transportbeatmungsgeräte angeboten; die derzeit gebräuchlichsten Modelle sind der Oxylog bzw. Oxylog 2000 (Fa. Dräger) und der Medumat bzw. Medumat Elektronik (Fa. Weinmann).

Ein Transportbeatmungsgerät sollte folgende Einstellmöglichkeiten bzw. Eigenschaften besitzen:
- Atemfrequenz und Tidalvolumen bzw. Atemminutenvolumen,
- Atemzeitverhältnis (I:E frei wählbar, zumindest aber 1:1 und 1:2),
- F_IO_2 frei wählbar (zumindest aber 50 bzw. 100%),
- PEEP,
- Beatmungsdruckanzeige,
- akustischer und optischer Volumenmangel-, Stenose- und Diskonnektionsalarm.

Von keinem der oben genannten Geräte werden alle Anforderungen vollständig erfüllt, am ehesten noch vom Oxylog 2000 und vom Medumat Elektronik. Der

Medumat/Medumat Elektronik besitzt den Vorteil der kompakten Bauweise und der im Rettungsdienst bewährten handlichen Kombination mit einem O_2-Mischer zur Insufflation sowie mit einer nach dem Saugstrahlpumpenprinzip arbeitenden Absaugeinheit.

> Beim Einsatz der Transportbeatmungsgeräte müssen folgende Gefahrenpunkte beachtet werden:
> - Viele der verfügbaren Geräte besitzen keinen Diskonnektions- oder Volumenmangelalarm!
> - Die Beobachtung der Beatmungsdruckanzeige ist zwar hilfreich, beweist aber keine ausreichende Ventilation und kann bei einer Stenose im Bereich der Atemwege irreführend sein.
> - Die Geräte sind O_2-druckbetrieben. Ist kein O_2-Druck mehr vorhanden (bei geschlossener oder vollständig entleerter O_2-Flasche), endet die Beatmung bei vielen Geräten ohne Vorwarnung.

Daher ist eine gleichzeitige klinische Überwachung dieser Patienten unbedingt erforderlich: Der Thorax hebt und senkt sich regelmäßig. Eine Überwachung mittels Kapnometrie ist ideal, die Pulsoxymetrie reagiert erst später bei beginnendem O_2-Mangel.

6.3.3 Notfalltasche

Die Notfalltasche für innerklinische Transporte muss kein vollständig aufgerüsteter Notarztkoffer sein, sondern enthält einen Basissatz Notfallmedikamente, einige Spritzen und Kanülen, ein Intubationsbesteck sowie einen Handbeatmungsbeutel mit Masken und Guedel-Tuben.

Eine Vorschlagsliste zur Medikamentenausstattung findet sich in Tabelle 6-1.

6.3.4 Sonstige Geräte

Es erscheint prinzipiell sinnvoll, in einem Krankenhausbereich mit Patientenverkehr Defibrillatoren und Absauggeräte in sinnvollem räumlichen Abstand vorzuhalten, wobei dann eine regelmäßige Wartung und Überprüfung sichergestellt werden muss. Unter diesen Bedingungen kann beim Routinetransport auf die Mitführung dieser Geräte verzichtet werden [vgl. 2]. Bei besonders gefährdeten Patienten (z.B. nach Myokardinfarkt, Koronarintervention etc.) sollte immer ein Defibrillator mitgeführt werden.

Als Absaugeinheit sind akkubetriebene Geräte am besten geeignet (z.B. Accuvac, Fa. Weimann). Alternativ können Geräte, die nach dem Saugstrahlpumpenprinzip arbeiten, eingesetzt werden, letztere benötigen aber einen O_2- oder Druckluftanschluss.

6.4 Vorbereitung und Durchführung des Transports

Geplante Intensivtransporte werden am besten während der Hauptarbeitszeit durchgeführt, wenn die Mitarbeiterzahl am höchsten ist. Dies gilt insbesondere für Transporte zu diagnostischen Zwecken, um Befunde sofort mit einem erfahrenen Untersucher „vor Ort" diskutieren und eventuelle Zusatzuntersuchungen anschließend ohne unnötigen Zweittransport durchführen zu können.

6.4.1 Personelle Voraussetzungen

Innerklinische Transporte beatmeter Intensivpatienten werden immer von mindestens 2 Personen begleitet: einem Arzt und einer Pflegekraft (= Transportteam), beide mit intensivmedizinischer Qualifikation [11]. In der Regel wird das Transportteam den Patienten auch selbst auf der Intensivstation betreuen und ist über die individuellen Besonderheiten informiert.

Ist der Patient dem Transportteam nicht bekannt, so wird eine kurze Übergabe durchgeführt. Hierbei muss auch eine Identitätssicherung des Patienten und der geplanten Maßnahme erfolgen.

> Bei innerklinischen Transporten gilt: Persönlich unbekannte Patienten *nie* ohne vorhergehende Identitätssicherung transportieren!

Dies gilt insbesondere bei Patienten, die zu einer Operation oder nach Hirntoddiagnostik zur Explantation begleitet werden sollen.

Tabelle 6-1. Vorschlagsliste zur Medikamentenausstattung eines Notfallkoffers für innerklinische Transporte

Notfallmedikamente	Sedativa/Analgetika	Sonstiges
• Adrenalin	• Midazolam	• 100 ml NaCl 0,9%
• Noradrenalin	• Etomidat	• 100 ml $NaHCO_3$ 8,4%
• Atropin	• Propofol	• Nichtdepolarisierendes Muskelrelaxans (z.B. Rocuronium)
• Akrinor	• Ketamin	
• Lidocain 2%		
• Nitroglycerin		

6.4.2 Vorbereitung des Patienten

Der ansprechbare Patient wird vor dem Transport entsprechend informiert, etwa 30–45 min vor dem geplanten Untersuchungs- oder Operationstermin kann dann in Ruhe mit den Transportvorbereitungen begonnen werden.

Infusionen

Prinzipiell sollten nur so viele Infusionen und Spritzenpumpen wie wirklich nötig an dem Patienten angeschlossen bleiben, um auch beim Umlagern möglichst übersichtlich arbeiten zu können. In der Regel reicht eine Infusionsflasche (meist eine Vollelektrolytlösung) an einem gut laufenden Venenzugang aus; hier können Medikamente rasch injiziert und eingespült werden. Infusionsflaschen mit parenteraler Ernährung oder Antibiotika werden nicht benötigt und sollten – um Inkompatibilitäten bei der Injektion anderer Medikamente zu vermeiden – gar nicht erst mitgeführt werden.

Kreislaufwirksame Medikamente

Katecholamine, Vasodilatatoren und evtl. Antiarrhythmika müssen selbstverständlich auch während des Transports infundiert werden. Hierfür sind Motorspritzenpumpen am besten geeignet, wobei die Spritzenzuleitung direkt an einen (zentralen) Venenkatheter angeschlossen sein sollte. Werden diese Medikamente über einen Y-Anschluss mit einer laufenden Infusion eingeschwemmt, so müssen Infusionspausen (z. B. durch Ablegen der Flasche beim Transport) unbedingt vermieden werden. Schließlich muss auf ausreichend gefüllte Medikamentenspritzen geachtet werden: Ein Spritzenwechsel sollte noch vor Transportbeginn erfolgen, wenn die Restmenge bei Verdopplung der geplanten Transportdauer und Verdopplung der aktuellen Laufgeschwindigkeit nicht ausreicht (Rechenbeispiel: aktuelle Laufgeschwindigkeit 4 ml/h, geplante Transportdauer 1 h, Mindestrestmenge: 2×4 ml/h $\times 2 \times 1$ h = 16 ml). Ersatzspritzen werden mitgeführt.

Andere Medikamente

Weitere Medikamente, insbesondere in Spritzenpumpen, sollten wegen der Transportübersichtlichkeit nur dann am Patienten angeschlossen bleiben, wenn
- eine Unterbrechung der Infusion für die Transportdauer kontraindiziert ist,
- eine Unterbrechung aufgrund der individuell erwarteten kurzen Wirkdauer problematisch wäre,
- das Medikament im Bedarfsfall nicht ausreichend sicher als Bolus appliziert werden kann.

So wird man bei einem mit Fentanyl/Midazolam analgosedierten Patient für die Dauer des Transports auf Bolusgaben wechseln und auf die Heparinbasisinfusion ganz verzichten können, andererseits wird eine Propofolsedierung oder therapeutische Heparinisierung in der Regel weitergeführt.

Besondere Vorsicht gilt für insulin- oder kaliumhaltige Infusionen: Diese sollten (von seltenen Ausnahmefällen abgesehen) wegen der Hypoglykämie- und Hyperkaliämiegefahr nicht auf dem Transport mitgeführt werden.

> CAVE

6.4.3 Überwachung während des Transports

Anschließend wird das Transportmonitoring angeschlossen, wobei sich der Überwachungsumfang an den nachfolgenden Empfehlungen orientieren sollte.

Nicht beatmete Patienten

Für den Transport nicht beatmeter Intensivpatienten wird zur Überwachung folgender Minimalstandard empfohlen:
- EKG mit Herzfrequenz,
- Pulsoxymetrie,
- Blutdruck.

Ist eine arterielle Kanüle vorhanden, so wird auch eine direkte invasive Druckmessung empfohlen, anderenfalls wird der Blutdruck diskontinuierlich nichtinvasiv gemessen. In manchen Situationen ist es sinnvoll, eine invasive Druckmessung allein für den Transport und die geplante Intervention neu anzulegen.

Beatmete Patienten

Zusätzlich zu dem oben genannten Monitoring ist bei beatmeten Patienten eine weitergehende Überwachung erforderlich. Folgendes wird empfohlen:
- Beatmungsdruck mit Stenosealarm,
- Volumenmangel- und Diskonnektionsalarm,
- Kapnometrie (mit Kapnographiekurve).

Die Messung und optische Anzeige des Beatmungsdrucks ist bei allen gängigen Transportbeatmungsgeräten vorhanden. Beim Neukauf eines Beatmungsgeräts oder Monitors sollten die oben genannten Parameter enthalten sein.

6.4.4 Einstellung des Transportbeatmungsgeräts

Bei der Einstellung des Transportbeatmungsgeräts wird, soweit möglich, die Einstellung des Intensivrespirators direkt übernommen. Dies wird aber durch die zunehmend differenziertere Beatmung auf der Intensivstation häufig gar nicht möglich sein (z. B. bei BIPAP-Beatmung). In der Regel muss man also versuchen, die Möglichkeiten des Transportrespirators so zu

nutzen, dass bei den folgenden Beatmungsparametern eine ähnliche Einstellung erreicht wird:
- Atemfrequenz,
- Tidalvolumen,
- Atem-Zeit-Verhältnis,
- PEEP (wichtig: immer einstellen!),
- Beatmungsspitzendruck.

Die Patienten werden beim Gerätewechsel anfänglich mit 100% O_2 beatmet (Schalterstellung „No Air Mix"). Dies scheint bei Erwachsenen auch für eine übliche Transportdauer akzeptabel zu sein [2] und ist zudem mit einem gewissen Sicherheitsgewinn verbunden.

Dauert die Intervention vermutlich länger (z. B. mehrstündige Operation, angiographische Intervention etc.), so wird der Intensivrespirator zusätzlich mitgeführt und im OP oder Angiographieraum über Wandanschlüsse wieder in Betrieb genommen.

Berechnung von O_2-Vorrat und maximaler Betriebsdauer

Vor dem Transport können O_2-Vorrat und mögliche Betriebsdauer berechnet werden. Hierbei muss man berücksichtigen, dass aus Sicherheitsgründen in O_2-Flaschen ein Restdruck von ca. 30 bar verbleiben sollte. Der minütliche Gasverbrauch der oben genannten Transportrespiratoren entspricht bei 100%-O_2-Beatmung der Summe aus Atemminutenvolumen plus 1 l/min „Betriebsgas".

Nutzbarer O_2-Vorrat = Volumen der O_2-Flasche × (Flaschendruck – 30 bar Restdruck)

Beispiel: 3 l × (180 – 30 bar) = 450 l O_2

Bei einem Atemminutenvolumen von 9 l/min entspricht dies einer sicheren Beatmungsdauer von 450 l / (9 + 1 l/min) = 45 min. Durch Beatmung mit einer F_IO_2 = 0,5 („Air Mix") ließe sich die Beatmungsdauer in etwa verdoppeln.

Patienten mit schweren Oxygenierungsstörungen

Sollen Patienten mit schwersten Oxygenierungsstörungen transportiert werden (z. B. CT-Diagnostik bei Polytrauma mit ARDS), so ist die Indikation hier besonders streng zu stellen. Für die Transportbeatmung sollte dann am besten ein akkubetriebener Intensivrespirator verwendet werden, der z. B. in eine Spezialtrage integriert oder selbst fahrbar ist. Diese Transporte sind technisch besonders anspruchsvoll und verlangen von allen Beteiligten eine exakte Planung und Durchführung.

6.4.5 Vorgehen in Sonderfällen

Der Intensivpatient kann vor dem Transport an weiteren Diagnostik- oder Therapiegeräten angeschlossen sein. Hier wird folgendermaßen verfahren:

Pulmonalarterienkatheter

Ein unbeabsichtigtes Vorschieben des Katheters beim Transport oder Umlagern kann Herzrhythmusstörungen auslösen oder sogar zu einer Pulmonalarterienruptur führen. Um dies zu vermeiden, wird der Pulmonalarterienkatheter vor dem Transport unter Monitorkontrolle zurückgezogen, ausgehend von der Wedgeposition ca. 2–5 cm, sodass die Katheterspitze dann in einem größeren Pulmonalarteriengefäß liegt. Anschließend wird der Katheter am Schleuseneingang fixiert und die Zentimetermarke notiert.

Eine kontinuierliche PAP-Messung während des Transports ist u. E. im Routinefall nicht erforderlich, allerdings muss die Lage der Katheterspitze (z. B. während einer CT-Untersuchung) diskontinuierlich mittels PAP-Messung überprüft werden. Während längerdauernder Interventionen oder Operationen wird eine kontinuierliche Druckmessung empfohlen, die Bestimmung des Wedgedrucks erfolgt nach Bedarf.

Intrakranielle Druckmessung

Abhängig vom verwendeten Druckmesssystem ist eine kontinuierliche Überwachung des intrakraniellen Drucks (ICP) während des Transports gar nicht möglich. Das folgende Vorgehen hat sich bei Patienten mit erhöhtem ICP bewährt (s. nachfolgende Übersicht):

Praxisempfehlungen zum Transport von Patienten mit erhöhtem intrakraniellen Druck

- Vor Transportbeginn Analgosedierung vertiefen, dabei auf ausreichenden zerebralen Perfusionsdruck (CPP) achten
- Ggf. für diese Phase zusätzliche Muskelrelaxierung erwägen (z. B. mit Cisatracurium)
- Bei der Beatmungseinstellung Hyperkapnie vermeiden, ggf. vorübergehend milde Hyperventilation (bei Bedarf Blutgasanalyse)
- Osmodiuretika bereithalten; falls schon im Routineplan enthalten, dann Applikation einer Dosis unmittelbar vor Transportbeginn
- Transport mit erhöhtem Oberkörper, Kopf stabil in der Mittellinie gelagert
- Bei Ankunft, z. B. im CT oder OP, sofort ICP-Messung wieder anschließen, Flachlagerung des Patienten möglichst vermeiden oder unter ICP-Kontrolle durchführen
- Bei längerdauernden Interventionen Kontrolle der Beatmungseinstellung mittels Kapnometrie und intermittierender Blutgasanalyse
- Vorsicht bei intraventrikulärer Druckmessung mit Liquorableitung: System am besten für den Transport verschließen, um ein unbeabsichtigtes Leerlaufen zu verhindern; Öffnung der Liquordrainage nach Bedarf und ICP-Wert

Thoraxdrainage

Thoraxdrainagen werden im Schockraum bei beatmeten Patienten häufig mit einem Gummilippenventil (sog. „Heimlich-Ventil") versorgt. Dabei muss auf die seitenrichtige Ventilkonnektion geachtet werden (diese ist auf dem Ventil als Bild dargestellt), anderenfalls kann sich ein Spannungspneumothorax entwickeln. Wird an das Heimlich-Ventil ein Sekretbeutel angeschlossen, so droht die gleiche Gefahr, wenn der Beutel nicht durch einen Scherenschnitt eröffnet wurde.

Beim Intensivtransport müssen die Thoraxdrainagen auch während des Transports mit einem ausreichenden Sog versehen werden. Solange bei dem Patienten keine Luftleckage vorliegt, kann für kurze Transporte ein geschlossenes Dreikammersystem mit integrierter Sogkontrolle verwendet werden, anderenfalls muss eine akkubetriebene Saugpumpe an das Drainagesystem angeschlossen werden. Weiterhin ist Folgendes zu beachten:

- Thoraxdrainage und Verbindungsschlauch vor Transportbeginn auf freie Durchgängigkeit prüfen,
- Schläuche sicher befestigen, um ein unbemerktes Abknicken oder eine Diskonnektion zu verhindern,
- Drainagesystem nicht über Patientenniveau anheben, um einen Rücklauf von Flüssigkeit zu vermeiden.

> Auch bei korrekter Lage und Funktion der Thoraxdrainage kann sich während des Transports ein neuer Spannungspneumothorax ausbilden, der eine sofortige Entlastung erfordert!

Hämodialyse/Hämofiltration

Bei Patienten, die ein Nierenersatzverfahren benötigen, sind folgende Besonderheiten zu beachten:

- nach intermittierender Hämodialyse: Volumenmangel, Elektrolytdysäquilibrium; daher vor Transportbeginn aktuelle Blutgas- und Elektrolytkontrolle durchführen und Volumenstatus abschätzen,
- bei kontinuierlichem Verfahren (z. B. CVVHD): Schlauchleitungen mit Heparin-haltiger Kochsalzlösung („Heparinschloss") freispülen, Maschine in Stand-by-Modus, abhängig von der geplanten Intervention Heparinrestwirkung beachten!

Intraaortale Ballonpumpe (IABP)

Für den Transport von Patienten mit IABP wird die Mithilfe einer weiteren Person (z. B. Pflegekraft, Kardiotechniker, Arzt) empfohlen. Der Transport selbst kann nur sehr langsam erfolgen und benötigt entsprechende Vorlaufzeit. Vor Transportbeginn muss Folgendes beachtet werden:

- IABP-Katheter ausreichend fixieren, um eine Dislokation beim Transport (und insbesondere beim Umlagern) zu verhindern,
- bei EKG-Triggerung: EKG-Elektroden auf sicheren Halt überprüfen, evtl. erneuern,
- bei Drucktriggerung: Druckmessvorrichtung überprüfen,
- Steuereinheit der IABP kontrollieren: Augmentationsstärke, Frequenz?

Bei manchen IABP-Geräten ist eine korrekte Drucktriggerung bei erheblicher Hypotonie nicht möglich. Daher sollte für den Transport ein alternatives Triggerverfahren sofort verfügbar sein, am einfachsten das EKG. Der IABP-Betrieb kann während des Transports anhand der typischen arteriellen Druckkurvenveränderungen überwacht werden.

6.5 Besonderheiten des Interhospitaltransports

Interhospitaltransporte zwischen Intensivstationen unterschiedlicher Versorgungsstufe finden in beiden Richtungen statt: Anfänglich werden die Patienten aufgrund der Schwere oder Besonderheit der Erkrankung von einer Intensiveinheit niedrigerer Versorgungsstufe in eine Spezialeinheit verlegt, nach abgeschlossener Behandlung wird dann möglicherweise auch ein Rücktransport durchgeführt.

Für diesen Interhospitaltransfer werden speziell ausgerüstete Fahrzeuge (ITW = Intensivtransportwagen), Hubschrauber (ITH = Intensivtransporthubschrauber) oder Flächenflugzeuge (Ambulanz-Jet) vorgehalten, deren Alarmierung und Einsatzkoordination über die lokale Rettungsleitstelle (ITW, z. T. ITH) oder die bekannten Hilfsorganisationen (z. T. ITH, Ambulanz-Jet) erfolgt.

Alle Fahr- und Flugzeuge müssen über die für den innerklinischen Transport dargestellten Überwachungs- und Behandlungsmöglichkeiten verfügen, zusätzlich sollte ein moderner Intensivrespirator (z. B. EVITA 4, Fa. Dräger oder Servo 300, Fa. Siemens) an Bord vorhanden sein.

Der *Einsatzradius* wird etwa folgendermaßen angegeben [angelehnt an 9]:
- ITW: bis 100 km oder 2 h Transportdauer,
- ITH: 100–250 km,
- Ambulanzjet: > 250–500 km.

In jedem Fall ist im Vorfeld eine exakte Planung mit Arzt-Arzt-Gespräch erforderlich. Allerdings muss Folgendes beachtet werden:

> Intensivtransporter sind keine Notfallverlegungsfahrzeuge. Muß ein Notfallpatient *sofort* in eine Spezialklinik gebracht werden (z. B. bei intrakranieller Blutung mit Einklemmungsgefahr), so erfolgt dies mit dem schnellstmöglich verfügbaren Rettungsmittel und Begleitung durch den verlegenden Arzt.

Literatur

1. Engelhardt W (1997) Innerklinische Transporte von Patienten mit erhöhtem intrakraniellen Druck. Anästhesiol Intensivmed 38: 385
2. Guidelines Committee of the American College of Critical Care Medicine, Society of Critical Care Medicine and American Association of Critical-Care Nurses Transfer Guidelines Task Force (1993) Guidelines for the transfer of critically ill patients. Crit Care Med 21: 931–937
3. Indeck M, Peterson S, Smith J, Brotman S (1988) Risk, cost, and benefit of transporting ICU patients for special studies. J Trauma 28: 1020–1025
4. Kollef MH, Harz B von, Prentice D et al. (1997) Patient transport from intensive care increases the risk of developing ventilator-associated pneumonia. Chest 112: 765–773
5. Panacek EA, Foulke GE (1998) Transportation of the critically ill patient. In: Hall JB, Schmidt GA, Wood LDH (eds) Principles of critical care, 2nd edn. McGraw-Hill, New York
6. Poloczek S, Madler C (2000) Transport des Intensivpatienten. Anaesthesist 49: 480–491
7. Schulte Steinberg H, Forst H (1997) Transport of critically ill patients. Curr Opin Anaesth 10: 309–312
8. Szem JW, Hydo LJ, Fischer E, Kapur S, Klemperer J, Barie PS (1995) High-risk intrahospital transport of critically ill patients: safety and outcome of the necessary „road trip". Crit Care Med 23: 1660–1666
9. Wallace PGM, Ridley SA (1999) ABC of intensive care. Transport of critically ill patients. BMJ 319: 368–371
10. Waydhas C, Schneck G, Duswald KH (1995) Deterioration of respiratory function after intra-hospital transport of critically ill surgical patients. Intensive Care Medicine 21: 784–789
11. Wissenschaftlicher Arbeitskreis Neuroanästhesie der Deutschen Gesellschaft für Anästhesiologie und Intensivmedizin, der Arbeitsgemeinschaft Intensivmedizin/Neurotraumatologie der Deutschen Gesellschaft für Neurochirurgie und der Sektion Rettungswesen und Katastrophenmedizin der Deutschen Interdisziplinären Vereinigung für Intensiv- und Notfallmedizin et al. (2000) Empfehlungen zur Erstversorgung des Patienten mit Schädel-Hirn-Trauma bei Mehrfachverletzung. Anästhesiol Intensivmed 41: 39–45

Kapitel 7: Scores

E. NEUGEBAUER, R. LEFERING

7.1   Was ist ein Score?   83

7.2   Scores in der Intensivmedizin   83
7.2.1   Zusammensetzung   83
7.2.2   Spezifische versus generelle Scores   85
7.2.3   Einmalerhebung versus Verlaufsbeobachtung   88

7.3   Ziele der Anwendung von Scores   88
7.3.1   Schweregradklassifikation und Prognose   88
7.3.2   Forschung   89
7.3.3   Qualitätssicherung   89
7.3.4   Ökonomie   89
7.3.5   Ausbildung   90

7.4   Entwicklung und Evaluation von Scores   90
7.4.1   Experte versus Statistik   90
7.4.2   Bewertung von Scores   90
7.4.3   Sensitivität und Spezifität   91

7.5   Limitierungen und Gefahren   92
7.5.1   Interpretation   92
7.5.2   Therapieentscheidungen   92
7.5.3   Therapieabbruch   92
7.5.4   Starre Komponenten   93
7.5.5   Aktualität   93

Literatur   93

Scores

E. Neugebauer, R. Lefering

7.1 Was ist ein Score?

Der Begriff Score stammt aus dem Englischen und bedeutet übersetzt „Punktzahl". Ein Score ist der Versuch, eine komplexe klinische Situation auf einer eindimensionalen Skala abzubilden, d. h. auf einen einzigen Wert zu reduzieren.

Jeder Patient stellt eine einmalige und individuelle Situation dar, die sehr komplex ist und auf Wechselwirkungen beruht, die wir heute nur z. T. verstehen. Will man nicht vor dieser komplexen Individualität kapitulieren, sind reduzierende Betrachtungsweisen unumgänglich. Jede Diagnose ist beispielsweise eine „Schublade", in der sich ähnliche Befundkonstellationen sammeln.

Der Versuch, die individuelle Situation eines Patienten insgesamt zu erfassen, stellt bereits eine Reduktion dar, denn sie stützt sich nur auf das, was wir heute messen können oder meinen, messen zu müssen. Jeder Laborwert, jede Röntgenaufnahme, jede Blutgasanalyse, jedes EKG ist eine punktweise Information, ein Mosaikstein im Zustandsbild des Patienten. Die Gesamtheit dieser Befunde und ihre Veränderung über die Zeit ist ein Versuch, diese Komplexität – in reduzierter Form – abzubilden und zu begreifen.

Score bedeutet Reduktion
Ein Score geht hier noch einen Schritt weiter. Er reduziert die vorliegenden Daten eines Patienten maximal. Ein Score beruht auf Faktoren, die aus Sicht von Experten oder aufgrund klinischer Datenanalysen als wesentliche Determinanten des Zustands eines Patienten angesehen werden. Jeder Faktor wird mit Punktzahlen gewichtet und in der Summe zu einem einzigen Wert kombiniert.

- **Skala.** Von „Skalen" spricht man, wenn dabei nur *eine* Zustandsdimension erfasst wird, z. B. bei der Beurteilung der Bewusstseinslage eines Patienten mit Hilfe der Glasgow Coma Scale [17].

- **Score.** Ein „Score" fasst hingegen *mehrere* Aspekte zusammen oder beschreibt den Gesamtzustand eines Patienten.

Der große Vorteil dieser Reduktion wird deutlich, wenn man den ersten in der Medizin publizierten Score, den *10-Punkte-Apgar-Score*, zur Beurteilung von Neugeborenen betrachtet. Es ist der Versuch, eine komplexe Situation durch eine Konzentration auf das „Wesentliche" überschaubar zu machen und damit vergleichende Betrachtungen unter vielen Patienten erst zu ermöglichen.

> Scores sind der Versuch, durch Reduktion auf das Wesentliche vergleichende Betrachtungen vornehmen zu können.

7.2 Scores in der Intensivmedizin

Die Intensivmedizin befasst sich mit schwerkranken Patienten, und nicht jeder Patient überlebt diesen kritischen Zustand, trotz massivem Einsatz therapeutischer Maßnahmen, technischer Hilfsmittel und permanenter Überwachung. Das Ziel der Intensivtherapie ist letztlich das Überleben der Situation, die zur Einweisung auf die Intensivstation geführt hat, d. h. den Zustand des Patienten soweit zu stabilisieren oder zu normalisieren, dass er der Intensivtherapie nicht mehr bedarf. Es stellt sich implizit bei jedem Intensivpatienten die Frage, wie weit er von diesen beiden Extremen, nämlich lebend die Intensivstation verlassen zu können bzw. zu sterben, entfernt ist. Scores sind ein Versuch, ein Ansatz, dieses zu quantifizieren.

In Tabelle 7-1 sind einige in der Intensivmedizin häufig verwendete Scoresysteme beispielhaft zusammengestellt.

7.2.1 Zusammensetzung

Ein Score ist immer die Kombination mehrerer Aspekte eines Krankheitsgeschehens, die jeder für sich im klassischen Sinne messbar sind, z. B. Blutdruck, Herzfrequenz oder Laborwerte. Zusätzlich zum aktuellen Zustand können auch Aspekte berücksichtigt werden, die der Patient mitbringt, wie z. B. Alter oder Vorerkrankungen. Auch therapeutische Maßnahmen, die

Tabelle 7-1. Auswahl von Scoresystemen, die in der Intensivmedizin gebräuchlich sind

Score	Autor	Patienten	Zeitpunkt	Zusammensetzung Punktwerte	Summen-wert*	Bemerkung
Allgemeine Schweregradklassifikation						
APACHE Acute Physiology and Chronic Health Evaluation	[7]	Intensiv allgemein	nach 32 h	34 physiolog. Parameter (je 0–4 Punkte)	0–136*	Von Expertenrunde entwickelt; Ziel: Schweregradklassifikation
APACHE II	[8]	Intensiv allgemein	nach 24 h	12 physiolog. Parameter, GCS, Alter, Vorerkr.	0–68*	Prognoseberechnungen mit zusätzlichen Koeffizienten
APACHE III	[9]	Intensiv allgemein	nach 24 h	18 physiolog. Parameter, GCS, Alter, Vorerkr.	0–319*	Formeln für Prognose nicht publiziert
SAPS II Simplified Acute Physiology Score	[12]	Intensiv allgemein	nach 24 h	14 physiolog. Parameter, GCS, Alter, Vorerkr.	0–163*	Multicenterdatenbank aus USA/Europa
Therapeutische Scores						
TISS Therapeutic Intervention Scoring System	[6]	Intensiv alllgemein	täglich	76 therapeut./ pfleg. Maßnahmen; je 1–4 Punkte	0–177*	Erste Version von Cullen 1974; u. a. genutzt für ökonomische Analysen/ Personalbedarf
TISS-28	[16]	Intensiv allgemein	täglich	28 therapeut./ pfleg. Maßnahmen; je 1–8 Punkte	0–78*	Berechnet aus TISS; deutlich robuster und einfacher
Organversagenscores						
MOF Multiple Organ Failure	[5]	Intensiv alllgemein	täglich	7 Organsysteme: Dysfunktion (1 Punkt), Versagen (2 Punkte)	0–14*	Basiert auf Expertenwissen; einfache Handhabung
MODS Multiple Organ Dysfunction Score je 0–4 Punkte	[13]	Intensiv allgemein	täglich	6 Organsysteme,		Basiert auf Literaturstudien und Daten; keine therapeut. Maßnahmen
SOFA Sepsis-related Organ Failure Assessment	[19]	Intensiv allgemein	täglich	6 Organsysteme, je 5 Stufen (0–4 Ptk.)		Konsensuskonferenz
LOD Logistic Organ Dysfunction System	[12]	Intensiv allgemein	nach 24 h	6 Organsysteme, bis zu 3 Stufen (0–5 Punkte) des Organversagens	0–22*	n = 10.547 log. Regression
Spezifische Scores (Auswahl)						
Grading of Sepsis	[4]	Sepsis	täglich	Temperatur, Labordaten, lokale und indirekte Effekte	0–55*	
LIS Lung Injury Severity	[14]	Akutes/ chronisches Lungenversagen	täglich	4 Aspekte, je 0–4 Punkte (Röntgen und Oxygenierung)	0–16*	Dient zur Definition eines ARDS (> 2,5 Punkte)
ABSI Abbreviated Burn Severity Index	[18]	Patienten mit Verbrennungen	initial	Alter, Geschlecht, verbrannte Körperoberfläche, Inhalationstrauma	0–18*	Verfeinerung der bekannten Baux-Regel

Mit * sind jeweils die schlechtesten Werte gekennzeichnet, die z. T. real nicht erreichbar sind. GCS = Glasgow Coma Scale.

Indikatoren für die Schwere der Erkrankung sein mögen (z. B. Beatmungstherapie, Dialyse) können berücksichtigt werden. Ein Score wählt gewisse Aspekte aus, gewichtet sie mit Punkten und fügt diese durch Summation zu einem Gesamtwert. Auswahl und Gewichtung der Aspekte hängt von der Art und Weise der Scoreentwicklung ab, aber auch von der beabsichtigten Anwendung.

Physiologische Scores

Bei der Erstellung eines Scores gibt es 2 grundsätzliche Zugänge. Der eine Zugang betrachtet nur das „Funktionieren" des Organismus, gemessen an physiologischen Parametern, ohne mögliche therapeutische Beeinflussungen dieser Werte zu berücksichtigen. Die Befürworter dieses Vorgehens argumentieren, dass jedes Organ im Gesamtorganismus eine Aufgabe hat, und es wird lediglich erfasst, inwieweit diese Aufgabe – gemessen an ausgewählten klinischen und Laborparametern – erfüllt wird. Der APACHE II (Tabelle 7-2) ist ein solcher Score. Dort werden für Werte in einem definierten Normbereich 0 Punkte vergeben, unabhängig davon, ob diese Situation durch massive therapeutische Einflussnahme entstanden ist oder nicht.

Abbildung 7.1 zeigt beispielhaft die Verteilung von APACHE-II-Scorewerten bei Aufnahme auf einer chirurgischen Intensivstation.

Therapeutische Interventionen

Auf der anderen Seite ist aber auch klar, dass das Ausmaß der therapeutisch notwendigen Unterstützung einer Organfunktion ein klinisch äußerst wichtiger Indikator für dessen Zustand ist. Ein Beispiel für einen ausschließlich auf therapeutischen, diagnostischen und pflegerischen Maßnahmen aufgebauten Score stellt der TISS-28 dar (Tabelle 7-3, [16]), eine Weiterentwicklung des bekannten „Therapeutic Intervention Scoring System" von Cullen [3] und Keene [6]. 28 Maßnahmen bzw. Maßnahmenkomplexe werden mit Punktwerten zwischen 1 und 8 versehen und, falls durchgeführt, zu einem täglichen Wert addiert. Unabhängige Untersuchungen konnten zeigen, dass TISS- und APACHE-Werte hoch korrelieren.

Organversagenscores

Eine Reihe von Scoresystemen beschreibt den Zustand eines Patienten über die Funktion seiner wichtigsten Organsysteme. Jedes Organ(system) für sich genommen hat seine spezifische Aufgabe im Organismus zu erfüllen, es lässt sich in der Regel räumlich gut abgrenzen, und seine Funktion ist durch eine Anzahl direkter oder indirekter Messparameter zu erschließen. Die Lunge hat beispielsweise die primäre Aufgabe, das Blut und damit die übrigen Zellen des Körpers mit O_2 zu versorgen und CO_2 zu entsorgen. Ein Maß für das „Funktionieren" der Lunge ist beispielsweise der O_2-Partialdruck im arteriellen Blut (p_aO_2). Über die Vergabe von Punkten für jedes Organ, je nach Grad der Dysfunktion, ergibt sich in der Summe wieder eine kumulative Gesamtzahl. Häufig werden auch therapeutische Interventionen wie Beatmung oder Dialyse zur Definition einer Organdysfunktion oder eines Organversagens herangezogen. Organversagenscores dienen in der Regel der Verlaufsbeobachtung, d. h. der wiederholten täglichen Anwendung und Dokumentation.

7.2.2 Spezifische versus generelle Scores

Zur Klassifizierung der Schwere konkreter Krankheitsbilder, wie z. B. der Sepsis, werden häufig Scores herangezogen. Man findet mit zunehmender Komplexität der Erkrankung fließende Übergänge zwischen „Stadieneinteilung", „Grading", „Skalen" und „Scores", wobei die beiden letztgenannten über die Vergabe von Einzelpunkten zu einer Graduierung gelangen. Die Glasgow Coma Scale (s. Kap. 66) ist ein Beispiel für die Beschreibung eines spezifischen Zustands mittels einer Skala.

Spezifische Scores

Scores, die unterschiedliche Aspekte einbeziehen, kommen bei komplexeren Krankheitsbildern zum Einsatz, wie bei der Sepsis (z. B. Grading of Sepsis von Elebute u. Stoner [4], der Lungenfunktion (z. B. Lung Injury Severity Score – LIS, [14]) oder der Schwere eines Verbrennungstraumas (z. B. ABSI, Abbreviated Burn Severity Index von Tobiassen [18]). Eine Übersicht über traumaspezifische Scoresysteme gibt z. B. [2].

Generelle Scores

Generelle oder krankheitsübergreifende Scores versuchen Aspekte zu kombinieren, die allgemeine Indikatoren von Gesundheit oder Krankheit sind. Fieber,

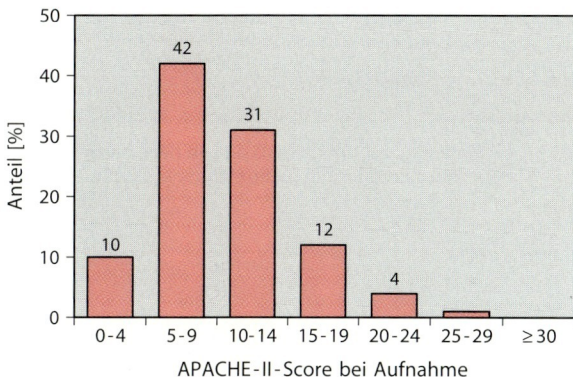

Abb. 7-1. Prozentuale Verteilung von APACHE-II-Scorewerten in einem Patientengut (n = 1986) einer chirurgischen Intensivstation (Liegedauer auf der Intensivstation mindestens 6 h)

Tabelle 7-2. Der APACHE-II-Score (Acute Physiology and Chronic Health Evaluation) von Knaus et al. [8]. Im Bereich A (akute Physiologie) ist jeweils der schlechteste Wert innerhalb der ersten 24 h nach Aufnahme auf die Intensivstation zu wählen

A: Akute Physiologie p_aO_2 = arterieller O_2-Partialdruck; $AaDO_2$ = alveolo-arterielle O_2-Differenz	Abnormal niedrige Werte					Abnormal hohe Werte			
Punkte	4	3	2	1	0	1	2	3	4
Temperatur (°C)	≤29,9	30–31,9	32–33,9	34–35,9	36–38,4	38,5–38,9		39–40,9	≥41
Mittlerer arterieller Blutdruck (mmHg)	≤49		50–69		70–109		110–129	130–159	≥160
Herzfrequenz (pro Minute)	≤39	40–54	55–69		70–109		110–139	140–179	≥180
Atemfrequenz (pro Minute)	≤5		6–9	10–11	12–24	25–34		35–49	≥50
Oxygenierung – falls F_IO_2 <0,5: p_aO_2 (mmHg)	≤54	55–60		61–70	>70				
– falls F_IO_2 ≥0,5: $AaDO_2$ (mmHg)					<200		200–349	350–499	≥500
Arterieller pH	≤7,14	7,15–7,24	7,25–7,32		7,33–7,49	7,50–7,59		7,60–7,69	≥7,70
Natrium (mmol/l)	≤110	111–119	120–129		130–149	150–154	155–159	160–179	≥180
Kalium (mmol/l)	≤2,4		2,5–2,9	3,0–3,4	3,5–5,4	5,5–5,9		6,0–6,9	≥7,0
Kreatinin (mg/dl)*			≤0,5		0,6–1,4		1,5–1,9	2,0–3,4	≥3,5
Hämatokrit (%)	≤19,9		20–29,9		30–45,9	46–49,9	50–59,9		≥60
Leukozyten (10^3/µl)	≤0,9		1–2,9		3–14,9	15–19,9	20–39,9		≥40
Neurologie	15 Punkte minus beste Glasgow Coma Scale (3–15)								

B: Alter					
Punkte	0	2	3	5	6
Alter (Jahre)	≤44	45–54	55–64	65–74	≥75

C: Chronische Vorerkrankungen	
Lunge	Chronisch restriktive, obstruktive oder vaskuläre Erkrankungen, die eine erhebliche Einschränkung der Leistungsfähigkeit bedingen (z. B. Unfähigkeit, Treppen zu steigen oder Hausarbeiten zu verrichten); gesicherte chronische Hypoxie, Hyperkapnie, sekundäre Polyzythämie; schwere pulmonale Hypertonie (>40 mmHg); Ventilatorabhängigkeit
Herz-Kreislauf-System	Herzinsuffizienz NYHA Klasse V
Niere	Chronisches dialysepflichtiges Nierenversagen
Leber	Histologisch gesicherte Leberzirrhose und dokumentierte portale Hypertension; vorangegangene Ösophagusvarizenblutung; Zustand nach Leberversagen/Enzephalopathie/Koma
Immunsystem	immunsupprimierende Therapie (Immunsuppressiva, Chemotherapie, Bestrahlung; Langzeit- (>30 Tage) oder hochdosierte Steroidgabe); fortgeschrittene Immunerkrankung (Leukämie; Aids; Lymphome)

Punkte	2	5
Bei Vorliegen mind. einer chronischen Vorerkrankung und ...	Zuweisung auf die Intensivstation nach elektiven Operationen	Zuweisung auf die Intensivstation nach Notfalloperationen oder bei nichtoperativen Patienten

* Punkte für Kreatinin verdoppeln bei akutem Nierenversagen.

Tabelle 7-3. Der TISS-28 Score von Reis Miranda et al. [16]

		Punkte
● Basis		
Standardmonitoring	Stündlich Vitalzeichenkontrolle; regelmäßige Bestimmung der Flüssigkeitsbilanz	5
Labor	biochemische Bestimmungen; Mikrobiologie	1
Medikation	i.v.; i.m.; subkutan; oral oder Magenschlauch	1 Medikament: 2 2 oder mehr: 3
Verbandswechsel	Dekubitusprophylaxe/-pflege; tägliche Verbandswechsel; *häufig* heißt mind. 1× pro Schicht oder ausgedehnte Wundpflege	Routine: 1 häufig: 2
Drainagen	Pflege aller Drainagen (außer Magenschlauch)	3
● Lunge		
Beatmung	Mechanische/assistierte Beatmung, *auch Spontanatmung mit PEEP*	5
	oder Atemunterstützung (Spontanatmung ohne PEEP, O_2-Nasenschlauch/-maske)	2
künstliche Luftwege	Pflege der künstl. Luftwege; Endotrachealtubus, Tracheostoma	1
Atemtherapie	Behandlung zur Verbesserung der Lungenfunktion: Physiotherapie, Inhalationen, Ergo-/Spirometrie	1
● Herz/Kreislauf		
Vasoaktive Medikamente	Jedes Medikament, jede Dosis	1 Medikament: 3 2 oder mehr: 4
Flüssigkeitstherapie	Hoher Volumenersatz i.v. (mind. 5 l pro Tag)	4
Arterie	Peripherer arterieller Katheter	5
Pulmonaliskatheter	Mit oder ohne ZU-Messung	8
ZVK	Zentralvenöser Katheter	2
Reanimation	kardiopulmonale Reanimation nach Herzstillstand (ohne 1× präkordialer Faustschlag)	3
● Niere		
Dialyse	Hämofiltration, Dialyse (diverse Techniken)	3
Ausfuhr	quantitative Urinmessungen (z.B. über Katheter)	2
Diurese	aktive medikamentöse Diurese (z.B. Furosemid)	3
● ZNS		
Hirndruck	Messung des intrakraniellen Drucks	4
● Metabolismus		
Azidose/Alkalose	Behandlung einer komplizierten metabolischen Azidose/Alkalose	4
Ernährung	i.v. Hyperalimentation	3
Enterale Ernährung	Durch Magenschlauch oder über Jejunostomie	2
● Interventionen		
Besondere Interventionen auf Intensivstation	Endotracheale Intubation, Einsetzen eines Schrittmachers, Kardioversion, Endoskopie, Notfalloperation, Magenspülung (keine Routineinterventionen)	1 Intervention: 3 2 oder mehr: 5
Interventionen außerhalb Intensivstation	Besondere Interventionen außerhalb der Intensivstation, Diagnostik (z.B. CT) oder Operationen	5

Tachykardie, Hyper-/Hypotonie oder Leukozytose sind solche Indikatoren. Bezogen auf die Intensivtherapie lassen sich solche Scores auf alle Intensivpatienten anwenden. Als bekanntes Beispiel eines krankheitsübergreifenden Scores sei der APACHE-Score von Knaus et al. [7–9] erwähnt. Tabelle 7-2 zeigt die wohl am häufigsten in der Intensivmedizin verwendete Version II.

Vergleich

Spezifische Scores haben den Vorteil, einzelne Aspekte einer Erkrankung deutlich stärker gewichten zu können als ein genereller Score, oder spezielle Aspekte einzubeziehen, die nur bei diesem Krankheitsbild von Bedeutung sind. Es gibt aber viele vergleichende Untersuchungen, die zeigen, dass spezifische Scores keinen oder nur einen marginalen Vorteil gegenüber allgemeinen Scores wie dem APACHE II aufweisen.

7.2.3 Einmalerhebung versus Verlaufsbeobachtung

Für Scores gilt das Gleiche, was z.B. auch für Medikamente gilt: Sie sollten nur bei denjenigen Patienten und unter denjenigen Bedingungen angewendet werden, für die sie entwickelt wurden. Diese Bedingungen, zu denen auch der Zeitpunkt bzw. der Zeitraum der Erhebung gehören, sind immer in der Originalpublikation angegeben und sollten beachtet werden.

Der APACHE-II-Score beispielsweise betrachtet die schlechtesten Werte innerhalb der ersten 24 h nach Aufnahme auf die Intensivstation. Die meisten prognostischen Scores wie der APACHE basieren nur auf einer initialen Statuserhebung. Die meisten Organversagenscores dagegen erlauben eine täglich wiederholte Anwendung, ebenso die Scores, die therapeutische Maßnahmen betrachten (TISS). Damit eignen sich die letztgenannten auch zur Verlaufsdokumentation und in ihrer kumulativen Form (Summe der Scorewerte über mehrere Tage) auch zur Klassifikation der gesamten Intensivtherapie – ähnlich den Liegetagen.

Der Zeitraum, der einer Scoreerhebung zugrunde liegt, beträgt meistens 24 h, wobei die schlechtesten Werte aus diesem Zeitfenster zu wählen sind. Der Multiple Organ Dysfunction Score von Marshall [13] dagegen wird täglich zu einem definierten Zeitpunkt erhoben (z.B. immer morgens) und erfasst die aktuellen Werte.

Abweichungen von den publizierten Vorgaben zur Scoreerhebung (z.B. tägliches Erheben des APACHE II, was häufig praktiziert wird) sind nicht grundsätzlich verboten, bedürfen aber einer eingehenden Validierung und eines Hinweises bei der Publikation solcher abweichend erhobener Daten.

7.3 Ziele der Anwendung von Scores

Ein Score ist die Reduktion einer komplexen Situation auf eine eindimensionale Skala, auf einen einzigen Wert. Bei diesem Vorgehen gehen wichtige Detailinformationen zugunsten einer „Reduktion auf das Wesentliche" verloren. Der Vorteil oder Gewinn liegt darin, ein objektives, reproduzierbares und patientenübergreifendes Maß zu besitzen, das eine über den Einzelfall hinausgehende Kommunikation über Krankheiten und deren Therapien wesentlich erleichtert. Dabei ist ein Score unabhängig von der subjektiven, durch Emotionen und Erfahrung beeinflussten Einschätzung durch den Arzt.

Eine Letalitätsrate von 20 % einer Intensivstation kann durchaus besser sein als die 10 %ige Rate einer anderen Station, wenn wesentlich schwerer erkrankte Patienten behandelt wurden.

Scores können so z.B. als Methode zur Objektivierung der Erkrankungsschwere eingesetzt werden.

Es sei ausdrücklich darauf hingewiesen, dass Scores nicht den Anspruch erheben, den Zustand eines Patienten *besser* beschreiben zu können als ein Arzt, oder durch das Kumulieren von Einzelinformationen diese *ersetzen* zu wollen.

> Ziele von Scores in der Intensivmedizin sind Schweregradklassifikation und Prognose.

Scores werden in folgenden Bereichen angewendet:
- Forschung,
- Qualitätssicherung,
- Ökonomie,
- Ausbildung.

7.3.1 Schweregradklassifikation und Prognose

Das primäre Ziel der Intensivtherapie ist das Überleben eines Patienten, das Überwinden eines kritischen Gesundheitszustands, das Wiederherstellen normaler Organfunktionen. Scores versehen Werte außerhalb eines „Normbereichs" mit Punkten und dies um so mehr, je größer die Abweichung ist. Damit eignen sich Scores dazu, den Grad der Abweichung von einem „gesunden" Normalzustand zu quantifizieren, bezogen auf die im Score verwendeten Parameter. Wenn ein Score die für ein spezielles Krankheitsbild relevanten Parameter berücksichtigt, eignet sich ein Scorewert zur Graduierung der Schwere dieser Erkrankung.

Da mit zunehmendem Schweregrad einer Erkrankung auch das Risiko für ein negatives Outcome steigt, lassen sich Scorewerte auch für *prognostische* Aussagen nutzen. Basis solcher Aussagen sind immer Daten großer Patientengruppen mit bekanntem Outcome und initialer Scoreerhebung. Die Gegenüberstellung von Scorewert und Letalität beispielsweise zeigt beim APACHE II eine deutliche Korrelation (Abb. 7-2). An-

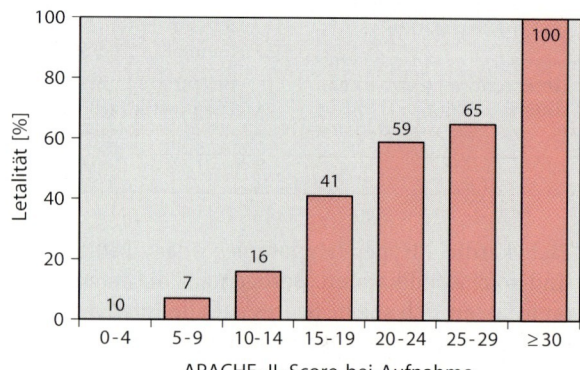

Abb. 7-2. Letalität von Patienten einer chirurgischen Intensivstation (n = 1986, davon 318 Patienten (16 %) verstorben) in Abhängigkeit vom initialen APACHE-II-Scorewert

hand mathematischer Formeln lassen sich Scorewerte auch direkt in Überlebenswahrscheinlichkeiten transformieren. Für den APACHE II ist diese Formel publiziert [8], in die auch ein diagnosespezifischer Koeffizient eingeht (45 diagnostische Kategorien mit jeweils eigenem Koeffizienten). Prognostische Aussagen in Form von Wahrscheinlichkeiten lassen sich jedoch sinnvoll nur für Gruppen von Patienten interpretieren (vgl. auch Abschn. 7.5.1).

7.3.2 Forschung

Ziel klinischer Forschung in der Intensivtherapie ist das Erkennen und Beschreiben von Krankheitsbildern und deren Pathophysiologie sowie ihre therapeutische und supportive Beeinflussung zur Verbesserung des Outcome der Patienten. Hierzu ist es notwendig, über den Einzelfall hinausgehende generalisierende Beschreibungen vorzunehmen, wozu sich Scores insbesondere eignen.

Einschlusskriterien
Um ein Krankheitsbild in klinischen Studien nachvollziehbar zu charakterisieren, können Scores als Einschluss*kriterien* dienen. Die Konsensusdefinitionen der Begriffe „Sepsis" und „SIRS" („Systemic Inflammatory Response Syndrome", vgl. [1]) haben dies deutlich gezeigt. Studien an Schädel-Hirn-Verletzten nutzen die Glasgow Coma Scale zum Patienteneinschluss und zur Definition eines Komas (GCS $\leq$ 8).

Vergleichbarkeit
In kontrollierten Studien ist die Vergleichbarkeit der untersuchten Patientengruppen eine Grundvoraussetzung für die Interpretation der Ergebnisse. Eine sauber und streng durchgeführte *Randomisierung* bei hinreichend großer Fallzahl ist der beste Weg, vergleichbare Patientengruppen zu erhalten. Doch auch trotz Randomisierung (und erst recht in nichtrandomisierten Vergleichsstudien) ist eine Prüfung der Strukturgleichheit der Patientengruppen unerlässlich. Scores als zusammenfassendes Maß zur Schweregradklassifikation leisten hier wichtige Dienste.

Outcomeevaluation
Scores spielen ferner eine immer wichtigere Rolle bei der Outcomeevaluation von therapeutischen Maßnahmen. Neben Letalität und Morbidität (Komplikationsraten) findet man zunehmend über Scores definierte *Endpunkte in klinischen Studien*, wie das ARDS („adult respiratory distress syndrome"), definiert über den LIS von Murray et al. [14], oder die Inzidenz eines Multiorganversagens, definiert über einen der verfügbaren Organversagenscores (Tabelle 7-1). Kumulative TISS-Punkte spiegeln den tatsächlichen Therapieaufwand deutlicher wieder als Liegetage. Scores können als integratives Maß sowohl Inzidenz als auch Schweregrad verschiedener Ereignisse erfassen.

7.3.3 Qualitätssicherung

Die Qualität der Intensivtherapie definiert sich über deren Aufgabenstellung, nämlich schwerkranken Patienten durch supportive Maßnahmen über diesen kritisch Zusand hinwegzuhelfen. Primärer Qualitätsindikator ist in dieser Situation das Überleben des Patienten. Will man die Qualität der Intensivtherapie messen, kann man dies einerseits anhand vorgegebener, definierter „Standards" tun, oder man vergleicht die Qualität verschiedener Stationen miteinander und erhält so einen relativen Qualitätsvergleich.

Standardisierte Mortalitätsrate (SMR)
Scores können in diesem Zusammenhang als „externer Standard" dienen. Die aufgrund einer Scoreerhebung berechnete Prognose ist quasi der externe „Sollwert", basierend auf den zur Scoreentwicklung benutzten Daten, dem die tatsächlich beobachtete Letalitätsrate („Istwert") gegenübergestellt wird. Die so ermittelte standardisierte Mortalitätsrate (SMR) sollte nahe 1 liegen. Die Identifikation von Patientensubgruppen, in denen der Istwert deutlich größer ist als der Sollwert, d.h. wo mehr Patienten verstorben sind als gemäß Score erwartet (SMR > 1), führt über eine Detailanalyse möglicherweise zur Aufdeckung und Beseitigung von Defiziten in der Patientenversorgung. Der Erfolg qualitätssichernder Maßnahmen lässt sich durch wiederholte Messungen ebenfalls mit dieser Methode quantifizieren.

Weitere Einsatzgebiete
Es sei noch darauf hingewiesen, dass scorebasierte Soll-Ist-Vergleiche nur *ein* Aspekt im Rahmen des Qualitätsmanagements darstellen. Auch die Verwendung bei der Erstellung und Formulierung von *Leitlinien* ist denkbar. In den Bereich der Qualitätssicherung gehören auch alle Maßnahmen, die in den Routinebetrieb einer Intensivstation eingreifen, beginnend mit der Indikationsstellung für bestimmte therapeutische Maßnahmen (vgl. Abschnitte 7.5.2, 7.5.3) bis hin zu Triageentscheidungen. Für letztere sind allerdings die zur Zeit vorliegenden Scoringsysteme weder vorgesehen noch geeignet [15].

7.3.4 Ökonomie

Die Intensivtherapie gehört zu den kostenintensiven Maßnahmen im Gesundheitswesen, deren Anteil am Krankenhausbudgets bis zu $1/3$ betragen kann. Daher ist nicht nur aus gesellschaftlicher Sicht eine Transparenz in der Verwendung dieser Mittel geboten.

Ökonomische Analysen werden häufig vorschnell mit Mittelkürzungen und Sparmaßnahmen gleichgesetzt. Sie sollen jedoch die tatsächlichen Kosten einer Behandlung möglichst valide wiedergeben, damit z. B. eine kostendeckende Vergütung dieser Maßnahmen möglich ist. Die häufig angewandte Methode der Abrechnung über Tagessätze ist insbesondere für die Intensivtherapie unzureichend. Hier können Scoresysteme wie der TISS-28 [16] ein wesentlich genaueres Bild der tatsächlich verbrauchten Ressourcen liefern. Setzt man alle in einem bestimmten Zeitraum erbrachten Leistungen (gemessen mit TISS) in Relation zu den Gesamtkosten der Intensivtherapie in diesem Zeitraum, lässt sich ein Kostenwert pro TISS-Punkt berechnen, z. B. 68,70 DM pro TISS-28-Punkt [10]. Damit lassen sich dann für Patienten oder Patientengruppen Kostenschätzungen vornehmen. Eine detaillierte, bis ins Einzelne gehende Kostenanalyse ist wegen des enormen Aufwands nur selten durchführbar.

7.3.5 Ausbildung

Als letztes, aber nicht unwichtigstes Ziel der Anwendung von Scores sei der Ausbildungsaspekt erwähnt. Durch den Anspruch, die „wesentlichen" Aspekte eines Krankheitsbilds oder des Gesamtzustands eines Patienten zu berücksichtigen, erfolgt eine gewisse Fokussierung auf einige wenige „Schlüsselparameter". Sofern nicht der falsche Schluss gezogen wird, dass die übrigen Parameter unbedeutend seien, kann die Beschäftigung mit Scores dem Anfänger durchaus hilfreiche Orientierung bieten.

! Scores sind eine Form der „gemeinsamen Sprache", die sowohl die Kommunikation unter Intensivmedizinern als auch die Darstellung und den Transfer neuer Erkenntnisse fördern kann.

7.4 Entwicklung und Evaluation von Scores

7.4.1 Experte versus Statistik

Die Entwicklung eines Scores, d. h. die Auswahl der Parameter und die Festlegung der Punktwerte, beruht immer auf Vorerfahrungen. Hierbei kann es sich einerseits um das Wissen und die klinische Erfahrung von Experten handeln, andererseits um die systematisch dokumentierte Verlaufsbeobachtung vieler Intensivpatienten (Abb. 7-3). Mit statistischen Verfahren lassen sich aus solchen Datensammlungen diejenigen Parameter identifizieren, die mit einem guten bzw. schlechten Outcome assoziiert sind und entsprechend multivariat kombinieren (z. B. mit Hilfe der logistischen Regression). Die Frage, welches Vorgehen „besser" ist, ist müßig, denn beide Ansätze bergen Chancen und Fehlerquellen. Ideal wäre ein „und" statt des „versus" in der Überschrift. Anzumerken bleibt noch, dass, unabhängig von der methodischen Entwicklung, erst Validierungsstudien Hinweise auf die Qualität eines Scores geben.

7.4.2 Bewertung von Scores

Bei der Frage, ob ein bestimmter Score in einer spezifischen Situation oder in einer klinischen Studie geeignet ist, müssen mehrere Aspekte geprüft werden. Diese Aspekte beziehen sich sowohl auf die Eigenschaften des Scores als „Messinstrument" als auch auf die Anwendbarkeit in der betrachteten klinischen Situation.

> **Kriterien zur Bewertung/Auswahl eines Scores**
> - Reliabilität
> - Validität
> - Messbarkeit
> - Anwendbarkeit
> - Klinische Relevanz

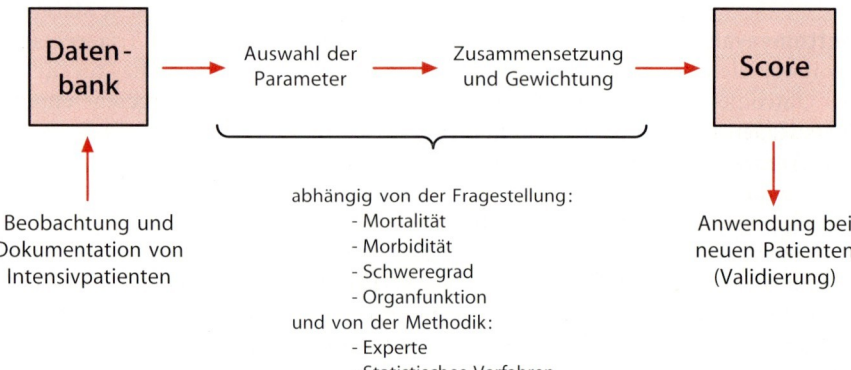

Abb. 7-3. Vorgehen bei der Entwicklung eines Scoresystems

Reliabilität

> Bei der Reliabilität eines Scores steht die Frage im Vordergrund, ob der Score das, was er misst, genau und verlässlich misst.

Dies ist unabhängig davon, ob das, was der Score zu messen vorgibt, tatsächlich so ist. Ein reliables Messinstrument kann sehr exakt das Falsche messen!

Kriterien guter Reliabilität sind verständlich definierte Items, die eindeutige Wahl der Messwerte (z. B. höchster/niedrigster Wert der letzten 24 h), klare Punktwerte oder Vorgaben zum Verhalten bei fehlenden Werten. Zur Prüfung der Reliabilität kann man Test-Retest-Untersuchungen durchführen oder den Score von mehreren Personen unabhängigen voneinander erheben.

Beim APACHE-II-Score ist beispielsweise die Bestimmung der GCS bei sedierten Patienten problematisch und die größte Quelle von Beobachtervariationen.

Validität

> Ein Score ist valide, wenn er tatsächlich das misst, was er zu messen vorgibt.

Ein Score zur Schweregradklassifikation sollte Patienten, die aus „klinischer Sicht" tatsächlich schwer krank sind, deutlich höhere Punktwerte zuweisen als weniger schwer erkrankten Patienten.

Die Prüfung der Validität erfolgt einerseits durch die sog. „face validity", d. h. man prüft, ob die im Score verwendeten Parameter „offensichtlich" mit dem Ziel des Scores (Prognose, Schweregrad, Therapieaufwand) übereinstimmen. Andererseits gibt es formale Methoden zur Prüfung der Validität. Hierzu zählt beispielsweise ein im Mittel lineares Ansteigen der Mortalität bei steigenden Scorepunkten, wie dies in Abb. 7-2 für den APACHE II gezeigt ist. Es kann auch die Übereinstimmung (Korrelation) mit bekannten und akzeptierten Verfahren (z. B. anderen Scores) überprüft werden. Subgruppen von Patienten, die sich prognostisch unterscheiden, sollten auch im Scorewert Unterschiede zeigen.

Messbarkeit

Die einfache Messbarkeit eines Scores zeigt sich an der Verfügbarkeit der notwendigen Messparameter. Werden viele, selten bestimmte Laborwerte benötigt, verschlechtert dies die Messbarkeit. Dies ist ebenfalls der Fall, wenn komplizierte Formeln oder aufwendige Untersuchungen benötigt werden. Auch der Zeitaufwand für die Erhebung des Scores ist hier zu beachten.

Anwendbarkeit

Bei der Anwendbarkeit eines Scores stellt sich die Frage, ob die Gruppe von Patienten oder das betreffende Krankheitsbild identisch ist mit dem, welches die Entwickler des Scores betrachtet hatten. Ist dies nicht der Fall, sind erst Validierungsstudien durchzuführen, die möglicherweise die Aussagekraft des Scores einschränken. So sind zwar (einige) Traumapatienten in dem Datensatz enthalten, der zur Entwicklung des APACHE II führte, jedoch haben mehrere Untersucher gezeigt, dass der APACHE II die Prognose von Traumapatienten deutlich unterschätzt [10]. Mit den „Augen des Scores" sieht ein operativ versorgter, stabilisierter junger Traumapatient besser aus, als es seiner tatsächlichen Situation entspricht.

Klinische Relevanz

Bei der Wahl eines Scores zur Beschreibung von Patienten oder als Zielgröße in klinischen Studien sollten die Ergebnisse gut klinisch interpretierbar und evtl. beobachtete Unterschiede klinisch relevant sein. Ein Scorewert an sich hat nur für denjenigen eine Bedeutung, der sich intensiv mit diesem Score befasst hat (daher ist die Verwendung allgemein akzeptierter Scores einer Neuentwicklung vorzuziehen). Unabhängig davon fördert die „Deutung" eines Scorewerts oder -unterschieds in Form einer Prognoseverbesserung oder Verkürzung der Liegedauer sehr die klinische Interpretierbarkeit. Will man einen Score als Outcomemaß für eine Intervention einsetzen, sollten sich die erwarteten Effekte im Score deutlich widerspiegeln (*Änderungssensitivität*).

7.4.3 Sensitivität und Spezifität

Für Scores, die aufgrund ihres Wertes oder einer daraus abgeleiteten Wahrscheinlichkeit ein zukünftiges Ereignisses vorhersagen (z. B. bei prognostischen Scores das Versterben des Patienten), gibt es spezielle Kenngrößen, die die „Güte" oder Genauigkeit der Vorhersage quantifizieren. Für solche prognostischen Aussagen muss der Scorewert in eine Ja/Nein-Aussage verwandelt werden. Dies geschieht anhand eines Cut-off-Punkts, eines Grenzwerts. Beispielsweise könnte man allen Patienten mit einem initialen APACHE-II-Wert von 25 oder darüber ein negatives Outcome prognostizieren. Kennt man nun das wahre Outcome, lässt sich die Richtigkeit der Prognose ermitteln.

Definitionen

> **Bezogen auf einen Score zur Prognose der Letalität gelten folgende Definitionen:**
>
> - *Sensitivität* = Richtigkeit der Prognose, bezogen auf alle verstorbenen Patienten

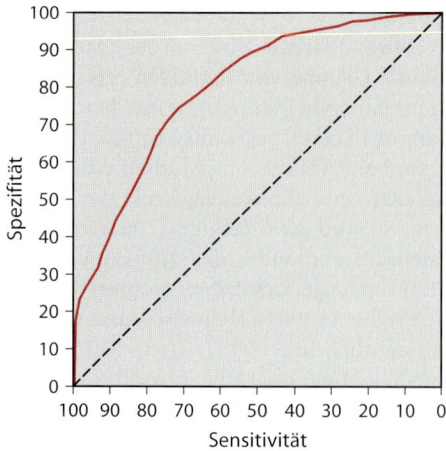

Abb. 7-4. Receiver-operating-characteristic-(ROC-)Kurve für den APACHE-II-Score, ermittelt an 1986 Patienten einer chirurgischen Intensivstation. Die AUC beträgt 0,798

- *Spezifität* = Richtigkeit der Prognose, bezogen auf alle überlebenden Patienten
- *Positiver Vorhersagewert* = Richtigkeit der Prognose, bezogen auf alle vom Score als „versterbend" prognostizierten Patienten
- *Negativer Vorhersagewert* = Richtigkeit der Prognose, bezogen auf alle vom Score als „überlebend" prognostizierten Patienten

Wiederholt man diese Berechnungen mit anderen Cut-off-Punkten, ergeben sich andere Kennwerte. Erhöht man beispielsweise beim APACHE-II-Score den Cut-off-Wert, verschlechtert sich die Sensitivität (immer weniger tatsächlich Verstorbene werden erfasst), und die Spezifität verbessert sich (immer mehr Überlebende liegen unterhalb des Cut-off). Senkt man den Cut-off-Wert, ist dieser Trend gegenläufig.

Trägt man nun für jeden Cut-off-Punkt Sensitivität und Spezifität in ein Diagramm ein und verbindet diese Punkte, erhält man eine sogenannte *ROC-Kurve* („receiver operating characteristic", Abb. 7-4). Ein Score ist um so exakter, je weiter sich seine ROC-Kurve in die linke obere Ecke bewegt (hohe Sensitivität und Spezifität). Ein Score ohne jegliche prognostische Information würde eine Diagonale ergeben. Als zusammenfassendes Maß für die Güte eines Scores wird häufig die Fläche unter der ROC-Kurve berechnet (AUC = „area under curve", Werte zwischen 0,5 und 1). Auch zur Wahl des „optimalen" Cut-off-Punkts kann die ROC-Kurve dienen.

7.5 Limitierungen und Gefahren

Die Anwendung von Scores kann nicht nur vorteilhaft sein, sondern birgt auch Gefahren. Ähnlich wie bei Medikamenten müssen die „Nebenwirkungen" bekannt sein. Die häufigsten Fehler ergeben sich aus dem fehlenden Wissen um die Intention von Scores und aus der Überbewertung der Ergebnisse. Dies gilt insbesondere für die Anwendung von Scores beim individuellen Patienten [15].

Typische Fehlerquellen und Gefahren bei der Anwendung von Scoresystemen liegen in den Bereichen:
- Interpretation,
- Therapieentscheidung,
- Therapieabbruch,
- starre Komponenten,
- Aktualität.

7.5.1 Interpretation

Insbesondere die Angabe einer scorebasierten Prognose in Form einer Wahrscheinlichkeit führt häufig zu Missinterpretationen. Ist es besorgniserregend, wenn bei Aufnahme eines Patienten auf der Intensivstation nur ein 5%iges Letalitätsrisiko prognostiziert wird, der Patient am Ende aber nicht überlebt? Hat der Score sich geirrt? Dies ist ein Problem der richtigen Interpretation von Wahrscheinlichkeiten. Kommen solche Fälle auf lange Sicht nicht häufiger vor als 1 in 20 Fällen (d.h. 5%), dann entspricht dies genau dem Erwarteten. Ein Score kann aber nicht sagen, ob ein einzelner Patient zu den 5% gehört, die diese Erkrankung nicht überleben, oder zu den übrigen 95%.

7.5.2 Therapieentscheidungen

Die Entscheidung für oder gegen gewisse Therapiemaßnahmen basiert auf vielen Aspekten. Da Scores viele Aspekte zu einem Gesamtwert kombinieren, könnte man meinen, am Scorewert allein könnten sich solche Entscheidungen orientieren. Dies würde aber einem Automatismus entsprechen. Gerade wegen der vielfältigen Situationen, die zu einem bestimmten Scorewert führen (s. Abschn. 7.5.4), darf eine Therapieentscheidung nie allein auf Scorewerten beruhen. Scorewerte können durchaus das Spektrum der verfügbaren Informationen erweitern und damit Therapieentscheidungen beeinflussen, können aber nicht das individuelle Abwägen ersetzen.

7.5.3 Therapieabbruch

Scores können, wie gesagt, nur Prognosen in Form von Wahrscheinlichkeiten liefern, beinhalten also eine Unsicherheit. Bewegt sich eine Wahrscheinlichkeit aber gegen 0% oder 100%, werden daraus „sichere" Aussagen. Dies mag dazu verleiten, daraus auch für den Einzelpatienten Konsequenzen zu ziehen. Diese „Sicherheit" ist aber nur relativ. Eine aus einem Scorewert abgeleitete 100%ig negative Prognose bedeutet lediglich, dass in dem Datensatz, der der Scoreentwicklung zugrunde lag, unter den wenigen Patienten mit gleich hoher Punktzahl keiner überlebt hatte. Es ist fraglich, ob unter diesen ein vergleichbarer Patient war. Zudem entwickelt sich die Medizin fort, und die Prognosen des APACHE II stammen beispielsweise aus dem Anfang der 1980er Jahre.

Ein Scorewert beim Einzelpatienten, auch ein „100%iger", darf nur gemeinsam mit der individuellen Situation (Alter, Vorgeschichte, akutes Problem, Wünsche des Patienten etc.) interpretiert werden.

7.5.4 Starre Komponenten

In der Regel besteht ein Score aus der Summe einzelner, fest definierter Komponenten. Dies bedeutet, dass ein bestimmter Scorewert auf unterschiedliche Weise zustande kommen kann. Ein APACHE-II-Wert von 12 kann durch viele geringe (je 1–2 Punkte) oder aber durch 3 gravierende Abweichungen (je 4 Punkte) zustande kommen. Zudem können die Abweichungen aus verschiedenen Bereichen stammen. Es muss jedem, der Scores anwendet, klar sein, dass die Gruppe von Patienten mit einem Scorewert von z. B. 12 Punkten ein Sammelbecken unterschiedlichster klinischer Situationen darstellt.

Ein weiterer, nur selten realisierter Punkt ist, dass die in einem Score berücksichtigten Parameter häufig *synergistische Effekte* zeigen, d. h., dass 2 Beeinträchtigungen „A" und „B" jede für sich nicht so schwerwiegende Folgen haben wie das gemeinsame Auftreten von „A" und „B". Um dies in einem Score zu berücksichtigen, müsste eine Punktvergabe variabel und in Abhängigkeit von den übrigen Parametern erfolgen. Dies würde aber sehr schnell zu komplexen Abhängigkeiten führen, die ihrerseits wieder validiert werden müssten. Scores sind daher nur Näherungswerte für den tatsächlichen Schweregrad einer Erkrankung.

7.5.5 Aktualität

Der Fortschritt der Medizin zeichnet sich nicht zuletzt auch in der Intensivmedizin ab. Daher ist ein regelmäßiges Hinterfragen der Scorekomponenten sowie deren Gewichtung unerlässlich. Auch liefern Validierungsstudien häufig Ergebnisse, die in eine Überarbeitung eingebracht werden sollten. Der APACHE-Score existiert z. B. mittlerweile in seiner 3. Version (Tabelle 7-1). Erst unabhängige Vergleichsstudien (nicht auf denselben Daten beruhend, auf denen die neue Version erstellt wurde) zeigen dann das Ausmaß der Verbesserungen.

Auch wenn die Zusammensetzung eines Scores beibehalten wird (z. B. zeigt sich der APACHE-II-Score erstaunlich robust), so müssen aber die aus einem Score abgeleiteten Prognosen regelmäßig aktualisiert werden.

Literatur

1. Bone R et al. (1992) American College of Chest Physicians/Society of Critical Care Medicine Consensus Conference: Definition for sepsis and organ failure and guidelines for the use of innovative therapies in sepsis. Crit Care Med 20: 864–874
2. Bouillon B, Neugebauer E, Rixen D, Lefering R, Tiling T (1996) Wertigkeit klinischer Scoringsysteme zur Beurteilung der Verletzungsschwere und als Instrumente für ein Qualitätsmanagement bei Schwerverletzten. Zentralbl Chir 121: 914–923
3. Cullen DJ, Civetta JM, Briggs BA, Ferrara L (1974) Therapeutic Intervention Scoring System: a method for quantitative comparison of patient care. Crit Care Med 2: 57–60
4. Elebute EA, Stoner HB (1983) The grading of sepsis. Br J Surg 70: 29–31
5. Goris RJA, te Boekhorst TPA, Nuytinck JKS, Gimbrère JSF (1985) Multiple-Organ Failure. Generalized autodestructive inflammation? Arch Surg 120: 1109–1115
6. Keene AR, Cullen DJ (1983) Therapeutic Intervention Scoring System – Update 1983. Crit Care Med 11: 1–3
7. Knaus WA, Zimmerman JE, Wagner DP, Draper EA, Lawrence DE (1981) APACHE – acute physiology and chronic health evaluation: a physiologically based classification system. Crit Care Med 9: 591–597
8. Knaus WA, Draper EA, Wagner DP, Zimmerman JE (1985) APACHE II: a severity of disease classification system. Crit Care Med 13: 818–829
9. Knaus WA, Wagner DP, Draper EA, Zimmerman JE, Bergner M, Bastos PG, Sirio CA, Murphy DJ, Lotring T, Damiano A, Harrel FE (1991) The APACHE III prognostic system. Risk prediction of hospital mortality for critically ill hospitalized adults. Chest 100: 1619–1636
10. Lefering R, Dicke S, Böttcher B, Neugebauer E (1997) Der APACHE II Score bei Traumapatienten – eine systematische Unterschätzung der Prognose. Intensivmed 34: 426–431
11. Lefering R, Zart M, Neugebauer E (1997) Effektivkosten der Intensivtherapie: TISS und TISS-28 zur Evaluation der Intensivtherapie. Langenbeck Arch Chir Suppl II: 1393–1395
12. Le Gall JR, Lemeshow S, Saulnier F (1993) A new simplified acute physiology score (SAPS II) based on a European/North American multicenter study. JAMA 270: 2957–2963
13. Marshall JC, Cook DJ, Christou NV, Bernhard GR, Spring CL, Sibbald WJ (1995) Multiple organ dysfunction score: a reliable descriptor of a complex clinical outcome. Crit Care Med 23: 1638–1652
14. Murray JF, Matthay, Luce JM, Flick MR (1988) An expanded definition of the adult respiratory distress syndrome. Am Rev Respir Dis 138: 720–723
15. Neugebauer E, Lefering R, Bouillon B (1996) Die Bedeutung von Scores für die Therapieplanung und Therapiebeurteilung beim individuellen Intensivpatienten – Grundsätzliches. Langenbecks Arch Chir (Suppl II): 293–298

16. Reis Miranda D, de Rijk A, Schaufeli W (1996) Simplified therapeutic intervention scoring system: The TISS-28 items – Results from a multicenter study. Crit Care Med 24: 64–73
17. Teasdale G, Jennet B (1974) Assessment of coma and impaired consciousness. A practical scale. Lancet II: 81–84
18. Tobiasen J, Hiebert JH, Edlich RF (1982) Prediction of burn mortality. Surg Gynecol Obstet 154: 711–714
19. Vincent JL, Moreno R, Takala J, Willatts S, De Mendonça, Bruining H, Reinhart CK, Suter PM, Thijs LG (1996) The SOFA (Sepsis-related Organ Failure Assessment) score to describe organ dyfunction/failure. Intensive Care Med 22: 707–710

Risikoabschätzung, Leistungserfassung, Qualitätsmanagement

KAPITEL 8

H. BURCHARDI

8.1 Einleitung 97

8.2 Grundlagen 97
8.2.1 Strukturqualität 97
8.2.2 Prozessqualität 97
8.2.3 Ergebnisqualität 97

8.3 Risikoabschätzung, Outcome 99
8.3.1 Risikoabschätzung durch Schweregradscores 99
8.3.2 Erfassung des Behandlungsergebnisses (Outcome) 100

8.4 Leistungserfassung, Kostenerfassung 101
8.4.1 Erfassung des Behandlungsaufwands 101
8.4.2 Kostenerfassung 101
8.4.3 Kosten-Leistungs-Analyse 102

8.5 Qualitätsmanagement (QM) in der Intensivmedizin 102
8.5.1 Definitionen 103
8.5.2 Qualitätskriterien 103
8.5.3 Praktische Verwirklichung 104

Literatur 106

Risikoeinschätzung, Leistungserfassung, Qualitätsmanagement

H. BURCHARDI

8.1 Einleitung

Qualitätsmanagement ist ein Begriff aus der industriellen Fertigung, mit dem eine Verbesserung und Rationalisierung von Fertigungsprozessen erreicht werden soll. Wird er auf die Systeme „Krankenhaus" und „Intensivmedizin" angewandt, so muss das Ziel entsprechend angepasst werden. Es könnte jetzt heißen: *Gute Behandlung und Zufriedenstellung des Patienten.*

Vom Gesetzgeber wurde die Verpflichtung zur Qualitätssicherung im Krankenhaus im Sozialgesetzbuch V (§ 137) und im Gesundheitsstrukturgesetz (§ 112) festgeschrieben. Berufspolitisch ist die Einführung des Qualitätsmanagements in der Medizin bereits verankert, z.B. durch Verpflichtung zur Qualitätskontrolle und -sicherung in der Weiterbildungsordnung, durch Gründung von Projektgruppen als „Qualitätszirkel" durch die Ärztekammern.

Es bleibt dennoch problematisch, die Begriffe aus der Welt der Wirtschaft an die Systeme der Medizin anzugleichen. Bei näherer Prüfung wird deutlich, wieviel schwieriger es in der Medizin ist, Parameter zu definieren, die z.B. eine einigermaßen korrekte Messung und Bewertung der Qualität erlauben. Dabei darf das Qualitätsmanagement nicht einseitig nur unter ökonomischen Aspekten gesehen werden, wie es heute unter dem Kostendruck im Gesundheitswesen leider oft geschieht. Vielmehr muss der zwingende Zusammenhang zwischen Leistung, Qualität und Kosten im Krankenhaus deutlich gemacht werden.

8.2 Grundlagen

8.2.1 Strukturqualität

Die Strukturqualität eines Krankenhauses sind die Rahmenbedingungen, in denen die medizinische Versorgung abläuft. Sie umfasst die Gesamtheit der personellen und materiellen Ausstattung sowie die organisatorischen und finanziellen Gegebenheiten, die für das Funktionieren unerlässlich sind (Tabelle 8-1), also etwa Architektur, Kommunikationswege, medizinisch-technische Ausrüstung, Betriebsstruktur (einschließlich Versorgung und Entsorgung, Inspektion, Wartung), Finanzstruktur, ebenso wie personelle Ressourcen (Anzahl, Ausbildung, Kompetenz, Motivation). Diese Gegebenheiten bilden die Grundvoraussetzung für die Qualität der Versorgung, sie garantieren sie allerdings nicht. Ein Krankenhaus muss gewisse, gesetzlich vorgeschriebene, strukturelle Voraussetzungen erfüllen, um die Betriebsbewilligung zu erhalten. Sieht man von Bauplanungsphasen ab, so kann die Strukturqualität ärztlicherseits in der Regel nur über den Bereich der personellen Ressourcen beeinflusst werden.

8.2.2 Prozessqualität

Prozessqualität umfasst die Organisation und die Steuerung der Versorgungs- und Behandlungsabläufe innerhalb des Krankenhauses und zwischen ihren einzelnen Fachabteilungen und Leistungsstellen. Die Intensivmedizin als multidisziplinärer Knotenpunkt der Versorgung ist in besonderem Maße auf das reibungslose Zusammenspiel interdisziplinärer und übergeordneter Kommunikations- und Versorgungssysteme angewiesen (Tabelle 8-2).

Eine Intensivstation kann nur dann wirklich leistungsfähig sein, wenn alle Umfeldbedingungen zusammenpassen. Im Bereich der Prozessqualität kann ärztlicherseits erheblich zur Qualitätsverbesserung beigetragen werden, etwa auf den Gebieten von Führung und Leitung, Kommunikation und Information, Organisationsabläufen, Pflege- und Behandlungsstandards und v.a. mehr.

8.2.3 Ergebnisqualität

Das Ergebnis medizinischer Versorgung wird gemessen an der Verbesserung bzw. Veränderung des Gesundheitszustands der Patienten. Die Ergebnisqualität und damit die *Effizienz der Intensivbehandlung* kann letztlich nur am „Outcome" gemessen werden. „Outcome" aber lässt sich sehr unterschiedlich definieren: Es kann gemessen werden als Letalität (als Letalität am Ende der Intensivbehandlung, am Ende des Krankenhausaufenthalts, nach einer Standardphase von 28 Ta-

Tabelle 8-1. Einflüsse auf das Qualitätsmanagement durch die verschiedenen Funktionsbereiche im Krankenhaus (Auszug aus dem Leitfaden zum Qualitätsmanagement im schweizerischen Krankenhaus 1996)

Bereich	Struktur	Prozess	Ergebnisse
Kranken-hausleitung:	apparative Ausstattung Führungsstruktur Qualifikation der Leitung	Kommunikation Kooperation Ablauforganisation	Finanzergebnis Fluktuation Betriebsklima
Verwaltung:	Kostenrechnung, Budgetierung Klare Zuständigkeit Datenerfassung Kontrolling	Funktionieren der Ausstattung Risikoprävention Kommunikationsfluss Versorgungsfluss Raumpflege	Effektive Abrechnung Information
Medizin:	Stellenplan, Fachkompetenz Öffentlichkeitsarbeit Weiterbildung Geräteausstattung Raumausstattung	Abstimmung der Diagnostik Abstimmung der Therapie Standards, Richtlinien Dokumentation Komplikationsmanagement	Korrekte Diagnostik und Therapie Patienteninformation
Pflege:	Stellenplan, Fachkompetenz Ausstattung Richtlinien, Standards Hygienevorschriften	Pflegekonzept Dokumentation Verfügbarkeit Komplikationsmanagement	Gute Pflege und Patientenbetreuung
Intensivstation:	Raumausstattung Geräteausstattung Stellenplan, Fachkompetenz Verfügbarkeit diagnostischer und therapeutischer Verfahren	Abstimmung der Diagnostik Abstimmung der Therapie Durchführung der Pflegemaßnahmen Dokumentation Komplikationsmanagement	Korrekte Diagnostik und Therapie Outcome Kosteneffektivität

Entsprechendes gilt auch für die übrigen übergreifenden Versorgungseinrichtungen wie Radiologie, Operationseinrichtung, Anästhesie, Laboratorien, Physiotherapie, Apotheke, Betriebstechnik, Krankenhaushygiene etc.

gen), als Morbidität (d. h. als dem Ausmaß bleibender Krankheitsfolgen, als Häufigkeit von Komplikationen), als funktioneller Gesundheitsstatus (z. B. Beeinträchtigung der Körperfunktionen oder Ausmaß von Behinderung) oder als Beeinträchtigung der Lebensqualität (subjektiv oder objektiv). Von diesen *Zielgrößen* ist nur die Letalität (oder allenfalls die Häufigkeit von Komplikationen) einfach erfassbar. Die übrigen Zielgrößen sind wesentlich schwerer zu objektivieren und zu messen, sie wären aber im gesellschaftlichen Kontext eigentlich bedeutsamer (Tabelle 8-3).

Die ergebnisbezogene Qualität einer Intensivbehandlung wissenschaftlich objektiv zu messen, würde kontrollierte, standardisierbare Bedingungen erfordern. Eine unanfechtbare Standardisierung ist jedoch praktisch nicht zu erreichen, da die Zusammensetzung der Patientengruppen zu unterschiedlich ist, und die Zahlen innerhalb der Gruppen, sofern überhaupt vergleichbar, in der Regel zu klein sind. Die Patientencharakteristik („case mix") in solchen Gruppen muss Unterschiede hinsichtlich Alter, Geschlecht, Diagnose und Vorerkrankungen, Erkrankungsschweregrad sowie Einsatz der Behandlung berücksichtigen.

Ein praktikables Hilfsmittel zur Standardisierung bei unterschiedlicher Gruppenzusammensetzung in der Intensivmedizin bieten sog. *Scoringsysteme*. Mit ihnen ist eine Anpassung unterschiedlicher Ausgangsbedingungen (z. B. Abschätzung unterschiedlicher Risiken) zwischen den Vergleichsgruppen („*risk adjustment methods*") möglich.

Tabelle 8-2. Anforderungen übergeordneter Kommunikation und Versorgung für eine Intensivstation

- Akutbettenverteilung (z. B. Kommunikation mit dem Operationsbereich und der Notaufnahme)
- Aufnahme- und Verlegungsverfahren
- Kompetente und rasche Konsiliartätigkeit (24-h-Dienst) von den verschiedenen Fachdisziplinen wie etwa Chirurgie, Innere Medizin, Neurologie, Neurochirurgie, Psychiatrie, Kinderklinik, aber möglichst auch z. B. röntgenologische und mikrobiologische Beratung
- Uneingeschränkte Spezialdiagnostik, z. B. Sonographie, Röntgendiagnostik, Computertomographie, Angiographie
- Uneingeschränkte Labor- und Untersuchungsdienste, z. B. Zentral- bzw. Speziallabors, mikrobiologische Untersuchungen
- Uneingeschränkte Versorgungsdienste, z. B. Apotheke, Materialversorgung, Blutbank, ausreichende und kompetente paramedizinische Dienste, z. B. Krankengymnastik etc.

Tabelle 8-3. Übliche Outcomeparameter bezogen auf Beobachtungsbereich und -zeitpunkt. (Mod. nach [7])

Outcome	Messort		
	Intensivstation	Krankenhaus	Langzeitlich
Letalität			
– Intensivstation	×		
– Krankenhaus		×	
– 30 Tage	×	×	
– 6 Monate			×
Patienten-/angehörigenorientiert			
– Lebensqualität			×
– Funktionsstatus			×
– Symptome	×	×	×
– Zufriedenheit mit der Pflege	×	×	×
Pflege- bzw. Behandlungsprozess			
– Dekubitusprophylaxe	×		
– Reintubation	×		
– Wiederaufnahme	×		
Ökonomisches Ergebnis			
– Behandlungsaufwand, TISS	×		
– Stations-/Krankenhauskosten	×	×	
– Postintensiv-Kosten		×	×
– Arbeitsunfähigkeit			×
Sterbequalität			
– Berücksichtigung der Patientenwünsche	×	×	×
– Schmerzen/Leiden/Angst	×	×	×

8.3 Risikoabschätzung, Outcome

Zur Klassifizierung und Quantifizierung von Prozess- und Ergebnisqualität lassen sich Scoringsysteme einsetzen. Es gibt Scores für die Abschätzung des Krankheitsschweregrads (etwa zur Charakterisierung von Patientengruppen, z. B. für vergleichende Studien), der Prognose (etwa Beurteilung der Letalitätsrate, z. B. zur Qualitätskontrolle), zur Leistungsbemessung (etwa für Bedarfsberechnungen oder zur Kostenanalyse), aber auch Scores für spezielle Zwecke (etwa zur Quantifizierung des Verletzungsschweregrads bei Traumapatienten oder des Ausmaßes eines Lungenversagens oder eines Multiorganversagens).

! Zur Qualitätssicherung in der Intensivmedizin sind in erster Linie die Scoringsysteme zur Bemessung des Krankheitsschweregrads und der Prognose (wie Acute Physiology and Chronic Health Evaluation (APACHE II und III) [20], Simplified Acute Physiology Score (SAPS II) [23], Mortality Probability Model (MPM II) [24] sowie zur Leistungsbemessung nützlich.

8.3.1 Risikoabschätzung durch Schweregradscores

Schweregradscores ermöglichen Gruppenvergleiche trotz unterschiedlicher Ausgangsbedingungen (*„risk adjustment"*), etwa für die Leistungserfassung der eigenen Intensivstation über mehrere Jahre oder für einen Leistungsvergleich zwischen verschiedenen Intensivstationen.

Die geschätzte Prognose einer homogenen Patientengruppe lässt sich mit der tatsächlichen Letalität in Beziehung setzen: Der Quotient aus der tatsächlichen Letalität zur geschätzten Letalität ergibt die *standardisierte Letalitätsrate* (*„standardized mortality rate",* SMR), die unter bestimmten Voraussetzungen ein gutes Maß zur Qualitätskontrolle einer Intensivstation sein kann: Eine SMR von 1,0 besagt, dass die tatsächliche Letalität den geschätzten Erwartungen entspricht; bei einer SMR < 1 ist die Letalität niedriger als erwartet. So kann die Leistung einer Station auch bei unterschiedlichem Schweregrad der Patienten verglichen werden.

Bei der Bewertung der SMR ist allerdings große Vorsicht geboten. Bevor sie als Qualitätshinweis gewertet werden darf, muss sichergestellt sein, dass die Voraussetzungen für ein korrektes Scoring stimmen (Näheres s. unter Abschn. 8.3.2): homogene Patientengruppen mit vergleichbarem Diagnosespektrum, Validierung des Scoringsystems für diese Patientengruppen, Vergleichbarkeit der Umfeldbedingungen etc. Da die Bedingungen von Station zu Station oft sehr unterschiedlich sind und sich die Situation selbst innerhalb einer Intensivstation über die Jahre verändert (etwa durch neue Diagnose- und Behandlungsverfahren, neue Organisationsstrukturen, Veränderungen in der Qualität des Personals etc.), muss sehr sorgfältig nach den verschiedenen möglichen Einflüssen gefahndet werden.

Anwendung der Schweregradscores

Beim Vergleich verschiedener Gruppen von Intensivpatienten muss man sich über die Grenzen einer solchen statistischen Modellanpassung im Klaren sein. Diese Einschränkungen liegen auf verschiedenen Gebieten:

■ **Probleme der Datenerfassung.** Für eine korrekte, reproduzierbare Datenerfassung, müssen die zu erfassenden *Variablen* eindeutig sein. Die meisten der Variablen für die Scoringsysteme erfüllen diese Forderung (wie etwa Alter, Serumkalium). Einige Variablen (wie etwa der Grund zur Aufnahme auf die Intensivstation oder die Beurteilung der Glasgow Coma Scale) sind jedoch nicht immer eindeutig zu benennen. Beim APACHE III ist es oft schwierig, sich (wie gefordert) auf nur eine der 78 Aufnahmediagnosen festzulegen.

■ **Grenzen der Methode.** Da die Scorevariablen der ersten 24 h nach Aufnahme auf die Intensivstation erfasst werden sollen, kann ein wesentlicher Fehlereinfluss in den Vorbedingungen liegen, die für den Patienten vor Aufnahme auf die Intensivstation galten („lead time bias"): So werden etwa 2 traumatisierten Patienten gleichen Verletzungsschweregrads unterschiedliche Scorewerte zugeschrieben, wenn bei dem einen die Vitalfunktionen vor Aufnahme stabilisiert worden sind, z.B. durch ein gut funktionierendes Notarzt- und Notaufnahmesystem. Auch die Qualität der nachfolgenden, nichtintensivmedizinischen Behandlung beeinflusst die Krankenhausletalität.

■ **Anwendungsprobleme.** Scoringsysteme gelten nur unter den Bedingungen und für diejenige Patientenpopulation, für die sie entwickelt und validiert worden sind. So sind sowohl APACHE II und III als auch SAPS II und MPM II nicht für Coronary-care-Patienten oder für Verbrennungspatienten evaluiert. Solche Ausschlusskriterien müssen also beachtet werden. Auch für pädiatrische Patienten müssen andere Scoringsysteme verwendet werden.

■ **Spezielle Patientenpopulationen.** Es gibt die Möglichkeit, die Systeme durch Umgewichtung ihrer Faktoren an andere spezielle Krankheitsgruppen oder andere Fragestellungen speziell anzupassen. So wurde inzwischen das APACHE-III- und das SAPS-II-System auch für Sepsispatienten sowie zur Quantifizierung des Multiorganversagens mit gutem Ergebnis angepasst.

Ganz wesentlich ist festzuhalten, dass alle diese Scoringsysteme lediglich für die Schweregradschätzung von Gruppen entwickelt worden sind und nicht für die individuelle Situation.

> Scoringsysteme gelten nur unter den Bedingungen und für die Patientengruppen, für die sie entwickelt und evaluiert worden sind, die also mit dem Krankengut der Evaluationspopulation vergleichbar sind.
>
> Es ist daher empfehlenswert, das anzuwendende Scoringsystem am eigenen Krankengut zu testen und seine Kalibration zu überprüfen.

8.3.2 Erfassung des Behandlungsergebnisses (Outcome)

Das Ergebnis medizinischer Behandlung kann sehr unterschiedlich definiert werden, je nachdem, aus wessen Sicht dieses Ergebnis betrachtet wird, etwa aus der Sicht des Patienten, aus der Sicht der behandelnden Ärzte, aus der Sicht der Kostenträger oder der Gesellschaft. Das gilt auch für die Intensivmedizin (Tabelle 8-3, Übersicht bei [21]).

■ **Letalität.** Dabei ist die Letalität das relevanteste Ergebnis. Sie ist auch am einfachsten und eindeutigsten zu erfassen. Daher wird als Behandlungsergebnis üblicherweise die Letalität erfasst (etwa als Stations- oder Krankenhausletalität). Die Stationsletalität ist stark abhängig von der Krankenhausstruktur und der Belegungs- und Verlegungspraxis. Sie ist daher nur sehr bedingt brauchbar. Aussagekräftiger ist die Krankenhausletalität, die allerdings auch von der Verlegungsstrategie in andere Krankenhäuser beeinflusst wird. Eine längere Überlebenszeit (etwa von 1 Jahr) reflektiert dagegen sicher nicht mehr die Folgen einer akuten Intensivbehandlung, sondern eher die der Grunderkrankung. Außerdem ist die Letalität nicht für alle Situationen hinreichend adäquat, etwa wenn es um Endphasen bei Karzinompatienten geht.

■ **Erfolg aus der Sicht des Patienten.** Die Erfassung des Behandlungserfolgs aus der Sicht des Patienten bzw.

Tabelle 8-4. Verfahren zur Quantifizierung des patienten-/angehörigenorientierten Behandlungserfolgs

	Beispiele
● **Lebensqualität**	
Health-related quality of life (HRQL)	[13]
Perceived Quality of Life (PQOL)	[17, 27]
Sickness Impact Profile (SIP)	[1]
Nottingham Health Profile	[16]
Quality-adjusted life years (QALYs)	[9, 32]
● **Funktionsstatus**	
Activities of daily living (ADL)	[2]
● **Patientenbefinden**	
Hospital Anxiety and Depression Scale	[38]
Quality of end-of-life	[8]

dessen Angehörigen ist dagegen weitaus schwieriger. Sie kann objektiv (z. B. Bewältigung der Aktivitäten des täglichen Lebens) oder rein subjektiv (z. B. Patientenzufriedenheit) betrachtet werden (Tabelle 8-4).

8.4 Leistungserfassung, Kostenerfassung

Bei der Leistungserfassung wird die Frage gestellt: *Mit welchem Aufwand wird welches Ergebnis erreicht?*

Das bedeutet einerseits eine Messung des Behandlungsaufwands (etwa als Aufwand an Leistungen bzw. als Kosten) und andererseits eine standardisierte Erfassung des Ergebnisses, etwa über die Quantifizierung des Krankheitsschweregrads (Schweregradscores) als *"standardized mortality rate"*.

8.4.1 Erfassung des Behandlungsaufwands

Mit dem *Therapeutic Intervention Scoring System (TISS)* wird versucht, den Aufwand der intensivmedizinischen Behandlung zu quantifizieren. Eine Vereinfachung mit nur 28 Scorevariablen wurde jüngst als TISS-28 entwickelt [30]. Es bildet den Behandlungsaufwand praktisch ebenso gut ab wie das alte, sehr viel aufwendigere TISS-System mit 76 Variablen. Mit dem TISS-28 lässt sich der tägliche Pflegeaufwand in der Intensivmedizin erfassen. Eine große europaweite Vergleichsstudie mit über 10 000 TISS-Bewertungen ergab, dass von einer Intensivschwester im Durchschnitt 46 TISS-28-Punkte pro Schicht erreicht werden. Eine weitere Vereinfachung zur Erfassung des Pflegeaufwands stellt *NEMS (Nine Equivalents of Nursing Manpower Score)* dar, das auf den gleichen Prinzipien wie TISS basiert [29].

Diese Systeme zur Erfassung des Pflegeaufwands in der Intensivmedizin leiden jedoch alle unter dem Nachteil, dass der individuelle Zeitaufwand in der Pflege nicht gebührend berücksichtigt wird. Es ist bekannt, dass oft gerade Patienten mit geringerem Behandlungsaufwand einen deutlich höheren Anteil an Pflegeaufwand benötigen (z. B. bei der Pflege eines bewusstseinsgetrübten Patienten). Solche auf Behandlungsintensität basierenden Systeme unterschätzen dann den tatsächlichen Pflegeaufwand. Dieser ist nur mit Methoden zu erfassen, die den tatsächlichen Zeitaufwand berücksichtigen. Diese sind jedoch äußerst aufwendig.

Kombinierter Einsatz von Aufwand- und Ergebniserfassung

Die gemeinsame Prüfung von Aufwand und Ergebnis ist für eine Qualitätsprüfung unerlässlich. Bei aller Einschränkung der Möglichkeiten bei der Erfassung des Behandlungsaufwands würde sich der kombinierte Einsatz von Schweregradscores und Aufwandscores anbieten. Allerdings darf dabei nicht außer Acht gelassen werden, dass die quantifizierte Erfassung des Aufwands zunächst nichts über die Zweckmäßigkeit oder die Notwendigkeit dieses Aufwands aussagt.

8.4.2 Kostenerfassung

Im Allgemeinen sind die realen Kosten einer Intensivtherapie wenig bekannt. Zwar lassen sich die laufenden Kosten (wie etwa Personal) und die Gesamtausgaben etwa für Medikamente aus der Buchführung des Krankenhauses ableiten. Die Kosten für die verschiedenen Behandlungsmaßnahmen im Zusammenhang mit den unterschiedlichen Diagnosen oder bei definierten Krankheitsschweregraden oder gar die Ausgaben für einen individuellen Patienten können jedoch aus der üblichen Krankenhausbuchführung nicht ermittelt werden.

Doch selbst eine einfache Kostenerfassung in der Intensivmedizin ist nicht selbstverständlich: In einer breit angelegten Untersuchung (EURICUS) zum Management von Intensivstationen, bei der 88 Stationen aus 12 europäischen Ländern beteiligt waren, stellte sich heraus, dass nur 14 Stationen überhaupt über ein eigenes Kostenerfassungssystem verfügten und nur 38 Stationsleiter eine gewisse Vorstellung der Kosten pro Behandlungstag für ihre Station hatten [31].

Kosten

Bei der Definition der Kosten ist zu berücksichtigen, auf was sich die Kostenbelastung bezieht. Kosten für das Krankenhaus sind Aufwendungen und Ausgaben, für die das Krankenhaus belastet wird. Diese sind streng zu unterscheiden von *Preisen* (wie etwa der Preis eines Arzneimittels nach der Roten Liste), vom *Budget* (d.h. die finanzielle Haushaltsmittelzuteilung für eine Betriebseinheit), von *Fallpauschalen* bzw. *Sonderentgelten* (die von den Kassen als Entgelt für die Krankenhausleistung gezahlt und vom Krankenhaus als Einnahmen verbucht werden). Ebenfalls muss genau dargestellt werden, was bei einer Kostenerfassung miteinbezogen ist und was nicht (etwa übergreifende Kosten, wie anteilige Personalkosten oder Entsorgungskosten etc.).

Direkte Kosten sind alle Kosten, die direkt einem Kostenbezug (z. B. dem individuellen Patienten) zuzuordnen sind.

Indirekte Kosten sind alle nicht direkt zuordnungsfähigen, übergeordneten Kosten (der sog. "overhead"). Darunter fallen unter anderem Personalkosten, Betriebskosten, sog. "Hotelkosten", Ver- und Entsorgungskosten, Kosten der Geräteausstattung, Gerätewartung und -reparatur und vieles andere mehr.

Im Gesamtbetrieb eines Krankenhauses ist dieser indirekte Anteil erheblich und meist nur approximativ zu erfassen. Eine Schätzung des indirekten Kostenanteils kann nur aus den laufenden Kosten des Gesamtbetriebs ermittelt werden.

Kostenerfassung
Zur Einführung in die Methodik der Kostenerfassung empfiehlt sich das Standardwerk von Drummond et al. [10].

■ **Top-down-Verfahren.** Die Kostenerfassung kann einerseits aus den Gesamtaufwendungen des Krankenhauses anteilig ermittelt (*„top-down"*, d.h. von oben nach unten) oder aber vor Ort an der peripheren Leistungsstelle (*„bottom-up"*, d.h. von unten nach oben) registriert werden, etwa durch direkte Erfassung der Aufwendungen am individuellen Patienten. Die Top-down-Ermittlung ist relativ einfach und lässt sich mittels einer gut organisierten Krankenhausverwaltung heute eigentlich unschwer durchführen. Es liegt aber in der Natur der Sache, dass eine solche Top-down-Kostenerfassung ausschließlich *retrospektiv* durchgeführt werden kann. Außerdem werden lediglich die Kostensummen einer größeren Betriebseinheit erfasst und nicht etwa die Ausgaben für den einzelnen Patienten. Das bedeutet, dass dieses Verfahren keine wirksame Handhabe für eine sinnvolle Kosteneinsparung bietet. Die Frage etwa, warum im vergangenen Jahr das Budget der Betriebseinheit überschritten worden ist, kann mit dem Top-down-Verfahren nicht ermittelt werden. Eine solche Frage kann bei diesem Verfahren z.B. nur aus etwaigen Änderungen von Behandlungsverfahren oder der geänderten Patientenanzahl bzw. -diagnosen geschätzt werden. Eine wirkliche Rationalisierung ist damit nicht oder nur sehr schwer möglich.

■ **Bottom-up-Verfahren.** Demgegenüber ist das Bottom-up-Verfahren zur direkten Kostenermittlung wesentlich aufwendiger. In der Intensivmedizin ist dieses Verfahren kaum „per Hand" durchzuführen. Es kann aber einfach und praktisch automatisiert über ein integriertes Patientendatenerfassungssystem (*Patient Data Management System*, PDMS) verwirklicht werden. Eine solche Lösung bietet den entscheidenden Vorteil, dass es für das Behandlungspersonal keine weiteren Aufwand bedeutet und praktisch jederzeit (auch für spezielle Fragestellungen) abrufbar ist. Insbesondere ist es auch prospektiv einsetzbar und bietet damit die wesentliche Voraussetzung für die Entwicklung rationaler und ökonomischer Therapiekonzepte. Die indirekten, übergeordneten Kosten (*„overhead"*) lassen sich auch hier nur aus dem Budget (Top-down-Verfahren) ermitteln. Dieses ist aber für die Entwicklung rationaler Therapiekonzepte durchaus vertretbar, da sich diese übergeordneten Kosten nur langsam verändern.

8.4.3 Kosten-Leistungs-Analyse

Kosten-Effektivitäts-Analyse („cost-effectiveness analysis")
Im strengen Sinne ist hiermit einen Vergleichsanalyse gemeint, etwa beim Vergleich zweier Behandlungsalternativen. Es werden dabei die Kosten der Maßnahmen (in DM) auf den zu erzielenden Erfolg bezogen. Der Erfolg kann als Outcome erfasst werden, also z.B. in prospektiver Lebenserwartung (d.h. in der erwarteten Anzahl an Lebensjahren). Diese Form der Vergleichsanalyse lässt sich in der Intensivmedizin anwenden, wenn auch bereits hierbei erhebliche Schwierigkeiten bei der Schätzung der Lebenserwartung bestehen.

Kosten-Nutzen-Analyse („cost-utility analysis")
Hierbei wird untersucht, ob z.B. eine Behandlung im Vergleich zu anderen Alternativen hinsichtlich der Lebensqualität (z.B. in „quality-adjusted life year", QALY) sinnvoll ist. Bei dieser Form der qualitätsbezogenen Lebenserwartung werden die zu erwartenden Lebensjahre mit einem Lebensqualitätsfaktor multipliziert, der zwischen 0 (= Tod) und 1 (= beste Lebensqualität) gewählt wird. Eine solche Analyse wäre für die Intensivbehandlung zwar sehr sinnvoll, ist aber wegen der langzeitlichen Nachuntersuchung der Patienten äußerst schwierig und aufwendig zu verwirklichen.

Kosten-Gewinn-Analyse („cost-benefit analysis")
Hierbei werden Kosten und Gewinn ausschließlich unter finanziellen Gesichtspunkten (d.h. in DM) erfasst, etwa nach der Frage, wieviel jemand bereit ist, für einen Erfolg zu bezahlen. Diese Form der Betrachtung wird in unserem Gesundheitssystem kaum angewandt.

Eine gute Einführung in diese Thematik bietet die Übersicht von Detsky u. Naglie [9].

8.5 Qualitätsmanagement (QM) in der Intensivmedizin

Die wesentlichen Ziele des Qualitätsmanagements (QM) sind die Verbesserung der Patientenversorgung und der Patientenzufriedenheit bei effizienter (d.h. wirtschaftlicher) und effektiver (d.h. wirksamer) Leistungserbringung (Übersicht bei [25]).

Viele qualitätssichernde Maßnahmen entfalten ihre positive Wirkung auf Kosten, Leistungen, Wirtschaftlichkeit und Qualität meist nicht unmittelbar nach ihrer Einführung, sondern eher erst mittelfristig. Kostenersparnis ist nicht das primäre Ziel der QM; sie wird im Gegenteil zunächst zusätzliche Kosten und erheblichen Aufwand erfordern. Langfristig kann das Ergebnis eines effizienten QM aber tatsächlich eine Kostenersparnis sein.

8.5.1 Definitionen

Qualitätsmanagement

Qualitätsmanagement (QM) hat zum Ziel, systematisch Unterschiede zwischen dem angestrebten (= Soll) und dem tatsächlich erreichten Leistungsergebnis (= Ist) aufzuzeigen, deren Ursachen zu analysieren und Verbesserungen einzuleiten. Dieses ist ein kontinuierlicher Prozess.

Die Mittel dazu sind:
- Qualitätsanalyse untersucht den Ist-Zustand,
- Qualitätskontrolle vergleicht den Ist-Zustand mit den Soll-Zielen,
- Qualitätssicherung dient dem Erhalt einer erwünschten, guten Qualität,
- Qualitätsverbesserung sucht den gegenwärtigen Qualitätszustand zu verbessern.

Die Qualitätsprüfung und -kontrolle, d.h. der Vergleich zwischen Ist und Soll, erfordert planmäßiges Prüfen der Strukturen, Prozesse und Messen der Ergebnisse mit dem Ziel, eventuelle Abweichungen von den festgelegten Standards zu erfassen. Qualitätsprüfung (Monitoring) und -kontrolle (Vergleich) sind die Werkzeuge der Qualitätssicherung, die ihrerseits wiederum die Voraussetzung zur Qualitätsverbesserung ist.

Das *Qualitätsmanagement* schafft dabei die strukturellen, personellen und ggf. finanziellen Voraussetzungen, die gewonnenen Ergebnisse dann in betriebliche Abläufe umzusetzen (Tabelle 8-5). Dieses kann z.B. in Projektgruppen, Arbeitsgruppen oder Qualitätszirkeln geschehen, die je nach Möglichkeit und Problemstellung interdisziplinär oder berufsgruppenübergreifend zusammengesetzt sein sollten. Um nachhaltige Verbesserungen zu erreichen, muss ein solches Qualitätsmanagement als kontinuierlicher Prozess organisiert werden: *„total quality management" (TQM)*; analoge Begriffe dafür sind: „kontinuierliche Qualitätsentwicklung" oder *„continuous quality improvement" (CQI)*.

Vergleiche sind die Voraussetzungen für die Erkennung von Abweichungen, z.B. von eigenen Zielen oder von vorgegebenen Zielen aus der Literatur. Durch sie können Schwachstellen bzw. Verbesserungspotentiale aufgedeckt werden, die dann im Rahmen des QM optimiert werden.

Internes/Externes Qualitätsmanagement

Das Qualitätsmanagement kann einerseits auf den innerbetrieblichen Bereich beschränkt sein („*internes QM*"). Hierbei können z.B. Abteilungskonferenzen eingesetzt werden, die allerdings sorgfältig vorbereitet und strukturiert werden müssen. Die Ergebnisse sind in Protokollen festgehalten.

Demgegenüber wird bei einem *externen Qualitätsmanagement* die Leistung im eigenen Haus an den Leistungen anderer Krankenhäuser gemessen oder die Strukturen bzw. Systeme mit vorgegebenen Standards, Normen, Richtlinien und dergleichen verglichen. Hierdurch lässt sich die Gefahr der „Betriebsblindheit" vermeiden, und es wird ein Vergleich mit anderen Leistungsanbietern möglich. Die Ergebnisse eines externen QM müssen dann im Rahmen des internen QM umgesetzt werden.

Beide Verfahren ergänzen sich: Das interne QM kann schon für sich allein eine Qualitätsverbesserung herbeiführen, es ist die grundlegende Voraussetzung für ein übergreifend wirksames externes QM.

Audits

Als Audits bezeichnet man Überprüfungen zur Feststellung der Qualität. Mit ihnen können entweder einzelne begrenzte Vorgänge (= *selektiv*) oder aber die Gesamtleistung von Abteilungen oder Krankenhäusern (= *global*) geprüft werden. Solche Audits können entweder *intern* (durch unabhängige Mitarbeiter aus dem eigenen Krankenhaus) oder *extern* (durch Experten außerhalb des Krankenhauses) vorgenommen werden (Tabelle 8-5).

8.5.2 Qualitätskriterien

Um etwas analysieren und vergleichen zu können, müssen Kriterien oder Merkmale gefunden werden,

Tabelle 8-5. Qualitätssicherung in der Intensivmedizin: Methodisches Vorgehen. (Nach [34])

Internes Qualitätsmanagement	Externes Qualitätsmanagement
- Vergleich der Strukturen der eigenen Station mit Vorgaben in der Fachliteratur - Abteilungskonferenzen (Fallkonferenzen, Morbidity/Mortality-Konferenzen) - Vergleich des tatsächlichen Vorgehens (dokumentierte Protokolle) mit dem Zielvorgehen (vorgegeben in Richtlinien, Leitlinien, Empfehlungen) - Vergleich der eigenen Ergebnisse mit Ergebnissen aus der Literatur	- Vergleich der vorhandenen Strukturen mit vorgegebenen Standards, Normen, Richtlinien - Vergleich des tatsächlichen Vorgehens mit den Vorgaben in Leitlinien, Empfehlungen - Vergleich der tatsächlichen Ergebnisse mit den zu erwartenden Ergebnissen aufgrund von Daten eines Referenzkollektivs durch eine autorisierte Instanz

mit denen gemessen und verglichen werden kann. Qualitätskriterien oder Qualitätsmerkmale dienen als Orientierungsmaße beim Festlegen der Qualität. Sie können mit abgestufter Verbindlichkeit als Standards, Normen, Richtlinien, Leitlinien oder Empfehlungen formuliert oder auch nur als selbstgesteckte Ziele gesetzt werden.

> **Definition von Standard, Norm, Richtlinie, Leitlinie und Empfehlung**
> - *Standards und Normen* haben rechtliche Verbindlichkeit und müssen vollständig erfüllt werden (z. B. DIN-Norm, Sicherheitsvorschriften).
> - *Richtlinien* werden von öffentlich legitimierten Institutionen (z. B. Ärztekammern) erstellt. Sie müssen vom Arzt eingehalten werden; Nichtbeachtung kann Sanktionen nach sich ziehen.
> - *Leitlinien* sollte der Arzt weitgehend befolgen. Abweichungen sind möglich, sollten aber begründet werden.
> - *Empfehlungen* kann der Arzt befolgen, es bleibt aber in seinem Ermessen.

Standards, Normen und Richtlinien

Standards, Normen und Richtlinien sind Richtgrößen für die Strukturqualität. Sie sind „Handlungsregeln einer gesetzlich, berufsrechtlich, standesrechtlich oder satzungsrechtlich legitimierten Institution, die für den Rechtsraum dieser Institution verbindlich sind und deren Nichtbeachtung definierte Sanktionen nach sich ziehen kann." [Arbeitsgemeinschaft der Wissenschaftlichen Medizinischen Fachgesellschaften (AWMF)].

Beispiele dafür sind die Medizingeräteverordnung (MedGV), die Anforderungen der Hygiene an die funktionelle und bauliche Gestaltung von Einheiten für Intensivmedizin [21] und die Musterweiterbildungsordnung der Bundesärztekammer.

Im deutschen Sprachraum unterscheiden sich Richtlinien in ihrer Verbindlichkeit deutlich von Leitlinien. Im angelsächsischen Sprachraum werden sowohl Richtlinien als auch Leitlinien als „guidelines" bezeichnet und in ihrer Verbindlichkeit nicht unterschieden.

Empfehlungen und Stellungnahmen

Empfehlungen und Stellungnahmen werden von nicht gesetzlichen oder standesrechtlichen Institutionen herausgegeben. Sie haben ebenfalls erhebliche Bedeutung für die Qualitätssicherung und -verbesserung in verschiedenen medizinischen Bereichen. Eine Zusammenstellung solcher Stellungnahmen und Empfehlungen für den Bereich der Intensivmedizin wurde von der *Deutschen Interdisziplinären Vereinigung für Intensiv- und Notfallmedizin (DIVI)* herausgegeben.

Für den europäischen Bereich sind Empfehlungen und Leitlinien formuliert und in einer Zusammenstellung der *European Society for Intensive Care Medicine (ESICM)* herausgebracht worden [12].

Die umfangreichen Guidelines der US-amerikanischen Fachgesellschaft für Intensivmedizin (*Society of Critical Care Medicine, SCCM*) können für die Situation deutscher Intensivmedizin ebenfalls informativ sein (eine Zusammenstellung kann bei der SCCM angefordert werden bei: *Society of Critical Care Medicine, 8101 East Kaiser Boulevard, Anaheim, CA 92808–2259, USA, Phone: 001–714–282–6000; Fax: 001–714–282–6050*).

Leitlinien

Leitlinien sind systematisch entwickelte Entscheidungshilfen zur effektiven und zweckdienlichen Krankenversorgung für Prävention, Diagnostik, Therapie und Nachsorge. Sie dienen zur Festlegung und Verbesserung der Prozessqualität und wirken sich damit auch auf die Ergebnisqualität aus.

Sie stellen den gegenwärtigen Stand des Wissens dar, sind also meist abgeleitet aus Ergebnissen von Konsensuskonferenzen, kontrollierten klinischen Studien und Expertenwissen *(„evidence-based medicine", EBM)*. In der Intensivmedizin ist allerdings der Anteil an EBM-gestützten Erkenntnissen eher gering.

Solche Leitlinien haben nur begrenzte juristische Wirkung. Sie können und müssen vom Arzt in begründeten Situationen entsprechend den akuten Gegebenheiten modifiziert und den individuellen Bedingungen angepasst werden.

Die Vorteile solcher Leitlinien bestehen in einer besseren Strukturierung diagnostischer und therapeutischer Prozesse, in der Darstellung von Prioritäten und zweckmäßigen Reihenfolgen medizinischer Handlungen sowie in der konsequenten Hinweisung und Auflistung wesentlicher Symptome, Komplikationen, Fehlermöglichkeiten und Gefahrenmomente. Das Problem solcher Leitlinien ist jedoch, dass sie nicht vollständig und lückenlos formuliert werden können, dass sie relativ rasch veralten und daher mit großem Aufwand an die jeweilige Entwicklung in der Medizin angepasst werden müssen.

Gegenwärtig werden in der Bundesrepublik Leitlinien für alle ärztlichen Tätigkeiten entwickelt. Alle Fachdisziplinen sind unter Führung der AWMF dabei, eine Vielzahl solcher Leitlinien zu formulieren. Diese „Leitlinien für Diagnostik und Therapie" für die verschiedensten Krankheitsbilder und medizinischen Probleme sind im Internet abrufbar (*http://www.uniduesseldorf.de/AWMF*).

8.5.3 Praktische Verwirklichung

Qualitätsmerkmale (Indikatoren)

Die Verwirklichung des QM in der Intensivmedizin ist nicht trivial. Ein erstes Problem entsteht bei der Defi-

nition akzeptierbarer Qualitätsmerkmale („*Indikatoren*"), die als Orientierung geeignet sind („*benchmarks*"). Solche Qualitätsmerkmale müssen folgende Eigenschaften erfüllen:
- klar definierbar, verständlich und messbar,
- valide, d.h. sie messen, was sie messen sollen,
- verlässlich, d.h. sie sind unabhängig von zeitlichen, subjektiven oder instrumentellen Einflüssen,
- geeignet (sensitiv), d.h. sie unterscheiden zuverlässig zwischen guter und schlechter Qualität,
- sie müssen häufig genug vorkommen, um tatsächlich als Orientierung dienen zu können.

Für die Intensivmedizin bieten sich einige sinnvolle Indikatoren an wie z.B.:
- Häufigkeit von Komplikationen (nosokomiale Infektion, Sepsis nach Baucheingriffen oder akutes Nierenversagen nach Trauma),
- Entwöhnung vom Respirator,
- Häufigkeit von Reintubationen,
- Wiederaufnahme von Patienten nach Entlassung von der Intensivstation.

Überwachungsprozess

Das zweite wesentliche Erfordernis beim Qualitätsmanagement ist der Überwachungsprozess (Ist-Erfassung, Ist-Soll-Vergleich). Dieser laufende Prozess dient aber nicht nur der Überwachung im Qualitätsmanagement. Er ist oft auch gleichzeitig der wirklich innovative Anteil im Ablauf (kreative Suche). Es darf dabei nicht übersehen werden, dass eine Erfolgsüberwachung auch für die Motivation der Beteiligten eine wesentliche Rolle spielt: Ein positiver Erfolg, der nicht zu lange auf sich warten lässt, sichert die Motivation zu weiteren qualitätsverbessernden Maßnahmen. Dagegen birgt ein längerfristiger Analysenprozess ohne zwischenzeitliche Erfolgsbilanz stets die Gefahr, dass das Projekt irgendwann in der Hektik des Alltags untergeht.

Dennoch muss daran erinnert werden, dass Qualitätsverbesserung ein langfristiger, kontinuierlicher Prozess ist, der nicht nach einem kurzfristigen Projekt abgeschlossen sein kann. Er ist eher ein langer Weg in kleinen Schritten, bei dem aber auch Pausen der Besinnung eingeschlossen sein dürfen.

! Wichtig ist die Erkenntnis, dass solche Projekte des Qualitätsmanagements aufwendig und nicht ohne Kosten zu verwirklichen sind.

Beispiel eines kleinen QM-Programms

Einen interessanten und pragmatischen Ansatz haben Brock et al. [3] vorgestellt. Sie nennen ihn „*small-scale rapid-cycle approach*". Das Prinzip funktioniert vollständig nach den Regeln des TQM – allerdings in einem kleineren, begrenzten Umfang:

Zunächst wird ein geeignetes Problem definiert und ein *Qualitätsziel* gesetzt. In der oben genannten Studie sollte eine bessere Entwöhnungsstrategie für beatmete Patienten gefunden werden. *Indikatoren* für die Qualitätsverbesserung werden benannt, ein *Vorschlag zur Verbesserung* wird erarbeitet.

Drei Fragen stehen also am Anfang. Diese Initialfragen müssen vom gesamten Team sorgfältig erwogen werden. Es sollte zunächst ein begrenztes Problemfeld ausgewählt werden, das einerseits wichtig und relevant, andererseits aber überschaubar und auch lösbar ist. Erfahrungsgemäß hängt die Fortsetzung des Projekts entscheidend von dem Erfolg der 1. Phase ab:

■ **Was wollen wir erreichen?** Zum Beispiel: Verbesserung der Respiratorentwöhnung.

■ **Woran können wir bei Veränderungen die Verbesserung messen?** Es müssen hierfür Qualitätsmerkmale („Indikatoren") gefunden werden, die einfach und eindeutig erfassbar und gleichzeitig für die Frage sensitiv sind.

Als Beispiele: Dauer der Entwöhnungsphase, Zahl der Reintubationen (aber evtl. auch Letalität, Behandlungsdauer, Häufigkeit nosokomialer Pneumonien und dergleichen).

■ **Welche Veränderungen sollen wir vornehmen, um diese Verbesserungen zu erreichen?** Hierfür muss eine retrospektive Übersicht der verschiedenen aussichtsreichen Verfahren vorgenommen werden, aus denen man sich dann für das aussichtsreichste, realisierbare entscheidet.

Im Beispiel: Verkürzung der Respiratorentwöhnung mit Hilfe eines protokollierten Vorgehens.

■ **Ablauf, PDSA-Zyklus.** Und dann läuft der bekannte *Kaizen*-Zyklus („Plan-Do-Study-Act" = PDSA-Zyklus) ab (Abb. 8-1). *Plan:* Das Testprogramm wird entworfen; *Do:* Das Testprogramm wird ausgeführt, zunächst in kleinem Rahmen; *Study:* Die Testergebnisse werden analysiert; *Act:* Die gefundenen Verbesserungsvorschläge werden in die klinischen Abläufe übertragen, ggf. muss aber auch ein neues Testprogramm entworfen werden.

Nach dem 1. Zyklus wird das kontinuierliche Qualitätsmanagement mit weiteren Zyklen, unter modifizierten Verfahren oder Fragestellungen, fortgesetzt.

Abb. 8-1.
Der Kaizen-Zyklus

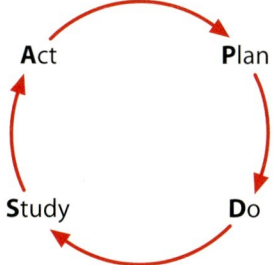

Soweit liegt alles im Rahmen der bekannten Prinzipien des TQM. Neu am „small-scale rapid-cycle approach" aber ist, dass hier kein Großprojekt gestartet wird, sondern es beginnt in einem kleinen, begrenzten Rahmen, etwa wie im Beispiel des zitierten Berichts mit nur einem Untersucher und zunächst für die Dauer nur eines Monats. Bereits 6 Wochen nach der initialen Planung lagen die Ergebnisse des 1. Zyklus vor. Diese bildeten dann die Grundlage für den nächsten, verbesserten PDSA-Zyklus.

So kam das Projekt rasch in Gang, erste Verbesserungen wurden bald wahrgenommen, weitere interessierte Mitarbeiter gewonnen, Begeisterung und Vertrauen in das Projekt wuchsen. Am Ende des Projekts, nach 21 Monaten, stellte sich schließlich heraus, dass Patienten, die vormals 2–5 Tage beatmet wurden, jetzt nur noch 1–2 Tage benötigten. Bei Beatmungen über längere Zeit ergaben sich jedoch keine Verbesserungen.

■ **Vorteile.** Diese pragmatische Strategie der kleinen, raschen Zyklen könnte zumindest für die Intensivmedizin entscheidende Vorteile bieten:
- Der anfänglich sehr begrenzte Umfang des Projekts bindet weniger personelle Kapazität und ist damit auch bei knappen Ressourcen zu verwirklichen.
- Erste Ergebnisse stellen sich rasch ein. Sind sie positiv, so steigern sie die Motivation. Sind sie negativ, so halten sich Enttäuschung und Frustration in Grenzen.
- Ein potentielles Risiko für die Patienten wird rasch erkannt und bleibt begrenzbar. Bei günstigen Ergebnissen kann der nächste Zyklus, mit geringerem Risiko, in größerem Umfang geplant werden.
- Bei komplexen Problemen können mehrere rasche, kleine Zyklen für unterschiedliche Fragestellungen gleichzeitig laufen.

So ist dieses Konzept ein vernünftiger Kompromiss zwischen der Forderung nach Maßnahmen zur Qualitätsverbesserung und den Anforderungen an den Richtigkeitsnachweis solcher Verbesserungen.

Literatur

1. Bergner M, Bobbitt RA, Kressel S et al. (1981) The sickness impact profile: development and final revision of a health status measure. Med Care 19: 787–805
2. Bergner M, Rothman ML (1987) Health status measures: an overview and guide for selection. Ann Rev Public Health 8: 191–210
3. Brock WA, Nolan K, Nolan T (1998) Pragmatic science: accelerating the improvement of critical care. New Horiz 6: 61–68
4. Burchardi H, Rathgeber J, Schürgers D, Thomas O (1999) Leistungserfassung in der Intensivmedizin. Gesundheitsökon Qualitätsmanag 4: 37–47
5. Chalfin DB, Cohen IL, Lambrinos J (1995) The economics and cost-effectiveness of critical care medicine. Intensive Care Med 21: 952–961
6. Cook DJ, Sibbald WJ, Vincent JL, Cerra FB (1996) Evidence based critical care medicine: What is it and what can it do for us? Crit Care Med 24: 334–337
7. Curtis JR (1998) The patient-centered outcomes of critical care: What are they and how should they be used? New Horiz 6: 26–32
8. Danis M (1998) Improving end-of-life care in the intensive care unit: What's to be learned from outcomes research? New Horiz 6: 110–118
9. Detsky AS, Naglie IG (1990) A clinician's guide to cost-effectiveness analysis. Ann Intern Med 113:147–154
10. Drummond MF, Stoddard GL, Torrance GW (1988) Methods for the economic evaluation of health care programmes. Oxford University Press, Oxford New York, pp 39–X70.
11. Edbrooke DL, Stevens VG, Hibbert CL, Mann AJ, Wilson AJ (1997) A new method of accurately identifying costs of individual patients in intensive care: the initial results. Intensive Care Med 23: 645–650
12. European Society of Intensive Care Medicine (1998) Guidelines and recommendations. Intensive Care Med (Special Edition)
13. Guyatt GH, Feeny DH, Patrick DL (1993) Measuring health-related quality of life. Ann Intern Med 118: 622–629
14. Gyldmark M (1995) A review of cost studies on intensive care units: Problems with the cost concept. Crit Care Med 23: 964–972
15. Heyland DK, Kernerman P, Gafni A, Cook DJ (1996) Economic evaluations in the critical care literature: Do they help us to improve the efficiency of our unit? Crit Care Med 24: 1591–1598
16. Hunt SM, McEwen J (1980) The development of a subjective health indicator. Sociol Health Illness 2: 231–246
17. Hurel D, Loirat P, Saulnier F, Nicolas F, Brivet F (1997) Quality of life 6 months after intensive care: results of a prospective multicenter study using a generic health status scale and a satisfaction scale. Intensive Care Med 23: 331–337
18. Jegers M (1997) Cost accounting in ICUs: beneficial for management and research. Intensive Care Med 23: 618–619
19. Kilo CM, Kabcenell A, Berwick DM (1998) Beyond survival: towards continuous improvement in medical care. New Horiz 6: 3–11
20. Knaus WA, Wagner DP, Draper EA, et al. (1991) The APACHE III prognostic system. Risk prediction of hospital mortality for critically ill hospitalized adults. Chest 100: 1619–1636
21. Kollef MH, Rainey TG, eds. (1998) The role of outcomes research in the intensive care unit setting. New Horizons 6: 1–118
22. Kommission für Krankenhaushygiene und Infektionsprävention (1995) Anforderungen der Hygiene an die funktionelle und bauliche Gestaltung von Einheiten für Intensivmedizin. Bundesgesundhbl 4: 158–160
23. LeGall JR, Lemeshow S, Saulnier F (1991) A new simplified acute physiology score (SAPS II) based on a European/North American multicenter study. JAMA 270: 2957–2963
24. Lemeshow S, Teres D, Klar J, Avrunin JS, Gehlbach SH, Rapoport J (1993) Mortality probability models (MPM II) based on an international cohort of intensive care unit patients. JAMA 270: 2478–2486
25. Mühlbauer BH, ed. (1997) Krankenhausmanagement im Gesundheitsnetzwerk. Stadtbergen: Kognos
26. Noseworthy TW, Konopad E, Shustack A, Johnston R, Grace M (1996) Cost accounting of adult intensive care: Methods and human and capital inputs. Crit Care Med 24: 1168–1172

27. Patrick DL, Danis M, Southerland LI, Hong G (1988) Quality of life following intensive care. J Gen Intern Med 3: 218–223
28. Rapoport J, Teres D, Lemeshow S, Gehlbach S (1994) A method for assessing the clinical performance and cost-effectiveness of intensive care units: A multicenter inception cohort study. Crit Care Med 22: 1385–1391
29. Reis Miranda D, Moreno R, Iapichino G (1997) Nine equivalents of nursing manpower use score (NEMS). Intensive Care Med 23: 760–765
30. Reis Miranda D, de Rijk A, Schaufeli W (1996) Simplified therapeutic intervention scoring system: The TISS-28 items – Results from a multicenter study. Crit Care Med 24: 64–73
31. Reis Miranda D, Ryan DW, Schaufeli WB, Fidler V (eds) (1998) Organisation and management of intensive care. A prospective study in 12 European countries. Springer, Berlin Heidelberg New York Tokio (Update in Intensive Care and Emergency Medicine, Vol 29)
32. Russell LB, Gold MR, Siegel JE et al. (1996) The role of cost-effectiveness analysis in health and medicine. JAMA 276: 1172–1177
33. Schuster DP (1992) Predicting outcome after ICU admission. The art and science of assessing risk. Chest 102: 1861–1870
34. Schuster HP (1998) Outcome nach Intensivtherapie. Med Klinik 93: 91–98
35. Singer M, Myers S, Hall G, Cohen SL, Armstrong RF (1994) The cost of intensive care: a comparison on one unit between 1988 and 1991. Intensive Care Med 20: 542–549
36. Thijs LG, Members of the Task Force of the European Society of Intensive Care Medicine (1997) Continuous quality improvement in the ICU: general guidelines. Intensive Care Med 23: 125–127
37. Udvarhelyi IS, Colditz GA, Rai A, Epstein AM (1992) Cost-effectiveness and cost benefit analyses in the medical literature. Are the methods being used correctly? Ann Intern Med 116: 238–244
38. Yau E, Rohatiner AZS, Lister TA et al. (1991) Long term prognosis and quality of life following intensive care for life-threatening complications of haematological malignancy. Br J Cancer 64: 938–942

Sektion II:
Allgemeine Grundlagen der Diagnostik und Überwachung

Sektion II
Allgemeine Grundlagen
der Diagnostik
und Überwachung

Intensivmedizinisches Monitoring

KAPITEL 9

W. WILHELM, F. MERTZLUFFT, R. LARSEN

9.1 Einführung 113

9.2 Herz-Kreislauf-Funktion 113
9.2.1 Inspektion, Palpation und Auskultation 113
9.2.2 EKG-Überwachung 114
9.2.3 Indirekte Blutdruckmessung 116

9.3 Atemfunktion 117
9.3.1 Überwachung der respiratorischen Funktion 117
9.3.2 Pulsoxymetrie 117
9.3.3 Kapnometrie 120

9.4 Analyse der arteriellen Blutgase 121
9.4.1 Probenentnahme 121
9.4.2 Aufbewahrung und Verarbeitung der Proben 122
9.4.3 Sauerstoffpartialdruck 122
9.4.4 Sauerstoffsättigung des Blutes 123
9.4.5 Sauerstoffbindungskurve 123
9.4.6 Physikalisch gelöster Sauerstoff 124
9.4.7 Sauerstoffgehalt im Blut 124
9.4.8 Sauerstoffangebot an die Organe 124
9.4.9 Alveoloarterielle O_2-Partialdruckdifferenz 124
9.4.10 Störungen des arteriellen Sauerstoffstatus 124

Literatur 125

Kapitel 9

Intensivmedizinisches Monitoring

W. Wilhelm, F. Mertzlufft, R. Larsen

9.1 Einführung

Die Überwachung umfasst die Beobachtung, Messung und Registrierung veränderlicher Funktionen des Intensivpatienten. Ihr wesentliches Ziel ist die frühzeitige Erkennung von Störungen des physiologischen Gleichgewichts und die Erfolgskontrolle therapeutischer Maßnahmen. Die Überwachung muss zielgerichtet und systematisch erfolgen, nicht zufällig oder willkürlich, weil die Überwachungsgeräte zur Verfügung stehen. Die erhobenen Befunde und Messdaten müssen zuverlässig sein, da sie häufig die Grundlage für therapeutische Entscheidungen darstellen.

Alle Überwachungsmaßnahmen müssen sinnvoll, unter Abwägung von Nutzen, Risiken und Kosten, auf den jeweiligen Bedarf abgestimmt werden. Das stereotype Ansammeln unzähliger Daten lenkt von der klinischen Beobachtung des Patienten ab, erschwert die integrative Beurteilung des Zustands und behindert im ungünstigen Fall den therapeutischen Entscheidungsprozess.

Was soll überwacht werden?
Beim kritisch kranken Intensivpatienten sind häufig mehrere Organfunktionen gefährdet oder beeinträchtigt, so dass zumeist ein umfangreiches Überwachungsprogramm erforderlich ist. Im Mittelpunkt stehen hierbei naturgemäß die sog. Vitalorgane, d.h. die Funktion des Herz-Kreislauf-Systems und der Lunge, ergänzt durch Erfassung einer Vielzahl weiterer Variablen und Parameter.

Überwachung physiologischer Variablen beim Intensivpatienten (Auswahl)

- Herzfrequenz und Rhythmus (EKG)
- Arterieller Blutdruck
- Zentraler Venendruck
- Pulmonalarteriendrücke, Wedgedruck
- Herzzeitvolumen und abgeleitete hämodynamische Größen
- Atemfrequenz, Atemtyp
- Arterielle Blutgase und O_2-Sättigung, O_2-Gehalt und -transport
- Säuren-Basen-Parameter
- Blutvolumen, Plasmavolumen
- Hämoglobin, Hämatokrit
- Serumelektrolyte
- Nierenfunktionsparameter
- Blutgerinnung, Thrombozyten
- Leberenzyme
- Körpertemperatur
- Intrakranieller Druck
- EEG, prozessiertes EEG

9.2 Herz-Kreislauf-Funktion

Die Überwachung der Herz-Kreislauf-Funktion erfolgt klinisch und apparativ, wobei sich die Invasivität der Überwachungsmaßnahmen in erster Linie nach dem hämodynamischen Funktionszustand des Intensivpatienten richtet. Ist die Herz-Kreislauf-Funktion unbeeinträchtigt und sind kurzfristig keine wesentlichen Störungen zu erwarten, genügt die klinische Einschätzung, ergänzt durch nichtinvasive Standardverfahren wie EKG und indirekte Blutdruckmessung. Demgegenüber erfordern schwerwiegende hämodynamische Störungen, Sepsis oder Schock den großzügigen Einsatz invasiver Verfahren bis hin zum Pulmonalarterienkatheter.

Überwachung der Herz-Kreislauf-Funktion beim Intensivpatienten

- Herzfrequenz und -rhythmus
- Herztöne
- Arterieller Blutdruck
- Zentraler Venendruck
- Pulmonalarteriendrücke, Wedgedruck
- Druck im linken Vorhof
- Herzzeitvolumen

9.2.1 Inspektion, Palpation und Auskultation

Diese einfachen Verfahren sind zwar weniger genau als invasive Methoden und erfordern eine größere Erfahrung des Untersuchers, gehören aber nach wie vor zu den unverzichtbaren Routinemaßnahmen, die täglich – auch wiederholt – angewandt werden müssen, um den Zustand des Patienten einzuschätzen.

■ **Inspektion.** Die Inspektion ermöglicht meist nur eine grobe Orientierung über die Herz-Kreislauf-Funktion. Überprüft werden die Bewußtseinslage des Patienten, Hautfarbe der Extremitäten, Kapillardurchblutung (Nagelbett), Ödeme, gestaute Halsvenen, Hydratationszustand der Schleimhäute usw.

■ **Palpation.** Die Palpation der Pulse ermöglicht auf einfache Weise die Beurteilung von Herzfrequenz, Herzrhythmus und Größe der Pulsamplitude. Schwache, schnelle oder fehlende periphere Pulse zusammen mit kalten Extremitäten sind Zeichen der Hypovolämie oder des Schocks. Starke respiratorische Schwankungen der Pulsamplitude weisen auf Hypovolämie oder Herztamponade hin und bedürfen der apparativen diagnostischen Abklärung.

■ **Auskultation.** Zur vollständigen klinischen Untersuchung des Herzens gehört auch beim Intensivpatienten die Auskultation. Hiermit können Herzrhythmus und -frequenz festgestellt werden, weiterhin Störungen der Herzklappenfunktion sowie pathologische Herzgeräusche.

9.2.2 EKG-Überwachung

Störungen der Herzfrequenz, des Herzrhythmus und der Koronardurchblutung gehören zu den häufigen Komplikationen bei Intensivpatienten. Um diese Störungen frühzeitig erkennen und behandeln zu können, wird beim Intensivpatienten routinemäßig eine kontinuierliche EKG-Überwachung durchgeführt. Auf der Intensivstation werden hierfür in der Regel Multifunktionsmonitore eingesetzt, mit denen mehrere physiologische Variablen überwacht werden können, z. B. Blutdruck (nichtinvasiv/invasiv), Herzfrequenz, O_2-Sättigung (Pulsoxymetrie), endexspiratorischer pCO_2 (Kapnometrie), Atemfrequenz, EEG, intrakranieller Druck, Temperatur.

Mit dem EKG-Monitor feststellbare Störungen der Herzfunktion

- Herzfrequenz und Herzrhythmus
- Störungen der Herzfrequenz: Bradykardie/Tachykardie
- Störungen des Herzrhythmus: supraventrikulär/ventrikulär
- Myokardischämie, Myokardinfarkt
- Blockbilder
- Kardiale Nebenwirkungen von Pharmaka
- Kardiale Wirkungen von Elektrolytstörungen
- Störungen der Herzschrittmacherfunktion
- Herzstillstand: Kammerflimmern, Asystolie, elektromechanische Entkoppelung

---

Die EKG-Ableitung beim Intensivpatienten unterliegt zahlreichen Störfaktoren, die zu einer Beeinträchtigung der Signalqualität mit entsprechenden Fehldeutungen des erhaltenen Bildes führen können. Um verwertbare EKG-Signale zu erhalten, müssen die einzelnen Komponenten des Systems „optimiert" werden.

Vorbereitung des Patienten

Das von der Haut abgeleitete EKG-Signal ist sehr klein; die Amplitude beträgt lediglich 0,5 – 2 mV. Wichtig ist daher eine sorgfältige Vorbereitung der Haut, damit die Elektroden gut haften und der Hautwiderstand vermindert wird. Haare über der Ableitungsstelle müssen zunächst entfernt werden, ebenso alle Rückstände und Verunreinigungen wie Fett, Blut usw. Hierbei empfiehlt sich die Reinigung mit Alkohol und die anschließende Trocknung der Haut.

Elektroden

In der Intensivmedizin werden zumeist Hautelektroden verwendet; Nadelelektroden sind speziellen Indikationen vorbehalten, z. B. schweren Verbrennungen. Hautelektroden sind in der Regel Einmalklebeelektroden mit aufgetragenem Elektrodengel, das die Epidermis penetriert und den Hautwiderstand herabsetzt. Ein gutes Elektrodensystem ist erforderlich, damit der elektrische Impuls störungsfrei auf den Monitor übertragen wird. Die Grundlinie des EKG muss stabil und artefaktfrei sein, der QRS-Komplex ausreichend hoch (damit Frequenzfehler und Alarmsystem korrekt funktionieren) und die P-Wellen deutlich erkennbar.

Eingetrocknetes Gel aufgrund unsachgemäßer Lagerung der Elektroden oder Einwirkung von Hitze erhöht den Hautwiderstand und führt zu instabiler Grundlinie und Interferenzen mit 50 Hz-Signalen anderer elektrischer Geräte.

Die korrekte Platzierung von Elektroden ist besonders wichtig, um ein maximales EKG-Signal mit geringst möglichen Störungen zu erhalten. Knochenvorsprünge, Gelenke und Hautfalten sind für die Elektrodenplazierung nicht geeignet. Artefakte durch Muskelaktivität oder Muskelzittern sowie Haut- und Atembewegungen müssen vermieden werden. Weiterhin sollten an einem Patienten stets nur Elektroden des gleichen Herstellers verwendet werden.

Ableitungssystem

Die *American Heart Association* empfiehlt die Analyse von mindestens 2, bevorzugt aber 3 Ableitungen für die kontinuierliche Überwachung des EKG. Wichtigste Ziele dieser Erweiterung der Ableitsysteme sind:

- Erkennung von P-Wellen,
- Beurteilbarkeit der Herzachse,
- Unterscheidung zwischen ventrikulären und supraventrikulären Rhythmusstörungen oder Extrasystolen,
- bessere Charakterisierung von ST-Segment-Veränderungen.

■ **Ableitung II.** Bei dieser Ableitung werden die Potentialdifferenzen zwischen rechtem Arm und linkem Bein gemessen. Die Achse der Ableitung verläuft parallel zur Achse zwischen Sinus- und AV-Knoten, entsprechend groß und leicht auffindbar ist daher die P-Welle. Die Ableitung II ermöglicht somit eine Identifizierung von P-Wellen und die Differenzierung zwischen supra- und ventrikulären Rhythmusstörungen. Myokardischämien im Hinterwandbereich sind gut erkennbar.

■ **V_1-Ableitung.** Hierbei befinden sich 4 Elektroden jeweils an den Extremitäten, die 5. Elektrode im 4. Interkostalraum rechts vom Sternum. Bei dieser Ableitung sind P und QRS besonders deutlich zu erkennen.

■ **MCL_1-Ableitung.** Hierbei handelt es sich um eine modifizierte (bipolare) V_1-Ableitung. Die positive Elektrode befindet sich in V_1-Position rechts vom Sternum im 4. ICR, die linke Elektrode in Nähe der Schulter oder unter der linken Klavikula. Am EKG-Monitor wird der Schalter auf Ableitung II eingestellt. Mit dieser Ableitung können gut Herzrhythmusstörungen und Erregungsleitungsstörungen beurteilt werden.

■ **Ableitung V_5.** Die Ableitung V_5 dient der Erkennung von Myokardischämien, insbesondere im Vorderseitenwandbereich. Hierbei wird die V_5-Elektrode im 5. ICR in der vorderen Axillarlinie platziert. Zusammen mit der Ableitung II können ischämische ST-Segmentveränderungen mit einer relativen Sensitivität von 80% (bei Vergleich mit einem 12-Kanal-EKG) erkannt werden. Die Ableitung V_5 gilt allen anderen Ableitungen gegenüber in der Erkennung von Myokardischämien als überlegen.

■ **Modifizierte V_5-Ableitung.** Verfügt der Monitor nur über 3 Ableitungen, so kann die Elektrode für den linken Arm in V_5-Position gebracht und der Schalter des Monitors auf Ableitung I gestellt werden. Hierdurch ergibt sich eine modifizierte V_5-Ableitung, die für die Erkennung von Myokardischämien gut geeignet ist. Durch einfaches Betätigen des Schalters kann beim Auftreten von Rhythmusstörungen, ohne Neuplazierung der Elektroden, die Ableitung II eingestellt werden.

Monitor

Die beim Intensivpatienten eingesetzten EKG-Monitore dürfen nur wenig störanfällig sein, besonders gegenüber elektromagnetischen Feldern anderer Geräte (z. B. Infusionspumpen, Perfusoren) oder statischen Aufladungen. Geringe Störanfälligkeit geht allerdings häufig mit Beeinträchtigungen der Signalwiedergabe einher.

Moderne EKG-Monitore enthalten Speicheroszilloskope, auf denen das EKG während des Durchlaufs gespeichert wird. Beim Erreichen des Bildrands wird die Kurve gelöscht oder für kurze Zeit gespeichert, so dass Arrhythmien kurz nach ihrem Auftreten erneut abgerufen werden können. Bei den meisten Monitoren kann das EKG-Bild auf dem Schirm „eingefroren" und dann genauer analysiert werden. Bei 2-Kanal-Speicheroszilloskopen ist das Bild auf dem zweiten Kanal sogar beliebig lange zu speichern.

Einige Monitore verfügen zusätzlich über einen Schreiber, der sich zu vorgewählten Zeitpunkten oder durch Erreichen vorgegebener Alarmgrenzen einschaltet und das EKG registriert.

Alle Monitore weisen einen Herzfrequenzzähler auf, der die Herzfrequenz aus den R-Zacken oder (fälschlich) den jeweils höchsten Ausschlägen der EKG-Kurve entnimmt und digital anzeigt, gewöhnlich in Verbindung mit einem akustischen Signal. Die Herzfrequenz kann außerdem über die arterielle Druckkurve oder über das Plethysmogramm des Pulsoxymeters bestimmt werden.

■ **Computerunterstützte Analyse.** Zahlreiche Monitore ermöglichen eine automatisierte, kontinuierliche Analyse des Herzrhythmus und des ST-Segments und damit eine vom Überwacher unabhängige Erkennung von Rhythmusstörungen und Myokardischämien. Die derzeit eingesetzten Systeme sind allerdings nicht absolut verlässlich.

Störungen der EKG-Überwachung

Bei der kontinuierlichen EKG-Überwachung können zahlreiche *Artefakte* auftreten, die auf Funktionsstörungen oder falschen Anschlüssen des Systems beruhen. Wichtigster Störfaktor sind elektromagnetische Interferenzen, durch die das normale EKG-Bild verloren geht. Respiratorische Schwankungen können ebenfalls das EKG beeinflussen, bedingt durch Verschiebungen des Mediastinums oder Veränderungen der Herzvolumina während des Beatmungszyklus. Betroffen ist v. a. die Höhe des QRS-Komplexes.

> Erscheint kein EKG-Signal auf dem Monitor, sollte zuerst der Patient überprüft werden, danach das Gerät!

Typische EKG-Störungen und ihre wichtigsten Ursachen sind in der folgenden Übersicht zusammengefasst.

> **Störungen des EKG und ihre wichtigsten Ursachen**
>
> - *Grundlinie wandert, EKG-Bild fehlt:*
>   - Empfindlichkeit zu gering eingestellt
>   - Patientenkabel nicht fest mit Monitor verbunden
>   - Elektrodenkabel nicht richtig mit Patientenkabel verbunden
>   - Elektrodenkabel nicht fest genug auf Elektroden aufgesetzt
>   - Falsche Ableitung eingestellt
>   - Patienten- und/oder Elektrodenkabel defekt
> - *Wandernde oder unregelmäßige Grundlinie:*
>   - Bewegungen des Patienten
>   - Muskelzittern
>   - Ungenügende Hautreinigung
>   - Einfluss von Wechselstrom
>   - Elektrodengel ausgetrocknet
>   - Elektroden falsch platziert
>   - Patienten- und Stromkabel berühren sich
> - *EKG-Amplitude zu klein:*
>   - Größenkontrolle am Monitor zu klein eingestellt
>   - Elektrodengel ausgetrocknet
>   - Elektroden falsch platziert
> - *EKG-Bild wird unterbrochen:*
>   - Patientenkabel nicht richtig am Monitor befestigt
>   - Elektrodenkabel nicht fest genug mit Patientenkabel verbunden
>   - Elektrodendraht gerissen
>   - Elektroden falsch platziert
>   - Patientenkabel defekt
> - *Herzfrequenzmonitor alarmiert ständig:*
>   - Frequenzalarm zu nahe an Herzfrequenz des Patienten eingestellt
>   - Patientenkabel nicht am richtigen Monitor befestigt
>   - Elektroden falsch platziert (zu niedrige R-Zacke)
>   - Kabel defekt
>   - Instabile Grundlinie

9.2.3 Indirekte Blutdruckmessung

Die arterielle Blutdruckmessung ist essentieller Bestandteil der Überwachung eines Intensivpatienten. Der arterielle Blutdruck gilt als Indikator des allgemeinen hämodynamischen Status, weist aber keine oder nur eine geringe diagnostische Spezifität auf, da eine komplexe Beziehung zwischen Blutdruck, Blutfluss und Blutvolumen besteht

mittlerer arterieller Blutdruck = Herzzeitvolumen × peripherer Gefäßwiderstand.

Häufige Ursachen eines niedrigen Blutdrucks beim Intensivpatienten sind Blut- und/oder Flüssigkeitsverluste, Herzinsuffizienz, Trauma oder Sepsis, während ein hoher Blutdruck meist als Ausdruck einer „Stressreaktion" gewertet wird.

Als normal gelten beim Jüngeren Blutdruckwerte von 120/80 mmHg. Im Alter zeigt sich eine ansteigende Tendenz, hier gelten systolische Werte von >160 mmHg und/oder diastolische Werte von >90 mmHg als Hypertonie.

Art der Messung
Der arterielle Blutdruck kann *indirekt* oder *direkt* gemessen werden. Die indirekten Verfahren sind einfach und nichtinvasiv, die direkten hingegen invasiv und apparativ aufwendig. Mit der indirekten Methode werden systolischer (p_{syst}) und diastolischer (p_{diast}) Blutdruck gemessen, während der mittlere arterielle Druck (MAP) aus den so bestimmten Werten nach folgender Formel berechnet wird:

$$MAP = \frac{p_{syst} + 2 \cdot p_{diast}}{3} = p_{diast} + \frac{1}{3}(p_{syst} - p_{diast})$$

Für die *nichtinvasive* Blutdruckmessung werden verschiedene Verfahren eingesetzt; allen gemeinsam ist derzeit die Verwendung einer aufblasbaren Manschette, die naturgemäß lediglich eine Intervallmessung ermöglicht.

> Die indirekte Blutdruckmessung kann bei allen hämodynamisch stabilen Patienten, bei denen nicht mit schweren Störungen der Herz-Kreislauf-Funktion gerechnet werden muss, eingesetzt werden. Hingegen sollte bei instabiler Herz-Kreislauf-Funktion die direkte Messung wegen ihrer größeren Genauigkeit und der kontinuierlichen Erfassung der Blutdruckwerte bevorzugt werden.

Verfahren nach Korotkow
Hierbei wird das Auftreten und Verschwinden der Korotkow-Töne für die Bestimmung des systolischen und diastolischen Blutdrucks herangezogen. Bei automatischen Messgeräten werden die Korotkow-Töne mit elektronischen Stethoskopen bzw. Mikrophonen aufgenommen und in elektrische Signale umgewandelt. Mit dem auskultatorischen Verfahren werden die systolischen Druckwerte meist unterschätzt. Für Standardmessungen gilt die Korotkow-Methode beim Intensivpatienten als überholt.

Palpationsmethode
Bei diesem Verfahren wird die Blutdruckmanschette so weit aufgepumpt, bis kein Puls mehr an der A. radialis tastbar ist, danach noch weitere 30–40 mmHg. Dann wird der Manschettendruck jeweils um 2–3 mmHg pro Sekunde abgelassen und das Wiederauftreten des Pul-

ses gefühlt. Dabei entspricht das erstmalige Wiederertasten des Pulses dem systolischen Blutdruck, der allerdings meist etwas zu niedrig gemessen wird. Der diastolische Wert kann mit dem Verfahren nicht bestimmt werden.

Oszillationsmethode

Diese Technik in ihrer automatisierten Form wird derzeit am häufigsten eingesetzt. Zunächst wird die Manschette über den systolischen Druck hinaus aufgeblasen, danach langsam abgelassen. Der systolische Blutdruck entspricht hierbei dem erstmaligen Auftreten von Oszillationen der Manometernadel, der mittlere arterielle Druck den maximalen Ausschlägen und der diastolische Druck dem schlagartigen Kleinerwerden oder Verschwinden der Oszialltionen. Bei Hypotension, Hypovolämie oder enger Pulsamplitude wird häufig nur der arterielle Mitteldruck angezeigt. Bei hohen Blutdruckwerten werden möglicherweise zu niedrige systolische und mittlere Drücke angezeigt, bei Hypotension zu hohe.

Genauigkeit der indirekten Messung

Die Genauigkeit der indirekten Blutdruckmessung kann durch zahlreiche Faktoren beeinträchtigt werden. Hierzu gehören vor allem:
- falsche Größe und Platzierung der Manschette,
- zu rasches Ablassen des Manschettendrucks,
- Hypotension, periphere Vasokonstriktion, Schock,
- Herzrhythmusstörungen.

9.3 Atemfunktion

Störungen der Ventilation und des pulmonalen Gasaustausches treten beim Intensivpatienten häufig auf und sind nicht selten der primäre Anlass für die Aufnahme auf die Intensivstation. Die Überwachung der Atemfunktion gehört daher, neben der Herz-Kreislauf-Funktion, zu den essentiellen Maßnahmen. Folgende Verfahren dienen zur Überwachung der Atemfunktion des Intensivpatienten:
- Inspektion, Perkussion, Auskultation,
- Pulsoxymetrie,
- Kapnometrie,
- Blutgasanalyse,
- Spirometrie, elektronische Flowmessung,
- Beatmungsmanometrie.

Die nichtinvasive Überwachung der Ventilation erfolgt durch Inspektion, Auskultation, Apnoemonitore, Bestimmung von Atemfrequenz, Atemzugvolumen, Atemminutenvolumen, Pulsoxymetrie und Kapnometrie. Die *Effektivität* der Ventilation bzw. der pulmonale Gasaustausch wird durch eine *arterielle Blutgasanalyse* objektiviert.

9.3.1 Überwachung der respiratorischen Funktion

Die beiden Hauptstörungen der respiratorischen Funktion sind das hyperkapnische und das hypoxämische Versagen (Tabelle 9-1). Ziel des respiratorischen Monitorings ist es, die komplexen Formen beider Störungen zu identifizieren. Standard ist hier die Messung der arteriellen O_2- und CO_2-Partialdrücke (p_aO_2, p_aCO_2; mmHg). Dies ist allerdings nur diskontinuierlich möglich und bezogen auf die p_aO_2-Messung in Hyperoxie mit Messfehlern behaftet [12]. Erfolgt die Überwachung kontinuierlich und nichtinvasiv, sind frühzeitiges Erkennen bedrohlicher Ereignisse, rechtzeitige Therapie, Reduktion invasiver Maßnahmen und Datenakquisition ohne zeitliche Verzögerung möglich. Als Methoden hierfür haben sich Pulsoxymetrie und Kapnometrie bewährt: Die Pulsoxymetrie zum kontinuierlichen nichtinvasiven Monitoring der O_2-Versorgung, die Kapnometrie zur nichtinvasiven Überwachung der CO_2-Entsorgung von Atemzug zu Atemzug.

9.3.2 Pulsoxymetrie

Mit Pulsoxymetern erfolgt das Monitoring der O_2-Versorgung über die Messung der O_2-Sättigung. Diese integriert den O_2-Partialdruck, die O_2-Bindungskapazität und die O_2-Affinität des Hämoglobins, während andere Ursachen einer O_2-Versorgungsstörung, beispielsweise eine Anämie oder eine Abnahme der O_2-Konzentration (Hypoxämie), nicht differenziert werden können. Pulsoxymeter beurteilen demnach die Lungenfunktion und zeigen an, ob der angebotene O_2 die Diffusionsbarriere Lunge überwunden und im Blut zu einer physiologischen Konzentration oxygenierten Hämoglobins (O_2Hb) geführt hat oder nicht.

Tabelle 9-1. Beispiele zu den beiden Hauptstörungen des respiratorischen Versagens, die ein Monitoring der O_2-Versorgung und CO_2-Entsorgung erfordern

Hyperkapnisches respiratorisches Versagen
- Zunahme der CO_2-Produktion
- Zunahme des Totraumverhältnisses
- Abnahme des Minutenvolumens
  - Zentraler Atemantrieb
  - Respiratorische Impedanz
  - Atemmuskelkapazität

Hypoxämisches respiratorisches Versagen
- Alveoläre Hypoventilation
  - Zentral
  - Alveolär
- Ventilations-/Perfusionsstörungen
- Refraktäre Hypoxämie (Shunt)
  - Kapillär
  - Anatomisch
  - Venöse Beimischung
- Erniedrigter gemischtvenöser O_2-Gehalt

Messprinzip

Pulsoxymeter integrieren zwei Prinzipien, die *Spektralphotometrie* und die *Photoplethysmographie*. Im Gegensatz zur spektralphotometrischen Messung der O_2-Sättigung mit Mehrwellenlängen-Oxymetern analysieren Pulsoxymeter das Absorptionsverhalten des Hämoglobins und seiner Derivate oxygeniertes Hb (O_2Hb), oxidiertes Hb (MetHb), desoxygeniertes Hb (Hb) und kohlenmonoxid-beladenes Hb (COHb) mit nur 2 Wellenlängen. Zwei licht-emittierende Elektroden (LED) schicken rotes und infrarotes Licht (je nach Hersteller und Gerätetyp 660 nm und 940 nm) durch das periphere Messorgan (meist die Fingerbeere), um zwischen oxygeniertem und desoxygeniertem Hämoglobin zu differenzieren.

Im Rahmen der Photoplethysmographie wird dabei unterstellt, dass der Absorptionsanstieg während der Systole ausschließlich durch das Einströmen arteriellen Blutes verursacht wird. Bei jeder der beiden Wellenlängen wird die Differenz zwischen der sog. diastolischen Hintergrundabsorption (venöses Blut, Gewebe, Knochen, Pigment) und dem Spitzenwert während der Systole bestimmt. Hierfür wird das spektrale Verhalten von O_2Hb und Hb benützt: O_2Hb absorbiert weniger rotes Licht als Hb und umgekehrt. Die Beziehung zwischen beiden Absorptionsmessungen (das Rot/Infrarot-Verhältnis) soll nur durch die arterielle O_2-Sättigung beeinflusst sein. Neben den beiden Wellenlängen variiert auch der jeweils zur Berechnung der O_2-Sättigung verwendete Algorithmus.

Messwert

Aufgrund der Messung mit nur 2 Wellenlängen wird nicht die tatsächliche O_2-Sättigung (S_aO_2;%) erhalten, sondern die *partielle arterielle O_2-Sättigung* (pS_aO_2; %; [11, 13]). Partielle arterielle O_2-Sättigung wird der Messwert deshalb genannt, weil nur ein Teil des Hämoglobins betrachtet wird (O_2Hb im Verhältnis zu O_2Hb und Hb) und andere Derivate wie COHb und MetHb mehr oder weniger unberücksichtigt bleiben:

$$SaO_2[\%] = \frac{cO_2Hb}{cO_2Hb + cHb + cCOHb + cMetHb} \cdot 100$$

$$pS_aO_2[\%] = \frac{cO_2Hb}{cO_2Hb + cHb} \cdot 100$$

Die nicht selten verwendete Bezeichnung dieses Messwertes als „funktionelle" SO_2 – zur Unterscheidung von einer „fraktionellen" SO_2 [4] – hat unnötig Verwirrung gestiftet.

Methodenspezifische Besonderheiten

Bedingt durch die spezielle Methodik – Messung der arteriellen O_2-Sättigung mit 2 Wellenlängen am peripheren Messorgan – sind Probleme und Besonderheiten zu beachten.

Messwert pS_aO_2

Mit dem Messwert pS_aO_2 wird bei Vorliegen von z.B. 5% MetHb und 5% COHb ein Sättigungswert von etwa 98% erhalten, obwohl die tatsächliche Sättigung (S_aO_2) nur ca. 88% betragen würde. Die betreffenden Normalwerte sind daher unterschiedlich: 98% im Falle der pS_aO_2 und 96% bei Verwendung der S_aO_2. Die pS_aO_2 kann daher weder zur Berechnung der O_2-Konzentration noch zur Bestimmung des O_2-Angebotes verwendet werden. Der Messwert ist in seiner diagnostischen Aussagekraft nur dem pO_2 vergleichbar, erlaubt aber keine direkte Aussage zum arteriellen pO_2. Zwischen pS_aO_2-Werten von 80 und 99% könnte der pO_2 lediglich sehr grob geschätzt werden, je nach Begleitumständen. Bei einem pS_aO_2-Wert von 99% unter Beatmung mit reinem O_2 bleibt unklar, ob der p_aO_2 bei 90 mmHg oder über 600 mmHg liegt (obwohl er bei reiner O_2-Beatmung und intakter Lunge über 600 mmHg liegen müsste).

Zusammensetzung des Blutes

Messfehler der pS_aO_2 durch COHb bestehen mit heutigen Geräten nicht mehr [11, 13]. Im Falle erhöhter MetHb-Koonzentration gilt dies allerdings nicht (Abb. 9-1): bei zunehmender Hypoxie und gleichzeitiger Methämoglobinämie wird die pS_aO_2 zunehmend falsch zu hoch angegeben [11]. Auch durch Farbindikatoren (z.B. Methylenblau) oder bei lackierten Fingernägeln sind Messprobleme zu erwarten [11]. Ausge-

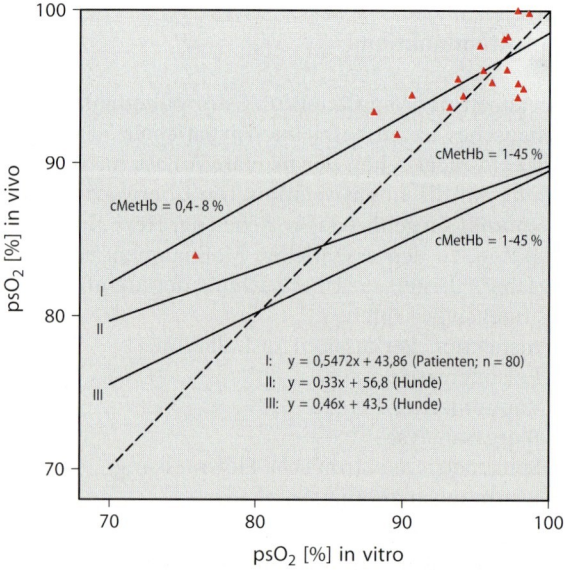

Abb. 9-1. Partielle O_2-Sättigung verschiedener Pulsoxymeter als Funktion der berechneten psO_2 (erhalten mittels CO-Oxymeter 2500, Bayer Diagnostics) bei unterschiedlichen MetHb-Konzentrationen. (Mod. nach [10]). Die Abbildung zeigt, dass die In-vivo-psO_2 der Pulsoxymeter mit zunehmender MetHb-Konzentration und zunehmender Hypoxie überschätzt, in Normoxie dagegen unterschätzt wird

schlossen werden können dagegen Fehler durch fetales Hämoglobin (HbF) und andere Farbstoffe [11]. Lipidemulsionen wiederum stellen ein neues Problem dar. So kann unter kontinuierlicher Gabe von z. B. Etomidat oder Propofol fälschlicherweise eine „dosisabhängige Hypoxie" (Abnahme des O_2-Partialdrucks) gemessen werden [13]. Wie stark sich dieser Fehler auf die Messung heutiger Pulsoxymeter auswirkt, wird zur Zeit noch untersucht.

Peripheres Messorgan
Trotz Messung am peripheren Messorgan soll nicht die periphere (kapilläre), sondern die systemische (arterielle) O_2-Sättigung erhalten werden. Messfehler durch Reflektion, Lichtstreuung und natürliche Pigmente wurden inzwischen durch optimierte Signalverarbeitung und Algorithmen eliminiert, während dies für Fremdstrahlung (Licht, elektromagnetische Wellen) und Bewegungsartefakte nicht zutrifft [11, 13]. Gerade Relativbewegungen des Messorgans gegen den Sensor stellen bei Kindern und unruhigen Erwachsenen ein Problem dar. Resultat sind Fehlmessungen, die oft zu der Entscheidungsfalle führen, entweder den Patienten zu behandeln oder den Monitor zu ignorieren.

Ein weiteres Problem ist der periphere Blutfluss. Besonders am peripheren Messort *Fingerbeere* besteht die Gefahr, dass nur ein lokaler peripherer (kapillärer) pS_aO_2-Wert erhalten wird, insbesondere in Situationen mit Hypotension und erniedrigtem Herzzeitvolumen. Weil zur *Signalerfassung* heute nur noch ein *Blutfluss von etwa 4–8%* der Norm erforderlich ist, ist das Risiko eines irreführenden (peripheren) pS_aO_2-Werts noch gestiegen. Der pulsoxymetrische Messwert kann auch bei einem gestörten Ventilations-/Perfusions-Verhältnis in der Lunge abfallen, beispielsweise in Seitenlage oder im Falle der Unterdrückung der pulmonalvaskulären Reflexe durch Anästhetika.

Das von vielen Geräten dargestellte Plethysmogramm ist insofern wenig aussagefähig und mit Vorsicht zu interpretieren. Wegen der besseren Regulation der Mikrozirkulation wäre das Ohrläppchen der geeignetere Messort. Sicher besser geeignet als der Finger ist der Messort *Ohrläppchen* bei Vasokonstriktion, Hypothermie, Hypovolämie, erniedrigtem Herzzeitvolumen, erhöhtem systemischem Gefäßwiderstand und bei Kindern mit angeborenen Herzerkrankungen [11]. Zu den alternativen Messorten Wangenschleimhaut und Zunge liegen noch nicht genügend Erfahrungen vor [11]. Wird hingegen der Finger als Messorgan verwendet, sollte dies aufgrund der arteriellen Versorgung nach Möglichkeit der Zeigefinger sein [11]. Probleme durch Ödeme und Nekrosen (zu starker Druck des Klemmsensors oder unsachgemäße Befestigung mittels Pflasterstreifen) sowie durch die Fingerdicke müssen ebenfalls bedacht werden.

Kalibrierung und Messgenauigkeit
Die Kalibrierung erfolgt heute meist korrekt, d. h. gegen den angestrebten Messwert pS_aO_2 und nicht gegen die S_aO_2. Weil die Geräte vom Hersteller kalibriert werden, ist eine genaue Justierung durch den Anwender allerdings nicht möglich. Unterhalb eines pS_aO_2-Wertes von 80% ist die Unzuverlässigkeit des Messwerts daher unvorhersagbar für die betreffende Situation und das jeweilige Gerät. Eine Messgenauigkeit im Sättigungsbereich zwischen 80 und 100% von ±3% (95%-Konfidenzintervall, [4]) ist insofern inakzeptabel. Gewährleistet sein muss eine Genauigkeit von ±2% im Bereich 70–100% pS_aO_2. Nur dann kann beispielsweise ein Abfall des p_aO_2 auf 70 mmHg durch eine gleichzeitige Abnahme der pS_aO_2 auf 94% nachgewiesen werden [13]. Diese Messgenauigkeit ist besonders für die Anwendung an Frühgeborenen zu fordern, deren Beatmung häufig an pulsoxymetrischen Werten zwischen 92 und 94% orientiert ist, um sowohl Hyper- als auch Hypoxie zu vermeiden. Bei vielen der heute verfügbaren Geräte ist diese Messgenauigkeit von ±2% auch gewährleistet, einschließlich der Reproduzierbarkeit bei Mehrfachmessung [11, 13].

Erhöhte F_iO_2
Als Frühwarnmonitor einer Oxygenierungsstörung sind Pulsoxymeter untauglich, wenn inspiratorisch mehr als 21% O_2 angeboten werden. Die Geräte eignen sich in diesem Falle lediglich als Negativkontrolle: Sie zeigen nach einer Phase trügerischer Konstanz und Stabilität (je nach O_2-Reservoir, alveolärem pO_2 und Lage der O_2-Bindungskurve) durch plötzlich sehr schnell fallende Werte an (steiler Teil der O_2-Bindungskurve), dass bereits eine gravierende Störung der O_2-Versorgung eingetreten ist.

Alarmgebung
Bei Pulsoxymetern können 75% aller auditiven Alarme Fehlmeldungen sein, während nur in 3% der Fälle eine Gefahr korrekt angezeigt wurde [6]. Bezogen auf eine Anwendungszeit von einer Stunde wurde eine Fehlalarmquote von 47% gefunden, entsprechend 28 min pro Betriebsstunde [1]. Pulsoxymeter gelten allerdings dann als zuverlässig, wenn die Sensitivität 100% beträgt (0% falsch-negative Ergebnisse) und die Spezifität 95% (5% falsch-positive Ergebnisse). Dies bedeutet für die Praxis, dass die Möglichkeit eines richtig-positiven Alarms 95% beträgt. Werden zwei Geräte dieser Spezifität benutzt, beträgt die Möglichkeit eines richtigen Alarms für beide Geräte allerdings nur noch 90%. Sind 20 solcher Geräte in Betrieb, beträgt die Wahrscheinlichkeit eines korrekten Alarmes nur noch 36%, während die für einen falsch-positiven Alarm bei 64% liegt. Abgesehen von der Lärmbelästigung für Patient und Personal wächst hierdurch die Gefahr, dass eine tatsächliche O_2-Versorgungsstörung möglicherweise nicht oder erst verspätet wahrgenommen wird.

9.3.3 Kapnometrie

Kapnometrie bezeichnet die fortlaufende Messung des CO_2 in der Ausatemluft. Als Messwert angegeben wird entweder die CO_2-Konzentration am Ende der Exspiration ($cetCO_2$, Vol.-%; $etCO_2$) oder, unter Berücksichtigung des aktuellen Luftdrucks, der entsprechende CO_2-Partialdruck ($petCO_2$, mmHg). Ideal ist ein Gerät, wenn zusätzlich zum angezeigten endexspiratorischen (alveolären) Wert der zeitliche Verlauf des gesamten in- und exspiratorischen Atemzyklus als Kurve dargestellt wird (Kapnographie), weil diese Kurve einen unverwechselbaren Charakter hat und eine Reihe relevanter Akutveränderungen besser widerspiegelt als der numerische Wert allein.

Gekennzeichnet ist die CO_2-Kurve durch einen steilen Anstieg zu Beginn der Exspiration, ein nahezu horizontales Plateau während der Entleerung der alveolären Lungenanteile und einen steilen Abfall auf praktisch Null mit Beginn der Inspiration. Danach wäre ein ansteigendes oder unvollständiges Plateau ein direkter Hinweis auf eine mögliche Obstruktion, während Einbuchtungen im alveolären Plateau eine Eigenaktivität des Patienten bedeuten könnten. Eine umfassende Auswahl klinisch anschaulicher Beispiele kann von allen Herstellern schon mit den Geräteprospekten zur Verfügung gestellt werden.

Messprinzip

Die Kapnometrie konzentriert sich darauf, ob nach Passage des Blutes durch die Lungenkapillaren ein physiologischer CO_2-Partialdruck als Folge der CO_2-Elimination erhalten wird. Beträgt der pCO_2 annähernd 40 mmHg, so muss die CO_2-Elimination des durch die Lunge geflossenen Blutes intakt sein. Änderungen dieses CO_2-Partialdruckes von 40 mmHg bedeuten, dass die Beatmung entweder gestört ist und/oder sich Lungenperfusion, Herzzeitvolumen oder nutritive Perfusion geändert haben. Der herausragende Stellenwert der Methode liegt demnach darin, dass Ventilation, CO_2-Produktion und CO_2-Elimination integriert sind.

Messmethoden

Methodisch wird zwischen Haupt- und Nebenstromkapnometern unterschieden, die in der Regel nach dem Prinzip der Infrarotabsorption arbeiten. Beispielsweise liegt der Spitzenwert der infraroten CO_2-Absorption bei 4,26 µm, also sehr nahe zwischen den Werten für Wasser und Lachgas, so dass Kollisionen dieser Gase die Infrarotmessung beeinflussen können. Ein Vorteil der Hauptstromgeräte ist, dass zur Analyse kein Gasstrom vom Tidalvolumen abgezweigt werden muss. Hauptvorteile der Nebenstromgeräte sind die praktikable Sensorgröße und die Möglichkeit, auch Lachgas und am spontan atmenden Patienten messen zu können.

In Einzelfällen wird die Infrarottechnik mit magneto- und photakustischen Analyseverfahren (z. B. Brüel & Kjær, Kopenhagen, oder Hewlett Packard, Sindelfingen) kombiniert, so dass auch andere Gase (O_2, N_2, Anästhesiegase) gemessen werden können. Andere, technisch aufwendigere und teurere klinische Möglichkeiten sind die Massenspektrometrie und das Prinzip der Raman-Brechung, mit denen ebenfalls CO_2, O_2, N_2 und Anästhesigase gemessen und graphisch dargestellt werden können.

Messwert $petCO_2$

Normalerweise reflektiert der endexspiratorische pCO_2-Wert ($petCO_2$) den alveolären pCO_2-Wert (p_ACO_2) und dieser den arteriellen Wert (p_aCO_2) – bis auf eine sehr kleine alveoloarterielle CO_2-Partialdruckdifferenz ($AaDCO_2$) von etwa 0,8–1 mmHg [14]. Die Genauigkeit der Geräte sollte daher im Bereich von ± 1 mmHg liegen, sowohl betreffend das Kapnometer als auch den Blutgasanalysator. Alveoloarterielle pCO_2-Unterschiede von etwa 4–6 mmHg können über anatomische Shunts (z. B. die Thebesischen Venen) und geringe Ventilations- bzw. Perfusionsstörungen erklärt werden.

Deutlichere Differenzen werden gefunden, wenn das Atemminutenvolumen für einen individuellen Patienten nicht richtig eingestellt ist, pathologische Veränderungen des respiratorischen Systems vorliegen sowie während sportlicher Betätigung. Typische Ursachen einer vergrößerten $AaDCO_2$ sind pulmonale Minderperfusion und Embolisation, Herzstillstand sowie Beatmung mit positiv endexspiratorischem Druck oder geringem Tidalvolumen kombiniert mit hoher Atemfrequenz. Bei der Interpretation der $AaDCO_2$ muss jedoch sichergestellt sein, dass auch der arterielle pCO_2 auf die aktuelle Temperatur des Patienten bezogen wurde.

Messprobleme

Während der Barometerdruck (pB) bei heutigen Nebenstromkapnometern keinen Einfluss mehr auf die Messung hat, gilt dies nicht für Hauptstromkapnometer. Bei pB–Schwankungen von z. B. 20 mmHg kann der Messfehler mit Hauptstromgeräten etwa 6% betragen (ca. 1,1 mmHg bei einem pCO_2 von 40 mmHg; [14]). Liegt eine Intensivstation beispielsweise auf einer Höhe von 600 m über N.N. (pB = 708 mmHg), so würde der pCO_2 dadurch um etwa 3 mmHg zu hoch bestimmt. Bei Nebenstromgeräten wiederum muss das Problem der Wasserdampfkorrektur und der Querempfindlichkeit gegenüber anderen Gasen (z. B. Sauerstoff) berücksichtigt werden [12, 14]. Nebenstromgeräte trocknen das feuchte Exspirationsgas (pH_2O = 47 mmHg, 37 °C), wodurch bei einem Barometerdruck von 760 mmHg der pCO_2 um etwa 6% zunimmt [14]. Damit würde ein $petCO_2$ von 40 mmHg (feucht) fälschlich mit 43 mmHg (trocken) zu hoch bestimmt.

Die erforderliche Korrektur (STPD/BTPS) wird jedoch nicht von allen Firmen vorgenommen bzw. erfolgt falsch [12, 14]. Die Querempfindlichkeit gegenüber anderen Gasen kann im Falle der Infrarotgeräte bei Anwesenheit von Lachgas zur Überschätzung, im Falle von O_2 zur Unterschätzung des Messwerts führen, und zwar in einem Bereich von etwa 1,8–7% [14]. Allerdings wurde belegt, dass mit einigen der heute in der Routine eingesetzten Geräte eine Messgenauigkeit von ±1 mmHg gewährleistet ist [12, 14]. Im Falle transportabler Geräte zeigte sich aber auch, dass z. T. erhebliche Unterschiede und Messungenauigkeiten bestehen, v. a. bei extremem Wechsel der Umgebungstemperatur [12].

Erniedrigter petCO₂

Eine Erniedrigung des gemessenen CO_2-Wertes kann prinzipiell bedingt sein durch:
- eine erniedrigte CO_2-Produktion und -Abgabe an die Lungen (z. B. Hypothermie, pulmonale Minderperfusion oder Embolisation, Verminderung des Herzzeitvolumens, Herzstillstand, Blutung, Hypotension),
- eine zunehmende alveoläre Ventilation (Hyperventilation),
- durch Gerätefehlfunktionen (Diskonnektion, Leckagen im Bereich des Tubus, Messfehler, fehlgegangene oder inkorrekte Atemwegssicherung).

Auch die *„Cola- oder Bierkomplikation"* (die ösophageale Intubation bei gleichzeitig im Magen befindlicher kohlensäurehaltiger Flüssigkeit) kann anhand der von Atemzug zu Atemzug sich rasch abflachenden CO_2-Kurve sicher erkannt werden. Bei erniedrigtem Herzzeitvolumen können die Kapnometerwerte initial normal bleiben, selbst dann, wenn es zum plötzlichen Herzstillstand kommt (der petCO₂ fällt aber mit jedem weiteren Atemzug als Ausdruck der CO_2-Auswaschung ab). Sind Segmente der Pulmonalarterie verschlossen und dadurch Teile der Lunge ventiliert, aber nicht perfundiert, so wird das Gas aus der nicht perfundierten Lunge ohne vorherige O_2-Abgabe und CO_2-Aufnahme exspiriert. Die petCO₂-Werte wären daher trotz normaler alveolärer O_2-Konzentration erniedrigt – und die AaDCO₂ hätte deutlich zugenommen.

Erhöhter petCO₂

Eine Erhöhung des endexspiratorischen CO_2-Messwertes kann hervorgerufen werden durch:
- erhöhte CO_2-Produktion und -Abgabe an die Lunge (Verbesserung der Kreislaufverhältnisse, Fieber, Sepsis, Gabe von Bikarbonat, Zunahme des Metabolismus, Krampfanfälle),
- abnehmende Alveolarventilation (Hypoventilation, Depression des Atemzentrums, Muskellähmung, Obstruktion der Luftwege),
- Geräteprobleme (Rückatmung, verbrauchter CO_2-Absorber, Leckage im Kreissystem).

Wird beispielsweise nur eine Lunge beatmet, hilft die Kapnometrie allerdings wenig: Der große intrapulmonale Shunt beeinflusst den p_aO_2 weit mehr als den p_aCO_2, weil die normale Differenz zwischen gemischtvenösem und arteriellem pO_2 groß, die zwischen gemischtvenösem und arteriellem pCO_2 hingegen klein ist. Die Vermischung gleicher Mengen venösen Blutes mit arteriellem Blut wirkt sich deshalb zwar stark auf den pO_2 aus, hingegen praktisch kaum auf den pCO_2. Ähnliches gilt bei anatomischen Shunts, so dass der geringe petCO₂-Anstieg nur mit einem sehr genauen Kapnometer erfasst werden könnte.

Oxygraphie und N₂-Messung

Wenn O_2 zugeführt wird, muss gleichzeitig der in der Lunge vorhandene N_2 anteilmäßig ausgewaschen werden. Dies kann mit einem modernen Kapnometer über die Differenz aus in- und exspiratorischem O_2-Partialdruck (p_IO_2, petO₂) oder über die Differenz aus F_IO_2 und F_EO_2 abgelesen werden (Oxygraphie), sofern das betreffende Gerät nicht die direkte N_2-Messung erlaubt. Diese alveoläre O_2-Differenz muss bei gesicherten Atemwegen je nach vorgegebener F_IO_2 von Atemzug zu Atemzug typische Werte aufweisen und sich zum Kapnogramm invers verhalten. In Synergie zum Kapnogramm eignet sich die Oxygraphie demnach ausgezeichnet zur Beurteilung der Atemwegsicherung und zur Evaluierung von Shunts. Die N_2-Messung wiederum – indirekt über die pO_2-Differenz oder direkt – ist hilfreich, wenn das Risiko einer Luftembolie besteht. In diesem Falle müsste N_2 im exspirierten Gas erscheinen und die Differenz zwischen F_IO_2 und F_EO_2 (bzw. p_IO_2 und petO₂) plötzlich größer werden.

9.4 Analyse der arteriellen Blutgase

Die arteriellen Blutgase sind eng mit dem Säuren-Basen-Haushalt verknüpft, so dass die entsprechenden Parameter meist zusammen mit den Blutgasen bestimmt werden; durch zusätzliche Bestimmung der O_2-Sättigung und der Hämoglobinkonzentrationen kann der O_2-Gehalt des arteriellen Blutes berechnet werden. Venöse Blutgasanalysen sind zur Beurteilung des pulmonalen Gasaustausches nicht geeignet.

9.4.1 Probenentnahme

Das arterielle Blut kann mit normalen Kunststoffspritzen oder vorgefertigten Spezialspritzen entnommen werden. Die Spezialspritzen sind leichtgängiger, der Spritzenstempel wird oft bereits durch den arteriellen Druck hochgedrückt; die Gefahr einer Beimischung von Luftbläschen mit Verfälschung der Messwerte ist geringer.

Blutgasanalysen werden im Vollblut durchgeführt. Damit das Blut in der Spritze nicht gerinnt, wird Heparin als Antikoagulans zugesetzt. Andere gerinnungshemmende Substanzen dürfen nicht verwendet werden, weil hierdurch die gemessenen Werte verfälscht werden. Der pH-Wert von Heparin ist sauer (7,0). Damit keine falsch-niedrigen Werte gemessen werden, darf nicht zuviel Heparin in der Spritze belassen werden. Praktisch werden 0,5 ml Heparin in die Spritze bis zum Anschlag des Stempels aufgezogen und anschließend ingesamt wieder herausgespritzt. Das im Spritzentotraum verbleibende Heparin genügt zur Gerinnungshemmung.

Arterielle Punktionen

Die Entnahmen arteriellen Blutes können praktisch an folgenden Stellen durchgeführt werden:
- A. radialis,
- A. brachialis,
- A. femoralis,
- Ausweichmöglichkeiten: A. ulnaris, A. dorsalis pedis, A. tibialis posterior, A. temporalis.

■ **A. radialis.** Die A. radialis am Handgelenk ist die sicherste und am leichtesten zugängliche Punktionsstelle. Das Gefäß liegt oberflächlich, größere benachbarte Venen fehlen; außerdem besteht fast immer ein ausreichender Kollateralkreislauf über die A. ulnaris.

■ **A. brachialis.** Die Punktionsstelle befindet sich proximal und medial der Bizepssehne in der Ellenbeuge.

■ **A. femoralis.** Die Punktionsstelle liegt unterhalb des Leistenbandes. Das Gefäß verläuft tief unter der Haut neben V. und N. femoralis (Verletzungsgefahr!). Der Kollateralkreislauf der A. femoralis ist begrenzt. Vorbereitung und Vorgehen bei der Punktion sind ähnlich wie bei der A. radialis. Allergings kann die Kanüle wegen des weiten Gefäßlumens auch senkrecht zum Gefäß eingestochen werden, sonst schräg von kaudal nach kranial.

■ **Komplikationen der arteriellen Punktion.** Die wichtigsten Komplikationen bei arteriellen Punktionen sind:
- Gefäßspasmus,
- intravasale Gerinnselbildung,
- Hämatom.

Durch diese Komplikationen kann die Durchblutung beeinträchtigt oder sogar vollständig unterbrochen werden.

Arterialisiertes Kapillarblut

Bei Neugeborenen und Kleinkindern können die Blutgase hinreichend genau aus arterialisiertem Kapillarblut bestimmt werden, wenn die Durchblutung im Bereich der Punktionsstelle ausreichend ist, nicht hingegen bei Zentralisation des Kreislaufs. Das praktische Vorgehen ist in der folgenden Übersicht dargestellt:

Praktisches Vorgehen bei der Entnahme einer arterialisierten Kapillarblutprobe

- Auswahl eines stark kapillarisierten Gefäßbetts: Ferse, Ohrläppchen, Fingerbeere, Großzehe
- Erwärmen des Punktionsgebiets, z. B. durch 10-minütiges Anstrahlen mit einer Lampe
- Tiefer Einstich in das erwärmte Gebiet mit einer Lanzette; hierbei muss das Blut frei austreten, ohne dass die Punktionsstelle ausgequetscht wird
- Eine mit Heparin benetzte Kapillare (10 cm lang, 60–100 μl Fassungsvermögen) tief in den Blutstropfen einführen, damit das Blut leicht in der Kapillare aufsteigen kann
- Probe luftdicht verschließen und – sofern nicht sofort eine Analyse erfolgt – bei 4 °C lagern

---

9.4.2 Aufbewahrung und Verarbeitung der Proben

Das entnommene Blut verbraucht weiterhin O_2 und bildet CO_2. Darum muss die Blutentnahme unter anaeroben Bedingungen erfolgen, d. h. während und nach der Entnahme darf keine Luft in die Spritzen eindringen, damit die Blutgaswerte nicht verfälscht werden. Das Blut sollte möglichst sofort nach der Entnahme analysiert werden. Ist dies nicht möglich, so muss die Stoffwechselaktivität des Blutes durch Lagerung im Kühlschrank bei 4 °C gesenkt werden. Die Aufbewahrungszeit bei dieser Temperatur beträgt ca. 1–2 h.

Einfluss der Temperatur

Die meisten Blutgasanalysegeräte messen die Blutgase bei 37 °C. Hypothermie steigert jedoch die Löslichkeit der Blutgase: p_aO_2 und p_aCO_2 fallen ab. Nach derzeitiger Auffassung sollen die Blutgase bei 37 °C gemessen und nicht auf Körpertemperatur korrigiert werden.

9.4.3 Sauerstoffpartialdruck

Der Bereich der Normalwerte im arteriellen und gemischtvenösen Blut ist in Tabelle 9-2 dargestellt. Der p_aO_2 nimmt mit zunehmenden Alter progredient ab:

$$p_aO_2 \text{ (mmHg)} = 102 - \tfrac{1}{3} \text{ Alter (in Jahren)}$$

Als unterer Schwellenwert für therapeutische Maßnahmen gilt ein akuter Abfall des p_aO_2 auf ca. 60 mmHg. Bei chronischer Hypoxie werden auch niedrigere p_aO_2-Werte toleriert.

Tabelle 9-2. Normalwerte der Blutgase und O_2-Sättigungen

Parameter	Arteriell	Gemischtvenös
pO_2	70–105 mmHg	35–40 mmHg
pCO_2	35–45 mmHg	41–51 mmHg
O_2-Sättigung	96–98 %	70–75 %

9.4.4 Sauerstoffsättigung des Blutes

Der p_aO_2 bestimmt über die O_2-Bindungskurve die O_2-Sättigung des arteriellen Blutes (S_aO_2), d. h. den prozentualen Anteil des mit O_2 gesättigten Hämoglobins (O_2Hb) am Gesamthämoglobin des Blutes. Der Normalwert der arteriellen O_2-Sättigung beträgt 96 %. Das Hämoglobin ist praktisch nie zu 100 % mit O_2 gesättigt, da im Blut 0,5–1 % des Hämoglobins als MetHb und 1–2 % als COHb vorliegen und außerdem eine geringe Menge des Blutes nicht am pulmonalen Gasaustausch teilnimmt, sondern als Shuntblut in den arteriellen Kreislauf einströmt. Die S_aO_2 wird mit CO- oder Häm-Oxymetern bestimmt, und zwar diskontinuierlich in vitro, die psO_2 wird hingegen kontinuierlich in vivo mit Pulsoxymetern, in vitro mit Häm-Oxymetern gemessen oder aus der Blutgasanalyse berechnet.

Als Schwellenwert für therapeutische Maßnahmen gilt ein akuter Abfall der S_aO_2 auf 90 %.

9.4.5 Sauerstoffbindungskurve

Die O_2-Bindungskurve beschreibt die Beziehung zwischen dem p_aO_2 und der O_2-Sättigung des Hämoglobins. Zu jedem bestimmten p_aO_2 gehört auch eine bestimmte O_2-Sättigung des Hämoglobins: Ein niedriger p_aO_2 führt zur Abnahme der O_2-Sättigung und umgekehrt. Die Beziehung zwischen O_2-Sättigung des Hämoglobins und p_aO_2 ist jedoch nicht linear, vielmehr gilt Folgendes:
- Im Bereich niedriger p_aO_2-Werte verläuft die Kurve sehr steil, d. h. bereits geringe Anstiege des p_aO_2 führen zu starker Zunahme der O_2-Sättigung und umgekehrt,
- im Bereich hoher p_aO_2-Werte, also im Normalbereich und darüber, nimmt die O_2-Sättigung nur geringfügig zu, wenn der p_aO_2 ansteigt,
- bei vollständiger O_2-Sättigung des Hämoglobins ist keine weitere chemische O_2-Bindung mehr möglich; lediglich die physikalisch gelöste O_2-Menge kann (geringfügig) zunehmen.

Die O_2-Bindungskurve kann durch zahlreiche Faktoren nach links oder rechts verschoben werden (Abb. 9-2).

■ **Rechtsverschiebung.** Rechtsverschiebung der O_2-Bindungskurve bedeutet: Bei gleichem p_aO_2 wird weniger O_2 vom Hämoglobin gebunden. Allerdings wird O_2 auch besser aus dem Hämoglobin freigesetzt. Rechtsverschiebung tritt auf bei Fieber, Azidose, Hyperkapnie.

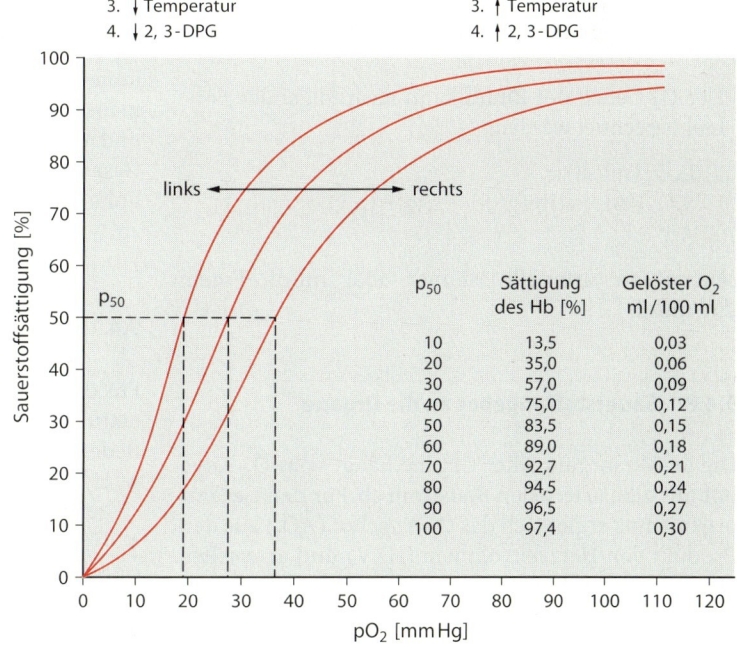

Abb. 9-2.
O_2-Bindungskurve des Hämoglobins.
2,3-DPG 2,3-Diphosphoglyzerat

■ **Linksverschiebung.** Linksverschiebung bedeutet: Bei gleichem p_aO_2 kann das Hämoglobin mehr O_2 binden, so dass die O_2-Sättigung entsprechend höher als sonst ist. Die Bindung zwischen O_2 und Hämoglobin ist verstärkt, darum wird O_2 schlechter freigegeben. Linksverschiebung tritt auf bei Hypothermie, Alkalose, Hypokapnie und 2,3-DPG-Mangel.

9.4.6 Physikalisch gelöster Sauerstoff

Die physikalisch im Blut gelöste O_2-Menge ist gering: Pro mmHg werden 0,003 ml O_2 physikalisch gelöst, das sind bei einem normalen p_aO_2 von 100 mmHg 0,3 ml O_2/100 ml Vollblut. Selbst durch Erhöhung der inspiratorischen O_2-Konzentration auf 100% mit nachfolgendem Anstieg des p_aO_2 auf 600 mmHg würde die gelöste O_2-Menge nur auf 1,8 ml/100 ml Blut ansteigen – eine, im Vergleich zum chemisch gebundenen Anteil von 21 ml/100 ml Blut, außerordenlich geringe Menge. Praktisch gilt daher:

> Bei der Einstellung der inspiratorischen O_2-Konzentration am Beatmungsgerät genügt eine Konzentration, die zu einem Anstieg des p_aO_2 in den Normbereich von 70–105 mmHg führt.

9.4.7 Sauerstoffgehalt im Blut

Die entscheidende Größe des arteriellen Blutes ist die O_2-Konzentration bzw. der O_2-Gehalt, C_aO_2. Er hängt von folgenden arteriellen Größen ab:
- O_2-Partialdruck, p_aO_2 (mmHg),
- O_2-Sättigung, S_aO_2 (%),
- Hämoglobinkonzentration, cHb (g/dl).

> Der O_2-Gehalt des Blutes kann nach folgender Formel berechnet werden:
>
> C_aO_2 (ml/dl) = S_aO_2 (%) × cHb (g/dl) × 1,39 + (p_aO_2 × 0,003)

Normalwert arteriell: Männer 20,4 ml/dl, Frauen 18,6 ml/dl.

9.4.8 Sauerstoffangebot an die Organe

Die O_2-Versorgung aller Organe hängt vom O_2-Angebot mit dem arteriellen Blutstrom ab. Für den Gesamtorganismus ergibt sich das O_2-Angebot ($\dot{A}O_2$) aus dem Produkt von Herzzeitvolumen (HZV) und arteriellem O_2-Gehalt bzw. -Konzentration (C_aO_2):

$$\dot{A}O_2 \text{ (ml/min)} = \text{HZV (l/min)} \times C_aO_2 \text{ (ml/dl)}$$

Das lokale O_2-Angebot an die einzelnen Organe wiederum wird von der Organdurchblutung $\dot{Q}$ und der arteriellen O_2-Konzentration bestimmt:

$$\text{Organ-}\dot{A}O_2 \text{ (ml/min)} = \dot{Q} \text{ (ml/min)} \times C_aO_2 \text{ (ml/dl)}$$

Da während der Narkose das Herzzeitvolumen nur selten und die Organdurchblutung allenfalls bei wissenschaftlichen Fragestellungen gemessen wird, kann der Anästhesist die O_2-Versorgung bzw. das aktuelle O_2-Angebot nur indirekt anhand der arteriellen O_2-Konzentration beurteilen. Hierzu müssen, wie bereits zuvor dargelegt, der O_2-Partialdruck, die O_2-Sättigung und die Hb-Konzentration bestimmt werden.

Klinisch ist Folgendes zu beachten:

> Ein normaler p_aO_2 und/oder eine normale O_2-Sättigung bedeuten nicht zwangsläufig auch ein normales arterielles O_2-Angebot, insbesondere nicht auf Organebene.

Diese Parameter (p_aO_2, S_aO_2, Hb-Konzentration und C_aO_2) kennzeichnen nach Zander den O_2-Status des Blutes.

9.4.9 Alveoloarterielle O_2-Partialdruckdifferenz

Die alveoloarterielle O_2-Partialdruckdifferenz (AaDO$_2$) ist ein semiquantitatives Maß für den physiologischen Rechts-links-Shunt, d. h. für die Blutmenge, die, ohne mit O_2 gesättigt zu werden, direkt von der Lungenarterie in die Lungenvene einströmt. Sie ist die Differenz zwischen dem alveolären (p_AO_2) und dem arteriellen (p_aO_2) O_2-Partialdruck.

Nach Atmung von 100% O_2 für etwa 20 min beträgt die normale AaDO$_2$ 20–35 mmHg. Das entspricht einem normalen Shuntanteil von 3–5% des Herzzeitvolumens. Anders ausgedrückt: 3–5% des Herzzeitvolumens werden kurzgeschlossen (über Lungenvenen und Vv. Thebesii) und nehmen nicht am pulmonalen Gasaustausch teil. Bei pathologisch erhöhtem Rechts-links-Shunt, z. B. durch Atelektasen, nimmt die AaDO$_2$ zu.

9.4.10 Störungen des arteriellen Sauerstoffstatus

Für die Beurteilung von Störungen des arteriellen O_2-Status des Blutes sind folgende Begriffe klinisch von Bedeutung:
- Hypoxie: Abnahme des p_aO_2. Sie führt zu Hypoxygenation und Hypoxämie.
- Hypoxygenation: Verminderung der arteriellen O_2-Sättigung (S_aO_2). Sie führt zur Abnahme des O_2-Gehalts bzw. Hypoxämie.
- Hypoxämie: Abnahme des arteriellen O_2-Gehalts.

Eine Anämie führt ebenfalls zur Abnahme des arteriellen O_2-Gehalts, d.h. zur Hypoxämie.

Hypoxämie

Folgende Formen der Hypoxämie, d.h. einer Abnahme des arteriellen O_2-Gehalt bzw. der C_aO_2 können unterschieden werden:

■ **Hypoxische Hypoxämie.** Abnahme von p_aO_2, S_aO_2 und C_aO_2. Beispiel: Störungen der Lungenfunktion, der äußeren Atmung oder Beatmung.

■ **Toxische Hypoxämie.** Verminderte S_aO_2 und C_aO_2 bei zunächst normalem p_aO_2; Beispiel: CO-Intoxikation.

■ **Anämische Hypoxämie.** Verminderte cHb und C_aO_2 bei normaler S_aO_2 und normalem p_aO_2; Beispiel: Anämie.

■ **Folgen der Hypoxämie.** Die verschiedenen Formen der Hypoxämie führen bei gleicher Abnahme der arteriellen O_2-Konzentration, C_aO_2, klinisch zu unterschiedlichen Folgen: Eine anämische Hypoxämie wird wesentlich besser toleriert als eine hypoxische Hypoxämie und diese wiederum besser als eine toxische Hypoxämie gleichen Ausmaßes. Der Grund für diese unterschiedliche Toleranz beruht auf dem unterschiedlichen Verlauf der O_2-Gehaltskurve bei hypoxischer, toxischer und anämischer Hypoxämie. Da die O_2-Versorgung der Gewebe, neben dem O_2-Gehalt des arteriellen Blutes, auch vom O_2-Partialdruck als treibender Kraft für die O_2-Diffusion aus dem Kapillarblut ins Gewebe abhängt, führt eine Linksverschiebung der O_2-Gehaltkurve (wie bei hypoxischer und toxischer Hypoxämie), selbst bei gleichem O_2-Gehalt, zu einer O_2-Minderversorgung. Demgegenüber ist der Verlauf der Kurve bei akuter Anämie nicht und bei chronischer Anämie nur gering verändert.

> **Für die Behandlung der verschiedenen Formen der Hypoxämie werden nach einer Zusammenstellung von [14] folgende Grenzwerte der arteriellen O_2-Konzentration (C_aO_2) empfohlen:**
>
> - *Hypoxische Hypoxämie:*
>   - Therapie zu erwägen oder zu beginnen: 18 ml/dl; Behandlung obligat: 15 ml/dl
> - Toxische Hypoxämie:
>   - Theapie zu erwägen oder zu beginnen: 17 ml/dl; Behandlung obligat: 14 ml/dl
> - Anämische Hypoxämie:
>   - Therapie zu erwägen oder zu beginnen: 13 ml/dl; Behandlung obligat: 10 ml/dl

Die Werte gelten für akute, innerhalb von Minuten auftretende Veränderungen. Bei chronischen, sich im Verlauf von Tagen entwickelnden Veränderungen können die Grenzwerte evtl. bis zu Hälfte tiefer angesetzt werden.

Literatur

1. Bentt LR, Santora TA, Leverle BJ (1990). Accuracy and utility of pulse oximetry in the surgical intensive care unit. Curr Surg 47: 267–268
2. Biedler A, Wilhelm W, Mertzlufft F (1999) Transportable Kapnographen im Rettungsdienst: Ein Gerätevergleich. Anaesthesiol Reanimat 24: 71–8
3. Boemke W, Krebs MO, Rossaint R (1996) Blutgasanalyse. Anästhesist 45: 289–310
4. ECRI (1989) Pulse oximeters. Health Devices 18: 185–230
5. Hopf HB, Tarnow J (1992) Perioperative Diagnostik akuter Myokardischämien. Anästhesist 41: 509–519
6. Jenkins LC (1984) The anaesthetic monitors. Can Anaesth Soc J 31: 294–297
7. Larsen R (1991) Mini-Symposium: Intraoperative Überwachung der Atemfunktion. Anästhesiol Intensivmed Notfallmed Schmerzther 26: 481–491
8. Levine RL, Fromm RE (1995) Critical care monitoring: From pre-hospital to the ICU. Mosby, St. Louis Baltimore Berlin
9. List WF, Metzler H, Pasch T (1999) Monitoring in Anästhesie und Intensivmedizin, 2. Aufl. Springer, Berlin Heidelberg New York Tokio
10. Mertzlufft F, Zander R (1991) Non-invasive continuous measurement of arterial partial O_2 saturation: Pulse Oxymetry. In: Zander R, Mertzlufft F (eds) The oxygen status of arterial blood. Karger, Basel, pp 106–123
11. Mertzlufft F, Zander R (1993) Perioperative respiratory monitoring of oxygen transport. Infusionsther Transfusionsmed 20: 180–184
12. Risch A, Biedler A, Mertzlufft F (2000) Auswirkung präanalytischer Fehler bei der Bestimmung des arteriellen O_2-Partialdrucks auf Größe und Aussagekraft der $AaDO_2$. Anästhesist 49: 29–33
13. Zander R (1998) Pulsoxymeter. QualiTest 3: 1–8
14. Zander R, Mertzlufft F (1992) Überprüfung der Präzision von Kapnometern. Anästhesiol Intensivmed Notfallmed Schmerzther 27: 42–50

Intravasale Katheter und Monitoring

Kapitel 10

H. Pargger

10.1 Einführung 129

10.2 Volumensubstitution und periphere Venenkanülierung 129
10.2.1 Auswahl der Kanüle 129
10.2.2 Punktionsort 129

10.3 Zentrale Venenkatheter 130
10.3.1 Indikationen 130
10.3.2 Kathetertypen 131
10.3.3 Punktionsorte und Punktionstechnik 132
10.3.4 V. basilica 133
10.3.5 V. jugularis externa 134
10.3.6 V. jugularis interna 134
10.3.7 V. subclavia 135
10.3.8 V. femoralis 137
10.3.9 Allgemeine Probleme und Komplikationen 137

10.4 Pulmonalarterienkatheter 139
10.4.1 Einführung 139
10.4.2 Indikationen 139
10.4.3 Kathetertypen 139
10.4.4 Punktionsorte und Einführungstechnik 140
10.4.5 Komplikationen 143
10.4.6 Erhebung und Interpretation hämodynamischer Messwerte 144

10.5 Arterielle Katheter 146
10.5.1 Indikationen 146
10.5.2 Katheter und Punktionstechnik 146
10.5.3 A. radialis 147
10.5.4 A. femoralis 147
10.5.5 Andere Lokalisationen 147
10.5.6 Komplikationen 147
10.5.7 Die invasive arterielle Druckmessung 149
10.5.8 Kontinuierliche arterielle Blutgasüberwachung 149

Literatur 149

Intravasale Katheter und Monitoring

H. Pargger

10.1 Einführung

Intensivtherapie ohne intravasale Katheter oder ohne intravasales Monitoring ist heute undenkbar geworden. Jeder Patient benötigt mindestens einen peripheren venösen Zugang, hauptsächlich um Medikamente, Flüssigkeiten und Elektrolyte infundieren zu können. Patienten mit instabilem Kreislauf oder anderen schweren intensivmedizinischen Krankheitsbildern werden mit arteriellen, zentralen oder pulmonalarteriellen Kathetern versorgt. Schließlich werden vereinzelt Katheter im Bulbus der V. jugularis platziert, um Rückschlüsse auf die zerebrale Perfusion zu erhalten. Arterielle und Bulbus-jugularis-Katheter dienen praktisch ausschließlich der Überwachung, während zentrale Katheter regelmäßig auch zur Infusion von hochpotenten Kreislaufmedikamenten und zur parenteralen Ernährung verwendet werden.

Der Einsatz von körperfreundlichen Materialien und Verbesserungen sowohl in der Punktions- als auch in der Monitortechnik haben die Komplikationen dieser invasiven Eingriffe sinken und die Zuverlässigkeit der abgeleiteten Überwachungsparameter steigen lassen. Nicht überraschend war deshalb bis vor kurzem eine „Punktions- und Überwachungseuphorie" in der Intensivmedizin zu beobachten. Erst in letzter Zeit wurde der Nutzen einiger dieser Techniken kritisch hinterfragt.

10.2 Volumensubstitution und periphere Venenkanülierung

10.2.1 Auswahl der Kanüle

Eine Volumenersatztherapie mit Kristalloiden, Kolloiden oder Blutersatzprodukten sollte generell über periphere Venenkanülen erfolgen. Zum einen sind periphere Venen schnell und einfach zu punktieren, und zum anderen können kurze und dicke Kanülen verwendet werden. Hierüber lassen sich in kurzer Zeit große Mengen an Flüssigkeiten infundieren, insbesondere, wenn bestimmte kommerziell erhältliche Druckinfusions- oder Drucktransfusionssysteme verwendet werden. Diese pressen automatisch alle flüssigkeitsgefüllten Plastikbeutel (Blutprodukte, Kolloide, Kristalloide) über ein spezielles Schlauchsystem und die Kanüle in das Venensystem, wärmen gleichzeitig die Flüssigkeiten an und prüfen auf Luftblasen. Neuerdings sind auch dickere Katheter (Außendurchmesser 7–8,5 F; Tabelle 10-1) erhältlich, die in Seldinger-Technik durch eine 1,2 mm dicke Kanüle eingeführt werden können. Immer ist zu bedenken, dass die Infusionsgeschwindigkeit vom kleinsten Lumen in der Strecke und der Gesamtschlauchlänge abhängt.

! Ein dünnlumiger Dreiwegehahn an einem dicken Katheter oder überlange Infusionsschläuche und Katheter machen eine schnelle Volumensubstitution unmöglich (Tabelle 10-2).

10.2.2 Punktionsort

Als Punktionsorte kommen neben allen Venen an den Armen auch die V. saphena magna in der medialen Fußknöchelregion und die V. jugularis externa in Frage. Punktionen im Bereich von Gelenken haben den Nachteil, dass der Infusionsfluss durch eine Beugung im Gelenk behindert werden kann. Nach Punktion der V. jugularis externa muss der Kopf häufig zur Gegenseite gedreht werden, um ein Anliegen der Katheterspitze an der Venenwand zu verhindern. Wegen des gebogenen Verlaufes der V. jugularis externa sieht man gelegentlich eine sekundäre Perforation der Katheterspitze mit subkutaner Infusion, besonders wenn die Infusion unter Druck steht. Daher sollten Infusionen

Tabelle 10-1. Maßeinheiten intravasaler Katheter (Außendurchmesser)

French (F) ≙ [mm]		[mm] ≙ Gauge (G)	
3	1	0,90	20
4	1,35	1,08	19
5	1,67	1,26	18
6	2	1,49	17
7	2,3	1,67	16
8	2,7	1,85	15
9	3,0	2,13	14
10	3,3	2,44	13

Tabelle 10-2. Durchflussraten durch gleich dicke Katheter (14 G; 2 mm Außendurchmesser) verschiedener Länge

Länge [cm]	Durchfluss (ml/min bei 1 m Höhe)	Zeitbedarf [min] für die Infusion von 1 l Flüssigkeit
4,5	300	3,3
5,2	260	3,8
10	80	12,5
15	68	14,7
20	65	15,4
30	50	20

Die angegebenen Zahlen sind verschiedenen Herstellerprospekten entnommen. Die Durchflussraten können je nach Innendurchmesser des Katheters bei gleicher Gauge-Zahl schwanken.

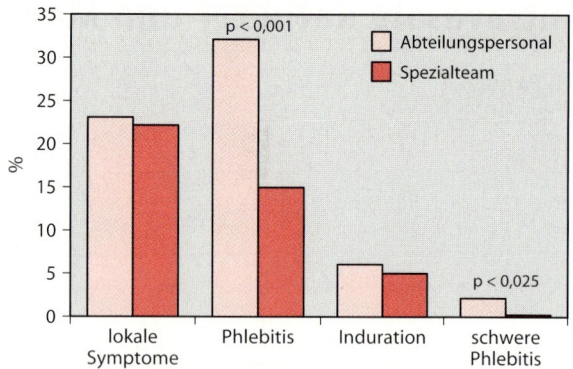

Abb. 10-1. Die Pflege von peripheren Kathetern durch ein spezialisiertes Team führt, verglichen mit dem normalen Abteilungspersonal, zu einer deutlichen und signifikanten Verringerung der Häufigkeit von Phlebitiden. Damit wurde gezeigt, dass durch sorgfältige Beobachtung und Betreuung der Einstichstellen die Komplikationsrate der peripheren Katheter gesenkt werden kann

unter Druck über die V. jugularis externa nur unter direkter Sichtkontrolle erfolgen.

Komplikationen

Neben subkutaner Infusion nach sekundärer Perforation der Katheterspitze sind lokale *Reizsymptome* und *Phlebitiden* die häufigsten und wichtigsten Komplikationen peripherer Katheter. Ursachen für diese lokalen Reizsymptome können die Infusion von hypotonen oder hypertonen Lösungen, die Injektion von sauren oder basischen Medikamenten und – allerdings umstritten – die *Liegedauer* sein [4]. Daneben spielen die *aseptische Punktionstechnik* und eine *sorgfältige Katheterpflege* entscheidende Rollen (Abb. 10-1; [21]). Schließlich konnte auch gezeigt werden, dass die *Materialien*, aus denen die Katheter gefertigt sind, einen Einfluss auf die Häufigkeit von lokalen Reizsymptomen haben. Silikon hat sich im Gegensatz zu Teflon als gewebeverträglicher erwiesen. Unter diesen Gesichtspunkten schwanken die angegebenen Häufigkeiten von Thrombophlebitiden zwischen weniger als 10 % bis über 50 %. Lebensbedrohliche Komplikationen wie bakterielle Thrombophlebitiden mit Sepsis sind selten und können durch sorgfältige Pflege und Überwachung der Katheter vermieden werden [21].

10.3 Zentrale Venenkatheter

Der zentrale Venenkatheter ist ein integraler Bestandteil der heutigen Intensivtherapie. Fertigkeiten in Punktionstechniken und Kenntnisse der Komplikationen, Indikationen und Limitationen von zentralen Kathetern sind deshalb wichtige Lerninhalte in der Ausbildung von Intensivmedizinern.

Die ersten Punktionen von zentralen Venen wurden schon im frühen 20. Jahrhundert durchgeführt, aber die erste Beschreibung einer infraklavikulären Punktion der V. subclavia stammt aus dem Jahr 1952. Ein Jahr später publizierte Seldinger seine Technik des Umfädelns von einer Nadel auf einen Katheter mit Hilfe eines Führungsdrahts [19]. Es folgte die Einführung der zentralvenösen Drucküberwachung im Jahr 1959, danach die perkutane supraklavikuläre Kathetereinlage. Schon 1964 wurde das Vorschieben eines Katheters in die V. cava superior über die V. jugularis externa beschrieben und als Methode mit wenigen Komplikationen empfohlen, und 1969 schließlich wurde die erste Serie von V.-jugularis-interna-Punktionen veröffentlicht.

Bis heute wird der *ideale Punktionsort* für eine zentrale Vene kontrovers diskutiert, und wie so oft führt diese Unsicherheit zu einer Vielzahl von Empfehlungen. Im folgenden werden mögliche Zugangswege dargestellt, jedoch können andere Methoden völlig gleichwertig sein. Entscheidend ist letztlich das atraumatische, schnelle und effiziente Einführen des Katheters.

10.3.1 Indikationen

Die Popularität der zentralen Venenkatheter hat in den letzten Jahren nicht nur auf Intensivstationen erheblich zugenommen. Entsprechend werden die Indikationen immer weiter gefasst, und die prophylaktische Einlage eines zentralen Katheters für eine Therapie in näherer Zukunft ist nichts Ungewöhnliches mehr. Alle verantwortlichen Ärzte sollten sich jedoch bewusst sein, dass lebensbedrohliche Komplikationen dieser Katheter zwar sehr selten sind, dass aber nur eine harte Indikation ihr Auftreten bei einem Patienten rechtfertigen kann. Jede Indikation enthält objektive und subjektive Gesichtspunkte, die in Relation zum individuellen Risiko des Patienten gesetzt werden müssen.

Indikationen für zentralvenöse Venenkatheter können u. a. sein:

- Infusion von vasoaktiven Substanzen,
- Infusion von irritablen Substanzen (z. B. Kaliumchlorid oder gewisse Antibiotika),
- Überwachung des zentralvenösen Drucks,
- parenterale Ernährung,
- transvenöse Schrittmachertherapie,
- notfallmäßige Hämodialyse oder Hämofiltration,
- Unmöglichkeit, eine periphere Vene zu punktieren,
- Operationen am Schädel in halbsitzender Position (Luftembolie).

Die *reine Flüssigkeitstherapie* ist nur selten eine Indikation für zentrale Venenkatheter. In der Regel ist die Infusionsgeschwindigkeit über zentrale Katheter deutlich langsamer als über kurze periphere Kanülen. Im Notfall jedoch können über zentrale Hämodialysekatheter oder Schleusen sehr schnell größte Mengen an Flüssigkeiten infundiert werden. Punktionen mit diesen Kathetern sollten aber dem Geübten überlassen bleiben.

10.3.2 Kathetertypen

Es gibt mehrere Möglichkeiten, Katheter einzuteilen und damit verschiedene Typen zu unterscheiden. Die wichtigsten Kriterien für eine Kathetereinteilung sind:
- Punktionstechnik,
- Anzahl der Lumina,
- Material inklusive möglicher Spezialbeschichtungen.

Punktionstechniken

■ **Über-die-Nadel-Katheter.** Wie der Name schon sagt, ist der Katheter hier über die Nadel gestülpt. Bei den peripheren Venenkanülen ist dies der Standard, für zentrale Punktionen inzwischen aber eher die Ausnahme. Es gibt aber Hersteller, die 10–15 cm lange Über-die-Nadel-Katheter produzieren. Es erfordert jedoch einige Übung, diese langen Katheter direkt in eine zentrale Vene zu platzieren, da die Nadelspitze bis und mit dem Katheteranfang im Venenlumen liegen muss, bevor die Nadel zurückgezogen werden darf. Es ist also nötig, nach der erfolgreichen Punktion die Nadelspitze einige Millimeter im Venenlumen weiterzuschieben, bevor die Nadel festgehalten und der Katheter über die Nadel ganz eingeführt wird. Da der Katheter dicker ist als die Punktionsnadel, wird es nach Einführen des Katheters in das Blutgefäß zwar kaum mehr bluten, dafür kann aber beim Einführen die ganze Vene aufgerollt werden, sodass der Punktionsversuch fehlschlägt.

■ **Durch-die-Nadel-Katheter.** Ursprünglich wurden diese Katheter v. a. für die peripher-zentrale Punktion der Venen an der Innenseite der Ellenbeuge verwendet, um den Katheter von dort bis in die V. cava superior vorzuschieben. Später wurden diese Kathetertypen aber auch für die Punktion der V. subclavia oder V. jugularis angeboten, haben sich dafür aber nicht durchsetzen können.

Ein großer Nachteil dieses Typs besteht darin, dass der Katheter an der messerscharfen Nadelspitze abgeschert werden und dann embolisieren kann. Aus diesem Grund ist es verboten, den Katheter durch die Nadel zurückzuziehen; bei einer Katheterfehllage muss die Nadel also vollständig aus der Haut entfernt und die Punktion von neuem begonnen werden.

Weitere Nachteile sind häufige Hämatome oder Blutungen aus der Einstichstelle, weil der Katheter einen kleineren Durchmesser aufweist als der Schnitt in der Vene, der durch die Nadel verursacht wurde.

■ **Seldinger-Technik.** Dies ist heute die Standardmethode für die Punktion von zentralen Venen, häufig von Arterien und bisweilen sogar von peripheren Venen mit dicken Kanülen. Das Prinzip der Methode besteht darin, eine Nadel in ein Blutgefäß zu platzieren, dann einen Draht durch die Nadel an den Zielort vorzuschieben, die Nadel zu entfernen und schließlich den Katheter über den Draht einzuführen (Abb. 10-2 a–d).

Anzahl der Lumina

Inzwischen sind zentrale Venenkatheter mit mehreren Lumina („Mehr- oder Multilumenkatheter") zum Standard in der Intensivtherapie geworden. Dies hat folgende Gründe: Medikamente können untereinander und in Kombination mit der parenteralen Ernährung inkompatibel sein, was v. a. zu einem Wirkverlust, aber auch zum Ausfällen der Lösungen führen kann. Weiterhin ermöglichen mehrere Lumina, die Infusionsgeschwindigkeiten unabhängig voneinander zu variieren. Ob Mehrlumenkatheter öfter zu katheterassoziierten Infektionen führen als Einlumenkatheter ist umstritten [13].

Material

Katheter werden heute am häufigsten aus Teflon, Silikon oder Polyurethan hergestellt. Diese Stoffe sind chemisch relativ inert und nicht thrombogen. Teflon ist ein hartes Material, daher ist das Einführen in Gefäße etwas einfacher. Polyurethan und Silikon sind sehr weich und flexibel, so dass eine transdermale Platzierung ohne Seldinger-Technik fast unmöglich ist; dafür wird die sekundäre Perforation der Katheterspitze durch die Venenwand unwahrscheinlicher. Viele Katheter enthalten zusätzlich einen bestimmten Anteil an Schwermetallen wie Barium oder Wismut, um die Darstellung im Röntgenbild zu erleichtern.

■ **Neuentwicklungen.** Die neuen Katheterentwicklungen zielen darauf ab, die Katheter mit geeigneten Stoffen so zu überziehen, dass einerseits ihre *Thrombogenität* und andererseits die *Infekthäufigkeit* herabgesetzt werden. So konnte gezeigt werden, dass Katheter, die mit Silbersulfadiazin und Chlorhexidin imprägniert sind, eine um 50 % geringere Infekthäufigkeit

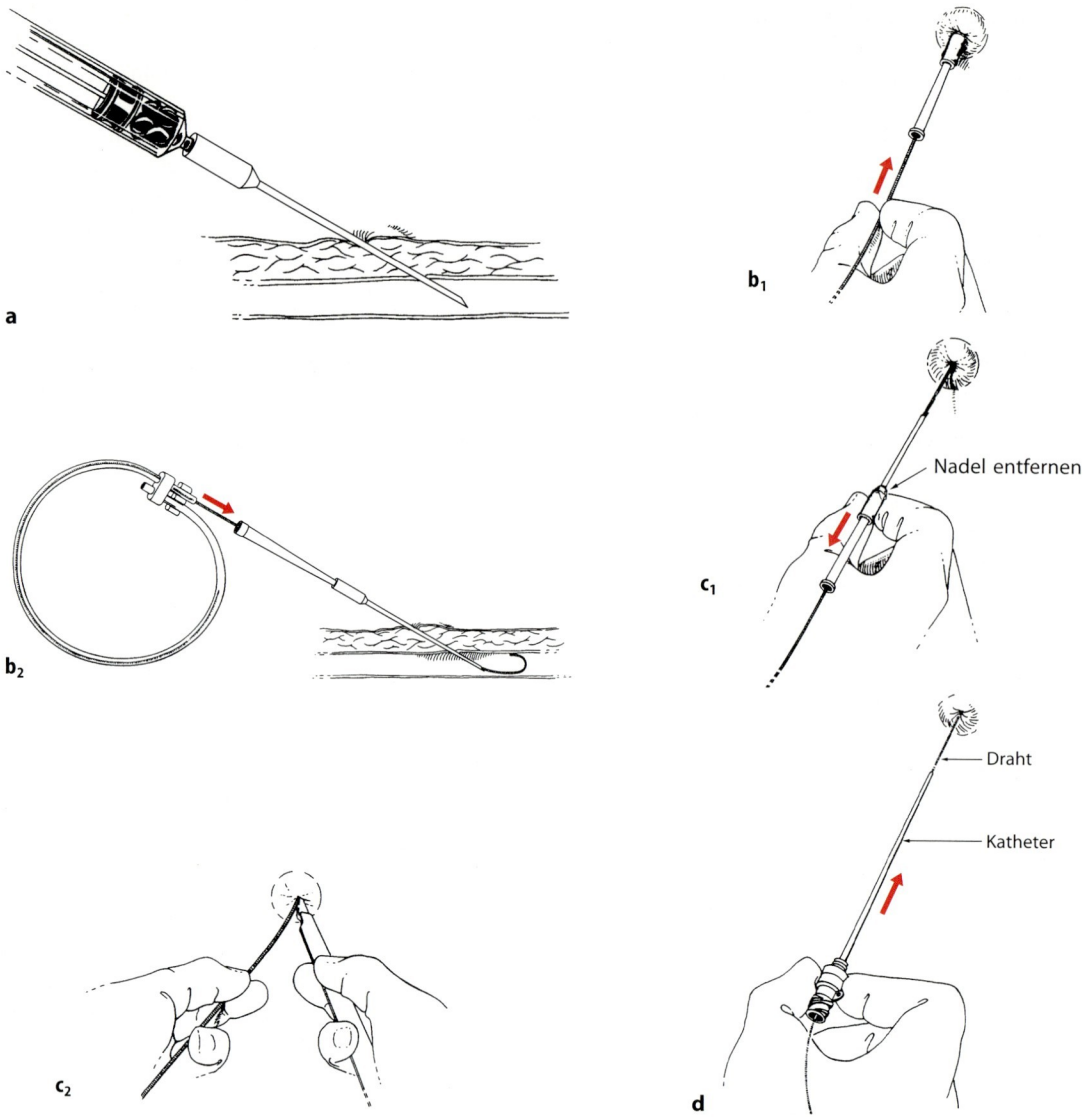

Abb. 10-2a–d. a Zentrale Venenpunktion mit einer Nadel und aufgesetzter Spritze. Die Spitze der Nadel muss genügend weit in der Vene liegen (1 cm). Oft ist eine Aspiration von Blut erst beim langsamen Zurückziehen der Nadel möglich, weil das Venenlumen durch die Nadel verlegt wurde oder das Nadellumen an der Venenwand anliegt. Für alle heikleren Punktionen empfiehlt sich eine Lokalisationspunktion mit einer kurzen, dünnen, z. B. 23-G-Nadel. **b** Einführen des Drahtes in die Vene (Draht mit J-förmiger Spitze für Venen, gerade und weiche Spitze für Arterien). Der Draht muss ganz leicht in die Vene gleiten. Wenn nach 5–10 cm ein Widerstand auftritt, muss damit gerechnet werden, dass der Draht paravenös liegt. **c** Zurückziehen und Entfernen der Nadel c_1. Je nach Dicke des definitiven Katheters muss die Haut entlang des Drahtes mit einem Stichskalpell inzidiert und mit einem Dilatator aufgedehnt werden c_2. **d** Einführen des Katheters über den Draht

aufweisen können. Die Beschichtung der Katheter mit Antibiotika (z. B. Teicoplanin) scheint dagegen nur kurze Zeit wirksam zu sein, weil schon 36 h nach Einführen kein Antibiotikum mehr auf dem Katheter nachgewiesen werden konnte. Schließlich konnte gezeigt werden, dass eine Heparinbeschichtung die Bakterienadhärenz in vitro und die Häufigkeit von Bakteriämien oder Fungämien in vivo reduzieren kann. Aufgrund der Datenlage kann jedoch bis heute keine Empfehlung für den einen oder anderen beschichteten Spezialkatheter gegeben werden.

10.3.3 Punktionsorte und Punktionstechnik

In jedem der zahlreichen Lehrbücher, die sich mit der Punktion von zentralen Venen beschäftigen, findet man eine andere Gewichtung bezüglich des idealen Punktionsorts und der angemessenen Punktionstechnik bei einem bestimmten Patienten. Auf diese Weise wird es für den Anfänger unmöglich zu entscheiden, welchen Punktionsort und welche Technik er wählen soll. Letzlich wird es so sein, dass verschiedene Varianten möglich sind, ohne dass sicher gesagt werden kann, welche die beste gewesen wäre. Die hier beschriebenen Techniken erheben deshalb keinen Anspruch auf Vollständigkeit, sondern zeigen, welche Methoden sich in unseren Augen bewährt haben.

Das zentrale Venensystem ist durch folgende Zugänge erreichbar:
- V. basilica
- V. jugularis externa,
- V. jugularis interna,
- V. subclavia,
- V. femoralis.

Jeder dieser Zugänge hat objektive und subjektive Vor- und Nachteile. Es kommt hinzu, dass jede dieser Venen mit verschiedenen Techniken punktiert werden kann. Generell ist zu fordern, dass für jeden Patienten der schonendste und ungefährlichste Zugang zu wählen ist. Dabei spielt auch die Erfahrung und Übung des Ausführenden eine entscheidende Rolle.

Wie bei allen manuellen Tätigkeiten tragen auch vollständige und den Verhältnissen angepasste Vorbereitungen zum Gelingen des Unternehmens bei:
- Mentale Vorbereitung, Kenntnisse über Anatomie, Ablauf der Punktion, Material,
- Patientenvorbereitung: Aufklärung, Lagerung (Kopftieflage, damit die Halsvenen gefüllt sind!), Landmarken einzeichnen,
- Punktion: steriles Arbeiten (Desinfektion, Abdecken, Mundschutz, Handschuhe), vollständiges Material, evtl. Lokalanästhesie.

10.3.4 V. basilica

Die Punktion der Armvenen ist sicher und mit sehr wenigen schwerwiegenden Komplikationen behaftet. Die V. basilica wird in der medialen Armbeuge gefunden und punktiert (Abb. 10-3). Die Punktion wird wesentlich erleichtert, wenn der Arm im Ellbogengelenk vollständig gestreckt oder sogar überstreckt gelagert wird. Der Verlauf der lateral gelegenen V. cephalica ist eher ungünstig, weil diese in einem stumpfen Winkel in die V. axillaris einmündet und hier häufig nicht gut vorgeschoben werden kann. Auf keinen Fall darf beim Vorschieben Gewalt angewendet werden, weil sonst die Gefahr einer Perforation der Katheterspitze durch die Gefäßwand besteht. Eine intravasale Lage der Katheterspitze darf nur angenommen werden, wenn sich Blut leicht aspirieren lässt. Prinzipiell ist jeder Kathetertyp (inklusive Pulmonalarterienkatheter) über diesen Zugang anwendbar. Man sollte jedoch bedenken, dass Bewegungen des punktierten Arms die Katheterspitze um mehrere Zentimeter wandern lassen können, so dass Herzrhythmusstörungen oder sogar eine Perforation hervorgerufen werden können. Für die meisten Anwendungen genügt ein Vorschieben des

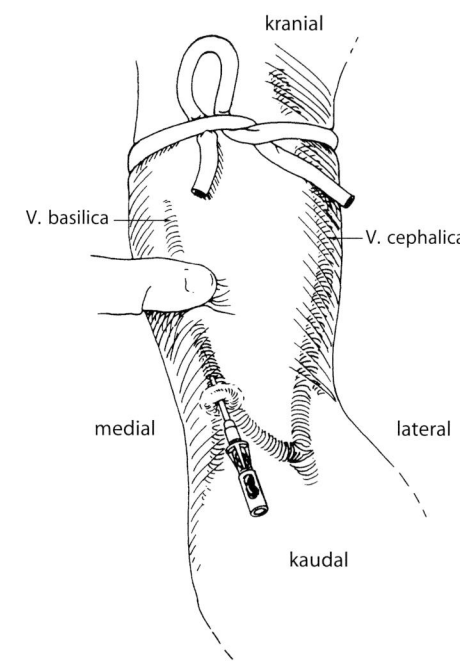

Abb. 10-3. Punktion der V. basilica in der linken Ellbeuge

Katheters bis in die V. subclavia. Der zentralvenöse Druck kann dort reproduzierbar und genau überwacht werden.

Erfolgsrate
Die Punktion ist in der Regel einfach. Die A. brachialis befindet sich allerdings in unmittelbarer Nähe zur V. basilica, und akzidentelle Punktionen der Arterie kommen immer wieder vor. Eine zentrale Plazierung des Katheters gelingt in etwa 70 % der Fälle.

Komplikationen
Die häufigste Komplikation ist die Thrombophlebitis. Sie tritt bei bis zu 10 % der Patienten auf und kann sich auf die V. subclavia und jugularis interna ausbreiten. Perforationen des rechten Vorhofes mit Entwicklung einer Herztamponade wurden auf die Migration der Katheterspitze bei Armbewegungen zurückgeführt [28]; es sind jedoch auch subkutane Infusionen im Bereich des Oberarms und in der Klavikula-Gegend sowie Infusionen direkt in den Pleuraraum beschrieben worden. Falls eine akzidentelle Punktion der A. brachialis mit der oft dicken (14 G) Einführnadel stattgefunden hat, muss die Punktionsstelle mindestens 10 min direkt komprimiert und anschließend mit einem Druckverband versorgt werden.

Empfehlungen
Dieser Zugang eignet sich für zentrale Katheter, die eine nur kurze Liegedauer bei einem weitgehend immobilen Patienten haben sollen, z. B. intraoperativ und

wenige Stunden postoperativ. Außerdem kann es von Vorteil sein, bei der Punktion keine Trendelenburg-Lagerung durchführen zu müssen. Schließlich können die anatomischen Verhältnisse am Hals des Patienten so ungünstig sein, dass eine einfache Punktion am Arm vorteilhaft erscheint, insbesondere wenn die Blutgerinnung gestört ist. Letztlich ist die V. basilica der beste Zugang zum zentralen Venensystem für den ungeübten Arzt, dem keine ausreichende Supervision zur Verfügung steht.

10.3.5 V. jugularis externa

Die Punktion der V. jugularis externa erlaubt auf einfache Weise vom Kopf her in das zentrale Venensystem zu gelangen. In *Kopftieflage* wird durch ein Valsalva-Manöver oder durch Fingerdruck oberhalb der Klavikula der Verlauf der Vene quer über den M. sternocleidomastoideus sichtbar (Abb. 10-4a). Der Kopf wird leicht zur Gegenseite gedreht und der Hals nach hinten überstreckt. Dann wird zuerst die Haut und anschließend vorsichtig die Vorderwand der Vene punktiert (Abb. 10-4b). Die Aspiration erfolgt mit wenig Sog, um die Vene nicht kollabieren zu lassen. Über die Nadel kann entweder eine kurze Venenkanüle oder ein an der Spitze J-förmig vorgefertigter Seldinger-Draht eingeführt werden.

Erfolgsrate

In etwa 80% der Fälle ist diese Punktion erfolgreich. 10% der Misserfolge beruhen auf missglückten Punktionen, in weiteren 10% kann der Draht nicht zentralwärts vorgeschoben werden. Ohne J-Draht erreicht ein langer Katheter nur in 50–70% die V. cava superior [2].

Komplikationen

Dank der oberflächlichen Lage dieser Vene sind schwerwiegende Komplikationen selten. Vorsicht ist geboten beim Einführen von kurzen, harten und dicken Kathetern, über die zudem mit Druck viel Volumen infundiert werden soll. Die Vene kann auch nach erfolgreicher Platzierung des Katheters sekundär perforiert werden. Unbemerkt besteht die Gefahr, große Mengen von Flüssigkeit in die Halsgewebe zu infundieren. Die Punktionsstelle sollte deshalb genau überwacht werden. Natürlich kann auch der J-Draht die Vene perforieren. Blut muss deshalb jederzeit aus dem Katheter aspirierbar sein. Oft muss bei kurzen Venenkanülen am Hals der Kopf zur Gegenseite gedreht werden, weil sonst die Spitze im Bereich der Klavikula an der Venenwand anstößt.

Empfehlungen

Erfolgreich durchgeführt ist die Punktion der V. jugularis externa eine elegante Alternative zur V. jugularis interna oder V. subclavia. Ähnlich wie bei der V. basilica empfielt sich dieser Zugang für Anfänger oder für Patienten, bei denen andere zentrale Zugänge relativ kontraindiziert sind, z.B. bei Gerinnungsstörungen. In Notsituationen lassen sich über kurze Katheter in dieser Vene schnell größte Mengen an Volumen infundieren.

10.3.6 V. jugularis interna

Dieser Zugang wird auf Intensivstationen sehr häufig verwendet. Es gibt für die Orientierung auf der Haut einige Landmarken, die bei den meisten Patienten identifizierbar sind. Um diese Landmarken herum werden verschiedene Punktionsorte empfohlen. Es gibt kein Patentrezept, dem Lernenden sei aber empfohlen, sich bei jedem Patienten den Verlauf der Vene unter der Haut genau vorzustellen und sich auf einen oder höchstens 2 Punktionsorte zu beschränken.

Anatomie

Die Vene entspringt an der Schädelbasis zwischen Kieferwinkel und Mastoid und verläuft dann unter dem M. sternocleidomastoideus in Richtung der medialen Klavikula (Abb. 10-5). Die A. carotis liegt medial der V. jugularis interna, wobei sich allerdings diese Lageverhältnisse durch Drehung des Kopfes verändern. Die

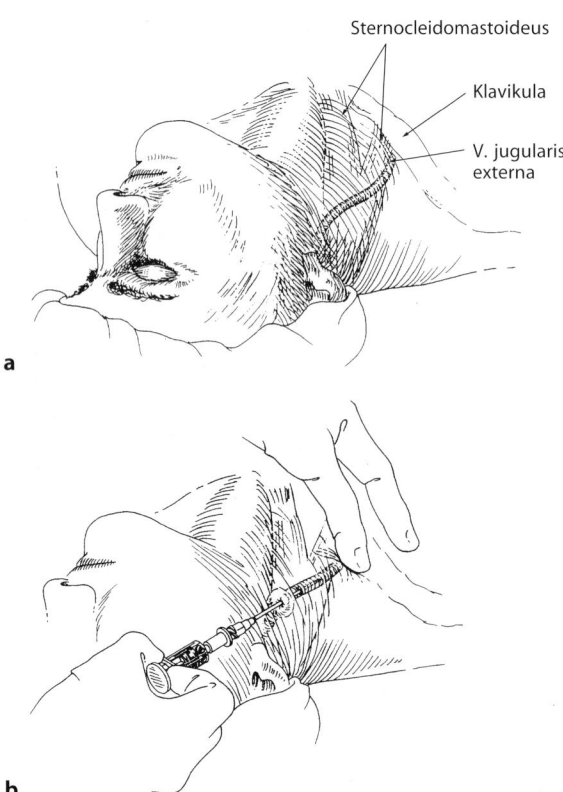

Abb. 10-4a, b. Lokalisation (a) und Punktion (b) der rechten V. jugularis externa

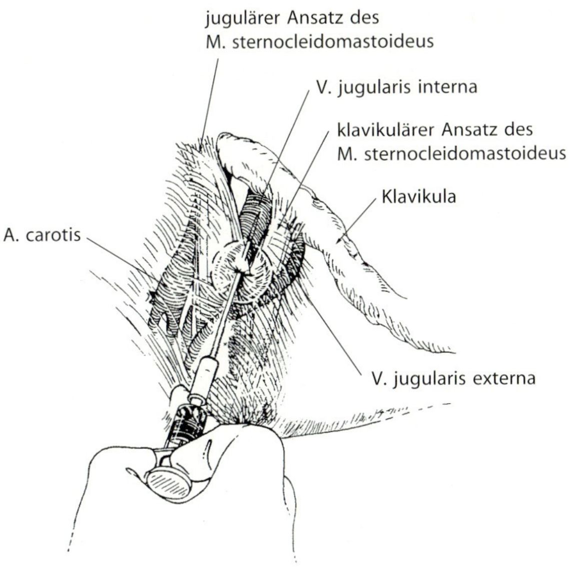

Abb. 10-5. Lokalisation und Punktion der rechten V. jugularis interna

Drehung des Kopfes zur Gegenseite, wie sie oft bei der Punktion der V. jugularis interna praktiziert wird, bringt die Vene leicht vor die Arterie, so dass die Arterie akzidentell durch die Vene punktiert werden kann. Auf Höhe des Zungenbeins liegt die Vene gerade medial des M. sternocleidomastoideus, verschwindet dann darunter, um auf Höhe des Thyroids im Dreieck zu erscheinen, das vom sternalen und klavikulären Muskelbauch des M. sternocleidomastoideus und der Klavikula gebildet wird.

Punktion
Der ideale Ort für die Punktion liegt im beschriebenen Dreieck. In Kopftieflage, den Kopf nach hinten überstreckt und *nur etwa 15° zur Gegenseite gedreht*, wird mit einer kurzen, dünnen Nadel (3 cm lang, 23 G) die Vene lokalisiert. Man steht am Kopf des Patienten und sticht von der Spitze des Dreiecks oder wenig darunter mit 30–45° Neigung zur Haut kaudal in die Tiefe. Die Vene befindet sich in der Regel 1–3 cm unter der Haut. Die Vene kann prinzipiell auch auf ihrem restlichen Verlauf am Hals punktiert werden. Die Lage der A. carotis muss jedoch in jedem Fall genau eruiert werden. Von Punktionen durch den M. sternocleidomastoideus ist abzuraten: Sie sind schmerzhaft und mit dicken Kathetern und Nadeln sehr schwierig.

Je kaudaler im Verlauf der Vene die Punktion ausgeführt wird, desto höher wird die Gefahr einer Pleurapunktion.

Erfolgsrate
Es kann in über 90% der Fälle mit einer erfolgreichen Punktion gerechnet werden. In besonders schwierigen Fällen kann die Lokalisation der Vene mittels Dopplersonographie hilfreich sein.

Komplikationen
Die Häufigkeit von Komplikationen liegt bei etwa 2%, wobei dies erheblich von der Erfahrung und der Geschicklichkeit des Ausführenden abhängt. Hierbei ist die Punktion der A. carotis interna mit etwa 80–90% Anteil die mit Abstand häufigste Komplikation. Sie kann vom Hämatom bis zur Obstruktion der oberen Luftwege führen, besonders bei Blutgerinnungsstörungen oder wenn sehr dicklumige Katheter in das Gefäß vorgeschoben werden.

Glücklicherweise ist jedoch die arterielle Punktion in der Regel ohne Folgen für den Patienten.

Vorgehen bei versehentlicher arterieller Punktion

- A. carotis 3–5 min lang komprimieren (nicht abdrücken!)
- Bei erheblicher Einblutung mit Gefahr der Atemwegobstruktion Intubation erwägen
- Bei Blutgerinnungsstörung Gerinnungssubstitution erwägen
- Evtl. Gefäßchirurgen hinzuziehen

Ein Pneumothorax nach Punktion der V. jugularis interna ist zwar selten, kann aber bei kaudaler Punktion auftreten.

Empfehlung
Die Punktion der V. jugularis interna hat sich für das Einführen von zentralen Venenkathetern, Pulmonalarterienkathetern oder transvenösen Schrittmachersonden bewährt. Im Routinefall sollte die rechtsseitige Punktion bevorzugt werden, da hierbei der Weg zum Herzen am ehesten geradlinig verläuft und so die Gefahr einer Katheterfehllage oder intraluminalen Gefäßverletzung am geringsten ist. Der Katheter wird dann beim Erwachsenen üblicherweise 14–15 cm weit vorgeschoben

Obwohl schwerwiegende Komplikationen selten sind, sollte die Punktion von erfahrenen Ärzten oder unter entsprechender Supervision stattfinden. Ferner ist zu bedenken, dass der Katheter am Hals von wachen Patienten als unangenehm empfunden werden kann.

10.3.7 V. subclavia

Der Zugang zur V. subclavia kann supra- oder infraklavikulär erfolgen. Der Patient wird in Kopftieflage gebracht, wobei eine Tuchrolle entlang der thorakalen Wirbelsäule die Punktion deutlich erleichtern kann.

Infraklavikulärer Zugang

Meist wird der infraklavikuläre Zugangsweg gewählt. Die Nadel durchsticht die Haut etwa in der Medioklavikularlinie, 2–3 cm kaudal der Klavikula. Die Nadel wird zunächst auf die Klavikula und dann Millimeter um Millimeter nach dorsal bewegt, bis sie zwischen Klavikula und erster Rippe eindringt. Von dieser koronaren Ebene sollte die Nadel nicht weiter nach dorsal abweichen, sondern exakt nach medial in Richtung des Jugulums vorgeschoben werden. Dabei darf der Kontakt der Nadel mit der Klavikula nicht verloren gehen (Abb. 10-6 a, b). Meist ist ein leichter „Plopp" beim Eindringen der Nadel in die Vene spürbar.

Supraklavikulärer Zugang

Die entscheidende Landmarke für den supraklavikulären Zugang ist der klavikuläre Ansatz des M. sternocleidomastoideus. Die Nadel dringt oberhalb der Klavikula durch die Haut und passiert den erwähnten Muskelansatz dorsal mit Stichrichtung auf die kontralaterale Brustwarze. Die Vene liegt in etwa 3 cm Tiefe.

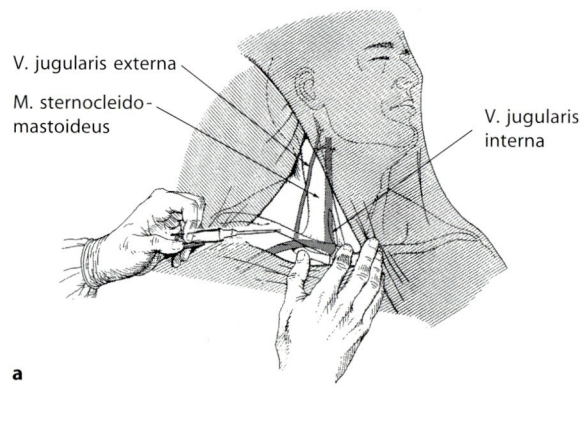

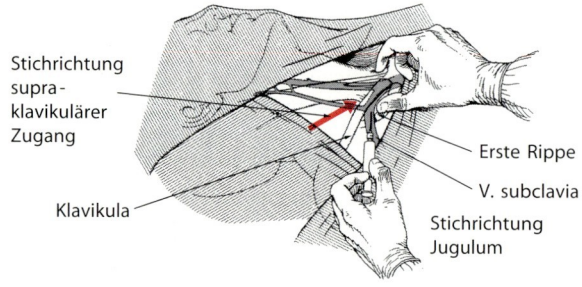

Abb. 10-6 a, b. a Punktion der V. subclavia, anteriorer Blickwinkel. Mit der Nadel sucht und hält man Knochenkontakt zur Klavikula. b Anterolateraler Blickwinkel: Die Nadel wird Richtung Jugulum zwischen erster Rippe und Klavikula durchgeführt. Der *Pfeil* zeigt die Stichrichtung für den supraklavikulären Zugang dorsal des klavikulären Ansatzes des M. sternocleidomastoideus

Erfolgsrate

Es kann mit einer Erfolgsrate von 80–90% gerechnet werden. Misserfolge beruhen einerseits auf dem Nichtfinden der Vene und andererseits auf dem Unvermögen, den Katheter oder den Führungsdraht vorzuschieben [8]. Eine Fehllage der Katheterspitze ist in etwa 10% der erfolgreichen Punktionen zu erwarten. Sie scheint beim infraklavikulären Zugang häufiger zu sein.

Komplikationen

Noch viel deutlicher als bei der Punktion der V. jugularis interna ist die Häufigkeit und Schwere von Komplikationen von der Erfahrung des Ausführenden abhängig. Die *Inzidenz* schwerer Zwischenfälle bewegt sich zwischen 1–3%, bei einer Gesamtinzidenz von etwa 5% [8]. Der *Pneumothorax* macht bis zur Hälfte dieser Komplikationen aus, wobei die Inzidenz beim Unerfahrenen 3–5% und beim Erfahrenen unter 0,5% beträgt.

> Der Pneumothorax ist die wichtigste Komplikation einer V.-subclavia-Punktion, daher sollte anschließend immer ein Thoraxröntgenbild angefertigt werden. Etwa die Hälfte der Fälle kann konservativ behandelt werden, jedoch ist eine entsprechende Überwachung insbesondere der nicht-drainierten Patienten anzuraten.

Zu den *seltenen Komplikationen* gehören Spannungspneumothorax, Hämatothorax, Infusionsthorax oder die subkutane Emphysembildung. Wegen des Risikos eines beidseitigen Pneumothorax mit akuter Gefährdung des Patienten sollte eine V.-subclavia-Punktion der Gegenseite nach missglückter Punktion auf der anderen Seite nur im Ausnahmefall und dann nur von einem erfahrenen Arzt durchgeführt werden.

Die Punktion der A. subclavia kommt mit einer Inzidenz von etwa 1% vor. In der Regel kann sie durch Kompression ober- und unterhalb der Klavikula behandelt werden. Bei Patienten mit Gerinnungsstörungen ist die Gefahr einer massiven Blutung gegeben.

Empfehlungen

Die rechtsseitige Punktion sollte bevorzugt werden, da die Pleuraspitze hier etwas tiefer liegt und der Ductus thoracicus linksthorakal verläuft. Die Punktion der V. subclavia kann mit erheblichen Komplikationen verbunden sein. Aus diesem Grund muss das Erlernen der Punktion unter kompetenter Anleitung und Supervision stattfinden. Für den Patienten ist die Lage der Punktionsstelle angenehmer als andere Stellen, auch ist die Pflege des Gefäßzugangs beim Intensivpatienten einfacher und möglicherweise mit einer geringeren Katheterinfektionsrate verbunden. Die etwas höhere Komplikationsrate, die schlechtere Erfolgsrate und die häufigere Fehllage der Katheterspitze im Vergleich zur V. jugularis interna verlangen jedoch ein sorgfältiges Abwägen im Einzelfall.

10.3.8 V. femoralis

Die V. femoralis ist einfach zu punktieren: 2–3 cm unterhalb des Leistenbandes findet man die V. femoralis 1–2 cm medial der A. femoralis (Abb. 10-7 a, b). Die Vene verläuft in kraniokaudaler Richtung, und entsprechend muss die Nadel für die Punktion geführt werden.

Erfolgsrate

Auch in den Händen von wenig Erfahrenen hat die Punktion der V. femoralis eine Erfolgsrate von über 90 % [29]. Ungeübte mögen zwar mehrere Versuche benötigen, dies scheint jedoch keinen Einfluss auf die abschließende Erfolgsrate zu haben.

Komplikationen

Die einzig wirklich wichtige Komplikation ist die akzidentelle Punktion der A. femoralis. Sie kommt in bis zu 10 % der Fälle vor [27]. Dank der anatomischen Gegebenheiten lassen sich die negativen Auswirkungen dieser Komplikation einfach durch einen 10-minütigen Druck auf die Arterie beherrschen. Schließlich ist die Punktion der A. femoralis Routine für viele interventionelle und diagnostische radiologische Untersuchungen, für arterielles Druckmonitoring oder für die intraaortale Ballongegenpulsation. Es gibt keine Hinweise auf gehäufte Infekte im Bereich von Femoralkathetern im Vergleich mit anderen Kathetern in großen Venen oder Arterien [27]. Die gefürchteste Komplikation, die nach Untersuchungen aus den fünfziger Jahren zur Verbannung des Femoralvenenkatheters geführt hatte, ist die Entwicklung von Thrombosen und Embolien. Bei Verwendung der neuen Kathetermaterialien scheint sich heute aber abzuzeichnen, dass Femoralvenenkatheter nicht häufiger zu thomboembolischen Komplikationen führen als Venenkatheter an anderen Stellen.

Empfehlung

Die V. femoralis lässt sich auch durch Unerfahrene schnell und einfach punktieren. Unmittelbare, schwere Komplikationen in Verbindung mit der Punktion sind selten, und die Vermutung, Katheterinfektionen und Thrombosen seien bei dieser Lokalisation häufiger, lässt sich durch neuere Untersuchungen nicht bestätigen. Daraus folgt, dass der femoralvenöse Zugang für alle Notfallsituationen, bei Punktionen durch unerfahrene Ärzte oder bei Kontraindikationen für andere Punktionsstellen zu empfehlen ist. Einschränkend sei erwähnt, dass die Beweglichkeit der punktierten Beinseite eingeschränkt ist. Unruhige und unkooperative Patienten, die trotz liegendem Katheter dauernde Bewegungen im Hüftgelenk ausführen, sind für diesen venösen Zugang wenig geeignet.

10.3.9 Allgemeine Probleme und Komplikationen

Die folgenden Abschnitte behandeln Probleme, die für alle venösen Punktionsstellen gleichermaßen gelten. Wo nötig, werden Einzelaspekte der verschiedenen Katheterlokalisationen speziell hervorgehoben.

Infektion

Die katheterassoziierte Infektion ist die häufigste und wichtigste Komplikation zentraler Venenkatheter. Man

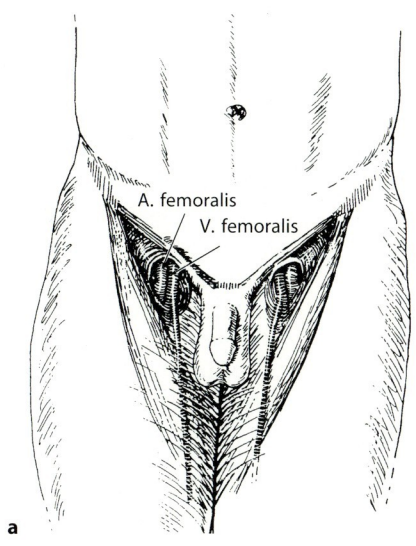
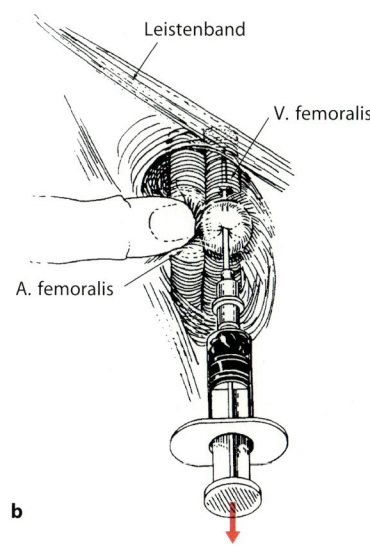

Abb. 10-7 a, b.
a Lokalisation von A. und V. femoralis in der Leiste (Merke: *IVAN* Innen, Vene, Arterie, Nerv). b Punktion der rechten V. femoralis in der Leiste. Die Vene verläuft unter dem Leistenband hindurch

muss damit rechnen, dass jeder 4. Katheter kolonisiert ist, und dass jeder 10. Katheter zu einer klinisch relevanten Infektion führt. Man konnte zeigen, dass in Europa über 20 % aller Intensivpatienten an einer nosokomialen, während des Intensivaufenthalts entstandenen Infektion leiden, davon 12 % mit positiven Blutkulturen [25]. Die intravasalen Katheter sind zudem ein besonders wichtiger Risikofaktor für Septikämien mit einer Mortalität von 12–80 % [16].

Mannigfaltige Ursachen und Einflüsse können katheterassoziierte Infekte fördern. Entsprechend sind eine Fülle von klinischen Untersuchungen vorhanden, die in ihrer Gesamtheit eher verwirren als klären. Ganz entscheidend für das Risiko einer Katheterinfektion auf der Intensivstation ist die Dauer des Aufenthaltes und die *Liegedauer* des Katheters. Der interessierte Leser sei hierzu auf ausgezeichnete Übersichtsartikel verwiesen [17, 25].

Neben ätiologischen und pathogenetischen Faktoren spielen *Risikofaktoren* eine große Rolle für die Entstehung derartiger Infektionen. Diese sind in Tabelle 10-3 zusammengefasst.

Katheterinfektionen bei Intensivpatienten sind häufig und haben eine hohe Mortalität. Deshalb sind die rechtzeitige Diagnose und Therapie wichtig. Leider sind die klinischen Zeichen unspezifisch und die Diagnose deshalb schwierig. Im Zweifelsfall muss der zentrale Katheter entfernt werden.

Luft- und Katheterembolien

Diese Komplikationen sind selten. Katheterembolien geschehen v. a. dann, wenn bei der Katheter-durch-die-Nadel-Methode der Katheter durch die Nadel zurückgezogen wird. Diese Manipulation ist deshalb verboten.

Luftembolien kommen, z. B. bei Einlage des Katheters, vor, wenn die Kopftieflage aufgehoben wird und der Katheter nicht verschlossen ist. Wird das Problem nicht schnell erkannt, kann dies tödlich enden [16]. Außerdem können Luftembolien auch jederzeit durch akzidentelle Öffnung eines zentralen Infusionssystems entstehen.

Gerinnungsstörungen

Die Einlage von zentralen Kathetern bei Gerinnungsstörungen sollte dem Erfahrenen vorbehalten bleiben. In der Regel wird man die Indikation so restriktiv wie möglich stellen und, wenn immer möglich, auf einen peripheren Katheter ausweichen. Falls ein zentraler Katheter unabdingbar erforderlich ist, bieten sich die V. basilica und die V. jugularis externa an, weil ein Kompressionsverband an diesen Stellen leicht anzulegen ist, und weil eine Blutung nicht unbemerkt abläuft. Weiter kann – auch abhängig von der Indikation und Schwere der Gerinnungsstörung – eine Punktion der V. femoralis oder der V. jugularis interna erwogen werden. Der Zugang über die V. subclavia sollte nur im äußersten Notfall verwendet werden.

Thrombosen

Thrombotische Veränderungen sind mit 10–30 % aller Katheter häufig, aber selten von klinischer Relevanz. Bei bis zu 3 % der Patienten kommt es jedoch zu klinischen Symptomen.

Das Kathetermaterial beeinflusst die Thrombogenität. Es scheint, dass sich hydromerbeschichtetes Polyurethan am günstigsten verhält. Auch Silikonkatheter sind sehr wenig thrombogen, jedoch so weich, dass sie chirurgisch platziert werden müssen.

Bei Punktionen an der oberen Extremität oder am Hals ist das klinische Zeichen der Thrombose die obere Einflussstauung oder die Schwellung eines Arms. Um die Diagnose zu sichern, kann eine Ultraschall-Duplexuntersuchung der Venen durchgeführt werden. Wie oft diese Thrombosen zu Lungenembolien führen, ist unklar. Wir empfehlen jedoch, falls keine schwerwiegende Kontraindikation vorliegt, die therapeutische Heparinisierung dieser Patienten und die Entfernung des Katheters. Im ungünstigsten Fall kann sich die Thrombose bei liegendem Katheter infizieren und zur Ursache einer Sepsis mit langem Antibiotikatherapiebedarf und hoher Mortalität entwickeln.

Perforationen

Perforationen der großen Gefäße nach Kathetereinlage sind selten und können sowohl durch den Seldinger-Draht als auch durch den Katheter selbst hervorgerufen werden. Üblicherweise bemerkt man sie 1–7 Tage nach Einlage. Der Patient kann sich mit Dyspnoe präsentieren, und man findet neue Pleuraergüsse. Offenbar kommen diese Perforationen bei linksseitiger V. jugularis-Punktion häufiger vor. Möglicherweise drückt die Katheterspitze bei diesem Zugang öfter gegen die laterale Wand der V. cava superior.

Tabelle 10-3. Risikofaktoren für die Entstehung von Katheterinfekten. (Nach [2]; relevante Beispiele sind in Klammern angegeben)

Patient
- Lebensalter (Säuglinge, Greise)
- Immunalteration (Trauma, Operation, Verbrennung, Sucht)
- Immunsuppression (Kortikosteroide, Immunsuppressiva, Transplantation)
- „Haus"- und Abteilungsflora, Resistenzlage (methicillinresistente Staphylokokken)

Katheter
- Material (PVC)
- Kathetertyp (Pulmonalarterienkatheter)
- Zugangsweg (V. jugularis interna und Tracheostoma)
- Punktionstechnik (ungenügende Sterilität)
- Katheterverband (Plastikfolien)
- Verweildauer (über 7 Tage)

10.4 Pulmonalarterienkatheter

10.4.1 Einführung

Der Pulmonalarterienkatheter wird heute vielfach eingesetzt, um Herz- und Kreislauffunktionen insbesondere bei kritisch kranken Patienten zu überwachen und Therapiemaßnahmen anzupassen. Der Katheter wurde 1970 von Swan u. Ganz [23] erstmalig beschrieben und in die Klinik eingeführt. Bis 1996 war der Gebrauch des Pulmonalarterienkatheters relativ unumstritten und die Indikationen entsprechend breit gefächert.

Dann aber wurde eine aufsehenerregende Studie an beinahe 6000 Patienten publiziert, die zeigte, dass der Pulmonalarterienkatheter bei diesen Patienten zu einer höheren Mortalität und zu einem größeren Geld- und Ressourcenverbrauch geführt hatte [6]. Daraufhin entstand eine lebhafte Diskussion, Task Forces wurden gegründet und Guidelines publiziert. Bis heute ist aber keine definitive *Nutzen-Risiko-Analyse* für die Anwendung des Pulmonalarterienkatheters möglich. Jedoch besteht kein Zweifel, dass der Pulmonalarterienkatheter für ausgebildete und auszubildende Intensivmediziner sehr wichtige Details liefert, die gerade beim kritisch kranken Patienten eine individuelle Abschätzung der pathophysiologischen Situation und damit eine differenzierte Herzkreislauftherapie erst ermöglichen. Dieser Abschnitt soll helfen, das für den sinnvollen Einsatz des Pulmonalarterienkatheters erforderliche Wissen [13] zu erwerben, und gleichzeitig dazu ermuntern, den Nutzen des Katheters beim einzelnen Patienten täglich zu hinterfragen.

10.4.2 Indikationen

Nach einer Erklärung der „European Society of Intensive Care Medicine" gibt es Patienten, Umstände und Erkrankungen, bei denen der Pulmonalarterienkatheter Informationen liefert, die mit dem üblichen hämodynamischen Monitoring nicht erhältlich sind [18]. Hierzu können folgende Situationen gehören:
- septischer Schock und Behandlung mit hochdosierten Vasopressoren,
- schwere respiratorische Insuffizienz,
- schweres Herzversagen,
- große chirurgische Eingriffe bei Patienten mit kürzlich abgelaufenem Myokardinfarkt oder eingeschränkter kardialer Reserve,
- prärenales Nierenversagen, das auf eine übliche Therapie nicht reagiert.

Die „European Society of Intensive Care Medicine" betont weiter, dass eine rigorose Schulung im Umgang mit dem Pulmonalarterienkatheter nötig ist, und dass weitere klinische Studien die erwähnten Indikationen überprüfen müssen.

10.4.3 Kathetertypen

Die Katheter sind gewöhnlich aus Polyvinylchlorid gefertigt und wegen dessen hoher Thrombogenität mit Heparin beschichtet. Die Standardlänge beträgt 110 cm, und der äußere Durchmesser reicht von 5–8 F. Ein aufblasbarer Ballon ist an der Spitze befestigt. Aufgeblasen befördert er den Katheter entlang des natürlichen Blutstroms durch das rechte Herz in die Pulmonalarterie und schließlich in die Okklusionsstellung *(Wedgeposition)*. In dieser Position kann am endständigen Lumen des Katheters der Druck jenseits der durch den Ballon verschlossenen kleinen Pulmonalarterie gemessen werden: der pulmonalkapilläre Verschlussdruck *(Wedgedruck)*. Er entspricht dem Druck im Kapillargebiet der Lunge und wird, sofern sich keine Störung zwischen dem Kapillargebiet der Lunge und dem linken Vorhof befindet, als Maß für den Druck im linken Vorhof genommen. Inzwischen gibt es eine ganze Reihe verschiedener Pulmonalarterienkatheter. Der Nutzen der einzelnen Spezialkatheter ist ebensowenig bewiesen wie der des Pulmonalarterienkatheters an sich. Der Preis für einen Katheter mit kontinuierlicher O_2-Sättigungs- und/oder Herzzeitvolumenmessung ist jedoch 4-mal so hoch wie der eines Thermodilutionskatheters.

Ballonokklusionskatheter
Dieser Katheter hat 2 oder 3 Lumina: Ein endständiges Lumen, eines für den Ballon und evtl. noch ein Lumen, das 30 cm vor der Spitze mündet. Damit kann der pulmonalarterielle Druck kontinuierlich und, nach Aufblasen des Ballons, der pulmonalkapilläre Verschlussdruck gemessen werden. Mit dem dritten Lumen misst man kontinuierlich den Druck im rechten Vorhof.

Thermodilutionskatheter
Dieser Kathetertyp wird am häufigsten eingesetzt. Zu den vorher beschriebenen 3 Lumina kommt noch die elektronische Verbindung eines Thermistors, der sich 4 cm hinter der Spitze findet. Dieses Kabel wird an einen Computer angeschlossen, der das Herzminutenvolumen aus dem Temperaturverlauf bestimmen kann.

Fiberoptischer Thermodilutionskatheter
Mit Hilfe eines 5., fiberoptischen, Lumens kann dieser Spezialkatheter kontinuierlich die O_2-Sättigung in der Pulmonalarterie (gemischtvenöse O_2-Sättigung) messen und auf einem Spezialmonitor als Kurve und digital darstellen.

Kontinuierlicher Herzminutenvolumenkatheter
Es handelt sich hierbei um einen 6-Lumen-Pulmonalarterienkatheter. Dieser Katheter enthält noch zu-

sätzlich ein Thermoelement, das dann im rechten Ventrikel liegt. Mit Hilfe eines Thermoelement-Positionierungslumens lässt sich die korrekte Lage des Katheters kontrollieren. Das Herzminutenvolumen wird aus der Energie, die für das Aufheizen des Thermoelementes benötigt wird, und aus der Temperatur am Thermistor distal davon berechnet.

Schrittmacherkatheter
Es gibt verschiedene Schrittmacher-Pulmonalarterienkatheter. Sie enthalten 1–2 zusätzliche Lumina („paceports"), durch die eine Ventrikel- und/oder eine Vorhofschrittmacherelektrode eingeführt werden können. Durch die Ableitung von Druckkurven an den Schrittmacherlumina lässt sich der Katheter korrekt platzieren.

10.4.4 Punktionsorte und Einführungstechnik

Prinzipiell lassen sich Pulmonalarterienkatheter von jedem zentralen Venenzugang an der oberen Extremität oder am Hals einschwemmen. Der rechtsseitige Zugang über die V. jugularis interna gilt als am günstigsten, weil dies der direkte Weg zum rechten Vorhof ist. Die Katheterspitze verschiebt sich auch bei Armbewegungen nicht, der Katheter kann während Herzoperationen verwendet werden, und möglicherweise führt er zu weniger thromboembolischen Komplikationen.

Die *Punktionstechnik* wurde bereits oben im Detail beschrieben. Wichtig ist, dass der Katheter unter streng aseptischen Bedingungen eingelegt wird; hierzu gehören eine Kopfbedeckung und ein steriler Kittel.

Ein Pulmonalarterienkatheter wird in der Regel über eine vorher eingelegte *Schleuse* eingeschwemmt. Diese Schleuse ist 0,5–1 F größer als der Katheter und mit einem Rückschlagventil und einem Seitenarm versehen. Das Rückschlagventil verhindert, dass Blut aus der Schleuse fließt, und der Seitenarm stellt einen zusätzlichen zentralen Infusionsschenkel dar.

Einschwemmen
Die Einlage eines Pulmonalarterienkatheters sollte immer durch einen erfahrenen Arzt oder unter dessen Anleitung stattfinden. Die einzelnen Schritte sind in der folgenden Übersicht dargestellt.

Einlage eines Pulmonalarterienkatheters

- Punktion der rechten V. jugularis interna und Einführen der Katheterschleuse in Kopftieflage. Die Haut muss ausreichend inzidiert werden (Abb. 10-8 a), damit zuerst der Dilatator und dann die Schleuse ohne Gewalt in die Vene vorgeschoben werden können.
- Vorbereiten des Pulmonalarterienkatheters (Abb. 10-8 b, c): Der Ballon wird aufgeblasen und überprüft, die Lumina werden mit isotoner Elektrolytlösung gefüllt und der sterile Plastiküberzug übergestreift.
- Das Ende mit den Anschlüssen kann nun unsteril einem Assistenten übergeben werden, der das endständige Lumen des Katheters an einen Druckaufnehmer anschließt.
- Der Katheter wird durch die Schleuse eingeführt und bis zur Marke „15 cm" vorgeschoben.
- Manche Autoren empfehlen nun zur Arrhythmieprophylaxe die Injektion von 1 mg/kgKG Lidocain durch das endständige Katheterlumen.
- Nun muss der Druck am endständigen Katheterlumen kontinuierlich gemessen und die Druckkurve am Bildschirm überwacht werden.
- Zuerst wird der rechtsatriale Druck (RAP) gemessen und protokolliert (Abb. 10-9 a).
- Jetzt wird der Ballon vom Assistenten mit der empfohlenen Menge Luft (meist 1,5 ml) aufgeblasen.
- Der Katheter wird mit aufgeblasenem Ballon langsam vorgeschoben, so dass sich die Spitze mit dem Blutstrom weiterbewegen kann.
- Bei etwa 25–35 cm wird die Katheterspitze in den rechten Ventrikel eingeschwemmt, der rechtsventrikuläre Druck (RVP) wird registriert (Abb. 10-9 b).
- Oft kommt es beim Durchschwemmen der Katheterspitze durch das rechte Herz zu ventrikulären Rhythmusstörungen. Ab etwa 40 cm wird die Pulmonalarterie erreicht; auch hier werden die Druckwerte (PAP) registriert (Abb. 10-9 c).
- Der Katheter erreicht nach etwa 50 cm die Okklusionsposition, nun wird der pulmonalarterielle Okklusionsdruck (Wedgedruck) registriert (PAOP = PCWP) und die Kurve beurteilt (Abb. 10-9 d).
- Entlastung des Ballons: Es muss wieder eine normale pulmonalarterielle Kurve sichtbar sein. Erneutes Aufblasen des Ballons mit 0,8 ml: Der Ballon sollte nach einigen Sekunden in die Okklusionsposition geschwemmt werden, dann erneute Entlastung des Ballons.
- Schutz des Pulmonalarterienkatheters ab Austritt aus der Schleuse mit dem sterilen Überzug. Dieser ermöglicht auch später noch, unter sterilen Bedingungen, die Katheterlage zu verändern.
- Anschließend können Messungen des Herzminutenvolumens oder der pulmonalarteriellen Sättigung durchgeführt werden.

Abb. 10-8 a, b.
a Eingelegte Katheterschleuse;
b 4-lumiger Thermodilution-Pulmonalarterienkatheter;
c sterile Katheterschutzhülle; das patientennahe Ende der Schutzhülle wird nach Einlage des Katheters mit der Schleuse verschraubt; dadurch ist auch später noch eine Lageveränderung des Katheters unter sterilen Bedingungen möglich

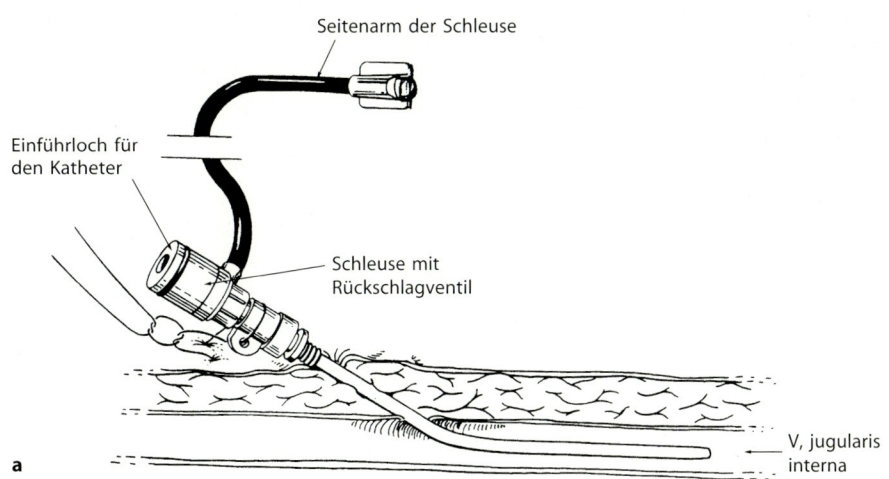

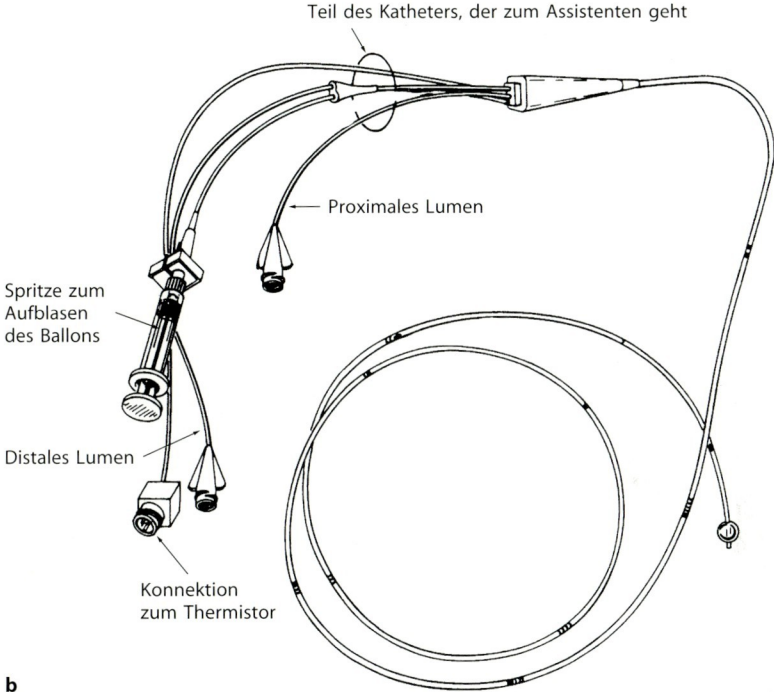

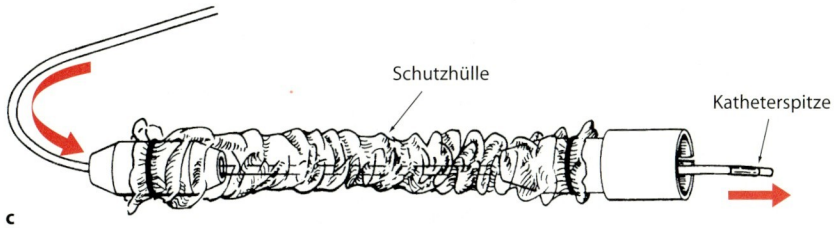

Abb. 10-9 a–d.
Position und Druckkurvenverlauf während des Einschwemmens eines Pulmonalarterienkatheters; **a** rechter Vorhof (*RAP*), **b** rechter Ventrikel (*RVP*), **c** Pulmonalarterie (*PAP*), **d** Okklusionsstellung = Wedgeposition (*PAOP = PCWP*)

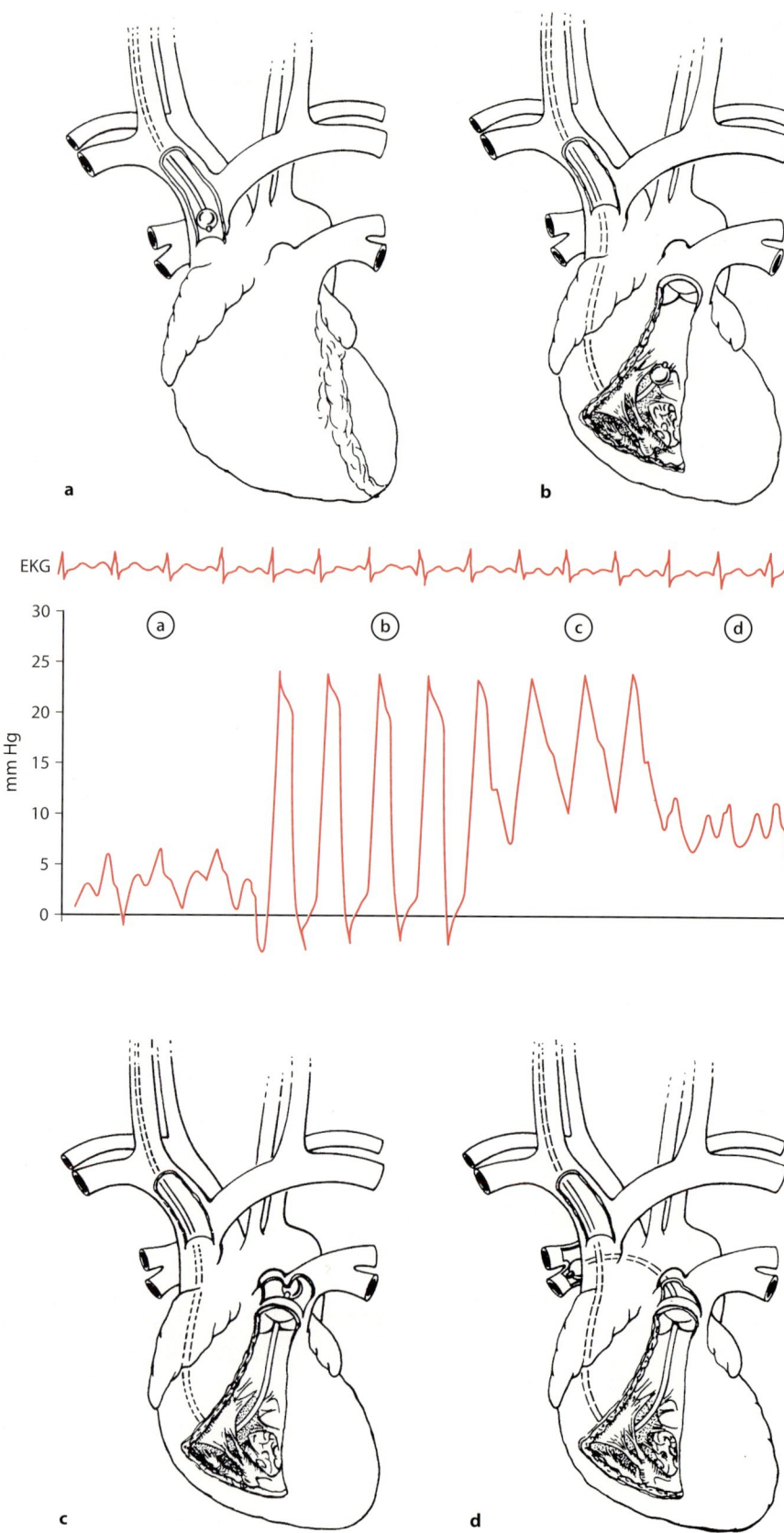

Praxistipps
Das Einschwemmen eines Pulmonalarterienkatheters kann manchmal mit erheblichen Schwierigkeiten verbunden sein. Neben technischen oder Katheterdefekten muss auch an Störungen durch Hypovolämie oder Schock gedacht werden. Immer dann, wenn ein schlechter venöser Rückfluss besteht, muss der Katheter extrem langsam bewegt werden, damit er sich mit dem schlechten Blutfluss fortbewegen kann. Manchmal kann ein Volumenbolus helfen, oder man fordert den Patienten auf, einen tiefen Atemzug zu nehmen. Es ist auch hilfreich, die natürliche Krümmung des Katheters so zu belassen, dass die Spitze zum rechten Herz hinzeigt. Auch kann versucht werden, die rechte Seite des Patienten etwas tiefer zu lagern. Falls der Katheter die Pulmonalklappe nicht passiert, sollte der Ballon mit weniger Volumen gefüllt werden, z. B. 0,8 ml. Oft überwindet der nun kleinere Ballon dann die Klappe.

10.4.5 Komplikationen

Die Komplikationen, die für die zentralvenösen Zugänge angeführt wurden, gelten in gleicher Weise für die Einlage eines Pulmonalarterienkatheters.

CAVE Dabei ist zu bedenken, dass der fehlerhafte Versuch, eine 8-F-Schleuse in die A. carotis interna zu platzieren, zur Zerreißung des Gefäßes und zum Tod des Patienten führen kann.

Folgende spezifische Komplikationen wurden für Pulmonalarterienkatheter beschrieben:

Ballonruptur
Es scheint, dass diese Komplikation mit der hohen Qualität des Kathetermaterials sehr selten geworden ist. Bei sachgerechtem Umgang muss nicht damit gerechnet werden.

Knotenbildung im Verlauf des Katheters
Knoten entstehen v. a. dann, wenn der Katheter mehrfach zurückgezogen und vorgeschoben oder eingeschwemmt wird. Die Knotenbildung verhindert man am besten, indem man den Katheter nicht weiterschiebt, wenn die erwartete Druckkurve bei der vorgesehenen Marke auf dem Monitor erscheint. Meist kann der Knoten entfernt werden, indem man ihn in die Schleuse hineinzwängt und dann Schleuse und Katheter zusammen entfernt.

Wir haben es auch schon erlebt, dass der Herzchirurg beim Verschließen des rechten Vorhofes den Pulmonalarterienkatheter angenäht hat. Das kann geprüft werden, indem der Katheter auf freie Beweglichkeit kontrolliert wird, nachdem der Vorhof verschlossen wurde. Nicht in jedem Falle ist eine erneute Eröffnung des Herzens nötig, um den Katheter zu entfernen.

Lungeninfarkt
Die häufigste Ursache für Lungeninfarkte distal des Pulmonalarterienkatheters ist die unbemerkte Wanderung der Katheterspitze in die Okklusionsposition („Dauer-Wedge"). Das ist entweder durch den permanent aufgeblasenen Ballon möglich oder, bei entlüftetem, Ballon durch die Okklusion einer kleinen Pulmonalarterie durch die Katheterspitze. Verändert sich die Körperlage des Patienten oder der Widerstand in den Pulmonalgefäßen (letzteres z. B. durch Änderungen des Volumenstatus oder des Herzzeitvolumens), so kann der Katheter auch ohne weitere Manipulation spontan in die Okklusionsstellung geraten. Daher gilt:

> Der Druckkurvenverlauf an der Spitze des Pulmonalarterienkatheters muss kontinuierlich überwacht werden!

Ursprünglich war dieses Phänomen mit 7,2 % der Fälle relativ häufig, ist aber inzwischen sehr viel seltener geworden.

Perforation der Pulmonalarterie
Es handelt sich hier um eine gefürchtete Komplikation, die zwar relativ selten (0,1–0,2 %) auftritt [22], dann aber tödlich enden kann. Mögliche Mechanismen sind ein Vorwärtswandern des Katheters in kleine Arterien und dann eine Ruptur der Arterie beim Ballonaufblasen. Während Herzoperationen am kardiopulmonalen Bypass wird das Herz manipuliert und aus dem Thorax geklappt. Bei liegendem Pulmonalarterienkatheter führt das zu unkontrollierbaren Bewegungen der Spitze und damit zur Gefahr einer Pulmonalarterienruptur entweder sofort oder nach Entwöhnung von der Herz-Lungen-Maschine.

! Weil wir wie auch andere [9] Lungenblutungen aus diesem Grund immer wieder gesehen haben, und diese Blutungen bei therapeutischer Heparinisierung tödliche Folgen haben können, wird bei uns der Pulmonalarterienkatheter am kardiopulmonalen Bypass mindestens 5 cm zurückgezogen.

Folgende Therapiemaßnahmen können erforderlich werden:
- Korrektur der Blutgerinnung,
- Intubation mit einem Doppellumentubus, um die nicht betroffene Lunge zu schützen,
- Bronchoskopie,
- Inhalation von Vasokonstriktoren,
- Beatmung mit positivem endexspiratorischem Druck,
- evtl. sogar chirurgische Blutstillung bis hin zur Lobektomie.

Thromboembolische Komplikationen
Thrombosen sind bekannte Komplikationen bei zentralen Venenkathetern. Ihre Inzidenz ist mit erhebli-

chen Variationen in der Literatur angegeben [20]. Klinisch relevant werden Thrombosen erst, wenn sie sich infizieren. Eine Embolie aufgrund einer Thrombose, bei liegendem Pulmonalarterienkatheter, wurde bisher nicht beschrieben. Seit die Pulmonalarterienkatheter mit Heparin beschichtet sind, scheinen die Thrombosen weiter zurückgegangen zu sein.

Herzrhythmusstörungen
Ventrikuläre Rhythmusstörungen beim Einschwemmen des Pulmonalarterienkatheters kommen in über 50% der Einlagen vor. Meist sind sie selbstlimitierend und benötigen keine spezielle Therapie. Obwohl in der Literatur nur ungenau dokumentiert, injizieren wir allen Patienten vor Einlage des Pulmonalarterienkatheters prophylaktisch 1 mg/kg Lidocain [22] i.v.

Direkte Schädigung von Herzstrukturen
Diese Schädigungen bleiben oft unentdeckt, weil sie offensichtlich klinisch nicht auffallen. Es muss aber bedacht werden, dass in Autopsieuntersuchungen Läsionen bei bis zu 75% der Fälle gefunden wurden. Die Relevanz dieser Schäden ist unklar, die Häufigkeit scheint aber mit der Liegezeit der Katheter zunehmen. Dies unterstreicht einmal mehr die Forderung, nicht mehr benötigte Pulmonalarterienkatheter zügig zu entfernen.

Infektionen
Es gibt keine Hinweise, dass katheterassoziierte Infekte bei Pulmonalarterienkathetern häufiger auftreten als bei anderen zentralen Kathetern. Jedoch muss bedacht werden, dass diese Katheterläsionen am Endokard des rechten Herzens setzen, und deshalb theoretisch die Gefahr einer Endokarditis höher ist. Diese Theorie wurde allerdings nie klinisch bewiesen.

10.4.6 Erhebung und Interpretation hämodynamischer Messwerte

Der Pulmonalarterienkatheter ermöglicht die Messung und Berechnung einer Vielzahl hämodynamischer Parameter. Vom wissenschaftlichen Standpunkt aus bleibt es bis heute unklar, ob die Erhebung dieser Daten dem Patienten einen Vorteil bringt. Für das pathophysiologische Verständnis vieler schwerer Krankheitsbilder auf der Intensivstation oder perioperativ sind die Werte jedoch zweifellos nützlich. Der ausgebildete Intensivmediziner kann auf diese Weise seine Arbeitshypothese bestätigen oder verwerfen, und der Anfänger lernt dabei, bestimmte Zusammenhänge zu erkennen und die Effekte potenter vasoaktiver Substanzen zu bewerten.

Um diese Ziele zu erreichen, sind Kenntnisse über diese *Parameter* und ihre Bedeutung unerlässlich und Wissenslücken inakzeptabel [12]. Die wichtigsten Parameter und ihre Normalwerte sind in Tabelle 10-4 zusammengefasst.

Zentralvenöser Druck (ZVD) und rechter Vorhofdruck (RAP)
Der Kurvenverlauf für den rechten Vorhof ist in Abb. 10-10 dargestellt. Die A-Welle kommt durch die Kontraktion des Vorhofs zustande. Sie folgt demnach unmittelbar auf die P-Welle des EKG. Die kleine C-

Tabelle 10-4. Wichtige Herz-Kreislauf-Parameter und ihre Abkürzungen

Parameter	Abkürzung/Formel	Mittelwert	Bereich	Einheit
Rechtsatrialer Druck	RAP	3	0–6	mmHg
Rechtsventrikulärer Druck	RVP	25/5 (s/ed)	15–30/0–8	mmHg
Pulmonalarterieller Druck	PAP	23/9/15 (s/d/m)	15–30/5–15/10–20	mmHg
Pulmonalarterieller Okklusionsdruck	PAOP = PCWP	10	5–15	mmHg
Herzminutenvolumen	CO		3,0–7,0	l/min
Herzindex	CI = CO/KOF		2,5–4,5	l/min/m²
Schlagvolumen	SV = (CO/HR) × 1000		60–90	ml/Schlag
Schlagvolumenindex	SI = SV/KOF		40–60	ml/Schlag
Rechtsventrikulärer Schlagarbeitsindex	RVSWI = CI × (PAP-RAP) × 13,6/HR		8–12	g × m/m²
Linksventrikulärer Schlagarbeitsindex	LVSWI = CI × (MAP-PCWP) × 13,6/HR		50–60	g × m/m²
Systemischer Gefäßwiderstand	SVR = (MAP-RAP)/CO × 80		900–1500	dyne × s × cm^{-5}
Pulmonaler Gefäßwiderstand	PVR = (PAP-PCWP)/CO × 80		120–250	dyne × s × cm^{-5}
Pulmonalarterielle (gemischtvenöse) O$_2$-Sättigung	S$_{\bar{v}}$O$_2$		70–80	%
Arterieller O$_2$-Gehalt	C$_a$O$_2$ = 1,39 × Hb × S$_a$O$_2$ + 0,0031 × p$_a$O$_2$	≈ 19		ml/dl
Gemischtvenöser O$_2$-Gehalt	C$_{\bar{v}}$O$_2$ = 1,39 × Hb × S$_{\bar{v}}$O$_2$ + 0,0031 × p$_{\bar{v}}$O$_2$	≈ 14		ml/dl
Gesamtkörper-O$_2$-Angebot	$\dot{D}$O$_2$ = C$_a$O$_2$ × CI		>550	ml/min/m²
Gesamtkörper-O$_2$-Verbrauch	$\dot{V}$O$_2$ = (C$_a$O$_2$ - C$_{\bar{v}}$O$_2$) × CI		>170	ml/min/m²

Abkürzungen (überwiegend nach den engl. Bezeichnungen): *s* systolisch; *d* diastolisch; *ed* enddiastolisch; *m* mittel; *KOF* Körperoberfläche; *HR* „heart rate"; *MAP* mittlerer arterieller Druck; S_aO_2 arterielle O$_2$-Sättigung; p_aO_2 arterieller O$_2$-Partialdruck; $p_{\bar{v}}O_2$ gemischtvenöser O$_2$-Partialdruck; *Hb* Hämoglobingehalt.

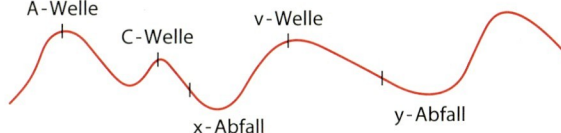

Abb. 10-10. Druckverlauf in den Vorhöfen. Die Bezeichnung der Spitzen und ihre Bedeutung gilt für den linken und rechten Vorhof gleichermaßen

Welle entsteht durch die Bewegung des atrioventrikulären Rings in den Vorhof zu Beginn der ventrikulären Systole. Danach kommt der x-Abfall, der die Relaxation des Vorhofs repräsentiert. Die V-Welle entsteht durch den Druckanstieg während der venösen Füllung des Vorhofes bei geschlossener Trikuspidalklappe. Das Maximum wird am Ende der Ventrikelsystole erreicht, gefolgt vom y-Abfall, der durch die Entleerung des Vorhofes über die geöffnete Trikuspidalklappe verursacht wird.

Rechter Ventrikeldruck (RVP)
Bei gewöhnlichen Pulmonalarterienkathetern kann der Ventrikeldruck nur beim Einschwemmen bestimmt werden (Tabelle 10-4; Abb. 10-9 b). Katheter mit kontinuierlicher Herzminutenvolumenanzeige oder Katheter mit Schrittmacher-Öffnung erlauben dagegen die kontinuierliche Aufzeichung der Ventrikeldruckkurve.

Pulmonalarterieller Druck (PAP)
Wie im systemisch-arteriellen System gibt es pulmonalarteriell einen systolischen Peak, gefolgt von einem diastolischen Abfall mit einer kleinen dikroten Welle, die durch den Schluss der Pulmonalklappe entsteht (Tabelle 10-4; Abb. 10-9). Unter Normalbedingungen liegt der diastolische Druck in der Pulmonalarterie nur 2–3 mmHg über dem mittleren Okklusionsdruck. Bei einer aktiven, manchmal reaktiven pulmonalarteriellen Hypertension durch Vasokonstriktion kann es jedoch zu einer erheblichen Diskrepanz zwischen diesen beiden Druckwerten kommen.

Pulmonalarterieller Okklusionsdruck (PAOP, PCWP)
■ **Druckkurve.** Prinzipiell entspricht der Verlauf der Druckkurve demjenigen im rechten Vorhof (Abb. 10-10). Durch die größere Distanz des Druckaufnehmers (Spitze des Pulmonalarterienkatheters) bis zum Ort der Kurvenentstehung (linker Vorhof) ist die Welle jedoch im Gegensatz zum rechten Vorhof gedämpfter und verspätet. Die A-Welle folgt der P-Welle des EKG nach ungefähr 240 ms. Außerdem ist die V-Welle prominenter.

■ **Einschränkungen.** Falls sich im Weg von der Katheterspitze bis zum linken Vorhof ein Hindernis befindet, wie z. B. bei der okklusiven Erkrankung der Pulmonalvenen, kann vom Okklusionsdruck nicht mehr auf den Druck im linken Vorhof geschlossen werden. Falls sich die Pulmonalgefäße intermittierend schließen, wie es in bestimmten Lungenarealen physiologischerweise vorkommt, darf der Okklusionsdruck ebenfalls nicht mehr als Maß des Drucks im linken Vorhof genommen werden. Idealerweise liegt die Spitze des Katheters in der sogenannten Zone 3 der Lunge [26]. Wenn die Okklusionsdruckkurve starke atemabhängige Schwankungen und unerklärlich hohe Werte anzeigt oder stark gedämpft ist, besteht der Verdacht, dass der Katheter außerhalb dieser Lungenzone mit dauernd offener Gefäßverbindung zum linken Vorhof liegt. Wenn die Mitralklappe und die linksventrikuläre Funktion normal sind, kann vom Okklusionsdruck auf den linksventrikulären enddiastolischen Druck geschlossen werden.

■ **Messung bei Beatmung.** Normalerweise wird der Okklusionsdruck am Ende der passiven Exspiration abgelesen. Unter Beatmung mit positivem endexspiratorischem Druck (PEEP) wird ein Teil dieses Drucks auf den Okklusionsdruck übertragen, und dies umso ausgeprägter, je besser die Compliance der Lunge ist: Bei normalen Lungen wird etwa die Hälfe des PEEP auf den Okklusionsdruck übertragen und bei kranken Lungen (z. B. bei ARDS) nur noch ein Viertel oder weniger. Trotz dieser Abhängigkeiten ist es nicht empfehlenswert, den PEEP für die Bestimmung des Okklusionsdrucks wegzunehmen oder die Beatmung zu diskonnektieren, weil sich die Patienten sofort pulmonal verschlechtern. Es wird empfohlen, sich im Verlauf einer Erkrankung auf die Veränderungen des Okklusionsdrucks und weniger auf die absoluten Werte zu konzentrieren.

Pulmonalarterielle O$_2$-Sättigung
Die pulmonalarterielle O$_2$-Sättigung entspricht der gemischtvenösen O$_2$-Sättigung und wird für die Berechnung verschiedener hämodynamischer und respiratorischer Parameter benötigt (siehe z. B. Tabelle 10-4). Ausserdem besteht eine direkte Proportionalität zwischen der gemischtvenösen Sättigung und dem Herzminutenvolumen. Inzwischen gibt es Pulmonalarterienkatheter, die diese Sättigung kontinuierlich messen und anzeigen. Dass auf diese Weise die Behandlung besser wurde, konnte niemals nachgewiesen werden. Außerdem sollte man sich bewusst sein, dass nicht von einem absoluten gemischtvenösen Sättigungswert auf einen absoluten Wert des Herzminutenvolumens geschlossen werden darf, da noch andere Faktoren die O$_2$-Ausschöpfung beeinflussen.

Herzminutenvolumen
■ **Thermodilution.** Die Standardmethode für die Bestimmung des Herzminutenvolumens ist die Thermodilution [11]. Ein Volumen von 10 ml einer kalten Lösung wird in den rechten Vorhof injiziert. Die Flüssigkeit wird auf dem Weg durch das rechte Herz mit dem Blut durchmischt. An der Spitze des Pulmonalarterien-

katheters zeichnet der Thermistor eine Temperaturkurve auf, und ein Computer berechnet daraus das rechtsventrikuläre Herzminutenvolumen, das umgekehrt proportional zum Integral der Temperatur-Zeit-Kurve ist. Die Variation beträgt bei dreifacher Bestimmung etwa 4%. Um eine möglichst kleine Variation zu erhalten, sollte die Lösung immer im selben Teil des Atemzyklus und möglichst schnell gespritzt werden. Bei Verwendung von Flüssigkeit mit Zimmertemperatur ergibt sich eine höhere Variation. Es sollten jeweils drei Messungen des Herzminutenvolumens durchgeführt werden, wobei die Einzelwerte nicht mehr als 10% auseinanderliegen dürfen; diese Werte werden anschließend gemittelt. Bei einer sehr geringen Auswurfleistung, bei Trikuspidalinsuffizienz oder intrakardialem Shunt sind die Thermodilutionswerte ungenau.

■ **Ficksches Prinzip.** Steht keine Thermodilution zur Verfügung, kann die Pumpleistung auch mit der sog. Fickschen Methode ermittelt werden. Das Prinzip besteht darin, dass die Gesamtaufnahme oder -abgabe einer Substanz durch ein Organ gleich dem Produkt aus dem Blutfluss durch das Organ und der arteriovenösen Konzentrationsdifferenz ist. Im Falle der Lungen ist also das Herzminutenvolumen gleich dem Blutfluss durch die Lungen, und das ist gleich der Gesamt-O_2-Aufnahme dividiert durch die arteriovenöse O_2-Gehaltsdifferenz. Für eine korrekte Bestimmung muss die O_2-Konzentration direkt in der Atemluft gemessen werden.

■ **Kontinuierliche Messverfahren.** Die neueste Generation der Pulmonalarterienkatheter kann das Herzminutenvolumen kontinuierlich bestimmen und anzeigen. Die Methode beruht auf derselben Theorie, die für die Thermodilution entwickelt und geprüft wurde. In diesen Katheter ist ein Heizelement integriert, das im rechten Ventrikel platziert wird. Die Messung beruht auf dem Verhältnis zwischen der abgegebenen Heizenergie und der resultierenden Temperatur an der Pulmonalarterienspitze. Die Katheter sind validiert, und es scheint, dass die Werte etwa ähnlich genau sind wie die der Thermodilution. Die korrekte Platzierung ist allerdings eine Grundvoraussetzung. Ob sich der Katheter in der Praxis bewähren wird, und ob es sinnvoll ist, den dreifachen Preis eines Standardkatheters zu investieren, bleibt abzuwarten [14].

Berechnete Werte

Aus den Messwerten des Pulmonalarterienkatheters lassen sich verschiedene weitere physiologische Daten berechnen. Die Widerstände im großen und kleinen Kreislauf werden häufig erhoben, verschiedene Daten des O_2-Transportes seltener (Tabelle 10-4). Die letzteren Parameter kamen v.a. im Zusammenhang mit der Forderung nach „supramaximalem" oder „supranormalem" O_2-Angebot bei bestimmten Krankheitsbildern in Diskussion. Zusammenfassend kann man sagen, dass alle berechneten Werte pathophysiologisch interessant sind, dass es aber unklar bleibt, ob die therapeutische Korrektur dieser Werte mit dem Bestreben, sie zu normalisieren oder sogar zu maximieren, für den Patienten günstig ist.

10.5 Arterielle Katheter

Arterielle Katheter und eine invasive Blutdrucküberwachung werden je nach Krankengut und Stationsphilosophie bei weit über 50% der Patienten auf Intensivstationen eingesetzt. Der große Vorteil gegenüber der nichtinvasiven automatischen oszillometrischen Blutdruckmessung ist die Möglichkeit, den Druck tatsächlich von Schlag zu Schlag zu überwachen. Obwohl die arterielle Blutdruckmessung in den letzten Jahren infolge von Materialverbesserungen zunehmend häufiger eingesetzt wurde, sollte man ihre Komplikationen nicht negieren und keinesfalls aus Bequemlichkeit arterielle Katheter einführen oder belassen. Insbesondere die routinemäßige Überwachung der O_2-Sättigung mit der Pulsoxymetrie und der endexspiratorischen CO_2-Konzentration mit der Kapnometrie reduziert die Anzahl der erforderlichen Blutgasanalysen.

10.5.1 Indikationen

Es gibt vermutlich einige absolute Indikationen für arterielle Katheter. Tatsächlich bewiesen wurde der Nutzen für die Patienten jedoch nicht. Aufgrund der Verbesserungen in der Technik der nichtinvasiven Blutdrucküberwachung und nach Einführung von Pulsoxymetrie und Kapnometrie sollte man jedoch die Indikationsstellung zur arteriellen Kanülierung immer hinterfragen. Demzufolge können die abgegebenen Empfehlungen von Zentrum zu Zentrum erhebliche Unterschiede aufweisen. Ein arterieller Katheter kann z.B. in folgenden Situationen indiziert sein:
- instabile Herz-Kreislauf-Funktion, wahrscheinlich ohne Besserung in den nächsten 12 h,
- Dauerinfusion vasoaktiver Substanzen,
- Notwendigkeit einer engmaschigen Blutdrucküberwachung, z.B. bei drohender Aneurysmaruptur,
- Notwendigkeit repetitiver arterieller Blutgasanalysen.

10.5.2 Katheter und Punktionstechnik

Wie bei den venösen Punktionen gilt auch hier, dass sich der Anfänger auf *eine* Methode beschränken sollte. Das gibt eine gewisse Garantie, innerhalb recht kurzer Zeit zu einer angemessenen Erfahrung mit dieser Methode zu gelangen.

Häufig wird eine Über-die-Nadel-Punktionstechnik verwendet. Manchmal sind die arteriellen Gefäße jedoch so sklerotisch verändert, dass der Katheter nicht vorgeschoben werden kann. In diesen Fälle kann mit Seldinger-Technik versucht werden, einen weichen geraden Draht (ohne „J"-Spitze) durch eine Punktionsnadel in das Gefäß und dann den Katheter über den Draht zu schieben. Bei der A. radialis verwenden wir eine 20-G-, bei der A. femoralis eine 18-G-Kanüle.

10.5.3 A. radialis

Die Punktion der A. radialis wird am häufigsten durchgeführt, und zwar sowohl für die Einlage eines Katheters als auch für die einmalige Punktion mit einer Nadel. Über die anatomischen Grundlagen sollte sich der Leser im Detail an anderer Stelle informieren. Entscheidend ist, dass die A. radialis und A. ulnaris je in den arteriellen Bogen in der Handfläche münden. Falls die A. ulnaris verschlossen ist, könnte die Punktion der A. radialis theoretisch zu einer Mangeldurchblutung der Hand führen. Eine Möglichkeit, die Durchblutung an der Hand zu beurteilen, ist der modifizierte Allen-Test [1]. Die Durchführung des Allen-Tests ist in der folgenden Übersicht dargestellt:

> **Durchführung des Allen-Tests**
>
> - Beide Arterien (radial und ulnar) werden am Handgelenk abgedrückt.
> - Der Patient öffnet und schließt die Faust so lange, bis die Handfläche abgeblasst ist.
> - Die Hand darf nicht hyperextendiert werden, weil das zu falsch-negativen Resultaten führt.
> - Eine Arterie wird freigegeben und die Zeit gemessen, bis sich die Hand gerötet hat.
> - Vollständige Rötung in weniger als 7 s deutet auf eine normale Funktion des arteriellen Bogens hin, über 14 s ist pathologisch.

Allerdings ist der Stellenwert des Allen-Tests und seine Korrelation zu Durchblutungskomplikationen umstritten; manche Autoren verzichten ganz auf seine Durchführung.

Zur Punktion sollte das Handgelenk über eine Rolle hyperextendiert und gut auf der Unterlage befestigt werden. Die weitere Technik ist in Abb. 10-11 a – e dargestellt.

10.5.4 A. femoralis

Die anatomischen Verhältnisse im Leistenbereich sind in Abb. 10-7 verdeutlicht. Der Zugang über die A. femoralis wird in der Regel dann verwendet, wenn die Punktion der A. radialis technisch nicht möglich ist, ein Durchblutungsproblem besteht oder die Katheter bei Infektionsverdacht gewechselt werden müssen. Meist wird mit Seldinger-Technik punktiert und ein 15–20 cm langer 18-G-Katheter eingeführt. Die Punktionstechnik entspricht der beim venösen Zugang.

10.5.5 Andere Lokalisationen

Gelegentlich werden die A. brachialis, axillaris oder dorsalis pedis für eine invasive Blutdrucküberwachung verwendet. Die Punktionstechnik ist nicht wesentlich anders als an den beiden beschriebenen Stellen. Für die A. axillaris wird, wie in der Leiste, die Seldinger-Technik angewandt. Am Fußrücken ist oft eine 20-G-Kanüle schon zu groß. Die verwendete 22-G-Kanüle thrombosiert relativ häufig, oder der Katheter knickt ab. Diese alternativen Lokalisationen werden sehr selten verwendet, z.T. wird dann ganz auf die invasive Druckmessung verzichtet, wenn die radiale oder femorale Einlage nicht möglich oder kontraindiziert ist.

10.5.6 Komplikationen

Die Häufigkeit von Komplikationen hängt vom Ort der Punktion, der Dicke des Katheters und der Liegedauer ab. Die angegebenen Zahlen schwanken mit 15–40 % erheblich, aber wirklich relevante Komplikationen sind viel seltener.

Thrombosen

Thrombosen sind bei Kanülierungen der A. radialis oder A. dorsalis pedis häufiger als bei der A. femoralis. Kontinuierliche Spülsysteme und dünnere Katheter haben aber allgemein zu einer Reduktion dieser Komplikation geführt, wobei ein Heparinzusatz zur Spüllösung nicht unbedingt nötig ist. Thrombosen scheinen häufig auch erst nach Entfernung der Katheter zu entstehen, klinisch relevante Befunde mit ischämischer Symptomatik der Hand sind jedoch extrem selten.

Luftembolien

Zerebrale Luftembolien wurden experimentell beschrieben; es handelt sich dabei um retrograde Luftembolien. Demnach sind arterielle Leitungen an der oberen Extremität besonders gefährlich. Daneben sind die Menge der Luft und die Größe der betroffenen Person entscheidende Risikofaktoren. Bei kleinen Kindern muss deshalb ganz besonders aufgepasst werden.

Infektionen

Die Infektion eines arteriellen Katheters ist heute selten. Wichtig ist ein sorgfältiges hygienisches Arbeiten bei Verwendung arterieller Leitungen für die Blut-

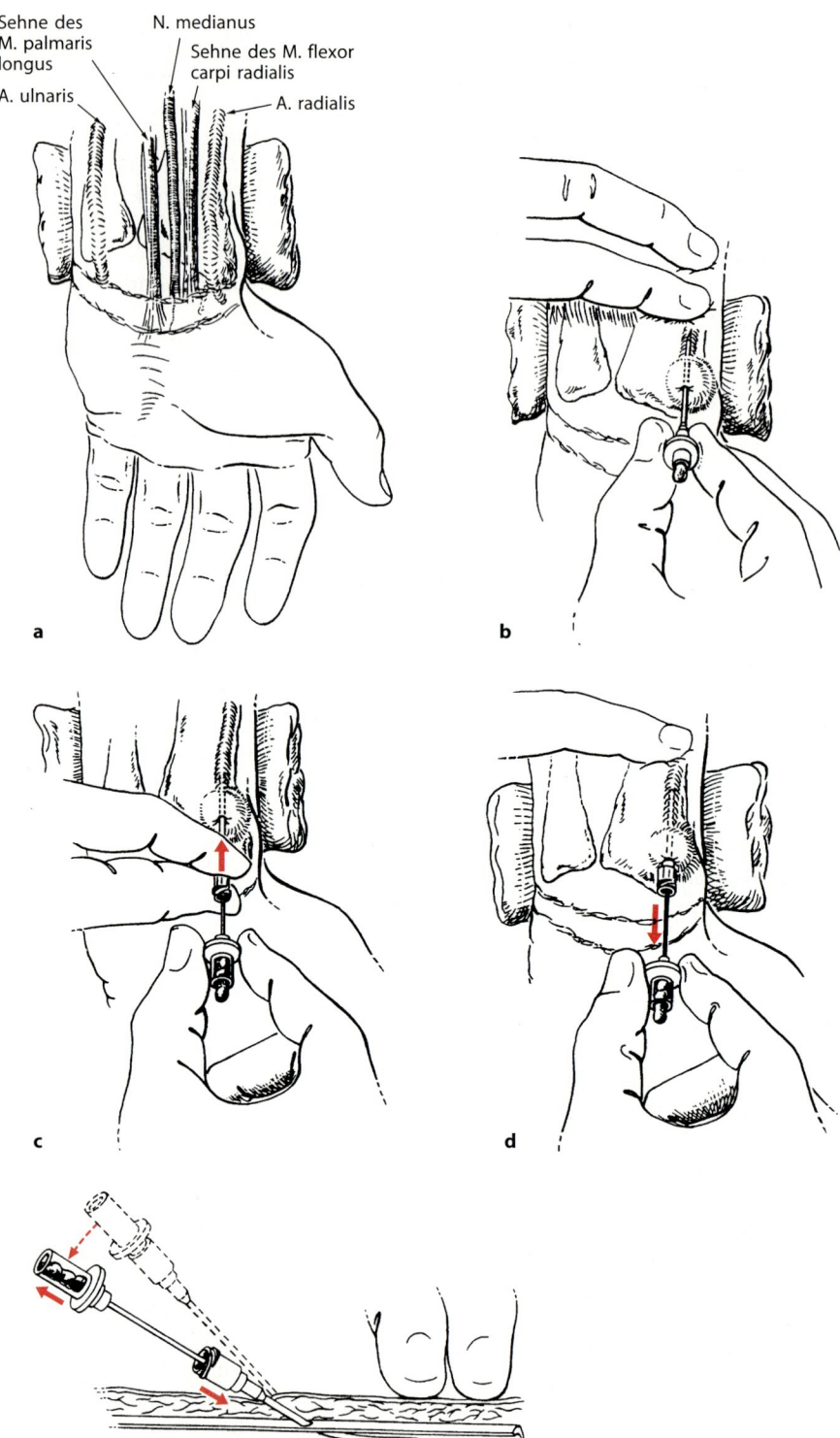

Abb. 10-11 a–e.
a Anatomische Verhältnisse am Handgelenk. **b** Nach Lagerung und Lokalanästhesie wird die A. radialis in einem Winkel von ca. 30–45° zur Haut punktiert; **c** freier Blutfluss oder freie Aspiration bestätigt die korrekte Lage. Die Nadel wird festgehalten und der Katheter mit drehenden Bewegungen über die Nadel in das Gefäß geschoben. **d** Anschließend wird die Nadel entfernt. **e** Beim Vorschieben des Katheters soll der Winkel zwischen Haut und Katheter auf 20–30° verringert werden

drucküberwachung. Insbesondere dürfen die Spüllösungen keine Glukose enthalten und sollten alle 24 h ausgewechselt werden. Die arteriellen Blutentnahmen sollten möglichst patientennah durchgeführt werden. Keinesfalls sollte das Blut durch das gesamte Schlauchsystem bis in den Bereich der Druckkammer aspiriert werden müssen, außer wenn das Schlauchsystem nach 24 h gewechselt wird. Ein regelmäßiges Umfädeln der arteriellen Kanüle über einen Draht zur Infektprophylaxe wird nicht mehr empfohlen, und das Wechseln des Punktionsortes, z. B. alle 7 Tage, ist umstritten.

Hingegen wechseln wir die Punktionsstelle bei einer Sepsis mit positiven Blutkulturen; dies erfolgt auch bei einer Infektion der Einstichstelle, da eine bakterielle Arteriitis lebensgefährlich werden kann.

Weitere Komplikationen arterieller Katheter sind Pseudoaneurysmen, Hämatome, Blutungen, Neuropathien, periphere Embolien und, sehr selten, auch kritische Durchblutungsstörungen.

10.5.7 Die invasive arterielle Druckmessung

Überwachungssystem
Standardmäßig besteht ein System zur kontinuierlichen Blutdrucküberwachung heute aus folgenden Komponenten:

- geeigneter, arterieller Katheter,
- flüssigkeitsgefülltes, starres Schlauchsystem mit patientennahem Dreiwegehahn für Blutentnahmen,
- Druckaufnehmer mit Eichmöglichkeit gegen die Atmosphäre,
- automatisches Spülsystem,
- elektronische Druckwandlereinheit.

Ein detaillierte technische Darstellung des Systems ist hier nicht möglich. Der interessierte Leser sei auf andere Quellen verwiesen [12].

Häufige Fehlerquellen
Hierzu zählen:

- falscher Nullabgleich,
- falscher Nullpunkt der Messkammer,
- zu geringe Dämpfung durch das Schlauchsystem (Kurve „verschleudert"),
- zu starke Dämpfung: Abknicken des Schlauchsystems oder der Kanüle, Thrombose, Druckabfall proximal der Katheterspitze bei arterieller Verschlusskrankheit oder dissezierendem Aneurysma, Luft im Schlauchsystem.

Zu starke Dämpfung bewirkt eine sehr flache Kurve, hier ist – wenn überhaupt – nur der mittlere arterielle Druck verwertbar. Zu geringe Dämpfung produziert eine sehr hohe und spitze systolische Kurve, die nach dem Peak einen mehr oder weniger ausgeprägten, momentanen Abfall zeigt.

10.5.8 Kontinuierliche arterielle Blutgasüberwachung

In den letzten Jahren wurden immer häufiger kontinuierliche arterielle Messeinheiten angeboten, die eine Bestimmung des pH-Werts sowie des O_2- und CO_2-Partialdrucks ermöglichen. Die Messung erfolgt mit einer fiberoptischen Technik, es gibt bis heute aber keine Daten, die auch nur annähernd gezeigt hätten, dass diese aufwendigen und teuren Systeme für die Behandlung von kritisch Kranken nützlich wären. Bis auf weiteres wird der Einsatz dieser Systeme wenigen, seltenen Indikationen vorbehalten bleiben.

Literatur

1. Allen EV (1929) Thromboangiitis obliterans: Method of diagnosis of chronic occlusive arterial lesions to the wrist with illustrative case. Am J Med Sci 178: 237
2. Bach A, Borneff M (1996) Infektionen durch intravasale Katheter. Anästhesist 45: 1111–1126
3. Blitt CD, Carlson GL, Wright WA et al. (1982) J-wire vs. straight wire for central venous system cannulation via the external jugular vein. Anesth Analg 61: 536–537
4. Bregenzer T, Conen D, Sakmann P et al. (1998) Is routine replacement of peripheral intravenous catheters necessary? Arch Intern Med 158: 151–156
5. Connors AF, Jr. (1997) Right heart catheterization: is it effective? New Horiz 5: 195–200
6. Connors AF, Jr., Speroff T, Dawson NV et al. (1996) The effectiveness of right heart catheterization in the initial care of critically ill patients. SUPPORT Investigators. JAMA 276: 889–897
7. Durbec O, Albanese J, Rouzaud M et al. (1991) Thrombotic risk of indwelling venous catheters in femoral position. Anesthesiology 75: A267
8. Eerola R, Kaukinen L, Kaukinen S (1985) Analysis of 13'800 subclavian catheterizations. Acta Anaesthesiol Scand 29: 293
9. Fleisher AG, Tyers GF, Manning GT et al. (1989) Management of massive hemoptysis secondary to catheter-induced perforation of the pulmonary artery during cardiopulmonary bypass. Chest 95: 1340–1341
10. Ganz W, Swan HJC (1972) Measurement of blood flow by thermodilution. Am J Cardiol 29: 241
11. Gardner RM (1981) Direct blood pressure measurement–dynamic response requirements. Anesthesiology 54: 227–236
12. Gnaegi A, Feihl F, Perret C (1997) Intensive care physicians' insufficient knowledge of right-heart catheterization at the bedside: time to act? Crit Care Med 25: 213–220
13. Lee RB, Buckner M, Sharp KW (1988) Do multi-lumen catheters increase central venous catheter sepsis compared to single-lumen catheters? J Trauma 28: 1472–1475
14. Mihm FG, Gettinger A, Hanson CW, 3rd et al. (1998) A multicenter evaluation of a new continuous cardiac output pulmonary artery catheter system. Crit Care Med 26: 1346–1350
15. Orebaugh SL (1992) Venous air embolism: clinical and experimental considerations. Crit Care Med 20: 1169–1177
16. Pittet D, Hulliger S, Auckenthaler R (1995) Intravascular device-related infections in critically ill patients. J Chemother 3: 55–66

17. Raad, II, Bodey GP (1992) Infectious complications of indwelling vascular catheters. Clin Infect Dis 15: 197–208
18. Reinhart K, Radermacher P, Sprung CL et al. (1997) Pa catheterization–quo vadis? Do we have to change the current practice with this monitoring device? [editorial]. Intensive Care Med 23: 605–609
19. Seldinger SI (1953) Catheter replacement of the needle in percutaneous arteriography: A new technique. Acta Radiol 39: 368
20. Shah KB, Rao TL, Laughlin S et al. (1984) A review of pulmonary artery catheterization in 6,245 patients. Anesthesiology 61: 271–275
21. Soifer NE, Borzak S, Edlin BR et al. (1998) Prevention of peripheral venous catheter complications with an intravenous therapy team: a randomized controlled trial. Arch Intern Med 158: 473–477
22. Sprung CL, Marcial EH, Garcia AA et al. (1983) Prophylactic use of lidocaine to prevent advanced ventricular arrhythmias during pulmonary artery catheterization. Prospective double-blind study. Am J Med 75: 906–910
23. Swan HJC, Ganz W, Forrester J et al. (1970) Catheterization of the heart in man with use of a flow-directed balloon-tipped catheter. N Engl J Med 283: 447–451
24. Tyden H (1982) Cannulation of the internal jugular vein: 500 cases. Acta Anaesthesiol Scand 26: 485
25. Vincent JL, Bihari DJ, Suter PM et al. (1995) The prevalence of nosocomial infection in intensive care units in Europe. Results of the European Prevalence of Infection in Intensive Care (EPIC) Study. EPIC International Advisory Committee. JAMA 274: 639–644
26. Wiedermann HP, Matthay MA, Matthay RA (1984) Cardiovascular-pulmonary monitoring in the intensive care unit. Chest 85: 537
27. Williams JF, Seneff MG, Friedman BC et al. (1991) Use of femoral venous catheters in critically ill adults: prospective study. Crit Care Med 19: 550–553
28. Wojciechowski J, Curelaru I, Gustavsson B et al. (1985) „Half-way" venous catheters. III. Tip displacements with movements of the upper extremity. Acta Anaesthesiol Scand Suppl 81: 36–39

Kapitel 11 — Zerebrales Monitoring

K. L. Kiening, A. S. Sarrafzadeh

11.1 Einführung 153

11.2 Zerebrales Basismonitoring: intrakranieller Druck, zerebraler Perfusionsdruck 153

11.3 Monitoring der zerebralen Oxygenierung 153
11.3.1 Jugularvenöse Oxymetrie 153
11.3.2 Nahe-Infrarot-Spektroskopie 155
11.3.3 Hirngewebe-pO_2, -pH, -pCO_2 156

11.4 Zerebrale Mikrodialyse 158
11.4.1 Funktionsprinzip 158
11.4.2 Mikrodialyseeinheit auf der Intensivstation 159
11.4.3 Mikrodialyse – bei welchen Patienten? 159
11.4.4 Vorteile und Nachteile der Methode 159

Literatur 159

Zerebrales Monitoring

K. L. Kiening, A. S. Sarrafzadeh

11.1 Einführung

Bei zerebral geschädigten Patienten besteht ein erhöhtes Risiko, aufgrund einer zerebralen Hypoxie bzw. Ischämie durch arterielle Hypoxämie, arterielle Hypotonie oder intrakranielle Hypertension eine sekundäre Hirnschädigung zu erleiden. Folge des sekundären Hirnschadens ist die Verschlechterung des klinischen Endergebnisses.

In den letzten Jahren hat sich das Spektrum der Methoden zur Beurteilung der zerebralen Situation bei intensivpflichtigen neurologisch-neurochirurgischen Patienten erheblich erweitert. Neben dem Monitoring des intrakraniellen Drucks (ICP) und des zerebralen Perfusionsdrucks (CPP) gibt es mittlerweile etablierte Verfahren zur Messung der zerebralen Oxygenierung bzw. des zerebralen Metabolismus.

> Oberstes Ziel des zerebralen Monitorings ist es, Phasen zerebraler Hypoxie oder Ischämie möglichst früh lückenlos zu erkennen und ihre Therapie zu überwachen.

11.2 Zerebrales Basismonitoring: intrakranieller Druck, zerebraler Perfusionsdruck

In einer ersten Annäherung an das diagnostische Problem der zerebralen Minderdurchblutung wurde zunächst als Messparameter der intrakranielle Druck (ICP) und später der zerebrale Perfusionsdruck (CPP) – die Differenz von mittlerem arteriellen Blutdruck und ICP – verwendet [9, 12]. Der Einfluss von pathologischem ICP und CPP auf das klinische Outcome ist mittlerweile unstrittig. Die breite Einführung von interventionsbedürftigen Grenzwerten der beiden Druckgrößen (ICP > 20 mmHg; CPP < 70 mmHg) und ihre Behandlung führten zu einer Optimierung der Intensivtherapie, so dass beide Parameter heute die Grundlage des zerebralen Intensivmonitorings darstellen.

> Allgemein gelten folgende interventionspflichtigen Grenzwerte:
> - Intrakranieller Druck: ICP > 20 mmHg
> - Zerebraler Perfusionsdruck: CPP < 70 mmHg

Die Einhaltung der obengenannten Druckgrenzen garantiert aber nicht immer per se einen adäquaten zerebralen Blutfluss (CBF) oder ausreichende zerebrale Oxygenierung. Diese diagnostische Limitation wird besonders im Falle einer übermäßigen zerebralen Vasokonstriktion, wie sie z. B. bei der Hyperventilationstherapie auftreten kann, deutlich. Hierunter kommt es oftmals, trotz ICP-Reduktion und CPP-Verbesserung, zur zerebralen Hypoxie/Ischämie, so dass eine On-line-Überwachung der zerebralen Oxygenierung sinnvoll erscheint.

11.3 Monitoring der zerebralen Oxygenierung

Das Gehirn ist hinsichtlich einer drohenden O_2-Minderversorgung besonders gefährdet, da es einerseits einen hohen O_2-Verbrauch, andererseits keine nennenswerten O_2- bzw. ATP-Speicher aufweist und auf einen vorwiegend aeroben Stoffwechsel zurückgreifen muss. Wie oben erwähnt, ist ein reines zerebrales „Druck-Monitoring" (ICP, CPP) oftmals ungenügend und bedarf der Ergänzung durch die Überwachung der zerebralen Oxygenierung. Im wesentlichen stehen dafür 3 gänzlich unterschiedliche Verfahren zur Verfügung, die im folgenden näher erläutert werden.

11.3.1 Jugularvenöse Oxymetrie

Einen Meilenstein in der Entwicklung des Monitorings entsprechender Parameter stellt die kontinuierliche Messung der O_2-Sättigung im Bulbus der V. jugularis interna ($S_{jv}O_2$) mittels fiberoptischer Katheter dar [1]. Die theoretischen Voraussetzungen für die Gültigkeit dieses Messverfahrens zur Beurteilung der zerebralen O_2-Versorgung und des zerebralen O_2-Verbrauchs ($CMRO_2$) liegen in den engen Beziehungen von $CMRO_2$, arterio-jugularvenöser O_2-Differenz, O_2-Konzentration im arteriellen und jugularvenösen Blut bzw. zerebralen Blutfluss (CBF) begründet, wie sie in der Fickschen Gleichung und ihren Umformungen beschrieben sind. Durch Messung der $S_{jv}O_2$ können – im Idealfall – Aussagen über die *globale zerebrale Oxygenierung*, den *Quotienten von CBF und CMRO₂* sowie den *CBF*, unter der Voraussetzung einer konstanten CMRO₂, getroffen werden.

Messprinzip
Oxymetriekatheter – retrograd über die V. jugularis interna bis zur Schädelbasis vorgeschoben – benutzen Licht ausgewählter Wellenlängen aus dem Rot- und Nahe-Infrarotspektrum. Eine *Unterscheidung von Oxyhämoglobin und Hämoglobin* wird dadurch möglich. Die Lichtintensität des am Hämoglobin des Erythrozyten reflektierten Lichtanteils wird dabei gemessen. Die O_2-Sättigung wird dann aus der Lichtabsorption des Hämoglobinmoleküls vom Computer errechnet.

Indikationen
Ein $S_{jv}O_2$-Monitoring sollte, als invasive Monitoringmethode, Patienten vorbehalten werden, die einem signifikanten Risiko einer zerebralen Hypoxie bzw. Ischämie unterliegen. Dies ist bei allen bewusstlosen Patienten, v. a. unter den folgenden Bedingungen, der Fall bei:
- traumatischem „Vasospasmus",
- Hyperventilationstherapie,
- eingeschränkter bzw. aufgehobener zerebraler Autoregulation,
- pulmonaler Gasaustauschstörung,
- Hypermetabolismus (Fieber, zerebraler Krampfanfall, inadäquate Sedierung),
- erheblichem Blutverlust.

Aussagefähigkeit im Rahmen des Intensivmonitorings
Es können 3 Messbereiche definiert werden. Der *Normalbereich* erstreckt sich von 54–75 %. Werte <50 % werden als *Desaturation* [14] und Werte >75 % als *Hyperämie* bezeichnet, die „relativ" (normaler CBF bei reduzierter CMRO₂) oder „absolut" (erhöhter CBF bei normaler bzw. reduzierter CMRO₂) sein kann.

Einteilung jugularvenöser Oxymetrie-Ergebnisse:

- Normalbereich: $S_{jv}O_2 = 54-75\%$
- Desaturation: $S_{jv}O_2 < 50\%$
- Hyperämie: $S_{jv}O_2 > 75\%$

Die wesentliche Aussagefähigkeit der $S_{jv}O_2$-Messung konnte mit der Beschreibung sog. „Desaturationsepisoden" und ihres Einflusses auf das klinische Outcome erreicht werden [14]. Diese sind definiert als eine über mindestens 15 min anhaltende Reduktion der $S_{jv}O_2$ auf <50 %. Diese Episoden beeinflussen kumulativ die Mortalität und Morbidität nach schwerem Schädelhirntrauma und treten während der Überwachungsphase in einem entsprechendem Kollektiv bei etwa 40 % aller Patienten mindestens einmal auf [14].

Das $S_{jv}O_2$-Monitoring eignet sich ferner zur Evaluierung des optimalen CPP und zur Überwachung der Therapieeffekte bei Maßnahmen zur Senkung eines erhöhten ICP, speziell der Hyperventilation.

Einschränkungen der Aussagekraft der $S_{jv}O_2$ bestehen einerseits hinsichtlich der Identifizierung *regionaler* hypoxischer Areale, da die Methode als *globales* Verfahren zur Erfassung der zerebralen Oxygenierung angesehen wird, und andererseits bei hyperämischen Messwerten.

Kontraindikationen
Kontraindikationen für die $S_{jv}O_2$-Messung sind hämorrhagische Diathese, vorbestehende lokale Infektionen des Punktionsorts, instabile Verletzungen der Halswirbelsäule und jede Art der zerebrovenösen Abflussbehinderung (z. B. Sinusvenenthrombose). Die Katheterisierung bei einem gleichzeitigen Tracheostoma stellt wegen der erhöhten Infektionsgefahr eine relative Kontraindikation dar. Die Anwendung der Methode bei Kindern (<14. Lebensjahr) gestaltet sich problematisch, da hier keine ausreichend gesicherten Daten vorliegen und im übrigen nur unzureichende Kenntnisse hinsichtlich der Normalwerte von ICP, CPP, CBF und $S_{jv}O_2$ existieren.

Artefakte
Bei Lichtintensitätsverlust liegt eine Katheterobstruktion vor, bei zu hoher Lichtintensität liegt der Katheter der Gefäßwand an. Der unter physiologischen Bedingungen kleine Anteil von Beimischungen extrakraniellen Blutes kann unter pathologischen Bedingungen erheblich zunehmen. Dies wurde wiederholt während Phasen der zerebralen „Einklemmung" gezeigt [5]. Hier findet sich, nach einem deutlichem Abfall der $S_{jv}O_2$, ein Anstieg der Messwerte, da nun vermehrt extrakranielles Blut retrograd in den Bulbus fließt.

Kann der Katheter sich in der Vene „aufwickeln", kommt es zu sog. „spontanen Wellen" der Messwerte [2]. Eine Röntgenkontrolle sichert die Diagnose und erfordert die Lagekorrektur bzw. die Entfernung des Katheters.

Stellenwert im Rahmen des Intensivmonitorings
Von allen derzeit angebotenen Systemen zur Überwachung der zerebralen Oygenierung, namentlich Nahe-Infrarotspektroskopie, direkte Gewebe-O_2-Partialdruckmessung [7, 8] und $S_{jv}O_2$, ist letztere die Methode mit dem derzeit größten wissenschaftlichen Hintergrund. Die praktischen Probleme, die der $S_{jv}O_2$ aber anhaften, fordern über die gesamte Monitoringphase hinweg einen hohen zeitlichen und personellen Aufwand. Trotz-

dem ist die Datenqualität auch in Zentren mit großer Erfahrung allenfalls bei 55–60% reliablen Messwerten anzusiedeln [2, 7]. Ein weiterer, wesentlicher Nachteil der Methode liegt in ihrer relativen kurzen medianen Anwendungszeit von 2,5–4 Tagen, wenn auf einen Katheterwechsel über die liegende Schleuse (Infektionsgefahr!) bzw. auf eine Neupunktion verzichtet wird [3, 7]. Stabile Messungen bis zu 10 Tagen, z.B. nach Trauma, wären aber bei komplizierten Krankheitsverläufen wünschenswert. Aufgrund dieser Einschränkungen wird die Methode größeren Kliniken vorbehalten bleiben. Vor allem das Hirngewebe-pO$_2$-Monitoring stellt eine ernstzunehmende Alternative zur S$_{jv}$O$_2$-Messung dar. Abbildung 11-1 zeigt einen Algorithmus zur Überwachung der globalen zerebralen Oxygenierung unter Verwendung von S$_{jv}$O$_2$-Messergebnissen (nach [19]).

Komplikationen
Von Seiten der möglichen Komplikationen kann das S$_{jv}$O$_2$-Monitoring als sicher angesehen werden. Eine Jugularvenenthrombose gilt zwar als potentielles Risiko, ist aber äußerst selten und ohne klinische Relevanz. Goetting et al. [3] sahen bei 123 Patienten mit S$_{jv}$O$_2$-Katheter keine Thrombose. Akzidentelle Punktionen des Subarachnoidalraumes sind vereinzelt beschrieben worden. Eine versehentliche Punktion der A. carotis ist bei ca. 3% zu verzeichnen.

11.3.2 Nahe-Infrarot-Spektroskopie

Die Nahe-Infrarot-Spektroskopie (NIRS) ist, im Gegensatz zur jugularvenösen Oxymetrie und zur Messung des Hirngewebe-pO$_2$ (p$_{ti}$O$_2$), eine *nichtinvasive* Methode zur Überwachung der zerebralen O$_2$-Versorgung und -Utilisation und wäre somit *das Monitoring der Wahl* bei neurochirurgischen Intensivpatienten.

Die Entwicklung entsprechender Geräte begann 1977 mit der Publikation von Jöbsis [6], in der die relativ gute Nahe-Infrarot-Lichtdurchlässigkeit von biologischen Geweben im Bereich einiger Zentimeter, speziell Haut, Galea, Schädelknochen, Hirnhäute und v.a. Hirnparenchym, beschrieben wurde. Das Licht wird dabei gestreut, teils absorbiert, teils transmittiert sowie partiell reflektiert. Im Nahe-Infrarot-Wellenlängenbereich (650–1100 nm) besitzen die drei Chromophoren *oxygeniertes Hämoglobin, desoxygeniertes Hämoglobin* und *oxydierte Zytochromoxydase$_{aa3}$*, das letzte Enzym der mitochondrialen Atmungskette, O$_2$-abhängige spezifische Absorptionsmaxima. Dadurch eröffnet sich unter Anwendung des Lambert-Beer-Gesetzes die theoretische Möglichkeit eines zerebralen O$_2$-Monitorings bis hin zur mitochondrialen Ebene. Neben den eingangs erwähnten Parametern können abgeleitete Größen, wie das Gesamthämoglobin oder die regionale O$_2$-Sättigung (S$_r$O$_2$), die das Verhältnis des oxygenierten Hämoglobins zum Gesamthämoglobin in Prozent anzeigt, dargestellt werden. Ferner kann die Veränderung der optischen Dichte von linker zu rechter Hemisphäre einen Hinweis auf sekundär entstehende intra- oder extrazerebrale Hämatome geben [4].

Von ca. 10 Firmen, die initial mit der Entwicklung von NIRS-Reflexionsgeräten begannen, sind wenige bis zur ersten klinischen Erprobung gelangt. Einige Gerätetypen wurden aufgrund gravierender Mängel hinsichtlich Spezifität, Sensitivität und Reliabilität bereits wieder vom Markt genommen.

Artefaktverhalten und -erkennung
Ein generelles Problem bei der Validierung von NIRS-Systemen besteht darin, dass NIRS-Daten mit keiner anderen Untersuchungstechnik am lebenden Menschen überprüft werden können. Darüber hinaus enthält die NIRS-Technologie eine Reihe von Fehlerquellen, die einerseits methodisch, andererseits rein praktisch bedingt sind.

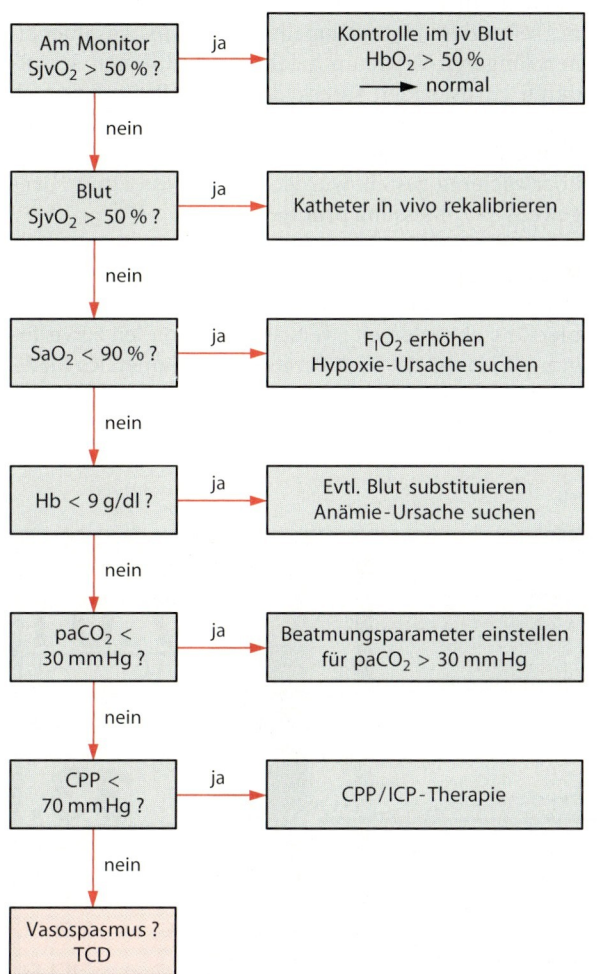

Abb. 11-1. Algorithmus zur Überwachung der globalen zerebralen Oxygenierung unter Verwendung von S$_{jv}$O$_2$-Messergebnissen. (Nach [19])

■ **Methodische Schwierigkeiten.** Folgende methodische Schwierigkeiten sind besonders zu erwähnen:
- Eine fehlende Nullpunkt-Kalibration bei der Reflexionsmethode verhindert quantitative Messungen. Kritische Abfälle, z. B. des zerebralen Oxyhämoglobins, können folglich nicht erfasst werden.
- Das genaue, mit NIRS erfasste Gewebevolumen ist unbekannt, ebenso wie die prozentuale Verteilung von venösem, arteriellem und kapillärem Blut im unbekannten Messvolumen.
- Die für den „normalen" Erwachsenenschädel entwickelten Algorithmen zur Elimination der Signale von extrakraniellem Blut treffen nur auf die wenigsten Patienten zu und sind, z. B. bei einem Kopfschwartenhämatom (traumatisch bzw. postoperativ) durch die Größenzunahme des extrakraniellen Kompartiments sicher nicht mehr korrekt. Gleiches gilt, wenn zusätzliche Medien in den Strahlengang treten (z. B. Wasser bei Schweißbildung auf der Haut, subdurale/epidurale Hämatome, etc.).
- Das Problem der Messwertveränderung durch extrazerebrales Blut ist ungelöst.

■ **Praktische Probleme bei Anwendung.** Zusätzlich gibt es praktische Probleme bei der NIRS-Anwendung, v. a. beim Langzeitmonitoring auf der Intensivstation, wie es zur Aufdeckung hypoxisch-ischämischer Episoden gefordert werden muss. Hierzu gehören:
- Bewegungsartefakte,
- Sensorlage mit Kontakt zum Sinus frontalis,
- mangelnde Umgebungslichtabschirmung,
- Lufteinschlüsse zwischen Sensor und Haut.

Indikationsstellung

Aufgrund der genannten Probleme ergibt sich derzeit, außerhalb der rein klinisch-experimentellen Anwendung, *keine* Indikation für ein Monitoring beim neurochirurgischen Intensivpatienten. Diese Einschätzung wird besonders durch die Publikation von Schwarz et al. [15] unterstrichen, in der selbst bei nachgewiesenem zerebralen Perfusionsstillstand S_rO_2-Werte im physiologischen Bereich erhoben wurden. Für ein zuverlässiges Monitoring der zerebralen Oxygenierung sind daher Systeme für die zerebrovenöse Oxymetrie bzw. intraparenchymale Gewebe-pO_2 Messung vorzuziehen.

11.3.3 Hirngewebe-pO_2, -pH, -pCO_2

Die kontinuierliche Messung des Hirngewebe-O_2-Partialdrucks ($p_{ti}O_2$) beim Menschen ist ein neues invasives Verfahren zur Überwachung der zerebralen Oxygenierung. Über eine Bohrlochschraube wird ein pO_2-Messkatheter in unverletztes Hirnparenchym eingeführt und fixiert. Der Messwert wird an dem angeschlossenen Monitor in mmHg angegeben.

Haupteinsatzgebiet ist die Überwachung der zerebralen Oxygenierung bei Patienten nach schwerem Schädel-Hirn-Trauma [7, 10, 18], da diese aufgrund eines sekundären intrakraniellen Druckanstiegs über einen längeren Zeitraum gefährdet sind, einen sekundären Hirnschaden zu erleiden. Auch Patienten nach Subarachnoidalblutung und/oder Hirninfarkten, bei denen die Indikation für eine intrakranielle Drucküberwachung gestellt wurde, könnten von einer Hirngewebs-pO_2-Messung profitieren.

Messprinzip

Die pO_2-Messung erfolgt mit einer Clark-Elektrode; hierfür stehen derzeit 2 verschiedene Sonden zu Verfügung (Licox, GMS, Kiel; Paratrend-7, Diametrics Medical, U.K.). Neu eingeführt wurde eine Messsonde, die nach dem Prinzip der Reflexspektroskopie (ähnlich der $S_{jv}O_2$) den Hirngewebe-pO_2 misst (Neurotrend,

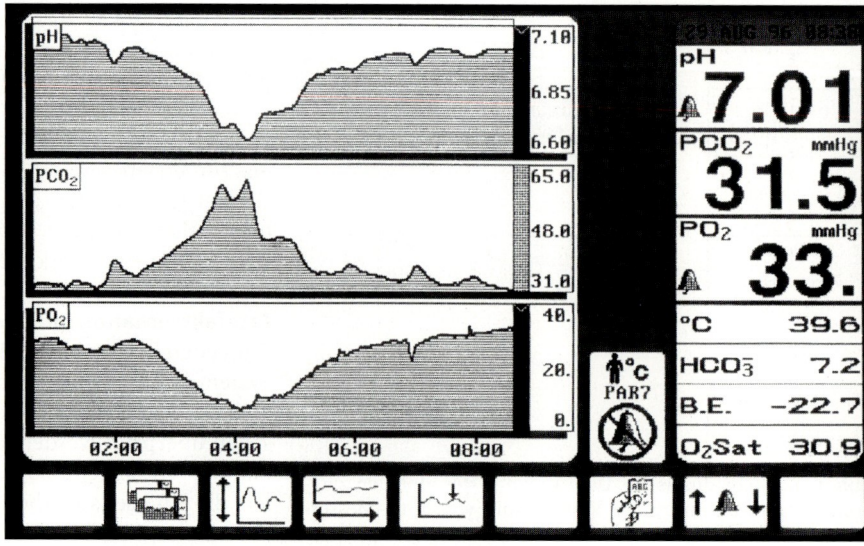

Abb. 11-2. Verlauf von Hirngewebe-pO_2, -pCO_2 und -pH (gemessen mit dem Paratrend-7-Sensor, Diametrix Medical). Parallel zum Abfall des Hirngewebe-pO_2 steigt der intrazerebrale pCO_2 an. Der Hirngewebe-pH liegt während der hypoxischen Episode deutlich im azidotischen Bereich

Diametrix Medical, U.K.), für die allerdings z. Z. nur geringe klinische Erfahrungen vorliegen.

Die methodisch aus der kontinuierlichen Messung arterieller Blutgase abgeleiteten Paratrend- bzw. Neurotrend-Sensoren erfassen neben dem Hirngewebe-pO_2 auch den pCO_2, pH und die Gehirntemperatur (Abb. 11-2).

Lage des Hirn-$p_{ti}O_2$-Katheters

Für die Interpretation der Hirngewebe-pO_2-$p_{ti}O_2$-Daten ist die Lage des pO_2-Mikrosensors im Verhältnis zur Läsion und Anatomie (weiße Substanz, graue Substanz) entscheidend.

Zur Überwachung der zerebralen Oxygenierung wird der Mikrosensor in intakte weiße Substanz positioniert, die vitales Hirngewebe reflektieren soll. In einer Kontusion oder in ihrer unmittelbaren Umgebung ist der Hirngewebe-pO_2 erniedrigt und die O_2-Reaktivität (pO_2-Anstieg bei Erhöhung der F_IO_2) deutlich herabgesetzt; dies ist ein Hinweis darauf, dass geschädigtes bzw. nekrotisches Gewebe vorliegt. Der überwiegende Anteil der Autoren bevorzugt für die Anlage des pO_2-Katheters die auch für den Ventrikelkatheter verwendete frontale Insertionsstelle. Die Dauer des Eingriffes, auf der Intensivstation durchgeführt, beträgt ca. 15 min.

Zerebrale Hypoxie

Der theoretische Normalwert des mittleren $p_{ti}O_2$ in der weißen Substanz wird mit ca. 21 mmHg angegeben und steigt nach kortikal bis auf arterielle Werte an. Daher ist zur Interpretation der $p_{ti}O_2$-Werte die korrekte Lage des Katheters zu kontrollieren. Als kritischer Hirn-$p_{ti}O_2$ wird ein Abfall auf < 10 – 15 mmHg beschrieben, als „hypoxische Episode" ein $p_{ti}O_2$ von < 10 mmHg, (Licox-Sensor), analog den sog. „Desaturationsepisoden" ($S_{jv}O_2$ < 50 %). Vergleichsmessungen mit der Bulbusoxymetrie zeigen ein paralleles Messverhalten der beiden Oxygenierungsparameter sowie eine gute Reagibilität des $p_{ti}O_2$-Katheters auf einen kritischen Abfall des CPP.

Therapie eines erniedrigten $p_{ti}O_2$

Die zerebrale Gewebeoxygenierung wird hauptsächlich von CBF und arteriellem O_2-Gehalt bestimmt. Ist der CBF normal (oberhalb eines Ischämieschwellenwerts) und der p_aO_2 > 100 mmHg, bei einem Hb-Wert von > 10 g/dl, sollte die Gewebeoxygenierung ausreichend sein, d.h. der $p_{ti}O_2$ in der weißen Substanz 20 – 30 mmHg betragen.

Häufigste Ursache für einen Abfall des $p_{ti}O_2$ ist ein unzureichender CBF (verursacht durch intrakranielle Druckerhöhung, Blutdruckabfall oder durch Hypokapnie bei Hyperventilationstherapie ([13]; Abb. 11-3).

Ähnlich dem für die $S_{jv}O_2$ dargestellten Algorithmus (vgl. Abb. 11-1) sollten die möglichen Ursachen des $p_{ti}O_2$-Abfalls untersucht werden (s. Übersicht).

> **Mögliche Ursachen eines Hirngewebe-pO_2-Abfalls**
> - ICP-Anstieg
> - CPP- und/oder CBF-Abfall
> - Kritisch verminderter p_aCO_2 (z. B. bei Hyperventilation)
> - Blutung im Bereich des $p_{ti}O_2$-Katheters
> - Technische Probleme

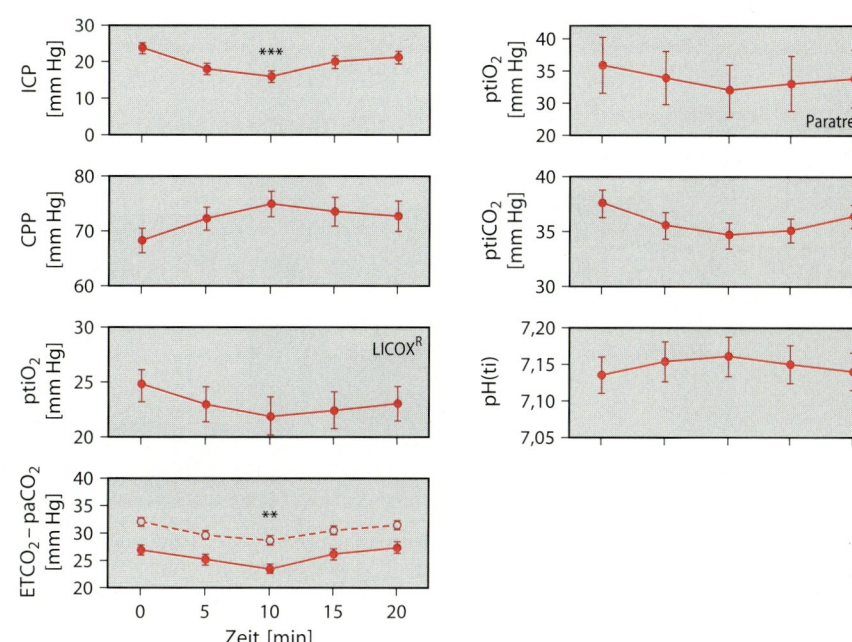

Abb. 11-3. Auswirkung einer 10-minütigen Hyperventilationstherapie (0 – 10 min) bei 11 Patienten mit schwerem Schädel-Hirn-Trauma auf intrakraniellen Druck (ICP), zerebralen Perfusionsdruck (CPP), Licox-Hirngewebe-pO_2 ($p_{ti}O_2$, Licox) endexpiratorisches bzw. arterielles CO_2 ($ETCO_2$ – p_aCO_2), Paratrend-Hirngewebe-pO_2 ($p_{ti}O_2$, Paratrend), Hirngewebe-pCO_2), Paratrend-Hirngewebe-pO_2 ($p_{ti}O_2$) und Hirngewebe-pH (pHti) (Mittelwerte ± SEM)

Nach Ausschluss einer Katheterfehlmessung, -fehllage (CCT) bzw. Positionierung in einer Blutung (niedriger pO_2) sollten als Ursachen an erster Stelle ein erniedrigter CPP sowie eine zu starke Hyperventilation (p_aCO_2 <30–35 mmHg) ausgeschlossen werden. Inwiefern eine Erhöhung des Hirngewebe-pO_2 über eine Erhöhung der F_IO_2 sinnvoll ist, wird z. Z. noch kontrovers diskutiert. Theoretisch ist bei ausreichendem arteriellen p_aO_2 (>100 mmHg) von einer weiteren F_IO_2-Erhöhung keine wesentliche Steigerung des arteriellen Sauerstofftransportes zu erwarten.

Komplikationen, Vor- und Nachteile

Bisher sind im Zusammenhang mit der Einführung eines Hirngewebe-$p_{ti}O_2$-Katheters keine Komplikationen in der Literatur beschrieben worden [7, 10, 17, 18].

Offensichtlich ist das Risiko einer Infektion bzw. Blutung deutlich niedriger als bei der Anlage einer externen Ventrikeldrainage (hier: Infektion 2–10 %; Blutung 1–2 %).

Im Vergleich mit der $S_{jv}O_2$ erhält man wesentlich stabilere Messwerte über einen langen Zeitraum, da die Sonde über eine Schraube fest fixiert ist und nicht, wie bei der $S_{jv}O_2$-Messung, frei in einem Gefäß flottiert.

Der Hirngewebe-pO_2-Katheter kann nur invasiv über ein Bohrloch eingebracht werden; die Messung erfolgt regional. Die Einführung muss von einem erfahrenen Neurochirurgen durchgeführt werden, der mögliche Komplikationen (z. B. eine Blutung) behandeln kann.

11.4 Zerebrale Mikrodialyse

Die Mikrodialyse ermöglicht die Messung von Substanzen im Extrazellulärraum verschiedener Gewebe. Mit der Methode können bereits seit vielen Jahren im tierexperimentellen Bereich metabolische Vorgänge untersucht werden, z. B. zur Entstehung des sekundären Hirnschadens. Untersuchungen mit der zerebralen Mikrodialyse beim Menschen werden erst seit der Entwicklung geeigneter Mikrodialysekatheter zu Beginn der 90er Jahre durchgeführt [16]. Mittlerweile steht ein Analysegerät zu Verfügung, das verschiedene Substanzen messen und in graphischer Form als Trendkurven darstellen kann (Abb. 11-4).

Dieses „Bedside"-Mikrodialysegerät steht üblicherweise direkt im Patientenzimmer und ermöglicht eine nahezu kontinuierliche (z. B. stündliche) neurochemische Messung von Substanzen des Energiestoffwechsels (Glukose, Pyruvat, Laktat), des exzitatorischen Neurotransmitters Glutamat sowie des Glyzerols als Marker der zerebralen Zellmembranstabilität (Tabelle 11-1).

11.4.1 Funktionsprinzip

Grundlage der Methode ist das Dialyseprinzip: Eine semipermeable Membran wird kontinuierlich von 2 Flüssigkeiten umgeben. Auf der einen Seite, innerhalb

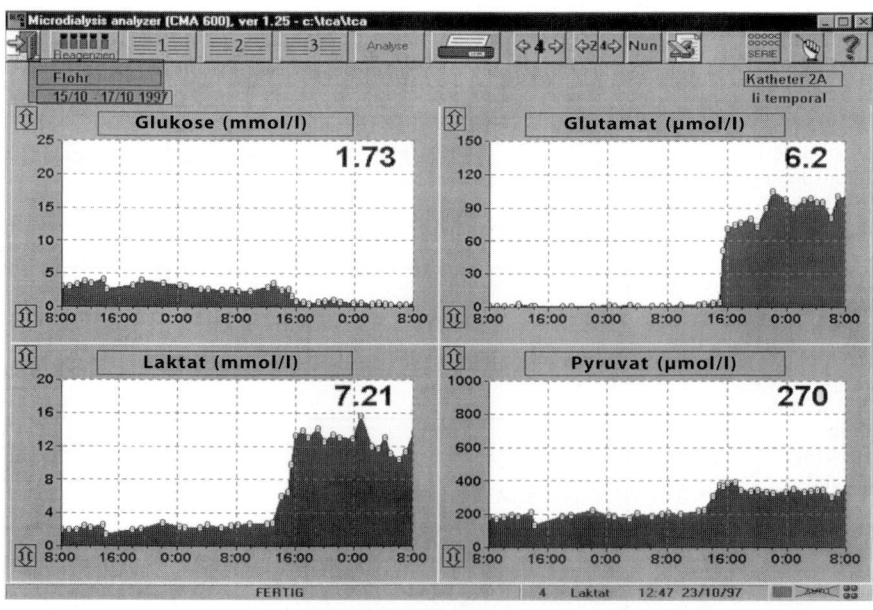

Abb. 11-4. Verlauf der Mikrodialyseparameter: Die stündlich gemessenen Parameter des zerebralen aeroben/anaeroben Metabolismus (Glukose, Pyruvat, Laktat) sowie des exzitatorischen Neurotransmitters Glutamat einer Patientin nach aneurysmatischer Subarachnoidalblutung sind im Verlauf eines Tages dargestellt. Gegen 16 Uhr kommt es zu einer Verschiebung des Metabolismus von aerob zu vorwiegend anaerob sowie zu einem Anstieg des Glutamats. Klinisch entwickelte die Patientin einen zerebralen Vasospasmus mit Zunahme der transkraniell gemessenen Blutflussgeschwindigkeiten

Tabelle 11-1. „Bedside"-Mikrodialyse. Wichtigste derzeit mit der bettseitigen Mikrodialyse erfassbare Parameter sowie ihre Interpretation

Parameter	Interpretation
Glukose	Energiesubstrat für die Gehirnzellen
Pyruvat	Metabolit von Glukose
Laktat	Metabolit von Glukose; wird bei O_2-Mangel vermehrt gebildet
Laktat/Pyruvat-Quotient	Indikator für aerobe/anaerobe Stoffwechsellage
Glutamat	Exzitatorischer Neurotransmitter, wird z. B. bei Ischämie freigesetzt, wirkt zytotoxisch; ein Marker des sekundären Hirnschadens
Glyzerol	Zerebral: bei Zellmembrandegradation über Phospholipasen freigesetzt – Marker für Zellschaden

des Mikrodialysekatheters, wird eine Lösung verwendet, die keine der o. g. Zielsubstanzen enthält, auf der anderen Seite befindet sich die extrazelluläre Flüssigkeit im Hirngewebe. Der Konzentrationsgradient führt zu einer Diffusion der Substanzen. Über eine Pumpe wird der Mikrodialysekatheter kontinuierlich mit physiologischer Lösung gespült und so der Konzentrationsgradient aufrecht erhalten. Die Porengröße der Membran ist je nach Mikrodialysekatheter unterschiedlich (z. B. für den CMA-ZNS-Katheter Porengröße < 20 000 Dalton Molekulargewicht).

11.4.2 Mikrodialyseeinheit auf der Intensivstation

Die auf der Intensivstation einsetzbare Mikrodialyseeinheit besteht aus dem im Hirngewebe liegenden Mikrodialysekatheter, einer Pumpe, die den Katheter mit steriler Ringerlösung perfundiert, den Auffangbehältern für das Mikrodialysat („microvials") und dem Analysegerät (bzw. einer HPLC-Einheit). Der Vorteil einer Analyseeinheit am Patientenbett ist, dass relative Veränderungen rasch erkannt werden, und so eine therapeutische Intervention möglich wird.

11.4.3 Mikrodialyse – bei welchen Patienten?

Ein neurochemisches Monitoring ist bei allen Patienten mit der Gefahr einer zerebralen Ischämie und Hypoxie sinnvoll. Es ist allerdings ein regional messendes Verfahren, das nur *invasiv*, d. h. nach Eröffnung von Schädelkalotte und Dura, messen kann.

Die Methode wird daher v. a. bei Patienten mit schwerem Schädel-Hirn-Trauma eingesetzt, die den Mikrodialysekatheter zusammen mit der intrakraniellen Druckmessung in einem operativen Eingriff erhalten. Eine weitere Indikation ist die aneurysmatische Subarachnoidalblutung; hier wird der Mikrodialysekatheter, überwiegend intraoperativ, nach Clipping des Aneurysmas eingeführt. Ziel ist die Früherkennung eines zerebralen Vasospasmus sowie die Überwachung der Effektivität einer Triple-H-Therapie. Die bisherigen Untersuchungen zeigen signifikante pathologische Veränderungen im Energiestoffwechsel (z. B. Laktaterhöhung) und einen Anstieg des extrazellulären Glutamats bei klinisch-neurologischer Verschlechterung des Patienten im Rahmen eines sogenannten „delayed ischemic neurological deficit (DIND)". Weitere Untersuchungen liegen für Patienten mit Epilepsie, M. Parkinson, Hirninfarkt und Hirntumor vor.

11.4.4 Vorteile und Nachteile der Methode

Vorteile

Die bettseitige Mikrodialyse ermöglicht erstmals eine nahezu kontinuierliche zerebrale Messung neurochemischer Parameter, die Rückschlüsse auf die zerebrale Stoffwechsellage und mögliche Zellschäden zulassen. Die Handhabung ist technisch relativ einfach, und die Analyseergebnisse sind auf dem Monitor gut verständlich dargestellt. Komplikationen durch die Einführung des Katheters oder Infektionen bei liegendem Katheter sowie sonstige Komplikationen wurden bisher nicht beschrieben [11].

Nachteile

Der Mikrodialysekatheter muss invasiv, d. h. über ein Bohrloch oder im Rahmen eines neurochirurgischen Eingriffs (z. B. Aneurysma-Clipping, Anlage einer Ventrikeldrainage), eingeführt werden und ist daher mit gewissen Risiken verbunden (Blutung, Infektion). Der Mikrodialysekatheter erfasst nur regionale Stoffwechselveränderungen und kann daher nicht als Überwachungsmethode der globalen zerebralen Situation gewertet werden. Derzeit ist eine Lagekontrolle nach der Platzierung nicht möglich, da der Katheter im CCT nicht sichtbar ist. Auch ist ein gewisser personeller Aufwand mit dieser Methode verbunden (Wechseln der Mikrodialyatbehälter, Austausch der Reagenzien und Pumpenflüssigkeit, etc.). Trotz bisher vielversprechender Ergebnisse ist die Methode z. Z. noch im klinischen Erprobungsstadium und daher nicht für den Routineeinsatz geeignet.

Literatur

1. Cruz J, Miner ME, Allen SJ, Alves WM, Gennarelli TA (1990) Continuous monitoring of cerebral oxygenation in acute brain injury. J Neurosurg 73: 725
2. Dearden NM, Midgley S (1993) Technical considerations in continuous jugular venous oxygen saturation measurement. Acta Neurochir Suppl Wien 59: 91

3. Goetting MG, Preston G (1990) Jugular bulb catheterization: experience with 123 patients. Crit Care Med 18: 1220
4. Gopinath SP, Robertson CS, Grossmann RG, Chance B (1993) Near-infrared spectroscopic localisation of intracranial hematomas. J Neurosurg 79: 43–47
5. Hantson P, Mathieu P (1992) Usefulness of cerebral venous monitoring through jugular bulb catheterization for the diagnosis of brain death (letter). Intensive Care Med 18: 59
6. Jöbsis FF (1977) Noninvasive infrared monitoring of cerebral and myocardial oxygen sufficiency and circulatory parameters. Science 198: 1264–1267
7. Kiening KL, Unterberg AW, Bardt TF, Schneider G-H, Lanksch WR (1996) Monitoring of cerebral oxygenation in patients with severe head injuries: brain tissue PO_2 vs. jugular vein oxygen saturation. J Neurosurg 85: 751
8. Kirkpatrick PJ, Smielewski P, Czosnyka M, Menon DK, Pickard JD (1995) Near-infrared spectroscopy use in patients with head injury. J Neurosurg 83: 963
9. Lundberg N, Troupp H, Lorin H (1965) Continuous recording of the ventricular-fluid pressure in patients with severe acute traumatic brain injury. A preliminary report. J Neurosurg 22: 581
10. Meixensberger J, Baunach S, Amschler J, Dings J, Roosen K (1997) Influence of body position on tissue-pO_2, cerebral perfusion pressure and intracranial pressure in patients with acute brain injury. Neurol Res 19: 249–53
11. Persson L, Valtysson J, Enblad P et al. (1996) Neurochemical monitoring using intracerebral microdialysis in patients with subarachnoid hemorrhage. J Neurosurg 84: 606–16
12. Rosner MJ, Daughton S (1990) Cerebral perfusion pressure management in head injury. J Trauma 30: 933
13. Schneider G-H, Sarrafzadeh AS, Kiening KL, Bardt TF, Unterberg AW, Lanksch WR (1998) Influence of hyperventilation on brain tissue-pO_2, pCO_2, and pH in patients with intracranial hypertension. Acta Neurochir (Suppl) 71: 62–65
14. Sheinberg M, Kanter MJ, Robertson CS, Contant CF, Narayan RK, Grossman RG (1992) Continuous monitoring of jugular venous oxygen saturation in head-injured patients. J Neurosurg 76: 212
15. Schwarz Glitscher G, Kleinert R, Jobstmann R (1996) Cerebral oximetry in dead subjects. J Neuros Anesth 8: 189–193
16. Ungerstedt U (1991) Microdialysis – Principles and applications for studies in animals and man. J Intern Med 230: 365–373
17. Unterberg AW, Kiening KL, Hartl R, Bardt TF, Sarrafzadeh AS, Lanksch WR (1997) Multimodal monitoring in patients with head injury: evaluation of the effects of treatment on cerebral oxygenation. J Trauma 42: S32–7
18. Van Santbrink H, Maas AI, Avezaat CJ (1996) Continuous monitoring of partial pressure of brain tissue oxygen in patients with severe head injury. Neurosurgery 38: 21–31
19. Woodman T, Robertson CS (1996) Jugular venous oxygen saturation monitoring. In : Neurotrauma, Narayan RK, Wilberger JE, Povlishock JT (eds), McGraw-Hill, New York, pp 527–529

Neurophysiologisches Monitoring

KAPITEL 12

W. PAULUS

12.1 Einleitung 163

12.2 EEG 163
12.2.1 Status epilepticus 163
12.2.2 Hirntoddiagnostik 164
12.2.3 Komatöse Zustände 164
12.2.4 Kontinuierliches EEG-Monitoring mit Spektralanalyse 166

12.3 Evozierte Potentiale 166
12.3.1 Visuell evozierte Potentiale 166
12.3.2 Akustisch evozierte Potentiale 166
12.3.3 Somatosensorisch evozierte Potentiale 166
12.3.4 Motorisch evozierte Potentiale 167

12.4 Elektromyographie 167

12.5 Nervenleitgeschwindigkeiten 168

12.6 Dopplersonographie 168

Literatur 168

Neurophysiologisches Monitoring

W. Paulus

12.1 Einleitung

Bei komatösen Patienten lassen sich klinisch nur vergleichsweise wenige Reflexe erfassen. Ergänzend kommen alle gängigen neurophysiologischen Untersuchungsverfahren in Betracht; Sie können naturgemäß auch zum Monitoring von zerebralen Funktionen im Intensivbereich eingesetzt werden. In der neurophysiologischen Routine haben sich die folgenden Verfahren etabliert:
- Elektroenzephalographie (EEG),
- Elektromyographie (EMG),
- Elektroneurographie (ENG),
- evozierte Potentiale (EP): visuell (VEP), somatosensorisch (SEP) und akustisch evozierte Potentiale (AEP).

Des weiteren spielen die extrakranielle und transkranielle Dopplersonographie sowie zunehmend auch die transkranielle Magnetstimulation eine große Rolle.
Nachfolgend wird der Wert der einzelnen Untersuchungsverfahren speziell für die intensivmedizinische Diagnostik aufgeführt.

12.2 EEG

Das EEG ist eine nützliche Monitoringmethode, weil es Änderungen des zerebralen Metabolismus reflektieren kann, sensitiv auf Ischämie und Hypoxie (unterhalb von 16–20 ml Blutfluss/100 g Hirngewebe/min) reagiert, eng mit zerebraler Topographie korreliert, neuronale Dysfunktionen in reversiblen Stadien entdecken kann, prognostische Aussagen zulässt, eine ideale zeitliche Auflösung zur Dokumentation dynamischer Verläufe aufweist und nach wie vor die beste Methode ist, um epileptische Anfälle aufzudecken. Auch wenn einzelne Autoren bei systematischer Anwendung gefunden haben wollen, dass medizinische Entscheidungen bei 81% der Patienten durch neurophysiologisches Monitoring beeinflussbar sind [7], hat sich keine EEG-basierte Komaklassifikation durchsetzen können. Das EEG hat daher einen recht umschriebenen Stellenwert, insbesondere im individuellen Krankheitsverlauf.

12.2.1 Status epilepticus

Das EEG spielt v. a. im Rahmen eines Status epilepticus eine Rolle. Bei einem Grand-mal-Status ist die klinische Situation so eindeutig, dass zur Diagnose keine EEG-Ableitung erforderlich ist, zumal während eines konvulsiven Anfalls die Artefakte eine Beurteilung des EEG unmöglich machen. Eine EEG-Untersuchung ist jedoch nützlich bei Patienten, die komatös sind oder bei denen pharmakologisch ein Koma induziert wurde. Bei behandelten Patienten muss zwischen postiktalem Zustand oder medikamentös induzierten Bewusstseinseinschränkungen und fortlaufendem non-konvulsiven Status epilepticus differenziert werden. Durch kontinuierliches EEG-Monitoring kann die Dosis der Antiepileptika minimiert werden. Die Behandlung des therapierefraktären Status epilepticus mit Barbituraten oder Midazolam-Koma erfordern ein EEG-Monitoring, um die Komatiefe zu bestimmen und nachzuweisen, dass die iktale Aktivität erfolgreich behandelt werden kann.

Nichtkonvulsive Anfälle
Wichtiger ist demgegenüber das Erkennen eines nichtkonvulsiven Status epilepticus, der – je nach Patientenklientel – in bis zu 34% der Patienten auf einer neurologischen Intensivstation auftreten kann [7]. Nichtkonvulsive Anfälle können die Ursache eines Komas darstellen; sie können eine metabolische Enzephalopathie simulieren und unerkannt bleiben, solange kein EEG registriert wird. Beim nicht konvulsiven Status wird unterschieden zwischen einem *primär generalisierten nicht konvulsiven epileptischen Status* und einem *fokalen epileptischen Status*. Letzterer ist häufiger und hat eine größere Relevanz für die neurologische Intensivdiagnostik. Insbesondere bei Läsionen im Temporallappen sind die Patienten hierfür prädisponiert. Aber auch andere anfallauslösende Faktoren wie metabolische Veränderungen können einen nichtkonvulsiven Status epilepticus bedingen.
Die Prognose des nichtkonvulsiven Status epilepticus ist umstritten [8]. Das EEG wird zum Monitoring der Wirksamkeit von Antikonvulsiva eingesetzt [11].

■ **Absencenstatus.** Im Rahmen einer primär generalisierten Epilepsie kann ein Absencenstatus mit einer Häufigkeit von 10–20 % auftreten. Im EEG finden sich Spike- und Sharp-wave-Komplexe, Multi-spike- und Slow-wave-Komplexe, repetitive Spikes zwischen 9 und 11/s und andere Varianten.

■ **Komplex-partieller Status.** Beim komplex-partiellen Status treten eher langsamere, etwa 2,5-Hz-Sharp- und Slow-wave-Komplexe auf, z. T. periodisch, z. T. auch nur als periodische δ-Wellen mit eingelagerten Sharpwaves oder Spikes.

12.2.2 Hirntoddiagnostik

Ein wichtiges Einsatzgebiet des EEG auf der Intensivstation ist der Nachweis elektrozerebraler Inaktivität beim Hirntod. Bei der Hirntoddiagnostik müssen besonders hohe Ansprüche an die technischen Untersuchungsbedingungen erfüllt sein. Ein Minimum von 8 Skalpelektroden und 2 Ohr-Referenzen sollte abgeleitet werden, wechselweise verschaltet gegen alle 21 Elektroden des 10–20-Systems. Die Impedanzen sollen <10 kΩ, aber >100 Ω liegen. Das gesamte Ableitsystem muss kalibriert werden; es muss mit einer Empfindlichkeit von 2 µV/mm über mindestens 30 min registriert werden. Die Filterbegrenzungen dürfen nicht höher als 1 Hz und nicht niedriger als 30 Hz liegen. Die Erkennung von Artefakten, speziell des EKG, und die Elimination von EMG-Artefakten durch unzureichende Muskelrelaxation ist erforderlich. Die EEG-Reaktivität auf intensive Schmerz-, auditorische und – wenn möglich – visuelle Reize muss erfolgen. Der Untersucher muss in der Ableittechnik erfahren sein. Die Untersuchung muss wiederholt werden, wenn Zweifel bestehen.

Ein EEG ist dann sicher nicht elektroklinisch stumm, wenn ein „Burst-suppression-Muster" oder niedrigamplitudige langsame nichtreaktive EEG-Aktivität vorwiegend im δ- und Theta-(θ-)Bereich vorliegt, oder wenn nur über begrenzten Skalpareale keine Aktivität nachweisbar ist. Ausgeschlossen werden müssen eine Überdosierung von zentralnervös wirksamen Substanzen, eine Hypothermie, ein kardiovaskulärer Schock, metabolische oder endokrine Erkrankungen und sehr junge Patienten.

12.2.3 Komatöse Zustände

Eine Reihe von unterschiedlichen EEG-Veränderungen sind mit komatösen Zuständen assoziiert [3]. Das Hauptbeurteilungskriterium ist der vorherrschende EEG-Rhythmus, der mit zunehmender Sedierungstiefe immer langsamer wird. Im Einzelnen finden sich:

Intermittierende rhythmische δ-Aktivität (IRDA)

IRDA tritt in frühen Komastadien simultan mit oder nach Störungen oder Zusammenbruch des α-Rhythmus oder nach Entwicklung weit verbreiteter θ- und δ-Wellen auf. IRDA entsteht aus Gruppen regulärer, höher gespannter sinusförmiger Wellen mit einer Frequenz von 2–3 Hz bilateral oder unilateral, vorwiegend frontal; die Entladungen können durch Augenöffnen blockiert werden. IRDA ist sehr unspezifisch und tritt sowohl bei metabolischen als auch bei vaskulären Ursachen auf.

Kontinuierliche hochgespannte δ-Aktivität

Kontinuierliche oder nahezu kontinuierliche, hochgespannte, meist arrhythmische 1–2 Hz-Aktivität über allen Regionen findet sich vorwiegend bei allen Erkrankungen, die eine kortikale Deefferenzierung nach sich ziehen.

Periodische Muster

Periodische Muster treten normalerweise im Schlaf, während der Hirnreifung, extern getriggert sowie bei einer Vielzahl von Erkrankungen auf (s. folgende Übersicht).

Auftreten von periodischen EEG-Mustern

- Creutzfeldt-Jakob-Erkrankung
- Subakute sklerosierende Panenzephalitis (SSPE)
- M. Alzheimer
- M. Binswanger
- Epilepsie
- Anoxische Enzephalopathie
- Metabolische Enzephalopathie
- M. Kufs (adulte Form der Zeroidlipofuszinose)
- M. Whipple
- Posttraumatisch
- Hypoglykämie
- Neuro-Aids
- Herpes-simplex-Enzephalitis
- Tumoren
- Hashimoto-Thyreoiditis
- Alkoholentzug
- Tiefe Narkose (Barbiturate, Benzodiazepine)
- Verschiedene Medikamente: Aminophylline, trizyklische Antidepressiva, Baclofen, Lithium, Ketamin, Clozapin, Phencylidin, Mianserin

---

Burst-suppression-Muster

Das Burst-suppression-Muster besteht aus einem regelmäßigen Wechsel zwischen hirnelektrischer Nulllinie (Suppression) und Phasen elektrischer Aktivität (Burst). Hierbei handelt es sich um bilaterale synchrone Entladungen hochgespannter δ- und θ-Aktivität ohne eingelagerte Spikes oder Sharp-waves.

Während der Unterdrückungsperioden fehlt Aktivität mit den üblichen Verstärkersensitivitäten, oder es findet sich niedergespannte δ- oder θ-Aktivität. Die Intervalle dauern 2–10 s, auch wenn gelegentlich mehrere Minuten oder länger beobachtet wurde. Je niedriger die Perfusion oder je tiefer die Sedierung, um so länger sind die Pausen. Auch hier unterliegt kortikale Deefferenzierung pathophysiologisch dem Entstehungsmechanismus dieses Musters.

Am häufigsten wird das Burst-suppression-Muster durch Barbiturate (Barbituratkoma) oder andere sedierende Substanzen ausgelöst, aber auch durch schwere hypoxisch-ischämische Enzephalopathie und durch schwere Hypothermie. Patienten mit einem anoxisch bedingten Burst-suppression-Muster und mit isoelektrischem EEG überleben nicht oder in einem apallischen Syndrom (permanent postanoxic vegetative state) [5]. Als ein Kriterium für die Höhe der Barbituratdosis im Barbituratkoma gilt das Auftreten des Burst-suppression-Musters. Überschreiten die Suppressionsphasen im EEG Zeiträume von 3 s, wird die Dosis reduziert [12].

Interiktale und iktale Entladungen

Interiktale wie iktale epileptische Entladungen können bei komatösen Patienten sowohl fokal als auch generalisiert auftreten, besonders bei Patienten mit Hirnkontusion, intrazerebralem Hämatom, akuter Anoxie oder metabolischer Entgleisung wie urämische Enzephalopathie.

Niedergespanntes, langsames, nichtreaktives EEG

Ein solches EEG enthält arrhythmische Potentiale im δ- und θ-Bereich unter 20 μV-Amplitude, die durch sensorische Reize nicht modifiziert werden. Dieses Muster tritt normalerweise bei komatösen Patienten mit schweren ausgedehnten kortikalen Schädigungen auf, die entweder sterben oder in einem vegetativen Status überleben.

Einseitige, lateralisierte oder fokale Veränderungen

Große zerebrale Hemisphärenläsionen können ein Koma bedingen mit einseitigen, lateralisierten oder – weniger häufig – fokalen EEG-Veränderungen ipsilateral zur Läsion. Hierbei können folgende EEG-Muster vorkommen:

- fokale arrhythmische δ-Aktivität, die durch die noch niedrigere Frequenz und höhere Spannung oder beides von der Grundaktivität abgegrenzt werden kann,
- verminderte Amplitude kontinuierlicher oder intermittierender δ-Aktivität,
- verminderte Amplitude eingelagerter schneller Aktivität,
- verminderte Amplitude der EEG-Antwort nach externen Reizen,
- verminderte Amplitude charakteristischer EEG-Muster wie triphasischer Wellen oder Schlafmuster,
- interiktale oder iktale epileptische Entladungen.

Gelegentlich treten einseitige Veränderungen auch bei metabolisch-toxischer Enzephalopathie auf.

Triphasische Wellen

Bei Patienten mit metabolischer Enzephalopathie finden sich Entladungen von „triphasischen Wellen" mit hochgespanntem positiven initialen Potential, gefolgt von einer negativen Auslenkung niedriger Amplitude, meist bilateral synchron, weitgespannt, maximal frontal. Triphasische Wellen ähneln dem EEG-Muster eines nicht-konvulsiven Status.

Schlafbezogene Muster

Einige komatöse Patienten mit Hirnverletzungen zeigen EEG-Veränderungen, wie sie auch im normalen Schlaf-Wach-Rhythmus zu finden sind. Bei einigen Patienten kann man Muster, die für den Non-REM- und REM-Schlaf charakteristisch sind, nachweisen. Die nächtlichen Schlafzyklen ähneln denen der normalen Probanden. In anderen Fällen sieht dies ganz anders aus. Die prognostische Bedeutung von EEG-Schlafmustern bei komatösen Patienten ist unklar.

Koma nach Intoxikation

Nach Intoxikationen können 20–50 μV große, rhythmische, 8- bis 12-Hz-, gelegentlich auch 12- bis 16-Hz- und 20- bis 25-Hz-Frequenzen, eingelagert in θ- und δ-Aktivität, weit verteilt, mit Betonung über den frontalen Kopfregionen, auftreten. Diese Frequenzen sind normalerweise nicht reaktiv auf Augenöffnen oder auditorische oder noxische Reize. Hier kommen ursächlich Barbiturate, Benzodiazepine und andere zentralnervös wirksame Substanzen in Frage. Die Prognose bei dieser Patientengruppe ist eher gut.

α-Koma

Deefferenzierung nach Hirnstammläsion mit sog. Locked-in- oder inkomplettem *Locked-in-Syndrom* bedingt fehlende Willkürmotorik außer vertikalen Augenbewegungen und Augenlidbewegungen. Hier liegt fast ausnahmslos eine Zerstörung des ventralen Pons vor. Diese Patienten weisen eine α-Aktivität mit all den Charakteristika des normalen α-Rhythmus auf. Polygraphische Studien zeigen einen nahezu vollständigen Verlust des REM-Schlafs, eine Abnahme der Gesamtschlafzeit oder seltener einen normalen REM- und nicht REM-Schlaf. Die Bezeichnung „α-Koma" suggeriert, dass der α-Rhythmus beim Menschen auch im Koma auftreten kann. Ein echter α-Rhythmus mit posteriorer Verteilung tritt im wesentlichen nur im Locked-in-Syndrom auf, bei naturgemäß nahezu intakter kortikaler Funktion. Nicht reagible α-Frequenzen mit frontaler Verteilung können bei Patienten mit toxisch/metabolischer Enzephalopathie oder diffusem anoxischen Koma auftreten.

12.2.4 Kontinuierliches EEG-Monitoring mit Spektralanalyse

Das Monitoring des EEG über längere Zeitabstände erfordert eine Datenreduktion, die dadurch erreicht wird, dass nur noch 1–2 Kanäle abgeleitet werden, eine Zeitkompression erfolgt und das Signal so verarbeitet wird, dass eine einfache und leichte Erkennung von Trendveränderungen möglich wird. Die meist verwendete Methode, das EEG bei komatösen Patienten zu analysieren, schließt Amplitudenanalyse, Spektralanalyse und kombinierte Frequenz- (oder Power-) und Amplitudenmethoden ein. Entsprechende Geräte werden von der Industrie angeboten. Diese Methode kann prinzipiell kaum bessere Aussagen treffen als sie ein erfahrener EEG-Auswerter im Original-EEG, nur sehr viel mühsamer, befunden kann.

Dennoch werden subtile Frequenzänderungen über den Zeitverlauf rascher und besser erkannt; auch erleichtert die automatische Analyse erheblich die visuelle Übersicht über die EEG-Verläufe. Ein quantitatives kontinuierliches EEG kann medikamentöse Effekte kontinuierlich erfassen. Ein Vasospasmus kann ebenso frühzeitig erkannt werden, noch ehe klinische Zeichen auftreten, wie eine zerebrale Ischämie vor klinischer Verschlechterung. Ein weiterer Vorteil ist heutzutage durch die Vernetzung verschiedener Arbeitsplätze gegeben. Inwieweit aufgrund bestimmter Frequenzdominanzen die Prognose eingeschätzt werden kann, ist umstritten [10].

Es gilt jedoch die Faustregel, dass die Prognose besser ist, wenn statt eines monomorphen EEG ein alternierendes oder zyklisches Muster vorliegt [6]. Der alleinige Nachweis eines α-Rhythmus im EEG im anoxischen Koma korreliert nicht mit der Prognose. Dagegen besteht beim Nachweis eines nicht reagiblen α-EEG (exterozeptive Reize wie Schmerzreize im Gesicht, akustische und visuelle Stimuli) stets eine schlechte Prognose [5].

Die Nachteile dieser Technologie liegen vor allen Dingen in der begrenzten Anzahl der Elektroden (1–2) und der fehlenden Möglichkeit, Artefakte rechtzeitig zu erkennen, sowie in dem zeitlichen Mittlungseffekt, der schnelle kurze Ereignisse nicht mehr erfassen kann. Insofern können diese Verfahren traditionelle EEG-Darstellungen ergänzen, aber nicht ersetzen.

12.3 Evozierte Potentiale

12.3.1 Visuell evozierte Potentiale

Evozierte Potentiale entsprechen der EEG-Aktivität, die durch einen visuellen, akustischen oder somatosensorischen Reiz ausgelöst wird. Diese Aktivität ist so niedrig, dass sie nur mit Mittelungsverfahren und wiederholter Reizung dargestellt werden kann. Visuell evozierte Potentiale (VEP) haben sich im Monitoring zerebraler Funktionen nur in Einzelfällen als hilfreich erwiesen. Dies liegt in erster Linie an der Physiologie des visuellen Systems. Es werden besonders kontrastreiche Reize, wie das normalerweise verwendete Schachbrettmuster, optimal verarbeitet. Bei komatösen Patienten ist hingegen nur eine Blitzstimulation möglich, die eine aufgrund der interindividuellen Variabilität verminderte Aussagekraft besitzt. Auch werden VEP wesentlich mehr durch Anästhetika und Sedativa beeinflusst als AEP und SEP [1].

! Bei einem komatösen Intensivpatienten kann die Blitzstimulation mit VEP-Messung eingesetzt werden, um z. B. eine grobe Funktionsprüfung der Sehnerven durchzuführen.

12.3.2 Akustisch evozierte Potentiale

Die 5 Potentialkomponenten der frühen (< 7 ms) akustisch evozierten oder sogenannten Hirnstammpotentiale können umschriebenen Strukturen zugeordnet werden. Die Welle I entsteht im Innenohr, die Welle II im N. vestibulocochlearis, die Welle III im Kernbereich, die Wellen IV und V im Mittelhirnbereich. Umschriebene Abbrüche dieser Komponenten lassen Aussagen bezüglich der Läsionshöhe zu. Hilfreich ist dies v. a. bei Ponsblutungen und -infarkten. Es bestehen auch Beziehungen zwischen Hirnstammpotentialen und klinischem Verlauf. Die Daten in der Literatur sind jedoch nicht einheitlich.

Das beidseitige Fehlen der akustisch evozierten Potentiale (AEP) ist in jedem Fall mit einer schlechten Prognose assoziiert, vorausgesetzt, eine intakte Welle I zeigt intakte periphere auditorische Funktionen an. Andererseits können im Extremfall normale AEP bei kompletter Lähmung registriert werden. Der Ausfall der Komponenten III–V reflektiert damit in der Mehrzahl der Patienten eine schlechte Prognose (Abb. 12-1). Sie gelten neben der Beurteilung der Pupillengröße als hilfreicher in der prognostischen Beurteilung von supratentoriellen Massenläsionen als SEP, da sie die Auswirkungen der transtentoriellen Einklemmung besser erfassen können [9]. Frühe AEP lassen sich auch unter Anästhetika noch registrieren.

12.3.3 Somatosensorisch evozierte Potentiale

Die Ableitung der somatosensorisch evozierten Potentiale (SEP) über dem kontralateralen sensorischen Kortex nach Stimulation des N. medianus gilt als zuverlässigster Parameter in der Abschätzung der Komatiefe und Prognose, besonders nach hypoxischen oder traumatischen Läsionen [2, 10]. Dies liegt v. a. darin begründet, dass die gesamte Hirnstammstrecke durch-

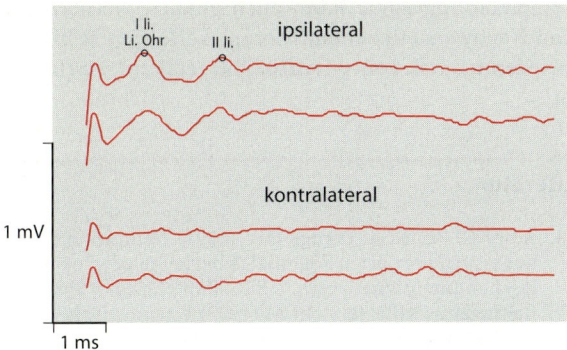

Abb. 12-1. Akustisch evozierte Potentiale bei einem Patienten mit ausgeprägtem Hirndruck. Bei Registrierung der ipsilateralen Seite ist eine Welle I sowie eine verzögerte Welle II zu erkennen, ohne Nachweis späterer Komponenten. Damit bricht die Erregungsleitung etwa im Verlauf des N. acusticus vor Eintritt in den Hirnstamm ab. Bei der kontralateralen Ableitung ist erwartungsgemäß eine Nullinie zu finden

laufen werden muss, dies im Gegensatz zu den akustisch evozierten Potentialen oder den visuell evozierten Potentialen. SEP erlauben daher bei komatösen Patienten eine Funktionsbeurteilung sowohl des Hirnstamms als auch des Kortex. Fehlende sogenannte N20-Komponenten nach Stimulation des N. medianus werden mit einer sehr schlechten klinischen Prognose verknüpft (Abb. 12-2). Es existieren nur wenige Fallberichte, wonach Patienten trotz Ausfall dieser Komponenten überlebt haben.

12.3.4 Motorisch evozierte Potentiale

Mit Hilfe der sog. transkraniellen Magnetstimulation lässt sich die zentralmotorische Leitungszeit bestimmen. Hierbei wird mit einer Magnetspule der motorische Kortex des Patienten erregt und die Zuckung des kontralateral aktivierten Muskels registriert, die am Arm nach etwa 20 ms auftritt. Durch zusätzliche spinale Stimulation oder durch Berechnung der F-Wellen-Latenzen lässt sich die zentralmotorische Leitungszeit zwischen motorischem Kortex und Myelon errechnen, die normalerweise für die obere Extremität bei 6 ms liegt.

Das Problem dieser Technologie besteht darin, dass mit einem Einzelreiz in der Regel keine ausreichende spinale Aktivierung bei komatösen Patienten zu erzielen ist. Ein einzelner elektrischer oder magnetischer Reiz führt im motorischen Kortex zu einer Serie von Entladungen, einer sog. direkten Welle (D-wave) und mehreren indirekten Wellen (I-Waves), die der D-Wave in etwa 1,5-ms-Abständen folgen. Im Normalfall wird durch eine Vorinnervation des Muskels die Amplitude des motorisch evozierten Potentials erheblich gebahnt. Dies ist bei komatösen Patienten nicht möglich. Man behilft sich hier durch die 2- bis 4fache Stimulation in I-Wave-Abständen. Hierbei kommt es zu 3–4 Magnetimpulsen im Abstand von 1,5 ms. Falls dann immer noch kein Potential auslösbar ist, gilt dies als prognostisch ungünstiger Parameter.

12.4 Elektromyographie

Das Elektromyogramm (EMG) erlaubt die Erfassung frischer und chronischer Denervierung sowie den Nachweis myopathischer Veränderungen. Bei Intensivpatienten steht der Nachweis einer Denervierung im Rahmen einer Polyneuropathie im Vordergrund, vor allen Dingen einer Critical-illness-Polyneuropathie. Der Nachweis pathologischer Spontanaktivität kann auch im Zeitverlauf bei komatösen Patienten in distalen Muskeln die Diagnose einer axonalen Polyneuropathie bestätigen, andererseits auch z. B. Druckläsionen bei Nerven an exponierten Stellen sichern (z. B. Sulcus-ulnaris-Syndrom). Bei Patienten mit Guillain-Barré-Syndrom lässt sich die axonale von der demyelinisierenden Form der Erkrankung differenzieren.

Abb. 12-2. Somatosensorisch evozierte Potentiale nach Reizung des N. medianus. Die spinalen Potentiale (sog. N13b) sind beidseitig mit leichter Verzögerung von etwa 2 ms nachweisbar. Über dem sensorischen Kortex findet sich beidseitig keine Reizantwort mehr. Dieser Befund ist charakteristisch für eine Unterbrechung der sensiblen Leitungsbahnen zwischen oberem Zervikalmark und sensorischem Kortex und geht mit einer schlechten Prognose einher

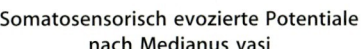
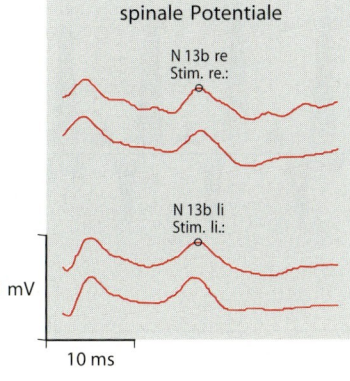
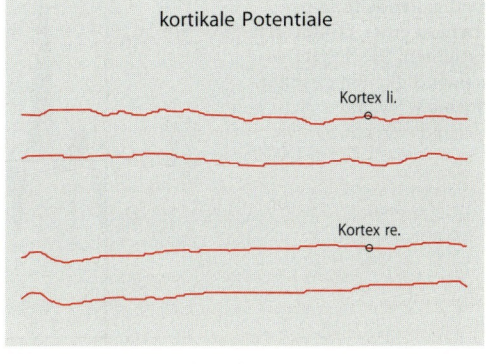

12.5 Nervenleitgeschwindigkeiten

Die Leitgeschwindigkeiten der motorischen Nerven werden über den distalen Muskeln des jeweiligen Nerven registriert. Die sensiblen Nervenleitgeschwindigkeiten werden direkt über dem Nerven abgeleitet. Verlangsamungen der Nervenleitgeschwindigkeiten belegen eine demyelinisierende Neuropathie, Amplitudenminderungen eine axonale Neuropathie. Insbesondere bei Patienten mit Polyneuropathie, in erster Linie auch Polyradikulitis, lässt sich im Krankheitsverlauf zeigen, wie stark die Nervenleitgeschwindigkeit vermindert ist und wie stark die Amplitudenausfälle sind. Durch eine Amplitudenminderung proximal im Vergleich zur distalen Stimulation lassen sich Leitungsblocks bestätigen. Therapeutische Maßnahmen wie Plasmapherese oder Immunglobulintherapie lassen sich bei Neurapraxie (funktionelle Blockierung bei intaktem Nerven) parallel zu einer raschen klinischen Besserung objektivieren.

12.6 Dopplersonographie

Die extra- oder transkranielle Dopplersonographie gestattet die Erfassung der Flussgeschwindigkeit in den jeweiligen Gefäßen. Bei einer Gefäßverengung kommt es zu einer Beschleunigung der Flussgeschwindigkeit. Eine wesentliche Funktion hat die transkranielle Dopplersonographie in der Erkennung des *Vasospasmus* nach Subarachnoidalblutung. Regelmäßige, meist tägliche Verlaufskontrollen sind indiziert. Eine wesentliche Rolle spielt die Sonographie auch in der Hirntoddiagnostik, so beim Nachweis eines *Pendelflusses* in der A. basilaris (Abb. 12-3). Bei Koma unklarer Genese kann eine Basilaristhrombose beim Nachweis eines Verschlusses der A. basilaris positiv bestätigt werden, andererseits schließt eine normale transkranielle Dopplersonographie eine Basilaristhrombose nicht immer aus. Hier muss dann gegebenenfalls eine arteriographische Darstellung erfolgen. Die transkranielle Dopplersonographie kann auch genutzt werden, um den Nachweis effizienter Therapieverfahren beim Vasospasmus, z. B. von γ-Hydroxybuttersäure, zu führen [4].

Literatur

1. Adler G, Bransi A, Prange HW (1991) Neuromonitoring mit visuell evozierten Potentialen bei komatösen neurologischen Intensivpatienten. Z EEG-EMG 22: 254–258
2. Beltinger A, Riffel B, Stöhr M (1992) Prognostischer Stellenwert des EEG im Vergleich zu evozierten Potentialen bei schwerer hypoxischer Hirnschädigung. Z EEG-EMG 23: 75–81
3. Daley DD, Pedley TA (1990) Current Practise of Clinical Electroencephalography, 2nd edn. Raven Press, New York
4. Diedrich U, Bitsch A, Eicke M, Rathgeber J, Prange HW (1996) Einsatz von Gamma-Hydroxybuttersäure in der Therapie des erhöhten Hirndrucks und des Vasospasmus. Akt Neurol 23: 63–67
5. Haupt WF, Prange HW, Janzen RWC (1997) Postanoxisches Koma. Akt Neurol 24: 103–109
6. Hill RA, Chiappa KH (1994) Electrophysiologic monitoring in the intesive care unit. Can J Neurol Sci 21: S12–S16
7. Jordan KG (1993) Continuous EEG and evoked potential monitoring in the neuroscience intensive care unit. J Clin Neurophysiol 10: S445–S475
8. Kay J (1998) Continuous EEG monitoring in the intensive care unit. Can. J Neurol Sci 25: S12–S15
9. Krieger D, Jauss M, Schwarz S, Hacke W (1995) Serial somtosensory and brainstem auditory evoked potentials in monitoring of acute supratentorial mass lesions. Crit Care Med 23: S1123–S31
10. Moulton RJ, Brown JIM, Konasiewicz SJ (1998) Monitoring severe head injury: a comparison of EEG and somatosensory evoked potentials. Can J Neurol Sci 25: S7–S11
11. Treimann DM, Meyer PD, Walton NY, Collins JF, Colling C, Rowan AJ, Handforth A, Faught E, Calabrese VP, Uthman BM, Ramsay RE, Mamdani MB (1998) A comparison of four treatments for generalized convulsive status epilepticus. Veterans affairs status epilepticus cooperative study group. N Engl J Med 339: 792–798
12. Wöbker B, Bock WJ (1998) Barbiturattherapie In: Jantzen JP, Piek J, Burchardi (Hrsg) HSHT Manual. Systemed Verlag, Lünen, S 201–212

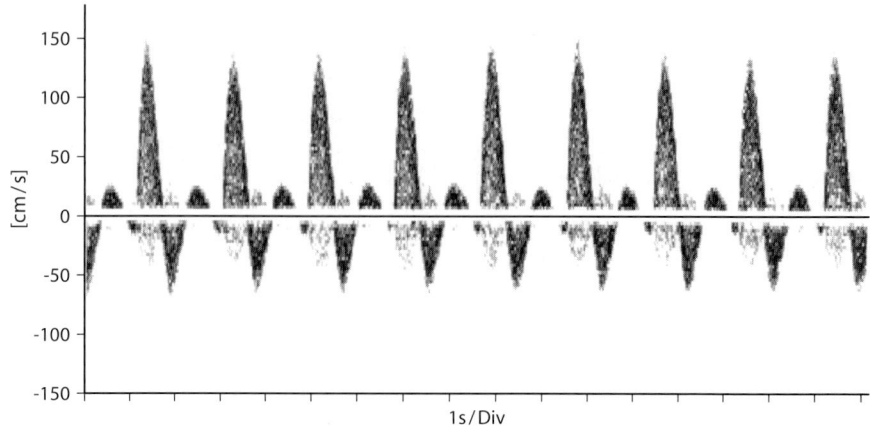

Abb. 12-3.
Beschallung der A. cerebri media: Pendelfluss bei Hirntod eines 32-jährigen Patienten. Die Spitzengeschwindigkeiten des Blutflusses schwanken zwischen 150 und –60 cm/s

KAPITEL 13 **Bildgebende Verfahren** 13

E. EISENHUBER, B. PARTIK, P. POKIESER, C. SCHAEFER-PROKOP

13.1	Thorakale Bildgebung – Einleitung 171	
	EDITH EISENHUBER, CORNELIA SCHAEFER-PROKOP	
13.2	Geräte – Technik – Zubehör 172	
13.2.1	Grundausstattung für die Intensivstation 172	
13.2.2	Bildgebungsverfahren 172	
13.2.3	Anforderungen radiologischer Leistungen 174	
13.2.4	Befundung, Dokumentation und Konferenzen 174	
13.3	Technische Durchführung 174	
13.3.1	Röntgenaufnahmen am Krankenbett 174	
13.3.2	Thoraxaufnahmen am Krankenbett 175	
13.3.3	Abdomenaufnahme am Krankenbett 177	
13.3.4	Strahlenschutz 177	
13.4	Lagekontrolle von Kathetern, Tuben, Drainagen und Sonden 177	
13.4.1	Endotrachealtubus 178	
13.4.2	Trachealkanüle 179	
13.4.3	Zentralvenöser Katheter 179	
13.4.4	Pulmonalarterienkatheter 183	
13.4.5	Intraaortale Ballonpumpe 184	
13.4.6	Pleuradrainagen 184	
13.4.7	Ernährungssonden 185	
13.4.8	Herzschrittmacher 185	
13.5	Pathologische Luftansammlungen 185	
13.5.1	Pneumothorax 185	
13.5.2	Spannungspneumothorax 187	
13.5.3	Atypische Lokalisationen des Pneumothorax 187	
13.5.4	Pneumomediastinum 188	
13.5.5	Interstitielles Emphysem 188	
13.6	Abnorme Flüssigkeitsansammlungen 189	
13.6.1	Pleuraerguss 189	
13.6.2	Sonderformen pleuraler Flüssigkeitsansammlungen 190	
13.7	Lungenödem und ARDS 191	
13.7.1	Hydrostatisches Lungenödem 191	
13.7.2	Permeabilitätsödem ohne diffusen Alveolarschaden 193	
13.7.3	Permeabilitätsödem mit Alveolarschaden – das Atemnotsyndrom des Erwachsenen (ARDS) 194	
13.8	Pulmonale Verdichtungen 199	
13.8.1	Atelektase 199	
13.8.2	Pneumonie 200	
13.8.3	Aspiration 204	
13.8.4	Diffuse pulmonale Verdichtungen 205	

13.9	Indikationen und Wertigkeit der thorakalen Computertomographie auf der Intensivstation 205	
13.9.1	Indikationen zur CT-Untersuchung des Thorax 205	
13.9.2	Diagnostische Leistungsfähigkeit 206	
13.9.3	Diagnose der akuten Lungenembolie mittels Spiral-CT 206	
13.10	Abdominelle Bildgebung – Einleitung 206 B. PARTIK, P. POKIESER	
13.11	Konventionelle Abdomenaufnahme 207	
13.11.1	Gasverteilungsmuster 207	
13.11.2	Weichteilbeurteilung 211	
13.11.3	Intraabdominelle Verkalkungen 211	
13.11.4	Beurteilung der ossären Strukturen 211	
13.12	Ultraschall 211	
13.12.1	Gallenblase 211	
13.12.2	Leber 213	
13.12.3	Nieren 216	
13.12.4	Pankreas 217	
13.12.5	Milz 218	
13.12.6	Freie Flüssigkeit 218	
13.12.7	Gefäße 218	
13.12.8	Ultraschallgesteuerte Aspiration und Drainage 219	
13.13	Computertomographie 219	
13.13.1	Dünndarmobstruktion und paralytischer Ileus 219	
13.13.2	Kolitis 220	
13.13.3	Abszess 222	
13.13.4	Blutung 223	
13.13.5	Hypovolämischer Schock 223	
13.13.6	Cholezystitis 223	
13.13.7	Milz 224	
13.13.8	Akute Pankreatitis 224	
	Literatur 226	

Bildgebende Verfahren

E. Eisenhuber, B. Partik, P. Pokieser, C. Schaefer-Prokop

13.1 Thorakale Bildgebung – Einleitung

E. Eisenhuber,
C. Schaefer-Prokop

In der Intensivmedizin findet die radiologische Diagnostik überwiegend am Krankenbett statt („bedside radiology"). Etwa 90 % der radiologischen Untersuchungen in der Intensiv- und Notfallmedizin stellen projektionsradiographische Röntgenaufnahmen des Thorax, des Abdomens und des Skelettsystems dar. In zunehmendem Maße werden neben den *klassischen Aufnahmen* auch die *Schnittbildverfahren* eingesetzt. Hier kommt der Ultraschalldiagnostik eine führende Rolle zu, gefolgt von der Computertomographie (CT).

Das Ultraschallgerät gehört heute zur Standardausrüstung einer Intensivstation. Die Magnetresonanztomographie (MRT) wird allenfalls für selektive neuroradiologische, die digitale Subtraktionsangiographie (DSA) für angiographische Fragestellungen eingesetzt. In der Regel werden CT, MRT bzw. DSA nur dann durchgeführt, wenn von ihrem Einsatz ein so hoher diagnostischer Zusatzgewinn erwartet wird, dass das erhöhte Transportrisiko im Interesse des Patienten eingegangen werden kann.

Die radiologische bildgebende Diagnostik in der Intensivmedizin ist durch folgende Problematik gekennzeichnet:
- der Patient ist meist nicht kooperationsfähig,
- die Diagnostik wird durch eingeschränkte Aufnahmebedingungen (z. B. Thoraxorgane in liegender oder sitzender Position) erschwert,
- zusätzliche diagnostische Verfahren wie Schichtaufnahmen, Durchleuchtung oder Projektionen können nur unter erschwerten Bedingungen angefertigt werden,
- das Bild wird durch potenziell vorhandenes Fremdmaterial überlagert (Verbandmaterial, Metallimplantate, Katheter, Sonden und Elektroden),
- die gerätetechnische Ausstattung ist begrenzt (fahrbares Röntgengerät),
- die Aufnahmen müssen ohne Belichtungsautomatik angefertigt werden.

Neben diesen technischen Schwierigkeiten ist die radiologische Diagnostik insbesondere im Thoraxbereich durch eine nur *geringe Spezifität der Befunde* gekennzeichnet.

Alle diese Punkte unterstreichen die Bedeutung, dass gerade in der Intensivmedizin die Fachkunde eines Radiologen in der Anfertigung und Interpretation der Bilder besonders gefordert ist, da aus seinen Erkenntnissen unmittelbare Konsequenzen für die weitere Therapie gezogen werden. Sie unterstreichen aber auch, dass die Interpretation der radiologischen Befunde nur in Kenntnis der wichtigen klinischen Parameter (Flüssigkeitsbilanz, Beatmungstherapie, Entzündungszeichen) möglich ist. Es ist in Studien mehrfach nachgewiesen worden, dass das Gespräch zwischen Radiologen und Intensivmedizinern die Ergebnisse radiologischer Diagnostik meßbar verbessert.

Für den Radiologen relevante klinische Informationen
Folgende klinische Informationen sind für die radiologische Diagnostik bedeutsam:
- Anamnese und Zustand des Patienten (bewusstlos, beatmet, Schockzustand),
- Art, Verlauf und zeitlicher Abstand vorausgegangener Operationen, Traumata, Blutungen, Aspirationen, Massentransfusionen, Schockzustände, abnorme Arzneimittelreaktionen,
- Art, Verlauf und zeitlicher Abstand vorausgegangener Endoskopien, Punktionen, Sonden bzw. Kathetereinführungen in Hohlorgane, Körperhöhlen, Gefäße oder parenchymatöser Organe,
- vorbestehende oder akut aufgetretene kardiale, renale oder zerebrale Funktionsstörungen,
- aktuelle Werte von Blutgasanalyse, Blutdruck und Ventilation,
- früher angefertigte Röntgenaufnahmen als Vergleich.

Der erforderliche Informationsfluss zwischen Stationsarzt und Radiologen ist durch regelmäßige Filmbesprechungen am besten gewährleistet und wird dann auch beim akuten Problemfall funktionieren.

Klinische Informationen haben deswegen einen hohen Stellenwert für die Röntgendiagnostik auf der Intensivstation, weil neben der Vielfalt pathologischer

Prozesse bestimmte therapeutische und/oder diagnostische Maßnahmen bei der Bildanalyse berücksichtigt werden müssen, die nicht so sehr die Erkennbarkeit, sondern die Interpretation von Befunden beeinflussen.

13.2 Geräte – Technik – Zubehör

13.2.1 Grundausstattung für die Intensivstation

Zur Grundausstattung einer bettseitigen bildgebenden Diagnostik auf Intensivstationen gehören:
- ein Röntgenaufnahmegerät (mobil),
- Filmkassetten, ggf. Rasterfilmkassetten mit großem Format (35 × 43 cm) oder einer Rasterlade für den Einschub üblicher Filmkassetten,
- 3 Strahlenschutzschürzen (Bleigleichwerte 0,5–2,5 mm),
- 2 Paar Strahlenschutzhandschuhe,
- Bleigummistreifen zur Patientenabdeckung bzw. eine fahrbare Strahlenschutzwand,
- sterile Textilüberzüge,
- Lichtkästen für die Filmbetrachtung; sie sollten eine ausreichende Leuchtfläche für die vergleichende Betrachtung von 3 Großformatfilmen liefern, wahlweise ist der Einsatz von Monitoren möglich,
- Ultraschallgerät mit Dokumentationseinrichtung.

Die Zahl der Röntgenaufnahmegeräte bzw. das Vorhandensein weiteren Zubehörs ist abhängig von der Anzahl der Intensivbetten sowie von den hygienischen Erfordernissen. Für größere, miteinander verbundene Einheiten ist eine eigene Filmentwicklungsmaschine mit Laserkamera sinnvoll. Ein mobiles Durchleuchtungsgerät sollte in einem eigenen Untersuchungsraum mit geeignetem Lagerungstisch verfügbar sein.

13.2.2 Bildgebungsverfahren

Fahrbare Röntgenaufnahmegeräte
Fahrbare Röntgenaufnahmegeräte sollten leicht genug sein, um von einer Person transportiert werden zu können, und klein genug, um in einen Aufzug zu passen; außerdem sollten sie an jede normale Steckdose im Krankenhaus angeschlossen werden können. Sie sollten so leistungsstark sein, dass Lungenaufnahmen mit sehr kurzen Belichtungszeiten möglich sind, aber auch Aufnahmen des Beckens, der Wirbelsäule und des Abdomens. Der Fokus-Film-Abstand sollte wenigstens 1,5 m betragen, daher muss die Röntgenröhre an einem schwenkbaren und höhenverstellbaren Ausleger angebracht sein. Derartige Bedingungen werden von der Röntgenkugel, den sog. Einkessel-Zweipuls-Generatoren und den leistungsstärkeren Zweipulsgeneratoren (ca. 20 kW) nur bedingt erfüllt.

Die folgenden 2 Bautypen erfüllen die technischen Anforderungen:

■ **Hochfrequenzgeneratoren (Gleichstromgeneratoren).**
Diese Geräte werden von aufladbaren Batterien gespeist, die auch dem motorischen Antrieb dienen.
Vorteil: sie sind mit aufgeladenem Batteriesatz netzunabhängig; Nachteil: sie haben ein sehr hohes Gewicht (400 kg und mehr) und sind daher nur mit Motor fortzubewegen.

■ **Kondensatorgesteuerte Hochfrequenzgeneratoren.**
Vorteil: sie sind innerhalb von 5–10 s am normalen Lichtnetz aufladbar, liefern eine Spannung bis zu 125 kV, sie haben ein geringeres Gewicht durch den Wegfall des Batteriesatzes, eine Batterienachladung entfällt; Nachteil: im Aufnahmebetrieb Anschluss an ein Lichtnetz erforderlich.

Fahrbare Röntgenbildverstärkergeräte
Fahrbare Röntgenbildverstärkergeräte gehören zur wünschenswerten Standardausstattung einer Intensivstation. Sie dienen zur Durchleuchtungskontrolle beim Einführen von Venenkathetern und Schrittmachersonden. Mit diesen Geräten können auch Ausschnittaufnahmen angefertigt werden. Für großformatige Aufnahmen oder Röntgenaufnahmen am Körperstamm reicht jedoch die Leistung der Röntgenröhren nicht aus. Die starre Anordnung von Röntgenröhren und Mobilverstärker in Form eines C-Bogens ist darüber hinaus für Röntgenaufnahmen am Krankenbett hinderlich. Fahrbare Röntgenbildverstärkergeräte neuester Bauart werden mit elektronischem Bildspeicher angeboten (bis zu 25 Fernsehbilder). Derartige Bilder können auf Röntgenfilm oder Polaroidfilm dargestellt werden, wenn eine besondere Kamera mit eingebautem Fernsehmonitor zur Verfügung steht. Röntgenbildverstärkergeräte mit eingebauter Kamera werden zur Kontrolle und Dokumentation von Durchleuchtungsbildern in der Unfallchirurgie und Orthopädie im allgemeinen akzeptiert; in der Intensivmedizin werden sie zur Katheter- und Sondenlagenkontrolle eingesetzt.

Nachteil der Bilder ist ihr geringes räumliches Auflösungsvermögen und ein begrenzter Bildausschnitt von 17 bzw. 25 cm.

Ultraschallgeräte
Ultraschallgeräte für Untersuchungen am Krankenbett unterscheiden sich nicht grundsätzlich von den Geräten, die in den jeweiligen Sonographieuntersuchungsräumen eingesetzt werden. In der Regel sind dies heute sog. Realtime-Geräte mit Sektortechnik und einem 3- bis 3,5-MHz-Schallkopf als Minimalausstattung. Das Ultraschallgerät sollte eine Duplexfunktion besitzen, weil diese Technik zur invasiven Beurteilung der Perfusion von Organen, Herzhöhlen und Gefäßen heute

zum Standard zählt. Hochfrequentere Schallköpfe (5–10 MHz) sind vorteilhaft in einer pädiatrischen Intensivstation sowie in der Erwachsenenintensivstation zur Beurteilung von oberflächennahen Prozessen (bis 5 cm Eindringtiefe).

Zur Bilddokumentation genügt der Polaroidfilm (relativ teuer) bzw. ein Videoprinter. Eine evtl. sinnvolle Zusatzausstattung umfasst einen Punktionsschallkopf für interventionelle Maßnahmen wie Punktionen und Drainagen.

Digitale Radiographie

Die digitale Radiographie hat sich wegen ihrer technischen Vorteile in zunehmendem Maße gerade auf der Intensivstation als Bildaufnahme- und Bilddokumentationssystem durchgesetzt. Vorteile beziehen sich v. a. auf organisatorische Aspekte: In der konventionellen Radiographie steht pro Exposition lediglich ein Film zur Verfügung, der z. B. bei Verlust nicht ersetzbar und stets nur an einer Stelle verfügbar ist. Bei der digitalen Radiographie dagegen stehen pro Exposition unbegrenzt viele Filme zur Verfügung bzw. können die Daten per Netzwerk transferiert werden.

Desweiteren ist jede Filmfolienkombination durch einen begrenzten Dichteumfang charakterisiert. Dies bedeutet, dass große Dichtedifferenzen, z. B. zwischen Lunge und Mediastinum, schlecht simultan abbildbar sind. Weiterhin sind in der konventionellen Radiographie Dosis und Filmschwärzung miteinander gekoppelt, d. h. der Film liefert nur für einen relativ begrenzten Dosisbereich ein Bild mit geeigneter Filmschwärzung. Eine relativ zu hohe Dosis führt zu einem zu schwarzen Film, eine relativ zu niedrige Dosis zu einem relativ zu weißen Film. Da typischerweise auf der Intensivstation keine Belichtungsautomatik zur Verfügung steht, werden die Expositionsparameter – auf Erfahrungswerten bzw. den Expositionswerten der Voraufnahmen basierend – festgelegt, was in einem bestimmten Prozentsatz (ca. 6%) zu Fehlaufnahmen führt.

Digitale Lumineszenzradiographie

Mit der digitalen Lumineszenzradiographie steht ein digitales Bildaufnahme- und Dokumentationssystem zur Verfügung, das in seiner Handhabung mit einem Tageslichtsystem vergleichbar ist. Es ist ein auf Kassetten basierendes System, das eine besondere Ausleseeinheit benötigt. In einer Aluminiumkassette liegt der Detektor, der aus einer sog. Lumineszenzfolie oder Speicherfolie besteht. Nach Exposition wird die Kassette in ein speziell dafür vorgesehenes Auslesegerät eingegeben. Das Röntgenbild kann dann entweder auf Film ausgedruckt („Hardcopy") oder auf einem Monitor („Softcopy") betrachtet werden.

■ **Vorteile.** Die Lumineszenzradiographie ist durch folgende *Vorteile* gegenüber der konventionellen Radiographie gekennzeichnet:

- Der Detektor hat einen ca. 400fach weiteren Dichteumfang. Unabhängig von der Expositionsdosis entsteht immer ein Bild optimierter Bildschwärzung. Fehlbelichtungen mit zu schwarzen oder zu weißen Aufnahmen, wie sie in der konventionellen Radiographie auftreten, sind nahezu eliminiert [17],
- die Bilddaten sind prozessierbar, d. h. sowohl der generelle Bildkontrast als auch der lokale Strukturkontrast können verändert und optimiert werden,
- die Bilddaten werden gespeichert und sind jederzeit abrufbar; das bedeutet, dass bei Verlust einer Hardcopy ein neuer Film bzw. mehrere Filme ausgedruckt werden können,
- die Daten sind prinzipiell übertragbar, vorausgesetzt, ein entsprechendes Netzwerk ist vorhanden. Damit können Bilddaten sofort an geographisch entfernte Stellen transportiert und hier z. B. auf einem Monitor demonstriert werden. Sie stehen damit dem Intensivmediziner sofort zur Betrachtung zur Verfügung, auch wenn die Intensivstation von der radiologischen Abteilung geographisch getrennt ist.

■ **Nachteile.** Diesen Vorteilen stehen gewisse *Nachteile* der digitalen Lumineszenzradiographie gegenüber:

- In Abhängigkeit von der Größe der Bildpunkte (Pixel) haben die digitalen Bilder eine geringere Ortsauflösung als der konventionelle Film,
- die Speicherfolienbilder haben gegenüber dem konventionellen Filmfoliensystem ein höheres Bildrauschen. Dies führt dazu, dass die Lungenaufnahmen in der Regel nicht mit einer gegenüber der konventionellen Filmfolienradiographie reduzierten Dosis erfolgen können.

Computertomographie

Moderner Standard der Computertomographietechnik ist heute eine sog. Spiral-CT-Technik. Diese Art der Datenakquisition ermöglicht die Untersuchung eines bestimmten Organvolumens, z. B. des gesamten Thorax oder des gesamten Abdomens, in einem Atemstillstand (ca. 30 s). Diese sehr schnelle Scantechnik hat neben der Tatsache, dass die Untersuchung an sich nur noch sehr kurz und damit nur wenig belastend für den Patienten ist, den Vorteil, dass ein Kontrastmittelbolus optimiert ausgenutzt werden kann. Hoher intravaskulärer Kontrast ermöglicht eine nichtinvasive Untersuchung von Gefäßstrukturen (z. B. die Untersuchung der Pulmonalarterien bei Verdacht auf Lungenembolie). So hat das Spiral-CT als nichtinvasive Untersuchungsmethode andere diagnostische Methoden bei der Untersuchung eines Aortenaneurysmas, einer Aortendissektion oder einer Pulmonalarterienembolie weitgehend verdrängt. Sie ist auch zur Untersuchung des Venensystems (z. B. Subklaviathrombose oder Jugularisthrombose) geeignet.

Die *Wahl der Scanparameter* (Schichtdicke, Tischvorschub und Rekonstruktionsabstand) richtet sich nach der Fragestellung und der dafür notwendigen Ortsauflösung in allen 3 Raumebenen. So wird man für feine Strukturdetails in der Lunge eine dünnere Schichtdicke wählen als bei der Fragestellung nach einem entzündlichen Prozeß im Mediastinum oder Abdomen. Während das Routine-CT einer standardisierten Technik folgt, ist bei einer Notfallsituation die Untersuchung der klinischen Fragestellung anzupassen. So kann im Einzelfall entschieden werden, ob eine Nativserie erforderlich ist (zumeist bei Frage nach Blutung) und ob eine zusätzliche Kontrastierung des Gastrointestinaltraktes oder Markierung von Rektum und Vagina erfolgen soll [11].

13.2.3 Anforderungen radiologischer Leistungen

Bei den Anforderungen radiologischer Leistungen müssen *Regelanforderungen* von sog. *Notfallanforderungen* unterschieden werden. Regelleistungen lassen sich harmonisch in den Zeitablauf der Intensivstation integrieren; hierzu genügt die einmalige Abstimmung der beteiligten Institutionen. Notfallanforderungen sollten nach Möglichkeit sofort ausgeführt werden. Dies gelingt über eine Tag und Nacht konstante Funknummer der diensthabenden Assistenten und Ärzte.

Die schriftliche Anforderung radiologischer Leistungen sollte die vollständigen Patientendaten, die gewünschte Untersuchung, die Röntgenanamnese und die klinische Fragestellung enthalten. Bei Frauen im gebärfähigen Alter sollte – wenn möglich – angegeben werden, dass keine Schwangerschaft vorliegt. Die Anforderung ist nach der Röntgenverordnung von einem Arzt zu unterschreiben.

13.2.4 Befundung, Dokumentation und Konferenzen

Die Auswertung der erstellten Bilder bzw. die Mitteilung der erhobenen Befunde ist unterschiedlich für reguläre Anforderungen und Notfalluntersuchungen. Während sich für alle Regelanforderungen tägliche gemeinsame Konferenzen auf der Intensivstation am besten bewährt haben, erfordern Notfallanforderungen die direkte Befundmitteilung, da ggf. sofort therapeutische Konsequenzen gezogen werden müssen. Die täglichen gemeinsamen Konferenzen sind dazu geeignet, relevante anamnestische und klinische Daten in einem gemeinsamen Fachgespräch zu erörtern, den aktuellen Befund zu diskutieren sowie das mögliche weitere diagnostische und therapeutische Vorgehen zu überlegen. Die radiologischen Befunde sollten nach der Konferenz schriftlich niedergelegt werden. Für ständig wiederkehrende Leistungen wie Lungenaufnahmen bei Beatmungspatienten haben sich sog. Verlaufsbögen im Durchschreibeverfahren bewährt.

Dokumentation

Die Dokumentation konventioneller Aufnahmen erfolgt auf Film, der in der Regel im Verlauf mit Voraufnahmen auf einem Lichtkasten betrachtet und befundet wird. Digitale Aufnahmen können entweder ebenfalls auf Film (Hardcopy) dokumentiert werden oder sie werden auf dem Monitor (Softcopy) betrachtet. Die Einbindung des digitalen Aufnahme- und Betrachtungssystems in ein Netzwerk ermöglicht die Anwendung der *Teleradiologie*, d. h. der Versendung von Bild- und Befundungsmaterial per Datennetz „online", ohne personelle Interaktion. Dies eröffnet gerade im Hinblick auf die oftmals räumlich getrennt gelegenen Intensivstationen eine erhebliche organisatorische Verbesserung. Bezüglich der Monitorqualität unterscheidet man *Befundungsmonitore* mit höherer Auflösung und Leuchtdichte von *Demonstrationsmonitoren*, die der Befundübermittlung dienen. Die Befundung von Soft- und Hardcopy wird als diagnostisch gleichwertig eingestuft. Der Monitor dürfte dem Film bezüglich der Lokalisation von Monitormaterialien aufgrund von Bildverarbeitungsmöglichkeiten (Fensterung) überlegen sein.

13.3 Technische Durchführung

13.3.1 Röntgenaufnahmen am Krankenbett

Jede Röntgenaufnahme am Krankenbett auf der Intensivstation stellt einen Kompromiss dar, der sich aus den eingeschränkten Projektionsmöglichkeiten ergibt.

> Grundsätzlich sollte die Röntgenaufnahme des Thorax „so sitzend wie möglich" erstellt werden.

Hierdurch lassen sich einige der möglichen Fehlerquellen ausschalten, die die radiologische Diagnostik der Lunge in liegender Position kennzeichnen. Allerdings sollte man berücksichtigen, dass eine gute Liegendaufnahme immer noch diagnostisch verwertbarer ist als eine schlechte Sitzendaufnahme, d. h. der Patient sollte nur dann in eine sitzende Position gebracht werden, wenn es sein Allgemeinzustand erlaubt.

Film-Folien-Kombination

Es stehen verschiedene Film-Folien-Kombinationen zur Verfügung, die je nach ihrer Zusammensetzung einer unterschiedlichen Dosis bedürfen (Empfindlichkeit) und ein mit dem Dosisbedarf invers korreliertes Auflösungsvermögen haben. Die Folie bestimmt den Dosisbedarf, während der Filmtyp den Bildkontrast beeinflusst. Grundsätzlich ist zu bemerken, dass ein

Film mit einem breiten Dynamikumfang (sog. L-Film) gegenüber einem Hochkontrastfilm zu bevorzugen ist. Üblich sind heute Film-Folien-Kombinationen mit einem Dosisbedarf eines 250-er bis 400-er Systems.

Rasteraufnahmetechnik

In der konventionellen Standardröntgendiagnostik der Thoraxorgane hat sich die sog. Hartstrahltechnik (>120 kV) mit Raster durchgesetzt, um zum einen Bewegungsunschärfen und die Absorption überlagernder Rippen zu reduzieren und zum anderen eine ausreichende Penetration des Mediastinums mit möglichst hoher Kontrastauflösung zu gewährleisten.

Zur Reduktion der Streustrahlung stehen Röntgenkassetten mit integriertem Streustrahlenraster zur Verfügung, die allerdings relativ teuer und sehr schwer sind. Eine Alternative stellen sog. Tunnelraster- oder Rasterladekassetten dar, die über die normale Kassette geschoben werden können. Zu beachten ist, dass Thoraxaufnahmen in Rastertechnik eine relativ (ca. 2 Belichtungspunkte) höhere Dosis erfordern als Aufnahmen ohne Raster.

13.3.2 Thoraxaufnahmen am Krankenbett

Die „Bettlunge" sollte in folgender Technik aufgenommen werden:
- tiefe Inspiration,
- 1,5 m Film-Fokus-Abstand,
- Spannung 100–120 kV,
- Rasterkassette.

Bewährt hat sich ein Aufbelichtungsstreifen *(Scribor)*, mit dem die wichtigsten Angaben zur Position des Patienten, zur Aufnahmetechnik, zu wichtigen Beatmungsparametern (PEEP, F_IO_2) und zur Flüssigkeitsbilanz auf den Film belichtet werden. Ebenso sollte der Film Angaben über Tag und Uhrzeit der Aufnahme sowie Angaben über die Anzahl der Verlaufskontrollen enthalten. Belichtungsrichtwerte für Lunge und Herz liegen bei Hartstrahl- und Rastertechnik zwischen 5 und 20 ms; sie sind je nach Körperbau oder bei massiven pleuropulmonalen Verdichtungsprozessen zu modifizieren (z. B. bei Ödem oder Flüssigkeitseinlagerung in der Thoraxwand).

Zusatzaufnahmen

Für bestimmte Fragestellungen sind folgende Zusatzaufnahmen der Thoraxorgane sinnvoll:
- Aufnahmen in laterolateralem Strahlengang zur Lokalisation pathologischer Befunde im retrokardialen und im hinteren Mediastinum: Patient in Rückenlage, Rasterkassette seitlich eingestellt, 1,2– 1,5 m Film-Fokus-Abstand,
- Aufnahmen in Links- oder Rechtsseitenlage im horizontalen Strahlengang zur Differenzierung eines Ergusses von einer pleuralen Schwiele bzw. einer intrapulmonalen Infiltration,
- Tangentialaufnahmen in schrägem ventrodorsalen Strahlengang (kleine Rasterkassette) zum Nachweis eines ventralen Pneumothorax,
- Aufnahme in Rückenlage oder rechts/links angehoben in Knochentechnik (60–70 kV) zum Nachweis einer Rippenfraktur.

Häufige Aufnahmefehler

Neben *Unter- oder Überbelichtung* sind die häufigsten Ursachen mangelhafter Aufnahmequalität Abweichungen des Zentralstrahls von der geforderten, zur Filmkassette senkrechten Einstellung.

■ **Rastereffekt.** Der sog. Rastereffekt bewirkt die Unterbelichtung einer Seite mit Grauschleier bzw. Aufhellung einer Thoraxhälfte (Abb. 13-1). Ursache ist die vermehrte Absorption von Röntgenprimärstrahlung durch die Metallamellen des Rasters bei seitlich schräger Einstellung des Zentralstrahls zur Kassettenebene. Derartige Aufnahmen führen zu einer seitenasymmetrischen Transparenzminderung einer gesamten Lungenhälfte, die einen nach kranial hin auslaufenden Pleuraerguss vortäuscht. Hinweis auf die technische Ursache der Transparenzminderung ist die Tatsache, dass auch die Weichteile auf der betroffenen Seite verschleiert und aufgehellt erscheinen.

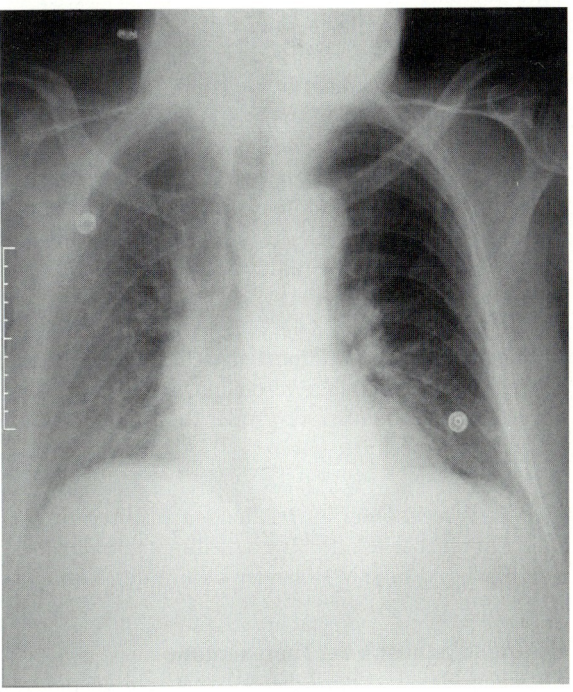

Abb. 13-1. Rastereffekt: Grauschleier (Unterbelichtung) des rechten Lungenfeldes durch Rastereffekt.

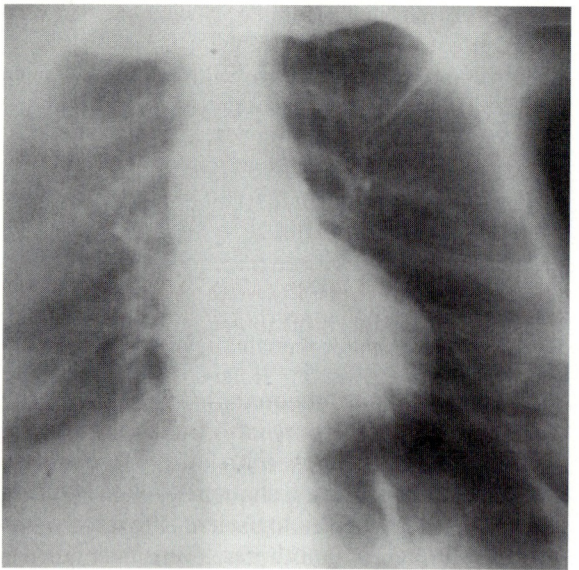 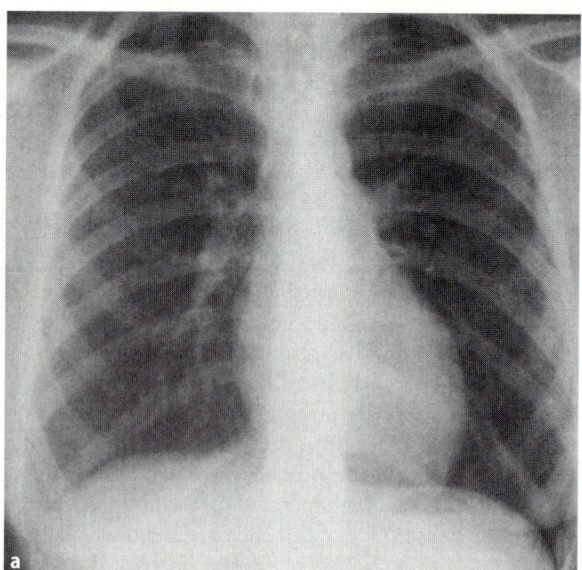

Abb. 13-2. Projektionsbedingter Zwerchfellhochstand und Verschattung der Lungenspitzen bei „Lordoseaufnahme"

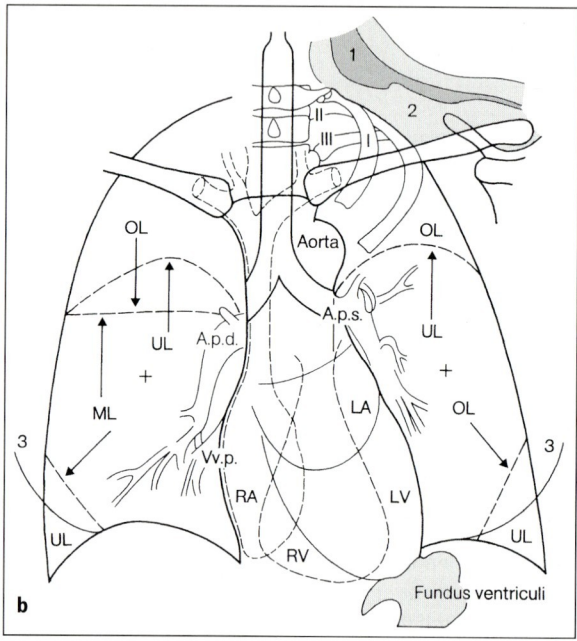

Abb. 13-3 a, b. Normalbefund der Thoraxorgane (w., 28 J.); **a** Aufnahme im Sitzen, **b** schematische Darstellung, Projektion der Lungenlappen *(OL, ML, UL)*. Projektion der großen Venen, des rechten Vorhofs *(RA)*, der rechten Kammer *(RV)*, des linken Vorhofs *(LA)*, der linken Kammer *(LV)*. 1 Weichteilfett, 2 Muskulatur, 3 Mammaschatten, *A. p. d.* A. pulmonalis dextra, *A. p. s.* A. pulmonalis sinistra, *vv. p.* Vv. Pulmonales

■ **Lordoseaufnahme.** Die sog. Lordoseaufnahme mit atypisch hoher Zwerchfellprojektion und relativer Verkürzung der Lungenfelder entsteht durch eine Kranialabweichung des Zentralstrahls (Abb. 13-2). Diese Fehleinstellung tritt zwangsläufig dann auf, wenn der Patient in Horizontallage verbleibt und das Röntgengerät am Fußende des Betts positioniert ist. Damit wird die Distanz für eine exakte Röhreneinstellung zu groß. Eine korrekte Zentralprojektion gelingt einfacher bei angehobenem Oberkörper des Patienten.

■ **Verdrehte Aufnahme.** Die medialen Klavikulaenden dienen als vordere, die Dornfortsätze der oberen BWS als hintere Leitstrukturen. Bei symmetrischem Körperbau sollte die Distanz jeweils seitengleich sein, bei einer verdrehten Aufnahme erscheint der nach hinten gerichtete Lungenflügel auf der Röntgenaufnahme kleiner und vermehrt strahlendicht (weißer), das Mediastinum wirkt verbreitert.

■ **Ungenügende Inspirationstiefe.** Hierbei erscheinen die beiden Lungenanteile verdichtet, das Herz ist quergelagert und scheinbar vergrößert, das Mediastinum scheinbar verbreitert.

> Als Faustregel einer ausreichenden Inspiration gilt die Abgrenzbarkeit der Zwerchfellkuppe in der Medioklavikularlinie in Höhe der 5. ventralen Rippe.

Röntgendiagnostik der Thoraxorgane

Für die Bildanalyse wird die systematische Inspektion jeweils zusammengehöriger anatomischer Strukturen empfohlen (Abb. 13-3 a, b).

Wann immer möglich, erfolgt die Betrachtung am Einzelbild seitenvergleichend, bei Röntgenbildserien eines Patienten stets im Vergleich mit früher angefertigten Aufnahmen. Diese Grundregeln röntgenologischer Analysetechnik bleiben auf der Intensivstation aus Zeitgründen oder Fehlen ausreichend großer Schaukästen häufig unbeachtet. Initialveränderungen und Prozesse geringer Ausdehnung können dadurch unerkannt bleiben.

13.3.3 Abdomenaufnahme am Krankenbett

Zur Gewährleistung einer reproduzierbaren Aufnahmetechnik bei der konventionellen Übersichtsradiographie des Abdomen wird die Untersuchung in 2 Ebenen durchgeführt. Eine Ausnahme stellt lediglich die Untersuchung bei Kindern dar, die je nach Fragestellung in nur einer Ebene angefertigt werden kann.

■ **Aufnahme in Rückenlage.** Die Aufnahme erfolgt im a.-p.-Strahlengang mit einer Rasterkassette der Größe 35 × 43 cm. Die Untersuchung wird in Weichstrahltechnik (70 kV) durchgeführt, um eine zufriedenstellende Darstellung von Weichteil- und Organstrukturen zu erreichen. Die exakte Einstellung ist durch die Mitabbildung der Zwerchfellkuppe und der Symphyse gekennzeichnet. Bei Männern sollte die Aufnahme mit Gonadenschutz erfolgen, bei Frauen eine Schwangerschaft vorher ausgeschlossen werden.

■ **Aufnahme in Linksseitenlage.** Diese Aufnahme erfolgt ebenfalls im a.-p.-Strahlengang mit einer Rasterkassette der Größe 35 × 43 cm, allerdings in Hartstrahltechnik (125 kV). Die Aufnahme dient dem Nachweis von Spiegelbildungen, der Beurteilung der intraluminalen Gasverteilungen, freier Perforation und atypischer Gasansammlungen (Pneumatosis, Aerobilie etc.).

13.3.4 Strahlenschutz

Die Anwendung ionisierender Strahlen beim Menschen in Ausübung der Heilkunde ist durch die Verordnung über den Schutz vor Schäden durch Röntgenstrahlen, die sog. Röntgenverordnung, geregelt. Diese wiederum orientiert sich an den Empfehlungen der internationalen Strahlenschutzkommission (ICRP). Die Röntgenverordnung gilt in allen Teilen auch für die Durchführung entsprechender Untersuchungen in der Intensivmedizin. Hauptanliegen des Strahlenschutzes ist die Minimierung der Strahlenbelastung sowohl für den Patienten als auch das Personal.
Folgende *Richtlinien* sollten beachtet werden:
- Anordnung von Röntgenaufnahmen nur durch den Arzt, der die für den Strahlenschutz erforderliche Fachkunde besitzt (§ 24, Abs. 3),
- Anwendung von Röntgenstrahlen nur, wenn die ärztliche Indikation geboten ist (§ 25, Abs. 1),
- Einhaltung der Qualitätssicherungsmaßnahmen bei Röntgeneinrichtungen,
- die Röntgenuntersuchung ist so vorzunehmen, dass das Nutzstrahlenbündel keine andere als die zu untersuchende Person treffen kann (§ 20, Abs. 2).

In unmittelbarer Umgebung jeder Röntgenröhre entsteht für den Augenblick der Röntgenstrahlenerzeugung ein sog. „Kontrollbereich". Dieser *Kontrollbereich* ist definiert als eine Zone, in der eine Person, die sich dort ein Jahr während jeder Röntgenaufnahme ohne Schutzkleidung aufhalten würde, eine Strahlenbelastung von mehr als 15 mSv erhalten kann.

Abstandquadratgesetz

Für den praktisch anwendbaren Strahlenschutz ist das wichtigste Gesetz das Abstandquadratgesetz: Die Dosis, die von einer punktförmigen Quelle ausgeht, nimmt mit dem Quadrat der Entfernung ab. Das heißt, in 2 m Abstand kommt nur noch ein Viertel der Streustrahlendosis an, die in 1 m Abstand registriert wird. Dadurch wird in der Regel gewährleistet, dass der Patient in den Nachbarbetten keiner unnötigen Strahlung ausgesetzt wird. Ebenso ist die Strahlenbelastung für das Personal bei Einhaltung entsprechender Abstände sowie Tragen von Schutzkleidung nahezu vernachlässigbar. Bleischürzen mit 0,25 mm Bleigleichwert absorbieren 90 % der Strahlung im diagnostischen Bereich.

In einer Studie zur Erfassung der effektiven Dosisbelastung durch Thoraxverlaufsserien (im Mittel 39 ± 22 Bilder) und dem individuellen, durch die Strahlenbelastung erhöhten Krebsrisiko lag dieses zwischen 0,01 % und 0,07 % und wurde gegenüber dem Risiko der Grunderkrankung als vernachlässigbar eingestuft [12].

13.4 Lagekontrolle von Kathetern, Tuben, Drainagen und Sonden

Die richtige Lage aller zur Therapie oder diagnostischen Überwachung eingeführten Sonden und Katheter ist Voraussetzung für eine optimale Funktion und die Prävention möglicher Schäden. Die Einführung und primäre Lagekontrolle erfolgt meist blind oder unter Durchleuchtungskontrolle bzw. fortlaufender Druckmessung. In jedem Fall bleibt das Thoraxübersichtsbild, auch nach erfolgloser Punktion, unerlässlich für die Erkennung etwaiger Komplikationen. Eine Fehlpositionierung von neu eingebrachten Kathetern und Tuben ist in bis zu 27 % beschrieben, mit einer radiologisch erkennbaren Komplikationsrate von 6 % [2]. Fehllagen oder Komplikationen nach Implantation von Kathetern, Sonden und Tuben sind die häufigsten, für den Intensivmediziner überraschenden Veränderungen in der Thoraxaufnahme [2].

Aufnahmetechnik

Das Thoraxübersichtsbild sollte in Hartstrahltechnik evtl. mit leicht erhöhter Dosis zur verbesserten Transparenz des Mediastinums angefertigt werden.

Da zur Lagekontrolle in der Regel nur Aufnahmen im sagittalen Strahlengang vorliegen, ist die exakte topographische Zuordnung des Fremdmaterials gelegentlich schwierig. So ist die Angabe einer Katheterposition „in Projektion auf" eine bestimmte Gefäßstruktur in ihrer Aussage korrekt. Ist die korrekte Lage aufgrund einer einzelnen Aufnahme nicht eindeutig zu klären, müssen weitere radiologische Maßnahmen durchgeführt werden. Dazu gehören Röntgenaufnahmen in weiteren Untersuchungsebenen, das Anspritzen von Kathetern oder Drainagen mit Kontrastmittel und die Dokumentation der Kontrastmittelverteilung. Gegebenenfalls muss mit Hilfe von Schnittbildverfahren (Sonographie und Computertomographie) die Lage des zu diagnostischen oder therapeutischen Zwecken eingebrachten Materials beurteilt werden.

13.4.1 Endotrachealtubus

Bei 12–15 % der intubierten Patienten wird auf der Thoraxaufnahme eine Fehlpositionierung des Endotrachelatubus gefunden [7]. Der Großteil der meist endobronchial fehlpositionierten oro- bzw. nasotrachealen Tuben wird durch alleinige klinische Untersuchung (seitengleiches Atemgeräusch oder symmetrische Thoraxexkursion) nicht erkannt. Auch kann sich die Tubuslage bei Manipulationen (z.B. Neufixierung) oder durch Husten verändern. Aus diesem Grund muss folgendes beachtet werden:

> Die Lage des Endotrachealtubus (und aller anderen Sonden und Katheter) muss auf jeder neuen Thoraxaufnahme auch erneut kontolliert werden.

Normale Lage

Das Auffinden der Tubusspitze auf der Thoraxaufnahme wird durch einen röntgendichten Streifen erleichtert. Die Lokalisation der Spitze des Tubus wird normalerweise in Bezug auf die Trachealkarina (95 % BWK 5 ± 1) angegeben. Flexion und Extension von Kopf und Hals führen zu einer beträchtlichen Änderung der Lage der Tubusspitze. Da der Tubus entweder an der Nase oder dem Mund fixiert ist, kann nur das distale Ende der Bewegung des Kopfes und Halses folgen. Bei Flexion wird der Tubus bis zu 2 cm distalwärts, durch Extension bis zu 2 cm kranialwärts verlagert. Bei neutraler Kopfposition wird deshalb ein Abstand zwischen Karina und Tubusspitze von ca. 5 cm empfohlen, denn bei kürzerer Distanz könnte die alleinige Änderung der Kopfposition zu einer einseitigen endobronchialen Intubation führen.

■ **Bedeutung der Kopfposition.** Die jeweilige Kopfposition ist normalerweise auf der Röntgenaufnahme ersichtlich: In neutraler Position projiziert sich die Mandibula auf die untere HWS. Bei Flexion projiziert sich die Mandibula auf die obere BWS, bei Extension ist die Mandibula oberhalb C4 abgebildet. Auch das Seitwenden des Kopfes kann die Tubusspitze um 1–2 cm verschieben.

■ **Tubuslumen und -cuff.** Das Lumen des Tubus sollte die Hälfte bis zwei Drittel der Trachea ausfüllen um den Atemwegswiderstand möglichst gering zu halten. Der insufflierte Cuff sollte das tracheale Lumen ausfüllen, ohne die Tracheawand nach außen vorzuwölben, anderenfalls ist mit Schleimhautschädigungen zu rechnen.

Fehllagen

In ungefähr 10–20 % der Fälle muss der Tubus nach radiologischer Lagekontrolle korrigiert werden [19]. Die häufigste Tubusfehllage ist die einseitige endobronchiale Intubation zumeist des rechten Hauptbronchus (Abb. 13-4). Die einseitige Intubation des rechten Hauptbronchus kann zu einer Atelektase der linken Lunge und/oder des rechten Oberlappens führen mit Überblähung der ventilierten Lungenabschnitte und der Gefahr eines Spannungspneumothorax durch ein Barotrauma. In 15 % der Fälle kann sich bei rechtsseitiger endobronchialer Intubation ein Spannungspneumothorax entwickeln. Liegt die Tubusspitze zu knapp oberhalb der Karina, kann dies einerseits zu einer unbemerkten einseitigen endobronchialen Intubation führen, andererseits kann es zu einer direkten mecha-

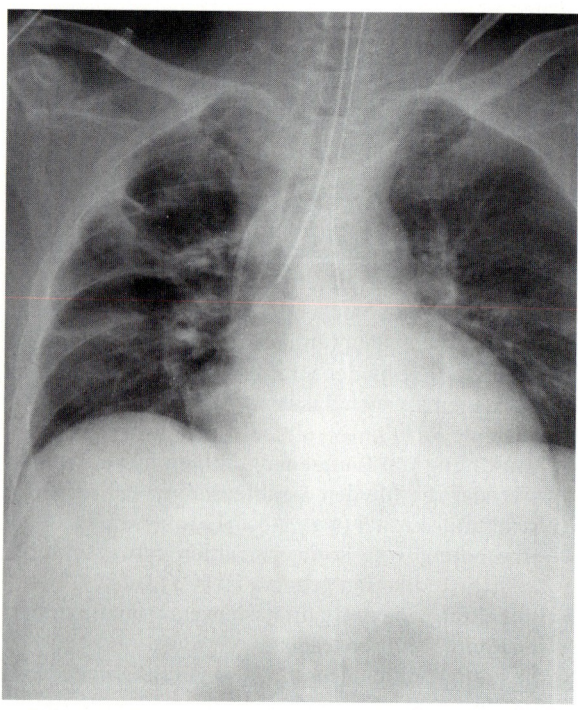

Abb. 13-4. Tubusfehllage im rechten Hauptbronchus

nischen Irritation der Schleimhaut kommen. Zusätzlich kann der Absaugvorgang zu Schleimhautläsionen im Bereich der Karina führen. Eine zu hohe Position des endotrachealen Tubus birgt die Gefahr der spontanen Extubation oder der Aspiration um einen schlecht abdichtenden Cuff im Larynx oder Pharynx. Zusätzlich kann es zu Verletzungen im Bereich des Larynx (Stimmbänder) durch den überblähten Cuff kommen.

■ **Fehllage im Ösophagus.** Eine Fehllage des Tubus im Ösophagus wird in den meisten Fällen klinisch erkannt. In der Thoraxaufnahme muss eine ösophageale Tubusfehllage vermutet werden bei linkslateral der Trachealkontur lokalisiertem Tubus, Überblähung des Ösophagus und Magens und Verlagerung der Trachea durch den geblähten Cuff. Eine Thoraxkontrolle in 25° rechtslateralisierter Schrägstellung mit nach rechts gedrehtem Kopf könnte den Verlauf des dorsal der Tracheakontur verlaufenden Tubus eindeutig darstellen.

Komplikationen

Eine schwere, jedoch sehr seltene Komplikation der endotrachealen Intubation stellt die Ruptur im Bereich des Larynx oder der Trachea (meist im Bereich der Pars membranacea) dar. In der Thoraxübersichtsaufnahme muss eine Trachealruptur vermutet werden bei Rechtsverlagerung des distalen Endes des Endotrachealtubus relativ zum Tracheallumen mit Überblähung des Cuffs. Durch Luftaustritt aus der rupturierten Trachea kann es zu Pneumomediastinum, Weichteilemphysem sowie Pneumothorax kommen. Die Durchführung eines CT bei bestehender Trachealperforation ist zu empfehlen zur genauen Lokalisation der Ruptur, zur Beurteilung einer möglichen Infektion im Bereich des Mediastinums bzw. der Halsregion sowie zur Planung eines eventuellen chirurgischen Eingriffes.

13.4.2 Trachealkanüle

Nach einer Tracheotomie sollte zur Lagekontrolle der Kanüle sowie zum Ausschluss von Komplikationen eine Thoraxübersichtsaufnahme angefertigt werden.

Normale Lage
Die Trachealkanüle soll parallel zur Längsachse des trachealen Luftbandes nach kaudal verlaufen. Die Spitze soll einige Zentimeter oberhalb der Karina liegen. Die Trachealkanüle sollte die Hälfte bis zwei Drittel der Trachea ausfüllen.

Fehllage
Das Anliegen bzw. die Verkantung der Trachealkanülenspitze an der Vorder- oder Hinterwand der Trachea kann zu Drucknekrosen und zur Perforation der Trachealwand führen (Nachweis mit Seitenaufnahmen). Sehr selten kann diese Fehllage entweder zu einer Druckarrosion der vor der Trachea verlaufenden linken A. brachiocephalica oder zu einer tracheobronchialen Fistel führen. Wird das äußere und innere Ende der Trachealkanüle in der Thoraxübersichtsaufnahme übereinander projiziert in einer Ebene abgebildet, verläuft die Kanüle nicht regulär nach kaudal und muss repositioniert werden. Auch in diesem Fall kann die zusätzliche Anfertigung einer Seitenaufnahme hilfreich sein.

Komplikationen
In der Thoraxübersichtsaufnahme nach Tracheotomie ist häufig ein geringes zervikales Hautemphysem sowie ein Pneumomediastinum zu sehen. Ein massives subkutanes Emphysem kann als Zeichen einer Trachealperforation im Rahmen der Tracheotomie gewertet werden. Ein Pneumothorax kann bei Verletzung der Pleura im Rahmen der Tracheotomie sowie bei Trachealperforationen auftreten. Bei Verbreiterung des Mediastinums nach Tracheotomie muss an eine Blutung gedacht werden.

13.4.3 Zentralvenöser Katheter

Bei der röntgenologischen Lagekontrolle des Katheters ist darauf zu achten, dass der gesamte intrathorakale Verlauf des Katheters von der Punktionsstelle bis zur Katheterspitze abgebildet ist. Auch bei erfolgloser Punktion ist zum Ausschluss evtl. punktionsassoziierter Komplikationen eine Thoraxübersichtsaufnahme anzufertigen. Um extravasale Katheterfehllagen oder Fehllagen in kleinen Gefäßen eindeutig zu identifizieren, kann die Darstellung des Katheters mit einem nichtionischen Kontrastmittel (5–10 ml) erforderlich werden. Fehlpositionierungen nach Anlage eines zentralvenösen Katheters werden in bis zu einem Drittel der Thoraxübersichtsaufnahmen gefunden.

Normale Lage
Der meist über die V. subclavia oder die V. jugularis interna eingeführte Katheter sollte mit der Spitze im Bereich der V. cava superior liegen. Im a.-p.-Bild sollte sich die Spitze auf einen Bereich zwischen den sternalen Ansätzen der 1.–3. Rippe projizieren, also nicht tiefer als die Trachealkarina liegen. Bei regulärer Lage überkreuzen sich über die V. subclavia und die V. jugularis interna eingeführte Katheter. Fehlt dieses Überkreuzen der Katheter, so muss an eine extravasale oder intraarterielle Lage gedacht werden.

Fehllage
Eine intrakardiale Katheterfehllage im Bereich des rechten Vorhofs bzw. Ventrikels ist wegen der Gefahr von Klappen- oder Endokardläsionen zu korrigieren. Zusätzlich kann es zum Auftreten von Arrythmien und

Abb. 13-5 a, b.
Venöse Anatomie in frontaler und seitlicher Projektion: *1* V. jugularis interna; *2* V. thyroidea inferior; *3* V. subclavia; *4* V. thoracica interna; *5* V. pericardiophrenica, *6* V. azygos; *7* V. intercostalis superior; *8* V. cava superior

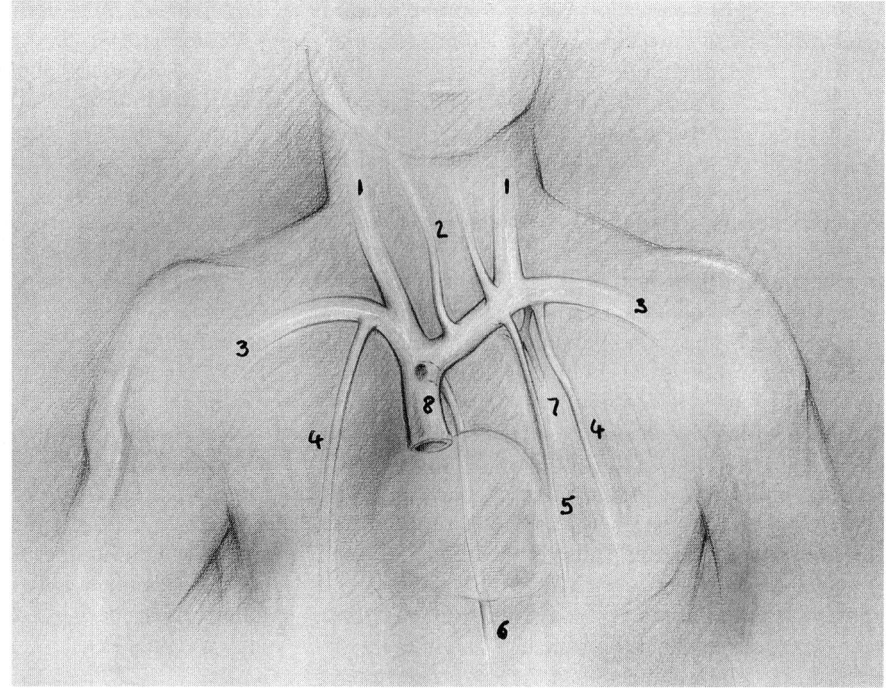

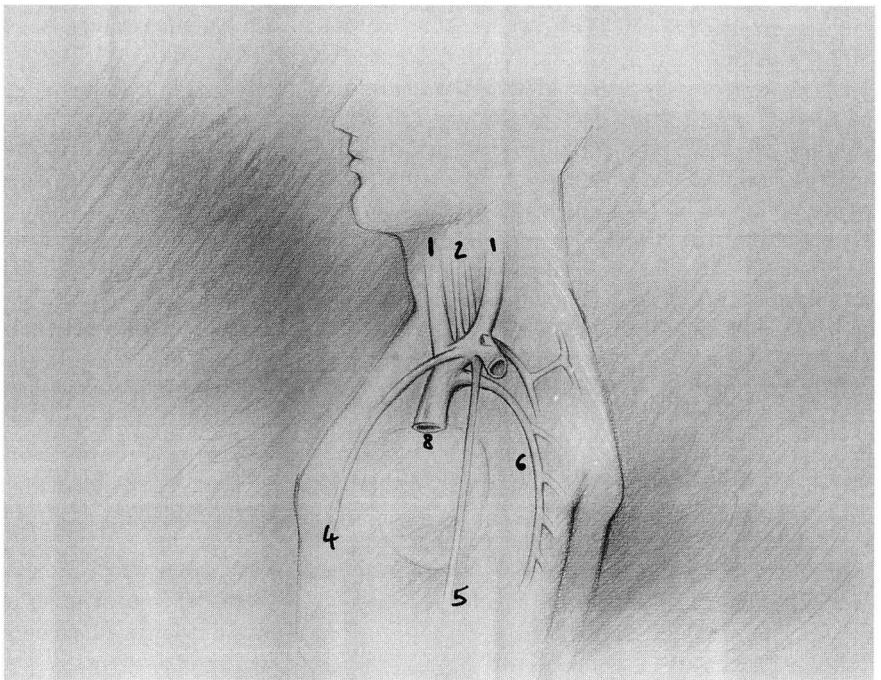

zu Herzwandperforationen mit Hämatoperikard und Herzbeuteltamponade kommen.

Intravasale Katheterfehllagen werden häufig klinisch nicht erkannt, sollten jedoch wegen möglicher Komplikationen wie Thrombose oder Gefäßarrosion korrigiert werden.

Die radiologische Beurteilung der verschiedenen Möglichkeiten zentralvenöser Katheterfehllagen setzt die genaue Kenntnis der venösen thorakalen Anatomie voraus [26] (Abb. 13-5, 13-6 a–c, 13-7 a–c). Die häufigste Katheterfehllage bei Anlage eines Katheters über die V. subclavia ist der Verlauf in die ipsilaterale V. jugularis interna (in ca. 15% der Fälle; [23]). Eine andere häufige Katheterfehllage ist die Überschreitung der Mittellinie mit Verlauf des Katheters in die kontralaterale V. brachiocephalica. Eine weitere Fehllage nach

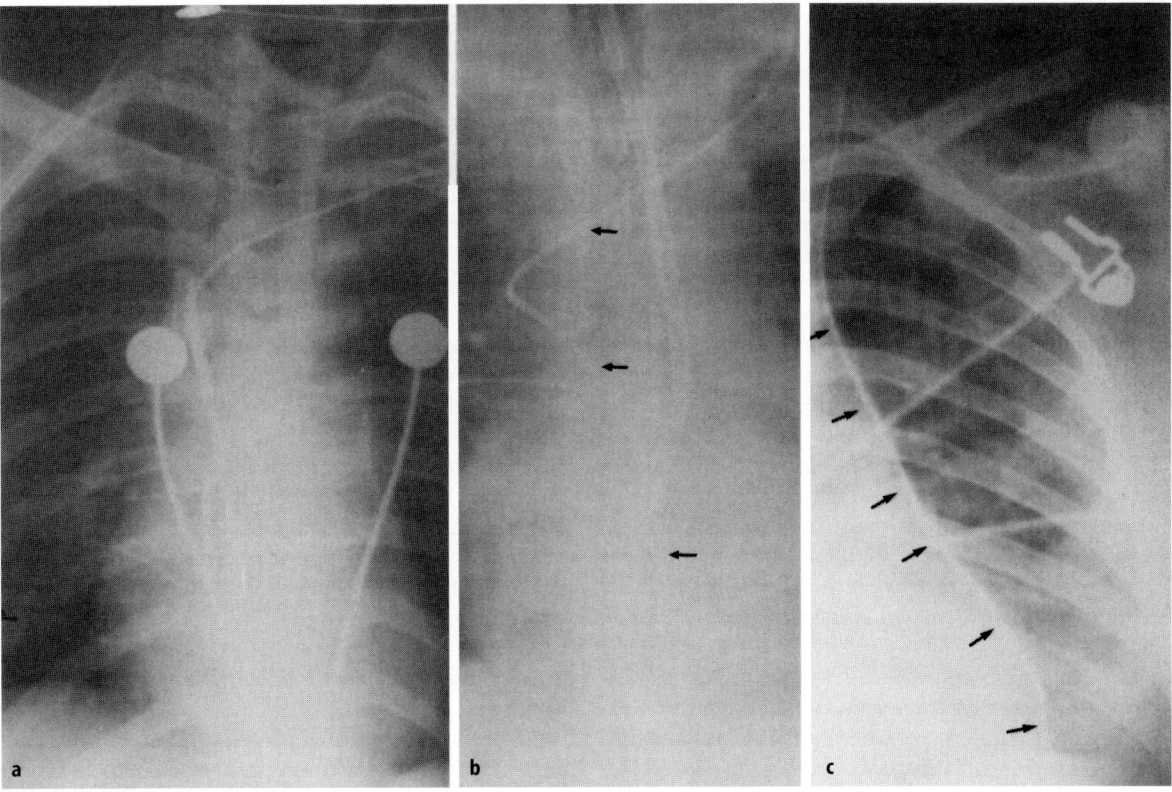

Abb. 13-6 a–c. Katheterfehllagen: **a** von linker V. subclavia in rechte V. thoracica interna; **b** von linker V. jugularis interna in V. azygos; **c** von linker V. jugularis interna in linke V. pericardiophrenica

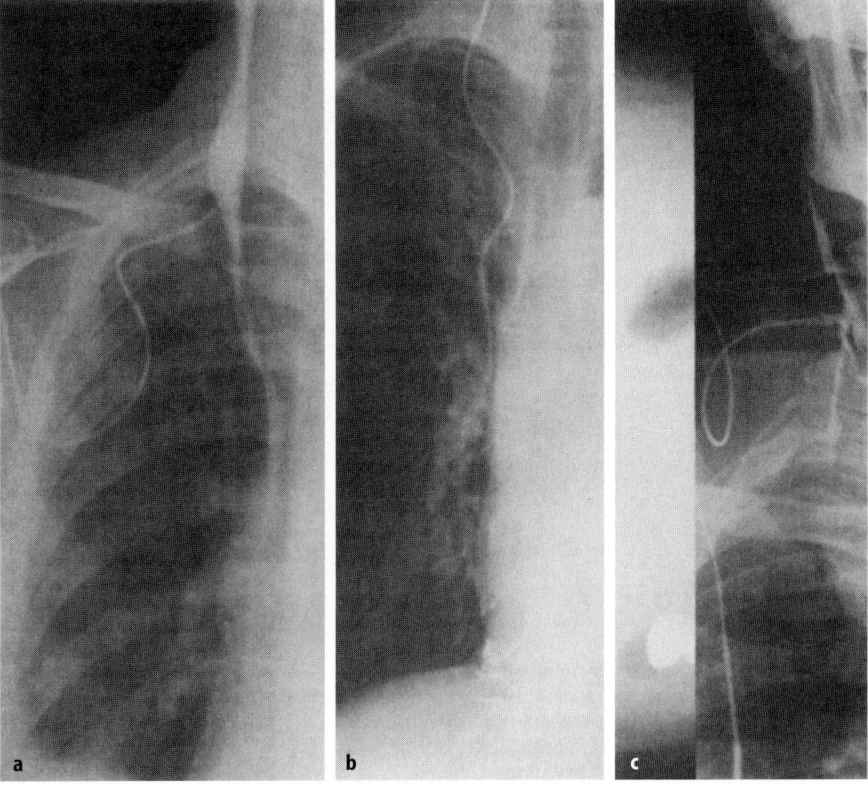

Abb. 13-7 a–c.
Katheterfehllagen. **a** Rechter Subklaviakatheter. Fehllage in der V. jugularis interna; **b** Katheterspitze eines Jugularis-interna-Katheters in der rechten V. thoracica interna; **c** doppelter Katheterbruch eines Jugularis-interna-Katheters im subkutanen Verlaufsbereich

Punktion der V. jugularis interna ist der Verlauf in die Venen der oberen Extremität. Diese Fehllagen sind sehr leicht anhand der Thoraxübersichtsaufnahme in einer Ebene zu erkennen.

■ **Seltenere Fehllagen.** Schwieriger bzw. nur bei Aufnahmen in 2 Ebenen oder nach Kontrastmittelmarkierung erkennbare Katheterfehllagen sind im Bereich der *V. azygos* und der *V. thoracica interna* zu beobachten. Eine Katheterfehllage mit der Spitze in der V. azygos ist an einer Schleifenbildung in Projektion auf den Einmündungsbereich der V. azygos in die V. cava superior erkennbar [1]. Eindeutig ist eine Fehllage im Bereich der V. azygos auf einer Aufnahme im lateralen Strahlengang durch ihre dorsalwärts gerichtete Position zu erkennen. Eine seltene Katheterlokalisation ist die V. thoracica interna, die in der Seitenaufnahme an ihrem retrosternalen Verlauf identifiziert werden kann. Andere Fehllagen wie im Bereich der *V. pericardiophrenica*, der *V. intercostalis superior links*, und der *V. thyroidea inferior* stellen ausgesprochene Raritäten dar.

Die häufigste venöse Gefäßvariante ist eine *persistierende linke obere Hohlvene,* die in 0,3 % der Normalpopulation und in 4,3 % der Patienten mit angeborenen Herzfehlern zu erwarten ist (Abb. 13-8 a – c). Der Katheter verläuft typischerweise bei Punktion der linken V. jugularis interna oder V. subclavia links mediastinal nach kaudal.

Eine intraarterielle Katheterfehllage ist an ihrem atypischen Verlauf zu erkennen (medial der zu erwartenden Position der V. cava superior).

Komplikationen

■ **Pneumothorax.** Die häufigste punktionsassoziierte Komplikation ist ein Pneumothorax (bei bis zu 6 % der Patienten nach Punktion der V. subclavia). Ein Pneumothorax ist wesentlich seltener nach Punktion der V. jugularis interna zu beobachten, ist hier jedoch auch nicht ausgeschlossen. Bei respiratorischer Verschlechterung des Patienten ist an die Möglichkeit des verspäteten Auftretens eines Pneumothorax zu denken, dies ist noch Stunden bis Tage nach der Punktion möglich [18].

■ **Arterielle Punktion.** Durch versehentliche arterielle Punktion können ausgedehnte Weichteilhämatome, Mediastinalhämatome oder ein Hämatothorax entstehen. Diese sind radiologisch an Weichteilverschattungen, Mediastinalverbreiterung sowie einem Pleuraerguss zu erkennen.

■ **Extravasale Fehllage.** Eine extravasale Katheterfehllage im Bereich des Mediastinums oder in der Pleura führt bei Infusion größerer Flüssigkeitsmengen zu einem Infusionsmediastinum mit rasch zunehmender Mediastinalverbreiterung und Pleuraerguss. Diese Fehllage ist durch eine Extravasation nach Kontrastmittelmarkierung des Katheters nachzuweisen (Abb. 13-9).

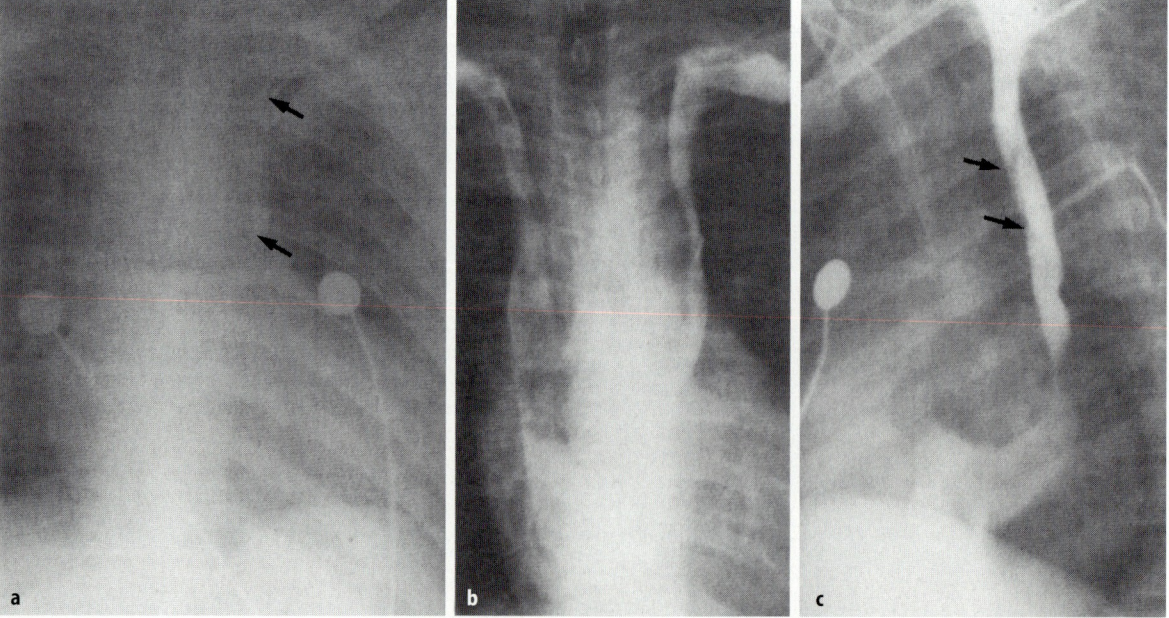

Abb. 13-8 a – c. a Atypischer Verlauf eines linksseitigen Subklaviakatheters entlang des linken Mediastinalrandes (↑); korrekte Lage in einer persistierenden V. cava superior sinistra; **b, c** Darstellung durch Phlebographie: **b** Kontrastmittelinjektion in beide Vv. cubitales; normale obere Hohlvene rechts; Einmündung der persistierenden linken oberen Hohlvene in den rechten Vorhof; **c** persistierende linke obere Hohlvene in Schrägposition; retrograde Füllung der V. hemiazygos; Füllungsdefekte durch parietale Thromben im Bereich des Katheterendstückes

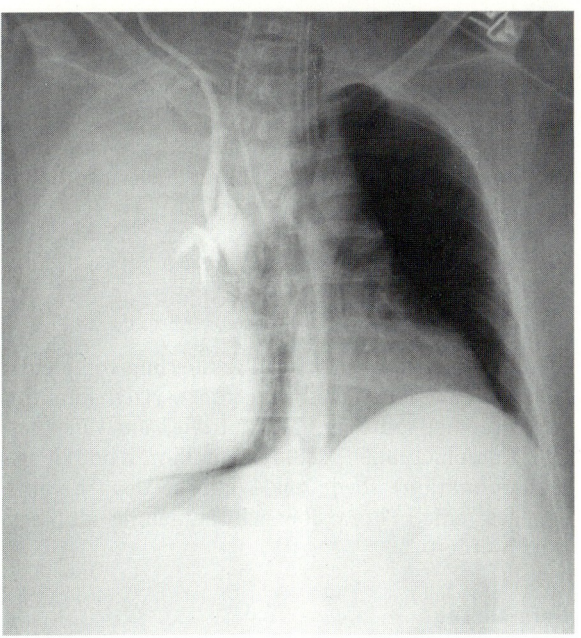

Abb. 13-9. Ausgedehnter rechtsseitiger Hämatothorax nach Katheterfehllage in der A. subclavia und Perforation

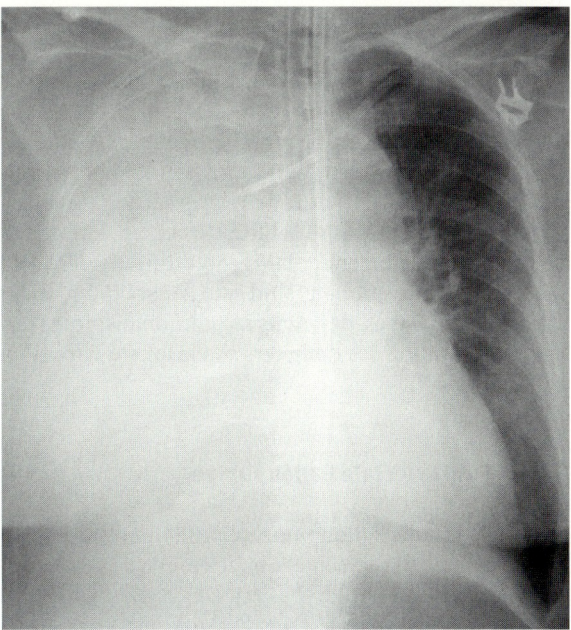

Abb. 13-10. Rechts wandständige Katheterspitze in der V. cava superior mit konsekutiver Perforation der Katheterspitze und Infusionspleuraerguss

> Hierbei ist zu beachten, dass bei mehrlumigen Kathetern auch nur ein Lumen extravasal gelegen sein kann.

■ **Wandständige Katheterspitze.** Eine suboptimale, repositionsbedürftige Katheterposition ist die im Bereich der V. cava superior rechts wandständige Katheterspitze bei meist über die linke V. subclavia eingeführtem Katheter (Abb. 13-10). Diese Katheterlage birgt ein erhöhtes Risiko von Endothelschädigungen und Gefäßperforationen meist Stunden bis Tage nach der Anlage.

■ **Thrombose.** Längere Katheterliegezeiten, Schleifenbildungen, Intimaläsionen und Infektionen begünstigen die Bildung intravenöser Thrombosen. Nach 14 Tagen werden bei bis zu 73% der Patienten mit zentralvenösen Kathetern Thrombosierungen um den Katheter gefunden. Primäres Verfahren zur Thrombosediagnostik auf der Intensivstation im Bereich der V. subclavia und V. jugularis interna ist die dopplersonographische Untersuchung. Zur exakten Bestimmung der Ausdehnung der Thrombose in Richtung V. cava superior empfiehlt sich die Durchführung eines CT unter i.v.-Kontrastmittelapplikation über beide Arme.

13.4.4 Pulmonalarterienkatheter

Pulmonalarterienkatheter werden typischerweise über eine Schleuse in der V. subclavia oder der V. jugularis interna eingeschwemmt, die Spitze sollte in der rechten oder linken Pulmonalishauptarterie liegen. Nach Anlage eines Pulmonaliskatheters sollte in jedem Fall, auch bei eindeutigen Druckkurven, zur genauen Lokalisation und zum Ausschluss von Komplikationen eine Thoraxübersichtsaufnahme angefertigt werden.

Normale Lage
Der Pulmonaliskatheter verläuft normalerweise über die V. cava superior, den rechten Vorhof und den rechten Ventrikel in die rechte oder linke Pulmonalarterie.

Fehllage
Die häufigste Fehllage ist die zu weit nach peripher vorgeschobene Katheterspitze, also die Lage in einem Pulmonalarterienast mehr als 2 cm vom Hilus entfernt. Aus einer zu weit peripheren Katheterlokalisation kann ein Lungeninfarkt oder eine Perforation eines Pulmonalarterienasts mit konsekutiver Lungenblutung resultieren. Ein zu weit proximal, im rechten Ventrikel lokalisierter Pulmonaliskatheter kann zu Arrythmien, Endokardschäden und zu Perforationen führen.

Komplikationen
Die häufigste radiologisch erkennbare Komplikation ist der Lungeninfarkt, der durch einen zu weit peripher gelegenen Katheter oder durch eine zu lange Inflation des Ballons verursacht sein kann. Die Infarktregion wird typischerweise an einer fleckigen Konsolidierung

in der Lungenregion peripher des Katheters erkannt. Nur selten sieht man ein typisches keilförmiges, subpleural gelegenes, homogenes Konsolidierungsareal („Hampton's hump").

Schleifen- oder Schlingenbildungen des Katheters innerhalb des Vorhofs oder Ventrikels können atriale und ventrikuläre Arrhythmien verursachen. Eine seltene Komplikation ist die Ruptur einer Pulmonalarterie mit nachfolgender Lungenblutung. Andere sehr seltene Komplikationen sind die Ausbildung eines Pseudoaneurysmas der Arteria pulmonalis, intrakardiale Verknotung des Katheters sowie lokale Thrombosebildung.

13.4.5 Intraaortale Ballonpumpe

Die intraaortale Ballonpumpe (IABP) besteht aus einem Katheter, der an seiner Spitze einen 26–28 cm langen aufblasbaren Ballon besitzt. Der Ballon wird, z. B. EKG-getriggert, während der Diastole mit etwa 40 ml Gas (meist Helium) aufgeblasen und während der Systole wieder entleert. Im Thoraxbild erkennt man die IABP während der Diastole als längliche, gasgefüllte Struktur im Bereich der Aorta descendens. Während der Systole ist der Ballon leer und daher nicht sichtbar. An der Katheterspitze befindet sich ein kleiner, röntgendichter Marker.

Normale Lage
Der Zugang erfolgt über die A. femoralis entweder perkutan oder chirurgisch mittels Arteriotomie. Über die A. femoralis wird der Katheter, meist unter Durchleuchtungskontrolle, retrograd bis in die Aorta thoracalis vorgeschoben.

> Idealerweise liegt die Spitze der IABP unmittelbar distal des Abgangs der linken A. subclavia und kann in der a.-p.-Thoraxaufnahme in Projektion auf den Arcus aortae dargestellt werden.

Fehllage
Liegt die IABP zu weit proximal im Aortenbogen, besteht die Gefahr eines Verschlusses der linken A. subclavia oder der hirnversorgenden Arterien mit dem Risiko zerebraler Embolien. Eine zu weit distale Fehllage der IABP führt zu einem Funktionsdefizit und der Gefahr einer Obstruktion von Viszeralarterien.

Komplikationen
Die häufigste Komplikation ist eine Ischämie der unteren Extremität, die sowohl ipsi- als auch kontralateral auftreten kann. Zur Abklärung eventueller thromboembolischer Gefäßverschlüsse stehen die Farbduplexsonographie sowie die intraarterielle digitale Subtraktionsangiographie zur Verfügung.

Während der Einlage der IABP kann es zu einer Dissektion der Aortenwand oder zu einer Perforation der Aorta kommen. Bei Verdacht auf Aortendissektion oder Aortenruptur ist die CT-Angiographie zur weiteren Abklärung das Verfahren der Wahl. Eine weitere sehr seltene Komplikation stellt die Ballonruptur mit der Gefahr einer Gasembolie dar.

13.4.6 Pleuradrainagen

Pleuradrainagen werden zur Evakuierung von pleuraler Luft bzw. Flüssigkeit eingeführt. Nach Punktion bzw. Drainage sollte zur Lagekontrolle, zum Ausschluss evtl. Komplikationen (z. B. Pneumothorax bei Pleuraergusspunktion) sowie zur Kontrolle des Therapieerfolges eine Thoraxübersichtsaufnahme durchgeführt werden.

Normale Lage
Zur Therapie eines Pneumothorax sollte die Drainagespitze in der Nähe der Lungenspitze in anterosuperiorer Richtung liegen. Zur Drainage pleuraler Flüssigkeit sollte die Drainagespitze posteroinferior zur Darstellung kommen. Abgekapselte Flüssigkeits- oder Luftansammlungen können evtl. atypische Drainagepositionen erfordern.

> Es ist besonders darauf zu achten, dass alle Seitenlöcher (erkennbar an einer Unterbrechung des Röntgenstreifens) intrathorakal liegen.

Fehllagen
Eine Fehllage der Drainage muss vermutet werden, wenn in der Kontrollröntgenaufnahme keine Besserung eingetreten ist. Pleuradrainagen können im Bereich der Interlobien, im Lungenparenchym sowie extrapleural im Bereich der Thoraxweichteile liegen. Häufig ist zur genauen Lokalisation der Thoraxdrainage, wenn die Drainagefunktion ungenügend ist, die zusätzliche Anfertigung einer Seiten- oder Schrägaufnahme, ggf. sogar ein CT, notwendig.

Komplikationen
Komplikationen umfassen Blutungen durch Verletzung einer Interkostalarterie oder von Leber oder Milz. Eine Drainagelage innerhalb des Lungenparenchyms führt zur Parenchymzerreißung, zu Hämatombildung und bronchopleuraler Fistelbildung. Im Einzelfall kann bei unklarer projektionsradiographischer Lage der Thoraxdrainage ein Thorax-CT erforderlich sein. Hier kann insbesondere zwischen einer Lage der Thoraxdrainage im Bereich der Interlobien oder innerhalb des Lungenparenchyms differenziert werden.

13.4.7 Ernährungssonden

Eine Fehlpositionierung von Magen-, Duodenal- oder Jejunalsonden ist nicht selten und wird häufig klinisch nicht erkannt. Daher sollte nach dem Einführen einer neuen Ernährungssonde in jedem Fall eine Thoraxübersichtsaufnahme angefertigt werden.

Normale Lage

Das Auffinden der Ernährungssonde auf der Thoraxaufnahme wird durch einen röntgendichten Streifen erleichtert. Es muss jedoch beachtet werden, dass diese, bei unterexponierten Aufnahmen und bei nur wenig röntgendichten Ernährungssonden, in der Thoraxübersichtsaufnahme nicht oder nur sehr schlecht sichtbar sind; hier kann Kontrastmittel über die Sonde verabreicht werden. Üblicherweise besitzen die Ernährungs- und Ablaufsonden Seitenlöcher im Bereich der distalen 10 cm; die Spitze sollte also zumindest 10 cm distal des gastroösophagealen Übergangs liegen. Duodenal- und Jejunalsonden werden normalerweise unter endoskopischer bzw. Durchleuchtungskontrolle eingeführt.

Fehllage

Fehlpositionierung von Ernährungssonden bei Intensivpatienten sind durchaus nicht selten. Die Ernährungssonde kann versehentlich in das Tracheobronchialsystem gelangen und zu Pneumonien, zur Perforation und zu einem Pneumothorax führen.

Komplikationen

Eine Ösophagusperforation ist eine sehr seltene Komplikation im Rahmen des Einführens einer Ernährungssonde. Sie kann zu einer Mediastinalverbreiterung und zu einem Pneumomediastinum führen.

13.4.8 Herzschrittmacher

Bei Intensivpatienten werden meist transvenös über die V. subclavia oder die V. jugularis interna eingeführte Schrittmachersonden verwendet. Die Schrittmachersonde wird in der Regel unter Durchleuchtungskontrolle in die rechte Ventrikelspitze platziert und in den Trabekeln verankert, so dass sie engen Kontakt zum Endokard besitzt. Nach Herzoperationen werden meist epikardiale Schrittmachersonden verwendet, die intraoperativ platziert werden. Zur exakten Lagekontrolle ist die Anfertigung von Aufnahmen in 2 Ebenen notwendig (a.-p. und seitlich).

Normale Lage

Im a.-p.-Bild projiziert sich die Spitze der Sonde auf den Boden des rechten Ventrikels, etwas medial vom linken Herzrand. In der Seitenaufnahme soll die Schrittmachersonde nach ventral verlaufen.

Fehllage

Eine Lage im Sinus coronarius ist nur im Seitenbild an einem nach dorsal gerichtetem Verlauf zu erkennen. Weitere, meist schon durch gestörte Erregungsübertragung erkennbare Fehllagen sind die in der V. cava superior oder inferior, im rechten Vorhof, Truncus pulmonalis oder den Pulmonalarterien.

Komplikationen

Myokardperforationen können schwer zu erkennen sein, wenn sich die Spitze der Schrittmachersonde nicht eindeutig außerhalb des Myokards oder des epikardialen Fettstreifen projiziert. Myokardperforationen bleiben meist ohne Folgen. In seltenen Fällen kommt es zu einem Hämatoperikard mit Herzbeuteltamponade.

13.5 Pathologische Luftansammlungen

13.5.1 Pneumothorax

Beim Pneumothorax gelangt Luft zwischen Pleura parietalis und viszeralis, so dass der Unterdruck zwischen den Pleurablättern aufgehoben wird. Das Eindringen von freier Luft in den Pleuraraum führt durch die Eigenelastizität des Lungenparenchyms zum partiellen oder totalen Kollaps der Lunge. Das Auftreten eines Pneumothorax auf einer Intensivstation, insbesondere bei beatmeten Patienten, ist kein seltenes Ereignis. Die Häufigkeit eines Pneumothorax bei Intensivpatienten unter positiver Druckbeatmung wird mit 5–15 % angegeben.

Die *Ursachen* eines Pneumothorax bei Intensivpatienten (Tabelle 13-1) sind häufig iatrogen, durch ein Barotrauma oder durch Komplikationen im Rahmen der Anlage eines zentralvenösen Katheters bedingt. Seltene Ursachen sind ein penetrierendes oder stump-

Tabelle 13-1. Ursachen eines Pneumothorax beim Intensivpatienten

Häufig:	
Iatrogen	Barotrauma
	Zentralvenöser Katheter
	Thoraxdrainage
	Pleurapunktion
	Herzmassage
Selten:	
Thoraxtrauma	penetrierend oder stumpf
Mediastinalemphysem	tracheobronchiale Verletzungen
mit sekundärem	Tracheotomie
Pneumothorax	Barotrauma
	Tracheal- oder Ösophagusperforationen

fes Thoraxtrauma oder ein Mediastinalemphysem mit sekundärer Entwicklung eines Pneumothorax.

> Ein Pneumothorax kann auch erst Stunden bis Tage nach einer Punktion auftreten [18].

Radiologische Befunde
Die *direkten* Röntgenzeichen eines Pneumothorax (Abb. 13-11a–d) sind der Nachweis der abgehobenen Pleura viszeralis als scharf abgrenzbare Linie zwischen Lunge und lufthaltigem Pleuraraum und die fehlende Darstellung von peripheren Lungengefäßen im Pneumothoraxspalt. Beim stehenden Patienten verteilt sich die pleurale Luft entsprechend der Schwerkraft mehr in die kranialen Pleuraabschnitte. Eine Aufnahme in Exspiration erhöht die Nachweisrate.

Beim liegenden Patienten, wie es auf einer Intensivstation meist der Fall ist, findet man die klassischen Zeichen des Pneumothorax nur bei größerer intra-

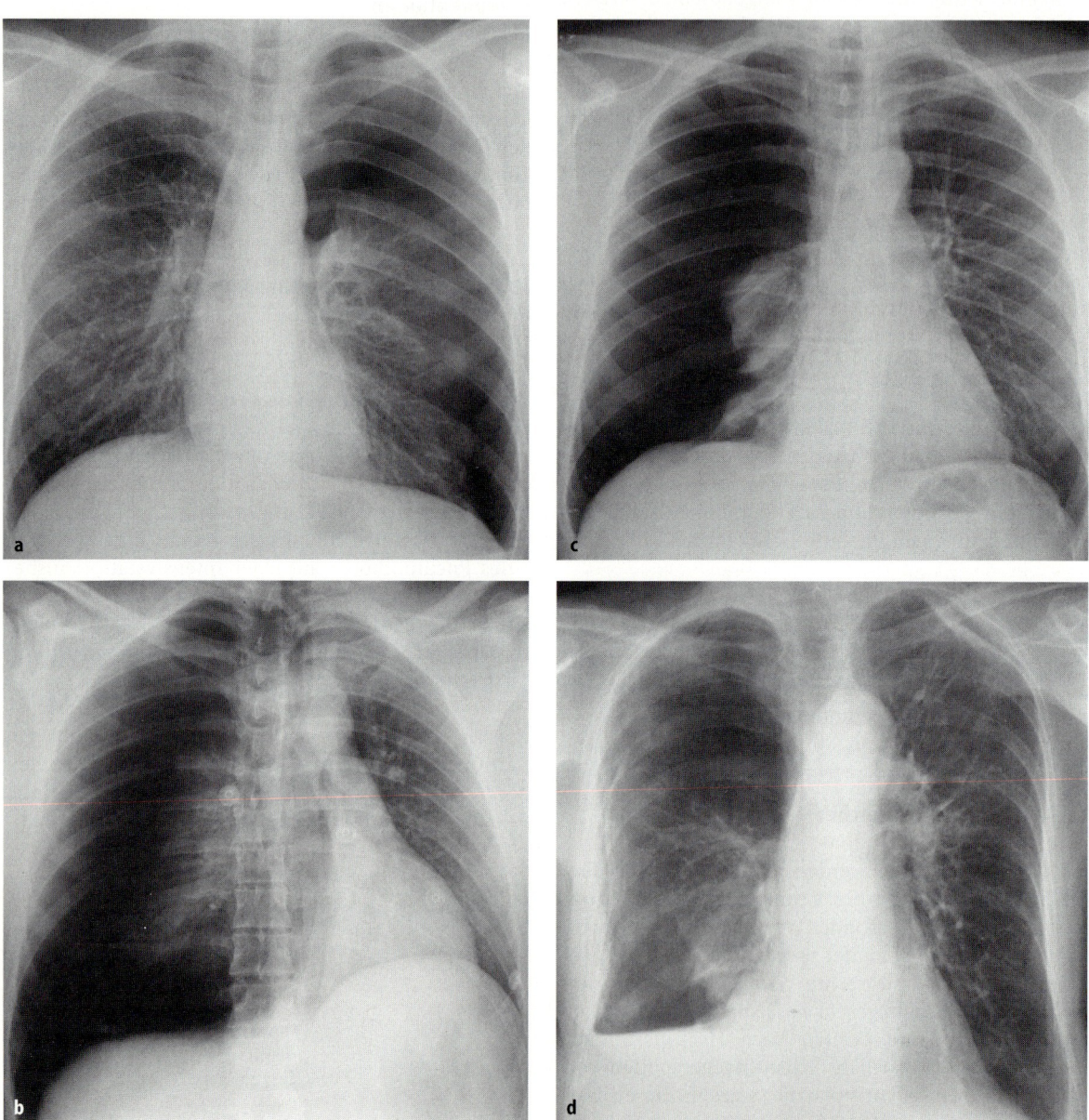

Abb. 13-11a–d. Pneumothorax: **a** Linksseitiger mantelförmiger Pneumothorax mit leichter Verlagerung der Mediastinalstrukturen nach rechts im Sinne beginnender Spannungszeichen; kleiner Seropneumothoraxspiegel; **b** ausgedehnter Spannungspneumothorax rechts mit Totalkollaps der rechten Lunge und ausgeprägten Spannungszeichen; Verlagerungen der Mediastinalstrukturen nach links und Verlagerung der rechten Lunge nach kontralateral; **c** Totalkollaps der rechten Lunge mit geringen Spannungszeichen; **d** Seropneumothorax rechts ohne Spannungszeichen; irreguläre Verdickung der Pleura mit Kalkplaques auch linksapikal sowie einer Pleurawinkelergussbildung links; ausgedehntes Lungenemphysem

pleuraler Luftansammlung und erhaltener Lungenelastizität. Für eine derartige Darstellung im Röntgenbild ist eine maximal aufgerichtete Patientenposition von besonderer Bedeutung. Häufiger verteilt sich in der liegenden Position die Luft vorwiegend in den ventralen und basalen Pleuraabschnitten.

> Auf der a.-p.-Thoraxaufnahme können ventral gelegene Luftansammlungen dem direkten Nachweis entgehen!

Hier sind folgende indirekte Röntgenzeichen von großer Bedeutung:
- scharfe Grenze von Zwerchfell und Mediastinalstrukturen,
- Transparenzerhöhung des Leber- und Milzfeldes,
- Transparenzerhöhung der gesamten betroffenen Lunge.

Untersuchungstechnik
Ist eine klare diagnostische Aussage an Hand der Thoraxaufnahme im sagittalen Strahlengang nicht möglich, empfiehlt sich die Anfertigung von seitlichen Thoraxaufnahmen in Hartstrahltechnik mit Rasterkassette oder in digitaler Technik. Alternativ kann eine Tangentialaufnahme angefertigt werden. Die aussagekräftigste Methode bei der klinischen Verdachtsdiagnose eines verborgenen Pneumothorax ist die Computertomographie [20].

Differentialdiagnosen
Vorsicht ist geboten, um die Fehlinterpretation von Hautfalten besonders bei älteren und kachektischen Patienten zu vermeiden: Diese laufen typischerweise über die Thoraxwand hinaus, sind oft bilateral oder multipel, verschwinden plötzlich und lassen durchziehende Gefäßstrukturen erkennen. Ebenso sprechen eine unscharfe Begrenzung, ein begleitender Weichteilschatten und die nicht parallele Ausrichtung zur Thoraxwand für das Vorliegen einer Hautfalte. Gegebenenfalls muss eine Wiederholungsaufnahme unter kontrollierten Aufnahmebedingungen oder ein CT angefertigt werden.

Intra- und extrathorakale Luftansammlungen, verursacht durch zystische Lungenveränderungen (Zysten, Emphysembullae, Pneumatozelen), Luftansammlungen im Mediastinum, im Perikard oder in den Thoraxweichteilen, intrathorakale Hernien und externe Fremdkörper können ebenfalls zu einer Verwechslung mit einem Pneumothorax führen.

13.5.2 Spannungspneumothorax

Beim Spannungspneumothorax gibt es die folgenden radiologischen Leitsymptome:
- Verlagerung der Mediastinalstrukturen zur Gegenseite mit Verlagerung der Trachea,
- Herniation der kollabierten bzw. retrahierten Lunge in das Mediastinum,
- Kaudalverlagerung des Zwerchfells,
- Kaudalverlagerung und Verbreiterung des lateralen Recessus phrenicocostalis.

Sicherstes und häufig einziges Spannungszeichen im Röntgenbild sind Kaudalverlagerung und Abflachung des Zwerchfells auf der betroffenen Seite. Bei höheren Druckwerten verläuft die Zwerchfellkontur in kaudalwärts gerichteter Konvexität mit stumpfwinkliger breiter Öffnung des lateralen Sinus („deep sulcus sign").

> - Die Röntgenzeichen eines Spannungspneumothorax können bei Vorliegen bilateraler diffuser Lungenveränderungen (z. B. ARDS) nur sehr diskret ausgebildet sein.
> - Bei maschinell beatmeten Patienten führt fast jeder Pneumothorax zu einem Spannungspneumothorax, auch wenn er klein und durch pleurale Adhäsionen abgekapselt erscheint.

13.5.3 Atypische Lokalisationen des Pneumothorax

Aufgrund der meist liegenden Patientenposition auf der Intensivstation sammelt sich die freie pleurale Luft meist ventral und subpulmonal und führt somit häufig zu atypischen Lokalisationen des Pneumothorax.

Anteromedialer Pneumothorax
Am liegenden Patienten sammelt sich ein Pneumothorax bevorzugt anterior entlang der ventralen Thoraxwand bzw. das anteriore Mediastinum umgebend an. Dies führt zu einer deutlichen Demarkierung thorakaler Grenzflächen in Abhängigkeit von der Lokalisation der freien pleuralen Luft (indirekte Pneumothoraxzeichen).

Die radiologischen Zeichen eines anteromedialen, supra- oder infrahilären Pneumothorax sind in der folgenden Übersicht dargestellt:

Suprahilärer anteromedialer Pneumothorax; scharfe Demarkierung folgender Strukturen

- V. cava superior
- V. azygos
- A. subclavia links
- Obere Pulmonalvene
- Vordere pleurale Umschlagsfalte

Infrahilärer anteromedialer Pneumothorax; scharfe Demarkierung folgender Strukturen

- Herzrand
- V. cava inferior
- Kardiophrenischer Sulkus
- Medialer Zwerchfellanteil unter der Herzsilhouette
- Perikardialer Fettbürzel

Subpulmonaler Pneumothorax

Voraussetzung zur Erfassung eines subpulmonalen Pneumothorax ist, dass bei der Thoraxaufnahme die oberen Abschnitte des Abdomens mit darstellt sind.

Radiologische Zeichen eines subpulmonalen Pneumothorax sind:
- Hypertransparenz im oberen Abdomen,
- tiefer kostophrenischer Sulkus,
- scharfe diaphragmale Begrenzung,
- Demarkierung der vorderen und hinteren Zwerchfellkontur („doppeltes Zwerchfellzeichen"),
- Demarkierung der V. cava inferior.

13.5.4 Pneumomediastinum

Ursächlich steht auch hier das Barotrauma im Vordergrund; das Pneumomediastinum kann ein erster diagnostischer Hinweis sein. Neben den für die Pneumothoraxentstehung bereits angeführten Ursachen kommen für das Pneumomediastinum folgende Pathomechanismen ergänzend in Frage:
- Ösophagusläsionen durch Sonden, Endoskopie, Ballondilatation bzw. Bougierungen, verschluckte Fremdkörper,
- Ösophagotrachealfistel, Boerhaave- oder Mallory-Weiss-Syndrom,
- selten: Tumoren und Entzündungen.

Ein Mediastinalemphysem darf postoperativ bis zu 2 Wochen nach Thoraxeingriffen nachweisbar sein. Lufteinschlüsse im Perikard (Pneumoperikard) sind Folge einer penetrierenden Verletzung oder einer Operation mit Perikarderöffnung.

Radiologische Befunde

Die mediastinal gelegene Luft verteilt sich entlang der Mediastinalfaszien, des Perikards, der Mediastinalgefäße, Trachea, Bronchien und des Zwerchfells (Abb. 13-12). Dadurch werden normalerweise unsichtbare Mediastinalstrukturen sichtbar gemacht. Dies führt im Thoraxbild zu streifenförmigen, in kraniokaudaler Richtung verlaufenden mediastinalen Luftaufhellungen. Differentialdiagnostisch kann manchmal die Unterscheidung eines medialen Pneumothorax von einem Mediastinalemphysem schwierig sein. Ein Weichteilemphysem der Thoraxwand oder des Halses ist ein häufiger Begleitbefund des Media-

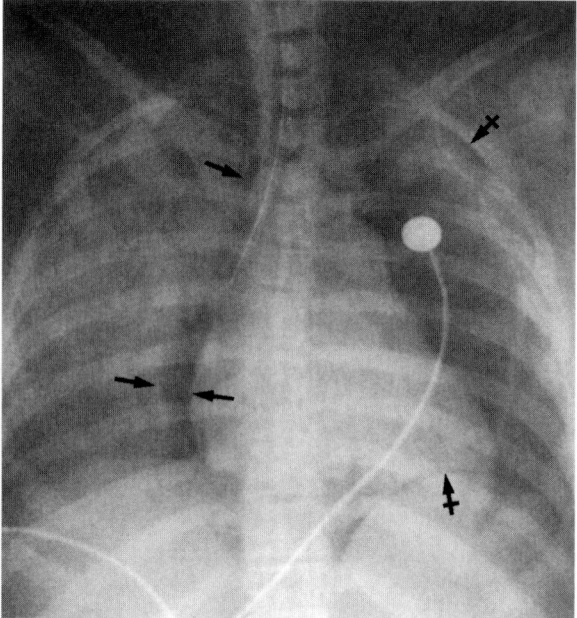

Abb. 13-12. Pneumomediastinum (↑), Pneumothorax links (*Pfeil mit Querstrich*) und Weichteilemphysem am Hals nach Überdruckbeatmung.; Beatmungstubus im rechten Hauptbronchus; homogen konfluiertes Ödem in beiden Lungen mit Luftbronchogrammen (w., 21 Jahre, Suizidversuch mit Barbiturat, 4. Beatmungstag; Patientin überlebte)

stinalemphysems, eine Ausbreitung der mediastinalen Luft bis in das Retroperitoneum und Peritoneum ist möglich.

In Zweifelsfällen ist der Luftgehalt im Mediastinum retrosternal durch ein CT oder eine seitliche Aufnahme in Rückenlage gut darstellbar.

13.5.5 Interstitielles Emphysem

Intrapulmonale, extraalveoläre Luftansammlungen stellen eine ernste Komplikation beim beatmungspflichtigen Intensivpatienten dar. Das interstitielle Emphysem des Erwachsenen hat seine Bedeutung während der letzten 15–20 Jahre mit zunehmender Verbreitung der Überdruckbeatmung erlangt [25]. Erhöhter intraalveolärer Druck führt zur Ruptur der Alveolarwand, Luft breitet sich im Interstitium entlang des bronchovaskulären Bündels und der interlobulären Septen aus. Ein interstitielles Emphysem kann sich nach peripher bis zum Pneumothorax und nach zentral bis zum Pneumomediastinum ausweiten. Die Ruptur subpleuraler Alveolen führt direkt zum Pneumothorax ohne Nachweis eines interstitiellen Emphysems.

Radiologische Befunde

Die radiologische Erkennung der extraalveolären Luftansammlungen in der Lungenaufnahme setzt eine gewisse Konsolidierung von Alveolen voraus. Wegweisend sind irregulär angeordnete Luftbläschen (bis zu 5 mm Durchmesser), seltener streifenförmige Luftansammlungen entlang der kleinen Gefäße und Bronchusstrukturen sowie subpleural gelegene Luftbläschen. Man erkennt lufthaltige, vom Hilus nach peripher ziehende Aufhellungsstreifen, die im Gegensatz zum Luftbronchogramm keine Verzweigungen oder eine regelmäßige, peripherwärts gerichtete Kaliberabnahme aufweisen. Sie sind eher ungeordnet und in ihrer Erscheinung vergleichbar mit dem Negativbild von Kerley-Mustern. Ringförmige, perivaskuläre Aufhellungen, sog. „Halos", sind selten, aber typisch und entstehen durch Luft im perivaskulären Interstitium.

Im Verlauf können vorbestehende Konsolidierungen bei Ausbildung eines interstitiellen Emphysems transparenter erscheinen. Hier ist Vorsicht vor einer Fehlinterpretation einer scheinbaren Befundbesserung geboten.

13.6 Abnorme Flüssigkeitsansammlungen

13.6.1 Pleuraerguss

Pleurale Flüssigkeitsansammlungen sind in der Intensivmedizin häufige Begleitbefunde. Nach abdominellen Operationen werden bei bis zu 50 % der Patienten meist kleine pleurale Begleitergüsse nachgewiesen, ohne dass eine spezielle Behandlung erforderlich wäre. Nach Thoraxeingriffen kommt es beinahe bei allen Patienten zur Ausbildung von Pleuraergüssen, evtl. mit hämorrhagischer Komponente. In der Regel werden diese Patienten bereits intraoperativ prophylaktisch mit Thoraxdrainagen versorgt.

Beim liegenden Patienten kommt es bei nicht obliteriertem Pleuraspalt zu einer flächigen dorsalen Verteilung des Pleuraergusses, wobei das Anheben des Oberkörpers eine mehr kaudale Umverteilung bedingt.

Radiologische Befunde

Bei einseitigem Pleuraerguss ist die betroffene Thoraxseite im Vergleich zur gesunden Seite transparenzgemindert, bei beidseitigem Erguss müssen zur Diagnosestellung weitere Röntgenzeichen wie die homogene, nach kranial abnehmende Transparenzminderung einer Lungenhälfte, die unscharfe oder fehlende Begrenzung des Zwerchfells, die Verbreiterung des Pleuraraums lateral und apikal sowie die Flüssigkeitsmarkierung der Interlobärspalten hinzutreten (Abb. 13-13).

Die Sonographie hat sich als äußerst wichtige, direkt am Patientenbett verfügbare Methode zum Nachweis eines Pleuraergusses erwiesen. Sie kann schnell und zuverlässig über Vorhandensein, Verteilung und ungefähre Menge des Pleuraergusses Auskunft geben. Zusätzlich kann für eine evtl. Pleurapunktion die optimale Punktionsstelle bestimmt werden.

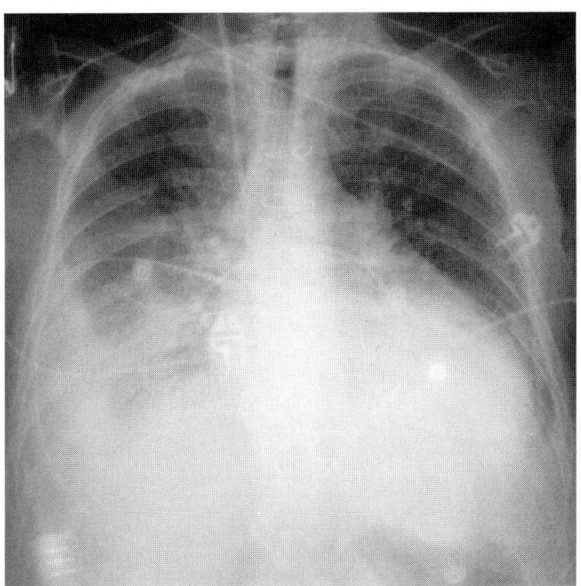

Abb. 13-13. Bilaterale Pleuraergussbildung, rechts mit Flüssigkeitsmarkierung des Interlobiums und konsekutiver Kompressionsdystelektase im rechten Unterlappen. Kardiale Dilatation mit pulmonaler Stauung (Grad 2). Rechts wurden nach dieser Aufnahme 800 ml Pleuraerguss drainiert

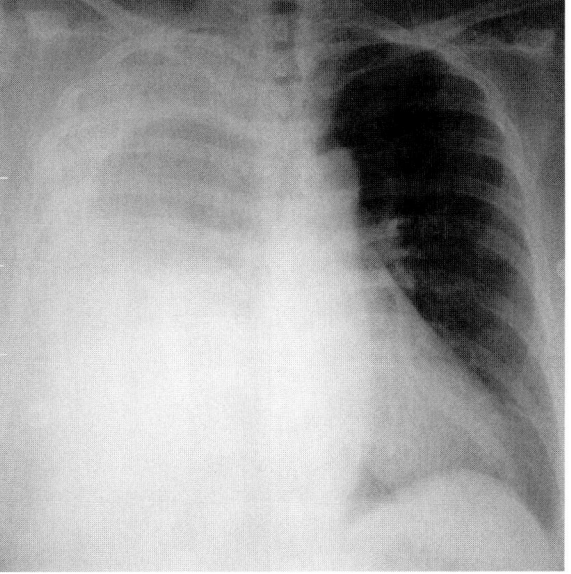

Abb. 13-14. Vollständige Verschattung der rechten Thoraxhälfte mit lateral wandständiger, sichelförmiger Abgrenzung des Pleuraergusses sowie leichter Verlagerung der Mediastinalstrukturen nach links bei ausgedehnter, expansiver Pleuraergussbildung rechts

Beim liegenden Patienten sind Ergussmengen von 200–500 ml notwendig, um eine sichtbare Verschattung zu verursachen.

Bei größeren Ergüssen steigt die charakteristische homogene Verschattung weiter nach kranial, überlagert und verdeckt die Konturen von Zwerchfell und Mediastinum bzw. Herzrand und kann zur Totalverschattung einer Thoraxhälfte mit Verdrängung des Mediastinums zur Gegenseite führen (sog. „expansiver Pleuraerguss"; Abb. 13-14).

13.6.2 Sonderformen pleuraler Flüssigkeitsansammlungen

Subpulmonaler Erguss

Durch Hochdrängen der Lungenbasis wird ein Zwerchfellhochstand vorgetäuscht (Abb. 13-15). Eine Abklärung erfolgt durch eine a.-p. Aufnahme in Seitenlage (der Erguss läuft aus) mit homogener Verschattung entlang der seitlichen Thoraxwand. Radiologisch wegweisend ist die in der a.-p. Aufnahme lateralwärts verlagerte Wölbung der vermeintlichen Zwerchfell-

Abb. 13-15 a, b.
a Konventionelle Thoraxaufnahme: Scheinbarer Zwerchfellhochstand rechts mit Lateralisation der Zwerchfellkuppe. Kompressionsatelektase des rechten Unterlappens; b CT: Ausgeprägte Dilatation der zentralen Pulmonalarterien, wandständige, scharf begrenzte Kontrastmittelaussparung in der linken Pulmonalarterie bei chronischer Thrombembolie mit ausgeprägter pulmonaler Hypertension. Sichelförmige, dorsobasale Ergussbildung rechts.

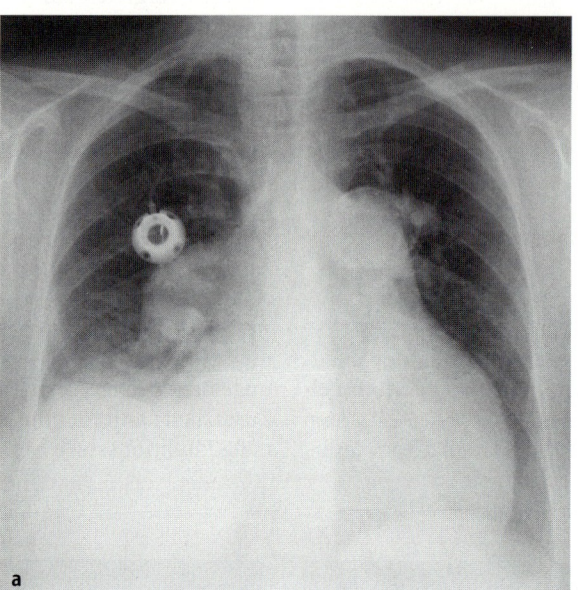

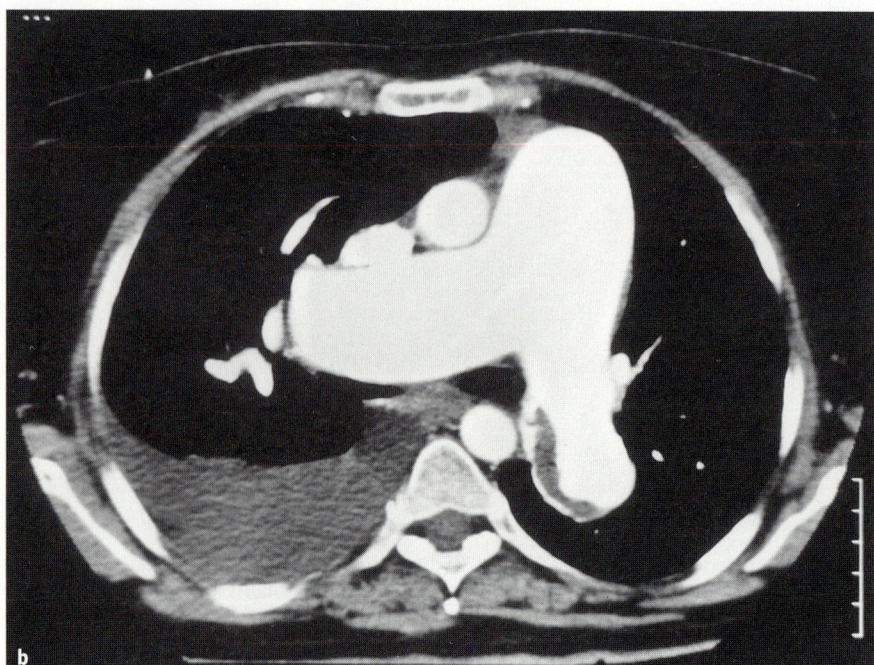

kontur sowie die Umverteilung bei Lagewechsel. Linksseitig ist die subpulmonale Ergusslokalisation bei lufthaltigem Magen und Kolon durch eine vergrößerte Distanz zwischen Magen- bzw. Kolonluft und Diaphragmakontur erkennbar.

Interlobärerguss

Im a.-p. Bild erkennt man elliptische oder runde, in der Seitenaufnahme spindelförmige Verschattungen im Verlauf der Interlobärspalten.

Abgekapselter Erguss

Abgekapselte Pleuraergüsse entstehen bei Adhäsionen zwischen viszeraler und parietaler Pleura. In der Thoraxübersichtsaufnahme sieht man bei tangentialer Projektion eine halbkugelige, der Pleura parietalis breitbasig aufsitzende Verschattung. Der Nachweis, die Bestimmung der Ausdehnung sowie der optimalen Punktionsstelle bei abgekapselten Pleuraergüssen ist eine Domäne der Sonographie der Pleura.

13.7 Lungenödem und ARDS

Definition und Einteilung

Das pulmonale Lungenödem ist definiert als pathologische Ansammlung von extravaskulärem Wasser im Lungenparenchym. Ein Lungenödem entwickelt sich immer dann, wenn das Gleichgewicht zwischen Transsudation und Resorption gestört ist.

! Traditionell wurden 2 Klassen von Lungenödemen unterschieden, das sog. *kardiale oder hydrostatische Ödem* und das *nichtkardiale oder Permeabilitätsödem*.
Berücksichtigt man zusätzlich die modernen Konzepte der Pathophysiologie über die beiden Barrieren des Alveolarepithels und des Kapillarendothels, so ergeben sich 4 Lungenödemformen:

- das hydrostatische Ödem,
- das Permeabilitätsödem *ohne* diffuse Alveolarschädigung,
- das Permeabilitätsödem *mit* diffuser Alveolarschädigung,
- eine Mischung zwischen hydrostatischem und Permeabilitätsödem.

Bei Dysfunktion des Kapillarendothels kommt es zum Austritt von Flüssigkeit aus den Kapillaren ins Interstitium (hydrostatisches Ödem oder Permeabilitätsödem ohne Alveolarschädigung). Das Wasser bleibt im Interstitium solange das Alveolarepithel intakt ist. Erst wenn das Alveolarepithel ebenfalls Permeabilitätsstörungen zeigt, kommt es zum Übertritt in die Lufträume der Alveolen.

13.7.1 Hydrostatisches Lungenödem

Die Flüssigkeitsmenge, die in das Interstitium übertritt, ist abhängig vom hydrostatischen Gefäßdruck sowie vom onkotischen Druck zwischen den intravaskulären und extravaskulären Räumen. Ein erhöhter hydrostatischer Druck (pulmonalvenöser Hochdruck durch Linksherzinsuffizienz oder intravaskuläre Flüssigkeitsüberlastung) ist die treibende Kraft, die das Wasser über die erste Barriere des Kapillarendothels in den extravaskulären Raum des Interstitiums drängt. Der größte Teil des interstitiellen Ödems wird durch *peribronchiale Lymphgefäße* kanalisiert, die die Flüssigkeit zunächst hiluswärts transportieren und eine 3- bis 7-fache Kapazitätssteigerung zeigen können. Diese Reservekapazität ist verantwortlich dafür, dass Patienten mit chronischer Herzinsuffizienz kein Lungenödem entwickeln, obwohl sie einen erhöhten pulmonalvenösen Druck aufweisen.

Erst bei einem Pulmonalkapillardruck von über 40 mmHg kommt es zu einer zusätzlichen Insuffizienz der Alveolarepithelien mit Übertritt des Ödems vom Interstitium in die Alveolen.

Radiographische Befunde

Im allgemeinen geht der Entwicklung eines hydrostatischen Lungenödems eine pulmonalvenöse Dilatation voraus. So lässt sich eine gesetzmäßige Abfolge folgender radiographischer Befunde erklären (Abb. 13-16 a, b):

- vaskuläre Dilatation (Stauung Grad I),
- interstitielles Ödem (Stauung Grad II),
- alveoläres Ödem (Stauung Grad III).

Gefäßdilatation (pulmonalvenöse Stauung Grad I)

Eine Gefäßdilatation manifestiert sich als vaskuläre Umverteilung (auch bekannt als Kranialisierung oder Gefäßinversion): die Oberlappengefäße (Arterien und Venen) werden zunächst gleich weit, später weiter als die Unterlappengefäße. Ein sog. Gefäßangleich wird als typisch für Patienten mit hydrostatischem Ödem infolge von Hypervolämie oder Niereninsuffizienz beschrieben [16]. Dieses Zeichen ist allerdings bei einer „Bettlunge" nur bedingt verwertbar, da es alleine durch die Rückenlage des Patienten zu einem Gefäßangleich kommen kann. Gefäßinversion dagegen ist ein sensitives, nicht von der Patientenlage beeinflusstes Zeichen und gilt auch bei der „Bettlunge" als Indikator für eine pulmonalvenöse Hypertension, z. B. infolge einer Mitralstenose oder Linksherzinsuffizienz meist chronischer Art.

Dies bedeutet allerdings nicht, dass eine vaskuläre Dilatation einer Ödembildung *immer* vorausgeht. Pulmonalvenöser Hochdruck verursacht erst dann eine Dilatation der Lungengefäße, wenn er chronisch ist. So entwickelt der Patient mit einer *akuten* Linksherzin-

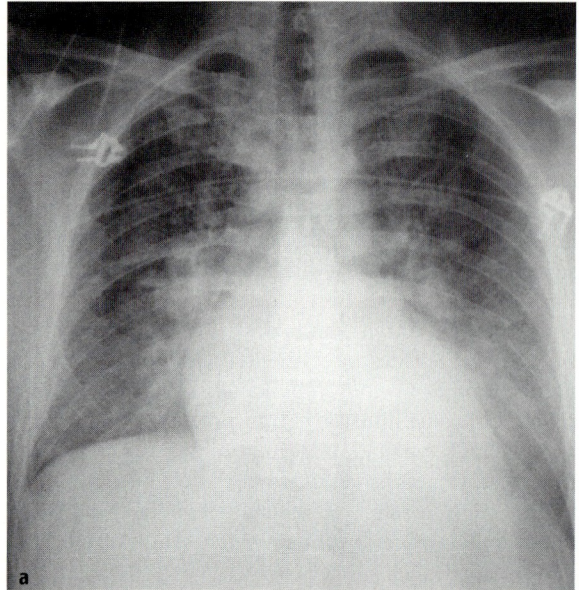

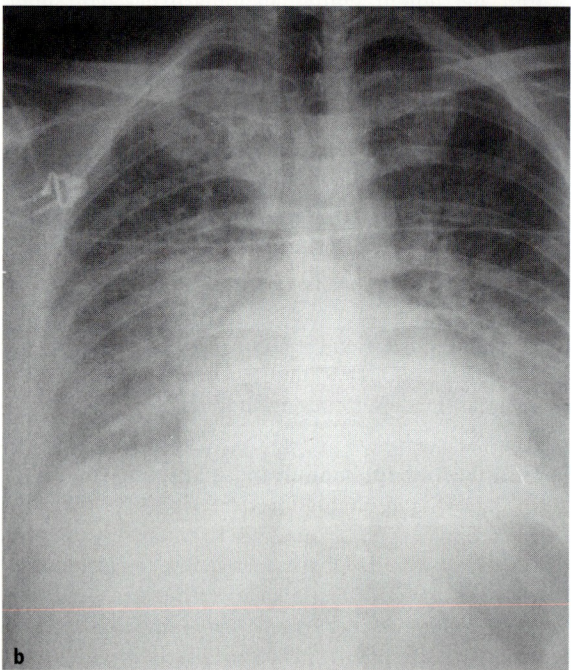

Abb. 13-16 a, b. Stauung: **a** 37-jähriger Patient mit akutem Herzinfarkt; pulmonale Stauung Grad 2 (unscharfe Gefäßkonturen und Bronchialwandverdickungen); **b** 24 h später: zunehmende perihiläre Gefäßunschärfe und beginnendes schmetterlingsförmiges Lungenöden (Stauung Grad 3), bilaterale Pleuraergussbildung

Tabelle 13-2. Korrelation der radiographischen Stauungsbefunde mit dem linken Vorhofdruck. (Nach [10])

Stauung	Grad I	Grad II	Grad III
Akut	12–19 mmHg	20–25 mmHg	>25 mmHg
Chronisch	15–25 mmHg	25–30 mmHg	>30 mmHg

Normalisierung des Befundes kommt es sehr schnell bei erneutem Auftreten einer kardialen Insuffizienz zu einer Gefäßdilatation. Um die Beurteilung der Gefäßkaliberschwankungen zu vereinheitlichen, empfiehlt es sich, den begleitenden Bronchus (z. B. des anterioren Oberlappensegmentes) als internen Standard zu verwenden. Die begleitende Arterie ist normalerweise genauso groß oder etwas größer (maximal 110 %).

Die Weite des oberen Mediastinums (gemessen oberhalb des Aortenbogens) gilt als Indikator für die hämodynamische Situation („vascular pedicle"; [16]). Eine Zunahme der Weite des oberen Mediastinalschattens ist verbunden mit einer Flüssigkeitsüberlastung, einer Niereninsuffizienz, einer chronischen Herzinsuffizienz oder einer venösen Thrombose. Allerdings muss beachtet werden, dass derartige Messungen der Weite des oberen Mediastinums sehr stark von Projektion, Rotation, Inspirationstiefe und Patientenposition abhängig sind. Die individuelle Mediastinalweite hängt außerdem von mediastinalem Fett, Orientierung und Kaliber der Aorta und der supraaortalen Äste ab. Die Beurteilung des „vascular pedicles" ist daher besser im Verlauf von mehreren Vergleichsaufnahmen ähnlicher Positionierung und Inspirationstiefe als auf der Einzelaufnahme möglich. Die radiographischen Befunde hinken den hämodynamischen um 12–24 h hinterher, d. h. es können noch Ödemfolgen radiographisch nachweisbar sein, obwohl der kapillarvenöse Druck reduziert oder normalisiert ist (Tabelle 13-2).

Interstitielles Ödem (pulmonalvenöse Stauung Grad II)

Das Interstitium ist definiert durch den extravaskulären subpleuralen, peribronchialen, interlobularen und intersegmentalen Raum. Hier manifestiert sich ein interstitielles Ödem durch Unschärfe von Gefäßkonturen, subpleurale Verdickungen, verdickte Interlobarsepten, peribronchiales Cuffing und septale Linien (Kerley A und B).

Die Unschärfe der Gefäßkonturen ist ein Frühzeichen eines interstitiellen Lungenödems, ihre Beurteilung unterliegt jedoch einer hohen Subjektivität. Das interstitielle Ödem ist typischerweise zunächst perihilär lokalisiert.

Eine Gefäßunschärfe kann auch durch Variationen von Expositionsparametern, digitale Bilddatenverarbeitung, Änderung der Inspirationslage und der Dicke

suffizienz (infolge einer Arrhythmie oder eines ersten Herzinfarkts) eher ein schmetterlingsförmiges Lungenödem und Pleuraergüsse aber keine dilatierten Lungengefäße und keine vergrößerte Herzsilhouette. Ist es allerdings erst einmal zu einer Dilatation von Herz und Gefäßen gekommen, so ist die Dehnbarkeit permanent oder dauerhaft angehoben und selbst nach

der Thoraxwand sowie durch Patientenrotation bedingt sein. Grundsätzlich gilt, dass die Gefäße auf Bettlungenaufnahmen unschärfer konturiert sind als auf Standardaufnahmen aufgrund des größeren Fokus und des kürzeren Fokus-Film-Abstands.

Verdickte Interlobärsepten und ein verdicktes subpleurales Interstitium sind ebenfalls Zeichen eines milden interstitiellen Lungenödems. Diese Zeichen gehen in der Regel der Ausbildung von Kerley-B-Linien und dem peribronchialen Cuffing voraus. Differentialdiagnostisch davon abzugrenzen ist eine pleurale Flüssigkeitsansammlung im Interlobium. Die ödembedingte Verdickung der Bronchialwand – auch als „peribronchiales Cuffing" bezeichnet – ist am besten am anterioren Oberlappensegment rechts zu beurteilen und kann bei einem Ödem, aber auch bei Bronchitis oder Asthma, nachweisbar sein.

Kerley-B-Linien stellen kurze horizontale Linien senkrecht zur lateralen pleuralen Oberfläche dar. Sie repräsentieren verdickte Interlobularsepten und sind meist am deutlichsten entlang der Lungenbasis ausgebildet. Kerley-A-Linien sind länger, mehr zentral in der Lunge lokalisiert und diagonal-hiluswärts orientiert; sie repräsentieren verdickte Lymphgefäße zwischen Segmenten bzw. Subsegmenten. Kerley-C-Linien sind am seltensten. Sie repräsentieren verdickte Interlobularsepten, die jedoch nicht tangential, sondern en face getroffen sind. Sie haben ein retikuläres Muster mit ungefähr 1 cm großen Polygonen.

! Bei chronisch erhöhtem pulmonalen Kapillardruck kann es zu Mikroeinblutungen kommen, die letztendlich zu einer Hämosiderose mit Lungenfibrose führen. Diese Lungenfibrose sieht im Röntgenbild wiederum sehr ähnlich aus wie ein interstitielles Lungenödem mit verdickten Septen, unscharf begrenzten Gefäßen und septalen Linien.

Alveoläres Ödem (pulmonalvenöse Stauung Grad III)

Während das alveoläre Ödem in der akuten Phase zunächst oft uniform in der gesamten Lunge verteilt ist, kommt es im weiteren Verlauf zu einer bevorzugt perihilären und basalen Verteilung. Bei chronischer Herzinsuffizienz ist eine perihiläre Konzentration des Ödems dagegen selten. Man findet flächige oder unscharf begrenzte fleckige Verdichtungen, die je nach Ausmaß der Flüssigkeitseinlagerung in den Alveolen von flauen Trübungen bis zu dichten Konsolidierungen reichen. Ein positives Luftbronchogramm kann erkennbar sein. Das alveoläre Ödem ist mobiler als das interstitielle Ödem; dies wird bei Verlaufskontrollen und nach Lagewechsel des Patienten offensichtlich. Die Mitralinsuffizienz führt bevorzugt zu Ödemen im rechten Oberlappen aufgrund des dominierenden Rückflusses in die rechte Pulmonalvene. Andere Faktoren, die die Verteilung des Lungenödems beeinflussen, sind pulmonale Narben, Emphysem, Lungenembolie und pulmonalvenöse Obstruktion.

Solange das hydrostatische Ödem in den interstitiellen Räumen bleibt, ist es mehr oder weniger regelmäßig im Lungenparenchym verteilt. Erst nach Übertritt von Ödemflüssigkeit in die Alveolen kommt es zu einer Konzentration in den abhängigen Lungenpartien. !

CT-Befunde

Auch im CT erkennt man bei einer Stauung Grad I die aufgrund des erhöhten pulmonalvenösen Druckes dilatierten und weiter in die Peripherie reichenden Gefäße. Mit Übergang in ein interstitielles Ödem finden sich glatt begrenzte septale Verdickungen, Bronchialwandverdickungen und Milchglastrübungen. Letztere können sowohl ein erhöhtes Blutvolumen, verdickte Alveolarwände als auch eine partielle Flüssigkeitsfüllung der Alveolen repräsentieren. Bei CT-Verlaufskontrollen beobachtet man, dass zunächst das zentrale peribronchovaskuläre Interstitium und dann erst das interlobulare septale Interstitium beteiligt ist. Mit weiter zunehmender alveolärer Flüssigkeitsfüllung kommt es zu einer Konsolidierung, die, ähnlich wie im Übersichtsbild, vorwiegend perihilär (schmetterlingsartig) angeordnet ist.

Weder Milchglastrübungen noch Konsolidierung sind spezifisch für das Ödem. Sie kommen differentialdiagnostisch auch bei Infektion, Sarkoidose, Alveolitis und Alveolarproteinose vor. Eine homogen erhöhte Lungengrunddichte („dark bronchus sign": gegenüber dem Lungenparenchym hypertransparente, dunklere Bronchien) ist eher ein Indikator für ein erhöhtes pulmonales Blutvolumen als für die Entwicklung eines Lungenödems [8].

Das CT-Bild des hydrostatischen Ödems ist deutlich variabler als die Übersichtsaufnahme mit einem Nebeneinander diffus homogener oder auch fleckig inhomogener Verteilung von Michglastrübungen und Konsolidierungen, die von interstitiellen Linien und verdickten Interlobärsepten überlagert sind.

13.7.2 Permeabilitätsödem ohne diffusen Alveolarschaden

Das Permeabilitätsödem ohne begleitenden diffusen Alveolarschaden ist v. a. durch die Folgen des Kapillarendothelschadens charakterisiert und weniger durch die Folgen des Alveolarepithelschadens. Bei Patienten mit einem Permeabilitätsödem *ohne* diffusen Alveolarschaden kommt es zu einer langsamen Resorption des Wassers und dadurch zu einem relativ langsamen Anstieg der intraalveolären Proteinkonzentration und zu einem insgesamt milderen klinischen wie radiographischen Verlauf. Derartige Veränderungen werden heute mit dem Begriff „akutes Lungenversagen" („acute lung injury") beschrieben.

Der akute Lungenschaden kann durch eine akute Reaktion auf Medikamente oder Transfusionen

(Leukoagglutininreaktion), Immunotherapie (Interleukin 2) oder Infektionen (z. B. mit dem Hanta-Virus) bedingt sein und wird auch als allergisches pulmonales Ödem bezeichnet [15]. Es stellt eine abgeschwächte Reaktion auf dieselben Noxen dar, die auch ein ARDS verursachen können.

Klinisch ähnelt es dem hydrostatischem Ödem und radiographisch dem interstitiellen Ödem (verdickte Fissuren, Bronchialwandverdickungen, septale Linien, Pleuraergüsse). Die Zeichen eines Alveolarepithelschadens sind nur minimal. Herzvergrößerung und vaskuläre Gefäßerweiterung gehören nicht primär zum Permeabilitätsödem.

Folgende Sonderformen wurden beschrieben:

Mischbild aus hydrostatischem und Permeabilitätsödem

Im klinischen Alltag kommt es häufig zu einer Überlappung der verschiedenen Ödemformen, so z. B. durch Überwässerung des septischen oder urämischen Patienten oder durch Entstehung eines Permeabilitätsödems bei einem Patienten mit überlagernden kardialen Problemen.

Höhenödem

Die Ätiologie ist noch nicht endgültig geklärt; wahrscheinlich kommt es zu einer generellen, jedoch regional unterschiedlich starken Vasokonstriktion bei Hypoxie. Dies führt zu einer pulmonalarteriellen Hypertension mit erhöhtem pulmonalkapillären Gefäßdruck. Zusätzlich ist das Kapillarendothel durch regionale Hyperperfusion reversibel geschädigt. Zwei bis 5 Tage nach Aufenthalt in großen Höhen kommt es zu einem Lungenödem mit rascher Besserung bei Sauerstoffzufuhr bzw. Aufenthalt in niedrigerer Höhe.

Neurogenes Lungenödem

Dieses entwickelt sich nach schwerem zentralen neurologischen Schaden und stellt eine Ausschlussdiagnose dar. Es kommt zu einer Vasokonstriktion durch neurale Mechanismen (nicht durch Hypoxie) mit lokalem Anstieg des hydrostatischen Drucks, zusätzlich zu einem reversiblen entweder druckinduzierten oder durch gestörte neurale Kontrollmechanismen induzierten Permeabilitätsschaden der Kapillaren. Das klassische Röntgenzeichen des neurologisch bedingten Lungenödems ist das bilaterale alveoläre Lungenödem, das in den oberen Lungenabschnitten konzentriert ist und sich rasch bessert.

Reexpansionsödem

Das Lungenödem nach plötzlicher Reexpansion einer Lunge entsteht durch die ansteigende Kapillarpermeabilität. Es tritt nach (zu schneller) Entlastung eines Pneumothorax oder eines Pleuraergusses auf. Die Lunge muss wenigstens 3 Tage kollabiert gewesen sein. Das typische radiographische Zeichen sind ipsilaterale Alveolarverdichtungen, die mehrere Tage bestehen können. Manchmal kann ein solches Reexpansionsödem aufgrund der Freisetzung von Mediatoren sogar beide Lungen beeinträchtigen.

Postobstruktives Lungenödem

Das postobstruktive Ödem entsteht durch erhöhten hydrostatischen Druck. Aufgrund des erhöhten intrathorakalen Drucks, wenn der Patient versucht, gegen eine hochsitzende Obstruktion (Epiglottitis, Strangulation, Laryngospasmus) anzuatmen, entsteht ein zentral betontes, hydrostatisch bedingtes Ödem, das sich in der Regel innerhalb von 24 h rasch zurückbildet.

13.7.3 Permeabilitätsödem mit Alveolarschaden – das Atemnotsyndrom des Erwachsenen (ARDS)

Die pathophysiologische Ursache ist nicht ein erhöhter pulmonalvenöser Druck, sondern vielmehr ein Schaden des Kapillarendothels, der zu erhöhter Permeabilität mit konsekutivem Wasser- und Proteindurchtritt ins Interstitium führt. Es wird auch als Permeabilitäts- oder nicht-kardial bedingtes Ödem bezeichnet.

Das ARDS („adult respiratory distress syndrome") respräsentiert die schwerste Form des Permeabilitätsödems, bei dem zusätzlich ein diffuser Alveolarepithelschaden vorliegt, der für den weiteren Verlauf entscheidend ist. Es kommt zu einer Füllung der Alveolen mit proteinreicher Flüssigkeit, zu einer Zellnekrose, einer hyperplastischen Entzündungsreaktion des Alveolarepithels mit Ausbildung von hyalinen Membranen und Atelektasen und schließlich zu einer Fibrose. Dies bedeutet, dass das ARDS lediglich initial tatsächlich durch ein Ödem charakterisiert ist.

Radiologische Befunde des ARDS

Das radiologische Bild eines ARDS hat einen gesetzmäßigen Verlauf in mehreren Phasen, wenn dieser nicht durch intensivmedizinische Behandlung unterbrochen oder modifiziert wird. Man unterscheidet die sog. exsudative, proliferative und fibrotische Phase.

Exsudative oder Frühphase (24 h)

In dieser Phase entsteht innerhalb weniger Stunden nach der pulmonalen Schädigung ein Ödem des Interstitiums und der Alveolarwand. Die Alveolen füllen sich mit einem proteinreichen Exsudat, das mit einem variablen Anteil von Erythrozyten durchsetzt ist. Zusätzlich besteht eine Stauung der Kapillaren mit Ausbildung von Fibrinthromben sowohl in den Kapillaren als auch in den Arteriolen und Venolen.

Einziges initiales Röntgensymptom kann zunächst ein Zwerchfellhochstand mit Mikroatelektasen sein. Im folgenden beobachtet man ein interstitielles Ödem mit Verbreiterung der Gefäßstrukturen und der Bronchialwände sowie unscharf begrenzte, verdichtete Lun-

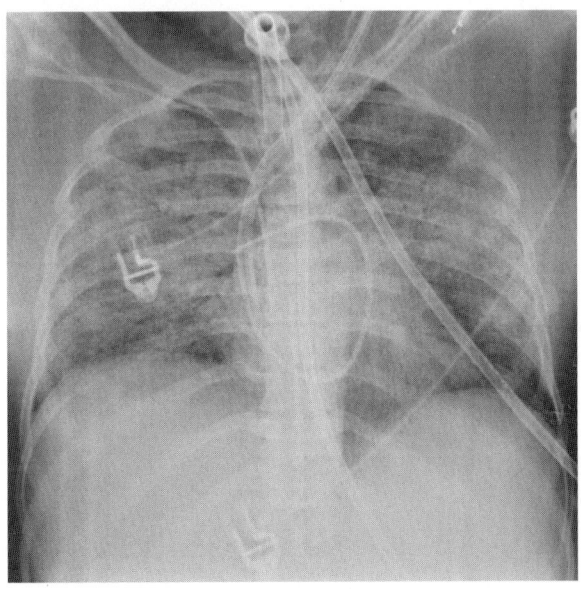

Abb. 13-17. Konventionelle Thoraxaufnahme: Typische, diffuse, bilaterale flächig konfluierende Strukturverdichtungen mit angedeutetem positivem Luftbronchogramm bei ARDS

genhili. Die weiteren 24 h sind charakterisiert durch den Übergang vom interstitiellen zum alveolären Ödem mit diffuser Trübung oder fleckig-konfluierenden Verdichtungen, verbreiterten Gefäßstrukturen und Bronchialwänden. Es entwickeln sich flächenhafte, schlecht abgrenzbare Verdichtungszonen in beiden Lungen, wobei im Gegensatz zum kardialen Ödem die peripheren Anteile meist betont sind und die Herzgröße im Normbereich liegt.

Intermediärphase (Tag 2–7)

Im weiteren Verlauf wird das alveoläre Ödem kompakter, es enthält Leukozyten und Makrophagen und es bilden sich hyaline Membranen aus. Es kommt zu zunehmender Zellproliferation mit Resorption des alveolären und interstitiellen Ödems und Ausbildung von Atelektasen.

■ **Frühe Intermediärphase.** In der frühen intermediären Phase (Tag 2–4) nehmen die Verdichtungen zu und dehnen sich auf alle Lungenbereiche aus: die Randkonturen der Herzsilhouette und der Zwerchfellkuppeln werden undeutlicher und sind schließlich nicht mehr abgrenzbar. Im Extremfall zeigt sich das Bild der weißen Lunge (Abb. 13-17, 13-18 a, b). Während ein positives Pneumobronchogramm in dieser Phase typisch ist, weisen Pleuraergüsse eher auf eine Komplikation in Form einer Pneumonie oder einer Lungenembolie hin.

■ **Späte Intermediärphase.** In der späten intermediären Phase (Tag 4–7) bessern sich die Befunde im Röntgenbild, die Verdichtungsbezirke lockern auf und

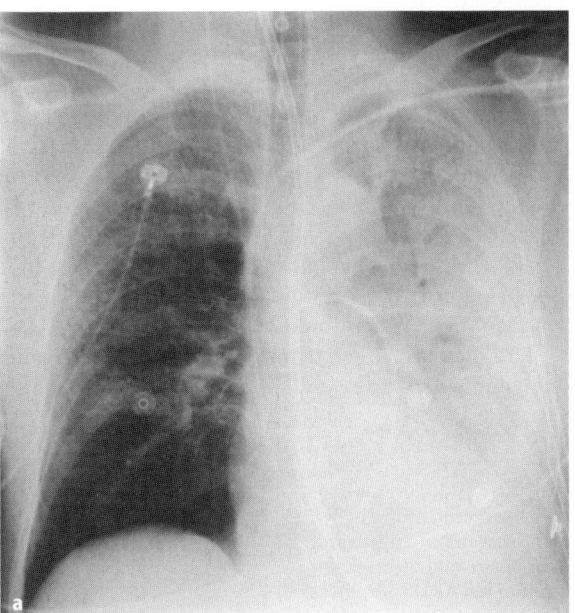

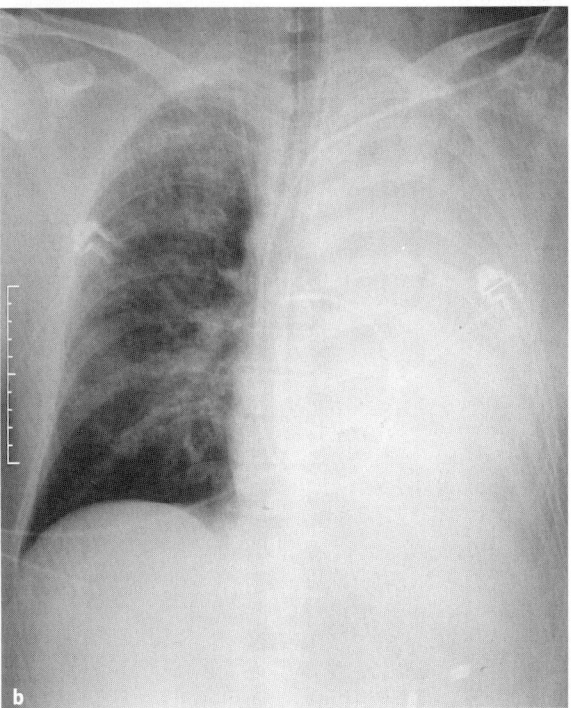

Abb. 13-18 a, b. a Flächige Konsolidierung links mit Luftbronchogramm und diskreten retikulonodulären Verdichtungen rechts bei Legionellenpneumonie; b drei Tage später „weiße Lunge" links bei postinfektiösem ARDS (intermediäre Phase)

werden inhomogen. Gleichzeitig entsteht durch herdförmige Pneumonien und unter Beatmung auftretende regionale Transparenzerhöhungen ein an einen „Schweizer Käse" erinnerndes Muster. Das radiologische Bild zeigt fleckförmige und aufgelockerte flächenhafte Verdichtungen sowie eine retikulär-streifige Strukturvermehrung.

Proliferations- oder Spätphase (nach einer Woche)

In der proliferativen Phase (Tag 7–28), auch als fibrotische Phase beschrieben, kommt es zur Proliferation von Fibroblasten und Myelofibroblasten in den Alveolen und im Interstitium. Gleichzeitig besteht eine erhöhte Infektionsgefahr. Das Endstadium bedeutet für die meisten Patienten eine chronische interstitielle Fibrose. Nur bei einem geringen Teil der Patienten mit benignem Verlauf beobachtet man eine weitgehende Auflösung der Proliferation ohne wesentliche Beeinträchtigung der Atemfunktion.

Radiologisch erkennt man ein sehr inhomogenes Lungenmuster mit einem Nebeneinander von grob retikulären, streifenförmigen Verdichtungen, flächenhaften Verdichtungen und bullösen Überblähungen (Abb. 13-19 a, b). Das Röntgenbild spiegelt das fleckige Nebeneinander von irreversibler Parenchymdestruktion und Geweberestitution wider.

CT-Befunde

Im CT findet man typischerweise Milchglastrübung und Konsolidierung mit einer fleckigen, vorwiegend peripheren Verteilung und einer Konzentration in den dorsalen abhängigen Regionen [5]. Die Inhomogenität ist im CT sehr viel offensichtlicher als auf den konventionellen Aufnahmen und wird von einigen Autoren als

Abb. 13-19 a, b.
a Diffuse retikulonoduläre Strukturverdichtung in beiden Lungen mit angedeutetem positiven Luftbronchogramm bei ARDS (Proliferationsphase); **b** das CT zeigt ebenfalls diffuse retikulonoduläre Strukturverdichtungen, die ungewöhnlich homogen verteilt sind

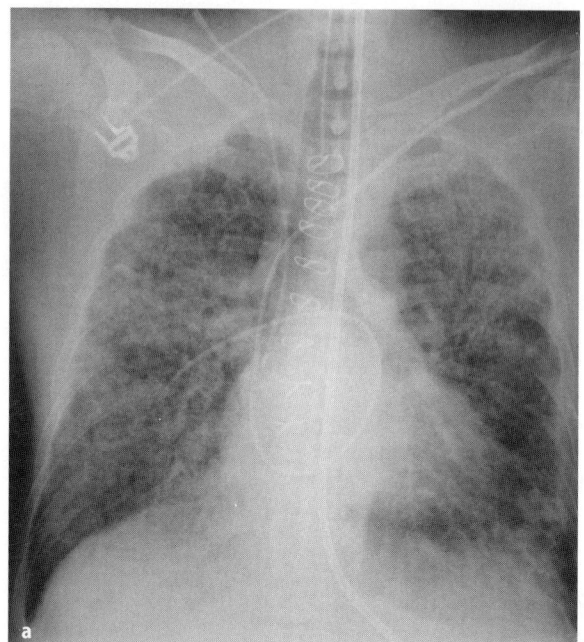
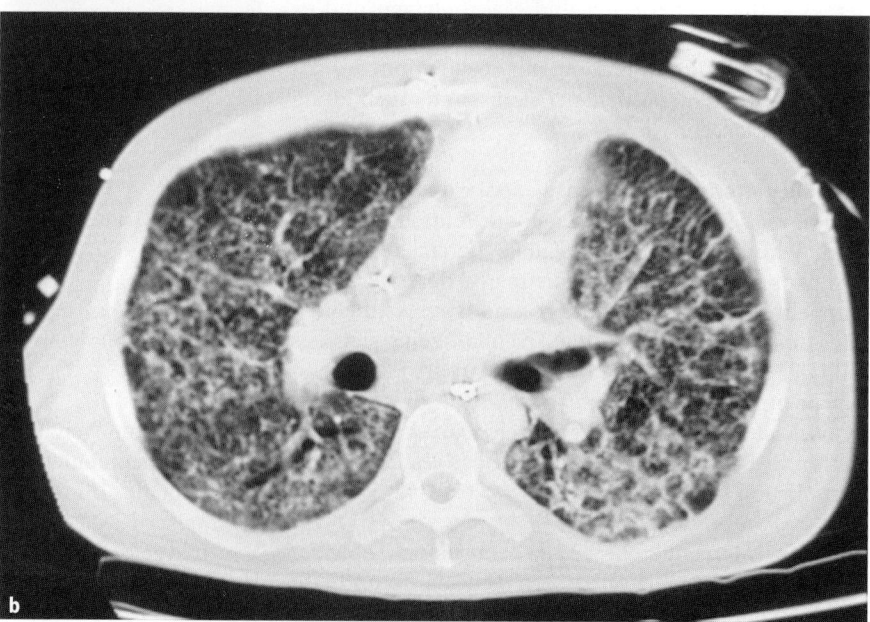

Zeichen der inhomogenen, unterschiedlich starken Schädigung der Alveolen angesehen, v. a., wenn sie sich auf die abhängigen Lungenpartien erstreckt [5]. Ziel der Beatmung mit PEEP ist daher, die weniger und nicht irreversibel geschädigten, nur temporär atelektatischen Alveolen zu rekrutieren.

Andere Studien ergaben dagegen eine homogene Schädigung der Alveolen und vielmehr eine zusätzliche regionale Schädigung durch Kompression und Atelektase der abhängigen Lungenpartien, die man durch Umlagerung des Patienten zu vermeiden versucht [3]. Es ist zu beachten, dass die hauptsächliche Komponente der radiographisch vermeintlichen Transparenzbesserung bei PEEP-Beatmung durch die Hyperinflation von Alveolen bedingt ist, die ohnehin schon belüftet waren (Barotrauma) und nicht durch das Wiedereröffnen von kollabierten Alveolen. Im CT kann man manchmal ein überlagerndes retikuläres Muster erkennen, das am ehesten durch interstitielles Ödem und Zellularinfiltrate bedingt ist. Häufig ist auch im CT ein Pleuraerguss nachweisbar, der auf den Röntgenaufnahmen nicht erkennbar war. Es kommt zur Ausbildung von Zysten oder Bullae, vor allem in den abhängigen Lungenpartien, die ätiologisch daher nicht nur durch ein Barotrauma, sondern wahrscheinlich auch durch Lungenischämie bedingt ist.

Die Inzidenz einer *Pneumonie* als Komplikation eines ARDS liegt bei >70%, die Mortalität steigt erheblich an (>70% vs. 25%), und die Diagnose aufgrund einer Bettlungenaufnahme ist bekanntermaßen schwierig. So lag die diagnostische Genauigkeit der Lungenaufnahme für das Vorliegen einer Pneumonie bei nur 52%, für das Vorliegen eines ARDS bei 84%. Besteht ein ARDS, so nimmt die Zahl der Fehlbeurteilungen bezüglich des Vorliegens einer Pneumonie sogar noch weiter zu. Klinische Informationen konnten die Genauigkeit der Beurteilung der Lungenaufnahme *nicht* verbessern.

Auch die Genauigkeit des CT für die Diagnose einer Pneumonie bei ARDS ist mit moderaten 60% richtig-positiven und 70% richtig-negativen Befunden beschränkt. So zeigen zwar 91% der Patienten mit ARDS und einer Pneumonie Konsolidierungen in den nicht-abhängigen Lungenpartien, diese wurden aber auch in 60% der Patienten ohne Pneumonie gesehen.

Bronchiektasen im Zusammenhang mit Milchglastrübungen werden als ein frühes Zeichen interstitieller Fibrose und damit irreversibler Parenchymdestruktion bei der fibrosierenden Alveolitis beschrieben. Während Bronchiektasen im Rahmen infektiöser Pneumonien reversibel sind, scheinen sie auch bei Patienten mit ARDS ein Kriterium des Übergangs in eine irrversible fibrosierende Parenchymdestruktion darzustellen (Abb. 13-20).

Das CT zeigt früher als die konventionelle Aufnahme Zeichen eines interstitiellen Emphysems, das bei prolongiertem ARDS aufgrund fortgeschrittener Alveolarwanddestruktion auftritt. Man erkennt bis zu 5 mm große Luftzysten subpleural oder perihilär im Interstitium, die bei kettenartiger peribronchovaskulärer Anordnung interstitielle Luftstraßen bilden und zum Pneumothorax prädisponieren. Sie gelten als Zeichen einer schlechten Prognose. Zusätzlich findet man in etwa einem Drittel der Patienten einen Pneumothorax (32%) oder Bullae (31%), etwas seltener auch einer Pneumomediastinum (13%).

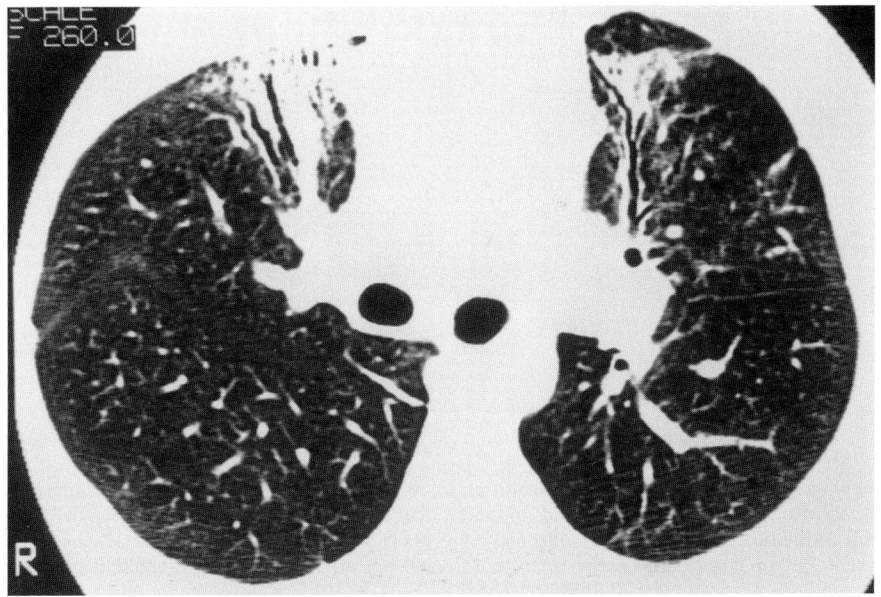

Abb. 13-20. Flächige Konsolidierungen in den ventralen Lungenabschnitten (Mittellappen und Lingula) mit Traktionsbronchiektasen als Folgeerscheinungen nach ARDS

Differentialdiagnose zwischen Permeabilitätsödem mit Alveolarschaden (ARDS) und hydrostatischem Ödem

Die Differentialdiagnose zwischen einem Permeabilitätsödem mit Alveolarschaden (ARDS) und einem hydrostatischen Ödem kann schwierig sein. Folgende Zeichen können helfen:
- Eine peripherbetonte Verteilung der pulmonalen Verdichtungen ist typisch für das ARDS, wird aber in weniger als 50 % gefunden,
- beim klassischen ARDS findet man keine interstitiellen Verdichtungen wie septale Linien, peribronchiales Cuffing oder verdickte Fissuren und keinen Pleuraerguss. Die Herzgröße ist normal, der „vascular pedicle" nicht verbreitert,
- ein hydrostatisches Ödem verändert sich schnell mit Besserung der hämodynamischen Situation, während sich die Exsudate beim ARDS nur sehr langsam zurückbilden,
- beim ARDS ist der Patient wegen der ausgeprägten Hypoxie immer intubiert, beim hydrostatischem Ödem ist dies häufig nicht notwendig.

> In den meisten Fällen sind die verschiedenen Ödemformen nicht aufgrund der radiologischen Befundung zu unterscheiden. Sehr häufig liegen Mischformen vor. Diagnostische Hilfestellung leisten die Mobilität des Ödems (spricht gegen ARDS) und bei einem hydrostatischen Ödem die begleitende Gefäßdilatation, die Kardiomegalie und der Nachweis von Pleuraergüssen.

Einfluss der maschinellen Beatmung

Die Behandlung des ARDS erfordert eine maschinelle Beatmung, meist in Form einer kontrollierten Beatmung mit positivem endexspiratorischem Druck (PEEP). Effekte dieser Beatmungsform sind v. a. die Eröffnung von Mikroatelektasen und die Verdünnung des alveolärem Ödemfilms. Hieraus ergibt sich eine Verbesserung der Lungendehnbarkeit (Compliance), der funktionellen Residualkapazität und des Gasaustausches.

Das radiographische Bild der Lunge wird durch die PEEP-Beatmung deutlich beeinflusst und muss bei der Beurteilung berücksichtigt werden (Abb. 13-21a, b):
- Es kommt zu einer Volumenerhöhung der Lunge (Hyperinflation) mit einer Transparenzzunahme und einem Tiefertreten des Zwerchfells.
- Die Überblähung der intrapulmonalen Luftwege ist an der Ausbildung eines positiven Luftbronchogramms bis in die Lungenperipherie hin erkennbar.
- Die Auflockerung von Infiltraten und die Umverteilung des Lungenödems in die Lungenperipherie können eine Befundbesserung (Transparenzverbesserung) vortäuschen.

Komplikationen der maschinellen Beatmung sind das Barotrauma mit einem interstitiellen Ödem, einem Pneumothorax, Pneumomediastinum und/oder Weichteilemphysem. Es kann durch Airtrapping zu zystischen Lungenveränderungen (Pneumatozele) kommen, die Ausgangspunkte von Superinfektionen sein können. Subpleurale Pneumatozelen prädisponieren zur Entstehung eines Spannungspneumothorax.

Verantwortlich für eine Lungenschädigung unter Beatmung können Barotrauma und Volutrauma sein. Sensitives Röntgenzeichen für eine Hyperinflation im Sinne eines potenziellen Volutraumas ist ein Lungenlängsdurchmesser von > 24 cm und die Lage des sechsten anterioren Rippenabschnittes über Lungengewebe.

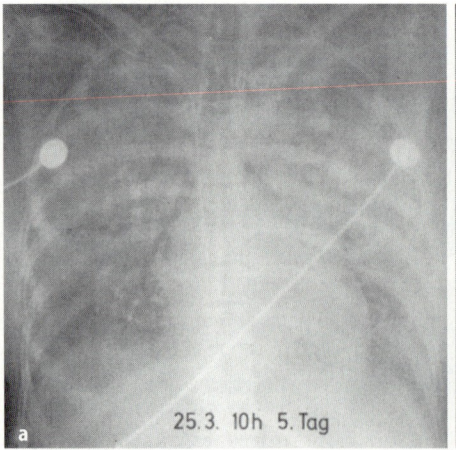 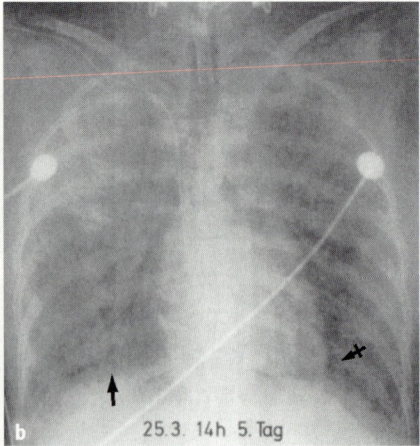

Abb. 13-21a, b. Suizidversuch mit Barbiturat, w., 28 J.: **a** klinisch progressive Verschlechterung, weitgehend konfluiente Ödemverschattungen, PEEP-Beginn; **b** Bild 4 h später: deutlicher PEEP-Effekt, Auflockerung der Ödemverschattungen; perlschnurartige Aufhellungen um die basalen Bronchien rechts (*Pfeil mit Querstrich*) – interstitielles, peribronchiales Emphysem; kirschgroße Pneumatozele links basal (*Pfeil mit Querstrich*) und im linken Mittelfeld; Tiefertreten des Zwerchfells, jedoch keine wesentliche Besserung der Blutgaswerte

13.8 Pulmonale Verdichtungen

Im Röntgenbild sichtbare Verdichtungen im Bereich der Thoraxhälften können durch pathologische Veränderungen von Lungenparenchym, Pleuraraum oder Thoraxwand entstehen. Während pleurale Veränderungen beispielsweise durch Ergussbildung oder Einblutung mittels ergänzender Sonographie diagnostisch eingrenzbar sind, ist das radiologische Bild der Lungenparenchymverdichtungen sehr viel weniger eindeutig. So führen Pleuraerguss, Atelektase, pneumonisches Infiltrat oder Ödembildung zu umschriebenen oder diffusen Transparenzminderungen im Röntgenbild. Der Nachweis der einzelnen Erkrankung aber auch ihre Differentialdiagnose werden zusätzlich dadurch erschwert, dass alle vier Verschattungsarten gemeinsam auftreten können, sich gegenseitig überlagern und dann kein typisches Bildmuster erkennen lassen

Die Möglichkeiten, *fokale pulmonale Verdichtungen* aufgrund ihrer Morphologie verschiedenen Ätiologien zuzuordnen, sind relativ begrenzt. Differentialdiagnostisch ist von einem infektbedingten Infiltrat ein fokales pulmonales Ödem, eine Aspirationspneumonie, eine pulmonale Einblutung oder eine Atelektase abzugrenzen.

13.8.1 Atelektase

Belüftungsstörungen der Lunge gehören zu den häufigen Befunden beim liegenden Intensivpatienten. Bedingt durch Schwerkraft und eingeschränkte Atembewegungen finden sich hypoventilierte Lungenbezirke v. a. in den dorsobasalen Lungenabschnitten. Sie werden in 20–30 % nach Oberbauchoperationen, in 5 % nach Unterbaucheingriffen und in > 90 % nach thorakalen Eingriffen beobachtet. Die Entstehung von Atelektasen ist nicht auf die postoperative Periode beschränkt, sondern kann zu jedem Zeitpunkt, besonders bei einem protrahierten Krankheitsverlauf, auftreten.

Definition
Als Atelektase wird der partielle oder vollständige Kollaps eines Lungenlappens oder Lappensegmentes bezeichnet. Funktionell bestehen eine reduzierte Atemfläche und ein Durchblutungsshunt mit konsekutiver Hypoxie, deren Ausmaß von der Größe der Atelektase abhängt.

Man unterscheidet aufgrund des Entstehungsmechanismus die poststenotische Obstruktions- oder Resorptionsatelektase und die Kompressionsatelektase.

Radiologische Befunde
■ **Plattenatelektase, Dystelektase.** Als *Plattenatelektase* oder *Dystelektase* werden meist im Lungenmittel- oder Lungenunterfeld gelegene, minderbelüftete Abschnitte im Subsegmentbereich bezeichnet (Abb. 13-22 a–c). Radiologisches Korrelat sind bandförmige oder dreieckförmige, relativ scharf begrenzte Lungenparenchymverdichtungen. Sie beschränken sich nicht auf die lobare Anatomie und überkreuzen lobäre Fissuren. Häufig sind sie in der Nachbarschaft von Septen oder Narben lokalisiert, da sie bevorzugt an Orten vorbestehender pleuraler Einziehungen entstehen. Auch Segmentatelektasen können plattenförmig sein.

> Zunehmende Breite und unscharfe Randbegrenzung vergrößern die Wahrscheinlichkeit einer pneumonischen Infiltration. Jede sich innerhalb von Tagen nicht zurückbildende Atelektase ist einer infektbedingten Infiltration verdächtig [4].

■ **Lappenatelektase, Totalatelektase.** Diese größeren Atelektasen sind häufig durch Obstruktion des entsprechenden Bronchus bedingt (Abb. 13-23). Ursächlich kommen Tubusfehllagen, partielle oder totale Obstruktion durch Sekretverlagerung, Blutkoagel oder aspiriertes Fremdmaterial in Frage. Große Pleuraergüsse können zu Kompressionsatelektasen ganzer Lungenlappen (am häufigsten der Unterlappen) führen.

Gerade der linke Unterlappen ist jedoch aufgrund seines kleineren Volumens und dem ständigen Druck durch das Herz gehäuft atelektatisch, ohne dass eine zentrale Bronchusverlagerung vorliegt. Dies bedeutet, dass dem Patienten durch eine Bronchoskopie nicht geholfen werden kann; vielmehr profitiert er von einer physikalischen Atmungstherapie oder einer Optimierung der mechanischen Beatmung.

Direkte Atelektasezeichen im Röntgenbild sind dreieckige- oder keilförmige Lungenverdichtungen mit Orientierung zum Lungenhilus mit und ohne Luftbronchogramm und Verlagerung von Interlobärsepten in Richtung des kollabierten Lungenabschnittes. Indirekte Atelektasezeichen sind Zwerchfellhochstand auf der betroffenen Thoraxseite, Mediastinalverlagerung zur betroffenen Thoraxhälfte, kompensatorische Überblähung der ipsi- oder kontralateralen Lungenabschnitte, die Hilusverlagerung in Richtung des atelektatischen Lungenabschnitts und verschmälerte Interkostalräume der betroffenen Thoraxhälfte.

> Besteht gleichzeitig ein größerer Pleuraerguss, können die klassischen Atelektasezeichen überlagert bzw. kompensiert werden. Differentialdiagnostisch hilfreich sind Ultraschall oder eine Aufnahme in Seitenlage (Auslaufen des Ergusses nach kranial).

Es kann unmöglich sein, zwischen einer Lobäratelektase und einer lobären Pneumonie zu differenzieren,

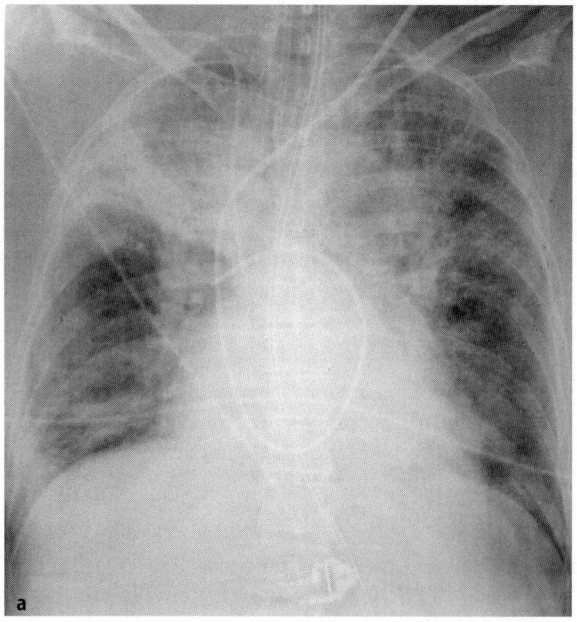
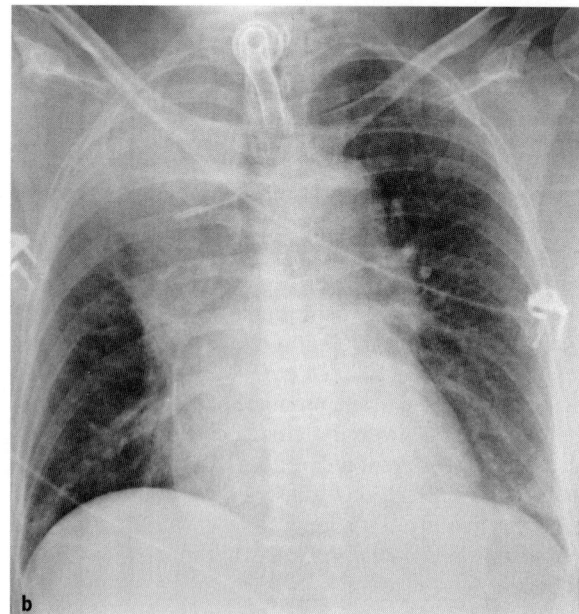
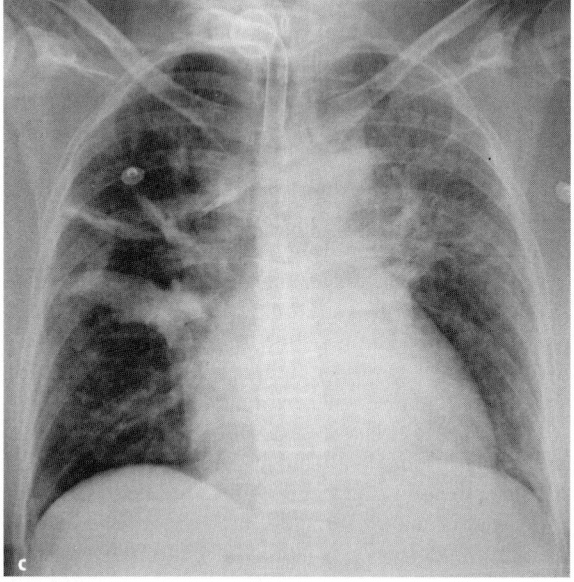

Abb. 13-22 a–c. Verlauf von 3 Thoraxaufnahmen in 14 Tagen: a Konsolidierung im rechten Oberlappen und kardial bedingte Lungenstauung Grad 2–3; b 12 Tage später flächige Atelektase des rechten Oberlappens. c 2 Tage später scharf begrenzte plattenförmige Atelektasen

wenn Zeichen der Volumenminderung (Atelektase) bzw. Volumenzunahme (Pneumonie) fehlen (Abb. 13-24). Beide Formen – Atelektase und infektiöse Infiltration – können auch gemeinsam für die Konsolidierung eines Lappens veantwortlich sein. Ebenso schwierig kann die Differenzierung einer fleckförmigen (Segment)atelektase von einer alveolaren pneumonischen Konsolidierung sein.

13.8.2 Pneumonie

Die Pneumonie (Abb. 13-25 a–c) ist eine relativ häufige Diagnose auf einer Intensivstation mit einer geschätzten Inzidenz zwischen ca. 10 % bei allgemeinchirurgischen Patienten und ca. 60 % bei Patienten mit ARDS oder Verbrennungskrankheit [4].

Bei ARDS-Patienten ist die Diagnose einer Pneumonie besonders schwierig, da die ARDS-assoziierten Lungenverdichtungen eine pneumonische Infiltration überlagern und vollständig maskieren können.

Dem möglichst frühen radiologischen Nachweis eines Lungeninfiltrates kommt im Hinblick auf die Einleitung der Therapie daher besondere Bedeutung zu. Eine Erregerdiagnose kann anhand des Röntgenbildes in der überwiegenden Anzahl *nicht* abgeleitet werden.

Radiologische Befunde

Unter den Bedingungen der Intensivmedizin entwickeln sich pneumonische Infiltrate gehäuft in den

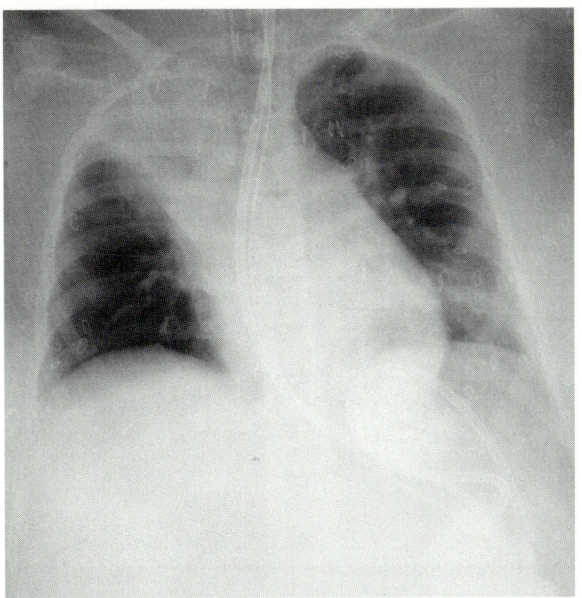
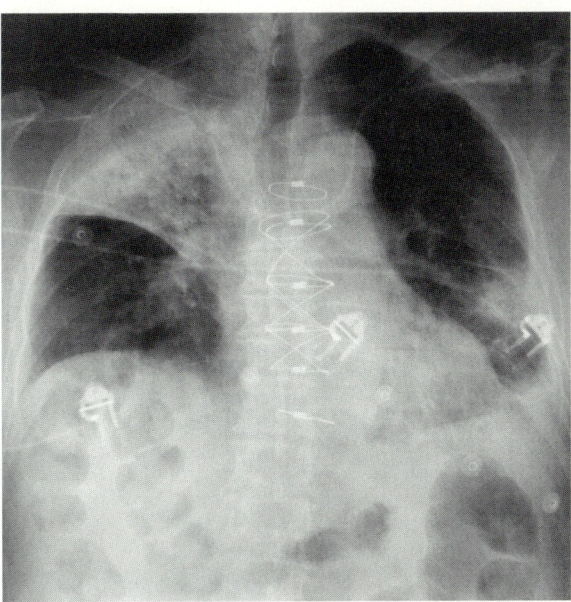

Abb. 13-23. Scharf durch das Interlobium begrenzte Konsolidierung des rechten Lungenoberfeldes mit Verlagerung des Interlobiums als Zeichen der Volumenminderung bei Atelektase des rechten Lungenoberlappens. Flächig konfluierende Sturkturverdichtungen auch links retrokardial bei partieller Unterlappenatelektase. Nachweis multipler Metallclips in den Weichteilen bei großflächiger Verbrennung

Abb. 13-24. Inhomogene, teils fleckige, teils flächige Konsolidierung im Bereich des rechten Oberlappens mit Zeichen der Volumenminderung. Eine Differenzierung zwischen Atelektase und entzündlichem Prozess ist schwierig

minderventilierten dorsalen Abschnitten der Unterlappen. Lokale Komplikationen und vorbestehende Lungenerkrankungen können den Entstehungsort und das Ausbreitungsmuster modifizieren. Pleuraveränderungen weisen auf Komplikationen wie Pleuraerguss oder Pleuraempyem hin, können jedoch auch im Rahmen einer Herzinsuffizienz auftreten.

Häufigster Befund bei nosokomialen Pneumonien sind alveoläre Konsolidierungen mit Luftbronchogramm. Für eine Abszedierung, die gerade bei nosokomialen Pneumonien nicht ungewöhnlich ist, spricht das Auftreten konfluierender und progredienter Fleckschatten, in denen später, nach Kontakt mit einem Ableitungsbronchus, ringförmige Einschmelzungshöhlen entstehen.

> Bei der Entwicklung einer Aufhellung innerhalb eines Konsolidierungsareals muss daher differentialdiagnostisch eine Einschmelzung von einem therapiebedingten Infiltratrückgang unterschieden werden. Eine frühzeitige Klärung mittels Computertomographie sollte angestrebt werden.

■ **Bronchopneumonie.** Radiologisches Substrat einer Bronchopneumonie im Liegendthoraxbild sind unscharf begrenzte, mehr oder weniger konfluierende oder kleinflächige Verdichtungsbezirke auf Subsegment- oder Segmentniveau. Eine Beteiligung ganzer Lungenlappen oder einer Lungenhälfte wird nur selten beobachtet (häufig Staphylococcus aureus oder Hämophilus).

■ **Pilzpneumonie.** Rasch progrediente, fleckige bis noduläre Verdichtungen sind eher typisch für Pilzinfektionen (bei Immuninkompetenz). Differentialdiagnostisch ist ein septisch-embolisches Geschehen zu erwägen (häufig Staphylococcus aureus).

■ **CMV- und Pneumocystis-Pneumonie.** Die CMV- und die Pneumocystis-Infektion zeigen diffuse, kontrastarme, kleine Fleckschatten oder diffuse Milchglastrübungen (Abb. 13-26 a, b, 13-27). Beide Erkrankungen weisen in der Regel keine pleurale Beteiligung und keine Einschmelzungen auf. Auch andere virusbedingte oder durch Mykoplasmen hervorgerufene Infiltrationen sind zunächst durch Milchglastrübungen, evtl. mit retikulonodulärer „interstitieller" Verschattung, charakterisiert. Diese gehen bald in flächig-alveoläre Verdichtungen über, die in der Regel weniger dicht als bakteriell bedingte Konsolidierungen sind.

■ **Pseudomonas-aeruginosa-Pneumonie.** Pseudomonas aeruginosa-Infektionen sind gekennzeichnet durch zunächst kleinknotige, rasch zu flächigen Konsolidierungen konfluierende Herde, die bilateral und unterlappenbetont auftreten. Häufig entsteht ein Pleuraempyem oder ein Abszess.

Abb. 13-25 a–c. Konventionelle Thoraxaufnahme (**a**) und CT (**b** und **c**) bei Pneumokokkenpneumonie: flächige Konsolidierung im rechten Oberlappen, Mittellappen (Silhouettenzeichen) sowie apikalen Unterlappen links mit positivem Luftbronchogramm. Im CT (**c**) positives Angiogrammzeichen

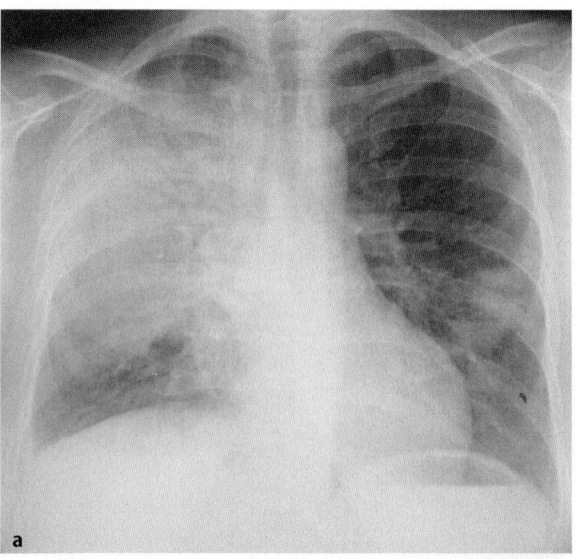
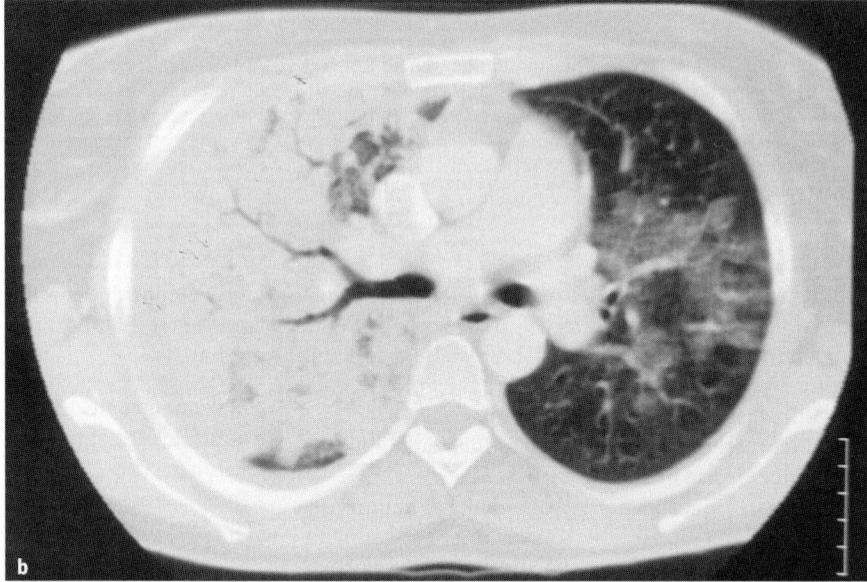
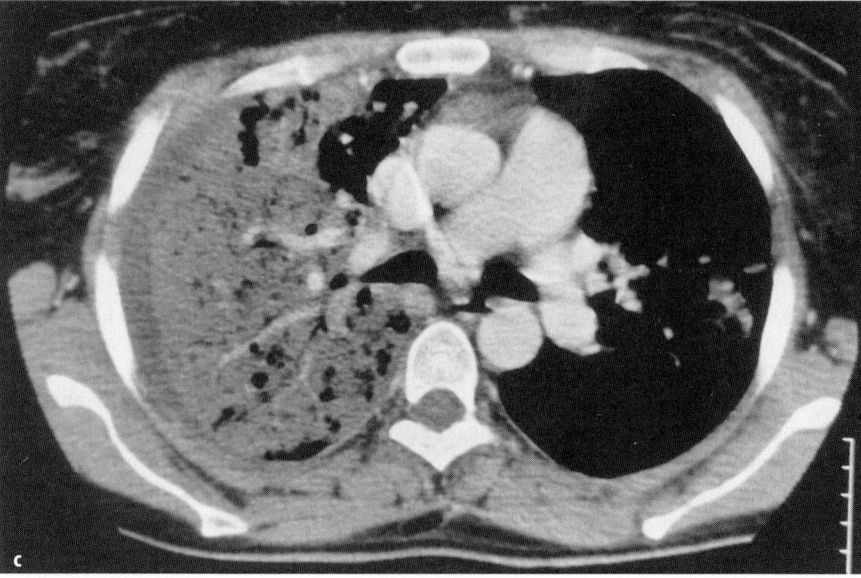

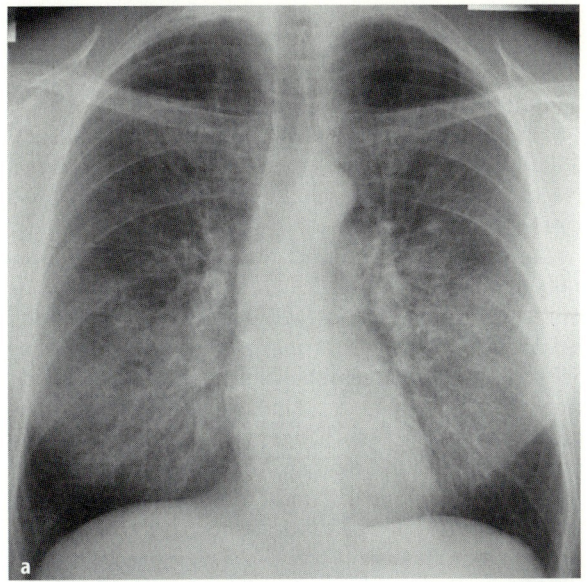

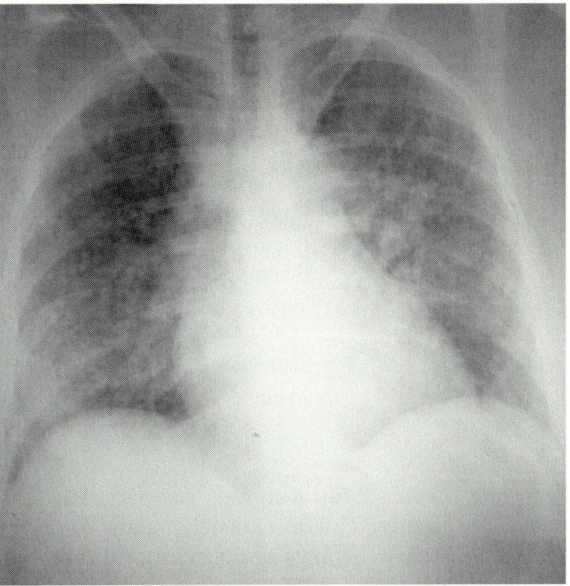

Abb. 13-27. Diffuse noduläre Strukturverdichtungen in beiden Lungen mit konfluierender Tendenz bei Varizelleninfektion. Differentialdiagnostisch kann ein ähnliches Bild durch eine Alveolitis, ein alveoläres Ödem oder eine Einblutung hervorgerufen werden

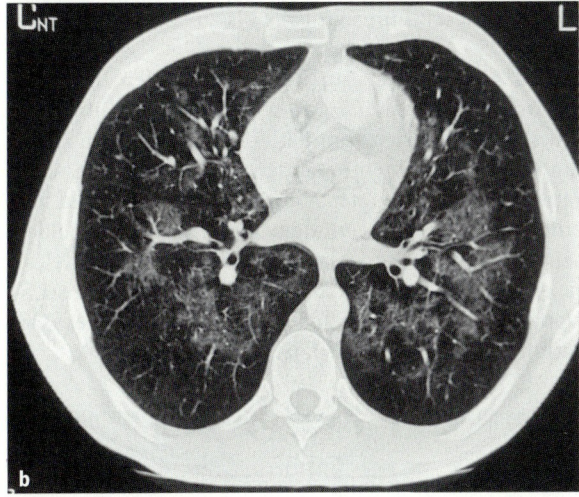

Abb. 13-26 a, b. Konventionelles (a) und CT-Bild (b) eines HIV-infizierten Patienten mit diffusen, vorwiegend perihilär angeordneten retikulonodulären Strukturverdichtungen aufgrund einer Pneumozystis carinii-Infektion. Im CT Milchglastrübungen in perihilärer Anordnung

Rolle der Computertomographie

Bei Überlagerung pulmonaler Verdichtungen unterschiedlicher Genese kann ein CT zur Differenzierung hilfreich sein. Eine Indikation zum CT besteht dann, wenn eine über das Röntgenbild hinausgehende Differenzierung pulmonaler Verschattungen eine therapeutische Konsequenz nach sich ziehen würde oder wenn eine Diskrepanz zwischen Röntgenbefund und klinischem Befund besteht (vgl. Abb. 13-25 a – c).

■ **Pneumonie.** Verdichtungen in nicht abhängigen Lungenpartien oder in Regionen unauffälligen Lungenparenchyms sprechen für eine Infektion. Die Diagnose von Kavernen lässt sich mit dem CT sicherer und früher als mit dem Röntgenbild stellen. Septisch-embolische Verdichtungen zeigen ein relativ charakteristisches CT-Bild mit multiplen Fleckschatten und unterschiedlichen Einschmelzungen.

■ **Pleuraerguss, Empyem oder Lungenabszess.** Eine verdickte, kontrastmittelaufnehmende Pleura sowie nicht iatrogen bedingte pleurale Lufteinschlüsse sind diagnostische Zeichen eines Empyems. Bei Ausbildung einer bronchopleuralen Fistel entsteht ein Flüssigkeits-Luft-Spiegel. In der Regel gelingt es aufgrund der CT-Morphologie, eine subpleurale pulmonale Abszessbildung von einem pleuralen Empyem zu differenzieren.

■ **Atelektase.** Eine Atelektase und eine pneumonische Konsolidierung lassen sich durch unterschiedliches Anfärben nach Kontrastmittelgabe differenzieren: Das atelektatische Lungenparenchym nimmt homogen und stark Kontrastmittel auf, während pneumonisches Lungengewebe inhomogen und deutlich weniger Kontrastmittel aufnimmt. Ein Luftbronchogramm kann in beiden Verdichtungen auftreten.

Differentialdiagnose

Der positive Nachweis pulmonaler Verdichtungen ist differentialdiagnostisch abzugrenzen von einem Ödem, einer Einblutung, Atelektase oder einem pulmonalen Infarkt (Tabelle 13-3). Studien haben eine Spezifität der Lungenaufnahme für den Nachweis einer Pneumonie von nur 30 % ergeben. Eher diagnoseweisend sind Verlaufskontrollen. Die fehlende Positions-

Tabelle 13-3. Differentialdiagnose fokaler pulmonaler Verdichtungen

Befund	Diffentialdiagnostisches Kriterium
Regionale Flüssigkeitseinlagerung (Ödem)	Verschwindet bei Lagewechsel
Infektbedingte Infiltration	Klinik, Rückbildung nach Tagen (7–10) unter Antibiotikatherapie, unscharf begrenzt
Atelektase	Verschwindet in wenigen Tagen (< 4), relativ scharf begrenzt
Einblutung	Hämoptoe
Neoplasie	Anamnese

änderung eines Infiltrates bei Lagewechsel, die schnelle Befunddynamik mit Entstehung und Rückbildung über Stunden bis Tage ist ein Indiz für das Vorliegen eines pulmonalen Ödems, eine umschriebene Atelektase oder eine geringe Aspiration und nicht für eine pulmonale Infektion. Eine Einblutung (bei neutropenen Patienten, nach Knochenmarktransplantation, bei Vaskulitis) ist durch den bronchoskopischen Nachweis von Blut charakterisiert.

Der Nachweis eines positiven Pneumobronchogramms hat für die Pneumoniediagnostik auf Intensivstationen nur sehr eingeschränkte Bedeutung, da dieses Röntgenzeichen, in Abhängigkeit von der zeitlichen Entwicklung, auch bei Atelektasen und jeder Art von Lungenödem beschrieben wird.

Die auf Standardaufnahmen oft ableitbare Differenzierung des Ausbreitungsmusters einer alveolären oder interstitiellen Pneumonie ist auf die Liegendthoraxaufnahme nur bedingt übertragbar. Dies ist zum einen auf die reduzierte technische Qualität der Liegendaufnahme zurückzuführen, zum anderen wird das typische Bild eines mehr alveolären oder interstitiellen Infiltrates durch Begleitveränderungen wie Lungenstauung, Lungenödem, Atelektase und Pleuraerguss zu stark überlagert.

13.8.3 Aspiration

Die Aspiration ist bei Intensivpatienten eine häufige Komplikation. Kleine Aspirationsmengen sind hier wahrscheinlich die Ursache für viele der nosokomialen Pneumonien. Die pathoanatomischen und damit klinischen Auswirkungen der Aspiration hängen wesentlich vom Säurewert und der Osmolalität des Aspirats, dem Volumen, sowie der Größe fester aspirierter Materialien und dem Vorliegen infizierten Materials (Mageninhalt, Sekret, Sputum) ab.

Aspiration von Wasser oder Blut bewirkt keine Pneumonitis und verursacht – in Abhängigkeit von der Menge – keine Röntgensymptomatik. Aspiration von infiziertem Sekret der oberen Luftwege führt dagegen zu schweren Pneumonien.

Radiologische Befunde

Das radiologische Bild reicht vom diffusen Lungenödem bis zu umschriebenen, unscharf begrenzten Fleckschatten oder umschriebenen Atelektasen (Abb. 13-28).

Eine ausgedehnte Aspiration führt innerhalb von 24 h zu einem fleckigen bilateralen pulmonalen Ödem mit Luftbronchogramm (Mendelson-Syndrom) oder bei Aspiration fester Nahrungspartikel zu Atelektasen. Selbst wenn der Mageninhalt steril ist, führt der niedrige pH-Wert zu einem pulmonalen Ödem. Der Grad des pulmonalen Ödems hängt von der Menge des Aspirats und dem Säuregehalt ab. Kommt es zusätzlich zur Aspiration von Nahrungsmitteln, wird eine Infektion wahrscheinlich. Das Reaktionsspektrum reicht von Rückbildung innerhalb von 1–2 Tagen bei komplikationslosem Verlauf bis zur Entwicklung einer Pneumonie oder im schlimmsten Falle bis zur Entwicklung eines ARDS.

Das Neuauftreten uni- oder bilateraler Infiltrate, v. a. in den *kaudalen Lungenlappen* (rechts häufiger als links) des aufgerichteten Patienten oder in den *Oberlappen* des liegenden Patienten, spricht für eine Aspiration. Bei ausgeprägter Aspiration kann das Bild von einem diffusen Lungenödem nicht zu unterscheiden sein. Bei vorbestehendem ARDS, ausgedehnten Atelektasen und/oder einer fortgeschrittenen Herzinsuffizienz kann es unmöglich sein, neu aufgetretene, aspirationsbedingte Infiltrate zu erkennen.

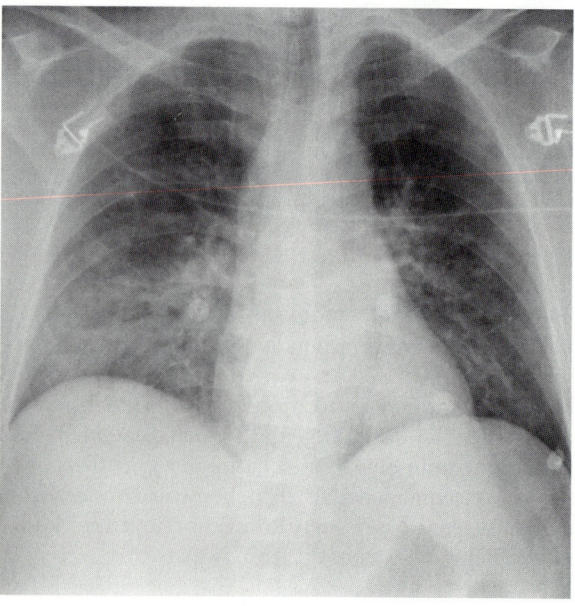

Abb. 13-28. Konfluierende Strukturverdichtungen in beiden Lungenunterfeldern, rechts ausgeprägter als links, bei Aspirationspneumonie im Rahmen einer Bewusstlosigkeit (Blutalkoholspiegel 2,6‰)

13.8.4 Diffuse pulmonale Verdichtungen

Diffuse pulmonale Verdichtungen sind in der Regel vereinbar mit einem Lungenödem. Dieses kann kardial oder nichtkardial bedingt sein. Nichtkardiale Permeabilitätsödeme sind meist auf ein ARDS zurückzuführen. Gerade durch Überlagerung und therapiebedingte Modifikationen ist es schwierig, zwischen einem kardial bedingten Lungenödem und einem ARDS zu unterscheiden. Andere Ursachen diffuser pulmonaler Verdichtungen sind (vorbestehende) diffuse interstitielle oder neoplastische Lungenerkrankungen, eine diffuse pulmonale Einblutung (bei Leukämie oder bestimmten immunologischen Erkrankungen wie Lupus erythematodes, Wegener-Granulomatose, progressive Glomerulonephritis oder bei pulmonaler Hämosiderose), eine bakterielle Infektion oder bei immunsupprimierten Patienten eine Pneumocystis carinii- oder CMV-Infektion.

13.9 Indikationen und Wertigkeit der thorakalen Computertomographie auf der Intensivstation

Mit den zunehmenden diagnostischen wie therapeutischen Möglichkeiten wächst die Komplexität der Erkrankungen und steigen die Anforderungen an eine Intensivstation. Neue Formen der Beatmungstherapie, der immunsuppressiven und antibiotischen Therapie beeinflussen das Patienten- und Erkrankungsspektrum.

Obwohl die Bettlungenaufnahme nach wie vor die Hauptrolle in der täglichen bildgebenden Diagnostik der Patienten auf einer Intensivstation darstellt, sind ihre Grenzen durch technische Einschränkungen, fehlende Belichtungsautomatik oder mangelnde Patientenkooperation hinlänglich bekannt. Die Folge ist eine nur sehr begrenzte diagnostische Genauigkeit für bestimmte Fragestellungen [24].

Das CT ist für seine Überlegenheit in der Evaluierung von pulmonalen, mediastinalen und pleuralen Prozessen im Vergleich zur Lungenaufnahme bekannt. Diese ist auf die größere Kontrastauflösung und die überlagerungsfreie Darstellung der einzelnen Strukturen zurückzuführen. Trotz dieser theoretischen Vorteile hat das Thorax-CT für Intensivpatienten bisher nur eine zögerliche Anwendung gefunden, was in erster Linie durch das erhöhte Transportrisiko sowie die technischen Grenzen der CT-Geräte selbst bedingt gewesen sein dürfte. So ergaben zwei, allerdings schon vor einigen Jahren durchgeführte Studien mit Nutzen-Risiko-Analysen für den Transport von Intensivpatienten eine sinnvolle Änderung des Therapiemanagements durch die CT-Untersuchung in nur 24% bzw. 39% der Fälle [9]. Eine erhöhte Letalität infolge des Transports wurde jedoch in keiner Studie beschrieben. Die in Zukunft wahrscheinlich in größerem Maße zur Verfügung stehenden mobilen CT-Einheiten in räumlicher Nähe zu Intensivstationen dürften den Aufwand und das Risiko des Patienten erheblich reduzieren.

Miller [14] beschreibt, dass die Thorax-CT-Untersuchung die Behandlung in lediglich 22% der Fälle veränderte, verglichen mit 51% der Abdomenuntersuchungen und 57% invasiver angiographischer Untersuchungen. Dies kann einerseits durch die hohe Effizienz der Bettlungenaufnahmen bedingt sein, andererseits auf die unspezifische Reaktionsweise des Lungenparenchyms zurückzuführen sein, die auch in der CT-Diagnostik erhebliche differentialdiagnostische Schwierigkeiten aufwirft. Andererseits haben sich mit der Spiral-CT-Technik neue diagnostische Indikationen ergeben, deren klinische Wertigkeit bereits heute unumstritten ist, z.B. zur Diagnose einer Lungenembolie. Andere Indikationen wie die Rolle des CT zur Verlaufskontrolle bzw. Prognose bei Patienten mit ARDS ist noch Gegenstand der Evaluierung. Das CT hat v. a. bei der Suche nach einem entzündlichen Fokus bei Intensivpatienten mit Fieber oder erhöhten Entzündungsparametern unklarer Genese eine wichtige Bedeutung.

13.9.1 Indikationen zur CT-Untersuchung des Thorax

Pulmonale Erkrankungen

In der Lunge eines Intensivpatienten überlagern sich typischerweise multiple Probleme wie Atelektase, Pneumonie, Aspiration, kardiales Lungenödem, ARDS oder Pleuraergüsse. Sämtliche dieser Prozesse führen im Röntgenthorax zu pulmonalen Verschattungen, die sich überlagern und potentiell gegenseitig maskieren. So hat die Lungenaufnahme für die Diagnose einer Pneumonie auf der Intensivstation lediglich eine diagnostische Genauigkeit von 50% [24]. Das CT ist zur Differenzierung sich projektionsradiographisch überlagernder pleuraler und pulmonaler Prozesse in hohem Maße geeignet; so ermöglicht das CT beispielsweise die Differenzierung einer Pneumonie von einem Lungenabszess bzw. eines Lungenabszesses von einem pleuralen Empyem. Häufige Indikation für eine CT-Untersuchung ist nicht der Nachweis, sondern vielmehr der Ausschluss, z.B. eines Malignoms oder einer Infektquelle bei Fieber unklarer Genese.

Mediastinalerweiterung

Gerade für die Differenzierung von Mediastinalerweiterungen ist das CT der Lungenradiographie deutlich überlegen. Abzugrenzen sind Prozesse, die eine sofortige invasiv-therapeutische Konsequenz nach sich ziehen wie ein Halsabszess, Ösophagusperforation, ein mediastinales Hämatom oder eine Gefäßruptur, von konservativ zu behandelnden Ursachen wie der gefäßbedingten oder lymphombedingten Verbreiterung des oberen Mediastinums.

Läsionen der Thoraxwand
Das CT ist der Projektionsradiographie zur Differenzierung pleuraler und intrapulmonaler Ursachen bei ausgedehnten Verschattungen in der Lungenaufnahme überlegen. Ebenso liefert das CT wertvolle Hinweise für die Diagnose abgekapselter Pleuraergüsse, eines Empyems oder zur Dignität eines Prozesses.

Fehllagen von Drainagen
Für die Lagekontrolle nahezu aller intensivmedizinischer Monitormaterialien ist die Lungenaufnahme ausreichend und effektiv. Eine Ausnahme stellt die Thoraxdrainage dar, die in ihrem Verlauf im CT deutlich besser als mit der Projektionsaufnahme kontrolliert werden kann.

Diagnose vaskulärer Pathologie
Die CT-Angiographie in Spiral-CT-Technik erlaubt eine zuverlässige Diagnose aortaler (z. B. Dissektion, Blutung) oder pulmonaler Pathologie (z. B. akute oder chronische Lungenembolie).

13.9.2 Diagnostische Leistungsfähigkeit

Quantitative Analysen über die diagnostische Wertigkeit einer CT-Untersuchung für Intensivpatienten liegen bisher nur wenige vor. So wurden in einer kontrollierten Studie mit 108 CT-Untersuchungen 52% aller Befunde (232 von 482 Befunden) nur mit der CT gestellt, jedoch bei nur 30% der Untersuchungen ergab die CT klinisch relevante Befunde. Diese bezogen sich im Thorax auf einen Abszess oder eine postoperative Flüssigkeitsansammlung mediastinal oder in der Thoraxwand, die Diagnose von Neoplasmen, nicht vermuteten Pneumonien oder Pleuraergüssen. In 22% hatte das CT eine unmittelbare therapeutische Konsequenz.

Unterschiedliche Diagnosen von CT und Lungenaufnahmen bezogen sich in den meisten Fällen auf die Anwesenheit bzw. den Ausschluss kardial bedingter pulmonaler Stauungszeichen. Diagnostische Korrekturen eines Lungenbefundes durch die überlegene Darstellung im CT bezogen sich auf die Erfassung eines Pneumothorax, die Diagnose eines Emphysems und die Erfassung mediastinaler Tumoren.

52% aller Befunde waren nur im CT zu erheben, in 84% der Untersuchungen ergaben sich neue diagnostische Informationen, nur 5% aller Untersuchungen ergaben keine neuen diagnostischen Informationen. Allerdings blieben die Informationen in zwei Drittel der Fälle ohne therapeutische Konsequenzen. Therapieentscheidende Informationen bezogen sich auf den Nachweis eines Abszesses, postoperativer Flüssigkeitsansammlungen, einer Pneumonie oder eines Malignoms.

13.9.3 Diagnose der akuten Lungenembolie mittels Spiral-CT

Das Spiral-CT ermöglicht bei adäquater Kontrastmittelapplikation (>100 ml Volumen, injiziert mit einer Flussrate von >3 ml/s) eine homogene Kontrastierung der Pulmonalarterien, die eine Lokalisation arterieller Thromben in Form von Kontrastmittelaussparungen erlaubt [6]. Das Spiral-CT kann sowohl akute Embolien wie organisierte Thromben bei chronischer Lungenembolie mit einer Sensitivität und Spezifität von im Mittel >90% bis auf Segmentebene nachweisen (jeweils zwischen 75 und 100% in multiplen Studien). Subsegmentale Emboli sind aufgrund der begrenzten Auflösung nicht so zuverlässig erkennbar. Voraussetzung ist eine starke und homogene vaskuläre Kontrastierung. Vorteil der Spiral-CT-Technik gegenüber anderen etablierten Verfahren ist der direkte Thrombusnachweis, die erheblich geringere Rate nicht eindeutiger Untersuchungen (<9%), die bei weitem unter der Rate diagnostisch nicht aussagekräftiger Untersuchungen mit der Lungenszintigraphie liegt (28–87%), und die Tatsache, dass sie in *einem* Untersuchungsgang auch andere nicht embolieassoziierte thorakale Veränderungen diagnostizieren kann.

13.10 Abdominelle Bildgebung – Einleitung

B. Partik, P. Pokieser

Das Management einer unspezifischen abdominellen Symptomatik stellt auf einer Intensivstation aufgrund der speziellen Situation mit einem breiten Spektrum pathologischer Veränderungen und oftmals eingeschränkt transportfähiger Hochrisikopatienten eine besondere klinische Herausforderung dar. Als bildgebende Verfahren stehen zur Abklärung neben der konventionellen Abdomennativaufnahme v. a. Ultraschall- inklusive Duplex- und Doppleruntersuchung sowie die Computertomographie zur Verfügung.

Für die Magnetresonanztomographie (MRT) besteht in der abdominellen Bildgebung bei Intensivpatienten vorerst nur in Spezialfällen eine relative Indikation (z. B. Gravidität).

Die Angiographie beschränkt sich auf endoskopisch ungeklärte gastrointestinale Blutungen (arteriovenöse Missbildungen der proximalen Kolonhälfte) und auf akute Gefäßverschlüsse, wenn die Ultraschalldiagnostik unklare Befunde ergibt (Mesenterialgefäße, Transplantationschirurgie).

13.11 Konventionelle Abdomenaufnahme

Trotz der beträchtlichen technologischen Fortschritte im Bereich der Schnittbildverfahren und der Sonographiegeräte hat die konventionelle Abdomennativaufnahme bei nicht transportfähigen Risikopatienten weiterhin ihren Stellenwert in der bildgebenden Diagnostik. Das folgende Analyseschema (s. Übersicht) kann bei der Auswertung als Leitlinie dienen (Merke: „gas, mass, stones, bones"):

> **Schema für die Auswertung einer konventionellen Abdomennativaufnahme**
>
> - Beurteilung des Gasverteilungsmusters
>   - freies intraabdominelles Gas (Perforation),
>   - retroperitoneales Gas,
>   - atypische intraabdominelle Gasansammlungen sowie die Gasverteilung im Dünn- und Dickdarm (Hinweise auf Ischämie oder Obstruktion).
> - Beurteilung der Weichteilstrukturen (Organomegalie, Raumforderungen, Flüssigkeit)
> - Beurteilung intraabdomineller Verkalkungen (Konkremente)
> - Beurteilung ossärer Strukturen, Sonden- und Katheterlagen

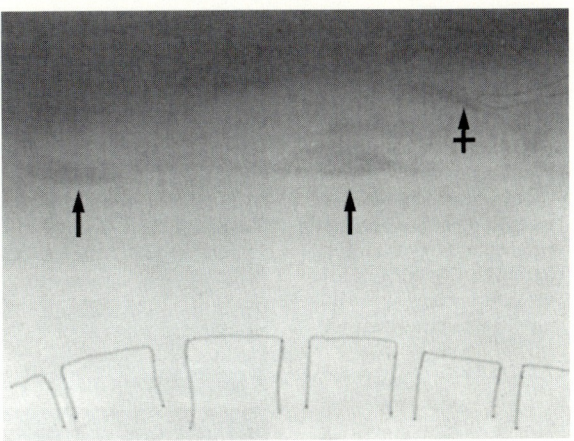

Abb. 13-29. Aufnahme in Rückenlage, lateraler Strahlengang (Skelettanteile markiert); freie Luft zwischen Vorderfläche der Leber und Xiphoid (*Pfeil mit Querstrich*); Spiegelbildungen im Darm (*Pfeil*); w., 61 Jahre, Tuberculosis peritonei mit Aszites und Peritonitis durch mehrere Dünndarmperforationen

13.11.1 Gasverteilungsmuster

Freie intraperitoneale Gasansammlungen

Bei einer Perforation ist die Erkennung von freier Luft auf der Röntgenaufnahme eine wesentliche Voraussetzung für das weitere Vorgehen.

■ **Ursache.** Zu den häufigsten Ursachen freier Gasansammlungen gehören: Perforation eines abdominellen Hohlorgans (Ulcus ventriculi oder duodeni, nekrotisierende Enterokolitis etc.), chirurgische Eingriffe (3–4 Tage nach Laparotomie oder Laparoskopie), Platzierung einer PEG-Sonde, peritoneale Dialyse, Aszitespunktion oder Eileiterdurchblasung. Selten ist Luftmigration über ein Pneumomediastinum in das Retroperitoneum Ursache der Gasansammlung.

■ **Lokalisation.** In liegender Aufnahmeposition sammelt sich die Luft in den zentralen abdominellen Abschnitten, wo sie als Aufhellung sichtbar werden kann. Evtl. ist auch eine Aufnahme im laterolateralen Strahlengang möglich (Abb. 13-29). In halbsitzender Position sind die typischen subphrenischen Aufhellungsareale („Luftsicheln") nachweisbar (Abb. 13-30 a). Ein weiterer Hinweis ist das Sichtbarwerden beider Darmwandseiten durch intra- und extraluminale Gasansammlungen. Bei Kindern zeigt eine Demarkation des Lig. falciforme freie intraabdominelle Luft an [45]. Im Zweifelsfall kann eine Aufnahme in Linksseitenlage, falls es die Lagerung des Patienten ermöglicht, die Diagnose einer Perforation erhärten (Abb. 13-30 b). Sensitivste Methode bleibt in unklaren Fällen sicherlich die Computertomographie, die auch kleinste intraabdominelle Gasansammlungen nachweisen kann (Abb. 13-31).

Pneumoretroperitoneum
Zwei Verteilungstypen kennzeichnen unterschiedliche Ursachen:

■ **Kleinblasige umschriebene Aufhellungen.** Ursache sind Abszesse durch gasbildende Erreger, häufiges Begleitsymptom ist eine Weichteilverschattung.

Lokalisation: parazökal (Appendizitis), Pankreasbereich oder Bursa omentalis (Pankreatitis), peri- bzw. pararenal (peri- bzw. paranephritischer Abszess), Anastomosenabszesse.

■ **Diffuse, streifenförmige Aufhellungen.** Lokalisation: entlang der Zwerchfellschenkel, der Psoasränder und perirenal.

Ursachen: retroperitoneale Darmruptur oder -perforation, fortgeleitete Darmgangrän oder Pneumomediastinum (Abb. 13-32).

Atypische intraabdominelle Gasansammlungen, Gasverteilung im Dünn- und Dickdarm
Im Normalfall finden sich Luftmarkierungen des Magenfundus (kann bei liegender Entlastungssonde fehlen) und der Kolonflexuren. Variabel treten diskon-

Abb. 13-30 a, b.
Freie Luft im Abdomen:
a Luftansammlung subdiaphragmal *(Pfeil)*, Sekretspiegel im Magenfundus *(Pfeil mit Querstrich)*; **b** Aufnahme in Linksseitenlage; Luft zwischen Leber und lateraler Leibeswand bzw. Zwerchfell, weiteres Luftdepot im Zökalbereich *(Pfeil)*; m., 43 Jahre, Perforation eines Ulcus duodeni; Beschwerden seit 3 h

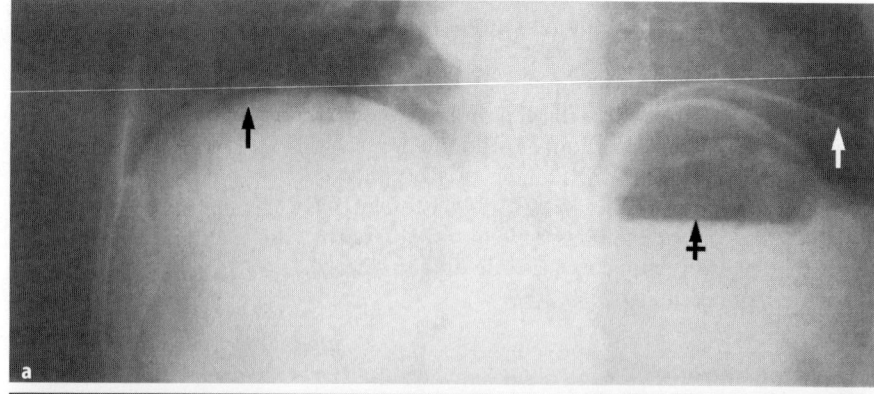

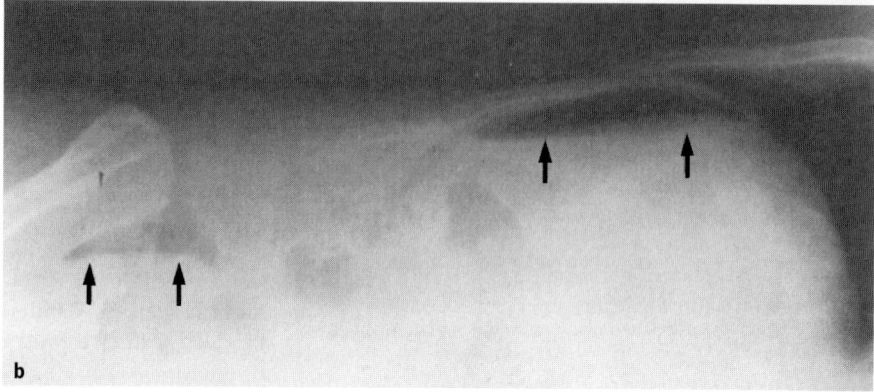

Abb. 13-31.
Patient (57 J.) mit akutem Abdomen bei perforierter Sigmadivertikulitis. CT mit Kontrastmittel auf Höhe der unteren Nierenpole, freies intraabominelles Gas *(Pfeil)*

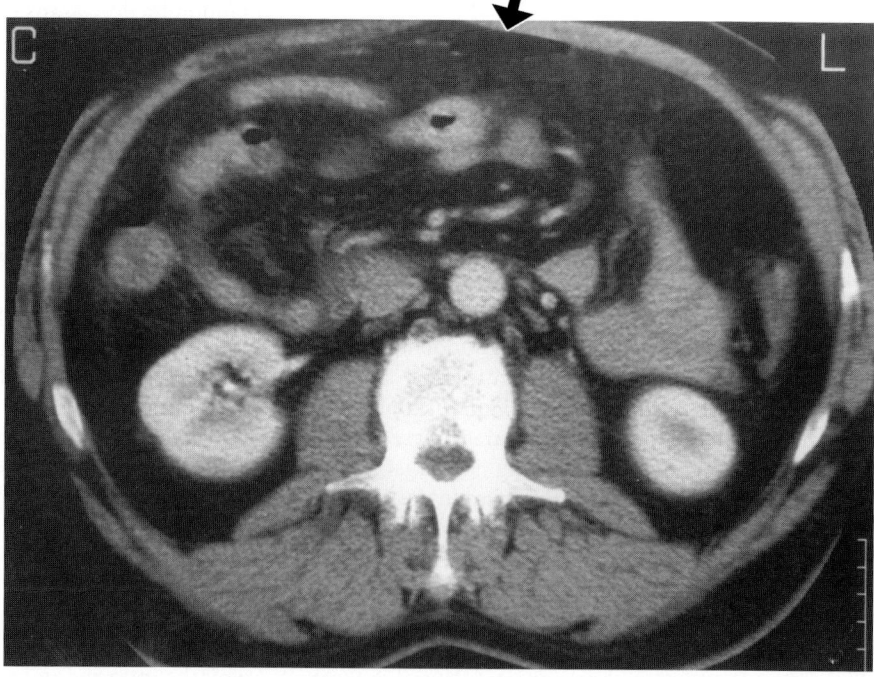

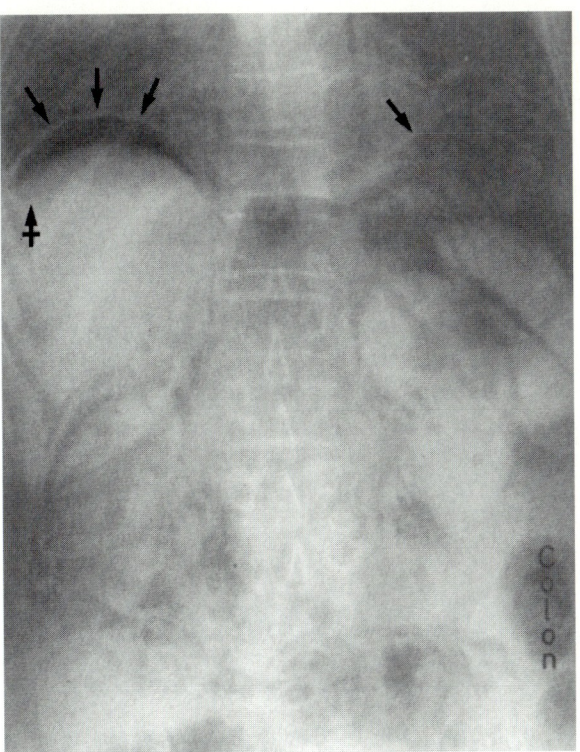

Abb. 13-32. Aufnahme im Sitzen; Retropneumoperitoneum – kleinblasige und strichförmige Luftaufhellungen (perirenal); freie Luft im Abdomen – Aufhellungen unter beiden Zwerchfellkuppen (*Pfeil*); Exsudatspiegel (*Pfeil mit Querstrich*), Leber, Milz und Nieren gut abzugrenzen; w., 60 Jahre, Duodenalläsion bei endoskopischer Papillotomie; nurgeringe subjektive Beschwerden, bei Laparotomie nach 6 h keine Dehiszenz zu finden; komplikationsloser postoperativer Verlauf

- **Duodenalblähung.** Isoliert oder verbunden mit Magen-Dünndarm-, Kolonblähung, mit oder ohne Flüssigkeitsspiegel.

Ursachen: akute Pankreatitis (Abb. 13-33), posttraumatisch bei retroperitonealem Hämatom durch Wirbelkompression, direkte Duodenalläsion.

- **Dünndarmblähung.** Überwiegend einzelne oder viele Dünndarmschlingen betreffend, mit oder ohne Spiegelbildung. Die diagnostische Bewertung orientiert sich weitgehend am klinischen Befund:

Ursachen: mechanischer Ileus (Abb. 13-34 a, b) oder Durchblutungsstörungen mit Darmwandödem (mechanisch: Inkarzeration, Invagination; primär vaskulär: embolisch oder thrombotisch).

- **Kolonblähung.** Von besonderer Bedeutung ist die Kenntnis metabolisch oder reflektorisch bedingter Kolonblähungen, mit oder ohne Spiegelbildungen, die als mechanischer Ileus fehlgedeutet werden könnten.

Ursachen: retroperitoneale Prozesse (Ureterkolik, akute Pyelitis, Nierentrauma etc.), akute Cholezystitis, tinuierliche blasen- oder säulenförmige Gasaufhellungen im Bereich von Dünndarm und Kolonabschnitten auf. Normale Gasansammlungen sind nach außen scharfbogig begrenzt.

- **Gallengänge.** Es finden sich bandförmige Aufhellungen im Verlauf des Ductus choledochus, Ductus hepaticus und der intrahepatischen Gallengänge (DD: Gas in den Portalvenen bei Pneumatosis intestinalis).

Ursache: Postoperativ nach Choledocho- oder Cholezystoduodenostomie bzw. -jejunostomie, 30–50 % der Fälle nach Papillotomie, Cholangitis durch gasbildende Erreger, Gallensteinperforation ins Duodenum oder Kolon, Cholezystitis emphysematosa.

- **Geblähter Magen.** Ursachen: nach Maskenbeatmung oder Fehlintubation, Fehllage oder Verstopfung einer Magensonde, postoperativ nach Sondenentfernung, Stenose oder Verschluss einer Gastroenteroanastomose, Aerophagie, z.B. bei schweren Schmerzzuständen, Steinkoliken, Trauma (kombiniert mit Dünn- und Dickdarmblähung)

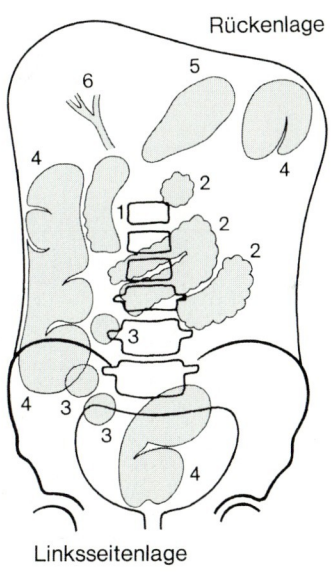

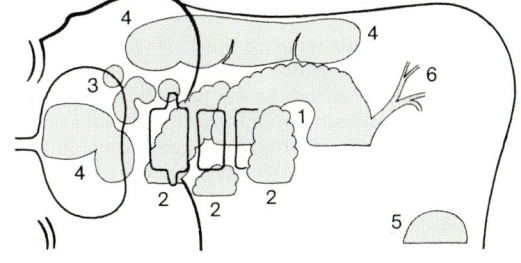

Abb. 13-33. Blähung der Duodenalschlinge mit Glättung der medialen Wand. Blähung einer Dünndarmschlinge mit Spiegel; Kolonblähung; häufige Situation bei Pankreatitis: *1* Duodenum, *2* Dünndarm, erweitert, wandverdickt, Spiegel, *3* Dünndarm normal, *4* Kolon, *5* Magen, *6* Gallenwege, luftgefüllt

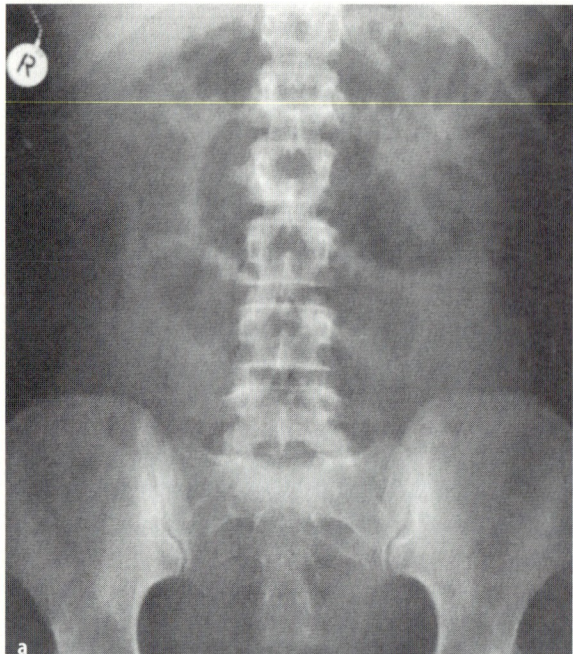

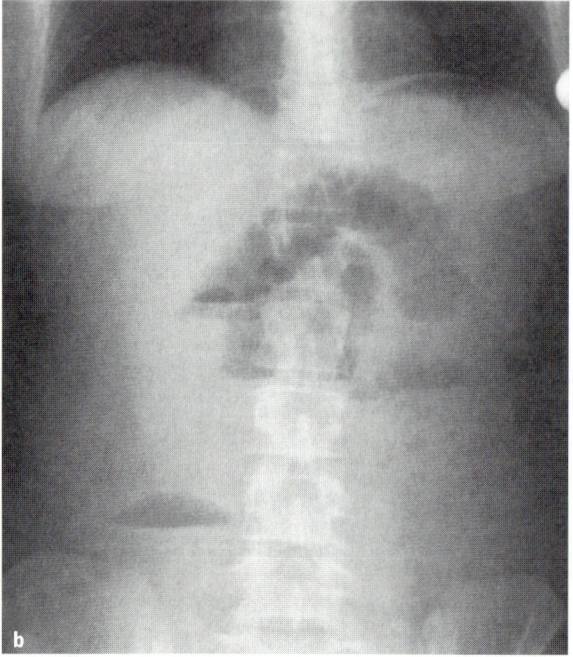

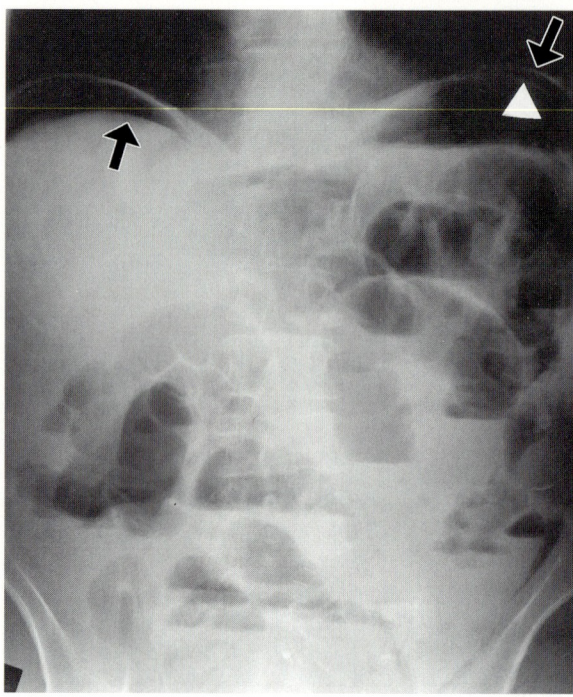

Abb. 13-35. Patient, 66 Jahre, 3. postoperativer Tag, postoperative Atonie. Aufnahme im Sitzen: postoperativ noch freie Luft subphrenisch (*Pfeile*), multiple Spiegelbildungen in Dünn- und Dickdarm

Abb. 13-34 a, b. a Aufnahme in Rückenlage; Blähung und hochgradiges Ödem mehrerer Dünndarmschlingen (Wandverdickung und Distanzierung der Schlingen); **b** Aufnahme im Sitzen: aufgestellte und wandverdickte Dünndarmschlingen mit basalen Spiegeln, größere Spiegelbildung in der Zökalregion; das Kolon ist gasfrei; Luftaufhellung links subdiaphragmal mit Spiegelbildung: Magenfundus; **a, b** w., 40 Jahre, Dünndarmileus durch Bride mit Dünndarmobturation 50 cm oral der Bauhin-Klappe; beginnende Peritonitis; Lösung der Bride, keine Darmresektion erforderlich; normaler postoperativer Verlauf

Endo- und Perimetritis, extraabdominelle Erkrankungen (Hypoxie, diabetische Azidose, Hypokaliämie, medikamentös), mechanischer Ileus, Gangrän.

■ **Diffuse (kombinierte) Dünn- und Dickdarmblähung.** Mit oder ohne Spiegelbildungen, das am schwierigsten zu bewertende Bild. Die Vielzahl der möglichen entzündlichen, reflektorischen, metabolischen und nervalen Ursachen erfordert zur Bewertung zusätzliche klinisch-anamnestische Fakten. Kausale Hinweise aus dem Röntgenbild sind bei Vorhandensein freier oder retroperitonealer Luft, Darmwandverdickung bzw. Verlagerung von Darmschlingen gegeben.

Diffuse Abwehrspannung, fehlende (abgeschwächte) Darmgeräusche: Als Ursache kommt eine Peritonitis diffusa jeder möglichen Genese in Frage. Ist das Abdomen weich mit normalen oder abgeschwächten Darmgeräuschen, sind folgende Ursachen möglich: postoperative Atonie (Abb. 13-35), Entzündungsprozesse abdomineller oder retroperitonealer Organe, Koma, Hypoxie, Hypokaliämie, Hyponatriämie, medikamentös.

■ **Klinische Bewertung.** Der klinische Verdacht auf eine *Darmobstruktion* ist eine der häufigsten Indikationen für eine abdominelle Diagnostik auf der Intensivstation. Wesentliches radiologisches Zeichen ist der Nachweis einer Übergangszone (Übergangsbereich vom dilatierten zum normalkalibrigen Darmlumen). Ein geblähter Magen mit wenig Gas im Dünn- und Dickdarm ist ein Hinweis auf eine Magenausgangsstenose etc. Schwierig ist auch die Differenzierung eines paralytischen Ileus von einer distalen Obstruktion im Kolon, wobei der paralytische Ileus jedoch die höhere Inzidenz aufweist.

Ischämien von Dünn- oder Dickdarm sind ein häufiges Problem älterer Patienten auf der Intensivstation. 50 % dieser Patienten werden klinisch mit dem Bild einer Dünndarmobstruktion (Pseudoobstruktion) auffällig. Bei einem Patienten, der akut abdominelle Schmerzen und eine Dilatation des Dünndarms entwickelt mit nur geringer Gasmarkierung und fehlender Dilatation des Kolons, ist eine Ischämie zu vermuten; differentialdiagnostisch zu erwägen sind Dünndarmobstruktion oder ein auf den Dünndarm beschränkter Ileus. Gas in der Darmwand (Pneumatosis intestinalis) und „thumb-printing" (verursacht durch intramurale Blutungen) sind weitere Indikatoren einer Ischämie.

13.11.2 Weichteilbeurteilung

Transparenzminderung im Abdomen ist ein unspezifisches Zeichen, das häufig nicht sicher einem Organ zugeordnet werden kann. Prinzipiell können alle Organe vergrößert sein, am häufigsten betroffen sind jedoch Leber, Milz und Harnblase. Hepatomegalie und Splenomegalie sind an der Verlagerung gasmarkierter Kolon- bzw. Dünndarmschlingen zu erkennen. Die vergrößerte Harnblase kann als pelvine, weichteildichte Raumforderung zur Darstellung kommen.

Nativradiologisch ist freie abdominelle Flüssigkeit aufgrund der anatomischen Gegebenheit nachweisbar, dass Colon ascendens und descendens unmittelbar dem lateralen abdominellen Fettstreifen anliegen. Sollte das Kolon nach medial verlagert sein, ist das ein Hinweis auf freie intraabdominelle Flüssigkeit. Die Blase ist üblicherweise von perivesikalem Fettgewebe umgeben. Ist das Fettgewebe durch weichteildichte Strukturen maskiert, so kann dies beim männlichen Patienten ein Hinweis auf Aszites sein, bei einer Frau bleibt als differentialdiagnostische Alternative neben dem Aszites auch ein vergrößerter Uterus. Allerdings gilt:

> Bei der Fragestellung „freie Flüssigkeit im Abdomen" ist die Sonographie das Untersuchungsverfahren der Wahl.

13.11.3 Intraabdominelle Verkalkungen

Gallenblasenkonkremente sowie Nieren- und Blasensteine werden üblicherweise aufgrund ihrer typischen Lokalisation erkannt. Verkalkungen in der Pankreasloge sind Zeichen einer chronischen Pankreatitis. Selten können Verkalkungen in primären Tumoren (Nierenzellkarzinom), sekundärblastomatösen Läsionen (peritoneale Metastasen, Lebermetastasen) oder Tuberkulomen auftreten.

13.11.4 Beurteilung der ossären Strukturen

Obwohl die Beurteilung der ossären Strukturen für den Intensivmediziner nur in seltenen Fällen von Relevanz ist, sollten auffällige Befunde (z. B. Knochendestruktionen, grobe Fehlstellungen) Beachtung finden.

Weiterhin muss auch die Lage von intraabdominellen Kathetern und Sonden überwacht werden. Die sichere intraluminale Lage eines Katheters lässt sich mittels konventioneller Radiologie ausschließlich durch Injektion von Kontrastmittel verifizieren.

13.12 Ultraschall

Bei Intensivpatienten ist in der Mehrzahl der Fälle die Sonographie des Abdomens das initiale bildgebende Verfahren. Die rasche Verfügbarkeit, das Fehlen ionisierender Strahlen und die nichtinvasive Evaluation der abdominellen Organe inklusive Duplexsonographie („Continuous-wave"- oder „Pulsed-wave"-Doppler kombiniert mit B-Bild-Verfahren), farbkodierter Dopplersonographie sowie ultraschallgesteuerter Biopsien und Drainagen haben die Sonographie bei unklarer abdomineller Beschwerdesymptomatik zur bildgebenden Methode der ersten Wahl werden lassen. Die im folgenden aufgeführten Organe sind einer sonographischen Untersuchung gut zugänglich.

13.12.1 Gallenblase

Die Sepsis unklaren Ursprungs ist ein bekanntes klinisches Problem bei Intensivpatienten. Die Symptome einer akuten Cholezystitis sind beim ambulanten Patienten zumeist eindeutig, Intensivpatienten präsentieren sich im Falle einer Cholezystitis häufig jedoch auch mit Fieber unbekannten Ursprungs und generalisierter peritonealer Symptomatik [48].

Cholezystolithiasis

Mit einer Sensitivität von 95 % ist der Ultraschall eine sehr gute Methode zum Nachweis von Gallensteinen. Ultraschallkriterien für einen Konkrementnachweis sind:

- Eintrittsecho mit hoher Amplitude,
- dorsaler Schallschatten,
- schwerkraftabhängige Lagerung (abgesehen von wandimpaktierten Konkrementen).

Bei kleinen oder im Ductus cysticus lokalisierten Konkrementen ist die Erkennung des Schallschattens oft schwierig.

Differentialdiagnostisch ist bei nicht lagevariablen, wandadhärenten Echos hoher Amplitude ohne Schallschatten an kleine Cholesterolpolypen zu denken.

Akute Cholezystitis mit Konkrement („kalkulös")

Obwohl die Sonographie eine sensitive Methode zur Erkennung biliärer Erkrankungen ist, verringert sich die Spezifität bei der Diagnose der akuten Cholezystitis. Nur ca. 33% der Patienten mit Gallensteinen entwickelt eine Cholezystitis, mehr als die Hälfte der Patienten mit klinischen Symptomen einer akuten Cholezystitis hat im weiteren Verlauf keine akute Entzündung der Gallenblase [41].

■ **Ultraschallkriterien.** Gallensteine allein sind nicht spezifisch für die Diagnose einer akuten Cholezystitis. Daher wurde eine Vielzahl anderer diagnostischer Ultraschallkriterien entwickelt, um die Treffsicherheit der sonographischen Diagnostik zu erhöhen [30].

Murphy-Zeichen: Druckdolenz über der Gallenblase, hier bei Untersuchung mit dem Schallkopf (falsch-negative Ergebnisse bei gangränöser Cholezystitis infolge nekrosebedingter Denervation).

Sekundäre Zeichen (auch bei einer Anzahl von nicht-inflammatorischen Krankheitsbildern) sind:
- Wandverdickung,
- pericholezystitische Flüssigkeitsansammlungen,
- Sludge,
- Gallenblasenerweiterung.

Eine Wandverdickung auf über 3 mm tritt in 50–75% der Fälle bei akuter Cholezystitis auf, ist jedoch auch in Fällen von Aszites, Hypalbuminämie, Hepatitis, kardialer Einflussstauung, Nierenerkrankungen und Aids nachweisbar. Eine 6-stündige Nahrungskarenz vor der Untersuchung ist zu empfehlen, da die kontrahierte Gallenblase eine Wandverdickung vortäuschen kann. Die Dreischichtung der Gallenblasenwand wurde als eine für die akute Cholezystitis typische sonographische Veränderung diskutiert, neuere Untersuchungen haben dies nicht nachweisen können. Unter dem klinischen Bild einer akuten Cholezystitis ist die Schichtung jedoch als gangränöse Veränderung zu interpretieren. Pericholezystitische Flüssigkeit gilt als Hinweis auf Gallenblasenperforation oder Abszess, wird jedoch auch bei peptischem Ulkus und Pankreatitis beschrieben.

Gallenblasenerweiterung (Hydrops) ist definiert als Zunahme des Transversaldurchmessers auf mehr als 5 cm und Zunahme der Länge auf über 10 cm. Eine Erweiterung der Gallenblase kann jedoch auch bei Diabetes mellitus, Vagotomie, Hyperalimentation und metabolischen Störungen wie Hypokaliämie auftreten.

Akute Cholezystitis ohne Konkrement („akalkulös")

In 5–10% aller Fälle von akuter Cholezystitis handelt es sich um eine akalkulöse Cholezystitis. Im Falle einer postoperativen Cholezystitis steigt die Inzidenz auf bis zu 47%, wobei besonders Patienten nach Trauma und Verbrennung („Schockgallenblase"), aber auch nach Tumorresektion, bei Diabetes mellitus oder bei Hyperalimentation betroffen sind [41]. Gangränöse Verläufe und Perforation sind häufiger als bei der kalkulösen Cholezystitis.

■ **Sonographische Diagnose.** Gallenblasenwandverdickung >3 mm (Abb. 13-36), Gallenblasendistension, pericholezystitische Flüssigkeitsansammlungen, subseröses Ödem und Sludge.

! 33% der Patienten zeigen keine Wandverdickung! Die Differenzierung zur Wandverdickung bei Aszites oder Hypalbuminämie ist sonographisch oft nicht möglich.

Gangränöse Cholezystitis

Die gangränöse Cholezystitis repräsentiert eine massive Entzündung der Gallenblase mit Wandnekrose. Das Auftreten einer Perforation ist in bis zu 10% der Fälle beschrieben. Patienten, die klinische Symptome einer akuten Cholezystitis entwickeln und bei denen das Sonogramm eine asymmetrische Wandverdickung oder Irregularität sowie eine sich abstreifende Gallenblasenmukosa mit zarten wandparallelen Echos zeigt, weisen in 50% eine gangränöse Cholezystitis auf.

Biläre Obstruktion und Choledocholithiasis

Nur etwa 70% der Patienten mit Choledocholithiasis weisen akut eine extrahepatische duktale Dilatation auf (Abb. 13-37 a, b).

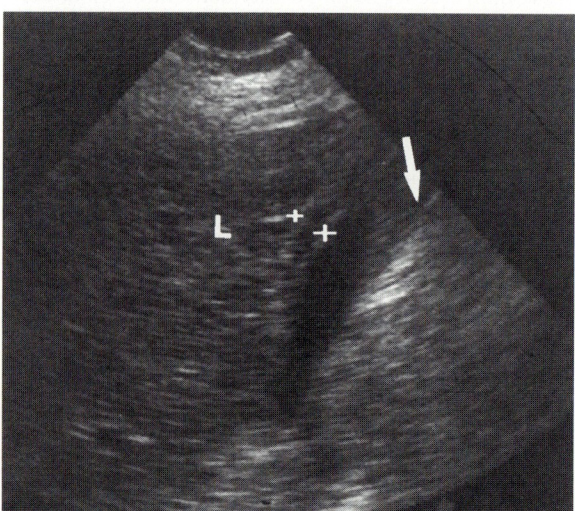

Abb. 13-36. Sonographischer Subkostalschnitt; akalkulöse Cholezystitis; verdickte, dreigschichtete Gallenblasenwand (+), *L* Leber

Abb. 13-37 a, b.
Patient, 66 Jahre, laborchemisch Cholestase:
a Sonographie subkostal: auf 12 mm erweiterter Ductus hepatocholedochus (*Pfeil*), V. portae (*offener Pfeil*);
b Sonographie: axial epigastrisch 8 mm große echoreiche Struktur mit dorsalem Schallschatten im Papillenbereich (präpapilläres Konkrement, *Pfeil*)

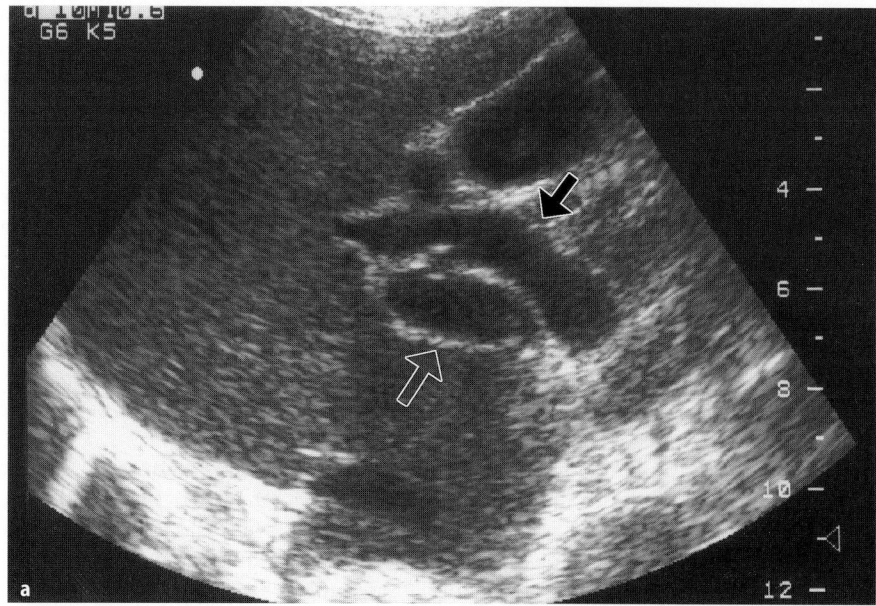

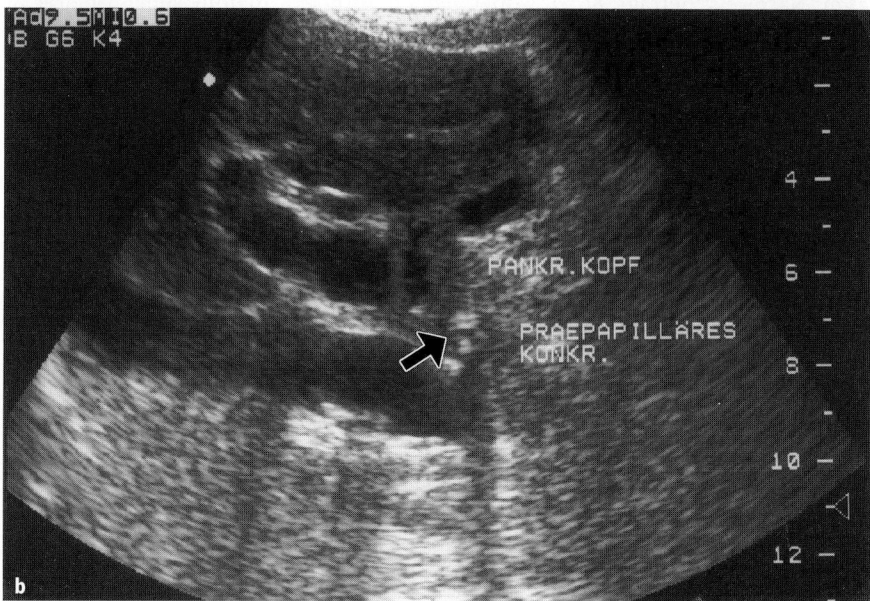

■ **Sonographische Diagnose.** Es zeigt sich ein dilatiertes Gallengangssystem, wobei die Angaben über die Sensitivität im Bereich von 68–99% liegen. Allgemein anerkannt ist eine normale Weite des Ductus hepatocholedochus von bis zu 5 mm mit einer Schwankungsbreite von plus 1 mm pro Dekade Lebensalter über 50 Jahre. Die intrahepatische Gangdilatation ist sonographisch etwas schwieriger zu evaluieren. Ein intrahepatischer Gallengang gilt ab einer Größe von über 40% der begleitenden Portalvene als dilatiert; dies entspricht im Regelfall einem Durchmesser von etwa 2 mm.

Wenngleich die Sensitivität des Ultraschalls bei der Erkennung der Gallengangsdilatation sehr gut ist und das initiale Bildgebungsverfahren bei vermuteter Obstruktion bleibt, ist die Spezifität für die Ursache und das Niveau der Obstruktion schlechter. Eine Choledocholithiasis tritt in etwa 15% der Patienten mit Cholelithiasis auf, andere Ursachen für eine extrahepatische Cholestase können sowohl in einer Pankreatitis als auch in Pankreasneoplasien liegen.

13.12.2 Leber

Trotz der beträchtlichen Fortschritte auf dem Gebiet der Schnittbilddiagnostik und dem Einsatz neuer Kontrastmittel bleibt die Sonographie unter intensivmedizinischen Bedingungen Methode der Wahl zur initialen Abklärung hepatobiliärer Erkrankungen. Für eine aussagekräftige Diagnostik ist die Kenntnis der normalen sonographischen Anatomie erforderlich. Die Echogenität der Leber, die im Normalfall eine homogene Echotextur aufweist, ist vergleichbar mit dem Nierenkortex und zumeist hypoechogen in Bezug auf die Milz. Die Lebergröße ist sehr variabel, wobei anatomische Normvarianten, z. B. ein Riedel-Lappen, von einer Hepatomegalie abzugrenzen sind [49]. Mit einer Größe von über 15,5 cm in der Medioklavikularlinie werden 87% der Patienten mit Hepatomegalie erfasst.

Leberabszess

Leberabszesse stellen aufgrund der zunehmenden Anzahl älterer und immungeschwächter Patienten ein deutliches Problem dar. Sie können singulär oder multipel auftreten; aufgrund der prädominanten Blutversorgung ist der rechte Leberlappen häufiger betroffen. Die Sensitivität der primären Ultraschalluntersuchung zum Nachweis beträgt 80%, wobei jedoch diffuse Parenchymerkrankungen, kleine Abszesse unter 2 cm und Lokalisation in den kranialen Segmenten die Sensitivität vermindern.

■ **Sonographische Morphologie.** Leberabszesse stellen sich sehr variabel dar: rund oder oval, unscharf begrenzt, meist hypoechogen, in seltenen Fällen auch hyperechogen mit variabler Schallverstärkung (Abb. 13-38). Das unterschiedliche interne Echoverhalten resultiert aus der Veränderung des putriden Inhalts im zeitlichen Ablauf. Auch Flüssigkeitsspiegel, interne Septierungen und Debris können sonographisch dargestellt werden.

Aufgrund des unspezifischen Erscheinungsbildes sollten Amöbenabszesse, Echinokokkusinfektionen, komplizierte Zysten, Hämatome und nekrotische Neoplasmen in die Differentialdiagnose einbezogen werden.

Besonders beim immunsupprimierten Patienten ist auch an das Vorliegen einer *hepatischen Candidiasis* zu denken. Sonographisch zeigen sich multiple kleine hypoechogene Läsionen mit echoreichem Zentrum (Schießscheibenkonfiguration). Zusätzliche Läsionen gleicher Sonomorphologie im Milzparenchym erhärten diese Diagnose. Ähnliche Erscheinungsbilder wurden auch für *Pneumocystis-carinii-Infektionen* bei Aids-Patienten beschrieben.

Leberhämatom

Die Leber ist bei abdominellem Trauma nach Milz und Niere das am dritthäufigsten betroffene Organ. Es können intrahepatische Lazerationen mit intakter Kapsel bis zu großen Lazerationen mit intrahepatischem Hämatom, subkapsulärer Blutung und Kapselruptur auftreten.

■ **Sonographische Morphologie.** Das Erscheinungsbild ist variabel, auch abhängig vom Alter der Blutung. Am häufigsten ist die Blutung in den ersten 24 h hyperechogen, im weiteren Verlauf wird sie innerhalb von 96 h nach Gerinnung zunehmend hypoechogen bis zystisch und kann sowohl Septierungen als auch Binnenechos entwickeln (Kuligowska 1984). Weiterhin muss die Frequenz des gewählten Schallkopfs berücksichtigt werden. Während nicht geronnenes Blut mit einem 7,5 MHz-Schallkopf echoreich ist, bleibt es mit einem 3,5 MHz-Schallkopf echoarm (Abb. 13-39).

Subkapsuläre Flüssigkeitsansammlungen zeigen eine linsenförmige Konfiguration und sind je nach Alter echoarm oder echofrei. Wenn die Kapsel nicht intakt ist, ist das Hämatom nicht lokalisiert und kann schwierig zu entdecken sein.

Hepatische Farbdoppleruntersuchung und Duplexsonographie

Diffuse hepatische Parenchymerkrankungen können extrahepatische vaskuläre Veränderungen, wie z. B. portale Hypertension, verursachen. Echtzeit-Bildgebung erlaubt die Identifikation der abdominellen Gefäße. Der Dopplerultraschall hat die Fähigkeit, Blutfluss zu erkennen und zu quantifizieren [44]. Bei der Farbdopplersonographie wird die Geschwindigkeitsinformation in Abhängigkeit von der Erythrozytenbewegung relativ zum Schallkopf farbkodiert.

■ **Lebervenenthrombose.** Beim Budd-Chiari-Syndrom kann in der Duplexsonographie der sonst nachweisbare Blutfluss in der V. cava inferior und den hepatischen Venen fehlen, umgekehrt, turbulent oder kontinuierlich sein. Bei akuter Thrombose kann das Fehlen

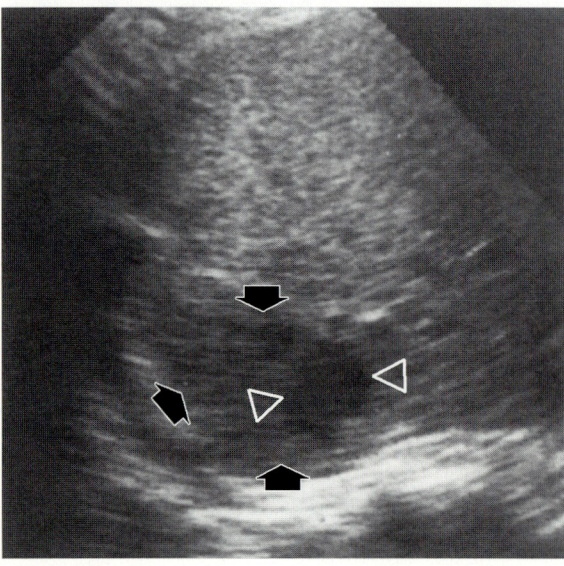

Abb. 13-38. Sonographischer Subkostalschnitt; cholangitischer Leberabszess; echofreies Zentrum (Δ), echoarmes Umgebungsödem (*Pfeil*)

Abb. 13-39.
Traumatische Leberruptur, sonographischer Schrägschnitt; im Leberparenchym (*L*) harte Binnenechos (Blutungsherde); echoarmes Hämatom in der Morrison-Grube zwischen Leberunterfläche und Niere (*N, Pfeil*)

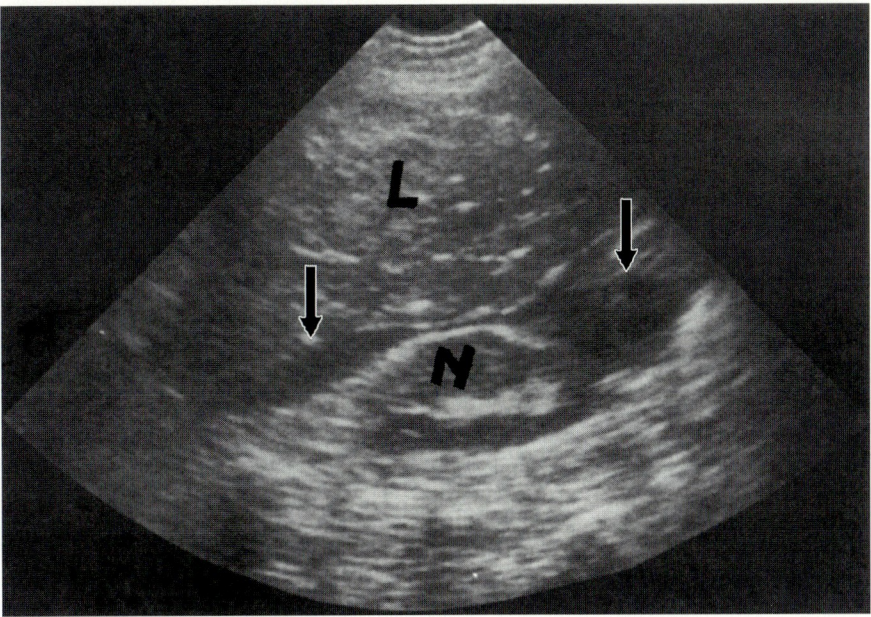

des normalen Blutflusses in den hepatischen Venen die einzige Abnormalität sein. Im Falle einer subakuten oder chronischen Thrombose können Kollateralen zwischen hepatischen Venen und der V. cava inferior auftreten.

■ **Portalvenenthrombose.** Die Dopplerbeurteilung des normalen portalvenösen Blutflusses zeigt ein kontinuierliches Flussmuster in hepatopetaler Richung und eine atemabhängige Variation der Geschwindigkeit.

Die portalvenöse Thrombose kann mitunter im B-Bild (Abb. 13-40) und auch mit Farbdoppler- und Duplexsonographie beurteilt werden, wobei Farbdopplerimaging Vorteile bei der Erkennung eines Restblutflusses in partiellen Thrombosen und in kavernös transformierten Kollateralen aufweist [44]. Sensitivität und Spezifität für den Nachweis portalvenöser Thrombosen liegen im Bereich von 89% bzw. 92%, mit einer Genauigkeit von 92%.

■ **Portale Hypertension.** Eine portale Hypertension ist allein aufgrund der Bildgebung schwieriger zu diagnostizieren.

Sonomorphologie (B-Bild): verschiedene Faktoren wie Aszites, Hepatomegalie und eine prominente V. portae weisen auf eine portalvenöse Drucksteigerung hin, sind aber nicht spezifisch. *Farbdoppler- und Duplexsonographie* erlauben die rasche diagnostische Bestimmung der portalen Blutflussrichtung. Portale Hypertension ist ein komplexer pathophysiologischer Prozess, und eine erniedrigte Flussgeschwindigkeit ist für eine portale Hypertension nicht beweisend. Ein signifikanter Hinweis ergibt sich aus der Darstellung portosystemischer Kollateralen. Beide Verfahren sind auch zur Evaluierung portokavaler, mesokavaler, mesoarterieller oder splenorenaler Shunts gut geeignet [34].

■ **Lebertransplantate.** Farbdoppler- und Duplexsonographie sind unverzichtbare diagnostische Methoden für die Beurteilung von Lebertransplantaten. In der frühen postoperativen Phase dienen sie zur Beurteilung der Flussverhältnisse in der A. hepatica und V. portae. Während die Bestimmung der Durchblutung in der A. hepatica und V. portae mittels Farbdoppler- und Duplexsonographie eine etablierte Methode ist (Abb. 13-41 a, b), wird ein abnormes Dopplersignal für die Beurteilung der Transplantatabstoßung kontrovers beurteilt.

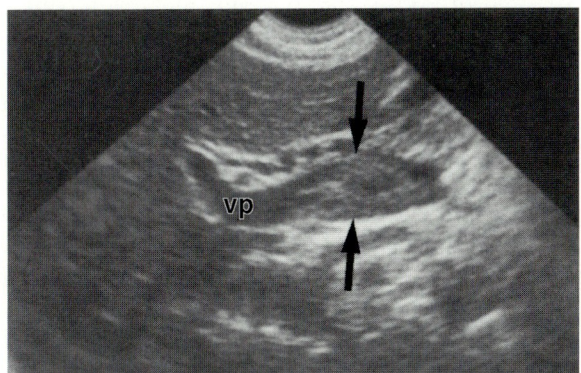

Abb. 13-40. Sonographischer Längsschnitt durch das Ligamentum hepatoduodenale; echoreicher Thrombus (*Pfeil*) in der erweiterten V. portae (*Vp*)

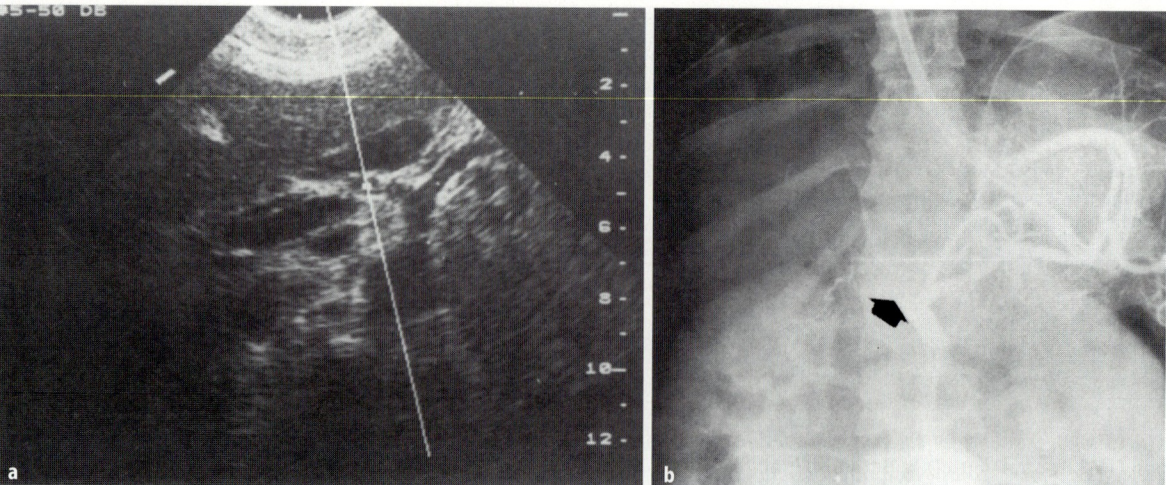

Abb. 13-41a, b. a Sechs Tage nach Lebertransplantation; sonographischer Querschnitt am Abgang des Truncus coeliacus; Dopplermessvolumen in der A. hepatica; Binnenechos im Gefäßlumen, kein Blutfluss (Nulllinie); **b** selektive Zöliakographie: Verschluss der A. hepatica an der Anastomose (*Pfeil*)

13.12.3 Nieren

Die Nierengröße gilt zwischen 9 und 13 cm als normal und ist abhängig von Patientengröße, Alter, Habitus und Hydradation. Der Nierenkortex wird sonographisch mit dem Leberparenchym verglichen. Nieren mit einer im Vergleich zum Leberparenchym erhöhten Echogenität werden als abnormal beurteilt. Dies ist jedoch ein unspezifischer Befund und oftmals mit chronischer Nierenerkrankung assoziiert [35]. Ein weiterer wichtiger Punkt ist die Beurteilung der Weite des Nierenbeckenkelchsystems (Harntransportstörung). Die Duplexsonographie der intrarenalen Gefäße ermöglicht über den arteriellen *„resistive index"* (RI, entspricht dem Verhältnis von systolischem zu diastolischem Flow) eine Aussage über die Durchblutung.

Akutes Nierenversagen

Im Fall eines akuten Nierenversagens muss eine postrenale Obstruktion als Ursache ausgeschlossen werden. Ein dilatiertes Nierenbeckenkelchsystem (NBKS) ist ein Hinweis auf ein postrenales Nierenversagens, wobei die Dilatation im Normalfall beidseitig auftritt. Verschiedene Faktoren tragen zur Erweiterung des NBKS bei, sodass diese nicht unbedingt mit dem Schweregrad der Obstruktion korreliert. Der Einsatz der Duplexsonographie bringt hier zusätzliche Information: erhöhte RI-Werte sind mit obstruktiver Dilatation des NBKS assoziiert.

Obwohl eine Änderung der Nierengröße und Echogenität für verschiedene Formen des akuten Nierenversagens wie bei akuter Tubulusnekrose (ATN), interstitieller Nephritis, Glomerulonephritis und anderen Ursachen beschrieben wurde, sind diese Befunde für spezielle Krankheitsprozesse weder sensitiv noch spezifisch. In den meisten Fällen eines akuten Nierenversagens kann ein normaler oder unspezifischer Ultraschallbefund erwartet werden. Eine Duplexsonographie ist bezüglich der Diagnose eines akuten Nierenversagens sensitiver als der konventionelle Ultraschall: erhöhter RI bei 91% der Patienten mit ATN, aber in nur 20% mit akutem prärenalen Nierenversagen.

Nierengefäße

■ **Arteriell.** Fehlende Flusssignale in der Nierenarterie und ihren Aufzweigungen sind hochverdächtig auf einen arteriellen Verschluss. Die Identifizierung eines normalen Flussmusters im Nierenarteriensystem schließt eine komplette arterielle Thrombose oder Okklusion aus.

■ **Venös.** Im Falle einer Nierenvenenthrombose können die Nieren vergrößert und geringfügig hyperechogen sein. In der subakuten Phase nimmt die Echogenität des Parenchyms ab, manchmal kann auch die Nierengröße abnehmen. Der Thrombus ist zunächst hypoechogen, im weiteren Verlauf zunehmend hyperechogen. Ein akuter Thrombus kann nicht in jedem Fall dargestellt werden. Die Abwesenheit von venösem Fluss im farbkodierten Bild, assoziiert mit einem beträchtlich erhöhtem RI-Wert, ist hochverdächtig auf eine akute Nierenvenenthrombose.

■ **Transplantate.** Im Rahmen der Transplantationschirurgie sind Duplexuntersuchungen zur laufenden Überprüfung der Organperfusion und der Versorgungsgefäße (AV-Fistel) unerlässlich. Als Hinweis auf eine Transplantatabstoßung gilt ein Anstieg des RI (Abb. 13-42) im weiteren Verlauf. Perioperative Komplikationen wie Hämatome oder Urinome sind mit dem Ultraschall gut erfassbar.

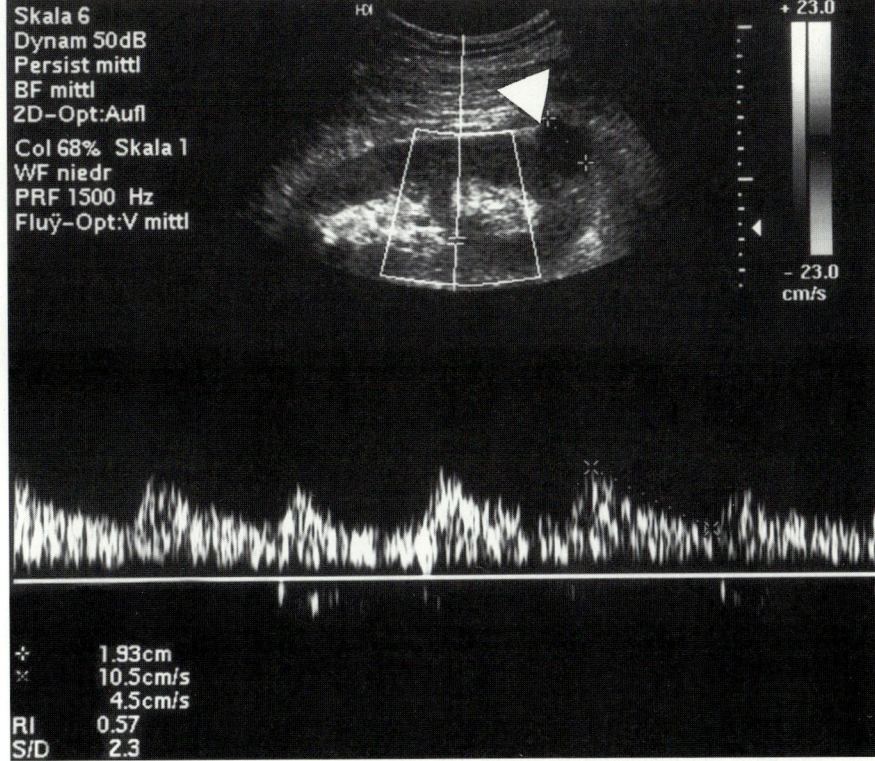

Abb. 13-42.
Patient, 32 Jahre, Zustand nach Nierentransplantation. Sonographie B-Bild: NTX mit einer 15 mm großen kortikalen Zyste am kaudalen Pol (*Pfeil*). Doppler: arterielles Spektrum mit RI 0,57

Niereninfektion/Urosepsis

■ **Akute Pyelonephritis.** Die Niere sieht sonographisch meist normal aus.

■ **Fortgeschrittene Stadien.** Die Nieren sind vergrößert und hypoechogen. Das NBKS der infizierten Niere kann akzentuiert sein und in einem kleinen Prozentsatz der Fälle Debris enthalten. Die Pyelonephritis kann fokal erhöhte Echogenität in der Niere aufweisen und wie eine Raumforderung auffallen. Echos hoher Amplitude in Abwesenheit von Verkalkungen sprechen für Luftansammlungen und lassen eine *emphysematöse Pyelonephritis* vermuten.

■ **Intrarenale oder perirenale Abszesse.** Das Erscheinungsbild kann einer echofreien Raumforderung – ähnlich einer Zyste – entsprechen, zusätzlich finden sich jedoch meist Wandverdickungen, Septierungen und interner Debris. Neuere Untersuchungen zeigen jedoch, dass Ultraschall nicht sensitiv für den renalen/perirenalen Abszessnachweis ist; hier ist das CT die Methode der Wahl.

■ **Pyelonephritis.** Diese muss vermutet werden, wenn innerhalb eines erweiterten Nierenbeckenkelchsystems, das sich normalerweise echofrei darstellt, Debris oder geringe Binnenechos identifiziert werden können.

Nierentrauma

Obwohl das CT in Traumazentren die Methode der Wahl zur primären Bildgebung darstellt, ist der Ultraschall hilfreich bei der Verlaufskontrolle traumatischer Läsionen oder in der Primärdiagnostik bei Patienten, die für den Transport zu instabil sind. Traumatische Lazerationen und Hämatome erscheinen als echogene oder gemischt echoreiche/echoarme Raumforderungen in der Niere oder im perirenalen Raum. Mit dem Ultraschall können Nierenbeckenrupturen und Läsionen des Gefäßstiels u. U. nicht diagnostiziert werden. Daher gilt:

> Ein normales Sonogramm kann ein Nierentrauma nicht sicher ausschließen.

13.12.4 Pankreas

Das Pankreas kann durch starken Meteorismus oder postoperativ durch Nahtklammerreihen, Verbände etc. häufig nur erschwert oder gar nicht beurteilt werden. Die Leitstrukturen zur Auffindung sind die A. mesenterica superior und die V. lienalis.

Ödematöse Pankreatitis

Hierbei sieht man eine umschriebene oder diffuse Organvergrößerung und Reduktion der normalen Echostruktur (vgl. Abb. 13-50 a).

Hämorrhagisch-nekrotisierende und abszedierende Formen

Im vergrößerten Organ finden sich unregelmäßig angeordnete echofreie und hyperechogene Areale. Die weitere Abklärung der Ausdehnung und assoziierter Komplikationen ist eine Domäne der CT.

13.12.5 Milz

Die Milz bietet sonographisch ein sehr variables Erscheinungsbild; häufig finden sich kleine Nebenmilzen als anatomische Normvarianten.

Splenomegalie

Splenomegalie bedeutet per Definition ein Überschreiten der Normwerte in mindestens 2 Ausdehnungsrichtungen (normal: Länge × Tiefe × Breite = 12 × 4 × 7 cm).

Ursachen: portale Hypertension, Infektionskrankheiten und hämatologische Systemerkrankungen; selten: Pfortaderthrombose, Amyloidose, Speicherkrankheiten, Rechtsherzinsuffizienz.

Fokale und diffuse Läsionen

Fokale Läsionen (Verkalkungen, Zysten, Infarkt, Abszess, Hämangiom, Metastasen) sind selten (unter 1 %) und aufgrund ihres variablen Erscheinungsbilds häufig nur im klinischen Zusammenhang diagnostizierbar. Etwa 40 % der fokalen bzw. diffusen Milzläsionen sind maligne, wobei in 80 % der Fälle mit maligner Infiltration ein Lymphom vorliegt [49].

Milzruptur

Die Sonographie ist ein bewährtes Verfahren bei der Primärdiagnostik des abdominellen Traumas und erlaubt ein Abschätzen des weiteren diagnostischen Vorgehens.

Sonographische Morphologie: intraperitoneale freie Flüssigkeit, subkapsuläres Hämatom, intralienales Hämatom, Parenchymlazeration.

Im Fall einer negativen Sonographie kann ein Milztrauma nicht ausgeschlossen werden (zweizeitige Milzruptur), daher wird in einigen Zentren primär ein CT durchgeführt. Zusammen mit dem klinischen Bild und weiteren sonographischen Kontrollen mussten bei abdominell traumatisierten Patienten nach primär sonographischer Diagnostik im Schockraum lediglich in 9 % der Fälle weiterführende CT-Untersuchungen veranlasst werden, so dass die Sonographie jedenfalls eine gute Einschätzung erlaubt [46].

13.12.6 Freie Flüssigkeit

Freie Flüssigkeit jeder Art ist beim liegenden Patienten an typischen Prädilektionsstellen anzutreffen:
- subhepatisch im Recessus hepatorenalis (Morison-Raum),
- im Douglas-Raum (Abb. 13-43),
- parakolisch (rechts häufiger als links).

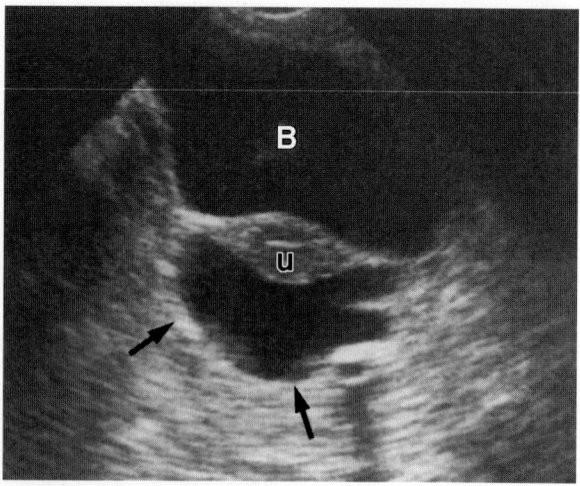

Abb. 13-43. Sonographischer Querschnitt suprapubisch; Douglas-Abszess (*Pfeil*). *B* Blase, *U* Uterus

Lediglich postoperative Abszessbildungen sind überwiegend subphrenisch und in der Bursa omentalis lokalisiert – besonders, wenn die ursprünglichen anatomischen Kompartimente des Oberbauches verändert wurden [40].

Sonographische Morphologie

Die Echogenität freier Flüssigkeiten differiert. Im Einzelfall geben Anamnese und Klinik ätiologische Hinweise. In Zweifelsfällen ist die ultraschallgesteuerte Punktion einzusetzen.
- *Echofrei*: Aszites, Serome, Biliome, Urinome, Lymphozelen und ältere Abszesse.
- *Mittlere Echogenität*: ältere Abszesse und frischere Hämatome.

Letzere werden bei zunehmender Organisation echoreicher und können, speziell bei Infektion, echofreie verflüssigte Areale aufweisen. Blutungen oder Eiter können Septierungen und flottierende Echos höherer Amplitude (Debris) aufweisen. Maligner Aszites ist häufig mit verbackenen Darmschlingen assoziiert.

13.12.7 Gefäße

Bei guten Untersuchungsbedingungen sind Aortenaneurysmen, Dissektionen und Wandthrombosen sowie Gefäßprothesen sonographisch gut darstellbar (Abb. 13-44, 13-45). Gleiches gilt für die großen Organarterien und die V. cava inferior.

Gelegentlich sind ergänzende angiographische Untersuchungen und CT erforderlich.

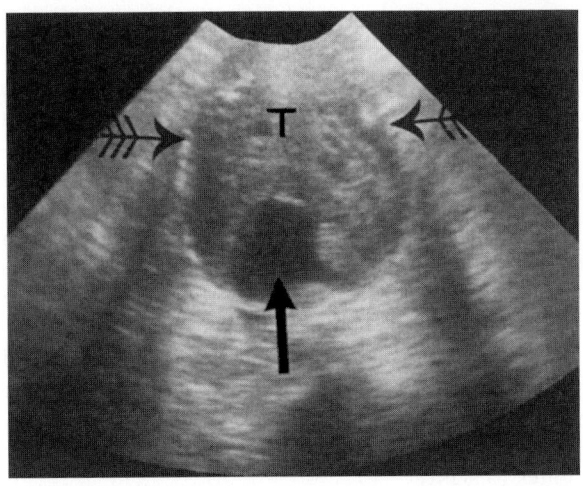

Abb. 13-44. Sonographischer Querschnitt; teilthrombosiertes, infrarenales Aortenaneurysma; äußere Aortenbegrenzung (*gefiederter Pfeil*), freies Lumen (*schwarzer Pfeil*), T Thrombus

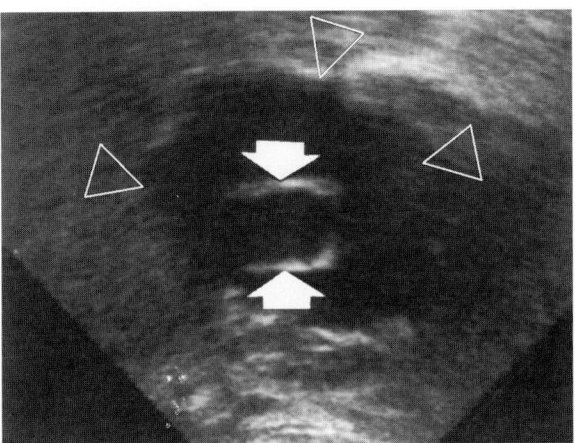

Abb. 13-45. Sonographischer Querschnitt, Mittelbauch: 2. Tag nach Implantation einer Aortenprothese (*Pfeil*); Hämatom (Δ)

13.12.8 Ultraschallgesteuerte Aspiration und Drainage

Die Vorteile der ultraschallgesteuerten Drainage bestehen in der exakten Platzierung der Nadel unter Echtzeit-Bedingungen und zusätzlich in der Identifikation vaskulärer Strukturen durch farbkodierte Bildgebung. Die Sonographie ist häufig die Methode der Wahl zur Drainage pleuraler Flüssigkeitsansammlungen oder von Empyemen. Aszites und andere Flüssigkeitsansammlungen können lokalisiert, aspiriert und drainiert werden. Die meisten intraabdominellen Abszesse über 3 cm Größe sind sonographisch erkennbar und einer perkutanen Drainage zugänglich. Wenn auch vielfach der CT-gezielten Drainage im Abdomen der Vorzug gegeben wird, stellt die ultraschallgesteuerte perkutane Drainage beim Intensivpatienten, bei dem der Transport ein signifikantes Risiko bedeutet, eine Alternative dar [42].

13.13 Computertomographie

Die computertomographische Beurteilung der abdominellen Organe ist zu einem unverzichtbaren Bestandteil der Bildgebung beim Intensivpatienten geworden. Die Bauchorgane können mit Geräten der neuesten Generation rasch und exakt beurteilt werden. Durch den Einsatz mobiler CT-Geräte könnten die Diagnostik bei Hochrisikopatienten sowie postoperative Follow-up-Untersuchungen leichter durchgeführt werden.

13.13.1 Dünndarmobstruktion und paralytischer Ileus

Das CT hat sich als sehr nützlich für die Diagnostik der Dünndarmdilatation obstruktiver Genese erwiesen und ermöglicht häufig die Differentialdiagnose zum paralytischen Dünndarmileus. Die Sensitivität zur Beurteilung der Obstruktion hängt allerdings von deren Schweregrad ab: für hochgradige Obstruktionen beträgt sie 81%, aber nur 48% für geringgradige. Die Wertigkeit des CT liegt in der Beurteilung, ob eine Darmobstruktion oder Strangulation vorliegt, wo die Verschlussetage lokalisiert ist und welche Ursache zugrunde liegt.

Ursachen: Adhäsionen (50%), Hernien und Neoplasmen (je 15%); selten kleine primäre Tumoren, peritoneale Absiedelungen, kurze ischämische oder entzündliche Strikturen.

CT-Morphologie der Obstruktion

Proximal dilatierte Dünndarmschlingen, typischerweise über 3 cm im Durchmesser, mit einer Übergangszone zum normalkalibrigen Dünndarm. Das absolute Kaliber des Darms ist ein unzuverlässiges Kriterium, da eine Darmdilatation sowohl auf einer Paralyse als auch auf einer Obstruktion beruhen kann. Aus diesem Grund ist der Nachweis der Übergangszone der kritische Faktor für die Diagnose [43]. Die dilatierten Dünndarmschlingen orientieren sich entlang der Achse des Dünndarmmesenteriums (distale Dünndarmschlingen liegen weiter kranial als die proximalen Schlingen). Nasogastrische Sonden verursachen gelegentlich diagnostische Probleme, da durch Dekompression der proximalen Dünndarmschlingen das typische diagnostische Muster der Obstruktion verschleiert wird.

Wenn einmal die Diagnose der Dünndarmobstruktion gestellt ist, gilt es, das Niveau der Obstruktion zu definieren. Hierdurch kann in 47–85% der Fälle die Ursache geklärt werden. Durch eine zusätzliche Dünnschichtuntersuchung mit 5 mm Schichtdicke in der Übergangszone kann evtl. eine obstruierende Raumforderung, Hernie oder andere Veränderung identifiziert werden. Eine Adhäsion kann dann vermutet werden, wenn keine anderen Ursachen vorliegen.

Inkarzeration

Eine Inkarzeration („Closed-loop-Obstruktion") ist eine mechanische Obstruktion, bei der Darm und Mesenterium gemeinsam eingeklemmt sind. Adhäsionen und Hernien verursachen die Mehrzahl der Fälle. Da die Inkarzeration zu einer Ischämie führen kann, wird diese Konstellation als chirurgischer Notfall angesehen. Das CT-Erscheinungsbild variiert, abhängig von der Länge und dem Grad der Distention des betroffenen Dünndarmsegments. CT-Kriterien für eine Inkarzeration sind das Bild einer mechanischen Obstruktion mit flüssigkeitsgefüllten, dilatierten Dünndarmschlingen in radialer, c- oder u-förmiger Konfiguration und zusätzlich zum Punkt der Obstruktion konvergierend verlaufenden Mesenterialgefäßen [43].

Strangulationsobstruktion und Darmischämie

Die Strangulationsobstruktion ist als eine Inkarzeration mit Darmischämie definiert. Es handelt sich um einen chirurgischen Notfall mit Mortalitätsraten von 20–37%. Im Vergleich dazu beträgt die Mortalitätsrate 5–8% für die nicht-strangulierende Obstruktion. Die CT-Kriterien für Dünndarmstrangulation sind ähnlich denen, die für die Diagnose einer Dünndarmischämie verwendet werden. Die CT-Verdachtsdiagnose einer Strangulationsobstruktion darf gestellt werden, wenn 2 oder mehr der folgenden Zeichen der Darmischämie in Verbindung mit deutlichen Hinweisen für eine Inkarzeration vorliegen:

- Darmwandverdickung (über 3 mm) mit oder ohne konzentrisches Ring-Enhancement („Target- oder Halozeichen"),
- Pneumatosis intestinalis,
- erhöhte Dichte der Darmwand auf nativen Scans, üblicherweise > 20 Houndsfield-Einheiten (HE),
- portalvenöse oder mesenteriale Gasansammlungen, Unschärfe des Mesenteriums, Blutung oder Flüssigkeit, oftmals assoziiert mit Aszites,
- verringertes oder heterogenes Darmwand-Enhancement nach Kontrastmittelapplikation [51].

Am spezifschsten für die Diagnose einer intestinalen Ischämie ist der Nachweis von portalvenösem Gas und einer Pneumatose (Abb. 13-46 a, b). Eine Darmwandverdickung mit fakultativem ringförmigen Kontrastmittel-Enhancement kann auch bei entzündlichen Darmkrankungen, Appendizitis, Divertikulitis und chronischer Ischämie auftreten.

Obwohl die Sensitivität für die Diagnose einer intestinalen Ischämie relativ hoch ist, sind die radiologischen Zeichen oft nicht spezifisch und führen zu falsch-positiven Diagnosen. Neben einer Strangulationsobstruktion sind Gefäßverschlüsse (arterieller oder venöser Genese) und Hypoperfusion infolge nicht-okklusiver Gefäßerkrankungen die häufigsten Ursachen einer Darmischämie.

Die Computertomographie ist für die Diagnose einer primären mesenteriellen Ischämie nicht so sensitiv wie für die Diagnose einer Strangulationsobstruktion (Sensitivität, Spezifität und Genauigkeit: 64%, 92% und 75%). Das Vorliegen von arteriellen oder venösen Thrombosen, intramurales und portalvenöses Gas, fokal erniedrigtes Darmwand-Enhancement, Leber- und Milzinfarkte zeigen eine Spezifität von über 95% für die Diagnose einer akuten mesenteriellen Ischämie, die Sensitivität für jedes dieser Zeichen liegt jedoch unter 30% [51].

Paralytischer Ileus

Hier zeigt sich häufig eine diffuse Dünndarmdilatation mit mäßiger Erweiterung des flüssigkeitsgefüllten rechten Kolons, typischerweise bis zum Niveau der Flexura hepatica reichend. Der Rest des Kolons zeigt normales Kaliber ohne den Nachweis einer obstruierenden Raumforderung. Hochgradige Dilatation des rechten Kolons ohne bekannte chronische Ursache erfordert eine Abklärung mittels Endoskopie oder Kontrastmitteleinlauf zum Ausschluss einer Raumforderung.

13.13.2 Kolitis

Da die CT intraluminale, intramurale und extraluminale perienterische Krankheitskomponenten nachweisen kann, ist sie hervorragend zur Beurteilung einer entzündlichen Darmerkrankung geeignet.

■ **CT-Morphologie.** Erkennbar ist eine verdickte Darmwand (normalerweise 1–3 mm) mit ringförmiger Kontrastmittelanfärbung *(„Schießscheibenzeichen")*.

Das ringförmige Enhancement kann als Resultat eines submukösen Ödems, einer Entzündung oder bei Vorhandensein von Fett (typisch bei Colitis ulcerosa und M. Crohn) auftreten und spricht gegen neoplastische Veränderungen [28].

Neutropenische Kolitis

Synonyme sind Typhlitis oder nekrotisierende Enteropathie. Hierbei handelt es sich um eine infektiöse Kolitis, die bei neutropenischen Patienten (typischerweise mit akuter Leukämie und Chemotherapie) auftritt. Das Zökum ist am häufigsten betroffen, wobei jedoch auch der Rest des Kolons und das distale Ileum involviert sein können. Der Terminus „Typhlitis" sollte nur verwendet werden, wenn die Erkrankung auf das Zökum beschränkt ist. Sind auch andere Darmabschnitte betroffen, ist der Begriff einer nekrotisierenden Enteropathie oder nekrotisierenden Enterokolitis ange-

Abb. 13-46 a, b.
Patient, 64 Jahre, akutes Abdomen, Dünndarminfarzierung: **a** CT mit KM auf Höhe des Azetabulums: intramurale Gasansammlungen im Dünndarm (Pneumatosis intestinalis; *Pfeile*). **b** Oberbauch-CT mit KM: intrahepatische portalvenöse Gasansammlungen (*Pfeil*)

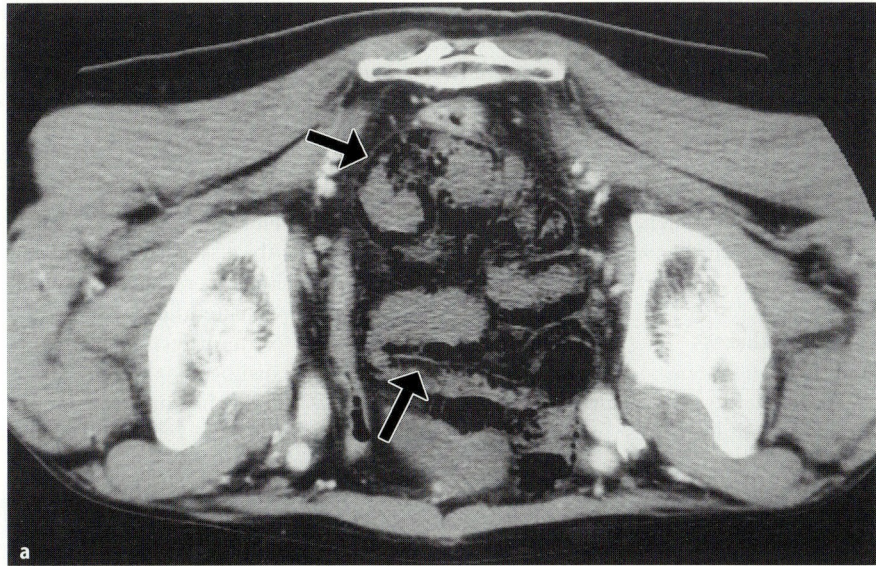

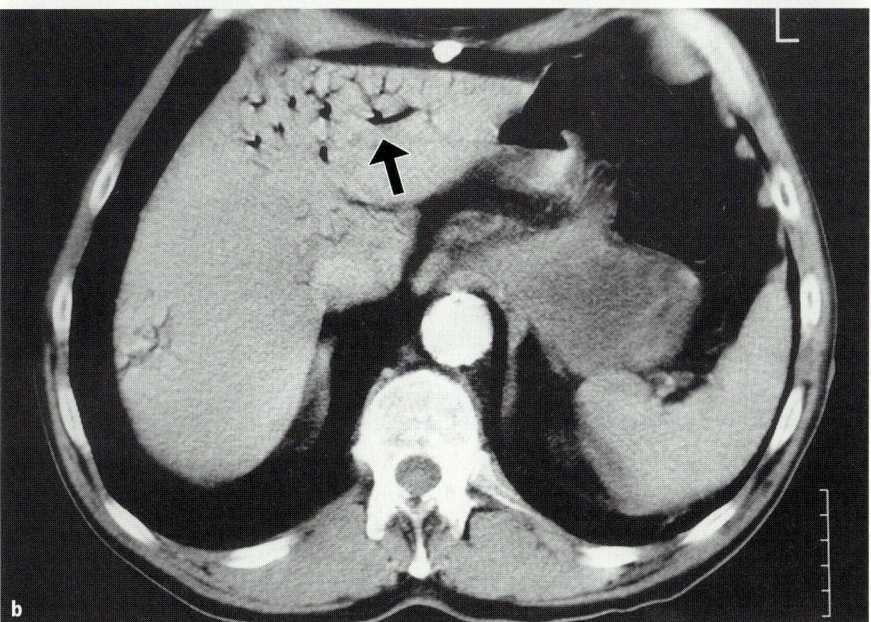

bracht. Komplikationen sind die transmurale Nekrose und Perforation.

■ **CT-Morphologie.** Diese ist oft unspezifisch – konzentrische Wandverdickung mit intramuralem Ödem, Nekrose, perikolische Flüssigkeitsansammlung, Faszienverdickung und Pneumatosis (schlechte Prognose; [32]).

Differentialdiagnostisch sollten entzündliche Prozesse im rechten unteren Quadranten, Ischämie, intramurale Blutung, rechtsseitige Divertikulitis, perforierende Fremdkörper und Appendizitis in Erwägung gezogen werden.

Pseudomembranöse Kolitis

Die häufigste Ursache liegt in antibiotischer Therapie. Durch Veränderung der Darmflora (Clostridium difficile) und Produktion eines Enterotoxins entwickeln sich Ödeme und Ulzerationen der Kolonschleimhaut, die mit Pseudomembranen belegt werden. Ohne Behandlung kann die pseudomembranöse Kolitis zu einem toxischen Megakolon mit intestinaler Perforation und Peritonitis führen. Obwohl die CT gut zur Erkennung dieser Erkrankung geeignet ist, schließt eine normale Untersuchung (bis zu 30%) die Diagnose nicht aus, so dass Stuhlkultur und Koloskopie mit Biopsie zum Nachweis notwendig sein können [29].

■ **CT-Morphologie.** Erkennbar ist eine Pan- oder Segmentkolitis mit unterschiedlich starker Wandverdickung.

Die zirkumferente oder exzentrische Darmwandverdickung wird durch ein submuköses Ödem verursacht, das ein glattes, irreguläres oder polypöses Erscheinungsbild hervorrufen kann. Die Schleimhautoberfläche kann ebenfalls eine unregelmäßige, unscharfe Kontur aufweisen, verursacht durch Mukosaplaques oder noduläres Ödem. Murales Enhancement ist typischerweise vorhanden; die relativ spärlichen perikolischen Entzündungszeichen in Verbindung mit der beträchtlichen Darmwandverdickung helfen, die pseudomembranöse Kolitis von anderen Kolitiden zuunterscheiden.

13.13.3 Abszess

CT ist die Methode der Wahl zur Diagnose eines intraabdominellen Prozesses mit einer Genauigkeit von über 90%. Zusätzlich kann mittels perkutaner Drainage eine interventionelle Therapie durchgeführt werden (Abb. 13-47 a, b, 13-48 a, b).

Schwierig ist die computertomographische Differenzierung von infizierten und sterilen Flüssigkeitsansammlungen, wodurch gelegentlich eine diagnostische Aspiration zur definitiven Diagnose notwendig wird. Flüssigkeitsgefüllte Darmschlingen können u. U. als Abszesse fehlinterpretiert werden. Abszessansammlungen erscheinen typischerweise als flüssigkeits- oder weichteildichte Formationen (0 – 40 HE), die einen raumfordernden Effekt auf benachbarte Strukturen ausüben [33]. Die Flüssigkeitsansammlung kann von einer dicken, irregulär konfigurierten Wand umgeben sein, die selten ein Kontrastmittel-Enhancement auf-

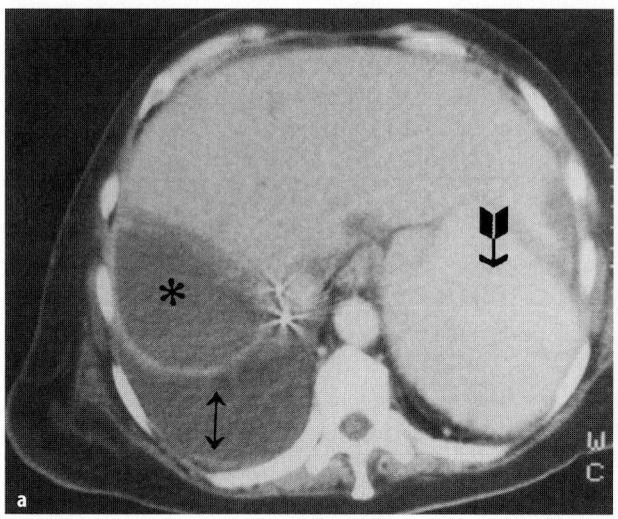
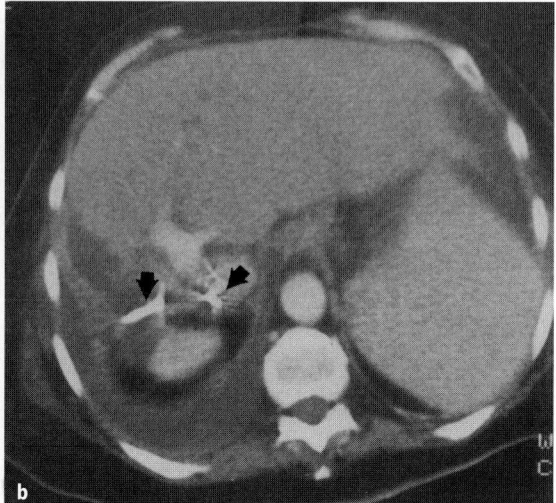

Abb. 13-47 a, b. Patientin, 60 Jahre, septisches Zustandsbild 10 Tage nach rechter Hemihepatektomie; a CT-Schnitt mit KM-Infusion: breiter Pleuraerguss rechts (↕), subphrenische Flüssigkeitsretention an der Resektionsgfläche (*), Splenomegalie (*gefiederter Pfeil*); Punktion (Pus) und perkutane Drainage von dorsolateral; bakteriologisch E. coli; b CT-Kontrolle nach Entfieberung (3. Tag), 2 Drains in situ; Retention entleert (keine operative Revision)

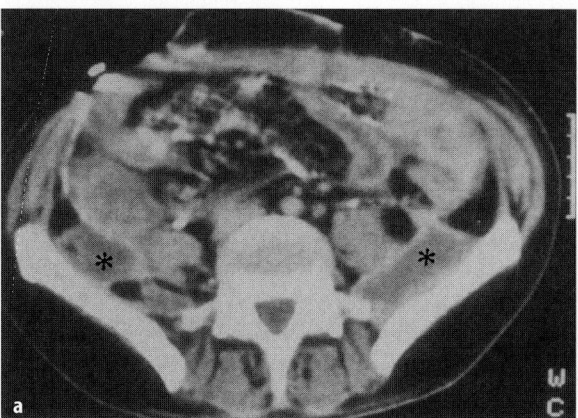
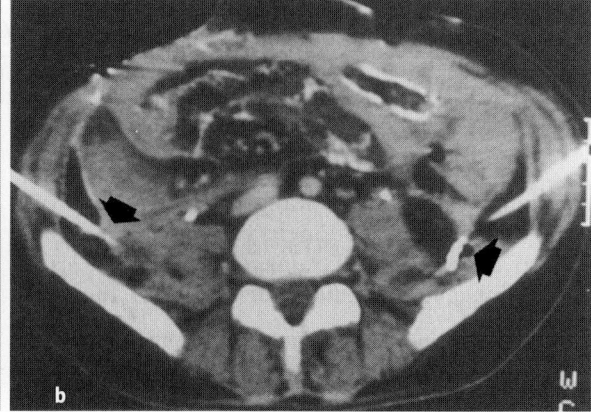

Abb. 13-48 a, b. Patientin, 49 Jahre; Status nach nekrotisierender Pankreatitis und mehrfachen operativen Revisionen, offenes Laparostoma, hohes Fieber (seit 17 Wochen auf der Intensivbehandlungsstation); a CT-Schnitt mit KM-Infusion in der oberen Beckenebene; beidseitig am M. iliacus Abszesse mit KM-Anfärbung der Ränder (*); perkutane Drainage (8-Charr.-Trokartechnik); b CT-Kontrolle nach 36 h (fieberfrei, sinkende Leukozytenzahl); gute Drainage (*Pfeil*), Abszesse entleert (bakteriologisch St. Aureus)

weist. Trotz dieser Tatsache ist die Durchführung einer kontrastmittelverstärkten CT indiziert, da evtl. vorhandene intrahepatische pyogene Abszesse besser identifiziert werden können.

In der Läsion gelegene Gasansammlungen, die bei 30–50% der Abszesse nachweisbar sind, machen die Diagnose sehr wahrscheinlich, obwohl sterile Nekrosen ein ähnliches Erscheinungsbild aufweisen können.

Candida-Infektionen in Leber und Milz manifestieren sich mit multiplen, kleinen (2–20 mm im Durchmesser) Läsionen mit niedriger Dichte und diffusem Verteilungsmuster. Die Läsionen können schießscheibenartige Konfigurationen aufweise. Differentialdiagnostisch muss auch an Metastasen und septische Emboli (Milz) gedacht werden.

13.13.4 Blutung

Intraabdominelle Blutung

CT-Morphologie: Das Erscheinungsbild freien intraperitonealen Bluts variiert abhängig von Alter und Größe der Blutung. Die meisten akuten Blutungen haben eine Dichte von über 30 HE, lediglich bei anämischen Patienten kann die Dichte unter 20 HE liegen. Geronnenes Blut hat eine höhere Dichte (60 HE) als fließendes Blut oder ein in Lyse befindlicher Thrombus. Die fokale Ansammlung von geronnenem Blut ist ein wichtiger Hinweis für die Verletzung eines parenchymatösen Organs. Arterielle Extravasationen erscheinen typischerweise als fokale Flüssigkeitsansammlungen mit hoher Dichte (80–130 HE), die von einem Hämatom niedrigerer Dichte umgeben sind [37]. Aktive Extravasation zeigt die höchste Dichte (120–170 HE).

Retroperitoneale Blutung

CT ist die Methode der Wahl zur Evaluierung einer retroperitonealen Blutung. Zusätzlich zur Detektion, Quantifizierung und Lokalisation zeigt die kontrastmittelverstärkte CT auch die Ursache der Blutung und ermöglicht eine Planung des weiteren klinischen Vorgehens.

Ursachen: Trauma, Aneurysma, (Abb. 13-49), vaskuläre Tumoren, Antikoagulation und Langzeitdialyse.

CT-Morphologie: Retroperitoneale Hämatome erscheinen als Weichteilformationen mit einer Dichte von über 30 HE, die benachbarte retroperitonale Strukturen komprimieren oder maskieren.

13.13.5 Hypovolämischer Schock

CT-Morphologie: Vasokonstriktion (schmale Aorta, mesenteriale Gefäße und V. cava inferior), Abnahme der Milzgröße und Dichte (Vasokonstriktion der A. lie-

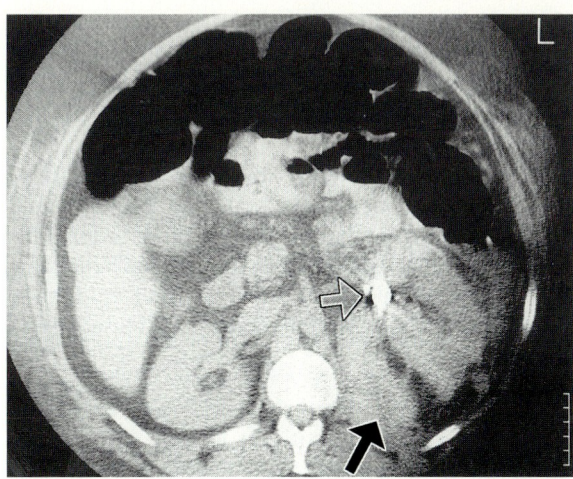

Abb. 13-49. Patient, 39 Jahre, Zustand nach Aneurysmablutung A. renalis links, Zustand nach Embolisation. Nativ-CT auf Höhe des kleinen Beckens: retroperitoneales Hämatom (*Pfeil*), Embolisationsmaterial (*offener Pfeil*)

nalis), dichtes Nierenparenchym, (fast) keine renale Exkretion, wandverdickte, flüssigkeitsgefüllte Dünndarmschlingen mit beträchtlichem Wand-Enhancement.

13.13.6 Cholezystitis

Obwohl die Sonographie die Methode der Wahl zur Erkennung der Cholelithiasis und akuten Cholezystitis ist, verbleiben für die CT insbesondere bei eingeschränkten Untersuchungsbedingungen Indikationen zur Abklärung dieser Fragestellung.

Akute Cholezystitis mit Konkrement („kalkulös")

Bei einer Obstruktion des Ductus cysticus durch einen Gallenstein kommt es zur Gallenstase mit Gallenblasenerweiterung, Wandischämie und Epithelschädigung.

■ **CT-Morphologie.** Cholelithiasis, Verdickung, noduläres oder subseröses Ödem der Gallenblasenwand, schlechte Abgrenzbarkeit zwischen Gallenblase und der Leber, pericholezystische Flüssigkeitsansammlungen, Gallenblasendilatation (über 5 cm), erhöhte Dichte der intraluminalen Galle (>20 HE), der Gallenblase benachbart verstärkte, entzündlich bedingte Leberparenchymanfärbung [31].

Obwohl die Gallenblasenwandverdickung das am häufigsten gefundene Zeichen der CT-Untersuchung ist, ist sie leider nicht spezifisch und kann bei zahlreichen anderen Erkrankungen wie Hypoproteinämie, Hepatitis und Herzvitien gesehen werden. Falls vorhanden, treten die meisten pericholezystitischen Abszesse in der Nähe vom Gallenblasenfundus auf, weil dieser aufgrund seiner eingeschränkten Blutversorgung für die Perforation empfindlicher ist.

Akute Cholezystitis ohne Konkrement („akalkulös")
Ischämie, Gallenstase und chemische Veränderungen werden als Entzündungsursache postuliert, die genaue Pathogenese ist jedoch unklar. Gallenblasennekrose ist eine häufige Komplikation; zum Zeitpunkt des chirurgischen Eingriffes bestehen bei 40–100% der Patienten fortgeschrittene Erkrankungsstadien, die sich durch Gallenblasenperforation, Gangrän oder Empyem manifestieren. Deswegen sind die Mortalitätsraten der akuten akalkulösen Cholezystitis mit 10–50% signifikant höher als für die akute kalkulöse Cholezystitis (1%; [47]).

■ **CT-Morphologie.** Hauptkriterien: Wandverdickung über 4 mm, pericholezystitische Flüssigkeit, subseröses Ödem bei Abwesenheit von Aszites und intramurale Gasansammlungen.

Nebenkriterien: Gallenblasenerweiterung und hyperdense Galle.

Bei Vorliegen von 2 Haupt- oder einem Haupt- und 2 Nebenkriterien reichen die Literaturangaben über die Sensitivität von 50–100%. Eine normale Gallenblasenwanddicke (< 4 mm) schließt signifikante intramurale Entzündungen, Blutung oder Gangrän nicht aus. Pathologische Untersuchungen fanden eine normale Gallenblasenwand bei bis zu 33% der Patienten mit akalkulöser Cholezystitis.

Gangränöse Cholezystitis
Die gangränöse Cholezystitis ist eine ungewöhnliche und schwere Form der Cholezystitis, verursacht durch gasbildende Mikroorganismen. Die gangränöse Cholezystitis tritt, im Gegensatz zur kalkulösen, häufiger bei Männern auf, wobei Gallenblasensteine oft fehlen. 38% der betroffenen Patienten sind Diabetiker.

Als initiales schädigende Agens wird ein Verschluss der A. cystica diskutiert, der zu einer Ischämie, Nekrose und Infektion der Gallenblase führt. Eine rasche Diagnosestellung ist wichtig, da das Risiko einer Gallenblasenperforation hier ca. 5-mal höher als bei der akuten kalkulösen Cholezystitis ist.

■ **CT-Morphologie.** Nachweis von Gas in der Gallenblasenwand, typischerweise erst 24–48 h nach Beginn der Cholezystitis. Gas kann auch im Lumen der Gallenblase identifiziert werden (Trauma, bilio-enterische Anastomosen oder Sphinkterotomie müssen ausgeschlossen sein).

13.13.7 Milz

Die Formvariabilität erschwert eine Größenabschätzung der Milz in der CT. Allerdings gilt:

> Eine normal große Milz überragt gewöhnlich nicht die mittlere Axillarlinie.

Das Parenchym stellt sich im Nativscan homogen mit einer Dichte von 45 HE dar. Nach Kontrastmittelgabe zeigt die Milz eine typische scheckige Parenchymanfärbung (entsprechend der Trabekel- und Pulpastruktur), die nach 90–120 s homogen wird.

Zystische Prozesse sind selten und in der Mehrzahl parasitären Ursprungs. Plasmozytom und maligne Lymphome können vom Milzparenchym ausgehen, sonst sind primäre Milztumoren (Hämangiom, Lymphangiom) selten. Akute und chronische Infekte führen zu einer stark ausgeprägten Splenomegalie, granulomatöse Entzündungen (z. B. Sarkoidose) zeigen nur eine mäßige Vergrößerung. Schwierig ist die Abgrenzung eines Abszesses gegen ältere Hämatome oder Pseudozysten, wenn die pathognomonischen Gasbläschen fehlen.

Milztrauma
Am häufigsten treten Milzverletzungen nach stumpfem Bauchtrauma auf. Bei Splenomegalie (z. B. im Rahmen einer Mononukleose) kann auch ein geringes Trauma zur Ruptur führen. Obligat ist die Suche nach Begleitverletzungen von Leber, Niere, Pankreas und Skelett.

■ **CT-Morphologie.** Im frischen Stadium kann das Hämatom im Vergleich zum Parenchym isodens erscheinen. Ältere Hämatome sind hypodens. Bei subkapsulärer Lage zeigt sich eine Verformung und Impression des Parenchyms durch das oft sichelförmig konfigurierte Hämatom. Intraparenchymale Einblutungen kommen als unregelmäßig begrenzte Areale zur Darstellung. Freie intraabdominelle Flüssigkeit zeigt eine Milzruptur an. Weiterhin gilt:

> Besteht der Verdacht auf eine Milzverletzung, so sollte die CT-Untersuchung mit Kontrastmittelserie erfolgen, um isodense, ansonsten maskierte Parenchymeinrisse erkennen zu können.

13.13.8 Akute Pankreatitis

Die akute Pankreatitis bietet ein breites Spektrum klinischer und radiologischer Zeichen, die stark vom Verlauf und Schweregrad der Erkrankung abhängen.

Ursachen: 90% der Fälle treten bei biliären Erkrankungen und Alkoholismus auf. Bei chirurgischen Intensivpatienten – speziell nach Herzoperationen – kann die Pankreatitis Resultat einer intra- oder perioperativen Hypotension sein. Sensitivität und Genauigkeit der CT-Untersuchung variieren, abhängig vom Schweregrad der Erkrankung.

CT-Morphologie
■ **Milde Verlaufsform.** Bis zu 14% der Patienten zeigen einen normalen CT-Untersuchungsbefund. Pankreasvergrößerung ist die früheste Abnormität; obwohl

diese typischerweise diffus auftritt (s. Abb. 13-50 a, b), wird in 18 % der Fälle eine segmentale Vergrößerung (am häufigsten im Kopfbereich) beobachtet [28].

■ **Zunehmender Schweregrad.** Peripankreatische Weichteilentzündung, verdickte peripankreatische Faszien und heterogenes Enhancement des Pankreasparenchyms. Assoziierte Rupturen der pankreatischen Ductuli führen zur Bildung intra- und extrapankreatischer Flüssigkeitsansammlungen (Blut, pankreatische Enzyme und Debris). Diese akuten Flüssigkeitsansammlungen haben per Definition keine entzündliche Kapsel oder Wand. Obwohl extrapankreatische Flüssigkeitsansammlungen am häufigsten direkt dem Parenchym benachbart sind, können sie auch im gesamten Peritoneum verteilt auftreten, in solide abdominelle Organe eindringen oder sich in entfernte anatomische Kompartimente ausbreiten (Thorax, Mediastinum, Pleura, Hals, Perikard).

Akute Flüssigkeitsansammlungen, die bei 40–50 % der Patienten mit akuter Pankreatitis auftreten, bilden sich in 50 % der Fälle spontan zurück. Wenn sie persistieren, können sie sich zu pankreatischen Pseudozysten entwickeln. Per Definition ist die Pseudozyste eine Flüssigkeitsansammlung mit einer gut abgrenzbaren fibrösen Wand oder Kapsel, die sich bis zu 4 Wochen nach Beginn der Entzündung gebildet hat. 50 % der pankreatischen Pseudozysten unter 5 cm Durchmesser zeigen eine spontane Rückbildungstendenz. Der Rest bleibt unverändert, kann jedoch auch eine Größenprogredienz aufweisen und zu Komplikationen führen: Pseudoaneurysmen, venöse Okklusion, biliäre und gastrointestinale Obstruktion und Invasion solider Organe. Die Pseudozyste kann sich auch infizieren (pankreatischer Abszess) oder bluten.

■ **Schwerer nekrotisierender Verlauf.** Normalerweise zeigt das Parenchym nach intravenöser Kontrastmittelgabe ein homogenes Enhancement mit einer Dichte von 100–150 HE. Die Pankreasnekrose ist definiert als eine fokale oder diffuse Region verminderten oder fehlenden Enhancements (unter 50 HE; Abb. 13-51 a, b).

Die Treffsicherheit im Erkennen der Nekrose ist abhängig vom Grad der Pankreasbeteiligung mit Raten zwischen 80 und 90 %. Obwohl die CT-Spezifität zur Nekrosedetektion in Fällen, in denen mehr als 30 % des Parenchyms betroffen sind, 100 % beträgt, fällt sie auf 50 % in kleinen Arealen avitalen Parenchyms ab. Die Erkennung der Nekrose ist klinisch wichtig, da sie mit höherer Morbidität und Mortalität korreliert. Die Morbiditäts- und Mortalitätsraten betragen 6 % und 0 % in Fällen ohne pankreatische Nekrose und bis zu 94 % bzw. 29 % in Fällen von mehr als 30 % Organnekrose. Zusätzlich zur Erkennung steriler Pseudozysten und Pankreasnekrosen ist die CT hilfreich zur Differenzierung gegenüber infizierten Pseudozysten (pankreatischer Abszess) und der infizierten Pankreasnekrose.

Ein Pankreasabszess ist definiert als eine umschriebene infizierte intra- oder extrapankreatische Flüssigkeitsansammlung. 30–40 % dieser Fälle enthalten Gas, dies ist jedoch nicht spezifisch, und die definitive Diagnose, sowohl des Pankreasabszesses als auch der infizierten Nekrose, wird durch Aspiration getroffen. Während die infizierte Pankreasnekrose zu jedem Zeitpunkt der Erkrankung auftreten kann, entsteht der pankreatische Abszess üblicherweise erst ab 4 Wochen nach Erkrankung.

Die infizierte Pankreasnekrose ist definiert als Infektion nekrotischen intra- oder peripankreatischen Gewebes, das ebenfalls Gas enthalten kann. Die Differenzierung zwischen infizierter und steriler Nekrose ist von Bedeutung, da die Mortalität der infizierten Ne-

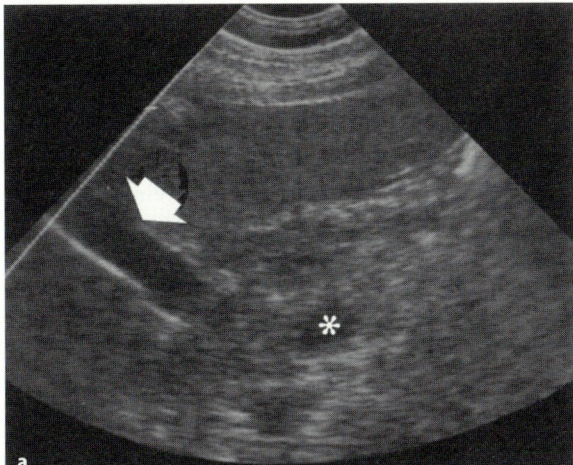

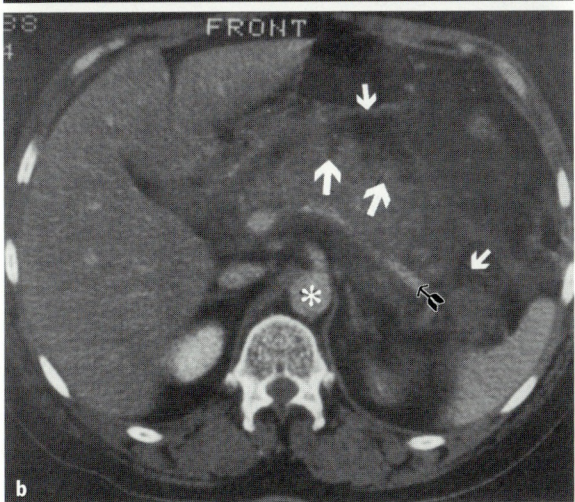

Abb. 13-50 a, b. Patient, 43 Jahre, klinisch und laborchemisch akute Pankreatitis; **a** sonographischer Querschnitt durch Pankreaskopf-Korpus-Region: inhomogene Echostruktur des vergrößerten Organs (*dicker weißer Pfeil* V. portae, * Aorta); **b** CT-Schnitt mit KM-Infusion: ödematös-seröse Pankreatitis; inhomogene Struktur, verminderte Anfärbung, hypodense Flüssigkeitsansammlung peripankreatisch (*weiße Pfeile*; *gefiederter Pfeil* V. lienalis; * Aorta mit Abgang der A. mesenterica superior)

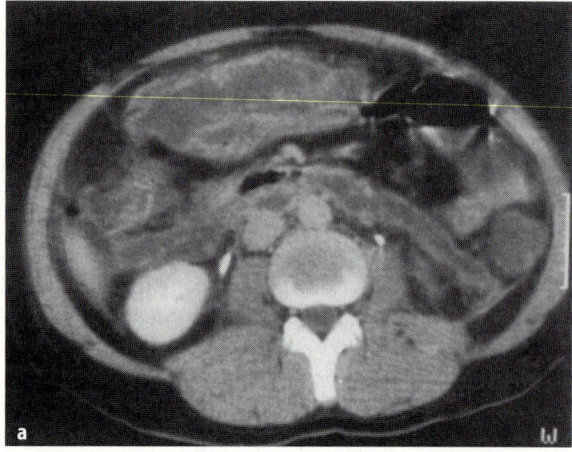

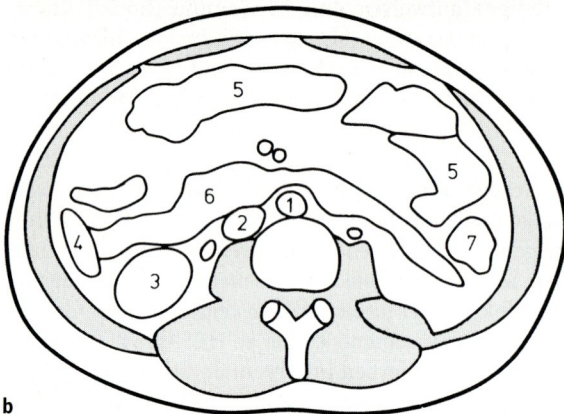

Abb. 13-51 a, b. Patient, 26 Jahre, alkoholinduzierte Pankreatitis, Schockzustand; präoperatives CT-Staging; **a** CT-Schnitt mit KM-Infusion in Höhe des unteren Nierenpols rechts; nekrotisierende Pankreatitis; **b** Schemaskizze zum CT-Schnitt: *1* Aorta, *2* V. cava inferior, *3* unterer Nierenpol, *4* Unterrand rechter Leberlappen, *5* Darm, teils luftgefüllt mit Wandverdickung (Ödem), *6* „Nekrosestraße" im vorderen Pararenalraum beitseitig, *7* „Nekrosestraße" retrokolisch links

krose (39–67%) signifikant höher als bei der sterilen Nekrose (13–14%) ist.

CT-Severity-Index

Um die prognostische Wertigkeit der Kontrast-CT-Untersuchung bei akuter Pankreatitis zu erhöhen, wurde ein CT-Severity-Index (CTSI) entwickelt. Dieser Index kombiniert eine CT-Graduierung mit der Ausdehnung der peripankreatischen Nekrose (s. Übersicht).

CT-Severity-Index (CTSI)

- Grad A: normal
- Grad B: fokale oder diffuse Pankreasvergrößerung
- Grad C: Abnormitäten, assoziiert mit peripankreatischer Entzündung
- Grad D: einzelne kleine Flüssigkeitsansammlung
- Grad E: 2 oder mehr Flüssigkeits- und/oder Gasansammlungen

Den CT-Graden A bis E wird ein Nummernscore von 0 bis 4 zugewiesen. Dazu werden 2, 4 oder 6 Punkte addiert, wenn assoziierte Nekroseareale mit einem Anteil von <30%, 30–50% oder von >50% auftreten. Der CTSI-Score korreliert mit der Patientenmorbidität und Mortalität:

- CTSI-Score 0–1: keine Morbidität und Mortalität,
- CTSI-Score 7–10: Morbidität 92%, Mortalität 17%.

CT-Untersuchungen: Wann und wie häufig?

Die Notwendigkeit und Frequenz der CT-Untersuchung bei Patienten mit akuter Pankreatitis variiert mit dem Schweregrad der Erkrankung.

■ **Initiale CT-Untersuchung.** Sie ist indiziert bei jedem Patienten mit dem klinischen Bild einer schweren Pankreatitis; ebenso bei Patienten, die nach 72 h kein Ansprechen auf eine konservative Therapie zeigen, Patienten mit plötzlicher Verschlechterung der Klinik trotz initialem Ansprechen auf die Therapie und Patienten mit komplikationsverdächtiger Klinik.

■ **Verlaufskontrollen.** Bei der Interpretation der Verlaufskontrollen ist es wichtig zu wissen, dass der bildmäßige Rückgang der Entzündung im Vergleich mit dem klinisch deutlich gebesserten Zustandsbild verzögert auftritt.

Keine Indikation: Bei Patienten mit Pankreatitis Grad A bis C (CTSI-Score 0–2), die auf eine Therapie angesprochen haben und bei denen keine Komplikation vermutet wird.

Kontrollen nach 7–10 Tagen und je nach klinischer Notwendigkeit: bei Patienten mit Pankreatitis Grad D bis E (CTSI-Score 3–10). Diese Patienten sollten vor der Entlassung zum Ausschluss klinisch unauffälliger Krankheitskomplikationen und Nachweis partieller oder kompletter Auflösung der pankreatitischen Entzündung untersucht werden.

Literatur

Literatur zur Thorax

1. Bankier AA, Mallek R, Wiesmayr MN et al. (1997) Azygos arch cannulation by central venous catheters: Radiographic detection of malposition and subsequent complications. J Thorac Imaging 12: 64–69
2. Bekemeyer WB, Crapo RO, Calhoon S et al. (1985) Efficacy of chest radiography in a respiratory intensive care unit: A prospective study. Chest 88: 691–696

3. Desai SR, Wells AU, Rubens MB et al. (1999) Acute respiratory distress syndrome: CT abnormalities at long-term follow-up. Radiology 210: 29–35
4. Goodman LR, Putman CE (1992) Critical Care Imaging. 3rd edition, Saunders Philadelphia
5. Goodman LR (1996) Congestive heart failure and adult respiratory distress syndrome. New insights using computed tomography. Radiol Clin North Am 34: 33–46
6. Hansell DM (1997) Review: Spiral computed tomography and pulmonary embolism: Current state. Clinical Radiology 52: 575–581
7. Henschke CI, Pasternack GS, Schroeder S, et al. (1983) Bedside chest radiology: diagnostic efficacy. Radiology 149: 23–26
8. Herold CJ, Wetzel RC, Robotham JL, et al. (1992) Acute effects of increased intravascular volume and hypoxia on the pulmonary circulation: assessment with high resolution CT. Radiology 183: 655–662
9. Indeck M, Peterson S, Smith J et al. (1988) Risk cost and benefit of transporting ICU patients for special studies. J Trauma 28: 1020–1025
10. Ketai L, Godwin JD. (1998) A new view of pulmonary edema and acute respiratory distress syndrome. J Thorac Imag 13: 147–171
11. Krestin GP (1994) Akutes Abdomen: Radiologische Diagnostik nach klinischen Leitsymptomen. Thieme, Stuttgart
12. Leppek R, bertrams SS, Holtermann W, Klose KJ (1998) Radiation exposure during thoracic radiography at the intensive care unit. Radiologe 38: 730–736
13. Lipchi RJ, Kuzo RS (1996) Nosocomial pneumonia. Radiol Clin North Am 34: 47–58
14. Miller WT (1997) Thoracic computed tomography in the intensive care unit. Seminars in Roentgenology 32: 117–121
15. Milne EN (1989) Hydrostatic vs. increased permeability pulmonary edema. Radiology 170: 891–894
16. Pistolesi M, Miniati M, Milne E, Giuntini C. (1985) The chest roentgenogram in pulmonary edema. Clin Chest Med 6: 315–344
17. Schaefer CM, Greene RE, Oestmann JW, et al. (1989) Improved control of image optical density with low dose digital and conventional radiography in bedside imaging. Radiology;173: 713–716
18. Sivak SL (1986) Late appearance of pneumothorax after subclavian venipuncture. Am J Med 80: 323–324
19. Stauffer JL, Olson DE, Petty TL (1981) Complications and consequences of endotracheal intubation and tracheotomy: A prospective study of 150 critically ill adult patients. Am J Med 70: 65–76
20. Tocino IM, Miller MH, Frederick PR, et al. (1984) CT detection of occult pneumothorax in head trauma. AJR 143: 987–990
21. Tomashekski JF (1990) Pulmonary pathology of the adult respiratory distress syndrome. Clin Chest Med 11: 583–619
22. Verordnung über den Schutz vor Schäden durch Röntgenstrahlen (Röntgenverordnung, RöV) vom 8. Januar 1987, BGBl. I, 114
23. Wechsler RJ, Steiner RM, Kinori I (1988) Monitoring the monitors: the radiology of thoracic catheters, wires and tubes. Semin Roentgenol 23: 61–84
24. Winer-Muram HT, Tubin SA, Ellis JV, et al. (1993) Pneumonia in ARDS in patients receiving mechanical ventilation: diagnostic accuracy of chest radiography. Radiology 188: 479–485
25. Woodring JH (1985) Pulmonary interstitial emphysema in the adult respiratory distress syndrome. Crit Care Med 13: 786–791
26. Wunderbaldinger P, Bankier AA, Kreuzer S, et al. (1999) Thoracic venous anatomy delineated by malpositioned central venous catheters on plain chest films. J Thorac Imag 14: 286–292
27. Yu CJ, Yang PC, Chang DB, Luh KT (1992) Diagnostic and therapeutic use of chest sonography: value in critically ill patients. AJR 159: 695–701

Literatur zu „Abdomen"

28. Balthazar EJ (1991) CT of the gastrointestinal tract, principles and interpretation. Am J Roentgenol 156: 23–32
29. Boland GW, Lee MJ, Cats AM et al. (1994) Antibiotic-induced diarrhea: Specificity of abdominal CT for the diagnosis of Clostridium difficile disease. Radiology 191: 103–106
30. Bree RL (1991) Gallbladder and bile ducts. In: Rifken MD (ed) Radiological Society of North America Special Course Syllabus: Ultrasound, pp 267–279
31. Fidler J, Paulson EK, Layfield L (1996) CT evaluation of acute cholecystitis: Findings and usefulness in diagnosis. AJR Am J Roentgenol 166: 1085–1088
32. Frick MP, Maile CW, Crass JR et al. (1984) Computed tomography of neutropenic colitis. AJR Am J Roentgenol 143: 763–765
33. Gazelle GS, Mueller PR (1994) Abdominal abscess imaging and intervention. Radiol Clin North Am 32: 913–932
34. Grant EG (1991) Parenchymal disease of the liver. In: Rifken MD (ed) Radiologic Society of North America Syllabus: Special course ultrasound. Oak Brook/IL, pp 281–292
35. Hricak H, Cruz C, Romanski R et al. (1982) Renal parenchymal disease: sonographic-histologic correlation. Radiology 144: 141–147
36. Indeck M, Peterson S, Smith J, et al. (1988) Risk, cost and benefit of transporting ICU patients for special studies. J Trauma 28: 1020–1025
37. Jeffrey RB, Cardoza JD, Olcott EW (1991) Detection of active intraabdominal arterial hemorrhage: Value of dynamic contrast-enhanced CT. AJR Am J Roentgenol 156: 725–729
38. Jeffrey RB (1996) The gastrointestinal tract. In: Jeffrey RB, Ralls PW (eds) CT and Sonography of the Acute Abdomen. Lippincott-Raven, Philadelphia, pp 256–314
39. Kuligowska E, Mueller PR, Simeone JF et al. (1984) Ultrasound in upper abdominal trauma. Semin Roentgenol 19: 281–295
40. Kumpan W, Pokieser H (1989) Entzündungen, Hämatome und Flüssigkeitsansammlungen. In: Lüning M, Felix R (Hrsg) Komplexe bildgebende Diagnostik - Abdomen. Thieme, Leipzig, S 190–209
41. Laing FC (1992) Ultrasonography of the acute abdomen. Radiol Clin North Am 30: 2, 389–404
42. McGahan JP (1985) Aspiration and drainage procedures in ICU: Percutaneous sonographic guidance. Radiology 154: 531–532
43. Megibow AJ (1994) Bowel obstruction evaluation with CT. Radiol Clin North Am 32: 861–870
44. Merritt CRB (1991) Doppler assessment of the abdomen. In: Rumack CM, Wilson SR, Charboneau JW (eds) Diagnostic ultrasound. Mosby Year Book, St. Louis, pp 315
45. Miller TW (1997) The Abdomen in the Intensive Care Unit, Seminars in Roentgenology, 32: 122–27
46. Partik B, Krampla W, König S et al. (1997) Sonographie in der Diagnostik intraabdominller traumatischer Läsionen. Ultraschall in Med 18: 35

47. Ralls PW (1996) The gallbladder and bile ducts. In: Jeffrey RB, Ralls PW (eds) CT and Sonography of the Acute Abdomen. Lippincott-Raven, Philadelphia, pp 74–121
48. Romano WM, Platt JF (1994) Ultrasound of the Abdomen. Critical Care Clinics 10: 297
49. Schmidt G (1996) Ultraschall Kursbuch. Thieme, Stuttgart, S 67–72
50. Shapiro MJ, Luchtefeld WB, Kurzweil S et al. (1994) Acute acalculous cholecystitis in the critically ill. Am Surgeon 60: 335–339
51. Taourel PG, Deneuville M, Pradel JA et al. (1996) Acute mesenteric ischemia: Diagnosis with contrast-enhanced CT. Radiology 199: 632–636

Stoffwechselüberwachung und Interpretation klinisch-chemischer Befunde

KAPITEL 14

J. E. SCHMITZ

14.1	Einführung	231
14.2	Biochemisches und biophysikalisches Standardmonitoring des Intensivpatienten	231
14.2.1	Standardkenngrößen der Homöostase	232
14.2.2	Standardkenngrößen des Substratmetabolismus	235
14.2.3	Analytische Überwachung von Organfunktionen	237
14.2.4	Standardkenngrößen der globalen Gerinnungsfunktion	241
14.2.5	Standardkenngrößen der Enzymdiagnostik	242
14.3	Überwachung der Homöostase	244
14.4	Überwachung des Stoffwechsels unter einer Infusions- und Ernährungstherapie	244
14.4.1	Besonderheiten des Postaggressionsstoffwechsels	244
14.4.2	Standardmonitoring des Stoffwechsels unter einer Infusions- und Ernährungstherapie	246
14.5	Klinische Überwachung	247
14.6	Analytische Überwachung des Substrat- und Energiestoffwechsels	247
14.6.1	Analytische Überwachung des Kohlenhydratstoffwechsels	247
14.6.2	Analytische Überwachung des Fettstoffwechsels	248
14.6.3	Analytische Überwachung des Proteinstoffwechsels	248
14.6.4	Analytische Überwachung des Energiestoffwechsels	249
	Literatur	250

Stoffwechselüberwachung und Interpretation klinisch-chemischer Befunde

J. E. Schmitz

14.1 Einführung

Neben der Diagnostik und Verlaufskontrolle bestimmter Krankheitszustände ist die Überwachung des Intensivpatienten hauptsächlich durch eine Funktionsbeschreibung der lebenswichtigen Organsysteme sowie der allgemeinen Stoffwechselsituation charakterisiert. Art und Ausmaß des Monitorings richten sich dabei nach dem Gesamtzustand des Patienten, der begleitenden Therapie sowie dem Umfang von Organfunktionseinschränkungen.

Unabhängig vom Grundleiden muss die allgemeine Überwachung des Intensivpatienten folgende Bereiche erfassen:
- die Homöostase des Blutes,
- das Ausmaß der allgemeinen Stoffwechselveränderungen, ausgelöst durch das zugrunde liegende Stressereignis,
- die Einflüsse und die Effizienz der Substratzufuhr,
- die wesentlichen Kenngrößen, die die wichtigsten Funktionen der Vital- und Stoffwechselorgane beschreiben.

14.2 Biochemisches und biophysikalisches Standardmonitoring des Intensivpatienten

Referenzbereiche

Ein wesentliches Instrument zur Erkennung von Krankheitsprozessen sind die sog. Referenzbereiche, die aus mehr oder weniger umfangreichen epidemiologischen Studien stammen und zusammenfassen, mit welcher biologischen Varianz sich bei gesunden Menschen biochemische Kenngrößen der Körperzusammensetzung und der Organfunktionen messen lassen. Gerade die Festlegung sog. „gesunder" Zustände macht das Problem der Wertigkeiten von Referenzbereichen aus [11]. Diese Referenzbereiche, die grob altersunabhängig für Erwachsene zugrunde gelegt werden, müssen mit großer Skepsis betrachtet werden, da sie statische Erfassungen darstellen, Krankheitsprozesse und auch Lebensprozesse aber in der Regel dynamische Vorgänge mit mehr oder weniger charakteristischen Zeitabhängigkeiten sind.

Einflussfaktor Hydratationszustand

Eine erhebliche Rolle spielt bei der Abwägung von „physiologisch" oder „pathophysiologisch" u. a. der Hydratationszustand des Patienten, da er die Interpretation der Messdaten ganz entscheidend beeinflusst. Allein die durch die Infusionstherapie hervorgerufene Verdünnung des Hämatokrits von 40 % auf 30 %, ohne dass gleichzeitig wesentliche Blutungen bestehen, kann zu erheblichen Missinterpretationen führen, so fällt dabei z. B. die Proteinkonzentrationen von 80 g/l auf 60 g/l ab, ohne dass ein entsprechender Eiweißverlust dieser Veränderung zugrunde liegt. Interpretationen von Messgrößen aus dem Blut sollten daher auf einen Hämatokritwert von 40 % standardisiert oder alternativ auf eine in der Plasmaphase gemessene Osmolalität, die im Referenzbereich 285–300 mosm/kg liegen sollte, korrigiert werden.

Einflussfaktor Alter

Erschwerend kommt hinzu, dass auf der Intensivstation in zunehmendem Maße Patienten mit höherem und sehr hohem Lebensalter aufgenommen werden, und es für diese Patienten im Gegensatz zum Kindesalter so gut wie keine verlässlichen biochemischen Referenzdaten gibt.

Bei der Überwachung des Intensivpatienten hat es sich zunehmend durchgesetzt, Organfunktionsbeurteilungen weitestgehend unabhängig von dem zugrunde liegenden spezifischen Krankheitsprozess durchzuführen. Dieser Vorgehensweise liegt die Erkenntnis zugrunde, dass die vitalen Funktionen unabhängig von dem jeweiligen spezifischen Krankheitsprozess erfasst und bewertet werden müssen, da nur ihre Leistung unter der Therapie darüber entscheidet, ob und wie der gesamte Organismus die Schädigung übersteht.

Da die Einzelbereiche Homöostase, Stoffwechsel, Substratzufuhr und Organfunktionen in ständiger Wechselwirkung miteinander stehen, gibt es im Prinzip keine spezifischen Kenngrößen, die allein speziell einem dieser Komplexe zuzuordnen wären.

14.2.1 Standardkenngrößen der Homöostase

Hämatokritwert
Er wird im Voll- oder Kapillarblut bestimmt und gibt den prozentualen Volumenanteil der Erythrozyten im Vollblut an.

! Bei Blutverlusten sinkt der Hämatokritwert in der Regel gleichsinnig mit dem Hämoglobinwert (Hb-Wert) ab, dabei entspricht ein Hämatokritabfall von etwa 3 % einem Hämoglobinabfall von 1 g/dl.

Der Hämatokritwert dient in erster Linie zur Abschätzung akuter Blutverluste sowie zur Diagnostik und Verlaufsbeurteilung von Anämien und Verschiebungen im Hydratationszustand des Organismus.

Hämoglobin
Ebenso wie der Hämatokritwert wird Hämoglobin im Voll- oder Kapillarblut bestimmt und dient der Diagnostik und Verlaufsbeurteilung von Anämien sowie von Veränderungen im Hydratationszustand der Patienten. Im Zusammenhang mit Erythrozytenzahl und Hämatokritwert wird die Hämoglobinkonzentration hauptsächlich zur Diagnostik und Klassifizierung von Anämien und Polyglobulien eingesetzt. Zu beachten ist, dass ein im Referenzbereich liegender Hämoglobinwert eine akute Blutung nicht ausschließen kann. Darüber hinaus können Veränderungen im Hydratationszustand des Organismus zu Fehlinterpretationen führen.

Säure-Basen-Status (Blutgasanalyse)
pH, pCO_2 und pO_2 werden in der Regel simultan im anaerob entnommenen heparinisierten Vollblut bei 37 °C bestimmt.

Aus dem pH-Wert und dem CO_2-Partialdruck werden nach der Henderson-Hasselbalch-Gleichung die *Plasmabikarbonatkonzentration* sowie der sogenannte *Basenüberschuss* (BE) berechnet. Als *Standardbikarbonat* (mmol/l) wird die Plasmabikarbonatkonzentration definiert, die bei 37 °C mit einem Gasgemisch mit einem CO_2-Partialdruck von 40 mmHg und einem O_2-Partialdruck von über 100 mmHg äquilibriert wurde. Aus dem O_2-Partialdruck und dem pH-Wert kann darüber hinaus – unter Annahme einer allgemeingültigen O_2-Bindungskurve – die O_2-Sättigung des Hämoglobins berechnet werden. Korrekter ist die direkte Bestimmung mit einem Oxymeter.

Die Blutgasanalyse dient der Diagnose respiratorischer und metabolischer Störungen des Säure-Basen-Status, der Erkennung von Störungen des Gasaustausches sowie der Überwachung einer Beatmungstherapie (Tabelle 14-1). Die Interpretation des Säure-Basen-Status sollte immer im Zusammenhang mit dem Elektrolytstatus des Plasmas, insbesondere der Kalium- und Chloridkonzentrationen erfolgen.

Tabelle 14-1. Störungen des Säuren-Basen-Status. (Nach [15])

Störung	Kenngröße	Ursachen
Metabolische Azidose	pH-Wert < 7,35 pCO_2 35–45 mmHg STB < 22 mmol/l	Bikarbonat Säureretention
Metabolische Alkalose	pH-Wert > 7,45 pCO_2 35–45 mmHg STB > 26 mmol/l BE > +2	Bikarbonatretention Säureverlust
Respiratorische Azidose	pH-Wert < 7,35 pCO_2 > 45 mmHg STB 22–24 mmol/l BE −2 bis +2	CO_2-Retention
Respiratorische Alkalose	pH-Wert > 7,45 pCO_2 < 35 mmHg STB 22–24 mmol/l BE −8 bis +2	CO_2-Verlust

STB = Standardbikarbonat.

Osmolalität
Die Osmolalitätsbestimmung im Plasma erfolgt durch kryoskopische Messungen, wobei die Gefrierpunkterniedrigung von der molaren Konzentration der gelösten Teilchen im Blut abhängig ist. Die Plasmaosmolalität ist die wichtigste Messgröße zur Beurteilung des Hydratationszustandes des Patienten sowie zur globalen Erkennung von Stoffwechselstörungen, die mit einem erhöhten Anteil gelöster Teilchen im Plasma einhergehen. Änderungen der Plasmaosmolalität verlaufen beim euglykämischen Patienten mit normaler Nierenfunktion in der Regel mit einer Änderung der Natriumkonzentration im Plasma parallel.

> Unter weitgehend physiologischen Bedingungen wird die Plasmaosmolalität (in mosmol/kg) hauptsächlich von Natrium, Glukose und Harnstoff (alle in mmol/l) bestimmt:
>
> Plasmaosmolalität = $2 \times (Na^+)_{Plasma} + (Glukose)_{Plasma} + (Harnstoff)_{Plasma}$.

■ **Osmotische Lücke.** Wenn die gemessene Osmolalität die errechnete um mehr als 5 mosmol/kg übersteigt, liegt eine sog. osmotische Lücke vor. Diese ist bedingt durch einen erhöhten Anteil von osmotisch aktiven Substanzen und sollte immer Anla*ss* für eine weitergehende Diagnostik bezüglich der Ursache für diese Osmolalitätslücke sein. Insbesondere bei Vergiftungen, Hyperlaktatämien oder Laktazidosen sowie massiven Anstiegen der Plasmaaminosäurenkonzentration kann die Lücke zwischen gemessener und berechneter Plasmaosmolalität deutlich größer als 5 mosmol/kg sein.

Darüber hinaus stellt das Verhältnis von Plasma- zu Urinosmolalität eine wesentliche Kenngröße zur Differenzierung von Nierenfunktionsstörungen bzw. zur Interpretation des Flüssigkeitsstatus des Organismus dar.

Kolloidosmotischer Druck (KOD)

Die Bestimmung des kolloidosmotischen Drucks (KOD) zählt nicht zur Standardüberwachung des Intensivpatienten. Dennoch ist er zur Differenzierung von Störungen der Flüssigkeitshomöostase gelegentlich sehr hilfreich. Der onkotische oder kolloidosmotische Druck ist ein Sonderfall des osmotischen Drucks, der dadurch entsteht, dass 2 Flüssigkeitsräume durch eine Membran voneinander getrennt sind, die hochmolekulare kolloidale Substanzen von der Diffusion in beide Kompartimente ausschließt. Unter physiologischen Bedingungen sind die Proteine des Blutes für den kolloidosmotischen Druck im Gefäßsystem verantwortlich. Hydrostatischer Druck und kolloidosmotischer Druck bestimmen die Flüssigkeitshomöostase zwischen Interstitium und Kapillarstrombahn (Abb. 14-1, 14-2).

■ **Bedeutung für die Intensivtherapie.** In der Intensivmedizin gibt es eine Reihe von pathologischen Zuständen, bei denen die enge Korrelation zwischen dem kolloidosmotischen Druck und den Plasmaeiweißen – insbesondere zum Albumin – aufgehoben ist.

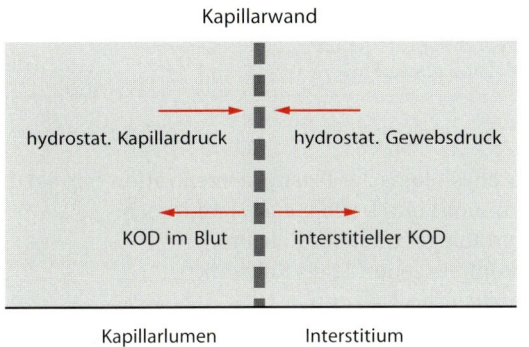

Abb. 14-1. Druckgradienten, die die Flüssigkeitsverteilung zwischen Kapillarlumen und Interstitium bedingen. KOD = kolloidosmotischer Druck. (Nach [10])

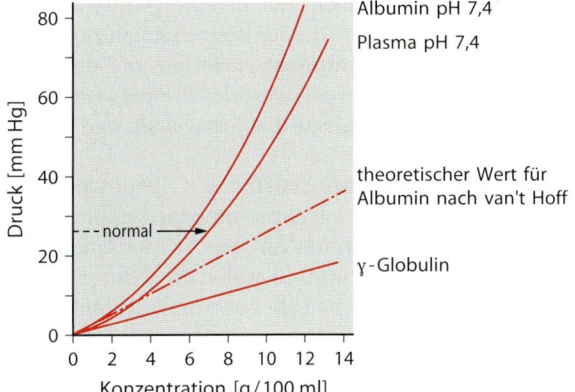

Abb. 14-2. Einflüsse auf den kolloidosmotischen Druck. (Nach [10])

Gerade in Zuständen erhöhter Kapillarpermeabilität stimmt der tatsächlich gemessene KOD nicht mit dem über die Plasmaalbuminkonzentration errechneten Wert überein.

Bedeutung erlangt der KOD in der Intensivmedizin dadurch, dass er eine schnelle Kontrollmöglichkeit für die Zufuhr von Kolloiden bietet. Dabei ist weniger der Absolutwert entscheidend als vielmehr das Zusammenspiel aus Ödembereitschaft und einem deutlich erniedrigten KOD (unter 18 mmHg). So stellen selbst drastisch erniedrigte kolloidosmotische Druckwerte, die über einen längeren Zeitraum entstanden sind und die nicht mit Gewebsödemen einhergehen, ebensowenig eine Indikation zur Kolloidzufuhr dar, wie KOD-Werte, die unter der Gabe von Kolloiden keine Tendenz zu längerfristigen Anstiegen zeigen [10].

Natrium

Natrium- und Flüssigkeitsbestand des Organismus sind unmittelbar aneinander gekoppelt. Veränderungen im Flüssigkeitsstatus eines Patienten gehen prinzipiell mit Veränderungen des Natriumbestands einher und umgekehrt. Die Plasmanatriumkonzentration (Referenzbereich 135–145 mmol/l) stellt in erster Linie ein Maß für die Osmoregulation und das extrazelluläre Volumen dar und ist nicht repräsentativ für den Natriumbestand des Organismus. Zur Beurteilung des Wasserhaushalts müssen Osmolalität und Natrium gemeinsam herangezogen werden (Tabelle 14-2).

■ **Regulation des Natriumbestands.** Der Natriumbestand des Organismus wird im wesentlichen durch die Nierenfunktion sowie die regulierenden Hormonsysteme Renin-Angiotensin-Aldosteron (RAAS), antidiuretisches Hormon (ADH), atriales natriuretisches Hormon (ANH) sowie den endogenen Hemmstoff der Natrium-Kalium-ATPasen (4. Faktor) und das sympathische Nervensystem beeinflusst. Solange diese Regulationsmechanismen funktionieren, spielt die Zufuhr eine untergeordnete Rolle. Im Intensivbereich kann es durch pathologische Flüssigkeitsverluste zu erheblichen Defiziten kommen. Die Natriumausscheidung im Urin dient zur Therapiekontrolle im Rahmen der parenteralen Ernährung sowie zur Diagnostik von Stoffwechselstörungen (z. B. Hyper- oder Hypoaldosteronismus, Störungen der ADH-Produktion) sowie zur Differentialdiagnose von Nierenfunktionsstörungen. Die analytische Bestimmung von Natrium erfolgt über Flammenatomemissionsspektrometrie (FAES) oder ionenselektive Elektroden [20].

Kalium

Kalium befindet sich zu 90 % intrazellulär, zu 8 % in der Knochensubstanz und nur zu 2 % im Extrazellulärraum. Die Kaliumausscheidung erfolgt zu 90 % über den Urin.

Tabelle 14-2. Störungen des Wasser-Natrium-Status. (Nach [15])

Störung	Kenngröße	Ursachen
Wasserdefizit	OS erhöht > 300 mosmol/kg Natrium erhöht > 145 mmol/l	Wasserverlust – Diarrhö, Erbrechen – Fieber – Hyperventilation – Diabetes insipidus – ADH-Verminderung – Osmotische Diurese Wasserrestriktion
„Water shift" *Hyponatriämie*	OS erhöht > 300 mosmol/kg Natrium erniedrigt < 135 mmol/l	Osmotisch wirksame Metaboliten im Blut – Coma diabeticum – Niereninsuffizienz
Hyperosmolalität	OS erhöht > 300 mosmol/kg Natrium erniedrigt < 135 mmol/l	Osmotisch wirksame exogene Substanzen – Intoxikation – Infusion – Schockzustände
Wasserüberschuss	OS erniedrigt < 275 mosmol/kg Natrium erniedrigt > 135 mmol/l	Verminderte Ausscheidung bei unverminderter Zufuhr – Niereninsuffizienz – Herzinsuffizienz – Leberinsuffizienz – NNR-Insuffizienz – ADH-Überproduktion – Hypoproteinämie – Arzneimittel
Volumenverdrängungseffekt (osmotische Lücke)	OS normal (Natrium erniedrigt)	Wasseranteil vermindert – Hyperlipoproteinämie – Makroglobulinämie

OS = Osmolalität.

Ebenso wie Natrium wird auch Kalium mit Hilfe der Flammenatomemissionsspektrometrie oder über ionenselektive Elektroden bestimmt. Die Urinausscheidung beträgt 40–100 mmol/Tag. Veränderungen der Kaliumkonzentration im Plasma sind aus therapeutischen Überlegungen heraus dahingehend zu differenzieren, ob eine Kaliumverschiebung vorliegt oder ob ein echter Kaliummangel bzw. ein Kaliumüberschuss besteht. Kaliumwerte unter 2 mmol/l bzw. über 6,5 mmol/l sind als akut lebensgefährlich anzusehen, da es hierbei zu massiven Herzrhythmusstörungen kommen kann. Darüber hinaus sind die Funktionen der Skelettmuskulatur, des Magen- und Darmkanals sowie der Blase an physiologische Plasmakaliumkonzentrationen gebunden. Zu beachten ist, dass die Interpretation von Kaliumwerten im Zusammenhang mit dem Säure-Basen-Status erfolgen muss. So führt eine Azidose zu einer Kaliumverschiebung von intrazellulär nach extrazellulär (H^+/K^+-Shift) und umgekehrt. Andererseits gehen verminderte Plasmakaliumkonzentrationen häufig mit einer Alkaloseneigung (hypokaliämisch-hypochlorämische Alkalose) bzw. hyperkaliämische Zustände mit einer Azidoseneigung einher.

Kalzium

Kalzium befindet sich zu über 99% als Kalziumhydroxylapatit extrazellulär in der Knochensubstanz. Die physiologische Plasmakonzentration beträgt 2,1–2,6 mmol/l und besteht aus 3 Fraktionen:
- proteingebundenes Kalzium,
- komplexgebundenes Kalzium,
- ionisiertes Kalzium.

■ **Ionisiertes Kalzium.** Die Konzentration des ionisierten Kalziums beträgt etwa 1,25 mmol/l und entspricht ca. 52% der Gesamtplasmakalziumkonzentration. Nur diese Fraktion ist biologisch aktiv und in die Regulation eingebunden. Sie beeinflusst insbesondere die neuromuskuläre und kardiale Erregungsfunktion. Die aktuelle Konzentration des ionisierten Kalziums ist abhängig von der Albuminkonzentration und dem pH-Wert. Je niedriger der pH-Wert des Plasmas ist, um so höher wird der ionisierte Kalziumgehalt und umgekehrt.

Die Bestimmung des ionisierten Kalziums sollte im heparinisierten, anaerob entnommenen Vollblut erfolgen. Der Referenzbereich für den Erwachsenen liegt zwischen 1,15 und 1,3 mmol/l, wobei die Referenzbereiche jedoch von Labor zu Labor schwanken können. Bei höherer Spezifität und Sensitivität ist ionisiertes Kalzium [17] prinzipiell bei den gleichen Krankheiten erhöht oder erniedrigt wie die Gesamtkalziumkonzentration [16].

Chlorid

Chlorid findet sich zu 12% in der Intrazellulärflüssigkeit sowie zu 56% im extrazellulären Flüssigkeitsraum. Der Rest ist in der Knochensubstanz gebunden. Die Aufnahme ist weitgehend abhängig von der Zufuhr an Natriumchlorid. Die Ausscheidung erfolgt zu ca. 90% über die Nieren. Die physiologische Plasmakonzentration liegt zwischen 98 und 108 mmol/l. Da Natrium- und Chloridbestand eng aneinander gekoppelt sind, ist Chlorid ebenso wie Natrium ein wesentlicher Bestandteil des Gesamtflüssigkeitsstatus sowie des extrazellulären Flüssigkeitsraumes. Darüber hinaus bestehen enge Wechselbeziehungen mit dem Säure-Basen-Status, insbesondere mit Bikarbonat. Die Bestimmung von Chlorid erfolgt über coulometrische Titration, über Komplexometrie, enzymatisch oder mit Hilfe von ionenselektiven Elektroden. Eine erhöhte Chloridausscheidung wird bei *Saluretikatherapie* beobachtet. Niedrige Ausscheidungsraten treten bei gastrointestinalen Chloridverlusten und nach chronischem Erbrechen auf. Die Aufnahme wird überwiegend durch die Höhe der Kochsalzzufuhr bestimmt.

■ **Anionenlücke.** Gelegentlich wird die Chloridkonzentration zur Berechnung einer sog. Anionenlücke („anion gap") verwendet.

Anionenlücke = $[Na^+] - [Cl^-] - [HCO_3^-]$ (Referenzbereich: 7 – 16 mmol/l)

Die Anionenlücke ist ein Hinweis auf eine erhöhte Konzentration üblicherweise nicht bestimmter Anionen. Eine vergrößerte Anionenlücke kann durch eine vermehrte Ketonkörperbildung (Acetoacetat und β-Hydroxybutyrat), vermehrten Laktatanfall sowie bei diversen Vergiftungen auftreten. Verminderungen der Anionenlücke sind diagnostisch in der Regel weniger bedeutend und meist durch analytische Fehler vorgetäuscht.

Magnesium

Insbesondere bei einer längerfristigen, ausschließlich parenteralen Ernährungstherapie kann es zu Verschiebungen des Phosphat- und Magnesiumbestands im Organismus kommen. Die Bestimmung von Magnesium erfolgt ionenselektiv, photometrisch oder selten mittels Atomabsorption, die Phosphatanalytik wird in der Regel photometrisch durchgeführt.

Magnesium ist Kofaktor phosphatübertragender Enzyme und unter anderem an der *neuronalen Erregungsübertragung* beteiligt. 99% des Magnesiums befinden sich intrazellulär. Die physiologischen Plasmakonzentrationen liegen zwischen 0,75 und 1 mmol/l. Eine vermehrte Protein- und Kalziumzufuhr können den Magnesiumbedarf, der physiologischerweise zwischen 10 und 20 mmol/Tag liegt, steigern.

Pathologische Plasmamagnesiumkonzentrationen können mit Störungen der neuromuskulären Aktivität, zerebraler Symptomatik sowie Herzrhythmus- und intestinalen Störungen einhergehen.

Anorganisches Phosphat

66% des anorganischen Phosphates finden sich in knöchernen Strukturen, 33% im Intra- und 1% im Extrazellulärraum. Im Plasma liegt ionisiertes anorganisches Phosphat in Form von NaH_2PO_4 vor. Die Konzentration im Plasma ist stark altersabhängig, bei Jugendlichen deutlich höher (durchschnittlich 3,4 mmol/l) als bei Erwachsenen (0,7 – 1,55 mmol/l).

■ **Regulation.** Die Niere hat einen wesentlichen Anteil an der Phosphatregulation. Unter physiologischen Verhältnissen werden täglich ca. 6 g Phosphat glomerulär filtriert und zu 80 – 90% tubulär rückresorbiert. Die durchschnittliche Phosphatkonzentration im Urin beträgt ca. 25 mmol/l.

■ **Bedeutung in der Intensivmedizin.** Hypophosphatämien finden sich häufig bereits in der Frühphase einer Intensivbehandlung, insbesondere unter einer ausschließlich phosphatarmen oder phosphatfreien parenteralen Ernährungstherapie. Der durchschnittliche Bedarf eines Intensivpatienten beträgt ca. 90 – 100 mmol/Tag, wobei die maximale Infusionsgeschwindigkeit 20 mmol/h nicht überschreiten sollte. Unter Intensivbedingungen sollten mindestens einmal wöchentlich die Plasmaphosphatkonzentration sowie die im 24-h-Sammelurin ausgeschiedene Phosphatmenge kontrolliert werden.

14.2.2 Standardkenngrößen des Substratmetabolismus

Glukose

Bedingt durch die Stresseinflüsse, denen ein Intensivpatient unterliegt, sind im Rahmen der dadurch ausgelösten Verschiebungen im Hormonstatus Hyperglykämien pathognomonisch für die Stoffwechselsituation des Intensivpatienten, wobei die Höhe der Blutglukosekonzentration mit der Schwere der Stresseinflüsse korreliert.

Während einer Intensivtherapie kann es z. T. zu sehr raschen und drastischen Veränderungen der Blutglukosekonzentration im Plasma kommen. Die Häufigkeit der Bestimmungen muss sich daher nach der Schwere der Erkrankung, nach evtl. bereits vorbestehenden Störungen des Glukosestoffwechsels und nach der eingeleiteten Therapie richten. Eine tageszeitliche Rhythmik, wie sie physiologischerweise besteht, wird unter intensivmedizinischen Bedingungen, insbesondere unter kontinuierlicher Nährstoffzufuhr, nicht beobachtet. Wegen ihrer hohen Spezifität und Sensitivität stehen enzymatische Bestimmungsverfahren (Hexokinase- oder Glukosedehydrogenasemethode) im Vordergrund. Der Referenzbereich für den Erwachsenen beträgt 3,3–5,6 mmol/l, entsprechend 60–100 mg/dl.

Plasma und Serum zeigen gegenüber venösem Vollblut – bedingt durch den anderen Verteilungsraum (kalkulierbar über den Hämatokritwert) – im Mittel um 10–15% höhere Nüchternglukosewerte.

Das Verhalten der Plasmaglukosekonzentration ist entscheidend für die Beurteilung des Kohlenhydratstoffwechsels, insbesondere unter dem Aspekt der Toleranz gegenüber einer exogenen Kohlenhydratzufuhr. Die Beurteilung der Blutglukosekonzentrationen sollte daher immer während der parenteralen bzw. enteralen Substratzufuhr erfolgen [8, 26].

Triglyzeride

Die entscheidenden biochemischen Größen des Fettstoffwechsels sind die aus exogenen oder endogenen Quellen stammenden Fettsäuren.

! Wegen der engen Verbindung zwischen Kohlenhydrat- und Fettstoffwechsel sollte insbesondere unter einer künstlichen Ernährungstherapie, neben regelmäßigen Kontrollen der Blutglukosekonzentration, auch eine Kontrolle der Plasmatriglyzeridkonzentration erfolgen.

Auch hierbei richtet sich die Häufigkeit der Bestimmungen nach der Schwere der Gesamterkrankung sowie nach der Ausprägung der im Rahmen eines Postaggressionssyndroms z. T. deutlich eingeschränkten Fettverwertung. Im Blut liegen die Fettsäuren überwiegend als Neutralfette in Form von Triglyzeriden (Ester des dreiwertigen Alkohols Glyzerin mit 3 langkettigen Fettsäuren) vor. Darüber hinaus finden sich im Plasma Fettsäuren in Form von Phospholipiden, die allerdings für die Überwachung und Diagnose von Fettstoffwechselstörungen beim Intensivpatienten keine große Bedeutung haben. Wesentlich aussagekräftiger und wünschenswerter wäre die Bestimmung der freien Fettsäuren im Plasma, wobei eine Differenzierung wegen der aufwendigen Analytik (HPLC) in der klinischen Routinediagnostik nicht zur Verfügung steht.

■ **Klinisches Vorgehen.** Triglyzeride werden unter möglichst konstanten Ernährungsbedingungen – sofern eine parenterale Fettzufuhr unter laufender Infusion erfolgt – überwacht. Die Bestimmung der Triglyzeride wird mittels enzymatischem Farbtest (GPO/PAP-Methode) durchgeführt. Als statistischer Referenzbereich werden Triglyzeridkonzentrationen zwischen 0,6 und 2,3 mmol/l, entsprechend 50–200 mg/dl, angesehen. Diese Werte gelten für stoffwechselgesunde und normalgewichtige Erwachsene zwischen 20 und 50 Jahren. Nach Aufenanger und Kattermann [4] haben Männer in höheren Altersstufen doppelt so häufig höhere Triglyzeridkonzentrationen wie Frauen. Für die klinische Routine hat es sich im allgemeinen durchgesetzt, dass die Triglyzeridkonzentrationen im Plasma unter einer laufenden Fettzufuhr 2–3 mmol/l nicht überschreiten sollten.

Da Hypertriglyzeridämien kohlenhydratinduziert sein können, kann hier gelegentlich – trotz höherer Triglyzeridkonzentrationen – die Fettzufuhr anstelle von Kohlenhydraten sinnvoll sein, sofern die Triglyzeridkonzentration dann unter dem geänderten Ernährungsregime in den Referenzbereich zurückkehrt.

■ **Messfehler durch Heparin.** Da Intensivpatienten häufig unter teilweise hoher Heparinzufuhr stehen, ist mit einem starken Anstieg des freien Glyzerins im Serum zu rechnen. Dies ist bei der Beurteilung der Triglyzeridkonzentrationen zu beachten, da ein erhöhtes freies Glyzerin nach Heparingabe zu fälschlich erhöhten Triglyzeridbestimmungen führt [4].

Harnstoff

Harnstoff und Harnstoff-Stickstoff („blood urea nitrogen", BUN) werden in der medizinischen Diagnostik häufig nebeneinander benutzt. Dabei wird der Harnstoff aus den Harnstoffstickstoffwerten durch Multiplikation mit dem Faktor 2,14 berechnet bzw. umgekehrt der Harnstoffstickstoffgehalt aus dem Harnstoff durch Multiplikation mit dem Faktor 0,46 errechnet. Die Bestimmung der Plasmaharnstoffkonzentrationen erfolgt in der Regel durch eine spezifische Enzymmethode, bei der durch Urease Ammoniak abgespalten wird. Der Referenzbereich für den Erwachsenen liegt zwischen 3 und 8 mmol/l, entsprechend 20–50 mg/dl.

■ **Einflussfaktoren.** Die Überwachung der Harnstoff- bzw. der Harnstoffstickstoffkonzentration im Plasma dient in allererster Linie der *Diagnose und Verlaufsbeurteilung der Niereninsuffizienz*. Dabei wird häufig außer Acht gelassen, dass die Harnstoffsynthese im wesentlichen eine Leistung der Leber ist, die unter anderem vom angebotenen Substrat (Proteine, Aminosäuren) abhängig ist. Da darüberhinaus Mikroorganismen im Darm aus Protein Ammoniak bilden können, sind für die Harnstoffkonzentrationen im Blut nicht nur die Proteinmenge der Nahrung und die Leberfunktion, sondern auch die proteolytische Aktivität des Magen- und Pankreassekrets, die Absorptionsfunktion des Darms sowie die Aktivität der Darmflora mit verantwortlich. Da eine unmittelbare Beziehung zwischen der Proteinaufnahme und der Harnstoffproduktion besteht, ist die Überwachung der Harnstoffkonzentration im Plasma unter der Zufuhr von Aminosäuren praktisch obligat.

■ **Klinisches Vorgehen.** Ein Anstieg der Harnstoffkonzentration im Plasma wird auch bei stark kataboler Stoffwechselsituation zu verzeichnen sein, da hierbei körpereigenes Protein abgebaut und in der Leber zu Harnstoff metabolisiert wird.

Einschränkungen der Leberfunktion können zu einem deutlichen Absinken der Harnstoffkonzentration im Plasma bzw. einer deutlich erniedrigten Harnstoffproduktionsrate führen. Bei einer metabolischen Azidose kommt es zu einer vermehrten hepatischen Glutaminbildung bei gleichzeitig reduzierter Harnstoffsynthese. Der Stickstoff wird dabei ohne Verbrauch von Bikarbonat als Ammoniumion im Urin ausgeschieden.

Einschränkungen der Nierenfunktion zeigen sich in der Regel an einem sehr frühzeitigen Anstieg der Harnstoffplasmakonzentration. Im Gegensatz zum Kreatinin ist die Harnstoffausscheidung vom Ausmaß der Diurese abhängig. Daher korreliert der Harnstoffspiegel häufig nicht mit der Kreatininkonzentration.

> Eine isolierte Erhöhung der Plasmaharnstoffkonzentration hat meist extrarenale Ursachen, wohingegen ein paralleler Anstieg der Plasmakreatininkonzentration auf eine Störung der Nierenfunktion hinweist.

Erst bei einer Erhöhung der Plasmakreatininkonzentration auf über 250 mmol/l, entsprechend 2,8 mg/dl, kann eine Erhöhung der Plasmaharnstoffkonzentration als ein deutlicher Hinweis auf eine Einschränkung der Nierenfunktion gewertet werden.

Um Einflüsse der Leber- und Nierenfunktion besser voneinander abgrenzen zu können, hat es sich für die Klinik bewährt, nicht nur die Plasmaharnstoffkonzentration zu überwachen, sondern darüber hinaus die sogenannte Harnstoffproduktionsrate zu berücksichtigen (s. Abschn. 14.2.3).

Ammoniak (Ammonium)
Die direkte enzymatische Ammoniakbestimmung im Plasma ohne Enteiweißung nach der Glutamatdehydrogenase-Methode gilt heute als analytische Methode der Wahl, wobei als *Referenzbereich* für Männer 15–60 µmol/l und für Frauen 11–51 µmol/l angegeben werden.

Die Bestimmung der Plasmaammoniakkonzentration gehört in den meisten Kliniken nicht zum biochemischen Standardüberwachungsprogramm von Intensivpatienten.

Wegen seiner zentralen Stellung im Intermediärstoffwechsel der Proteine im Rahmen des Harnstoffzyklus kommt der Plasmaammoniakkonzentration jedoch eine erhebliche diagnostische Bedeutung zu, insbesondere für die *Beurteilung der Leberfunktion*. Aus dem Dickdarm werden der Leber täglich ca. 4 g Ammoniak über die Pfortader zugeführt und dort durch den Harnstoffzyklus entgiftet. An der Metabolisierung von Ammoniak sind weiterhin – wenn auch in deutlich geringerem Ausmaß – Gehirn und Skelettmuskulatur beteiligt, wobei dies insbesondere bei erheblich eingeschränkter Leberfunktion Bedeutung erlangt. Unter physiologischen Bedingungen, d.h. normale Proteinzufuhr und natürliche Proteinabbaurate vorausgesetzt, ist die Kapazität des Harnstoffzyklus in der Leber nur zu ca. einem Viertel ausgeschöpft.

■ **Leberfunktionsstörung.** Eine schwere Beeinträchtigung der Leberfunktion, wie sie unter intensivmedizinischen Bedingungen relativ häufig vorkommt, lässt sich oftmals an einer *verminderten Harnstoffproduktion bei gleichzeitiger Hyperammonämie* erkennen. Da solche Patienten zudem häufig noch stark katabol sind, verstärkt die vermehrt anfallende Ammoniumproduktion eine bereits bestehende Hyperammonämie. Niedrige Harnstoffsyntheseraten bei gleichzeitig ansteigenden Ammoniakkonzentrationen im Blut deuten immer auf eine schwere Leberzellschädigung hin und zwingen zu einer Reduktion des Proteinangebotes im Rahmen einer klinischen Ernährungstherapie.

14.2.3 Analytische Überwachung von Organfunktionen

Die Stoffwechselüberwachung in der Intensivmedizin dient primär nicht der Diagnostik und Verlaufskontrolle angeborener oder erworbener Stoffwechselerkrankungen. Sie hat vielmehr die Aufgabe festzustellen, in welchem Umfang Synthese-, Umbau- und Eliminationsleistungen von Organen verändert sind und welchen Einfluss evtl. bestehende Funktionsstörungen auf den Substratbedarf und die Toleranzbreite des Gesamtorganismus haben. Das schwächste Glied in der Kette der Organfunktionen bestimmt dabei in der Regel die erforderliche bzw. zumutbare Substratzufuhr. Dies gilt insbesondere bei Zuständen multipler Organinsuffizienzen [25].

Da jede Zelle nur dann überleben kann, wenn sie die für ihren Funktions- und Betriebsstoffwechsel notwendigen energetischen und Bausubstrate zur Verfügung gestellt bekommt, muss die globale Überwachung der Stoffwechselfunktion des Organismus natürlich auch die Überwachung des hämodynamischen wie auch des respiratorischen Systemes miterfassen.

Das hämodynamische System besteht unter intensivmedizinischen Aspekten hauptsächlich aus drei Teilkomponenten, die wesentliche Voraussetzungen für diese zelluläre Versorgung darstellen:
- die kardiale Pumpfunktion,
- die Intaktheit der Gefäße,
- die Zusammensetzung des Blutes als wesentliches Transportmedium.

Die für die Überwachung der Stoffwechselleistung wichtigste Funktion des respiratorischen Systems ist die Kontrolle des Gaswechsels. Dabei spielt es eine entscheidende Rolle, in welchem Ausmaß die Lunge in der Lage ist, das Blut und damit die Gewebe in ausreichendem Maße mit O_2 zu versorgen und gleichermaßen das gasförmige Endprodukt der Metabolisierung, nämlich CO_2, zu eliminieren. Besonders wichtig ist die Überwachung der Leber- und Nierenfunktion unter der Intensivtherapie, da diese häufig von Funktionseinschränkungen betroffen sind.

Standardkenngrößen zur Überwachung der Leber- und Nierenfunktion

Bilirubin

Bilirubin entsteht beim Abbau von Hämoproteinen und stellt eine lipophile, im wässrigen Milieu nur gering lösliche Substanz mit toxischen Eigenschaften dar. Seine Neurotoxizität beruht auf der Aufnahme in die Lipidstrukturen des Zentralnervensystems, wo Bilirubin mit Phosphatidylcholin wahrscheinlich präzipitierende Komplexe bildet. Eine der wesentlichen Leberfunktionen ist die Detoxifizierung und Elimination dieser Substanz. Störungen des Bilirubinstoffwechsels sind klinisch in der Regel als Ikterus erkennbar, wobei eine Verfärbung der Skleren ab einer Bilirubinkonzentration von über 30 µmol/l (über ca. 2 mg/dl) sichtbar wird.

Das im Serum messbare Gesamtbilirubin ergibt sich aus der Summe seiner vier Fraktionen:
- nicht wasserlösliches, unkonjugiertes, an Albumin angelagertes Bilirubin,
- wasserlösliches Bilirubinmonoglukuronid,
- wasserlösliches Bilirunindiglukuronid,
- wasserlösliches, albuminkovalentgebundenes sog. δ-Bilirubin.

■ **Differenzierung von Bilirubin.** Entsprechend der verwendeten Bestimmungsmethode mit Diazo-Reagenz wird Serumbilirubin eingeteilt in:
- wasserlösliches *direktes Bilirubin*, das an Glukuronsäure gebunden vorliegt, und
- wasserunlösliches, sog. unkonjugiertes, d.h. nicht an Glukuronsäure gekoppeltes *indirektes Bilirubin*, das erst nach Zusatz eines Akzelerators (z.B. Koffein und Natriumacetat) mit dem Diazo-Reagenz reagiert.

In Kombination mit Leberenzymen sowie der Differenzierung zwischen direktem und indirektem Bilirubin kann zwischen prä-, intra- und posthepatischen Störungen differenziert werden.

■ **Prähepatische Störungen.** Prähepatisch bedingte Hyperbilirubinämien sind durch ein vermehrtes Bilirubinangebot zurückzuführen. Die häufigsten Ursachen in der Intensivmedizin sind Transfusionsreaktionen sowie Verbrennungen bzw. die Resorption großer Hämatome.

■ **Intrahepatische Störungen.** Beim intrahepatischen Ikterus liegt in der Regel zusätzlich zur Bilirubinämie eine Erhöhung von Leberenzymen vor. Eine weitere Abgrenzung gegenüber einem prähepatisch bedingten Ikterus ergibt sich durch den Anteil konjugierten (direkten) Bilirubins am Gesamtbilirubin, welches bei prähepatischer Ursache häufig weniger als 20% beträgt, wohingegen bei hepatischen und posthepatischen Hyperbilirubinämien dieser Anteil auf über 50% ansteigen kann.

■ **Posthepatische Störungen.** Der Ikterus beruht auf einem mechanischen Verschluss der Gallenwege und ist in der Regel durch einen kontinuierlichen Anstieg des konjugierten Serumbilirubins gekennzeichnet.

■ **Interpretation auf der Intensivstation.** Geringgradige Erhöhungen des Serumbilirubins können nach längerdauernden Sepsiszuständen und starker körperlicher Belastung auftreten. Leicht erhöhtes Gesamtbilirubin wird unter längerdauernder parenteraler kohlenhydratreicher Ernährungstherapie infolge fettiger Infiltration der Leber bzw. als Zeichen einer sekundären Beteiligung bei anderen Grunderkrankungen gefunden. Dabei sind oftmals auch die Transaminasen, die γ-GT und GLDH erhöht. Ein leichter Bilirubinanstieg zusammen mit mäßig erhöhten Transaminasen sollte immer Anlass sein, die aktuelle Ernährungstherapie erneut zu überdenken.

Intrahepatische *Cholestasezeichen* ergeben sich oftmals infolge der vielfältigen Anwendung von Medikamenten in der Intensivmedizin sowie auf dem Boden bakterieller Infektionen (relativ häufig bei Infektionen der Gallenwege durch E. coli, Enterokokken oder Klebsiellen). Medikamentös bedingte Zeichen des intrahepatischen Ikterus können entweder durch einen direkten toxischen Einfluss, der meist dosisabhängig ist, oder aber durch eine dosisunabhängige immunologische Überempfindlichkeit hervorgerufen sein.

Die bei septischen Intensivpatienten häufig zu beobachtenden Hyperbilirubinämien beruhen, ähnlich wie bei akuter Virushepatitis, auf dem Übertritt von konjugiertem Bilirubin aus den Gallenkapillaren in das Blut aufgrund einer Schädigung des Leberparenchyms. Als konjugiertes und damit wasserlösliches Bilirubin kann es dann auch im Harn nachgewiesen werden.

Laktat

Laktat ist das Endprodukt des anaeroben Glukosestoffwechsels. Zum einen kann es in die Glukoneogenese einfließen, zum anderen wird es oxidativ im Krebszyklus verstoffwechselt. Prinzipiell ist arterielles Blut am besten für die Laktatbestimmung geeignet. Die Laktatbestimmung erfolgt durch Laktatdehydrogenase unter Beteiligung des Koenzyms NAD^+. Dabei liegt der Referenzbereich für den Erwachsenen bei 1–1,78 mmol/l entsprechend 9–16 mg/dl.

Ein Laktatanstieg kann entweder durch eine vermehrt anaerobe Energiegewinnung und/oder durch eine eingeschränkte Leberfunktion entstehen. Insbesondere in der Muskulatur kommt es bei gesteigerter Glykolyse zu einer vermehrten Laktatbildung.

■ **Hyperlaktatämie und Laktazidose.** Zur diagnostischen Beurteilung der Laktatkonzentrationen muss zwischen einer Hyperlaktatämie und einer Laktazidose unterschieden werden. Hyperlaktatämien sind Zustände mit erhöhten Laktatkonzentrationen im Blut, ohne dass ein pathologischer Säure-Basen-Status vorliegt.

Laktazidose = Hyperlaktatämie und Azidose:
- Laktat >45 mg/dl (entsprechend > 5 mmol/l),
- pH <7,35.

Dabei stellt Laktat einen erheblichen Anteil der organischen Anionen im Blut und trägt damit zu einer vergrößerten Anionenlücke bei. Weder die selektive Vermehrung von Laktat noch die isolierte Störung einer hepatischen Laktatverwertung führen zur Ausbildung einer Laktazidose. Erst wenn eine Hemmung der Zellatmung zu einer Anhäufung von H^+-Ionen und/oder eine reduzierte Pufferkapazität oder eine renale Säureelimination hinzukommen, entsteht eine Laktazidose [30].

■ **Interpretation auf der Intensivstation.** In der Intensivmedizin wird die Plasmalaktatkonzentration zur Prognose und Verlaufsbeobachtung von Mikrozirkulationsstörungen, zur Erkennung und Gewichtung von Gewebshypoxien, zur Differenzierung unklarer metabolischer Azidosen (insbesondere bei vergrößerter Anionenlücke) sowie zur Diagnose akuter intestinaler Gefäßverschlüsse herangezogen.

Hyperlaktämien ohne Azidose sind häufig Folge hypermetaboler Zustände, z.B. durch vermehrte katecholamininduzierte Glykolyse, wie sie z.B. im Intensivbereich bei Sepsis oder ausgedehnten Verbrennungen vorkommen kann. Erhöhte Laktatwerte bei alkalischer Stoffwechselsituation (sog. sekundäre Hyperlaktatämie) stellen eine reaktive Laktatproduktion als Antwort auf eine respiratorische Alkalose dar.

In der Intensivmedizin wird insbesondere der Verlauf der *Plasmalaktatkonzentration* zur Erkennung akuter Gefäßverschlüsse und mangelnder Perfusion herangezogen. Die Beurteilung des postoperativen Laktattrends erlaubt z.B. eine Aussage über die Entwicklung einer intestinalen Ischämie.

Weiterhin gibt der Verlauf der Laktatkonzentration häufig einen globalen Überblick über die *Durchblutungsverhältnisse* und die O_2-Versorgung des Gesamtorganismus, insbesondere in kritischen Kreislaufsituationen.

Die auf verminderter Durchblutung beruhende Gewebshypoxie stellt dabei die häufigste Ursache einer Laktazidose dar. Ein anhaltend hohes und ansteigendes Laktat ist als prognostisch ungünstiger Parameter anzusehen, insbesondere dann, wenn die Leber selbst zum Nettolaktatproduzenten wird, d.h. aufgrund mangelnder Oxygenation und Perfusion mehr Laktat produziert als sie umsetzen kann.

■ **Laktat/Pyruvat-Quotient.** Gelegentlich wird der Laktat-/Pyruvat-Quotient zur Beurteilung schwerer akuter Hypoxien, wie z.B. in Schocksituationen, herangezogen. Das Laktat-Pyruvat-Verhältnis spiegelt das Redoxgleichgewicht in den Zellen wider. Physiologischerweise liegt der Laktat/Pyruvat-Quotient bei 10–20:1.

MEGX-Test

Die metabolische Kapazität der Leber kann, neben der Bestimmung der Harnstoffproduktionsrate, spezifischer mit Hilfe des sogenannten MEGX-Tests (Mono-Ethyl-Glyzin-Xylidid) charakterisiert werden. Nach der parenteralen Applikation von Lidocain lässt sich nach ca. 1–2 h feststellen, wie hoch die metabolische Kapazität der Leber ist, allerdings kann daraus nicht abgeleitet werden, welche Art der Einschränkung vorliegt. Der MEGX-Test sagt aber etwas über die Kapazität der Leber als Biotransformator aus, da die Metabolisierung des Lidocains auch ein intaktes P_{450}-mischfunktionelles Oxygenasesystem der Leber voraussetzt [9, 11].

Albumin

Albumin wird ebenfalls in der Leber synthetisiert, hat ein Molekulargewicht von 66.248 und weist als einziges Plasmaprotein seiner Größe keinen Kohlenhydratanteil auf. Unter physiologischen Bedingungen beträgt die Syntheserate der Leber etwa 150–250 mg/kg/Tag. Ein Abfall der Plasmaalbuminkonzentration, die im Referenzbereich 36–50 g/l beträgt, kann durch ein mangelhaftes Angebot an Aminosäuren, eine verminderte Syntheseleistung der Leber sowie durch einen vermehrten intravasalen Ausstrom („capillary leak") bedingt sein. Ein Anstieg des onkotischen Drucks in der Extrazellulärflüssigkeit der Leber vermindert die Albuminsynthese. Albumin gilt als einziger wesentlicher biochemischer Parameter, der relevant mit einem chronischen Mangelernährungszustand korreliert [14].

■ **Interpretation auf der Intensivstation.** Die biologische Halbwertszeit des Albumins beträgt ca. 19 Tage. Im Bereich der Intensivmedizin sind Veränderungen der Albuminkonzentration im Plasma hauptsächlich auf Verteilungsstörungen und weniger auf eine reduzierte Syntheseleistung zurückzuführen. Unzureichende Nährstoffzufuhr in Verbindung mit einer ausgeprägten Stresssituation können zu einem raschen Abfall des Plasmaalbumins führen.

Selbst die bei Intensivpatienten oftmals anzutreffende erhebliche Hypalbuminämie ist in der Regel keine Indikation zur Humanalbumingabe, da dadurch weder die zugrundeliegende Synthesestörung noch ein Kapillarleck wirksam bekämpft werden können.

Im Gegenteil, ein exogenes Albuminangebot führt zu einer reduzierten Syntheserate in der Leber und – bei vermehrter Kapillardurchlässigkeit – zu einem vermehrten Ausstrom von Albumin in das Interstitium.

! Da die Albuminsynthese parallel mit der Cholinesterasesynthese in der Leber verläuft, kann die Höhe der Plasmacholinesterase ein Hinweis auf die Fähigkeit der Leber zur Albuminsynthese sein.

Kreatinin

Kreatinin gehört zu den Standardkenngrößen für die Erfassung einer eingeschränkten *glomerulären Filtrationsrate*. Kreatinin wird in Modifikation der Jaffé-Methode oder enzymatisch bestimmt. Die Referenzbereiche schwanken etwas, je nach der angewandten Methode. Im Rahmen der enzymatischen Bestimmung liegen sie für Erwachsene bei Frauen zwischen 0,5 und 0,9 mg/dl, bzw. 42–80 µmol/l, und für Männer zwischen 0,55 und 1,1 mg/dl bzw. 50–97 µmol/l.

Da der Kreatininwert des Gesunden über längere Zeit nur geringfügigen Schwankungen unterliegt, ist insbesondere ein wiederholt nachweisbarer Anstieg der Kreatininkonzentration zur Beurteilung der Nierenfunktion geeignet.

Die mathematische Beziehung zwischen der glomerulären Filtrationsrate und der Plasmakreatininkonzentration ist nicht linear (Abb. 14-3). Der Kreatininwert wird erst dann zu einem empfindlichen Indikator, wenn die glomeruläre Filtrationsrate bis auf etwa 50 % abgesunken ist.

Bis dahin bleiben die Serum- oder Plasmakreatininkonzentrationen in der Regel innerhalb des Referenzbereichs. Dieser wird daher auch als sog. *„kreatininblinder Bereich"* bezeichnet. Bei einer Beurteilung von Plasma- und Serumkreatininwerten müssen die Körperkonstitution, Geschlecht und Alter der Patienten mit berücksichtigt werden. Insbesondere die Muskelmasse sowie die mit dem Lebensalter veränderte glomeruläre Filtrationsrate müssen bei der Beurteilung von Kreatininwerten einbezogen werden. Muskelmasse und damit die Kreatininbildung sowie die glomeruläre Filtrationsrate nehmen mit zunehmendem Alter ab. Da dies annähernd parallel erfolgt, ändern sich die Plasmakreatininkonzentrationen nicht.

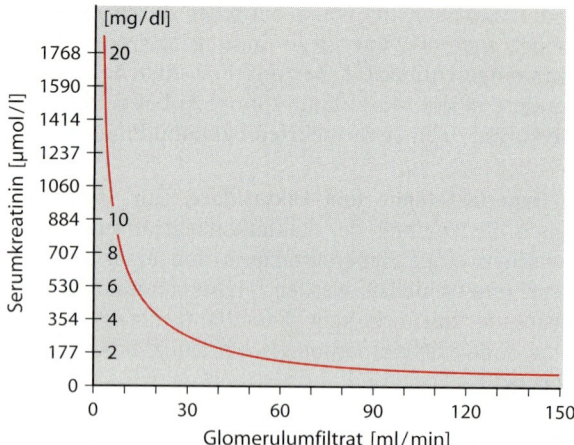

Abb. 14-3. Zusammenhang zwischen Serumkreatininkonzentration und Glomerulumfiltrat. (Nach [27])

Ein identischer Kreatininwert lässt deshalb beim alten und beim jungen Patienten nicht auf dieselbe glomeruläre Filtrationsrate schließen.

Insbesondere in Bezug auf die Flüssigkeits- und Volumenzufuhr ist es in der Intensivmedizin oftmals von elementarer Bedeutung, zwischen einer prärenalen, intrarenalen oder postrenalen Leistungseinschränkung zu unterscheiden. Die prärenale Niereninsuffizienz zeichnet sich durch einen Plasmakreatininanstieg und einen in der Regel disproportional stärkeren Harnstoffanstieg aus. Ursachen dafür sind Hypovolämie und Verminderung der Nierenperfusion.

Fraktionelle Natriumexkretion (Fe_{Na})

Ein akutes intrarenales Nierenversagen, wie es oftmals, z. B. im Rahmen schwerer Schockzustände oder einer Sepsis vorkommt, ist durch einen Kreatininanstieg, manchmal sogar auf über 10 mg/dl (884 µmol/l), und durch die Entwicklung urämischer Symptome gekennzeichnet. Dabei können die Harnvolumina zunächst noch normal oder auch vermindert sein, eine Anurie ist selten. Zur differentialdiagnostischen Abgrenzung gegenüber einem prärenalen Nierenversagen kann zusätzlich die sog. fraktionelle Natriumexkretion (Fe_{Na}) herangezogen werden, die in der Intensivtherapie allerdings oft nur eingeschränkt verwertbar ist, da in den vorangegangenen 48 h keine Diuretika gegeben worden sein sollten.

$$Fe_{Na}(\%) = \frac{Na_{Urin} \cdot (Kreatinin)_{Plasma}}{Na_{Plasma} \cdot Kreatinin_{Urin}} \cdot 100$$

Von einer intrarenalen Niereninsuffizienz ist dann auszugehen, wenn die fraktionelle Natriumexkretion über 1 % liegt. Darüber hinaus ist beim akuten Nierenversagen der Harn etwa plasmaisoton und relativ natriumreich (in der Regel über 40 mmol/l). Eine prärenale Niereninsuffizienz ist durch eine reduzierte Flüssigkeitsausscheidung (400–800 ml/Tag) sowie einen deutlichen Anstieg der Urinosmolarität (über 500 mosm/l) gekennzeichnet. Dabei ist der Urin natriumarm (unter 20 mmol/l) und die Fe_{Na} liegt unter 1%.

Kreatininclearance

Zur frühzeitigen Erkennung insbesondere auch leichterer Nierenfunktionseinschränkungen sowie zur Verlaufskontrolle wird im Rahmen der Intensivtherapie öfters auch die Kreatininclearance mit herangezogen. Zur Ermittlung der Kreatininclearance wird der Urin über einen Zeitraum von z.B. 6 h gesammelt und die Plasma- und Urinkreatininwerte bestimmt. Die Berechnung erfolgt dann nach der u.g. Formel, zusätzlich kann der Wert für einen interindividuellen Vergleich auf eine Körperoberfläche von 1,73 m² normiert werden.

$$Cl\,(ml/min) = \frac{[Kreatinin]_{Urin} \cdot Urinvolumen\,(ml)}{[Kreatinin]_{Plasma} \cdot Sammelzeit\,(min)}$$

Mit Hilfe der Plasmakreatininclearance kann approximativ eine deutlich verminderte glomeruläre Filtrationsrate, insbesondere im sog. kreatininblinden Bereich, diagnostiziert werden. Darüber hinaus wird die Kreatininclearance in der Intensivmedizin oftmals zur Verlaufsbeurteilung bei Therapie mit potentiell nephrotoxischen Pharmaka sowie zur Festlegung einer Dialyse- oder Hämofiltrationspflicht herangezogen, was im allgemeinen bei einer Kreatininclearance unter 5 ml/min der Fall ist.

Standardüberwachung der Urinausscheidung

Ergänzt werden die genannten Möglichkeiten der Überwachung durch eine sorgfältige Analyse der Urinausscheidung (Tabelle 14-3).

Dabei können neben der einfachen Volumenmessung der stündlichen und täglichen Urinausscheidung auch die Konzentration und die Zusammensetzung des Urins bestimmt werden. In diesem Zusammenhang sind Parameter wie Osmolalität, Elektrolyte und Glukosekonzentration, pH-Wert sowie die ausgeschiedene Menge an Gesamtstickstoff, Harnstoff und Kreatinin aufschlussreiche Größen, u.a. um den Einfluss einer Ernährungstherapie auf den Gesamtorganismus abschätzen zu können. Darüber hinaus ergeben sich aus diesen Daten Rückschlüsse zur Beurteilung der Nierenfunktion.

Die Häufigkeit der Bestimmungen richtet sich auch hier in erster Linie nach dem Gesamtzustand und nach der Stoffwechselsituation [11].

14.2.4 Standardkenngrößen der globalen Gerinnungsfunktion

Hämostasestörungen im Rahmen der Intensivtherapie sind häufig. Diese betreffen sowohl die plasmatische wie auch die zelluläre Gerinnung. Daher zählt neben der Bestimmung der Thrombozytenzahl die Überwachung der Prothrombinzeit (Quick-Wert), der partiellen Thromboplastinzeit (PTT) sowie die Bestimmung des Antithrombin III (AT III) zu den in der Intensivmedizin üblicherweise überwachten Routinekenngrößen [28, 29].

Prothrombinzeit (PT, Thromboplastinzeit, „Quick-Wert")

Insbesondere Veränderungen der Prothrombinzeit sowie der AT-III-Konzentration im Plasma sind eng mit der Stoffwechselfunktion der Leber verbunden. Sie sind daher wichtige Parameter zur Differenzierung von Hämostasestörungen, aber auch zur Einschätzung der Lebersynthesefunktion. Während die partielle Thromboplastinzeit (PTT) im Rahmen der Intensivtherapie zur Überwachung und Steuerung der Heparintherapie benötigt wird, können die Prothrombinzeit als globaler Suchtest sowie die Aktivitätsbestimmung von Antithrombin III zur schnellen, groben Differenzierung von Hämostasestörungen herangezogen werden. Kann ein angeborener Mangel oder Defekt von Gerinnungsfaktoren ausgeschlossen werden, so beruhen die erworbenen Faktorenmangelzustände in der Intensivmedizin entweder auf Synthesestörungen infolge von Lebererkrankungen, Vitamin-K-Mangel, auf einem abnormen Verlust oder einem gesteigerten Verbrauch infolge einer disseminierten intravasalen Gerinnung.

■ **Vitamin-K-Mangel.** Die Thromboplastinzeit erfasst die Faktoren II, V, VII und X und ist damit geeignet, unter anderem auf einen Vitamin-K-Mangel hinzuweisen. Verminderungen der Faktoren II, VII, IX und X sind durch fehlende Vitamin-K-Zufuhr, ausgedehnte Antibiotikatherapie oder Vitamin-K-Resorptionsstörungen bedingt. Antithrombin III ist davon praktisch nicht betroffen.

Tabelle 14-3. Standardkenngrößen der Urinausscheidung

Obligate Bestimmungen:
- Volumen pro Zeit

Fakultative Bestimmungen:
- Osmolalität
- Harnstoff/Kreatinin
- Glukose
- Elektrolyte (Natrium, Kalium, Chlorid)
- pH
- (Gesamtstickstoff)

■ **Leberparenchymschäden.** Leberparenchymschäden zeigen sich initial insbesondere in einer Verminderung des Faktor VII. Davon wird der Prothrombinkomplex beeinflusst, und es resultiert eine Verminderung der Thromboplastinzeit. Gleichermaßen betroffen ist Antithrombin III. Bei fortgeschrittener Leberinsuffizienz auf dem Boden schwerer Leberzellschäden sind in der Regel alle Faktoren und Inhibitoren gleichermaßen vermindert.

■ **Verbrauchskoagulopathie.** Im Rahmen einer Verbrauchskoagulopathie wird das Ausmaß des Faktorendefizits von der jeweiligen Phase der Verbrauchskoagulopathie bestimmt, d.h. von Hyperkoagulabilität oder Hypokoagulabilität. Vermindert sind die Faktoren des Prothrombinkomplexes, das Fibrinogen, AT III und Plasminogen.

Antithrombin III (AT III)

AT III hat gerinnungshemmende Eigenschaften und stellt einen wesentlichen Faktor für das Gleichgewicht des Gerinnungssystems dar (s. Kap. 17). Bei der Beurteilung der AT-III-Aktivität müssen Veränderungen des Säuren-Basen-Status beachtet werden. Je ausgeprägter eine Azidose ist, umso mehr muss von einem funktionellen Ausfall von AT III ausgegangen werden. Ein AT-III-Mangel ist einer der spezifischen Indikatoren für die Diagnose einer Verbrauchskoagulopathie.

14.2.5 Standardkenngrößen der Enzymdiagnostik

Biochemische und physiologische Grundlagen

Enzyme sind biologische Katalysatoren, die reaktionsspezifisch die Katalyse einer chemischen Reaktion steuern. Enzymaktivitäten werden nach internationalen Einheiten definiert, wobei eine Einheit (U) diejenige Enzymmenge ist, die unter definierten Bedingungen die Umwandlung von 1 µmol Substrat/min katalysiert.

Enzyme sind in der Regel an zelluläre Strukturen gebunden oder im Zytoplasma gelöst und werden unter physiologischen Bedingungen nur in geringer Menge vom Gewebe in das Blut abgegeben. Erst durch die Zerstörung von Zellstrukturen kommt es zu einem deutlichen Anstieg der Enzymkonzentrationen im Blut.

! Im Gegensatz zu den in den vorherigen Abschnitten beschriebenen Substraten, die im wesentlichen als direkte Funktionsparameter für Einzelorgane oder Organsysteme herangezogen werden können, stellen Enzyme nur mittelbare Kenngrößen zur Beurteilung einer Organfunktion dar. Sie sind im wesentlichen als *Schadensparameter* anzusehen.

Bewertung enzymatischer Bestimmungen

Je nach Kompensationsbreite eines von Trauma oder Krankheit betroffenen Organs können trotz erheblicher Veränderungen der Enzymkonzentrationen im Serum oder Plasma die Funktionen des betroffenen Organes für den Gesamtorganismus durchaus noch ausreichend sein. Gerade für die kritische Bewertung enzymatischer Bestimmungen unter intensivmedizinischen Bedingungen erscheint diese Differenzierung in der Beurteilung von enzymatischen Kenngrößen von besonderer Bedeutung.

Eine durch Parenchymschäden hervorgerufene erhöhte Freisetzung von Enzymen ist natürlich immer mit einer Funktionsbeeinträchtigung verbunden, wobei die Höhe der Freisetzung von Enzymen auch eine Funktion noch verfügbaren Organgewebes darstellen kann. So können sehr niedrige oder im klinischen Verlauf deutlich abfallende Enzymaktivitäten nicht nur Hinweise für eine Gesundung, sondern nach ausgedehnten Organschäden und chronischen Verläufen auch einen Hinweis darauf geben, dass funktionsfähiges Organgewebe praktisch kaum noch zur Verfügung steht.

■ **Diagnostische Information der Enzymdiagnostik.** Nach Thomas [26] und Stein [25] kann die Enzymdiagnostik zu folgenden Beurteilungen herangezogen werden:

- Sitz der Erkrankung (Organlokalisation),
- Stadium des pathologischen Prozesse (akut oder chronisch),
- Schwere der Einzelzellschädigung (reparable oder irreparable Schädigung),
- Ausdehnung des Gewebeschadens,
- Diagnose der Erkrankung,
- Differentialdiagnose der Krankheit eines Organs.

Weitere diagnostische Informationen liefert
- die Höhe der Enzymaktivitäten,
- die Bestimmung von Enzymmustern (Gesamtheit der gleichzeitig im Plasma ermittelten Enzymaktivitäten),
- die Verlaufsbeurteilung von Enzymaktivitäten,
- die Bestimmung von Isoenzymen.

Gerade bei schwerstkranken septischen Intensivpatienten kann es zu einer Erhöhung insbesondere von *Leber- und Pankreasenzymen* kommen, obwohl diese Organe primär gesund waren, aber aufgrund systemischer Einflüsse sekundäre Schädigungen erfahren, die zu Enzymveränderungen im Plasma führen. Dieses ist in der Intensivmedizin oftmals von besonderer Wichtigkeit, da im Rahmen des komplexen Krankheitsgeschehens multimorbider Intensivpatienten eine Differenzierung zwischen Ursache oder Folge erheblich erschwert sein kann. So nehmen unter anderem Medikamente, Ernährungstherapie, aber auch Trauma und operative Eingriffe in nicht unerheblichem Maße Einfluss auf die Enzymaktivitäten. Um abschätzen zu können, in welchem Ausmaß wesentliche Stoffwechselorgane, insbesondere Leber und Pankreas, mit betroffen sind, werden bei den meisten Intensivpatienten verschiedene Parameter täglich überwacht.

Alkalische Phosphatase (AP)

Alkalische Phosphatasen sind membrangebundene Zellenzyme, die in großen Mengen im Skelettsystem, im Leberparenchym sowie in den Gallangangsepithelien lokalisiert sind. Aktivitätserhöhungen der gesamtalkalischen Phosphatase im Plasma resultieren deshalb fast immer aus einer Schädigung dieser Organe.

Unerklärbare Erhöhungen der gesamtalkalischen Phosphatase können durch die Bestimmung genetisch determinierter gewebespezifischer Isoenzyme (Leber, Knochen, Dünndarm, Plazenta-AP oder einer postgenetischen Form (Gallengangs-AP, Tumor-AP) näher differenziert werden.

Die Routineüberwachung der gesamtalkalischen Phosphatase in der Intensivmedizin dient hauptsächlich zur frühzeitigen Erkennung cholestatischer Lebererkrankungen.

Cholinesterase (CHE)

Die Serumcholinesterase wird weniger als Schadensparameter zur Abschätzung zugrundegehenden Leberparenchyms sondern vielmehr als Funktionsparameter für die Leberfunktion herangezogen. In Kombination mit GPT und γ-GT dient sie der Erkennung von Lebererkrankungen. Ein erniedrigter Wert ist dabei Indikator für eine eingeschränkte Synthesefunktion der Leber. Erhöhte CHE-Werte werden insbesondere bei alkoholtoxischer Leberschädigung gefunden. Wie bereits ausgeführt, sind Albumin- und Cholinesterasesynthese in der Leberzelle aneinander gekoppelt, daher kann, z. B. bei erniedrigten Plasmaalbuminkonzentrationen aus der Höhe der Cholinesteraseaktivität ein Hinweis darauf gewonnen werden, ob der verminderte Plasmaalbuminwert auf eine verminderte Syntheseleistung der Leber oder aber auf eine erhöhte Kapillarpermeabilität zurückzuführen ist.

Glutamat-Dehydrogenase (GLDH)

Die Überwachung der Glutamat-Dehydrogenase (GLDH) dient der Beurteilung eventueller schwerer Leberparenchymschäden und wird zur Differentialdiagnose des Ikterus herangezogen. Die GLDH stellt ein leberspezifisches Enzym dar und erlangt differentialdiagnostische Bedeutung hauptsächlich im Zusammenhang mit den Transaminasen GOT und GPT. Der Quotient aus GOT + GPT zu GLDH kann, insbesondere bei sehr hohen Transaminasenaktivitäten im Plasma, zur Differenzierung einer akuten Virushepatitis von einer toxischen Lebernekrose oder einer akuten Durchblutungsstörung herangezogen werden. Ein starker Anstieg der GLDH ist immer als Zeichen einer schweren Leberzellschädigung zu werten.

> **Beispiele für eine Differentialdiagnostik bei Leberfunktionseinschränkungen**
>
> - γ-GT/GOT: Unterscheidung der toxischen Hepatitis (> 6) von der akuten Virushepatitis (< 1).
> - GOT + GPT/GLDH: Abgrenzung einer akuten Leberzirkulationsstörung (unter 10) – z. B. bei akuter Rechtsherzinsuffizienz – von einer akuten Virushepatitis (> 50).
> - GOT/GPT (De-Ritis-Quotient): Differenzierung eines frischen Verschlussikterus (< 1) und einer chronischen Hepatitis (> 1).

γ-Glutamyl-Transferase (γ-GT)

Auch die Bestimmung der γ-Glutamyl-Transferase (γ-GT) zählt zu den Routineparametern der biochemischen Überwachung von Intensivpatienten. Änderungen der γ-GT finden sich bei Erkrankungen von Leber und Gallenwegen und sind sowohl zur Differentialdiagnose von Lebererkrankungen als auch zur Verlaufsbeobachtung geeignet. Insbesondere der Abgrenzung einer Cholestase von reinen Zellmembranschädigungen kommt in der Intensivmedizin besondere Bedeutung zu. Eine Erhöhung der γ-GT im Plasma oder Serum gilt als einer der sensibelsten Indikatoren für eine Leber- oder Gallenwegserkrankung.

Glutamat-Oxalazetat-Transaminase (GOT) und Glutamat-Pyruvat-Transaminase (GPT)

Die Bestimmung von GOT (= ASAT, Aspartat-Aminotransferase) und GPT (= ALAT, Alanin-Aminotransferase) in Serum oder Plasma kann zur Diagnostik, Differenzierung und Verlaufsbeurteilung von Erkrankungen der Leber und der Gallenwege herangezogen werden, darüber hinaus zur Abgrenzung eines Herzinfarkts (vorwiegend GOT-Erhöhung) sowie von Skelettmuskelschäden. Wie bereits ausgeführt, dient der Quotient GOT und GPT im Verhältnis zur GLDH als Maßstab zur Abschätzung des Schweregrads von Leberzellschädigungen.

■ **Quotient GOT/GPT.** Aus dem De-Ritis-Quotienten GOT zu GPT kann auf die Art des Leberzellschadens geschlossen werden. Die GOT-Aktivität der Leberzelle ist bis zu 70 % in den Mitochondrien und zu etwa 30 % im Zytoplasma lokalisiert. Ein Quotient von < 1 zeigt an, dass der Leberschaden meistens eher leichterer Natur, in der Regel entzündlicher Ursache ist. Ein Quotient von > 1 bis 2 ist ein Hinweis auf einen schweren Leberschaden, der in der Regel aus größeren Nekrosen resultiert, wobei es sich häufig um akute Lebererkrankungen oder alkoholtoxische Leberschädigungen handelt.

■ **Quotient LDH/GOT.** Der Quotient aus LDH und GOT kann zur Abgrenzung eines hämolytischen von einem hepatischen und posthepatischen Ikterus in der Intensivmedizin herangezogen werden. Ein Wert von >12 spricht für einen hämolytischen Ikterus.

Laktat-Dehydrogenase (LDH) und 2-Hydroxybutyrat-Dehydrogenase (HBDH)

LDH und HBDH können zur Verlaufsbeobachtung eines Herzinfarkts, bei Verdacht auf Lungenembolie sowie zur Differenzierung eines Ikterus bei Verdacht auf hämolytische Anämie bestimmt werden.

α-Amylase

Bei kritischkranken Patienten ist das Pankreas im Rahmen einer Multiorganinsuffizienz (Multiorgandysfunktionssyndrom, MODS) häufig mit beteiligt. Daher gehört die Bestimmung von α-Amylase und Lipase zur *Standardüberwachung* schwerkranker Intensivpatienten. Darüber hinaus dient sie zur Differentialdiagnose akuter Oberbauchschmerzen, unter anderem zum Nachweis oder Ausschluss einer akuten Pankreatitis.

Davon abgegrenzt werden müssen Erhöhungen der α-Amylase, die auch durch Erkrankungen der Parotis hervorgerufen sein können. Bei einer Parotitis kommt es zu einem typischen Anstieg der α-Amylase auf das 2- bis 3fache bei unveränderter Lipaseaktivität. Dabei ist zu beachten, dass bei Vorliegen einer Parotitis epidemica mit Pankreasbeteiligung auch eine erhöhte Lipasekonzentration vorkommen kann.

Lipase

Durch die Bestimmung der Lipase können Entzündungen der Bauchspeicheldrüse sicherer erfasst werden als durch die alleinige Bestimmung der α-Amylase, da Lipase eine *höhere Organspezifität* besitzt. Lipaseerhöhungen im Serum oder Plasma können daher, sofern keine Niereninsuffizienz vorliegt, immer als Hinweis auf eine direkte oder indirekte Pankreasschädigung interpretiert werden.

Typische Enzymveränderungen ergeben sich bei akuter Pankreatitis, einer chronisch obstruktiven Pankreatitis sowie bei einem Schub einer chronischen Pankreatitis. Bei Nierenfunktionsstörungen findet man häufig erhöhte Lipasewerte, da unter physiologischen Bedingungen Lipase glomerulär filtriert und nach vollständiger tubulärer Resorption dort metabolisiert wird.

14.3 Überwachung der Homöostase

Der amerikanische Physiologe Cannon (1939) führte für das Gleichgewicht der Körperfunktionen, d. h. für die Konstanterhaltung des von Claude Bernard definierten „milieu interieur" mittels komplizierter endogener Regulationsmechanismen, den Begriff „Homöostase" in die medizinische Literatur ein. Die gesamten Lebensprozesse spiegeln sich in dieser Homöostase, wobei jedes Trauma, jede Operation und jede Erkrankung eine Aggression bedeuten, die eine Störung dieses Gleichgewichts der Körperfunktionen zur Folge haben. Grundlegendes Ziel aller therapeutischen Bemühungen muss es zunächst sein, diese Homöostase möglichst schnell wiederherzustellen und dauerhaft aufrecht zu erhalten, da alle Heilungsprozesse sowie die Energieversorgung der Zellen an ein physiologisches inneres Milieu geknüpft sind.

In diesem Verständnis nimmt das Blut eine zentrale Rolle ein, nicht nur weil es der Diagnostik zur Beschreibung der Homöostase am leichtesten zugängig ist, sondern auch, weil es das zentrale Ver- und Entsorgungssystem des Organismus darstellt, aus dem sich die Zellen, entsprechend dem Angebot und dem Bedarf, bedienen und in das sie ihre Stoffwechselprodukte abgeben.

Die Zusammensetzung des Bluts stellt daher die Resultante aller Stoffwechselabläufe im Organismus dar. Dabei wird die Versorgung der einzelnen Zellen umso günstiger sein, je weniger die Zusammensetzung des Bluts, d. h. seine Homöostase verändert ist. Je nach Ausprägung von Verletzung, Krankheit oder Operation kommt es zu mehr oder weniger deutlichen Abweichungen der physiologischen Zusammensetzung des Bluts und damit zu einer Verschlechterung des Angebotes von Substraten an einzelne Organe bzw. an den Gesamtorganismus. Es besteht Einigkeit darüber, dass die Stoffwechselfunktionen im Organismus nur dann optimal ablaufen können, wenn ein weitgehend physiologischer Flüssigkeits-, Elektrolyt-, Säure-Basen- und Volumenstatus gewährleistet sind. Primäre Aufgabe der Überwachung der Homöostase ist es daher, drohende oder bereits eingetretene Störungen im Blut zu erkennen und in ihrem Ausmaß zu gewichten sowie die notwendigen Erhaltungs- und Korrekturmaßnahmen zu überwachen [12].

14.4 Überwachung des Stoffwechsels unter einer Infusions- und Ernährungstherapie

14.4.1 Besonderheiten des Postaggressionsstoffwechsels

Intensivpatienten befinden sich typischerweise in der Initialphase ihrer Behandlung in einer Stoffwechselsituation, die in der Literatur als Stress- oder Postaggressionsstoffwechsel bezeichnet wird.

Stadien des Stressstoffwechsels

Dabei besitzt der Stressstoffwechsel einen stadienhaften Verlauf und kann, wie in Abb. 14-4 dargestellt, in 3 typische Phasen unterteilt werden [3]:
- Akutphase,
- Übergangsphase,
- Reparationsphase.

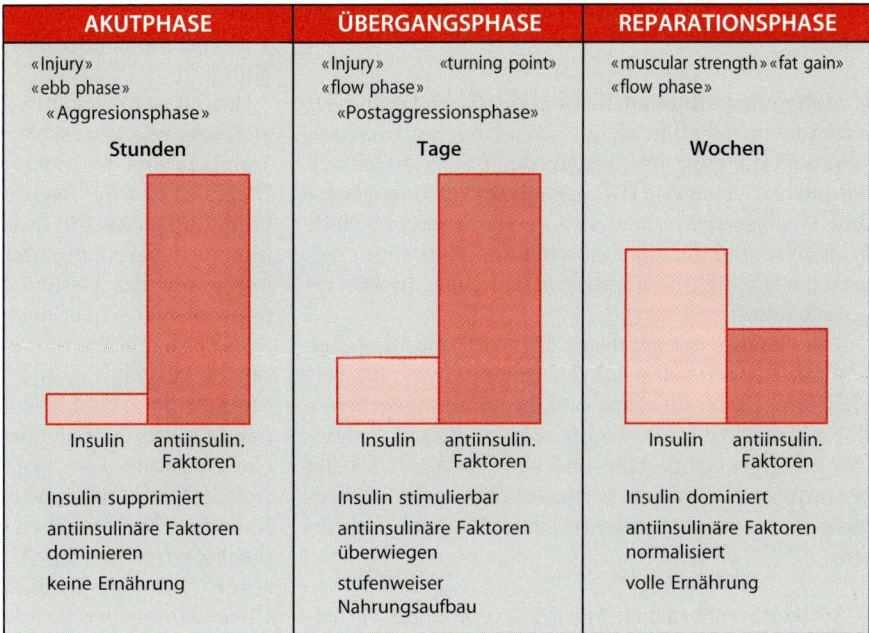

Abb. 14-4.
Phasenhafter Verlauf des Postaggressionsstoffwechsels. (Nach [3])

Pathophysiologie

Als wesentliche Steuermechanismen für diese Stoffwechselveränderungen haben sich unter anderem charakteristische Verschiebungen im Hormonprofil von Intensivpatienten herausgestellt, die in der Folge zu den pathognomonischen Reaktionen des Postaggressionssyndroms führen [19, 22]. Hierzu gehören folgende Mechanismen:
- veränderte Glukoseregulation,
- erhöhter Energieumsatz,
- vermehrter Proteinab- und -umbau,
- gegenüber dem reinen Hungerstoffwechsel deutlich beschleunigter und verstärkter Gewichtsverlust.

Die auslösenden Faktoren für diese typischen metabolischen Veränderungen nach schweren Stresseinflüssen können sehr vielfältig sein. Dennoch läuft die Stressantwort des Organismus im Prinzip immer nach einem uniformen Reaktionsschema ab. Dieses ist sowohl in seiner Ausprägung als auch in seiner Dauer individuell verschieden und an den Schweregrad der Störung der körpereigenen Integrität adaptiert. So können Schmerzen, Angst, Hypovolämie, Hypoxie, Hypo- oder Hyperthermie sowie endogene und exogene Stressoren zu einer zusätzlichen Verstärkung der durch das eigentliche Trauma ausgelösten Stoffwechselreaktionen führen.

Akutphase

Nach Einwirkung unterschiedlicher Stressoren, die von peripheren Nerven perzipiert und über afferente Bahnen zum Gehirn geleitet werden, entsteht zunächst eine hypothalamisch-hypophysäre Reaktion, die ihrerseits zu einer sympathoadrenergen Stimulation führt und durch eine erhöhte Freisetzung unter anderem von Katecholaminen, Glukagon, Glukokortikoiden und Wachstumshormon gekennzeichnet ist. Als Folge der massiven Katecholaminfreisetzung kommt es initial zu einer Unterdrückung der Insulinsekretion sowie zu einer verminderten Insulinwirksamkeit [19].

In der Akutphase nach einem schweren Aggressionsereignis liegt also ein echter Insulinmangel bei gleichzeitig verminderter Insulinwirksamkeit vor. Meistens ist bereits nach wenigen Stunden, selbst nach schweren Stressereignissen, Insulin wieder stimulierbar [22].

Übergangsphase

Aufgrund der anhaltenden Stimulierung antiinsulinärer Faktoren wird im Postaggressionssyndrom mehr Insulin benötigt, um eine gleiche Glukoseaufnahme wie unter physiologischen Bedingungen zu erreichen. Dabei ist der Effekt an den verschiedenen Geweben unterschiedlich stark ausgeprägt. Am deutlichsten ist die Insulinwirksamkeit in der Leber verändert.

Auf den Glukosestoffwechsel bezogen ergeben sich durch das drastisch veränderte Hormonprofil charakteristische Reaktionen. Bei einer deutlich gesteigerten Glukoneogenese, vornehmlich aus Aminosäuren, findet sich trotz unverändertem Glukoseumsatz in den insulinunabhängigen Geweben eine ausgeprägte Hyperglykämie bei ansonsten hauptsächlicher Energiegewinnung aus der Fettsäureoxidation. Die in dieser Phase aufgrund der beschriebenen metabolischen Umstellung auch ohne äußere Substratzufuhr vorhandene Hyperglykämie ist kennzeichnend für die gesamte Übergangsphase des Postaggressionsstoffwechsels. Eine Zufuhr von Substraten kann in dieser Phase leicht zu stark überschießenden Hyperglykämien führen.

■ **Stoffwechselsituation.** Bedingt durch die veränderte Hormonkonstellation kommt es zu einer Stoffwechselsituation, die ganz im Zeichen der Energiebereitstellung steht: Gesteigerte Glykogenolyse, Glukoneogenese und Lipolyse sowie eine sich verstärkt entwickelnde Proteolyse sind die metabolischen Indikatoren für den vermehrten Energieumsatz bei Patienten im Postaggressionsstoffwechsel [3].

Der Gesamtenergieumsatz übertrifft allerdings selten das Doppelte des Ruheenergieumsatzes. Im Vergleich mit älterer Literatur sind die heute angegebenen Energieumsätze im Postaggressionsstoffwechsel deutlich niedriger anzusetzen und sind als Ausdruck der gesamttherapeutischen Verbesserung in der Versorgung akut erkrankter oder verletzter Patienten zu werten.

■ **Schilddrüsenhormone.** Auch das veränderte Verhalten der Schilddrüsenhormone im Postaggressionssyndrom trägt dazu bei, die Energiesteigerung nicht überschießen zu lassen. So sind die gegenüber Gesunden nahezu unveränderten Thyroxin-(T_4-)Konzentrationen bei gleichzeitig deutlich erniedrigten Plasmakonzentrationen des stoffwechselaktiven Trijodthyronins (T_3) sowie spiegelbildlich dazu gesteigerte Reverse-T_3-(rT_3-)Konzentrationen mit Ursache dafür, dass es auch nach schweren Aggressionsereignissen nur zu relativ moderaten Steigerungen des Energieumsatzes kommt („low-T_3-Syndrom"). Dies ist bei der Interpretation von Kenngrößen von Intensivpatienten zu beachten, um Fehlschlüsse bezüglich der Schilddrüsenfunktion zu vermeiden. [20, 25].

■ **Stickstoffbilanz.** Parallel zu Hyperglykämieneigung und gesteigertem Energieumsatz kommt es zu teilweise exzessiven Stickstoffverlusten über den Urin, die bei Schwerstverletzten und Schwerstkranken bis über 40 g/Tag und mehr betragen können. Diese Stickstoffverluste können somit zur Abschätzung der Proteinkatabolie von Intensivpatienten herangezogen werden [14, 19]. Ebenso wie die Steigerung des Energieumsatzes sind auch die Stickstoffverluste im Postaggressionsstoffwechsel von der Ausprägung und der Dauer des Aggressionsereignisses abhängig.

Reparationsphase
Erfahrungsgemäß endet die Übergangsphase, sofern keine zusätzlichen sekundären Komplikationen wie Infektion, Blutung etc. eintreten, zwischen dem 4. und 7. Tag nach einem akuten Aggressionsereignis, und es deutet sich eine Trendwende im Stoffwechsel an, die man als „turning point" bezeichnet. Nach einem zunächst kontinuierlichen Anstieg während der ersten Tage nach dem Aggressionsereignis sinkt nun die Stickstoffausscheidung wieder, und die Blutglukosekonzentration und der Energieumsatz sind rückläufig.

Damit ist die 2. kritische Phase des Postaggressionsstoffwechsels abgeschlossen, nachdem eine gewisse Stabilisierung des Stoffwechselgeschehens erreicht ist. Dieses ist jetzt der Beginn der Reparations- oder Rehabilitationsphase, die ihrerseits wiederum Wochen bis Monate dauern kann und durch eine zunehmende Belastbarkeit des Gesamtstoffwechsels bei weitgehend unproblematischer Substratzufuhr gekennzeichnet ist. Diese dynamischen Stoffwechselveränderungen müssen in Ausprägung und Dauer von einem adäquaten Monitoring erfasst werden, da sich daraus entscheidende Rückschlüsse unter anderem für die erforderliche Infusions- und Ernährungstherapie ergeben. Da sich die hormonellen Veränderungen in der klinischen Routine einer einfachen Erfassung entziehen, sind es insbesondere die durch sie gesteuerten biophysikalischen und biochemischen Veränderungen, deren Überwachung gewährleistet werden muss.

14.4.2 Standardmonitoring des Stoffwechsels unter einer Infusions- und Ernährungstherapie

Jede exogene Substratapplikation entfaltet Wechselwirkungen mit dem Reaktionsmilieu (Blut), dem Gasaustausch, dem Kreislauf sowie dem Stoffwechsel. Ebenso wie andere Therapieformen muss daher auch eine Ernährungs- und Infusionsbehandlung überwacht und im Hinblick auf ihre Effizienz überprüft werden.

Der Umfang des erforderlichen Monitorings richtet sich dabei in erster Linie nach dem aktuellen Krankheitsgeschehen und wird erst sekundär durch die begleitende Infusions- und Ernährungstherapie bestimmt. Eine speziell auf die Ernährungstherapie bezogene Kontrolle im Rahmen der Gesamtbehandlung eines Intensivpatienten ist daher nicht möglich, da die Kenngrößen und Maßnahmen für die Diagnostik der Zustandsbeurteilung sowie für die Überwachung des Patienten unter einer Substratzufuhr nahtlos ineinander übergreifen.

Unter diesen Aspekten umfassen die Notwendigkeiten des Monitorings einer Ernährungstherapie die klinischen Kontrollen sowie biochemische und biophysikalische Messungen der Vitalfunktionen, der Blutzusammensetzung und der Urinausscheidung. Dabei gilt der Grundsatz, dass das Monitoring umso umfangreicher und umso häufiger erfolgen muss, je schlechter der Zustand des Patienten und je aggressiver die jeweilige Therapie ist. Das bedeutet z. B., dass die Überwachungsmaßnahmen im Rahmen einer enteralen Ernährungstherapie relativ gering, bei Patienten mit einer speziellen zentralvenösen Ernährungstherapie hingegen zwangsläufig aufwendiger sind [2, 11, 12].

14.5 Klinische Überwachung

Klinische Kontrolle

Die einfachste Form der Überwachung jeder Therapie ist die sog. klinische Kontrolle. So gehört ein tägliches Überprüfen des Allgemeinbefindens des Patienten unter spezieller Beachtung von Symptomen wie Übelkeit, Aufstoßen, Erbrechen, Abneigung gegen Speisen ebenso zu den Routinekontrollen einer Behandlung wie eine Beurteilung des Abdomens, der Urinausscheidung, der Magen-Darm-Funktion hinsichtlich Darmmotilität, Peristaltik, Meteorismus, Reflux von Magensaft etc.

■ **Beurteilung des Stuhls.** Wichtige Aussagen über die Verträglichkeit und Verwertung von Nährstoffen ergeben sich darüber hinaus aus der Qualität und Quantität des Stuhls (Frequenz, Volumen, Konsistenz, Farbe, Geruch etc.) und schließlich auch aus dem Körpergewicht als wesentlicher Resultante des Gesamtstoffwechsels.

Monitoring biophysikalischer und biochemischer Parameter

Wie bereits im Rahmen der Überwachung der Homöostase ausgeführt wurde, umfassen die biophysikalischen und biochemischen Kontrollgrößen unter Substratzufuhr im wesentlichen folgende Bereiche:
- Gasaustausch,
- Hämodynamik,
- Wasser-, Elektrolyt- und Säure-Basen-Status,
- Substratmetabolismus,
- Leber- und Nierenfunktion, ggf. Pankreas- und Darmfunktion.

Art und Umfang des Monitorings richten sich dabei in erster Linie nach dem Gesamtzustand des Patienten. Da jedoch sowohl Qualität als auch Quantität der im Rahmen einer Ernährungstherapie applizierten Substrate einen zusätzlichen Einfluss auf die Lungenfunktion, die Hämodynamik und den Stoffwechsel ausüben können, bestimmt auch die Form der Ernährungstherapie das Ausmaß der indizierten Überwachungsmaßnahmen.

Dabei sollte man folgendes bedenken:
Die Aufrechterhaltung der Homöostase im Blut unter einer Infusions- und Ernährungstherapie ist ein wesentliches Kriterium zur Erfolgsbeurteilung der eigentlichen Behandlungsmaßnahmen.

Da grundsätzlich eine Infusions- und Ernährungstherapie, wie jede andere Behandlungsmaßnahme, auch von Nebenwirkungen und Komplikationen begleitet sein kann, müssen alle hier zugeführten Substrate kontrolliert werden. In den Fällen, in denen die eigentlichen Substrate z. B. aus technischen Gründen in der klinischen Routine nicht bestimmt werden können, müssen die Folgeprodukte des applizierten Nährstoffes überwacht werden. Typische Nebenwirkungen und Komplikationen einer Ernährungstherapie sind in der folgenden Übersicht aufgeführt.

> **Typische Nebenwirkungen und Komplikationen einer Ernährungstherapie**
>
> - Flüssigkeitsbelastung,
> - Elektrolytentgleisung,
> - Hyperglykämie,
> - Harnstoffbelastung,
> - Hypertriglyzeridämie,
> - Hyperosmolalität,
> - Störungen der Substrathomöostase,
> - vermehrter O_2-Verbrauch,
> - vermehrte CO_2-Produktion,
> - Fettinfiltration der Leber.

14.6 Analytische Überwachung des Substrat- und Energiestoffwechsels

14.6.1 Analytische Überwachung des Kohlenhydratstoffwechsels

Das Hauptsubstrat des Kohlenhydratstoffwechsels ist die Glukose. Sie ist die zentrale Substanz, die auch in der Veränderung ihrer Homöostase eine vitale Gefährdung des Patienten darstellt. Anhand der Überwachung der Glukosekonzentration im Blut können so Hyperglykämie und Hypoglykämien diagnostiziert werden. Beide Situationen bedeuten eine vitale Gefährdung, wobei die Hypoglykämie beim ohnehin bewusstseinsgestörten Intensivpatienten besonders schwer zu erkennen ist. Es muss unterstrichen werden, dass der Glukosemangel einen ähnlichen Stellenwert besitzt wie ein O_2-Mangel, da die Gehirnzellen weder für das Substrat Glukose noch für O_2 relevante Reserven aufweisen.

Die zentrale Größe, die also bei der Zufuhr von Kohlenhydraten sowie bei der Erstellung von Indikation oder Festlegung von Kontraindikationen gemessen werden muss, ist die Glukosekonzentration im Plasma.

Sollten *Fruktose* und *Sorbit* zur Anwendung kommen, so ist zwar deren Bestimmung mit einfachen und leistungsfähigen Analyseverfahren möglich, es hat sich jedoch herausgestellt, dass es für diese Substrate ausreicht, die Glukosekonzentration im Plasma zu überwachen. Dabei ist es von besonderer Bedeutung, insbesondere bei bewusstseinsgestörten Patienten die Glukosekonzentrationen unter der Zufuhr von Fruktose und Sorbit sehr frühzeitig und sorgfältig zu überwachen, da *Hypoglykämien* das Hauptsymptom bei einer exogen ausgelösten Fruktoseintoleranz darstellen [21].

Xylit

Die Bestimmung von Xylit ist im Prinzip unbedeutend, da es weder Intoleranzen im Xylitstoffwechsel gibt noch die Gefahr von Hyperosmolalitäten besteht. Xylit hat eine hohe Wasserlöslichkeit und wird bei Überdosierung durch eine Steigerung der Diurese über die Niere ausgeschieden. Da Xylit, wie alle Nichtglukosekohlenhydrate, die in der Infusions- und Ernährungstherapie zum Einsatz kommen, in den Glukosestoffwechsel einfließt, ist auch hier die Überwachung der Glukosekonzentration im Plasma obligat [7].

14.6.2 Analytische Überwachung des Fettstoffwechsels

Unabhängig von der generellen Überwachung des Stoffwechsels sowie der Organfunktionen unter der Intensivtherapie sind bei der Zufuhr von Fettemulsionen die *Triglyzeridkonzentrationen* im Blut regelmäßig zu bestimmen. Als Grenzwerte werden in der Literatur unter laufender Fettzufuhr Triglyzeridkonzentrationen unter 3 mmol/l angesehen [12]. Hierbei muss zwischen einer Fettverwertungsstörung und einer Triglyzeriderhöhung im Plasma durch überschießende Kohlenhydratzufuhr unterschieden werden. Bei der Fettverwertungsstörung sollte die exogene Fettzufuhr reduziert oder unterbrochen werden, bei einer überschießenden Kohlenhydratzufuhr kann, neben einer Reduktion der Kohlenhydratmenge, trotzdem eine vorsichtige Fettzufuhr indiziert sein, wenn darunter – als Zeichen eines sich normalisierenden Fettstoffwechsels – die Triglyzeridkonzentration im Plasma absinkt.

Bei Patienten mit erheblich gestörtem Glukosestoffwechsel ist es wegen der bekannten Wechselbeziehung zwischen Fett- und Glukosestoffwechsel *("Randle-Mechanismus")* angezeigt, neben der Triglyzeridkonzentration auch regelmäßig das Verhalten der Blutglukosekonzentration zu bestimmen und bei ansteigenden Glukosewerten die Fettzufuhr zu reduzieren oder gänzlich abzubrechen.

14.6.3 Analytische Überwachung des Proteinstoffwechsels

Wie bereits ausgeführt, gilt grundsätzlich, dass die zugeführten Substrate kontrolliert werden müssen. In den Fällen, in denen die eigentlichen Nährstoffe, wie z. B. bei den Aminosäuren, routinemäßig nicht bestimmt werden können, müssen die wichtigsten metabolischen Folgeprodukte – in diesem Fall die *Harnstoffkonzentration* – überwacht werden. Harnstoff stellt also neben seiner Qualität als Retentionsparameter zur Beurteilung der Nierenfunktion eine wesentliche Kenngröße zur Überwachung der zugeführten Aminosäuren sowie des Leberstoffwechsels dar. Insbesondere die Harnstoffproduktionsrate, die sich aus der Menge des mit dem Urin ausgeschiedenen Harnstoffs sowie der Änderungen der Plasmaharnstoffkonzentration berechnen lässt, kann Auskunft darüber geben, in welchem Ausmaße Aminosäuren im Betriebsstoffwechsel oxidativ verstoffwechselt werden.

Akutphase- und Anti-Akutphase-Proteine

Die vielfach empfohlene Bestimmung sog. kurzlebiger Plasmaproteine, d. h. von Akutphase- und Anti-Akutphase-Proteinen (z. B. Transferrin, Präalbumin), zur Abschätzung der Proteinsynthese in Ergänzung zur Stickstoffbilanz hat sich unter intensivmedizinischen Bedingungen als enttäuschend erwiesen, da sie durch zu viele Einflussgrößen mitbestimmt wird. Sie sollten daher nicht zur Standardüberwachung von Intensivpatienten herangezogen werden.

Plasmaaminosäuren

Die Bestimmung der Plasmaaminosäurenkonzentrationen kann insbesondere bei stark eingeschränkter Leber- oder Niereninsuffizienz sowie in akuten und prolongierten septischen Zuständen einen wichtigen Aufschluss über die Aminosäurenversorgung der Gewebe geben. Hierbei ist es wichtig, dass neben den Absolutkonzentrationen der Aminosäuren auch die Relationen der einzelnen Aminosäuren untereinander gewichtet werden.

Nur die Betrachtung dieser beiden Kenngrößen lässt eine Entscheidung darüber zu, ob ggf. spezielle Aminosäurenlösungen mit spezifischen, d. h. stark vom Physiologischen abweichenden Aminosäurenmustern, indiziert sind [13]. Da in der Regel jedoch Plasmaaminosäurenbestimmungen an Speziallaboratorien geknüpft sind, stehen diese Daten in der klinischen Routine meist nicht zur Verfügung. Daher muss die Entscheidung zum Einsatz spezifischer Aminosäurenlösungen im Sinne einer korrigierenden Pharmakotherapie anhand der üblicherweise zur Verfügung stehenden klinisch-chemischen und -physikalischen Überwachungsgrößen entschieden werden. Dabei hat es sich erwiesen, dass der Einsatz spezieller Aminosäurenlösungen zur Korrektur von Aminosäurenimbalanzen bzw. zur Befriedigung eines veränderten Bedarfs nur bei deutlich eingeschränkter Leber- oder Niereninsuffizienz indiziert ist [18].

Die Kombination von Hypoglykämie und Hyperlaktatämie deutet ebenso wie ein Konzentrationsanstieg des Serumammoniaks über den Referenzbereich hinaus bei gleichzeitig rückläufiger Harnstoffproduktionsrate unter 10 g/Tag auf eine schwere *Leberinsuffizienz* hin, die den Einsatz einer Aminosäurenlösung mit einem deutlich erhöhten Anteil an verzweigtkettigen Aminosäuren rechtfertigt, auch wenn keine Plasmaaminosäurenbestimmungen zur Verfügung stehen.

Stickstoffbilanz

Die Stickstoffbilanz wird häufig zur Beurteilung des Proteinstoffwechsels herangezogen [6]. Sie soll dabei einerseits Aufschluss über das Ausmaß der Proteinkatabolie sowie andererseits über die Verwertung exogen zugeführter Eiweiße bzw. Aminosäuren geben. Üblicherweise wird die Stickstoffbilanz aus der Differenz der Gesamtstickstoffzufuhr sowie der Stickstoffausscheidung über den Urin berechnet. Vernachlässigt werden dabei die im klinischen Alltag schwer zu bestimmenden Stickstoffverluste über Stuhl, Drainagen, Magensaft, Blutungen etc.

! Diese okkulten Stickstoffverluste können jedoch je nach Situation des Intensivpatienten Größenordnungen von 10 g und mehr pro Tag betragen und damit die Aussagekraft der Stickstoffbilanz erheblich relativieren. Auch auf der Zufuhrseite können insbesondere über die Gabe von Blut- und Plasmaprodukten unkalkulierte Stickstoffmengen neben den mit den Nährsubstraten zugeführten und in der Regel registrierten Stickstoffmengen appliziert werden. Unter diesen Aspekten muss die Stickstoffbilanz als relativ grober Parameter in bezug auf die Beurteilung des Stickstoffstoffwechsels angesehen werden. Hinzu kommt, dass im Organismus retinierter Stickstoff nicht gleichbedeutend mit einer Verwertung in der Proteinsynthese gesetzt werden kann.

Aus diesen Gründen gilt:

> Unter den ständig wechselnden Bedingungen einer Intensivtherapie ist die Stickstoffbilanz zur Abschätzung des Proteinstoffwechsels sowie zur Steuerung der Protein- bzw. Aminosäurenzufuhr nur sehr bedingt geeignet.

Harnstoffproduktionsrate

Ein wesentlich besserer Parameter zur Beurteilung des Stickstoffhaushalts ist die Harnstoffproduktionsrate [14].

> HSTPR (mmol/Tag) = HST im 24-h-Sammelurin ($\Delta[HST]_{Plasma} \times kgKG \times F$)
> $\Delta[HST]_{Plasma}$ Differenz der Plasmaharnstoffkonzentration zu Beginn und am Ende der Sammelperiode, F Korrekturfaktor F: 0,55 (Frauen) und 0,60 (Männer).

Hierbei werden die Veränderungen der Plasmaharnstoffkonzentrationen innerhalb eines Tages sowie die im 24-h-Sammelurin ausgeschiedene Harnstoffmenge erfasst. Da Harnstoff frei diffusibel ist, verteilt er sich gleichmäßig über alle Flüssigkeitsräume des Organismus. Aus der Multiplikation des Körpergewichts mit dem Faktor 0,6 bei Männern bzw. 0,55 bei Frauen lässt sich der für den Harnstoff zur Verfügung stehende Verteilungsraum grob abschätzen und in die Bilanzierung mit einbeziehen.

■ **Interpretation.** Im Unterschied zur alleinigen Bestimmung der Stickstoffausscheidung im Urin erlaubt die Harnstoffproduktionsrate eine Beurteilung der Harnstoffbildung, die im Prinzip unabhängig von der Nierenfunktion ist, da die Veränderungen des Gesamtharnstoffs im Organismus mit erfasst werden. Die normale tägliche Harnstoffbildung liegt bei ca. ≤250 mmol. Ein deutliches Überschreiten deutet auf eine ausgeprägte Katabolie, eine imbalante Aminosäurenzufuhr und/oder eine Überversorgung des Organismus mit Stickstoffträgern hin. Ein deutliches Absinken kann eine Zunahme der Anabolie, aber auch eine nachlassende Leberfunktion anzeigen.

14.6.4 Analytische Überwachung des Energiestoffwechsels

Ein Großteil der Nebenwirkungen und Komplikationen einer Ernährungstherapie beim kritischkranken Patienten resultiert aus einer inadäquaten Substratzufuhr. Hinzu kommt, dass es auch durch eine noch so hohe Substratzufuhr nicht möglich ist, eine ausgeglichene oder gar positive Stickstoff- bzw. Energiebilanz zu erzielen. Im Gegenteil, es hat sich herausgestellt, dass, je schwerer eine Erkrankung, ein Trauma oder eine Operation sind, desto eingeschränkter die Toleranzbreite des Organismus gegenüber einer exogenen Substratzufuhr ist. Umso zurückhaltender sollte in solchen Situationen daher eine Substratzufuhr erfolgen.

Zahlreiche Untersuchungen der letzten Jahre haben folgendes gezeigt:

> Der Energieumsatz von Intensivpatienten kann – mit großen intra- und interindividuellen Schwankungen – in einer Größenordnung von ca. 2000–2500 kcal/Tag angesetzt werden.

Bis auf wenige Ausnahmefälle ist es in der klinischen Routine völlig ausreichend, sich bei der Energiezufuhr an diesen Werten als Obergrenze der Substratzufuhr zu orientieren [1, 5, 23].

Indirekte Kalorimetrie

In besonders kritischen Situationen kann es, um eine individuelle Therapie zu gewährleisten, indiziert sein, den Energieumsatz und die dafür herangezogenen Substrate gezielt zu überwachen und zu quantifizieren [1, 23]. Als Methode hierfür steht die indirekte Kalorimetrie zur Verfügung, die auf der Erfassung des O_2-Verbrauchs und der CO_2-Produktion beruht. Eine darüber hinaus durchgeführte Bestimmung der Harnstoffproduktionsrate erlaubt es, zusammen mit den beiden Kenngrößen des Gaswechsels den proteinfreien „Respiratorischen Quotienten" (RQ, Verhältnis von CO_2-Produktion zu O_2-Verbrauch) zu bestimmen und so einen Hinweis auf die im Energiestoffwechsel oxidierten Substrate zu bekommen.

■ **Fehlerquellen.** Die Aussagekraft einer gemessenen Kenngröße ist in starkem Maße abhängig von der Richtigkeit ihrer Bestimmung und der Sicherheit bei ihrer Interpretation. Dies gilt ganz besonders für die auf dem Markt angebotenen kommerziellen Systeme der indirekten Kalorimetrie zur Bestimmung des Energieumsatzes sowie des respiratorischen Quotienten. Fehlerquellen im Rahmen der indirekten Kalorimetrie können dabei insbesondere auf drei Ebenen auftreten:
- durch Korrekturberechnungen,
- durch die Geräte und das Messsystem selbst,
- durch Veränderungen der metabolischen Situation während des Messzeitraums.

■ **Interpretation der Messergebnisse.** Neben den rein methodischen Problemen, die sich sehr schnell zu erheblichen Abweichungen vom tatsächlichen Wert summieren können, sind es die meist nicht vorliegenden Voraussetzungen, die zu einer Missinterpretation bzw. zu einer Überstrapazierung der Aussagekraft von gemessenen Kenngrößen des Gaswechsels führen.

Eine der wesentlichen Bedingungen für genauere Schlussfolgerungen bezüglich der Substratoxidation aus den Kenngrößen O_2-Verbrauch, CO_2-Produktion sowie Harnstoffstickstoffbildung ist, dass sich der Organismus in einem stabilen Gleichgewicht befindet. Dies ist jedoch insbesondere bei kritischkranken Intensivpatienten nicht der Fall. Erschwerend kommt hinzu, dass die zur Energiegewinnung herangezogenen Substrate nur zu einem Teil vollständig oxidativ metabolisiert werden, d.h. der gemessene respiratorische Quotient kann in einer solchen Stoffwechselsituation keine befriedigenden Auskünfte bezüglich des Intermediärstoffwechsels sowie über Beziehungen zwischen den Ausgangssubstraten und deren Stoffwechselprodukten geben. Er kann jedoch als grobe Orientierungshilfe dienen, um allgemeine Veränderungen in der Verstoffwechslung von Substraten schneller zu registrieren und somit zu einer besseren Steuerung der Infusions- und Ernährungstherapie beitragen.

■ **Respiratorischer Quotient.** Eine reine Kohlenhydratverbrennung ergibt einen respiratorischen Quotienten von 1,0, wohingegen eine reine Fettsäurenoxidation einen RQ von 0,7 bedeutet. Eine vermehrte Oxidation von Fettsäuren anstelle von Kohlenhydraten würde sich demnach in einem RQ, der sich tendenziell von etwa 1,0 in Richtung 0,7 bewegt, widerspiegeln.

■ **Messung des O_2-Verbrauchs.** Im Gegensatz zu dem relativ groben Parameter „Respiratorischer Quotient" kommt dem kontinuierlich gemessenen Sauerstoffverbrauch, insbesondere in Grenzsituationen, wie z.B. bei hypo- oder hyperdynamen Kreislaufverhältnissen mit Makro- und Mikrozirkulationsstörungen, eine differentialdiagnostische und prognostische Aussagekraft zu, die zudem Steuerungs- und Überwachungsmöglichkeit für therapeutische Maßnahmen sein kann. Oxymetrische Untersuchungen unter Hinzuziehung von Kenngrößen des Säure-Basen-Status sowie der Plasmalaktatkonzentration können globale Aussagen über die Fähigkeit der Zellen zur oxidativen Verstoffwechslung der Substrate des Gesamtorganismus zulassen. Die Beurteilung von Teilkreisläufen ist allerdings durch diese Art der Stoffwechselüberwachung nicht möglich.

Der O_2-Verbrauch des Organismus ist unter physiologischen Bedingungen über einen weiten Bereich unabhängig von der Höhe des O_2-Angebotes. Erst bei Unterschreiten eines gewissen Grenzwerts wird die O_2-Aufnahme des Organismus durch die Größe des O_2-Angebots an das Gewebe limitiert. Diese Abhängigkeit gilt insbesondere für kritische Situationen, wie z.B. normovolämische Anämie, hypoxische Hypoxie, Hypovolämie oder für Patienten mit einem reduzierten Herzzeitvolumen. Daher erscheint die Überwachung von Intensivpatienten mit deutlich eingeschränkter Herzkreislauf- und pulmonaler Funktion mit Hilfe der Kenngrößen der indirekten Kalorimetrie eine sinnvolle Ergänzung des Primärmonitorings.

■ **Prognostische Bedeutung.** Letztlich kommt der Überwachung des Energieumsatzes bzw. des O_2-Verbrauchs unter der Therapie, gerade im intensivmedizinischen Bereich, auch eine erhebliche prognostische Bedeutung zu. Eine Abnahme des O_2-Verbrauchs bzw. ein ausbleibender Anstieg unter der Therapie kann eines der frühen Zeichen dafür sein, dass die Zellen das angebotene Substrat nicht mehr oxidativ verstoffwechseln können. Dies kann als Hinweis für eine irreversible Schädigung gewertet werden und damit eine weitere Substratzufuhr ausschließen.

Literatur

1. Adolph M, Eckart J (1990) Energiebedarf – Indirekte Kalorimetrie. In: Ahnefeld FW, Grünert A, Schmitz JE (Hrsg) Klinische Anästhesiologie und Intensivtherapie Bd. 40, Parenterale Ernährungstherapie. Springer, Berlin Heidelberg New York Tokio, S 123–152
2. Ahnefeld FW, Schmitz JE (1986) Infusionstherapie – Ernährungstherapie, Manual 3. Kohlhammer, Stuttgart
3. Altemeyer KH, Seeling W, Schmitz JE, Koßmann B (1984) Posttraumatischer Stoffwechsel – Grundlagen und klinische Aspekte. Anästhesist 33: 4–10
4. Aufenanger J, Kattermann R (1995) Lipid- und Lipoproteinstoffwechsel. In: Greiling H, Gressner AM (Hrsg) Lehr-

buch der Klinischen Chemie und Pathobiochemie, 3. Aufl. Schattauer, Stuttgart
5. Behrendt W (1990) Effizienz der prä- und postoperativen parenteralen Ernährungstherapie. In: Ahnefeld FW, Grünert A, Schmitz JE (Hrsg) Klinische Anästhesiologie und Intensivtherapie Bd. 40, Parenterale Ernährungstherapie. Springer, Berlin Heidelberg New York Tokio, S 153–171
6. Dieterich HJ, Groh J, Peter K (1994) Besonderheiten der Infusionstherapie und künstlichen Ernährung bei verschiedenen Krankheitszuständen und Patientengruppen. Patienten im hypovolämisch-hämorrhagischen Schock. In: Hartig W (Hrsg) Moderne Infusionstherapie. Künstliche Ernährung. Ein Ratgeber für die Praxis. Zuckschwerdt, München, S 280–315
7. Georgieff M, Rügheimer E (1990) Kohlenhydrate in der parenteralen Ernährung. In: Ahnefeld FW, Grünert A, Schmitz JE (Hrsg) Klinische Anästhesiologie und Intensivtherapie Bd. 40, Parenterale Ernährungstherapie, Springer, Berlin Heidelberg New York Tokio
8. Greiling H, Gressner AM (1995) Lehrbuch der Klinischen Chemie und Pathobiochemie, 3. Aufl. Schattauer, Stuttgart New York
9. Gressner AM (1995) Allgemeine Pathobiochemie und klinisch-chemische Diagnostik. In: Greiling H, Gressner AM (Hrsg) Lehrbuch der Klinischen Chemie und Pathobiochemie, 3. Aufl. Schattauer, Stuttgart New York
10. Grünert A (1985) Onkometrie. Grundlagen, Messtechnik und klinischer Einsatz des kolloidosmotischen Druckes. Kohlhammer, Stuttgart
11. Grünert A (1997) Interpretation klinisch-chemischer Befunde bei alten und sehr alten Menschen. In: Christian Lauritzen (Hrsg) Altersgynäkologie. Thieme, Stuttgart, S 327–337
12. Grünert A (1989) Enterale und parenterale Ernährungstherapie. In: Rahn KH, Meyer zum Büschenfelde KH (Hrsg) Arzneimitteltherapie in Klinik und Praxis. Thieme, Stuttgart, S 271–280
13. Grünert A, Diesch R, Kilian J, Dölp R (1984) Untersuchungen zur parenteralen Applikation von Aminosäuren bei septischen Patienten. Anästhesist 33: 11–19
14. Hartig W (1994) Moderne Infusionstherapie. Künstliche Ernährung. Ein Ratgeber für die Praxis. Zuckschwerdt, München
15. Müller M (1995) Klinisch-biochemische Überwachung. In: Benzer H, Burchardi H, Larsen R, Suter PM (Hrsg) Intensivmedizin, 7. Aufl. Springer, Berlin Heidelberg New York Tokio
16. Müller-Plathe O, Spichiger-Keller UE, Lammers M (1995) Wasser- und Elektrolytstoffwechsel. In: Greiling H, Gressner AM (Hrsg) Lehrbuch der Klinischen Chemie und Pathobiochemie, 3. Aufl. Schattauer, Stuttgart
17. Scheidegger D, Drop LJ (1984) Anaesthesiologie und Intensivmedizin Bd. 163. Ionisiertes Kalzium. Springer Berlin Heidelberg New York Tokyo
18. Schmitz JE, Schürmann W, Grünert A (1990) Aminosäuren. In: Ahnefeld FW, Grünert A, Schmitz JE (Hrsg) Klinische Anästhesiologie und Intensivtherapie Bd. 40, Parenterale Ernährungstherapie. Springer, Berlin Heidelberg New York Tokio, S 52–72
19. Schmitz JE (1985) Anaesthesiologie und Intensivmedizin Bd. 173. Infusions- und Ernährungstherapie des Polytraumatisierten. Springer, Berlin Heidelberg New York Tokio
20. Schmitz JE (1995) 1: Erhaltung der Homöostase. In: Schneemann H, Wurm G (Hrsg) Hagers Handbuch der Pharmazeutischen Praxis. Waren und Dienste, Folgeband 1. Springer, Berlin Heidelberg New York Tokio
21. Schmitz JE, Grünert A, Ahnefeld FW (1989) Kohlenhydratintoleranzen. Akt Ernähr. 14: 253–262
22. Schmitz JE, Lotz P, Kilian J, Grünert A, Ahnefeld FW (1984) Untersuchungen zum Energieumsatz und zur Energieversorgung beatmeter Intensivpatienten. Infusionsther Klin Ernähr 11: 100–108
23. Schmitz JE, Altemeyer KH, Seeling W, Grünert A (1984) Verhalten von Plasmaaminosäuren, Blutzucker, Insulin und Glukagon in der frühen posttraumatischen Phase bei alleiniger Substitution von Flüssigkeit und Elektrolyten. Anästhesist 33: 56–62
24. Seeling W, Altemeyer KH, Butters M, Fehm HL, Loos U, Mayer R, Nabjinsky M, Schmitz JE (1984) Glukose, ACTH, Kortisol, T_4, T_3 und rT_3 im Plasma nach Cholezystektomie. Anästhesist 7: 1–10
25. Stein B (1990) Konzepte für die parenterale Ernährungstherapie bei Organinsuffizienz. In: Ahnefeld FW, Grünert A, Schmitz JE (Hrsg) Klinische Anästhesiologie und Intensivtherapie, Bd 40, Parenterale Ernährungstherapie. Springer, Berlin Heidelberg New York Tokio, S 87–109
26. Thomas L (1992) Labor und Diagnose, 4. Aufl. Medizinische Verlagsgesellschaft, Marburg
27. Thomas L, Walb D (1992) Niere und Harnwege. In: Thomas L (Hrsg) Labor und Diagnose, 4. Aufl. Medizinische Verlagsgesellschaft, Marburg
28. Thomas L, Trobisch H (1992) Blutstillung und Fibrinolyse. In: Thomas L (Hrsg) Labor und Diagnose, 4. Aufl. Die Medizinische Verlagsgesellschaft Marburg
29. Witt I (1995) Hämostase- und Fibrinolysesystem. In: Greiling H, Gressner AM (Hrsg) Lehrbuch der Klinischen Chemie und Pathobiochemie, 3. Aufl. Schattauer, Stuttgart
30. Zander R (1993) Physiologie und Klinik des extrazellulären Bikarbonat-Pools: Plädoyer für einen bewussten Umgang im HCO_3^-. Infusionsther Transfus Med 20: 217–235

Sektion III:
Allgemeine Grundlagen der Therapie

Akut- und Frührehabilitation

Kapitel 15

P. Hohenauer, C. Höpfl, R. Scharmer, G. Schönherr

15.1 Definition und Zielsetzung 257

15.2 Kommunikation 257

15.3 Lagerung 257
15.3.1 Lagerung zur Verbesserung der Atemfunktion 258
15.3.2 Lagerung zur Vermeidung bzw. Behandlung von Dekubitalulzera 258
15.3.3 Lagerung zur Verbesserung der Herz-Kreislauf-Funkion 258
15.3.4 Lagerung bei erhöhtem Hirndruck 258
15.3.5 Lagerung zur Regulation des Muskeltonus 259
15.3.6 Lagerung zur Förderung von Vigilanz, Aufmerksamkeit und Aktivierung des Patienten 260
15.3.7 Lagerung zur Erhaltung der Gelenkbeweglichkeit 261
15.3.8 Lagerung zur Angstreduktion und Vermittlung von Sicherheit 261
15.3.9 Spezielle Lagerungen bei Verletzungen des Bewegungsapparats 261
15.3.10 Zusammenfassung 261

15.4 Atemtherapie 262
15.4.1 Sekretlösung 262
15.4.2 Sekrettransport 262
15.4.3 Erhaltung und Verbesserung der Thoraxdehnbarkeit 263
15.4.4 Normalisierung des Atemmusters 263
15.4.5 Angstminderung, Entspannung 263
15.4.6 Atmung und Stimme 263

15.5 Schluck- und Esstherapie 263
15.5.1 Abklärung 263
15.5.2 Kausale Therapieverfahren 264
15.5.3 Esstraining mit Kompensationsstrategien 264

15.6 Bewegungstherapie 265

15.7 Stimulation 265
15.7.1 Vestibuläre Stimulation 266
15.7.2 Taktile Stimulation 266
15.7.3 Akustische Stimulation 266
15.7.4 Visuelle Stimulation 267
15.7.5 Gustatorische und olfaktorische Stimulation 267

15.8 Symptomorientierte Therapie 267
15.8.1 Physiotherapie 267
15.8.2 Ergotherapie 268
15.8.3 Logopädie 269

Literatur 269

Akut- und Frührehabilitation

P. Hohenauer, C. Höpfl, R. Scharmer, G. Schönherr

15.1 Definition und Zielsetzung

Die ersten Rehabilitationsmaßnahmen beginnen für den Patienten bereits in der Akutphase (A-Phase) der Erkrankung und gehen direkt in die Frührehabilitationsphase (B- oder Rehaphase) über. Die Rehabilitationsmaßnahmen nehmen im Laufe des Krankenhausaufenthalts entsprechend der Stabilität und dem Fortschritt des Betroffenen an Intensität zu. Die Rehabilitation erfolgt – dies ist auf Intensivstationen von besonderer Bedeutung – *interdisziplinär*.

Das Behandlungsteam, bestehend aus Ärzten, Physio- und Ergotherapeuten sowie Logopäden und Pflegepersonal, legt zunächst therapeutische Ziele fest, die dann gemeinsam erreicht werden sollen. Hierfür muss ein Großteil des Teams in den unterschiedlichen Behandlungskonzepten (Bobath, basale Stimulation, Affolter usw.) geschult sein. In der 1. Behandlungsphase arbeitet das Team zusammen am Patienten, die berufsspezifischen Grenzen verblassen.

■ **Akutphase.** In der Akutphase stehen die Stabilisierung der Vitalfunktionen sowie die Vermeidung und Bekämpfung sekundärer Komplikationen im Vordergrund.

■ **Frührehabilitation.** Die Frührehabilitation ist dann durch folgende *Schwerpunkte* charakterisiert:
- Aufbau einer Kommunikationsbasis,
- Wahrnehmungsförderung, aktivierende, stimulierende Maßnahmen,
- Förderung der Motorik, gezielte Schluck- und Esstherapie,
- symptomorientierte therapeutische Intervention.

15.2 Kommunikation

Auf Intensivstationen bedeutet „Kommunizieren mit dem Patienten" weit mehr als nur verbale Verständigung. Solange es dem Patienten noch nicht möglich ist, verbal zu kommunizieren, muss der Behandelnde kleinste Reaktionen des Patienten erkennen und deuten können. Diese Interpretation der kleinen Reaktionen aus den Bereichen *Körperhaltung, Bewegung, Mimik, Gestik und Atmung* erfordert Erfahrung.

■ **Frühe Reaktionen des Patienten.** Der Patient kann mit Neugierde reagieren, aber auch mit Abwehr. Positive Reaktionen bestehen zuerst aus einfachen Massenbewegungen, die dann immer differenzierter werden. Frühe negative Reaktionen des Patienten zeigen sich durch Anstieg der Herzfrequenz und des Blutdrucks.

■ **Berührung.** Der Therapeut tritt mit dem Patienten häufig zuerst über Berührung in Kontakt. Jede Handlung wird dem Patienten vorher ruhig und klar angekündigt und dann langsam, mit viel Körperkontakt, durchgeführt. Berührung hat Signalwirkung, eine Reaktion wird hervorgerufen. Taktile Abwehr drückt sich oftmals in einer Steigerung des Muskeltonus aus. Sie kann durch eine falsche Berührung hervorgerufen bzw. verstärkt werden (z. B. punktuelle Berührungen, oberflächlich streifende, abgehackte und hastige Berührungen).

■ **Blickkontakt und Mimik.** Mit zunehmender Wachheit kommt es zu einer Hinwendung zum Therapeuten und zum Öffnen der Augen. Bald bestimmt auch die Mimik die Kommunikation, emotionale Äußerungen werden sichtbar.

■ **„Ja/Nein"-Antwortsystem.** Kann sich der Patient, etwa aufgrund der Trachealkanüle, noch nicht verbal äußern, kann mit ihm in dieser Phase möglicherweise ein *„Ja/Nein"-Antwortsystem* erarbeitet werden. Mehr Möglichkeiten, seine Wünsche mitzuteilen, bietet dem Patienten allerdings der Einsatz von Kommunikationshilfen (z. B. Kommunikator).

15.3 Lagerung

Die Lagerung des Intensivpatienten ist eine der wichtigsten Maßnahmen zur Vermeidung oder zur Behandlung von Sekundärkomplikationen wie Pneumonien, Thrombosen, Dekubitalulzera, Kontrakturen und Nervendruckläsionen.

■ **Therapieziele.** Es gibt viele verschiedene Ziele, die die jeweilige Lagerung eines Patienten erfüllen soll:
- Verbesserung der Herz-Kreislauf-Funktion,
- Verbesserung der Atmung,
- Hirndrucksenkung,
- Vermeidung bzw Behandlung von Dekubitalulzera,
- Regulation des Muskeltonus,
- Erhaltung der Gelenkbeweglichkeit,
- Speziallagerungen bei Verletzung des Bewegungsapparats,
- Förderung von Vigilanz, Aufmerksamkeit und Aktivierung des Patienten,
- Angstreduktion, Vermittlung von Sicherheit.

Da – je nach aktueller Hauptproblematik – nicht alle Ziele mit jeder Lagerung erfüllt werden können, wird für jeden Patienten eine individuell angepasste Lösung gesucht.

15.3.1 Lagerung zur Verbesserung der Atemfunktion

Atmungserleichternde Positionen müssen ebenfalls für jeden Patienten individuell gefunden werden. Sie sind abhängig von der Grunderkrankung, Erkrankungen der Atemwege und der Lunge, der Beatmungssituation, dem Körperumfang, persönlichen Vorlieben usw. Bei nichtkommunizierenden Patienten orientiert man sich an der Atemfrequenz, der O_2-Sättigung, der Herzfrequenz, dem Blutdruck und anderen Zeichen.

Folgende Positionen werden meist gut toleriert:
- die Rückenlage,
- die Bauchlage,
- die Seitenlage,
- der Sitz, bei Bedarf mit abgestützten Armen.

Beim Sitzen ist zu beachten, dass der Patient nicht zusammensackt und der Thorax nicht komprimiert wird. Das Abdomen darf die freie Zwerchfellbeweglichkeit nicht beeinträchtigen. Die Erfahrung zeigt, dass der Sitz im Bett, der oftmals standardmäßig zur Erleichterung der Atmung eingesetzt wird, nicht immer die beste Position ist. Zu Drainagelagerungen s. Abschn. 15.4.

15.3.2 Lagerung zur Vermeidung bzw. Behandlung von Dekubitalulzera

Dekubitusrisiko
Das Dekubitusrisiko ist in der Akutphase der Intensivbehandlung deutlich erhöht. Die Ursachen sind sehr vielfältig, z. B. Mikrozirkulationsstörungen durch Kreislaufinstabilität und Katecholaminbehandlung, Immobilisierung, Analgosedierung, Thermoregulationsstörungen, Katabolismus usw.

■ **Dekubitusgefährdete Körperstellen.** Folgende Körperstellen sind dekubitusgefährdet und müssen daher druckentlastet bzw. druckfrei gelagert werden:
- *In Rückenlage:* Hinterkopf, Ellbogen, Kreuzbein und Sitzbein, Fersen und Fußknöchel,
- *In Bauchlage:* Stirn, Nase, Kinn, Schulter, Rippenbogen, Knie und Fußrücken, bei Männern auch Hoden und Penis.

Daraus resultiert der begründete, anfänglich sehr häufige Einsatz von Spezialmatratzen bzw. Spezialbetten zur Auflagedruckminimierung, z. B. die Anwendung von Luftkissenbetten. Anzumerken ist, dass auch auf diesen Spezialmatratzen bzw -betten regelmäßig in verschiedenen Positionen gelagert werden muss.

Nachteil der Superweichlagerung ist, dass der Patient jegliches Körpergefühl verliert und, z. B. beim Abhusten, kein Widerlager zum Abstützen bzw. zum Einsatz der Atemhilfsmuskulatur findet.

> CAVE

Dekubitusprophylaxe durch Umlagern
Wechselnde Körperpositionen dienen nicht nur als optimale Dekubitusprophylaxe, sondern auch als Vestibulumtraining und als Orientierungshilfe am eigenen Körper und im Raum.

Daher sollte der Patient schnellstens von der Superweichlagerung, z. B. vom Luftkissenbett, entwöhnt und *regelmäßig (ca. alle 2 h)* umgelagert werden. In Seitenlage wird nicht direkt auf die Seite, sondern etwas vor bzw. hinter der 90°-Position gelagert. Bei Blutdruckschwankungen, die v. a. bei Beginn der Mobilisation in Seitenlage häufiger zu beobachten sind, kann mit der 30°-Lagerung begonnen und langsam bis zur 135°-Lage (Halbbauchlage) bzw. Bauchlage gesteigert werden.

15.3.3 Lagerung zur Verbesserung der Herz-Kreislauf-Funktion

Regelmäßiges Umlagern im Bett sowie die frühestmögliche, kontrollierte, langsam aufbauende Mobilisation des Patienten dienen der Verbesserung der Herz-Kreislauf-Funktion.

Die Versorgung mit gut angepassten *Antithrombosestrümpfen* bzw. Bandagen ist unerlässlich. Passive, möglichst aber aktive rhythmische Bewegungen im Bett dienen als Vorbereitung zur Mobilisation.

Im Einzelfall und nach Absprache mit dem Arzt können auch kreislaufstabilisierende Medikamente angewandt werden. Bei venösem Rückstau empfiehlt sich eine 20°-Hochlagerung der Beine.

15.3.4 Lagerung bei erhöhtem Hirndruck

Bei der Lagerung von Patienten mit gesteigertem intrakraniellem Druck muss der Kopf in *Mittelstellung* gelagert werden; Überstreckung oder Abknickung sind zu vermeiden.

Bei Kreislaufstabilität wird eine leichte Oberkörperhochlagerung empfohlen, um den venösen Blutabfluss aus dem Gehirn über die Jugularvenen zu fördern.

15.3.5 Lagerung zur Regulation des Muskeltonus

Je nach Stärke des Muskeltonus wird versucht, diesen durch eine entsprechende Lagerung zu beeinflussen.

Hypotonus

Durch häufiges Umlagern, den Wechsel unterschiedlicher Gelenkpositionen und die Bevorzugung erhöhter Positionen wie Sitz und Stand (z. B. Stehbett) wird versucht, den Muskeltonus zu normalisieren.

Hypertonus

Muskulärer Hypertonus kann zahlreiche Ursachen haben (spinale, zerebrale Spastizität, Tonuserhöhung nach Mittelhirnsyndrom) und sich unterschiedlich manifestieren: Extensions-, Flexionssynergien, Seitenbetonung usw. Die Lagerungsbehandlung erfolgt entgegen derjenigen Gelenkstellung, die durch die tonische Aktivitätssteigerung eingenommen wurde. Auch hierbei wird nicht streng nach einem Schema vorgegangen, sondern es wird versucht, je nach Reaktion des Patienten (vegetative Zeichen, motorische Unruhe) eine *für den Patienten angenehme Position* zu finden.

Folgende Prinzipien sollten immer beachtet werden:

- **Stellung des Kopfes und der Halswirbelsäule.** Die Stellung des Kopfes und der Halswirbelsäule (HWS) bedingt, entsprechend der Lokalisation und dem Ausmaß der ZNS-Schädigung, mehr oder weniger stark *ausgeprägte Enthemmungsphänomene tonischer Reflexaktivitäten* [tonischer Labyrinthreflex (TLR); asymmetrisch und symmetrisch tonischer Nackenreflex (ATNR, STNR)].

So kann die Extension der Kopfgelenke den Extensionstonus im ganzen Körper verstärken, dasselbe gilt für die Flexion (TLR). Wird die HWS extendiert, erhöht sich der Extensionstonus der oberen sowie der Flexionstonus der unteren Extremitäten und umgekehrt (STNR).

- **Keine Extrempositionen.** Prinzipiell wird bestehenden tonischen Mustern entgegengelagert. In der pseudoschlaffen Phase lagert man entgegen die zu erwartende Form der Tonuserhöhung. Es sollten dabei jedoch keine Extrempositionen eingenommen werden, da es durch Dehnung, im schlimmsten Fall durch Schmerz, zu einer noch stärkeren Tonuserhöhung kommt. Vor allem bei Tonuserhöhungen mit rigidem Anteil, wie nach einem Mittelhirnsyndrom, führt anhaltende Dehnung zu einer Erhöhung der Muskelgrundspannung. Übermäßiger Eifer, z. B. beim Durchbewegen mit dem Ziel der Kontrakturprophylaxe, kann in diesem Fall zum gegenteiligen Effekt führen.

- **Weiches Lagerungsmaterial.** Hartes Lagerungsmaterial (starre Polster, Gips- und Kunststoffschienen) führt zu vermehrter Muskelspannung und somit zu einer verstärkten Kontrakturneigung. In frühen Phasen nach Mittelhirnsyndrom sollten keine Gipsschalen und harten Schienen angelegt werden, da diese infolge der massiven Gegenspannung, v. a. bei Kindern und Jugendlichen, zu Luxationen führen können. Mit redressierenden Gipsbehandlungen wird deshalb auch erst in späteren Remissionsphasen begonnen.

- **Die Seitenlage.** Sie ist bei allen Patienten mit muskulärer Hypertonie die bevorzugte Position, da sie die tonische Muskelaktivierung im Sinne einer Tonusreduktion am günstigsten beeinflusst. Bei Patienten mit *halbseitiger Symptomatik* wird versucht, den zu erwartenden bzw. den schon vorhandenen pathologischen Haltungs- und Bewegungsmustern entgegenzuwirken. Dabei eignet sich die Lagerung auf der betroffenen Körperhälfte am besten zur Tonusregulation (s. Abb. 15-1).

! Die Seitenlage ist bei allen Patienten mit muskulärem Hypertonus die bevorzugte Position, da sie die tonische Muskelaktivierung am günstigsten vermindern kann.

Bei Patienten mit *Tetraspastik* wird individuell, d. h. je nach vorherrschender Tonusverteilung, gelagert, wobei darauf zu achten ist, dass sich die Wirbelsäule in Mittelposition und der Kopf in einer leichten Flexionshaltung befinden. Bei vorherrschendem Extensorentonus an den unteren Extremitäten werden diese v. a. in Flexion gelagert und umgekehrt. Die häufig verwendete Lagerung in 30°-Drehung erweist sich bei Patienten mit Hypertonus als ungünstig, da sie sich zu nahe an der Rückenlage befindet, wodurch der Kopf und in der Folge der ganze Körper in Extensionsstellung kommen. Tonusregulierender wirkt die Seitenlage knapp vor (günstigste Lage bei Tetraspastik) bzw. knapp hinter der 90°-Lagerung.

- **Die Bauchlage.** Sie stellt ebenfalls eine günstige Möglichkeit zur Beeinflussung tonischer Aktivitäten dar. Durch die leichte Flexionshaltung des Kopfes wird bei Patienten mit starker Strecktendenz häufig eine Tonusverminderung erreicht.

Zur *Freihaltung der Atemwege* (v. a. bei Patienten mit Tubus und Trachealkanüle) und zur besseren Lagerungsmöglichkeit der Schultergelenke muss der Rumpf ausreichend unterpolstert werden. Auch beatmete Patienten können und sollen auf den Bauch gelagert werden. Die Umlagerung erfordert in diesem Fall mehrere Hilfspersonen.

Abb. 15-1.
Halbseitenlähmung: Lagerung auf der betroffenen Körperhälfte

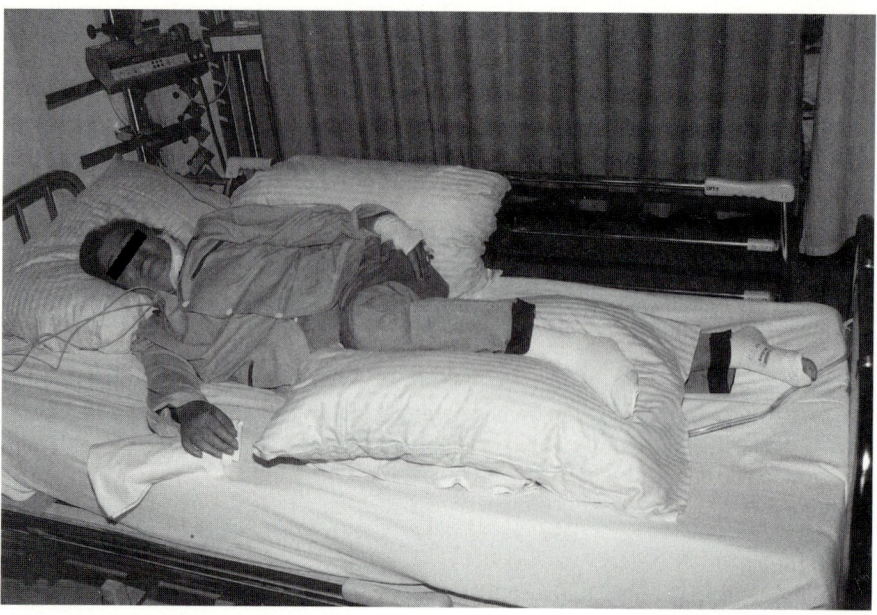

Die Sprunggelenke werden ebenfalls unterpolstert, um einerseits die Überstreckung der unteren Extremitäten zu verhindern, andererseits einem Spitzfuß entgegenzuwirken (Abb. 15-2).

■ **Die Rückenlage.** Hier ist besonders auf die Stellung des Kopfes zu achten, da bei Extension des Kopfes, bedingt durch den tonischen Labyrinthreflex, die Extensorenaktivität verstärkt wird. Deshalb wird der Kopf, bei Bedarf auch der ganze Oberkörper, in leichter Flexion gelagert. Die Hüft- und Kniegelenke werden ebenfalls in leichter Beugehaltung positioniert, um dem Strecktonus entgegenzuwirken.

! Insgesamt ist die Rückenlage bei Patienten mit muskulärem Hypertonus als ungünstigste Lagerung anzusehen.

■ **Der Sitz.** Sobald der Patient vegetativ ausreichend stabil ist, sollte er im Sitzen gelagert werden. Das Sitzen fördert Vigilanz und Aufmerksamkeit und beeinflusst Herz-Kreislauf-Funktion sowie den Muskeltonus positiv.

Man beginnt, den Patienten im Bett für einige Minuten aufzusetzen, wobei auf eine aufgerichtete, aber nicht überstreckte Haltung der Wirbelsäule zu achten ist. Bei guter Verträglichkeit kann der Patient am nächsten Tag in einen Stuhl gesetzt werden. Auch hier sei auf die leichte Flexionshaltung des Kopfes hingewiesen. Bei instabilem Rumpf wird dieser mit ausreichend weichem Polstermaterial unterstützt, ebenso die Arme, die zusätzlich auf einen Tisch gelagert werden. Die Beine werden in Flexion, möglichst in 90°, gelagert, die Füße aufgestellt. Bei nicht ausreichender Rumpf- und Kopfkontrolle sollte der ganze Stuhl nach hinten gekippt werden, um ein Herausfallen zu verhindern.

■ **Das Umlagern.** Auch beim Umlagern des Patienten wird Einfluss auf die Tonussituation genommen. Großflächiges Berühren des Patienten vermittelt Sicherheit. Langsames Tempo und genügend Kontakt zur Unterlage senken den Tonus, wohingegen zu schnelles Arbeiten und unklare Berührungen den Tonus steigern.

15.3.6 Lagerung zur Förderung von Vigilanz, Aufmerksamkeit und Aktivierung des Patienten

Zur Steigerung der Vigilanz eignen sich hohe Positionen am besten. Deshalb werden Patienten so früh wie möglich in einen Lehnstuhl gesetzt bzw. am Stehtisch aufgerichtet. Bei jedem Umlagern kann eine Aktivierung des Patienten erfolgen, sofern diese Handlung kein passives Manipulieren darstellt, sondern auf das jeweilige *Aktivitätsniveau* des Patienten eingegangen wird.

Bei Patienten mit verlangsamter Reizverarbeitung (z. B. sedierte und neurologische Patienten) ist es wichtig, das Tempo so anzupassen, dass die jeweilige Handlung nachvollzogen werden kann und dadurch eine aktive Beteiligung ermöglicht wird. !

Auch ein Wechsel des Tempos kann zur Stimulation der Vigilanz angezeigt sein, jedoch immer unter genauer Beobachtung der Reaktion des Patienten, da Angst zu Rückzug und Abwehr führen kann. Ein einheitliches Vorgehen, z. B. nach Bobath, ermöglicht es dem Patienten, zunehmend Aktivität zu übernehmen, da die einzelnen Handlungsabläufe vertraut sind und nicht jede Person eine andere Methode anwendet.

Alle Lagerungsmaßnahmen müssen dem Patienten, auch wenn er nicht offensichtlich ansprechbar ist, im-

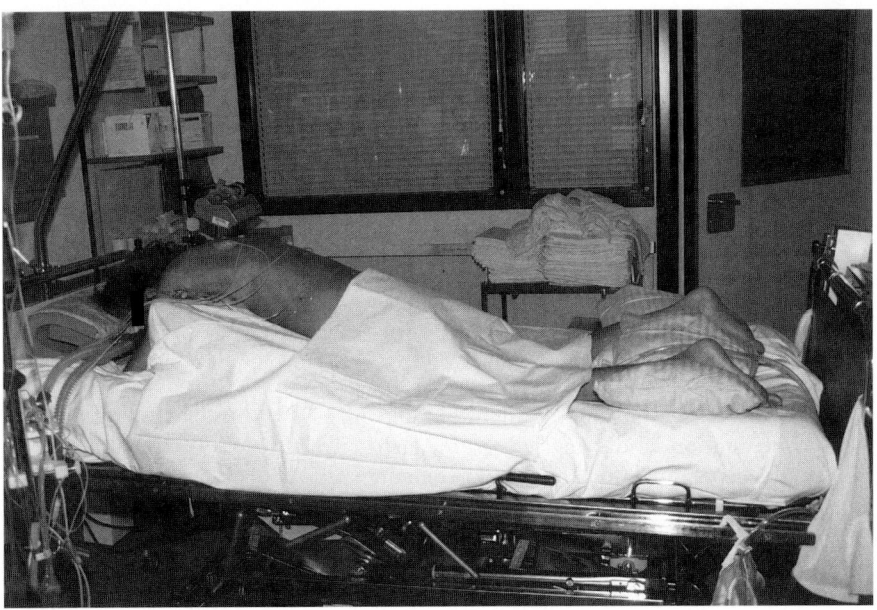

Abb. 15-2.
Bauchlage: Unterlagerung von Kopf, Rumpf und Sprunggelenken

mer angekündigt und erklärt werden. Auch muss ihm genügend Zeit bleiben, um darauf zu reagieren und nach seinen Möglichkeiten mitzuhelfen.

15.3.7 Lagerung zur Erhaltung der Gelenkbeweglichkeit

Bei Patienten mit *Hypotonus* sollte die Gelenkbeweglichkeit durch entsprechende Lagerung und Umlagerung, frühestmögliche Mobilisation und *sanfte Bewegungstherapie* erhalten werden können.

Bei Patienten mit *Hypertonus* bildet die Lagerung in tonussenkenden Positionen die wichtigste Vorraussetzung zur Erhaltung der Gelenkbeweglichkeit. Auch hier sei darauf hingewiesen, dass zu forciertes, über die Gegenspannung des Patienten hinausgehendes Lagern die Ausbildung von Kontrakturen eher fördert als verhindert. Die Verwendung von Lagerungshilfsmitteln (z. B. hohen Basketballschuhen im Bett) muss in jedem Fall einzeln überprüft werden, da auch diese zu erhöhtem Muskeltonus und in der Folge zu Kontrakturen führen können. Weiterhin kann es bei zu starkem Gegendruck zur Dekubitusbildung kommen. Auf jeden Fall dürfen nur weiche, angenehme, der Spannung nachgebende Hilfsmittel verwendet werden.

15.3.8 Lagerung zur Angstreduktion und Vermittlung von Sicherheit

Der Aufenthalt auf einer Intensivstation macht Angst, v. a. wache und aufwachende Patienten oder solche, die nur teilweise orientiert sind, fühlen sich verunsichert und wissen oft nicht, was mit ihnen geschieht. Deshalb ist es besonders wichtig, durch die Lagerung, sei es im Bett oder in einem Stuhl, dem Patienten *Sicherheit*, besser sogar Geborgenheit zu vermitteln.

Instabile, harte Lagerungen und Hilfsmittel verunsichern, v. a. dann, wenn die Vigilanz und die Körperwahrnehmung beeinträchtigt sind. Es sollte ausreichend weiches Polstermaterial verwendet werden, um dem Patienten Sicherheit zu geben.

Bei *Seitenlage* im Bett wird der Patient ganz nach hinten an die Bettkante gebracht und am Rücken durch ein Polster abgestützt. So wird durch den freien Raum vor ihm Sicherheit vermittelt. Im *Sitzen* wird nach Möglichkeit ein Tisch vorgestellt, um dem Patienten die Angst vor dem Herausfallen zu nehmen, der Stuhl wird im Bedarfsfall nach hinten gekippt.

15.3.9 Spezielle Lagerungen bei Verletzungen des Bewegungsapparats

Diese Lagerungen werden je nach Art und Ausmaß der Verletzung und in Absprache mit dem behandelnden Arzt vorgenommen. Bei Bedarf werden Spezialschienen und Lagerungshilfen verwendet.

15.3.10 Zusammenfassung

Zusammenfassend ist festzustellen, dass die Möglichkeiten der Lagerung gerade beim Intensivpatienten nicht vernachlässigt werden dürfen, da sie die Atmung sowie die Herz-Kreislauf-Funktionen unterstützen, Schmerzen lindern, den Muskeltonus senken und dem Patienten neue Wahrnehmungen und Körpererfahrungen ermöglichen können.

> Bedingt durch den vermehrten Einsatz von Antidekubitusbetten besteht auf Intensivstationen die Tendenz, Patienten sehr lange in der gleichen Position zu lagern. Hierdurch werden Störungen der Körperwahrnehmung, der Wahrnehmung der Umgebung und der Sensibilität gefördert.

Es kann häufig beobachtet werden, dass Patienten, die entsprechend gelagert werden, weniger Sedativa und Antispastika benötigen.

15.4 Atemtherapie

Auch bei der Durchführung der Atemtherapie auf einer Intensivstation ist die enge Zusammenarbeit von Ärzten, Pflegepersonal und anderen Therapeuten notwendig. Die Atemtherapie kann nicht nur dazu beitragen, den Patienten vor invasiveren Maßnahmen (Beatmung) zu bewahren, sondern, bei konsequenter Anwendung, auch die Entwöhnung von der maschinellen Beatmung erleichtern und beschleunigen.

Die jeweils anzuwendenden Methoden setzen sich je nach Beatmungsform, Vigilanz und Kooperation des Patienten zusammen, wobei aktive Maßnahmen nach Möglichkeit immer vorzuziehen sind, da sie den passiven Maßnahmen an Wirksamkeit überlegen sind. Die einzelnen Ziele der Atemtherapie werden im Folgenden beschrieben.

15.4.1 Sekretlösung

Der passiven Sekretlösung dienen *Perkussionen* und *Vibrationen* am Thorax.

■ **Perkussion.** Die Perkussion wird mit der hohlen Hand rhythmisch an der Brustwand des Patienten (vorne, hinten, seitlich) vorgenommen und sollte für diesen nicht unangenehm sein. Es bedarf der Absprache mit dem Arzt, da z. B. bei Rippenfrakturen, Osteoporose, Herz-Kreislauf-Instabilität besondere Vorsicht geboten ist.

■ **Vibration.** Gleiches gilt für die Vibrationsbehandlung, die manuell oder mit geeigneten elektrischen Massagegeräten durchgeführt wird. Im Anschluss wird der Thorax manuell, am Ende der Exspirationsphase, komprimiert und vibriert, bei Bedarf (z. B. bei Querschnittslähmung, schwachen oder adipösen Patienten) von 2 Personen (Abb. 15-3). Die Sekretlösung geht mit dem Sekrettransport Hand in Hand, weshalb diese Maßnahmen mit den entsprechenden Drainagelagerungen des jeweils zu behandelnden Lungenabschnitts durchgeführt werden sollten.

■ **Inhalation.** Nach Absprache mit dem Arzt werden bei spontan atmenden Patienten zu Beginn der Atemtherapiesitzung Inhalationen mit sekretlösenden Aerosolen durchgeführt. Bei wachen und kooperativen Patienten dient der Einsatz des *Flutter VRP1 Desitin* („vario respiratory pressure") dem Ablösen des Schleims von den Bronchialwänden, zur Mobilisation des Sekrets sowie zur Atemschulung.

15.4.2 Sekrettransport

■ **Drainagelagerung.** Je nach Röntgenthoraxbefund (Ort und Ausmaß von Infiltraten, Atelektasen, minder-

Abb. 15-3.
Atemtherapie: Unterstützung der Exspiration durch 2 Therapeuten

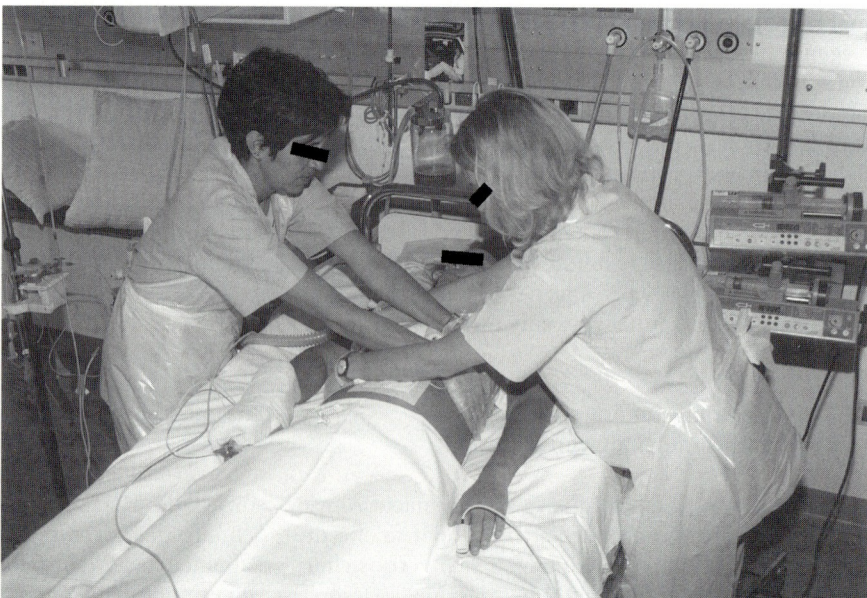

belüfteten Lungenbezirken) werden, möglichst gleichzeitig mit sekretlösenden Maßnahmen, Drainagelagerungen durchgeführt. Diese sollten frühestens 1–2 h nach der letzten Nahrungsaufnahme erfolgen.

! Vor der Drainagelagerung wird abgesaugt, um die Verschleppung des Sekrets in andere Lungenbezirke zu verhindern.

Ziel der Drainagelagerung ist es, das Bronchialsekret mit Hilfe der Schwerkraft, entsprechend der Anatomie des Bronchialsystems, zu transportieren und zu entfernen. Ist ein aktives Abhusten nicht möglich, wird das Sekret vor dem erneuten Umlagern abgesaugt.

■ **Weitere Maßnahmen.** Bei wachen, ansprechbaren Patienten kann durch *Kontaktatmung* (die Hände des Therapeuten begleiten und verlängern die Expiration), durch *forcierte Expiration* (Hüsteln) oder durch *Abhauchen* das Sekret abtransportiert und entfernt werden. *Husten* wird im Sitzen mit abgestützten Händen geübt. Bei zu forciertem Husten kommt es z. T. zu starker Komprimierung der Atemwege mit Atemnot.

15.4.3 Erhaltung und Verbesserung der Thoraxdehnbarkeit

Dieses Ziel kann ebenfalls durch die *Kontaktatmung* erreicht werden. Dabei werden die Hände des Therapeuten an unterschiedlichen Positionen am Thorax aufgelegt, der Patient soll zu den Händen hinatmen. Weiterhin können *Dreh-Dehn-Lagerungen* durchgeführt werden, um die Mobilität der Rippen-Wirbel-Gelenke zu erhalten.

Auch *Techniken der manuellen Therapie* sind möglich, wobei auf den fehlenden Schutz durch die Muskulatur bei sedierten oder hypotonen Patienten zu achten ist. Das *Ausstreichen der Zwischenrippenräume* dient der Entspannung der Muskulatur und somit der Beweglichkeit des Thorax.

15.4.4 Normalisierung des Atemmusters

Je nach Beatmungsform, Vigilanz und Kooperation des Patienten wird mit aktiven oder reaktiven Techniken versucht, das Atemmuster zu beeinflussen. Dabei hat sich gezeigt, dass sich die Atmung häufig um so besser beeinflussen lässt, je weniger erklärt wird, da manche Patienten durch den Druck, „richtig" atmen zu müssen, oft gar nicht mehr wissen, wie sie den sonst unwillkürlich ablaufenden Vorgang der Atmung bewerkstelligen sollen.

■ **Techniken.** Folgende Techniken haben sich bewährt:
- Kontaktatmung mit unterschiedlichen Handpositionen,
- Abheben von Hautfalten am Bauch,
- Erspüren des Zwerchfells durch schnüffelndes Einatmen,
- atemstimulierende Einreibung aus der *basalen Stimulation*.

15.4.5 Angstminderung, Entspannung

Der oft große Leidensdruck, die Unsicherheit und die Angst, die Patienten auf Intensivstationen erleben, können natürlich auch die Atmung beeinflussen. Hyperventilation und große Atemanstrengung können die Folge sein. Der Körperkontakt bei der Atemtherapie, das Wiederkehren einer Bezugsperson und deren ruhige Stimme können deshalb zur Beruhigung und in der Folge zur Normalisierung der Atmung führen.

So kann z. B. ein Physiotherapeut bei der *Extubation* helfen, indem er die Exspiration unterstützt, wodurch reflektorisch die Inspiration verstärkt wird. Die Erfahrung hat gezeigt, dass diese Hilfe, aber auch der Körperkontakt und die durchgehende Anwesenheit einer Person, in der oft angstbesetzten Situation zu einer schnelleren Normalisierung der Atmung führt.

15.4.6 Atmung und Stimme

Auch für den Logopäden spielt die Atmung in der Stimulationsphase eine wichtige Rolle. Die Atmung stellt eine Möglichkeit dar, mit dem Patienten in einen ersten Dialog zu treten. Weiterhin ist sie die Grundlage für die Phonation. Bei Patienten mit Sprechkanüle oder Patienten ohne Kanüle lässt sich durch die Arbeit an der Atmung häufig der erste Stimmeinsatz erreichen. In der Therapie wird die Atmung bewusst gemacht – etwa durch die handgestützte Atemtherapie – und willkürlich vertieft. Auch Vibration, Rhythmus und Gesang werden eingesetzt.

15.5 Schluck- und Esstherapie

Häufig treten bei Intensivpatienten Schluckstörungen (Dysphagien) auf, die meist durch neurologische Erkrankungen oder mechanische Behinderungen bedingt sind. Schon vor der Extubation können erste Stimulationen im Mund- und Gesichtsbereich erfolgen, insbesondere im Bereich der Lippen.

15.5.1 Abklärung

Die ersten Essversuche des Intensivpatienten müssen immer sorgfältig beobachtet werden, ein Absauggerät muss bereitstehen. Werden dabei Anzeichen einer Dysphagie sichtbar (z. B. Husten, oraler Nahrungsaustritt, Speisereste im Mund), empfiehlt es, den Logopäden beizuziehen und eine weitergehende HNO-ärztliche oder phoniatrische Untersuchung durchführen zu lassen.

So wird festgestellt, ob dem Patienten eine ausreichende orale Nahrungs- und Flüssigkeitsaufnahme möglich ist. Im Einzelfall muss der Patient den Schluckvorgang nun wieder völlig neu erlernen.

15.5.2 Kausale Therapieverfahren

In der *Akutphase* der Erkrankung ist es zunächst wichtig,
- pathologische Reflexe (z. B. Beißreflex) oder Saug-Schmatz-Bewegungen abzubauen,
- den Muskeltonus zu normalisieren (er kann *hypoton* sein mit mangelndem Mundschluss oder *hyperton*, wenn der Mund des Patienten nicht zu öffnen ist),
- physiologische Reflexe wie Würg- oder Schluckreflex zu fördern,
- die Sensibilität (Hypo- oder Hypersensibilität) zu normalisieren.

Bei den kausalen Therapiemethoden unterscheidet man zwischen passiven und aktiven Übungen.

■ **Passive Übungen.** Bei diesen *Fazilitationstechniken* (Fazilitation = Bahnung, Förderung, Erleichterung) ist der Patient meist passiv, der Therapeut wendet kutane Reize an: Wärme und Kälte, Streichen, Vibration, Dehnung, Druck, Zug, Pinseln oder Tapping. Die gesamte, am Schlucken beteiligte Muskulatur wird einbezogen. Einen Schwerpunkt bilden jedoch die Wangen, Lippen, Zunge und Gaumen (Abb. 15-4) Es gibt zahlreiche Therapietechniken, die herangezogen werden können: u. a. *die propriozeptive neuromuskuläre Fazilitation (PNF)*, aber auch die Methoden nach Castillo-Morales, Bobath, Garliner oder Rood.

■ **Aktive Übungen.** Ist der Patient dazu in der Lage, wird zu aktiven Übungen, sog. *Mobilisationstechniken*, übergegangen. Höher integrierte Funktionen können jetzt angebahnt werden. Dabei führt der Patient unter Anleitung selbständig Bewegungen im orofazialen Bereich durch. Der Therapeut beeinflusst gleichzeitig die Reaktion. Dazu zählen etwa Widerstandsübungen, Kontraktionsübungen und autonome Bewegungsübungen. Neben der orofazialen und intraoralen Muskulatur können so u. a. auch die laryngeale Adduktion und Larynxelevation gefördert werden.

15.5.3 Esstraining mit Kompensationsstrategien

Erste Essversuche erfolgen im Anschluss an Stimulierungs- und Fazilitationsübungen. Das Essen wird dem Patienten u. a. durch gute Kopf- und Kieferkontrolle und eine taktile Stimulation des Schluckreflexes erleichtert. Außerdem werden folgende Kompensationsstrategien angewandt:

■ **Richtige Konsistenz der Nahrung.** Meist kann der Patient breiförmige Kost am besten schlucken. Flüssigkeit wird zwar im Mund sehr gut weitertransportiert, ist aber äußerst schwer zu kontrollieren. So werden die ersten Essversuche mit Joghurt durchgeführt, da es neben dem Vorteil seiner breiigen Konsistenz auch bei einer eventuellen Aspiration besser toleriert und abgesaugt werden kann. Begonnen wird mit kleinsten Mengen. Beim tracheotomierten Patienten kann es günstig sein, ihn vor und nach dem Essversuch abzusaugen.

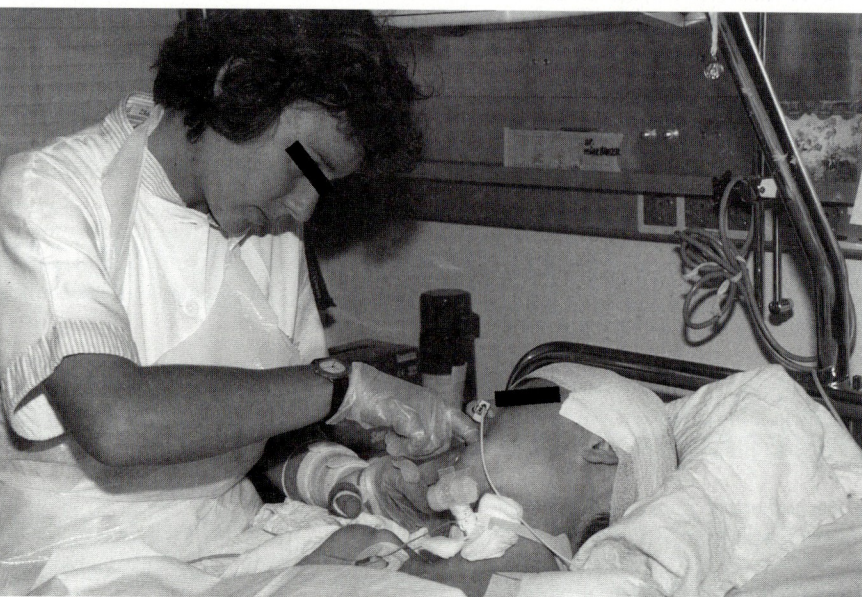

Abb. 15-4.
Orofaziale Stimulation

Allmählich werden die Mengen gesteigert und andere Nahrungsmittel eingeführt, bis jede Art von Breikost möglich ist. Nun wird auch zu anderen Konsistenzen übergegangen. Für die ersten Trinkversuche eignet sich Tee, da er abgekocht ist. Vor der Einnahme von fester Nahrung können Kauübungen mit in Gaze gewickelter Nahrung oder Speck sinnvoll sein. So wird verhindert, dass Speisebrocken aspiriert werden.

■ **Haltung und Positionierung.** Je nach Art der Störung kann eine bestimmte Haltung von Rumpf und Kopf das Schlucken verbessern. Die richtige Positionierung der Nahrung kann das Schlucken außerdem erleichtern.

■ **Verwendung von Hilfsmitteln.** Dazu zählen spezielles Besteck, Teller oder eine Trinkflasche.

■ **Verwendung von speziellen Schlucktechniken.** Bei einigen Störungsformen kommen zusätzliche Schlucktechniken, die der Patient für eine Verbesserung des Schluckaktes erlernt, zum Einsatz. Ein Beispiel dafür ist das *supraglottische* Schlucken, durch das ein unvollständiger laryngealer Verschluss verbessert werden kann.

15.6 Bewegungstherapie

■ **Aufgaben.** Die Bewegungstherapie geht mit der Lagerung Hand in Hand und hat folgende Aufgaben:
- Prophylaxe von Kontrakturen,
- Behandlung von Verletzungen,
- Normalisierung des Muskeltonus,
- Vermittlung von sensiblen Reizen,
- Bewusstmachen des eigenen Körpers,
- Anbahnung von Motorik und Wiedererlangung motorischer Fähigkeiten.

Hierbei werden nicht mehr alle Gelenke hintereinander in alle Bewegungsrichtungen durchbewegt, sondern man versucht, die Bewegung in sinnvolle Handlungen einzugliedern und hierdurch dem Patienten die Wahrnehmung des eigenen Körpers und seiner Umgebung zu ermöglichen (s. 15.7.2).

Das bedeutet nicht, auf Durchbewegen zu verzichten, vielmehr geht es darum, die Bewegung in einen Zusammenhang zu stellen, ihr einen Sinn und ein Ziel zu geben.

Auf der Basis eines *Regelkreismodells* wird die Bewegung als Reaktion auf die Umwelt bzw. als Mittel zu einem bestimmten Zweck angesehen. So kann z. B. der Arm bewegt werden, indem man dem Patienten einen Waschlappen in die Hand gibt und der Therapeut das Waschen des Gesichts führt usw. Bei solchen bekannten und dadurch leichter wieder abrufbaren Handlungen können oft erste motorische Aktivitäten hervorgerufen oder ausgelöst werden.

■ **Vorgehen bei muskulärem Hypotonus.** Bei Patienten mit *muskulärem Hypotonus*, d.h. auch bei analgosedierten Patienten, ist bei der Bewegungstherapie besondere Vorsicht geboten, da der Gelenkschutz durch die Muskulatur nicht gewährleistet ist.

Vor allem bei Schultergelenkbewegungen sollte immer die Skapula mitbewegt und es sollten keine Extrempositionen eingenommen werden. Häufiges Umlagern und frühestmögliche Mobilisation sind außerdem wichtig für die Kontrakturprophylaxe.

■ **Vorgehen bei muskulärem Hypertonus.** Bei Patienten mit *Hypertonus* hat sich gezeigt, dass invasives, auch gegen Widerstand durchgeführtes Durchbewegen zu Verletzungen von Muskeln und Gelenken und in der Folge zu Kontrakturen führen kann. Weiterhin kann es zu schmerzbedingten Abwehrhaltungen und Tonussteigerungen kommen. Auch die Fixierung in starren Schienen und im Gipsverband kann in der Frühphase der Erkrankung zu verstärktem Tonus führen. Günstig ist es, eine für den jeweiligen Patienten tonussenkende Position (d.h. entgegen der vorherrschenden tonischen Muskelaktivierung) einzunehmen und dann den Patienten langsam, immer den vorgegebenen Widerstand akzeptierend, zu bewegen. Zu diesen *tonussenkenden Positionen* gehören vor allem:
- der Sitz,
- der Stand,
- die Seitenlage,
- die Bauchlage.

Je nach Akzeptanz des Patienten wird zuerst am eigenen Körper entlanggeführt, mit Gegenständen hantiert, oder es werden sinnvolle Handlungsabläufe, wie z. B. Lagewechsel, durchgeführt. Um dem Patienten mehr Sicherheit zu geben, ist es günstig, dies in den ersten Phasen zu zweit, manchmal sogar zu dritt zu tun. Im Verlauf der Remission zeigt sich ein spontaner Tonusrückgang, v. a. der rigiden Komponente. Erst dann kann das Ausmaß der Kontrakturen und auch der Spastizität beurteilt werden. Es hat sich als sinnvoll erwiesen, mit der gezielten Kontrakturbehandlung, wie z. B. der seriellen Gipsredression, zu diesem Zeitpunkt zu beginnen, da auch die aktive Mitarbeit des Patienten in dieser Phase besser möglich ist.

15.7 Stimulation

Ein weiterer Schwerpunkt der Frührehabilitation ist die gezielte Stimulation des Patienten. Es gibt zwar auf einer Intensivstation eine Fülle von unspezifischen Stimuli wie Geräusche, Licht, Bewegungen usw. Das Ziel der Stimulation in der Rehabilitation besteht jedoch darin, für den jeweiligen Patienten adäquate, auf ihn abgestimmte Stimuli zu finden, die er verarbeiten und auf die er reagieren kann.

Die Erfahrung zeigt, dass je nach der Phase der Remission verschiedene Stimuli unterschiedlich wirksam sein können. Auch die jeweilige therapeutische Zielsetzung bestimmt die Art und den Einsatz der Stimuli, wie z. B. Förderung der Vigilanz, Beeinflussung des Muskeltonus, Schulung der Wahrnehmung, Anbahnung von Bewegungen usw.

Es ist natürlich niemals möglich und auch nicht erwünscht, wirklich nur unimodal zu stimulieren, da immer mehrere Sinnesqualitäten angesprochen werden. Stattdessen gilt es, Schwerpunkte zu setzen, um die angebotenen Reize verarbeitbar zu machen.

15.7.1 Vestibuläre Stimulation

Gerade in der Frühphase der Rehabilitation wird die vestibuläre Stimulation oft und gerne verwendet. Durch die Stimulation des aufsteigenden retikulären aktivierenden Systems (ARAS) der Formatio reticularis wird die Vigilanz gesteigert und die Voraussetzung für Aufmerksamkeit und aktive Teilnahme des Patienten an allen rehabilitativen Maßnahmen geschaffen.

■ **Das Stehbett.** Durch das Aufsetzen bzw. Aufstellen im *Stehbett kann der Patient* neue propriozeptive Afferenzen und Wahrnehmungsmöglichkeiten des eigenen Körpers und der Umgebung erleben. Bessere Augenkoordination sowie Kopf und Rumpfkontrolle können angebahnt werden. Eine weitere Anwendungsmöglichkeit ist die Tonusbeeinflussung. So haben vestibuläre Reize je nach Geschwindigkeit und Bewegungsrichtung tonuserhöhende oder tonussenkende Wirkung (z. B. Schaukeln nach vorne/hinten, seitlich, rotatorisch, Hängematte usw.). Schnelle Bewegungen können den Tonus erhöhen, langsame dienen hingegen der Tonusreduktion. Auf den Einfluss der Kopfstellung auf die Tonusverteilung im Körper wurde bereits in Abschn. 15.3.5 eingegangen. Auch zur Spitzfußprophylaxe und -behandlung ist das Stehen mit Stehbett, Stehtisch oder Hilfspersonen unerlässlich. Bei Patienten nach langer Immobilität ist das regelmäßige Aufstellen die beste Osteoporoseprophylaxe. Vestibuläre Stimuli haben z. T. starke vegetative Auswirkungen. So können sie beruhigend wirken, den Kreislauf stabilisieren, die Atmung regulieren, jedoch auch Schwindel, Schweißausbrüche und Übelkeit auslösen.

! Deshalb sollten die ersten Vertikalisierungen am Stehbett immer mit Monitoring erfolgen (Abb. 15-5).

15.7.2 Taktile Stimulation

Der taktil-kinästhetische Sinneskanal, über den die direkte Beziehung zur Umwelt aufgenommen wird, ermöglicht oft den ersten Zugang zum Patienten. Man tritt mit dem Patienten über eine *Initialberührung* in

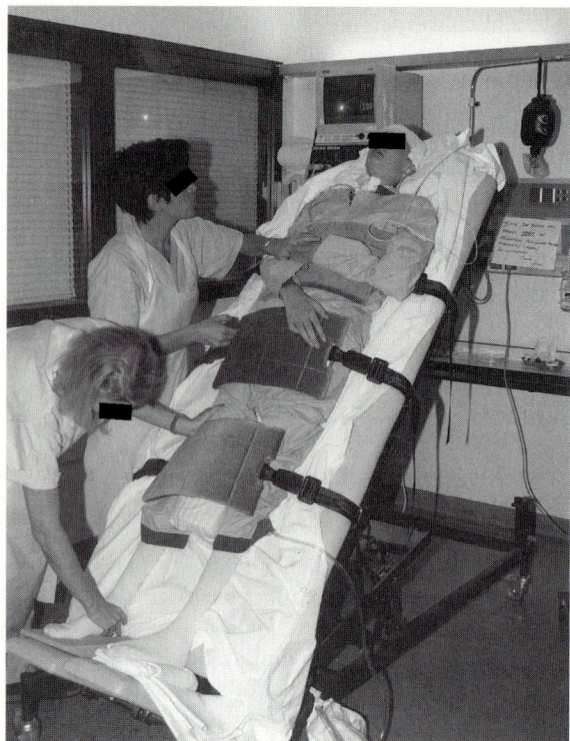

Abb. 15-5. Vertikalisierung im Stehbett

Kontakt, „man meldet sich an". Auch die Verabschiedung vom Patienten sollte taktil unterstützt werden. Berührungsreize, die großflächig und mit gleichmäßigem Druck erfolgen, sind deutliche, klare Informationen an den Patienten und wirken beruhigend, wohingegen schnelle Berührungen aktivierend, aber auch angsteinflößend wirken können.

■ **Hilfsmittel und Vorgehen.** Zur taktilen Stimulation eignen sich die Hände des Therapeuten (z. B. durch Drücken, Streicheln, Reiben, Pumpen der Muskulatur), die geführten Hände des Patienten und verschiedenartige Materialien (Tücher, Bürsten, Schwämme, Cremes usw.).

Schmerzreize sind nicht Teil eines therapeutischen Konzepts. Sie führen nur zur Abwehr und Angst gegenüber dem Therapeuten und sollten nur zur Überprüfung des Verlaufs außerhalb der Therapiesituation zur Anwendung kommen.

Taktile Reize werden am ganzen Körper des Patienten gesetzt, wobei bei neurologischen Patienten im Gesichtsbereich Vorsicht geboten ist, da es leicht zu oralen Automatismen kommen kann.

15.7.3 Akustische Stimulation

Dem Gehör als dem Organ, das Sprache wahrnimmt, kommt in der Therapie große Bedeutung zu. Es versucht aktiv, aus der Klangwelt der Umgebung relevante Reize herauszufiltern. Schon in sehr frühen Remissionsphasen lassen sich bei Patienten Reaktionen auf akustische Reize beobachten. Jeder Sinnesreiz kann grundsätzlich *erregend* oder *beruhigend* sein, hochfrequente und laute akustische Reize wirken beispielsweise erregend. Einfache, sich langsam wiederholende Klangbilder werden zur Beruhigung eingesetzt.

Es ist wichtig, vor dem Patienten, auch wenn er komatös ist, keine negativen Bemerkungen über ihn zu machen oder, wenn möglich, in seiner Anwesenheit gar nicht über ihn zu sprechen. Der Therapeut versucht, durch wiederholtes ruhiges Ansprechen und dem Einsatz von Gesang oder dem Erzeugen von Geräuschen mit dem Patienten in Kontakt zu treten. Da oft noch Unklarheit über das Sprachverständnis herrscht, wird in einfachen und kurzen, aber altersentsprechenden Sätzen gesprochen. Gestik und Mimik oder Bildmaterial werden unterstützend eingesetzt. Einen sehr positiven Effekt kann auch das Vorspielen der Lieblingsmusik oder etwa der Stimmen der Angehörigen des Patienten haben. Durch Führen kann der Patient auch selbst Geräusche an Klanginstrumenten erzeugen.

15.7.4 Visuelle Stimulation

Bei der visuellen Stimulation ist die Lichtquelle sehr wichtig. Es empfiehlt sich, Tageslicht oder Tageslichtlampen zu verwenden. Die Farben der Inneneinrichtung, der Wände und der Decken sollten, wenn möglich, für liegende Patienten konzipiert sein. Unterschiedliche, in verschiedenen Farben gestaltete Dienstkleidung ist gegenüber weißer Dienstkleidung zu bevorzugen.

Bunte Bettwäsche ist vorteilhaft, farbige Muster sind jedoch zu vermeiden, da diese zu Zählphänomenen führen können. Dem Patienten werden zur visuellen Stimulation Bilder mit Hell-dunkel-Kontrasten und farbigen Objekten gezeigt, wobei auf seine persönlichen Interessen Rücksicht zu nehmen ist.

15.7.5 Gustatorische und olfaktorische Stimulation

Diese Stimulationsformen stehen in engem Zusammenhang mit der Schluck- und Esstherapie. Bei der gustatorischen Stimulation werden kleine Nahrungsmengen auf der Zunge des Patienten plaziert. Die Auswahl der Geschmacksrichtung wird dabei von den Vorlieben des Patienten bestimmt. Über den Geschmack werden Erinnerungsspuren für das Schlucken geweckt und der Schluckakt stimuliert. Gleichzeitig wird eine Grundlage für die höheren Niveaustufen von Artikulation und Lautbildung geschaffen. Durch das Riechen an der angebotenen Nahrung wird auch das olfaktorische System angeregt. Noch gezielter kann der Geruchssinn durch den Einsatz von starken Gerüchen stimuliert werden. Der Geruchssinn intubierter oder tracheotomierter Patienten ist erheblich schwieriger zu stimulieren, da kein Luftfluss durch die Nase stattfindet.

15.8 Symptomorientierte Therapie

In den frühen Phasen der Rehabilitation sind die Ziele und Maßnahmen der einzelnen Berufgruppen wie Ärzte, Pflegepersonal, Physio- und Ergotherapeuten sowie der Logopäden oftmals identisch oder überschneiden sich, wie z. B. Stabilisierung des Herz-Kreislauf-Systems und der Atmung, Förderung der Vigilanz, prophylaktische Maßnahmen, Stimulation verschiedener Sinneswahrnehmungen, Wahrnehmungsschulung usw. Deshalb sollte in diesen Phasen der Patient gemeinsam, oft interdisziplinär, behandelt werden. Sind nun Vigilanz, Aufmerksamkeit, Orientierung und z. T. Problembewusstsein zunehmend vorhanden und können motorische sowie neuropsychologische Probleme genauer definiert werden, beginnt die *symptomorientierte* Therapie, in der berufsspezifisch auf einzelne Störungen eingegangen wird.

15.8.1 Physiotherapie

Schädigungen des oberen Motoneurons
Die häufigsten, physiotherapeutisch zu behandelnden Störungen beruhen auf Schäden des oberen Motoneurons. Sie sind in der folgenden Übersicht aufgeführt:

> **Häufigste Symptome bei Schädigung des oberen Motoneurons**
> - Paresen bzw. Plegien
> - Tonuserhöhungen
> - Störungen der Oberflächen- und Tiefensensibilität
> - Tendenz zu primitiven Bewegungsmustern
> - Verlust der selektiven Muskelaktivität
> - Pathologische Reflexaktivitäten (tonische Reflexe)
> - Gleichgewichtsstörungen
> - Wahrnehmungsstörungen
> - Störungen von höheren Hirnleistungen

Je nachdem, welche Art der Störung im Vordergrund steht, werden vom Physiotherapeuten verschiedene Behandlungskonzepte eingesetzt.

Zur Behandlung von Tonusveränderungen, primitiven Bewegungssynergien, Verlust selektiver Beweglichkeit und zur Bewegungsanbahnung dienen neurophysiologische Behandlungskonzepte, z. B. nach *Bo-*

bath, die *PNF* sowie die *kortikale Fazilitation nach Perfetti.*

Bei Gleichgewichtsstörungen wird mit Orientierungspunkten in der Umgebung (z. B. Gehen an der Wand) oder mit labilen Unterlagen gearbeitet (Schaukeln, Bälle usw.).

■ **Das Therapiekonzept nach Affolter.** Das Therapiekonzept von *Affolter* eignet sich v. a. für Patienten mit Wahrnehmungsstörungen, denen die Verarbeitung einströmender Informationen und ein dadurch sinngerichtetes Handeln nicht möglich ist. Der Patient wird mit den Händen des Therapeuten bei der Lösung von Alltagssituationen (z. B. dem Auspressen einer Orange) geführt, um so ein Wiedererkennen und -erlernen zu ermöglichen.

■ **Das Therapiekonzept nach Bobath.** Beim Bobathkonzept soll durch die Wahl tonusmindernder und reflexhemmender Positionen die abnorme Tonuserhöhung gehemmt werden. Aus diesen „inhibierenden" Positionen werden nun physiologische Bewegungsabläufe angebahnt. Grundlage dieses Konzepts ist die Plastizität des Gehirns. Es ist ein 24-h-Konzept der Behandlung und umfasst alle mit dem Patienten in Kontakt tretenden Personen.

■ **Das Therapiekonzept nach Perfetti.** Beim Therapiekonzept nach Perfetti wird der Patient durch spezielle Therapiegeräte in eine Situation gebracht, in der er mittels Bewegung aktiv nach Informationen aus der Umwelt suchen muss. Hierdurch kommt es zu Tonusanpassung und Anbahnung von Motorik.

Symptome bei Schädigungen des unteren Motoneurons

- Verminderung des Muskeltonus,
- Paresen bzw. Plegien,
- Areflexie,
- Sensibilitätsstörungen,
- Atrophie.

Therapeutisch wird mit Sensibilitätsschulung und Kräftigungstechniken vorgegangen. Ist noch gar keine bzw. kaum Motorik vorhanden, so kann sie mit Exponentialstrombewegung verstärkt und spürbar gemacht werden. Auch der Einsatz eines EMG-Biofeedbackgeräts kann in diesem Fall unterstützend wirken.

Muskelverkürzungen, Kontrakturen, Kapselschrumpfungen

Bei kooperativen Patienten kann mit der Technik der *postisometrischen Relaxation* oder anderen *Muskeldehnungstechniken* gearbeitet werden. Als Vorbereitung kann eine Wärmeanwendung dienen. Bei ausgeprägten Kontrakturen wird eine serielle Gipsredressionsbehandlung durchgeführt. Zur Behandlung von Spitzfüßen dienen Stehbett und Stehtisch. Auch Techniken der manuellen Therapie können angewendet werden.

Ossifikationen

Ein zu invasives Bewegen in frühen Phasen der Remission kann eine Ossifikation begünstigen. In der aktiven Phase der Ossifikation wird im betroffenen Gelenk nur minimal bewegt, der Patient jedoch häufig umgelagert. Die benachbarten Gelenke können jedoch in vollem Umfang bewegt werden. Nach Abschluss des entzündlichen Prozesses bzw. nach operativer Entfernung der Ossifikation wird mit manualtherapeutischen und anderen Mobilisationstechniken wieder im vollen Bewegungsumfang gearbeitet.

15.8.2 Ergotherapie

Förderung der persönlichen Selbständigkeit

Mit der Förderung der Selbständigkeit wird so bald wie möglich begonnen. Dazu gehören auch scheinbar einfachste Aktivitäten, wie z. B. das Waschen des Gesichts (evtl. mit Hilfestellung nach Affolter). Waschen bzw. Anziehen gehören zu den intimsten Tätigkeiten. Es stärkt das Selbstwertgefühl und die Motivation des Patienten, wenn er auch nur kleinste Teile davon übernehmen kann. Therapeutische Hilfen werden schrittweise reduziert, bis Selbständigkeit beim Waschen, Anziehen, Essen usw. erreicht ist. Fallweise ist der Einsatz von Hilfsmitteln (z. B. Griffverdickung, Strumpfanzieher) notwendig. Hierbei muss auf physiologische Bewegungsabläufe geachtet werden.

Funktionelle Behandlung, speziell der oberen Extremität

Mit sinnvollen Handlungen und Bewegungszielen wird an Tonusaufbau bzw. -hemmung, Bewegungsanbahnung und selektiver Bewegung gearbeitet. Als Therapiekonzepte dienen dabei die Methoden nach Bobath, Perfetti, PNF usw.

Kontrakturprophylaxe und -behandlung

In diesem Bereich bedarf es der intensiven Zusammenarbeit mit der Physiotherapie, da z. B. die Durchführung von redressierenden Gipsbehandlungen sowie die Schienenanpassung mindestens 2 Therapeuten erfordert.

Behandlung von Wahrnehmungsstörungen

Bei sehr vielen Patienten, die länger auf einer Intensivstation liegen, kann man Wahrnehmungsstörungen beobachten: reduzierte Körperwahrnehmung, Vernachlässigung einer Körper- und Raumhälfte, Schwierigkeiten bei Bewegungs- und Handlungsabläufen usw. Durch Führen beider Hände des Patienten (z. B. in All-

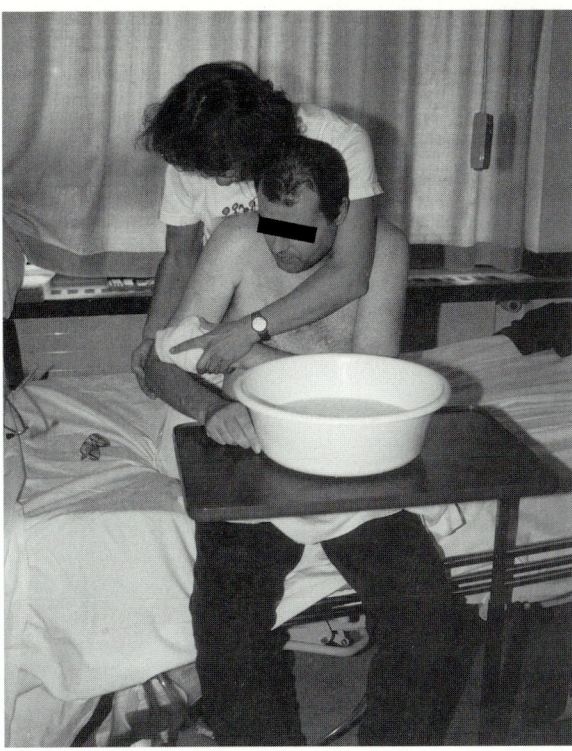

Abb. 15-6. Geführte Alltagssituation

tagssituationen wie Zähneputzen, Körper eincremen) sowie durch taktil-kinästhetische und vestibuläre Stimulation muss der Patient neu erlernen, sich und seine Umwelt zu organisieren, Alltagssituationen zu bewältigen und sinnvoll und gezielt zu handeln (Abb. 15-6).

Therapie neuropsychologischer Defizite

Mit praktischen Aufgaben des täglichen Lebens und verschiedenen Übungsprogrammen (nach Schweizer, Caprez, Wais, Kerkhoff) sowie durch den Einsatz eines Computers können kognitive Defizite (z. B. Gedächtnis, Konzentration, räumliche Wahrnehmung) verbessert und Problemlösungsstrategien erarbeitet werden.

15.8.3 Logopädie

Aphasie

Die Schädigung eines der Sprachzentren äußert sich als Aphasie, einer rezeptiven und produktiven Störung der Sprache.

■ **Akutphase.** Die gestörten Sprachfunktionen bilden sich in den ersten 4 Wochen zu einem gewissen Teil, bei etwa $1/3$ der Patienten vollständig zurück. Auf der Intensivstation wird der Logopäde meist mit Patienten in dieser Phase konfrontiert. Die erste Aufgabe besteht nun darin, die Sprachstörung des Patienten genau kennenzulernen, ihn in dieser schwierigen Phase zu begleiten, die Veränderungen zu verfolgen und eine beobachtende Diagnose zu erstellen. Folgende wichtige Sprachkomponenten müssen wiederholt überprüft und später in der Therapie berücksichtigt werden:
- Sprachverständnis,
- Sprachproduktion,
- Nachsprechen,
- Lesesinnverständnis,
- lautes Lesen,
- Schreiben.

In der Therapie gilt es, mögliche Aus- und Umwege zu suchen. Vor allem Verständigungstraining ist in der Akutphase sehr wichtig.

■ **Übungsphase.** Verbessert sich der Allgemeinzustand des Patienten, kann eine umfangreichere Aphasiediagnostik erfolgen, um ein symptomspezifisches Üben zu ermöglichen. Die Aphasietherapie hat sich in den letzten Jahrzehnten rapide entwickelt, was dazu führte, dass heute unzählige Theorien und Methoden bestehen. Wichtige Therapieansätze sind der *Kommunikationsansatz*, der *sprachstrukturelle Ansatz*, der *Modellansatz*, der *Modalitätenansatz* und der *Strategieansatz*.

Dysarthrophonie

Infolge eines hirnorganischen Prozesses kann es auch zu einer Beeinträchtigung des Sprechens, einer Dysarthrophonie, kommen.

Je nach Störungsform wird therapeutisch an Artikulation, Stimme, Sprechatmung und Prosodie (Sprachmelodie) gearbeitet.

Literatur

1. Affolter F (1987) Wahrnehmung, Wirklichkeit und Sprache. Aus: Wissenschaftliche Beiträge aus Forschung, Lehre und Praxis zur Rehabilitation behinderter Kinder und Jugendlicher. Neckar-Verlag
2. Affolter F, Bischofberger W (1993) Wenn die Organisation des zentralen Nervensystems zerfällt und es an gespürter Information mangelt. Aus: Wissenschaftliche Beiträge aus Forschung, Lehre und Praxis zur Rehabilitation behinderter Kinder und Jugendlicher. Neckar-Verlag
3. Bartolome G, Buchholz DW, Hannig C et al. (1993) Diagnostik und Therapie neurologisch bedingter Schluckstörungen. G. Fischer, Stuttgart Jena New York
4. Bienstein C, Fröhlich A (1993) Basale Stimulation in der Pflege. Verlag Selbstbestimmtes Leben, Düsseldorf
5. Davies PM (1986) Hemiplegie: Anleitung zu einer umfassenden Behandlung von Patienten mit Hemiplegie – basierend auf dem Konzept von K. und B. Bobath. Springer, Berlin Heidelberg New York Tokio
6. Davies PM (1995) Wieder Aufstehen: Frühbehandlung und Rehabilitation für Patienten mit schweren Hirnschädigungen. Springer, Berlin Heidelberg New York Tokio
7. Freivogel S (1997) Motorische Rehabilitation nach Schädelhirntrauma: Klinik – Grundlagen – Therapie. Pflaumverlag, München Bad Kissingen Berlin

8. Hüter-Becker A, Schewe H, Heipertz W (Hrsg) (1998) Physiotherapie: Taschenlehrbuch in 14 Bänden, Bd 11: Neurologie und Psychiatrie. Thieme, Stuttgart New York
9. Grohnfeldt M (Hrsg) (1993) Zentrale Sprach- und Sprechstörungen. Handbuch der Sprachtherapie, Bd 6. Marhold, Berlin
10. Mang H (1992) Atemtherapie: Grundlagen, Indikationen und Praxis. Schattauer, Stuttgart New York
11. Schalch F (1992) Schluckstörungen und Gesichtslähmung: Therapeutische Hilfen. G. Fischer, Stuttgart Jena New York
12. Wild K von (Hrsg) (1993) Spektrum der Neurorehabilitation. Zuckschwerdt, München Bern Wien
13. Wirth G (1994) Sprachstörungen, Sprechstörungen, kindliche Hörstörungen. Deutscher Ärzte-Verlag, Köln
14. Ziegler A (1992) Dialogaufbau in der Frührehabilitation. Beschäftigungstherapie und Rehabilitation 4: 326–334

Ernährung und Infusionstherapie

Kapitel 16

J. E. Schmitz

16.1 Flüssigkeit und Elektrolyte 273
16.1.1 Wasser-Natrium-Status 273
16.1.2 Elektrolytstatus 274

16.2 Nährsubstrate 277
16.2.1 Kohlenhydrate 277
16.2.2 Fett 281
16.2.3 Proteine und Aminosäuren 282
16.2.4 Vitamine 285
16.2.5 Spurenelemente 286

16.3 Praktisches Vorgehen im Rahmen der Ernährung und Infusionstherapie 286
16.3.1 Indikationen für die künstliche Ernährungstherapie 287
16.3.2 Voraussetzungen für eine künstliche Ernährungstherapie 287
16.3.3 Analyse der Stoffwechselsituation 287
16.3.4 Beurteilung des aktuellen Ernährungszustands 288

16.4 Therapiekonzepte 288
16.4.1 Elektrolyt- und Flüssigkeitstherapie 288
16.4.2 Enterale Standardernährungstherapie 289
16.4.3 Parenterale Standardernährungstherapie 293
16.4.4 Spezielle parenterale Ernährungstherapie bei eingeschränkten Organfunktionen 296

16.5 Nährsubstrate mit spezieller pharmakologischer Wirkung 300
16.5.1 Arginin 301
16.5.2 Mehrfach ungesättigte Fettsäuren 301
16.5.3 Glutamin 301
16.5.4 Nukleoside und Nukleotide 302

Literatur 303

KAPITEL 16

Ernährung und Infusionstherapie

J. E. Schmitz

16.1 Flüssigkeit und Elektrolyte

Der Stoffwechsel im Organismus kann nur optimal ablaufen, wenn ein weitgehend physiologischer Flüssigkeits-, Elektrolyt- und Säure-Basen-Status gewährleistet ist. Primäre therapeutische Aufgabe ist es daher, diese physiologischen Verhältnisse möglichst zu erhalten oder bei eingetretenen Störungen die Homöostase so schnell wie möglich wiederherzustellen.

16.1.1 Wasser-Natrium-Status

Alle Stoffe, die im Organismus transportiert oder biochemisch umgesetzt werden, sind in Wasser gelöst. Wasser ist daher der primäre Verteilungs- und Reaktionsraum und ein physiologischer Flüssigkeitsstatus somit die vitale Voraussetzung für einen optimalen Ablauf aller Stoffwechselvorgänge im Organismus. Es existiert eine Reihe von *Regulationssystemen* dieses inneren Milieus, die Konzentration und Zusammensetzung der Flüssigkeitsräume des Organismus konstant halten sollen. Diese Systeme stehen miteinander in Wechselwirkung und können sowohl synergistisch als auch antagonistisch miteinander reagieren.

Zielgrößen dieser Regulation sind:
- Euhydratation (bedarfsgerechter Flüssigkeitsstatus),
- Isotonie (physiologische Zusammensetzung der gelösten Salze),
- Isoosmolalität (physiologische plasmatische Osmolalität),
- Isohydrie (physiologischer extrazellulärer pH-Wert) sowie
- Isovolämie (bedarfsgerechtes intravasales Volumen).

> Die Menge der im Organismus vorhandenen Salze bestimmt bei intakter Osmoregulation den Flüssigkeitsstatus der Gewebe.

Der gesunde Organismus ist jederzeit in der Lage, bei einem entsprechenden Angebot (Volumen und Zusammensetzung) seine Körperflüssigkeiten über einen weiten Bereich selbst zu regulieren (Abb. 16-1). Der kranke oder verletzte Organismus hingegen unterliegt häufig erheblichen Einschränkungen sowohl in der Flüssigkeitszufuhr als auch in seinen Ausscheidungsmöglichkeiten. Hierdurch wird der physiologische Flüssigkeits- und Elektrolytstatus gefährdet.

Dabei muss jede Infusionstherapie den *Erhaltungs-* sowie den *Korrekturbedarf* eines Patienten berücksichtigen. Entsprechend den unterschiedlichen auslösenden Ursachen werden die Veränderungen des Flüssigkeitsstatus im Organismus eingeteilt in:
- Bilanzstörungen, z. B. durch unzureichende Zufuhr bei vermehrten Verlusten,
- Verteilungsstörungen, z. B. durch Zufuhr wässriger Lösungen ohne ausreichenden Elektrolytgehalt,
- Regulationsstörungen, z. B. durch renale, kardiale oder endokrine Erkrankungen.

> Flüssigkeits- und Natriumbestand des Organismus sind eine untrennbare Einheit: Veränderungen im Flüssigkeitsstatus eines Patienten gehen immer mit Veränderungen des Natriumbestands einher und umgekehrt.

■ **Erhaltungsbedarf.** Unter Erhaltungsbedarf ist diejenige Menge an Flüssigkeit oder Elektrolyten zu verstehen, die zur Wahrung der Homöostase des Flüssigkeits- und Elektrolytstatus erforderlich ist. Der Erhaltungsbedarf setzt sich aus dem *Basisbedarf* und dem *korrigierten Basisbedarf* zusammen, d. h. aus dem Ersatz physiologischer Verluste wie Perspiratio insensibilis und Urinausscheidung sowie aus der bilanzierten Korrektur unphysiologischer Verluste, wie z. B. durch Durchfälle und Verluste über Drainagen, starkes Schwitzen etc.

■ **Korrekturbedarf.** Ein Korrekturbedarf ergibt sich, wenn bereits Störungen der Homöostase eingetreten sind und so zusätzlich zum Erhaltungsbedarf eingegriffen werden muss, um das Gleichgewicht wiederherzustellen. Der Gesamtbedarf an Flüssigkeit und Elektrolyten setzt sich also aus dem Erhaltungs- und dem Korrekturbedarf zusammen.

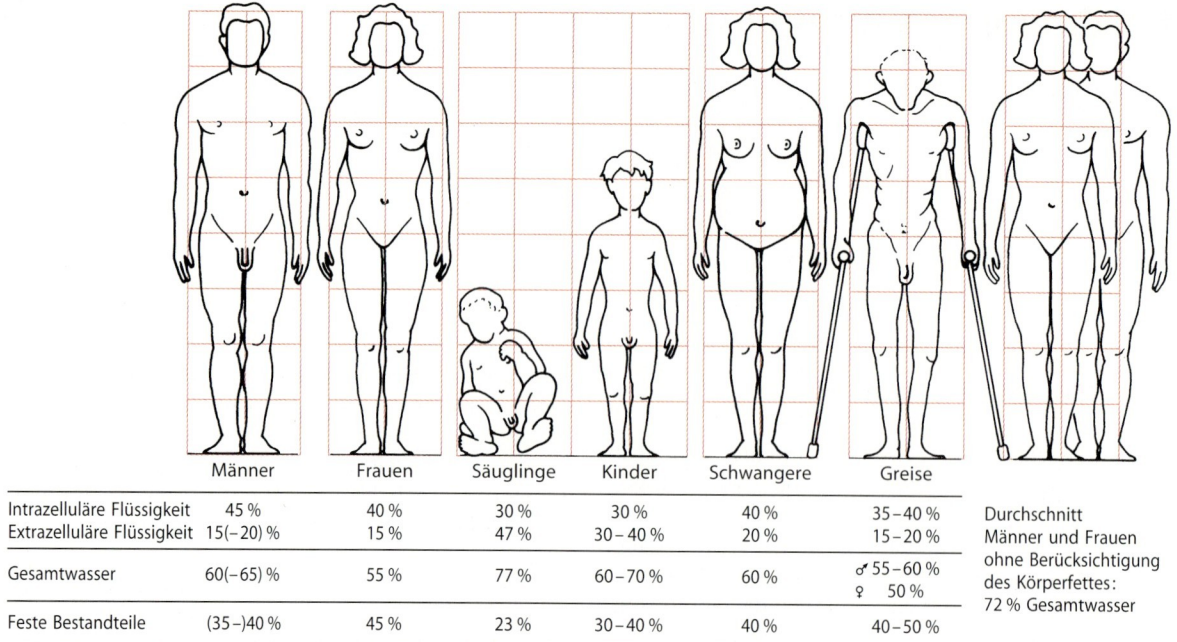

Abb. 16-1. Verteilung von Wasser und Elektrolyten im Körper. (Nach Lang et al. [20])

16.1.2 Elektrolytstatus

Kalium

Kalium ist mit einer Konzentration von über 150 mmol/l intrazellulär das wichtigste Kation. Dem steht eine extrazelluläre Kaliumkonzentration von 3,5–5,5 mmol/l gegenüber. Bei einem Aktivitätskoeffizienten von 0,73 beträgt die aktive Kaliumkonzentration 2,5–4,0 mmol/kg H_2O. Der Gesamtkaliumbestand bei normalgewichtigen Erwachsenen beläuft sich auf ca. 50 mmol/kg, wobei eine starke Abhängigkeit von der Muskelmasse besteht. Veränderungen des intrazellulären Kaliumbestands regulieren das Zellvolumen.

> Insulin steigert die Aktivität der Na^+-K^+-ATPasen und fördert die zelluläre Kaliumaufnahme, insbesondere in die Leber und die Skelettmuskulatur. Glukagon setzt Kalium aus der Leber frei, Aldosteron fördert den Kaliumeinstrom in die Zelle.

Alle Mechanismen, die die zelluläre Kaliumaufnahme stimulieren, führen gleichzeitig zu einer vermehrten renalen Kaliumausscheidung. Andererseits führen alle Mechanismen, die die zelluläre Kaliumaufnahme hemmen, zu einer verminderten renalen Kaliumelimination. Eine Verminderung (Hypokaliämie) bzw. eine Vermehrung (Hyperkaliämie) der extrazellulären Kaliumkonzentration kann bei jedem Kaliumstatus eintreten.

■ **Kaliumbedarf.** Mäßige Verteilungshypokaliämien bedürfen in der Regel keiner besonderen therapeutischen Maßnahme. Der Kaliumbedarf von Intensivpatienten, insbesondere auch unter einer klinischen Ernährungstherapie, ist in der Regel deutlich höher als der normale Basisbedarf, der zwischen 0,6 und 0,8 mmol/kg/Tag beim Erwachsenen liegt. Der Kaliumbedarf des Intensivpatienten beträgt zwischen *1 und 3 mmol/kg/Tag* und ist entweder durch eine gezielte Kaliumsubstitution mit entsprechenden Elektrolytkonzentrationen oder mit Infusionslösungen, deren Kaliumgehalt eindeutig über dem der Plasmakaliumkonzentrationen liegt, zu korrigieren.

Um Herzrhythmusstörungen zu vermeiden, sollte die maximale Infusionsgeschwindigkeit 20 mmol/h nicht überschreiten. Ebenso sollte eine Gesamtkaliumzufuhr von >200 mmol/Tag bei Erwachsenen nur in Ausnahmefällen und unter engmaschiger Kontrolle der Plasmakonzentration und Urinausscheidung erfolgen.

■ **Diabetische Ketoazidose.** Bei diabetischer Ketoazidose sollte die Kaliumsubstitution grundsätzlich zusammen mit der Infusionstherapie in einer Größenordnung von 0,2 mmol/kg/h beginnen, wenn weder eine Hyperkaliämie noch eine Oligo-/Anurie bestehen. Sollte letzteres der Fall sein, so ist mit der Kaliumsubstitution zu warten, bis die Plasmakaliumkonzentration in den Referenzbereich abgesunken und eine ausreichende Diurese vorhanden ist.

■ **Lebensbedrohliche Hyperkaliämie.** Lebensbedrohliche Hyperkaliämien treten nur auf, wenn die Nieren nicht genügend Kalium ausscheiden können und die extrarenalen Regulationsmechanismen gehemmt oder unzureichend sind. Hyperkaliämien kommen hauptsächlich bei akuten und chronischen Nierenversagen sowie bei einer akuten zellulären Kaliumfreisetzung, wie z. B. im Rahmen eines Crushsyndroms, bei Hämolyse oder beim Einsatz depolarisierender Muskelrelaxanzien vor und können zu vital bedrohlichen Herzrhythmusstörungen führen.

Lebensbedrohliche Hyperkaliämien erfordern die sofortige Senkung der Plasmakaliumkonzentration. Neben der Applikation von 10–30 ml *Kalziumglukonat 10 %ig* (als Bolus langsam i. v.) erfolgt die Zufuhr einer *hypertonen Natriumchloridlösung*, z. B. 60–80 ml bei einer 5,9 %igen Infusionslösung oder 40 ml eines 9 %igen Konzentrats. Insbesondere bei gleichzeitig bestehender Hyponatriämie ist diese Therapie schnell wirksam. Weiterhin bewirkt die Applikation einer *8,4 %igen Natriumbikarbonatlösung* eine schnelle Besserung der Symptomatik. Diese Maßnahmen führen kurzfristig zu einer wirksamen Veränderung des Membranpotentials der Herzmuskelzelle und können damit akut lebensbedrohlichen Herzrhythmusstörungen entgegenwirken. Sie haben andererseits jedoch kaum Einfluss auf den Gesamtbestand an extrazellulärem Kalium. Daher muss die notfallmäßige Akuttherapie immer durch eine längerfristige Behandlung ergänzt werden. Hierbei hat sich, neben dem Einsatz von *Diuretika* (v. a. Schleifendiuretika, z. B. Furosemid, Torasemid), insbesondere die gleichzeitige Infusion von *Glukose und Insulin* als besonders wirksam erwiesen. Entscheidend für die Kaliumaufnahme in die Zelle ist dabei das Insulin und nicht die Glukose; letztere soll lediglich eine insulininduzierte Hypoglykämie vermeiden [34].

Wegen der in solchen Situationen schnell wechselnden Blutglukosekonzentrationen wird eine getrennte kontinuierliche Insulinzufuhr in einer Größenordnung von 4–12 E Altinsulin/h sowie eine Glukoseinfusion mit gleichzeitig häufigen Blutglukosekontrollen empfohlen. Dabei ist zu beachten, dass hohe Blutglukosekonzentrationen die zelluläre Kaliumaufnahme behindern.

Darüber hinaus werden *Ionenaustauscher* enteral angewandt. Als effektivste Maßnahme zur Kaliumsenkung steht die *Hämodialyse* zur Verfügung. Dabei können bis zu 50 mmol Kalium/h eliminiert werden; eine *Hämofiltration* ist selbst bei stark erhöhten Plasmakaliumkonzentrationen wesentlich geringer wirksam [1, 20, 29, 34].

Kalzium

Der Gesamtkörperkalziumgehalt beträgt ca. 1–2 % des Körpergewichts, wobei sich der Hauptteil im Skelett befindet. Im Plasma liegt Kalzium in 3 Fraktionen vor:
- proteingebundene Form (ca. 50 % des gesamten Plasmakalziumgehalts),
- ionisierte Form, als sog. *freies Kalzium* (ca. 40–50 % des gesamten Plasmakalziumgehalts),
- komplexgebundene Form (ca. 5–10 % des Gesamtplasmagehalts).

> Die für den Organismus bedeutendste Fraktion ist das ionisierte oder freie Kalzium: Sie ist für die physiologischen Kalziumeffekte verantwortlich.

Änderungen der Plasmaeiweißkonzentration gehen parallel mit Veränderungen des Plasmakalziums einher (± Änderungen um ± 5 g Protein/l entsprechen ca. ± 0,1 mmol Kalzium/l). Der *Tagesbedarf*, der im Rahmen einer parenteralen Ernährungstherapie zugeführt werden muss, liegt zwischen ca. *0,2–0,5 mmol/kg*.

■ **Hypokalzämie.** Die häufigste Ursache einer niedrigen Plasmakalziumkonzentration sind niedrige Gesamteiweißkonzentrationen. Dennoch fehlen oftmals die Symptome einer Hypokalzämie, da der ionisierte Kalziumanteil normal ist. Im Rahmen einer Intensivtherapie sollte das Auftreten von Bradykardien und Blutdruckabfällen trotz ausreichender Volumensubstitution immer an eine Verminderung des freien Kalziums denken lassen, insbesondere, wenn gleichzeitig eine Leberinsuffizienz, massive Transfusion zitrathaltigen Blutes oder eine Sepsis sowie eine Alkalose vorliegen.

Im Gegensatz zur Überwachung hyperkalzämischer Syndrome, bei denen die Kontrolle des Gesamtkalziums ausreichend ist, muss bei Verdacht auf Hypokalzämie das freie Kalzium mit ionenselektiven Elektroden bestimmt werden.

> Der Referenzbereich für das ionisierte Kalzium wird mit *1,12 ± 0,02 mmol/l* angegeben, kann aber abhängig vom Laboratorium deutlich schwanken.

In der klinischen Routine werden häufig freie Plasmakalziumkonzentrationen unter diesen Grenzwerten gefunden, ohne dass klinische Symptome einer Kreislaufinsuffizienz zu beobachten sind. Daher wird empfohlen, bei fehlender klinischer Symptomatik keine Grenzwerte, unterhalb derer eine Substitution erfolgen sollte, festzulegen. Es hat sich bewährt, bei besonders gefährdeten Patientengruppen, z. B. mit Leberinsuffizienz, das freie Kalzium zu überwachen und ggf. bei gleichzeitig bestehender Kreislaufinsuffizienz und niedrigen Plasmakalziumkonzentrationen Kalzium zu substituieren [27].

■ **Digitalistherapie.** Im Rahmen möglicher Wechselwirkungen ist zu beachten, dass die Zufuhr von Kalzium die Digitalisempfindlichkeit des Herzens erheblich verstärken kann. Auch Patienten mit optimal eingestelltem Digitalisspiegel können nach intravenöser Kalziumzufuhr die Zeichen einer Digitalisintoxikation entwickeln.

Phosphat

Der Gesamtphosphatgehalt des Erwachsenen beläuft sich auf ca. 700 g, wovon sich etwa 70–80 % in den Knochen und Zähnen befinden. Nur ein kleiner Anteil von ca. 2 % befindet sich im Extrazellulärraum und ist damit der Diagnostik zugänglich. Die extrazelluläre Phosphatkonzentration beträgt *0,8–1,6 mmol/l* und ist schnell austauschbar. Für eine Infusions- und Ernährungstherapie ist zu beachten, dass bei ausschließlicher parenteraler Ernährung, insbesondere bei hoher Kohlenhydratzufuhr, die Aufnahme von Phosphat vermindert ist.

■ **Hypophosphatämie.** Eine Hypophosphatämie kann als Folge von Mangel- oder Fehlernährung, Hyperparathyreoidismus sowie entgleistem Diabetes mellitus oder durch anhaltende gastrointestinale Flüssigkeitsverluste zustande kommen. Weiterhin können neben einer verminderten Aufnahme auch erhöhte renale Verluste zu Hypophosphatämien führen. Patienten mit chronischem Alkoholabusus neigen zu Hypophosphatämien.

Neben den genannten Bilanzstörungen durch verminderte Aufnahme oder durch erhöhte renale Verluste können auch *Verteilungsstörungen*, z. B. Verlagerung von Phosphat in Knochen bzw. in die Zellen, zu Veränderungen der Plasmaphosphatkonzentrationen führen. Klinisch manifeste Symptome, wie z. B. Parästhesien, Muskelschwäche, Rhabdomyolyse, Muskelzuckungen, Krampfanfälle, Apathie sowie Kardiomyopathie treten in der Regel erst bei Plasmaphosphatkonzentrationen unter 0,3 mmol/l auf.

■ **Phosphatsubstitution.** Im Falle einer Phosphatsubstitution, insbesondere bei längerfristiger, ausschließlich künstlicher Ernährungstherapie, sollte die Plasmaphosphatkonzentration mindestens einmal wöchentlich kontrolliert werden. Bei einer deutlich über den Basisbedarf hinausgehenden Phosphatsubstitution muss die Nierenfunktion beachtet werden; hierbei wird eine Überwachung der Plasmaphosphatkonzentration sowie der im 24-h-Sammelurin ausgeschiedenen Phosphatmenge empfohlen.

Magnesium

Vom Gesamtbestand eines Erwachsenen (ca. 1000 mmol) finden sich ca. 99 % intrazellulär. Der tägliche Basisbedarf wird bei etwa 10–20 mmol angesetzt. Eine verstärkte Proteinzufuhr steigert den Magnesiumbedarf, der *Normalwert wird mit 0,65–1,1 mmol/l* angegeben.

■ **Hypomagnesiämie.** Plasmakonzentrationen unter 0,65 mmol/l ergeben zusammen mit einer klinischen Symptomatik die Diagnose einer Hypomagnesiämie. Ursachen dafür sind Alkoholismus, Leberzirrhose, akute Pankreatitis, längerfristige Zufuhr magnesium- armer oder magnesiumfreier Infusionslösungen, erhöhte gastrointestinale Verluste, vermehrte renale Verluste sowie endokrine Erkrankungen wie z. B. Hyperthyreose. Bei schwerer Hypomagnesiämie von < 0,3 mmol/l kann eine Infusion bis zu 60 mmol/Tag in Form eines Elektrolytkonzentratzusatzes erforderlich sein. Weiterhin werden ca. 20 mmol/Tag zusätzlich bis zum Ausgleich des Defizits substituiert. Eine leichte bis mittlere Hypomagnesiämie (0,3–0,65 mmol/l), die ohne ausgeprägte klinische Symptomatik einhergeht, wird mit ca. 10–20 mmol/Tag per infusionem bis zur Normalisierung der Plasmamagnesiumkonzentration behandelt.

■ **Magnesiumsubstitution.** Die Basissubstitution, z. B. bei ausschließlicher parenteraler Ernährungstherapie, beträgt *ca. 6–12 mmol/Tag*. Die maximale Infusionsgeschwindigkeit von 30–60 mmol/h sollte nicht überschritten werden. Vorsicht ist geboten bei Niereninsuffizienz, kardialen Überleitungsstörungen sowie bei Hypotonie. Bei Abschwächung oder Erlöschen der tiefen Sehnenreflexe sollte die Magnesiumzufuhr abgesetzt werden.

Chlorid

Chlorid stellt das bedeutendste Anion im Organismus dar. Die Gesamtmenge beträgt ca. 30–35 mmol/kg, wobei sich etwa 88 % extra- und 12 % intrazellulär finden. Chlorid hat eine sehr enge Verbindung zum Säure-Basen-Status. Der Tagesbedarf beträgt *1,25–1,75 mmol/kg*, der Serumnormalwert wird mit *98–107 mmol/l* angegeben.

■ **Hypochlorämie.** Ursachen hypochlorämischer Zustände mit *Plasmachloridkonzentrationen < 95 mmol/l* sind gastrointestinale Verluste, ausgelöst durch massives Erbrechen, hohe Magensaftverluste über Magensonden sowie eine langfristige hochdosierte Behandlung mit Nebennierenrindenhormonen. Weiterhin finden sich Hypochlorämien bei chronisch-obstruktiven Lungenerkrankungen mit gleichzeitiger CO_2-Erhöhung und kompensatorischer metabolischer Alkalose. Als therapeutische Maßnahme wird die Zufuhr isotoner NaCl-Lösungen, ggf. mit KCl-Zusatz, empfohlen.

! Als Faustregel gilt, dass ca. 25 % des angenommenen Chloriddefizits in Form von KCl substituiert werden sollte.

■ **Hyperchlorämie.** Unter intensivmedizinischen Bedingungen können übermäßige Chloridzufuhr, Dehydratationszustände sowie Änderungen im Kochsalzstoffwechsel (hyperchlorämische Azidose – Lightwood-Albright-Syndrom) zu Hyperchlorämien mit *Plasmachloridkonzentrationen > 110 mmol/l* führen. Die Therapie besteht in solchen Fällen in der Zufuhr chloridarmer oder chloridfreier Flüssigkeiten. Der erforderliche Anionenanteil in den Lösungen sollte dabei überwiegend aus metabolisierbaren Anionen, wie z. B. Azetat, Laktat oder Malat, bestehen. Darüber hinaus bestehende metabolische Azidosen können, falls erforderlich, mit Natriumbikarbonat oder Trometamol behandelt werden.

16.2 Nährsubstrate

16.2.1 Kohlenhydrate

Physiologische Grundlagen

Kohlenhydrate sind ein unentbehrlicher Bestandteil der klinischen Ernährungstherapie. Nervensystem, Blutzellen und Nierenmark z. B. können ihren Energiebedarf nur aus Glukose decken (Tabelle 16-1). Die Erhaltung der Glukosehomöostase ist daher für den Organismus von fundamentaler Bedeutung [3, 13, 28].

Es bestehen enge Wechselbeziehungen zwischen dem Kohlenhydrat- und dem Fettstoffwechsel. Während den Kohlenhydraten in der Regel im Energiestoffwechsel die Rolle eines akut verfügbaren energetischen Substrats bei relativ schnell erschöpften Reserven zukommt, sind Fette als protrahiert mobilisierbare Energiedepots, im Sinne einer Langzeitreserve, anzusehen (Abb. 16-2). Fette können Kohlenhydrate als Brennstoffe jedoch nicht beliebig ersetzen, weil ganz bestimmte Zellen und Gewebe, u. a. das zentrale Nervensystem, auf Kohlenhydrate als Energielieferanten angewiesen sind. Auf Kohlenhydrate kann also in der klinischen Ernährungstherapie längerfristig nicht verzichtet werden.

Nichtglukosekohlenhydrate

In Situationen *herabgesetzter Glukosetoleranz* hat es sich gezeigt, dass sog. „Nichtglukosekohlenhydrate", wie z. B. Fruktose, Sorbit und Xylit, auch als Energielieferanten eingesetzt werden können. Im Unterschied

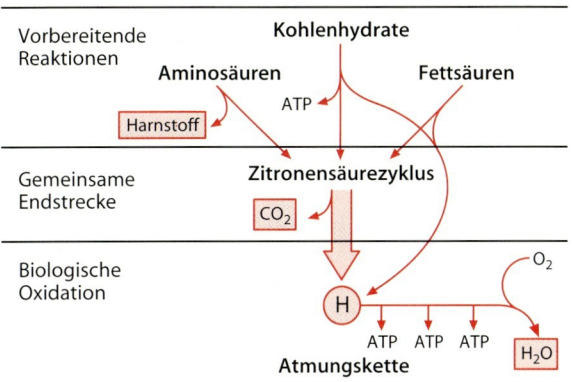

Abb. 16-2. Vereinfachtes 3-Stufen-Schema des Energiestoffwechsels. (Nach Bässler [3])

zur Glukose kommen die den Stoffwechsel der „Nichtglukosekohlenhydrate" einleitenden Enzyme fast ausschließlich in der Leber vor, so dass diese Substrate mit geringen Ausnahmen nur hier verstoffwechselt werden können. Die besondere Bedeutung dieser Substrate besteht darin, dass sie auch in Stoffwechselsituationen mit herabgesetzter Insulinwirksamkeit und verminderter Glukoseutilisationsmöglichkeit im 1. Stoffwechselschritt *insulinunabhängig* in die Leberzelle aufgenommen werden und dort trotz der Umwandlung zu Glukose – und hier liegt offensichtlich der entscheidende Vorteil, der den Einsatz dieser Substrate rechtfertigt – zu wesentlich geringeren Anstiegen und Schwankungen der Blutglukosekonzentration führen, was sich auch in Häufigkeit und Höhe der erforderlichen Insulinzufuhr niederschlägt.

Wie jeder andere Wirkstoff in der Medizin bedürfen jedoch auch die unterschiedlichen „Nichtglukosekohlenhydrate" einer gezielten Indikationsstellung, die die Gefahren eventueller Kohlenhydratintoleranzen ebenso berücksichtigt wie die biochemischen Vorteile in besonderen Stoffwechselsituationen.

Tabelle 16-1. Substrate, die zur energetischen Versorgung von den einzelnen Organen herangezogen werden können. (Nach Bässler [3])

Organ	Brennstoff zur Energiegewinnung	Stoffwechselleistungen zur Versorgung anderer Gewebe
Leber	Aminosäuren, Fettsäuren	Glykogenspeicherung; Glukoneogenese aus Glyzerin, Laktat, Alanin; Ketogenese
Niere	Glukose, Fettsäuren	Glukoneogenese
Fettgewebe	Glukose, Fettsäuren	Lipogenese, Lipolyse
Herzmuskel	Glukose, Laktat, Fettsäuren, Ketonkörper	
Muskel	Glukose, Fettsäuren, Ketonkörper	
Gehirn	Glukose, Ketonkörper	
Blutzellen, Fibroblasten	Glukose	

■ **Hereditäre Fruktoseintoleranz.** Obwohl nach wie vor erhältlich und zugelassen, haben die beiden Substrate *Fruktose* und *Sorbit* im Rahmen der klinischen Ernährungstherapie erheblich an Bedeutung verloren. Ursache dafür ist in erster Linie die hereditäre Fruktoseintoleranz, die 1956 von Chambers und Pratt erstmals als Idiosynkrasie gegen Fruktose beschrieben wurde (Tabelle 16-2). Hierbei fehlt das für die Verstoffwechslung der Fruktose wesentliche Enzym *Aldolase B*. Dadurch kann die phosphorylierte Form der Fruktose, das Fruktose-1-phosphat, nicht in genügender Geschwindigkeit und genügender Menge gespalten werden, so dass sich in der Zelle Fruktose-1-phosphat anhäuft, das wiederum wesentliche Enzymsysteme blockiert und zu bedrohlicher Hypoglykämie, schweren Leberzellschäden und zerebralen Funktionsstörungen führt.

Sorbit wird erst durch die Sorbitdehydrogenase und dann wie Fruktose verstoffwechselt, so dass die Problematik der Fruktoseintoleranz hier gleichermaßen gilt.

Verlässliche Angaben zur Inzidenz dieser Erkrankung fehlen, die Literaturangaben schwanken zwischen 1:20 000 und 1:360 000. Da aber Todesfälle bei Anwendung von Fruktose und Sorbit berichtet wurden, haben diese Substanzen in der heutigen klinischen Ernährungstherapie praktisch keine Bedeutung mehr [38].

■ **Xylit.** Das einzige Nichtglukosekohlenhydrat, das in der parenteralen Ernährungstherapie noch eine nennenswerte Rolle spielt, ist Xylit. Nach initialer Dehydrierung erfolgt die weitere Verstoffwechslung von Xylit im *Pentosephosphatzyklus*, über den es wieder in die Glykolyse gelangt (Abb. 16-3). Die Reaktionen des Pentosephosphatzyklus sind absolut lebenswichtig, denn sie liefern Ribose als Nukleinsäurebaustein. Dies ist der Grund dafür, dass es keinen angeborenen Defekt in der Verstoffwechslung von Xylit gibt, denn dies wäre ein Letalfaktor, der bereits die Embryonalentwicklung behindert. Damit ist Xylit das einzige Kohlenhydrat, bei dem weder angeborene Stoffwechseldefekte (wie bei Fruktose und Sorbit) noch erworbene Defekte (wie bei der Glukose) bekannt sind.

Tabelle 16-2. Diagnose der Fruktoseintoleranz. (Nach Steinmann u. Gitzelmann [38])

„Fruktosetoleranztest"
Testinfusion von Fruktose mit Bestimmung der Glukosekonzentration im Plasma:
0,2 g/kg Fruktoseinfusion; in 10 min Abstand Messung von: – Glukose   – Phosphat   – Laktat

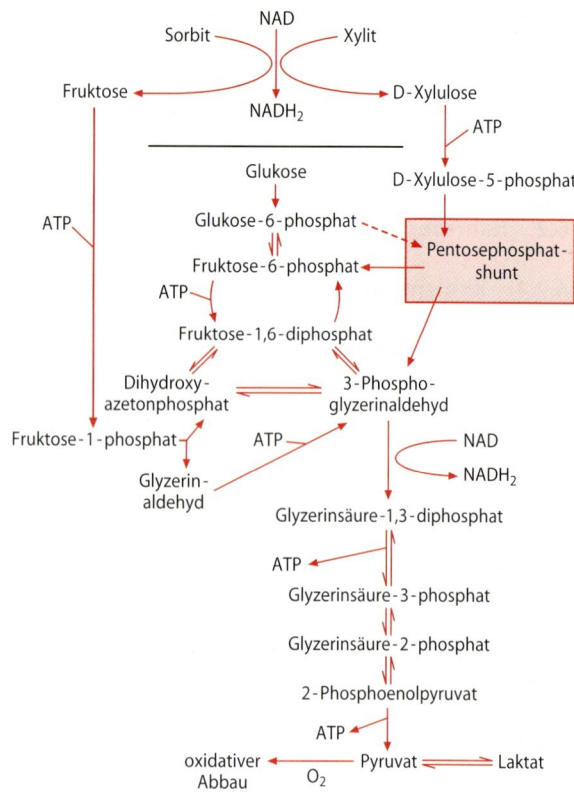

Abb. 16-3. Stoffwechsel von Glukose- und Nichtglukosekohlenhydraten

Glukose

■ **Physiologische Grundlagen.** Die Hauptbedeutung im Energiestoffwechsel des Organismus kommt der Glukose zu, da sie einerseits ubiquitär verstoffwechselbar, andererseits das wichtigste energieliefernde Substrat für den Zellstoffwechsel ist. Unter physiologischen Bedingungen ist Glukose das Kohlenhydrat, das alle Aufgaben energetischer und stofflicher Art erfüllt.

> Während die meisten Gewebe neben Glukose alternativ auch Fettsäuren oder Ketonkörper zur Energiegewinnung nutzen können, sind das Nervengewebe, die Einzeller des Blutes sowie das Nierenmark direkt auf Glukose als Energiequelle angewiesen. Der tägliche Gesamtbedarf der obligat glukoseabhängigen Zellen beträgt ca. 1,5 – 2 g/kg.

Davon verbraucht allein das Gehirn etwa 80 – 140 g Glukose pro Tag. Im Hungerzustand oder bei längerer unzureichender Glukosezufuhr ist das Gehirn in der Lage, sich an das niedrige Glukoseangebot dadurch zu adaptieren, indem es einen Teil seines Energiebedarfs über Ketonkörper deckt.

Bei kurzfristigem Glukosemangel kann der Bedarf des Organismus zunächst aus der Glykogenolyse und danach zunehmend über die Glukoneogenese vornehmlich aus glukoplastischen Aminosäuren gedeckt werden. Im Stressstoffwechsel sind die Glykogenspeicher bereits nach ca. 12–24 h erschöpft. Bei fehlender exogener Zufuhr steht dann allein die Glukoneogenese für die Versorgung des Organismus mit Glukose zur Verfügung [28].

Über den Bedarf hinaus aufgenommene Kohlenhydrate werden in Triglyzeride umgewandelt und als Depotfett hauptsächlich in der Leber und dem Fettgewebe gespeichert. Allerdings wird auch bei energiebedarfsgerechter Glukosezufuhr ein Teil in Fett umgewandelt.

Alle Stoffe, aus denen im Körper Pyruvat entstehen kann, können über den Umweg über Oxalazetat für die Neusynthese von Glukose im Rahmen der Glukoneogenese genutzt werden.

■ **Proteinsparender Effekt.** Neben der antiketogenen Wirkung besitzen Kohlenhydrate auch sog. proteinsparende Effekte. Bei ungenügender Zufuhr von Kohlenhydraten muss der Organismus seinen obligaten Glukosebedarf über die Glukoneogenese, insbesondere aus glukoplastischen Aminosäuren, decken. Dies ist ein höchst unökonomischer Vorgang, weil hierbei größere Mengen an Proteinen abgebaut werden müssen, da nur ein Teil der Aminosäuren in der Glukoneogenese verwendet werden können. In Zuständen erhöhten Energiebedarfs mit ohnehin verstärkter Kataboliearte können Kohlenhydrate also einen gewissen eiweißsparenden Effekt ausüben, indem sie eine übermäßige Einschleusung von Aminosäuren in die Glukoneogenese verhindern (Abb. 16-4).

Im klassischen Sinne sind Kohlenhydrate keine essentiellen Nährstoffe, da sie aus anderen Substraten, z. B. den glukoplastischen Aminosäuren, aus Laktat oder aus dem beim Triglyzeridabbau anfallenden Glyzerin im Organismus synthetisiert werden können. Trotzdem wäre aus den oben genannten Gründen eine kohlenhydratfreie Ernährung wegen der starken Belastung des Proteinhaushalts äußerst unökonomisch. Bei kohlenhydratfreier Ernährung kommt es zu vermehrter Ketogenese, einem gesteigerten Elektrolyt- und Flüssigkeitsverlust sowie zu hypotonen Kreislaufregulationsstörungen. Dies kann dadurch vermieden werden, dass mindestens die obligate Kohlenhydratmenge von ca. 1,5–2 g/kg/Tag, die dem Bedarf der obligat glukoseabhängigen Gewebe entspricht, zugeführt wird. Glukose und Fettsäuren sind die physiologischen Energiesubstrate für die Zelle. Daraus resultiert, dass es bei physiologischen Stoffwechselzuständen keine Veranlassung gibt, auf Glukose zu verzichten oder diese durch ein anderes Kohlenhydrat zu ersetzen.

Zustände herabgesetzter Glukosetoleranz

Demgegenüber gibt es eine Reihe von Stoffwechselzuständen, wie z. B. Diabetes mellitus oder der sog. *Postaggressionsstoffwechsel*, die mit Glukoseverwertungsstörungen einhergehen. Die Hauptvorteile einer Glukosezufuhr sind dann wegen der verminderten Insulinwirksamkeit bzw. der herabgesetzten Insulinsekretion sowie der verminderten Glukoseutilisation deutlich eingeschränkt.

In diesen Zuständen können bereits geringe Mengen exogen zugeführter Glukose zu erheblichen Hyperglykämien bis hin zum hyperosmolaren und hyperglykämischen Koma führen.

■ **Probleme der Insulintherapie.** Die in diesem Zusammenhang häufig empfohlene Anwendung von Insulin in z. T. hoher und höchster Dosierung erfordert eine engmaschige Kontrolle der Blutglukosekonzentrationen, um sowohl Hypo- als auch Hyperglykämien zu vermeiden, die insbesondere bei bewusstlosen Patienten häufig unbemerkt verlaufen können. Dabei kann es bei schweren Stressereignissen zu sehr schnellen Änderungen im Stoffwechsel kommen, die zu kurzfristig wechselnden Insulinbedürfnissen unter einer Glukoseinfusion führen.

Kommt es primär im Postaggressionsstoffwechsel zu einem Entgleisen der Blutglukosehomöostase, so kann dies besonders bei Patienten mit vorbestehendem Diabetes mellitus bzw. bei einem bis dato nicht erkannten latenten Diabetes mellitus schnell zu kritischen Situationen führen, insbesondere wenn zusätzlich Glukose in größeren Mengen exogen zugeführt wird. Daneben gibt es eine Reihe von Zuständen und Krankheitsbildern, die ebenfalls mit einer verminderten Glukosetoleranz einhergehen. So führen Übergewicht und steigendes Lebensalter zu einer herabgesetzten Glukosetoleranz. Darüber hinaus sind Patienten mit Überfunktion der Schilddrüse, Störungen der Leberfunktion sowie Patienten mit chronischer Urämie für Hyperglykämien prädisponiert. Besonders ausge-

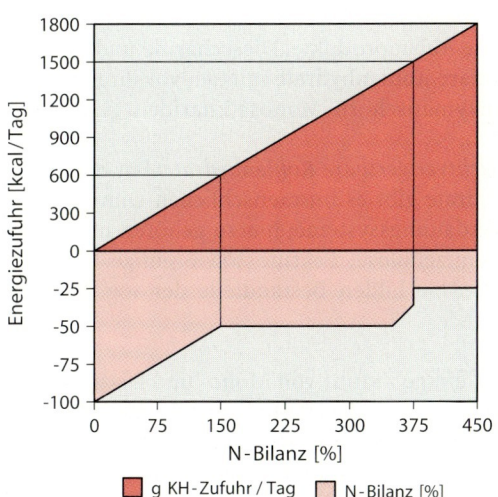

Abb. 16-4. Auswirkungen einer Kohlenhydratzufuhr auf die Stickstoffbilanz

prägte Störungen des Glukosestoffwechsels können Patienten mit Schädel-Hirn-Traumen und erhöhten intrakraniellen Druckwerten aufweisen [21, 23].

Diese Beispiele zeigen, wie problematisch eine Insulintherapie in labilen Stoffwechselsituationen sein kann.

CAVE
Insbesondere bei tief analgosedierten Beatmungspatienten kann eine insulininduzierte Hypoglykämie eine gefährliche Komplikation darstellen, da entsprechende neurologische Warnzeichen nicht rechtzeitig erkannt werden können.

Auch können im Rahmen eines septischen Krankheitsverlaufs Zustände auftreten, die nach anfänglicher Hyperglykämie (auch ohne Insulingabe) mit gelegentlichen Hypoglykämien einhergehen. Hierbei hat es sich gezeigt, dass insbesondere das Nichtglukosekohlenhydrat Xylit erfolgreich als Energielieferant eingesetzt werden kann. So gesehen bilden also die relativen Gegenanzeigen für Glukose die Indikation für den Einsatz von Xylit.

Xylit
Xylit ist ein 5-wertiger Alkohol, der erstmals 1956 von Touster als natürliches Intermediärprodukt beim Menschen entdeckt und beschrieben wurde. Xylit hat seine Hauptbedeutung als energetisches Substrat insbesondere in Stoffwechselsituationen mit herabgesetzter Glukosetoleranz. Xylit kann als Zuckeralkohol, ohne eine Maillard-Reaktion hervorzurufen, zusammen mit Aminosäuren hitzesterilisiert werden, so dass Xylit im Rahmen eines sog. hypokalorischen parenteralen Ernährungskonzepts Verwendung findet. Darüber hinaus wird Xylit ebenso wie Glukose zur Herstellung annähernd isotoner Lösungen als 5%iger Zusatz zu hypotonen Elektrolytlösungen eingesetzt. Bei Überdosierungen sind eine Reihe von Nebenwirkungen bekannt geworden, wie Oxalose, Laktazidose, verstärkte Harnsäureproduktion sowie Abnahme energetischer Phosphate in der Leber, so dass hier auf eine genaue Einhaltung der empfohlenen Dosisrichtlinien hingewiesen werden muss. Bei Einhaltung dieser Dosierungsrichtlinien sind Nebenwirkungen nicht zu erwarten.

> Xylit: Maximaldosierung: 3 g/kg/Tag, maximale Infusionsgeschwindigkeit 0,125 g/kg/h.

Dosierung von Kohlenhydratmischlösungen
Nach Empfehlung von Georgieff [13] können folgende Dosierungsempfehlungen gegeben werden: In der Akutphase des Postaggressionsstoffwechsels sollte auf Glukose verzichtet werden. Sobald der basale Glukosespiegel unter Kohlenhydratzufuhr keine ansteigende Tendenz zeigt, kann Glukose bis zu 1,5 g/kg/Tag infundiert werden. Bei weiterer Normalisierung des Glukosespiegels unter Glukoseinfusion kann die Zufuhr auf maximal 5–6 g/kg/Tag gesteigert werden.

> Die Kohlenhydratzufuhr pro Tag sollte 400 g (= 5–6 g/kg/Tag) nicht überschreiten; darüber hinaus muss mit einer Leberzellverfettung gerechnet werden.

Aufgrund dieser Dosisbeschränkungen werden insbesondere im Rahmen einer längerfristigen parenteralen Ernährungsbehandlung sog. *Kohlenhydratmischlösungen* angewendet. Der Vorteil solcher Kohlenhydratmischlösungen besteht v. a. in einem geringeren Anstieg der Blutglukosekonzentrationen im Vergleich zu einer alleinigen äquikalorischen Glukosezufuhr. Darüber hinaus können im Rahmen einer solchen Mischlösung insgesamt größere Kohlenhydratmengen gegeben werden, ohne dass die Dosisrichtlinien für die Einzelkomponenten überschritten werden. Die Gegenanzeigen und Dosierungen entsprechen den Einzelkomponenten. In der Vergangenheit hatten sich die sog. 3-Zucker-Lösungen (Mischung aus Fruktose, Glukose und Xylit, meist im Verhältnis 2:1:1 bzw. 1:1:1) bei Patienten im Stressstoffwechsel bewährt. Nachdem Fruktose und Sorbit wegen ihrer schwerwiegenden Risiken gerade bei bewusstlosen Intensivpatienten kaum noch angewandt werden, hat sich heutzutage die Kombination aus Glukose und Xylit durchgesetzt.

Maltodextrin
Kohlenhydrate sind auch bei der enteralen Ernährung die wichtigsten Energieträger. Prinzipiell lassen sich bei den in der Nahrung vorkommenden Kohlenhydraten 2 Gruppen unterscheiden:
- *Verwertbare oder verfügbare Kohlenhydrate* sind Kohlenhydrate, die im Dünndarm (evtl. nach enzymatischer Hydrolyse) als Monosaccharide resorbiert werden können. Dazu gehören die Monosaccharide Glukose und Fruktose, die Disaccharide Saccharose, Maltose und Laktose sowie Stärke und ihre Abbauprodukte. Disaccharide und höhermolekulare Kohlenhydrate müssen vor ihrer Resorption enzymatisch zu Monosacchariden gespalten werden.
- *Nichtverwertbare Kohlenhydrate:* Für diese Kohlenhydrate gibt es im menschlichen Dünndarm keine Verdauungssysteme; hierzu gehören u. a. Zellulose, Hemizellulose, Pektine sowie einige Oligosaccharide. Sie bilden Bestandteile der sog. *Ballaststoffe* [12].

Die alleinige Zufuhr von Mono- und Disacchariden ist jedoch aufgrund der hohen Osmolalität und der raschen Glukosebereitstellung mit erheblichen Nachteilen behaftet. Als am günstigsten hat sich ein ausgewogenes Gemisch aus Poly-, Oligo- und Disacchariden erwiesen, das heute in der Regel aus enzymatisch abgebauter *Maisstärke (Maltodextrin)* gewonnen wird.

Darüber hinaus eignet sich dieses Substrat für eine Ernährungstherapie besonders gut, da es fruktosefrei und laktosearm ist. Letzteres ist besonders wichtig, da bei einem Großteil der Bevölkerung ein relativer Laktasemangel nachzuweisen ist.

Maltodextrin wird durch sog. Brush-border-Enzyme (Saccharidase der Mukosazellen des Dünndarms) zu Glukose hydrolysiert und geht dann nach Resorption in den Glukosestoffwechsel ein. Als Obergrenze der Dosierung gelten heute ca. 6–7 g/kg/Tag.

16.2.2 Fett

Physiologische Grundlagen

Im Postaggressionsstoffwechsel besteht offensichtlich eine deutliche Einschränkung der oxidativen Glukoseverstoffwechslung, die je nach Stoffwechselsituation bis zu einer Größenordnung von 1,5–3 g/kg/Tag reduziert sein kann.

Da der Energieumsatz von Patienten selbst nach schweren Stresseinflüssen unter den heutigen intensivmedizinischen Bedingungen mit *maximal 2000–2500 kcal/Tag* anzusetzen ist, stellt sich die Frage, wie dieses kalorische Defizit zwischen maximaler Kohlenhydratoxidation und Energieumsatz effektiv verringert werden kann. Als alternatives energetisches Substrat bietet sich hier die Zufuhr von Fett an, zumal Fett ein essentielles Bausubstrat darstellt.

■ **Essentielle Fettsäuren.** Ohne die Substitution von Fett kommt es selbst bei einer ausgeglichenen parenteralen Energiezufuhr zu einem deutlichen Abfall der freien Fettsäuren im Plasma und darüber hinaus zu einem überproportionalen *Abfall der essentiellen Fettsäuren*. Die Ursache für dieses Phänomen liegt zum einen in der verminderten lipolytischen Freisetzung unter Kohlenhydratzufuhr, zum anderen wird auch ein vermehrter Einbau essentieller Fettsäuren bei der Neusynthese von Lipidstrukturen diskutiert. Obwohl Fette grundsätzlich aus Kohlenhydraten oder Aminosäuren endogen synthetisiert werden können, ist die exogene Zufuhr von Fett hier überlegen. Die endogene Synthese erlaubt nur die Bildung nichtessentieller Fettsäuren. Darüber hinaus erfordert die endogene Fettsynthese eine deutlich höhere Energiezufuhr, da bei der Umwandlung von Glukose zu Fett etwa 25% der investierten Energie für eine solche Synthese verbraucht werden.

■ **Respiratorischer Quotient.** Daneben hat es sich klinisch als relevanter positiver Effekt erwiesen, dass im Vergleich zu einer ausschließlichen Kohlenhydratzufuhr die Zufuhr von Fett zu einer deutlich geringeren Produktion von Kohlendioxid führt, bedingt durch den mit 0,7 niedrigen respiratorischen Quotienten. Dies kann insbesondere bei Patienten mit beeinträchtigter CO_2-Elimination und bei der Entwöhnung vom Beatmungsgerät von erheblicher Bedeutung sein.

Praktisches Vorgehen

Bei kritisch kranken Patienten kommt es bereits nach wenigen Tagen zu einem deutlichen Konzentrationsabfall wesentlicher Fettsäuren im Plasma, die jedoch durch eine adäquate Substitution (1–1,5 g/kg/Tag) vermieden werden kann. Die klinische Praxis hat gezeigt, dass exogen zugeführtes Fett meist problemlos vertragen wird, wenn mit einer Zufuhrmenge von 0,5–1,0 g Fett/kg/Tag begonnen wird. Unter langsamer Dosissteigerung und Überwachung der Triglyzerid- und Blutzuckerkonzentration kann Fett dann bis zu einer Menge von ca. 1,5 bis maximal 2 g/kg/Tag gegeben werden.

■ **Einschlusskriterien.** Alle heute auf dem Markt befindlichen Fettemulsionen weisen prinzipiell eine gute Verträglichkeit auf. Allerdings muss gewährleistet sein, dass jede Fettzufuhr nach bestimmten Eingangskriterien erfolgt:
- normalisierter Stoffwechsel mit (unter der Therapie) stabilen Vitalfunktionen,
- Normoglykämie bzw. konstante Glukosekonzentrationen im Plasma unter Fettzufuhr,
- physiologische Konzentration der Triglyzeride im Plasma, d. h. bis maximal 3 mmol/l unter Fettzufuhr.

■ **Ausschlusskriterien.** Als mögliche Ausschlusskriterien werden diskutiert:
- reaktive Hyperglykämie als Folge einer gestörten Wechselbeziehung zwischen Glukose und Fettstoffwechsel,
- Hyperlipidämie bzw. Hypertriglyzeridämie unter Fettzufuhr,
- Fettklärungsinsuffizienz.

■ **Dosierung.** Die angegebene *Maximaldosierung von 1,5–2 g/kg/Tag* sollte nur in begründeten Ausnahmefällen und unter sorgfältiger Kontrolle, insbesondere der Glukose- und Triglyzeridkonzentrationen im Plasma, überschritten werden.

Von den vielen Kontraindikationen der früheren Jahre, wie Pankreatitis, Diabetes mellitus, Leberinsuffizienz, akutes Nierenversagen, respiratorische Insuffizienz und schwere Infektionen, sind nur noch wenige übriggeblieben.

> Nicht die klinische Diagnose, sondern das Stoffwechselverhalten eines Patienten entscheidet darüber, ob und in welchem Umfang Fett in der parenteralen Ernährungstherapie eingesetzt werden kann.

Grundsätzlich gilt auch für die Ernährung mit Fett, dass eine stufenweise Steigerung der Dosierung vorgenommen werden sollte. Bewährt hat sich dabei eine Dosierung von 0,5 g/kg/Tag zu Beginn der Fettzufuhr und dann bei weiterhin stabilen Stoffwechselverhältnissen eine 1- bis 2-tägige Steigerung um jeweils 0,5 g/kg/Tag bis hin zur definitiven kalkulierten Maximaldosierung. Bei schweren Gerinnungsstörungen verzichten einige Autoren bis zu deren Beseitigungen auf die Verabreichung von Fett [11, 14, 41].

Qualitative Aspekte bei der Ernährung mit Fettemulsionen

Ähnlich wie bei den Kohlenhydraten gibt es auch bei Fettemulsionen die Möglichkeit, zwischen qualitativ unterschiedlichen Fetten auszuwählen. Die daraus resultierende Diskussion konzentriert sich hauptsächlich auf die Frage, ob Emulsionen mit einem ausschließlichen Gehalt an *langkettigen Triglyzeriden (LCT-Gemisch)* bzw. Emulsionen mit einem Anteil *mittelkettiger Triglyzeride (MCT)* Vorteile bieten.

■ **Mittelkettige Triglyzeride (MCT).** Aufgrund ihrer speziellen Stoffwechseleigenschaften besitzen die mittelkettigen Triglyzeride eine besondere Bedeutung bei der enteralen Ernährung von Patienten mit Maldigestion oder Malabsorption. Von den üblichen Fetten unterscheiden sie sich insbesondere durch eine raschere und vollständigere Spaltung und Resorption im Darm, auch in Abwesenheit von Galle, durch ihren Abtransport über die Pfortader, durch eine rasche und vollständigere Oxidation und durch eine fehlende Speicherung im Organismus. *Caprylsäure*, die ein Hauptbestandteil in MCT-haltigen Fettemulsionen darstellt, wird zu einem wesentlich höheren Prozentsatz als längerkettige Fettsäuren verbrannt. Darüber hinaus sind mittelkettige Triglyzeride auch im Depotfett, selbst nach längerdauernder MCT-Behandlung, nur geringfügig nachweisbar. Die hohe Oxidationsrate und die nahezu fehlende Speicherung der mittelkettigen Triglyzeride führten zu einer Entwicklung von Fettgemischen, die mittel- und langkettige Triglyzeride im Verhältnis 1:1 enthalten. Viele Studien haben nachzuweisen versucht, dass die eine oder andere Form der Fettgemische bei kritisch kranken Patienten überlegen ist. Dieser eindeutige Nachweis ist jedoch nicht gelungen, so dass man beide Emulsionstypen als weitgehend gleichwertig betrachten muss [11].

16.2.3 Proteine und Aminosäuren

Physiologische Grundlagen

Die Bedeutung der Proteine für den Organismus ist bereits seit langem bekannt. Das wesentliche Merkmal, das Proteine von den anderen beiden großen Nährstoffgruppen, den Fetten und den Kohlenhydraten unterscheidet, ist, dass es im Prinzip keine Proteindepots gibt, auf die der Organismus ohne gleichzeitige Funktionseinbuße zurückgreifen kann. Ein weiterer wesentlicher Unterschied zwischen Kohlenhydraten und Fetten besteht darin, dass es im Intermediärstoffwechsel keine Querverbindungen zu anderen Substanzen gibt, aus denen der Organismus Protein synthetisieren kann. Die einzige Quelle, aus der körpereigenes Eiweiß aufgebaut werden kann, sind die Aminosäuren. Aminosäuren stellen in ihrer Gesamtheit ein komplexes System dar, in dem sich die Substanzen in ihrem Stoffwechsel gegenseitig beeinflussen.

Die durch Stress ausgelösten Veränderungen der Aminosäurenhomöostase betreffen v. a. die verzweigtkettigen Aminosäuren Valin, Leuzin und Isoleuzin, die schwefelhaltigen Aminosäuren Methionin und Zystein sowie die aromatischen Aminosäuren Phenylalanin und die glukoplastischen Aminosäuren Alanin und Glutamin. Lysin ist ebenfalls Veränderungen unterworfen. Die klassische Einteilung der Aminosäuren in essentielle und nichtessentielle, wie sie von Rose vorgenommen wurde, ist nach heutigen Erkenntnissen in dieser Form nicht mehr aufrechtzuerhalten. Es hat sich gezeigt, dass in Abhängigkeit vom Stoffwechselzustand, dem Alter des Patienten sowie der Dauer der Nahrungskarenz auch im ursprünglichen Sinne als nichtessentiell angesehene Aminosäuren dann beim Intensivpatienten „essentiell" werden können [18, 19]. In diesem Zusammenhang sind Blut- und Blutbestandteile für eine parenterale Ernährungstherapie völlig ungeeignet, da die hier enthaltenen Proteine erst zu Aminosäuren abgebaut werden müssten.

Die 18 Aminosäuren, die in menschlichen Proteinen und Peptiden enthalten sind, müssen in unterschiedlichen Absolut- und Relativmengen zugeführt werden (Abb. 16-5). Bei den sog. nichtessentiellen Aminosäuren zeigt sich darüber hinaus, dass sowohl *Histidin* als auch *Arginin* unter ausschließlich parenteraler Zufuhr praktisch als essentiell zu gelten haben, wobei eine Argininzufuhr in Höhe von 5–8% der Gesamtaminosäurenzufuhr erforderlich ist, um eine Ammoniakintoxikation zu vermeiden. Diesen beiden auch als *semiessentielle Aminosäuren* bezeichneten Substanzen stehen die übrigen, nichtessentiellen Aminosäuren gegenüber, die als Quelle des sog. „nichtessentiellen Stickstoffs" gelten. Inzwischen ist es auch gelungen, die schwerlöslichen Aminosäuren Glutamin, Tryptophan und Zystein durch einen galenischen Kunstgriff in Form von Dipeptiden wasserlöslich zu machen, so dass diese Substrate nun auch gezielt in der parenteralen Ernährungstherapie eingesetzt werden können.

Valin, Leuzin, Isoleuzin

Keiner anderen Gruppe von Aminosäuren ist in den letzten Jahren soviel Aufmerksamkeit gewidmet worden wie den *verzweigtkettigen Aminosäuren* Valin, Leuzin und Isoleuzin. Der Grund für dieses besondere Interesse ist in dem erheblichen physiologischen Stellenwert der verzweigtkettigen Aminosäuren im Inter-

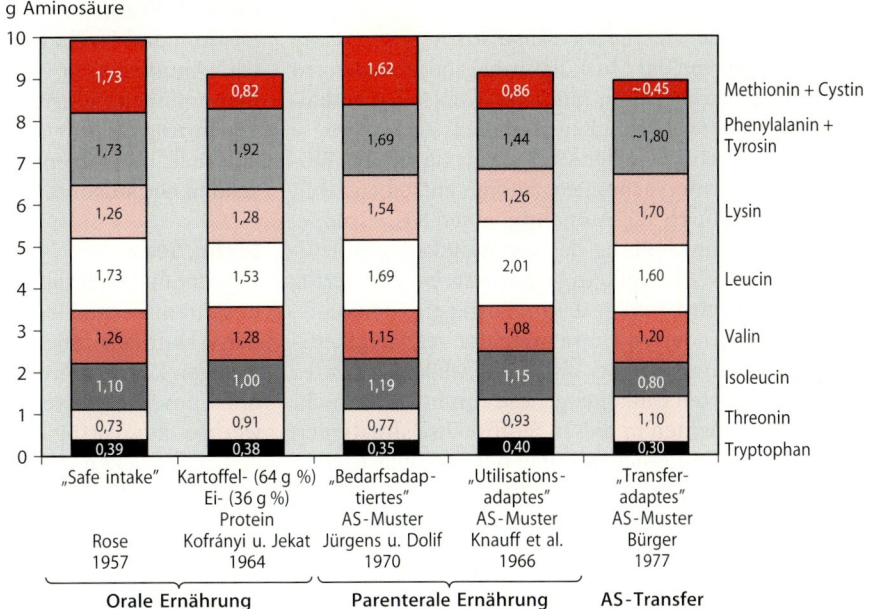

Abb. 16-5.
Zusammensetzung experimentell erarbeiteter Aminosäurenbedarfsmuster für essentielle Aminosäuren beim Erwachsenen in Gramm. (Nach Jürgens [18])

mediärstoffwechsel begründet. Insbesondere für Muskelproteine ist bekannt, dass die verzweigtkettigen Aminosäuren einen positiven Effekt auf die Syntheserate aufweisen. Es ist nachgewiesen, dass die verzweigtkettigen Aminosäuren im Hungerstoffwechsel und bei verschiedenen Krankheitszuständen die Stickstoffbilanz verbessern. Darüber hinaus stellen die verzweigtkettigen Aminosäuren auch als Regulatoren und Präkursoren ein essentielles Substrat für eine Vielzahl von Stoffwechselreaktionen dar.

■ **Hepatische Enzephalopathie.** Unter diesen Aspekten hat insbesondere die gesteigerte Zufuhr verzweigtkettiger Aminosäuren bei Patienten mit erheblich eingeschränkter Leberfunktion und hepatischer Enzephalopathie therapeutische Bedeutung erlangt, wobei komatöse Patienten bereits wenige Stunden nach der Infusion von Aminosäurengemischen mit einem hohen Gehalt an verzweigtkettigen Aminosäuren aufklaren und wieder ansprechbar werden können.

■ **Sepsis.** Bei septischen Zuständen, die mit normalen bis leicht erniedrigten Plasmakonzentrationen der verzweigtkettigen Aminosäuren verbunden sein können, wird inzwischen ebenfalls die Zufuhr eines erhöhten Anteils verzweigtkettiger Aminosäuren empfohlen.

■ **Trauma.** Im posttraumatischen Stoffwechsel kommt es auch ohne Zufuhr von Aminosäuren und Kohlenhydraten zu einem deutlichen Anstieg der verzweigtkettigen Aminosäuren im Plasma. Als Folge der in dieser Situation herabgesetzten Insulinwirksamkeit werden verzweigtkettige Aminosäuren vermindert in die Muskulatur aufgenommen. Da gleichzeitig ein Konzentrationsanstieg dieser Aminosäuren im Muskelgewebe nachweisbar ist, muss bei parallel abfallenden Glutaminkonzentrationen ein verminderter Umsatz dieser Aminosäuren in der Peripherie angenommen werden. Diese Veränderungen führen im Postaggressionsstoffwechsel insgesamt zu einem Anstieg der Plasmakonzentrationen der verzweigtkettigen Aminosäuren.

Methionin, Zystein
Übereinstimmend werden in der Literatur posttraumatisch erhöhte Methioninkonzentrationen im Plasma bei gleichzeitig deutlich erniedrigten Zysteinkonzentrationen beschrieben. Eine Ursache hierfür ist die im Postaggressionsstoffwechsel deutlich reduzierte Eliminationsrate von Methionin aus dem Blut bei wahrscheinlich herabgesetzter Umsatzkapazität in der Leber.

Phenylalanin, Tyrosin
Eine ähnliche Verknüpfung ihres Stoffwechsels wie Methionin und Zystein weisen Phenylalanin und Tyrosin auf. In der Literatur werden ebenso wie für Methionin einheitlich gesteigerte Phenylalaninkonzentrationen im Plasma während des gesamten Postaggressionsstoffwechselgeschehens beschrieben. Die Ursache dieses Konzentrationsanstiegs besteht einmal in einer verminderten Umsetzung von Phenylalanin in der Leber durch eine reduzierte Aktivität der Phenylalaninhydroxylase, zum andern ist davon auszugehen, dass der relative Anstieg der Phenylalaninkonzentrationen im Postaggressionsstoffwechsel durch eine vermehrte Freisetzung aus der Muskulatur bedingt ist.

Alanin

Alanin stellt die *wichtigste glukoplastische Aminosäure* dar und kann von der Muskulatur in größeren Mengen freigesetzt werden als im Muskelprotein selbst enthalten ist, was darauf schließen lässt, dass eine Synthese dieser Aminosäuren in der Muskulatur stattfindet. Biochemischen Untersuchungen zufolge entsteht Alanin aus Pyruvat durch die Aufnahme einer NH_2-Gruppe, die bei der Umwandlung der verzweigtkettigen Aminosäuren in verzweigtkettige Ketosäuren zur Verfügung gestellt wird. Infolge der im Postaggressionsstoffwechsel verminderten Umsatzrate der verzweigtkettigen Aminosäuren und der durch den Glukagonanstieg stark gesteigerten Glukoneogenese kommt es bei nicht ernährten Patienten in diesen Stoffwechselsituationen zu einem kontinuierlichen Abfall der glukoplastischen Aminosäuren Alanin und Glutamin.

Glutamin

Ähnlich dem Alaninzyklus besteht ein Glutaminzyklus, wobei Glutamin insbesondere für den *Stickstofftransport* im Organismus besonders wichtig ist. Ebenso wie eine Reihe anderer Aminosäuren wird auch Glutamin stark von den jeweiligen Glukagonkonzentrationen beeinflusst. Glutamin zeigt als glukoplastische Aminosäure ohne exogene Substratzufuhr im Postaggressionsstoffwechsel sowohl im Plasma als auch in den Geweben einen deutlichen Abfall. Obwohl Glutamin als sog. entbehrliche Aminosäure gilt, sind bei fehlender oder ungenügender Glutaminsubstitution während einer parenteralen Ernährungstherapie Hinweise für glutaminmangelbedingte Störungen, insbesondere im Splanchnikusgebiet, berichtet worden.

Neben der Funktion als NH_2-Donator ist Glutamin auch ein Vehikel für den *Ammoniaktransport*, da diese Aminosäure, insbesondere in der Niere, leicht wieder zu Glutaminsäure und Ammoniak hydrolytisch gespalten werden kann.

Glutaminsäure

Von den Bikarbonsäuren besitzt die Glutaminsäure eine Schlüsselstellung im Intermediärstoffwechsel der Aminosäuren. Die Glutaminsäure dient der Stickstoffbereitstellung bei der Biosynthese der nichtessentiellen Aminosäuren, indem sie nach Entstehung durch reduktive Transaminierung der α-Ketoglutarsäure mittels Glutaminsäuredehydrogenase, die als mitochondriales Enzym in praktisch allen Geweben vorkommt, ihre NH_2-Gruppe durch Transaminierung auf andere α-Ketosäuren weitergibt. Weiterhin kann sie über α-Ketoglutarsäure im Krebszyklus energetisch verwertet werden bzw. durch Transport anfallenden Ammoniaks zur Niere zur Entgiftung des Organismus beitragen. Eine besondere Rolle spielt sie darüber hinaus im Gehirnstoffwechsel als Ausgangssubstanz für die γ-Aminobuttersäure (GABA).

Histidin, Prolin

Histidin und Prolin werden zu den sog. „semiessentiellen" Aminosäuren gerechnet, d.h. dass sie unter den Bedingungen einer ausschließlichen parenteralen Ernährung als essentiell zu betrachten sind. Gleiches gilt auch bei Niereninsuffizienz sowie für den wachsenden Organismus.

Glyzin, Serin

Glyzin und Serin zählen zu den nichtessentiellen Aminosäuren. Sie sind in ihrem Stoffwechsel eng miteinander verbunden, indem eine gegenseitige Umwandlung erfolgen kann. Allerdings stehen beiden Aminosäuren noch eine Reihe weiterer Wege im Intermediärstoffwechsel zur Verfügung, wobei die Bereitstellung von C_1-Bruchstücken durch Glyzin offensichtlich von besonderer Bedeutung ist.

Arginin, Ornithin, Zitrullin

Diese Aminosäuren dienen im Organismus u.a. im Rahmen des Harnstoffzyklus zur Entgiftung, indem sie in einer Reaktionskette voneinander abhängiger Intermediärprodukte agieren. Arginin wird im Rahmen einer längerfristigen, ausschließlich parenteralen Ernährungstherapie als *„nicht-entbehrliche"* Aminosäure angesehen. Darüber hinaus wird Arginin eine Reihe spezieller immunologischer sowie den Säure-Basen-Haushalt regulierender Eigenschaften zugeschrieben.

Lysin

Lysin entfaltet im Organismus hauptsächlich als Eiweißbaustein seine Wirkung. Der in der Initialphase nachweisbare Konzentrationsanstieg ist durch einen vermehrten Proteinabbau bedingt.

Schlussfolgerungen beim parenteralen Einsatz von Aminosäuren

- Aminosäurengemische, die bei Patienten im Postaggressionsstoffwechsel zur parenteralen Ernährungstherapie eingesetzt werden, müssen diese metabolischen Veränderungen berücksichtigen, da die Korrekturfähigkeit des Organismus bei der Zufuhr sog. imbalanter Aminosäurengemische in dieser Phase stark eingeschränkt ist.
- Aminosäurenlösungen, die in erster Linie der parenteralen Ernährungstherapie dienen, sollten alle sog. Proteinaminosäuren enthalten.
- Obwohl die heute auf dem Markt befindlichen Aminosäurengemische (mit Ausnahme von Speziallösungen) auf der Basis unterschiedlicher Untersuchungsmethoden entstanden sind, unterscheiden sich die meisten Lösungen nicht wesentlich voneinander (maximale Abweichung ca. ±15%). Diese Unterschiede entsprechen im Großen und Ganzen der physiologischen Streubreite dieser Substanzgruppe.

- Durch die Zufuhr von ca. 1 g Aminosäuren/kg/Tag kann eine gute Grundsubstitution des Aminosäurenstoffwechsels erreicht werden. Andererseits zeigen Untersuchungen an polytraumatisierten beatmeten Intensivpatienten, dass dadurch keine ausgeglichenen Stickstoffbilanzen erreicht werden können. Man muss daher davon ausgehen, dass der Umsatz der Aminosäuren bei Intensivpatienten in der Regel höher als 1 g/kg/Tag täglich ist. Allerdings ist zu beachten, dass die Toleranzbreite des Organismus gegenüber zusätzlichen Belastungen aus der Ernährungstherapie umso geringer ausfällt, je ausgeprägter eine Organinsuffizienz oder Stoffwechselstörung ist. Es hat sich gezeigt, dass die Obergrenze der Aminosäurensubstitution im Postaggressionsstoffwechsel bei ca. 2 g/kg/Tag anzusetzen ist.
- Weiterhin ist zu beachten, dass ausreichend Energieträger zugeführt werden müssen, um eine optimale Verwertung der Aminosäuren für die Proteinsynthese sicherzustellen. Hierbei wird eine Relation zwischen energetischen Substanzen und Aminosäuren zwischen 100 und 200 kcal/g zugeführtem Stickstoff als optimal angesehen. Die im Einzelfall tatsächlich notwendige Dosierung kann allerdings nur durch sorgfältige Berechnung, individuelle Bilanzierung und kontinuierliche Überwachung erstellt werden.

Peptide
Peptide werden hauptsächlich als spezifische Eiweißkomponente der niedermolekularen Ernährungstherapie, in der Regel speziell für eine duodenale bzw. jejunale Zufuhr in Form von Oligopeptiden eingesetzt, die meist aus Laktalbumin gewonnen werden.

Die Aufnahme der Peptide bei der enteralen Zufuhr erfolgt über die Mukosazellen mit Hilfe eines speziellen Carriermechanismus für Di- bis Tetrapeptide und anschließende Spaltung durch intrazelluläre Peptidasen zu Aminosäuren. Für die enterale Dosierung kann als Richtwert gelten: *1–1,5 g/kg/Tag* [12, 22].

16.2.4 Vitamine

Vitamine sind organische Wirkstoffe, deren Zufuhr in minimalen Mengen für Wachstum, Erhaltung und Fortpflanzung des Organismus unentbehrlich ist, die jedoch vom Körper nicht oder nicht in ausreichender Menge synthetisiert werden können und deshalb von außen zugeführt werden müssen. Vitamine sind also essentielle Nahrungsbestandteile mit katalytischer Funktion, die bei längerfristiger unzureichender Zufuhr Mangelerscheinungen, wie z. B. Gerinnungsstörungen (Vitamin K) oder Anämien (Vitamin B), hervorrufen können. Entsprechend ihrer physikalischen Eigenschaften werden sie differenziert in:

- *wasserlösliche Vitamine:* Thiamin (B_1), Riboflavin (B_2), Pyridoxin (B_6), Kobalamin (B_{12}), Ascorbinsäure (C), Biotin, Nikotinamid, Pantothensäure und
- *fettlösliche Vitamine:* Retinol (A), Ergokalziferol (D_2), Cholekalziferol (D_3), Tokopherol (E) und Phyllochinon (K).

Vitamin A, B_{12} (Leber), D (Fettgewebe) sowie Vitamin E vermag der Mensch in größeren Mengen zu speichern. Die Vitamine K, Folsäure, Biotin und Pantothensäure werden zwar nicht gespeichert, können jedoch von der menschlichen Darmflora in größerem Umfang synthetisiert werden, so dass eine fehlende Zufuhr mit der Nahrung unter bestimmten Voraussetzungen längere Zeit ohne Entwicklung von Mangelerscheinungen überbrückt werden kann. Bislang liegen in der Literatur keine eindeutigen, wissenschaftlich gesicherten Angaben über den täglichen Vitaminbedarf unter einer ausschließlichen parenteralen Ernährungstherapie vor. Solange solche Daten fehlen, können die Empfehlungen nur aufgrund theoretischer Überlegungen erfolgen.

Richtlinien der Deutschen Gesellschaft für Ernährung
Ausgangspunkt für die Dosierungsempfehlungen sind die *Richtlinien der Deutschen Gesellschaft für Ernährung* (DGE), die jedoch nur für gesunde Menschen bei oraler Ernährung gelten. Man kann davon ausgehen, dass Kranke einen erhöhten Vitaminbedarf haben, insbesondere bei gesteigertem Stoffwechsel, bei Fieber, Katabolie oder bei Reparaturleistungen (Wundheilung, Normalisierung eines reduzierten Ernährungszustands). Wegen der Verluste bei Anwendung von Dialyse- und Filtrationsverfahren ist unter solchen Bedingungen ein höherer Bedarf an wasserlöslichen Vitaminen zu erwarten. Ferner kommt es bei den wasserlöslichen Vitaminen unter intravenöser Zufuhr zu größeren Verlusten mit dem Harn als bei oraler Zufuhr. Unter Abwägung dieser Fakten erscheint es sinnvoll, bei den Vitaminen eine Zufuhr in Höhe des 2- bis 3-fachen der DGE-Empfehlungen vorzuschlagen, zumal eine Zufuhr in dieser Höhe ohne Risiko ist (Tabelle 16-3). Ausnahmen davon sind die Vitamine A und D, bei denen Überdosierungen möglich sind. Vitamin B_{12} ist in wässriger Lösung galenisch nicht ausreichend stabil und sollte daher nicht in einer Mischung zur Infusion enthalten sein. Eine intramuskuläre Injektion von 1 mg Hydroxikobalamin alle 3 Monate reicht aus, um den Vitamin-B_{12}-Bedarf abzudecken.

Die früher notwendige Trennung bei der Zufuhr wasser- und fettlöslicher Vitamine ist durch die Einführung lyophilisierter Präparate, die sowohl die fettlöslichen als auch die wasserlöslichen Vitamine enthalten und die einer Reihe von gebräuchlichen Fettemulsionen zugesetzt werden können, nicht mehr

Tabelle 16-3. Empfehlungen für die tägliche Vitaminzufuhr bei der parenteralen Ernährung erwachsener Patienten. (Mod. nach Bässler [4])

Vitamin	Tagesdosis
Thiamin (B_1)	3–4 mg
Riboflavin (B_2)	3–5 mg
Pyridoxin (B_6)	4–6 mg
Niacin	40–50 mg
Pantothensäure	10–20 mg
Biotin	60–120 µg
Folsäure (als freie Folsäure)	160–400 µg
Ascorbinsäure (C)	100–300 mg
Hydroxicobalamin (B_{12})	Alle 3 Monate 1 mg i.m.
Vitamin A als Retinylpalmitat	1800 µg
Vitamin E (α-Tocopheroläquivalente)	20–40 mg*
Vitamin D	5 µg
Vitamin K	100–150 µg

* Der Tocopherolbedarf errechnet sich aus dem Bedarf des normalen Erwachsenen plus dem zusätzlichen Bedarf je g Polyensäure in Intralipid minus der in Intralipid vorhandenen Menge an α-Tocopheroläquivalenten.

Tabelle 16.4. Empfehlungen für die tägliche Spurenelementzufuhr bei der parenteralen Ernährung erwachsener Patienten. (Mod. nach Bässler [5])

Spurenelement	[mg/Tag]	[µmol/Tag]
Eisen	0,55–4,0	10–75
Zink	1,4–4,9	21–75
Mangan	0,15–0,8	3–14
Kupfer	0,5–1,5	7–23
Molybdän	0,02	0,2
Chrom	0,01–0,015	0,2–0,3
Selen	0,02–0,06	0,25–0,8
Jod	0,1–0,15	0,8–1,2
Flour	0,93	49

erforderlich. Vor dem Zusatz zu Infusionslösungen ist generell die Kompatibilität und Stabilität mit der entsprechenden Lösung sicherzustellen.

Ebenso ist darauf zu achten, dass diese Präparationen kein Vitamin K und häufig auch kein Vitamin B_{12} enthalten; Vitamin K muss daher bei Bedarf getrennt verabreicht werden [4].

16.2.5 Spurenelemente

Spurenelemente zählen ebenso wie Vitamine zu den unentbehrlichen Nahrungsbestandteilen. Eisen, Zink, Kupfer, Kobalt, Molybdän, Selen und Jod gelten als essentielle Spurenelemente. Sie wirken als Bestandteile von Hormonen, Vitaminen und prosthetischen Gruppen mit Metalloenzymen und Metallenzymkomplexen. Für die übrigen als Spurenelemente bezeichneten Substanzen, wie Silizium, Fluor, Vanadium, Nickel, Zinn, Kadmium, Chrom, Blei und Quecksilber, konnte eine entsprechende Funktion bis jetzt nicht gefunden werden, obwohl es z.T. im Tierexperiment gelingt, Mangelsymptome zu erzeugen, die bei Substitution des betreffenden Elements wieder verschwinden. Bei längerfristiger unzureichender Zufuhr können Mangelerscheinungen, wie z.B. Diarrhöen, Dermatitis, Verwirrtheit, Apathiezustände (z.B. bei Zinkmangel) oder Anämiekrämpfe und verzögertes Knochenwachstum (z.B. bei Kupfermangel), hervorgerufen werden. Andererseits können Spurenelemente, da sie sehr reaktionsfähig sind, bei einer den Bedarf deutlich übersteigenden Zufuhr sowohl akut als auch chronisch zu Intoxikationen führen. Von allen Spurenelementmangelsyndromen ist der Zinkmangel unter parenteraler Ernährung in der Literatur am häufigsten beschrieben.

Zink

Zinkmangel führt zu Wundheilungsstörungen, Diarrhö, neuropsychiatrischen Störungen, Defekten des Immunsystems sowie zu Hautveränderungen. Bei einer kurzfristigen parenteralen Ernährungstherapie ist nur die Substitution von Zink erforderlich. Die tägliche Zufuhr sollte dabei in einer Größenordnung von 1 µmol Zink/kg/Tag entsprechend 1,5–5 mg/Tag erfolgen. Bei größeren gastrointestinalen Flüssigkeitsverlusten, bei einer länger bestehenden Darmerkrankung oder einer Behandlung mit D-Pencillamin sowie nach massiven hyperkatabolen Zuständen sollte die Zinksubstitution auf ca. 3 µmol/kg/Tag, entsprechend 10–15 mg/Tag, angehoben werden.

Die Substitution von ca. 4–5 µmol Zink/kg/Tag wird als ausreichend angesehen, um den Basisbedarf im Kindesalter zu decken. Für eine längerfristige ausschließliche parenterale Ernährungstherapie können exakte Angaben für den Spurenelementbedarf ebensowenig wie für den Vitaminbedarf gegeben werden. Es ist jedoch zu bedenken, dass die Spanne zwischen erwünschter und toxischer Wirkung bei manchen Spurenelementen deutlich geringer ist als bei den Vitaminen, so dass es angezeigt erscheint, sich an die Dosisgrenzen der angegebenen Dosisempfehlungen zu halten (Tabelle 16-4; [5]).

16.3 Praktisches Vorgehen im Rahmen der Ernährung und Infusionsstherapie

Der Weg von der generellen Entscheidung für eine Ernährungsbehandlung bis hin zur Festlegung definitiver Therapiekonzepte vollzieht sich in der Regel in mehreren Schritten:
- generelle Indikationsstellung für eine künstliche Ernährung,
- Beurteilung der Stoffwechselsituation,

- Abschätzung der krankheits-, operations- oder verletzungsbedingten Erfordernisse an Substrat- und Energiezufuhr,
- Beurteilung des aktuellen Ernährungszustands.

Aus diesen Punkten werden dann Substratumsatz bzw. -bedarf ermittelt und der individuelle *Infusions- bzw. Ernährungsplan* erstellt. Hierzu gehören:
- Flüssigkeitsmenge und Elektrolytgehalt,
- Art und Zusammensetzung der Nährstoffe,
- ihre Dosierung,
- Auswahl des adäquaten Zugangswegs.

Letztendlich entscheiden die Organfunktionen, ob eine weitgehend standardisierte Form einer Infusions- und Ernährungstherapie möglich ist oder ob aufgrund von Funktionseinschränkungen des Organismus oder metabolischer Besonderheiten ein individuell zusammengestelltes, auf die Situation des Einzelpatienten abgestimmtes spezielles Infusions- und Ernährungskonzept erforderlich ist.

16.3.1 Indikationen für die künstliche Ernährungstherapie

Eine unzureichende oder unterbrochene Nährstoffzufuhr führt zwangsweise zu Gewichts- und Funktionsverlust des Organismus, der um so schneller stattfindet, je schwerer die Erkrankung, das Trauma oder der operative Eingriff ist (Abb. 16-6).

Daraus leitet sich die Aufgabe ab, geeignete Wege zu finden, um eine unzureichende bzw. fehlende Flüssigkeits- und Nährstoffzufuhr durch eine adäquate Substratzufuhr zu kompensieren, ohne den durch Krankheit oder Verletzungen in seiner Toleranzbreite eingeschränkten Stoffwechsel des Patienten zu überfordern.

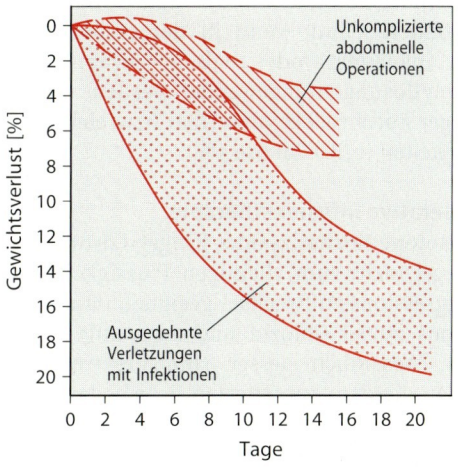

Abb. 16-6. Gewichtsverluste nach unterschiedlichen Stresseinflüssen. (Mod. nach Kinney)

16.3.2 Voraussetzungen für eine künstliche Ernährungstherapie

Störungen, die durch eine mangelnde Perfusion oder unzureichende Oxyenation der Gewebe bedingt sind, aber auch Veränderungen im inneren Milieu, z. B. im Säure-Basen- oder Wasser-Elektrolyt-Status, greifen in die Energiebereitstellung und in die Synthesevorgänge des Organismus ein. Solange keine adäquate Durchblutung und Sauerstoffversorgung der Gewebe gewährleistet ist und ein unphysiologisches Reaktionsmilieu besteht, stellt ggf. die exogene Zufuhr von Nährstoffen keine Unterstützung, sondern eine zusätzliche, oftmals vermeidbare Belastung für den ohnehin häufig an der Grenze seiner Kompensationsfähigkeit funktionierenden Organismus dar.

> Hierbei gilt folgender Grundsatz: Der Einsatz einer künstlichen Infusions- und Ernährungstherapie sollte um so zurückhaltender erfolgen, je stärker die Störungen der Homöostase und der Vitalfunktionen sind.

Dies erfordert gerade bei schweren, oftmals von Komplikationen begleiteten längerfristigen Krankheitszuständen mit permanent gestörten oder immer wieder nur grenzwertig kompensierten Vitalfunktionen eine sorgfältige Abwägung von Nutzen und Gefahren einer Ernährungstherapie. Dies bedeutet auch, dass eine Ernährungsbehandlung bei wesentlichen Funktionsstörungen des Organismus reduziert oder sogar für Stunden oder Tage ganz eingestellt werden muss, bis es wieder zu einer Stabilisierung der vitalen Funktionen gekommen ist.

16.3.3 Analyse der Stoffwechselsituation

Nach Überprüfung der generellen Voraussetzungen für eine künstliche Ernährungstherapie ist der nächste Schritt die Analyse der Stoffwechselsituation sowie die Überprüfung und Beurteilung der verschiedenen für den Stoffwechsel wesentlichen Organfunktionen.

Der Leistungsumfang der verschiedenen Organe bzw. Organsysteme der Patienten ist dafür entscheidend, ob eine standardisierte oder spezifische Form der Ernährungsbehandlung eingesetzt werden muss. Unter einer standardisierten Ernährungstherapie ist zu verstehen, dass Aufbau und Durchführung der Ernährungsbehandlung entsprechend dem voraussichtlichen Substrat- und Energiebedarf mit einem weitgehend schematisierten Infusions- und Ernährungsregime erfolgen können.

Im Gegensatz dazu erfordern erhebliche Organfunktionsstörungen oftmals auch eine spezielle Ernährungsbehandlung, die sich in Qualität und Quantität nicht alleine nach dem zu erwartenden Substrat- und Energieumsatz des Organismus richtet, sondern ebenfalls die zusätzlich eingeschränkte Leistungsbreite der Organe berücksichtigt.

Weiterhin ist zu beachten, dass auch bei zunächst physiologischen Organfunktionen während des Klinikaufenthalts und unter der Therapie Verschlechterungen der Leistungsbreite des Organismus auftreten können. Änderungen im Zustand des Patienten sowie ein Trend zu pathologischen Werten der biophysikalischen und biochemischen Kenngrößen sollten dann Anlass dafür sein, das ernährungstherapeutische Regime neu zu überdenken, um ggf. den standardisierten Einsatz einer Ernährungstherapie zu verlassen und eine spezielle, auf die individuellen Erfordernisse des Einzelpatienten bezogene Ernährungstherapie zu wählen.

16.3.4 Beurteilung des aktuellen Ernährungszustands

Der Ernährungsstatus kann in der klinischen Routine mit relativ einfachen Hilfsmitteln erfasst werden. Folgende Angaben sind zur Beurteilung erforderlich:
- Alter des Patienten,
- aktuelles Körpergewicht,
- Verlauf des Körpergewichts im letzten Vierteljahr,
- sonstige anamnestische Hinweise auf mögliche Mangel- oder Fehlernährungszustände,
- Veränderungen in der Nahrungsaufnahme (Appetitlosigkeit, Speisenunverträglichkeit, Einhaltung spezieller Diäten sowie mechanische Störungen bei der Nahrungsaufnahme),
- Störungen der Magen-Darm-Funktion (z.B. Übelkeit, Erbrechen, Durchfälle, ggf. zusätzliche Verluste über Sonden, Fisteln etc.),
- Stoffwechselerkrankungen, die häufig mit einem veränderten Ernährungszustand einhergehen, wie z.B. Diabetes mellitus oder Hyperthyreose.

Ergänzt werden diese Daten durch den einzigen für den Ernährungsstatus allgemein als wesentlich anerkannten biochemischen Parameter, nämlich die *Plasmaalbuminkonzentration*.

Patienten mit ausgeprägter Mangel- bzw. Fehlernährung sollten, sofern es die Dringlichkeit z.B. des operativen Eingriffs zulässt, bereits präoperativ eine Korrektur- und Ernährungstherapie erhalten.

■ **Reduzierter Ernährungszustand.** Patienten mit einem reduzierten Ausgangsstatus sowie vor größeren operativen Eingriffen sollten von vornherein für eine postoperative Ernährungstherapie vorgesehen werden und ggf. bereits intraoperativ die entsprechenden Zugangswege (duodenal-jejunale Sonde oder zentralvenöser Katheter) für die erforderliche postoperative Ernährungstherapie erhalten.

■ **Guter Ernährungszustand.** Bei Patienten in gutem Ernährungszustand bestimmen das Ausmaß des operativen Eingriffs, die sich daran anschließende Dauer der einzuhaltenden Nahrungskarenz sowie der Funktionszustand des Magen-Darm-Kanals das Konzept der postoperativen Infusions- und Ernährungsbehandlung [32].

16.4 Therapiekonzepte

16.4.1 Elektrolyt- und Flüssigkeitstherapie

Postaggressionsstoffwechsel
Eine gezielte Flüssigkeits- und Elektrolytsubstitution stellt die Basis jeglicher Infusions- und Ernährungstherapie dar. Der *Postaggressionsstoffwechsel* ist durch die Adaptationsreaktion auf das Stressereignis gekennzeichnet. Bezogen auf die Bedeutung für den Flüssigkeits- und Elektrolythaushalt kommt es dabei zur:
- Steigerung der Sympathikusaktivität,
- Aktivierung des Renin-Angiotensin-Aldosteron-Systems (RAAS),
- Stimulation der antidiuretischen Hormone (ADH-Sekretion),
- Hemmung der Aktivität der natriuretischen Hormone.

Diese auf Wasser- und Kochsalzeinsparung ausgerichteten Reaktionen des Organismus werden zusätzlich oftmals durch eine vermehrte Energiegewinnung aus der Lipolyse sowie durch eine Verminderung kolloidosmotisch wirksamer Substanzen durch Eiweißverluste verstärkt. Dies kann in der Folge zu extrazellulärer Hypertonie sowie zu sekundär verstärkter Gegenregulation des Organismus (sog. sekundärer Hyperaldosteronismus) und dadurch bedingter Oligurie führen, insbesondere dann, wenn in der ersten. kritischen Phase inadäquat oder falsch zusammengesetzte Elektrolytlösungen angewendet werden, wie z.B. bei alleiniger Zufuhr elektrolytarmer bzw. elektrolytfreier Flüssigkeiten (z.B. Glukose 5%).

Postoperative Infusionstherapie
Auch isotone Kochsalz- oder Ringer-Lösungen sind in der Regel nicht zum alleinigen Flüssigkeitsersatz im Postaggressionsstoffwechsel geeignet, da sie dem Organismus zuviel Chlorid und zu wenig Kalium zuführen. Wesentlich besser sind Elektrolytlösungen geeignet, die dem korrigierten Basisbedarf angepasst sind und die eine Dehydration vermeiden, so dass die Niere genügend Flüssigkeit erhält, um auch bei typischerweise im Postaggressionssyndrom eingeschränkter Konzentrationsfähigkeit die anfallenden harn-

pflichtigen Substanzen auszuscheiden. Die folgende Übersicht gibt die Richtwerte wieder:

> Für den korrigierten Basisbedarf eines normalgewichtigen Erwachsenen gelten folgende Richtwerte:
> - Flüssigkeit: ca. 40 ml/kg/Tag,
> - Natrium: ca. 4 mmol/kg/Tag,
> - Kalium: ca. 1–1,5 mmol/kg/Tag.

Selbstverständlich sind auch hier Korrekturen, z. B. durch zusätzliche Flüssigkeitsverluste (Fisteln, Drainagen etc.), mit zu berücksichtigen.

■ **Therapieprinzipien.** Zur Vermeidung von Risiken bei der Zufuhr elektrolyt- und kohlenhydrathaltiger Lösungen als Basis- und Korrekturtherapie sollten folgende allgemeine Verhaltensmaßregeln – unabhängig vom Alter des Patienten – beachtet werden:
- Die Korrektur von Störungen des Flüssigkeits-, Elektrolyt- und Säure-Basen-Status sollten in einer Zeitspanne erfolgen, in der sie sich vermutlich entwickelt haben.
- Zunächst sollte etwa nur die Hälfte des errechneten Korrekturausgleichs vorgenommen werden; danach sind vor weiteren Therapiemaßnahmen erneute Kontrollen des Wasser- und Elektrolytstatus durchzuführen und ggf. Korrekturen an der ursprünglichen Berechnung vorzunehmen.
- Der Aufrechterhaltung und Wiederherstellung des intravasalen Volumens ist die höchste Priorität in der Gesamtbehandlung einzuräumen. Erst danach erfolgt die Korrektur von Abweichungen im Säure-Basen-Status sowie von Kalium- und Kalziumveränderungen. Die Therapie von Störungen des Natrium-, Magnesium-, Chlorid- und Phosphatstatus steht erst an 3. Stelle.
- Jede Korrektur schwerer Störungen des Flüssigkeits-, Elektrolyt- und Säure-Basen-Status erfordert grundsätzlich engmaschige Kontrollen des Gesamtsystems. Dabei sind die Faustregeln zur Berechnung des Korrekturbedarfs an Flüssigkeit und Elektrolyten bzw. zum Ausgleich des Säure-Basen-Status, die in der Literatur angegeben werden, nur als grobe Anleitung für eine initiale Therapie zu verstehen.
- Entsprechend der Symptomatik und der Schwere der zugrundeliegenden Störung (Abweichung vom physiologischen Referenzwert bezogen auf die Altersklasse) müssen unter der Korrekturtherapie engmaschige Laborkontrollen des gesamten Elektrolytstatus und ggf. des Säure-Basen-Status – insbesondere bei Abweichung der Plasmakaliumkonzentration sowie des Hydratationszustands – durchgeführt werden, um daraus abgeleitet die weitere Therapie steuern zu können.

16.4.2 Enterale Standardernährungstherapie

Algorithmus für die Auswahl einer enteralen Ernährungstherapie

Wie jede therapeutische Maßnahme muss auch eine klinische Ernährungsbehandlung dem Prinzip der Verhältnismäßigkeit und dem zu erwartenden Erfolg der eingesetzten Mittel folgen.

Da die Erfahrung gezeigt hat, dass Komplikationsrate und mögliche Gefahren um so höher einzuschätzen sind, je aggressiver und invasiver das Therapieverfahren ist, sollte die parenterale Applikation nur dann durchgeführt werden, wenn der gleiche Erfolg nicht auch durch eine enterale Zufuhr zu erreichen ist.

Dabei ist zu beachten, dass mit jeder Intensivierung der Ernährungsbehandlung auch zwangsläufig eine Ausweitung der Überwachungsmaßnahmen verbunden ist.

Im Rahmen einer standardisierten Form der Ernährungstherapie lässt sich das Ziel einer adäquaten Substratzufuhr in Abhängigkeit von der Ausgangssituation, der Art der Erkrankung sowie dem Funktionszustand des Magen-Darm-Trakts prinzipiell auf zwei unterschiedlichen Wegen erreichen:
- enteral, d. h. die Substratzufuhr erfolgt oral, gastral oder duodenal/jejunal;
- parenteral, d. h. durch intravenöse Zufuhr über periphervenöse oder zentralvenöse Katheter.

Diese beiden grundsätzlichen Möglichkeiten der Substratzufuhr stellen keine Verfahren dar, die nach dem Entweder-oder-Prinzip anzuwenden sind, sondern sie sind in weiten Bereichen einer Ernährungsbehandlung kritisch kranker Patienten als ergänzende ernährungstherapeutische Verfahren zu betrachten, wenn über den einen oder anderen Zugangsweg eine ausreichende und sichere Nährstoffzufuhr nicht erreicht werden kann.

Entscheidungsgrundlage für Art und Umfang eines standardisierten Ernährungskonzepts sind folgende Faktoren:
- Ernährungsstatus,
- Grad der zu erwartenden Substanz- und Energieverluste,
- voraussichtliche Dauer der einzuhaltenden Nahrungskarenz.

Enterale Ernährungstherapie

Bei der enteralen Ernährungstherapie wird flüssige Nahrung über spezielle Sonden in den Magen oder in die oberen Abschnitte des Dünndarms zugeführt. Durch die Entwicklung spezieller Sonden und Zugangswege zum Gastrointestinaltrakt sowie zahlreicher spezieller Diäten steht mit der enteralen Ernährung ein wenig belastendes, komplikationsarmes Verfahren zur Substratzufuhr zur Verfügung.

! Im Vergleich mit einer parenteralen Ernährungsbehandlung kann die enterale Ernährung zu einer erheblichen Reduktion von Personal- und Kostenaufwand beitragen, wobei dieser Aspekt nur dann eine Rolle spielen darf, wenn beide Varianten mit gleicher Sicherheit und Effizienz angewendet werden können.

Die enterale Ernährungstherapie weist die geringsten Komplikationsraten auf, da sie über den „natürlichen Zugangsweg", d. h. über den Magen-Darm-Kanal zugeführt wird und somit den Vorteil besitzt, dass der Darm in seiner Funktion als Selektions- und Steuerorgan erhalten bleibt. Darüber hinaus kann eine frühzeitig durchgeführte enterale Ernährung zur Vermeidung von Schleimhautatrophien des Darms beitragen, damit Resorptionsstörungen vorbeugen und die Barrierefunktion des Darms erhalten.

> Für die klinische Praxis gilt daher:
> Die Ernährungstherapie sollte, wenn immer möglich und so früh wie möglich, enteral, d. h. über den Gastrointestinaltrakt, erfolgen.

Auch wenn nach wie vor eine parenterale Ernährungstherapie, insbesondere bei kritisch kranken Patienten, in der Übergangsphase des sog. Postaggressionssyndroms eine wesentliche Rolle in der klinischen Ernährungstherapie spielt, haben sich in den letzten Jahren zunehmend Indikationen für eine enterale Ernährungstherapie ergeben. Häufig sind es nur die technischen Schwierigkeiten, die im Rahmen der Sondenplazierung auftreten können, die zu einer Bevorzugung einer parenteralen Ernährungstherapie führen, da diese Zugangswege in aller Regel einfacher zu plazieren und aufrechtzuerhalten sind. Zu den Kontraindikationen der enteralen Ernährung gehören akute Stoffwechselentgleisungen, Perforationen sowie akute Blutungen des Magen-Darm-Kanals, unstillbares Erbrechen sowie ausgedehnte gastrointestinale Motilitäts- oder Resorptionsstörungen. Die postoperative Magenatonie stellt im Prinzip nur eine Kontraindikation für die Zufuhr der Sondenkost in den Magen dar. Bei transpylorischer Sondenlage lassen sich die Patienten auch bei noch bestehenden Magenentleerungsstörungen enteral in ausreichender Weise ernähren. Dabei wird nur selten ein klinisch relevanter enterogastraler Reflux beobachtet.

Enterale Diäten

Bei Außerachtlassung oraler Diäten unterscheidet sich die klinische enterale Substratzufuhr von der normalen Nahrungsaufnahme prinzipiell dadurch, dass sie ausschließlich in flüssiger Form und über Sonden zugeführt wird. Ein aktives Kauen oder Schlucken und eine Ösophaguspassage entfallen dabei. Die ernährungsphysiologische Beurteilung von Sondenkost entspricht ansonsten der fester Nahrung und berücksichtigt den Energieinhalt, die Nährstoffrelation (prozentualer Anteil an Fett, Eiweiß und Kohlenhydraten), das Fettsäuremuster (Anteil gesättigter, einfach ungesättigter und mehrfach ungesättigter Fettsäuren) sowie den Gehalt an Ballaststoffen, Vitaminen, Spurenelementen und Elektrolyten. Die sog. *nährstoffdefinierten Standarddiäten*, die den Empfehlungen der Deutschen Gesellschaft für Ernährung sowie anderer Fachgesellschaften folgen, richten sich nach dem Nährstoffbedarf des Gesunden.

Darüber hinaus gibt es eine Vielzahl von Sondendiäten, die den krankheitsspezifischen Besonderheiten der Patienten Rechnung tragen. Um einen Überblick über die vielen auf dem Markt vorhandenen Präparatespezialitäten zu bekommen, hat es sich bewährt, eine Systematik der Sondendiäten auf der Basis ihrer physikalischen und chemischen Eigenschaften oder auf der Quelle des Nährstoffs durchzuführen. Grob unterteilt kann man heute davon ausgehen, dass 2 Klassen von Präparaten vorhanden sind, nämlich einerseits die sog. *Formuladiäten*, die nährstoffdefiniert meist unaufgeschlossene Substanzen darstellen, und andererseits die sog. *chemisch definierten Diäten*, deren Zusammensetzung aus bekannten, chemisch einheitlichen Substanzen besteht.

■ **Indikation für Formuladiäten.** Formuladiäten sind dabei von ihren Eigenschaften her sowohl für den oralen als auch für den gastralen Anwendungsbereich geeignet. Sie unterscheiden sich von der normalen Kost meist nur in der herstellungstechnischen Veränderung, da diese Diäten entweder als lyophylisierte Pulver zur Auflösung in Wasser oder gleich von vornherein in flüssiger Form angeboten werden. Ob diese nährstoffdefinierten Formuladiäten auch für die duodenojejunale Zufuhr geeignet sind, hängt nicht allein vom Funktionszustand des Darms ab und ist bislang nur unzureichend untersucht.

Nach Grünert ist der Übergang von Formuladiäten, insbesondere mit spezifischer Zusammensetzung, sicher fließend und kann nicht nur auf den Bereich der gastralen Ernährung eingeschränkt werden. Obwohl es keine klaren Kriterien gibt, ab wann eine Formuladiät duodenojejunal nicht gegeben werden darf, hat es sich insbesondere bei Patienten, deren Digestions- und Resorptionsfähigkeit des Darms unsicher ist, bewährt, Formuladiäten als Bolus gastral zu verabreichen, wobei eine ausreichende Motilitätsfunktion des Magens vorausgesetzt werden muss. Dies bedingt allerdings auch, dass eine unmittelbar postoperative Ernährung über den Magen während der im Vergleich zum Dünndarm deutlich länger bestehenden postoperativen Atonie nicht in Frage kommt, da hierdurch nicht nur die Aufnahme der Nährstoffe in Frage gestellt ist, sondern darüber hinaus eine erhebliche Aspirationsgefahr entsteht.

■ **Indikation für chemisch definierte Diäten.** Hier erscheint ein Einsatz nur im oberen Dünndarmbereich sinnvoll, insbesondere bei den sog. Peptiddiäten.

Durch den Einsatz dieser Diäten soll sichergestellt werden, dass eine ausreichende Resorption der Nährstoffe auch trotz der eingeschränkten Funktionsfähigkeit des Darms stattfindet. Die Zufuhr solcher hoch aufgeschlossener und teurer Spezialgemische über eine gastrale Sonde erscheint wenig sinnvoll, da eine gastrale Anwendung die Intaktheit der Magen-Darm-Funktion voraussetzt, die im Prinzip für eine solche Form der enteralen Sondendiät nicht erforderlich ist. Anders als bei gastraler Zufuhr ist eine Bolusgabe in den Dünndarm, d. h. die Applikation von etwa 200 ml Sondenkost während weniger Minuten, nicht sinnvoll, sondern sie erfolgt kontinuierlich per Tropfinfusion („drip-feeding") oder besser noch pumpengesteuert, wobei manche Autoren die Einhaltung einer nächtlichen ca. 8-stündigen Pause propagieren, um so den biologischen Tagesrhythmus zu unterstützen. Chemisch definierte Diäten setzen also, wenn überhaupt, nur eine minimale Digestions- und Motilitätsleistung des Dünndarms für die Verwertung voraus.

Formuladiäten

Wie bereits ausgeführt handelt es sich bei den Formuladiäten um nährstoffdefinierte, standardisierte, bilanzierte und hochmolekulare Diäten in flüssiger oder pulverisierter Form, die die Grundnährstoffe in einer Relation Protein zu Fett zu Kohlenhydraten von etwa 15:35:15 enthalten. Die Kaloriendichte liegt meistens bei 1 kcal/ml. Diese Diäten enthalten Kohlenhydrate als Oligo- und Polysaccharide (Maltodextrine), intaktes Eiweiß in Form von Milch, Soja, Fleischprotein oder Eiklar. Der Eiweiß- und Ballaststoffgehalt kann variieren, Vitamine und Spurenelemente sind enthalten. Die meisten Standarddiäten sind geschmackskorrigiert und damit vergleichsweise akzeptabel und können auch als Trinkdiäten angeboten werden.

■ **Formuladiäten einfacher Zusammensetzung.** Diese Form der Diät ist dann indiziert, wenn lediglich Probleme der Zufuhr aufgrund von Verletzungen, Operationen und Erkrankungen bestehen, die die orale Nahrungsaufnahme unmöglich machen oder stark beeinträchtigen, jedoch keine Störung der Funktion des Magen-Darm-Trakts vorliegt, d. h. sowohl Digestions- als auch Absorptions- und Motilitätsfunktion nicht eingeschränkt sind. Grundsätzlich sollte das zugeführte Eiweiß eine möglichst hohe biologische Wertigkeit besitzen, die durch das Mischen verschiedener Proteine verbessert werden kann.

Die tägliche *Eiweißzufuhr* zur Deckung des sog. Basisbedarfs sollte bei ca. 1 g Eiweiß/kg/Tag liegen. Dabei ist zu beachten, dass in Abhängigkeit von der Ausgangssituation des Patienten und den aktuellen Verlusten die Streubreite groß sein kann. Damit Proteine im Stoffwechsel zum Aufbau von körpereigener Substanz genutzt und nicht nur zur Bereitstellung von Energie verbraucht werden, müssen parallel zur Eiweißzufuhr auch ausreichend energetische Substrate, z. B. als Kohlenhydrate und Fett, in der Diät vorhanden sein. Die Energiebereitstellung sollte dabei in einem vertretbaren Volumen erfolgen, d. h. die Kaloriendichte sollte nicht unter 1 kcal/ml Diät liegen.

Die *Kohlenhydrate* stellen die wichtigsten Energieträger in einer Sondenkost dar. Die alleinige Zufuhr von Mono- und Disacchariden ist aufgrund der hohen Osmolalität und der raschen Glukosebereitstellung mit erheblichen Nachteilen behaftet. Als am günstigsten hat sich ein ausgewogenes Gemisch aus Poly-, Oligo- und Disacchariden erwiesen, welches in der Regel aus enzymatisch abgebauter Maisstärke (Maltodextrin) gewonnen wird. Höhermolekulare Stärkeprodukte eignen sich nicht für eine Sondennahrung, da sie quellen und somit sehr schnell zu einer Verstopfung der Sonden führen können.

Da bei einem großen Anteil der Bevölkerung ein relativer Laktasemangel nachzuweisen ist, sollte der Gehalt an *Laktose* in einer nährstoffdefinierten Formuladiät unter 10% des Gesamtkohlenhydratgehalts liegen. Diäten mit höherem Laktosegehalt können Meteorismus oder Diarrhöen verursachen.

Neben Kohlenhydraten sollte *Fett* ebenfalls als Energiequelle eingesetzt werden. Bei der Auswahl der Fettkomponente empfiehlt es sich, Fette mit einem hohen Anteil an ungesättigten Fettsäuren zu bevorzugen. Der Fettanteil, der überwiegend aus Soja-, Sonnenblumen- oder Distelölen gewonnen wird, sollte etwa zwischen 25 und 30 % der Energiezufuhr ausmachen. Der Bedarf an essentiellen Fettsäuren ist mit etwa 8 g/Tag anzusetzen.

Fette eignen sich grundsätzlich als Energielieferanten, da sie eine hohe Energiedichte aufweisen und den Gastrointestinaltrakt osmotisch nicht belasten. Durch die Verwendung von Fetten und Oligosacchariden kann die Osmolalität dieser Diäten in nahezu physiologischen Bereichen gehalten werden (um 450 mosm/kg).

> Diäten, deren Osmolalität deutlich höher als 450 mosm/kg liegt, sollten nicht verwendet werden, da Diarrhöen praktisch unvermeidbar sind.

Die häufig geforderte Zufuhr von *Ballaststoffen* hatte sich als problematisch erwiesen, da die Ballaststoffe wegen ihrer Quellfähigkeit nicht in ausreichender Menge über eine Sonde zugeführt werden konnten. Da bei den meisten Intensivpatienten jedoch auch eine Volumenreduktion des Darms angestrebt wird, empfehlen manche Autoren den Verzicht auf Ballaststoffe in Sondendiäten für Intensivpatienten. Inzwischen sind verschiedene mit Ballaststoffen angereicherte

Präparate auf dem Markt erhältlich, deren Zufuhr über eine Sonde ohne Probleme möglich ist.

■ **Formuladiäten spezifischer Zusammensetzung.** Formuladiäten mit spezifischer Zusammensetzung unterscheiden sich von der einfachen Form durch Korrekturen an verschiedenen Nährstoffanteilen. So wird z. B. ein Teil des Fettes in Form mittelkettiger Triglyzeride angeboten. Enteral zugeführte mittelkettige Triglyzeride haben gegenüber langkettigen Triglyzeriden, die den Hauptanteil des mit der Nahrung aufgenommenen Fettes ausmachen, den Vorteil einer raschen Lipolyse und einer von Gallensalzen unabhängigen schnellen Resorption. Darüber hinaus können mittelkettige Triglyzeride, bei fehlender Pankreaslipase ungespalten, durch Hydrolyse mittels mikrosomaler Lipase und Abtransport ohne Lymphbeteiligung aus der Darmmukosa sowie ohne Resynthese oder ohne Bildung von Chylomikronen über die Pfortader zur Leber gelangen.

Weiterhin besteht der Kohlenhydratanteil überwiegend aus Oligosacchariden und ist laktose- und glutenfrei. Der Vorteil der Formuladiäten mit spezieller Zusammensetzung ist darin begründet, dass sie auch dann eingesetzt werden können, wenn eine eingeschränkte Digestions- und Absorptionsleistung besteht.

Chemisch definierte Diäten („Elementardiäten")

Chemisch definierte bilanzierte Diäten sind nieder- bzw. monomolekular und bestehen überwiegend aus reinen Aminosäuren und/oder definierten Oligopeptiden, monomolekularen Kohlenhydraten, essentiellen Fettsäuren, Vitaminen und Mineralstoffen.

Chemisch definierte Diäten sind so konzipiert, dass die Resorption der Nahrungsbestandteile unabhängig von Verdauungsfermenten erfolgen kann, und die einzelnen Bausteine fast ohne Rückstände bereits in den oberen Dünndarmabschnitten resorbiert werden. Diese Diäten sind ballaststofffrei.

Neben den klassischen Transportsystemen für die Absorption von Aminosäuren existieren im Darm weitere Mechanismen für die Absorption von Di- bis Tetrapeptiden, die die Absorptionskapazität – unabhängig von der Absorption reiner Aminosäuren – erhöhen. Bei dieser Form der Diät lassen sich ebenfalls 2 Untergruppen unterscheiden.

■ **Monomolekulare Formen.** Die monomolekularen Formen bestehen ausschließlich aus Aminosäuren und monomolekularen Kohlenhydraten. Nachteilig bei diesen Präparaten wirken sich v. a. der relativ niedrige Eiweißanteil sowie die durch die reinen Aminosäuren und die Monokohlenhydrate bedingte hohe Osmolalität aus.

Diese Diäten haben durch den Anteil an freien Aminosäuren einen außerordentlich schlechten Geschmack, der bei oraler Anwendung nicht akzeptabel und auch nur schwer durch Geschmackskorrigenzien zu beeinflussen ist. Darüber hinaus sind diese Diäten praktisch fettfrei.

■ **Niedermolekulare Formen.** Diese Diäten enthalten Kohlenhydrate fast ausschließlich als Oligoformen. Der Eiweißanteil besteht überwiegend aus Oligopeptiden sowie einem niedrigen Gehalt an freien Aminosäuren. Zudem enthalten sie einen überwiegend aus mittelkettigen Triglyzeriden bestehenden Fettanteil.

Die Vorteile dieser Form der chemisch definierten Diät bestehen in dem ausreichend hohen Eiweißanteil, in einer guten Absorption sowie in einer akzeptablen Osmolalität und einer verbesserten Geschmacksempfindung.

Applikationsmöglichkeiten der enteralen Nährstoffzufuhr

■ **Orale Applikation.** Die einfachste und unkomplizierteste Form einer enteralen Ernährungstherapie ist die orale Nährstoffapplikation. Dies ist, neben der allgemeinen Voraussetzung, dass ein Patient keine Nahrungskarenz einhalten muss, an folgende Vorbedingungen geknüpft:
- der Patient muss wach und kooperativ sein,
- die Motilität des Gastrointestinaltrakts muss erhalten sein,
- der koordinierte Ablauf des Schluckakts und die Schutzreflexe müssen gewährleistet sein.

Darüber hinaus sind eine ausreichende Digestion und Absorption ebenfalls Bedingung.

■ **Gastrale Sondenernährung.** Diese Form der Ernährungstherapie ist an eine meist nasogastrale Verweilsonde gebunden, deren Plazierung auch beim intubierten, nicht kooperativen Intensivpatienten meist problemlos gelingt.

Sie ist immer dann indiziert, wenn Erkrankungen mit Einschränkungen der Kau- und Schluckbewegungen vorliegen (z. B. bei Operationen im Mund-, Kiefer- und Larynxbereich, Lähmungen der Kaumuskulatur, Innervationsstörungen des Kehlkopfs usw.).

Vor Beginn der Zufuhr der Sondennahrung muss eine Lagekontrolle entweder durch Aspiration von Magensekret oder durch Auskultation (Einblasen von Luft in die Magensonde bei gleichzeitiger Auskultation über dem Epigastrium) vorgenommen werden.

Das Material der gastralen Verweilsonden muss weichmacherfrei sein, um Drucknekrosen oder Ulzerationen zu verhindern. In Frage kommen dauerelastische Materialien, vornehmlich aus Silikonkautschuk oder Polyurethan.

Zu Beginn einer enteralen Ernährung sollte nicht sofort der gesamte errechnete Bedarf gegeben werden, sondern eine schrittweise Steigerung im Verlauf mehrerer Tage erfolgen. Bei der gastralen Zufuhr hat sich die Bolusgabe bewährt. Dabei sollte zunächst mit 30–50% der errechneten Gesamtmenge begonnen und dann stufenweiser bis zum Erreichen der vollen Dosis am 3. oder 4. Tag gesteigert werden.

Die Häufigkeit der Zufuhr richtet sich nach dem Gesamtvolumen der erforderlichen Sondendiät, wobei die maximale Bolusgabe bei ca. 200 ml pro Portion anzusetzen ist. Alternativ kann eine pumpengesteuerte intermittierende Gabe mit etwa 300 ml in 30 min erfolgen. Führt diese Form der Nährstoffapplikation zu Problemen wie Regurgitation, Erbrechen oder Diarrhö sollte nach neuen Empfehlungen auf eine kontinuierliche Zufuhr übergegangen werden. Hierbei muss allerdings sehr sorgfältig darauf geachtet werden, dass es nicht zu einer Retention von Sondennahrung im Magen mit der Gefahr des schlagartigen Erbrechens größerer Mengen und nachfolgender Aspiration kommt. Grundsätzlich ist in solchen Fällen zu überprüfen, ob nicht eine transpylorische Zufuhr risikoärmer wäre.

■ **Duodenale/jejunale Nährstoffapplikation.** Eine scharfe Abgrenzung der Indikation für eine gastrale bzw. duodenal-jejunale Form der Substratzufuhr gibt es praktisch nicht.

Neben den bereits genannten Anwendungsgebieten für eine gastrale Sondenernährung stellen chronisch-entzündliche Darmerkrankungen (z.B. M. Crohn oder Colitis ulcerosa), Strahlen- oder Zytostatikatherapie, Schäden des Darms, Malabsorptionssyndrom (z.B. Sprue) sowie intestinale Fisteln oder ein Kurzdarmsyndrom Indikationen für eine duodenale bzw. jejunale Form der Nährstoffzufuhr dar.

Abgesehen von den genannten Vorteilen, die ein physiologischer Zugangsweg aufweist, sind bei richtiger Auswahl der Techniken und Diätformen die Zahl der möglichen Komplikationen sowie der Überwachungsaufwand für eine solche Ernährungstherapie relativ gering.

Eine duodenale Nährstoffzufuhr ist an weiche, filiforme Sonden gebunden, die vom Patienten auch bei längerer Liegedauer gut toleriert werden und nicht versteifen. Darüber hinaus erfordert diese Form geeignete Nährgemische sowie einfache Pumpen, die eine kontinuierliche Zufuhr sicherstellen.

Da die intestinal zugeführten Diäten in der Regel aus niedermolekularen, aufgeschlossenen Nährstoffen bestehen, sind die Voraussetzungen für diese Ernährungstherapie eine erhaltene Motilität des Dünndarms sowie eine ausreichende Absorptionskapazität für die bereitgestellten Nährstoffe.

Da nachgewiesenermaßen bereits wenige Stunden postoperativ, selbst nach Laparotomien, keine Motilitätsstörungen des Dünndarms mehr vorliegen und auch die Absorptionsleistung postoperativ – wenn überhaupt – nur sehr kurzfristig eingeschränkt ist,

Tabelle 16-5. Motilitätseinschränkungen unterschiedlicher Abschnitte des Magen-Darm-Trakts nach operativen Eingriffen

Magen	ca. 36–72 h
Dünndarm	ca. 4–12 h
Dickdarm	ca. 24–72 h

Diese Angaben sind nur grobe Anhaltswerte und unterliegen großen intra- und interindividuellen Schwankungen.

kann bei einem Großteil operativ versorgter Patienten eine notwendige Ernährungstherapie sehr frühzeitig über eine Dünndarmsonde erfolgen (Tabelle 16-5).

Die duodenal-jejunale Nährstoffzufuhr sollte kontinuierlich mit speziellen Pumpen erfolgen. Die dabei pro Stunde zugeführte Menge sollte 100–120 ml nicht überschreiten, um eine gleichmäßige osmotische Belastung des Dünndarms und eine optimale Absorption zu gewährleisten [8, 16].

■ **Nebenwirkungen.** Häufige Nebenwirkungen bei enteralen Diäten sind Diarrhö und Erbrechen. Neben unsachgemäßer Positionierung der Sondenspitze sind v.a. Fehler beim Nahrungsaufbau, wie zu hohes Volumen oder zu geringer Zeitabstand zwischen der Bolus- oder der intermittierenden Gabe, Ursache für solche Unverträglichkeitsreaktionen. Darüber hinaus können aber auch die Eigenschaften der Sondenkost, wie z.B. zu niedrige Temperatur, zu hohe Osmolalität, zu hoher Laktose- oder Fettgehalt, Ursache für mangelnde Verträglichkeit sein. Weiterhin können auch außerhalb der eigentlichen Ernährungstherapie bestehende Probleme Ursachen für die Unverträglichkeit sein. Dazu zählen insbesondere gastrointestinale Infekte sowie Nebenwirkungen anderer, im Bereich der Gesamtintensivtherapie verabreichter Medikamente, z.B. Antibiotika.

16.4.3 Parenterale Standardernährungstherapie

Empfehlungen zur parenteralen Ernährungstherapie [6]

I. Parenterale Ernährung als Routinetherapie:
1. bei Unfähigkeit, Nährsubstrate aus dem Gastrointestinaltrakt zu resorbieren (ausgedehnte Dünndarmresektionen, Dünndarmerkrankungen, schwere Diarrhöen, Strahlenenteritis, unbeeinflussbares Erbrechen)
2. bei hochdosierter Chemotherapie, Bestrahlung und Knochenmarktransplantation
3. bei mittelschwerer bis schwerer akuter Pankreatitis
4. bei schwerer Mangelernährung und mangelhafter Darmfunktion

5. bei schwerer Katabolie mit oder ohne Mangelernährung, wenn nicht mit einer ausreichenden Darmfunktion innerhalb von 5–7 Tagen zu rechnen ist.
II. Parenterale Ernährung als hilfreiche Therapie:
   1. nach ausgedehnten chirurgischen Eingriffen, wenn eine ausreichende enterale Ernährung nicht innerhalb von 7–10 Tagen erreicht werden kann
   2. nach mittelschwerem Stress, wenn eine enterale Ernährung nicht innerhalb von 7–10 Tagen erreicht werden kann
   3. bei enterokutanen Fisteln
   4. bei entzündlichen Darmerkrankungen
   5. bei Schwangerschaftserbrechen
   6. bei mäßig mangelernährten Patienten über 7–10 Tage vor einem invasiven internistischen (z. B. Chemotherapie) oder chirurgischen Eingriff
   7. bei Patienten, bei denen eine enterale Ernährung nicht innerhalb von 7–10 Tagen erreicht werden kann
   8. bei Patienten mit entzündlichen Darmadhäsionen oder Darmobstruktionen
   9. bei Patienten mit Chemotherapie.
III. Parenterale Ernährung von begrenztem Wert:
   1. geringfügiger Stress, leichtes Trauma bei normal ernährten Patienten, wenn eine ausreichende Darmfunktion innerhalb von 10 Tagen zu erwarten ist
   2. postoperativ beim normal ernährten Patienten, wenn eine ausreichende Darmfunktion innerhalb von 7–10 Tagen zu erwarten ist
   3. bei sicher oder wahrscheinlich unheilbarem Leiden.
IV. Wann eine parenterale Ernährung nicht eingesetzt werden sollte:
   1. Bei Patienten mit normaler Darmfunktion
   2. wenn eine parenterale Ernährung für weniger als 5 Tage erforderlich ist
   3. vor Notfalloperationen
   4. bei Patienten, die eine parenterale Ernährungstherapie nicht wünschen
   5. bei Patienten mit extrem schlechter Prognose
   6. wenn die Risiken der parenteralen Ernährung ihren wahrscheinlichen Nutzen übersteigen.

Indikationen zur parenteralen Ernährung

Eine gestörte enterale Nährstoffabsorption, Unverträglichkeit der Diäten, insbesondere das Auftreten von Durchfällen, Erbrechen, Meteorismus sowie technische Schwierigkeiten bei der Plazierung der Sonden bilden in der Regel die Entscheidungsgrundlage für eine parenterale Ernährungstherapie. Darüber hinaus sind folgende Indikationen zur parenteralen Ernährungsbehandlung bekannt:

- akute gastrointestinale Blutungen,
- intestinale Obstruktionen,
- Ösophagusvarizen,
- hämorrhagisch nekrotisierende Ösophagitis,
- große Magensaftverluste,
- frische Operationen im Bereich des Ösophagus, des Magens oder der oberen Dünndarmabschnitte.

Aber auch labile Stoffwechselsituationen, wie z. B. die frühe Phase eines ausgeprägten Postaggressionssyndroms, zählen nach wie vor zu den Indikationsbereichen einer parenteralen Ernährungstherapie. Auch aufgehobene Schutzreflexe, insbesondere in Kombination mit Motilitätsstörungen des Magen-Darm-Trakts, können eine häufige Indikation zur parenteralen Nährstoffzufuhr darstellen (s. obige Übersicht).

Formen und Konzepte der standardisierten parenteralen Ernährungstherapie

Ebenso wie in der enteralen Ernährungsbehandlung stehen auch im Rahmen einer parenteralen Nährstoffsubstitution verschiedene Wege, nämlich der periphervenöse oder der zentralvenöse Zugang, zur Auswahl, die ihrerseits wiederum mit unterschiedlichen Gefahren und Komplikationen behaftet sein können.

Die Entscheidung zur periphervenösen oder zentralvenösen Form der Zufuhr richtet sich dabei u. a. nach der Osmolalität der jeweiligen Infusionslösungen.

> Infusionslösungen mit einer Osmolalität unter 800 mosm/kg weisen in der Regel eine gute periphervenöse Verträglichkeit auf.

Bei Infusionslösungen, deren Osmolalität zwischen 800 und 1200 mosm/kg liegt, kann bei sehr guten periphervenösen Venenverhältnissen und optimaler Pflege des Zugangswegs in Ausnahmefällen kurzfristig eine periphervenöse Zufuhr erfolgen. Dafür ist jedoch ein täglicher Wechsel der Venenverweilkanülen meistens unumgänglich. Infusionslösungen mit einer Konzentration über 1200 mosm/kg sowie die längerfristige Zufuhr von Lösungen mit einer Konzentration über 800 mosm/kg sind in der Regel über einen zentralvenösen Zugangsweg zu verabreichen.

Ebenso wie eine enterale Ernährungstherapie sollte auch der Aufbau einer parenteralen Ernährung stufenweise erfolgen.

Die Indikation zum *Aufbau einer parenteralen Ernährungsbehandlung* ist immer dann gegeben, wenn nicht sicher absehbar ist, wie lange eine parenterale Nährstoffzufuhr erforderlich ist, wenn Komplikationen seitens des Allgemein- und Ernährungszustands bzw. vom operativen Eingriff her nicht auszuschließen sind, bzw. wenn von vornherein eine enterale Substratzufuhr für die Dauer von mindestens 1 Woche bis 10 Tage auszuschließen ist.

■ **1. Stufe.** Die Grundstufe stellt die Versorgung mit Flüssigkeit und Elektrolyten sicher. Diese Stufe ist in der Regel solange aufrechtzuerhalten, bis die Akutphase des Postaggressionssyndroms abgeschlossen, eine Stabilisierung der Vitalfunktionen weitestgehend sichergestellt und die Homöostase wiederhergestellt ist. Dies ist in aller Regel ca. 24–48 h nach einem schweren Aggressionsereignis der Fall.

■ **2. Stufe.** Nach dieser Phase der ausschließlichen Wasser- und Elektrolytsubstitution sollte der vorsichtige Aufbau einer parenteralen Ernährungstherapie damit beginnen, – wiederum basierend auf einer ausreichenden Flüssigkeits- und Elektrolytsubstitution – den obligaten minimalen Kohlenhydratbedarf in Höhe von ca. 2 g/kg/Tag sowie ein Eiweißangebot in Höhe von 1 g Aminosäuren/kg/Tag sicherzustellen.

■ **3. Stufe.** Nach Überprüfung der Verträglichkeit dieses Minimalangebots an Energieträgern und Eiweißbausteinen kann nach weiteren 24–78 h eine Steigerung insbesondere der energetischen Komponente erfolgen. Hierbei sollte jedoch die Kohlenhydratzufuhr 3–5 g/kg/Tag, entsprechend ca. 210–400 g/Tag, nicht übersteigen, weil auch in der Übergangsphase des Postaggressionsstoffwechsels die Fähigkeit des Organismus, Kohlenhydrate oxydativ zu verstoffwechseln, noch deutlich eingeschränkt ist [13].

■ **4. Stufe.** Bei sich zunehmend stabilisierenden Stoffwechselverhältnissen, d.h. rückläufigen Blutglukosekonzentrationen sowie Triglyzeridkonzentrationen unter 3 mmol/l stellt Fett ab dem 5.–7. Tag nach Beginn der parenteralen Ernährungstherapie eine sinnvolle Ergänzung sowohl der kalorischen als auch der Bausteinkomponente des Ernährungskonzepts dar. Seine Vorteile liegen in der niedrigen Osmolalität sowie in der Substitution essentieller Fettsäuren und der hohen kalorischen Dichte. Für die Fettzufuhr hat es sich bewährt, zunächst mit 0,5 g/kg/Tag zu beginnen und bei im Referenzbereich verbleibenden Triglyzeridkonzentrationen tageweise um 0,5 g/kg steigernd bis maximal 1,5–2 g Fett/kg/Tag im Rahmen der Endstufe der parenteralen Ernährung zuzuführen. In dieser Phase kann auch – sofern notwendig und unter entsprechendem Monitoring – die Zufuhr an Aminosäuren auf 1,5–2 g/kg/Tag gesteigert werden.

Spätestens dann sollte auch die Substitution mit Vitaminen und ggf. gezielt mit Spurenelementen erfolgen.

Zufuhrkonzepte der parenteralen Ernährung

Prinzipiell stehen für die Zufuhr der parenteralen Nährsubstrate unterschiedliche Zufuhrkonzepte zur Verfügung:
- Einzelkomponenten,
- Kombinationslösungen,
- „All-in-one"-Mischungen.

■ **Einzelkomponentensysteme.** Einzelkomponentensysteme, bei denen Kohlenhydrate, Fette und Aminosäuren getrennt zugeführt werden, erlauben eine individuelle, auf die aktuelle Situation des Einzelpatienten maßgeschneiderte parenterale Substratzufuhr. Dabei kann jederzeit, unabhängig voneinander, jeder Baustein der Ernährungstherapie nach Menge und Konzentration variiert werden. Diesem Vorteil stehen ein hoher personeller und apparativer Aufwand gegenüber. Daher sollte dieses Konzept Kritischkranken mit labilen und schnellwechselnden Stoffwechselverhältnissen vorbehalten bleiben.

■ **Kombinationslösungen.** Kombinationslösungen, die in einem festen Mischungsverhältnis industriell vorgefertigt insbesondere Aminosäuren, Kohlenhydrate sowie adäquate Mengen Elektrolyte und Flüssigkeiten im Rahmen eines „2- bis 3-Liter-Konzepts" enthalten, stellen in aller Regel eine ausreichende Grundversorgung sicher. Diese Form der Zufuhr findet ihre Anwendung als sog. „hypokalorisches" oder auch *„periphervenöses"* Konzept, wenn der Patient in einem guten bis befriedigenden Ernährungszustand ist, wenn die zu erwartende Nahrungskarenz unter einer Woche liegt und keine maximalen Stresseinflüsse bestehen. Darüber hinaus werden Kombinationslösungen auch als 2. Stufe im Rahmen des Aufbaus einer totalen parenteralen Ernährungstherapie sowie in Ergänzung und als Übergang zur enteralen Ernährung angewandt. Im Sinne einer Aufbaustufe kann durch die zusätzliche Verabreichung von 250 bzw. 500 ml einer 20%igen Fettemulsion neben der Zufuhr essentieller Fettsäuren noch eine Kaloriensubstitution in einer Größenordnung von 450 kcal bzw. 900 kcal erfolgen, ohne dass dadurch die periphervenöse Verträglichkeit beeinträchtigt wird.

■ **„All-in-one"-Mischlösungen.** „All-in-one"-Mischlösungen werden industriell zur Mischung von Einzelkomponenten (Compounding) oder als Mehrkammerbeutel zur unmittelbaren Mischung vor der Anwendung angeboten. Darüber hinaus gehen einzelne Klinikapotheken dazu über, All-in-one-Lösungen selbst herzustellen. Der Vorteil liegt in der Material-, Geräte- und Personalersparnis. Nachteilig wirkt sich die schlechte Steuerbarkeit der einzelnen in der Lösung befindlichen Komponenten sowie die höhere Anfälligkeit gegenüber mikrobiellen Kontaminationen aus. Dieses Konzept eignet sich insbesondere für längerfristig parenteral (ergänzend oder ausschließlich) zu ernährende Patienten mit stabilen Stoffwechselverhältnissen.

16.4.4 Spezielle parenterale Ernährungstherapie bei eingeschränkten Organfunktionen

Niereninsuffizienz

Ziel der Infusions- und Ernährungstherapie bei eingeschränkter Nierenfunktion ist es, dem Organismus ausreichend Substrat zuzuführen, ohne die Funktion der Niere zu überfordern, d. h. insbesondere eine Volumenüberladung sowie einen Anstieg der harnpflichtigen Substanzen im Organismus zu vermeiden. Dabei richtet sich die Möglichkeit und Notwendigkeit der Substratzufuhr zum einen nach dem Funktionszustand der Niere selbst, zum anderen nach den eingesetzten therapeutischen Verfahren.

■ **Infusionsmenge.** Bei noch normaler Diureseleistung, aber eingeschränkter Konzentrationsfähigkeit, wie dies häufig bei chronischer Vorschädigung der Niere im Sinne einer kompensierten Niereninsuffizienz der Fall ist, muss im Rahmen des Postaggressionsstoffwechsels das *Flüssigkeitsangebot erhöht* werden, um die vermehrt anfallenden Stoffwechselprodukte, die Folge der Katabolie und der Zufuhr der Ernährungstherapie sind, zu eliminieren (Tabelle 16-6).

Dabei kann es erforderlich sein, das Angebot der Aminosäuren auf 0,3–0,6 g/kg/Tag zu reduzieren, wobei besonders darauf geachtet werden muss, dass in ausreichendem Maß essentielle Aminosäuren angeboten werden.

■ **Aminosäuren.** Die ausschließliche Zufuhr essentieller Aminosäuren hat sich nicht bewährt, da vermehrt körpereigenes Protein abgebaut wird, um den Bedarf an „nichtessentiellem" Stickstoff zu decken, was ebenfalls zu einem vermehrten Harnstoffanfall führt. Bewährt haben sich Infusionslösungen, die das komplette Muster an Aminosäuren enthalten, wobei der Anteil an essentiellen Aminosäuren und Histidin gegenüber den Standardaminosäurelösungen erhöht ist (sog. „*Nephrolösungen*").

■ **Kohlenhydrate und Fette.** Wesentlich ist, dass Patienten mit Niereninsuffizienz ein ausreichendes Energieangebot in Form von Kohlenhydraten und Fetten erhalten, um einen zusätzlichen Proteinabbau zur Deckung des obligaten Glukosebedarfs zu verhindern. Als Richtwert kann hier die Zufuhr von Kohlenhydraten in einer Größenordnung von 4–6 g/kg/Tag und von Fett in einer Menge bis zu 1,5 g/kg/Tag zur Orientierung herangezogen werden. Ist zusätzlich auch die Flüssigkeitsregulation gestört, so muss dieses durch ein entsprechend reduziertes Flüssigkeits- und Substratangebot berücksichtigt werden (Tabelle 16-7).

Bei Patienten mit terminaler chronischer Niereninsuffizienz oder bei akutem Nierenversagen (ANV), insbesondere im Rahmen eines multiplen Organversagens, geht die moderne Intensivtherapie jedoch davon aus, dass nicht mehr die Restriktion der Flüssigkeitszufuhr und damit auch die Einschränkung der Substratzufuhr therapeutisches Ziel sein kann, sondern vielmehr Eliminationsverfahren wie Hämofiltration und Hämodialyse, evtl. auch in Kombination als unterstützende Verfahren, teilweise auch über längere Zeit, eingesetzt werden müssen, um den Flüssigkeitshaushalt, die Elimination von Urämietoxinen sowie eine adäquate Zufuhr von Nährsubstraten sicherzustellen.

■ **Hämofiltration.** Der Einsatz maschineller Nierenersatzverfahren führt zu unterschiedlichen Verlusten von Substraten, die in der Therapie berücksichtigt werden müssen. Da in aller Regel beim Einsatz von Nierenersatzverfahren keine Einschränkungen in der Flüssigkeitszufuhr bestehen, ist dieses Mehr an Substratzufuhr in der Regel unproblematisch [1, 9, 29, 37].

Folgende Punkte müssen im Rahmen einer Ernährungstherapie unter dem Einsatz einer kontinuierlichen Hämofiltration besonders beachtet werden:
- Um hämodynamische Auswirkungen und eine Beeinträchtigung der Flüssigkeitshomöostase zu vermeiden, müssen Ultrafiltration und Substitution gleichzeitig erfolgen.
- Die häufig beim akuten Nierenversagen nachzuweisenden Hypokalzämien und Hypermagnesämien lassen sich über die Filtratmenge und die Zusammensetzung der Substitutionslösung ausgleichen.

Tabelle 16-6. Substratzufuhr bei Patienten mit kompensierter Nierenfunktionsstörung bei gestörter Konzentrationsfähigkeit sowie erhaltener Flüssigkeitsregulation

Flüssigkeit (ml/kg/Tag):	> 40
Natrium/Kalium (nmol/kg/Tag):	Entsprechend dem Verlust und den Laborwerten
Energie (kcal/kg/Tag):	ca. 30–35
Kohlenhydrate (g/kg/Tag):	ca. 4–6
Fett (g/kg/Tag):	ca. 1–1.5
Aminosäuren (g/kg/Tag):	ca. 0,3–0,6 (0,8*)

* Bei polyurischem ANV: ca. 0,8–1,5 g/kg/Tag.

Tabelle 16-7. Substratzufuhr bei Patienten mit kompensierter Nierenfunktionsstörung bei gestörter Konzentrations- und Flüssigkeitsregulationseinschränkung ohne Einsatz maschineller Ersatzverfahren

Flüssigkeit (ml/kg/Tag):	Urinmenge und Perspiratio (~500 ml)
Natrium/Kalium (mmol/kg/Tag):	Entsprechend den Verlusten und den Laborwerten
Energie (kcal/kg/Tag):	ca. 30–35
Kohlenhydrate (g/kg/Tag):	ca. 4–6
Fett (g/kg/Tag):	ca. 1–1.5
Aminosäuren (g/kg/Tag):	ca. 0,3–0,6

- Um eine Phosphatdepletion zu vermeiden, wird die Gabe von 1–2 mmol Phosphat/l Substitutionslösung als obligatorisch angesehen.
- Der Verlust von Bikarbonat unter Hämofiltration entspricht dem Produkt aus Standardbikarbonat und Ultrafiltratmenge.
- Zum Ausgleich einer eventuellen metabolischen Azidose hat sich Laktat bewährt und ist dem Azetat wegen dessen kardiodepressiven und vasodilatatorischen Effekten vorzuziehen.

Die Verluste von Aminosäuren, Kohlenhydraten und Elektrolyten entsprechen dem Produkt aus der Plasmakonzentration und der Menge des Ultrafiltrats. Dementsprechend kommt es bei kontinuierlicher Hämofiltration nur zu geringen Aminosäurenverlusten, die bei maximal 10% der angebotenen Tagesmenge anzusetzen sind. Wegen der sehr niedrigen Plasmakonzentrationen bei Verwendung von Zuckeraustauschstoffen (z.B. von Xylit) sind die Verlustraten dieser Substrate noch niedriger und können praktisch vernachlässigt werden.

Lediglich Glukose wird von den Nährsubstraten entsprechend der vergleichbar hohen Plasmakonzentrationen in klinikrelevanten Mengen ausgeschieden. Dies sollte bei der Dosierung der Substrate berücksichtigt werden.

Da Triglyzeride nicht filtriert werden und auch keine nennenswerte Beeinträchtigung der Funktionen des Hämofiltrationsfilters auftritt, kann unter Kontrolle der Triglyzeridkonzentrationen im Plasma der Einsatz von Fettemulsionen als Energieträger auch unter Hämofiltration aufrechterhalten werden.

■ **Hämodialyse.** Im Rahmen einer Hämodialyse kommt es nur bei den Aminosäuren zu relevanten Verlusten in einer Größenordnung von ca. 1–2 g Aminosäuren pro Dialysestunde. Dies muss bei der Gesamtdosierung berücksichtigt werden, so dass die Empfehlungen für die Aminosäurenzufuhr unter einer Dialysetherapie bei 1,2–1,5 g/kg/Tag liegen. Ein spezielles Aminosäurenmuster ist nicht erforderlich. Die Zufuhr der übrigen Substrate entspricht denen bei Hämodialyse (Tabelle 16-8).

Eine suffiziente Ernährungstherapie kann die Überlebenschance von Intensivpatienten mit fortgeschrittener Niereninsuffizienz deutlich verbessern. Dem steht entgegen, dass die meisten dieser Patienten unter einer Hämodialyse – bedingt durch die Flüssigkeitsrestriktion, die auch hier oftmals erforderlich ist – nur unzureichend ernährt werden können. Hier besitzt die kontinuierliche Hämofiltration einen entscheidenden Vorteil: Durch den hohen Flüssigkeitsumsatz kann nahezu unbegrenzt hochkalorisch und proteinreich ernährt werden, ohne dass dabei die Gefahr einer Flüssigkeitsüberladung besteht. Auch ein erhöhter Harnstoffanfall kann in der Regel durch eine ausreichend hohe Filtrationsrate beherrscht werden.

Tabelle 16-8. Substratzufuhr bei Patienten mit dekompensierter Niereninsuffizienz sowie Hämofiltration oder Hämodialyse

Flüssigkeit (ml/kg/Tag):	Keine Einschränkungen*
Natrium/Kalium (mmol/kg/Tag):	Entsprechend den Laborwerten und der erforderlichen Flüssigkeitssubstitution
Energie (kcal/kg/Tag):	ca. 30–45
Kohlenhydrate (g/kg/Tag):	ca. 4–6
Fett (g/kg/Tag):	ca. 1–1,5
Aminosäuren (g/kg/Tag):	ca. 1–1,5 (mit einem auf etwa 25–50% erhöhten Anteil an essentiellen Aminosäuren und Histidin)

* Bei Hämodialyse adaptiert an die Dialysefrequenz und die Flüssigkeitsbilanz.

Eingeschränkte Leberfunktion

Ebenso wie die Niere ist auch die Leber in der Intensivmedizin ein Organ, das oftmals in unterschiedlicher Ausprägung Funktionseinschränkungen unterliegt.

Häufig sind Transaminasenanstieg sowie Ikterus mit Bilirubinerhöhung erste und einzige Zeichen für eine Gesamtverschlechterung der Leberfunktion. Obwohl bereits wenige Stunden nach einem Schockgeschehen deutliche morphologische Veränderungen auf hepatozellulärer Ebene nachweisbar sind, zeigt sich das Maximum eines direkten Bilirubinanstiegs häufig erst 8–10 Tage später. Bei beginnender oder leicht eingeschränkter Leberfunktionsstörung kann eine Ernährungstherapie durchgeführt werden, die sich in der Regel nur unwesentlich von den Dosisrichtlinien für eine standardisierte Ernährungstherapie unterscheidet.

■ **Infusionstherapie.** Ebenso wie bei Patienten mit Niereninsuffizienz richtet sich die Zufuhr von Wasser und Elektrolyten nach dem Hydratationszustand des Patienten, dem aktuellen Elektrolytstatus sowie der täglichen Harnmenge. Insbesondere bei Patienten mit sekundärem Hyperaldosteronismus, die zur Flüssigkeitseinlagerung neigen bzw. bei bereits ausgeprägtem Aszites kann es erforderlich sein, sowohl die Flüssigkeits- als auch die Natriumzufuhr drastisch zu reduzieren. Die Substitution von Kalium richtet sich auch hier in erster Linie nach den Plasmakaliumkonzentrationen.

■ **Aminosäuren.** Die Aminosäurenzufuhr erfolgt entsprechend dem individuellen Bedarf und der Eiweißtoleranz und liegt in der Regel zwischen 0,5 und 1,5 g/kg/Tag. Ein Rückgang der Harnstoffsynthese bei gleichzeitigem Anstieg der Ammoniakkonzentration im Blut ist dabei als ein deutlicher Hinweis anzusehen, die Zufuhr von Proteinbausteinen zu reduzieren.

■ **Kohlenhydrate und Fett.** Ein großzügiges Angebot von Kohlenhydraten in einer Größenordnung von 5–7 g/kg/Tag dient bei diesen Patienten dazu, die Versorgung des Organismus mit Glukose sicherzustellen, insbesondere bei herabgesetzter Glukoneogenese, weiterhin um die Verbrennung von Aminosäuren im Betriebsstoffwechsel auf ein Minimum zu reduzieren und so unnötige Belastungen für die Leber mit Abbauprodukten aus dem Eiweißstoffwechsel zu vermeiden.

Darüber hinaus kann Fett unter entsprechenden Voraussetzungen in einer Dosierung zwischen 0,7 und 1 g/kg/Tag sowohl als kalorische Komponente als auch als Lieferant essentieller Fettsäuren eingesetzt werden, sofern keine Fettstoffwechselstörungen vorliegen, die mit einem Anstieg der Plasmatriglyzeridkonzentrationen unter der Fettapplikation von über 3 mmol/l einhergehen.

Von einer schweren Leberinsuffizienz ist dann auszugehen, wenn es zu einem Abfall der Harnstoffproduktionsrate unter 10 g/Tag kommt bzw. trotz eines bestehenden Postaggressionssyndroms Hypoglykämien aufgrund einer reduzierten Glukoneogenese bei gleichzeitig vermindertem Abbau von Insulin in der Leber auftreten.

■ **Hepatische Enzephalopathie.** Neben diesen Zeichen stellt insbesondere die sog. hepatische Enzephalopathie ein deutliches Symptom für eine dekompensierte bzw. terminale Leberinsuffizienz dar. Nachdem es – abgesehen von der extremen Maßnahme einer Lebertransplantation – im Prinzip keine spezifische Therapie für eine derart deutlich eingeschränkte Leberfunktion gibt, beschränkt sich die Behandlung in der Regel auf eine Reduktion der Stoffwechselbelastung der Leber.

Sind die Möglichkeiten der ernährungstherapeutischen Einflussnahme bei Patienten mit Organinsuffizienzen in der Regel hauptsächlich auf die Variation in der Dosierung der zugeführten Substrate begrenzt, so ergeben sich mit fortschreitender Verschlechterung der Leberfunktion zusätzlich Interventionsmöglichkeiten, insbesondere durch Veränderungen im Muster der angebotenen Aminosäuren. Bei Patienten, bei denen lediglich der klinische Verdacht auf eine eingeschränkte Leberfunktion besteht, ist die Zufuhr von Aminosäurenlösungen mit komplettem Aminosäurenmuster konventioneller Zusammensetzung angezeigt. Bei Patienten mit zunehmender Beeinträchtigung der Leberfunktion bzw. grenzwertiger Leberfunktion sind sog. „adaptierte Leberlösungen" indiziert. Hierbei handelt es sich um Aminosäurenlösungen mit komplettem Aminosäurenmuster, die jedoch in ihrem Gehalt an verzweigtkettigen Aminosäuren (Valin, Leuzin und Isoleuzin) auf ca. 30–50% angehoben sind.

Tabelle 16-9. Substratzufuhr bei Patienten mit eingeschränkter Leberfunktion

Flüssigkeit (ml/kg/Tag):	ca. 20–40 (Gefahr der Überwässerung)
Natrium (mmol/kg/Tag):	ca. 0–2 (Gefahr von Elektrolytimbalanzen)
Kalium (mmol/kg/Tag):	ca. 1–2 (Gefahr von Elektrolytimbalanzen)
Energie (kcal/kg/Tag)	ca. 30–40
Kohlenhydrate (g/kg/Tag):	4–7 (bei terminaler Leberinsuffizienz: nur Glukose. Dosierung nach Laborwerten)
Fett (g/kg/Tag):	0,7–1
Aminosäuren (g/kg/Tag):	0,5–1,5 (bei terminaler Leberinsuffizienz und hepatischer Enzephalopathie: erhöhter Anteil an verzweigtkettigen Aminosäuren (ca. 30–50%)

Auf diese Weise wird den pathologischen Verschiebungen im Plasmaaminosäurenmuster und einem dadurch bedingten veränderten Aminosäurenverhältnis an der Blut-Hirn-Schranke Rechnung getragen und so ggf. einer hepatischen Enzephalopathie, bedingt durch Toxine und falsche Neurotransmitter, vorgebeugt bzw. bereits eingetretenen Störungen entgegengewirkt (Abb. 16-7, Tabelle 16-9).

Eingeschränkte Lungenfunktion

Schwere pulmonale Funktionseinschränkungen zwingen oftmals zur Flüssigkeitsrestriktion, um den Gasaustausch zu verbessern. Darüber hinaus können exogen zugeführte Energieträger den Gasaustausch beeinflussen. Die alleinige Zufuhr von Kohlenhydraten kann im Vergleich zu einer äquikalorischen Menge von Fett zu einer zusätzlichen Belastung des Organismus mit Kohlendioxid beitragen. Dieses Phänomen ist umso stärker ausgeprägt, je mehr die Kohlenhydratzufuhr den aktuellen Energieumsatz übersteigt und kann ins-

Tabelle 16-10. Substratzufuhr bei Patienten mit eingeschränkter Lungenfunktion

Flüssigkeit (ml/kg/Tag):	20–30 (Gefahr der Überwässerung einerseits – andererseits unzureichende Elimination harnpflichtiger Substanzen)
Natrium (mmol/kg/Tag):	ca. 0,5–2
Kalium (mmol/kg/Tag):	ca. 1–2
Energie (kcal/kg/Tag):	ca. 30–40
Kohlenhydrate (g/kg/Tag):	ca. 3–5
Fett (g/kg/Tag):	ca. 1–2
Aminosäuren (g/kg/Tag):	ca. 1–1,5

Abb. 16-7.
Therapie und parenterale Ernährung bei eingeschränkter Leberfunktion

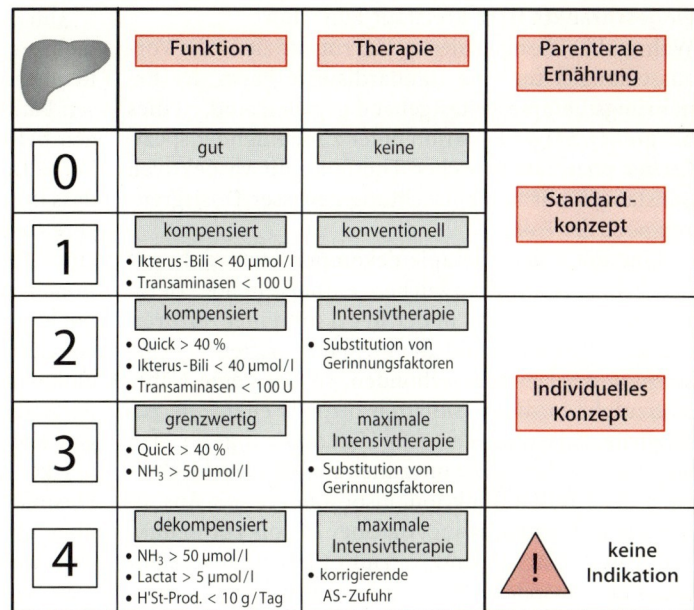

besondere in der Entwöhnungsphase vom Respirator zu Schwierigkeiten bei der CO_2-Elimination führen. Durch die Einbeziehung von Fett als energieliefernde Substanz in einer Größenordnung von ca. 1 bis maximal 2 g/kg/Tag sowie durch eine umsatzorientierte Substratzufuhr können solche substratbedingten Belastungen der Lungenfunktion z. T. vermieden werden (Tabelle 16-10).

Akute und chronische Pankreatitis

Da die Angaben in der Literatur über die Beeinflussung der exokrinen Pankreassekretion – sowohl bei parenteral wie auch bei enteral zugeführten Nährstoffen – kontrovers sind und Studien zur Ernährungstherapie bei akuter und chronischer Pankreatitis nur in unzureichendem Maße zur Verfügung stehen, müssen sich die Empfehlungen für die Ernährungstherapiekonzepte nach klinischen Gesichtspunkten und klinischer Erfahrung richten.

Bei einer akuten nekrotisierenden Pankreatitis sind die Voraussetzungen für eine Ernährungsbehandlung (stabile Vitalfunktionen) im Initialstadium der Erkrankung häufig nicht gegeben. Erst nach Stabilisierung kann mit einem vorsichtigen Ernährungsaufbau begonnen werden. Bewährt hat sich ein stufenweiser Aufbau über mindestens 3 Tage, um die Toleranzbreite des Organismus und die Verträglichkeit der zugeführten Substrate zu überprüfen. Empfohlen wird eine Aminosäurenzufuhr von 1–1,5 g/kg/Tag sowie eine Kohlenhydratmenge von etwa 4–6 g/kg/Tag in Form einer Glukose-Xylit-Mischlösung, wobei die Kalorien-Stickstoff-Relation bei etwa 135 kcal/g Stickstoff liegen sollte.

Ab dem 3.–5. Tag nach Erkrankungsbeginn kann auch Fett in vorsichtiger Dosissteigerung, beginnend mit 0,5 g/kg/Tag zugeführt werden. Die Dosisgrenze ist bei ca. 1,5 g/kg/Tag anzusetzen (Tabelle 16-11). Lediglich bei einer Kombination aus akuter Pankreatitis und Niereninsuffizienz scheint die Verträglichkeit von Fett erheblich eingeschränkt zu sein [9].

Die häufig hohen Flüssigkeitsverluste, v.a. bei Patienten mit akuter nekrotisierender Pankreatitis, sollten mit einer $^2/_3$-Elektrolytlösung substituiert werden. Auch eine enterale (jejunale) Ernährungstherapie kann bei Pankreatitis erfolgreich eingesetzt werden. Wesentlich erscheint, dass auch bei dieser Form der Ernährungsbehandlung ein vorsichtiger, stufenweiser Aufbau gewährleistet ist (Tabelle 16-11).

Tabelle 16-11. Substratzufuhr bei Patienten mit Pankreatitis

Flüssigkeit (ml/kg/Tag):	ca. 40
Natrium (mmol/kg/Tag):	Basissubstitution: ca. 1–2 (ggf. Korrektur entsprechend der Plasmanatriumkonzentration)
Kalium (mmol/kg/Tag):	Basissubstitution: ca. 1 (ggf. Korrektur entsprechend der Plasmakaliumkonzentration)
Energie (kcal/kg/Tag):	ca. 30–35
Kohlenhydrate (g/kg/Tag):	ca. 4–6
Fett (g/kg/Tag):	ca. 0,5–1
Aminosäuren (g/kg/Tag):	ca. 1–1,5

Beachte: Erhöhte Gefahr von Hypophosphatämien (Zufuhr ca. 0.5 mmol/kg).

Eingeschränkte Herz-Kreislauf-Funktion

Während bei kompensierter Herzinsuffizienz die Voraussetzungen für eine standardisierte Form der Ernährungstherapie weitestgehend gegeben sind, ist dies bei grenzwertiger Funktion unter zunehmender spezifischer pharmakologischer Therapie mit vasoaktiven Substanzen nur unter Beachtung gewisser Dosisgrenzen noch der Fall.

Eine unter der Therapie dekompensierte, d. h. mit deutlichen Insuffizienzzeichen einhergehende Herz-Kreislauf-Funktion ist in der Regel mit einer unzureichenden Perfusion und damit mangelhaften O_2-Versorgung der Gewebe verbunden, so dass eine Nährstoffzufuhr in dieser Situation oftmals eher eine zusätzliche Belastung als eine Unterstützung für den Organismus darstellt. Eine zunehmende Verschlechterung der Kreislauffunktion, insbesondere mit Ausbildung von Ödemen, zwingt darüber hinaus zur Reduktion von Flüssigkeit und Natrium (Tabelle 16-12). Solange eine ausreichende Perfusion gesichert ist, muss das Substratangebot nicht eingeschränkt werden; dann können bei reduzierter Flüssigkeitszufuhr hochkonzentrierte Aminosäuren- und Kohlenhydratlösungen sowie Fettemulsionen gegeben werden. Eine permanent dekompensierte Herz-Kreislauf-Funktion stellt eine Kontraindikation für die Zufuhr von Nährsubstraten dar, da hier die Voraussetzungen für eine Ernährungstherapie im eigentlichen Sinne nicht mehr gegeben sind.

Hyperglykämische Zustände

Im Prinzip unterscheidet sich die Ernährungstherapie bei Patienten mit Diabetes mellitus nicht von metabolischen Zuständen mit stressbedingter Einschränkung der Glukoseverwertung und einer deutlich herabgesetzten Insulinwirksamkeit.

Das vorrangige *Therapieziel* bei diesen Patienten besteht darin, die Blutglukosekonzentration – auch unter einer Ernährungstherapie – nicht über 14 mmol/l bzw. 250 mg/dl ansteigen zu lassen. Bei Patienten mit bestehendem oder der Gefahr eines gesteigerten Hirndrucks ist diese Grenze noch enger zu ziehen. Hierbei sollten die Blutglukosekonzentrationen zwischen 100 und 150 mg/dl (5,6 und 8,3 mmol/l) gehalten werden.

Tabelle 16-12. Substratzufuhr bei Patienten mit Störungen der Herz-Kreislauf-Funktion

Flüssigkeit (ml/kg/Tag):	ca. 15–20*
Natrium (mmol/kg/Tag):	ca. 0–0,75*
Kalium (mmol/kg/Tag):	ca. 1–2
Energie (kcal/kg/Tag):	ca. 30–40
Kohlenhydrate (g/kg/Tag):	ca. 3–5
Fett (g/kg/Tag):	ca. 1–1,5
Aminosäuren (g/kg/Tag):	ca. 1–1,5

* Adaptation der Natrium- und Flüssigkeitszufuhr an den Grad der Kompensationseinschränkung.

Um dieses therapeutische Ziel zu erreichen, stehen mehrere Möglichkeiten zur Verfügung: Neben einer Reduktion des Kohlenhydratangebots hat sich bei diesen Patienten die Gabe von Kohlenhydratmischlösungen bewährt, die neben Glukose auch Xylit, meist im Verhältnis 2:1 oder 1:1, enthalten. Es hat sich gezeigt, dass durch die Zufuhr dieser Lösungen deutlich geringere Insulinmengen benötigt werden, um auch unter einer Ernährungstherapie die Blutglukosekonzentrationen zwischen 5,5 und 14 mmol/l zu halten. Meist reicht unter einem solchen Vorgehen die kontinuierliche Zufuhr von 1–2 E Insulin/h völlig aus, um die Blutglukosekonzentrationen zu kontrollieren. Wenn trotz Reduzierung des Kohlenhydratangebots auf das obligate Kohlenhydratminimum von ca. 2 g/kg/Tag und einer kontinuierlichen Insulinzufuhr von 4–6 IE/h die Plasmaglukosekonzentrationen nach wie vor deutlich über 14 mmol/l (entsprechend 250 mg/dl) liegen, ist eine weitere Kohlenhydratzufuhr ebensowenig indiziert wie im hyperosmolaren diabetischen Koma. Sofern keine Gegenanzeigen bestehen, kann die erforderliche Energiezufuhr bis zu 40% in Form von Fettemulsionen erfolgen.

16.5 Nährsubstrate mit spezieller pharmakologischer Wirkung

Neben der klassischen Indikation für eine klinische Ernährungstherapie, nämlich der Zufuhr von Nährsubstraten für Syntheseleistungen und Energiebereitstellung, gewinnen in neuerer Zeit die speziellen pharmakologischen Wirkungen, die einige Nährsubstrate bieten, zunehmend an Bedeutung. Betroffen hiervon sind insbesondere die Aminosäuren Arginin und Glutamin, die mehrfach ungesättigten ω-3- und ω-6-Fettsäuren (PUFA) sowie Nukleoside und Nukleotide. Darüber hinaus kommt in speziellen enteralen Nährgemischen, die spezifische immunmodulierende Eigenschaften haben sollen („Immunonutrition"), in höherer Konzentration Vitamin C und E sowie das Spurenelement Selen vor [2].

Insbesondere der Einfluss der Substrate auf das Immunsystem hat in neuerer Zeit klinisches Interesse gefunden.

Nach Suchner et al. können die Abwehrmechanismen gegenüber drohenden Infektionen stark vereinfacht drei Komponenten zugeordnet werden:
- mechanische Abwehrmaßnahmen,
- Abwehrmaßnahmen der inflammatorischen Immunantwort sowie
- Abwehrmaßnahmen der spezifischen und unspezifischen zellulären Immunantwort.

Bei den *mechanischen Abwehrmaßnahmen* ist es insbesondere die Stärkung bzw. der Erhalt der mukosalen Barrierefunktion, die die Translokation von Bakterien aus dem Darm verhindert bzw. verringert und so endogenen Infektion vorbeugt.

Die *inflammatorische Immunantwort*, bedingt durch lokale Freisetzung von Eikosanoiden, Platelet-activating-factor (PAF), vasoaktiven Aminen und Kininen sowie von Zytokinen und NO, wird durch immunkompetente Zellen sowie durch das Endothel vermittelt.

Die tertiäre Immunreaktion nach Keiminvasion betrifft die *zelluläre Immunantwort* von Lymphozyten, Plasmazellen, Makrophagen und Granulozyten. Jede dieser Abwehrreaktionen kann durch Einwirkung spezifischer Nährsubstrate beeinflusst werden, wobei den oben aufgeführten Ernährungskomponenten unterschiedliche, z. T. gegengerichtete immunmodulatorische Wirkungen zukommen.

16.5.1 Arginin

Arginin ist nach der klassischen Definition eine nichtessentielle Aminosäure. Sie ist u. a. bei einer Reihe hormonfreisetzender Prozesse beteiligt und beeinflusst die inflammatorische Immunantwort ebenso wie die spezifische und unspezifische zelluläre Immunabwehr. Als Präkursor von Polyamiden ist Arginin für das Zellwachstum und für die Proteinsynthese erforderlich und unterstützt die Wundheilung. Darüber hinaus nimmt Arginin eine zentrale Rolle im Harnstoffzyklus sowie in der Stickstoffmonoxidbildung (NO) ein (Abb. 16-8).

Durch die Metabolisierung von Arginin zu Zitrullin und NO kommt es zur Vasodilatation, Hemmung der Thrombozytenaggregation und -adhäsion sowie ggf. zu zytotoxischen Wirkungen durch Aktivierung von Phagozyten. NO kann einerseits das Wachstum pathogener Keime hemmen, andererseits aber auch zu einer Schädigung körpereigener Zellen führen. In diesem Zusammenhang wird diskutiert, ob die häufig zu beobachtende Immunsuppression von Intensivpatienten nicht auch durch einen Mangel an Arginin und damit an NO bedingt sein könnte. In größeren Mengen zugeführt könnte jedoch die proinflammatorische Potenz von Arginin – z. B. bei Patienten mit ausgeprägter Sepsis oder protrahiert verlaufendem SIRS – ausgeprochen negative Effekte haben, so dass gerade bei schwerstkranken septischen Patienten, die durch eine überschießende inflammatorische Reaktion gefährdet sind, durch die zusätzliche Argininzufuhr eher ein Schaden denn ein Nutzen entsteht [40].

16.5.2 Mehrfach ungesättigte Fettsäuren

Ähnlich wie Arginin verhält es sich auch bei den mehrfach ungesättigten ω-3- und ω-4-Fettsäuren.

Als essentielle Fettsäuren stellen sie integrale Bestandteile zellulärer Membranstrukturen dar und sind ebenfalls an der spezifischen und unspezifischen zellulären sowie an der inflammatorischen Immunantwort beteiligt. ω-4-Fettsäuren führen über Eikosanoide zu einer Verstärkung proinflammatorischer Reaktionen sowie zu einer Verminderung der zellulären Immunantwort. Im Gegensatz dazu üben ω-3-Fettsäuren über eine Vielzahl von Wirkmechanismen einen eher hemmenden Einfluss auf Entzündungsreaktionen aus und führen zu einer Verbesserung der zellulären Immunantwort (Abb. 16-9).

Der modulierende Einfluss auf die Immunantwort durch die mehrfach ungesättigten Fettsäuren kann als gesichert gelten. In Abhängigkeit von der Höhe ihrer Gesamtzufuhr sowie von ihrem Verhältnis untereinander können sie sowohl zu einer Verstärkung wie auch zu einer Verminderung der inflammatorischen Abwehrreaktion und der zellulären Immunantwort führen. Solange die biochemischen und klinischen Kenngrößen für ihren Einsatz nicht klar definiert sind, wird auch weiterhin Unklarheit über die zu applizierenden Mengen sowie das Mischungsverhältnis von ω-3- und ω-4-Fettsäuren bestehen, wobei eine Anpassung an die jeweils vorherrschende pathophysiologische Situation erforderlich ist. Ohne dass weitere überzeugende klinische Studien vorliegen, sind derzeit keine eindeutigen Therapieempfehlungen für ihren Einsatz möglich [15].

16.5.3 Glutamin

Glutamin ist die freie Aminosäure, von der im Organismus am meisten vorhanden ist. Unter physiologischen Bedingungen zählt Glutamin zu den klassischen nichtessentiellen Aminosäuren. Im Rahmen des Inter-

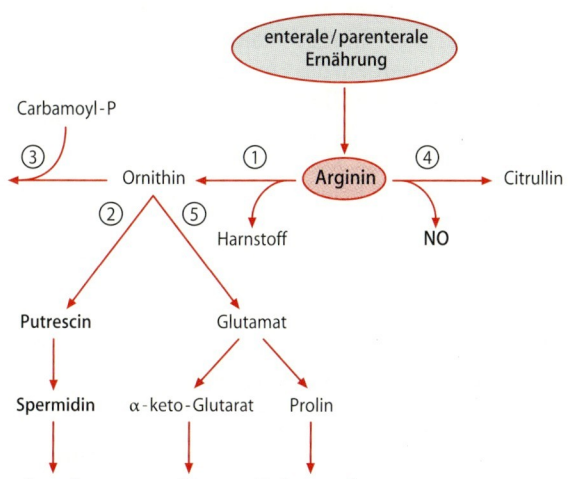

Abb. 16-8. Mögliche Stoffwechselwege der Metabolisierung von Arginin (*1* Arginase; *2* Ornithindekarboxylase; *3* Ornithincarbamoyltransferase; *4* Arginindeaminase; *5* Ornithinaminotransferase). (Nach Suchner et al. [40])

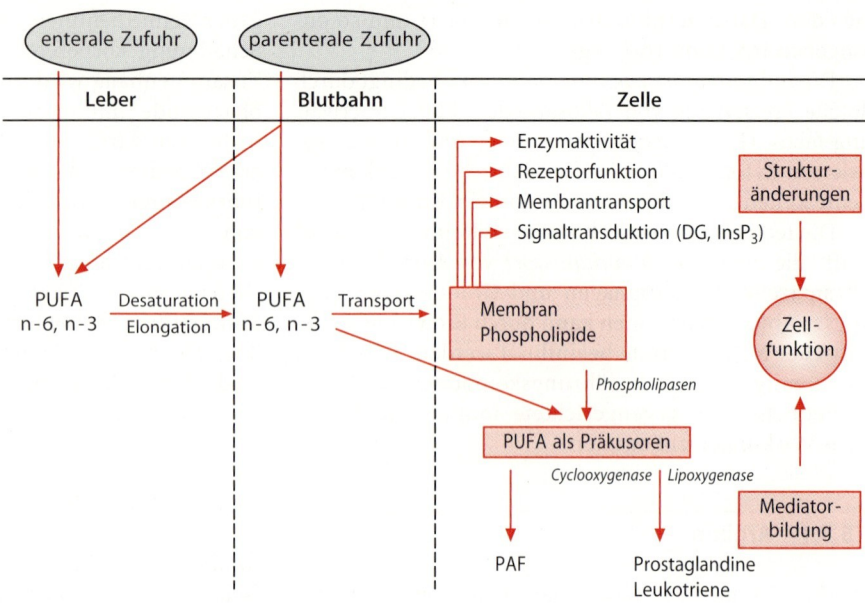

Abb. 16-9.
Metabolisierung von enteral und parenteral zugeführten mehrfach ungesättigten Fettsäuren (PUFA), Beeinflussung der Zellfunktion durch Änderungen der Membranstruktur sowie Bildung von Mediatoren (*DG* Diazylglyzerol, *Insp3* Inositol-3-phosphat). (Nach Suchner et al. [40])

mediärstoffwechsels hat Glutamin eine wesentliche Funktion für den Stickstofftransport zwischen den Organen, die Harnstoffentgiftung sowie die Regulation des Säuren-Basen-Status.

Parallel dazu nimmt im Postaggressionsstoffwechsel die Glutaminaufnahme im Splanchnikusgebiet erheblich zu, wobei angenommen wird, dass die endogene Verfügbarkeit der limitierende Faktor für die Integrität und die Funktion der glutaminabhängigen Gewebe ist.

! Nahezu alle schnell proliferierenden Zellen sind essentiell auf Glutamin als Bau- und Energiesubstrat angewiesen. Dies gilt in abgeschwächter Form auch für die Endothelzellen des Darms. Darüber hinaus ist Glutamin ein Präkursor für Nukleinsäuren und Glutathion und greift damit sowohl in die Proteinsynthese als auch in die antioxidative Fähigkeit des Stoffwechsels ein.

Unter den Bedingungen des Stressstoffwechsels kommt es zu einem erhöhten Glutaminverbrauch, so dass unter einer glutaminfreien Ernährung zunächst die Glutaminkonzentrationen insbesondere in den Muskelzellen deutlich abfallen. Trotz Freisetzung von Glutamin aus der Muskulatur sinken nach einiger Zeit auch die Plasmaglutaminkonzentrationen ab.

> Die ernährungstherapeutisch wesentliche Funktion des Glutamins könnte daher in der Erhaltung der Integrität der Darmmukosa und damit der mukosalen Barrierefunktion liegen, die die Bakterientranslokation verhindert.

Die immunmodulierenden Eigenschaften des Glutamins bestehen hauptsächlich in einer Aktivierung der zellulären Abwehrfunktion sowie in einem hemmenden Einfluss auf die systemische inflammatorische Entzündungsreaktion. Ebenso wie bei Arginin und den mehrfach ungesättigten Fettsäuren sind auch für Glutamin noch weitere klinische Studien an größeren Patientenkollektiven erforderlich, um zu einer abschließenden Stellungnahme über Dosierung und klinischer Relevanz zu kommen [36].

16.5.4 Nukleoside und Nukleotide

Ebenso wie die vorangestellten Substrate üben auch Nukleoside und Nukleotide einen immunmodulierenden Effekt aus, der insbesondere bei immungeschwächten Patienten therapeutisch genutzt werden könnte. Darüber hinaus konnte tierexperimentell nachgewiesen werden, dass parenteral zugeführte Nukleoside ebenso wie Glutamin zu einer Verbesserung der Darmintegrität beitragen. Auch hier fehlen letztendlich ausreichende klinische Studien, die eine therapeutische Relevanz belegen. Im Gegensatz zu den vorgenannten Substraten sind Nukleoside und Nukleotide derzeit in marktüblichen parenteralen und enteralen Diäten nicht enthalten [40].

Schlussfolgerungen zum Einsatz von Nährsubstraten mit spezieller pharmakologischer Wirkung

- Arginin, mehrfach ungesättigte Fettsäuren, Glutamin und Nukleotide besitzen einen experimentell gesicherten immunmodulierenden Einfluss, davon können sicherlich einige Schwerstkranke mit gestörter Immunfunktion profitieren.
- Andererseits gibt es deutliche Hinweise in der Literatur dafür, dass es eine Reihe von kritisch kranken

Patienten gibt, die durch eine ungezielte Verabreichung immunmodulierender Nährsubstrate gefährdet werden könnten.
- Eine Großzahl von Intensivpatienten sind immunkompetent. Sie reagieren mit einer adäquaten Immunantwort, welche in der Lage ist, die Infektionsgefährdung zu kontrollieren und Mikroorganismen und Toxine zu eliminieren. Diese Patienten profitieren voraussichtlich nicht von der Zufuhr speziell immunmodulierender Nährsubstrate.
- Einige Intensivpatienten reagieren im Rahmen eines septischen Geschehens mit einer generalisierten überschießenden inflammatorischen Immunantwort. Diese Patienten profitieren weniger von einer immunstimulierenden als von einer antiinflammatorischen Therapie, welche die Entstehung von Organschäden sowie die Mortalität zu reduzieren vermag. Es ist nicht ausgeschlossen, dass diese Patienten durch eine immunstimulierende Diät gefährdet werden [40].
- Weiterhin gibt es in der Gruppe der kritisch kranken Patienten einige, die Infektionen erleiden, jedoch *immungeschwächt* sind und auf eine Keiminvasion mit einer unzureichenden zellulären und inflammatorischen Immunantwort reagieren. Diese Patienten könnten von einer immunstimulierenden Ernährungstherapie wirksam profitieren, wobei eine verbesserte Clearance von Mikroorganismen und Toxinen eine Verminderung von Organschäden erwarten lässt.
- Bis heute können keine verbindlichen Empfehlungen für eine klinische Nutzung der Nährsubstrate mit spezieller pharmakologischer Wirkung gegeben werden, da klare Kriterien für ihren Einsatz und ihre Dosierung fehlen.
- Auf klinischer Ebene sollte daher die Verwendung von Substraten zur pharmakologischen Intervention zunächst weiter bei größeren Patientenkollektiven unter Studienbedingungen gezielt untersucht werden, wobei die Substrate nicht in Kombination, sondern getrennt voneinander zu gewichten sind. Bis zur Verfügbarkeit solcher Ergebnisse ist die breite Nutzung aus pharmakologischer Intention mit Zurückhaltung zu betrachten.

Literatur

1. Ahnefeld FA, Schmitz JE (1986) Infusionstherapie –Ernährungstherapie, Manual 3. Kohlhammer, Stuttgart Berlin
2. Atkinson S, Sieffert E, Bihari D (1998) A prospective, randomized, double-blind, controlled clinical trial of enteral immunonutrition in the critically ill. Crit Care Med 26/7: 1164–1172
3. Bässler KH (1990) Biochemische Grundlagen der parenteralen Nährstoffzufuhr. In: Ahnefeld FW, Grünert A, Schmitz JE (Hrsg) Klinische Anästhesiologie und Intensivtherapie, Bd 40, Parenterale Ernährungstherapie. Springer, Berlin Heidelberg New York Tokio, S 1–12
4. Bässler KH (1990) Anhang B: Empfehlungen für die Vitaminzufuhr bei der parenteralen Ernährung Erwachsener. In: Ahnefeld FW, Grünert A, Schmitz JE (Hrsg) Klinische Anästhesiologie und Intensivtherapie, Bd 40, Parenterale Ernährungstherapie. Springer, Berlin Heidelberg New York Tokio, S 196–198
5. Bässler KH (1990) Anhang C: Empfehlungen für die Zufuhr von Spurenelementen bei der parenteralen Ernährung Erwachsener. In: Ahnefeld FW, Grünert A, Schmitz JE (Hrsg) Klinische Anästhesiologie und Intensivtherapie, Bd 40, Parenterale Ernährungstherapie. Springer, Berlin Heidelberg New York Tokio, S 199–200
6. Behrendt W (1990) Effizienz der prä- und postoperativen parenteralen Ernährungstherapie. In: Ahnefeld FW, Grünert A, Schmitz JE (Hrsg) Klinische Anästhesiologie und Intensivtherapie, Bd 40, Parenterale Ernährungstherapie. Springer, Berlin Heidelberg New York Tokio, S 153–171
7. Calon B, Pottecher T, Frey A, Ravanello J, Otteni JC, Bach AC (1990) Long-chain vs. medium and long-chain triglyceride-based fat emulsion in parenteral nutrition of severe head trauma patients. Infusionstherapie 17: 246–248
8. Cech AC, Morris JB, Mullen JL, Crooks GW (1995) Long-term enteral access in aspiration-prone patients. J of Intens Care Med 10: 179–186
9. Druml W (1987) Fettstoffwechsel und Aminosäurenstoffwechsel bei akutem Nierenversagen. Folgerungen für die künstliche Ernährung. Zuckschwerdt, München
10. Eckart J (1993) Entwicklung und Stand der Fettemulsionen für die exogene Zufuhr von Fett bei Stoffwechselgesunden und stoffwechselgestörten Patienten. In: Grünert A, Reinauer H (Hrsg) Fettemulsionen. Betrachtungen zur Pathophysiologie, Toxikologie und klinischen Anwendung. Zuckschwerdt, München, S 86–95
11. Eckart J (1990) Fett. In: Ahnefeld FW, Grünert A, Schmitz JE (Hrsg) Klinische Anästhesiologie und Intensivtherapie, Bd 40, Parenterale Ernährungstherapie. Springer, Berlin Heidelberg New York Tokio, S 25–51
12. Feldhelm IW, Wisker E (1995) Chemie und Stoffwechsel der Nahrungsbestandteile. In: Hagers Handbuch der Pharmazeutischen Praxis, S 4–52
13. Georgieff M, Rügheimer E (1990) Kohlenhydrate in der parenteralen Ernährung. In: Ahnefeld FW, Grünert A, Schmitz JE (Hrsg) Klinische Anästhesiologie und Intensivtherapie, Bd 40, Parenterale Ernährungstherapie. Springer, Berlin Heidelberg New York Tokio, S 13–24
14. Grünert A, Reinauer H (1993) Fettemulsionen. Betrachtungen zur Pathophysiologie, Toxikologie und klinischen Anwendung. Zuckschwerdt, München Bern Wien New York
15. Heller A, Koch T (1998) Pharmakologische Aspekte von mehrfach ungesättigten Fettsäuren in der parenteralen Ernährung. Anästhesiol Intensivmed Notfallmed Schmerzther 33: 77–87
16. Homann HH, Kemen M, Senkal M, Eickhoff U (1993) Postoperative enterale Ernährung über die Feinnadelkatheterjejunostomie – Erfahrungen mit 311 Patienten. Akt Ernähr Med 18: 291–295
17. Huth K, Schmitz JE (1995) 14 Parenterale Ernährung und Sondenkost. In: Huth K, Kluthe R (Hrsg) Lehrbuch der Ernährungstherapie, 2. Aufl, Thieme, Stuttgart New York
18. Jürgens P (1989) Die normale Aminosäurenlösung. Infusionstherapie 6: 16–26
19. Jürgens P (1987) Klinisch-experimentelle Untersuchungen des Stickstoffhaushaltes, Aminosäuren-Stoffwechsels und Aminosäurenbedarfs Erwachsener und Neugeborener unter den Bedingungen parenteraler Ernährung bei definierten physiologischen und pathophysiologischen

Stoffwechselbedingungen. Habilitationsschrift, Universität Hamburg
20. Lang F, Dettjen P, Reissigl H (1984) Wasser- und Elektrolythaushalt – Physiologie und Pathophysiologie. In: Reissigl H (Hrsg) Handbuch der Infusionstherapie und Klinischen Ernährung. Karger, Basel München Paris London New York Tokio
21. Lanier WL, Stangland KJ, Scheithauer BW (1987) The effects of dextrose infusion and head position on neurologic outcome after complete cerebral ischemia in primates: Examination of a model. Anesthesiology 66: 39–48
22. Leitzmann C, Hahn A (1995) Bedeutung der Ernährung. In: Huth K, Kluthe R (Hrsg) Lehrbuch der Ernährungstherapie, 2. Aufl. Thieme, Stuttgart New York, S 1–49
23. Longstreth WT, Juni TS (1985) High blood glucose level on hospital admission and poor neurological recovery after cardiac arrest. Ann Neurol 15: 59–63
24. Miles JM, Cattalini M, Sharbrough FW et al. (1990) Metabolic and neurologic effects of an intravenous medium-chain triglyceride emulsion. J of Parenteral and Enteral Nutrition 15/1: 37–41
25. Mullan H, Roubenoff RA, Roubenoff R (1991) Risk of pulmonary aspiration among patients receiving enteral nutrition Support. J of Parenteral and Enteral Nutrition 16/2: 160–164
26. Romito RA (1995) Early administration of enteral nutrients in critically ill patients. AACN Clinical Issues 6/2: 242–256
27. Scheidegger D, Drop LJ (1984) Ionisiertes Kalzium. Springer, Berlin Heidelberg New York Tokio
28. Schmitz JE (1985) Infusions- und Ernährungstherapie des Polytraumatisierten. Springer, Berlin Heidelberg New York Tokio
29. Schmitz JE (1995) 1 Erhaltung der Homöostase. In: Schneemann H, Wurm G (Hrsg) Hagers Handbuch der Pharmazeutischen Praxis. Waren und Dienste, Folgeband 1. Springer, Berlin Heidelberg New York Tokio
30. Schmitz JE (1990) Anhang D: Kohlenhydratintoleranzen. In: Ahnefeld FW, Grünert A, Schmitz JE (Hrsg) Klinische Anästhesiologie und Intensivtherapie Bd 40, Parenterale Ernährungstherapie. Springer, Berlin Heidelberg New York Tokio, S 201–204
31. Schmitz JE, Schürmann W, Grünert A (1990) Aminosäuren. In: Ahnefeld FW, Grünert A, Schmitz JE (Hrsg) Klinische Anästhesiologie und Intensivtherapie Bd 40, Parenterale Ernährungstherapie. Springer, Berlin Heidelberg New York Tokio, S 52–72
32. Schmitz JE, Seeling WD, Wiedeck H (1992) 4 Infusionstherapie, enterale und parenterale Ernährung. In: Dick W, Schuster HP (Hrsg) Notfall- und Intensivmedizin mit Repetitorium. De Gruyter, Berlin New York, S 396–435
33. Schricker Th, Kugler B, Träger K, Anhäupl Th, Georgieff M (1993) Neue Aspekte der parenteralen Ernährung des septischen Patienten. Zentralbl Chir 118: 169–179
34. Seeling WD, Ahnefeld FW (1988) Störungen des Wasser-, Elektrolyt- und Säuren-Basen-Status. Wissenschaftliche Verlagsgesellschaft, Stuttgart
35. Senkal M, Mumme A, Eickhoff U, Geier B, Späth G, Wulfert D, Joosten U, Frei A, Kemen M (1997) Early postoperative enteral immunonutrition: Clinical outcome and cost-comparison analysis in surgical patients. Crit Care Med 25/9: 1489–1496
36. Stehle P (1991) Das synthetische Dipeptid L-Alanyl-L-glutamin: ein neues Substrat für die klinische Ernährungstherapie. Zuckschwerdt, München
37. Stein B (1990) Konzepte für die parenterale Ernährungstherapie bei Organinsuffizienz. In: Ahnefeld FW, Grünert A, Schmitz JE (Hrsg) Klinische Anästhesiologie und Intensivtherapie Bd 40, Parenterale Ernährungstherapie. Springer, Berlin Heidelberg New York Tokio, S 87–109
38. Steimann B, Gitzelmann G (1981) Fit-Test. Intravenöser Toleranz-Test. Helv paediat Acta 36: 297–316
39. Suchner U, Senftleben U, Askanazi J, Peter K (1993) Nichtenergetische Bedeutung der enteralen Ernährung bei kritisch kranken Patienten. Infusionsther Transfusionsmed 20: 38–46
40. Suchner U, Senftleben U, Felbinger T (1995) Nichtenergetische Aspekte der Ernährung. In: Lawin P (Hrsg) Intensivmedizin 1995. Praxis der Intensivbehandlung. 16. Internationales Symposium über aktuelle Probleme der Notfallmedizin und Intensivtherapie, Münster. Thieme, Stuttgart New York
41. Tempel G, Eckart J (1986) Klinische Ernährung 21: Erfahrungen mit Fettemulsionen. Metabolische Effekte und Verträglichkeit. Zuckschwerdt, München

Kapitel 17: Hämostase und Hämotherapie

M. Köhler, J. Rathgeber

17.1 Einleitung 307

17.2 Die Hämostase 307
17.2.1 Definition 307
17.2.2 Störungen des Hämostasesystems 307
17.2.3 Physiologischer Ablauf der Blutstillung 308
17.2.4 Bedeutung der Endothelzelle 308
17.2.5 Weitere Einflussfaktoren 309

17.3 Thrombozyten 309
17.3.1 Funktion und Antigene der Thrombozyten 309
17.3.2 Bildung und Abbau der Thrombozyten 309
17.3.3 Thrombozytopenie 310
17.3.4 Thrombozytenfunktionsstörung 311
17.3.5 Thrombozytenkonzentrate 312

17.4 Das plasmatische Gerinnungssystem 314
17.4.1 Grundlagen 314
17.4.2 Endogenes System 314
17.4.3 Exogenes System 314
17.4.4 Hemmstoffe der Gerinnungskaskade 315
17.4.5 Das Fibrinolysesystem 315

17.5 Substitution von Plasmaproteinen 317
17.5.1 Allgemeine Grundlagen 317
17.5.2 Gefrorenes Frischplasma und seine Derivate 317
17.5.3 Antithrombinkonzentrat 319
17.5.4 Protein-C-Konzentrat 319
17.5.5 PPSB 320
17.5.6 Fibrinogen-Konzentrat 321
17.5.7 Faktor-XIII-Konzentrat 321

17.6 Erythrozyten 321
17.6.1 Physiologie des Erythrozyten und der Erythropoese 321
17.6.2 Blutgruppen der Erythrozyten 322
17.6.3 Anämie 322
17.6.4 Erythrozytenkonzentrate 323
17.6.5 Durchführung der Transfusion 323

17.7 Wichtige Störungen der Hämostase in der Intensivmedizin 325
17.7.1 Angeborene Störungen der Hämostase 325
17.7.2 Vitamin-K-Mangelzustände 326
17.7.3 Disseminierte intravasale Gerinnung (DIC) 327
17.7.4 Lebererkrankungen 328

17.7.5	Massivtransfusion	329
17.7.6	Mikroangiopathische hämolytische Anämien	332
17.8	Qualitätssicherung bei der Therapie mit Blutkomponenten	332
17.8.1	Nebenwirkungen (UAW)	332
17.8.2	Dokumentation	334
17.8.3	Vorgehen bei unerwünschten Arzneimittelwirkungen	335
17.8.4	Grundzüge eines Qualitätssicherungssystems für die Hämotherapie	335

Literatur   338

Hämostase und Hämotherapie

M. Köhler, J. Rathgeber

17.1 Einleitung

Unter Hämotherapie wird die Behandlung mit Arzneimitteln zum Ausgleich eines Mangels oder zum Ersatz von Blut oder Blutbestandteilen verstanden. Überwiegend befasst sich die Hämotherapie daher mit der Anwendung von Blutkomponenten, aber auch mit Alternativtherapeutika wie z. B. Hormonen oder Wachstumsfaktoren.

In der Intensivmedizin stehen die erworbenen Störungen der Hämostase im Vordergrund, die zu Blutung bzw. gestörter Wundheilung oder Thrombose führen. Aufrechterhaltung der O_2-Versorgung durch Transfusion und Kontrolle der Hämostase durch Substitutionstherapie sind häufig indiziert und haben hohe Priorität. Hämotherapeutika stellen unter den Medikamenten in der Intensivmedizin einen der größten Kostenfaktoren dar. Grundkenntnisse der Hämotherapie und der Transfusionsmedizin sind daher für den Intensivmediziner für eine rationale und rationelle Substitutionstherapie essentiell.

Im deutschsprachigen Raum ist die Substitutionstherapie mit Blutkomponenten stark reglementiert. Neben Leitlinien zur Therapie [72] und Richtlinien zur Anwendung [73] wurde in Deutschland zusätzlich ein Transfusionsgesetz [27] erlassen, welches sich ausschließlich mit der Hämotherapie befasst.

Generell wird ein Qualitätssicherungssystem für die Hämotherapie empfohlen. In Deutschland wird dies durch das Transfusiongesetz ab dem Juli 2000 gesetzlich gefordert.

17.2 Die Hämostase

17.2.1 Definition

Die *Hämostase* ist ein physiologisches System, das die Gefäßkontinuität und Fließfähigkeit des Bluts erhalten und Blutverluste des Organismus verhindern soll. Sie ist weiterhin für die physiologische Wundheilung essentiell.

Mehrere Organe und Systeme sind an dieser Funktion beteiligt: die Gefäße (hier v. a. die Endothelzellen), zelluläre Bestandteile des Blutes (v. a. Thrombozyten und Monozyten) und die Plasmaproteine.

Innerhalb der Hämostase werden 2 Systeme unterschieden:
- das Gerinnungssystem, das Fibringerinnsel zu bilden vermag,
- das Fibrinolysesystem, das diese Gerinnsel wieder auflösen kann.

Auf molekularer und funktioneller Ebene können diese Systeme untergliedert werden in *prokoagulatorische* und *antikoagulatorische* Reaktionswege sowie analog dazu *profibrinolytische* und *antifibrinolytische* Stoffe. Zwischen diesen verschiedenen Organen und Systemen bestehen vielfältige Wechselwirkungen.

Da diese Stoffe zudem nur oberflächengebunden aktiv sind, ist die Gerinnung physiologisch stets ein „lokales Phänomen", weshalb das Blut im gesunden Organismus nicht gerinnt und andererseits Gerinnsel, die sich im Gefäßsystem gebildet haben, wieder aufgelöst werden. Dies wird v. a. durch die Gefäße bzw. Endothelien und die Thrombozyten vermittelt. Weiterhin sind Konzentration, Zahl oder Funktionszustand der unterschiedlichen Systeme nicht konstant, sondern unterliegen einer physiologischen Regulation. Pathophysiologisch und bei der Bewertung von Laborwerten sind daher große inter- und intraindividuelle Variabilitäten zu berücksichtigen.

17.2.2 Störungen des Hämostasesystems

Sie lassen sich klinisch zunächst unterscheiden in *hämorrhagische*, d. h. Blutungsneigungen, und *thrombophile* Diathesen, d. h. Thromboseneigungen. Die erworbenen Formen, die meist auf Störungen der thrombozytären oder plasmatischen Hämostase beruhen, sind dabei häufiger als die angeborenen Formen. Im thrombozytären System sind am häufigsten Bildungsstörungen oder Umsatzstörungen anzutreffen, die zu einer Thrombozytopenie mit Blutungsneigung führen. Weiterhin gibt es Störungen der Funktion des Thrombozyten, die durch Einwirkung von Azetylsalizylsäure, Antibiotika, Dextran oder anderen Substanzen hervorgerufen werden. Angeborene Thrombozytopenien oder Thrombozytenfunktionsstörungen sind sehr selten.

Besonders aus Störungen der plasmatischen Hämostase kann sowohl eine Blutungs- als auch eine Thromboseneigung resultieren. Eine Blutungsneigung kann z. B. entstehen, wenn, wie bei Hämophilien, ein wichtiger Gerinnungsfaktor fehlt. Andererseits kann aber auch der Mangel eines Hemmstoffs der Fibrinolyse über eine ungehemmt ablaufende Fibrinolyse zur Blutungsneigung führen, da physiologisch gebildetes Fibrin leichter aufgelöst wird. Dies ist z. B. bei dem sehr seltenen angeborenen α_2-Antiplasmin-Mangel der Fall. Angeborene thrombophile Diathesen entstehen analog durch das Fehlen eines Hemmstoffs der Gerinnung, wodurch die Fibrinbildung gesteigert ist. Hier sind Antithrombin-, Protein-C- oder Protein-S-Mangel zu nennen. Häufigere Ursachen sind der „Faktor-V-Leiden", eine Punktmutation des Faktor V (FV Q506), die ihn gegen die Inaktivierung durch Protein-Ca unempfindlicher macht, und die Prothrombinvariante G220210 A, die zu einem erhöhten Prothrombin-(Faktor-II-)Spiegel führt. Die klinische Relevanz von angeborenen und auch erworbenen Störungen des Fibrinolysesystems bezüglich der Thrombophilie ist noch unklar.

17.2.3 Physiologischer Ablauf der Blutstillung

Im Allgemeinen wird davon ausgegangen, dass die Bildung eines Thrombus und Abdichtung eines Gefäßlecks sequentiell erfolgt. Eine erste, primitive Reaktion auf Gefäßverletzung ist die Kontraktion der Gefäßwand. Bei Verletzung eines Gefäßes werden subendotheliale Strukturen freigelegt, wodurch die folgenden Reaktionen beschleunigt werden, die letztlich zur Bildung eines Thrombus führen. Dabei lagern sich zunächst Thrombozyten an der „unphysiologischen Oberfläche" (Subendothel, Kollagen) an. Die Thrombozyten aggregieren, ein Thrombozytenpropf zur Abdichtung des Gefäßes entsteht. Dieser Prozess wird auch „Primärhämostase" genannt. Das plasmatische Gerinnungssystem wird über den exogenen und endogenen Weg aktiviert. Auf der Oberfläche der aktivierten Thrombozyten findet nun die plasmatische Gerinnung statt und Fibrin wird gebildet („Sekundärhämostase"). Dieses Fibrin wird quervernetzt (Fibrinstabilisation) und führt im Zusammenwirken mit den Thrombozyten (Thrombozytenretraktion) zur Bildung eines stabilen Gerinnsels (Abb. 17-1).

Bei Wiederherstellung der Gefäßkontinuität durch reparative Vorgänge kann das Fibrin durch das fibrinolytische System wieder aufgelöst werden. Dies geschieht durch die Bildung von Plasmin über verschiedene Aktivatoren, z. B. Gewebeplasminogenaktivator (t-PA) oder Prourokinase.

In vivo besteht diese scharfe Trennung der Systeme und des Ablaufs wahrscheinlich nicht. Die einzelnen

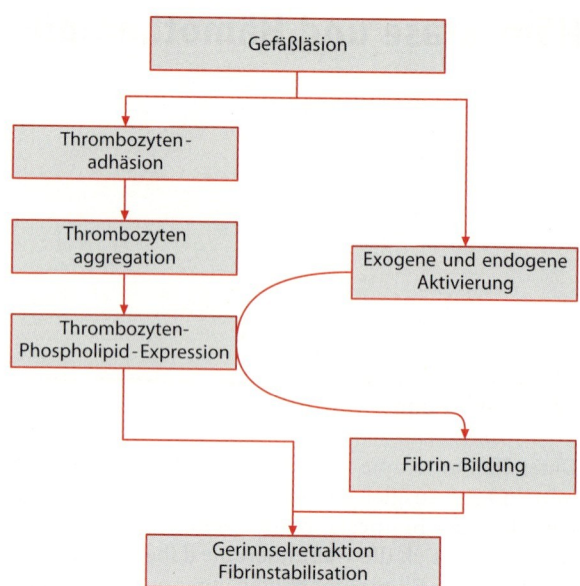

Abb. 17-1. Physiologischer Ablauf der Blutstillung

Systeme werden gleichzeitig aktiviert, unterstützen bzw. hemmen sich und laufen parallel zueinander ab.

17.2.4 Bedeutung der Endothelzelle

Die Endothelzelle spielt eine zentrale Rolle in der Hämostase. Zahlreiche Hämostasefaktoren werden in der Endothelzelle synthetisiert (z. B. von-Willebrand-Faktor, t-PA, Gewebefaktorinhibitor). An der Oberfläche der Endothelzellen sind verschiedene Stoffe exprimiert und gebunden, welche die Fibrinbildung fördern oder hemmen können. Unter physiologischen Bedingungen überwiegen die antikoagulatorischen Aktivitäten des Endothels. Verschiedene Stimuli, z. B. im Rahmen der Sepsis, können diese Aktivität in Richtung vermehrter Gerinnselbildung verschieben [55].

Die Endothelzellen sind an der Steuerung des Gefäßtonus und der Thrombozytenaktivierung beteiligt, in dem sie u. a. „endothelium derived relaxing factor" (EDRF, NO) und Prostazyklin (PGI_2) synthetisieren. Beide Substanzen führen zur Vasodilatation und Hemmung der Thrombozytenfunktion.

Die plasmatische Hämostase wird durch die Endothelzelle über zahlreiche Mechanismen beeinflusst. So exprimiert sie Thrombomodulin, welches Thrombin bindet und dann Protein C aktiviert. Heparansulfat und Dermatansulfat an der Endothelzelloberfäche binden und aktivieren Antithrombin bzw. Heparincofaktor-II; so beschleunigen sie die Inaktivierung aktivierter Hämostasefaktoren. Aber auch eine Gerinnungsaktivierung durch Endothelzellen ist möglich, z. B. durch die Expression von Gewebethromboplastin („tissue factor", TF) [55].

17.2.5 Weitere Einflussfaktoren

Die Expression bzw. Regulation dieser Aktivitäten steht unter Kontrolle von Stimuli, die oxidativen Stress vermitteln, z. B. Zytokine, Endotoxin, oxydiertes LDL, NO etc. Ähnliche Phänomene lassen sich auch bei Monozyten beschreiben. Dies könnte für die Pathophysiologie der DIC von besonderer Bedeutung sein.

Weiterhin können Hormone, v. a. Adrenalin und Vasopressin, die Hämostase beeinflussen. Sie führen, häufig im Rahmen einer Stressreaktion, zur Freisetzung von Faktor VIII/von-Willebrand-Faktor und t-PA und erhöhen damit das hämostatische Potential des Organismus.

17.3 Thrombozyten

17.3.1 Funktion und Antigene der Thrombozyten

Die wesentlichen Thrombozytenfunktionen im Rahmen der Blutstillung sind
- Adhäsion,
- Aggregation,
- prokoagulatorische Aktivität,
- Thrombozytenretraktion (Abb. 17-2).

Um diese Aufgaben zu erfüllen, verfügt der Thrombozyt an der Oberfläche über Glykoproteine (GP), die als Rezeptoren (*Integrine*) für Adhäsivproteine (*Liganden*) dienen.

An subendotheliale Strukturen (Kollagen) gebundener von-Willebrand-Faktor (vWF) kann sich am GP Ib des Thrombozyten binden (*Adhäsion*). Durch diese und durch die Bindung an Kollagen wird der Thrombozyt aktiviert. Er verliert seine Linsenform, wird kugelig. Inhaltsstoffe des Thrombozyten, wie z. B. ADP, werden ausgeschüttet (*Sekretion*), wodurch weitere Thrombozyten aktiviert werden. Der Thrombozyt verfügt weiterhin über einen Prostaglandinstoffwechsel, der zur Bildung von Thromboxan A_2 (TxA_2) führt, den physiologischen Antagonisten des Prostazyklin. Thromboxan A_2 bewirkt eine Vasokonstriktion und Thrombozytenaggregation. Der GP IIb/IIIa-Rezeptor wird aktiviert und kann Fibrinogen (Faktor I, F I) binden, wodurch die Thrombozyten untereinander verbunden werden. Diese Vorgänge führen zur Bildung eines „Plättchenthrombus" (*Aggregation*).

Schließlich liefern die negativ geladenen Phospholipide der Thrombozytenoberfläche eine Plattform für die Fibrinbildung, indem jeweils mehrere plasmatische Gerinnungsfaktoren gebunden und aktiviert werden (*Tenase-, Prothrombinasekomplex*). Im Thrombozyten selbst sind zudem zahlreiche Gerinnungsfaktoren gespeichert, wie z. B. Faktor XIII, Fibrinogen, Faktor V, von-Willebrand-Faktor (vWF), die bei der Thrombozytenaktivierung freigesetzt werden und die lokale Konzentration dieser Hämostaseproteine erhöhen.

Der terminale Schritt in der Bildung des Thrombus ist die „Gerinnselretraktion". Die über Fibrin(ogen) verbundenen Thrombozyten ziehen sich zusammen und verfestigen so den Thrombus.

17.3.2 Bildung und Abbau der Thrombozyten

Thrombozyten oder Blutplättchen sind Abschnürungen des Megakaryozyten. Sie besitzen keinen Zellkern und können daher keine Proteine synthetisieren. Ihre

Abb. 17-2. Schematische Darstellung der Thrombozytenfunktion

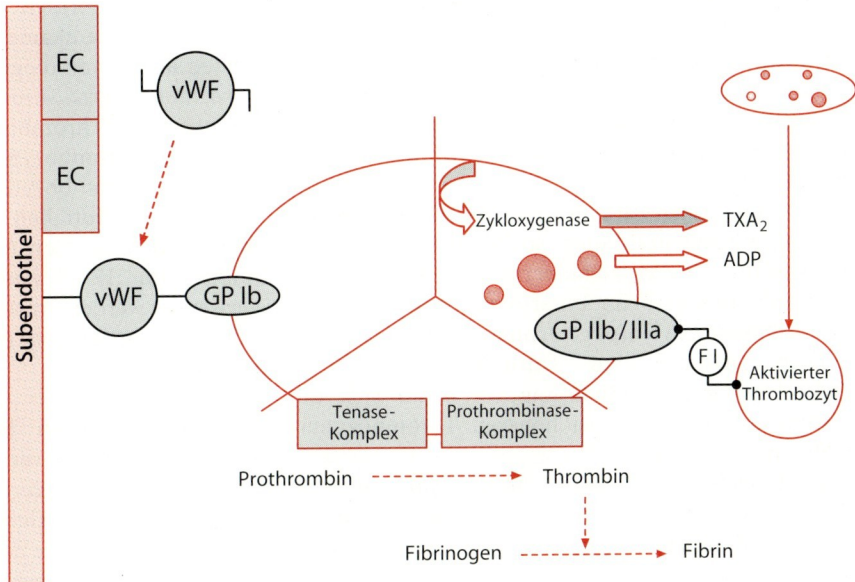

Bildung erfolgt unter Kontrolle mehrerer Zytokine, von denen das wichtigste das *Thrombopoietin* ist. Die Bildung von Thrombozyten dauert ca. 7–10 Tage. Etwa 30 % der gebildeten und auch der transfundierten Thrombozyten verschwinden in der Milz. Die Überlebenszeit der Thrombozyten beträgt ca. 7–10 Tage. Aufgrund von Überlebenszeitbestimmungen wurde die tägliche Bildungsrate mit ca. 41 000 Thrombozyten/µl errechnet, wovon ca. 7000/µl täglich benötigt werden, um die Gefäßintegrität aufrechtzuerhalten, d. h. die Gefäße „abzudichten". Diese Zahl stimmt recht gut mit der klinischen Beobachtung überein, dass unterhalb von 10 000 Thrombozyten/µl Spontanblutungen auftreten [9].

Antigensysteme

Die Thrombozyten sind Träger verschiedener Antigensysteme:

- ABO-Antigene,
- HLA-Klasse-I-Antigene,
- HPA („human platelet antigens").

Das HPA-System ist nur auf den Thrombozyten vorhanden, es stellt Polymorphismen der Funktionsglykoproteine (Ib/IX, IIb/IIIa) dar. Die Bindung von Antikörpern an Antigene oder Fc-Rezeptoren der Thrombozyten kann mehrere Folgen haben:

- verkürzte Überlebenszeit des Thromboyzten (kann zur Thrombozytopenie führen),
- verminderte Thrombozytenfunktion (durch Blockade der Funktionsglykoproteine),
- Aggregation der Thrombozyten (mit Thrombusbildung).

17.3.3 Thrombozytopenie

Die Thrombozytopenie (Thrombozytenzahl < 150 000/ µl) ist bei Intensivpatienten häufig. Die Häufigkeit variiert mit dem Krankengut. Bei Traumapatienten kann sie über 40 % betragen [7, 11, 32]. Die Thrombozytopenie als kritischer, relevanter Laborbefund ist mit einer erhöhten Liegezeit und Mortalität verknüpft.

! Beim operierten Patienten wird bei Unterschreiten der Thrombozytenzahl unter 50 000/µl mit einer Blutungsneigung, beim nichtoperierten Patienten mit Spontanblutungen beim Unterschreiten von 10 000– 20 000 Thrombozyten/µl gerechnet.

Liegt zusätzlich zur Thrombozytopenie eine Thrombozytenfunktionsstörung vor, kann sich die Blutungsneigung auch bei höheren Thrombozytenzahlen manifestieren.

Die Ursachen der Thrombozytopenie sind vielfältig. Neben Bildungsstörungen müssen Umsatzstörungen und Verteilungsstörungen in Betracht gezogen werden.

Bildungsstörungen

Bildungsstörungen können unter anderem durch zytostatische bzw. zytotoxische Medikamente, Bestrahlung oder Vitaminmangel hervorgerufen werden. Weiterhin sind Erkrankungen der Hämatopoese (Panzytopenie bei aplastischen Syndromen, Leukämien etc.) bzw. Erkrankungen mit Beeinträchtigung der Hämatopoese (z. B. Knochenmarkmetastasierung mit Verdrängung der normalen Hämatopoese) zu berücksichtigen. Nimmt man den Vitaminmangel aus, ist eine kritische Thrombozytopenie als Folge einer Bildungsstörung durch Thrombozytensubstitution zu behandeln.

Verteilungsstörungen

Verteilungsstörungen werden durch Sequestration und „pooling" in der Milz hervorgerufen und sind bei der Substitution von Patienten mit vergrößerter Milz (hämatologische Erkrankungen, Leberzirrhose etc.) oder nach Lebertransplantation („trapping" im graft) zu berücksichtigen.

Umsatzstörungen

Umsatzstörungen gehen mit einer verkürzten Überlebenszeit der Thrombozyten einher. Hier ist die Unterscheidung zwischen immunologisch und hämostaseologisch hervorgerufenen Thrombozytopenien wichtig.

■ **Immunthrombozytopenien.** Immunthrombozytopenien werden als Folge einer Autoimmunthrombozytopenie (AITP) beobachtet, die nur die Thrombozyten betrifft. Darüber hinaus können Autoimmunerkrankungen wie der Lupus erythematodes zur Thrombozytopenie führen. Zu den seltenen, aber intensivmedizinisch wichtigen Krankheitsbildern gehören die *neonatale Alloimmunthrombozytopenie (NAIT)* und die *posttransfusionelle Purpura (PTP)*, die durch eine Alloimmunisierung im Human-platelet-antigen- (HPA-) System hervorgerufen werden. Besonders gefürchtet sind schwere medikamentös induzierte Thrombozytopenien auf immunologischer Basis, und hier v. a. die *heparininduzierte Thrombozytopenie Typ II* (HIT II), die mit einer Thromboseneigung einhergeht. In der Regel sind Thrombozytensubstitutionen bei immunologischen Thrombozytopenien nicht angezeigt und sollten nur in Notfällen und bei Blutungen vorgenommen werden. Bei den Alloimmunthrombozytopenien müssen im HPA-System kompatible Thrombozyten verwendet werden. Ansonsten steht eine Therapie z. B. mit Glukokortikoiden, Immunglobulinen etc. im Vordergrund.

■ **Hämostaseologisch bedingte Thrombozytopenien.** Hämostaseologisch verursachte Thrombozytopenien treten als Folge des Verbrauchs der Thrombozyten in Thrombosen und Gerinnseln auf. Das wichtigste Krankheitsbild ist die *disseminierte intravasale Gerinnung (DIC, synonym: Verbrauchskoagulopathie)*. Hier ist die Thrombozytensubstitution ebenfalls nur in Ausnahmefällen angezeigt. Im Vordergrund steht die Behandlung der Grundkrankheit sowie die Hemmung der akzelerierten Blutgerinnung, z.B. durch Heparin oder Antithrombin.

Bei der Massivtransfusion tritt in Abhängigkeit von Blutverlust und Transfusionsvolumen eine komplexe Störung der Hämostase auf, die in ca. 30 % der Patienten zur Blutungsneigung *("microvascular non-mechanical bleeding", MVB)* führt. Die Behandlung der Thrombozytopenie durch Substitution steht hier an erster Stelle.

■ **Mikroangiopathische hämolytische Anämien (MAHA).** Unter den MAHA sind das *hämolytisch-urämische Syndrom (HUS)*, die *thrombotisch-thrombozytopenische Purpura (TTP)* und das *HELLP-Syndrom* zu nennen. Bei den MAHA ist eine Thrombozytensubstitution grundsätzlich nicht angezeigt, als Therapie der ersten Wahl gilt derzeit der Plasmaaustausch.

■ **Lebererkrankungen.** Vor allem chronische Lebererkrankungen gehören zu den häufigsten Ursachen der Thrombozytopenie. Ihre Genese ist multifaktoriell. Dies gilt auch für die schwangerschaftsassoziierten Thrombozytopenien [52].

Diagnose und Differentialdiagnose
Die Differentialdiagnose der Thrombozytopenie stützt sich zunächst auf die Anamnese, die Überprüfung der Medikamente und den körperlichen Befund.

■ **Klinische Zeichen.** Zu fahnden ist nach Petechien oder Sugillationen, v. a. in den körperabhängigen Partien (beim Intensivpatienten der Rücken!), nach ausgedehnten Nekrosen oder Organversagen. Leber- und Milzgröße geben Hinweise auf Leber- bzw. Systemerkrankungen.

! ■ **Pseudothrombozytopenie.** Fehlen Blutungs- oder Thrombosezeichen bzw. liegt kein Organversagen vor, ist auch an eine Pseudothrombozytopenie zu denken. Diese stellt einen Laborartefakt dar, bei dem in den elektronischen Zählgeräten die Thrombozyten nicht erfasst werden, da sie agglutiniert (meist durch kältewirksame EDTA-abhängige Antikörper) oder zu groß für das Messgerät sind. Die Untersuchung von zitratantikoaguliertem Blut bei 37 °C, Kapillarblut und die Überprüfung des Blutausstrichs führen in diesem Fall weiter.

■ **Weitere Untersuchungen.** Der Blutausstrich ist wegweisend für viele Erkrankungen, die zur Thrombozytopenie führen und daher unabdingbar. Zum laboranalytischen Basisprogramm gehört weiterhin die Gerinnungsanalytik, mit der komplexe Hämostasestörungen nachgewiesen werden können. Bei den klinisch-chemischen Laborparametern sind die Leberwerte wichtig, die über entzündliche Vorgänge und die Syntheseleistung der Leber informieren. Gegebenenfalls ist auch eine Knochenmarkuntersuchung angezeigt, wenngleich sie beim Intensivpatienten selten wesentliche Informationen ergibt. Beim Verdacht auf immunologisch ausgelöste Thrombozytopenien sind Testsysteme zur Messung der Immunglobulinbeladung von Thrombozyten (Durchflusszytometrie oder MAIPA) angezeigt. Sie werden ergänzt durch kollagenosenspezifische Assays (antinukleäre Faktoren, Rheumafaktor, Kardiolipinantikörper etc.). Bei Patienten, die unter Heparintherapie eine Thrombozytopenie entwickeln, ist die Bestimmung von Heparinantikörpern (Enzymimmunoassay oder HIPA) notwendig. Beim Verdacht auf medikamentös induzierte Thrombozytopenien ist ein Auslassversuch weiterführend. Allerdings sind medikamentös induzierte Thrombozytopenien relativ selten, auch bei Intensivpatienten [32, 38].

17.3.4 Thrombozytenfunktionsstörung

Angeborene Störungen der Thrombozytenfunktion, wie der *M. Glanzmann*, das *Bernard-Soulier-Syndrom* und der *"storage pool disease"*, sind sehr selten. Erworbene Störungen der Thrombozytenfunktion sind dagegen häufig und treten bei einer Reihe von Erkrankungen und Medikamenten auf. Unter den Erkrankungen sind hämatologische Stammzellerkrankungen (Leukämien, Myelodysplasien), Dysproteinämien, Urämie und Leberzirrhose zu nennen [28].

Medikamentös induzierte Thrombozytenfunktionsstörungen
Unter den Medikamenten führend sind die nichtsteroidalen Antiphlogistika (NSAID), insbesondere Azetylsalizylsäure (ASS). Zunehmend werden weitere Thrombozytenfunktionshemmer zur Prophylaxe thromboembolischer Erkrankungen eingesetzt, z.B. Ticlopidin und seine Derivate oder Abciximab. Thrombozytenfunktionsstörungen wurden ebenfalls unter hochdosierter Penicillingabe beobachtet. Weiterhin können verschiedene Plasmaexpander die Primärhämostase stören.

Diagnostik

> Thrombozytenfunktionsstörungen müssen immer dann vermutet werden, wenn trotz normaler Thrombozytenzahl klinisch eine *thrombozytäre* Blutungsneigung auftritt.

■ **Blutungszeit.** Als einfache Untersuchung am Krankenbett steht die Messung der Blutungszeit zur Verfügung. Hierbei wird dem Patienten eine standardisierte

Wunde (entweder mit Lanzette am Ohrläppchen, Methode nach *Duke*, oder mittels Schnäpper oder Skalpell mit Auflage am Unterarm, Methode nach *Ivy*) zugefügt. Gemessen wird die Zeit, die bis zur primären Blutstillung vergeht, d.h. bis zum Sistieren der Blutung. Die Normalwerte betragen ca. 5 min (Duke) bzw. ca. 10 min (Ivy). Die Blutungszeit ist verlängert bei Störungen der Primärhämostase, d.h. Störungen der Gefäßfunktion, Thrombozytopenie und Thrombozytenfunktionsstörungen.

■ **Thrombelastogramm.** Zu den häufiger angewandten Laboruntersuchungen gehören das Thrombelastogramm und die In-vitro-Blutungszeit. Durch Thrombozytenaggregationstests kann man spezifisch einzelne Störungen diagnostizieren. Mit Hilfe verschiedener Stimulanzien wird dabei die Aggregationsfähigkeit der Thrombozyten erfasst; so lässt sich z.B. der „Aspirindefekt" mittels kollagen- und ADP-induzierter Aggregation nachweisen. Diese und weitere Untersuchungen sind schwierig zu standardisieren. Sie werden auch durch die Thrombozytenzahl selbst beeinflusst, sodass die Beurteilung und Differentialdiagnostik dem Experten vorbehalten sein sollte.

Therapie

Die Behandlung der Thrombozytenfunktionsstörung hängt von der Genese ab. Bei Besserung der Grunderkrankung oder Absetzen von Medikamenten ist auch eine Verbesserung der Thrombozytenfunktionsstörung zu erwarten. Werden die Thrombozyten durch die Noxe irreversibel geschädigt (z.B. Azetylsalizylsäure), vergehen Tage bis zur Normalisierung, d.h. bis die gesamte Thrombozytenpopulation ausgetauscht ist.

Muss die Thrombozytenfunktionsstörung sofort ausgeglichen werden, gilt *Desmopressin* als Mittel der ersten Wahl. Die Substanz kann die Primärhämostase über einen bislang noch ungeklärten Mechanismus bei den meisten Störungen verbessern [42, 49]. Alternativ, v.a. bei schwerer Blutungsneigung bzw. Risikosituation oder bei ungenügendem Erfolg von Desmopressin, sollten *Thrombozytenkonzentrate* gegeben werden.

17.3.5 Thrombozytenkonzentrate

Thrombozytenkonzentrate (TK) werden entweder aus *Vollblutspenden* (Einzelspender-TK) oder durch *Zellseparation*, d.h. Hämapherese eines Blutspenders, gewonnen (Thrombozytapherese-TK). Die therapeutische Dosis für einen Erwachsenen ist daher in einem einzigen Thrombazytapherese-TK oder in mehreren (4–6) Einzelspender-TK enthalten. Es wird allgemein davon ausgegangen, dass sich diese beiden Präparate hinsichtlich ihrer Wirksamkeit (Thrombozytenfunktion) nicht unterscheiden. Allerdings nimmt bei der Therapie mit Einzelspender-TK die Exposition des Pa-

Tabelle 17-1. Gehalt und Zusammensetzung von Thrombozytenkonzentraten (TK), hergestellt durch Zytapherese oder aus einer einzelnen Blutspende

Parameter	Einzelspender-TK	Thrombozytapherese-TK
Thrombozytenzahl [pro E]	ca. $5 \cdot 10^{10}$	ca. $2-4 \cdot 10^{11}$
Volumen [ml]	50	200–300
Erythrozyten	bis $30 \cdot 10^8$	bis $5 \cdot 10^8$
Leukozyten	bis $5 \cdot 10^8$	$2 \cdot 10^8$
Antikoagulanzstabilisator	ACD	CPD

tienten hinsichtlich der Anzahl der verschiedenen Spender zu, was zu einer Zunahme der Häufigkeit von Nebenwirkungen führen kann (Tabelle 17-1).

Anwendungstechnik und Dokumentation

TK sind nur begrenzt (maximal 5 Tage) unter besonderen Bedingungen (22 °C unter kontinuierlicher Agitation, d.h. Durchmischung in speziellen Geräten) haltbar. Sie müssen daher sofort transfundiert werden. Vor der Transfusion muss der ABO-Identitätstest (Bedsidetest) am Empfänger durchgeführt werden. Die Transfusion erfolgt wie bei EK über ein Transfusionsgerät mit Standardfilter (DIN 58360, Porengröße 170–230 μm) (Richtlinien, Leitlinien).

TK sollen in aller Regel ABO-kompatibel, wenn möglich identisch transfundiert werden, da die Thrombozyten die ABO-Merkmale tragen und das Plasma die Isoagglutinine des Spenders enthält. Der Erythrozytengehalt eines TK ist zwar zum Auslösen einer hämolytischen Reaktion zu gering, kann aber für eine Sensibilisierung im Rhesussystem ausreichen. Daher ist bei Rhesus-negativen Frauen (bzw. Mädchen) im gebärfähigen Alter die Transfusion von Rhesus-positiven TK zu vermeiden. In den Fällen, wo sie unvermeidbar ist, muss eine Prophylaxe mit Anti-D-Immunglobulin durchgeführt werden. Auf die besondere Blutungsgefahr thrombozytopenischer Patienten bei i.m.-Injektionen muss in diesem Zusammenhang hingewiesen werden. Darüber hinaus tragen die Thrombozyten die Klasse-I-Merkmale des HLA-Systems sowie das plättchenspezifische HPA-System. Diese beiden Systeme müssen ebenfalls in besonderen Fällen bei immunisierten Patienten beachtet werden, bzw. es muss eine Kompatibilität in der „Thrombozytenkreuzprobe" („crossmatch") gesichert werden. Die Dokumentation der Thrombozytentransfusion erfolgt wie bei allen anderen Blutkomponenten.

Dosierung und Kontrolle der Therapie

Die Kontrolle der Wirksamkeit der Thrombozytentransfusion ist gerade beim Intensivpatienten unverzichtbar. Sie dient nicht nur als Beleg, dass das Therapieziel erreicht wurde, sondern liefert auch differentialdiagnostische Hinweise. Reine Bildungsstörungen sprechen in der Regel gut auf Thrombozytentransfusionen an, während bei immunologisch vermittelten Thrombozytopenien in der Regel kein Thrombozytenanstieg messbar wird.

Die erforderliche Thrombozytendosis kann wie folgt errechnet werden:

> Dosis (Thrombozytenzahl) = Inkrement ($\cdot 10^9/l$) × Blutvolumen (l) · 1,5 wobei das Inkrement den gewünschten Thrombozytenanstieg darstellt, d.h. Thrombozytenkonzentration$_{soll}$ – Thrombozytenzahl$_{ist}$.

Beispiel: 70 kg Patient, Thrombozytenzahl$_{ist}$ = 10 000/µl (entspricht $10 \cdot 10^9/l$), Thrombozytenzahl$_{soll}$ = 50 000/µl (entspricht $50 \cdot 10^9/l$).

Dosis = $40 \cdot 10^9 \cdot 5 \cdot 1,5 = 300 \cdot 10^9 = 3 \cdot 10^{11}$, d.h. ein Thrombozytapheresekonzentrat oder 6 Einzelspender-TK sind erforderlich.

■ **Refraktärität.** Ein unzureichender Thrombozytenanstieg (Inkrement) ist abklärungs- bzw. erklärungsbedürftig. Eine der Ursachen kann in einem „alten" Präparat mit zu geringem Thrombozytengehalt oder Schädigung der Thrombozyten liegen, die dann eine stark verkürzte Überlebenszeit in vivo aufweisen. Tritt ein unzureichender Thrombozytenanstieg wiederholt auf, spricht man von *Refraktärität*. Folgende klinische Ursachen können einer Refraktärität zu Grunde liegen:
- *Nichtimmunologisch:* Milzvergrößerung, DIC, Fieber, Sepsis, Antibiose, Zustand nach KMT, Blutung,
- *Immunologisch:* thrombozytenreaktive Auto- und Alloantikörper (im ABO-, HLA-, HPA-System, medikamentenabhängig), Immunkomplexe.

Eine vermindertes Ansprechen bzw. eine Refraktärität muss der transfusionsmedizinischen Institution mitgeteilt werden, damit bei weiteren Transfusionen entweder ein Spender mit einem kompatiblen Antigenmuster oder mittels „crossmatch" ein optimales Präparat gesucht wird.

Indikationen und Kontraindikationen

Absolute Kontraindikationen für Thrombozyten gibt es im eigentlichen Sinne nicht.

Relative Kontraindikationen werden dort gesehen, wo von vornherein mit einer fehlenden Wirkung gerechnet werden muss (unnötige Exposition) oder eine Verschlechterung der Grundkrankheit befürchtet wird:
- Vor geplanter Knochenmarktransplantation (z.B. bei aplastischer Anämie, Leukämie) sind Thrombozytentransfusionen restriktiv zu handhaben, insbesondere Präparate von Blutsverwandten und potentiellen Organspendern müssen in jedem Fall vermieden werden.
- Allergien gegen Plasmaproteine, z.B. IgA-Mangel,
- posttransfusionelle Purpura, hier sind Thrombozytentransfusionen in aller Regel wirkungslos,
- heparininduzierte Thrombozytopenie und disseminierte, intravasale Gerinnung (DIC), eine Zunahme der Gefäßverschlüsse muss befürchtet werden.

Indikationen für spezielle Präparate

Die TK können folgende spezielle Charakteristika bzw. Weiterverarbeitungen aufweisen, die meist explizit angefordert werden müssen:
- Zytomegalievirus- (CMV-)Antikörper-negativ,
- leukozytendepletiert,
- bestrahlt,
- gewaschen.

! Beachte: Wenn spezielle Thrombozytenpräparationen verwendet werden, müssen auch die Erythrozytenkonzentrate entsprechend behandelt werden!

■ **CMV-Antikörper-negative Präparate.** Diese Präparate sind dort indiziert, wo CMV-Infektionen strikt vermieden werden müssen, v.a. bei immunsupprimierten Patienten. Sie gelten als der Standard zur Vermeidung einer CMV-Infektion, obwohl leukozytendepletierte Produkte vielerorts als gleichwertig angesehen werden [12].

■ **Leukozytendepletion.** Leukozytendepletierte Präparate weisen eine bessere Verträglichkeit auf (keine febrilen Transfusionsreaktionen). Die Induktion von thrombozyenreaktiven Antikörpern im HLA-System ist reduziert, damit ist auch die Gefahr der Refraktärität reduziert. Sie sind daher bei allen Patienten indiziert, bei denen von einer längerfristigen, wiederholten Transfusion mit Blutkomponenten ausgegangen werden muss oder die transplantiert worden sind oder werden sollen, bzw. bei denen die Diagnose noch unklar ist!

■ **Bestrahlung.** Bestrahlte Produkte werden zur Verhütung der transfusionsassoziierten Graft-vs.-host-Erkrankung (TA-GvHD) eingesetzt. Sie sind damit bei knochenmark- bzw. stammzelltransplantierten Patienten, Immundefektsyndromen, Hochdosischemo- bzw. Radiotherapie mit schwerer Leukopenie, intrauterinen Transfusionen, Frühgeborenen und Präparaten von Blutsverwandten indiziert.

■ **Gewaschene Präparate.** Gewaschene Produkte sollten denjenigen Ausnahmefällen vorbehalten werden, bei denen von einer Unverträglichkeit gegenüber Plasmaproteinen ausgegangen werden muss. Das mehrmalige „Waschen" der Thrombozytenkonzentrate führt zum Wirkstoffverlust und zur Thrombozytenaktivierung, weiterhin erhöht sich die Kontaminationsgefahr bei Eröffnung der geschlossenen Systeme. Die Indikation sollte daher sehr sorgfältig und zurückhaltend gestellt werden!

Spezielle unerwünschte Arzneimittelwirkungen (UAW)

Das Nebenwirkungsspektrum der Thrombozytenkonzentrate wird durch die zellulären Bestandteile und den Plasmagehalt geprägt. TK sind die Präparate mit der größten Gefahr einer bakteriellen Verkeimung, da sie bei Raumtemperatur gelagert werden. Bei Unverträglichkeitsreaktionen sollten daher immer auch Blutkulturen vom Präparat durchgeführt werden. Ebenfalls ist bei akut auftretender Dyspnoe an eine *„transfusion-related acute lung injury"* (TRALI) zu denken, die durch leukozytenreaktive Antikörper im Plasma des TK hervorgerufen wird.

17.4 Das plasmatische Gerinnungssystem

17.4.1 Grundlagen

Das plasmatische Gerinnungssystem führt zur Bildung von stabilem Fibrin und ist eine Interaktion von zahlreichen Proteinen. Früher ging man von einer stufenweisen Aktivierung hintereinander geschalteter Gerinnungsfaktoren aus (*Kaskaden-* oder *Wasserfalltheorie*), wobei die inaktiven Proenzyme in aktive Gerinnungsfaktoren umgewandelt werden. Heute wissen wir, dass der Ablauf noch wesentlich komplizierter ist. Aktivierte Gerinnungsfaktoren sind in der Regel Serinproteasen (Enzyme mit Serin im aktiven Zentrum); Ausnahmen davon sind der Faktor V und der Faktor VIII (Tabelle 17-2).

Zwei Aktivierungswege werden unterschieden, nämlich der endogene und der exogene (Abb. 17-3).

17.4.2 Endogenes System

Das endogene Gerinnungssystem wird durch Kontakt mit Fremdoberflächen über die „Kontaktphase" der Gerinnung aktiviert. Hier bilden Faktor XII zusammen mit Präkallikrein, *„high molecular weight kininogen"* (HMWK) und Faktor XI Komplexe, die im Sinne einer Rückkopplungsschleife zur Bildung von aktiviertem Faktor XI (F XIa) führen. Der genaue Ablauf dieser Reaktion ist noch ungenügend geklärt. Da jedoch Patienten mit angeborenem Mangel an Faktor XII, Präkallikrein und HMW-Kininogen keine Blutungsneigung aufweisen, wird die physiologische Bedeutung dieses Aktivierungswegs für die Blutstillung als gering eingestuft. Die relevanteren Funktionen dieses Systems liegen wahrscheinlich in der Aktivierung des Fibrinolyse-, Kinin- und Komplementsystems.

Danach wird der Faktor IX aktiviert und bildet mit Faktor VIIIa, Phospholipiden und Kalziumionen einen Komplex („Tenase"), der Faktor X in Faktor Xa überführt. Die Endstrecke der Gerinnungsaktivierung verläuft wie beim exogenen Weg. Faktor Xa bildet dann mit Faktor Va, Phospholipiden und Kalzium ebenfalls einen Komplex, den „Prothrombinase"-Komplex, der Thrombin (Faktor IIa) aus Prothrombin (Faktor II) bildet.

Thrombin spaltet die Fibrinpeptide A und B von Fibrinogen ab. Danach können diese Fibrinmonomere polymerisieren und bilden zunächst lösliches Fibrin (Fibrin s). Dieses lösliche Fibrin wird durch Faktor XIIIa, der durch Thrombin aktiviert wurde, in Gegenwart von Kalziumionen in unlösliches, quervernetztes Fibrin übergeführt.

17.4.3 Exogenes System

Physiologisch bedeutender als der endogene ist wahrscheinlich der exogene Weg der Gerinnungsaktivierung. Der Trigger der Gerinnung bei inflammatorischen Prozessen ist der *„tissue factor"* (TF). Tissue factor bindet Faktor VII (*exogene Aktivierung*). Der aktivierte Faktor VII kann nun die plasmatische Gerinnung an 2 Punkten aktivieren, 1. direkt den Faktor Xa aktivieren (klassischer Weg der Aktivierung) oder 2. den Faktor IX aktivieren (wahrscheinlich physiologisch der wichtigere Weg).

Tabelle 17-2. Klinisch relevante prokoagulatorische Hämostasefaktoren

Faktoren	Molekulargewicht	Plasmakonzentration [mg/l]	Halbwertszeit* [h]
Fibrinogen	340 000	3000	72–96
Faktor II	72 000	100	48–60
Faktor V	330 000	10	12–36
Faktor VII	50 000	0,5	1,5–6
Faktor VIII	330 000	0,1	9–18
Faktor IX	56 000	5	20–24
Faktor X	56 000	10	24–48
Faktor XI	160 000	10	24–48

* Die Halbwertszeiten stellen die Eliminationshalbwertszeiten im „steady state" dar, d. h. beim Gesunden ohne Blutung. Bei Blutung oder Verbrauch bzw. DIC können diese Zeiten erheblich kürzer sein, was bei der Substitutionstherapie berücksichtigt werden muss.

Abb. 17-3.
Schematische Darstellung des plasmatischen Gerinnungssystems. Aktivierungsschritte = *durchgezogene Pfeile*, Rückkopplungen = *gestrichelte Pfeile*. Abkürzungen: *F* Faktor, *TF* „tissue factor", *PL* Phospholipid, *Fibrin (s)* lösliches Fibrin, *Fibrin (i)* unlösliches Fibrin

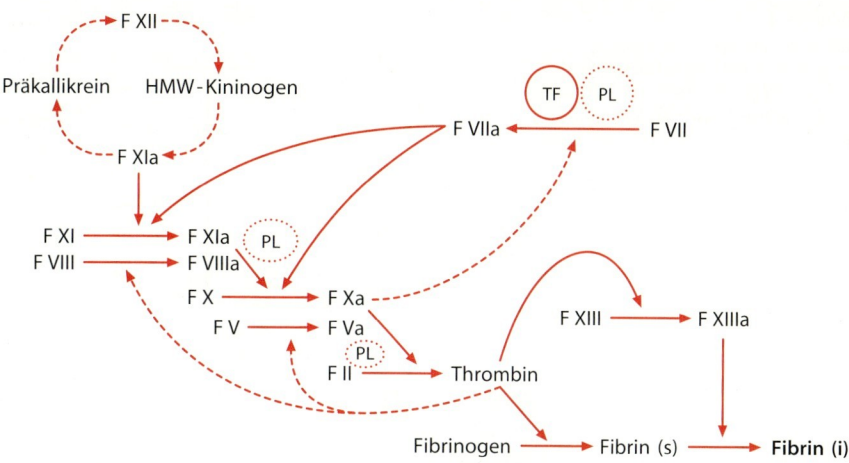

17.4.4 Hemmstoffe der Gerinnungskaskade

Damit die Gerinnung, sobald sie einmal aktiviert wurde, nicht unkontrolliert weiterschreitet, wirken zahlreiche Hemmstoffe auf die Gerinnungskaskade ein (Abb. 17-3). Einer der wichtigen Inhibitoren ist das *Antithrombin*, das inaktive Komplexe mit nahezu allen aktivierten Serinproteasen (F XIa, F IXa, F Xa, F IIa) bilden kann. Dieser Typ von Inhibitoren wird als SERPIN bezeichnet (Serinproteinaseninhibitor). Antithrombin bindet als „Suizidinhibitor" freie Proteasen (aber nicht komplexgebundene) und wird dabei verbraucht. Heparin bindet sich an Antithrombin und kann die Inaktivierungsgeschwindigkeit steigern. Die Reaktionsgeschwindigkeit (aber nicht das Ausmaß der Reaktion) kann durch Heparin beschleunigt werden, d.h. Heparin ist ohne ausreichende Antithrombinspiegel nicht wirksam (Abb. 17-4).

Protein-C-System

Ein weiteres wichtiges oberflächengebundenes System ist das Protein-C-System. Protein C bindet an den endothelialen Protein-C-Rezeptor und an Thrombomodulin, welches Thrombin gebunden hat. In diesem Komplex wird es in aktiviertes Protein C (PCa) übergeführt. Aktiviertes Protein C inaktiviert in Anwesenheit von Protein S die Faktoren Va und VIIIa. Dadurch wird die Thrombinbildung gebremst. Protein S blockiert weiterhin den Tenase- und Prothrombinasekomplex. Diese Mechanismen stellen eine effektive negative Rückkopplung der Thrombinbildung dar. Die klinische Relevanz des *„tissue factor pathway inhibitors" (TFPI)*, der den Komplex aus Faktor VII-TF und Xa hemmen kann, ist derzeit noch unklar. Gleiches gilt für den Heparincofaktor II, der v.a. Faktor IIa hemmt. Er wird durch Dermatansulfat und hohe Heparindosen aktiviert (Tabelle 17-3).

17.4.5 Das Fibrinolysesystem

Wie das Gerinnungssystem ist auch das Fibrinolysesystem durch Wirkung von aktivierenden Stoffen und Inhibitoren organisiert, wobei auch 2 Aktivierungswege vorhanden sind (Abb. 17-5).

- Die wohl physiologisch bedeutendste Aktivierung verläuft über den Gewebeplasminogenaktivator (t-PA), der von der Endothelzelle gebildet und ausgeschüttet wird. Dieser t-PA vermittelt die Umwandlung des Proenzyms Plasminogen in Plasmin. Plasmin kann Fibrin spalten, es entstehen die sog. Fibrinspaltprodukte (FSP).
- Der 2. wichtige Aktivierungsweg läuft über die Urokinase. Dabei muss die Prourokinase zunächst durch Kallikrein, das z.B. in der endogenen Vorphase des Gerinnungssystems entsteht, in Uro-

Tabelle 17-3.
Klinisch relevante Inhibitoren der Hämostase

Faktoren	Molekulargewicht	Plasmakonzentration [mg/l]	Halbwertszeit* [h]
Antithrombin	62000	150	60
Protein C	62000	4	6
Protein S	80000	25	60
α_2-Makroglobulin	725000	2500	120
Heparincofaktor II	65000	85	48
TFPI	46000	0,1	0,5

Abb. 17-4.
Inhibitoren der plasmatischen Hämostase. Abkürzungen: *TPFI* „tissue factor pathway inhibitor", *HCOF II* Heparincofaktor II

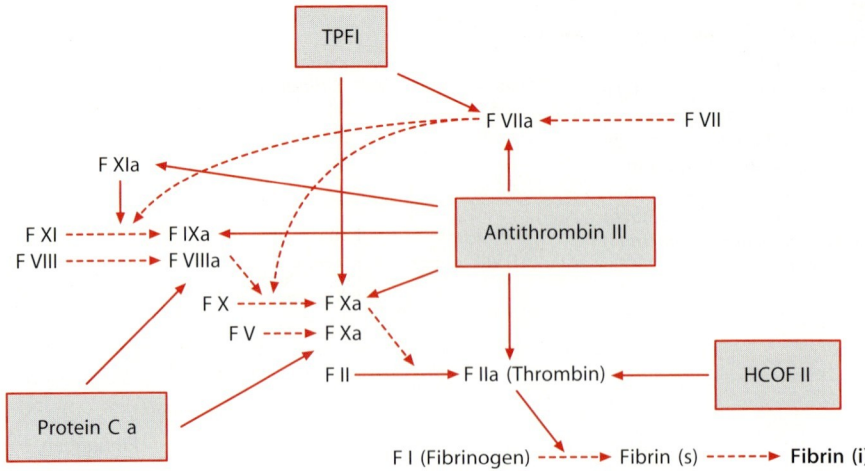

Abb. 17-5.
Fibrinolyse: Aktivierung und Hemmung. Aktivierung = *durchgezogene Pfeile*, Hemmung = *gepunktete und unterbrochene Pfeile*

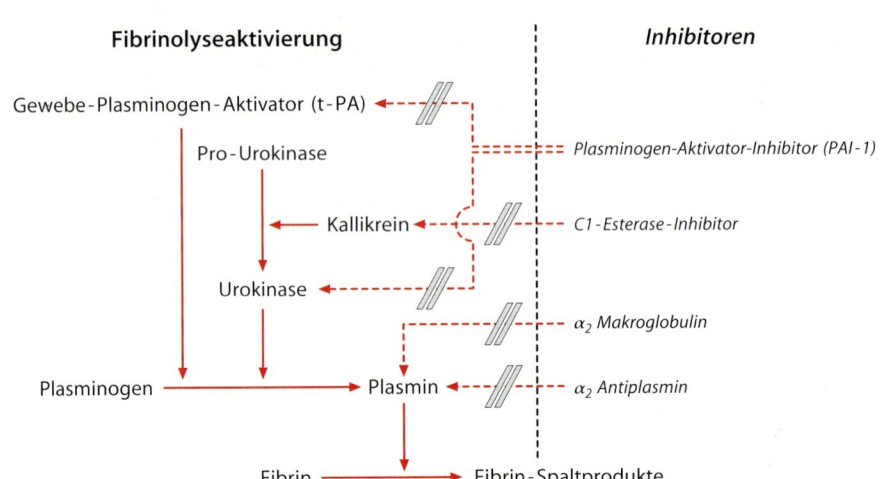

kinase übergeführt werden. Diese Urokinase vermag dann – ähnlich dem t-PA – Plasminogen zu aktivieren.

■ **Plasminogenaktivatorinhibitor.** Die aktiven Enzyme des Fibrinolysesystems, nämlich t-PA, Urokinase und Plasmin, werden ebenfalls durch spezifische Inhibitoren abgebunden. Auf der Ebene der Aktivatoren geschieht dies vor allen Dingen durch den Plasminogenaktivatorinhibitor Typ 1 (PAI-1), der ebenfalls in der Endothelzelle synthetisiert wird. Plasmin wird vor allen Dingen durch α_2-Antiplasmin und in geringerem Ausmaß durch α_2-Makroglobulin gebunden („second line inhibitor").

■ **Fibrinaffinität.** Ein wesentlicher Regulationsmechanismus besteht in der Fibrinaffinität der Reaktionspartner: t-PA und Plasminogen weisen eine hohe Fibrinaffinität auf. An Fibrin gebunden sind sie vor dem Zugriff ihrer Inhibitoren weitgehend geschützt, im Unterschied zu den Verhältnissen im Plasma. Hier wird vor allen Dingen Plasmin rasch durch α_2-Antiplasmin abgebunden. Freies Plasmin, eine der aggressivsten Proteasen des menschlichen Organismus, wird daher außerordentlich selten beobachtet (meist nur im Gefolge einer fibrinolytischen Therapie oder der primären pathologischen Hyperfibrinolyse). Dieses freie Plasmin im Plasma kann neben Fibrinogen auch Gerinnungsfaktoren, wie Faktor VIII, Faktor V und v.-Willebrand-Faktor, sowie die Rezeptoren der Thrombozyten (Glykoprotein Ib) andauen und so eine Blutungsneigung hervorrufen. Die exakte Pathogenese der fibrinolytischen Blutung ist allerdings ungeklärt.

17.5 Substitution von Plasmaproteinen

17.5.1 Allgemeine Grundlagen

Die Substitution von Plasmaproteinen ist in Deutschland durch das Transfusionsgesetz, die Richtlinien zur Blutgruppenbestimmung und Bluttransfusion und die Leitlinien zur Therapie mit Blutkomponenten und Plasmaderivaten geregelt.

Darin werden besondere Anforderung an die Anwendung, Dokumentation und Qualitätssicherung gestellt. Prinzipiell stehen 2 verschiedene hämostaseologisch wirksame Präparategruppen zur Verfügung:
- gefrorenes Humanplasma und seine Derivate,
- Faktorenkonzentrate.

Frischplasma und seine Derivate enthalten alle Hämostasefaktoren in weitgehend physiologischer Konzentration. Faktorenkonzentrate werden entweder aus gepooltem Plasma hergestellt oder gentechnologisch (rekombinant, zukünftig wahrscheinlich auch transgen). Faktorenkonzentrate werden mehreren Virusinaktivierungs bzw. -reduktionsschritten unterzogen.

Die *Dosierung* von Faktorenkonzentraten sollte, unter Berücksichtigung der entsprechenden Gerinnungsanalysen, *körpergewichtsbezogen* erfolgen. Die Kontrollen und Dosierungsintervalle sollten sich an den Halbwertszeiten der entsprechenden Gerinnungsfaktoren orientieren. Transfundierte Gerinnungsfaktoren haben häufig ein höheres Verteilungsvolumen als das Plasmavolumen (besonders Faktor IX und Antithrombin). Ein Maß für das Verteilungsvolumen ist die In-vivo-recovery, die die Wiederfinderate eines Hämostasefaktors im Plasma angibt. Die Elimination erfolgt meist biphasisch, wobei eine rasche Verteilungsphase von einer langsameren Eliminationsphase gefolgt ist (vgl. Abb. 17-6; [39]). Bei Patienten mit erworbenen komplexen Hämostasestörungen lassen sich aber die zu erwartenden Werte nicht mit der Genauigkeit vorhersagen wie z. B. bei den Hämophilien. Häufigere Laborkontrollen sind daher bei intensivpflichtigen Patienten angezeigt, um eine rationelle Substitutionstherapie zu sichern.

17.5.2 Gefrorenes Frischplasma und seine Derivate

Charakteristika der einzelnen Produkte

Gefrorenes Frischplasma (GFP; „fresh frozen plasma", FFP), in Deutschland nur noch als Quarantäneplasma zugelassen, enthält alle Hämostasefaktoren in physiologischem Verhältnis und Konzentrationen, nämlich 1 Einheit/ml jedes Gerinnungsfaktors und Inhibitors. Das Risiko der Übertragung von Viren, die nach der Quarantäne von 6 Monaten (serologisch, d. h. Antikörpernachweis beim Spender) ausgetestet werden (humanes Immundefizienzvirus, HIV; Hepatitis-C-Virus, HCV), ist geringer als bei bei den zellulären Blutkomponenten TK und EK und liegt in der Größenordnung von weniger als 1:1 Mio. (HIV) bzw. 1:100 000 (HCV).

Damit sind aber weiterhin Übertragungen von HCV möglich. Viren, die nicht (serologisch) getestet werden, wie z. B. humanes Parvovirus (HPV) oder Hepatitis-A-Virus (HAV) und Hepatitis-B-Virus (HBV, hier wird nur das HBs-Ag getestet), weisen das gleiche Übertragungsrisiko wie zelluläre Blutkomponenten auf.

Bei den virusinaktivierten Plasmen ist das Übertragungsrisiko ebenfalls extrem gering, allerdings wirken die bislang angewandten Verfahren, nämlich Solvent/Detergent (SD) und Methylenblauphotooxidation (MB), v. a. auf umhüllte Viren (transfusionsrelevant: HIV, HCV, HBV). Durch die Virusinaktivierung werden allerdings einzelne Plasmaproteine vermindert, bei MB-Plasma sind dies v. a. Faktor VIII und Fibrinogen, beim SD-Plasma Antiplasmin und Protein S. Eine Übersicht über die Charakteristika von Quarantäneplasma und den Plasmaderivativen ist in Tabelle 17-4 gegeben.

Die Toxizität des Methylenblau, das in mehr als hundertfach höherer Dosierung z. B. bei Urogenitalinfektionen oder zur Behandlung von Methämoglobinämien eingesetzt wurde bzw. wird, wurde zunächst als vernachlässigbar betrachtet. Seit 1999 ist MB-Plasma in Deutschland nicht mehr, in der Schweiz aber weiterhin erhältlich. Das SD wird bis auf geringste Restmengen aus dem Präparat entfernt. Dennoch sind bei Massivtransfusionen auch diese Gesichtspunkte und der Zitratgehalt aller Produkte zu beachten.

Anwendungstechnik und Dokumentation

GFP ist bei Temperaturen tiefer als –40 °C 2 Jahre haltbar. Es soll in speziellen Geräten bei +37 °C aufgetaut und unmittelbar danach über ein Transfusionsgerät (DIN 58360) infundiert werden. Da die Beutel gelegentlich brechen, sollen sie nach dem Auftauen auf Dich-

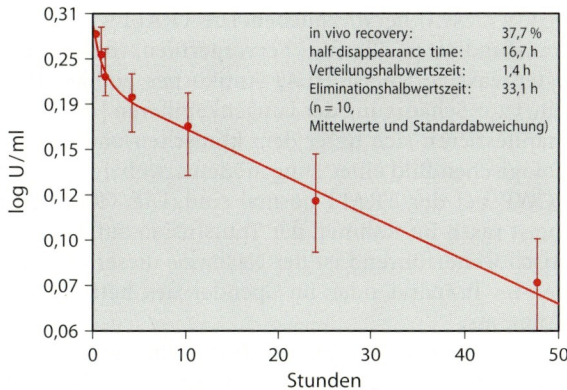

Abb. 17-6. Faktor-IX-Spiegel bei Hämophilie-B-Patienten nach Transfusion von Faktor-IX-Konzentrat. (Mod. nach Köhler [39])

Tabelle 17-4. Charakteristika von Quarantäne-(Q-)Plasma und den Plasmaderivaten methylenblauphotooxidiertes (MB-)Plasma und Solvent/Detergent-(SD-)Plasma

Charakteristika	Q-Plasma	MB-Plasma	SD-Plasma
Herstellung	Einzelspende	Einzelspende	Poolpräparat
Virussicherheit	Getestete hoch (HIV, HCV)	Umhüllte hoch (HIV, HBV, HCV)	Umhüllte hoch (HIV, HBV, HCV)
Inhaltsstoffe	Nativ	Fibrinogen und Faktor VIII um ca. 20% vermindert	Protein S und α_2-Antiplasmin um ca. 50% vermindert
Toxizität	Keine (Zitrat)	Gering (0,3 mg MB/l)	Gering (Spuren SD)

tigkeit kontrolliert werden. Durch vorsichtiges Schwenken sollen vorhandene Niederschläge aufgelöst werden, Schütteln ist zu unterlassen (Gefahr der Denaturierung von Plasmaproteinen). GFP ist chargendokumentationspflichtig.

Dosierung und Kontrolle der Therapie

Die häufigsten vermeidbaren Fehler sind die Gabe von GFP ohne Indikation sowie die Gabe von GFP in zu geringer Dosierung. GFP wird in Einheiten von (50 ml) 200–270 ml zur Infusion abgegeben. Beim Erwachsenen sollten mindestens 3–4 Einheiten rasch, unter Berücksichtigung der Volumenbelastung, infundiert werden.

Als Faustregel gilt: 1 ml GFP/kg erhöht den Faktorengehalt um ca. 1–2%.

Der Erfolg der Transfusion von GFP sollte durch entsprechende Gerinnungsanalysen dokumentiert werden.

Indikationen und Kontraindikationen

Indikationen und Kontraindikationen sind in der folgenden Übersicht zusammengefasst:

Indikationen und Kontraindikationen der GFP-Transfusion

Indikationen
- Substitution bei angeborenem Faktor-V- und Faktor-XI-Mangel
- Notfallbehandlung einer Hämostasestörung, deren Ursache noch nicht geklärt werden konnte
- Purpura fulminans
- Komplexe erworbene Störungen der Hämostase, insbesondere bei Lebererkrankungen oder bei DIC
- Verlust- und/oder Verdünnungskoagulopathie, z. B. im Rahmen einer Massivtransfusion
- Austauschtransfusion
- Thrombotisch-thrombozytopenische Purpura

Absolute Kontraindikation
- Plasmaunverträglichkeit (z. B. aufgrund von IgA-Mangel)

Relative Kontraindikationen
- Kardiale Dekompensation
- Nachgewiesener IgA-Mangel
- Disseminierte intravasale Gerinnung ohne gleichzeitige Behandlung der Grundkrankheit bzw. der zugrunde liegenden Pathomechanismen

Eine GFP-Gabe ist nicht angezeigt [13]
- Als Volumenersatz
- Als Eiweiß- oder Albuminersatz zur Beeinflussung des KOD
- Zur parenteralen Ernährung
- Zur Substitution von Immunglobulinen

Spezielle UAW

Als besondere Nebenwirkungen von GFP sind Hypervolämie und *"transfusion-related acute lung injury"* (TRALI) hervorzuheben. Die TRALI wird durch transfundiertes Plasma hervorgerufen, das leukozytenreaktive (meist HLA) Antikörper enthält. Dies führt zur Schädigung der Lungenkapillaren [61]. Beide manifestieren sich unter dem klinischen und röntgenologischen Bild eines Lungenödems, wobei ZVD und PCWP bei der TRALI normal sind. Die TRALI tritt meist rasch im Rahmen der Transfusion auf. Diagnostisch weiterführend ist der Nachweis dieser Antikörper im Präparat oder im Spender des betreffenden Präparats.

Weiterhin ist GFP eigentlich das einzige Präparat, das eine klinisch relevante Zitratintoxikation bzw. Hypokalzämie auslösen kann, da die Erythrozytenkonzentrate aufgrund des geringen Plasmagehalts nur wenig Zitrat aufweisen.

17.5.3 Antithrombinkonzentrat

Grundlagen
Antithrombin (früher Antithrombin III) gilt als der wichtigste physiologische Inhibitor der Hämostase. Es wird in der Leber gebildet und weist eine Plasmakonzentration von 0,15–0,39 g/l auf. Die Aktivität wird mit 80–120 % angegeben, entsprechend 0,8–1,2 IU/ml. Die Verteilungsräume sind groß, die physiologische Halbwertszeit beträgt 36–60 h. Sie ist bei erhöhtem Verbrauch (z. B. DIC) und Heparintherapie stark verkürzt. Antithrombin (AT) ist ein Serinproteaseninhibitor, der die meisten aktivierten Hämostasefaktoren, v. a. Thrombin (F IIa) und aktivierten Faktor X (F Xa), durch Bildung eines Komplexes inaktiviert. Die Geschwindigkeit dieser Komplexbildung wird durch Heparin gesteigert, dabei wird Antithrombin verbraucht. Über diese antikoagulatorische Wirkung hinaus scheint Antithrombin entzündungshemmende Wirkungen zu besitzen [36]. In einigen Untersuchungen konnte gezeigt werden, dass niedrige AT-Spiegel Prädiktoren für Multiorganversagen und Letalität bei Sepsis und DIC sowie tiefe Venenthrombosen bei operierten Patienten sind [58].

■ **Herstellung.** Antithrombinkonzentrat wird aus humanem Plasma chromatographisch hergestellt und durch Hitzebehandlung virusinaktiviert. Antithrombinkonzentrate enthalten Antithrombin als Wirkstoff, teils in denaturierter Form, und gelegentlich Heparin sowie Albumin in geringen Mengen.

■ **Angeborener AT-Mangel.** Der angeborene Antithrombinmangel (ca. 1:5000 in der Normalbevölkerung, weniger als 5 % bei Patienten mit Thromboseneigung) ist eine seltene Ursache der Thrombophilie und führt zu rezidivierenden venösen Thromboembolien.

■ **Erworbener AT-Mangel.** Dieser kann verschiedene Ursachen haben: verminderte Synthese bei Lebererkrankungen, erhöhter Verlust bei nephrotischem Syndrom, erhöhter Verbrauch bei DIC und Thrombosen und medikamentöse Ursachen wie Heparin- oder Asparaginasetherapie.

Dosierung und Monitoring
Beim angeborenen AT-Mangel steigt der AT-Spiegel pro transfundierter Einheit pro kgKG (In-vivo-recovery) um 1,4–2,0 % an. Dieser Anstieg ist vermindert bei akuter Thromboembolie, Heparinbehandlung, Schwangerschaft, akuter Promyelozytenleukämie, DIC.

> Als Faustregel kann gelten: 1 Einheit/kg erhöht die Antithrombinaktivität um 1–2 %.

Manche Autoren empfehlen als Zielwert der Substitutionstherapie eine Antithrombinaktivität von mindestens 80 %. Die Substitutionstherapie muss in aller Regel laboranalytisch kontrolliert werden, da mit erheblichen Variationen von In-vivo-recovery und Elimination zu rechnen ist.

Indikationen und Kontraindikationen
Absolute und relative Kontraindikationen sind nicht bekannt. Bei Patienten mit Heparin-induzierter Thrombozytopenie Typ II (HIT II) dürfen keine heparinhaltigen AT-Konzentrate gegeben werden. Zu beachten ist auch, dass bei Patienten unter Heparintherapie die AT-Substitution eine stärkere antikoagulatorische Wirkung hervorrufen kann, sodass die Heparintherapie vor der Substitution angepasst bzw. reduziert werden sollte.

Ausgehend von klinischen Beobachtungen und prospektiven Studien können die in der folgenden Übersicht zusammengefassten Empfehlungen gegeben werden [66]:

Empfehlungen zur Substitution von Antithrombin

Beim angeborenen AT-Mangel ist der Wert der Substitution weitgehend gesichert für:
- Neugeborene mit schwerem Antithrombinmangel oder Thromboembolie
- Schwangere mit AT-Mangel präpartal bis postpartal (bis zu 6 Wochen)
- Peri- und postoperative Thromboseprophylaxe bei Patienten mit AT-Mangel

Beim erworbenen AT-Mangel wird von manchen Autoren die Substitution empfohlen:
- Perioperativ im Rahmen der Lebertransplantation (die präoperative Gabe von AT-Konzentrat erbrachte allerdings keine klinischen Verbesserungen in 2 kleineren Studien [5, 59])
- Schwangerschaftskomplikationen wie Eklampsie und HELLP-Syndrom
- Heparinresistenz bei Thromboembolie
- Akute Thromboembolie
- Präoperativ beim nephrotischen Syndrom
- Komplexe Hämostasestörung, die eine Substitutionstherapie mit Plasmaderivaten, insbesondere PPSB, erfordert
- Evtl. bei Sepsis mit Schock bzw. DIC (?)

Insgesamt wird die AT-Substitution noch kontrovers gesehen, da bislang wenig kontrollierte Studien mit meist zu geringen Fallzahlen vorliegen und die Kosten hoch sind. Andererseits ist die AT-Substitution nach derzeitigem Kenntnisstand nebenwirkungsarm.

17.5.4 Protein-C-Konzentrat

Protein-C-Konzentrat befindet sich in der klinischen Prüfung und ist bislang nicht zugelassen. Der angeborene und erworbene Protein-C-Mangel hat jedoch große Bedeutung für die Intensivmedizin.

Der heterozygote *Protein-C-Mangel* ist eine häufige Ursache der Thrombophilie. Der angeborene schwere (homozygote) Protein-C-Mangel führt zur Purpura fulminans, einem Krankheitsbild mit DIC und schweren Hautnekrosen auf der Grundlage von Gefäßverschlüssen. Die Purpura fulminans kann mit GFP behandelt werden, aufgrund der kurzen Halbwertszeit von 6 h sind jedoch kurze Substitutionsintervalle notwendig, die zur erheblichen Hypervolämie führen können [51]. Über die Substitutionstherapie mit Protein-C-Konzentrat liegen mittlerweile zahlreiche klinische Beobachtungen vor, die eine gute Wirksamkeit bestätigen [22].

Im Rahmen der Marcumarnekrose, einer Hautnekrose, die bei Beginn einer (hochdosierten) Marcumartherapie auftreten kann, wird ein rasches Absinken des Protein C beobachtet. Auch hier sind mit Protein-C-Konzentrat gute Ergebnisse erzielt worden.

Eine weitere Indikation stellt die Meningokokkensepsis mit Purpura fulminans dar. Bei dieser Erkrankung kommt dem Protein-C-Spiegel eine wesentliche Rolle zu, auch hinsichtlich der Prognose. Hier wurden durch Gabe von Protein-C-Konzentrat sehr gute klinische Ergebnisse beobachtet [69].

17.5.5 PPSB

Grundlagen
Die Faktoren des Prothrombinkomplexes (Gerinnungsfaktoren II, VII, IX, X und Protein Z sowie die Inhibitoren Protein C und S) werden in der Leber unter Mitwirkung von Vitamin K synthetisiert. Sie weisen sehr unterschiedliche Plasmakonzentrationen und Halbwertszeiten auf.

! PPSB-Konzentrate enthalten alle diese Faktoren in unterschiedlicher Konzentration. Der Gehalt der Präparate ist auf den Faktor IX standardisiert. Außerdem wird bei der Herstellung Heparin und z. T. Antithrombin zugesetzt. Alle verfügbaren Präparate sind mit unterschiedlichen Methoden virusinaktiviert [40].

Von den PPSB-Präparaten sind Faktor-IX-Konzentrate und „aktivierte PPSB-Konzentrate" abzugrenzen, die nur bei der Hämophiliebehandlung eingesetzt werden. PPSB soll nicht mehr bei der Hämophilie B eingesetzt werden, sondern nur noch bei denjenigen angeborenen Hämostasestörungen, für die keine spezifischen Konzentrate verfügbar sind (Faktor-II- und Faktor-X-Mangel).

Die Domäne der PPSB-Konzentrate sind daher erworbene Mangelzustände der Faktoren des Prothrombinkomplexes, sei es durch Synthesestörung (auch durch Vitamin-K-Mangel oder Verwertungsstörung), Verlust oder Verbrauch. In den Fällen, in denen ein Vitaminmangel oder eine orale Antikoagulation mit Vitamin-K-Antagonisten zu Grunde liegt, muss die Differentialindikation von PPSB gegenüber Vitamin K erfolgen. Die Anwendung von PPSB erfordert besondere Sorgfalt bei Auswahl der Präparate und deren Gebrauch, da PPSB auch lebensbedrohliche Thromboembolien oder DIC auslösen oder verstärken kann [41].

Dosierung und Anwendung
Die Substitution von PPSB sollte immer, abgesehen von absoluten Notfällen, laboranalytisch kontrolliert erfolgen. Zur Sicherung eines Mangels an Prothrombinkomplex reicht die Bestimmung des Quick-Werts allein nicht aus, da dieser eine Erniedrigung der Faktoren des Prothrombinkomplexes vortäuschen kann. Dies kann durch Heparin, Fibrin(ogen)spaltprodukte (z. B. bei DIC oder Hyperfibrinolyse) und Inhibitoren (Lupusantikoagulans) verursacht werden. Die Laboranalytik muss daher durch Auswahl geeigneter Testsysteme diese Möglichkeiten weitgehend ausschließen.

Zur Dosierung kann dagegen die Thromboplastinzeit (Quick-Wert) herangezogen werden.

> Als Faustregel gilt: 1 Einheit PPSB/kg erhöht den Quick-Wert um 1–2 %.

Insbesonders bei repetitiver Gabe von PPSB können höhere Anstiege des Quick-Werts als erwartet auftreten, da die Faktoren II und X aufgrund von Überfüllung und wegen ihrer langen Halbwertszeit kumulieren können. In diesen Fällen sind Einzelfaktorenanalysen zur Kontrolle der Substitutionstherapie heranzuziehen.

> **Zu beachtende Regeln bei der Substitution mit PPSB**
> - Vor Substitution mit PPSB ist der AT-Spiegel zu kontrollieren, bei Erniedrigung (insbesonders bei Lebererkrankungen) ist ein AT-Mangel durch Substitution auszugleichen
> - Niedrigdosierte Heparingabe, wenn keine Kontraindikationen vorliegen
> - Bei Vitamin-K-Mangel oder Verwertungsstörung immer gleichzeitig auch Vitamin K geben
> - PPSB-Lösung langsam injizieren, 1 ml/min nicht überschreiten. Venöse Zugänge nach der Injektion durchspülen
> - Kontrolle des Substitutioneffekts, der AT-Substitution und der Heparindosierung 30–60 min nach Gabe

Indikationen und Kontraindikationen
Hinsichtlich der Indikationen bei angeborenen Hämostasestörungen, wie Faktor-II- und -X-Mangel, muss auf die Spezialliteratur verwiesen werden.

Die Indikationen bei erworbenen Hämostasestörungen sind wie folgt definiert:

■ **Überdosierung von Vitamin-K-Antagonisten (Dicoumarol, Warfarin).** Eine Indikation zur PPSB-Gabe besteht nur dann, wenn durch Vitamin-K-Gabe ein ausreichender Anstieg der Faktoren des Prothrombinkomplexes innerhalb der zur Verfügung stehenden Zeit nicht zu erwarten ist (z. B. Hirnblutung oder eine sehr dringliche, nicht aufschiebbare Operation) [46]. Nach Vitamin K steigen die Faktoren des Prothrombinkomplexes erst nach mehreren Stunden an. Vitamin K sollte aber immer gegeben werden, da orale Antikoagulanzien (OAK) eine lange Halbwertszeit aufweisen (mehrere Tage). Da bei oral antikoagulierten Patienten häufig eine Disposition für Thromboembolien besteht, sollte, wenn immer möglich, auch Heparin als Thromboseprophylaxe gegeben werden.

■ **Lebensbedrohliche Blutung bei Vitamin-K-Mangel.** Es gelten die gleichen Prinzipien wie bei der Überdosierung mit oralen Antikoagulanzien, Vitamin K ist Mittel der ersten Wahl.

■ **Schwere (drohende) Blutung bei Lebersynthesestörung.** Bei Lebererkrankungen muss auf das erhöhte Risiko einer DIC durch PPSB hingewiesen werden. Das Mittel der ersten Wahl zur Substitution von Hämostasedefekten ist GFP. Wenn dadurch kein ausreichender Substitutionseffekt zu erzielen ist, kann zusätzlich PPSB verabreicht werden [47]. Ein AT-Mangel ist vor Gabe von PPSB auszugleichen.

■ **Kontraindikationen.** Folgende Kontraindikationen sind zu beachten:
- disseminierte intravasale Gerinnung (Ausnahme: Eine PPSB-Gabe ist dann indiziert, wenn eine manifeste Blutung besteht, die durch einen Mangel an Prothrombinkomplexfaktoren bedingt ist und die Ursache der DIC behandelt wird),
- heparininduzierte Thrombozytopenie, falls das PPSB-Präparat Heparin enthält.

17.5.6 Fibrinogen-Konzentrat

Verminderung des Fibrins

Fibrinogen ist das terminale Substrat der Fibrinbildung: Durch Abspaltung der Fibrinopeptide A und B bildet Thrombin zunächst Fibrinmonomere, die polymerisieren und durch aktivierten F XIII stabil quervernetzt werden.

Angeborene Störungen des Fibrinogens wie Afibrinogenämie, Hypofibrinogenämie oder Dysfibrinogenämie sind selten.

Erworbene Verminderungen des Fibrinogens finden sich in der Intensivmedizin bei Lebererkrankungen, Massivtransfusion, disseminierter intravasaler Gerinnung, Hyperfibrinolyse, fibrinolytischer und Defibrinierungs-Therapie, nach Medikamenten wie Asparaginase usw. International wird zur Behandlung häufig Kryopräzipitat benutzt (Anreicherung von von-Willebrand-Faktor, Faktor VIII und Fibrinogen aus Plasma), das in Deutschland jedoch nicht verfügbar ist.

Indikation

In den Fällen, in denen GFP nicht Mittel der ersten Wahl ist bzw. ein bestehender Mangel an Fibrinogen nicht bereits durch GFP-Substitution ausgeglichen wurde, kann Fibrinogenkonzentrat angezeigt sein. Zu beachten ist, dass bei Fibrinogenspiegeln über 100 mg/dl selten eine Blutungsneigung durch diese Hypofibrinogenämie bedingt ist. Im Rahmen einer DIC sollte Fibrinogen nur in Ausnahmefällen, wenn der erhöhte Fibrinogenumsatz gestoppt wurde, verabreicht werden, da sonst die Gefahr weiterer Thrombosierungen erhöht ist.

17.5.7 Faktor-XIII-Konzentrat

Faktor XIII findet sich im Plasma (ca. 2 mg/l) und in den Thrombozyten. Transfundierter Faktor XIII weist eine Halbwertszeit von über 9 Tagen auf. Angeborene Faktor-XIII-Mängel sind sehr selten und fallen durch Spontanblutungen und Wundheilungsstörungen auf. Der erworbene Faktor-XIII-Mangel wird auch bei Lebererkrankungen beobachtet. Im Screeninggerinnungsstatus fällt der Faktor-XIII-Mangel nicht auf, es müssen spezielle Untersuchungen zu dessen Nachweis durchgeführt werden (Fibrinstabilitätstest, Faktor-XIII-Bestimmung).

! Ein klinisch relevanter, erworbener Faktor-XIII-Mangel ist selten, da bereits geringe Faktor-XIII-Spiegel für eine normale Hämostase genügen.

17.6 Erythrozyten

17.6.1 Physiologie des Erythrozyten und der Erythropoese

Die menschliche Erythropoese unterliegt der Regulation zahlreicher Zytokine, v. a. Erythropoetin, das in der Niere unter O_2-Mangel verstärkt gebildet wird. Ausgehend von der pluripotenten Stammzelle verläuft die Erythropoese vom Proerythroblasten bis zum Normoblasten, der nach Kernverlust zum Retikulozyten wird. Die Reifungszeit vom Proerythroblasten zum Retikulozyten beträgt ca. 5 Tage, vom Retikulozyten bis zum Erythrozyten ca. 2–5 Tage. Die mittlere Überlebenszeit des Erythrozyten beträgt ca. 120 Tage, der Hauptabbauort ist die Milz, bei pathologischen Prozessen aber auch die Leber. Das Hämoglobin wird im Rahmen des Erythrozytenabbaus zu direktem, konjugiertem Bilirubin metabolisiert. Freies Hämoglobin wird an Haptoglobin gebunden.

Die Erythropoese ist vom Eisenstoffwechsel abhängig. Der physiologische Eisenverlust beträgt bei Männern ca. 1 mg/Tag, bei menstruierenden Frauen ca. 13,5 mg/Tag. Beim erwachsenen Mann sind ca. 2300 mg im Hämoglobin, ca. 500 mg im Gewebe und 1000 mg als Speichereisen vorhanden. Insbesondere Blutverluste, auch durch übermäßige diagnostische Blutentnahmen, und inadäquate Eisenresorption führen zum Eisenmangel.

17.6.2 Blutgruppen der Erythrozyten

Blutgruppen sind genetisch determinierte Polymorphismen der Erythrozytenmembran, die eine entsprechende Antikörperbildung hervorrufen können. Unter der Vielzahl der verschiedenen Antigensysteme ist aufgrund der klinischen Relevanz die Kenntnis von 3 Systemen notwendig, nämlich AB0-, Rhesus- und Kell-System (Tabelle 17-5).

Im ABO-System bildet der Gesunde innerhalb des 1. Lebensjahres Antikörper (reguläre Antikörper) gegen diejenigen AB-Antigene, die er selbst nicht besitzt, die sog. Isoagglutinine („Landsteiner-Regel"). Antikörper in den anderen Blutgruppensystemen sind in aller Regel die Folge eines Antigenkontakts, z. B. durch Schwangerschaft, Transfusion oder Transplantation (irreguläre Antikörper). Da diese Antigene unterschiedlich immunogen sind, weisen die Antikörper unterschiedliche Häufigkeit und damit klinische Relevanz auf. Beim Screening von Patienten werden, je nach Zusammensetzung des Krankenguts, bei ca. 1% irreguläre Antikörper gefunden.

AB0-System

Die Isoagglutinine im AB0-System (vom Typ IgM und IgG), d. h. Anti-A und Anti-B, sind komplementaktivierend und weisen eine direkte Lysinwirkung auf. Dies erklärt die schweren und häufig tödlichen Verläufe nach AB0-Fehltransfusion, bei denen eine sofortige intravasale Hämolyse auftritt. Bei der *Major-Inkompatibilität*, d. h. der Transfusion von inkompatiblen Erythrozyten, treten die schwersten Verläufe auf. Die *Minor-Inkompatibilität*, die bei der Transfusion von inkompatiblen Plasmen oder Thrombozytenkonzentraten auftreten kann, verläuft klinisch meist milder, da die transfundierten Antikörper im Blut des Empfängers verdünnt werden und z. T. mit gelösten AB-Substanzen (d. h. nicht mit AB-Substanz auf dem Erythrozyten) reagieren [20].

Irreguläre Antikörper

Die irregulären Antikörper, z. B. anti-D, anti-K etc., sind meist vom IgG-Typ und führen zu einer Immunglobulin- bzw. Komplementbeladung der inkompatiblen Erythrozyten und zur extravasalen Hämolyse, d. h. zu einem rascheren Abbau der Erythrozyten in Milz und Leber.

17.6.3 Anämie

Definition und Interventionsgrenzen

■ **Definition.** Als Anämie wird eine Verminderung der Konzentration des Hämoglobins oder der Erythrozyten bezeichnet, wobei als Maß die Hämoglobinkonzentration, der Hämatokrit oder die Erythrozytenzahl herangezogen werden. Bei akuten Blutungen nehmen diese Laborparameter erst mit Verzögerung ab. Als meistgebrauchte Grenzwerte für eine Anämie werden Hämoglobinwerte von 14 g/dl (12,5 g/dl) für Männer und 12 g/dl (11,5 g/dl) für Frauen genannt.

■ **Diagnose.** Die Basis für die Differentialdiagnose der Anämie liefert das Blutbild mit Retikulozytenzählung (MCV, MCH, MCHC), ergänzt durch die Ferritinbestimmung zur Diagnostik der Eisenmangelanämie. Hiernach können die Anämien in mikro-, makro- und normozytär sowie hypo-, hyper- und normochrom klassifiziert werden. Pathogenetisch können die Anämien in Störungen der Zellproliferation und Reifung, Hämolysen und Erythrozytenverlust durch Blutung klassifiziert werden. Hämolytische Anämien können durch immunologische Prozesse, mechanisch, durch Spleno- oder Hepatomegalie und Noxen verursacht sein.

■ **Klinik.** Die Klinik der Anämie wird durch 5 Faktoren geprägt:
- die Reduktion der O_2-Transportkapazität,
- das Ausmaß der Änderung des Blutvolumens,
- die Geschwindigkeit, in der sich die beiden Faktoren (1) und (2) verändert haben,
- die Kompensationsfähigkeit des kardiovaskulären und pulmonalen Systems,
- die der Anämie zugrundeliegende Erkrankung mit ihren weiteren klinischen Manifestationen [44].

Tabelle 17-5. Häufigkeit von Rhesus- und Kellantigenen und entsprechenden Antikörper

Antigen	Häufigkeit des Antigens [%]	Relative Häufigkeit von Antikörpern [%]
D	85	33,0
C	70	1,8
c	80	4,4
E	30	23,0
e	98	0,5
K	5	24,0
k	99	Extrem selten

■ **Therapeutische Interventionsgrenzen.** Bei sinkendem Hämatokrit steigt aufgrund der besseren Vollblutviskosität die O_2-Transportkapazität zunächst an, nimmt danach aber wieder ab. Für die akute, klinisch relevante Anämie können daher feste Interventionsgrenzen (sog. Transfusionstriggerwerte) nicht definiert werden.

> Als Empfehlungen für die Anästhesiologie und Intensivmedizin können gelten [2]:
> Hämoglobin > 10 g/dl, Bluttransfusion selten indiziert,
> Hämoglobin < 6 g/dl, Bluttransfusion nahezu immer indiziert,
> Hämoglobin 6–10 g/dl, Bluttransfusion entsprechend Klinik.

■ **Bewertung des Hämatokrits (Hkt).** Die Ergebnisse von Studien über den optimalen Hkt für operierte oder intensivmedizinische Patienten sind bislang noch widersprüchlich. Daher lässt sich kein allgemeingültiger „Transfusionstrigger" definieren. In einer prospektiven Studie in 838 ICU-Patienten wurden 2 Transfusionsregime verglichen, ein „restriktives", bei dem ab einem Hb-Wert von 7 g/dl, und ein „liberales", bei dem bei einem Unterschreiten von 10 g/dl transfundiert wurde. Die klinischen Ergebnisse waren in der restriktiven Gruppe, bei der der Hb-Wert zwischen 7 und 9 g/dl gehalten wurde, eher besser [33]. In einer retrospektiven Studie an 1958 operierten Patienten war die Mortalität bei niedrigem Hkt signifikant höher, insbesondere bei Patienten mit einer gleichzeitig vorliegenden kardiovaskulären Erkrankung [17]. Hohe Hkt-Werte (> 34 %) können allerdings ebenfalls bei kardiovaskulär erkrankten Patienten die Komplikationsrate erhöhen [70]. Da die Blutkomponenten mittlerweile ein günstiges Nutzen-Risiko-Profil aufweisen, empfiehlt es sich, die „Transfusionstrigger" bei gefährdeten Patienten nicht zu niedrig anzusetzen. Allerdings sind auch zu hohe Hkt-Werte, d. h. Übertransfusionen, zu vermeiden.

17.6.4 Erythrozytenkonzentrate

Mittel der Wahl für den Erythrozytenersatz sind derzeit Erythrozytenkonzentrate (EK) in additiver Lösung (SAGM, PAGGS-M, ADSOL etc.). In diesen sind die Erythrozyten besonders gut haltbar. Die Kontamination mit Leukozyten oder Thrombozyten ist sehr gering. Daher sind sog. „Mikrofilter" zur Transfusion heutzutage nicht mehr notwendig. Standard-EK (ohne additive Lösung, in ACD- bzw. CPD-Stabilisator) oder Vollblut (z. B. im Rahmen der Eigenblutspende gewonnen) sollten nur noch in Ausnahmefällen eingesetzt werden.

> Die Transfusion einer Einheit Vollblut oder Erythrozytenkonzentrat erhöht beim Erwachsenen die Hb-Konzentration um ca. 1 g/dl bzw. den Hkt um ca. 3 %.

Durch posttransfusionelle Blutbildbestimmungen ist der Erfolg der Transfusion zu sichern.

17.6.5 Durchführung der Transfusion

Erythrozytenhaltige Präparate müssen blutgruppenverträglich transfundiert werden. Vor der Transfusion muss daher die Blutgruppe des Empfängers (einschließlich Antikörpersuchtest) und die serologische Verträglichkeitsprobe (früher: „Kreuzprobe") mit den zu transfundierenden Erythrozytenkonzentraten durchgeführt werden.

Notfalltransfusion

Bei Notfällen, die auf vitale Indikationen beschränkt sein müssen, können zur Erstversorgung Erythrozytenkonzentrate der Blutgruppe 0, Rh-negativ (ccd-dee), Kell-negativ (kk) herangezogen werden. Es besteht ein erhöhtes Transfusionsrisiko, da beim Empfänger irreguläre Antikörper vorliegen können (z. B. Anti-c) und ein erhöhtes Immunisierungsrisiko besteht. Dies ist besonders bei Frauen im gebärfähigen Alter und Mädchen zu bedenken. Die vollständige Blutgruppenuntersuchung und Verträglichkeitsprobe ist in jedem Fall durchzuführen, auch wenn das Ergebnis erst nach Ende der Transfusion vorliegen wird.

Vorbereitung der Transfusion

Der transfundierende Arzt muss vor der Transfusion überprüfen:
- ob die Blutkonserve für den betreffenden Patienten bestimmt ist,
- ob die Blutgruppe des Empfängers derjenigen der Blutkonserve entspricht,
- ob die Konservennummer der des Begleitscheins entspricht,
- ob die Verträglichkeitsprobe noch gültig ist (72 h),
- ob das Verfallsdatum der Blutkonserve überschritten ist,
- ob das Blutbehältnis unversehrt ist.

■ **Dokumentation.** Die Bluttransfusion ist genau und so zu dokumentieren, dass eine eindeutige Zuordnung der transfundierten Blutkonserven möglich ist. In Deutschland ist der Eintrag der Konservennummer, des Herstellers, Datum und Uhrzeit der Transfusion gesetzliche Pflicht [27].

■ **Bedsidetest.** Vor der Transfusion muss am Patienten mit einer frisch entnommenen Blutprobe der *Bedsidetest* durchgeführt werden und die AB0-Blutgruppe bestätigt werden. Die AB0-Blutgruppe der Blutkonserve muss immer vor der Transfusion von Eigenblut durchgeführt werden, bei Fremdblutkonserven wird die Durchführung empfohlen, ist aber nicht Pflicht. Die Ergebnisse sind zu dokumentieren.

Indikationen für spezielle Präparationen

Wie die TK können die EK folgende spezielle Charakteristika bzw. Weiterverarbeitungen aufweisen, die meist ausdrücklich angefordert werden müssen:

- Zytomegalievirus- (CMV-)Antikörper-negativ,
- leukozytendepletiert,
- bestrahlt,
- gewaschen.

Dabei gelten die gleichen Indikationsempfehlungen wie bei den TK.

> Wenn spezielle Erythrozytenkonzentratpräparationen verwendet werden, müssen auch die Thrombozytenkonzentrate entsprechend behandelt werden!

■ **Leukozytendepletion.** Derzeit wird diskutiert, ob alle EK leukozytendepletiert hergestellt werden sollten. In einigen Ländern ist die generelle Einführung dieser Leukozytendepletion bereits beschlossen und umgesetzt. Auslöser dieser Diskussion war die Beobachtung, dass das infektiöse Agens der Creutzfeldt-Jakob-Erkrankung (CJD, insbesondere nv-CJD) durch B-Lymphozyten übertragen wird. Durch die Leukozytendepletion werden nahezu alle B-Lymphozyten aus Blutkomponenten entfernt. Obwohl bisher kein Zusammenhang zwischen CJD und Bluttransfusion festgestellt wurde, wird die Leukozytendepletion als vorsorgliche Maßnahme angesehen.

Weiterhin wird davon ausgegangen, dass die durch Bluttransfusion hervorgerufene Immunmodulation durch die Leukozytenkontamination hervorgerufen wird. Obwohl die klinische Relevanz dieser Immunmodulation, die sich in einer erhöhten Rate an postoperativen infektiösen Komplikationen und Tumorrezidiven äußern könnte, derzeit noch kontrovers gesehen wird, sprechen 2 Studien für den erweiterten Einsatz leukozytendepletierter EK [37, 71]. In Tabelle 17-6 werden die derzeit gültigen Indikationen zur Leukozytendepletion dargestellt.

Zusammenfassend weisen leukozytendepletierte EK zahlreiche Vorteile auf: bessere Verträglichkeit (keine febrilen Transfusionsreaktionen), weniger allergische Reaktionen, geringere Alloimmunisierung, Reduktion der Übertragung leukozytenständiger Bakterien und Viren (CMV, HTLV-1/-2, HHV-8). Im Zweifelsfall sollten daher leukozytendepletierte EK verwendet werden.

Tabelle 17-6. Indikationen zur Leukozytendepletion von Erythrozyten- oder Thrombozytenkonzentraten [3]

A Gesicherte Indikationen
- Ungeborene bei intrauteriner Transfusion
- Unreif Geborene
- Schwangere
- Patienten mit erforderlicher Langzeittransfusion (insbesondere hämatoonkologische Patienten)
- Patienten nach Immunisierung gegen leukozytäre Antigene
- Vorausgegangene febrile nichthämolytische Transfusionsreaktion
- Stark immunsupprimierte Empfänger CMV-ungetesteter oder CMV-positiver zellulärer Blutpräparate*
- Patienten vor geplanter, während oder nach autologer oder allogener Knochenmark- oder Blutstammzelltransplantation (Hochdosischemotherapie)
- Leukämiepatienten*
- Patienten mit aplastischer Anämie*
- Patienten mit schweren angeborenen Immundefekten*
- Patienten vor, während und nach Organtransplantation*
- HIV-Patienten[a]
- Patienten mit M. Hodgkin oder Non-Hodgkin-Lymphom*

B Empfohlen
- Patienten mit vorausgegangenen unklaren Transfusionsreaktionen

C Empfohlene, nicht ausreichend belegte Indikationen
- CMV-negative Kinder während Operationen an der Herz-Lungen-Maschine und anderen Einsätzen einer extrakorporalen Membranoxygenierung
- CMV-positive Patienten mit angeborenen oder (auch medikamentös) erworbenem Immundefekt zur Prävention der Reaktivierung einer latenten HIV-Infektion
- HIV-infizierte Patienten zur Prävention der Reaktivierung einer latenten HIV-Infektion

D Mögliche, nicht ausreichend belegte Indikationen
- Perioperative Transfusion bei Patienten mit Kolonkarzinom oder septischer Operation zur Vermeidung postoperativer Infektionen

* Patienten mit negativem oder unbekanntem CMV-Status.

Spezielle UAW

Erythrozytenkonzentrate weisen das Nebenwirkungsspektrum der zellulären Blutkomponenten auf. Eine typische Nebenwirkung ist die *Hämolyse*. Die akute Hämolyse, meist als Transfusionszwischenfall infolge AB0-Verwechslung, ist immer noch die häufigste tödliche Nebenwirkung der Bluttransfusion. Wenn im Rahmen der Transfusion eine auf Hämolyse verdächtige Reaktion des Patienten beobachtet wird, ist differentialdiagnostisch auch an eine septische Reaktion durch eine verkeimte Blutkonserve zu denken. Neben der Abklärung bzw. dem Ausschluss einer Hämolyse sind dann auch Blutkulturen von Patient und Blutkonserve zu veranlassen.

Eine verzögerte Hämolyse kann 1–2 Wochen nach der Transfusion auftreten. Die Ursache liegt meist in einer Antikörperinduktion durch die Bluttransfusion im Sinne einer Sekundärreaktion (Boosterung).

> Mit der Neubildung bzw. Boosterung von Antikörpern muss bei ca. 1% der transfundierten Patienten gerechnet werden. Daher ist die Gültigkeit der Kreuzprobe auf 72 h begrenzt worden.

17.7 Wichtige Störungen der Hämostase in der Intensivmedizin

17.7.1 Angeborene Störungen der Hämostase

Die angeborenen Störungen der Hämostase sind im Vergleich zu den erworbenen selten. Schwere plasmatische Hämostasestörungen, wie die Hämophilien, werden meist in früher Jugend aufgrund von Spontanblutungen bzw. der Familienanamnese diagnostiziert. Die leichteren Formen können allerdings bis zum hohen Alter unerkannt bleiben, da sie sich klinisch erst bei Operationen oder Verletzungen manifestieren oder bei Routinegerinnungsanalysen erkannt werden (Tabelle 17-7).

Von-Willebrand-Syndrom (vWS)

Die häufigste angeborene Störung der Hämostase ist das von-Willebrand-Syndrom (vWS). Es beruht auf einer quantitativen oder qualitativen Störung des von-Willebrand-Faktors (vWF). Der vWF ist ein Plasmaprotein, das für die Adhäsion der Thrombozyten essentiell ist; daher handelt es sich beim vWS um eine Störung der Primärhämostase (verlängerte Blutungszeit), obwohl die Thrombozytenfunktion normal ist. Da der vWF aber auch Trägerprotein des plasmatischen Gerinnungsfaktors VIII ist, ist dieser häufig vermindert und das vWS fällt durch eine verlängerte aPTT bzw. einen niedrigen Faktor VIII auf. Die Diagnose wird durch Analyse des vWF gesichert (vWF:Antigen, vWF: Ristocetincofaktor, Multimerenanalyse).

Das vWS wird in mehrere Typen unterteilt, Typ I–III. Beim Typ I ist der vWF quantitativ vermindert, qualitativ aber normal. Beim Typ II liegt ein pathologischer vWF vor, beim Typ III ist der vWF sehr stark vermindert bzw. nicht mehr nachweisbar (auch der Faktor VIII).

Hämophilie A

Die zweithäufigste angeborene Hämostasestörung ist die Hämophilie A, bei der nur der F VIII erniedrigt ist. Es ergibt sich also nahezu immer die Differentialdiagnose zum vWS. Die Differentialdiagnose stützt sich darauf, dass bei der Hämophilie A der vWF normal ist. Da beim blutenden Patienten immer auch eine angeborene Hämostasestörung zu Grunde liegen kann, ist eine unklare Verlängerung der aPTT abklärungsbedürftig!

Therapie

Zur Therapie stehen mehrere Möglichkeiten zur Verfügung. Bei der schweren Hämophilie kann der Faktor VIII durch Transfusion von humanem oder rekombinantem F VIII erhöht bzw. normalisiert werden. Bei leichteren Formen kann versucht werden, Faktor VIII aus endogenen Speichern durch Desmopressin auszuschütten [41, 57].

Tabelle 17-7. Charakteristika der Hämophilie A und des v.-Willebrand-Syndroms

Parameter	Hämophilie A	v.-Willebrand-Syndrom
Ursache	Mangel an Fakor VIII, plasmatische Hämostasestörung	Mangel an v.-Willebrand-Faktor, Primärhämostasestörung (zusätzlich häufig Faktor-VIII-Mangel)
Diagnose	aPTT verlängert, Faktor VIII vermindert Blutungszeit normal, von-Willebrand-Faktor normal	aPPT-variabel, Faktor VIII variabel, Blutungszeit meist verlängert, v.-Willebrand-Faktor erniedrigt
Vererbung	X-chromosomale Vererbung	Autosomal-dominant/rezessiv (12p)
Häufigkeit	ca. 1:10000	ca. 1:1000 bis 5:1000
Therapie, schwere Form	Faktor-VIII-Konzentrat	Faktor-VIII-Konzentrat mit hohem vWF-Gehalt
Therapie, leichtere Formen	Desmopressin	Typ I: Desmopressin meist gut wirksam Typ II: variables Ansprechen

Analoges gilt für das vWS. Leichtere Formen, insbesondere Typ I, sprechen gut auf Desmopressin an. Bei schweren Formen muss besonderes Faktor-VIII-Konzentrat, welches nicht nur FVIII, sondern auch vWF enthält, verabreicht werden [14, 41]. Das Ansprechen auf Desmopressin, welches erhebliche interindividuelle Variation aufweist, sollte durch eine Testdosis verifiziert werden.

17.7.2 Vitamin-K-Mangelzustände

Vitamin K wird zur Synthese von Gerinnungsfaktoren (Faktor II, VII, IX, X, Protein Z) und Inhibitoren der Gerinnung (Protein C und S) benötigt. Es vermittelt die γ-Karboxylierung, die zur Kalziumbindung notwendig ist. Fehlt Vitamin K, werden funktionsuntüchtige Faktoren gebildet *("proteins induced by vitamin K absence", PIVKA)*, die z. T. die Hämostase hemmen. Das bei der γ-Karboxylierung gebildete Vitamin-K-Epoxid wird über ein NADH-abhängiges Reduktasensystem recycelt [25]. Diese Reduktasen werden durch orale Antikoagulanzien vom Cumarintyp, aber auch durch verschiedene Antibiotika gehemmt, so dass ein Vitamin-K-Mangel entstehen kann (Abb. 17-7).

Eine andere Ursache für den Vitamin-K-Mangel unter antibiotischer Therapie ist die Zerstörung der Vitamin-K-produzierenden Darmflora. Da Vitamin K ein fettlösliches Vitamin ist, ist es bei Erkrankungen vermindert, die mit Fettmalabsorption einhergehen (z. B. Gallengangverschluss, Pankreatitis, Dünndarmresektion, Sprue etc.).

Vitamin-K-Mangelzustände beim intensivpflichtigen Patienten sind häufig. Risikofaktoren sind vorherige reduzierte Nahrungsaufnahme, Zustand nach Laparotomie, antibiotische Therapie und Urämie [1]. Unter den Antibiotika sind Vitamin-K-Mangelzustände häufig bei Gabe von Präparaten mit Thiotetrazolseitenkette (Moxalactam, Cefamandol, Cefoperazon, Cefmetazol, Cefototan, Cefmenoxim) beschrieben worden, weshalb eine spezifische Wirkung dieser Antibiotika auf den Vitamin-K-Stoffwechsel postuliert wurde. Jedenfalls sollte die prophylaktische Gabe von Vitamin K sorgfältig erwogen werden [68]. Bei antibiotischer Therapie kann eine Blutungsneigung durch die Hemmung der Thrombozytenfunktion (v. a. Penicilline) verstärkt werden [15, 65].

Therapie mit oralen Antikoagulanzien

Orale Antikoagulanzien (OAK) vom Cumarintyp hemmen die Vitamin-K-Wirkung und führen so zu einer verminderten Gerinnbarkeit des Blutes. In Deutschland ist *Phenprocoumon* weit verbreitet, seltener wird *Acenocoumarol* verwendet. International wird am häufigsten *Warfarin* eingesetzt. Allen gemeinsam ist die lange Halbwertszeit von mehreren Tagen (Warfarin ca. 48 h, Phenprocoumon ca. 120 h), die lange Wirkdauer und die hohe Plasmaeiweißbindung (> 98 %) [21]. Zahlreiche Arzneimittelinteraktionen beeinflussen die Cumarinwirkung. Substanzen, die Cumarine aus der Proteinbindung verdrängen oder die selbst eine Gerinnungsstörung verursachen wie ASS, erhöhen die Blutungsneigung zusätzlich [35].

■ **Laborüberwachung.** Während früher die OAK-Therapie durch die Thromboplastinzeit (Quick-Wert) gesteuert wurde, hat sich heute die Dosierung anhand der *„international normalized ratio"* (INR) durchgesetzt. Die INR ist besser standardisiert und erlaubt einen Vergleich der Ergebnisse verschiedener Laboratorien. Der INR-Wert ist allerdings nur für Patienten unter längerer Gabe von OAK zuverlässig. Die INR wird aus der Thromboplastinzeit (TPZ) des Patienten errechnet, dividiert durch die TPZ eines Normalplasmapools und potenziert mit einem Internationalen Sensitivitätsindex (ISI):

$$INR = \left(\frac{\text{TPZ Patient}}{\text{TPZ Normalplasma}}\right)^{ISI}$$

Die INR ist nicht geeignet zur Beurteilung der Blutungsneigung eines Patienten, der nicht unter OAK steht (z. B. Lebererkrankung). Der therapeutische Bereich liegt zwischen 2,0 und 3,5. Unter OAK muss mit einem Blutungsrisiko von ca. 1 % oder weniger (schwere und fatale Blutungen) bzw. 5 % (leichte Blutungen) ausgegangen werden [60]. Risikofaktoren für Blutungen unter OAK sind hohes Alter, weibliches Geschlecht und die Höhe des INR-Werts. Zusätzlich können auch definierte genetische Defekte zu erhöhter Blutungsneigung führen.

■ **Therapie bei Überdosierung oder Blutung.** Das Vorgehen bei OAK-Überdosierung oder Blutung richtet sich nach der Klinik. Bei geringer Überdosierung oder leichter Blutung können das Absetzen des Cumarins bzw. geringe Dosen von Vitamin K genügen, d. h. 0,5–2 mg. Bei schwerer Blutung muss in jedem Fall Vitamin K substituiert werden, 10–20 mg in der Regel durch intravenöse Infusion (langsam infundieren). Aufgrund der langen Halbwertszeit der Cumarine muss Vitamin K für längere Zeit substituiert werden.

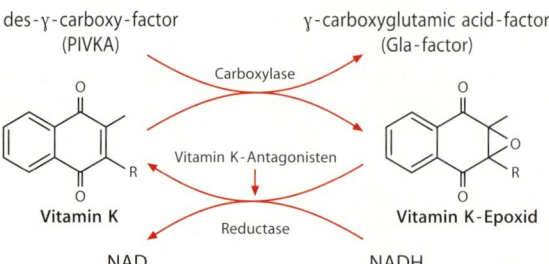

Abb. 17-7. Schematische Darstellung der γ-Karboxylierung von Hämostasefaktoren unter Mitwirkung von Vitamin K

Da die Wirkung von Vitamin K verzögert, erst nach mehreren Stunden, einsetzt, muss bei schweren Blutungskomplikationen oder wenn eine sofortige Normalisierung der Hämostase erforderlich ist, PPSB verabreicht werden. Gleichzeitig ist meist eine Antikoagulation mit Heparin erforderlich.

17.7.3 Disseminierte intravasale Gerinnung (DIC)

Pathophysiologie

Die DIC ist eine pathologische Sequenz (Abb. 17-8), die in einer Aktivierung der Hämostase besteht und beim Patienten zu Blutungs- und Thromboseneigung führt.

Zahlreiche Synonyme sind für diese Sequenz im Gebrauch wie Verbrauchskoagulopathie, thrombohämorrhagisches Syndrom, disseminierte intravasale Gerinnung oder *„disseminated intravascular fibrin formation" (DIFF)*.

Die derzeitige Vorstellung über die Pathophysiologie geht davon aus, dass das Hämostasesystem durch einen Trigger bzw. eine Noxe aktiviert wird. Diese Hämostaseaktivierung führt zur generalisierten intravasalen Fibrinbildung, die schließlich zu Gefäßverschlüssen durch Mikrothrombosierung führt. Durch die Hämostaseaktivierung werden aber auch Hämostasefaktoren, v. a. Inhibitoren wie Antithrombin und Protein C, verbraucht und stehen für die physiologische Blutstillung nicht mehr zur Verfügung. Daraus resultiert die Blutungsneigung, die durch das aktivierte fibrinolytische System verstärkt wird. Das fibrinolytische System kann durch die Hämostase (Kontaktphase der plasmatischen Gerinnung) oder reaktiv durch die Fibrinbildung aktiviert werden. Die Hyperfibrinolyse löst nicht nur (protektives) Fibrin auf, sondern zerstört auch Hämostasefaktoren. Die entstehenden Spaltprodukte des Fibrins stören weiterhin die physiologische Hämostase. Trigger oder Noxen, die die Hämostase aktivieren können, sind vielfältig. Daher ist die DIC Begleiterscheinung zahlreicher Erkrankungen.

Diagnostik

Pathognomonisch für die DIC ist der Nachweis von Fibrinmonomeren im Blut. Die konventionellen Hämostaseparameter, einschließlich der Thrombozyten, zeigen eine variable Verminderung, die besonders bei den Inhibitoren, v. a. Antithrombin, ausgeprägt ist. Beim Vollbild der DIC zeigen sich auch die Zeichen der Fibrinolyse, die entweder direkt als D-Dimere bzw. Fibrin(ogen)spaltprodukte oder indirekt durch Störung der Fibrinpolymerisation (verlängerte Thrombinzeit, Reptilasezeit oder Thrombinkoagulasezeit) nachgewiesen werden können.

Therapie

Das allgemeine Prinzip der Behandlung der DIC liegt in der Behandlung der Grundkrankheit [4]. Leider hat zum Zeitpunkt der Diagnose die DIC meist eine Eigendynamik entwickelt, die zur raschen Behandlung dieser pathologischen Sequenz und ihrer Symptome – Thrombose und Blutung – zwingt.

Die hämostaseologische Therapie umfasst einerseits die Gerinnungshemmung durch Heparintherapie oder Antithrombinsubstitution, andererseits die Substitution von Thrombozyten bzw. Gerinnungsfaktoren zur Behandlung oder Vermeidung einer Blutung.

■ **Heparin.** Heparin wird in Deutschland häufig zur hämostaseologischen Therapie der DIC angewandt. Es wird v. a. in den frühen Phasen der DIC empfohlen, in denen lediglich die Hämostase aktiviert ist.

Als Dosisempfehlungen werden 10000–24000 E unfraktioniertes Heparin (UFH) pro 24 h (5 E/kg/h) genannt. Die Heparindosierung ist jedoch immer dem klinischen und laborchemischen Gesamtbild anzupassen, z. T. werden deutlich niedrigere Heparindosierungen (z. B. 50 E/h) eingesetzt. Auf die besondere Heparinempfindlichkeit bei Leber- und Nierenerkrankungen muss hingewiesen werden. Die Hauptwirkung des Heparins erfordert Antithrombin, das bei DIC meist vermindert ist. Weiterhin ist die Heparintherapie der DIC nicht in prospektiven Studien untersucht worden, so dass der Nutzen der Heparinisierung fraglich bleibt [4]. Das Hauptrisiko besteht in der zusätzlichen, iatrogen induzierten Blutungsneigung. Ein Argument für Heparin sind v. a. die geringen Kosten.

■ **Antithrombinkonzentrat.** Die Gabe von Antithrombinkonzentrat bei DIC, insbesondere beim septischen Schock, ist in zahlreichen Studien untersucht worden

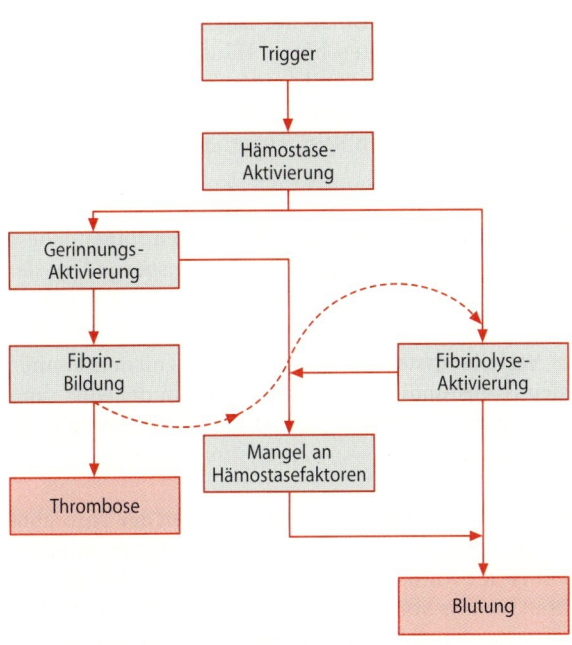

Abb. 17-8. Ablauf der pathologischen Sequenz DIC

Tabelle 17-8. Prospektive kontrollierte Studien zur Reduktion der Mortalität bei Patienten mit Sepsis, z. T. kombiniert mit DIC oder Schock. Die Studie von Baudo et al. [6] umfasste 120 konsekutive Patienten mit Schock und/oder Sepsis; dargestellt sind die Ergebnisse der Subgruppe derjenigen Patienten mit septischem Schock

Parameter	[24]	[23]	[6]
Patienten (n)	32	42	56
Bolusdosis (E)	90–120/kg	3000	4000
Tagesdosis (E)	90–120/kg	2-mal 1500	2-mal 2000
Therapiedauer (Tage)	4	5	5
Letalität Plazebo	9/18* (50%)	9/22** (41%)	20/23** (87%)
Letalität Verum (Antithrombin)	4/14* (28%)	5/20 (25%)	23/33** (70%)

* 28-Tage-Letalität, ** 30-Tage-Letalität.

(Tabelle 17-8). Unter anderem zeigen tierexperimentelle Studien eine signifikante Verminderung der Letalität. Andererseits scheinen die Antithrombinspiegel Prädiktoren der Letalität beim septischen Schock zu sein. So zeigten mehrere prospektive Studien eine Abnahme der Letalität durch hochdosierte Antithrombinsubstitution, die allerdings aufgrund der zu geringen Anzahl an Patienten nicht signifikant war.

Auch Metaanalysen hinsichtlich der Verbesserung des Überlebens durch AT-Konzentrat sind noch widersprüchlich [23]. Gefrorenes Frischplasma ist zur Substitution von Antithrombin nicht geeignet, da aufgrund der großen Verteilungsräume des Antithrombins und der sehr kurzen Plasmahalbwertszeit durch GFP keine ausreichenden Effekte erreicht werden können. Nach den vorliegenden Daten empfiehlt sich daher bei Patienten mit Blutungsneigung, z. B. perioperativ, eher eine hochdosierte Antithrombintherapie als eine Heparintherapie. Die Kombination von Heparin und Antithrombin erhöht die Blutungsneigung.

■ **Substitution von Gerinnungsfaktoren und Thrombozyten.** Die Substitution von Hämostasefaktoren bei DIC sollte zurückhaltend erfolgen, um weitere Thrombosierungen zu verhüten („Kein Öl ins Feuer gießen!"). Daher sollten Hämostasefaktoren und Thrombozyten nur bei Blutungen verabreicht werden, oder wenn der Patient durch die Blutungsneigung kritisch gefährdet ist. Mittel der ersten Wahl ist gefrorenes Frischplasma. Faktorenkonzentrate (PPSB, Fibrinogen) sollten nur dann verabreicht werden, wenn durch GFP keine ausreichende Substitution erreicht werden kann. Vor dieser Substitution sollte der Antithrombinspiegel ausgeglichen sein (werden).

17.7.4 Lebererkrankungen

Pathophysiologie
In der Leber werden die meisten relevanten Hämostasefaktoren synthetisiert. Die wichtigsten Ausnahmen stellen der von-Willebrand-Faktor, der Gewebeplasminogenaktivator (t-PA) und der Plasminogenaktivatorinhibitor dar, die in den Endothelzellen gebildet werden. Besondere Bedeutung für die Hämostase haben die in der Leber gebildeten Faktoren (Faktor II, VII, IX, X, Protein Z) und Inhibitoren (Protein C und S) des Prothrombinkomplexes, die für ihre Synthese Vitamin K benötigen. Liegt bei der Lebererkrankung eine obstruktive Komponente vor, kann ein Vitamin-K-Mangel die eingeschränkte Synthesekapazität weiter verschlechtern. Besonders stark vermindert sind die Inhibitoren der Hämostase, v. a. Antithrombin und Antiplasmin. Bei entzündlichen Prozessen oder nach Lebertransplantation kann der Gewebeplasminogenaktivator erhöht sein. In Verbindung mit dem Inhibitorenmangel resultiert dann eine Hyperfibrinolyse, die nicht nur Fibringerinnsel auflöst, sondern auch Hämostasefaktoren zerstört.

Die 2. entscheidende Funktion der Leber im Rahmen der Hämostase ist ihre Clearancefunktion. Aktivierte Hämostasefaktoren, Komplexe und Spaltprodukte werden durch die Leber aus der Zirkulation entfernt. Bei Hyperfibrinolyse und Lebererkrankung werden die erhöhten Spaltprodukte des Fibrins vermindert aus der Zirkulation entfernt und hemmen die plasmatische Gerinnung und die Thrombozytenfunktion.

Störungen der Thrombozytenzahl und -funktion
Je nach Art und Ausmaß der Lebererkrankung treten weitere Komponenten hinzu. Häufig finden sich eine Thrombozytopenie und eine Thrombozytenfunktionsstörung. Die Ursachen der Thrombozytopenie können verschieden sein. Folgende Faktoren spielen eine Rolle:

■ **Bildungsstörungen.** Zur verminderten Hämatopoese können Vitaminmängel beitragen, insbesonders der Folsäuremangel bei alkoholtoxischer Leberzirrhose.

■ **Verteilungsstörungen.** Bei Hypersplenismus können sich (transfundierte) Thrombozyten in der Milz sammeln („pooling"), nach Lebertransplantation im Graft („trapping").

■ **Umsatzstörungen.** Die Überlebenszeit der Thrombozyten ist bei Lebererkrankungen häufig vermindert. Oft ist die Antikörperbeladung der Thrombozyten erhöht, sodass von einem immunologisch vermittelten, gesteigerten Abbau ausgegangen wird. Ebenfalls finden sich bei Lebererkrankungen häufig Zeichen der disseminierten intravasalen Gerinnung. In diesen Fällen wird von einem gesteigerten Verbrauch der Thrombozyten ausgegangen.

Komplexe Hämostasestörung bei Lebererkrankung

Zusammenfassend liegt bei schweren Lebererkrankungen immer auch eine komplexe Hämostasestörung vor, die in der klinischen Praxis polypragmatisch behandelt werden muss. Insgesamt findet die Hämostase beim Leberpatienten auf einem niedrigen Niveau statt. Das hämostatische Gleichgewicht ist labil, Entgleisungen in Richtung einer Blutung, aber auch in Richtung einer Mikrothrombosierung (DIC) können auftreten. Häufig wird die an sich bereits schon durch die Grunderkrankung kritische Situation durch Komplikationen wie Massivtransfusion und DIC verschlechtert [62].

Labordiagnostik

Das laboranalytische Minimalprogramm besteht in der Messung von Thrombozytenzahl, Thromboplastinzeit (Quick-Wert), aPTT, Antithrombin und Fibrinogen. Auf die Störanfälligkeit dieser Testsysteme, besonders auf Fibrin(ogen)spaltprodukte, muss besonders hingewiesen werden. Bei Diskrepanzen von „Quick-Wert" und Antithrombin müssen Einzelfaktorenanalysen (auch Faktor V und Faktor XIII) hinzugezogen werden, um z. B. einen begleitenden Vitamin-K-Mangel oder eine DIC festzustellen. Diese Testsysteme geben aber keinen Hinweis auf eine Thrombozytenfunktionsstörung oder einen Faktor-XIII-Mangel (fibrinstabilisierender Faktor). Der Interpretation der Testsysteme und einer Stufendiagnostik kommt bei Lebererkrankungen eine besondere Bedeutung zu.

Therapie

Die Therapie der Hämostasestörung bei chronischen Lebererkrankungen ist schwierig, da stets die Gefahr der Entgleisung des Hämostasesystems mit Induktion oder Aggravierung einer DIC besteht. Weiterhin ist das Ansprechen auf Thrombozytenkonzentrate häufig schlecht, wenn ein Hypersplenismus oder wenn thrombozytenreaktive Antikörper vorliegen. Die Infusion größerer Volumina beim Therapieversuch mit GFP wird häufig durch die bereits bestehende Hypervolämie der Patienten eingeschränkt.

Folgendes kann empfohlen werden (s. Übersicht):

> **Empfohlenes Vorgehen für Hämostasestörungen bei chronischen Lebererkrankungen**
>
> - Therapieversuch mit Vitamin K. Gelegentlich wird die Synthesestörung durch eine Vitamin-K-Resorptionsstörung aggraviert. Der Effekt der Vitamin-K-Gabe ist meist gering und tritt verzögert auf. Bei alkoholtoxischer Thrombozytopenie kann die Folsäuresubstitution versucht werden.
> - Bei schwerer Thrombozytopenie ist diese häufig die Hauptursache der Blutungsneigung. Die Thrombozytensubstitution ist daher die erste Maßnahme bei blutenden Patienten mit chronischen Lebererkrankungen. Der Anstieg der Thrombozytenzahl ist allerdings häufig gering. Weiterhin liegt häufig eine Thrombozytenfunktionsstörung vor. Bei leichter Thrombozytopenie (50 000–100 000 Thrombozyten/μl) kann ein Therapieversuch mit Desmopressin durchgeführt werden.
> - Zur Behandlung der plasmatischen Hämostasestörung ist GFP das Mittel der ersten Wahl. Da der Anstieg der Gerinnungsfaktoren nach GFP nur gering ist (Anstieg des Quick-Werts pro Einheit ca. 3%), kann die Kombination mit Faktorenkonzentraten notwendig werden [45].
> - Bei nachgewiesener, behandlungsbedürftiger DIC ist der Antithrombinspiegel meist stark vermindert. Hier steht die Substitution mit Antithrombinkonzentrat im Vordergrund.
> - Bei schwerer Blutung bzw. hohem Blutungsrisiko kann zusätzlich zu GFP die Gabe von Faktorenkonzentraten, insbesondere PPSB, notwendig werden. Dabei besteht die Gefahr, dass eine DIC – die häufig bereits vorliegt – ausgelöst bzw. aggraviert wird. Daher ist immer der Antithrombinspiegel durch Substitution mit Antithrombinkonzentrat auszugleichen. Dann erst sollte PPSB-Konzentrat gegeben werden.

17.7.5 Massivtransfusion

Im Allgemeinen geht man von einer „Massivtransfusion" (MT) aus, wenn der Blutverlust des Patienten mindestens die Größe seines einfachen Blutvolumens betragen hat und innerhalb von 24 h durch Transfusion von gelagertem Vollblut oder Erythrozytenkonzentraten (ca. 10 Einheiten) behandelt wurde.

Bei großem Transfusionsvolumen treten neben den bekannten infektiösen (z. B. Übertragung von Viren) und immunologischen (z. B. Hämolyse) Komplikationen und Risiken weitere typische, v. a. metabolische Nebenwirkungen, auf [34]. Sie sind dosisabhängig und werden daher erst ab einer großen Menge transfundierter Einheiten klinisch relevant. Hypothermie und Azidose, die häufig bereits im Rahmen der Grundkrankheit bestehen, können durch die Transfusion aggraviert werden.

Vergleich Vollblut/Komponententherapie

In zahlreichen älteren Studien wurde zur Behandlung von Massivblutungen Vollblut oder modifiziertes Vollblut verwendet. Daher sind diese Studien (aus den USA) für die derzeitigen Bedingungen in Deutschland nur bedingt – wenn überhaupt – übertragbar. Vollblut ist im Vergleich zu den modernen Blutkomponenten Erythrozytenkonzentrat (EK), Thrombozytenkonzentrat (TK) und Frischplasma (GFP) wenig lagerungsstabil. Die Thrombozyten und Leukozyten bilden im Vollblut bei Lagerung sehr rasch Aggregate, die im Rahmen der MT zu Mikroembolien und konsekutiven Lungenfunktionsstörungen (bis zum ARDS) führen können. Ein Teil der Hämostasefaktoren (Faktor V, Faktor VIII, von-Willebrand-Faktor) ist ebenfalls in Vollblutkonserven instabil und sinkt bereits innerhalb von Stunden und Tagen auf ca. 25% des Ausgangswerts ab. Demgegenüber sind die Leukozyten in Erythrozytenkonzentraten um bis zu 90% reduziert, so dass das Mikroemboliesyndrom wesentlich seltener auftritt. Bei Verwendung dieser modernen Blutkomponenten werden daher keine Mikrofilter benötigt. Thrombozyten wie auch die labilen Hämostasefaktoren haben in den entsprechenden Komponenten (Thrombozytenkonzentrat bzw. gefrorenes Frischplasma) normale Aktivität. Bei Anwendung von „Transfusionsschemata" ist zu berücksichtigen, dass die Verdünnung von Hämostasefaktoren bei alleiniger Verwendung von Erythrozytenkonzentraten in Additivlösung, die nur noch geringste Mengen an Plasma enthalten, im Vergleich zum Vollblut stärker ausgeprägt ist.

Pathophysiologie
Eine wichtige Grundlage zum Verständnis der Gerinnungstörungen nach Massivtransfusion ist der Begriff der *„Verdünnungskoagulopathie"*. Sie entsteht, wenn der Verlust von Blut (Zellen und Plasmaeiweiß) durch kristalline Lösungen oder Plasmaersatzmittel ersetzt wird. Durch diese Substitution werden sowohl Plasma als auch zelluläre Blutbestandteile verdünnt, „ausgewaschen". Klinisch findet sich eine solche Situation z.B. bei der Plasmafiltration oder bei der Anwendung eines maschinellen Autotransfusionssystems (z.B. Cell-Saver). Hier kann die Abnahme der Gerinnungsfaktoren in Form einer e-Funktion beschrieben werden [19].

Diese Idealfunktion gilt leider nicht für alle Patienten, die massiv transfundiert werden müssen.

Die Hämostasestörung ist meist komplexer und setzt sich aus vielen Einflussfaktoren zusammen. Initial steht die Gefäßläsion im Vordergrund, die zu Blutverlust und damit zum Verlust von Hämostasefaktoren (einschließlich Thrombozyten) führt. Bei großen Wundflächen kommt es durch Aktivierung der Hämostase auch zum Verbrauch von Gerinnungsfaktoren. Durch Flüssigkeitsverschiebung entsteht eine Verdünnung der verbleibenden Hämostasefaktoren. Die Stressreaktion, vermittelt durch Vasopressin und Adrenalin, führt zur Erhöhung einzelner Hämostasefaktoren, wie Faktor VIII, von-Willebrand-Faktor (vWF) und Gewebeplasminogenaktivator (t-PA). Häufig wird die Hämostasestörung durch eine hypothermieinduzierte Thrombozytenfunktionsstörung aggraviert.

Komplizierend kann eine disseminierte intravaskuläre Gerinnung (DIC) entstehen, z.B. durch Einschwemmung von Gewebethromboplastin aus traumatisiertem Gewebe. Im Rahmen der Erstversorgung wird zunächst Volumen durch Infusionslösungen ersetzt, wodurch die Verdünnung verstärkt wird. Durch Anwendung von Plasmaersatzmitteln kann eine weitere, spezifische Hämostasestörung auftreten (z.B. durch „coating" von Thrombozyten). Die eigentliche Massivtransfusion aggraviert die bereits bestehende komplexe Hämostasestörung. Metabolische Entgleisungen komplizieren die Blutungsneigung des Patienten. Ist im Rahmen einer Schocksituation die Syntheseleistung der Leber gestört, werden in der Folge die meisten Hämostasefaktoren unzureichend nachgebildet (Synthesestörung). Diese vielfältigen Einflussfaktoren machen deutlich, dass die alleinige Zahl der Bluttransfusionen nur wenig über das Ausmaß, die Entwicklung und den Schweregrad der Hämostasestörung aussagt.

Hämostasestörungen nach Massivtransfusion
Nach Massivtransfusion entsteht bei allen Patienten eine unterschiedlich stark ausgeprägte Hämostasestörung, die bei einem Teil der Patienten zur generalisierten Blutungsneigung führt. Diese „nichtchirurgische" Blutungsneigung (*„microvascular, nonmechanical bleeding"*, MNMB; mikrovaskuläre Blutung, MVB) weist die in Tabelle 17-9 dargestellten klinischen Leitsymptome auf. Die mikrovaskuläre Blutungsneigung (MVB) tritt bei ca. 20–30% der Patienten mit Massivtransfusion auf [18, 56].

Bei einer reinen Verdünnungskoagulopathie sind die Hämostasefaktoren (einschließlich der Thrombozyten) entsprechend dem Blutverlust bzw. Blutersatz reduziert. Liegt ein zusätzlicher Verbrauch der Hämostasefaktoren vor, ist das Ausmaß der Verringerung größer, als es nach dem Blutverlust zu erwarten wäre. Die Laboranalytik zeigt daher nicht nur das Ausmaß der Verdünnung, sondern gibt auch Hinweise auf eine Verbrauchssituation (Tabelle 17-10). Dabei handelt es sich um ein dynamisches Geschehen, sodass auch der Verlauf der Gerinnungsveränderungen zu berücksichtigen ist.

Tabelle 17-9. Klinische Leitsymptome der generalisierten Blutungsneigung („microvascular nonmechanical bleeding") nach Massivtransfusion

- Schleimhautblutungen (auch bronchial!)
- (Nach)blutungen aus Punktionsstellen (Katheter)
- Sickerblutungen aus verletzten Oberflächen
- (Generalisierte) Petechien
- Größenzunahme von Ekchymosen und Hämatomen
- Hämaturie

Tabelle 17-10. Differentialdiagnostik von Verdünnungs- und kombinierter Verdünnungs- und Verbrauchskoagulopathie im Gerinnungsstatus

Parameter	Verdünnung	Verdünnung und Verbrauch bzw. Fibrinolyse
Thrombozytenzahl	↓	↓↓
Thromboplastinzeitratio (TPZ, Quick)	↓	↓↓
Aktivierte partielle Thromboplastinzeit (aPTT)	↑	↑↑
Thrombinzeit (TZ)	∅	↑
Thrombinkoagulase- oder Reptilasezeit	∅	↑
Fibrinogen	↓	↓↓
Faktor V	↓	↓↓
Faktor VIII	∅	↓
Antithrombin (AT III)	↓	↓↓↓
Fibrinmonomere (FM-Test)	∅	↑
Fibrin(ogen)spaltprodukte (FDP, D-Dimere, etc.)	∅	↑

∅ im Referenzbereich bzw. nicht nachweisbar, ↑ verlängert bzw. nachweisbar, ↓ verkürzt bzw. erniedrigt.

Interpretation der Laborbefunde

Hierbei ist Folgendes zu beachten: Die aktivierte partielle Thromboplastinzeit (aPTT) ist nicht geeignet, das Ausmaß der Verdünnung abzuschätzen. Der Quick-Wert (in % oder als INR) gibt den besten Überblick über das Ausmaß der Verdünnung der plasmatischen Hämostasefaktoren, es muss aber ein Testsystem eingesetzt werden, das unempfindlich gegenüber Fibrinspaltprodukten und Heparin ist. Ebenso eignen sich Fibrinogen- und Faktor-V-Spiegel zur Beurteilung der Verdünnung. Bei stark erniedrigten Fibrinogenspiegeln sind Thrombin-, Thrombinkoagulase- und Reptilasezeit pathologisch, ohne dass Fibrin(ogen)spaltprodukte vorliegen. Der Faktor VIII kann trotz erheblicher Verdünnung normal (bzw. nur leicht erniedrigt sein), da er bei Stressreaktion vermehrt ausgeschüttet wird. Differentialdiagnostisch sichert der Nachweis von Fibrinmonomeren, mit Einschränkung auch von Fibrin(ogen)spaltprodukten, eine pathologische Verbrauchsreaktion.

■ **Mikrovaskuläre Blutung (MVB).** Für die Entwicklung einer MVB sind Thrombozytenzahlen < 50 000/μl, Fibrinogenspiegel < 0,5 g/l oder Gerinnungsfaktorspiegel kleiner als 20 % der Norm am aussagekräftigsten [18]. In einer anderen Studie wurden als Grenzwerte eine Thrombozytenzahl von 100 000/μl und ein Fibrinogenspiegel < 75 mg/dl beobachtet [56]. Im Einzelfall wird man daher beim weiter blutenden Patienten diese Grenzwerte überschreiten müssen; hier muss ggf. eine Vorbehandlung mit Thrombozytenfunktionshemmern berücksichtigt werden.

Die oben angeführten Laborparameter sind allerdings nicht geeignet, eine Thrombozytenfunktionsstörung zu diagnostizieren. Von einigen Autoren wird die Hypothermie und die Azidose, die häufig bei Massivtransfusion auftritt, als Hauptursache dieser Thrombozytenfunktionsstörung gesehen. Die Thrombozytenfunktion ist allerdings bei den meisten Patienten mit Massivtransfusion gestört, auch ohne dass eine Blutungsneigung vorliegen muss. Messungen der Inhibitorsysteme der Hämostase, v. a. Antithrombin, scheinen ein Prädiktor für Organversagen und Tod bei Patienten mit Polytrauma oder septischem Schock zu sein.

Therapie

■ **Transfusionsschemata.** Transfusionsschemata werden angewandt, um
- das Ausmaß der Verdünnungskoagulopathie gering zu halten, damit eine eventuelle Hämostasestörung behandelbar bleibt,
- Blutungen im Rahmen der Massivtransfusion zu verhüten [10, 29].

Diese Stufentherapieschemata wurden empirisch entwickelt und sind nicht durch kontrollierte Studien abgesichert. Die vorliegenden Studienergebnisse sprechen eher gegen eine prophylaktische Substitution [48, 63]. In internationalen Empfehlungen (*Consensus Conference* 1985; *Consensus Conference* 1987) wird daher die prophylaktische Gabe von Frischplasma und Thrombozyten im Rahmen der Massivtransfusion nicht empfohlen [2].

■ **Frischplasma.** Die routinemäßige Gabe von GFP ohne manifeste Blutung sollte nach 15–20 Einheiten transfundierter EK erwogen werden. Maßgeblich ist immer die klinische Situation [45]. Bei entsprechender Indikation sollte GFP bei Erwachsenen hochdosiert gegeben werden, mindestens 3–4 Einheiten zu ca. 250 ml. Bei massiver GFP-Therapie ist, besonders bei

Patienten mit Lebererkrankungen, ggf. auch die Substitution ionisierten Kalziums notwendig.

■ **Thrombozytenkonzentrate.** In den meisten Fällen ist die Thrombozytopenie Ursache der Blutungsneigung und wird entsprechend mit Thrombozytenkonzentraten behandelt [56, 63]. Seltener scheint eine plasmatische Gerinnungsstörung Ursache einer MVB zu sein. Der 1. Schritt in der Behandlung der MVB ist daher die Beseitigung der Thrombozytopenie und der evtl. gleichzeitig vorliegenden plasmatischen Gerinnungsstörung. Bei Thrombozytenzahlen unter 50 000/µl nach Massivtransfusion und Blutung sollten daher Thrombozytenkonzentrate gegeben werden. Da häufig eine Thrombozytenfunktionsstörung vorliegt, müssen gelegentlich auch Thrombozyten bei höheren Thrombozytenzahlen (unter 100 000/µl) substituiert werden, um die Blutung zum Stillstand zu bringen. Bei gleichzeitiger plasmatischer Hämostasestörung ist Frischplasma das Mittel der ersten Wahl. Als kritische Grenzen für die Gerinnungsfaktoren gelten 30 % der Norm, bzw. 50–100 mg/dl Fibrinogen.

Ist die Hämostasestörung so stark ausgeprägt, dass eine effektive Substitutionstherapie mit Frischplasma nicht möglich erscheint (Hypervolämie), müssen zusätzlich Faktorenkonzentrate hinzugezogen werden, an erster Stelle Fibrinogenkonzentrat (Fibrinogen < 0,75 g/l) und PPSB. Da in der Regel auch eine Verminderung des Antithrombinspiegels (und bei vielen Patienten eine DIC) vorliegt, ist spätestens vor der Gabe von PPSB der Antithrombinmangel durch Gabe von AT-Konzentrat auszugleichen. Ebenfalls vor Gabe von PPSB sollte geprüft werden, ob eine Low-dose-Heparintherapie durchgeführt werden kann. Diese muss dann vor der Substitution mit PPSB oder Fibrinogenkonzentrat eingeleitet werden.

17.7.6 Mikroangiopathische hämolytische Anämien

Pathophysiologie und Klinik

Eine Reihe von Erkrankungen, die mit hämolytischer Anämie, Thrombozytopenie und Mikrothrombosierungen einhergehen, wurden unter dem Begriff mikroangiopathische, hämolytische oder fragmentozytäre Anämie bzw. thrombotische Mikroangiopathie zusammengefasst. Die häufigsten Formen sind die *thrombotische thrombozytopenische Purpura (TTP, M. Moschcowitz)*, das *hämolytisch-urämische Syndrom (M. Gasser)* und das *HELLP-Syndrom („hemolysis, elevated liver enzymes, low platelet count")* bei Schwangeren.

Beim HUS ist eine häufige Beziehung mit Infektionen durch Escherichia coli (Serotyp 0157:H7) bzw. Shigella dysenteriae (Typ I) vorhanden. Medikamentös kann das Syndrom durch eine Reihe von Medikamenten, u. a. Mitomycin, Cisplatin, Bleomycin, Mitramaycin, Ciclosporin A und Ticlopidin, ausgelöst werden. Diesen verschiedenen Syndromen liegt wahrscheinlich ein pathophysiologisch ähnlicher Mechanismus zu Grunde.

Man geht davon aus, dass als Folge einer erhöhten Aggregationsbereitschaft der Thrombozyten zunächst hyaline Thromben in der Endstrombahn gebildet werden (führt zu Störungen der Organfunktion). Durch die Thrombenbildung werden Thrombozyten verbraucht (Thrombozytopenie). An diesen Thromben wiederum zerschellen Erythrozyten (hämolytische Anämie mit Fragmentozyten).

Als Ursache der Thrombozytenüberfunktion wurden Endothelzellschäden postuliert, die entweder über eine verminderte Prostazyklinsynthese oder einen pathologischen, hyperfunktionellen von-Willebrand-Faktor zu Thrombozytenaggregaten führen. Als Ursachen für diesen besonders reaktiven vWF wurde kürzlich der Mangel an einer vWF-abbauenden Protease, häufig hervorgerufen durch einen IgG-Autoantikörper, ermittelt. Von der Mikrothrombosierung sind verschiedene Organe besonders betroffen, bei der TTP das Zerebrum, beim HUS die Nieren und beim HELLP die Leber.

Therapie

Die Therapie der ersten Wahl besteht im Plasmaaustausch oder der Plasmasubstitution [64]. Dabei sind hohe Volumina (ca. 3 000 ml täglich) auszutauschen. Das HUS spricht weniger gut auf den Plasmaaustausch als die TTP an. Ergänzend wird im Vollbild der Erkrankung Prednisolon (200 mg/Tag i.v.) empfohlen [43]. Bei der chronischen Form der TTP scheint SD-Plasma, dem die hochmolekularen vWF-Anteile fehlen, besonders gut wirksam. Beim HELLP-Syndrom besteht die Therapie in der sofortigen Beendigung der Schwangerschaft.

17.8 Qualitätssicherung bei der Therapie mit Blutkomponenten

17.8.1 Nebenwirkungen (UAW)

Hämotherapeutika verfügen über ein typisches Spektrum von unerwünschten Arzneimittelwirkungen (UAW), dessen Kenntnis für den transfundierenden Arzt essentiell ist. Obwohl alle Hämotherapeutika infektiöse Komplikationen hervorrufen können, weisen zelluläre Blutkomponenten (Erythrozyten, Granulozyten und Thrombozytenkonzentrate), Frischplasma und seine Derivative sowie Faktorenkonzentrate, je nach Virusinaktivierungsverfahren, unterschiedliche Risiken auf (Tabelle 17-11).

Obwohl die Virusinfektionen mit sog. transfusionsrelevanten (HIV, HCV, HBV) Viren sehr selten sind, nehmen sie in der Aufklärung des Patienten einen besonderen Stellenwert ein.

Tabelle 17-11. Hämotherapeutika besitzen ein typisches Spektrum unerwünschter Arzneimittelwirkungen (UAW) mit unterschiedlichen Risiken

Infektionen	Zellulär (EK, TK)	GFP	Konzentrate
– Viral	Sehr selten	Sehr selten	– Extrem selten
HIV	< 1 : 1 000 000	< 1 : 1 000 000	< 1 : 1 000 000
HCV	< 1 : 100 000	< 1 : 100 000	< 1 : 100 000
HBV	< 1 : 50 000	1 : 50 000	< 1 : 100 000
CMV	–		–
– Bakteriell	Selten	Extrem selten, wenn überhaupt	–
– Protozoonosen	Sehr selten	–	–
– Malaria	1 : 1 000 000	–	–
Hämolytische UAW	Vorhanden	Vorhanden	Nur in sehr hoher Dosierung
Tödliche Hämolyse	< 1 : 100 000	Sehr selten	–
Febrile Reaktionen	Vorhanden	–	–
Posttransfusionelle Purpura	Sehr selten	–	–
TRALI	Sehr selten	Sehr selten	–
Schwere allergische Reaktion (Anaphylaxie)	< 1 : 50 000	< 1 : 50 000	Sehr selten
Zitratintoxikation	Nur bei plasmahaltigen Produkten	Vorhanden	–
(Mikro)embolie	Vorhanden	–	–
Hämostaseologische UAW	Vorhanden	Vorhanden	Vorhanden

UAW unerwünschte Arzneimittelwirkung; *TRALI* „transfusion-related acute lung injury".

HIV-Infektion

Das Risiko der HIV-Infektion durch nichtvirusinaktivierte, zelluläre Blutkomponenten wird mit ca. 1:1–1,8 Mio. in Deutschland und den USA angegeben [30, 31, 67]. Für konventionelles Frischplasma (welches in Deutschland nicht mehr zugelassen ist) gilt das gleiche Restrisiko. Quarantänefrischplasma bzw. virusinaktiviertes Frischplasma weist ein deutlich geringeres Restrisiko für HIV auf. Da mittlerweile Faktorenkonzentrate meist mehreren Virusinaktivierungs- bzw. Reduktionsschritten unterzogen werden, und auch das Ausgangsmaterial, d.h. die Plasmapools, meist mittels PCR getestet wird, gelten Faktorenkonzentrate als noch sicherer als die anderen Blutkomponenten. Allerdings sind, z.B. bei Verfahrensfehlern, infektiöse Kontaminationen nicht gänzlich ausgeschlossen. Die Patienten sollten auf dieses, wenn auch sehr geringe Risiko hingewiesen werden.

Hepatitis-C-Infektion

Aufgrund epidemiologischer Daten ist die Hepatitis-C-Infektion die wichtigste Virusinfektion, die durch Blutkomponenten übertragen werden kann. Durch die Testung jeder Blutspende auf Antikörper gegen HCV ist das Restrisiko auf 1:10 000 bis <1:10 000 reduziert worden [30]. Durch Einführung der PCR-Testung jeder Blutspende (in Deutschland Pflicht seit 1999) ist dieses Risiko weiter gesunken. Die zur HIV-Infektion oben angegebenen Feststellungen gelten auch für HCV.

Hepatitis-B-Infektion

Auch die HBV-Infektion gehört zu den häufigsten transfusionsrelevanten Virusinfektionen; die Schätzungen liegen bei ca. 1:50 000–1:200 000. Obwohl durch die Möglichkeit der aktiven und passiven Impfung die HBV-Infektion ihren Schrecken bei chronisch transfusionspflichtigen Patienten verloren hat, sollte sie klinisch berücksichtigt werden. Insbesonders die Quarantänelagerung kann wahrscheinlich das Restrisiko der HBV-Infektion nicht reduzieren, da bei jeder Blutspende nur das Hepatitis B-Antigen gemessen wird und somit eine zurückliegende Infektion übersehen werden kann.

Zytomegalie-Infektion

Die CMV-Infektion bzw. Reaktivierung ist vergleichsweise häufig, hat aber nur bei immunsupprimierten Patienten, z.B. nach Transplantation, klinische Relevanz. Um eine mögliche CMV-Infektion durch Transfusion zellulärer Blutkomponenten zu verhindern, müssen entweder CMV-Antikörper negative oder leukozytendepletierte Produkte verwendet werden.

Bakterielle Infektionen

Bakterielle Infektionen durch Bluttransfusionen sind im Rahmen der modernen Blutkomponententransfusion und der Verwendung geschlossener Systeme sehr selten geworden. Das größte Risikopotential wird

Thrombozytenkonzentraten beigemessen, da die Präparate bei Raumtemperatur gelagert werden müssen und daher im Vergleich zu den anderen Blutkomponenten günstige Wachstumsbedingungen bieten. Weiterhin werden Komponenten aus Eigenblut genannt, da operative Patienten im Vorfeld häufig noch (diagnostischen) Eingriffen unterzogen werden, die auch zur Bakteriämie führen können. Die Schätzungen weisen große Bandbreiten auf, lebensbedrohliche bzw. tödliche Komplikationen werden in einer Häufigkeit von 1:400 000 bzw. 1:600 000 vermutet [54].

Protozoonosen
Unter den durch Blutkomponenten übertragbaren Protozoonosen gilt die Malaria als gefährlichste Erkrankung in Europa. Obwohl alle Spender mit Risikoanamnese ausgeschlossen werden, kann auch die Malaria durch frische Erythrozytenkonzentrate übertragen werden. Bei unklarem Fieber nach Transfusion zellulärer Blutkomponenten muss daher auch an eine Transfusionsmalaria gedacht werden.

Hämolytische Reaktionen
Die hämolytischen Reaktionen sind die häufigsten schwerwiegenden UAW der Bluttransfusion. Besonders gefürchtet ist der hämolytische Transfusionszwischenfall durch ABO-Inkompatibilität nach Transfusion eines verwechselten Erythrozytenkonzentrats. Dieser verläuft häufig tödlich und hat für den transfundierenden Arzt schwerwiegende Konsequenzen, da er als Kunstfehler gewertet wird. Die Häufigkeit wird mit ungefähr 1:200 000 Transfusionen geschätzt. Hämolytische Reaktionen nach Transfusion von inkompatiblem Plasma oder plasmahaltigen Blutkomponenten sind klinisch meist milder (Minor-Inkompatibilität). Dennoch wird die ABO-Kompatibilität bei Frischplasma- und Thrombozytentransfusion gefordert.

Transfusion-related Acute Lung Injury (TRALI)
Eine sehr seltene UAW nach Gabe plasmahaltiger Blutkomponenten (FFP, TK) ist das TRALI (s. oben), das durch leukozytenreaktive Antikörper in der Blutkomponente hervorgerufen wird und zur respiratorischen Insuffizienz mit röntgenologisch diffuser Lungenverschattung führt [61].

Posttransfusionelle Purpura (PTP)
Ebenfalls sehr selten ist die posttransfusionelle Purpura (PTP), bei der ca. 1 Woche nach Erythrozyten- oder Thrombozytentransfusion eine schwere Immunthrombozytopenie auftritt.

Zitratintoxikation
Zitratintoxikationen treten nur noch nach massiven Plasmatransfusionen auf, da die modernen Erythrozytenkonzentrate in Additivlösung kaum noch zitrathaltiges Plasma enthalten.

17.8.2 Dokumentation

Die Dokumentation umfasst die Aufklärung und die Einwilligungserklärungen, das Ergebnis der Blutgruppenbestimmung, soweit die Blutprodukte blutgruppenspezifisch angewendet werden, die durchgeführten Untersuchungen sowie die Darstellung von Wirkungen und unerwünschten Ereignissen (Transfusionsgesetz). Bei der Aufklärung muss insbesonders auf die infektiösen Nebenwirkungen hingewiesen werden, auch wenn sie extrem selten sind. Insoweit es sich um operative Wahleingriffe handelt, ist der Patient über die Möglichkeit, Eigenblut zu spenden, zu informieren. Bei der Gabe von zellulären Hämotherapeutika und Frischplasma ist prätransfusionell die Blutgruppenbestimmung (und der *Bedsidetest*) erforderlich. Die Wirkungskontrolle der Hämotherapie erfolgt durch eine posttransfusionelle Blutbildbestimmung bei Erythrozyten- bzw. Thrombozytentransfusion oder die Bestimmung des Gerinnungsstatus nach Gabe von Frischplasma oder Faktorenkonzentraten. Die Dokumentation der Gabe von Hämotherapeutika (inklusive Eigenblut) hat grundsätzlich produkt- und patientenbezogen zu erfolgen. Inhalte, die die Dokumentation umfassen muss, sind in Tabelle 17-12 dargestellt.

Tabelle 17-12. Anforderung an die Dokumentation nach Transfusionsgesetz (§ 14)

Angaben	Patientenakte	Zentraldokumentation
Patientenidentifikationsnummer bzw. Name, Vorname, Geburtsdatum und Adresse		×
Chargenbezeichnung	×	×
Pharmazentralnummer oder – Bezeichnung des Präparats – Name oder Firma des pharmazeutischen Unternehmers – Menge und Stärke	×	×
Datum und Uhrzeit der Anwendung	×	×

■ **Rückverfolgung zum verabreichten Präparat.** Die produktbezogene, zentrale Dokumentation muss ein Rückverfolgungsverfahren, ausgehend vom Hämotherapeutikum, ermöglichen. Dadurch sollen Patienten, die z. B. eine bestimmte Charge eines Präparats erhalten haben, rasch ermittelt werden. Diese zentrale Dokumentation kann in kleineren Einheiten mit einem sog. „Blutbuch" realisiert werden, in dem alle verabreichten Hämotherapeutika eingetragen werden. In größeren Einheiten empfiehlt sich eine zentrale Dokumentation mittels EDV, an die der transfundierende Arzt einen Transfusionsbericht mit den oben angegebenen Angaben zur Dokumentation schickt. Die patientenbezogene Dokumentation in der Krankenakte muss ermöglichen, dass die Ermittlung aller Hämotherapeutika erfolgen kann, wenn bei einem Patient der Verdacht auf eine posttransfusionelle Infektion besteht.

17.8.3 Vorgehen bei unerwünschten Arzneimittelwirkungen

Treten im Zusammenhang mit oder infolge der Gabe von Hämotherapeutika UAW auf, hat der behandelnde Arzt mehrere Pflichten und Aufgaben:
- Abklärung und Aufklärung der UAW,
- Behandlung der UAW,
- Meldepflicht der UAW,
- Dokumentation der Befunde und der durchgeführten Maßnahmen.

Meldepflicht
Hämotherapeutika sind Arzneimittel und unterliegen dem Arzneimittelgesetz (AMG). Nach der Berufsordnung sind UAW an die Arzneimittelkommission der Deutschen Ärzteschaft zu melden. Durch das Risikoprofil von Hämotherapeutika können auch Meldepflichten nach dem Bundesseuchengesetz entstehen (Hepatitis, Syphilis, HIV). Im Transfusionsgesetz sind zusätzliche Meldewege vorgeschrieben.

Das praktische Vorgehen richtet sich zunächst danach, ob eine schwerwiegende Nebenwirkung vorliegt. Eine *schwerwiegende Nebenwirkung* ist eine Nebenwirkung, die tödlich oder lebensbedrohend ist, zu Arbeitsunfähigkeit oder Behinderung führt oder eine stationäre Behandlung oder Verlängerung einer stationären Behandlung zur Folge hat [16]. Die transfusionsrelevanten Virusinfektionen, anaphylaktische Reaktionen, PTP und TRALI, Blutung, Thrombose und disseminierte Gerinnung sind somit schwerwiegend. Ob eine hämolytische Reaktion als schwerwiegend zu klassifizieren ist, muss im Einzelfall entschieden werden. Die schwere hämolytische Transfusionsreaktion durch ABO-Inkompatibilität als Folge einer Verwechslung bzw. Fehltransfusion ist keine UAW im eigentlichen Sinne, da kein bestimmungsgemäßer Gebrauch, sondern ein Fehlgebrauch vorliegt. Trotzdem sollte eine Meldung sorgfältig erwogen werden. Für Arzneimittel ist die adäquate Meldung der 15-Tage-Bericht. Bei Hämotherapeutika fordert der Gesetzgeber die unverzügliche Meldung, die ggf. zur weiteren Gefahrenabwehr notwendig ist.

In Abb. 17-9 sind die Meldepflichten dargestellt. Die internen Meldungen umfassen die Information des Transfusionsbeauftragten und -verantwortlichen im Rahmen des Qualitätssicherungssystems. Dieses soll auch festlegen, wer diese Meldungen durchführt. Die externen Meldungen haben – je nach Art der UAW – an den pharmazeutischen Hersteller, die Arneimittelkommission der Deutschen Ärzteschaft [8], das Gesundheitsamt und das Paul-Ehrlich-Institut zu erfolgen. Zu melden sind: Geburtsdatum und Geschlecht des Patienten (nicht der Name!), Beschreibung der UAW, der Hersteller des Arzneimittels, Name des Produkts und Chargennummer.

17.8.4 Grundzüge eines Qualitätssicherungssystems für die Hämotherapie

Im Transfusionsgesetz wird die Realisierung eines Qualitätssicherungssystems (QSS) ab dem 07.07.2000 für alle Einrichtungen der Krankenversorgung, die Hämotherapie durchführen, gefordert. Die Anforderungen, die ein solches QSS erfüllen muss, werden sowohl im TFG als auch in den Richtlinien zur Blutgruppenbestimmung und Bluttransfusion erläutert. Im wesentlichen können inhaltlich Anforderungen an

1) die technische Durchführung der Hämotherapie (Dokumentation, Meldepflicht etc.) von
2) den medizinischen Anforderungen, die die Qualität oder Güte der Therapie bestimmen, unterschieden werden. Diese Anforderungen werden, z. T. im Detail, im Transfusionsgesetz und in den Richtlinien beschrieben. Kernpunkte der Richtlinien sind Verantwortung und Zuständigkeit, Qualitätsmanagement, Qualitätsmanagementprogramm und Qualitätssicherungshandbuch (Abb. 17-10).

Qualitätssicherung
Qualitätssicherung bezeichnet die Gesamtheit der organisatorischen, technischen, normativen und motivierenden Maßnahmen, die geeignet sind, die Qualität der Versorgung der Patienten zu sichern, zu verbessern und der Weiterentwicklung des medizinischen, pflegerischen und organisatorischen Wissens anzupassen. Qualitätsmanagement bezeichnet alle Tätigkeiten der Unternehmensführung, welche die Qualitätspolitik, die Qualitätsziele und Verantwortungen festlegen, sowie diese durch Mittel wie Qualitätsplanung, Qualitätslenkung geeignet sind, Qualitätssicherung, Qualitätsverbesserung und Qualitätsförderung zu verwirklichen. Da die Qualitätskriterien bereits gesetzlich definiert sind, gestaltet sich die Einführung eines

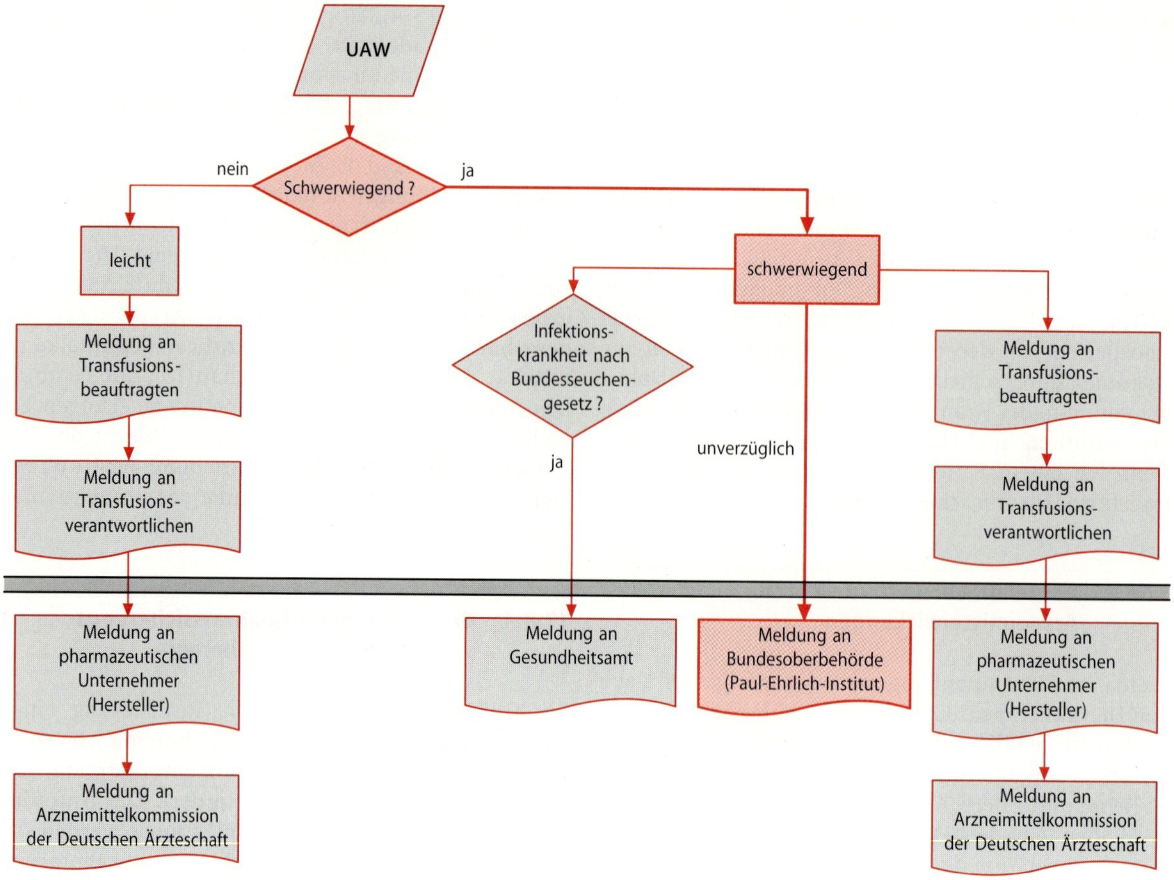

Abb. 17-9. Meldepflichten bei UAW im Zusammenhang mit Hämotherapeutika

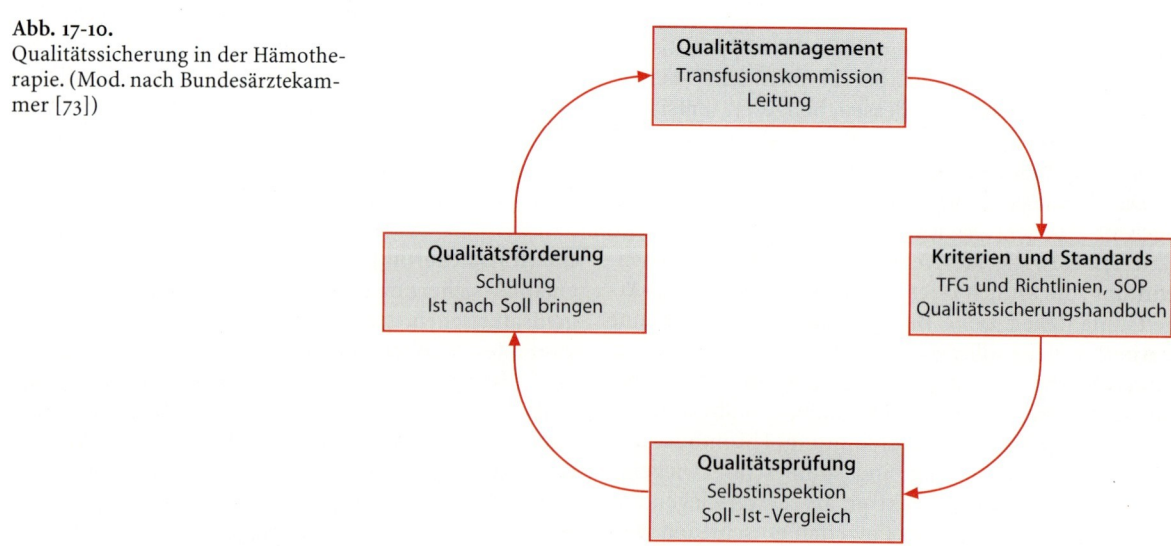

Abb. 17-10. Qualitätssicherung in der Hämotherapie. (Mod. nach Bundesärztekammer [73])

Abb. 17-11.
Grundzüge eines Qualitätssicherungsprogramms für die Hämotherapie

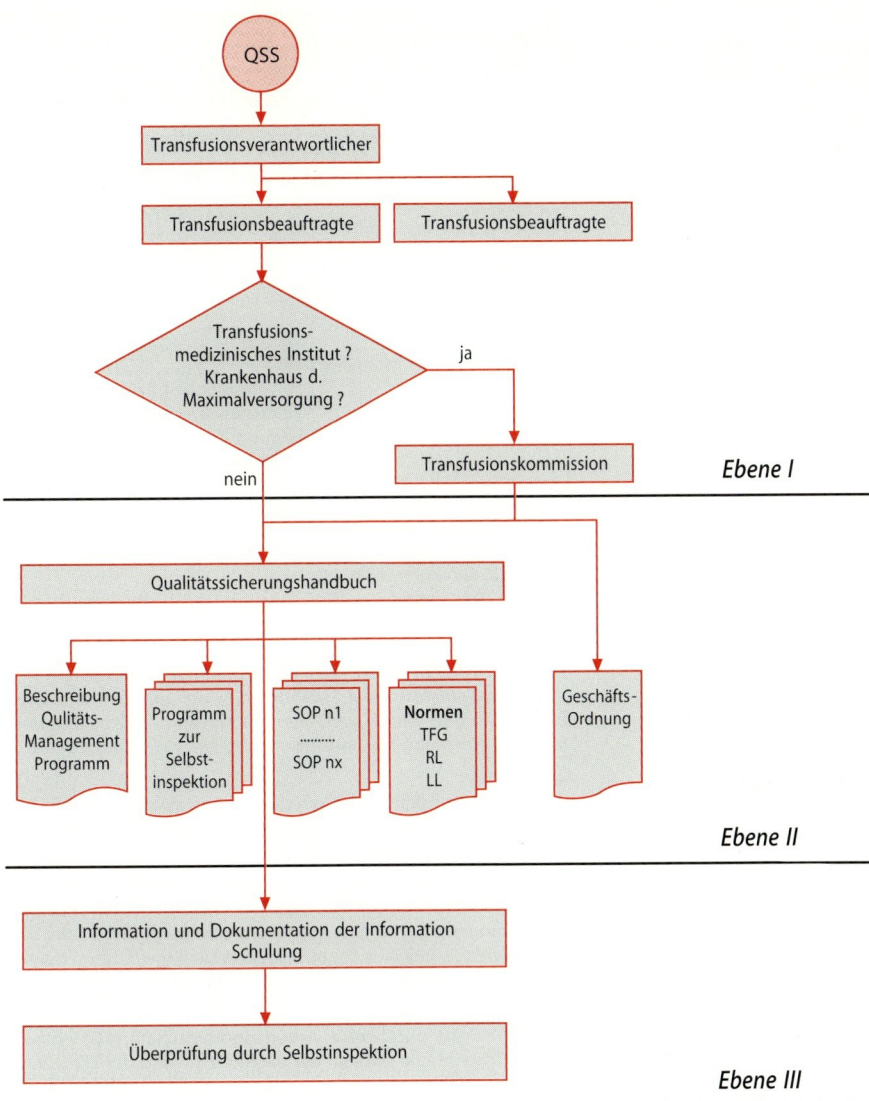

Qualitätssicherungssystems vergleichsweise einfach (Abb. 17-11).

Handhabung in der Praxis

Zunächst müssen in der Klinik ein Transfusionsverantwortlicher und für jede Abteilung oder Station ein Transfusionsbeauftragter bestellt werden, die für die Umsetzung der Qualitätssicherung sorgen. An Kliniken der Maximalversorgung oder mit transfusionsmedizinischer Einrichtung wird eine Transfusionskommission gebildet (Ebene 1). Die Transfusionskommission gibt sich eine Transfusionsordnung, in der Aufgaben, Zuständigkeiten und Vorgehen definiert werden.

Die Ärzte, die eigenverantwortlich Blutprodukte anwenden, müssen ausreichende Erfahrung in dieser Tätigkeit besitzen (TFG). Dies ist nicht nur durch entsprechende Weiterbildung zu sichern, sondern auch dadurch, dass die Standardwerke wie TFG, Richtlinien, Leitlinien und Standardarbeitsanweisungen am Arbeitsplatz verfügbar sind und deren Kenntnis bestätigt wurde. Diese Maßnahmen bilden den Kern des Qualitätssicherungshandbuchs.

■ **Standardarbeitsanweisungen.** Die kritischen Maßnahmen und Tätigkeiten im Rahmen der Hämotherapie müssen im QSS-Handbuch in Form von Standardarbeitsanweisungen *("standard operating procedure", SOP)* festgelegt werden (Abb. 17-12). Bei einer SOP handelt es sich um eine Dienstanweisung, die einige formale Kriterien aufweist. Sie muss schriftlich sein, genehmigt werden, verfügbar geeignet sein und archiviert werden. Besonders hinsichtlich der Zuständigkeit und Verantwortlichkeit sollte sie keine Interpretationsmöglichkeiten aufweisen. Es ist sinnvoll, als 1. Schritt die gesetzlich geforderten Vorschriften (Dokumenta-

Abb. 17-12.
Muster einer „standard operating procedure"

Transfusionskommission	Name des Klinikums

Standard Operating Procedure (SOP)
Erstellung einer Standard Operating Procedure für transfusionsmedizinisch relevante Fragen, Probleme oder Prozessabläufe im Rahmen des Qualitätssicherungssystems

Ausgabe Nr.01   Seite 1 von 1 Seiten
Datum: SOP-Nr.: 1.02.1
Datum der Änderung   1. Version ....
Datum der Revision   entfällt ....
Ziel-Datum der nächsten Revision: ....
           Funktionseinheit: Transfusionskommission (TFK)
           Verfasser: Sprecher der AG
           Prüfung: Transfusionsverantwortlicher   _____/_____
           Freigabe: Klinikumsvorstand   _____/_____
           Archivierung: Klinikumsvorstand   _____/_____
Diese SOP ist vertraulich. Ohne Berechtigung dürfen keine Kopien angefertigt werden.

Verteilung der Kopien, Archivierung dieser SOP
Original: Klinikumsvorstand
Kopien: Transfusionsverantwortlicher, Transfusionsbeauftragte einzelner Abteilungen

1.0 Zweck
Dieses Dokument regelt verbindlich die Erstellung von SOPs zu durch die Transfusionskommission oder den Transfusionsverantwortlichen benannten transfusions-medizinisch relevanten Fragen, Problemen oder Prozessabläufen am Klinikum ..... Ausgenommen hiervon sind abteilungsinterne SOPs der Abteilung für Transfusionsmedizin, wie sie z.B. für die Herstellug von Blutprodukten gelten

2.0 Verfasser
Die Transfusionskommission oder der Transfusionsverantwortliche gibt einer Arbeitsgruppe oder einem einzelnen, die bzw. der mit dem Thema vertraut ist, den Auftrag, eine SOP zu erstellen

3.0 Inhaltlicher Aufbau
Jede SOP muss einen Titel, das Herstellungsdatum, die Versionsnummer, den Verfassernamen, die Freigabesignatur und den Verteilerschlüssel auf der 1. Seite enthalten. Eine SOP muss kurz und prägnant sein. Vorangestellt wird immer die Beschreibung des Zwecks der SOP. Ferner muss in einer SOP festgelegt sein, für wen sie gültig ist. Die äußere Form kann sowohl aus Text als auch aus Flussdiagrammen bestehen Musterformen von SOP's können von der Abteilung für Transfusionsmedizin zur Verfügung gestellt werden

4.0 Prüfung und Freigabe
Eine SOP wird durch eine Arbeitsgemeinschaft (AG) vorbereitet und in der TFK vorgestellt. Änderungswünsche sind auf der nächsten Sitzung der TFK vorzutragen. Von der TFK angenommene Änderungswünsche werden eingearbeitet und die SOP wird auf der darauffolgenden Sitzung angenommen. Abschließend prüft der Transfusionsverantwortliche die SOP, besonders im Hinblick auf den derzeitigen Stand der Wissenschaft und Technik sowie geltende Vorschriften. Nach Prüfung wird die SOP dem Vorstand der Klinik vorgelegt und durch selbigen in Kraft gesetzt.

---

tion, Meldewesen etc.) in SOPs zu übernehmen und in diesen zu definieren, wer diese Tätigkeiten ausführt. Als nächster Schritt sollten Transport und Abgabe sowie der Verbleib nicht angewendeter Blutprodukte überprüft und in SOPs festgelegt werden (Ebene 2).

■ **Internes Audit.** Im QSS-Handbuch soll ein Programm zur Qualitätssicherung definiert werden. Die Überprüfung erfolgt durch eine Selbstinspektion, ein internes Audit. Eine solche Selbstinspektion ist mehr oder weniger eine strukturierte Visite, über die ein Bericht verfasst wird. Auch für die Selbstinspektion soll die Verfahrensweise festgelegt werden. Es empfiehlt sich, eine Checkliste anzufertigen, die von den Personen, die die Inspektion durchführen, abgearbeitet wird. Relevante Prüfparameter sind z.B., ob die SOPs am Arbeitsplatz verfügbar sind, ob die Mitarbeiter sie kennen und auch, ob sie danach handeln.

Neben diesen technischen Grundsätzen der Qualitätssicherung der Anwendung von Blutprodukten, insbesondere der Dokumentation, ist auch eine medizinische Qualitätssicherung zu realisieren. Insbesonders wird ein fachübergreifender Informationsaustausch (Konsiliarsystem) und die Überwachung der Anwendung (Wirkungen und Nebenwirkungen) gefordert (TFG).

Literatur

1. Alperin JB (1987) Coagulopathy caused by vitamin K deficiency in critically ill, hospitalized patients. JAMA 258: 1916–1919
2. American Society of Anesthesiologists Task Force on Blood Component Therapy (1996) Practice guidelines for blood component therapy. Anesthesiology 84: 732–747
3. Arbeitskreis Blut (1999) Filtration von zellulären Blutpräparaten. Bundesgesundheitsbl 42: 89–92
4. Baglin T (1996) Disseminated intravascular coagulation: Diagnosis and treatment. BMJ 312: 683–687
5. Baudo F, DeGasperi A, deCataldo F et al. (1992) Antithrombin III supplementation during orthotopic liver transplantation in cirrhotic patients: a randomized trial. Thromb Res 68: 409–416
6. Baudo F, Caimi TM, de Cataldo F et al. (1998) Antithrombin III (AT III) replacement therapy in patients with sepsis and/or postsurgical complications: a controlled double-blind, randomized, multicenter study. Intensive Care Med 224: 336–342
7. Baughman RP, Lower EE, Flessa HC, Tollerud DJ (1993) Thrombocytopenia in the intensive care unit. Chest 104: 1243–1247
8. Beschluss des 100. Deutschen Ärztetages in Eisenach (1997) (Muster-)Berufsordnung für die deutschen Ärztinnen und Ärzte. Dtsch Ärztebl 94: A-2354
9. Beutler E (1993) Platelet transfusion: The 20,000/µl trigger. Blood 81: 1411–1413
10. Blauhut B, Lundsgard-Hansen P (1988) Akuter Blutverlust und Verbrennungen in der operativen Medizin. In: Mueller-Eckhardt C (Hrsg) Transfusionsmedizin. Springer, Berlin Heidelberg New York Tokio, S 280–321
11. Bonfiglio MF, Traeger SM, Kier KL, Martin BR, Hulisz DT, Verbeck SR (1995) Thrombocytopenia in intensive care patients: a comprehensive analysis of risk factors in 314 patients. Ann Pharmacother 29: 835–842
12. Bowden RA, Slichter SJ, Sayers M et al. (1995) A comparison of filtered leucocyte-reduced and cytomegalovirus (CMV) seronegative blood products for the prevention of transfusion-associated CMV infection after marrow transplant. Blood 86: 3598–3603
13. Brandstätter W, Röse W (1992) Gefrorenes Frischplasma. In: Vorstand und Wissenschaftlicher Beirat der Bundesärztekammer (ed) Leitlinien zur Therapie mit Blutkomponenten und Plasmaderivaten. Deutscher Ärzte-Verlag Köln, S 53–65
14. Budde U, Pötzsch B (1998) Von-Willebrand-Faktor und von-Willebrand-Erkrankung. In: Müller-Berghaus G, Pötzsch B (Hrsg) Hämostaseologie. Springer, Berlin Heidelberg New York Tokio, S 228–238
15. Burroughs SF, Johnson GJ (1990) Beta-lactam antibiotic-induced platelet dysfunction: evidence for irreversible inhibition of platelet activation in vitro and in vivo after prolonged exposure to penicillin. Blood 75: 1473–1480
16. Bundesinstitut für Arzneimittel und Medizinprodukte (1996) 3. Bekanntmachung zur Anzeige von Nebenwirkungen, Wechselwirkungen, Wechselwirkungen mit anderen Mitteln und Arzneimittelmißbrauch nach §29 Absatz 1 Satz 2 bis 8 AMG. Bundesgesundheitsblatt 11/96, 39: 439–445
17. Carson JL, Duff A, Poses RM et al. (1996) Effect of anaemia and cardiovascular disease on surgical mortality and morbidity. Lancet 348: 1055–1060
18. Ciavarella D, Reed RL, Counts RB et al. (1987) Clotting factor levels and the risk of diffuse microvascular bleeding in the massively transfused patient. Br J Haematol 67: 365–368
19. Collins JA (1976) Massive blood transfusion. Clin Haematol 5: 201–222
20. Dahr W (1996) Blutgruppen von Erythrozyten. In: Mueller-Eckhardt C (Hrsg) Transfusionsmedizin. Springer, Berlin Heidelberg New York Tokio, S 137–162
21. De Vries JX, Schmitz-Kummer E, Weber E (1998) Pharmakologie der oralen Antikoagulanzien vom Cumarintyp. In: Müller-Berghaus G, Pötzsch B (Hrsg) Hämostaseologie: Molekulare und zelluläre Mechanismen, Pathophysiologie und Klinik. Springer, Berlin Heidelberg New York Tokio, pp 662–665
22. Dreyfus M, Masterson M, David M et al. (1995) Replacement therapy with a monoclonal antibody purified protein C concentrate in newborns with severe protein C deficiency. Sem Haematol 21: 371–381
23. Eisele B, Lamy M, Thjis LG et al. (1998) Antithrombin III inpatients with severe sepsis. A randomized placebo controlled double blind multicenter study plus a meta-analysis on all randomized, placebo-controlled, double-blind trials with antithrombin III in severe sepsis. Intensive Care Med 24: 663–672
24. Fourrier F, Chopin C, Huart JJ, Runge I, Caron C, Goudemand J (1993) Double blind, placebo controlled trial of antithrombin III concentrates in septic shock with disseminated intravascular coagulation. Chest 104 : 882–888
25. Furie B, Bouchard BA, Furie BC (1999) Vitamin-K-dependent biosynthesis of γ-carboxyglutamic acid. Blood 93: 1798–1808
26. Gesetz über den Verkehr mit Arzneimitteln (Arzneimittelgesetz) Achte Novelle. Bundesgesetzbl. I, 2649 ff.
27. Gesetz zur Regelung des Transfusionswesens (Transfusionsgesetz) vom 1. Juli 1998. Bundesgesetzblatt I; 1752, 1998
28. George JN, Shattil SJ (1991) The clinical importance of acquired abnormalities of platelet function. N Engl J Med 324: 27–39
29. Glück D, Kubanek B, Ahnefeld FW (1986) Die Therapie mit Blutkomponenten. Voraussetzungen, Indikationen und klinische Anwendung. Infusionsther 13: 240–249
30. Glück D, Kubanek B, Maurer C, Petersen N (1998) Seroconversion of HIV, HCV, and HBV inblood donors in 1996 – Risk of transmission by blood products in Germany. A multicenter study of the Berufsverband Deutscher Transfusionsmediziner e.V. Infusionsther Transfusionsmed 25: 82–84
31. Graul A, Keller-Stanislawski B (1999) Hämovigilanz von Blutkomponenten. Bundesgesundheitsbl 42: 143–149
32. Hanes SD, Quarles DA, Boucher BA (1997) Incidence and risk factors of thrombocytopenia in critically ill trauma patients. Ann Pharmacother 31: 285–289
33. Hebert PC, Wells G, Blajchman M et al. and the Transfusion Requirements in Critical Care Investigators for the Canadian Critical Care Trial Group (1999) A multicenter, randomized, conrolled clinical trial of transfusion requirements in critical care. N Engl J Med 340: 409–417
34. Hewitt PE, Machin SJ (1990) Massive blood transfusion. BMJ 300: 107–109
35. Hirsh J, Dalen JE, Deykin D, Poller L, Bussey H (1995) Oral anticoagulants – Mechanism of action, clinical effectiveness, and optimal therapeutic range. Chest 108 (Suppl): 231–246
36. Inthorn D, Hoffmann JN, Hartl WH, Mühlbayer D, Jochum M (1998) Effect of antithrombin III supplementation on inflammatory response in patients with severe sepsis. Shock 10: 90–96

37. Jensen LS, Kissmeyer-Nielsen P, Wolff B, Qvist N (1996) Randomised comparison of leucocyte-depleted vs. buffy-coat-poor blood transfusion and complications after colorectal surgery. Lancet 348: 841–845
38. Kaufman DW, Kelly JP, Johannes CB et al. (1993) Acute thrombocytopenic purpura in relation to the use of drugs. Blood 82: 2714–2718
39. Köhler M, Seifried E, Hellstern P et al. (1988) In vivo recovery and half-life time of a steam-treated factor IX concentrate in haemophilia B patients. The influence of reagents and standards. Blut 57: 341–345
40. Köhler M, Heiden M, Harbauer G et al. (1990) Comparison of different prothrombin complex concentrates: In vitro and in vivo studies. Thromb Res 60: 63–70
41. Köhler M, Hellstern P, Lechler E, Überfuhr P, Müller-Berghaus G (1998) Thromboembolic complications associated with the use of prothrombin complex and factor IX concentrates. Thromb Haemostas 80: 399–402
42. Köhler M (1998) Desmopressin: Pharmakologie und Therapie. In: Müller-Berghaus G, Pötzsch B (Hrsg) Hämostaseologie. Springer, Berlin Heidelberg New York Tokio, S 67–71
43. Kyrle PA (1998) Thrombotische Mikroangiopathie. In: Müller-Berghaus G, Pötzsch B (Hrsg) Hämostaseologie. Springer, Berlin Heidelberg New York Tokio, S 452–456.
44. Lee GR (1998) Anaemia: General aspects. In: Lee GR et al. (eds) Wintrobe's clinical hematology, 10th edn. Williams & Willkins, Baltimore
45. Leslie SD, Toy PTCY (1991) Laboratory abnormalities in massively transfused patients given red blood cells and crystalloid. Am J Clin Pathol 96: 770–773
46. Makris M, Greaves M, Phillips WS et al. (1997) Emergency oral anticoagulant reversal: The relative efficacy of infusions of fresh frozen plasma and clotting factor concentrate on correction of the coagulopathy. Thromb Haemostas 77: 477–480
47. Mannucci PM, Franchi F, Dioguardi N (1976) Correction of abnormal coagulation in chronic liver disease by combined use of fresh-frozen plasma and prothrombin complex concentrates. Lancet II: 542–545
48. Mannucci PM, Federici AB, Sirchia G (1982) Hemostasis testing during massive blood replacement. A study of 172 cases. Vox Sang 42: 113–123
49. Mannucci PM (1998) Hemostatic drugs. N Engl J Med 339: 245–253
50. Mannucci PM (1999) Genetic control of anticoagulation. Lancet 353: 688–689
51. Marlar RA, Montgomery RR, Broekmans AW (1989) Report on the diagnosis and treatment of homozygous protein C deficiency. Thromb Haemostas 61: 529–531
52. McCrae KR, Samuels P, Schreiber AD (1992) Pregnancy-associated thrombocytopenia: Pathogenesis and management. Blood 80: 2697–2714
53. Moake JL (1998) Moschcowitz, multimers, and metalloprotease [editorial]. N Engl J Med 339: 1629–1631
54. Montag T, Lange H, Schmidt U, Strobel J, Exner M (1999) Bakterielle Kontamination von Blutkomponenten. Bundesgesundheitsbl 42: 132–142
55. Müller-Berghaus G (1997) Hämostatische Funktionen der Endothelzelle. Hämostaseologie 17: 78–85
56. Murray DJ, Olson J, Strauss R, Tinker JH (1988) Coagulation changes during packed red cell replacement of major blood loss. Anesthesiology 69: 839–845
57. Oldenburg J, Brackmann HH (1998) Diagnostik, Klinik und Therapie der Hämophilie A. In: Müller-Berghaus G, Pötzsch B (Hrsg) Hämostaseologie. Springer, Berlin Heidelberg New York Tokio, S 185–197
58. Owings JT, Bagkley M, Gosselin R, Romac D, Disbrow E (1996) Effect of critical injury of plasma antithrombin activity: Low antithrombin levels are associated with thromboembolic complications. J Trauma 41: 396–406
59. Palareti G, Legnani C, Maccaferi M et al. and Members of the S. Orsola Working Group on Liver Transplantation. Coagulation and Fibrinolysis in Orthotopic Liver Transplantation (1991) Role of recipient's disease and use of antithrombin III concentrates. Haemostasis 21: 68–76
60. Palareti G, Leali N, Coccheri S et al. (1996) Bleeding complications of oral anticoagulant treatment: an inception-cohort, prospective collaborative study. Lancet 348: 423–29
61. Popovsky A, Saidman SL (1998) MGH case reports (Case 40–1998): A 49-year-old woman with thrombotic thrombocytopenic purpura and severe dyspnoe during plasmapheresis and transfusion. N Engl J Med 339: 2005–2012
62. Porte RJ (1993) Coagulation and fibrinolysis in orthotopic liver transplantation: current views and insights. Sem Thromb Haemost 19: 191–196
63. Reed RL, Ciavarella D, Heimbach DM et al. (1986) Prophylactic platelet administration massive transfusion. Ann Surg 203: 40–48
64. Rock GA, Shumak KH, Buskard NA et al. and the Canadian Apheresis Study Group (1991) Comparison of plasma exchange with plasma infusion in the treatment of thrombotic thrombocytopenic purpura. N Engl J Med 325: 393–397
65. Sattler FR, Weitekamp MR, Sayegh A, Ballard JO (1988) Impaired hemostasis caused by beta-lactam antibiotics. Am J Surg 155: 30–39
66. Schinzel H, Weilemann LS (1998) Antithrombin substitution therapy. Blood Coagul Fibrinolys 9 (Suppl 3): S17–S22
67. Schreiber GB, Busch MP, Kleinman SH, Korelitz JJ, for the Retrovirus Epidemiology Donor Study (1996) The risk of transfusion-transmitted viral infections. N Engl J Med 334: 1685–1690
68. Shevchuk M, Conly JM (1990) Antibiotic hypoproteinemia: A review of prospective studies, 1966–1988. Rev Infect Dis 12: 1109–1126
69. Smith OP, White B, Vaughan D et al. (1997) Use of protein-C concentrate, heparin, and haemodiafiltration in meningococcus-induced purpura fulminans. Lancet 350: 1590–1593
70. Spiess BD, Ley C, Body SC et al. (1998) Haematocrit value on intensive care unit entry influences the frequency of Q-wave myocardial infarction after coronary artery bypass grafting. The Institutions of the multicenter study of perioperative ischemia (McSPI) Research Group. J Thorac Cardiovasc Surg 116: 460–467
71. Van de Watering LMG, Hermans J, Houbiers JGA et al. (1998) Beneficial effects of leukocyte depletion of transfused blood on postoperative complications in patients undergoing cardiac surgery. Circulation 97: 562–568
72. Vorstand und Wissenschaftlicher Beirat der Bundesärztekammer und Paul-Ehrlich-Institut (1995) Leitlinien zur Therapie mit Blutkomponenten und Plasmaderivaten. Deutscher Ärzte-Verlag, Köln
73. Wissenschaftlicher Beirat der Bundesärztekammer und Paul-Ehrlich-Institut (1996) Richtlinien zur Blutgruppenbestimmung und Bluttransfusion (Hämotherapie). Deutscher Ärzte-Verlag, Köln

Analgesie, Sedierung, Relaxation und Therapie von Psychosyndromen

Kapitel 18

S. Kleinschmidt

18.1 Ziele und Anforderungen 343

18.2 Therapiephasen und Therapiekonzepte 343

18.3 Auswahl und Zufuhr der Pharmaka 344
18.3.1 Anforderung an Analgosedierungskonzepte 344
18.3.2 Applikationstechniken 345
18.3.3 Grundlagen des Pharmakometabolismus bei Intensivpatienten 345
18.3.4 Überwachung und Objektivierung der Analgosedierung 346

18.4 Pharmaka und Indikationen 347
18.4.1 Benzodiazepine 347
18.4.2 Barbiturate 349
18.4.3 Propofol 350
18.4.4 γ-Hydroxybuttersäure (GHB) 351
18.4.5 Ketamin 352
18.4.6 Neuroleptika 353
18.4.7 Inhalationsanästhetika 354
18.4.8 Opioide 354
18.4.9 Nichtopioide 356
18.4.10 Regionalanästhesieverfahren 357
18.4.11 α_2-Agonisten 358
18.4.12 Muskelrelaxanzien 358
18.4.13 Schemata zur Analgosedierung 360

18.5 Akute Psychosyndrome 360
18.5.1 Klinik, Ursachen und Therapie 360
18.5.2 Alkoholentzugssyndrom (AES) 360
18.5.3 Benzodiazepin- und Opioidentzugssyndrom 363
18.5.4 Zentral-anticholinerges Syndrom (ZAS) 364

Literatur 364

Analgesie, Sedierung, Relaxation und Therapie von Psychosyndromen

S. Kleinschmidt

18.1 Ziele und Anforderungen

Therapieziele

Für einen rationalen Einsatz der zur Analgosedierung zur Verfügung stehenden Pharmaka ist ein klar definiertes Therapieziel erforderlich, um die unerwünschten und mitunter auch gefährlichen Nebenwirkungen auf ein Mindestmaß zu reduzieren. Umgekehrt muss auch der Entstehung einer „Sedierungskrankheit" als Folge einer unzureichenden Analgosedierung während der Therapie der Grunderkrankung vorgebeugt werden.

Die wichtigsten Ziele der Analgosedierung

- Beseitigung von Schmerzen
- Anxiolyse und Ausschaltung schwerer psychischer Belastungen
- Gewährleistung narkotischer Stadien, z.B. zur Therapie eines kritisch erhöhten intrakraniellen Drucks
- Vegetative Entlastung mit Senkung des globalen O_2-Verbrauchs („Organprotektion" im weitesten Sinne)
- Steuerung der Entwöhnungsphase von der maschinellen Beatmung
- Aktivierung, Wiedererlangung der Koordination nach erfolgreich therapierter Grunderkrankung (z.B. die Wiederherstellung eines normalen Schlaf-Wach-Rhythmus)
- In manchen Fällen (z.B. Tetanus, extreme Lagerungen wie Beatmung in Bauchlage beim akuten Lungenversagen) ist auch eine Verminderung des Muskeltonus wünschenswert

---

Diese Ziele müssen im Verlauf der Intensivtherapie regelmäßig überprüft und die weitere Zufuhr sowie die Auswahl der Substanzen entsprechend variiert werden, um eine den Aufenthalt auf der Intensivstation verlängernde, auch unter Kostenaspekten problematische „Leerlaufbehandlung" zu vermeiden.

Anforderungen an Pharmaka

Für eine zufriedenstellende Anwendung sollten die zur Analgosedierung eingesetzten Pharmaka möglichst folgende Voraussetzungen erfüllen [16, 17]:

- hohe therapeutische Breite mit fehlender Beeinträchtigung der vitalen Funktionen (Herz-Kreislauf-Funktion, Atmung, Nierenfunktion, Gastrointestinaltrakt),
- günstige pharmakokinetische und pharmakodynamische Eigenschaften auch bei kontinuierlicher Applikation über einen längeren Zeitraum (kurze „kontextsensitive Halbwertszeit"), somit eine berechenbare klinische Wirkdauer,
- keine Entzugssymptome und Verwirrtheitszustände nach Absetzen der Substanz,
- keine Beeinträchtigung des Immunsystems.

Diese Anforderungen werden von den gegenwärtig zur Verfügung stehenden Pharmaka nicht in allen Punkten erfüllt.

18.2 Therapiephasen und Therapiekonzepte

Je nach Dauer der Analgosedierung wird eine Unterscheidung oft in folgender Weise getroffen:
- Kurzzeitanalgosedierung (bis zu 24 h),
- mittellange Analgosedierung (1–7 Tage),
- Langzeitanalgosedierung (>7 Tage).

Als therapeutisch besonders problematisch erweist sich die Analgosedierung bei Langzeitintensivpatienten.

Therapiephasen

Entsprechend dem Verlauf der zu therapierenden Grunderkrankungen lassen sich in der Mittel- und Langzeitanalgosedierung folgende Phasen unterscheiden [3]:

■ **Akutphase.** Unmittelbar posttraumatisch oder postoperativ ist eine vegetative Stabilisierung und Entlastung des Patienten durch maximale Analgesie und Sedierung erforderlich, durch die zudem der O_2-Verbrauch der einzelnen Organsysteme gesenkt wird.

- **Entwöhnungsphase.** Hier ist die Mitarbeit des Patienten erforderlich, indem durch eine ausreichende psychovegetative Abschirmung (Angst- und Schmerzfreiheit) ohne relevante Sedierung eine möglicherweise erschwerte und prolongierte Entwöhnung von der maschinellen Beatmung und die Toleranz weiterer diagnostischer und therapeutischer Interventionen (z. B. Gefäßpunktionen, Verbandswechsel) bewältigt werden muss. Allerdings ist diese Therapiephase oft begleitet von einer Vielzahl von Verhaltensstörungen, die oft unscharf als „Durchgangssyndrom" und „postoperatives delirantes Syndrom" bezeichnet werden. Die Patienten sind oft unkooperativ und desorientiert, was die Therapieführung erheblich erschwert. Außerdem stellt das Auftreten postoperativer deliranter Syndrome mit psychovegetativer Entgleisung eine erneute Gefährdung der Patienten dar, nachdem die eigentliche Grunderkrankung schon erfolgreich therapiert worden ist.

- **Koordinations- und Aktivierungsphase.** Diese Therapiephase ist gekennzeichnet durch die zunehmende Mobilisierung der Patienten und die bevorstehende Verlegung auf eine Überwachungs- bzw. Normalstation. Es ist jedoch erforderlich, dass die Patienten kooperativ sind und die Ursache etwaiger deliranter Syndrome erfolgreich therapiert wurde. Hierzu zählt auch die Wiedererlangung eines weitgehend normalen Schlaf-Wach-Rhythmus, der durch die Langzeitapplikation einer Vielzahl von Analgetika und Sedativa erheblich gestört sein kann.

Therapiekonzepte

Wichtig ist, dass jede Therapiephase – unter Berücksichtigung der Grunderkrankungen – ein *eigenes Therapiekonzept* erfordert und es unumgänglich ist, in komplizierten Behandlungsfällen einen Wechsel der eingesetzten Pharmaka vorzunehmen, die entsprechend ihrem pharmakologischen Profil hierzu geeignet erscheinen. Eine Dosisänderung sowie ein starres Beibehalten bestimmter Pharmakakombinationen wird diesen Ansprüchen nicht gerecht [3].

18.3 Auswahl und Zufuhr der Pharmaka

18.3.1 Anforderung an Analgosedierungskonzepte

Für die Analgosedierung steht heute eine Vielzahl von Medikamenten zur Verfügung, wobei durch die Fülle und Variabilität der Therapievorschläge und -konzepte die Übersicht erheblich erschwert wird. Oft werden „Idealanforderungen" gestellt, die jedoch von den gebräuchlichen Substanzen allein nie in allen Punkten erfüllt werden können. Ein „universelles Konzept" kann es auch nicht geben: Die Individualität des Intensivpatienten als „nicht reproduzierbarer Einzelfall", die Variabilität der Grunderkrankungen, des Krankheitsverlaufs und insbesondere das während der Behandlung wechselnde Therapieziel (z. B. die Senkung eines kritisch erhöhten intrakraniellen Drucks, Kreislaufstabilisierung bei Sepsis/SIRS, Therapie des Alkoholentzugsyndroms) haben zwangsläufig unterschiedliche Therapieschemata zur Folge. Obwohl in der täglichen Praxis einige Therapieschemata schwerpunktmäßig etabliert sind, fehlt bisher der eindeutige wissenschaftliche Beweis der Überlegenheit eines Therapieschemas über das andere. Weitere Gründe für die *variablen Konzepte zur Analgosedierung* stellen unterschiedliche Präferenzen und Erfahrungswerte von seiten des Behandlungsteams dar. Auch *Therapiekosten* sind unter den derzeit herrschenden finanziellen Restriktionen als eine relevante Einflussgröße auf die Auswahl der Pharmaka zu nennen.

Anforderungen an ein „ideales Analgosedierungskonzept" und dessen Therapiekomponenten [7, 16]

- Voraussagbare Pharmakokinetik und Pharmakodynamik, d. h. eine gute Steuerbarkeit und individuelle Anpassung bei schnellem Wirkungseintritt und rascher Elimination nach Absetzen der Substanz auch bei Langzeitanwendung
- Elimination möglichst nicht nur von einer Organfunktion (z. B. Niere) abhängig
- Geringe oder keine Beeinträchtigung von Organfunktionen, insbesondere des Herz-Kreislauf-Systems, der Atemfunktion, der Funktion des Gastrointestinaltrakts sowie der Nierenfunktion
- Keine Immunsuppression
- Möglichst geringe Interaktionen mit anderen Pharmaka
- Keine Kumulation pharmakologisch aktiver Metabolite oder Induktion hepatischer Enzymsysteme (z. B. Zytochrom-P_{450}-Familie)
- Keine anaphylaktoide Potenz
- Kein Abhängigkeitspotential, auch bei Langzeitanwendung
- Keine teratogene Wirkung, somit auch unbedenkliche Anwendbarkeit bei Schwangeren im 1. Trimenon

---

Grundsätzlich sollte versucht werden, die oben genannten „Idealvorstellungen" durch *Kombination möglichst weniger Komponenten* zu erreichen. Entsprechend gelten für die Auswahl und Kombination von Pharmaka zur Analgosedierung folgende Grundprinzipien:

Voraussetzung für den Einsatz von Sedativa und Hypnotika ist eine ausreichende Analgesie, wenn die Grunderkrankung des Patienten dies erfordert. Unzureichende Analgesie muss primär durch Analgetika und nicht durch Dosissteigerung von Sedativa und Hypnotika behandelt werden.

Die therapeutische und pharmakologische Strategie zur Analgosedierung umfasst auch das Ausnutzen etwaiger *synergistischer oder potenzierender Effekte* verschiedener Pharmaka. Dies kann dazu beitragen, Toleranzphänomene weitgehend abzumildern und teilweise grotesken Dosissteigerungen der Einzelsubstanzen vorzubeugen. Eine deutliche Dosissteigerung von Pharmaka mit bekanntem „Ceilingeffekt", wie z. B. den Benzodiazepinen, erscheint pharmakologisch kaum sinnvoll [9].

Die unterschiedlichen Therapiephasen erfordern ein jeweils eigenes Konzept mit eigenem Pharmakoprofil. Beim Vorliegen bestimmter Grunderkrankungen (z. B. Niereninsuffizienz, Sepsis) müssen sich Auswahl und Dosierung der Pharmaka an ihrem Nebenwirkungsprofil (z. B. negativ-inotrope Wirkung) und einer evtl. veränderten Eliminationskinetik orientieren.

18.3.2 Applikationstechniken

Grundsätzlich können die zur Analgosedierung benötigten Pharmaka *kontinuierlich* oder als *Bolus* zugeführt werden. Es besteht weitgehende Einigkeit darüber, dass die intravenöse Zufuhr (idealerweise über einen mehrlumigen zentralvenösen Zugang) als wünschenswert anzusehen ist. Neben der intravenösen Anwendung können die Substanzen auch per inhalationem (z. B. Isofluran, Desfluran) oder peridural (Lokalanästhetika, Opioide, α_2-Agonisten) zugeführt werden. Andere Zugangswege (z. B. intramuskulär, rektal etc.) sind mit erheblichen Unsicherheiten (u. a. Resorption) behaftet.

Die kontinuierliche Zufuhr über Spritzenpumpen oder Infusomaten ist technisch aufwendiger, gewährleistet im Regelfall aber ein konstanteres Sedierungsniveau mit einer besseren Kreislaufstabilität. Bei belastenden Verfahren, wie z. B. Verbandswechseln, endotrachealem Absaugen oder Lageänderungen, besteht jederzeit die Möglichkeit einer adäquaten Vertiefung der Sedierung durch zusätzliche Bolusgaben.

Oft werden aus Gründen der Praktikabilität die einzelnen Therapiekomponenten (Sedativa bzw. Hypnotika sowie Analgetika) in einem festen Mischungsverhältnis appliziert. Nachteilig ist jedoch, dass die beiden Therapiekomponenten nicht mehr unabhängig voneinander variiert werden können. Daher bietet sich die *getrennte* Zufuhr der einzelnen Therapiekomponenten an. Hierdurch ist eine wesentlich bessere Steuerbarkeit der Analgosedierung möglich.

Empfehlungen für die Applikation von Pharmaka zur Analgosedierung

- Intravenöse Verabreichung (idealerweise über einen mehrlumigen zentralvenösen Zugang)
- Kontinuierliche Zufuhr (Infusomat, Spritzenpumpe) mit der Option für Bolusinjektionen
- Getrennte Zufuhr der einzelnen Wirkkomponenten

18.3.3 Grundlagen des Pharmakometabolismus bei Intensivpatienten

Für die sichere Anwendung der Pharmaka zur Analgosedierung sind zumindest Grundkenntnisse über ihre Metabolisierung und Exkretion erforderlich. Die für die Intensivtherapie wesentlichen Aspekte und die hieraus resultierenden praktischen Konsequenzen sollen kurz dargestellt werden.

Metabolisierung

Die Metabolisierung der Analgetika und Sedativa findet überwiegend (wenn auch nicht ausschließlich) in der Leber statt, wobei hier hauptsächlich das unspezifische Enzymsystem der Zytochrom-P_{450}-Familie beteiligt ist; extrahepatische Metabolisierungsorgane sind u. a. Niere, Lunge und Gastrointestinaltrakt.

Von wenigen Ausnahmen abgesehen (z. B. GHB, Remifentanil) erfolgt die Biotransformation der Analgetika und Sedativa in 2 verschiedenen Schritten:

Biotransformation von Analgetika und Sedativa

- Phase-I-Reaktion: Oxidation (z. B. Hydroxylierung), Reduktion (z. B. Azo- und Nitrogruppen) oder Hydrolyse (z. B. Esterspaltung)
- Phase-II-Reaktion: Konjugationsvorgänge (z. B. mit Glukuronsäure), wodurch die Metaboliten in eine eliminationsfähige Form überführt werden

Elimination

Die Kenntnisse über pharmakokinetische Eigenschaften der einzelnen Substanzen (z. B. Eliminationskinetik, Halbwertszeiten) wurden nahezu ausschließlich bei gesunden Probanden oder bei Patienten mit elektiven operativen Eingriffen gewonnen.

Diese Daten können jedoch nicht auf Intensivpatienten übertragen werden! Sie dienen lediglich als Anhaltspunkte für die Auswahl der betreffenden Substanzen. Charakteristisch für Intensivpatienten ist, dass es zu Organinsuffizienzen wechselnden Ausmaßes kommt, die eine exakte Vorhersage über die Metabolisierung der einzelnen Pharmaka nahezu unmöglich machen.

Beispiele hierfür sind die deutlich verzögerte Metabolisierung von Pharmaka mit erhöhter hepatischer Extraktion wie Midazolam oder auch Fentanyl: Da die Verstoffwechselung sehr stark vom hepatischen Blutfluss abhängig ist, kann es z. B. bei Schockzuständen (Sepsis/SIRS, Hypovolämie) zu deutlichen Kumulationsphänomenen kommen. Außerdem sind altersspezifische Aspekte zu berücksichtigen, die sich aus den bekannten physiologischen Veränderungen im Alter ergeben. Hierzu gehören unter anderem:
- die Einschränkung der glomerulären Filtrations- und tubulären Sekretionsleistung,
- der Abfall des Herzzeitvolumens,
- die Änderungen der Flüssigkeitskompartimente und
- die Verringerung des Gesamteiweißes.

Auch eine engmaschige Kontrolle von Plasmakonzentrationen der einzelnen Substanzen, die in der Regel nur an wenigen Krankenhäusern (Labor!) möglich ist, kann leider nur einen groben Aufschluss über die Pharmakokinetik geben; über die Pharmakodynamik kann hiermit keine Aussage getroffen werden.

Für die klinische Praxis ergeben sich somit folgende Konsequenzen:

! Der Pharmakometabolismus des Intensivpatienten wird von einer kaum überschaubaren Vielzahl von Einflussgrößen modifiziert. Hier sind u. a. hormonelle Einflüsse („Postaggressionsstoffwechsel"), Entzündungsmediatoren, Alter, Geschlecht, Ernährungszustand und Arzneimittelinteraktionen zu nennen. Auch pharmakogenetische Faktoren (Allelpolymorphismen; „slow- und fast-metabolizer") spielen mitunter eine Rolle.

Das Auftreten von oft miteinander interagierenden *Organinsuffizienzen* (Herz-Kreislauf-System, Niere, Leber) hat zwangsläufig erhebliche Einflüsse auf die Metabolisierung und Elimination der Pharmaka. Bei starrem Beibehalten der Dosierungen droht v. a. eine Kumulation und Überdosierung der Substanzen. Ein exaktes „Monitoring" ist jedoch bestenfalls lückenhaft möglich oder mit erheblichem labortechnischen Aufwand verbunden. Es muss in jedem Fall der klinische Versuch einer Dosisanpassung unternommen werden, ohne dass für den Einzelfall verlässliche Anhaltswerte vorliegen.

18.3.4 Überwachung und Objektivierung der Analgosedierung

Die „Objektivierung" einer adäquaten Analgosedierung ist mit erheblichen methodischen Problemen verbunden. Ein allgemein anerkanntes Monitoringsystem existiert nicht. Folgende Möglichkeiten der Überwachung und Verifizierung der Analgosedierung lassen sich unterscheiden:
- klinische Scoringsysteme, die im Wesentlichen mit Analogskalen oder Rangskalen die verschiedenen Stadien der „Bewusstseinsmodifikation" und der Schmerzintensität beschreiben.
- physiologische Variablen wie Herzfrequenz, Blutdruck, Pupillenreaktion, Schwitzen,
- endokrine Laborparameter (Hypophysen-Nebennierenrinden-System) oder die bereits erwähnten Plasmakonzentrationen der verwendeten Pharmaka,
- neurophysiologische Parameter wie bispektraler Index (BIS), computerunterstützte topographische Elektroenzephalometrie (CATEEM), evozierte Potentiale, Elektrosympathikogramm und der aus dem EEG abgeleitete „spectral frequency index" (SFx).

Sedierungsscore

Klinisch weit verbreitet sind Scoresysteme, die verschiedene „Bewusstseinsstadien" definieren. Die vor etwa 25 Jahren von Ramsay publizierte Sedierungsskala wurde mehrfach modifiziert (z. B. Addenbrooke-Score, Newcastle Sedation Score; [16]) (Tabelle 18-1). Idealerweise sollten die zur Analgosedierung verwendeten Scoresysteme nicht invasiv und ausreichend sensitiv sein, einfach und reproduzierbar zu handhaben und unabhängig von den zur Analgosedierung verwendeten Substanzen. Diese Scoresysteme sind in der klinischen Praxis sehr beliebt, wobei jedoch bei deren Einsatz genau beachtet werden sollte, dass die jeweils definierten „Sedierungsebenen" terminologisch eindeutig gebraucht werden, um Missverständnisse innerhalb des Behandlungsteams auszuschließen. Falls man sich zur klinischen Anwendung von Sedierungsskalen entschließt, sollte dies – wie bei allen anderen vitalen Funktionsparametern – auf der Verlaufskurve („Tageskurve") dokumentiert werden.

Schmerzscore

Auch die Erfassung der Schmerzintensität des Patienten und damit auch die Verifizierung einer ausreichenden Analgesie erfolgt in der klinischen Praxis mit verschiedenen Kategorieskalen, die als verbale oder numerische Skalen ausgelegt sein können. Sehr beliebt ist auch die „visuelle Analogskala" (VAS): Die Patienten benutzen einen gezeichneten Balken von 10 oder 20 cm Länge, um die Schmerzempfindung einzustufen. Die jeweilige Schmerzintensität wird durch die Länge der auf diesem Balken markierten Strecke ausgedrückt. Der linke Rand entspricht einer nichtschmerzhaften Empfindung, während der rechte Rand die maximal vorstellbare Schmerzintensität darstellen kann. Somit ist dieses Verfahren prinzipiell auch für intubierte kooperative Patienten geeignet.

Laborparameter

Die Bestimmung von Serum- oder Plasmakonzentrationen der verwendeten Pharmaka ist wegen ihrer be-

Tabelle 18-1.
Sedierungsscores nach Ramsay und Addenbrooke Hospital. (Mod. nach Park et al. [16])

Ramsay-Score	Addenbrooke Hospital Score
Stadium/klinische Zustandsbeschreibung	*Stadium/klinische Zustandsbeschreibung*
1 = Patient wach, ängstlich, unkooperativ	1 = Patient agitiert
2 = Patient wach, kooperativ, ruhig	2 = Patient wach
3 = Patient weckbar auf Anruf	3 = Patient weckbar auf Anruf
4 = Patient weckbar durch Schulterklopfen	4 = Patient weckbar durch Absaugen
5 = Patient weckbar durch schmerzhaften Stimulus	5 = Patient nicht erweckbar
6 = Patient komatös	6 = Patient paralysiert
	7 = Patient komatös

grenzten Aussagekraft und der Kosten meist nicht sinnvoll. Endokrine Parameter, wie die Bestimmung von Katecholaminen (Adrenalin und Noradrenalin), Kortisol oder ACTH liefern Anhaltspunkte über den endokrinen Funktionszustand („Stressniveau") des Patienten.

Neuromonitoring

Verschiedene Verfahren des Neuromonitorings sind in den vergangenen Jahren entwickelt und bei Intensivpatienten eingesetzt worden, um den zerebralen und neurovegetativen Funktionszustand der Patienten zu objektivieren. Obwohl die bereits genannten Verfahren wie prozessiertes EEG oder computerunterstützte topographische Elektroenzephalometrie (CATEEM) auch für in der neurophysiologischen Diagnostik weniger erfahrene Anwender aufschlussreiche Hinweise über den zerebralen Funktionszustand des Patienten und die Wirkung von Pharmaka geben konnten, haben sich diese Verfahren im klinischen Alltag bisher nicht auf breiter Basis durchsetzen können. Nachteilig sind die erforderlichen methodischen Kenntnisse von Seiten der Anwender und hohe Anfälligkeit gegenüber Artefakten, die bei der täglichen Arbeit am Patienten leider unvermeidlich sind. Der neu entwickelte „Spektralfrequenzindex (SFx)" reflektiert die Veränderungen eines Teils des Roh-EEG nach Fast-Fourier-Transformation unter besonderer Berücksichtigung der für die Definition der verschiedenen Schlafstadien wichtigen topographischen Veränderungen [6]. Auf einem entsprechenden Monitor kann damit kontinuierlich die Schlaftiefe des Patienten abgeleitet und dargestellt werden. Inwieweit diese neue Methodik sich klinisch etablieren kann, ist zum gegenwärtigen Zeitpunkt noch nicht zu beantworten.

18.4 Pharmaka und Indikationen

Eine Vielzahl von Pharmaka und Therapieverfahren steht für die Analgosedierung von Intensivpatienten zur Verfügung, wobei sich wenige Kombinationen von Analgetika und Sedativa/Hypnotika im klinischen Alltag schwerpunktmäßig durchgesetzt haben. In Tabelle 18-2 sind die wichtigsten Pharmaka bzw. Therapieverfahren zusammengestellt.

18.4.1 Benzodiazepine

Die Benzodiazepine sind als sedative Grundkomponente der Analgosedierung weit verbreitet, insbeson-

Tabelle 18-2. Pharmaka und Therapieverfahren zur Analgosedierung

Sedativa, Hypnotika und Neuroleptika	Analgetika	α_2-Agonisten	Regionalanästhesieverfahren
Benzodiazepine	*Opiate/Opioide*	Clonidin	Katheter-Periduralanästhesie
Midazolam	Morphin		Leitungsanästhesie der oberen Extremität
Flunitrazepam	Fentanyl		systemische Lokalanästhesie
Diazepam	Sufentanil		Interpleuralanalgesie
Barbiturate	Alfentanil		
Methohexital	Remifentanil		
Neuroleptika	Piritramid		
Dehydrobenzperidol	*Nichtopioide*		
Haloperidol	Paracetamol		
Propofol	Propacetamol		
γ-Hydroxybuttersäure (GHB)	ASS		
Ketamin (Racemat und (S)-Enantiomer)	NSAID (Diclofenac)		
Isofluran, Desfluran	Metamizol		

dere seit der Einführung kurz wirksamer Vertreter dieser Substanzklasse. In mancher Hinsicht kommen sie den bereits genannten „Idealanforderungen" recht nahe.

Pharmakologische Wirkung

Die wesentlichen pharmakologischen Wirkungen sind [9]:
- Anxiolyse und retrograde Amnesie,
- Sedierung und Hypnose,
- antikonvulsive Aktivität,
- zentrale Muskelrelaxierung.

Alle Substanzen haben ein ähnliches *Wirkprofil* und werden aufgrund ihrer pharmakokinetischen Daten (Eliminationshalbwertszeiten) folgenden Gruppen zugeteilt:
- lang wirksam: z. B. Diazepam,
- mittellang wirksam: z. B. Flunitrazepam,
- kurz wirksam: z. B. Midazolam.

In der täglichen Praxis werden bei Daueranwendung meist die kurzwirksamen Substanzen bevorzugt.

Benzodiazepine wirken selektiv auf polysynaptische Verbindungen des zentralen Nervensystems, insbesondere im limbischen System und in der Formatio reticularis. Über spezifische Rezeptoren, die in verschiedene Subtypen unterteilt werden, verstärken sie die inhibitorische Wirkung der γ-Aminobuttersäure (GABA). Hierdurch wird eine Erhöhung der Chloridleitfähigkeit erzeugt, die zur Hyperpolarisation der postsynaptischen Membran führt. Somit benötigen die Benzodiazepine den inhibitorischen Transmitter GABA als „Vehikel". Hemmende Synapsen werden dadurch maximal aktiviert. Dieser Wirkmechanismus erklärt auch den klinisch wichtigen *„Ceilingeffekt"*, wonach der Sedierungsgrad nicht linear mit der zugeführten Dosis einhergeht und weitere Dosissteigerungen ab einer bestimmten (individuell verschiedenen) Dosis zu keinerlei therapeutischen Effekten mehr führen. Dies sollte bei der Analgosedierung unbedingt berücksichtigt werden.

Nebenwirkungen

Die kardiovaskulären Nebenwirkungen sind beim Herzgesunden gering, besonders bei kontinuierlicher Zufuhr. Bei Patienten mit vorbestehenden Erkrankungen des Herz-Kreislauf-Systems oder im Schock (Hypovolämie, Sepsis) kann es jedoch zu deutlichen Blutdruckabfällen kommen (negativ-inotrope Wirkung und periphere Vasodilatation!): Rasche Bolusinjektionen sollten vermieden werden.

Nachteile der Benzodiazepine sind die mögliche *Toleranzentwicklung* und *Entzugssyndrome* bei abruptem Absetzen der Substanzen. Bei älteren Patienten besteht sowohl eine erhöhte pharmakodynamische Empfindlichkeit als auch eine vermehrte Inzidenz an „paradoxen Reaktionen". Benzodiazepine werden zumindest nach dem 1. Trimenon der Schwangerschaft als weitgehend unbedenklich angesehen, wobei Midazolam wegen seiner geringeren Plazentapassage bevorzugt werden sollte [14].

Substanzen

■ **Diazepam.** Diazepam wird immer noch als „Prototyp" der intravenös applizierbaren Benzodiazepine angesehen und galt über einen langen Zeitraum als das Benzodiazepin der Wahl. Die Weiterentwicklung der Benzodiazepine rückte das Diazepam jedoch deutlich in den Hintergrund. Abgesehen von einigen relativen Indikationen wie der Langzeitsedierung bei der Therapie des Tetanus wird Diazepam in kontinuierlicher Zufuhr nur noch selten verwendet. Die Substanz ist nicht wasserlöslich, jedoch stehen spezielle *Lösungsvermittler* (Liposomen, z. B. im Präparat Diazemuls) zur Verfügung. Hauptnachteil ist die nicht kalkulierbare Steuerbarkeit, bedingt durch die Metabolisierung zu Substanzen mit sedierender Wirkung wie Oxazepam oder Desmethyldiazepam.

> **Dosierungsempfehlungen für Diazepam**
> - 50–250 mg/Tag, entsprechend 2–10 mg/h
> - Bolusgabe: 2–5 (–10) mg

■ **Flunitrazepam.** Flunitrazepam als mittellang wirksames und partiell wasserlösliches Benzodiazepin ist für die mittellange Sedierung noch ausreichend steuerbar und daher Bestandteil vieler empfohlener Therapieschemata. Zwar existieren einige Metaboliten (z. B. Desmethylflunitrazepam), jedoch scheinen diese keine klinisch relevanten Effekte hervorzurufen.

Die anxiolytische und hypnotische Wirkung ist, bei ausreichender therapeutischer Breite, etwa 2- bis 5-mal stärker als die von Diazepam.

Bevorzugte Indikationen für Flunitrazepam sind Sedierung und Anxiolyse; narkotische Stadien (z. B. zur Senkung eines kritisch erhöhten intrakraniellen Drucks) sind hiermit allerdings nicht erreichbar. Die Kombination mit einem Opiat ist sinnvoll. Flunitrazepam ist sehr preiswert, unterliegt aber in abgeteilten Mengen von mindestens 2 mg (somit in den derzeit verfügbaren Ampullen) der Betäubungsmittelverschreibungsverordnung (BTMVV)!

> **Dosierungsempfehlungen für Flunitrazepam in Kombination mit einem Opioid**
> - Kontinuierlich: 8–15 mg/Tag, entsprechend ca. 0,3–0,6 mg/h
> - Bolusgaben: 0,5–2,0 mg

Midazolam

Midazolam ist derzeit das kurzwirksamste verfügbare Benzodiazepin mit einer Eliminationshalbwertszeit von 1–3 h beim Gesunden. Die vollständig wasserlösliche Substanz wird durch das Zytochrom P_{450} 3A4 in der Leber zu den Hauptmetaboliten 1-Hydroxy- bzw. 4-Hydroxymidazolam verstoffwechselt, die nur noch über geringe sedierende Eigenschaften verfügen. Somit ist Midazolam auch für längere Sedierungsphasen geeignet.

Das *Wirkprofil* entspricht dem von Flunitrazepam; die wichtigsten Therapieziele sind Sedierung und retrograde Amnesie. Tiefe narkotische Stadien sind mit der Substanz ebenfalls nicht erreichbar.

! Zu beachten ist, dass bei verminderter Leberperfusion (z.B. im hypovolämischen Schock oder bei Sepsis) die Metabolisierung von Midazolam erheblich eingeschränkt ist und die Substanz sehr stark kumuliert.

Die Eliminationshalbwertszeit von Midazolam kann in diesen Fällen mehrere Tage betragen und klinisch zu einer verlängerten Aufwachphase führen. Um Entzugssyndrome zu vermeiden, sollte die Dosierung von Midazolam bei Therapieende schrittweise reduziert werden.

Dosierungsempfehlungen für Midazolam in Kombination mit einem Opioid

- kontinuierlich ca. 0,05–0,2 mg/kg/h
- Bolusgabe 5–10 mg (*Cave:* Blutdruckabfall!)

Benzodiazepinantagonisten

Die rezeptorvermittelte Wirkung der Benzodiazepine kann durch den kompetitiven Antagonisten Flumazenil (Anexate) aufgehoben werden. Flumazenil besitzt eine hohe Affinität zu den Benzodiazepinrezeptoren ohne intrinsische Aktivität. Die Halbwertszeit dieser Substanz liegt bei etwa 50–60 min und ist somit wesentlich kürzer als die der entsprechenden Agonisten! Die Dosis sollte titrierend verabreicht werden, um ein abruptes Erwachen des Patienten zu vermeiden. Es ist zu beachten, dass die Indikation zur Gabe von Flumazenil streng gestellt werden muss und nicht dazu dienen soll, einen unkritischen Einsatz von Benzodiazepinen zu kupieren.

Experimentelle und klinische (kasuistische) Daten weisen darauf hin, dass Flumazenil durch intermittierende Gabe die durch Benzodiazepingabe hervorgerufene Veränderungen der Rezeptorsensitivität rückgängig machen und somit den „Ceilingeffekt" abschwächen kann. Allgemein anerkannte Empfehlungen liegen hierzu jedoch noch nicht vor.

Sinnvolle Indikationen für Flumazenil im Rahmen der Intensivtherapie

- Intoxikation mit Benzodiazepinen
- Differentialdiagnose unklarer Komata

Klinische Bewertung der Benzodiazepine

Der Einsatz der Benzodiazepine zur Analgosedierung in der Intensivmedizin kann zusammenfassend folgendermaßen bewertet werden:

In Kombination mit Opioiden haben die Benzodiazepine (hauptsächlich Midazolam) aufgrund ihrer günstigen Eigenschaften in der klinischen Praxis eine weite Verbreitung gefunden. Außerdem sind die Therapiekosten relativ niedrig. Wichtige Therapieziele sind die Gewährleistung einer adäquaten *Sedierung* und einer *retrograden Amnesie*. Tiefe „narkotische Stadien" sind nicht erreichbar; hierfür werden Hypnotika wie Barbiturate oder Propofol benötigt.

Der klinisch wichtige „Ceilingeffekt" begrenzt die Anwendbarkeit dieser Substanzen, insbesondere in der Langzeitsedierung. Es sollte frühzeitig damit begonnen werden, durch Kombination mit anderen Substanzen, unter Ausnutzung synergistischer Effekte, eine adäquate „Bewusstseinsmodifikation" zu erreichen und nicht pharmakologisch sinnlose Dosissteigerungen der Benzodiazepine vorzunehmen. Die intermittierende Gabe von Flumazenil zur Kupierung des „Ceilingeffekts" kann nicht generell empfohlen werden, da hierzu bislang gesicherte Erkenntnisse über die Dosierung und den Zeitpunkt der Applikation fehlen.

18.4.2 Barbiturate

Bis in die jüngste Vergangenheit wurden Barbiturate meist nur bei besonderen Indikationen, z.B. zur Hirndrucksenkung beim schweren Schädel-Hirn-Trauma eingesetzt. Einige Hauptargumente gegen die verbreitete Anwendung der Barbiturate als hypnotische Komponente in der Analgosedierung waren:

- Beeinträchtigung der Herz-Kreislauf-Funktion (negativ-inotrope und vasodilatierende Wirkung),
- Induktion hepatischer mikrosomaler Enzymsysteme (Zytochrom P_{450}),
- Hemmung der gastrointestinalen Motilität,
- Immunsuppression mit infektionsfördernder Wirkung,
- Beeinflussung der Thermoregulation.

Offenbar begünstigt durch die therapeutischen Probleme bei Langzeitanwendung der Benzodiazepine („Ceilingeffekt") wurde die Eignung der Barbiturate zur Analgosedierung, insbesondere von Methohexital, erneut untersucht [3].

Pharmakologische Wirkungen

Barbiturate entfalten ihre hypnotische und antikonvulsive Wirkung durch eine holenzephale Hemmung aktivierender Neurone. Im Gegensatz zu den Benzodiazepinen, die den inhibitorischen Transmitter GABA als „Vehikelsubstanz" benötigen, beeinflussen die Barbiturate den Chloridkanal auch unmittelbar. Außerdem bleibt der Chloridkanal länger geöffnet; somit kann der Ioneneinstrom dosisabhängig gesteigert werden. Eine Dosiserhöhung führt daher annähernd linear zu einer Vertiefung der Bewusstlosigkeit, wenn auch auf Kosten einer im Vergleich zu den Benzodiazepinen geringeren therapeutischen Breite.

Im mittleren Dosierungsbereich tritt eine cholinerge zentralnervöse Wirkung auf, daher sollen die Barbiturate auch kein zentral-anticholinerges Syndrom auslösen. Weiterhin wirken die Barbiturate antagonistisch am Adenosin-1-Rezeptorkomplex.

Die überwiegend in der klinischen Anästhesiologie gewonnenen Erfahrungen und in der Literatur oft betonten Nachteile der Substanzgruppe (z. B. negativ-inotrope Wirkung) relativieren sich bei Anwendung in der Intensivmedizin, insbesondere, weil hier kontinuierlich geringere Dosen pro Zeiteinheit appliziert werden. Im Gegensatz zu den Thiobarbituraten (z. B. Thiopental), bei denen in vitro in klinischen Dosierungen die Granulozytenfunktion gehemmt wird und eine erhöhte Inzidenz an infektiösen Komplikationen beobachtet wird, sind die Oxybarbiturate diesbezüglich als wenig bedenklich einzustufen. Die inhibitorische Wirkung auf die Granulozytenfunktion ist etwa 100-fach geringer als bei den Thiobarbituraten. Auch ist die Induktion mikrosomaler Leberenzyme (z. B. Zytochrom P_{450}) kaum ausgeprägt. Daher scheinen Oxybarbiturate prinzipiell auch zur mittellangen und Langzeitsedierung geeignet zu sein.

Substanzen

■ **Methohexital.** Das Oxybarbiturat Methohexital (Brevimytal) liegt zur intravenösen Anwendung als 1%ige Lösung vor. Die klinische Wirkdauer wird primär durch Umverteilungsphänomene zwischen den verschiedenen Körperkompartimenten bestimmt. Die Eliminationshalbwertszeit von Methohexital wird mit 1,0–3,5 h angegeben. Die Steuerbarkeit der Substanz ist auch bei längerfristiger Anwendung gut. Daher erscheint ein Einsatz von Methohexital insbesondere dann indiziert, wenn eine rasche Vigilanzänderung des Patienten angestrebt wird (z. B. zur Beurteilung des neurologischen Status nach Schädel-Hirn-Trauma).

Methohexital ist *stark alkalisch* (pH 11) und sollte daher kontinuierlich über ein eigenes Lumen eines zentralvenösen Katheters appliziert werden, um chemische Inkompatibilitäten mit anderen Substanzen (Inaktivierung von Katecholaminen!) auszuschließen. Der *Natriumanteil* in der zur Verfügung stehenden Präparation sollte in der Elektrolytbilanz berücksichtigt werden.

Bereits in Dosierungen von etwa 1 mg/kg/h kann Methohexital in Kombination mit Opioiden eine effektive Sedierung gewährleisten. In Kombination mit niedrig dosierten Benzodiazepinen kann die Methohexitaldosierung aufgrund der potenzierenden Wirkung noch weiter reduziert werden.

> **Dosierungsempfehlungen für Methohexital in Kombination mit einem Opioid**
>
> ● Kontinuierlich: 1,0–2,5 mg/kg/h
> ● Bolusgabe: 0,5–1,0 mg/kg

18.4.3 Propofol

Propofol (2,6-Diisopropylphenol) wird im Rahmen der Analgosedierung als sedierende oder hypnotische Komponente eingesetzt. Die Kombination von Propofol mit einem Opioid ist neben der Kombination Benzodiazepin/Opioid als Therapieschema zur Analgosedierung weit verbreitet, wie zahlreiche Publikationen belegen [5, 20].

Zubereitungsformen und pharmakologische Wirkungen

Propofol liegt in einer Öl-in-Wasser-Emulsion vor. Die meisten 1%igen Lösungen enthalten als Lösungsvermittler 10% Sojabohnenöl, 2,5% Glyzerol und 1,2% Eiphosphatide. Seit einiger Zeit ist auch eine 2%ige Lösung mit dem identischen Anteil an Lösungsvermittlern auf dem Markt erhältlich.

Propofol ist ein *hochpotentes Hypnotikum* und zeichnet sich durch eine sehr gute Steuerbarkeit aus, die sich auch bei Zufuhr über mehrere Tage kaum ändert. Durch die hohe Lipophilie der Substanz verläuft die Umverteilung bei einem geringen initialen Verteilungsvolumen (ca. 6 l/kg) innerhalb von 2–4 min rasch ab. Die Metabolisierung erfolgt bei einer hohen Clearance hauptsächlich hepatisch durch Glukuronidierung, wobei die pharmakologisch inaktiven Metaboliten renal eliminiert werden (Eliminationshalbwertszeit 20–30 min). Diese chromophoren Phenolderivate können bei Langzeitanwendung zur Grünfärbung des Urins führen, ein klinisch bedeutungsloser Effekt. Das Aufwachen erfolgt auch nach längerer Anwendung relativ rasch, was insbesondere für die neurologische Beurteilung der Patienten von wesentlichem Vorteil sein kann.

Nebenwirkungen

Propofol hat jedoch nicht unerhebliche kardiovaskuläre Nebenwirkungen, die vermutlich durch einen

kalziumabhängigen Mechanismus bedingt sind und bei entsprechenden Vorerkrankungen oder beim Vorliegen einer Schocksymptomatik (Hypovolämie, Sepsis) berücksichtigt werden müssen:
- Reduktion der Vorlast,
- Reduktion der Nachlast,
- negativ-inotrope Wirkung.

Propofol verfügt über ein ähnliches Wirkprofil wie die Barbiturate und ist in der Lage, bei entsprechender Applikationstechnik einen kritisch erhöhten intrakraniellen Druck zu senken. Nach den Empfehlungen der FDA in den USA ist Propofol auch im 1. Trimenon der Schwangerschaft als relativ sicher einzustufen [14].

Klinische Anwendung
Aufgrund der pharmakokinetischen Eigenschaften, die offenbar gut mit den klinischen Wirkungen korrelieren, scheint Propofol auch bei mittleren und längeren Behandlungsphasen ein vorteilhaftes Sedativum und Hypnotikum zu sein. Obwohl Propofol den bereits genannten „Idealanforderungen" recht nahe kommt und die klinische Akzeptanz der Substanz sehr hoch ist, müssen gewisse *Einschränkungen* bei der Verwendung berücksichtigt werden:
- Die Belastung mit Triglyzeriden: Durch die Anwendung einer 2%igen Lösung wurde dieses Problem etwas entschärft, dennoch kann es zu Hyperlipidämien mit Pankreatitiden und Blutgerinnungsstörungen kommen. Das häufig genannte Argument, Propofol decke einen Teil der parenteralen Ernährung ab, muss dahingehend kritisch beurteilt werden, ob bei dem Patienten überhaupt eine Indikation zur parenteralen Ernährung vorliegt.
- Die Beeinflussung des Immunsystems durch Hemmung der neutrophilen Granulozyten und Lymphozyten.
- Der relativ hohe Preis der Substanz, der möglicherweise aber durch eine Verkürzung der Aufwachphase und damit der stationären Verweilkosten kompensiert werden kann [5].
- Die durch die Hersteller angegebene Beschränkung der Zulassung auf maximal 7 Tage kontinuierlicher Anwendung.

Dosierungsempfehlungen für Propofol

- Kontinuierlich 1,0 – 3,0 mg/kg/h
- Bolus 0,5 – 1 mg/kg

18.4.4 γ-Hydroxybuttersäure (GHB)

γ-Hydroxybuttersäure (GHB) wurde im Jahre 1960 in Frankreich als Hypnotikum in die klinische Anästhesie eingeführt. GHB als liquorgängiges Strukturanalogon des inhibitorischen Neurotransmitters γ-Aminobuttersäure (GABA) wurde in neurophysiologischen Untersuchungen als ein natürlicher Bestandteil des Säugerhirngewebes identifiziert, der vermutlich als eigener Neurotransmitter eine entscheidende Rolle in der Steuerung und Induktion des natürlichen Schlafs spielt. Trotz des für die Patienten angenehmen Einschlafens und einer bemerkenswerten Kreislaufstabilität wurde die Substanz wegen stark variierender Aufwachzeiten weitgehend aus der klinischen Anästhesie verdrängt. In den vergangenen Jahren ist es aufgrund neuerer Erkenntnisse zu einer gewissen „Renaissance" der Substanz insbesondere in der Intensivmedizin gekommen. Hier lassen sich viele vorteilhafte Eigenschaften der GHB adäquat nutzen [13].

Chemisch-physikalische Eigenschaften und Zubereitungsform
GHB liegt in der derzeit verfügbaren Präparation (Somsanit) als Natriumsalz in schwach alkalischer Lösung (pH 8,0) vor. Eine Ampulle zu 10 ml enthält 2 g GHB (entsprechend 2,42 g GHB-Na); das Präparat ist mit wässrigen Lösungen im Bereich von pH 6 bis pH 10 kompatibel. Die theoretische Osmolalität beträgt 3387 mosmol/l. Die Metabolisierung erfolgt überwiegend im Zitronensäurezyklus und durch die β-Oxidation vornehmlich nach einer Michaelis-Menten-Sättigungskinetik (0. Ordnung) zu Kohlendioxid und Wasser; maximal 1% der Substanz wird bei Langzeitanwendung unverändert renal eliminiert. Eine Kumulation in peripheren Geweben ist nicht bekannt; ebenso finden sich keine Hinweise auf eine klinisch relevante Beeinträchtigung von Organfunktionen wie Leber, Niere, Lunge oder Herz-Kreislauf-System.

Pharmakologische Wirkungen
GHB übt ihre hypnotische Wirkung offenbar über spezifische GHB-Rezeptoren im ZNS aus, wobei die GHB-Rezeptoren eine deutliche Kumulation im Hippocampus und Striatum aufweisen. Der elektrophysiologische Mechanismus ähnelt offenbar dem der Benzodiazepine, d.h. es kommt durch Erhöhung der Chloridleitfähigkeit zu einer Hyperpolarisation der Membran. Außerdem beeinflusst GHB die Freisetzung anderer Neurotransmitter wie Dopamin, Serotonin und Acetylcholin. GHB verfügt über keine analgetische, muskelrelaxierende oder vegetativ hemmende Wirkkomponente. Im Gegensatz zu anderen Hypnotika erfolgt der Wirkungseintritt sehr verzögert und tritt mitunter erst einige Minuten nach Injektionsende ein.

GHB ist offenbar in der Lage, durch rasch reversible Reduktion des oxidativen Stoffwechsels (Abnahme des O_2-Bedarfs und -Verbrauchs, Verminderung der zerebralen Glukoseutilisation) „gewebeprotektive Effekte" (z. B. im zerebralen und gastrointestinalen Stromgebiet) zu entfalten. Dies ist möglicherweise bei Schockzuständen und beim Ischämie-/Reperfusionssyndrom von klinischer Bedeutung.

GHB zeichnet sich durch eine große Kreislaufstabilität aus: Die ventrikuläre Vor-und Nachlast bleibt ebenso konstant wie das Herzzzeitvolumen. Ein positiv-inotroper Mechanismus wird vermutet. Auch wird die Ansprechbarkeit des Atemzentrums auf CO_2 nicht beeinflusst, sodass dies bei noch intubierten, jedoch weitgehend spontan atmenden Patienten von Nutzen sein kann.

GHB verfügt als körpereigener Neurotransmitter offenbar über die Eigenschaft, den natürlichen Schlaf und die Abfolge der verschiedenen Schlafstadien zu regulieren. Daher bietet sich der Einsatz der Substanz in der Aktivierungs- und Koordinationsphase der Intensivbehandlung an. Außerdem wurde über gute Erfolge bei der Prophylaxe und Therapie des Alkoholentzugsyndroms berichtet.

Da GHB in der derzeit verfügbaren Zubereitungsform über einen relativ hohen *Natriumanteil* verfügt und für die Metabolisierung der Substanz Protonen verbraucht werden, besteht bei Langzeitanwendung und eingeschränkter Nierenfunktion die Gefahr der metabolischen Alkalose und Hypernatriämie. Dieses Problem kann oft dadurch umgangen werden, dass der Natriumanteil des Präparats in der Elektrolyt-und Flüssigkeitsbilanz berücksichtigt wird. Auch können gelegentlich Myoklonien auftreten (ähnlich wie bei Etomidat). Wahrscheinlich ist GHB als körpereigene Substanz bei Schwangeren auch im 1. Trimenon als relativ sicher anzusehen.

Klinische Anwendung

Für GHB bestehen im Rahmen der Analgosedierung folgende Indikationen:
- Anwendung als „Basissedativum" in Kombination mit Benzodiazepinen oder Propofol, wobei durch synergistische Effekte beträchtliche Dosiseinsparungen zu erzielen sind,
- bei kreislaufinstabilen Patienten (Hypovolämie, SIRS) in Kombination mit Ketamin, da die Substanz keine kardiodepressiven Eigenschaften aufweist,
- in der Entwöhnungsphase nach Langzeitbeatmung,
- zur Regulierung des natürlichen Schlaf-Wach-Rhythmus; hierdurch kann evtl. die Inzidenz deliranter Syndrome reduziert werden,
- möglicherweise auch mit Vorteil zur Prophylaxe und Therapie von Ischämie-/Reperfusionssyndromen.

> **Dosisempfehlungen für GHB (in Kombination mit einem Opioid)**
>
> - Initial 30–40 mg/kg über 15–20 min
> - Kontinuierlich ca. 10 mg/kg/h

18.4.5 Ketamin

Das Phenzyklidinderivat Ketamin unterscheidet sich von den übrigen klinisch gebräuchlichen Sedativa und Hypnotika durch die Erzeugung eines *kataleptischen Zustands*, der oft als „dissoziative Anästhesie" bezeichnet wird. Außerdem verfügt Ketamin über ausgeprägte analgetische Eigenschaften bereits in subdissoziativen Dosen. Ketamin stand bislang als razemisches Gemisch der beiden Enantiomere (S)- und (R)-Ketamin (Ketanest) zur Verfügung. Seit einiger Zeit ist auch das isolierte Enantiomer (S)-Ketamin als Präparat erhältlich. (S)-Ketamin (Ketanest S) verfügt über eine etwa doppelt so hohe anästhetische und analgetische Wirkung wie das bislang gebräuchliche Razemat [1].

Pharmakologische Wirkungen

Das pharmakologische Profil von *Ketaminrazemat* und *(S)-Ketamin* ist durch folgende wesentliche Effekte charakterisiert:
- dissoziative Anästhesie bei geringer hypnotischer Potenz durch nichtkompetitive Hemmung am NMDA-Rezeptorkomplex,
- ausgeprägte Analgesie, u. a. durch Agonismus am κ-Rezeptor,
- sympathomimetische Wirkung (Hemmung der peripheren Wiederaufnahme von Katecholaminen),
- ausgeprägte Bronchospasmolyse,
- Hypersalivation,
- geringe Beeinträchtigung der Spontanatmung (durch geringere Affinität zum μ-Rezeptor),
- geringe Beeinträchtigung der Darmmotilität.

Grundsätzlich haben Razemat und (S)-Enantiomer die gleichen pharmakologischen Eigenschaften; es bestehen jedoch quantitative Unterschiede. So wird das Aufwachverhalten nach Anwendung von (S)-Ketamin im Vergleich zum Razemat als angenehmer beschrieben; auch sollen die oft negativen Traumerlebnisse weniger ausgeprägt sein.

Der klinische Wirkeintritt erfolgt nach etwa 1 min; die anästhetische Wirkung ist durch Umverteilungsphänomene nach etwa 10 min beendet. Die Metabolisierung erfolgt hauptsächlich hepatisch (Zytochrom P_{450}); die Hauptmetabolite Norketamin und Dehydronorketamin werden bei einer Eliminationshalbwertszeit von etwa 2 h renal eliminiert. Als absolute Kontraindikationen von Ketamin werden die schlecht eingestellte oder unbehandelte arterielle Hypertonie, Präklampsie sowie die manifeste Hyperthyreose angegeben. Relative Kontraindikationen sind die instabile Angina pectoris sowie ein gesteigerter intrakranieller Druck ohne adäquate Beatmung.

Klinische Anwendung

Aufgrund des pharmakologischen Profils scheinen Ketaminrazemat und (S)-Ketamin beim Intensiv-

patienten für folgende Indikationen geeignet zu sein:
- hämodynamisch instabile Patienten (z. B. bei Hypovolämie/Sepsis), wobei hier ein deutlicher „katecholaminsparender Effekt" beobachtet werden kann. Hier bietet sich die Kombination mit Midazolam, GHB oder auch Propofol (in niedriger Dosierung!) an,
- Patienten mit schwerer obstruktiver Ventilationsstörung (Extremfall: Status asthmaticus) zur Analgosedierung und gleichzeitig zur gezielten antiobstruktiven Therapie auch in der Entwöhnungsphase,
- Patienten mit Darmmotilitätsstörungen, möglicherweise als Folge einer längeren Therapie mit Opioiden,
- Patienten mit schweren Verbrennungen.

> **Dosierungsrichtlinien für Ketamin**
>
> - Ketaminrazemat: 0,5 – 2,0 mg/kg/h; z. B. in Kombination mit Midazolam (0,03 – 0,1 mg/kg/h), Propofol (1,0 – 2,0 mg/kg/h) oder GHB (10 – 15 mg/ kg/h)
> - (S)-Ketamin: 0,3 – 1,0 mg/kg/h in Kombination mit den bereits genannten Sedativa/Hypnotika

18.4.6 Neuroleptika

Neuroleptika bewirken einen psychomotorischen „Umstimmungsprozess", der durch Dämpfung der emotionalen Erregbarkeit, Indifferenz gegenüber äußeren Reizen sowie Antriebsminderung bei erhaltener Kooperation gekennzeichnet ist und als „Neurolepsie" bezeichnet wird. Für die Analgosedierung wichtige Substanzen sind die Butyrophenone Dehydrobenzperidol (DHBP) und Haloperidol. Die Kombination eines Neuroleptikums mit einem Opioid entspricht der klassischen „Neuroleptanalgesie". Ein weiteres Indikationsgebiet der Neuroleptika ist die Therapie agitierter und deliranter Syndrome, z. B. des Alkoholentzugsyndroms.

Klinisches Wirkprofil

Der Zustand der Neurolepsie wird wahrscheinlich durch eine Interaktion mit verschiedenen Neurotransmittersystemen (Dopamin, Serotonin, Noradrenalin, Azetylcholin) hervorgerufen. Eine dominierende Rolle wird hierbei der dopaminergen Übertragung von postsynaptischen Rezeptoren im Bereich des nigrostriatalen, mesolimbischen und tubuloinfundibulären Systems zugeschrieben.

Dehydrobenzperidol (DHBP) als das am häufigsten verwendete Neuroleptikum hat eine hohe therapeutische Breite. Aufgrund der Hemmung der chemorezeptiven Triggerzone in der Area postrema ist DHBP ein hochpotentes Antiemetikum. Die Substanz verfügt über antagonistische Eigenschaften an α-Rezeptoren, sodass eine Vasodilatation und Blutdruckabfälle als Nebenwirkungen (insbesondere bei relativer Hypovolämie) zu berücksichtigen sind. Außerdem werden DHBP antiarrhythmische („chinidinartige") Eigenschaften zugeschrieben. DHBP hat eine Eliminationshalbwertszeit von 2,5 h, jedoch hält die Rezeptorbindung typischerweise länger an. Die klinische Wirkdauer ist sehr variabel.

Haloperidol zeichnet sich durch eine hohe antipsychotische Potenz aus und wird hauptsächlich bei produktiver Symptomatik (Wahnideen, illusionäre Verkennungen) verwendet.

Nebenwirkungen

Wesentliche Nebenwirkungen einer Neuroleptikatherapie sind in der folgenden Übersicht zusammengefasst:

> **Wesentliche Nebenwirkungen bei Anwendung von Neuroleptika**
>
> - Blutdruckabfälle aufgrund peripherer Vasodilatation
> - „Parkinsonoid" aufgrund der starken antidopaminergen Aktivität. In diesem Falle wäre die Anwendung von Biperiden (Akineton) angezeigt
> - Auftreten eines Locked-in-Syndroms, bei dem sich die (wachen!) Patienten nur noch durch vertikale Augenbewegungen bemerkbar machen können
> - Arrhythmien mit Verlängerung der QT-Zeit bis zum Extremfall einer „Torsades-de-pointes"-Tachykardie
> - Erniedrigung der Krampfschwelle

Klinische Anwendung

Aufgrund des beschriebenen Wirkprofils ergeben sich für Neuroleptika folgende Indikationsbereiche:
- in Kombination mit Opioiden als „Neuroleptanalgesie", ohne dass eine relevante anxiolytische Wirkkomponente vorhanden ist,
- Therapie agitierter und deliranter Syndrome (bevorzugt mit produktiver Symptomatik) in der Entwöhnungsphase.

Als Vorteile der medikamentösen Kombination von DHBP mit Opioiden wie Fentanyl gelten die im Regelfall gute neurologische Beurteilbarkeit des kooperativen Patienten. Bei Belastungsspitzen ist jedoch die supplementierende Gabe eines Benzodiazepins oder Propofol erforderlich. Inwieweit die Kombination von DHBP mit Sufentanil zu einer Einsparung supplementierender Benzodiazepine führen kann, wird kontrovers beurteilt.

> **Dosierungsempfehlungen für DHBP**
> - Kontinuierlich 2,5–15 mg/h in Kombination mit einem Opioid, z. B. Fentanyl oder Sufentanil

18.4.7 Inhalationsanästhetika

Unter den zur Verfügung stehenden Inhalationsanästhetika wurden in den vergangenen Jahren bevorzugt Isofluran und Desfluran zur Sedierung von Intensivpatienten eingesetzt. Aufgrund der günstigen physikochemischen Eigenschaften (niedriger Blut-Gas-Verteilungskoeffizient) und der geringen hepatischen Metabolisierungsrate (Isofluran 0,2%, Desfluran 0,02%) erscheinen Isofluran und Desfluran als akzeptable therapeutische Alternative zu den bereits vorgestellten Sedativa und Hypnotika. Die Substanzzufuhr erfordert jedoch eine recht aufwendige Applikationstechnik mit Kreissystem und Narkosegasabsaugung. Trotz der mittlerweile etwas günstigeren Preise der Substanzen im Vergleich zu früheren Jahren erscheinen die Kosten bei Langzeitanwendung doch recht hoch.

Die bisherigen klinischen Erfahrungen zeigen, dass Isofluran in endtidalen Konzentrationen von 0,3–0,6 Vol.% eine verlässliche Steuerung des gewünschten Sedierungsniveaus gewährleisten kann. Da Isofluran – wie auch Halothan - über bronchospasmolytische Eigenschaften verfügt, kann Isofluran bei der Beatmung und Entwöhnung von Patienten mit schwerer bronchialer Obstruktion bzw. beim Status asthmaticus eingesetzt werden, wenn andere therapeutische Optionen (β_2-Mimetika, Steroide, Methylxanthine, Ketamin) bereits ausgeschöpft sind. Bei der Metabolisierung von Isofluran entstehen Fluoridionen, denen eine nephrotoxische Wirkung zugesprochen wird. Kontrovers beurteilt wird, ob eine Urinkonzentration von über 50 µmol/l Fluorid zu klinisch relevanten Schädigungen der Nierenfunktion führen kann.

18.4.8 Opioide

Eine ausreichende Analgesie ist als primäre Grundlage unerlässlich, um die bereits erwähnten therapeutischen Ziele im Rahmen der Intensivbehandlung zu erreichen. Die zur Verfügung stehenden Analgetika werden üblicherweise aufgrund ihres pharmakologischen Profils in *Opioide* und *Nichtopioide* unterteilt. Aufgrund ihrer Wirkpotenz sind die Opioide fester Bestandteil der verschiedenen Therapieschemata. Mitunter können Nichtopioide vorteilhaft mit Opioiden kombiniert werden.

Pharmakologische Wirkungen

Morphin als Bezugsubstanz und seine synthetischen Derivate (u. a. Alfentanil, Fentanyl, Sufentanil, Remifentanil) binden mit unterschiedlicher *Affinität* und *variabler intrinsischer Aktivität* an Opiatrezeptoren, die in verschiedenen Arealen des ZNS (limbisches System, Hypothalamus, Mittelhirn, Substantia gelatinosa dorsalis des Rückenmarks) lokalisiert sind. Die Rezeptoren sind teilweise in *Subtypen* unterteilt, die für die verschiedenen klinischen Wirkungen dieser Substanzklasse verantwortlich sind: so wird die analgetische Wirkung hauptsächlich über μ_1- und κ-Rezeptoren vermittelt.

Die einzelnen Opioide unterscheiden sich hinsichtlich ihrer pharmakologischen Eigenschaften wie Wirkpotenz, Fettlöslichkeit, Proteinbindung sowie pharmakokinetischen Daten. Eine insbesondere unter intensivmedizinischen Gesichtspunkten wichtige pharmakokinetische Größe ist die sog. *„kontextsensitive Halbwertszeit"*: Diese ist definiert als die Zeit, die notwendig ist, um einen 50%igen Abfall der Substanzkonzentration nach Beendigung einer kontinuierlichen Zufuhr zu erreichen. Der Begriff „Kontext" bezieht sich auf die Infusionsdauer. Hierbei bestehen zwischen den verschiedenen Opioiden deutliche Unterschiede [12].

Entsprechend ihrem Wirkverhalten an den Rezeptoren werden die Opioide gewöhnlich in reine Agonisten, partielle Agonisten und Antagonisten eingeteilt, wobei in der Intensivmedizin die reinen Agonisten bevorzugt werden.

Neben den analgetischen Wirkungen rufen die Opioide auch entsprechend den Rezeptorinteraktionen weitere Effekte hervor, die teilweise erwünscht sind und auch therapeutisch genutzt werden können:
- Sedierung,
- Euphorie, Stimmungsaufhellung,
- antitussive Wirkung,
- verbesserte Beatmungstoleranz durch Senkung der Atemfrequenz.

Nebenwirkungen

Dennoch verfügen die Opioide über nicht unerhebliche Nebenwirkungen, die mitunter zu therapeutischen Problemen führen können:
- emetische Wirkung (durch Stimulation der Area postrema),
- Spasmen der Hohlorgane, der ableitenden Gallenwege und der Ureteren,
- Obstipation,
- Histaminfreisetzung (Morphin).

Die Wirkungen auf das kardiovaskuläre System (Blutdruck, Inotropie, myokardialer Sauerstoffverbrauch) sind bei Patienten ohne Vorerkrankungen gewöhnlich gering. Bei Patienten mit manifesten Erkrankungen des Herz-Kreislauf-Systems sollten jedoch Bolusinjektionen weitgehend vermieden werden. Bisher liegen keine Hinweise auf eine teratogene Potenz der Opioide vor, so dass die Anwendung bei Schwangeren als relativ unbedenklich eingestuft werden kann.

Opiatantagonisten

Die Wirkung der Opiate und Opioide kann durch spezifische kompetitive Antagonisten aufgehoben werden. Hierbei werden die Antagonisten gewöhnlich verwendet, um unerwünschte Wirkungen (z. B. Atemdepression) aufzuheben. Daher werden Opiatantagonisten gewöhnlich eher in der Notfallmedizin (bei Intoxikationen) und in der klinischen Anästhesie eingesetzt. Hauptvertreter dieser Substanzklasse ist *Naloxon*. Die klinische Wirkdauer beträgt etwa 40–60 min und ist damit kürzer als die der entsprechenden Agonisten! Die Wirkung sollte individuell titriert werden, mit einer Anfangsdosis von etwa 1 µg/kg. Der Einsatz von Naloxon sollte - ähnlich wie beim Benzodiazepinantagonisten Flumazenil – sehr streng gestellt werden, da es nahezu unmöglich ist, eine sog. „selektive Antagonisierung" (z. B. nur der Atemdepression) vorzunehmen.

Substanzen

■ **Morphin.** Morphin als Referenzsubstanz der Opioide wird in Deutschland relativ selten eingesetzt, findet jedoch insbesondere im angloamerikanischen Raum breite Anwendung. Nebenwirkungen sind eine Histaminfreisetzung mit Vasodilatation, die jedoch bei Patienten mit Myokardinfarkt (Vorlastsenkung!) durchaus vorteilhaft sein kann. Die Steuerbarkeit der Substanz und die Wirkpotenz ist schlechter als die der synthetischen Opioide. Eine vorteilhafte Indikation für Morphin ist die peridurale Applikation, wobei hier, bei gleichem Wirkeffekt, eine beträchtliche Dosisreduktion (etwa auf 1/10) gegenüber der intravenösen Anwendung möglich ist.

Morphin wird in der Leber durch Konjugation mit Glukuronsäure verstoffwechselt, wobei eine Kumulation der analgetisch wirksamen Metaboliten Morphin-3-glucuronid und Morphin-6-glucuronid bei Niereninsuffizienz möglich ist.

> **Dosierungsempfehlungen für Morphin**
>
> - 2–4 mg/h intravenös in Kombination mit einem Sedativum oder Hypnotikum; entsprechend etwa 50–100 mg/Tag
> - Epidurale Anwendung: ca. 6–8 mg/Tag, ggf. in Kombination mit Lokalanästhetika

■ **Alfentanil.** Alfentanil (Rapifen) verfügt über die etwa 30-fache analgetische Potenz von Morphin; die Anschlagszeit ist mit 1–2 min relativ kurz. Aufgrund der pharmakokinetischen Daten und seines Wirkprofils ist Alfentanil für die Kurzzeitanwendung geeignet; insbesondere weil die „kontextsensitive Halbwertszeit" ab einer Infusionsdauer von 3 h nicht weiter zunimmt. Außerdem ist die Substanz wegen ihres raschen Wirkungseintritts bei schmerzhaften Manipulationen (z. B. Lagerung, endobronchiales Absaugen) von Vorteil. Das Nebenwirkungsprofil entspricht dem der übrigen Opioide.

> **Dosierungsempfehlungen für Alfentanil**
>
> - Kontinuierlich 0,5–2,5 mg/h in Kombination mit einem Sedativum oder Hypnotikum
> - Bolusgaben: 0,5–1,0 mg

■ **Fentanyl.** Fentanyl ist etwa 100- bis 150-mal stärker analgetisch wirksam als Morphin und besitzt eine hohe analgetische Potenz. Das Wirkmaximum wird etwa 4–5 min nach intravenöser Gabe erreicht. Fentanyl weist die längste „kontextsensitive Halbwertszeit" aller Opioide auf und kumuliert stark im Fettgewebe; somit ist die Steuerbarkeit der Substanz schon nach kurzer kontinuierlicher Zufuhr relativ schlecht. Zudem kann es nach Ende der Zufuhr durch Rückverteilung von peripheren in zentrale Kompartimente zu „*Reboundeffekten*" mit der Gefahr der Atemdepression kommen.

Fentanyl gehört in der Intensivmedizin zu den sehr häufig eingesetzten Opioiden (z. B. in Kombination mit Midazolam, DHBP oder Propofol). Außerdem ist Fentanyl preiswert. Inwieweit dieser Vorteil allerdings durch eine etwaige Verlängerung der Intensivaufenthaltsdauer (lange „kontextsensitive Halbwertszeit") wieder zunichte gemacht wird, ist noch nicht hinreichend untersucht worden.

> **Dosierung von Fentanyl**
>
> - Kontinuierlich 0,05–0,3 mg/h
> - Bolusinjektion ca. 0,1 mg

■ **Sufentanil.** Sufentanil ist das stärkste bekannte Opioid mit einer um den Faktor 1000 höheren Wirkpotenz als die Referenzsubstanz Morphin. Die Steuerbarkeit ist vergleichbar mit der von Alfentanil. Sufentanil besitzt „hypnoanalgetische Eigenschaften", was zu einem verminderten Bedarf an zusätzlichen Sedativa oder Hypnotika führen soll. Dieser pharmakologische Vorteil wird allerdings bezüglich seiner klinischen Relevanz kontrovers beurteilt. Auch soll Sufentanil in der Entwöhnungsphase der Beatmung durch eine bessere „Tubustoleranz" gegenüber Fentanyl Vorteile besitzen. Sufentanil ist weiterhin zur periduralen Anwendung zugelassen.

> **Dosisempfehlungen für Sufentanil**
>
> - Kontinuierlich: initial ca. 1,0 µg/kg/h, danach Erhaltungsdosis 0,5–0,75 µg/kg/h
> - Bolusgaben: 10–20 µg

■ **Remifentanil.** Remifentanil (Ultiva) ist ein neuer, hochpotenter und subselektiver µ-Rezeptoragonist, dessen pharmakologisches und pharmakokinetisches Profil möglicherweise auch bei Intensivpatienten einen Fortschritt darstellen kann. Remifentanil ist in Deutschland seit 1996 zugelassen und hat eine im Vergleich zu Fentanyl, Alfentanil und Sufentanil geringe Fettlöslichkeit, eine geringere Proteinbindung (ca. 70 %) und eine hohe Clearance, die bei längerer Infusionsdauer klinische Relevanz besitzt. Remifentanil hat eine – im Gegensatz zu den bereits erwähnten Opioiden – von der Infusionsdauer unabhängige, konstant niedrige „kontextsensitive Halbwertszeit", die ein Wirkungsende (und damit auch das Ende der analgetischen Wirkung) innerhalb weniger Minuten nach Beendigung der Zufuhr erlaubt. Die Metabolisierung erfolgt ausschließlich über unspezifische Plasma- und Gewebsesterasen und ist somit unabhängig von der Leber- und Nierenfunktion. Eine klinisch relevante Kumulation von Metaboliten existiert nicht.

Wesentliche kardiovaskuläre Nebenwirkungen von Remifentanil sind eine Bradykardie und ein Blutdruckabfall, die z. B. bei vorbestehender Hypovolämie therapiert werden müssen.

Der klinische Stellenwert von Remifentanil in der Analgosedierung könnte in seinem Einsatz als extrem kurzwirksames, supplementierendes Analgetikum zusätzlich zur „Basisanalgesie" während schmerzhafter therapeutischer Maßnahmen liegen (z. B. Verbandswechsel, Umlagerungen, endobronchiales Absaugen bei Patienten mit Schädel-Hirn-Trauma). Über die Langzeitanwendung bei Intensivpatienten liegen bisher kaum Erkenntnisse vor [21]. Wie die bereits genannten Opioide unterliegt Remifentanil in Deutschland seit 1998 auch der Betäubungsmittelverschreibungsverordnung (BTMVV).

> **Dosierungsempfehlungen für Remifentanil**
>
> - Kontinuierlich: ca. 0,1–0,2 µg/kg/min
> - Bolusgaben: 10 µg

■ **Piritramid.** Piritramid (Dipidolor) ist analgetisch schwächer wirksam als Morphin und hat eine klinische Wirkdauer von 6–8 h. Die Atemdepression soll durch die geringere Affinität zu den μ_2-Rezeptoren deutlich geringer sein als bei den übrigen Opioiden.

Hauptindikationsgebiet für die Substanz ist die postoperative Schmerztherapie, auch in Form der „patient controlled analgesia" (PCA). Hier hat sich die Substanz seit vielen Jahren bewährt. Weiterhin kann Piritramid in der Entwöhnungs- und Aktivierungsphase anstelle von hochpotenten Opioiden bei allgemein reduziertem Analgetikabedarf appliziert werden. Auch kann die euphorisierende Wirkkomponente der Substanz genutzt werden [22].

> **Dosierungsrichtlinien für Piritramid**
>
> - Kontinuierlich: 2–5 mg/h
> - Bolusgaben: 0,05 mg/kg (ca. 3 mg)

18.4.9 Nichtopioide

Die heterogene Substanzgruppe der Nichtopioide kann insbesondere in der Entwöhnungs- und Aktivierungsphase supplementierend und alternativ zu den Opioiden angewendet werden. Durch synergistische Effekte sind hier mitunter beträchtliche Dosisreduktionen der Einzelsubstanzen möglich.

Pharmakologisches Wirkungsspektrum

Durch Hemmung der Zyclooxygenasen 1 und 2 (COX 1 und COX 2) im Arachidonsäuremetabolismus wird die Synthese analgetischer Mediatoren (Prostaglandine, Kinine, Histamin) bzw. deren Potenz zur Erregung peripherer Nervenendigungen vermindert. Inzwischen liegen auch gesicherte Hinweise vor, dass Nichtopioide ebenfalls über „zentrale" analgetische Wirkungen verfügen. Dies erklärt, warum Anilinderivate (z. B. Paracetamol) bei schwacher Wirkung auf die COX ebenfalls gute analgetische Eigenschaften entfalten. Darüber hinaus können Nichtopioide folgende Eigenschaften besitzen:
- antiphlogistische Wirkung,
- antipyretische Wirkung,
- spasmolytische Wirkung.

Substanzgruppen

Pharmakologisch werden im wesentlichen 3 verschiedene Substanzgruppen unterschieden:
- Anilinderivate (Paracetamol, Propacetamol),
- Pyrazolonderivate (Metamizol),
- Derivate schwacher Karbonsäuren (Azetylsalizylsäure) und nichtsteroidale Substanzen (NSAID) wie Piroxicam, Diclofenac, Indometacin oder Ibuprofen.

Klinische Anwendung

Aufgrund der im Vergleich zu den Opioiden geringeren analgetischen Potenz, aber auch ihrer Nebenwirkungen, sind die Nichtopioide für die Langzeitanalgosedierung weniger geeignet. Insbesondere in der Entwöhnungs- und Restitutionsphase können sich aber

folgende vorteilhafte Indikationen, auch bei Kombination z. B. mit Piritramid, ergeben:
- als Antipyretikum (Paracetamol, Metamizol),
- als Antiphlogistikum bei Weichteilschwellungen; auch Periostschmerzen (bei Zustand nach Osteosynthese) sprechen oft gut auf NSAID an,
- als Spasmolytikum (Metamizol, evtl. in Kombination mit Butylscopolamin).

18.4.10 Regionalanästhesieverfahren

Kontinuierliche Regionalanästhesieverfahren können auch bei manchen Intensivpatienten als analgetische Wirkkomponente eingesetzt werden, wodurch erhebliche Dosisreduktionen von intravenös applizierten Analgetika möglich sind. Außerdem lassen sich einige Effekte der Regionalanästhesieverfahren wie die Sympathikolyse vorteilhaft nutzen, so z. B. bei Obstipation oder Durchblutungsstörungen der unteren oder auch der oberen Extremität.

Verfahren
Folgende Verfahren der Regionalanästhesie werden in der Intensivmedizin angewandt:
- rückenmarknahe Leitungsanästhesien, bevorzugt als Katheterperiduralanästhesie (lumbal oder thorakal),
- Leitungsanästhesien der oberen Extremität (kontinuierliche Blockade des Plexus brachialis),
- Leitungsblockaden wie Interkostalblockade oder Interpleuralanästhesie. Ein gewisser Nachteil dieser Techniken stellt die hohe Menge an benötigten Lokalanästhetika dar; auch sind kontinuierliche Techniken nicht immer möglich,
- „systemische Lokalanästhesie" durch intravenöse Zufuhr von Lokalanästhetika wie Procain oder Lidocain.

Als Indikationen für die systemische, intravenöse Lokalanästhesie werden insbesondere Verbrennungen, Muskeltraumen und Pankreatitiden genannt.

Hierbei muss die relativ geringe therapeutische Breite der verwendeten Lokalanästhetika beachtet werden.

Trotz ihrer nachgewiesenen Effektivität bei den erwähnten Indikationen wird die systemische Lokalanästhesie eher selten angewendet.

Klinische Anwendung
Für die klinische Anwendung gilt: Die Anlage eines Periduralkatheters sollte möglichst vor Einleitung der Narkose bzw. am wachen und kooperativen Patienten erfolgen!

Folgende Substanzgruppen werden bei den rückenmarknahen Leitungsanästhesien eingesetzt:
- langwirkende Lokalanästhetika vom Amidtyp (Bupivacain, Ropivacain),
- Opiate bzw. Opioide (zugelassen sind Morphin und Sufentanil),
- α_2-Agonisten (Clonidin, nicht zugelassen).

Die Lokalanästhetika hemmen reversibel die Fortleitung des Aktionspotentials der Nervenfasern. Opioide binden sich an die μ_1-Rezeptoren in der Substantia gelatinosa dorsalis des Rückenmarks und bewirken eine Hemmung der Erregungsleitung in den aufsteigenden Schmerzbahnen im Vorderseitenstrang. α_2-Agonisten wie Clonidin verstärken deszendierende Hemmsysteme (u. a. durch Freisetzung der Substanz P) und modulieren somit die Erregungsweiterleitung.

Bei der periduralen Applikation von Opioiden ist zu beachten, dass hydrophile Substanzen wie Morphin einen verzögerten Wirkungseintritt aufweisen. Allerdings sind bei periduraler Anwendung von Morphin erhebliche Dosisreduktionen auf etwa 10 % im Vergleich zur intravenösen Gabe möglich, um äquianalgetische Effekte zu erreichen. Lipophile Substanzen wie Sufentanil werden relativ rasch systemisch resorbiert und verfügen somit über einen wesentlich schnelleren Wirkungseintritt, allerdings auch eine kürzere Wirkdauer.

Bei der Katheterperiduralanästhesie werden Lokalanästhetika und Opioide oft kombiniert zugeführt. Die Effektivität der Applikation von α_2-Agonisten wird kontrovers beurteilt und stellt kein Routineverfahren dar. Die kontinuierliche Gabe von Lokalanästhetika wie Bupivacain 0,25 % oder Ropivacain 0,2 % führt im Regelfall, bei weitgehend ausgeglichenem Volumenstatus, zu keiner relevanten Kreislaufdepression. Die Sympathikolyse ist in vielen Fällen (z. B. bei Obstipation, paralytischem Ileus oder nach gefäßrekonstruktiven Eingriffen) sogar erwünscht und kann therapeutisch genutzt werden.

Folgende Krankheitsbilder bieten sich für eine kontinuierliche Periduralanalgesie an:
- thorakaler Zugang: Thoraxtrauma, Thorakotomie, Zweihöhleneingriff (z. B. Ösophagusresektion), Oberbaucheingriff (Gastrektomien, Whipple-Operation);
- lumbaler Zugang: Unterbaucheingriff (z. B. Rektumresektionen), gefäßrekonstruktiver Eingriff wie infrarenaler Aortenersatz, Osteosynthese im Bereich des Beckens oder der unteren Extremität.

Dosierungsempfehlungen für die Katheterperiduralanästhesie bei Intensivpatienten

- Thorakaler Zugang: Bupivacain 0,25 % oder Ropivacain 0,2 %: ca. 4–6 ml/h kontinuierlich bzw. 3–4 ml als Bolusgabe. Morphin ca. 5–8 mg/Tag; Sufentanil ca. 50 µg/Tag
- Lumbaler Zugang: Bupivacain 0,25 % oder Ropivacain 0,2 %: ca. 5–10 ml/h kontinuierlich bzw. 4–8 ml als Bolusgabe. Morphin ca. 5–8 mg/Tag; Sufentanil ca. 50 µg/Tag

Bei der kontinuierlichen axillären Plexusanalgesie (z. B. bei Replantationen oder Osteoysnthesen im Bereich der oberen Extremität) werden folgende Dosisrichtlinien angegeben:

> **Dosierungsempfehlungen für die Katheterplexusanästhesie bei Intensivpatienten**
>
> - Kontinuierlich: Bupivacain 0,25 % oder Ropivacain 0,2 %: 6–8 ml/h
> - Bolusgabe: Bupivacain 0,25 % oder Ropivacain 0,2 %: 15–20 ml

18.4.11 α_2-Agonisten

Die Substanzgruppe der α_2-Agonisten mit Clonidin als deren Hauptvertreter weist ein pharmakologisches Wirkprofil auf, das sich im Rahmen der Analgosedierung von Intensivpatienten vorteilhaft nutzen lässt [2].

Klinische Wirkungen der α_2-Agonisten

Clonidin als Hauptvertreter dieser Substanzgruppe ist ein Imidazolderivat, das als freie Base und auch protoniert vorliegen kann. Die Substanz ist ein lipophiler α-Rezeptoragonist mit überwiegender Affinität zu den α_2-Rezeptoren (Affinitätsverhältnis $\alpha_2:\alpha_1 = 200:1$) und penetriert leicht die Blut-Hirn-Schranke. Die α_2-Rezeptoren finden sich überwiegend präsynaptisch an den Endigungen der noradrenalinfreisetzenden postganglionären sympathischen Neurone; weiterhin auch im Hinterhorn des Rückenmarks und an extraneuronalen Zellen. Daher vermindern α_2-Agonisten den Sympathikuseinfluss auf die Erfolgsorgane. Die Substanzgruppe verfügt jedoch über ein breites Wirkspektrum, welches über die originäre Indikation der Substanz zur Blutdrucksenkung hinausgeht und in den vergangenen Jahren klinisch untersucht worden ist. Für die Anwendung der Substanz in der Intensivmedizin sind folgende Wirkkomponenten von besonderer Bedeutung:

- Sedierung und Anxiolyse,
- analgetische Wirkung mit Verminderung des Opioidbedarfs,
- vegetative Entlastung bei Entzugssyndromen (z. B. beim Alkoholentzugssyndrom),
- Unterdrückung von Kältezittern,
- diuretische Wirkung durch Verminderung der ADH-Sekretion bzw. durch Blockade der renal-tubulären Wirkung von ADH.

Nebenwirkungen

Wesentliche Nebenwirkungen von Clonidin sind:
- Hypotension (insbesondere bei Patienten mit Hypertonie),
- Bradykardie mit Blutdruckabfall (insbesondere bei Patienten mit Volumendefizit),
- Verlängerung der QT-Zeit im EKG mit dem Extremfall einer „Torsades-de-pointes"-Tachykardie (ähnlich wie bei Neuroleptika),
- Mundtrockenheit, Obstipation.

Klinische Anwendung

Clonidin wird meist als adjuvantes Pharmakon bei folgenden Indikationen eingesetzt:
- Therapie von Entzugssyndromen (Alkohol, Opioide), wenn die vegetative Entgleisung („Noradrenalinsturm") im Vordergrund des klinischen Bilds steht. Hierdurch senkt Clonidin den O_2-Verbrauch und wirkt somit „organprotektiv". Häufig verwendete Kosubstanzen sind Benzodiazepine, GHB oder Neuroleptika,
- Supplementierung einer therapeutisch unbefriedigenden Sedierung mit Benzodiazepinen, wodurch sich der „Ceilingeffekt" abschwächen lässt,
- Verlängerung der Analgesie durch peridurale Applikation (nicht zugelassen) in Kombination mit Opioiden oder Lokalanästhetika. Gesicherte und allgemein akzeptierte Indikationen (z. B. Stufen- und Dosierungsschemata) hierfür liegen jedoch noch nicht vor.

Die Dosierungsrichtlinien variieren sehr stark. Kasuistisch sind intravenöse Dosierungen bis zu 5 mg/Tag beschrieben worden. Als klinisch praktikabel hat sich folgendes Schema bewährt:

> **Dosierungsempfehlungen für Clonidin**
>
> - Kontinuierliche intravenöse Zufuhr von 0,5–1 (–2) μg/kg/h
>
> Im unteren Dosisbereich kommt es so im Regelfall nicht zu klinisch relevanten hämodynamischen Reaktionen.

18.4.12 Muskelrelaxanzien

Nichtdepolarisierende Muskelrelaxanzien hemmen durch einen kompetitiven Antagonismus am postsynaptischen Acetylcholinrezeptor der neuromuskulären Endplatte die Erregungsweiterleitung und bewirken somit eine reversible Erschlaffung der quergestreiften Skelettmuskulatur. Muskelrelaxanzien vom nichtdepolarisierenden Typ unterscheiden sich durch ihre chemische Grundstruktur (Benzylisochinoline wie Atracurium, Cisatracurim, Doxacurium sowie Aminosteroide wie Pancuronium, Pipecuronium, Vecuronium oder Rocuronium) und durch pharmakodynamische Parameter wie Anschlagzeit, Wirkdauer oder Erholungsindex. Während die nichtdepolarisierenden Muskelrelaxanzien in der klinischen Anästhesie weit verbreitet sind, sollte ihr Gebrauch bei Intensivpatienten auf wenige Ausnahmen beschränkt bleiben [10]. Succinylcholin als depolarisierendes Muskelrelaxans ist in der Intensivmedizin lediglich bei der Notfallintubation indiziert; hierbei müssen die üblichen Kontraindikationen, insbesondere längere Immobilität, streng beachtet werden.

Mögliche Gefahren und Nebenwirkungen
Abgesehen von den Nebenwirkungen der Substanzen selbst (z. B. Histaminfreisetzung bei Atracurium, Tachykardie aufgrund der Vagolyse bei Pancuronium) bestehen beim unkritischen Gebrauch von Muskelrelaxanzien beim Intensivpatienten folgende Gefahren:
- akut: hypoxische Schädigung bei unbemerkter Diskonnektion von Tubus oder Trachealkanüle vom Beatmungsgerät oder bei akzidenteller Extubation,
- mittelfristig: Ödembildung, Dekubitus, tiefe Bein-Beckenvenenthrombose aufgrund der völligen Immobilisierung,
- langfristig: Muskelatrophie und persistierende Paralyse (bis hin zur Tetraplegie) mit histologisch verifizierbarer Myofibrillendegeneration, insbesondere bei Verwendung von Aminosteroidrelaxanzien in Kombination mit gleichzeitiger systemischer Steroidgabe.

Weiterhin muss berücksichtigt werden, dass eine Vielzahl von Einflüssen wie Begleitmedikation (z. B. Steroide, Methylxanthine), Elektrolytstörungen (z. B. Veränderungen der Kalium- und Magnesiumkonzentration, Veränderungen des Säure-Basen-Haushalts) oder Änderungen der Pharmakokinetik (z. B. bei Niereninsuffizienz mit Kumulation aktiver Metaboliten wie 3-Desoxypancuronium oder 3-Desoxyvecuronium) die klinische Wirkung von Muskelrelaxanzien erheblich und nahezu unkalkulierbar beeinflussen können. Falls man sich für die längerfristige Anwendung von Muskelrelaxanzien entschließt, sollte ein neuromuskuläres Monitoring (elektromyographisch oder mechanomyographisch) durchgeführt werden.

Indikationen für Muskelrelaxanzien bei Intensivpatienten
Unter Abwägung von therapeutischem Nutzen und den bereits beschriebenen Risiken bestehen eng begrenzte Indikationen für die Anwendung von Muskelrelaxanzien bei Intensivpatienten. Dabei ist unabdingbar, dass auf eine adäquate Sedierung und Hypnose geachtet wird, um dem Patienten eine „wache Paralyse" zu ersparen!

Mögliche Indikationen sind:
- Erleichterung der endotrachealen Intubation,
- therapieresistenter Tetanus oder Status epilepticus,
- kritisch erhöhter intrakranieller Druck, wenn bei den Patienten jegliche Abwehrbewegungen (z. B. Husten beim endotrachealen Absaugen, bei Umlagerung oder Verbandswechsel) vermieden werden müssen,
- Erleichterung der maschinellen Beatmung bei extremen Variationen im Atemzeitverhältnis (z. B. IRV 2:1 oder 3:1) oder zur Beatmung in Bauchlage beim akuten Lungenversagen.

Tabelle 18-3. Auswahl von Therapieschemata zur Analgosedierung nach Indikationsgebieten

Indikation	Therapieziel	Substanzen und Dosierungen
Sedierung, Anxiolyse, Amnesie	Minderung der psychischen Belastung, Toleranz diagnostischer Interventionen	Midazolam 0,05 mg/kg/h + Sufentanil 0,25–0,5 µg/kg/h (alternativ Fentanyl 0,05–0,3 mg/h), je nach Schmerzintensität. Bei Steigerung der Midazolamdosierung um >50% gegenüber dem Ausgangswert zusätzlich Propofol 1–2 mg/kg/h
Neurolepsie	Minderung produktiver Symptomatik, Therapieführung in der „Entwöhnungsphase"	DHBP 2,5–20 mg/h + Sufentanil 0,25–0,5 µg/kg/h (alternativ Fentanyl 0,05–0,3 mg/h), je nach Schmerzintensität. Bei Steigerung der DHBP-Dosierung >50% des Ausgangswerts: zusätzlich Midazolam 0,03–0,05 mg/kg/h
Tiefe Hypnose, Narkose	Senkung von Hirndruck und O_2-Verbrauch (z. B. beim Polytrauma/isolierten SHT)	Propofol 3–5 mg/kg/h (alternativ: Methohexital 1–3 mg/kg/h) + Sufentanil 0,25–0,5 µg/kg/h (je nach Schmerzintensität). Kombinationssubstanzen: Midazolam 0,03–0,05 mg/kg/h, Clonidin 0,5–1 (–2) µg/kg/h
Organprotektion	Kreislaufunterstützung bei SIRS bzw. septischem Schock, „Katecholaminreduktion", Wahrung der nutritiven Organdurchblutung	Midazolam 0,05–0,1 mg/kg/h (alternativ: GHB 10–15 mg/kg/h, Propofol 1–2 mg/kg/h) + Ketamin-Razemat 0,5–2 mg/kg/h (alternativ S-Ketamin 0,3–1,0 mg/kg/h)
Aktivierende Entwöhnung, „Schlafregulation"	Wiedererlangung des physiologischen Schlafes, Minderung von Entzugssyndromen	GHB 5–10 mg/kg/h, bei erhöhtem Sympathikotonus evtl. zusätzlich Clonidin 0,5–1 (–2) µg/kg/h

Generelle *Dosierungsempfehlungen* für Muskelrelaxanzien können nicht angegeben werden. Bei längerdauernder Anwendung und einer intakten Leber- und Nierenfunktion erscheint auch unter Kostengründen Pancuronium in Form intermittierender Bolusgaben als Mittel der ersten Wahl. Bei Patienten mit Leber- und Niereninsuffizienz bietet sich aufgrund der besonderen Eliminationskinetik Atracurium oder Cisatracurium (auch als Dauerinfusion) an. In jedem Fall bleibt die Anwendung von Muskelrelaxanzien beim Intensivpatienten ein „zweischneidiges Schwert".

18.4.13 Schemata zur Analgosedierung

Zusammenfassend sind in Tabelle 18-3 einige Schemata zur Analgosedierung aufgeführt. Die Dosierungsangaben sind lediglich als Richtwerte anzusehen, auch erheben die mitunter genannten pharmakologischen Kombinationen keinen Anspruch auf Vollständigkeit. Sie haben sich jedoch in der klinischen Praxis nach den Erfahrungen des Autors bewährt.

18.5 Akute Psychosyndrome

Klinische Bilder mit agitierter oder deliranter Symptomatik sind bei Intensivpatienten durchaus keine Seltenheit. Die Inzidenz variiert erheblich und kann mit 10–15 % angenommen werden. Das Auftreten von Psychosyndromen ist nicht zwingend abhängig von der Dauer der Intensivbehandlung. Die Ursachen hierfür sind sehr vielfältig und bleiben in einem nicht unerheblichen Prozentsatz unklar. Dies hat offensichtlich dazu beigetragen, diese Psychosyndrome unscharf als *„Durchgangssyndrome"* oder *„Intensivbehandlungssyndrom"* (*„ICU-Syndrom"*) zu bezeichnen [22]. Der multiformen Kausalität stehen oft uniforme Erscheinungsbilder gegenüber, die durch Verhaltens-, Denk- und Wahrnehmungsstörungen charakterisiert sind. Oft treten diese Syndrome in der Entwöhnungs- bzw. Aktivierungsphase auf, nachdem die eigentliche vitale Funktionsstörung abgewendet worden ist. Die Problematik ist sehr vielgestaltig (hoher pflegerischer Aufwand, Verlängerung des Intensivaufenthalts), wird oft therapeutisch unterschätzt und als „Randproblem" bagatellisiert. Für eine adäquate Therapie ist es jedoch essentiell, die Ursachen dieser Psychosyndrome zu ergründen und eine differenzierte Therapie einzuleiten.

18.5.1 Klinik, Ursachen und Therapie

Klinik
Akute Psychosyndrome bei Intensivpatienten können sich u. a. in folgenden klinischen Zustandsbildern manifestieren:

- Angst- und Panikzustände,
- depressive Verstimmungen,
- Pharmakaentzugssyndrome (z. B. Benzodiazepine und Opioide),
- Alkoholentzugssyndrom (AES),
- zentral-anticholinerges Syndrom (ZAS).

Ursachen
Eine Fülle von Ursachen können einzeln oder in Kombination Psychosyndrome bei Intensivpatienten verursachen: Die Isolation von der gewohnten Umgebung mit Verlust von Bezugspersonen, insbesondere bei Kindern und älteren Menschen, Störungen des physiologischen Schlaf-Wach-Rhythmus, aber auch Angst und Schmerzen. Weitere Einflussfaktoren können O_2-Mangel, Hyperkapnie, Veränderungen des Wasser-, Elektrolyt- und Säure-Basen-Haushalts sowie febrile Reaktionen („septische Enzephalopathie") sein. Prinzipiell können auch alle in der Intensivmedizin angewendeten Pharmaka zur Entwicklung eines Psychosyndroms beitragen, z. B. Antibiotika, H_2-Rezeptorantagonisten etc.; eine exakte Zuordnung ist daher äußerst schwierig.

Differentialdiagnostisch sollte auch unter Verwertung fremdanamnestischer Hinweise versucht werden, die Ursache des Psychosyndroms zu ergründen und eine möglichst kausale Therapie einzuleiten.

Therapie
Bleibt die Ursache unklar, muss eine symptomatisch orientierte Behandlung erfolgen. Therapeutische Möglichkeiten sind u. a. bei Angstzuständen die persönliche beruhigende Zuwendung, evtl. auch die Gabe eines Benzodiazepins mit geringer schlafinduzierender Wirkung (z. B. Oxazepam, Bromazepam). Bei depressiven Verstimmungen sollte neben der persönlichen Zuwendung die medikamentöse antidepressive Therapie mit wenigen, bekannten Präparaten erfolgen, wobei die verschiedenen Wirkqualitäten (z. B. antriebssteigernd (Desipramintyp), anxiolytisch (Amitryptilintyp), stimmungsaufhellend (Imipramintyp) berücksichtigt werden sollten.

18.5.2 Alkoholentzugssyndrom (AES)

Die Anzahl alkoholabhängiger Patienten in Deutschland wird unter Berücksichtigung einer gewissen Dunkelziffer auf etwa 5 % der Bevölkerung geschätzt und betrifft Menschen aller sozialen Schichten. Deutschland nimmt im internationalen Vergleich bezüglich des Pro-Kopf-Konsums von Alkohol (ca. 15 l/Jahr) eine Spitzenstellung ein. Insbesondere im traumatologischen und neurologischen Patientengut sind alkoholabhängige Patienten deutlich überrepräsentiert (15–20 %). Auch Patienten mit Malignomen im Kopf-Hals-Bereich oder im Ösophagus haben sehr häufig eine Alkoholanamnese. Somit kann es z. B. als Folge eines Unfallereignisses schon in der Frühphase der plötzlichen Hospitalisation zu Entzugserscheinungen kommen, die oft im Rahmen des Postaggressionsstoffwechsels unerkannt bleiben und die eigentliche Vitalgefährdung erheblich verstärken können [11, 18].

Diagnostik

Der alkoholabhängige Patient ist während der Intensivbehandlungsphase durch verschiedenartige Komplikationen hochgradig gefährdet. Dies betrifft insbesondere die deutlich erhöhte Prädisposition zu Infektionen und die pathophysiologischen Folgen des AES. Die Diagnostik der Alkoholabhängigkeit stützt sich im Wesentlichen auf:

- körperliche Untersuchungsbefunde,
- anamnestische Angaben,
- nominale Testverfahren (z. B. CAGE-Questionnaire, Münchener Alkoholismustest),
- Laborparameter (Transaminasen, milde Anämie bei erhöhtem mittlerem korpuskulärem Volumen der Erythrozyten, Nachweis des „carbohydrate deficient transferrin" (CDT), erniedrigtes Serotonin in den Thrombozyten).

Eindeutige, für den Alkoholismus pathognomonische Parameter existieren jedoch nicht, sodass die Diagnose insbesondere bei fehlenden anamnestischen Angaben erheblich erschwert sein kann.

Pathophysiologie

Die chronische Zufuhr von Alkohol erzeugt depressorische Effekte auf das zentrale Nervensystem, wodurch sich in der neuronalen Übertragung ein neues Gleichgewicht einstellt. Der plötzliche Wegfall der depressorischen Droge „Alkohol" erzeugt eine neuronale Imbalance verschiedener Transmittersysteme, die offenbar für die klinische Symptomatik des AES verantwortlich ist und sich auch in den verschiedenen therapeutischen Ansätzen widerspiegelt (Tabelle 18-4). In allen Einzelheiten ist die Pathophysiologie des AES jedoch noch nicht aufgeklärt. Die postulierten Transmitterimbalancen können jedoch wesentliche Elemente des AES erklären und eine rationale Therapie für die verschiedenen Symptomenkomplexe ermöglichen.

Differentialdiagnose

Die Differentialdiagnose des AES umfasst u. a. folgende Syndrome:

- Hypoxie, metabolische Entgleisung mit Störungen des Glukose-, Wasser-, Elektroyt- und Säure-Basen-Haushalts,
- Störungen der Temperaturregulation („febrile Enzephalopathie"),
- medikamentös induzierte Entzugssyndrome und Intoxikationen,
- neuropsychiatrische und neurologische Erkrankungen (z. B. zerebrovaskuläre Insuffizienz, Tumoren, schizophrene Psychosen).

Stadieneinteilung

Der charakteristische zeitliche Verlauf des AES ist in der folgenden Übersicht dargestellt:

Stadienverlauf des Alkoholentzugssyndroms

- Stadium I: allgemeine Unruhe, Reizbarkeit, Tachykardie, feinschlägiger Tremor nach etwa 4–12 h Abstinenz
- Stadium II: zusätzliches Auftreten optischer Halluzinationen; Prädelir nach etwa 12–24 h Abstinenz
- Stadium III: Auftreten von Wahnideen, Krämpfen, extremer Unruhe mit Übergang in komatöse Zustände: Vollbild des Delirs nach 2–4 Tagen Abstinenz mit einer variablen Dauer von 2–5 Tagen

---

Klinisch bedeutsam ist, dass beim Übergang zum Delirium tremens durch verschiedene therapeutische Maßnahmen bestenfalls eine Verkürzung der Delirdauer erreichbar ist. Trotz der therapeutischen Fortschritte in jüngster Vergangenheit beträgt die Letalität des Delirium tremens immer noch zwischen 2 und 5 %. Wesentliche Faktoren sind infektiöse Komplikationen (z. B. Pneumonien) und kardiale Störungen (Arrhythmien, Linksherzversagen insbesondere bei vorbestehender Alkoholkardiomyopathie).

Tabelle 18-4. Postulierte neuronale Imbalancen beim Alkoholentzugsyndrom und therapeutische Optionen. (Mod. nach Heil et al. [11])

Transmitter	Alkoholentzug	Symptome	Therapieoptionen
Glutaminsäure	Überschuss	Krämpfe	Benzodiazepine, Clomethiazol, GHB, Magnesium, Vitamine B_1 und B_6
Dopamin	Überschuss	Halluzinationen	Neuroleptika, GHB, Clomethiazol
Noradrenalin	Überschuss	Vegetative Entgleisung	Clonidin, Magnesium, β-Rezeptorenblocker
GABA	Mangel	Krämpfe, Unruhe	GHB, Benzodiazepine, Clomethiazol
Acetylcholin	Mangel	verminderte Vigilanz, Koma	Physostigmin, Clomethiazol, Carbamazepin

Therapie

■ **Allgemeine intensivmedizinische Maßnahmen.** Primäres Therapieziel ist die Beseitigung der vegetativen Störungen und damit die Stabilisierung der bereits durch die Grunderkrankung gestörten Vitalfunktionen. Ein universell akzeptiertes Therapieschema existiert nicht. Neben allgemeinen intensivmedizinischen Maßnahmen wie der Korrektur von Elektrolytstörungen (u. a. der Ausgleich einer häufig zu beobachtenden *Hypomagnesiämie*), der Gabe von *Vitamin B_1 und B_6* und von Antipyretika werden verschiedene Pharmaka mit wechselndem Erfolg eingesetzt; eine Erfolgsgarantie kann jedoch nicht gegeben werden.

! Die Anwendung von Alkohol ist sehr umstritten: hier sind u. a. die unkalkulierbare Interaktion mit anderen Pharmaka zu nennen (Antibiotika mit einem Tetrazolseitenring wie Metronidazol, Moxalactam und verschiedene Cephalosporine), welche die Azetaldehyddehydrogenase hemmen und zu einer sog. „Antabusreaktion" mit Übelkeit, Erbrechen, Hautrötung und Kopfschmerz führen können. Somit hat Alkohol lediglich in der *Prophylaxe* des AES eine Indikation, wobei die individuelle Dosierung sowie der Applikationsweg (intravenös oder enteral) schwierig zu kalkulieren sind [18]. Jedoch kann auch die prophylaktische Gabe von Alkohol ein Entzugssyndrom nicht sicher verhindern. Ist das Delirium tremens bereits ausgebildet, so ist die Gabe von Alkohol kontraindiziert.

■ **Benzodiazepine.** Kurzwirksame und damit besser steuerbare Benzodiazepine wie Midazolam sind fester Bestandteil vieler Therapieschemata beim AES. Insbesondere die anxiolytische und die antikonvulsive Wirkkomponente der Benzodiazepine kann in der Phase II und III des AES therapeutisch genutzt werden. Oftmals wird Midazolam mit Clonidin kombiniert, wenn eine vegetative Entgleisung im Vordergrund des klinischen Bilds steht. Bei der Therapie mit Midazolam ist der „Ceilingeffekt" zu beachten. Daher sollte die Dosierung von Midazolam nicht in pharmakologisch sinnlose Bereiche gesteigert werden, sondern durch eine Begleitmedikation mit synergistisch wirkenden Pharmaka (z. B. GHB) ergänzt werden.

Dosierungsempfehlung für Midazolam

- 3–8 mg/h; bei höherem Bedarf die Kombination mit GHB

■ **Neuroleptika.** Neuroleptika vom Butyrophenontyp wie Haloperidol, Benperidol und Dehydrobenzperidol antagonisieren die dopaminerge und auch die serotoninerge synaptische Neurotransmission und wirken daher stark antipsychotisch und nur sehr schwach anxiolytisch. Außerdem wirken sie stark antiemetisch. Die Gabe von Neuroleptika ist zu bevorzugen, wenn die halluzinatorische Komponente beim AES dominiert. Außerdem ist DHBP bei ausgeprägter motorischer Unruhe des Patienten besser geeignet als Haloperidol. Zu beachten ist die Erniedrigung der Krampfschwelle, sodass bei gleichzeitiger Krampfneigung die gleichzeitige Gabe von Benzodiazepinen (z. B. Midazolam) indiziert ist. Bei Auftreten von extrapyramidalmotorischen Symptomen (Rigor, Choreoathetosen) ist die Gabe von Biperiden (Akineton) als Antagonist angezeigt.

Dosierungsempfehlungen

- Haloperidol: 3- bis 4-mal täglich 5–10 mg
- DHBP 5–10 mg/kg/h

■ **γ-Hydroxybuttersäure (GHB).** GHB wird seit einigen Jahren (insbesondere in Italien und Frankreich) mit Erfolg zur Prophylaxe und Therapie des AES eingesetzt. Selbst in oralen, nichthypnotischen Dosierungen konnte GHB die Entzugssymptome bei alkoholkranken Patienten signifikant gegenüber einer Placebogruppe reduzieren. Die Wirkmechanismen von GHB beim AES sind möglicherweise multifaktoriell: Durch Erhöhung der GABA-Aktivität und Aufhebung der Transmitterimbalance zugunsten der Glutaminsäure wirkt die Substanz antikonvulsiv; außerdem können durch Beeinflussung des dopaminergen „Belohnungssystems" Verhaltensmuster zur Unterdrückung des Verlangens nach Alkohol verstärkt werden Auch eine „alkoholeliminierende Wirkung" wird vermutet. In Kombination mit Benzodiazepinen und Clonidin können folgende Dosierungsempfehlungen gegeben werden:

Dosierungsempfehlungen für GHB bei Kombination mit Benzodiazepinen und Clonidin

- 10 mg/kg/h nach einer initialen Kurzinfusion von 30–40 mg/kg über 15 min

■ **$α_2$-Agonisten.** Clonidin hemmt durch Stimulation der $α_2$-Rezeptoren die Freisetzung von Noradrenalin aus dem Locus coeruleus („Noradrenalinsturm") und verhindert so die sympathoadrenerge Entgleisung beim AES. Somit wirkt Clonidin durch Senkung des O_2-Verbrauchs „organprotektiv". Clonidin wird jedoch selten als Monosubstanz eingesetzt, sondern entsprechend der klinischen Symptomatik meist mit Benzodiazepinen oder Neuroleptika kombiniert.

Zu beachten ist, dass ein nicht unerheblicher Anteil ! von Patienten (etwa 25–30%) auf die Therapie mit Clonidin nicht anspricht („non-responder").

Die möglichen Nebenwirkungen wurden bereits erläutert (s. Abschn. 18.4.11).

> **Dosierungsempfehlung für Clonidin**
>
> - Kontinuierliche Zufuhr von 0,5–1 (–2) μg/kg/h

■ **Clomethiazol.** Clomethiazol (Distraneurin), ein Derivat des Thiazolteils des Vitamin B_1, ist als einzige Substanz zur Monotherapie des AES geeignet. Durch die vielfältige Beeinflussung der gestörten Transmitterimbalance ist Clomethiazol ein zuverlässiges Medikament in der Therapie des AES mit sedativer, anxiolytischer, antikonvulsiver und vegetativ-stabilisierender Wirkung. Diese Wirkungen (s. Tabelle 18-4) betreffen folgende Transmittersysteme:
- Reduktion des dopaminergen Umsatzes,
- Verstärkung der GABA-Wirkung mit funktionellem Antagonismus der Glutaminsäure,
- Reduktion der cholinergen Übertragung mit Verminderung der kognitiven Störungen.

Trotz des breiten pharmakologischen Profils von Clomethiazol sind einige *Nebenwirkungen* zu beachten, die seine Anwendung einschränken können. Der Einsatz von Clomethiazol wird kontrovers diskutiert, insbesondere, wenn es sich beim AES um die eigentliche intensivmedizinische Diagnose handelt oder das AES im Rahmen der Grunderkrankung (z. B. Malignome im Kopf-Hals-Bereich, Polytrauma) auftritt. Einigkeit besteht darin, dass Clomethiazol nur unter stationären Bedingungen verabreicht werden sollte.

Zu den Nebenwirkungen gehören u. a.:
- bronchiale Hypersekretion mit möglicher Erschwerung der Physiotherapie des Thorax bzw. der Entwöhnung vom Respirator,
- Atemdepression,
- Tachykardie,
- Suchtpotential („Umsteigen auf Distraneurin").

> **Dosierungsempfehlung für Clomethiazol zur intravenösen Infusion (0,8%ige Lösung):**
>
> - 20–80 ml/h, entsprechend 4–16 g/Tag (zugelassene Tageshöchstdosis)

■ **Carbamazepin.** Carbamazepin (Tegretal) hemmt wahrscheinlich die cholinerge Übertragung und kann schon im Prädelir die klinische Symptomatik der kognitiven Störungen lindern. Durch Verstärkung der GABA-Aktivität ist weiterhin ein antikonvulsiver Effekt zu erwarten [7, 31].

> **Dosierung von Carbamazepin**
>
> - 4-mal 200 mg/Tag (therapeutische Plasmakonzentration: 6–10 μg/ml)

■ **Physostigmin.** Physostigminsalicylat (Anticholium), der einzige reversible Cholinesteraseinhibitor mit Penetration der Blut-Hirn-Schranke, steigert präsynaptisch die Azetylcholinkonzentration und kann somit einer Hemmung der cholinergen Übertragung entgegenwirken. Die Indikation zum Einsatz der Substanz liegt in der komatösen Verlaufsform des AES. Die Indikation zur Delirprophylaxe ist hingegen sehr umstritten.

> **Dosierung von Physostigmin**
>
> - 2 mg (ca. 0,02–0,04 mg/kg) als Kurzinfusion über 10 min

18.5.3 Benzodiazepin- und Opioidentzugssyndrom

Da im Rahmen der Langzeitanalgosedierung häufig Benzodiazepine und Opioide in Kombination eingesetzt werden, kann es bei abruptem Absetzen der Substanzen zu Entzugserscheinungen kommen. Klinisch ist oft sehr schwer zu unterscheiden, welche Entzugssymptomatik dominiert [8, 22]. Falls anamnestische und klinische Hinweise darauf hindeuten, dass es sich um einen benzodiazepin- oder opiatabhängigen Patienten handelt, kann sich die Therapie erheblich komplizieren.

Benzodiazepinentzug
Der Benzodiazepinentzug kann sich in folgenden Symptomen äußern:
- Tremor, Reizbarkeit, Fieber,
- Angst und Schlafstörungen,
- Übelkeit, Erbrechen, Krämpfe.

Grundsätzlich sollte mit absteigenden Dosierungen eines Benzodiazepins mit geringerer schlafinduzierender Wirkung (Bromazepam, Oxazepam) versucht werden, die Symptomatik zu beherrschen. Letztendlich wird die Diagnose „Benzodiazepinentzug" durch das Ansprechen auf die Therapie bestätigt. In Extremfällen einer vegetativen Entgleisung kann zusätzlich Clonidin eingesetzt werden.

Opioidentzug
Symptome des Opioidentzugs können sein:
- Gähnen, Schwitzen, Schlaflosigkeit,
- Tränenfluss, Rhinorrhö,
- Glieder- und Muskelschmerzen, Erbrechen, Agitiertheit,
- Diarrhö, Koma.

Ähnlich wie beim Benzodiazepinentzug wird durch titrierende Gabe eines Opioids (z. B. Piritramid oder Pethidin) über mehrere Tage versucht, die fraglichen

Entzugssymptome zu beherrschen. Auch hier wird die Verdachtsdiagnose durch das Ansprechen auf die begonnene Therapie bestätigt oder widerlegt. Neben den Opioidgaben wird auch Clonidin in den bereits beschriebenen Dosierungen als Kosubstanz verwendet.

18.5.4 Zentral-anticholinerges Syndrom (ZAS)

Das ZAS stellt im Regelfall die *Folge* einer komplexen Polypharmakotherapie während der Intensivbehandlung dar und tritt mit einer variablen Inzidenz während der Intensivbehandlung auf. Differentialdiagnostisch sollte ein ZAS bei Psychosyndromen jeglicher Art immer in Erwägung gezogen werden, zumal eine kausale Therapie möglich ist [4].

Pathophysiologie und klinisches Bild

Ähnlich wie beim AES ist die Pathophysiologie des ZAS nicht in allen Einzelheiten geklärt. Wahrscheinlich kommt es durch Blockade zentraler, muscarinartiger Azetylcholinrezeptoren zu einem absoluten bzw. relativen Überwiegen anderer Transmittersysteme (u. a. Dopamin, Serotonin, GABA, Noradrenalin). Eine Vielzahl von Medikamenten, denen lediglich die Fähigkeit der Penetration der Blut-Hirn-Schranke gemeinsam ist, können ein ZAS auslösen, unter anderem:

- Hypnotika wie Barbiturate, Propofol, Etomidat,
- Benzodiazepine,
- Opioide, Neuroleptika, Antihistaminika,
- Lokalanästhetika.

Die klinische Symptomatik des ZAS umfasst „zentrale" und „periphere" Symptome. Die Diagnose „ZAS" kann gestellt werden, wenn mindestens ein zentrales und 2 periphere Symptome vorliegen (Tabelle 18-5).

Verlaufsformen

Das ZAS tritt in 2 verschiedenen Verlaufsformen auf:

- *komatöse Form*, oft fehlgedeutet als „Sedierungsüberhang" mit Bradypnoe und zentraler Hyperthermie,
- *agitierte Form* mit Desorientiertheit, Angst, Unruhe und Krämpfen. Diese Form ist besonders schwierig zu therapieren, da sich nicht selten ein Dilemma ergibt: Falls die Verdachtsdiagnose eines ZAS nicht frühzeitig gestellt wird und man eine agitierte Symptomatik beispielsweise mit Neuroleptika behandelt, kann die Symptomatik möglicherweise noch weiter verstärkt werden.

Therapie

Ebenso wie bei der Therapie des Benzodiazepin- und Opiatentzugsyndroms wird die Diagnose des ZAS durch das Ansprechen auf die kausale Therapie mit dem Cholinesterasehemmer Physostigminsalicylat (Anticholium) bestätigt oder verworfen. Physostigminsalicylat unterscheidet sich von den übrigen bekannten reversiblen Cholinesterasehemmern wie Prostigmin, Pyridostigmin oder Distigmin durch das tertiäre Stickstoffatom, das die Penetration der Blut-Hirn-Schranke ermöglicht. Durch Hemmung der Cholinesterase wird die Konzentration von Acetylcholin am synaptischen Spalt erhöht und damit die Imbalance der Transmittersysteme wiederhergestellt. Die Latenzzeit kann auch bei korrekter Diagnose bis zu 30 min betragen, ggf. ist eine Repetitionsdosis erforderlich. Nebenwirkungen von Physostigmin sind Bradykardie, Steigerung des Bronchialmuskeltonus und der Darmperistaltik.

> **Dosierung von Physostigmin**
>
> - Initial 2 mg (ca. 0,02–0,04 mg/kg) intravenös über 5–10 min. Bei ausbleibender Besserung nach 20–30 min zusätzlich 1 mg über 5–10 min

Tabelle 18-5. Zentrales anticholinerges Syndrom (ZAS)

Zentrale Symptome	Periphere Symptome
• Angst, Unruhe, Erregbarkeit	• Tachykardie
• Desorientiertheit, Halluzinationen	• Trockene Haut, Anhidrosis
• Somnolenz, Koma	• Verminderte Darmmotilität
• Krämpfe	• Sprachschwierigkeiten

Literatur

1. Adams HA, Werner C (1997) Vom Razemat zum Eutomer: (S)- Ketamin. Renaissance einer Substanz? Anästhesist 46: 1026–1042
2. Bischoff P, Kochs E (1993). Alpha-2-Agonisten in Anästhesie und Intensivmedizin. Anaesthesiol Intensivmed Notfallmed Schmerzther 28: 2–12
3. Buhl R, Wüst HJ (1989) Indikationsspektrum für Methohexital im Konzept einer balancierten Langzeitanalgosedierung. In: Link J, Eyrich K (Hrsg) Analgesie und Sedierung in der Intensivmedizin. Springer, Berlin Heidelberg New York Tokio, S 85–98
4. Boeden G, Schmucker P (1985) Das zentral anticholinerge Syndrom. Anästh Intensivmed 26: 240–248
5. Carrasco G, Molina R, Costa J, Soler J, Cabré L (1993) Propofol vs. midazolam in short-, medium- and long-term sedation of critically ill patients. A cost-benefit analysis. Chest 103: 557–564
6. Dimpfel W, Hoffmann HC, Schober F, Todorova A (1998) Validation of a spectral frequency index (SFx) derived from the EEG for continuous monitoring of sleep in humans. Eur J Med Res 3: 453–460
7. Durbin CG (1994) Sedation in the critically ill patient. New Horizons 2: 64–74
8. Freye E (1998) Der opioidabhängige Patient – Der Konsum nimmt zu. Anästh Intensivmed 39: 73–88

9. Goodchild CS (1993). GABA receptors and benzodiazepines. Br J Anaesth 71: 127–133
10. Hansen-Flaschen J, Cowen J, Raps E (1993) Neuromuscular blockade in the intensive care unit. Am Rev Resp Dis 147: 234–236
11. Heil T, Spies C, Hannemann L, Reinhart K, Eyrich K (1992) Pharmakologische Ansätze zur Prophylaxe und Therapie des postoperativen Alkoholsyndroms. Anästh Intensivmed 33: 33–37
12. Hughes MA, Glass PSA, Jacobs R (1992) Context-sensitive half-time in multicompartment pharmacokinetic models for intravenous anaesthetic drugs. Anesthesiology 76: 334–340
13. Kleinschmidt S, Mertzlufft F (1995). γ-Hydroxybuttersäure – hat sie einen Stellenwert in Anästhesie und Intensivmedizin? Anaesthesiol Intensivmed Notfallmed Schmerzther 30: 393–402
14. Lapinski SE, Kruczynski K, Slutsky A (1995) Critical Care of the pregnant patient. Am Rev Respir Crit Care Med 152: 427–455
15. Lauven PM, Röper A (1995) Grundlagen der Pharmakokinetik. Anästhesist 44: 663–676
16. Park G, Gempeler F (1993) Sedation and analgesia. Saunders, London
17. Radtke J (1992) Analgosedierung des Intensivpatienten. Anästhesist 41: 793–808
18. Sold M (1992) Das Alkoholentzugssyndrom in der postoperativen Phase. Differentialindikation und therapeutische Ziele. Anästh Intensivmed 33: 38–43
19. Wheeler P (1993). Sedation, analgesia and paralysis in the intensive care unit. Chest 104: 566–577
20. Wiebalck A, Van Aken H (1995) Propofol: das ideale Langzeitsedativum? Anästhesist 44: 178–185
21. Wilhelm W, Dorscheid E, Schlaich N, Niederprüm P, Deller D (1999) Remifentanil zur Analgosedierung von Intensivpatienten: Klinische Anwendung und erste Erfahrungen. Anästhesist 48: 625–629
22. Zielmann S, Weidmann K, Dravecz M, Burchardi H (1996) Therapie der Durchgangssyndrome. In: DAAF (Hrsg) Refresher Course: Aktuelles Wissen für Anästhesisten, Bd 22. Springer, Berlin Heidelberg New York Tokio, S 97–106

Intubation und Tracheotomie

KAPITEL 19

T. PASCH

19.1 Ziele und Definitionen 369

19.2 Intubation 369
19.2.1 Orotracheale Intubation 369
19.2.2 Nasotracheale Intubation 369
19.2.3 Durchführung der Intubation 370

19.3 Tracheotomie 371
19.3.1 Durchführung der Tracheotomie 371
19.3.2 Standardtracheotomie 371
19.3.3 Plastisches Tracheostoma 272
19.3.4 Perkutane Tracheotomie und Minitracheotomie 372

19.4 Material 372
19.4.1 Endotrachealtuben und Trachealkanülen 372
19.4.2 Spezielle Trachealkanülen 372
19.4.3 Blockmanschette 373

19.5 Komplikationen 373
19.5.1 Laryngeale Schäden 373
19.5.2 Tracheale Schäden 374

19.6 Langzeitintubation oder Tracheotomie? 374
19.6.1 Allgemeine Überlegungen 375
19.6.2 Leitlinien für die Praxis 375
19.6.3 Primäre und sekundäre Tracheotomie 375

19.7 Behandlungs- und Pflegerichtlinien 375
19.7.1 Analgosedierung, Kommunikation 375
19.7.2 Klimatisierung der Atemgase 376
19.7.3 Sekretabsaugung und mikrobiologisches Monitoring 376
19.7.4 Tubus- und Kanülenwechsel, Dekanülierung 376

Literatur 376

Intubation und Tracheotomie

T. Pasch

19.1 Ziele und Definitionen

Die endotracheale Intubation und die Tracheotomie sind die sichersten und wichtigsten Verfahren, um eine mechanische Verlegung der Atemwege zu verhindern oder zu beseitigen und den Anschluss eines Beatmungsgeräts zu ermöglichen. Sie bieten die Voraussetzung für eine unbehinderte Ventilation und erleichtern die Tracheobronchialtoilette, die diagnostische oder therapeutische Fiberbronchoskopie und die Instillation von Medikamenten in den Tracheobronchialbaum. Die aufgeblasene Blockmanschette schützt vor pulmonaler Aspiration und ermöglicht den Einsatz von Überdruckbeatmung und hohen inspiratorischen O_2-Konzentrationen.

Die *translaryngeale* oder *endotracheale Intubation* kann entweder auf oralem (orotracheale Intubation) oder nasalem (nasotracheale Intubation) Weg erfolgen. Der Begriff der *Langzeitintubation* oder prolongierten Intubation ist nicht einheitlich definiert. Die in der Literatur zu findende Mindestdauer, ab der von einer Langzeitintubation gesprochen wird, beträgt 24, 48 oder 72 h. Solche Festlegungen haben nur für vergleichende Untersuchungen Bedeutung.

Eine *Tracheotomie* ist die operative Schaffung eines Zugangs zum Tracheallumen durch die Halsweichteile und die Tracheavorderwand, wodurch ein Tracheostoma entsteht. *Tracheostomie* ist die Anlage eines permanenten Tracheostomas. Eine Tracheotomie ohne vorausgehende Langzeitintubation wird als *primäre* Tracheotomie bezeichnet, eine Tracheotomie, die sich einer (prolongierten) Intubation anschließt, als *sekundäre* Tracheotomie.

19.2 Intubation

19.2.1 Orotracheale Intubation

Die orale Intubation ist in Notsituationen, für die Anästhesie und die postoperative Nachbeatmung der bevorzugte Atemweg. Bei langer Tubusliegedauer können die Nachteile überwiegen, besonders, wenn der Patient nicht tief sediert bzw. relaxiert ist: Der orale Tubus lässt sich schlechter fixieren, weil im Mund eine dem Nasengang und Epipharynx vergleichbare Führung fehlt. Durch die größere Beweglichkeit des Tubus werden die Schleimhäute und ihre Rezeptoren in Mundhöhle, Meso- und Hypopharynx ständig gereizt. Die Mundpflege ist erschwert, die Tolerierbarkeit für den Patienten schlechter als bei einem nasalen Tubus. Kehlkopfschäden sollen häufiger sein, weil orale Tuben meistens größer als nasale sind und im Glottisbereich mehr Druck- und Scherkräfte ausüben.

19.2.2 Nasotracheale Intubation

Für die Langzeitbeatmung wird auf einigen Intensivstationen die nasotracheale Intubation bevorzugt. Nach einer Gewöhnungsphase wird der nasal liegende Tubus meistens gut toleriert; einige Patienten können sogar trinken oder essen. Allerdings ist die nasale Intubation technisch schwieriger durchzuführen als die orale.

Die nasale Intubation hat auch gewisse Nachteile. So erfordern enge Nasengänge auch einen kleineren Tubus. Dadurch kann die Tracheobronchialtoilette erschwert und in Extremfällen das fiberbronchoskopische Absaugen undurchführbar werden. Der Einsatz dünner Bronchoskope ist nur ein Notbehelf, denn über den engen Kanal kann das Sekret nicht wirkungsvoll abgesaugt werden.

> Bei nasotrachealer Langzeitintubation muss immer mit einer Infektion der Nasennebenhöhlen gerechnet werden, die zur Quelle einer Sepsis werden kann.

Jedoch kann auch ein orotrachealer Tubus zu Nebenhöhlenaffektionen führen [2].

Kontraindikationen
Die wichtigsten Kontraindikationen der nasalen Intubation sind:
- offene frontobasale Frakturen,
- ausgedehnte Verletzungen, Entzündungen oder Tumoren in Nase, Nebenhöhlen und oberem Pharynxanteil,

- massive Störungen der Blutgerinnung,
- anatomische Hindernisse und Verlegungen in Bereich der Nasengänge, des Epi- und Hypopharynx (z. B. Choanalatresie).

19.2.3 Durchführung der Intubation

Die Technik der oro- und nasotrachealen Intubation ist in vielen Lehrbüchern eingehend dargestellt (z. B. [1, 2]). Hier sei nur auf einige beim Intensivpatienten zu beachtende *Besonderheiten der nasalen Intubation* hingewiesen.

Tubusgröße

Die Tubusgröße wird hauptsächlich durch die Weite der Nasengänge bestimmt. Nach einer Faustregel soll der Innendurchmesser eines nasalen Tubus 1 mm kleiner als der des oralen Tubus sein. Entsprechend werden bei Männern meist Tuben mit 7,5–8 mm Innendurchmesser verwendet, bei Frauen Tuben der Größe 7–7,5 mm [14]. Größere Tuben erleichtern das Absaugen von Sekret und haben einen geringeren Strömungswiderstand, so dass die Spontanatmung und das Weaning erleichtert werden. Allerdings ist die Verletzungsgefahr für Schleimhaut und Choanen größer, und die Tubusmanschette wird beim Einführen leichter beschädigt. Larynxläsionen treten umso eher auf, je größer der Tubus ist, weil der liegende Tubus aufgrund seiner Konvexität einen nach dorsal gerichteten Druck ausübt, der die posterioren Larynxanteile (Aryknorpelregion, hintere Kommissur der Glottis) für Schädigungen prädisponiert.

Blutungen

Während der nasalen Intubation kommt es häufig zu Blutungen in Nase und Epipharynx, die fast immer spontan sistieren. Dennoch sollten vor der Intubation schleimhautabschwellende (vasokonstriktive) Tropfen, Sprays oder Gels (z. B. Xylometazolin, Oxymetazolin) angewendet werden, sinnvollerweise in Kombination mit einem Lokalanästhetikum. Zudem sollten Nasengang und Epipharynx vor Einführen des nasalen Tubus vorsichtig gereinigt und desinfiziert werden, z. B. mit Polyvinylpyrrolidonlösung.

Vorschieben des Tubus

Im Allgemeinen lässt sich der Tubus gut durch den unteren Nasengang in den Pharynx vorschieben. Ist dieses Manöver erschwert, so sollte zunächst ein längerer Absaugkatheter eingeführt und aus dem Mund herausgeleitet werden. Anschließend kann der Tubus über den Katheter in die gewünschte Richtung vorgeschoben werden. Hierbei muss behutsam vorgegangen werden, damit die Schleimhaut nicht verletzt oder sogar perforiert wird. Schwerste Komplikation ist die *retropharyngeale Dissektion*, die zwar meist folgenlos verläuft, aber gelegentlich zu retropharyngealen Hämatomen oder sogar Abszessen führen kann. Auch im subglottischen Bereich kann das Vorschieben des Tubus erschwert sein, wenn die Tubusspitze aufgrund der Form und Steifigkeit des Tubus subglottisch an der Vorderwand der Trachea ansteht. Der Intubierende muss dann das distale Tubusende mit der Magill-Zange nach dorsal drücken, während eine Hilfsperson den Tubus von außen behutsam vorwärts schiebt.

Fiberoptische Intubation

Wenn eine laryngoskopische Intubation erschwert oder nicht möglich ist, sollte ein flexibles fiberoptisches Bronchoskop als zusätzliches Hilfsmittel eingesetzt werden [1, 2, 7, 11]. Das ist bei veränderter Anatomie von Gesicht, Hals(wirbelsäule), oberen und unteren Luftwegen infolge Entzündungen, Tumoren, Schwellungen, Missbildungen oder Verletzungen und bei eingeschränkter Beweglichkeit von Kiefergelenk oder Halswirbelsäule der Fall.

Eine fiberoptische Intubation ist sowohl nasal als auch oral, sowohl beim wachen, spontanatmenden als auch beim bewusstlosen oder anästhesierten Patienten, möglich. Sie ist meist zeitaufwendiger als das laryngoskopische Vorgehen und setzt eine genügende Erfahrung voraus. Für Notfallsituationen ist sie weniger gut geeignet bzw. erfordert viel Übung und Erfahrung.

■ **Praktisches Vorgehen.** Zu Beginn wird das Bronchoskop durch den transnasal in den Pharynx vorgeschobenen Tubus eingeführt. Nachdem es die Glottis passiert hat, wird der Tubus über diese Schiene translaryngeal in die Trachea vorgeschoben. Hierbei sind oft vorsichtige Drehbewegungen des Tubus nötig, damit er nicht an den Stimmbändern oder der Aryknorpelregion anstößt und hängenbleibt. Wenn wegen bereits bekannter Intubationsschwierigkeiten die Spontanatmung erhalten bleiben soll, ist der transnasale Weg zu bevorzugen.

> Die Nasenschleimhaut wird mit Oxy- oder Xylometazolin konstringiert und mit Lidocainlösung (2- oder 4%ig) oder Lidocainspray anästhesiert. Lidocainspray wird auch zur Anästhesie von Mundhöhle und Pharynx eingesetzt. Die Wirkung tritt frühestens nach 2 min ein. Zu beachten ist die Lidocainhöchstdosis von ca. 300 mg; ein Sprühstoß enthält 10 mg Lidocain.

Mit einer dicht sitzenden Maske wird 5 min präoxygeniert. Wenn möglich, wird beim Vorschieben des Bronchoskops kontinuierlich über das 2. Nasenloch, sonst über den Arbeitskanal, O_2 mit ca. 8 l/min insuffliert. Sobald die Glottis sichtbar ist, wird je 1 ml 4%iges Lidocain über den Arbeitskanal auf die Stimmbänder und in die Trachea gespritzt und dann möglichst 1 min gewartet, bevor das Instrument durch die Glottis geführt wird. Beim tief bewusstlosen oder anästhesierten Patienten ist keine Lokalanästhesie nötig.

Wird der orotracheale Weg gewählt, ist für das Bronchoskop eine Führung, die zugleich als Bissschutz dient, zu verwenden, z. B. ein geschlitzter Guedel-Tubus.

Tubuswechsel
Ist die Blockmanschette undicht oder das Lumen verlegt, muss der Tubus gewechselt werden. Dieses Manöver kann erheblich erschwert sein, wenn es durch den bereits längere Zeit liegenden Tubus zur Schwellung und Verziehung von Larynx und Hypopharynx gekommen ist. Zudem ist die tolerierbare Apnoezeit beim Intensivpatienten häufig verkürzt. Der Tubus sollte dann unter laryngoskopischer Sicht herausgezogen und der neue unmittelbar wieder plaziert werden. Gibt die Laryngoskopie Hinweise auf eine erschwerte oder nicht mögliche Einstellung der Glottisregion, sollte der Tubus über einen flexiblen, genügend langen Führungsstab gewechselt werden (z. B. Cook Airway Exchange Catheter). Im Prinzip kann hierfür auch ein flexibles Bronchoskop benutzt werden: Entweder muss der aus der Trachea gezogene Tubus längs aufgeschnitten und vom Bronchoskop abgezogen werden, oder das Bronchoskop wird neben dem noch liegenden Tubus eingeführt, der alte Tubus entfernt und der neue über das Bronchoskop vorgeschoben.

Sonstige Techniken
■ **Retrograde Intubation.** Ist die Stimmritze nicht einsehbar und eine fiberoptische Intubation wegen fehlenden Instrumentariums, mangelnder Erfahrung oder behinderter Sicht (beispielsweise infolge einer Blutung) nicht möglich, ist eine retrograde Intubation zu erwägen. Dabei wird ein Führungsdraht durch Punktion transtracheal eingeführt und retrograd durch die Glottis in den Pharynx vorgeschoben. Über den Draht kann der Tubus in die Trachea geschoben werden. Auch diese Technik bedarf einer gewissen Erfahrung und ist für dringliche Fälle kaum geeignet [2, 10].

■ **Notfallverfahren.** Weniger invasive Verfahren der Atemwegsicherung wie die Larynxmaske oder der ösophagotracheale Kombitube kommen bei Intensivpatienten nur als überbrückende Maßnahme bei nicht gelingender Intubation in Frage und auch nur dann, wenn die Glottis durchgängig ist. Ansonsten muss eine *Koniotomie* oder *Notfalltracheotomie* durchgeführt werden [1].

19.3 Tracheotomie

19.3.1 Durchführung der Tracheotomie

Ist die Indikation zur Tracheotomie gestellt worden, so muss über die operative Technik entschieden werden. Die Zugangswege bei den verschiedenen operativen Varianten sind in Abb. 19-1 wiedergegeben. Es ist nicht ausschlaggebend, ob der *Hautschnitt* horizontal oder vertikal angelegt wird: Beide Verfahren weisen Vor- und Nachteile auf. Der horizontale Schnitt ist kosmetisch günstiger, der vertikale bietet einen sichereren Zugang zur Trachea. Das Fenster in der Trachea kann durch Längsschnitt, kreuzförmige Inzision oder Ausstanzen eines ellipsenförmigen bzw. längsovalen Fensters erzeugt werden. Weder darf die Kanüle mit zuviel Kraft eingeführt noch zuviel seitliches Trachealwandgewebe geopfert werden. Das Stoma soll sich über 1–2 Trachealspangen unterhalb des zu schonenden Ringknorpels erstrecken. Bevorzugt wird der Bereich des 2.–4. Trachealrings. Die Größe des Fensters sollte bei Männern das Einführen einer Kanüle mit 8–9 mm, bei Frauen mit 7–8 mm Innendurchmesser gerade eben ermöglichen. Am wichtigsten ist die Versorgung des Wundkanals zwischen Haut und Vorderwand der Luftröhre.

19.3.2 Standardtracheotomie

Hierbei wird die äußere Wunde beidseits durch 1–2 Adaptationsnähte der Haut verkleinert. Auf diese Weise kann sich ein Weichteilschlauch um die Kanüle ausbilden. Der Sinn des Verfahrens besteht darin, das Wundsekret zu drainieren und die Gefahr eines Luftemphysems zu vermindern. Allerdings wird durch das Sezernieren und die Bildung von Granulationsgewebe die Gefahr von Infektionen und Blutungen erhöht. Im späteren Verlauf muss mit narbigen Schrumpfungen und Verziehungen gerechnet werden. Hierdurch wird

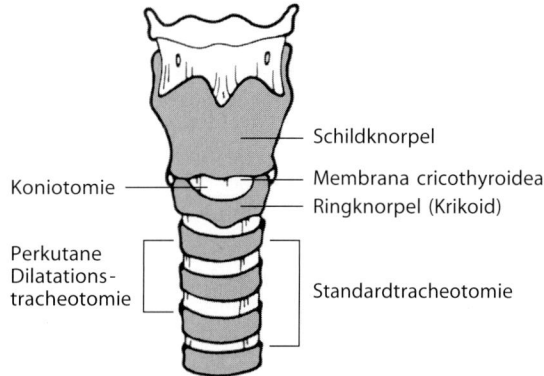

Abb. 19-1. Anatomie von Larynx- und Tracheavorderwand mit Zugangsstellen für die Varianten der Tracheotomie

v. a. in den ersten Tagen der Kanülenwechsel erschwert. Nach Entfernen der Trachealkanüle bildet sich eine derbe Narbenplatte aus, die Haut wird eingezogen und das Tracheallumen kann eingeengt werden.

19.3.3 Plastisches Tracheostoma

Die beschriebenen Nachteile der Standardtracheotomie lassen sich durch ein plastisches, epithelisiertes Tracheostoma vermeiden. Dieses Verfahren wird v. a. von Laryngologen bevorzugt [8]. Hierbei wird der gesamte eröffnete Faszienraum durch Lappenplastiken zum Mediastinum hin abgedeckt. Entscheidend ist das spannungsfreie Annähen der Haut an die Trachea. Ober- und Unterrand eines vertikalen Hautschnitts werden Y-förmig inzidiert, die dadurch entstehenden 2 Hautlappen mobilisiert und türflügelartig in das Stoma hineingeschlagen. Das Verfahren ist technisch-operativ aufwendig, und das Stoma muss später plastisch verschlossen werden; dies kann in Lokalanästhesie erfolgen. Dieses Verfahren kommt bei Intensivpatienten nur unter folgenden Bedingungen in Frage:
- langes Bestehenbleiben des Stomas,
- ungünstige anatomische Verhältnisse (dicker kurzer Hals; Struma),
- Schädigung der Trachea durch vorangegangene Langzeitintubation.

19.3.4 Perkutane Tracheotomie und Minitracheotomie

Wegen der Einfachheit und Schnelligkeit der Durchführung (Bedsidetechnik), des geringen chirurgischen Traumas und der sicheren Fixierung der Kanüle im Wundkanal ist die perkutane Dilatationstracheotomie zu einem Standardverfahren für die Tracheotomie in der Intensivmedizin geworden. Technik und Indikationen sind in Kap. 20 beschrieben.

Die sog. *Minitracheotomie* wird ebenfalls perkutan durchgeführt. Sie dient nicht der Erleichterung der Ventilation, sondern der regelmäßigen Bronchialtoilette unter Schonung der glottisnahen Region und ist bei Patienten mit schwerer COPD, bei denen über lange Zeit ein Absaugen des Tracheobronchialsekrets nötig ist, indiziert.

19.4 Material

19.4.1 Endotrachealtuben und Trachealkanülen

Zur Langzeitintubation und auch zur Tracheotomie werden fast nur noch Einmalartikel verwendet, die aus gewebeverträglichen Kunststoffen bestehen. Sie sollten bei Körpertemperatur flexibel (thermoplastisch) sein und diese Eigenschaft auch bei langer Liegezeit behalten. Die Oberfläche muss glatt und sekretabweisend sein. Für Endotrachealtuben oder Trachealkanülen mit Spiralfederinnengerüst, die flexibel, aber querschnittstabil sind, wird Silikon verwendet (z. B. Tracheoflex-Tracheostomieset).

Spezialmaterial
Neben dem Zuleitungsschlauch für die Blockmanschette gibt es Tuben mit einer 2. Zuleitung, deren Lumen sich oberhalb des Cuffs befindet (Hi-Lo Evac Tubus); hierdurch wird das Spülen und Absaugen des subglottischen Raums oberhalb der Manschette (in der sog. „Jammerecke") ermöglicht. Ist eine seitengetrennte Beatmung indiziert, stehen für die endobronchiale Intubation nicht nur Doppellumentuben, sondern auch 2-lumige Trachealkanülen zur Verfügung.

Trachealkanülen
Es gibt Trachealkanülen mit Innenkanülen, die ersetzt oder herausgenommen und gereinigt werden können, ohne daß eine Dekanülierung erforderlich ist. Dem steht als Nachteil der große Außendurchmesser gegenüber, sodass ein größerer Verlust an Gewebe in der Tracheavorderwand in Kauf genommen werden muss. Die früher üblichen Trachealkanülen aus Metall (Silber) werden beim Intensivpatienten wegen ihrer Formsteifigkeit und der fehlenden Möglichkeit der Manschettenabdichtung nur noch äußerst selten verwendet.

19.4.2 Spezielle Trachealkanülen

Sprechkanülen
Bei wachen tracheotomierten Patienten können gefensterte oder pneumatische Kanülen eingesetzt werden, die das Sprechen ermöglichen. Für spontan atmende Patienten genügt eine an der Konvexität gefensterte Kanüle. Wird die äußere Kanülenöffnung mit dem Finger oder durch ein aufgesetztes Sprechventil exspiratorisch verschlossen, strömt die Exspirationsluft durch die an der Kanülenkonvexität befindliche intratracheale Öffnung vollständig in Richtung Glottis. Die Pitt-Tracheostomiesprechkanüle ist eine pneumatische Kanüle, die auch beim beatmeten Patienten eingesetzt werden kann. Durch eine eigene Zuleitung wird Luft oder O_2 mit 4–6 l/min in eine oberhalb der Manschette befindliche Öffnung geleitet; dieses Gas strömt von unten durch die Stimmritze und ermöglicht eine Phonation (Abb. 19-2a).

Platzhalterkanülen
Ist ein dichter Sitz der Kanüle in der Trachea zur Beatmung oder zur Verhütung der Aspiration nicht mehr erforderlich und nur noch aus Sicherheitsgründen ein

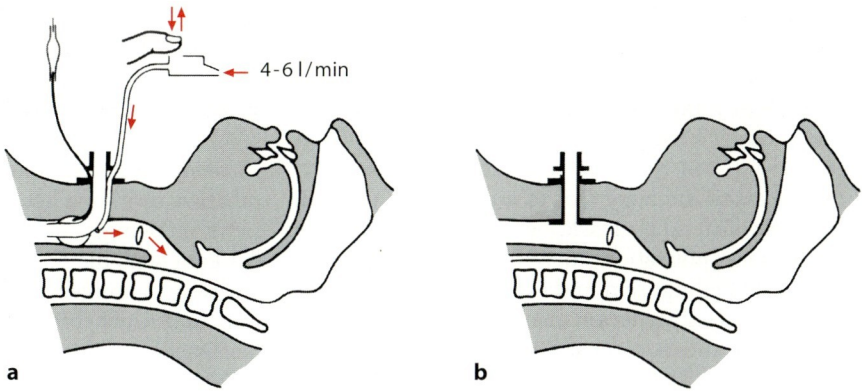

Abb. 19-2 a, b.
a Pneumatische Sprechkanüle (Pitt-System), b Bypasskanüle als Platzhalter im Tracheostoma

Offenhalten des Stomas und des Tracheallumens erwünscht, so können als Platzhalter [8] entweder T-förmige Montgomery-Röhrchen oder Resinilkanülen nach Art der Hummerschwanzkanülen eingesetzt werden. Beide Typen bestehen aus weichen, wenig reizenden Kunststoffen und können auf die gewünschte Länge zugeschnitten werden. Soll nur das Tracheostoma offenbleiben, werden als Platzhalter sog. Bypasskanülen in das Tracheostoma eingesetzt. Das sind gerade Kanülen, die an ihrem intratrachealen Ende eine Scheibe oder einen Wulst haben und außen auf der Haut mit einer Halteplatte fixiert werden (Abb. 19-2 b).

19.4.3 Blockmanschette

Zu hohe Drücke der Blockmanschette auf die Tracheawand können die intramurale Blutversorgung der Trachea einschränken oder sogar völlig unterbrechen. Aus diesem Grund werden heute ausschließlich Cuffs mit großem Eigenvolumen und niedrigem Innendruck verwendet (Niederdruckmanschetten bzw. „High-volume-low-pressure-Cuffs"). Diese dichten die Trachea ab und passen sich ihrer Form an. Auch wenn während der Inspiration der Atemwegdruck höher als der *Cuffdruck* wird, bleibt die Abdichtungsfunktion der Manschette erhalten, weil diese sich verformen kann. Ist das Manschettenvolumen hinreichend groß, entspricht der Anlagedruck an die Trachea dem Druck in der Manschette. Somit kann der auf die Trachea einwirkende Druck leicht überwacht werden. Hierfür werden beim Intensivpatienten einfache Manometer eingesetzt. Klinisch gilt:

> Beim intubierten Patienten sollte der Cuffdruck regelmäßig überwacht werden. Anzustreben sind Cuffdrücke von 15–25 mbar. Höhere Werte als 30–35 mbar sind auf jeden Fall zu vermeiden.

Damit der Cuffdruck automatisch im richtigen Bereich bleibt, sind spezielle Tuben und Kanülen entwickelt worden. So wird beim Lanz-System („controlled pressure cuff") der Cuffdruck dadurch konstant gehalten, dass der Manschettenraum über ein Druckausgleichventil mit einem äußeren Reservoir- und Druckregelungsballon in Verbindung steht.

19.5 Komplikationen

Komplikationen der Intubation und Tracheotomie können im gesamten Bereich der oberen und unteren Luftwege auftreten. Unter den bleibenden schweren Schäden stehen diejenigen am Larynx und an der Trachea im Vordergrund [6, 13, 16]. Ihre Häufigkeit und Schwere werden von einer Vielzahl von Variablen bestimmt, unter denen das Können des Intubierenden/Tracheotomierenden und die Sorgfalt bei der Pflege eine wesentliche Rolle spielen. Untersuchungen über die Früh- und Spätkomplikationen beider Verfahren sind aus vielen Gründen schwer vergleichbar. Einige Spätschäden sind für beide Verfahren typisch, nämlich Trachealstenosen und -malazien, intrathorakale Gefäßarrosionen und Fistelbildungen. Stenosen im Stomabereich kommen dagegen nur nach einer Tracheotomie vor, bei der wiederum die schweren laryngealen Komplikationen seltener sind. Andererseits kann sich bei zu später Tracheotomie als Folge der Langzeitintubation bereits eine Kehlkopfschädigung entwickelt haben.

19.5.1 Laryngeale Schäden

Die häufigsten Komplikationen der endotrachealen Intubation sind:
- Heiserkeit,
- Obstruktion im Glottisbereich,
- Glottisinsuffizienz,
- Stimmbandgranulome,
- Schleimhautulzera im Arytenoid- und Ringknorpelbereich,
- Knorpelulzera in beiden Regionen.

Eine *Obstruktion* ist meist Folge eines Glottisödems, echte Laryngospasmen sind selten. Umgekehrt kann der Glottisschlussmechanismus insuffizient und hierdurch die Aspirationsgefahr erhöht werden. Deshalb sollte nach der Extubation mit der Zufuhr von Flüssigkeit und v. a. von Nahrung vorsichtig begonnen werden. *Heiserkeit* ist häufig (70–85%), bildet sich aber in der Regel vollständig zurück. Sie kann aber auch durch eine Arytaenoidluxation oder eine bilaterale Stimmbandparese bedingt sein und sich in letzterem Fall als obere Atemwegobstruktion manifestieren. Ein Zusammenhang all dieser Intubationsfolgen mit der Liegedauer des Tubus ist wahrscheinlich, jedoch bisher nicht sicher nachgewiesen [3, 13].

Laryngeale und subglottische *Stenosen* sind die schwerwiegendsten bleibenden Kehlkopfschäden. Ihre Häufigkeit soll 1,5–3% betragen [13]. Die operative Versorgung dieser Komplikationen stellt hohe Anforderungen an den Laryngologen. Zwar kann bei mindestens 75% der Patienten eine unbehinderte Ventilation wiederhergestellt werden, doch ist die Rehabilitation der Stimme oft unbefriedigend [4].

19.5.2 Tracheale Schäden

Schäden an der Trachea können sich nicht nur nach endotrachealer Intubation, sondern auch nach einer Tracheotomie entwickeln.

Hierzu gehören:
- Stenosen,
- Dilatationen,
- Malazien,
- Fistelbildungen mit benachbarten Strukturen (Ösophagus) und
- Arrosionsblutungen aus den umliegenden Gefäßen.

Am häufigsten treten symptomatische oder asymptomatische Stenosen auf, ohne dass gesicherte Zahlenangaben vorliegen. Die Häufigkeit liegt im Bereich von 5–10% [5].

Nach Langzeitintubation treten Stenosen seltener auf als nach Tracheotomie [2], da sich bei einer endotrachealen Intubation naturgemäß keine stomabedingte Stenose entwickeln kann. Weiterhin muss berücksichtigt werden, dass eine Tracheotomie in den meisten Fällen als sekundäre Tracheotomie in einer Region durchgeführt wird, die durch die vorausgegangene endotracheale Intubation und die Grunderkrankung bereits vorgeschädigt ist. Daher sind Trachealschäden nach sekundärer Tracheotomie wesentlich häufiger als nach primärer.

19.6 Langzeitintubation oder Tracheotomie?

19.6.1 Allgemeine Überlegungen

In allen Akutsituationen ist die translaryngeale Intubation das Vorgehen der Wahl, um die Luftwege zu sichern. Demgegenüber muss der Intensivmediziner bei Patienten, die über längere Zeit einen künstlichen Luftweg benötigen, zwischen prolongierter Intubation und Tracheotomie abwägen. Dominierte früher die Tracheotomie, so gilt heute die Langzeitintubation als Routineverfahren. Auch wenn erfahrungsgemäß eine mehrwöchige Intubationsdauer toleriert wird, muss bei jedem Patienten individuell geklärt werden, wie lange der endotracheale Tubus belassen werden kann bzw. ob und wann tracheotomiert werden soll, wenn der Zeitpunkt der Extubation nicht abzusehen ist.

Im Einzelfall gibt es wenig objektive Kriterien, ab welcher Intubationsdauer mit Komplikationen gerechnet werden muss und ob diese durch eine Tracheotomie zu verhindern sind [2, 5, 13, 14]. Es muss auf der Basis der Plausibilität, der klinischen Erfahrung, des Zustands des einzelnen Patienten und der örtlichen Gegebenheiten entschieden werden. Die Hauptgründe für diese Schwierigkeiten bei der Entscheidungsfindung bestehen darin, dass die Indikation für beide Verfahren im Prinzip identisch ist, ein Teil der Komplikationen bei beiden Verfahren auftritt, andere dagegen für die jeweilige Methode spezifisch sind. Zudem sind Intensivpatienten, die einen künstlichen Atemweg benötigen, eine sehr heterogene Gruppe. Empfehlungen zur Intubation [12] sind in der folgenden Übersicht aufgelistet.

> **Empfehlungen zur Intubation**
>
> - Auswahl und Ausbildung der Intubierenden sowie Beachtung aller Kontraindikationen sind wichtig
> - Tubusgröße individuell bestimmen
> - Vermeidung von:
>   - Intubationstrauma
>   - nosokomialen Infektionen
>   - mechanischen Problemen (falsche Tubuslage)
>   - ungenügender Befeuchtung
>   - Cuffüberblähung
>   - Aspiration
> - Die Tubusliegedauer kann nur aufgrund klinischer Kriterien, nicht aufgrund wissenschaftlicher Daten bestimmt werden

Eine frühe Tracheotomie könnte die Entwöhnung von der Beatmung erleichtern, somit die Dauer der Beatmung und der Intensivtherapiebedürftigkeit verkürzen und die Kosten vermindern. Auf der anderen Seite kann die Tracheotomie die Ausbildung von Atemwegkomplikationen begünstigen. Bisherige Studien geben keine Hinweise darauf, dass der Zeitpunkt der Tracheotomie den Verlauf der Intensivtherapie oder die Beatmungsdauer beeinflusst oder mit dem Ausmaß von Atemwegkomplikationen verknüpft ist [9]. Wird früh, am 3.–5. Tag der Intubation, tracheotomiert, kommt es nicht zu weniger Komplikationen, als wenn die Tracheotomie erst am 10.–14. Tag durchgeführt wird [15].

19.6.2 Leitlinien für die Praxis

Aus diesen Erörterungen ergibt sich, dass die Entscheidung für eine Langzeitintubation oder Tracheotomie nicht auf der Basis einer statistischen Häufigkeit von Komplikationen getroffen werden kann. Eine Tracheotomie ist nicht schematisch deswegen indiziert, weil eine bestimmte Zahl von Intubationstagen verstrichen ist. Selbst für eine generelle Begrenzung der Intubationsdauer auf 14–21 Tage gibt es keine wissenschaftlich belegbaren Gründe [5]. Die Entscheidung muss also für jeden einzelnen Patienten getroffen werden, wenn möglich auf der Basis der voraussichtlichen Dauer der Beatmungsabhängigkeit. Das ist schon 1989 in den Empfehlungen der „Consensus Conference on Artificial Airways in Patients Receiving Mechanical Ventilation" festgehalten worden:

> **Empfehlungen zur Tracheotomie**
>
> - Künstlicher Atemweg voraussichtlich ≤ 10 Tage nötig: translaryngealer Tubus
> - Künstlicher Atemweg voraussichtlich > 21 Tage nötig: Tracheotomie
> - Voraussichtliche Dauer unklar: tägliche Prüfung der Tracheotomieindikation
> - Entschluss zur Tracheotomie so früh wie möglich, danach Durchführung so schnell wie möglich

19.6.3 Primäre und sekundäre Tracheotomie

Primäre Tracheotomie

Eine *primäre Tracheotomie* ist nur selten indiziert. Bei schweren Gesichtsschädelverletzungen oder bei frontobasalen Liquorfisteln mit hoher Infektionsgefahr ist eine nasotracheale Intubation nicht möglich oder nicht vertretbar. Hier muss der orale Tubus möglichst schnell durch eine Tracheotomie ersetzt werden, wenn postoperativ oder posttraumatisch keine zügige Extubation zu erwarten ist.

Sekundäre Tracheotomie

Für eine *sekundäre Tracheotomie* kommen in erster Linie Patienten in Frage, bei denen mit mehrwöchiger Bewusstlosigkeit zu rechnen ist oder die wahrscheinlich einer intensiven Tracheobronchialtoilette bedürfen. Dies gilt v. a. für Patienten mit schwerem Schädelhirntrauma oder im hohen Lebensalter. Ältere Patienten tolerieren eine Trachealkanüle häufig besser als den Nasotrachealtubus. Schließlich können auch organisatorische Gegebenheiten bei der Indikation eine Rolle spielen. So sollten Patienten mit Endotrachealtubus nicht auf eine allgemeine Pflegestation verlegt werden, während dies bei Patienten mit einer Trachealkanüle vertreten werden kann, sofern das Personal mit der Betreuung von Kanülenträgern hinreichend vertraut ist. Ob eine *regelmäßige Laryngoskopie* für die Entscheidung zur sekundären Tracheotomie hilfreich oder gar geboten ist, erscheint sehr fraglich [5]. Bei liegendem Tubus ist die Laryngoskopie von begrenzter Aussagekraft, und eine Extubation nur zum Zwecke der Beurteilung des Kehlkopfes stellt oft ein höheres Risiko dar als das weitere Belassen des Endotrachealtubus [3].

19.7 Behandlungs- und Pflegerichtlinien

Intubierte und tracheotomierte Patienten bedürfen besonderer Behandlungs- und Pflegemaßnahmen, um schwerwiegende Komplikationen durch den künstlichen Luftweg zu verhindern [8, 14]. Tubus- oder Trachealkanüle müssen gut fixiert und vom Gewicht oder Zug der Beatmungsschläuche vollständig entlastet werden, um möglichst wenig mechanische Reize auszuüben. Die Nasenlöcher, -flügel und -gänge bedürfen beim nasal Intubierten einer regelmäßigen lokalen Reinigung und Pflege; die Nasengänge sollten mit Desinfektionsmitteln und Vasokonstriktoren behandelt werden, um einer Sinusitis vorzubeugen. Eine Sinusitis sollte bei allen unklaren Fieberzuständen ausgeschlossen werden.

19.7.1 Analgosedierung, Kommunikation

Trotz aller präventiven Maßnahmen sind jedoch mechanische Schädigungen möglich, wenn die Patienten unter starken Schmerzen leiden und unruhig oder nicht kooperativ sind. Hier ist eine ausreichende Sedierung und Analgesie erforderlich, auch zum Schutz vor unerwünschter Extubation oder Dekanülierung. Keineswegs darf hierdurch die Betreuung und Zuwendung durch Ärzte und Pflegepersonal ersetzt werden. Der Patient muss mit seiner Umgebung kommunizieren können. Falls er nicht mit einer Sprechkanüle versehen werden kann, müssen ihm ein Schreibblock oder eine Tafel griffbereit zur Verfügung gestellt und alle weiteren nichtverbalen Kommunikationsmöglichkeiten genutzt werden [6].

19.7.2 Klimatisierung der Atemgase

Ein Tubus oder eine Trachealkanüle verändern die physiologischen Bedingungen, die von den oberen Atemwegen für die Atmung geschaffen werden. Deshalb müssen die Atemgase ausreichend angefeuchtet und erwärmt werden. Dies gilt nicht nur bei der Respiratorbeatmung, sondern auch beim spontan atmenden Patienten mit künstlichem Atemweg.

19.7.3 Sekretabsaugung und mikrobiologisches Monitoring

Das Tracheobronchialsekret muss regelmäßig abgesaugt werden, und zwar unter aseptischen Bedingungen. Bei klinischen oder röntgenologischen Hinweisen auf eine endobronchiale Sekretobstruktion sollte das blinde Absaugen durch eine fiberoptische Bronchoskopie ergänzt werden. Wichtig ist weiterhin die Reinigung und das Absaugen der Mundhöhle, des Pharynx und des subglottischen Raums oberhalb der Blockmanschette. Diese Maßnahmen dürfen keinesfalls vernachlässigt werden, weil sie potentielle Aspirations- und Infektionsquellen ausschalten. Das Tracheobronchialsekret sollte in regelmäßigen Abständen bakteriologisch untersucht werden, auch wenn keine Hinweise für eine bronchopulmonale Infektion vorliegen.

19.7.4 Tubus- und Kanülenwechsel, Dekanülierung

Weder der Trachealtubus noch die Trachealkanüle sollten zu vorgegebenen Zeiten bzw. in bestimmten regelmäßigen Abständen gewechselt werden. Diese Maßnahme bedarf einer *Indikation*, z. B. undichter Cuff oder Verlegung des Lumens durch eingetrocknetes Blut oder Sekretmassen. Der Kanülen- oder Tubuswechsel muss unter sterilen Bedingungen erfolgen. Der Patient sollte ausreichend sediert und schmerzfrei sein. Hierbei sollte noch folgendes beachtet werden:

> Ein geplanter Tubus- oder Kanülenwechsel sollte beim Intensivpatienten nur vom Erfahrenen durchgeführt werden, weil durch die anatomischen Verhältnisse die Reintubation oder die Rekanülierung außerordentlich erschwert sein kann.

Schwierige Tubuswechsel sind oft nur dann mit der nötigen Sicherheit durchführbar, wenn ein Fiberbronchoskop oder ein langer Führungsmandrin zu Hilfe genommen wird [14]. Bei tracheotomierten Patienten sollte ein Nasenspekulum mit langen Branchen griffbereit liegen, um das Stoma im Notfall schnell aufspreizen zu können.

Eine abrupte Dekanülierung kann folgenschwer verlaufen: Viele tracheotomierte Patienten entwickeln kurz nach der Entfernung der Kanüle Angstgefühle und beginnen zu hyperventilieren. Gelegentlich kommt es zu starken Einziehungen im Stomabereich und zum Zusammenklappen der Trachealwände. Daher ist es psychologisch und physiologisch oft günstiger, den Patienten mit Hilfe einer Sprechkanüle oder Bypasskanüle langsam an die transglottische Atmung zu gewöhnen. Ist der Glottisverschlußmechanismus nicht intakt und eine Aspirationsgefahr nicht auszuschließen, sollte eine blockierbare Kanüle gewählt werden; ansonsten genügt eine weiche Bypass- oder gefensterte Resinilkanüle als Platzhalter.

Literatur

1. Benumof JL (ed) (1996) Airway management. Principles and practice. Mosby, St. Louis
2. Blosser SA, Stauffer JL (1996) Intubation of critically ill patients. Clin Chest Med 17: 355–378
3. Colice GL, Stukel TA, Dain B (1989) Laryngeal complications of prolonged intubation. Chest 96: 877–884
4. Gavilán J, Cerdeira MA, Toledano A (1998) Surgical treatment of laryngotracheal stenosis: a review of 60 cases. Ann Otol Rhinol Laryngol 107: 588–592
5. Heffner JE (1993) Timing of tracheotomy in mechanically ventilated patients. Am Rev Respir Dis 147: 768–771
6. Heffner JE, Casey K, Hoffman C (1994) Care of the mechanically ventilated patient with a tracheotomy. In: Tobin MJ (ed) Principles and practice of mechanical ventilation. McGraw-Hill, New York, pp 749–774
7. Kleemann PP (Hrsg) (1997) Fiberoptische Intubation. Anwendung fiberendoskopischer Geräte in Anästhesie und Intensivmedizin. Thieme, Stuttgart New York
8. Knöbber DF (1991) Der tracheotomierte Patient. Springer, Berlin Heidelberg New York Tokio
9. Maziak DE, Meade MO, Todd TRJ (1998) The timing of tracheostomy. A systematic review. Chest 114: 605–609
10. Otteni JC, Coron T, Mahoudeau G (1995) Translaryngeale Zugänge: Perkutane Punktion der Atemwege, Koniotomie, Notfalltracheotomie, retrograde Intubation, O₂-Jet-Ventilation. In: Biro P, Pasch T (Hrsg) Die schwierige Intubation. Erschwert zugängliche Atemwege. Huber, Bern Göttingen, S 96–101
11. Ovassapian A (1996) Fiberoptic endoscopy and the difficult airway, 2nd edn. Lippincott-Raven, Philadelphia New York
12. Plummer AL, Gracey DR (1989) Consensus conference on artificial airways in patients receiving mechanical ventilation. Chest 96: 178–180
13. Stauffer JL (1994) Complications of translaryngeal intubation. In: Tobin MJ (ed) Principles and practice of mechanical ventilation. McGraw-Hill, New York, pp 711–747
14. Stone DJ, Bogdonoff DL (1992) Airway considerations in the management of patients requiring long-term endotracheal intubation. Anesth Analg 74: 276–287
15. Sugerman HJ, Wolfe M, Pasquale MD, Rogers FB, O'Malley KF, Knudson M, DiNardo L, Gordon M, Schaffer S (1997) Multicenter, randomized, prospective trial of early tracheostomy. J Trauma 43: 741–747
16. Wood DE, Mathisen DJ (1991) Late complications of tracheotomy. Clin Chest Med 12: 276–295

# Perkutane Tracheotomie

H. Bause, A. Prause

20.1 Einleitung 379

20.2 Indikation der perkutanen Tracheotomie 379

20.3 Technik der perkutanen Tracheotomie 379
20.3.1 Perkutane Dilatationstracheotomie nach Ciaglia 379
20.3.2 Technik nach Griggs 382
20.3.3 Translaryngeale Tracheotomie nach Fantoni (TLT) 382

20.4 Kontraindikationen der perkutanen Dilatationstracheotomie 384

20.5 Komplikationen 386

Literatur 387

Perkutane Tracheotomie

H. Bause, A. Prause

20.1 Einleitung

In den letzten 10 Jahren haben sich verschiedene Verfahren der perkutanen Tracheotomie weltweit etabliert und verbreitet. Die Attraktivität der Methode liegt in ihrer einfachen Technik und der bettseitigen Durchführbarkeit. Die niedrige perioperative Komplikationsrate der perkutanen Dilatationstracheotomie (PDT) konnte in zahlreichen Untersuchungen belegt werden.

Von besonderer Bedeutung sind hierbei die Arbeiten von Ciaglia (1985), die den perkutanen Tracheotomietechniken zur Akzeptanz verhalfen. Die bis heute beschriebenen Verfahren unterscheiden sich in der unterschiedlichen Technik zur Identifikation der Trachea und der unterschiedlichen Dissektion des prätrachealen Gewebes und der Trachea. Hierbei werden sowohl *progressive Dilatationstechniken* (Ciaglia-Technik) als auch die *einmalige Dilatation mit der Zange* (Griggs-Technik) oder einem schneidenden Trokar angewandt.

Bereits vor über 40 Jahren wurde von Sheldon et al. eine perkutane Tracheotomie beschrieben, die zur Identifikation der Trachea eine Spezialnadel erforderte und bei der die Trachealkanüle über einen schneidenden Trokar eingeführt wurde. Toye u. Weinstein beschrieben 1969 eine ähnliche Technik und benutzten zur Identifikation der Trachea eine spaltbare Nadel. Die eigentliche Trachealkanüle, in die ein Dilatator eingeführt war, wurde in einem Schritt in die Trachea eingesetzt.

Die progressive Dilatationstechnik nach Ciaglia, erstmals 1985 beschrieben, fand letztlich dadurch eine besondere Verbreitung, dass konsequent über eine Dilatationstechnik mit verschiedenen Dilatatoren das prätracheale Gewebe und die Trachea selbst schonend aufbougiert wird. Die Verfügbarkeit kommerzieller „Sets" führte dann dazu, dass 1997 in Deutschland bereits über 44 % der anästhesiologischen Intensivstationen Erfahrungen mit der perkutanen Tracheotomie hatten.

Von Griggs wurde 1990 eine Einschrittdilatationstechnik vorgeschlagen, wobei eine modifizierte Howard-Kelly-Zange benutzt wird, die über einen Seldinger-Draht geführt wird.

■ **Nomenklatur.** Im angelsächsischen Sprachraum werden die Verfahren als „percutaneous tracheostomy" bezeichnet, obwohl kein Stoma angelegt wird. Um sprachlich korrekt zu sein, sollte deshalb der Bezeichnung „perkutane Tracheotomie" der Vorzug gegeben werden.

20.2 Indikation der perkutanen Tracheotomie

Tracheotomien sind elektive Eingriffe zur Erleichterung der Langzeitbeatmung bei Patienten, die einen gesicherten Atemweg haben. Die Indikation zur sekundären perkutanen Tracheotomie ist immer relativ.

In mehreren jüngeren Arbeiten konnte gesichert werden, dass sich die Intensivbehandlungszeit durch frühzeitige Tracheotomie (innerhalb von 8 Tagen) verkürzen lässt und so eine *Reduktion der Inzidenz der nosokomialen Pneumonie* erreicht werden kann [6, 7, 10]. Im Vergleich zum plastischen epithelialisierten Tracheostoma erfordert die PDT keinen sekundären Eingriff zum Verschluss des Tracheostomas. Die PDT ist immer dann indiziert, wenn für eine begrenzte Zeit ein Tracheostoma benötigt wird. Ist eine permanente Tracheotomie aus anderen als intensivmedizinischen Gründen (z. B. Langzeitbeatmung über Monate) indiziert, sollte ein epithelialisiertes Tracheostoma angelegt werden.

20.3 Technik der perkutanen Tracheotomie

20.3.1 Perkutane Dilatationstracheotomie nach Ciaglia

Ciaglia berichtete 1985 über eine elektive Dilatationstechnik, bei der zur Tracheotomie mit Ausnahme des Hautschnitts kein Messer benutzt wurde und stimulierte damit das Interesse an dieser Technik [3].

Die einzelnen perkutanen Verfahren unterscheiden sich nach wie vor in den Methoden zur Identifikation der Trachea. Das Prinzip der Seldinger-Technik wurde von Ciaglia für die perkutane Technik der Tracheotomie modifiziert. Der Eingriff kann problemlos auf der Intensivstation unter totaler intravenöser Anästhesie und Beatmung mit einem F_IO_2 von 1,0 durchgeführt werden; ein Transport in den Operationssaal ist nicht erforderlich.

Folgendes *Instrumentarium* wird benötigt:

> **Instrumentarium zur PDT nach Ciaglia**
>
> - Tracheotomieset (Einmaldilatatoren, Fa. Cook)
> - Trachealkanüle der gewünschten Größe (z.B. 8,0 mm ID)
> - Präparierschere
> - Chirurgische Pinzette
> - Nadelhalter oder Kocherklemme
> - Pulsoxymeter
> - Flexibles Fiberbronchoskop
> - Operationsleuchte

Praktisches Vorgehen

Der Patient wird mit überstrecktem Kopf gelagert (*Cave* bei erhöhtem Hirndruck!). Der translaryngeale Tubus wird, am besten unter direkter laryngoskopischer Kontrolle, bis in den Larynx zurückgezogen. Nach üblicher Hautdesinfektion wird steril abgedeckt. Die ca. 2 cm lange Hautinzision erfolgt horizontal 1–2 cm unterhalb des Krikoidknorpels (über dem 2.–4. Trachealknorpel).

! Die primär von Ciaglia angegebene Punktionshöhe der Trachea zwischen Krikoid und dem 1. Trachealknorpel sollte nicht gewählt werden, da hier mit einer höheren Rate an Trachealstenosen zu rechnen ist!

Es kann das subkutane und prätracheale Gewebe mit der Präparierschere oder einer Kocherklemme stumpf gespreizt werden, bis die Trachea gut getastet werden kann.

CAVE Ist die Trachea nicht eindeutig zu identifizieren, darf das Verfahren nicht angewandt werden.

■ **Punktion.** Nach *sicherer Identifikation* erfolgt die Punktion der Trachea nun mit der mitgelieferten 14-G-Teflonkanüle. Die korrekte Kanülenlage wird durch Aspiration von Luft in eine aufgesetzte, mit Kochsalzlösung gefüllte Spritze gesichert (Abb. 20-1). Um Komplikationen bei der Punktion zu vermeiden, ist es heute obligatorisch, die Trachealpunktion unter *bronchoskopischer Kontrolle* durchzuführen.

■ **Dilatation.** Nach Einführen eines Seldinger-J-Drahts (Abb. 20-2) wird dieser mit einem dünnen Kunststoffkatheter armiert (Abb. 20-3). Dadurch wird verhindert, dass der Seldinger-Draht bei dem folgenden Dilatationsmanöver abknickt und die Pars membranacea der Trachea verletzt. Über den armierten Seldinger-Draht erfolgt jetzt schrittweise die Dilatation des Tracheostomas bis 36 Ch (Abb. 20-4). Dabei werden Dilatatoren benutzt, die in ihrem vorderen Abschnitt leicht gebogen sind. Bei der Dilatation müssen die abgewinkelten

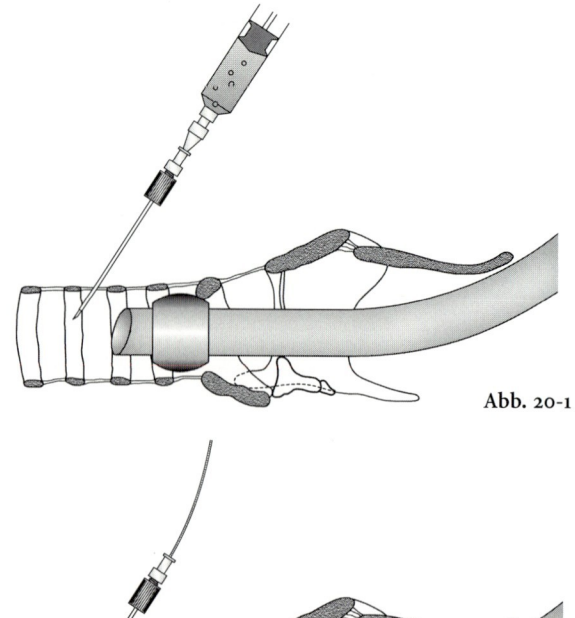

Abb. 20-1

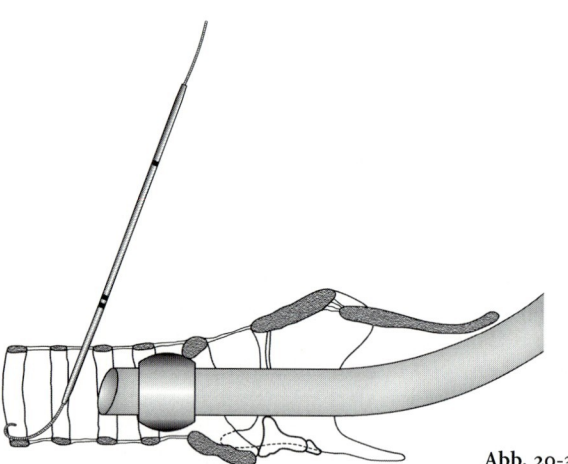

Abb. 20-2

Abb. 20-3

Abb. 20-1 bis 20-3. Perkutane Dilatationstracheotomie nach Ciaglia. Die Trachea wird unter bronchoskopischer Kontrolle unterhalb des 1. Trachealknorpels punktiert; die Identifikation der endotrachealen Kanülenlage erfolgt durch Luftaspiration in eine mit Kochsalzlösung gefüllte Spritze (Abb. **20-1**). Anschließend werden der Seldinger-Draht (Abb. **20-2**) und darüber ein dünner Kunststoffkatheter (Abb. **20-3**) eingeführt.

vorderen Teile exakt in der Richtung des Punktionskanals gegen einen deutlichen, individuell unterschiedlichen Gewebewiderstand vorgeschoben werden, bis der schwarze Markierungsring das Hautniveau erreicht. Jeder Dilatator wird nur einmal angewandt. Der Wechsel der Dilatatoren sollte schnell erfolgen, damit die

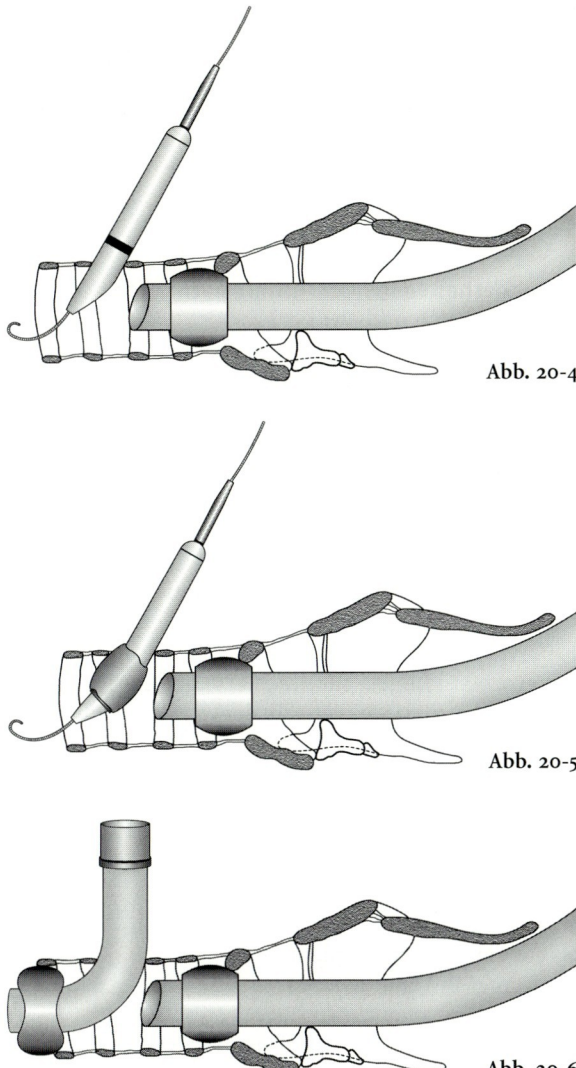

Abb. 20-4

Abb. 20-5

Abb. 20-6

Abb. 20-4 bis 20-6. (Fortsetzung) Nun wird die Punktionsöffnung schrittweise dilatiert (Abb. 20-4) und schließlich die Trachealkanüle über einen Dilatator eingelegt (Abb. 20-5, 20-6)

kontinuierlich fortgesetzte Beatmung nicht unnötig behindert wird.

■ **Einführen der Trachealkanüle.** Die Trachealkanüle wird auf einen passenden Dilatator aufgezogen (ID 8,0 mm auf 24 Ch, ID 9,0 mm auf 28 Ch). Dabei muss durch großzügige Anwendung von Gleitmittel sichergestellt werden, dass der Dilatator leicht wieder aus der Kanüle entfernt werden kann. Dann wird die Kanüle mit dem Dilatator über den armierten Seldinger-Draht in die Trachea eingeführt (Abb. 20-5). Das Einbringen der Trachealkanüle erfordert einen gewissen Druck, da die Kanüle über die Kante des proximalen und distalen Trachealknorpels rutschen muss. Mit der neuerdings zur Verfügung stehenden Spezialtrachealkanüle für die perkutane Tracheotomie (Fa. Mallinckrodt) ist das Einbringen der Kanüle deutlich leichter, da der Übergang vom Dilatator zur Trachealkanüle sich bündiger gestaltet.

Nach Platzieren der Kanüle werden Draht, Armierung und Dilatator entfernt und der Cuff geblockt (Abb. 20-6). Dann kann der Patient über die Trachealkanüle beatmet werden.

Die korrekte Lage der Trachealkanüle wird über das Fiberbronchoskop kontrolliert. Erst nach fiberoptischer Kontrolle der korrekten Trachealkanülenlage wird der Endotrachealtubus entfernt.

Anmerkungen zur Technik

Die horizontale Schnittführung ergibt in der Regel ausgezeichnete kosmetische Ergebnisse und vermeidet sicher eine akzidentelle Verletzung des Krikoids. Dagegen ist bei der von manchen Autoren bevorzugten vertikalen Inzision die Verletzung von großen, paramedianen subkutanen Venen weniger wahrscheinlich.

Der 1. Kanülenwechsel sollte postoperativ frühestens nach 1 Woche durchgeführt werden, da sonst der Tracheotomiekanal nicht stabil ist und das Wiederauffinden der Trachea unmöglich sein kann.

Sollte innerhalb der 1. Woche die Kanüle akzidentell entfernt worden sein, muss eine *endotracheale* Notintubation erfolgen, denn ein Wiederauffinden des Tracheotomiekanals gelingt in der Regel nicht!

Besonderheiten bei der Durchführung der perkutanen Dilatationstracheotomie

■ **Beatmung.** Es existieren nach wie vor 2 Gefahrenpunkte bei der Durchführung der perkutanen Dilatationstracheotomie (PDT). Der eine Punkt liegt am Anfang der operativen Maßnahme, nämlich zum Zeitpunkt des Zurückziehens des Endotrachealtubus bis oberhalb der Punktionsstelle in der Trachea bei erhaltener Ventilation. Während Ciaglia den entblockten Tubus bis in die Stimmritze zurückzieht, empfehlen andere Autoren die Benutzung der Larynxmaske.

■ **Identifikation der Trachea.** Der 2. Punkt ist die sichere Identifikation der Trachea. Marelli [8] empfahl deshalb bereits 1990 die Anwendung der bronchoskopischen Steuerung der Trachealpunktion, der sich 1996 auch Marx u. Ciaglia anschlossen [9]. Die Kombination von Bronchoskopie und stumpfer Präparation des Gewebes bis nahe an die Trachea und progressiver Dilatation des Tracheostoma ist ein besonders schonendes und sicheres Verfahren. Die Trachea kann eindeutig identifiziert werden; damit ist das Risiko einer paratrachealen Fehlpunktion gering. Die Punktionstiefe beträgt nur 1–2 cm, dadurch ist die Gefahr einer zu tiefen Punktion mit Verletzung der Pars membranacea minimal. Die Palpation der Trachea ermöglicht in der Regel eine Identifikation der Knorpelspangen. So kann sicher zwischen den Knorpeln punktiert werden, die dann bei der Dilatation auseinanderweichen, aber in sich unverletzt bleiben. Bei unkontrollierter Punktion kann es zur Verletzung einer Knorpelspange kommen, die unter dem Dilatationsvorgang wie bei konventioneller Tracheotomie im anterioren Bereich durchtrennt wird und damit ihre Stabilität verliert. Hierdurch sind allerdings keine besonderen Komplikationen zu erwarten.

■ **Punktionsort.** Ciaglia beschrieb zunächst die Punktion zwischen Krikoid und dem 1. Trachealknorpel, wodurch das Krikoid verletzt werden kann [3]. Andere Autoren punktieren zwischen dem 2. und 3. Trachealknorpel [1, 2, 13]. Es wird so in der Regel eine Punktion des translaryngealen Tubus oder seines Cuffs verhindert.

Wird der Cuff doch zerstört, so muss durch Steigerung des Atemzugvolumens eine ausreichende Ventilation sichergestellt werden. Die Punktion zwischen dem 2. und 3. Trachealknorpel vermeidet eine Verletzung des Ringknorpels bei der Dilatation. Auch Drucknekrosen durch die liegende Trachealkanüle sind nicht beobachtet worden. Dies ist von besonderer Bedeutung, da Verletzungen des Ringknorpels eine hohe Inzidenz von subglottischen Trachealstenosen bedingen. Die von Toursakissian [11] beschriebenen Trachealstenosen traten nach Punktion direkt unterhalb des Ringknorpels bzw. nach Ringknorpelfraktur auf.

20.3.2 Technik nach Griggs

Technik
■ **Vorbereitung und Trachealpunktion.** Die Vorbereitung zur perkutanen Tracheotomie nach Griggs (Set: Fa. Portex) erfolgt wie oben beschrieben. In Abwandlung der Ciaglia-Technik wird bei der Methode nach Griggs die Trachea nicht mit Dilatatoren, sondern mit einer modifizierten *Howard-Kelly-Zange* aufgespreizt [5]. Die Identifikation und Punktion der Trachea erfolgt wie bei Ciaglia mit einer 14-G-Nadel mit angeschlossener flüssigkeitsgefüllter Spritze. Ein Seldinger-Draht mit J-Spitze wird in die Trachea eingeführt und die Plastikkanüle entfernt, wobei der Seldinger-Draht in seiner Position verbleiben muss (Abb. 20-7).

■ **Einführen der Howard-Kelly-Zange.** Nun wird die Howard-Kelly-Zange über den Draht in das weiche Halsgewebe eingeführt, bis ein Widerstand spürbar ist und anschließend gespreizt, um das prätracheale Gewebe aufzudehnen. Die Zange wird unter Führung des Seldinger-Drahts geschlossen in die Trachea vorgeschoben (Abb. 20-8). Gewöhnlich fühlt man einen leichten Widerstandsverlust, wenn die vordere Trachealwand durchstoßen wird. In der Trachea wird die Howard-Kelly-Zange vorgeschoben, bis die Zange in der Längsachse der Trachea liegt (Abb. 20-9). Zur Vorbereitung des Stomas wird die Zange auf die Breite der Hautinzision geöffnet und dann entfernt. Eine vorbereitete Trachealkanüle und der beigefügte Trokar werden über den Seldinger-Draht in die Trachea vorgeschoben (Abb. 20-10). Trokar und Führungsdraht werden entfernt und der Cuff der Trachealkanüle geblockt. Die weiteren Maßnahmen zur Sicherung der Lage der Trachealkanüle entsprechen der Ciaglia-Technik.

Besonderheiten bei der Technik nach Griggs
Die Gefahrenpunkte der Griggs-Technik sind der Ciaglia-Technik bis auf den Umstand vergleichbar, dass die Dilatation der Trachea in ihrer Ausdehnung nicht limitiert ist. Sie erfordert deshalb eine besondere Erfahrung. Die Risiken in Bezug auf einen Defekt der Pars membranacea erscheinen bei beiden Techniken derzeit vergleichbar.

20.3.3 Translaryngeale Tracheotomie nach Fantoni (TLT)

Die Vorbereitungen zur translaryngealen Tracheotomie entsprechen weitgehend denen der Ciaglia- und der Griggs-Technik. Das industriell zur Verfügung gestellte Set (Fa. Mallinckrodt) enthält folgendes Instrumentarium:
- Punktionsnadel und Seldinger-Draht,
- konisch sich verjüngende Spezialtracheotomiekanüle,
- Obturator,
- starrer Bronchoskopietubus,
- dünner Beatmungstubus.

Zusätzlich wird auch bei dieser Technik ein flexibles Bronchoskop benötigt [4].

Praktisches Vorgehen
Zu Beginn des Verfahrens kann der Patient unter Narkose und Relaxation auf den beigefügten starren Bronchoskopietubus umintubiert werden, d. h. bei der Fantoni-Methode müssen Erfahrungen in der endotrachealen Intubation unbedingt vorhanden sein.

Danach erfolgt die übliche Desinfektion des Operationsgebiets mit steriler Abdeckung und Reinigung des Mund- und Rachenraums.

■ **Punktion.** Unter fiberoptischer Kontrolle durch den Tubus wird die Trachea nach Hautinzision mit der beigefügten Spezialnadel in Höhe des 2.–4. Trachealknorpels punktiert. Nach korrekter Punktion und Luftaspiration wird nun der Seldinger-Draht durch die Kanüle eingeführt und durch oder neben dem Tubus nach außen geleitet (Abb. 20-11).

■ **Umintubation.** Nach Sicherung des Drahts an beiden Enden wird der Bronchoskopietubus entfernt und

Abb. 20-7 bis 20-10. Perkutane Tracheotomietechnik nach Griggs. Trachealpunktion und Einlage des Seldinger-Drahts erfolgen wie bei der Methode nach Ciaglia (Abb. **20-7**). Nun wird die Howard-Kelly-Zange über den Draht geführt und dann gespreizt, wobei zuerst das prätracheale Gewebe und anschließend die Tracheavorderwand eröffnet und aufgedehnt werden (Abb. **20-8, 20-9**). Schließlich wird die Trachealkanüle auf einem Trokar in die Luftröhre eingeführt (Abb. **20-10**)

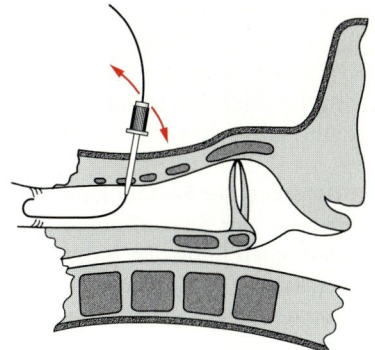

Abb. 20-7

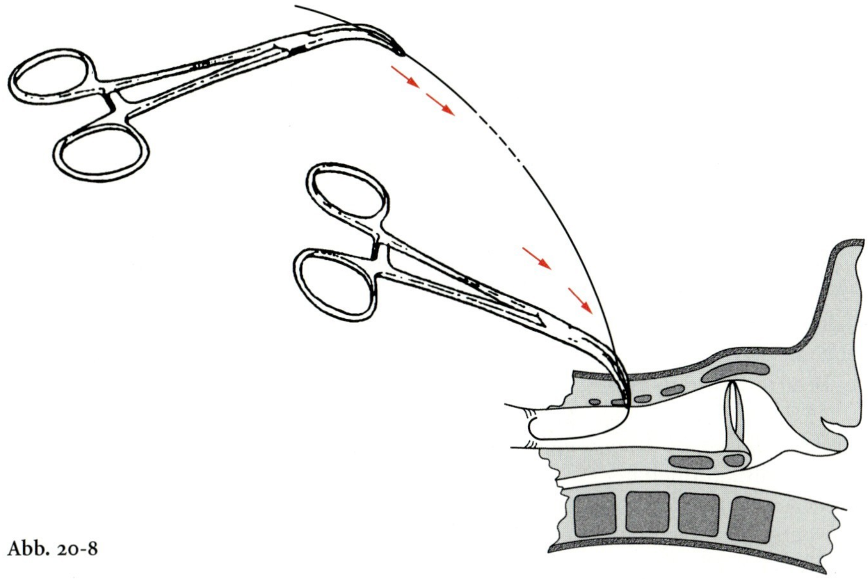

Abb. 20-8

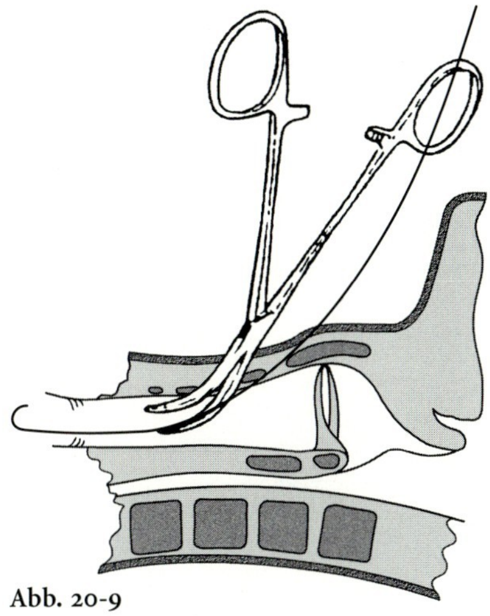

Abb. 20-9

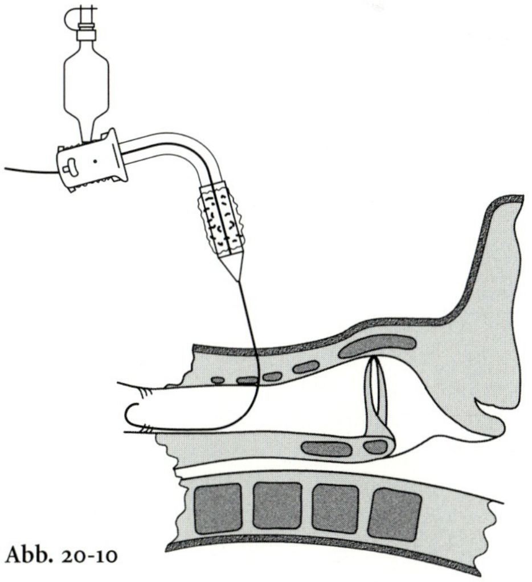

Abb. 20-10

durch den dünnen Beatmungstubus ausgetauscht, der mit seinem Cuff direkt vor der Bifurkation der Trachea positioniert wird. Nach Sicherstellung der Beatmung wird der Seldinger-Draht nun durch die Spezialkanüle geführt und mit einem Knoten gesichert (Abb. 20-12).

■ **Durchzug der Fantoni-Kanüle.** Es erfolgt dann der Durchzug der Spezialkanüle mit ihrem spitzen und metallischen Ende durch den Mund-Rachen-Raum in die Trachea. Durch kontinuierlichen Zug lässt sich die Spitze der Trachealkanüle langsam nach außen ziehen (Abb. 20-13). Damit die Trachealkanüle nicht komplett durchgezogen wird, empfiehlt es sich, den Cuff gering anzublocken und das Durchzugmanöver über das in das kaudale Ende der Trachealkanüle eingeführte Bronchoskop zu kontrollieren.

■ **Wendemanöver der Fantoni-Kanüle.** Nun wird das distale Ende der Trachealkanüle abgeschnitten und der Cuffschlauch aus der Trachealkanüle befreit. Anschließend wird der mitgelieferte Obturator in das nun offene Ende der Trachealkanüle eingeführt (Abb. 20-14, 20-15), die Kanüle aufgerichtet und unter Rotation nach kaudal in die Trachea vorgeschoben. Anschliessend erfolgt wiederum die bronchoskopische Kontrolle der Kanülenlage. Wenn die Kanüle korrekt positioniert ist, wird der Cuff des Beatmungstubus entblockt und der Tubus entfernt.

Die hier dargestellte Fantoni-Technik hat in ihrer jungen Geschichte schon mehrere Modifikationen erfahren, da die primär empfohlene Anwendung eines starren Bronchoskops nur auf geringe Akzeptanz stieß. Insgesamt ähnelt die Technik in einigen Aspekten der retrograden Intubation. Der methodische Vorteil der Fantoni-Technik liegt in der geringen Kompression der Trachea im Vergleich zur Ciaglia- und Griggs-Technik. Derzeit liegen erst wenige Publikationen vor, sodass abgewartet werden muss, ob sich diese Technik weiter durchsetzen kann [4, 13]. Erste Erfahrungen belegen, dass diese Technik sicher angewandt werden kann.

Besonderheiten bei der Technik nach Fantoni

Problematisch erscheint derzeit das Wendemanöver der Trachealkanüle nach kaudal innerhalb der Trachea, weil dabei die Trachealkanüle leicht aus der Trachea herausgezogen werden kann. Da die Spitze der Fantonikanüle vor dem Wendemanöver abgeschnitten wurde, kann die Trachealkanüle dann nicht mehr in der Trachea platziert werden, und die ganze Prozedur muss mit einem weiteren Set wiederholt werden.

20.4 Kontraindikationen der perkutanen Dilatationstracheotomie

In der Notfallmedizin hat die Dilatationstracheotomie nach wie vor keinen Platz!

Hier ist und bleibt die *endotracheale Intubation* (und in sehr seltenen Fällen die *Koniotomie*) die bewährte Maßnahme zur Sicherung der Atemwege.

Ansonsten muss generell zwischen absoluten und relativen Kontraindikationen unterschieden werden:

Absolute und relative Kontraindikationen der perkutanen Dilatationstracheotomie

> **Absolute Kontraindikationen**
> - Notfalltracheotomie
> - Kinder und Jugendliche unter 18 Jahren (wegen der hohen Elastizität der Trachea, dem geringen Abstand zwischen Trachealvorderwand und Pars

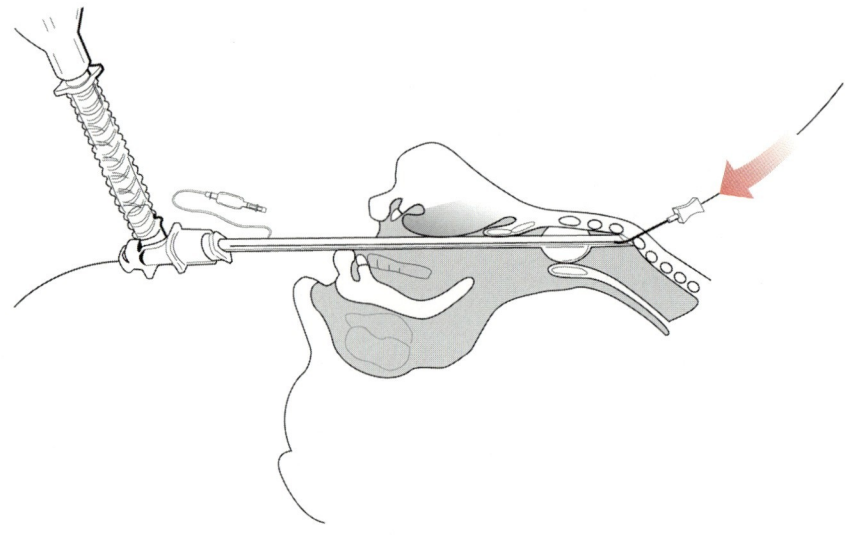

Abb. 20-11

Abb. 20-12

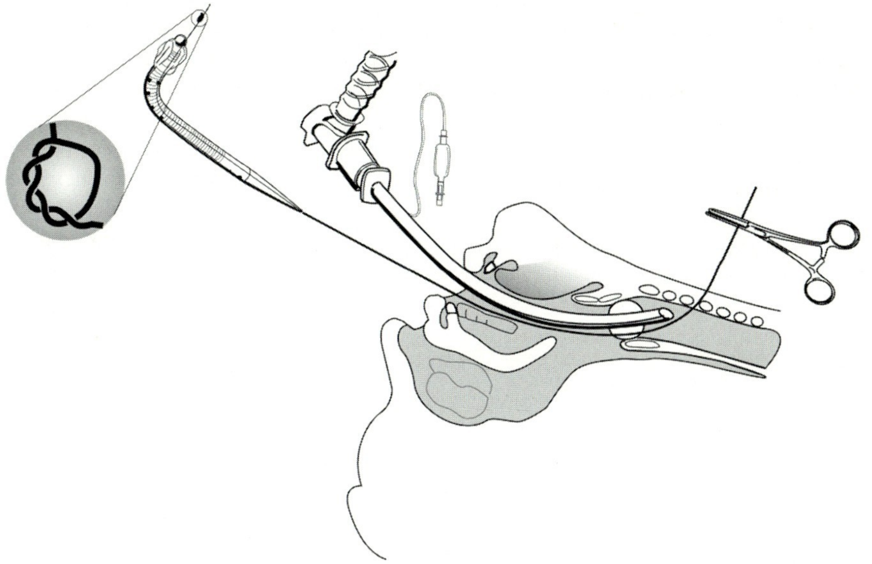

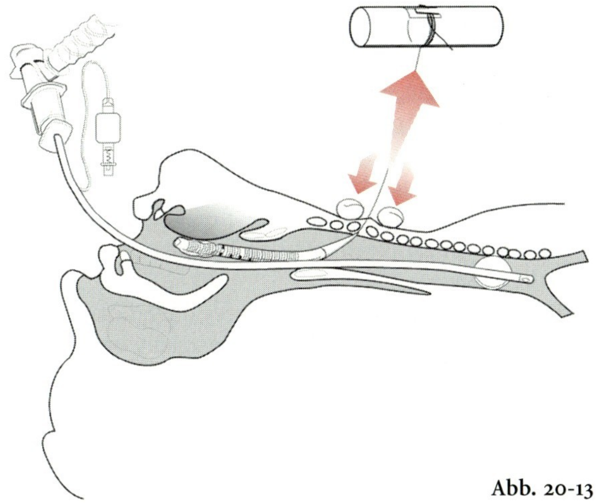

Abb. 20-13

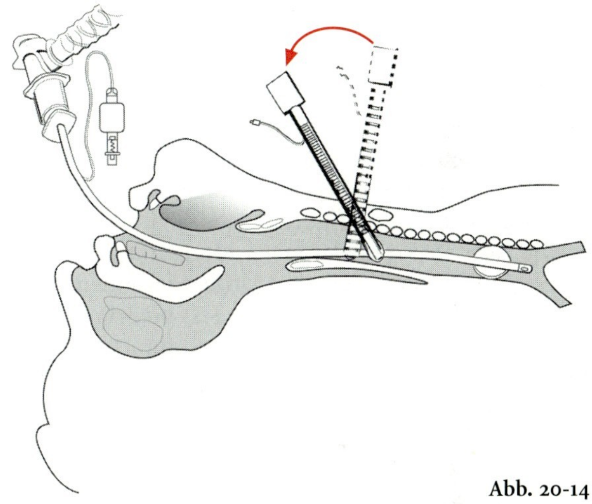

Abb. 20-14

Abb. 20-11 bis 20-15. Translaryngeale Tracheotomie nach Fantoni. Zu Beginn wird der Patient auf den beigefügten starren Bronchoskopietubus umintubiert. Die Trachealpunktion erfolgt wie bei der Methode nach Ciaglia, der Seldinger-Draht wird jedoch translaryngeal durch den Tubus nach außen geleitet (Abb. 20-11). Anschließend wird der Bronchoskopietubus entfernt und durch einen dünnen Beatmungstubus ersetzt, dessen Cuff direkt vor der Trachealbifurkation platziert wird. Der Seldinger-Draht wird durch die Fantoni-Kanüle geführt und mit einem Knoten gesichert (Abb. 20-12). Nun wird die Fantoni-Kanüle translaryngeal eingeführt und mit ihrer Spitze von endotracheal nach außen durchgezogen (Abb. 20-13). Schließlich wird die Spitze abgeschnitten, die Kanüle mit Hilfe eines Obturators aufgerichtet, gewendet und in typischer Weise in der Trachea platziert (Abb. 20-15). Mit freundlicher Genehmigung der Fa. Mallinckrodt Medical GmbH, Hennef

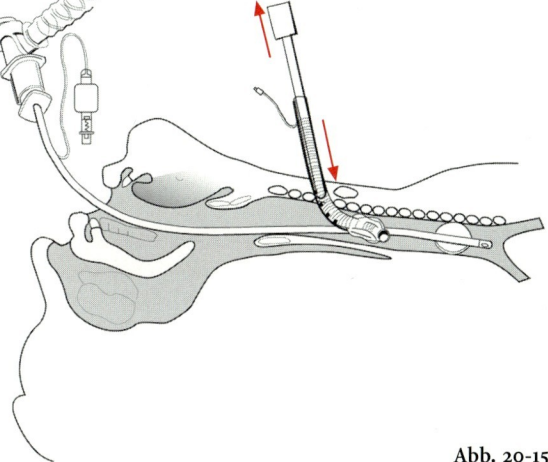

Abb. 20-15

> membranacea und der noch geringen Erfahrung)
> - Nicht korrigierte Gerinnungsstörung
> - Instabile Halswirbelsäulenfraktur
> - Vorbestehende Trachealstenose mit Tracheomalazie
> - Schwerste Gasaustauschstörung/ARDS
> - Frische Trachealnaht
> - Seitengetrennte Beatmung (kein Doppellumentubus platzierbar)

> **Relative Kontraindikationen**
> - Frische Bronchusnaht
> - Vorbestehende Tracheomalazie
> - Endgültiges Stoma

20.5 Komplikationen

Im Folgenden wird eine Zusammenstellung aller denkbar möglichen Komplikationen der PDT gegeben. Komplikationen der PDT können sowohl während des Eingriffs als auch bei liegender Trachealkanüle sowie nach Dekanülierung auftreten (Tabelle 20-1).

Die Rate an Komplikationen insgesamt, insbesondere aber die Häufigkeit von schwerwiegenden Komplikationen (Tod, Trachealstenose) ist niedrig im Vergleich zu den konventionellen Tracheotomietechniken. Insgesamt wird die Komplikationsrate für die konventionelle Tracheotomie in einem Bereich von 6–66% angegeben mit einer Mortalitätsrate von 0–5%.

Akzidentelle Verletzungen

Bei einwandfreier Punktions- und Dilatationstechnik liegt die Trachealkanüle sicher intratracheal. Bei falscher (zu tiefer) Punktion kann es zur Verletzung der Trachealhinterwand kommen. Es sind mehrere ösophagotracheale Fisteln bekannt geworden, die nicht zum Tod des Patienten führten. Wird eine solche Komplikation jedoch nicht erkannt, so kann sie letztlich den Tod des Patienten verursachen.

Wird die Fehllage der Punktionskanüle nicht bemerkt (keine Luftaspiration möglich!), sondern trotzdem der Seldinger-Draht eingeführt und die Dilatation durchgeführt, ergibt sich zwangsläufig eine Fehllage der Kanüle [14]. Diese Komplikation ist bei eindeutiger Identifikation der Trachea sicher vermeidbar.

Wird während des Bougierens beim Wechsel des Dilatators versehentlich der Draht mit aus der Trachea entfernt, so ist das Wiedereinführen außerordentlich schwierig. Es kann leicht zu einer Fehllage im prätrachealen Gewebe kommen. Bevor die Dilatation fortgesetzt wird, muss unbedingt die korrekte Lage des Seldinger-Drahts fiberoptisch über den liegenden Tubus gesichert werden.

Eine Schleimhautverletzung der Trachea kann auftreten, wenn während der Prozedur der Seldinger-Draht an der Spitze des Dilatators geknickt wird – insbesondere, wenn nicht auf eine korrekte Positionierung des Dilatators auf dem Kunststoffkatheter (Knickschutz!) geachtet wird. Es kann dann zur Schleimhautläsion der Trachealhinterwand kommen. Deshalb darf ein abgeknickter Seldinger-Draht nicht weiterbenutzt werden!

Weiterhin sind beim Einführvorgang der Trachealkanüle Materialdefekte und -zerreißungen des Cuffs beschrieben worden, wobei im Einzelfall Anteile des Cuffs bronchoskopisch aus der Trachea entfernt werden mussten.

Schließlich sind auch mehrere Todesfälle im Zusammenhang mit der Dilatationstracheotomie bekannt geworden; ursächlich hierfür waren irreversible Kanülendislokationen.

Trachealstenosen

Bei den bisher beschriebenen Trachealstenosen wurden besonders kraniale Stomaanlagen gewählt, wie sie auch von Ciaglia in seinen ersten Arbeiten empfohlen wurde. In einer Untersuchung von Walz wurden 95 Patienten klinisch und radiologisch nachuntersucht. Es wurden bei 6 Patienten 25- bis 35%ige Trachealstenosen gefunden [12].

Tabelle 20-1. Mögliche Komplikationen der PDT

Intraoperativ	Kanüle in situ	Nach Dekanülierung
Blutung	Blutung	Kosmetischer Defekt
Paratracheale Punktion	Infektion	Larynxstenose
Pars-membranacea-Defekt	Kanülendislokation	Trachealgranulation
Kanülenfehllage	Kanülenobstruktion	Tracheomalazie
Cuffdefekt	Cuffleckage	
Pneumothorax	Trachealerosion	
Hautemphysem	Ösophagotracheale Fistel	
Hypoxie		
Hypotension		
Verlust des Atemwegs		

Obwohl die perkutane Dilatationstracheotomie eine einfach durchzuführende Technik darstellt, ist eine exakte Kenntnis der anatomischen Verhältnisse unabdingbar; manche Autoren empfehlen darüber hinaus, dass der Operateur über Erfahrungen mit der konventionellen Tracheotomie verfügen solle. Nur in den Händen eines mit der Anatomie gut vertrauten Arztes wird die perkutane Tracheotomie ein sicheres, komplikationsarmes Verfahren bleiben. Derzeit scheint die PDT in bezug auf Komplikationen den konventionellen Tracheotomie-Verfahren vergleichbar zu sein.

Literatur

1. Bause H, Prause A, Schulte am Esch J (1995) Indikation und Technik der perkutanen Dilatationstracheotomie für den Intensivpatienten. AINS 30: 492–496
2. Bause H, Prause A (1997) Indikationen, Kontraindikationen und Komplikationen der Dilatationstracheotomie nach Ciaglia. Aktuelles Wissen für Anästhesisten: refresher course. Hrsg: Deutsche Akademie für anästhesiologische Fortbildung. Springer, Berlin Heidelberg New York Tokio, S 155–164
3. Ciaglia P, Firshing R, Syniec C (1985) Elective percutaneous dilatational tracheostomy. Chest 87: 715–719
4. Fantoni A, Ripamonti D (1997) A non-derivative, non surgical tracheostomy: the translaryngeal method. Intensive Care Med 27: 386
5. Griggs WM, Worthly LIG, Gilligan JE, Thomas PD, Myburg JA (1990) A simple percutaneous tracheostomy technique. Surg Gynecol Obstet 170: 543–545
6. Kane TD, Rodriguez JL, Luchette AL (1997) Early vs. late tracheostomy in the trauma patient. Resp Care Clin North Am 3: 1–20
7. Kluger Y, Paul DB, Lucke J (1996) Early tracheostomy in trauma patients. Eur J Emerg Med 3: 95–101
8. Marelli D, Paul A, Manolidis S, Walsh G, Odim JN, Burdon TA, Shennib H, Vestweber KH, Fleiszer DM, Mulder DS (1990) Endoscopic guided percutaneous tracheostomy: early results of a consecutive trial. J Trauma 30: 433–435
9. Marx WH, Ciaglia P, Graniero KD (1996) Some important details in the technique of percutaneous dilatational tracheostomy via the modified Seldinger technique. Chest 110: 762–766
10. Rodriguez JL, Steinberg SM, Luchetti FA (1990) Early tracheostomy for primary airway management in the surgical care setting. Surgery 108: 655–665
11. Toursarkissian B, Zweng TN, Kearney PA et al. (1994) Percutaneous dilational tracheostomy: report of 141 cases. Ann Thorac Surg 57: 862–867
12. Walz MK, Eigler FW (1996) Methodik der Punktionstracheostomie. Chirurg 67: 436–443
13. Walz MK, Hellinger A, Walz MV, Nimtz K, Peitgen K (1997) Die translaryngeale Tracheostomie. Chirurg 68: 531–535
14. Wang MB, Berke GS, Ward PH, Calcaterra TC, Watts D (1992) Early experience with percutaneous tracheotomy. Laryngoscope 102: 157–162

Thoraxdrainage

B. Regli

21.1	Luft- oder Flüssigkeitsansammlungen in der Pleura: Ursachen und Diagnostik	391
21.2	Indikationen zur Drainage	392
21.3	Thorakozentese	393
21.4	Technik der Drainageeinlage	393
21.5	Drainagesysteme	394
21.5.1	Mehrflaschensysteme	394
21.5.2	„All-in-one"-Wegwerfsystem"	394
21.6	Drainage-„trouble-shooting"	394
21.7	Entfernen der Drainagen	395
21.8	Komplikationen im Zusammenhang mit Thoraxdrainagen	396
	Literatur	397

Thoraxdrainage

B. Regli

21.1 Luft- oder Flüssigkeitsansammlungen in der Pleura: Ursachen und Diagnostik

Luftansammlungen

■ **Ätiologie.** Ein Pneumothorax kann „spontan" als Folge einer geplatzten Emphysemblase, nach einem perforierenden oder stumpfen Trauma (häufig mit Rippenfrakturen), iatrogen durch z.B. eine die Lunge verletzende Punktion oder im Zusammenhang mit einem beatmungsbedingten Volutrauma entstehen.

■ **Klinik und Diagnostik.** Die Diagnose wird meistens klinisch gestellt und orientiert sich an den folgenden Symptomen:

> **Symptome des Pneumothorax**
>
> - Dyspnoe, Tachypnoe, Hypoxämie
> - Abgeschwächtes Atemgeräusch, hypersonorer Klopfschall (kann gelegentlich fehlen)
> - Betroffener Hemithorax in Inspirationsstellung
> - Steigende Spitzen- und Plateaudrücke bei volumenkontrollierter, abnehmende Atemzugvolumina bei druckkontrollierter Beatmung
> - Kreislaufdepression bei Luftansammlung unter Druck (Spannungspneumothorax)

Eine in Exspiration durchgeführte Röntgenuntersuchung bestätigt die von der seitlichen Thoraxwand abgehobene Lunge. Gelegentlich präsentiert sich ein ventral gelegener Pneumothorax nur durch eine Transparenzerhöhung. Eine Thoraxcomputertomographie schafft dann Klarheit.

Flüssigkeitsansammlungen

Sie sind beim Intensivpatienten häufig. Mannigfaltige Ursachen führen zu einem erhöhten Anfall an Flüssigkeit und/oder zu einer gestörten Drainage. Die parietale und viszerale Pleura verfügen über ausgedehnte lymphatische Netzwerke, die einer Ergussbildung entgegenwirken. Wenn die Transportkapazität des Lymphsystems von ca. 500 ml/Tag bei einem 70 kg schweren Patienten überschritten wird, kommt es zur Flüssigkeitsansammlung [3]. Differentialdiagnostisch unterscheidet man

- transsudative von
- exsudativen Pleuraergüssen [23].

Beim Exsudat ist die Pleuramembran i. Allg. pathologisch verändert.

■ **Ätiologie.** In der Tabelle 21-1 sind häufige Ursachen aufgelistet.

Neben der Menge spielt auch die Ätiologie des Ergusses für die Indikationsstellung zur Drainage eine wichtige Rolle.

Hierbei gilt: Jeder unklare Erguss sollte untersucht werden. !

■ **Klinik und Diagnostik.** Die Verdachtsdiagnose eines Pleuraergusses wird klinisch gestellt. Es bestehen evtl. pleuritische Schmerzen oder Atemnot. Das Atemgeräusch ist in den abhängigen Lungenpartien abgeschwächt oder fehlt, im Randbereich besteht Kompressionsatmen, die Perkussion ergibt einen dumpfen Klopfschall. Die Unterscheidung zu einer Atelektase ist aber häufig schwierig.

Radiologisch zeigen sich in der liegenden Aufnahme eine homogene Zunahme der Dichte, ein Verlust der Zwerchfellsilhouette, ein Verschwinden des kostophrenischen Winkels sowie eine schlechter sichtbare Ge-

Tabelle 21-1. Häufige Ursachen von Pleuraergüssen

> - *Transsudat* ($Protein_{Pleura/Serum} < 0,5$, $LDH_{Pleura/Serum} < 0,6$)
>   - Herzinsuffizienz,; Leberzirrhose mit Aszites; nephrotisches Syndrom; Peritonealdialyse
> - *Exsudat* ($Protein_{Pleura/Serum} > 0,5$, $LDH_{Pleura/Serum} > 0,6$)
>   - Infekte [pH, Glukose];
>   - gastrointestinale Erkrankungen (Pankreatitis, Ösophagusperforation [Amylase], nach Abdominalchirurgie, nach Lebertransplantation, bei intraabdominellem Abszess);
>   - Lungenembolie; Neoplasie; Urämie; Kollagenose; medikamentös induziert; nach Bestrahlung; Chylothorax
> - *Andere*
>   - Hämatothorax; Infusothorax

fäßzeichnung des Unterlappens. Ein apikales „capping" oder ein Zwerchfellhochstand können ebenfalls auf einen Erguss hinweisen. Die Sensitivität und Spezifität der liegenden Aufnahme ist nur mäßig [19]. Atelektasen und Konsolidationen können die Zeichen der Ergüsse nachahmen. Falls der Erguss seitlich ausläuft und randständig sichtbar wird, besteht diagnostische Klarheit und man kann davon ausgehen, dass mindestens 500–700 ml Flüssigkeit vorhanden sind; eine Seitenaufnahme (betroffene Seite nach unten) kann evtl. weiteren Aufschluss bringen.

Hilfreich und im Zweifelsfall immer durchzuführen ist die sensitive *Sonographie*. Aber selbst mit dieser Methode können an sonographisch schlecht zugänglichen Stellen beträchtliche dorsal oder apikal liegende Ergüsse übersehen werden.

Zusätzliche Informationen gibt wiederum die *Computertomographie* (Lokalisation, Ausdehnung, Kammerung, Verdickung und vermehrte Kontrastmittelaufnahme der Pleura parietalis, z. B. bei Empyem).

21.2 Indikationen zur Drainage

Pneumothorax

Ein *Mantelpneumothorax* von wenigen Zentimetern Breite bzw. mit einem Lungenvolumenverlust von weniger als 20–25 % bei einem beschwerdefreien, spontan atmenden Patienten kann primär belassen und beobachtet werden. Ausgedehntere Befunde sind zu entlasten. Beim beatmeten Patienten empfiehlt sich bereits bei geringen interpleuralen Luftansammlungen eine Drainage. Zu rasch kann sich durch die positiven Beatmungsdrücke ein Pneumothorax weiter ausdehnen, den Kreislauf beeinträchtigen und evtl. in einen lebensbedrohlichen *Spannungspneumothorax* münden. Ein Spannungspneumothorax muss unverzüglich entlastet werden. Bei einem progredienten Weichteilemphysem kann eine Thoraxdrainage auch ohne sichtbaren Pneumothorax sinnvoll sein (Luftaustritt aus verletztem Lungengewebe passiert die ebenfalls verletzte Pleura parietalis).

Infizierte Flüssigkeitsansammlungen/Empyem

Auch kleine Mengen von parapneumonischen bzw. infizierten Flüssigkeitsansammlungen, selbst wenn sie nicht offensichtlich einem Empyem entsprechen, sollten immer möglichst vollständig drainiert werden. Eine vorausgehende diagnostische Pleurapunktion gibt im Zweifelsfall die notwendigen Hinweise.

In der folgenden Übersicht sind die Kriterien für eine Infektion aufgeführt.

Kriterien für ein Pleuraempyem

- Positives Gram-Präparat
- Kultureller Nachweis von Bakterien
- $pH_{pleural} < 7{,}2$
- Leukozyten $> 1000/\mu l$
- Proteinverhältnis $_{Pleura/Serum} > 0{,}5$
- Glukose $< 3-4$ mmol/l
- LDH-Verhältnis $_{Pleura/Serum} > 0{,}6$. Bei hämorrhagischer Komponente ist die LDH unbrauchbar

---

■ **Medikamentöse Lyse von Adhäsionen.** Bei durch Fibrin verklebten Empyemen kann bei frühzeitiger Anwendung die retrograde Instillation von Strepto- oder Urokinase erfolgreich sein und ein thorakoskopisches Débridement (verlangt in der Regel Doppellumentubus mit Einlungenventilation) oder eine konventionell-chirurgische Dekortikation überflüssig machen. Dabei ist Urokinase teurer, aber wahrscheinlich sicherer bezüglich allergischer Reaktionen [2].

■ **Lungenabszesse.** Bei Vorliegen von intrapulmonalen Abszessen, die unter medikamentöser Therapie radiologisch und klinisch keine Verbesserung zeigen, ist evtl. eine CT-kontrollierte intrakavitäre Drainage indiziert [12].

Transsudat/nichtinfiziertes Exsudat

Ein Pleuraerguss durch Transsudation sollte eher zurückhaltend angegangen werden. Günstige Auswirkungen auf die Lungenfunktion sind häufig enttäuschend. Die Verbesserung der Vitalkapazität ist im Bezug auf die drainierte Flüssigkeitsmenge gering. Durchschnittlich kann von 20 ml je 100 ml drainierter Flüssigkeit ausgegangen werden [14]. Ein Gewinn ist v. a. bei schlechter Gesamtcompliance zu erwarten (ausgeprägte Zwerchfellhochstände bei raumfordernden retro- oder intraperitonealen Prozessen). Bei beatmeten Patienten mit akuter respiratorischer Insuffizienz unter hohem PEEP sollen selbst geringe Drainagemengen die Compliance und den Oxygenierungsindex verbessern können [21].

Bei Patienten mit Gerinnungsstörungen ist wegen des Blutungsrisikos äußerste Vorsicht geboten!

Hämatothorax

Die Indikation zur Drainage eines Hämatothorax sollte großzügig und rasch gestellt werden [9]. Intrathorakale Blutungen können nach Reexpansion der Lunge eher zum Stehen kommen (Niederdruckgefäßsystem). Ansonsten droht das Risiko eines Fibrothorax oder eines Empyems.

Ein Hämatothorax bei penetrierenden Verletzungen ist wegen der Infektproblematik immer zu drainieren. Bei geschlossenen Verletzungen sollte die Indikation ab mehreren 100 ml großzügig gestellt werden, v. a. bei instabilem Thorax zusammen mit einer Lungenkontusion. Blut wirkt als Entzündungsreiz und kann bei größeren Mengen nicht vollständig resorbiert werden. Es kommt zur Organisation und damit zur Ausbildung einer Schwarte. Auch besteht längerfristig das Risiko einer sekundären Infektion.

21.3 Thorakozentese

Im intensivmedizinischen Bereich wird die einmalige oder wiederholte Punktion eines Pleuraergusses selten angewandt. Sie hat v. a. diagnostische Bedeutung und soll prinzipiell unter sterilen Kautelen und Lokalanästhesie geschehen. Wenn der Patient nicht sitzen kann, muss der Oberkörper möglichst hoch gelagert werden. Die Punktion erfolgt 1–2 Querfinger unterhalb der perkutorisch festgestellten Ergussgrenze und mindestens eine Handbreit oberhalb des unteren Rippenbogens. Im Zweifelsfall ist der optimale Punktionsort mittels Sonographie zu verifizieren. Nach Lokalanästhesie der Haut mit einer 23-G-Nadel wechselt man auf eine 20-G-Spinalnadel zur Anästhesie der Subkutis. Man ertastet nun die Rippe, anästhesiert großzügig und wandert gegen und entlang des Oberrands derselben Rippe. Damit vermindert man das Risiko einer Verletzung des Gefäß-Nerven-Bündels. Ein intubierter Patient wird nach Präoxygenierung möglichst vom Respirator diskonnektiert. Dann wird die Pleura unter Aspiration vorsichtig perforiert (Widerstandsverlust bei Durchtritt). Die freie Aspiration von Flüssigkeit bestätigt die korrekte Lage. Bei einer eventuellen Punktion der Lunge kann nur blutig-schaumige Flüssigkeit aspiriert werden. Entweder wird das Procedere nach Gewinnung von Flüssigkeit zu diagnostischen Zwecken abgebrochen, oder man wird die Pleura parietalis vor Einlage einer Drainage großzügig anästhesieren.

Das Risiko eines iatrogenen Pneumothorax wächst mit dem Entleerungsgrad des Ergusses und einer eventuellen Beatmung.

21.4 Technik der Drainageeinlage

Die sicherste Technik, v. a. beim intubierten Patienten auf der Intensivstation, ist die chirurgische stumpfe Dissektion bis in die Pleurahöhle.

Die Trokarmethode sollte wegen ihrer höheren Komplikationsrate nicht mehr angewandt werden.

In ausgewählten Fällen und bei vorheriger sicherer Luft- oder Flüssigkeitsaspiration kann eine Drainage auch mit kleineren Kathetern nach dem „Durch-die-Nadel"- [16] oder Seldinger-Prinzip erfolgen [22].

Der große Vorteil der chirurgischen Technik liegt einerseits in der Möglichkeit, Drainagekatheter mit großem Durchmesser zu verwenden, andererseits kontrolliert in den Pleuraraum einzudringen und pleurale Adhäsionen, evtl. die Zwerchfellkuppe oder sogar das Herz ertasten zu können. Der Nachteil liegt im Zeitbedarf.

■ **Praktisches Vorgehen.** Der Patient liegt flach auf dem Rücken oder in leichter Seitenlage und ist adäquat analgosediert. In der Regel geht der Drainageeinlage eine Probepunktion bzw. großzügige Lokalanästhesie z. B. mit 10–15 ml Mepivacain 1% voraus, wobei Luft oder Flüssigkeit aus dem Pleuraraum aspiriert werden kann.

Die Einlage der Thoraxdrainage erfolgt im sog. „sicheren Dreieck" zwischen vorderer und hinterer Axillarlinie auf der Höhe oder oberhalb des 5. Interkostalraums (hier können die Mamillen als Orientierungshife dienen) (Abb. 21-1).

Das Zwerchfell kann in Exspiration bis auf Höhe des 4. Interkostalraums gelangen.

Für die Drainage wird eine Hautinzision von 3–4 cm Länge 1–2 Interkostalräume kaudal der geplanten Drainagedurchtrittstelle unter sterilen Kautelen angelegt.

Mit einer gebogenen Schere wird nun durch wiederholtes Spreizen, stumpf subkutan, bis zum gewünschten Interkostalraum vorpräpariert. Jetzt soll der Respirator gestoppt und evtl. von Hand weiterbeatmet oder, wenn möglich, der präoxygenierte Patient vom Beatmungsgerät diskonnektiert werden. Dies erlaubt eine Perforation der Thoraxwand in Exspiration mit geringerem Risiko der iatrogenen Lungenverletzung. Bei einem weiterhin beatmeten Patienten kann eine evtl. „hepatisierte" Lunge schlecht ausweichen oder sogar mit viel Druck entgegenkommen und aufgespießt werden.

In exspiratorischer Apnoe durchsticht man nun mit geschlossener Schere, die stets in Kontakt mit dem oberen Rand der Rippe bleibt, und mit verhaltener Kraft das interkostale Gewebe senkrecht zur Thoraxwand. Wird nun die Schere gespreizt, hört man entweder Luft austreten, oder es entleert sich bereits Erguss. Die intrathorakalen Verhältnisse können nun mit einem Finger ertastet werden. Dem Finger oder der

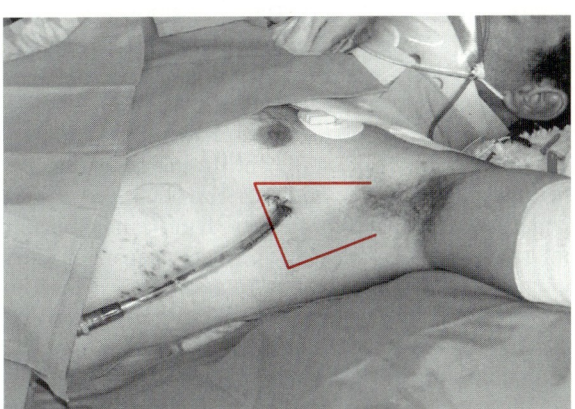

Abb. 21-1. „Triangle of safety"

geschlossenen Schere entlang wird nun der bündig zur Spitze mit der Kornzange gefasste Drain (20–24 Ch bei Drainage von Luft oder Transsudat, 28–32 Ch bei Hämatothorax oder Empyem) eingeschoben. Beim weiteren Einführen (nach dorsal und leicht apikal bei Flüssigkeitsdrainage; nach ventral und apikal bei Pneumothoraxdrainage) bleibt man stets in Kontakt mit der Thoraxwand. Wenn die Kornzange bis fast zum Anschlag eingeführt ist, öffnet man sie soweit, dass der Drain noch unter Führung der Kornzange weiter geschoben werden kann. Die Hautinzision wird nun verschlossen und die Thoraxdrainage mit einer Distanzknopfnaht fixiert.

Bei abgekapselten Prozessen kann es notwendig sein, mehrere Drainagen einzulegen. Häufig ist dabei die Sonographie hilfreich, gelegentlich aber muss die Einlage CT-kontrolliert erfolgen [12].

21.5 Drainagesysteme

Die Minimallösung besteht im Anschluss eines Heimlich-Ventils [11], welches v. a. für Transporte geeignet ist. Es erlaubt den freien Austritt von Luft und Flüssigkeit, nicht jedoch deren Eintritt und entspricht einem 1-Flaschen-System (Abb. 21-2a).

Die essentiellen Komponenten der heute üblichen geschlossenen Systeme sind: ein Auffanggefäß, ein Wasserschloss, eine Einrichtung, die den Sog reguliert, sowie eine Sogquelle.

21.5.1 Mehrflaschensysteme

■ **3-Flaschen-System.** Dabei wird die 1. Flasche als Auffang- bzw. Messgefäß und die 2. Flasche als Wasserschloss verwendet (Abb. 21-2c). Ein mit der Drainage verbundenes Rohr ist dabei 2 cm in eine desinfizierende Flüssigkeit (z. B. 0,02 % Polyhexamid) eingetaucht und wirkt daher als Einwegventil. Die 3. Flasche dient zur Sogregulation. Der Sog entspricht der Eintauchtiefe eines gegenüber der Umgebung offenen Rohrs in z. B. Aqua dest. Durch das Ansaugen von Außenluft wird ein konstanter negativer Druck gewährleistet. Der Sog wird gewöhnlich auf 20 cm H_2O eingestellt. Stetig aufsteigende Luftblasen zeigen, dass einerseits der gewünsche Sog vorhanden ist, andererseits das System Luft suffizient drainieren kann. Bei massiven Luftverlusten kann der Flow limitierend werden. Im Sogkontrollgefäß steigen dann keine oder nur intermittierend Luftblasen auf. Die Sogkapazität muss dann erhöht werden; bei bronchopleuralen Fisteln kann der erforderliche Flow sogar 15–20 l/min betragen.

Als Sogquelle dient meist ein zentraler Vakuumwandanschluss mit oder ohne Sogreduzierventil, gelegentlich auch eine elektrisch betriebene Pumpe oder ein Venturisystem.

■ **4-Flaschen-System.** Wenn die Sogquelle aus irgendeinem Grund abgestellt wird, kann dies bei einem geschlossenen System und noch vorhandenem Luftverlust gefährlich sein und in kurzer Zeit einen Spannungspneumothorax zur Folge haben. Diesbezügliche Sicherheit gibt ein mit dem Auffanggefäß verbundenes Drucküberlaufgefäß mit Wasserschloss und Verbindung zur Atmosphäre (Abb. 21-2c).

■ **2-Flaschen-System.** Das Drainagesystem kann vereinfacht werden, indem auf das vorgeschaltete Auffanggefäß verzichtet und dessen Funktion vom Wasserschlossgefäß übernommen wird (Abb. 21-2b). Damit wird der Systemtotraum reduziert. Der erkaufte Nachteil liegt darin, dass mit dem Füllen der Flasche das eingetauchte Rohr hin und wieder nach oben bewegt werden muss, da sonst in Abhängigkeit vom Flüssigkeitsniveau Sog verloren geht. Dieser Verlust kann auch bis zu einem gewissen Grad mit dem Sogkontrollgefäß kompensiert werden (größere Eintauchtiefe des Rohrs). Es ist auch streng zu beachten, dass sich das Auffangwasserschlossgefäß 1 m unter dem Pleuraniveau befindet, da der Patient sonst durch eine forcierte Inspiration den Gefäßinhalt in die Pleura rückaspirieren könnte.

21.5.2 „All-in-one"-Wegwerfsystem

Seit mehreren Jahren sind komplette Wegwerfdrainagesysteme im Handel erhältlich. Sie funktionieren nach dem oben genannten Prinzip, sind kompakt, aber relativ teuer und nicht unproblematisch zu entsorgen (Abb. 21-3). Wichtig ist, dass bei ihrem Einsatz die maximal mögliche Flowkapazität berücksichtigt wird.

■ **Transport.** Auf einen aktiven Sog kann man in der Regel verzichten. Werden für den Transport die Drainageflaschen auf das Bett gestellt, so müssen die Drains vorher abgeklemmt werden. Mögliche Luftverluste verbieten das Abklemmen. Die Flaschen müssen dann unter dem Bett fixiert werden. Für längerdauernde Transporte wechselt man mit Vorteil auf ein Heimlich-Ventil.

21.6 Drainage-„trouble-shooting"

Die Schaumbildung im Wasserschloss bei großen Luftmengen kann durch Beigabe von 100–200 ml 94%-igem Alkohol deutlich vermindert werden. Es ist zu beachten, dass bei einem durchhängenden Drainageschlauch durch die Siphonbildung Sog verloren geht. Atemabhängige Oszillationen der Drainflüssigkeit zeigen eine zur Pleura offene Drainage.

Das Melken („stripping") der Drainagen von Hand oder mit Hilfsmitteln soll einem Verstopfen entgegen-

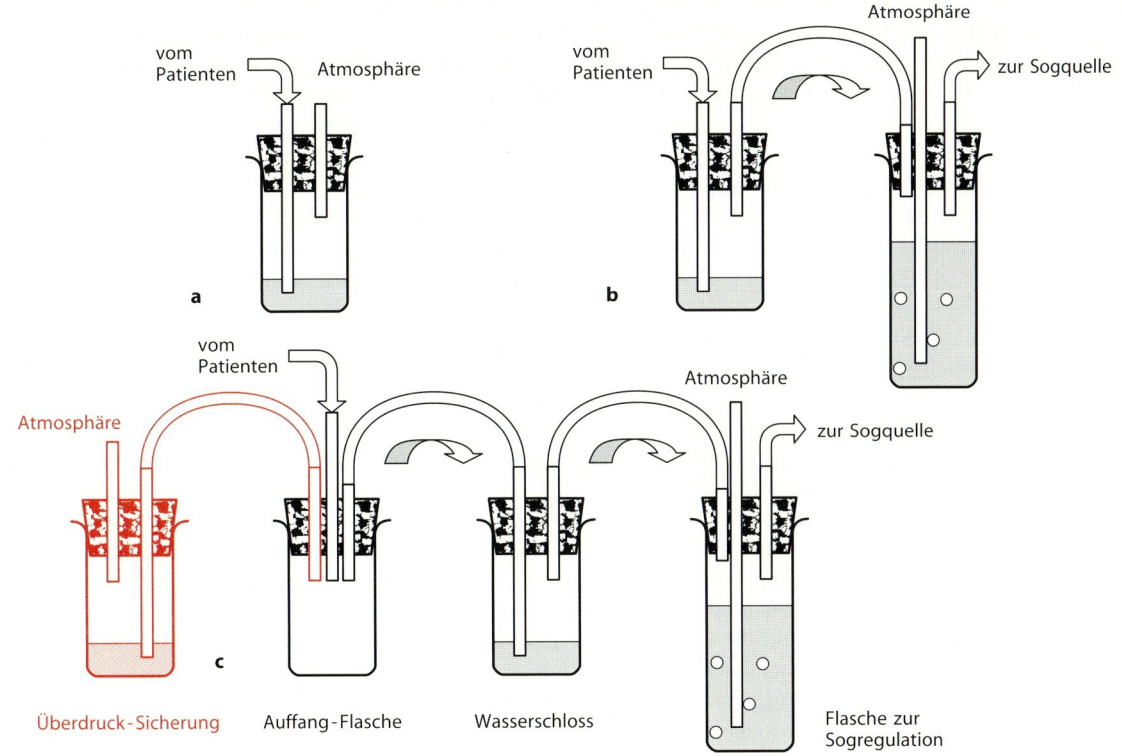

Abb. 21-2 a–c. a 1-Flaschen-System, b 2-Flaschen-System, c 3-Flaschensystem (+ rot: 4-Flaschen-System)

wirken. Hierbei entsteht ein Sog von bis zu 400 cm H_2O [6], der praktische Nutzen ist allerdings umstritten. Auch der Einsatz von Streptokinase zur Wiedereröffnung verstopfter Drainagen wurde in der Vergangenheit beschrieben, gehört aber nicht zur klinischen Routine.

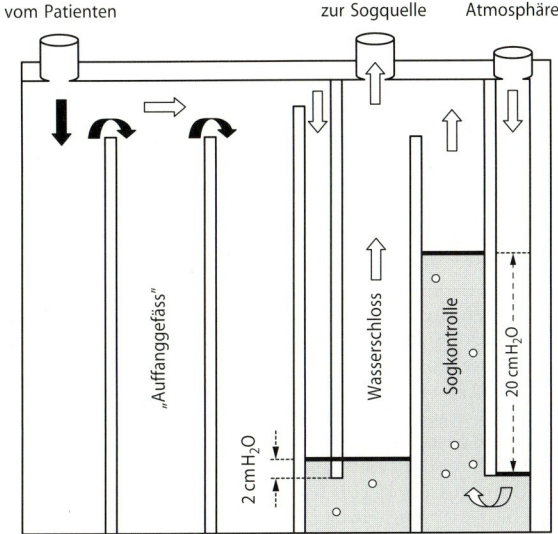

Abb. 21-3. Prinzip eines „All-in-one"-3-Flaschen-Drainagesystems

21.7 Entfernen der Drainagen

Wenn bei einem Pneumothorax über einen Zeitraum von 24 h keine Luftblasen mehr sichtbar sind, kann die Drainage entfernt werden. Schwimmende oder ständig aufsteigende Luftblasen im Auffanggefäß weisen auf einen persistierenden Luftverlust hin. Flüssigkeitsfördernde Drainagen können entfernt werden, wenn die Flüssigkeit serös ist und die täglich geförderte Flüssigkeitsmenge weniger als 50–100 ml beträgt. Hingegen sollten auch geringe, aber persistierende Blut- oder Eiterentleerungen weiter drainiert werden.

■ **Praktisches Vorgehen.** Der spontan atmende Patient wird bei der Entfernung der Drainage aufgefordert, ein Valsalva-Manöver durchzuführen und kräftig gegen geschlossenen Mund und Nase zu pressen. Ist der Patient noch intubiert, so kann ein Beatmungshub für mehrere Sekunden Dauer appliziert werden („inspiration hold"). In dieser Zeit wird die Drainage unter Sog gezogen und damit der drohende Lufteintritt durch die Wundöffnung vermieden. Anschließend erfolgt eine Naht der Eintrittsöffnung, lediglich kontaminierte und infizierte Wundöffnungen sollten nicht zugenäht werden. Bei korrekter Tunnelierung anlässlich der Drainageeinlage sollte man keine Luft aspirieren können.

Ansonsten kann evtl. ein luftdichter Wundverband mit antiseptischer Salbe oder mit Vaseline Abhilfe schaffen. Nach 12–24 h erfolgt eine Röntgenkontrollaufnahme.

21.8 Komplikationen im Zusammenhang mit Thoraxdrainagen

Komplikationen

■ **Fehllagen.** Die häufigste Komplikation ist die Fehllage, die konventionell-radiologisch oftmals nicht erkannt werden kann [4]. Nach Einlage unter Notfallbedingungen fanden Baldt et al. [1] in einer retrospektiven Untersuchung mittels CT 26% extrathorakale, intraparenchymale und intrafissurale Fehllagen.

■ **Verletzungen.** Vor allem die Trokarmethode birgt ein wesentliches Risiko der Lungenperforation und sollte nicht mehr angewandt werden [10, 20]. Abbildung 21-4 zeigt eine Lungenperforation durch eine Thoraxdrainage bei pleuralen Verwachsungen.

Bei beatmeten Patienten, v.a. mit verminderter Compliance oder pleuralen Verwachsungen, sind Komplikationen generell häufiger.

Die Ausbildung spielt eine wichtige Rolle [7]. Nur entsprechend geschulte Ärzte sollten Drainagen bei beatmeten Patienten durchführen. Es gilt v.a. auch, einen Zwerchfellhochstand zu beachten. Die Literatur berichtet über alle erdenklichen Verletzungen (Interkostalarterie, Zwerchfell, Leber, Milz, Magen, Herzhöhlen, Ösophagus, Silikonimplantate). Hilfsmittel wie Sonographie und CT helfen, das Risiko einer unbeabsichtigten Perforation zu mindern. Durch eine drainagebedingte Kompression einer Herzhöhle kann ein kardiogener Schock auftreten [13].

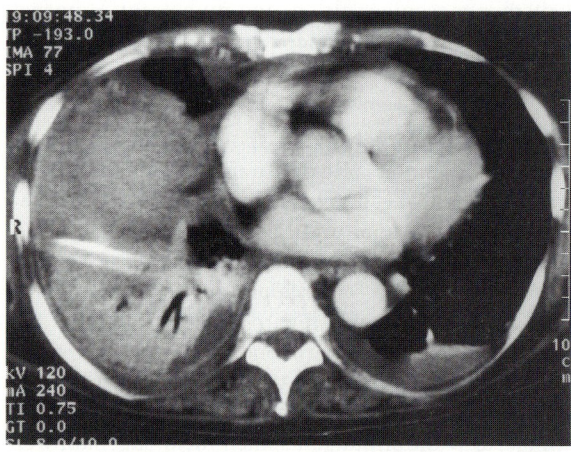

Abb. 21-4. Perforation der an der Pleura parietalis adhärenten rechten Lunge durch eine Thoraxdrainage

■ **Seltene Probleme.** Im Bereich der Drainageeintrittsstelle entsteht gelegentlich ein harmloses subkutanes Emphysem, das lediglich beobachtet, aber nicht weiter behandelt werden muss. Selten kann auch unter der Einwirkung eines hohen Sogs Lungengewebe in die Drainage gelangen und dort nekrotisieren.

Reexpansionslungenödem

Das einseitige Reexpansionslungenödem nach rascher Lungenentlastung ist eine seit langem bekannte Komplikation. Risikofaktoren sind die Größe des drainierten Volumens, die Dauer des Lungenkollapses und ein stark negativer intrapleuraler Druck [24]. Die Ätiologie ist nicht sicher bekannt. Ein ischämischer Endothelschaden, ein plötzlich erhöhter transvaskulärer Kapillardruck nach Aufhebung der hypoxisch-pulmonalen Vasokonstriktion und ein Surfactantmangel werden dafür verantwortlich gemacht. Das Reexpansionslungenödem tritt selten bei weniger als 3 Tage altem Lungenkollaps auf, wurde aber auch schon nach wenigen Stunden beobachtet [15]. Der Verlauf ist meistens gutartig, Todesfälle sind jedoch beschrieben.

Infektion und Antibiotikaprophylaxe

Drainagen beinhalten das Risiko eines nosokomialen Infekts. Aufgrund einer Metaanalyse von 6 zwischen 1977 und 1990 publizierten randomisierten Studien kann bei Traumapatienten, insbesondere bei penetrierenden Thoraxverletzungen, eine Antibiotikaprophylaxe empfohlen werden [8]. Trotzdem ist die Prophylaxe umstritten. Wenn überhaupt, dürfte in Analogie zur Prophylaxe bei chirurgischen Eingriffen und aufgrund einer Studie eine kurzzeitige Applikation ausreichen [5].

Literatur

1. Baldt MM, Bankier AA, Germann PS et al. (1995) Complications after emergency tube thoracostomy: assessment with CT. Radiology 195: 539–543
2. Bouros D, Schiza S, Patsourakis G et al. (1997) Intrapleural Streptokinase vs. Urokinase in the treatment of complicated parapneumonic effusions. Am J Respir Crit Care Med 155: 291–x295
3. Broaddus C, Staub NC (1987) Pleural liquid and protein turnover in health and disease. Semin Respir Med 9/1: 7–12
4. Cameron EW, Mirvis SE, Shanmuganathan K, White CS, Miller BH (1997) Computed tomography of malpositioned thoracostomy drains: a pictorial essay. Clin Radiol 52: 187–193
5. Demetriades D, Breckon V, Breckon C et al. (1991) Antibiotic prophylaxis in penetrating injuries of Chest. Ann R Coll Surg Engl 73: 348–351
6. Duncan C, Erickson R (1982) Pressures associated with chest stripping. Heart Lung 11/2: 166–171
7. Etoch SW, Bar-Natan MF, Miller FB, Richardson JD (1995) Tube thoracostomy. Factors related to complications. Arch Surg 130: 521–526

8. Evans JT, Green JD, Carlin PE, Barrett LO (1995) Meta-analysis of antibiotics in tube thoracostomy. Am Surg 61: 215–219
9. Fallon WF (1994) Post-traumatic empyema. J Am Coll Surg 179: 483–492
10. Fraser RS (1988) Lung perforation complicating tube thoracostomy: pathologic description of three cases. Hum Pathol 19/5: 518–523
11. Heimlich HJ (1968) Valve drainage of the pleural cavity. Dis Chest 53/3: 282–287
12. Klein JS, Schultz S, Heffner JE (1995) Interventional radiology of the chest: image-guided percutaneous drainage of pleural effusions, lung abscess, and pneumothorax. AJR 164: 581–588
13. Kollef MH, Dothager DW (1991) Reversible cardiogenic shock due to chest tube compression of the right ventricle. Chest 99: 976–980
14. Light RW, Stansbury DW, Brown SE (1986) The relationship between pleural pressures and changes in pulmonary function after therapeutic thoracentesis. Am Rev Respir Dis 133: 658–661
15. Mahfood S, Hix WR, Aaron BL, Blaes P, Watson DC (1988) Reexpansion pulmonary edema. Ann Thorac Surg 45: 340–345
16. Matthys H, Overrath G, Bauer KH (1973) Behandlung von Pneumothorax und Pleuraergüssen mit einem speziellen Saugdrain. Schweiz Med Wochenschr 103: 1557–1560
17. Miller JM, Ginsberg M, Lipin RJ, Long PH (1951) Clinical experience with streptokinase and streptodornase. JAMA 145 (9): 620–624
18. Quigley RL (1995) Thoracentesis and chest tube drainage. Crit Care Clin 11/1: 111–126
19. Ruskin JA, Gurney JW, Thorsen MK, Goodman LR (1987) Detection of pleural effusions on supine chest radiographs. AJR 148: 681–683
20. Symbas PN (1989) Chest tube drainage. Surg Clin North Am 69/1: 41–46
21. Talmor M, Hydo L, Gershenwald JG, Barie PS (1998) Beneficial effects of chest tube drainage of pleural effusion in acute respiratory failure refractory to positive endexspiratory pressure ventilation. Surgery 123: 137–143
22. Thal AP, Quick KL (1988) A guided chest tube for safe thoracostomy. Surg Gynecol Obstet 167: 517
23. Ullmer E, Wyser C, Solèr M (1998) Pleuraerguss: wie weiter. Schweiz Med Wochenschr 128: 451–458
24. Waqaruddin M, Bernstein A (1975) Re-expansion pulmonary oedema. Thorax 30: 54–60

Kapitel 22 **Bronchoskopie**

A. P. Perruchoud, S. Elsasser

22.1 Einleitung 401

22.2 Technische Aspekte 401
22.2.1 Ausrüstung 401
22.2.2 Auswirkungen der Bronchoskopie 402
22.2.3 Beatmung während der Bronchoskopie 404
22.2.4 Medikamentöse Vorbereitung 404

22.3 Indikationen 405
22.3.1 Atelektasen 405
22.3.2 Hämoptoe 406
22.3.3 Pneumonie 406
22.3.4 Aspiration, Fremdkörper 407
22.3.5 Tracheobronchiale Verletzungen 407
22.3.6 Bronchopleurale Fisteln 407
22.3.7 Akute Obstruktion, Asthma 407
22.3.8 Inhalationstrauma/inhalative Intoxikation 408
22.3.9 Perkutane Tracheotomie 408

22.4 Komplikationen 408

Literatur 409

Bronchoskopie

A. P. Perruchoud, S. Elsasser

22.1 Einleitung

Die *fiberoptische Bronchoskopie* hat sich als unverzichtbares diagnostisches und therapeutisches Verfahren auf der Intensivstation fest etabliert, während die starre Bronchoskopie nur noch sehr wenigen Indikationen vorbehalten ist. Nachteile der *starren Bronchoskopie* sind die eingeschränkte Sicht in die Peripherie, die größere Belastung des Patienten, die Notwendigkeit einer tiefen Sedierung oder Narkose und das erschwerte Vorgehen bei beatmeten Patienten. Klassische Indikationen umfassen noch die massive Hämoptoe, die Entfernung größerer endobronchialer Fremdkörper sowie die endobronchiale Lasertherapie und Stentplatzierung. Dank zunehmender Erfahrung mit der fiberoptischen Methode können in vielen Intensivstationen mittlerweile auch die Hämoptoe und die Entfernung von Fremdkörpern fiberoptisch angegangen werden. Bei der fiberoptischen Bronchoskopie kann zwischen einer diagnostischen und therapeutischen Anwendung unterschieden werden, wobei sich die Indikationen oft überlappen. In den Tabellen 22-1 und 22-2 sind die häufigsten Indikationen für die fiberoptische Bronchoskopie auf der Intensivstation zusammengestellt.

22.2 Technische Aspekte

22.2.1 Ausrüstung

Für die Bronchoskopie auf der Intensivstation sollte ein Wagen bereitgestellt werden, auf dem Fiberbronchoskop und Lichtquelle zusammen mit dem notwendigen Zubehör leicht transportiert werden können (Abb. 22-1). Die Grundausrüstung zeigt die Übersicht auf Seite 402.

Tabelle 22-1. Häufige diagnostische Indikationen für die fiberoptische Bronchoskopie bei Intensivpatienten

Diagnostik	Fragestellung, Hilfsmittel
Atelektasen	Schleimpfropf? Tumor? anatomisches Hindernis? Fremdkörper? Spülung mit NaCl, evtl. mit N-Acetylcystein
Pneumoniediagnostik (bei nosokomialer Pneumonie, Therapiemisserfolg, Immunsuppression)	Ableitungsbronchitis? Schleimhautrötung? bronchoalveoläre Lavage, geschützte Bürste mit quantitativer Kultur, Spezialfärbungen, transbronchiale Biopsie
Aspiration	Schleimhautbeurteilung; Identifikation von Fremdmaterial
Nichtentfaltbare Lunge bei Pneumothorax	Obstruktion? Bronchopleurale Fistel?
Hämoptoe	Blutungslokalisation?
Tubuslage	Tubuslokalisation?
Atemwegsobstruktion	Tubusdurchgängigkeit? Tumor? Fremdkörper? Bronchialkollaps?
Inhalation/Intoxikation	Schleimhautbeurteilung; Nekrosen?
Thoraxtrauma	Tracheal-, Bronchusverletzungen?
Perkutane Tracheotomie	Tubuslage? Lage des Führungsdrahts? Blutung?
Abklärung pulmonaler Infiltrate	Infektzeichen? Sekretbeschaffenheit? Zytologie, bronchoalveoläre Lavage (BAL)
Larynx-, Trachealschäden nach Intubation und Tracheotomie	Anatomische und funktionelle Integrität?
Tumorverdacht	Schleimhautbeurteilung? Tumor? Plumpe Karinen? Zytologie (Spülflüssigkeit, Bürste, Nadel), Histologie, transbronchiale Biopsie, transkarinale Biopsie, BAL

Tabelle 22-2. Häufige therapeutische Indikationen für die fiberoptische Bronchoskopie bei Intensivpatienten

Therapie	Methoden
Atelektasen	Spülung mit NaCl, evtl. mit N-Acetylcystein
Fremdkörper	Entfernung mit Zange, Körbchen
Hämoptoe	Vasopressin, endobronchiale Blockade (z. B. mit Fogarty-Katheter), Lasertherapie, Fibrinkleber
Asthma	Absaugen von Schleimpfröpfen (direkte Applikation von β-Sympathomimetika)
Bronchopleurale Fisteln	Fibrinkleber

Ausrüstung für die Bronchoskopie auf der Intensivstation

- Fiberbronchoskop mit Absaugschlauch
- Lichtquelle
- Spüllösung
- Tubusaufsatz, Adapter
- Mundstück (Schutz des Bronchoskops!)
- Zangen
- Röhrchen für Mikrobiologie und Zytologie
- Lidocain 2 % (Lokalanästhesie)
- Je nach Absprache mit der Intensivstation Sedativa, Analgetika, Anästhetika
- Adrenalin oder Ornipressin (Vasopressinanalogon) zur lokalen Blutstillung
- β-Sympathomimetika (zur lokalen Instillation oder Verneblung)
- Schutzmaske und Schutzbrille

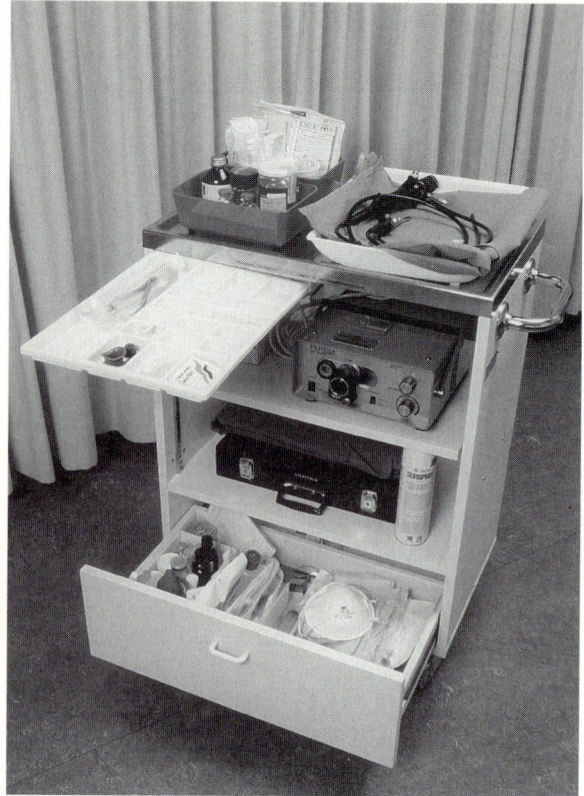

Abb. 22-1. Bronchoskopiewagen für die Intensivstation

Kommerziell erhältliche Tubusansatzstücke mit einer dichtenden Öffnung für Absaugkatheter oder Bronchoskop erleichtern die Untersuchung bei intubierten Patienten beträchtlich. Die Überwachung von Herzrhythmus, arterieller O_2-Sättigung (S_aO_2) und Blutdruck ist bei Bronchoskopien auf der Intensivstation unerlässlich, während die CO_2-Überwachung wünschenswert ist.

■ **Auswahl des Bronchoskops.** Bei der Auswahl des Bronchoskops sind Tubusgröße und Indikation der Untersuchung zu berücksichtigen. Moderne Bronchoskope von 5 mm Durchmesser („Kinderbronchoskope") bieten meist eine genügende Übersicht und ergeben vergleichbare Resultate bei der bronchoalveolären Lavage (BAL), während die hämodynamische und respiratorische Beeinträchtigung geringer ist [19]. Bronchoskope mit 6 mm Durchmesser und entsprechend größerem Arbeitskanal müssen gelegentlich bei der Abklärung von Hämoptoe und bei zähem, schwer mobilisierbarem Sekret verwendet werden, erfordern allerdings einen Tubus von mindestens 8 mm Innendurchmesser.

22.2.2 Auswirkungen der Bronchoskopie

Gasaustausch

■ **Spontan atmender Patient.** Die fiberoptische Bronchoskopie führt beim spontan atmenden, nichtintubierten Patienten zu einem Abfall des p_aO_2 um 1–4,5 kPa (ca. 5–35 mmHg) [8]. Bei schwerer respiratorischer Insuffizienz, ausgeprägter Tachypnoe sowie deutlichem Einsatz der Atemhilfsmuskulatur kann daher vor der Bronchoskopie eine Intubation erforderlich sein. Ist durch die Bronchoskopie eine Verbesserung des Gasaustausches zu erwarten (z. B. bei einer Atelektase), so kann sie auch unter Spontanatmung erfolgen. Hingegen sollte bei diagnostischer bronchoalveolärer Lavage (BAL) vor der Bronchoskopie elektiv intubiert werden. Für Patienten mit nichtinvasiver Maskenbeatmung sind Adapter erhältlich, die eine Bronchoskopie durch die Gesichtsmaske ermöglichen [1].

■ **Beatmeter Patient.** Deutlich ausgeprägter kann die Hypoxämie bei beatmeten Patienten ausfallen, insbesondere wenn eine bronchoalveoläre Lavage durchgeführt wird. In einer Studie betrug der durchschnittliche Abfall des p_aO_2 rund 9 kPa (ca. 70 mmHg). Durch sorgfältige Respiratoreinstellung, bei der während der Untersuchung kein PEEP appliziert und außerdem auf ein gleichbleibendes Atemminutenvolumen geachtet wird, kann der durchschnittliche Abfall des p_aO_2 auf rund 1 kPa (7,5 mmHg) begrenzt werden. Allerdings wurden auch hier S_aO_2-Abfälle unter 70 % beobachtet, und bei 9 % der Patienten nahm der Oxygenierungsindex (p_aO_2/F_IO_2) um über 30 % ab [21]. In dieser kontrollierten Studie bei Patienten mit katecholaminbedürftigem ARDS wurden auch Verbesserungen der Oxygenierung beobachtet, wahrscheinlich bedingt durch Auto-PEEP infolge exspiratorischer Flussbehinderung durch das Bronchoskop. Leider gibt es keine klinischen Parameter, mit denen sich eine schwere Hypoxämie voraussagen lässt. Verlängertes Absaugen von Luft führt zu Hypoventilation mit stärkerem S_aO_2-Abfall und sollte daher vermieden werden [8, 21].

Atemmechanik

Die fiberoptische Bronchoskopie bei intubierten Patienten hat tiefgreifende Auswirkungen auf die Atemparameter. Während die Fiberbronchoskopie bei spontan atmenden Patienten die Atemmechanik nur wenig beeinflusst, ändert sich dies dramatisch, sobald durch einen Tubus bronchoskopiert wird. Wird das Atemzugvolumen konstant gehalten, kann der maximale Beatmungsdruck bis auf über 100 cm H_2O ansteigen [21]. Dies entspricht allerdings keineswegs dem intratrachealen oder gar alveolären Druck, sondern hauptsächlich dem Druck durch das den Tubus verlegende Bronchoskop. Der durch das Bronchoskop gemessene distale intratracheale Druck ist deutlich geringer [8].

Das Bronchoskop stellt nicht nur ein Inspirationshindernis dar, sondern erschwert auch die Exspiration beträchtlich. Deshalb sind die gemessenen endexspiratorischen Drücke mit 10–15 cm H_2O und damit der Auto-PEEP deutlich erhöht, wobei dieser Effekt im Tierexperiment durch kontinuierlichen Sog reduziert werden kann [8]. Bei Bronchoskopien durch einen Tubus mit 7 mm Innendurchmesser wurden endexspiratorische Drücke bis 35 cm H_2O gemessen, entsprechend hoch ist die Gefahr des Barotraumas. Wie Abb. 22-2 zeigt, nimmt die für den Luftstrom zur Verfügung stehende Querschnittfläche mit abnehmender Tubusgröße und zunehmendem Bronchoskopdurchmesser stark ab.

Die induzierte Überblähung führt zu einer Zunahme der funktionellen Residualkapazität um 30 % und zu einer Abnahme der Sekundenkapazität um 40 %.

Hämodynamik

Die fiberoptische Bronchoskopie führt zu einer adrenergen Stimulation: Beim leicht sedierten Patienten steigen Blutdruck und Herzfrequenz um etwa 30 % an

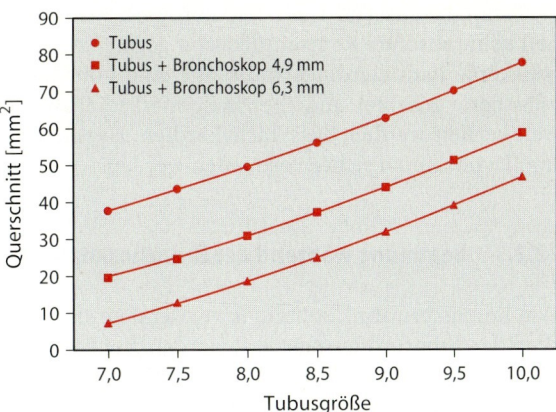

Abb. 22-2. Verminderung der Querschnittfläche von Endotrachealtuben verschiedener Größe (*x-Achse*) durch ein „Kinderbronchoskop" (*mittlere Gerade*) und ein Bronchoskop mit 6 mm Durchmesser (*unterste Gerade*)

[9, 13]. Der pulmonalarterielle Druck und der Herzindex (Herzminutenvolumen pro m² Körperoberfläche) nehmen stärker zu, nämlich um 40–100 % [8]. Bei beatmeten Patienten schützt die gewöhnlich stärkere Analgesie/Sedierung weitgehend vor dieser Reaktion. In den publizierten Studien zur Hämodynamik während fiberoptischer Bronchoskopie und BAL stiegen Herzfrequenz, mittlerer arterieller Blutdruck und pulmonalkapillärer Verschlussdruck lediglich in je einer Studie signifikant an, während der pulmonalarterielle Druck um durchschnittlich etwa 20 % zunahm. Der Herzindex stieg bei diesen Patienten um durchschnittlich 10 %. Auch der Rechts-links-Shunt nahm signifikant um 5 % bzw. 10 % zu. Der berechnete O_2-Verbrauch stieg in beiden Studien signifikant an. Gerade bei schwer oxygenierbaren Patienten unter hohen Katecholamindosen kann es zu bedrohlichen Blutdruckabfällen kommen [21]. Erklärt werden diese Veränderungen durch den sich entwickelnden Auto-PEEP, die Hypoxämie, die Überflutung eines Lungensegments durch die BAL-Flüssigkeit sowie die Verminderung der funktionellen Residualkapazität durch fortgesetztes Absaugen.

■ **Patienten mit koronarer Herzerkrankung.** Bei Patienten mit koronarer Herzkrankheit kann die Bronchoskopie eine Myokardischämie oder Herzrhythmusstörungen auslösen.

Eine Inzidenz von 5–11 % Arrhythmien, von denen die meisten harmloser Natur waren, ist bei Patienten mit koronarer Herzkrankheit während der fiberoptischen Bronchoskopie beschrieben. Elektrokardiographisch nachgewiesene Ischämien treten bei 10–17 % der untersuchten Patienten auf [2, 13]. Andererseits scheint eine Bronchoskopie auch nach akutem Myokardinfarkt sicher zu sein, wenn keine Ischämie nachweisbar ist [3].

! Zusammenfassend stellt eine koronare Herzkrankheit keine absolute Kontraindikation gegen eine Bronchoskopie dar, allerdings muss auf eine gute Lokalanästhesie geachtet und die Analgesie/Sedierung soweit vertieft werden, dass Tachykardien, Hypertonien und Hypoxämien sicher vermieden werden.

22.2.3 Beatmung während der Bronchoskopie

Wie bereits erwähnt, sollte das verwendete Bronchoskop der Tubusgröße angepasst werden. Bei Patienten, die assistiert mit niedriger O_2-Konzentration beatmet werden, ergeben sich meist keine Störungen der Lungenfunktion. Hier genügt eine inspiratorische O_2-Konzentration von 100% und eine Erhöhung des Beatmungsdrucks, um eine befriedigende Oxygenierung und Ventilation zu erreichen. Probleme bieten kontrolliert beatmete Patienten, bei denen trotz hohem PEEP die arterielle Sättigung unter 100% O_2 nicht wesentlich über 90% steigt. Hier gelten die in Tabelle 22-3 aufgeführten Empfehlungen. Dabei ist zu bedenken, dass für die neueren Beatmungsarten [z. B. PAV („proportional assist ventilation") oder ATC („automatic tube compensation")] größere Erfahrungen bislang fehlen. Daher empfiehlt sich die Bronchoskopie mit einer Standardbeatmungstechnik oder die kurzfristige Überwachung von Atemmechanik (Tracheadrücke durch Bronchoskop) und Gasaustausch (mittels S_aO_2 und Kapnographie). Bei Absinken der pulsoxymetrischen O_2-Sättigung unter 90% ist die Untersuchung zu unterbrechen, bis sich die Sättigung wieder dem Ausgangswert nähert.

22.2.4 Medikamentöse Vorbereitung

Nichtintubierte Patienten werden üblicherweise mit Inhalation von Lidocain 2% sowie parenteralem Dicodid und Atropin prämediziert [18]. Lidocain kann in hohen Dosen Bronchospasmen, Bradykardien und epileptische Anfälle induzieren; außerdem hemmt es das bakterielle Wachstum. Die empfohlene Maximaldosis beträgt 4 mg/kg [24]. Je nach Wachheitszustand und Aspirationsgefährdung müssen die oft verwendeten Benzodiazepine sehr vorsichtig dosiert werden. Intubierte Patienten erhalten meist schon eine intravenöse Basisanalgesie/Sedierung (z. B. Kombination Opioid-Benzodiazepin oder Propofol). Bei starkem Hustenreiz kann hier mit Opioiden (z. B. 0,1 mg Fentanyl oder 10 mg Morphin) und/oder Benzodiazepinen (z. B. 2,5–5 mg Midazolam) supplementiert werden. Während bei der Bronchialtoilette wegen Atelektasen oder nach Aspiration ein gewisser Hustenreiz erwünscht ist, wird eine bronchoalveoläre Lavage durch Husten erschwert und die Untersuchung unnötig verzögert. In diesen Fällen ist eine vertiefte Sedierung (z. B. mit Propofol 20–50 mg) oder eine kurzfristige Relaxation (z. B. mit 0,2–0,3 mg Mivacurium/kgKG) notwendig. Tabelle 22-4 zeigt die gebräuchlichen Dosierungen der bei uns am häufigsten zur Bronchoskopie verwendeten Medikamente.

Tabelle 22-3. Empfohlene Respiratoreinstellung während der Bronchoskopie

- Erhöhung des F_iO_2 15 min vor der Bronchoskopie auf 1,0, Reduktion nach der Bronchoskopie nach Maßgabe der pulsoxymetrisch gemessenen O_2-Sättigung (SpO_2)
- Reduktion des PEEP um mindestens 50% (ganz absetzen bei obstruktiven Ventilationsstörungen)
- Erhöhung des inspiratorischen Maximaldrucks (z. B. auf 50 cm H_2O) und Erniedrigung des I:E-Verhältnisses (z. B. auf 1:1 in Abwesenheit einer relevanten obstruktiven Ventilationsstörung)
- Überwachung der Atemzugvolumina; falls die SpO_2 über 92% bleibt, kann auch ein deutlich erniedrigtes Atemminutenvolumen kurzfristig akzeptiert werden
- Kontinuierliche Überwachung von Puls, Blutdruck und SpO_2
- Kontinuierliche Überwachung der psO_2 für mindestens 4 h nach der Bronchoskopie

Tabelle 22-4. Gebräuchliche Medikamente und Dosierungen während der Bronchoskopie

Indikation	Medikament	Dosis	Bemerkungen
Oberflächenanästhesie	Lidocain 2%		Maximal 4 mg/kg
Bronchodilatation	Salbutamol	5 Trpf. 0,5%	Bei Bronchospasmus wiederholen
Analgesie	Morphin	5–10 mg	Evtl. wiederholen
	Fentanyl	0,05–0,1 mg	Evtl. wiederholen
Sedierung	Midazolam	1–2,5 (bis 5) mg	Evtl. wiederholen
Anästhesie	Propofol	0,5–1–2 mg/kg	Nach Wirkung titrieren, Wirkdauer 5 min
	Etomidat	0,1–0,3 mg/kg	Nach Wirkung titrieren, Wirkdauer 5 min
Muskelrelaxation	Mivacurium	0,2 mg/kg	Wirkdauer 20 min
	Atracurium	0,4 mg/kg	Wirkdauer 30 min

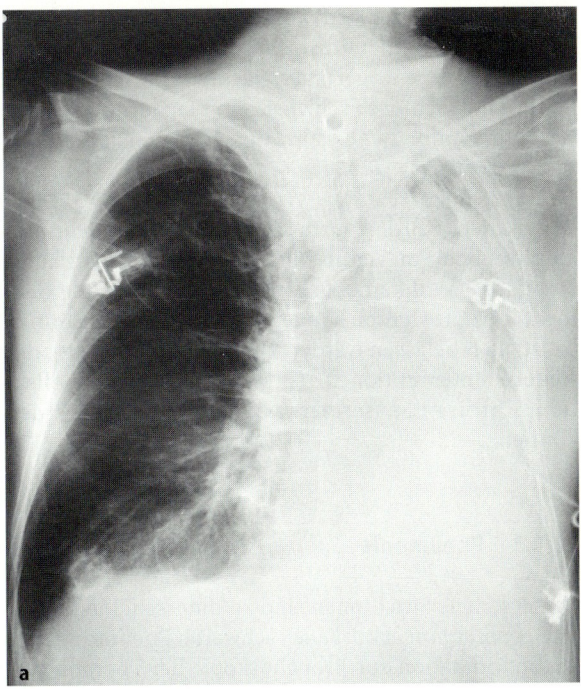 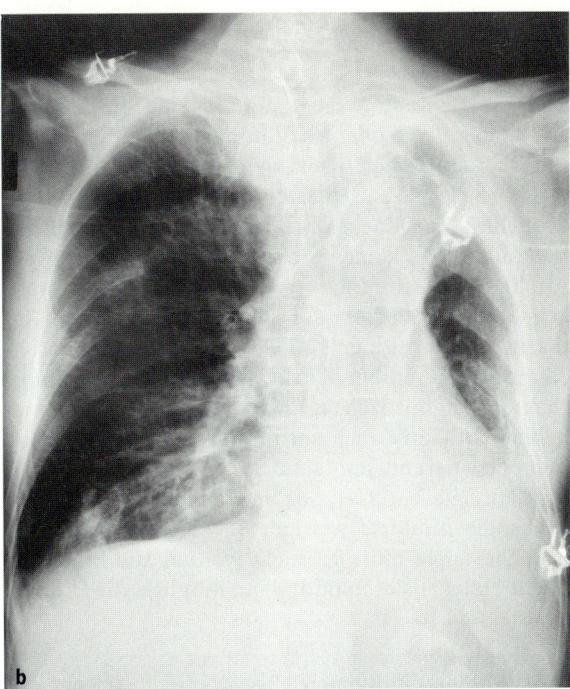

Abb. 22-3 a, b. Atelektase bei einem Patienten nach Oberlappenresektion links. **a** vor der Bronchoskopie (beachte die Verlagerung der Mediastinalstrukturen nach links). **b** nach Bronchoskopie

22.3 Indikationen

22.3.1 Atelektasen

Eine segmentale oder lobäre Atelektase manifestiert sich klinisch als abgeschwächtes bis aufgehobenes Atemgeräusch bei erhaltenem Stimmfremitus. Radiologisch zeigt sich eine Verschattung mit Schrumpfungstendenz (Abb. 22-3).

Die Bronchoskopie kann Atelektasen effektiv beheben, wenn ein Sekretpfropf in den zentralen Atemwegen vorliegt (Abb. 22-4). Ein verlässliches Zeichen dafür ist ein plötzlicher Abbruch der Bronchuskontur im Thoraxröntgenbild. Luftbronchogramme im atelektatischen Lungenteil sind ein Hinweis, dass die zentralen Atemwege durchgängig sind und trotz Bronchoskopie mit einer verzögerten Auflösung zu rechnen ist [10]. Bei Patienten, die nur über einen ineffektiven Hustenstoß verfügen (z.B. bei hohen Spinalläsionen, multiplen Rippenfrakturen oder neuromuskulären Erkrankungen), wird die Indikation zur Bronchoskopie großzügig gestellt. Bei reichlichem, sehr zähem Sekret ist das Absaugen oft ungenügend wirksam. In dieser Situation kann eine wiederholte Lavage mit 10–20 ml NaCl 0,9% das Sekret lösen. Eine Spülung mit N-Acetylcystein ermöglicht es, dann noch verbleibendes Sekret abzusaugen [16], als Nebenwirkung kann allerdings ein Bronchospasmus ausgelöst werden. Bei therapierefraktären Atelektasen kann eine vorsichtige Luftinsufflation durch den Arbeitskanal des Bronchoskops zur Entfaltung führen; Erfolgsraten von 82–92% bei weniger als 3 Tage alter Atelektase wurden beschrieben.

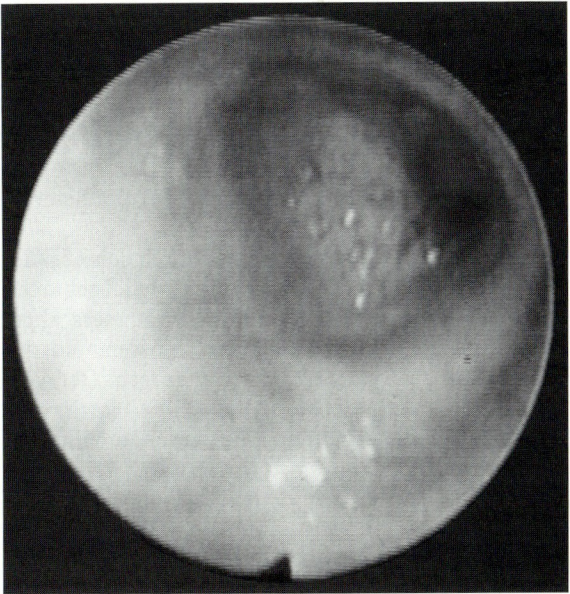

Abb. 22-4. Endoskopisches Bild mit Sekretpfropf im Unterlappenbronchus

22.3.2 Hämoptoe

Massive Hämoptoe ist definiert als Blutung von 200–500 ml/24 h oder als Blutung, die zu einer schweren respiratorischen Insuffizienz führt.

Die häufigsten *Ursachen* einer Hämoptoe sind Bronchitis und Karzinome; die Schwere der Blutung lässt allerdings keinen sicheren Rückschluss auf die Ätiologie zu. Gefürchtet werden die massiven Blutungen bei Verletzungen der A. pulmonalis durch Katheter, bei Arrosionen von Gefäßen durch intrabronchiale Stents und bei der diffusen alveolären Hämorrhagie. Diagnostisch wegweisend ist bei letzterer neben der Klinik auch der bronchoskopische Befund mit persistierend blutigem Sekret nach Lavage. Bei nichtkorrigierbarer Hypoxämie muss vor der Bronchoskopie intubiert werden. Bei der fiberoptischen Bronchoskopie muss versucht werden, die Blutungsquelle zu lokalisieren und, wenn möglich, die Ursache zu erfassen.

■ **Schwächere Blutungen.** Bei weniger schwerwiegenden Blutungen kann die lokale Instillation von Vasokonstriktoren wie Vasopressin oder Adrenalin die Blutung kontrollieren. Alternativ ist die Applikation von Thrombin (5–10 ml mit 1000 U/ml) oder Thrombin-Fibrinogen (Fibrinogen 5–10 ml einer 2%igen Lösung) mit Erfolg in 15 von 19 Fällen beschrieben.

■ **Massive Blutungen.** Bei massiven Blutungen ist eine Lokalisation der Blutung oft nicht möglich, da das Blut nicht schnell genug abgesaugt werden kann. In kritischen Situationen muss dann der Tubus in den Hauptbronchus der nicht betroffenen Lunge dirigiert werden, um so eine ausreichende Oxygenierung zu ermöglichen. Ist die Blutung zumindest in Segmenthöhe lokalisierbar, so kann ein 4-F-Fogarty-Katheter in das blutende Segment eingeführt und der Ballon mit 0,75 ml NaCl 0,9 % gefüllt werden.

Technisch gibt es 2 Möglichkeiten, den Katheter zu platzieren:
- Bei der ersten wird der Katheter durch den Absaugkanal direkt an die gewünschte Stelle gebracht, danach das proximale Ende des Katheters abgeschnitten, mit einer Nadel verschlossen und das Bronchoskop vorsichtig zurückgezogen. Der Vorteil dieser Methode ist die einfachere Platzierung, nachteilig sind die fehlende Absaugmöglichkeit während des Manövers und die Gefahr einer Katheterdislokation beim Zurückziehen des Instruments.
- Alternativ kann der distale Teil des Katheters unter Schonung des Ballons mit einer Biopsiezange gefasst und in das blutende Segment dirigiert werden. Je nach Größe des Absaugkanals ist dabei ein ausreichendes Absaugen möglich, außerdem ist die Gefahr einer Katheterdislokation beim Zurückziehen des Instruments geringer. Nachteile dieser Methode sind die technisch schwierigere Platzierung des Katheters und die Gefahr, den Katheter durch die Zange zu verletzen.

Inzwischen wurden auch Doppellumenkatheter mit abschraubbarem Ventil entwickelt, durch das hämostyptische Medikamente direkt in das blutende Segment injiziert werden können [4]. Die Katheter können bis zu 48 h belassen werden, bis die Blutung steht oder weitere Interventionen (Bronchialarterienembolisation, Chirurgie, Lasertherapie) durchgeführt werden können.

22.3.3 Pneumonie

Verschiedene Situationen sind zu unterscheiden:
- Bei *ambulant erworbenen* schweren Pneumonien ist die Indikation zur Bronchoskopie bei Therapieversagen gegeben; einer Untersuchung zufolge konnte die Krankheitsursache dann in 79 % der Fälle ermittelt werden.
- Bei *immunsupprimierten Patienten* und beim *Verdacht auf nosokomiale Pneumonien* ist die Bronchoskopie beim beatmeten Patienten indiziert.

■ **Nachweis von Mikroorganismen.** Es werden verschiedene Methoden zum Nachweis von Mikroorganismen angewandt:

Beim intubierten Patienten ist die Kultur von Spülflüssigkeit höchstens beim Befund einer eitrigen Ableitungsbronchitis sinnvoll, da sie der Kultur des Trachealsekrets nicht überlegen ist [6]. Mit einer geschützten Bürste wird eine Kontamination durch tracheobronchiale Keime verhindert. Am häufigsten wird eine BAL durchgeführt. Die folgende Übersicht zeigt die Wertigkeit des Nachweises verschiedener Mikroorganismen in der BAL.

Diagnostische Wertigkeit bei Nachweis verschiedener Mikroorganismen in der bronchoalveolären Lavage (BAL)

Nachweis diagnostisch beweisend

- Mycobacterium tuberculosis
- Legionella pneumophila
- Pneumocystis carinii
- Toxoplasma gondii
- Mycoplasma pneumoniae
- Respiratory syncytial virus
- Strongyloides

> **Nachweis unterstützt die Diagnosestellung**
>
> - Andere Bakterien
> - Aspergillus
> - Cryptococcus
> - Atypische Mykobakterien
> - Herpes simplex
> - Zytomegalievirus

■ **Bronchoalveoläre Lavage (BAL).** Bei der BAL wird das Bronchoskop in ein radiologisch betroffenes Subsegment vorgeschoben und körperwarmes NaCl 0,9 % instilliert. Die Menge schwankt zwischen 3-mal 50 und 3-mal 100 ml; gewonnen wird das Sekret entweder durch passives Zurücklaufenlassen oder durch Absaugen. Die sog. Minilavage mit 3-mal 50 ml Instillat und Absaugen des Sekrets ist bei etwa gleicher Ausbeute deutlich weniger belastend. Eine neuere Übersichtsarbeit diskutiert die Sensitivität und Spezifität der verschiedenen Methoden [14]. Neuere Studien untersuchen die Auswirkungen von BAL-Ergebnissen auf therapeutische Entscheidungen und die Prognose [20]. Zusammenfassend lässt sich danach mit einer negativen BAL eine nosokomiale Pneumonie ausschließen und eine empirisch eingeleitete Therapie abbrechen.

22.3.4 Aspiration, Fremdkörper

Es können 3 Aspirationssyndrome unterschieden werden:
- Bei der *Aspiration von saurem Magensaft* (Mendelson-Syndrom) erreicht dieser innerhalb von Sekunden die Peripherie. Eine routinemäßige Bronchoskopie ist nicht indiziert.
- Bei der *Aspiration fester Gegenstände* oder von *Erbrochenem* kann sich durch Verlegung der großen Bronchien eine Atelektase entwickeln. Diese Komplikation lässt sich durch frühzeitige Bronchoskopie verhindern. Kleinere Nahrungsbestandteile lassen sich mit der Zange fassen und entfernen, für größere Gegenstände sind hingegen spezielle Zangen und Körbchen erforderlich, die das Entfernen erleichtern. Damit können auch größere Gegenstände entfernt werden, was früher der starren Bronchoskopie vorbehalten blieb. Vorteile der fiberoptischen Bronchoskopie sind die geringere Patientenbelastung, die Durchführbarkeit am Krankenbett sowie die bessere Erreichbarkeit der Oberlappen und der peripheren Lungenbezirke [7].
- Beim *Syndrom der chronischen Aspiration* mit Entwicklung von Lungenabszessen ist die Bronchoskopie zur Sekretgewinnung, zum Ausschluss einer Bronchusobstruktion sowie zum Anaerobiernachweis indiziert.

22.3.5 Tracheobronchiale Verletzungen

Tracheobronchiale Verletzungen können auch ohne die klassischen Symptome wie Dyspnoe, Hautemphysem, persistierender Pneumothorax trotz Drainage und Pneumomediastinum vorliegen. Traumapatienten sollten beim geringsten Verdacht auf tracheobronchiale Verletzungen *frühzeitig* bronchoskopiert werden, um Komplikationen zu vermeiden. Diagnostische Schwierigkeiten ergeben sich bei proximalen Verletzungen, die durch den Tubus verdeckt sind.

22.3.6 Bronchopleurale Fisteln

■ **Diagnostik.** Die meisten bronchopleuralen Fisteln manifestieren sich als persistierender Pneumothorax trotz adäquater Drainage. Die bronchoskopische Diagnose kann schwierig sein. Gelegentlich können Luftblasen aus dem betroffenen Segment erkannt werden. Die Spülung eines möglicherweise betroffenen Segmentbronchus mit NaCl 0,9 % unter gleichzeitigem Hüsteln des Patienten kann die Luftblasen deutlicher sichtbar machen. Eine weitere diagnostische Möglichkeit besteht im Vorschieben eines 4-F-Fogarty-Katheters durch den Arbeitskanal in den verdächtigen Segmentbronchus mit vorsichtigem Füllen des Ballons. Bei abgedichtetem Bronchus sollte der Luftverlust durch die Thoraxdrainage deutlich abnehmen.

■ **Therapie.** Ist das betroffene Segment identifiziert, so stehen verschiedene Möglichkeiten zur Verfügung, um das Leck zu verschließen. Verwendet werden Fibrinogenpräparate, Kryopräzipitate mit hohem Gehalt an Fibrinogen und Faktor VIII, autologe Blutpatches sowie Tetrazykline. Eine Technik besteht darin, einen Swan-Ganz-Katheter in das betroffene Ostium zu legen, den Ballon aufzublasen und durch den distalen Schenkel 2 ml Fibrinogen zu injizieren, anschließend 500 E Thrombin lokal zu injizieren, gefolgt von 2 ml Luft. Mit 1 ml ε-Aminocapronsäure kann die Gefahr einer Fibrinolyse vermindert werden [12].

22.3.7 Akute Obstruktion, Asthma

■ **Akute Obstruktion.** Die häufigsten Ursachen für eine akute Obstruktion der oberen Luftwege sind Epiglottitis, bilaterale Stimmbandparese, Larynxödeme und Fremdkörper. Diese können endoskopisch leicht diagnostiziert werden. Bei entzündlichen Ursachen muss sehr vorsichtig, wenn immer möglich nasal, und in Intubationsbereitschaft endoskopiert werden, da reflektorische Laryngospasmen ausgelöst werden können. Bei Patienten mit stridoröser Atmung nach der Extubation muss bronchoskopisch nach Stenosen oder funktionellen Veränderungen gesucht werden.

■ **Status asthmaticus.** Der Nutzen der Bronchoskopie beim Status asthmaticus wird kontrovers beurteilt. Nur selten führt die alleinige bronchoskopische Bronchialtoilette mit Absaugen von zähem Sekret zu einer Verbesserung der Oxygenierung [5]. Durch eine aggressive bronchodilatatorische Therapie, schnelles Arbeiten durch einen geübten Bronchoskopeur und wiederholte Pausen wird die Gefahr eines möglicherweise deletären Air-trappings mit Zunahme des Auto-PEEP minimiert.

22.3.8 Inhalationstrauma/inhalative Intoxikation

Feuer- oder Rauchexposition in schlecht belüfteter Umgebung stellen Risikofaktoren für eine thermische Schädigung der Atemwege dar, aus der sich ein ARDS entwickeln kann. Klinische Hinweise umfassen Gesichtsverbrennungen, angesengte Nasenhaare, Sputum mit Rußpartikeln, Heiserkeit, Stridor und Giemen. Auch ohne diese Symptome kann sich ein ARDS entwickeln.

Von 130 Patienten, die einem Feuer ausgesetzt waren, wiesen 46 Patienten makroskopische (Rötung der Mukosa, Rußpartikel, abgeschwächter Hustenreflex, eitriges Sekret) oder mikroskopische Zeichen einer Mukosabeteiligung auf, 52% dieser Patienten entwickelten ein ARDS. Alle Patienten, die erst bei Verschlechterung der Blutgase intubiert wurden, starben [11].

Eine Bronchoskopie ist sicher bei Vorliegen der oben erwähnten Symptomatik indiziert, basierend auf der erwähnten Studie kann jedoch die Indikation auch bei asymptomatischen Patienten gestellt werden. Bei intubierten Patienten korreliert der makroskopische Aspekt der Schleimhaut allerdings nicht mit der Beatmungsdauer.

Verschiedene Inhalationsgifte (z.B. Flußsäure, HF) führen zu Mukosanekrosen. Bei der Bronchoskopie dürfen die entstandenen Membranen nicht *in toto* gefasst und entfernt werden, da sie den Tubus oder Larynx verstopfen und so die Atemwege verlegen können.

22.3.9 Perkutane Tracheotomie

Die perkutane Tracheotomie ist eine komplikationsarme Methode. Obwohl in der Erstbeschreibung nicht erwähnt, bietet die fiberoptische Bronchoskopie eine zusätzliche Sicherheit vor Verletzungen insbesondere der Pars membranacea, bestätigt sofort die korrekte Lage der Dilatatoren/Trachealkanüle und warnt frühzeitig vor stärkeren Blutungen. Außerdem kann zu Beginn des Eingriffs eine Bronchialtoilette durchgeführt und der Tubus unter Sicht knapp über die Punktionsstelle zurückgezogen werden, wodurch eine Beschädigung des Cuffs verhindert wird. Mit Beginn der Punktion wird das Bronchoskop in den Tubus zurückgezogen, um mögliche Beschädigungen zu vermeiden. Zu achten ist während der Tracheotomie auf eine ausreichende Ventilation, um einer Hyperkapnie vorzubeugen [22].

22.4 Komplikationen

Bei entsprechender Vorbereitung und Nachbetreuung ist die Fiberbronchoskopie eine sehr komplikationsarme Untersuchung. Eine Rate von 0,5% schweren Komplikationen (Pneumothorax, Hämoptoe, respiratorische Insuffizienz) und 0,8% leichten Komplikationen (Laryngospasmus, Erbrechen, vasovagale Synkope, Epistaxis, Bronchospasmus) mit äußerst geringer untersuchungsbedingter Mortalität ist zu erwarten, wobei transbronchiale Biopsien ein höheres Komplikationsrisiko aufweisen. Intensivpatienten sind naturgemäß einem größeren Risiko ausgesetzt [21] die Komplikationsrate liegt aber unter 10%.

> **Folgende Komplikationen der fiberoptischen Bronchoskopie werden auf der Intensivstation beobachtet:**
>
> - Hypoxämie,
> - Hyperkapnie,
> - Hypotonie,
> - Blutung,
> - Barotrauma (Pneumothorax, Mediastinalemphysem),
> - sepsisähnliches Syndrom,
> - Aspiration,
> - Arrhythmien,
> - Anstieg des intrakraniellen Drucks,
> - Laryngo- und Bronchospasmus.

Herz-Kreislauf-Stillstände sind beschrieben worden, die Patienten konnten aber – soweit publiziert – erfolgreich reanimiert werden. Die Komplikationsrate transbronchialer Lungenbiopsien bei beatmeten Patienten liegt deutlich über 10%. Einige Autoren halten dieses Risiko für vertretbar, andere verzichten bei beatmeten Patienten auf diese Untersuchung.

Bei *Asthmatikern* sind schwere Laryngo- und Bronchospasmen unter der Bronchoskopie beschrieben worden, außerdem treten bei hypoxämischen Patienten gehäuft Arrhythmien auf. Bis zu einer Sekundenkapazität von 60% des Sollwerts ist eine Bronchoskopie problemlos möglich. Bei intubationspflichtiger Obstruktion ist eine Steroidtherapie über einige Tage vor der Bronchoskopie angezeigt; fehlt diese Zeit, so ist zumindestens auf eine optimale supportive Therapie (präoperativ sowie einige Stunden postinterventionell stündliche Inhalation mit β-Sympathomimetika, z.B. Salbutamol) zu achten. *Fieber* tritt nach einer Bronchoskopie bei bis zu 16% der Patienten auf. Bei Pneumonien ist nach der Bronchoskopie auch ein sepsisähnliches Bild beschrieben worden [17]. Eine routinemäßige Endokarditisprophylaxe ist für die Bronchoskopie nicht erforderlich.

Die meisten schweren Komplikationen können durch sorgfältige Vorbereitung, kontinuierliche Überwachung aller Vitalparameter und einen erfahrenen Bronchoskopeur vermieden werden.

■ **Risikofaktoren.** Bei Vorliegen entsprechender Risikofaktoren (s. nachfolgende Übersicht) muss der Untersucher entscheiden, ob der erwartete Nutzen der Untersuchung das Risiko aufwiegt.

Risikofaktoren für Komplikationen bei der Bronchoskopie [15]

Erhöhtes Risiko

- PEEP > 10 cm H_2O
- Auto-PEEP > 15 cm H_2O
- Gerinnungsstörung oder Antikoagulation
- Hirndruck

Sehr hohes Risiko

- p_aO_2 < 9,3 kPa (< 70 mmHg) bei F_IO_2 > 0,7
- PEEP > 15 cm H_2O
- Akuter Bronchospasmus
- Akuter Myokardinfarkt
- Höhergradige Arrhythmien
- Mittlerer Blutdruck < 65 mmHg unter Vasopressortherapie
- Thrombozytenzahl < 20 000/µl

Obwohl die Häufigkeit kleinerer Blutungen bei thrombozytopenischen Patienten erhöht ist, kann eine fiberoptische Bronchoskopie einschließlich BAL mit äußerster Vorsicht auch bei Thrombozytenwerten unter 20 000/µl sicher durchgeführt werden [23], auf Biopsien sollte jedoch verzichtet werden. Bei Thrombozytenfunktionsstörungen (Urämie, v.-Willebrand-Krankheit) kann Desmopressin (0,3 µg/kg i.v., 15 min vor der Untersuchung) die Thrombozytenfunktion verbessern. Bei Blutungsneigung ist eine entsprechende hämostaseologische Vorbereitung empfehlenswert.

Literatur

1. Antonelli M, Conti G, Riccioni L et al. (1996) Noninvasive positive-pressure ventilation via face mask during bronchoscopy with BAL in high-risk hypoxemic patients. Chest 110: 724–728
2. Davies L, Mister R, Spence DPS et al. (1997) Cardiovascular consequences of fibreoptic bronchoscopy. Eur Respir J 10: 695–698
3. Dweik RA, Mehta AC, Meeker DP et al. (1996) Analysis of the safety of bronchoscopy after recent acute myocardial infarction. Chest 110: 825–828
4. Freitag L, Tekolf E, Stamatis G et al. (1994) Three years experience with a new balloon catheter for the management of haemoptysis. Eur Respir J 7: 2033–2037
5. Henke CA, Hertz M, Gustafson P (1994) Combined bronchoscopy and mucolytic therapy for patients with severe refractory status asthmaticus on mechanical ventilation: a case report and review of the literature. Crit Care Med 22: 1880–1883
6. Kirtland SH, Corley DE, Winterbauer RH et al. (1997) The diagnosis of ventilator-associated pneumonia: A comparison of histologic, microbiologic, and clinical criteria. Chest 112: 445–457
7. Lan RS, Lee CH, Chiang YC et al. (1989) Use of fiberoptic bronchoscopy to retrieve bronchial foreign bodies in adults. Am Rev Respir Dis 140: 1734–1737
8. Lindholm CE, Ollman B, Snyder JV et al. (1978) Cardiorespiratory effects of flexible fiberoptic bronchoscopy in critically ill patients. Chest 74: 362–368
9. Lundgren R, Häggmark S, Reiz S (1982) Hemodynamic effects of flexible fiberoptic bronchoscopy performed under topical anesthesia. Chest 82: 295–299
10. Marini JJ, Pierson DJ, Hudson LD (1979) Acute lobar atelectasis: a prospective comparison of fiberoptic bronchoscopy and respiratory therapy. Am Rev Respir Dis 119: 971–978
11. Masanes MJ, Legendre C, Lioret N et al. (1995) Using bronchoscopy and biopsy to diagnose early inhalation injury : Macroscopic and histologic findings. Chest 107: 1365–1369
12. Matar AF, Hill JG, Duncan W et al. (1990) Use of biological glue to control pulmonary air leaks. Thorax 45: 670–674
13. Matot I, Kramer MR, Glantz L et al. (1997) Myocardial ischemia in sedated patients undergoing fiberoptic bronchoscopy. Chest 112: 1454–1458
14. Mayhall CG (1997) Nosocomial pneumonia: Diagnosis and prevention. Infect Dis Clin North Am 11: 427–457
15. Meduri GU, Chastre J (1992) The standardization of bronchoscopic techniques for ventilator-associated pneumonia. Chest 102 (Suppl): 557 S–564 S
16. Perruchoud A, Ehrsam R, Heitz M et al. (1980) Atelectasis of the lung: bronchoscopic lavage with acetylcysteine. Experience in 51 patients. Eur J Respir Dis 61 (Suppl 111): 163–168
17. Pugin J, Suter PM (1992) Diagnostic bronchoalveolar lavage in patients with pneumonia produces sepsis-like systemic effects. Intensive Care Med 18: 6–10
18. Reed AP (1992) Preparation of the patient for awake flexible fiberoptic bronchoscopy. Chest 101: 244–253
19. Ricou B, Grandin S, Nicod L et al. (1995) Adult and paediatric size bronchoscopes for bronchoalveolar lavage in mechanically ventilated patients: Yield and side effects. Thorax 50: 290–293
20. Sanchez-Nieto JM, Torres A, GarciaCordoba F et al. (1998) Impact of invasive and noninvasive quantitative culture sampling on outcome of ventilator-associated pneu-

monia: A pilot study. Am J Respir Crit Care Med 157: 371–376
21. Steinberg KP, Mitchell DR, Maunder RJ et al. (1993) Safety of bronchoalveolar lavage in patients with adult respiratory distress syndrome. Am Rev Respir Dis 148: 556–561
22. Walz MK, Peitgen K, Thurauf N et al. (1998) Percutaneous dilatational tracheostomy – early results and long-term outcome of 326 critically ill patients. Intensive Care Med 24: 685–690
23. Weiss SM, Hert RC, Gianola FJ et al. (1993) Complications of fiberoptic bronchoscopy in thrombocytopenic patients. Chest 104: 1025–1028
24. Wu FL, Razzaghi A, Souney PF (1993) Seizure after lidocaine for bronchoscopy – case report and review of the use of lidocaine in airway anesthesia. Pharmacotherapy 13: 72–78

Sektion IV:
Akuter Kreislaufstillstand und kardiopulmonale Reanimation

Kapitel 23: Kardiopulmonale Reanimation

H. W. Gervais

23.1	Ursachen und Diagnose eines Herz-Kreislauf-Stillstands	415
23.1.1	Ursachen	415
23.1.2	Diagnosestellung des Herz-Kreislauf-Stillstands	415
23.2	Basismaßnahmen	416
23.2.1	Freimachen der Atemwege und Überstrecken des Kopfes	416
23.2.2	Freihalten der Atemwege	417
23.2.3	Beatmung	417
23.2.4	Thoraxkompression	419
23.2.5	Alternative mechanische Reanimationsverfahren	422
23.3	EKG-Diagnostik des Herz-Kreislauf-Stillstands	424
23.4	Defibrillation	425
23.5	Pharmakotherapie bei der Reanimation	427
23.5.1	Zugangsweg für die Medikamentenzufuhr	427
23.5.2	Pharmaka	427
23.6	Reanimation von Neugeborenen und Kindern	430
23.6.1	Neugeborene	430
23.6.2	Medikamentöse Therapie	432
23.6.3	Kinder	432
23.7	Methodisches Vorgehen beim Auffinden einer nicht ansprechbaren Person	433
	Literatur	438

Kardiopulmonale Reanimation

H. W. Gervais

23.1 Ursachen und Diagnose eines Herz-Kreislauf-Stillstands

23.1.1 Ursachen

Die wichtigsten respiratorischen und kardiozirkulatorischen Ursachen eines Herz-Kreislauf-Stillstands sind in Tabelle 23-1 zusammengefasst.

Respiratorische Störungen
Respiratorische Störungen können rasch zu einer u. U. lebensbedrohlichen Hypoxämie führen, z. B. durch eine Atemwegsverlegung beim bewusstlosen Patienten durch das Zurückfallen der Zunge.

Kardiale Störungen/plötzlicher Herztod
Kardiale Störungen können sich als Herzrhythmusstörungen aufgrund elektrophysiologischer Beeinträchtigungen manifestieren (Störung der Erregungsbildung und/oder -leitung) und die Pumpfunktion des Herzens so stark beeinträchtigen, dass praktisch kein Auswurf mehr stattfindet. Erkrankungen, die zum myokardialen Pumpversagen (ohne Herzrhythmusstörung) führen können, sind erworbene oder angeborene Erkrankungen der Koronararterien, primäre und sekundäre Hypertrophien, Erkrankungen der Herzklappen, restriktive und dilatative Kardiomyopathien, akutes und chronisches Herzversagen, Myokarditis, Perikardtamponade oder infiltrative Prozesse.

Zirkulatorische Störungen
Bei entsprechend schwerer Ausprägung kann jede Schockform (hypovolämisch-hämorrhagischer, septisch-toxischer, anaphylaktischer oder spinaler Schock) zum völligen Zusammenbruch der Spontanzirkulation zu führen. Auch infolge einer Lungenembolie und der daraus resultierenden mechanischen Obstruktion kann ein Kreislaufstillstand auftreten.

23.1.2 Diagnosestellung des Herz-Kreislauf-Stillstands

Obligate Zeichen eines Herz-Kreislauf-Stillstands sind *fehlende Pulse* in den großen Arterien (A. carotis, A. femoralis).
Diagnostische Hinweise auf einen möglichen Kreislaufstillstand sind:
- plötzlich auftretende Bewusstlosigkeit,
- Atemstillstand oder Schnappatmung,
- Blässe der Haut,
- weite, lichtstarre, evtl. entrundete Pupillen, fehlender Kornealreflex.

Zeitfenster
Die klinische Symptomatik eines Herz-Kreislauf-Stillstands beginnt mit der unmittelbar einsetzenden Pulslosigkeit, gefolgt vom Bewusstseinsverlust 10–20 s nach Sistieren des Kreislaufs. Schnappatmung bzw. Atemstillstand treten nach ca. 30 s auf, während Pupillenveränderungen erst nach ca. 60–90 s festzustellen sind. Bei anhaltendem Atem- und Kreislaufstillstand von mehr als 5–10 min treten – teilweise irreversible – hypoxische Hirnschäden auf.

Ist der Karotispuls noch schwach tastbar (als Faustregel gilt, dass bis zu einem systolischen Blutdruck von etwa 40 mmHg ein Karotispuls tastbar sein kann!), so sollte keine Thoraxkompression vorgenommen werden, um hierdurch die Herzarbeit nicht zusätzlich me-

Tabelle 23-1. Ursachen eines Atem- und Kreislaufstillstands

Respiratorische Ursachen	Kardiozirkulatorische Störungen
Erniedrigter O_2-Partialdruck der Umgebungsluft	Herzrhythmusstörungen
Störungen der Atemregulation	Myokardinsuffizienz
Verlegung der Atemwege	Füllungsstörungen des Herzens
Störungen der Atemmechanik	Pulmonale Kreislaufstörung
Störungen des alveolären Gasaustauschs	Schock
Folge: Ateminsuffizienz, Atemstillstand	*Folge: Kreislaufinsuffizienz, Kreislaufstillstand*

chanisch zu erschweren. Statt dessen sind medikamentöse Maßnahmen zur Steigerung der Herzleistung vorzuziehen.

23.2 Basismaßnahmen

Die Basismaßnahmen bestehen aus dem ABC der Wiederbelebung:
- Atemwege freimachen,
- Beatmung,
- Zirkulation durch Thoraxkompression.

23.2.1 Freimachen der Atemwege und Überstrecken des Kopfes

Überstrecken des Kopfes

Der erste Schritt zur erfolgreichen Wiederbelebung besteht im Freimachen der Atemwege durch Überstreckung des Kopfes nackenwärts und Anheben des Unterkiefers („head tilt – chin lift maneuver") mit einer Hand des Helfers flach auf der Stirn-Haar-Grenze und der anderen Hand flach unter dem Kinn (Abb. 23-1 a, b). Da – insbesondere bei Bewusstlosen – ein Zurücksinken der Zunge die häufigste Ursache für eine Verlegung der Atemwege ist, werden durch diese Maßnahmen sofort freie Atemwege geschaffen. Bei noch vorhandener Spontanatmung kann so ein ausreichender Gasaustausch und damit eine adäquate Versorgung des Organismus mit Sauerstoff erreicht werden. Die Überstreckung des Kopfes nach hinten erfolgt, ohne Gewalt anzuwenden. Ist daraufhin kein Atemstoß des Patienten spürbar, kann eine (erkrankungs- oder verletzungsbedingte) Verlegung der nasalen Luftwege vorliegen. In diesem Fall wird der Mund einen querfingerbreiten Spalt geöffnet, um die Luftpassage durch die Mundhöhle zu ermöglichen. Bleibt auch hierauf die Spontanatmung aus, liegt entweder ein (beatmungspflichtiger!) Atemstillstand vor oder die Atemwege sind durch Fremdkörper verlegt. Dann muss der Mund-Rachen-Raum unter Anwendung des *Esmarch-Handgriffs* (der Helfer befindet sich hinter dem Kopf des Patienten, legt beide Hände seitlich am Kopf des Patienten auf, ergreift mit den Fingerspitzen die Mandibula und schiebt diese nach vorne) inspiziert und ggf. von Fremdkörpern befreit werden.

Bei Verdacht auf ein Trauma der Halswirbelsäule darf der Kopf weder überstreckt noch anteflektiert werden (Gefahr der Rückenmarkschädigung)!

In diesem Falle ist der Esmarch-Handgriff anzuwenden.

Reinigung der Atemwege

Der Mundraum kann durch Auswischen mit einem um Zeige- und Mittelfinger gewickelten Tuch von Fremdkörpern und Erbrochenem gereinigt werden (wann immer verfügbar: Handschuhe tragen!). Insbesondere, wenn sich Flüssigkeiten (Blut, Schleim etc.) im Rachenraum befinden, sollte eine Absaugpumpe zur oralen Absaugung eingesetzt werden. Zur Entfernung von Erbrochenem sind dünnlumige Absaugkatheter unge-

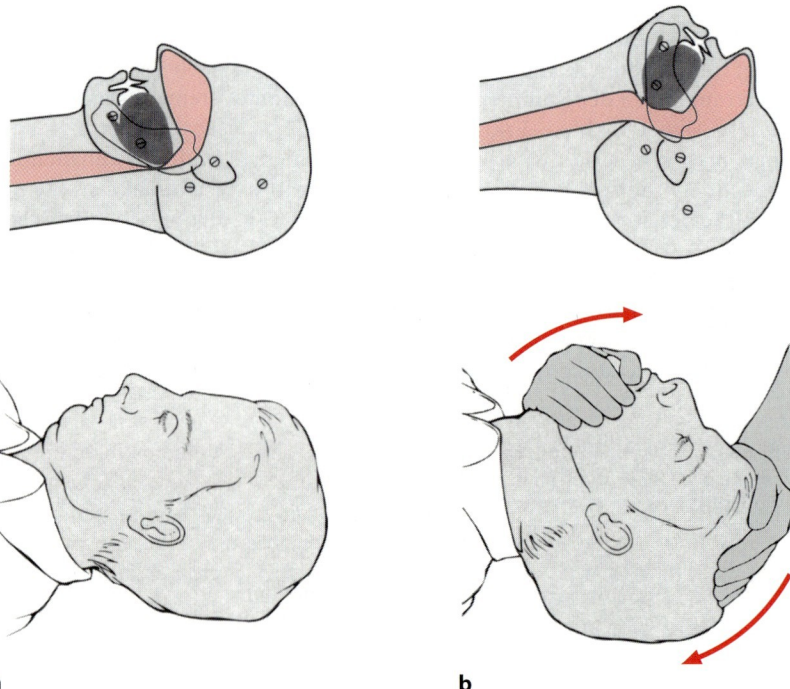

Abb. 23-1 a, b.
Überstrecken des Kopfes

eignet, da sie sofort verstopfen; hier ist der Einsatz eines sog. „*Suction-boosters*" vorzuziehen, mit dessen Hilfe über einen dicklumigen Schlauch (z. B. einen Endotrachealtubus) der Rachen effektiv abgesaugt werden kann.

Heimlich-Handgriff

Bei Verdacht auf Aspiration eines Fremdkörpers (Bolus) sollte – wenn der Patient nicht mehr in der Lage ist zu atmen, zu sprechen oder zu husten und Schläge zwischen die Schulterblätter erfolglos blieben – der *Heimlich-Handgriff* eingesetzt werden (Abb. 23-2). Er kann am sitzenden oder liegenden Patienten angewandt werden. Beim sitzenden Patienten legt der Helfer beide Hände von hinten im Bereich zwischen Nabel und Xiphoid übereinander und führt 3–4 kurze ruckartige Oberbauchkompressionen durch. Beim liegenden Patienten kniet der Helfer über ihm und führt die Druckstöße zwischen Nabel und Xiphoid aus. Die auf diese Weise erzeugte kurze intrathorakale Druckerhöhung vermag einen in den Atemwegen festsitzenden Fremdkörper zu lösen und in Richtung Mund-Rachen-Raum zu bewegen.

CAVE Der Heimlich-Handgriff ist nicht ungefährlich: Regurgitation von Mageninhalt sowie Magen-, Leber-, Milz- und Aortenruptur können auftreten. Wegen dieser Risiken sollte der Heimlich-Handgriff bei fortgeschrittener Schwangerschaft, extrem adipösen Patienten und Säuglingen nur als Ultima Ratio angewandt werden.

23.2.2 Freihalten der Atemwege

Die in Tabelle 23-2 beschriebenen Maßnahmen können durch Einführen eines Tubus zur Freihaltung der Atemwege ergänzt und optimiert werden. Am besten ist hierfür ein *Nasopharyngealtubus (Wendl-Tubus)* geeignet. Ein *Oropharyngealtubus (Guedel-Tubus)* ist weniger günstig, da er beim nicht tief bewusstlosen Patienten Würgereflexe und Erbrechen auslösen kann.

! Das sicherste Verfahren zum Freihalten der Atemwege ist die *endotracheale Intubation*. Ein Endotrachealtubus bietet einen effektiven Schutz vor Aspiration und ermöglicht neben einer ausreichenden Beatmung auch das Absaugen von bereits in die Lunge eingedrungenem festem oder flüssigem Aspirat.

23.2.3 Beatmung

Die verschiedenen Formen der Beatmung mit und ohne Hilfsmittel sind in Tabelle 23-3 zusammengefasst. Einfachste Formen sind die Mund-zu-Nase- sowie die Mund-zu-Mund-Beatmung. Die Mund-zu-Nase-Beatmung ist vorzuziehen, da bei geschlossenem Patientenmund die Atemwege selbst besser geöffnet sein sollen, der Beatmende seinen Mund besser abdichten und so der Spitzenbeatmungsdruck reduziert werden kann. Hierdurch soll eine Überblähung des Magens mit Re-

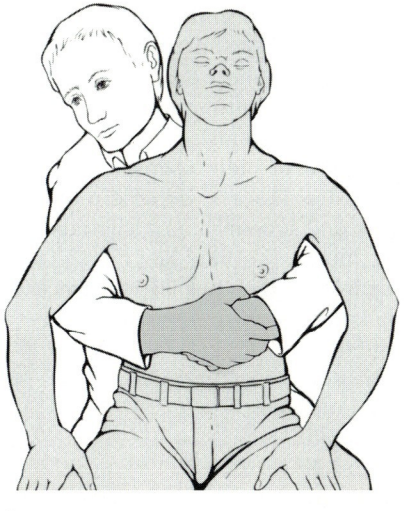
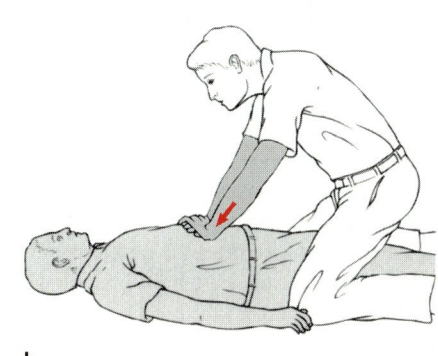

Abb. 23-2 a, b. Heimlich-Handgriff bei sitzenden oder liegenden Patienten

a b

Tabelle 23-2. Freimachen und Freihalten der Atemwege

Freimachen der Atemwege	Freihalten der Atemwege
Inspektion von Mund- und Rachenraum, Entfernung von Fremdkörpern	Nasopharyngealtubus, (Wendl-Tubus), Oropharyngealtubus (Guedel-Tubus)
Überstrecken des Kopfes, Vorziehen des Unterkiefers	Endotracheale Intubation
Heimlich-Handgriff bei Bolusgeschehen	

Tabelle 23-3. Beatmung

Beatmung ohne Hilfsmittel	Beatmung mit Hilfsmitteln
Mund-zu-Nase Mund-zu-Mund • Zwei initiale Beatmungen • Exspiration abwarten • 12-mal/min beatmen mit ca. 500 ml • Kontrolle der Effektivität durch Sehen, Hören, Fühlen • Thoraxexkursion? • Exspiratorisches Ausströmen von Luft	Beatmungsbeutel-Masken-System O_2-Zufuhr

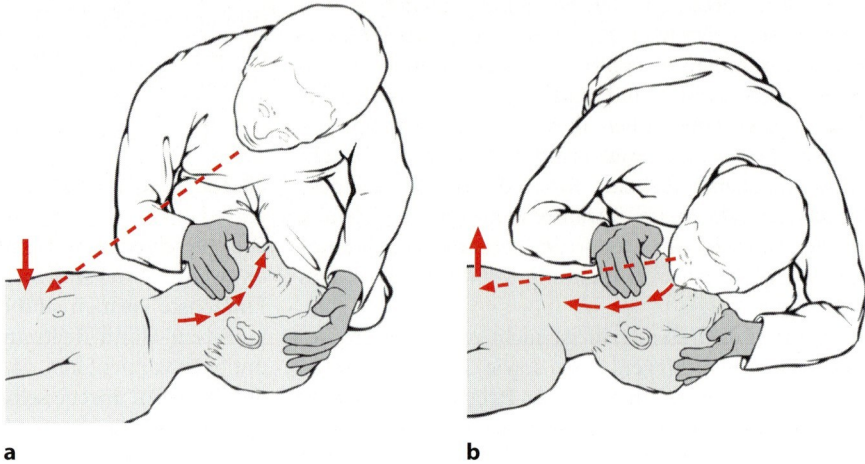

Abb. 23-3 a, b. Mund-zu-Nase-Beatmung

gurgitationsgefahr erheblich vermindert werden können.

Mund-zu-Nase-Beatmung

Die Mund-zu-Nase-Beatmung erfolgt mit überstrecktem Kopf des Patienten, vorgezogenem Unterkiefer und geschlossenem Mund, wobei der Beatmende eine Hand flach auf die Stirn-Haar-Grenze und die andere Hand unter das Kinn legt (Abb. 23-3). Der Mund des Bewusstlosen wird mit dem zwischen Unterlippe und Kinnspitze liegenden Daumen des Helfers verschlossen. Der Helfer kniet oder steht seitlich neben dem Patienten, atmet normal ein, öffnet seinen Mund und setzt ihn über den Nasenöffnungen des Patienten so auf, dass seine Lippen rund um die Nase des Patienten als Abdichtung wirken. Er beatmet den Patienten mit seiner Exspirationsluft, hebt anschließend den Mund ab und beobachtet, ob der Thorax des Patienten sich infolge der passiven Exspiration senkt und ob Luft aus der Nase entweicht.

Mund-zu-Mund-Beatmung

Die Mund-zu-Mund-Beatmung wird dann angewandt, wenn die Mund-zu-Nase-Beatmung nicht möglich ist.

Der Daumen des Helfers liegt direkt über der Kinnspitze. Der Mund des Patienten wird leicht geöffnet, und seine Nasenöffnung wird mit Daumen und Zeigefinger der an der Stirn-Haar-Grenze liegenden Hand des Helfers verschlossen. Der Helfer atmet normal ein, setzt seinen Mund über den Mund des Bewusstlosen gut abdichtend auf und beatmet mit seiner Exspirationsluft (Abb. 23-4). Zur Erleichterung der Abdichtung werden Zahnprothesen bei der Atemspende nur dann entfernt, wenn die Gefahr einer Verlegung der Atemwege besteht.

Die Atemspende beginnt mit 2 Insufflationen über 2–4 s, wobei die Inspirationsdauer (= Insufflationsdauer) 1–1,5 s betragen sollte.

Diese lange Inspirationsdauer ist erforderlich, um den Inspirationsdruck so niedrig halten zu können,

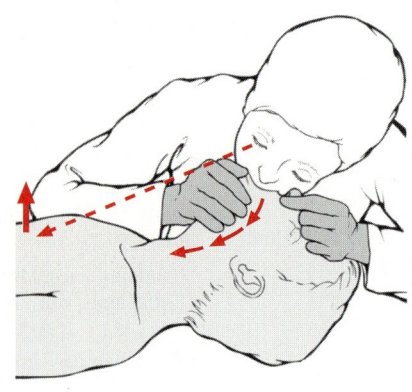

Abb. 23-4. Mund-zu-Mund-Beatmung

dass der Öffnungsdruck des unteren Ösophagussphinkters (ca. 15–20 mmHg) nicht überschritten und so das Risiko von Magenüberblähung, Regurgitation und Aspiration möglichst gering gehalten wird. Die Verabreichung des 2. Beatmungshubs beginnt erst dann, wenn der Patient vollständig ausgeatmet hat. Die nun folgende *Beatmungsfrequenz beträgt 12/min*, d.h. die Insufflation wird alle 5 s durchgeführt. Ein *Beatmungsvolumen von ca. 500 ml* ist für die meisten Patienten ausreichend.

Das Risiko der Mageninsufflation steigt mit zunehmenden Tidalvolumina und hohem inspiratorischen Flow. Wenn erfahrenes Hilfspersonal zur Verfügung steht, kann zusätzlich zur Verhinderung einer Magenüberblähung der *Sellick-Handgriff* angewandt werden (Kompression des Ösophagus gegen die Wirbelsäule durch Druck auf den Ringknorpel). Zeichen einer effektiven Ventilation sind das Heben und Senken des Thorax und das fühlbare Entweichen von Luft aus Mund oder Nase bei der Exspiration.

Die Mund-zu-Nase- und die Mund-zu-Mund-Beatmung sind effektive Verfahren zur Oxygenierung eines nichtatmenden Patienten, obwohl die Exspirationsluft ein hypoxisches (16,4–17,8 Vol.% O_2) und hyperkapnisches (3,5–4 Vol.% CO_2) Gasgemisch darstellt!

Beatmungsbeutel-Masken-System

Wie bei der Atemspende ohne Hilfsmittel wird hierfür der Kopf überstreckt und die Beatmungsmaske mit dem sog. *C-Griff* (Daumen und Zeigefinger, beim Rechtshänder in der Regel der linken Hand) fest auf die Mund-Nasen-Partie aufgesetzt (Abb. 23-5). Bei intubierten Patienten kann durch Verwendung eines *PEEP-Ventils* zusätzlich ein *positiv-endexspiratorischer Druck* bis 5 cm H_2O zur Verbesserung der Oxygenierung angewandt werden. Außerdem besteht die Möglichkeit, direkt in den Beatmungsbeutel zusätzlich O_2 einzuleiten; hierbei lassen sich inspiratorische O_2-Konzentrationen bis etwa 50% erzielen, bei Einleitung der O_2-Zufuhr über einen *Reservoirbeutel* bis zu 80–90%. Da während eines Atem- und/oder Kreislaufstillstands die Zufuhr einer möglichst hohen inspiratorischen Sauerstoffkonzentration sinnvoll ist, sollte ein Reservoirbeutel verwendet werden.

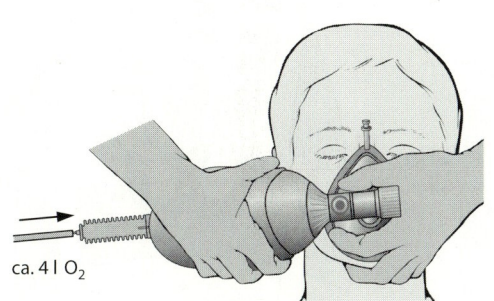

Abb. 23-5. Beutel-Masken-Beatmung

> Bei der Reanimation möglichst mit 100% O_2 beatmen.

Alternativen zur endotrachealen Intubation

Der Einsatz von alternativen Verfahren anstelle der endotrachealen Intubation zur Beatmung ist trotz erheblicher technischer Fortschritte auf diesem Gebiet weiterhin umstritten. Während ältere Hilfsmittel wie der *Ösophagusobturator* oder der *"esophageal gastric tube airway (EGTA)"* heute eher abgelehnt werden, sind die *Larynxmaske* und der *ösophagotracheale Combitube* bei Unmöglichkeit der konventionellen endotrachealen Intubation als Alternativverfahren weitgehend akzeptiert.

> Bei der Reanimation ist die endotracheale Intubation das Standardverfahren zur Sicherung der Atemwege.

Fehler und Gefahren der Atemspende

Bei falscher Kopfhaltung des Patienten (mangelnde Überstreckung) ist ein hoher Beatmungsdruck erforderlich, um beide Lungen zu ventilieren. Wenn der Beatmungsdruck über dem Öffnungsdruck des unteren Ösophagussphinkters von ca. 15–20 mmHg liegt, gelangt – ebenso wie bei der Verabreichung zu großer Beatmungsvolumina – Luft in den Magen.

Ein luftgefüllter Magen erhöht nicht nur die Regurgitations- und Aspirationsgefahr, sondern vermindert über einen zunehmenden Zwerchfellhochstand zusätzlich die Lungencompliance. Abdominale Kompression bei luftgefülltem Magen ist beim nichtintubierten Patienten wegen der *Regurgitationsgefahr* kontraindiziert. Im Falle einer *Regurgitation* muss der Patient sofort auf die Seite gedreht und sein Mund gereinigt werden. Zur Fortsetzung der Beatmung wird der Patient wieder in Rückenlage gebracht. Bei der Beatmung ohne weitere Hilfsmittel besteht bei zu hoher Beatmungsfrequenz bzw. zu großem Beatmungsvolumen die Gefahr der Ermüdung des Helfers und des Auftretens von Schwindel durch eigene *Hyperventilation*.

23.2.4 Thoraxkompression

Der Ausdruck *„Herzdruckmassage"* sollte heute nicht mehr verwendet werden, da er fälschlich impliziert, dass durch die Kompression des Thorax bei der kardiopulmonalen Wiederbelebung tatsächlich jedesmal eine direkte Kompression des Herzens zwischen Sternum und Wirbelsäule stattfindet.

Hämodynamik

Neuere Forschungsergebnisse weisen darauf hin, dass der Mechanismus, durch den bei der Thoraxkompression ein vorwärtsgerichteter Blutstrom zustandekommt, von der Technik der Kompression, dem Lebensalter des Patienten sowie seiner Thoraxgeometrie und -elastizität abhängt.

Prinzipiell gibt es 2 physiologische Modelle, die eine *antegrade Durchblutung* durch Thoraxkompression erklären: der sog. *Herzpumpmechanismus* und der *Thoraxpumpmechanismus*.

■ **Herzpumpmechanismus.** Nach dieser (älteren) Vorstellung wird das Herz während der Kompression (Systole) zwischen Sternum und Wirbelsäule gleichsam ausgepresst, wobei das Auftreten eines retrograden Blutflusses durch das Schließen der Mitral- und Trikuspidalklappe verhindert wird (Abb. 23-6). Während der Relaxation (Diastole) sinkt der intrathorakale Druck, die beiden Klappen öffnen sich, und das Herz wird durch nachströmendes Blut aus dem venösen System passiv gefüllt.

Nach dieser Vorstellung bestimmt die Druckdifferenz zwischen venösem System und rechtem Ventrikel die diastolische Füllung des Herzens und sollte durch Zunahme des venösen Volumens durch Flüssigkeitszufuhr, Anheben der Beine oder abdominale Kompression gesteigert werden können [3]. Unabdingbare Voraussetzung für die Wirksamkeit dieses Mechanismus sind eine unter Reanimation weiterhin funktionsfähige Mitral- und Trikuspidalklappe. Zu der Frage, ob die Funktionsfähigkeit der Herzklappen insbesondere nach längerer Reanimationsdauer tatsächlich erhalten bleibt, liegen widersprüchliche, z. T. echokardiographisch erhobene Befunde vor [11].

■ **Thoraxpumpmechanismus.** Der Herzpumpmechanismus vermag nicht zu erklären, wieso auch Patienten mit einem großen, fassförmigen Thorax (z. B. Emphysematiker, bei denen allein aufgrund der Anatomie eine Kompression des Herzens zwischen Sternum und Wirbelsäule nicht möglich ist) erfolgreich reanimiert werden können und wieso sich Patienten mit Kammerflimmern (also einem nicht perfundierendem Herzrhythmus und somit einem funktionellen Herzstillstand entsprechend!) allein durch forcierte Hustenstöße bei Bewusstsein halten können und einen messbaren Blutdruck haben (dieses Phänomen war kontrolliert und reproduzierbar nachweisbar bei Patienten im Herzkatheterlabor unter vollem hämodynamischen Monitoring, bei denen es während der Katheteruntersuchung zum Auftreten von Kammerflimmern kam) [8].

Diese Befunde führten zum Modell des Thoraxpumpmechanismus (Abb. 23-7). Hiernach sind sämtliche Gefäße innerhalb des Thorax (zu denen auch das Herz gehört) als Schlauch- bzw. Conduitsystem anzusehen, das durch Druckeinwirkung (Erhöhung des intrathorakalen Drucks während der Kompressionsphase) komprimierbar ist. Dabei überträgt sich der intrathorakale Druckanstieg gleichmäßig auf das Herz und die venösen und arteriellen Gefäße. Infolge der Kompression des Gefäßsystems kommt es zu einem vorwärtsgerichteten Blutstrom. Ein retrograder Blutfluss wird durch funktionsfähige Venenklappen an der oberen Thoraxapertur, die effektiv als Rückschlagventile wirken, verhindert. Der intra-/extrathorakale Druckgradient tritt an der unteren Thoraxapertur nicht auf: Dies bedeutet, dass während der Kompression keine Druckdifferenz zwischen rechtem Ventrikel und V. cava inferior besteht; durch die plötzliche rechtsatriale Druckentlastung während der Relaxation (Diastole) entsteht ein Druckgradient zwischen V. cava inferior und rechtem Vorhof, der einen venösen Rückstrom zum Herzen und damit die diastolische Füllung bewirkt [7, 15, 28].

Eine weitere intrathorakale Druckerhöhung zur zusätzlichen Begünstigung der Hämodynamik unter Reanimation lässt sich beim intubierten Patienten durch gleichzeitige Beatmung während der Kompression *(simultane Kompression und Ventilation)* sowie durch Anwendung einer zirkumferentiell um den Thorax angelegten, pneumatisch in- und desufflierba-

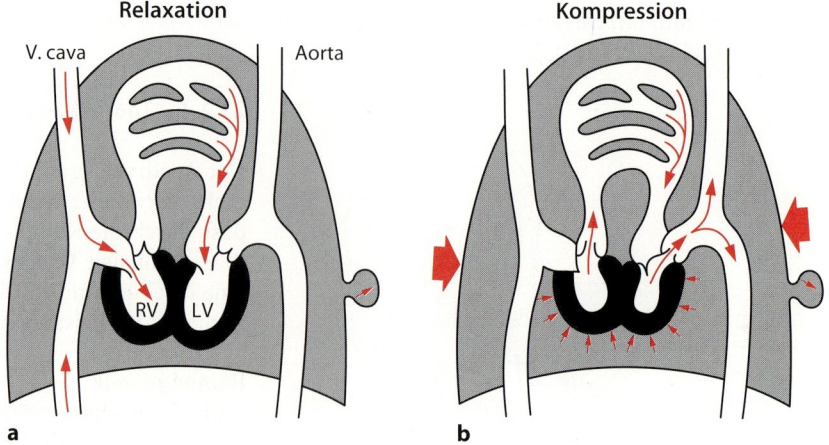

Abb. 23-6 a, b. Erklärung der Wirkung der Thoraxkompression über direkte Herzkompression (*RV* rechter Ventrikel; *LV* linker Ventrikel)

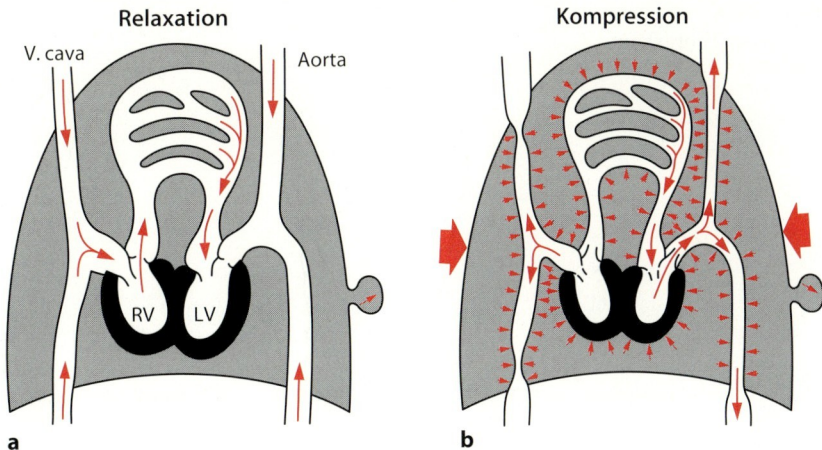

Abb. 23-7 a, b. Erzeugung des Blutstroms durch intrathorakale Druckschwankungen, sog. Thoraxpumpmechanismus

ren Weste *(vest-CPR)* anstelle der manuellen Kompression erreichen.

> Vermutlich wird der Blutfluss beim Erwachsenen sowohl durch den Herzpump- als auch durch den Thoraxpumpmechanismus erzeugt.

Bei Säuglingen und Kindern ist aufgrund der Thoraxgeometrie und -elastizität eher davon auszugehen, dass der Herzpumpmechanismus dominiert. Entsprechend empfehlen die Reanimationsalgorithmen bei Kindern eine höhere Thoraxkompressionsfrequenz (Optimierung des Herzpumpenmechanismus), während bei Erwachsenen eine langsamere Kompressionsfrequenz mit langer Kompressionsdauer (Optimierung des Thoraxpumpmechanismus) empfohlen wird [9].

■ **Koronardurchblutung.** Die entscheidende hämodynamische Variable zur Wiederherstellung spontaner Herzaktionen ist der koronare Perfusionsdruck. Während eines Herz-Kreislauf-Stillstands (Ischämie) sind die Koronararterien maximal dilatiert, so dass die koronare Durchblutung direkt mit dem koronaren Perfusionsdruck (Differenz aus mittlerem diastolischem Aortendruck und rechtsatrialem Druck) korreliert. Da die Koronardurchblutung nur während der Diastole (= Relaxationsphase bei CPR) erfolgen kann, müssen die eingesetzten Maßnahmen darauf abzielen, einen möglichst günstigen diastolischen Aortendruck aufzubauen.

Gleichzeitig muss der Zeitraum, der während des CPR-Zyklus für die Koronarperfusion zur Verfügung steht, ausreichend lang sein, um eine adäquate Koronardurchblutung zu erzielen. Daher sollte der zeitliche Anteil der Kompression am Gesamtzeitraum Kompression + Relaxation („duty-cycle") 50 % nicht überstreiten.

Tierexperimentelle Daten deuten darauf hin, dass unter CPR ein Optimum des koronaren Perfusionsdrucks bei etwa 30 mmHg liegt; höhere, mechanisch erzeugte Drücke gehen – v. a. aufgrund CPR-induzierter Verletzungen – mit einer niedrigeren Langzeitüberlebensrate einher [17, 24]. Neben einer Modifikation der mechanischen Reanimationstechnik kommt der pharmakologischen Steigerung des diastolischen Aortendrucks durch Katecholamine bzw. Vasopressoren eine ganz entscheidende Rolle zu (s. unten).

Technik der Thoraxkompression

Selbst bei optimaler Reanimationstechnik beträgt das Herzzeitvolumen maximal etwa 30 % des normalen HZV unter Spontanzirkulation und die Hirndurchblutung höchstens 20 % der normalen Ruhedurchblutung.

Zur Steigerung der Durchblutung sind die Gesamtdauer von Kompression und Relaxation sowie die Kompressionsstärke von größerer Bedeutung als die Kompressionsfrequenz.

■ **Methodisches Vorgehen bei der Thoraxkompression.** Der Patient liegt flach auf einer harten Unterlage, der Helfer steht oder kniet im rechten Winkel zum Patienten. Der korrekte Druckpunkt zur Thoraxkompression befindet sich am Übergang vom mittleren zum unteren Sternumdrittel. Der Helfer legt mit gestreckten Armen senkrecht von oben die Handballen mit abgespreizten oder ineinander verschränkten Fingern übereinander und drückt das Sternum etwa 4–6 cm der Wirbelsäule entgegen, verharrt einen Augenblick in der maximal komprimierenden Stellung und lässt dann den Thorax los. Wie erwähnt, sollen Druck- und Entlastungsphase gleich lang sein (Abb. 23-8).

■ **Einhelfermethode.** Nach Verabreichung der beiden initialen Beatmungen erfolgen 15 Thoraxkompressionen mit einer Frequenz von 100/min, anschließend wieder 2 Beatmungshübe usw. Der Helfer wechselt dabei seine Stellung seitlich vom Patienten nicht. Auf das jeweilige erneute Überstrecken des Kopfes vor der Beatmung muss besonders geachtet werden.

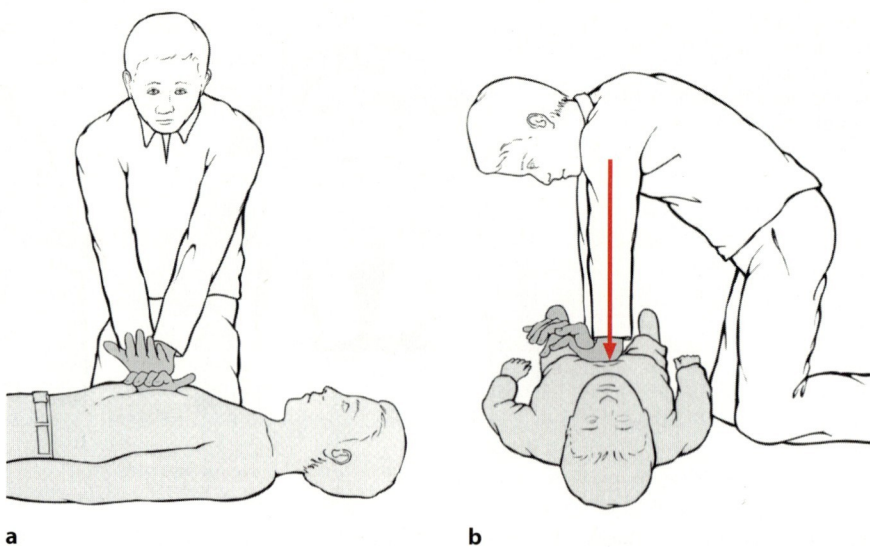

Abb. 23-8 a, b.
Technik der Thoraxkompression

■ **Zweihelfermethode.** Der 1. Helfer beginnt mit 2 Insufflationen, der 2. Helfer beginnt bei fehlendem Karotispuls (Zeitraum zur Pulskontrolle < 10 s!) unmittelbar mit der Thoraxkompression (Frequenz 100/min). Am Ende jeder 5. Kompression wird während einer Pause von ca. 2 s beatmet. Die nächste Thoraxkompression beginnt am Ende der Inspiration.

Ist der Patient endotracheal intubiert, müssen Thoraxkompression (Frequenz 100/min) und Beatmung (Frequenz etwa 12/min) nicht unbedingt in einem starren Verhältnis von 5:1 erfolgen; vielmehr können einzelne Beatmungshübe durchaus simultan mit den Thoraxkompressionen erfolgen. Zur Gewährleistung einer ausreichenden alveolären Ventilation sollen einige Beatmungen zwischen den Thoraxkompressionen vorgenommen werden. Die beiden Helfer sollen gelegentlich ihre Positionen tauschen, um ein zu starkes Ermüden zu vermeiden.

> Wichtig ist, dass mit der Thoraxkompression möglichst rasch begonnen wird!

Gleichzeitig ist dafür zu sorgen, dass auch die erweiterten Reanimationsmaßnahmen (ALS, *„advanced life support"*: Defibrillation, Intubation, medikamentöse Therapie) schnellstmöglich begonnen werden.

Pro Minute Verzögerung bis zum Beginn einfacher Reanimationsmaßnahmen (BLS, *„basic life support"*: Thoraxkompression und Beatmung), Defibrillation und ALS sinkt die Überlebenswahrscheinlichkeit um 5–10 %!

■ **Fortführung der Reanimation.** Für die Einhelfer- und für die Zweihelfermethode gelten gemeinsam (Abb. 23-9): Die Reanimation soll solange fortgeführt werden bis
- qualifizierte Hilfe hinzukommt,
- der Patient Lebenszeichen zeigt,
- der Helfer erschöpft ist.

23.2.5 Alternative mechanische Reanimationsverfahren

■ **Vest-CPR.** Ein alternatives Reanimationsverfahren, das sich die Vorteile des Thoraxpumpmechanismus

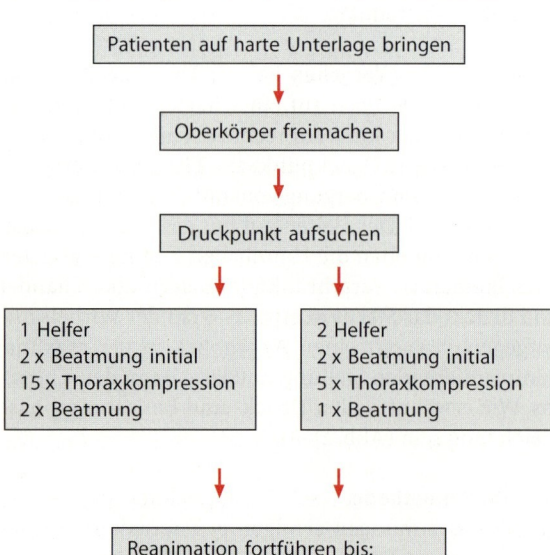

Abb. 23-9. Herz-Lungen-Wiederbelebung

zunutze macht, wurde bereits angeführt: die sog. *Vest-CPR*. Dabei wird eine Weste, ähnlich einer übergroßen Blutdruckmanschette, um den Thorax gelegt und mit Hilfe eines pneumatischen Geräts mit einer Frequenz von etwa 60/min in- und desuffliert, wobei ein Insufflationsdruck von etwa 250 mmHg eingesetzt wird. Bei diesem Verfahren kommt es im Gegensatz zur Standardtechnik nicht zu einer punktuellen Druckausübung auf eine kleine Fläche, sondern zu einer gleichmäßigen Kompression des gesamten Thorax und damit zu einer echten Reduktion des thorakalen Querschnitts und so auch des Thoraxvolumens. Neben sehr guten Ergebnissen im Tierexperiment im Hinblick auf die zerebrale und myokardiale Durchblutung zeigten erste Untersuchungen bei innerklinisch reanimierten Patienten eine signifikante Verbesserung des arteriellen Blutdrucks und des koronaren Perfusionsdrucks. Das Gerät wird gegenwärtig in einer großen amerikanischen Multicenterstudie untersucht; zusätzlich wird derzeit ein transportables Gerät für den außerklinischen Einsatz entwickelt.

■ **High-impulse-CPR.** Eine weitere Modifikation der Standardtechnik ist die sog. *„high-impulse chest compression"*. Hierbei wird der Thorax mit höherer Frequenz als bei Standard-CPR komprimiert. Die Technik basiert auf der Annahme eines Herzpumpmechanismus. Dies impliziert ein konstantes Herzauswurfvolumen pro Kompression. Somit ließe sich ein höheres Herzzeitvolumen nur über eine höhere Kompressionsfrequenz – limitiert lediglich durch die zur diastolischen Ventrikelfüllung benötigte Zeit – erreichen. Tierexperimentelle Befunde hierzu – vornehmlich bei Hunden (die eine ganz spezielle Thoraxgeometrie haben) – weisen, nicht zuletzt aufgrund methodischer Mängel einiger Untersuchungen, widersprüchliche Ergebnisse auf. Kontrollierte Studien zum Einsatz beim Menschen existieren bislang nicht.

■ **Interponierte abdominelle Gegenpulsation (IAC-CPR).** Eine andere alternative Technik ist die *interponierte abdominelle Gegenpulsation („interposed abdominal counterpulsation", IAC-CPR)*, die nur beim intubierten Patienten angewandt werden darf. Hierbei wird während der Thoraxrelaxation das Abdomen im Bereich des Nabels mit einem Druck bis zu 150 mmHg komprimiert. Hierdurch findet vermutlich auch eine Kompression der Aorta statt, und ähnlich wie bei der intraaortalen Gegenpulsation in der Herzchirurgie erfolgt ein retrograder aortaler Fluss in den Thorax und damit eine Verbesserung der Koronarperfusion. Zusätzlich steigert der abdominelle Druck den intrathorakalen Druck und optimiert so den Thoraxpumpmechanismus, indem praktisch ein „priming" des Thoraxgefäßsystems erfolgt. Theoretisch besteht die Gefahr, dass durch die abdominelle Kompression der rechtsatriale Druck ebenfalls ansteigt und somit der aus der Differenz zwischen diastolischem Aortendruck und rechtsatrialem Druck berechnete koronare Perfusionsdruck absinkt. Dagegen sprechen jedoch Befunde aus tierexperimentellen Studien und Untersuchungen beim Menschen. In 2 Untersuchungen bei jeweils mehr als 100 Patienten fanden sich günstigere initiale Reanimationserfolge und bessere 24-h-Überlebensraten durch Anwendung dieser Technik; allerdings ist der Effekt auf die Langzeitüberlebensrate im Vergleich zu konventioneller Technik fraglich. Obwohl man annehmen könnte, dass durch interponierte abdominelle Gegenpulsation vermehrt abdominelle Verletzungen auftreten, fanden sich nicht mehr viszerale Komplikationen als bei der Standardtechnik.

■ **Abdominal-binding-Technik.** Eine Abwandlung der interponierten abdominellen Gegenpulsation stellt die kontinuierliche (d. h. auch während der Thoraxkompression ausgeübte) Kompression des Abdomens durch abdominelles Abbinden („*abdominal binding*") dar. Diese Technik begünstigt die intrathorakale Druckerhöhung während der Thoraxkompression, indem die Bewegung des Zwerchfells in Richtung Abdomen erheblich eingeschränkt wird, führt allerdings gleichzeitig zu einem exzessiven rechtsatrialen Druckanstieg und somit zur Verschlechterung der Koronardurchblutung.

Wegen der daraus resultierenden Abnahme der kardialen Durchblutung wird diese Technik nicht empfohlen.

CAVE

■ **Aktive Kompression-Dekompression (ACD-CPR).** Ein in den letzten Jahren in den Brennpunkt des Interesses gerücktes Verfahren stellt die sog. *aktive Kompression-Dekompression (ACD-CPR)* dar. Das Verfahren basiert auf einem kuriosen Zufallsbefund: 1990 erlitt in San Francisco ein herzkranker iranischer Immigrant, der sich eine aortokoronare Bypassoperation nicht leisten konnte, einen Herzstillstand und wurde von seiner Frau in Ermangelung anderer Hilfsmittel mit einer Abflusssaugglocke erfolgreich reanimiert. Einige Monate später erlitt derselbe Patient einen weiteren Herzstillstand und wurde daraufhin von seinem Sohn – zunächst erfolglos mit konventioneller Technik – und dann wiederum mit der Abflusssaugglocke erfolgreich reanimiert. Die entscheidende Wirkung dieser Technik besteht darin, dass während der Entlastungsphase (der künstlichen Diastole) der Thorax durch die Saugglocke angehoben und hierdurch ein intrathorakaler Unterdruck erzeugt wird. Auf diese Weise wird der diastolische venöse Rückstrom verbessert, und sowohl das intrathorakale Blutvolumen als auch die Belüftung der Lunge nehmen zu. Zu den Faktoren, die das Ausmaß des negativen diastolischen Thoraxdrucks bestimmen, gehören der offene Atemweg, die auf den Thorax einwirkende Dekompressionskraft und die Thoraxwandcompliance.

Im Tierexperiment konnte der koronare Perfusionsdruck im Vergleich zur Standardtechnik mit ACD-CPR verdoppelt werden. Während bei diesen Untersuchungen bei Standard-CPR eine koronare Durchblutung nur während der Diastole nachweisbar war, fand erstaunlicherweise bei ACD-CPR auch im ersten Drittel der künstlichen Systole eine koronare Perfusion statt.

Der Wirkungsmechanismus dieser Reanimationstechnik ist bislang nicht ausreichend erklärt: so ist beispielsweise unklar, ob der Vorteil der ACD-Technik durch den erhöhten absoluten intrathorakalen Druck (Ende Kompression bis Ende Dekompression) bestimmt wird, oder ob die Dekompression zusätzlich eine spezifische Wirkung auf den Blutfluss ausübt. Die hämodynamischen Vorteile der ACD-CPR waren im Tierexperiment nur bis zum Zeitpunkt der 1. Adrenalingabe vorhanden; nach Adrenalingabe waren keine hämodynamischen Unterschiede zur Standardtechnik nachweisbar. Nach Abklingen der Adrenalinwirkung trat der Unterschied zwischen Standard-CPR und ACD-CPR jedoch wieder auf. In einer ganzen Reihe von Untersuchungen bei Patienten verbesserte ACD-CPR zwar die Rate des initialen Reanimationserfolgs, führte aber zu keiner Verbesserung des neurologischen Outcomes oder der Langzeitüberlebensrate [19].

! Eine kürzlich publizierte umfangreiche Studie bei insgesamt 576 präklinisch reanimierten Patienten ergab allerdings keinen Unterschied zwischen Standard- und ACD-CPR hinsichtlich primärem Reanimationserfolg, Entlassungsrate aus dem Krankenhaus und neurologischem Outcome [23].

■ „Lifestick". In neuester Zeit wird versucht, die ACD-Technik mit der interponierten abdominellen Gegenpulsation zu kombinieren, um sich möglicher synergistischer Wirkungen beider Verfahren zu bedienen. Ein entsprechendes mechanisches Gerät ist unter dem Namen „Lifestick" kommerziell verfügbar. Dabei wird jeweils eine großflächige Plastikschale auf Thorax und Abdomen aufgeklebt und daran das Gerät befestigt. Dann wird abwechselnd wie bei 2 Waagschalen entweder der Thorax komprimiert und das Abdomen dekomprimiert (Systole) oder umgekehrt. Erste Untersuchungen bei einem kleinen Patientenkollektiv zeigten selbst nach 60 min vorausgegangener Standard-CPR noch eine signifikante Erhöhung des arteriellen Blutdrucks und des koronaren Perfusionsdrucks bei Anwendung des Lifestick.

■ **Extrakorporale Zirkulation.** Ein anderes Verfahren, dessen Praktikabilität bei der *präklinischen* Reanimation gegenwärtig (v.a. von belgischen Arbeitsgruppen) untersucht wird, ist der Einsatz der *extrakorporalen Zirkulation*. Entsprechende Geräte sind verfügbar, und die bislang vorliegenden Ergebnisse sind recht vielversprechend. Nachteil dieser Technik ist der damit verbundene erhebliche finanzielle und apparative Aufwand sowie die Notwendigkeit entsprechend ausgebildeten Personals. Die extrakorporale Zirkulation bei der Reanimation *in der Klinik* ist dagegen logistisch einfacher durchführbar und wird an einzelnen Zentren bereits als Teil des jeweiligen klinikinternen Algorithmus angewandt.

■ **Offene Herzmassage.** Neben der extrakorporalen Zirkulation ist die *offene Herzmassage* die effektivste Form der mechanischen Wiederbelebung. Noch vor einigen Jahren wurde die frühzeitige – auch präklinische – Anwendung der offenen Herzmassage von vielen Fachgesellschaften propagiert. Trotzdem sind zu dieser Thematik praktisch keine Publikationen bei außerklinischen Patienten verfügbar. Wegen der Vielzahl der damit verbundenen Probleme bleibt die offene Herzmassage letztlich auf die Indikation „Kreislaufstillstand im OP" beschränkt.

Bedeutung der alternativen mechanischen Verfahren

Für keines der alternativen Reanimationsverfahren konnte bisher beim Menschen eine Überlegenheit gegenüber der konventionellen Technik in Bezug auf neurologische Erholung und Langzeitüberlebensrate nachgewiesen werden.

Das methodische Vorgehen bei der Reanimation wird am Ende des Kapitels beschrieben.

23.3 EKG-Diagnostik des Herz-Kreislauf-Stillstands

Es gibt 3 elektrokardiographische Manifestationen eines Herz-Kreislauf-Stillstands:
- Kammerflimmern, -flattern bzw. pulslose ventrikuläre Tachykardie,
- Asystolie,
- pulslose elektrische Aktivität (PEA), früher als elektromechanische Entkopplung (EMD) bezeichnet.

> Die primäre EKG-Diagnostik erfolgt wegen der sonst auftretenden Zeitverzögerung *immer* zuerst über die Defibrillatorelektroden *(„Paddles")* und nicht über Klebeelektroden und Kabel.

Die Paddles werden in der üblichen Position zur Defibrillation auf den Thorax des Patienten aufgesetzt: eine Elektrode infraklavikulär rechts des Sternums in der mittleren Klavikularlinie, die andere Elektrode über der Herzspitze über dem links basalen Rippenbereich in der mittleren bzw. vorderen Axillarlinie. Bei der Ableitung des EKG ist darauf zu achten, dass die Amplitudenverstärkung für die Darstellung der EKG-Kurve auf dem Oszilloskop maximal eingestellt ist, da sonst fälschlich eine Nulllinie sichtbar wird, die als Asystolie fehlinterpretiert werden kann.

Kammerflimmern

Kammerflimmern ist die Manifestation chaotischer elektrischer Erregung der Ventrikel (ungeordnetes Nebeneinander vieler gleichzeitig in Depolarisation und Repolarisation befindlicher Areale) mit nachfolgendem Verlust der Kontraktilität ventrikulärer Myozyten. Der Ventrikel kontrahiert sich nicht als Einheit, sondern in Form von „Minikontraktionen", die keine Herzauswurfleistung erzeugen. Kammerflimmern ist die häufigste Ursache des plötzlichen Herztods infolge einer myokardialen Ischämie bzw. eines Herzinfarkts. Elektrophysiologisch kommt Kammerflimmern oft durch Ausbildung sog. *Reentryphänomene*, als Extremform der *ventrikulären Tachykardie* oder durch ein *R-auf-T-Phänomen* (vorzeitige Erregung eines noch nicht wieder vollständig repolarisierten Ventrikels) zustande. Hinsichtlich der Flimmeramplitude wird zwischen *feinem und grobem Kammerflimmern* unterschieden: Grobes Kammerflimmern deutet auf einen erst kürzlich eingetretenen Herzstillstand hin, der *durch möglichst rasche Defibrillation kausal therapierbar* ist!

Feines Kammerflimmern ist dagegen im EKG oft nur schwer von einer Asystolie zu unterscheiden und weist auf einen vermutlich bereits länger bestehenden Kreislaufstillstand hin. Auch hier besteht die definitive Therapie in möglichst rascher Defibrillation!

> Kammerflimmern ist nicht pharmakologisch, sondern nur durch Defibrillation zu beenden!

Kammerflattern unterscheidet sich im EKG von Kammerflimmern durch die niedrigere Frequenz. Bei pulsloser ventrikulärer Tachykardie, die oft in Kammerflimmern übergeht, ist die Ventrikelfrequenz so hoch, dass keine ausreichende diastolische Füllung der Ventrikel stattfindet und damit auch keine suffiziente Kammerkontraktion und Blutauswurfleistung.

■ **Präkordialer Faustschlag.** Wenn der präkordiale Faustschlag innerhalb von 30 s nach dem Auftreten von Kammerflimmern eingesetzt wird, soll die Umwandlung der mechanischen Energie in elektrische ausreichend genug sein, um in bis zu 40 % der Fälle von Kammertachykardien und in fast 2 % der Fälle von Kammerflimmern wieder einen spontanen Herzrhythmus in Gang zu setzen.

! Der präkordiale Faustschlag kann in bestimmten Situationen – insbesondere bei beobachtetem Herz-Kreislauf-Stillstand – angewandt werden, darf aber die EKG-Diagnostik und eventuelle Defibrillation nicht verzögern.

Asystolie

Die Asystolie ist durch das Fehlen jeglicher ventrikulärer elektrischer Aktivität im EKG gekennzeichnet und manifestiert sich als Nulllinie. Eine Asystolie kann primär auftreten oder sekundär als Endstadium nach vorausgegangenem Kammerflimmern oder pulsloser elektrischer Aktivität.

> **CAVE** Die Diagnose „Asystolie" darf bei der EKG-Ableitung über Defibrillatorpaddles nur bei maximaler Amplitudenverstärkung und bei Verifizierung der Nulllinie in einer senkrecht zur 1. EKG-Ableitung gewählten Ableitung gestellt werden!

In seltenen Fällen kann es vorkommen, dass eine primär als Asystolie beurteilte Nulllinie sich in einer anderen Ableitung als sehr feines Kammerflimmern (mit völlig anderen therapeutischen Konsequenzen!) darstellt.

Pulslose elektrische Aktivität (PEA)/ Elektromechanische Dissoziation (EMD)

Bei der PEA ist im EKG „irgendeine" elektrische Aktivität (oft in Form verbreiterter und deformierter Kammerkomplexe) zu sehen, die jedoch nicht in mechanische Herzkontraktionen umgesetzt wird, sodass als Resultat trotz vorhandener EKG-Aktivität kein Puls tastbar ist.

Korrekte und möglichst schnelle Therapie vorausgesetzt, ist die Prognose beim Kammerflimmern wesentlich besser als bei Asystolie oder PEA, da den beiden letzteren Formen meistens eine längere Ischämiezeit vorausgegangen ist.

23.4 Defibrillation

Je früher beim Kammerflimmern defibrilliert wird, desto günstiger sind die Erfolgsaussichten (Tabelle 23-4). Die Defibrillation soll möglichst viele Myokardzellen (*„kritische Myokardmasse"*) gleichzeitig depolarisieren, d. h. eine kurzdauernde Asystolie erzeugen und damit dem physiologischen Schrittmacherzentrum des Herzens ermöglichen, seine normale Aktivität wiederaufzunehmen. Voraussetzung ist, dass hierfür noch genügend Vorräte an energiereichen Phosphaten im Myokard zur Verfügung stehen.

Unter technischen Gesichtspunkten wird bei der Defibrillation ein Gleichstromimpuls von einem Kondensator abgegeben; die Stromabgabe erfolgt unabhängig von der jeweiligen elektrischen Phase des Herzzyklus dann, wenn der Bediener den Entladeknopf drückt.

> **CAVE** Obwohl die Defibrillation die einzige kausale Therapie des Kammerflimmerns ist, können häufige Defibrillationen Myokardnekrosen hervorrufen.

Lokalisation der Elektroden

Um einen möglichst großen Anteil des Herzens mit dem Defibrillationsstrom erreichen zu können, ist die

Tabelle 23-4. Optimale elektrische Defibrillation

Maßnahmen	Effekt
Korrekt durchgeführte Basismaßnahmen	Bestmögliche Oxygenierung des Myokards
Verwendung ausreichender Mengen von Elektrodengel	Herabsetzung des Hautwiderstands
Korrekte Platzierung der Defibrillationselektroden	Stromfluss durch eine möglichst große Myokardmasse
Festes Anpressen der Defibrillationselektroden	Bestmögliche Stromübertragung
Kurzer Abstand zwischen den einzelnen Defibrillationen	Erniedrigung des transthorakalen Widerstands (Impedanz)

Platzierung der „Paddles" von Bedeutung: Eine Elektrode wird infraklavikulär rechts des Sternums in der mittleren Klavikularlinie, die andere Elektrode über der Herzspitze über dem links basalen Rippenbereich in der mittleren bzw. vorderen Axillarlinie aufgesetzt. Welcher der beiden Defibrillatorpaddles wo aufgesetzt wird, ist (ungeachtet der Elektrodenbeschriftung durch den Gerätehersteller) bei der Defibrillation am geschlossenen Thorax gleichgültig: Der Strom fließt entweder von rechts oben nach links unten oder umgekehrt. Am geschlossenen Thorax ist die Stromflussrichtung (= Polarität der Paddles) nicht erfolgbestimmend; beim offenen Thorax, z. B. in der Kardiochirurgie, soll dagegen bei einem Stromfluss von rechts oben nach links unten eine geringere Energiemenge zur erfolgreichen Defibrillation erforderlich sein. Bei Patienten mit implantierten Schrittmacheraggregaten oder implantierten Kardiovertern/Defibrillatoren (ICD: implantable cardiovertor defibrillator) sollen die Defibrillatorpaddles in einem Abstand von mindestens 10 cm zu den jeweiligen Aggregaten aufgesetzt werden, um eine Beschädigung der Implantate zu vermeiden. Nach einer erfolgreichen Defibrillation müssen sämtliche implantierten elektronischen Systeme auf Funktionsfähigkeit geprüft werden.

Während der Defibrillation soll aus Gründen der elektrischen Sicherheit kein Mitglied des Reanimationsteams den Patienten berühren.

Transthorakale Impedanz

Zur Herabsetzung des transthorakalen Widerstands (Ziel: möglichst viel Strom durch möglichst viel Herzmasse zu leiten) sind eine Reihe von Faktoren zu beachten:
- die abgegebene Energie: je höher die Energie, desto niedriger der Widerstand,
- der Kontakt zwischen Haut und Elektroden: niedriger Widerstand durch großflächige Elektroden, Verwendung von Elektrodengel und kräftigem Anpressdruck auf die Haut,
- das Luftvolumen in der Lunge: niedriger Widerstand bei geringem Luftvolumen, d.h. besser während der Exspiration defibrillieren,
- die zeitliche Abfolge der Stromimpulse: rasch aufeinander folgende Defibrillationen sollen den Widerstand senken.

Energiedosierung

Wegen der relativ variablen interindividuellen transthorakalen Impedanz lässt sich keine eindeutige Relation zwischen Körpergröße und Energiebedarf beim erwachsenen Patienten angeben.

Folgendes Vorgehen wird empfohlen: Der 1. Defibrillationsimpuls wird beim Kammerflimmern mit 200 J abgegeben, der 2. Schock ebenfalls mit 200 J und der 3. sowie alle folgenden mit 360 J.

360 J stellen bei den meisten handelsüblichen Defibrillatoren die höchstmögliche vorzuwählende Energiemenge dar. Wichtig für eine erfolgreiche Defibrillation ist ihr möglichst frühzeitiger Einsatz. Ausbleibender Defibrillationserfolg trotz optimaler Technik spricht in erster Linie für einen erheblichen O_2-Mangel des Herzens.

Daher ist es unabdingbar, dass bis zur Verfügbarkeit eines Defibrillators und bis zur Diagnosestellung „Kammerflimmern" die Basismaßnahmen – Thoraxkompression und Beatmung – kontinuierlich fortgesetzt werden.

Kardioversion

Die Kardioversion oder synchronisierte Defibrillation erfolgt nicht dann, wenn der Anwender den Entladeknopf drückt, sondern wird in Abhängigkeit vom elektrischen Herzzyklus *synchronisiert* bzw. *R-Zacken-getriggert*. Dies bedeutet, dass der Defibrillator zunächst eine R-Zacke im EKG erkennen muss und den Stromimpuls einige Millisekunden nach dem höchsten Teil der R-Zacke abgibt, um so eine Schockabgabe während der vulnerablen Phase der kardialen Repolarisation (der T-Welle) zu verhindern, da andernfalls Kammerflimmern ausgelöst werden könnte. Voraussetzung für die Kardioversion ist demnach ein EKG-Rhythmus mit nachweisbaren R-Zacken. Indikationen zur Kardioversion sind Vorhofflimmern/-flattern, supraventrikuläre Tachykardien und ventrikuläre Tachykardien. Beim bewusstlosen Patienten mit puls-

Tabelle 23-5. Energiebedarf bei der Kardioversion

Vorhofflimmern	50 J
Vorhofflattern/paroxysmale supraventrikuläre Tachykardie	100 J
Ventrikuläre Tachykardie (monomorph)	100 J
Ventrikuläre Tachykardie (polymorph)	200 J

loser ventrikulärer Tachykardie sollte dagegen sofort defibrilliert werden. Der Energiebedarf für die Kardioversion ist mit 50 J (Vorhofflimmern) bzw. 200 J (polymorphe ventrikuläre Tachykardie) geringer als für die Defibrillation (Tabelle 23-5).

23.5 Pharmakotherapie bei der Reanimation

23.5.1 Zugangsweg für die Medikamentenzufuhr

Venöser Zugang
Muss bei einem Patienten mit Herz-Kreislauf-Stillstand ein venöser Zugang geschaffen werden, so wird in der Regel eine Kunststoffvenenverweilkanüle am Handrücken, Unterarm oder in der Ellenbeuge angelegt, auch die V. jugularis externa ist häufig gut zugänglich. Der beste Gefäßzugang ist die größte Vene, die ohne Unterbrechung der CPR-Maßnahmen punktiert werden kann; dann wird eine Infusion mit Vollelektrolytlösung angeschlossen. Die Anlage eines *zentralen Venenkatheters* während CPR wird im Regelfall *nicht* empfohlen, da hierdurch auch bei optimaler Beherrschung der Technik wertvolle Zeit verlorengeht und die Thoraxkompression während der Katheterisierung unterbrochen werden muss!

Ein *bereits liegender* zentraler Venenkatheter sollte hingegen während CPR in jedem Fall für die Medikamentenzufuhr benutzt werden.

Alternativen zur peripher-venösen Kanülierung stellen die endobronchiale Medikamentengabe bei intubierten Patienten (s. unten) bzw. der intraossäre Zugangsweg – insbesondere bei Säuglingen und Kleinkindern – dar.

Endobronchiale Medikamentengabe
Über einen Endotrachealtubus können Adrenalin, Lidocain und Atropin endobronchial verabreicht werden. Da die Geschwindigkeit der Absorption eines Pharmakons eng mit der Absorptionsfläche korreliert, ist die Lunge mit einer Kapillaroberfläche von 70 m² sehr gut zur Medikamentenabsorption geeignet, zumal das gesamte durch die Reanimationsmaßnahmen erzeugte Herzminutenvolumen die Lunge passiert. Die Dosierung endobronchial verabreichter Pharmaka beträgt ca. das 3-fache der i.v.-Dosierung. Technisch wird dabei so vorgegangen, dass die gewünschte Dosis in einer Spritze auf 10 ml NaCl 0,9% verdünnt wird; auf die Spritze wird ein Absaugkatheter oder ein vergleichbarer Gegenstand aufgesetzt, möglichst tief in den Endotrachealtubus eingeführt und der Spritzeninhalt schnell injiziert. Anschließend werden mit dem Beatmungsbeutel einige besonders kräftige Beatmungshübe verabreicht, um das Pharmakon möglichst weit nach distal zu befördern. Der Wirkungseintritt nach endobronchialer Medikamentengabe ist fast ebenso schnell wie nach i.v.-Gabe; allerdings ist die Wirkdauer um etwa das 3-fache gegenüber i.v.-Gabe verlängert.

Die endobronchiale Medikamentengabe ist immer dann vorzuziehen, wenn ein Patient intubiert wurde, bevor ein venöser Zugang gelegt werden konnte.

Intraossäre Medikamentengabe
Eine Alternative zum endobronchialen Zugangsweg stellt – insbesondere zur Gabe von Volumen – der intraossäre Zugang dar. Gerade bei Kindern unter 2 Jahren ist unter Reanimationsbedingungen das Schaffen eines venösen Zugangs selbst dem hierin Erfahrenen häufig nicht oder nur unter erheblicher zeitlicher Verzögerung möglich. Hier bietet sich der intraossäre Zugang an: da venöse Kanäle im Knochenmark durch die rigiden Knochenstrukturen auch bei einem Kreislaufstillstand offengehalten werden, können hierüber problemlos Medikamente und (auch hyperosmolare) Infusionen verabreicht werden. Die Technik der Punktion ist relativ einfach: Entweder mit einer speziellen intraossären Nadel oder mit einer großlumigen Kunststoffvenenverweilkanüle wird die antero-mediale Seite der Tibia, unterhalb des Tuberculum tibiae, punktiert. Die korrekte Position ergibt sich anhand eines Widerstandsverlusts nach Überwinden des harten Knochenkortex und der leichten Injizierbarkeit bzw. Infundierbarkeit einer „Testdosis" Kochsalz. Medikamentendosierung und -wirkeintritt sind praktisch identisch mit der intravenösen Gabe.

Die intrakardiale Injektion als Zugangsweg zur Medikamentenverabreichung ist obsolet!

23.5.2 Pharmaka

In der modernen Reanimatologie sind nur noch folgende Medikamente von praktischer Bedeutung:
- O_2,
- Adrenalin,
- Atropin,
- Lidocain.

Sauerstoff
Zur Begrenzung des hypoxischen Schadens und der respiratorischen und metabolischen Azidose sollte bei der Beatmung (gleichgültig ob über Maske oder

Endotrachealtubus) so früh wie möglich O$_2$ in höchstmöglicher inspiratorischer Konzentration zugeführt werden.

Adrenalin

Adrenalin ist der gegenwärtig empfohlene Vasopressor der Wahl während sämtlicher elektrokardiographischer Manifestationen eines Herz-Kreislauf-Stillstands. Die wichtigste Wirkung von Adrenalin besteht in einer Umverteilung des durch die Thoraxkompression erzeugten Blutflusses in Herz und Gehirn auf Kosten der Durchblutung der Körperperipherie. Adrenalin verhindert den Kollaps arterieller Gefäße (α-Rezeptor-vermittelter Anstieg des arteriellen Gefäßtonus), die Herz und Gehirn versorgen bei gleichzeitiger peripherer Vasokonstriktion [18, 22].

> Während eines Herz-Kreislauf-Stillstands beträgt die empfohlene Dosierung von Adrenalin 1 mg alle 3 min unverdünnt i.v. bei gleichzeitig laufender Infusion, um die Substanz schnellstmöglich zum Wirkort im Herzen und an den Gefäßen zu transportieren.

Die Verabreichung einer 1:10 verdünnten Lösung mittels entsprechender Fertigspritzen ist prinzipiell möglich, bietet aber während CPR auch keine Vorteile, sondern verursacht lediglich unnötige Kosten durch den deutlich höheren Anschaffungspreis.

Es muss betont werden, dass die gegenwärtig gültige Standarddosierungsempfehlung von 1 mg alle 3 min (entsprechend etwa 15 µg/kg bzw. 5 µg/kg/min beim 70-kg-Patienten) eine Kompromisslösung darstellt, da genaue Daten für den Einsatz bei CPR beim Menschen nicht vorhanden sind.

■ **Hochdosierte Adrenalintherapie.** Tierexperimentelle Daten lassen vermuten, dass für eine effektive Wiederherstellung spontaner Herztätigkeit und entsprechend gute neurologische Erholung wesentlich höhere Dosierungen erforderlich sind. Eine Reihe von Studien zur hochdosierten Adrenalintherapie bei klinischer und präklinischer CPR konnten jedoch keinen klaren Vorteil höherer Adrenalindosierungen (bis zu 200 µg/kg) beim Menschen nachweisen [6, 19]. Teilweise wurden nach hochdosierter Adrenalingabe zwar initial mehr Patienten erfolgreich reanimiert (Wiederherstellung spontaner Kreislauftätigkeit am Notfallort), aber die Langzeitüberlebensrate und das neurologische Outcome waren statistisch nicht signifikant anders als bei Patienten, die mit einer Standarddosis Adrenalin behandelt worden waren. Nach dem gegenwärtigen Stand der Forschung scheint die hochdosierte Adrenalintherapie nur für einzelne Subgruppen der jeweiligen Studienpopulationen einen möglichen Vorteil zu bieten.

Ein Hauptproblem der meisten Untersuchungen beim Menschen zur hochdosierten Adrenalingabe betrifft das Zeitintervall vom Herz-Kreislauf-Stillstand bis zur Verabreichung der 1. Adrenalindosis. Die Länge dieses Zeitraums ist von überragender Bedeutung für die Prognose: je kürzer, desto erfolgreicher die Reanimation.

In *keiner* der vorliegenden Studien konnte ein negativer Effekt der hochdosierten Adrenalingabe nachgewiesen werden, so dass eine über 1 mg hinausgehende Adrenalingabe zwar weder von der American Heart Association noch vom European Resuscitation Council ausdrücklich als Routinemaßnahme empfohlen wird, aber im Rahmen der ärztlichen Therapiefreiheit durchaus vertretbar ist.

Ein entscheidender Nachteil von Adrenalin liegt darin, dass zwar die koronare Durchblutung gesteigert wird, gleichzeitig aber auch der myokardiale Sauerstoffbedarf durch β-Rezeptoren-Stimulation überproportional zunimmt. In anderen Untersuchungen konnte demgegenüber nachgewiesen werden, dass β-Rezeptor-vermittelte Adrenalinwirkungen am Gehirn keine Rolle spielen und weder eine Steigerung des zerebralen Sauerstoffverbrauchs noch eine Beeinträchtigung der elektrophysiologischen Erholung nach Reanimation mit Adrenalin auftritt [12].

Andere Vasopressoren

Potentielle Vasopressoralternativen, die in Studien mit Adrenalin verglichen wurden, sind:

■ **Dopamin/Dobutamin.** Die vorliegenden Untersuchungen erlauben keine abschliessende Beurteilung von Dopamin, während Dobutamin aufgrund schlechterer hämodynamischer Wirkungen (vorwiegend β-Rezeptoren-Stimulation am Myokard und periphere Vasodilatation) keine Alternative zu Adrenalin darstellt.

■ **Methoxamin.** Methoxamin ist trotz theoretisch zu vermutender Vorteile (vorwiegend α-Rezeptor- und fast keine β-Rezeptorwirkung) dem Adrenalin sowohl im Tierversuch als auch in Untersuchungen beim Menschen deutlich unterlegen. Eine mögliche Ursache hierfür ist, dass Adrenalin sowohl an α_1-Rezeptoren als auch α_2-Rezeptoren wirkt, Methoxamin dagegen vorwiegend an α_1-Rezeptoren, die für den Vasomotorentonus nicht so wichtig sind wie α_2-Rezeptoren.

■ **Noradrenalin.** Noradrenalin weist im Vergleich zu Adrenalin deutlich günstigere Wirkungen hinsichtlich des Verhältnisses von myokardialem Sauerstoffbedarf und -verbrauch auf. Allerdings fehlen bislang noch aussagekräftige Untersuchungen zu den zerebralen Effekten beim Einsatz während CPR.

■ **Phenylephrin.** Phenylephrin ist dem Adrenalin sowohl in Bezug auf Hämodynamik als auch in Bezug auf myokardialen und zerebralen Metabolismus weitgehend gleichwertig – aber nicht überlegen.

■ **Angiotensin II.** Angiotensin II ist vom Wirkprofil her am ehesten dem Noradrenalin bzw. dem Vasopressin vergleichbar. Jedoch fehlen auch hier Untersuchungen zu den zerebralen Wirkungen während und nach CPR.

■ **Vasopressin.** Das Gleiche wie für Angiotensin II gilt auch für das z. Z. intensiv untersuchte Vasopressin. Vorliegende Untersuchungen deuten – bei aller noch gebührenden Zurückhaltung – auf signifikant höhere koronare Perfusionsdrücke durch Vasopressin und möglicherweise auch auf eine höhere initiale Rate bei der Wiederherstellung der Spontanzirkulation hin. Erste Untersuchungen am Menschen zeigten nach Vasopressin eine bessere Kurzzeitüberlebensrate im Vergleich zu Adrenalin. Zudem gab es zumindest einen Trend zu einer höheren Langzeitüberlebensrate und einer besseren neurologischen Erholung [20].

Lidocain

! Lidocain wurde bis vor kurzem noch im Algorithmus der Therapie des Kammerflimmerns empfohlen. Mittlerweile hat sich jedoch die Erkenntnis durchgesetzt, dass eine Lidocaingabe nicht sinnvoll ist, da es *bei Kammerflimmern nicht antiarrhythmisch* wirkt und der für eine erfolgreiche Defibrillation erforderliche Energiebedarf gesteigert wird.

Nach erfolgreicher elektrischer Konvertierung eines Kammerflimmerns in einen perfundierenden Rhythmus kann allerdings bei komplexen ventrikulären Arrhythmien durch Lidocain das Wiederauftreten von Kammerflimmern verhindert werden.

Atropin

Atropin kann bei der Asystolie unter der Vorstellung gegeben werden, dass ein extrem gesteigerter Vagotonus die verantwortliche Ursache (z. B. bei einem Herzstillstand infolge einer Vergiftung mit Cholinesterasehemmstoffen) ist. Daten aus entsprechenden Untersuchungen hierzu fehlen. Da durch eine vollständig vagolytisch wirksame Atropindosis von 3 mg keine wesentlichen Nebenwirkungen zu erwarten sind, kann eine probatorische einmalige Atropinverabreichung in Betracht gezogen werden.

Andere Pharmaka

■ **Natriumbikarbonat ($NaHCO_3$).** Es gibt bislang keine einzige Studie, die einen Nutzen einer $NaHCO_3$-Gabe während CPR beim Menschen gezeigt hätte!

$NaHCO_3$ ist *kein* Routinemedikament mehr bei der kardiopulmonalen Reanimation. Die Gabe von $NaHCO_3$ ist insbesondere deshalb nicht unproblematisch, da infolge der Pufferreaktion CO_2 entsteht:

$$H^+ + HCO_3^- \leftrightarrow H_2CO_3 \leftrightarrow H_2O + CO_2$$

Eine CO_2-Akkumulation entsteht unter ischämischen Bedingungen (Herz-Kreislauf-Stillstand) als Endprodukt des anaeroben Metabolismus der ischämischen Gewebe, durch einen verminderten CO_2-Transport aus den minderperfundierten Geweben in die Lunge sowie durch reduzierte pulmonale Durchblutung: diese Faktoren führen zum relativ raschen CO_2-Anstieg in allen präpulmonalen Gefäßen und Geweben. Dies manifestiert sich in einer erniedrigten endexspiratorischen CO_2-Konzentration und einer hyperkapnischen venösen Azidose.

Wird unter diesen Bedingungen nun noch $NaHCO_3$ als CO_2-produzierender Puffer (mit extrem hoher Osmolalität) ins venöse System hinzugegeben, so resultiert eine Reihe zusätzlicher Probleme:
- Anstieg des venösen pCO_2
- Verstärkung der intrazellulären Azidose (Herz, Gehirn!),
- Linksverschiebung der O_2-Bindungskurve (erschwerte O_2-Abgabe vom Erythrozyten an das Gewebe),
- Anstieg von Serum-Na^+ und Serumosmolalität (Gefahr der Zerstörung der Blut-Hirn-Schranke!).

Ein ganz besonderes Problem stellt die CO_2-Anhäufung im Myokard dar: Allein durch Kreislaufstillstand und CPR kommt es in Myokardzellen zu einem CO_2-Anstieg auf über 400 mmHg. Wird nun zusätzlich noch $NaHCO_3$ gegeben, so steigt der pCO_2 durch die ungehinderte Diffusion von CO_2 in die Herzmuskelzellen noch weiter an. Aus experimentellen Untersuchungen ist bekannt, dass bei einem pCO_2 von 475 mmHg ein „kritischer" Wert erreicht ist, oberhalb dessen mit einer dramatisch verminderten kardialen Reanimierbarkeit und einem irreversiblen Kreislaufstillstand im Sinne einer pulslosen elektrischen Aktivität zu rechnen ist [24].

Die angeführten Punkte sprechen eindeutig gegen eine $NaHCO_3$-Gabe *während* CPR. Es spricht jedoch nichts dagegen, *nach erfolgreicher Reanimation* (= Wiederherstellung einer spontanen, ausreichend perfundierenden Herztätigkeit) $NaHCO_3$ unter Kontrolle der Blutgase zu verabreichen, da während Spontanzirkulation bei adäquater Beatmung das entstehende CO_2 problemlos mit der Zirkulation die Lunge erreichen und dort abgeatmet werden kann.

■ **Kalzium.** Kalzium ist bei der kardiopulmonalen Reanimation *absolut kontraindiziert*. In den letzten beiden Jahrzehnten ist die deletäre Funktion, die Kalzium im Pathomechanismus der Ischämie spielt, extensiv untersucht worden. Im Gegensatz zu früher wird heute eher der Einsatz von Kalziumantagonisten im Rahmen von Ischämie und Reperfusion diskutiert. Indikationen für eine Kalziumgabe sind lediglich eine nachgewiesene Hyperkaliämie, Hypokalziämie oder eine Intoxikation mit Kalziumantagonisten.

■ **Glukose.** Die Gabe von – selbst geringen Mengen – Glukose (außer zur Therapie einer nachgewiesenen Hypoglykämie) ist bei der kardiopulmonalen Reanimation nicht indiziert, weil bereits die Zufuhr kleiner Glukosemengen mit einem schlechten neurologischen Outcome verbunden ist.

Bei einer vorsichtigen Übertragung tierexperimenteller Daten (Schweinemodell) auf die Humanphysiologie beeinträchtigt Hyperglykämie die kardiale Reanimierbarkeit nicht, während bereits eine mäßige Hypoglykämie mit einer schlechten kardialen Prognose einhergeht [13].

23.6 Reanimation von Neugeborenen und Kindern

Prinzipiell gelten die gleichen Richtlinien wie bei Erwachsenen: Atemwege freimachen und freihalten, Beurteilung der Spontanatmung und der Herz-Kreislauf-Funktion, Thoraxkompression. Naturgemäß gibt es Unterschiede hinsichtlich Reanimationstechnik und Dosierung bei der medikamentösen Therapie.

Im Gegensatz zum Erwachsenen ist ein Herz-Kreislauf-Stillstand meistens kein plötzliches und unerwartetes Ereignis, sondern eher ein vorhersehbares Resultat einer vorausgegangenen respiratorischen (z. B. Atemwegsverlegung durch Fremdkörperaspiration oder Apnoephasen) und/oder kardiozirkulatorischen (z. B. Bradykardie bei Apnoe oder Hypovolämie nach Trauma) Störung. Das Ergebnis ist in jedem Falle das gleiche: Hypoxämie und Azidose. Entsprechend ist bei Kindern mit Herz-Kreislauf-Stillstand als EKG-Rhythmus praktisch nie Kammerflimmern, sondern fast ausschließlich pulslose elektrische Aktivität oder Asystolie (mit entsprechend schlechter Prognose) zu finden.

CAVE Cave: Ein Kind mit Herz-Kreislauf-Stillstand hat in aller Regel weder ein chronisch vorgeschädigtes Herz noch arteriosklerotisch veränderte Gefäße wie der Erwachsene – dafür sind die O_2- und Energiereserven beim Kind aber auch wesentlich geringer als beim Erwachsenen und damit schneller verbraucht.

Dies spiegelt sich im schlechten Outcome präklinisch reanimierter Kinder wider: Hier liegen die Überlebensraten lediglich zwischen 3 und 17% – z. T. mit schlechtem neurologischem Ergebnis. Somit kommt dem Faktor Zeit noch größere Bedeutung zu als beim Erwachsenen.

23.6.1 Neugeborene

Atemwege und Beatmung

■ **Freihalten der Atemwege.** Das Neugeborene wird auf den Rücken oder die Seite gelegt, wobei darauf geachtet werden muss, dass sich der Kopf in einer Neutralposition mit geringer Streckung im Okzipitalgelenk („*Schnüffelstellung*") befindet. Diese Stabilisierung erfolgt durch eine auf die Stirn des Kindes gelegte Hand des Helfers. Gegebenenfalls kann unter Rücken und Schultern ein zusammengerolltes Handtuch gelegt werden, um so den gesamten Oberkörper leicht zu erhöhen und eine minimale Halsextension zu bewirken. Mit der anderen Hand wird der Unterkiefer nach vorne oben gezogen (und damit ein Zurückfallen der Zunge verhindert). Eine andere Möglichkeit zum Freihalten der Atemwege besteht in der Anwendung des Esmarch-Handgriffs.

! Auch beim Neugeborenen muss das Vorliegen einer Verletzung im HWS-Bereich in Betracht gezogen werden. Bei entsprechendem Verdacht darf keine Kopfstreckung vorgenommen werden.

■ **Absaugen.** Bei einer vaginalen Entbindung sind die Atemwege des Neugeborenen normalerweise schleim- und flüssigkeitsfrei. Bei behinderter Atmung des Neugeborenen muss unverzüglich abgesaugt werden. Falls das Fruchtwasser mekoniumhaltig ist, soll vor Durchführung weiterer Maßnahmen die Trachea abgesaugt werden, da Mekonium die postpartale Lungenentfaltung beeinträchtigt und zudem schwere Pneumonien hervorrufen kann.

Wenn kein Mekonium vorhanden, aber ein Absaugen zum Freihalten der Atemwege erforderlich ist, wird zunächst der Mund und dann erst die Nase abgesaugt. Bei Verwendung eines mechanischen Absauggeräts darf der Sog nicht mehr als –100 mmHg betragen. Das Absaugen muss sehr vorsichtig erfolgen, um durch die Manipulation im Hypopharynx keine Bradykardie durch Vagusreizung auszulösen. Der einzelne Absaugvorgang beim Neugeborenen soll nicht länger als 3–5 s dauern. Beim Absaugen muss die Herzfrequenz überwacht werden, und zwischen den einzelnen Absaugmaßnahmen soll genügend Zeit zur Verfügung stehen, um die Spontanatmung einsetzen zu lassen bzw., falls dies nicht gelingt, wird die Eigenatmung vorsichtig assistiert unter Zufuhr von 100% O_2. Parallel zum Absaugen muss das Kind rasch abgetrocknet und von feuchten Tüchern befreit werden, um Wärmeverluste (= gesteigerter O_2-Bedarf) zu vermeiden und anschließend für die Erstversorgung in vorgewärmte Tücher gehüllt bzw. in der Klinik auf einen speziellen (vorgewärmten) Wärmetisch gelegt werden.

■ **Beatmung.** Die Effektivität der Spontanatmung kann anhand der Herzfrequenz des Neugeborenen abgeschätzt werden: Wenn die Herzfrequenz >100/min beträgt, sind offensichtliche Atemexkursionen zumindest einigermaßen effektiv, liegt die Herzfrequenz darunter, ist von einer unzureichenden Eigenatmung auszugehen. Ist die Spontanatmung des Neugeborenen trotz Freimachen und Freihalten der Atemwege sowie der üblichen Stimulation (neben dem

Absaugen leichte Schläge auf Fußsohlen und Rücken) unzureichend, so muss umgehend mit der Beatmung begonnen werden.

Bei der Beatmung ohne Hilfsmittel werden Mund und Nase des Kindes vom Mund des Helfers umschlossen, und die Beatmung beginnt mit der Verabreichung von – mindestens – 2 (und maximal 5) Beatmungshüben über jeweils 1–1,5 s (kleine Atemzugvolumina und niedriger Beatmungsdruck!). Wie beim Erwachsenen besteht die Effektivitätskontrolle in der Beobachtung des atemsynchronen Hebens und Senkens des Thorax.

Wann immer möglich, ist die Beatmung über einen Beutel und eine aufgesetzte Maske mit möglichst hoher inspiratorischer O_2-Konzentration der Beatmung ohne Hilfsmittel vorzuziehen. Gegebenenfalls muss das Kind auch intubiert werden.

Bei der Intubation von Neugeborenen und Säuglingen ist besonders darauf zu achten, dass die Tubusspitze nicht zu tief liegt, da anderenfalls durch ein Verrutschen des Tubus in einen Hauptbronchus sehr leicht eine einseitige Beatmung erfolgt. Bei der Größenwahl des Tubus (Tabelle 23-6) ist zu bedenken, dass bei Kindern im Gegensatz zum Erwachsenen nicht die Stimmbänder die engste Stelle darstellen, sondern vielmehr der subglottische Trachealabschnitt.

> Als Faustregel für die Wahl des Tubus gilt: Ein Tubus, dessen Umfang dem des kleinen Fingers entspricht, passt fast immer.

Die Beatmungsfrequenz sollte bei 20–40/min liegen. Steigt trotz effektiver Beatmung über 15–30 s die Herzfrequenz des Kindes nicht schnell auf mindestens 80–100/min an oder liegt sie von vornherein unter 60 Schlägen/min, muss zusätzlich mit der Thoraxkompression begonnen werden. Der Hintergrund für diese Empfehlung besteht darin, dass bei Neugeborenen und Säuglingen eine Steigerung des Herzzeitvolumens in erster Linie durch eine Zunahme der Herzfrequenz und nicht durch eine Zunahme der Kontraktilität bei gleichbleibender Herzfrequenz möglich ist.

Der wichtigste Parameter der Effektivität der Eigenatmung oder Beatmung beim Neugeborenen ist die Herzfrequenz (ermittelt über ein EKG oder ein präkordiales Stethoskop): eine Herzfrequenz > 100/min spricht für eine effektive (Be)atmung.

■ **Thoraxkompression.** Druckpunkt für die Thoraxkompression bei Neugeborenen und Säuglingen ist die untere Hälfte des Sternums, wobei darauf geachtet werden sollte, nicht das Xiphoid zu komprimieren. Zwei Techniken zur Thoraxkompression sind akzeptabel: Bei der am häufigsten eingesetzten Technik umfasst der Helfer mit beiden Händen den Thorax und platziert die Daumen neben- bzw. übereinander auf dem Druckpunkt. Alternativ bzw. bei größeren Säuglingen kann der Thorax mit 2–3 Fingern einer Hand im Bereich der unteren Sternumhälfte komprimiert werden. Mit beiden Kompressionsmethoden sollte das Sternum etwa um $1/3$ der Wirbelsäule angenähert werden (Abb. 23-10).

Die Kompressionsrate beträgt bei Neugeborenen 120/min und das Kompressions-Ventilations-Verhältnis 3:1 (= nach jeweils 3 Thoraxkompressionen eine Beatmung). Bei Säuglingen und älteren Kindern wird eine Kompressionsrate von 100/min und ein Kompressions-Ventilations-Verhältnis von 5:1 empfohlen. Das Kompressions-Relaxations-Verhältnis soll wie beim Erwachsenen 1:1 betragen (s. Übersicht).

! Auch beim *intubierten* Neugeborenen soll die Beatmung interponiert *zwischen* den Thoraxkompressionen und nicht simultan mit den Thoraxkompressionen erfolgen.

Reanimation von Neugeborenen, Säuglingen und älteren Kindern

> **Neugeborene**
> - Kompressionsrate 120/min
> - Kompressions-Ventilations-Verhältnis 3:1
> - Kompressions-Relaxations-Verhältnis 1:1

Tabelle 23-6. Tubus- und Absaugkathetergrößen für Neugeborene in Abhängigkeit vom Körpergewicht

Körpergewicht [g]	Tubusgröße [mm]	Absaugkatheter [Charrière]
< 1000	2,5	5
1000–2500	2,5–3,0	5–6
2500–3000	3,0–3,5	6–8
> 3000	3,5	8

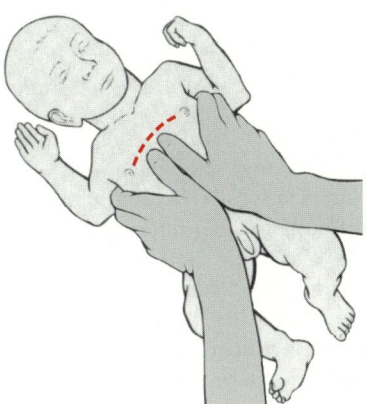

Abb. 23-10. Thoraxkompression bei Neugeborenen

> **Säuglinge und ältere Kinder**
>
> - Kompressionsrate 100/min
> - Kompressions-Ventilations-Verhältnis 5:1
> - Kompressions-Relaxations-Verhältnis 1:1

Nach jeweils 20 Zyklen Thoraxkompression und Beatmung (also etwa nach 1 min) soll eine Pulskontrolle (Dauer nicht länger als 10 s!) vorgenommen werden. Die Kontrolle erfolgt am einfachsten durch Auskultation von Herzaktionen mit dem präkordialen Stethoskop. Die Thoraxkompressionen dürfen erst dann abgebrochen werden, wenn die Eigenfrequenz bei mindestens 80–100 Schlägen/min mit erkennbar steigender Tendenz liegt.

■ **Defibrillation.** Zur selten erforderlichen Defibrillation bei Neugeborenen und Säuglingen wird für den 1. Defibrillationsimpuls eine Energie von 2 J/kg und für die folgenden Defibrillationen von 2–4 J/kgKG empfohlen.

23.6.2 Medikamentöse Therapie

■ **Adrenalin.** Adrenalin ist indiziert beim Herz-Kreislauf-Stillstand oder bei Herzfrequenzen unter 80/min (hierunter wäre beim Neugeborenen auch die pulslose elektrische Aktivität zuzurechnen) trotz suffizienter Beatmung unter ausreichender Sauerstoffzufuhr und Thoraxkompression. Die Dosierung beim Neugeborenen beträgt 10–30 μg/kgKG alle 3–5 min intravenös (z. B. via Umbilikalvenenkatheter) oder intraossär [4]. Bleibt dies ohne Erfolg, können bei älteren Säuglingen höhere Dosierungen von bis zu 200 μg/kg erwogen werden, obwohl hierzu ausreichende Daten fehlen und nur wenige Untersuchungen verfügbar sind [14].

Kritische Zurückhaltung hinsichtlich der hochdosierten Adrenalintherapie ist bei Frühgeborenen geboten, da wegen einer möglichen Adrenalin-induzierten prolongierten Hypertension vermehrt intrakranielle Blutungen auftreten können.

Bei fehlendem venösen Zugang, aber bereits erfolgter endotrachealer Intubation können 10–30 μg/kgKG Adrenalin *endotracheal* verabreicht werden.

■ **Natriumbikarbonat ($NaHCO_3$).** Die Gabe von $NaHCO_3$ bei Neugeborenen und Säuglingen wird von der American Heart Association (AHA) und dem European Resuscitation Council (ERC) unterschiedlich angegeben: Während die AHA die $NaHCO_3$-Gabe (ohne Dosierungsempfehlung) als Ultima Ratio nach dem Versagen anderer therapeutischer Optionen zulässt, wird vom ERC bei ausbleibendem Reanimationserfolg auf Adrenalinzufuhr die Gabe von 1–2 mmol/kg $NaHCO_3$ empfohlen. Hierbei soll eine 4,2%ige Lösung – hergestellt durch Verdünnung der handelsüblichen 8,4%igen Lösung mit einem gleichen Volumenanteil Aqua dest. – angewandt werden [2, 5]. Kontrollierte Studien bei einer aussagekräftigen Patientenzahl, die eine eindeutige Schlussfolgerung bezüglich Sinn oder Unsinn der Natriumbikarbonattherapie beim Neugeborenen zuließen, existieren nicht.

Wie beim Erwachsenen spricht jedoch auch beim Neugeborenen nichts dagegen, *nach erfolgreicher Reanimation* $NaHCO_3$ unter Kontrolle der Blutgase zu verabreichen, da bei ausreichender Spontanzirkulation und adäquater Beatmung das entstehende CO_2 mit der Zirkulation die Lunge erreicht und dort abgeatmet werden kann.

■ **Flüssigkeitszufuhr.** Wegen des geringeren (absoluten) Flüssigkeitsbedarfs von Neugeborenen und Säuglingen und wegen der Gefahr einer Volumenüberladung sollten Infusionslösungen in dieser Altersgruppe stets mittels Spritze oder volumenkontrollierter Spritzenpumpe verabreicht werden.

Neugeborene und Säuglinge haben einen relativ hohen Glukosebedarf bei geringen Glykogenreserven. Daher sollte bei dieser Altersgruppe während CPR eine Blutzuckerkontrolle (Teststreifen) erfolgen und bei Bedarf Glukose gegeben werden (z. B. Glukose 20% 2–3 ml/kg i. v.). Liegt dagegen keine Hypoglykämie vor, sollte eine Glukosezufuhr vermieden werden, da dies in allen Altersgruppen mit einer schlechteren neurologischen Prognose assoziiert ist. Infusionslösung der Wahl ist eine glukosefreie Vollelektrolytlösung.

> **CPR bei Neugeborenen und Säuglingen**
>
> - Infusionslösung: glukosefreie Vollelektrolytlösung,
> - Blutzuckerkontrolle durchführen (z. B. mittels Teststreifen),
> - nur bei Bedarf Glukose geben: z. B. 2–3 ml/kg Glukose 20% i. v.

Wenn ein Kind Zeichen des intravasalen Volumenmangels aufweist (Blutverlust, Dehydratation oder extravasale Flüssigkeitsverschiebungen), sollte zunächst ein Bolus von bis zu 20 ml/kg Vollelektrolytlösung langsam infundiert werden. Diese Bolusgabe kann u. U. mehrfach erforderlich sein. Bei entsprechenden Blutverlusten können Gaben von Erythrozytenkonzentrat, Frischplasma (FFP) oder Humanalbumin notwendig werden.

Das methodische Vorgehen bei der Reanimation von Neugeborenen wird am Ende des Kapitels beschrieben

23.6.3 Kinder

Die Indikation zur kardiopulmonalen Reanimation im Kindesalter entspricht der des Erwachsenen, ebenfalls das praktische Vorgehen (Tabelle 23-7).

Tabelle 23-7. Basismaßnahmen der Kinderreanimation

Atemwege freimachen	Beatmung durchführen	Kreislauf wiederherstellen
Durch Absaugen	Bei Atemstillstand	Bei Kreislaufstillstand
Durch (mäßiges) Kopfüberstrecken	Bei Ateminsuffizienz	Altersabhängig: 100–120 Thoraxkompressionen/min
Durch endotracheale Intubation	Altersabhängig: 20–30–40 Insufflationen/min mit 100% O_2	

Tabelle 23-8. Richtwerte zur kardiopulmonalen Reanimation bei Kindern

Parameter	Neugeborene	Säuglinge (1–12 Monate)	Kleinkinder (1–6 Jahre)	Schulkinder (6–12 Jahre)
Atemzugvolumen [ml]	30–50	50–100	100–200	200–400
Atemfrequenz [min^{-1}]	40	30–40	20–30	20
Thoraxkompressionen [min^{-1}]	120	>100	100	100
Defibrillation [J]	<15	10–20	20–50	50–100
Adrenalin [µg/kg/3–5 min]	10–30	10–200	15	15

Bei Kleinkindern wird die Beatmung ohne Hilfsmittel als Mund-zu-Mund-und-Nase-Beatmung durchgeführt. Nach endotrachealer Intubation muss kein starres Verhältnis von 5:1 zwischen Kompression und Ventilation mehr aufrecht erhalten werden.

Grobe Richtwerte zur kardiopulmonalen Reanimation bei Kindern sind in Tabelle 23-8 aufgelistet.

Das methodische Vorgehen bei der Reanimation von Säuglingen und Kleinkindern wird am Ende des Kapitels beschrieben.

23.7 Methodisches Vorgehen beim Auffinden einer nicht ansprechbaren Person

Sämtliche im Folgenden aufgeführten Empfehlungen und Algorithmen basieren auf den 1998 publizierten „European Resuscitation Council Guidelines for Resuscitation" [© ERC, Bossaert 1998 [5], Handley 1998 [16], Robertson 1998 [27]].

Einfache lebensrettende Sofortmaßnahmen beim Erwachsenen

Einfache lebensrettende Sofortmaßnahmen beim Erwachsenen (BLS) sind in Abb. 23-11 als Algorithmus dargestellt.

Schnellstmöglich jemanden schicken, um Hilfe zu holen oder selbst gehen!

Wenn der Helfer alleine ist, muss er entscheiden, ob er zunächst mit der Reanimation beginnt oder Hilfe herbeiholt. Die Entscheidung hängt von lokalen Gegebenheiten und der Verfügbarkeit des Rettungsdienstes ab.

Er soll jedoch für eine Minute CPR-Maßnahmen durchführen, bevor er Hilfe holen geht, wenn die wahrscheinlichste Ursache der Bewusstlosigkeit ein Trauma oder ein Beinahe-Ertrinken ist oder wenn es sich um ein Säugling oder ein Kind handelt.

Wenn diese Bedingungen nicht erfüllt sind, sollte der Helfer annehmen, dass die Ursache der Bewusstlosigkeit kardial bedingt ist und sofort Hilfe herbeiholen, sobald feststeht, dass der Patient nicht atmet [5, 16].

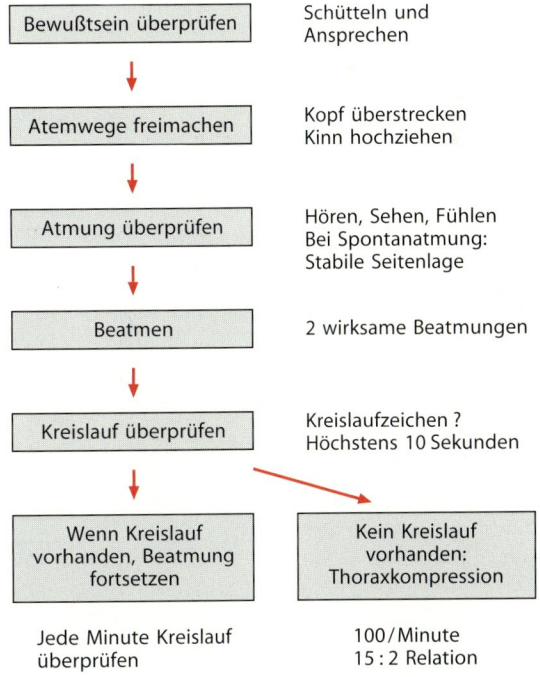

Abb. 23-11. Einfache lebensrettende Sofortmaßnahmen beim Erwachsenen [Bossaert 1998, Handley 1998]

Erweiterte lebensrettende Sofortmaßnahmen beim Erwachsenen

Erweiterte lebensrettende Sofortmaßnahmen beim Erwachsenen (ALS) [Bossaert 1998 [5], Robertson 1998 [27]] sind im Algorithmus der Abb. 23-12 dargestellt.

Nach jeweils 10 Zyklen Thoraxkompression und Beatmung: Pulskontrolle!

Wiederbelebung des Neugeborenen bei der Geburt

Wiederbelebung des Neugeborenen bei der Geburt – Algorithmus 1 [5] s. Abb. 23-13. Wiederbelebung des Neugeborenen bei der Geburt – Algorithmus 2 [5] s. Abb. 23-14.

Erweiterte lebensrettende Sofortmaßnahmen beim Kind

Erweiterte lebensrettende Sofortmaßnahmen beim Kind (ALS) [Bossaert 1998 [5], European Resuscitation Council 1998] s. hierzu Abb. 23-15.

Nach jeweils 10 Zyklen Thoraxkompression und Beatmung: Pulskontrolle!

Innerklinische Reanimation

Ein Herz-Kreislauf-Stillstand kann zu jeder Tages- oder Nachtzeit und überall im Krankenhaus auftreten. Entsprechend muss das *gesamte medizinische Personal ausgebildet* und in der Lage sein, *die innerklinische Rettungskette* in Gang zu setzen und die Basismaßnah-

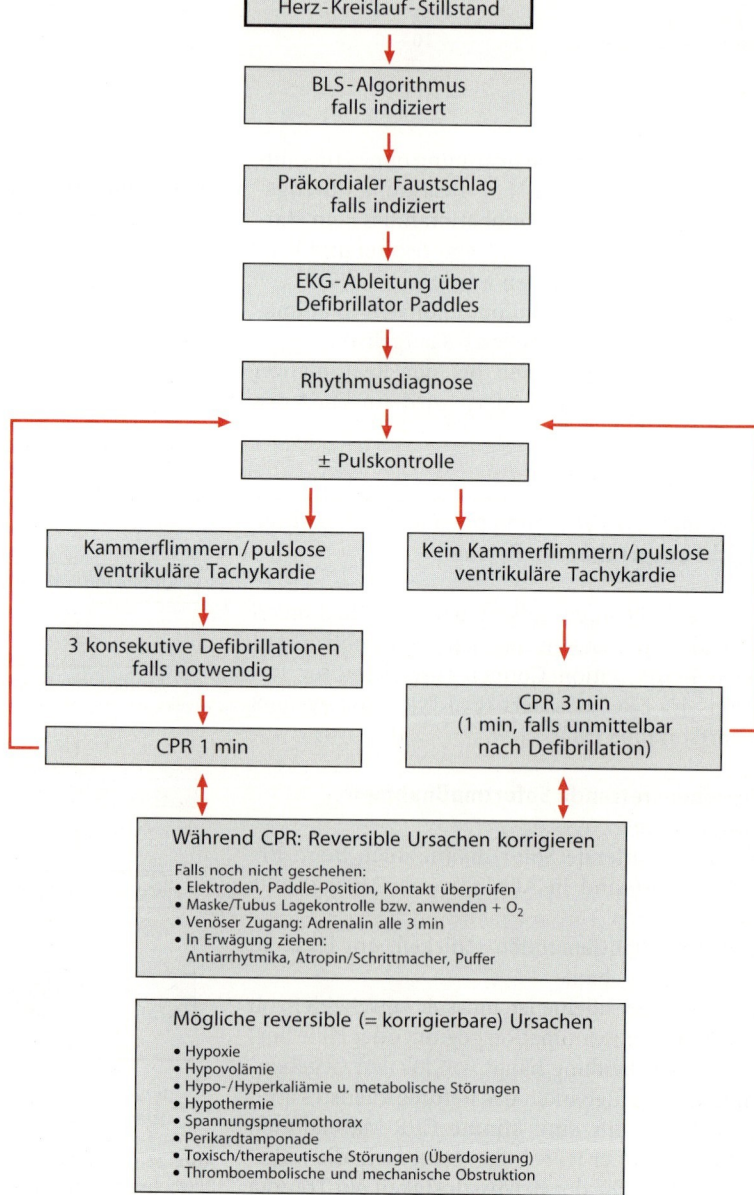

Abb. 23-12.
Erweiterte lebensrettende Sofortmaßnahmen beim Erwachsenen [Bossaert 1998 [5], Robertson [27]]

Abb. 23-13.
Wiederbelebung des Neugeborenen bei der Geburt, Algorithmus 1 [5]

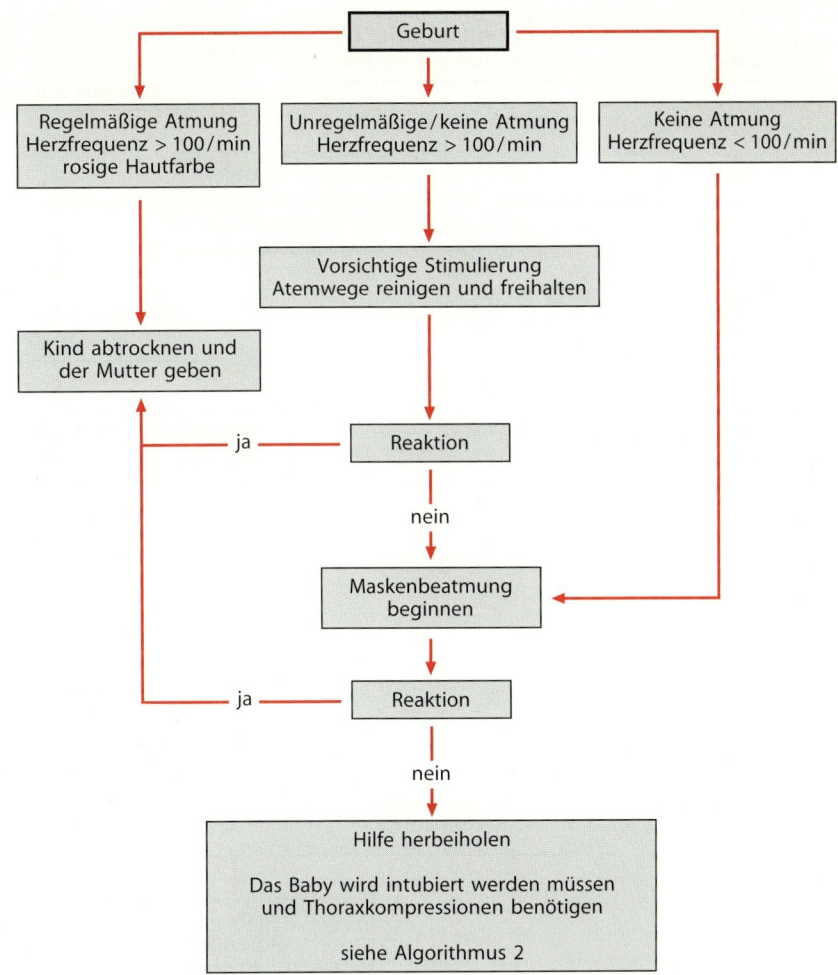

Anmerkung: Bei Vorliegen von zähem Mekonium oder fehlender Reaktion auf die Maßnahmen, sofort mit Algorhytmus 2 weitermachen

men der Wiederbelebung unverzüglich zu beginnen und effektiv durchzuführen. An besonders exponierten, entsprechend gekennzeichneten und dem Personal bekannten Stellen im Krankenhaus muss die für die Reanimation erforderliche Ausrüstung (Beatmungsbeutel, Sauerstoff, Absaugeinrichtung, Defibrillator, Material zur Venenpunktion, Medikamente, Laryngoskop, Tuben, Blutdruckmanschette, Pulsoxymeter) in Form von Notfallwagen oder Notfallkoffern jederzeit verfügbar und stets (!) zugänglich gehalten werden. Hierfür muss ein den jeweiligen örtlichen Gegebenheiten angepasstes Stationierungsschema ausgearbeitet und allen Krankenhausabteilungen schriftlich bekanntgegeben werden. Geeignete Standorte sind Operationseinheiten (Aufwachraum), Intensivstationen und spezielle Ambulanzen. Daneben muss vorab geklärt sein, wer für die Überprüfung der Vollständigkeit und Funktionsfähigkeit der Reanimationseinheiten zuständig und verantwortlich ist. Zusätzlich muss ein in regelmäßigen Abständen zu aktualisierender Alarmierungsplan in schriftlicher Form existieren, wer im Reanimationsfall wie von wem zu alarmieren ist.

Es ist sinnvoll, diese organisatorischen Aufgaben einem Komitee oder einer medizinischen Abteilung (Anästhesie oder Innere) zu übertragen. Das Organisationskomitee muss zudem gewährleisten, dass in regelmäßigen Abständen alle Mitarbeiter eine Auffrischung ihrer theoretischen und praktischen Kenntnisse in Form eines strukturierten *Megacodetrainings* erhalten. Art und Umfang der Aus- und Weiterbildung für die verschiedenen Berufsgruppen im Krankenhaus muss durch klare Richtlinien festgelegt sein.

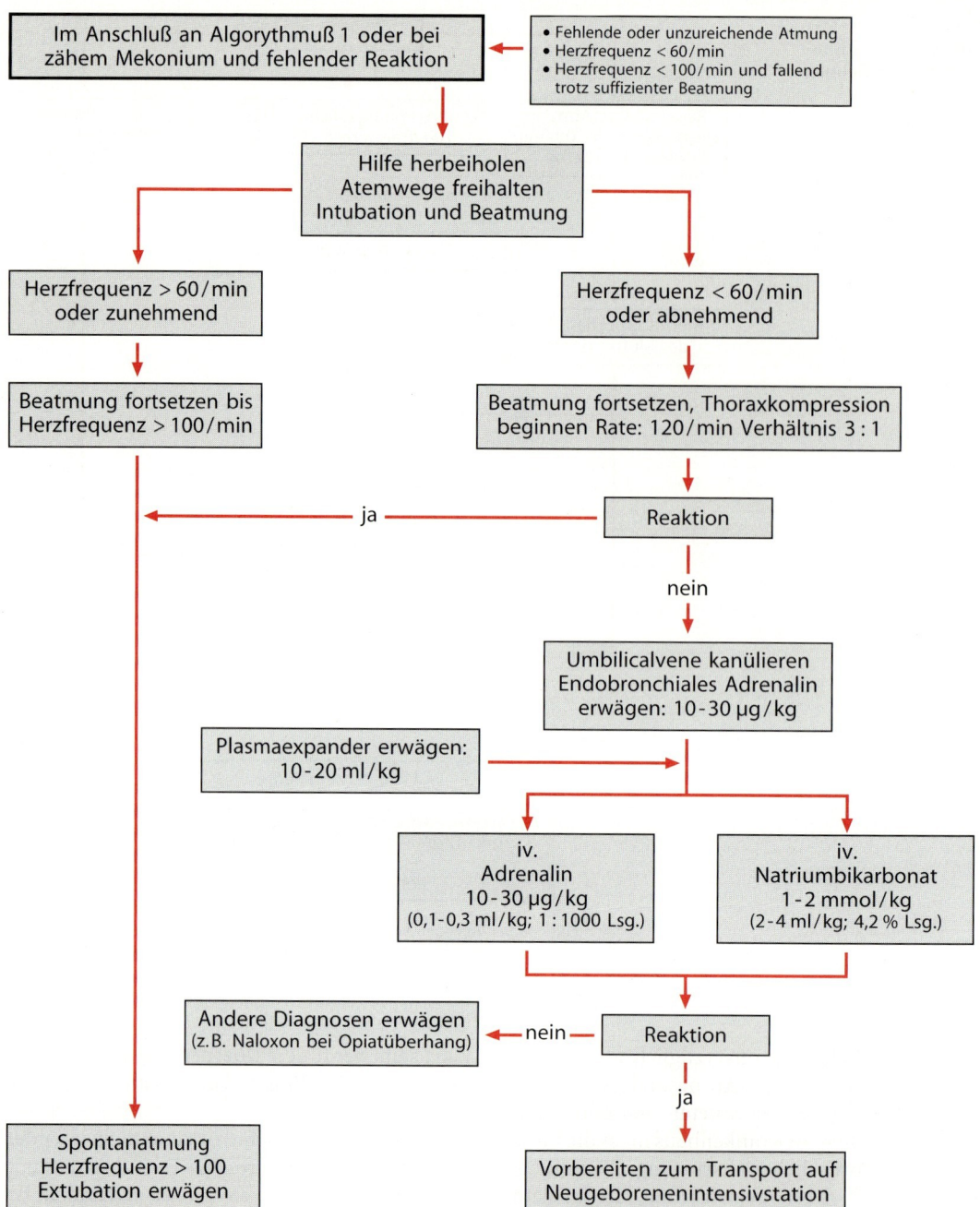

Anmerkung: Bei fehlender Reaktion Adrenalindosis wiederholen mit 100 µg/kg

Abb. 23-14. Wiederbelebung des Neugeborenen bei der Geburt, Algorithmus 2 [5]

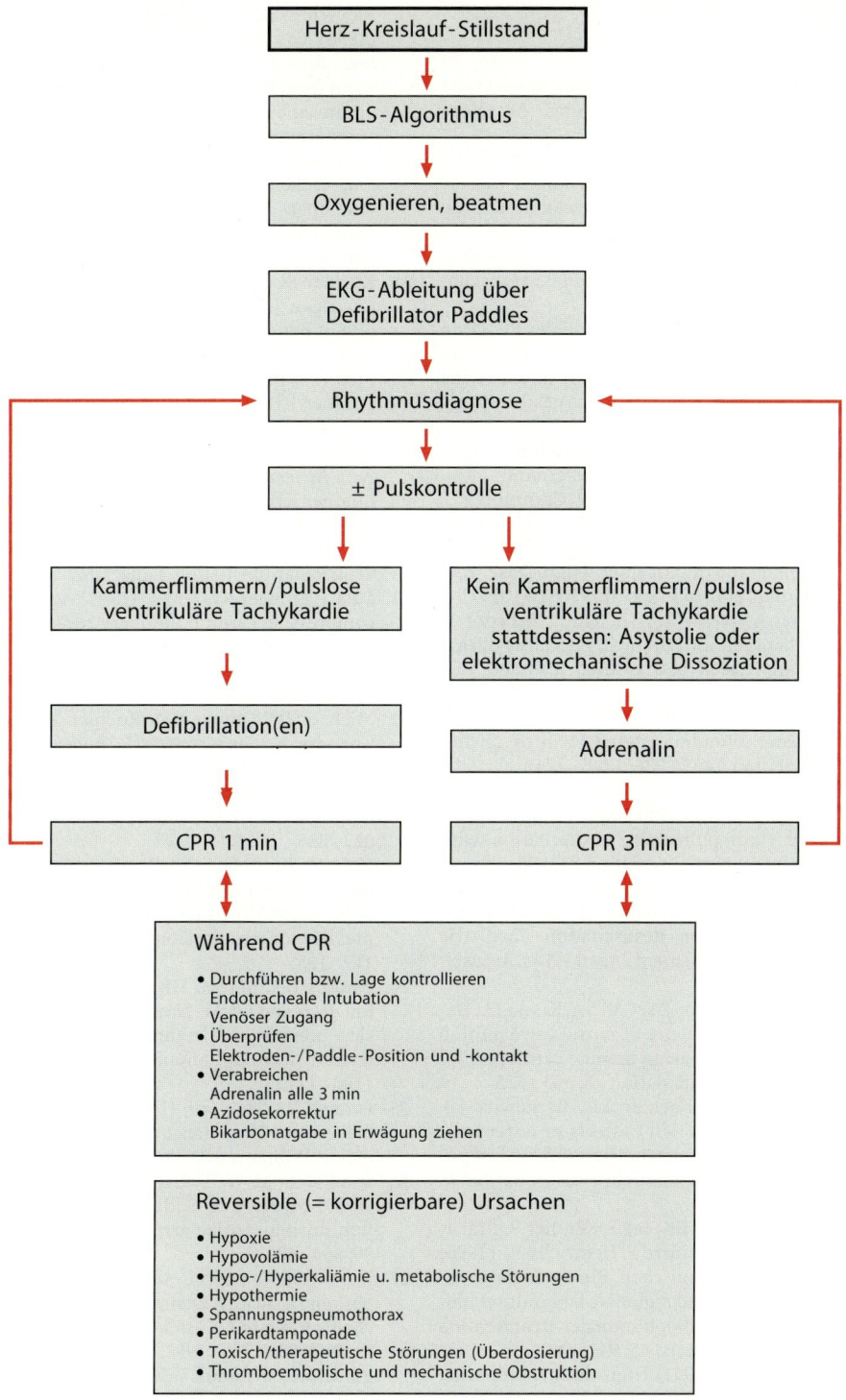

Abb. 23-15. Erweiterte lebensrettende Sofortmaßnahmen beim Kind [5, European Resuscitation Council 1998]

Literatur

1. American Heart Association (1994) Textbook of advanced cardiac life support. Scientific Publishing, American Heart Association, Dallas
2. American Heart Association/American Academy of Pediatrics (1994) Textbook of pediatric advanced cardiac life support. Scientific Publishing, American Heart Association, Dallas
3. Babbs CF, Sack JB, Kern KB (1994) Interposed abdominal compression as an adjunct to cardiopulmonary resuscitation. Am Heart J 127: 412–421
4. Berkowitz ID, Gervais HW, Schleien CL, Koehler RC, Dean JM, Traystman RJ (1991) Epinephrine dosage effects on cerebral and myocardial blood flow in an infant swine model of cardiopulmonary resuscitation. Anesthesiology 75: 1041–1050
5. Bossaert L (Hrsg) (1998) European Resuscitation Council Guidelines for Resuscitation. Elsevier, Amsterdam
6. Brown CG, Martin DR, Pepe PE, Stueven H, Cummins RO, Gonzalez E, Jastremski M (1992) A comparison of standard-dose and high-dose epinephrine in cardiac arrest outside the hospital: the Multicenter High-Dose Epinephrine Study Group. N Engl J Med 327: 1051–1055
7. Chandra N, Guerci A, Weisfeldt ML, Tsitlik J, Lepor N (1981) Contrasts between intrathoracic pressures during external chest compression and cardiac massage. Crit Care Med 9: 789–792
8. Criley JM, Blaufuss AH, Kissel GL (1976) Cough-induced cardiac compression: self-administered form of cardiopulmonary resuscitation. JAMA 236: 1246–1250
9. Dean JM, Koehler RC, Schleien CL, Atchison D, Gervais H, Berkowitz ID, Traystman RJ (1991) Improved blood flow during prolonged cardiopulmonary resuscitation with 30% duty cycle in infant pigs. Circulation 84: 896–904
10. European Resuscitation Council (1998) Paediatric advanced live support. To be read in conjunction with the Intenal Liaison Committee on Resuscitation Paediatric Working Group Advisory Statement (April 1997). Resuscitation 37: 101–102
11. Feneley MP, Maier GW, Gaynor JW, Gall SA, Kisslo JA, Davis JW, Rankin JS (1987) Sequence of mitral valve motion and transmitral blood flow during manual cardiopulmonary resuscitation in dogs. Circulation 76: 363–375
12. Gervais HW, Schleien CL, Koehler RC, Berkowitz ID, Shaffner HD, Traystman RJ (1991) Effects of adrenergic drugs on cerebral blood flow, metabolism, and evoked potentials after delayed cardiopulmonary resuscitation in dogs. Stroke 22: 1554–1561
13. Gervais HW, Depta AL, Hiller BK, Tag S, Kentner R, Brachlow J, Eberle B, Grimm W, Latorre F, Heinrichs W (1996) Zum Einfluss der prä-ischämischen Blutzuckerkonzentration auf Hämodynamik und regionale Organdurchblutung während und nach kardiopulmonaler Reanimation (CPR) beim Schwein. Anästhesist 45: 941–949
14. Goetting MG, Paradis NA (1991) High-dose epinephrine improves outcome from pediatric cardiac arrest. Ann Emerg Med 20: 22–26
15. Halperin HR, Tsitlik JE, Beyar R, Chandra N, Guerci AD (1987) Intrathoracic pressure fluctuations move blood during CPR: comparison of hemodynamic data with predictions from a mathematical model. Ann Biomed Eng 15: 385–403
16. Handley AJ, Bahr J, Baskett P, Bossaert L, Chamberlain D, Dick W, Ekström L, Juchems R, Kettler D, Marsden A, Moeschler O, Monsieurs K, Parr M, Petit P, Van Drenth A (1998) The 1998 European Resuscitation Council guidelines for adult single rescuer basic life support. A statement from the Working Group on Basic Live Support, and approved by the executive committee of the European Resuscitation Council. Resuscitation 37: 67–80
17. Kern KB, Sanders AB, Badylak SF, Ganas W, Carter AB, Tacker WA, Ewy GA (1987) Long term survival with open-chest cardiac massage after ineffective closed-chest compression in a canine model. Circulation 75: 498–503
18. Koehler RC, Michael JR, Guerci AD, Chandra N, Schleien CL, Dean JM, Rogers MC, Weisfeldt ML, Traystman RJ (1985) Beneficial effects of epinephrine infusion on cerebral and myocardial blood flows during CPR. Ann Emerg Med 14: 744–749
19. Lindner KH, Ahnefeld FW, Prengel AW (1991) Comparison of standard and high-dose adrenaline in the resuscitation of asystole and electromechanical dissociation. Acta Anaesthesiol Scand 35: 253–256
20. Lindner KH, Dirks B, Strohmenger HU, Prengel AW, Lindner IM, Lurie KG (1997) Randomised comparison of epinephrine and vasopressin in patients with out-of-hospital ventricular fibrillation. Lancet 349: 535–537
21. Luiz T, Ellinger K, Denz C (1996) Active compression-decompression cardiopulmonary resuscitation does not improve survival in patients with prehospital cardiac arrest in a physician-manned emergency medical system. J Cardiothorac Vasc Anesth 10: 178–186
22. Michael JR, Guerci AD, Koehler RC, Shi AY, Tsitlik J, Chandra N, Niedermeyer E, Rogers MC, Traystman RJ, Weisfeldt ML (1984) Mechanisms by which epinephrine augments cerebral and myocardial perfusion during cardiopulmonary resuscitation in dogs. Circulation 69: 822–835
23. Nolan J, Smith G, Evans R, McCusker K, Lubas P, Parr M, Baskett P, members of the UK ACD Study Group (1998) The United Kingdom pre-hospital study of active compression-decompression resuscitation. Resuscitation 37: 119–125
24. Paradis NA, Martin GB, Rivers EP, Goetting MP, Appleton JJ, Feingold M, Nowak RM (1990) Coronary perfusion pressure and return of spontaneous circulation in human cardiopulmonary resuscitation. JAMA 263: 1106–1113
25. Paradis NA, Halperin HR, Nowak RM (Hrsg) (1996) Cardiac Arrest. The Science and Practice of Resuscitation Medicine. Williams & Wilkins, Baltimore
26. von Planta M, Weil MH, Gazmuri PJ, Bisera J, Rackow EC (1989) Myocardial acidosis associated with CO_2 production during cardiac arrest and resuscitation. Circulation 80: 684–692
27. Robertson C, Steen P, Adgey J, Bassaert L, Carli P, Chamberlain D, Dick W, Ekström L, Hapnes SA, Holmberg S, Juchems R, Kette F, Koster R, de Latorre FJ, Lindner K, Perales N (1998) The 1998 European Resuscitation Council guidelines for adult advanced life support. A statement from the Working Group on Advanced Life Support, and approved by the executive committee of the European Resuscitation Council. Resuscitation 37: 81–90
28. Rudikoff MT, Maughan WL, Effron M, Freund P, Weisfeldt ML (1980) Mechanisms of blood flow during cardiopulmonary resuscitation. Circulation 61: 345–352

Sektion V:
Respiratorische Störungen

Sektion V.
Respiratorische Störungen

Respiratorische Störungen – Pathophysiologie und Diagnostik

Kapitel 24

H. Burchardi

24.1	Grundlagen des pulmonalen Gasaustausches	443
24.2	Störungen der Oxygenierung	443
24.2.1	Störungen des Belüftungs-Durchblutungs-Verhältnisses	443
24.2.2	Erhöhte venöse Beimischung (erhöhter intrapulmonaler Rechts-links-Shunt)	444
24.2.3	Erhöhte alveoläre Totraumventilation	445
24.2.4	Ventilatorische Verteilungsstörungen (im engeren Sinne)	446
24.2.5	Diffusionsstörungen	446
24.3	Die Atempumpe: Atemmechanik und Ventilation	447
24.3.1	Lungenvolumina, FRC	447
24.3.2	Verschluss kleiner Atemwege	448
24.3.3	Lungendehnbarkeit, Compliance	448
24.3.4	Surfactant	450
24.3.5	Atemwegswiderstand, Resistance	451
24.3.6	Intrinsic Peep ($PEEP_i$)	453
24.4	Ventilatorische Verteilung	454
24.5	Atemarbeit und Ermüdung der Atemmuskulatur	456
24.6	Pulmonale Perfusion	459
24.6.1	Verteilung der pulmonalen Perfusion	459
24.7	Membranpermeabilität, pulmonaler Flüssigkeitshaushalt	461
24.7.1	Extravasales Lungenwasser	461
24.7.2	Lungenödem	461
24.8	Störungen der Steuerung und der Koordination	462
24.8.1	Schwierigkeiten bei der Respiratorentwöhnung	462
24.8.2	Schlafapnoesyndrom	462
24.9	Akute Exazerbation einer COPD – eine komplexe Störung	463
24.9.1	Pathophysiologie	463
	Literatur	464

Respiratorische Störungen – Pathophysiologie und Diagnostik

H. Burchardi

24.1 Grundlagen des pulmonalen Gasaustausches

Beim Gesunden passt sich die effektive (d.h. die alveoläre) Ventilation jederzeit an den Bedarf des Organismus an. Der adäquate pulmonale Gasaustausch ist an der Elimination des produzierten Kohlendioxids (also am arteriellen pCO_2) abzulesen.

Während in der Intensivmedizin die spontane alveoläre *Hyperventilation* nur selten Probleme bereitet (gelegentlich beim Schädel-Hirn-Trauma und nach Hirnoperationen), ist die alveoläre Hypoventilation, das „ventilatorische Pumpversagen" eine häufige und schwerwiegende Komplikation.

! Da jede Hypoventilation unter Raumluftatmung gleichzeitig auch die Oxygenierung beeinträchtigt, also beide pulmonale Gasaustauschfunktionen betrifft, wird dieser Zustand auch als „*Globalinsuffizienz*" bezeichnet. Demgegenüber steht der Begriff der „*Partialinsuffizienz*" für die O_2-Austauschstörung (= *Störung der Oxygenierung*).

Diagnostik
Die Effektivität des pulmonalen Gasaustausches wird mit der *arteriellen Blutgasanalyse* beurteilt.

Die *alveoläre Ventilation* wird an der adäquaten Elimination von CO_2 gemessen, also am pCO_2 in der arteriellen Blutgasanalyse. Die Messung der Ventilation (z. B. des Atem- bzw. Beatmungsminutenvolumens) hat dagegen untergeordnete Bedeutung, da sie keine ausreichende Aussage über die alveoläre Ventilation erlaubt, die sich an den Bedarf des Gesamtorganismus anzupassen hat.

Die endtidale CO_2-Konzentration als Ersatz für den arteriellen pCO_2 heranzuziehen, ist beim kritisch kranken Patienten fragwürdig, da diese Überwachungsgröße stark von der pulmonalen Perfusion abhängt. So ist z. B. im Kreislaufschock mit niedrigem Herzzeitvolumen die endtidale CO_2-Konzentration niedrig und täuscht eine Hyperventilation vor. Dasselbe gilt bei hohem Totraumanteil.

Die verschiedenen *Störungen der Oxygenierungsfunktion* der Lunge sind anhand der Blutgasanalyse etwas aufwendiger zu differenzieren (s. unten).

24.2 Störungen der Oxygenierung

24.2.1 Störungen des Belüftungs-Durchblutungs-Verhältnisses

Der Gasaustausch in der Lunge erfordert ein optimales Zusammenspiel von Belüftung und Durchblutung auf der Ebene der einzelnen Alveole. Der Gasaustausch einer Alveolareinheit ist nur dann optimal, wenn ihr Ventilations-Perfusions-Verhältnis ($\dot{V}_A/\dot{Q}$) $\cong$ 0,8 beträgt. Beim lungengesunden, stehenden Menschen nehmen sowohl alveoläre Belüftung als auch Durchblutung in der Lunge von oben nach unten zu. Das jeweilige $\dot{V}_A/\dot{Q}$-Verhältnis der einzelnen Alveolarbereiche bleibt dabei jedoch nahezu gleich, mit geringer Abweichung von Optimum. Jede Abweichung von dieser physiologischen Situation, jede pathologisch ungleichmäßige Verteilung der regionalen Belüftung ebenso wie der Durchblutung verschlechtert die Gasaustauschbedingungen. Die beiden Extremsituationen des $\dot{V}_A/\dot{Q}$-Verhältnisses sind die *venöse Beimischung* und der Anteil an *alveolärer Totraumventilation*.

Diagnostik
■ **Alveoloarterielle O_2-Partialdruckdifferenz ($AaDO_2$).** Ein Maß für die O_2-Austauschstörung ist die alveoloarterielle O_2-Partialdruckdifferenz ($AaDO_2$). Sie ist die Differenz aus dem alveolären (p_AO_2) und dem arteriellen O_2-Partialdruck (p_aO_2):

$$AaDO_2 = p_AO_2 - p_aO_2.$$

Dabei lässt sich der p_AO_2 nach der vereinfachten Alveolarluft-Formel berechnen:

$$p_AO_2 = F_IO_2 \times (p_B - p_{WS})\, p_aCO_2.$$

Dabei wird vom Gesamtdruck (= atmosphärischer Druck, p_B) der Wasserdampfdruck (p_{WS}; WS = Wassersäule in cm H_2O) abgezogen, der bei einer Temperatur von 37 °C 47 mmHg beträgt.

Beim lungengesunden Spontanatmenden liegt die $AaDO_2$ unter Luftatmung bei 10–20 mmHg. Die Größe der $AaDO_2$ ist allerdings abhängig von der inspiratorischen O_2-Konzentration (F_IO_2): Je höher die F_IO_2, desto größer wird auch die $AaDO_2$ (bei $F_IO_2 = 1,0$ beträgt die $AaDO_2$ 25–65 mmHg).

Mit folgenden *Indizes* versucht man, die Oxygenierungsstörung unabhängig vom jeweiligen F_IO_2 zu quantifizieren:

- Der p_aO_2/p_AO_2-Index wird durch F_IO_2-Variationen kaum beeinflusst und spiegelt die Gasaustauschstörungen für O_2 recht gut wider. Der Normwert liegt bei 0,3 ± 0,2.
- Der p_aO_2/F_IO_2 („Horovitz-Index") kompensiert nicht den Einfluss der Ventilation auf den p_AO_2. Normwert: 350–500 mmHg.

24.2.2 Erhöhte venöse Beimischung (erhöhter intrapulmonaler Rechts-links-Shunt)

Ist eine Alveolareinheit von der Ventilation abgeschnitten (z. B. als Atelektase), ihre regionale Durchblutung jedoch noch erhalten, so wird das durchströmende Blut nicht arterialisiert, sein O_2-Gehalt bleibt also auf venösem Niveau (s. Abb. 24-1):

Pulmonaler Rechts-links-Shunt: $\dot{V}A/\dot{Q} = 0$.

Diese Beimischung venösen Blutes verursacht eine arterielle Hypoxämie. Die Elimination des CO_2 wird davon nicht betroffen, da es über andere intakte Alveolarbereiche kompensatorisch abgeatmet wird. Damit liegt eine reine *Oxygenierungsstörung* vor.

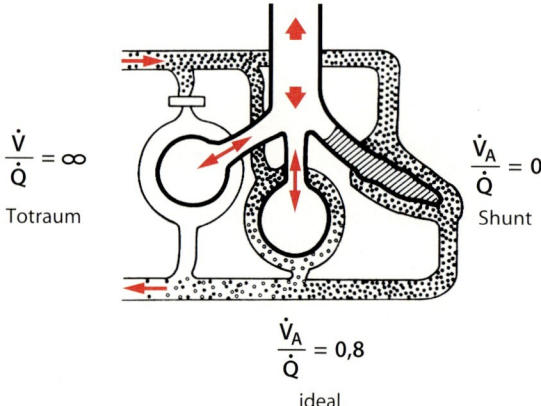

Abb. 24-1. Das 3-Kompartment-Modell nach Riley u. Cournand. Zusammenwirken von Ventilation und Perfusion im pulmonalen Gasaustausch. Ideales $\dot{V}A/\dot{Q}$-Verhältnis von 0,8 und beide Extremsituationen: Totraum = $\dot{V}A/\dot{Q}$-Verhältnis von ∞ und Shunt = $\dot{V}A/\dot{Q}$-Verhältnis von 0.

Das Herzzeitvolumen (HZV) beeinflusst die Auswirkung des intrapulmonalen Shunts: Bei steigendem HZV steigt in der Regel auch der intrapulmonale Shunt. Bei vermindertem HZV, z. B. im Schock, vermindert sich zwar der Shuntanteil, gleichzeitig sinkt aber auch der venöse O_2-Gehalt durch vermehrte arterielle Ausschöpfung, sodass meist eine deutliche Oxygenierungsstörung besteht.

Entscheidend für die Behandlung ist die Wiedereröffnung (sog. *"recruitment"*) der atelektatischen Alveolen (z. B. durch CPAP bzw. PEEP). Die Erhöhung der F_IO_2 bringt keine wesentliche Verbesserung, da in der Atelektase keine Ventilation stattfindet. Eine geringe Steigerung des p_aO_2 wird lediglich durch den vermehrt physikalisch gelösten Anteil im Blut erreicht.

Diagnostik
■ **Berechnung des intrapulmonalen Rechts-links-Shunts ($\dot{Q}_S/\dot{Q}_T$).** Bei einer $F_IO_2 = 1,0$ (also bei reiner O_2-Atmung) beruht die gesamte $AaDO_2$ auf einem intrapulmonalen Rechts-links-Shunt. Daher wird der intrapulmonale Shuntanteil in der Regel unter O_2-Atmung bestimmt. Allerdings besteht dann die Gefahr, dass der Shuntanteil seinerseits durch Resorptionsatelektasen infolge der O_2-Atmung vergrößert wird. Daher wird als Kompromiss gelegentlich empfohlen, den Shunt bei einer $F_IO_2 = 0,5$ zu bestimmen, was jedoch auch nicht unumstritten ist. Auf jeden Fall muss die F_IO_2 mindestens 15–20 min konstant gehalten werden, bevor die Blutgasanalyse abgenommen wird. Dabei muss die O_2-Gehaltsdifferenz ($a\bar{v}DO_2$) vom gemischtvenösen Blut aus dem Pulmonalarienkatheter bestimmt werden. Damit ist das Verfahren relativ invasiv und sollte daher nur auf besondere Indikationen beschränkt bleiben.

Der Anteil des intrapulmonalen Shunts am Herzzeitvolumen ($\dot{Q}_S/\dot{Q}_T$) wird mit der Shuntformel berechnet, die aus der Relation der Differenzen des O_2-Gehalts ermittelt wird:

Unter der Voraussetzung einer 100 %igen arteriellen O_2-Aufsättigung, also $p_aO_2 > 150$ mmHg, gilt die vereinfachte Formel:

$$\dot{Q}_S/\dot{Q}_T = \frac{AADO_2 \cdot 0,0031}{AADO_2 \cdot 0,0031 + a\bar{v}DO_2}$$

Die dafür benötigten O_2-Gehaltsdifferenzen sind also die alveoloarterielle Differenz ($AaDO_2 \times 0,0031$) und die arterielle-gemischtvenöse Differenz ($a\bar{v}DO_2$). Dabei wird die alveoloarterielle O_2-Gehaltsdifferenz aus der Partialdruckdifferenz ($AaDO_2$) multipliziert mit dem Löslichkeitskoeffizienten (0,0031) errechnet. Die arterielle gemischtvenöse O_2-Gehaltsdifferenz wird dagegen direkt aus dem arteriellen und gemischtvenösen Blut bestimmt:

Abb. 24-2.
Das Isoshuntdiagramm zur Abschätzung des Shuntanteils bei gegebener inspiratorischer O_2-Konzentration und bekanntem p_aO_2. Unter Annahme normaler Voraussetzungen für Hb, p_aCO_2 und $avDO_2$ (s. oben). (Nach [16])

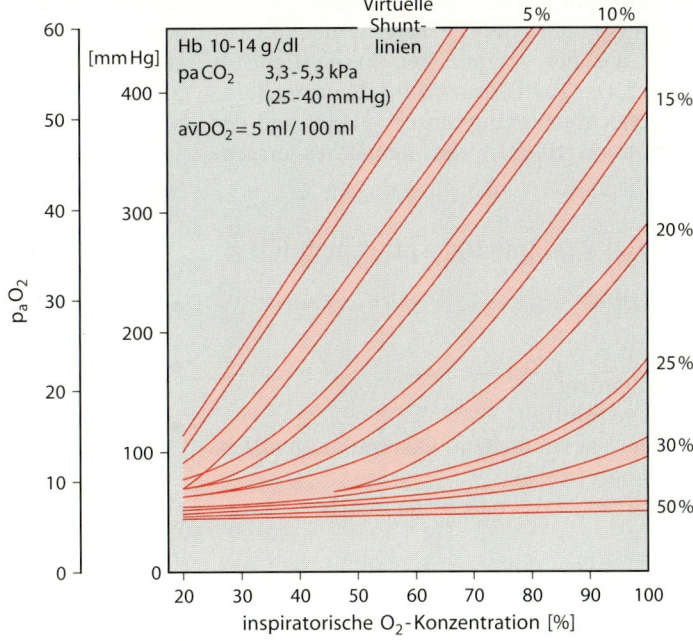

$a\bar{v}DO_2 = CaO_2 - C\bar{v}O_2$
C_aO_2 = arterieller O_2-Gehalt
$C\bar{v}O_2$ = gemischtvenöser O_2-Gehalt

Der Normwert für die intrapulmonale Shuntdurchblutung liegt etwa bei 4–6% des HZV.

- Beispiel
  - $AaDO_2 = 300$ mmHg, $C_aO_2 = 17{,}5$ Vol.-%, $C\bar{v}O_2 = 12{,}5$ Vol.-%, also $a\bar{v}DO_2 = 5{,}0$ Vol.-%
  - dann ist:

$$\dot{Q}_S/\dot{Q}_T = \frac{300 \cdot 0{,}0031}{300 \cdot 0{,}0031 + 5{,}0} = 0{,}157 = 15{,}7\%$$

Wird dagegen unter Sauerstoffatmung bereits ein arterieller pO_2 unter 150 mmHg gemessen, dann liegt die Druck/Sättigungsrelation schon im steileren Abschnitt der O_2-Sättigungskurve des Hämoglobins und der lineare Bezug zwischen Druck und Sättigung gilt nicht mehr. Dann darf die oben genannte Formel streng genommen nicht mehr verwendet werden.

Für eine grobe Schätzung ist das Diagramm nach Nunn nützlich (Abb. 24-2).

24.2.3 Erhöhte alveoläre Totraumventilation

Wird eine noch ventilierte Alveolareinheit von ihrer Durchblutung abgeschnitten, z. B. durch einen Embolus, so findet hier ebenfalls kein Gasaustausch statt. Die regionale Ventilation in diesem Bereich ist nutzlos. Es handelt sich um Totraumventilation ($\dot{V}_D$; Abb. 24-1):

Funktionell alveoläre Totraumventilation: $\dot{V}_A/\dot{Q} = \infty$

Diese Totraumventilation ist nicht an der CO_2-Elimination beteiligt, kann also nicht zur effektiven alveolären Ventilation ($\dot{V}_A$) gerechnet werden. Zur Aufrechterhaltung der CO_2-Elimination muss daher die Gesamtventilation ($\dot{V}_{ges}$) gesteigert werden:

$$\dot{V}_{ges} = \dot{V}_A + \dot{V}_D$$

Die Oxygenierungsfunktion wird von den übrigen intakten Alveolareinheiten kompensatorisch übernommen. Somit liegt hier eine reine *Störung des Gasaustausches für CO_2* vor.

Diagnostik
■ **Berechnung des physiologischen Totraumanteils ($V_D/V_{T\,phys}$).** Der Anteil des sog. physiologischen Totraums (V_D), d. h. die Summe des anatomischen und des alveolären Totraumanteils am jeweiligen Hubvolumen (V_T) wird nach der von Enghoff modifizierten Bohrschen Gleichung bestimmt:

$$V_D/V_{T\,phys} = \frac{p_aCO_2 - p_ECO_2}{p_aCO}$$

Bereits beim Lungengesunden beträgt der physiologische Totraumanteil (d. h. anatomischer + alveolärer Anteil) etwa 30% des jeweiligen Hubvolumens (steigend im Alter bis 40–45%).

Zur Messung des physiologischen Totraums wird der gemischt-exspiratorische CO_2-Partialdruck (p_ECO_2) benötigt, der aus der gesammelten Exspirationsluft bestimmt wird. Der Partialdruck wird dann aus Barometerdruck (p_B), Wasserdampfdruck (pH_2O) und der CO_2-Konzentration (F_ECO_2) des Gemisches errechnet:

$$p_ECO_2 \,[\text{mmHg}] = (p_B \,[\text{mmHg}] - pH_2O \,[\text{mmHg}]) \times F_ECO_2$$

- Beispiel
  - p_B = 760 mmHg
  - p_aCO_2 = 50 mmHg
  - Aus dem gesammelten Exspirationsgemisch: F_ECO_2 = 0,03 (= 3%)
  - p_ECO_2 = (760 – 47) × 0,03 = 21,4 mmHg

$$V_D/V_{T\,phys} = \frac{50 - 21{,}4}{50} = 0{,}57 = 57\,\%$$

In diesen Parameter gehen nicht nur die ventilatorischen, sondern auch die Inhomogenitäten der Durchblutung ein. Ein Anstieg des $V_D/V_{T\,phys}$ ist also Ausdruck einer pulmonalen Ventilations-/Perfusionsstörung und damit ein Maß für die Insuffizienz der CO_2-Elimination.

24.2.4 Ventilatorische Verteilungsstörungen (im engeren Sinne)

Zwischen den beiden Extremen der venösen Beimischung und der Totraumventilation sind alle Übergänge des $\dot{V}A/\dot{Q}$-Verhältnisses möglich, die dann mehr oder weniger deutlich den Gasaustausch beeinträchtigen.

Wird die Belüftung einer Alveolareinheit nicht völlig verhindert, sondern nur deutlich verlangsamt (sog. „langsame Kompartimente"), z. B. bei obstruktiven Ventilationsstörungen, so wird insbesondere die Oxygenierungsfunktion dieser Alveole beeinträchtigt. Durch Steigerung des O_2-Drucks in der Alveole (Erhöhung des F_IO_2) lässt sich dieses Defizit der Oxygenierung therapeutisch kompensieren. Die kausale Behandlung besteht jedoch in der Verbesserung der Ventilationsbedingungen (z. B. Beseitigung des Bronchospasmus, homogene Ventilationsverteilung mit CPAP/PEEP).

24.2.5 Diffusionsstörungen

Die Diffusion, d. h. der Transport des Sauerstoffs von der Alveole bis zur Bindung an den Erythrozyten, ist ein passiver physikalisch/chemischer Prozess. Er ist abhängig von dem Partialdruckgefälle als treibender Kraft, von der Oberfläche für den Gasaustausch, von der Transferstrecke zwischen Gasraum und Erythrozyten und von der chemischen Bindungreaktion des O_2 an das Hämoglobin.

Entgegen früheren Vermutungen spielen Störungen der Diffusion in der Intensivmedizin nur eine geringe Rolle.

Im wesentlichen können folgende Mechanismen wirksam werden:
- Verminderung der Alveolar/Kapillaroberfläche (z. B. nach Lungenresektion, bei Lungenemphysem),
- Verminderung des pulmonal-kapillären Blutvolumens,
- Verkürzung der kapillären Transitzeit, etwa durch Reduktion der pulmonalen Kapillarstrombahn (z. B. bei Lungenfibrose oder -emphysem) oder bei erhöhtem Herzzeitvolumen (z. B. unter Belastung oder bei Anämie).

Alveolokapillärer Block

Eine kritische Verlängerung der Diffusionsstrecke (sog. „alveolokapillärer Block"), etwa bei einem Lungenödem oder einer Lungenfibrose, ließ sich nie als wirksamer Mechanismus verifizieren. Die Gasaustauschstörung bei Lungenödem ist vielmehr bedingt durch einen erhöhten intrapulmonalen Shunt.

Letztlich bleibt es also sehr zweifelhaft, ob die Diffusionsstörung überhaupt eine entscheidende Rolle in der Intensivmedizin spielt. Fast alle Störungen des Gasaustausches für O_2 können durch andere Mechanismen (Shunt, ventilatorische Verteilungsstörung) hinreichend erklärt werden.

Therapie

Für die logische Zuordnung therapeutischer Maßnahmen ist es zweckmäßig, zwischen Störungen der Oxygenierung (im wesentlichen also venöser Beimischung und ventilatorischer Verteilungsstörung) und Störungen der Ventilation (also der alveolären Hypoventilation, „Pumpversagen") zu unterscheiden:

> **Übersicht über Störungen der Oxygenierung und der Ventilation**
>
> - Bei *Störungen der Oxygenierung* muss der Gasaustausch für O_2 verbessert werden (z. B. mit CPAP bzw. PEEP, inspiratorischer O_2-Zufuhr, Verlängerung des Inspirationsanteils am Atemzeitverhältnis, durch Bronchialtoilette und physikalischen Maßnahmen etc.).
> - *Störungen der Ventilation* („ventilatorisches Pumpversagen") können dagegen nur durch Atemhilfe („ventilatory support") kompensiert werden, von inspiratorischer Druckunterstützung bis hin zur kontrollierten Beatmung.

24.3 Die Atempumpe – Atemmechanik und Ventilation

24.3.1 Lungenvolumina, FRC

Eine der folgenreichsten und häufigsten Veränderungen der Lungenfunktion ist die Abnahme des Lungenvolumens, der funktionellen Residualkapazität (FRC). Bereits bei lungengesunden Patienten unter Narkosebedingungen (liegend, intubiert, relaxiert und beatmet) wird die FRC deutlich (d. h. um etwa 450–500 ml) vermindert. Die Folge ist ein Kollaps der unten liegenden Alveolen und damit eine entsprechende Shuntdurchblutung. Vermindertes Lungenvolumen und basale Atelektasen durch ein hochgedrängtes Zwerchfell sind die wesentlichen Ursachen der *postoperativen Hypoxämie* nach Oberbaucheingriffen, wie sie selbst bei Lungengesunden nicht selten gefunden wird.

Akutes Lungenversagen

Beim akuten Lungenversagen (ARDS) ist das Lungenvolumen praktisch immer mehr oder weniger hochgradig vermindert. Kollabierte Alveolen und Atelektasen verursachen vermehrte Shuntdurchblutung und arterielle Hypoxämie. Der Kollaps von Alveolen und kleinen Atemwegen kann allerdings auch periodisch innerhalb des Atemzyklus bei niedrigem Lungenvolumen während der Exspiration auftreten (sog. *„shunt in time"*), wenn die Ventilation im unteren Bereich des Lungenvolumens (oft gekennzeichnet durch den initialen flacheren Abschnitt der S-förmigen Druck-Volumen-Kurve) stattfindet. Durch externen PEEP soll die Ventilation aus diesem kritischen Bereich des Lungenvolumens in den steileren Abschnitt der Druck-Volumen-Kurve verlagert werden.

Diagnostik

Das Volumen nach maximaler Exspiration wird als Residualvolumen (RV) bezeichnet. Die funktionelle Residualkapazität (FRC) dagegen ist das Luftvolumen, das am Ende der aktuellen Exspiration (gegebenenfalls bis zum PEEP-Niveau) in der Lunge verbleibt.

Die Gasdurchmischung findet in der funktionellen Residualkapazität statt. Die FRC ist daher eine der Basisgrößen für die ventilatorische Funktion der Lunge ebenso wie für die Beatmung.

Bestimmung von Lungenvolumina und FRC

Die FRC kann grundsätzlich mit 2 unterschiedlichen Methoden gemessen werden:

■ **Gasmischmethode im geschlossenen System.** Das Prinzip beruht auf dem Massenerhaltungsgesetz, nach dem das Produkt von Konzentration (F) und Volumen (V) eines Gases unter gleichem Druck und gleicher Temperatur konstant bleibt.

Als Testgase werden schwerlösliche Inertgase wie Argon, Helium oder SF6 verwendet, die die Lunge praktisch nicht über das Blut verlassen können. Eine bekannte Menge dieses Testgases wird durch Rückatmung im geschlossenen System im Lungenvolumen vermischt (Abb. 24-3). Diese *Rückatmung* kann unter Spontanatmung in Verbindung mit einem Spirometer oder unter passiver Beatmung mit einer großen Spritze („Supersyringe" mit 500–1000 ml) erfolgen. Zur Messung wird eine bestimmte Menge (Volumen × Konzentration) dieses Testgases in den Rückatmungsbehälter (z. B. große Spritze) gefüllt. Der Patient wird nun am Ende einer normalen Exspiration (für FRC) oder am Ende einer maximalen Exspiration (für RV) an den Rückatmungsbehälter angeschlossen. Die Rückatmung (aktiv oder passiv) zu Durchmischung im Gesamtsystem beginnt. Nach Äquilibrierung kann nun das unbekannte Lungenvolumen (V_L) aus Anfangs- (F_o) und Endkonzentration (F_∞) sowie aus dem dem Ausgangs-Testvolumen (V_o) berechnet werden. Ein zusätzlicher, apparativer Totraum (V_{Dapp}), z. B. das zuleitende Schlauchsystem, muss abgezogen werden.

Das Lungenvolumen wird dann nach folgender Formel errechnet:

$$V_L = \frac{V_o \times F_o}{F_\infty} - V_o - V_{Dapp}$$

Das Ergebnis muss auf BTPS-Bedingungen umgerechnet werden.

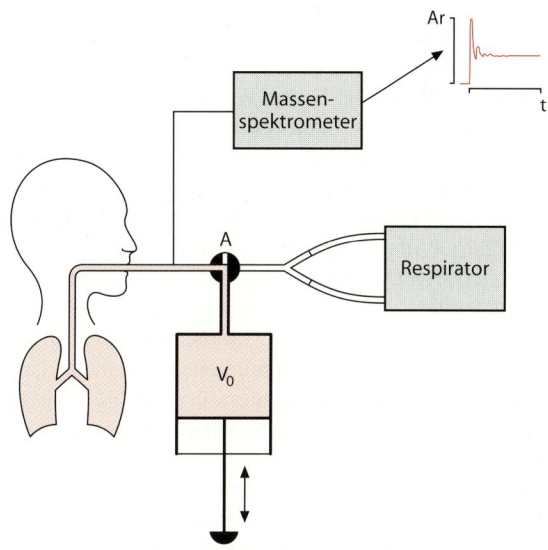

Abb. 24-3. Messung der FRC nach der Gasmischmethode. Das Testgas (z. B. 10 % Argon oder Helium im Inspirationsgemisch) liegt im bekannten Volumen (V_o) der Rückatmungsspritze vor. Mit den Dreiwege-Ventil (A) wird am Ende der Exspiration umgeschaltet. Während des Äquilibrierungsvorgangs wird die Argonkonzentration kontinuierlich gemessen (z. B. mit einem Massenspektrometer). (Näheres s. [4, 28])

Bei beatmeten Patienten ist das Rückatmungsverfahren mit großer Spritze einfach und rasch durchführbar. Bei Doppelbestimmungen wird eine Reproduzierbarkeit von ±3% erreicht. Die wichtigsten Fehlerquellen sind Undichtigkeiten im System und unkorrektes endexspiratorisches Umschalten.

■ **Auswaschmethode.** Das Prinzip beruht auf der Auswaschung des in der Lunge vorhandenen Stickstoffs durch Atmung eines N_2-freien Gemisches (z. B. O_2). Vor Beginn der Messung wird die Stickstoffkonzentration als F_0N_2 bezeichnet. Am Ende einer normalen bzw. maximalen Exspiration wird auf das N_2-freie Gemisch umgeschaltet und das ausgewaschene Stickstoffvolumen (V_{N_2wash} = Sammelvolumen × N_2-Konzentration) gemessen. Hierfür wird entweder in einem Spirometer oder Douglas-Sack gesammelt oder Atemzug für Atemzug gemessen (kontinuierlich on-line: momentanes Volumen × momentane Konzentration). Da der Auswaschvorgang notgedrungen unvollständig ist, verbleibt ein Restanteil in der Lunge (V_{N_2rest}).

$$V_{N_2wash} = F_0 N_2 \times FRC - V_{N_2rest}.$$

Hat die endexspiratorische N_2-Konzentration (F'_{N_2}) niedrige Werte erreicht, so wird der Auswaschvorgang beendet. Das Lungenvolumen (V_L = FRC oder RV) lässt sich dann aus der folgenden Formel errechnen:

$$V_L = \frac{V_{N_2wash}}{F_{ON_2} - F'_{N_2}}$$

Bei subtiler Technik lässt sich bei Doppelbestimmungen eine Reproduzierbarkeit von etwa ±3% erreichen.

Bei Übernahme dieses Routineverfahrens aus dem Lungenfunktionslabor in die Intensivmedizin ergeben sich einige Probleme: Durch Verwendung von reinem O_2 als „Auswaschgas" können Resorptionsatelektasen entstehen, die die Oxygenierung beeinträchtigen und möglicherweise das bestimmbare Lungenvolumen verfälschen. Wenn allerdings das Lungenvolumen unter PEEP/CPAP gemessen wird, sind Resorptionsatelektasen durch O_2-Atmung kaum zu befürchten.

Die Laufzeit des Flowsignals und des Gassignals wird durch die Variation der Gasviskosität beeinflusst. Für eine ausreichende Genauigkeit müssen die Laufzeitunterschiede computerunterstützt online ausgeglichen werden. Die Umschaltung auf das Testgasgemisch muss schlagartig erfolgen. Unter apparativer Beatmung lässt sich dieses mit dem Bag-in-box-Prinzip verwirklichen. Einfacher und genauer ist es jedoch, eine mathematische Korrektur („Entfaltungsverfahren", s. Wrigge et al. [28]) zu verwenden.

Mit den oben genannten Verfahren wird das Lungenvolumen nur insoweit bestimmt, als die pulmonalen Gasräume durch Ventilation erreicht werden. Gasvolumina, die nicht ventiliert werden (z. B. hinter Sekretverschlüssen), werden nicht erfasst.

24.3.2 Verschluss kleiner Atemwege

Während der Exspiration haben kleine Atemwege die Tendenz zu kollabieren, und zwar am ehesten in den abhängigen Lungenpartien, wo der extraluminale Gewebedruck leicht den intraluminalen Atemwegsdruck übersteigt. Diese Kollapstendenz ist naturgemäß umso ausgeprägter, je kleiner das Lungenvolumen wird. Durch den endexspiratorischen Verschluss kleiner Atemwege kann es es zu einem kurzfristigem, Atemzyklus-abhängigen Shuntanstieg („shunt in time") kommen. Auch die Entstehung von Resorptionsatelektasen wird unter diesen Bedingungen begünstigt.

Mit einsetzender Inspiration können die kollabierten Atemwege dann wieder eröffnet werden; es kommt zum „Recruitment" der vorübergehend abgeschlossenen Alveolarbezirke. Dieses Recruitment kann u. U. im Druck-Volumen-Diagramm als „inflection point" (s. dort) sichtbar werden.

Therapie

Zur Verbesserung der Gasaustauschbedingungen muss das Lungenvolumen (d. h. die FRC) vergrößert werden; hierzu können insbesondere CPAP und PEEP eingesetzt werden. Aber auch Maßnahmen zur Verminderung eines Zwerchfellhochstandes (z. B. Oberkörperhochlagerung bei Adipösen) können das Lungenvolumen und damit den Gasaustausch verbessern.

Prophylaxe

Es ist wichtig, den Kollaps von Alveolen und kleinen Atemwegen von vornherein zu verhindern, da kollabierte Alveolen zur Wiedereröffnung einen höheren Druck benötigen (Eröffnungsdruck > Verschlussdruck). In der klinischen Praxis muss daher intensiv dafür gesorgt werden, dass die Alveolen offengehalten werden (z. B. mit CPAP).

> Jeder spontan atmende, intubierte Patient benötigt zur Erhaltung seines normalen Lungenvolumens ein geringes CPAP-Niveau (etwa 5 cm H_2O), solange er intubiert ist. Die Extubation sollte, zumindest bei gefährdeten (z. B. alten) Patienten, direkt aus der CPAP-Atmung erfolgen.

24.3.3 Lungendehnbarkeit, Compliance

Die beiden wichtigsten Kenngrößen der Atemmechanik sind Compliance und Resistance. Die *Compliance* (C) bezeichnet die Dehnbarkeit der Lunge bzw. des gesamten Lunge-Thorax-Systems und wird durch den Quotienten Volumenanteil/Druckdifferenz bestimmt:

$$C = \Delta V / \Delta p \quad [\text{ml/cm } H_2O]$$

Tabelle 24-1. Ursachen für die Verminderung der Compliance

Lungenparenchymveränderungen
- (Broncho)pneumonien
- interstitielles Lungenödem
- ARDS
- Lungenfibrosen

Surfactant-Funktionsstörung
- Alveoläres Lungenödem
- Atelektasen
- Alveolarkollaps
- Aspiration
- ARDS

Lungenvolumenverminderung
- Pneumo-Hämato-Sero-Thorax
- Zwerchfellhochstand

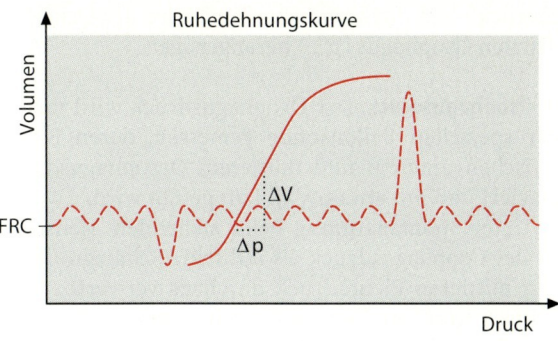

Abb. 24-4. Druck-Volumen-Kurve („Ruhedehnungskurve") eines Thorax-Lungen-Systems: Die Steilheit der Kurve ergibt die Compliance [= Volumen (ΔV)/Druck (Δp)] des Systems. Ruheatmung auf FRC-Niveau mit Atemmanövern (gestrichelte Linie)

Je nach den zugrundegelegten Druckdifferenzen wird zwischen der Lungencompliance (C_L), der Thoraxwandcompliance (C_W) und der Gesamt-Compliance (C_{tot}) als Compliance des gesamten Thorax-Lungen-Systems unterschieden.

Anhaltswerte bei lungengesunden Beatmeten liegen für die Gesamtcompliance (C_{tot}) zwischen 0,06 und 0,08 l/cm H_2O (je nach Methode).

Lungenvolumen und Compliance beeinflussen sich gegenseitig: So führt jede Verminderung der FRC grundsätzlich zur Reduktion der Compliance, ebenso wie jede Verminderung der Compliance zur Reduktion der FRC führt.

Bei der respiratorischen Insuffizienz ist im allgemeinen die Dehnbarkeit des Lungengewebes vermindert. Nur selten verändert sich die Compliance der Thoraxwand. Eher wirkt sich der beengende Einfluss eines überdehnten Abdomens auf die Compliance aus. Die Ursachen zur Verminderung der Compliance (s. Tabelle 24-1) können in pathologischen Veränderungen des Lungenparenchyms ebenso wie in Veränderungen der Entfaltbarkeit der Alveolen (Surfactant-Funktionsstörungen, s. unten) liegen.

Druck-Volumen-Kurve

Besseren Einblick in die elastischen Eigenschaften des Lunge-Thorax-Systems erhält man durch *Druck-Volumen-Kurven (P/V-Kurve)*, mit denen die Druck-Volumen-Relationen über die ganze Breite der ventilatorischen Volumenänderung dargestellt wird. Diese Druck-Volumen-Kurven haben die typische S-Form (Abb. 24-4).

■ **Normalbedingungen.** Bei einer gesunden Lunge wird für die normale Atmung im wesentlichen der gerade, steilere Teil genutzt. Er entspricht dem Bereich der besten Dehnbarkeit des Lunge-Thorax-Systems. Unter pathologischen Bedingungen bei verminderter Compliance verläuft die P/V-Kurve flacher und verändert u. U. auch ihre Form.

■ **Akutes Lungenversagen.** In der frühen Phase des akuten Lungenversagens verläuft die *P/V*-Kurve zu Beginn der Inspiration bei niedrigem PEEP oft noch sehr flach. Dies ist wahrscheinlich das Zeichen einer fehlenden Wiedereröffnung („Recruitment") von Alveolen, die bei niedrigerem Lungenvolumen in jeder Ausatemphase vorübergehend kollabieren. Bei weiterer Inspiration und größerem inspiratorischen Lungenvolumen öffnen sich auch diese Alveolen und die Compliance verbessert sich deutlich; dieser Übergang wird „inflection point" genannt. Bei ARDS-Lungen wird empfohlen, den PEEP über den unteren „inflection point" einzustellen, damit ein Alveolenkollaps am Ende der Exspiration vermieden wird.

Im späten Stadium des akuten Lungenversagens ändert sich der Kurvenverlauf wesentlich: Die Kurve ist insgesamt flacher, d. h. die Compliance hat sich weiter verschlechtert. Der S-förmige Anstieg ist aber meist verschwunden. Offenbar sind keine weiteren Alveolen zu rekrutieren. Die Alveolen sind jetzt entweder noch offen oder sind irreversibel ausgeschaltet („Alles oder Nichts").

Diagnostik

■ **Thorakopulmonale Druckdifferenzen.** Die Bestimmung von atemmechanischen Funktionsgrößen wie Compliance und Atemabeit erfordert die sorgfältige Beachtung der thorakopulmonalen Druckdifferenzen, die der Berechnung zugrunde gelegt werden. Für die Bestimmung von Compliance und Atemarbeit des Gesamtsystems Lunge-Thorax muss die transthorakale Druckdifferenz (p_{res}), also die Differenz zwischen Munddruck (p_{ao}) und atmosphärischem Druck (p_B) berücksichtigt werden. Zur Bestimmung dieser Funktionsgrößen für die Lunge allein müsste dagegen eigentlich die transpulmonale Druckdifferenz (p_{tp}), also die Differenz zwischen Munddruck (p_{ao}) und mittlerem Alveolardruck (p_{alv}) bzw. Pleuradruck (p_{pl}) zugrunde gelegt werden. Da Alveolardruck oder Pleuradruck nicht direkt messbar sind, wird der Druck im distalen Ösophagus (p_{oes}) herangezogen.

■ **Ösophagusdruck.** Der Ösophagusdruck wird mit einer speziellen Ballonsonde gemessen, deren Ballon zwischen unterem und mittlerem Oesophagusdrittel plaziert und mit etwa 0,5 ml Luft gefüllt wird.

Unter Spontanatmung beim stehenden Menschen ist der Ösophagusdruck als indirekte Schätzgröße für den mittleren Pleuradruck durchaus verwertbar. Bei kritisch Kranken, insbesondere in liegender Position, ist er jedoch nur mit Vorbehalt verwertbar. Der Fehlereinfluss des Herz- und Mediastinalgewichtes ist mit einer 45°-Lagerung des Patienten einigermaßen kompensierbar. Dennoch stören Druckartefakte durch Herzaktionen manchmal erheblich.

Um sicherzustellen, dass $p_{pl} = p_{oes}$ ist, kann beim Spontanatmenden der sog. „Okklusionstest" durchgeführt werden: Bei Atemmanövern mit geschlossenem Mund und offener Glottis müssen dann Munddruck (p_{aw}) und Ösophagusdruck gleich sein.

■ **Messung der Compliance.** Die Messung der Dehnbarkeit (Compliance) des Lungen-Thorax-Systems hat bei der Überwachung beatmeter Patienten eine wesentlichen Stellenwert. In der Regel wird darunter jedoch die *dynamische* Compliance verstanden, die für eine quantifizierende Aussage wenig geeignet ist, da in ihr auch dynamisch bedingte Druckeinflüsse, etwa durch Strömungswiderstände, mit einbezogen werden. Nur die sog. effektive Compliance (C_{eff}), die aus der Druckdifferenz zwischen PEEP und dem Druck am Ende einer inspiratorischen Pause ermittelt wird, erfüllt annähernd statische Bedingungen. Dennoch ist die normale Pause für den erforderlichen völligen Strömungsstillstand meist zu kurz. Korrektere Aussagen über die Dehnbarkeit des Lungen-Thorax-Systems erhält man unter wirklich statischen Bedingungen mit einer Okklusionsdauer von 4–5 s.

Die *statische Compliance* des gesamten Lungen-Thorax-Systems ($C_{rs,st}$) wird unter statischen Bedingungen bestimmt aus dem Quotienten:

$$C_{rs,st} = \frac{\text{Volumenanteil} (_{inspir} \text{ oder } _{exspir})}{\text{Druckdifferenz} (= \text{Verschlussdruck oder Plateaudruck} - \text{PEEP})}$$

Die Messung der statischen Compliance ist nur bei fehlender Muskeleigenaktivität (tiefe Sedierung bzw. Muskelrelaxation) korrekt. Insofern wird dieser Parameter nur bei schwerem Lungenversagen gemessen. Dann jedoch bietet die statische Compliance wertvolle Entscheidungshilfen für die Beatmungstherapie und diagnostische Möglichkeiten zur Verlaufskontrolle. Besteht ein „intrinsic PEEP", so muss dieser bei der Berechnung der Druckdifferenz berücksichtigt werden.

Um die Lungen-Compliance selektiv zu berechnen, wäre die Messung des Ösophagusdruckes als Analogon des Pleuradruckes erforderlich.

Wird die Druck/Volumen-Relation auf verschiedenen Volumen-Niveaus bestimmt, so lässt sich ein statisches *Druck-Volumen-Diagramm* erstellen. Aus dem Verlauf dieser Compliance-Kennlinie kann folgendes abgeleitet werden (s. Abb. 24-4):
- Die maximale Steigung ergibt die maximale statische Compliance.
- Ein flacherer oberer Kurvenanteil weist auf die Grenze der Dehnbarkeit hin.
- Ein flacherer unterer Kurvenanteil (Übergang = unterer „inflection point") weist auf Wiedereröffnung von Alveolen („recruitment") zu Beginn der Inspiration hin, gibt also Hinweise auf zyklische Atemwegsverschlüsse (sog. „airway closure").

Verschiedene Verfahren sind für die Messung empfohlen worden:
- schrittweise Inflation und Deflation in Volumenstufen mittels einer großen Spritze,
- langsame kontinuierliche Inflation und Deflation mit niedrigem konstantem Flow (1,7 l/min),
- wiederholte kurzzeitige (d.h. 5 s) Okklusion auf jeweils verschiedenen in- bzw. exspiratorischen Volumenstufen, mit normaler Beatmung in den Intervallen („Einzelschrittverfahren"; s. Abb. 24-5).

Für eine korrekte Bestimmung müssen die Gasvolumina auf Körperbedingungen (BTPS) umgerechnet werden. Alleine dieser physikalische Einfluss vergrößert das Volumen um etwa 10%.

Für die Berechnung der Compliance der Thoraxwand hat die Gruppe um Gattinoni spezielle Verfahren entwickelt.

24.3.4 Surfactant

Zur Entfaltung einer Alveole müssten erhebliche Oberflächenkräfte am Luft-Flüssigkeits-Übergang überwunden werden, wenn nicht das Surfactantsystem die *Oberflächenspannung* wirksam reduzieren würde. Nur dadurch lässt sich die normale Lunge auch mit niedrigen Druckdifferenzen (etwa 4–8 cm H_2O) entfalten. Surfactant, ein dünner Phospholipidfilm, der die Alveolaroberfläche bedeckt, wird von den Alveolarzellen Typ II gebildet. Bei unreifen Frühgeborenen hat die Surfactantbildung noch nicht eingesetzt. Surfactantmangel beeinträchtigt die Entfaltung der Lungen: „respiratory distress syndrome" (RDS) des Neugeborenen.

Auch beim Erwachsenen kann dieses wirksame Surfactantsystem unter pathologischen Situationen gestört sein. Im Rahmen des *akuten Lungenversagens* (ARDS; z.B. infolge einer Sepsis), aber auch durch

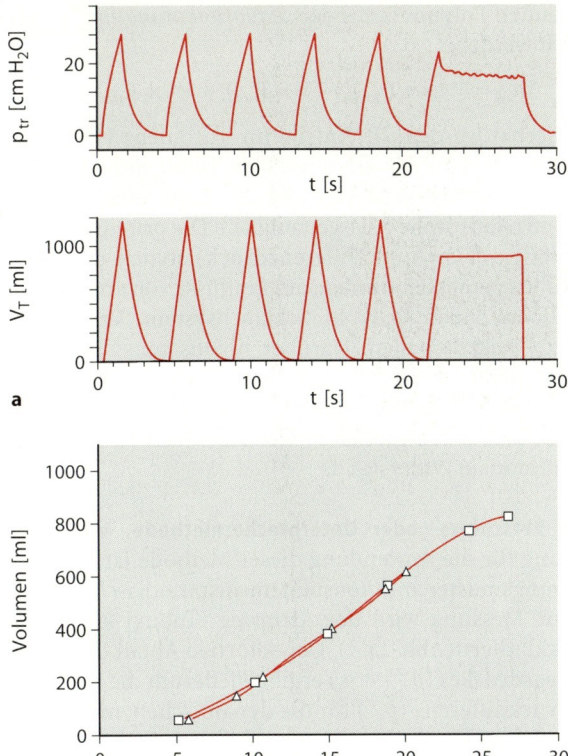

Abb. 24-5a, b. Bestimmung der statischen Compliance unter kontrollierter Beatmung nach der Einzelschrittmethode. **a** Nach einer Anzahl normaler Beatmungszyklen wird der Atemweg inspiratorisch (wie hier) oder exspiratorisch kurzfristig (für 5 s) verschlossen. Der Munddruck (p_{tr}) sinkt während dieser Zeit noch etwas weiter ab. Die Druckdifferenz (gegen PEEP) am Ende dieser statischen Phase ergibt mit dem Volumen (V_T) bei Verschlussbeginn die statische Compliance. Aus einer Reihe solcher in- und exspiratorischer Verschlussmanöver lässt sich eine statische Druck-Volumen-Kurve erstellen (s. *untere Kurve*) **b**

direkte alveolotoxische Schädigung (z. B. durch Inhalation toxischer Gase, durch Hyper- oder Hypoxie) können die Alveolarzellen geschädigt und die Surfactantfunktion gestört werden. Dabei ist die Surfactantfunktion nicht nur für die Entfaltung der Alveolen, sondern auch im Gleichgewicht des intrapulmonalen Flüssigkeitshaushalts von entscheidender Bedeutung. Die Folgen einer Störung des Surfactantsystems können daher für die Gasaustauschfunktion der Lunge kritisch sein:

- Alveolenkollaps, Dystelektase, Atelektasen: dadurch Gasaustauschstörung für O_2 (Shuntzunahme), Hypoxämie,
- verminderte Compliance: dadurch erhöhter Beatmungsdruck mit Beeinträchtigung der pulmonalen Perfusion (Zunahme des „mismatching"),
- Störung des Flüssigkeitsgleichgewichtes in der Lunge: dadurch Zunahme des Lungenwassers und „Überfluten" der Alveolen,
- Beeinträchtigung des Surfactantsystems: alle oben genannten Mechanismen behindern ihrerseits wiederum die Surfactant-Funktion, sodass ein Circulus vitiosus entsteht.

24.3.5 Atemwegswiderstand, Resistance

Die *Resistance (R)* ist der Strömungswiderstand in den Atemwegen; er wird bestimmt durch die jeweilige Druckdifferenz pro Flow:

$$R = \Delta p / \dot{V} \quad [\text{cm H}_2\text{O/l/s}]$$

Bei laminarer Gasströmung ist die treibende Druckdifferenz proportional dem Flow, wobei nach der Hagen-Poiseuille-Gleichung ein Proportionalitätsfaktor (k_{lam}) wirksam wird:

$$\Delta p = k_{lam} \times \dot{V}$$

Demgegenüber verursachen Turbulenzen (z. B. an Ecken, bei Verzweigungen, bei großen Durchmesserunterschieden, bei hoher Gasströmung) wesentlich höhere Druckdifferenzen entsprechend dem Quadrat des Flows und einem Proportionalitätsfaktor für turbulente Strömung (k_{turb}):

$$\Delta p = k_{turb} \times \dot{V}^2.$$

Unter intensivmedizinischen Bedingungen wird als Atemwiderstand in der Regel der nichtelastische Widerstand des gesamten Lungen-Thorax-Systems (R_{tot}) gemessen. Dieser umfasst nicht nur den Widerstand in den Atemwegen (R_{aw}), sondern auch die Widerstände des Lungengewebes (R_{ti}) und der Thoraxwand (R_w):

$$R_{tot} = R_{aw} + R_{ti} + R_w$$

Er beschreibt damit die flussabhängigen, nichtelastischen Eigenschaften des gesamten Systems.

Der *Anhaltswert* für die Gesamtresistance des respiratorischen Systems bei Lungengesunden liegt bei etwa 4,8 cm H_2O/l/s (Methode: „rapid airway occlusion"). Bei Beatmeten addiert sich der Tubuswiderstand hinzu, sodass dann mit 8 cm H_2O/l/s gerechnet werden kann.

Diagnostik

Die Resistance lässt sich mit unterschiedlichen Methoden bestimmen:

■ **Elastance-Substraktions-Methode.** Diese Methode lässt sich gut bei kontrollierter Beatmung anwenden, sie erfordert jedoch die völlige Ausschaltung der Muskelaktivität (d.h. tiefe Sedierung, gegebenenfalls sogar Muskelrelaxation).

Der vom Respirator (inspiratorisch) aufgebaute Differenzdruck (Δp_{aw}) wird benötigt, um sowohl die elastischen (d.h. Compliance-bedingten) als auch die nichtelastischen (d.h. Resistance-bedingten) Widerstände im Lunge-Thorax-System zu überwinden:

$$\Delta p_{aw} = \Delta V \times 1/C_{tot} + \dot{V} \times R_{tot}$$

Wird nun der elastische Druckanteil ($= \Delta V \times 1/C_{tot}$) abgezogen, so verbleibt der dynamische Anteil als treibende Druckdifferenz für alle nichtelastischen Widerstände. So lässt sich die Resistance aus der Beatmungsdruckkurve leicht ermitteln (Abb. 24-6).

Der elastische Druckanteil (hier: p_{alv}) ergibt sich aus dem Quotienten $\Delta V/C_{tot}$. Die Differenz dieses Druckanteils vom Munddruck ergibt die treibende Druckdifferenz für alle nichtelastischen Widerstände (p_{res}). Dabei wird vorausgesetzt, dass die zugrundegelegte Compliance innerhalb des gesamten Atemzyklus konstant bleibt.

Anstatt bei der Bestimmung der Resistance von 2 definierten Punkten (Beginn der Inspiration und Ende des Druckplateaus) auszugehen, kann der Resistance-Anteil auch mathematisch durch Berechnung des folgenden Polynoms aus der „*equation of motion*" ermittelt werden:

$$\Delta p_{aw} = (V \times 1/C_{tot}) + (\dot{V} \times R_{tot}) + (\dot{V}^2 \times R_{tot}) + (\ddot{V} \times I)$$

Hierbei werden die Anteile für Turbulenz ($\dot{V}^2 \times R_{tot}$) und evtl. auch für Inertance ($\ddot{V} \times I$) mit einbezogen.

Die zuverlässige Messung der Resistance erfordert eine relativ hohe Messgenauigkeit. Die primären Messgrößen (Flow und Differenzdruck) sollten direkt am Tubus gemessen werden, um Einflüsse von apparativen Widerständen (z.B. in Schlauchsystem, Verdampfer etc.) auszuschalten. Darüber hinaus muss der nicht unerhebliche Widerstand des Endotrachealtubus gemessen und berücksichtigt werden (s. unten). Dieser ist nicht selten größer als der eigentlich zu messende pulmonale Widerstand.

■ **Verschluss- oder Unterbrechermethode.** Voraussetzung für die Anwendung dieser Methode ist ein Beatmungsmuster mit konstantem inspiratorischen Flow. Zur Messung wird der Atemweg (Tubus) kurzfristig okkludiert (Abb. 24-7). Der sofortige Abfall des Atemwegsdruckes ($p_{max} - p_1$) ergibt wiederum die treibende Druckdifferenz (p_{res}) für die dynamischen, nichtelastischen Widerstände.

Die Resistance (R_{min}), die sich aus dieser Druckdifferenz errechnet, ist im allgemeinen niedriger als die nach der Elastance-Subtraktions-Methode. Sie spiegelt den Strömungswiderstand in den zentralen Atemwegen wieder. Danach fällt der Druck dann noch weiter

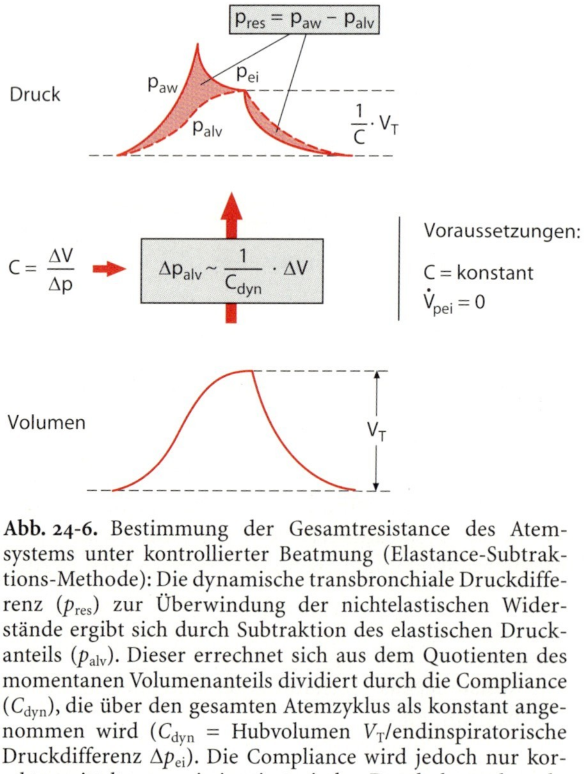

Abb. 24-6. Bestimmung der Gesamtresistance des Atemsystems unter kontrollierter Beatmung (Elastance-Subtraktions-Methode): Die dynamische transbronchiale Druckdifferenz (p_{res}) zur Überwindung der nichtelastischen Widerstände ergibt sich durch Subtraktion des elastischen Druckanteils (p_{alv}). Dieser errechnet sich aus dem Quotienten des momentanen Volumenanteils dividiert durch die Compliance (C_{dyn}), die über den gesamten Atemzyklus als konstant angenommen wird (C_{dyn} = Hubvolumen V_T/endinspiratorische Druckdifferenz Δp_{ei}). Die Compliance wird jedoch nur korrekt ermittelt, wenn ein inspiratorisches Druckplateau besteht (Flow $\dot{V}_{Pei} = 0$)

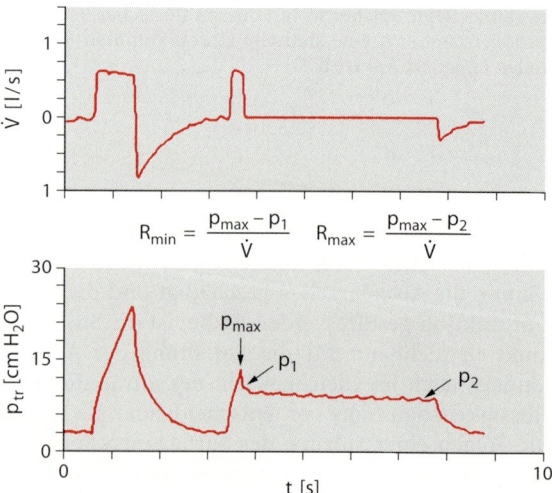

Abb. 24-7. Bestimmung der Gesamtresistance des Atemsystems nach der Verschlussmethode. Nach kurzfristiger Okklusion der Atemwege (hier inspiratorisch) fällt der Atemwegsdruck rasch von p_{max} auf p_1 ab; der nachfolgende, weitere Druckabfall ergibt p_2. Mit dem Flow ($\dot{V}$) unmittelbar vor Verschluss errechnen sich daraus zwei unterrschiedliche Resistancewerte (R_{min} und R_{max}) Näheres s. Text. (Nach [19, 20])

ab (vermutlich durch ventilatorische Umverteilung). Die dann resultierende Druckdifferenz ($p_{max} - p_2$) ergibt einen höheren Widerstand (R_{max}), der somit ventilatorische Umverteilungsphänomene in der Lungenperipherie mit einschließt.

So lassen sich z. B. bei Patienten mit chronisch obstruktiven Atemwegserkrankungen durch ventilatorische Verteilungsstörungen größere Unterschiede zwischen R_{min} und R_{max} nachweisen.

Klinische Bedeutung
Veränderungen der Resistance spielen eine gewichtige Rolle bei der akuten respiratorischen Insuffizienz. Aus der Gruppe der obstruktiven Ventilationsstörungen können akute Dekompensationen (wie z. B. Status asthmaticus, akute Dekompensation einer COPD) intensivmedizinische Probleme aufwerfen.

Physiologischerweise nimmt der Gesamtquerschnitt der Atemwege zur Peripherie hin ganz erheblich zu (sog. *„bronchiale Trompete"*). Normalerweise ist daher der Atemwegswiderstand in der Peripherie minimal. Bei den obstruktiven Ventilationsstörungen sind aber oft insbesondere die kleineren, peripheren Atemwege verändert. Bevor jedoch eine Widerstandszunahme messbar wird, muss dort allerdings die Obstruktion erheblich sein.

Demgegenüber verursacht selbst eine geringere Obstruktion in den zentralen Atemwegen einen nachweisbaren Strömungswiderstand. Dieses muss insbesondere bei Endotrachealtuben beachtet werden:

! Der *Tubuswiderstand* ist oft erheblich und wird meist unterschätzt. Insbesondere bei drohender Insuffizienz der Spontanatmung kann der Tubuswiderstand eine entscheidende zusätzliche Belastung sein.

■ **Kompensation des Tubuswiderstandes.** Aus der „equation of motion" lässt sich durch lineare Approximation auch der Tubuswiderstand automatisch berechnen. Dieses ist wird bereits in einigen modernen Respiratoren zur computergesteuerten Kompensation dieses zusätzlichen Widerstandes genutzt. Diese Möglichkeit könnte eine wirkungsvolle Verbesserung der Entwöhnung vom Respirator bedeuten.

24.3.6 Intrinsic PEEP (PEEP$_i$)

Der intrinsic PEEP (oder „auto-PEEP"), der bei inkompletter Ausatmung am Ende der Exspiration in den peripheren Atemwegen bestehen bleibt, ist am Manometer des Respirators nicht direkt ablesbar und wird daher in der Regel übersehen. Für den Kliniker hat die Berücksichtigung des intrinsic PEEP u. U. erhebliche Bedeutung.

Das durch „intrinsic PEEP" verbleibende Restvolumen kann die Lunge insgesamt überblähen (sog. „dynamic hyperinflation") oder/und sich in regionalen Alveolarbezirken (z. B. in langsameren Kompartimenten) „fangen" (*„trapped air"*). Verschiedene Mechanismen, pathophysiologische ebenso wie externe, können den intrinsic PEEP entstehen lassen (Tabelle 24-2). Die sowohl bei Spontanatmung als auch unter Beatmung in der Regel passive Exspiration folgt den atemmechanischen Bedingungen des Lunge-Thorax-Systems, d. h. sie folgt der atemmechanischen Zeitkonstante (τ, griech. tau), die das Produkt von Resistance (R) und Compliance (C) ist.

$$\tau = C \times R$$

PEEP$_i$ und Weaning
Besonders beim „Weaning" kann das Atemmuster des Patienten erheblich zur Entstehung eines intrinsic PEEP beitragen: z. B. hohe Atemfrequenz und kurze Exspirationszeiten bei noch bestehender Schwäche der Atemmuskulatur. Hier kann der PEEP$_i$ besonders nachteilige Folgen haben: Da die Atemmuskulatur vor jeder Inspiration zunächst den PEEP$_i$ überwinden muss, um den Respirator zu „triggern", erhöht sich dadurch die Atemarbeit des Patienten. Darüber hinaus arbeitet das bei Lungenüberblähung abgeflachte Zwerchfell unökonomisch. Bei Weaningversuchen kann diese zusätzliche Belastung den Weaningerfolg in Frage stellen. Unter assistierenden Beatmungsformen können durch dyskoordinierte Eigenatmungsaktivitäten des Patienten intermittierend hohe PEEP$_i$-Werte entstehen mit der Folge einer dynamischen Lungenüberblähung.

Tabelle 24-2. Determinanten für den intrinsic PEEP

Interne Ursachen	Externe Ursachen
Atemmechanik des Patienten:	**Apparative Strömungswiderstände:**
• Hohe Atemwegswiderstände	• Dünner Endotrachealtubus
• Exspiratorische Flussbehinderung	• Tubusobstruktion: Kompression, Sekret
• Hohe Compliance	• Widerstände in Schläuchen und Ventilen
Atemmuster des Patienten:	**Respiratoreinstellung:**
• Hohe Atemfrequenz	• Hohe Beatmungsfrequenz
• Atemzeitverhältnis (T_{insp}/T_{exsp})	• Großes Atemzeitverhältnis (I:E), d.h. kurze Exspirationszeit
• Großes Atemhubvolumen	• Großes Hubvolumen

PEEP$_i$ und Respiratoreinstellung

Bei der Respiratoreinstellung darf nicht übersehen werden, dass große Hubvolumina die Entstehung eines intrinsic PEEP begünstigen. Der intrinsic PEEP ist besonders abhängig von der Dauer der Exspiration. Sein Einfluss wird bei der „inverse ratio ventilation" (IRV) sogar absichtlich herbeigeführt. Hier dient er zur Eröffnung regionaler Alveolarbezirke (sog. „individual PEEP"). Das bedeutet aber auch, dass er dann besonders aufmerksam überwacht werden muss, um eine ungewollte, kritische dynamische Lungenüberblähung zu vermeiden.

Diagnostik

Unter apparativer Beatmung kann die Beobachtung der Flow-Kurve über die Zeit einen wichtigen Hinweis auf einen intrinsic PEEP geben: Bleibt bis zum Ende der Exspiration noch ein Restflow bestehen, so ist die Exspiration unvollständig, es besteht also ein „intrinsic PEEP".

So ist es vorteilhaft, wenn in manchen modernen Respiratoren der Flow auf dem Überwachungsbildschirm dargestellt wird. Allerdings kann aus dem exspiratorischen Restflow nicht auf die Höhe dieses PEEP$_i$ geschlossen werden.

■ **Messung des intrinsic PEEP.** Der intrinsic PEEP ist unter kontrollierter Beatmung relativ einfach zu bestimmen: Wird der Tubus exakt am Ende der Exspiration verschlossen, so stellt sich der Druck in den Atemwegen auf einen Wert ein, der dem mittleren intrinsic PEEP entspricht (Abb. 24-8).

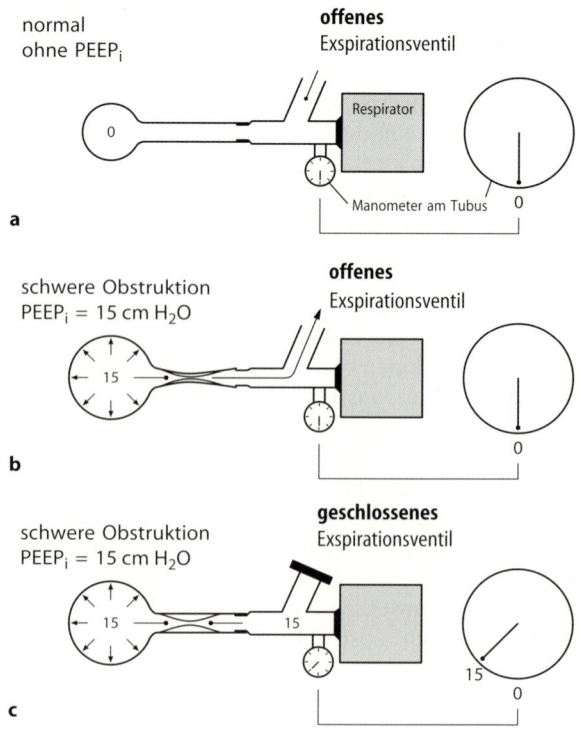

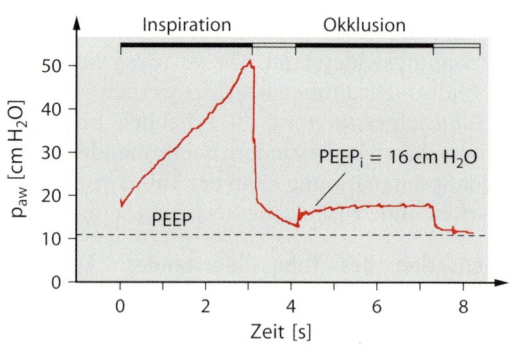

Abb. 24-8 a–c. Messung des „intrinsic PEEP" (PEEP$_i$) nach dem Okklusionsverfahren. Bei offenem Exspirationsventil (**b**) ist der „intrinsic PEEP" am Respirator nicht messbar. Erst bei Verschluss des Exspirationsventils (**c**) kann er am Manometer des Respirators abgelesen werden

24.4 Ventilatorische Verteilung

Für die Verteilung der Ventilation über der Lunge spielen die regionalen Veränderungen von Compliance und Resistance eine entscheidende Rolle: Jede Alveolareinheit wird entsprechend ihrer atemmechanischen Zeitkonstante τ (griech. tau) ventiliert. Diese Zeitkonstante ist das Produkt der regionalen Compliance und Resistance der jeweiligen Alveolareinheit.

Alveolarbereiche mit großer Zeitkonstante (also z. B. hoher Resistance), sog. langsame Kompartimente („slow compartments"), werden nur verzögert und daher meist ungenügend ventiliert. Alveolarbereiche mit zu kleiner Zeitkonstante entstehen dagegen bei niedriger regionaler Compliance. Solche Einheiten werden zwar rasch ventiliert, fassen aber nur kleine Ventilationsvolumina.

Bereits bei Lungengesunden wird die Ventilation über die Lunge in gewissem Ausmaß ungleichmäßig verteilt. Die oberen Bereiche der Lunge werden unter Ruheatmung nur wenig ventiliert. Sie können jedoch bei erhöhtem Ventilationsbedarf mit einbezogen werden. Unter pathologischen Bedingungen (z. B. bei obstruktiven Atemwegserkrankungen, Bronchopneumonien u. ä.) kann es jedoch über der gesamten Lunge zu extrem unterschiedlichen Ventilationsbedingungen („ventilatorische Verteilungsstörungen im engeren Sinne") kommen. In sehr langsamen Kompartimenten ist dann die Ventilation für den regionale Gasaustausch nicht mehr ausreichend; hier entsteht eine Gasaustauschstörung für O$_2$, eine *arterielle Hypoxämie*.

Diagnostik

■ **6-Inertgas-Technik (MIGET).** Das Gesamtspektrum der pulmonalen Gasaustauschbedingungen lässt sich mit der aufwendigen *6-Inertgas-Technik (MIGET)* bestimmen:

Bei einem Gasaustausch im „steady state" ist nach dem Gesetz der Massenerhaltung die Menge an exspiriertem Gas gleich der Gehaltsdifferenz zwischen gemischtvenösem und arteriellem Blut.

Die Funktion zwischen endkapillärem bzw. alveolärem ($p_{c'}$ bzw. p_A) und gemischtvenösem Partialdruck (p_v) eines Gases in jedem einzelnen homogenen Lungenareal wird dabei bestimmt durch das Ventilations-Perfusions-Verhältnis ($\dot{V}A/\dot{Q}$) und die Löslichkeit dieses Gases. Die Inertgase (SF6, Äthan, Cyclopropan, Halothan oder Enfluran, Diäthyläther, Azeton) sind in Glukose- oder Kochsalzlösung gelöst und werden über 30 min konstant intravenös infundiert. Die Gaskonzentrationen im arteriellen und im gemischtvenösen Blut sowie im Exspirationsgemisch werden gaschromatographisch bestimmt. Mit den einzelnen Messwerten werden anschließend Ventilation und Perfusion für 50 hypothetische Lungenkompartimente errechnet („*least square fit*"). So lassen sich mit 6 Inertgasen unterschiedlicher Löslichkeit im steady state die Spektren der Verteilung von pulmonaler Perfusion und alveolärer Ventilation über der Lunge errechnen. Die differenzierte Einsicht in die Verteilung regionaler $\dot{V}A/\dot{Q}$-Verhältnisse bei pathologischen Lungenveränderungen lässt sich an einigen Beispielen veranschaulichen (s. Abb. 24-9): Bei der Lungenembolie wird die Perfusion im embolisierten Gebiet unterbrochen. Die Folge ist hier in erster Linie Totraumventilation. Daneben kommt es durch Alveolenkollaps auch zu einer gewissen Shuntzunahme (Abb. 24-9, oben). Beim Lungenödem überwiegt der Shunt durch Überflutung und Kollaps einiger Alveolen, während die übrigen Alveolen normale Gasaustauschbedingungen aufweisen (Abb. 24-9, Mitte). Bei der Pneumonie kommt es zu einer breiteren Variation verschiedener $\dot{V}A/\dot{Q}$-Verhältnisse (bis hin zum Anstieg des Shunts; Abb. 24-9, unten).

Das Messverfahren belastet den Patienten praktisch nicht und erfordert keine Änderung der respiratorischen Bedingungen (wie etwa Änderung der inspiratorischen Gaskonzentration). Es ist jedoch labortechnisch außerordentlich arbeitsaufwendig und daher für Routinebestimmungen nicht geeignet. Für wissenschaftliche Probleme und bestimmte klinische Fragestellungen hat es jedoch interessante Erkenntnisse geliefert.

Resorptionsatelektasen

Bei ausgeprägten ventilatorischen Verteilungstörungen mit größeren Bereichen sog. langsamer Kompartimente besteht unter hoher inspiratorischer O_2-Konzentration die Gefahr, dass Resorptionsatelektasen entstehen: Der Sauerstoff wird vom Blut aufgenommen, kann jedoch in den langsam ventilierten Alveolen nicht rasch genug ersetzt werden. Da Stickstoff als „al-

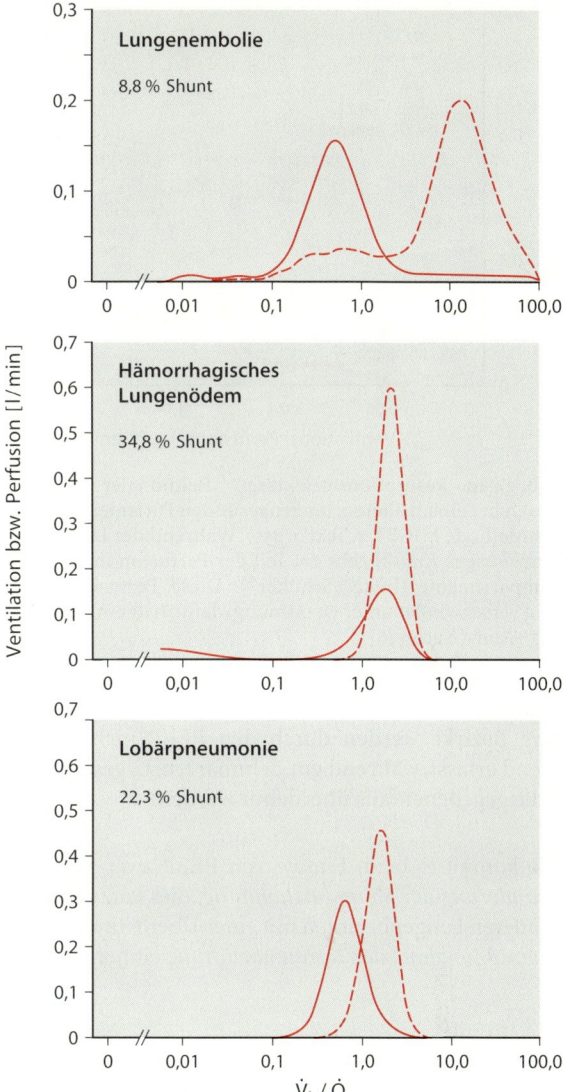

Abb. 24-9. Beispiele pathologischen Gasaustausches: Verteilung von pulmonaler Ventilation (---) und Perfusion (—) auf das Spektrum unterschiedlicher $\dot{V}A/\dot{Q}$-Verhältnisse unter verschiedenen experimentellen Lungenschädigungen beim Hund. Ergebnisse der 6-Inertgas-Methode (MIGET). Einzelheiten s. Text. (Nach West [26])

veoläres Füllgas" hier nicht zur Verfügung steht, kollabieren diese Alveolen, die Shuntdurchblutung nimmt zu. Bei niedriger alveolärer O_2-Konzentration hält dagegen der nicht absorbierte Stickstoff auch die langsamen Alveolen offen (Abb. 24-10).

Wirkung von PEEP

Eine inhomogene Ventilation kann durch Einsatz von PEEP homogener verteilt werden, indem kollabierte Alveolen wiedereröffnet werden („recruitment"). Bekanntermaßen lässt sich dadurch die Shuntdurchblutung vermindern. Allerdings verteilt sich auch der Druckeinfluss des PEEP entsprechend der regionalen

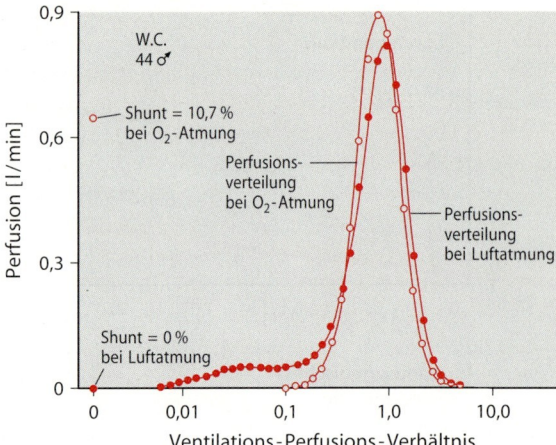

Abb. 24-10. Resorptionsatelektase: Pulmonaler Gasaustausch bei einem älteren, lungengesunden Patienten (6-Inertgas-Methode MIGET, s. Text S. 455). Während der Luftatmung *(geschlossene Kreise)* geht ein Teil der Perfusion in langsame Kompartimente (linke „Schulter"). Diese Perfusionsverteilung verschwindet unter O_2-Atmung, dafür tritt ein Shunt von 10,7 % auf. (Nach [26])

Dehnbarkeit des Lungengewebes, d. h. weniger dehnbare Bezirke werden durch den PEEP nicht ausreichend erfasst, während gut dehnbare, u. U. gesunde Bezirke gegebenenfalls überdehnt werden.

So kommt es beim Einsatz von PEEP zwar zur *Verminderung der Shuntdurchblutung,* dies kann aber in anderen Lungenbezirken mit einer Überdehnung und damit *Zunahme der Totraumbelüftung* einhergehen.

Dieses nachteilige Phänomen (Abb. 24-11) ist umso ausgeprägter, je steifer die geschädigte Lunge ist. Bei schwerstem ARDS im Stadium der Fibrosierung wird jede Steigerung des PEEP durch drastische Zunahme der Totraumbelüftung beantwortet (extreme Zunahme des „mismatching"), sodass schließlich weder eine genügende alveoläre Ventilation noch eine ausreichende Oxygenierung zu erreichen ist.

24.5 Atemarbeit und Ermüdung der Atemmuskulatur

Der Begriff „Atemarbeit" kann unter verschiedenen Gesichtspunkten betrachtet werden und gewinnt dann unterschiedliche Bedeutung:
- als mechanische Arbeit der respiratorischen Pumpe, d. h. eines mechanischen Systems mit elastischen und flowresistiven Eigenschaften („mechanische Atemarbeit"),
- als respiratorischer Anteil am Gesamtenergieverbrauch („oxygen cost of breathing"). Dabei kann der tatsächliche energetische Aufwand der Atemmuskulatur wesentlich höher sein als die o. g. „extern messbare mechanische Atemarbeit" (z. B. durch isometrische Arbeit),
- als abgegebene Arbeit pro Anteil am Energieverbrauch, also „Effizienz der Atmung".

Im Weiteren wird hier nur die mechanische (externe) Atemarbeit besprochen:

■ **Definition.** Arbeit [W] ist in physikalischer Definition *Kraft × Weg*. Auf die Atemphysiologie wird dieser

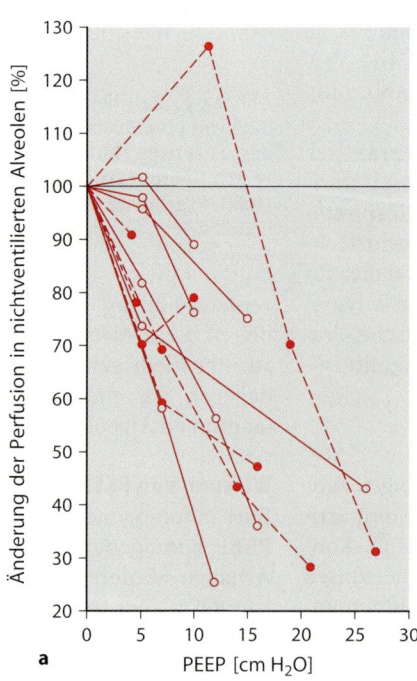
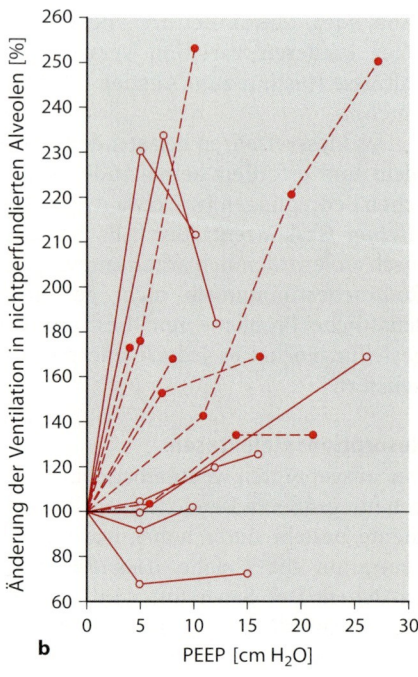

Abb. 24-11 a, b. Abhängigkeit von PEEP und Totraum: Bei ARDS-Patienten fällt mit steigendem PEEP die Perfusion durch nichtventilierte Alveolen, d. h. der Shunt durch Atelektasen wird vermindert (**a**). Gleichzeitig steigt aber die Ventilation in nichtperfundierten Alveolen, d. h. die Totraumventilation wird vermehrt (**b**). (Nach [6])

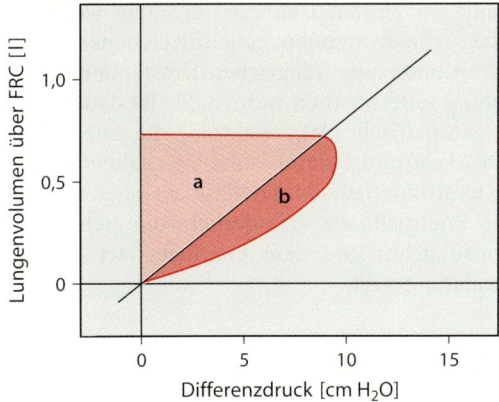

Abb. 24-12. Atemarbeit: Die *Fläche* (**a**) repräsentiert die Arbeit, die gegen den elastischen Widerstand (= Compliance), die *Fläche* (**b**) die Arbeit, die gegen den nichtelastischen Widerstand (= Strömungswiderstand) geleistet werden muss. Bei Spontanatmung ist der „Differenzdruck" die (negative) transpulmonale Druckdifferenz (d.h. Atemwegsdruck – Pleuradruck). Unter kontrollierter Beatmung übernimmt der Respirator die Atemarbeit. Der „Differenzdruck" ist dann der (positive) Atemwegsdruck gegen Atmosphäre

Begriff etwas ungenau übertragen als *Druck [Δp] × Volumen [ΔV]* (Abb. 24-12):

$$W = \Delta p \times \Delta V$$

■ **Atemarbeit bei der Ventilation.** Bei der Ventilation wird diese Atemarbeit benötigt für:
- die Überwindung der elastischen Kräfte, d.h. die Überwindung der Compliance bei der ventilatorischen Veränderung des Lungenvolumens,
- die Überwindung der nichtelastischen Kräfte, in erster Linie zur Überwindung des Strömungswiderstände in den Atemwegen.

Dabei ist zu unterscheiden zwischen den Teilkomponenten der Arbeit an der Lunge (W_L), der Arbeit an der Thoraxwand (W_W) und der Gesamtarbeit als Summe ihrer Teilkomponenten. Diese Teilkomponenten ergeben sich aus den unterschiedlichen Druckdifferenzen, die zugrunde gelegt werden.

Diagnostik

Messungen der Atemarbeit in der Intensivmedizin, insbesondere unter Beatmung, sind aufwendig und invasiv, da die Messung des Ösophagusdrucks erforderlich ist. Die klinische Anwendung ist zwar dadurch einfacher geworden, dass heute spezielle Überwachungseinheiten zur Messung von Atemmechanik und Atemarbeit zur Verfügung stehen. Ihre Messergebnisse werden jedoch nicht zweifelsfrei akzeptiert.

Noch wesentlicher ist aber, dass aus den Messungen der Atemarbeit selten klinische Konsequenzen abgeleitet werden können: Unter kontrollierter Beatmung wird die Atemarbeit vom Respirator geleistet. Bei assistierenden Mischformen (z.B. IMV, ASB, BIPAP) ist es schwierig oder gar unmöglich, den vom Patienten geleisteten Anteil an der Gesamtatemarbeit abzuschätzen. Unter partieller oder totaler Spontanatmung kann ohnehin nur die Atemarbeit an der Lunge ermittelt werden. Hierfür ist die transpulmonale Druckdifferenz ($p_{aw} - p_{oes}$) maßgeblich. Die Atemarbeit an der Thoraxwand ist nicht zu messen, da diese in Spontanatmung nicht passiv bleibt, sondern selbst Arbeit leistet.

■ **Bedeutung beim Weaning.** Unter Spontanatmung (besonders beim Weaning nach respiratorischer Insuffizienz) bekommt eine erhöhte Atemarbeit klinisch große Bedeutung: Sie kann Ursache der frühzeitigen Ermüdung der Atemmuskulatur (*„respiratory muscle fatigue"*) sein und damit den Erfolg des Weanings in Frage stellen. Allerdings ist die Fähigkeit, erhöhte Atemarbeit zu bewältigen, abhängig von der individuellen und aktuellen Kraft und insbesondere von der Effizienz der Atemmuskulatur. Daher nützt eine Quantifizierung der Atemarbeit für diese Frage wenig. Wesentlich aussagekräftiger ist der Nachweis einer aktuellen Überlastung der Atemmuskulatur.

■ **Pressure Time Produkt (PTP).** Grundsätzlich hängt der Energieverbrauch der Muskulatur davon ab, wie die Muskelspannung aufgebaut und gehalten wird, sowieso weiterhin von Ausmaß der Muskelverkürzung und von der Leistung, die aufgebracht wird. Unter isometrischer Kontraktion bestimmen dagegen Anspannungskraft und Anspannungsdauer den O_2-Verbrauch des Muskels, messbar als Druck-Zeit-Produkt („pressure time produkt", PTP).

Es wird sogar angenommen, dass mit dem PTP der Energieverbrauch der Atemmuskulatur auch unter dynamischen Bedingungen, also während der Kontraktion, zuverlässig abgeschätzt werden kann. PTP lässt sich aus den kontinuierlichen Atemdruckkurven bestimmen, sofern der Ösophagusdruck mit erfasst wird (Abb. 24-13).

Steigerung der Atemarbeit

Unter pathologischen Bedingungen kann die Atemarbeit sowohl durch Anstieg der Atemwegswiderstände (z.B. Status asthmaticus, COPD) als auch durch Verminderung der Compliance (z.B. akutes Lungenversagen, fibrosierende Lungengewebeveränderungen) zunehmen. In der Intensivmedizin sind nicht selten auch künstliche Ursachen von Bedeutung: So darf nicht übersehen werden, dass bei der Spontanatmung intubierter Patienten die Atemarbeit durch den Strömungswiderstand im Tubus erheblich erhöht wird!

Unter normalen Bedingungen beim Lungengesunden beträgt der Energie- und damit der O_2-Verbrauch der Atemmuskulatur nur einen Bruchteil des Gesamtverbrauchs (ca. 2%), bei maximaler Arbeit kann sie bis

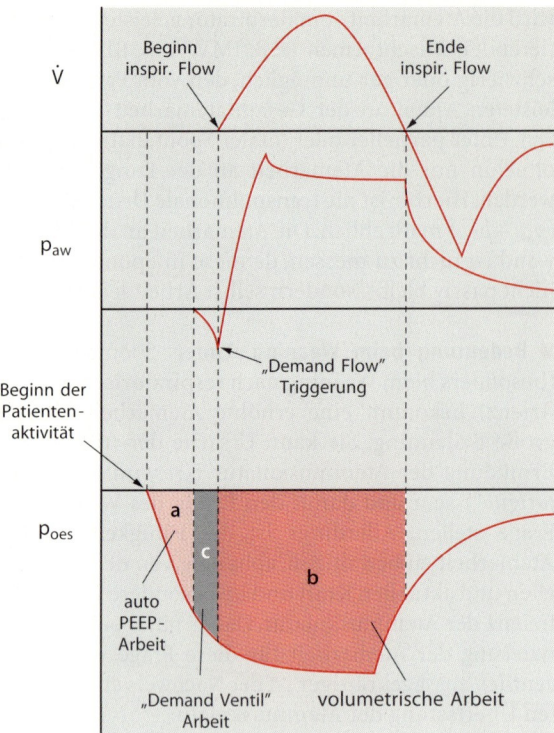

Abb. 24-13. „Pressure time product" (PTP). Schematischer Zeitverlauf von Flow ($\dot{V}$), Atemwegsdruck (p_{aw}) und Ösophagusdruck (p_{oes}) unter assistierter Beatmung. Am p_{oes} werden erkennbar: Die Patientenarbeit zur Überwindung des „intrinsischen PEEP" (Fläche **a**), zur Überwindung des Demandventils (Fläche **b**) und die eigentliche volumetrische Arbeit (Fläche **c**). Im PTP wird somit auch nichtvolumenwirksame Atemarbeit berücksichtigt

auf 20% steigen. Unter den pathologischen Bedingungen schwerer Ateminsuffizienz (z. B. bei COPD-Patienten, im Status asthmaticus) kann ihr Anteil jedoch stark zunehmen und praktisch fast das gesamte Energieangebot in Anspruch nehmen. Es besteht dann das subjektive Gefühl starker Atemnot, die Dyspnoe.

Dyspnoe

Das klinische Symptom der Dyspnoe ist allerdings schwer zu definieren und zu objektivieren. Es wird unklar umschrieben als „Gefühl der Anstrengung beim Atmen". Verursacht wird es durch einen oder mehrere der folgenden pathophysiologischen Mechanismen, die bei zahlreichen klinischen Situationen auftreten:

- gesteigerte Atemarbeit,
- verminderte Ventilationskapazität,
- gesteigerte subjektive Sensibilität,
- evtl. auch gesteigerte Rezeptorstimulation.

Ermüdung der Atemmuskulatur („respiratory muscle fatigue")

Die Pumpleistung für die Ventilation muss von der Atemmuskulatur (d. h. Zwerchfell, Interkostalmuskulatur und Atemhilfsmuskulatur) erbracht werden. Die Funktion dieser Atemmuskulatur ist lebensnotwendig; sie kann unter physiologischen Umständen nicht zur Erholung unterbrochen werden. Sie ist damit die einzige automatische Muskelaktion, die ausschließlich durch Skelettmuskulatur aufrechterhalten wird. Für diese kontinuierliche Muskeltätigkeit ist eine ausgeglichene Energiebilanz erforderlich, die sich aus dem Energieangebot und dem Energiebedarf der Atemmuskulatur ergibt.

■ **Pathophysiologie.** Übersteigt der Energiebedarf das Angebot, so entsteht eine metabolische Mangelsituation, die eine Ermüdungsreaktion auslöst (sog. „respiratory muscle fatigue"). Diese Situation wird erreicht, wenn für die intermittierende Kontraktion mehr als 40% der maximalen Muskelkraft benötigt wird. Die Atemmuskulatur arbeitet unter diesen Bedingungen ineffizient und benötigt dann einen unverhältnismäßig hohen Anteil am Energiebedarf.

■ **Klinische Bedeutung.** Die Atemmuskulatur kann unter *akuten Belastungen* (wie Lungenödem, Status asthmaticus etc.) ermüden. Sie kann aber insbesondere auch bei *chronisch erhöhter Atemarbeit* (z. B. bei COPD-Patienten) dekompensieren. Bei diesen Patienten wird unter der erhöhten Belastung der neuromuskuläre Atemantrieb im allgemeinen deutlich verstärkt. Wegen des großen Lungenvolumens (abgeflachtes Zwerchfell) arbeitet die Atemmuskulatur aber unter ineffektiven Überdehnungsbedingungen. Kritisch wird es, wenn eine akute Verschlechterung (z. B. Pneumonie) oder eine akute Einschränkung der Ventilationsbedingungen (z. B. postoperativer Zwerchfellhochstand) erschwerend hinzu kommen.

Die Atemmuskulatur ist dann nicht mehr in der Lage, die Pumpleistung für eine ausreichende alveoläre Ventilation zu erbringen. Die Folge ist ein *Pumpversagen*, eine Hyperkapnie (Globalinsuffizienz). Dabei ist für die Klinik typisch, dass nach längerer Phase zunehmender Ermüdung mit oft wenig auffälligen Symptomen die dramatische, lebensbedrohliche Dekompensation meist sehr plötzlich eintritt und dann rasches Handeln (unterstützende Atemhilfe) erforderlich wird.

■ **Symptomatik.** Es ist daher wichtig, die *Zeichen der beginnenden Ermüdung* der Atemmuskulatur zu kennen:

- Anstieg der Atemfrequenz,
- Dyskoordination der spontanen Atembewegung; insbesondere Einziehung des Abdomens bei Inspiration (Palpation!),
- Variationen der thorakalen und abdominalen Bewegungen von Atemzug zu Atemzug (alternierende Atmung),
- Hyperkapnie und respiratorische Azidose (über den individuellen „Normalbereich" hinaus),

- erst zuletzt Bradypnoe und Abfall des Atemminutenvolumens.

Die *inspiratorische Einziehung des Abdomens* ist Zeichen einer schwachen Zwerchfellkontraktion: Die inspiratorisch negativen Pleuradrücke übertragen sich über das geschwächte Zwerchfell auf das Abdomen.

■ **Therapie.** Die ermüdete Atemmuskulatur kann sich durch Entlastung erholen: Entweder durch Verminderung der Belastung (z.B. Auflösung des Bronchospasmus) oder aber durch vorübergehende Übernahme der Atemarbeit durch Beatmung. Neuere Konzepte in der Behandlung der chronischen „fatigue" bei COPD-Patienten beruhen auf intermittierender nicht-invasiver kontrollierter Beatmung, z.B. in regelmäßigen Abständen während des Tages und über Nacht. Wird dieses Schema über eine längere Zeit durchgeführt, sind beachtliche Behandlungserfolge möglich.

Diagnostik des neuromuskulären Atemantriebs

■ **Munddruckanalyse.** Unter Spontanatmung wird die Kontraktion der Atemmuskulatur als negativer Druck auf die Lungen übertragen und bewirkt damit die ventilatorische Pumpfunktion. Werden die Atemwege während der Ventilation verschlossen, so überträgt sich dieser Druck durch die gesamte Lunge und kann als Munddruck gemessen werden. Mit Analysen des Munddrucks unter kurzfristiger Okklusion während der Inspiration ist daher die Kraft des Atemantriebs messbar, was zur Beurteilung der Ermüdung der Atemmuskulatur („respiratory muscle fatigue") eingesetzt werden kann. Dieses ist auch bei Beatmeten während kurzfristiger Entwöhnungsphasen mit Spontanatmung möglich.

Verschlussdruck nach 100 ms (sog. $p_{0.1}$) ist ein Maß für den neuromuskulären Atemantrieb; seine Messung wird inzwischen in mehreren Beatmungsgeräten als Routineverfahren angeboten.

> Bei einer kurzfristigen Atemwegsokklusion ist der Druck innerhalb der ersten 100 ms nach Beginn der Inspiration ein direktes Maß für den *aktuellen inspiratorischen neuromuskulären Atemantrieb*.

In dieser ersten Phase wird der Druck nicht durch physiologische Kompensationsreaktionen (z.B. Verstärkung des Antriebs oder reflektorischer Atemstillstand) beeinflusst. Nicht einmal die momentane Zwerchfellkraft beeinflusst diesen Messparameter. Selbst unter partieller Relaxation bleibt der $p_{0.1}$ erhalten.

Das Messverfahren ist einfach: Der Patient atmet spontan über ein Nichtrückatmungsventil (z.B. Rudolph-Ventil). Mit Beginn der Inspiration wird der Atemweg kurzfristig für etwa 150 ms durch ein steuerbares, meist pneumatisches Ventil verschlossen. Bei getrenntem In- und Exspirationssystem kann das Verschlussventil im Inspirationsteil bereits während der Exspiration verschlossen werden. Damit wird die Ventilsteuerung wesentlich erleichtert. Der Munddruck (gegen Umgebungsdruck) wird direkt am Tubus bzw. am Mundstück gemessen und 100 ms nach Beginn der Inspiration abgelesen. Das Verfahren belastet den Patienten nicht. In der Regel nimmt er das kurze Okklusionsmaneuver nicht wahr.

■ **Klinische Interpretation.** Bei lungengesunden Menschen unter normalen Bedingungen liegt der Okklusionsdruck $p_{0.1}$ bei etwa 1 cm H_2O, bei hohem Ventilationsbedarf kann er kurzfristig deutlich über 10 cm H_2O gesteigert werden. Patienten mit chronisch obstruktiven Atemwegserkrankungen (COPD) atmen ständig mit erhöhter Atemarbeit. Bei drohender respiratorischer Dekompensation muss der neuro-muskuläre Atemantrieb erheblich gesteigert werden, um eine noch ausreichende Ventilation aufrechtzuerhalten. So werden bei COPD-Patienten in dieser Phase sehr hohe Mundokklusionsdrucke ($p_{0.1} \geq 8$ cm H_2O) gemessen. Bei Lungengesunden würde dieses erst bei einer Ventilation von 50–70 l/min erreicht. Ein COPD-Patient atmet in dieser Situation also unter maximaler Arbeitsbelastung, die er auf Dauer nicht leisten kann. Der hohe $P_{0.1}$ ist daher Hinweis auf eine drohende Ermüdung der Atemmuskulatur.

Es scheint aber, dass eine „Standardisierung", wie z.B. $p_{0.1}/p_{Imax}$ oder $p_{0.1}/p_{0.1max}$ zuverlässigere Voraussagen ermöglicht. Dabei ist p_{Imax} = maximaler negativer Inspirationsdruck gegen Okklusion und $p_{0.1max} = p_{0.1}$ bei maximaler Inspirationanstrengung gegen Okklusion. Das erfordert aber die aktive Mitarbeit des Patienten.

24.6 Pulmonale Perfusion

Die Perfusion der Lunge wird von der Schwerkraft, dem zentralen Blutvolumen und dem Herzzeitvolumen sowie von regulierenden Reflexmechanismen bestimmt.

24.6.1 Verteilung der pulmonalen Perfusion

Zonenmodell nach West

Wegen der Schwerkraft ist die Kapillarperfusion in den jeweils unten liegenden Partien der Lunge am größten und wird nach oben hin geringer. Dieses schwerkraftbedingte Verteilungsmuster der Lungendurchblutung wird durch das sog. *Zonenmodell nach West* veranschaulicht (Abb. 24-14): Da der intravasale Kapillardruck, schwerkraftabhängig, unterschiedlich hoch

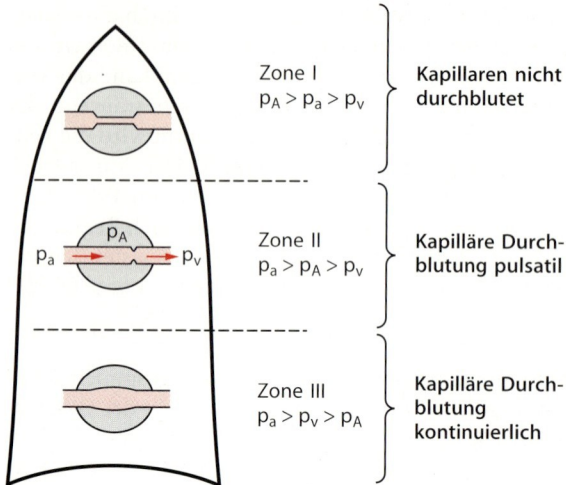

Abb. 24-14. Pulmonale Perfusion (West-Modell): Einfluss des Beatmungsdrucks auf die Kapillarperfusion (Wirkung des Starling-Widerstandes): *Zone 1:* Kapillare nicht perfundiert, da der Alveolardruck (p_A) den Perfusionsdruck stets übersteigt. *Zone 2:* Kapillare wird pulsatil perfundiert, da nur der arterielle Druck (p_a) den Alveolardruck übersteigt. *Zone 3:* Kapillare wird kontinuierlich perfundiert, da der Gefäßdruck (p_a und p_v) insgesamt höher ist als der Alveolardruck. (Nach [26])

ist, öffnen sich die regionalen Kapillaren nur, wenn der regionale Alveolardruck nicht höher als der jeweilige intravasale Kapillardruck ist (ein solcher Widerstand wird als „*Starling-Widerstand*" bezeichnet).

Übersteigt der regionale Alveolardruck sowohl den arteriellen als auch den venösen regionalen intravasalen Kapillardruck ($p_A > p_a > p_v$), so wird die Kapillare überhaupt nicht perfundiert (Zone I). Sind dagegen sowohl arterieller als auch venöser Kapillardruck höher als der Alveolardruck ($p_a > p_v > p_A$), so bleibt die Kapillare ständig offen (Zone III). Liegt der Alveolardruck zwischen der Höhe des arteriellen und venösen Kapillardruckes ($p_a > p_A > p_v$; Zone II), so kommt es zu einer intermittierenden, pulssynchronen Kapillarperfusion.

Beatmung

Unter Beatmung ist der Alveolardruck wesentlich höher als unter Spontanatmung und insbesondere auch zyklisch schwankend, sodass dadurch die pulmonale Kapillarperfusion und damit auch der pulmonale Gasaustausch in verschiedenen Alveolarbereichen kritisch beeinflusst werden können.

Da der pulmonale Kreislauf im Hauptschluss liegt und seine Kapazität sehr anpassungsfähig ist, wird das Ausmaß und die Verteilung der Perfusion darüber hinaus durch das *zentrale Blutvolumen* und das *Herzzeitvolumen* bestimmt: So wird bei niedrigem Gesamtblutvolumen (z. B. im hypovolämischen Schock) die Perfusion in den höher gelegenen Lungenpartien eingeschränkt oder kann sogar sistieren (für den Gasaustausch bedeutet das eine Steigerung der Totraumventilation). Bei hohem Herzzeitvolumen wird dagegen das Kapillarbett weiter eröffnet und eine u. U. schon bestehende intrapulmonale Shuntdurchblutung weiter verstärkt.

Regulationsmechanismen

Neben der Schwerkraft unterliegt die pulmonale Perfusion aber auch regulierenden Reflexmechanismen. Diese dienen im wesentlichen dazu, selbst unter pathologischen Bedingungen den Gasaustausch zu optimieren.

■ **Hypokapnische Bronchokonstriktion.** Die Verteilung der *Ventilation* wird durch die *hypokapnische Bronchokonstriktion* reguliert: Bei Hyperventilation eines Alveolarbereichs mit konsekutiver Hypokapnie wird die regionale Ventilation in diesem Bereich durch Bronchokonstriktion gedrosselt und das $\dot{V}_A/\dot{Q}$-Verhältnis dadurch wieder verbessert.

■ **Hypoxisch pulmonale Vasokonstriktion (HPV).** Die Verteilung der *Perfusion* regelt dagegen die *hypoxisch pulmonale Vasokonstriktion (HPV)*: Bei alveolärer Hypoxie (z. B. infolge regionaler alveolärer Verteilungsstörung) wird die regionale Perfusion gedrosselt und der Alveolarbereich somit aus der Gasaustauschfunktion herausgenommen. Damit wird eine venöse Beimischung vermieden, die sonst zu einer arteriellen Hypoxämie führen würde. Dieser Mechanismus ist für akute pathologische Lungenveränderungen außerordentlich wichtig, da die Auswirkungen auf den Gasaustausch hierdurch deutlich vermindert werden.

Dieser physiologisch sinnvolle Reflex kann allerdings durch eine Reihe von Einflüssen ausgeschaltet oder zumindest beeinträchtigt werden, wie z. B. durch vasodilatotorisch wirksame Medikamente oder durch volatile Anästhetika, bei Anstieg des pulmonalarteriellen Drucks (z. B. durch Volumenüberlastung) oder Vasokonstriktion (z. B. durch Katecholamine), bei Hypokapnie oder Alkalose sowie durch einige pulmonale Infektionen. Bei Einschränkung des HPV-Reflexes kann die venöse Beimischung deutlich zunehmen und dadurch eine Verschlechterung der Oxygenierung eintreten. Barbiturate, Benzodiazepine, Opioide und Ketamin beeinflussen offenbar den HPV-Reflex *nicht*. Obwohl die vielfältigen Einflüsse in der Intensivmedizin oft unübersehbar sind, sollte dennoch an die möglichen Folgen der verordneten Medikamente auf die pulmonale Perfusion und damit auf den Gasaustausch geachtet werden.

■ **Chronische HPV-Effekte.** Während die akute Funktion des HPV-Reflexes günstig für den Gasaustausch und damit erwünscht ist, kann sein chronischer Einfluss u. U. nachteilig sein: Bei chronisch obstruktiven Lungenerkrankungen (COPD) ist die anhaltende Wirkung der hypoxisch bedingten pulmonalen Vasokonstriktion wahrscheinlich eine wesentliche Ursache für die *pulmonale Hypertension* und die Ausbildung eines *Cor pulmonale*. Hier ist die medikamentöse Unterdrückung des Reflexes ein sinnvoller Therapieansatz.

Allerdings spielt bei chronisch obstruktivem Lungenemphysem auch der morphologische Umbau des Lungengewebes mit einer Rarefizierung der pulmonalen Strombahn eine wichtige Rolle. Diese Veränderungen sind dann medikamentös nicht mehr zu beeinflussen. Zu ähnlichen morphologischen Veränderungen der pulmonalen Strombahn kommt es auch bei fortgeschrittener interstitieller Fibrosierung, z. B. bei chronischer Lungenfibrose.

24.7 Membranpermeabilität, pulmonaler Flüssigkeitshaushalt

Bei pathologischen Veränderungen der Lunge spielt die Permeabilität der biologischen Membranen (also die kapilläre Endothelmembran zwischen Gefäß und Interstitium und die alveoläre Epithelmembran zwischen Interstitium (bzw. Kapillare) und Alveolarraum) eine maßgebliche Rolle. Die epitheliale Alveolarmembran ist unter physiologischen Bedingungen relativ dicht; d. h. die Epithelzellen sind über sog. „tight junctions" dicht miteinander verbunden. Demgegenüber ist die endotheliale Kapillarmembran für Wasser und kleinere wasserlösliche Moleküle recht durchlässig.

24.7.1 Extravasales Lungenwasser

> Der extravaskuläre Wassergehalt der Lunge beträgt normalerweise 78 % ihres Gewichtes oder 4 ± 1 ml/kg Körpergewicht.

Auch unter physiologischen Verhältnissen besteht ein ständiger Flüssigkeitsausstrom (etwa 10 ml/h) aus den Kapillaren in das Interstitium. Die interstitielle Flüssigkeit wird durch das pulmonale Lymphdrainagesystem kontinuierlich und wirksam aus dem Interstitium abgeleitet. Diese Drainagefunktion kann bei Bedarf um das 10- bis 20-fache (kurzfristig sogar bis zu 90fach) gesteigert werden. Erst wenn die Kapazität dieses Drainagesystems überschritten oder seine Ableitefunktion behindert wird, kommt es zur Flüssigkeitsansammlung im Interstitium und damit zum interstitiellen Ödem.

24.7.2 Lungenödem

Je nach dem Entstehungsmechanismus wird zwischen einem Hochdrucködem und einem Permeabilitätsödem unterschieden.

Hochdrucködem

Beim Hochdrucködem wird durch Anstieg des intravasalen hydrostatischen Drucks vermehrt Flüssigkeit in das Interstitium hinausgepresst. Dieser Mechanismus ist typisch für das kardiale Ödem, bei dem der intravasale hydrostatische Druck durch Linksherzinsuffizienz erhöht ist.

Permeabilitätsödem

Beim Permeabilitätsödem ist dagegen die kapilläre Membran geschädigt (z. B. durch Mediatoren wie toxische Sauerstoffradikale, Bakterientoxine etc.) und durchlässiger geworden. Nun kann selbst bei niedrigerem hydrostatischem Kapillardruck so viel Flüssigkeit austreten, dass diese durch das pulmonale Drainagesystem nicht mehr bewältigt wird. Ein solches Permeabilitätsödem liegt z. B. im Frühstadium des ARDS vor.

Auswirkungen auf den pulmonalen Gasaustausch

Eine Ansammlung von Flüssigkeit im Interstitium führt zunächst noch nicht unbedingt zu einer Störung des pulmonalen Gasaustausches. Tatsächlich können sich größere Mengen an Flüssigkeit in Bereichen des Interstitiums (z. B. in Nachbarschaft zu Bronchien und größeren Gefäßen) ansammeln, wo sie den Gasaustausch zunächst nicht behindern. Wenn diese Flüssigkeitsmenge allerdings weiter zunimmt, kommt es jedoch zum Kollaps und zum „Überfluten" („*alveolar flooding*") der Alveolen, wodurch die Oxygenierung insbesondere infolge der *Zunahme der Shuntdurchblutung* beeinträchtigt wird.

Damit wird beim Lungenödem die Gasaustauschstörung in erster Linie durch den Shunt und nicht durch eine Störung der Diffusion (etwa durch Verlängerung der transmembranösen O_2-Transferstrecke) bestimmt.

Vor allem durch diese Dystelektasen, aber auch durch die interstitielle Flüssigkeitsansammlung wird die Lunge steifer, die Compliance verschlechtert sich, das Lungenvolumen wird vermindert, die Atemarbeit (unter Spontanatmung) steigt an.

Therapie

Das entscheidende Therapieprinzip ist infolgedessen die Wiedereröffnung („recruitment") solcher dystelektatischer Alveolen, z. B. durch Beatmung mit PEEP, gegebenenfalls auch unter Spontanatmung mit CPAP über Maske oder nach Intubation. Dabei wird die intrapulmonale Flüssigkeitsmenge durch den intrathorakalen Überdruck insgesamt nicht vermindert. Es ist sogar anzunehmen, dass sie durch Behinderung der pulmonalen Lymphdrainage eher noch zunimmt. Dennoch verbessert sich der Gasaustausch durch *Verbesserung der ventilatorischen Verteilung*.

24.8 Störungen der Steuerung und der Koordination

Die Steuerung der Ventilation ist unter physiologischen Bedingungen sehr fein an den Bedarf angepasst. Diese Anpassung jedoch kann unter pathologischen Bedingungen gestört sein.

Akute Veränderungen können rasch zu Notsituationen führen: Sedierung, Analgesie, Anästhesierestwirkungen u.a. können durch zentrale Dämpfung des Atemantriebs, aber auch durch Obstruktion der oberen Atemwege (Muskeltonusverlust) zu Hypoventilation und Erstickung führen. Durch Sedierung kann auch ein vorbestehendes „Schlafapnoesyndrom" wirksam werden und im Tiefschlaf Hypoventilation und Hypoxämie auslösen. Je nach Mechanismus wird es nötig sein, entweder die Atmung (evtl. nur partiell) zu unterstützen und/oder die Atemwege freizuhalten.

24.8.1 Schwierigkeiten bei der Respiratorentwöhnung

Nach *Langzeitbeatmung* wegen schwerer kardiopulmonaler Störungen (z.B. akute Dekompensation chronisch obstruktiver oder restriktiver Lungenerkrankungen, akutes Herzversagen u.a.), aber auch nach überstandenem Multiorganversagen kann die Entwöhnung vom Respirator („*weaning*") extrem schwierig sein. Während der Weaning-Phase wird häufig eine Dyskoordination zwischen den thorakalen und abdominalen Atembewegungen beobachtet.

Sie ist Zeichen einer Zwerchfellschwäche und der Ermüdung der Atemmuskulatur („*respiratory muscle fatigue*"). Auch eine Schädigung der peripheren Nerven („*critical illness polyneuropathy*"), z.B. nach schwerer Sepsis, kann eine Ursache dafür sein. In der Regel wird dann die Entwöhnung stark verzögert.

In solchen Situationen müssen alle Möglichkeit zur Entlastung ausgenutzt werden. Ein ausreichendes, aber angepasstes Ernährungskonzept ist Vorraussetzung für die Kräftigung der Atemmuskulatur.

! Bekannt ist, dass Hyperalimentation, insbesondere ein erhöhtes Angebot von Glukose ebenso wie von Stickstoff, den Ventilationsbedarf erheblich (um bis zu 120%) steigern kann. Dieses ist in der Weaning-Phase zu vermeiden.

Eine Kalorienzufuhr von etwa 1500–1800 kcal reicht für den Erwachsenen aus; ein Lipidanteil von 50% wird empfohlen.

Sondersituation COPD

Die *chronische Anpassung* an pathologische Veränderungen (z.B. bei COPD-Patienten) bietet dagegen eine völlig andere Situation: Hier ist der Patient an ein chronisch verändertes Niveau angepasst, aus dem er durch die therapeutischen Maßnahmen möglichst nicht abrupt herausgebracht werden sollte.

Die frühere Annahme, nach der die chronische Hypoventilation bei COPD-Patienten durch eine zentrale „Sollwert-Verstellung" (Verminderung des CO_2-Antriebs; Antrieb eher durch Hypoxämie) entstehen soll, wird heute allerdings angezweifelt: Der zentrale Antrieb (über pH) bleibt auch bei schwer hyperkapnischen COPD-Patienten erhalten. Dieses kann sogar die Ursache dafür sein, dass sich der Patient nicht an den Respirator anpassen lässt.

Die chronische Hypoventilation wird in erster Linie durch eine kritische Ineffektivität der ventilatorischen Pumpfunktion und des pulmonalen Gasaustausches verursacht. Schwere Hypoxämie und Hyperkapnie sollten in der Weaningphase bei diesen Patienten vermieden werden, da sie die Kraft des Zwerchfells eher weiter schwächen.

24.8.2 Schlafapnoesyndrom

Als „Schlafapnoesyndrom" wird eine Vielfalt von periodischen Atemstörungen (Apnoephasen und/oder alveoläre Hypoventilation) bezeichnet, die während des Schlafes auftreten. Am häufigsten ist das sog. „*obstruktive Schlafapnoesyndrom*", das bei etwa 5–10% der Bevölkerung angenommen wird. Hier kommt es bei erhaltenem Atemantrieb besonders während der REM-Schlafphasen zu einer Erschlaffung der Schlundmuskulatur und dadurch zu einer oberen Atemwegsobstruktion (schnarchende Atmung).

Hiervon ist das *zentrale Schlafapnoe-* (bzw. *Hypoventilations)syndrom* abzugrenzen, bei dem der zentrale Atemantrieb gestört ist. Dabei kommt es entweder zur periodischen Atmung (sog. *Cheyne-Stokes-Atmung*) oder zur primären Hypoventilation. Zur letzteren Gruppe gehört das *Undine-Syndrom*, das bei Patienten mit Veränderungen im Hirnstamm- oder im oberen Halsmarkbereich zu ausgeprägter Hypoventilation besonders während des Schlafs führt.

Obstruktives Schlafapnoesyndrom

Bei Patienten mit obstruktivem Schlafapnoesyndrom besteht im Wachzustand in der Regel keine Hypoventilation. Bei den häufig *adipösen* Patienten werden oft pulmonale Begleiterkrankungen wie chronisch-obstruktive Lungenerkrankung ebenso wie kardiale Störungen, z.B. Bradykardie, Herzrhythmusstörungen, pulmonale Hypertension, Cor pulmonale, beobachtet. Alkoholabusus ist nicht selten.

Die nächtlichen Apnoe- bzw. Hypoventilationsphasen sind nicht ungefährlich. Akute kardiale ebenso wie kritische ventilatorische Zwischenfälle kommen vor.

Insbesondere bei COPD-Patienten können in REM-Schlafphasen bedrohliche *Hypoxämien* auftreten. Dabei wird eine *pulmonale Hypertension* vermutlich über den Reflexmechanismus der pulmonalen hypoxischen Vasokonstriktion weiter verstärkt. Akute nächtliche Ateminsuffizienzen kommen aber auch gehäuft bei Asthma bronchiale, zystischer Fibrose, Lungenfibrosen u. a. vor. Exazerbation eines Status asthmaticus und respiratorisch-hypoxische Todesfälle treten bevorzugt nachts und in den frühen Morgenstunden auf.

Dabei spielen folgende Faktoren eine wichtige Rolle:
- Obstruktion der oberen Atemwege,
- kardiane Rhythmik der Atemwegswiderstände,
- Verminderung des Atemantriebs,
- abgeschwächte Weckreaktion durch Hypoxämie (arterielle O_2-Sättigung nicht selten < 50 %!),
- Hyperkapnie.

In der postoperativen Phase können Nachwirkungen atemdepressiver Medikamente (Anästhetika, Sedativa, Opioide) das Risiko erhöhen.

Pickwick-Syndrom

Gegenüber dem nichtzentralen, obstruktiven Schlafapnoesyndrom ist das eher seltene Pickwick-Syndrom abzugrenzen, bei dem neben einer schlafinduzierten oberen Atemwegsobstruktion auch eine Störung der zentralen Atemsteuerung vorliegt. Der Atemantrieb auf CO_2 ist ebenso wie auf O_2 deutlich vermindert. Es besteht eine chronische Hypoventilation und Hypoxämie mit der charakteristischen Hypersomnolenz.

24.9 Akute Exazerbation bei COPD – eine komplexe Störung

Eine häufige, aber auch sehr komplexe Situation bietet die akute Dekompensation („Exazerbation") *chronisch-obstruktiver Atemwegserkrankungen*. Hier liegt sowohl regelmäßig eine Oxygenierungsstörung als auch meist ein ventilatorisches Pumpversagen vor.

Infektionen der Atemwege (oft viral) sind in über der Hälfte der Fälle Ursache einer solchen akuten Dekompensation. Andere Ursachen sind möglich, wie z. B. Rechts- und/oder Linksherzversagen, Lungenembolie, Pneumothorax, andere akute schwere Erkrankungen (z. B. gastrointestinale Blutung), Medikamentenwirkung (insbesondere Sedativa), Mangelernährung, Myopathien.

24.9.1 Pathophysiologie

Die grundlegende pathophysiologische Funktionsstörung bei der COPD ist die chronische Erhöhung der Atemwegswiderstände. Aus dieser Primärstörung heraus entwickeln sich alle weiteren Folgeveränderungen wie
- Zunahme des Lungenvolumens durch Behinderung der Exspiration bis hin zur dynamischen Hyperinflation,
- Beeinträchtigung der Atemmechanik mit Steigerung der Atemarbeit bis hin zur Erschöpfung der Atemmuskulatur (*„respiratory muscle fatigue"*),
- Störung des pulmonalen Gasaustausches: zunächst Hypoxämie, später bei zunehmendem Pumpversagen Hyperkapnie,
- Beeinträchtigung der Hämodynamik bis hin zu Cor pulmonale und Rechtsherzinsuffizienz.

Bei der akuten Exazerbation einer COPD, bei der eine Beatmung erwogen werden muss, haben diese pathophysiologischen Veränderungen erhebliche Konsequenzen für die Behandlung.

Dynamische Lungenüberblähung

Die hohen Atemwegswiderstände, die verminderten elastischen Rückstellkräfte des Lungengewebes, ein erhöhter Ventilationsbedarf und gegebenenfalls eine zu kurze Exspirationsdauer behindern die vollständige Ausatmung. So kann das Lunge-Thorax-System in der Ausatmungsphase nicht mehr seine statische Ausgangsposition erreichen. Am Ende der Exspiration verbleibt noch ein Restvolumen in der Lunge (sog. „*dynamische Hyperinflation*"), das nur bei längerer Ausatmungsdauer hätte restlos ausgeatmet werden können.

Der erhöhte Ventilationsbedarf und die höhere Atemfrequenz lassen jedoch eine längere Ausatemphase nicht zu. Das Restvolumen am Ende der Exspiration bedeutet auch einen endexspiratorischen Restdruck, den sog. auto PEEP oder intrinsic PEEP ($PEEP_i$).

Diese Situation kann sowohl unter Spontanatmung als auch unter maschineller Beatmung auftreten. Die schnelle Atmung des dyspnoischen COPD-Patienten begünstigt die dynamische Lungenüberblähung, aber auch falsch eingestellte Beatmungsparameter können zu den gleichen Konsequenzen führen.

Die Folgen der dynamischen Lungenüberblähung sind:
- Zunahme des intrathorakalen Mitteldrucks mit der Gefahr des Barotraumas (bzw. Volutraumas),
- Abflachung des Zwerchfells, das damit in ergonomisch ungünstiger Ausgangslage arbeiten muss,
- weitere Beeinträchtigung des pulmonalen Gasaustausches,
- Behinderung der Hämodynamik.

Ermüdung der Atemmuskulatur

Die Atemmuskulatur hat unter ineffizienten Arbeitsbedingungen (hohes Ausgangsvolumen der Lunge und abgeflachte Zwerchfellkonfiguration) und bei einem erhöhten Ventilationsbedarf gegen die schwere Last der Widerstandserhöhung anzukämpfen.

Die Atemarbeit ist chronisch erhöht und kann unter der akuten Exazerbation plötzlich dekompensieren. Begleitende Faktoren wie Mangelernährung, hoher O_2-Bedarf, Abweichungen der arteriellen Blutgase und Serumelektrolyte, Herzinsuffizienz und Infektionen können die Funktion der Atemmuskulatur weiter beeinträchtigen.

Auswirkungen auf den pulmonalen Gasaustausch

Stets besteht eine mehr oder weniger schwere Störung des pulmonalen Gasaustausches für Sauerstoff, verursacht durch Ventilations/Perfusionsstörungen (sog. „Mismatching") in der Lunge, mit ventilatorischen Verteilungsstörungen insbesondere in den obstruktiven Bereichen (sog. „slow compartments") bis hin zu Dystelektasen mit Zunahme der venösen Beimischung. Eine Hyperkapnie entsteht erst dann, wenn die Pumpfunktion des Atemsystems akut oder chronisch der erhöhten Atemarbeit nicht mehr gewachsen ist.

Bei chronischer Überlastung wird die alveoläre Ventilation (als sog. „Sparmaßnahme") auf ein niedrigeres Niveau reduziert, und eine Hyperkapnie in Kauf genommen. Hier spielen dann auch zentrale Regulationsmechanismen eine Rolle. Eine solche „Spareinstellung" wird unter der Beatmung mit permissiver Hyperkapnie imitiert, um gefährlich hohe Beatmungsdrücke zu vermeiden.

Auswirkungen auf die Hämodynamik

Die chronische Rechtsherzbelastung, die Beeinträchtigung des venösen Rückstroms durch die Lungenüberblähung und die Veränderungen der Blutgase führen zum chronischen Cor pulmonale. Hinzu kommen bei den älteren Patienten oft die Auswirkungen von Koronarsklerose und Arteriosklerose, sodass nicht selten auch eine Linksherzinsuffizienz vorliegt.

Während unter Spontanatmung ein akutes Rechtsherzversagen möglich ist, kann es bei Intubation und maschineller Beatmung nicht selten zum kritischen Blutdruckabfall kommen, insbesondere wenn die Patienten (wie meist) auch noch hypovolämisch sind. Hier muss die Beatmung sehr behutsam und unter sorgfältiger Kreislaufüberwachung und -therapie begonnen werden. Hyperventilation und dynamische Lungenüberblähung sind zu vermeiden.

Literatur

1. Baydur A, Behrakis PK, Zin WA, Jaeger M, Milic-Emili J (1982) A simple method for assessing the validity of the esophageal balloon technique. Am Rev Respir Dis 126: 788–791
2. Brunner JX, Langenstein H, Wolff G (1988) Pulmonary function indices in critical care patients. Springer, Berlin Heidelberg New York Tokio
3. Brunner JX, Wolff G, Cumming G et al. (1985) Accurate measurement of N_2 volumes during N_2 washout requires dynamic adjustment of delay time. Effect of gravity on the distribution of pulmonary ventilation. J Appl Physiol 59: 1008–1012
4. Burchardi H (1992) Lungenmechanik. In: Versprille A (Hrsg) Monitoring: Konzepte und klinische Realisation. Springer, Berlin Heidelberg New York Tokio (Anästhesiologie und Intensivmedizin, Bd 224, S 93–108)
5. Criée C, Laier-Groeneveld G (1995) Die Atempumpe. Atemmuskulatur und intermittierende Selbstbeatmung. Thieme, Stuttgart
6. Dantzker DR, Brook CJ, Dehart P, et al. (1979) Ventilation-perfusion distributions in the adult respiratory distress syndrome. Am Rev Resp Dis 120: 1039–1052
7. Dempsey J, Pack A (1995) Regulation of breathing. In: Lenfant C (ed) Lung biology in health and disease (vol 79). Dekker, New York Basel
8. Fabry B, Haberthur C, Zappe D, Guttmann J, Kuhlen R, Stocker R (1997) Breathing pattern and additional work of breathing in spontaneously breathing patients with different ventilatory demands during inspiratory pressure support and automatic tube compensation. Intensive Care Med 23: 545–52
9. Fleury B, Murciano D, Talamo C et al. (1985) Work of breathing in patients with chronic obstructive pulmonary disease in acute respiratory failure. Am Rev Respir Dis 131: 822–827
10. Macklem PT (1985) The assessment of diaphragmatic contractility. Anesthesiology 62: 229–230
11. Mankikian B, Lemaire F, Benito S et al. (1983) A new device for measurement of pulmonary pressure-volume curves in patients on mechanical ventilation. Crit Care Med 11: 897–901
12. Marini JJ, Ravenscraft SA (1992a) Mean airway pressure: Physioloic determinants and clinical importance – pt 1: Physiologic determinants and measurements. Crit Care Med 20: 1461–1472
13. Marini JJ, Ravenscraft SA (1992b) Mean airway pressure: Physiologic determinants and clinical importance – pt 2: Clinical implications. Crit Care Med 20: 1604–1616
14. Matthay M, Shaughnessy T (1996) Formation, resolution and ventilatory management of pulmonary edema. In: Bion J, Burchardi H, Dellinger R, Dobb G (eds) Current Topics in Intensive Care. Saunders, Philadelphia London, pp 69–101
15. Murray J, Nadel J (1994) Textbook of respiratory medicine (vol 1, 2). Saunders, Philadelphia London
16. Nunn JF (1993) Nunn's Applied respiratory physiology. 4th edn. Butterworth-Heinemann Oxford London Boston
17. Pelosi P, Aliverti A, Dellaca R (1998) Chest wall mechanics: Methods of measurement and physiologic insights. In: Vincent J (ed) Yearbook of intensive care and emergency medicine. Springer, Berlin Heidelberg New York Tokio, pp 361–376
18. Pepe PE, Marini JJ (1982) Occult positive end-expiratory pressure in mechanically ventilated patients with airflow obstruction. Am Rev Respir Dis 126: 166–170
19. Rossi A, Gottfried B, Zocchi L et al. (1985a) Measurement of static compliance of the total respiratory system in patients with acute respiratory failure during mechanical ventilation. The effect of intrinsic positive end-expiratory pressure. Am Rev Respir Dis 131: 672–677
20. Rossi A, Gottfried SB, Higgs BD, Zocchi L, Grassino A, Milic-Emili J (1985b) Respiratory mechanics in mechanically ventilated patients with respiratory failure. J Appl Physiol 58: 1849–1858
21. Rossi A, Polese G, Brandi G, Conti G (1995) Intrinsic positive end-expiratory pressure ($PEEP_i$). Intensive Care Med 21: 522–536
22. Roussos C (1995) The thorax. In: Lenfant C (ed) Lung biology in health and disease, vol 85. Dekker, New York Basel
23. Sydow M, Burchardi H, Zinserling J et al. (1991) Improved determination of static compliance by automated single volume steps in ventilated patients. Intensive Care Med 17: 108–114

24. Tzelepis G, Roussos C (1997) Critical care aspects of respiratory muscles. Curr Opinion Crit Care 3: 84–90
25. Wagner PD, Saltzman HA, West JB (1974) Measurements of continuous distributions of ventilation-perfusion ratios: theory. J Appl Physiol 36: 588–599
26. West BJ (1974) Blood flow to the lung and gas exchange. Anesthesiology 41: 124–138
27. Whitelaw WA, Derenne J-P, Milic-Emili J (1975) Occlusion pressure as a measure of respiratory center output in conscious man. Respir Physiol 23: 181–199
28. Wrigge H, Sydow M, Zinserling J, Neumann P, Hinz J, Burchardi H (1998) Determination of functional residual capacity (FRC) by multibreath nitrogen washout in a lung model and in mechanically ventilated patients. Accuracy depends on continuous dynamic compensation for changes of gas sampling delay time. Intensive Care Med 24: 487–49

Respiratorische Störungen – akutes Atemversagen

KAPITEL 25

H. BURCHARDI

25.1 Atemversagen aus nichtpulmonaler Ursache 469
25.1.1 Störungen des Atemzentrums 469
25.1.2 Störung der peripheren Nervenleitung und der Atemmuskulatur 469
25.1.3 Obstruktion der oberen Atemwege 470

25.2 Aspiration 473
25.2.1 Pathophysiologie 474
25.2.2 Klinik 474
25.2.3 Therapie 475
25.2.4 Prophylaxe 476

25.3 Postoperative Ateminsuffizienz 476
25.3.1 Pathomechanismen 476
25.3.2 Pulmonale Vorerkrankungen 476
25.3.3 Atemdepression 477
25.3.4 Atelektasen 477

25.4 Traumatische Lungenschädigung 478
24.4.1 Störungen der mechanischen Ventilation 478
25.4.2 Lungenparenchymläsion 479

25.5 Akutes Lungenversagen 479
25.5.1 Definition 479
25.5.2 Ätiologie 480
25.5.3 Pathophysiologie 480
25.5.4 Häufigkeit, Letalität, Prognose 482
25.5.5 Diagnose und Klinik 482
25.5.6 ARDS und Polytrauma 483
25.5.7 Behandlung des Grundleidens 484
25.5.8 Beatmungstherapie 484
25.5.9 Strategie der Flüssigkeitszufuhr beim ARDS 486
25.5.10 Medikamentöse Behandlungsansätze 487

25.6 Pneumothorax, Barotrauma 488
25.6.1 Pneumothorax 488
25.6.2 Barotrauma, Volutrauma 489

25.7 Inhalation von toxischen Gasen und Rauch 490
25.7.1 Kohlenmonoxid (CO) und andere asphyxierende Gase 491
25.7.2 Toxische und reizende Gase und Dämpfe 491
25.7.3 Allergisierende Gase und Dämpfe 491
25.7.4 Rauchinhalation 491

Literatur 494

25 Respiratorische Störungen — aku_t_ es Atemversagen

Respiratorische Störungen – akutes Atemversagen

H. Burchardi

25.1 Atemversagen aus nichtpulmonaler Ursache

Atemversagen aus nichtpulmonaler Ursache ist immer ein *Pumpversagen*, also hyperkapnisch durch alveoläre Hypoventilation. 20 % aller ventilatorischen Pumpversagen haben extrapulmonale Ursachen. Die Pumpfunktion kann dabei auf verschiedenen Ebenen beeinträchtigt werden:
- Beeinträchtigung des neuromuskulären Atemantriebs (z.B. zentrale Atemdepression, periphere Nervenschädigung, Muskeldystrophie),
- Zunahme der Widerstände in der Pumpmechanik (z.B. Pleuraschwarte, obere Atemwegsobstruktion).

So müssen zur Differentialdiagnose eine Vielzahl verschiedener Krankheitsbilder in Betracht gezogen werden (s. nachfolgende Übersicht).

Ursachen eines nichtpulmonalen Atemversagens

- Störungen des Atemzentrums
  - Medikamente (Opiate, Hypnotika), Hirnstammerkrankungen (Trauma, Tumor, Infarkt, Infektion), zentrales Schlafapnoesyndrom, Hypothyreoidismus, metabolische Alkalose, Hunger
- Störungen der peripheren Nervenleitung
  - Critical-illness-Polyneuropathie, Landry-Paralyse, Guillain-Barré-Syndrom, Rückenmarkläsion (Trauma, Tumor, Blutung, Infektion), amyotrophische Lateralsklerose, Myasthenia gravis, Lambert-Eaton-Syndrom, multiple Sklerose, Poliomyelitis, Botulismus, akute Porphyrie, Diphtherie
- Störungen der Atemmuskulatur
  - Ermüdung der Atemmuskulatur („respiratory muscle fatigue"), Myasthenia gravis, Muskeldystrophie, Myotonie, Polymyositis, Glykogenspeicherkrankheit, Hypophosphatämie, Hypokaliämie, Hyperkalzämie
- Extrathorakale Obstruktionen der oberen Atemwege
  - Akute Epiglottitis, Angioödem, Stimmbandlähmung, laryngopharyngeale Tumoren, retropharyngeale Blutung, massive Struma, extreme Tonsillenhypertrophie, obstruierendes Schlafapnoesyndrom
- Intrathorakale Obstruktionen der oberen Atemwege
  - Trachealstenose, Trachealmalazie, Trachealtumor, externe Trachealkompression
- Thoraxwandschäden
  - Rippenserien-(Stück-)brüche („flail chest"), Kyphoskoliose, schwere Adipositas, Thorakoplastik, Pleuraschwarte
- Restriktive Ventilationsstörung
  - Pneumo-, Sero-, Hämatothorax, Pleuraschwarte, -empyem, Kyphoskoliose, interstitielle Lungenfibrose, zystische Fibrose, Behinderung der Zwerchfellmotilität (z.B. bei Ileus, Magenatonie, Peritonitis, Verletzung), extreme Adipositas
- Schmerzen
  - z.B. bei Thoraxwandverletzung
  - nach Oberbaucheingriffen

25.1.1 Störungen des Atemzentrums

Bei akuter zentraler Atemdepression ist zur Aufrechterhaltung einer ausreichenden Ventilation zunächst eine apparative Beatmung oder, sofern noch eine geringe Eigenventilation besteht, zumindest eine assistierende Beatmung erforderlich, z.B. als inspiratorische Druckunterstützung. Die weitere Behandlung richtet sich dann nach dem Grundleiden.

25.1.2 Störung der peripheren Nervenleitung und der Atemmuskulatur

- Eine komplette *Zwerchfellähmung* vermindert die Vitalkapazität um etwa 50 %, führt allein aber meist nicht zu einer Hyperkapnie. Für ein hyperkapnisches Pumpversagen müssen sowohl Zwerchfell als auch Interkostalnerven betroffen sein.
- Bei *Störungen der peripheren Nervenleitung und der Atemmuskulatur* sind die Atemreserve und die

Kraft des Hustenstoßes deutlich eingeschränkt. Atelektasen, Aspiration und Pneumonie sind häufige Folgen.
- Die Auswirkungen von *Rückenmarkläsionen* hängen von ihrer Höhe ab. Bei sehr hoher Läsion ab C3 sind Zwerchfell und Interkostalnerven ausgeschaltet. Die Atemhilfsmuskulatur hält eine meist insuffiziente Atmung aufrecht. Bei Läsionen im hohen Thoraxbereich sind die Interkostalnerven betroffen. Die inspiratorische Kapazität ist eingeschränkt, eine aktive Exspiration unmöglich. Läsionen im mittleren Thoraxbereich beeinträchtigen die Funktion der Abdominalmuskulatur und damit die aktive Exspiration und die Kraft des Hustenstoßes.

Periphere Neuropathien

■ **Critical-illness-Polyneuropathie (CIN).** Die CIN umschreibt ein Syndrom neuromuskulärer Störungen, das bei Intensivpatienten im Gefolge schwerer Erkrankungen, insbesondere bei Sepsis, auftreten kann. Das Krankheitsbild wurde erst in den 1980er Jahren beschrieben und ist heute bei sorgfältiger Diagnostik (EMG, Messung der Nervenleitfähigkeit) keineswegs selten nachzuweisen, wenn auch nicht immer klinisch manifest.

So wurden in einer prospektiven Untersuchung [39] von 43 Intensivpatientien mit Sepsis bei 15 Patienten Symptome einer Polyneuropathie gefunden, bei 30 Patienten fanden sich Zeichen einer Axonschädigung. Gelegentlich werden bei Biopsien auch begleitende muskuläre Schädigungen gefunden (diffuse Atrophie von Myofibrillen).

Nicht selten ist eine CIN Ursache verzögerter Entwöhnung vom Respirator bei ansonsten gut überstandenem Atemversagen oder Ausdruck einer sonst unerklärbaren „respiratory muscle fatigue".

Eine spezifische Therapie existiert nicht; die Prognose ist allerdings in den allermeisten Fällen gut. In der Regel kann mit einer völligen Restitution der Funktionsstörung gerechnet werden. Allerdings kann dieses Wochen, gelegentlich sogar Monate dauern.

■ **Landry-Guillain-Barré-Syndrom.** Dieses Syndrom entwickelt sich in der Regel 1–3 Wochen nach einer Virusinfektion. Es beginnt mit Parästhesien an Händen und Füßen. Danach kommt es zu symmetrischen Paresen, distal beginnend, später aufsteigend bis zur Atemmuskulatur und zu den Hirnnerven.

■ **Botulismus.** Der Botulismus wird durch ein Neurotoxin des Bakteriums Clostridium botulinum verursacht, das eine symmetrische, absteigende motorische Schwäche hervorruft. Symptome sind Dysphagie, Mundtrockenheit, Doppelbilder, Ptosis und Dysarthrie. Nur selten kommt es zu Parästhesien.

25.1.3 Obstruktion der oberen Atemwege

Obstruktionen der oberen Atemwege im Bereich von Nasen-Rachen-Raum, Kehlkopf oder Trachea können die Atmung akut bedrohlich behindern. Sie kommen bei Kindern sehr viel häufiger vor als bei Erwachsenen.
Die wichtigsten Ursachen sind:
- Fremdkörper,
- Tumoren, Polypen,
- Stimmbandlähmungen,
- Entzündungen: z. B. Epiglottitis („Glottisödem"), Laryngitis subglottica („Pseudokrupp"), echter Krupp,
- Komplikationen der endotrachealen Intubation und Tracheotomie wie Larynxgranulom, Erosion der Trachealschleimhaut mit Ödem und später Vernarbung, Tracheomalazie oder Trachealstenose,
- Laryngospasmus,
- Schwellung nach operativen Eingriffen in diesem Bereich,
- Angioödem, histaminvermittelt oder idiopathisch.

Partielle Verlegung

Schon eine geringe Einengung der oberen Atemwege lässt wegen der turbulenten und starken Luftströmung Atemwegswiderstand und Atemarbeit erheblich ansteigen. Bei Gesunden kann die Atemmuskulatur diese Situation jedoch lange kompensieren.

Erst bei drohender Ateminsuffizienz werden *klinische Zeichen* offensichtlich:

Der Patient zeigt Luftnot, Erstickungsangst, motorische Unruhe (versucht z. B. aufzustehen). Durch den starken Unterdruck distal der Stenose kommt es zu inspiratorischen Einziehungen der Brustwand und des Jugulums. Ein Stenosegeräusch ist nicht immer vorhanden.

Totale Verlegung

Hierbei kann der Patient weder atmen, husten noch sprechen! Nach vorübergehender Dyspnoe (gesteigerte, unwirksame Atembewegungen), Unruhe und Erstickungsangst kommt es zunehmend zur Zyanose. Danach tritt infolge der Hypoxie ein Bewusstseinsverlust mit zentraler Atemlähmung ein. Später kommt es zum hypoxischen Herzstillstand.

Selbst bei hochgradigen Atemwegsobstruktionen kann oft eine noch ausreichende Atmung aufrechterhalten werden. Die lebensbedrohliche Dekompensation tritt dann meist sehr plötzlich und unerwartet ein.

> Bei Atemwegsobstruktion gilt: Frühzeitige Einschätzung der kritischen Situation und rechtzeitige Bereitstellung des Notfallinstrumentariums!

Grundlagen der Behandlung

Grundsätzlich kann bei Stenosierungen der oberen Atemwege eine freie Luftpassage fast immer durch die endotracheale Intubation wieder hergestellt werden. Die weitere Diagnostik und Therapie (in Zusammenarbeit mit einem HNO-Arzt) hängen von der Ursache ab.

- *Fremdkörper:*
  Fremdkörper werden durch Laryngo- und Bronchoskopie entdeckt und entfernt. Bei Verdacht kann zunächst der *Heimlich-Handgriff* versucht werden.
- *Tumoren und Polypen:*
  Tumoren und Polypen werden meist schon während der Laryngoskopie zur Intubation entdeckt. Wenn eine operative (oft auch endoskopische) Entfernung möglich ist, ist die Tracheotomie meist nicht erforderlich.
- *Stimmbandlähmungen:*
  Stimmbandlähmungen werden durch Laryngoskopie am wachen, phonierenden Patienten diagnostiziert. Bei beidseitiger Parese muss oft tracheotomiert oder eine operative Stimmbandverlagerung durchgeführt werden.
- *Entzündungen:*
  Entzündungen werden durch Laryngo- und Bronchoskopie nachgewiesen. Sofortige Behandlung mit Breitbandantibiotikum, vorher Abstrich für bakteriologische Untersuchungen! Wenn sich die Stenose zurückgebildet hat (wiederholte Skopien), kann extubiert werden.

Akute Epiglottitis

Es handelt sich hierbei um eine akut (d.h. innerhalb von Stunden) verlaufende Entzündung der Epiglottis sowie des supraglottischen Larynxbereiches (aryepiglottische Falte, Aryknorpel) mit ausgeprägter ödematöser Schwellung der Schleimhäute.

■ **Klinik.** Nach rasch verlaufendem Prodromalstadium sind die typischen Symptome: Halschmerzen, hohes Fieber, kloßige Sprache, Speichelfluss, Schluckstörungen, inspiratorischer Stridor mit supra-, substernalen und interkostalen Einziehungen. Bei reduziertem Allgemeinzustand schließen sich im fortgeschrittenen Stadium Dyspnoe mit Zyanose, Unruhe und getrübtes Bewusstsein an.

Betroffen sind in der Regel Kleinkinder zwischen dem 2. und 6. Lebensjahr; vereinzelt treten jedoch auch Fälle im Erwachsenenalter auf. In jedem Fall handelt es sich um eine akut lebensbedrohliche Erkrankung.

■ **Ursache und Therapie.** Ursache ist eine bakterielle Infektion, meist durch *Haemophilus influenzae*. Durch die mittlerweile flächendeckend durchgeführte Impfung gegen *Haemophilus influenzae Typ B* ist die Erkrankungsfrequenz der Epiglottitis erheblich zurückgegangen. Als weitere Erreger sind v. a. *Staphylococcus aureus*, *Streptococcus pneumoniae* und *Streptococcus pyogenes* bekannt.

Therapie bei akuter Epiglottitis

- Eine Intubation für 1–4 Tage ist in ca. 70 % der Fälle erforderlich. Deshalb muss bei klinischem Verdacht auf Epiglottitis die Diagnose durch Laryngoskopie verifiziert werden. Da in den meisten Fällen die kritische Obstruktion in der Frühphase der Erkrankung auftritt, sollte die Entscheidung zur Intubation rasch gefällt werden. In Extremfällen kann eine Tracheotomie bzw. eine Koniotomie unumgänglich werden. Bei Kindern sollte man sich möglichst schon bei Klinikaufnahme (auch bei noch nicht kritischer Symptomatik) zur oro- bzw. nasotrachealen Intubation entschließen.
- Die Laryngoskopie sollte in sitzender Position, z. B. in Inhalationsanästhesie, erfolgen und von einem erfahrenen Arzt durchgeführt werden. Eine Notfallintubation oder -tracheotomie muss sofort möglich sein, ein entsprechendes Team sollte vorher bereitstehen. Die Berührung des ödematösen Bereichs mit dem Laryngoskop kann ebenso wie ein flaches Hinlegen des Patienten die Schwellung erheblich verstärken und somit eine totale Verlegung der Atemwege zur Folge haben. Die Extubation sollte erst erfolgen, wenn sich das Ödem zurückgebildet hat (wiederholte Laryngoskopie!).
- Antibiotika: Unabhängig vom Impfstatus sollte die sofortige Behandlung mit einem Cephalosporin der 3. Generation oder einem Aminopenicillin plus Betalaktamasehemmer eingeleitet werden. Gelingt ein Erregernachweis, kann die Therapie im weiteren Verlauf entsprechend umgestellt werden. Keinesfalls ist die Entnahme eines Rachenabstriches vor der Intubation indiziert!
- Ausreichende Anfeuchtung der Atemluft (Warmluftvernebelung).

Es gibt keinen Beweis für die Wirksamkeit der oft empfohlenen systemischen Kortikoidgaben oder lokaler Adrenalinsprays.

Akute stenosierende Laryngotracheobronchitis („Infekt- oder Pseudokrupp")

■ **Klinik.** Der Pseudokrupp ist eine der häufigsten Erkrankungen im Kleinkindesalter (vom 6. Monat bis zum 6. Lebensjahr). Der Begriff steht für ein akut auftretendes Syndrom, klinisch definiert durch bellenden Husten, Heiserkeit und inspiratorischen Stridor. Ähnlich wie bei der Epiglottitis kann es zu ausgeprägten inspiratorischen Einziehungen, Unruhe, schwerer Dyspnoe bis hin zu Erstickungsanfällen kommen.

Pathophysiologisches Substrat ist auch hier eine entzündliche Schwellung der Schleimhaut der Luftwege, welche jedoch von den Stimmbändern variabel weit in die Trachea reicht. Das Maximum der dadurch verursachten Obstruktion der oberen Luftwege liegt im Bereich des Ringknorpels, der als unnachgiebiger Ring ohnehin die engste Stelle des oberen Luftwegs im Kleinkindesalter ist.

Der Symptomatik gehen typischerweise die Zeichen einer Rhinopharyngitis voraus, Fieber findet sich in ca. 80 % der Fälle.

Die gesamte Erkrankungsdauer liegt zwischen 3 und 7 Tagen. Bei schwereren Verläufen ist die klinische Überwachung erforderlich.

■ **Ursache und Therapie.** Verursacht wird die Erkrankung durch einen viralen Infekt; sie tritt bevorzugt im Herbst und Winter auf. Übliche Erreger sind das *Parainfluenzavirus Typ 1*, gefolgt von *Typ 2 und 3, RSV, Influenza A und Rhinovirus*.

Therapie bei akuter stenosierender Laryngotracheobronchitis

- Sofortige Inhalation mit Adrenalin (1 ml ≅ 1 mg, Verdünnung mit physiologischer Kochsalzlösung auf 10 ml Lösung, entsprechend 1:10 000). Gewichtsbezogene Dosisempfehlung: 0,5 ml/kgKG bis maximal 5 ml. Aufgrund der variablen Tröpfchengröße (abhängig vom Verneblertyp) sowie unterschiedlicher Atemstromstärken bleibt der Depositionsort des vernebelten Adrenalins in den Luftwegen letztlich unklar. Daher Dosierung nach klinischem Effekt. Unterbrechung der Behandlung bei Auftreten von Tachykardie, Wiederholung nach 2–4 h möglich.
- Frühzeitige systemische Steroidtherapie: z. B. 30–100 mg Prednisolon rektal. Auf einen i. v.-Zugang kann in der Regel verzichtet werden (zusätzlicher Stress für den Patienten!).
- Die zusätzliche inhalative Steroidtherapie mit 2 mg Budesonid soll einen additiven Effekt bieten. Nur bei ausreichender Akzeptanz möglich
- Empfohlen wird sowohl die Exposition von kalter, trockener als auch von feuchter, warmer Luft. Für keine der beiden Maßnahmen ist die Wirksamkeit erwiesen. – O_2 bei schwerer Dyspnoe (drohende respiratorische Insuffizienz), Dosierung nach Pulsoxymetrie.
- Eine routinemäßige Sedierung ist *nicht* sinnvoll! Ihr Einsatz sollte eher restriktiv erfolgen, da sie bei schweren Verläufen die ventilatorische Insuffizienz verstärken kann! Die ruhigere Atmung nach Sedierung ist kein Zeichen der klinischen Besserung, sondern lediglich Ausdruck der verminderten Ventilation. Es besteht die Gefahr der respiratorischen Dekompensation. Wenn überhaupt, dann vorsichtige Sedierung, z. B. mit Chloralhydrat oder Promethazin.
- Antibiotika nur bei begleitender bakterieller Infektion. Beim Einsatz von Steroiden und topischem Adrenalin ist die Intubation auch bei schweren Krankheitsverläufen heutzutage selten erforderlich. Wenn nötig, sollte sie eher mit einem kleineren Tubus durchgeführt werden, um zusätzliche Schleimhautläsionen zu vermeiden.

Trachealschädigungen

Trachealwandschäden nach Intubation oder Tracheotomie entstehen meist durch Druckischämie im Bereich der Tubusmanschette oder durch ein mechanisches Trauma im Bereich der Tubusspitze (Absaugkatheter!).

■ **Klinik.** Die Symptome sind trockener Husten und Luftnot. Zäher Schleim kann meist nicht abgehustet werden. Die Symptome können sofort nach der Extubation auftreten, gelegentlich aber auch erst nach vielen Stunden oder noch später. Der Zustand wird vom Ungeübten oft als Asthma bronchiale fehlgedeutet. Differentialdiagnostischer Anhalt: Die Trachealwandstenose behindert vorwiegend die Einatmung, das Asthma bronchiale meist die Ausatmung, gelegentlich allerdings auch die Einatmung.

■ **Diagnostik.** Trachealstenosen durch Erosion und Vernarbung werden bronchoskopisch diagnostiziert. Lokalisation und Ausmaß einer Stenose können röntgenologisch durch Schichtaufnahmen in 2 Ebenen, evtl. auch im Computertomogram bestimmt werden. Funktionelle Störungen der Wandstabilität, bei denen die Trachea während der Inspiration kollabiert, sind röntgenologisch meist nicht nachweisbar und deshalb manchmal schwierig zu diagnostizieren.

■ **Therapie.** Bei Trachealwandschäden wird zuerst eine konservative Behandlung mit nasotrachealer Langzeitintubation bei ungeblocktem Tubus versucht. Wenn sich die Tracheomalazie dadurch nicht zurückbildet, wird das geschädigte Wandareal reseziert und die Trachea reanastomosiert. Bei größerer Ausdehnung der Stenose muss eine Trachealplastik durchgeführt werden.

Laryngospasmus

■ **Pathogenese und Klinik.** Der Laryngospasmus ist eine funktionelle Störung, bei der es zu einem krampfartigen Verschluss der Rima glottidis durch die Stimmbänder, die Taschenbänder und die aryepiglottischen Falten kommt. Anfangs ist die Einatmung stridorös und krähend. Im Notfallstadium sind die Atemwege vollständig geschlossen. Die Atemmuskulatur kontrahiert sich kräftig und ruckartig, ohne dass eine

Ventilation zustande kommt; u. U. resultiert eine „Schaukelatmung", d. h. gegensinnige Atembewegung von Thorax und Abdomen.

Der Stimmritzenkrampf entsteht durch eine Reizung der parasympathischen Nerven im Bereich von Pharynx, Epipharynx oder Larynx durch:
- mechanische Irritationen wie Intubationsversuche, Fremdkörper etc.,
- Reize durch Flüssigkeiten wie Magensaft, Blut, Sekret, Speichel.

Ein erhöhter Parasympathikotonus begünstigt das Entstehen eines Laryngospasmus, z. B. bei Hypoxie, Hyperkapnie, im Exzitationsstadium einer Narkose, nach Gabe von Barbituraten oder Ketamin.

■ **Soforttherapie.** Zur Sofortbehandlung muss eine, auch wenn ungenügende, Ventilation mit O_2 erzwungen werden: O_2-Maskenbeatmung unter hohem Druck, selbst wenn dabei der größte Anteil des Sauerstoffs in den Magen geraten sollte (**Cave:** Magenperforation).

Der Laryngospasmus verstärkt sich bei *Hypoxie*. Er kann oft gelöst werden, wenn es gelingt, nur geringe Mengen O_2 in die Lunge zu pressen. Gelingt dies nicht, so muss mit einem Hypnotikum und evtl. einem kurzwirksamen Muskelrelaxans (Succinylcholin) der Spasmus durchbrochen werden. (**Cave:** bedrohliche kardiale Rhythmusstörungen bei Hypoxie und Hyperkapnie!).

Sonstige Obstruktionen der oberen Atemwege

Grundsätzlich kann jede Art der Schwellung im Bereich der oberen Luftwege eine akute Obstruktion zur Folge haben.

■ **Angioödem.** Ein Angioödem tritt auf:
- als *histaminvermitteltes Angioödem* bei Allergie, Insektenstichen, Nahrungsmitteln, Inhalationsallergenen,
- durch unspezifische Histaminliberatoren, z. B. durch Alkaloide, Morphin und Derivate, Kontrastmittel, Dextrane, Polymyxin B, Bakterien- und Insektentoxine,
- durch Intoleranzreaktionen, etwa nach Acetylsalicylsäure, nichtsteroidale Antirheumatika,
- als *idiopathische Angioödeme* durch hereditären oder erworbenen C1-Esteraseinhibitormangel (rezidivierend, hohe Mortalität), durch Messung der C1-INH-Aktivität abgrenzbar gegen histaminvermittelte Angioödeme.

■ **Andere Ursachen einer Atemwegsobstruktion.** Auch *andere auslösende Ursachen* einer Atemwegsobstruktion kommen vor:
- infizierte Tumoren bzw. Komplikation einer phlegmonös-eitrigen Entzündung (z. B. Tonsillen),
- Bestrahlungsfolgen,
- retropharyngeale Blutung infolge Operation oder Antikoagulanzientherapie.

Therapie

Antiödematöse Medikamente, wie z. B. Kortison, können solche Ödeme wahrscheinlich nicht wesentlich beeinflussen. Dennoch erscheint eine einmalige hochdosierte Gabe (250–1000 mg Prednisolon i. v.) einen Versuch wert.

Bei bekanntem C1-Esteraseinhibitormangel ist es wichtig, auslösende Faktoren zu meiden, sofern diese bekannt sind. Wenn ein hereditäres Angioödem nicht sicher ausgeschlossen werden kann: Bei Attacken und als Prophylaxe vor operativen Eingriffen empfehlen manche Autoren eine Substitution mit C1-INH-Konzentrat (Berinert HS, Behring-Werke):
- bei Kindern 500–1000 IE,
- bei Erwachsenen 1000–2000 IE.

Weitere grundlegende Behandlungsmaßnahmen sind in der folgenden Übersicht aufgeführt.

Therapie bei Obstruktion der oberen Atemwege

- O_2 in möglichst hoher Konzentration (sofern über Maske, mit maximalem O_2-Frischgasflow).
- Sedierung des um Luft kämpfenden Patienten ist fast immer erforderlich, allerdings unter lückenloser Beobachtung und in Intubationsbereitschaft. Unruhe trotz Sedativa ist ein Hinweis auf bedrohliche Hypoxie.
- Häufig ist eine Intubation erforderlich, daher rechtzeitig planen und dann unter optimierten Bedingungen durchführen! Die Möglichkeit zur sofortigen Tracheotomie (bzw. Koniotomie) muss gegeben sein, falls eine Intubation infolge des massiven Larynxödems nicht mehr möglich ist.

25.2 Aspiration

Bei der Aspiration werden Flüssigkeiten (Magensaft, Blut, Sekret oder anderes) oder feste Substanzen (Speisereste, Fremdkörper) in die Atemwege inhaliert; diese verursachen u. U. sofort schwere Erstickungsreaktionen oder pulmonale Folgeschäden. Andererseits wird eine Aspiration klinisch oft nicht erkannt, insbesondere, wenn es wiederholt zu kleineren Ereignissen, z. B. bei gastroösophagealem Reflux, mit geringer klinischer Symptomatik kommt. Bei alten, bewusstseinseingeschränkten oder sedierten (z. B. alkoholisierten) Patienten sollte eine ungeklärte Verschlechterung der Lungenfunktion stets auch an eine Aspiration denken lassen.

> Selbst ein ausreichend geblockter Endotrachealtubus schützt nicht mit letzter Sicherheit vor einer Aspiration.

Häufigkeit

Die pulmonale Aspiration mit nachfolgender respiratorischer Insuffizienz ist eine häufige Ursache posttraumatischer und postoperativer Mortalität. Die reale Häufigkeit ist allerdings schwierig zu erfassen, da die Diagnose meist nur auf Verdacht angenommen werden kann. Das klassische *Mendelson-Syndrom* einer massiven, diffusen Aspiration sauren Magensafts (ursprünglich postpartum) ist dabei nur eine Form aus einem breiten Spektrum klinischer Erscheinungen.

25.2.1 Pathophysiologie

Das gemeinsame Schädigungsprinzip ist das Eindringen von Fremdmaterial in die Atemwege bei mangelhaften oder ausgeschalteten laryngealen Abwehrreflexen. Das aspirierte Fremdmaterial kann dabei nichttoxisch, toxisch oder bakteriell sein. Die pulmonale Schädigung entsteht durch eine Entzündungsreaktion, die zwar häufig, aber keineswegs zwangsläufig infektiös ist. Nach chemischen Substanzen kann es sehr wohl zu einer nichtbakteriellen Pneumonitis kommen.

Normalerweise schützen die *laryngealen Reflexe* (Laryngospasmus, Husten) sehr effektiv vor einer bronchialen Aspiration. Erst wenn diese Reflexe ausgeschaltet oder behindert sind, kann eine Aspiration entstehen.

Ursachen

Aspirationsgefahr kann eine Vielzahl verschiedener Ursachen haben.

- *Bewusstlosigkeit und schweren Bewusstseinsstörungen:*
  Hierzu gehören Koma, Herz-Kreislauf-Stillstand, Schädel-Hirn-Trauma, zerebrovaskuläre Zwischenfälle und andere zerebrale Krankheitszustände, Intoxikation durch Alkohol, Überdosierung oder Intoxikation durch sedierende Medikamente, Narkose und iatrogene tiefe Sedierung oder Analgesie.
- *Geriatrische Patienten:*
  Bei geriatrischen Patienten ist die Funktion der laryngealen Schutzreflexe eingeschränkt, sodass generell ein erhöhtes Aspirationsrisiko besteht.
- *Gastrointestinale Störungen:*
  Ileus und Subileus, Hiatushernien, aber auch ösophageale Ursachen wie Spasmen, Strikturen, Divertikel, Achalasie usw. Auch das Hochdrängen des Magen-Darm-Traktes im späten Schwangerschaftsstadium erhöht das Risiko zur Aspiration erheblich, so z. B. bei Narkosen für Sectio caesarea. Entsprechend ist bei Schwangeren die pulmonale Aspiration die häufigste anästhesiebedingte Todesursache.
- *Iatrogene Einflüsse:*
  Magensonden verhindern oft den sicheren Kardiaverschluss des Magens und begünstigen die Aspiration, besonders bei reichlich gefülltem Magen. Bei kritisch Kranken oder akut Traumatisierten ist die Verweildauer des Mageninhalts verlängert, nicht zuletzt auch unter dem Einfluss verschiedener Medikamente.
  Geblockte endotracheale Tuben oder Trachealkanülen verhindern oft die pulmonale Aspiration, gewähren jedoch keinen absoluten Schutz: Geringe Flüssigkeitsmengen können auch über den geblockten Tubus in die Lunge eindringen. Auf diese Weise wird der Weg zumindest für Bakterien gebahnt.

Aspiration nichttoxischer Substanzen

Nichttoxische Flüssigkeiten wie Wasser, Salzwasser, nichtsaurer Magensaft, Milch, Blut usw. rufen lediglich Reflexreaktionen wie Husten oder Larynxverschluss hervor, führen jedoch nicht zur entzündlichen Reaktion des Lungengewebes. Bei Aspiration größerer Mengen nichttoxischer Flüssigkeiten wird der Gasaustausch durch Zunahme des pulmonalen Shunts gestört. Diese Veränderungen sind jedoch rasch reversibel.

Aspiration toxischer oder saurer Substanzen

Toxische Flüssigkeiten, insbesondere Säuren und saurer Magensaft sowie Alkohole und Öle, rufen in der Lunge eine Entzündungsreaktion hervor, die abhängig ist von Menge, Azidität und Konzentration der Flüssigkeit. Je saurer der Magensaft, desto umfangreicher ist die Lungenzerstörung.

Die akute Gewebeschädigung führt zur Permeabilitätsstörung mit alveolärem und interstitiellem Ödem sowie Surfactantschädigung, Atelektasenbildung und Hypoxämie. Im weiteren Verlauf kommt es oft zur Superinfektion mit nosokomialen Keimen oder zum ARDS.

25.2.2 Klinik

Aspiration fester Partikel

Nahrungsreste, Fremdkörper etc. erzeugen bei Verlegung zentraler Atemwege eine akute Erstickungsreaktion, bei weiter peripherer Verlegung stehen Husten, Stridor, Dyspnoe, Heiserkeit, Zyanose im Vordergrund. Dringt der Fremdkörper spontan weiter nach distal vor, so können die Symptome verschwinden und eine falsche Sicherheit entstehen lassen.

Meist bildet sich hinter dem Fremdkörper eine Atelektase, seltener kommt es zu einem Ventilmechanismus mit Ausbildung eines distalen Emphysems. Bleibt der Fremdkörper liegen, so folgt oft eine abszedierende

Entzündung. Kleinere Fremdkörper werden meist bindegewebig eingeschlossen und verursachen Granulome. Das Röntgenbild ist meist unauffällig, wenn nicht der Fremdkörper selbst sichtbar ist.

Aspiration von Lipiden
Milchprodukte, Öle, lipidhaltige Sondennahrung u. ä. können eine „Lipidpneumonie" verursachen. Sie tritt insbesondere auf bei Schluckstörungen, Zenker-Divertikeln, gastroösophagealem Reflux und Ösophaguserkrankungen. Nicht rechtzeitig erkannt mündet sie, mit oder ohne bakterielle Superinfektion, nicht selten in eine chronische interstitielle Fibrose.

Aspiration von Magensaft
Eine chemische Gewebsreaktion tritt im Allgemeinen erst mit einem pH-Wert < 2,5 auf. Die Gewebereaktion setzt meist sofort ein, kann sich aber auch nach einigen Stunden entwickeln. Die Säurewirkung wird vor Ort vermutlich rasch neutralisiert, sodass eine spätere Spülung wohl keine Vorteile bringt. Wird Magensaft zusammen mit Nahrungsbestandteilen aspiriert, so können auch bei einem pH-Wert von über 2,5 schwerste Lungenveränderungen entstehen, während die alleinige Aspiration eines Magensaftes mit einem pH-Wert von über 5 keine chemische Pneumonitis auslöst.

Sofortreaktionen
Bei Aspiration selbst geringer Mengen kommt es meist zum Bronchospasmus. Bei massiver Magensaftaspiration treten folgende Sofortreaktionen auf:
- pulmonale Vasokonstriktion,
- arterielle Hypoxämie,
- eiweißreiches Lungenödem (röntgenologisch oft erst am nächsten Tag darstellbar, dann zunehmend). Bei den Überlebenden bilden sich die Röntgenveränderungen meist innerhalb von 5 Tagen zurück.

In der weiteren Folge kommt es meist zur Superinfektion des geschädigten Gewebes mit nosokomialen Keimen (z. B. Staphylococcus aureus oder gramnegativen Bakterien). So ist nach 1–3 Tagen eine *Aspirationspneumonie* eine häufige Folge.

Klinische Spätfolgen
Hierzu gehören Bronchopneumonien bzw. bakterielle Superinfektionen in etwa 25 % der Fälle. Bei anhaltend fieberhaftem Verlauf kommt es 1–2 Wochen später nicht selten (in etwa 20 %) zu abszedierenden Formen (*nekrotisierende Pneumonie, Lungenabszess*) als folgenschwere Komplikation. Auch ein akutes Lungenversagen (ARDS) ist eine häufige Folge (in über 50 % der Fälle), während ein begleitendes Empyem eher selten ist.

Wiederholte Aspirationen kleiner Mengen können Ursache einer anhaltenden, therapieresistenten Tracheobronchitis sein; dies ist jedoch oft schwierig zu verifizieren.

25.2.3 Therapie

Notfallmaßnahmen
- *Intubation, Bronchoskopie*

> Bei Verdacht auf Aspiration erfolgt eine sofortige *Intubation und Beatmung* mit 100 % O_2 und PEEP. Dabei muss aspiriertes Material in Kopftieflage abgesaugt werden; eine Maskenbeatmung sollte möglichst unterbleiben.

Auf eine *Spülung des Bronchialsystems* („Lavage") sollte bei Säureaspiration verzichtet werden, da sie für eine Säureneutralisation ohnehin zu spät kommt. Bei jedem Verdacht auf aspirierte Speisereste sollte bronchoskopisch kontrolliert und gezielt abgesaugt werden. Größere Fremdkörper müssen über ein starres Bronchoskop entfernt werden. Bei Bronchospasmus sind Bronchodilatatoren indiziert.

- *Flüssigkeitstherapie:*
Die Volumenzufuhr muss abhängig von der klinischen Situation erfolgen! Einerseits ist hier prinzipiell Vorsicht geboten, da die Erhöhung der intravasalen Füllungsdrücke in dem permeabilitätsgeschädigten Lungengewebe das *Lungenödem* verstärken kann. Andererseits muss die Volumentherapie im Falle einer starken systemischen Entzündungsreaktion (SIRS) ausreichend bemessen sein, um den Kreislauf adäquat zu stabilisieren.

- *Beatmung:*
Am arteriellen pO_2 entscheidet sich die Dauer der Beatmung. Häufig kann nach der Notfallbehandlung wieder extubiert werden, jedoch sollte der Patient mindestens 24 h in intensivmedizinischer Überwachung bleiben. Während dieser Zeit werden die arteriellen Blutgase wiederholt gemessen und Thoraxröntgenaufnahmen nach z. B. 12 h und 24 h angefertigt.

Bei persistierender oder wieder auftretender arterieller Hypoxämie ist die Ursache entweder eine *Atelektase*, eine beginnende *Bronchopneumie* oder ein *akutes Lungenversagen*.

- *Kortikosteroide:*
Kortikosteroide sind nicht indiziert, da eine günstige Wirkung bei Aspirationspneumonitis nicht bewiesen ist.

- *Antibiotika:*
Bei einer reinen Säureaspirartion wird eine sofortige Antibiotikatherapie nicht empfohlen. Besteht hingegen der Verdacht, dass keimtragendes Mate-

rial aspiriert wurde (z. B. Magen-Darm-Sekret bei Ileus), so sollten Antibiotika möglichst früh verabreicht werden. Solange der Keim unbekannt ist, sollte das gewählte Antibiotikum das zu erwartende Keimspektrum breit abdecken; zusätzlich kann ein Grampräparat aus dem Bronchialsekret weiterhelfen.

25.2.4 Prophylaxe

! Eine *enterale* Ernährung bewusstseinsgetrübter Patienten darf nur bei intakten Schutzreflexen oder mit Sicherung der Atemwege (Intubation bzw. Trachealkanüle) durchgeführt werden.

Vor einer Intubation bzw. Umintubation bei Intensivpatienten muss der Magen möglichst leer sein. In der Praxis gilt daher: einige Stunden vorher keine orale Ernährung, keine Sondenkost, ggf. Entleerung des Magens über Sonde. Sofern dies nicht eingehalten werden kann (z. B. bei Notintubation), sollte in Oberkörperhoch- oder -tieflage (30°) intubiert werden.

Manche Autoren empfehlen eine Wachintubation bei erhaltenen Rachenreflexen, d. h. ohne Sedierung; dies wird aber nicht immer möglich sein.

Mit einer *Tonusminderung* des unteren Ösophagussphinkters muss gerechnet werden bei:
- Benzodiazepinen,
- Inhalationsanästhetika,
- erhöhtem Sympathikotonus (z. B. durch β-Agonisten),
- Anticholinergika,
- Progesteron und Östrogen („Pille", Schwangerschaft).

Metoclopramid hingegen erhöht den Tonus des unteren Ösophagussphinkters; dieser Effekt wird jedoch durch Atropin aufgehoben.

25.3 Postoperative Ateminsuffizienz

In der postoperativen Phase sind pulmonale Komplikationen und respiratorische Insuffizienz wichtige Ursachen erhöhter postoperativer Letalität. *Pulmonale Komplikationen* werden durch eine Reihe verschiedener Faktoren begünstigt, so beispielsweise:
- präexistierende Risikofaktoren:
  - Übergewicht,
  - Nikotinabusus,
  - geschwächte Immunabwehr,
- pulmonale Vorerkrankung, insbesondere chronisch-obstruktive Lungenerkrankungen wie:
  - chronische Bronchitis,
  - obstruktives Lungenemphysem,
- risikobelastete Operationsbedingungen wie:
  - Oberbauch- oder Thoraxeingriffe,
  - lange Operationsdauer.

25.3.1 Pathomechanismen

Beim postoperativen Lungenversagen werden insbesondere Atemmechanik und Ventilation beeinträchtigt (s. Übersicht). Meist entsteht bei Spontanatmung mit Raumluft eine Hypoxämie durch Oxygenierungsstörungen und Hypoventilation.

Pathomechanismen der postoperativen Ateminsuffizienz

- Verminderung des Lungenvolumens:
  - Zwerchfellhochstand, abdominelle Blähung (Darmparalyse, Ileus), Atelektasen, Sekretretention, Lungenödem, Pleuraerguss, Pneumothorax
- Verminderung der Zwerchfell- und Thoraxwandexkursion:
  - Schmerzen, zentrale Dämpfung, abdominelle Überdehnung
- Behinderung des Hustenstoßes:
  - Schmerzen, zentrale Dämpfung, z. B. durch Sedierung, abdominelle Überdehnung, zähflüssiges Bronchialsekret

---

Bereits beim Lungengesunden ist das Lungenvolumen während Anästhesie und Operation deutlich vermindert. Hierdurch bilden sich basale Atelektasen mit vermehrter venöser Beimischung und Hypoxämie. Kommt in der postoperativen Phase eine Behinderung der Zwerchfellbeweglichkeit z. B. durch Schmerz oder Darmatonie hinzu, so wird der pulmonale Gasaustausch erheblich gestört.

Wundschmerz beeinträchtigt den Hustenstoß, und das Bronchialsekret kann nicht ausreichend abgehustet werden. Hierdurch entstehen weitere Atelektasen und nicht selten sogar Infektion mit Bronchopneumonie. Patienten mit Adipositas sind von diesen Risiken in ganz besonderem Maße betroffen.

Analgetika, Sedativa, nachwirkende Anästhetika und Muskelrelaxanzien dämpfen das Atemzentrum bzw. können durch Hypoventilation und kraftlosen Hustenstoß pulmonale Komplikationen begünstigen. Andererseits sind Ventilation und Bronchialtoilette nur dann effizient, wenn die Schmerzen ausreichend gedämpft werden.

25.3.2 Pulmonale Vorerkrankungen

Pulmonale Vorerkrankungen erhöhen deutlich das Risiko für postoperative respiratorische Komplikationen.

Chronisch-obstruktive Lungenerkrankungen
Besonders kritisch sind hier Vorschädigungen aus der großen Gruppe der chronisch obstruktiven Lungener-

krankungen, wie z. B. die chronische Bronchitis (oft verharmlost als „Raucherhusten") und das chronisch obstruktive Lungenemphysem (nicht zu verwechseln mit dem Altersemphysem). Die entscheidenden Pathomechanismen sind hierbei:

- Erschwerte Bronchialtoilette:
  Das veränderte, vermehrt gebildete und u. U. zähflüssige Bronchialsekret (Dyskrinie) kann nur schwer abgehustet werden, insbesondere bei abgeschwächtem Hustenstoß (z. B. bei Schmerz).
- Zunahme der Atemarbeit:
  In der postoperativen Phase besteht meist ein erhöhter Ventilationsbedarf (z. B. durch postoperativen Stress, Schmerz, Infektion etc.). Werden die ohnehin geringen Ventilationsreserven zusätzlich eingeschränkt (z. B. durch Schmerz, Sedierung, Behinderung der Zwerchfellmotilität), so kann rasch eine globale Ateminsuffizienz mit bedrohlicher Hyperkapnie und Hypoxämie entstehen.

Asthma bronchiale

Auch der Patient mit Asthma bronchiale ist postoperativ besonders gefährdet, selbst wenn die Lunge noch nicht chronisch verändert ist. In der Belastungssituation der Operation kann rasch ein bronchospastischer Anfall bis hin zu einem Status asthmaticus entstehen. Dasselbe gilt für Patienten mit hyperreaktivem Bronchialsystem, die ebenfalls leicht mit Bronchospasmus reagieren. Dabei ist wichtig zu wissen, dass das Bronchialsystem auch bei lungengesunden Patienten nach pulmonalen Infekten (insbesondere nach Virusinfektionen) noch einige Wochen danach hyperreagibel ist und zu spastischen Reaktionen neigt.

Restriktive Lungenerkrankungen

Demgegenüber prädestinieren restriktive Lungenerkrankungen (wie z. B. Lungenfibrosen) in der postoperativen Phase weniger zu respiratorischen Komplikationen. Sie können allenfalls (ebenso wie die chronisch-obstruktiven Lungenerkrankungen) durch die chronische Rechtsherzbelastung kritisch werden.

Postoperative Immobilisierung

! Für alle Patienten mit pulmonalen Vorerkrankungen ist die postoperative Immobilisierung eine ernsthafte Gefahr. Inhomogene, unzureichende Belüftung, mangelhafte Bronchialtoilette und pulmonale Sekundärinfektion sind regelmäßige Folgen, die nur durch frühzeitige, aggressive Mobilisierung und regelmäßige, intensive physikalische Therapie vermieden werden können. Bei manchen Eingriffen kann durch effektive pulmonale Vorbehandlung das Risiko pulmonaler Komplikationen deutlich gesenkt werden.

25.3.3 Atemdepression

Die postoperative Atemdepression tritt gewöhnlich in der *frühen* postoperativen Phase auf. Rechtzeitiges Erkennen und rasches Handeln sind erforderlich, um hypoxische bedingte Komplikationen zu verhindern.

Die klinischen Zeichen der Atemdepression müssen rechtzeitig wahrgenommen werden:

- schnelle, flache Atmung, gelegentlich Dyskoordination zwischen abdomineller und thorakaler Atmung („Schaukelatmung") oder Bradypnoe (Opiate, Sedativa),
- motorische Unruhe, schweißige Haut,
- Tachykardie, gelegentlich sogar Herzrhythmusstörungen.

Zur Therapie muss die unzureichende Ventilation durch partielle Atemunterstützung (druckunterstützte Beatmung, SIMV, PSV, BIPAP) oder kontrollierte Beatmung vorübergehend kompensiert werden

25.3.4 Atelektasen

Bei der Mehrzahl der postoperativen pulmonalen Komplikationen sind Atelektasen im Spiel. Sie verursachen einerseits selbst Störungen des Gasaustausches, andererseits können sie Ausgangspunkt bronchopneumonischer Komplikationen werden. Bei sehr adipösen Patienten muss wegen der erheblichen mechanischen Beeinträchtigung der Ventilation stets mit ausgedehnten Atelektasen gerechnet werden. Insbesondere aber besteht die Gefahr von Atelektasen, wenn die bronchiale Sekretproduktion verstärkt ist: z. B. bei Rauchern und pulmonalen Vorerkrankungen wie chronischer Bronchitis und chronisch obstruktiven Lungenerkrankungen (COPD).

Klinik

Werden die atelektatischen Bezirke nicht durchblutet, z. B. unter dem Einfluss der hypoxisch-pulmonalen Vasokonstriktion (HPV), so bleiben sie funktionell „stumm", d. h. sie haben nur wenig Einfluss auf den pulmonalen Gasaustausch bzw. die Oxygenierung. Wird jedoch die Wirkung des HPV-Reflexes durch Medikamente (z. B. Vasodilatoren) aufgehoben, so werden die Atelektasen vermehrt perfundiert. Hierdurch steigt die intrapulmonale Kurzschlussdurchblutung und verursacht eine Hypoxämie.

Bildgebende Diagnostik

Dementsprechend geben das Röntgenbild oder der CT-Befund oft nicht Auskunft über den Schweregrad der Gasaustauschstörung: So kann bei röntgenologisch auffälligen Atelektasen die Oxygenierung nur wenig beeinträchtigt sein, wenn die Perfusion in diesem Bereich durch den HPV-Reflex gedrosselt wird. Andererseits können bei aufgehobenem HPV-Reflex schwere Gasaustauschstörungen mit relativ unauffälligen Röntgen- oder CT-Befunden einhergehen.

Prophylaxe und Therapie

> Eines der entscheidenden Prinzipien bei der Prophylaxe postoperativer Lungenkomplikationen ist die möglichst frühzeitige Mobilisierung: regelmäßiger Lagewechsel, frühes Aufsetzen bzw. Aufstellen.

Voraussetzung ist allerdings eine intensive pflegerische Betreuung, zusammen mit ausreichender Schmerzbekämpfung nach allen Eingriffen im Thorax- und Abdominalbereich. Hier sind patientengesteuerte Schmerzmittelpumpen (PCA) besonders effektiv, auch sollten die Möglichkeiten der regionalen Analgesie, z. B. durch epidurale (evtl auch intrapleurale) Katheter ausgenutzt werden.

Zu den ergänzenden Maßnahmen gehören:
- intensive physikalische Atemtherapie, wie z. B. Blähen, Absaugen, Perkussions- und Vibrationsmassage, Unterstützung beim Husten,
- ausreichende Erwärmung und Befeuchtung der Atemgase (ggf. Anwendung von „heat and moisture exchanger", HME),
- Vergrößerung des Lungenvolumens durch PEEP oder CPAP (auch Masken-CPAP),
- Bronchialtoilette, ggf. auch bronchoskopisch.

25.4 Traumatische Lungenschädigung

Häufigste Form der traumatischen Lungenschädigung ist das stumpfe Thoraxtrauma. Dabei kann die Verletzung einerseits die mechanische Ventilationsfunktion des Atemapparates, andererseits das Lungenparenchym selbst erfassen. Dementsprechend sind die Folgen für die Funktion und die Konsequenzen für die Behandlung unterschiedlich.

In einer großen retrospektiven Analyse von 3406 polytraumatisierten Patienten (in der Zeit von 1972–1991) gab es 62% stumpfe Thoraxtraumen, mit steigender Tendenz im letzten Jahrzehnt. Dabei stieg in diesem Zeitraum die Letalität durch Multiorganversagen von 13,8% auf 18,6%, während gleichzeitig die Letalität durch ARDS von 32,4% auf 15,9% sank [30]. Insgesamt hat sich zumindest die früher übliche Entwicklung vom Polytrauma zum ARDS heute also eindämmen lassen.

Klinische Einschätzung

Bei dem Versuch, die Schwere der Lungenverletzung anhand der Thoraxwandverletzung abzuschätzen, muss folgendes beachtet werden:

> Das Ausmaß der Thoraxwandverletzung gibt keinen sicheren Hinweis auf die Schwere der Lungenverletzung. Insbesondere bei Kindern und Jugendlichen kann die elastische Thoraxwand unversehrt bleiben, obwohl eine schwerste Lungenschädigung (einschließlich Bronchusruptur) stattgefunden hat.

Dennoch geben Thoraxwandverletzungen oft Aufschluss über den Verletzungsmechanismus und können auf weitere Begleitverletzungen hinweisen: So lenken Frakturen der unteren Rippen dringend den Verdacht auf Verletzungen darunterliegender Organe wie Leber und Milz. Der instabile Thorax vom vorderen Typ (beidseitige parasternale Rippenfrakturen, u. U. mit Sternumfraktur) deutet auf ein frontales Aufpralltrauma (z. B. typischer Lenkradaufprall) mit der Möglichkeit begleitender Herz- und Bronchusverletzungen hin.

In den letzten Jahren entstand eine Diskussion darüber, ob bei einer Lungenkontusion wegen des erhöhten ARDS-Risikos von einer frühen invasiven Frakturversorgung (z. B. Marknagelung langer Röhrenknochen) abzuraten sei. Diese Befürchtungen lassen sich aus den bisherigen Untersuchungen nicht eindeutig stützen. Bei schwerer Lungenkontusion ist es allerdings ratsam, die Aggressivität der operativen Frühmaßnahmen nicht zu übertreiben. Es kann z. B. auf Plattenosteosynthesen oder „fixateur externe" ausgewichen werden.

24.4.1 Störungen der mechanischen Ventilation

Thoraxwand- und Zwerchfellverletzungen, Hämatopneumothorax

Verletzungen der Thoraxwand ebenso wie des Zwerchfells beeinträchtigen die Ventilationsfunktion des Atemsystems und haben oft erhebliche Folgen für den pulmonalen Gasaustausch.

Dabei wirken sich verschiedene Mechanismen ungünstig aus:
- Der Schmerz beeinträchtigt die freie, seitengleiche Ventilation.
- Tiefe Atemzüge und effektive Hustenstöße werden vermieden.
- Ungleichmäßige Belüftung und mangelhafte Bronchialtoilette sind die Folgen.
- Es entstehen Atelektasen und ggf. eine Bronchopneumonie.

■ **Atemmechanik.** Die Thoraxwandinstabilität beeinträchtigt die Atemmechanik: Durch Rippenstückbrüche oder Rippenserienfrakturen kombiniert mit einer Sternumfraktur (sog. „flail chest", „stove-in-chest") kommt es durch paradoxe Atembewegungen der Wandstücke zur ventilatorischen Insuffizienz.

Für die paradoxe Atmung hat sich allerdings der Einfluss der sog. „Pendelluft" nicht bestätigen lassen. Dabei sollte durch die paradoxen Wandstückbewegungen exspirierte Totraumluft innerhalb der Lunge „hin- und hergependelt" werden.

■ **Atemarbeit.** Diese nimmt bei Thoraxwandverletzungen stets drastisch zu, was von kräftigen Patienten oft noch eine Weile kompensiert werden kann. Die Dekompensation tritt daher häufig erst im weiteren Verlauf ein, wenn sich zusätzliche Verletzungsfolgen (z. B. Atelektasen) verstärkt auswirken.

Begleitverletzungen wie Hämatopneumothorax, Zwerchfellverletzungen, aber auch Lungenkontusionen erhöhen ebenfalls die Ineffizienz der Ventilation und steigern die Atemarbeit.

■ **Lungenvolumen.** Das Lungenvolumen ist beim Thoraxtrauma stets deutlich reduziert: durch Bewegungseinschränkung der Thoraxwand und ggf. des Zwerchfells, durch Ausschaltung ventilierten Lungengewebes (z. B. Kontusion, Blutaspiration), durch Verdrängung des Lungengewebes von außen (z. B. Pneumo-/Hämatothorax, Zwerchfellverletzung). Auch dieses fördert die Entstehung von Atelektasen und kann durch Zunahme des intrapulmonalen Shunts zur Hypoxämie führen.

25.4.2 Lungenparenchymläsion

Lungenkontusion, -ruptur, -hämatom

Die stumpfe Verletzung des Lungenparenchyms entsteht in der Regel direkt durch Kompression von außen (z. B. Kfz-Aufpralltrauma) oder innen (z. B. Explosion), aber u. U. auch indirekt durch Massenbeschleunigung des Lungengewebes („contre coup").

- *Lungengewebszerreißung:*
  Die Zerreißung des Lungengewebes (Lungenruptur, -hämatom) führt zu Blutungen und zu lokalem Luftaustritt. Solange keine großen Gefäße eröffnet werden, ist der Blutverlust gering. Meist steht die Blutung rasch spontan. Die Folgen für den pulmonalen Gasaustausch sind in der Regel gering, bei starker und anhaltender Blutung kann es allerdings durch Blutaspiration in intakten Lungenpartien zu Atelektasen kommen. Dann wird die Oxygenierung durch Shuntzunahme u. U. erheblich beeinträchtigt. Bei Zerreißungen der Pleura visceralis kommt es zum Pneumo- und/oder Hämatothorax mit den entsprechenden Folgen für den Gasaustausch.
- *Lungenkontusion:*
  - Die Kontusion ist die häufigste Verletzung des Lungenparenchyms beim stumpfen Thoraxtrauma. Sie ist meist im Bereich der direkten Gewalteinwirkung lokalisiert, kommt gelegentlich aber auch als Contre-coup-Herd vor.

Die Folgen für den Gasaustausch der Lunge sind unterschiedlich: Häufig beeinträchtigen selbst ausgedehnte Kontusionsherde den Gasaustausch nur geringfügig. Es ist anzunehmen, dass dann der Kontusionsherd weitgehend aus seiner Gasaustauschfunktion (d.h. sowohl für Ventilation als auch für Perfusion) herausgenommen worden ist (analog einer Lungenlappenresektion, die ja auch den pulmonalen Gasaustausch wenig beeinträchtigt).

Gelegentlich hat die Kontusion aber auch erheblichen Folgen für den Gasaustausch: Es kommt dann u. U. zu einem massiven Anstieg des intrapulmonalen Shunts und damit zur Hypoxämie. Durch Permeabilitätssteigerung entsteht ein interstitielles, gelegentlich auch ein alveoläres Ödem, das erheblich über den direkt kontusionierten Bezirk hinausgehen und nicht selten sogar auf die andere, primär intakte Lungenseite übergreifen kann (Mediatorenwirkung). Der Übergang zum generalisierten akuten Lungenversagen (ARDS) wird dann offensichtlich. Die besonderen Ursachen, die zu dieser folgenschweren Form der Kontusion führen, sind bislang nicht genau bekannt. Es wird angenommen, dass das Ausmaß der Gewalteinwirkung, insbesondere die Aufprallgeschwindigkeit, hierbei eine auslösende Rolle spielt.

Bildgebende Diagnostik

Das eigentliche Ausmaß der Gewebeläsion wird im Röntgenbild meist erst nach Stunden als großflächige Infiltrate sichtbar. Die Folgen für den pulmonalen Gasaustausch korrelieren jedoch nicht mit dem Röntgenbefund: Auch bei ausgedehnten Kontusionsinfiltraten bleibt der Gasaustausch oft wenig beeinträchtigt. Die Entwicklung in Richtung eines generalisierten akuten Lungenversagens wird jedoch meist auch im Röntgenbild als ausgedehnte, diffuse Verschattungen sichtbar. Daher ist eine frühzeitige, am besten initiale computertomographische Untersuchung (z. B. als Thoraxspiral-CT) wichtig, auch im Hinblick auf die weitere, evtl. operative Versorgung.

Eine besondere, gefürchtete Spätkomplikation ist die sekundäre Infektion des Kontusionsherds. Auf dem Boden der Parenchymläsion finden pathogene Keime optimale Ausbreitungsbedingungen. Je nach Keimspektrum kann eine solche Kontusionspneumonie auch abszedierend auftretend. Sie ist dann besonders schwierig zu therapieren.

25.5 Akutes Lungenversagen

25.5.1 Definition

Das *akute Lungenversagen (ALV)* oder *„acute respiratory distress syndrome" (ARDS)*, und neuerdings *„acute lung injury" (ALI)*, ist eine akute respiratorische Insuffizienz, die als schwere diffuse Schädigung des Lungenparenchyms meist als Komplikation einer systemischen Erkrankung oder nach schweren Verletzungen oder Operationen auftritt.

Sie wird klinisch definiert und ist folgendermaßen gekennzeichnet:
- arterielle Hypoxämie unterschiedlichen Schweregrades nicht-kardialer Ursache,
- diffuse röntgenologische Infiltration,
- verminderte Dehnbarkeit (Compliance) der Lunge,
- erniedrigte funktionelle Residualkapazität (FRC).

Nach der American-European Consensus Conference [5] wird zwischen einem akuten Lungenversagen (ALV, engl.: „acute lung injury" = ALI) und einem ARDS unterschieden. Allgemein anerkannte diagnostische Kriterien für ein akutes Lungenversagen, ALI bzw. ARDS, sind:

Definitionen von ALI und ARDS

- „Acute lung injury" (ALI)
  - akuter Erkrankungsbeginn
  - eingeschränkte Oxygenierung ($p_aO_2/F_IO_2 < 300$ mmHg) ungeachtet eines positiven endexspiratorischen Drucks (PEEP)
  - röntgenologisch bilaterale diffuse Verschattungen auf dem a. p.-Thoraxröntgenbild
  - pulmonalkapillärer Verschlussdruck (PCWP) < 18 mmHg (falls gemessen) bzw. kein klinischer Anhalt für eine kardiale Genese
- „Adult respiratory distress syndrome" (ARDS)
  - stark eingeschränkte Oxygenierung ($p_aO_2/F_IO_2 < 200$ mmHg) ungeachtet eines PEEP; ansonsten gleiche Kriterien wie für ALI

Bei diesen nur wenig differenzierenden Definitionen werden nur schwere, manifeste Stadien des akuten Lungenversagens erfasst. Leichtere Frühformen lassen sich nicht eindeutig klinisch definieren. Dies mindert die Aussagekraft aller Statistiken über das Krankheitsbild und erklärt auch wesentlich dessen hohe Letalität. Mit dem Problem der unsicheren Definitionen und Kriterien des ALI/ARDS und deren Konsequenzen setzt sich Schuster in zwei lesenswerten Artikeln auseinander [34, 35].

25.5.2 Ätiologie

Das akute Lungenversagen ist eine typische Reaktion der Lunge auf die Mechanismen der Entzündung (bakteriell oder nichtbakteriell), bei der freigesetzte Entzündungsmediatoren eine maßgebliche Rolle spielen. Trotz der grundsätzlich einheitlichen inflammatorischen Reaktionen in der Lunge lassen sich atemmechanische Unterschiede zwischen einem *primären ARDS* (d. h. aus pulmonaler Ursache) und einem *sekundären*

Tabelle 25-1. Auslöser für ein akutes Lungenversagen (ALI/ARDS)

Direkte (pulmonale) Ursachen
- Aspiration (Säureaspiration, Ertrinkungsunfall)
- Diffuse pulmonale Infektion (bakteriell, viral, mykoplasmal)
- Ertrinkungsunfall
- Thoraxtrauma, Lungenkontusion
- Rauchvergiftung und Inhalation toxischer Gase
- Intoxikationen (z. B. Paraquat)

Indirekte (systemische) Ursachen (häufiger)
- Sepsis (z. B. Bakteriämie, Endotoxinämie, Fungämie)
- Polytrauma, Verbrennungen
- Kreislaufschock, Massivtransfusion
- Akute Pankreatitis
- Immunsuppression (z. B. nach Transplantation, Bestrahlung)
- Eingriffe unter extrakorporaler Zirkulation (Herzlungenmaschine)
- Fettembolie, Fruchtwasserembolie, disseminierte intravasale Gerinnung (DIC)
- u. v. a.

ARDS (d. h. aus extrapulmonaler Ursache) feststellen (Tabelle 25-1): Beim primären ARDS ist die Compliance des Lungengewebes besonders betroffen; PEEP ist dabei für ein Rekruitment nur wenig wirksam. Beim sekundären ARDS ist dagegen vorwiegend die Compliance der Thoraxwand und des Zwerchfells (intraabdomineller Druck) beeinträchtigt; hier kann PEEP das Rekruitment verbessern.

Insbesondere Sepsis oder SIRS („systemic inflammatory response syndrome") sind als systemische Reaktionen einer Entzündung zu verstehen (Definitionen bei [7]), die oft ein akutes Lungenversagen zur Folge haben, aber auch zu Funktionsversagen anderer Organe führen können.

25.5.3 Pathophysiologie

Der pathophysiologische Grundmechanismus, der ein akutes Lungenversagen entstehen lässt, ist eine *Entzündungsreaktion* des Lungengewebes, insbesondere der *alveolokapillären Membran*. Die Lunge ist als Kapillarfilter im Hauptstrom des Kreislaufes zwangläufig auch durch alle systemischen Entzündungsreaktionen im Gesamtorganismus betroffen. Daher wirken nicht nur direkte Schädigungen auf die Lunge ein (z. B. durch Inhalation oder Aspiration), sondern sie wird noch wesentlich häufiger durch körpereigene Entzündungszellen und Mediatoren geschädigt, die aus entfernteren Entzündungsprozessen (etwa bei Sepsis, bei akuter Pankreatitis etc.) freigesetzt werden.

Unter normalen Bedingungen sichert ein wirksames, multifaktorielles Kaskadensystem den Organismus durch sofortige immunologische Reaktion vor einer mikrobiellen Invasion. Sind jedoch die immunologischen Reaktionen geschwächt oder der mikrobielle Angriff zu massiv (z. B. bei einer Sepsis), dann überrollt er die physiologischen Abwehrmechanismen.

Immunologische Reaktion
Vereinfacht läuft etwa folgendes ab: Trigger, wie etwa mikrobielle Toxine, stimulieren die Produktion von Tumornekrosefaktor (TNF). Es kommt über Interleukin IL-1 und IL-8 zu einer endothelialen Leukozytenadhäsion, Freisetzung von Proteasen und Arachidonsäuremetaboliten (z. B. dem Vasokonstriktor Thromboxan A_2, dem Vasodilator Prostazyklin und dem fieberinduzierende Prostaglandin E_2) sowie zu einer Aktivierung der Blutgerinnung. IL-1 und TNF-α agieren synergistisch und zeigen vielfach die gleichen Wirkungen, sodass die therapeutische Grundlagenforschung sich oft gerade mit diesen Zytokinen beschäftigt hat. IL-8 scheint besonders wichtig für die inflammatorischen Langzeiteffekte zu sein. Gegenregulierend gegen diese Entzündungsreaktionen wirken möglicherweise antiinflammatorische Zytokine wie IL-10.

Durch die Überflutung von Produkten systemischer Entzündungsreaktionen kommt es in der Lunge, meist früher als in anderen Organen, zu humoralen und zellulären Entzündungsreaktionen.

Phagozyten (insbesondere Granulozyten, aber auch Monozyten, Alveolarmakrophagen usw.) werden massiv stimuliert. Durch Chemotaxis und Aggregation werden massenhaft Granulozyten selektiv in den Lungen akkumuliert (pulmonale Granulozytose). Es kommt zur Thrombozytenaggregation und zur Ausschüttung von Thromboxan A_2, das wahrscheinlich für den erhöhten pulmonalarteriellen Widerstand verantwortlich ist. Diese pulmonale Vasokonstriktion wird möglicherweise durch die zytokininduzierte Endothelschädigung begünstigt.

Normalerweise verhindert nämlich die Produktion von Stickstoffmonoxid (NO) und Prostazyklin in den intakten Endothelzellen die thromboxanvermittelte Vasokonstriktion und die Thrombozytenaggregation. NO scheint eine wichtige Rolle bei der Modulation der hypoxischen pulmonalen Vasokonstriktion (HPV) und auch grundsätzlich in der Regulation der pulmonalen Zirkulation zu spielen.

Aus diesem Primärgeschehen ergeben sich schließlich verschiedene morphologische und funktionelle Veränderungen.

Kapillarleck
Die Schädigung des Endothels hat ein kapilläres Leck zur Folge (*„capillary leakage syndrome"*). Es kommt zum interstitiellen und später auch zum alveolären Ödem (*„low pressure edema"* bzw. nichtkardiogenes Lungenödem). Durch das interstitielle und intraalveoläre Ödem wird die gasaustauschende Alveolaroberfläche hochgradig reduziert. Wir haben es also mit einer typischen restriktiven Ventilationsstörung zu tun.

Zwar ist die Schädigung sicher diffus über die gesamte Lunge verteilt, die flüssigkeitsgefüllte Lunge lastet aber infolge der Schwerkraft besonders auf den unten liegenden Alveolarbereichen, sodass es vor allem hier zu Alveolarkollaps und Atelektasen kommt. Gleichzeitig wird der Surfactant sowohl in seiner Funktion als auch in der Neuproduktion schwer beeinträchtigt, wodurch die Kollapsneigung der Alveolen noch weiter verstärkt wird.

Rechts-links-Shunt
Die Folge ist ein zunehmender pulmonaler Rechts-Links-Shunt, der der wesentliche Mechanismus der pulmonalen Gasaustauschstörung ist. Bei einem schweren akuten Lungenversagen ist ein Shunt von über 50 % nicht selten. Die therapeutischen Maßnahmen haben zum Ziel, die Atelektasen zu eröffnen (z. B. durch PEEP, Bronchialtoilette u. ä.). Bei hohem Shuntanteil kann eine weitere Erhöhung der F_IO_2 die Oxygenierung nur wenig verbessern.

Atelektasen
Im anterior-posterioren Röntgenbild fällt dieses interstitielle bzw. intraalveoläre Lungenödem als diffuse, mehr oder weniger homogene, beidseitige Verschattung auf. Aufgrund der röntgenologischen Aufnahmetechnik wird dabei aber übersehen, dass die Atelektasen v. a. in den unten gelegenen Bereichen zu finden sind. Dies wird deutlich sichtbar bei einer computertomographischen Untersuchung der Lunge.

Gattinoni et al. [13, 14] konnten im CT zeigen, dass sich die Verschattungen durch Lagewechsel in die Bauchlage mobilisieren ließen. Sie traten überwiegend in den jeweils unten gelegenen Lungenabschnitten auf. Das zeigt deutlich, dass zumindest in der frühen Phase des Lungenversagens die Atelektasen noch mobilisierbar und damit noch therapeutisch beeinflussbar sind. In dieser Phase ist also der Versuch einer konsequenten Lagerungsbehandlung sinnvoll.

Fehlverteilung der Ventilation
Das ventilierbare Lungenvolumen kann durch das extrazelluläre Lungenwasser auf weniger als die Hälfte reduziert werden. Dadurch wird auch die Dehnbarkeit (Compliance) erheblich vermindert. Die Lunge ist also (zumindest in der Frühphase des ARDS) eher verkleinert („baby lung") als zu steif. Dies muss bei der Einstellung des Respirators unbedingt berücksichtigt werden, sonst droht eine druck- bzw. volumenbedingte Lungenschädigung (Barotrauma/Volutrauma).

Die schwere Fehlverteilung der Ventilation („mismatching") in der ARDS-Lunge bereitet für die Respiratoreinstellung erhebliche Probleme: Da die Ventilation sich innerhalb der Lunge entsprechend der jeweiligen Compliance verteilt, diese jedoch regional erheblich unterschiedlich sein kann, lässt sich z. B. ein externer PEEP, der generell für alle Alveolarbereiche optimal wäre, nicht einstellen. Während er für einige Alveolarbereiche noch nicht ausreichen mag, könnte er andere Alveolen bereits regional überdehnen.

Lungenfibrose
In der Spätphase des ARDS kommt es schließlich zu einer ausgeprägten Fibrose des Lungengewebes. Das Lungenparenchym erscheint morphologisch weitgehend luftleer und fibrotisch verändert („*hepatisiert*"); nur vereinzelt gibt es noch intakte Alveolarbezirke. In dieser Phase ist die niedrige Compliance natürlich gewebebedingt. Die Atelektasen lassen sich praktisch nicht eröffnen.

Hohe Beatmungsdrücke bzw. Volumina können höchstens die wenigen, noch funktionsfähig gebliebenen Alveolarbereiche weiter beeinträchtigen, sodass der pulmonale Gasaustausch gänzlich zusammenbricht. Hier sind die Grenzen der Therapie erreicht. Nur ein früher Beginn konsequenter Beatmungsbehandlung, möglichst schon, bevor es zu gravierenden Funktionsstörungen gekommen ist, bietet die entscheidende Voraussetzung für einen Therapieerfolg.

25.5.4 Häufigkeit, Letalität, Prognose

Ohne allgemein anerkannte Definition sind Häufigkeit und Letalität der Erkrankung schwer zu ermitteln. Sie hängen sehr stark davon ab, welche Grenzwerte zur klinischen Definition verwendet werden.

Je nach Schweregrad des ARDS schwankt daher die *Letalität* zwischen 40 und 75%, bei gleichzeitiger Sepsis sogar bis zu 90%. In einer neueren prospektiven Multicenterstudie aus dem Großraum Berlin wurde eine jährliche *Häufigkeit* des akuten Lungenversagens von 88,6 pro 100 000 Einwohner gefunden [22]. Die Letalität betrug insgesamt 42,7%, beim schweren ARDS (gemäß Murray-Score) sogar 58,8%.

Die Schwierigkeiten einer quantifizierenden Definition des ARDS bedeuten auch, dass keine sichere *Prognose* der Überlebenswahrscheinlichkeit möglich ist. Das gilt sowohl für die Definitionen der Amerikanisch-Europäischen Konsensuskonferenz [5] als auch für den Murray-Score (LIS) [26] oder den ARDS-Score [16]. Eine Prognose ist auch für diese Patienten sicherer durch Schweregradscores (etwa SAPS II oder APACHE III) abzuschätzen [17, 19]. Hieraus ergibt sich, dass die Überlebenswahrscheinlichkeit weniger durch das Ausmaß der Lungenveränderungen als durch weitere begleitende Funktionsstörungen (wie etwa durch eine Sepsis) bestimmt wird.

Heute besteht der Eindruck, dass die schweren Formen des akuten Lungenversagens mit maschineller Beatmung über Wochen und schwerer interstitieller Fibrosierung seltener geworden sind. Sofern sie vorkommen, treten sie meist im Rahmen eines Multiorganversagens auf. Nach wie vor häufig scheinen dagegen die leichteren Formen des akuten Lungenversagens aufzutreten.

Diese entwickeln sich zwar rasch, können jedoch durch früh einsetzende, konsequente Atem- und Begleittherapie, etwa CPAP, inspiratorische Druckunterstützung etc., bald wieder gebessert werden.

In einer retrospektiven Analyse aus Seattle von 1983–1993 nahm die Gesamtletalität bei ARDS von anfänglich 53–68% über die Jahre bis auf 36% ab [24]. Bei sepsisbedingtem ARDS lag die Verbesserung der Überlebensraten v. a. in der Gruppe der jüngeren Patienten (< 60 Jahre), während die Letalität bei älteren Patienten deutlich höher war.

Überleben die Patienten die schwersten Stadien des akuten Lungenversagens, so kann sich die Lungenfibrose innerhalb von einigen Monaten zurückbilden und der Gasaustausch allmählich normalisieren. Oft bleibt jedoch noch eine gewisse Hyperreagibilität des Bronchialsystems und eine Rarefizierung der pulmonalen Kapillarstrombahn nachweisbar.

25.5.5 Diagnose und Klinik

Die Diagnose „akutes Lungenversagen" (ALI/ARDS) wird klinisch gestellt, wenn als unmittelbare Ursache für die fortschreitenden Lungenveränderungen andere Erkrankungen, wie z.B. Atelektase, kardiales Lungenödem, Asthma bronchiale, ausgeschlossen sind.

Die frühe Diagnose eines beginnenden akuten Lungenverversagens ist äußerst schwierig. Meist ist der Beginn protrahiert und von anderen Krankheitsgeschehen (z.B. Infektion, SIRS, Sepsis) überdeckt. Bei Verläufen mit akutem, definierbaren Anlass (z.B. Aspiration, Lungenkontusion, Polytrauma) lassen sich 3 typische Phasen unterscheiden.

Initialphase
In der Initialphase (d.h. innerhalb weniger Stunden nach akuter Auslösung) setzen die ersten Pathomechanismen der „Entzündungskaskaden" ein: pulmonale Aggregation polymorphkerniger Granulozyten (sog. „pulmonale Granulozytose oder Leukostase") und allgemeine Stimulation von Phagozyten mit Freisetzung verschiedenster Mediatoren (s. oben).

Die wichtigsten pathophysiologischen Folgen wie der erhöhte pulmonalvaskuläre Widerstand und die beginnende Störung der Membranpermeabilität mit ungleichmäßig verteiltem interstitiellen Ödem und erhöhtem extravaskulären Lungenwasser sind zunächst klinisch unauffällig. Das Röntgenbild der Lunge zeigt noch keine typischen Veränderungen. Auch der Gasaustausch ist zunächst nicht gestört, da die Funktionsreserve der Lunge noch ausreicht.

Exsudative Phase
Die exsudative Phase (d.h. innerhalb der ersten 1–2 Wochen) ist gekennzeichnet durch die Folgen der

progredienten Permeabilitätsstörung. Es kommt zunehmend zu einem ausgeprägten Lungenödem. Das Röntgenbild zeigt jetzt eine diffuse weiße Verschattung. Die Folgen für Gasaustausch und Atemmechanik sind gravierend. Eine schwere Hypoxämie tritt auf, vorwiegend als Folge eines intrapulmonalen Rechts-links-Shunts.

Das ventilierbare Lungenvolumen („baby lung") und damit auch die Compliance der Lunge nehmen progredient ab. Das eingeschränkte Lungenvolumen und die verminderte Compliance erschweren die Expansion der Lunge, die Atemarbeit ist erhöht. Die Atemmuskulatur erschöpft sich zunehmend und ist nicht mehr in der Lage, den ohnehin erhöhten Ventilationsbedarf aufrecht zu erhalten. Unter Spontanatmung werden die Atemzugvolumina kleiner, und die Atemfrequenz wird schneller („*rapid shallow breathing*"). Die apparative Beatmung mit PEEP wird spätestens jetzt erforderlich.

Eine regelmäßige Lagerungsbehandlung, z. B. durch axiale Rotation oder mit wechselnder Bauch- und Rückenlagerung, hat in diesem Stadium oft einen günstigen Effekt auf die Oxygenierungsfunktion der Lunge.

In dieser Phase besteht auch noch die Möglichkeit, durch eine eher restriktive Flüssigkeitsbilanz (insbesondere durch Förderung der Urinausscheidung) den pulmonalen Gasaustausch rasch und effektiv zu verbessern. Dabei müssen aber stets die möglichen Nachteile für den O_2-Transport berücksichtigt werden.

Proliferative Phase

In der proliferativen Phase wird die Lunge zunehmend bindegewebig organisiert, es entsteht eine interstitielle Fibrose. Im Röntgenbild ist dies als feine Vernetzung zu sehen. Bei der stark verminderten Compliance beeinträchtigt jetzt der erhöhte Beatmungsdruck die Gasaustauschfunktion. Der Shunt lässt sich selbst durch hohen PEEP nicht mehr wesentlich vermindern („fixierter" Shunt), die Oxygenierung verbessert sich damit nicht mehr entscheidend. Ein zu hoher Beatmungsdruck (etwa > 35 cm H_2O) ist unbedingt zu vermeiden, da er nur die Funktion der noch intakten Alveolarbereiche weiter beeinträchtigt (Totraumventilation) und insgesamt die Lunge durch Überdehnung schädigt (Barotrauma/Volutrauma).

Klinischer Verlauf

In der Regel ist das akute Lungenversagen jedoch eine Komplikation, die sich im weiteren Krankheitsverlauf entwickelt, oft auf dem Boden einer schwelenden Sepsis (z. B. Peritonitis); dann verwischen sich die einzelnen Stadien und bestehen oft gleichzeitig nebeneinander.

Bei sorgfältig angepasster Beatmungstherapie ist jedoch das nicht beherrschbare Lungenversagen selten die eigentliche Todesursache. Insbesondere bei septischen Situationen kommen häufig weitere Organversagen hinzu, wie z. B. akutes Nierenversagen, Leberversagen, Ileus, Gerinnungsstörungen und Herz-Kreislauf-Versagen. Es entsteht das sog. *Multiorganversagen*. Dann kann auch das gesamte Spektrum der modernen symptomatischen Intensivmedizin den tödlichen Ausgang oft nicht verhindern.

25.5.6 ARDS und Polytrauma

Die beste Prophylaxe ist eine effiziente Notfalltherapie und die rasche, adäquate Behandlung des Grundleidens. In der präklinischen (und klinischen) Notfalltherapie ist die rasche und effektive Beseitigung von Kreislaufschock und Hypoxämie entscheidend.

Besonders deutlich wird der Wert präventiver Maßnahmen bei Traumapatienten, da hier der plötzliche Eintritt des Unfallereignisses ein eindeutiges Startsignal zur Behandlung setzt. So lassen sich die folgenden präventiven Maßnahmen vorwiegend in der Traumatologie und der operativen Medizin einsetzen.

Volumenersatz

Im akuten und auch protrahierten hämorrhagischen Schock kommt ohne Zweifel dem Volumenersatz die größte Bedeutung zu. Da die deletären Kreislaufwirkungen abhängig vom Ausmaß *und* von der Dauer des Schocks sind, ist eine schnelle und aggressive Volumensubstitution notwendig. Man spricht von der *„golden hour"* nach dem Trauma, in der die Weichen für den weiteren Verlauf des Patienten schon präklinisch in der allerersten Versorgungsphase gestellt werden. In einer vergleichenden Untersuchung zur Versorgung Polytraumatisierter zwischen 1972 und 1991 [30] ging die deutliche Verbesserung der Behandlungsergebnisse einher mit einer deutlichen Zunahme der Flüssigkeitszufuhr in der präklinischen und frühen klinischen Phase. Ein kausaler Zusammenhang war allerdings nicht zu sichern.

Dagegen stehen Untersuchungen, die offenbar zeigen, dass es in der präklinischen Situation ohnehin unmöglich ist, einen massiven Volumenverlust in kurzer Zeit so zu ersetzen, dass nicht nur der systemische Kreislauf, sondern auch die Mikrozirkulation der Organe aufrechterhalten werden kann. Trotz allem sollte in dieser entscheidenden ersten Phase alles versucht werden, eine möglichst adäquate Volumenzufuhr zu erreichen.

Die Kontroverse zwischen onkotischer und kristalliner Volumensubstitution ist in dieser Phase von untergeordneter Bedeutung; meist wird beides benötigt. Schließlich muss auch verlorenes Blut ersetzt werden, dies ist aber natürlich erst in der Klinik möglich.

Komplikationen

- *Pneumonie:*
  Nach schwerem Trauma, insbesondere bei komatösen Patienten, kommt es häufig frühzeitig, d. h. innerhalb der ersten 2–4 Tage, zur Pneumonie (sog.

„early-onset pneumonia"). Es wird angenommen, dass diese durch Aspiration von Rachen- oder Mageninhalt verursacht wird, die unter den schwierigen, präklinischen Bedingungen der Intubation oft nicht zu vermeiden ist.
- *Der Darm als Schockorgan:*
  In den letzten Jahren wurde auch die besondere Bedeutung des Darms als Schockorgan diskutiert. Beim Kreislaufschock wird die Perfusion des Gastrointestinaltrakts zugunsten der Versorgung lebenswichtiger Organe gedrosselt, die Mukosabarriere und das retikuloendotheliale System der Leber können versagen, und so werden Bakterien und/oder Endotoxin in die Blutbahn eingeschwemmt („Translokation"). Dies könnte eine wesentliche Ursache für die Entstehung eines Multiorganversagens sein, was jedoch bislang nicht gesichert ist.
- *Andere Probleme:*
  Bei anderen Ursachen (z. B. Infektionen) fehlt leider oft eine markantes Startsignal. Stattdessen ist die schleichende Entwicklung bis zur kritischen Situation wesentlich unauffälliger. Oft werden die behandelnden Ärzte von der unerwarteten Verschlechterung überrascht.

25.5.7 Behandlung des Grundleidens

Die Behandlung des Grundleidens ergibt sich aus der Situation:
- Beseitigung infektiöser bzw. septischer Herde, z. B. chirurgische Sanierung von Abszessen, Revision des peritonitischen Abdomens u. ä.,
- konsequente Behandlung von Infektionen: bei Verdacht mikrobielle Überwachung inkl. Blutkultur, initial kalkulierte, dann gezielte Antibiotikatherapie,
- Vermeidung von anhaltenden „Stressfaktoren", z. B. beim Polytrauma frühzeitige Frakturversorgung mittels „fixateur interne",
- Vermeidung nosokomialer Infektionen, z. B. durch Asepsis, Hygiene, Suche nach „Plastikinfektionen", etc. Eine selektive Darmdekontamination (SDD) ist lediglich bei Polytrauma und immunsupprimierten Patienten erfolgversprechend.

Die Überlebenschance der Patienten ist neben der adäquaten Behandlung des Grundleidens von einem möglichst frühzeitigen Behandlungsbeginn abhängig.

25.5.8 Beatmungstherapie

Verbesserung des pulmonalen Gasaustausches
In der frühen Phase des Lungenversagens ist der Alveolarkollaps die wesentliche Ursache der Gasaustauschstörung (intrapulmonaler Shunt). Daher ist die Wiedereröffnung dieser Alveolen („recruitment") und ihr weiteres Offenhalten das vorrangige Ziel der Therapie, also der Einsatz von CPAP bzw. PEEP („open lung approach").

Zur Eröffnung der komprimierten Alveolen in den basalen Abschnitten der feuchten, schweren Lunge muss ein CPAP/PEEP als Gegendruck entgegengesetzt werden. Der notwendige Gegendruck liegt hier etwa bei 12–16 cm H_2O. Dieser Druck verteilt sich allerdings gleichmäßig auf alle Lungenbezirke, wodurch andere, höher gelegene offene Alveolen bereits überdehnt werden können. So kommt es beim Einsatz von CPAP/PEEP meist nicht nur zur Verminderung der Shuntdurchblutung, sondern gleichzeitig auch zur Überblähung anderer intakter Alveolen, wodurch die Totraumventilation zunimmt. So ist bei der Wahl der Höhe des CPAP/PEEP stets ein Kompromiss zu schließen.

> Bei bestehenden Gasaustauschstörungen sollte rasch gehandelt werden. Entscheidend ist der frühzeitige Einsatz einer Atem- bzw. Beatmungsbehandlung mit CPAP bzw. PEEP.

Unterstützung der Ventilation
Neben der Oxygenierungsstörung tritt beim akuten Lungenversagen auch eine ventilatorische Insuffizienz auf. Daher muss die Ventilation maschinell unterstützt und in schwereren Fällen vollständig übernommen werden.

> Die inspiratorische O_2-Konzentration (F_IO_2) sollte längerfristig möglichst nicht über 50 % liegen, um eine Schädigung des Alveolarepithels durch hohe O_2-Konzentrationen zu vermeiden.

Ursache der Hypoxämie ist ohnehin überwiegend eine venöse Beimischung infolge des Alveolarkollapses, bei der eine hohe F_IO_2 wenig wirksam ist. Eine arterielle O_2-Sättigung von 90 % ist bei gutem HZV und Hämoglobingehalt des Blutes ausreichend, um die O_2-Versorgung der Peripherie sicherzustellen. In Extremfällen kann man noch etwas niedrigere Sättigungswerte in Kauf nehmen, anstatt diesen Zielwert mit großer Mühe zu erzwingen.

Das PEEP-Niveau wird sorgfältig dem Grad der Hypoxämie angepasst; dabei sollte folgendermaßen vorgegangen werden:

> **Empfehlungen zur PEEP-Einstellung**
> - Ausgangswert etwa 5–8 cm H_2O
> - Änderung in kleinen Schritten (etwa 2 cm H_2O)
> - Hohe PEEP-Werte (>16 cm H_2O) sind über einen längeren Zeitraum nicht empfehlenswert

- Eine (längere) Unterbrechung des PEEP (z. B. während Transportbeatmung) ist unbedingt zu vermeiden
- Bei Anwendung von PEEP-Werten >10 cm H_2O muss die Hämodynamik sorgfältig überwacht werden

Beatmung bei erhaltener Spontanatmung

Wenn keine zwingende Indikation für eine kontrollierte Beatmung vorliegt, sollte die Spontanatmung erhalten bleiben und assistierende Beatmungsformen eingesetzt werden, z. B. „intermittent mandatory ventilation" (IMV/SIMV), „pressure support ventilation" (PSV) oder „biphasic positive airway pressure" (BIPAP) bzw. „airway pressure release ventilation" (APRV). Mit diesen *augmentierenden Beatmungsformen* kann der Anteil der Maschinenbeatmung abgestuft dosiert werden.

Die möglichen *Vorteile* spontanatmungerhaltender Beatmungsformen sind vielfältig:
- Vermeidung einer längerfristigen Untätigkeit der Atemmuskulatur,
- Reduktion der Sedierung, dadurch potentiell geringere Nebenwirkungen: geringere Beeinträchtigung der Herz-Kreislauf-Funktion, der Motilität des Gastrointestinaltrakts, verbesserte Diagnosebedingungen beim wacheren Patienten, z. B. bei Entstehung eines akuten Abdomens,
- wirksamere Eröffnung basaler, zwerchfellnaher Atelektasen durch die Zwerchfellkontraktionen, die unter Spontanatmung vorwiegend im basalen Zwerchfellabschnitt wirksam werden.

Viele Zentren in Europa bevorzugen heute assistierende Beatmungformen für das akute Lungenversagen. Einige Vorteile (Shuntreduktion und besseres HZV) konnten im Tiermodell nachgewiesen werden. Wenn auch nur wenige klinische Studien darüber vorliegen, so entsprechen sie doch der klinischen Erfahrung. Insbesondere das APRV scheint grundsätzliche Vorteile zu bieten.

Kontrollierte Beatmung

Bei völlig unzureichender Eigenatmung (z. B. durch starke Analgosedierung) oder auch beim schweren Schädel-Hirn-Trauma wird die Beatmung kontrolliert durchgeführt. Obwohl in klinischen Studien bislang kein Unterschied im Behandlungserfolg zwischen volumen- (VCV) und druckkontrollierter (PCV) Beatmung nachgewiesen werden konnte, lassen doch physiologische Überlegungen die druckkontrollierte Beatmung für die Lunge und für den Gasaustausch günstiger erscheinen.

Unter PCV kommt es nicht zur Pendelluft in der Lunge. Daher könnte der Anteil der Totraumventilation geringer und die Ventilation homogener sein als unter VCV. Die dadurch effektivere CO_2-Elimination erlaubt es, den Inspirationsdruck unter PCV niedriger zu halten. Im Gegensatz zur VCV kann der Beatmungsdruck unter PCV selbst bei variierender Atemmechanik nicht über den eingestellten Wert ansteigen. Fällt dagegen das Atemminutenvolumen unter PCV ab, so hat der CO_2-Anstieg in der Regel nur geringe Auswirkungen. Unter dem Aspekt der Nebenwirkungen erscheint PCV daher günstiger.

Beatmung mit umgekehrtem Zeitverhältnis („Inverse Ratio Ventilation", IRV)

Die kontrollierte Beatmung erlaubt die Umkehrung des Inspirations-Exspirations-Verhältnisses (I:E). Bei IRV ist das I:E-Verhältnis 1:1 und höher. Sie lässt sich volumenkontrolliert (VC-IRV) und auch druckkontrolliert (PC-IRV) durchführen, wobei PC-IRV den Vorteil hat, dass der maximal eingestellte inspiratorische Druck in den Lungen nicht überschritten werden kann.

Bei Einsatz von VC-IRV besteht stets die Gefahr einer unbemerkten Lungenüberblähung, da das Hubvolumen erzwungen wird und der Beatmungsdruck bei Verschlechterung der Compliance erheblich ansteigen kann. Unter diesen Umständen ist auf jeden Fall eine enge obere Druckbegrenzung einzustellen.

Durch die verkürzte Exspirationszeit wird die Entleerung von Alveolarbezirken mit langsamer Zeitkonstante vorzeitig abgebrochen. Hier bildet sich ein „intrinsic PEEP" ($PEEP_i$), der zur Rekrutierung dieser Alveolen beiträgt. Durch einen moderaten $PEEP_i$ lässt sich der externe PEEP und meist auch der Beatmungsspitzendruck senken. Eine Rekrutierung größerer kollabierter Alveolarbezirke ist allerdings oft erst nach Stunden zu erwarten. Zur Änderung und schrittweisen Anpassung der Respiratoreinstellung müssen daher ausreichend lange Kontrollphasen gewahrt werden.

Der erhöhte Atemwegsmitteldruck bei IRV beeinträchtigt allerdings auch den venösen Rückfluss. So werden HZV und O_2-Transport durch IRV reduziert, wodurch sich die Vorteile des verbesserten Gasaustausches u. U. wieder aufheben können. So haben sich die Vorteile einer IRV beim akuten Lungenversagen bislang nicht überzeugend durch klinische Studien nachweisen lassen [37].

Permissive Hyperkapnie

Um ein Baro- bzw. Volutrauma durch Beatmung zu vermeiden, wird empfohlen, den endinspiratorischen Beatmungsdruck unter 35 cm H_2O zu halten. Das bedeutet bei dem reduzierten ventilierbaren Volumen der ARDS-Lungen („baby lung") und einem begrenzten Atmungsdruck eine Limitierung der Hubvolumina. Eine Einstellung der Hubvolumina lediglich nach dem Körpergewicht, wie sie früher üblich war, ist unter diesen Bedingungen unsinnig.

Das erforderliche Minutenvolumen kann durch Erhöhung der Beatmungfrequenz (maximal 25/min) angepasst werden, doch wird dies für eine adäquate CO_2-

Elimination oft nicht ausreichen. Wird aber ein Anstieg des arteriellen pCO_2 von 40 auf 80 mmHg akzeptiert, so lässt sich bei gleicher CO_2-Produktion die Ventilation auf 50% reduzieren.

Es hat sich gezeigt, dass eine gewisse Hypoventilation (p_aCO_2 bis 80 mmHg und höher) durchaus gut toleriert wird (so genannte *permissive Hyperkapnie*). Die Pufferung der respiratorischen Azidose ist selten notwendig. Allerdings sollte man den pH-Wert nicht unter 7,2 sinken lassen.

Kontraindikationen gegen eine Hyperkapnie sind ein erhöhter intrazerebraler Druck und zerebrale Perfusionsstörungen, die durch ein erhöhtes CO_2 verstärkt werden. Die Grenze der Hypoventilation wird meist durch das Herz-Kreislauf-System bestimmt. Daher ist eine lückenlose Herz-Kreislauf-Überwachung besonders wichtig.

„Protective Ventilation Strategy"

Als Konsequenz aus den obenstehenden Zusammenhängen wird bei ARDS-Lungen das folgende Beatmungkonzept empfohlen [2]:

Beatmungkonzept bei ARDS-Lungen

- Druckkontrollierte Atemunterstützung (PSV) oder Beatmung (PCV)
  - bei PSV Druckunterstützung von 8 cm H_2O über PEEP
  - bei PCV endinspiratorischer Druck < 20 cm H_2O über PEEP
- Begrenzung des endinspiratorischen Drucks auf < 40 cm H_2O durch Begrenzung des Hubvolumens auf < 6 ml/kg
- Externer PEEP 2 cm H_2O über dem unteren „inflection point" der statischen Compliancekurve (bzw. wenn dieser nicht zu ermitteln ist, auf 16 cm H_2O)
- Zielwerte für die Oxygenierung: p_aO_2 zwischen 60 und 100 mmHg
- Sofern hierfür eine F_IO_2 von > 50% erforderlich ist, Einsatz von PC-IRV

Für dieses Konzept ist BIPAP (bzw. APRV) als offenes Beatmungsverfahren besonders geeignet.

Der entscheidende Nutzen der Beatmung mit niedrigen Hubvolumina hat sich jüngsthin durch eine große Multicenterstudie nachweisen lassen [3].

25.5.9 Strategie der Flüssigkeitszufuhr beim ARDS

Der pulmonale Gasaustausch hängt ganz entscheidend vom Flüssigkeitsanteil in der Lunge ab, dem sog. extravaskulären Lungenwasser (EVLW). Jede Verminderung des erhöhten EVLW verbessert messbar die Oxygenierung. Im Interesse einer ausreichenden Oxygenierung muss daher alles unternommen werden, um das vermehrte Lungenwasser zu reduzieren.

Im Gegensatz zur initialen Schockbehandlung, bei der rasch und ausreichend große Mengen an Flüssigkeit gegeben werden müssen, ist die Flüssigkeitszufuhr beim manifesten akuten Lungenversagen wegen der bestehenden pulmonalen Permeabilitätsstörung kritisch und noch immer Gegenstand kontroverser Diskussionen. Selbst bei sonst unbedenklichen venösen Füllungsdrücken tritt vermehrt Flüssigkeit in den interstitiellen Raum aus. Diese führt sofort zur Verschlechterung des Gasaustausches.

Insgesamt besteht unter Beatmung ohnehin die Tendenz zur positiven Flüssigkeitsbilanz. Die physiologische „Entwässerung" des Interstitiums über die Lymphdrainage wird durch die Beatmungstherapie eher behindert. Im Interesse des pulmonalen Gasaustausches müsste daher eine restriktive Flüssigkeitsstrategie (Übersicht bei [33]) eingehalten werden.

Eine prospektive kontrollierte Studie [25] an 89 Intensivpatienten (davon 48 mit ARDS und/oder Sepsis) zeigte, dass sich Behandlungs- und Liegedauer auf der Intensivstation durch eine restriktive Flüssigkeitszufuhr und/oder eine forcierte Diurese deutlich senken ließen. Ein Einfluss auf die Letalität ließ sich allerdings statistisch nicht sichern.

Diese Strategie steht jedoch im scharfen Gegensatz zu den Anforderungen für die Nierenfunktion. Ein adäquates intravasales und extrazelluläres Flüssigkeitsvolumen ist für die Funktion der Niere von entscheidender Bedeutung. Frühe, möglichst schon präklinische und intensive Volumentherapie ist beim Volumenmangelschock für die Erhaltung der Nierenfunktion unerlässlich. Sie ist in der frühen Phase meist auch unproblematisch, da Permeabilitätsschäden der Lunge noch nicht im Vordergrund stehen und die Gasaustauschfunktion durch diese Flüssigkeitszufuhr meist noch nicht beeinträchtigt wird.

Da stets eine ausreichende Perfusion lebenswichtiger Organe aufrechterhalten bleiben muss, sollte die Flüssigkeitszufuhr auch später nicht zu stark reduziert werden. Vielmehr muss auf eine gute, eher überschießende Urinausscheidung geachtet werden. Oft ist dies nur mit Diuretika zu erreichen.

> Ziel beim akuten Lungenversagen ist eine negative Flüssigkeitsbilanz; insbesondere muss jede auch nur kurzfristige Überwässerung vermieden werden.

Gelingt es in seltenen Fällen, insbesondere bei zusätzlichem Nierenversagen, nicht, eine ausreichende Diurese medikamentös aufrechtzuerhalten, so sollte eine kontinuierliche Hämofiltration erwogen werden. Hiermit kann eine sehr effiziente Flüssigkeitsausscheidung erreicht werden, wodurch auch die erforderliche Flüssigkeitszufuhr, z. B. für die parenterale Ernährung, möglich wird.

Hypothetisch besteht sogar die Möglichkeit, über diesen Weg schädigende Mediatoren zu eliminieren; allerdings hat sich diese Annahme bislang noch nicht überzeugend beweisen lassen. Die günstige Wirkung auf den pulmonalen Gasaustausch beruht vermutlich eher auf der verbesserten Flüssigkeitselimination bei Überwässerung. Insgesamt bedeutet das Auftreten eines zusätzlichen Nierenversagens oft die letzte Phase eines Multiorganversagens. Damit sinken die Chancen zur erfolgreichen Behandlung erheblich.

Verbesserung der Herzleistung

Bei der Flüssigkeitszufuhr muss zwischen den Interessen des pulmonalen Gasaustausches einerseits und der Pumpfunktion des Herzens und der Perfusion der Organe andererseits abgewogen werden. Bei der erhöhten Kapillarpermeabilität steigert jede unnötige Zunahme der Füllungsdrücke den extravasalen Flüssigkeitsaustritt und somit das EVLW. Die Füllungsdrücke sind daher so niedrig wie nötig zu halten, um noch eine ausreichende Pumpleistung des Herzens zu gewährleisten. Es wird empfohlen, den pulmonalkapillären Verschlussdruck unter 15 mmHg zu halten.

Allerdings sind bei Myokardinsuffizienz (auch toxisch, z. B. bei Sepsis) nicht selten höhere Füllungsdrücke für die kardiale Pumpfunktion erforderlich, wodurch die Aufrechterhaltung des pulmonalen Gasaustauschs weiter erschwert wird. Darüber hinaus kann der pulmonalkapilläre Verschlussdruck oft (insbesondere unter Beatmung) nur unzuverlässig gemessen werden. Ein manifestes kardiales Pumpversagen wird durch eine Katecholamintherapie behandelt.

25.5.10 Medikamentöse Behandlungsansätze

Alle Versuche einer gezielten medikamentösen Behandlung des ARDS haben bislang nicht wirklich überzeugen können. Obwohl eine Vielzahl von Konzepten aus der Grundlagenforschung angeregt wurde, haben sie bislang alle in der klinischen Validierung, z. T. in großen multizentrischen Studien, enttäuscht (s. folgende Übersicht).

Pharmakologische Behandlungsansätze des ARDS (Übersicht bei [18])

- *Exogener Surfactant:*
- Das Konzept, die Eröffnung atelektatischer Alveolen durch exogene Zufuhr (Instillation, Verneblung) von Surfactant (synthetisch oder natürlich) zu unterstützen, ist naheliegend. Anders als beim RDS des Neugeborenen ließen sich beim ARDS des Erwachsenen allerdings bislang keine überzeugenden Ergebnisse erzielen. Die hierfür erforderliche Surfactantmenge ist beträchtlich und mit erheblichen Behandlungskosten verbunden.
- *Kortikosteroide:*
- Kortikosteroide beeinflussen wirksam die Entzündungsreaktionen. Daher hat es früh Ansätze gegeben, das ARDS mit hochdosierten Kortikoiden zu behandeln. Entsprechende Untersuchungen ergaben allerdings keine Vorteile, ggf. sogar eine höhere Infektionsrate und Letalität.
- *Antioxidanzien:*
- Acetylcystein ist beim ARDS als Sauerstoffradikalfänger eingesetzt worden; eine Besserung des Gasaustausches oder eine geringere Letalität konnten nicht nachgewiesen werden.
- *Ketonazol:*
- Ketonazol hemmt die Thromboxan- und die Leukotriensynthese. Zwei Studien lassen vermuten, dass sich das ARDS-Risiko bei Patienten mit Sepsis oder Polytrauma vermindern lässt. Eine endgültige Empfehlung kann derzeit aber noch nicht gegeben werden.
- *Stickoxid (NO):*
- Durch kontrollierte Inhalation von niedrigen Dosen NO (5–40 ppm) kann eine selektive pulmonale Vasodilatation erreicht werden, die eine Umverteilung der Perfusion und damit eine Verbesserung des Gasaustausches in der Lunge verursacht. Die extrem rasche Bindung an Hämoglobin verhindert eine systemische Vasodilatation; allerdings ist eine sorgfältigste Überwachung der Dosierung unerlässlich. Erste klinische Untersuchungen beim ARDS zeigten eine vielversprechende Wirksamkeit, die sich jedoch in großen multizentrischen Studien nicht bestätigen ließ. Problematisch sind gelegentlich die Entwöhnung vom NO und die Entstehung toxischer Derivate.
- *Nichtsteroidale Antiphlogistika und Prostaglandine:*
- Nichtsteroidale Antiphlogistika wie Ibuprofen und Indometacin sind Prostaglandininhibitoren. Ihr Einsatz bei der Sepsis zeigte jedoch keine therapeutische Wirksamkeit. Prostaglandin E_1 wurde beim ARDS eingesetzt. Ein erster Erfolg ließ sich jedoch in kontrollierten multizentrischen Studien nicht bestätigen.

- *Pentoxifyllin:*
- Pentoxifyllin bremst im Tierexperiment die Chemotaxis und die Aktivierung der neutrophilen Granulozyten. Der Beweis der klinischen Wirksamkeit beim ARDS steht noch aus.
- *Endotoxin- und Zytokininhibitoren:*
- Die zahlreichen Therapieansätze, die in der Grundlagenforschung hoffnungsvoll erschienen, haben sich in der Klinik in multizentrischen kontrollierten Studien nicht bewähren können. Gelegentlich war sogar eine höhere Letalität nachzuweisen. Es erscheint eher unwahrscheinlich, in dem komplexen System der inflammatorischen Reaktionen mit der Modulation an einem einzelnen Faktor eine therapeutische Wirkung erzielen zu können.

25.6 Pneumothorax, Barotrauma

25.6.1 Pneumothorax

Bei einem Pneumothorax dringt Luft in den Pleuraspalt, wodurch die mechanische Kopplung zwischen Thoraxwand und Lunge behindert oder sogar aufgehoben wird. Unter Spontanatmung kann diese Lungenseite nicht mehr ausreichend ventiliert werden. Besteht ein Ventilmechanismus, insbesondere unter Beatmung, so kann durch zunehmenden Lufteintritt der Druck im Pleuraraum gefährlich ansteigen (etwa 10–25 cm H_2O). Dadurch wird das Mediastinum zur Gegenseite verdrängt, der venöse Rückstrom zum Herzen behindert und die Ventilation der anderen Lungenseite beeinträchtigt.

Ein solcher *Spannungspneumothorax* ist akut lebensbedrohlich.

Ätiologie

Ein Pneumothorax kann *traumatisch* (Thoraxtrauma), *iatrogen* (z. B. bei Punktion zentraler Venen) oder als Folge apparativer oder manueller Beatmung *(Barotrauma)* auf der Grundlage von *Lungenparenchymschäden* oder aber *spontan* entstehen, d. h. ohne offenkundige Ursache *(sog. Spontanpneumothorax)*.

Ein Pneumothorax ohne traumatische Einwirkung wird meist durch Ruptur einer peripher gelegenen Lungenblase verursacht, v. a. an der Lungenspitze. Eine solche Ruptur kann eintreten bei vorbestehenden Lungenerkrankungen, z. B. bei pulmonalen Infektionen, Neoplasmen, Sarkoidose, zystischer Lungenfibrose, bullösen Lungenzysten, eosinophilen Granulomen, Asthma bronchiale und Lungenemphysem.

Betroffen sind gelegentlich aber auch Lungengesunde: Männer unter 40 Jahren und seltener auch Frauen über 30 Jahre. In 20–30 % dieser Fälle wiederholt sich der Pneumothorax innerhalb von 2 Jahren, meist auf der gleichen Seite. In über 60 % kommt es über die Jahre zum rezidivierenden Spontanpneumothorax.

Am häufigsten entsteht der Pneumothorax im Anschluss an diagnostische oder therapeutische Maßnahmen wie Pleurapunktion, perkutane Pleurabiopsie, transthorakale Lungenbiopsie, Interkostalblockade und bei Anlage eines zentralen Venenkatheters.

Gelegentlich wird der Pneumothorax erst viele Stunden später klinisch manifest.

Diagnose

Plötzlicher *Thoraxschmerz* und anschließend anhaltende *Atemnot* sind charakteristische Symptome beim wachen, spontan atmenden Patienten. Bei sedierten Intensivpatienten, insbesondere unter Beatmung, fehlen diese Hinweise.

Ein Anstieg des Beatmungsdrucks, motorische Unruhe infolge Hypoxie und akute Verschlechterung der Oxygenierung lenken den Verdacht u. a. auf einen Pneumothorax. Mit einer Thoraxröntgenaufnahme kann die Diagnose meist bestätigt werden; auch die Sonographie kann hier hilfreich sein. In Zweifelsfällen liefert das Thorax-CT ein sehr genaues Bild von Lokalisation und Ausmaß. Die typischen Zeichen der physikalischen Untersuchung (hypersonorer Klopfschall, abgeschwächtes Atemgeräusch, herabgesetzter Stimmfremitus) sind unter Beatmung oft wenig ausgeprägt und können fehlgedeutet werden.

■ **Spannungspneumothorax.** Beim Spannungspneumothorax entsteht meist sehr schnell eine hochakute, lebensbedrohliche Ateminsuffizienz mit Dyspnoe und Tachypnoe, gefolgt von rasch progredienter Kreislaufinsuffizienz mit Tachykardie und Hypotension bis zum Schock. Gestaute Halsvenen weisen auf eine Behinderung des venösen Rückstroms hin. Da hier rasches therapeutisches Eingreifen entscheidend ist, sollte keine Zeit durch überflüssige diagnostische Maßnahmen (etwa Röntgenaufnahmen) vergeudet werden. Im Zweifel lässt sich der Spannungspneumothorax bestätigen, wenn bei der Probepunktion der Pleura mit einer dünnlumigen Kanüle Luft unter Druck aus der Pleurahöhle entweicht.

Therapie

■ **Pleuradrainage.** Zur Behandlung muss in der Regel eine Pleura- oder Thoraxdrainage gelegt werden. Sofern es sich tatsächlich nur um einen reinen Pneumothorax ohne Erguss oder Blutung handelt, kann ein dünner Pleurakatheter ausreichend sein. Oberer Punktionsort ist der 2.–3. ICR, vorn medioklavikulär, oder der 3.–5. ICR, seitlich medioaxillär.

Besteht dagegen auch der Verdacht auf eine *Blutung*, so muss auf jeden Fall eine großlumigere Pleuradrainage gewählt werden, die an die tiefste Stelle der Pleurahöhle geführt wird. Unterer Punktionsort ist der 4. oder 5. ICR, seitlich medioaxillär, Führungsrichtung nach kaudal und dorsal. Im Zweifelsfall sollte immer eine dicke Drainage eingelegt werden. Wegen der Lage von Leber bzw. Milz ist äußerste Vorsicht geboten.

Grundsätzlich empfiehlt sich die Anlage der Pleuradrainage über eine sog. Minithorakotomie ohne Anwendung des spitzen Führungstrokars, insbesondere bei unsicheren anatomischen Verhältnissen, z. B. nach Trauma. Zusätzliche Hilfestellung kann die Sonographie bieten.

> **Merke:** Eine Pleurapunktion erfolgt nie kaudal von der Mamille!

- **Spontanpneumothorax.** Nur bei ansonsten gesunden jungen Patienten mit asymptomatischem Spontanpneumothorax kann auf eine Pleuradrainage verzichtet werden, wenn er weniger als 15–30 % des Volumens des Hemithorax umfasst. Darüber hinaus ist mit einer Spontanremission nicht mehr zu rechnen. Bei größerem Pneumothorax muss auf jeden Fall eine Pleuradrainage gelegt werden. In der Regel füllt sich der Pneumothorax nach einigen Tagen nicht mehr auf. Dann wird die Drainage zunächst abgeklemmt und nach Röntgenkontrolle gezogen. Nur selten schließt sich das Leck nicht und muss mittels Pleurodese verschlossen werden.

- **Spannungspneumothorax.** Ein Spannungspneumothorax muss sofort entlastet werden. Da die provisorische Punktion mit einer großkalibrigen Kanüle im 2. oder 3. ICR medioklavikulär häufig ineffektiv ist, sollte sofort eine Pleuradrainage angelegt werden.

- **Pleurodese.** Bei vorbestehenden Lungenparenchymerkrankungen bleibt das Pleuraleck nicht selten lange bestehen. Hier wird gelegentlich eine chemisch induzierte, schließlich auch operative *Pleurodese* notwendig sein. Der Entschluss zur Thorakotomie sollte jedoch wegen der u. U. erheblichen postoperativen Komplikationen sorgfältig abgewogen werden.

Komplikationen

Die Pleuradrainage ist eine invasive Maßnahme, bei der es zu einer Reihe von Komplikationen kommen kann; diese sind in Kap. 21 ausführlich dargestellt.

25.6.2 Barotrauma, Volutrauma

Eine schwerwiegende Nebenwirkung der apparativen Beatmung ist die beatmungsbedingte Lungenschädigung, bekannt unter der Bezeichnung „Barotrauma", wobei der erhöhte Beatmungsdruck als eine wesentliche Ursache angesehen wird. In letzter Zeit hat sich allerdings gezeigt, dass die Schädigung insbesondere durch Überdehnung der Lunge entsteht, sodass dafür der Ausdruck „Volutrauma" vorgeschlagen wurde.

Pathophysiologie

In Lungen mit eingeschränkter Dehnbarkeit (wie etwa ARDS-Lungen) können große Hubvolumina exzessive Beatmungsdrücke erzeugen. Andererseits scheint es nicht auszureichen, Hubvolumina und Inspirationsdrücke zu begrenzen. Die pathologischen Veränderungen in der Lunge spielen wohl eine noch wichtigere Rolle. In inhomogenen Lungen mit Alveolarbezirken unterschiedlicher Ventilationsdehnung treten erhebliche Scherkräfte zwischen den Strukturen auf, die ebenfalls Ursache von Gewebezerreißung sein können. Bei Lungen mit ALI oder ARDS wird die Häufigkeit des Baro-/Volutraumas mit 10–40 % angegeben [15].

Durch regionale Überdehnung kommt es zur Ruptur der Alveolen mit Austritt von Luft in das interalveoläre Interstitium. Diese Luft dringt hiluswärts und dann weiter in extrapulmonale Bereiche, stets geleitet von den morphologischen Strukturen. Es kommt zum interstitiellen Lungenemphysem, zum Pneumomediastinum und Hautemphysem, zum Pneumoretroperitoneum und gegebenfalls zum Pneumothorax und/oder Pneumoperikard. Diese Symptomatik ist klinisch als eigentliches Barotrauma bekannt.

Klinisches Bild

Während das Hautemphysem klinisch auffällig ist, kann ein geringradiger Mantelpneumothorax oder ein Pneumothorax, der sich hinter dem Herzschatten verbirgt, im Röntgenbild leicht übersehen werden. Hier bietet das Computertomogramm bessere diagnostische Möglichkeiten.

Bei langwierigem Krankheitsverlauf eines ARDS kommt es nicht selten auch durch regionale Überblähung (abhängig von der Beatmungsstrategie?) zu großen, bullösen Emphysemblasen, die im Röntgenbild einen abgekapselten Pneumothorax vortäuschen können. Im Computertomogramm der Lunge sind sie allerdings wesentlich besser sichtbar, und gelegentlich überrascht dann das Ausmaß dieser Veränderungen, wie sie nach dem Thoraxröntgenbild nicht erwarten wurden. Solche Bullae verursachen funktionell die gleichen Nebenwirkungen und können bei entsprechender Druckbelastung rupturieren, dann meist mit einem erheblichen bronchopleuralen Leck.

„Ventilator-Induced Lung Injury" (VILI)

Die Alveolarüberdehnung führt generell zur Permeabilitätsstörung der Membranen und dadurch zum erhöhten Übertritt von Flüssigkeit, Proteinen und Blut. Dies setzt möglicherweise eine lokale Entzündungsreaktion mit entsprechender Mediatorfreisetzung in Gang. So kann ein beatmungsbedingtes interstitielles Lungenödem entstehen, das sich nur wenig vom initialen ARDS unterscheidet. Hier kann also die Beatmung selbst einen Schädigungsmechanismus darstellen. Ursache und Wirkung gehen fließend ineinander über, es entsteht ein *Circulus vitiosus*.

Inflations-/Deflationstrauma

Auch eine Beatmung mit zu niedrigem endexspiratorischem Druck (oder besser: bei zu niedrigem endexspiratorischem Lungenvolumen) ist schädlich für die Lunge. In Tierversuchen wurde nachgewiesen, dass die Beatmung bei niedrigem Lungenvolumen ein dem ARDS sehr ähnliches Bild hervorrufen kann. Wiederholter exspiratorischer Kollaps und nachfolgende inspiratorische Wiederaufdehnung der Alveolen belasten die alveolokapilläre Membran durch Dehnungs- und Scherkräfte *("Inflations-/Deflationstrauma")* [29].

Diese Scherkräfte sind um ein Vielfaches höher bei Beatmung im unteren, abgeflachten Teil der Druck-Volumen-Kurve als bei normaler inspiratorischer Dehnung im steilen Teil der Compliancekurve. Ferner kommt es durch den ständigen Wechsel von alveolärem Kollaps und Wiedereröffnung vermutlich zu einem verstärkten Auswaschen des Surfactant in diesem Bereich.

Der Erhalt eines ausreichenden endexspiratorischen Lungenvolumens vermindert die Gefahr des Alveolenkollaps in den betroffenen Bereichen und verbessert die Homogenität der Ventilation. Ein ausreichend hoher PEEP ist daher anscheinend genauso wichtig zur Verminderung des Dehnungstrauma wie eine endinspiratorische Begrenzung des Atemzugvolumens, um eine Überblähung zu vermeiden.

25.7 Inhalation von toxischen Gasen und Rauch

Im Allgemeinen ist die Diagnose einer Rauchvergiftung oder die Inhalation toxischer Gase aufgrund des Geschehens offensichtlich. Allerdings können die Vergiftungsfolgen je nach den inhalierten Substanzen recht unterschiedlich sein (Tabelle 25-2). Daher ist es wichtig, sich über die beteiligten Substanzgruppen zu informieren.

Tabelle 25-2. Toxische Gase und Aerosole: Auswahl häufigerer Substanzen

Substanz	Enstehung	Wirkungen
Acrylnitril	Synthetische Gummiherstellung	Chemische Asphyxie, Neurotoxizität
Ammoniak	Herstellung von Düngemitteln, Kühlschränken, Sprengstoff, Plastik	Akute Laryngotracheobronchitis
Cadmiumoxid	Erzverhüttung, Schweißen	Akute Tracheobronchitis, Lungenödem, Emphysem
Kohlendioxid (CO_2)	Bergbau, Tauchen	Asphyxie
Chlorverbindungen	Alkaliproduktion, Herstellung von Desinfektionsmitteln und Blechen, Haushalt: Bleichmittel	Entzündungen der Atemwege, Lungenödem
Cyanverbindungen	Chemische Laboratorien, Metallveredelung	Chemische Asphyxie
Kohlenmonoxid (CO)	Unvollständige Verbrennung, Brand, Bergbau, Kfz-Reparatur	Chemische Asphyxie
Methan	Bergbau	Asphyxie
Nickel	Metallverarbeitung, Schweißen	Asthma, Metalldampffieber
Quecksilber	Metallveredelung	Tracheobronchitis, Pneumonitis, Neurotoxizität
Osmiumtetroxid	Metallegierungen	Akute Atemwegsirritation
Paraquat	Pflanzenschutz, suizidale Intoxikation	Lungenödem, Lungenfibrose
Phosgen	Chemische Industrie, Brandschutz	Lungenödem
Schwefeldioxid	Papierherstellung, Kühlschrankherstellung, Ölraffinerie, Obstkonservierung	Akute Atemwegsirritation
Stickstoff	Bergbau, Tauchen	Asphyxie
Stickoxide	Siloarbeit, Schweißen	*Früh:* Tracheobronchitis, *später:* obliterierende Bronchiolitis, Lungenödem
Zinkchlorid	Galvanisierung, Batterieherstellung	Tracheobronchitis, Pneumonie, Metalldampf-Fieber

25.7.1 Kohlenmonoxid (CO) und andere asphyxierende Gase

Bei Bränden in geschlossenen Räumen entsteht durch den hohen Sauerstoffverbrauch des Feuers eine hypoxische Umgebung; O_2-Konzentrationen < 10% sind nicht selten. Außerdem entstehen bei unvollständiger Verbrennung häufig Kohlenmonoxid (CO) und Zyanide, die den O_2-Transport und die zelluläre O_2-Aufnahme blockieren. Durch Beeinträchtigung sowohl der pulmonalen als auch der zellulären O_2-Aufnahme kommt es oft zu schweren Gewebehypoxien, zur hypoxischen Hirnschädigung und zum Hirntod.

Kohlenmonoxid ist ein farb- und geruchloses Gas, das grundsätzlich bei unvollständiger Verbrennung, z.B. in schadhaften Öfen und Feuerstellen, als Autoabgas, aber auch an jeder Brandstätte entsteht. CO ist daher bei jeder Rauchgasinhalation beteiligt. Das Gas weist eine 240-mal stärkere Affinität zum Hämoglobin (Hb) auf als O_2 und verdrängt es daher aus seiner Bindung; zudem blockiert es die zelluläre Atmungskette. Hierdurch wird die O_2-Transportkapazität kritisch reduziert.

Klinisch manifestiert sich die resultierende Hypoxie v.a. am zentralen Nervensystem und am Herz-Kreislauf-System (Tabelle 25-3). Wegen der kirschroten Farbe des COHb entsteht keine Zyanose; das Ausmaß der Hypoxämie kann nicht am arteriellen pO_2 abgelesen werden und auch die Pulsoxymetrie liefert systematisch falsche Werte. Nur durch direkte Bestimmung des COHb-Gehaltes mit Hilfe eines CO-Oxymeters kann das Ausmaß der Intoxikation quantitativ erfasst werden. Die klinische Symptomatik korreliert eng mit der steigenden COHb-Konzentration im Blut.

Tabelle 25-3. Klinische Symptomatik bei der Kohlenmonoxidvergiftung

CO-Hb (% im Blut)	Symptome
0–10	Keine
10–20	Leichte Kopfschmerzen, Angina pectoris bei Belastung, Dyspnoe bei schwerer Belastung
20–30	Klopfende Kopfschmerzen, Thoraxschmerz, Dyspnoe bei mäßiger Belastung
30–40	Schwere Kopfschmerzen, Übelkeit, Erbrechen, Seh- und Denkstörungen
40–50	Bewusstlosigkeit, Tachykardie, Tachypnoe, Ataxie
50–60	Koma, Krämpfe, Cheyne-Stokes-Atmung
> 60	Schwere Atem- und Kreislaufstörungen, Exitus

25.7.2 Toxische und reizende Gase und Dämpfe

Je nach Exposition können nach Inhalation von Ammoniak, Schwefeldioxiden, Chlorverbindungen, Phosgen und Stickoxiden schwere Schleimhautschäden der Atemwege und ein ARDS entstehen.

Ammoniak und höhere Konzentrationen von Schwefeldioxid schädigen die Laryngotracheobronchialschleimhaut und können eine schwere Obstruktion der oberen Atemwege mit akuter Erstickungsgefahr verursachen.

Auch später, d.h. Wochen nach Exposition etwa von Ammoniak oder Stickoxiden und anderen Reizgasen, kann es gelegentlich zu einer *obliterierenden Bronchiolitis* kommen, die Dyspnoe, Reizhusten und Giemen hervorruft. Im Röntgenbild fallen diffuse, kleinherdförmige Infiltrationen auf.

25.7.3 Allergisierende Gase und Dämpfe

Verschiedene Gase und Dämpfe wirken sensibilisierend und können Asthma bronchiale und/oder eine allergische Pneumonitis hervorrufen. Da sich die Auswirkungen erst nach einer gewissen Latenzzeit zeigen, kann die eigentliche Ursache gelegentlich schwierig zu eruieren sein.

Die Anamnese hilft hier oft weiter. Bei Belastung am Arbeitsplatz verstärken sich die Beschwerden typischerweise nach der Arbeit bzw. nachts. Am Ende des Wochenendes und in den Ferien werden sie dann wieder geringer. Der direkte Nachweis der Ursache kann nur im Lungenfunktionslabor mit einem Bronchoprovokationstest geführt werden.

Die übliche Behandlung mit Bronchodilatatoren und Steroiden bessert zwar die Symptomatik, eine wirkliche Heilung ist jedoch nur durch Vermeidung der Exposition möglich.

25.7.4 Rauchinhalation

Rauch ist ein Gemisch von heißen Gasen und Dämpfen sowie kleiner Partikel. Die direkte Hitzewirkung reicht bei trockenem Rauch höchstens bis in die oberen Luftwege (meist nur oberhalb des Larynx). Heißer Dampf hat aufgrund seines hohen Wassergehalts eine höhere Wärmekapazität und kann dadurch Hitzeschäden auch in tieferen Lungenabschnitten verursachen.

Die chemisch-toxische Läsion kann sich, je nach den beteiligten Verbrennungsprodukten (s. Tabelle 25-4) auf die Atemwege beschränken oder aber die gesamte Lunge erfassen. Wasserlösliche Reizstoffe wie Ammoniak, HCl und Aldehyde (z.B. Formaldehyd, Acetaldehyd) verursachen eine schwere ödematöse Schädigung der oberen Luftwege mit Erstickungsgefahr. Sie dringen allerdings nicht tiefer ein, da wegen

Tabelle 25-4. Rauchinhalation: toxische Produkte und ihre Folgen

Verbrennungsprodukte	Toxisches Produkt	Klinische Wirkung
Polyvinylchlorid:	HCl und andere Chlorverbindungen Phosgen	Reizung oberer und unterer Atemwege Schädigung unterer Atemwege, ARDS
Polyurethan:	Isocyanate Zyanwasserstoffe	erhöhte Reagibilität der Atemwege Gewebshypoxie, Laktatazidose
Generell:	Aldehyde (Formaldehyd, Acetaldehyd, Akrolein)	Reizung und Schädigung der oberen Atemwege, Laryngospasmus, Ödem
	Bromide	ARDS
	Fluoride	Reizung der oberen Atemwege, ARDS
	Schwefeldioxid	Bronchokonstriktion (bei Asthmatikern), Bronchiolitis obliterans, ARDS
	Schwefelsäure	Gewebshypoxie
	NO	Gewebshypoxie
	NO_2	Erhöhte Reagibilität der Atemwege
	NO_2 (hohe Konzentrationen)	Lungengewebsschädigung, Lungenödem

des starken Reizes eine tiefe Inhalation reflektorisch verhindert wird.

Weniger wasserlösliche Substanzen (z.B. Chlorverbindungen, Zinkchlorid, Kadmium, Osmiumtetroxid, Paraquat, Vanadiumpentoxid) gelangen tiefer und verursachen Hustenreiz und Dyspnoe.

Nichtreizende Verbrennungsprodukte können tief in die Atemwege eindringen und dort langwirkend schädigen. Nach einer Latenzzeit von Stunden entwickelt sich eine schwere Dyspnoe, Hypoxämie und insgesamt das Bild eines ARDS mit diffusen Verschattungen im Röntgenbild. Später kann daraus eine chronische Lungenschädigung mit interstitieller Lungenfibrose oder/und obliterierender Bronchiolitis entstehen [9, 21].

In etwa 20% der Verbrennungsunfälle ist mit einer Rauchinhalation zu rechnen. Dadurch erhöht sich die Letalität um etwa das 6fache.

Diagnose

Bei der Diagnosestellung ist zwar die Verbrennungsverletzung eindeutig, wichtig ist jedoch festzustellen, wie weit die Schädigung durch toxische Produkte unvollständiger Verbrennung reicht. Ein wichtiger Anhaltspunkt ist bereits der Hinweis, dass der Brand im geschlossenen Raum stattgefunden hat. Brandspuren im Gesicht (z.B. verbrannte Gesichts- und Nasenhaare) und an der Mund- und Rachenschleimhaut, Heiserkeit, Stridor, Giemen und Störungen des Bewusstseins deuten auf erhebliche Schädigung der oberen Atemwege hin.

Ein wichtiger Hinweis ist der Anstieg des COHb-Gehalts im Blut: Er zeigt, dass toxische Produkte unvollständiger Verbrennung aufgenommen worden sind.

Rußiges Sputum ebenso wie der bronchoskopische Nachweis von Rußspuren in den Atemwegen sowie eine Hypoxämie weisen auf die Beteiligung des Lungenparenchyms hin. Das Thoraxröntgenbild ist für die Primärdiagnose äußerst unzuverlässig.

Viel aufschlussreicher ist der klinische Verlauf: zunehmende Produktion von zähem Bronchialsekret und vermehrter O_2-Bedarf sind gute Anhaltspunkte für eine Schädigung durch Rauchinhalation. In manchen Zentren wird die fiberoptische Bronchoskopie durchgeführt, um die Ausdehnung der Atemwegsschädigung festzustellen.

Hinweise auf eine schwere Rauchinhalation sind
- oropharyngeale Verbrennungsmale,
- Brandspuren im Gesicht,
- COHb im Blut > 20%.

Doch auch wenn die Lunge nicht durch direkte Rauchinhalation geschädigt wurde, muss im weiteren Verlauf stets mit sekundären, bakteriellen Pneumonien gerechnet werden.

Bei nichttödlichen CO-Intoxikationen kann es öfter zu unspezifischen neurologischen und neuropsychiatrischen Symptomen wie Bewegungsstörungen, Gedächtnis- und Konzentrationsschwäche und emotionaler Unausgeglichenheit kommen.

Therapie

Die Behandlungsprinzipien bei Rauchinhalation sind in der folgenden Übersicht dargestellt:

Behandlungsprinzipien bei Rauchinhalation

- Bei jedem Verdacht auf eine Beteiligung des Rachenraumes oder der oberen Atemwege muss möglichst frühzeitig eine endotracheale Intubation erfolgen, da die ödematöse Atemwegsobstruktion, insbesondere unter massiver Infusionstherapie, rasch zunehmen kann.

- Eine Tracheotomie wird in der Regel nur bei schweren Verbrennungsschäden der oberen Atemwege durchgeführt. Bei Verbrennungsschäden der Haut im Halsbereich ist die perkutane Punktionstracheotomie vorzuziehen.
- Das erheblich zähe Bronchialsekret erfordert eine intensive Bronchialtoilette und physikalische Lungenbehandlung. Die Patienten sollten angehalten werden, ausgiebig und kräftig zu husten. Obstruierende Beläge und Schorf lassen sich mit dem starren Bronchoskop entfernen.
- Initial Zufuhr von 100 % O_2. Da häufig CO beteiligt ist, sollte COHb bestimmt werden.
- *Vorsicht:* COHb wird von der Pulsoxymetrie nicht erfasst; der dadurch fehlbestimmte pS_aO_2-Wert ist vermeintlich „normal" und kann zusammen mit der kirschroten Hautfarbe des Patienten zu einer gefährlichen Unterschätzung der Hypoxämie führen!
- Bei Lungenödem Atmung unter CPAP bzw. PEEP-Beatmung einsetzen; die Atemluft sollte ausreichend befeuchtet sein.
- Großzügiger Einsatz von Bronchodilatatoren, da häufig nicht entschieden werden kann, ob ein Bronchospasmus vorliegt.

Grundsätzlich sollte jeder Patient mit einer Rauchvergiftung über 24 h klinisch beobachtet werden, da auch nach längerer Latenzzeit mit Lungenparenchymreaktionen gerechnet werden muss. Besonders gefährlich sind Heißdampfinhalation und Kunststoffbrände.

Schwere (z. B. kardiovaskuläre oder pulmonale) Begleiterkrankungen erhöhen ebenfalls das Risiko.

Spezielle Behandlung der CO-Intoxikation

Dringlichsten Vorrang hat hier die Beseitigung der Asphyxie: 100 % O_2-Atmung bereits an der Notfallstelle, möglichst mit Intubation und Beatmung, da nur so wirklich 100 % O_2 zugeführt werden können. Vermeintlich „normale" Pulsoxymetriewerte dürfen nicht fehlgedeutet werden!

Die hohe O_2-Konzentration hat zwei Effekte:
- Zunächst wird das asphyktische Gewebe zusätzlich mit O_2 versorgt. Bei einem F_IO_2 von 100 % steht damit zumindest ein Teil des O_2-Bedarfs des Organismus in gelöster Form zur Verfügung.
- Darüber hinaus verdrängt der hohe O_2-Partialdruck das CO aus seiner Bindung am Hb: Während die Halbwertszeit für CO unter Raumlauft bei etwa 250 min liegt, vermindert sie sich unter 100 % O_2 auf etwa 40 min.

Sofern möglich, kann eine hyperbare Oxygenierung indiziert sein. Auch die Asphyxiegefahr durch andere Gase wie CO, Stickstoff oder Methan ist ähnlich zu behandeln.

Spezielle Behandlung bei Exposition mit anderen Gasen und Dämpfen

- *Zyanide oder Schwefelwasserstoffe:*
Diese Stoffe blockieren die oxydative Phosphorylierung durch Bindung an Zytochrom; dadurch wird die O_2-Aufnahme der Mitochondrien unterbunden. Bleibt bei Inhalationsschäden trotz adäquater Therapie eine metabolische Azidose bestehen, so weist das auf eine Beteiligung von Zyaniden hin [12].
Bei Exposition mit Zyaniden oder Schwefelwasserstoffen wird empfohlen, zusätzlich zu den oben genannten Maßnahmen möglichst bald mit einer Antidotbehandlung zu beginnen: Injektion von *4-Dimethylaminophenol (4-DMAP)* oder *Natriumnitritlösung,* Inhalation von *Amylnitrit* sowie bei Zyanidvergiftung *Natriumthiosulfatlösung.* Durch die Nitritzufuhr wird Hämoglobin in Methämoglobin verwandelt. Dieses bindet die Zyanide und löst sie aus ihrer Bindung zum Zytochrom. Die Sulfide werden durch Bildung von Sulfmethämoglobin inaktiviert. Natriumthiosulfat dagegen verbindet sich mit Zyaniden zu weniger toxischen Thiozyanaten.

Von Kortikosteroiden zur Prophylaxe und Behandlung von Lungenschäden wird eher abgeraten; sie fördern Infektionen. Im übrigen gelten die gleichen Regeln wie für die Behandlung des ARDS aus anderer Ursache.

■ **Flüssigkeitszufuhr.** Ausgedehnte Verbrennungen erfordern eine ausreichende Flüssigkeitszufuhr. Da aber gleichzeitig oft pulmonale Permeabilitätsstörungen vorliegen, kommt es unter der Flüssigkeitstherapie, insbesondere bei vermehrter Zufuhr kristalliner Lösungen, leicht zu einer erheblichen und raschen Zunahme des Lungenödems.

Andererseits wäre in dieser Situation eine unzureichende Volumentherapie gefährlich, da es zu Schock und Organschämien kommen kann. Besteht kein gleichzeitiger Blutverlust durch Begleitverletzungen, so kann sich die Flüssigkeitszufuhr bei Verbrennungen am Hämatokrit orientieren: anzustreben ist ein Hämatokrit von 40 % oder leicht darüber. Eine Überwässerung muss aber unbedingt vermieden werden. Dabei können Diuretika (z. B. Furosemid) wirksam eingesetzt werden.

Die häufig entstehenden sekundären bakteriellen Pneumonien sollten gezielt, d. h. nach Keimnachweis und Resistenzbestimmung, antibiotisch behandelt werden. Eine prophylaktische Antibiotikabehandlung wird nicht empfohlen.

Nach Beginn der intravenösen Antidotbehandlung kann die Amylnitritinhalation beendet werden. Ferner muss die Haut sorgfältig dekontaminiert werden.

- *Toxische und reizende Gase und Dämpfe:*
Hier sollte frühzeitig mit einer hochdosierten inhalativen Kortikoidtherapie begonnen werden, z.B. Budesonid- oder Dexametasonspray, 2–4 Hübe alle 5 min.

Literatur

1. Albert R (1996) Positioning and the patient with acute respiratory distress. Curr Opinion Crit Care 2: 67–72
2. Amato MB, Barbas CS, Medeiros DM, Magaldi RB, Schettino GP, Lorenzi Filho G et al. (1998) Effect of a protective-ventilation strategy on mortality in the acute respiratory distress syndrome. N Engl J Med 338: 347–354
3. ARDS Network (2000) Ventilation with lower tidal volumes as compared with traditional tidal volumes for acute lung injury and the acute respiratory distress syndrome. N Engl J Med 342: 1301–1308
4. Artigas A, Bernard G, Carlet J et al. (1998) The American-European Consensus Conference on ARDS, pt 2. Am J Respir Crit Care Med 157: 1332–1347
5. Bernard G, Artigas A, Brigham K et al. (1994) Report of the American-European consensus conference on ARDS: definitions, mechanisms, relevant outcomes and clinical trial coordination. Intensive Care Med 20: 225–232
6. Blackwell TS, Christman JW (1996) Sepsis and cytokines: current status. Br J Anaesth 77: 110–117
7. Bone R, Balk R, Cerra F et al. (1992) Definitions for sepsis and organ failure and guidelines for the use of innovative therapies in sepsis. Chest 101: 1644–1655
8. De Jonghe B, Cook D, Sharshar T et al. (1998) Acquired neuromuscular disorders in critically ill patients: a systematic review. Intensive Care Med 24: 1242–1250
9. Demling R (1985) Burns. N Engl J Med 313: 1389–1398
10. Downey G, Granton J (1997) Mechanisms of acute lung injury. Curr Opinion Crit Care 3: 43–50
11. Feihl F, Perret C (1994) Permissive hypercapnia. How permissive should we be? Am J Respir Crit Care Med 150: 1722–1737
12. Frampton M, Utell M (1995) Inhalation injuries due to accidental and environmental exposures. Curr Opinion Crit Care 1: 246–252
13. Gattinoni L, Pelosi P (1996) Pathophysiologic insights into acute respiratory failure. Curr Opinion Crit Care 2: 8–12
14. Gattinoni L, Pelosi P, Crotti S, Valenza F (1995) Effects of positive end-expiratory pressure on regional distribution of tidal volume and recruitment in adult respiratory distress syndrome. Am J Respir Crit Care Med 151: 1807–1814
15. Haake R, Schlichtig R, Ulstad DR, Henschen RR (1991) Barotrauma: Pathophysiology, risk factors, and prevention. Chest 4: 608–613
16. Heffner J, Brown L, Barbieri C, Harpel K, DeLeo J (1995) Prospective validation of an acute respiratory distress syndrome predictive score. Am J Respir Crit Care Med 152: 1518–1526
17. Knaus W, Sun X, Hakim R, Wagner D (1994) Evaluation of definitions for adult respiratory distress syndrome. Am J Respir Crit Care Med 150: 311–317
18. Kollef M, Schuster D (1995) The acute respiratory distress syndrome. N Engl J Med 332: 27–37
19. Krafft P, Fridrich P, Pernerstorfer T et al. (1996) The acute respiratory distress syndrome: definitions, severity and clinical outcome. An analysis of 101 clinical investigations. Intensive Care Med 22: 519–529
20. Kreimeier U, Frey L, Messmer K (1993) Small-volume resuscitation. Curr Opinion Anaesth 6: 400–408
21. Lentz C, Peterson H (1996) Smoke inhalation is a multilevel insult to the pulmonary system. Curr Opinion Crit Care 2: 230–235
22. Lewandowski K, Metz J, Deutschmann C et al. (1995) Incidence, severity, and mortality of acute respiratory failure in Berlin, Germany. Am J Respir Crit Care Med 151: 1121–1125
23. Marini J, Evans T (1998) Round table conference: acute lung injury. Intensive Care Med 24: 878–883
24. Milberg JA, Davis DR, Steinberg KP, Hudson LD (1995) Improved survival of patients with aute respiratory distress syndrome (ARDS): 1983–1993. JAMA 273: 306–309
25. Mitchell J, Schuller D, Calandrino F, Schuster D (1992) Improved outcome based on fluid management in critically ill patient requiring pulmonary artery catherization. Am Rev Respir Dis 145: 990–998
26. Murray JF, Matthay MA, Luce JM, Flick MR (1988) An expanded definition of the adult respiratory distress syndrome. Am Rev Respir Dis 138: 720–723
27. O'Keefe G, Maier R (1997) New regimens in the management of posttraumatic respiratory failure. Curr Opinion Pulm Med 3: 227–233
28. Pape H, Regel G, Tscherne H (1996) Conroversies regarding fracture management in the patient with multiple trauma. Curr Opinion Crit Care 2: 295–303
29. Parker J, Hernandez L, Peevy K (1993) Mechanisms of ventilator-induced lung injury. Crit Care Med 21: 131–143
30. Regel G, Lobenhoffer P, Lehmann U, Pape H, Pohlemann T, Tscherne H (1993) Ergebnisse in der Behandlung Polytraumatisierter. Eine vergleichende Analyse von 3406 Fällen zwischen 1972 und 1991. Unfallchirurg 96: 350–362
31. Rossaint R, Pappert D, Falke K (1996) Nitric oxide and pulmonary circulation. Curr Opinion Crit Care 2: 29–34
32. Sabbe M (1995) Recent advances in the diagnosis and treatment of thoracic injuries. Curr Opinion Crit Care 1: 503–508
33. Schuller D, Schuster D (1996) Fluid management in acute respiratory distress syndrome. Curr Opin Crit Care 2: 1–7
34. Schuster D (1995) What is acute lung injury? What is ARDS? Chest 107: 1721–1726
35. Schuster D (1997) Identifying patients with ARDS: time for a different approach. Intensive Care Med 23: 1197–1203
36. Stewart T, Meade M, Cook D et al. (1998) Evaluation of a ventilation strategy to prevent barotrauma in patients at high risk for acute respiratory distress syndrome. Pressure- and Volume-Limited Ventilation Strategy Group. N Engl J Med 338: 355–361
37. Sydow M, Burchardi H (1996) Inverse ratio ventilation and airway pressure release ventilation. Curr Opinion Anaesthesiology 9: 523–528
38. Villar J, Slutsky A (1996) Is the outcome from acute respiratory distress syndrome improving? Curr Opinion Crit Care 2: 79–87
39. Witt N, Zochodne D, Bolton C et al. (1991) Peripheral nerve function in sepsis and multiple organ failure. Chest 99: 176–184

Kapitel 26: Pneumonien

S. Ewig

26.1 Definitionen 497

26.2 Pathophysiologie 497

26.3 Schwere Verlaufsformen der ambulant erworbenen Pneumonie 498
26.3.1 Definition 498
26.3.2 Epidemiologie 498
26.3.3 Indikationen für eine Intensivtherapie 498
26.3.4 Mikrobiologische Diagnostik 499
26.3.5 Prognose 499
26.3.6 Therapie 499

26.4 Schwere Pneumonien unter Immunsuppression 500
26.4.1 Definition 500
26.4.2 HIV-Infektion 500
26.4.3 Organtransplantation und andere Zustände mit iatrogener Immunsuppression 501
26.4.4 Neutropenie 502

26.5 Nosokomiale Pneumonien 502
26.5.1 Definition 502
26.5.2 Pathogenese 503
26.5.3 Epidemiologie 503
26.5.4 Diagnostik 503
26.5.5 Prognose 505
26.5.6 Therapie 505

Literatur 506

Pneumonien

Pneumonien

S. Ewig

26.1 Definitionen

Die heute gebräuchlichen Definitionen der unterschiedlichen Formen der Pneumonie haben nicht nur eine begrifflich ordnende Funktion, sondern bezeichnen jeweils spezifische ätiopathogenetische, diagnostische und therapeutische Konzepte. Es kommt ihnen somit ein klinisch handlungsanweisender Wert zu.

Ambulant erworbene Pneumonie

Unter ambulant erworbenen Pneumonien versteht man Pneumonien des nicht hochgradig immunsupprimierten Patienten, die sich außerhalb des Krankenhauses entwickeln. In die Gruppe der nicht hochgradig immunsupprimierten Patienten werden dabei auch solche eingeschlossen, die eine mit bestimmten Grunderkrankungen einhergehende Immunsuppression ohne definiertes Risiko opportunistischer Infektionen aufweisen (z. B. COPD, Diabetes mellitus, Leberzirrhose).

Nosokomiale Pneumonie

Im Gegensatz zur ambulant erworbenen Pneumonie bezeichnet man Pneumonien des nicht hochgradig immunsupprimierten Patienten, die nach stationärer Aufnahme auftreten, als *nosokomiale Pneumonien*. Man unterscheidet nosokomiale Pneumonien des spontan atmenden Patienten von den (viel häufigeren) Pneumonien des beatmeten Patienten (*Beatmungspneumonie*).

Pneumonie unter Immunsuppression

Schließlich bilden Pneumonien des hochgradig immunsupprimierten Patienten eine eigene Gruppe, die je nach vorherrschendem Immundefekt (T-Zell-, B-Zelldefekt oder Neutropenie) und dem daraus resultierenden Risiko opportunistischer Infektionen differenziert werden können. Auch in dieser Gruppe findet sich das spezifische Muster des Erregerspektrums der ambulant und nosokomial erworbenen Pneumonien entsprechend dem Ort der Pneumonieentstehung; der jeweilige Grad der Immunsuppression bleibt jedoch für das Gesamtbild des Erregerspektrums bestimmend.

Primäre oder sekundäre Pneumonie

- *Primäre Pneumonien* bezeichnen Pneumonien des vor der Pneumonieepisode gesunden Patienten; sie sind eine Sondergruppe innerhalb der ambulant erworbenen Pneumonien.
- *Sekundäre Pneumonien* sind Pneumonien, die bei Patienten mit vorbestehender Grunderkrankung auftreten.

Da die Grunderkrankung allgemein geringeren Einfluss auf die Erreger-Wirt-Interaktion hat als die ambulante bzw. nosokomiale Entstehung sowie der jeweilige Grad der Immunsuppression, ist diese Einteilung mehr von heuristischem Interesse.

Typische oder atypische Pneumonie

Analoges gilt für die Einteilung der ambulant erworbenen Pneumonien als „typisch" (nach traditioneller Vorstellung bedingt durch klassische pyogene Erreger) und „atypisch" (bedingt durch „atypische" Bakterien und Viren). Nach heutigem Wissen kann eine solche Unterscheidung nach klinischen Kriterien im Individualfall nicht ausreichend valide getroffen werden und stellt daher keine Grundlage für differentialtherapeutische Entscheidungen dar.

26.2 Pathophysiologie

Bei schweren Pneumonien kommt es als Folge ausgeprägter Minderbelüftung gut perfundierter Lungenabschnitte zu einem hohen Anteil von Kompartimenten mit niedrigem Ventilations-Perfusions-Quotienten bis hin zum Shunt. Der Shuntanteil kann dabei bis zu 50 % des Herzminutenvolumens betragen.

Zusätzlich kann aufgrund flacher Atmung (Minderung der Compliance, schmerzbedingte Schonhaltung) die Totraumventilation auf bis zu 60 % zunehmen. Der pulmonalarterielle Druck kann auf ca. 35 mmHg ansteigen. Ein Teil der Ventilations-Perfusions-Störungen ist offenbar auf eine partielle Aufhebung der hypoxischen Vasokonstriktion durch im Rahmen der Immunantwort freiwerdende vasodilatierende Metaboliten der Arachidonsäure (Prostazyklin) zurückzuführen [9, 14].

Somit kann eine Pneumonie zu *schweren Oxygenierungsstörungen* sowie (insbesonders bei Patienten mit pulmonaler Vorerkrankung) zusätzlich zu einer *ventilatorischen Insuffizien* als Folge einer Überlastung der Atempumpe führen.

26.3 Schwere Verlaufsformen der ambulant erworbenen Pneumonie

26.3.1 Definition

Bis heute gibt es keine allgemein anerkannte Definition der schweren ambulant erworbenen Pneumonie. Kriterien einer schweren Verlaufsform sind eine schwere respiratorische Insuffizienz sowie eine schwere Sepsis bzw. ein septischer Schock. Die röntgenologische Ausbreitung der Pneumonie scheint ein zusätzliches, unabhängiges Kriterium zu sein [6]. Darüber hinaus sind einige Verlaufsparameter von Bedeutung (s. folgende Übersicht).

Tabelle 26-1. Ätiologie der schweren Verlaufsformen der ambulant erworbenen Pneumonie. Häufigkeitsangaben beziehen sich auf die höchste und niedrigste Inzidenz (>0) in epidemiologischen Studien; (*Streptococcus pneumoniae* stellt den einzigen Erreger dar, der in allen Studien gefunden worden ist)

Erreger	Häufigkeit [%]
Streptococcus pneumoniae	12–38
Legionella pneumophila	3–30
Gramnegative Enterobacteriaceae (GNEB)	2–34
Haemophilus influenzae	2–13
Staphylococcus aureus bzw. spp.	1–18
Mycoplasma pneumoniae	1–7
Respiratorische Viren	1–5
Pseudomonas aeruginosa	1–5

Kriterien der schweren ambulant erworbenen Pneumonie [4]

- Kriterien der schweren respiratorischen Insuffizienz
  - Atemfrequenz > 30/min
  - $p_aO_2/F_IO_2 < 250$
  - Notwendigkeit der (Intubation und) Beatmung
- Kriterien der Kreislaufinsuffizienz/der schweren Sepsis bzw. des septischen Schocks
  - Systolischer arterieller Blutdruck < 90 mmHg
  - Diastolischer arterieller Blutdruck < 60 mmHg
  - Notwendigkeit einer Vasopressortherapie > 4 h
  - Akute Bewusstseinstrübung
  - Manifester septischer Schock
  - Akute Niereninsuffizienz
- Kriterien der röntgenologischen Ausbreitung
  - Bilaterale Infiltrate
  - Multilobäre Infiltrate
  - Progression der Infiltrate um 50 % innerhalb von 48 h

26.3.2 Epidemiologie

Inzidenz

Die Inzidenz der ambulant erworbenen Pneumonie beträgt 2–15/1000 Einwohner/Jahr. Etwa 20 % der Verläufe erfordern eine stationäre Behandlung. Von diesen nehmen ca. 10–15 % einen schweren (intensivtherapiepflichtigen) Verlauf [16].

Komorbidität

Etwa 1/3 der Patienten weist keine Grunderkrankung auf (primäre Pneumonien), während bei 2/3 Grundkrankheiten bestehen. Am häufigsten liegen eine chronisch-obstruktive Lungenerkrankung (COPD), Alkoholkrankheit, chronische Herzerkrankung oder ein Diabetes mellitus vor.

Gründe für eine Intensivtherapie

Häufigster Grund für eine Intensivtherapie ist eine schwere respiratorische Insuffizienz, gefolgt von schwerer Sepsis bzw. septischem Schock. Andere pulmonale und extrapulmonale Komplikationen (z. B. Abszessbildung, Empyem bzw. Meninigits, dekompensierte Herzinsuffizienz) stellen zusätzliche Indikationen zur Intensivtherapie dar.

Ätiologie

Streptococcus pneumoniae ist der häufigste Erreger auch der schweren Verlaufsformen, das sonstige Erregerspektrum ist regional stark unterschiedlich. Damit stellt *Streptococcus pneumoniae* den einzigen Erreger dar, der in allen Studien gefunden worden ist. Häufige Erreger sind in Tabelle 26-1 wiedergegeben.

26.3.3 Indikationen für eine Intensivtherapie

Diese sollten auf einfachen klinischen Kriterien, der Blutgasanalyse sowie dem Röntgenbild des Thorax beruhen. Die wichtigsten klinischen Parameter sind:
- Atemfrequenz,
- Herzfrequenz,
- systolischer und diastolischer arterieller Blutdruck,
- Bewusstseinszustand,
- Urinausscheidung.

Das Alter „per se" stellt keine Kontraindikation zur Intensivtherapie dar, da es kein unabhängiger prognostischer Faktor für einen tödlichen Ausgang ist. Entscheidend für die Indikationsstellung einer Intensivtherapie beim älteren Patienten ist vielmehr der prämorbide Allgemeinzustand.

26.3.4 Mikrobiologische Diagnostik

Stellenwert
Die mikrobiologische Diagnostik weist eine Reihe wichtiger Nachteile auf:
- Die Ergebnisse der mikrobiologischen Diagnostik sind erst nach Stunden (Sofortdiagnostik) oder Tagen (Kulturen, Serologien) verfügbar, in jedem Fall aber nicht zum Zeitpunkt der initialen Einschätzung. Die möglichst rasche Einleitung einer adäquaten antimikrobiellen Therapie ist jedoch prognostisch entscheidend.

- Die meisten diagnostischen Techniken weisen nur eine begrenzte Sensitivität und Spezifität auf; die diagnostische Ausbeute aller kulturellen Techniken wird durch eine vorbestehende antimikrobielle Therapie noch weiter verschlechtert.
- Eine Reduktion der Letalität durch den Einsatz der mikrobiologischen Diagnostik ist nicht nachgewiesen.

Vor diesem Hintergrund ergeben sich für die mikrobiologische Diagnostik 2 wichtige Funktionen:
- Identifikation des Erregerspektrums der eigenen Region als Orientierung für eine initiale kalkulierte antimikrobielle Therapie („epidemiologische Funktion").
- Identifikation des Erregers im Individualfall, um die initiale antimikrobielle Therapie zu modifizieren („individuelle Funktion").

Jede größere Intensivstation sollte daher eine umfassende mikrobiologische Diagnostik durchführen und die Ergebnisse der mikrobiologischen Diagnostik systematisch erfassen, um das eigene Erregerspektrum als Basis der initialen kalkulierten antimikrobiellen Therapie zu identifizieren. Trotz ungeklärtem Einfluss des Erregernachweises im Individualfall auf den Ausgang erleichtert dieser in jedem Fall die Therapiesteuerung.

Diagnostische Verfahren
Bei allen Patienten sollten 2 Blutkulturen, Sputum zur Gram-Färbung und Kultur sowie eine Serologie auf *Legionella pneumophila*, *Mycoplasma pneumoniae* (IgM) und *Chlamydia pneumoniae* (IgM) untersucht werden. Nach 2 (ggf. 3 oder 4) Wochen sollte ein Zweitserum für Untersuchungen auf *Legionella pneumophila*, *Mycoplasma pneumoniae*, *Chlamydia pneumoniae*, *Coxiella burnetii* und respiratorische Viren (*Influenzavirus*, *Parainfluenzavirus*, *RS-Virus*, *Adenovirus*) gewonnen werden. *Legionella spp.* sollten auch mittels des Urinantigens gesucht werden.

Im Falle eines größeren Pleuraergusses muss eine Thorakozentese mit Zytologie, Bestimmung der laborchemischen Charakteristika (Transsudat/Exsudat) sowie Kultur erfolgen.

Beim beatmeten Patienten sollte ein Tracheobronchialsekret gewonnen und quantitativ kulturell aufgearbeitet werden. Eine Bronchoskopie mit geschützter Bürste (PSB) und/oder bronchoalveolärer Lavage (BAL) sollte in erster Linie bei einem Scheitern der initialen antimikrobiellen Therapie erwogen werden. In diesen Fällen ist es wichtig, eine umfassende mikrobiologische Aufarbeitung (auf bakterielle ebenso wie opportunistische Erreger) zu veranlassen.

26.3.5 Prognose

Die Letalität der schweren Verlaufsformen der ambulant erworbenen Pneumonie beträgt 20–35%, in einigen Untersuchungen auch > 50%. Todesursachen sind meist eine therapierefraktäre Hypoxie oder ein therapierefraktärer septischer Schock bzw. Multiorganversagen. Von den Überlebenden haben nach 2 Jahren ca. 50% wieder ihre normale Lebens- und Arbeitsweise aufgenommen.

Prognostische Faktoren
Die wichtigsten prognostischen Faktoren umfassen den prämorbiden Allgemeinzustand des Patienten, eine inadäquate initiale antimikrobielle Therapie, das Vorliegen einer Bakteriämie sowie Faktoren, die die schwere respiratorische Insuffizienz, die schwere Sepsis bzw. den septischen Schock sowie die röntgenologische Ausbreitung der Infiltrate reflektieren [3]. Unter den mikrobiellen Ätiologien kommt *Streptococcus pneumoniae*, *Legionella pneumophila*, *Staphylococcus aureus*, *Klebsiella pneumoniae*, anderen gramnegativen Enterobacteriaceae (GNEB) sowie *Pseudomonas aeruginosa* prognostische Bedeutung zu.

26.3.6 Therapie

Antimikrobielle therapeutische Grundstrategie
Die initiale antimikrobielle Therapie sollte sich am lokalen Erregerspektrum orientieren oder – wo dies nicht bekannt ist – am mutmaßlich der eigenen Region ähnlichsten Spektrum anderer Regionen („kalkulierte antimikrobielle Therapie"). Die initiale kalkulierte antimikrobielle Therapie wird dann entsprechend den Ergebnissen der mikrobiologischen Diagnostik im Individualfall modifiziert.

Initiale kalkulierte antimikrobielle Therapie
Die Kombination aus einem Cephalosporin der 2. Generation (z. B. Cefuroxim) plus Makrolid oder Aminopenicillin mit β-Laktamasehemmer stellt eine rational kalkulierte Basistherapie in Regionen dar, in denen die Penicillinresistenzrate von *Streptococcus pneumoniae* < 5 % beträgt. Anderenfalls wäre ein Cephalosporin der 3. Generation (z. B. Ceftriaxon, Cefotaxim) einzusetzen.

Ebenfalls Cephalosporine der 3. Generation oder ein Acylureidopenicillin mit β-Laktamasehemmer (z. B. Piperacillin plus Tazobactam) (plus Makrolid) empfehlen sich bei Grunderkrankungen mit einem erhöhten Risiko für das Vorliegen gramnegativer Enterobacteriaceae (GNEB), z. B. bei COPD, bei Patienten aus Pflegeheimen oder Patienten mit antimikrobieller Vorbehandlung. Eine Therapie mit Wirksamkeit gegen *Pseudomonas aeruginosa* durch ein Pseudomonaswirksames Cephalosporin der 3. Generation (Ceftazidim) oder ein Acylureidopenicillin mit β-Laktamasehemmer plus Aminoglykosid – z. B. Tobramycin – (plus Makrolid) sollte bei Patienten mit schwerer COPD (und anamnestisch häufigen Hospitalisationen bzw. antimikrobiellen Behandlungen) und Bronchiektasen erwogen werden. Alternativ kann statt des Aminoglykosids ein Chinolon (z. B. Ciprofloxacin) eingesetzt werden.

■ **Aspirationspneumonie.** Patienten mit Verdacht auf Aspirationspneumonie sollten ein Aminopenicillin plus β-Laktamasehemmer, Clindamycin oder Carbapenem (z. B. Imipenem oder Meropenem) erhalten. In der Winter-/Frühjahrszeit, in der mit Influenzaviren gerechnet werden muss, sollte im Verdachtsfall *Staphylococcus aureus* abgedeckt werden (Cephalosporin der 2. Generation).

Nichtmedikamentöse Therapie

Die Therapie der schweren O_2-refraktären respiratorischen Insuffizienz bestand bisher alternativlos in der Intubation und Beatmung. Aktuell häufen sich Erfahrungsberichte über einen erfolgreichen Einsatz der nichtinvasiven Beatmung auch bei schweren Verlaufsformen der ambulant erworbenen Pneumonie. Indikationen und Kontraindikationen scheinen allgemeinen Prinzipien zu folgen.

Im Falle einer unilateralen Pneumonie kann durch *Lagerung* des Patienten auf die gesunde Seite das Ventilations-Perfusions-Verhältnis und somit die Hypoxämie (um $p_aO_2 \cong 10-15$ mmHg) gebessert werden.

Inhaliertes *Prostazyclin* und *Stickstoffmonoxid* (NO) können beide das Ventilations-Perfusions-Verhältnis über eine Vasodilatation der gut belüfteten Lungenareale und somit die Hypoxämie (um $p_aO_2 \cong 20$ mmHg) verbessern. Die Bedeutung dieser Effekte hinsichtlich der Prognose sind noch nicht ausreichend untersucht. Dies gilt ebenso für alle Versuche einer *Immunstimulation* über z. B. Filgastrim (G-CSF) bzw. einer Immunsuppression mit z. B. Steroiden.

26.4 Schwere Pneumonien unter Immunsuppression

26.4.1 Definition

Unter „Immunsuppression" werden hier hochgradige Beeinträchtigungen der systemischen (und lokalen) Immunität verstanden. Dazu gehören:

- HIV-Infektion,
- Organtransplantation und andere Zustände mit iatrogener Immunsuppression (z. B. Steroidtherapie > 20 mg Prednisonäquivalent),
- Neutropenie (<1000/μl).

26.4.2 HIV-Infektion

Erregerspektrum

Der akuten respiratorischen Insuffizienz HIV-infizierter Patienten liegt am häufigsten eine *Pneumocystis-carinii-Pneumonie (PCP)* zugrunde.

Andere Ursachen umfassen neben bakteriellen Pneumonien das gesamte Spektrum der möglichen HIV-assoziierten pulmonalen Komplikationen. Die relativen Häufigkeiten einzelner Komplikationen sind in Tabelle 26-2 zusammengefasst.

Pneumocystis-carinii-Pneumonie (PCP)

Der Anteil der Episoden einer PCP mit akuter respiratorischer Insuffizienz konnte in den letzten Jahren von ca. 20 % auf ca. 10 % gesenkt werden. Die Kurzzeitprognose dieser schweren Verläufe (Ausgang auf der Intensivstation) wird durch folgende Faktoren bestimmt:

- Zeitpunkt der Diagnosestellung einer PCP (ungünstige Prognose bei später Diagnosestellung),
- Verlauf der PCP unter Therapie (ungünstige Prognose bei Verschlechterung der akuten respiratorischen Insuffizienz trotz optimaler Therapie),
- Immunitätsstatus,
- Stand der Aids-Erkrankung (Anzahl opportunistischer Infektionen),
- pulmonale Koinfektionen (z. B. Zytomegalie).

Die Letalität auf der Intensivstation beträgt bei rechtzeitiger Diagnosestellung 30–60 %, bei ungünstigen prognostischen Faktoren bis zu 90 % [10, 17]. Die Langzeitprognose (Ausgang nach erfolgreicher Therapie auf der Intensivstation bzw. Entlassung aus dem Krankenhaus) wird bestimmt von den verbleibenden Optionen der antiretroviralen Therapie.

Tabelle 26-2. Erregerspektrum der HIV-assoziierten Pneumonie mit akuter respiratorischer Insuffizienz

Erreger	Häufigkeit [%]
Pneumocystis carinii	50
Pneumocystis carinii plus andere Erreger	20
– plus bakterielle Erreger	10
– plus Zytomegalie	10
Bakterielle Pneumonien	5–10
Zytomegalie	Sporadisch
Atypische Mykobakterien	Sporadisch
Ungeklärt	10–25

Indikation zur Intensivtherapie

Eine Indikation zur Intensivtherapie bei akuter respiratorischer Insuffizienz ist in der Regel gegeben. Der Verzicht auf eine Intensivtherapie kann im Falle einer weit fortgeschrittenen Aids-Erkrankung mit Vorliegen chronischer opportunistischer Infektionen und Invaliditätsfolge sowie ausgeschöpfter antiretroviraler Therapiereserve erwogen werden. Es erscheint – soweit möglich – immer geboten, mit dem Patienten frühzeitig über Möglichkeiten und Grenzen der Intensivtherapie sowie die im individuellen Fall vorliegende prognostische Situation zu sprechen.

Diagnostik

Aufgrund der Diversität der potentiellen ursächlichen Erreger sowie der guten diagnostischen Ausbeute zumindest bei opportunistischen Erregern sollte stets der Versuch eines *Erregernachweises* erfolgen. Bei beatmeten Patienten ist stets eine bronchoskopische Diagnostik mit bronchoalveolärer Lavage (BAL) indiziert. Die BAL sollte untersucht werden auf:

- bakterielle Erreger (möglichst quantitativ),
- Pilze
- Mykobakterien,
- Viren,
- Pneumocystis carinii,
- Toxoplasma gondii.

Therapie

- *Therapie der akuten respiratorischen Insuffizienz:*
  - Mit hohen O_2-Flüssen über Nasensonde oder Venturi-Maske kann versucht werden, die O_2-Sättigung bei >90% zu halten. Gelingt dies nicht, kann bei kooperativen Patienten vor einer Intubation der Versuch einer nichtinvasiven Maskenbeatmung unternommen werden.
- *Kalkulierte initiale antimikrobielle Therapie:*
  - Die kalkulierte initiale antimikrobielle Therapie ohne bzw. vor Erregernachweis erfolgt in Abhängigkeit von der CD4-Zellzahl:
  - CD4 ≥ 250/µl: wie schwere Verlaufsformen der ambulant erworbenen Pneumonie,
  - CD4 < 250/µl: Therapieregime für *Pneumocystis carinii* plus Kombination aus Rifampicin und Ciprofloxacin oder Carbapenem.
- *Therapie der schweren Pneumocystis-carinii-Pneumonie:*
  Basis der antimikrobiellen Therapie ist Cotrimoxazol, Reservemittel ist Pentamidin. Adjuvant werden Steroide eingesetzt (Prednisolon 0,5–2 mg/kgKG i.v. über ca. 7–10 Tage). Ein Ansprechen auf die Therapie zeigt sich bei einigen Patienten bereits in den ersten 72 h, abweichend von geltenden Regeln der antibakteriellen Therapie häufiger jedoch erst nach 4–8 (bis 10) Tagen. Eine Änderung der Medikation bei Nichtansprechen ist daher vor Ablauf von 7 Tagen nicht sinnvoll. Bei Therapieversagen sollte jedoch die Möglichkeit von Koinfektionen erwogen werden.

Kontrollierte Studien zur Therapie der PCP im Fall eines Nichtansprechens auf das erste antimikrobielle Regime gibt es derzeit nicht. Auch steht keine Methodik zur Verfügung, um die Empfindlichkeit des Erregers zu prüfen. Da für Pentamidin die relativ beste Datenbasis besteht, sollte es als Reservemittel der Wahl eingesetzt werden.

Eine Kombinationstherapie aus Cotrimoxazol und Pentamidin ist ebenfalls nicht gesichert überlegen, erhöht jedoch die Toxizität.

Sogenannte Salvage-Optionen bestehen in der Kombination aus Clindamycin und Pyrimethamin, aus Trimetrexat sowie DFMO (Difluoromethyl-Ornithin).

26.4.3 Organtransplantation und andere Zustände mit iatrogener Immunsuppression

Erregerspektrum

Das Erregerspektrum ähnelt naturgemäß demjenigen der HIV-Infektion. Bei transplantierten Patienten ist das Zeitfenster zu berücksichtigen, nach dem das Risiko für bestimmte Erreger abgeschätzt werden kann ([15], Tabelle 26-3).

Tabelle 26-3. Zeitfenster des Erregerspektrums bei organtransplantierten Patienten

Zeit nach Organtransplantation (Tage)	Vorherrschende Erreger
1–28	Grampositive und gramnegative Bakterien (bei Neutropenie auch Pilze: Aspergillus spp., Candida spp.) Bakterielles Erregerspektrum modifiziert je nach Dauer der postoperativen Beatmung
29–180	Zytomegalievirus Pneumocystis carinii Pilze (Aspergillus spp., Candida spp.) Mykobakterien (Häufigkeit und Spektrum bakterieller Erreger abhängig von Notwendigkeit der Beatmung)
> 180	Abhängig vom Grad der Immunsuppression: – Immunsuppression gering: Spektrum wie ambulant bzw. nosokomial erworben – Immunsuppression schwer: Spektrum wie Tage 29–180

Allgemein ist die CMV-Infektion bzw. -Pneumonie hier zwischen dem 2. und 6. Monat die führende Komplikation. Die PCP ist in dieser Gruppe der iatrogen T-Zellimmunsupprimierten insbesondere bei allen Patienten unter Steroidtherapie in Betracht zu ziehen. Ihre Inzidenz ist zwar geringer als bei der HIV-Infektion, die Letalität beträgt hier jedoch unverändert bis 50%. Wichtige Unterschiede zur HIV-assoziierten PCP bestehen in einer kürzeren Dauer der Symptomatik bis zur Diagnosestellung sowie einer höheren Inzidenz der akuten respiratorischen Insuffizienz.

Diagnostik
Für die Indikation und den Umfang der Diagnostik gelten die Ausführungen im Abschn. 26.4.2 „HIV-Infektion".

Initiale kalkulierte antimikrobielle Therapie
Hier kann nach folgendem Schema vorgegangen werden:

Initiale kalkulierte antimikrobielle Therapie

- Tag 1–28 ab Organtransplantation:
  - Antibakterielles Regime analog der Therapie der Beatmungspneumonie (s. dort)
- Tag 28–180:
  - Zytomegaliewirksame Therapie (Ganciclovir oder Foscarnet) plus antibakterielles Regime
  - Therapie von *Pneumocystis carinii* im Falle einer fehlenden Prophylaxe
- Ab Tag 180:
  - Abhängig vom Grad der fortbestehenden iatrogenen Immunsuppression
  - Falls CD4-Zellen < 400/µl: siehe Tag 28–180
  - Falls CD4-Zellen > 400/µl: entsprechend ambulant oder nosokomial erworbener Pneumonie

---

26.4.4 Neutropenie

Erregerspektrum, Differentialdiagnose
In dieser Gruppe sind bakterielle und fungale Pneumonien führend. Etwa 30% sprechen auf die erste kalkulierte antimikrobielle Therapie an, weitere ca. 30% auf eine frühzeitige antimykotische Therapie. Unter den Therapieversagern finden sich mehrheitlich Pilzpneumonien, hier überwiegend durch *Aspergillus spp.* und *Candida spp.* verursacht.

Die typischen Erreger der T-Zellimmunsuppression sind in dieser Gruppe von nachgeordneter Häufigkeit und manifestieren sich meist als diffuse beidseitige retikulonoduläre Infiltration. Ein nicht geringer Anteil der Patienten weist offenbar nichtinfektiöse Ätiologien (diffuser Alveolarschaden, Hämorrhagien u.a.) auf. Eine schwere respiratorische Insuffizienz entwickelt sich jedoch meist im Rahmen einer Pneumonie.

Prognose
Die Prognose neutropenieassoziierter beatmungspflichtiger Pneumonien ist mit einer Letalität von 80–100% sehr schlecht. Dies gilt besonders für knochenmarktransplantierte neutropenische Patienten mit Pneumonie und beatmungspflichtiger schwerer respiratorischer Insuffizienz [7].

Diagnostik
Gelegentlich liegt zum Zeitpunkt der Entwicklung eines Infiltrats im Thoraxröntgenbild bereits ein Erregernachweis über eine positive Blutkultur vor. Ein Erregernachweis im Bronchialsekret ist demgegenüber häufig schwierig, da die meisten dieser Patienten bereits breit antimikrobiell vorbehandelt sind. In der Diagnostik von Pilzpneumonien geben klinische Charakteristika und das Thorax-CT bereits wesentliche Hinweise, während die Ausbeute bei Pilzerregern in der BAL limitiert ist.

Bei beatmeten Patienten sollte aufgrund der Diversität der potentiell ursächlichen Erreger dennoch der Versuch eines Erregernachweises über Bronchoskopie mit BAL erfolgen.

Initiale kalkulierte antimikrobielle Therapie
Aufgrund der vitalen Gefährdung ist stets die umgehende Einleitung einer kalkulierten antimikrobiellen Therapie erforderlich.

Etabliert ist eine intravenöse Kombination aus 2 der 3 folgenden Antibiotika:
- Acylaminopenicillin (Azlocillin oder Piperacillin),
- Cephalosporin der 3. Generation,
- Aminoglykosid (alternativ: Chinolon).

Bei fehlendem Ansprechen der Therapie bzw. bereits in der ersten Stufe bei Hochrisikopatienten sollte *Amphotericin B* eingeschlossen werden.

26.5 Nosokomiale Pneumonien

26.5.1 Definition

Nosokomiale Pneumonien können sich entwickeln:
1. beim spontan atmenden Patienten,
2. unter Beatmung.

Die meisten Untersuchungen zur nosokomialen Pneumonie beziehen sich auf die *Beatmungspneumonie*.

Von grundlegender Bedeutung ist die Unterscheidung der früh einsetzenden nosokomialen Pneumonie („*early onset pneumonia*"; von stationärer Aufnahme bis zum 4. Tag der stationären Behandlung) von der spät einsetzenden nosokomialen Pneumonie („*late onset pneumonia*"; ab dem 5. Tag der stationären Behandlung).

26.5.2 Pathogenese

Die nosokomiale Pneumonie entsteht in erster Linie durch Mikroaspiration pathogener Keime, die den Oropharynx besiedeln. Das oropharyngeale Reservoir ist am bedeutsamsten. Für die spät einsetzende nosokomiale Pneumonie spielt das gastrische Reservoir eine zusätzliche Rolle. Begünstigende Faktoren sind:
- Umgehung der unspezifischen Abwehr des oberen Respirationstrakts durch den Endotrachealtubus,
- Beeinträchtigung der Immunitätslage des kritisch Kranken,
- bestimmte Grunderkrankungen (z. B. COPD).

Ein weiterer, weniger häufiger Pathomechanismus besteht in der „Translokation" von Darmbakterien aus dem ischämischen Darm in die Lunge. Ebenfalls selten sind septische Absiedlungen. Die nosokomiale Pneumonie befällt bevorzugt die abhängigen Lungenpartien, breitet sich typischerweise multifokal aus und weist häufig eine polymikrobielle Ätiologie auf [8].

Eine prolongierte antimikrobielle Therapie mit breitem antimikrobiellen Spektrum birgt ein hohes Risiko für die Selektion multiresistenter Keime [13].

26.5.3 Epidemiologie

Inzidenz
Die Inzidenz beträgt 5–15 Erkrankungen pro 1000 stationär behandelter Patienten und ist bei älteren sowie bei beatmeten Patienten am höchsten. In Deutschland wird die absolute Inzidenz auf 120 000/Jahr geschätzt.

Ätiologie
■ **Früh einsetzende nosokomiale Pneumonie.** Hier überwiegen ambulant erworbene Keime und leichter therapierbare gramnegative Enterobacteriaceae (GNEB). Mit folgenden Erregern ist am häufigsten zu rechnen[12]:
- Streptococcus pneumoniae,
- Staphylococcus aureus,
- Haemophilus influenzae,
- Escherichia coli,
- „KES-Gruppe": Klebsiella/Enterobacter/Serratia,
- Proteus spp.

■ **Spät einsetzende nosokomiale Pneumonie.** Hier finden sich meist komplizierte, ggf. auch multiresistente Erreger [resistente *Staphylococcus-aureus*-Stämme (MRSA), *Pseudomonas spp.*, *Stenotrophomonas spp.*, *Burkholderia spp.*, *Acinetobacter spp.*].

Unter bestimmten Bedingungen muss von einem modifizierten Erregerspektrum ausgegangen werden:
- strukturelle Lungenerkrankung, insbesonders COPD: multiresistente Erreger,
- Steroidtherapie: *Legionella spp.*, Pilze,
- prolongierte stationäre Behandlung bzw. antimikrobielle Therapie: multiresistente Erreger,
- zerebrale Erkrankung mit Bewusstseinstrübung: ambulant erworbene Keime, besonders *Staphylococcus aureus*,
- Abdominalchirurgie und Aspiration: Anaerobier.

Risikofaktoren
Die Gefahr einer nosokomialen Pneumonie ist besonders groß, wenn bestimmte Risikofaktoren vorliegen. Hierzu gehören:
- hohes Lebensalter,
- kardiopulmonale oder andere schwere Grunderkrankungen,
- hoher APACHE-II- oder SAPS-II-Scorewert,
- Bewusstseinstrübung,
- vorangegangener thorakoabdomineller Eingriff,
- prolongierte Hospitalisation, Beatmung und antimikrobielle Therapie.

Wichtige zusätzliche Risikofaktoren sind eine horizontale Körperlage, subglottischer Sekretstau sowie die Reintubation. Die Bedeutung der H_2-Blocker und Antazida zur Stressulkusprophylaxe wird kontrovers diskutiert.

26.5.4 Diagnostik

Stellenwert der klinischen Diagnostik
Zu den klassischen Diagnosekriterien einer Beatmungspneumonie gehören:
- Ein neu aufgetretenes und persistierendes Infiltrat im Thoraxröntgenbild
  - plus
- mindestens 2 der 3 folgenden Kriterien:
  - Fieber > 38,3 °C oder Hypothermie < 35 °C,
  - Leukozytose > 12 000/µl,
  - purulentes Tracheobronchialsekret.

Alle diese Zeichen kommen bei kritisch Kranken häufig vor, auch ohne dass eine Pneumonie besteht (Differentialdiagnose: s. Übersicht S. 504). Daher sind klinische Kriterien – im Gegensatz zur ambulant erworbenen Pneumonie – nur begrenzt sensitiv und spezifisch (20–40 % falsch-negative und falsch-positive Befunde). Dennoch bleiben sie Grundlage für alle weiteren diagnostischen Entscheidungen [5, 11].

> **Differentialdiagnose der nosokomialen Pneumonie**
>
> - Atelektasen
> - Linksherzinsuffizienz bzw. Lungenödem
> - Nierenversagen mit Lungenödem
> - Lungenembolie bzw. -infarkt
> - Pulmonale Hämorrhagien
> - ARDS
> - Medikamentös bedingte Alveolitis
> - Infektionen:
>   – Sinusitis
>   – Katheterinfektionen
>   – Harnwegsinfektionen

Stellenwert der mikrobiologischen Diagnostik

Die mikrobiologische Diagnostik hat 3 Ziele:
- die Diagnose einer Pneumonie mikrobiologisch zu sichern;
- den oder die zugrundeliegenden Erreger im Individualfall zu identifizieren;
- das lokale Erreger- und Resistenzspektrum zu identifizieren, auf das eine initial kalkulierte antimikrobielle Therapie ausgerichtet werden kann.

Die *qualitative Kultur* respiratorischer Sekrete ist für die Diagnosestellung einer Pneumonie eine sensitive, jedoch wenig spezifische Methode (>75% falsch-positive Ergebnisse). Das erste Ziel kann daher mit dieser Methode nicht erreicht werden. Die quantitative Kultur respiratorischen Sekrets erreicht gegenüber der qualitativen Kultur eine ungleich höhere Spezifität. Dennoch muss auch bei sorgfältiger Beachtung der Methodik der Materialentnahme und -verarbeitung mit ca. 20–30% falsch-negativen und falsch-positiven Ergebnissen gerechnet werden.

Analog der ambulant erworbenen Pneumonie gilt auch hier, dass der umgehenden Einleitung einer antimikrobiellen Therapie hohe prognostische Bedeutung zukommt.

Entsprechend hat die mikrobiologische Diagnostik die Funktionen:

- die Grundlage für die Auswahl der kalkulierten antimikrobiellen Therapie zu liefern („epidemiologische" Funktion) sowie
- die initiale kalkulierte antimikrobielle Therapie zu modifizieren („individuelle" Funktion).

Eine wichtige Option der Schnelldiagnostik besteht in der Anfertigung eines *Grampräparates* sowie der Bestimmung der „intracellular organisms" (ICO) in phagozytierenden Zellen im Giemsa-Präparat. Ein Anteil von >5% ICO spricht für das Vorliegen einer Pneumonie.

Stellenwert der radiologischen Diagnostik

Das Thoraxröntgenbild ist Grundlage der Diagnostik bei Verdacht auf eine Pneumonie.

Liegendaufnahmen weisen allerdings eine Reihe von „toten Winkeln" auf, in denen sich Infiltrate verbergen können (oberes Mediastinum, para- und retrokardialer Raum).

In Einzelfällen kann ein Thorax-CT bei der Identifikation von Infiltraten oder Abszessen hilfreich sein.

Diagnostische Methodik

Tracheobronchialsekret sollte nativ gewonnen und kulturell – wenn immer möglich – quantitativ aufgearbeitet werden. Als Trennwert für ein positives Ergebnis gelten Befunde von 10^5 KBE (koloniebildende Einheiten)/ml. Bronchoskopisch gewonnene Proben [geschützte Bürste (PSB) oder bronchoalveoläre Lavage (BAL)] sind dem Tracheobronchialsekret nicht überlegen. Ihr Einsatz kann daher auf Fälle beschränkt bleiben, in denen der Inspektion des Tracheobronchialbaums eine differentialdiagnostische Bedeutung zukommt. Trennwerte für ein positives Ergebnis sind 10^3 KBE/ml für die PSB und 10^4 KBE/ml für die BAL. Zudem sollten stets zwei Blutkulturen gewonnen werden. Der korrekten Materialgewinnung und -verarbeitung ist hohe Bedeutung beizumessen (Tabelle 26-4).

Entscheidend für eine optimale diagnostische Ausbeute ist auch die korrekte Durchführung der antimi-

Tabelle 26-4. Methodische Voraussetzungen zur Wahrung qualitativ hochwertiger diagnostischer Proben aus dem unteren Respirationstrakt

Tracheobronchialsekret:	Absaugung des lokalen Sekrets aus dem Tubus Tiefes Einführen eines frischen Katheters mit angeschlossenem Auffanggefäß, dann erst Absaugung einstellen Keine vorherige Instillation von Kochsalz
Bronchoskopie:	Gute Sedierung Keine Anwendung von Lokalanästhetika Keine Aspiration über den Arbeitskanal des Bronchoskops vor Gewinnung der respiratorischen Sekrete Falls simultane Gewinnung von PSB und BAL: erst PSB, dann BAL Verwerfen der ersten rückgewonnenen Portion der BAL
Lagerung und Transportzeit der gewonnenen Proben	Möglichst kurz, nicht länger als 4 h

Abb. 26-1.
Algorithmus für die Diagnostik der nosokomialen Beatmungspneumonie

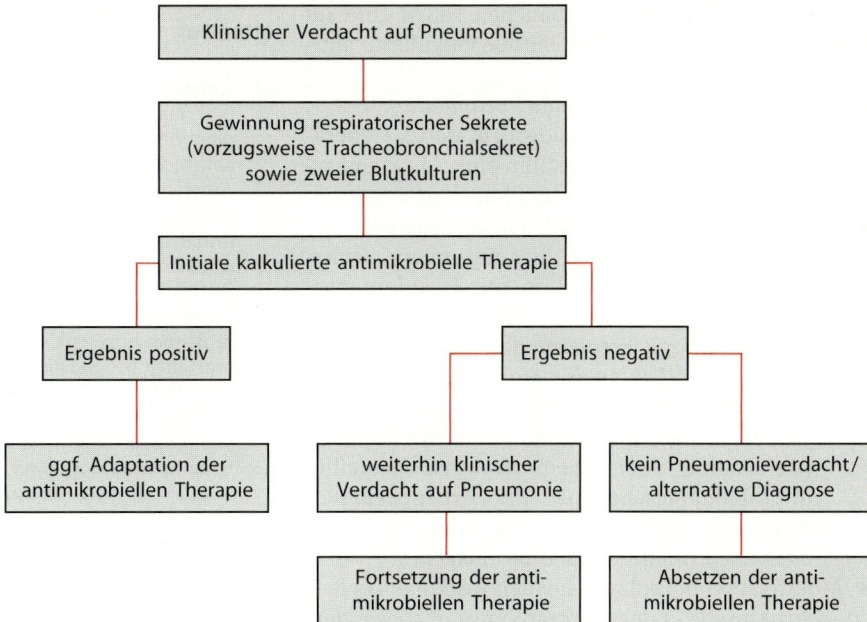

krobiellen Therapie. Hier gelten die beiden folgenden Regeln:
- Optimal ist eine mikrobielle Diagnostik vor Beginn der antimikrobiellen Therapie.
- Wurde mit einer antimikrobiellen Therapie bereits begonnen (und das ist der Regelfall), so sollte diese 72 h vor der Probenentnahme nicht verändert worden sein.

Hingegen ist ein „antibiotisches Fenster" möglicherweise riskant und für die diagnostische Ausbeute wahrscheinlich kaum relevant.

Diagnostischer Algorithmus und Interpretation der Ergebnisse

Ein Algorithmus für das diagnostische Vorgehen ist in Abb. 26-1 wiedergegeben.

Aufgrund der eingeschränkten Sensitivität und Spezifität dürfen die Ergebnisse der mikrobiologischen Diagnostik keinesfalls als einziges Kriterium der Diagnosestellung einer Pneumonie herangezogen werden. Vielmehr müssen diese im Kontext der klinischen Situation des Patienten interpretiert werden. Entscheidend ist dabei eine Abschätzung der Wahrscheinlichkeit für das Vorliegen einer Pneumonie. Eine antimikrobielle Therapie sollte demnach bei negativem mikrobiologischen Ergebnis nur abgesetzt werden, wenn
1. der Pneumonieverdacht nur gering oder ausgeräumt ist und/oder
2. eine alternative Diagnose gefunden worden ist.

Gegebenenfalls müssen wiederholte Untersuchungen durchgeführt werden.

In der Regel können nur potentiell pathogene Keime („potentially pathogenic microorganisms", PPMs) als ursächliche Erreger angesehen werden. Non-PPMs (d.h. *Streptococcus-viridans*-Gruppe, andere *Streptococcus spp.* außer *Streptococcus pneumoniae*, koagulasenegative Staphylokokken, *Corynebacterium spp.*, *Neisseria spp.*, Enterokokken) stellen nur ausnahmsweise ursächliche Erreger dar. *Candida spp.* sind fast immer Kolonisationskeime. Ihre ursächliche Rolle in Ausnahmefällen kann meist nur bioptisch gesichert werden. Bei Nachweis von *Aspergillus spp.* sollte insbesonders bei Risikopatienten (Steroidtherapie, schwere akute Erkrankung und/oder Grunderkrankung) durch wiederholte Kulturen und bildgebende Verfahren (z.B. Thorax-CT) nach Hinweisen für eine Aspergillus-Pneumonie gesucht werden.

26.5.5 Prognose

Die Letalität der nosokomialen Pneumonie beträgt 30–50 %. Während der früh einsetzenden nosokomialen Pneumonie keine bzw. nur eine sehr geringe Exzessletalität zukommt, ist diese bei der spät einsetzenden Pneumonie deutlich höher.

26.5.6 Therapie

Initiale kalkulierte antimikrobielle Therapie

Für die Auswahl der kalkulierten antimikrobiellen Therapie sind erneut die Kriterien „früh einsetzend", „spät einsetzend" bzw. „Vorliegen von Risikofaktoren" ausschlaggebend. Das Gram-Präparat bzw. die Bestim-

mung von ICO erlauben in manchen Fällen eine auf bestimmte Erreger gerichtete initiale kalkulierte antimikrobielle Therapie.
- *Früh einsetzende nosokomiale Pneumonie:*
  - Hierfür wird ein Cephalosporin der 2. Generation oder ein Aminopenicillin plus β-Laktamasehemmer oder ein Fluorchinolon eingesetzt.
- *Spät einsetzende nosokomiale Pneumonie:*
  - Die Behandlung erfolgt hier mit einem Cephalosporin der 3. Generation mit Pseudomonas-Wirksamkeit (Ceftazidim) oder einem Acylureidopenicillin mit Pseudomonas-Aktivität (Piperacillin mit β-Laktamasehemmer). Die Behandlung erfolgt hier mit einem Cephalosporin der 3. Generation mit Pseudomonas-Wirksamkeit (Ceftazidim) *oder* einem Acylureidopenicillin mit β-Laktamasehemmer *oder* Carbapenem *plus* Aminoglykosid (Tobramaycin oder Amikacin) *oder plus* Chinolon (z. B. Ciprofloxacin).
- Modifikation bei entsprechenden Risikofaktoren:
  - strukturelle Lungenerkrankung, insbesonders COPD: Pseudomonas-wirksame Kombinationstherapie,
  - Steroidtherapie: Legionellen erwägen; Makrolid, ggf. plus Rifampicin; bei Verdacht auf Pilzpneumonie: Amphotericin B,
  - prolongierte stationäre Behandlung bzw. antimikrobielle Therapie: Pseudomonas-wirksame Kombinationstherapie, ggf. (bei lokaler Prävalenz) Vancomycin,
  - zerebrale Erkrankung mit Bewusstseinstrübung: staphylokokkenwirksame Therapie,
  - Abdominalchirurgie, Verdacht auf Aspiration: anaerobierwirksame Therapie.

Gezielte antimikrobielle Therapie

Nach Vorliegen des mikrobiologischen Befundes ist ggf. eine entsprechende Modifikation (Umstellung, Adaptation an Resistenz) der initialen kalkulierten antimikrobiellen Therapie vorzunehmen. Aufgrund der häufig multifokalen Ausbreitung und polymikrobiellen Ätiologie sollte jedoch zumindest bei der spät einsetzenden Beatmungspneumonie ein breites antimikrobielles Spektrum erhalten bleiben.

Literatur

1. American Thoracic Society (1993) Guidelines for the initial management of adults with community-acquired pneumonia: diagnosis, assessment of severity, and initial antimicrobial therapy. Am Rev Respir Dis 148: 1418–1426
2. American Thoracic Society (1995) Hospital-acquired pneumonia in adults: diagnosis, assessment of severity, initial antimicrobial therapy, and preventive strategies. Am J Respir Crit Care Med 153: 1711–1725
3. British Thoracic Society and the Public Health Laboratory Service (1987) Community-acquired pneumonia in adults in British hospitals in 1982–1983: A survey of aetiology, mortality, prognostic factors and outcome. Q J Med 239: 195–220
4. Ewig S, Torres A (1999) Severe community-acquired pneumonia: Clin Chest Med 20: 575–587
5. Ewig S, Päuker S, Tasci S, Schäfer H, Lüderitz B (1996) Diagnostik von Beatmungspneumonien: Grundlagen, Techniken, Ergebnisse, vorläufige Empfehlungen. Pneumologie 50: 718–731
6. Ewig S, Ruiz M, Mensa J et al. (1998a) Severe community-acquired pneumonia – assessment of severity criteria. Am J Respir Crit Care Med 158: 1102–1108
7. Ewig S, Torres A, Riquelme R et al. (1998b) Pulmonary complications in patients with hematologic malignancies treated at a respiratory ICU. Eur Respir J 12: 116–122
8. Fabregas N, Torres A, El-Ebiary M et al. (1996) Histopathological and microbiological aspects of ventilator-associated pneumonia. Anesthesiology 84: 260–271
9. Gea J, Roca J, Torres A, Agusti A, Wagner P, Rodriguez-Roisin R (1991) Mechanisms of abnormal gas exchange in patients with pneumonia. Anesthesiology 75: 782–789
10. Hawley PH, Ronco JJ, Guillemi SA et al. (1994) Decreasing frequency but worsening mortality of acute respiratory failure secondary to Aids-related Pneumocystis carinii pneumonia. Chest 106: 1456–1459
11. Marquette CH, Copin MC, Wallet F et al. (1995) Diagnostic tests for pneumonia in ventilated patients: prospective evaluation of diagnostic accuracy using histology as a diagnostic gold standard. Am J Respir Crit Care Med 151: 1878–1888
12. Rello J, Torres A (1996) Microbial causes of ventilator-associated pneumonia. Sem Respir Infect 11: 24–31
13. Rello J, Ausina V, Ricart M, Castella J, Prats G (1993) Impact of previous antimicrobial therapy on the etiology and outcome of ventilator-associated pneumonia. Chest 104: 1230–1235
14. Rodriguez-Roisin R, Roca J (1996) Update '96 on pulmonary gas exchange pathophysiology in pneumonia. Semin Respir Infect 11: 3–12
15. Rubin R (1989) Infection in the renal and liver transplant patient. In: Rubin R, Young LS (eds) Clinical approach to infection in the compromised host, 2nd edn. Plenum Medical Book, New York London, pp 557–621
16. Torres A, Serra-Batlles J, Ferrer A, Jimenez P, Celis R, Cobo E, Rodriguez-Roisin R (1991) Severe community acquired pneumonia. Epidemiology and prognosis factors. Am Rev Respir Dis 114: 312–318
17. Wachter RM, Russi MB, Bloch DA, Hopewell PC, Luce JM (1991) Pneumocystis carinii pneumonia and respiratory failure in Aids. Improved outcomes and increased use of intensive care units. Am Rev Respir Dis 143: 251–256

Asthma bronchiale und chronisch obstruktive Lungenerkrankung (COPD)

C.-P. Criée, H. Burchardi

27.1 Asthma bronchiale 509
27.1.1 Definition 509
27.1.2 Epidemiologie 509
27.1.3 Pathogenese und Pathophysiologie 509
27.1.4 Symptomatik 510
27.1.5 Akuttherapie 511
27.1.6 Allgemeine Intensivtherapie 513
27.1.7 Apparative Beatmung 514
27.1.8 Weitere Therapieverfahren 516

27.2 Chronisch obstruktive Lungenerkrankung (COPD) 516
27.2.1 Definition 516
27.2.2 Pathophysiologie 516
27.2.3 Pathogenese 517
27.2.4 Epidemiologie 517
27.2.5 Lungenfunktion und funktionelle Folgen 517
27.2.6 Symptomatik 518
27.2.7 Medikamentöse Therapie der akuten Exazerbation 518
27.2.8 Physikalische Therapie und Mobilisation 520
27.2.9 Nichtinvasive Beatmung 520
27.2.10 Intubation und invasive Beatmung 521

Literatur 524

Asthma bronchiale und chronisch obstruktive Lungenerkrankung (COPD)

C.-P. Criée, H. Burchardi

27.1 Asthma bronchiale

27.1.1 Definition

Asthma bronchiale ist eine entzündliche Erkrankung der Atemwege, charakterisiert durch bronchiale Hyperreagibilität und variable Atemwegsobstruktion.

27.1.2 Epidemiologie

In der Bundesrepublik Deutschland tritt Asthma bronchiale bei 10 % der Kinder und bei 5 % der erwachsenen Bevölkerung auf. Genetische Faktoren und Umwelteinflüsse haben einen wesentlichen Einfluss auf die Manifestation der Erkrankung.

Weltweit ist ein Trend zur *Zunahme der Prävalenz* des Asthma bronchiale zu beobachten, wobei die Ursachen nicht geklärt sind.

27.1.3 Pathogenese und Pathophysiologie

Asthma ist eine chronisch-entzündliche Erkrankung der Atemwege, bei der eine Vielzahl von Zellen wie Mastzellen, eosinophile Granulozyten und T-Lymphozyten eine Rolle spielen. Bei entsprechend disponierten Individuen verursacht diese Entzündung wiederkehrende Episoden von Pfeifen und Engegefühl in der Brust, Kurzatmigkeit und Husten, besonders nachts und/oder frühmorgens.

Diese Symptome sind gewöhnlich mit einer variablen Atemwegsobstruktion verbunden, die wenigstens teilweise spontan oder unter Therapie reversibel ist. Außerdem ist die Entzündung mit einer gesteigerten Reaktivität der Atemwege auf eine Vielzahl von Stimuli verbunden [18].

Die Erkenntnis, dass die immunologisch bedingte Entzündung für die Pathogenese entscheidend ist, hat sich allgemein durchgesetzt. An der Entzündung der Schleimhaut der Atemwege beim Asthma sind zahlreiche Effektorzellen beteiligt. In allen Untersuchungen findet sich eine Vermehrung von Mastzellen im Atemwegsepithel, die eine vermehrte Freisetzung von Histamin und Prostaglandin D_2 aufweisen.

Bei den meisten Patienten mit Asthma bronchiale wird auch eine Vermehrung aktivierter eosinophiler Granulozyten als charakteristisches, aber unspezifisches Merkmal gefunden. Weiterhin sind T-Lymphozyten im Epithel der Atemwege nachweisbar. Es handelt sich in erster Linie um aktivierte TH_2-Lymphozyten. Makrophagen, Epithelzellen und dendritische Zellen spielen bei der asthmatischen Entzündungsreaktion ebenfalls eine Rolle [18]. Die Hyperreaktivität der Atemwege äußert sich in einer überschießenden bronchospastischen Reaktion auf direkte Reize, z. B. Histamin und indirekte Reize, wie z. B. SO_2, Kaltluft, Nebel, Staub, Tabakrauch und körperliche Belastung („exercise-induced" Asthma).

Auslösende Faktoren

Die Hyperreaktivität wird ausgelöst durch Allergien, virale Atemwegsinfekte oder durch chemisch irritative Substanzen, wobei eine genetische Disposition vorhanden sein muss. Die Krankheit Asthma entsteht aber erst, wenn ein zusätzlicher exogener oder endogener Trigger zur Freisetzung bronchokonstriktorisch wirksamer Mediatoren führt.

Klinisch unterscheidet man daher ein *exogen-allergisches („extrinsic") Asthma,* bei dem sich aus Anamnese, allergologischen Tests und den intermittierend auftretenden Anfällen Hinweise auf die auslösenden Allergene ergeben, von einem *endogenen („intrinsic") Asthma,* bei dem die Anfälle durch Infektionen, Kaltluft, Luftschadstoffe, chemische Irritantien, Tabakrauch, Medikamente (z. B. Aspirin-Asthma) oder psychische Konflikte ausgelöst werden. Bei nur fraglicher Bedeutung einer allergischen Komponente wird von einem *„mixed" Asthma* gesprochen.

Bronchiale Obstruktion

Die Bronchialobstruktion wird in der Reihenfolge ihrer Bedeutung durch folgende Faktoren verursacht: Kontraktion der glatten Muskulatur der Atemwege, Schleimhautödem, exzessive Bildung von dickem, zähen Schleim (Hyperkrinie, Dyskrinie, Mukostase).

- *Vermehrte Atemarbeit:*
  Zur Überwindung der Atemwegsobstruktion und des dadurch erhöhten Atemwegswiderstands ist eine verstärkte Atemarbeit notwendig. Der zunehmende Einsatz der Exspirationsmuskulatur führt jedoch zu keiner Ventilationsverbesserung, da es bei positiven intrathorakalen Drücken zu einer zunehmenden dynamischen Kompression der nicht von Knorpel geschützten Atemwegen kommt (exspiratorischer Atemwegskollaps).
  Folglich wird die zunehmende Atemarbeit nahezu ausschließlich von den Inspirationsmuskeln geleistet. Dabei wird die Inspirationsgeschwindigkeit erhöht, damit für die Exspiration trotz der Behinderung durch die Obstruktion ausreichend Zeit verbleibt („verlängertes Exspirium").
- *Verschiebung der Atemmittellage:*
  Weiterhin verschiebt sich die Atemmittellage inspirationswärts, wodurch das Atemwegslumen zunimmt. Dieser Kompensationsmechanismus wirkt der Atemwegsobstruktion entgegen, da der Atemwegswiderstand mit zunehmendem Lungenvolumen abnimmt und der intrabronchiale Exspirationsdruck durch die Erhöhung des endinspiratorischen Lungenretraktionsdrucks ansteigt. Somit wird das exspiratorische Problem des Atemwegskollaps durch vermehrten Krafteinsatz der Inspirationsmuskulatur kompensiert.
- *Dynamische Lungenüberblähung:*
  Die entstehende Verschiebung des Atemzugvolumens in den Bereich höherer Lungenvolumina wird *„Volumen pulmonum auctum"* oder *„dynamische Lungenüberblähung"* genannt. Sie ist im Gegensatz zum Lungenemphysem vollständig reversibel, sobald der Asthmaanfall und damit die Atemwegsobstruktion beseitigt ist. Die durch die Obstruktion hervorgerufene inhomogene Verteilung der Ventilation führt zu ventilatorischen Verteilungsstörungen mit Hypoxämie.

Gasaustausch

Die Folge dieser akuten obstruktiven Veränderungen für den Gasaustausch ist eine schwere Störung des Belüftungs-Durchblutungs-Verhältnisses („mismatching"): Es treten vermehrt so genannte „langsame Kompartimente" auf, d.h. Alveolarbereiche mit langsamer Ventilation infolge erhöhter Strömungswiderstände. Allerdings können Alveolen mit stark obstruierter Zuleitung offenbar auch über benachbarte Alveolen ventiliert werden *(„kollaterale Ventilation"),* wodurch die Ventilationsstörung in diesem Bereich z.T. kompensiert werden kann. Unter O_2-Atmung nimmt die intrapulmonale Shuntdurchblutung anscheinend infolge von Absorptionsatelektasen deutlich zu; dann kann die kollaterale Ventilation nicht mehr kompensatorisch wirken.

Atemarbeit

Die Atemarbeit steigt unter der akuten Obstruktion extrem an, was subjektiv als schwere Atemnot empfunden wird. Allerdings korreliert das Gefühl der Dyspnoe nicht immer mit dem Ausmaß der Obstruktion; etwa $1/3$ aller Asthmatiker können den Schweregrad des akuten Atemwegswiderstandes nicht einschätzen (Gefahr der Unterschätzung der akuten Bedrohung).

27.1.4 Symptomatik

Anfallsartige Dyspnoe, oft nachts; Husten mit Expektoration von zähem, glasig-grauem Sputum; Tachypnoe, Zyanose, Tachykardie, Hypotonie; verlängertes Exspirium, dabei oft zusammengepresste Lippen („Lippenbremse"), um durch Erhöhung des intrabronchialen Drucks dem Atemwegskollaps entgegenzuwirken.

Sonor-hypersonorer Klopfschall; vorwiegend exspiratorisches Giemen und Brummen, oft laut („Distanzgiemen"), bei schwerstem Anfall jedoch sehr leise, da kaum noch Ventilation möglich ist („silent chest"). Bei schwerem Anfall Pulsus paradoxus (d.h. systolischer Blutdruck während Inspiration um über 10 mmHg geringer als während Exspiration; verursacht durch starke Pleuradruckschwankungen bei starkem Atemmuskeleinsatz).

Bei der Notaufnahme im schweren Asthmaanfall ist es wichtig, die Diagnose gegen mögliche Differentialdiagnosen (s. unten) rasch abzusichern, den Schweregrad des Anfalls einzuschätzen und ggf. unverzüglich eine Aufnahme auf die Intensivstation zu veranlassen. Zur Beurteilung der Situation hilft auch die Anamnese (Tabelle 27-1).

Lungenfunktion

Es besteht eine obstruktive Ventilationsstörung mit Erhöhung des Residualvolumens (dynamische Lungenüberblähung). Die Asthmaschweregrade werden neben der subjektiven Symptomatik durch die Lungenfunk-

Tabelle 27-1. Anamnestische Hinweise für die Entscheidung zur Aufnahme auf die Intensivstation bei lebensbedrohlichem Asthma bronchiale

- Vorgeschichte mit lebensbedrohlichem Asthmaanfall oder Krankenhausaufenthalt deswegen innerhalb des letzten Jahres
- Intubationen bei früheren Asthmaanfällen
- Pneumothorax oder Pneumomediastinum in der Vorgeschichte
- Aktuell lange Anamnese schwerer Symptomatik
- Laufende Kortikoidbehandlung in letzter Zeit abgesetzt oder reduziert
- Verminderte Wahrnehmung der Atemnot, verminderte Sensibilität auf O_2
- Unzuverlässige Medikamenteneinnahme, fehlende Krankheitseinsicht, ungesicherte häusliche Fürsorge

Tabelle 27-2. Schweregradklassifizierung beim Asthma bronchiale

Bezeichnung			Symptome		FEV_1 bzw. PEF [% Sollwert]
			Tag	Nacht	
4		schwer	ständig	häufig	≤ 60
3	persistierend	mittelgradig	täglich	> 1-mal pro Woche	> 60/< 80
2		leicht	< 1-mal täglich	> 2-mal pro Monat	≥ 80
1	intermittierend		≤ 2-mal pro Woche	≤ 2-mal pro Monat	> 80

tion klassifiziert, wobei als Parameter das forcierte Exspirationsvolumen in 1 s (FEV_1, Sekundenkapazität) und die maximale exspiratorische Atemstromstärke („peak expiratory flow", PEF) in Prozent des Sollwerts zu Grunde gelegt werden (Tabelle 27-2).

Auch die Schwere eines Asthmaanfalls wird durch die Peak-flow-Werte mitbestimmt:

> So ist ein PEF von über 50% der Norm bzw. des individuellen Bestwertes ein Zeichen eines leichten bis mittelschweren Asthmaanfalles, ein PEF von weniger als 100 l/min hingegen Zeichen des schweren bis lebensbedrohlichen Asthmaanfalls.

Der PEF hat den Vorteil, dass er in dringenden Situationen rasch am Krankenbett gemessen werden kann.

Blutgasanalyse
Es besteht anfänglich kompensatorisch eine akute alveoläre Hyperventilation mit Hypokapnie und Hypoxämie, die bei zunehmender Erschöpfung in eine akute ventilatorische Insuffizienz mit Hyperkapnie übergeht.

Radiologie
Es findet sich eine Überblähung der Lunge mit Zwerchfelltiefstand und eine vermehrte Strahlentransparenz der Lunge.

Differentialdiagnose
Lungenödem, Lungenembolie, Pneumothorax, Obstruktion der großen Atemwege (Fremdkörper, pendelnde Tumoren, Laryngospasmus), Exazerbation bei chronisch-obstruktiver Lungenerkrankung, akute Pneumonie, exogen-allergische Alveolitis, Intoxikation durch inhalative Noxen.

27.1.5 Akuttherapie

Die Therapievorschläge für die Behandlung des schweren Asthmaanfalls oder Status asthmaticus in der Klinik sind in Tabelle 27-3 aufgeführt, die Besonderheiten bei der Behandlung von Kindern in Tabelle 27-4. Die Vorschläge beruhen auf den Empfehlungen der Deutschen Atemwegsliga zur Asthmatherapie [34].

Sauerstoff
Im akuten Anfall hat die Verbesserung der arteriellen Hypoxämie hohe Priorität. Ziel ist es, eine S_aO_2 von > 90% zu erreichen, meist reicht dafür eine O_2-Inhalation von bis zu 4 l/min aus. Selten wird eine F_IO_2 von > 40% benötigt; dann überwiegen wahrscheinlich andere Shuntursachen wie z.B. Atelektasen, Pneumonie.

β_2-Sympathomimetika
Medikamentös sollten zunächst 4 Hübe eines kurzwirksamen β_2-Sympathomimetikums mit einer Inhalationshilfe gegeben werden, bei Bedarf wiederholt in Abständen von 10 min. β_2-Sympathomimetika sind die am stärksten bronchospasmolytisch wirkenden Medikamente und damit die Mittel der Wahl zur symptomatischen Behandlung des Asthma bronchiale. Die inhalative Applikation ist die Methode der Wahl. Im Vergleich zur oralen Gabe ermöglicht sie einen praktisch sofortigen Wirkungseintritt bei niedrigerer Dosierung und geringerer Inzidenz systemischer Nebenwirkungen. Dabei gelangen nur etwa 10–30% in die Lunge, der Rest wird im Magen-Darm-Trakt durch Verschlucken des oropharyngeal deponierten Aerosols absorbiert.

■ **Spacer, Turbohaler.** Dosieraerosole mit Treibgas benötigen für eine gute intrabronchiale Plazierung eine korrekte Inhalationstechnik mit guter Koordination. Schlechte Inhalationstechnik kann durch Vorschalten von Inhalationshilfen *(Spacer)* kompensiert werden, da hierdurch die zu koordinierenden Vorgänge zwischen Aerosolauslösung und Inhalation getrennt werden.

Wenn möglich sollte auf FCKW-haltige Treibgase verzichtet werden. Eine gute intrabronchiale Plazierung wird auch durch treibgasfreie Dosieraerosole *(Turbohaler)* oder bei Trockenpulverinhalationen erzielt. Alternativ kann das β_2-Sympathomimetikum als Inhalationslösung mit einem Inhaliergerät wie dem Pari-Boy verabreicht werden.

■ **Intravenöse Anwendung.** Bei unzureichender Besserung der Obstruktion werden die β_2-Sympathomimetika als intravenöse Dauerinfusion zugeführt (s. Tabelle 27-3). Bei i.v.-Gabe kann es allerdings zu Nebenwirkungen wie Tachykardie oder Arrhythmie kommen.

Tabelle 27-3. Behandlung des schweren Asthmaanfalls oder Status asthmaticus. (Nach [34])

Sofortbehandlung
- O_2 über Nasensonde: 2–4 l/min
- **Venösen Zugang** legen
- **4 Hübe** eines kurzwirksamen **$β_2$-Sympathomimetikums** mit Inhalationshilfe
- **50–100 mg Prednisolon-Äquivalent i.v.**
- **200 mg Theophyllin** oral bzw. sehr langsam i.v. mit anschließender Infusion, Anpassung der Dosis je nach Vormedikation, Richtwert 0,6–0,9 mg/kgKG/h
- Sedativa nur unter intensivmedizinischer Überwachung und Interventionsbedingungen

Diagnostik und Verlaufsbeobachtung
- Kontinuierliche Kontrolle der O_2-Sättigung durch Pulsoxymetrie
- Wiederholte Messung der arteriellen Blutgase; bei p_aO_2 < 60 mmHg trotz O_2-Gabe: engmaschige Blutgaskontrollen
  - *Merke:* Der Anstieg eines initial erniedrigten p_aCO_2 auf normale bzw. erhöhte Werte ist ein Warnzeichen für eine zunehmende Erschöpfung der Atemmuskulatur
- Thoraxröntgenaufnahme zum Ausschluss eines Pneumothorax
- EKG-Monitoring
- Bestimmung der Theophyllinserumkonzentration, Einstellung auf Werte um 15 mg/l
- Verlaufskontrolle der intensivmedizinisch üblichen Laborparameter, insbesondere der Infektionsparameter

Weitere Therapiemaßnahmen bei unzureichender Besserung
- **$β_2$-Sympathomimetikum parenteral,** z. B.:
  → **Terbutalin (Bricanyl)**
     0,25–0,5 mg subkutan. ggf. in Abständen von 4 h wiederholen **oder**
  → **Reproterol (Bronchospasmin)**
     1 Amp. (1 ml) = 0,09 mg langsam i.v., Wiederholung nach 10 min möglich;
     Spritzenpumpe: 5 Amp. Reproterol auf 50 ml,
     Geschwingigkeit 2–10 ml/h = 0,018–0,09 mg/h **oder**
  → **Salbutamol**
     0,25–0,5 mg langsam i.v. bzw.
     Spritzenpumpe: 5 Amp. Salbutamolinfusionskonzentrat (1 Amp. = 5 mg Salbutamol) auf 50 ml,
     Geschwindigkeit 2–10 ml/h = 1–5 mg/h
- **50 mg Prednisolon-Äquivalent i.v.** in Abständen von 4 h
- **Theophyllininfusion** mit Spritzenpumpe
- Auf ausreichende **Flüssigkeitszufuhr** achten, Richtwert 3–4 l/Tag
  - Wichtig: Bilanzierung; **Cave:** Rechtsherzversagen

Glukokortikosteroide

Glukokortikoide unterdrücken nahezu jeden Schritt der in den Bronchien ablaufenden Entzündungsreaktion und gehören damit zu den wirksamsten Medikamenten in der Asthmatherapie. Von besonderer Bedeutung ist ihre hemmende Wirkung auf die für das Asthma charakteristische bronchiale Hyperreaktivität. Zudem potenzieren sie die bronchodilatatorische Wirkung der $β_2$-Sympathomimetika (permissive Wirkung).

Die im Asthmaanfall reduzierte Anzahl an β-Rezeptoren („down regulation") nimmt unter der Kortikosteroidgabe wieder zu. So können körpereigene wie auch zugeführte $β_2$-Sympathomimetika wieder besser wirken. Empfohlen wird die Gabe von 50–100 mg Prednisolonäquivalent; bei unzureichender Besserung sollten 50 mg Prednisolon in Abständen von 4 h appliziert werden (s. Tabelle 27-3).

Bei lebensbedrohlichen Situationen sind aber auch Dosen bis 250 mg Prednisolonäquivalent möglich. Die intravenöse Gabe hat im Vergleich zur oralen Gabe normalerweise keine bessere Wirkung; beim schweren Asthmaanfall allerdings ist die gastrointestinale Motilität so gestört, dass die Kortikosteroide dann intravenös gegeben werden sollten.

> Kortikosteroide werden bei der Akuttherapie intravenös zugeführt; die Inhalationsanwendung hat hier keine Bedeutung!

Theophyllin

Theophyllin besitzt ebenfalls bronchodilatatorische und protektive Eigenschaften, ungeklärt ist aber die Beeinflussung der bronchialen Hyperreaktivität. Die therapeutische Breite ist gering (Serumkonzentrationen von 8–20 mg/l). Schon im therapeutischen Bereich kommt es bei 5–10% der Fälle zu unerwünschten Wirkungen, oberhalb von 20 mg/l nehmen Häufigkeit und Schweregrad zu, ab 35 mg/l sind toxische Nebenwirkungen hochwahrscheinlich und potentiell letal.

Wichtige *Nebenwirkungen* sind Übelkeit, Erbrechen, Unruhe, Tremor, Kopfschmerzen, Krampfanfälle, Tachykardien, Rhythmusstörungen, Hypokaliämien und Dehydratation. Daher müssen eine vorbestehende Therapie mit Theophyllin sowie die Clearance beeinflussende Faktoren bei der Dosierung berücksichtigt werden. So ist z. B. die Clearance bei Kindern, Jugendlichen, Rauchern und bei medikamentöser Therapie mit Phenobarbital und Rifampicin erhöht, die Clea-

Tabelle 27-4. Behandlung des schweren Asthmaanfalls oder Status asthmaticus bei Kindern. (Nach [34])

Sofortbehandlung
- Richtige Körperposition (z. B. Sitzen) mit Abstützen des Schultergürtels; „dosierte Lippenbremse", „Packgriff" o. ä.
- Inhalation von 2-8 Hüben eines β_2-Sympathomimetikums (Dosieraerosol), vorzugsweise mit Inhalationshilfe
- Alternativ bzw. ergänzend: Inhalation über einen Düsenvernebler mit einem β_2-Sympathomimetikum, anfangs alle 30 min, später alle 2-4 h (Herzfrequenz 160-180/min tolerabel; Dosierung 3- bis 4-mal 4-12 Trpf.)
- S_aO_2-Überwachung
- O_2-Gabe über Nasensonde: 2-3 l/min
- 2 mg Prednisolonäquivalent/kgKG als Bolus, später alle 6 h 1-2 mg/kgKG bis zur Besserung

Wichtige Untersuchungen (ggf. nach Therapiebeginn)
- Labor:
  - → Blutgasanalyse
  - → Blutbild
  - → C-reaktives Protein
  - → Serumelektrolyte
- Thoraxröntgenaufnahme

Bei unzureichendem Behandlungserfolg:
- Initial ca. 5-6 mg/kgKG Theophyllin langsam i. v., Erhaltungsdosis 0,7-1,3 mg/kgKG/h; Serumspiegel anfangs alle 2 h bestimmen, angestrebtes Niveau ca. 15 mg/l;
  bei oraler Behandlung: kein initialer Bolus. Bei fehlendem i. v.-Zugang: Theophyllin-Tropfen oder i. v.-Lösung oral (6-8 mg/kgKG) oder Klysma rektal 7,5-10 mg/kgKG
- Ausreichende Flüssigkeitszufuhr 50-70 ml/kgKG/Tag, Natrium, Kalium, Natriumbikarbonat nach Bedarf
- Ambroxol 3- bis 4-mal 1 Amp./Tag oder N-Acetylcytein 3-mal 0,5-1 Amp./Tag oder Bromhexin 1- bis 2-mal 0,5 Amp./Tag
- Antibiotika bei Hinweis auf bakterielle Infektion bzw. pulmonale Infiltration

Bei ausbleibender Besserung:
- Zusätzliche Inhalationen mit Ipratropiumbromid 4-mal 20 Trpf./Tag
- β_2-Sympathomimetikum parenteral, z. B. Terbutalin s. c. 5-10 µg/kgKG alle 4-6 h oder Salbutamol i. v., initial 1 µg/kgKG innerhalb von 10 min, Erhaltungsdosis ca. 5 µg/kgKG/h
- Überwachung von Herzfrequenz, Blutdruck, arteriellen Blutgasen

Bei zunehmender respiratorischer Insuffizienz:
- Adrenalin (1:1000) s. c. 0,1-0,5 mg/10 kgKG mehrmals im Abstand von ca. 15 min; alternativ Adrenalin (1:10000) sehr langsam i. v., 0,5-1 µg/kgKG/min. Sorgfältige Überwachung erforderlich!

Bei zunehmender Erschöpfung und respiratorischer Insuffizienz (z. B. p_aO_2 < 60 mmHg trotz O_2-Zufuhr, p_aCO_2 > 65 mmHg): Intubation, Beatmung, gründliche Bronchialtoilette

rance bei älteren Patienten sowie Patienten mit Lebererkrankungen, Rechtsherzinsuffizienz, Fieber oder akuten Infektionen erniedrigt. Makrolidantibiotika sowie Cimetidin und Allopurinol vermindern die Clearance ebenfalls. Daher sollten nur 200 mg oral oder langsam i. v. gegeben werden.

Unverzichtbar ist die Bestimmung der Serumkonzentration im Verlauf. Der anzustrebende Theophyllinspiegel liegt bei etwa 15 mg/l (s. Tabelle 27-3).

Adrenalin

Gegenüber den selektiven β_2-Sympathomimetika besitzt Adrenalin eine gefäßkonstringierende Wirkung durch Stimulation der α-Rezeptoren der Bronchialgefäße mit einem abschwellenden Effekt auf die Bronchialschleimhaut. Kontrollierte prospektive Studien, die die Wirkung der selektiven β_2-Sympathomimetika mit Adrenalin vergleichen, existieren jedoch nicht. Da die kardiovaskulären Nebenwirkungen von Adrenalin deutlich stärker sind, ergibt sich die Indikation für Adrenalin lediglich für Patienten, die auf inhalative β_2-Sympathomimetika nicht ausreichend reagieren, oder wenn beim beatmeten Patienten durch eine starke Schleimhautschwellung nur ein extrem niedriges Atemzugvolumen erreicht werden kann.

27.1.6 Allgemeine Intensivtherapie

Die bronchiale Obstruktion führt zu einer zunehmenden Atemarbeit, die nahezu ausschließlich von den Inspirationsmuskeln geleistet wird. Ist die Inspirationsmuskulatur überlastet, kommt es zur muskulären Erschöpfung (*„respiratory muscle fatigue"*) und damit zur Insuffizienz der Atemmuskulatur, die ohne maschinelle Beatmung zum Tode führt.

Ziel der Behandlung ist daher die Entlastung der Inspirationsmuskulatur. Sie wird primär durch Besserung der Obstruktion erreicht. Jedoch muss die Zeit bis zum Wirkungseintritt der Medikamente überbrückt werden.

Sauerstoff

Ein wichtiges Behandlungsprinzip ist die O_2-Gabe, wodurch eine Hypoxämie vermieden und dadurch die hypoxämiebedingte Hyperventilation und damit die Atemarbeit vermindert werden. Bei angstbedingter Hyperventilation, die sich auch durch beruhigendes Einwirken auf den Patienten nicht bessert, können *Sedativa* zu einer Entlastung der Inspirationsmuskulatur führen. Es sollten allerdings keine Sedativa mit langer Halbwertszeit und muskelrelaxierender Wirkung gegeben werden. Zu bevorzugen sind z. B. Neuroleptika wie Promethazin oder Opioide. Außerdem sollte man in diesem Fall auf eine sofortige Intubation und Beatmung vorbereitet sein.

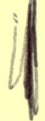

> Die Sedierung beim schweren Asthmaanfall darf nur unter kontinuierlicher Überwachung der Atmung und der Herz-Kreislauf-Funktion und in Intubations- und Beatmungsbereitschaft durchgeführt werden!

Monitoring und Gefäßzugänge

Die Atem- und Herz-Kreislauf-Funktionen müssen kontinuierlich überwacht werden, v. a. mit EKG-Monitor, Pulsoxymetrie und Blutdruckkontrolle. Wegen der regelmäßigen Blutgasanalysen sollte eine arterielle Kanüle gelegt werden. Der zentralvenöse Katheter sollte wegen der besonderen Gefahr eines Pneumothorax bei diesen Patienten nicht über die V. subclavia eingeführt werden.

Flüssigkeitstherapie

Schwitzen, gesteigerte Atmung und Störungen der ADH-Sekretion führen bei Patienten im prolongierten Asthmaanfall zum Flüssigkeitsverlust. Daher muss ausreichend Flüssigkeit gegeben werden. Die in der Tabelle 27-3 angegebene Flüssigkeitszufuhr von 3–4 l/Tag gilt nur als Richtwert, wichtig ist eine Bilanzierung. Eine übermäßige Hydratation führt keinesfalls zu einer besseren Mobilisierung des zähen intrabronchialen Sekrets und auch zu keiner verbesserten Expektoration. Außerdem besteht hierbei die Gefahr der Rechtsherzinsuffizienz.

Befeuchtung der Atemluft

Unter Beatmung ist eine effiziente Befeuchtung der Atemluft für die Mobilisation des eingedickten Bronchialsekrets essentiell. Vom Einsatz von Mukolytika ist abzuraten. Auch eine physikalische Atemtherapie belastet den Patienten in dieser Akutphase zu stark und hat sich nicht als wirksam erwiesen. Wichtig ist vielmehr, den Patienten zum effizienten Abhusten anzuhalten.

Bronchoskopische Sekretabsaugung

Gelegentlich wird eine Notfallendoskopie zur bronchoskopischen Absaugung von Sekretplaques empfohlen. Hierdurch können Atelektasen beseitigt und damit die Lungenfunktion verbessert werden. Als Nebenwirkung muss mit einer geringen Abnahme des arteriellen O_2-Partialdrucks sowie bei einigen Patienten mit einer Zunahme des Bronchospasmus gerechnet werden.

Es existieren hierzu aber nur kasuistische Beiträge und keine prospektiven kontrollierten Studien, sodass ein routinemäßiger Einsatz der Notfallendoskopie beim Asthmaanfall nicht generell empfohlen wird. Dies gilt auch für die Bronchiallavage mit Kochsalz oder Acetylcystein.

27.1.7 Apparative Beatmung

Die Entscheidung zur apparativen Beatmung muss sorgfältig abgewogen werden, da einerseits die respiratorische und kardiale Dekompensation sehr rasch eintreten kann, andererseits die Beatmung mit einer Reihe von schwerwiegenden Risiken belastet ist (s. Tabelle 27-5).

Ziel der Beatmung ist es, einen ausreichenden pulmonalen Gasaustausch aufrechtzuerhalten, aber auch die erschöpfte Atemmuskulatur zu entlasten und sich erholen zu lassen sowie ggf. spezielle Verfahren der direkten intrabronchialen Bronchodilatation (z. B. mit Inhalationsanästhetika) zu ermöglichen. Viele Aspekte und Regeln für die Beatmung beim lebensbedrohlichen Asthma sind ähnlich wie bei der akuten Dekompensation der COPD (s. Abschn. 27.2). Im Gegensatz zur Beatmung bei COPD kann allerdings beim Asthma mit einer nur kurzen Beatmungsphase zur Überbrückung gerechnet werden.

Indikation

Die apparative Beatmung ist immer dann erforderlich, wenn die Inspirationsmuskulatur die Atemwegsobstruktion nicht mehr überwinden kann und sich erschöpft. Klinische Zeichen der muskulären Erschöpfung sind
- inspiratorische Einziehung des Abdomens (paradoxe abdominelle Atembewegungen) bei fehlender Kontraktion des ermüdeten Zwerchfells,
- abwechselnd ausschließlich thorakale oder abdominelle Atmung (respiratorischer Alternans) bei phasenweise fehlender Kontraktion des Zwerchfells oder der Interkostal- und Atemhilfsmuskulatur,

Tabelle 27-5. Potentielle Komplikationen durch apparative Beatmung bei Status asthmaticus

- Barotrauma: Pneumothorax, Pneumomediastinum, Hautemphysem
- Hypotension: hohe intrathorakale Drücke bei intravasalem Volumenmangel, Behinderung des venösen Rückstroms
- Sekreteindickung: Atelektasen, Verlegung des Endotrachealtubus
- Nosokomiale Pneumonie

- Bradypnoe, Schnappatmung, Apnoe,
- zunehmende Unruhe, Verwirrtheit, Somnolenz als Zeichen der zerebralen Hypoxämie.

> **Absolute Indikationen für die apparative Beatmung:**
> - Schwere arterielle Hypoxämie trotz O_2-Zufuhr
> - Koma
> - Apnoe
> - Hypoxischer Herzstillstand

Blutgasanalytisch ist eine Erschöpfung zu vermuten, wenn sich ein zunächst erniedrigter p_aCO_2 normalisiert. Ein dann weiter ansteigender p_aCO_2 infolge abnehmender alveolärer Ventilation zeigt die progrediente Erschöpfung an.

Eine Hyperkapnie ist aber per se keine Indikation zur Intubation und Beatmung, solange der Patient noch sprechen und seine Atmung selbst kontrollieren kann. Bei stetig ansteigendem p_aCO_2 und insbesondere bei einer schweren *progressiven respiratorischen Azidose* sollte man sich aber zur apparativen Beatmung entscheiden. Das gilt v. a. auch bei *progredienter zerebraler Verschlechterung* (zunehmende Unruhe, Desorientiertheit, Bewusstseinstrübung etc.).

Auch Zeichen einer beginnenden *Herzinsuffizienz* oder schwere *Herzrhythmusstörungen* sind Indikationen zur Beatmung. Bei einem Pneumothorax muss eine Pleuradrainage gelegt werden, am besten, bevor mit der Beatmung begonnen wird, ansonsten unmittelbar danach.

Nichtinvasive Beatmung

Ist der Patient nicht vital bedroht und noch ausreichend kooperativ, so lohnt sich ein Versuch mit nichtinvasiver Beatmung (s. Abschn. 27.2.9 und Kap. 28). Wird die nichtinvasive Beatmung rechtzeitig eingesetzt, so lassen sich u. U. Intubation und „invasive" Beatmung vermeiden. Entscheidend ist, dass durch die Beatmung die Zeit bis zur Wirkung der medikamentösen Therapie ohne Komplikationen überwunden wird.

Intubation und kontrollierte Beatmung

Ist jedoch eine nichtinvasive Beatmung nicht mehr möglich, so dürfen Intubation und kontrollierte Beatmung nicht weiter hinausgezögert werden. Um einen Pneumothorax zu vermeiden, sollte ein Atemwegsspitzendruck von 35–40 cm H_2O möglichst nicht überschritten werden.

Unter diesen Bedingungen reicht in der Akutphase die Ventilation möglicherweise nicht aus, um genügend CO_2 zu eliminieren. Deshalb wird dann vorübergehend auch eine Hyperkapnie in Kauf genommen (so genannte *permissive Hyperkapnie*). Durch Begrenzung der Beatmungsdrücke und permissive Hyperkapnie hat sich die Mortalität deutlich senken lassen.

> **Grundsätze der kontrollierten Beatmung bei lebensbedrohlichem Asthma bronchiale**
>
> - Korrektur der arteriellen Hypoxämie inkl. des O_2-Transports (hier höhere Priorität als bei COPD)
> - Entlastung der erschöpften Atemmuskulatur (Sedierung, nicht unbedingt Muskelrelaxation!)
> - Minimierung des Ventilationsbedarfs, z. B. durch Sedierung des unruhigen Patienten, Minderung des exzessiven Atemantriebs
> - Vollständige Kompensation der Azidose nicht dringend erforderlich, Therapie erst bei einem pH-Wert von < 7,20
> - Minimierung der dynamischen Lungenüberblähung durch:
>   - Reduktion der Hubvolumina und des Minutenvolumens, wenn erforderlich: permissive Hyperkapnie
>   - Begrenzung des endinspiratorischen Beatmungsdrucks auf < 35 cm H_2O; aus diesem Grunde sind druckkontrollierte Verfahren vorzuziehen
>   - Verlängerung der Exspirationsdauer: hoher inspiratorischer Initialfluss (ca. 70 l/min), keine endinspiratorische Pause
>   - Minimierung der Strömungswiderstände, sowohl beim Patienten als auch apparativ (z. B. Tubus)
> - Phase der kontrollierten Beatmung so kurz wie möglich, dann Übergang auf assistierte bzw. nichtinvasive Beatmung. Oftmals ist nach Besserung der Asthmasymptomatik auch ein rasches Ende der kontrollierten Beatmung mit Extubation möglich

Beatmungsmonitoring

Die große Gefahr der kontrollierten Beatmung ist die Zunahme der dynamischen Lungenüberblähung; daher ist der Beatmungsdruck sorgfältig zu überwachen (Druckbegrenzung bei 35 cm H_2O, obere Alarmgrenzen setzen!).

Eine wichtige Zusatzinformation liefert die Flowkurve: Ein endexspiratorischer Restfluss weist auf einen intrinsischen PEEP hin. Die genaue Messung des $PEEP_i$ erfolgt mit der Okklusionsmethode. Dieser $PEEP_i$ soll mit laufend adaptierter Respiratoreinstellung möglichst niedrig gehalten werden.

Druckunterstützte Spontanatmung

Für die druckunterstützte Spontanatmung („pressure support ventilation", PSV) gelten die gleichen Gesichtspunkte wie für die Beatmung bei COPD (s. Abschn. 27.2). Auch hier besteht die Gefahr der Dyskoordination zwischen Patient und Respirator; daher muss die Respiratoreinstellung laufend überprüft und angepasst werden. Beim Weaning sollte der Tubus nicht ohne zusätzliche Atmungsunterstützung (geringe PSV-Unterstützung) belassen werden.

Nachbehandlung

Nach der Extubation ist die medikamentöse Therapie unbedingt fortzusetzen. Nach Entlassung von der Intensivstation sollte der Patient pneumologisch weiterbehandelt werden, damit die Nachbehandlung ohne Rückfall verläuft. Bei über der Hälfte der Patienten besteht nach einem überstandenen Status asthmaticus noch eine erhebliche Hyperreaktivität der Atemwege, die möglicherweise für die häufigen Rückfälle verantwortlich gemacht werden muss.

27.1.8 Weitere Therapieverfahren

Mit den nachfolgenden Behandlungsverfahren kann bei besonders therapieresistenten Anfällen gelegentlich noch eine entscheidende Besserung erreicht werden. Sie erfordern eine apparative Beatmung und können daher nur unter intensivmedizinischen Bedingungen durchgeführt werden.

Ketamin

Ketamin besitzt einen direkten bronchodilatatorischen Effekt, der im Status asthmaticus bei der Behandlung des beatmeten Patienten genutzt werden kann.

Dosierung: Initialer Bolus von 3–8 mg/kgKG i. v., danach per Infusionspumpe 2–5 mg/kgKG/h, bis sich die Symptomatik bessert (ggf. über Tage).

Über das neue S(+)-Ketamin liegen noch keine publizierten Erfahrungen vor. Aufgrund seiner gegenüber Ketamin stärkeren Wirkung kann man aber von geringeren Dosierungen ausgehen.

Halothan

Auch Inhalationsanästhetika besitzen einen direkten bronchodilatatorischen Effekt. Da es jedoch nach Enfluran und Isofluran zu sporadischen bronchospastischen Phänomenen gekommen ist, scheint hier Halothan das Mittel der Wahl zu sein. Offensichtlich ist Halothan häufig auch dann noch wirksam, wenn Ketamin versagt.

An relevanten Nebenwirkungen konnten Hypotension und vorübergehende Anstiege der Leberenzyme beobachtet werden, die jedoch alle folgenlos blieben [29]. Dagegen unterschied sich die Inzidenz von Tachykardien (37 %) und Arrhythmien (17 %) nicht zwischen den mit und ohne Halothan behandelten Asthmapatienten.

Magnesiumsulfat

Die bronchodilatatorische Wirkung von $MgSO_4$ bei Asthma bronchiale wurde schon vor über 50 Jahren beschrieben. Neuere experimentelle und klinische Untersuchungen bestätigten diesen Effekt [30].

Theoretisch bietet $MgSO_4$ eine Reihe weiterer Vorteile:

- Die Applikation erfolgt intravenös, also unabhängig vom erkrankten Organ.
- Unter Beatmung wirkt es relaxierend, sodass „Gegenatmen" unterbunden wird.
- Es wirkt antiarrhythmisch und negativ-chronotrop, was bei der hohen Inzidenz von Tachykardien und Arrhythmien unter β-Sympathomimetika- und Theophyllintherapie erwünscht ist.
- Eine „Überdosierung" lässt sich durch Kalzium antagonisieren.

Bei spontan atmenden Asthmatikern können aber nur maximal 2–4 g innerhalb von 30 min injiziert werden, da $MgSO_4$ nicht nur die glatte Bronchialmuskulatur, sondern dosisabhängig auch die quergestreifte Muskulatur relaxiert.

Beim beatmeten Asthmatiker können aber deutlich höhere Dosen gegeben werden: So konnte mit wirkungsabhängig gesteigerten hohen *Dosen* (bis zu 20 g innerhalb von 1 h) ein bronchodilatatorischer Effekt erzielt werden, nachdem dieser weder mit einer konventionellen Therapie noch mit Halothan bzw. Ketamin zu erreichen war. Bisher gibt es aber noch keine prospektiv randomisierten Studien, sodass eine solche hochdosierte i. v.-Therapie seltenen, ansonsten therapieresistenten Einzelfällen oder wissenschaftlichen Untersuchungen mit dem entsprechenden Monitoring vorbehalten bleiben muss.

27.2 Chronisch obstruktive Lungenerkrankung (COPD)

27.2.1 Definition

Patienten mit chronisch obstruktiver Lungenerkrankung (COPD) sind durch eine obstruktive Ventilationsstörung, die über mehrere Monate nicht oder nur gering reversibel ist, charakterisiert.

Drei Erkrankungen werden unterschieden:
- chronische Bronchitis,
- Lungenemphysem,
- Obstruktion der peripheren Atemwege („small airway disease").

27.2.2 Pathophysiologie

Chronische Bronchitis

Eine chronische Bronchitis liegt vor, wenn Husten und Auswurf über 3 Monate in mindestens 2 aufeinander folgenden Jahren besteht. Die *chronische Bronchitis* kann mit einer Obstruktion einhergehen und wird dann als *chronisch obstruktive Bronchitis* bezeichnet (WHO-Definition).

Die morphologischen Veränderungen sind gekennzeichnet durch Vermehrung der Schleimdrüsen und Becherzellen, Verlegung des Lumens durch zähen Schleim (Dyskrinie, Hyperkrinie, Mukostase), Schleimhautödem, entzündliche Infiltration der Submukosa und narbig-entzündliche Verziehungen der peripheren Atemwege mit Zerstörung der Bronchialwände.

Lungenemphysem

Das Lungenemphysem ist durch eine abnorme und dauerhafte Erweiterung der Lufträume distal der nichtrespiratorischen Bronchiolen mit Destruktion der Alveolarsepten gekennzeichnet. Lungenemphysem bedeutet also Destruktion von Lungenparenchym, Verlust der Lungenelastizität und konsekutive irreversible Lungenüberblähung.

Obstruktion der peripheren Atemwege

Die Obstruktion der peripheren Atemwege („small airway disease") ist durch Entzündung, Fibrosierung und Verengung der peripheren Atemwege gekennzeichnet. Diese Veränderungen führen bei fortgeschrittener obstruktiver Lungenerkrankung zu einer weiteren Behinderung des Atemstroms, sind aber in ihrer funktionellen Bedeutung gegenüber dem Lungenemphysem sekundär.

27.2.3 Pathogenese

Chronische Bronchitis

Die chronische Bronchitis kann aus einer Imbalance zwischen exogener Schädigung und Abwehrmechanismen des Atemtrakts, also zwischen Exposition und Disposition resultieren. Exponierende Faktoren sind zum größten Teil inhalatives Zigarettenrauchen, aber auch Luftverunreinigungen (SO_2, NO_2, O_3, Stäube) sowie berufliche Schadstoffe in der Atemluft (Chlorgas, Nitrosegase, Ammoniak, Isozyanate, Rauch und Stäube), ferner rezidivierende Atemwegsinfekte und Witterungsfaktoren.

Genetische Faktoren, die der Entstehung einer chronischen Bronchitis Vorschub leisten könnten, sind nur gelegentlich zu erfassen (z. B. Antikörpermangelsyndrom oder primäre ziliare Dyskinesie) [15].

Lungenemphysem

Bei der Entstehung des Lungenemphysems ist das Gleichgewicht zwischen Proteasen und Antiproteasen (α_1-Antitrypsin oder α_1-Proteaseninhibitor (α_1-PI)) gestört. Das führt zur konsekutiven Zerstörung von Lungengewebe. Über diesen Mechanismus entsteht bei Individuen mit angeborenem α_1-PI-Mangel regelmäßig ein Lungenemphysem, dem die Betroffenen im Median mit 50 Jahren erliegen.

Bei Individuen mit normalem α_1-PI-Spiegel im Serum kann durch Oxidanzien (insbesondere im Zigarettenrauch) das Anti-Proteasenmolekül inaktiviert werden. Damit entsteht ein „erworbener funktioneller α_1-PI-Mangel", bei dem ein ähnlicher Prozess in Gang gesetzt werden kann. Das Lungenemphysem ist somit das Resultat von Disposition (wie etwa α_1-PI-Mangel) oder Exposition (wie beim Zigarettenrauchen) [16].

27.2.4 Epidemiologie

Die Prävalenz der chronischen Bronchitis ist abhängig vom Lebensalter: Sie beträgt 5 % der unter 20-jährigen und 30 % der über 70-jährigen; insgesamt liegt sie bei ca. 8 % der Frauen und 14 % der Männer. Auf 100 000 Einwohner kommen 230–320 Todesfälle bei Männern und 60–70 Todesfälle bei Frauen pro Jahr. Anhand von Obduktionen lässt sich allerdings abschätzen, dass bei 10 % aller Obduktionen das Lungenemphysem die Haupt- oder eine wesentliche Teiltodesursache ist.

27.2.5 Lungenfunktion und funktionelle Folgen

Statische Lungenvolumina

Durch die Lungenüberblähung kommt es zu einer Erhöhung der totalen Lungenkapazität, Verminderung der Vitalkapazität und Erhöhung des Residualvolumens. Das Residualvolumen in Prozent der totalen Lungenkapazität ist erhöht.

Dynamische Lungenparameter

Durch Verlust der Lungenelastizität kommt es zu einem frühzeitigen exspiratorischen Kollaps der Atemwege mit Behinderung des Luftstroms, sodass die maximalen exspiratorischen Atemstromstärken hochgradig vermindert sind („expiratory flow limitation"). Als Ausdruck der Obstruktion findet man eine Verminderung des forcierten Exspirationsvolumen in 1 s (Einsekundenkapazität, FEV_1) sowie eine Erhöhung des Atemwegswiderstands.

Die obstruktive Ventilationsstörung ist nicht oder nur geringgradig (unter 10 %) nach Inhalation eines β_2-Sympathomimetikums reversibel (negativer Bronchospasmolysetest). Durch den erhöhten Atemwegswiderstand kann sich die Lunge innerhalb der verfügbaren Exspirationsdauer nicht ausreichend entlüften, sie bleibt überbläht („dynamische Überblähung").

Dadurch bleibt am Ende der Exspiration noch ein positiver Druck in den Alveolen bestehen, der sog. „intrinsic PEEP" oder „auto PEEP". Dieses Phänomen tritt nicht nur unter Spontanatmung auf, sondern ganz besonders unter maschineller Beatmung, wenn die

Exspirationsdauer im Verhältnis zur atemmechanischen Zeitkonstante zu kurz ist. Dies kann oft schon bei Exspirationszeiten von < 4 s eintreten.

Unter kontrollierter Beatmung weist ein am Ende der Exspiration noch bestehender Restflow auf einen „intrinsic PEEP" und damit auf eine dynamische Lungenüberblähung hin. Bei druckunterstützten Spontanatmungsverfahren ist dieses Zeichen wegen der exspiratorischen Eigenaktivität der Atemmuskulatur oft nicht vorhanden oder nicht eindeutig zu erkennen.

Atempumpe
Durch Erhöhung des Residualvolumens bei Lungenüberblähung kommt es zu einer *Verkürzung der Inspirationsmuskeln*, sodass die Spannungsentwicklung der Muskeln vermindert ist. Zudem führt die *veränderte Thoraxgeometrie* mit tiefstehenden, abgeflachten Zwerchfellen nach dem Laplace-Gesetz zu einer ungünstigen mechanischen Kopplung mit dem Thorax, sodass die inspiratorische Druckentwicklung weiter eingeschränkt wird. Damit ist die Druckentwicklung durch die Inspirationsmuskulatur je nach Schwere der Erkrankung reduziert. Auf der anderen Seite ist die Belastung der Inspirationsmuskeln erhöht.

Die Inspirationsmuskeln müssen höhere Inspirationsdrücke zur Überwindung des erhöhten Atemwegswiderstandes aufbauen. Außerdem müssen sie die Inspirationsgeschwindigkeit steigern, um mehr Zeit für die Exspiration zur Verfügung zu stellen, damit der „intrinsic PEEP" möglichst gering gehalten wird.

Weiterhin ist das *Lungenvolumen vergrößert*. Hierdurch nehmen die Atemwegsdurchmesser und der endinspiratorische Elastizitätsdruck zu, wodurch die Exspiration beschleunigt wird. Durch die dynamische Anhebung der Atemmittellage müssen die Inspirationsmuskeln aber zunächst den elastischen Retraktionsdruck zwischen relaxierter und dynamischer funktioneller Residualkapazität überwinden, ehe es zum Einstrom der Atemluft kommt (Überwindung des „intrinsic PEEP").

Durch die Verschiebung des mechanischen exspiratorischen Problems auf die Inspirationsmuskeln wird die Last der Inspirationsmuskeln erheblich erhöht. Daher kommt es mit zunehmendem Schweregrad der Erkrankung zur vermehrten Beanspruchung der Atemmuskulatur, und es droht eine Ermüdung der Atemmuskeln durch Überlastung („*respiratory muscle fatigue*").

Blutgasanalyse
Im Frühstadium besteht eine normale alveoläre Ventilation mit leichter Hypoxämie. Mit zunehmender Belastung der Atemmuskeln kommt es zum muskulären Ermüdungsprozess und im Extremfall zur Gefahr des Pumpversagens mit Apnoe. Kompensatorisch erfolgt eine Reduktion des Atemantriebs, um die Last auf die Inspirationsmuskeln zu vermindern. Dies führt jedoch zu einer alveolären Hypoventilation mit Hyperkapnie und zusätzlicher Hypoxämie. Die Hyperkapnie bei Patienten mit COPD ist daher nicht, wie früher angenommen, Ausdruck einer Atemregulationsstörung, sondern eine Adaptation des Atemzentrums an den muskulären Ermüdungsvorgang.

> Hier gilt: Hyperkapnie ist immer Ausdruck einer ermüdeten Inspirationsmuskulatur!

Cor pulmonale
Durch die reflektorische *hypoxisch pulmonale Vasokonstriktion* (HPV) bei chronischer Hypoxämie und Zunahme des pulmonalen Perfusionswiderstands infolge einer Rarefizierung der Kapillarstrombahn kommt es zur pulmonalen Hypertonie mit nachfolgender rechtsventrikulärer Hypertrophie.

27.2.6 Symptomatik

Die klinische Symptomatik der Erkrankung erstreckt sich, besonders im fortgeschrittenen Stadium, über ein Kontinuum. Dabei werden typischerweise 2 Erscheinungsformen gegenübergestellt, der vorwiegend emphysematöse A-Typ und der vorwiegend bronchitische B-Typ (vgl. Tabelle 27-6).

Weitere Zeichen des Lungenemphysems:
- Vorwölbung der Supraklavikulargruben,
- horizontale Stellung der Rippen,
- inspiratorische Einziehung der unteren Rippen (Hoover-Zeichen),
- nur gering forcierbares Atemgeräusch.

27.2.7 Medikamentöse Therapie der akuten Exazerbation

Die Therapie der akuten Exazerbation ist in Tabelle 27-7 zusammengefasst.

β_2-Sympathomimetika
Bei starker Bronchospastik sollte die Anwendung von Bronchodilatatoren intensiviert werden, d.h. je nach Ansprechen eine Dosissteigerung der β_2-Sympathomimetika wie beim Status asthmaticus.

Parasympatholytika
Diese haben bei der Behandlung von Patienten mit chronisch obstruktiver Lungenerkrankung eine erheblich größere Bedeutung als bei Patienten mit Asthma bronchiale. Daher ist bei der Exazerbation durchaus

Tabelle 27-6. Charakteristika von Patienten mit Lungenemphysem (A-Typ) und chronisch obstruktiver Bronchitis (B-Typ)

Vorwiegend emphysematöser A-Typ:
- Asthenisch (Broca-Index < 100)
- Geringer Husten, v.a. morgens
- Auswurf: vereinzelt glasige Bröckchen
- Ruhedyspnoe
- Leises Atemgeräusch, Bronchospasmus (Giemen)
- Keine Dekompensationszeichen
- Erhöhte Strahlentransparenz
- Tiefstehende, abgeflachte Zwerchfelle
- Steil gestelltes, kleines Herz
- Hämatokrit < 50 %

Vorwiegend bronchitischer B-Typ:
- Adipös (Broca-Index > 100)
- Langjähriger starker Husten
- Auswurf: schleimig-eitrig, langjährig größere Mengen
- Keine Ruhedyspnoe
- Lautes Atemgeräusch, Giemen, Brummen, Rasselgeräusche
- Dekompensationszeichen: Stauung der Halsvenen, periphere Ödeme, große Leber, Lungenstauung
- Vermehrte Streifenzeichnung durch Peribronchitis; zentrale und periphere Lungenstauung
- Normale oder hochstehende Zwerchfelle
- Herz von normaler Größe oder vergrößert, plump, dilatiert
- Hämatokrit > 50 %

Tabelle 27-7. Behandlung der akuten COPD-Exazerbation

- Anwendung von Bronchodilatatoren intensivieren
- Prednisolonäquivalent 20–40 mg über 1–2 Wochen
- Je nach Ansprechen Steigerung der medikamentösen Therapie wie beim Status asthmaticus
- Antibiotikum bei purulentem Sputum oder radiologischen Zeichen einer Pneumonie
- Intensive und häufige physikalische Therapie und Bronchialtoilette. Bei starker Verschleimung therapeutische Bronchoskopie mit Sekretabsaugung
- Bei Hypoxämie ohne Hyperkapnie: O_2-Insufflation über Nasensonde/Atemmaske unter Kontrolle der Blutgaswerte und Intensivüberwachung; Atemluftbefeuchtung
- Bei Hyperkapnie und Hypoxämie nichtinvasive Beatmung über Nasen- oder Mund-Nasen-Maske
- Falls nach 30–45 min keine Besserung aufgetreten ist: Intubation und kontrollierte Beatmung
- Bei dekompensierter Rechtsherzinsuffizienz (Cor pulmonale) Diuretika, z.B. Furosemid 40–80 mg i.v.

die Inhalation von Ipratropiumbromid, z.B. 500 µg über ein Inhalationsgerät, zu empfehlen.

Theophyllin

Die Theophyllintherapie sollte ebenfalls intensiviert werden; wie beim Status asthmaticus sollte die Zielkonzentration bei ca. 15 mg/l liegen.

Kortikoide

In der Langzeittherapie der chronisch obstruktiven Lungenerkrankung profitieren nur etwa 20 % aller Patienten von der Gabe von Kortikosteroiden, während der Exazerbation aber ist die positive Wirkung der Glukokortikoide zweifelsfrei nachgewiesen. Empfohlen werden 20–40 mg Prednisolon-Äquivalent/Tag; bei lebensbedrohlichen Zuständen werden aber auch Dosen wie im Status asthmaticus gegeben.

Antibiotika

Eine Antibiotikabehandlung ist bei Hinweisen auf eine bakterielle Infektion der Atemwege indiziert; Zeichen sind Fieber, Leukozytose mit Linksverschiebung, CRP-Anstieg und Leukozyten im Sputum. Zu empfehlen sind Aminopenicilline (auch in Kombination mit β-Laktamasehemmer), Cephalosporine, Gyrasehemmer, Makrolide und auch Tetrazykline.

Diuretika

Eine diuretische Therapie ist bei dekompensierter Rechtsherzinsuffizienz mit Leberstauung und Ödemen indiziert.

O_2-Gabe

Bei hypoxischen Patienten mit einem paO_2 unter 50 mmHg sollte eine O_2-Insufflation unter Intensivüberwachung und Kontrolle der Blutgase erfolgen. Gefahr bei der O_2-Gabe ist die nachfolgende alveoläre Hypoventilation mit Anstieg des p_aCO_2 bis hin zur CO_2-Narkose. Dabei handelt es sich zunächst um einen sinnvollen Mechanismus: Durch die O_2-Gabe verhindert man die hypoxämiebedingte Mehrarbeit der Inspirationsmuskulatur; die Atemmuskulatur wird unter Inkaufnahme der Hyperkapnie geschont und so ein muskuläres Versagen verhindert.

Andererseits ist die Reduktion des Minutenvolumens oft nicht so ausgeprägt, dass hierdurch das gesamte Ausmaß des CO_2-Anstiegs zu erklären ist. Hier wird eine durch O_2 verursachte zunehmende Ventilations-Perfusions-Störung vermutet.

Kontrollierte Beatmung

Alveoläre Hypoventilation mit Hyperkapnie ist ein sicheres Zeichen einer durch Obstruktion und Emphysem überlasteten Atemmuskulatur, die sich nur durch regelmäßige Ruhigstellung erholen kann. Eine Ruhigstellung gelingt nur über eine kontrollierte Beatmung, wobei diese vorzugsweise zunächst nichtinvasiv über eine Nasen- oder Mund-Nasen-Maske unter Vermeidung einer Intubation versucht werden sollte (s. Kap. 28).

Bei Patienten mit chronisch obstruktiver Lungenerkrankung ergibt sich die Indikation zur nichtinvasiven Beatmung entweder bei akuter Ateminsuffizienz mit akuter Hyperkapnie, auch wenn sie erst durch die O_2-Insufflation verursacht ist, oder bei chronischer Ateminsuffizienz mit chronischer Hyperkapnie.

27.2.8 Physikalische Therapie und Mobilisation

COPD-Patienten, besonders in der akuten Exazerbation, haben erhebliche Schwierigkeiten, die große Menge an oft zähem Bronchialsekret abzuhusten. Hierbei kommen viele Faktoren zusammen: die erschöpfte Atemmuskulatur, der schwache oder fehlende Hustenstoß, die tachypnoische Atmung in hoher Atemmittellage bis hin zur hypoxisch bedingten, beginnenden Bewusstseinseintrübung.

> Ein entscheidendes therapeutisches Ziel bei der Behandlung der akuten Exazerbation der COPD ist die effektive Bronchialtoilette.

Daher ist bei diesen Patienten eine ausgiebige physikalische Therapie von entscheidender Bedeutung. Dabei sind die Mobilisierung des Patienten (Aufsetzen, Bewegung, Lagerungsdrainage) und die häufige Aufforderung zum Husten ebenso wichtig und wirksam wie physikalische Maßnahmen (kalte Abreibungen, Klopf- und Vibrationsmassage, Atem- und Dehnungsübungen etc.).

Dabei muss die begrenzte Belastbarkeit der Patienten sorgfältig beachtet werden, wobei man aber oft auch bis an diese Grenzen gehen muss. Hier ist eine einfühlsame, aber auch direktive psychische Führung wichtig. Diese Maßnahmen müssen über den Tag verteilt häufig und regelmäßig durchgeführt werden. Da hierfür eine Krankengymnastin meist nicht ausreichend zur Verfügung steht, wird das Pflegepersonal den überwiegenden Teil dieser wichtigen Behandlung übernehmen müssen.

Bronchoskopische Sekretabsaugung

Bei starker Verschleimung ist die therapeutische Bronchoskopie mit Sekretabsaugung risikoärmer als bei Patienten mit Asthma bronchiale, da eine Zunahme des Bronchospasmus aufgrund einer bronchialen Hyperreaktivität bei Patienten mit COPD nicht so häufig vorkommt. Nicht selten muss bei starker Verschleimung und ineffektivem Hustenstoß sogar 2- bis 3-mal am Tag bronchoskopisch bis weit in die Peripherie abgesaugt werden. Gleichzeitig ist unter Beatmung eine wirksame Atemluftbefeuchtung unerlässlich, um eine Eindickung des zähen Bronchialsekrets zu vermeiden.

27.2.9 Nichtinvasive Beatmung

Unter der nichtinvasiven Beatmung (*„non-invasive mechanical ventilation"*, NIMV) versteht man die künstliche Beatmung über Nasen- oder Mund-Nasen-Masken (s. Kap. 28). Durch nichtinvasive Beatmung kann die Häufigkeit von Intubation und nosokomialen Infektionen sowie letztlich die Mortalität gesenkt werden [3, 21, 26].

Voraussetzung für die nichtinvasive Beatmung ist die Kooperationsfähigkeit des Patienten, die nicht durch Gabe von Sedativa eingeschränkt werden sollte, sowie seine Kreislaufstabilität.

Auswahl des Beatmungsmodus

Zur möglichst vollständigen Entlastung der Atemmuskulatur sollte ein kontrollierter Beatmungsmodus vorgezogen werden, wobei normale bis leicht erniedrigte p_aCO_2-Werte anzustreben sind. Es können Beatmungsformen sowohl mit Volumen- als auch mit Druckvorgabe verwendet werden.

Der wesentliche Nachteil der Beatmung mit Volumenvorgabe besteht in den von dem Patienten manchmal als unangenehm empfundenen hohen inspiratorischen Spitzendrücken. Die teilentlastenden Beatmungsformen (z. B. druckunterstützte Spontanatmung, PSV) haben die Vorteile der besseren Akzeptanz und der leichteren Adaptation. Die patientenseitige Einleitung der Inspiration (Triggermechanismus) entlastet aber die Atempumpe nur unvollständig; damit bleibt ein Teil der Atemarbeit dem Patienten überlassen.

In prospektiven randomisierten Studien zeigte sich, dass die nicht-invasive druckunterstützte Spontanatmung (PSV) bei COPD-Patienten zur Reduktion der Intubationsrate von 74 auf 26 % führte und hierdurch die Mortalität von 29 auf 9 % vermindert werden konnte [3].

Einschätzung des Behandlungserfolgs

Erfolgszeichen und Abbruchkriterien sind in Tabelle 27-8 zusammengefasst. In der Regel sind Erfolg oder Misserfolg der NIMV innerhalb der ersten 30 min erkennbar. Die Dauer der Beatmung richtet sich nach dem klinischen Befund und der Blutgasanalyse. Unterbrechungen der Beatmung, z. B. zum Essen oder Trinken, sind bei klinischer Stabilisierung jederzeit durchführbar. Häufig ist nach Überwindung der Akutphase die Spontanatmung wieder vollständig möglich.

Spontanatmung mit Masken-CPAP

Auch Spontanatmung unter Masken-CPAP kann bei akuter COPD-Exazerbation wirksam sein; die Wirkung ist allerdings etwas unterschiedlich [2]: Während die CPAP-Atmung (intermittierend 5–15 min) den intrinsischen PEEP und die dynamische Lungenüberblähung reduzierte, verbesserte sich die Oxygenierung nur unter intermittierender nichtinvasiver Beatmung.

Anforderungen an das Behandlungsteam

Es darf nicht verkannt werden, dass die Anwendung der nichtinvasiven Beatmung von den behandelnden Ärzten und Pflegekräften viel spezielle Erfahrung ver-

Tabelle 27-8. Erfolgszeichen und Abbruchkriterien der nichtinvasiven Beatmung

Erfolgszeichen:
- Verbesserung der alveolären Ventilation (p_aCO_2 sinkt)
- Verbesserung der Oxygenierung ($S_aO_2 > 90\%$)
- Sichtbare Entlastung der Atempumpe (Abnahme von Atem- und Herzfrequenz)
- Abnahme der Dyspnoe, Patient wird ruhiger und entspannt sich

Abbruchkriterien:
- Fortbestehende Hypoxämie ($S_aO_2 < 85\%$)
- Progrediente Bewusstseinseintrübung oder fehlende Besserung der Bewusstseinseintrübung
- Zunehmende Hyperkapnie
- Fortbestehende Dyspnoe, zunehmende Unruhe und Gegenwehr
- Schwere ventrikuläre Arrhythmie, Zeichen der Myokardischämie
- Kreislaufinstabilität
- Ineffektive Bronchialtoilette (trotz wiederholter Bronchoskopie)
- Nicht beherrschbare Maskenprobleme oder fehlende Akzeptanz
- Nicht beherrschbare Aerophagie

langt und auch mit großem Aufwand an Zeit und Zuwendung verbunden ist. Die potenziellen Möglichkeiten dieses Verfahrens sollten jedoch auch für die Intensivmedizin genutzt werden. Am ehesten könnte eine interessierte und speziell geschulte kleine Arbeitsgruppe dieses Verfahren dem Team der Intensivstation näherbringen.

27.2.10 Intubation und invasive Beatmung

Indikationen zur Intubation und Beatmung:
- Bewusstseinsstörungen,
- akute lebensbedrohliche Hypoxämie,
- Rechtsherzversagen und kardiales Lungenödem,
- erhebliche hämodynamische Instabilität,
- schwere Azidose,
- Pneumothorax,
- akuter Myokardinfarkt,
- schwere Pneumonie,
- zusätzliche akute Organversagen,
- bevorstehende Operationen.

> Bei schwerster akuter Dekompensation der COPD muss intubiert und beatmet werden.

Intubation
Die Indikation zur Intubation ist nicht gleichbedeutend mit der Indikation zur kontrollierten Beatmung. Jedoch erfordert eine Intubation immer auch eine Atemunterstützung, um den zusätzlichen Tubuswiderstand auszugleichen. Eine Intubation kann auch wegen der erschwerten Expektoration erforderlich werden.

Grundsätzlich sollte der größtmögliche Tubus gewählt werden (geringerer Tubuswiderstand, effektivere Bronchialtoilette, erleichterte Bronchoskopie). Beim oralen Zugang ist die Häufigkeit von Nasennebenhöhleninfektionen geringer, allerdings kann der Tubus den Patienten erheblich belästigen.

In der lebensbedrohlichen Akutsituation ist die Intubation risikoreich! Sie sollte daher nur unter sorgfältiger Monitorüberwachung (EKG, Pulsoxymetrie, Blutdruckmessung) nach ausreichender Präoxygenierung und möglichst von einem erfahrenen Arzt durchgeführt werden!

> Wegen des zusätzlichen Tubuswiderstands sollte bei COPD-Patienten jede Intubation von einer maschinellen Atemhilfe (z. B. Druckunterstützung mit PSV) begleitet werden.

Wann intubieren?
Bei der akuten Dekompensation wird der Zeitpunkt zur Intubation und Beatmung anhand klinischer Beurteilung und weniger nach den Blutgaswerten entschieden.

Zeichen einer drohenden Dekompensation sind:
- deutlich erhöhte Atemfrequenz (> 35/min),
- Dyskoordination der Atembewegungen,
- zunehmende Agitiertheit und Somnolenz,
- zunehmende Azidose: Ein pH-Wert von $< 7{,}2$ sollte nicht lange toleriert werden.

Kontrollierte Beatmung
In der Akutphase sollte zunächst kontrolliert beatmet werden, bis sich der Patient stabilisiert hat. In dieser Phase kann der dyspnoische, tachypnoische Patient mit seinem maximalen Atemantrieb nur schwer an eine druckunterstützte Spontanatmung angepasst werden.

Die chronische Rechtsherzbelastung und die Beeinträchtigung des venösen Rückstroms durch die Lungenüberblähung haben zur Folge, dass die Herz-Kreislauf-Funktion oft recht instabil ist. Während unter Spontanatmung der Kreislauf gerade noch kompensiert sein kann, kommt es bei Intubation und maschineller Überdruckbeatmung nicht selten zum kritischen Blutdruckabfall, insbesondere wenn die Patienten hypovolämisch sind. Hier muss die Beatmung unter sorgfältiger Kreislaufüberwachung und -therapie begonnen werden. Auf eine stärkere Hyperventilation sollte verzichtet werden, um eine Zunahme der dynamischen Lungenüberblähung zu vermeiden.

Die Behandlungsziele der kontrollierten Beatmung können folgendermaßen definiert werden:
- Entlastung der Atemmuskulatur,
- Verminderung der dynamischen Lungenüberblähung,
- Verbesserung von Oxygenierung und O_2-Transport,
- ausreichende kardiale Funktion.

Die Grundsätze der Respiratoreinstellung bei kontrollierter Beatmung sind in der folgenden Übersicht zusammengefasst.

> **Grundsätze der Respiratoreinstellung bei kontrollierter Beatmung**
>
> - Minimierung der Atemarbeit, Entlastung der Atemmuskulatur durch:
>   - Übernahme durch kontrollierte Beatmung. Gegenatmen verhindern, z. B. durch leichte Hyperventilation, Sedierung, ggf. Opioide, möglichst keine Muskelrelaxation
>   - Verminderung des Ventilationsbedarfs durch Verminderung des O_2-Verbrauchs und der CO_2-Produktion: Vermeidung von Unruhe und Agitiertheit, Fiebersenkung
>   - Minimierung der Strömungswiderstände: möglichst großer Tubus, Broncholyse, Bronchialtoilette
> - Minimierung der dynamischen Lungenüberblähung durch:
>   - Reduktion des Minutenvolumens: kleines Tidalvolumen bei niedriger Beatmungsfrequenz, ggf. permissive Hyperkapnie. Kontraindikationen der permissiven Hyperkapnie sind intrazerebrale Druckerhöhung, Anfallsleiden, hämodynamische Instabilität [9, 32]
>   - Ausreichend lange Exspirationszeit: hoher Inspirationsfluss (60–70 l/min), keine endinspiratorische Pause
>   - Bei bestehender exspiratorischer Flussbegrenzung kann ein externer PEEP von etwa 5 cm H_2O den pulmonalen Gasaustausch verbessern; dadurch darf allerdings die dynamische Lungenüberblähung nicht zunehmen, d.h. der endinspiratorische Atemwegsplateaudruck darf dadurch nicht ansteigen
> - Möglichst Beseitigung der arteriellen Hypoxämie und Verbesserung des O_2-Transports (S_aO_2 ≥ 90 % oder p_aO_2 > 60 mmHg). Ist dafür eine F_IO_2 von > 40 % erforderlich, dann liegt ein schwerer pulmonaler Shunt vor, für den zusätzliche Ursachen wie Atelektasen, Pneumonie, Lungenembolie angenommen werden müssen. Dies erfordert dann entsprechende Behandlungsmaßnahmen
> - Eine schwere Azidose (pH-Wert < 7,2) sollte behandelt werden, nicht dagegen der erhöhte p_aCO_2

Druckunterstützte Spontanatmung (PSV)

Nach Stabilisierung der akuten Situation sollte so bald wie möglich auf assistierende Verfahren übergegangen werden, um die Eigenatmung zu unterstützen, die Phase der Inaktivierung möglichst kurz zu halten und um die ersten Schritte zur Entwöhnung möglichst bald zu beginnen. Allerdings benötigt die erschöpfte Atemmuskulatur nach einer schweren akuten Dekompensation zur ausreichenden Erholung in der Regel mehr als 24 h einer kontrollierten Beatmung. Erst danach kann mit der druckunterstützten Spontanatmung begonnen werden.

Auch sollte die dynamische Lungenüberblähung erst verbessert werden, da diese eine wirksame Eigenatmung erheblich erschwert und die Koordination zwischen Patient und Respirator kritisch behindert. Hierfür ist es wichtig, die Atemwegsobstruktion zu vermindern, insbesondere mit Bronchodilatatoren und Kortikosteroiden.

Die Grundsätze der druckunterstützten Spontanatmung (PSV) sind in der folgenden Übersicht zusammengefasst.

> **Grundsätze der druckunterstützten Spontanatmung (PSV)**
>
> - Ausreichende Oxygenierung und ausreichender O_2-Transport (S_aO_2 ≥ 90 %); ein p_aO_2 von > 70 mmHg sollte vermieden werden
> - Optimale Synchronisation zwischen Patient und Respirator durch sorgfältige und wiederholte Anpassung der Respiratoreinstellung:
>   - Maximale Triggersensibilität
>   - Moderater externer PEEP (etwa 5 cm H_2O); dadurch darf die dynamische Lungenüberblähung aber nicht zunehmen
>   - Wohlbefinden des Patienten unter der Beatmung beachten
> - Verminderung der dynamischen Lungenüberblähung: ausreichend lange Exspiration, keine zu großen Hubvolumina. Eine empfindlich eingestellte, sorgfältig adaptierte Triggersensibilität hilft auch, die dynamische Lungenüberblähung zu senken
> - Verminderung der Atemarbeit und des Ventilationsbedarfs durch:
>   - Reduktion der Atemwegswiderstände (Behandlung mit Bronchodilatatoren und Kortikosteroiden)
>   - Vermeidung eines gesteigerten Metabolismus, etwa infolge Fieber, Infektion, Hyperalimentation, Angst, Panik, Unruhe und mangelhafte Anpassung an den Respirator
> - Anpassung der mechanischen Unterstützung an den akuten Zustand des Patienten: anfangs mehr mechanische Unterstützung, später weniger bei Besserung der pulmonalen Situation

■ **PEEP-Einstellung.** Bei bestehendem intrinsischem PEEP und dynamischer Lungenüberblähung kann ein geringer externer PEEP (< 8 cm H_2O) die Atemarbeit für den Patienten deutlich senken. Diese positive Wirkung ist aber abhängig von einer bestehenden exspiratorischen Flussbegrenzung durch die Obstruktion in den Atemwegen. Sofern der externe PEEP unterhalb der alveolobronchialen Drücke bleibt, die durch die Flussbegrenzung entstehen, verstärkt sich die Lungenblähung dadurch nicht. Besteht jedoch keine Flussbegrenzung, so kann der externe PEEP die dynamische Lungenüberblähung verstärken.

Die Einstellung des externen PEEP muss also individuell sorgfältig angepasst werden. Gegebenenfalls muss der „intrinsic PEEP" gemessen und der externe PEEP dann auf ein etwas niedrigeres Niveau eingestellt werden.

■ **Koordination von Patient und Respirator.** Bei assistierenden Verfahren kann es leicht zur unkontrollierbaren *Dyskoordination* zwischen Patient und Respirator kommen [8]. Diese Dyskoordination ist besonders ausgeprägt bei erheblicher dynamischer Lungenüberblähung, bei rascher Spontanatemfrequenz und bei unzureichend eingestellter Druckunterstützung.

Daher ist eine sorgfältige und regelmäßige Beobachtung und Anpassung der Respiratoreinstellung unerlässlich. Sofern der initiale Inspirationsfluss einstellbar ist (z. B. bei alten Respiratoren mit „assist-control"), muss dieser ausreichend hoch sein, damit der hohe Luftbedarf des tachypnoischen Patienten frühinspiratorisch gedeckt wird und er nicht durch vergebliche Inspirationsanstrengungen Atemarbeit vergeudet.

■ **Neuromuskulärer Atemantrieb.** Der hohe neuromuskuläre Atemantrieb dekompensierter COPD-Patienten bleibt offenbar noch lange bestehen, sodass die Eigenaktivität des Patienten schwer zu unterdrücken ist. Trotz der druckunterstützten Spontanatmung kann der Patient daher noch weiterhin erhebliche Atemarbeit aufwenden müssen [11, 12]. Für diesen nachhaltig hohen neuromuskulären Atemantrieb scheint insbesondere die chemische, pH-bedingte Neuroregulation verantwortlich zu sein. So ist möglicherweise eines der wichtigsten Ziele einer Weaning-Strategie die Reduktion der Hyperkapnie.

■ **Beatmungsmodus.** Für die assistierte Beatmung hat sich SIMV als unvorteilhaft erwiesen [19], da die Atmung stets zwischen zwei sehr unterschiedlichen Atemmittellagen wechseln muss. Besser sind offenbar die druckunterstützte Spontanatmung („pressure support ventilation", PSV) und evtl. „proportional assist ventilation" (PAV) [36].

■ **Tracheotomie.** Ist eine invasive Beatmung oder Atmungsunterstützung noch längerfristig erforderlich, so bietet sich die perkutane Tracheotomie an. Sie ist gegenüber der operativen Tracheotomie weniger invasiv und bei korrekter Durchführung unter bronchoskopischer Kontrolle komplikationsarm.

Entwöhnung vom Respirator

Die Entwöhnung („weaning") der COPD-Patienten vom Respirator ist in der Regel recht schwierig. Zunächst sollten die Ursachen der akuten Dekompensation (z. B. eine pulmonale Infektion) möglichst überwunden sein, bevor der Patient wieder ohne Respirator atmet. Andererseits sollte mit dem Weaning nicht unnötig lange gewartet werden. Oft kommen zusätzlich nosokomiale Komplikationen hinzu, sodass die Entwöhnung meist eine lange Phase wiederholter Versuche und Rückschläge bedeutet, die vom Patienten und vom Behandlungsteam viel Geduld erfordert.

Neben den eigentlichen intensivtherapeutischen Maßnahmen sind die pflegerischen Bemühungen wie regelmäßige Bronchialtoilette und frühe Mobilisation ebenso wie die Mitarbeit des Patienten von ausschlaggebender Bedeutung.

■ **Entwöhnungsprotokoll.** Die Frage nach dem besten Weaning-Protokoll ist noch nicht zweifelsfrei beantwortet. Zwei neuere multizentrische Untersuchungen kamen zu widersprüchlichen Ergebnissen: In einer Studie von Brochard et al. [4] bewährte sich eine schrittweise Reduzierung der PSV-Unterstützung (2-mal tgl., jeweils 2–4 cm H_2O Druckunterstützung) am besten. Wenn der Patient eine Spontanatmung mit ≤ 8 cm H_2O Druckunterstützung über 24 h tolerierte, wurde extubiert; bei nur 2 (= 8%) Patienten erwies sich dies als zu früh. Bei Entwöhnung über SIMV oder T-Stück lagen die Reintubationsraten bei 39% bzw. 33%.

In einer anderen Untersuchung von Esteban et al. [7] war der intermittierende Übergang auf Spontanatmung am T-Stück aus assistierender Beatmung („assist-control") am erfolgreichsten. Hier wurde allerdings erst extubiert, wenn die Spontanatmung mit einer Druckunterstützung von < 5 cm H_2O oder am T-Stück mit einem CPAP von ≤ 5 cm H_2O problemlos über 2 h toleriert wurde. Gegenüber der Studie von Brochard bestand hier also die Tendenz, später zu extubieren. Die Reintubationsraten lagen immerhin noch zwischen 14 und 22%.

So lassen sich die unterschiedlichen Ergebnisse beider Studien vornehmlich durch kleine Abweichungen der Untersuchungsprotokolle erklären. Offensichtlich muss man stets einen gewissen Anteil an Reintubationen in Kauf nehmen, da sonst der Großteil der Patienten auf jeden Fall zu spät extubiert werden würde.

Entwöhnung mit nichtinvasiver Beatmung

Durch die nichtinvasive Beatmung ist die Entwöhnung von invasiver Beatmung oft auch bei schwierigen Fällen möglich. Der entscheidende Vorteil der nichtinvasiven Beatmung besteht darin, dass *ohne Tubus intermittierend eine kontrollierte Beatmung* möglich ist. Einerseits werden dadurch der zusätzliche Tubuswiderstand und alle weiteren Nachteile der Intubation vermieden.

Andererseits wird die erschöpfte Atemuskulatur durch den intermittierenden Einsatz der kontrollierten Beatmung wirksam entlastet, damit sie sich für die Spontanatmungsphasen während des Weanings erholen kann.

■ **Studienergebnisse.** In einer multizentrischen prospektiven randomisierten Studie konnte gezeigt werden, dass beim Weaning von Patienten mit COPD die nichtinvasive Beatmung der invasiven Beatmung mit druckunterstützter Spontanatmung (PSV) überlegen sein kann, sofern keine anderen schweren Begleiterkrankungen bestehen [25]. In der nichtinvasiv beatmeten Patientengruppe zeigten sich die folgenden Vorteile:

- 88% der Patienten konnten erfolgreich entwöhnt werden, in der invasiv beatmeten Gruppe waren es nur 68%,
- die Überlebensrate nach 60 Tagen betrug 92%, aber nur 72% bei den invasiv beatmeten Patienten,
- Beatmungsdauer und Intensivaufenthalt waren kürzer,
- eine nosokomiale Pneumonie trat nicht auf, wurde aber bei 28% der invasiv beatmeten Patienten festgestellt.

Es muss allerdings angemerkt werden, dass Patienten mit schweren Begleiterkrankungen wie Zustand nach Herzstillstand, akuter Myokardinfarkt, kardiogener Schock, Sepsis, Trauma, schwere gastrointestinale Blutungen usw. ausgeschlossen worden waren.

■ **Intermittierende nichtinvasive Selbstbeatmung (ISB).** Auch diese Variante sollte ernsthaft erwogen werden, wenn bei Patienten mit chronisch obstruktiven Lungenerkrankungen die Beendigung einer längeren Intensivbehandlung ansteht. ISB kann hier durchaus eine frühere Entlassung aus der Intensivbehandlung in Aussicht stellen und ermöglicht eine bessere und sichere Anpassung der Anschlussbehandlung.

Literatur

1. American Thoracic Society (ATS) (1995) Standards for the diagnosis care of patients with chronic obstructive pulmonary disease. Am J Respir Crit Care Med 152: S77–S120
2. Appendini L, Patessio A, Zanaboni S et al. (1994) Physiologic effects of positive end-expiratory pressure and mask pressure support during exacerbations of chronic obstructive pulmonary disease. Am J Respir Crit Care Med 149: 1069–1076
3. Brochard L, Mancebo J, Wysocki M et al. (1995) Noninvasive ventilation for acute exacerbations of chronic obstructive pulmonary disease. N Engl J Med 333: 817–822
4. Brochard L, Rauss A, Benito S et al. (1994) Comparison of three methods of gradual withdrawal from ventilatory support during weaning from mechanical ventilation. Am J Respir Crit Care Med 150: 896–903
5. Criée C-P, Laier-Groeneveld G (1995) β_2-Sympathomimetika. Internist 36: 918–923
6. Criée C-P, Laier-Groeneveld G (1997) Glucokortikoide in der Pneumologie. Internist 38: 490–493
7. Esteban A, Frutos F, Tobin M et al. (1995) A comparison of four methods of weaning patients from mechanical ventilation. N Engl J Med 332: 345–350
8. Fabry B, Guttmann J, Eberhard L, Bauer T, Haberthür C, Wolff G (1995) An analysis of desynchronization between the spontaneously breathing patient and ventilator during inspiratory pressure support. Chest 107: 1387–1394
9. Feihl F, Perret C (1994) Permissive hypercapnia. How permissive should we be? Am J Respir Crit Care Med 150: 1722–1737
10. Fleury B, Murciano D, Talamo C, Aubier M, Pariente R, Milic-Emili J (1985) Work of breathing in patients with chronic obstructive pulmonary disease in acute respiratory failure. Am Rev Respir Dis 131: 822–827
11. Georgopoulos D, Brochard L (1998) Ventilatory strategies in acute exacerbations of chronic obstructive pulmonary disease. In: Roussos C (ed) Mechanical ventilation from intensive care to home care. European Respiratory Society, Sheffield, pp 12–44
12. Georgopoulos D, Burchardi H (1998) Ventilatory strategies in adult patients with status asthmaticus. In: Roussos C (ed) Mechanical ventilation from intensive care to home care. European Respiratory Society, Sheffield, pp 45–83
13. Hamm M, Schulz A, Klocke M, Niedermeyer F, Meissner E (1999) Nicht-invasive Beatmung bei akuter respiratorischer Insuffizienz. Intensivmed Notfallmed 36: 156–162
14. Köhler D, Criée C-P, Raschke F (1996) Leitlinien zur häuslichen Sauerstoff- und Heimbeatmungstherapie. Pneumologie 50: 927–931
15. Konietzko N (1996) Chronische Bronchitis. Pneumologie 50: 582–584
16. Konietzko N (1996) Lungenemphysem. Pneumologie 50: 585–587
17. Kramer N, Meyer T, Meharg J, Cece R, Hill N (1995) Randomized, prospective trial of noninvasive positive pressure ventilation in acute respiratory failure. Am J Respir Crit Care Med 151: 1799–1806
18. Magnussen H (1996) Asthma bronchiale. Pneumologie 50: 578–581
19. Marini JJ, Smith TC, Lamb VJ (1988) External work output and force generation during synchronized intermittent mechanical ventilation. Am Rev Respir Dis 138: 1169–1179
20. Meduri G (1996) Noninvasive positive-pressure ventilation in patients with chronic obstructive pulmonary disease and acute respiratory failure. Curr Opinion Crit Care 2: 35–46
21. Meduri G, Turner R, Abou-Shala N, Wunderink R, Tolley E (1996) Noninvasive positive pressure ventilation via face mask: first-line intervention in patients with acute hypercapnic and hypoxemic respiratory failure. Chest 109: 179–193
22. Meissner E (1999) Schwerer Asthma bronchiale-Anfall. Intensivmed Notfallmed 36: 145–155
23. Nägle W, Koper I, Sybrecht GW (1991) Nicht-infektiöse Lungenparenchymerkrankungen. In: Classen M, Diehl V, Kochsiek K (Hrsg) Innere Medizin. Urban & Schwarzenberg, München Wien Baltimore, S 1124–1135
24. National Institutes of Health, National Heart, Lung and Blood Institute (1995) Publication 95–3659
25. Nava S, Ambrosino N, Clini E, Prato M, Orlando G et al. (1998) Noninvasive mechanical ventilation in the weaning of patients with respiratory failure due to chronic obstructive pulmonary disease. Ann Intern Med 128: 721–728

26. Nourdine K, Combes P, Carton M-J, Cannamela A, Ducreux J-C (1999) Does noninvasive ventilation reduce the ICU nosocomial infection risk? A prospective clinical survey. Intensive Care Med 25: 567–573
27. Nowak D (1995) Sozialmedizin, Rehabilitation, Begutachtung. In: Konietzko N (Hrsg) Bronchitis. Urban & Schwarzenberg, München Wien Baltimore, pp 233–253
28. Rossi A, Santos C, Roca J, Torres A, Félez M, Rodriguez-Rosin R (1994) Effects of PEEP on VA/Q mismatching in ventilated patients with chronic airflow obstruction. Am J Respir Crit Care Med 149: 1077–1084
29. Sydow M, Burchardi H (1991) Intensive care management of life-threatening status asthmaticus. In: Vincent JL (ed) Update in intensive care and emergency medicine, vol 14. Springer, Berlin Heidelberg New York Tokio, pp 313–323
30. Sydow M, Crozier TA, Zielmann S, Radke J, Burchardi H (1993) High-dose intravenous magnesium sulfate in the management of life-threatening status asthmaticus. Intensive Care Med 1993: 467–471
31. Torres A, Reyes A, Rocca J, Wagner P, Rodriguez-Roisin R (1989) Ventilation-perfusion mismatching in chronic obstructive pulmonary disease during ventilator weaning. Am Rev Respir Dis 140: 1246–1250
32. Tuxen D (1994) Permissive hypercapnic ventilation. Am J Respir Crit Care Med 150: 870–874
33. Wettengel R, Böhning W, Cegla U, Criée C-P, Fichter J et al. (1995) Empfehlungen der Deutschen Atemwegsliga zur Behandlung von Patienten mit chronisch obstruktiver Bronchitis und Lungenemphysem. Med Klin 90: 3–7
34. Wettengel R, Berdel D, Hofmann D, Krause F, Kroegel C et al. (1998) Asthmatherapie bei Kindern und Erwachsenen. Empfehlungen der Deutschen Atemwegsliga. Med Klin 93: 639–650
35. Worth H, Adam D, Handrick W, Leupold W, Lode H et al. (1997) Prophylaxe und Therapie von bronchialen Infektionen. Med Klin 92: 699–704
36. Younes M, Puddy A, Roberts D et al. (1992) Proportional assist ventilation. Am Rev Respir Dis 145: 121–129

KAPITEL 28 **Maschinelle Beatmung** 28

H. BURCHARDI, J. RATHGEBER

28.1	Grundlagen 529	
28.1.1	Physiologie und Druckumkehr 529	
28.1.2	Beatmungsmuster 530	
28.1.3	Steuerung des Respirators 530	
28.1.4	Beatmungsformen 534	
28.1.5	Atemgaskonditionierung 534	
28.1.6	Aktive Befeuchter 535	
28.1.7	Passive Befeuchter: „Heat and Moisture Exchanger" (HME) 535	
28.1.8	Flüssigkeitskondensation, Atemgasbeheizung, Monitoring 536	
28.1.9	Infektionsrisiko durch Beatmungssysteme 536	
28.1.10	Grundlagen der Beatmungsüberwachung 537	
28.1.11	Überwachung der Beatmungskurven 538	
28.1.12	Zusätzliche Überwachung 540	

28.2 Kontrollierte Beatmung (CMV) 541
28.2.1 Volumenkontrollierte Beatmung (VC-CMV) 541
28.2.2 Druckkontrollierte Beatmung (PCV, PC-CMV) 543
28.2.3 Beatmung mit umgekehrtem Atemzeitverhältnis (IRV) 544
28.2.4 Seitengetrennte Beatmung (ILV) 545
28.2.5 Hochfrequenzbeatmung (HFV) 546

28.3 Maschinell assistierte Beatmung/unterstützte Spontanatmung 548
28.3.1 Intermittierende mandatorische Beatmung (IMV/SIMV) 548
28.3.2 Mandatorische Mindestventilation (MMV) 550
28.3.3 Druckunterstützte Spontanatmung (PSV) 551
28.3.4 „Biphasic Positive Airway Pressure" (BIPAP) und „Airway Pressure Release Ventilation" (APRV) 553
28.3.5 „Proportional Assist Ventilation" (PAV) 556
28.3.6 Automatische Tubuskompensation (ATC) 557
28.3.7 Spontanatmung mit CPAP 557
28.3.8 Intratracheale Gasinsufflation (TGI) 558

28.4 Nichtinvasive Beatmung (NIMV) 558

28.5 Interaktion Patient/Respirator 559
28.5.1 „Gegenatmen" gegen den Respirator 559

28.6 Additive Maßnahmen 560
28.6.1 Physikalische Maßnahmen und Mobilisierung 560
28.6.2 Lagerungsbehandlung 561
28.6.3 Infektionsbehandlung 561
28.6.4 Flüssigkeitsbilanz 562
28.6.5 Ernährung 563

28.7 Entwöhnung von der Beatmung („Weaning") 563

28.8 Auswirkungen der Beatmung auf andere Organfunktionen 564
28.8.1 Kardiovaskuläre Nebenwirkungen 564

28.8.2	Renale Nebenwirkungen	565
28.8.3	Verdauungsorgane	565
28.8.4	Zentrales Nervensystem	566
28.8.5	Infektionen und beatmungsassozierte Pneumonie	567
28.8.6	Schäden an den Atemwegen	568
28.8.7	Schäden am Lungenparenchym	568
28.8.8	Pulmonales Barotrauma	568
28.8.9	Komplikationen von Masken-CPAP oder Maskenbeatmung	569
	Literatur	569

Maschinelle Beatmung

H. Burchardi, J. Rathgeber

28.1 Grundlagen

28.1.1 Physiologie und Druckumkehr

Normale Spontanatmung

Während der normalen Spontanatmung schwankt der intrathorakale Druck um Null, d.h. um den Atmosphärendruck. Während der Inspirationsphase erzeugen die inspiratorischen Atemmuskeln einen negativen Pleuradruck von -5 bis -10 cm H_2O. Dieser Sog ermöglicht eine Ausdehnung des Lungengewebes und die Füllung der Alveolarräume mit Frischgas durch die offenen oberen Atemwege. Während der Exspirationsphase entspannen sich die (inspiratorischen) Atemmuskeln, der Pleuradruck steigt an (auf $0-5$ cm H_2O); zusammen mit der Retraktionskraft des Lungenparenchyms ist dieser Mechanismus für den Ausstrom der Atemluft verantwortlich. Bei erhöhter Atemarbeit, z.B. während einer körperlichen Anstrengung oder bei einer Lungenerkrankung, werden größere Pleuradruckschwankungen erzeugt: Einerseits verursacht eine größere Atemmuskelaktivität und/oder ein steiferes Lungengewebe deutlich negativere inspiratorische Werte z.B. -30 bis -60 cm H_2O, andererseits kann in diesen Fällen sowie bei Krankheiten, die mit einer Atemwegsobstruktion einhergehen, eine Aktivierung der exspiratorisch wirksamen Atemmuskeln beobachtet werden. Dieses führt zu stark positiven Pleura- und Alveolardrücken während der Exspirationsphase (z.B. $+20$ bis 40 cm H_2O). Im Extremfall, z.B. bei einem Hustenstoß, können diese Druckwerte auf bis zu 100 cm H_2O oder mehr ansteigen.

Maschinelle Beatmung

- *Inspiration:*
  Mit den allermeisten Formen der maschinellen Beatmung wird eine Druckumkehr im intrathorakalen Raum realisiert: Während der Inspirationsphase wird das Atemzugvolumen mit „Überdruck", d.h. einem Trachealdruck von $20-40$ cm H_2O in den Alveolarraum gebracht. Dabei steigt der Pleuradruck ebenfalls auf positive Werte an. Je nach Dehnbarkeit des Lungengewebes werden hierbei Drücke von $+10-40$ cm H_2O in der Pleura erreicht.
- *Exspiration:*
  Ähnlich wie bei der Spontanatmung ist die Exspiration auch während der maschinellen Beatmung praktisch immer passiv. Entsprechend den Druckgradienten und den elastischen Retraktionskräften von Lungengewebe und Thorax entleert sich der Alveolarraum, bis der vorgewählte endexspiratorische Druck erreicht ist, also entweder der atmosphärische Druck oder der eingestellte PEEP-Wert.

In seltenen Fällen kann der Patient dem Beatmungsgerät entgegenatmen, z.B. bei starker Dyspnoe, Unruhe, Schmerzen und ungenügender Sedierung. Dabei können der inspiratorische und auch der exspiratorische Alveolar- und Pleuradruck deutlich verändert werden.

Pleuradruck und Herz-Kreislauf-Funktion

Sowohl bei der maschinellen Beatmung als auch bei der Spontanatmung wird der Pleuradruck auf das Mediastinum und die darin befindlichen Organe und Gefäße übertragen. Starke Druckschwankungen zwischen Inspirations- und Exspirationsphase wirken sich daher auf die Füllung und Funktion der Herzkammern aus. Als Folge einer solchen Druckdifferenz entsteht ein „Pulsus paradoxus", d.h. eine signifikante Pulsdruckvariabilität. Dabei ist der periphere (extrathorakale) systolische Blutdruck während der Phase mit dem höheren intrathorakalen Druck erhöht, also unter Spontanatmung in der Exspirationsphase, wie etwa während eines Asthmaanfalles mit erheblicher exspiratorischer Atemmuskelaktivität; dagegen unter maschineller Beatmung in der Inspirationsphase, etwa während einer akuten Ateminsuffizienz.

> Die maschinelle Beatmung verursacht also eine Druckumkehr während der Inspirationsphase – die intrathorakalen Drücke sind während der Spontanatmung vorwiegend negativ und während der maschinellen Beatmung deutlich positiv.

28.1.2 Beatmungsmuster

Das Beatmungsmuster beschreibt den zeitlichen Ablauf der Volumenzufuhr innerhalb des Beatmungszyklus. Es gibt die zeitlichen Veränderungen von Druck, Flow und Volumen innerhalb des Beatmungszyklus vor und wird durch die Einstellgrößen Tidalvolumen, Beatmungsfrequenz und Inspirationsflow, das Atemzeitverhältnis (Zeitdauer von Inspirations- zu Exspirationsphase), die Dauer des inspiratorischen Plateaus sowie durch die Höhe des endexspiratorischen Drucks beschrieben.

Beatmungszyklus

Der maschinelle Beatmungszyklus besteht aus *Inspirationsphase* und *Exspirationsphase*. Die Inspirationsphase wird unterteilt in *Flowphase* und *Pausenphase* (Abb. 28-1). In der Flowphase oder auch *aktiven Inspirationsphase* strömt das Frischgas entsprechend der Druckdifferenz zwischen dem vom Respirator erzeugten Beatmungsdruck und dem intrapulmonalen Druck in die Lunge.

! Die *Exspirationsphase* wird durch die Einstellung des Beatmungsmusters kaum beeinflusst, da der exspiratorische Flow in erster Linie durch die Resistance in den Atemwegen (inkl. Tubus und Exspirationsventil) sowie durch die Compliance von Lunge und Thorax vorgegeben wird.

Atemwegsdrücke

Die *Atemwegsdrücke* in der beatmeten Lunge sind abhängig vom Hubvolumen und den atemmechanischen Eigenschaften des Lungen-Thorax-Systems. Veränderungen von Compliance und Resistance haben entsprechende Veränderungen der Atemwegs- bzw. Beatmungsdrücke zur Folge. Die Drücke sind umso höher, je niedriger die *Compliance* bzw. je höher die *Resistance* ist (s. dort).

Die Drücke für Atmung und Beatmung werden üblicherweise in „cm H_2O" oder in „mbar" angegeben; andere, häufig verwendete Einheiten für physiologische Drücke sind mmHg, Torr oder dyn.

> 1 mbar = 100 Pa = 1 hPa = 1,020 cm H_2O = 1000 dyn/cm² = 0,75006 mmHg
> 1 cm H_2O = 0,981 mbar = 98,1 Pa
> 1 mmHg = 1 Torr = 1,333 mbar = 133,3 Pa

Atemwegsmitteldruck und mittlerer Alveolardruck

Der *Atemwegsmitteldruck* korreliert sehr eng mit dem *mittleren Alveolardruck,* der jedoch nicht direkt messbar ist. Als zentraler Ventilationsparameter beeinflusst der mittlere Alveolardruck nicht nur die Oxygenierungsfunktion der Lunge, sondern auch die Einflüsse der Beatmung auf die Hämodynamik und das Risiko des Barotraumas. Unter Beatmungsbedingungen ist er niedriger als der Atemwegsmitteldruck. Unter Spontanatmung, bei forcierter Exspiration oder auch bei erhöhten exspiratorischen Widerständen mit dynamischer Atemwegskompression kann er allerdings auch deutlich höher sein als der Atemwegsmitteldruck.

Beatmungsdrücke

Atemwegsdrücke werden in der klinischen Routine nur selten direkt gemessen. Fälschlicherweise werden stattdessen meist die im Gerät oder am Tubusansatz gemessenen *Beatmungsdrücke* als Atemwegsdrücke (p_{aw}) bezeichnet. Die inspiratorischen Beatmungsdrücke sind jedoch immer höher als die tatsächlichen Drücke in den Atemwegen, da die Resistance des Tubus dahinter zum Druckabfall führt. Ähnliches gilt auch für die vom Respirator angezeigten mittleren Beatmungsdrücke.

Atemzeitverhältnis

Das *Atemzeitverhältnis* oder die *I/E-Ratio* ist das Verhältnis zwischen Inspirations- und Exspirationsdauer. Es wird entweder direkt am Respirator eingestellt oder ergibt sich aus den Einstellungen von Tidalvolumen, Beatmungsfrequenz und Inspirationsflow. Bei gesunden Lungen wird zumeist ein Atemzeitverhältnis zwischen 1:2 und 1:1 gewählt. Bei geschädigten Lungen mit pathologischen Veränderungen von Compliance und Resistance kann dagegen oftmals die Beatmung mit umgekehrtem Atemzeitverhältnis („*inverse ratio ventilation*", IRV) sinnvoll sein. Dabei wird die Inspirationsphase gegenüber der Exspirationsphase verlängert (I/E >1). Die verlängerte Inspirationszeit verbessert nicht nur die Ventilation von Alveolarbezirken mit langen Zeitkonstanten, sondern wirkt gleichzeitig dem Kollaps instabiler Alveolen in der verkürzten Exspirationsphase entgegen. Andererseits beeinträchtigt der dadurch erhöhte Atemwegsmitteldruck die Hämodynamik.

PEEP

Erhöhung des verminderten Lungenvolumens (FRC), Wiedereröffnung und Offenhalten kollabierter Alveolen und damit eine Vergößerung der gasaustauschenden Oberfläche werden durch den *positiv-endexspiratorischen Druck, PEEP,* angestrebt. Dabei wird bis zum Ende der Exspirationsphase ein positiver Druck in der Lunge aufrechterhalten, wodurch eine vollständige Exspiration verhindert wird (s. Abb. 28-1).

28.1.3 Steuerung des Respirators

Der Wechsel von der Inspirations- zur Exspirationsphase erfordert eine differenzierte Ventilsteuerung. In den Respiratoren der früheren Generationen wurde

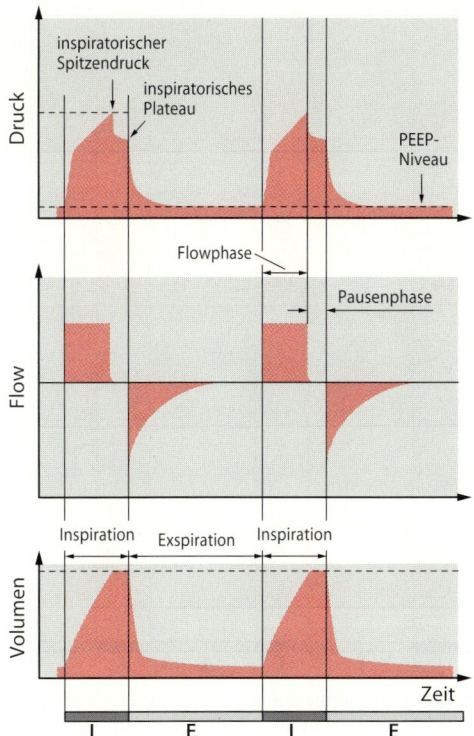

Abb. 28-1. Beatmungszyklus. Die Inspirationsphase besteht aus Strömungsphase (aktive Phase) und Plateauphase (Pausen- oder No-flow-Phase). Die Exspiration verläuft passiv. *I* Inspirationsphase, *E* Exspirationsphase

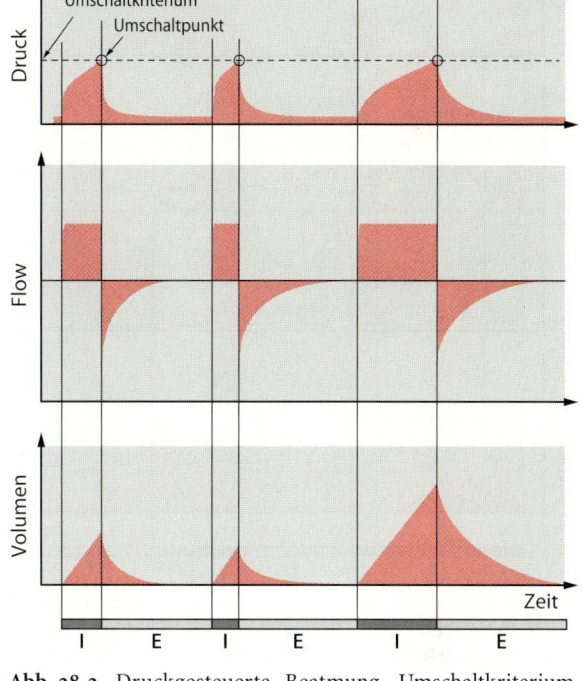

Abb. 28-2. Druckgesteuerte Beatmung. Umschaltkriterium ist der Druck; nach Überschreiten des am Gerät eingestellten Umschaltdrucks wird die Exspirationsphase eingeleitet. Konstanter Flow, inkonstante Atemvolumina, variable Atemzeitverhältnisse. *I* Inspirationsphase, *E* Exspirationsphase

diese Steuerung technisch analog verwirklicht. Nach ihrem Steuerungsprinzip wurde zwischen druck-, flow-, volumen- und zeitgesteuerten Respiratoren unterschieden; mit dieser Nomenklatur lassen sich die unterschiedlichen Beatmungsmuster gut differenzieren.

In den heutigen modernen Intensivrespiratoren wird die Kontrolle und Steuerung computerunterstützt geregelt. Dadurch wird eine Vielzahl verschiedener Beatmungsformen und -muster möglich, die auf z. T. unterschiedlichen und voneinander unabhängig arbeitenden Steuerungsmechanismen beruhen. Durch Verknüpfung der unterschiedlichen Steuerungsprinzipien kann der Beatmungsmodus an die individuellen pathophysiologischen Voraussetzungen und Anforderungen des Patienten angepasst werden.

Drucksteuerung

Die Umschaltung von der Inspiration zur Exspiration erfolgt nach Erreichen eines am Gerät eingestellten oberen inspiratorischen Druckwerts („*pressure cycled ventilation*"; Abb. 28-2). Der maximale Beatmungsdruck kann daher nur so hoch sein wie der am Gerät eingestellte Umschaltdruck, ein inspiratorisches Plateau kann sich somit nicht ausbilden. Die verabreichten Atemvolumina ändern sich in Abhängigkeit von der Compliance und der Resistance der Lungen; d. h. verringert sich die Compliance, so wird weniger Volumen ventiliert und umgekehrt.

Ebenso beeinflussen die Spontanatemaktivitäten des Patienten die Ventilation: Beim Anstieg der Atemwegsdrücke, z. B. durch partielle Tubusverlegung oder Gegenatmen des Patienten, erfolgt die Umschaltung früher. Dadurch nimmt die Inspirationszeit und damit auch das Atemzugvolumen ab. Hingegen verlängert sich die Inspirationsdauer bei einer Leckage, der Umschaltdruck wird dann u. U. gar nicht mehr erreicht.

Flowsteuerung

Bei dieser Steuerung erfolgt der Übergang von der Inspiration zur Exspiration, wenn der Inspirationsflow einen Minimalwert unterschreitet (Abb. 28-3). Ein wichtiger Unterschied zur Drucksteuerung besteht im inspiratorischen Flowverlauf. Der initial hohe Flow fällt nach Erreichen seines Spitzenwertes exponentiell ab *(dezelerierender Flow)*. Da die Umschaltung zur Exspiration erst nach Unterschreiten eines definierten minimalen Gasflusses erfolgt, entsteht eine endinspiratorische Niedrigflowphase. Sie ist einem Plateau ähnlich und ermöglicht den Druckausgleich zwischen Respirator- und Alveolardruck.

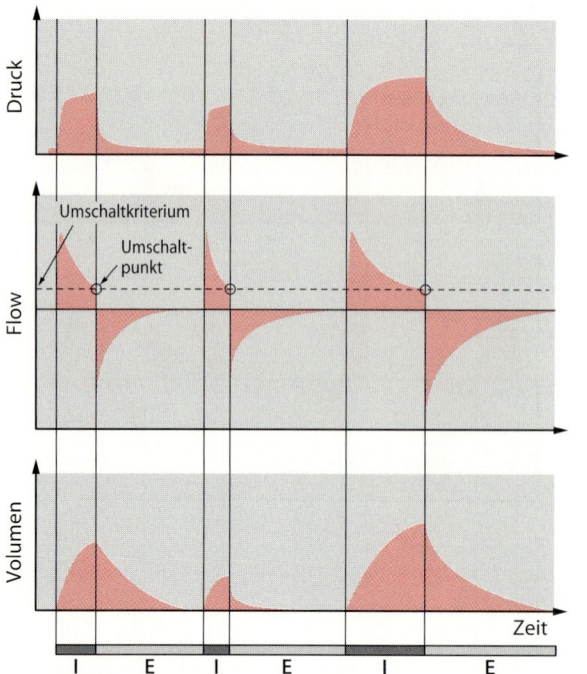

Abb. 28-3. Flowgesteuerte Beatmung. Nach Unterschreiten eines definierten Inspirationsflows wird die Exspirationsphase eingeleitet. Inkonstanter Beatmungsdruck, inkonstante Atemvolumina, variable Atemzeitverhältnisse. *I* Inspirationsphase, *E* Exspirationsphase

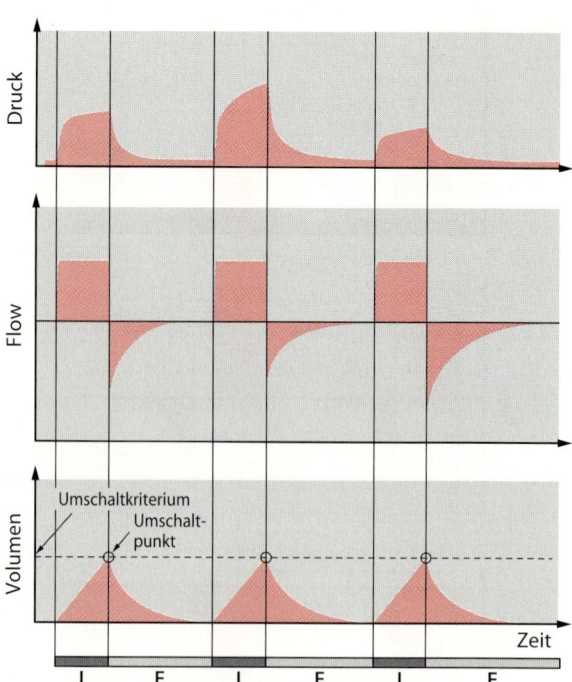

Abb. 28-4. Volumengesteuerte Beatmung. Volumengesteuerte Respiratoren arbeiten volumenkonstant, die Beatmungsdrücke hängen von Compliance und Resistance der Lunge ab. Bei Konstantflow resultieren konstante Atemzeitverhältnisse. *I* Inspirationsphase, *E* Exspirationsphase

Der größte Nachteil dieses Steuerungsprinzips besteht in der Anfälligkeit gegenüber Undichtigkeiten. Bereits relativ geringfügige Gasverluste verhindern die Umschaltung zur Exspiration, da das Steuerungskriterium nicht erfüllt wird. Dieses Steuerungsprinzip wird heute im Rahmen der sog. druckunterstützten Spontanatmung in Verbindung mit Druck- und Zeitsteuerung zur Kontrolle der Schwelle für den Minimalflow eingesetzt.

Volumensteuerung

Die Umschaltung zur Exspiration erfolgt hier – ohne endinspiratorische Pause – nach Abgabe des eingestellten Tidalvolumens (Abb. 28-4). Sie geschieht unabhängig davon, ob das Gas die Lungen des Patienten erreicht hat oder beispielsweise durch eine Leckage entwichen ist. Volumengesteuerte Respiratoren arbeiten volumenkonstant: Pulmonale Compliance und Atemwegswiderstände beeinflussen den inspiratorischen Beatmungsdruck, nicht jedoch das Atemzugvolumen.

Die heute gebräuchlichen volumengesteuerten Intensivrespiratoren (z. B. Puritan-Bennett 7200) arbeiten zusätzlich druck- und zeitgesteuert: sie schalten auch dann auf Exspiration, wenn ein bestimmter inspiratorischer Druck (Drucksteuerung) oder ein definiertes Zeitintervall (Zeitsteuerung) überschritten wird; das jeweils zuerst wirksame Prinzip löst die Umschaltung aus.

Zeitsteuerung

Umgeschaltet wird hierbei nach definierten Zeitabständen, deren Dauer durch das Atemzeitverhältnis und die Atemfrequenz, d. h. die Anzahl der maschinellen Beatmungszyklen pro Minute, vorgegeben ist (Abb. 28-5). Veränderungen von Compliance und Resistance beeinflussen Hubvolumina und Beatmungsdrücke.

Die Zeitsteuerung ist heute mit zahlreichen Variationen das gebräuchlichste Steuerungsprinzip bei Intensivrespiratoren, da mit ihr die unterschiedlichsten Beatmungsmuster verwirklicht werden können. Definitionsgemäß sind volumenkonstante Beatmungsformen mit inspiratorischer Pause nicht volumen-, sondern zeitgesteuert.

Triggerung der Inspiration

Bei assistierenden Beatmungsformen ist die Triggerung ein weiteres wichtiges Steuerungsprinzip. Hierbei wird der maschinelle Beatmungsvorgang durch die initiale Spontanatmungsaktivität des Patienten ausgelöst. Das erfordert einen entsprechenden Steuermechanismus im Respirator, der die Spontanatmungsbemühungen des Patienten erkennen und durch Auslösen eines maschinellen Beatmungszuges („*assistierte*" *Beatmung*) beantworten oder, bei Spontanatmungsformen,

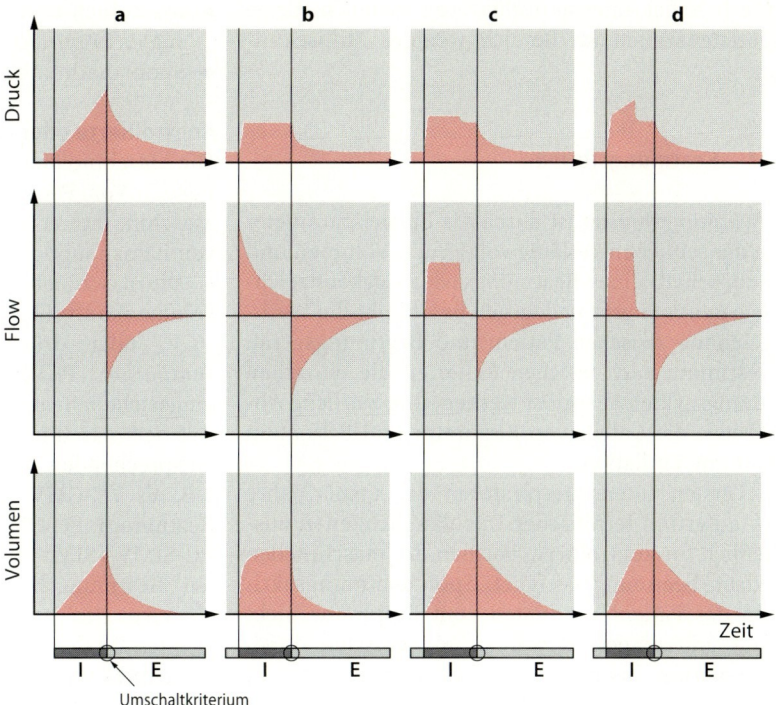

Abb. 28-5.
Zeitgesteuerte Beatmung. Umschaltkriterium ist der Ablauf der Inspirationszeit. Unterschiedlichste Beatmungsformen und -muster können realisiert werde, wie z. B. **a** Beatmung mit akzelerierendem Flow, **b** Beatmung mit dezelerierendem Flow, **c** druckkontrollierte Beatmung, **d** volumenkontrollierte Beatmung

einen ausreichenden Inspirationsflow zur Verfügung stellen muss („*demand-flow*").

Das zugrundeliegende Steuerprinzip beruht auf der Detektion eines Sogs als Folge der Einatmungsbemühungen des Patienten. In modernen Respiratoren erfolgt dies durch empfindliche elektronische Druck- oder Flowsensoren.

Triggerempfindlichkeit

Die Triggerempfindlichkeit (Triggerschwelle) wird entweder manuell als Differenzdruck („*Drucktrigger*") oder als Flowäquivalent („*Flowtrigger*") eingestellt oder fest vorgegeben. Bei Spontanatmung steigern hohe Triggerschwellen die Atemarbeit des Patienten durch ineffektive isovolumetrische und unökonomische Atemexkursionen. Es ist daher nicht sinnvoll, hohe Atemfrequenzen oder unerwünschte Eigenatmung des Patienten durch das Erhöhen der Triggerschwelle am Respirator zu unterdrücken. Dyspnoe, Stress, Angst, motorische Unruhe usw. sind die Folge. Die ventilatorische Erschöpfung des Patienten kann die Beatmungsdauer u. U. verlängern.

Selbsttriggerung

Niedrige Triggerschwellen fördern dagegen das Risiko der Selbsttriggerung: Bereits geringe Schwankungen von Druck, Flow oder Volumen (z.B. durch Bewegungen des Patienten oder Kondenswasser in den Atemschläuchen) können eine unerwünschte maschinelle Inspiration auslösen. Die Höhe der Triggerschwelle muss daher individuell bestimmt werden. Sie liegt bei der Drucktriggerung in der Regel im Bereich zwischen 0,5 und 5 cm H_2O, bei der Flowtriggerung zwischen 1 und 15 l/min.

> Für die Einstellung der Triggerschwelle gilt:
> - Die Einstellung sollte individuell erfolgen.
> - Eine Unterdrückung der Eigenatmung durch Erhöhung der Triggerschwelle ist nicht sinnvoll!

Triggerlatenz

Die Sensitivität des gesamten Regelkreises aus Atemmechanik, Steuersensor und Ventil beeinflusst v. a. die Triggerlatenz. Sie beschreibt den Zeitraum vom Beginn der Inspirationsbemühung des Patienten bis zur tatsächlichen Öffnung des Inspirationsventils. Die Triggerlatenz sollte kurz sein, der maschinelle Ventilationsflow sollte möglichst verzögerungsfrei geliefert werden. Die Triggerlatenz ist gerätespezifisch unterschiedlich, abhängig von den pneumatischen Übertragungseigenschaften des Schlauchsystems, der Qualität des Inspirationsventils sowie der Sensitivität des Steuersensors. Sie kann von Patient oder Therapeut nicht unmittelbar beeinflusst werden.

Ältere Respiratoren haben aufgrund technischer Unzulänglichkeiten oftmals hohe Ventiltriggerlatenzzeiten im Bereich von mehreren hundert Millisekunden, die insbesondere bei Spontanatmung zu unbefriedigender Volumenbereitstellung, Phasenverschiebung zwischen Patient und Respirator sowie Erhöhung der isometrischen Atemarbeit führen. Die Sensoren und

Ventile heutiger Intensivrespiratoren haben niedrige Triggerlatenzzeiten im Bereich weniger Millisekunden.

28.1.4 Beatmungsformen

Das *Beatmungsmuster* ist durch die Einstellparameter sowie die zeitlichen Verläufe von Druck, Volumen und Flow innerhalb eines Beatmungszyklus gekennzeichnet. Die *Beatmungsform* dagegen beschreibt die Wechselbeziehung zwischen Patient und Beatmungsgerät. Sie bestimmt, nach welchen Kriterien die einzelnen Beatmungszyklen ausgelöst werden, ihre zeitliche Abfolge sowie die Anteile von Respirator und Patient an der Gesamtventilation.

Die ersten Intensivrespiratoren der 1950er Jahre waren aufgrund technischer Unzulänglichkeiten ausschließlich für kontrollierte Formen der maschinellen Überdruckbeatmung geeignet. Spontanatmungsaktivitäten des Patienten konnten vom Respirator nicht erkannt und umgesetzt werden; sie mussten durch tiefe Sedierung bis hin zur Relaxierung unterdrückt werden.

Moderne Respiratoren ermöglichen dagegen die bedarfsgerechte Anpassung der maschinellen Unterstützung an die aktuellen ventilatorischen Erfordernisse des Patienten.

Durch Kombinationen verschiedener Beatmungsformen ist neben der totalen Übernahme der Ventilation auch die partielle Unterstützung der Eigenatmung des Patienten durch intermittierende maschinelle Beatmungszüge und/oder maschinelle Unterstützung der einzelnen Spontanatemzüge möglich; dies wird als *„augmentierte" Spontanatmung* bezeichnet.

Das Ausmaß der maschinellen Unterstützung und damit auch die ventilatorische Eigenleistung des Patienten sind hierbei variabel. Voraussetzung bei allen Formen der unterstützten Spontanatmung ist allerdings ein intaktes Atemzentrum. Die unterstützende Beatmung ist heute die bei weitem vorherrschende Beatmungsform in der Langzeitbeatmung.

Beatmungsstrategie

Zu den Indikationen zur Beatmung und den differenzierten Einsatz der verschiedenen Beatmungsformen und ihrer Einstellung („protective ventilation strategy", permissive Hyperkapnie usw.) wird in den jeweiligen Kapiteln ausführlich Stellung genommen (s. Kap. 24, 25, 27).

Im wesentlichen werden 3 *Grundformen* der Beatmung unterschieden, die sich am Anteil der von Maschine bzw. Patient geleisteten Atemarbeit orientieren [3]:
- kontrollierte oder mandatorische Beatmung *(„continuous mandatory ventilation", CMV)*,
- maschinell unterstützte Spontanatmung *(„pressure support ventilation", PSV)*,
- Spontanatmung *(„spontaneous ventilation", SV)*.

Kontrollierte oder mandatorische Beatmung (CMV)

Die Maschine übernimmt die gesamte Ventilation der Lungen. Vom Patienten wird (sofern er nicht „gegen die Maschine atmet") keine Atemarbeit erbracht: „total ventilatory support".

Die maschinellen Beatmungshübe werden entweder volumenkontrolliert *(„volume-controlled ventilation", VCV)* oder druckkontrolliert *(„pressure-controlled ventilation", PCV)* abgegeben. Zur Beschreibung des eingestellten Beatmungsmodus hat es sich bewährt, die Art der maschinellen Volumenlieferung durch einen entsprechenden Zusatz eindeutig zu kennzeichnen, z. B. als VC-CMV (volumenkontrollierte maschinelle Beatmung), PC-CMV (druckkontrollierte Beatmung), PC-SIMV (SIMV mit druckkontrollierten maschinellen Beatmungshüben), PC-IRV (druckkontrollierte „inverse ratio ventilation") usw.

Maschinell unterstützte Spontanatmung (PSV)

Ventilation und damit Atemarbeit werden teilweise von der Maschine übernommen: „partial ventilatory support".

Spontanatmung (SV)

Die in- und exspiratorische Atemarbeit wird allein vom Patienten erbracht.

28.1.5 Atemgaskonditionierung

Die Luftwege haben eine wichtige Funktion bei der Konditionierung der Atemgase. Hierunter versteht man die Befeuchtung, Erwärmung und Reinigung der Atemluft. Auf dem Weg in die Lungenperipherie gibt die Schleimhaut der Atemwege soviel Wasser und Wärme an die Inspirationsluft ab, dass diese in den Alveolen körperwarm und wasserdampfgesättigt ist: *isothermischer Sättigungszustand*.

> Die *Klimatisierung* der Atemluft erfolgt vorwiegend in den oberen Luftwegen, also in Nase und Nasopharynx. Die Befeuchtungs- und Erwärmungsleistung der unteren Luftwege ist demgegenüber nur gering.

Während der Exspiration verläuft der Wasser- und Wärmeaustausch in entgegengesetzter Richtung. Da sich die Schleimhäute aufgrund der Verdunstungsvorgänge während der Inspiration abgekühlt haben, kommt es nun zur Kondensation von Feuchtigkeit auf der Schleimhaut, wobei ein Teil der inspiratorisch an die Atemluft abgegebenen Feuchtigkeit und Wärme zurückgewonnen wird. Die atmungsbedingten Wasser- und Wärmeverluste werden dadurch reduziert.

Aufgrund des vergleichsweise hohen Temperaturgradienten ist auch dieser Vorgang im Bereich der Nasenhöhle am effektivsten. Im Durchschnitt verliert ein erwachsener Mensch in Ruhe bei Atmung von Raumluft ca. 250 ml Wasser pro Tag. Bei maximaler körperlicher Betätigung und hohen Atemvolumina können die Wasserverluste beträchtlich ansteigen.

Durch die Überbrückung der oberen Luftwege mit dem Trachealtubus wird die physiologische Funktion der oberen Luftwege bei der Klimatisierung und Reinigung der Atemgase ausgeschaltet.

> Die atemgasklimatisierende Funktion der oberen Luftwege wird durch die Intubation ausgeschaltet.

Unzureichende Klimatisierung der Atemgase führt schon nach kurzer Zeit durch Austrocknung der Schleimhäute zu Störungen der mukoziliaren Clearancefunktion. Längerdauernde Exposition mit trockenen und kalten Atemgasen verursacht nachweisbare morphologische Schädigungen der Ziliar-, Schleim- und Epithelzellen bis hin zu tiefgreifenden Veränderungen der Basalmembranen. Bakterielle Keimbesiedelung wird unter diesen Bedingungen erleichtert.

Besonders gefährdet sind Patienten mit vorbestehenden pulmonalen Erkrankungen. Neben der Ausbildung von Dystelektasen und Atelektasen durch Sekretretention in den Atemwegen sind Tubusokklusionen durch zähes Sekret besonders gefürchtet, da sie den Patienten vital bedrohen. Der Schweregrad dieser Veränderungen ist zeitabhängig und um so größer, je niedriger der Wassergehalt der Inspirationsluft ist.

Unmittelbar nach der Intubation müssen daher Maßnahmen zur Klimatisierung der Atemgase getroffen werden, um Störungen der mukoziliaren Clearancefunktion zu vermeiden.

28.1.6 Aktive Befeuchter

Von äußeren Energiequellen abhängige Befeuchter werden aktive Systeme genannt: *Vernebler* erzeugen Aerosole, d.h. Suspensionen von Wassertröpfchen unterschiedlicher Größe. Bei längerem Einsatz besteht das Risiko der Überwässerung des Patienten, so dass Vernebler heute nur noch zur Applikation von Medikamentenaerosolen verwendet werden. *Verdunster* dagegen setzen dem Atemgas Feuchtigkeit in Form von Wasserdampf zu.

Vernebler

Düsenvernebler
Die Düsenvernebler arbeiten nach dem Venturi-Prinzip im Haupt- oder Nebenstrom. Über die Düse wird Luft an einer Kapillaröffnung vorbeigeblasen. Dabei entsteht ein Unterdruck, durch den Flüssigkeit aus dem Wasserreservoir angesaugt und zerstäubt wird (z. B. Medikamenten-Vernebler).

Ultraschallvernebler
Im Ultraschallvernebler überträgt ein elektrisch in Schwingung versetzter Quarzkristall seine Schwingungsenergie auf die zu vernebelnde Flüssigkeit. Diese wird in Aerosoltröpfchen aufgebrochen und von dem über die Flüssigkeit streichenden Luftstrom mitgenommen. Die Tröpfchengröße der so erzeugten Aerosole liegt in Größenordnungen zwischen 0,5 und 10 µm Durchmesser. Kleine Tröpfchen zwischen 0,5 und 3 µm Durchmesser gelangen bis in die Alveolen. Sie werden zum großen Teil wieder ausgeatmet.

Verdunster

Kaskadenverdunster
Bei Kaskadenverdunstern wird die Inspirationsluft durch ein erwärmtes Wasserbad geleitet. Die Wassertemperatur beeinflusst den Wassergehalt der Atemluft. Bei Verdunstern dieser Bauart (z. B. Bennett-Cascade) sind die Atemwegswiderstände stark flowabhängig.

Dochtverdunster
Bei Dochtverdunstern (z. B. Fisher u. Paykel, Kendall) wird die wirksame Verdunstungsoberfläche durch ein saugfähiges Vlies aus Papier vergrößert. Der Inspirationsflow wird nicht unter die Wasseroberfläche geleitet, sodass die Atemwegswiderstände – insbesondere bei Spontanatmung – gegenüber Kaskadenverdunstern geringer sind.

Sprudler
Bei Sprudlern wird der Gasfluss durch das Wasser geleitet, sodass Sprudler an sich zu den passiven Systemen gezählt werden müssen. Die Anfeuchtungskapazität ist nur gering; sie kann durch Beheizung des Wasserbades erheblich verbessert werden.

28.1.7 Passive Befeuchter: „Heat and Moisture Exchanger" (HME)

HME – sog. künstliche Nasen – arbeiten als Wärme- und Feuchtigkeitstauscher. Da sie unabhängig von äußeren Energiequellen sind, werden sie auch als passive Befeuchter bezeichnet [21]. HME entziehen der Ausatemluft des Patienten Wärme und Feuchtigkeit, speichern sie reversibel im Innenmaterial und führen sie bei der folgenden Inspiration wieder dem trockenen Atemgas zu. Die Klimatisierungsleistung von HME ist demnach umso höher, je größer ihre reversible Wasserbindungskapazität ist. Diese kann durch Verwendung hygroskopischer Substanzen (z. B. Kalziumchlorid) beträchtlich erhöht werden.

Bei leistungsstarken HME verlässt die Exspirationsluft den Austauscher nahezu wasserfrei, wodurch die Wasser- und Wärmeverluste über die Atmung minimiert werden. Dementsprechend niedrig sind die effektiven Wasserverluste aus den unteren Atemwegen; sie entsprechen denen bei Nasenatmung. Leistungsfähige HME gewährleisten damit eine „*physiologische*" *Klimatisierung* der Atemgase. Schon nach wenigen Atemzügen sind ca. 80 % der maximalen Leistungsfähigkeit erreicht, spätestens nach 5–10 min arbeiten HME im Gleichgewichtszustand.

Atemwegswiderstand

HME bewirken immer eine Erhöhung der in- und exspiratorischen Atemwegswiderstände, was besonders bei Spontanatmung berücksichtigt werden muss. Daher sollten HME mit niedriger Resistance bevorzugt werden. So zeigen einige HME-Modelle für den Einsatz bei Erwachsenen bei guter Klimatisierungsleistung akzeptable Atemwegswiderstände mit Druckabfällen von < 2 cm H_2O bei Gasflüssen von 60 l/min.

Da HME zwischen Tubus und Y-Stück des Schlauchsystems installiert werden, erhöhen sie den funktionellen Totraum. Unter Berücksichtigung der Klimatisierungsleistung sowie der Atemwegswiderstände sollte daher das Innenvolumen bei Erwachsenen-HME 50 ml nicht wesentlich überschreiten.

Verschmutzung und Verlegung

Vorsicht ist geboten bei Patienten mit erhöhter Sekretproduktion, Lungentrauma mit Blutung, Lungenödem oder dergleichen: Hierbei kann es zu einer partiellen Verlegung des HME mit zunehmender Erhöhung der Atemwegswiderstände kommen. Daher ist eine engmaschige Überwachung der Beatmungsparameter notwendig. Die Verwendung von HME mit transparentem Gehäuse erleichtert das Erkennen von Blut, Sekret usw. Gegebenenfalls muss der HME häufiger gewechselt werden. Alternativ ist die zeitweise Verwendung eines aktiven Befeuchtersystems zu erwägen. HME dürfen nicht mit *aktiven Befeuchtungssystemen* kombiniert werden, da dies zu einer Erhöhung der Strömungswiderstände führen kann. Während der Verneblung von Medikamenten oder bei der Aerosoltherapie sollte der HME entfernt werden.

Totraum

Die Kombination von HME und flexiblen Schlauchverbindern (sog. „Gänsegurgel") führt zur weiteren Zunahme des Totraums. Ist eine „Gänsegurgel" als Zugentlastung erforderlich, so muss der HME direkt auf den Tubus und die „Gänsegurgel" dahinter (d. h. respiratorseitig) positioniert werden. Andernfalls wird die Befeuchtungsleistung des HME durch Kondensation von Feuchtigkeit in der „Gänsegurgel" verringert.

28.1.8 Flüssigkeitskondensation, Atemgasbeheizung, Monitoring

Da sich das Inspirationsgas nach Durchströmen des Anfeuchters ebenso wie das Exspirationsgas nach Verlassen der Lunge im Schlauchsystem abkühlt, kondensiert Wasser im Schlauchsystem. Flüssigkeitsfallen im In- und Exspirationsschenkel sollen verhindern, dass Kondensat in die Lunge des Patienten gelangt.

Durch Verwendung von Schlauchheizungen kann die Kondensation im Beatmungssystem reduziert werden. Zur Vermeidung von Schäden durch Überhitzung aufgrund eines technischen Defekts ist daher ein patientennahes Monitoring der Atemgastemperatur vorgeschrieben. Empfohlen wird, die Atemgastemperatur am Tubus etwa 3 °C niedriger als die Körpertemperatur einzustellen.

28.1.9 Infektionsrisiko durch Beatmungssysteme

Die endotracheale Intubation beeinträchtigt die physiologischen Reinigungs- und Schutzmechanismen wie Husten, Niesen und Schlucken. Mechanische Schädigungen des respiratorischen Epithels durch Tubus und endotracheale Absaugmanöver stören gleichzeitig die mukoziliare Clearancefunktion und begünstigen die Besiedlung mit pathogenen Keimen. Intubierte bzw. tracheotomierte Patienten sind daher besonders pneumoniegefährdet.

Beatmungsgeräte, Schlauch- und Befeuchtungssysteme

Das Risiko pulmonaler Infektionen durch aerogene Übertragung von Keimen aus kontaminierten Beatmungsgeräten, Schlauch- und Befeuchtungssystemen ist aus infektionsepidemiologischer Sicht gering. Im Vordergrund steht bei langzeitbeatmeten Patienten die Gefährdung durch bakteriell verunreinigte Wasserreservoire und kontaminiertes Kondenswasser im Schlauchsystem. Das Gefährdungspotential wurde durch zahlreiche mikrobiologische Untersuchungen bestätigt.

Danach war bereits nach 24–48 h der größte Teil der Beatmungssysteme von langzeitbeatmeten Patienten, die mit aktiven Befeuchtungssystemen beatmet wurden, zweifelsfrei mit Trachealkeimen kontaminiert.

Fremdoberflächen und Filter

Die Ausbreitung von Mikroorganismen ist entlang von Oberflächen auch entgegen der Gasströmungsrichtung möglich. Hustenstöße oder schnelle Gasströmungen an Verengungen oder in Turbulenzzonen können zudem genügend Energie aufbringen, um Keime aus ihrem Verbund zu lösen und in Strömungsrichtung zu katapultieren. Ebenso ist auch Keimwachstum durch Filtermedien möglich, begünstigt wird die Ausbreitung durch Feuchtigkeit und Wärme.

Aerosole

Aerosole, wie sie auch bei aktiven Befeuchtern entstehen können, gelten ebenfalls als ideale Transportmittel für Keime, wobei diese bis weit in die Lungenperipherie transportiert werden. Bei Kaskaden- oder Dochtverdampfern ist der Aerosolanteil im Vergleich zu Düsen- oder Ultraschallverneblern geringer. Zur Vermeidung von Entstehung und Ausbreitung nosokomialer pulmonaler Infektionen durch aktive Befeuchter wird daher der tägliche bis maximal zweitägige Wechsel mit Desinfektion und Sterilisation von Befeuchter und Schlauchsystem empfohlen. Allerdings werden von manchen Autoren auch längere Zeitintervalle als unbedenklich angesehen.

HME

Bei Verwendung von HME ist die Inspirationsluft im günstigsten Fall zwar nahezu wasserdampfgesättigt, enthält jedoch kein aggregiertes Wasser in Tröpfchenform, womit ein wichtiger Trägermechanismus für Keime entfällt. Zudem stellen HME – auch ohne zusätzliche Filter – eine Barriere für Keime aus dem Trachealsystem in das Schlauchsystem und umgekehrt dar [22, 23].

Sie können die Kontamination des Beatmungssystems jedoch nicht sicher verhindern, zumal auch sekundäre Verunreinigungen des Schlauchsystems möglich sind, z. B. durch Diskonnektion des Systems, endotracheale Absaugvorgänge usw. Von großer präventiver Bedeutung ist daher, dass effektive HME mit gutem Wasserretentionsverhalten die in- und exspiratorischen Beatmungsschläuche trocken halten, wodurch Keimwachstum und -ausbreitung endogen oder exogen ins Beatmungssystem eingebrachter Keime wirkungsvoll gehemmt werden.

HME mit zusätzlichen Bakterien- und Virenfiltern bringen aus infektionsepidemiologischer Sicht bei langzeitbeatmeten Patienten keine Vorteile. Bei Verwendung von effektiven HME sind wöchentliche Schlauchwechsel ausreichend.

28.1.10 Grundlagen der Beatmungsüberwachung

Das Messen und Anzeigen wesentlicher Beatmungsparameter ist notwendig, um die an die Bedürfnisse und Erfordernisse des Patienten angepasste Einstellung des Beatmungsgerätes zu erreichen oder ggf. zu korrigieren.

Beatmungsmonitoring besteht aus den 3 Teilfunktionen:
- Messen,
- Anzeigen,
- Alarmieren.

Die dazu notwendigen Komponenten des Beatmungsgerätes sind die *Sensorik*, die *Messwertanzeige* und das *Alarmsystem*. Nach neuerem Verständnis gehört als 4. Komponente das *Datenmanagement* dazu.

Aufgaben des Beatmungsmonitorings

Aufgaben des Beatmungsmonitorings sind:
- Überwachung wichtiger Basisfunktionen des Respirators. Hierzu gehört z. B. das kontinuierliche Monitoring der inspiratorischen O_2-Konzentration. Moderne Respiratoren verfügen über einen Selbsttest, der nach Inbetriebnahme alle wesentlichen Funktionen selbständig überprüft.
- Überwachung der eingestellten Beatmungsparameter. Hiermit soll u. a. festgestellt werden, ob der Patient in der gewünschten Weise beatmet wird. Beispiele sind Messung und Überwachung der Beatmungsdrücke, der Atemvolumina und -frequenzen. Bei Überschreitung der Grenzen eines vorher festgelegten oder automatisch eingestellten Bereichs wird ein akustischer und/oder optischer Alarm ausgelöst. Akute Obstruktion der Atemwege (Stenose), Leckage oder Diskonnektion zwischen Patient und Respirator besitzen höchste Alarmpriorität.
- Kontinuierliche Überwachung der Ventilationsparameter (Kapnometrie) und der Oxygenierung (Pulsoxymetrie).

Mindestvoraussetzungen

Die Mindestvoraussetzungen an Monitoring und sicherheitstechnischer Ausstattung nach der Europäischen Norm EN 794 sind in der folgenden Übersicht dargestellt:

Mindestvoraussetzungen an Monitoring und sicherheitstechnischer Ausstattung nach der Europäischen Norm EN 794

- Monitoring der inspiratorischen O_2-Konzentration bei Respiratoren, die die Einstellung höherer O_2-Konzentrationen als Raumluft erlauben
- O_2-Druckluftmischer: Abweichung der abgegebenen von der eingestellten O_2-Konzentration weniger als 5 %
- Einstellknöpfe an Dosierventilen: haptische und optische Unterscheidung des O_2-Knopfes von anderen Knöpfen

- Überwachung der korrekten Verbindungen zwischen Gerät und Gasversorgungsanlage
- Farbig gekennzeichnete Versorgungsschläuche sowie gasartspezifische Schraubanschlüsse am Gerät
- Monitoring der Beatmungsdrücke mit Diskonnektions- und Stenosealarm
- Monitoring der exspiratorischen Atemvolumina mit unterer Alarmgrenze
- Maximaldruckbegrenzung 120 cm H_2O
- Spontanatmungsmöglichkeit bei Netzausfall mit optischer und akustischer Alarmierung
- Betrieb des Gerätes nur in Verbindung mit einem unabhängigen Beatmungsbeutel gestattet
- Ausstattung von Geräten zur Beatmung von Neu- und Frühgeborenen mit Partikelfiltern
- Gebrauchsanweisung und Gerätecheckliste in deutscher Sprache

Essentiell erforderlich ist die kontinuierliche Überwachung der inspiratorischen O_2-Konzentration, um die unbemerkte Beatmung mit niedrigeren (oder auch höheren) O_2-Konzentrationen als der eingestellten zu verhindern. Ein zusätzlicher Sicherheitsaspekt ist die dauerhafte Alarmierung bei Diskonnektion eines Gasversorgungsschlauchs von Druckgasflasche oder zentraler Gasversorgungsanlage. Dieser optische und akustische Alarmdauerton darf als Hinweis auf eine lebensbedrohliche Situation nicht unterdrückbar sein.

Das gleiche gilt für andere technische oder medizinische Alarme gleicher Wertigkeit wie den Stenose- und Diskonnektionsalarm. Davon zu unterscheiden sind unterschiedliche optische und akustische Alarmgebungen (intermittierender Kurzton), z. B. bei fehlerhafter Einstellung des Gerätes, Über- oder Unterschreiten von Alarmgrenzen (Atemvolumina, Atemfrequenzen) usw.

28.1.11 Überwachung der Beatmungskurven

Moderne Respiratoren verfügen über ein Display, auf dem Druck, Flow und Volumen in ihrem zeitlichen Verlauf dargestellt werden. Außerdem werden die eingestellten Parameter durch Alarmeinrichtungen überwacht.

Druck-Zeit-Verlauf

Die Beatmungsdrücke zeigen bei volumenkontrollierter Beatmung mit Konstantflow einen charakteristischen Verlauf (Abb. 28-6). Zu Beginn der Inspiration steigt der Druck aufgrund der Atemwegswiderstände steil an und geht dann in einen flacheren und nahezu linear verlaufenden Druckanstieg über. Der initiale Druckanstieg ist flowabhängig und wird in erster Linie durch die *Resistance* in Tubus und Atemwegen verursacht. Der weitere Anstieg des Beatmungsdrucks wird dann im wesentlichen durch die *Gesamtcompliance* des respiratorischen Systems (Lunge + Thorax) bestimmt („Compliancedruck").

Werden dann nach Lieferung definierter Tidalvolumina die In- und Exspirationsventile für kurze Zeit geschlossen (No-flow-Phase), kommt es zum Druckausgleich zwischen Atemwegen und Alveolarräumen. Der Beatmungsdruck fällt auf das endinspiratorische Plateau p_{plat} ab. Der Quotient aus Tidalvolumen V_T und Druckdifferenz zwischen Plateaudruck p_{plat} und endexspiratorischem Druck p_{endex} ist somit ein Maß für die statische Compliance C_{stat} des respiratorischen Gesamtsystems.

$$C_{stat} = V_T/(p_{plat} - p_{endex})$$

Die im Beatmungsgerät angezeigten Spitzendrücke werden ganz wesentlich durch den Tubusdurchmesser beeinflusst. Insbesondere bei kleinem Tubusdurch-

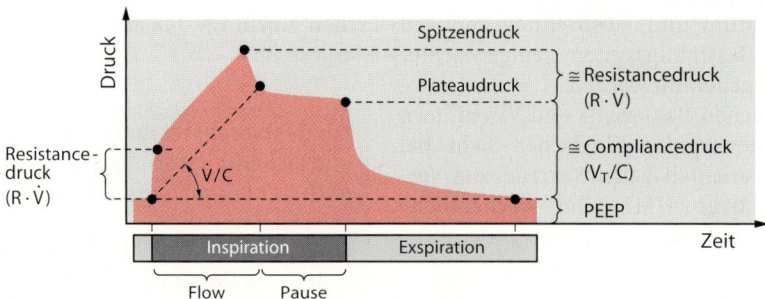

Abb. 28-6. Volumenkontrollierte Beatmung mit Konstantflow (Druck-Zeit-Diagramm). Je höher der Flow bzw. je höher die Gesamtresistance ist, desto steiler ist der initiale Druckanstieg („Resistancedruck"). Nach dem Ende der Flowphase kommt es zum Druckausgleich zwischen den Atemwegen und den Alveolarräumen, der Druck fällt auf das Plateauniveau ab. Der Beatmungsdruck vermindert sich dadurch um den Anteil, der durch die Resistance der Atemwege hervorgerufen wurde. Dementsprechend ist die Druckdifferenz zwischen Spitzendruck und Plateaudruck ein Maß für die Resistance des Systems. Die Steigung der Druckkurve bis zum Erreichen des Spitzendrucks ist dagegen abhängig von Inspirationsflow und Compliance („Compliancedruck"). Die Druckdifferenz zwischen Plateau und endexspiratorischem Druck repräsentiert somit angenähert die Compliance des Systems

28.1 Grundlagen

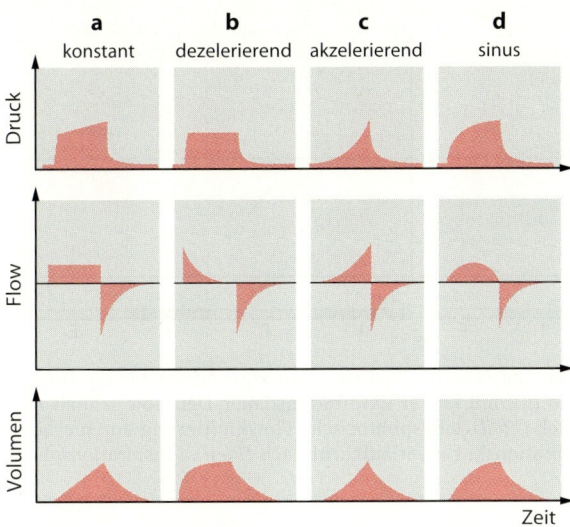

Abb. 28-7a–d. Inspiratorische Flowmuster (konstant, dezelerierend, akzelerierend und sinusförmig) mit resultierenden Druck- und Volumendiagrammen: **a** konstant, **b** dezelerierend, **c** akzelerierend, **d** sinus

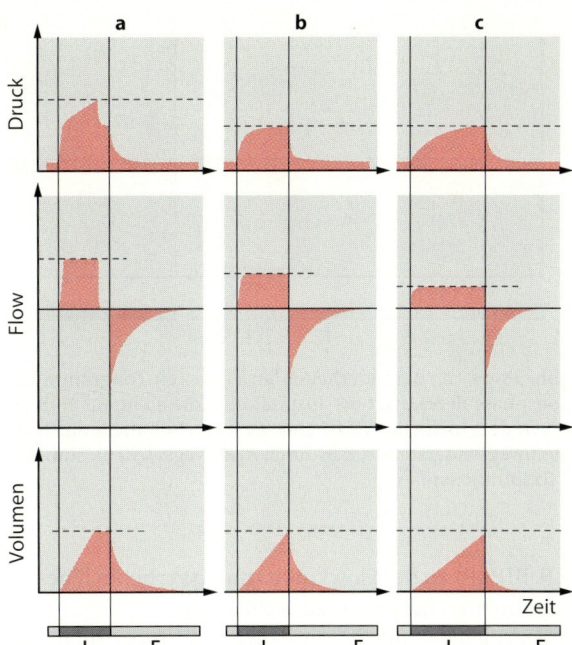

Abb. 28-8a–c. Einfluss des Inspirationsflows (Konstantflow) auf den Beatmungsdruck bei Applikation gleicher Tidalvolumina: **a** hoher Spitzendruck durch hohen Inspirationsflow, **b** Flowreduktion führt zur Reduktion des Spitzendrucks und zur Verkürzung der Plateauphase, bei weiterer Reduktion des Inspirationsflows sind Spitzendruck und Plateaudruck gleich, **c** zur Applikation des Tidalvolumens ist die Verlängerung der Inspirationsdauer notwendig

messer oder Stenosen durch Sekretverhalt sind daher hohe Beatmungsdrücke nicht automatisch gleichzusetzen mit hohen Atemwegsdrücken. Aufgrund dieser Einschränkungen ist die Aussagekraft der vom Respirator rechnerisch on-line ermittelten Resistance- und Compliancewerte begrenzt.

Da bei druckkontrollierter Beatmung der Druck in den Atemwegen die Kontrollvariable ist, sind Veränderungen von Compliance oder Resistance im Druck-Zeit-Diagramm praktisch nicht zu erkennen.

Flow-Zeit-Verlauf

Bei Beatmung mit *konstantem Flow* steigt der Flow mit Beginn der Inspiration rasch auf den am Respirator vorgegebenen Wert an und bleibt konstant, bis das gewünschte Tidalvolumen verabreicht worden ist (Abb. 28-7a). In der Plateauphase fällt der Flow auf Null ab (Abb. 28-8a). Mit Beginn der Exspirationsphase ändert sich die Richtung des Flows („negativer" Flow). Der Kurvenverlauf des Exspirationsflows wird von den Widerständen in den großen und kleinen Atemwegen sowie im Beatmungssystem bestimmt.

Je höher der Inspirationsflow eingestellt wird, desto steiler ist der Druckanstieg in den Atemwegen. Oft wird die Einstellung niedriger inspiratorischer Flows (15–30 l/min) empfohlen, um die Gasverteilung in den Atemwegen und der Lunge zu optimieren (Abb. 28-8c). Hierdurch verlängert sich die aktive Inspirationsphase.

Dezelerierender Flow

Hierbei nimmt der Flow nach Erreichen des initial hohen Anfangswerts ab und geht bis zum Ende der Inspirationsphase auf Null zurück (Abb. 28-7b). Dezelerierende Flowmuster sind charakteristisch für alle druckkontrollierten Beatmungsformen einschließlich der druckunterstützten Spontanatmungsformen.

Akzelerierender Flow

Beim akzelerierenden Flow steigt der Flow langsam an und erreicht seinen Spitzenwert zum Ende der Inspiration (Abb. 28-7c).

Sinusförmiger Flow

Kolbenpumpen erzeugen typischerweise einen *sinusförmigen Flow* (Abb. 28-7d).

> Im klinischen Alltag haben sich Konstantflow und dezelerierender Flow durchgesetzt. Spezifische Einsatzbereiche für Sinusflow oder akzelerierende Flowmuster konnten nicht definiert werden.

Interpretation der Flowkurve

Die gleichzeitige On-line-Darstellung der in- und exspiratorischen Flowverläufe ergänzt die Druck-Zeit-Kurven in idealer Weise (Abb. 28-9). So lassen sich die Spontanatmungsaktivitäten des Patienten bei maschinell unterstützenden Spontanatmungsformen (wie

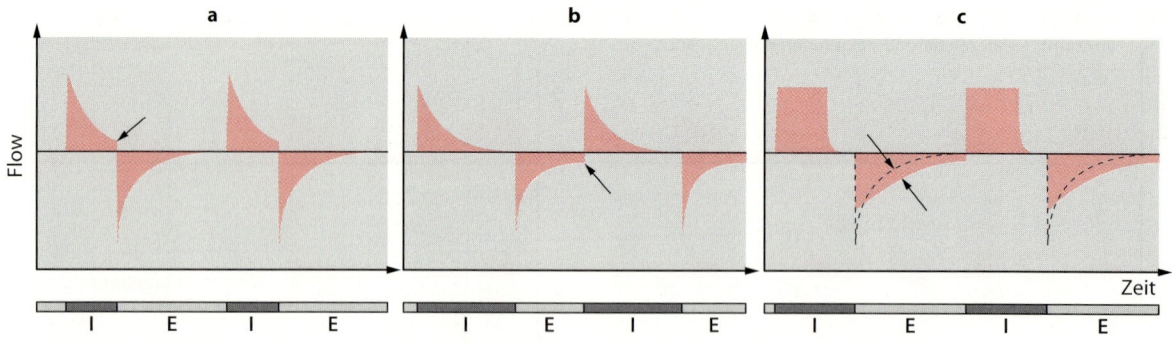

Abb. 28-9 a–c. Besonderheiten im Flow-Zeit-Diagramm bei druckkontrollierter Beatmung. **a** Aufgrund der kurzen Inspirationsphase dezeleriert der Inspirationsflow nicht auf Null *(Pfeil)*. **b** IRV mit kurzer Exspirationsdauer. Der Flow geht als Ausdruck des „intrinsic PEEP" endexspiratorisch nicht auf Null zurück *(Pfeil)*. **c** Exspiratorische Flowlimitierung durch erhöhte Atemwegswiderstände, z. B. durch Atemwegsobstruktion. Die Exspirationskurve verläuft sehr flach *(Pfeil)*. *I* Inspirationsphase, *E* Exspirationsphase

z. B. BIPAP) an der Flowkurve zumeist erheblich besser erkennen als im Druck-Zeit-Diagramm.

Darüber hinaus liefern Flowkurven zusätzliche Informationen über Resistance und Compliance der Lunge und geben damit eine wertvolle Hilfestellung bei der Einstellung der Beatmungsparameter. So weisen flach verlaufende exspiratorische Flowkurven auf eine exspiratorische Flowlimitierung hin, z. B. aufgrund von erhöhten Atemwegswiderständen bei Patienten mit obstruktiven Lungenerkrankungen.

Geht der Flow während der Exspirationsphase nicht auf vollständig Null zurück, so liegt ein „intrinsic PEEP" vor, und es kommt u. U. zu *Air-trapping-Phänomenen*. Eine solche dynamische Lungenüberblähung ist bei obstruktiven Patienten unerwünscht. Hier kommt es darauf an, die Exspirationszeit unter Beachtung der Flowkurve soweit zu verlängern, bis der exspiratorische Restflow verschwunden oder zumindest deutlich vermindert ist. Allerdings kann aus dem endexspiratorischen Restflow nicht auf die Höhe des „intrinsic PEEP" geschlossen werden. Dieser lässt sich mit einem Okklusionsmanöver messen (s. Kap. 24). Bei „*inverse ratio ventilation*" mit kurzen Exspirationsphasen ist ein „*intrinsic PEEP*" erwünscht (vgl. Abb. 28-11).

> Ein endexspiratorische Restflow weist auf einen „intrinsic PEEP" hin.

Bei plötzlichen oder langsam zunehmenden Zeichen der *exspiratorischen Flowlimitierung* bei zuvor unauffälligen Patienten muss differentialdiagnostisch zuerst an Sekretverhalt in den Atemwegen, Tubusobstruktion, mit Sekret oder Blut verlegte HME/Beatmungsfilter usw. gedacht werden. Erst nach Ausschluss mechanischer Ursachen durch endotracheale Absaugung und ggf. Bronchoskopie ist die Einleitung einer spasmolytischen Therapie gerechtfertigt.

> Die plötzlich auftretende exspiratorische Flowbehinderung bei Patienten ohne obstruktive Lungenerkrankung ist als Hinweis auf eine mechanische Verlegung der Atemwege bzw. Tubusobstruktion zu bewerten.

Die Flowkurve bietet somit eine Fülle zusätzlicher Informationen für die Einstellung und Überwachung der Beatmungsparameter, die aus der Druckkurve allein nicht ersichtlich sind.

28.1.12 Zusätzliche Überwachung

Überaus sinnvoll ist die kontinuierliche nichtinvasive Messung der arteriellen O_2-Sättigung mittels *Pulsoxymetrie*. Obwohl nicht vorgeschrieben, gehört sie mittlerweile zur klinischen Routine bei der Überwachung des arteriellen O_2-Status bei jedem Intensivpatienten.

Als Alternative oder auch Ergänzung zur Pulsoxymetrie steht die nichtinvasive kontinuierliche *transkutane Messung des O_2-Partialdrucks* zur Verfügung, die vorwiegend in der Pädiatrie eingesetzt wird. Hierzu wird eine O_2-Elektrode auf der Haut plaziert, die den durch die Haut diffundierenden Sauerstoff misst. Die O_2-Diffusion durch die Haut wird durch Erwärmen der Elektrode auf 42–45 °C erhöht, wodurch sich die darunter liegenden Hautgefäße erweitern: „Arterialisierung" des Kapillarnetzes. Der gemessene transkutane O_2-Partialdruck ($p_{tc}O_2$) ist somit direkt proportional zum arteriellen pO_2.

Eine gute Ergänzung zur Pulsoxymetrie ist die Überwachung der Ventilation durch die *Kapnometrie*. Hierunter versteht man die kontinuierliche Messung der CO_2-Konzentration in den Atemgasen über den gesamten Atemzyklus. Die graphische Darstellung der Messwerte in ihrem zeitlichen Verlauf wird als Kapnographie bezeichnet.

Grundlage der Kapnometrie ist die Tatsache, dass der CO_2-Partialdruck in der Atemgasfraktion am Ende der Exspiration unter idealen Ventilations- und Perfusionbedingungen näherungsweise dem arteriellen pCO_2 des Patienten entspricht. Der endexspiratorische CO_2-Partialdruck wird auch als endtidaler CO_2-Partialdruck – $petCO_2$ – bezeichnet.

Die nichtinvasive transkutane Messung von CO_2-Partialdrücken wird derzeit vor allem in der Pädiatrie eingesetzt. Verwendet werden beheizte pH-empfindliche Glaselektroden, wie sie auch in Blutgasanalysatoren eingesetzt werden. Die pH-Elektrode ist von der Hautoberfläche durch eine Teflonmembran getrennt, die auf der Innenseite mit einem Elektrolytfilm beschichtet ist. Der pH-Wert dieses Films ändert sich in Abhängigkeit vom pCO_2.

28.2 Kontrollierte Beatmung (CMV)

Kontrollierte Beatmung wird auch als „continuous mandatory ventilation" (CMV) bezeichnet; andere Begriffe und Modifikationen sind:
- IPPV = „intermittent positive pressure ventilation",
- CPPV = „continuous positive pressure ventilation" (= IPPV mit PEEP),
- S-CMV = „synchronized continuous mandatory ventilation",
- S-IPPV = „synchronized intermittent positive pressure ventilation",
- A/C = „assist-control ventilation".

Bei der *kontrollierten Beatmung* werden sämtliche Beatmungsparameter vorgegeben. Der Respirator übernimmt vollständig die Ventilation für den Patienten; der Patient kann das inspiratorische Beatmungsmuster nicht beeinflussen. Die Exspiration dagegen erfolgt passiv, d.h. sie wird durch die mechanischen Eigenschaften des Thorax-Lungen-Systems und die Strömungswiderstände des Schlauchsystems beeinflusst. Ist ein externer PEEP eingestellt, so bestimmt auch dieser die Exspirationsphase.

Die Einstellung des Atemminutenvolumens richtet sich nach dem Ventilationsbedarf des Patienten, wobei zunächst ca. 100 ml Atemluft pro kg Körpergewicht und Minute zugrunde gelegt werden kann. Initial kann eine Beatmungsfrequenz zwischen 8 und 15 pro Minute gewählt werden.

Assistierte Beatmung

Die klassische *assistierte Beatmung* ist im Grunde ebenfalls eine kontrollierte Beatmung, die jedoch vom Patienten selbst ausgelöst (d.h. getriggert) wird. Dadurch kann der Patient die maschinelle Beatmungsfrequenz und damit das Atemminutenvolumen selbst bestimmen und sie somit seinem Bedarf anpassen: S-CMV („*synchronized continuous mandatory ventilation*"). Nach dieser Triggerung erfolgt dann die weitere inspiratorische Belüftung maschinell (volumen- oder druckkontrolliert): „*assist-control ventilation*", A/C. Die Atemarbeit des Patienten ist durch die Höhe der Triggerschwelle vorgegeben; bei korrekter Einstellung sollte sie gering sein.

Die maschinelle Beatmung wird heute praktisch immer mit positivem endexspiratorischem Druck („positive endexpiratory pressure", PEEP) eingesetzt. Durch PEEP wird der pulmonale Gasaustausch wesentlich verbessert und der Kollapstendenz der Alveolen entgegengewirkt. Dadurch wird die intrapulmonale Shuntdurchblutung in den Lungen vermindert.

> PEEP ist heute ein fester Bestandteil bei nahezu jeder Beatmung.

Allerdings müssen auch die negativen Folgen des PEEP beachtet werden, z.B. Auswirkungen auf die Hämodynamik und die Nierenfunktion, oder auch die Folgen der erhöhten intrathorakalen Drücke bei erhöhtem intrakraniellem Druck.

28.2.1 Volumenkontrollierte Beatmung (VC-CMV)

Die volumenkontrollierte Beatmung wird auch als „volume controlled continuous mandatory ventilation" (VC-CMV) bezeichnet. Zielparameter und Kontrollvariable der volumenkontrollierten Beatmung ist das Tidal- oder Atemzugvolumen (vgl. Abb. 28-6).

Die Atemwegsdrücke sind abhängig von den eingestellten Volumina und den atemmechanischen Eigenschaften des Thorax-Lungen-Systems des Patienten (s. auch Kap. 24). Da stets die gleichen Tidalvolumina abgegeben werden, kann die volumenkontrollierte Beatmung auch als *volumenkonstante Beatmung* bezeichnet werden. Das Atemminutenvolumen (AMV) ergibt sich aus der Höhe des eingestellten Tidalvolumens und der Beatmungsfrequenz.

Inspirationsflow

Die Höhe des Inspirationsflows ist meist direkt wählbar (z.B. Puritan-Bennett 7200) oder ergibt sich aus der Einstellung der aktiven Inspirationsdauer (z.B. Siemens Servo 900 C). Üblicherweise wird ein inspiratorischer Flow zwischen 15 und 40 l/min eingestellt, der bei modernen Respiratoren als konstanter Flow abgegeben wird.

Andere Flowmuster (dezelerierend, akzelerierend oder sinusförmig) werden bei volumenkontrollierter Beatmung praktisch nicht mehr verwendet. Dennoch bedeutet die Konstanz des inspiratorischen Flows eine Einschränkung, da sich dieses Beatmungsmuster nicht automatisch an rasch wechselnde Veränderungen der

Lungenmechanik anpassen kann wie etwa die druckkontrollierte Beatmung.

Beatmungsdruck

Je niedriger die Compliance der beatmeten Lunge ist, z. B. bei schweren Erkrankungen des Lungenparenchyms im Rahmen des ARDS, desto größer sind die erforderlichen maschinellen Beatmungsdrücke, um die gewünschten Volumina zuzuführen. Anstiege der Resistance der Atemwege wie beim Status asthmaticus führen ebenfalls zur Zunahme der Beatmungsdrücke.

Vor allem bei Verwendung kleiner Tubusdurchmesser darf der am Respirator angezeigte Beatmungsdruck nicht mit dem Druck in den Atemwegen oder gar den Alveolen gleichgesetzt werden, da der inspiratorische Spitzendruck durch die Überwindung des Tubuswiderstandes entsteht. Erst der inspiratorische Plateaudruck wird durch die Compliance des Thorax-Lungen-Systems bestimmt.

Der zeitliche Verlauf des Beatmungsdrucks ist ein wichtiger Überwachungsparameter sowohl für Veränderungen der Eigenschaften (Compliance und Resistance) der Lunge des Patienten als auch des zuleitenden Schlauchsystems. So kann eine plötzliche Zunahme der Beatmungsdrücke auf eine Tubusfehllage oder eine Tubusokklusionen, z. B. durch Sekret, hinweisen (Tabelle 28-1).

Klinische Bedeutung

Kontrollierte (CMV) bzw. assistierte Beatmung (S-CMV, A/C) waren früher Standardverfahren in der Intensivmedizin. Neuere Beatmungsstrategien haben jedoch die Indikationen erheblich eingeschränkt und die früher üblichen „Assist-control"-Geräte praktisch vollständig vom Markt verdrängt. Aufgrund der zahlreichen Nachteile starrer Beatmungsmuster sollten kontrollierte bzw. assistierte Beatmungsverfahren daher nur noch in Ausnahmefällen angewendet werden, wie etwa bei schwersten Oxygenierungsstörungen (schwerem ARDS), extremer IRV-Beatmung, schwerer Störung der Atemregulation, Muskelrelaxierung (z. B. bei der Tetanusbehandlung), Paralyse oder Versagen der Atemmuskulatur (z. B. bei der dekompensierten COPD).

Allerdings kann bei vielen Erkrankungen ebenso effektiv auch mit volumen- oder druckkontrolliertem SIMV-Modus beatmet werden. Dies hat den Vorteil, dass trotz kontrollierter Beatmungshübe die Möglichkeit zur Eigenatmung erhalten bleibt, andererseits ein unerwünschtes Triggern maschineller Beatmungszüge ausgeschlossen ist. SIMV-Beatmung ist heute mit allen modernen Intensivrespiratoren möglich.

Inspiratorische Druckbegrenzung

Hohe Hubvolumina verursachen hohe Atemwegsdrücke, die insbesondere bei pulmonal vorgeschädigten Patienten zur weiteren Schädigung von intaktem Lungenparenchym beitragen können (s. Abschn. 28.8.8: „Pulmonales Barotrauma"). Zur Vermeidung unerwünschter Druckspitzen wird bei der Einstellung des Hubvolumens bei der volumenkontrollierten Beatmung eine inspiratorische Druckbegrenzung dringend empfohlen. Generell sollten bei Erwachsenen inspiratorische Beatmungsdrücke über 35 cm H_2O dauerhaft nicht überschritten werden.

Drucklimitierte Beatmung (PLV)

Die drucklimitierte Beatmung („pressure limited ventilation", PLV) ist eine sinnvolle Zusatzfunktion bei der volumenkontrollierten Beatmung: Das Überschreiten eines eingestellten Begrenzungsdrucks führt dabei nicht zum Abbruch der Inspirationsphase, sondern zur Abnahme des Flows (Flowdezeleration). Zielgröße bleibt das Volumen: unabhängig vom geräteseitig eingestellten Inspirationsflow kann die gesamte Inspirationsphase für die aktive Volumenlieferung genutzt werden. Der Inspirationsflow wird erst dann abgebrochen, wenn das eingestellte Tidalvolumen vollständig abgegeben (Volumensteuerung) oder die Inspirationszeit abgelaufen ist (Zeitsteuerung).

Das Atemvolumen bleibt also konstant, solange in der Druckkurve ein Druckplateau oder in der Flowkurve eine No-flow-Phase zwischen Inspiration und Exspiration erkennbar ist.

Erst wenn die Inspirationsphase zur Applikation des Volumens nicht ausreicht (z. B. bei akuter Erhöhung der Atemwegswiderstände durch Sekretobstruktion, Pressen des Patienten usw.), kommt es zur Volumeninkonstanz mit einer entsprechenden Alarmierung. So werden vorübergehende Veränderungen

Tabelle 28-1. Änderungen der Beatmungsdrücke bei volumenkontrollierter Beatmung

---

Anstieg des Beatmungsdrucks: extrapulmonale Ursachen
- Abknicken des Beatmungsschlauchs
- Abknicken des Tubus
- Verlegung des Tubus durch Sekret oder Fremdkörper (akut oder langsam)
- Cuffhernie

Anstieg des Beatmungsdrucks: intrapulmonale Ursachen
- Abnahme der Compliance (Lungenödem, Pneumonie)
- Zunahme der Resistance (Bronchospasmus, Sekretretention, Atelektase)
- Zunahme der intrathorakalen Drücke (Pneumothorax, Hämatothorax)
- Unzureichende Sedierung, „Gegenatmen"

Abfall des Beatmungsdrucks
- Diskonnektion
- Leckage im System
- Unzureichende Cuffblockung
- Gerätedefekt

der pulmonalen Compliance oder Resistance durch PLV besser kompensiert als durch die herkömmliche starre Druckbegrenzung.

Druckregulierte volumenkontrollierte Beatmung (AutoFlow, PRVC)

Zu den neuartigen Formen der volumenkontrollierten Beatmung gehören die Verfahren
- AutoFlow (automatische Flowanpassung, Fa. Dräger, Lübeck) und
- PRVC („Pressure regulated volume controlled" bzw. druckregulierte volumenkontrollierte Beatmung, Siemens, Servo 300).

Beide Verfahren sind Modifikationen der volumenkontrollierten Beatmung, bei denen sich das inspiratorische Druckniveau des Ventilators automatisch den Veränderungen von Compliance und Resistance des Patienten anpasst. Gleichzeitig wird die Flowlieferung der maschinellen Beatmungshübe optimiert, sodass volumenkonstante Beatmung gewährleistet bleibt.

Die Höhe des jeweiligen Inspirationsdrucks wird somit automatisch an die atemmechanischen Eigenschaften der Lunge angepasst. Ändert sich z. B. die Compliance, so verändert sich auch der Plateaudruck, wobei immer der niedrigste Wert angestrebt wird. Die Änderungen erfolgen in Schritten von wenigen cm H$_2$O von Beatmungshub zu Beatmungshub. Druckspitzen durch Widerstände in Tubus und Atemwegen werden vermieden.

Der wesentliche Vorteil von AutoFlow und PRVC gegenüber der herkömmlichen drucklimitierten Beatmung PLV und erst recht gegenüber starren volumen- oder druckkontrollierten Beatmungsformen liegt somit in der Anpassung des maschinellen Beatmungsmusters an plötzliche Veränderungen der Lungenmechanik. Bei der Funktion des AutoFlow besteht für den Patienten zusätzlich die Möglichkeit zur freien Spontanatmung während des gesamten Beatmungszyklus. Der klinische Nutzen dieser Modifikationen muss allerdings noch validiert werden.

28.2.2 Druckkontrollierte Beatmung (PCV, PC-CMV)

Die druckkontrollierte Beatmung wird auch als „pressure controlled continuous mandatory ventilation" (PC-CMV) bzw. als „pressure controlled ventilation" (PCV) bezeichnet. Hierbei ist der Druck sowohl Zielparameter als auch Kontrollvariable der Beatmung. Nach Erreichen des eingestellten inspiratorischen Druckniveaus dezeleriert der initial hohe Flow, sodass während der Inspirationszeit ein konstanter Druck in den Atemwegen aufrechterhalten wird (Abb. 28-10).

Das effektiv verabreichte Tidalvolumen hängt von der Höhe des inspiratorischen Druckniveaus, der ak-

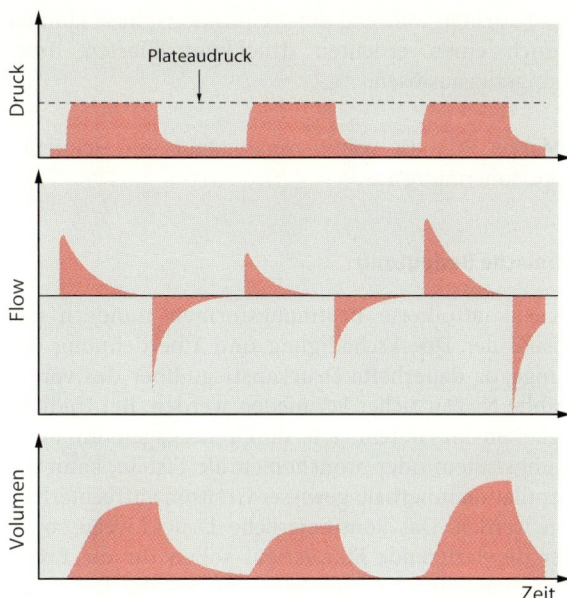

Abb. 28-10. Druckkontrollierte Beatmung. Nach Erreichen des Plateaudrucks dezeleriert der Inspirationsflow. Die Inspirationsdauer ist zeitgesteuert. Die abgegebenen Tidalvolumina sind grundsätzlich inkonstant und hängen von Compliance und Resistance der Lunge ab

tiven Inspirationszeit sowie den atemmechanischen Eigenschaften der beatmeten Lunge ab. Druckkontrollierte Beatmungsformen sind daher grundsätzlich volumeninkonstant. Bei sich plötzlich ändernder Compliance oder Resistance ändern sich auch die Tidal- bzw. Minutenvolumina (s. Übersicht); dies kann u. U. zur Hypoventilation des Patienten führen.

> **Abfall der Atemvolumina bei druckkontrollierter Beatmung**
>
> - Abnahme der Compliance (Lungenödem)
> - Zunahme der Resistance (Sekretretention, Atelektase)
> - Zunahme der intrathorakalen Drücke (Pneumothorax, Hämatothorax)
> - Leckage
> - unzureichende Sedierung, „Pressen" des Patienten

Die Umschaltung zur Exspiration erfolgt zeitgesteuert, d. h. die freie Exspiration ist nicht vor Ablauf der zeitgesteuerten Inspirationsphase möglich, da das Exspirationsventil während des maschinellen Inspirationshubes geschlossen ist. Damit ist eine ungehinderte Spontanatmung ausgeschlossen. Bei forcierter Gegenatmung oder Hustenstößen öffnet sich das Exspirationsventil oberhalb des eingestellten Druckniveaus und bricht die Inspiration ab *(inspiratorische Druckbegrenzung)*. Inspirationsbemühungen des Patienten während der Exspirationsphase können jedoch einen erneuten druckkontrollierten Beatmungszug auslösen.

> **Merke:** PCV ist volumeninkonstant und schließt Sponanatmung aus.

Klinische Bedeutung

Druckkontrollierte Beatmungsformen mindern das Risiko der Druckschädigung und Überdehnung der Lunge, da dauerhafte Druckanstiege über das vorgewählte Niveau sicher vermieden werden. Bei Undichtigkeiten im System, z. B. durch Leckagen im Beatmungssystem oder bronchopleurale Fisteln, kann die Ventilation innerhalb gewisser Grenzen aufrechterhalten werden. Das kontinuierliche Druckniveau sowie der dezelerierende Flowverlauf sollen für die Eröffnung von Alveolen günstiger sein als der konstante Flow bei volumenkontrollierter Beatmung.

Bei schweren Gasaustauschstörungen ebenso wie bei bronchopleuralen Fisteln sollte heutzutage die druckkontrollierte Beatmung bevorzugt werden. Ein engmaschiges Monitoring der Atemvolumina ist jedoch wichtig.

28.2.3 Beatmung mit umgekehrtem Atemzeitverhältnis (IRV)

Die Beatmung mit umgekehrtem Atemzeitverhältnis („inverse ratio ventilation", IRV) ist eine Variante der kontrollierten Beatmung, bei der die Inspirationszeit länger gewählt wird als die Exspirationszeit: I/E > 1.

Die verlängerte Inspirationszeit verbessert die Belüftung von Alveolarbezirken mit hohen Strömungswiderständen (sog. „langsame Kompartimente"), wodurch die Ventilation homogener verteilt wird. Dadurch kann sich der pulmonale Gasaustausch oftmals entscheidend verbessern. Infolge der kurzen Exspirationszeit bildet sich zusätzlich ein intrinsischer PEEP aus, der dem exspiratorischen Kollaps der Alveolen entgegenwirkt (s. Kap. 25).

IRV und „intrinsic PEEP" können so zur Eröffnung und Stabilisierung geschädigter Alveolarbezirke beitragen. Andererseits beeinträchtigt der dadurch erhöhte Atemwegsmitteldruck die Hämodynamik (s. Abschn. 28.8.1).

Bei obstruktiven Lungenerkrankungen (Asthma bronchiale, COPD) kann IRV die bereits bestehenden Air-trapping-Phänomene verstärken und sollte daher bei diesen Patienten nicht angewandt werden.

> Bei akuter Exazerbation obstruktiver Lungenerkrankungen gilt: Hier ist IRV kontraindiziert.

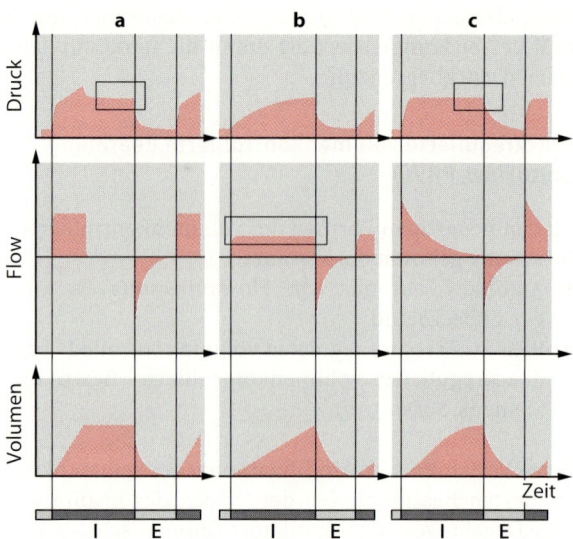

Abb. 28-11 a – c. „Inverse ratio ventilation" (IRV). IRV bei volumenkontrollierter Beatmung: VC-IRV **a** durch Verlängerung des Plateaus oder **b** Reduktion des Inspirationsflows mit Verlängerung der aktiven Inspirationsphase. IRV bei druckkontrollierter Beatmung: PC-IRV **c** durch Verlängerung der inspiratorischen Plateauphase

IRV kann sowohl im volumenkontrollierten Modus (VC-IRV) als auch druckkontrolliert (PC-IRV) durchgeführt werden (Abb. 28-11). Der druckkontrollierte Modus soll jedoch Vorteile aufweisen, weil hierbei das eingestellte maximale inspiratorische Druckniveau selbst in sehr inhomogenen Lungen nirgendwo überschritten werden kann. Hier ist das Risiko der dynamischen Überblähung der Lunge geringer, ein (unbemerkter) Anstieg der Beatmungsdrücke durch „Airtrapping" wird vermieden [26].

> Bei PC-IRV ist das Risiko der Lungenüberblähung geringer als bei VC-IRV.

Messung des „intrinsic PEEP"

In der Flowkurve sind die Auswirkungen des „intrinsic PEEP" als endexspiratorischer Restflow gut zu erkennen (Abb. 28-12). Seine Höhe ist jedoch am Druckmanometer des Respirators nicht direkt ablesbar. Bei älteren Respiratoren, die über keine on-line Darstellung von Druck- und Flowkurven verfügen, werden Intrinsic-PEEP-Phänomene daher oft übersehen. Quantitativ lässt sich der "intrinsic PEEP" nur durch ein endexspiratorisches Okklusionsmanöver messen (s. Kap. 24).

Bei der Beatmung kritisch kranker Patienten ist daher ein Display am Respirator mit Kurvendarstellung der wichtigsten Beatmungsparameter hilfreich, um einen Hinweis auf das Vorliegen eines intrinsischen PEEP zu erhalten.

Abb. 28-12.
„Air-trapping" durch „intrinsic PEEP". Exspiratorische Restflows im Flow-Zeit-Diagramm weisen auf Intrinsic-PEEP-Phänomene hin. VC-IRV: hohes Überblähungsrisiko der Lunge durch Zufuhr volumenkonstanter Tidalvolumina. PC-IRV: geringeres Überblähungsrisiko der Lunge, aber dadurch Abnahme der zugeführten Tidalvolumina

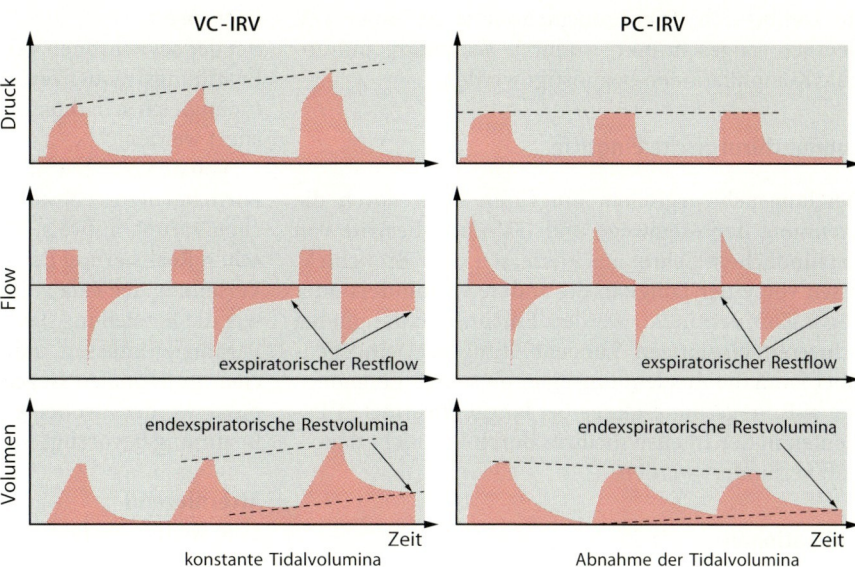

> **Merke:** Bei IRV muss der „intrinsic PEEP" überwacht werden.

Hohe exspiratorische Atemwegswiderstände (Atemwegsobstruktion, Tubusobstruktion), hohe Atemfrequenzen (Tachypnoe) und große Hubvolumina können ebenfalls einen „intrinsic PEEP" entstehen lassen. In der Weaningphase können die in der Lunge verbleibenden Restvolumina besonders nachteilig sein: Da die Atemmuskulatur vor jeder Inspiration den PEEP überwinden muss, um den Respirator zu triggern, erhöht sich die Atemarbeit des Patienten.

Klinische Bedeutung von IRV

Hauptindikation für IRV ist die schwere respiratorische Insuffizienz im Rahmen des akuten Lungenversagens (ARDS). Allerdings besteht das Risiko der dynamischen Überblähung der Lunge. Die Gefahr ist bei druckkontrollierter IRV geringer als bei volumenkontrollierter IRV. Der erhöhte Atemwegsmitteldruck bei IRV beeinträchtigt allerdings auch den venösen Rückfluss. So werden HZV und O_2-Transport durch IRV beeinträchtigt, wodurch sich die Vorteile des verbesserten Gasaustausches u. U. wieder aufheben. So hat sich der Nutzen einer IRV bei akutem Lungenversagen durch kontrollierte klinische Studien bislang nicht überzeugend nachweisen lassen.

28.2.4 Seitengetrennte Beatmung (ILV)

Die Behandlung großer bronchopulmonaler Fisteln zählt heute zu den wichtigsten Indikationen der seitengetrennten Beatmung („independent lung ventilation", ILV). Die seitengetrennte Beatmung ermöglicht die druck- oder volumenkontrollierte Beatmung der nicht oder nur gering geschädigten Lungenseite, während in der anderen Lungenseite mit der Leckage meist nur ein kontinuierlicher PEEP eingesetzt wird. Idealerweise wird der PEEP knapp unterhalb des Öffnungsdrucks der Fistel eingestellt. Hierdurch wird die Heilung der Fistel unterstützt, ohne die Ventilation der anderen Lunge wesentlich zu beeinträchtigen.

In der Intensivmedizin werden für die ILV häufiger auch *doppellumige Trachealkanülen* eingesetzt. Sie erlauben eine sicherere Positionierung der Tubuslumina im Tracheobronchialsystem als die routinemäßig bei lungenchirurgischen Eingriffen verwendeten, oral eingeführten Doppellumentuben. Dennoch besteht ein hohes Risiko der Fehlpositionierung mit partieller Verlegung der Atemwege, die zu einem erheblichen intrapulmonalen Rechts-links-Shunt führen kann.

Häufige fiberoptische Lagekontrollen sind daher – zumindest nach jeder Lageveränderung des Patienten – unerlässlich, zumal die Auskultation bei einseitigen Lungenschädigungen keine zuverlässigen Hinweise über die korrekte Tubuslage bietet.

> Bei ILV gilt: Im Zweifelsfall immer sofortige fiberoptische Lagekontrolle des Doppellumentubus, insbesondere nach jeder Lageveränderung des Patienten.

Gelegentlich sind zur Abdichtung des trachealen oder bronchialen Cuffs hohe Drücke erforderlich, insbesondere bei niedriger Compliance und/oder hoher Resistance der geschädigten Lunge. Dementsprechend hoch ist das Risiko der Drucknekrose oder Perforation im Cuffbereich. Die Bronchialtoilette ist unter ILV deutlich eingeschränkt, wodurch sekundäre pulmonale Komplikationen begünstigt werden.

Lungenchirurgische Eingriffe

Bei lungenchirurgischen Eingriffen kann durch die Trennung der Atemwege und ILV der Übertritt von entzündlichem Sekret aus Abszessen oder Bronchiektasen von einer Lunge in die andere vermindert oder sogar ganz verhindert werden. Entsprechendes gilt bei schweren einseitigen Lungenblutungen. Demgegenüber kann die Ausdehnung einer einseitigen Pneumonie auf die gesamte Lunge bei langzeitbeatmeten Patienten in der Intensivmedizin durch ILV nicht dauerhaft verhindert werden.

Indikationen

Relative Indikationen zur seitengetrennten Beatmung werden gelegentlich bei unilateralen oder ausgeprägt seitenbetonten bilateralen Lungenschädigungen gesehen, bei denen eine unterschiedliche Compliance beider Lungen vorliegt. Durch ILV und angepasste Beatmung beider Lungen soll die Umverteilung der Beatmungsvolumina von der „steiferen" Lunge mit geringerer Compliance zugunsten der gesünderen Lunge mit besserer Compliance verhindert werden. Dadurch soll die volumenbedingte alveoläre Überdehnung und damit die iatrogene Schädigung noch intakter Lungenbezirke („Volutrauma") vermieden werden.

Als *mögliche Indikationen* für ILV gelten:
- bronchopleurale Fistel,
- Bronchusstumpfinsuffizienz,

Eine *relative Indikationen* besteht, wenn eine der folgenden Erkrankungen (vorwiegend) einseitig auftritt:
- schwere Lungenkontusion,
- schwere Aspiration,
- ausgedehnte Atelektase,
- Hämorrhagie,
- Abszess,
- Bronchiektasen,
- Pneumonie.

Die seitengetrennte Beatmung kann mit 2 Respiratoren synchron oder asynchron durchgeführt werden.

Synchron

Bei der synchronen Ventilation werden die Respiratoren nach dem *Master-and-slave-Prinzip* elektronisch gekoppelt. Dabei steuert der Inspirationsimpuls des einen Respirators den anderen. Voraussetzung sind zwei typengleiche Respiratoren mit entsprechender Steuersoftware.

Asynchron

Bei der asynchronen Ventilation können zusätzlich die Beatmungsfrequenzen beider Respiratoren, die nicht typengleich sein müssen, unabhängig voneinander variiert werden.

Von den meisten Klinikern wird die synchronisierte Form bevorzugt, obwohl diese offenbar keine wesentlichen Vorteile aufweist. Wichtiger als die Art der technischen Realisierung der ILV scheint demgegenüber die Verteilung der Tidalvolumina auf die Lungenseiten sowie die Einstellung des selektiven PEEP zu sein. Beide Parameter müssen individuell an die unterschiedlichen pulmonalen Gegebenheiten beider Seiten angepasst werden, wobei generell die druckkontrollierte Beatmung bevorzugt werden sollte.

Alternierend

Eine weitere Variante ist die alternierende Ventilation. Hierunter versteht man eine synchronisierte Beatmung nach dem „Master and slave"-Prinzip, bei der die beiden Ventilatoren zeitversetzt arbeiten. Durch die elektronische Verbindung der Respiratoren lässt sich jede beliebige Phasenverschiebung erreichen. Im Einzelfall kann durch die niedrigeren intrathorakalen Drücke eine geringere Beeinträchtigung der Hämodynamik resultieren.

Klinischer Stellenwert

Trotz einiger theoretischer Vorteile lässt sich die Prognose einseitiger Lungenerkrankungen durch ILV in der Regel nicht positiv beeinflussen. Dies gilt insbesondere für den Einsatz von ILV bei der schweren respiratorischen Insuffizienz. Zusätzlich muss berücksichtigt werden, dass die Intubation mit einem Doppellumentubus sowie die Betreuung und Überwachung des Patienten erhebliche Erfahrung beim ärztlichen und pflegerischen Personal voraussetzen.

Ein wesentlicher Nachteil ist die erschwerte Bronchialtoilette aufgrund der kleinen Tubuslumina. Da die akzidentelle Dislokation des Tubus in kürzester Zeit zur vitalen Bedrohung für den Patienten werden kann, müssen die Patienten immer tief sediert, ggf. sogar relaxiert werden.

Diese methodenspezifischen Nachteile müssen im Einzelfall den zu erwartenden Vorteilen kritisch gegenübergestellt werden. Die schwere einseitige Pneumonie und das ARDS sind keine Indikation für die seitengetrennte Beatmung.

28.2.5 Hochfrequenzbeatmung (HFV)

Unter dem Begriff Hochfrequenzbeatmung („high frequency ventilation", HFV) wird eine Vielzahl oftmals sehr unterschiedlicher Beatmungsverfahren zusammengefasst, die durch hohe Atemfrequenzen, minimale Tidalvolumina sowie unkonventionelle Gastransportmechanismen charakterisiert sind. Letztere grenzen hochfrequente Techniken gegenüber konventionellen Beatmungstechniken ab: Bei intermittierender Überdruckbeatmung füllen und verlassen die Atemgasportionen die Alveolarkompartimente in periodischen Abständen, was eine zwingende Voraussetzung für den Gasaustausch in den Alveolen ist.

Bei Beatmung mit hohen Frequenzen (60–2400/min) kommt es demgegenüber nicht zur periodischen Expansion und Reduktion der Alveolarräume. Stattdessen verläuft der Gasaustausch aufgrund von Auswaschphänomenen ohne Verschiebung nennenswerter Tidalvolumina, die oftmals wesentlich kleiner sind als der anatomische Totraum. Sie liegen bei 1–3 ml/kg KG.

Üblicherweise werden die Atemgasportionen durch Jettechnik verabreicht. Unter dem Begriff „Jet" versteht man die gerichtete Verabreichung eines komprimierten Gasvolumens mit hoher Geschwindigkeit durch eine Düse (Angabe der Beatmungsfrequenz üblicherweise in Hertz [Hz]: 1 Hz = 1 Schwingung/s).

Ist das System offen, treten dabei am Ende der Düse so genannte *Venturi-Effekte* auf, die nach dem Prinzip der Wasserstrahlpumpe zur Erhöhung des Volumens durch Sogwirkungen führen. Das hierbei aus der Umgebung angesaugte zusätzliche Gasvolumen wird als *„Entrainment"* bezeichnet.

Intrinsischer PEEP

Meist kommt es unter HF-Beatmung zum Anstieg der Lungenvolumina, da die Zeitkonstanten der Lungen meist deutlich länger sind als die Zeit zwischen den Jetimpulsen, die für die Exspiration zur Verfügung steht. Dabei bildet sich ein intrinsischer PEEP aus, dessen Höhe zwar durch die Jetfrequenz vorgegeben wird, jedoch kaum abgeschätzt werden kann.

Indikationen in der Intensivmedizin

Entgegen den Erwartungen nach ihrer Einführung in den 1980er Jahren konnte sich bisher keine der zahllosen technischen Varianten der HF-Beatmung in der Intensivmedizin durchsetzen. Insbesondere bei der Behandlung des schweren akuten Lungenversagens werden HF-Beatmungstechniken gelegentlich mit dem Ziel angewendet, die Oxygenierung zu verbessern und gleichzeitig zusätzliche Schädigungen durch hohe Beatmungsvolumina zu reduzieren.

Die durch die Minimierung der zur Beatmung notwendigen Einzelgasportionen theoretisch zu erwartenden Vorteile – Verringerung der Lungenbewegungen, Minimierung der Druckbelastung der Lunge, verbesserte Sekretmobilisation, verringerte Auswirkungen der Beatmung auf andere Organsysteme – konnten in der klinischen Praxis jedoch nicht bestätigt werden.

Kombinierte Verfahren

Bessere Ergebnisse werden durch den Einsatz kombinierter Verfahren erwartet.

„Combined High Frequency Ventilation" (CHFV)

Diese Technik verknüpft die Vorteile der konventionellen Beatmung mit den Vorteilen der Hochfrequenzoszillation. Durch Einführen eines Jetschlauchs in den Endotrachealtubus können die unterschiedlichsten volumen- und druckkontrollierten Beatmungsformen mit hohen Jetfrequenzen von 1–50 Hz überlagert werden. Auch die Kombination mit partieller und vollständiger Spontanatmung, z.B. im SIMV- oder CPAP-Modus, ist möglich. In Einzelfällen ließ sich hiermit beim schwersten ARDS eine Verbesserung der Oxygenierung bei ausreichender CO_2-Elimination erzielen.

„Superimposed High Frequency Jet Ventilation" (SHFJV)

Der CHFV vergleichbar ist die superponierte Jetventilation (SHFJV), bei der zwei Jetventilationsformen mit unterschiedlichen Frequenzen kombiniert werden. Beide Jetschläuche liegen in unterschiedlicher Höhe im Lumen des Trachealtubus. Der niederfrequente Jetanteil wird – ähnlich wie bei konventioneller Beatmung – mit Frequenzen bis 40/min, der überlagerte hochfrequente Anteil mit Frequenzen zwischen 1 und 15 Hz verabreicht.

Seitengetrennten HF-Beatmung

Weitere Anwendungsbereiche der HF-Beatmung werden im Rahmen der seitengetrennten Beatmung (ILV) gesehen, z.B. zur Behandlung bronchopleuraler Fisteln. Hierbei wird die betroffene Lunge mit HFV beatmet, die gesunde dagegen konventionell.

Weitere Indikationen

Bei extremen Schwierigkeiten der endotrachealen Intubation kann die pulmonale Ventilation durch HF-Beatmung vorübergehend sichergestellt werden. Hierbei werden die Jetgase durch eine Koniotomiekanüle zugeführt, die perkutan durch das Lig. cricoideum eingeführt wird. Nach der Plazierung der Kanüle kann ein ausreichender Gasaustausch bis zur Durchführung einer Tracheotomie oder fiberoptischen Intubation aufrechterhalten werden. In jedem Fall muss der freie Abfluss der Exspirationsgase durch den Larynx gesichert sein, da sonst das Risiko eines Barotraumas droht.

Eine weitere Indikation stellt die Behandlung des schweren Atemnotsyndroms des Neugeborenen („respiratory distress syndrome", RDS) dar; hier erlangt die Hochfrequenzbeatmung einen zunehmenden Stellenwert.

Atemgasklimatisierung

Die Atemgasbefeuchtung ist bei der Jetventilation nach wie vor unbefriedigend gelöst. Für den kurzzeitigen Einsatz in der Anästhesie ist dieses Problem von untergeordneter Bedeutung, nicht jedoch bei länger dauernder Beatmung. Hier kann es durch die trockenen Atemgase zu schwersten Veränderungen der Tracheal- und Bronchialschleimhäute und sogar zu tiefen Schleimhautnekrosen kommen. Steht kein adäquates und für den Einsatz bei Jetventilation konzipiertes Befeuchtersystem zur Verfügung, darf die Jetventilation zur Langzeitbeatmung nicht eingesetzt werden.

Überwachung und Alarme

Im Gegensatz zur konventionellen Beatmung sind Monitoring und Alarmeinrichtungen bei allen Formen der HF-Ventilation wesentlich weniger ausgereift. Die sonst üblichen Systeme zur Messung von Drücken, Volumina und Atemgaskonzentration sind unter HF-Beatmung nicht ohne weiteres einsetzbar.

Atemwegsdruck

So sind Druckmessungen am proximalen Tubus nicht aussagekräftig, da sie die Atemwegsdrücke bei Abstrahlung der Jetimpulse am distalen Tubus nicht ausreichend repräsentieren. Zur Kontrolle der Atemwegsdrücke muss daher ein zweiter Katheter in der Trachea plaziert werden, dessen Öffnung allerdings nicht in unmittelbarer Nähe der Düsenöffnungen liegen darf. Spezielle Tuben für die Jetbeatmung verfügen über einen eigenen Kanal für die Atemwegsdruckmessung, der mindestens 5 cm unterhalb der HF-Injektionsstelle endet.

Tidalvolumen

Aufgrund des Entrainments ist die genaue Bestimmung der applizierten Tidal- und Minutenvolumina schwierig. Wird die Jetventilation im offenen System betrieben, z. B. bei der Bronchoskopie oder unter Verwendung des Jetlaryngoskops, ist die Bestimmung der Tidalvolumina überhaupt nicht möglich. Die klinische Beobachtung der Thoraxexkursionen sowie die regelmäßige Auskultation der Lunge ist daher obligat.

Oxygenierung und CO_2-Elimination

Während die Oxygenierung des Patienten durch die Pulsoxymetrie problemlos überwacht werden kann, ist die Überwachung der Ventilation nicht ohne weiteres möglich. Die Kapnometrie zur Messung des endexspiratorischen CO_2 ist nur bedingt geeignet, da sich bei hochfrequenter Jetventilation keine endexspiratorischen Plateaus ausbilden können und zudem die Ansprechgeschwindigkeit der Methode zu niedrig ist. Essentiell ist daher die engmaschige Kontrolle des arteriellen $paCO_2$, zumindest bis Steady-state-Bedingungen erreicht sind.

Klinische Bedeutung der HF-Ventilation

Neben den ungelösten technischen Problemen verhindern fehlende Leitparameter bei der Systemeinstellung sowie kaum vorhersehbare funktionelle Auswirkungen bei der Variation der Einstellgrößen (Impulsfrequenz, Antriebsdruck, Impuls-Pause-Verhältnis) einen breiteren Einsatz dieser Methoden in der Intensivmedizin.

Gerade im Vergleich mit neueren Beatmungsverfahren wie BIPAP/APRV sind die möglichen Vorteile offenbar nur gering. Mangelnde Erfahrungen mit der Methode grenzen die Indikationen weiter ein. Zumindest in der Erwachsenenbeatmung sind die konventionellen Beatmungsformen derzeit den HF-Verfahren überlegen.

Dagegen werden gute Erfolge in der Neonatologie beschrieben. Hier scheint sich die Hochfrequenzoszillationsbeatmung (HFO) bei der Behandlung des schweren Atemnotsyndroms als Alternative zu konventionellen Beatmungsformen zu etablieren.

28.3 Maschinell assistierte Beatmung/unterstützte Spontanatmung

28.3.1 Intermittierende mandatorische Beatmung (IMV/SIMV)

Dieses Verfahren wird ohne Synchronisation als IMV („intermittent mandatory ventilation") bzw. mit Synchronisation als SIMV („synchronized" IMV) bezeichnet und hat folgende Varianten:
- „volume-controlled" SIMV (VC-SIMV): volumenkontrolliert,
- „pressure-controlled" SIMV (PC-SIMV): druckkontrolliert.

Die intermittierende mandatorische Beatmung (IMV) ist eine maschinelle Unterstützung der Spontanatmung für Patienten, deren Eigenventilation nicht ausreicht. Sie kombiniert Spontanatmung mit volumen- oder druckkontrollierter maschineller Beatmung. Zwischen den intermittierenden maschinellen Beatmungszügen, deren Frequenz, Hubvolumen und Beatmungsmuster einstellbar sind, kann der Patient ungehindert spontan atmen.

Der entscheidende Unterschied zur klassischen assistierten Beatmung (S-CMV) liegt darin, dass zwischen den maschinellen Beatmungshüben eine effektive Spontanatmung möglich ist, da nicht jede Inspirationsbemühung des Patienten mit einem maschinellen Beatmungszug beantwortet wird. Die eingestellte IMV-Frequenz und die Höhe der maschinellen Tidalvolumina entscheiden über das Ausmaß an effektiver ventilatorischer Unterstützung durch den Respirator.

Sie bestimmen damit auch den Anteil des Respirators an der Atemarbeit des Patienten. Bei volumenkontrollierter IMV-Beatmung resultiert das Mindestatemminutenvolumen aus dem Produkt des eingestellten mandatorischen Tidalvolumens V_T und der IMV-Frequenz. Dazu addiert sich dann das Volumen der Spontanatemzüge.

Synchronisation und Erwartungszeitfenster

Werden die vorgegebenen maschinellen Beatmungszüge patientengetriggert und damit synchron zur Spontanatmung zur Verfügung gestellt, spricht man von SIMV. Die maschinellen Beatmungszüge können jedoch nur innerhalb eines bestimmten Zeitintervalls, dem Erwartungszeitfenster, erfolgen, damit die freie Spontanatmung zwischen den Beatmungen nicht behindert wird (Abb. 28-13). Wird vom Respirator innerhalb dieser definierten Zeiteinheit keine Spontanatmungsbemühung des Patienten registriert, wird der nächste mandatorische Beatmungshub unsynchronisiert verabreicht.

Fehlermöglichkeiten bei der Geräteeinstellung

Die Möglichkeiten für den Patienten, die Ventilation zu beeinflussen, werden durch die Einstellung der IMV-Parameter eingeschränkt. Durch falsche Geräteeinstellung kann die Spontanatmung sogar behindert werden, z. B. wenn das spontane Atemzugvolumen größer als das eingestellte IMV-Volumen ist oder der Patient in den maschinellen Beatmungszug hinein atmet.

Da Spontanatmung ausschließlich *zwischen* den intermittierenden maschinellen Beatmungshüben möglich ist, schließen hohe IMV-Frequenzen oder auch volumenkontrollierte Beatmungshübe mit niedrigem Inspirationsflow eine effektive Spontanatmung weitgehend aus.

> Hohe IMV-Frequenzen und niedrige Inspirationsflows verhindern eine effektive Spontanatmung.

Bei erheblicher Ateminsuffizienz können andererseits die spontan geatmeten Tidalvolumina zwischen den maschinellen Hüben so niedrig sein, dass sie zur alveolären Ventilation nur wenig beitragen. Ineffektive und unökonomische Atemarbeit sind die Folgen. Bei eingeschränkter muskulärer Reserve, eingeschränkter FRC und/oder erhöhtem Ventilationsbedarf des Patienten erscheint daher die Unterstützung jedes einzelnen Atemzuges durch eine angemessene inspiratorische Druckunterstützung (PSV) sinnvoller, zumal die in- und exspiratorische Atemarbeit durch zusätzliche Atemwegswiderstände wie Tubus, Demandventile usw. ohnehin erhöht ist.

Entwöhnung

IMV wurde ursprünglich für die Entwöhnung vom Respirator konzipiert, da es den langsamen Übergang von der vollständigen ventilatorischen Übernahme zur Spontanatmung durch schrittweise Reduktion der maschinellen Beatmungsfrequenz erlaubt. Allerdings müssen dann die maschinellen Einstellparameter ständig an die aktuellen ventilatorischen Bedürfnisse des Patienten angepasst werden.

Nachteilig ist, dass die maschinellen Beatmungshübe nach einem fest vorgegebenen Zeitraster gegeben werden – unabhängig davon, wie hoch die ventilatorische Eigenleistung des Patienten zu diesem Zeitpunkt ist. Wird die maschinelle Unterstützung zu hoch gewählt, dann wird die Spontanatmungskapazität des Patienten unterfordert und damit seine Fähigkeit zur teilweisen Übernahme der Atemarbeit behindert. Wird die Unterstützung zu gering gewählt oder fällt der Spontanatmungsanteil zu hoch aus, dann kann sich der Patient erschöpfen und in eine akute ventilatorische Insuffizienz geraten.

> SIMV erfordert die ständige Anpassung der maschinellen Parameter an die aktuellen ventilatorischen Bedürfnisse des Patienten.

SIMV gilt derzeit (noch) als Standardverfahren bei nahezu allen respiratorischen Störungen in der Intensivmedizin. Am meisten verbreitet ist die volumenkontrollierte SIMV, was allerdings im wesentlichen durch die technischen Möglichkeiten der gängigen Respiratoren bedingt ist. Durch entsprechende Einstellung der IMV-Frequenzen lässt sich praktisch eine kontrollierte

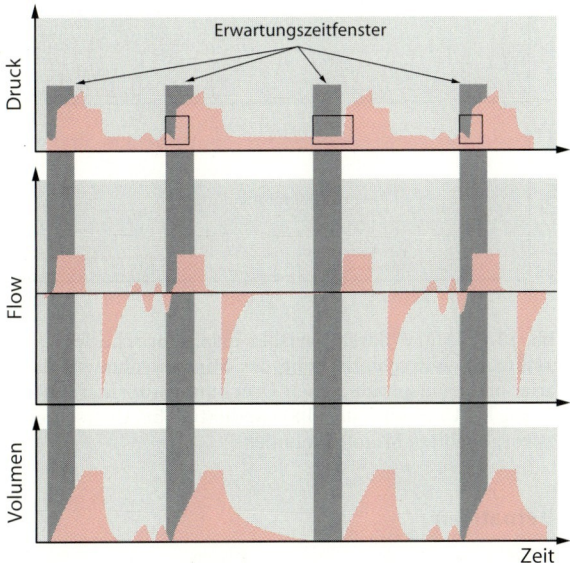

Abb. 28-13. SIMV. Spontanatmungsbemühungen innerhalb des Erwartungszeitfensters lösen (volumen-)kontrollierte Beatmungshübe aus. Wird keine Inspirationsbemühung detektiert, wird der maschinelle Beatmungshub unsynchronisiert abgegeben

Beatmung durchführen. SIMV eignet sich gut zur Entwöhnung von der Beatmung, meist in Verbindung mit „pressure support ventilation" (PSV). In jüngster Zeit wird SIMV zunehmend von BIPAP/APRV verdrängt.

28.3.2 Mandatorische Mindestventilation (MMV)

Die mandatorische Mindestventilation (MMV = „mandatory minute ventilation") ist eine IMV-Modifikation, andere Begriffe oder Varianten sind
- MMV = „minimal minute volume",
- AMV = „augmented minute volume",
- EMMV = „extended mandatory minute volume",
- VS = „volume support".

Die Besonderheit bei der MMV besteht darin, dass das spontan geatmete Minutenvolumen kontinuierlich mit dem vorgegebenen Soll-Atemminutenvolumen verglichen wird (Abb. 28-14) und maschinelle Beatmungszüge nur dann vom Respirator abgegeben werden, wenn das vorgewählte Mindestspontanatemminutenvolumen in einem bestimmten Zeitraum nicht erreicht wurde.

Bei ausreichender Spontanatmung dagegen, die auch durch inspiratorische Druckunterstützung (PSV) erleichtert werden kann, werden keine maschinellen Beatmungshübe gegeben (Engström Erica, Dräger Evita). MMV erlaubt dem Patienten somit mehr Spielraum als die konventionelle, vergleichsweise starre zeitgesteuerte SIMV-Beatmung.

Nachteile

Der Nachteil dieses Feedbacksystems liegt darin, dass sich die bedarfsgesteuerte maschinelle Volumensubstitution nicht am Spontanatmungsmuster des Patienten orientiert, sondern allein am verschobenen ventilatorischen Minutenvolumen. Eine beginnende ventilatorische Insuffizienz mit einem hohen Anteil an Totraumventilation durch geringe Atemzugvolumina und hohe Atemfrequenzen kann auf diese Weise verschleiert werden.

Dieser Nachteil wird von einigen Respiratoren zumindest teilweise dadurch kompensiert, dass statt intermittierender maschineller Beatmung der einzelne spontane Atemzug mit einer inspiratorischen Druckunterstützung (PSV) gesteigert wird, sobald das vorgegebene Minutenvolumen unterschritten wird (Abb. 28-15).

Umgekehrt verringert sich die Druckunterstützung, wenn das voreingestellte Minutenvolumen überschritten wird. Die Höhe der Druckunterstützung ist somit variabel und passt sich automatisch der respiratorischen Situation des Patienten an (Hamilton Veolar). Da die Lieferung der maschinellen Druckunterstützung inspiratorische Atemanstrengungen des Patienten erfordert, ist allerdings ein intaktes Atemzentrum Voraussetzung.

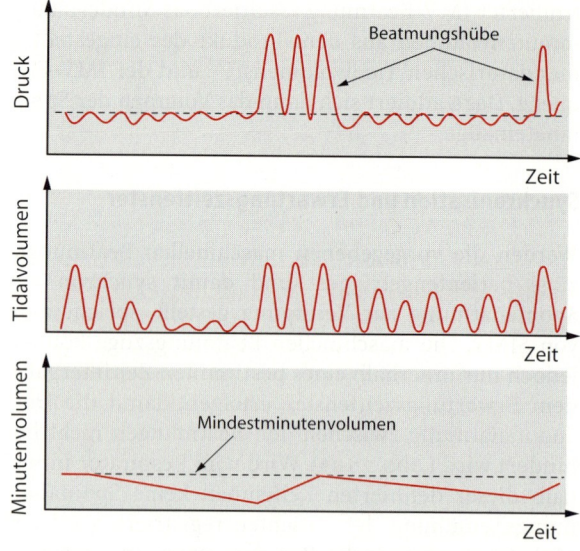

Abb. 28-14. MMV durch intermittierende maschinelle Beatmungshübe. Aufrechterhaltung des Minutenvolumens durch intermittierende maschinelle Beatmung: Insuffiziente Spontanatmung führt zur Abgabe von druck- oder volumenkontrollierten maschinellen Beatmungszügen, bis das vorgewählte Minutenvolumen wieder erreicht ist

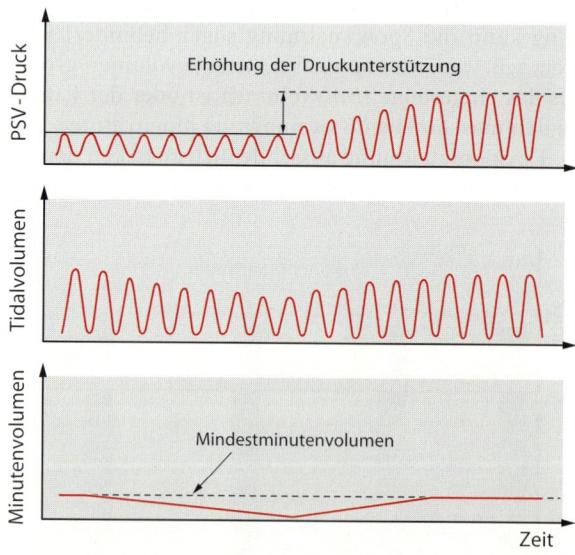

Abb. 28-15. MMV durch variable inspiratorische Druckunterstützung. Aufrechterhaltung des Minutenvolumens durch Variation der inspiratorischen Druckunterstützung: PSV-Erhöhung bei Unterschreiten, PSV-Reduktion bei Überschreiten des vorgewählten Minutenvolumens

Alternativen

Siemens verfolgt in seiner Servo-300-Gerätefamilie unter der Bezeichnung „volumenunterstützte Beatmung" („volume support", VS) eine etwas modifizierte Philosophie: Im Gegensatz zu den anderen Konzepten garantiert der Ventilator die Zufuhr eines voreingestellten Mindest-Atemzugvolumens. Wird dieses Atemzugvolumen vom Patienten nicht spontan erbracht, so erhöht das Gerät stufenweise die inspiratorische Druckunterstützung jedes Atemzugs, bis das Mindest-Atemzugvolumen erreicht wird. Die maximale Druckunterstützung wird durch eine manuell eingestellte obere Druckgrenze beschränkt.

Tachypnoische *Hechelatmung* kleiner Atemzugvolumina kann hierdurch effektiv unterbunden werden, sodass dieses Konzept eine gute Alternative zu den bekannten Verfahren darstellt. Voraussetzung ist auch hier ein intakter Atemantrieb. Werden vom Respirator keine Atemanstrengungen registriert, wird Alarm ausgelöst und automatisch auf maschinelle Beatmung umgeschaltet.

Klinische Bedeutung

Ein wesentlicher Nachteil von MMV ist die mangelhafte Transparenz und Nachvollziehbarkeit der ventilatorischen Unterstützung. So besteht bei allen MMV-Varianten die Gefahr, dass der Patient im Spontanatmungsmodus über längere Zeiträume de facto kontrolliert beatmet wird, ohne dass dies bemerkt wird. Die Beurteilung der tatsächlichen ventilatorischen Kapazität des Patienten kann dadurch erschwert werden. So konnte sich dieser Modus in der klinischen Routine bisher nicht allgemein durchsetzen, obwohl MMV nahezu das gesamte Spektrum der maschinellen Beatmung von der kontrollierten Beatmung bis zur Spontanatmung umfasst.

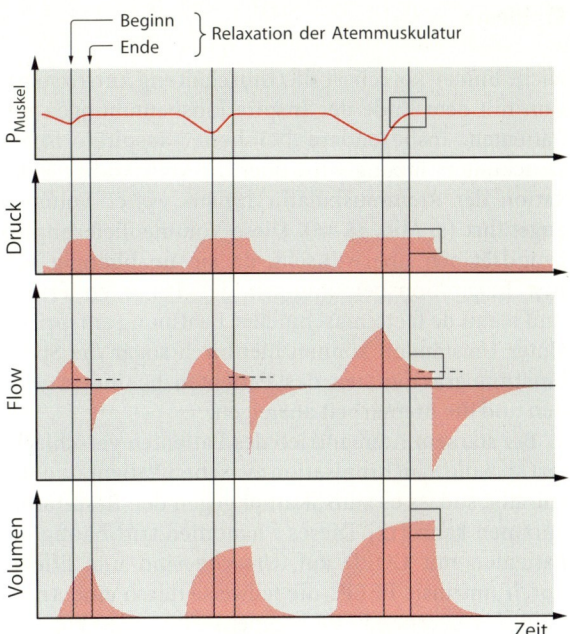

Abb. 28-16. PSV: Atemmechanik und maschinelle Volumenlieferung. Die Flow- und Volumenlieferung nimmt trotz gleichbleibender Druckunterstützung mit zunehmenden Inspirationsbemühungen ($p_{Muskel} \cong$ Pleuradruck) des Patienten zu. Die Volumenlieferung erfolgt über die vollständige Relaxation der Atemmuskulatur hinaus, da die Exspirationsphase erst nach Abfall des Spitzenflows unter 25% (Umschaltkriterium) eingeleitet wird. Dieser Anteil der Druckunterstützung entspricht maschineller Beatmung

28.3.3 Druckunterstützte Spontanatmung (PSV)

Druckunterstützte Spontanatmung wird auch als „pressure support ventilation" (PSV) bezeichnet, andere Begriffe oder Modifikationen sind:
- IHS = „inspiratory help system",
- ASB = „assisted spontaneous breathing",
- IPS = „inspiratory pressure support",
- IFA = „inspiratory flow assistance",
- IA = „inspiratory assist",
- PS = „pressure support",
- Druckunterstützung,
- inspiratorischer Hilfsdruck.

Die druckunterstützte Spontanatmung ist eine Mischform aus Spontanatmung und flowgesteuerter maschineller Beatmung (Abb. 28-16). Jede Inspirationsbemühung des Patienten verursacht nach Überwindung der Triggerschwelle einen sprunghaften Anstieg des Beatmungsdrucks auf das eingestellte inspiratorische Druckniveau.

Die Druckdifferenz löst einen dezelerierender Flow aus, der vom initialen Maximum exponentiell abnimmt. Diese Flowdezeleration wird wesentlich durch die Zeitkonstanten der Lunge bestimmt. Das resultierende Tidalvolumen ist somit nicht nur abhängig von der Höhe des eingestellten Differenzdrucks sowie der Intensität und Dauer der Inspirationsbemühung, sondern auch von der Compliance und Resistance der Lunge des Patienten.

Die *Exspiration* wird eingeleitet,
- sobald der Flow auf einen vorgegebenen Prozentsatz des inspiratorischen Spitzenflows (z. B. 25% bei Erwachsenen, 6% bei Kindern) abgesunken ist (Flowsteuerung),

oder
- wenn ein definierter, nicht veränderbarer absoluter Flow (meist zwischen 2 und 6 l/min) unterschritten wird,

oder
- wenn Exspirationsbemühungen des Patienten als Druckanstieg (z. B. 1–3 cm H_2O oberhalb des eingestellten inspiratorischen Unterstützungsdrucks) erkannt werden (Drucksteuerung).

Aus Sicherheitsgründen wird bei manchen Geräten zusätzlich nach Ablauf einer bestimmten Zeit (z. B. 5 s) auf Exspiration umgeschaltet.

Probleme

Nicht immer korreliert die Umschaltung zur Exspiration mit dem Ende der Inspirationsbemühungen des Patienten. Insbesondere bei hoher inspiratorischer Druckunterstützung wird über die vollständige Relaxation der Atemmuskulatur hinaus weiter Volumen zugeführt (s. Abb. 28-16). Diese Volumenlieferung ist grundsätzlich unerwünscht, da sie unabhängig von den Inspirationsbemühungen des Patienten erfolgt und somit de facto maschineller Beatmung entspricht. Unter Umständen können hierdurch sogar die Spontanatmungsaktivitäten des Patienten behindert werden und die Atemarbeit ansteigen.

Bei starkem Atemantrieb des Patienten verschlechtert sich die Synchronisation zwischen Patient und Respirator, sodass es zum „Kampf gegen den Respirator" kommen kann [12]. Dieses Phänomen tritt häufig bei Patienten mit COPD auf. Ursache sind u.a. Effekte durch „intrinsic PEEP", die teilweise durch eine Anhebung des externen PEEP kompensiert werden können. Nicht selten ist jedoch die medikamentöse Dämpfung des Atemantriebs oder ein Wechsel der Beatmungsform notwendig.

> Bei der druckunterstützten Spontanatmung (PSV) bestimmt der Patient den Beginn des maschinell unterstützten Atemzugs; eine enge Korrelation zwischen maschineller Flowlieferung und den Inspirationsbemühungen des Patienten besteht aber nicht.

Apnoeventilation

Da PSV einen intakten Atemantrieb des Patienten zwingend voraussetzt, können Störungen des Atemantriebs (z.B. durch Sedativa oder Opioide) zur Hypoventilation bis hin zur Apnoe führen. Diese Gefahr kann bei einigen Respiratoren durch Einstellen einer Sicherheitsfunktion, der so genannten „Apnoeventilation", vermieden werden. Dieser Back-up-Mechanismus wechselt automatisch in eine maschinelle Beatmungsform (wie CMV oder SIMV) über, sobald ein vorher definiertes Minutenvolumen oder eine Mindest-Atemfrequenz unterschritten wird. Verfügt das Gerät über keine derartige Funktion, so ist eine engmaschige Überwachung, z.B. durch Kapnometrie, unerlässlich.

Anpassung des inspiratorischen Druckanstiegs

Damit der ventilatorische Bedarf des Patienten möglichst optimal erfüllt werden kann, wird durch hohe Inspirationsflows ein rascher Druckanstieg in den Atemwegen erzielt. Bei Patienten mit restriktiven Lungenveränderungen oder mit hoher Resistance in den Atemwegen kommt es jedoch zum vorzeitigen Abbruch der Inspirationsphase, da das Umschaltkriterium (Unterschreiten von 25% des inspiratorischen Spitzenflows bzw. die Druckgrenze) zu früh erreicht wird. Dadurch werden nur vergleichsweise niedrige Volumina verabreicht.

Bei manchen Beatmungsgeräten (Evita, Dräger) kann daher die Steilheit des inspiratorischen Druckanstiegs, d.h. die Zeit bis zum Erreichen des Druckplateaus, variiert und angepasst werden. Durch einen geringeren Spitzenflow – „inspiratorische Rampe" – wird das 25-%-Kriterium später erreicht, die Flowphase wird länger. Trotz des niedrigeren Flows nehmen dann die Atemvolumina zu. Gleichzeitig kann die Druckunterstützung häufig besser an die Spontanatmung des Patienten angepasst werden. Wird die Druckanstiegsgeschwindigkeit allerdings zu niedrig eingestellt (z.B. 2 s), so resultieren u. U. Luftnot und vorzeitige Exspirationsbemühungen. Hierdurch sinkt die Akzeptanz der Atemhilfe, gleichzeitig steigt die Atemarbeit des Patienten an.

Einstellung der Druckunterstützung

Das Tidalvolumen (V_T) ist der Leitparameter für die Einstellung der Druckunterstützung: V_T sollte im Mittel ~5 ml/kgKG nicht unterschreiten. Anderenfalls nehmen die Atemfrequenzen ebenso wie der Anteil der Totraumventilation an der Gesamtventilation überproportional zu. Im Einzelfall muss die Höhe der inspiratorischen Druckunterstützung den individuellen pulmonalen und atemmechanischen Gegebenheiten des Patienten angepasst werden.

Bei intubierten, spontanatmenden Patienten ist es sinnvoll, eine Druckunterstützung zwischen 3 und maximal 10 cm H_2O einzustellen, da hierdurch die inspiratorische Resistance durch Tubus und Demand-flow-System zumindest teilweise kompensiert werden kann.

Kombinierte Beatmungsformen

PSV kann als eigenständige Beatmungsform angewendet oder mit anderen Verfahren wie SIMV, MMV oder BIPAP kombiniert werden. In jedem Fall sollte die druckunterstützte Spontanatmung mit PEEP/CPAP kombiniert werden. Bei einigen Respiratoren wird die inspiratorische Druckunterstützung in mbar oder cm H_2O über PEEP-Niveau angegeben (Siemens Servo 900 C, Servo 300, Puritan-Bennett 7200, Dräger Evita 4), bei anderen wird das tatsächliche inspiratorische Druckniveau unabhängig vom PEEP eingestellt (Dräger Evita 1).

Klinische Bedeutung

Insgesamt wird die druckunterstützte Spontanatmung von den meisten Patienten als sehr komfortabel empfunden, da sie neben der Atemfrequenz nicht nur den

Beginn, sondern auch den Verlauf und das verabreichte Volumen des maschinell unterstützten Atemzuges mitbestimmen können. Bei adäquat eingestelltem inspiratorischen Hilfsdruck wird hierdurch eine effektive Reduktion der Atemarbeit erreicht, wobei der Patient weitgehend die Kontrolle über das Atemmuster behält. Doch v. a. Patienten mit insuffizienter Funktion der Atempumpe verhalten sich bei hoher Druckunterstützung so, als wären sie „assistiert" beatmet; d.h. ihre Muskelkraft reicht gerade aus, um die Inspiration zu triggern, danach lassen sie sich passiv beatmen.

Im Vergleich zur reinen Spontanatmung mit oder ohne PEEP vermindert PSV die Atemarbeit und den O_2-Verbrauch der Atemmuskulatur und wirkt so einer ventilatorischen Erschöpfung entgegen. Oftmals kann dadurch die schnelle und flache Atmung vermieden und so die alveoläre Ventilation verbessert werden. Die Höhe des Unterstützungsdrucks muss allerdings individuell ermittelt werden; sie orientiert sich an Tidalvolumina und Atemfrequenzen. Eine zu hohe inspiratorische Druckunterstützung entspricht de facto einer maschinellen Beatmung und ist daher zu vermeiden. Da jeder intubierte Patient zusätzliche Atemarbeit gegen den Tubuswiderstand leisten muss, ist bei Spontanatmung über den Tubus generell eine Druckunterstützung von 3–5 cm H_2O oberhalb des PEEP-Niveaus sinnvoll.

PSV besitzt heute einen festen Stellenwert bei der maschinellen Beatmung respiratorisch insuffizienter Patienten, entweder als eigenständige Beatmungsform oder in Verbindung mit SIMV, MMV oder BIPAP. Selbst Patienten mit schweren Oxygenierungsstörungen können mit PSV, kombiniert mit hohem PEEP, erfolgreich behandelt werden, sofern der Atemantrieb intakt ist.

28.3.4 „Biphasic Positive Airway Pressure" (BIPAP) und „Airway Pressure Release Ventilation" (APRV)

Mit der druckorientierten Beatmungsformen des BIPAP kann fast jede Beatmungsform durch Variation zweier CPAP-Niveaus und der jeweiligen Zeiten dieser Niveaus imitiert werden [6, 16]. Es ist mittlerweile in verschiedenen Respiratoren inkorporiert:

- Evita   Fa. Dräger;
- Cesar   Fa. Taema;
- Pulmoflow   Fa. Biegler;
- Servo 300 mit Option Bivent   Fa. Siemens.

Unabhängig voneinander werden folgende Parameter eingestellt:

- unteres Druckniveau = Exspirationsdruck (p_1),
- Exspirationszeit (t_1),
- oberes Druckniveau = Inspirationsdruck (p_2),
- Inspirationszeit (t_2).

Wie bei der druckkontrollierten Beatmung (PC-CMV) ist der Initialflow bis zum Erreichen des vorgewählten oberen Druckniveaus hoch, danach nimmt er rasch ab (dezelerierender Flow; Abb. 28-17). Die Wechsel der Druckniveaus erfolgen zeitgesteuert; sie können durch Vorgabe eines entsprechenden Erwartungszeitfensters auch patientengetriggert ausgelöst werden.

Anders als bei der konventionellen druckkontrollierten Beatmung, bei der das Exspirationsventil während des mandatorischen Atemhubs geschlossen bleibt, sind jedoch die In- und Exspirationsventile bei BIPAP während des gesamten Atemzyklus virtuell offen; *zusätzliche Spontanatmung ist zu jedem Zeitpunkt möglich.* In diesem Fall regelt der Respirator die Gasflüsse kontinuierlich nach, sodass die eingestellten oberen und unteren Atemwegsdrücke konstant bleiben. Im Gegensatz zur druckkontrollierten Beatmung ist BIPAP daher eher eine „*druckgeregelte*" Beatmung.

> Bei BIPAP ist eine zusätzliche Spontanatmung jederzeit und auf jedem Druckniveau möglich; ohne Spontanatmung entspricht BIPAP einer druckkontrollierten Beatmung (PC-CMV).

Hierdurch ergeben sich zahlreiche Variationsmöglichkeiten (z. B. mit oder ohne Beteiligung der Spontanatmung, Änderung des I:E-Verhältnisses usw.), mit denen verschiedene Beatmungsformen „imitiert" werden können (s. Abb. 28-18 und Tabelle 28-2).

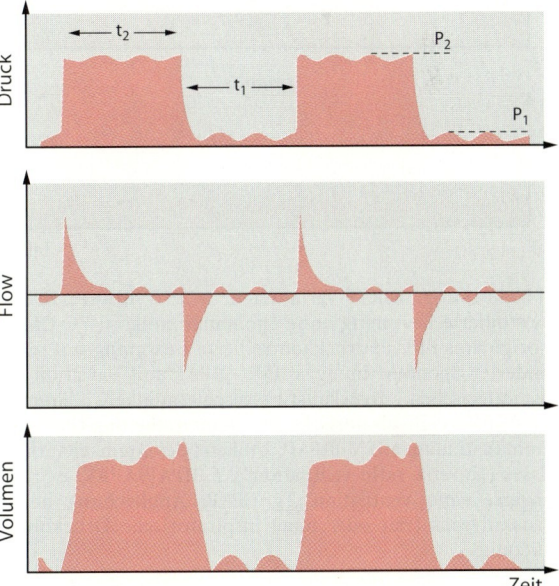

Abb. 28-17. BIPAP („biphasic positive airway pressure"). Wechsel zwischen 2 Druckniveaus (p_1 und p_2), deren Dauer (t_1 und t_2) zeitgesteuert ist. Freie Spontanatmung ist während des gesamten Atemzyklus möglich.

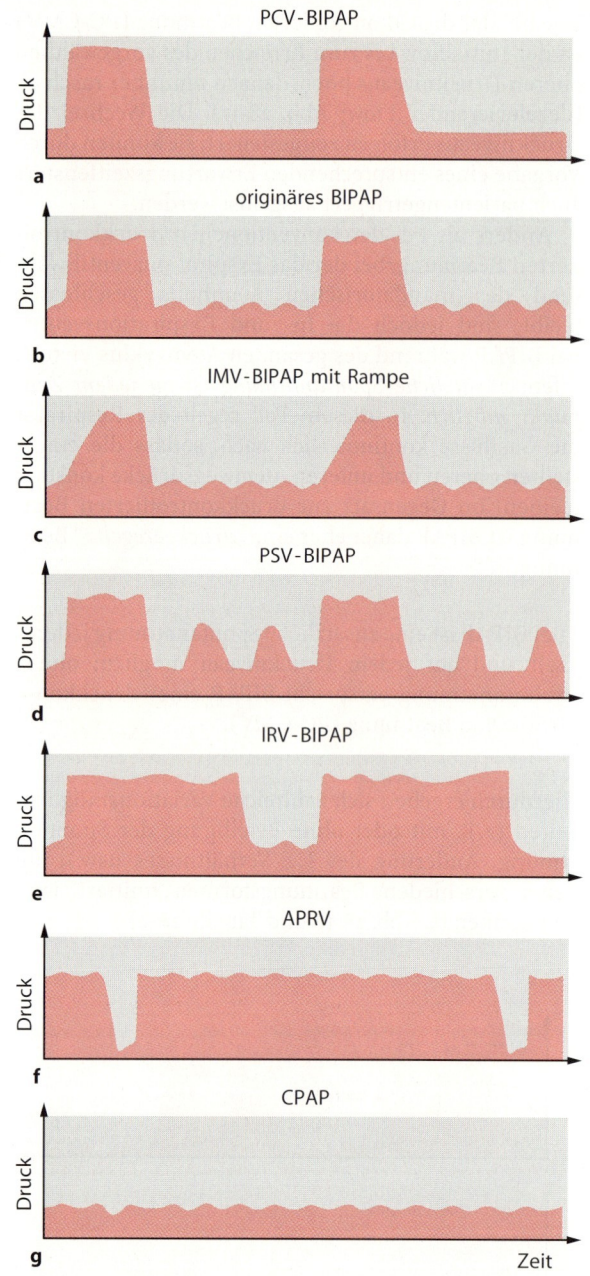

Abb. 28-18a-g. BIPAP-Variationen. **a** PCV-BIPAP: druckkontrollierte Beatmung ohne Spontanatmung (= PC-CMV); **b** originäres BIPAP: druckkontrollierte Beatmung mit ungehinderter Spontanatmung; **c** IMV-BIPAP mit Variation der inspiratorischen Druckanstiegsgeschwindigkeit *(Rampe)*; **d** PSV-BIPAP: inspiratorische Druckunterstützung (PSV) der Spontanatmung; **e** IRV-BIPAP: Umkehr des Atemzeitverhältnisses („inverse ratio ventilation"); **f** BIPAP/APRV: extreme „inverse ratio ventilation"; **g** CPAP: Angleichung beider Druckniveaus (mit oder ohne inspiratorische Druckunterstützung)

Tabelle 28-2. Unterschiedliche Einstellungen von BIPAP. (Nach [16])

CMV-BIPAP
Hier liegt eine reine zeitgesteuerte, druckkontrollierte Beatmung ohne Spontanatmungsaktivität des Patienten vor.

Eigentlicher (genuiner) BIPAP
Das obere CPAP-Niveau (p_2) ist etwa gleich lang wie das untere CPAP-Niveau, sodass Spontanatmung auf beiden CPAP-Niveaus auftritt. Typisches Beispiel einer genuinen BIPAP-Einstellung ist z. B. t_2 3–6 s; t_1 3–6 s (= BIPAP-Frequenz zwischen 5 und 10/min); p_1 5–10 cm H_2O und p_2 10–15 cm H_2O über p_1, abhängig vom resultierenden V_T.

IMV-BIPAP
Das obere CPAP-Niveau (p_2) ist kürzer als das untere CPAP-Niveau (p_1). Hier atmet der Patient nur auf dem unteren Niveau spontan. Wenn allerdings Spontanatmung vorhanden ist, erfolgt in der Praxis meist auch eine mehr oder weniger synchrone spontane Inspiration zusammen mit dem Wechsel von p_1 zu p_2 (= maschinelle Inspiration). Aufgrund der kurzen Dauer von p_2 fehlt jedoch eine spontane Exspiration auf diesem oberen CPAP-Niveau. Eine typische Einstellung für IMV-BIPAP ist z. B. t_2 1–2 s; t_1 4–8 s (= IMV-Frequenz zwischen 6 und 12/min); p_1 5 cm H_2O und p_2 10–20 cm H_2O über p_1, abhängig vom resultierenden V_T.

BIPAP mit zusätzlicher „pressure support ventilation" auf dem unterem Druckniveau (nur bei Evita 2 und Evita 4)
Hier kann wie bei klassischem SIMV bei entsprechend langem unterem CPAP-Niveau eine Druckunterstützung als zusätzliche Ventilationshilfe eingestellt werden.

APRV oder IRV-BIPAP
Das obere CPAP-Niveau (p_2) ist länger als das untere CPAP-Niveau (p_1). In der Regel ist p_1 wesentlich kürzer als 2 s (0,5–1,5 s). In diesem Fall ist Spontanatmung nur auf dem hohen CPAP-Niveau zu registrieren (p_1 ist zu kurz!). Aber auch hier wird der Wechsel von p_1 zu p_2 meist von einer spontanen Inspiration verstärkt. Eine typische Einstellung für APRV-BIPAP ist z. B. t_2 2–6 s; t_1 0,5–1,5 s (= APRV-Frequenz zwischen 8 und 24/min); p_1 5 cm H_2O und p_2 15–25 cm H_2O über p_1, abhängig vom resultierenden V_T.

CPAP
Bei dieser „extremen" Einstellung von BIPAP sind p_1 und p_2 identisch. Daher spielen die entsprechenden Zeiten (t_1 und t_2) keine Rolle mehr.

IMPRV („intermittent mandatory pressure release ventilation")
Dies ist eine etwas später entwickelte Abwandlung des BIPAP, bei der *jeder* spontane Atemzug auf beiden CPAP-Niveaus mit zusätzlicher, leichter Druckunterstützung augmentiert wird. Letztendlich wird damit aber wieder der Atemwegsdruck weiter angehoben. Diese Form von BIPAP ist zzt. nur im Cesar-Ventilator inkorporiert.

Fließende, der aktuellen Situation angepasste Übergänge zwischen den Beatmungsformen sind damit möglich. Ein zusätzlicher Ventilationsbedarf des Patienten, z. B. durch Wachheit, Stress, Schmerz usw. kann durch die freie Spontanatmungsmöglichkeit jederzeit und bedarfsgerecht auf beiden Druckniveaus gedeckt werden: Aus „Gegenatmen" wird „Mitatmen". Die Variationsmöglichkeiten erfordern es aber, die BIPAP-Einstellung stets genau anzugeben, damit das tatsächliche Beatmungsmuster eindeutig nachvollziehbar wird.

Mögliche Vorteile der BIPAP-Anwendung

Die zusätzliche Spontanatmung wirkt einerseits fördernd auf den venösen Rückfluss, wodurch die Perfusion und damit der Sauerstofftransport verbessert wird, andererseits wirkt sie sich günstig auf die ventilatorische Gasverteilung in der Lunge aus, wodurch sich Atelektasen offenbar rascher auflösen. Ein weiterer Vorteil besteht darin, dass unter BIPAP offensichtlich auch eine geringere Sedierungstiefe erforderlich ist als unter SIMV oder PCV [23]. Dieser Unterschied wird besonders bei PC-IRV deutlich. Daher können Nebenwirkungen einer tiefen Sedierung, z. B. Kreislaufdepression, Darmmotilitätsprobleme etc., eher vermieden oder reduziert werden.

Neuere BIPAP-Varianten (Dräger Evita ab Version 2) bieten darüber hinaus die Unterstützung der Spontanatmung auf dem unteren Druckniveau durch inspiratorische Druckunterstützung (PSV) an. Hierdurch kann die Atemarbeit des Patienten reduziert werden. Allerdings besteht die Gefahr, dass die Spontanatmungsaktivitäten durch zu hohe Druckunterstützung eingeschränkt werden.

Hierdurch kann der positive Effekt von BIPAP auf die Atemmechanik und den pulmonalen Gasaustausch vermindert werden. Daher sollte die Druckunterstützung nur so hoch gewählt werden, dass zusätzliche tubusbedingte Atemarbeit kompensiert wird. Das ist zumeist bei Werten im Bereich von 5 cm H_2O der Fall.

Nicht zu verwechseln: BiPAP

Die oben genannte Beatmungsform BIPAP sollte nicht mit BiPAP („bi-level positive airway pressure", Fa. Respironics Inc.) verwechselt werden. Hierbei handelt es sich um ein Beatmungsunterstützungssystem (BiPAP S/T-D Ventilatory Support System) für die nichtinvasive Heimbeatmung, das die Eigenatmung des Patienten durch eine Art druckunterstützter Beatmung augmentiert.

„Airway Pressure Release Ventilation" (APRV)

APRV bedeutet Spontanatmung auf einem hohen PEEP-Niveau von 20–30 cm H_2O, wobei das PEEP-Niveau zur CO_2-Abatmung in regelmäßigen Abständen kurzzeitig auf 5–8 cm H_2O entlastet wird („pressure release") (Abb. 28-19). Hier wird das Atemzugvolumen also nicht auf ein CPAP-Niveau hinzu addiert, sondern durch phasische Druckentlastung von einem höheren CPAP-Niveau auf ein niedrigeres realisiert („Drucknachlassbeatmung"). Während der kurzen Zeit der Systementlastung können schnelle Alveolen exspirieren, während langsame durch Aufrechterhaltung des „intrinsic PEEP" wie bei der „inverse ratio ventilation" gebläht bleiben.

Ohne Spontanatmung gleicht APRV einer konventionellen druckkontrollierten Beatmung mit umgekehrtem Atemzeitverhältnis (PC-IRV). Das grundsätzlich Neue ist jedoch auch hier die Möglichkeit der unabhängigen, zusätzlich möglichen Spontanatmung während des gesamten maschinellen Beatmungszyklus.

Erst die zusätzliche Spontanatmung erlaubt die Reduktion des zur Ventilation notwendigen Anteils des Beatmungsdrucks. Dadurch kann jetzt das obere Druckniveau auf den für das alveoläre Recruitment notwendigen Druck, d. h. höher als ein PEEP unter konventioneller Beatmung, ausgerichtet werden. Dieses eingestellte obere Druckniveau ist dann immer auch der maximale Beatmungsdruck.

APRV lässt sich als spezielle Einstellung sehr gut im BIPAP-Modus realisieren, ist aber nur eine von vielen verschiedenen Einstellungen, die technisch mit BIPAP möglich sind.

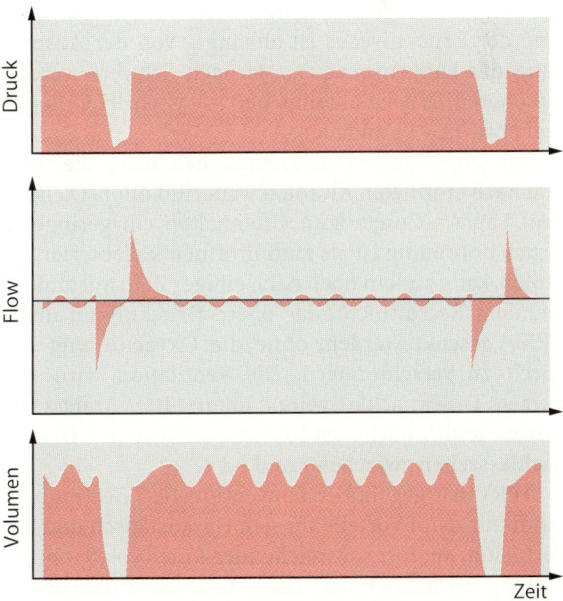

Abb. 28-19. APRV mit Spontanatmung. Kurzzeitige Entlastung der Atemwegsdrücke („pressure release") mit entsprechenden Flow- und Volumenverschiebungen bei spontanatmendem Patienten

> APRV wird als spezieller BIPAP-Modus eingestellt und ermöglicht eine Spontanatmung auf hohem CPAP-Niveau mit kurzdauernder Druckentlastung.

Klinische Bedeutung von BIPAP/APRV

BIPAP/APRV ermöglichen dem Patienten additive Spontanatmung innerhalb des gesamten Beatmungszyklus. Durch Verknüpfung mit druckkontrollierter, zeitgesteuerter Beatmung kann damit praktisch das gesamte Spektrum der maschinellen Beatmung bis hin zur vollständigen Spontanatmung realisiert werden, ohne dass der Beatmungsmodus gewechselt werden muss.

Daraus resultiert im Vergleich zu anderen Beatmungskonzepten eine leichtere Bedienbarkeit und eine einfachere Anpassung an die aktuellen ventilatorischen Bedürfnisse des Patienten. Die Möglichkeit zur ungehinderten Spontanatmung verbessert den Komfort für den Patienten, gleichzeitig wird der pulmonale Gasaustausch optimiert. BIPAP/APRV ist damit nicht nur zur Entwöhnung vom Respirator geeignet, sondern auch zur postoperativen Nachbeatmung sowie zur Behandlung von Patienten mit ARDS. In vielen Kliniken hat BIPAP/APRV mittlerweile den SIMV-Modus als Standardverfahren nahezu verdrängt.

Indikationen für APRV

APRV wurde anfangs für ein leichteres bis mittelschweres Lungenversagen empfohlen. Nach unseren Erfahrungen ist es jedoch ebenfalls bei den hochgradig restriktiven Lungenveränderungen des schweren akuten Lungenversagens erstaunlich effektiv. Die Einstellung der Druckniveaus ist abhängig von der Ausprägung des Lungenversagens. Je nach Schwere werden die oberen Drücke anfangs bei 25–35 cm H_2O liegen und etwa 2,5–4 s andauern.

Das lange obere Druckniveau hält dann die nach und nach eröffneten Alveolen weiterhin offen. Da nach dem Laplace-Gesetz zum Offenhalten ein geringerer Druck notwendig ist als zum Eröffnen kollabierter Alveolen, kann zudem noch nach einiger Zeit, mit zunehmendem Recruitment, das obere Druckniveau unter APRV gesenkt werden, ohne die Oxygenierung dadurch zu verschlechtern. Die Ventilation wird mit kurzen Drucknachlasszeiten unterstützt. Anders als Downs und Mitarbeiter [9] arbeiten wir mit Drucknachlasszeiten zwischen 1 und 0,5 s.

APRV hat gegenüber konventionellen Beatmungsmodi nur dann Vorteile für den Gasaustausch und die Perfusion, wenn ein ausreichender Anteil von Spontanatmung vorhanden ist. Nach unseren Erfahrungen braucht das alveoläre Recruitment durch Spontanatmung unter APRV allerdings einige Stunden Zeit. Dann kann man aber meistens deutliche Verbesserungen der Lungenfunktion sehen [18, 26].

Zusätzlich ist durch die Spontanatmung unter APRV (intrathorakaler Druckabfall während der Inspiration und verbesserter venöser Rückfluss) das HZV höher als unter kontrollierter Beatmung mit gleichem Atemwegsdruck.

28.3.5 „Proportional Assist Ventilation" (PAV)

„Proportional assist ventilation" (PAV) wird auch als „Proportional pressure support" (PPS) bezeichnet und ist eine neuartige Modifikation der seit Jahren in der klinischen Praxis eingesetzten inspiratorischen Druckunterstützung [19, 27].

Ähnlich wie diese unterstützt PAV jeden einzelnen Spontanatemzug des Patienten; Voraussetzung ist also auch hier ein intakter Atemantrieb.

Anders als bei der klassischen inspiratorischen Druckunterstützung, bei der das Druckniveau fest vorgegeben ist und durch unterschiedlich starke Atemanstrengungen des Patienten nicht beeinflusst werden kann, orientiert sich der PAV-Unterstützungsdruck an der Muskelkraft des Patienten.

Die aktuelle ventilatorische Unterstützung ändert sich von Atemzug zu Atemzug proportional zur aufgebrachten inspiratorischen Arbeit des Patienten (= Inspirationssog), etwa ähnlich einer Servounterstützung der Kfz-Lenkung. Sie unterliegt damit direkt der Kontrolle des patienteneigenen Atemantriebs. Anders als bei PSV endet die maschinelle Flow-/Volumenlieferung jedoch mit dem Ende der aktiven Inspiration, da das von PSV bekannte 25-%-Umschaltkriterium entfällt.

Durch diesen Feedbackmechanismus soll sich die maschinelle Unterstützung den wechselnden ventilatorischen Bedürfnissen des Patienten besser und „physiologischer" anpassen als die herkömmliche inspiratorische Druckunterstützung. Dabei soll gleichzeitig die Atemmuskulatur effektiver entlastet werden. Dies ist von besonderer Bedeutung bei ateminsuffizienten Patienten, die aufgrund von erhöhter Resistance (z. B. COPD-Patienten) und/oder erniedrigter Compliance erhöhte Atemarbeit leisten müssen.

> Bei der PAV ändert sich die maschinelle Unterstützung proportional zur inspiratorischen Atemarbeit.

Die Steuergröße der Druckunterstützung, der Pleuradruck als Äquivalent der Muskelkraft p_{Muskel}, ist unter klinischen Bedingungen nicht oder nur ungenau messbar. Stattdessen werden als Kontrollvariablen der maschinellen Unterstützung die Compliance C und die Resistance R der Lunge eingesetzt, da die vom Patienten zu leistende Atemarbeit ganz wesentlich von diesen Größen abhängt.

$$p_{Muskel} = R \times Flow + 1/C \times Volumen.$$

Zur teilweisen oder vollständigen Kompensation der Muskelarbeit ist somit bei der primären Einstellung von PAV zumindest näherungsweise die Kenntnis von Resistance und Compliance der Lunge erforderlich. Der Grad der maschinellen Unterstützung ist einstellbar, getrennt nach resistivem und elastischem Anteil. Bei fehlerhafter Einstellung sind Störungen des Feedbackmechanismus möglich.

Einstellung der Parameter

Die exakte Bestimmung von Compliance und Resistance für die Einstellung ist zu aufwendig. Stattdessen müssen diese Größen anhand klinischer Parameter abgeschätzt werden. Hierdurch besteht jedoch das Risiko der Über- oder Unterkompensation durch fehlerhafte Anpassung der Geräteparameter.

Zur Vermeidung von Überkompensation sollte primär nur eine etwa 80 %ige Kompensation der Atemarbeit angestrebt werden. Dennoch sind so genannte „Run-away-Phänomene" nicht auszuschließen, z. B. durch Verbesserung der Lungencompliance im Verlauf und/oder unzureichende Nachführung der Geräteparameter. Zeichen der Überkompensation können inadäquat hohe Tidalvolumina sein, Aktivierung der Exspirationsmuskulatur („Pressen") oder auch Unruhe des Patienten („zuviel Luft").

> Ein wesentlicher Nachteil der „proportional assist ventilation" sind Störungen des Feedbackmechanismus durch Unter- oder Überkompensation der Muskelarbeit.

Bisher liegen nur wenige klinische Erfahrungen mit PAV vor. Erste Ergebnisse weisen darauf hin, dass PAV nicht nur bei restriktiven Lungenerkrankungen, sondern auch bei Patienten mit einer Insuffizienz der Atempumpe, z. B. bei chronischer ventilatorischer Insuffizienz (COPD, neuromuskulären Erkrankungen), Vorteile gegenüber PSV aufweisen kann. Problematisch für die klinische Routine ist die korrekte Einstellung und Anpassung der Steuergrößen anhand von Resistance und Compliance, die eine breite Anwendung der Methode derzeit verhindert.

28.3.6 Automatische Tubuskompensation (ATC)

Während der kontrollierten Beatmung kann der zusätzliche Strömungswiderstand durch den Endotrachealtubus unberücksichtigt bleiben, da das Beatmungsgerät diesen problemlos überwindet. Unter Spontanatmung dagegen, z. B. im Rahmen der Entwöhnung vom Respirator, erhöht dieser zusätzliche Widerstand die Atemarbeit für den Patienten u. U. erheblich.

> Spontanatmung durch einen Endotrachealtuben kann u. U. erhebliche zusätzliche Atemarbeit verursachen.

Zur Reduktion der tubusbedingten Atemarbeit wird gelegentlich die Einstellung einer geringen inspiratorischen Druckunterstützung, z. B. 5 cm H_2O, empfohlen. Damit wird jedoch nur ein fest eingestellter Unterstützungsdruck zur Verfügung gestellt, der die tubusbedingten Widerstände nur in einem engen Flowbereich kompensiert. Wünschenswert dagegen wäre eine individuelle und automatische Anpassung der Kompensation an die wechselnden Ventilationsbedingungen.

ATC und elektronische Extubation

Die Zusatzfunktion „automatic tube compensation" (ATC, Fa. Dräger) ermöglicht die bessere Anpassung der inspiratorischen Druckunterstützung an die wechselnden Atemgasflüsse innerhalb der Inspirationsphase, ähnlich der Proportional-assist-Funktion. Die inspiratorische Druckunterstützung ist um so höher, je mehr Flow vom Patienten angefordert wird, und nimmt ab, sobald die Inspirationsbemühungen des Patienten nachlassen.

Die zusätzliche, tubusbedingte Atemarbeit wird dadurch erheblich besser kompensiert als durch die herkömmliche, starre inspiratorische Druckunterstützung (PSV) mit fest vorgegebenem Druckniveau. Bei voller Kompensation der Tubuswiderstände fühlt sich der Patient idealerweise so, als sei er gar nicht intubiert; dies wird als „elektronische Extubation" bezeichnet. Allerdings ist dieser Modus derzeit nur in wenigen Beatmungsgeräten verfügbar.

28.3.7 Spontanatmung mit CPAP

Bei reiner Spontanatmung („spontaneous ventilation", SV) muss die inspiratorische und exspiratorische Atemarbeit ausschließlich vom Patienten erbracht werden. Da die Atemarbeit beim intubierten Patienten durch den Widerstand des oralen oder nasalen Endotrachealtubus zusätzlich erhöht wird, sollte eine länger dauernde Spontanatmung über den Tubus ohne additive Atemhilfe vermieden werden (s. oben).

In Verbindung mit der Anwendung eines kontinuierlichen positiven Atemwegsdrucks spricht man von Spontanatmung mit CPAP („continuous positive airway pressure").

Continuous-flow-CPAP

Einfache Continuous-flow-CPAP-Systeme werden – über Maske oder Tubus – v. a. bei Patienten mit Gasaustauschstörungen verwendet, bei denen keine zusätzliche Unterstützung der Ventilation notwendig ist. Sie verfügen zumeist über kein atemmechanisches Monitoring. Der kontinuierlich fließende Atemgasstrom erzeugt in Verbindung mit einem PEEP-Ventil den positiven Atemwegsdruck, ohne dass der Patient zusätzliche Atemarbeit zur Triggerung von Demandventilen aufbringen muss.

Zur Reduzierung des Gasverbrauchs und zum Ausgleich in- und exspiratorischer Druckschwankungen im System dient ein Reservoir mit hoher Compliance im Inspirationsschenkel (Dräger CF 800 u. a.).

Demand-flow-CPAP

Die in moderne Respiratoren integrierten Demand-flow-CPAP-Systeme arbeiten mit Bedarfsflow. Nach Triggerung des Inspirationsventils erfolgt die Flowlieferung, wobei der vom Respirator bereitgestellte Flow von der Inspirationsbemühung (Inspirationssog) des Patienten abhängt. Maximaler inspiratorischer Sog öffnet das Inspirationsventil vollständig, sodass – gerätespezifisch unterschiedlich – Gasflows bis 180 l/min zur Verfügung gestellt werden können.

Allerdings kann die Bereitstellung der Atemgase nur mit einer gewissen zeitlichen Verzögerung erfolgen. Die vom Patienten zur Triggerung der Demand-Ventile zusätzlich zu leistende Atemarbeit ist allerdings bei modernen Respiratoren nur gering. Vorteilhaft bei diesen Systemen ist der geringere Gasverbrauch sowie die problemlose Überwachung der Atmungsparameter.

Flow-by

Durch den Triggermechanismus „Flow-by" soll die Anpassung des Flows an die Bedürfnisse des Patienten weiter optimiert werden, gleichzeitig soll die in- und exspiratorische Atemarbeit reduziert werden. Das Steuerprinzip beruht auf der kontinuierlichen und vergleichenden Messung der Atemgasflüsse im In- und Exspirationsschenkel, wobei spontanatmungsbedingte Flowdifferenzen durch entsprechende Nachführung des Flows bis zur erneuten Flowäquivalenz ausgeglichen werden (Puritan-Bennett 7200, Hamilton Veolar u. a.).

28.3.8 Intratracheale Gasinsufflation (TGI)

Die intratracheale Gasinsufflation („tracheal gas insufflation", TGI) ist eine noch experimentelle Form zur *Verbesserung der CO_2-Elimination* bei der Beatmung [17]. Durch einen in der Trachea liegenden Katheter oder ein dünnes zweites Lumen im Trachealtubus wird zusätzlich zur „normalen" Ventilation Gas in die Atemwege geleitet. Hierdurch wird der serielle Totraum (genauer: die oberen Atemwege) während der Exspiration mit CO_2-freiem Gas ausgespült.

Dieses „frische" Gas steht dann in den Atemwegen für die nächste Inspiration bereit. Somit wird der Anteil der Totraumventilation reduziert, und es kann bei gleicher CO_2-Eliminationskapazität der Druckanteil für die Ventilation gesenkt werden.

TGI ist um so effektiver, je höher der Totraumanteil der Ventilation und je höher die alveoläre CO_2-Konzentration sind. Daher kann man erwarten, dass bei ARDS mit hoher Totraumventilation und erhöhtem p_aCO_2 (z. B. bei permissiver Hyperkapnie) die CO_2-Elimination durch TGI besonders gut unterstützt wird. Des Weiteren hängt die Wirkung der TGI vom Gasfluss und der Position des Katheters in den Atemwegen ab: Je höher der Fluss und je tiefer der Katheter in der Trachea, desto besser der Effekt. Probleme bereiten noch die Anfeuchtung des Zusatzgasflusses und ein sicheres Monitoring des Beatmungsdrucks, der durch den zusätzlichen intratrachealen Gasfluss unkontrolliert ansteigen könnte.

28.4 Nichtinvasive Beatmung (NIMV)

Unter nichtinvasiver Beatmung („non-invasive mechanical ventilation", NIMV) versteht man die künstliche Beatmung ohne Endotrachealtubus oder Trachealkanüle, d. h. über eine Nasenmaske bzw. über eine Mund-Nasen-Maske (vgl. Kap. 27).

Vorteile

Die besonderen Vorteile der nichtinvasiven Beatmung sind:
- Der Beatmete kann selbst je nach Bedarf die Beatmung beenden bzw. wieder aufnehmen; während der Spontanatmung atmet er über die natürlichen Atemwege und muss nicht den zusätzlichen Widerstand eines Tubus oder einer Trachealkanüle überwinden.
- Die natürlichen Atemwege bleiben intakt, weder die mukoziliare Clearance noch der Hustenstoß werden beeinträchtigt. Abhusten ist während der Beatmung möglich.
- Das Risiko nosokomialer Pneumonien ist deutlich geringer.

Indikationen

Indiziert ist NIMV bei Patienten mit chronischer ventilatorischer Insuffizienz durch
- chronisch obstruktive Lungenerkrankungen (COPD),
- Störungen des Atemantriebs wie Schlafapnoesyndrom, Undine-Syndrom, Pickwick-Syndrom,
- Störungen der Nervenleitung wie Querschnittlähmung, beidseitige Phrenikusparese,
- neuromuskuläre Erkrankungen wie Myasthenia gravis, critical illness polyneuropathy, Guillain-Barré-Syndrom, Poliomyelitis,

- schwere Skoliose oder andere mechanische Einschränkungen der Atemexkursionen.

In der Intensivmedizin gewinnt die NIMV nicht nur bei der Behandlung von Patienten mit exazerbierter COPD und Erschöpfung der Atempumpe eine zunehmende Bedeutung, sondern auch bei akuter respiratorischer Insuffizienz anderer Genese (Pneumonie, Lungenödem, Thoraxtrauma). Hierdurch kann häufig eine Intubation vermieden werden. Bewährt hat sich die Maskenbeatmung auch in der Entwöhnungsphase nach endotrachealer Intubation.

Kontraindikationen

Ausschlusskriterien für die nichtinvasive Beatmung sind z. B.:
- Bewusstseinsstörungen,
- akute lebensbedrohliche Hypoxämie,
- erhebliche hämodynamische Instabilität,
- schwere Azidose,
- akut lebensbedrohliche Situationen wie Pneumothorax, akuter Myokardinfarkt, schwere Pneumonie oder zusätzliches akutes Organversagen,
- bevorstehende Notfalloperation.

Praktisches Vorgehen

Auswahl der Maske

Der Erfolg einer nichtinvasiven Beatmung hängt entscheidend von einer gut sitzenden Maske ab. Die Vielzahl der kommerziell verfügbaren Nasen- und Gesichtsmasken in verschiedenen Größen erlaubt heute für die Akutbeatmung in der Regel eine dichte Anpassung bei ausreichendem Komfort. Für eine Langzeitbeatmung, insbesondere zu Hause, ist die Anfertigung einer individuellen Nasenmaske aus einer Silikon-Kautschuk-Paste eine bessere Alternative. Für die Phase der Intensivbehandlung ist dies jedoch selten erforderlich.

Mundschluss

Kommt es bei der nasalen Beatmung durch fehlenden Mundschluss zu einer zu großen Leckage, so muss der Patient immer wieder zum bewussten Mundschluss aufgefordert werden; Hilfskräfte können manuell den Mundschluss unterstützen. Nur bei dennoch unzureichendem Mundschluss ist eine Mund-Nasen-Maske indiziert. Dyspnoische Patienten neigen zur raschen und flachen Atmung. Um solche Patienten mit dem Beatmungsgerät zu synchronisieren, muss zunächst die Atemfrequenz reduziert werden.

Kontrollierte nichtinvasive Beatmung

Bei einem erschöpften COPD-Patienten ist eine komplette Ruhigstellung der Atemmuskulatur für deren Erholung am effektivsten durch kontrollierte Beatmung zu erreichen. Zur Verlangsamung der Atemfrequenz muss der Patient bei der nichtinvasiven Beatmung angeleitet werden, die maschinellen Atemzüge zu akzeptieren und den eigenen Atemrhythmus zugunsten des maschinellen Musters zu verlassen. O_2 zur Dämpfung hypoxämiebedingter Dyspnoe, eine qualifizierte Anleitung und beruhigende Einflussnahme sowie eine bequem sitzende Maske sind dabei hilfreich.

Die Adaptation gelingt häufig besser, wenn der Patient zunächst über einen Beatmungsbeutel manuell ein hohes Atemzugvolumen erhält. Der Beatmete wird so bis zur Apnoeschwelle hyperventiliert, er entspannt sich und kann dann ohne Luftnot bei unterdrücktem Atemantrieb an das Beatmungsgerät angeschlossen werden.

Intermittierende Selbstbeatmung (ISB)

Bei chronischer ventilatorischer Insuffizienz kann die nichtinvasive Beatmung sogar als nichtinvasive intermittierende Selbstbeatmung (ISB) zu Hause durchgeführt werden *("Heimbeatmung")*. Damit ergibt sich die Möglichkeit, Langzeitbeatmete, die während der Intensivbehandlung nicht vom Respirator zu entwöhnen sind, letztlich trotz Beatmungspflichtigkeit nach Hause zu entlassen. Dies sollte allerdings über einen Zwischenaufenthalt in einem der pulmologischen Zentren erfolgen, in denen Erfahrung mit der Indikationsstellung und insbesondere der Organisation solcher Heimbeatmungen besteht.

Im Rahmen der Heimbeatmung wird NIMV mit einfachen und eigens für diesen Zweck konzipierten Respiratoren durchgeführt. Bei chronischer ventilatorischer Insuffizienz können durch die intermittierende Selbstbeatmung die Blutgase (nahezu) normalisiert werden; die inspiratorische Muskelkraft nimmt zu.

28.5 Interaktion Patient/Respirator

28.5.1 „Gegenatmen" gegen den Respirator

Atemanstrengungen des Patienten verursachen frustrane Atemexkursionen, sofern sie nicht durch entsprechende Anpassung der maschinellen Flow-/Volumenlieferung beantwortet werden, sondern lediglich Druckschwankungen im Beatmungssystem verursachen (Abb. 28-20).

Bei wachen Patienten mit intaktem Atemantrieb, z. B. in der postoperativen Phase, sind die Nachteile der starren Beatmung offensichtlich. Sie zeigen sich u. a. in Dyspnoe, Stressreaktionen und unerwünschten kardiovaskulären Wirkungen. Forcierte Atemanstrengungen („Gegenatmen") führen zur Ausbildung hoher Atemwegsdrücke, Triggerung schnell aufeinanderfolgender maschineller Beatmungshübe und intermittierender pulmonaler Hyperinflation durch sich addierende exspiratorische Restvolumina: „fighting the ventilator".

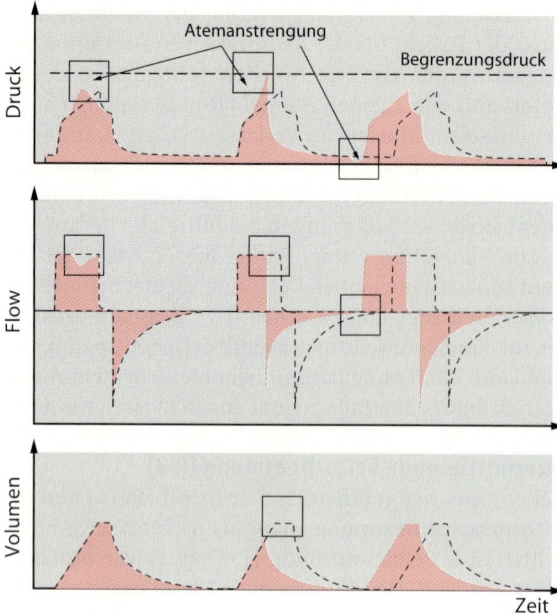

Abb. 28-20. „Gegenatmung" bei volumenkontrollierter Beatmung (VC-CMV). Atemanstrengungen des Patienten führen zu erhöhten Atemwegsdrücken, Volumeninkonstanz durch Überschreiten des inspiratorischen Begrenzungsdrucks und vorzeitiger Triggerung maschineller Beatmungszüge (*gepunktete Linie*: theoretischer Druck-, Flow- und Volumenverlauf ohne Gegenatmung)

Um zusätzliche Gasaustauschstörungen und kardiovaskuläre sowie pulmonale Komplikationen zu vermeiden, ist die Verabreichung von Sedativa und Analgetika zur Unterdrückung des Atemantriebs und zur Anpassung des Patienten an den Respirator in der Regel unumgänglich. Eine kontinuierliche und dauerhafte Gabe von Muskelrelaxanzien ist bei den modernen Beatmungsverfahren in der Regel nicht mehr erforderlich; aufgrund der zahlreichen unerwünschten Wirkungen kann sie zumeist als obsolet gelten.

> „Gegenatmen" gegen den Respirator erhöht die Atemarbeit und verschlechtert den pulmonalen Gasaustausch.

Wesentlich sinnvoller als eine tiefe Analgosedierung ist es, die Spontanatmungsbemühungen des Patienten zu akzeptieren und zu unterstützen. Bis auf spezielle Kontraindikationen (wie etwa beim Schädel-Hirn-Trauma wegen der Gefahr des erhöhten intrakraniellen Drucks) kann die Mitbeteiligung der Spontanatmung meist toleriert werden. Dazu sollte man rechtzeitig auf Beatmungsverfahren übergehen, die die Spontanatmung unterstützen, wie z. B. SIMV, MMV, PSV, BIPAP. Beim BIPAP kann der Patient im eigentlichen Sinne gar nicht gegenatmen, da er im offenen System keinen Gegendruck aufbauen kann.

Besonderheiten bei COPD-Patienten

Insbesondere bei der Beatmung von COPD-Patienten kann es leicht zu schwerwiegender Dyskoordination zwischen Patient und Respirator kommen. Der erheblich gesteigerte Atemantrieb mit Tachypnoe und Dyspnoe erschwert es diesen Patienten, sich an den Respirator anzupassen. Häufige Kontrollen der Respiratoreinstellung und eine sorgfältige Adaptation an den aktuellen Bedarf des Patienten sind entscheidend. Die maschinelle Atemunterstützung solcher Patienten erfordert viel Erfahrung (vgl. Kap. 27).

28.6 Additive Maßnahmen

28.6.1 Physikalische Maßnahmen und Mobilisierung

Regelmäßige physikalische Therapie ist eine der wichtigsten unterstützenden Maßnahmen jeder Behandlung einer respiratorischen Insuffizienz, sowohl unter maschineller Beatmung oder Atemunterstützung als auch danach.

Das Spektrum der physikalischen Maßnahmen ist groß:

- physikalische Lösung von Bronchialsekret, d. h. thorakales Abklopfen und Vibrationsmassage, Krankengymnastik, Anregung zum Husten,
- Mobilisation des Patienten, d. h. Aufsetzen in Spezialsessel, Aufstellen, Gehversuche im Gehwagen,
- regelmäßige, individuell angepasste Bronchialtoilette, d. h. endotracheale Absaugung ebenso wie bronchoskopisch gezielte Bronchiallavage und -toilette,
- krankengymnastische Atemtherapie, d. h. Atemschulung, z. B. bei COPD.

Mobilisierung

Ein wichtiges Grundprinzip in der Nachbehandlung ateminsuffizienter Patienten ist die Mobilisierung. Erfahrungsgemäß kann mit ihr oft wesentlich früher begonnen werden, als es allgemein vermutet wird. Gewiss ist der pflegerische Aufwand dabei ganz erheblich. Doch gleichzeitig ist die Mobilisation eine der entscheidenden Maßnahmen, um den Therapieerfolg zu sichern und sogar die Liegezeit für diese Patienten zu verkürzen.

Bronchoskopie

Bei Atelektasen bringt die gezielte therapeutische Bronchoskopie mit dem flexiblen Bronchoskop oft den entscheidenden Fortschritt, nicht nur zur schnellen Wiedereröffnung der verlegten Atemwege, sondern auch, um Bronchialsekret für mikrobiologische Untersuchungen zu gewinnen. Meist müssen diese Maßnahmen mehrfach wiederholt werden.

28.6.2 Lagerungsbehandlung

Bereits in den 1970er Jahren wurde auf eine Verbesserung der Oxygenierung bei akutem Lungenversagen durch extreme Lagerungstechniken hingewiesen. Später wurde durch CT-Untersuchungen nachgewiesen, dass die in Rückenlage vorwiegend dorsalen Atelektasen durch die Bauchlage deutlich geringer werden. Dafür traten vermehrt luftverminderte Lungenareale in den nun unten liegenden ventralen Lungenbereichen auf (Abb. 28-21 a, b).

Beatmung in Bauchlage

Oft verbessert sich die Oxygenierung durch Bauchlagerung deutlich, möglicherweise aufgrund von Umverteilungen der Ventilation und Perfusion in der Lunge [4, 13]. Allerdings ist dieser günstige Effekt nur bei einem Teil der Patienten nachweisbar, den so genannten „Respondern". Die Ursache dafür ist unklar. Bisher konnten auch keine sicheren Prädiktoren zur Identifikation von „Bauchlageresponder" identifiziert werden.

Sicher ist, dass in der frühen, „exsudativen" Phase des akuten Lungenversagens eher mit einem positiven Effekt zu rechnen ist als in der späten Phase, wenn das Lungengewebe fibrotisch umgebaut ist. Das bedeutet aber, dass eine Bauchlagetherapie immer individuell ausprobiert werden muss. Selbst nach anfänglicher Besserung der Oxygenierung durch den Lagewechsel verliert dieser Effekt nach einigen Stunden wieder seine Wirkung. Daher muss die Lagerung nach maximal 10–12 h erneut gewechselt werden.

Dieses regelmäßige Umlagern des Patienten bedeutet für das Pflegepersonal einen erheblichen Aufwand. Außerdem muss die Umlagerung mit großer Sorgfalt vorgenommen werden, damit es nicht zu unerwünschten Ereignissen, z. B. versehentlicher Extubation, Verlust von Gefäßzugängen oder Drainageschläuchen oder zu Lagerungsschäden kommt.

Auch muss man während der Umlagerung mit z. T. erheblichen Kreislaufstörungen rechnen. Diese treten aber in der Regel nur während des Lagewechsels oder kurz danach auf. Ist die Kreislauffunktion in der frühen Bauchlagephase dann stabil, so sind später nur noch selten Störungen zu erwarten.

Axiale Rotationsbehandlung

Sofern eine Bauchlagetherapie nicht durchführbar ist (z. B. wegen Extensionen oder großen Abdominalwunden), kann eine Lagerungstherapie in einem speziellen „Rotationsbett" eine sinnvolle Alternative sein. Hierbei ist aber nur eine Halbseitenlage bis maximal 60° möglich, sodass verschiedene Autoren, wenn immer durchführbar, der Behandlung in Bauchlage den Vorzug geben.

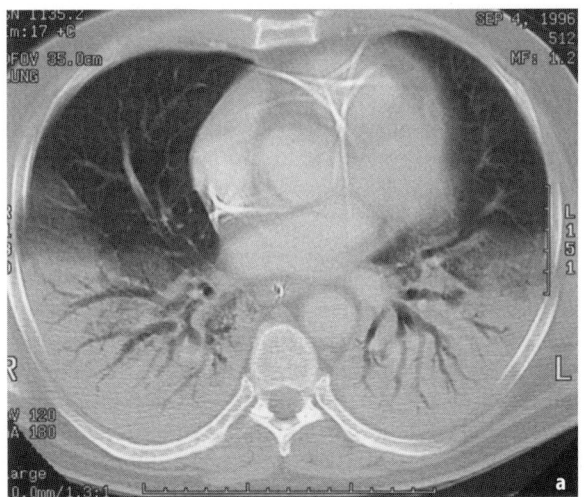

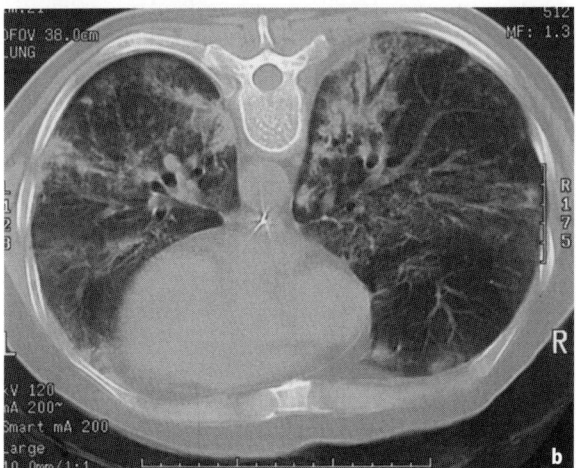

Abb. 28-21 a, b. Alveoläres Recruitment durch Lagebehandlung bei ARDS. **a** Thorax-CT nach mehrtägiger Beatmung in Rückenlage; **b** derselbe Patient am folgenden Tage nach 6-stündiger Bauchlagerung

28.6.3 Infektionsbehandlung

Nosokomiale Infektionen sind für Intensivpatienten folgenreich. Mittlerweile wird durch zahlreiche Studien belegt (Übersicht bei [15]), dass zumindest systemische nosokomiale Infektionen und nosokomiale Pneumonien die Liegedauer verlängern und die Letalität ebenso wie die Kosten erheblich steigern. Insbesondere erhöht sich die Letalität beatmeter Patienten, wenn eine Pneumonie durch hochpathogene Keime als Spätkomplikation (sog. „late-onset pneumonia") auftritt.

Daher sind nosokomiale Infektionen mit großer Aufmerksamkeit zu bekämpfen. Leider sind Fieber und Leukozytose als „klassische" Infektionszeichen bei Intensivpatienten nur eingeschränkt zu verwerten.

Zur möglichst effektiven Infektionsbehandlung und zur Reduktion nosokomialer Infektionen ist auf eine rationale Antibiotikatherapie größter Wert zu legen, deren Grundprinzipien in Kap. 26 beschrieben sind.

28.6.4 Flüssigkeitsbilanz

Die Flüssigkeitszufuhr bei manifestem akuten Lungenversagen ist wegen der bestehenden pulmonalen Permeabilitätsstörung kritisch. Selbst bei sonst unbedenklichen venösen Füllungsdrücken tritt vermehrt Flüssigkeit in den interstitiellen Raum über. Diese führt sofort zur Verschlechterung des Gasaustausches. Außerdem besteht unter Beatmung ohnehin die Tendenz zur positiven Flüssigkeitsbilanz, da die physiologische „Entwässerung" des Interstitiums über die Lymphdrainage durch die Beatmungstherapie behindert wird.

Im Interesse des pulmonalen Gasaustausches muss daher eine restriktive Flüssigkeitsstrategie eingehalten werden. Prospektive kontrollierte Studien bei Intensivpatienten mit ARDS und/oder Sepsis zeigten, dass sich durch eine restriktive Flüssigkeitszufuhr und/oder forcierte Diurese die Behandlungsdauer und die Liegedauer auf der Intensivstation deutlich senken ließen. Ein Einfluss auf die Letalität ließ sich allerdings statistisch nicht sichern.

Nierenfunktion

Eine negative Flüssigkeitbilanzierung steht allerdings im Gegensatz zu den Anforderungen für die Nierenfunktion. Ein adäquates intravaskuläres und extrazelluläres Flüssigkeitsvolumen ist für die Funktion der Niere von entscheidender Bedeutung. Noch häufiger als ein klinisch manifester Kreislaufschock führt ein klinisch oft übersehener länger anhaltender Volumenmangel zur prärenalen Beeinträchtigung der Nierenfunktion und später auch zum Tubulusschaden. Meist sind jedoch diese akuten Nierenfunktionsstörungen reversibel.

Bei bestehendem Volumenmangelschock ist die frühe (möglichst schon präklinische) intensive Volumentherapie für die Erhaltung der Nierenfunktion unerlässlich. In dieser frühen Phase steht aber der Permeabilitätsschaden der Lunge noch nicht im Vordergrund, sodass die Gasaustauschfunktion durch diese Flüssigkeitszufuhr meist noch nicht beeinträchtigt wird.

In der späteren Phase der Intensivbehandlung, insbesondere unter septischen Situationen, kann die Abschätzung der erforderlichen Flüssigkeitszufuhr ganz erhebliche Schwierigkeiten bereiten. Okkulte Flüssigkeitsverluste, z. B. Schwitzen, oder Verluste in den sog. „dritten Raum", z. B. Ödeme, in den Gastrointestinaltrakt bei Ileus etc., erschweren die Flüssigkeitsbilanzierung erheblich. Hier muss das gesamte klinische Spektrum zur Bilanzabschätzung herangezogen werden (s. Übersicht).

> **Klinische Bewertung der Volumensituation**
>
> - Sorgfältige und ständige Bilanz aller Ein- und Ausfuhren
> - Blutdruckkurve: Lagerungsänderungen und Variation durch Beatmungdrücke
> - Hautturgor, Schleimhautfeuchtigkeit (Zunge!), Augendruck, Ödeme
> - Urinanalyse: insbesondere Osmolarität, Urinnatrium, fraktionelle Natriumausscheidung
> - Venenfüllung und zentraler Venendruck
> - evtl. pulmonalarterieller Verschlussdruck/intrathorakales Blutvolumen (als „Vorlastparameter")
> - probatorische Volumenzufuhr (z. B. 500–1000 ml in kurzer Zeit) mit Interpretation der resultierenden Kreislaufeffekte.

So müssen die widerstreitenden Interessen zwischen der Lunge einerseits und der Mikrozirkulation und den Nieren andererseits bei der Flüssigkeitszufuhr sorgfältig abgewogen werden. Bei hypovolämischen Patienten ist eine restriktive Flüssigkeitszufuhr natürlich nicht angezeigt und wegen der Gefahr der Minderperfusion lebenswichtiger Organe potentiell gefährlich.

Als praktischer Kompromiss aus diesem Dilemma kann empfohlen werden, nicht die Flüssigkeitszufuhr übermäßig zu beschränken, sondern für eine ausreichende Nierenausscheidung (z. B. mit Schleifendiuretika, evtl. auch mit Dopamin) zu sorgen und damit die Flüssigkeitsbilanz sorgfältig zu kontrollieren. Jede unkontrollierte Überwässerung ist unbedingt zu vermeiden. Ebenso sollten potentiell nephrotoxische Substanzen und Medikamente, z. B. Aminoglykoside, nichtsteroidale Analgetika, Röntgenkontrastmittel u. a., wenn möglich vermieden werden.

Dies ist besonders wichtig bei Patienten, bei denen bereits durch Vorerkrankungen Risikofaktoren für die Nierenfunktion vorliegen, z. B. bei:
- vorbestehender Einschränkung der Nierenfunktion,
- höherem Alter,
- vorbestehender erheblicher chronischer Hypertonie,
- akuter oder chronischer Herzinsuffizienz,
- akuter oder chronischer Leberinsuffizienz,
- akuter Pankreatitis,
- Diabetes mellitus, multiplen Myelomen, Verschlussikterus in Kombination mit den beiden ersten Risikofaktoren.

Bei diesen Patienten muss besonders sorgfältig auf die Erhaltung der Nierenfunktion geachtet und alle möglichen Schädigungsmechanismen vermieden werden.

28.6.5 Ernährung

! Eine ausreichende Ernährung ist Voraussetzung für die Kräftigung der Atemmuskulatur. Andererseits ist bekannt, dass ein erhöhtes Ernährungsangebot, insbesondere von Glukose und Stickstoff, den Ventilationsbedarf erheblich (um bis zu 120 %) steigern kann. Dies ist besonders in der Weaningphase zu vermeiden.

28.7 Entwöhnung von der Beatmung („Weaning")

Wird die maschinelle Beatmung oder Atemunterstützung nur kurzfristig und überbrückend erforderlich, z.B. nach größeren operativen Eingriffen, so kann sie meist ohne Schwierigkeiten beendet werden, wenn sich die Situation des Patienten wieder stabilisiert hat.

Bei längerer Beatmungdauer und insbesondere bei komplexerem Krankheitsgeschehen (z.B. nach Multiorganversagen, nach akuter Exazerbation einer COPD) kann die Beendigung der Beatmung oft sehr schwierig werden.

Die Entwöhnung von der Beatmung erfordert dann eine schrittweise Reduktion dieser Atemhilfen (Respiratortherapie, CPAP) inkl. Reduktion der erhöhten F_IO_2 bis schließlich zur Extubation. Diese Entwöhnung muss individuell an die Gesamtsituation des Patienten und an seine Kräfte und Fähigkeiten angepasst werden.

Bei Patienten mit vorwiegendem Ventilations- oder „Pumpversagen" (wie bei COPD) kann die Entwöhnung außerordentlich schwierig und langwierig sein, da auch nach Beseitigung der akuten Exazerbation die chronisch bestehenden Atemwegswiderstände die Ventilation weiterhin erheblich beeinträchtigen, und der Wirkungsgrad der Atemmuskulatur langfristig insuffizient sein kann. Dagegen können Patienten nach nicht-obstruktivem Lungenversagen (z.B. ARDS) oft relativ einfach vom Respirator entwöhnt werden, sobald die akute Phase überwunden ist.

Wichtig ist, dass während der gesamten Phase der Beatmung die Invasivität der Atemunterstützung stets nur so niedrig gehalten wird, wie es für die aktuelle Situation erforderlich ist.

> Die Invasivität der Beatmung muss laufend individuell angepasst werden.

Praktisches Vorgehen

Mit dem eigentlichen Weaning wird begonnen, wenn die auslösenden oder unterhaltenden Ursachen des akuten Lungenversagens beseitigt sind. Hinweis dafür kann sein, wenn eine F_IO_2 unter 0,5 toleriert wird. Die Reduktion der F_IO_2 hat Vorrang vor einer Reduktion des PEEP/CPAP, da letzteres das wesentliche Behandlungsprinzip bei der vorliegenden Gasaustauschstörung ist.

ARDS

Beim schweren ARDS besteht auch noch längere Zeit nach der akuten Phase eine Kollapsneigung der Alveolen. Daher sollte der PEEP erst dann reduziert werden, wenn bei einem PEEP von etwa 10 cm H$_2$O eine F_IO_2 von < 0,4 erreicht ist. Der PEEP wird dann in kleinen Schritten und mit längeren Zeitintervallen reduziert. Die Extubation erfolgt von einem niedrigen PEEP-Niveau (etwa 5 cm H$_2$O) und nicht erst, nachdem ohne PEEP über ein sog. T-Stück geatmet werden kann. Wenn keine Oxygenierungsprobleme mehr bestehen, ist die Wahl des Beatmungsverfahrens (z.B. PSV, SIMV, BIPAP etc.) von untergeordneter Bedeutung.

Übergangsphase vor Extubation

In der letzten Phase der Entwöhnung sollte die apparative Beatmung schon größtenteils durch Spontanatmung ersetzt sein. Wichtig erscheint dabei, dass zwischen den reinen Spontanatmungsversuchen immer wieder ausreichend maschinell unterstützt wird, damit sich die Atemmuskelatur erholen kann. Bei muskulär geschwächten Patienten werden im Rahmen des Weanings immer wieder lange Phasen (z.B. über Nacht) eingefügt, in denen die gesamte Atemarbeit vom Respirator übernommen wird, damit die Atemmuskulatur vollständig entlastet wird.

Kann der Patient dann mit einer Unterstützung atmen, die quasi nur noch zur Entlastung der zusätzlichen Tubuswiderstände notwendig ist (d.h. eine Druckunterstützung von ca. 7–8 cm H$_2$O), so kann er auch extubiert werden und ohne Tubus die gesamte Atemarbeit übernehmen.

Eine T-Stückatmung über Tubus ohne Atemhilfe ist nur als Belastung für den Patienten anzusehen, die bei grenzwertiger Muskelkraft sogar wieder eine Dekompensation provozieren kann.

Voraussetzungen für die Spontanatmung

Eine wesentliche Voraussetzung für die Spontanatmung ist die ausreichende Kraft der Atemmuskulatur, die aber im Rahmen eines MODS oder SIRS aus verschiedenen Gründen insuffizient sein kann. Zum einen kann die Muskulatur nach längerer Inaktivität aufgrund von Muskelrelaxanzien und Sedativa (besonders Benzodiazepinen mit ihrer zentral relaxierenden Wirkung) atrophieren.

Zum anderen kann eine sog. *„critical illness polyneuropathy"* als Begleitsymptom eines MODS Ursache der Ateminsuffizienz sein. In der Regel ist die Critical-illness-Polyneuropathie – je nach Schwere – innerhalb von Tagen bis Wochen rückläufig.

Nur selten bleiben permanente Residualzustände bestehen, allerdings erfordern schwere Verläufe ein nicht unerhebliches Maß an Geduld. Auf jeden Fall muss die Ventilation unterstützt werden, solange eine Ateminsuffizienz vorherrscht.

Nach der Extubation

Auch nach Extubation kann bei labiler Atemmuskelkraft eine Ventilationsunterstützung notwendig werden. Ähnlich wie bei dekompensierter chronisch obstruktiver Lungenerkrankung kann auch beim Weaning von ARDS-Patienten die Ventilation durch eine nichtinvasive Beatmung (NIMV) mit Hilfe fest schließender Gesichtsmasken praktiziert werden.

NIMV wird entweder als druckunterstützte (PSV) oder druckkontrollierte (PCV) Beatmung mit einem normalen Respirator durchgeführt. Allerdings müssen die Druck- und Volumenalarmgrenzen des Respirators mit großer Toleranzbreite eingestellt werden, da häufig Leckagen bei nicht ganz festem Sitz der Maske auftreten.

Die Methode ist dadurch limitiert, dass die Patienten ein großes Maß an Kooperativität bieten müssen. Sie müssen die festsitzende Gesichtsmaske tolerieren bzw. bei Nasenmasken durch Mundverschluss eine Leckage verhindern oder bei PCV die Eigenatmung an die maschinelle Beatmung anpassen. Meistens wird NIMV nur intermittierend für einige Stunden zur Entlastung der Atemmuskulatur angewendet werden können.

Weaningprotokolle

Eine wesentliche Ursache einer verzögerten Entwöhnung kann darin bestehen, dass die Invasivität der Beatmung, z. B. wegen mangelnder Erfahrung oder durch Unaufmerksamkeit, nicht rechtzeitig reduziert wird.

> Daher gilt: „Weaning beginnt mit der Intubation!"

Insbesondere für problematische Entwöhnungssituationen scheint es sinnvoll zu sein, sog. „Weaningprotokolle" einzusetzen [7, 11], durch die ein bestimmtes Vorgehen als Konzept festgeschrieben wird. Dadurch wird u. U. vermieden, den Ablauf des Entwöhnungsprozesses, z. B. durch Unaufmerksamkeit oder Zögerlichkeit, unnötig zu verlangsamen.

28.8 Auswirkungen der Beatmung auf andere Organfunktionen

Die Beatmung beeinflusst die Funktion anderer Organe. Diese Wirkung ist von einer Reihe verschiedener Faktoren abhängig:
- dem intrathorakalen Überdruck sowie seiner Übertragung auf das Mediastinum, das Herz und die großen Gefäße,
- dem kardiovaskulären Funktionszustand, insbesondere dem intravaskulären Volumenstatus und der Myokardkontraktilität,
- den Funktionsreserven anderer Organe, z. B. Niere und Leber.

Soforteffekte

Die akuten Veränderungen sind praktisch ausschließlich eine direkte Folge der deutlichen Druckerhöhung in den Atemwegen und im Alveolarraum, übertragen auf Kapillaren und die anderen Lungengefäße, den Pleuraraum und das Mediastinum. Diese Druckübertragung hängt in erster Linie von der Höhe des Beatmungsdrucks, d. h. des mittleren Alveolardrucks ab, in zweiter Linie von der Dehnbarkeit des Lungenparenchyms. So sind z. B. Druckübertragung auf die Herzkammern und der konsekutive Abfall des Herzzeitvolumens während Beatmung weniger ausgeprägt, wenn eine ausgedehnte Pneumonie oder ein akutes Atemnotsyndrom (ARDS) besteht als bei relativ normaler Lungenmorphologie.

Spätere Effekte

Die subakuten Störungen anderer Organfunktionen während (Langzeit)beatmung sind eine Folge des erhöhten intrathorakalen Drucks (und seiner Auswirkungen auf die Hämodynamik) sowie der Freisetzung von proinflammatorischen Mediatoren durch die Beatmung oder als Folge einer respiratorassoziierten Pneumonie.

28.8.1 Kardiovaskuläre Nebenwirkungen

Ein Teil des Beatmungsdrucks – bei normaler Dehnbarkeit des Lungengewebes ein großer Anteil, bei ausgeprägter Gewebekonsolidierung und niedriger Compliance ein sehr geringer Anteil – wird auf das Mediastinum, die großen Gefäße und die Herzkammern übertragen. Dieser Kompressions- oder Tamponadeeffekt ist für die meisten kardiovaskulären Nebenwirkungen verantwortlich:
- Abnahme des venösen Rückstroms zum rechten Herzen,
- Behinderung der Füllung beider Herzkammern, d. h. Abnahme der Vorlast,
- Erhöhung der Nachlast des rechten Ventrikels bei hohen Beatmungsdrücken,
- nachfolgende Dilatation des rechten Ventrikels und Deviation des Septums gegen den linken Ventrikel mit Abnahme der diastolischen Compliance und Füllung des linken Ventrikels,
- Abnahme der Nachlast des linken Ventrikels.

Die Anwendung eines hohen mittleren Beatmungsdrucks, z. B. beim schweren akuten Lungenversagen, führt durch ein Zusammenspiel mehrerer pathophysiologischer Faktoren zu typischen Veränderungen von ventrikulären Drücken, Volumen und Funktionen.

Diese Faktoren können sich addieren oder z. T. kompensieren. Sie führen zu einer mehr oder weniger ausgeprägten Abnahme von Herzzeitvolumen und systemischem Blutdruck sowie zu einer sekundären Beeinträchtigung anderer Organfunktionen. Diese Effekte sind klinisch besonders ausgeprägt bei Hypovolämie und deutlich geringer bei Hypervolämie, kongestiver Herzinsuffizienz oder stark verminderter Lungencompliance.

Prävention

Durch sorgfältige und individuelle Überwachung und Einstellung des Beatmungsmodus entsprechend der respiratorischen Störung und der kardiozirkulatorischen Funktion können die Sekundäreffekte vermindert werden. Hierzu gehört die kontinuierliche Überwachung von Herzrhythmus, arteriellem Blutdruck, Zentralvenendruck und der Funktion anderer Organe, z. B. der Niere, sowie regelmäßige Blutgasanalysen. Da das Ziel der Beatmungstherapie sehr oft in einer Verbesserung der O_2-Versorgung des Organismus besteht, sollten in speziellen Fällen auch Herzzeitvolumen (HZV), O_2-Transport und -aufnahme sowie die gemischtvenöse O_2-Sättigung bestimmt werden.

Die Beatmungsdrücke sollten langsam erhöht und der intravaskuläre Volumenstatus entsprechend der Reaktion von systemischem Blutdruck und Herzfrequenz adaptiert werden. Häufig ist eine Volumenexpansion notwendig.

Therapie kardiovaskulärer Nebenwirkungen

Die kardiozirkulatorischen Nebenwirkungen der Überdruckbeatmung können durch folgende Maßnahmen behandelt werden:

Erniedrigung der Beatmungsdrücke
Erniedrigung der Beatmungsdrücke, besonders des mittleren Atemwegdrucks. Hierdurch bessern sich Herzfüllung und -funktion. Allerdings sollte eine Verschlechterung des pulmonalen Gasaustausches und des systemischen O_2-Transports vermieden werden.

Erhöhung des intravasalen Volumens.
Volumenexpansion ist häufig notwendig, um den venösen Rückstrom, das HZV und den O_2-Transport zu steigern. Allerdings kann sich dabei der pulmonale Gasaustausch durch eine Zunahme des intrapulmonalen Ödems verschlechtern.

Vasopressoren/Katecholamine
Durch die Zufuhr von positiv-inotropen Substanzen, z. B. Dopamin oder Dobutamin, werden das HZV und der O_2-Transport meist ebenfalls gesteigert. Vasopressoren wie Noradrenalin oder Phenylephrin sind nützlich, wenn eine Erhöhung des peripheren Widerstands und des arteriellen Perfusionsdrucks erwünscht ist.

Zufuhr von Vasodilatatoren
Bei ausgeprägter pulmonaler Hypertonie können Vasodilatatoren die Funktion des rechten Herzens verbessern. Nitroglycerin, Nitroprussidnatrium, Prostaglandin E_1 und Prostazyklin senken den pulmonalen Gefäßwiderstand, führen jedoch zu einer Verschlechterung des paO_2, da die Substanzen die hypoxisch-pulmonale Vasokonstriktion beeinträchtigen. Inhalation von Stickstoffmonoxid (NO) ist in dieser Hinsicht vorteilhafter. NO kann, in einer Konzentration von 3–80 ppm, die pulmonale Hypertonie und den arteriellen pO_2 verbessern. Es sprechen allerdings nicht alle Patienten auf diese Therapie an.

28.8.2 Renale Nebenwirkungen

Die maschinelle Beatmung geht häufig mit einer Abnahme der Diurese und der Natriumausscheidung im Urin einher (Abb. 28-22). Allerdings können beim Intensivpatienten zahlreiche andere Faktoren für eine Nierenfunktionsstörung oder -insuffizienz verantwortlich sein, so z. B. eine Sepsis, ein erniedrigtes Herzzeitvolumen, arterielle Hypotension, Azidose oder nephrotoxische Medikamente.

Die direkten Nebenwirkungen der Beatmung sind pathophysiologisch durch den erhöhten intrathorakalen Druck bedingt, der die Nierenfunktion durch verminderten Perfusionsdruck, erniedrigtes Herzzeitvolumen, erhöhten Sympathikotonus, erhöhte Plasmaspiegel von Renin, Aldosteron und antidiuretischem Hormon sowie verminderte Sekretion von atrialem natriuretischen Peptid (ANP) beeinträchtigt. Umverteilungen der intrarenalen Durchblutung können ebenfalls eine Rolle spielen [8].

Nierenfunktionsstörungen und Wasserretention können die Prognose des Beatmungspatienten deutlich verschlechtern. Diese Komplikationen müssen durch sorgfältige Überwachung und Korrektur der Hämodynamik sowie eine genaue Flüssigkeitsbilanz verhindert werden.

Dopamin und ähnlich wirkende Substanzen können beim beatmeten Patienten die Nierendurchblutung und den venösen Rückstrom sowie das Herzzeitvolumen verbessern.

28.8.3 Verdauungsorgane

Ikterus und Leberfunktionsstörungen treten beim Intensivpatienten relativ häufig auf. Die maschinelle Beatmung kann diese Störungen durch Erniedri-

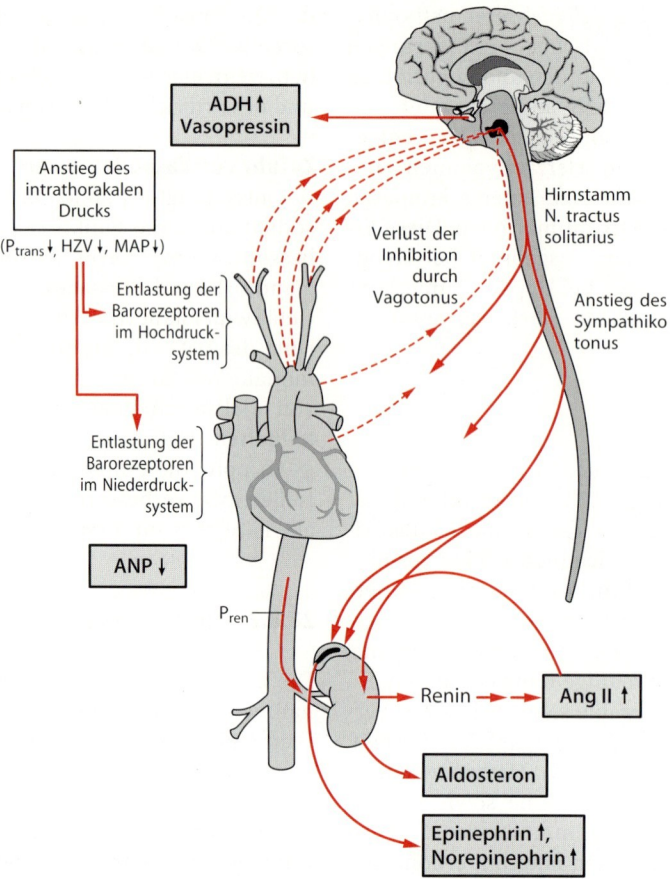

Abb. 28-22. Einfluss der Beatmung auf die Nierenfunktion. Der Anstieg des intrathorakalen Drucks beeinflusst die Nierenfunktion: Der transmurale Vorhofdruck (p_{trans}), das Herzzeitvolumen (*HZV*) und der mittlere arterielle Druck (*MAP*) nehmen ab. Dadurch werden die Barorezeptoren im Hoch- und Niederdrucksystem entlastet, der Sympathikotonus steigt an, und die vagale Inhibition wird reduziert. Die Minderung der Nierenperfusion und der Anstieg der renalen Sympathikusaktivität stimulieren Wasser- und Natriumresorption und steigern die renale Reninausschüttung. Die Bildung von Angiotensin II *(Ang II)* fördert die Aldosteronproduktion, wodurch die Wasser- und Natriumausscheidung weiter abnimmt. Es kommt zum Anstieg der Plasmakonzentration des antidiuretischen Hormons *(ADH)* und der zirkulierenden Katecholamine. Durch Abfall des transmuralen Vorhofdrucks ist wahrscheinlich das atriale natriuretische Peptid *(ANP)* ebenfalls beteiligt. (Nach [8])

gung der Leberdurchblutung, bedingt durch Drosselung des venösen Rückstroms zum rechten Herzen, verstärken.

Durch die Beatmung wird der hydrostatische Druck in den Lebervenen und Gallengängen erhöht und die Leberzellfunktion eingeschränkt, während andererseits die Aufnahme verschiedener Substanzen verbessert wird, möglicherweise bedingt durch die venöse Stauung, die zu stärkerer Exponierung der Zelloberfläche führt. Histologisch sind diese Veränderungen gekennzeichnet durch venöse Stase und zentrolobuläre Zellnekrosen.

Nebenwirkungen der Beatmung auf andere Organe des Verdauungstrakts sind weniger spezifisch und werden auch beim nicht beatmeten Intensivpatienten beobachtet, so z. B. Stressläsionen von Magen und Duodenum, Ileus, steinlose Cholezystitis usw.

28.8.4 Zentrales Nervensystem

Die Hirndurchblutung besitzt eine sehr wirksame Autoregulation. Nebenwirkungen der Beatmung sind nur dann potentiell gefährlich, wenn diese Autoregulation gestört ist, so z. B. bei Hirnödem oder anderen raumfordernden Prozessen und bei Hypo- oder (permissiver) Hyperkapnie. Ist die Autoregulation gestört, so kann ein Abfall des zerebralen Perfusionsdrucks neurologische Schäden hervorrufen oder verschlimmern.

Die Beatmung mit einem hohen intrathorakalen Druck behindert den venösen Rückstrom, sodass der intrakranielle Druck ansteigen kann. Richtige Lagerung des Patienten, d. h. mit erhöhtem Oberkörper, Kopf in neutraler Stellung, erleichtert den venösen Abfluss aus dem Gehirn und wirkt einer Druckerhöhung entgegen.

28.8.5 Infektionen und beatmungsassoziierte Pneumonie

Nosokomiale Infektionen der oberen und unteren Luftwege gehören zu den häufigsten Ursachen von Morbidität und Mortalität beim Intensivpatienten. Die Häufigkeit der Superinfektion während der maschinellen Beatmung beträgt 20–70%, abhängig von der Dauer der Intubation, Schweregrad des Grundleidens, Abwehrfunktionen sowie der chronischen und akuten Lungenerkrankung.

! Die Prognose der sekundären Pneumonie wird in erster Linie durch das Grundleiden bestimmt und nicht durch die Beatmung selbst.

Pathophysiologie der respiratorischen Superinfektion

Beim intubierten und maschinell beatmeten Patienten wird der Oropharynx innerhalb von wenigen Stunden oder Tagen durch potentiell pathogene Keime kolonisiert. Diese Bakterien stammen z. T. aus dem Nasen-Rachen-Raum selbst, zum anderen aus dem Magen-Darm-Trakt. Im Magen findet eine bakterielle Überwucherung statt, die durch einen neutralen pH-Wert, induziert durch Ileus oder Medikamente, unterstützt wird.

Eine abnorme Motilität des Magen-Darm-Trakts und eine Magensonde begünstigen den Reflux kleiner Mengen infizierter Flüssigkeit über den Ösophagus in den Rachenraum und von dort in die Trachea. Diese Mikroaspirationen können durch einen Niederdrucktrachealcuff nicht verhindert werden, sodass selbst kleinste Mengen der aspirierten Flüssigkeit zur Kolonisation und Superinfektion der unteren Atemwege führen können.

Die exogene Infektion durch die Hände des Pflegepersonals und der Ärzte sowie durch kontaminierte Beatmungsgeräte, Befeuchter und Schlauchsysteme stellt ebenfalls ein wichtiges Risiko dar. Quantitativ sind jedoch die endogenen Mechanismen aus dem kolonisierten Nasen-Rachen-Raum und dem Verdauungstrakt für die pulmonale Superinfektion von viel größerer Bedeutung.

Die Elimination von Keimen und infiziertem Sekret aus dem Bronchialsystem wird durch folgende Faktoren stark behindert:
- offengehaltener Larynx (durch den Endotrachealtubus),
- Tubus als Fremdkörper,
- verminderte oder fehlende Husten- und Schluckreflexe,
- gestörte Zilienmotilität,
- Schwere der Grunderkrankung.

Ein wichtiger pathogenetischer Faktor der respiratorischen Superinfektion ist die erhöhte Adhärenz von Bakterien an Mukosazellen und Fremdkörpern (z. B. Kunststoffkanülen). Die Adhärenz nimmt entsprechend dem Schweregrad der Erkrankung zu. Pathogene Keime wie *Staphylococcus aureus* und *Pseudomonas aeruginosa* können ein Polysacharid sezernieren, das für Adhäsion und Wachstum dieser Bakterien verantwortlich ist.

Klinik und Diagnose der respiratorischen Superinfektion

Die häufigsten Formen und Lokalisationen der respiratorischen Superinfektion beim Intensivpatienten sind:
- Tracheobronchitis,
- Sinusitis,
- sekundäre respiratorassoziierte Pneumonie.

Tracheobronchitis
Diese Infektion geht meist mit Fieber, Leukozytose mit Linksverschiebung und vermehrter Trachealsekretion mit zahlreichen Leukozyten und Bakterien einher. Eine Kolonisation der Atemwege tritt bei diesen Patienten häufig auf, jedoch ohne dass systemische Zeichen einer Infektion nachweisbar wären. Die Gabe von Antibiotika ist aber nur bei deutlichen Zeichen einer Infektion indiziert.

Sinusitis
Dies ist eine häufige Komplikation bei intubierten Patienten, besonders bei nasotrachealer Intubation, die aber oft nicht erkannt wird. Die typischen klinischen Zeichen sind Schmerzen, Fieber, Leukozytose und eitriges Sekret im Nasen- und/oder Rachenraum.

Die Diagnose muss durch radiologische Techniken, am besten durch ein Schädelcomputertomogramm sowie bakteriologische Untersuchungen des Sinussekrets oder -punktats gesichert werden. Die Häufigkeit der Sinusitis beträgt beim beatmeten Patienten 25–80%; am häufigsten tritt sie nach Schädel-Hirn-Trauma und bei nasotrachealer Intubation auf.

Sekundäre beatmungsassoziierte Pneumonie
Diese Komplikation ist schwierig zu diagnostizieren, wenn die Beatmung wegen einer primären Lungenerkrankungen oder eines Thoraxtraumas erforderlich ist.

Typische klinische Zeichen sind: neues Infiltrat im Thoraxröntgenbild, Verschlechterung des pulmonalen Gasaustausches, vermehrte Leukozyten und Bakterien im Trachealsekret, Fieber, Leukozytose und Linksverschiebung.

Da diese Zeichen beim Intensivpatienten aber relativ unspezifisch sind, muss die Beteiligung der unteren Atemwege und des Lungenparenchyms entweder durch spezielle Techniken bestätigt oder ausgeschlossen werden. Hierzu gehören fiberoptische Bronchoskopie mit Verwendung steriler Bürsten, bronchoalveoläre Lavage oder Materialentnahme mit Hilfe eines sterilen Katheters.

Klinische Symptome und radiologische sowie mikrobiologische Befunde ermöglichen gemeinsam die Diagnose bzw. die manchmal schwierige Abgrenzung gegenüber einer Tracheobronchitis.

Prävention und Behandlung

Die typischen Hygienemaßnahmen wie sterile Techniken beim Umgang mit Beatmungsgerät und -schläuchen, beim trachealen Absaugen und regelmäßige bakteriologische Kontrollen des Patienten, sind wichtige Faktoren zur Prävention nosokomialer Atemwegsinfektionen.

Bei bestimmten Risikogruppen, z. B. Polytrauma oder Organtransplantatempfänger, kann eine selektive Dekontamination des Oropharynx und des Gastrointestinaltrakts mit nicht resorbierbaren Antibiotika die Häufigkeit der Beatmungspneumonie senken. Beim internistischen Intensivpatienten scheint jedoch dieses Verfahren die Morbidität und Letalität nicht zu beeinflussen.

Eine frühe enterale Ernährung, die Hochlagerung des Oberkörpers, eine gute Pharynxpflege sowie eine optimale Stressulkusprophylaxe können die Inzidenz von infektiösen Komplikationen beim beatmeten Patienten ebenfalls reduzieren.

28.8.6 Schäden an den Atemwegen

Durch die Intubation und den Druck des Endotrachealtubus können Durchblutungsstörungen, Läsionen und Ulzera an der Schleimhaut von Nase, Rachen, Larynx und Trachea entstehen. Diese Schäden treten häufig in Bereichen über Knorpelstrukturen, in den dorsalen Teilen des Larynx und an den Stimmbändern auf. Die Heilung erfolgt meist ohne bleibende Narben.

Da der Perfusionsdruck der Kapillaren der Mukosa bei etwa 25–30 mmHg liegt, sollte die Druckmanschette des Tubus nicht über diesen Wert aufgeblasen werden, um Läsionen der Trachea zu vermeiden. Später können diese Schäden in sehr seltenen Fällen zur Trachealstenose oder Tracheomalazie führen.

Die ungünstigen Wirkungen des Endotrachealtubus können durch eine richtige Wahl von Material und Größe, gute Position und Fixierung sowie richtige Tracheal-, Mund- und Rachenpflege, Vermeidung von arterieller Hypotension und tracheopulmonalen Superinfektionen vermindert oder sogar ausgeschaltet werden. Da jedoch klinische Zeichen erst bei einer Einengung des Tracheallumens von 70–90 % auftreten, bleiben leichte Störungen und Narben meist unbemerkt.

28.8.7 Schäden am Lungenparenchym

Die maschinelle Beatmung führt zu grundlegenden Störungen in der Lunge, durch die der Gasaustausch sekundär verschlechtert werden kann. Die Bewegungen des Zilienapparats und die Elimination des Schleims werden beeinträchtigt, auch interferiert die Beatmung mit der Funktion des Surfactants. Hierdurch wird eine Superinfektion der Atemwege begünstigt und die alveoläre Struktur geschädigt. Die morphologischen Folgen dieser Störungen sind dilatierte periphere Atemwege („Bronchiolektasis") und emphysematöse Veränderungen des Alveolarraums.

28.8.8 Pulmonales Barotrauma

Eine Zerreißung der Alveolarwand mit Übertritt von Luft ins Gewebe tritt besonders bei jüngeren Patienten und bei hohen Beatmungsdrücken relativ häufig auf (s. auch Kap. 25). Entscheidend sind vermutlich Atemzugvolumen und Spitzendruck. Die Ausbreitung des interstitiellen Emphysems folgt dem Weg des geringsten Widerstands, d. h. dem niedrigsten lokalen Druck.

So breitet sich das Emphysem meist zuerst in das Mediastinum und dann in das Subkutangewebe von Hals und oberem Thorax aus. Nachfolgend kann auch ein Peritonealemphysem und ein Pneumothorax auftreten. Der Pneumothorax kann auch erste klinische Manifestation des Barotraumas sein, jedoch ist dies nicht immer der Fall. Die Häufigkeit des Barotraumas wird mit 1,5–25 % angegeben, abhängig von einer Reihe von Risikofaktoren:
- Art der Lungenschädigung: Ein erhöhtes Risiko besteht besonders bei Lungenkontusion, -abszess, Aspirationspneumonie, ARDS, nekrotisierender Pneumonie und Emphysemblasen,
- Rippenfrakturen,
- hoher Beatmungsdruck.

Weitere beatmungsbedingte Lungenschädigungen können durch potentielle O_2-Toxizität sowie erhöhte Atemzug- und Atemminutenvolumina verursacht werden. Die Relevanz dieser Faktoren für die klinische Praxis bleibt unklar.

Prävention und Therapie

Die regelmäßige und sorgfältige klinische Untersuchung ermöglicht, zusammen mit dem Röntgenbild des Thorax, eine frühe Diagnose des Barotraumas.

Der Spannungspneumothorax ist ein lebensgefährlicher Zustand, der sofort durch Drainage behandelt werden muss. Ein Mediastinal-, Subkutan- oder Peritonealemphysem erfordert nur dann eine Entlastung, wenn die Herzkreislauffunktion (z. B. Tamponadeffekt auf die Herzkammern), die lokale Durchblutung (z. B. bei Hautspannung durch massive subkutane Luftansammlung) oder die respiratorische Funktion durch eine pleurale oder peritoneale Raumforderung beeinträchtigt sind.

Die Gefahr des Barotraumas kann durch adäquate Regulierung des Beatmungsmodus verringert werden. Hierzu gehört die Vermeidung zu hoher Spitzendrücke, eine frühestmögliche Spontanatmungsaktivität und die sorgfältige Einstellung von Überdruckventil und -alarm.

Bronchopleurale Fistel

Beträgt der Volumenverlust über eine bronchopleurale Fistel mehr als 10% des Atemzugvolumens, sollte der transpulmonale Druck durch geeignete Maßnahmen so weit wie möglich gesenkt werden, z. B. durch Spontanatemmuster, Verminderung des maschinellen Atemzugvolumens und/oder des PEEP. Zusätzlich kann auf die Seite der Fistel gelagert werden. In ganz seltenen Fällen sind aggressivere Maßnahme, z. B. hochfrequente Beatmungstechniken, seitengetrennte Beatmung mit Hilfe eines Doppellumentubus (ILV) oder eine chirurgische Korrektur erforderlich.

28.8.9 Komplikationen von Masken-CPAP oder Maskenbeatmung

Neben den durch die erhöhten Atemwegs- und intrathorakalen Drücke hervorgerufenen Komplikationen können diese nichtinvasiven Techniken ebenfalls mit spezifischen Nebenwirkungen einhergehen:
- Druckläsionen der Gesichtshaut, meistens vom Maskenrand erzeugt und durch eine schlechte Hautdurchblutung, arterielle Hypotonie, Vasokonstriktoren und zu straffen Sitz begünstigt,
- Konjunktivitis, hervorgerufen durch ein Gasleck am Nasenrand in Richtung der (offenen) Augenlider,
- Eindringen von Atemgasen in nicht dafür bestimmte Kompartimente, z. B. Magenblähung, die zu Regurgitation und Aspiration in den Bronchialbaum führen kann. Eine offene Magensonde ist v. a. beim bewusstseinsgetrübten und nichtkooperativen Patienten erforderlich. Ein Pneumozephalus, d. h. der Eintritt von Luft in den intrakrankiellen Raum, kann nach einer (häufig nicht erkannten) Schädelbasisfraktur und Masken-CPAP auftreten.

Literatur

1. American Association for Respiratory Care (AARC) (1992) Consensus statement on the essentials of mechanical ventilators – 1992. Respir Care 37: 1000–1008
2. American Thoracic Society (ATS) (1998) Round table conference. Acute lung injury. Am J Respir Crit Care Med 158: 675–679
3. American Thoracic Society (ATS), European Society of Intensive Care Medicine (ESICM), Société de Réanimation de Langue Française (SRLF) (1999) International Consensus Conferences in Intensive Care Medicine: Ventilator-associated lung injury in ARDS. Am J Respir Crit Care Med 160: 2118–2124
4. Albert R (1996) Positioning and the patient with acute respiratory distress. Curr Opinion Crit Care 2: 67–72
5. Artigas A, Bernard G, Carlet J et al. (1998) The American-European Consensus Conference on ARDS, pt 2. Am J Respir Crit Care Med 157: 1332–1347
6. Baum M, Benzer H, Putensen C et al. (1989) Biphasic positive airway pressure (BIPAP) – eine neue Form der augmentierten Beatmung. Anästhesist 38: 452–458
7. Brochard L, Rauss A, Benito S et al. (1994) Comparison of three methods of gradual withdrawal from ventilatory support during weaning from mechanical ventilation. Am J Respir Crit Care Med 150: 896–903
8. Burchardi H, Kaczmarczyk G (1998) Effects of mechanical ventilation on the kidney. Curr Opinion Crit Care 4: 341–346
9. Downs JB, Stock MC (1987) Airway pressure release ventilation: A new concept in ventilatory support. Crit Care Med 15: 459–461
10. Elliott TSJ (1997) Catheter-associated infections: new development in prevention. In: Burchardi H et al. (eds) Current topics in intensive Care. Saunders, London Philadelphia Toronto, pp 182–205
11. Esteban A, Frutos F, Tobin M et al. (1995) A comparison of four methods of weaning patients from mechanical ventilation. N Engl J Med 332: 345–350
12. Fabry B, Guttmann J, Eberhard L, Bauer T, Haberthür C, Wolff G (1995) An analysis of desynchronization between the spontaneously breathing patient and ventilator during inspiratory pressure support. Chest 107: 1387–1394
13. Gattinoni L, Pelosi P, Vitale G, Pesenti A, D'Andrea L, Mascheroni D (1991) Body position changes redistribute lung computed-tomographic density in patients with acute respiratory failure. Anesthesiology 74: 15–23
14. Gattinoni L, Pelosi P, Crotti S, Valenza F (1995) Effects of positive end-expiratory pressure on regional distribution of tidal volume and recruitment in adult respiratory distress syndrome. Am J Respir Crit Care Med 151: 1807–1814
15. Girou E, Brun-Buisson C (1996) Morbidity, mortality, and the cost of nosocomial infections in crtical care. Curr Opinion Crit Care 2: 347–351
16. Hörmann C, Baum M, Putensen C, Mutz N, Benzer H (1994) Biphasic positive airway pressure (BIPAP) – a new mode of ventilatory support. Eur J Anaesth 11: 37–42
17. Nahum A, Marini JJ (1994) Tracheal gas insufflation as an adjunct to conventional ventilation. In: Vincent J (ed) Yearbook of intensive care and emergency medicine, Springer, Berlin Heidelberg New York Tokyo, pp 511–523
18. Putensen C, Mutz NJ, Putensen Himmer G, Zinserling J (1999) Spontaneous breathing during ventilatory support improves ventilation-perfusion distributions in patients with acute respiratory distress syndrome. Am J Respir Crit Care Med 159: 1241–1248
19. Ranieri M, Grasso S, Mascia L, Fiore T, Brienza A, Giulinani R (1997) Effects of proportional assist ventilation on inspiratory muscle effort in patients with chronic obstructive pulmonary disease and acute respiratory failure. Anesthesiology 86: 79–91

20. Rathgeber J (1999) Grundlagen der maschinellen Beatmung. In: Züchner K (Hrsg) Handbuch für Ärzte und Pflegepersonal. Aktiv Druck & Verlag, Göttingen
21. Rathgeber J, Züchner K, Kietzmann D, Weyland W (1995) Wärme- und Feuchtigkeitstauscher zur Klimatisierung der Inspirationsluft intubierter Patienten in der Intensivmedizin. Anästhesist 44: 274–283
22. Rathgeber J, Kietzmann D, Mergeryan H, Züchner K, Hub R, Kettler D (1997) Heat and moisture exchanger with electrete filter prevent contamination of anaesthesia breathing systems. Eur J Anaesth 14: 374–379
23. Rathgeber J, Schorn B, Falk V, Kazmaier S, Spiegel T, Burchardi H (1997) The influence of controlled mandatory ventilation (CMV), intermittent mandatory ventilation (IMV) and biphasic intermittent positive airway pressure (BIPAP) on duration of intubation and consumption of analgesics and sedatives. A prospective analysis in 596 patients following adult cardiac surgery. Eur J Anaesthesiol 14: 576–582
24. Roussos C (ed) (1998) Mechanical ventilation from intensive care to home care. (ed) European respiratory monograph, vol 3. European Respiratory Society, Sheffield
25. Slutsky AS (1994) Consensus conference on mchanical ventilation – January 28–30, 1993, at Northbrook/IL, USA. Part I. Intensive Care Med 20: 64–79
26. Sydow M, Burchardi H (1996) Inverse ratio ventilation and airway pressure release ventilation. Curr Opinion Anaesthesiol 9: 523–528
27. Younes M (1992) Proportional assist ventilation, a new approach to ventilatory support. Theory. Am Rev Respir Dis 145: 114–120

Sektion VI:
Kardiovaskuläre Störungen

Kardiovaskuläre Störungen: Pathophysiologie und Diagnostik

G. Hasenfuss, S. Konstantinides

29.1	Einleitung 575	
29.2	Kreislaufversagen 575	
29.2.1	Neurohumorale Aktivierung 575	
29.2.2	Bedeutung von Vasokonstriktion, Flüssigkeitsretention und Tachykardie 577	
29.2.3	Ursachen des Pumpversagens 578	
29.3	Herzrhythmusstörungen 580	
29.3.1	Bradykarde Rhythmusstörungen 581	
29.3.2	Tachykarde Rhythmusstörungen 581	
29.3.3	Elektromechanische Entkopplung 584	
29.4	Rechtsherzversagen 584	
29.4.1	Akutes Cor pulmonale 584	
29.4.2	Rechtsventrikulärer Infarkt 584	
29.5	Diagnostik kardiovaskulärer Störungen 585	
29.5.1	Körperliche Untersuchung 585	
29.5.2	EKG 586	
29.5.3	Transthorakale und transösophageale Echokardiographie 586	
29.5.4	Thoraxröntgenaufnahme 586	
29.5.5	Rechtsherzkatheteruntersuchung 586	
29.5.6	Lungenperfusions- und -ventilationsszintigraphie 586	
29.5.7	Pulmonalisangiographie 586	
29.5.8	Koronarangiographie 586	
29.5.9	Myokardbiopsie 586	
29.5.10	Computertomographie 587	
29.5.11	Magnetresonanztomographie 587	
29.5.12	Aortographie 587	
	Literatur 587	

Kardiovaskuläre Störungen: Pathophysiologie und Diagnostik

G. Hasenfuss, S. Konstantinides

29.1 Einleitung

Aus der Sicht des Intensivmediziners treten relevante kardiovaskuläre Störungen entweder in Form der *Kreislaufinsuffizienz* bzw. des *Pumpversagens* des Herzens oder als lebensbedrohliche *Herzrhythmusstörungen* in Erscheinung. Hierbei erklärt sich die Bedrohlichkeit von tachykarden oder bradykarden Rhythmusstörungen dadurch, dass sie zur Kreislaufinsuffizienz führen. Diese kann sich als Rückwärtsversagen oder Vorwärtsversagen manifestieren. Sie kann primär vom linken Herzen oder vom rechten Herzen oder von den Gefäßen ausgehen. Unter Rückwärtsversagen wird hierbei der Rückstau von Blut in den Lungenkreislauf und das venöse System verstanden und unter Vorwärtsversagen die Minderperfusion lebenswichtiger Organe. In den meisten Fällen sind Rückwärts- und Vorwärtsversagen kombiniert. Somit bestimmen die Folgen von Rückwärtsversagen, Vorwärtsversagen und Arrhythmien die therapeutischen Interventionen des Intensivmediziners (Abb. 29-1).

Im Folgenden soll diese Einteilung beibehalten werden. Die pathophysiologischen Zusammenhänge und die erforderliche Diagnostik werden entsprechend erörtert.

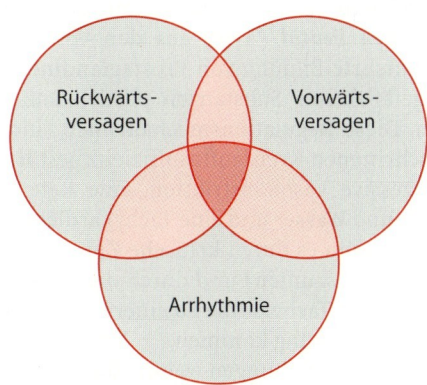

Abb. 29-1. Aus intensivmedizinischer Sicht sind lebensbedrohliche kardiovaskuläre Störungen durch Kreislaufversagen des Herzens und/oder Arrhythmien bedingt. Das Kreislaufversagen macht sich als Rückwärtsversagen und/oder Vorwärtsversagen bemerkbar

29.2 Kreislaufversagen

Die Minderperfusion des Organismus führt zu einer charakteristischen Reaktionsweise, der neurohumoralen Aktivierung (Abb. 29-2). Diese dient – teleologisch betrachtet – der Aufrechterhaltung eines minimalen Perfusionsdrucks lebenswichtiger Organe und ist für die Kreislaufregulation nach akutem Volumenverlust bedeutungsvoll. Kommt eine Kompensation nicht zustande, führt die neurohumorale Aktivierung aber zu einer kardialen Schädigung und zur Progredienz der Minderperfusion peripherer Organe bis hin zum fortgeschrittenen Schock. Diese Reaktionsweise des Organismus läuft – mit Ausnahme des septischen, neurogenen und anaphylaktischen Schocks – stereotyp und weitgehend unabhängig von der Ursache ab (Tabellen 29-2 bis 29-4). Hieraus lassen sich die wesentlichen Symptome und Befunde der fortgeschrittenen Kreislaufinsuffizienz ableiten.

29.2.1 Neurohumorale Aktivierung

Die gestörte Organversorgung bewirkt eine Aktivierung neurohumoraler Systeme (Abb. 29-2). Diese ist durch folgende Merkmale gekennzeichnet:
- Sympathikusaktivierung,
- Aktivierung des Renin-Angiotensin-Aldosteron-Systems (RAAS),
- vermehrte Bildung und Sekretion von Vasopressin,
- vermehrte Freisetzung von Endothelin und anderen vasoaktiven Peptiden.

Die wesentlichen Effekte der neurohumoralen Aktivierung sind in Tabelle 29-1 zusammengefasst. Die Aktivierung des Sympathikus führt über eine vermehrte synaptische Freisetzung von Noradrenalin und eine Freisetzung von Adrenalin aus dem Nebennierenmark zur Sinustachykardie und zur überwiegend arteriellen Vasokonstriktion. Der Patient entwickelt blasse kalte Extremitäten, ist agitiert und tachykard.

Renin-Angiotensin-Aldosteron-System

Das Renin-Angiotensin-Aldosteron-System (RAAS) erfährt eine systemische Aktivierung infolge einer re-

Abb. 29-2.
Die pathophysiologischen Veränderungen infolge eines Kreislaufversagens können in Form eines Circulus vitiosus dargestellt werden. Hierbei steht die neurohumorale Aktivierung sowie die Freisetzung von Zytokinen und Sauerstoffradikalen im Vordergrund

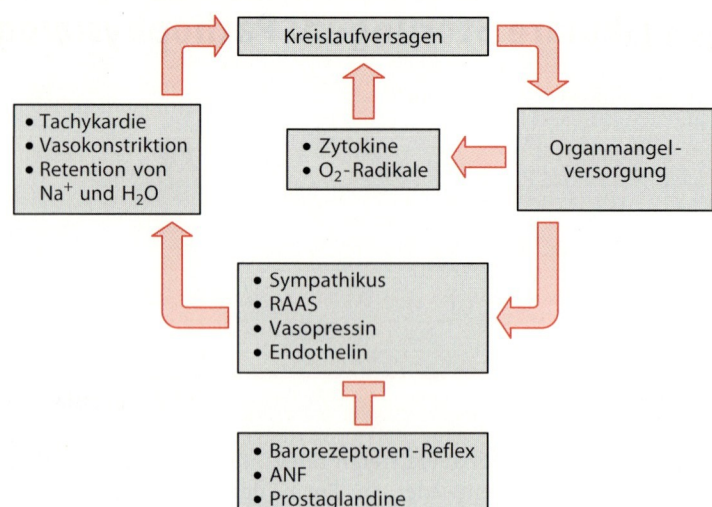

Tabelle 29-1. Neurohumorale Aktivierung (*RAAS* Renin-Angiotensin-Aldosteron-System)

System	Effekt
Sympathikus	Vasokonstriktion
	Inotrope Stimulation
	Tachykardie
	Überleitungsbeschleunigung
	Proarrhythmischer Effekt
	Reninfreisetzung
	Renale Flüssigkeitsretention
	Hypertrophieinduktion
RAAS	Vasokonstriktion
	Flüssigkeitsretention
	Sympathikuspotenzierung
	Barorezeptorenhemmung
	Hypertrophie, Fibrose
Vasopressin	Vasokonstriktion
	Flüssigkeitsretention
	Abnahme der Freiwasserclearance
Endothelin	Vasokonstriktion
	Bronchokonstriktion
	Inotrope Stimulation
	Hypertrophieinduktion

nalen Minderperfusion. Darüber hinaus haben neuere Untersuchungen gezeigt, dass die meisten Komponenten dieses Systems von zahlreichen Organen inklusive der Gefäße exprimiert werden können, so dass neben dem systemischen zahlreiche lokale Renin-Angiotensin-Systeme existieren. Eine Abnahme des Perfusionsdrucks der afferenten Arteriole, eine Zunahme der Natriumkonzentration im distalen Tubulus und die Stimulation renaler β_1-Rezeptoren bewirken eine Freisetzung von Renin aus den Zellen des juxtaglomerulären Apparates. Unter dem Einfluss von Renin wird das Decapeptid Angiotensin I aus Angiotensinogen abgespalten.

Die Umwandlung von Angiotensin I in Angiotensin II erfolgt durch das Angiotensin-Konversionsenzym (ACE). *Angiotensin II* – vermittelt über den AT_1-Rezeptor – ist einer der potentesten endogenen Vasokonstriktoren und führt zur Freisetzung von Aldosteron aus der Nebennierenrinde. *Vasopressin* wird im Nucleus supraopticus und paraventricularis der Hypophyse gebildet und von dort aus in die Zirkulation abgegeben. Auch Vasopressin ist ein potenter Vasokonstriktor und führt zusätzlich durch seine Effekte im Bereich der Sammelrohre der Niere zu einer primären Flüssigkeitsretention, die letztlich eine Hyponatriämie und hypotone Hyperhydratation bewirken kann.

Weitere Pathomechanismen

Wie die zuvor genannten Mechanismen bewirkt auch *Endothelin* eine ausgeprägte periphere Vasokonstriktion. Die neurohumoralen Mechanismen werden durch den Barorezeptorenreflex kontrolliert; sie können durch eine vermehrte Sekretion von *atrialem natriuretischen Peptid (ANP)* aus den Vorhöfen sowie eine vermehrte Bildung von Prostaglandinen und anderer gefäßaktiver Substanzen partiell antagonisiert werden. Diese Regulationsmechanismen sind bei der fortgeschrittenen Kreislaufinsuffizienz gestört, so dass eine exzessive Vasokonstriktion, eine Retention von Kochsalz und Wasser und eine Tachykardie resultieren. Hierdurch kann es durch kritische Zunahme von Vor- und Nachlast (s. unten) und durch die negativen Auswirkungen der Tachykardie zu einer weiteren Progression der Erkrankung kommen.

Neuere Untersuchungen weisen darauf hin, dass die Bildung von Zytokinen und freien O_2-Radikalen für viele Formen der Kreislaufinsuffizienz und insbesondere auch für die akute Dekompensation einer chronisch kompensierten Herzinsuffizienz pathophysiologisch bedeutungsvoll sind.

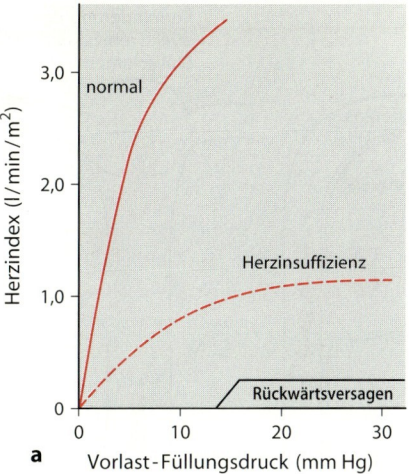
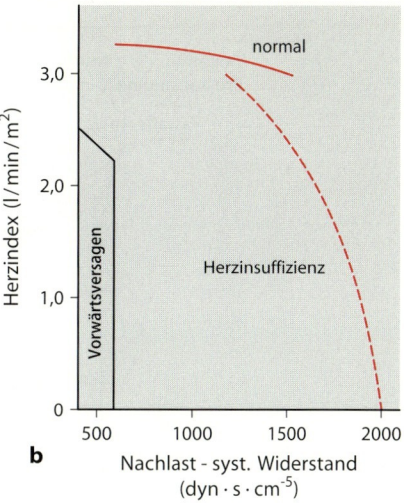

Abb. 29-3 a, b.
Die Beziehung zwischen Herzzeitvolumen und Vorlast (a) bzw. Nachlast (b) beim normalen und erkrankten Herzen. Beachte: Eine Zunahme des peripheren Widerstands auf über 1500 dyn × s × cm^{-5} kann beim insuffizienten Herzen zu einer deutlichen Abnahme der Pumpleistung führen!

29.2.2 Bedeutung von Vasokonstriktion, Flüssigkeitsretention und Tachykardie

Die Funktion des normalen und des insuffizienten Herzens wird wesentlich von der „Vorlast" und der „Nachlast" beeinflusst (Abb. 29-3).

> Unter Vorlast versteht man hier die Blutfüllung, Vordehnung und den diastolischen Druck der Ventrikel, unter Nachlast den Auswurfwiderstand, der dem Herzen entgegengesetzt wird.

Pumpleistung und Vorlast

Unter normalen Bedingungen besteht eine steile Beziehung zwischen Vorlast und Pumpleistung des Herzens. Diese ist im insuffizienten Herzen wesentlich abgeschwächt. Die Steigerung der Vorlast des linken Ventrikels über einen Füllungsdruck von mehr als 15–18 mmHg führt zu keiner weiteren Zunahme des Herzzeitvolumens, ist jedoch mit den Symptomen des Rückwärtsversagens (Lungenstauung) verbunden. Hieraus ergibt sich, dass der maximale linksatriale Druck (LAP) und der maximale linksventrikuläre enddiastolische Druck (LVEDP), die in der Regel annähernd dem pulmonalkapillären Verschlussdruck (PCWP) entsprechen, 15–18 mmHg nicht übersteigen sollten (Abb. 29-3 a).

Pumpleistung und Nachlast

Die Beziehung zwischen Nachlast und Herzzeitvolumen ist am insuffizienten Herzen ebenfalls drastisch verändert. Während am normalen Herzen die Beziehung zwischen Nachlast und Herzzeitvolumen relativ flach verläuft, kommt es am vorgeschädigten und insuffizienten Herzen mit zunehmender Nachlast zu einer deutlichen Abnahme der Pumpleistung und zum Vorwärtsversagen. Hieraus lassen sich therapeutische

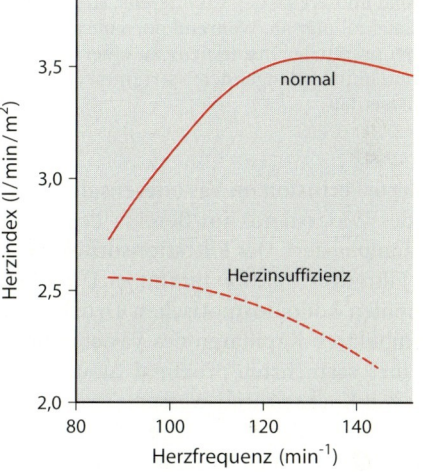

Abb. 29-4. Beziehung zwischen Herzzeitvolumen und Herzfrequenz. Beachte: Ein Anstieg der Herzfrequenz über 100/min sollte beim insuffizienten Herzen vermieden werden

Möglichkeiten durch medikamentöse Senkung der Nachlast ableiten (Abb. 29-3 b).

Pumpleistung und Herzfrequenz

Abbildung 29-4 zeigt die Beziehung zwischen Herzfrequenz und Herzzeitvolumen am gesunden und am vorgeschädigten und insuffizienten Herzen. Es wird deutlich, dass mit zunehmender Herzfrequenz das Herzzeitvolumen des gesunden Herzens kontinuierlich zunimmt. Am insuffizienten Herzen führt eine Zunahme der Herzfrequenz jedoch zu einer kontinuierlichen Abnahme der Pumpleistung.

Pumpleistung und Nierenfunktion

■ **Pathophysiologie.** Abbildung 29-5 verdeutlicht die pathophysiologischen Mechanismen, die bei abnehmender kardialer Pumpleistung für das prärenale Nierenversagen verantwortlich sind. Hiernach wird die

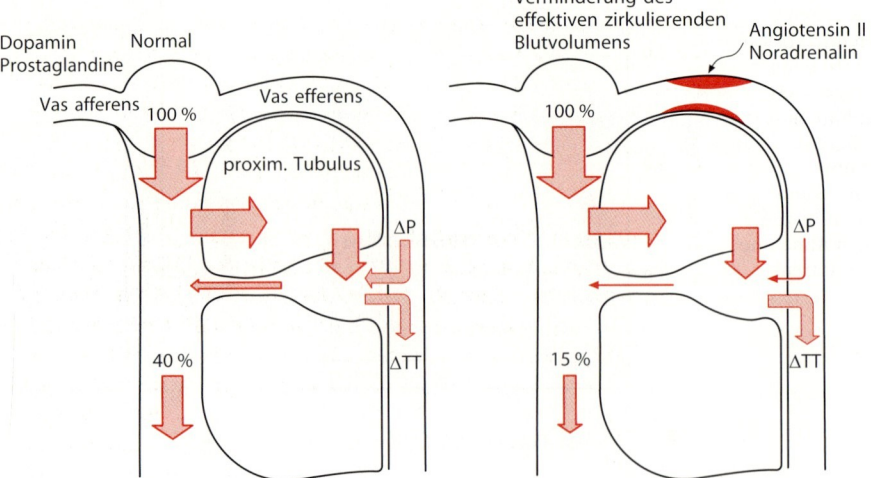

Abb. 29-5. Veränderung der renalen Hämodynamik bei verminderter Nierenperfusion (prärenale Niereninsuffizienz). Bei Verminderung des effektiv zirkulierenden Blutvolumens erfolgt eine Vasokonstriktion durch Angiotensin II und Noradrenalin überwiegend im Bereich des Vas efferens. Hierdurch steigt die Triebkraft für eine vermehrte Flüssigkeits- und Kochsalzretention proximal tubulär an. Während normalerweise 40 % des filtrierten Natriums in die distalen Nephronabschnitte gelangen, kann es bei prärenaler Insuffizienz zu einer weit höheren proximalen Rückresorption kommen, so dass die in die distalen Nephronabschnitte gelangenden Natriummengen deutlich geringer ist. Im Urin kann eine verminderte Natriumausscheidung festgestellt werden

verminderte Perfusion im Vas afferens durch eine Steigerung des Widerstands im Bereich des Vas efferens partiell kompensiert. Der Filtrationsdruck wird gesteigert, die Filtrationsfraktion nimmt zu. Dies führt zu einem erhöhten kolloidosmotischen Druck im Bereich der peritubulären Kapillaren des Vas efferens und somit zu einer vermehrten proximal-tubulären Rückresorption von Kochsalz und Wasser.

Hierdurch werden bei prärenaler Niereninsuffizienz vermehrt proximal-tubulär Kochsalz und Wasser retiniert. Damit gelangt weniger Kochsalz in die distalen Nephronabschnitte. Die Folge ist eine Abnahme der Natriurese und Diurese und ein vermindertes Ansprechen auf Diuretika, obwohl die harnpflichtigen Substanzen noch adäquat ausgeschieden werden können. Die vermehrte proximal-tubuläre Rückresorption führt also zu einer verminderten fraktionellen Natriumausscheidung im Urin, so dass zur Diagnostik des prärenalen Nierenversagens eine erniedrigte Natriumkonzentration im Urin entscheidende Bedeutung hat.

■ **Einfluss von Medikamenten.** Vasodilatation im Bereich des Vas afferens, wie sie durch Dopamingabe und möglicherweise Theophyllingabe induziert werden kann, führt zu einer Verbesserung der Perfusion und zu einer Abnahme der proximal-tubulären Rückresorption. Demgegenüber können nichtsteroidale Antiphlogistika durch Blockade der Prostaglandin-bedingten Vasodilatation im Bereich des proximalen Tubulus eine weitere Verschlechterung bis hin zum Nierenversagen bewirken. Andererseits ist die Abnahme des Widerstands im Bereich des Vas efferens und die damit verbundene Abnahme des Filtrationsdrucks die wesentliche Ursache für den potentiellen Anstieg der Retentionswerte unter ACE-Hemmern und AT_1-Blockern.

29.2.3 Ursachen des Pumpversagens

Kreislaufinsuffizienz kann durch pathologische periphere Vasodilatation (septischer, anaphylaktischer und neurogener Schock) oder durch Pumpversagen des Herzens zustande kommen.

> Die Pumpfunktion des Herzens ist von Vorlast, Nachlast und Kontraktilität abhängig.

Vorlast

■ **Frank-Starling-Mechanismus.** Während eine gesteigerte Vorlast des linken Ventrikels über einen Füllungsdruck von 15–18 mmHg hinaus mit einer pulmonalen Stauung verbunden ist, führt eine zu niedrige Vorlast, d.h. eine inadäquate Füllung des linken Ventrikels, zu einer Abnahme des Herzzeitvolumens (Abb. 29-3a). Die Beziehung zwischen Vorlast und Herzleistung wurde von den Physiologen Frank und Starling beschrieben. Die Vorlast-abhängige Steigerung der Kontraktilität wird daher als *Frank-Starling-Gesetz* bezeichnet.

■ **Volumenmangel.** Eine ungenügende Füllung des linken Ventrikels kann durch einen Volumenmangel bedingt sein oder durch eine Füllungsbehinderung. Der Volumenmangel entsteht am häufigsten durch eine innere oder äußere Blutung oder durch eine blutungsunabhängige Dehydratation. Letztere kann hyperton, isoton oder hypoton sein und je nach Ursache mit Elektrolyt- und pH-Verschiebungen einhergehen (Tabelle 29-2).

■ **Behinderung der Kammerfüllung.** Die Behinderung der Kammerfüllung kann eine intrakardiale oder eine extrakardiale Ursache haben (Tabelle 29-2). Die intrakardiale Füllungsbehinderung wird beispielsweise durch *Verlust der Dehnbarkeit des Myokards* infolge einer restriktiven Kardiomyopathie, einer ausgeprägten Hypertrophie oder infolge einer Infiltration des Myokards bei Amyloidose und Speichererkrankungen hervorgerufen.

Daneben kann eine Füllungsbehinderung des linken Ventrikels durch *Mitralstenose* und des rechten Ventrikels durch *Trikuspidalstenose* zustande kommen. Zu ähnlichen Füllungsbehinderungen kommt es bei Vorhandensein von großen *Vorhofkugelthromben* oder *Vorhofmyxomen*, die diastolisch das Mitral- bzw. Trikuspidalklappenostium verlegen können.

Eine häufige extrakardiale Ursache einer Füllungsbehinderung, die rasch zu einem Schockzustand führen kann, ist der *Spannungspneumothorax*. Hierbei kommt es durch einen Ventilmechanismus zu einem intrapleuralen Überdruck, der dann eine Mediastinalverlagerung mit Kompression der Hohlvenen zur Folge hat.

Tabelle 29-2. Ursachen einer verminderten Vorlast

Volumenmangel
- Blutung
- Dehydratation
  - Schwitzen
  - Erbrechen
  - Diarrhö
  - Polyurie
  - Verbrennung
  - Frakturen

Füllungsbehinderung
- *Intrakardial*
  - Restriktive Kardiomyopathie
  - Hypertrophie
  - Amyloidose
  - Speicherkrankheiten
  - Mitralstenose
  - Trikuspidalstenose
  - Vorhofthromben
  - Vorhofmyxom
- *Perikardial*
  - Perikarderguss
  - Konstriktive Perikarditis
- *Extrakardial*
  - Spannungspneumothorax
  - Verlegung der V. cava
  - Lungenembolie

In ähnlicher Weise kann es bei *Verlegung der V. cava inferior*, z. B. durch Tumoren, zu einer Füllungsbehinderung des Herzens kommen.

Auch im Falle der *Lungenembolie* beruhen die hämodynamischen Veränderungen auf einer verminderten Füllung des linken Ventrikels. Sie werden durch direkte Verlegung der Lungenstrombahn, durch Rechtsherzversagen und durch Verlagerung des Septum interventrikulare, und damit einer Füllungsbehinderung des linken Ventrikels, hervorgerufen.

Schließlich kann die Füllungsbehinderung der Kammern durch eine Erkrankung des Perikards bzw. *Perikarderguss* oder eine *Herzbeuteltamponade* bedingt sein. Während sich ein chronischer Perikarderguss von über 1000 ml ohne relevante hämodynamische Beeinträchtigung entwickeln kann, führt eine akute Flüssigkeitszunahme im Herzbeutel rasch zu einer Tamponade. Eine Herzbeuteltamponade muss immer differentialdiagnostisch bei Kreislaufschock in Erwägung gezogen werden. Sie kann die Ursache eines totalen Kreislaufstillstandes im Sinne einer elektromechanischen Entkopplung darstellen (s. unten). Im Gegensatz zur Herzbeuteltamponade stellt die Perikardkonstriktion eine chronische Füllungsbehinderung mit den klassischen Symptomen der Herzinsuffizienz dar.

■ **Steigerung der Vorlast.** Eine Erhöhung der Vorlast des rechten und/oder linken Ventrikels, die mit einer Stauungssymptomatik einhergeht, ist am häufigsten durch eine Myokardinsuffizienz verursacht (s. unten). Sie kann aber auch durch Vitien (z. B. Aorteninsuffizienz, Aortenstenose und Mitralinsuffizienz) bedingt sein und dann eine Lungenstauung zur Folge haben, oder im Falle einer Trikuspidalinsuffizienz zum Rückstau vor dem rechten Herzen führen. Überwässerung durch falsche Infusionstherapie kann ebenfalls die Ursache einer Lungenstauung durch Vorlasterhöhung sein.

■ **Klinische Zeichen.** Eine sorgfältige klinische Untersuchung kann noch vor Vorhandensein intensivmedizinischer Messparameter Aufschluss über die zugrundeliegende Erkrankung geben. Hierbei ist die Beurteilung des Jugularvenenpulses und die Füllung der Jugularvenen entscheidend. Im Falle eines Volumenmangels wird selbst am liegenden Patienten der Jugularvenenpuls nicht sichtbar sein. Im Falle einer Volumenüberlastung, einer Kontraktionsinsuffizienz des Herzens oder einer mechanischen Füllungsbehinderung ist eine Halsvenenstauung zu erkennen.

Eine genauere Einschätzung der aktuellen Vorlast kann durch Messung des zentralen Venendrucks bzw. durch eine Rechtsherzkatheteruntersuchung erfolgen.

Nachlast

Sowohl eine zu hohe als auch eine pathologisch niedrige Nachlast können eine Kreislaufinsuffizienz bewirken bzw. diese verstärken (Tabelle 29-3).

Tabelle 29-3. Ursachen einer veränderten Nachlast

Nachlasterhöhung linksventrikulär
- Hypertensive Krise
- Aortenstenose
- Herzinsuffizienz
- Katecholaminzufuhr

Nachlasterhöhung rechtsventrikulär
- Lungenembolie
- Pulmonale Hypertonie

Verminderte Nachlast
- Sepsis
- Anaphylaktischer Schock
- Neurogener Schock
- Medikamente
- Intoxikationen

Zustände mit hoher Nachlast wirken sich ungünstig aus, da insbesondere bei Vorhandensein von Herzerkrankungen eine umgekehrte Beziehung zwischen Nachlast und Herzzeitvolumen besteht (Abb. 29-3b). Zusätzlich ist der intraventrikuläre Druck nach dem Gesetz von La Place eine wesentliche Komponente des myokardialen O_2-Bedarfs, so dass eine erhöhte Nachlast auch zu einer Steigerung des myokardialen O_2-Verbrauchs führt.

■ **Erkrankungen mit Nachlaststeigerung.** Eine Nachlasterhöhung kann überwiegend links- oder rechtsventrikulär auftreten. Linksventrikulär liegt am häufigsten eine *arterielle Hypertonie* mit hypertensiver Entgleisung zugrunde. Hierbei ist eine rasche Widerstandssenkung durch entsprechende Medikamente einzuleiten.

Auch bei der *Herzinsuffizienz* kommt es durch Aktivierung des Sympathikus, des Renin-Angiotensin-Aldosteron-Systems und durch Freisetzung von Vasopressin sowie Endothelinbildung zu einem Anstieg des peripheren Widerstands, der ebenfalls durch vorsichtige Vasodilatatorengabe behandelt werden kann.

Schwierig ist die Situation bei der *hochgradigen Aortenstenose,* da hierbei eine effektive Senkung der Nachlast nicht möglich ist und Vasodilatoren zu einem kritischen Abfall des Blutdrucks und der Koronarperfusion führen können, ohne dass dadurch die Nachlast für den linken Ventrikel wesentlich gesenkt wird. Schließlich können auch primär therapeutisch zugeführte *Katecholamine* (v.a. Noradrenalin und hochdosiert Dopamin) durch exzessive Nachlasterhöhung eine kardiale Dekompensation bewirken oder eine bestehende Herzinsuffizienz verstärken.

Eine Erhöhung der rechtsventrikulären Nachlast kommt bei einem akuten Cor pulmonale im Rahmen einer *Lungenembolie* oder durch eine *chronische pulmonale Hypertonie* zustande.

■ **Erkrankungen mit verminderter Nachlast.** Umgekehrt führen krankhafte Zustände mit pathologischer peripherer Vasodilatation dazu, dass selbst bei gesteigertem Schlagvolumen kein adäquater Blutdruck aufrecht erhalten werden kann. Dies gilt insbesondere für die *Sepsis,* die in ihrer Frühphase durch einen erniedrigten peripheren Widerstand und ein hohes Herzzeitvolumen gekennzeichnet ist, ebenso für den *anaphylaktischen und neurogenen Schock.* Medikamentennebenwirkungen und Intoxikation können ebenfalls eine pathologische Vasodilatation zur Folge haben.

Primäre Beeinträchtigung der myokardialen Kontraktilität

Die häufigste Ursache für ein kardiales Pumpversagen ist eine Störung der myokardialen Kontraktilität. Diese kann durch eine globale Kontraktionseinschränkung im Falle einer Kardiomyopathie oder Myokarditis, oder aber regional durch einen Myokardinfarkt oder eine Ischämie mit Ausfall von Teilen des Herzmuskels bedingt sein (Tabelle 29-4). Am häufigsten wird der Intensivmediziner mit einer Pumpinsuffizienz auf der Basis eines akuten Myokardinfarkts konfrontiert.

> Die häufigste Ursache für ein kardiales Pumpversagen ist eine Störung der myokardialen Kontraktilität, meist durch eine akute Myokardischämie.

Die Pumpinsuffizienz ist hier durch einen regionalen Ausfall von kontraktilem Myokard bedingt. Während ein Verlust bis zu 40 % der linksventrikulären Muskelmasse noch kompensiert werden kann, führen größere Infarkte in aller Regel zur Ausbildung einer akuten Pumpinsuffizienz mit den Zeichen des Vorwärts- und Rückwärtsversagens und des kardiogenen Schocks.

Eine kardiale Pumpinsuffizienz kann noch nach Wiederherstellung der Myokardperfusion persistieren, auch wenn noch keine Myokardnekrose vorliegt. Dieses als „Stunning" bekannte Phänomen kann einige Tage nach Beseitigung der Myokardischämie andauern und erhebliche differentialdiagnostische Schwierigkeiten bereiten. Eine globale Einschränkung der myokardialen Kontraktilität kann durch Entzündung, Intoxikation oder durch negativ inotrope Medikamente hervorgerufen werden (Tabelle 29-4). Neue Untersuchungen weisen darauf hin, dass im Falle der akuten Dekompensation einer vorbestehenden chronischen Herzinsuffizienz der Einfluss von Zytokinen und freien Sauerstoffradikalen bedeutungsvoll ist.

29.3 Herzrhythmusstörungen

Intensivmedizinisch relevante Herzrhythmusstörungen entstehen am häufigsten als Folge einer kardialen Erkrankung. Sie können jedoch auch durch Elektrolytstörungen, metabolische Entgleisung, infolge einer Intoxikation oder idiopathisch beim primär nicht er-

Tabelle 29-4. Ursachen einer primären Pumpinsuffizienz (Myokardinsuffizienz)

Akuter Ausfall von kontraktilem Myokard
- Ischämie
- Hypoxie
- Myokardinfarkt
- Stunning
- Myokarditis
- Medikamente:
  - β-Blocker, Kalziumantagonisten, Klasse-I-Antiarrhythmika, Psychopharmaka
- Intoxikation
- Sepsis

Chronische Herzinsuffizienz mit akuter Dekompensation
- Zytokine
- O_2-Radikale
- Obige Faktoren

Tabelle 29-5. Ursachen von Herzrhythmusstörungen

Bradykardie	Tachykardie
Ischämie	– dto.
Zustand nach Infarkt	– dto.
Kardiomyopathien	– dto.
Intoxikationen	– dto.
Elektrolytstörungen	– dto.
Mechanische Faktoren	– dto.
Schrittmacherfunktionsstörungen	– dto.
Amyloidose	Myokarditis
Sarkoidose	Aneurysma
Diphterie	Arrhythmogene rechtsventrikuläre Erkrankung
Abszess	
Degenerativ	

krankten Herzen auftreten (Tabelle 29-5). Die grundsätzliche Einteilung erfolgt nach der Herzfrequenz in bradykarde Rhythmusstörungen (< 50/min) und tachykarde Rhythmusstörungen (> 100/min). Tachykarde Herzrhythmusstörungen werden aufgrund der klinischen Relevanz nach ihrer Lokalisation in supraventrikuläre und ventrikuläre Tachykardien differenziert.

29.3.1 Bradykarde Rhythmusstörungen

Bradykarde Rhythmusstörungen entstehen infolge einer Erregungsbildungsstörung (Sinusknotenbradykardie) oder einer gestörten Erregungsüberleitung von den Vorhöfen auf die Kammern. Sie sind somit im wesentlichen im Sinusknoten- und AV-Knoten-Bereich lokalisiert. Bei komplettem Ausfall eines übergeordneten Erregungsbildungszentrums werden untergeordnete Zentren aktiv. Je nach Steilheit der spontanen diastolischen Depolarisation kann zwischen einem primären Erregungsbildungszentrum (Sinusknoten) mit einer Frequenz um 70/min, einem sekundären Erregungsbildungszentrum (AV-Knoten) mit einer Frequenz von ca. 50/min und potentiellen tertiären Erregungsbildungszentren im His-Purkinje-System mit Spontanfrequenzen um 30/min unterschieden werden.

Herzfrequenz in Abhängigkeit vom Ort der Erregungsbildung:
- Sinusknoten mit ca. 70/min,
- AV-Knoten mit ca. 50/min,
- His-Purkinje-System mit ca. 30/min.

Aus dieser Einteilung geht hervor, dass bei extremer Sinusbradykardie oder sinuatrialer Blockierung in der Regel die Frequenz des sekundären Erregungsbildungszentrums (50/min) für die Aufrechterhaltung einer adäquaten Kreislauffunktion ausreicht. Aus intensivmedizinischer Sicht sind daher in erster Linie AV-Knotenerkrankungen und hier der drittgradige AV-Block bedeutungsvoll.

AV-Block Grad III
Im Falle des drittgradigen AV-Blocks liegt eine komplette elektrische atrioventrikuläre Dissoziation vor. Vorhöfe und Kammern werden getrennt erregt und kontrahieren sich unabhängig voneinander. Dies führt sowohl zu einer inadäquaten Füllung der Kammern als auch, in Folge der resultierenden Bradykardie, zu einem unzureichenden Herzzeitvolumen bis hin zum kardiogenen Schock und zur Bewusstlosigkeit. Darüber hinaus kann der Beginn dieser Rhythmusstörung, vor Übernahme durch ein tertiäres Zentrum, durch langanhaltende Asystolie zur Synkope führen *(Adams-Stokes-Morgagni-Anfall)*. Aus der extremen Bradykardie kann sekundäres Kammerflimmern entstehen.

Nach eventueller Gabe von Atropin, Orciprenalin oder Suprarenin ist bei pathologischer Bradykardie die rasche Versorgung mit einem Schrittmacher von entscheidender Bedeutung.

29.3.2 Tachykarde Rhythmusstörungen

Definitionen

Tachykarde Herzrhythmusstörungen werden nach dem Ursprungsort und der Zahl und Art des Auftretens eingeteilt. Folgt die Extrasystole mit Regelmäßigkeit auf einen Normalschlag, so spricht man von einem *Bigeminus*. Folgen auf einen Normalschlag 2 konsekutive Extraschläge, so liegt ein *Couplet*, folgen 3 Extraschläge, so liegt ein *Triplet* vor. Ab 3 Extraschlägen wird auch von einer Tachykardie gesprochen. Dauert diese weniger als 30 s, so liegt eine *nichtanhaltende*, dauert sie länger als 30 s, so liegt ein *anhaltende Tachykardie* vor.

Supraventrikulär oder ventrikulär?

Die Differenzierung zwischen supraventrikulären und ventrikulären Rhythmusstörungen erfolgt aufgrund des Oberflächen-EKG; sie ist für die Therapie von entscheidender Bedeutung, kann aber erhebliche Probleme bereiten.

> Grundsätzlich sind supraventrikuläre Extrasystolen und Tachykardien durch einen schmalen QRS-Komplex und ventrikuläre Rhythmusstörungen durch einen verbreiterten QRS-Komplex gekennzeichnet. Es gibt aber auch wichtige Ausnahmen!

Bei den ventrikulären Herzrhythmusstörungen ist die Verbreiterung des QRS-Komplexes eine Folge der asynchronen Erregungsausbreitung im linken und rechten Ventrikel. Im Falle eines vorbestehenden *Rechts- oder Linksschenkelblocks* geht jedoch auch eine supraventrikuläre Tachykardie mit einem verbreiterten QRS-Komplex einher. Ferner können Links- oder Rechtsschenkelblock frequenzabhängig auftreten, und schließlich kann es bei supraventrikulären tachykarden Rhythmusstörungen durch aberrante Leitung zu einer Verbreiterung des QRS-Komplexes kommen, und damit kann ein ventrikulärer Ursprung der Tachykardie vorgetäuscht werden (Tabelle 29-6).

Neben dem Oberflächen-EKG können Echokardiographie und intrakardiale Impulsableitungen zur Differenzierung herangezogen werden. Die Echokardiographie kann die Information liefern, ob sich Vorhöfe und Kammern mit der gleichen Frequenz kontrahieren. Durch Legen einer temporären Schrittmachersonde und akustische Darstellung können Vorhof- und Kammerfrequenz auf einfache Weise differenziert werden.

Pathophysiologie

Als Ursache tachykarder Rhythmusstörungen sind 2 unterschiedliche pathogenetische Prinzipien zu diskutieren: die fokale Impulsbildung und die kreisende Erregung.

Tabelle 29-6. Differenzierung zwischen supraventrikulären und ventrikulären Arrhythmien bei breitem QRS-Komplex

Eher supraventrikulär	Eher ventrikulär
Rechtsschenkelblock Normale Herzfunktion rSR' in V_1	Linksschenkelblock QRS-Breite >140 ms AV-Dissoziation Einzelne Fusionsschläge Bekannte Herzerkrankung

■ **Fokale Impulsbildung.** Die fokale Impulsbildung kann durch eine *gesteigerte Automatie*, d. h. einen pathologisch beschleunigten physiologischen Ablauf der Automatie oder durch eine getriggerte Aktivität, d. h. eine Störung der Repolarisation der Zellmembran zustande kommen. Grundlage für gesteigerte Automatie ist die spontane Membrandepolarisation, zu der Zellen im Sinusknoten, im AV-Knoten und in den Purkinjefasern befähigt sind. Während die gesteigerte Automatie die pathologische Beschleunigung eines physiologischen Vorgangs darstellt, kann die sogenannte *abnorme Automatie* auch in Strukturen auftreten, die unter physiologischen Bedingungen keine spontane diastolische Depolarisation aufweisen, also auch in der Arbeitsmuskulatur der Ventrikel und der Vorhöfe. Getriggerte Aktivität beruht auf pathologischen Nachpotentialen am Ende der Repolarisationsphase eines Aktionspotentials. Bei ausreichender Amplitude lösen diese Nachpotentiale ein Aktionspotential aus.

■ **Kreisende Erregung.** Kreisende Erregung (Reentry) kommt dann zustande, wenn eine Erregungswelle mehrfach zur Depolarisation der gleichen Strukturen führt. Kreisende Erregung kann als „Makroreentry" über präformierte lineare Leitungsstrukturen wie das intraventrikuläre Leitungssystem und akzessorische Leitungsbahnen zwischen Vorhof und Ventrikel zustande kommen. Sie kann aber auch innerhalb von Sinus- und AV-Knoten sowie im geschädigten Arbeitsmyokard, dann in der Regel als „Mikroreentry", entstehen. Zur Aufrechterhaltung einer kreisenden Erregung muss die Wellenlänge der Erregung (Dauer von absoluter Refraktärzeit, multipliziert mit Leitungsgeschwindigkeit) kürzer sein als die Kreisbahn, damit die Erregungsfront stets in ein Gebiet vorzudringen vermag, das nicht refraktär ist. Ein Reentrymechanismus wird als Ursache für Sinusknotentachykardien, Vorhofflimmern und -flattern, AV-Knoten-Tachykardien, aber auch für Kammertachykardien angesehen.

Supraventrikuläre Tachykardien

Die verschiedenen Formen einer supraventrikulären Tachykardie sind in Tabelle 29-7 wiedergegeben. Für den Intensivpatienten unterscheidet sich die supraventrikuläre Tachykardie grundsätzlich von der ventrikulären Tachykardie hinsichtlich Pathophysiologie und Prognose.

! Supraventrikuläre Tachykardien führen – solange keine akzessorischen Leitungsbündel (wie z. B. beim WPW-Syndrom) vorliegen – nicht zur Induktion von Kammertachykardien oder Kammerflimmern.

Sie sind pathophysiologisch durch ihren Einfluss auf die Hämodynamik und ggf. durch das Risiko der atrialen Thrombenentstehung von Bedeutung.

■ **Hämodynamik.** Die hämodynamische Bedeutung von supraventrikulären Tachykardien ist bedingt

Tabelle 29-7. Supraventrikuläre Tachykardien

Tachykardie	Ursachen
Sinustachykardie (> 100/min)	Fieber, Hypoxie, Anämie, Hyperthyreose, Sympathikotonus, Lungenembolie, Herzinsuffizienz
Supraventrikuläre Tachykardie mit Block (150–220/min)	Ischämie, Digitalisintoxikation
AV-Knoten-Reentrytachykardie (150–220/min)	Funktionell getrennte Bahnen mit unterschiedlicher Refraktärzeit
Vorhofflattern (220–300/min)	Hyperthyreose, Mitralvitium, Ischämie, arterielle Hypertonie, Lungenembolie, Kardiomyopathien
Vorhofflimmern (300–600/min)	Hyperthyreose, Mitralvitium, Ischämie, arterielle Hypertonie, Lungenembolie, Kardiomyopathien

durch eine rasche Überleitung auf die Kammern und im Falle des Vorhofflimmerns und -flatterns durch den Wegfall der atrialen Komponente zur Kammerfüllung. Durch Reduktion der Kammerfüllung, durch Steigerung des myokardialen O_2-Verbrauchs und durch Reduktion der Koronarperfusion bei Abnahme der Diastolendauer können tachykarde supraventrikuläre Rhythmusstörungen zum Vorwärts- und Rückwärtsversagen des Herzens beitragen oder sogar deren alleinige Ursache darstellen. Entscheidend ist hierbei neben der grundsätzlich anzustrebenden medikamentösen oder elektrischen Beseitigung der Rhythmusstörung eine Senkung der Kammerfrequenz durch Medikamente, die eine Verzögerung der AV-Überleitung bewirken; hierzu zählen Digitalis, β-Blocker, Kalziumantagonisten und Klasse-III-Antiarrhythmika.

■ **Atriale Thrombenbildung.** Im Rahmen von Vorhofflimmern und wahrscheinlich auch Vorhofflattern besteht eine gesteigerte Inzidenz der atrialen Thrombenbildung. Eine Antikoagulation ist daher grundsätzlich einzuleiten. Ein relevantes Risiko der atrialen Thrombenbildung ist nach 24–48 h erreicht, so dass nach diesem Zeitpunkt im Falle einer nicht durchgeführten Antikoagulation eine Kardioversion nur noch als Notfallmaßnahme gerechtfertigt ist. In allen anderen Fällen sollte durch eine transösophageale Echokardiographie vor Kardioversion ein Ausschluss von atrialen Thromben durchgeführt werden.

Ventrikuläre Herzrhythmusstörungen

Ventrikuläre Rhythmusstörungen können in Kammerflimmern übergehen und damit zum funktionellen Herzstillstand führen. Grundsätzlich muss die stabile ventrikuläre Tachykardie von einer instabilen Tachykardie und Kammerflimmern/-flattern unterschieden werden.

■ **Stabile ventrikuläre Tachykardie.** Die stabile ventrikuläre Tachykardie ist durch eine stabile Herzkreislauffunktion gekennzeichnet. In diesem Fall kann durch Antiarrhythmika (Klasse-I- oder Klasse-III-Antiarrhythmika) oder durch antitachykardes Pacing mit einer temporären Schrittmachersonde eine Unterbrechung der Tachykardie angestrebt werden. Im Falle der medikamentösen Intervention sind negativ-inotrope Effekte der meisten Antiarrhythmika beim Vorliegen einer kardialen Grunderkrankung mit reduzierter linksventrikulärer Funktion zu berücksichtigen.

■ **Instabile ventrikuläre Tachykardie.** Im Falle der instabilen ventrikulären Tachykardie (Tachykardie mit Blutdruckabfall und zerebraler Symptomatik) ist die rasche Kardioversion bzw. Defibrillation anzustreben.

■ **Kammerflattern/Kammerflimmern.** Ist die Tachykardiefrequenz sehr hoch (> 250/min) und sind dabei Beginn und Ende des QRS-Komplexes nicht mehr abgrenzbar, spricht man vom Kammerflattern. Beim Kammerflimmern schließlich werden Frequenz und EKG-Bild unregelmäßig. Dabei sind die Amplituden zunächst noch normal groß, bei fortbestehender Rhythmusstörung werden sie immer kleiner. Bei Kammerflattern und Kammerflimmern muss eine kardiopulmonale Reanimation und die sofortige Defibrilation durchgeführt werden.

■ **Torsade de pointes.** Als Torsade de pointes werden Tachykardien mit breitem QRS-Komplex und undulierender Rotation der QRS-Achse bezeichnet. Bei dieser Form der Kammertachykardie, die bei Ischämie, QT-Verlängerung, Elektrolytstörungen (Hypokaliämie und Hypomagnesiämie) sowie durch verschiedene Medikamente induziert wird, besteht das Risiko des Übergangs in Kammerflimmern.

■ **Beschleunigter idioventrikulärer Rhythmus.** Liegt die Frequenz der Kammererregung zwischen 50 und 100/min, so spricht man von einem beschleunigten idioventrikulären Rhythmus. Diese Rhythmusstörung wird häufiger beim akuten Myokardinfarkt beobachtet. Sie ruft eine kurz anhaltende AV-Dissoziation hervor und hat in der Regel eine gute Prognose.

29.3.3 Elektromechanische Entkopplung

Das Vorliegen eines funktionellen Herz-Kreislauf-Stillstands bei vorhandener elektrischer Aktivität des Herzens wird als elektromechanische Entkopplung oder elektromechanische Dissoziation bezeichnet. Synonym hierzu werden Begriffe wie totales Pumpversagen oder totales mechanisches Herzversagen, kardiovaskulärer Kollaps oder Hyposystolie genannt. Funktionell liegt eine „mechanische Asystolie" vor.

Die elektromechanische Entkopplung im engeren Sinne entsteht vielfach dadurch, dass Kammerflimmern über mehrere Minuten nicht in Sinusrhythmus übergeführt werden kann und zahlreiche medikamentöse und elektrische Interventionen unternommen werden. Ätiologisch liegt häufig eine koronare Herzerkrankung, eine Myokarditis oder eine Kardiomyopathie zugrunde. Die primäre elektromechanische Entkopplung – also die Dissoziation zwischen elektrischer Membranaktivität und Aktivierung der kontraktilen Proteine – ist meistens therapierefraktär und mit einer äußerst schlechten Prognose behaftet.

> **Wichtig:** Von der elektromechanischen Entkopplung abgegrenzt werden müssen mechanischen Störungen, die hämodynamisch ebenfalls zum totalen Pumpversagen führen, aber u. U. erfolgreich behandelt werden können!

Mögliche Beispiele sind die Perikardtamponade, die Hypovolämie, das rupturierte Aortenaneurysma, die Papillarmuskelruptur, der Kugelthrombus oder ein in den Ventrikel prolabierendes Myxom sowie eine fulminante Lungenembolie mit Verlegung großer Teile der pulmonalen Strombahn und ein Spannungspneumothorax. Entscheidend ist, dass diese mechanischen Ursachen eines totalen kardialen Pumpversagens rasch erkannt werden, z. B. durch eine echokardiographische Untersuchung, die auch bei laufender Reanimation durchgeführt werden kann. Bevor die Diagnose „primäre elektromechanische Entkopplung" gestellt wird, und insbesondere bevor die Reanimationsmaßnahmen eingestellt werden, sollte daher eine echokardiographische Untersuchung zum Ausschluss der genannten mechanischen Ursachen eines totalen Pumpversagens durchgeführt werden.

29.4 Rechtsherzversagen

Als Sonderfall des kardialen Pumpversagens muss das Rechtsherzversagen gesehen werden. Ätiologisch liegt dem akuten Rechtsherzversagen häufig eine Lungenembolie oder ein rechtsventrikulärer Infarkt zugrunde.

29.4.1 Akutes Cor pulmonale

Im Rahmen der akuten Lungenembolie führt die Verlegung der Lungenstrombahn zur Ausbildung eines akuten Cor pulmonale. Der nicht adaptierte rechte Ventrikel ist nicht in der Lage, einen mittleren Pulmonalarteriendruck über 40 mmHg zu erzeugen. Eine fulminante Lungenembolie führt daher rasch zum Herzkreislaufversagen. Hierbei spielt die rechtsventrikuläre Ischämie eine entscheidende Rolle, insbesondere bei einer gleichzeitigen Stenose der rechten Herzkranzarterie, die die Äste für den rechten Ventrikel abgibt. Rechtsherzversagen führt zu einer verminderten Füllung des linken Ventrikels, und damit zu einem raschen Abfall des arteriellen Blutdrucks. Hierzu trägt die Abnahme der linksventrikulären Compliance durch die rasche rechtsventrikuläre Dilatation bei. Die mechanischen Folgen der akuten Lungenembolie können auf der Intensivstation rasch und zuverlässig echokardiographisch erfasst werden.

Die Beeinträchtigung der linksventrikulären Funktion kann bei vorgeschädigtem Herzen zur Lungenstauung führen, obwohl ein primäres Rechtsherzversagen vorliegt.

29.4.2 Rechtsventrikulärer Infarkt

Ein rechtsventrikulärer Myokardinfarkt entsteht nur selten isoliert, sondern meist gleichzeitig mit einem Hinterwandinfarkt, da die rechte Herzkranzarterie in ihrem proximalen und mittleren Bereich rechtsventrikuläre Äste abgibt und mit ihren distalen Anteilen die Hinterwand des linken Ventrikels und Teile des interventrikulären Septums versorgt. Die rechtsventrikuläre Infarzierung bei Hinterwandinfarkt ist mit einer deutlichen Verschlechterung der Prognose verbunden, so dass hier eine rasche Diagnose von entscheidender Bedeutung ist. Daher muss beim Hinterwandinfarkt grundsätzlich an einen rechtsventrikulären Infarkt gedacht werden, insbesondere dann, wenn eine zentrale Venenstauung und eine in Anbetracht der Infarktgröße im EKG nicht erklärbare Beeinträchtigung der Kreislauffunktion vorliegt.

Diagnostik und Therapie
Die Diagnose erfolgt durch Ableitung eines rechtsventrikulären EKG mit ST-Hebungen in den Ableitung V_4R oder in den Ableitung V_5R und V_6R. Die Erhärtung der Diagnose erfolgt durch eine Rechtsherzkatheteruntersuchung und mit Hilfe der Echokardiographie. Im Gegensatz zum linksventrikulären Infarkt ist für die Therapie des rechtsventrikulären Infarkts die Volumengabe entscheidend, um die rechtsventrikuläre Vorlast zu erhöhen. In Anbetracht der Wichtigkeit der Vorhofkontraktion bei Rechtsherzversagen sollte bei schritt-

macherbedürftigen Patienten eine atriale oder eine sequentielle atrioventrikuläre Stimulation erwogen werden.

29.5 Diagnostik kardiovaskulärer Störungen

In der folgenden Übersicht sind die gängigen diagnostischen Möglichkeiten bei der intensivmedizinischen Versorgung kardiovaskulärer Störungen dargestellt:

> **Übersicht: Diagnostik bei kardiovaskulären Störungen im Rahmen der Intensivmedizin**
>
> - Körperliche Untersuchung
> - EKG
> - Echokardiographie
> - Thoraxröntgenaufnahme
> - Rechtsherzkatheter (= Pulmonalarterienkatheter)
> - Lungenperfusions- und -ventilationsszintigraphie
> - Pulmonalisangiographie
> - Koronarangiographie
> - Myokardbiopsie
> - Computertomographie
> - Magnetresonanztomographie
> - Aortographie

29.5.1 Körperliche Untersuchung

Die körperliche Untersuchung stellt auch im Zeitalter der hochtechnisierten Intensivmedizin die entscheidende Grundlage für das ärztliche Handeln dar. Neben den grundlegenden Parametern der Atmung, des arteriellen Blutdrucks und der zerebralen Funktion sind die folgenden Untersuchungen von wesentlicher Bedeutung.

Jugularvenenpuls
Die Untersuchung der Jugularvenen erlaubt sowohl eine Beurteilung des Venendrucks als auch eine Analyse der Venenpulskurve. Die Untersuchung erfolgt idealerweise in einer 45°-Position des Oberkörpers und Betrachtung der rechten V. jugularis interna. Eine fehlende Füllung deutet auf einen Volumenmangel hin. Demgegenüber muss bei einer Stauung der Jugularvenen an eine Hypervolämie, eine Trikuspidalinsuffizienz, eine Links- und/oder Rechtsherzinsuffizienz, eine Perikardtamponade, einen Spannungspneumothorax oder eine konstriktive Perikarditis gedacht werden. Typischerweise kommt es inspiratorisch zu einem Kollaps des Venenpulses, dieser bleibt bei den o. g. pathologischen Veränderungen häufig aus.

Unter dem *Kussmaul-Zeichen* versteht man eine paradoxe Zunahme des Jugularvenenpulses infolge einer verminderten Dehnbarkeit des rechten Ventrikels bei konstriktiver Perikarditis und seltener bei Herzinsuffizienz und Trikuspidalstenose sowie restriktiver Kardiomyopathie.

Karotispuls
Die Beurteilung des Karotispulses und des arteriellen Blutdrucks können entscheidende Hinweise auf die Grunderkrankung geben. Hier sei auf den verzögerten Karotispulsanstieg bei relevanter Aortenstenose verwiesen *(Pulsus parvus)*.

■ **Pulsus paradoxus.** Der Pulsus paradoxus ist definiert als die inspiratorische Abnahme des systolischen Blutdrucks um mehr als 10 mmHg bis hin zum kompletten inspiratorischen Verschwinden des Blutdrucks. Während der Inspiration kommt es zu einem Abfall des intrathorakalen und intraperikardialen Drucks, zu einer Zunahme des venösen Rückflusses und zu einer Zunahme der rechtsventrikulären Füllung. Dies geht mit einer leichten Abnahme der linksventrikulären Füllung infolge einer Verlagerung des linksventrikulären Septums einher (Inspiration führt normalerweise bei Zunahme der rechtsventrikulären Dimension zu einer Abnahme des rechtsatrialen Drucks).

Der Pulsus paradoxus – spezifisch für die Herzbeuteltamponade – entsteht dadurch, dass bei Perikarderguss die Zunahme der rechtsventrikulären Füllung zu einer Kompression des linken Ventrikels, zu einer Abnahme der linksventrikulären Füllung und damit des Blutdrucks führt. Ein unspezifischer Pulsus paradoxus wird auch bei schweren obstruktiven Lungenerkrankungen und Lungenembolie beobachtet.

Auskultation
Bei der Auskultation des Herzens wird auf Zusatztöne, insbesondere einen 3. oder 4. Herzton geachtet.

■ **3. und 4. Herzton.** Der 3. Herzton, der durch abnorme Füllung des linken Ventrikels in der frühdiastolischen Füllungsphase entsteht, ist beim Erwachsenen als Zeichen der links- oder rechtsventrikulären Dysfunktion zu bewerten. Demgegenüber stellt der 4. Herzton als Zeichen einer vermehrten atrialen Kontraktion kein Insuffizienzzeichen dar.

■ **Herzgeräusche.** Weiterhin ist auf systolische und diastolische Herzgeräusche zu achten, deren Ursache in einer funktionellen oder organischen Klappeninsuffizienz oder -stenose oder einem Vorhof- bzw. Ventrikelseptumdefekt zu suchen sind.

■ **Perkussion und Auskultation der Lunge.** Diese Verfahren geben eine rasche Information über das Vorhandensein von Pleuraergüssen oder einer Lungenstauung. Hierbei sei an das überwiegende Auftreten eines rechtsseitigen Pleuraergusses bei Herzinsuffizienz erinnert. Der Spannungspneumothorax macht sich durch einen hypersonoren Klopfschall bei Abwesenheit von Atemgeräuschen bemerkbar.

29.5.2 EKG

Routinemäßig wird ein 12-Kanal-Oberflächen-EKG registriert. Im Falle eines Hinterwandinfarktes ist die zusätzliche Registrierung von rechtsventrikulären Ableitungen (spiegelbildliche Position der üblichen Wilson-Brustwandableitungen) obligat. Das EKG erlaubt eine sofortige Analyse des Rhythmus, die Diagnose einer Ischämie, eines Myokardinfarkts oder einer akuten Rechtsherzbelastung.

29.5.3 Transthorakale und transösophageale Echokardiographie

Transthorakale Echokardiographie (TTE)
Die transthorakale Echokardiographie erlaubt eine rasche Beurteilung der linksventrikulären und rechtsventrikulären Funktion sowie einer hämodynamisch relevanten Rechtsherzbelastung. Die Untersuchung kann vor Ort ohne wesentliche Verlagerung des Patienten durchgeführt werden. Nach Applikation spezieller Kontrastmittel lassen sich außerdem interatriale oder interventrikuläre Shuntverbindungen darstellen. Die zusätzliche Doppleruntersuchung erlaubt eine rasche qualitative und quantitative Darstellung von Klappeninsuffizienzen und -stenosen.

Transösophageale Echokardiographie (TEE)
Die transösophageale Untersuchung kann bettseitig eingesetzt werden zur Diagnostik einer Aortendissektion mit einer Sensitivität von nahezu 100% und einer nur wenig niedrigeren Spezifität. Da sie ohne Transport des Patienten durchgeführt werden kann, stellt sie die Methode der Wahl bei der Verdachtsdiagnose „Aortendissektion" dar. Sie ist der transthorakalen Untersuchung bei der Verifizierung von atrialen Thromben sowie der Erkennung von Herzklappenauflagerungen bei Endokarditisverdacht überlegen.

29.5.4 Thoraxröntgenaufnahme

Sie kann bettseitig mit mobilen Röntgengeräten durchgeführt werden und dient der Lagekontrolle zentraler Venenkatheter, dem Nachweis eines Pleuraergusses, eines Pneumothoraxes, einer Lungenstauung, einer Atelektase sowie von Infiltraten.

29.5.5 Rechtsherzkatheteruntersuchung

Von hohem differentialdiagnostischen Wert bei Herzkreislaufversagen ist die Untersuchung mit einem Rechtsherzeinschwemmkatheter (Pulmonalarterienkatheter). Sie kann über die V. jugularis interna, die V. subclavia, die V. brachialis oder auch über die V. femoralis durchgeführt werden. Hierdurch können die Drücke im kleinen Kreislauf und – mittels Thermodilution – das Herzzeitvolumens bestimmt werden; außerdem ist eine Berechnung der Widerstände im kleinen und großen Kreislauf möglich. Einzelheiten sind in Kap. 10 dargestellt.

29.5.6 Lungenperfusions- und -ventilationsszintigraphie

Sie wird zur Diagnostik der Lungenembolie herangezogen. Das Verfahren ist allerdings für die Intensivmedizin, wo die Frage der hämodynamischen Relevanz einer Lungenembolie im Vordergrund steht, der Echokardiographie klar unterlegen. Die Methode kann in der Regel nicht auf der Intensivstation durchgeführt werden und daher nur beim hämodynamisch stabilen Patienten zum Einsatz kommen.

29.5.7 Pulmonalisangiographie

Die Pulmonalisangiographie hat für die isolierte Diagnostik der Lungenembolie an Relevanz verloren, ist aber dann von Bedeutung, wenn gleichzeitig über den liegenden Pulmonalarterienkatheter eine lokale Lysetherapie oder eine Thrombusfragmentation geplant ist.

29.5.8 Koronarangiographie

Die Koronarangiographie wird bei akutem Myokardinfarkt mit dem Ziel der mechanischen Rekanalisation eines verschlossenen Herzkranzgefäßes durchgeführt. Weiterhin besteht eine Indikation zur Koronarangiographie bei Patienten mit instabiler Angina pectoris, die unter intensivmedizinischen Maßnahmen nicht stabilisiert werden können. Die Indikation besteht ebenfalls bei therapierefraktären rezidivierenden Tachykardien oder bei unklarer Herzinsuffizienz.

29.5.9 Myokardbiopsie

Im Falle einer reduzierten linksventrikulären Funktion bei Ausschluss einer koronaren Herzerkrankung oder eines Vitiums und bei Verdacht auf Myokarditis oder eine infiltrative Erkrankung wird eine rechtsventrikuläre Biopsie durchgeführt.

29.5.10 Computertomographie

Die Computertomographie ermöglicht eine Darstellung der großen Gefäße und des Herzens selbst. Aus intensivmedizinsicher Sicht ist die häufigste Indikation im kardiovaskulären Bereich die Diagnostik der Aortendissektion und der Lungenembolie mittels Spiral-CT. In diesem Falle muss zusätzlich intravenös Kontrastmittel verabreicht werden.

29.5.11 Magnetresonanztomographie

Diese Untersuchungstechnik ist vollständig nichtinvasiv und ebenfalls für die Darstellung des Herzens und der großen Gefäße geeignet. Mit einer Sensitivität und Spezifität von nahezu 100 % stellt sie wahrscheinlich heute den „gold standard" für die Diagnose der Aortendissektion dar. Die Grenzen ergeben sich daraus, dass bei Patienten mit Schrittmacher, ICD oder verschiedenen Typen älterer künstlicher Herzklappen eine Kontraindikation für das Verfahren besteht. Weiterhin ist eine Umlagerung und ein Transport der z. T. instabilen und hochgefährdeten Patienten mit Aortendissektion erforderlich.

29.5.12 Aortographie

Die Aortographie war vor der Entwicklung der transösophagealen Echokardiographie, der Magnetresonanztomographie und der Computertomographie der „gold standard" zum Nachweis einer Aortendissektion. Die Sensitivität und Spezifität ist vergleichbar mit der der Computertomographie. Die Untersuchung ist geeignet, gleichzeit eine Aorteninsuffizienz nachzuweisen und den Koronarstatus zu erheben. Der Nachteil liegt in der Invasivität und dem Transportrisiko bei instabilen Patienten.

Literatur

1. Hasenfuß G, Holubarsch CH, Hermann P et al. (1994) Influence of the force-frequency relation on hemodynamics and left ventricular function in patients with nonfailing hearts and in patients with failing dilated cardiomyopathy. Eur Heart J 15: 164–170
2. Jung F, DiMarco JP (1998) Treatment strategies for atrial fibrillation. Am J Med 104: 272–286
3. Konstantinides S, Hasenfuß G (1998) Behandlung der Organdysfunktionenen beim Intensivpatienten mir SIRS oder Sepsis. Intensivmed 25: 523–534
4. Lévy L, Breithardt G, Campbell RWF et al. (1998) Artrial fibrillatoin: current knowledge and recommendations for management. Eur Heart J 19: 1294–1320
5. Niebauer J, Volk H-D, Kemp M et al. (1999) Endotoxin and immune activation in chronic heart failure: a prospective cohort study. Lancet 353: 1838–1842
6. Nienaber CA, von Kodolitsch Y, Nicolas V et al. (1993) Definitive diagnosis of thoracic aortic dissection: The emerging role of noninvasive imaging modalities. N Engl J Med 328: 1
7. PIOPED Inverstigators (1990) Value of the ventilation/perfusion scan in acute pulmonary embolism. Results of the prospective investigation of pulmonary embolism diagnosis (PIOPED) JAMA 263: 2753–2759
8. Shan K, Kurrelmeyer K, sega Y et al. (1997) The role of cytokines in disease progression in heart failure. Curr Popin Cardiol 12: 218–223
9. Silverman DI, Manning WJ (1998) Role of echocardiography in patients undergoing elective cardioversion of atrial fibrillation. Circulation 98: 479–486

Herzinsuffizienz und kardiogener Schock

Kapitel 30

K. Werdan

30.1 Intensivtherapie der akuten Dekompensation einer chronischen Herzinsuffizienz 591
30.1.1 Stationäre oder ambulante Behandlung? 591
30.1.2 Behandlungsziele 591
30.1.3 Kausale vor symptomatischer Therapie 592
30.1.4 Symptomatische medikamentöse Therapie der systolischen Dysfunktion 592
30.1.5 Notfalltherapie der diastolischen Herzinsuffizienz 595
30.1.6 Flankierende Maßnahmen 595
30.1.7 Operative und interventionelle Maßnahmen 596

30.2 Notfalltherapie des kardiogenem Lungenödems 597
30.2.1 Patient mit kardiogenem Lungenödem 597
30.2.2 Standardtherapie des kardiogenen Lungenödems 597
30.2.3 Hochdosiert Furosemid oder hochdosiert Nitrat? 598

30.3 Notfalltherapie des kardiogenen Schocks 598
30.3.1 Kardiogener Schock: Klinik und Ursachen 598
30.3.2 Therapiestrategie 599
30.3.3 Therapie mit Katecholaminen und Phosphodiesterasehemmern 599
30.3.4 Therapie mit Vasodilatatoren 602
30.3.5 Flankierende interventionelle oder operative Maßnahmen 602
30.3.6 Kardiogener Schock bei Herzinfarkt: Nicht die Thrombolyse, sondern die PTCA ist das Verfahren der Wahl! 603
30.3.7 Nicht infarktbedingte kardiogene Schockformen 604
30.3.8 Sonderformen des kardiogenen Schocks 604

30.4 Akute Rechtsherzdekompensation 604
30.4.1 Akute Dekompensation einer chronischen Rechtsherzinsuffizienz 604
30.4.2 Rechtsherzdekompensation während herzchirurgischer Eingriffe 604
30.4.3 Akute Rechtsherzinsuffizienz bei Lungenembolie 604
30.4.4 Akuter Rechtsherzinfarkt 605

Literatur 605

Herzinsuffizienz und kardiogener Schock

K. Werdan

30.1 Intensivtherapie der akuten Dekompensation einer chronischen Herzinsuffizienz

Jeder fünfte 70-Jährige leidet an einer symptomatischen Herzinsuffizienz, und jährlich kommen jeweils 1% aller Europäer als Kranke hinzu; 70% aller Krankenhausaufnahmen bei Über-70-Jährigen erfolgen direkt oder indirekt wegen einer Herzinsuffizienz, deren Behandlung 2% aller Gesundheitsausgaben verursacht.

30.1.1 Stationäre oder ambulante Behandlung?

Bei der akuten Dekompensation einer chronischen Herzinsuffizienz [10, 14] stellt sich für den gerufenen Hausarzt oder Notarzt zunächst die Frage, ob der Patient ambulant oder stationär einer Rekompensationsbehandlung zugeführt werden soll (Tabelle 30-1).

Es besteht Einigkeit darüber, dass Patienten mit erstmaligem Auftreten einer mittelgradigen bis schweren Herzinsuffizienz stationär behandelt werden sollten, ebenso diejenigen mit einer rezidivierenden, durch spezielle Konstellationen komplizierten Herzinsuffizienz. Dem Therapeuten bleibt ein größerer Ermessensspielraum, ob er einen Patienten mit milder bis mittelgradiger Dekompensation sowie beim erstmaligen Auftreten einer milden Herzinsuffizienz ambulant oder stationär rekompensieren möchte.

30.1.2 Behandlungsziele

Die Behandlungsziele bestehen in einer klinischen Konsolidierung des Patienten, die in der Regel durch eine hämodynamische Stabilisierung zu erreichen ist:
- Behebung der Ursachen und aggravierenden Faktoren der akuten Dekompensation,
- ausreichende Blut- und O_2-Versorgung der Organe,
- Optimierung der Herzarbeit durch Erreichen eines niedrignormalen Blutdrucks,
- Normalisierung des intravaskulären und sekundär des extravaskulären Volumens,
- Behebung von Arrhythmien.

Allerdings darf nicht vergessen werden, dass das Zeitfenster zur hämodynamischen Stabilisierung bei schwerer Dekompensation nicht selten recht schmal ist: Kommt es durch eine kritische Durchblutungsminderung vitaler Organe zur Organdysfunktion, so wird die Prognose dieses Herzpatienten primär nicht mehr durch die Schädigung des Organs Herz, sondern durch ein sich ausbildendes Multiorgandysfunktionssyndrom (Abb. 30-1) bestimmt [23]. Deshalb ist es wichtig, reversible auslösende Faktoren dieser kardialen Dekompensation möglichst rasch zu erkennen und baldmöglichst auszuschalten.

Die allgemeinen Therapieprinzipien sind in der folgenden Übersicht zusammengefasst.

Tabelle 30-1. Akute Dekompensation einer chronischen Herzinsuffizienz – Welcher Patient sollte stationär aufgenommen werden? (Nach [20])

Klasse I: Üblicherweise indiziert, immer akzeptabel
- Erstmaliges Auftreten einer mittelgradigen bis schweren Herzinsuffizienz
- Rezidivierende Herzinsuffizienz, kompliziert durch akute bedrohliche Ereignisse oder klinische Situationen wie
  - akute Myokardischämie/akuter Herzinfarkt
  - akutes Lungenödem
  - Hypotension
  - pulmonale oder systemische Embolie
  - symptomatische Arrhythmien
  - andere schwere Erkrankungen

Klasse II: Akzeptabel, aber von ungesicherter Effizienz, kann kontrovers sein
- Milde bis mittelgradige Dekompensation einer chronischen Herzinsuffizienz
- Erstmaliges Auftreten einer milden Herzinsuffizinz

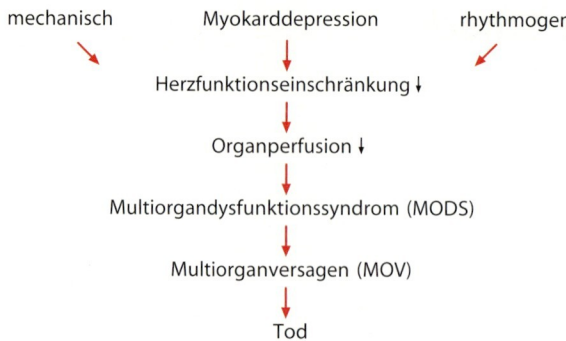

Abb. 30-1. Kardiogener Schock: Prognosebestimmend ist das MODS!

Notfalltherapie der akuten Herzinsuffizienz: Allgemeine Therapieprinzipien

- Klinische Konsolidierung
- Hämodynamische Stabilisierung
- Erkennen und Ausschalten reversibler auslösender Faktoren
  - Anämie
  - Interkurrierende, insbesondere pulmonale Infektionen
  - Blutdruckentgleisung
  - Herzrhythmusstörungen (z. B. tachykardes Vorhofflimmern)
  - Mangelnde Compliance (Medikation, Flüssigkeitsrestriktion)
- Optimierung der Langzeittherapie

! Ziel der Notfalltherapie muss eine Optimierung der Langzeittherapie sein, um das neuerliche Auftreten einer akuten Dekompensation zu verhindern oder zumindest in seiner Intensität abzuschwächen [9, 10, 20, 27].

30.1.3 Kausale vor symptomatischer Therapie

Ehe mit der symptomatischen Therapie der systolischen Herzinsuffizienz begonnen wird, sollten Herzinsuffizienzursachen mit spezifischem Therapieansatz erkannt und dementsprechend behandelt werden (s. Übersicht):

Notfalltherapie der akuten Herzinsuffizienz: Rasches Erkennen von Ursachen der Herzinsuffizienz mit spezifischem Therapieansatz

- Akute Myokardischämie/akuter Myokardinfarkt
- Tachykardes Vorhofflimmern
- Höhergradiger AV-Block
- Kammertachykardie
- Perikardtamponade
- Lungenembolie
- Floride Endokarditis mit Klappendysfunktion
- Behandlung mit kardiodepressiven/vasotoxischen Pharmaka [16]
- Intoxikation mit kardiodepressiven/vasotoxischen Pharmaka/Drogen [22]
- Herzverletzungen [19]

Insbesondere die *Beseitigung tachykarden Vorhofflimmerns* – Überführung in normofrequentes Vorhofflimmern oder, noch besser, Regularisierung – ist bei einer hochgradig eingeschränkten linksventrikulären Pumpfunktion von großem Nutzen und führt u. U. zu einer Steigerung des Herzzeitvolumens von bis zu 30 %.

30.1.4 Symptomatische medikamentöse Therapie der systolischen Dysfunktion

Erst nach Ausschöpfung aller kausalen Ansätze wird das Therapiekonzept durch die symptomatische Behandlung der – meist systolischen – Herzinsuffizienz komplettiert. Diese orientiert sich an den Leitlinien zur Therapie der chronischen Herzinsuffizienz (Tabelle 30-2; [9, 20]).

Zur Optimierung und ggf. Intensivierung der symptomatischen Therapie stehen neben der körperlichen Schonung (bis hin zur Bettruhe) die folgenden medikamentösen Möglichkeiten zur Verfügung (s. auch Tabelle 30-2).

Diuretika

Intravenöse Diuretika werden eingesetzt, falls Lungenstauung und Rechtsherzinsuffizienz (Halsvenenstauung, positiver hepatojugulärer Reflux, massive Ödeme) im Vordergrund stehen. Bei therapieresistenten Ödemen hat sich die Kombinationstherapie eines Schleifendiuretikums mit einem Thiazid oder Metolazon durch eine *sequentielle Nephronblockade* als effektiv erwiesen. Das Nichtansprechen (keine ausreichende Ödemausschwemmung) ist ein prognostisch ungünstiges Zeichen. Bei schwer herzinsuffizienten Patienten, die aufgrund einer Hypotonie nur niedrig dosiert ACE-Hemmer tolerieren, lässt sich auch durch eine Kombination von Schleifendiuretikum mit Spironolacton eine Verbesserung der Diurese erzielen. Allerdings sollte eine Überdosierung der Diuretika vermieden werden, da dies zu Hypotonie, Unverträglichkeit der ACE-Hemmer, peripherer Vasokonstriktion, Elektrolytstörungen, Arrhythmien sowie einer Aktivierung der neurohumoralen Achse führen kann. Bei älteren Patienten sind unerwünschte Diuretikawirkungen die häufigste Indikation zur Krankenhauseinweisung.

Tabelle 30-2. Medikamentöse Stufentherapie bei linksventrikulärer Dysfunktion (EF < 35%)

Medikament	NYHA I	NYHA II	NYHA III	NYHA IV
ACE-Hemmer	Indiziert	Indiziert	Indiziert	Indiziert
Diuretikum				
Thiazid	Bei Hypertonie	Bei geringgradiger Flüssigkeitsretention	Potenzierung der Schleifendiuretika-wirkung	Potenzierung der Schleifendiuretika-wirkung
Schleifendiuretikum	Ø	Bei Flüssigkeitsretention	Indiziert	Indiziert
Spironolacton	Ø	Bei persistierender Hypokaliämie	Bei persistierender Hypokaliämie, Potenzierung der Schleifendiuretikawirkung	Bei persistierender Hypokaliämie, Potenzierung der Schleifendiuretikawirkung
Herzglykoside	Bei tachysystolischem Vorhofflimmern	Bei tachysystolischem Vorhofflimmern, bei persistierenden Symptomen unter ACE-Hemmer und Diuretika	Indiziert	Indiziert
β-Blocker (ohne ISA)	Nach Myokardinfarkt, bei Hypertonie	Indiziert*(?)	Indiziert*	Indiziert*
AT₁-Blocker	Ø	Bei ACE-Hemmer NW	Bei ACE-Hemmer NW	Bei ACE-Hemmer NW

ISA intrinsische sympathomimetische Aktivität; *NW* Nebenwirkungen; *KI* Kontraindikation.
* Nur bei stabilem Patienten, langsam einschleichend unter engmaschiger Kontrolle. (Aus [9]).

ACE-Hemmer

Die Gabe eines oralen ACE-Hemmers ist bei akuter Herzinsuffizienz in der Präschockphase indiziert. Beim Vergleich einer relativ niedrigen ACE-Hemmer-Dosis (wie in Europa häufig praktiziert) mit einer Hochdosis (wie in den meisten großen Studien untersucht) fand sich in der ATLAS-Studie für Lisinopril in der Hochdosisgruppe eine tendenziell niedrigere Gesamtletalität und eine signifikant geringere kombinierte kardiovaskuläre Letalität und Hospitalisationsrate bei gleicher Nebenwirkungshäufigkeit. Daher sollten die in den klinischen Studien verwendeten hohen Dosierungen als Zieldosen bei der Therapie herzinsuffizienter Patienten angestrebt werden [9] (s. folgende Übersicht).

Grundsätzlich sollten ACE-Hemmer nicht mit kaliumsparenden Diuretika kombiniert werden (Ausnahme: persistierende Hypokaliämie; dann engmaschige Elektrolyt- und Kreatininwertekontrolle!).

Besonders hypotoniegefährdet sind dehydrierte Patienten, hier muss ggf. die Diuretikadosis reduziert werden. Unabhängig vom Ausgangskreatininwert (jedoch ≤ 3 mg/dl) steigt unter einer ACE-Hemmer-Therapie auch bei schwerer Herzinsuffizienz das Kreatinin initial bei den meisten Patienten um 10–15% an, bleibt dann aber konstant. Die ACE-Hemmer-Dosierung darf nicht weiter gesteigert werden beim Auftreten von
- Hyperkaliämie (≥ 5,5 mmol/l),
- symptomatischer Hypotonie,
- Kreatininanstieg auf ≥ 3 mg/dl [9].

Beim Auftreten von störendem *Husten* oder anderen ACE-Hemmer-Nebenwirkungen kann auf AT₁-Rezeptor-Blocker umgestellt werden. Die *intravenöse ACE-Hemmer-Therapie* sowie die zusätzliche Volumengabe zur Anhebung der Vorlast unter ACE-Hemmer-Therapie bietet im Vergleich zum oralen Einsatz keine Vorteile, wegen der langen Halbwertszeiten der ACE-Hemmer, jedoch mögliche Nachteile in Form von Hypotonien.

Digitalisglykoside

Herzglykoside wirken bei Herzinsuffizienz positiv inotrop, senken die Herzfrequenz und vermindern die sympathoadrenerge Aktivierung. Bei tachykardem *Vorhofflimmern* oder -flattern sind Herzglykoside zur

---

Empfohlene ACE-Hemmer-Dosierungen für die Therapie herzinsuffizienter Patienten

- Captopril: Erstdosis 3-mal 6,25 mg/Tag
  Zieldosis 3-mal 50 mg/Tag
- Enalapril: Erstdosis 2-mal 2,5 mg/Tag
  Zieldosis 2-mal 10 mg/Tag
- Ramipril: Erstdosis 2-mal 1,25 mg/Tag
  Zieldosis 2-mal 5 mg/Tag
- Trandolapril: Erstdosis 1-mal 1 mg/Tag
  Zieldosis 1-mal 4 mg/Tag
- Lisinopril: Erstdosis 1-mal 2,5 mg/Tag
  Zieldosis 1-mal 35 mg/Tag

Kammerfrequenzkontrolle zu empfehlen. Bei *Sinusrhythmus* kann die ergänzende Gabe eines Herzglykosids zu einer Therapie mit ACE-Hemmer und Diuretikum bei Patienten im NYHA-Stadium II–IV die Symptomatik und Belastbarkeit verbessern und die Hospitalisation wegen Herzinsuffizienz vermindern, die Letalität können Herzglykoside jedoch nicht senken. In der Akutmedizin sind die kürzeren Halbwertszeiten von Digoxin, Methyl- und Acetyldigoxin (= bessere Steuerbarkeit) gegen die überwiegend nichtrenale Elimination des Digitoxin (= geringere Intoxikationsgefährdung) bei der p.o.- und i.v.-Applikation abzuwägen. Mögliche *Interaktionen* mit Diuretika (erhöhtes Intoxikationsrisiko bei Hypokaliämie) und Spiegelerhöhungen von Digoxin, nicht aber von Digitoxin, bei gleichzeitiger Gabe von Amiodaron oder Chinidin sind zu beachten.

Vasodilatatoren

Die Kombination der Vasodilatatoren Isosorbiddinitrat und Hydralazin ist heute eigentlich nicht mehr indiziert, da ACE-Hemmer wesentlich wirksamer sind. Bei Symptompersistenz unter ACE-Hemmer-Therapie können Nitrate aus rein symptomatischer Indikation gegeben werden, eine Prognoseverbesserung ist damit jedoch nicht gezeigt worden [9]. Ungeachtet dessen lässt sich mit *Nitraten* sehr rasch eine Abnahme der linksventrikulären Vorlast erreichen, infolge der vasodilatierenden Wirkung am venösen Gefäßsystem, mit Reduktion des Blutrückstroms aus der Peripherie. Zudem führen Nitrate zu einer Verbesserung der subendokardialen Myokarddurchblutung, was besonders bei ischämisch bedingtem Lungenödem ein wichtiger Begleiteffekt ist.

■ **Dosierung.** Initial kann ein Nitrat sublingual verabreicht werden (Nitrolingual-Spray à 0,4 mg, Nitrolingual-Kapsel à 0,8 mg), die ein- bis zweimalige Wiederholung im Abstand von 5 min ist möglich. Das Nitrolingual-Spray scheint dabei rascher zu wirken (233 ± 271 s) als ein Isosorbiddinitrat-Spray (318 ± 289 s) oder eine sublinguale Isosorbiddinitrat-Tablette (360 ± 290 s). Anschließend sollte auf die parenterale Verabreichung umgestellt werden. Falls sich auf Nitrate kein ausreichender Effekt einstellt, kann durch *Nitroprussidnatrium* eine rasche Verminderung sowohl der Vorlast als auch der Nachlast erzielt werden.

CAVE Im Gegensatz zu Nitraten verursacht Nitroprussidnatrium jedoch ein koronares Stealphänomen.

Kalziumantagonisten

Kalziumantagonisten können wegen ihrer negativ inotropen Wirkung die Herzinsuffizienz verschlimmern und die Letalität von Patienten mit reduzierter systolischer Ventrikelfunktion erhöhen; die einzige Ausnahme scheint *Amlodipin* zu sein [9, 14]. Kalziumantagonisten sind deshalb zur Notfalltherapie der dekompensierten Herzinsuffizienz nicht geeignet.

β-Blocker

β-Blocker gehören mittlerweile zur Standardtherapie der chronischen Herzinsuffizienz [9], ihr Einsatz darf jedoch nur bei stabilen Patienten in langsam einschleichender Dosierung erfolgen; zur Notfalltherapie der dekompensierten Herzinsuffizeinz sind sie nicht geeignet!

Ältere Patienten

Auch beim älteren Patienten ist die positiv inotrope Wirkung des Digitalis belegt. Folgendes muss aber bedacht werden:
- Wegen der im Alter vorhandenen Nierenfunktionseinschränkung muss die Dosierung von Digoxinpräparaten entsprechend reduziert werden;
- Gerade beim älteren Patienten ist bei der Gabe von ACE-Hemmern auf eine ausreichende Kreislauffüllung zu achten und ggf. die Diuretika-Dosierung zu reduzieren.

Katecholamine und Phophodiesterasehemmstoffe

Reichen diese Standardmaßnahmen bei einer schweren Linksherzdekompensation nicht aus, so kann der kurzzeitige intravenöse Einsatz von *Katecholaminen* und Phosphodiesterasehemmern, ggf. auch ein Aderlass bei Polyglobulie oder eine intermittierende Hämofiltration bei Überwässerung erforderlich werden (Abb. 30-2). Katecholamine (Dobutamin, Dopamin, Noradrenalin, Adrenalin), Phophodiesterasehemmstoffe (Amrinon, Milrinon, Enoximon) und andere positiv inotrope Substanzen, die über einen intrazellulären cAMP-Anstieg wirken (in früheren klinischen Studien Ibopamin, Xamoterol), sollten allerdings nur kurzfristig eingesetzt werden, da die orale Langzeittherapie mit positiv inotropen Substanzen (außer Digitalis) die Prognose nicht verbessert, sondern verschlechtert (Übersicht in [9]). Dieses Risiko muss auch bei der immer wieder versuchten intermittierenden intravenösen Katecholamintherapie [18] bedacht werden, dies umso mehr, als ein wirklich anhaltend günstiger Effekt nicht belegt ist.

Normal- oder Intensivstation?

Die beschriebene Behandlung findet in der Regel auf der Allgemeinstation statt, meist nur mit einem eingeschränkten hämodynamischem Monitoring (zentralvenöser Druck, diskontinuierliche Blutdruckmessung, EKG-Monitoring, Pulsoxymetrie); Zielkriterien des Ansprechens auf die Behandlung sind der klinische und hämodynamische Zustand des Patienten, die wieder zunehmende Diurese und die abnehmende Dyspnoe.

Sollte allerdings nicht innerhalb von 1–2 Tagen eine deutliche Befundbesserung eintreten, so ist die *Verlegung auf die Intensivstation* mit invasivem hämodyna-

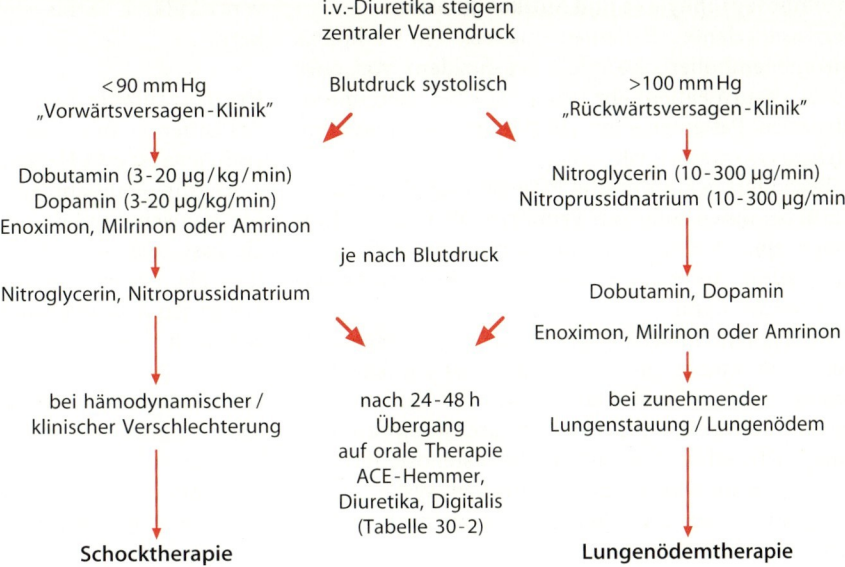

Abb. 30-2. Intravenöse Therapie der akut dekompensierten Herzinsuffizienz

mischem Monitoring [28] und einer weiteren Intensivierung der Therapie angezeigt: Nach den Empfehlungen der intensivmedizinischen Gesellschaften ist diese Verlegung bei akuter Herzinsuffizienz mit respiratorischer Insuffizienz und/oder der Notwendigkeit zur hämodynamischen Unterstützung gegeben [25].

30.1.5 Notfalltherapie der diastolischen Herzinsuffizienz

Die Therapie der dekompensierten diastolischen Herzinsuffizienz gestaltet sich schwierig [9, 21]: Die Symptomatik der Patienten kann meist durch Optimierung der Frequenztoleranz (Frequenzverlangsamung durch β-Blocker oder Verapamil), eine Senkung des ventrikulären Füllungsdrucks (Nitrate, Diuretika) und durch Erhalt des Sinusrhythmus gebessert werden.

! Positiv inotrope Substanzen sind hier nicht indiziert! Da aber die kardiale Auswurfleistung entscheidend von der Vorlast abhängig ist, dürfen Diuretika und Nitrate nur vorsichtig in einem Maße gegeben werden, das den erhöhten linksventrikulären Druck senkt, ohne das Schlagvolumen zu vermindern.

30.1.6 Flankierende Maßnahmen

Die O₂-Gabe

Die O₂-Gabe über Nasensonde (4–10 l/min) ist Standard, nicht nur bei dokumentierter Hypoxämie. Bei gleichzeitig bestehender chronisch-obstruktiver Lungenerkrankung mit pulmonaler Hypoxämie muss zur Vorsicht geraten werden, obwohl bei diesen Akutkranken mit ausgeprägter sympathoadrenerger Stimulierung eine Atemdepression unter O₂-Gabe eher selten sein dürfte. Es soll jedoch nicht unerwähnt bleiben, dass die Zufuhr von reinem Sauerstoff ungünstige hämodynamische Auswirkungen bei Patienten mit ausgeprägter Herzinsuffizienz haben kann.

Der Stellenwert einer O₂-Masken-Atmung – zur Hinauszögerung einer maschinellen Beatmung – wird unterschiedlich eingeschätzt [14].

Antiarrhythmika

Die Beseitigung eines tachykarden Vorhofflimmerns sollte auf jeden Fall angestrebt werden. Zur Frequenzverlangsamung bietet sich die rasche intravenöse *Digoxin*-Gabe an (bei noch nicht digitalisierten Patienten z. B. Lanicor 0,5 mg i. v., ggf. weitere 0,25 mg i. v. nach 30 min); eine Regularisierung durch Digitalis ist nicht belegt.

Beim Einsatz von *Verapamil* oder des kurzwirksamen β-Blockers *Esmolol* muss im Einzelfall die günstige antitachykarde und regularisierende Wirkung gegen den negativ inotropen Effekt abgewogen werden. *Amiodaron* intravenös (initial 150–300 mg über 5 min, als Aufsättigung dann 1050 mg/Tag) und oral kann bei herzinsuffizienten Patienten mit Vorhofflimmern den Sinusrhythmus wiederherstellen und erhalten, es wirkt bei oraler Gabe nicht negativ inotrop und verbessert evtl. sogar geringfügig die systolische linksventrikuläre Pumpfunktion. Eine prophylaktische Amiodarongabe bei asymptomatischen ventrikulären Arrhythmien kann aufgrund widersprüchlicher Studienergebnisse nicht generell empfohlen werden. Klasse-I-Antiarrhythmika sollten wegen ihrer negativ inotropen sowie proarrhythmogenen und damit potentiell letalitätssteigernden Wirkung bei Herzinsuffizienz möglichst nicht eingesetzt werden.

Thromboseprophylaxe und Antikoagulation

! Herzinsuffiziente Patienten haben ein erhöhtes Thromboembolierisiko mit einer Inzidenz von etwa 2,0–2,4% pro Patientjahr [9], so dass bei allen immobilisierten Patienten eine sorgfältige *Thromboseprophylaxe* erforderlich ist.

Besonders gefährdet sind Patienten mit Vorhofflimmern; bei ihnen sollte zur Primärprophylaxe von Embolien eine systemische *Antikoagulation* (INR 2–3) durchgeführt werden, da hierdurch die Insultrate reduziert werden kann.

Bei Patienten mit Sinusrhythmus liegen keine kontrollierten Studien über den Wert einer Antikoagulation vor; sie erscheint dennoch sinnvoll bei hochgradig eingeschränkter linksventrikulärer Pumpfunktion (Auswurffraktion <20–25%), Mitralstenose, intrakavitären Thromben, vorausgegangenen systemischen bzw. pulmonalen Embolien sowie früh nach großen Vorderwandinfarkten [9].

■ **Acetylsalicylsäure (ASS).** *Acetylsalicylsäure (ASS)* kann bei Patienten mit koronarer Herzerkrankung die Inzidenz von Koronarereignissen vermindern. Ein Einfluss von ASS auf die Prognose bei Herzinsuffizienz ist nicht nachgewiesen. Eine Interferenz zwischen ASS und ACE-Hemmern wird bisher noch kontrovers diskutiert.

30.1.7 Operative und interventionelle Maßnahmen

Schrittmacherimplantation

Eine Schrittmacherimplantation ist bei symptomatischer Bradykardie oder höhergradiger AV-Blockierung indiziert. Falls möglich, sollte stets eine Stimulation unter Erhalt der AV-Synchronisation (Zweikammersystem) einer asynchronen Ventrikelstimulation vorgezogen werden. Eine hämodynamische Verbesserung bei schwerer Herzinsuffizienz durch Schrittmacherimplantation mit Optimierung des AV-Intervalls konnte in prospektiven Studien nicht nachgewiesen werden. Eine linksventrikuläre Stimulation hat bisher noch experimentellen Charakter.

Implantierbarer Cardioverter-Defibrillator (ICD)

Die Implantation eines Cardioverter-Defibrillators (ICD) hat sich bei herzinsuffizienten Patienten mit anhaltenden Kammertachykardien oder überlebtem plötzlichem Herztod wirksamer erwiesen als eine empirische Amiodaron-Medikation. Auch bei postinfarzieller Herzinsuffizienz Grad I–III und spezifischen nichtanhaltenden Kammertachykardien ließ sich die Letalität durch ICD-Implantation senken. Dagegen ist eine generelle prophylaktische ICD-Implantation nicht gerechtfertigt bei Patienten mit linksventrikulärer Dysfunktion und asymptomatischer, nichtanhaltender ventrikulärer Extrasystolie oder anderen Risikomarkern.

Herztransplantation

Bei Patienten mit schwerer therapieresistenter Herzinsuffizienz ist eine Herztransplantation prinzipiell indiziert, mit Fünfjahresüberlebensraten von 70–80%. Mechanische links- oder biventrikuläre Unterstützungssystem können zur Überbrückung bis zur Herztransplantation eingesetzt werden; die eigenständige Langzeitindikation ohne Herztransplantation ist derzeit noch als experimentell anzusehen.

Revaskularisation und unterstützte PTCA

Revaskularisation und unterstützte PTCA kommen bei schwer herzinsuffizienten Patienten mit Nachweis ischämischen, vitalen Myokards und bypass-/interventionsfähigen Koronarstenosen in Frage. Bei asymptomatischen (NYHA I) Patienten mit ischämischer Kardiomyopathie (Auswurffraktion ≤25–35%) und dominierender Angina pectoris zeigte sich in einer randomisierten Studie (CASS) eine höhere Fünfjahresüberlebensrate nach *Bypassoperation* als unter medikamentöser Therapie.

Aber auch bei schwerer symptomatischer Herzinsuffizienz (NYHA III–IV) kann bei ausgewählten Patienten mit Ischämienachweis („hibernating myocardium" in mindestens 2 Hauptgefäßregionen, Auswurffraktion mindestens 20%, enddiastolischer linksventrikulärer Durchmesser <70–75 mm) eine Bypassoperation zur Verbesserung der Beschwerden und der Auswurffraktion führen, mit einer perioperativen Letalität von 7–16% und einer Langzeitüberlebensrate, die mit der nach Herztransplantation vergleichbar ist.

Bei Patienten mit schwerer relativer Mitralinsuffizienz als Folge des Umbaus des linken Ventrikels ist ein günstiger Effekt einer *Mitralklappenrekonstruktion* beschrieben. Durch eine linksventrikuläre partielle Ventrikulektomie (*Batista-Operation*) kann bei einigen Patienten mit sonst therapierefraktärer Herzinsuffizienz eine Verbesserung der Auswurffraktion und der Symptomatik erzielt werden, mit dem Preis einer hohen Inzidenz an postoperativen ventrikulären Tachyarrhythmien und ohne gesicherte Langzeitergebnisse. Die dynamische *Kardiomyoplastie* hat sich nicht bewährt und ist verlassen worden.

■ **Vorgehen bei PTCA.** Die *Standard-PTCA* ist bei diesen Hochrisikopatienten mit einer hohen periinterventionellen Morbidität und Letalität belastet. Dagegen können diese Patienten alternativ zur oder im Falle einer Kontraindikation anstelle einer Bypassoperation mit vertretbarem Risiko unter dem Schutz der *intraaortalen Ballongegenpulsation* oder des *kardiopulmonalen Bypass* koronardilatiert werden [29].

Tabelle 30-3. Der Patient mit kardiogenem Lungenödem: Was erwartet den Notarzt und Intensivmediziner? (Nach [7])

- **180 Patienten/100 000 Einwohner/Jahr**
  ⇒ *Patient mit schwerem, nicht sofort beatmungspflichtigem Lungenödem (50%)*
  - Alter 74 ± 9 Jahre
  - Risikofaktoren:
    - Hochdruck 44%, Diabetes 42%, koronare Herzkrankheit 69%
      Q-Zacken im EKG 19%, ST-Senkungen im EKG 35%
  - Prognose:
    - Notwendigkeit zur maschinellen Beatmung: 40%
    - Auftreten eines Herzinfarkts 37%
    - Letalität 6%
  ⇒ *Patient mit hochgradigem, sofort beatmungspflichtigem Lungenödem (14%)*
  ⇒ *Patient mit milder Lungenstauung (35%; SaO$_2$ > 90%)*

30.2 Notfalltherapie des kardiogenem Lungenödems

30.2.1 Patient mit kardiogenem Lungenödem

Jährlich erleiden etwa 180 von 100 000 Einwohnern eine behandlungspflichtige Lungenstauung bis hin zum Lungenödem. Bei etwa 35% der Patienten ist die Symptomatik eher milde und therapeutisch rasch beseitigbar, 14% dieser Patienten sind aufgrund des massiven Lungenödems sofort beatmungspflichtig, und bei der verbleibenden Hälfte aller Patienten muss eine intensive medikamentöse Behandlung durchgeführt werden, eine Beatmungspflicht besteht bei ihnen zunächst noch nicht.

Dieses letztere Patientenkollektiv (Tabelle 30-3) hat ein mittleres Alter von 74 Jahren; die Patienten weisen zahlreiche kardiovaskuläre Risikofaktoren und Vorerkrankungen wie Bluthochdruck, Diabetes mellitus, koronare Herzkrankheit und Zustand nach Infarkt auf. Jeder dritte dieser Patienten zeigt die EGK-Befunde einer akuten Myokardischämie. Die Prognose ist ungünstig: 40% der Betroffenen werden beatmungspflichtig, bei 4 von 10 wird ein Herzinfarkt auftreten, die Sterblichkeit liegt bei 6% [7].

30.2.2 Standardtherapie des kardiogenen Lungenödems

Der erstversorgende Arzt muss baldmöglichst eine effiziente Behandlung einleiten, die in Form einer Stufentherapie je nach Schweregrad der Lungenstauung bzw. des Lungenödems durchgeführt werden sollte (Tabelle 30-4). Neben O$_2$- und Morphin-Gaben sind es v. a. die Nitrate (sublingual und als Infusion) und Furosemid i. v., die zu einer raschen Beseitigung der pulmonalen Stauung beitragen können (zur Dosierung s. Tabelle 30-5). Nur bei begleitender, stark ausgeprägter Bronchialobstruktion kommt eine ergänzende Bronchospasmolyse sinnvoll in Betracht (primär inhalative, kurzwirksame β_2-Sympathomimetika, erst sekundär Theophyllin). Simultan mit der symptomatischen Behandlung sollte – soweit möglich – die spezifische Therapie der das Lungenödem verursachenden Herzerkrankung eingeleitet werden.

Intubation und PEEP-Beatmung
Die Indikation zur Intubation und PEEP-Beatmung ist gegeben, falls unter nichtinvasiver Atemunterstützung eine bedrohliche Zunahme der respiratorischen Insuffizienz auftritt. Diese kann anhand folgender Parameter erkannt werden:

- arterielle O$_2$-Sättigung länger als 20 min < 80% oder progredienter Abfall unter 80% (Pulsoxymetrie empfohlen),
- Zunahme von Atemnot, Angst, muskulärer Erschöpfung und Hyperventilation (> 30 Atemzüge/min) trotz laufender Therapie,
- zunehmende psychische Veränderungen (z. B. Somnolenz, Verwirrtheit, Desorientiertheit),
- arterielle Hypotonie (< 70 mmHg) und zunehmende Tachykardie,
- Umschlagen einer Tachykardie in eine Bradykardie oder Auftreten sonstiger schwerwiegender Arrhythmien,
- Hyperkapnie: paCO$_2$ > 50 mmHg und – trotz Therapie – ansteigend.

Die Beatmung wird in der Regel mit 100% inspiratorischer O$_2$-Konzentration, einem Atemzugvolumen von 10–14 ml/kg, einer Beatmungsfrequenz von 10–14/

Tabelle 30-4. Stufentherapie des kardiogenen Lungenödems

Stufe I	Stufe II	Stufe III
Sitzende Körperposition O$_2$-Maske (10 l/min) Nitroglyzerin sublingual 0,8 mg Furosemid i. v. 40–80 mg	Nitroglyzerin-Infusion 1–6 mg/h Furosemid wiederholen Morphin fraktioniert, 2–5–10 mg i. v. CPAP-Masken-Atmung (Antiobstruktiva)	Beatmung mit PEEP

Kausale Therapie, wann immer möglich!

min, einem Atemzeitverhältnis (Inspiration: Exspiration) von 1:1 und einem maximalen Druck von 30 cm H$_2$O begonnen. Die PEEP-Einstellung liegt in der Regel bei 5–12 cm H$_2$O; sie muss allerdings die mögliche Beeinträchtigung der Herzleistung – Verschlechterung der Herzkreislaufsituation – im Auge behalten. Durch individuelle Anpassung der Beatmungsparameter soll als Therapieziel eine S$_a$O$_2$ von 96% angestrebt werden [7].

30.2.3 Hochdosiert Furosemid oder hochdosiert Nitrat?

Das gegenwärtige notfallmedizinische Therapiekonzept zur Behandlung des kardiogenen Lungenödems besteht in einer „Hochdosis-Furosemid- und simultanen Niedrigdosis-Nitrat-Gabe". Pathophysiologische Überlegungen und die ermutigenden Ergebnisse einer kontrollierten Studie [7] sprechen dafür, dass die Behandlungsergebnisse dieses Standardregimes durch das *„Hochdosis-Nitrat- und Niedrigdosis-Furosemid-Schema"* noch verbessert werden können.

Studienergebnisse
In dieser Untersuchung (Tabelle 30-5) wurden in der Gruppe mit intravenöser Hochdosis-Isosorbiddinitrat-Gabe bis zum Erreichen des Zielkriteriums (S$_a$O$_2$ ≥ 96%) signifikant weniger Patienten beatmungspflichtig als in der Vergleichsgruppe mit intravenöser Hochdosis-Furosemid-Gabe; gleichzeitig kam es auch zu weniger Herzinfarkten. Bei vergleichbaren Nebenwirkungen – Blutdruckabfälle um mehr als 30% in 10% bzw. 13% der Patienten, aber in keinem Fall auf einen arteriellen Mittteldruck unter 85 mmHg – scheint das Hochdosis-Isosorbiddinitrat-Niedrigdosis-Furosemid-Konzept die günstigeren Ergebnisse zu erbringen. Die Erklärung dafür ist möglicherweise die zusätzliche Arteriodilatation (Nachlastsenkung) und die effektivere antiischämische Wirkung des Hochdosis-Isosorbiddinitrats sowie der Wegfall der potentiell durch das Hochdosis-Furosemid hervorgerufenen Nachlasterhöhung und Koronarischämie. Demzufolge sollte die Nitrattherapie beim kardiogenen Lungenödem besser ausgeschöpft werden, als es häufig geschieht.

30.3 Notfalltherapie des kardiogenen Schocks

30.3.1 Kardiogener Schock: Klinik und Ursachen

Die rasch zu stellende Diagnose des kardiogenen Schocks kann klinisch und/oder anhand der Hämodynamik erfolgen [12]:
- Schocksymptomatik: Kreislaufzentralisation mit blasser, kühler, schweißiger Haut, Bewusstseinstrübung, Oligurie; weitere Zeichen der Links- und Rechtsherzinsuffizeinz,
- Hämodynamik: Herzindex ≤ 2,0 l/min/m^2, systolischer Blutdruck < 90 mmHg und/oder mittlerer arterieller Blutdruck < 60–70 mmHg, PCWP ≥ 15 mmHg.

Von den zahlreichen, zum kardiogenen Schock führenden Ursachen (vgl. Tabelle 30-6) spielt quantitativ der akute Herzinfarkt die größte Rolle.

> Bei 5–10% aller Infarktpatienten kommt es akut oder innerhalb von Stunden bis Tagen nach Auftreten des Infarkts zum kardiogenen Schock, wenn ≥ 35% der linksventrikulären Muskelmasse infarziert sind [31].

Beim infarktbedingten kardiogenen Schock [1] müssen neben der primär myokardialen Schockursache auch weitere, z. T. mechanische Auslöser (Tabelle 30-7) in Betracht gezogen werden, ggf. mit einem operativen Therapieansatz [30].

Tabelle 30-5. Therapie des kardiogenen Lungenödems: Furosemid oder Isosorbiddinitrat (ISDN) hochdosiert? (Nach [7])

	104 Patienten mit ausgeprägtem kardiogenem Lungenödem	
	Gruppe A (n = 52)	Gruppe B (n = 52)
	Sitzende Stellung; 10 l/min O$_2$, 3 mg Morphin i.v., 40 mg Furosemid	
	Je 3 mg i.v. **ISDN**/5 min (11,4 ± 6,8 mg) Furosemid 56 ± 28 mg	Je 80 mg i.v. **Furosemid**/15 min (200 ± 65 mg) ISDN 1 mg/h (1,4 ± 0,6 mg)
	Zielkriterium: S$_a$O$_2$ ≥ 96%	
Ergebnisse		
Notwendigkeit zur ($p = 0,0041$%)	13%	40%
Auftreten eines Herzinfarktes ($p = 0,047$)	17%	37%
Letalität (n. s.)	2%	6%

Tabelle 30-6. Schock-Klassifikation

Kardiogener Schock
- *Myogen*
  - Myokardinfarkt
    - Linksherzinfarkt
    - Rechtsherzinfarkt
  - Kardiomyopathie
    - Ischämisch, dilatativ, hypertroph, restriktiv
    - Hypertensiv, endokrin-metabolisch
    - Septisch
  - Myokarditis
  - Myokardkontusion
  - Pharmakonkardiotoxizität/Intoxikationen
    - Zytostatika, speziell Anthrazykline
    - Kalziumantagonisten, β-Blocker, Antiarrhythmika, Digitalis, Antidepressiva, Neuroleptika, Drogen
- *Mechanisch*
  - Herzklappenerkrankung (Stenose, Insuffizienz)
    - Akute Aorten-/Mitralinsuffizienz bei Endokarditis
  - Akute ischämische Mitralinsuffizienz bei Myokardinfarkt
  - Septumdefekt (Vorhof-, Ventrikel-)
    - Akuter Ventrikelseptumdefekt bei Myokardinfarkt
  - Hypertrophische Kardiomyopathie
  - Intrakavitäre Flussbehinderung
    - Vorhofthromben
    - Myxom und andere Herztumoren
- *Rhythmogen*
  - Bradykardien schweren Ausmaßes
  - Tachykardien schweren Ausmaßes

Hypovolämischer/hämorrhagischer/traumatischer Schock
Mit Myokarddepression

Extrakardial-obstruktiver Schock
- Gestörte diastolische Füllungsfunktion (z.B. *Pericarditis constrictiva*)
- Gestörte systolische Funktion
  - Rechter Ventrikel (z.B. *Lungenembolie*)
  - Linker Ventrikel (z.B. *Aortendissektion*)

Verteilungsschock/Distributionsschock
- Septischer Schock mit septischer Kardiomyopathie
- Anaphylaktischer Schock mit Myokarddepression
- Neurogener, endokriner, toxischer Schock

30.3.2 Therapiestrategie

Nach Ausschöpfung kausaler Behandlungsansätze bei spezifischen Schockformen versucht die symptomatische Therapie eine hämodynamische und damit klinische Stabilisierung zu erreichen [1, 20, 26, 27, 31]. Wie bereits betont, ist das zur Verfügung stehende Zeitfenster sehr schmal [23, 30].

Allgemeine Therapiemaßnahmen
Die symptomatische Therapie (Tabelle 30-8) stützt sich auf Inotropika, Nachlast- und Vorlastsenkung, eine ausreichende Oxygenierung, ggf. mit maschineller Beatmung, sowie auf Schmerz-, Stress- und Angina-pectoris-Bekämpfung mit Morphin und Nitraten. Ein erweitertes hämodynamisches Monitoring mit einem Pulmonalarterienkatheter inkl. Herzzeitvolumenmessung ist bei diesen Patienten empfehlenswert [1, 20, 28, 29]. Die Steuerung richtet sich nach Klinik und Hämodynamik, außerdem nach Parametern der Oxygenierung und globalen O_2-Versorgung (Tabelle 30-9).

Rhythmustherapie
Rhythmusstörungen, insbesondere neu aufgetretenes Vorhofflimmern mit tachykarder Überleitung, führen zu einer weiteren Beeinträchtigung der linksventrikulären Funktion mit zusätzlich verminderter Pumpleistung. Demzufolge sollten hämodynamisch relevante Rhythmusstörungen rasch beseitigt werden, wobei jedoch die negativ inotrope und potentiell proarrhythmogene Wirkung der meisten Antiarrhythmika in Betracht gezogen werden muss. Das tachykarde Vorhofflimmern stellt derzeit nahezu die einzige Indikation für die intravenöse Gabe von Digoxin beim kardiogenen Schock dar.

PTCA und intraaortale Ballongegenpulsation
Überbrückend kann der Einsatz der intraaortalen Ballongegenpulsation hilfreich sein (Tabelle 30-10); ohne zusätzliche kausale Therapie – z.B. Wiederöffnung eines verschlossenen Infarktgefäßes – ist der zu erwartende Nutzen jedoch eher gering. Die wirksamste Maßnahme beim kardiogenen Schock infolge Herzinfarkts ist zweifelsfrei die rasche Wiederöffnung des verschlossenen Infarktgefäßes mittels PTCA.

30.3.3 Therapie mit Katecholaminen und Phosphodiesterasehemmern

Dobutamin
Als Katecholamin der Wahl bei kardiogenem Schock empfiehlt sich Dobutamin (1–20 µg/kg/min): Infolge der $β_1$-Adrenozeptorstimulation wirkt dieses Enantiomer positiv inotrop und steigert das Herzzeitvolumen, im mittleren Dosisbereich ohne wesentliche Zunahme der Herzfrequenz. Da sich die vasokonstriktorische $α$-Adrenozeptor- und die vasodilatatorische $β_2$-Adrenozeptorwirkung des L- bzw. R-Isomers weitgehend neutralisieren, kommt es zu keiner Nachlasterhöhung. Der myokardiale Blutfluss wird durch Dobutamin stärker gesteigert als durch Dopamin, der pulmonalarterielle Druck durch Dobutamin nicht erhöht, wohl aber durch Dopamin.

Dopamin
Stabilisiert Dobutamin nicht ausreichend den Blutdruck, so kann es mit Dopamin (2–20 µg/kg/min) kombiniert werden; gemeinsam mit Noradrenalin gilt Dopamin als Katecholamin der Wahl bei dominantem Vorwärtsversagen mit ausgeprägter arterieller Hypotonie. Dopamin stimuliert im niedrigen Dosisbereich

Tabelle 30-7. Differentialdiagnose des kardiogenen Schocks bei akutem Myokardinfarkt

Erhöhter Pulmonalkapillardruck
- **Primäre Pumpstörung des linken Ventrikels bei ausgedehntem Infarkt**
  - Schocksymptomatik bereits bei Aufnahme vorhanden oder Entwicklung in den folgenden Tagen
  - Fakultativ: (neu auftretender) 3./4. Herzton
  - Häufigste Schockursache
  - Andere Schockursachen ausgeschlossen
  - **Therapieoption:** Akut-PTCA, intraaortale Ballongegenpulsation
- **Akuter Ventrikelseptumdefekt durch Septumruptur**
  - Lautes Systolikum (p. m. 4. ICR links), oft mit Schwirren
  - O_2-Sättigungssprung im rechten Ventrikel (*Swan-Ganz-Katheter*)
  - Dopplerechokardiographie: Links-rechts-Shunt
  - (*Ventrikulographie*: Links-rechts-Shunt)
  - **Therapieoption:** baldmöglichst herzchirurgische Versorgung! Ggf. überbrückend: intraaortale Ballongegenpulsation
- **Akute Mitralinsuffizienz durch Papillarmuskelischämie/-ruptur**
  - Variables Systolikum, p. m. Apex, teils in die Karotiden ausstrahlend
  - Dopplerechokardiographie: Mitralinsuffizienz
  - Erhöhte v-Welle in der Pulmonalkapillare (*Swan-Ganz-Katheter*)
  - (*Ventrikulographie*: Mitralinsuffizienz)
  - **Therapieoption:** baldmöglichst herzchirurgische Versorgung. Ggf. überbrückend: intraaortale Ballongegenpulsation
- **Perikardtamponade durch Ruptur der freien Ventrikelwand**
  - Massiver Druckabfall oder elektromechanische Entkopplung
  - Leise Herztöne
  - *Doppler-Echokardiogramm:* Perikarderguss, Kollaps des rechten Ventrikels
  - Diastolischer Druckangleich in den Herzhöhlen und der Pulmonalarterie (*Swan-Ganz-Katheter*)
  - **Therapieoption:** sofortige Perikardpunktion, Herz-Lungen-Maschine, herzchirurgische Versorgung

Niedriger Pulmonalkapillardruck
- **Rechtsventrikulärer Myokardinfarkt**
  - Bei Hinterwandinfarkt daran denken!
  - ST-Streckenhebungen in den rechtspräkordialen Ableitungen
  - Keine Besserung der Schocksymptomatik trotz Katecholamingabe
  - *REF-Katheter:* erniedrigte rechtsventrikuläre Auswurffraktion
  - **Therapieoption:** – Akut-PTCA,
    – zusätzlich zur Standardtherapie Volumensubstitution unter invasivem hämodynamischem Monitoring
- **Hypovolämie**
  - Medikamente (Nitroglyzerin, Streptokinase, Phosphodiesterasehemmer)
  - Blutverlust, Sepsis, Exsikkose

Tabelle 30-8. Kardiogener Schock: Notfalltherapie

- Hämodynamische Stabilisierung
  - Katecholamine, (Phosphodiesterasehemmer)
  - Vor- und Nachlastsenkung (**cave:** Hypovolämie):
    → Vorlast: Nitrate (0,3–0,5 ⇒ 4 µg/kg/min bzw. 1–4 - evtl. 8–12 mg/h)
    → Vorlast + Nachlast: Nitroprussidnatrium (0,1–1–6 µg/kg/min)
    → Diuretika, Hämofiltration
- Oxygenierung
  - O_2-Gabe, ggf. maschinelle Beatmung
- Bei Schmerzen, Angina pectoris und Stress: Morphin, Nitrate
- Hämodynamisches Monitoring mit Pulmonalarterienkatheter einschließlich HZV-Messung
- Differentialdiagnose des kardiogenen Schocks
- Wiederherstellung des Sinusrhythmus, Zurückhaltung mit Antiarrhythmika
- Nach Indikation: Intraaortale Ballongegenpulsation (IABP)
- **Bei akutem Koronarsyndrom/Myokardinfarkt:**
  - Möglichst rasche Wiedereröffnung des verschlossenen Koronargefäßes mittels Koronardilatation (PTCA)

Tabelle 30-9. Zielkriterien der Herzkreislauftherapie bei Schock

- Mittlerer arterieller Blutdruck
  - ≥ 60–65 mmHg; höhere Werte bei Koronarkranken
- Pulmonalkapillardruck
  - ≤ 15–18 mmHg; bei kardiogenem Schock müssen ggf. höhere Werte akzeptiert werden
- Herzindex
  - ≥ 2,2 l/min/m²: kardiogener und extrakardial-obstruktiver Schock
    ≥ 4,0–4,5 l/min/m²: septischer Schock, erstversorgter traumatischer und hämorrhagischer Schock
- Optimierung der O_2-Versorgung
  - Hämoglobin ≥ 80–100 g/l
  - Arterielle O_2-Sättigung > 92%
  - Gemischtvenöse O_2-Sättigung > 60%
  - Anzustreben: Normalisierung des Serumlaktat (< 2,2 mmol/l)

Tabelle 30-10. GUSTO I: Kardiogener Schock nach Herzinfarkt und i.v.-Thrombolyse: Einsatz der intraaortalen Ballongegenpulsation (IABP). (Nach [2])

312 (0,8 %) der Studienpatienten mit kardiogenem Schock	IABP Beginn < 1 Tag (n = 62)	IABP Nicht oder spät (n = 248)	p
Letalität			
– Krankenhausletalität	48 %	59 %	0,12
– 30-Tage-Letalität	47 %	60 %	0,06/0,11*
– Einjahresletalität	57 %	67 %	0,04
Blutungen			
– mäßig	47	12	0,0001
– schwer oder lebensbedrohend	10	5	0,16
Transfusionen			
– ≥ 1	66	13	0,001
– ≥ 1 (ACB-bedingte Transfusionen ausgenommen)	60	10	< 0,0001
Erykonzentrate, infundiert	3,9 ± 4,7	0,5 ± 1,5	0,0001

* Adjustiert nach Patientenvariablen. ACB = Aortokoronare Bypass-Operation.

(< 2 µg/kg/min) vorwiegend die Dopaminrezeptoren der Niere und des Splanchnikusbereichs (Perfusionszunahme) und steigert die Diurese. Der mittlere Dosisbereich ist durch die positiv inotrope und positiv chronotrope Wirkung der β_1-Adrenozeptorstimulation und durch die Vasokonstriktion der α-Adrenozeptor-Stimulation charakterisiert. Bei hohen Dosen (> 5–10 µg/kg/min) überwiegt die vasokonstriktorische α-Adrenozeptor-Wirkung. Dies führt zu einem Blutdruckanstieg infolge der Zunahme des systemischen Gefäßwiderstands, damit aber auch zu einer potentiell ungünstigen Nachlasterhöhung; das Herzzeitvolumen wird mäßig gesteigert.

Unerwünschte Wirkungen sind die häufig ausgeprägte Tachykardie und die Arrhythmogenität. Die Diuresesteigerung durch Dopamin in „Nierendosis" scheint nicht stärker ausgeprägt zu sein als eine vergleichbare Erhöhung des Perfusionsdrucks mit anderen Substanzen. Das Auftreten eines akuten Nierenversagens lässt sich durch Dopamin in „Nierendosis" nicht verhindern und ein bestehendes Nierenversagen nicht günstig beeinflussen [29].

> Da bereits bei der „Nierendosis" potentiell ungünstige Herzkreislaufwirkungen möglich sind, kann die routinemäßige Gabe von „Dopamin in Nierendosis" nicht empfohlen werden.

Noradrenalin

Noradrenalin (0,05–0,5 µg/kg/min und mehr) wird entweder bei nicht ausreichender Wirkung der Dobutamin-/Dopamingabe eingesetzt oder direkt anstelle des Dopamins: Die β_1-Adrenozeptor-Stimulation führt zur positiv inotropen Wirkung und die α-Adrenozeptor-Stimulation zum Anstieg des systemischen Gefäßwiderstands mit Vasokonstriktion, Blutdruckstabilisierung und Nachlasterhöhung. Der resultierende Effekt ist eine Blutdruckstabilisierung, während ein Anstieg des Herzzeitvolumens entweder ausbleibt oder nur gering vorhanden ist, nicht zuletzt auch wegen der Aktivierung des Barorezeptorenreflexes mit peripherer Vasokonstriktion.

Adrenalin

Adrenalin (0,05–0,5 µg/kg/min und mehr) ist ein potenter α-, β_1- und β_2- Adrenozeptor-Agonist. Bei der kardiopulmonalen Reanimation wird v. a. die vasokonstriktorische α-Adrenozeptorwirkung genutzt. Im kardiogenen Schock steigert Adrenalin – eingesetzt z. B. nach unzureichender Wirkung der anderen Katecholamine – das Herzzeitvolumen und stabilisiert den Blutdruck. Aufgrund des Nebenwirkungsprofils (Sinustachykardie, Arrhythmogenität, Verschlechterung der Splanchnikusperfusion, Laktatanstieg) sollte bei koronarkranken Patienten möglichst bald nach hämodynamischer Stabilisierung das Adrenalin reduziert und abgesetzt bzw. z. B. auf Dobutamin/Dopamin umgesetzt werden.

Dopexamin

Dopexamin (0,5–4 µg/kg/min) mit seiner β_2-Adrenozeptor- und Dopaminrezeptor-stimulierenden Wirkung ist derzeit kein Katecholamin der Standardbehandlung. Es wird gelegentlich bei Intensivpatienten zur Steigerung des gastrointestinalen Blutflusses eingesetzt.

Wegen der ausgeprägten hämodynamischen Wirkungen und Nebenwirkungen mit Tachykardie und Hypotonie ist bei Patienten mit kardiogenem Schock größte Vorsicht geboten!

Phosphodiesterasehemmer

Insbesondere beim kardiogenen Schock nach Herzoperationen, aber auch generell [24] wird zusätzlich mit Phosphodiesterase (PDE-)III-Hemmern (Enoximon, Milrinon, Amrinon) intravenös therapiert, in der Regel in Kombination mit Katecholaminen. Phosphodiesterasehemmer steigern β_1-Adrenozeptor-unabhängig die Kontraktionskraft über eine Hemmung des Abbaus des zyklischen Adenosinmonophosphats (cAMP) in der Herzmuskelzelle. Damit umgehen sie die bei Herzinsuffizienz eintretende Katecholamintoleranz, hervorgerufen durch die Downregulation der β_1-Adrenozeptoren des Herzens.

Als Folge der ebenfalls induzierten Vasodilatation mit Nachlastsenkung resultiert als Gesamtwirkung eine Erhöhung von Herzindex, Herzfrequenz und Schlagvolumen sowie ein Abfall von Pulmonalkapillardruck, rechtsatrialem Druck, mittlerem pulmonalarteriellen Druck und periphervaskulärem Widerstand; Phosphodiesterasehemmer werden daher auch als Inodilatoren bezeichnet. Die Dosierungen sind in der folgenden Übersicht zusammengefasst:

Empfohlene Phosphodiesterasehemmer-Dosierungen

	Bolus	Infusion
Enoximon:	0,25–0,5 mg/kg	2,5–10 µg/kg/min
Milrinon:	25–50 µg/kg	0,375–0,75 µg/kg/min
Amrinon:	0,75–1,5 mg/kg	5–10 µg/kg/min

In Kombination mit Adrenalin können Phosphodiesterasehmmer bei herzchirurgischen Patienten die rechtsventrikuläre Funktion verbessern. Die PDE-Hemmer-Gabe muss unter sorgfältigem Kreislaufmonitoring erfolgen, da inital eine relative Hypovolämie infolge der Vasodilatation evtl. durch Volumengabe ausgeglichen werden muss; ggf. ist auch die kurzfristige Gabe von Noradrenalin erforderlich, um den initialen Blutdruckabfall abzufangen. Nachteilig für die Steuerung ist die im Vergleich zu Katecholaminen lange Halbwertszeit der PDE-Hemmer. Als wichtige Nebenwirkung der Therapie gilt die Thrombozytopenie, die insbesondere nach Gabe von Amrinon auftritt. Die Infusion von Milrinon sowie Enoximon während kardiochirurgischer Eingriffe hatte in randomisierten Studien keine signifikante Thrombozytopenie zur Folge.

30.3.4 Therapie mit Vasodilatatoren

Zur Vor- und Nachlastsenkung dient in erster Linie das Nitroglyzerin und in zweiter Linie das Nitroprussidnatrium. Nitroglyzerin wird in einer Dosierung von 1–4 (bis 8–12) mg/h gegeben; die Nitroprussidnatrium-Infusion wird häufig mit 0,3 µg/kg/min begonnen und dann alle 2 min bis zum maximal erwünschten Effekt bis zu einer Dosis von 1–6 µg/kg/min gesteigert (s. Tabelle 30-8). Tachykardie und Blutdruckabfall können den Einsatz limitieren.

Nitroprussidnatrium wird v. a. bei Low-output-Zuständen mit erhöhtem systemischem Gefäßwiderstand infundiert. Dabei ist die Verbesserung der kardialen Pumpfunktion ausschließlich auf eine mechanische Entlastung des Herzens in der Systole und Diastole zurückzuführen, als deren Folge auch eine Abnahme des myokardialen O_2-Verbrauchs resultiert. Das Ausmaß der Herzzeitvolumenänderung hängt davon ab, wie stark der Füllungsdruck gesenkt wird.

Die Auswurfleistung des Herzens lässt sich deshalb am besten dadurch steigern, dass parallel zur Verminderung der Nachlast die Vorlast des linken Ventrikels durch Volumenzufuhr im oberen Normbereich gehalten wird. Die Vasodilatatorenmedikation kann mit positiv inotropen Pharmaka kombiniert werden (s. Abb. 30-2). Problematisch kann die Nitroglyzerin- und Nitroprussidnatrium-Zufuhr bei bereits vorbestehend eingeschränktem Gasaustausch sein, da mit einer Erhöhung des intrapulmonalen Rechts-links-Shunts ($\dot{Q}_S/\dot{Q}_t$) mit Verschlechterung der Oxygenierung und Erhöhung der alveoloarteriellen O_2-Partialdruckdifferenz zu rechnen ist.

30.3.5 Flankierende interventionelle oder operative Maßnahmen

Hinsichtlich flankierender interventioneller sowie operativer Maßnahmen gilt im wesentlichen das bereits oben Gesagte.

Intraaortale Ballongegenpulsation (IABP)

Für den Einsatz der intraaortalen Ballongegenpulsation (IABP) und anderer mechanischer Herzkreislaufunterstützungssysteme [4, 29] gibt es eindeutige Empfehlungen. Für die IABP sind dies [1]:

- Therapierefraktäres myogenes Pumpversagen oder anhaltende myokardiale Ischämie in Vorbereitung auf eine Herzkatheteruntersuchung und ggf. PTCA,
- zur Überbrückung der Zeitspanne bis zur Notfalloperation bei instabilen Patienten mit einer mechanischen Komplikation (akute Mitralinsuffizienz, Ventrikelseptumruptur),
- ausgewählte Patienten mit irreversiblem Schock als Überbrückung („Bridging") bis zur Herztransplantation.

Leider wird die IABP v. a. in Europa zu selten eingesetzt!

Bei Patienten mit fulminanter Myokarditis und kardiogenem Schock zeigte der vorübergehende Einsatz des *perkutanen kardiopulmonalen Bypass* für 3–10 Tage – ohne nachfolgende Transplantation – ein

Überleben von 7 der 9 Patienten. Bei allen Überlebenden kam es zu einem Rückgang der klinischen Symptomatik (initial NYHA IV) bis zur Beschwerdefreiheit (NYHA I) und zu einer erstaunlichen Erholung der bei Erkrankungsbeginn hochgradig eingeschränkten linksventrikulären Pumpfunktion mit einer Zunahme der Auswurffraktion auf 55 ± 10 %.

ACB-Notfalloperation

Aufgrund der guten Erfolge der Akut-PTCA ist eine aortokoronare Bypassoperation (ACB) als Notfalleingriff nur noch selten notwendig:

- Bei fortbestehender Ischämie bei koronarangiographisch nachgewiesener Mehrgefäßerkrankung,
- nach PTCA-Komplikationen bzw. erfolgloser PTCA.

Die Operation sollte dann aber notfallmäßig erfolgen, da die präoperative Ischämiedauer der entscheidende Prädiktor der perioperativen Letalität ist.

30.3.6 Kardiogener Schock bei Herzinfarkt: Nicht die Thrombolyse, sondern die PTCA ist das Verfahren der Wahl!

Für den Therapieerfolg der Akut-PTCA bei infarktbedingtem kardiogenem Schock sprechen nicht nur die retrospektive Auswertung der GUSTO-1-Studie (Tabelle 30-11), sondern auch eine aktuelle prospektive Untersuchung an 302 Patienten mit infarktbedingtem kardiogenem Schock: die 6-Monate-Letalität der unter 75-jährigen Patienten lag ohne Akut-PTCA-Therapie bei 65 % und mit Akut-PTCA-Therapie bei 45 % ($p = 0{,}03$) [13].

Die überzeugenden Erfolge der systemischen Thrombolyse beim akuten Herzinfarkt machen leider vor dem kardiogenen Schock halt: Die hohe Letalität des kardiogenen Schocks bei Herzinfarkt von 60 % und mehr lässt sich durch die i.v.-Thrombolyse nicht günstig beeinflussen. Erst die Wiederherstellung eines effektiven Blutflusses durch die sofortige Wiedereröffnung des verschlossenen Koronargefäßes mittels Akut-PTCA erbrachte nahezu eine Halbierung der Sterblichkeit. Für diesen Therapieerfolg der PTCA sprechen nicht nur zahlreiche Fallbeobachtungsstudien [29, 31] und Trendanalysen der Schocksterblichkeit von 1975–1997, sondern auch die retrospektive Auswertung der GUSTO-1-Studie [5] mit insgesamt 2200 Patienten im kardiogenen Schock (Tabelle 30-11) mit einer Senkung der Krankenhaussterblichkeit von 60 % auf 35 %.

Bei 75 % aller Schockpatienten war der PTCA-Versuch erfolgreich und führte zur Wiedereröffnung des verschlossenen Koronargefäßes. Ein Jahr später waren nach Akut-PTCA noch 91,7 %, ohne Akut-PTCA nur 85,3 % der behandelten Patienten noch am Leben [5]; der günstige Effekt der PTCA war also anhaltend.

> Somit darf die Akut-PTCA bei kardiogenem Schock nach Herzinfarkt als das Verfahren der Wahl angesehen werden; die Empfehlungen der Kardiologischen Gesellschaften klassifizieren diese Behandlung als sinnvoll und empfehlenswert [1, 9, 26, 27].

Der überzeugende Erfolg der PTCA im Vergleich zur Thrombolyse dürfte darauf zurückzuführen sein, dass mittels PTCA in einem sehr viel höheren Prozentsatz eine komplette Reperfusion (TIMI-Grad-3-Koronarfluss) wiederhergestellt werden kann als dies mit der Thromboylse möglich ist.

Folgende Faktoren gelten als prognostisch ungünstig:

- Alter des Patienten > 75 Jahre,
- vorbestehender Herzinfarkt,
- vorbestehende aortokoronare Bypassoperation,
- Schockdauer > 18–24 h,
- Mehrgefäß- gegenüber Eingefäßerkrankung,
- verminderte Auswurffraktion mit Dysfunktion in Nichtinfarktregionen,
- großer Ventrikelthrombus oder ulzerierte Koronarplaque.

Die Möglichkeit zur *Stentimplantation* und der Einsatz von GP IIb/IIIa-Hemmern hat den Effizienzgrad und die Sicherheit der Akut-PTCA bei kardiogenem Schock noch weiter gesteigert. So wird in einer aktuellen PTCA-Serie [3] mit 66 Schockpatienten bei 47 % über die Implantation eines Stents berichtet. Die primäre PTCA-Erfolgsrate lag hier bei 94 %, ein optimales angiographisches Ergebnis wurde in 85 % der Fälle erzielt, die 6-Monate-Überlebensrate lag bei 71 %, und 80 % dieser Patienten hatten nach 6 Monaten nur eine Herzinsuffienz des Schweregrades I – II. Dabei war v. a. von Bedeutung, dass mit Stent versorgte Koronargefäße eine geringere 6-Monate-Restenose-/Reokklusions-Rate (20 %) hatten als unversorgte Herzkranzgefäße (67 %).

Tabelle 30-11. Patienten mit kardiogenem Schock (GUSTO-I-Studie): Frühe Wiedereröffnung des verschlossenen Koronargefäßes. (Nach [5])

Gruppe 1 (n = 406)	30-Tage-Letalität 38 %
– Patienten mit Frühangiographie (≤ 24 h) und Intention zur Revakularisation	p Gruppe 1 vs. 2: 0,001
– Erfolgreiche PTCA (n = 148/197)	30-Tage-Letalität 35 %
– Nicht erfolgreiche PTCA (n = 49)	30-Tage-Letalität 55 %
Gruppe 2 (n = 1794)	
– Patienten ohne Frühangiographie	30-Tage-Letalität 61 %

Multivariate Regressionsanalyse Gruppe 1 vs. Gruppe 2 : 30-Tage-Letalität: OR 0,43 ($p = 0{,}0001$).

In Kenntnis der günstigen Ergebnisse der „High-tech-Behandlung" und insbesondere der Akut-PTCA beim infarktbedingten Schock scheint die folgende Empfehlung gerechtfertigt:

> Infarktpatienten mit manifestem oder beginnendem Schock (Katecholaminpflichtigkeit) sollten möglichst rasch in ein Zentrum mit Akut-PTCA-Möglichkeit verlegt werden [1, 9]. Dabei kann vorab eine i.v-Thrombolyse durchgeführt werden, sie stellt für die Akut-PTCA keine Kontraindikation dar.

Falls verfügbar, sollte der Transport mit liegender intraaortaler Gegenpulsation (IABP) erfolgen! Ein beträchtlicher Nutzen der IABP bei den so behandelten Patienten wurde in einer retrospektiven Analyse (n = 46) aufgezeigt [16]: Einjahresletalität mit IABP-Behandlung 33%, Einjahresletalität ohne IABP-Behandlung 68% (p = 0,019).

30.3.7 Nicht infarktbedingte kardiogene Schockformen

Die nicht infarktbedingten kardiogenen Schockformen sind in Tabelle 30-6 aufgeführt. Die Behandlungsstrategien wurden bereits vorgestellt.

30.3.8 Sonderformen des kardiogenen Schocks

Intoxikationen mit kardiodepressiven und vasotoxischen Substanzen
Trotz der potentiell akut lebensbedrohlichen Situation ist die Langzeitprognose dieser Patienten nach erfolgreicher Akutbehandlung in der Regel sehr günstig. Dies rechtfertigt auch den Einsatz eines kardiopulmonalen Bypasses für einige Stunden, falls die konventionellen Entgiftungsmaßnahmen und die symptomatische Therapie zu keiner Herzkreislaufstabilisierung führen [22].

Herzverletzungen
Offene, aber auch stumpfe Thoraxtraumata mit Schockentwicklung sollten immer an eine Herzverletzung denken lassen; nach rascher Diagnosestellung ist hier die sofortige Herzoperation häufig lebensrettend [19].

Postoperativer Herzinfarkt mit Schockentwicklung
Wegen der meist nur kurze Zeit zurückliegenden Operation muss bei Auftreten eines Herzinfarkts häufig auf die i.v.-Thrombolyse verzichtet werden, obwohl wegen des meist kurzen Zeitintervalls zwischen Infarktbeginn und Infarktdiagnostik die Erfolgschancen der Thrombolyse günstig wären. In solchen Fällen sollte – wann immer möglich – die Akut-PTCA auch des beatmeten Patienten in Erwägung gezogen werden!

30.4 Akute Rechtsherzdekompensation

30.4.1 Akute Dekompensation einer chronischen Rechtsherzinsuffizienz

Bei der akuten Dekompensation einer chronischen Rechtsherzinsuffizienz infolge eines Vitiums oder einer pulmonalen Hypertonie unterschiedlicher Ursache gelten im wesentlichen die gleichen Therapierichtlinien wie für die akute Dekompensation einer chronischen Linksherzinsuffizienz. Allerdings sind die Möglichkeiten einer Intervention mit positiv inotropen Pharmaka bei dem muskelschwachen rechten Ventrikel relativ begrenzt. Insbesondere Digitalis sollte vorsichtig dosiert werden, um Intoxikationen zu vermeiden. Die Senkung der zur Dekompensation führenden pulmonalen Hypertonie steht im Vordergrund.

30.4.2 Rechtsherzdekompensation während herzchirurgischer Eingriffe

In der Therapie des Rechtsherzversagens und der pulmonalen Hypertonie nach herzchirurgischen Eingriffen bewirkt inhalativ zugeführtes Stickoxid (NO, 5–40 ppm) eine selektive pulmonale Vasodilatation ohne systemvaskuläre Nebenwirkungen. Die pulmonale Vasodilatation geschieht ohne Beeinträchtigung der hypoxisch-pulmonalen Vasokonstriktion, sodass es weder zu einer Erhöhung des intrapulmonalen Shunts noch zu einer Reduktion der arteriellen Oxygenierung kommt. Die Wirkung von inhalativ zugeführtem NO kann jedoch variieren. Prinzipiell denkbare Effekte auf Koronarien und Myokard scheinen entweder zu fehlen oder sind nicht sehr ausgeprägt [29]. Bedenken gegen den Einsatz von inhalativem NO bei akutem Koronarsyndrom bestehen nicht.

Neben NO können auch Prostaglandine eingesetzt werden: Prostaglandin E_1 (Minprog) und Prostacyclin (Flolan), i.v. 5–50 ng/kg/min, auch inhalativ.

30.4.3 Akute Rechtsherzinsuffizienz bei Lungenembolie

Derzeit richtet sich die Indikation zur Thrombolyse einer Lungenembolie nach dem klinischen Zustand. Bei klinischer Instabilität (mit einer Krankenhausletalität von 25–65%) wird eine Thrombolyse durchgeführt, bei hämodynamisch stabilen Patienten ohne Zeichen der Rechtsherzbelastung (Letalität 1–2%) ist eine

Thrombolyse nicht erforderlich. Nach wie vor ungeklärt ist die therapeutische Situation für Patienten mit nachgewiesener Rechtsherzbelastung (EKG, Echokardiographie/Doppler, Rechtsherzkatheter), die weder katecholaminbedürftig noch reanimationspflichtig sind. Die Krankenhausletalität beträgt für diese Patienten 8–15%. Die Ergebnisse der MAPPET-Registerstudie lassen vermuten, dass auch diese Patienten von einer frühzeitigen thrombolytischen Behandlung profitieren [14].

30.4.4 Akuter Rechtsherzinfarkt

Bei Hinterwandinfarkt kommt es in 35–50% zum Auftreten eines begleitenden Rechtsherzinfarkts mit einem überproportional hohen Schockanteil und einer Hypotonierate von 40%. Hinweisend dafür sind ST-Streckenhebungen in den rechtspräkordialen Ableitungen V_{3R} und v. a. V_{4R}. Der Rechtsherzinfarkt – charakterisiert durch einen Schockzustand (Hypotonie, niedriges Herzzeitvolumen) ohne Lungenstauung – lässt sich echokardiographisch als großer, hypokinetischer rechter Ventrikel und kleiner linker Ventrikel kenntlich machen. Wegweisend für die Diagnose sind neben Klinik und Echokardiographie auch der niedrige Pulmonalkapillardruck trotz Schockzustand. Der Rechtsherzinfarkt disponiert zu bradykarden Rhythmusstörungen in Form höhergradiger AV-Blockierungen (48% vs. 13%).

Vorgehen der Wahl: Akut-PTCA

Vorgehen der Wahl beim Rechtsherzinfarkt mit oder ohne begleitenden Schockzustand ist die Akut-PTCA: In einer Untersuchung an 53 Patienten mit rechtsventrikulärem Infarkt konnte durch die Akut-PTCA bei 41 Patienten (77%) eine Wiedereröffnung der verschlossenen rechten Koronararterie erzielt werden mit einer raschen und beeindruckenden Erholung der rechtsventrikulären Pumpfunktion innerhalb einer Stunde und einer niedrigen Hypotonie- (12%) und Letalitätsrate (2%). Bei den Patienten, bei denen die Wiedereröffnung nicht gelang, persistierte die rechtsventrikuläre Funktionstörung, die Hypotonierate lag bei 83% und die Letalität bei 58% [11].

Monitoring

Ein spezieller Pulmonalarterienkatheter (REF-Katheter, Fa. Baxter) ermöglicht die Bestimmung der rechtsventrikulären Volumina und der Auswurffraktion und dokumentiert so die globale Pumpfunktionseinschränkung des rechten Ventrikels bei Rechtsherzinfarkt.

Die für den rechten Ventrikel angegebenen Normalwerte sind:
- Auswurffraktion (EF) 40–60%,
- enddiastolischer Volumenindex 60–100 ml/m^2,
- endsystolischer Volumenindex 30–60 ml/m^2.

Entgegen der sonst erforderlichen Volumenrestriktion beim kardiogenen Schock ist bei den Patienten mit rechtsventrikulärem Infarkt und Hypotonie die Gabe von Volumen erforderlich, um eine ausreichende Füllung des stark vorlastabhängigen rechten Ventrikels zu erzielen. Auf diese Weise kann – unter adäquatem hämodynamischem Monitoring mit dem Pulmonalarterienkatheter – der erniedrigte Füllungsdruck des linken Ventrikels angehoben werden. Bei etwa der Hälfte der hypotonen Patienten ist die alleinige Volumengabe jedoch nicht ausreichend, sie benötigen zusätzlich noch Dobutamin oder Dopamin. Eine Vasodilatation v. a. des venösen Gefäßbetts sollte vermieden werden (**cave** Nitroglyzerin), da ein weiterer Abfall des rechtsventrikulären Füllungsdrucks die Hypotonie verschlimmern würde.

Klinisches Vorgehen

Es empfiehlt sich demzufolge, bei allen Patienten mit Hinterwandinfarkt auch die EKG-Ableitung V_{4R} zu registrieren. Bei einer ST-Hebung in dieser Ableitung muss von einem begleitenden Rechtsherzinfarkt ausgegangen werden. Bei entsprechenden Symptomen mit Hypotonie und Echokardiographiebefunden sollte auf jeden Fall eine baldige Reperfusion (Thrombolyse, wenn möglich Akut-PTCA) der verschlossenen Koronararterie erzielt und eine an den Rechtsherzinfarkt angepasste Behandlung durchgeführt werden: Die Chancen einer Erholung des rechten Ventrikels ohne gravierenden Funktionsverlust sind dann wesentlich günstiger als bei einem infarzierten linken Ventrikel.

Literatur

1. ACC/AHA Guidelines for the management of patients with acute myocardial infarction (1996) A Report of the American College of Cardiology/American Heart Association Task Force on Practice Guidelines (Committee on Management of Acute Myocardial Infarction). J Am Coll Cardial 28: 1328–1428; 1999 Update (1999) J Am Coll Cardiol 34: 890–911
2. Anderson RD, Ohman EM, Holmes DR et al., for the GUSTO-I Investigators (1997) Use of intraaortic ballon counterpulsation in patients presenting with cardiogenic shock: Observations from the GUSTO-I Study. J Am Coll Cardiol 30: 708–715
3. Antoniucci D, Valenti R, Santoro GM et al. (1998) Systematic direct angioplasty and stent-supported direct angioplasty therapy for cardiogenic shock complicating acute myocardial infarction: In-hospital and long-term survival. J Am Coll Cardiol 31: 294–300
4. Baumert J-H, Roissant R (1998) Mechanische Kreislaufunterstützung in der kardiochirurgischen Intensivmedizin. Intensivmed 35: 565–573
5. Berger PB, Holmes DR, Jr., Stebbins AL et al., for the GUSTO-I Investigators (1997) Impact of an aggressive invasive catheterization and revascularization strategy on mortality in patients with cardiogenic shock in the global utilization of streptokinase and tissue plasminogen activator for occluded coronary arteries (GUSTO-I)

trial – An observational study. Circulation 1997: 122–127
6. Berger PB, Tuttle RH, Holmes DR et al., for the GUSTO-I Investigators (1999) One-year survival among patients with acute myocardial infarction complicated by cardiogenic shock, and its relation to early revascularization – Results from the GUSTO-I Trial. Circulation 99: 873–878
7. Cotter G, Metzkor E, Kaluski E et al. (1998) Randomised trial of high-dose isosorbide dinitrate plus low-dose furosemide vs. high-dose furosemide plus low-dose isosorbide dinitrate in severe pulmonary oedema. Lancet 351: 389–393
8. Deutsche Gesellschaft für Kardiologie – Herz- und Kreislaufforschung, bearbeitet von Erbel R, Engel HJ, Kübler W et al. (1997) Richtlinien der interventionellen Koronartherapie. Z Kardiol 86: 1040–1063
9. Deutsche Gesellschaft für Kardiologie – Herz- und Kreislaufforschung, bearbeitet von Hoppe UC, Erdmann E (1998) Leitlinien zur Therapie der chronischen Herzinsuffizienz. Z Kardiol 87: 645–661
10. Fruhwald FM, Watzinger N, Klein W (1998) Aktuelle Therapie der akuten schweren Herzinsuffizienz. Intensivmed 35: 543–547
11. Goldstein JA (1999) Pathophysiology and clinical management of right heart ischemia. Curr Opin Cardiol 14: 329–339
12. Hands ME, Rutherford JD, Muller JE et al., and the MILIS study group (1989) The in-hospital development of cardiogenic shock after myocardial infarction: incidence, predictors of occurrence, outcome and prognostic factors. J Am Coll Cardiol 14: 40–46
13. Hochman JS, Sleeper LA, Webb JG, Sanborn TA, White HD, Talley JD, Buller CE, Jacobs AK, Slater JN, Col J, McKinlay SM, LeJemtel TH, for the SHOCK Investigators (1999) Early revascularization in acute myocardial infarction complicated by cardiogenic shock. N Engl J Med 341: 625–634
14. Hunziker P, Pfisterer M (1997) Die schwere Herzinsuffizienz als medizinischer Notfall. Praxis 86: 189–195
15. Kasper W (1998) Aktueller Stand der Thrombolyse bei akuter Lungenembolie unter besonderer Berücksichtigung der hämodynamischen Beeinträchtigung. Intensiv Notfallbehandl 23: 206–209
16. Koslowski B, Heit W (1998) Kardiale Probleme des Tumorpatienten – Schicksal oder Herausforderung? Intensiv Notfallbehandl 23: 54–72
17. Kovack PJ, Rasak MA, Bates ER et al. (1997) Thrombolysis Plus Aortic Counterpulsation: Improved Survival in Patients Who Present to Community Hospitals With Cardiogenic Shock. J Am Coll Cardiol 29: 1454–1458
18. Leier CV, Binkley PF (1998) Parenteral Inotropic Support for Advanced Congestive Heart Failure. Progr Cardiovasc Dis 41: 207–224
19. Redling F, Neumann I, Zerkowski H-R (1998) Herzverletzungen. Intensiv- und Notfallbehandlung 23: 85–95
20. Report of the American College of Cardiology/American Heart Association Task Force on Practice Guidelines (Committee on Evaluation and Management of Heart Failure) (1995) Guidelines for the Evaluation and Management of Heart Failure. Circulation 92: 2764–2784
21. Ruzumna P, Gheorgiade M, Bonow RO (1996) Mechanisms and management of heart failure due to diastolic dysfunction. Curr Opin Cardiol 11: 169–175
22. Schmidt W, Nottrott M, Desel H (1998) Lebensbedrohliche akute Intoxikationen durch kardio- und vasotoxisch wirkende Medikamente und Drogen. Intensiv- und Notfallbehandlung 23: 27–49
23. Schuster HP, Schuster FP, Ritschel P, Wilts S, Bodmann KF (1997) The ability of the Simplified Acute Physiology Score (SAPS II) to predict outcome in coronary care patients. Intensive Care Med 23: 1056–1061
24. Seino Y, Momomura S-I, Takano T et al., for the Japan Intravenous Milrinone Investigators (1996) Multicenter, double-blind study of intravenous milrinone for patients with acurte heart failure. Crit Care Med 24: 1490–1497
25. Task Force of the American College of Critical Care Medicine, Society of Critical Care Medicine (1999) Guidelines for intensive care unit admission, discharge and triage. Crit Care Med 27: 633–638
26. The Task Force on the Management of Acute Myocardial Infarction of the European Society of Cardiology (1996) Acute myocardial infarction: pre-hospital and in-hospital management. Eur Heart J 17: 43–63
27. The Task Force of the Working Group on Heart Failure of the European Society of Cardiology (1997) The treatment of heart failure. Eur Heart J 18: 736–753
28. Von Spiegel T (1999) Monitoring des kardiovaskulären Systems. Intensiv- und Notfallbehandlung 24: 25–32
29. Werdan K, Müller-Werdan (im Druck) Schock, Kollaps und akute Kreislaufinsuffizienz. In: Erdmann E, Riecker G (Hrsg) Klinische Kardiologie – Krankheiten des Herzens, des Kreislaufs und der Gefäße, 5. Aufl. Springer, Berlin Heidelberg New York Tokio
30. Witthaut R, Werdan K, Schuster H-P (1998) Multiorgandysfunktions-Syndrom und Multiorganversagen – Diagnose, Prognose und Therapiekonzepte. Internist 39: 493–501
31. Wollert KC, Drexler H (1998) Kardiogener Schock nach Myokardinfarkt – Aktuelle Therapieansätze. Intensivmed 35: 535–542

Kapitel 31 Myokardinfarkt

R. Erbel

31.1 Einleitung 609

31.2 Pathogenese und Pathophysiologie des akuten Infarkts 609
31.2.1 Transmuraler Myokardinfarkt 609
31.2.2 Nichttransmuraler Infarkt 611

31.3 Infarktdiagnostik 611
31.3.1 Klinik 611
31.3.2 Elektrokardiogramm 612
31.3.3 Labor 614
31.3.4 Echokardiographie 616

31.4 Infarktklassifizierung 617
31.4.1 Klinische Einteilung 617
31.4.2 Hämodynamische Einteilung 617
31.4.3 Hämodynamischer Verlauf 618

31.5 Infarktkomplikationen 619
31.5.1 Arrhythmien 619
31.5.2 Ventrikelaneurysmen 620
31.5.3 Ventrikelthromben 621
31.5.4 Klappeninsuffizienz und Myokardrupturen 622
31.5.5 Rechtsherzinfarkt 625
31.5.6 Perikard 627

31.6 Therapie in der Prähospitalphase 628
31.6.1 Allgemeinmaßnahmen 628
31.6.2 Sedierung und Analgesie 628
31.6.3 O_2-Zufuhr 628
31.6.4 Antiarrhythmische Therapie 628
31.6.5 Antikoagulation 629
31.6.6 Präklinische Thrombolyse 629

31.7 Therapie in der Hospitalphase 630
31.7.1 Basistherapie 630
31.7.2 Physikalische Therapie 631

31.8 Therapie von Herzrhythmusstörungen 631
31.8.1 Supraventrikuläre Rhythmusstörungen 631
31.8.2 Ventrikuläre Rhythmusstörungen 632
31.8.3 Kammerflimmern 633

31.9 Therapie mit β-Blockern, ACE-Hemmern und Magnesium 634
31.9.1 β-Blocker 634
31.9.2 ACE-Hemmer-Therapie 634
31.9.3 Magnesium 635

31.10	Therapie bei Linksherzinsuffizienz	635
31.10.1	Vasodilatatoren	635
31.10.2	Digitalisglykoside	636
31.10.3	Kalziumantagonisten	636
31.11	Therapie des kardiogenen Schocks	637
31.11.1	Standardtherapie	637
31.11.2	Intraaortale Ballonpulsation	637
31.11.3	Thrombolyse	637
31.11.4	Rechtsherzinfarkt und akutes Rechtsherzversagen	638
31.12	Therapie von Komplikationen	640
31.12.1	Freie Herzruptur	640
31.12.2	Papillarmuskel- und Septumruptur	641
31.12.3	Aneurysma	641
31.12.4	Linksventrikuläre Thromben	641
31.13	Thrombolyse und Koronarintervention	641
31.13.1	Intravenöse thrombolytische Therapie	641
31.13.2	Fibrinogenrezeptorantagonisten	643
31.13.3	Primäre Ballondilatation	643
31.13.4	Kombinierte medikamentös-mechanische Rekanalisation	643
31.13.5	Stentimplantation	643
31.13.6	Erfolgskontrolle	644
31.14	Prognose	644
	Literatur	645

# Kapitel 31

Myokardinfarkt

R. Erbel

31.1 Einleitung

In der Bundesrepublik Deutschland sterben jährlich ca. 450 000 Menschen an Krankheiten des Herzkreislaufsystems, ca. 86 000 von ihnen an den Folgen eines akuten Myokardinfarkts. Wesentlich ist, dass 60 % der Patienten noch vor Eintreffen in der Klinik versterben. Die Letalität in der Hospitalphase beträgt 5–20 %.

Die Diagnostik und Therapie des Herzinfarkts wurde durch die Entwicklung der Thrombolyse wesentlich beeinflusst. Mittels intravenös und intrakoronar applizierter Streptokinase, azylierter Streptokinase, Gewebsplasminogenaktivatoren (rt-PA), Urokinase und Pro-Urokinase könnten verschlossene Infarktgefäße wieder eröffnet werden [10, 18, 20, 21, 26, 27]. Fast gleichzeitig begann der Einsatz der Ballonkathetertechnologie, eingeleitet durch die erste mechanische Rekanalisation von Rentrop und die Einführung der Ballondilatation durch Grüntzig. Die Fortschritte der Technologie ergaben für die alleinige Ballondilatation einen Durchbruch mit dem Nachweis hoher optimaler Reperfusionsraten, sodass die Methode heute fast gleichberechtigt neben der thrombolytischen Therapie steht. Ob in Kombination mit einer Stentimplantation mit oder ohne Thrombozytenaggregationshemmung ein weiterer Fortschritt erzielt werden kann, bleibt abzuwarten.

31.2 Pathogenese und Pathophysiologie des akuten Infarkts

31.2.1 Transmuraler Myokardinfarkt

Koronarographien im akuten Stadium eines transmuralen Infarktes weisen in Abhängigkeit vom Zeitintervall zwischen Beginn der Symptome und Koronarographie in bis zu 80 % einen Verschluss eines Koronargefäßes nach [27]. Entsprechend stellten DeWood et al. [9] bei Akutoperationen in ca. 80 % der Fälle einen verschließenden Thrombus im Infarktgefäß fest. Auch pathologisch-anatomische Studien zeigten in ca. 80 % der Infarkte thrombotische Totalverschlüsse und bei 18 % partielle Thrombosierungen der Gefäßwand. Nach erfolgreicher Thrombolyse werden im betroffenen Koronargefäß in 90 % der Fälle Stenosen von mehr als 75 % des Gefäßdurchmessers nachgewiesen. In 5–10 % findet sich eine Hauptstammstenose.

Koronarstenose und Thrombus
Aufgrund bisher unbekannter auslösender Faktoren entstehen an diesen Koronarstenosen Intimaläsionen und Plaquerupturen, an denen sich Blutplättchen anlagern, die sich aufgrund der verlangsamten Strömung distal der Stenose – der „Todwasserzone" – halten und einen wachsenden, verschließenden Thrombus bilden können (Abb. 31-1). Erst nach Verschluss des Gefäßes entstehen Thromben auch in proximaler Richtung. Nach der Wiedereröffnung bleiben oft Thromben noch distal der Stenose wandständig, die als Füllungsdefekte zu erkennen sind (Abb. 31-1). Sie können eine frühe Reokklusion begünstigen. Dieses pathophysiologische Konzept wird unterstützt durch Beobachtungen bei instabiler Angina pectoris und plötzlichem Herztod. Bei Akutkoronarographien oder Autopsien dieser Patienten fanden sich aufgebrochene arteriosklerotische Plaques mit aufgepfropften Thromben.

Für die 3 akuten Herzsyndrome – Herzinfarkt, instabile Angina pectoris, plötzlicher Herztod – zeigt sich demnach ein einheitlicher Entstehungsmechanismus.

Nur im Ausmaß und in der Geschwindigkeit der Entstehung des thrombotischen Prozesses ergaben sich Unterschiede. Zusätzlich konnten die Untersuchungen der myokardialen Endstrombahn z. T. multiple Mikroembolisationen mit Mikroinfarkten nachweisen. Die Mikroembolien bestanden zum größten Teil aus Thrombenmaterial, das mit arteriosklerotischem Material vermischt war.

Koronarspasmus
Nach den Veröffentlichungen von Oliva et al. war zunächst auch Koronarspasmen eine wesentliche pathogenetische Bedeutung zuerkannt worden. Diese Autoren berichteten über eine Wiedereröffnung eines verschlossenen Gefäßes in 40 % der Patienten durch Nitroglyzerin. Koronarspasmen als Ursache eines Infarktes wurden in anderen Studien aber wesentlich seltener beobachtet und sind nach heutigen Erkenntnis-

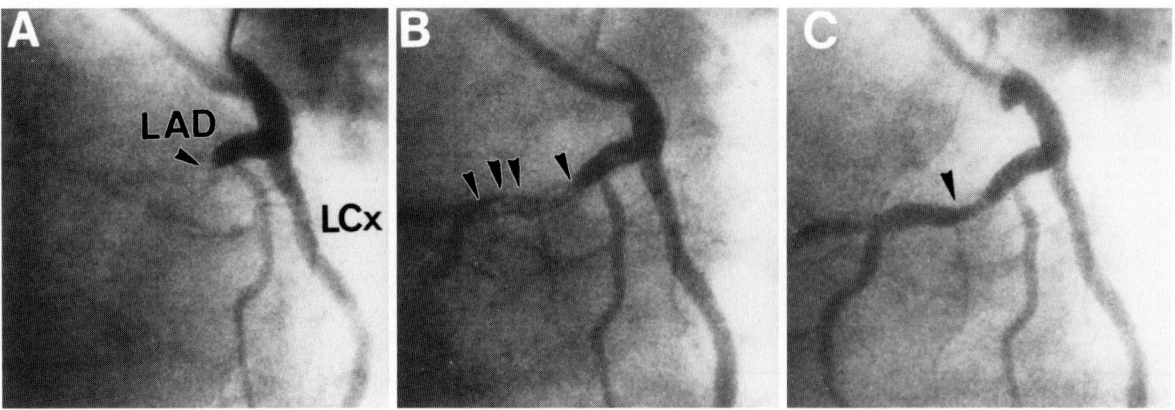

Abb. 31-1. Koronarogramm **A** bei akutem Vorderwandinfarkt mit verschlossenem R. interventricularis anterior (LAD) bei unauffälligem R. circumflexus (LCx); **B** nach Wiedereröffnung des Gefäßes Restthromben als Füllungsdefekt distal der Verschlussstelle (*Pfeile*) und **C** Auflösung unter Fortführung der thrombolytischen Therapie (*Pfeil*)

sen nur in 3–5% der Patienten Ursache eines akuten Infarktes (Abb. 31-2; [27]).

Zeitverlauf

Der Verschluss eines Koronargefäßes führt innerhalb kurzer Zeit zur Nekrose des Myokards im Versorgungsgebiet. Zwar gibt es den einzeitig verlaufenden Infarkt. Oft wird aber auch ein mehrzeitiger oder sog. „Stakkatoinfarkt" beobachtet. Aufgrund tierexperimenteller Befunde muss davon ausgegangen werden, dass innerhalb von 45 min 60%, nach 90 min ca. 80% des Infarktgebietes nekrotisch sind (Abb. 31-3).

Beim Menschen ist davon auszugehen, dass das Koronarversorgungsgebiet 6 h nach Verschluss komplett nekrotisch ist und eine Erholung von Anteilen des Infarktgebietes kaum noch erreicht werden kann.

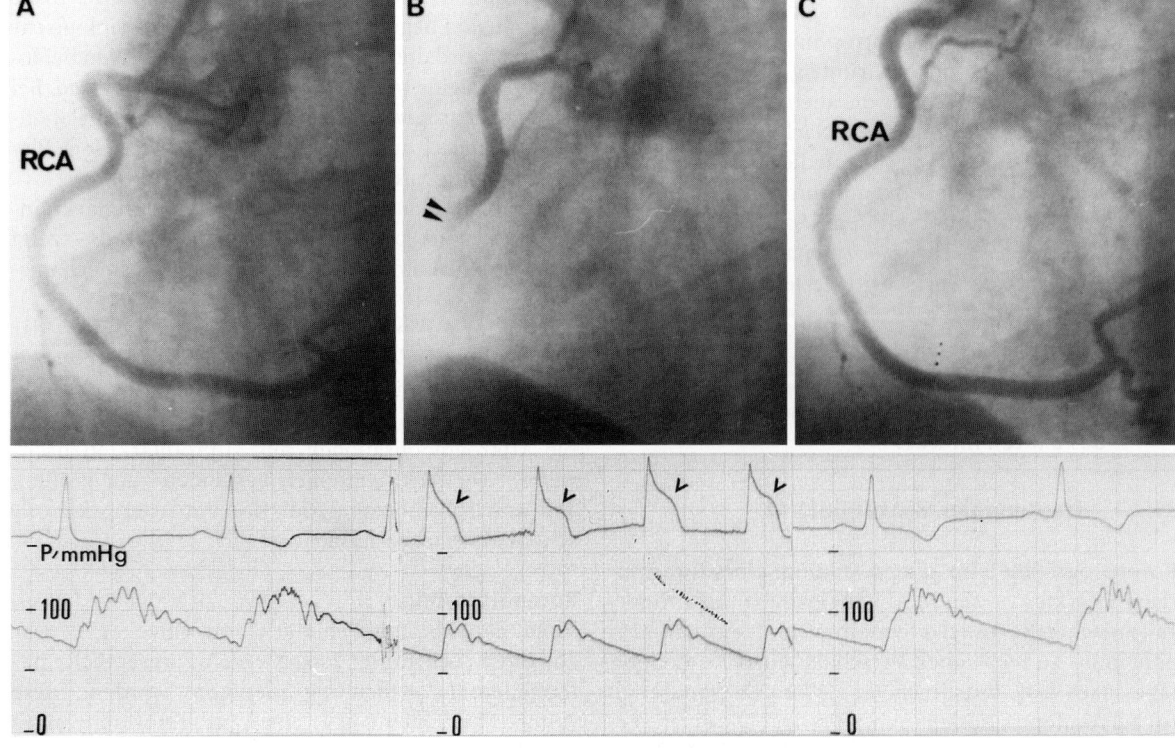

Abb. 31-2. Koronarogramm bei einem Patienten mit akutem transmuralem Hinterwandinfarkt. Im initialen Koronarogramm keine Wandunregelmäßigkeiten (**A**). Nach Provokation Ausbildung eines Gefäßverschlusses mit erneuter Schmerzausbildung und EKG-Veränderungen (**B**), nach Nitroglyzerin Wiedereröffnung (**C**). Während des Spasmus ST-Strecken-Anhebung mit monophasischer Deformierung und Aortendruckabfall < 100 mmHg

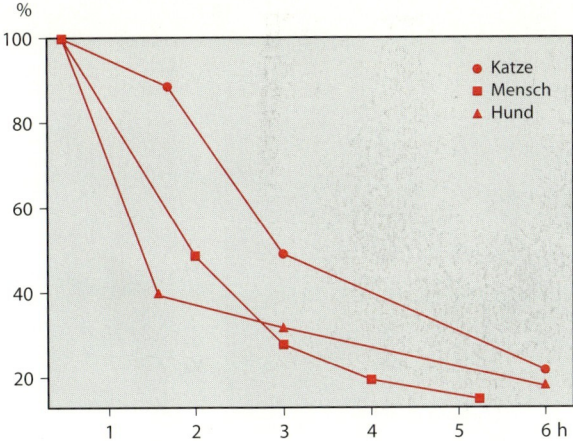

Abb. 31-3. Mögliche Infarktverkleinerung in Beziehung zur Ischämiezeit. Bereits nach 3 h ist die Möglichkeit einer Infarktverkleinerung so weit vermindert, dass nur noch geringe Effekte zu erzielen sind

Diese Aussagen beziehen sich primär auf den linken Ventrikel. In bezug auf den rechten Ventrikel gelten wahrscheinlich wegen der höheren Ischämietoleranz andere Maßstäbe [27].

Infarktausdehnung und Kollateralen

Die Ausdehnung des Infarktareals ist abhängig vom O_2-Verbrauch des Herzens, damit also von den Faktoren
- Herzfrequenz,
- Vor- und Nachlast,
- Kontraktilität des Myokards.

Eine weitere wichtige Determinante ist die Kollateraldurchblutung. Sie ist verantwortlich dafür, dass Verschlüsse von Koronararterien ohne Infarkt auftreten können, wenn die Zunahme der Koronarstenose bis zur kompletten Okklusion langsam abläuft und Kollateralen sich öffnen. Eine Wiedereröffnung eines verschlossenen Gefäßes, das über Kollateralen versorgt wird, führt im Koronarogramm zum sofortigen Verschwinden der Kollateralen. Sie sind also rein druckpassiv reguliert. Kollateralen liefern normalerweise so viel Blut, dass der Druck in der Koronararterie distal des Verschlusses um 50 mmHg liegt und damit 30–40 mmHg höher als bei fehlenden Kollateralen.

Nur unter Belastung tritt eine Koronarinsuffizienz aufgrund der eingeschränkten Koronarreserve auf. Unter Ruhebedingungen ist der Koronarfluss über Kollateralen nicht ausreichend, wenn Stenosen in der zuführenden Koronararterie vorhanden sind. Beim akuten Infarkt liegen in 44 ± 5 % Eingefäß-, in 35 ± 3 % Zweigefäß- und in 21 ± 7 % Mehrgefäßerkrankungen vor. Die Infarktgröße wird wesentlich durch das betroffene Gefäß bestimmt. So fallen Vorderwandinfarkte größer aus als Hinterwandinfarkte. Naturgemäß ist bei proximalem Verschluss eines Gefäßes das Infarktareal größer als bei distalem Verschluss: So führt ein proximaler Ramus-interventricularis-anterior-Verschluss zu einem Anterolateralinfarkt, ein mittlerer bis distaler Ramus-interventricularis anterior-Verschluss zu dem kleineren supraapikalen Infarkt.

31.2.2 Nichttransmuraler Infarkt

Er unterscheidet sich vom transmuralen Infarkt dadurch, dass meist kein vollständiger Verschluss des Gefäßes, sondern nur eine höchstgradige Stenose vorliegt. Die Reduktion des Koronarflusses ist dabei so stark, dass das O_2-Angebot in ein Missverhältnis zum O_2-Verbrauch, besonders in den subendokardialen Schichten, fällt und dadurch eine schwere Hypoxämie entsteht.

> Da subendokardial die höchste Wandspannung herrscht, besteht auch hier der höchste O_2-Verbrauch. Dies erklärt, dass der nichttransmurale Infarkt definitionsgemäß mit einem subendokardialen- oder Schichtinfarkt gleichgesetzt werden kann.

Kommt es im Verlauf zu einem kompletten Verschluss des Infarktgefäßes, geht der nichttransmurale in den transmuralen Infarkt mit allen klinischen Zeichen des Reinfarkts über.

31.3 Infarktdiagnostik

31.3.1 Klinik

Für den akuten Myokardinfarkt ist der „Vernichtungsschmerz" mit Kompressionsgefühl des Thorax typisch, der ohne oder aber auch mit einer Präinfarktangina (40 %) auftreten kann. Nitroglyzerin bleibt ohne Wirkung, und damit gelingt in den meisten Fällen eine Unterscheidung zur Angina pectoris. Bei Hinterwandinfarkten finden sich häufig vegetative Begleitsymptome – Übelkeit, Brechreiz, Schweißausbruch. Ein Infarkt kann aber auch stumm ablaufen, besonders bei Patienten mit Defekten des autonomen Nervensystems wie Diabetikern. Mehrfach konnten akute Kollaps- und Ohnmachtszustände als Erstmanifestation eines Infarktes beobachtet werden. Nicht selten werden Patienten zunächst in die Chirurgie wegen stärkster Oberbauchbeschwerden eingewiesen. Eine typische extrathorakale Manifestation stellen auch in den Hals oder in den Kiefer ausstrahlende Schmerzen dar.

Hinsichtlich der Symptomatik unterscheiden sich transmuraler und nicht transmuraler Infarkt nicht, wenn auch der Eindruck besteht, dass bei einem nichttransmuralen Infarkt die Symptome weniger stark ausgeprägt sind [22].

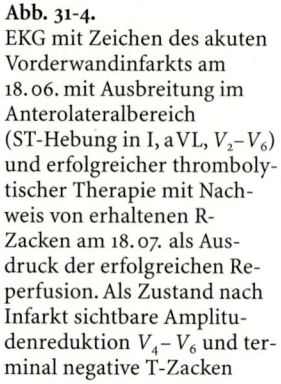

Abb. 31-4.
EKG mit Zeichen des akuten Vorderwandinfarkts am 18.06. mit Ausbreitung im Anterolateralbereich (ST-Hebung in I, aVL, V_2–V_6) und erfolgreicher thrombolytischer Therapie mit Nachweis von erhaltenen R-Zacken am 18.07. als Ausdruck der erfolgreichen Reperfusion. Als Zustand nach Infarkt sichtbare Amplitudenreduktion V_4–V_6 und terminal negative T-Zacken

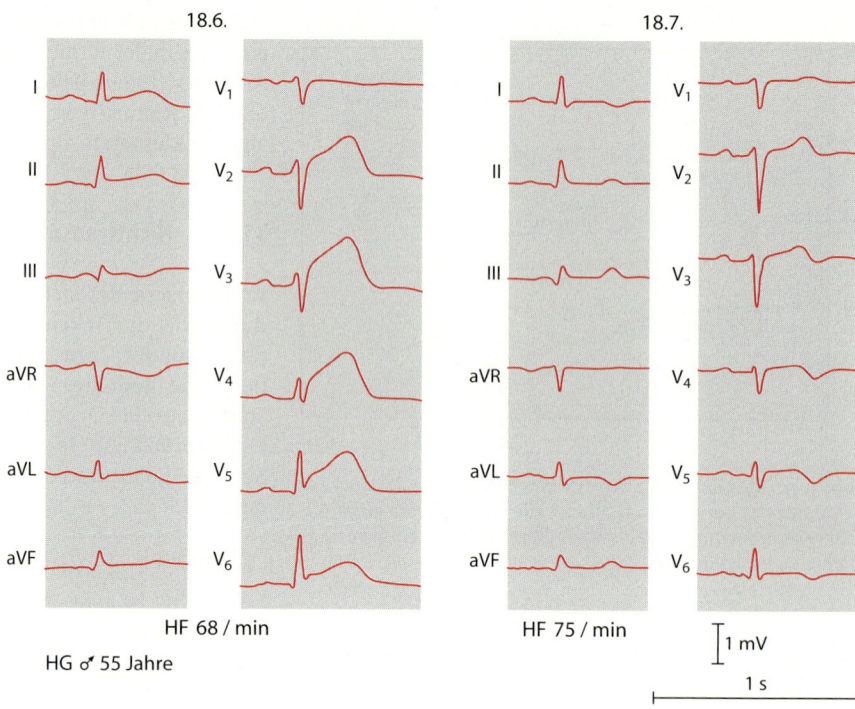

Tabelle 31-1. Beziehung zwischen Infarkttyp, betroffenem Infarktgefäß und EKG-Veränderungen (Q-Zacken, ST-Anhebungen)

Infarkttyp	Mögliches Infarktgefäß	EKG (Q-Zacken)
Anteroseptaler Infarkt	R. interventricularis anterior und dessen Seitenäste	V_1–V_4 (I, aVL)
Apikaler Infarkt	Distaler Ramus interventricularis anterior	V_3, V_4, II, III, aVF
Lateraler Infarkt	R. circumflexus	I, aVL
Anterolateraler Infarkt	R. circumflexus (medialer R. interventricularis anterior)	V_4–V_6
Ausgedehnter Vorderwandinfarkt	Proximaler R. interventricularis anterior	V_2–V_6, I, aVF
Inferiorer Infarkt	Rechte Koronararterie (R. interventricularis posterior)	II, III, aVF
Strikt posteriorer Infarkt	Rechte Koronararterie (R. interventricularis; R. circumflexus)	Hohes R in V_1, V_2
Posterolateraler Infarkt	R. circumflexus	V_5, V_6, hohes R in V_1, V_2
Inferolateraler Infarkt	R. circumflexus (rechte Koronararterie)	II, III, aVF, V_5, V_6
Rechtsventrikulärer Infarkt	Proximale rechte Koronararterie ohne Kollateralen	ST-Hebung in V_{r4}

Differentialdiagnostisch muss an die akute Perimyokarditis, die Aortendissektion, die Lungenembolie und den akuten Pneumothorax gedacht werden.

31.3.2 Elektrokardiogramm

Mit Hilfe der 6 Extremitäten- und 6 Brustwandableitungen des EKG gelingt in den meisten Fällen eine sichere Diagnose. Typisch für den akuten Infarkt ist eine rasche Änderung des ST-T-Streckenverlaufs innerhalb kurzer Zeit (30–60 min). Während Verschlüsse des R. interventricularis anterior und der rechten Koronararterie im EKG am typischen Bild des Vorderwand- und Hinterwandinfarktes erkannt werden können (s. Abb. 31-4 und 31-5), sind die Zeichen eines Verschlusses des Ramus circumflexus manchmal schwer zu erkennen (Tabelle 31-1) [11a]. Unter Umständen erscheinen in den Ableitungen I und aVL leichte ST-Hebungen und später negative T-Zacken (Abb. 31-6). Trotz dieser geringen EKG-Zeichen können sich große Infarkte dahinter verbergen. Außerdem muss eine negative T-Zacke oder eine Abflachung der T-Welle in aVL in der Notaufnahme als pathologisch angesehen werden. Zusätzliche EKG-Ableitungen wie z.B. V_7 und V_8 sind hilfreich.

> Zeichen eines Ramus-circumflexus-Verschlusses sind z. T. schwer zu erkennen. Hier können sich große Infarkte hinter geringen EKG-Zeichen verbergen.

Während für den transmuralen Infarkt im Ablauf der R-Verlust und die Ausbildung einer Q-Zacke als Zeichen der Nekrose typisch sind (Abb. 31-4 und 31-5), ist das Bild des nichttransmuralen Infarktes sehr vielfäl-

31.3 Infarktdiagnostik 613

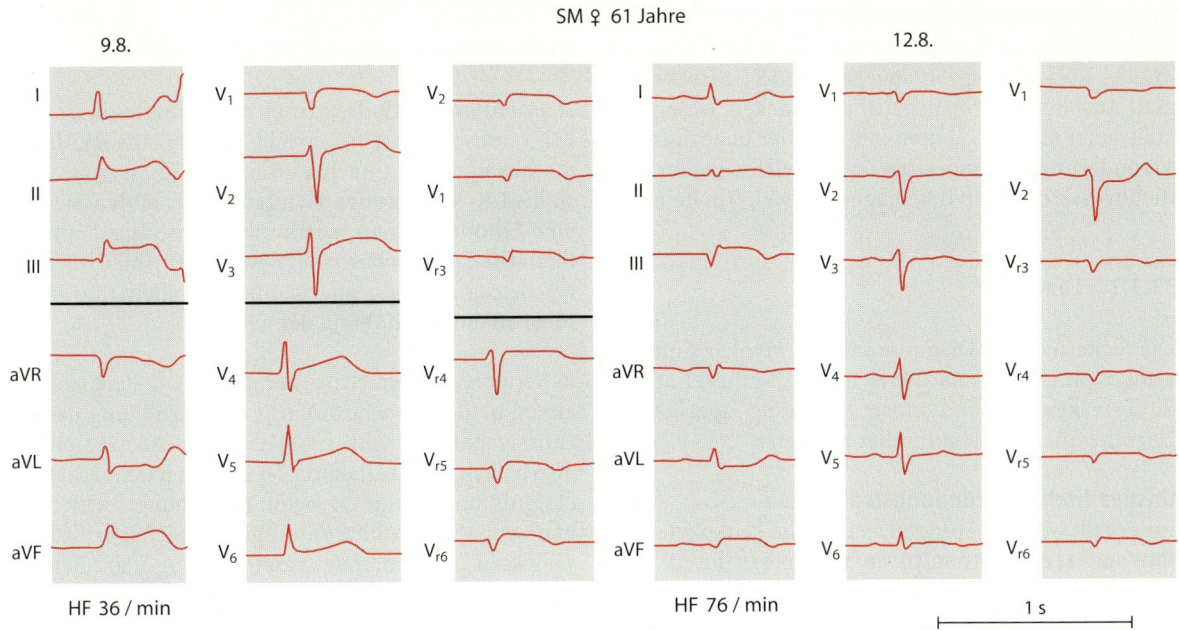

Abb. 31-5. EKG einer 61-jährigen Patientin mit Hinterwand- und Rechtsherzinfarkt, erkennbar an ST-Strecken-Anhebungen in Ableitung II, III und aVF sowie V_3–V_6. Rückbildung der ST-Strecken-Hebungen mit geringer Persistenz der ST-Strecken in II, III und aVF sowie in Vr_3–Vr_6 als Zeichen des Zwischenstadiums nach Hinterwandinfarkt. Das EKG beweist ein suboptimales Ergebnis der Therapie [11a]

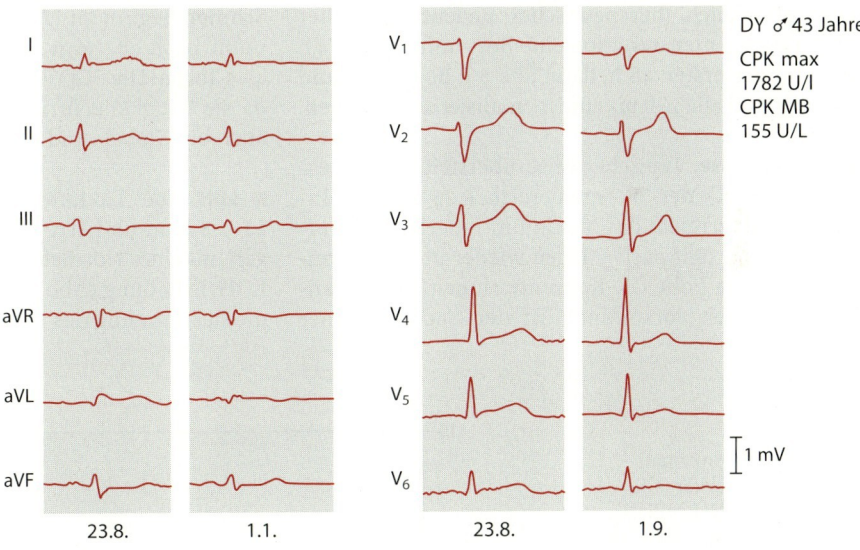

Abb. 31-6.
Beispiel eines Seitenwandinfarkts mit Verschluss des R. circumflexus. Nur in den Ableitungen I und aVL sind eine ST-Strecken-Anhebung in der Akutphase und eine Negativierung der T-Welle in aVL in der Folgephase sichtbar, fast unveränderte Brustwandableitungen. Trotz dieser geringen EKG-Veränderungen maximaler CPK-Anstieg auf 1782 U/l

tig. Angefangen von geringen T-Wellen-Abflachungen bis zur tiefen Negativierungen der T-Welle finden sich vielfältige Veränderungen. Typisch ist, dass diese EKG-Veränderungen persistieren. CK-Erhöhungen bis 500 U/l treten intermittierend auf. Bei instabiler Angina pectoris, die ähnliche EKG-Veränderungen aufweist, finden sich dagegen keine CK-Anstiege und oft unter Therapie eine Rückbildung der Endstreckenveränderungen. Bei einem Teil der Patienten wird allerdings ein Anstieg von Troponin T oder I, den neuen Infarktmarkern, festgestellt.

Differentialdiagnose Perimyokarditis

Wichtig ist, dass auch bei Perimyokarditis – einer Erkrankung, die ebenfalls zu deutlichen ST-Strecken-Anhebungen im EKG im Vorder- oder Hinterwandbereich oder R-Verlust führen kann – CK-Erhöhungen bis 500 U/l und mehr auftreten können. Typisch für diese

Erkrankung sind aber eine auftretende starke BSG-Beschleunigung und Leukozytose. Im EKG ist der Verlauf mit der Rückbildung der angehobenen ST-Strecke und evtl. Ausbildung von negativen T-Zacken wesentlich langsamer als beim akuten Infarkt. Hier benötigen die Veränderungen Stunden bis Tage. In vielen Fällen wird die Virusserologie in der Diagnostik weiterhelfen.

31.3.3 Labor

Die Sicherung der Diagnose „akuter Myokardinfarkt" erfolgt durch den Nachweis unspezifischer Entzündungsreaktionen und einer Erhöhung spezifischer Herzenzyme und struktureller Marker.

Unspezifische Entzündungsreaktionen
Innerhalb weniger Stunden steigen die Leukozyten im Blut auf 12000–15000/µl an und persistieren über 3–7 Tage. Die Blutsenkungsgeschwindigkeit bleibt oft 2–3 Wochen, ebenso wie Akutphaseproteine (z. B. C-reaktives Protein), erhöht.

Spezifische Reaktionen
Aus dem nekrotischen Myokard werden Enzyme und strukturelle Marker in großen Mengen freigesetzt. Der zeitliche Verlauf dieser Freisetzung ist von diagnostischer, aber auch therapeutischer Bedeutung. Daher sollte auf der Intensivstation eine Bestimmung alle 4 h während der ersten 48 h, dann alle 8 h über 24 h und anschließend alle 12 h bis zur Normalisierung erfolgen.

■ **Kreatinkinase.** Typischerweise übersteigt die Kreatinkinase (CK) den Normalbereich 6–8 h nach Infarktbeginn, erreicht das Maximum innerhalb der ersten 24 h und fällt nach 3 Tagen wieder in den Normbereich ab. Da hohe CK-Konzentrationen auch in anderen Geweben vorkommen, ist der Nachweis einer CK-Erhöhung unspezifisch, und zahlreiche Differentialdiagnosen müssen berücksichtigt werden.

■ **Isoenzym CK-MB.** Das Isoenzym Kreatinkinase CK-MB („muscle – brain") macht 14% der myokardialen CK aus und steigt nach 4–6 h an (Abb. 31-7). Da nur wenig CK-MB in anderen Organen vorhanden ist, stellt eine Erhöhung einen spezifischen Hinweis auf eine Infarzierung dar, insbesondere, wenn der Anteil *mehr als 6%* beträgt. Eine Koronarinsuffizienz allein führt noch nicht zu einer Erhöhung der CK-MB.

■ **Serummyoglobin.** Schneller als die CK stellt sich bei einem akuten Myokardinfarkt eine Erhöhung des Serummyoglobins (Abb. 31-8) ein. Der Anstieg erfolgt 4–6 h nach Schmerzbeginn. Ist 12 h nach dem Schmerzereignis noch keine Myoglobinerhöhung feststellbar, kann ein Myokardinfarkt mit großer Sicherheit ausgeschlossen werden. Die Vereinfachung der Bestimmungsmethode hat dazu beigetragen, dass die Myoglobinbestimmung in das Routinelabor zur Akutdiagnostik aufgenommen wurde. Sie charakterisiert einen Infarktmarker, der die Früherkennung des Herzinfarkts ermöglicht.

■ **SGOT.** Die Serum-Glutamat-Oxalazetat-Transaminase (SGOT) steigt innerhalb von 6–12 h nach Schmerzbeginn an (Abb. 31-7) und erreicht das Maximum nach 18–36 h mit einer Normalisierung nach 4–5 Tagen. Die SGOT ist weniger spezifisch als die CK, da sie hochkonzentriert in der Leber vorkommt und auch bei Global- und Rechtsherzinsuffizienz ansteigt.

■ **LDH.** Die Laktathydrogenase (LDH) steigt nach 24–48 h an und erreicht das Maximum nach 3–6 Tagen mit einer Normalisierung nach 8–14 Tagen. Da die LDH-Erhöhung (Abb. 31-7) unspezifisch ist, eignet sich die Bestimmung des LDH-Isoenzyms 2-Hydroxybuty-

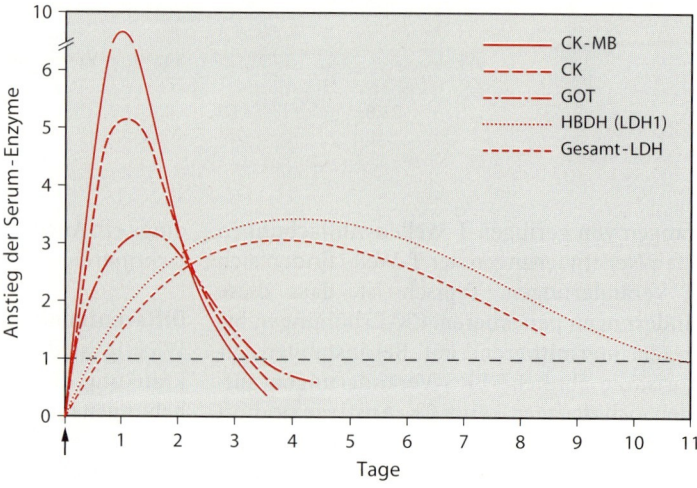

Abb. 31-7.
Zeitverlauf der enzymatischen Infarktmarker (CK, CK-MB, GOT, LDH, HBDH). Darstellung als Vielfaches des oberen Normwerts

rat-Dehydrogenase (HBDH) besser zur Infarktdiagnostik (Abb. 31-7). Damit kann bei verspäteter Aufnahme eines Patienten die Infarktdiagnostik noch abgesichert werden, wenn CK und SGOT schon wieder im Normalbereich liegen.

Troponin-Test

Bisher stützte sich die Infarktdiagnostik auf den Nachweis enzymatischer Marker. Neue Methoden erlauben nun auch die Analyse struktureller Marker (Abb. 31-8), die die Diagnostik noch sensitiver gestalten. Sowohl Troponin I als auch Troponin T können quantitativ nachgewiesen werden. In der Entwicklung ist der Nachweis von Myosin-Leichtketten, CK-Isoformen, fettsäurebindendem Protein und anderen Markern.

Troponin I und T sind gemeinsam mit Troponin C als Komplex an Aktin und Myosin gebunden.

■ **Troponin I.** Von Troponin I gibt es 3 Isoformen. Es besitzt eine hohe Myokardspezifität, der Anstieg ist bereits bei kleinen Myokardnekrosen (Mikroinfarkten/Infarctlets) festzustellen und beginnt 4–6 h nach dem kardialen Ereignis. In der Infarktdiagnostik kann daher die Bestimmung von GOT, LDH und CK-MB entfallen. Steigen Troponin I oder CK-Masse nicht an, empfiehlt sich die Kontrolle von Troponin I oder CK-MB nach 4–6 h.

■ **Troponin T.** Troponin T kann als Schnelltest am Krankenbett oder bereits im Notarztwagen eingesetzt werden. Es ist bei 16–63% der Patienten mit Niereninsuffizienz ohne kardiales Ereignis erhöht, ohne dass die Konzentration zur Höhe des Serumkreatininspiegels korreliert, aber auf eine erhöhte Komplikationsrate (prognostischer Marker). Troponin I wird nicht durch eine Niereninsuffizienz beeinflusst.

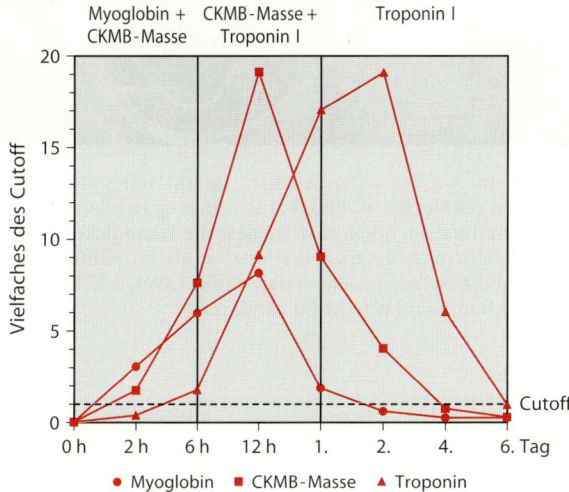

Abb. 31-8. Zeitverlauf der enzymatischen Infarktmarker Myoglobin, CK-MB Masse und Troponin I; *h* Stunden nach Volbrecht und Mann, Essen

■ **Besonderheiten bei instabiler Angina pectoris.** Die Bestimmung dieser neuen Marker hat die Nachweisgrenze von Myokardnekrosen verschoben, da Patienten mit instabiler Angina pectoris ohne Zeichen des Infarktes und ohne CK-Erhöhung sowie EKG-Veränderungen positive Troponin-I- und T-Spiegel entwickeln können. Wesentlich war dabei der Nachweis, dass Patienten mit einer Erhöhung der Troponin-T- und/oder -I-Spiegel bei instabiler Angina pectoris eine schlechtere Prognose aufweisen als Test-negative Patienten. Daher können die Patienten mit negativem Test wahrscheinlich vorzeitig aus der Notaufnahme entlassen werden. Dies ist Gegenstand größerer aktueller Studien. Für Patienten mit positivem Test scheint die Therapie mit einem Thrombozytenaggregationshemmer (Fibrinogenrezeptorantagonist GP IIb/IIIa) eine neue Option darzustellen.

Infarktgröße

Die Plasma-CK-, besser CK-MB-Zeitaktivitätskurve reflektiert die CK-Freisetzung des Myokards. Aus diesen Kurven können die Infarktgrößen unter Berücksichtigung der Enzymclearance, des Verteilungsvolumens und der Enzymkonzentration im Myokard bestimmt werden. Die so bestimmte Infarktgröße korreliert eng mit der Ventrikelfunktion und Prognose [5]. Als einfaches Maß kann auch die Höhe des CK-Gipfels verwendet werden.

Neben der CK kann auch die Zeitaktivitätskurve der HBDH zur Infarktgrößenbestimmung verwandt werden. Diese Methode ist auch nach thrombolytischer Therapie anwendbar und hat eine quantitative Abschätzung des Therapieeffektes der Thrombolyse ermöglicht.

Reperfusion

Die Enzymfreisetzung bei akutem Herzinfarkt wird durch eine Reperfusion des Infarktgefäßes verändert. Die CK und CK-MB werden schneller ausgewaschen und erreichen schon innerhalb der ersten 15 h ihr Maximum, so dass dieser Befund als nichtinvasives Kriterium einer erfolgreichen Reperfusion gewertet werden kann (Abb. 31-9). Es besteht aber eine deutliche Überlappung mit Patienten ohne Reperfusion. Außerdem kann man aus dieser Beobachtung keine Änderung der Therapie ableiten, da die Information zu spät erfolgt.

Wird die CK-MB alle 15 min bestimmt, bedeutet ein Anstieg um das 2,5-fache des Ausgangswertes am Ende der thrombolytischen Therapie (nach 90 min) mit einer Sensitivität von 91% und einer Spezifität von 88%, dass das Gefäß reperfundiert worden ist. Wird statt eines Radioimmunassays ein Enzymimmunassay verwendet, beträgt die Sensitivität 83% und die Spezifität 100%.

Die Laboruntersuchungen im Rahmen eines akuten Myokardinfarktes dienen also nicht nur der Diagnostik, sondern auch der Absicherung des Therapieerfolges und der Infarktgrößenbestimmung.

Abb. 31-9.
Enzymverlauf der CK, der CK-MB, der Serum-GOT und Serum-LDH. Nachweis einer erfolgreichen Reperfusion mit frühem Gipfel der CK-MB und der CK innerhalb der ersten 10 h [11 a]

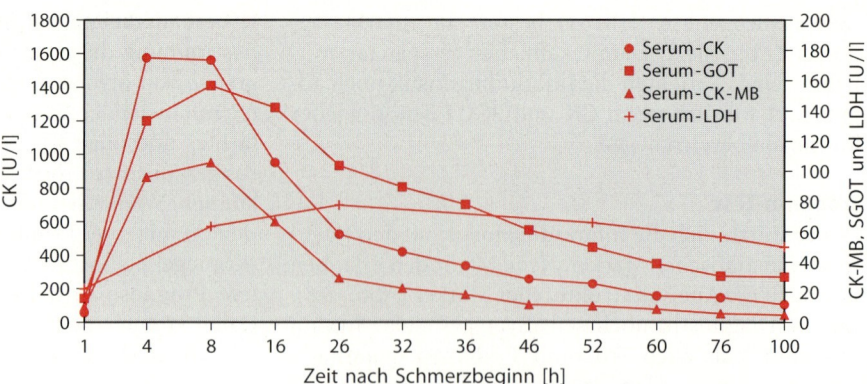

31.3.4 Echokardiographie

Mit Hilfe der Echokardiographie kann ein Infarkt nicht direkt diagnostiziert werden. Als Auswirkung des Infarkts werden jedoch Wandbewegungsstörungen nachweisbar. So steht im Vordergrund der echokardiographischen Diagnostik die Analyse der regionalen und globalen Ventrikelfunktion. Bei 90 % der Patienten ist bettseitig eine qualitative Beurteilung möglich; eine quantitative Auswertung gelingt bei 75 % der Infarktpatienten. Insbesondere bei Patienten mit Rechts- oder Linksschenkelblock stellt die Analyse der Wandbewegung eine elegante und v. a. frühzeitige Zusatzdiagnostik bei Verdacht auf Herzinfarkt dar. Während bei supraapikalen Vorderwandinfarkten mit R-Verlust und ST-Streckenhebungen in $V_1 - V_3$ die apikalen Segmente um die Herzspitze eine Akinesie aufweisen (Abb. 31-10), ist bei Anterolateralinfarkten mit Veränderungen in $V_1 - V_5$ das mittlere Vorderwanddrittel zusätzlich betroffen. Bewegungsstörungen bei typischem Hinterwandinfarkt sind in der Abb. 31-11 dargestellt. Besser noch als Bewegungsstörungen eignet sich die Beurteilung von Wanddickenveränderungen.

! Da das Ausmaß der Wandbewegungsstörungen eng mit der Austreibungsfraktion korreliert, kann dieser Parameter noch auf der Station bestimmt und für Verlaufsuntersuchungen benutzt werden.

Somit kann neben den Parametern Herzfrequenz und Blutdruck die Wandbewegungsstörung analysiert werden. Hierdurch wird die Analyse der Ventrikelfunktion vervollständigt.

Erste Erfahrungen mit lungengängigen Kontrastmitteln für die Echokardiographie weisen darauf hin, dass zukünftig noch in der Notaufnahme ein Perfusionsausfall direkt dargestellt werden kann. Noch wichtiger erscheint die Möglichkeit, auch die Integrität der Mikrozirkulation zu prüfen, die nach der Reperfusion die wichtigste Determinante für die Beurteilung der Myokardfunktion repräsentiert.

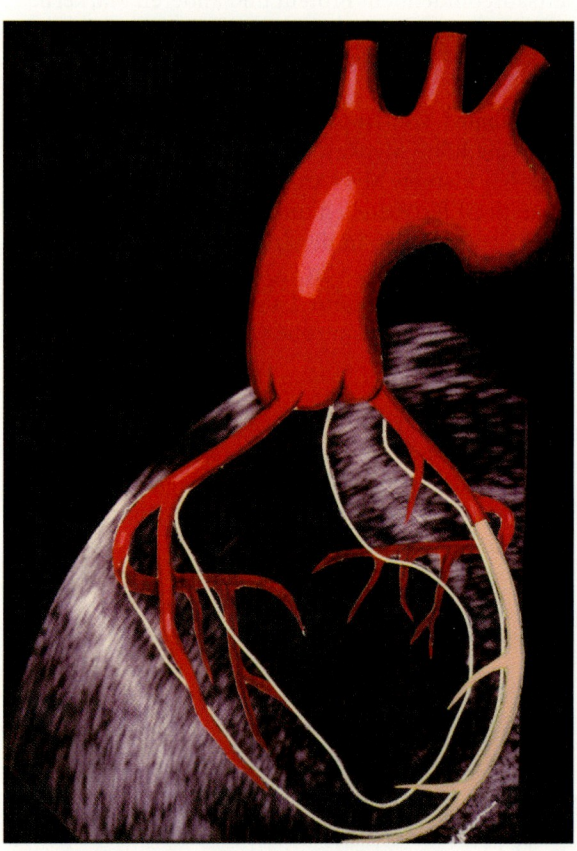

Abb. 31-10. Großer anterolateraler Infarkt mit guter Restfunktion der Herzbasis. Endokardiale und epikardiale Kontur in der Endsystole. Erkennbar ist, dass die Wanddicke im Anterolateralbereich deutlich geringer ist als im Hinterwand- (PW) und basalen Vorderwandabschnitt (AW), d. h. fehlende Kontraktion, keine Wanddickenänderung

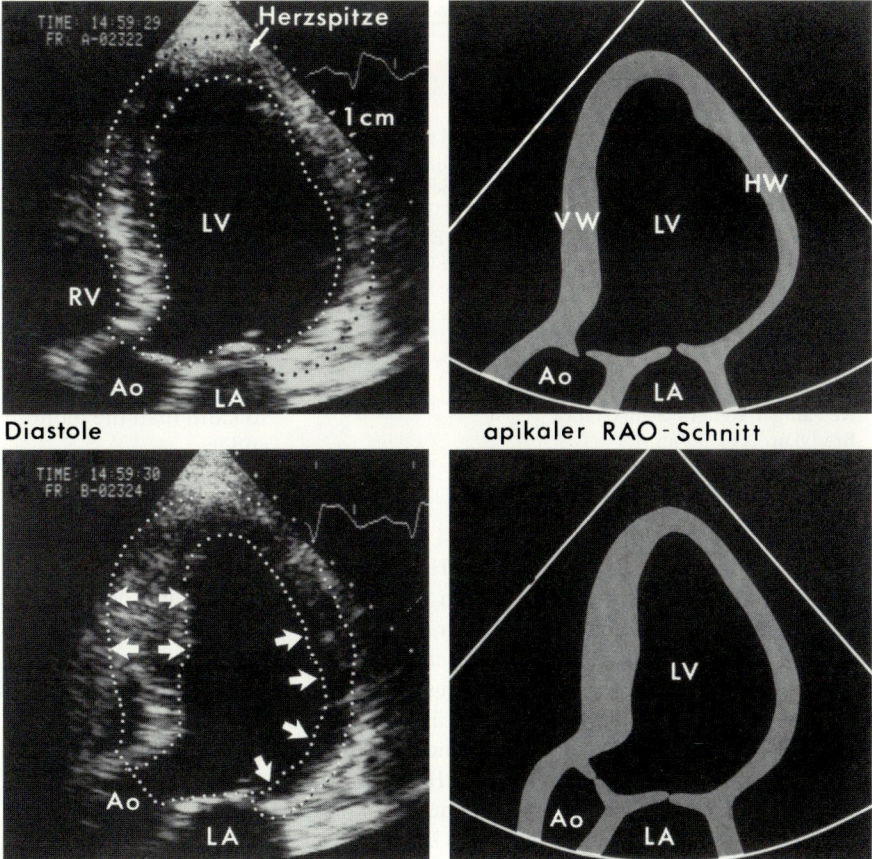

Abb. 31-11.
Echokardiogramm des linken Ventrikels in Enddiastole und Endsystole bei akutem Hinterwandinfarkt mit normaler Wanddickenänderung im Vorderwand- (*VW*) und apikalen Hinterwandbereich (*HW*). In der basalen und mittleren Hinterwand (*Pfeile*) fehlende Wanddickenänderung. *LA* linker Vorhof, *Ao* Aorta, *LV* linker Ventrikel, *RV* rechter Ventrikel

31.4 Infarktklassifizierung

31.4.1 Klinische Einteilung

In Abhängigkeit von der Infarktgröße fallen die Auswirkungen eines Koronargefäßverschlusses unterschiedlich aus. Die klinische Einteilung wird nach der Killip-Klassifizierung vorgenommen (Tabelle 31-2). Mit Hilfe dieser Einteilung ist es möglich, schon bei der ersten klinischen Untersuchung durch Erfassung von Puls, Blutdruck und Auskultation der Lunge und des Herzens den Schweregrad des Infarkts grob abzuschätzen [22].

31.4.2 Hämodynamische Einteilung

Zur hämodynamischen Einteilung, Prognoseabschätzung und Therapiesteuerung wird von einigen Autoren über den Einsatz des Swan-Ganz-Katheters berichtet (Tabelle 31-3 und 31-4 [4, 15]). Bleifeld et al. [4] haben nach diesen hämodynamischen Messwerten eine Klassifizierung der Infarktpatienten in 4 Gruppen vorgenommen.

Trotz eines akuten Herzinfarkts liegt bei der Hälfte der Patienten noch eine normale Hämodynamik vor; 5% weisen eine Hyperkinesie oder Hypovolämie, 25% die Zeichen einer Linksinsuffizienz mit erhöhtem Füllungsdruck des linken Ventrikels bei normalem Herzminutenvolumen auf; 11% zeigen die Zeichen des kar-

Tabelle 31-2. Klinische Infarktklassifizierung (Killip)

Klasse	Definition	Prozentuale Anteile	Letalität [%]
I	Fehlende Lungenstauung, kein Galopprhythmus	30–40	8
II	Stauungsgeräusche über < 50% der Lunge oder Galopprhythmus	30–50	30
III	Stauungsgeräusche über > 50% der Lunge (mit Lungenödem)	5–10	44
IV	Schock	10	80–100

Tabelle 31-3. Indikationen zum hämodynamischen Monitoring

Monitoring	Kein Monitoring
Schwerer Schmerzzustand Schockzeichen Lungenödem Hypotonie < 90 mmHg Tachykardie (> 120/min) Oligurie < 30 ml/h Ausgedehnte Ischämie im EKG Hohe CK, CK-MB Maligne Rhythmusstörungen Reinfarkt Höhergradige AV-Blockierungen Neu aufgetretener Schenkelblock Bradykardie (< 50/min)	Kleiner Infarkt - kein Kollaps - kurzer Schmerz - klinisch unauffällig - geringe EKG-Zeichen - niedrige CK, CK-MB - fehlende Rhythmusstörungen

diogenen Schocks mit Erniedrigung des Herzminutenvolumens unter einen kritischen Wert von 1,8 l/min/m². Diese Angaben entsprechen denen anderer Autoren [15].

Wichtig bei der Analyse der hämodynamischen Daten ist die Berücksichtigung nicht nur des Herzminutenvolumens und des Füllungsdrucks des linken Ventrikels, sondern auch des Schlagvolumens und der Schlagarbeit, da bei diesen Parametern die Herzfrequenz nicht berücksichtigt wird. Das Herzminutenvolumen als Regelgröße des Herzkreislaufsystems kann bei Abfall des Schlagvolumens durch einen Anstieg der Herzfrequenz in gewissen Grenzen konstant gehalten werden. Für den Schlagarbeitsindex gelten >40 g × m/m² als Normalwert. Ein Schlagarbeitsindex unter 20 g × m/m² ist grundsätzlich als Ausdruck einer sehr schlechten Ventrikelfunktion mit hoher Letalität anzusehen.

31.4.3 Hämodynamischer Verlauf

Die Dauer der hämodynamischen Überwachung richtet sich nach der Schwere des Infarkts. Ist die Hämodynamik initial nicht beeinträchtigt, so kommt nur bei 15% der Patienten im weiteren Verlauf eine Verschlechterung (Tabelle 31-5) vor. Liegt eine ungünstige Hämodynamik vor, z. B. Infarktklasse II oder III, so tritt in 19 bzw. 52% der Fälle eine hämodynamische Verschlechterung ein. Medikamentös kann im Stadium IV nur in 29% der Fälle ein Rückgang zum Schweregrad I erreicht werden. Normalisieren sich anfänglich pathologische hämodynamische Befunde, so kann man die hämodynamische Überwachung beenden.

Kurzfristig stabile Phasen von weniger als 12 h innerhalb der ersten 24 h nach Infarkteintritt sollten nicht zu voreiligen Schlüssen verleiten. In dieser akuten Infarktphase ist die Hämodynamik noch unstabil und anhand der klinischen Befunde schlecht vorhersehbar. Erst wenn die Hämodynamik mehr als 24 h stabil bleibt, kann man die hämodynamische Überwachung definitiv beenden. Die Wahrscheinlichkeit einer Verschlechterung liegt dann unter 10%, wobei es sich meist um Rezidive eines Infarktes oder eine Infarktausweitung handelt. Sie sind an erneuten Schmerzen, einem Wiederanstieg der CK und neuen EKG-Veränderungen leicht erkennbar, sodass die Messungen rechtzeitig wieder aufgenommen werden können. Verschlechtern sich aber die hämodynamischen Befunde oder bleiben sie ungünstig, so sollte die hämodynamische Überwachung im Interesse der gesteuerten medikamentösen Therapie auch über mehrere Tage weiter durchgeführt werden.

Tabelle 31-4. Hämodynamische Infarktklassifizierung

Klasse	Herzindex [l/mm/m²]	Linksventrikulärer Füllungsdruck [mmHg]	Prozentualer Anteil	Letalität [%]
Normalbefund	2,8–3,5	< 12	37	9
I: Hyperkinesie	> 3,5	< 18	13	0
II: Lungenstauung	> 2,8	> 18	30	22
III: periphere Minderperfusion	< 2,2	> 18	11	21
IV: kardiogener Schock	< 1,8	> 18	9	70

Tabelle 31-5. Infarktverlauf bei hämodynamischer Überwachung und Therapie. Der Ausgangswert entspricht 100%

Hämodynamische Gruppe	Ende der Messung			
Anfang der Messung	I	II	III	IV
Gruppe I n = 85	85%	7%	5%	3%
Gruppe II n = 45	60%	22%	9%	9%
Gruppe III n = 21	48%	9%	24%	19%
Gruppe IV n = 14	29%	14%	7%	50%

31.5 Infarktkomplikationen

31.5.1 Arrhythmien

Pathophysiologie

Durch die mangelnde O_2-Versorgung des Herzmuskels nimmt in wenigen Minuten die Konzentration an energiereichen Phosphaten ab. Dies führt zu einem Zusammenbruch der transmembranösen Ionenpumpe mit dem Verlust an intrazellulärem Kalium und der vermehrten Aufnahme von Natrium sowie Kalziumionen. Die H^+-Ionenkonzentration nimmt sowohl intra- wie auch extrazellulär zu. Hieraus resultiert eine Verminderung des Ruhemembranpotentials entsprechend einer Depolarisation. Besonders gefährlich sind die Depolarisationen zwischen -70 mV bis -40 mV, wie sie in ischämischen Randzonen nachgewiesen werden. Dieser Potentialbereich ist durch eine maximale Instabilität gekennzeichnet.

Werte > -40 mV sind weniger gefährlich und werden vor allen Dingen in Nekrosezentren gefunden. Damit stellt also die Infarktrandzone den Ort potentiell ektoper Reizbildung dar.

Bei Reduktion des Membranpotentials werden die schnellen Natriumkanäle nur noch partiell aktivierbar mit konsekutiver Verlangsamung der Aufstrichgeschwindigkeit und damit der Leitungsgeschwindigkeit. Bei Membranpotentialen zwischen -30 und -10 mV werden nur die langsamen Kalziumkanäle aktiviert. Hierdurch werden Depolarisationen mit niedriger Amplitude und langsamer Ausbreitungsgeschwindigkeit erzeugt.

■ **Reentryphänomen.** Normalerweise findet sich eine gleichmäßige Ausbreitung der Erregungswelle des Myokards, sodass der Depolarisations- und Repolarisationszustand der Zellen annähernd identisch ist. Liegt nun in einem Teil des Myokards eine Leitungsblockierung oder -verzögerung vor, so können die verzögert aktivierten Myokardabschnitte die Depolarisation wieder an die Abschnitte des Myokards weitergeben, sofern der Erregungszustand nicht mehr ganz refraktär ist. Durch Weitergabe der Depolarisation an die Abschnitte, die verzögert erregt werden, entsteht eine kreisende Erregung – das Reentryphänomen.

Die starke Abnahme der Leitungsgeschwindigkeit bei gleichzeitiger Verkürzung der Refraktärzeit bildet die klassische Vorbedingung für das Auftreten von Reentryphänomenen, wie dies für frische ischämische Infarktgebiete nachgewiesen und für das Entstehen von Kammerflimmern verantwortlich gemacht wurde. Mikro-Reentryphänomene in der Randzone und Makro-Reentryphänomene an der Außenzone mit Einbeziehung des Reizleitungssystems werden durch Ischämie induziert und zeigen eine Tendenz zu einer ausgeprägten Desynchronisation.

Während eine vollständige oder partielle Inaktivierung des schnellen Natriumkanals über eine Verlangsamung der Leitungsgeschwindigkeit die Grundlage für Reentry-Mechanismen darstellt, kann die durch die Ischämie ausgelöste Aktivierung der langsamen „Kalziumkanäle" zu einer verlangsamten Antwort und Membranoszillation führen und ein Reentry unterhalten.

■ **Gesteigerter Sympathikustonus.** Ein erhöhter Sympathikustonus kann eine ektope Reizbildung entstehen lassen. Damit stellen diese beiden Mechanismen die Grundlage der dualistischen Pathogenese ischämiebedingter ventrikulärer Arrhythmien dar.

■ **R-auf-T-Phänomen.** Ventrikuläre Extrasystolen stellen die häufigste Form von Rhythmusstörungen bei akutem Infarkt dar. Durch Lown und Effert wurde das Konzept der vulnerablen Phase am Übergang von Systole zur Diastole in die Klinik eingeführt. Die R-Zacken-gesteuerte Konversion und der R-Zacken-getriggerte Schrittmacher sind als Folge dieser Befunde heute etablierte Therapie. Auch eine früh in die T-Welle des Normalschlags einfallende Extrasystole, das sog. R-auf-T-Phänomen, kann Kammerflimmern auslösen; hierzu reicht eine einzelne Extrasystole aus. Diese Form der Extrasystolie besitzt also eine erhebliche Bedeutung mit therapeutischen Konsequenzen.

Häufigkeit und Prognose

Die Häufigkeit des Kammerflimmerns auf der Intensivstation hängt von dem Aufnahmezeitpunkt der Patienten ab [25]. Mittelt man die Ergebnisse verschiedener Arbeitsgruppen, so ergibt sich eine Häufigkeit von 7,7 %. In Anbetracht der hohen primären Letalität von 40–50 % durch Kammerflimmern bedeutet dies, dass der Aufnahmezeitpunkt allerorts relativ spät liegt, d. h. erst jenseits der 1. Stunde nach Symptombeginn.

Die Infarktletalität ist bei Auftreten eines Schenkelblockbilds bei Vorderwandinfarkt höher als bei Hinterwandinfarkt. Bei Vorderwandinfarkt weist ein Schenkelblock auf eine besonders ausgedehnte Infarzierung hin. Tritt wechselnd ein Links- und Rechtsschenkelblock auf, so steigt die Letalität bis auf 70 %.

Reperfusion

Mit Beginn der thrombolytischen Therapie wurde befürchtet, dass in der Reperfusionsphase gehäuft die bereits tierexperimentell beschriebenen Reperfusionsarrhythmien auftreten. Die Gefahr wurde aber überschätzt, wie zahlreiche Studien belegen [25]. Der Vergleich zwischen den Arrhythmien in der Ischämiephase und der Reperfusionsphase ergab nach Pop et al. [25] bei 200 Patienten, dass ein ventrikulärer Bigeminus und ventrikuläre Paare zwar besonders oft auftreten, die übrigen Arrhythmieformen aber in den verschiedenen Phasen des Infarkts nicht signifikant häufiger sind. Die hohe Inzidenz von idioventrikulären Rhythmen in 25% der Fälle fällt bei der Reperfusion besonders auf. Da diese Rhythmusstörungen in der Ischämiephase aber nur bei 4% der Patienten nachweisbar sind, können insgesamt folgende *Zeichen einer Reperfusion* des Infarktgefäßes zusammengefasst werden:

- Sistieren der Infarktschmerzen,
- früher Gipfel der CK,
- rasche Rückbildung der ST-Streckenhebung im EKG.
- Akzelerierter idioventrikulärer Rhythmus, Bigeminus.

Sinusbradykardien treten in der Reperfusionsphase häufiger auf als in der Ischämiephase, oft verbunden mit Übelkeit, Brechreiz und Erbrechen. Fast ausschließlich handelt es sich dabei um Hinterwandinfarkte. AV-Blockierungen sind bei Hinterwandinfarkten in der Ischämiephase nicht häufiger als in der Reperfusionsphase [25].

31.5.2 Ventrikelaneurysmen

Als häufigste Komplikation nach akutem Myokardinfarkt entwickelt sich ein Herzwandaneurysma. Bei 15–20% der Patienten nach akutem Myokardinfarkt bildet sich ein sog. Aneurysmas, also ein dyskinetischer Herzwandabschnitt, der in Diastole und Systole als Aussackung auffällt und vorwiegend aus fibrotischem Material besteht. Typische klinische, elektrokardiographische oder röntgenologische Zeichen, die sicher auf ein Herzwandaneurysma hinweisen, gibt es nicht.

Diagnose
■ **Echokardiographie.** Sowohl im Vorder- als auch im Hinterwandbereich (Abb. 31-12) können Aneurysmen im zweidimensionalen Echokardiogramm dargestellt werden. Während die apikale Echokardiographie die Ausdehnung in Längsrichtung verdeutlicht, kann in der kurzen Achse die Ausdehnung im Querschnitt des Herzens beurteilt werden. Von 100% der im zweidimensionalen Echokardiogramm diagnostizierten Aneurysmen werden nur 50% im M-Mode-Echokardiogramm, 40% im EKG und 30% klinisch sowie 10% im Thoraxröntgenbild erfasst.

Eine Unterscheidung zwischen einem umschriebenen Aneurysma und einer allgemeinen Störung der Funktion aller Wandabschnitte bei sich entwickelnder Herzinsuffizienz ist in den meisten Fällen möglich. Schwierigkeiten in der zweidimensionalen echokardiographischen Analyse ergeben sich nur bei sehr kleinen und umschriebenen Vorderwandspitzenaneurysmen. Einen wesentlichen Vorteil der zweidimensionalen Echokardiographie stellt die Möglichkeit der Beurteilung des Funktionszustandes des Restmyokards dar – eine Voraussetzung zur Indikationsstellung für eine Aneurysmektomie.

Mit Hilfe der zweidimensionalen Echokardiographie kann nach überstandenem Myokardinfarkt differenziert werden, ob eine hämodynamische Verschlechterung ihre Erklärung in der Ausbildung eines Herzwandaneurysmas findet. Andererseits stellt die Ausbildung eines Herzwandaneurysmas in vielen Fällen auch die Ursache für die Entstehung von lebensbedrohlichen Herzrhythmusstörungen dar, die evtl. durch eine Aneurysmektomie beseitigt werden können.

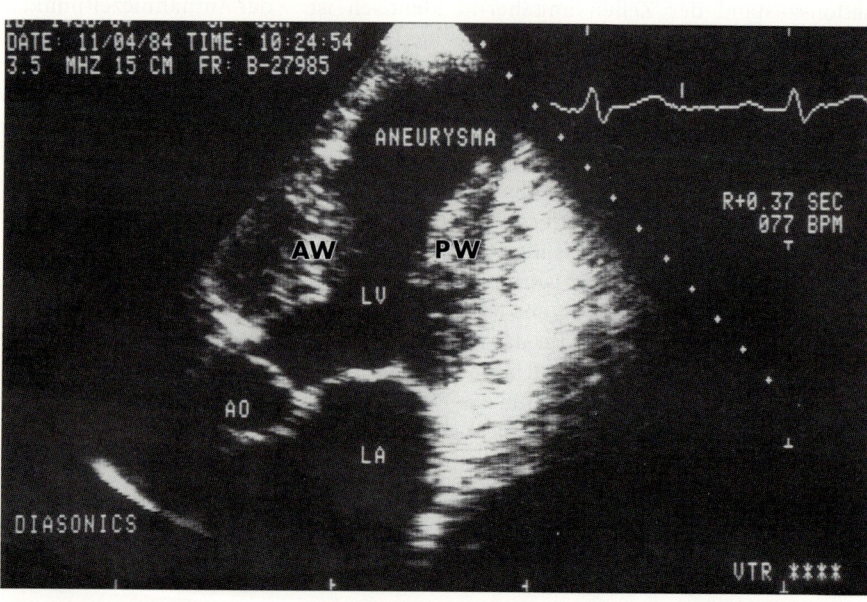

Abb. 31-12.
Apikales Vorderwandaneurysma. Endsystolische Darstellung des linken Ventrikels (*LV*). Im Vorderwand- (*AW*) und Hinterwandbereich (*PW*) basal noch normale Kontraktion. *LA* linker Vorhof, *Ao* Aorta

■ **Farbdopplerechokardiographie.** Mittels Farbdopplerechokardiographie gelingt die Erfassung einer begleitenden Mitralinsuffizienz, die ätiologisch bei fehlender Infarzierung des Papillarmuskels auf eine Ringdilatation zurückgeführt werden muss. Hämodynamisch ist sie meist dem leichten und mittleren Schweregrad zuzuordnen.

31.5.3 Ventrikelthromben

Ein großes Herzwandaneurysma, insbesondere im Vorderwandbereich, sollte den Untersucher immer veranlassen, nach Thromben im Bereich des linken Ventrikels zu fahnden. Pathologisch-anatomische Studien weisen auf die große Häufigkeit von Thromben nach akutem Myokardinfarkt hin. Bei 67% der Patienten, die an einer koronaren Herzerkrankung verstarben, wurden Thromben im Bereich des linken Ventrikels beobachtet. Diese pathologisch-anatomischen Studien wurden durch chirurgische Studien bestätigt, die bei Aneurysmektomie in 50% der Fälle eine Thrombenbildung feststellten.

Diagnose
■ **Echokardiographie.** Erst mit der zweidimensionalen Echokardiographie konnten auch klinisch ausreichende Informationen über Ventrikelthromben gewonnen werden. Die Sensitivität der Echokardiographie zum Nachweis von Ventrikelthromben liegt bei 80 – 95%, die Spezifität bei über 90%. Es kommt aber vor, dass in der zweidimensionalen Echokardiographie Thromben im linken Ventrikel übersehen werden. Ursache ist entweder eine schlechte Bildqualität oder ein kleiner Thrombus, der von dem umliegenden Myokard nicht abgegrenzt werden kann.

■ **Gewebedopplerechokardiographie.** Eine neue Hilfe bietet die Gewebedopplerechokardiographie aufgrund der verbesserten Strukturidentifizierung (Abb. 31-13). Die Trägheit der Masse (Newtons Gesetz) bedingt eine zeitlich versetzte Bewegung von Myokard und Thrombus und somit eine unterschiedliche Geschwindigkeitskodierung. Falsch positive Aussagen sind selten.
Für einen Thrombus typisch sind:
- Lokalisation in den Ventrikelabschnitten, die Wandbewegungsstörungen aufweisen,
- Lokalisation in der Herzspitze,
- klare Abgrenzung des Ventrikelthrombus zur Herzhöhle,
- unterschiedliches Echomuster im Vergleich zur Umgebung,
- freie Beweglichkeit der intrakavitären Thrombusbegrenzung,
- Strukturveränderung bei Serienuntersuchungen.

Andere Methoden als die Echokardiographie spielen für den Nachweis von Thromben im linken Ventrikel auf der Intensivstation nur eine untergeordnete Rolle.

Ursachen
Die Farbdopplerechokardiographie konnte als Ursache der Thrombenbildung im Spitzenbereich des linken Ventrikels zirkulierende Flussbewegungen aufdecken. Normalerweise findet sich ein rascher Ein- und Ausstrom mit systolischer vollständiger Entleerung der Ventrikelspitze. Die zirkulierende langsame Blutbewegung stellt eine ideale Voraussetzung für die Throm-

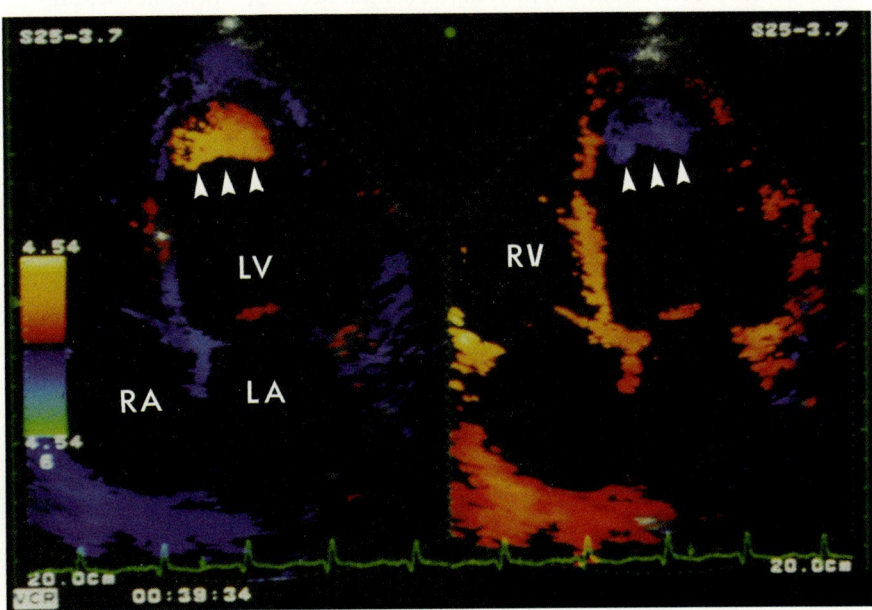

Abb. 31-13. Darstellung eines Thrombus des linken Ventrikels im zweidimensionalen Bild des Gewebedoppler-Echokardiogramms in Diastole (*linke Bildhälfte*) und Systole (*rechte Bildhälfte*). Gut erkennbar ist die scharfe Abgrenzung des Thrombus zur Herzhöhle, aber auch zur Wand durch die Gewebedoppler-Echokardiographie mit unterschiedlicher Geschwindigkeitskodierung von Myokard und Thrombus. Kohärente Bewegung, da Phasenverschiebung durch Trägheit der Massen (Thrombus) nach Newton, *LV/RV* linker/rechter Vorhof (Erbel, Wallbridge, Drozdz, Nesser 1996)

busbildung dar. Bei Patienten mit Thromben finden sich signifikant schlechtere Ventrikelfunktionen als bei Patienten ohne Thrombusbildung nach akutem Myokardinfarkt.

Mobile Thromben

In bis zu 30 % der Fälle können mobile Thromben nachgewiesen werden. Sie stellen ein erhöhtes Embolierisiko dar. Im Gegensatz zu mobilen Thromben werden bei Patienten mit muralen Thromben nur in 5 % der Fälle Embolien erwartet.

31.5.4 Klappeninsuffizienz und Myokardrupturen

Eine akute hämodynamische Verschlechterung im Rahmen eines Herzinfarkts muss schnell und sicher diagnostisch abgeklärt werden und eine rasche therapeutische Intervention, sei es konservativ oder chirurgisch, zur Folge haben.

Mitralinsuffizienz

Eine Mitralinsuffizienz entwickelt sich im akuten Infarktstadium bei 55 % der Patienten vorwiegend mit Hinterwandinfarkt und bei 15–25 % der Patienten im chronischen Infarktstadium. Hämodynamisch ist die Mitralinsuffizienz in den meisten Fällen nur von untergeordneter Bedeutung. Hier bildet sich eine Fibrosierung im Bereich des Papillarmuskels aus, die echokardiographisch an einer vermehrten Echodichte erkannt werden kann. Dopplerechokardiographisch kann die Entwicklung der Mitralinsuffizienz leicht erfasst werden.

Papillarmuskelruptur

Eine akute, schwere Mitralinsuffizienz ist an dem typischen Geräuschbefund und bei in Wedge-Position liegendem Swan-Ganz-Katheter an der typischen Druckkurve mit hoher V-Welle zu erkennen. Die Differentialdiagnose muss zwischen einer Mitralinsuffizienz auf dem Boden einer Papillarmuskeldysfunktion und einer Papillarmuskelruptur erfolgen. Beide Ereignisse sind selten und treten bei ca. 1 % der Infarktfälle auf. Um die notwendige Therapie rasch einleiten zu können, ist eine schnelle und sichere Diagnostik notwendig, die echokardiographisch möglich ist (Abb. 31-14).

Typischerweise findet sich bei einer Ruptur der abgerissene Papillarmuskelkopf frei flottierend im linken Vorhof und Ventrikel. Selbst Teilabrisse des Papillarmuskels werden erfasst (s. Abb. 31-14). Hämodynamisch steht die schwere Mitralinsuffizienz im Vordergrund mit Dilatation des linken Ventrikels und Vorhofs. Der linke Ventrikel zeigt eine verstärkte Kontraktion durch die Volumenbelastung.

Im kontinuierlichen Doppler ist die schwere Mitralinsuffizienz (Abb. 31-15) sicher zu erkennen, da der rasche Druckangleich im linken Ventrikel und Vorhof eine typische Änderung der Kurvenform hervorruft. Nur die rasche operative Revision kann die Patienten retten. Die Letalität bei der Operation ist besonders hoch, wenn gleichzeitig eine Infarzierung des rechten Ventrikels vorliegt, die an einer Akinesie der freien Wand und Ventrikeldilatation erkannt wird.

Ventrikelseptumruptur

Im Vergleich zur Papillarmuskelruptur scheint die Ventrikelseptumruptur eine häufigere Infarktkomplikation zu sein. Entsprechend größer sind die Fallzahlen, die in den einzelnen Publikationen angegeben werden. Eine Septumruptur wird in 1–1,5 % der Infarkte beobachtet. Sie tritt in den meisten Fällen innerhalb der ersten 4–5 Tage auf. Es scheint sich vorwiegend um ältere Patienten mit eher hohen systolischen Blutdruckwerten zu handeln. In mehr als 60 % der Fälle handelte es sich um einen akuten Vorderwandinfarkt.

■ **Klinisches Bild.** Wie eine akute Papillarmuskelruptur ist auch die Septumruptur von einer akuten Verschlechterung des klinischen Bilds begleitet, da durch die Entstehung eines großen Links-rechts-Shunts eine Volumenbelastung des linken Ventrikels entsteht. Die Differenzierung gegenüber einer akuten Mitralinsuffi-

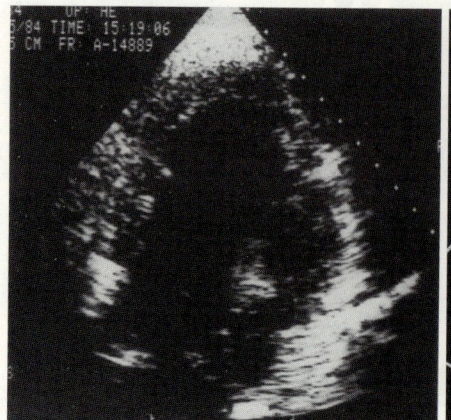
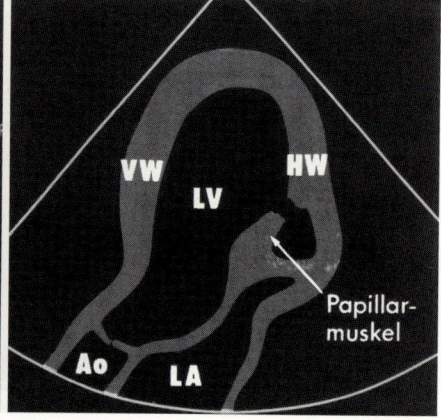

Abb. 31-14. Teilabriss der Papillarmuskeln bei Hinterwandinfarkt. Reste des Papillarmuskels, die noch mit der Wand verbunden sind, bleiben erkennbar. *LV* linker Ventrikel, *LA* linker Vorhof, *Ao* Aortenklappe

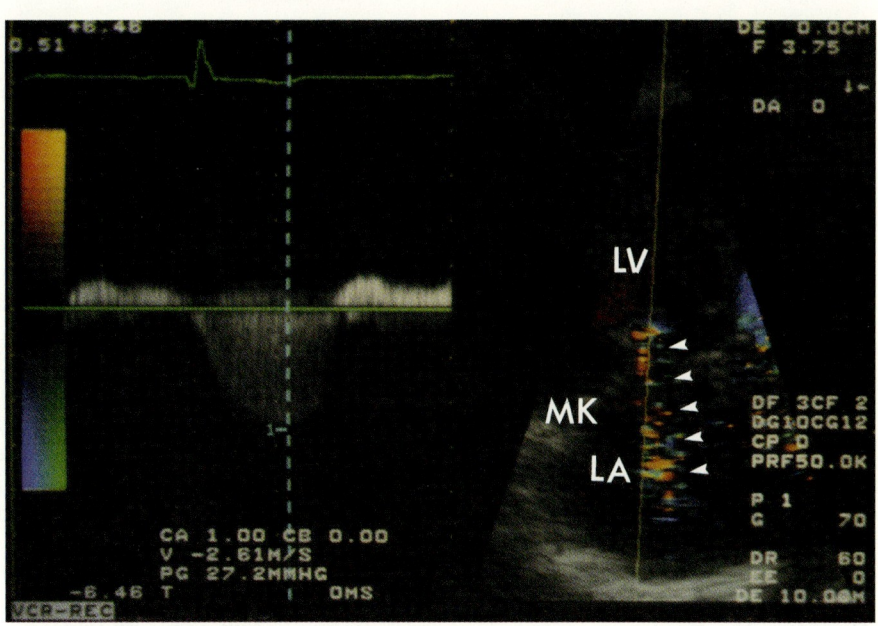

Abb. 31-15.
Schwere Mitralinsuffizienz bei Papillarmuskeldysfunktion mit Darstellung im zweidimensionalen Farbdoppler-Echokardiogramm (*rechte Bildhälfte*) und kontinuierlichen Doppler (*linke Bildhälfte*). Als Zeichen der schweren Mitralinsuffizienz findet sich ein langsamer Anstieg in der frühen Systole und ein rascher Abfall der Blutflussgeschwindigkeit in der späten Systole auf dem Boden des raschen Druckangleichs zwischen linkem Vorhof und Ventrikel. *LA/LV* linker Vorhof/Ventrikel, *MK* Mitralklappe

zienz aufgrund einer Papillarmuskeldysfunktion oder -ruptur kann schwierig sein. Erleichtert wird die Trennung durch das in 80% der Fälle vorhandene präkordiale Schwirren. Bei liegendem Swan-Ganz-Katheter kann die Diagnose bei Ausschluss einer hohen V-Welle in der Pulmonalkapillardruckkurve durch einen O_2-Sättigungssprung zwischen dem rechten Vorhof und der Pulmonalarterie gesichert werden.

■ **Echokardiographie.** Mit Hilfe der zweidimensionalen Echokardiographie (Abb. 31-16) kann in 60% der Fälle die Ventrikelseptumruptur direkt dargestellt werden. Die möglichen echokardiographischen Befunde sind vielfältig und reichen von einer einfachen Rupturstelle bis zur schlitzförmigen Längsspaltung oder sogar zur Dissektion des gesamten Septums.

Zur Sicherung der Diagnose wurde früher die Kontrastechokardiographie eingesetzt. Hierbei wird über eine venöse Injektion eine indirekte Darstellung der Rupturstelle durch einen Auswascheffekt bei vorhandenem Links-rechts-Shunt erzielt. Bei Druckausgleich beider Ventrikel und bei bestehendem Rechts-links-Shunt kann die direkte Passage der Kontrastechos in den linken Ventrikel beobachtet werden. Wird in den linken Ventrikel injiziert, gelingt die direkte Darstellung des Links-rechts-Shunts.

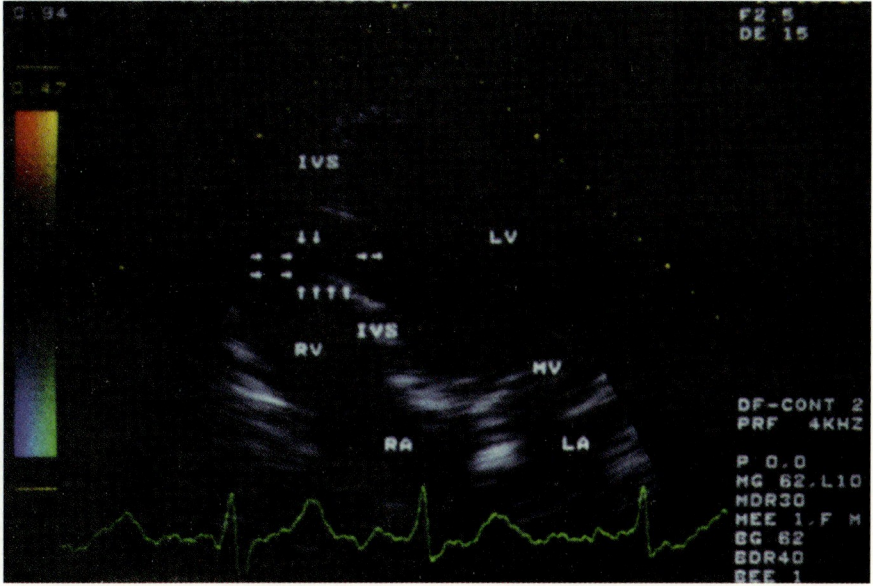

Abb. 31-16.
Ventrikelseptumruptur bei Hinterwandinfarkt. Echokardiographischer 4-Kammer-Schnitt des linken und rechten Ventrikels mit Darstellung der Vorder- und der Lateralwand sowie der Rupturstelle (*Pfeile*) im interventrikulären Septum (IVS). *LV/RV* linker/rechter Ventrikel, *MV* Mitralklappe

■ **Farbdopplerechokardiographie.** Die nichtinvasive Diagnostik der Ventrikelseptumruptur ist durch die Doppler- und speziell die Farbdopplerechokardiographie verbessert worden (Abb. 31-17). Mit dieser Untersuchungsmethode ist nichtinvasiv eine Ultraschallangiographie mit Darstellung des Links-Rechts-Shunts des Bluts über die Rupturstelle möglich.

Über eine modifizierte Bernoulli-Formel kann bei Kenntnis des systemischen Drucks, der z. B. nichtinvasiv gemessen wird, die Höhe des Druckes im rechten Ventrikel aus dem Gradienten über dem Defekt bestimmt werden.

Eine vollständige nichtinvasive Diagnostik der Ventrikelseptumruptur zur Frage der Operation ist möglich. Nur zur Darstellung des Koronarstatus ist eine Koronarographie notwendig. Dies bedeutet, dass bei diesen kritisch kranken Patienten Kontrastmittel gespart und die dadurch bedingte hämodynamische Beeinträchtigung reduziert werden kann.

Akute Herzwandruptur

Eine Ruptur des Herzens an einer freien Wand stellt eine fast immer tödliche Komplikation des Herzinfarkts dar. Sie tritt in ca. 3% der hospitalisierten Patienten nach akutem Myokardinfarkt auf, ist für ca. 10% der Hospitaltodesfälle verantwortlich und stellt die dritthäufigste Todesursache nach Herzinfarkt dar. Klinisch ist ein akuter Bewusstseinsverlust des Patienten mit nicht mehr messbarem Blutdruck typisch, die Herzfrequenz bleibt bei 60–70 Schlägen/min, und es entsteht das Bild der elektromechanischen Entkopplung.

! Der Nachweis eines Perikardergusses im Akutstadium des Herzinfarkts kann ein Alarmzeichen einer drohenden Ruptur darstellen.

Gedeckte Perforation mit Pseudoaneurysma

Tritt anstelle einer freien Ruptur eine gedeckte Perforation auf, bedingt durch eine vorausgegangene Verklebung des Epi- und Perikards, z. B. auf dem Boden eines abgelaufenen Herzinfarkts mit konsekutivem Dressler-Syndrom, so entwickelt sich ein Pseudoaneurysma (Abb. 31-18).

Die Diagnose wird echokardiographisch meist erst im Folgestadium durch manifeste Zeichen einer Herzinsuffizienz oder einer arteriellen Embolie gesichert. Das Pseudoaneurysma unterscheidet sich vom wahren Aneurysma durch die starke Tendenz zur Ausdehnung, zur Ruptur, zur Embolie und zur Thrombosierung der Herzhöhle. Die Neigung zur Ruptur erklärt sich aus dem Fehlen einer echten Wand, die bei wahren Aneurysmen durch fibrotische Myokardabschnitte sowie das Epi- und Perikard gebildet wird. Im Aneurysmasack entwickeln sich starke Turbulenzen, die die Neigung zur Thrombosierung erhöhen.

■ **Klinisches Bild.** Hämodynamisch bedeutet ein Pseudoaneurysma eine Volumenbelastung ähnlich einer Mitralinsuffizienz, die im Spätstadium hinzutreten kann. Auskultatorisch ist häufig ein systolisches, z. T. auch diastolisches Strömungsgeräusch über dem Herzen nachweisbar, hervorgerufen durch das Pseudoaneurysma und/oder eine gleichzeitig bestehende Mitralinsuffizienz.

■ **Röntgendiagnostik.** Röntgenologisch stellen sich Pseudoaneurysmen oft durch eine auffällige Form des Herzschattens dar. Serienuntersuchungen decken in vielen Fällen eine starke Progredienz der Herzgröße auf, die sich aus der dünnen, stark nachgiebigen Wand

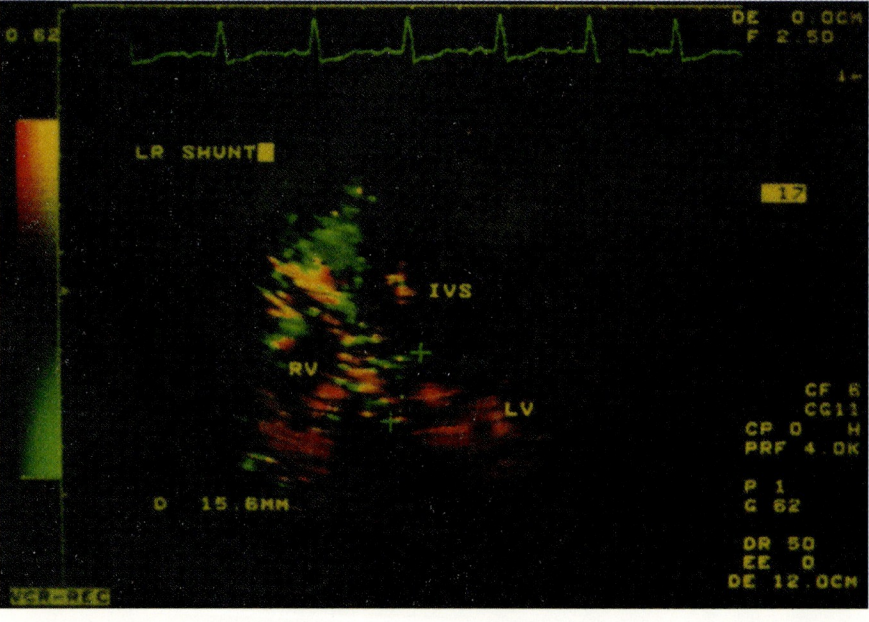

Abb. 31-17.
Ventrikelseptumruptur im Farbdopplerbild mit Darstellung des Links-rechts-Shunts über das Septum (*IVS*) vom linken Ventrikel (*LV*) in den rechten Ventrikel (*RV*), der vergrößert ist und im Farbdoppler eine starke turbulente Strömung zeigt

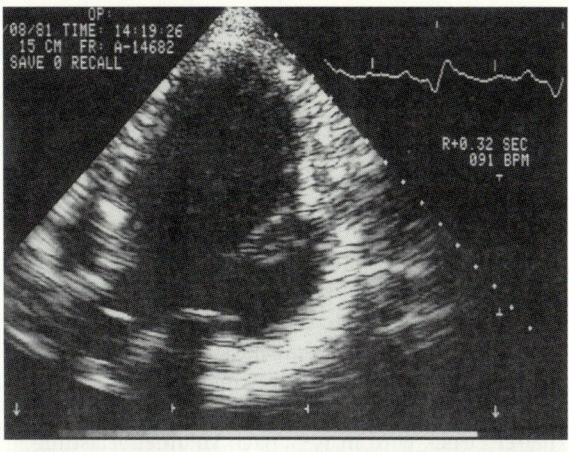 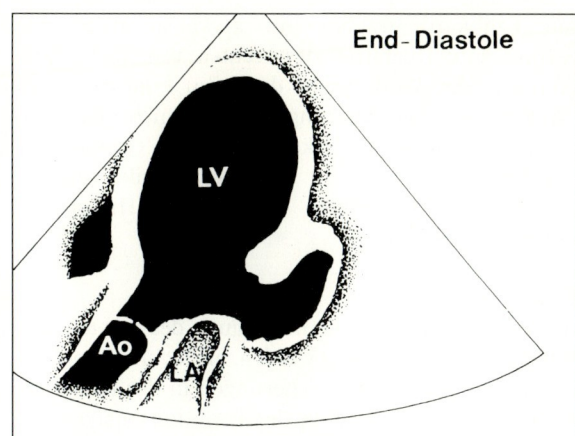
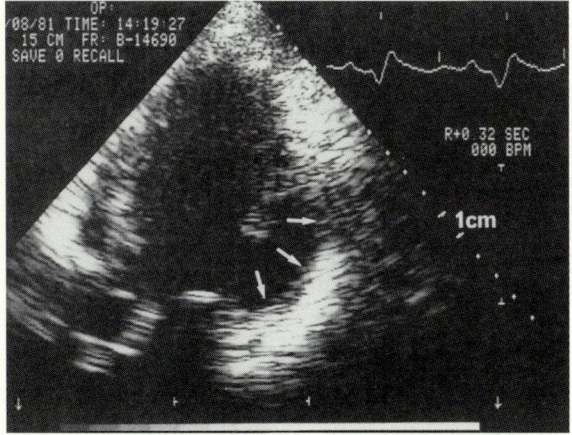 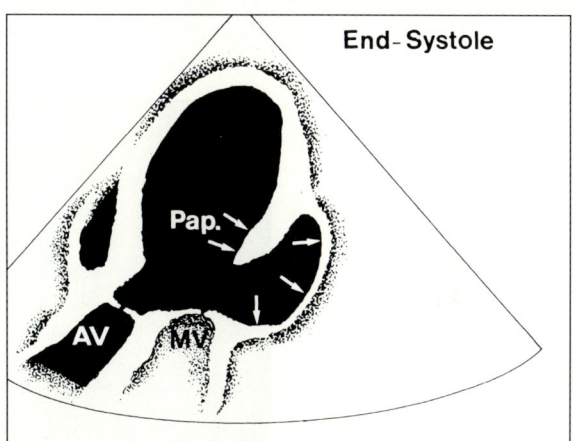

Abb. 31-18. Pseudoaneurysma des linken Ventrikels mit Darstellung der Rupturstelle zwischen Mitralring und Papillarmuskel im linken Ventrikel (*LV*) mit starker Expansion (*Pfeile*) des Pseudoaneurysmas (*untere Bildhälfte*) in Systole im Vergleich (*obere Bildhälfte*) zur Diastole. *Ao* Aorta, *LV* linker Ventrikel, *LA* linker Vorhof, *MV* Mitralklappe, *Pap.* Papillarmuskel

des Aneurysmas erklärt. Elektrokardiographisch fehlen typische diagnostische Kriterien. Bis Mitte der 70er Jahre war eine sichere Diagnose nur invasiv mit Hilfe der Kineventrikulographie zu stellen.

■ **Echokardiographie.** Echokardiographisch lässt sich ein Pseudoaneurysma sicher diagnostizieren. Wesentlich sind die Darstellung der Rupturstelle und die systolisch paradoxe Bewegung der Wand in diesem Bereich, die besonders ausgeprägt ist. Ein Vorteil der zweidimensionalen Echokardiographie besteht in der Abschätzung des Restfunktion des Myokards. Die Szintigraphie und die Computertomographie spielen diagnostisch keine wesentliche Rolle.

31.5.5 Rechtsherzinfarkt

Infarzierungen des rechten Ventrikels treten regelmäßig bei der Hinterwandinfarzierung des linken Ventrikels auf, sind jedoch meist klinisch stumm. In 10–15% der Hinterwandinfarkte bildet sich aber das klinische Vollbild des Rechtsherzinfarkts mit Schocksyptomatik, venöser Stauung und vegetativer Begleitsymptomatik aus [23]. Typischerweise liegt bei diesen Patienten die Herzfrequenz trotz Schocksymptomatik (systolischer Blutdruck < 90 mmHg) bei 60–75/min. Möglicherweise liegt hier ein verstärkter Bezold-Jarisch-Reflex vor.

EKG
Im Elektrokardiogramm zeigt sich das Bild des transmuralen Hinterwandinfarktes. Die rechtspräkordialen Ableitungen weisen ST-Strecken-Hebungen in den Ableitungen Vr_3–Vr_6 auf (vgl. Abb. 31-5). Die Sensitivität dieser EKG-Ableitungen zur Erkennung eines Rechtsherzinfarktes bei Hinterwandinfarkt liegt bei 85–100%, die Spezifität bei 60–90%. *Rechtspräkordiale EKG-Ableitungen* sollten deshalb zur *Routinediagnostik bei Hinterwandinfarkt* gehören.

Echokardiographie
Besonders sicher ist die Erkennung einer Beteiligung des rechten Ventrikels mit Hilfe der zweidimensiona-

len Echokardiographie. Im apikalen 4-Kammer-Schnitt sind Dilatation des rechten Ventrikels sowie Akinesie der Vorderwand daran zu erkennen, dass zwar eine Längsverkürzung durch die nichtinfarzierte Spitze des rechten Ventrikels, aber keine Querachsenverkürzung vorhanden ist. Der linke Ventrikel zeigt dagegen nur eine geringe Störung der Hinterwand (Abb. 31-19, 31-20).

Szintigraphie

Szintigraphisch kann die Beteiligung des rechten Ventrikels in 35–40 % erfasst werden. Im Technetium-Szintigramm finden sich Speicherungen in der rechtsventrikulären Vorderwand, in der Funktionsanalyse eine erniedrigte Ejektionsfraktion. Die Ergebnisse der echokardiographischen und szintigraphischen Untersuchungen entsprechen den pathologisch-anatomischen Studien, die über eine Infarzierung des rechten Ventrikels bei Hinterwandinfarkt in 50 % der Fälle berichten.

Rechtsherzkatheter

Bei der Swan-Ganz-Katheter-Untersuchung finden sich in typischer Weise ein normaler Pulmonalarteriendruck und eine Erhöhung des rechten Vorhofdrucks als Zeichen des erhöhten Füllungsdrucks des rechten Ventrikels. Diese Zeichen sind in 10–15 % der Fälle bei Hinterwandinfarkt vorhanden. Wesentlich ist, dass die Funktionsstörung des rechten Ventrikels in Ruhe fehlen kann und bei Volumengabe erst mit einem Anstieg des rechten Vorhofdrucks zutage tritt. Ein erhöhter rechtsventrikulärer Druck wird in 15 %, nach Volumenbelastung in 26 % der Fälle festgestellt. Dies bedeutet, dass durch die

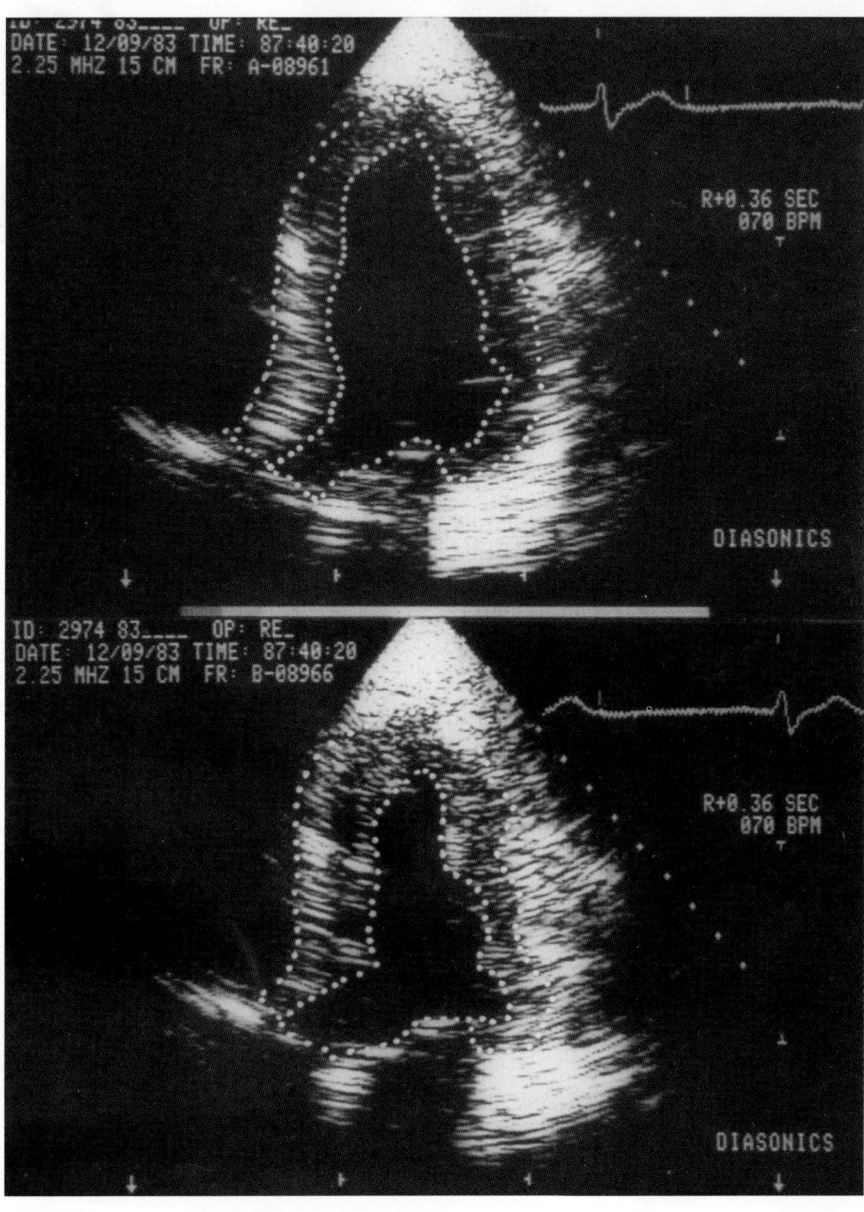

Abb. 31-19.
Echokardiogramm des linken Ventrikels während Diastole (*oben*) und Endsystole (*unten*) bei akutem Hinterwandinfarkt mit normaler Wanddickenänderung im Vorderwand- und apikalen Hinterwandbereich. Nur kleine umschriebene Infarzierung der basalen Hinterwandbasis (vgl. Abb. 31-11)

Abb. 31-20.
Rechtsherzinfarzierung bei Hinterwandinfarkt im apikalen 4-Kammer-Schnitt. Aufgehobene Kontraktion der Vorderwand des rechten Ventrikels, erkennbar an der fehlenden Querachsenverkürzung im Vergleich von Enddiastole (*obere Bildhälfte*) und Endsystole (*untere Bildhälfte*). Erhaltene Kontraktion der Spitze des rechten Ventrikels, erkennbar an der Verkürzung der Längsachse

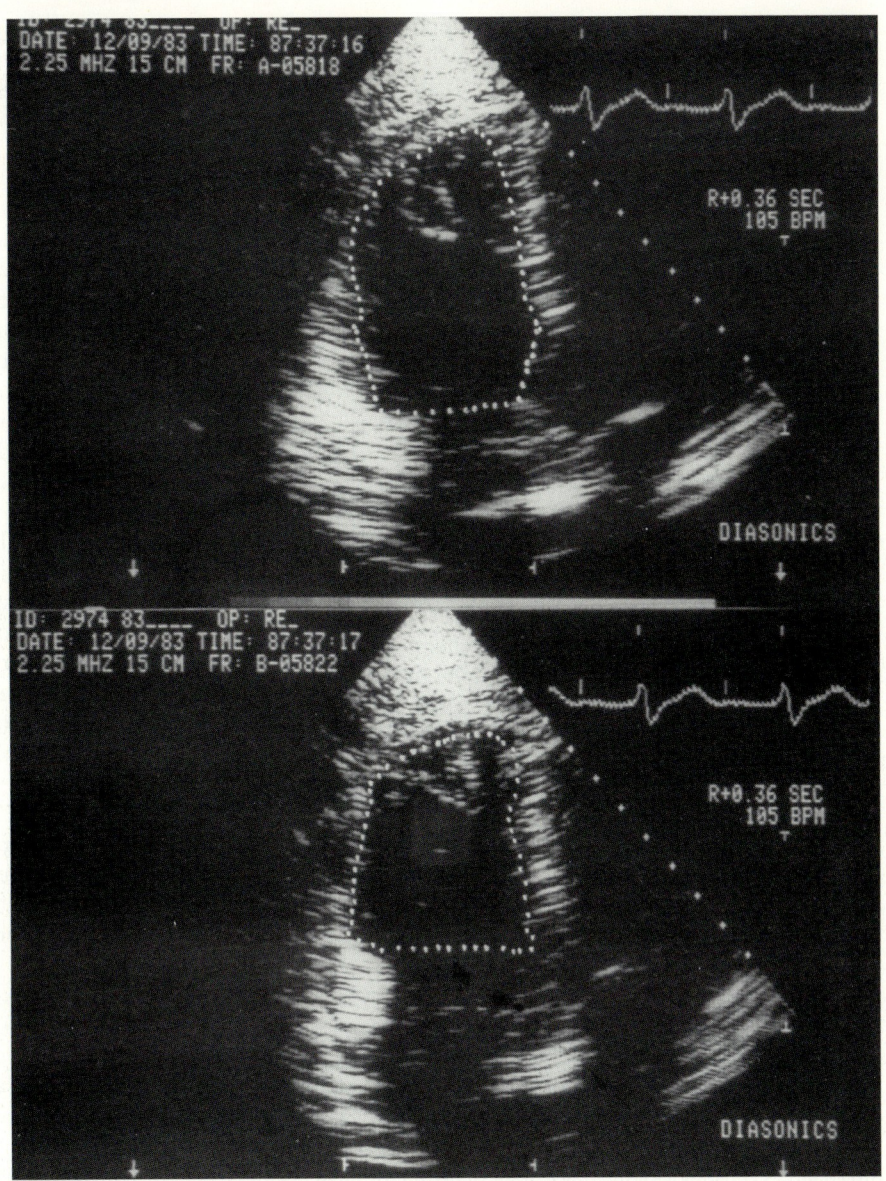

Druckmessung allein eine Funktionsstörung des rechten Ventrikels nicht ausgeschlossen werden kann.

31.5.6 Perikard

Perikarditis

Ein erneut auftretendes Schmerzereignis nach akutem Myokardinfarkt sollte immer an die Entwicklung einer Perikarditis denken lassen. Sie entsteht nur bei transmuralen Infarkten.

Erkennbar ist die Perikarditis an dem typischen Auskultationsbefund; einer der Gründe, warum Patienten mit akutem Infarkt routinemäßig zweimal täglich auf der Intensivstation auskultiert werden sollten, begleitet oft von neuen schweren thorakalen Schmerzen der Patienten. Im EKG (Registrierung 2× tgl. bis zur CPR-Normalisierung) findet sich eine neue oder erneute ST-Streckenhebung, die nicht nur in den vom Infarkt betroffenen, sondern auch in weiteren Ableitungen erkennbar ist. Echokardiographisch hilft der Nachweis eines sich entwickelnden Perikardergusses. Die Zahl der Perikarditiden konnte durch die thrombolytische Therapie und die dadurch bedingte Infarktverkleinerung reduziert werden. Die Perikarditis ist differentialdiagnostisch gegenüber einem Infarktrezidiv abzugrenzen.

Perikarderguss
Während der Akutphase des Infarkts tritt ein mehr oder weniger großer Perikarderguss in ca. 30% der Fälle auf, meistens innerhalb der ersten 3 Tage. Die Resorption

verläuft sehr langsam und kann bis zu 6 Monaten in Anspruch nehmen. Eine enge Beziehung zwischen Perikarderguss und Perikarditis liegt nicht vor, da auch andere Erkrankungen zur Ausbildung eines Perikardergusses beitragen können, wie z. B. eine Herzinsuffizienz. Eine Heparintherapie ist nicht mit einer erhöhten Inzidenz von Perikardergüssen verbunden. Ausgedehnte Ergüsse, die sogar zur Tamponade führen könnten, werden im Rahmen eines akuten Infarktgeschehens nicht beobachtet. Eine Ausnahme bildet die Herzruptur.

31.6 Therapie in der Prähospitalphase

31.6.1 Allgemeinmaßnahmen

Wegen der hohen Letalität in der Frühphase des akuten Myokardinfarkts sollte der Patient möglichst rasch in eine Klinik eingewiesen werden. Als Transportmittel ist der Notarztwagen mit ärztlicher Begleitung notwendig. In städtischen Gebieten wird der Patient so innerhalb von 10–20 min die Klinik erreichen.

Als Vorbereitung für den Transport sollte ein venöser Zugang gelegt werden. Zentrale Zugänge sind zu vermeiden, da hierdurch bei einer fibinolytischen Therapie schwere Hämatombildungen auftreten können. Ebenfalls ist auf intramuskuläre Injektionen wegen der möglichen Verfälschung der CK-Werte und der Gefahr der Ausbildung von intramuskulären Hämatomen unter Thrombolyse zu verzichten. Eine kontinuierliche EKG-Überwachung ist bei Verdacht auf Herzinfarkt während der Phase der Diagnostik und Therapie notwendig.

31.6.2 Sedierung und Analgesie

Der akute Herzinfarkt ist charakterisiert durch Vernichtungsschmerz, Angst und Unruhe des Patienten. Dies bedeutet eine schwere Stresssituation, gekennzeichnet durch einen starken Anstieg der Katecholamine und der freien Fettsäuren im Blut [27]. Diese Faktoren sind Mitursachen für das verstärkte Auftreten von Herzrhythmusstörungen und können eine weitere Zunahme der Infarktgröße bewirken. Sedierung und Analgesie gehören daher zur notwendigen Basistherapie der Prähospital- und Klinikphase. Beide Therapieformen tragen zur Reduktion des myokardialen O_2-Verbrauchs bei, einer wesentlichen Determinante der Infarktgröße.

Sedativa

Messungen der Katecholaminausscheidung im Urin im Rahmen einer kontrollierten Studie zur Wirkung von Diazepam zeigten eine Reduktion ihrer Metaboliten als Ausdruck der Abnahme des Sympathikustonus. Durch die Diazepam-Behandlung wurden auch die Katecholamin- und die Fettsäurespiegel reduziert. Konsekutiv nahm die Zahl der ventrikulären Extrasystolen ab; Analgetika wurden eingespart. Bewährt hat sich die langsame i.v.-Gabe von bis zu 10 mg Diazepam. Mit der Sedierung sollte nicht gespart werden, da eine gute Sedierung den Bedarf an Analgetika reduziert. Zu beachten ist, dass Diazepam bei älteren Patienten auch paradoxe Reaktionen auslösen kann [27].

Analgetika

Für die Analgesie bleibt wegen der ausgeprägten Schmerzsymptomatik oft nur die titrierende Gabe von Opioiden übrig, z. B. von Morphin, Pethidin oder Piritramid. Da die Morphin-induzierte Hypotension v. a. bei Patienten auftritt, die einen Volumenmangel aufweisen und auch sonst zur Orthostasereaktion neigen, sollte die Injektion nur beim liegenden Patienten erfolgen [27].

Die Opioide unterscheiden sich prinzipiell nicht wesentlich hinsichtlich ihrer Wirkungen und Nebenwirkungen. Nebenwirkungen sind in 40–50 % der Fälle Übelkeit, Erbrechen, Abfall des arteriellen Blutdruckes um 5–10 mmHg [27]. Manche Autoren empfehlen daher, im Voraus ein Antihistaminikum, z. B. Clemastin, zur Vermeidung der gastrointestinalen Nebenwirkungen zu applizieren. Respiratorische Nebenwirkungen treten dagegen bei vorsichtiger Titration der Opioide selten auf. Morphinsulfat kann intravenös in einer Dosierung von 2–4 mg alle 5 min gegeben werden, bis der Patient keine Schmerzen verspürt. Die gleichzeitige Gabe von Vasodilatatoren kann den hypotensiven Effekt von Morphin noch verstärken.

Das früher häufiger empfohlene Pentazocin sollte wegen einer möglicher pulmonalarteriellen Drucksteigerung nicht mehr verwendet werden.

31.6.3 O_2-Zufuhr

Durch Erhöhung des O_2-Gehaltes der Atemluft konnte tierexperimentell eine Verkleinerung des Infarktgebiets nachgewiesen werden [27]. Als positive Wirkungen wurden ein verbesserter O_2-Transport zu den ischämischen Arealen, ein erhöhter Kollateralfluss und eine verbesserte Mikrozirkulation diskutiert [27]. Kontrollierte Studien liegen nicht vor. In der Prähospitalphase wird die Sauerstoffgabe generell bei allen Patienten empfohlen; zusätzlich sollte eine pulsoxymetrische Überwachung der O_2-Sättigung erfolgen.

31.6.4 Antiarrhythmische Therapie

In der ersten Phase des Infarkts können sich entwickelnde Rhythmusstörungen einschließlich des Kammerflimmerns durch kein bekanntes Medikament, auch nicht durch Lidocain, blockiert werden.

Lidocain

Treten maligne ventrikuläre Arrhythmien auf, empfiehlt sich die Injektion von 1,0–1,5 mg/kg Lidocain i. v.

innerhalb von 3–4 min mit zusätzlicher Infusion von 2 mg/min [27]. Vorübergehend kann die Erhöhung der Geschwindigkeit auf 4 mg/min für 60 min notwendig werden. Bei Patienten mit Leberfunktionsstörungen und schwerer Herzinsuffizienz wird die Infusion auf die Hälfte reduziert. Nach der ersten Bolusdosis kann eine weitere Bolusgabe von 0,5–0,75 mg/kg alle 5–10 min bis zu einer Maximaldosis von 3 mg/kg notwendig sein [27].

Kardioversion/Defibrillation

Kammerflimmern wird mit Defibrillation behandelt: 200–200–360 J, dann immer 360 J. Einzelheiten sind in Kap. 23 (Reanimation) dargestellt.

Eine anhaltende, mit Schocksymptomatik einhergehende polymorphe ventrikuläre Tachykardie von mehr als 30 s sollte mittels Kardioversion/Defibrillation behandelt werden, ebenso Episoden mit anhaltender monomorpher ventrikulärer Tachykardie und Angina pectoris, Lungenödem und einem Blutdruckabfall unter 90 mmHg (Beginn mit einem synchronisierten Schock von 100 J als Initialenergie).

Antibradykarde Therapie

Bei Bradykardien ist die Injektion von 0,5 mg Atropin (bis maximal 3 mg) notwendig [27]. Bei Therapieresistenz kann z. B. die Anwendung von Orciprenalin oder niedrigst dosiertem Adrenalin notwendig werden, wenngleich dabei ektope Herzrhythmusstörungen möglich sind. Besonders vielversprechend scheint die externe Stimulation über großflächige Elektroden zu sein [27], die die therapeutischen Möglichkeiten wesentlich erweitert haben. Dabei auftretende schmerzhafte Sensationen müssen durch eine entsprechende Analgesie behandelt werden. Innerklinisch wird gelegentlich auch die prophylaktische Plazierung eines Schrittmachers bei Hinterwandinfarkt und geplanter thrombolytischer Therapie angewandt. Eine passagere Schrittmachereinlage ist allerdings in weniger als 5 % der Fälle notwendig. Die permanente Schrittmacherimplantation ist selten.

31.6.5 Antikoagulation

Für die häufig angewandte prähospitale Gabe von Heparin liegen keine kontrollierten Studien vor. Allenfalls ist denkbar, dass hierdurch ein weiteres Thrombuswachstum verhindert werden kann. Da außer bei Steptokinase die Thrombolytika eine Kombinationstherapie mit Heparin erfordern, werden zu Beginn 4000–5000 IE i. v. injiziert und anschließend 15 IE/kg/h (maximal 1000 IE/h) infundiert. Nach der Initialtherapie kann mit der Mobilisierung auf eine subkutane Zufuhr von 2 × 12 500 IE umgestellt werden, bis der Patient vollständig mobilisiert ist. Eine Marcumarisierung empfiehlt sich, wenn ein großes Aneurysma mit möglicher oder vorhandener Ausbildung von Thromben vorliegt.

31.6.6 Präklinische Thrombolyse

Die Infarktzeit ist – wie dargestellt – die wichtigste Determinante der Infarktgröße. Damit hängt der Erfolg der Thrombolyse vom möglichst frühen Beginn dieser Therapie ab. Streptokinase wird bereits mit günstigen Resultaten präklinisch im Notarztwagen eingesetzt. Da die Zahl von Arrhythmien wie ventrikuläre Salven und Kammerflimmern in der Reperfusionsphase nicht häufiger ist als in der Ischämiephase [25], ist eine erhöhte Gefährdung der Patienten durch Reperfusionsarrhythmien nicht zu befürchten. Auch während der Helikopterflüge in Ann Arbor, die in einem Umkreis von 100 Meilen durchgeführt worden sind, konnten zwar bei Patienten, die lysiert wurden, Extrasystolen und Tachykardien häufiger als in einem Vergleichskollektiv festgestellt werden, Kardioversionen oder Defibrillationen waren jedoch nicht notwendig [25]. Infarktschmerzen werden bei 38 % der lysierten, aber nur bei 22 % der nichtlysierten Patienten beseitigt. Bei der Koronarographie sind 63 bzw. 22 % der Infarktgefäße offen [30].

Dem Vorteil des frühen Therapiebeginns stehen aber einige prinzipielle Schwierigkeiten entgegen:

- Die Diagnose „transmuraler Infarkt" muss sichergestellt werden, da nur für den transmuralen, nicht aber für den nichttransmuralen Infarkt ein positiver Effekt der Thrombolyse nachgewiesen werden konnte. Der Schmerz muss länger als 30 min persistieren. Ein 12-Kanal-EKG muss vorliegen, damit die Differentialdiagnose zur Prinzmetal-Angina, Perimyokarditis und Aortendissektion sicher erfolgen kann. Der Notarzt muss also in diesen Fragen ausreichend internistisch-kardiologisch geschult sein.
- Derzeit stehen Streptokinase, rt-PA, Pro-Urokinase und Urokinase zur Thrombolyse zur Verfügung. Bei 0,5–1,5 % der Fälle treten zerebrale und in bis zu 15 % periphere Blutungen auf, die Bluttransfusionen erfordern. Selbst bei den neuen gentechnologisch gewonnenen Substanzen treten in 20–30 % der Fälle starke Abfälle des Fibrinogens auf. Auch dabei sind Blutungen beobachtet worden. Dies bedeutet, dass diese vielversprechende Therapie schwerwiegende Nebenwirkungen aufweist, die eine überlegte Indikation erfordern.

> Eine generelle Empfehlung zur Therapie mit fibinolytischen Substanzen in der Prähospitalphase kann deshalb noch nicht gegeben werden. Wenn jedoch die Anfahrt zur Klinik länger als 30 min dauert, ist der Einsatz der Thrombolyse nach sicherer Diagnose eines transmuralen Infarkts und einer Infarktzeit von unter 4 h zu empfehlen.

31.7 Therapie in der Hospitalphase

31.7.1 Basistherapie

In den ersten Tagen des Herzinfarkts sollten die Patienten Bettruhe einhalten. In dieser Zeit ist eine systemische Heparinisierung zur Verhinderung von tiefen Beinvenenthrombosen und Lungenembolien und der Reduktion von Thrombenbildungen im linken Ventrikel notwendig. Die Heparintherapie braucht bei Nachweis eines Perikardergusses nicht unterbrochen zu werden, da eine Tamponade nicht befürchtet werden muss. Die Heparindosierung erfolgt unter Kontrolle der Thrombinzeit (TZ) und der partiellen Thromboplastinzeit (PTT). Nach der Bolusgabe von 4000–5000 IE ist eine Dosierung von 15 IE/kg/h (max. 1000 IE/h) zu empfehlen. Die Thrombinzeit sollte auf das Zwei- bis Dreifache verlängert sein. Sie wird zur Therapiekontrolle alle 12 Std. bestimmt.

Auf die Bedeutung der O_2-Gabe, der Sedierung und Analgesie wurde bereits hingewiesen. Bemerkenswert ist, dass mit Einführung der fibinolytischen Therapie der Opiatverbrauch drastisch gesunken ist. Mit der Wiedereröffnung der Gefäße werden die Patienten schmerzfrei, wahrscheinlich durch Beseitigung der Gewebeazidose und durch den Konzentrationsanstieg des Kaliums. Nur bei Entstehung einer Perikarditis, einer Reokklusion oder Koronarinsuffizienz, ausgelöst durch Spasmen oder Thrombosierungen, treten neue retrosternale Schmerzen auf.

Tabelle 31-6. Mobilisierung der Patienten mit akutem Herzinfarkt

A: Einteilung der Gruppen
- Gruppe A: *keine Komplikationen in der Akutphase*
    a) Rhythmus: keine gehäuften ventrikulären Extrasystolen (>100/h), ventrikuläre Salven (mehr als 10/Tag) oder darüber hinausgehende ventrikuläre ektope Rhythmusstörungen; kein höhergradiger AV-Block oder länger anhaltender SA-Block; keine Sinustachykardie >110/min über mehr als 2 Tage
    b) Hämodynamik: keine schwere Linksinsuffizienz; kein systolischer Druckabfall <100 mmHg über mehr als 1 Tag; keine Erhöhung des enddiastolischen Pulmonalarteriendruckes über 22 mmHg oder Abfall des Herzindex <2,2 l/min/m²
    c) Kein Reinfarkt
    d) Erfolgreiche thrombolytische Therapie oder Nachweis einer erfolgreichen Rekanalisation mit normaler Perfusion (TIMI III)
- Gruppe B: *leichte bis mittelschwere Komplikationen in der Akutphase*
    - Patienten, die die unter A genannten Kriterien überschreiten, jedoch nicht die Komplikationen der Gruppe C erreichen. Nach Rekanalisation und TIMI-Fluss-II oder fehlende Zeichen der Reperfusion
- Gruppe C: *schwere Komplikationen in der Akutphase*
    - Patienten mit kardiogenem Schock oder protrahierter schwerer Linksinsuffizienz (PCWP >22 mmHg noch am 5. Tag); Vorderwandinfarkt mit bifaszikulärem Block;
    Hinterwandinfarkt mit über 5 Tage persistierendem höhergradigem AV-Block;
    Papillarmuskelabriss oder Septumperforation; an mehr als 1 Tag rezidivierendes Kammerflimmern oder Asystolien

B: Modifizierter Mobilisierungsplan
- *Gruppe A:*
    - 2. und 3. Tag: 2-mal 10 min Sitzen auf der Bettkante mit Beinebaumeln:
    Nachtstuhl neben dem Bett; isometrische Übungen
    - 4. und 5. Tag: Aufstellen, Atemgymnastik, 2-mal am Tag Gehen ums Bett
    - 6. und 7. Tag: Gehen im Zimmer, Bewegungsübungen, 1. Gang auf dem Flur
    - 8. und 9. Tag: freie Bewegung auf dem Flur, Gehzeit 2-mal 30 min
    - 10. und 11. Tag: 3- bis 4-mal 1 h täglich beginnendes Treppensteigen unter Herzfrequenz- und Blutdruckkontrolle
- *Gruppe B:*
    - Mobilisierung erfolgt verzögert, d. h. Nachtstuhl und Bewegungsübungen im Bett in der 1. Woche, allmählich zunehmende Aufstehzeiten ab 2. Woche nach Plan der Gruppe A aber zeitversetzt
- *Gruppe C:*
    - Patienten werden unter hämodynamischem Monitoring von Vasodilatatoren auf ACE-Hemmer und Nitrate umgestellt, evtl. Gabe von Angiotensin-II-Antagonisten. Langsame Mobilisierung auf dem Boden einer immer wieder erneuten klinischen individuellen Abschätzung
- *Organisation:*
    Am Ende des 1. Infarkttages wird anhand der Klinik und der Befunde entschieden, ob ein Patient der Gruppe A zugeordnet und entsprechend mobilisiert werden kann. Verlegung auf die Allgemeinstation in der Regel am 3. Tag. Bei den übrigen Patienten wird am 3. Tag entschieden, ob sie zur Gruppe B oder C gehören. Patienten der Gruppe B werden etwa am 2.–4. Tag verlegt
- *Unterbrechung der Mobilisierung:*
    1. schwere Stenokardien unter Belastung; Reinfarkt
    2. deutliche Kollapsneigung oder RR-Anstieg >180 mmHg
    3. deutliche Linksinsuffizienz mit Belastungsdyspnoe
    4. schwere Rhythmusstörungen (ventrikuläre Salven oder Tachykardien, gehäufte ventrikuläre Extrasystolie, Vorhofflimmern/-flattern, höhergradige AV-Blockierungen)

! Ein erneut auftretender präkordialer Schmerz ist also ein Alarmzeichen und erfordert sofortige diagnostische und oft auch therapeutische Konsequenzen.

Zu den Allgemeinmaßnahmen auf der Intensivstation gehört eine Nahrungskarenz für 12 h mit nachfolgender leichter Schonkost. Blähende Gemüse, gebratene und fette Speisen und Eier sind nicht erlaubt. Frühzeitig sollte ein Abführmittel (z. B. Mucofalk®) zur Stuhlregulation gegeben werden, alternativ hat sich Lactulose (z. B. Bifiteral®) bewährt.

31.7.2 Physikalische Therapie

Die Mobilisierung der Patienten richtet sich nach der Schwere des abgelaufenen Infarktes. Die Einteilung zeigt Tabelle 31-6.

Bereits auf der Intensivstation beginnt bei einem unkomplizierten Infarkt am 2. Tag die Mobilisierung. Diese verschiebt sich beim komplizierten Infarkt auf die 1. Woche. Patienten mit Pumpversagen werden individuell über 1–2 Wochen mobilisiert und möglichst lange auf der Intensivstation beobachtet.

31.8 Therapie von Herzrhythmusstörungen

31.8.1 Supraventrikuläre Rhythmusstörungen

Supraventrikuläre Tachykardie

Eine supraventrikuläre paroxysmale Tachykardie ist beim akuten Infarkt nur ausnahmsweise zu beobachten. Häufig finden sich Sinustachykardien zwischen 100 und 110/min. Hierbei kann es sich um einen hyperkinetischen Zustand oder um eine kompensatorische Tachykardie bei Linksherzinsuffizienz handeln. Während in dem einen Fall β-Blocker indiziert sind, werden bei Linksherzinsuffizienz Vasodilatatoren und ACE-Hemmer eingesetzt. Nicht vergessen werden sollte, dass der Aufenthalt auf der Intensivstation mit kurzen Schlafzeiten, häufigem Blutdruckmessen und Unruhe für den Patienten eine psychische Belastung bedeutet. Ein eher großzügiger Einsatz von Sedativa ist daher empfehlenswert.

Supraventrikuläre Extrasystolie

Supraventrikuläre Extrasystolen, die in 25–36 % der Fälle beobachtet werden, erfordern meist keine weitere Therapie [27].

Vorhofflimmern und -flattern

Vorhofflimmern und -flattern ist in bis zu 25 % der Fälle zu beobachten. Ursache ist entweder eine Perikarditis oder eine Insuffizienz des Herzens mit Überdehnung des linken Vorhofs. Digitalis findet hier einen idealen therapeutischen Ansatz. Handelt es sich um Vorhofflimmern, z. B. bei Perimyokarditis im Rahmen des Dressler-Syndroms, so entfaltet Digitalis keine optimale Wirkung. Hier ist Verapamil indiziert, da sonst die AV-Überleitung nicht effektiv reduziert werden kann, bei Ineffektivität evtl. in Kombination mit Digitalis.

Sinusbradykardie

Sinusbradykardien bedeuten eine erhöhte Gefährdung für das Auftreten von Extrasystolen oder sogar Kammerflimmern, da eine verstärkte Depolarisation eine erhöhte Automatie provoziert. Daher sollten Sinusbradykardien (Frequenz < 50/min) mit Atropin in einer Dosierung von 0,5–1 mg, maximal 3 mg, intravenös behandelt werden [27]. Das Intervall zwischen den Injektionen von 0,5–1 mg sollte 3–5 min betragen, der maximale Effekt von Atropin nach i. v.-Injektion tritt nach 3 min ein [27]. Auch bei Verdacht auf Rechtsherzinfarkt ist auf eine ausreichende Höhe der Herzfrequenz (90–100/min) zu achten.

Überleitungsstörungen

Die Behandlung eines AV-Blocks richtet sich nach dem Schweregrad und der Infarktlokalisation. Bei einem AV-Block Grad I erübrigt sich gewöhnlich eine Therapie. Eine engmaschige Kontrolle ist aber wegen der möglichen Entstehung eines AV-Blocks III. Grades notwendig. Der AV-Block III. Grades entsteht nicht plötzlich, sondern allmählich. Er scheint bei Hinterwandinfarkt fast immer reversibel zu sein. Bei AV-Blockierung II. und III. Grades kann vorübergehend eine Behandlung mit Atropin (0,5–3,0 mg i. v.), Orciprenalin oder niedrigstdosiert Adrenalin angezeigt sein. Sicherer und effektiver ist aber eine passagere Elektrostimulation.

Für Notfallsituationen steht heute die perkutane Stimulation mit großflächigen Klebeelektroden zur Verfügung. Alternativ kann die Stimulation über den Ösophagus erfolgen. Ansonsten wird eine Sonde über eine linksseitige zentrale Venenpunktion in den rechten Ventrikel vorgeschoben und am besten unter Durchleuchtungskontrolle positioniert. Die rechte Seite sollte gemieden werden, da bei notwendiger permanenter Stimulation diese Seite meistens für die Implantation gewählt wird. Bei Hinterwandinfarkten mit Rechtsherzinfarkt wird eine Vorhof- bzw. sequentielle Stimulation empfohlen, da die rechtsventrikuläre Stimulation hämodynamisch ineffektiv ist.

Gelegentlich kann der träge Anstieg des Aktionspotentials vom Schrittmacher nicht erkannt und ein Stimulationsimpuls in die vulnerable Phase abgegeben werden. Ventrikuläre Rhythmusstörungen, selbst Kammerflimmern, können so ausgelöst werden. In diesen Fällen muss die Stimulation mit Vorhofschrittmacher-Aggregaten mit höherer Sensitivität, die auch noch die flach ansteigenden Flanken des Aktionspotentials erkennen können, erfolgen oder höherfrequente Überstimulationen durchgeführt werden.

Grundsätzlich muss die Platzierung der Elektroden im rechten Ventrikel mit äußerster Vorsicht erfolgen, da mechanisch sehr leicht über eine Extrasystole Kammerflimmern ausgelöst werden kann. Die Stimulation wird in Demandstellung vorgenommen.

Im Gegensatz zum Hinterwandinfarkt tritt der AV-Block III. Grades beim Vorderwandinfarkt plötzlich auf [27]. Da für einen totalen AV-Block bei Vorderwandinfarkt sowohl der vordere als auch hintere Schenkel mit in das Infarktgeschehen einbezogen sein muss, bedeutet ein solches Ereignis immer eine große Infarzierung mit schlechter Prognose [27]. Ein Rechtsschenkelblock mit linksanteriorer oder linksposteriorer Schenkelblockierung, ein Schenkelblock mit AV-Block I. Grades oder im Wechsel auftretende Blockierungen sind Warnzeichen, die eine permanente Schrittmacherstimulation schon prophylaktisch erfordern.

Knotenrhythmen

Ein idioventrikulärer Rhythmus oder Knotenrhythmus in der Reperfusionsphase ist meist passager, kurz und bedarf keiner Intervention [25]. Fällt der Blutdruck durch Ausfall der Vorhofaktion zu stark ab, wird Atropin zur Beschleunigung der Sinusknotenfrequenz injiziert.

31.8.2 Ventrikuläre Rhythmusstörungen

Ventrikuläre Extrasystolen

Einzelne, gekoppelte sowie im Bigeminus auftretende Rhythmusstörungen sind fast bei jedem Patienten mit transmuralem Infarkt in den ersten Tagen zu beobachten und primär nicht therapiebedürftig. Beachtet werden müssen aber die sog. „Warnarrhythmien", die in der folgenden Übersicht zusammengefasst sind:

> **Übersicht: „Warnarrhythmien"**
>
> - gehäufte polytope Extrasystolen,
> - ventrikuläre Extrasystolenketten,
> - ventrikuläre paroxysmale Tachykardien,
> - „R auf T-Phänomen" (Vorzeitigkeitsindex <0,8),
> - bifaszikulärer Block,
> - AV-Block Grad II und III.

■ **Lidocain.** Bei ventrikulären Extrasystolen in Salven und Ketten wird Lidocain angewendet. Für Lidocain spricht, dass es eher die Leitungseigenschaften des Myokards verbessert als verschlechtert und selektiv dämpfend auf ischämische Zellen wirkt und so die Automatismen unterdrückt. Nebenwirkungen von Lidocain auf die intrakardiale und intraventrikuläre Erregungsleitung treten nur äußerst selten auf. Zunächst werden 1–1,5 mg/kg injiziert und dann zusätzlich, falls erforderlich, Bolusdosen von 0,5–0,75 mg/kg alle 5–10 min bis zu einer Maximaldosis von 3 mg/kg. Anschließend erfolgt eine Infusion mit 2–4 mg/min [27]. Die hohe Dosierung sollte möglichst nicht länger als 60 min gegeben werden, da sonst zentralnervöse Nebenwirkungen zu erwarten sind, wie z. B. Verwirrtheitszustände, Halluzinationen. Extrakardiale Nebenwirkungen sind aber dosisabhängig und daher schnell reversibel. Die Halbwertszeit ist kurz (30 min). Bei Patienten mit Herzinsuffizienz wird die Erhaltungsdosis auf 50 % gesenkt. Eine mögliche Lidocainresistenz ist nicht selten durch eine Hypokaliämie verursacht, die ausgeglichen werden muss; durch Reperfusion induzierte Rhythmusstörungen (Tabelle 31-7) können durch Lidocain nicht unterdrückt werden.

Tabelle 31-7. Vergleich der Arrhythmien in der Ischämie- und Reperfusionsphase. Gesamtpatientengut n=200, HWI = Hinterwandinfarkt

Arrhythmie	Ischämiephase		Reperfusionsphase		Signifikanz p
	[n]	[%]	[n]	[%]	
Vorhofextrasystolen	37	29	29	23	n.s.
Vorhofflimmern	3	2	1	1	n.s.
Ventrikuläre Extrasystole	89	70	100	79	n.s.
Ventrikulärer Bigeminus	5	4	38	30	<0,001
Ventrikuläre Paare	20	16	34	27	<0,005
Idioventrikulärer akzelerierter Rhythmus	5	4	32	25	<0,001
Kammertachykardie	12	9	15	12	n.s.
Kammerflimmern	9	7	7	6	n.s.
Sinusbradykardie	15	12	29	23	<0,05
	13/15	HWI	28/29	HWI	
AV-Block II. und III. Grades	10	8 (HWI)	8	7 (HWI)	n.s.

■ **Amiodaron.** Wenn eine ventrikuläre Tachykardie nicht auf Lidocain anspricht, kann alternativ Amiodaron eingesetzt werden: 150–300 mg als Bolus über 10 min, gefolgt von einer 6-stündigen Infusion mit 1 mg/min und dann 0,5 mg/min als Erhaltungsdosis. Die weitere Aufsättigung erfolgt mit 900–1200 mg/Tag für 8–10 Tage. Die Erhaltungsdosis beträgt 200 mg/Tag. Selten sind Episoden beschrieben worden mit immer wiederkehrender, nicht beherrschbarer ventrikulärer Tachykardie. In diesen Fällen soll die intravenöse Kombination von β-Blockern mit Amiodaron sowie die intraaortale Ballonpumpe und Notfallrevaskularisation hilfreich sein.

Ventrikuläre Tachykardien

Die Behandlung der ventrikulären Tachykardie (Abb. 31-21) erfolgt wie bei ventrikulären Extrasystolen mit Lidocain. Als Notmaßnahme kann ein präkordialer Faustschlag versucht werden. Sind diese Bemühungen erfolglos, wird eine Kardioversion durchgeführt. Hierzu wird eine Kurzsedierung vorgenommen und EKG-getriggert (synchronisiert) mit einer Leistung von zunächst 50–100 J kardiovertiert. Oft reicht diese niedrige Leistung für die Kardioversion bereits aus. Bei fehlendem Erfolg wird die Kardioversionsleistung stufenweise erhöht. Alternativ bietet sich eine Tachykardieunterbrechung durch Overdrive- oder Extrastimulationstechnik mittels Schrittmacher an. Dazu ist aber besondere Erfahrung erforderlich, weil die Gefahr der Induktion von Kammerflimmern besteht.

> Grundsätzlich müssen Kardioversion und Spezialstimulationen in Reanimationsbereitschaft durchgeführt werden.

31.8.3 Kammerflimmern

Bei Kammerflimmern (Abb. 31-22) wird das Notfall-ABC außer Kraft gesetzt und sofort mit der Defibrillation begonnen; das genaue Vorgehen ist in Kap. 23 („Reanimation") beschrieben.

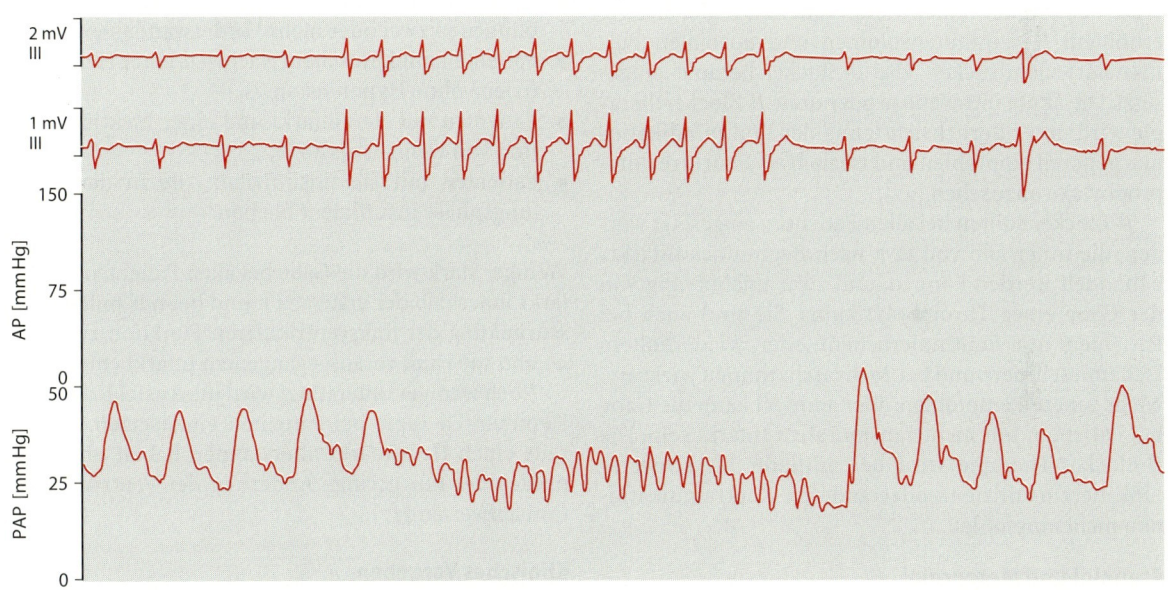

Abb. 31-21. Tachykardie mit Pulmonalarteriendruckmessung. Beachte: starker Druckabfall unter der Tachykardie

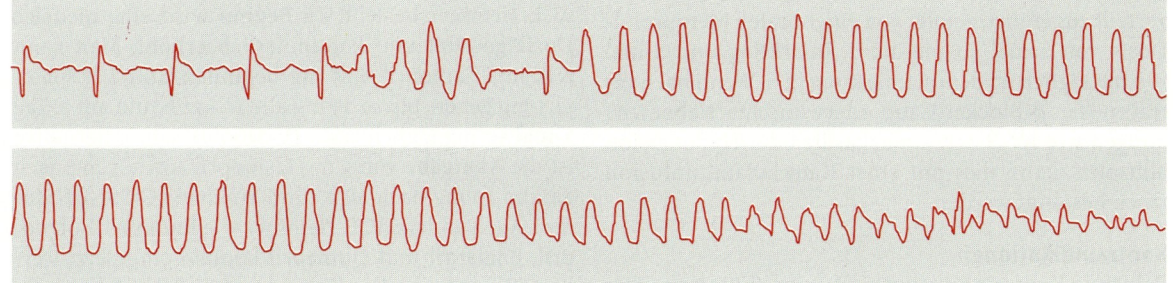

Abb. 31-22. Ventrikuläre Tachykardie mit Degeneration zu Kammerflimmern

In einzelnen Fällen ist eine ventrikuläre Tachykardie oder Kammerflimmern nicht zu durchbrechen. In diesen Fällen muss daran gedacht werden, dass andere Ursachen vorhanden sind, die eine erfolgreiche Defibrillation unmöglich machen. Es könnte eine Perikardtamponade oder eine massive Elektrolytentgleisung vorliegen, auch ein kombinierter hämodynamischer Schock durch intraabdominelle Blutungen, durch die Reanimation verursacht, sind beobachtet worden. Bei besonders gefährdeten Patienten hat sich die frühzeitige Anbringung großflächiger Defibrillationsklebeelektroden bewährt [2].

31.9 Therapie mit β-Blockern, ACE-Hemmern und Magnesium

31.9.1 β-Blocker

Therapieprinzip
Ziel der Therapie in der akuten Infarktphase ist ein möglichst optimales Verhältnis von O_2-Angebot und O_2-Verbrauch. Daher wird im Falle der Hyperkinesie, erkennbar an der hohen Herzfrequenz bei gleichzeitig erhöhtem Herzminutenvolumen und normalen Pulmonalarteriendrücken, die β-Blockertherapie eingesetzt. Die akute intravenöse oder orale β-Blockertherapie wird unter Berücksichtigung der Kontraindikationen generell empfohlen und ist auch als Infarktrezidivprophylaxe anzusehen [27].

β-Blocker sollten bei allen Patienten eingesetzt werden, die innerhalb von 12 h nach Beginn des Infarkts behandelt werden können, und zwar unabhängig von der Gabe eines Thrombolytikums. Sie sind auch bei Patienten mit kontinuierlichem oder wiederholtem Ischämieschmerz und bei Tachyarrhythmien wirksam. Nicht generell empfohlen, aber sinnvoll kann die Gabe bei Patienten mit nichttransmuralem Infarkt sein. Die β-Blocker-Therapie wird bei mittlerer bis schwerer Linksherzinsuffizienz oder anderen Kontraindikationen nicht empfohlen.

Atenolol und Metoprolol
Sowohl Atenolol als auch Metoprolol sind erfolgreich eingesetzt worden: Intravenös 5–10 mg Atenolol, gefolgt von 100 mg oral täglich. Metoprolol wird fraktioniert in einer Dosis von bis zu 15 mg i.v. auf 3 Dosen verteilt zugeführt, gefolgt von einer oralen Metoprolol-Dosis von 2-mal 50 mg am 2. Infarkttag und 2-mal 100 mg täglich ab dem 3. Infarkttag [27]. Wenn nach intravenöser β-Blocker-Gabe unerwünschte Nebenwirkungen wie AV-Block, Bradykardie oder Hypotension auftreten, kann dies mit einer Katecholamininfusion rasch beseitigt werden.

Kontraindikationen
Folgende Kontraindikationen für eine β-Blocker-Therapie werden angegeben:

- Herzfrequenzen unter 60/min,
- systolischer Blutdruck unter 100 mmHg,
- mittelschwere bis schwere Linksinsuffizienz,
- Zeichen der peripheren Hypoperfusion,
- PQ-Zeit mehr als 0,24 s,
- AV-Block II. Grades oder III. Grades,
- schwere COPD,
- Asthma bronchiale in der Vorgeschichte,
- periphere vaskuläre Erkrankung,
- insulinpflichtiger Diabetes mellitus.

31.9.2 ACE-Hemmer-Therapie

Große randomisierte Studien haben gezeigt, dass die Gabe von Angiotensin-Converting-Enzym(ACE)-Inhibitoren einen günstigen Effekt hat und die Letalität senken kann. Dies wurde auch in der ISIS IV- und GISSI III-Studie bei gleichzeitiger thrombolytischer Therapie gezeigt.

Die Therapie mit ACE-Hemmern wird empfohlen für:

- Patienten mit akutem Infarkt und ST-Streckenhebungen in zwei oder mehr Vorderwandableitungen,
- Patienten mit klinischem Nachweis einer Herzinsuffizienz ohne Hypotension,
- Patienten mit Herzinfarkt und einer Ejektionsfraktion von weniger als 40%,
- Patienten mit Herzinsuffizienz, die in der Erholungsphase insuffizient bleiben.

Weniger stark wird die Gabe bei allen Patienten mit Infarkt innerhalb der ersten 24 h und bei nur milder Einschränkung der linksventrikulären Funktion zwischen 40 und 50% und vorausgegangenem Infarkt empfohlen.

Noch weniger unterstützt wird die Ansicht, die ACE-Hemmer-Therapie bei Patienten einzusetzen, die bereits einen Herzinfarkt überstanden haben, aber eine milde oder nur geringe Änderung der Ventrikelfunktion aufweisen [27].

Klinisches Vorgehen
Die ACE-Hemmer-Therapie wird begonnen, wenn der systolische Blutdruck nicht niedriger als 100 mmHg ist, keine Niereninsuffizienz oder beidseitige Nierenarterienstenose vorliegen sowie keine Allergie gegen ACE-Hemmer besteht. Zu Beginn wird eine niedrige Dosis gewählt und kontinuierlich erhöht. Man kann z.B. mit Captopril 6,25 mg beginnen und 2 h später 12,5 mg geben, bis zu 25 mg alle 10–12 h und am 2. Tag 2-mal 50 mg täglich (ISIS-IV-Studie). Eine Alternative ist die Akutgabe von 5 mg Lisinopril sowie 5 mg nach 24 und 10 mg nach 48 h für 6 Wochen (GISSI-III-Studie). Auch andere ACE-Hemmer wie Ramipril, Zofenopril, Enalapril und Quinapril können eingesetzt werden. Die intravenöse Gabe der ACE-Hemmer in der Akutphase des Herzinfarkts wird nicht empfohlen.

31.9.3 Magnesium

Es wurde vermutet, dass die Gabe von Magnesium einen protektiven Effekt auf das Myokard ausüben würde. Aufgrund des derzeitigen Wissensstands wird aber Magnesium nicht allgemein empfohlen. Eine Ausnahme sind Patienten, bei denen ein Magnesiummangel nachgewiesen worden ist, und besonders Patienten, die Diuretika vor dem Beginn des Infarkts erhielten. Außerdem ist Magnesium hervorragend geeignet, „torsades-des-pointes-typische" ventrikuläre Tachykardien mit Verlängerung des QT-Intervalls zu behandeln.

Handelt es sich um ältere Patienten und Patienten, bei denen eine Reperfusionstherapie nicht durchgeführt werden kann, wird Magnesium als Bolus und Infusion für Hochrisikopatienten empfohlen: 2 g als Bolus über 5–15 min, dann Infusion von 18 g über 24 h [27].

Hierbei sollte die Magnesiumkonzentration im Blut regelmäßig überwacht werden, insbesondere bei Patienten mit Niereninsuffizienz.

31.10 Therapie bei Linksherzinsuffizienz

31.10.1 Vasodilatatoren

Die Linksherzinsuffizienz, erkennbar an einem erhöhten linksventrikulären Füllungsdruck und erniedrigten Herzminutenvolumen, wird mit Nitroglyzerin oder Natriumnitroprussid behandelt. Ziel der Therapie ist die Entlastung des Herzens, gleichzeitig die Anhebung des Herzindex und die Senkung des Pulmonalarteriendrucks.

Wirkmechanismus
Nitroglyzerin wirkt durch eine Senkung der Vorlast über ein venöses Pooling. Die Koronardilatation selbst sklerotischer Gefäßabschnitte spielt ebenso eine Rolle wie eine verbesserte Compliance der Aorta mit Senkung der Nachlast. *Natriumnitroprussid* senkt sowohl den arteriellen als auch venösen Gefäßtonus und somit die Vorlast und die Nachlast. Auch epikardiale und intramyokardiale Koronararterien werden in gewissem Umfang dilatiert. Das Verhältnis von Vor- und Nachlastsenkung ist ausgeglichener als bei Nitroglyzerin. Ursache ist möglicherweise eine stärkere Prostazyclinfreisetzung in Venen durch Nitroglyzerin als durch Natriumnitroprussid.

Tierexperimentell verbessert Nitroglyzerin die regionale Myokarddurchblutung bei Koronarstenosen mit Kollateralen, während Natriumnitroprussid sie vermindert. Für Nitroglyzerin wird bei Normotonikern ein stärkerer dilatierender Effekt als für Natriumnitroprussid beschrieben. Der Effekt auf den peripheren Widerstand ist für Nitroprussid ausgeprägter. Bei akutem Infarkt mit arterieller Hypertonie wird deshalb von einigen Autoren Natriumnitroprussid vorgezogen. Für beide Substanzen ist eine Verringerung der Letalität durch Senkung der Wandspannung und des O_2-Verbrauchs bei verbesserter Kollateralendurchblutung nachgewiesen worden [4, 7, 15, 34].

Klinische Anwendung
Selbst bei systolischen Blutdruckwerten unter 90–100 mmHg können beide Substanzen erfolgreich eingesetzt werden (Abb. 31-23). In dem angegebenen Beispiel ist zu sehen, dass schon eine geringe Dosis von Natriumnitroprussid über die Nachlastsenkung zu einer deutlichen Steigerung des Herzminutenvolumens bei gleichzeitiger Zunahme der Blutdruckamplitude, bedingt durch eine Steigerung des Schlagvolumens, führt. Bei niedrigem systolischen Ausgangsdruck bis 110 mmHg können beide Substanzen über diesen Mechanismus zu einer Blutdrucksteigerung führen; erst bei höheren Blutdruckwerten fällt der Blutdruck ab.

Substanzen
■ **Natriumnitroprussid.** Die Anfangsdosis für Natriumnitroprussid beträgt 10 µg/min (0,2 µg/kg/min). Sie wird unter systemischer und pulmonalarterieller Druckontrolle alle 10 min um 20 µg/min gesteigert. Ziel ist die Anhebung des Herzindex auf > 2,6 l/min/m². Bei schwerer Insuffizienz können Dosen bis 120–

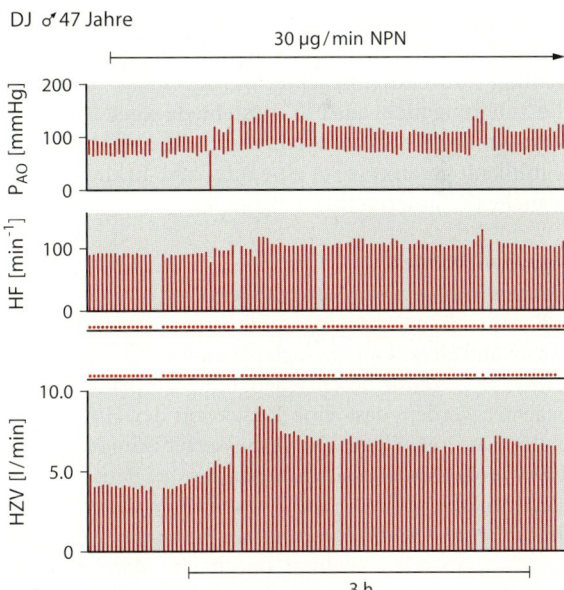

Abb. 31-23. Verbesserung der Hämodynamik durch Natriumnitroprussid (*NPN*) bei einem Patienten mit Vorderwandinfarkt und Pumpversagen. Herzfrequenz (HF), blutig gemessener Aortendruck (p_{Ao}) und Herzminutenvolumen (*HZV*), bestimmt nach der Pulskonturmethode. Kontinuierliche Registrierung in kurzen zeitlichen Abständen unter Gabe von 30 µg/min NPN mit Normalisierung des Aortendrucks durch Anstieg des Schlagvolumens und Herzminutenvolumens

180 μg/min (10 μg/kg/min) erforderlich sein. Solche Dosen können über Stunden und mehrere Tage appliziert werden, ohne dass Intoxikationen durch Zyanidbildung, maximal erlaubter Thiozyanatspiegel 10 mg/100 ml, befürchtet werden müssen. Selbst bei einer Dosis von 180 μg/min, gegeben über 14 Tage, ließ sich nur ein gering erhöhter Thiozyanat-Wert unterhalb der toxischen Grenze von 5–10 mg/dl feststellen. Zur Sicherheit wird Natriumthiosulfat in der Kombinationstherapie mit Nitroprussidnatrium empfohlen.

Vorteilhaft bei Natriumnitroprussid sind die gute Steuerbarkeit durch die kurze Halbwertszeit und der große therapeutische Bereich bei schwerer Herzinsuffizienz. Nachteilig ist die Lichtempfindlichkeit der Substanz, deretwegen lichtundurchlässige Spritzen und Leitungen verwandt werden müssen, die die Kontrollmöglichkeit der Infusion oder Perfusion einschränken. Da Natriumnitroprussid sehr rasch wirkt, wird zwar eine blutige arterielle Druckkontrolle verschiedentlich als nicht notwendig erachtet, es sollte aber ein separater Zugang ohne Möglichkeit der Abknickung der Zuleitung vorhanden sein. Die Injektion anderer Medikamente darf nicht über diese Leitung erfolgen, da sonst Blutdruckabfälle auftreten können.

■ **Nitroglyzerin.** Nitroglyzerin wird für die Therapie der leichten Herzinsuffizienz in einer Dosis zwischen 3 und 6 mg/h verabreicht. Bei schwerer Herzinsuffizienz muss die Dosis aber auf 8–12 mg/h erhöht werden. In der Steuerbarkeit ist Nitroglyzerin bei schwerer Herzinsuffizienz dem Natriumnitroprussid unterlegen. Ein Lichtschutz entfällt. Eine eigene Zuleitung ist nicht unbedingt notwendig. Beachtet werden muss aber, dass die Zuleitung nicht aus PVC besteht, da sonst Nitroglyzerin an der Wand absorbiert und die Konzentration signifikant gesenkt wird; eine mögliche Erklärung für manche therapierefraktäre Patienten.

Nebenwirkungen
Nebenwirkungen von Nitroglyzerin sind die bekannten, z. T. starken Kopfschmerzen, eine Zunahme der Herzfrequenz und Herzklopfen. Nach Nitroglyzerin wurde eine leichte Hypoxämie beschrieben. Für Nitroprussid muss beachtet werden, dass eine Reduktion der Hirndurchblutung auftreten kann. Bei verbesserter Hämodynamik kann durch Nitroprussid insbesondere bei Patienten mit Herzinsuffizienz und „adult respiratory distress syndrome" eine Verschlechterung des pulmonalen Gasaustausches auftreten, bedingt durch ein Missverhältnis zwischen Perfusion und Ventilation der Lunge.

Umstellung auf orale Medikation
Als orale Folgetherapie der Natriumnitroprussidtherapie werden Nitrate und/oder ein ACE-Hemmer eingesetzt. Mit beiden Substanzen ist es möglich, den pulmonalarteriellen Druck und das Herzminutenvolumen in der Höhe einzustellen, die mit der intravenösen Therapie möglich gewesen ist. Im Anschluss an Nitroglyzerin empfiehlt sich zunächst Isosorbiddinitrat (nicht retardiert) in einer Dosis von 3- bis 4-mal 20 mg/ Tag.

31.10.2 Digitalisglykoside

■ **Keine Herzinsuffizienz.** Als positiv inotrope Substanzen, die auch unter hypoxischen Bedingungen positiv inotrop wirken, erhöhen herzwirksame Glykoside den O_2-Verbrauch des nichtinsuffizienten Herzens. Dies führt, wie tierexperimentell nachgewiesen werden konnte, zu einer Größenzunahme der Infarktareale. Anscheinend reicht der O_2-einsparende Effekt durch die nur geringe Senkung der Herzfrequenz nicht aus, um den O_2-steigernden Effekt der positiv inotropen Wirkung bei nur geringer Senkung des enddiastolischen Ventrikeldrucks auszugleichen [27].

■ **Herzinsuffizienz.** Beim insuffizienten Herzen in der akuten Infarktphase bewirken herzwirksame Glykoside durch deutliche Senkung des linksventrikulären Füllungsdrucks, eine Volumenabnahme des Herzens, eine Zunahme des Schlagvolumens und des Herzzeitvolumens und eine Senkung der Wandspannung mit Senkung des O_2-Verbrauchs. Durch Senkung der Herzfrequenz wird nicht nur der O_2-Verbrauch vermindert, sondern auch die Perfusionsphase verlängert. Dies führt zu einer Verkleinerung des ischämischen Myokardbezirks. Die Herzarbeit wird durch Digitalis mit einem Anstieg des Schlagvolumens bei nachfolgender Absenkung der Herzfrequenz ökonomisiert.

Beim kardiogenen Schock fehlen Belege für eine günstige Wirkung der Herzglykoside; es wurde sogar ein gegenteiliger Effekt beobachtet.

Während bei normaler Nierenfunktion Digoxin, β-Acetyldigoxin und β-Methyldigoxin verwendet werden, empfiehlt sich bei Niereninsuffizienz und bei älteren Patienten der Einsatz von Digitoxin.

31.10.3 Kalziumantagonisten

Kalziumantagonisten können die ischämiebedingte Aufspaltung von ATP zu Inosin und Hypoxanthin reduzieren, wenn sie rechtzeitig zugeführt werden. Die Infarktgröße wird hierdurch in Tierexperimenten vermindert, und in der Reperfusionsphase zeigt sich ein günstiger Effekt.

Untersuchungen bei Patienten haben bisher diese günstigen Effekte nicht bestätigt [11], eine große norwegische und eine dänische Studie verliefen ebenfalls negativ. Die Ergebnisse dieser Studien entsprechen den Befunden, die an Menschenaffen erhoben worden sind. Erwähnenswert ist das Ergebnis einer Reduktion der Reinfarktrate nach intramuralem Infarkt durch Diltiazem. Allerdings war auch in dieser Studie kein

Unterschied in der Letalität festzustellen. Daher gehören die Kalziumantagonisten nicht zur Standardtherapie beim Herzinfarkt und kommen allenfalls bei Patienten mit schwerer arterieller Hypertonie und gleichzeitigem akutem Infarkt zur Anwendung.

31.11 Therapie des kardiogenen Schocks

31.11.1 Standardtherapie

Bei kardiogenem Schock steht in der Stufentherapie zunächst die Vasodilatation mit Natriumnitroprussid oder Nitroglyzerin im Vordergrund. Es muss jedoch verhindert werden, dass der diastolische Pulmonalarteriendruck unter 15–20 mmHg fällt, da nur so eine optimale Faservordehnung erhalten bleibt. Ergänzend werden in einer Stufentherapie Dobutamin oder Dopamin infundiert.

Beide Substanzen wirken positiv inotrop, allerdings besitzt Dobutamin durch die periphere β_2-Stimulation auch eine vasodilatatorische Eigenschaft. Zu beachten ist, dass Dobutamin bereits nach 72 h seine Wirkung verliert und eine Toleranzentwicklung auftritt. Dobutamin ist Dopamin vorzuziehen, da Dopamin zu einer deutlichen Steigerung des Pulmonalarteriendrucks führen kann; allerdings lässt sich dieser Effekt durch die Kombination mit Nitroglyzerin vermeiden [27].

Die in der Kombination von Dobutamin und Dopamin erreichte Verbesserung der Hämodynamik ist den Effekten der jeweiligen Einzelsubstanzen deutlich überlegen. Die Dosis für Dobutamin beträgt 5–7,5 µg/kg/min. Eine Kombination mit Dopamin hat sich bewährt, wenn Dopamin in der niedrigen Dosis von 2,5 µg/kg/min zur Steigerung der Nierendurchblutung angewandt wird [27]. Für die Kombination beider Substanzen in einer Dosis von 7,5 µg/kg/min sprechen Untersuchungen, die unter dieser Kombination keinen Abfall des p_aO_2 wie unter Dopamin, einen stärkeren Anstieg des Blutdrucks als unter Dobutamin und keinen Anstieg des Pulmonalarteriendrucks wie unter Dopamin ergaben. Eine Zunahme von Arrhythmien tritt nicht auf, da es nicht zu einer erhöhten Vulnerabilität des Myokards kommt. Überschießende Vasokonstriktion oder vasodilatatorische Effekte sind nicht bekannt.

Patienten im kardiogenen Schock sollen frühzeitig beatmet werden, da hierdurch die Atemarbeit und der linksventrikuläre Füllungsdruck reduziert werden können [27].

31.11.2 Intraaortale Ballonpulsation

Ist die Ursache des kardiogenen Schocks genau geklärt und handelt es sich um eine chirurgisch korrigierbare Situation (z. B. Ventrikelseptumruptur, Papillarmuskelruptur, Hauptstammverschluss), so kann zur Kreislaufstabilisierung bis zur Operation oder Intervention eine intraaortale Ballonpulsation durchgeführt werden. Der Einsatz der IABP zur Behandlung des reinen Pumpversagens beim kardiogenen Schock wird derzeit kontrovers diskutiert. Hierbei muss jedoch bedacht werden, dass so eine Abhängigkeit des Patienten von der Pumpe geschaffen wird, ohne dass eine Lösung der hämodynamischen Situation möglich ist. Einen Ausweg bieten heute künstliche Assist-Systeme, die selbst für mehrere Wochen eingesetzt werden können, um den Patienten auf eine Transplantation vorzubereiten, wenn die Hämodynamik sich sonst nicht stabilisieren lässt [27].

Häufiger wird die aortale Ballonpulsation frühpostoperativ in der Herzchirurgie eingesetzt, um eine schwere Linksherzinsuffizienz zu überbrücken. Mit der Erholung des Myokards wird der Patient in kurzer Zeit von der Pumpe unabhängig.

Während früher das Einführen des Katheters noch chirurgisch nach Arteriotomie erfolgen musste, stehen derzeit perkutane Einführungsbestecke zur Verfügung, die den Einsatz wesentlich vereinfacht haben. Neu sind Ballons, die perkutan ohne Hülse eingeführt werden können (8 F).

Für eine Ballonpulsation gelten die folgenden Indikationen:
- kardiogener Schock, der nicht durch eine pharmakologische Therapie stabilisiert und beherrscht werden kann vor einer Angiographie und Revaskularisationsbehandlung,
- akute Mitralinsuffizienz oder Ventrikelseptumruptur bei akutem Infarkt vor Angiographie und Operation,
- nicht beherrschbare ventrikuläre Arrhythmie mit hämodynamischer Instabilität,
- therapierefraktäre Postinfarktangina als Vorbereitung zur Angiographie und Revaskularisationsbehandlung mittels Kathetertechnik oder Bypass-Operation.

Nicht generell empfohlen, aber als günstig betrachtet wird der Einsatz der Ballonpumpe bei hämodynamischer Instabilität, schlechter Ventrikelfunktion und persistierende Ischämie bei Patienten mit großem Myokardinfarktareal [27].

Weniger positiv wird der Effekt der Ballonpumpe für Patienten eingeschätzt, die nach vergeblicher Thrombolyse erfolgreich dilatiert wurden, und für diejenigen mit koronarer Dreigefäßerkrankung, bei denen eine Reokklusion verhindert werden soll [27]. Dasselbe gilt für die Patienten, die ein sehr großes infarziertes Myokardareal aufweisen. Es handelt sich meist um Patienten mit großer Vorderwandischämie.

31.11.3 Thrombolyse

Die alleinige thrombolytische Therapie hat nicht zu einem Durchbruch in der Behandlung des kardiogenen

Schocks geführt. Ursache ist wahrscheinlich die zu lange Zeitspanne, die vergeht, bis das Gefäß nach thrombolytischer Therapie voll reperfundiert ist und eine Normalisierung der Reperfusion eintritt [16, 28].

Bei kardiogenem Schock ist die interventionelle Therapie mit primärer PTCA des Infarktgefäßes vor allen Dingen bei Eingefäßerkrankungen erfolgreich. Erstmalig ist die Letalität wirkungsvoll mit einer 4-Jahres-Überlebenszeit von 80% gesenkt worden. Die Überlebensrate beträgt dagegen nur 20%, wenn das Gefäß nicht eröffnet worden ist [29].

Besonders erfolgreich ist die Therapie bei Behandlung eines Hauptstammverschlusses der linken Koronararterie (Abb. 31-24). Die Öffnung benötigt aber eine Normalisierung der koronaren Durchblutung entsprechend der TIMI-Klasse III, um ein Überleben der Patienten zu gewährleisten [16, 17].

Liegt eine Mehrgefäßerkrankung vor, so scheint nur die Bypassoperation geeignet zu sein, um in Kombination mit der Ballonpulsation eine Stabilisierung des Patienten bei kardiogenem Schock zu erreichen.

31.11.4 Rechtsherzinfarkt und akutes Rechtsherzversagen

Herzfrequenz

Bei akutem Rechtsherzversagen muss zunächst die Herzfrequenz (Tabelle 31-8) ausreichend angehoben werden. Eine Frequenz von 90–100/min ist anzustreben. Manchmal führt die Gabe von Atropin (0,5–1 mg) mit Anstieg der Herzfrequenz von 70 auf 90/min schon zu einer Normalisierung des Blutdrucks und des Herzminutenvolumens. Wiederholung mit 0,5 mg bis zur Maximaldosis von 3 mg Atropin ist möglich.

Tritt ein AV-Block III. Grades auf, wird die Schrittmachertherapie nicht rechtsventrikulär, sondern rechtsatrial vorgenommen, da wegen der Infarzierung

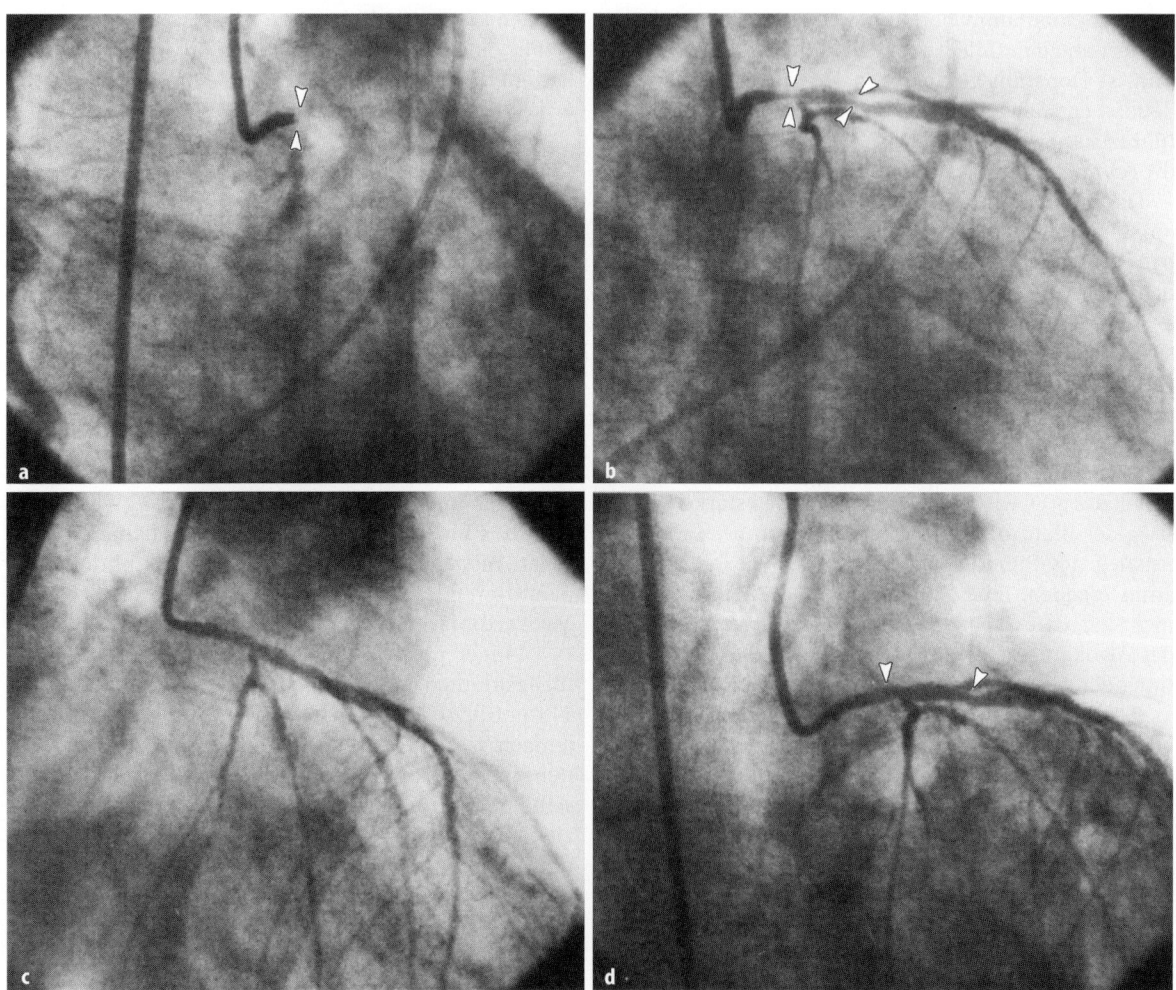

Abb. 31-24 a–d. Hauptstammverschluss (*Pfeile*) bei akutem Infarkt (**a**). Erfolgreiche Rekanalisation (**b**) mit PTCA von beiden Seitenästen (**c, d**), d. h. R. interventricularis anterior und R. circumflexus

Tabelle 31-8. Therapie des Rechtsherzinfarkts im Stufenschema nach dem Schweregrad

> I. Herzfrequenzanhebung bis 90–100 Schläge/min
>   1. Atropin 0,5–1,0 mg, evtl. + 0,5 mg bis 3 mg Atropin
>   2. Vorhofstimulation, besser sequentielle Stimulation beim AV-Block Grad III
> II. Volumensubstitution bis RAP 18–20 mmHg
>   1. 250 ml kolloidales Volumenersatzmittel
>   2. keine Vasodilatation (z.B. Nitro, NPN oder Diuretika)
> III. Dopamin, Dobutamin
>
> *Generell Thrombolyse + PTCA anstreben! RAP* rechtsatrialer Druck.

des rechten Ventrikels dessen Stimulation allein keinen hämodynamischen Effekt hervorruft. Mit der Vorhofstimulation sind ausgeprägte hämodynamische Besserungen zu erzielen. Bei diesen Patienten bewirkt die Volumensubstitution nur einen geringen Effekt, die Vorlastsenkung mit Furosemid eine hämodynamische Verschlechterung. Erst die Vorhofstimulation kann den Blutdruck und das Herzminutenvolumen anhaltend normalisieren.

Volumensubstitution

An zweiter Stelle der Therapie beim Rechtsherzinfarkt steht die Anhebung des rechtsatrialen Vorhofdruckes, des Druckes in der Pulmonalarterie und damit des Füllungsdruckes des linken Ventrikels, weil der kleine, gut kontrahierende linke Ventrikel in dieser Situation ein geringes Füllungsvolumen aufweist (Abb. 31-25; [23]).

Man richtet sich bei der Volumengabe nach dem enddiastolischen Pulmonalarteriendruck als Maß für den Füllungsdruck des linken Ventrikels und versucht, diesen auf den optimalen Bereich von 15–18 mmHg anzuheben. Dazu sind normalerweise 100–300 ml, maximal 500 ml Plasmaersatzmittel notwendig. Hämodynamische Kontrollen zum Nachweis des Therapieeffektes sind die Richtschnur für die Infusionsmenge. Unter dieser Therapie steigt der rechtsatriale Druck auf 18–22 mmHg an.

Positiv inotrope Substanzen

Erst wenn diese Maßnahmen nicht wirken, werden zusätzlich Katecholamine, z.B. Dopamin, angewandt. Diese können erst nach der Volumengabe durch stärkere Füllung des linken Ventrikels wirken. Dopamin wird der Vorzug gegeben, da keine periphere Vasodilatation auftritt, die bei Gabe von Dobutamin ungünstig ist.

Vasodilatatoren

Vasodilatatoren sind strikt zu vermeiden und als kontraindiziert anzusehen, da sie zu einer weiteren Abnahme des rechts- und linksventrikulären Füllungsdrucks führen. Kompliziert wird die Situation, wenn der linke Ventrikel, wenn wie bei 25 % der Patienten mit

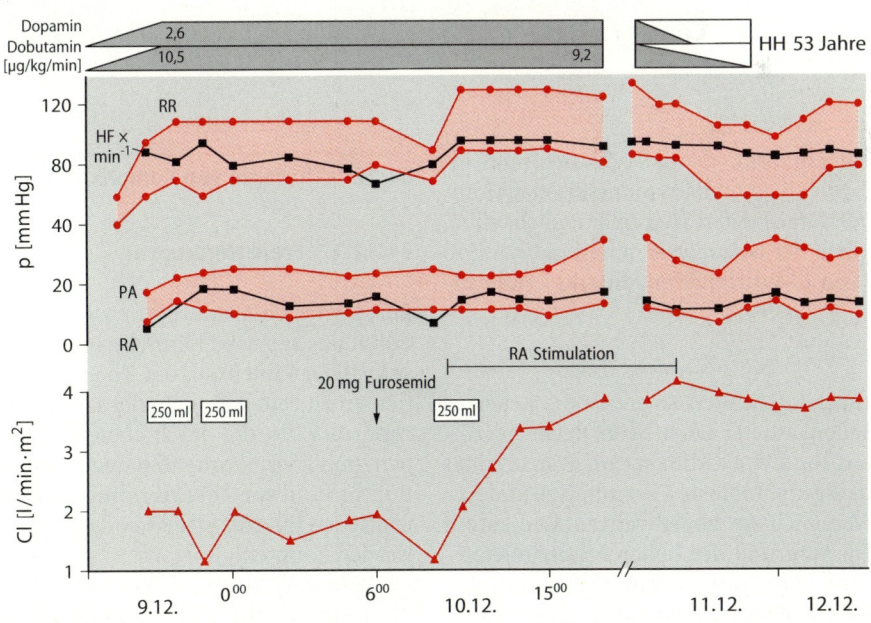

Abb. 31-25. Rechtsherzinfarkt: In der Ausgangsphase niedriger arterieller Druck und niedriges Herzminutenvolumen. Nach 2-mal 250 ml kolloidalem Volumenersatzmittel Anstieg des Vorhofdruckes (*RA*) bis auf 20 mmHg und Anstieg des arteriellen Druckes (*RR*) bei annähernd identischem Pulmonalarteriendruck (*PA*) und Herzindex (*CI*). Nach intermittierender Furosemidgabe Abfall von Vorhofdruck, RR und CI verbunden. Stabilisierung nur durch erneute Volumensubstitution. Entscheidende hämodynamische Verbesserung durch Vorhofstimulation, sodass die kombinierte Dopamin- und Dobutamintherapie beendet werden konnte

Abb. 31-26 A–D.
Akuter Hinterwandinfarkt mit Rechtsherzinfarkt und kardiogenem Schock; **A** im Koronarogramm Abbruch der rechten Koronararterie (*Pfeile*) vor Abgabe von rechtsventrikulären Ästen, keine Kollateralen. Untersuchung bei liegendem Schrittmacher und Stimulation (*PM*); **B** mechanische Rekanalisation. Bereits die Passage des Guides und des Ballons eröffnet das Gefäß, Kontrastdarstellung distal des Verschlusses; **C** Dilatation der Koronararterie mittels 2,5-mm-Ballonkatheter. Sichtbar ist der aufgedehnte, mit Kontrastmittel gefüllte Ballon proximal der flexiblen Spitze; **D** weit offenes Gefäß mit gutem Abfluss nach Rekanalisation und Dilatation mit geringer Reststenose, *RCA* rechte Koronararterie [11a]

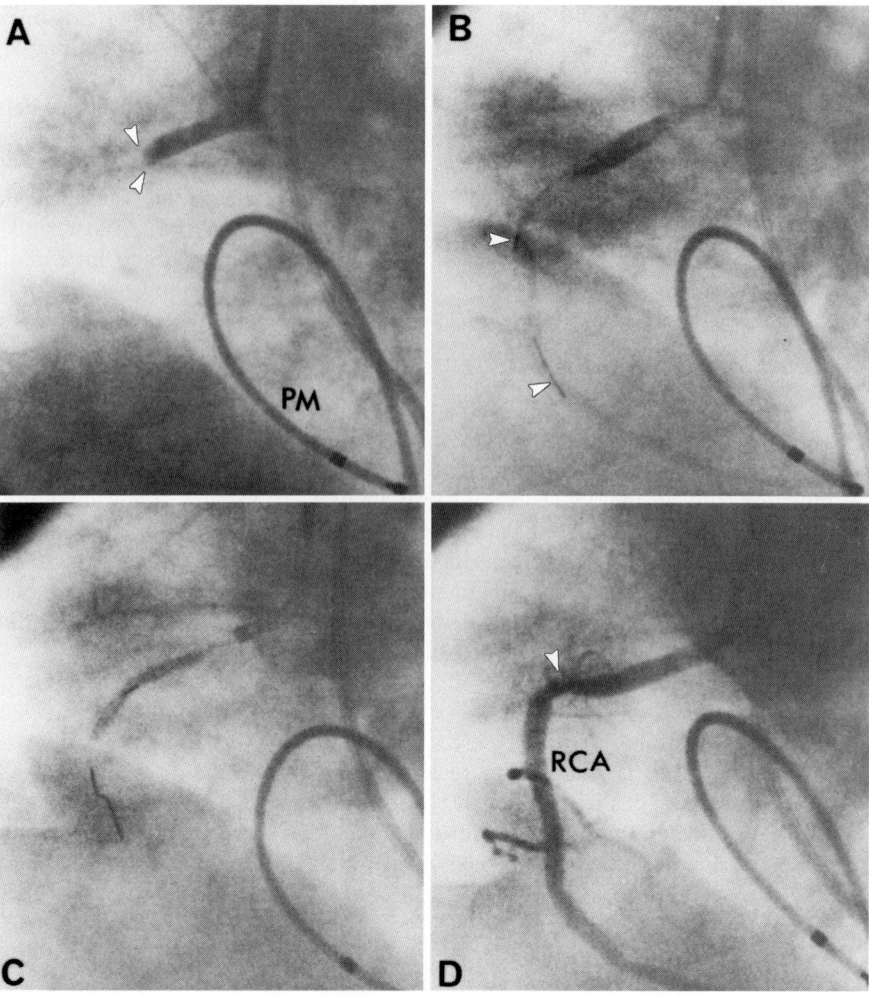

akutem Rechtsherzinfarkt, ebenfalls dilatiert und insuffizient wird. Nur ein gutes hämodynamisches Monitoring der bisher dargestellten Therapiemöglichkeiten, jetzt einschließlich der Nitroglyzerintherapie, kann in diesen Fällen von biventrikulärem Infarkt erfolgversprechend sein.

Reperfusion

Wie beim kardiogenen Schock, so erzielt die Reperfusion mittels Ballonkatheter auch beim Rechtsherzinfarkt die besten Resultate (Abb. 31-26). Die Letalität kann nur durch die kombinierte Thrombolyse und Angioplastie im Vergleich zur konservativen Medikation gesenkt werden. Aufgrund der höheren Ischämietoleranz des rechten Ventrikels ist eine Besserung der Funktion auch noch nach längerer Latenz zu erwarten. Wegen der Letalität von mehr als 50% bei Rechtsinfarkt sind akute Koronarographie und evtl. mechanische Rekanalisation der Koronararterien frühzeitig zu erwägen, da die Wirkung der Thrombolyse oft zu spät einsetzt.

31.12 Therapie von Komplikationen

31.12.1 Freie Herzruptur

Bei der freien Wandruptur zwingt die Diagnose, die durch das typische klinische Bild erleichtert wird, zur sofortigen Einleitung der Therapie, da nur so die Patienten zu retten sind. In der Literatur sind bisher nur rund 10 Fälle, die durch akute Therapie überlebt haben, publiziert worden. In den meisten Fällen war die Ruptur kurz vor Thoraxeröffnung bei einem herzchirurgischen Eingriff erfolgt, sodass die Patienten gerettet werden konnten.

Wesentlich für die Intensivstation ist, dass bei Verdacht auf Ruptur der freien Wand das Notfall-ABC nicht gilt. Nur wenn sofort mit einer verfügbaren Nadel, z. B. mit einem Desilet®-Besteck, der Perikarderguss abgesaugt wird, kann der Patient gerettet werden. Schon die Entfernung von 50–100 ml wird die hämodynamische Situation verbessern. Für das weitere Absaugen sollte über ein Einführungsbesteck ein Venen- oder Herzkatheter, am besten ein sog. Pigtailkatheter wegen der zusätzlichen seitlichen Öffnungen, eingelegt werden. So kann fortlaufend Blut abgesaugt und notfalls peripher über einen Filter wieder injiziert werden. Die definitive Therapie erfolgt durch die Operation, Naht und Infarktektomie.

31.12.2 Papillarmuskel- und Septumruptur

Bei Papillarmuskelruptur und Ventrikelseptumruptur ist möglichst rasch nach Diagnosestellung eine chirurgische Intervention anzustreben, um die Entwicklung eines Schocks oder einer Schocklunge zu vermeiden. Nach Diagnosestellung erfolgt präoperativ die Therapie am besten mit dem Nachlastsenker Nitroprussidnatrium, um die Regurgitation der Mitralinsuffizienz oder den Links-rechts-Shunt zu reduzieren. Bei fehlender Stabilität oder Verschlechterung wird zusätzlich Dobutamin verabreicht und/oder eine Ballonpumpe angeschlossen. Die Patienten sollten möglichst sofort in ein kardiochirurgisches Zentrum verlegt werden, wo notwendige diagnostische Maßnahmen und die anschließende herzchirurgische Therapie umgehend durchgeführt werden können. Präoperativ ist die Koronarographie zur Analyse des Koronarstatus zu empfehlen. Eine Ventrikulographie sollte wegen der Kontrastmittelbelastung vermieden werden; die Informationen zur Funktion des rechten und linken Ventrikels werden über ein zweidimensionales Echokardiogramm gewonnen.

31.12.3 Aneurysma

Bei gedeckter Perforation mit Pseudoaneurysmabildung ergibt sich die Indikation zur Operation aus der hohen Rate der Embolien und der Neigung zur Spontanruptur, die bei den wahren Aneurysmen nicht besteht. Das Aneurysma wird mit dem Infarktgewebe reseziert.

Bei wahren Aneurysmen wird eine Resektion dann durchgeführt, wenn das Aneurysma klar abgrenzbar und der Funktionszustand des Restmyokards befriedigend ist. Eine Indikation zur Aneurysmektomie stellen lebensbedrohliche Herzrhythmusstörungen dar. Weitere Indikationen ergeben sich bei nicht beherrschbarer Herzinsuffizienz und therapierefraktärer Angina.

31.12.4 Linksventrikuläre Thromben

Bei Diagnosestellung von Thromben im linken Ventrikel ergibt sich die Indikation zur Antikoagulanzien-Therapie. Auf die Diskussion der gesamten Problematik kann nicht eingegangen werden. Neben den beobachteten Rückbildungen unter Antikoagulanzien-Therapie muss bedacht werden, dass eine Reduktion zerebraler Embolien um 80% unter Antikoagulanzientherapie beobachtet worden ist. Außerdem ist eine Reduktion der Schlaganfallsrate registriert worden. Daher sollte die Antikoagulation überlappend mit der Heparintherapie am 3.–4. Tag auf der Intensivstation mit Phenprocoumon (Marcumar®) begonnen werden. Eine Dosis von 5 Tbl. am 1. Tag, 4 Tbl. am 2. Tag und 3 Tbl. am 3. Tag der Medikation hat sich bewährt (1 Tbl. = 3 mg). Die Heparintherapie kann beendet werden, wenn der Faktor II etwa 40% beträgt. Artifiziell wird durch Heparin die Thromboplastinzeit beeinflusst, so dass fälschlicherweise niedrige Quick-Werte bestimmt werden, so dass auf die Faktor II Bestimmung ausgewichen werden muss.

31.13 Thrombolyse und Koronarintervention

31.13.1 Intravenöse thrombolytische Therapie

Ziel der akuten thrombolytischen Therapie des Myokardinfarktes ist die möglichst rasche Wiederherstellung der unterbrochenen Koronarperfusion durch Auflösung des verschließenden Thrombus (s. Abb. 31-1).

Liegt ein transmuraler Vorderwand- oder Hinterwandinfarkt vor mit ST-Streckenhebungen von mehr als 0,2 mV in den Extremitäten- oder 0,3 mV in den Präkordialableitungen und beträgt die Zeitspanne von Symptombeginn bis zum Therapiestart weniger als 12 h, dann ist die intravenöse thrombolytische Therapie indiziert. Die Symptome müssen aber Nitroglyzerinrefraktär sein und länger als 30 min andauern. Wesentlich ist, dass die Kontraindikationen beachtet werden (Tabelle 31-9).

Nimmt man diese Kriterien, so wird bei etwa 30% aller eingewiesenen Patienten mit Verdacht auf Herzinfarkt eine thrombolytische Therapie möglich sein. Von den Patienten, bei denen ein transmuraler Infarkt nachgewiesen worden ist, beträgt der Anteil sogar 60–70%. Da die Therapie bisher bei nichttransmuralem Infarkt nicht effizient gewesen ist, besteht bei dieser Form des Infarktes keine Indikation zur thrombolytischen Therapie [6, 8, 18, 19, 21, 26].

Streptokinase

Zur Prämedikation werden 4000 IE Heparin und 250 mg Prednisolon injiziert, dann Streptokinase in einer Dosis von 1,5 Mio. IE in 60 min. Unter dieser Therapie kann in 50–55% der Fälle mit einer Wiedereröffnung gerechnet werden [26].

Während der Streptokinasetherapie wird kein Heparin zugeführt. Erst 4–6 h nach Infusionsende soll mit einer geringen Dosis begonnen werden (5 IE/kg/h) Im Verlauf der nächsten Stunden wird die Dosis auf 15 IE/kg/h (maximal 1000 IE/h) erhöht, da sich dann die durch die Streptokinasetherapie vorher stark verringerte Thrombin- und Thromboplastinzeit wieder normalisiert.

Tabelle 31-9. Absolute und relative Kontraindikationen für eine thrombolytische Therapie

- **Absolute Kontraindikation**
  - Bekannter hämorrhagischer Insult
  - Bekannter Schlaganfall, Demenz, ZNS, Schädigung < 1 Jahr
  - Kopftrauma oder Operation vor < 6 Monaten
  - Intrakranieller Tumor
  - Verdacht auf Aortendissektion
  - Innere Blutung vor < 6 Wochen
  - Akute Blutung
  - Großer chirurgischer Eingriff, Trauma, Blutung vor < 6 Wochen
  - Traumatische Reanimation < 3 Wochen
- **Relative Kontraindikation**
  - Orale Antikoagulation
  - Akute Pankreatitis
  - Schwangerschaft oder nach Geburt vor < 1 Woche
  - Peptisches Ulkus
  - TIA vor < 6 Monaten
  - Demenz
  - Infektiöse Endokarditis
  - Offene Tuberkulose der Lunge
  - Fortgeschrittene Lebererkrankung
  - Intrakardialer Tumor
  - RR > 180/110 mmHg
  - Punktion nichtkomprimierbarer Gefäße vor < 2 Wochen
  - Vorausgegangene Streptokinasetherapie

Urokinase

Als Alternative ist die thrombolytische Therapie mit Urokinase eingesetzt worden. 1,5 Mio. IE als Bolus werden intravenös und 1,5 Mio. IE/90 min infundiert. Mit dieser Therapie ist in 60% der Fälle eine Wiedereröffnung zu erwarten. Die Prämedikation ist mit Heparin identisch. Eine Vorausapplikation von Prednisolon ist jedoch wegen fehlender allergischer Reaktionen nicht notwendig. Eine Überlegenheit dieser Therapie gegenüber der Streptokinase oder auch eine höhere Reperfusionsrate im Vergleich zur Streptokinase wurde mit dieser Therapie bisher nicht belegt. Während der Infusion Beginn der Heparintherapie.

Acylierte Streptokinase (Eminase)

Wie die Urokinase kann auch die acylierte Streptokinase (Eminase®) als Kurzinfusion (30 E in 5 min) innerhalb weniger Minuten zugeführt werden. Im Gegensatz zur Streptokinase und Urokinase fällt der fibrinolytische Effekt jedoch wesentlich stärker aus und kann bis 24 h nachgewiesen werden, sodass eine kontrollierte Antikoagulation mit Heparin wesentlich später erfolgt. Dies führt möglicherweise zu weniger Reokklusionen. Durchgesetzt hat sich die Therapie nicht.

Plasminogenaktivator

Nach Einführung des Plasminogenaktivators (rtPA = Alteplase) konnte gezeigt werden, dass eine höhere Rate an offenen Gefäßen mit normalem Fluss (TIMI III) als mit Streptokinase erreicht wird und eine höhere Überlebensrate resultiert. Es profitieren v.a. Patienten mit Vorderwandinfarkten bei einer Infarktzeit von weniger als 3 h. Ist die Infarktzeit länger und die Lokalisation im Hinterwandbereich/Seitenwandbereich und der Patient älter, wird Streptokinase bevorzugt. Der Durchbruch für rtPA gelang aber erst, als ein neues Schema eingeführt wurde, dass eine höhere Anfangsdosis vorsieht. Dieses Therapieverfahren ist mittlerweile weltweit übernommen worden: 15 mg Alteplase werden als Bolus, 50 mg als intravenöse Infusion in 30 min und 35 mg über die folgenden 60 min zugeführt bis 100 mg erreicht sind. Ist das Körpergewicht der Patienten unter 65 kg, soll die Gesamtdosis 1,5 mg/kg nicht überschreiten. Liegt der Infarktbeginn 6–12 h zurück, werden 10 mg als Bolus, 50 mg als Infusion in den folgenden 60 min und 10 mg in den folgenden 30 min empfohlen [27, 29].

Zusatztherapie

Als Zusatztherapie wird bei allen Substanzen Acetylsalicylsäure in einer Dosis von 160 bis 325 mg/Tag und Heparin intravenös über 24 h, beim akzelerierten Schema über 48 h, beginnend mit 4000 IE als Bolus und 1000 IE/h in der Folgezeit angewandt, bis der aPTT-Wert das 1,5- bzw. 2,5-fache beträgt [50–90 s].

Die thrombolytische Therapie ist um so erfolgreicher, je früher sie einsetzt. In den ersten Stunden kann eine Senkung der Letalität um 50%, jenseits der 3. Stunde um 20% erwartet werden. Aber auch noch bis zu 12 h ist ein Effekt nachweisbar, so dass heute das Zeitfenster weiter offen steht als früher [27]. Weniger die Infarktgröße als das ungünstige Remodelling werden auch noch bei später thrombolytischer Therapie verhindert. Die Behandlung erfolgt bis zur 12. Stunde, wenn ST-Streckenanhebungen in 2 oder mehr Ableitungen vorliegen [27]. Damit können heute mehr Patienten behandelt werden als früher.

Eine weitere Indikation liegt vor, wenn ein Schenkelblock besteht und eine Vorgeschichte, die einen akuten Infarkt vermuten lässt [27]. Der Effekt der Therapie ist besonders groß bei Vorderwandinfarkt, Diabetes mellitus, niedrigem Blutdruck und hoher Herzfrequenz.

Die thrombolytische Therapie kann auch durchgeführt werden, wenn Patienten älter als 75 Jahre sind, allerdings ist hier die Empfehlung nicht generell akzeptiert worden [27].

Liegt der Infarktbeginn 12–24 h zurück und besteht eine ST-Streckenhebung, so wird ebenfalls nicht generell die thrombolytische Therapie empfohlen. Dies gilt auch bei systolischen Blutdruckwerten über 180 mmHg und diastolisch über 110 mmHg, wenn es sich um Patienten mit hohem Infarktrisiko handelt [27].

Liegt der Infarktbeginn mehr als 24 h zurück und sind die ischämischen Schmerzen beseitigt, so wird auch bei ST-Streckenanhebung die thrombolytische Therapie nicht empfohlen; dies gilt ebenfalls für Patienten mit akuten Infarkten und ST-Streckensenkungen [27].

31.13.2 Fibrinogenrezeptorantagonisten

Nach Einführung des Fibrinogenrezeptorantagonisten Abciximab wurde alsbald beobachtet, dass frische Thromben innerhalb weniger Minuten aufgelöst werden können, und zwar in einer Geschwindigkeit, die der thrombolytischen Therapie überlegen ist. Bei akuten Thrombenbildungen während der Katheteruntersuchung wird Abciximab und nicht mehr Urokinase angewandt. Dies hat zu der Überlegung geführt, die Substanz auch bei akutem Infarkt einzusetzen. Die alleinige Gabe von Abciximab hat aber nur eine Reperfusionsrate von 50 % ergeben, sodass Abciximab keine Alternative zu den etablierten Verfahren darstellt. Neu und vielversprechend ist dagegen die Kombination von Abciximab mit rtPA und niedrigdosiertem Heparin, womit eine Reperfusionsrate von 80 % mit einem TIMI-Fluss von TIMI III erzielt worden ist [30].

31.13.3 Primäre Ballondilatation

Die heutige Ära der thrombolytischen Therapie wurde durch eine mechanische Rekanalisation von P. Rentrop eingeleitet. Zunächst wurden grobe Drähte, später Ballonkatheter eingesetzt [26]. Die Methode ist von verschiedenen Arbeitsgruppen vorangetrieben worden, blieb aber auf wenige Zentren beschränkt und ist meist in Kombination mit der thrombolytischen Therapie verbunden gewesen, die bereits in der Notaufnahme als medikamentös-mechanische Rekanalisation begonnen wurde [10]. Randomisierte multizentrische Studien (ESCE, TAMI II b) konnten aber nicht nachweisen, dass diese aufwendige Methode der alleinigen intravenösen thrombolytischen Therapie überlegen ist.

Erst die Verbesserung der Ballontechnik und die Vermeidung der thrombolytischen Therapie führte zur Entwicklung der primären PTCA. Mehrere Studien (PAMI etc.) konnten nachweisen, dass eine Reperfusionsrate von über 95 % mit einer TIMI-III-Flussrate von 90 % erreicht wird [17]. Eine bessere Erholung des Myokards, eine bessere Perfusion und vor allen Dingen eine geringere Rate an Blutungskomplikationen verbunden mit einer Senkung der Letalität im Vergleich zur thrombolytischen Therapie sind beschrieben worden (1,5 vs. 6 %). Allerdings hat die Statistik der kardiologischen Kliniken in Deutschland keine so guten Ergebnisse aufgezeigt.

Heute wird die primäre Ballondilatation als Alternative zur thrombolytischen Therapie empfohlen, wenn ein geübtes OP-Team in einem Zentrum mit großer Erfahrung zur Verfügung steht [27].

Die Reperfusionstherapie ist mechanisch vor allen Dingen dann indiziert, wenn eine Kontraindikation gegen die thrombolytische Therapie vorliegt und eine hohe Gefährdung durch eine mögliche Blutung besteht, außerdem wird sie bei Patienten im kardiogenen Schock empfohlen [27].

Weniger überzeugend, aber von einigen Kardiologen gestützt, wird der Einsatz der mechanischen Rekanalisation bei Patienten, bei denen die thrombolytische Therapie versagt hat und das Gefäß nicht eröffnet werden konnte (Rescue-PTCA) [27]. Bei diesen Patienten wird heute zusätzlich die Gabe des Fibrinogen-Rezeptorantagonisten empfohlen.

31.13.4 Kombinierte medikamentös-mechanische Rekanalisation

Um die Rate primär offener Gefäße zu erhöhen, wurde die Vorausinjektion eines Thrombolytikums in der Notaufnahme empfohlen [10]. Tatsächlich wurden auch mehr Gefäße eröffnet und eine Überlegenheit nachgewiesen. Durch die Komplikationen der thrombolytischen Therapie während mechanischer Interventionen hat aber die Kombination mit der Ballondilatation an Wert verloren.

Jetzt, 15 Jahre später, wird erneut mit Hilfe einer Vorausinjektion von rtPA bei primärer PTCA versucht, die Ergebnisse zu verbessern.

31.13.5 Stentimplantation

In der elektiven PTCA hat sich die Stentimplantation (Gefäßstützen) bewährt, da akute Gefäßdissektionen abgestützt, eine unvollständige Aufweitung stabilisiert, die Koronardurchblutung verbessert und die Restenoserate reduziert werden kann. Nach ersten optimistischen Berichten, gelang es der PAMI-II-Studie jedoch nicht, die Überlegenheit der PTCA verbunden mit der Stentimplantation gegenüber der alleinigen PTCA zu belegen. Möglicherweise liegt dies an der fehlenden Verbesserung der Myokarddurchblutung, die durch Leukozyten-/Thrombozytenaggregate und Mikroembolien sowie einen Reperfusionsschaden gestört sein kann.

Erst die Kombination der PTCA mit dem Fibrinogenantagonisten Abciximab erbrachte einen Durchbruch. Auch im Langzeitverlauf war die Kombinationstherapie der alleinigen Stentimplantation überlegen. Wurde die Stentimplantation zusätzlich mit der Abciximab-Therapie verbunden, konnte das Ergebnis noch weiter verbessert werden [31].

Dies bedeutet, dass zur mechanischen Rekanalisation die Dilatation mit Stentimplantation und die Gabe des Fibrinogen-Rezeptor-Antagonisten Abciximab gehört. Unklar ist aber bisher, ob damit auch eine kostengünstigere Alternative zur alleinigen thrombolytischen Therapie zur Verfügung steht, die die Letalität ebenfalls senkt und ob nicht die Dilatation, kombiniert mit der Abciximab-Gabe, ausreicht.

31.13.6 Erfolgskontrolle

Von einer erfolgreichen thrombolytischen Therapie kann klinisch ausgegangen werden, wenn:
- während der thrombolytischen Therapie oder kurze Zeit später der Infarktschmerz verwindet,
- die CK ihr Maximum innerhalb der ersten 15 h erreicht,
- im EKG eine rasche Rückbildung der ST-Streckenanhebungen auf isoelektrisches Niveau zu erkennen ist.

Erreicht die Rückbildung der ST-Strecken-Hebung innerhalb von 3 h (andere Autoren geben den Zeitpunkt bei 90 min an) 75% des Ausgangswertes, ist von einer erfolgreichen Reperfusionstherapie auszugehen. Noch empfindlicher ist die Analyse der Summe der ST-Strecken-Anhebungen im 12-Kanal-EKG. Besonders der frühe Therapiebeginn bietet damit die Möglichkeit, noch interventionelle Maßnahmen anzuschließen, wenn die Reperfusionstherapie nicht erfolgreich ist. Dies wird dann meistens mittels Kathetertechnik vorgenommen. Ist die Lysetherapie erfolgreich gewesen, muss oft eine weitere Revaskularisation angeschlossen werden, da Reinfarkte in der Hospitalphase in 15–20% der Fälle auftreten. Die Indikation zur weiteren Revaskularisation wird auch dadurch gestützt, dass der Anstieg der Letalität bei Patienten ohne Revaskularisation 12 Monate nach Infarktbeginn genauso hoch ist wie bei Patienten mit Wiedereröffnung eines Gefäßes.

Der positive Effekt der thrombolytischen Therapie wird durch auftretende Reinfarkte wieder zunichte gemacht. Die thrombolytische Therapie stellt also nur den ersten Schritt dar. Weitere Maßnahmen zur Revaskularisierung müssen folgen. Liegt eine Eingefäßerkrankung vor, bietet sich die Angioplastie, bei einer Mehrgefäßerkrankung die Bypassoperation an. Die Revaskularisierungsmaßnahmen müssen frühzeitig, d.h. innerhalb der ersten 8 Tage, erfolgen, da die Reokklusion zu 60% in dieser Zeit eintreten. Alternativ kann das primäre „wait and see" verfolgt werden.

> **Übersicht: Indikation zur Herzkatheteruntersuchung und damit zur PTCA oder Bypassoperation auf der Grundlage der Empfehlung der Deutschen Gesellschaft für Kardiologie:**
> - *Kategorie A (gesicherte Indikation):*
>   Patienten mit Episoden von erneuten pektanginösen Beschwerden mit hohen ST-Strecken-Anhebungen
> - *Kategorie B (fragliche Indikation):*
>   Patienten mit Zeichen der Ischämie ohne Symptome im Belastungs-EKG oder Belastungs-Echo
> - *Kategorie C (umstrittene Indikation):*
>   Patienten ohne Angina pectoris und ohne Zeichen der Ischämie

31.14 Prognose

Sukzessiv konnte durch die Einrichtung der Intensivstation die Letalität des akuten Infarkts gesenkt werden. Zunächst war diese Entwicklung durch die verbesserte Arrhythmieüberwachung in den Jahren 1970–1975 bedingt. Starben noch zu Beginn der 70er Jahre 30% der Patienten mit akutem transmuralen Infarkt, reduzierte sich die Zahl auf ca. 20%. Der Einsatz der Vasodilatatoren, v.a. von Natriumnitroprussid, reduzierte die Letalität weiter auf 15%.

Eine weitere Verbesserung erbrachte erst die Einführung der fibrinolytischen Therapie, mit der die Letalität des akuten frischen transmuralen Infarkts auf unter 10% gesenkt werden konnte. Dieser Erfolg ist um so bedeutungsvoller, weil ohne Thrombolyse Letalität für Patienten, die innerhalb der ersten 4 h die Klinik erreichen, 25–30% beträgt. Es muss allerdings berücksichtigt werden, dass die Letalität bei einer unselektierten Gesamtpopulation mit 10–15% höher liegt als bei selektierten Patienten einer Studienpopulation [29].

Die Prognose ist im wesentlichen abhängig von der hämodynamischen Ausgangssituation. Liegt die Letalität bei normaler Hämodynamik bei 1–3%, steigt sie bei Lungenstauung auf 9–11%, bei niedrigem Herzminutenvolumen auf 18–23% und bei Stauung und Minderperfusion im kardiogenen Schock auf 90%.

Zeichen für einen ausgedehnten Infarkt stellen im EKG Blockbilder dar. Die Letalität bei ventrikulären Extrasystolen und ventrikulärer Tachykardie ist zwar erhöht, d.h. mit zunehmender Malignität der Rhythmusstörungen steigt die Letalität, der entscheidende Faktor ist aber die Austreibungsfraktion des Herzens. Selbst nach akut durchgeführter Reanimation kann durch die Bestimmung der Austreibungsfraktion des Herzens die Prognose des Patienten beurteilt werden.

Auch Patientengruppen mit Reinfarkten und höherem Lebensalter weisen eine erhöhte Letalität auf, die darauf hinweist, dass in diesen Fällen die thrombolytische Therapie besonders wichtig ist.

Literatur

1. Ambrose JA, Winter STL, Arora RR et al. (1985) Coronary angiographic morphology in myocardial infarction: a link between the pathogenesis of unstable angina and myocardial infarction. J Am Coll Cardiol 6: 1233–12
2. Emergency Cardiac Care Committee and Subcommittees (1992). American Heart Association. Guidelines for cardiopulmonary resuscitation and emergency cardiac care, part III: adult advanced cardiac life support. JAMA 268: 2199–2241
3. Bleifeld W, Hanrath P, Merx W, Heinrich KW, Effert S (1972) Akuter Myokardinfarkt. I. Hämodynamik des linken Ventrikels. Dtsch Med Wochenschr 97: 1807–1815
4. Bleifeld W, Hanrath P (1975) Die hämodynamische Basis der Therapie des akuten Myokardinfarktes. Dtsch Med Wochenschr 100: 1345–1350
5. Bleifeld W, Mathey D, Hanrath P, Buss H, Effert S (1977) Infarct size estimated from serial creatine phosphokinase in relation to left ventricular hemodynamics. Circulation 55: 303–311
6. Braunwald E (1985) TIMI study groups: The thrombolysis in myocardial infarction (TIMI) trial phase I findings. N Engl J Med 312: 932–936
7. Chatterjee K, Parmley WW (1983) Vasodilator therapy for acute myocardial infarction and chronic congestive heart failure. J Am Coll Cardiol 1: 133–153
8. Collen D, Topol EJ, Tiefenrunn AJ et al. (1984) Coronary thrombolysis with recombinant human tissue-typeplasminogen activator. A prospective randomized, placebo-controlled trial. Circulation 70: 1012–1017
9. DeWood MA, Spores J, Notske R et al. (1980) Prevalence of total coronary occlusion during the early hours of transmural myocardial infarction. N Engl J Med 303: 897–902
10. Erbel R, Pop T, Henrichs KJ et al. (1986) Percutaneous transluminal coronary angioplasty after thrombolytic therapy. A prospective controlled randomized trial. J Am Coll Cardiol 8: 485–495
11. Erbel R, Pop T, Meinertz T et al. (1988) Combination of calcium channel blocker and thrombolytic therapy in acute myocardial infarction. Am Heart J 115: 529–538
11a. Erbel R, Spieler M (1992) Herzinfarkt. In: Klinik der Gegenwart (Hrsg) Gerok W, Hartmann F, Pfreundschuh M, Philipp Th, Schuster HP, Sybrecht GW. Urban & Schwarzenberg, München 2; 6: 1–48
12. Erbel R, Engel HJ, Kübler W et al. (1997) Richtlinien der interventionellen Koronartherapie. Z Kardiol 86: 1040–1063
13. Erbel R, Haude M, Höpp HW et al. (1998) Coronary-artery stenting compared with balloon angioplasty for restenosis after initial balloon angioplasty. N Engl J Med 339: 1672–8
14. Falk E (1983) Plaque rupture with severe pre-existing stenosis precipitating coronary thrombosis: characteristics of coronary atherosclerotic plaques underlying total occlusive thrombi. Br Heart J 50: 127–134
15. Forrester JS, Diamond G, Chatterjee K, Swan HJC (1976) Medical therapy of acute myocardial infarction by application of hemodynamic subsets. Part I/II. N Engl J Med 295: 1356/1404
16. Gacioch GM, Ellis SG, Lee L et al. (1992) Cardiogenic shock complicating acute myocardial infarction: The use of coronary angioplasty and the integration of the new support devices into patient management. J Am Coll Cardiol 1: 647–653
17. Grines CL, Browne KF, Marco J et al. (1993) A comparison of immediate angioplasty with thrombolytic therapy for acute myocardial infarction: The Primary Angioplasty in Myocardial Infarction Study Group. N Eng J Med 328: 673–679
18. Group italiano per la studio della streptochinasi nell infarcto miocardio (GISSI) (1986) Effectiveness of intravenous streptokinase in acute myocardial infarction. N Engl J Med 314: 1465–1471
19. GUSTO Angiographic Investigators (1993) The effects of tissue plasminogen activator, streptokinase, or both on coronary-artery patency, ventricular function, and survival after acute myocardial infarction. N Eng J Med 329: 1615–1622
20. ISAM Study Group (1986) A prospective trial of intravenous streptokinase in myocardial infarction. N Engl J Med 314: 1465–1471
21. ISIS-2 (Second International Study of Infarct Survival) Collaborative Group (1988) Randomised trial of intravenous streptokinase, oral aspirin, both, or neither among 17 187 cases of suspected acute myocardial infarction: ISIS-2. Lancet II: 349–360
22. Killip T, Kimball JT (1967) Treatment of myocardial infarction in a coronary care unit. A two years experience with 250 patients. Am J Cardiol 20: 457–464
23. Meyer J, Merx W, Essen R v. et al. (1982) Rechtsherzinsuffizienz beim Infarkt der rechten Kammer. Prognose und Therapie. Dtsch Med Wochenschr 107: 615–619
24. Meyer J, Merx W, Schmitz H et al. (1982) Percutaneous transluminal coronary angioplasty immediately after intracoronary streptolysis of transmural myocardial infarction. Circulation 66: 905–913
25. Pop T, Erbel R, Treeše N, Olshausen K v., Meyer J (1987) Häufigkeit und Art von Reperfusionsarrhythmien bei der thrombolytischen Therapie des akuten Myokardinfarktes. Z Kardiol 76: 81–85
26. Rentrop P, Blanke H, Karsch KR et al. (1979) Acute myocardial infarction. Intracoronary application of nitroglycerine and streptokinase. Clin Cardiol 2: 354–363
27. Ryan TJ et al. (1996) Guidelines for the management of patients with acute myocardial infarction. JACC 28: 1328–428
28. Spiecker M, Erbel R, Rupprecht HJ, Meyer J (1994) Emergency angioplasty of totally occluded left main coronary artery in acute myocardial infarction an unstable angina pectoris institutional experience and literature review. Eur Heart J 15: 602–607
29. Califf RM, White HD, Van de Werf F et al. (1996) One-year results from the global utilization of streptokinase and TPA for occluded coronary arteries (GUSTO-I) trial. Circulation 94: 1233–1238
30. Topol EJ, Califf RM, George BS (1987) The Thrombolysis and Angioplasty in myocardial infarction study group. A randomized trial of immediate vs. delayed elective angioplasty after intravenous tissue plasminogen activator in acute myocardial infarction. N Engl J Med 317: 581–588
31. The EPISTENT Investigators (1998) Randomised placebo-controlled and balloon-angioplasty-controlled trial to assess safety of coronary stenting with use of platelet glycoprotein-IIb/IIIa blockade. Lancet 352: 87–92
32. Verstraete M, Bernard R, Bory M et al. (1985) Randomized trial of intravenous streptokinase in acute myocardial infarction. Lancet 842: 842–846
33. Vogt A, Niederer W, Pfafferott C et al. (1998) Direct percutaneous transluminal coronary angioplasty in acute myocardial infarction. Predictors of short-term outcome and the impact of coronary stenting. Eur Heart J 19: 917–921
34. Yusuf S, Collings R (1985) IV nitroglycerin and nitroprussid therapy in acute myocardial infarction reduces mortality: Evidence from randomized controlled trials. Circulation 72 (Suppl III): 224

Kapitel 32 # Instabile Angina pectoris 32

B. Nowak, J. Meyer

32.1 Einleitung 649

32.2 Ätiologie und Pathophysiologie 649

32.3 Definition der instabilen Angina pectoris 650

32.4 Diagnose 650

32.5 Sekundäre Angina pectoris 650

32.6 Differentialdiagnose 650

32.7 Prinzmetal-Angina (vasospastische Angina) 650

32.8 Klinische Diagnostik 651
32.8.1 Anamnese 651
32.8.2 Körperliche Untersuchung 651

32.9 Apparative Diagnostik 651
32.9.1 EKG 651
32.9.2 Laborwerte 652
32.9.3 Echokardiographie 652
32.9.4 Thoraxröntgenaufnahme 652
32.9.5 Koronarangiographie 652

32.10 Therapie 653
32.10.1 Allgemeine Maßnahmen 653
32.10.2 Antithrombotische Therapie 653
32.10.3 Antiischämische Therapie 654
32.10.4 Koronardilatation/Bypassoperation 655

Literatur 655

Instabile Angina pectoris

B. Nowak, J. Meyer

32.1 Einleitung

Die instabile Angina pectoris ist neben dem akuten Myokardinfarkt die führende Ursache einer Krankenhausbehandlung bei Patienten mit koronarer Herzkrankheit. Das *Risiko*, aus der instabilen Angina einen Myokardinfarkt zu entwickeln, beträgt ca. 20%, die *Letalität* etwa 5%.

Pathophysiologisch liegt eine Plaqueruptur mit nachfolgender intrakoronarer Thrombenbildung vor, die zu einem subtotalen oder auch kurzzeitigen vollständigen Verschluss des betroffenen Herzkranzgefäßes führt.

Die Diagnose basiert im wesentlichen auf dem klinischen Bild in Kombination mit EKG und Laborwerten. Mit einer antithrombotischen Therapie kann direkt in das pathophysiologische Geschehen eingegriffen werden. Daneben erfolgt die Therapie mit antianginöser bzw. antiischämischer Medikation und ggf. mit revaskularisierenden Maßnahmen.

> Die instabile Angina pectoris wird heute zusammen mit dem intramuralen Myokardinfarkt (Non-Q-wave-Infarkt, Innenschichtischämie) als *akutes Koronarsyndrom* zusammengefasst.

Dies reflektiert sowohl die im wesentlichen gleichen pathophysiologischen Vorgänge als auch die identische Therapie beider Krankheitsbilder. Von einigen Autoren wird zusätzlich der transmurale Myokardinfarkt dem akuten Koronarsyndrom zugerechnet.

32.2 Ätiologie und Pathophysiologie

Bei der koronaren Herzkrankheit besteht die fibröse Plaque des Herzkranzgefäßes aus einer bindegewebigen Kapsel und einem Kern aus Lipiden, nekrotischem Material und Kalzium. Bei diesen atherosklerotischen Plaques sind Erosionen mit der Bildung von Fissuren und wandständigen Thromben ein häufiges Ereignis [6]. Diese Plaquefissuren können unter Proliferation von glatten Muskelzellen heilen und so zu einer Progression der Plaques führen. Bei entsprechender Stenosierung des Koronargefäßes kann dies zu in einer stabilen Angina pectoris führen.

Plaqueruptur

Ein akutes Koronarsyndrom basiert in der Regel auf einer Plaqueruptur mit Einriss der fibrösen Kappe und konsekutiver Bildung eines obstruierenden Thrombus. Prädilektionsstelle für die Deckplattenruptur ist der Übergang zur plaquefreien Intima, da hier die mechanische Beanspruchung am größten ist. Zusätzlich spielen entzündliche Veränderungen mit Infiltration der Deckplatte durch Makrophagen eine Rolle. Das Risiko der Plaqueruptur ist unabhängig von der Plaquegröße, sodass sich auch in einem vorher nur geringgradig stenosierten Gefäß ein akutes Koronarsyndrom abspielen kann [8].

Thrombusbildung

Durch die Deckplattenruptur werden thrombogene subendotheliale Substanzen zum Blutstrom hin exponiert und führen zur Thrombozytenaktivierung. Diese spielt eine führende Rolle in der Pathophysiologie des akuten Koronarsyndroms. Es entsteht innerhalb von

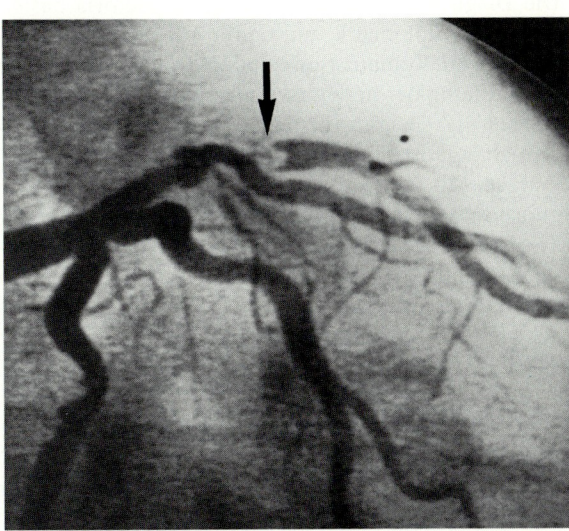

Abb. 32-1. Koronarangiographie bei instabiler Angina pectoris mit Nachweis eines intrakoronaren Thrombus im R. interventricularis anterior (*Pfeil*)

Sekunden ein mehrschichtiger aufgelagerter thrombozytenreicher Thrombus mit wenig Fibrin. In Abhängigkeit von der Größe des intrakoronaren Thrombus kann ein asymptomatisches Plaquewachstum resultieren. Auf der anderen Seite kann es bei inkompletter oder intermittierender vollständiger Okklusion des Koronargefäßes zur instabilen Angina oder zum intramuralen Infarkt kommen (Abb. 32-1). Der komplette Verschluss hat einen transmuralen Myokardinfarkt zur Folge.

Die Ausdehnung der myokardialen Ischämie ist abhängig von der Lokalisation der Stenose, dem Ausmaß der koronaren Herzkrankheit als Ein-, Zwei- oder Dreigefäßerkrankung und dem Vorhandensein von Kollateralen. Daneben spielt der aktuelle myokardiale O_2-Bedarf eine wesentliche Rolle [18].

32.3 Definition der instabilen Angina pectoris

Die instabile Angina pectoris ist eine Verlaufsform der koronaren Herzkrankheit und über die folgenden klinischen Situationen definiert:
- Jede innerhalb der letzten 4 Wochen neu aufgetretene Angina pectoris,
- zunehmende Intensität, Dauer oder Häufigkeit einer vorbestehenden stabilen Angina pectoris sowie steigender Medikamentenbedarf (*Crescendoangina*),
- Angina pectoris in Ruhe oder bei minimaler körperlicher Belastung,
- Postinfarktangina später als 24 h, aber innerhalb von 4 Wochen nach einem Myokardinfarkt.

32.4 Diagnose

Die Diagnose der instabilen Angina pectoris basiert auf der Symptomatik und damit auf der Anamneseerhebung in Kombination mit dem Ruhe-EKG und der Bestimmung der herzmuskelspezifischen Laborwerte. Die sonstige Diagnostik dient hauptsächlich der differentialdiagnostischen Abgrenzung anderer Erkrankungen. Mit der Koronarangiographie kann die Diagnose invasiv gesichert und eine revaskularisierende Therapie eingeleitet werden. Die wesentlich schlechtere Prognose der instabilen Angina im Vergleich zur stabilen Angina rechtfertigt hierbei ein agressives Vorgehen in Diagnostik und Therapie.

32.5 Sekundäre Angina pectoris

Jede Form der Angina pectoris kann in 10 % der Fälle durch sekundäre Faktoren ausgelöst oder aggraviert werden. Häufige Ursachen sind hypertensive Krisen, eine Anämie, Infektionen, eine Hyperthyreose, tachykarde oder bradykarde Herzrhythmusstörungen, die Progression einer Linksherzinsuffizienz oder pulmonale Erkrankungen. Die Identifizierung einer solchen sekundären Angina pectoris erfordert die konsequente Behandlung der auslösenden Erkrankung.

32.6 Differentialdiagnose

In der Differentialdiagnose der instabilen Angina pectoris müssen eine Vielzahl von kardialen, thorakalen und extrathorakalen Erkrankungen bedacht werden. Eine Übersicht hierüber gibt die Tabelle 32-1. Insbesondere akut bedrohliche Krankheitsbilder wie der transmurale Myokardinfarkt, die Aortendissektion und eine Lungenembolie müssen rasch abgegrenzt werden.

32.7 Prinzmetal-Angina (vasospastische Angina)

Die von Prinzmetal 1959 beschriebene vasospastische Angina tritt meist als Ruheangina ohne vorangegan-

Tabelle 32-1. Differentialdiagnose der instabilen Angina pectoris

I. **Kardiale Erkrankungen**
- Myokardinfarkt
- Perimyokarditis
- Hypertensive Krise (mit und ohne KHK)
- Herzklappenerkrankungen
- Kardiomyopathien
- Subaortenstenose

II. **Nichtkardiale Erkrankungen**
- *Erkrankungen von Aorta und Mediastinum*
  - Aortendissektion
  - Mediastinitis
  - Mediastinaltumoren
- *Erkrankungen von Lunge und Pleura*
  - Lungenembolie
  - Pleuritis
  - Pneumothorax
  - Pneumonie
- *Erkrankungen des Gastrointestinaltrakts*
  - Refluxösophagitis
  - Ösophagospasmus
  - Ösophagusperforation
  - Hiatushernie
  - Ulcus ventriculi/duodeni
  - Cholezystitis
  - Cholangitis
  - Pankreatitis
  - Subdiaphragmaler Abszess
  - Milzinfarkt
- *Erkrankungen des Skeletts und der Nerven*
  - HWS-/BWS-Syndrom
  - Tietze-Syndrom
  - Interkostalneuralgie
  - Zoster
- *Vegetative und psychische Erkrankungen*
  - Vegetativ-kardiale Beschwerden
  - Panikattacken

gene Belastung und in Kombination mit *reversiblen ST-Strecken-Hebungen* auf. Ursache sind Koronarspasmen, die sowohl in normalen als auch in atherosklerotisch veränderten Gefäßen auftreten können. Männer und Frauen, meist Raucher, sind gleich häufig betroffen. Die Patienten sind aber oft jünger als solche mit koronarer Herzkrankheit. Oft sind auch andere vasospastische Phänomene wie ein M. Raynaud oder eine Migräne vorhanden. Die Anfälle treten gehäuft zwischen Mitternacht und dem Morgen auf. Eine gute Belastbarkeit steht in Diskrepanz zu den Ruhebeschwerden.

Initial ist eine Abgrenzung von einer instabilen Angina und auch von einem akuten Myokardinfarkt kaum möglich. Typisch ist aber das rasche Ansprechen auf Nitroglycerin mit Verschwinden der Beschwerden und Normalisierung des EKG. In seltenen Fällen können die Koronarspasmen Myokardinfarkte, ventrikuläre Tachykardien oder einen plötzlichen Herztod zur Folge haben.

Die Dauertherapie besteht aus Kalziumantagonisten in hoher Dosierung, ggf. in Kombination mit Nitraten. Im Anfall ist die Gabe von Nitroglycerin effektiv. β-Blocker sind kontraindiziert.

32.8 Klinische Diagnostik

! Die instabile Angina pectoris kann mit normalem körperlichen Befund, ohne EKG-Veränderungen und ohne Anstieg der Laborwerte auftreten. In diesen Fällen basiert die Diagnose ausschließlich auf der sorgfältig erhobenen Anamnese, der daher besondere Bedeutung zukommt.

32.8.1 Anamnese

Die klinische Situation, in der die Beschwerden auftreten, ist gemäß der oben aufgeführten Definition entscheidend für die Diagnose einer instabilen Angina pectoris. Alle Phänomene der stabilen Angina können auch bei der instabilen Form auftreten.

Die Angina pectoris tritt typischerweise mit anfallsartigen thorakalen, meist retrosternal oder links lokalisierten Schmerzen, Enge- oder Druckgefühl auf, teilweise verbunden mit Luftnot oder Angstgefühl. Eine Ausstrahlung in den linken Arm, aber auch in den rechten oder beide Arme, in den Rücken, den Hals, den Unterkiefer oder in den Oberbauch ist möglich. Bestand vorher eine stabile Belastungsangina, jetzt mit instabilem Verlauf, ist die Qualität der Beschwerden in der Regel ähnlich oder stärker ausgeprägt. Dauern die Beschwerden länger als 30 min, so muss ein Myokardinfarkt abgegrenzt werden.

Dyspnoe kann als Anginaäquivalent vorkommen. Erstmalig auftretende Begleiterscheinungen wie Schweißausbruch, Übelkeit oder Palpitationen sind ebenfalls Hinweise auf einen instabilen Verlauf. Bei einer ausgedehnten myokardialen Ischämie mit akuter Linksherzinsuffizienz können pektanginöse Beschwerden fehlen, stattdessen steht eine akute Dyspnoe, evtl. in Kombination mit einem Blutdruckabfall, im Vordergrund. Differentialdiagnostisch wichtig ist die Abgrenzung gegenüber atem- oder bewegungsabhängigen thorakalen Beschwerden.

Bekannte kardiale Erkrankungen und deren Therapie sowie andere Erkrankungen müssen erfragt werden. Daneben sind die kardialen Risikofaktoren von Bedeutung: Alter, männliches Geschlecht, eine familiäre Disposition, Fettstoffwechselstörungen, arterielle Hypertonie, Diabetes mellitus, Nikotinabusus und Übergewicht. Je mehr Risikofaktoren vorliegen, desto wahrscheinlicher wird die Diagnose einer koronaren Herzkrankheit.

32.8.2 Körperliche Untersuchung

Es gibt keinen typischen körperlichen Befund bei der koronaren Herzkrankheit. Bei vielen Patienten ist die Untersuchung unauffällig. Sie ist jedoch wesentlich für die Differentialdiagnostik (s. Tabelle 32-1). Daher sollte z. B. die Provokation der thorakalen Beschwerden durch eine dosierte Thoraxkompression (als Hinweis für eine vertebragene Genese) geprüft werden. Die Palpation der Pulse kann Hinweise auf eine Aortendissektion geben. Es muss nach Hinweisen für Gefäßerkrankungen in anderen Gefäßregionen, z. B. Strömungsgeräusche, und nach Zeichen einer Fettstoffwechselstörung, z. B. Xanthelasmen, gesucht werden.

Bei einer ausgedehnten myokardialen Ischämie kann eine akute Herzinsuffizienz mit Lungenstauung, Hypotension sowie einem transitorischen 3. oder 4. Herzton und einem Mitralinsuffizienzgeräusch auftreten. Solche Patienten sind besonders gefährdet.

32.9 Apparative Diagnostik

32.9.1 EKG

Neben der Anamnese kann das EKG entscheidend zur Diagnostik des akuten Koronarsyndroms beitragen. Bei etwa 2/3 der Patienten sind EKG-Veränderungen nachweisbar. Es sind dies Endteilveränderungen mit ST-Streckensenkung, T-Negativierung oder flüchtiger ST-Streckenhebung, im Gegensatz zur persistierenden ST-Streckenhebung beim transmuralen Infarkt (Abb. 32-2).

Die Veränderungen können sich nach dem Anginaanfall schnell oder langsam zurückbilden, persistieren, oder auch nur während des Anfalls nachweisbar sein. Daher sollte ein EKG möglichst während einer

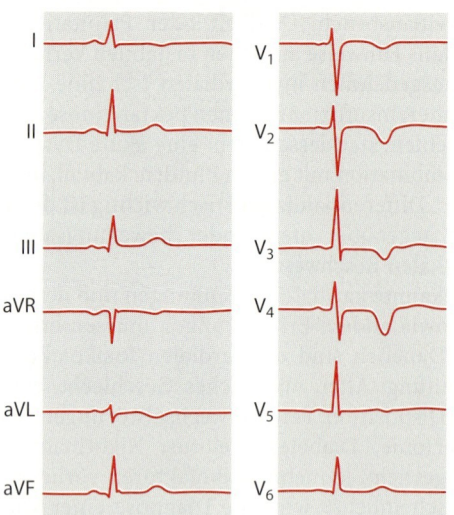

Abb. 32-2. Akutes Koronarsyndrom mit terminalen T-Negativierungen in den Ableitungen V_1–V_5 bei subtotaler Stenose des R. interventricularis anterior

Schmerzepisode registriert werden. Wechselnde Endteilveränderungen unterstützen die Diagnose eines akuten Geschehens. Zusätzlich kann bei einer koronaren Mehrgefäßerkrankung die ischämieverursachende Stenose lokalisiert werden.

Bei länger als 12 h persistierenden Endteilveränderungen muss an einen intramuralen Infarkt gedacht werden. Bei diesem sind typischerweise tiefe, terminal negative T-Wellen nachweisbar *("koronares T")*.

Generell erhöht der Vergleich mit früheren EKG-Untersuchungen die diagnostische Genauigkeit, insbesondere wenn nicht sicher entschieden werden kann, ob Endteilveränderungen neu aufgetreten sind oder seit längerer Zeit bestehen.

> Der Nachweis von EKG-Veränderungen bei instabiler Angina pectoris hat prognostische Bedeutung: Treten EKG-Veränderungen auf, beträgt das Risiko für einen Myokardinfarkt innerhalb eines Monats 24 %, ohne EKG-Veränderungen liegt es nur bei etwa 3 %.

32.9.2 Laborwerte

■ **Kreatinkinase (CK, CK-MB).** Bei Patienten mit instabiler Angina pectoris sind die „klassischen Herzenzyme" (CK) und CK-MB nicht erhöht. Ansonsten muss von einem intramuralen Infarkt gesprochen werden mit einem geringen, schnellen Enzymanstieg.

■ **Troponin T und I.** Beide Troponine sind kardiale Strukturproteine mit hoher Sensitivität und Spezifität für myokardiale Zellnekrosen. Bei Patienten mit instabiler Angina sind sie in 39–56 % aller Fälle erhöht. Sie sind ein Marker für eine ungünstige Prognose. Patienten mit erhöhtem Troponin erleiden im weiteren Verlauf in 30 % einen transmuralen Myokardinfarkt gegenüber 2 %, wenn keine Troponin-Erhöhung vorliegt [9, 15].

Troponin und CK sollten bei Aufnahme und dann nach etwa 4, 8 und 12 h bestimmt werden. Bei eindeutig erhöhten Werten kann für die Diagnosestellung auf weitere Kontrollen verzichtet werden [5]. Besteht eine eindeutige Symptomatik, ggf. in Kombination mit EKG-Veränderungen, sollte die Therapie aber nicht durch das Abwarten von Laborwerten verzögert werden.

■ **Weitere Parameter.** Außerdem können Entzündungsparameter wie C-reaktives Protein oder Fibrinogen erhöht sein. Die Erhöhung des C-reaktiven Proteins ist ebenfalls prognostisch ungünstig [11]. Daneben sollten Blutbild, Gerinnungsstatus, Serumelektrolyte, Leber- und Nierenwerte, Urinstatus und Schilddrüsenwerte bestimmt werden.

32.9.3 Echokardiographie

Das transthorakale Echokardiogramm dient zur Abgrenzung anderer kardialer Erkrankungen und zur Beurteilung der linksventrikulären Funktion. Hierbei muss eine eingeschränkte linksventrikuläre Funktion als prognostisch ungünstig angesehen werden. Im Pektanginaanfall können neue Wandbewegungsstörungen im Ischämiareal sichtbar werden. Ist es hierunter zu einer vorübergehenden Linksherzdekompensation gekommen und ist die linksventrikuläre Funktion nach dem Anfall wieder normal, besteht der Verdacht auf eine ausgedehnte Ischämie wie bei einer koronaren Hauptstammstenose oder Dreigefäßerkrankung. Bestehen Hinweise auf eine Aortendissektion, so ist ein transösophageales Echokardiogramm (TEE) erforderlich.

32.9.4 Thoraxröntgenaufnahme

Die Röntgenuntersuchung des Thorax hat ihren Stellenwert in der Differentialdiagnostik.

32.9.5 Koronarangiographie

Mit der Koronarangiographie kann die Diagnose einer koronaren Herzkrankheit gesichert werden. Die Gefährdung der Patienten kann frühzeitig beurteilt und ggf. eine revaskularisierende Therapie mittels Koronardilatation oder Bypassoperation eingeleitet werden. Die üblichen Kontraindikationen der Herzkatheteruntersuchung wie fehlende therapeutische Konsequenz und Endstadien schwerer Grunderkrankungen müssen beachtet werden.

! Das akute Koronarsyndrom ist als Indikation zur Koronarangiographie allgemein anerkannt.

Auch wenn im Vergleich zur primär konservativen Therapie keine Prognoseverbesserung resultiert, benötigt doch die Mehrzahl der primär konservativ behandelten Patienten im weiteren Verlauf eine invasive Diagnostik. Patienten mit Markern für eine ungünstige Prognose (s. Übersicht) sollten möglichst innerhalb von 24 h der invasiven Diagnostik zugeführt werden. Bei persistierender Ischämie unter intravenöser Therapie ist die Koronarangiographie möglichst umgehend, d.h. innerhalb von Stunden indiziert. Können die Patienten medikamentös stabilisiert werden, sollte die Koronarangiographie innerhalb einer Woche erfolgen [10, 16]].

> **Übersicht: Marker für eine ungünstige Prognose bei instabiler Angina pectoris**
>
> - Zustand nach Myokardinfarkt
> - Zustand nach Koronardilatation
> - Zustand nach Bypassoperation
> - Troponinerhöhung
> - EKG-Veränderungen
> - Anginaanfall >1 h trotz Therapie (DD Myokardinfarkt)
> - Erneute Angina unter Therapie
> - Hämodynamische Verschlechterung/Linksherzinsuffizienz während des Anfalls
> - Maligne ventrikuläre Rhythmusstörungen
> - Eingeschränkte linksventrikuläre Funktion

32.10 Therapie

32.10.1 Allgemeine Maßnahmen

Die Basismaßnahmen bei Patienten mit einem akuten Koronarsyndrom bestehen in Bettruhe und Monitorüberwachung, möglichst auf einer Intensivbehandlungs- oder Überwachungsstation. Die Therapie kann auf einer Normalstation unter engmaschiger Kontrolle erfolgen, wenn eine Crescendoangina ohne Ruheangina und ohne Marker für eine ungünstige Prognose vorliegt und der Patient beschwerdefrei ist. Ein zentraler Venenzugang sollte wegen der Blutungsgefahr bei aggressiver antithrombotischer Therapie vermieden werden. Eine Schmerzbekämpfung und Sedierung kann z.B. mit Morphin (2–10 mg i.v.) und mit Benzodiazepinen erfolgen. Im Angina-pectoris-Anfall sollte Sauerstoff gegeben werden. Ursachen für eine sekundäre Angina müssen konsequent behandelt werden.

32.10.2 Antithrombotische Therapie

Die antithrombotische Therapie spielt in der Therapie des akuten Koronarsyndroms eine herausragende Rolle, da sie direkt in das pathophysiologische Geschehen eingreift.

Acetylsalicylsäure (ASS)

ASS wirkt über eine irreversible Hemmung der Zyclooxygenase der Thrombozyten. Daraus resultiert eine verminderte Bildung von Thromboxan A_2, das thrombozytenaggregatorisch und vasokonstriktorisch wirkt. Die Prognose der Patienten wird entscheidend verbessert: Die Infarktinzidenz wird durch ASS während der akuten Phase um 71%, nach 3 Monaten um 60% und nach 2 Jahren um 52% reduziert [18].

> Bei nicht vorbehandelten Patienten wird initial ein Bolus von 250–500 mg ASS i.v. gegeben.

Die Erhaltungstherapie erfolgt mit 75–165 mg/Tag, wobei sich die Gabe von 100 mg/Tag durchgesetzt hat [4]. Als einzige Kontraindikationen gelten eine aktuelle oder kurz zurückliegende bedeutsame Blutung und eine gesicherte Allergie gegen ASS.

Ticlopidin/Clopidogrel

Bei ASS-Unverträglichkeit kann alternativ Ticlopidin (2-mal 250 mg/Tag) gegeben werden. Es blockiert die ADP-abhängige Thrombozytenaktivierung. Allerdings ist der Wirkungseintritt um 2–3 Tage verzögert. Die volle Wirksamkeit wird erst nach 10 Tagen erreicht. Wegen des Risikos von Leukopenien ist in den ersten 3 Monaten einer Ticlopidintherapie eine 14-tägige Blutbildkontrolle erforderlich.

Clopidogrel hat den gleichen Wirkmechanismus und bietet den Vorteil der täglichen Einmalgabe (1-mal 75 mg/Tag). Durch ein günstigeres Nebenwirkungsprofil sind spezielle Kontrollen nicht erforderlich.

Glykoprotein-IIb-/IIIa-Rezeptorantagonisten

Die direkte Blockierung des Glykoprotein-IIb-/IIIa-Rezeptors durch monoklonale Antikörper oder durch synthetische Komponenten ist die wirksamste Form der Thrombozytenaggregationshemmung. Hierdurch konnte eine signifikante Reduktion von Todesfällen, Infarkten und akuten Gefäßverschlüssen sowohl bei der PTCA von Hochrisikopatienten als auch bei instabiler Angina pectoris erzielt werden [2, 13, 14]. Mit reduzierter Heparindosis und frühzeitiger Entfernung des Punktionsbestecks nach der Herzkatheteruntersuchung treten Blutungskomplikationen nicht häufiger als unter Plazebo auf [7]. Für Glykoprotein-IIb/IIIa-Rezeptor-Antagonisten konnte ein additiver Effekt zu ASS und Heparin gezeigt werden, von dem insbesondere Risikopatienten mit erhöhtem Troponin profitieren.

■ **Abciximab.** Erste zugelassene Substanz ist der chimäre Antikörper Abciximab (ReoPro), weitere synthetische Rezeptorantagonisten und oral wirksame Substanzen werden derzeit getestet. Die Dosierung von Abciximab beträgt 0,25 mg/kg als Bolus mit einer anschließenden Dauerinfusion von 10 µg/min über 12 h. Hierbei muss die Heparindosis auf 7 IE/kg/h i. v. reduziert werden. Die aktivierte Blutungszeit („activated clotting time", ACT) sollte dabei zwischen 200 und 300 s liegen.

Einer routinemäßigen Gabe bei einem akuten Koronarsyndrom stehen die hohen Kosten entgegen. Haupteinsatzgebiet sind derzeit die Koronarintervention und Hochrisikopatienten.

Heparin

Die Antikoagulation mit Heparin gehört in Kombination mit ASS zur Basistherapie des akuten Koronarsyndroms und senkt die Infarktrate und Mortalität [12].

Es wird ein initialer Bolus von 5000 IE Heparin i. v. gegeben, gefolgt von einer Dauerinfusion mit etwa 15–18 IE/kg/h. Ziel ist eine Verlängerung der PTT auf das 1,5- bis 2,5-fache. Ist der Patient über 24 h stabil, kann auf eine subkutane Gabe umgestellt werden. Bei abruptem Absetzen von Heparin kann es zu einem Reboundphänomen kommen.

Niedermolekulares Heparin

Niedermolekulare Heparine („low molecular weight heparin", LMWH) inaktivieren den Gerinnungsfaktor Xa und stellen eine Alternative zu unfraktioniertem Heparin dar. Im Vergleich zu diesem besteht eine bessere Bioverfügbarkeit, eine längere Halbwertszeit und eine dosisunabhängige Elimination. Dadurch ist der antikoagulatorische Effekt besser vorhersagbar und steuerbar. Die Dosierung sollte 2-mal täglich 100–120 IE/kg s. c. nicht überschreiten [21].

In bisherigen Untersuchungen bei instabiler Angina war LMWH genauso oder besser wirksam als unfraktioniertes Heparin [3].

32.10.3 Antiischämische Therapie

Nitrate

Nitrate führen über eine Vasodilatation zu einer Abnahme von Vorlast, Nachlast, ventrikulärem Füllungsdruck und -volumen. Dies verbessert die subendokardiale Durchblutung und verringert den myokardialen O_2-Bedarf. Die Dilatation der epikardialen Herzkranzgefäße verbessert den Koronarfluss, und Koronarspasmen lösen sich. Auch wenn kein Einfluss auf die Prognose der Patienten nachgewiesen wurde, bilden Nitrate die Basis der antiischämischen Therapie des akuten Koronarsyndroms. Die initiale Therapie erfolgt mit Nitroglycerin sublingual (0,4–0,8 mg), evtl. Dosiswiederholung unter Blutdruckkontrolle nach 5 min (Maximaldosis 2 Kps. = 1,6 mg in 15 min). Bei weiterbestehenden Beschwerden erfolgt die Gabe von Nitroglycerin als Dauerinfusion in einer symptomorientierten Dosierung von 1–10 mg/h i. v.

Dies erlaubt meist eine zuverlässige Kontrolle der Beschwerden. Der systolische Blutdruck sollte dabei nicht unter 90 mmHg gesenkt werden bzw. der initiale mittlere arterielle Druck sollte nicht um mehr als 30 % gesenkt werden, da ansonsten die Koronarperfusion kritisch verschlechtert wird. Nach 24–48 h muss mit der Entwicklung einer Nitrattoleranz gerechnet werden. Daher sollte spätestens nach 24-stündiger Beschwerdefreiheit auf eine intermittierende orale Nitratgabe gewechselt werden. Wenn der Patient beschwerdefrei ist und kein hohes Risiko besteht, ist auch initial eine orale Therapie möglich, z. B. Isosorbiddinitrat in retardierter Form 1-mal 120 mg/Tag.

Bei Nitratunverträglichkeit und zur Überbrückung eines nitratfreien Intervalls kann Molsidomin in einer Dosierung von 1- bis 2-mal 4–8 mg gegeben werden.

β-Blocker

β-Rezeptoren-Blocker vermindern den myokardialen O_2-Bedarf durch Senkung von Herzfrequenz und Blutdruck und besitzen eine antiarrhythmische Wirkung. Bei instabiler Angina vermindern sie die Anzahl der Ischämieepisoden und verbessern die Prognose durch Reduktion der Infarktrate [20]. Die bekannten *Kontraindikationen* wie schwere Linksherzinsuffizienz, Hypotonie, Bradykardie < 50/min und obstruktive Lungenerkrankungen müssen beachtet werden. Neben Nitraten bilden sie die bevorzugte Therapie bei instabiler Angina. Für einen schnellen Wirkungseintritt, insbesondere bei hypertonen Blutdruckwerten und/oder Tachykardie und bei Risikopatienten, kann initial die i. v.-Gabe, z. B. von Metoprolol 2,5–5 mg, erfolgen. Esmolol ist aufgrund seiner kurzen Halbwertszeit mit guter Steuerbarkeit für eine Infusion geeignet. Dosierung: Initialdosis 500 µg/kg über 2–3 min, Erhaltungsdosis 100–200 µg/kg/min. Es sollte, auch unter oraler Therapie, eine Ruhefrequenz von 50–60/min angestrebt werden.

Kalziumantagonisten

Kalziumantagonisten, inbesondere frequenzverlangsamende, sind ebenfalls effektiv in der Verringerung von Ischämieepisoden, verbessern aber nicht die Prognose. Nifedipin sollte bei einem akuten Koronarsyndrom vermieden werden.

Antiischämische Kombinationstherapie

Nitrate bilden die Basis der antiischämischen Therapie. Sie sollten primär mit β-Blockern kombiniert werden. Bestehen Kontraindikationen gegen β-Blocker, können stattdessen Kalziumantagonisten gegeben werden. Ebenso ist eine Dreierkombination dieser Substanzen zur Kontrolle der Beschwerden möglich.

Hierbei muss jedoch die Kombination β-Blocker mit Verapamil oder Gallopamil aufgrund der ausgeprägten Bradykardisierung vermieden werden.

Fibrinolyse

Eine Fibrinolyse ist bei der instabilen Angina und bei einem intramuralen Infarkt *nicht* indiziert, da bei dem akuten Koronarsyndrom ein thrombozytenreicher Thrombus mit sehr wenig Fibrin besteht. Durch die Fibrinolyse konnte zwar eine Verkleinerung des angiographisch sichtbaren Thrombus, aber keine Prognoseverbesserung erzielt werden [19].

32.10.4 Koronardilatation/Bypassoperation

Die Indikation zur Revaskularisation mittels Koronardilatation (PTCA) oder Bypassoperation wird in Kenntnis des koronarangiographischen Befunds gestellt. Die Komplikationsrate bei PTCA und Bypassoperation ist bei instabilen Patienten deutlich höher als bei stabiler Angina. Die Erfolgsrate der PTCA liegt bei 97% [17, 22]. Durch eine Behandlung mit Glykoprotein-IIb/IIIa-Rezeptor-Antagonisten kann die Prognose der Patienten auch periinterventionell verbessert werden. Medikamentöse und interventionelle Therapie ergänzen sich hierbei durch gleichzeitige Behandlung der zugrundeliegenden Stenose und des okkludierenden Thrombus.

Literatur

1. Braunwald E, Jones RH, Mark DB et al. (1994) Diagnosing and managing unstable angina. Circulation 90: 613–622
2. CAPTURE Investigators (1997) Randomized placebo-controlled trial of abciximab before and during coronary intervention in refractory unstable angina: The CAPTURE trial. Lancet 349: 1429–1435
3. Cohen M, Demers C, Gurfinkel EP et al., for the Efficacy and Safety of Subcutaneous Enoxaparin in Non-Q-Wave Coronary Events Study Group (1997) Low molecular weight heparin vs. unfractionated heparin for unstable angina and non-Q-wave myocardial infarction. N Engl J Med 337: 447–452
4. Darius H, Rupprecht HJ, Meyer J (1997) Aktuelle Therapie der koronaren Herzkrankheit – Konservative Maßnahmen. Internist 38: 1168–1178
5. Dati F, Hänseler E, Hohnloser S, Hubl W et al. (1997) Empfehlungen zur Laboratoriumsdiagnostik bei akuten ischämischen Herzerkrankungen. J Lab Med 21: 402–408
6. Davies MJ, Thomas AC (1985) Plaque fissuring – the cause of acute myocardial infarction, sudden ischaemic death, and crescendo angina. Br Heart J 53: 363–373
7. EPILOG Investigators (1997) Platelet glycoprotein IIb/IIIa receptor blockade and low-dose heparin during percutaneous coronary revascularization. N Engl J Med 336: 1689–1696
8. Fishbein MC, Siegel RJ (1996) How big are coronary atherosclerotic plaques that rupture? Circulation 94: 2662–2666
9. Hamm CW, Rankilde J, Gerhardt W et al. (1992) The prognostic value of serum Troponin T in unstable angina. N Engl J Med 327: 146–150
10. Meyer J, Nowak B (1998) Angina pectoris. In: Rationelle Diagnostik und Therapie in der Inneren Medizin. Urban & Schwarzenberg, München
11. Morrow DA, Rifai N, Antman EM et al. (1998) C-reactive protein is a potent predictor of mortality independently of and in combination with troponin T in acute coronary syndromes: A TIMI 11 A substudy. J Am Coll Cardiol 31: 1460–1465
12. Oler S, Whooley MA, Oler J, Grady D (1996) Adding heparin to aspirin reduces the incidence of myocardial infarction and death in patients with unstable angina. JAMA 276: 811–815
13. Platelet Receptor Inhibition in Ischemic Syndrome Management in Patients Limited by Unstable Signs and Symptoms (PRISM-PLUS) Study Investigators (1998) Inhibition of the platelet glycoprotein IIb/IIIa receptor with tirofiban in unstable angina and non-Q-wave myocardial infarction. N Engl J Med 338: 1488–1497
14. Platelet Receptor Inhibition in Ischemic Syndrome Management (PRISM) Study Investigators (1998) A comparison of aspirin plus tirofiban with aspirin plus heparin for unstable angina. N Engl J Med 338: 1498–1505
15. Polanczyk CA, Lee TH, Cook EF et al. (1998) Cardiac troponin I as a predictor of major cardiac events in emergency departement patients with acute chest pain. J Am Coll Cardiol 32: 8–14
16. Rupprecht HJ, Darius H, Meyer J (1997) Aktuelle Therapie der koronaren Herzkrankheit – Interventionelle Maßnahmen. Internist 38: 1179–1190
17. Rupprecht HJ, Nowak B, Voigtländer T, Meyer J (1997) PTCA bei instabiler Angina pectoris. Internist 38: 3–10
18. Theroux P, Fuster V (1998) Acute coronary syndromes, Unstable angina and non-Q-wave myocardial infarction. Circulation 97: 1195–1206
19. TIMI-IIIB Investigators (1994) Effects of tissue plasminogen activator and a comparison of early invasive and conservative strategies in unstable angina and non-Q-wave myocardial infarction. Circulation 89: 1545–1556
20. Wallis DE, Pope C, Littman WJ, Scanlon PJ (1988) Safety and efficacy of esmolol for unstable angina pectoris. Am J Cardiol 62: 1033–1037
21. Weitz JI (1997) Low-molecular-weight heparins. N Engl J Med 337: 688–698
22. Williams DO, Braunwald E, Thompson B, Sharaf BL, Buller CE, Knatterud GL (1996) Results of percutaneous transluminal coronary angioplasty in unstable angina and non-Q-wave myocardial infarction. Observations from the TIMI IIIB trial. Circulation 94: 2749–2755

Kapitel 33 Herzrhythmusstörungen

H.-J. Trappe

33.1 Einleitung 659

33.2 Pathophysiologische Grundlagen 659
33.2.1 Bradykarde Herzrhythmusstörungen 659
33.2.2 Tachykarde Herzrhythmusstörungen 659

33.3 Wegweisende Befunde und diagnostische Maßnahmen 660
33.3.1 Klinische Parameter 660
33.3.2 Allgemeine Diagnostik 661
33.3.3 Differentialdiagnostik bradykarder und tachykarder Rhythmusstörungen im Oberflächen-EKG 661

33.4 Klinik und Therapie bradykarder Herzrhythmusstörungen 661
33.4.1 Sinusbradykardien 661
33.4.2 Sinuatriale Blockierungen 662
33.4.3 Atrioventrikuläre Blockierungen 662

33.5 Klinik und Therapie tachykarder Herzrhythmusstörungen 663

33.6 Supraventrikuläre Tachyarrhythmien 663
33.6.1 Vorhofflimmern 663
33.6.2 Vorhofflattern 664
33.6.3 Sinustachykardien 665
33.6.4 AV-Knoten-Reentry-Tachykardien 665
33.6.5 Ektop atriale Tachykardien 666
33.6.6 Akzessorische Leitungsbahnen 668

33.7 Ventrikuläre Tachyarrhythmien 670
33.7.1 Inzidenz und Pathogenese ventrikulärer Tachykardien 670
33.7.2 Monomorphe ventrikuläre Tachykardien 670
33.7.3 Polymorphe ventrikuläre Tachykardien 671
33.7.4 Torsade-de-pointes-Tachykardien 671
33.7.5 Kammerflattern und Kammerflimmern 671

33.8 Schlussfolgerungen 673

Literatur 673

33 Herzrhythmusstörungen

Herzrhythmusstörungen

H.-J. Trappe

33.1 Einleitung

Die Behandlung von Patienten mit Herzrhythmusstörungen ist vielfach schwierig und stellt den Arzt häufig vor große Probleme. Neben der Frage, ob eine Arrhythmie überhaupt behandelt werden soll, muss entschieden werden, welches der zur Verfügung stehenden therapeutischen Verfahren für den Patienten am günstigsten ist. Weiterhin müssen Nutzen bzw. Risiken einer Therapie sorgfältig gegeneinander abgewogen werden.

Es ist gesichert, dass Herzrhythmusstörungen zu allermeist nicht als eigenständige Erkrankungen aufzufassen sind, sondern bei zahlreichen kardialen und extrakardialen Erkrankungen sowie bei Elektrolytstörungen auftreten können [5]. Supraventrikuläre Arrhythmien sind in der Regel prognostisch günstig, während ventrikuläre Rhythmusstörungen besonders bei Patienten mit eingeschränkter linksventrikulärer Pumpfunktion lebensbedrohlich sein können; v.a. dem Schweregrad der Herzinsuffizienz und dem Ausmaß der linksventrikulären Funktionsstörung kommen als prognostische Parameter entscheidende Bedeutung zu [15].

Der plötzliche Tod durch einen Herz-Kreislauf-Stillstand ist als schwerwiegendste Form einer Herzrhythmusstörung nicht durch einzelne Parameter bedingt, sondern vielmehr als multifaktorielles Geschehen aufzufassen [17]. In der Bundesrepublik Deutschland erliegen etwa 100000 Patienten pro Jahr einem Herz-Kreislauf-Stillstand, der in 65–80% der Fälle durch eine tachykarde Rhythmusstörung hervorgerufen wird. Bradykardien spielen als ursächlicher Faktor eines Herz-Kreislauf-Stillstands bei Erwachsenen eher eine untergeordnete Rolle und werden in 5–20% der Patienten beobachtet [12].

33.2 Pathophysiologische Grundlagen

33.2.1 Bradykarde Herzrhythmusstörungen

Eine Unterdrückung der dominanten Schrittmacheraktivität im Sinusknoten oder eine Beeinflussung der Weiterleitung der im Sinusknoten gebildeten Impulse führt zu Erregungsbildungs- oder Erregungsleitungsstörungen und damit zu bradykarden Arrhythmien. Die Leitung der gebildeten Impulse kann vollständig unterbrochen sein, sodass die Ventrikel von einem Schrittmacher im His-Purkinje-System aktiviert werden, oder sie ist nur partiell beeinträchtigt, so dass die Schrittmacheraktivität des Sinusknotens weiter, wenn auch in veränderter Form, führend ist.

33.2.2 Tachykarde Herzrhythmusstörungen

Als Mechanismen tachykarder Rhythmusstörungen sind die folgenden 3 elektrophysiologischen Phänomene bekannt:
- gesteigerte und abnorme Automatie,
- getriggerte Aktivität,
- kreisförmige Erregungen („Reentry") entlang anatomischer Bahnen oder funktioneller Hindernisse [1].

Gesteigerte und abnorme Automatie

Bei der gesteigerten und abnormen Automatie handelt es sich um eine Erregungsbildungsstörung, die durch *Verlust eines stabilen Ruhememembranpotentials* mit Veränderung transmembranärer Ionenströme entsteht. Es kommt zu einer Abnahme des Ruhemembranpotentials auf Werte um –50 mV und einer konsekutiven Inaktivierung des schnellen Natriumeinwärtsstromes. Die Depolarisation wird stattdessen durch den „slow calcium channel" getragen. Abnorme Automatiezentren können in jedem beliebigen Myokardareal entstehen [22].

Getriggerte Aktivität

Im Gegensatz zur abnormen Automatie besteht bei der getriggerten Aktivität keine Möglichkeit der spontanen Arrhythmieentwicklung, sondern die getriggerte Aktivität ist immer von der vorausgehenden Erregung abhängig [6]. Als eigentliche Auslöser der Erregungen wirken depolarisierende Nachpotentiale, die im Anschluss an ein Aktionspotential entstehen („afterdepolarizations"). Diese können bereits in der Repolarisationsphase eines Aktionspotentials auftreten („early afterdepolarizations") oder einem Aktionspotential folgen („late afterdepolarizations"). Frühe Nachdepolarisationen entstehen v.a. aufgrund einer abnormen Verlängerung der Aktionspotentialdauer, z.B. durch Medikamente oder durch Hypokaliämie. Fassbare Zeichen einer Verlängerung der Aktionspotentialdauer ist eine Verlängerung der QT-Zeit. Späte Nachdepolarisationen schließen sich an ein Aktionspotential an und können, bedingt durch Erhöhung der intrazellulären Kalziumkonzentration, zu ektoper Aktivität führen, etwa bei Überdosierung von Herzglykosiden.

Kreisende Erregung („Reentry")

Die kreisende Erregung („Reentry") ist sicher der häufigste Mechanismus tachykarder Rhythmusstörungen. Voraussetzung für einen Reentry-Mechanismus ist eine Leitungsverzögerung mit unidirektionaler Leitung und Wiedereintritt eines Impulses in das Gewebe. Für das Zustandekommen einer Tachykardie müssen beide Voraussetzungen, Verkürzung der Erregungswelle und inhomogene Erregbarkeit erfüllt sein [22]. Klassische Beispiele für Reentry-Mechanismen sind Tachykardien aufgrund akzessorischer Leitungsbahnen (Wolff-Parkinson-White Syndrom) oder AV-Knoten-Reentry-Tachykardien. Nach heutiger Vorstellung liegen auch dem Vorhofflattern und Vorhofflimmern kreisförmige Erregungen zugrunde [6].

33.3 Wegweisende Befunde und diagnostische Maßnahmen

33.3.1 Klinische Parameter

Die Symptome von Patienten mit Herzrhythmusstörungen reichen vom asymptomatischen Patienten bis hin zum Patienten mit Herz-Kreislauf-Stillstand als schwerwiegendster Form einer malignen Herzrhythmusstörung [13].

Bradykarde Rhythmusstörungen sind häufig asymptomatisch, können aber auch mit Phasen von Schwindel, Präsynkopen oder Synkopen einhergehen. Tachykardien werden demgegenüber in der Regel vom Patienten sofort registriert und meistens als bedrohlich empfunden. Sie können paroxysmal auftreten, wenige Sekunden bis zu Stunden anhalten oder als Dauertachykardie („unaufhörliche", „incessant") Tachykardie mit mehr als 50% Tachykardiezyklen pro Tag imponieren. Sie können plötzlich beginnen und plötzlich enden oder einen langsamen Anfang und ein langsames Ende haben.

Wichtige klinische Hinweise auf den vorliegenden Arrhythmietyp finden sich v.a. bei supraventrikulären und ventrikulären Tachykardien, während „klassische", klinisch wegweisende Befunde bei bradykarden Rhythmusstörungen fehlen (Tabelle 33-1). Bei Patienten mit tachykarden Rhythmusstörungen sind Tachykardiefrequenz, Vorliegen eines regelmäßigen oder unregelmäßigen Pulses und charakteristische Befunde im Bereich der Halsvenen wichtig und erlauben in vielen Fällen bereits eine klinische Diagnose der vorliegenden Arrhythmieform.

Klinische Phänomene wie z.B. das „Froschzeichen", das als „Propfung" im Bereich der Halsvenen durch simultane Kontraktionen von Vorhof und Kammern beobachtet wird, sind wegweisend für die Diagnose einer AV-Knoten-Reentry- bzw. „Circus-movement"-Tachykardie bei Vorliegen einer akzessorischen Leitungsbahn. Bei ventrikulären Tachykardien sind Zeichen einer AV-Dissoziation mit irregulären Vorhofwellen im Bereich der Halsvenen, unterschiedlichen Intensitäten des 1. Herztons und unterschiedlichen systolischen Blutdruckamplituden bei ca. 50% der Patienten nachzuweisen [18].

> Die klinische Symptomatik wird neben der Herzfrequenz v.a. von der Grunderkrankung und der Pumpfunktion des Herzens bestimmt.

Während supraventrikuläre Tachykardien überwiegend beim Herzgesunden vorkommen, in der Regel gut toleriert werden und meistens nicht mit schweren hämodynamischen Beeinträchtigungen einhergehen, sind ventrikuläre Tachykardien häufiger bei Patienten

Tabelle 33-1. Klinische Zeichen zur Differentialdiagnose supraventrikulärer und ventrikulärer Tachyarrhythmien. (Mod. nach 18)

Tachykardie	Puls	Halsvenen	Blutdruck	1. HT
Sinustachykardie	– regelmäßig	– unauffällig	– konstant	– konstant
Atriale Tachykardie	– regelmäßig	– unauffällig	– konstant	– konstant
VH-Flattern (2:1-ÜL)	– regelmäßig	– Flatterwellen	– konstant	– konstant
VH-Flattern (unregelmäßige ÜL)	– unregelmäßig	– unregelmäßig	– wechselnd	– wechselnd
Vorhofflimmern	– unregelmäßig	– unregelmäßig	– wechselnd	– wechselnd
AVNRT	– regelmäßig	„Froschzeichen"	– konstant	– wechselnd
CMT bei ALB	– regelmäßig	„Froschzeichen"	– konstant	– wechselnd
Ventrikuläre Tachykardie	– regelmäßig	– unregelmäßig	– wechselnd	– wechselnd

ALB akzessorische Leitungsbahn, *AVNRT* AV-Knoten-Reentrytachykardie, *CMT* „Circus movement tachycardia", *HT* Herzton, *VH* Vorhof, *ÜL* Überleitung.

mit kardialer Grunderkrankung zu beobachten, werden oft schlecht toleriert und gehen mit Zeichen eines verminderten Herzzeitvolumens (Angst, Unruhe, Schweißausbruch, Hypotonie) einher.

33.3.2 Allgemeine Diagnostik

Von entscheidender Bedeutung in der Diagnostik bradykarder und tachykarder Rhythmusstörungen ist neben einer genauen Erhebung der Anamnese sowie des körperlichen Untersuchungsbefundes (Herz-Lungen-Auskultation, Pulsqualitäten, Blutdruck, Herzinsuffizienzzeichen, Pulsdefizit) v. a. das 12-Kanal-Oberflächen-Elektrokardiogramm, das bei systematischer Analyse und Interpretation in >90% zur richtigen Diagnose führt. Die tägliche Praxis zeigt jedoch, dass die Differentialdiagnose von Herzrhythmusstörungen oft schwierig ist und relativ häufig Fehldiagnosen beobachtet werden [12].

Eine falsche Diagnose und eine daraufhin eingeleitete inadäquate Therapie können zu einer ernsten Gefährdung des Patienten bis hin zur Kreislaufdekompensation und Reanimationspflichtigkeit führen. Es ist daher unumgänglich, bei Patienten mit Rhythmusstörungen aus anamnestischen, klinischen und nichtinvasiven Untersuchungsbefunden ein detailliertes „Risikoprofil" zu erstellen und bei speziellen Fragestellungen zusätzliche Maßnahmen wie linksventrikuläre Angiographie, Koronarangiographie und eine elektrophysiologische Untersuchung heranzuziehen (Tabelle 33-2).

Tabelle 33-2. Diagnostikschema bei Patienten mit bradykarden und tachykarden Herzrhythmusstörungen

Erhebung der Vorgeschichte
- Symptomatik vor und/oder während der Rhythmusstörung
- Häufigkeit der Arrhythmieepisoden
- Beginn der ersten Symptome (erstes Auftreten)

Körperliche Untersuchung

Laboruntersuchungen

Nichtinvasive Untersuchungen
- 12-Kanal-Oberflächen-EKG
- 24-h-Langzeit-EKG
- Belastungs-EKG
- Signalmittelungs-EKG
- Herzfrequenzvariabilität
- Echokardiographie (transthorakal und transösophageal)

Invasive Untersuchungen
- Herzkatheteruntersuchung
  - Angiographie
  - Koronarangiographie
- Elektrophysiologische Untersuchung
  - programmierte Stimulation
  - Kathetermapping

33.3.3 Differentialdiagnostik bradykarder und tachykarder Rhythmusstörungen im Oberflächen-EKG

Es hat sich bewährt, Herzrhythmusstörungen im Oberflächen-EKG systematisch zu analysieren und jede einzelne Herzaktion (P-Wellen, PQ-Zeit, QRS-Komplex, ST-Strecke, QT-Zeit) zu befunden und zu beurteilen [10]. Während bei bradykarden Rhythmusstörungen v. a. die exakte Beurteilung von Leitungszeiten und Korrelationen von P-Welle und QRS-Komplex wichtig ist, hat es sich bei Tachykardien als günstig erwiesen, solche mit schmalem QRS-Komplex (QRS-Dauer < 0,12 s) Tachykardien mit breitem QRS-Komplex (Dauer ≥ 0,12 s) gegenüberzustellen. Bei Tachykardien mit schmalem QRS-Komplex ist anhand der Beziehung von Morphologie und Relation der P-Welle zum QRS-Komplex vielfach schon die sichere Diagnose der vorliegenden Rhythmusstörung möglich. Das 12-Kanal-Oberflächen-EKG erlaubt auch bei breiten QRS-Komplex-Tachykardien (Tabelle 33-3) eine sichere Abgrenzung von supraventrikulären und ventrikulären Tachykardien und ermöglicht eine richtige Diagnose, die zu der für den Patienten adäquaten notfallmäßigen Behandlung führen sollte.

33.4 Klinik und Therapie bradykarder Herzrhythmusstörungen

Bradykarde Rhythmusstörungen werden durch Veränderungen im Bereich des Sinusknotens, der sinuatrialen Überleitung und im AV-Knoten verursacht, werden aber auch bei Überdosierungen von Medikamenten (Digitalis, β-Blocker, Kalziumantagonisten vom Verapamiltyp, spezifische Antiarrhythmika) beobachtet. Notfallmäßig spielen bradykarde Arrhythmien, bedingt durch Erregungsbildungs- oder Erregungsleitungsstörungen besonders in der Akutphase eines Myokardinfarktes eine wichtige Rolle und sollten nicht nur unverzüglich erkannt, sondern auch folgerichtig behandelt werden.

33.4.1 Sinusbradykardien

Die Sinusbradykardie ist durch einen regulären Sinusrhythmus mit Frequenzen von < 60/min und einer regulären atrioventrikulären Überleitung charakterisiert. Sie wird in der Regel bei Athleten, während des Schlafes oder bei Patienten mit Digitalistherapie, β-Blockern, Hypothyreose oder Hypothermie beobachtet. Bei Patienten mit akutem Myokardinfarkt, besonders in den ersten Stunden eines frischen inferioren Infarktes, wird eine Sinusbradykardie in bis zu 40% der Fälle beobachtet und ist meistens Ausdruck eines gesteigerten Vagotonus. In den meisten Fällen sind Pa-

Tabelle 33-3. Differentialdiagnose von Tachykardien mit breitem QRS-Komplex (QRS-Breite ≥ 0,12 s). (Mod. nach [18])

1.	AV-Dissoziation	Ja	→ VT
2.	Breite des QRS-Komplexes	> 0,14 s	→ VT
		Beachte:	
		a) SVT bei vorbestehemdem SBB	
		b) SVT mit anterograder Leitung über ALB	
3.	Linkstypische Achse des QRS-Komplexes		→ VT
		Beachte:	
		a) SVT bei vorbestehemdem SBB	
		b) SVT mit anterograder Leitung über ALB	
4.	Morphologie des QRS-Komplexes		
	– RSBB	V_1: mono-/biphasisch	→ VT
		V_6: R/S < 1	→ VT
	– LSBB	V_1: R (Tachy) < R (Sinus)	→ SVT
		R (Tachy) > R (Sinus)	→ VT
		$V_{1/2}$: „Kerbe" (S-Zacke)	→ VT
		V_6: qR-Konfiguration	→ VT

ALB akzessorische Leitungsbahn, *AV* Atrioventrikulär, *LSBB* Linksschenkelblockbild, *RSBB* Rechtsschenkelblockbild, *SBB* Schenkelblockbild, *SVT* supraventrikuläre Tachykardie, *Tachy* Tachykardie, *VT* ventrikuläre Tachykardie.

tienten mit Sinusbradykardien symptomfrei, und eine spezifische Therapie ist nicht notwendig.

Liegt allerdings eine symptomatische Sinusbradykardie vor, besonders in der Akutphase eines Myokardinfarktes, ist häufig eine Behandlung mit *Atropin* (Bolus 0,5 mg i.v., nach Bedarf wiederholen) notwendig. Bei schwerer Symptomatik kann die Sinusfrequenz auch mit Orciprenalin (0,05–0,5 mg i.v.) oder *Adrenalin* (Bolus 5–10 µg i.v.) angehoben werden. Die Implantation eines permanenten Schrittmachersystems ist nur in seltenen Fällen gerechtfertigt, während die temporäre Stimulation bei Patienten mit akutem Myokardinfarkt häufiger angewendet wird, wenn eine Behandlung mit Atropin nicht sinnvoll oder erfolgreich ist [9].

33.4.2 Sinuatriale Blockierungen

Sinuatriale Leitungsstörungen oder ein Sinusarrest sind bedingt durch Störungen der Erregungsleitung und/oder der Erregungsbildung. Elektrokardiographisch ist das Fehlen von P-Wellen bei charakteristischen PP-Intervallen für die Diagnose eines sinuatrialen Blocks (SA-Block) typisch [10]. Beim SA-Block III. Grades ist die Überleitung der Erregung vom Sinusknoten auf das umliegende atriale Gewebe komplett unterbrochen. P-Wellen sind hier nicht sichtbar, während ein Sinusarrest durch fehlende Impulsbildung im Sinusknoten gekennzeichnet ist und im EKG mit junktionalen Ersatzrhythmen einhergeht.

Sinuatriale Blockierungen und/oder ein Sinusarrest werden relativ selten beobachtet und kommen in einer Häufigkeit von etwa 2–5% bei Patienten mit akutem Myokardinfarkt vor, besonders bei inferiorer Infarktlokalisation. Sinuatriale Leitungsstörungen sind meist nur passager, sprechen gut auf Atropin (Bolus 0,5 mg i.v., nach Bedarf wiederholen), Orciprenalin (0,05–0,5 mg i.v.) oder Adrenalin (Bolus 5–10 µg i.v.) an und haben eine gute Prognose. Kommt es allerdings zu einem anhaltenden Sinusarrest oder zu höhergradigen sinuatrialen Blockierungen ohne ausreichende Ersatzrhythmen, kann eine passagere Schrittmacherstimulation erforderlich sein, deren Indikation neben dem elektrokardiographischen Befund v.a. vom klinischen Bild gestellt wird.

33.4.3 Atrioventrikuläre Blockierungen

Blockierungen im Bereich des AV-Knotens werden traditionsgemäß eingeteilt in AV-Blockierungen I., II. und III. Grades. Die Diagnose eines AV-Blocks ist aus dem Oberflächen-EKG relativ einfach zu stellen [10]. Während die Überleitungsstörungen beim AV-Block II. Grades vom Wenckebach-Typ in der Regel im AV-Knoten selbst lokalisiert sind, findet man beim AV-Block II. Grades vom Typ Mobitz die Lokalisation der Blockierung subnodal oder im Bereich des His-Bündels. Ein AV-Block III. Grades ist durch eine komplette Unterbrechung der Erregungsleitung zwischen Vorhöfen und Kammern charakterisiert. AV-Blockierungen können besonders bei akuten Myokardinfarkten (meistens bei inferiorer Lokalisation), bei Patienten unter Digitalistherapie, nach Herzoperationen oder bei Erkrankungen, die zu einer Fibrosierung im Bereich des AV-Knotens führen, beobachtet werden. Die klinische Symptomatik variiert bei AV-Blockierungen sehr und ist neben der Art der Blockierung v.a. von der Frequenz der Kammeraktion und/oder des Ersatzzentrums abhängig.

Therapie

Während beim AV-Block I. Grades in der Regel keine Therapie notwendig ist, sieht man einmal vom Absetzen oder einer Dosisreduktion dromotrop wirkender Medikamente ab, sind Patienten mit höhergradigen AV-Blockierungen Kandidaten für eine temporäre oder permanente Schrittmacherstimulation.

Während beim AV-Block II. Grades vom Typ Wenckebach häufig die engmaschige Beobachtung des Patienten ausreicht, sind Patienten mit AV-Blockierungen II. Grades vom Typ Mobitz bei klinischer Symptomatik (Schwindel, Synkopen) Kandidaten zur Schrittmacherimplantation, zumal bei diesen Patienten oft eine Progression des AV-Blocks II. Grades in einen kompletten Block zu beobachten ist.

Bei AV-Blockierungen II. oder III. Grades, die im Rahmen inferiorer Infarkte auftreten, ist die Blockierung oft nur passager, sodass häufig eine temporäre Schrittmachstimulation ausreicht. Daher sollte die Implantation eines permanenten Schrittmachersystems bei permanenten höhergradigen AV-Blockierungen (II. Grades und III. Grades) und klinischer Symptomatik frühestens nach 10 Tagen diskutiert werden, während die Indikation zur Schrittmacherimplantation beim AV-Block II. Grades oder III. Grades bei Vorderwandinfarkt eher zu stellen ist [9].

33.5 Klinik und Therapie tachykarder Herzrhythmusstörungen

Das Auftreten von tachykarden Herzrhythmusstörungen ist in der Intensivmedizin meist ein schwerwiegender Befund, der rasch gezielte diagnostische und therapeutische Maßnahmen erfordert [21]. Es ist gesichert, dass tachykarde Rhythmusstörungen nicht als eigenständige Erkrankungen aufzufassen sind, sondern bei zahlreichen kardialen und extrakardialen Krankheiten sowie bei Elektrolytstörungen auftreten können. Tachykarden Rhythmusstörungen können verschiedene supraventrikuläre und ventrikuläre Formen und Mechanismen zugrunde liegen (Abb. 33-1). Lebensbedrohliche Situationen werden v.a. durch tachykarde ventrikuläre Rhythmusstörungen hervorgerufen, wenngleich unter bestimmten Bedingungen (Vorhofflimmern bei akzessorischer Leitungsbahn) auch supraventrikuläre Tachyarrhythmien das Leben eines Patienten bedrohen können.

Klinik und Therapie der supraventrikulären und ventrikulären Herzrhythmusstörungen werden im folgenden der besseren Übersicht wegen getrennt dargestellt.

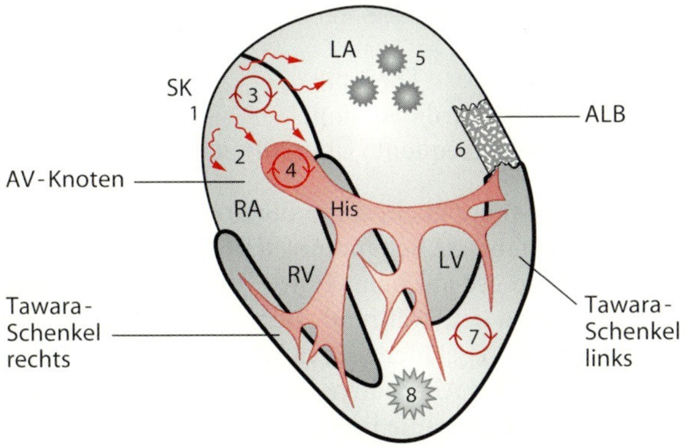

33.6 Supraventrikuläre Tachyarrhythmien

33.6.1 Vorhofflimmern

Vorhofflimmern ist die häufigste Rhythmusstörung im Erwachsenenalter, hat eine Inzidenz von etwa 0,4 %, und ist in der Regel eine relativ harmlose Rhythmusstörung. Vorhofflimmern kann aber zu einer hämodynamischen Beeinträchtigung und sogar zum Herz-Kreislauf-Stillstand führen, wenn es zu einer schneller Kammerüberleitung mit deutlichem Abfall des Herzzeitvolumens und reduzierter diastolischer Ventrikelfüllung kommt (Abb. 33-2).

Abb. 33-1. Formen supraventrikulärer und ventrikulärer Tachyarrhythmien, die zu lebensbedrohlichen Rhythmusstörungen führen können.
Abkürzungen: *ALB* akzessorische Leitungsbahn, *AVN* AV-Knoten, *His* His-Bündel, *LA* linker Vorhof, *LV* linker Ventrikel, *RA* rechter Vorhof, *RV* rechter Ventrikel, *SK* Sinusknoten. Ziffern: *1* Sinustachykardien, *2* Vorhofflimmern, *3* Vorhofflattern, *4* AV-Knoten-Reentry-Tachykardien, *5* ektop atriale Tachykardien, *6* „Circus-movement"-Tachykardien bei ALB, *7* ventrikuläre Tachykardien, *8* Kammerflattern/Kammerflimmern

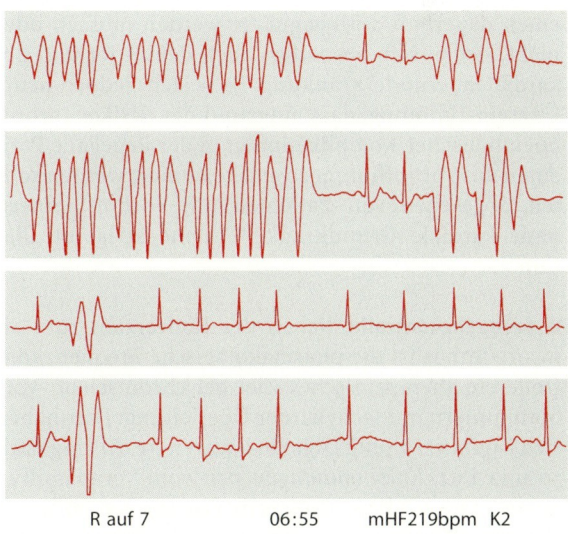

Abb. 33-2. Langzeit-EKG-Registrierung mit Nachweis deformierter Kammerkomplexe infolge schnell übergeleiteter aberranter atrioventrikulärer Überleitung bei bestehendem Vorhofflimmern (Kammerfrequenz 219/min)

Die Symptomatik ist primär von der Tachykardiefrequenz abhängig, die durch die Leitungseigenschaften im AV-Knoten bestimmt wird; Art und Ausmaß der kardialen Grunderkrankung und der linksventrikulären Funktion sind weitere Determinanten der Symptomatik und sogar lebensbedrohliche Zustände, verbunden mit schwerer Herzinsuffizienz, Lungenödem und Synkopen sind bei tachykardem Vorhofflimmern beschrieben worden [8]. Neben den pathophysiologischen Mechanismen eines reduzierten Herzzeitvolumens ist zu bedenken, dass bei Vorhofflimmern mit schneller atrioventrikulärer Überleitung ein Missverhältnis von O_2-Angebot und O_2-Verbrauch vorliegt, das mit einem verminderten diastolischen Koronarfluss und allen sich daraus ergebenden Folgen einhergeht.

Therapie
Die therapeutischen Ziele der Behandlung des tachykarden Vorhofflimmerns liegen entweder in der Beendigung der Arrhythmie und in der Wiederherstellung eines Sinusrhythmus oder in der Frequenzkontrolle bei chronischem Vorhofflimmern [2,7].

■ **Rhythmisierung.** Bei neu aufgetretem Vorhofflimmern und hämodynamisch stabiler Situation ist eine elektrische Kardioversion innerhalb von 48 h anzustreben, die ohne vorherige Antikoagulation erfolgen kann. Besteht das Vorhofflimmern jedoch länger als 48 h, sollte eine medikamentöse oder elektrische Kardioversion mittels DC-Schock erst nach einer 3-wöchigen effektiven Antikoagulation, z.B. mit Warfarin, erfolgen. Nach erfolgreicher Kardioversion müssen die Patienten dann für weitere 6 Wochen antikoaguliert werden, bis sich die mechanische Aktivität der Vorhöfe wieder normalisiert hat [8]. Ob die Patienten dauerhaft antikoaguliert werden müssen oder nicht, richtet sich besonders nach dem Alter und der kardialen Grunderkrankung. Es besteht jedoch heute Übereinstimmung, dass aufgrund des Risikos thromboembolischer Komplikationen in der Regel alle Patienten mit Vorhofflimmern antikoaguliert werden sollten, abgesehen von Patienten mit Vorhofflimmern ohne kardiale Grundkrankheit („lone atrial fibrillation").

■ **Frequenzkontrolle.** Neben der Konversion zum Sinusrhythmus ist die pharmakologische Frequenzkontrolle ein therapeutisches Ziel bei chronischem Vorhofflimmern mit tachykarder Überleitung: Hier haben sich *Digitalis* (0,5 mg Digoxin i.v., weitere 0,25 mg nach 30 min i.v.), *Kalziumantagonisten* vom Verapamiltyp (5–10 mg i.v.) bzw. Diltiazem (20 mg i.v.) oder *β-Blocker* [Propranolol (1–5 mg i.v., Dauertherapie 10–120 mg pro Tag p.o.), Esmolol (0,5 mg/kg über 1 min i.v., Dauerinfusion 0,05–0,2 mg/kg/min i.v.)] allein oder in Kombination bewährt.

33.6.2 Vorhofflattern

Vorhofflattern ist eine Rhythmusstörung, der Reentry-Mechanismen zugrunde liegen und die wesentlich seltener vorkommt als Vorhofflimmern [22]. Vorhofflattern wird als „gewöhnliche" Form („common type") definiert, wenn Vorhoffrequenzen von ≥ 240/min (Typ I, Frequenz der Flatterwellen 240–340/min) und elektrokardiographisch negative Flatterwellen in den inferioren EKG-Ableitungen II, III und aVF vorliegen, während die „ungewöhnliche" Form („uncommon type") durch positive Flatterwellen in den entsprechenden EKG-Ableitungen mit einer Frequenz der Flatterwellen ≥ 350/min (Typ II) charakterisiert wird [10].

Trotz hoher Vorhofflatter-Frequenzen von ≥ 240/min liegt die typische Kammerfrequenz bei 130–150/min, da es im AV-Knoten zu einer Leitungsverzögerung mit 2:1-Überleitung (oder höherer Überleitungsverzögerung mit 3:1-, 4:1-Überleitung) kommt.

> Lebensbedrohliche Rhythmusstörungen können jedoch auch beim Vorhofflattern beobachtet werden, wenn es bei Kindern, Patienten mit Präexzitationssyndromen, Hyperthyreose oder schnell leitendem AV-Knoten zu einer 1:1-Überleitung kommt.

Gefährliche Situationen können beim Vorliegen von Vorhofflattern auch durch die Gabe von Chinidin oder Disopyramid ausgelöst werden, da diese Medikamente zu einer Verkürzung der Refraktärzeiten im AV-Knoten führen und so eine 1:1-Überleitung bei Vorhofflattern ermöglichen [4].

Therapie
Für die Akutbehandlung des Vorhofflatterns sind 3 Optionen möglich:
- medikamentöse Therapie,
- elektrische Kardioversion,
- atriale hochfrequente Überstimulation.

Wenn immer möglich, sollte die atriale Überstimulation als eleganteste Behandlungsmethode gewählt werden, wobei diese nur beim Typ-I-Vorhofflattern erfolgversprechend ist, während sich Vorhofflattern vom Typ II in der Regel nicht durch Überstimulation terminieren lässt. Als Alternative ist die elektrische Kardioversion anzusehen, die immer dann durchgeführt werden sollte, wenn eine Überstimulation nicht möglich oder nicht erfolgreich ist. Der Stellenwert medikamentöser Behandlungskonzepte liegt in der Frequenzverlangsamung bei persistierendem Vorhofflattern; hier sind *Digitalis* (0,5 mg Digoxin i.v., weitere 0,25 mg nach 30 min i.v.) und/oder *Kalziumantagonisten* vom Verapamiltyp (5–10 mg i.v.) zu empfehlen. Spezifische Antiarrhythmika spielen für die Konversion von Vorhofflattern in einen Sinusrhythmus keine Rolle, wenngleich in Einzelfällen Vorhofflattern durch Lidocain (100–150 mg i. v.) oder Procainamid (10 mg/kg über 5 min i. v.) terminiert werden kann [16].

33.6.3 Sinustachykardien

Eine Sinustachykardie ist durch eine Herzfrequenz von > 100/min mit elektrokardiographisch normalen Befunden von P-Welle, QRS-Komplex, ST-Strecke und T-Welle definiert. Die Ätiologie von Sinustachykardien ist außerordentlich vielfältig und prinzipiell können physiologische, pharmakologische, reflektorische und pathologische Sinustachykardien unterschieden werden. Sinustachykardien sind bei körperlicher oder psychischer Belastung physiologisch, können durch Medikamente wie Atropin, Isoproterenol, Chinidin und Adrenalin hervorgerufen werden. Sinustachykardien können sich bei Herzinsuffizienz, Myokardinfarkt, Endokarditis oder Myokarditis finden, darüber hinaus bei zahlreichen extrakardialen Störungen (Anämie, Fieber, Kollaps, Hyperthyreose, Hypovolämie). Therapeutisch steht bei Sinustachykardien die Therapie der Grunderkrankung ganz im Vordergrund. Nur in Ausnahmefällen kommt eine symptomatische medikamentöse Behandlung oder eine Therapie mit β-Blockern in Betracht.

33.6.4 AV-Knoten-Reentry-Tachykardien

Im Erwachsenenalter sind die meisten supraventrikulären Tachykardien durch AV-Knoten-Reentrytachykardien bedingt, während ektop atriale Tachykardien v. a. im Kindes- oder jungen Erwachsenenalter beobachtet werden. AV-Knoten-Reentrytachykardien setzen in der Regel plötzlich und unvermittelt ein und sind vielfach von Allgemeinsymptomen wie Angst, Unruhe, Schweißausbruch, Schwäche und Stuhldrang begleitet. Während und nach Beendigung der Tachykardie kann es zu einer Polyurie kommen.

> Die Frequenz der (regelmäßigen) AV-Knoten-Reentry-Tachykardie liegt meistens zwischen 160 und 220/min; im Einzelfall werden jedoch auch höhere Frequenzen beobachtet.

Therapie

Therapeutische Maßnahmen der ersten Wahl sind vagale Manöver, die leicht durchzuführen sind und durch parasympathische Stimulation zu einer Blockierung oder Leitungsverzögerung im AV-Knoten und so zur Terminierung solcher Tachykardien führen, deren Impulsausbreitung den AV-Knoten miteinbezieht.

■ **Vagusmanöver.** Klassische vagale Manöver sind die Karotissinusmassage, die nur nach vorheriger beidseitiger Auskultation der A. carotis und nicht länger als 5 s erfolgen sollte. Weitere Vagusmanöver sind die Trendelenburg-Lagerung, der „Dive-" Reflex (Gesicht in kaltes Wasser tauchen), Pressen gegen die geschlossene Glottis oder gegen verschlossenen Mund und Nase (Valsalva-Manöver), rasches Trinken eiskalter Flüssigkeit und die Reizung parasympathischer Fasern mit einem Finger im Rachenraum.

■ **Medikamente.** Beim Versagen vagaler Manöver stehen eine Reihe von Medikamenten zur Verfügung, die intravenös gegeben werden können und eine hohe Effektivität haben. Die Einführung von Adenosin hat das Spektrum der bisher verfügbaren Medikamente nicht nur erweitert, sondern macht Adenosin aufgrund seiner extrem kurzen Halbwertzeit von wenigen Sekunden zu einem Medikament der ersten Wahl bei Tachykardien mit schmalem QRS-Komplex [11].

Der Mechanismus besteht in einem vorübergehenden AV-Block, sodass Adenosin bei Tachykardien, deren Impulsausbreitung den AV-Knoten miteinbezieht, ein geeignetes Medikament zur Terminierung solcher Rhythmusstörungen ist (Abb. 33-3). Adenosin wird als Bolus intravenös verabreicht und sollte initial in einer Dosierung von 3 mg (über ZVK) bzw. 6 mg (über periphere Vene) injiziert werden, bei mangelndem Erfolg wird die Dosis um jeweils 3 mg erhöht, als Maximaldosis wird häufig 12 mg angegeben (Erfolgsrate etwa 90 %).

Eine andere Alternative, besonders bei AV-Knoten-Reentrytachykardien, ist *Verapamil* [5–10 mg i. v. über 3 min, Reduktion der Dosis auf 5 mg bei vorbestender β-Blockerbehandlung oder arterieller Hypotonie (systolischer Blutdruck < 100 mmHg)].

Hingegen ist die Intervention mit *Ajmalin* (50–100 mg i. v. über 5 min) v. a. bei Patienten mit „Circus movement"-Tachykardien (orthodrome oder antidrome Tachykardien) erfolgreich und als Mittel der Wahl bei diesen Tachykardien anzusehen (Abb. 33-4).

> Bei der Notfalltherapie von Tachykardien muss die i. v.-Gabe von Antiarrhythmika unter Monitorkontrolle erfolgen; eine passagere Stimulation oder Reanimation bei Auftreten eines kompletten AV-Blocks (Abb. 33-5) oder Kammerflimmerns muss sofort möglich sein.

Führt auch die medikamentöse Therapie nicht zur Beendigung der Tachykardie, sollte in Kliniken mit der Möglichkeit einer elektrophysiologischen Intervention eine Überstimulation mittels Elektrodenkatheters durchgeführt werden; ist eine solche Maßnahme nicht möglich, so muss eine R-Zacken-getriggerte elektrische Kardioversion in Kurznarkose erfolgen.

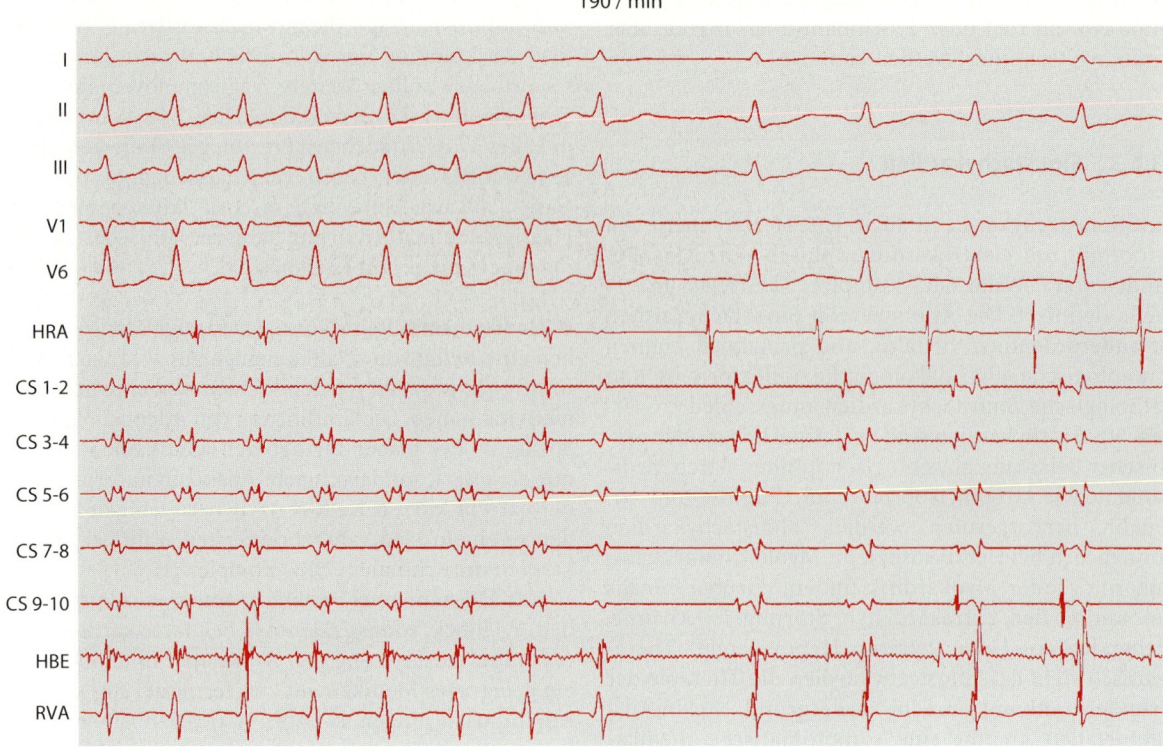

Abb. 33-3. Beendigung einer Tachykardie mit schmalem QRS-Komplex (QRS-Breite < 0,12 s, Frequenz 190/min) durch intravenöse Gabe von Adenosin (12 mg Bolus): Etwa 4 s nach Injektion von Adenosin kommt es zu einer Blockierung im AV-Knoten und zu einer Terminierung der Tachykardie. Darstellung der EKG-Ableitungen I, II, III, V_1 und V_6 und bipolarer Ableitung vom oberen rechten Vorhof (*HRA*), His-Bündel (*HBE*), Koronarsinus (CS_{1-10}) und rechtem Ventrikel (*RVA*) während einer elektrophysiologischen Untersuchung. Klassische AV-Knoten-Reentry-Tachykardie

33.6.5 Ektop atriale Tachykardien

Atriale Tachykardien kommen in der Regel als *paroxysmale Form* vor, mit einem plötzlichen Beginn und einem abrupten Ende der Arrhythmie. Die Frequenzen liegen zwischen 100–250/min. Langsame Tachykardien werden vom Patienten mitunter kaum wahrgenommen, schnelle Tachykardien (Frequenz > 200/min) können zu Palpitationen und Schwindel führen. Eine relativ seltene Form atrialer Tachykardien ist die *„unaufhörliche" Form* („incessant tachycardia"), bei der die Tachykardie bei mehr als 50 % der Herzaktionen eines Tages vorliegt (Abb. 33-6).

Diese Tachykardie kommt in 2 Formen vor:
- konstant „unaufhörlich", bei der sich ausschließlich Tachykardiekomplexe finden,
- repetitiv „unaufhörlich", bei der Phasen von „incessant tachycardias" wiederholt vorkommen, aber auch Phasen von Sinusrhythmus beobachtet werden.

Die exakte Diagnose und richtige Behandlung dieser Tachykardien sind besonders wichtig, da Herzinsuffizienz und Kardiomyopathien als Folge der Arrhythmien beschrieben sind.

Klinik

Klinische Zeichen zur Unterscheidung der einzelnen supraventrikulären Tachykardieformen sind relativ einfach zu erheben und ergeben sich aus der Analyse von Pulsfrequenz, Beurteilung der Halsvenenpulsationen, des Blutdrucks und der Lautstärke des ersten Herztones (vgl. Tabelle 33-1). Im Vergleich zu anderen Tachykardieformen fehlen jedoch bei atrialen Tachykardien spezifische klinische Zeichen. Die Karotissinusmassage (CSM) ist zur Differenzierung supraventrikulärer Tachykardien jedoch wichtig: Während bei paroxysmalen Tachykardien vom Typ der AV-Knoten-Reentrytachykardien eine CSM häufig zur Tachykardieterminierung führt, wird bei atrialen Tachykardien meistens nur eine Frequenzverlangsamung durch zunehmende AV-Blockierung beobachtet, die jedoch oft zur Demarkierung pathologisch konfigurierter P-Wellen führt.

Therapie

Für die Akuttherapie atrialer Tachykardien sollten zunächst vagale Manöver versucht werden. Bei Erfolglosigkeit sollten medikamentöse Interventionen mit Adenosin, Verapamil oder Ajmalin erfolgen. Beim

33.6 Supraventrikuläre Tachyarrhythmien

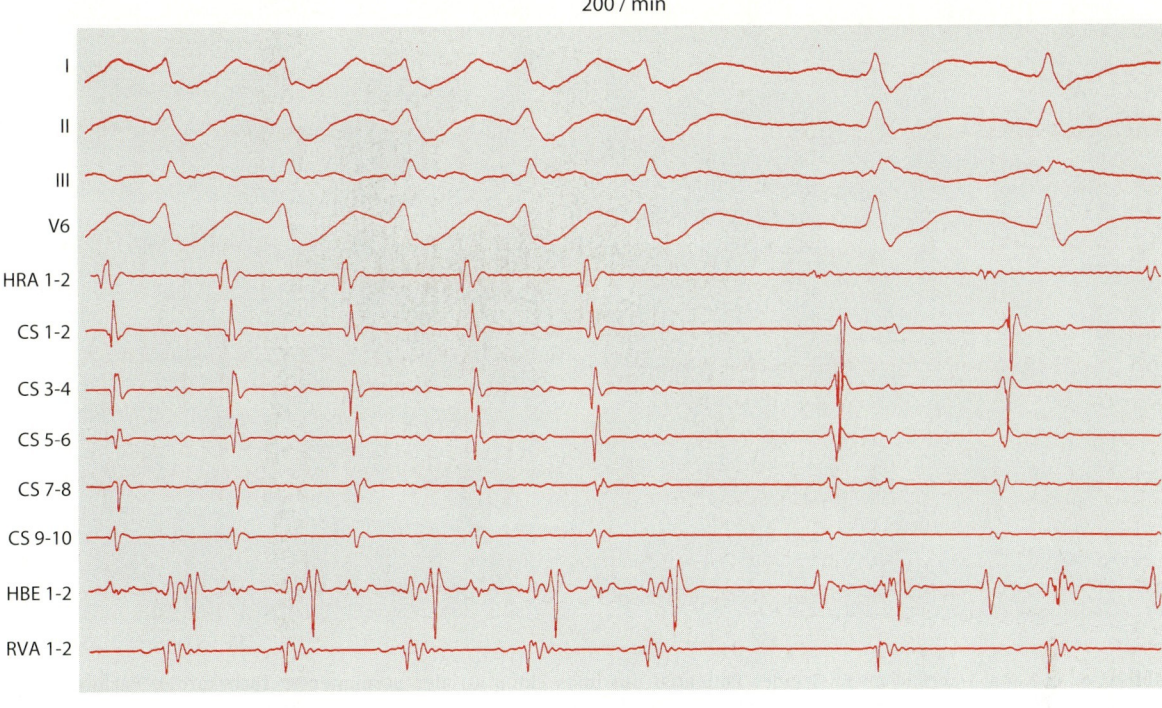

Abb. 33-4. Beendigung einer Tachykardie mit breitem QRS-Komplex (QRS-Breite > 0,12 s, Frequenz 200/min) durch intravenöse Injektion von 40 mg Ajmalin während einer elektrophysiologischen Untersuchung. Terminierung der Tachykardie 4 min nach Beginn der Ajmalin-Applikation. Darstellung der EKG-Ableitungen I, II, III, und V_6 sowie bipolarer Ableitung vom oberen rechten Vorhof (*HRA*), His-Bündel (*HBE*), Koronarsinus (CS_{1-10}) und rechtem Ventrikel (*RVA*). Befund eines Patienten mit akzessorischer Leitungsbahn

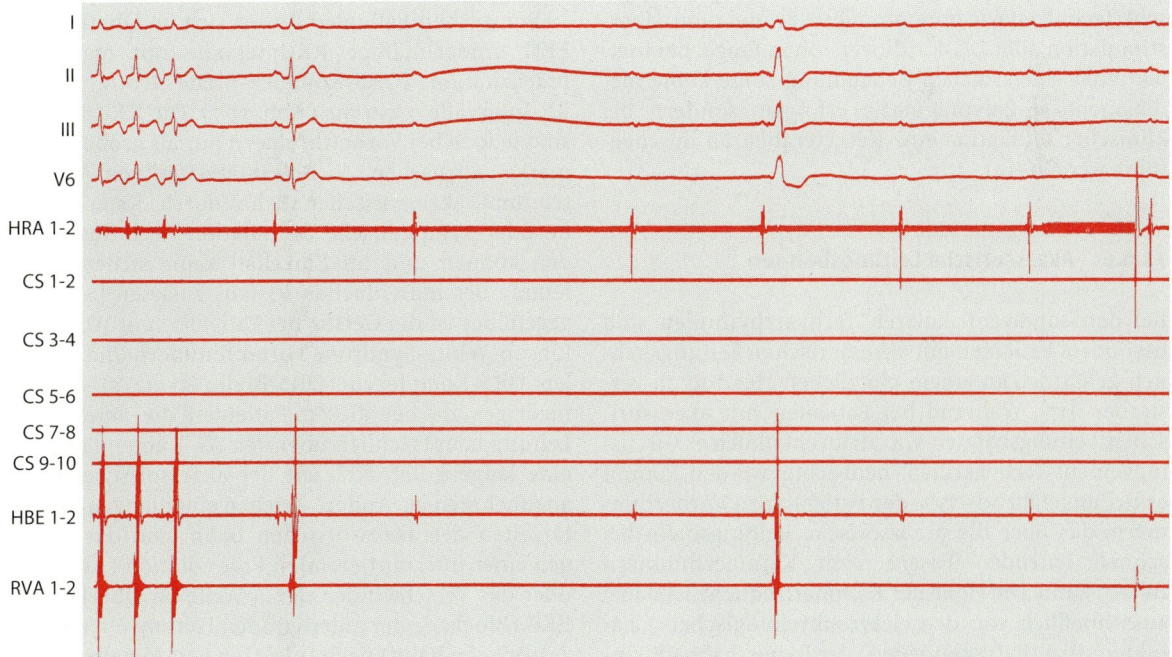

Abb. 33-5. Nachweis eines AV-Blocks III. Grades nach Injektion von 12 mg Adenosin zur Terminierung einer permanenten junktionalen Reentrytachykardie („PJRT") während einer elektrophysiologischen Untersuchung. Darstellung der EKG-Ableitungen I, II, III, und V_6 sowie bipolarer Ableitung vom oberen rechten Vorhof (*HRA*), His-Bündel (*HBE*), Koronarsinus (CS_{1-10}) und rechtem Ventrikel (*RVA*)

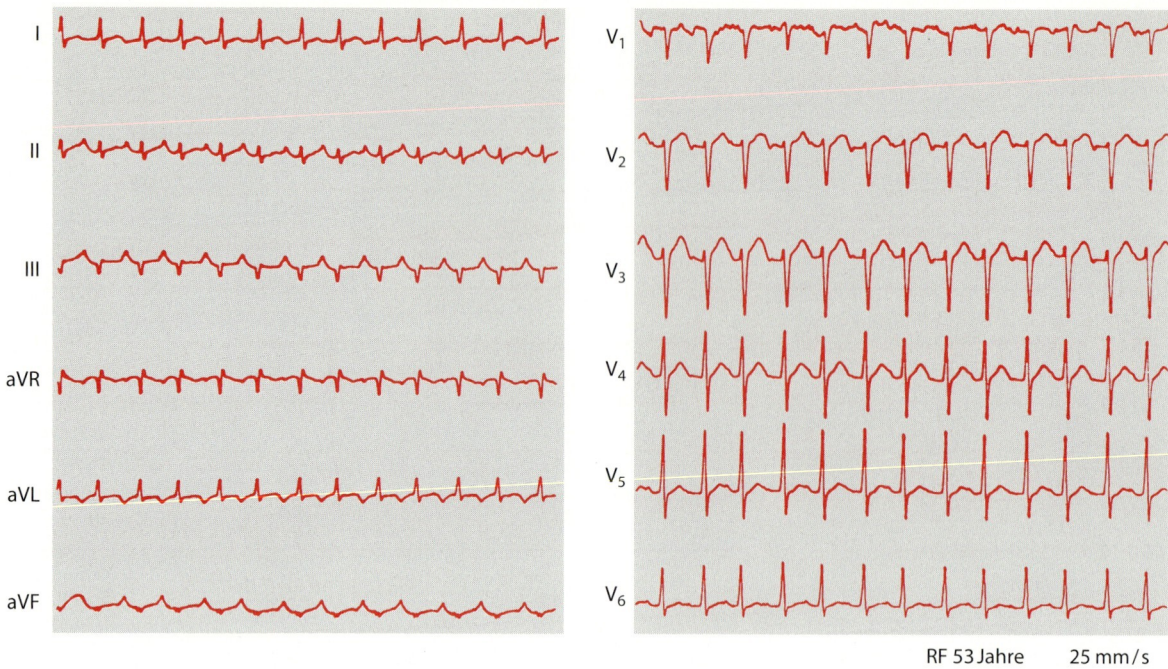

Abb. 33-6. 12-Kanal-Oberflächen-EKG eines Patienten mit links ektop atrialer permanenter Tachykardie. Nachweis einer Tachykardie (Frequenz 140/min) mit schmalen QRS-Komplexen (QRS-Breite < 0,12 s) und einer P-Welle, die jedem QRS-Komplex vorausgeht. Charakteristische elektrokardiographische Zeichen für eine links ektop atriale Tachykardie sind negative P-Wellen in den Ableitungen I und aVL

Therapieversagen auch der medikamentösen Intervention (relativ häufig!) kommen elektrophysiologische Techniken wie programmierte Stimulation, Überstimulation oder DC-Kardioversion in Frage. Bei Ineffektivität einer solchen Behandlung sollte keine medikamentöse Polypragmasie erfolgen, sondern bei klinischer Indikation eine Katheterablation durchgeführt werden [14].

33.6.6 Akzessorische Leitungsbahnen

Bei den supraventrikulären Tachyarrhythmien sind besonders Patienten mit akzessorischen Leitungsbahnen gefährdet, an einem plötzlichen Herztod zu versterben [17]. Während bei Patienten mit akzessorischen Leitungsbahnen v. a. atrioventrikuläre „Circusmovement-Tachykardien" beobachtet werden, kommt es bei ungefähr 10–35% der Patienten zu Vorhofflimmern, das über die akzessorische Leitungsbahn bei schnell leitenden Fasern zum Kammerflimmern führen kann. Die Höhe der Kammerfrequenz ist dabei ausschließlich von den elektrophysiologischen Charakteristika (Refraktärzeiten) der Bypassbahn abhängig und nicht etwa von den Leitungseigenschaften des AV-Knotens.

Bei kurzen Refraktärzeiten der Bypassbahn (< 250 ms) und Vorhofflimmern liegt eine lebensgefährliche Situation vor, bei der Kammerfrequenzen von > 280/min erreicht werden können [19, 20].

Bei solchen Patienten finden sich im Oberflächen-EKG unregelmäßige RR-Intervalle mit maximaler Präexzitation (QRS-Komplex-Breite ≥ 0,12 s) und RR-Intervalle < 250 ms (Abb. 33-7). Die RR-Intervalle sind jedoch bei Vorhofflimmern nur als grobe Risikomarker anzusehen, da Refraktärzeiten von AV-Knoten und akzessorischer Bahn durch Katecholamine oder sympathische Stimulation beeinflusst werden können und im Einzelfall keine sichere Beurteilung des individuellen Risikos zulassen [8]. Demgegenüber ist die Gefahr bei Patienten mit Wolff-Parkinson-White-Syndrom, Vorhofflimmern und schmalen QRS-Komplexen (QRS-Breite < 0,12 s) deutlich niedriger, da bei diesen Patienten die anterograde Leitung hauptsächlich über den AV-Knoten läuft und eine längere Refraktärzeit der akzessorischen Bahn anzunehmen ist. Andere Zeichen einer langen Refraktärzeiten der akzessorischen Bahn sind das Vorliegen einer intermittierenden Präexzitation (Abb. 33-8) oder das Verschwinden der δ-Welle im Oberflächen-EKG (Blockade der anterograden Leitung über die akzessorische Bahn) nach Injektion von Ajmalin (50 mg über 5 min i.v.) oder Procainamid (10 mg/kg über 5 min i.v.).

Abb. 33-7.
12-Kanal-Oberflächen-EKG eines Patienten mit Wolff-Parkinson-White-Syndrom und Vorhofflimmern. Nachweis maximaler Präexzitation mit kurzen RR-Abständen (< 250 ms) als Zeichen einer schnellen anterograden Refraktärzeit der akzessorischen Leitungsbahn (**a**). Klassische Zeichen eines Präexzitationssyndroms mit manifester δ-Welle während Sinusrhythmus (**b**)

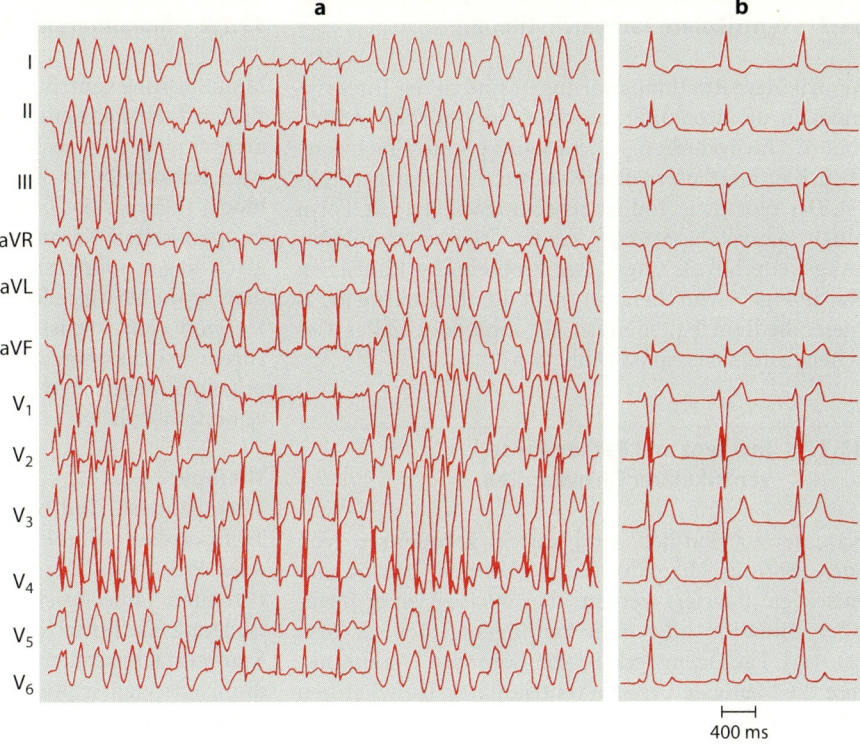

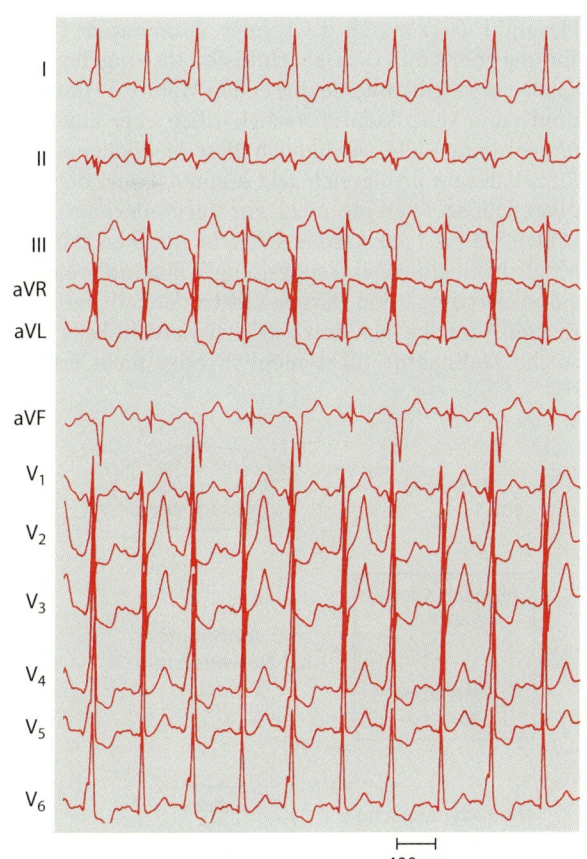

Therapie

Patienten mit Tachykardien aufgrund akzessorischer Leitungsbahnen sollten sofort behandelt werden: Bei hämodynamisch instabiler Situation und schneller Kammerüberleitung sollte eine sofortige Kardioversion durchgeführt werden, während bei stabilen Kreislaufverhältnissen Antiarrhythmika, die zu einer Verlängerung der anterograden Refraktärzeit der akzessorischen Leitungsbahn führen und antifibrillatorische Eigenschaften besitzen, angewendet werden können [18, 19]. Bevorzugte Medikamente sind *Ajmalin* (1 mg/kg über 5 min i. v.) oder *Procainamid* (10 mg/kg über 5 min i. v.). Kommt es unter einer solchen Behandlung zu einer hämodynamischen Verschlechterung, muss eine sofortige elektrische Kardioversion erfolgen.

> Die Blockierung des AV-Knotens durch Verapamil und/oder Digitalis ist bei Patienten mit akzessorischen Leitungsbahnen kontraindiziert und kann, beim Auftreten von Vorhofflimmern und anterograder Leitung über die akzessorische Bahn, zur Reanimationssituation und zum Tod führen [18–20].

Abb. 33-8. 12-Kanal-Oberflächen-EKG eines Patienten mit Wolff-Parkinson-White-Syndrom und intermittierender Präexzitation als Zeichen einer langen anterograden Refraktärzeit der akzessorischen Leitungsbahn

33.7 Ventrikuläre Tachyarrhythmien

Ventrikuläre Rhythmusstörungen sind in der Intensivmedizin als monomorphe oder polymorphe ventrikuläre Tachykardien, Torsade-de-pointes-Tachykardien, Kammerflattern oder Kammerflimmern gefürchtet. Der plötzliche Tod ist als schwerwiegendste Form einer ventrikulären tachykarden Herzrhythmusstörung weiterhin als ungelöstes Problem der klinischen Kardiologie anzusehen, der nicht durch einzelne Parameter bedingt ist, sondern als multifaktorielles Geschehen aufzufassen ist (Abb. 33-9).

33.7.1 Inzidenz und Pathogenese ventrikulärer Tachykardien

Kammertachykardien sind durch Frequenzen von 100–280/min charakterisisiert, können hämodynamisch gut toleriert werden, aber auch zu einer instabilen Situation oder zum kardiogenen Schock führen [13]. Pathogenetisch ist die koronare Herzkrankheit die häufigste Ursache ventrikulärer Tachykardien (60–70%); diese Rhythmusstörungen werden aber auch bei Patienten mit dilatativer oder hypertropher Kardiomyopathie (10–15%) und bei arrhythmogener rechtsventrikulärer Erkrankung („Dysplasie") beobachtet. Bei 2–5% der Patienten lassen sich keine strukturelle Veränderungen am Herzen nachweisen („idiopathische" ventrikuläre Tachykardien). Ventrikuläre Tachykardien werden nach der Dauer in *nicht anhaltende* (Dauer < 30 s) oder *anhaltende* (Dauer > 30 s) Formen eingeteilt und nach der Morphologie in *monomorphe* oder *polymorphe* Formen. Eine besondere Form ventrikulärer Tachykardien ist die Torsade-de-pointes-Tachykardie, die später noch detailliert dargestellt wird.

33.7.2 Monomorphe ventrikuläre Tachykardien

Monomorphe ventrikuläre Tachykardien sind die häufigsten Tachykardieformen im Postinfarktstadium, bei arrhythmogenen rechtsventrikulären Erkrankungen, bei Schenkelblock-Tachykardien („bundle-branch-block tachycardia"), Ausflussbahntachykardien und idiopathischen Kammertachykardien. Pathophysiologisch liegen monomorphen ventrikulären Tachykardien typischerweise Reentry-Mechanismen zugrunde. Sie sind charakterisiert durch breite QRS-Komplexe (Breite ≥ 0,12 s), regelmäßige RR-Intervalle, verbunden mit einer identischen Morphologie der QRS-Komplexe („monomorph").

Therapie

Therapeutisch sind bei monomorphen ventrikulären Tachykardien *Ajmalin* (50–100 mg i.v. über 5 min) oder *Procainamid* (10 mg/kg Körpergewicht i.v.) bei Patienten ohne Zeichen einer akuten myokardialen Ischämie als Mittel der ersten Wahl anzusehen. Bei Kammertachykardien, die im chronischen Infarktstadium auftreten, ist Ajmalin wesentlich effektiver als Lidocain, während bei Vorliegen ischämisch bedingter Kammertachykardien die intravenöse Gabe von *Lidocain* (100–150 mg i.v.) zu bevorzugen ist.

Andere spezifische Antiarrhythmika wie Sotalol (20 mg über 5 min i.v.), Propafenon (1–2 mg/kg i.v.) Flecainid (1–2 mg/kg i.v.) oder Amiodaron (150–300 mg über 5 min i.v., Dauerinfusion 1050 mg/Tag i.v.) spielen als Medikamente der ersten Wahl zur Akutterminierung ventrikulärer Tachykardien eher eine untergeordnete Rolle, wenngleich diese Medikamente im Einzelfall sehr erfolgreich sein können. Führt die medikamentöse Therapie nicht zur Terminierung einer ventrikulären Tachykardie, sollte in Kliniken mit der Möglichkeit einer elektrophysiologischen Intervention eine Überstimulation mittels Elektrodenkatheter vom rechten Ventrikel aus durchgeführt werden. Falls eine solche Maßnahme nicht möglich oder nicht erfolg-

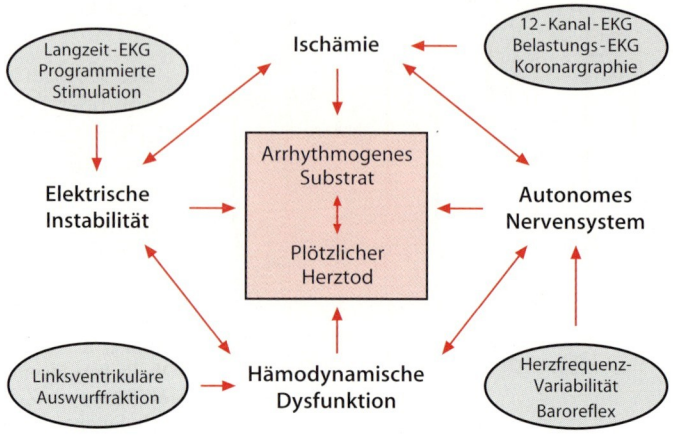

Abb. 33-9. Darstellung verschiedener Faktoren zur Genese eines plötzlichen Herztodes und Charakterisierung verschiedener nichtinvasiver und invasiver diagnostischer Verfahren

reich ist, muss die elektrische Kardioversion in Kurznarkose erfolgen (R-Zacken getriggert, 200–360 J).

■ **Sonderfall: Unaufhörliche Tachykardie.** In wenigen Fällen liegen monomorphe ventrikuläre Tachykardien vor, die durch Antiarrhythmika, Überstimulation und/oder elektrische Kardioversion nicht beeinflusst werden können, oft schon lange (Stunden-Wochen!) bestehen und deshalb als „unaufhörlich" („incessant") bezeichnet werden. Bei diesen Patienten sollte keine medikamentöse Polypragmasie erfolgen, sondern unmittelbar die Indikation zur notfallmäßigen Katheterablation gestellt werden.

33.7.3 Polymorphe ventrikuläre Tachykardien

Eine besondere Situation liegt bei Patienten mit polymorphen ventrikulären Tachykardien vor, deren Mechanismen nicht in allen Einzelheiten geklärt sind und die mitunter schwierig zu behandeln sind. Polymorphe ventrikuläre Tachykardien, die durch angeborene QT-Zeit-Verlängerungen bedingt sind, haben in der Regel das charakteristische Bild von Torsade-de-pointes-Tachykardien, deren Behandlung gesondert dargestellt wird. Polymorphe ventrikuläre Tachykardien werden bei erworbenen QT-Zeit-Verlängerungen beobachtet, und treten typischerweise 3–4 Tage nach Beginn einer antiarrhythmisch medikamentösen Therapie auf. Zu solchen lebensbedrohlichen Rhythmusstörungen führen v. a. Chinidin (Häufigkeit 1–8%), aber auch alle anderen Antiarrhythmika der Klassen I und III.

Therapie
Die Therapie solcher Arrhythmien liegt zunächst im sofortigen Absetzen des auslösenden Agens und im Ausgleich von Elektrolytentgleisungen. Bei hämodynamisch stabiler Situation sollte Isoproterenol (1–4 µg/kg/min i. v.) zur Herzfrequenzsteigerung, QT-Zeit-Verkürzung und Unterdrückung von Nachpotentialen infundiert werden, alternativ führen Atropin (0,5–1,0 mg i. v., maximal 0,04 mg/kg i. v.) oder eine temporäre Schrittmacherstimulation zu ähnlichen Effekten mit guten Therapieerfolgen. Eine Schrittmacherstimulation hat gegenüber einer Isoprenalininfusion den Vorteil, dass Risiken wie die Auslösung von Angina pectoris-Anfällen oder einer arteriellen Hypertonie vermieden werden. Polymorphe ventrikuläre Tachykardien ohne QT-Zeit-Verlängerungen werden v. a. bei Patienten mit koronarer Herzkrankheit beobachtet, vielfach im Rahmen einer akuten myokardialen Ischämie.

Die therapeutischen Interventionen liegen bei solchen Patienten in der Akutrevaskularisation durch PTCA oder Bypassoperation, alternativ wird die intravenöse Zufuhr von Amiodaron empfohlen. Demgegenüber sind Klasse-I-Antiarrhythmika unter solchen Voraussetzungen nicht geeignet, da sie vielfach zur Aggravation der Rhythmusstörungen führen.

33.7.4 Torsade-de-pointes-Tachykardien

Die Torsade-de-pointes-Tachykardie zeigt als polymorphe Kammertachykardie ein charakteristisches elektrokardiographisches Bild (Abb. 33-10). Sie ist gekennzeichnet durch QRS-Komplex-Vektoren, die wechselartige Undulationen um die isoelektrische Linie führen und breite QRS-Komplexe haben [3].

Die Torsade-de-pointes-Tachykardie („Spitzenumkehrtachykardie") zählt zu den lebensbedrohlichen Rhythmusstörungen, die in Kammerflimmern übergehen kann und pathophysiologisch durch frühe Nachdepolarisationen bei einer abnormen Verlängerung der Aktionspotentialdauer (mit Verlängerung der QT-Zeit im Oberflächen-EKG) hervorgerufen wird. Ursächlich können Torsade-de-pointes-Tachykardien durch Pharmaka bedingt sein, die zu einer pathologischen Verlängerung der QT-Zeit führen.

Torsade-de-pointes-Tachykardien werden typischerweise beim Romano-Ward-Syndrom und beim Jervell-Lange-Nielsen-Syndrom beobachtet, bei denen eine angeborene Verlängerung der QT-Zeit vorliegt, die nach neuesten Ergebnissen durch einen Gendefekt hervorgerufen wird. Die klinische Symptomatik von Patienten mit Torsade-de-pointes-Tachykardien reicht von Palpitationen und Schwindel bis hin zum Bewusstseinsverlust mit der Notwendigkeit einer sofortigen Reanimation.

Therapie
Therapeutisch wird bei typischen „Spitzenumkehr-Tachykardien" eine parenterale hochdosierte Therapie mit *Magnesium* (initial Magnesiumsulfat 2 g als Bolus i. v. über 5 min, bei Erfolglosigkeit weitere 2 g $MgSO_4$ über 15 min mit möglicher Infusion von 500 mg/h i. v.) empfohlen. Zur Vermeidung häufiger Rezidive polymorpher ventrikulärer Tachykardien können eine Behandlung mit Isoproterenol (1–4 µg/kg/min i. v.) oder eine temporäre Schrittmacherstimulation notwendig werden.

33.7.5 Kammerflattern und Kammerflimmern

Beim Kammerflattern liegt eine hochfrequente ventrikuläre Tachykardie vor, deren Frequenz >250/min beträgt und die mit einer schenkelblockartigen Deformierung des QRS-Komplexes (QRS-Breite ≥0,12 s) einhergeht. Kammerflattern ist eine lebensbedrohliche Rhythmusstörung, die häufig in Kammerflimmern degeneriert (Abb. 33-11).

Kammerflimmern ist die „chaotische" Erregung des Herzens, bei der regelrechte Impulse nicht mehr aus-

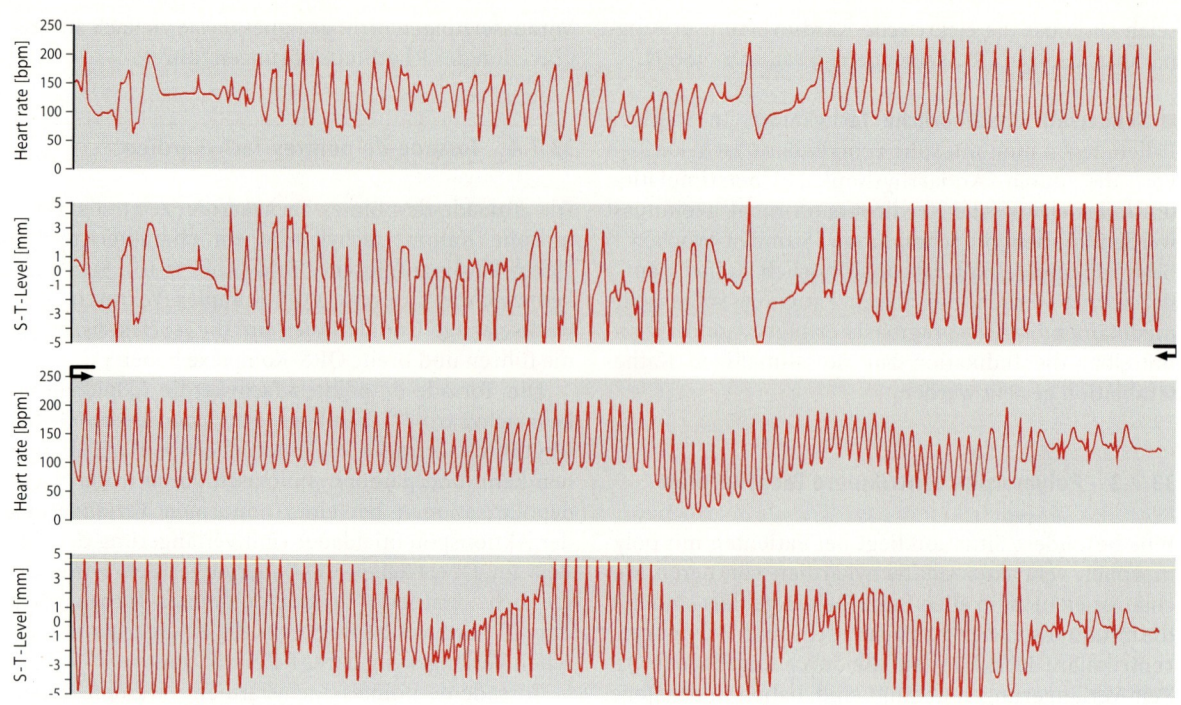

Abb. 33-10. Langzeit-EKG-Registrierung mit Nachweis einer Torsade-de-pointes-Tachykardie bei einer 30-jährigen Patientin mit idiopathischem QT-Syndrom

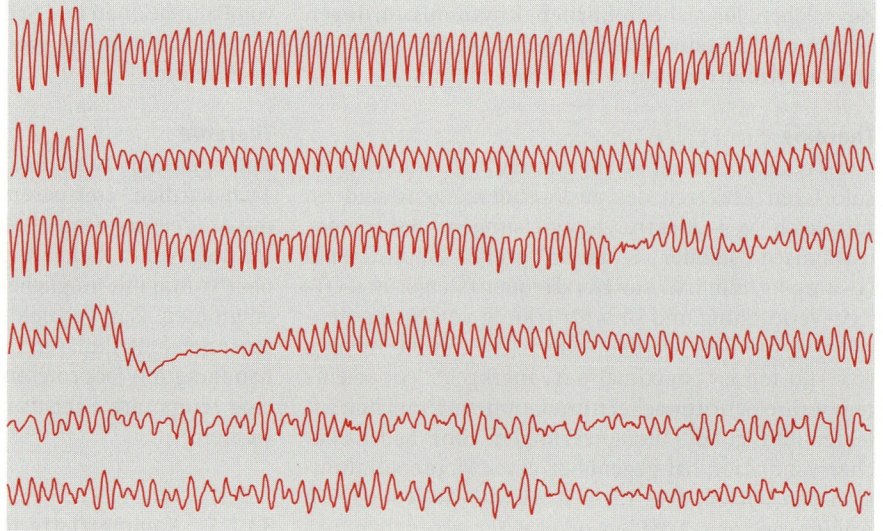

Abb. 33-11. Langzeit-EKG-Registrierung mit Nachweis eines Kammerflatterns, das in Kammerflimmern degeneriert

zumachen sind. Man findet bei Kammerflimmern irreguläre Undulationen der elektrokardiographischen Signale, bei denen einzelne Kammerkomplexe nicht mehr erkennbar sind. Kammerflattern und Kammerflimmern finden sich meistens bei Patienten mit organischer Herzerkrankung und deutlich eingeschränkter linksventrikulärer Funktion.

> Kammerflattern und Kammerflimmern erfordern die sofortige Defibrillation und den Beginn von Reanimationsmaßnahmen.

33.8 Schlussfolgerungen

Herzrhythmusstörungen sind in der Intensivmedizin nicht selten und erfordern in der Regel rasche diagnostische und therapeutische Maßnahmen. Von entscheidender Bedeutung für die Wahl des besten Behandlungskonzepts sind neben der klinischen Symptomatik v. a. Arrhythmietyp und hämodynamische Situation des Patienten. Während bei tachykarden Rhythmusstörungen und Schocksymptomatik, unabhängig von Arrhythmieform und -mechanismus, unverzüglich eine Kardioversion bzw. Defibrillation durchgeführt werden sollte, kommen bei stabilen Kreislaufverhältnissen neben vagalen Manövern eine Reihe von medikamentösen und/oder elektrophysiologischen Techniken in Frage, die nach individuellen Kriterien auszuwählen sind.

Nach Terminierung der akuten Rhythmusstörung ist für jeden Patienten eine individuelle Risikoanalyse notwendig, um die richtige Entscheidung für die Langzeitbehandlung zu treffen. Während bei Patienten mit supraventrikulären Arrhythmien v. a. die symptomatische Therapie (Verhinderung von Rezidivarrhythmien, signifikante Frequenzssenkung bei tachykardem Vorhofflimmern) mit interventionellen Verfahren (Katheterablation) im Vordergrund steht, spielen bei Patienten mit ventrikulären Tachyarrhythmien darüber hinaus prognostische Überlegungen eine wichtige Rolle. Die richtige Einschätzung der pathophysiologischen Vorgänge und der hämodynamischen Situation ist ein mindestens ebenso wichtiger Bestandteil der therapieorientierten Stufendiagnostik wie die Therapie der Rhythmusstörung selbst.

Literatur

1. Antoni H, Weirich J (1996) Ursachen tachykarder Herzrhythmusstörungen. Internist 37: 3-11
2. Falk RH (1996) Pharmacologic control of heart rate in atrial fibrillation. In: Dimarco JP (ed) Cardiology Clinics – atrial fibrillation. Saunders, Philadelphia, pp 521-542
3. Grogin HR, Scheinman MM (1993) Evaluation and management of patients with polymorphic ventricular tachycardia. In: Akhtar M (ed) Cardiology Clinics – Cardiac arrhythmias and related syndromes. Saunders, Philadelphia, pp 39-54
4. Herre JM, Scheinman MM (1992) Supraventricular tachycardias. In: Parmley WB, Chatterjee K (ed) Cardiology. Lippincott Raven, Philadelphia, chap 69, pp 1-18
5. Jiménez RA, Myerburg RJ (1993) Sudden cardiac death. Magnitude of the problem, substrate/trigger interaction, and populations at high risk. In: Akhtar M (ed) Cardiology clinics – Cardiac arrhythmias and related syndromes. Saunders, Philadelphia, pp 1-9
6. Josephson ME, Wellens HJJ. Differential diagnosis of supraventricular tachycardia (1990) In: Scheinman MM (ed) Cardiology clinics – Supraventricular tachycardia. Saunders, Philadelphia, pp 411-442
7. Jung F, DiMarco JP (1996) Antiarrhythmic drug therapy in the treatment of atrial fibrillation. In: DiMarco JP (ed) Cardiology clinics – Atrial fibrillation. Saunders, Philadelphia, pp 507-520
8. Podrid PJ (1995) Atrial fibrillation. In: Parmley WB, Chatterjee K (eds) Cardiology 1995. Lippincott-Raven, Philadelphia, pp 1-30
9. Rosenfeld LE (1988) Bradyarrhythmias, abnormalities of conduction, and indications for pacing in acute myocardial infarction. In: Cabin HS (ed) Cardiology Clinics. Saunders, Philadelphia, pp 49-61
10. Schuster HP, Trappe HJ (1997) EKG-Kurs für Isabel. Enke, Stuttgart
11. Trappe HJ (1997) Akuttherapie supraventrikulärer Tachykardien: Adenosin oder Ajmalin? Intensivmed 34: 452-461
12. Trappe HJ, Klein H, Lichtlen PR (1992) Ursachen des akuten Herz-Kreislauf-Stillstands. Internist 33: 289-294
13. Trappe HJ, Klein H, Lichtlen PR (1992) Fehldiagnosen bei kardialen Arrhythmien. In: Kirch W (Hrsg) Fehldiagnosen in der Inneren Medizin. G. Fischer, Stuttgart Jena, S 91-111
14. Trappe HJ, Paul T, Pfitzner P, Lichtlen PR (1994) Ablation einer permanenten linksatrialen ektopen Tachykardie durch Hochfrequenzenergie. Z Kardiol 83: 582-588
15. Trappe HJ, Heintze J, Lichtlen PR (1996) Identifikation des rhythmusgefährdeten Patienten. Nichtinvasive und invasive Diagnostik. Internist 37: 34-44
16. Waldo AL (1990). Clinical evaluation in therapy of patients with atrial fibrillation or flutter. In: Scheinman MM (ed) Cardiology clinics – Supraventricular tachycardia. Saunders, Philadelphia, pp 479-490
17. Wellens HJJ, Brugada P (1987) Sudden cardiac death: a multifactorial problem. In: Brugada P, Wellens HJJ (eds) Cardiac arrhythmias. Where to go from here? Futura, Mount Kisco New York, pp 391-400
18. Wellens HJJ, Conover MB (1992) The ECG in emergency decision making. Saunders, Philadelphia, pp 37-103
19. Wellens HJJ, Farré J, Bär FWHM (1987) The Wolff-Parkinson-White syndrome. In: Mandel WJ (ed) Cardiac arrhythmias. Their management, diagnosis, and management. Lippincott, Philadelphia, pp 274-296
20. Wellens HJJ, Smeets JLRM, Rodriguez LM, Gorgels APM (1992) Atrial fibrillation in Wolff-Parkinson-White syndrome. In: Falk RH, Podrid PJ (eds) Atrial fibrillation: mechanisms and management. Raven, New York, pp 333-344
21. Werdan K (1994) Rhythmusstabilisierung. In: Madler C, Jauch KW, Werdan K (Hrsg) Das NAW Buch. Urban & Schwarzenberg, München, S 205-214
22. Wit AL (1990) Cellular electrophysiologic mechanisms of cardiac arrhythmias. In: Scheinman MM (ed) Cardiology clinics – Supraventricular tachycardia. Saunders, Philadelphia, pp 393-409

Hypertensive Krise

M. Barenbrock, K. H. Rahn

34.1 Definition 677

34.2 Ätiologie und Pathophysiologie 677
34.2.1 Ätiologie 677
34.2.2 Pathophysiologie 678

34.3 Krankheitsbilder bei hypertensiver Krise 678
34.3.1 Hypertensive Enzephalopathie 678
34.3.2 Linksherzversagen 679
34.3.3 Angina pectoris und Myokardinfarkt 679
34.3.4 Aortendissektion 679

34.4 Therapie der hypertensiven Krise 679
34.4.1 Medikamente 680
34.4.2 Behandlung der Eklampsie 681

Literatur 681

Hypertensive Krise

M. Barenbrock, K.H. Rahn

34.1 Definition

Unter einer hypertensiven Krise versteht man einen Zustand stark erhöhter Blutdruckwerte mit Folgeerscheinungen, die eine unmittelbare vitale Gefährdung des Patienten bedeuten und eine rasche Blutdrucksenkung erfordern [4].

Zur hypertensiven Krise, bei der eine sofortige Blutdrucksenkung notwendig ist, werden akute hypertensive Enzephalopathie, akutes Linksherzversagen mit Lungenödem, Aortendissektion, Eklampsie, Phäochromozytomkrise, instabile Angina pectoris und Myokardinfarkt gezählt.

Hirnblutung, Subarachnoidalblutung und ischämischer Hirninfarkt stellen nur bei sehr starken Blutdruckanstiegen eine hypertensive Krise dar, bei der eine Blutdrucksenkung in jedem Fall sehr vorsichtig erfolgen muss [1].

Die hypertensive Krise kann von der *malignen Hypertonie* abgegrenzt werden, bei der sich als Folge der ausgeprägten Blutdruckerhöhung eine fibrinoide Nekrose von Arteriolen in Nieren, Darm und Gehirn entwickelt.

Im angloamerikanischen Schrifttum wird entsprechend den Empfehlungen des Joint National Committee on Detection, Evaluation and Treatment on High Blood Pressure 1993 in Abhängigkeit von dem Vorhandensein oder Fehlen einer Endorganerkrankung zwischen dem hypertensiven Notfall und hypertensiver Dringlichkeit unterschieden:

Hypertensiver Notfall
Der hypertensive Notfall wird definiert als eine Situation, die eine sofortige Blutdrucksenkung erfordert, um eine lebensbedrohliche Schädigung von Endorganen zu beheben oder zu verhindern.

Hypertensive Dringlichkeit
Die hypertensive Dringlichkeit wird als eine Situation definiert, bei der ein hoher Blutdruck innerhalb von 24 h gesenkt werden sollte (Tabelle 34-1).

Tabelle 34-1. Hypertensive Notfallsituationen und Dringlichkeit. (Nach [7])

Hypertensive Notfallsituationen	Hypertensive Dringlichkeit
Hypertensive Enzephalopathie	Unkomplizierte maligne Hypertonie
Akutes Linksherzversagen	Perioperative Hypertonie
Akute Aortendissektion	Clonidinentzugssyndrom
Eklampsie	
Hypertonie mit instabiler Angina pectoris und Myokardinfarkt	
Phäochromozytomkrise	
Schwere Hypertonie mit Hirnblutung	
Akute Subarachnoidalblutung oder ischämischer Hirninfarkt	

Bedeutung der Anamnese

Von wesentlicher Bedeutung ist, dass die Diagnose „hypertensive Krise" nicht allein aufgrund der Blutdruckwerte gestellt werden kann. Patienten mit chronischer Blutdruckerhöhung tolerieren deutlich höhere Blutdruckwerte als ehemals normotensive Personen. Ein im Verlauf von mehreren Wochen erfolgender Blutdruckanstieg auf Werte bis zu 280/150 mmHg verursacht oft keine Symptome. In einem solchen Fall würde man nicht von einer hypertensiven Krise sprechen. Schwangere mit Eklampsie oder Jugendliche mit akuter Glomerulonephritis können dagegen bereits bei diastolischen Blutdruckwerten von 100 mmHg eine hypertensive Enzephalopathie entwickeln.

34.2 Ätiologie und Pathophysiologie

34.2.1 Ätiologie

In der Regel entwickelt sich eine hypertensive Krise bei einer bereits bestehenden chronischen Hypertonie. Eine akute Blutdruckerhöhung bei einem bisherigen Normotoniker, beispielsweise in Folge einer akuten

Glomerulonephritis oder Eklampsie, ist dagegen eine seltene Ursache einer hypertensiven Krise.

■ **Essentielle und renale Hypertonie.** Eine chronische Nierenerkrankung dürfte heute eine häufige Grunderkrankung darstellen; ätiologisch ist dabei oft eine Überwässerung von wichtiger Bedeutung. Auch bei essentieller Hypertonie oder renovaskulärer Hypertonie kann es zu hypertensiven Krisen kommen, v. a. wenn diese Hochdruckformen längere Zeit nicht adäquat behandelt werden.

■ **Phäochromozytom.** Beim Phäochromozytom pfropfen sich hypertensive Krisen nicht selten auf einen bestehenden Dauerhochdruck auf. Die Ursache für die hypertensive Krise beim Phäochromozytom ist eine plötzliche Ausschüttung von Noradrenalin und Adrenalin aus den chromaffinen Tumoren, wahrscheinlich infolge von Nekrosen oder Blutungen im Tumor.

■ **Andere Ursachen.** Häufig ist auch eine Unterbrechung der vorgeschriebenen antihypertensiven Medikation oder eine inadäquate Therapie für die Entwicklung einer hypertensiven Krise verantwortlich. Das abrupte Absetzen von zentral wirkenden Antihypertensiva wie Clonidin kann ebenfalls zu einer hypertensiven Krise führen. Zu berücksichtigen ist außerdem, dass gelegentlich der Missbrauch von sympathomimetischen Substanzen wie Kokain oder Amphetamin für die Entwicklung einer hypertensiven Krise verantwortlich ist.

34.2.2 Pathophysiologie

Die hypertensive Krise ist durch eine Störung autoregulatorischer Mechanismen der Durchblutung gekennzeichnet. Autoregulatorische Mechanismen spielen für die Durchblutung von Gehirn, Myokard und Nieren eine wichtige Rolle und sollen eine konstante Organdurchblutung gewährleisten.

■ **Autoregulation der Hirndurchblutung.** Besonders gut ist die Regulation der Hirndurchblutung untersucht [8]: Die Hirngefäße reagieren auf einen Blutdruckanstieg mit einer Vasokonstriktion bzw. auf einen Blutdruckabfall mit einer Vasodilatation, sodass der zerebrale Blutfluss bei einem arteriellen Mitteldruck von 60–150 mmHg konstant bleibt. Bei der hypertensiven Gefäßkrankheit sind in Abhängigkeit von der Schwere und Dauer der Bluthochdruckkrankheit die Normwerte der zerebralen Autoregulation in Richtung höherer Druckwerte verschoben. Diese Normwertverschiebung kann sich durch eine protrahierte Blutdrucksenkung nach einigen Wochen wieder normalisieren.

■ **Störungen der Autoregulation.** Bei dem hypertensiven Notfall spielen wahrscheinlich die Überregulation im Sinne einer Vasokonstriktion und die Durchbrechung der Autoregulation mit Überdehnung der Arteriolen eine wichtige Rolle. Der Zusammenbruch der Autoregulation mit druckpassiver Druchblutungssteigerung führt zur Hyperperfusion und Zunahme der Kapillarpermeabilität mit Ödembildung. Wegen der zu höheren Druckwerten verschobenen Autoregulation kann andersseits eine starke, plötzliche Blutdrucksenkung den erhöhten autoregulativen „Normwert" unterschreiten, sodass die Durchblutung abnimmt und Ischämien auftreten können.

Nicht selten werden daher bei zu starker Blutdrucksenkung neurologische Ausfälle beobachtet [1].

CAVE

34.3 Krankheitsbilder bei hypertensiver Krise

34.3.1 Hypertensive Enzephalopathie

Mit Zusammenbruch der Autoregulation der Hirndurchblutung entwickelt sich eine Hyperperfusion mit vermehrter Permeabilität, sodass ein Hirnödem auftreten kann. Mikroskopisch sind nekrotische Arteriolen, Mikroinfarkte und kleine Blutungsherde nachweisbar.

Klinische Zeichen

Die klinischen Zeichen der hypertensiven Enzephalopathie sind Kopfschmerzen, Übelkeit, Erbrechen, Verwirrtheitszustände, Sehstörungen, gelegentlich auch zerebrale Krampfanfälle. Mit zunehmender Schwere kann das Sensorium bis zum manifesten Koma eintrüben. Sehstörungen umfassen Verschwommensehen und Skotom bis hin zur Blindheit. Auch können neurologische Ausfälle in Form von Aphasie, Hemiparese, Nystagmus und Reflexanomalien auftreten. Differentialdiagnostisch müssen Hirnblutung, Hirninfarkt und Subarachnoidalblutung von der hypertensiven Enzephalopathie abgegrenzt werden.

Es ist von klinischer Bedeutung, dass bei zerebrovaskulären Ereignissen oder Hirntrauma eine Reizung der Kreislaufzentren der Medulla oblongata und/oder des Hypothalamus auftreten kann, die für eine Aktivierung des sympathischen Nervensystems mit reflektorischer Blutdrucksteigerung verantwortlich ist. Charakteristisch für die Hirnblutung oder den Hirninfarkt ist die rasche oder plötzliche Manifestation irreversibler, neurologischer Symptome. Bei der hypertensiven Enzephalopathie dagegen manifestieren sich die neurologischen Symptome häufig subakut, d.h. über einen Zeitraum von 24–48 h und sind nach antihypertensiver Behandlung reversibel.

Diagnostik

Eine wichtige diagnostische Bedeutung hat die *Fundoskopie*, bei der eine hypertensive Retinopathie Grad

3–4 nach Keith-Wagener beobachtet werden kann: Engstellung der Arterien, Papillenschwellung, weiche und harte Exsudate und gelegentlich auch präretinale Blutungen.

Die *Computertomographie* des Schädels spielt bei der Differentialdiagnose von hypertensiver Enzephalopathie und Hirnblutung bzw. -infarkt eine wichtige Rolle.

34.3.2 Linksherzversagen

Eine plötzliche Blutdruckerhöhung geht mit einem starken Anstieg des peripheren Gefäßwiderstands und der linksventrikulären Nachlast einher und kann so zu einer akuten Linksherzinsuffizienz mit Lungenödem führen. Der ausgeprägte Anstieg der systolischen Wandspannung und des O_2-Bedarfs des Myokards kann besonders bei Patienten mit koronarer Herzkrankheit zu einer lebensbedrohlichen Linksherzinsuffizienz führen. Bei bisher normotensiven Patienten ist gelegentlich ein Phäochromozytom mit plötzlicher exzessiver Katecholaminausschüttung für eine akute Linksherzinsuffizienz verantwortlich.

Klinisches Bild

Leitsymptom der akuten Linksherzinsuffizienz ist die Luftnot. Nicht selten wird ein starker Reizhusten (Stauungshusten) beobachtet, dabei kann blutig tingiertes oder serös-schaumiges Sputum ausgeworfen werden. Auskultatorisch können nicht-klingende Rasselgeräusche nachgewiesen werden, die sich in Abhängigkeit vom Ausmaß der Linksherzinsuffizienz über der Lunge von basal nach apikal ausdehnen. Bei der Herzauskultation weisen ein 3. Herzton durch verstärkte Ventrikelfüllung oder ein vierter Herzton durch verstärkte Vorhofkontraktion (Galopprhythmus) auf eine akute Herzdekompensation hin. In der Röntgenuntersuchung des Thorax werden neben einer Vergrößerung des Herzschattens Zeichen eines interstitiellen bzw. intraalveolären Lungenödems beobachtet. Die röntgenologischen Zeichen einer Stauungslunge können bei akuter Linksherzinsuffizienz auch ohne Vergrößerung des Herzschattens nachweisbar sein.

34.3.3 Angina pectoris und Myokardinfarkt

Die krisenhafte Blutdrucksteigerung erhöht den O_2-Bedarf des Myokards. Bei Patienten mit einem normalen Koronarsystem kann die Perfusion des Myokards durch Gefäßdilatation verbessert werden. Bei hypertensiver Herzerkrankung dagegen ist die Koronarreserve vermindert, sodass die Kompensationsmöglichkeiten eingeschränkt sind. Besonders bei gleichzeitig bestehender koronarer Herzerkrankung kann die Myokardperfusion kritisch gestört sein, sodass ein plötzlicher Blutdruckanstieg zu Angina pectoris und zum Myokardinfarkt führen kann. Leitsymptom ist der linksthorakale Schmerz, der häufig in die linke Schulter, Arm, Unterkiefer oder in das Epigastrium ausstrahlt. Bei einem Myokardinfarkt ist der Schmerz langandauernd und lässt sich durch Gabe von Nitroglyzerin nicht beseitigen.

34.3.4 Aortendissektion

Die akute Aortendisssektion tritt am häufigsten bei Patienten mit chronischer arterieller Hypertonie in der 6. Lebensdekade auf und kann auf degenerative Gefäßwandveränderungen zurückgeführt werden. Ursache bei Patienten mit arterieller Hypertonie ist oft eine Ernährungsstörung der Media, die durch Intimaverdickung und durch sklerotischer Einengung der Vasa vasorum hervorgerufen wird. Durch Einriss der Aortenintima kommt es zu einer Blutung in die Media mit Aufspaltung der Aortenwand innerhalb der Media. Die fortschreitende Blutsäule bildet dabei einen falschen Kanal, der sich von dem initialen Intimaeinriss ausbreitet und die Blutversorgung der von der Aorta abzweigenden Arterien behindern kann.

Folgende Prädilektionsstellen werden beschrieben:
- Aorta ascendens, 5 cm oberhalb der Aortenklappe,
- Aorta descendens, unmittelbar distal des Abgangs der linken A. subclavia.

Die durch die Dissektion zerstörte Aortenwand kann sofort oder auch zu einem späteren Zeitpunkt rupturieren und zu einer Blutung in das Perikard mit Herzbeuteltamponade oder in die Mediastinalorgane, Pleura oder Retroperitoneum führen. Leitsymptom der Aortendissektion ist der schlagartig auftretende, sehr starke Schmerz im Thorax-, Abdominal- oder Lumbalbereich. Durch Verlegung aus der Aorta abgehender Arterien kommt es zu Durchblutungsstörungen in den entsprechenden Versorgungsgebieten. Differentialdiagnostisch müssen v. a. der Myokardinfarkt und embolische Ereignisse berücksichtigt werden.

34.4 Therapie der hypertensiven Krise

> Bei der hypertensiven Krise ist eine sofortige, aber kontrollierte Blutdrucksenkung erforderlich, der jeweilige Zielblutdruck muss individuell festgelegt werden.

Eine zu rasche Blutdrucksenkung kann zu neurologischen Ausfällen, Blindheit oder zu einer akuten Koronarinsuffizienz führen [1, 10]. Bei der Mehrzahl der Patienten dürfte eine Senkung des systolischen Blutdrucks um 30–60 mmHg in der ersten halben Stunde oder eine Senkung des arteriellen Mitteldrucks um etwa 25% sinnvoll sein. Nach initialer Senkung des Blutdruckes sollte eine Normalisierung der Blutdruckwerte erst im Laufe von Wochen angestrebt werden. Innerhalb der ersten 48 h sind meistens Blutdruckwerte von 160–180 mmHg systolisch und diastolisch unter 110 mmHg ein vernünftiges Ziel. Bei Vorliegen eines Lungenödems oder einer Aortendissektion ist dagegen häufig eine stärkere Blutdrucksenkung notwendig.

Für die medikamentöse Therapie der hypertensiven Krise sind Substanzen zu bevorzugen, die rasch wirken und gut steuerbar sind [5].

In Tabelle 34-2 ist eine Auswahl von Antihypertensiva dargestellt, die zur Behandlung hypertensiver Notfälle eingesetzt werden können. Nach den Empfehlungen der Deutschen Liga zur Bekämpfung des hohen Blutdrucks ist als Erstmaßnahme die Therapie mit Urapidil, Nitroglyzerin, Nifedipin in schnell resorbierbarer Form oder Clonidin das Verfahren der Wahl.

34.4.1 Medikamente

Die Medikation bei hypertensiver Krise sollte in jedem Fall individuell festgelegt werden. Zu berücksichtigen ist dabei, dass die Blutdrucksenkung nach oraler Gabe von Antihypertensiva oft nicht titrierbar und nur schwer umkehrbar ist [3]. Besonders von Nifedipin ist bekannt, dass es den Blutdruck stark senken kann [6, 9]. Bei kontinuierlicher, intravenöser Zufuhr oder Bolusgabe in kleinen Intervallen ist die Blutdrucksenkung dagegen besser steuerbar. Die Auswahl der Medikation sollte sich nach bekannten Indikationseinschränkungen, Begleitumständen und der persönlichen Erfahrung richten [4]. Die Differentialtherapie der hypertensiven Krise ist in Tabelle 34-3 dargestellt.

Urapidil

Urapidil wird in der Regel in einer Dosierung von 25 mg unter Blutdruckkontrolle langsam intravenös verabreicht, bei bereits vorbehandelten Patienten sollte

Tabelle 34-2. Auswahl von Antihypertensiva, die zur Behandlung der hypertensiven Krise eingesetzt werten können

Medikament	Handelsname	Dosierung
Urapidil	Ebrantil (Ampullen 25, 50 mg)	12,5–25 mg i.v.
Glyzeroltrinitrat	Nitrolingual, Nitrangin (Kapsel 0,8 mg, Hub 0,4 mg)	0,8–1,2 mg s.l. oder Hub
Nifedipin	Adalat (5 mg, 10 mg Kapseln; 5 mg Ampullen) Aprical Tropfen (10 Tr. = 10 mg/0,5 ml)	5 mg p.o. 0,5–1,25 mg/h i.v.
Clonidin	Catapressan, Haemiton (Ampullen 0,15 mg oder 0,1 mg)	0,075 mg i.v.
Esmolol	Brevibloc (Amp. 100 mg)	25–50 mg i.v.
Dihydralazin	Nepresol (Amp. 25 mg) (Ampulen 0,15 mg)	12,5–25 mg i.v.
Furosemid	Lasix (Amp. 20, 40, 250 mg)	20–40 mg i.v.
Nitroprussidnatrium	Nipruss (Amp. 60 mg)	0,3–2 µg/kg/min

Tabelle 34-3. Differentialtherapie der hypertensiven Krise

Notfallsituation	Günstig	Ungünstig
Hypertensive Enzephalopathie	Urapidil, Nifedipin, Nitroprussidnatrium	Clonidin
Akutes Linksherzversagen	Nitroglyzerin, Furosemid, Nitroprussidnatrium	Dihydralazin, Nifedipin
Angina pectoris, Myokardinfarkt	Nitroglyzerin	Nifedipin (kontraindiziert)
Akute Aortendissektion	β-Blocker + Nitroprussidnatrium	Nifedipin, Dihydralazin
Hypertensive Krise bei Phäochromozytom	Urapidil	β-Blocker (kontraindiziert)
Eklampsie	Dihydralazin, Urapidil	
Hochdruckkrise bei Niereninsuffizienz	Nifedipin, Furosemid (evtl. Hämodialyse)	
Hirnblutung, ischämischer Hirninfarkt (Blutdrucksenkung nur bei stark erhöhten Blutdruckwerten > 220/120 mmHg)	Urapidil, Nifedipin	Clonidin

die initiale Dosis auf 12,5 mg reduziert werden. Wegen der zentralen Wirkung bewirkt Urapidil keine reflektorische Tachykardie. Ein weiterer Vorteil besteht darin, dass Urapidil im Gegensatz zu direkten Vasodilatatoren nicht den intrakraniellen Druck erhöht und daher auch in Situationen mit Hirndruckgefahr empfohlen werden kann. α-Blocker sind Mittel der Wahl, wenn anamnestisch der Verdacht auf ein Phäochromozytom geäußert werden muss.

Nitroglyzerin
Nitroglyzerin ist das bevorzugte Medikament, wenn gleichzeitig Angina pectoris, Herzinfarkt oder Linksherzinsuffizienz bestehen.

Nifedipin
Nifedipin kann einen unkontrollierbaren, starken Blutdruckabfall hervorrufen. Außerdem muss beachtet werden, dass eine Nifedipin-Therapie mit einer reflexbedingten Aktivierung des sympathischen Nervensystems einhergeht [6, 9].

CAVE Bei instabiler Angina pectoris und Myokardinfarkt muss deshalb von einer Nifedipin-Therapie abgeraten werden, dies gilt – wegen der reflektorischen Steigerung des Herzzeitvolumens – auch bei der Aortendissektion.

Clonidin
Clonidin wird in einer Dosierung von 75 µg, aufgezogen in 10 ml 0,9 %iger Kochsalzlösung, langsam unter Blutdruckkontrolle injiziert. Wegen der sedierenden und vigilanzmindernden Wirkung sollte Clonidin bei Patienten mit neurologischem Defizit nicht verabreicht werden. Bei Bradykardie, Sick-Sinus-Syndrom oder AV-Block Grad II oder III sollte Clonidin ebenfalls vermieden werden.

β-Blocker
Bei Aortendissektion sollten β-Blocker eingesetzt werden [2]. Vasodilatatoren, die eine reflektorische Steigerung des Herzminutenvolumens hervorrufen können, sollten bei Aortendissektion nicht eingesetzt werden. Besonders günstig scheint der β-Blocker Esmolol zu sein, der bei kontinuierlicher intravenöser Zufuhr wegen seiner ultrakurzen Halbwertszeit hervorragend steuerbar ist. Falls notwendig, wird eine Kombinationstherapie mit Nitroprussidnatrium empfohlen.

Furosemid
Furosemid ist besonders bei Patienten mit Linksherzversagen oder Niereninsuffizienz indiziert und sollte zusätzlich in einer Dosis von 20–40 mg i. v. verabreicht werden. Zu beachten ist, dass Patienten mit hypertensiver Krise häufig dehydriert sind. Vor Anwendung von Furosemid sollte daher bei Patienten mit hypertensiver Krise eine Dehydratation ausgeschlossen werden. Bei fortgeschrittener Niereninsuffizienz mit Hyperhydratation ist gelegentlich auch die Gabe von Furosemid nicht ausreichend, sodass in dieser Situation eine Hämodialyse- oder Hämofiltrationsbehandlung erwogen werden muss.

Nitroprussidnatrium
Nitroprussidnatrium kommt besonders bei therapierefraktärer Blutdrucksteigerung in Betracht. Die Substanz bewirkt eine direkte Dilatation von Arterien und Venen und dadurch eine sofortige und dosisabhängige Blutdrucksenkung. Als initiale Infusionsgeschwindigkeit werden 0,3 µg/kg/min empfohlen. Wegen der kurzen Halbwertszeit kann der Blutdruck genau titriert werden; nach Absetzen der Substanz lässt der blutdrucksenkende Effekt innerhalb von 2–3 min nach.

■ **Zyanidproblem.** Hauptproblem der Therapie mit Nitroprussidnatrium ist die Gefahr einer Thiozyanatvergiftung bei höherer Dosierung (über 3 µg/kg/min) oder längerer Infusionsdauer (über 48–72 h). Allerdings kann es bei Einschränkungen der Leber- oder Nierenfunktion auch schon eher zu Intoxikationserscheinungen kommen. Im Zweifelsfall sollte der Thiozyanatspiegel im Blut kontrolliert werden; bei Serumspiegelwerten über 0,1 mg/ml oder bei Auftreten von Abdominalschmerzen, Übelkeit, Desorientiertheit, Krampfanfällen oder psychotischen Veränderungen stellt sich die Indikation zur dringenden Hämodialyse. Die Antidotbehandlung erfolgt mit Natriumthiosulfat. Eine „präventive" Gabe von Natriumthiosulfat parallel zur Infusion von Natriumnitroprussid kann bei prolongierter oder hochdosierter Anwendung und insbesondere bei erheblicher Leberfunktionsstörung erwogen werden.

34.4.2 Behandlung der Eklampsie

Die Notfalltherapie bei drohender oder manifester Eklampsie besteht prinzipiell aus einer kontrollierten Blutdrucksenkung mit Dihydralazin oder Urapidil und einer antikonvulsiven Therapie mit Diazepam oder Magnesiumsulfat. Die antihypertensive Therapie wird am besten in Form einer Minibolustherapie mit Dihydralazin (initial 6,25 mg i. v.) oder Urapidil (initial 12,5 mg i. v.) durchgeführt. Urapidil scheint besonders bei Hirndruck vorteilhaft zu sein, da der intrazerebrale Druck durch diese Substanz nicht erhöht wird (s. Kap. 75).

Literatur

1. Adams HP, Brott TG, Crowell RM et al. (1994) Guidelines for the management of patients with acute ischemic stroke. A statement for healthcare professionals from a special writing group of stroke council. Stroke 25: 1901–1914

2. Asfoura JY, Vidt DG (1991) Acute aortic dissection. Chest 99: 724–729
3. Calhorn DA, Oparil S (1990) Treatment of hypertensive crisis. N Engl J Med 323: 1177
4. Deutsche Liga zur Bekämpfung des hohen Blutdrucks (1994) Empfehlung zur Hochdruckbehandlung in der Praxis und zur Behandlung hypertensiver Notfälle. 11. Auflage
5. Gifford RW (1991) Management of hypertensive crisis. JAMA 266: 829–835
6. Grossman E, Messerli FH, Grodzicki T, Kowey P (1996) Should a moratorium be placed on sublingual nifedipine capsules given for hypertensive emergencies and pseudoemergencies. JAMA 276: 1328–1331
7. Joint National Committee on Detection, Evaluation and Treatment of High Blood Pressure (1993) The fifth report. Arch Intern Med 153: 154–202
8. Kontos HA (1981) Regulation of the cerebral circulation. Annu Rev Physiol 43: 387–407
9. Lüscher TF, Wenzel RR, Noll G (1996) Kalziumantagonisten in der Kontroverse: Gibt es eine rationale Differentialtherapie? Dtsch Med Wochenschr 121: 532–538
10. Strandgaard S, Paulson OB (1994) Cerebrovascular consequences of hypertension. Lancet 344: 519–521

Lungenembolie

E. Meissner, H. Fabel

35.1 Emboliequellen 685

35.2 Diagnostik 685
35.2.1 Anamese, Klinik, EKG, Thoraxröntgenbild 685
35.2.2 Labor 685
35.2.3 Echokardiographie 687
35.2.4 Venendiagnostik 689
35.2.5 Rechtsherzkatheter 689
35.2.6 Szintigraphie 689
35.2.7 Radiologische Diagnostik 689
35.2.8 Zusammenfassung der Diagnostik 690

35.3 Therapie 691
35.3.1 Heparintherapie 691
35.3.2 Thrombolysetherapie 691
35.3.3 V.-cava-inferior-Filter 693
35.3.4 Interventionelle Techniken 693
35.3.5 Embolektomie 693
35.3.6 Differentialtherapie 693

Literatur 694

Lungenembolie

E. MEISSNER, H. FABEL

35.1 Emboliequellen

Wichtige Emboliequelle sind tiefe Bein- und Beckenvenenthrombosen (TVT). Insbesondere beim Intensivpatienten sind auch andere Ursachen möglich, z. B. zentralvenöse Katheter, Dialysezugänge, Schrittmacherkabel. Allerdings wurde die Bedeutung dieser Emboliequellen bisher nicht gut untersucht, auch bleiben sie bei der Ursachensuche häufig unberücksichtigt. In 4 Untersuchungen, die sich nicht mit der Frage der Inzidenz von Thromben an Kathetern, sondern mit einem Validitätsvergleich zwischen Sonographie und Phlebographie beschäftigten, wurden bei einem Viertel (25,6%, Bereich 2,6–46%) der ingesamt 993 Patienten thrombotisches Material an verschiedenen Kathetern festgestellt.

35.2 Diagnostik

Während große Embolien mit eindrucksvoller Symptomatik wie Orthopnoe, thorakalen Schmerzen, oberer Einflussstauung oder Schock leichter zu diagnostizieren sind, stellen kleinere Embolien häufig diagnostische Probleme dar.

35.2.1 Anamese, Klinik, EKG, Thoraxröntgenbild

Die wichtigste Untersuchung der letzten Jahre im Zusammenhang mit der Diagnostik von Lungenembolien ist die PIOPED-Studie (Prospective Investigation of Pulmonary Embolism Diagnosis), in die Patienten mit klinischem Verdacht einer Lungenembolie eingeschlossen wurden [Stein PD, 1991]. In der anschließenden Diagnostik (bis hin zur Angiographie) wurde die Lungenembolie nachgewiesen bzw. ausgeschlossen. Die Ergebnisse der Diagnostik bei Patienten mit und ohne Lungenembolie wurden miteinander verglichen (Tabelle 35-1).
Dementsprechend gilt:

> Es gibt keinen Risikofaktor, kein Symptom und keinen klinischen Untersuchungsbefund, der eine Lungenembolie sicher nachweisen oder ausschließen lässt.

Die „klassischen" EKG-Befunde sind nur bei wenigen Patienten für kurze Zeit nachweisbar, hingegen sind die direkten Westermark-Röntgenzeichen in beiden Gruppen festzustellen.

So kann die Diagnose „Lungenembolie" anhand dieser „einfachen" Methoden nur im Einzelfall gestellt werden. EKG und Thoraxröntgenbild haben ihren Wert im Nachweis bzw. Ausschluss anderer Erkrankungen mit ähnlicher Symptomatik, z.B. Herzinfarkt oder Pneumothorax.

35.2.2 Labor

Die meisten Laborparameter besitzen lediglich differentialdiagnostischen Wert, z.B. zum Nachweis eines Herzinfarkts. Allein arterielle Blutgasanalyse, alveoloarterielle O_2-Partialdruck-Differenz und D-Dimere werden für die Lungenemboliediagnostik diskutiert.

Blutgasanalyse und AaDO$_2$

Die Kombination „Hypoxie und Hypokapnie" gilt als typischer Befund einer Blutgasanalyse beim spontan atmenden Patienten. Wie jedoch eine Reihe von Untersuchungen zeigt, weisen Patienten mit Lungenembolie z. T. normale p_aO_2-Werte auf. Darüber hinaus bestanden in der PIOPED-Studie zwischen Patienten mit und ohne Lungenembolie keine signifikanten Unterschiede beim p_aO_2 (s. Abb. 35-1). Von Intensivmedizinern wird häufig die AaDO$_2$ als weiterer diagnostischer Parameter empfohlen. Die PIOPED-Studie hat auch hier keinen signifikanten Unterschied zwischen den Gruppen erkennen lassen (Abb. 35-2). Es gibt jedoch einen Zusammenhang zwischen dem Schweregrad der Lungenembolie und der Wahrscheinlichkeit, Veränderungen der Blutgasanalyse oder der AaDO$_2$ nachweisen zu können.

Leider gilt aber auch hier:

> Pathologische Veränderungen der Blutgasanalyse oder der AaDO$_2$ beweisen keine Lungenembolie, und Normalwerte schließen sie nicht aus.

Tabelle 35-1. Zusammenfassung der Ergebnisse der PIOPED-Studie (Gesamtkollektiv n = 365; [14])

Parameter	Lungenembolie (n = 117)	Keine Lungenembolie (n = 248)
Risikofaktoren		
Immobilisation	56%	33%*
Operation	54%	31%*
Karzinom, anamnestisch TVT, Trauma der unteren Extremität, Östrogene, Apoplex, postpartal ≤3 Monate	n.s.	
Symptome		
Dyspnoe, Pleuraschmerz, Husten, Beinschwellung, Beinschmerzen Hämoptysen, Palpitationen, Giemen, Angina pectoris	n.s.	
Klinischer Untersuchungsbefund		
Rasselgeräusche	51%	40%**
4. Herzton	24%	14%**
betonter 2. Herzton	23%	13%**
Tachypnoe (> 20/min), Tachykardie (> 100/min), Thrombosezeichen, Fieber (> 38,5 °C), Giemen, Pleurareiben, 3. Herzton, Zyanose	n.s.	
EKG		
Unspezifische ST-/T-Veränderungen	49%	
P-pulmonale, RV-Hypertrophie, Rechtstyp, RSB	≤ 6%	
Vorhofflimmern	4%	
Vorhofflattern	1%	
SVES	4%	
VES	4%	
Thoraxröntgenbild		
Atelektase/Infiltrat	68%	48%*
Pleuraerguss	48%	31%***
Pleuranahe Verschattung	35%	21%***
Gefäßrarifizierung	21%	12%**
Lungenödem	4%	13%**
Normalbefund	16%	34%*
Zwerchfellhochstand, prominente zentrale Pulmonalgefäße, Herzvergrößerung, Gefäß-Kalibersprung	n.s.	

*$p < 0{,}001$, **$p < 0{,}05$, ***$p < 0{,}01$; *n.s.* nicht signifikant.

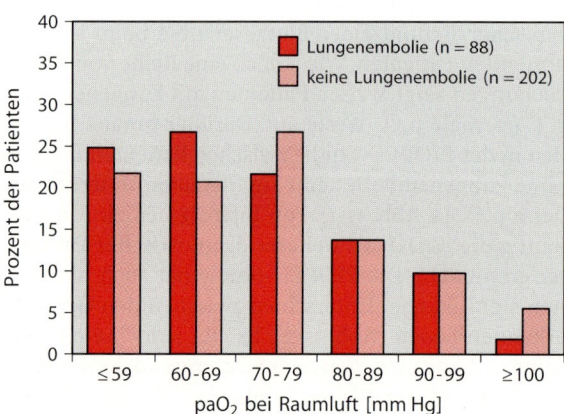

Abb. 35-1. p_aO_2-Werte bei Patienten mit klinischem Lungenembolieverdacht. (Nach [14])

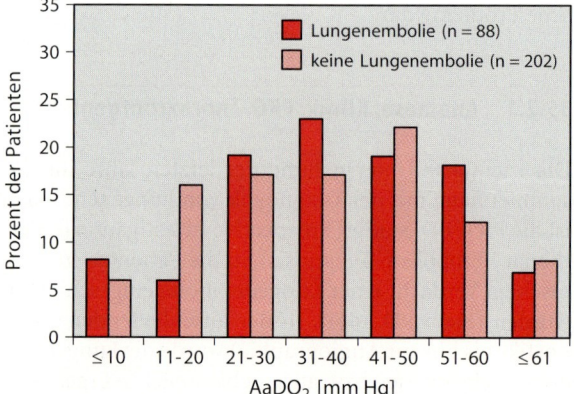

Abb. 35-2. $AaDO_2$-Werte bei Patienten mit klinischem Lungenembolieverdacht. (Nach [14])

D-Dimere

D-Dimere – zirkulierende Abbauprodukte von Fibrinvernetzungen – werden als Parameter der Lungenemboliediagnostik kontrovers diskutiert. Ein sicherer Nachweis einer Thrombose oder Lungenembolie ist mit dem Parameter – insbesondere beim Intensivpatienten – nicht möglich. Bei nur geringer klinischer Wahrscheinlichkeit einer Lungenembolie wird ein negativer D-Dimer-Wert als ausreichend für den Ausschluss einer Lungenembolie angesehen, ein Grenzwert kann allerdings nicht benannt werden. Bei hoher klinischer Wahrscheinlichkeit und negativem D-Dimer-Wert muss die Lungenemboliediagnostik weitergeführt werden. Die Besonderheiten der D-Dimerbestimmung sind in der nachfolgenden Übersicht zusammengefasst:

Diagnostischer Wert der D-Dimer-Bestimmung

- *Allgemeine Probleme*
  - Große Interassay-Variabilität, kein Standard-Assay
  - Aussage hängt von verwendetem Labortest ab: der meist verwendete Latex-Agglutinationstest ist zu ungenau und sollte nicht verwendet werden, ELISA ist nicht immer verfügbar
  - Verschiedene Assays führen unter Studienbedingungen zu unterschiedlichen Ergebnissen (schlechte Korrelationen!)
  - Heterogene, z. T. schlecht charakterisierte Studienpupulationen
  - Zum Teil keine Evaluation gegen „golden standard"
  - Wert beim Ausschluss einer Lungenembolie: nur bei geringer klinischer Wahrscheinlichkeit wird ein negativer D-Dimerwert als ausreichend für den Ausschluss einer Lungenembolie angesehen; bei hoher klinischer Wahrscheinlichkeit und negativem D-Dimerwert muss weitere Diagnostik erfolgen
- *Gesicherte Aussagen*
  - Der sichere Nachweis einer Thrombose oder Lungenembolie ist insbesondere beim Intensivpatienten nicht möglich (viele unspezifische Ursachen einer Fibrinspaltproduktbildung)
  - Überlappung der Streubereiche von Patienten mit und ohne Lungenembolie trotz hochsignifikanter Unterschiede der Mittelwerte: damit ist eine Beweisführung nicht möglich
  - Falsch-negative Befunde bei Fibrinolysedefekten
- *Ungeklärte Fragen*
  - Cut-off-Wert (vom jeweiligen Hersteller abhängig)
  - Stellenwert des SimpliRed-Tests (bettseitig, aus Vollblut möglich) bisher nicht geklärt

---

35.2.3 Echokardiographie

Die Echokardiographie ist in den letzten Jahren zu einem wichtigen Bestandteil der Lungenemboliediagnostik geworden [8]. Häufig lässt sich bei thorakalen Schmerzen mit einer transthorakalen Untersuchung die Differentialdiagnose zwischen Lungenembolie, Herzinfarkt, Perikardtamponade und manchmal auch Aortendissektion stellen.

Für eine Lungenembolie sprechen die Vergrößerung von rechtem Ventrikel (Abb. 35-3, Abb. 35-4) und rechtem Vorhof (Abb. 35-4) sowie ein sich dyskinetisch oder paradox bewegendes Septum (Abb. 35-5). Bei Trikuspidalklappeninsuffizienz lässt sich im Doppler die Druckdifferenz zwischen rechtem Vorhof und Ventrikel messen (Abb. 35-6). Durch Addition des geschätzten oder gemessenen zentralen Venendrucks lässt sich der systolische rechtsventrikuläre Druck und damit der systolische pulmonalarterielle Druck – nichtinvasiv! – bestimmen. Manchmal ist direkt ein Lungenemboliennachweis möglich – transthorakal in ca. 5 %, transösophageal in ca. 10 % der Fälle.

Echokardiographisch kann ein *persistierendes Foramen ovale* (PFO) mit Kontrastmittel oder im Farbdoppler nachgewiesen werden. Nach einzelnen Kausistiken wurde in letzter Zeit in verschiedenen Studien auf die Bedeutung des PFO hingewiesen. In einer Un-

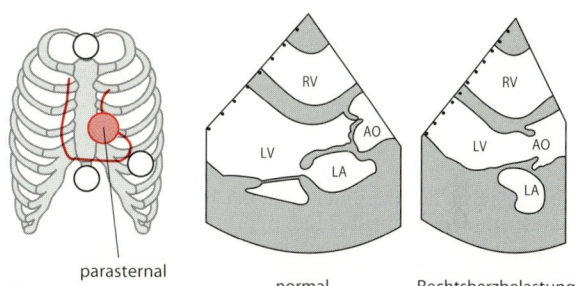

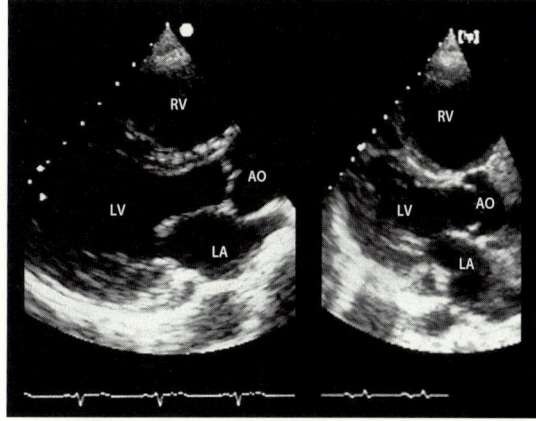

Abb. 35-3 a, b. Echokardiographie bei hämodynamisch wirksamer Lungenembolie: parasternale Längsachse (2D-Bild) im Schema und im Orginalbefund

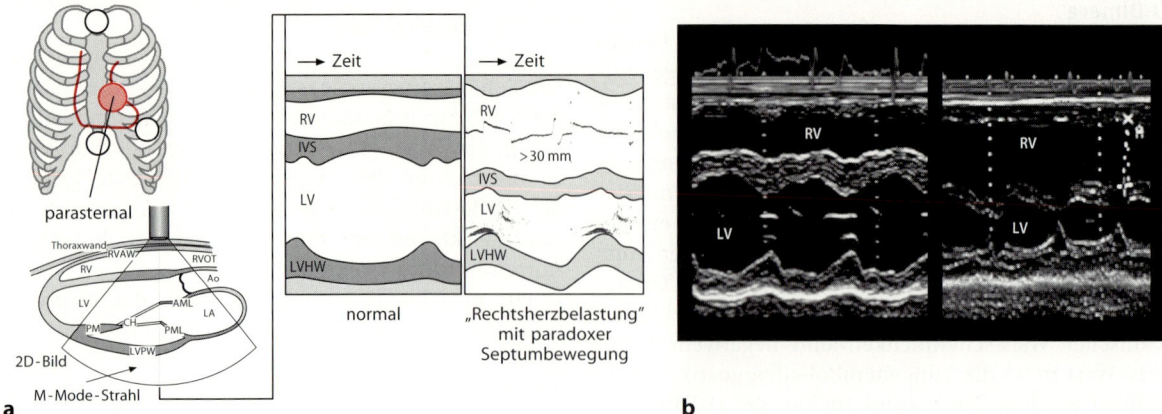

Abb. 35-4a, b. Echokardiographie bei hämodynamisch wirksamer Lungenembolie: parasternale Längsachse (M-Mode) im Schema und im Orginalbefund

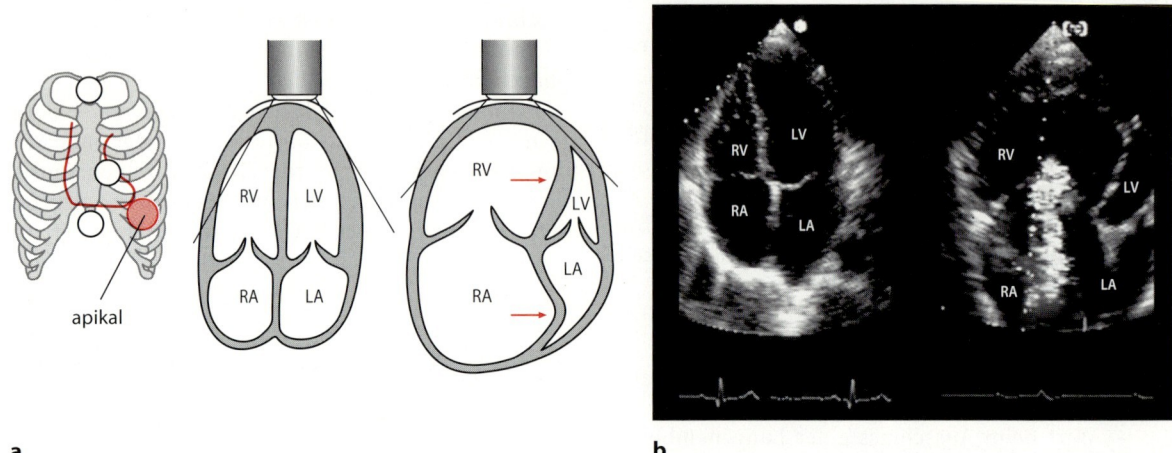

Abb. 35-5a, b. Echokardiographie bei hämodynamisch wirksamer Lungenembolie: apikaler 4-Kammer-Blick (2D-Bild) im Schema und im Orginalbefund

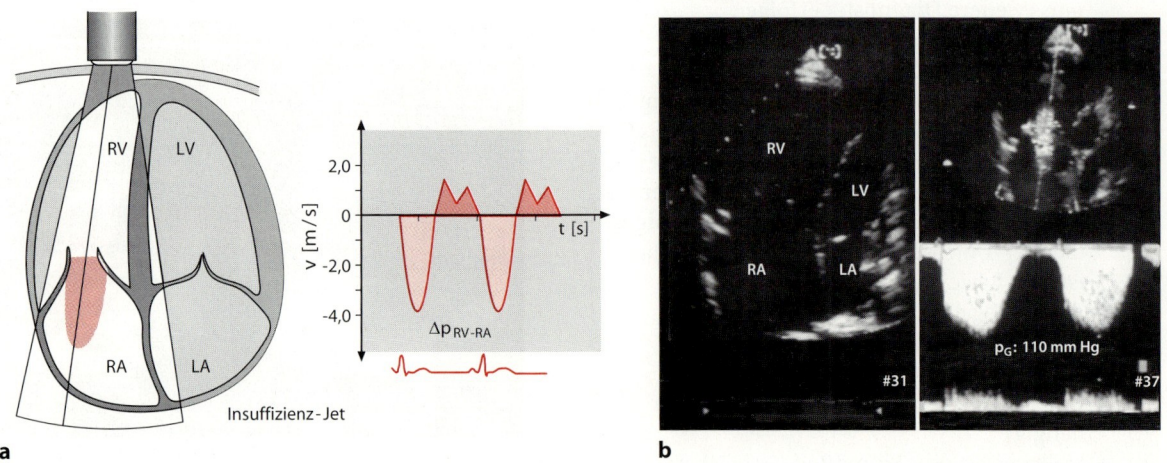

Abb. 35-6a, b. Dopplerechokardiographische Druckmessung im rechten Herzen bei Trikuspidalklappeninsuffizienz im apikalen 4-Kammer-Blick (2D-Bild) im Schema und im Orginalbefund

tersuchung an 139 Patienten mit einer größeren Lungenembolie war bei 48 Patienten (35%) ein PFO nachweisbar [7]. Patienten mit PFO hatten eine höhere Mortalität sowie eine signifikant höhere Inzidenz von Apoplexien, peripheren arteriellen Embolien und ein 5,2fach erhöhtes Risiko für Komplikationen während des stationären Verlaufs. Während einer Echokardiographie sollte nach einem PFO gesucht werden.

Die Echokardiographie ist damit – besonders bei großen Lungenembolien auf der Intensivstation – zu einer wichtigen diagnostischen Methode geworden. Bei beatmeten Patienten wird häufig die transösophageale Echokardiographie eingesetzt. Ein sicherer Ausschluss einer Lungenembolie ist mit beiden Techniken nicht möglich.

35.2.4 Venendiagnostik

Da Lungenembolien in der Regel als Komplikation einer Thrombose des tiefen Becken-Bein-Venensystems auftreten, ist die Venendiagnostik ein wichtiger Baustein. Bei entsprechender Klinik macht der Nachweis einer Thrombose die Lungenembolie wahrscheinlich. Wegen der breiten Verfügbarkeit und der möglichen Anwendung am Krankenbett sollte sonographischen Methoden der Vorzug vor der Phlebographie gegeben werden.

Allerdings gilt auch hier: Lässt sich keine Beinvenenthrombose nachweisen, ist eine Lungenembolie nicht ausgeschlossen. Das gesamte thrombotische Material kann bereits embolisiert sein oder die Embolie stammt aus einem anderen Bereich.

35.2.5 Rechtsherzkatheter

Wenn keine Echokardiographie verfügbar ist, lässt sich der pulmonalarterielle Druck mit dem Rechtsherzkatheter messen. Dies hat den Vorteil, dass das Herzzeitvolumen gemessen und der pulmonalarterielle Widerstand berechnet werden kann. Nachteilig ist, dass der direkte Nachweis einer Lungenembolie auch hiermit nicht möglich ist, außerdem die Invasivität und der etwas größere zeitliche Aufwand.

Tabelle 35-2. Vergleich von Ergebnissen der Ventilations-/Perfusionsszintigraphie-mit den Ergebnissen der Angiographie als „Standardverfahren"; Daten aus der PIOPED-Studie [PIOPED-Investigators, 1990]

Scanklasse (Wahrscheinlichkeit einer Lungenembolie)	Sensitivität [%]	Spezifität [%]
Hoch	41	97
Hoch + mittel	82	52
Hoch + mittel + niedrig	98	10

35.2.6 Szintigraphie

Die Ventilations-/Perfusionsszintigraphie spielt wegen der fehlenden Verfügbarkeit nahezu keine Rolle in der Intensivmedizin. Darüber hinaus wird der Wert der Szintigraphie häufig überschätzt. Die Szintigraphie hat nur einen diagnostischen Wert beim Befund „keine Perfusionsstörungen" zum Ausschluss einer Lungenembolie und beim Befund „mehrere mindestens segmentale Perfusionsdefekte mit erhaltener Ventilation" zum Nachweis einer Lungenembolie (Tabelle 35-2). Bei den meisten Szintigraphien ergeben sich aber die sog. „intermediären" Befunde mit kombinierten Perfusions-/Ventilationsdefekten, die eine weitere Diagnostik erfordern.

35.2.7 Radiologische Diagnostik

Spiral-Computertomographie

Zum sicheren Nachweis bzw. Ausschluss einer Lungenembolie sind häufig angiographische Methoden erforderlich. In letzter Zeit hat die Spiral-Computertomographie große Bedeutung erlangt. Inzwischen wurden allerdings die anfangs zu optimistischen Resultate durch die klinische Realität korrigiert.

Sicher ist mittels CT nur der Nachweis größerer Lungenembolien möglich: Im Bereich der zentralen Pulmonalarterien lassen sich im Vergleich zur DSA Sensitivitäten und Spezifitäten von 95–100% erreichen. Sollen etwas kleinere Embolien in den Segmentarterien mit erfasst werden, sinkt die Sensitivität deutlich und wird mit ca. 65% angegeben; subsegmental ist eine sichere Diagnose nicht mehr möglich.

Die Sicherheit der Aussage hängt also u.a. von der Lokalisation der Embolien ab. Auch sind Embolien in Gefäßen, die in der Bildebene – horizontal – verlaufen, schlechter zu diagnostizieren als solche, die quer zur Bildebene – vertikal – verlaufen. Bestimmte technische Punkte wie dünne Schichtdicke, kleiner Tischvorschub, überlappende Bildrekonstruktion, angepasste Zeit zwischen Bolus und Scan u.a. sind notwendig, um optimale Ergebnisse zu erzielen.

Vorteil der CT-Untersuchung ist neben der breiten Verfügbarkeit der Geräte der direkte nichtinvasive Nachweis von embolischem Material. Weiterhin kann die gesamte Lunge dargestellt werden. Zusätzlich kann im CT thrombotisches Material in der V. cava inferior bzw. in den Beckenvenen nachgewiesen werden, ebenso pathologische Befunde an Aorta und Aortenbogen.

Angiographie

Nach wie vor gilt die Angiographie als „golden standard" zum Nachweis oder Ausschluss einer Lungenembolie und wird heute meist als digitale Subtraktionsangiographie (DSA) durchgeführt. Der Einsatz

EKG-getriggerter Geräte ist hilfreich, um Bewegungsartefakte insbesondere im Unterlappenbereich zu vermeiden. Unklar ist bisher der Wert von C-Bögen mit DSA-Technik, die auf der Intensivstation eingesetzt werden können. Zusammen mit durchleuchtungsfähigen Krankenbetten ist der DSA-Einsatz auf der Intensivstation möglich.

Magnetresonanztomographie

Die Magnetresonanztomographie (MRT) kann als MR-Angiographie mit Gadolinium durchgeführt werden, dies hat jedoch bisher noch experimentellen Charakter. Insgesamt ist die Wertigkeit der MRT derzeit geringer als die der Spiral-CT.

35.2.8 Zusammenfassung der Diagnostik

Ein allgemein gültiges Ablaufschema bei Verdacht auf Lungenembolie gibt es nicht. Das diagnostische Vorgehen hängt von der Verfügbarkeit der jeweiligen Untersuchungsmethode sowie vom Zustand des Patienten ab. Ein möglicher Algorithmus ist in Abb. 35-7 dargestellt. Wegen der breiten Verfügbarkeit und der mögli-

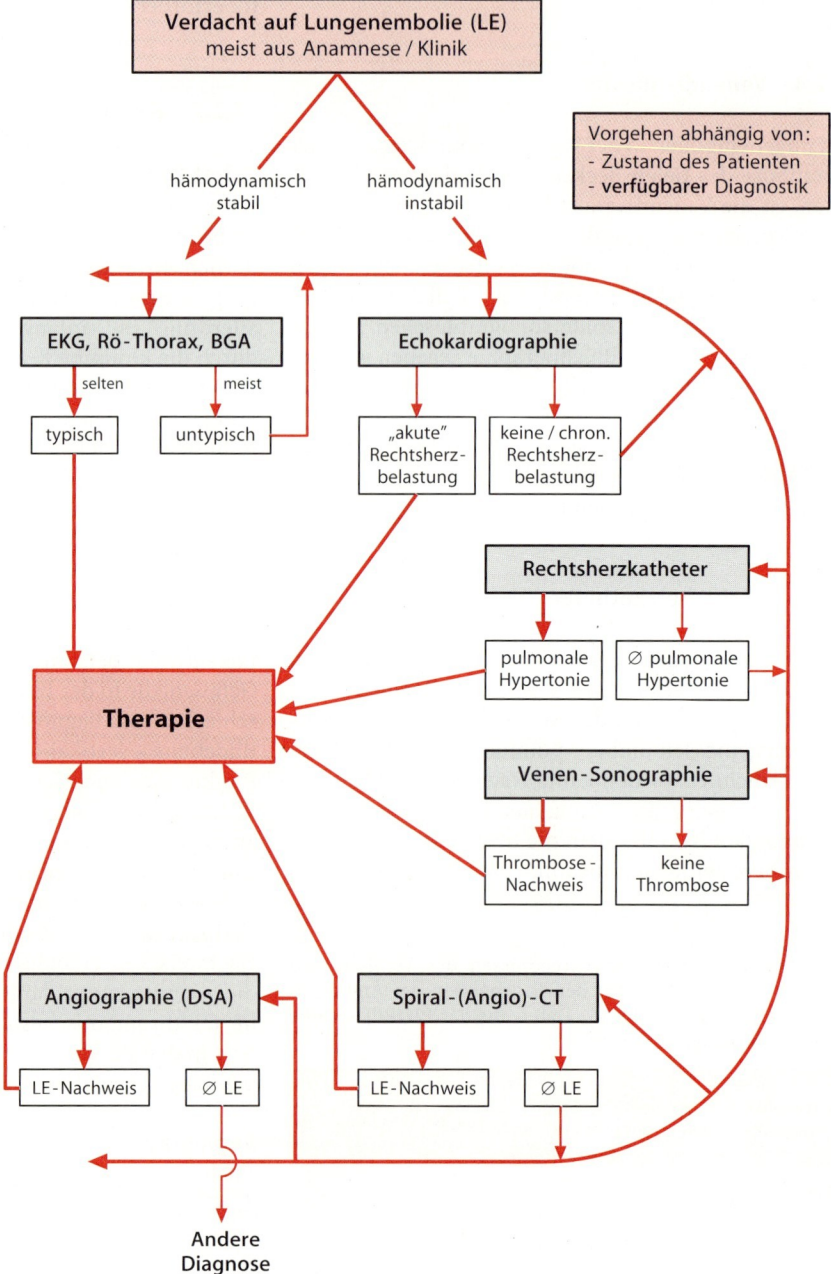

Abb. 35-7. Diagnostisches Schema in der Intensivmedizin bei Verdacht auf Lungenembolie

chen Anwendung am Patientenbett sollte die Echokardiographie frühzeitig eingesetzt werden. So kann schnell die Diagnose „wahrscheinlich Lungenembolie" gestellt und die Therapie eingeleitet werden.

35.3 Therapie

Die Therapie der Lungenembolie hat 2 Ziele:
- Wiedereröffnung der obliterierten pulmonalen Strombahn und
- Verhinderung eines Rezidivs.

Die Hauptgefahr bei nichtletalen Lungenembolien ist das Auftreten eines – möglicherweise letalen – Rezidivs. Zur Rezidivprophylaxe gehört strikte Bettruhe, um Thromben nicht zu mobilisieren. Überlebt der Patient die akute Embolie, ist bei adäquater Therapie mit einer hohen Spontanlyse des Embolusmaterials zu rechnen.

Therapiemodalitäten bei Lungenembolie sind Heparinisierung, Thrombolyse, V.-cava-Sperrmaßnahmen, chirurgische Embolektomie sowie interventionelle Techniken wie Katheterfragmentation u. a. Meist ist die Entscheidung zwischen Heparinisierung und Thrombolyse zu treffen. Bis heute ist – im Gegensatz zum Myokardinfarkt – ein Effekt der Thrombolysetherapie auf das Überleben der Lungenemboliepatienten nicht eindeutig belegt. Die sog. „großen" amerikanischen Studien der 70er Jahre (UPET [15], USPET [16]) waren nicht auf Letalität als Endpunkt angelegt und hatten dafür auch zu wenige Patienten rekrutiert.

Auch die MAPPET (Management and Prognosis of Pulmonary Embolism Registry)-Studie hat keine Klärung gebracht [7]. Zunächst schient sich bei der Mortalität ein Vorteil für die Thrombolysegruppe zu ergeben (Thrombolyse 4,7% vs. Heparin 11,1%). Es handelte sich aber nicht um eine prospektive randomisierte Studie, sondern um eine Querschnittsuntersuchung („Registry"). Es wurde mittels Fragebogen für einen bestimmten Zeitraum das diagnostische und therapeutische Vorgehen der teilnehmenden Kliniken sowie die Prognose der behandelten Patienten erfragt. In der Heparingruppe waren signifikant ältere Patienten und signifikant mehr Patienten mit Kardiomyopathie, chronischen Lungenerkrankungen und Apoplexieanamnese.

Nach wie vor sollten nur hämodynamisch beeinträchtigte Patienten thrombolysiert werden. Hämodynamisch stabile Patienten werden therapeutisch heparinisiert (Übersicht bei [1]). Zu diskutieren ist die Thrombolyse bei hämodynamisch stabilen Patienten, die echokardiographisch Zeichen einer Rechtsherzbelastung aufweisen. Es sind in letzter Zeit mehrere nicht-randomisierte Studien erschienen, die bei diesen Patienten eine erhöhte Mortalität nachweisen konnten [12].

35.3.1 Heparintherapie

Absolute Kontraindikationen gegen eine therapeutische Heparinisierung sind intrazerebrale Blutungen (< 2 Wochen), Zustand nach neurochirurgischer Operation und eine bekannte Heparinallergie. Als relative Kontraindikationen sind Hirntumor, gastrointestinale Blutung, Zustand nach größerer Operation, florides Magen- oder Duodenalulkus, Hämaturie, Endokarditis, schwere Hypertonie und aktive Hepatitis beschrieben. Diese Kontraindikationen sind nicht in Studien abgesichert, sondern historisch entstanden. So kamen z. B. die Autoren einer retrospektiven Untersuchung, die bei 51 Patienten mit Hirnmetastasen den Einsatz von V.-cava-Filtern mit einer Antikoagulation verglichen, zu dem Ergebnis, dass eine Antikoagulation effektiver und auch im therapeutischen Bereich akzektabel sicher ist [13].

Die „therapeutische Heparinisierung" wird in üblicher Weise mit unfraktioniertem Heparin durchgeführt. Nach Gabe von 5000–10 000 IE i.v. als Bolus werden als Erhaltungstherapie 30 000–45 000 IE/Tag i.v. mittels Spritzenpumpe infundiert. Ziel ist die Verlängerung der PTT auf das 1,5- bis 2-fache. Nach spätestens 7–10 Tagen wird überlappend mit einem Cumarinpräparat begonnen.

Niedermolekulare Heparine sind verglichen mit unfraktioniertem Heparin teilweise gleich wirksam und sicher, bisher aber nicht zur Therapie der Lungenembolie zugelassen.

35.3.2 Thrombolysetherapie

Kontraindikationen gegen eine Thrombolysetherapie sind in Abhängigkeit von der Indikationsstellung zu sehen. Je großzügiger die Indikation zur Thrombolyse gestellt wird, um so mehr müssen relative Kontraindikationen berücksichtigt werden. Wenn nur hämodynamisch beeinträchtigte Patienten thrombolysiert werden, die Patienten also sonst zu versterben drohen, sind bis auf eine floride zerebrale oder gastrointestinale Blutung keine Kontraindikationen zu berücksichtigen. Ebenso wie beim Heparin sind die Kontraindikationen nicht in Studien untersucht worden, sondern historisch entstanden.

Studienlage

In den Studien der 70er Jahre waren Urokinase und Streptokinase – jeweils in Standarddosierung – gleich wirksam und sicher (USPET [16]). In den 80er Jahren wurde der Gewebeplasminogenaktivator (rt-PA) untersucht. Es wurden 10 mg rt-PA als Bolus und 90 mg in den nächsten 2 h verabreicht. Die ersten Arbeiten zeigten 2–7 h nach Thrombolysebeginn eine signifikant bessere Wirkung des rt-PA. Nach 24 h bestanden zwischen den Gruppen keine Unterschiede mehr [4]. Kritikpunkt an den ersten Studien war, dass beim rt-PA-Protokoll nach 2 h das gesamte lytische Potential verabreicht worden war, hingegen bei Urokinase und Streptokinase in Standard-Schemata nach 2–7 h nur ein kleiner Teil des lytischen Potentials.

Beim Vergleich von rt-PA und Urokinase in einem Kurzlyseprotokoll (Tabelle 35-3) war kein Unterschied mehr zwischen den beiden Gruppen festzustellen [4]. Kürzlich wurde der Vergleich von rt-PA mit Streptokinase in einem Kurzlyseprotokoll publiziert [9]. Bei Streptokinase wurden 1,5 Mio E über 2 h ohne Bolus gegeben. Nur zum Zeitpunkt „1 h nach Lysebeginn" war ein Unterschied nachweisbar. Zu diskutieren ist, dass wahrscheinlich auch Streptokinase mit einem Bolus von z. B. 25 000 E geben werden sollte.

Praktisches Vorgehen

Somit sind rt-PA, Urokinase und Streptokinase im Kurslyseprotokoll (!) gleich wirksam und sicher. Zugelassen zur Therapie der Lungenembolie ist rt-PA in der angegebenen Kurzlyse-Dosierung, hingegen Urokinase und Streptokinase nur in der Standarddosierung, nicht aber im Kurzlyseprotokoll. Neuere Substanzen bieten keinen erkennbaren Vorteil.

Durch mehrere Untersuchungen ausreichend belegt ist die Gabe des Thrombolytikums in eine periphere Vene. Die pulmonalarterielle Applikation bringt keinen Vorteil.

Blutungskomplikationen

Lebensbedrohliche Blutungen im Zusammenhang mit einer Thrombolyse treten – insbesondere bei den Kurzzeitlysen – häufig erst nach vollständiger Gabe des Thrombolytikums auf. Falls das Thrombolytikum noch nicht vollständig zugeführt worden ist, müssen Thrombolyse und Antikoagulation sofort unterbrochen werden. Es sollten Gerinnungsparameter (Quick, PTT, TZ, Fibrinogen) und Blutbild mit Thrombozyten bestimmt werden (s. Tabelle 35-4).

Die Thrombolyse kann mit Aprotinin (z. B. Trasylol) oder Tranexamsäure (z. B. Anvitoff, Ugurol; Cave: irreversible Fibrinolysehemmung!) gehemmt werden. Das Vorgehen bei lebensbedrohlichen Blutungen beruht auf Empfehlungen, gesicherte Daten liegen dazu nicht vor.

Die Heparinisierung wird normalerweise nur beendet. Heparin wird wegen der geringen Halbwertszeit meist nicht antagonisiert. In Einzelfällen ist eine Antagonisierung mit Protamin möglich.

Tabelle 35-3. Therapie bei Lungenembolie

Heparin (bereits bei Verdacht)	Thrombolyse

• Kontraindikationen
  – *absolut:* intrazerebrale Blutungen (< 2 Wochen), Zustand nach neurochirurgischer Operation, Heparinallergie (dann z. B. Hirudin)
  – *absolut:* aktive oder kurz zurückliegende innere Blutungen, anamnestisch intrazerebrale Blutungen, intrazerebrale oder intraspinale Erkrankungen oder Tumoren, kurz zurückliegende neurochirurgische Eingriffe
• Unfraktioniertes Heparin
  – Bolusgabe von 5000–10 000 IE i. v.
  – Erhaltungstherapie: 30 000–45 000 IE/Tag i. v.
  – Ziel: PTT 1,5- bis 2-fach verlängert
  – überlappend nach 7–10 Tagen Cumarine (in der Regel für 3–6 Monate)
• Niedermolekulares Heparin
  – Bisher kein Vorteil neuerer Substanzen erkennbar. Teilweise gleich wirksam und sicher im Vergleich mit unfraktioniertem Heparin
  – Möglicherweise weniger HIT?
  – Leichtere Applikation
  – Weniger Laborkontrollen
  – Bisher zur Therapie der Lungenembolie nicht zugelassen!
	• Kontraindikationen
	  – *relativ:* Hirntumor, gastrointestinale Blutung, größere Op., florides Ulkus im Magen oder Duodenum, Hämaturie, Endokarditis, schwere Hypertonie, aktive Hepatitis
	  – *relativ:* größerer chirurgischer Eingriff oder Trauma (< 10 Tagen), nicht-hämorrhagischer Apoplex, unkontrollierte arterielle Hypertonie, Gerinnungsstörungen, Thrombopenie
	• Schemata
	  – Heparinisierung beginnen bzw. weiterlaufen lassen
	  – rt-PA signifikant schneller wirksam als Urokinase und Streptokinase in Standard-Dosierung!
	  – Nach den vorliegenden Arbeiten gleich wirksam und sicher:
	  rt-PA: 10 mg als Bolus (10 min), dann 90 mg über 2 h [4]
	  Urokinase: 1 000 000 E als Bolus (10 min), dann 2 000 000 E über 2 h [4]
	  Streptokinase: 1 500 000 E über 2 h (Bolus? [9])
	  – Bisher kein Vorteil neuerer Substanzen erkennbar
	  – rt-PA in der angegebenen Dosierung zugelassen, Urokinase und Streptokinase nur in der Standarddosierung zur Lungenembolie-Therapie zugelassen, nicht aber in dem Kurzlyseprotokoll
	• Vorgehen
	  – Nach der Thrombolysetherapie Heparin und Cumarine in üblicher Dosierung
	  – Pulmonalarterielle Applikation ohne Vorteil gegenüber periphervenöser Zufuhr

Tabelle 35-4. Vorgehen bei lebensbedrohlicher Blutung unter Thrombolyse

- Unterbrechung von Thrombolyse und Antikoagulation
- Bestimmung von Gerinnungsparametern (Quick-Wert, PTT, TZ, Fibrinogen) und Blutbild mit Thrombozyten
- Antagonisierung der Thrombolyse:
  - Aprotinin (z. B. Trasylol):
    a) initial 500 000 KIE über 10 min, dann 200 000 KIE alle 4 h
    b) initial 500 000 KIE über 10 min, dann 100 000 KIE/h im Perfusor – oder
  - Tranexamsäure (z. B. Anvitoff, Ugurol): 10 mg/kg, ggf. nach 6–8 h wiederholen (**Cave**: irreversible Fibrinolysehemmung!)
- Antagonisierung der Heparinisierung:
  - wegen geringer HWZ des Heparins meist nicht nötig
  - Protamin: 1 IE Protamin inaktiviert 1 IE Heparin
- Ggf. Substitution von Fibrinogen, Fresh-frozen-Plasma, Blut, Thrombozyten

Je nach Ausprägung der Blutung und Verlust von Gerinnungsfaktoren kommt eine Substitution von Blut, Frischplasma, Fibrinogen oder Thrombozyten in Frage.

35.3.3 V.-cava-inferior-Filter

Bei Kontraindikationen gegen Heparin und flottierende Thromben wird verschiedentlich die Indikation zur Implantation eines V.-cava-inferior-Filters gestellt, ohne dass es dafür gesicherte Daten gibt. In einer prospektiven Vergleichsstudie zwischen Patienten mit frei flottierenden und okkludierenden Thromben zeigten sich keine signifikanten Unterschiede für die Endpunkte „Lungenembolie" und „Tod" [10].

Studienlage
Die bisher einzige randomsierte prospektive Studie zum Nutzen von V.-cava-Filtern hat ernüchternde Ergebnisse erbracht [2]. Bei jeweils 200 Patienten mit und ohne Filtereinlage zeigte sich am Tag 12 ein geringer Vorteil für die Patienten mit Filter: Die Häufigkeit von Lungenembolien war etwas niedriger (1%) als bei den Patienten ohne Filter (4,5%). 2 Jahre nach der Filterimplantation war jedoch die Rezidivrate für tiefe Venenthrombosen deutlich höher (18,5%) als ohne Filter (10,5%). Es ergaben sich nach 2 Jahren keine Unterschiede bei Mortalität oder anderen Studienendpunkten. Allerdings wurden beide Gruppen gleich antikoaguliert. So ist eine Aussage zum präventiven Effekt, wenn der Filter wegen Kontraindikationen gegen Heparin implantiert wird, nicht möglich. Die Rate an TVT-Rezidiven und verschlossenen Filtern wird aber wahrscheinlich noch höher sein als in der Studie, in der beide Patientengruppen antikoaguliert wurden.

Empfehlungen
Zur Zeit ist die Implantation eines permanenten V.-cava-Filters kritisch zu sehen. Es sollte eher die Indikation zur Einlage eines temporären Filters gestellt werden, um den anfänglich protektiven Effekt auszunutzen, ohne das Risiko späterer TVT-Rezidive einzugehen.

35.3.4 Interventionelle Techniken

In Einzelfallberichten und kleineren unkontrollierten Studien wird über gute Erfolge mit interventionellen Techniken wie z. B. Katheterfragmentation des Embolus, in der Regel kombiniert mit lokaler Thrombolyse, berichtet. Neben der Fragmentation mittels Pigtail- oder Ballonkatheter sind eine Reihe anderer Techniken wie Thrombuszerschlagung durch rotierende Katheter oder Absaugung beschrieben. Direkte Vergleiche der verschiedenen Techniken liegen nicht vor. Ebenfalls gibt es keine Studien im Vergleich zur alleinigen systemischen Lyse.

Die Berichte stammen in der Regel aus Kliniken, in denen eine optimale Infrastruktur mit Anbindung der Intensivstation an Herzkatheterlabor und/oder Röntgenabteilung gegeben und immer ein in der Technik erfahrener Arzt vor Ort ist. Ist diese optimale Infrastruktur nicht gegeben und bestehen keine Erfahrungen mit der Technik, sollte auf interventionelle Techniken verzichtet werden.

35.3.5 Embolektomie

Die chirurgische Embolektomie bleibt die Ultima ratio in der Therapie einer fulminanten Embolie. Die klassische Trendelenburg-Operation weist eine hohe Letalität von über 90% auf und ist als verzweifelter Rettungsversuch anzusehen. Beim Einsatz der Herzlungenmaschine sind die Ergebnisse besser. Eine Letalität von 40–50% bleibt aber bestehen, sicherlich wegen des selektionierten Patientenkollektivs. Vor langen Patiententransporten in eine Klinik mit Thoraxchirurgie ist deshalb die Thrombolyse zu erwägen, auch in Situationen, die sonst als Kontraindikation gelten würden.

Kontrollierte randomisierte Daten zum Vergleich „Thrombolyse trotz Kontraindikation" gegen „Embolektomie" liegen nicht vor. Die einzige nicht-randomisierte Studie zeigte keine Unterschiede zwischen den Gruppenergebnissen [5]. Demnach können offensichtlich Notfallthrombolysen trotz vorliegender Kontraindikationen und Embolektomien gleich sicher durchgeführt werden.

35.3.6 Differentialtherapie

Die Wahl der Behandlungsform wird vom Schweregrad der Erkrankung und evtl. bestehenden Kontraindikationen, aber auch von Verfügbarkeit und Erfahrung mit den jeweiligen Therapiemaßnahmen beein-

Abb. 35-8.
Differentialtherapie bei
Lungenembolie

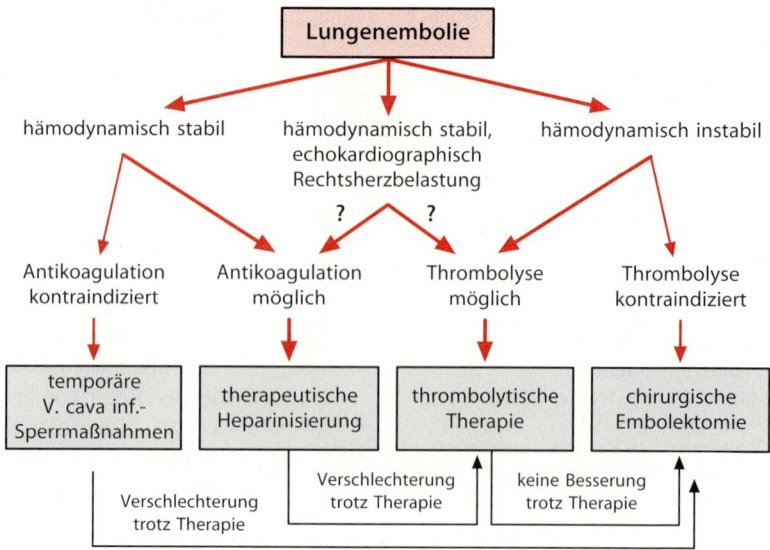

flusst. Alle Therapieformen können mit bestimmten Komplikationen einhergehen. Zunächst ist bei der Entscheidung über die Therapieform nur die hämodynamische Situation des Patienten entscheidend, wie im Algorithmus der Abb. 35-8 dargestellt. Ist der Patient hämodynamisch instabil, ist praktisch immer die Thrombolyse Therapie der Wahl. Bei hämodynamisch stabilen Patienten ist die therapeutische Heparinisierung Vorgehen der Wahl. Sonderfall ist der hämodynamisch stabile Patient, bei dem echokardiographisch Rechtsherzbelastungszeichen nachzuweisen sind. Hier ist eine Thrombolyse zu diskutieren, allerdings unter strenger Beachtung der Kontraindikationen.

Literatur

1. Dalen JE, Alpert JS, Hirsch J (1997) Thrombolytic therapy for pulmonary embolism: is it effective? Is it safe? When is it indicated? Arch Intern Med 157: 2550–2556
2. Decousus H, Leizorovicz A, Parent F et al. (1998) A clinical trial of vena caval filters in the prevention of pulmonary embolism in patients with proximal deep-vein thrombosis. „Prévention du risque d'embolie pulmonaire par interruption cave" Study Group. N Engl J Med 338: 409–415
3. Goldhaber SZ, Kessler CM, Heit J et al. (1988) Randomised controlled trial of recombinant tissue plasminogen activator vs. urokinase in the treatment of acute pulmonary embolism. Lancet II: 293–298
4. Goldhaber SZ, Kessler CM, Heit JA et al. (1991) TPA vs. Urokinase in acute pulmonary embolism: a randomized controlled trial. Circulation 84 (Suppl II): 357
5. Gulba DC, Schmid C, Borst HG, Lichtlen P, Dietz R, Luft FC (1994) Medical compared with surgical treatment for massive pulmonary embolism. Lancet 343: 576–577
6. Konstantinides S, Geibel A, Kasper W, Olschewski M, Blumel L, Just H (1998) Patent foramen ovale is an important predictor of adverse outcome in patients with major pulmonary embolism. Circulation 97: 1946–1951
7. Konstantinides S, Geibel A, Olschewski M et al. (1997) Association between thrombolytic treatment and the prognosis of hemodynamically stable patients with major pulmonary embolism: results of a multicenter registry. Circulation 96: 882–888
8. Meissner E, Niedermeyer J, Fabel H, Daniel WG (1997) Echokardiographie bei der Diagnostik der Lungenembolie. Notfallmedizin 23: 304–314
9. Meneveau N, Schiele F, Metz D et al. (1998) Comparative efficacy of a two-hour regimen of streptokinase vs. alteplase in acute massive pulmonary embolism: immediate clinical and hemodynamic outcome and one-year follow-up. J Am Coll Cardiol 31: 1057–1063
10. Pacouret G, Alison D, Pottier JM, Bertrand P, Charbonnier B (1997) Free-floating thrombus and embolic risk in patients with angiographically confirmed proximal deep venous thrombosis. A prospective study. Arch Intern Med 157: 305–308
11. PIOPED-Investigators (1990) Value of the ventilation/perfusion scan in acute pulmonary embolism. Results of the prospective investigation of pulmonary embolism diagnosis (PIOPED). The PIOPED Investigators. JAMA 263: 2753–2759
12. Ribeiro A, Lindmarker P, Juhlin Dannfelt A, Johnsson H, Jorfeldt L (1997) Echocardiography Doppler in pulmonary embolism: right ventricular dysfunction as a predictor of mortality rate. Am Heart J 134: 479–487
13. Schiff D, DeAngelis LM (1994) Therapy of venous thromboembolism in patients with brain metastases. Cancer 73: 493–498
14. Stein PD, Terrin ML, Hales CA et al. (1991) Clinical, laboratory, roentgenographic, and electrocardiographic findings in patients with acute pulmonary embolism and no pre-existing cardiac or pulmonary disease. Chest 100: 598–603
15. Urokinase Pulmonary Embolism Trial Study Group (1970) Urokinase pulmonary embolism Trial. Phase 1. Results (A cooperative study). JAMA 214: 2163–2172
16. Urokinase Streptokinase Pulmonary Embolism Trial Study Group (1974) Urokinase-streptokinase embolism trial. Phase 2. Results (A cooperative study). JAMA 229: 1606–1613

Kapitel 36: Herztamponade

A. C. Borges, G. Baumann

36.1 Ätiologie und Pathogenese 697

36.2 Diagnostik 698
36.2.1 Klinische Untersuchung 698
36.2.2 EKG 698
36.2.3 Thoraxröntgenaufnahme 698
36.2.4 Echokardiographie 698
36.2.5 CT und MRT 699
36.2.6 Rechtsherzkatheteruntersuchung 699
36.2.7 Sonderfall: Perikardtamponade nach Herzoperation 699

36.3 Therapie 700
36.3.1 Perikardpunktion 700
36.3.2 Operation 700
36.3.3 Perkutane Perikardiotomie 701

Literatur 701

Herztamponade

A. C. Borges, G. Baumann

36.1 Ätiologie und Pathogenese

Große Ergussmengen im Perikardraum oder Raumforderungen (benigne oder maligne Tumoren) können zur Behinderung der diastolischen Ventrikelfüllung führen (Tabelle 36-1). Entscheidend für die hämodynamische Bedeutung dieser diastolischen Füllungsbehinderung ist nicht so sehr die Menge des Perikardergusses bzw. der Raumforderung, sondern die Geschwindigkeit seiner Entwicklung. Die Möglichkeiten der traumatisch bedingten Tamponade reichen von der Akupunkturnadel bis zum stumpfen Thoraxtrauma [7].

Alle Ursachen einer Perikarditis können zu einer Perikardtamponade führen. Ein dissezierendes Aortenaneurysma führt zur Tamponade, wenn Blut in den perikardialen Raum penetriert oder das Aneurysma selbst eine rechtsseitige Füllungsbehinderung hervorruft. Sehr selten sind angeborene Fehlbildungen des Perikards durch z. B. spontane oder posttraumatische Einblutungen in Perikardzysten Ursache einer Tamponade [1].

Akute Herztamponade

Eine akute Herztamponade wird meist traumatisch durch eine Ventrikelwandruptur oder eine Aortendissektion verursacht.

Subakute Herztamponade

Die subakute Tamponade entsteht meist auf dem Boden einer entzündlichen (idiopathisch, viral, urämisch) Perikarditis oder durch eine neoplastische Perikarderkrankung.

Seltenere Ursachen

Hierzu gehören die sog. Niedrigdrucktamponade und die exsudativ-konstriktive Perikarditis.

■ **Niedrigdrucktamponade.** Diese ist durch einen nur gering erhöhten Druck im Perikardraum mit relativ blander klinischer Symptomatik gekennzeichnet und wird durch schwere Dehydratation verursacht. Die Echokardiographie kann den Erguss nachweisen, und die Diagnose wird bestätigt durch einen identischen

Tabelle 36-1. Ursachen einer Herztamponade

- Perikarditis 10–15%
  - infektiös
  - autoimmunologisch (Lupus erythematodes, rheumatoide Arthritis)
  - urämisch
- Antikoagulation, Thrombolyse
- Kardiochirurgischer Eingriff
- Ventrikelruptur (postinfarziell)
- Iatrogen:
  - zentralvenöser Katheter, Stent, PTCA, Schrittmacherelektroden
  - Bestrahlung, Chemotherapie (Adriamycin)
- Trauma:
  - scharf: Akupunkturnadel, Stich, Schuss
  - stumpf
- Aortendissektion
- Malignome (Bronchial-, Mamma-, Ösophaguskarzinom; Lymphome, Mesotheliom)
- Perikardzyste
- Pankreatitis

Druck im rechten Vorhof und im Perikardraum und die Verbesserung der hämodynamischen Situation nach Entfernung der Perikardflüssigkeit.

■ **Exsudativ-konstriktive Perikarditis.** Eine exsudativ-konstriktive Perikarditis, z. B. bei Tuberkulose oder bei urämischer Perikarditis, entwickelt sich bei vorbestehender narbiger Veränderung des Perikards und zusätzlicher Ergussbildung. Besondere klinische Erscheinungsformen entstehen bei vorbestehender Herzerkrankung wie z. B. Hypertrophie, Fibrose und reduzierte Compliance des linken Ventrikels. Besonders schwierig kann die Diagnostik bei gleichzeitiger rechtsventrikulärer Hypertrophie und Funktionsstörung sein. Der erhöhte rechtsventrikuläre diastolische Druck verhindert den diastolischen Kollaps der freien Wand des rechten Ventrikels und die Kompression des rechten Vorhofes. Die selektive linksseitige Beteiligung ist sehr selten und mit einer linksatrialen Kompression oder mit einem linksventrikulärem Kollaps verbunden [11]

36.2 Diagnostik

36.2.1 Klinische Untersuchung

Die klinische Symptomatik ist durch die Zeichen der vor allem rechtsseitigen Füllungsbehinderung und Rechtsherzdekompensation gekennzeichnet, durch zunehmende Luftnot und thorakales Druckgefühl oder seltener Thoraxschmerzen.

■ **Kussmaul-Zeichen.** Deutlich erkennbar sind die erweiterten Jugularvenen und ein paradoxer inspiratorischer Druckanstieg in der Jugularvene (Kussmaul-Zeichen).

■ **Pulsus paradoxus.** Eine evtl. auftretende inspiratorische Abnahme des systolischen Blutdruckes um mehr als 10 mmHg bedingt den sog. Pulsus paradoxus. Der stark ausgeprägte Pulsus paradoxus ist durch einen fehlenden arteriellen Puls auf dem Höhepunkt der Inspiration gekennzeichnet. In weniger ausgeprägten Fällen ist ein Abfall der Pulsamplitude unter Inspiration palpabel. Bei Patienten im Schock, bei absoluter Arrhythmie mit Vorhofflimmern und bei Tachypnoe ist die Feststellung eines Pulsus paradoxus erschwert.

■ **Vermindertes Herzzeitvolumen.** Die diastolische Füllungsbehinderung bedingt ein „Low-output-Syndrom" mit Dyspnoe, Tachykardie und Hypotonie.

■ **Weitere Symptome.** Ist der Perikarderguss langsam entstanden, können zusätzliche Symptome in Form von Aszites und Anasarka auftreten. Bei einem ausgeprägten Perikarderguss ergibt sich schon perkutorisch eine Vergrößerung der Herzdämpfungsfigur, und der Herzspitzenstoß ist oft nicht palpabel. Die Herztöne sind oft sehr leise; ein Perikardreiben kann fehlen.

36.2.2 EKG

Das EKG kann eine periphere oder totale Niedervoltage oder einen elektrischen Alternans aufweisen. Angehobene ST-Strecken (gradlinig bis schräg) mit einer aufwärts gerichteten Konkavität zu einer positiven T-Welle kennzeichnen die Perikarditis. Im weiteren Verlauf kann sich eine T-Negativierung in allen Extremitätenableitungen entwickeln. Ein elektrischer Alternans der P-Welle, des QRS-Komplexes und der T-Welle ist hochverdächtig für eine Tamponade, tritt jedoch sehr selten auf. Ein Alternans des QRS-Komplexes allein ist häufiger, aber weniger spezifisch.

36.2.3 Thoraxröntgenaufnahme

In der Thoraxröntgenaufnahme erkennt man Zeichen der mediastinalen Verbreiterung mit einer Verbreiterung der Herzsilhouette in sog. „Bocksbeutel-", Dreiecks- oder Zeltform. Wegen der fehlenden Abgrenzbarkeit zwischen Perikard und anderen kardialen Strukturen ist eine Differenzierung zwischen myokardial bedingter und perikardial verursachter Restriktion konventionell radiologisch oft nicht möglich. In der Akutdiagnose einer Tamponade ist die Thoraxröntgenaufnahme von differentialdiagnostisch ergänzendem Wert, wenn Klinik und Echokardiographie keine eindeutige Diagnose erbringen.

36.2.4 Echokardiographie

> Die Echokardiographie ist die Methode der Wahl bei der Diagnostik der Perikardtamponade.

Mittels Echokardiographie gelingt der direkte Nachweis des Perikardergusses bzw. der perikardialen Raumforderung, gleichzeitig können die hämodynamischen Auswirkungen abgeschätzt werden. Je nach Schallbarkeit und genauer Abbildbarkeit kann die transthorakale durch eine transösophageale Untersuchung ergänzt werden. Die Echokardiographie erlaubt ebenfalls mit hoher diagnostischer Genauigkeit die Unterscheidung zwischen flüssigen und organisierten oder soliden Ursachen einer Perikardtamponade.

„Swinging Heart". Bei der Ausbildung großer Ergussmengen kann es zum Bild des sog. *„swinging heart"* kommen, d. h. das Herz schwingt im Flüssigkeitsmantel. Das Bild des „swinging heart" ist nicht gleichbedeutend mit einer Perikardtamponade, beide stellen jedoch die Indikation zur Entlastung dar.

■ **Echokardiographische Befundung.** Die Echokardiographie ermöglicht die Messung der Ergussbreite (diastolische Messung im M-Mode), die topographische Übersicht vor einer Punktion und die Darstellung der diastolischen Füllungsbehinderung: transtrikuspidales und transmitrales Strömungsprofil in der Doppleruntersuchung, Abnahme der diastolischen Mitralsegelexkursion und Zunahme des „EF-Slope". Weiterhin sind die Zeichen einer Rechtsherzbelastung darstellbar: Dilatation der Lebervenen und der V. cava inferior mit reduzierter Atemmodulation des Durchmessers, Zunahme des Blutrückstromes in die Lebervenen.

■ **Tamponadezeichen.** Als relativ sichere Zeichen einer Tamponade gelten die Darstellung der Kompression des rechten Vorhofs und der diastolische Kollaps des rechten Ventrikels in der 2D-Echokardiographie. Eine inspiratorische Flusszunahme um ca. 50 % in der Pulmonalarterie und gleichzeitige Abnahme der aortalen Flussgeschwindigkeit in der Doppler-Echokardiographie sind diagnostische Hinweise für eine Tamponade. Die typischen dopplerechokardiographischen Veränderungen des diastolischen transmitralen Geschwindigkeitsprofils sind durch eine pathologisch erhöhte atmungsbedingte Veränderung gekennzeichnet: Bei Inspiration kommt es zum Abfall der frühdiastolischen Geschwindigkeit, und in der Exspiration kommt es zum Anstieg der frühen diastolischen Geschwindigkeit [2], zur Reduktion der isovolumetrischen Relaxationszeit in der Exspiration und zum Anstieg in der Inspiration.

Die Veränderungen der transtrikuspidalen Flussgeschwindigkeiten sind genau entgegengesetzt: in der Inspiration kommt es zum Anstieg und in der Exspiration zum Abfall der frühdiastolischen Geschwindigkeit. In der Exspiration zeigt sich ein Abfall des venösen Vorwärtsflusses in den Lebervenen [6] und eine Zunahme des Rückflusses. Es kann sich auch eine abnorme Gesamtbewegung in Form eines sog. „Pseudoprolaps" mit Einbeziehung der Mitralklappe ausbilden, die nach Punktion dann vollständig verschwindet.

Die meisten echokardiographischen Zeichen einer Tamponade treten bereits vor einem Pulsus paradoxus oder einer deutlichen arteriellen Hypotension auf.

■ **Differentialdiagnose Pleuraerguss.** Die differentialdiagnostische Abgrenzung zum Pleuraerguss ist meist dadurch möglich, dass der Perikarderguss gewöhnlich nicht hinter dem linken Vorhof darstellbar ist, bedingt durch die enge Anheftung des Perikards in diesem Bereich der Pulmonalveneneinmündung.

36.2.5 CT und MRT

Die Computertomographie (CT) und „Ultrafast-CT" („electron beam tomography", EBT) und auch die Magnetresonanztomographie (MRT) können mit sehr hoher diagnostischer Zuverlässigkeit bei der Diagnose perikardialer Veränderungen eingesetzt werden. Die Einschränkung beider Diagnoseverfahren besteht in der begrenzten Verfügbarkeit und eingeschränkten Durchführbarkeit bei hämodynamisch instabilen Patienten in Notfallsituationen.

36.2.6 Rechtsherzkatheteruntersuchung

Liegt bei einem Patienten mit Tamponade ein Rechtsherzkatheter (Swan-Ganz-Katheter), so können folgende Befunde erhoben werden:
- erhöhter zentralvenöser bzw. rechtsatrialer Druck,
- Angleichung von rechtsatrialem Druck und enddiastolischen Druckwerten in den Ventrikeln und in der A. pulmonalis,
- Abnahme des Herzzeitvolumens mit Hypotonie.

Bei möglichst allen Patienten sollte ein *invasives Monitoring* mit Messung des arteriellen und zentralvenösen Druckes während der Perikardiozentese erfolgen. Der inspiratorische Abfall des arteriellen Systemdrucks kann genau quantifiziert werden und der χ-förmige Abfall des venösen Druckes kann während des QT-Intervalls registriert werden.

36.2.7 Sonderfall: Perikardtamponade nach Herzoperation

Die Perikardtamponade nach kardiochirurgischem Eingriff stellt häufig ein diagnostisches Problem dar. Die Patienten sind postoperativ oft nur sehr eingeschränkt transthorakal schallbar, und die hämodynamische Situation kann multifaktoriell negativ beeinflusst sein. In der Echokardiographie erscheint die epikardiale Raumforderung durch fibrinöse Organisation und Koagelbildung echoreich, sodass eine Abgrenzung vom benachbarten Gewebe oft schwierig wird.

Methode der Wahl ist in einer solchen Situation die transösophageale Echokardiographie, die eine vollständige Einsicht der epikardialen Umgebung des rechten Vorhofes und des rechten Ventrikels erlaubt (Abb. 36-1). Eine wichtige Differentialdiagnose ist der *trikuspidale Fettkörper*, der nur auf die Trikuspidalklappenebene beschränkt ist und zu keiner Füllungsbehinderung führt.

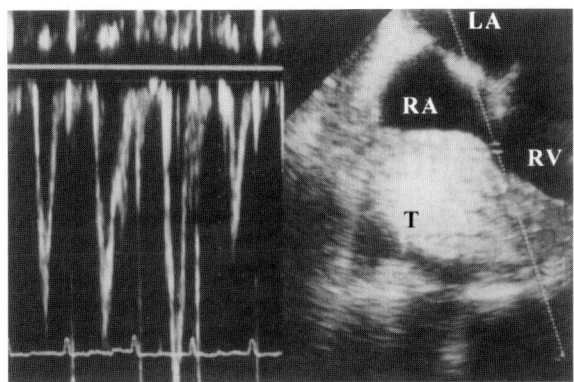

Abb. 36-1. Transösophageale Echokardiographie bei einem Patienten mit postkardiochirurgischer Herztamponade. Rechter Vorhof (*RA*) und rechter Ventrikel (*RV*) wurden durch eine überwiegend echoreiche Raumforderung mit z. T. liquiden Arealen (*T*) komprimiert, die einem großen Koagel entsprach und eine Rethorakotomie erforderte. Die Dopplerechokardiographie zeigte einen Anstieg der Flussgeschwindigkeit unter Inspiration (*linke Seite*). *LA* linker Vorhof

■ **Einblutung in den Pleuraraum.** Oft kann auch eine Einblutung in den Pleuraraum mit massiver Hämatombildung zu einer Kompression des rechten Vorhofs mit konsekutiver Füllungsbehinderung führen und dem klinischen und hämodynamischen Bild einer Tamponade entsprechen. Diese Raumforderung kann differentialdiagnostisch schwer von einer epi-/perikardialen Raumforderung unterschieden werden, sodass sich in vielen Fällen erst bei einer Reoperation die genaue Ursache der Tamponade klären lässt.

36.3 Therapie

Das klinische Bild und die hämodynamische Situation des Patienten bestimmen Art und Umfang der diagnostischen Maßnahmen sowie die therapeutischen Entscheidungen.

36.3.1 Perikardpunktion

Bei den meisten Patienten mit Perikardtamponade ist die sofortige Entlastung durch *Perikardpunktion (Perikardiozentese)* entweder unter echokardiographischer Kontrolle oder unter radiologischer Durchleuchtungskontrolle die Therapie der Wahl. Die Kontrolle der korrekten Kanülenlage ist insbesondere bei hämorrhagischer Punktionsflüssigkeit zum Ausschluss einer Fehlpunktion oder einer Verletzung großer Gefäße bzw. der Herzhöhlen wichtig und kann folgendermaßen durchgeführt werden [3, 5, 8]:
- durch Injektion von Röntgenkontrastmittel unter Durchleuchtungskontrolle,
- durch die akute Bestimmung der O_2-Sättigung oder der Hämoglobinkonzentration,
- durch die Anbringung einer EKG-Elektrode an die Punktionsnadel mit Aufzeichnung von Rhythmusstörungen und ST-Streckenhebungen,
- durch die Injektion von Echokontrastmittel unter echokardiographischer Kontrolle.

Die echokardiographisch kontrollierte Punktion und Entlastung bietet den besonderen Vorteil der schnellen Verfügbarkeit und Durchführbarkeit direkt am Patientenbett.

Substernaler Zugang
Die Punktion erfolgt bei substernalem Zugang in liegender Position mit ggf. leicht angehobenem Oberkörper (25°) unter sterilen Bedingungen und unter Verwendung eines Lokalanästhetikums. Punktiert wird im Winkel zwischen Xiphoid und linkem Rippenbogen, wobei die Nadel mit einer Neigung von etwa 45° in Richtung auf die linke Schulter (35–45°) vorgeschoben wird. Nach Punktion und Aspiration erfolgt die Kontrolle der Nadelposition, dann kann ein Pigtail-Katheter über einen Führungsdraht eingelegt werden.

Apikaler (subkostaler) Zugang
Alternativ ist auch ein apikaler (subkostaler) Zugang im 5. Interkostalraum, außerhalb des Herzspitzenstoßes, in dorsomedialer Richtung möglich.

In Notfallsituationen kann auch sicherlich die blinde Punktion notwendig werden, dann sollte man sich aber – wenn immer möglich – kurz vorher durch eine Echokardiographie über die Lokalisation, den günstigsten Punktionsort, über die topographischen Verhältnisse und eine evtl. Kammerung des Perikardergusses orientieren.

Antikoagulanzientherapie
Eine Antikoagulanzientherapie sollte bei einer Herztamponade unterbrochen bzw. entsprechend reduziert werden. War die Antikoagulanzientherapie selbst die Ursache der Tamponade, so muss ggf. eine Antagonisierung erfolgen bzw. es müssen die entsprechenden Faktoren substituiert werden.

Komplikationen
Gefahren einer Punktion bestehen in der Verletzung benachbarter Strukturen (A. mammaria interna, Lunge, Pleura, Magen, Peritoneum, Myokard, rechte Herzkammer). Seltene Komplikationen sind Pneumothorax, ventrikuläre Tachykardie, Kammerflimmern, Infektionen des Pleuraraums oder des Peritoneums.

Diagnostik
Die bei der Perikardiozentese gewonnene Flüssigkeit sollte mikroskopisch, mikrobiologisch, chemisch und zytologisch untersucht werden, um eine genaue Klärung und weitere Therapie zu ermöglichen.

Perikardiodese
Bei rezidivierenden oder malignen Perikardergüssen kann dann nach Ablassen der Flüssigkeit eine Perikardiodese (Tabelle 36-2) erfolgen; dies ist aber nur bei einem nichtgekammerten Erguss möglich. Bei strahlensensiblen Tumoren kann auch eine perkutane Strahlentherapie mit 20–30 Gy sinnvoll sein.

36.3.2 Operation

Die kardiochirurgische Therapie einer Perikardtamponade ist dann notwendig, wenn entweder eine Punktion aufgrund der Organisation oder der Koagelbildung nicht möglich ist, eine solide Raumforderung die Ursache ist (s. Abb. 36-2 a, b) oder durch rezidivierende Ergussbildung wiederholt eine Perikardiozentese notwendig wurde. Bei traumatischer oder artifizieller Ursache ist meist eine kardiochirurgische Inspektion und Versorgung des Defekts erforderlich, ebenso bei postinfarzieller Ventrikelruptur oder Aortendissektion.

Tabelle 36-2. Intraperikardiale Installation bei malignem Erguss. (Nach [10])

Substanz	Dosierung	Erfolgsrate [%]
Tetracyclin	500 mg (mehrfach)	70–90
Minocyclin	10 mg/kg (2- bis 3-mal)	92
Mitoxantron	10–20 mg (mehrfach)	80–100
Bleomycin	5–30 mg (2-mal)	70–100
Cisplatin	10 mg (3- bis 5-mal)	50–100
Mitomycin C	8 mg (mehrfach)	70
5-Fluorouracil	7 mg/kg	
Alexan	1 mg/kg	
Radioaktive Isotopen		

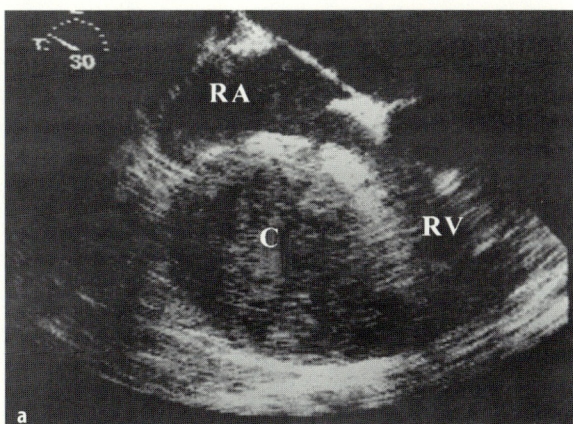
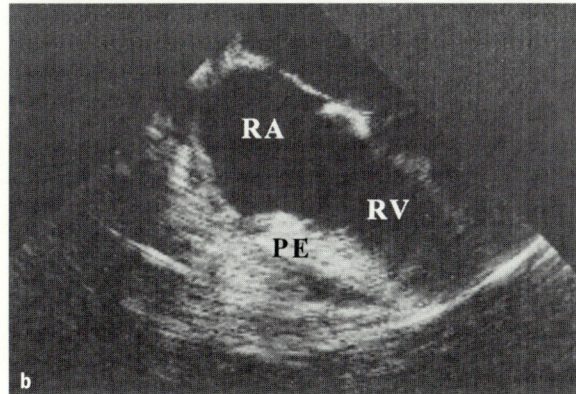

Abb. 36-2a, b. a Präoperative transösophageale Echokardiographie bei einem Patienten mit Herztamponade durch eine spontane Einblutung in eine Perikardzyste (*C*), die bisher asymptomatisch war. Die Einblutung führte zu einer erheblichen Einengung von rechtem Vorhof (*RA*) und rechtem Ventrikel (*RV*). b Transösophageale Echokardiographie nach operativer Therapie der Herztamponade mit Resektion der Zystenvorderwand und Ausräumung von Hämatom und Zysteninhalt. Die Abbildung zeigt die belassene, echoreich abgebildete Zystenhinterwand und einen geringen Perikarderguss (*PE*) vor dem rechten Ventrikel (*RV*). Der rechte Vorhof (*RA*) ist vollständig entfaltet

Auch bei purulenter Perikarditis und bei Tuberkulose ist meist eine kardiochirurgische Revision notwendig.

In den meisten Fällen von serösen und z. T. idiopathischen rezidivierenden Perikardergussformen wird die partielle chirurgische Resektion des Perikards (die sog. „Fensterung") durchgeführt, in den anderen Fällen wird die Tamponadeursache beseitigt. Ein weiterer Vorteil der kardiochirurgischen Therapie besteht in der Möglichkeit, eine Perikardbiopsie durchzuführen.

36.3.3 Perkutane Perikardiotomie

In einzelnen Fällen wurde über die Möglichkeiten der perkutanen Perikardiotomie mittels Ballon berichtet [4]; diese ist derzeit aber speziellen Indikationen vorbehalten und in der Intensivmedizin keine geeignete Methode.

Literatur

1. Borges AC, Gellert K, Dietel M, Baumann G, Witt C (1997) Acute right-sided heart failure due to hemorrhage into a pericardial cyst. Ann Thorac Surg 63: 845–847
2. Burstow DJ (1989) Cardiac tamponade: Characteristic Doppler observations. Mayo Clin Proc 64: 316–320.
3. Chandratna PA, First J, Langevin E, O'Dell R (1977) Echocardiographic contrast studies during pericardiocentesis. Ann Intern Med 87: 199–200
4. Galli M, Politi A, Pedretti F, Castiglioni B, Zerboni S (1995) Percutaneous balloon pericardiotomy for malignant pericardial tamponade. Chest 108: 1499–1501
5. Hanaki Y, Kamiya H, Todoroki H, Yasui K, Ohsugi S, Ohno M, Horiba M (1990) New two-dimensional echocardiographically directed pericardiocentesis in cardiac tamponade. Crit Care Med 18: 750–753
6. Hayes SN, Freemann WK, Gersh BJ (1990) Low pressure cardiac tamponade: Diagnosis facilitated by Doppler echocardiography. Br Heart J 63: 137–140
7. Kataoka H (1997) Cardiac tamponade caused by penetration of an acupuncture needle into the right ventricle. J Thorac Cardiovasc Surg 114: 674–676
8. Suehiro S, Hattori K, Shibata T, Sasaki Y, Minamimura H, Kinoshita H (1996) Echocardiography-guided pericardiocentesis with a needle attached to a probe. Ann Thorac Surg 61: 741–742
9. Vaitkus PT, Herrmann H, LeWinter M (1994) Treatment of malignant pericardial effusion. JAMA 272: 59–64
10. Wilkes JD, Fidias P, Vaickus L, Perez RP (1995) Malignancy-related pericardial effusion. Cancer 76: 1377–1387
11. Yacoub MH, Cleland WP, Dael CW (1966) Left atrial tamponade. Thorax 21: 305–306

Sektion VII:
Gastrointestinale Störungen

Sektion VII:
Gastrointestinale Störungen

Akutes Leberversagen

K. H. W. Böker, M. P. Manns

37.1 Definition 707

37.2 Ätiologie 707
37.2.1 Akute Virushepatitis 707
37.2.2 Medikamente 709
37.2.3 Sonstige Ursachen 710

37.3 Pathomechanismen des Multiorganversagens 711

37.4 Prognose 711

37.5 Klinische Probleme und Therapie 711
37.5.1 Spezifische Therapien des Leberversagens 711
37.5.2 Enzephalopathie und Hirnödem 712
37.5.3 Kardiovaskuläres System und Hämodynamik 715
37.5.4 Nierenversagen 715
37.5.5 Pulmonale Komplikationen 716
37.5.6 Infektionen 716
37.5.7 Gerinnungsstörungen 716
37.5.8 Metabolische Störungen 717
37.5.9 Ernährung bei Leberversagen 717

37.6 Leberersatzverfahren 718

37.7 Lebertransplantation 718

Literatur 720

Akutes Leberversagen

K. H. W. Böker, M. P. Manns

37.1 Definition

Als *akutes Leberversagen* bezeichnet man den Ausfall der Leberfunktion bei Patienten, die vorher keine chronische Leberkrankheit hatten.

Diese Definition trennt das akute Leberversagen von Endstadien chronischer Leberkrankheiten, bei denen es ebenfalls zum Leberausfall kommen kann. Ein solcher, rasch progredienter terminaler Leberausfall bei chronischer Leberkrankheit wird als *„akut auf chronisches"* Leberversagen bezeichnet; es handelt sich dabei aber nicht um ein akutes Leberversagen im eigentlichen Sinne.

Im angelsächsischen Sprachraum spricht man von „acute hepatic failure", „fulminant hepatic failure" oder auch von „acute liver failure". Diese Begriffe werden weitestgehend synonym verwendet.

■ **Befundkonstellation.** Das akute Leberversagen wird anhand einer typischen Befundkonstellation definiert. Es handelt sich dabei um die Kombination aus schwerer Leberinsuffizienz (mit Ikterus und Gerinnungsstörung) und einer Bewußtseinsstörung bei hepatischer Enzephalopathie. Eine so präzise Definition ist von erheblicher klinischer Bedeutung. Die schlechte Spontanprognose des akuten Leberversagens tritt erst in dem Moment ein, in dem die Enzephalopathie zu der schweren Leberfunktionsstörung hinzutritt.

■ **Einteilung nach Verlauf.** Das akute Leberversagen kann darüber hinaus nach der Dynamik seiner Entwicklung noch weiter unterteilt werden. Man spricht von *fulminantem Leberversagen*, wenn zwischen dem Ausfall der Leberfunktion und dem Beginn der Enzephalopathie weniger als 7 Tage liegen, von *akutem Leberversagen* bei einer Zwischenzeit von 8–28 Tagen und von *subakutem* oder *protrahiertem* Leberversagen, wenn zwischen Ikterus und Enzephalopathie mehr als 4 Wochen vergangen sind. Diese Unterteilung ist zur Einschätzung der Prognose hilfreich, hat sich jedoch im praktischen Sprachgebrauch nicht allgemein durchgesetzt.

37.2 Ätiologie

Ein akutes Leberversagen kann aus verschiedener Ursache auftreten. Tabelle 37-1 zeigt eine Auflistung der wesentlichen Diagnosen.

Die häufigsten Ursachen eines akuten Leberversagens in Deutschland sind virale Hepatitiden und Medikamententoxizität. Zu den selteneren Ursachen zählen Knollenblätterpilzvergiftungen, akute Manifestationen des M. Wilson und das Budd-Chiari-Syndrom.

Man beobachtet hierbei deutliche geographische Unterschiede: So ist in Großbritannien die Paracetamolvergiftung die häufigste Ursache für ein Leberversagen, in den Mittelmeerländern dominiert die Hepatitis B und in Deutschland idiosynkratische Medikamentenreaktionen.

Zum Zeitpunkt der klinischen Präsentation der Patienten ist die wesentliche Schädigung der Leber in aller Regel bereits eingetreten, d. h. große Teile des Organs sind untergegangen. Die Mechanismen, welche bei den einzelnen Erkrankungen zur Zerstörung der Hepatozyten führen, sind unterschiedlich, das klinische Syndrom „akutes Leberversagen" ist jedoch von der zugrundeliegenden Ätiologie relativ unabhängig. Es tritt erst als Folge des Parenchymuntergangs in der Leber auf und stellt die gemeinsame Endstrecke der verschiedenen zugrundeliegenden Erkrankungen dar.

Die *klinische Ausprägung* des Syndroms hängt von 3 wesentlichen Faktoren ab:
- metabolische Konsequenzen durch den Verlust an funktionsfähiger Leberzellmasse,
- Freisetzung toxischer Metabolite aus den zugrundegegangenen Leberanteilen,
- Fähigkeit der verbliebenen Leberanteile zur Regeneration.

Hierbei ist insbesondere die Regenerationsfähigkeit von der zugrundeliegenden Ätiologie sowie von Alter und Vorerkrankungen der Patienten abhängig [27].

37.2.1 Akute Virushepatitis

Hepatitis A

■ **Risiko eines Leberversagens.** Bei *Hepatitis A (HAV)* wird ein akutes Leberversagen relativ selten gesehen,

Tabelle 37-1. Ursachen für ein akutes Leberversagen

Virale Erkrankungen	Toxizität/Idiosynkrasie	Sonstige Ursachen
• Akute Hepatitis A • Akute Hepatitis B (mit oder ohne Delta-Superinfektion) • (Akute Hepatitis C)*	• Paracetamolüberdosis • Halogenierte Kohlenwasserstoffe: Halothan, Isofluran, Enfluran • Idiosynkratische Reaktionen: INH, Rifampicin, NSAID, Gold, Sulfonamide, Tetrazykline, Ketokonazol, MAO-Hemmer, trizyklische Antidepressiva, Allopurinol, Valproinsäure, Phenytoin, Disulfiram, Methyldopa, Amiodaron, Propylthiouracil, Dideoxyinosin, Marcumar	• Amanitaintoxikation • Akute Schwangerschaftsfettleber • Reye-Syndrom
• Non-A-non-B-non-C-Hepatitis • Akute Hepatitis E • Andere Viren: (HSV, HHV-6, CMV, EBV, VZV, Parainfluenza)*	• Tetrachlorkohlenstoff	• (Autoimmune Hepatitis)* • M. Wilson • Budd-Chiari-Syndrom • Hyperthermie/Hitzschlag • Sepsis

* Einzelfallberichte in der Literatur.

nämlich bei etwa 0,1–0,4% der hospitalisierten Patienten. Da nur ein kleiner Teil der Patienten mit Hepatitis A überhaupt hospitalisiert wird, dürfte die tatsächliche Häufigkeit des akuten Leberversagens bei HAV-Infektion noch niedriger liegen. Trotzdem ist in nordeuropäischen Ländern die Hepatitis A für bis zu 20% der Fälle von akutem Leberversagen verantwortlich. Dies wird erklärt durch das höhere Erkrankungsalter in Ländern mit sehr niedriger HAV-Durchseuchung und dem damit einhergehenden schwereren Verlauf der Erkrankung, verglichen mit frühkindlicher Infektion.

■ **Pathogenese.** Die Pathogenese des akuten Leberversagens bei HAV-Infektion ist nicht vollständig geklärt. Zwar wird das Hepatitis-A-Virus als direkt zytopathologisch angesehen, neuere Befunde deuten aber daraufhin, dass neben der direkt zellschädigenden Wirkung ein wahrscheinlich durch zytotoxische T-Zellen vermittelter Immunprozess für die akute Zerstörung der Leber verantwortlich sein könnte [19].

■ **Diagnostik.** Die Diagnose der Hepatitis A kann durch Nachweis von IgM-Antikörpern gegen das HAV im Serum leicht gestellt werden. Diese Antikörper treten frühzeitig im Verlauf auf und persistieren für mehrere Monate.

Hepatitis B

■ **Risiko eines Leberversagens.** Bei *Hepatitis-B-(HBV-)* Infektion ist das Risiko, ein akutes Leberversagen zu entwickeln, höher als bei der Hepatitis A. Etwa 1% aller hospitalisierten Hepatitis-B-Patienten erleiden diese schwerste Verlaufsform. Das Risiko ist für Frauen etwas größer als für Männer und ist besonders hoch, wenn gleichzeitig eine Hepatitis-D-Infektion (HDV-Infektion) vorliegt. Dabei sind allerdings die meisten Fälle auf eine Delta-Superinfektion bei chronischer Hepatitis B zurückzuführen, im Sinne eines „akut auf chronischen" Leberversagens; nur etwa 25% sind akute HBV/HDV-Koinfektionen, die im eigentlichen Sinne als akutes Leberversagen aufzufassen sind.

■ **Pathogenese.** Das Hepatitis-B-Virus ist nicht direkt zytopathologisch, und die Leberschädigung ist im wesentlichen Folge der immunologischen Antwort auf die Infektion und der Elimination befallener Zellen. Demzufolge wird das akute Leberversagen als überschießende Immunantwort auf die HBV-Infektion aufgefasst.

■ **Diagnostik.** Zum Zeitpunkt der klinischen Manifestation des Leberversagens ist oft bereits kein HBsAg mehr nachweisbar, das HBe-Antigen im Serum ist bereits wieder negativ, und nur bei einem kleinen Teil der Patienten ist noch HBV-DNA im Serum nachweisbar [8]. Ob die HBe-Antigen-negativen „pre-core stop codon"-Mutanten des Virus, die v. a. in den Mittelmeerländern beobachtet werden, häufiger als der nichtmutierte HBV-Wildtyp mit einem akuten Leberversagen einhergehen, ist fraglich [15]. Die Diagnose der akuten Hepatitis B kann durch Nachweis von IgM-Antikörpern gegen „core"-Antigen (IgM Anti-HBc) im Serum gestellt werden, die Hepatitis D wird durch IgM-Anti-HDV diagnostiziert. Der Nachweis von HBsAg im Serum bedeutet dagegen nicht automatisch, dass das Leberversagen durch eine Hepatitis B verursacht wurde.

Es bleibt auch bei chronischer Hepatitis B positiv, einer Situation, die eher durch eine schwache Immunantwort auf die HBV-Infektion gekennzeichnet ist und in deren Verlauf ein akutes Leberversagen selten auftritt.

Hepatitis C
■ **Risiko eines Leberversagens.** Genaue Zahlen liegen nicht vor, da bisher keine größeren Serien publiziert wurden; die früher als „Posttransfusionshepatitis" klassifizierten Fälle, von denen die meisten durch HCV bedingt waren, zeigten jedoch fast nie ein akutes Leberversagen. Über Einzelfälle von HCV-assoziiertem akutem Leberversagen ist jedoch berichtet worden [25].

> Das Risiko, nach einer *Hepatitis-C- (HCV-)*Infektion ein akutes Leberversagen zu entwickeln, ist sehr gering.

Hepatitis E (HEV)
Bei der in Deutschland extrem seltenen *Hepatitis-E-Infektion (HEV-Infektion)* werden akute Leberversagen recht häufig beschrieben. Das Risiko soll für Männer bei etwa 3%, bei schwangeren Frauen sogar bei 10–20% liegen. Besonders groß ist die Sterblichkeit im 3. Trimenon der Schwangerschaft. Ob diese im wesentlichen in Entwicklungsländern erhobenen Daten auch bei uns so reproduzierbar sind, steht noch nicht fest; jedenfalls scheint aber die HEV-Infektion häufiger zum akuten Leberversagen zu führen als die HAV- und die HBV-Infektion.

„Kryptogene Hepatitis"
Ein erheblicher Teil der Patienten mit fulminantem Leberversagen zeigt ein Krankheitsbild, das mit einer Virushepatitis gut vereinbar wäre, bei dem sich jedoch keine der bekannten Virusinfektionen objektivieren läßt. Diese „*kryptogene Hepatitis*" ist besonders häufig in der Gruppe der protrahierten, subakuten Leberversagen zu finden. Hier macht sie in einzelnen Studien bis zu 90% der Fälle aus.

Seltene virale Ursachen
Seltene virale Ursachen für ein fulminantes Leberversagen sind Infektionen mit Herpes-simplex-Viren Typ 1 und 2, Herpesvirus Typ 6, Varizella-Zoster-Virus, Epstein-Barr- und Zytomegalie-Viren. Auch nach Parainfluenzainfektion sind vereinzelt fulminante Hepatitiden beschrieben worden.

37.2.2 Medikamente

Paracetamolvergiftung
Eine Überdosierung bzw. Vergiftung durch Paracetamol (*Synonym*: Acetaminophen) wird v. a. in Großbritannien häufiger beobachtet, jedoch nimmt auch in Deutschland die Zahl der Fälle tendenziell zu. Meist handelt es sich um eine in suizidaler Absicht eingenommene Überdosis. Die Toxizität ist weitgehend dosisabhängig und vorhersagbar.

> Oberhalb einer Paracetamoldosis von 10–12 g ist in der Regel mit einer deutlichen Lebertoxizität zu rechnen.

Gelegentlich beobachtet man jedoch auch Fälle von Leberschädigung bei Einnahme von *therapeutischen* Mengen, besonders bei Patienten, die chronisch Alkohol trinken oder Medikamente einnehmen, die zu einer P_{450}-*Enzym-Induktion* führen. Die Metabolisierung von Paracetamol über das P_{450}-Oxigenase-System führt zur Bildung eines toxischen, instabilen Metaboliten, der normalerweise durch Konjugation mit Glutathion schnell inaktiviert wird. Bei Erschöpfung des Glutathionspeichers kommt es zur Akkumulation dieses Metaboliten und damit zur Zellschädigung durch Lipidperoxidation. Anhand von Paracetamolblutspiegeluntersuchungen 4–16 h nach Einnahme können Patienten identifiziert werden, die möglicherweise eine Lebernekrose erleiden werden.

N-Acetylcystein stabilisiert den Glutathionspeicher und kann so die Toxizität des Paracetamols erheblich reduzieren. Es muss im Verlauf möglichst frühzeitig intravenös verabreicht werden und sollte so lange zugeführt werden, bis Paracetamol nicht mehr nachweisbar ist [19].

Das Vollbild des Leberversagens entwickelt sich verzögert. Typischerweise tritt erst am 3. oder 4. Tag nach Einnahme der Substanz eine sich dann rasch verschlechternde Enzephalopathie ein, gleichzeitig geht die Lebersyntheseleistung zurück und das Bilirubin steigt an [20]. Prognostisch ungünstig sind die Entwicklung einer metabolischen Azidose und ein frühes Nierenversagen.

Halothanhepatitis
Die Halothanhepatitis ist der Prototyp einer *idiosynkratischen Medikamentenreaktion*. Sie kann – wenngleich seltener – auch nach Anästhesie mit anderen Halogenkohlenwasserstoffen auftreten. Typischerweise entwickelt sich schon innerhalb von 1–2 Wochen nach Exposition bei den betroffenen Patienten eine rasch progrediente, hochikterische Hepatitis. In der Regel tritt eine Leberschädigung erst nach mindestens 2-facher Halothanexposition auf, in seltenen Fällen kann jedoch schon die erste Exposition zur Hepatitis führen. Betroffen sind typischerweise übergewichtige Frauen im mittleren Lebensalter mit atopischer Diathese. Es handelt sich um eine *allergisch-toxische Reaktion*, bei der halothanspezifische Antikörper beschrieben worden sind [26]. Diese können aber inter-

national nur von wenigen Labors bestimmt werden, sodass sie für die Diagnostik wenig hilfreich sind und die Diagnose in der Regel aufgrund des klinischen Verlaufs gestellt werden muss.

Idiosynkratische Reaktionen (nichtimmunologische Unverträglichkeitsreaktionen) mit Leberversagen können durch eine Reihe von Medikamenten ausgelöst werden. Meist tritt die Reaktion in zeitlich kurzem Abstand nach Beginn der Exposition auf. Angesichts der großen Zahl potentiell verursachender Medikamente ist eine positive Bestätigung der Diagnose oft schwierig, zumal valide diagnostische Testverfahren fehlen. In jedem Einzelfall muss aus der Literatur oder durch Rücksprache mit dem Hersteller die Möglichkeit eines Leberversagens durch Einnahme eines Medikamentes abgeklärt werden. Selten können Autoantikörperphänomene oder klinische Hinweise für andere Hypersensitivitätsreaktionen hilfreich sein; meist bleibt aber die idiosynkratische Medikamentenreaktion eine Ausschlussdiagnose [22].

37.2.3 Sonstige Ursachen

Knollenblätterpilzvergiftungen

Vergiftungen durch Knollenblätterpilze (Amanita phalloides) sind in Zentraleuropa im Spätsommer/Herbst nicht selten.

■ **Klinik.** Die Vergiftung mit Amanitatoxinen zeigt einen typischen klinischen Verlauf: Innerhalb der ersten 6–12 h nach Ingestion treten schwere abdominelle Schmerzen, Übelkeit und – häufig blutiges – Erbrechen auf. Hiervon erholen sich die Patienten langsam, und es folgt eine relativ symptomarme Phase von 1–3 Tagen, während derer sich aber die biochemischen Leberwerte ständig und dramatisch verschlechtern. Kennzeichnend ist ein rascher Abfall der Gerinnungsfaktoren bei steilem Anstieg der Transaminasen. An Tag 3–5 der Vergiftung entwickelt sich dann das Vollbild des akuten Leberversagens, wobei sehr rasch ein Multiorganversagen, insbesondere mit Niereninsuffizienz, eintritt.

■ **Diagnosesicherung.** Der Nachweis der Amanitatoxine kann mittels RIA aus dem Urin und (schwieriger) aus dem Blut in toxikologischen Instituten erfolgen und sichert die Diagnose.

■ **Therapie.** Therapeutisch werden *Penicillin G* und *Silibinin* gegeben; diese Therapie ist empirisch und etabliert, jedoch nicht durch gute Studien abgesichert. Solche existieren zur Therapie der Amanitaintoxikation praktisch nicht. Von ausschlaggebender Bedeutung ist die frühzeitige Diagnose und möglichst umgehende Toxinentfernung. Hierfür eignet sich bei dem renal ausgeschiedenen, gut wasserlöslichen Toxin sowohl die körpereigene Diurese als auch eine Standardhämodialyse. Kohle- oder sonstige Adsorberperfusion ist nicht notwendig. Da die Patienten in der Regel erst in der gastrointestinalen Phase der Vergiftung stationär aufgenommen werden, ist eine Toxinentfernung aus dem Darm nicht mehr möglich. Unmittelbar nach Diagnosestellung sollte mit einer Hämodialyse begonnen werden, parallel dazu kann eine forcierte Diurese erfolgen, sofern kein Nierenversagen vorliegt. Dies Vorgehen sollte beibehalten werden, bis im Urin oder Blut kein Toxin mehr nachweisbar ist.

Akute Schwangerschaftsfettleber

Die akute Schwangerschaftsfettleber ist eine Komplikation des letzten Trimenons der Schwangerschaft. Kennzeichnend ist eine massive, mikrovesikuläre Verfettung der Leber. Abzugrenzen sind andere schwangerschaftsassoziierte Leberfunktionsstörungen, insbesondere das *HELLP-Syndrom* („*h*ypertonus, *e*levated *l*iver enzymes, *l*ow *p*latelet count"), welches in die Gruppe der schweren Gestosen einzuordnen ist [23]. Bei allen schwangerschaftsbezogenen Leberfunktionsstörungen ist – bei individueller Risikoabwägung – die sofortige Beendigung der Schwangerschaft anzustreben; danach kommt es in aller Regel zu einer raschen Erholung der Leberfunktion.

Morbus Wilson

Ein akutes Leberversagen als Erstmanifestation eines *M. Wilson* tritt nur bei jungen Menschen, meist im 2. oder 3. Lebensjahrzehnt, auf. Ausgelöst wird die Dekompensation gelegentlich durch Phasen erhöhter körperlicher Belastung, die Pathomechanismen der plötzlich eintretenden massiven Leberzerstörung sind jedoch nicht geklärt.

■ **Klinik.** Klinisch sind diese Fälle durch die folgende Trias gekennzeichnet [24]:
- akutes Leberversagen,
- Coombs-negative hämolytische Anämie,
- überraschend gering erhöhte Serumenzymwerte, insbesondere für die alkalische Phosphatase.

Oft findet sich ein Kayser-Fleischer-Ring. Histologisch besteht trotz der Präsentation als akutes Leberversagen in diesen Fällen immer schon eine Zirrhose.

■ **Diagnostik.** Die Urinkupferausscheidung ist extrem erhöht und kann neben dem erhöhten Serumkupfer und dem in diesen Fällen fast immer erniedrigten Serumzoeruloplasmin zur Diagnosefindung helfen. Auch das Verhältnis von alkalischer Phosphatase im Serum (U/l) zum Gesamtbilirubin (µmol/l) ist als diagnostisches Kriterium vorgeschlagen worden. Ein Wert von weniger als 2 bei Patienten mit fulminantem Leberversagen gilt als verdächtig für einen M. Wilson [2].

Weitere Ursachen
Weitere Ursachen für ein akutes Leberversagen sind das Budd-Chiari-Syndrom, ein Hitzschlag, besonders nach vorhergegangenem Alkoholexzess, septische Infektionen und kardiovaskuläre Schockzustände.

37.3 Pathomechanismen des Multiorganversagens

Charakteristisch für den klinischen Verlauf des akuten Leberversagens ist die rasche Entwicklung eines Multiorganversagens. Frühzeitig kommt es im Verlauf zu einer deutlichen Schädigung der Immunabwehr; bakterielle Infektionen und Endotoxinämie sind häufig. In der Folge werden Makrophagen aktiviert und Zytokine sowie Tumornekrosefaktor freigesetzt. Das klinische Bild gleicht dem einer Sepsis, mit Hypotension bis zum Schock und zu Störungen der Mikrozirkulation. Als Folge der Gewebehypoxie treten sekundäre Schädigungen an extrahepatischen Organen auf, z.B. am Darm mit weiterer Einschwemmung toxischer Substanzen und verstärkter Leberschädigung. Prognoseentscheidend sind die Schäden an Niere, Lunge und ZNS.

Histologisch sieht man konfluierende Nekrosen und einen die Zonen des Leberläppchens überschreitenden Verlust an Hepatozyten.

> Eine Leberbiopsie ist jedoch bei akutem Leberversagen wenig hilfreich, da sie weder die genaue Ätiologie in Fällen diagnostischer Unklarheit bestimmen kann noch eine zuverlässige Aussage über die Prognose ermöglicht.

Versuche, die Nekrosen zu quantifizieren und daraus prognostische Vorhersagen abzuleiten, sind erfolglos geblieben. Damit ist das Risiko einer Leberbiopsie bei akutem Leberversagen in der Regel größer als der potentielle Nutzen.

37.4 Prognose

Die Prognose des akuten Leberversagens ist abhängig von der zugrundeliegenden Ätiologie, dem Alter des Patienten und der Dynamik, mit der das Krankheitsbild entsteht.

Entwickelt sich das Leberversagen *fulminant*, d.h. liegen zwischen Ikterus und Enzephalopathie weniger als 7 Tage, so ist die Prognose besser als bei langsamerer Entwicklung.

! Besonders schlecht ist die Prognose beim *subakuten* Leberversagen, welches sich über Wochen bis zum Vollbild steigert.

Ätiologisch sind die Medikamententoxizität und die Non-A-non-B-non-C-Hepatitis prognostisch schlecht, die Hepatitis A dagegen eher günstig. Schlecht ist die Prognose bei Kindern unter 10 und Patienten über 40 Jahren.

Insgesamt hat sich die Prognose des akuten Leberversagens durch die Weiterentwicklung der Intensivmedizin über die letzten 20 Jahre zwar verbessert, die Überlebensraten nach Eintritt einer Enzephalopathie liegen jedoch bei allein konservativer Therapie auch heute nur zwischen 30 % und 60 % je nach Patient und Diagnose, d.h. etwa jeder 2. Patient mit akutem Leberversagen bräuchte eine Lebertransplantation [28].

> Patienten, die ein akutes Leberversagen überleben, erholen sich in der Regel vollständig; nur selten bleiben zerebrale, renale oder hepatische Residuen zurück.

37.5 Klinische Probleme und Therapie

37.5.1 Spezifische Therapien des Leberversagens

In Tabelle 37-2 sind spezifische Probleme und Therapieansätze bei akutem Leberversagen zusammengefasst.

Betrifft das Leberversagen eine Frau im gebärfähigen Alter, so sollte frühzeitig ein Schwangerschaftstest durchgeführt werden. Handelt es sich dann um ein schwangerschaftsassoziiertes Leberversagen, muss – wenn irgend möglich – die Schwangerschaft beendet werden; danach wird sich die Leberfunktion in aller Regel kurzfristig wieder normalisieren.

Antidottherapie
Antidote stehen für die Paracetamolintoxikation und möglicherweise für die Vergiftung mit Amanitatoxinen zur Verfügung.

Bei Paracetamolintoxikation ist die frühzeitige, hochdosierte Gabe von *Acetylcystein* u.U. lebensrettend und muss mindestens solange durchgeführt werden, bis keine Paracetamolmetaboliten mehr nachweisbar sind. Möglicherweise profitieren die Patienten sogar von einer längerfristigen Acetylcysteintherapie bis zur Erholung der Leberfunktion.

Bei Knollenblätterpilzintoxikation wird *Legalon* (= Silibinin, Wirkstoff aus der Mariendistel) gegeben, obwohl die Wirksamkeit strenggenommen nicht erwiesen ist.

Andere Therapieansätze
Darüber hinaus sind spezifische Therapieverfahren des akuten Leberversagens nicht als wirksam gesichert. Insulin- und Glukagondauerinfusionen wurden eingesetzt, um die Regeneration der Leber zu fördern. Die Ergebnisse waren jedoch nicht überzeugend, und die Gefahr der Blutzuckerentgleisung ist hoch.

Tabelle 37-2. Spezifische Probleme und Therapieansätze beim akuten Leberversagen

Problem	Monitoring	Therapieoption
Enzephalopathie	Gradierung 1–4 Ansprache Neurologische Untersuchung	Nüchternheit Laktuloseeinläufe Flumazenil
Hirnödem	Systolische Blutdruckspitzen Intrakranielle Druckmessung Juguläre O_2-Sättigung	(Hyperventilation) Mannit Thiopental Luxusoxygenierung
Hyperdynames Kreislaufversagen	EKG-Monitor Arterielle Druckmessung Pulmonaliskatheter Laktat	Katecholamine, Glycylpressin Acetylcystein (?) Prostazyklin (?)
Nierenversagen	Urinmenge Urinnatrium Serumkreatinin	Hydratation optimieren Dopamin low-dose Nierenersatzverfahren (z. B. CVVH)
Hepatopulmonales Syndrom	pO_2/pCO_2 elektive Intubation Pulmonaliskatheter	Cave: Überwässerung hohe F_IO_2 niedriger intrathorakaler Druck
Gerinnungsstörungen	Prothrombinzeit (Quick-Wert) Faktor II, V, AT III Fibrinspaltprodukte Thrombozyten	„fresh frozen plasma" (Soll >20%) evtl. AT-III-Substitution Low-dose-Heparin Blutungsprophylaxe mit PPI
Metabolische Entgleisung	BZ-Kontrollen Na^+, K^+, pH, HCO_3^- Harnstoff	Glukoseinfusion parenterale Ernährung
Sepsis	Mikrobiologische Kulturen Abstriche CRP Prokalzitonin	prophylaktische SDD nach Intubation: Prophylaktische Antibiose

CVVH = kontinuierliche venovenöse Hämofiltration, *SDD* = selektive Darmdekontamination.

Untersuchungen der zirkulierenden „*Hepatic-growth-factor*"-*Spiegel* zeigen, dass dieser leberspezifische Wachstumsfaktor bei Patienten mit Leberversagen in fast allen Fällen deutlich erhöht ist; bei Patienten, die starben oder transplantiert werden mussten, noch deutlicher als bei solchen, die sich erholten. Andererseits zeigen Studien, dass eine Erhöhung des α-Fetoproteins im Verlauf des akuten Leberversagens mit einer positiven Prognose assoziiert ist.

Demnach ist die Situation im akuten Leberversagen durch *maximale Regenerationsstimulation* gekennzeichnet. Das Überleben der Patienten hängt jedoch von der effektiv eintretenden Hepatozytenproliferation ab, die wiederum von der Ätiologie und dem Ausmaß der zugrundeliegenden Schädigung bestimmt wird. Zukünftige Therapieansätze werden daher darauf ausgerichtet sein müssen, die Pathomechanismen der zum Leberversagen führenden Krankheiten zu charakterisieren und die Schädigungsmechanismen frühzeitig zu unterbrechen.

Hierzu unternommene Versuche haben bisher leider nicht überzeugt. Interferon verbessert nicht das Überleben bei fulminanter Virushepatitis, und der Versuch, viral induzierte fulminante Hepatitiden durch intravenöses Prostaglandin E_1 zu behandeln, blieb ebenfalls ohne reproduzierbaren Erfolg. Neuer Ansatz in dieser Richtung ist z. B. die Nukleosidanalogatherapie bei fulminanter Hepatitis B.

37.5.2 Enzephalopathie und Hirnödem

Die hepatische Enzephalopathie gehört zu den essentiellen klinischen Befunden für die Diagnose eines akuten Leberversagens. Sie wird in 4 Schweregrade eingeteilt (Tabelle 37-3), wobei die Tiefe der Enzephalopathie insbesondere in den Anfangsstadien eines Leberversagens und bei sog. „late onset hepatic failure" deutlich wechseln kann.

Der Grad der Enzephalopathie hat prognostische Bedeutung: Bleibt der Patient ansprechbar und orientiert (Enzephalopathie Grad 1 und 2), so ist die Prognose gut; tritt jedoch eine höhergradige Enzephalopathie ein, wird die Prognose generell deutlich schlechter und unvorhersagbar [6].

Das Risiko eines Multiorganversagens und die Gefahr eines Hirnödems steigen parallel zum Grad der Enzephalopathie an.

Tabelle 37-3. Gradeinteilung der hepatischen Enzephalopathie

Grad	Bewusstseinslage und Intellekt	Persönlichkeit Auffälligkeiten	Neurologische Veränderungen	EEG
0	Normal	Unauffällig	Keine	Keine
Subklinisch	Normal	Unauffällig	Nur in psychomotorischen Tests	Keine
I	Unruhe, verschobener Schlaf-Wach-Rhytmus	Vergesslich, leichte Verwirrtheit, erregt, reizbar	Tremor, Apraxie Koordinationsstörungen, veränderte Handschrift	Verlangsamt, 5-cps, triphasische Wellen
II	Lethargie, langsame Reaktionen	Zeitlich desorientiert, Amnesie, verminderte Hemmungen, inadäquates Verhalten	Asterixis, Dysarthrie Ataxie verminderte Reflexe	Verlangsamt mit triphasischen Wellen
III	Somnolent, aber erweckbar	Örtlich desorientiert, aggressiv, Babinski-Zeichen Muskelrigor	Asterixis, gesteigerte Reflexe	Verlangsamt mit triphasischen Wellen
IV	Koma, nicht erweckbar	Keine Funktion	Dezerebration	Langsame 2–3 cps, δ-Wellen

Pathophysiologie der Enzephalopathie

Die Pathophysiologie der Enzephalopathie ist multifaktoriell und nicht vollständig geklärt. Funktionell kommt es zu einer Verschlechterung des neuronalen Energiestoffwechsels und einer Veränderung der Blut-Hirn-Schranke. Ammoniak, Phenole, Fettsäuren, Mercaptane (= Thioalkohole) und sog. Mittelmoleküle sind alle als verursachende Substanzen angeschuldigt worden.

■ **γ-Aminobuttersäure (GABA).** Eine wesentliche Hypothese besagt, dass γ-Aminobuttersäure (GABA) für die „endogene Narkose" bei der hepatischen Enzephalopathie verantwortlich sein könnte. Bei dieser Substanz handelt es sich um den wichtigsten inhibitorischen Neurotransmitter im ZNS, sein Wirkungsprofil lässt eine Vermittlung der Enzephalopathie über den GABA-Rezeptor als möglich erscheinen. Bei Patienten mit akutem Leberversagen sind im Blut erhöhte GABA-Spiegel nachgewiesen worden, allerdings sind die GABA-Konzentrationen im Hirngewebe und im Liquor bei Patienten mit schwerer Enzephalopathie meist normal. Alternativ sind Mechanismen untersucht worden, die die Empfindlichkeit des GABA-Rezeptors steigern könnten, insbesondere der Benzodiazepinrezeptor, der mit dem GABA-Rezeptor in der Plasmamembran neuronaler Zellen einen supramolekularen Komplex bildet. Ein endogener Benzodiazepinligand mit einem Molekulargewicht von etwa 10 000 ist im Liquor von Patienten mit hepatischer Enzephalopathie und bei Patienten, die an einem akuten Leberversagen verstarben, beschrieben worden. Konsequenterweise wurde versucht, durch Gabe von Benzodiazepinantagonisten die hepatische Enzephalopathie zu verhindern. Die Erfolge einer solchen Therapie sind zwar in einzelnen Fällen eindrucksvoll, jedoch stets nur kurzfristig und so variabel, dass die Stimulation des GABA-Rezeptors nicht die alleinige Erklärung für die Enzephalopathie sein kann [10].

■ **Falsche Neurotransmitter.** Alternativ werden die Bildung „falscher Neurotransmitter" im ZNS sowie die Veränderungen des zirkulierenden Aminosäureprofils als mögliche Ursache der Enzephalopathie diskutiert. Letztlich ist die Genese der hepatischen Enzephalopathie jedoch ungeklärt, gesichert ist nur, dass die Aufnahme stickstoffhaltiger Substanzen aus dem Darm die Symptomatik verschlechtert. Eiweißkarenz und hohe Einläufe mit Laktulose sind deshalb insbesondere in frühen Enzephalopathiestadien empfehlenswert.

Pathophysiologie des Hirnödems

75–80 % der Patienten mit akutem Leberversagen und einer Enzephalopathie Grad 4 entwickeln ein Hirnödem, unabhängig von der Ursache des Leberversagens. Jüngere Patienten sind besonders gefährdet, und die Gefahr ist um so größer, je schneller sich das Vollbild des Leberversagens entwickelt. Pathophysiologisch werden eine vermehrte Permeabilität der Blut-Hirn-Schranke durch Schädigung der Gefäßendothelzellen (*vasogene Komponente*) sowie eine Schwellung der Astrozyten durch erhöhte intrazelluläre Osmolarität (*zytotoxische Komponente*) als Ursachen des Hirnödems angenommen. Art und Ausmaß der Schädigung der Blut-Hirn-Schranke bei Patienten mit akutem Leberversagen sind letztendlich unklar: Zwar findet sich in Tiermodellen eine vermehrte Passage von Inulin, Sukrose oder Farbstoffen in das ZNS, jedoch ließen sich bei Menschen weder mit bildgebenden Verfahren noch an Post-mortem-Biopsien Beweise für eine Schädigung der Endothelzellen oder eine relevante funktionelle Störung der Blut-Hirn-Schranke nachweisen. Auch sind Kortikosteroide, die sonst verschiedentlich bei Endothelzellschädigung erfolgreich eingesetzt werden, beim Hirnödem im Rahmen des akuten Leberversagens wirkungslos.

■ **Gliaschwellung.** Eine Gliaschwellung im ZNS ist in allen Tiermodellen und auch beim akuten Leberversagen des Menschen nachweisbar und wird auf eine vermehrte intrazelluläre Osmolarität zurückgeführt. Zwei Mechanismen werden zur Erklärung diskutiert. Eine Erhöhung des intrazellulären Na^+ durch Hemmung der Na^+/K^+-ATPase an den Zellmembranen wird seit den 1980er Jahren postuliert; zirkulierende Hemmstoffe und eine hypoxische Schädigung der Na^+/K^+-ATPase wurden in verschiedenen Tiermodellen vermutet, konnten beim Menschen aber nie zuverlässig bestätigt werden.

■ **Ammoniak/Glutamin-Hypothese.** Aktueller ist die Ammoniak/Glutamin-Hypothese. Glutamin entsteht in den Astrozyten im Rahmen des Ammoniakstoffwechsels aus Glutamat. Das verantwortliche Enzym, die Glutaminsynthetase, ist das einzige im ZNS verfügbare Ammoniakentgiftungssystem, folglich steigt die Glutaminkonzentration beim akuten Leberversagen stark an. Dies führt zu einer Zellschwellung, sofern nicht andere osmotisch wirkende Substanzen entfernt werden. Daher kann eine akute Hyperammoniämie auch ohne Lebererkrankung mit einem Hirnödem vergesellschaftet sein, so z. B. bei Patienten mit Harnstoffzyklusdefekten, bei denen der Ammoniakspiegel plötzlich ansteigt, bei Ammoniakerhöhung nach Chemotherapie oder nach Ammoniakinfusion im Tiermodell.

Bei der chronischen Enzephalopathie wird dieser intrazelluläre Osmolaritätsanstieg durch den sukzessiven Verlust von anderen Aminosäuren (Taurin, Alanin), Polyalkoholen (Myoinositol, Sorbitol) und Methylaminen (Betaine, Glycerophosphocholin) ausgeglichen. Gleichzeitig werden die entsprechenden Transportproteine herunterreguliert, so dass es bei langsam entstehender Hyperammoniämie nicht zum Hirnödem kommen muss [11, 16].

Hirndruckmessung

Die Bedeutung der zerebralen Druckerhöhung liegt in ihren negativen Folgen für die Hirndurchblutung. Der zerebrale Perfusionsdruck errechnet sich als Differenz zwischen dem arteriellen Mitteldruck und dem intrakraniellen Druck, so dass bei steigendem Hirndruck und fallendem arteriellem Mitteldruck der zerebrale Perfusionsdruck rasch abnimmt. Kritisch sind Werte unter 50 mmHg, länger anhaltende Werte unter 40 mmHg werden nur selten überlebt [1].

Klinisch findet sich bei Patienten, die ein Hirnödem entwickeln, initial ein systolischer Blutdruckanstieg, eine Hyperventilation, träge Pupillenreaktionen und schließlich ein Ausfall der Hirnstammreflexe. Klassische Stauungspapillen sieht man selten. Eine direkte Messung des intrakraniellen Drucks muss angestrebt werden, wird jedoch durch die ausgeprägte Gerinnungsstörung im Verlauf immer schwerer möglich. Patienten, die eine zunehmende Enzephalopathie entwickeln, sollten darum möglichst frühzeitig eine (epidurale) *Hirndrucksonde* erhalten. Bei beatmeten Patienten ist die direkte Druckmessung besonders wünschenswert, da klinische Hirndruckzeichen bei ihnen kaum noch evaluierbar sind. Außerdem ermöglicht die direkte Druckmessung die bessere Führung der Patienten während diagnostischer oder therapeutischer Eingriffe, die den Hirndruck erhöhen können, wie z. B. der Bronchoskopie oder Hämodialyse. Bei einer evtl. nachfolgenden Transplantation ist die Hirndruckmessung von großem Vorteil, da es im Verlauf der Operation zu erheblichen Schwankungen des zerebralen Perfusionsdrucks kommen kann. Die Komplikationsrate der epiduralen intrakraniellen Druckmessung liegt bei Verwendung moderner Drucksonden insgesamt bei etwa 4 % [4].

Prophylaxe und Therapie des Hirnödems

Patienten, bei denen die Gefahr eines Hirnödems besteht, sollten in ruhiger Umgebung behandelt werden. Der Oberkörper sollte 15–30 % angehoben gelagert werden, und direkte Manipulationen am Patienten sollten auf ein Minimum beschränkt bleiben. Patienten mit Enzephalopathie Grad 3 oder 4 müssen häufig intubiert werden. Dies sollte elektiv geschehen, v. a. um eine Aspiration zu verhindern.

■ **Überwachung der zerebralen Oxygenierung.** Eine Überwachung des O_2-Gehalts in der V. jugularis im Vergleich zum arteriellen O_2-Gehalt ermöglicht eine Abschätzung des zerebralen O_2-Verbrauchs. Dieser sollte im Verlauf erfasst werden, um eine Verschlechterung frühzeitig zuerkennen und therapeutisch reagieren zu können. Auch ein Anstieg des jugulären Laktatspiegels deutet auf eine ungenügende O_2-Versorgung des Gehirns hin.

In frühen Stadien des Hirnödems ist die intrakranielle Druckerhöhung schwankend und der zerebrale Blutfluss erhöht. Die O_2-Aufnahme des Gehirns ist noch normal. Mit fortschreitendem Ödem wird die Druckerhöhung stärker und zeigt keine Schwankungen mehr. Nunmehr sinkt der zerebrale Perfusionsdruck, in der Folge kommt es zu einer Abnahme des zerebralen Blutflusses und zu einer Verminderung der O_2-Zufuhr. In diesen Stadien steigt die arteriell-juguläre O_2-Differenz deutlich an, da die zerebrale O_2-Extraktion steigt, um den verminderten Blutfluss zu kompensieren. In Spätstadien reicht die Hirndurchblutung nicht mehr für eine Versorgung der Nervenzellen aus und es kommt zum Hirntod [6]. Dieser tritt

u. U. auch ohne Zeichen einer zerebralen Einklemmung auf.

■ **Hyperventilation.** Therapeutisch ist die Hyperventilation auf p_aCO_2-Werte zwischen 30 und 35 mmHg nur vorübergehend erfolgversprechend.

■ **Mannit.** Mannit zur osmotischen Hirnödemtherapie ist das wichtigste Therapieprinzip: Es ist besonders in frühen und mittleren Stadien des Hirnödems wirksam, verliert in späten Stadien jedoch deutlich an Effizienz. Die Wirkung des Mannits geht mit einer osmotischen Diurese einher. Zeigen Patienten ohne Nierenversagen nach Gabe von 0,3 – 0,4 g Mannit/kg KG keine Zunahme der Diurese, sollte die Plasmaosmolarität gemessen und bei einer Osmolarität von weniger als 315 mOsm/l die Dosis unmittelbar wiederholt werden. Bei Patienten mit Nierenversagen soll Mannit nur wirksam sein, wenn innerhalb von 15 min nach der Infusion das 3-fache des zugeführten Volumens durch Ultrafiltration entfernt wird.

■ **Sonstige Maßnahmen.** In späten Stadien sind eine Verminderung des O_2-Bedarfs durch Thiopental und eine Verbesserung des O_2-Angebots durch Erhöhung der inspiratorischen O_2-Konzentration („Luxusoxygenierung") die einzig verbleibenden Therapieansätze [14]. Eine Überwässerung der Patienten mit fulminantem Leberversagen muss durch sorgfältige Volumenüberwachung und Flüssigkeitsbilanzierung verhindert werden; der Einsatz von Dexamethason ist bei hepatisch induziertem Hirnödem nicht hilfreich.

37.5.3 Kardiovaskuläres System und Hämodynamik

Systolische Blutdruckerhöhungen bei Patienten mit einer Enzephalopathie Grad 4 sind Hinweise für eine intrakranielle Druckerhöhung. Im Gegensatz dazu findet sich bei Patienten mit akutem Leberversagen typischerweise ein hypotoner, hyperdynamer Kreislauf, ähnlich wie bei septischen Patienten. Die Situation wird gekennzeichnet durch ein hohes Herzzeitvolumen bei deutlich erniedrigtem peripherem Widerstand sowie niedrigen diastolischen Blutdruckwerten. Relative Hypovolämie durch Vasodilatation führt zu niedrigen zentralvenösen, pulmonalarteriellen und linksventrikulären Füllungsdrücken. Die Patienten mit Grad 3 – 4 Enzephalopathie und hohem Hirndruckrisiko sollten mit einem Pulmonaliskatheter überwacht werden, um sie optimal hydrieren und die peripheren Widerstände mit Katecholaminen präzise einstellen zu können. Verschiedentlich werden auch Bluttransfusionen empfohlen, wenn der Hämoglobinwert unter 11 g/dl absinkt. Persistiert das hypotone Kreislaufversagen trotz adäquater Hydratation, so ist die Prognose sehr schlecht.

Katecholamine

Katecholamine können die Situation stabilisieren, sind aber nur mit einer Verbesserung der Prognose verbunden, wenn sie eingesetzt werden, um weitergehende therapeutische Maßnahmen zu ermöglichen. Adrenalin und Noradrenalin verbessern die Kreislaufsituation durch Steigerung des peripheren Widerstandes, Adrenalin unterstützt darüber hinaus die myokardiale Kontraktionskraft, keine der beiden Substanzen erhöht aber die O_2-Aufnahme in peripheren Geweben. Zusätzliche Maßnahmen, um das mikrovaskuläre O_2-Angebot und die periphere O_2-Aufnahme zu verbessern, werden insbesondere von angelsächsischen Arbeitsgruppen empfohlen. Diese konnten zeigen, dass die intravenöse Gabe von Prostazyklin die Mikrozirkulation und den O_2-Verbrauch in der Peripherie verbessert; gleichzeitig kann durch eine Dauerinfusion von N-Acetylcystein (hochdosiert wie bei der Paracetamolintoxikation) die O_2-Extraktion und der O_2-Verbrauch gesteigert werden [5].

Insgesamt werden folgende Richtwerte als Zielgrößen empfohlen: Ein ausreichendes Herzzeitvolumen (z. B. Herzindex bei 4 l/min/m^2), ein systemisch-vaskulärer Widerstand über 700 dyn $\times$ s $\times$ cm^{-5} und ein O_2-Verbrauch von über 170 ml/min/m^2.

37.5.4 Nierenversagen

Viele Patienten (30 – 75 %) mit akutem Leberversagen entwickeln ein Nierenversagen mit Oligoanurie und Kreatininanstieg. Bei der Paracetamol- und Knollenblätterpilzvergiftung ist das Nierenversagen ein direkt toxischer Effekt der zugrundeliegenden Intoxikation und entwickelt sich häufig schon vor Eintritt der Enzephalopathie. Patienten mit Leberversagen anderer Ursache zeigen typischerweise bei fortgeschrittener Enzephalopathie zunächst ein funktionelles Nierenversagen mit Abfall des Urinnatriums auf unter 10 mmol/l mit anschließendem Tubulusschaden und Anurie. Ein verminderter intravasaler Druck durch Hypovolämie oder Vasodilatation trägt zur Verschlechterung der Nierenfuktion bei und muss ausgeglichen werden. Das Nierenversagen bei Leberversagen ist gekennzeichnet durch eine *extreme intrarenale Vasokonstriktion*. Diese ist lange Zeit reversibel und führt erst nach protrahiertem Verlauf zu bleibenden Schäden an der Niere. Dopamin in niedriger Dosis (ca. 2 μg/kg/min) kann in Frühstadien möglicherweise die Verschlechterung der Nierenfunktion durch eine Verbesserung des renalen Blutflusses verzögern, solange die Patienten noch nicht anurisch sind. Hohe Dosen Furosemid sind wirkungslos und nicht empfehlenswert, andere nephrotoxische Medikamente wie Aminoglykoside und Vancomycin, aber auch Mannit sollen nur nach strenger Indikationsstellung zur Anwendung kommen [18].

Die Prognose des akuten Leberversagens wird durch das zusätzliche Nierenversagen erheblich verschlechtert; nur 30 % der Patienten mit fulminanter Hepatitis A oder B überleben diese Befundkonstellation.

! Eine Nierenersatztherapie sollte frühzeitig, noch vor Erreichen der sonst üblichen Dialysekriterien begonnen werden, um eine Überwässerung der Patienten und somit ein Lungenödem und Hirnödem zu vermeiden.

Die Patienten sind häufig kreislaufinstabil, daher sind kontinuierliche Nierenersatzverfahren gegenüber der intermittierenden Dialyse vorzuziehen.

37.5.5 Pulmonale Komplikationen

Mit höhergradiger Enzephalopathie und insbesondere bei beginnender intrakranieller Druckerhöhung zeigen viele Patienten eine deutliche arterielle Hypoxämie, welche auch unter Beatmung ein hohes O_2-Angebot notwendig macht. Die Ursachen hierfür sind vielfältig: Einerseits haben Patienten mit Leberversagen häufig bronchopulmonale Infektionen. Bei der Hälfte der Patienten lassen sich pathogene Keime im Trachealsekret finden und etwa $1/4$ der Patienten zeigt bronchopneumonische Infiltrate im Röntgenbild.

! Häufig entwickelt sich zudem ein pulmonales Kapillarleck mit nichtkardialen Lungenödemen und ARDS-ähnlichem Bild, insbesondere, wenn große Mengen Albumin, Gerinnungsfaktoren und Frischplasma substituiert werden müssen.

Unabhängig von diesen eher unspezifischen pulmonalen Veränderungen beobachtet man bei einem Teil der Patienten darüber hinaus ein deutliches Ventilations-Perfusions-Missverhältnis. Die Situation erinnert an das bei chronischen Lebererkrankungen beobachtete *„hepatopulmonale Syndrom"* und ist durch eine erhebliche intrapulmonale Vasodilatation mit funktionellem Rechts-links-Shunt gekennzeichnet [12]. Eine erhöhte inspiratorische O_2-Konzentration ist erforderlich, um eine ausreichende Oxygenierung des Blutes sicherzustellen. Bei der Beatmung soll dennoch der Atemwegsmitteldruck nicht wesentlich gesteigert werden, um nicht durch Stauung des venösen Rückflusses die Entwicklung eines Hirnödems zu begünstigen.

37.5.6 Infektionen

Patienten mit fulminantem Leberversagen haben eine schwerwiegende Störung ihrer Immunabwehr mit gestörter Neutrophilen- und Kupferzellfunktion sowie einen Mangel an Opsoninen (Komplementfaktoren, Fibronektin). Bei Patienten mit Enzephalopathie (Grad 2 und höher) finden sich pathologische mikrobiologische Kulturbefunde in 80 % der Fälle. Am häufigsten sind Infektionen der Atemwege (62 %), gefolgt von positiven Urin- (48 %) und Blutkulturbefunden (20 %). Die häufigsten nachgewiesenen Erreger sind Staphylokokken, Streptokokken und koliforme Bakterien. Darüber hinaus zeigen 32 % der Patienten eine Pilzinfektion, meistens mit Candidaarten, die später im Verlauf auftritt. Die Infektionsgefahr ist besonders groß bei gleichzeitigem Nierenversagen und maschineller Beatmung. Verschiedentlich wird sogar eine tägliche mikrobiologische Überwachung aller erreichbaren Körperhöhlen und Flüssigkeiten empfohlen, um jederzeit über die aktuelle Keimsituation und die Resistenzlage informiert zu sein.

Das klinische Bild des akuten Leberversagens weist zahlreiche Übereinstimmungen mit dem der *Sepsis* auf. Insbesondere das hyperdyname Kreislaufversagen und die latente Verbrauchskoagulopathie machen die Abgrenzung von gramnegativen Infektionen häufig schwierig. Auch sind Infektionen – neben dem Hirnödem – die häufigste Todesursache bei Patienten mit akutem Leberversagen. Es ist daher immer wieder versucht worden, die Prognose des akuten Leberversagens durch prophylaktische Gabe von Antibiotika und Antimykotika zu verbessern. Dabei konnte gezeigt werden, dass eine Kombination aus intravenösen Breitspektrumantibiotika (z. B. Drittgenerations-Cephalosporin + Flucloxacillin) und oralen Antimykotika die Prognose der Patienten signifikant verbessern kann, insbesondere dann, wenn sie später eine Lebertransplantation brauchen. Dabei kommt der frühzeitigen oralen Antimykotikumgabe im Rahmen einer sog. *„selektiven Darmdekontamination (SDD)"* die größte Bedeutung zu.

37.5.7 Gerinnungsstörungen

Pathogenese
Schwere Gerinnungsstörungen gehören obligat zum klinischen Bild des akuten Leberversagens. Die Natur dieser Gerinnungsstörungen ist komplex und umfasst
- einen Mangel an prokoagulatorischen Faktoren, aber auch
- ein Defizit bei den Inhibitoren der Gerinnung und der Fibrinolyse [21].

■ **Mangel an Gerinnungsfaktoren.** So findet man beim akuten Leberversagen einen Mangel an Fibrinogen, Prothrombin (= Faktor II), Faktor V, VII, IX, Protein S, Protein C und Antithrombin III. Die Prothrombinzeit (Quick-Wert) wird häufig als aussagekräftiger Indikator für die Schwere des Leberversagens benutzt; sie misst hauptsächlich die Faktoren II, V, VII und X.

! Neben einer verminderten Produktion durch die Leber spielt aber auch ein gesteigerter peripherer Verbrauch an Gerinnungsfaktoren eine Rolle.

Zwar sieht man nur selten das Vollbild der Verbrauchskoagulopathie, bei Anwendung sensitiver Suchtests bieten jedoch fast alle Patienten Zeichen der intravasalen Gerinnung.

Antithrombin-III-Mangel findet sich bei fast allen Patienten. Substitution auf Werte über 50 % ist assoziiert mit einer längeren Halbwertszeit für Heparin und einer geringeren Koagulopathierate, insbesondere bei Patienten, die dialysiert oder hämofiltriert werden müssen.

■ **Thrombozytenstörungen.** Ebenfalls gut dokumentiert sind sowohl qualitative als auch quantitative Thrombozytenstörungen. Mehr als $^2/_3$ der Patienten haben zirkulierende Thrombozytenzahlen unter 100 000/μl. Die Thrombozytenaggregation ist gestört, jedoch findet sich eine gesteigerte Adhäsionsbereitschaft der Thrombozyten möglicherweise als Folge gesteigerter v.-Willebrand-Faktor-Spiegel.

■ **Blutungen.** In frühen Untersuchungen wurden klinisch schwere Blutungen bei 30 % der Patienten beschrieben. Seither hat die großzügige Substitution mit gefrorenem Frischplasma diese Rate deutlich vermindert. Man sollte die Faktoren II und V sowie den Quick-Wert nicht unter 20 % absinken lassen; manche Autoren empfehlen auch einen AT-III-Spiegel über 50 %.

Die häufigste Blutungsquelle mit relevantem Blutverlust ist die Schleimhaut im Magen und oberen Dünndarm.

Dies ist Folge der akuten Stauungsgastritis mit häufig ausgedehnten Erosionen der Magenschleimhaut. Patienten im akuten Leberversagen sollten daher unbedingt *H₂-Rezeptorblocker* oder *Protonenpumpenhemmer* zur Blutungsprophylaxe erhalten.

37.5.8 Metabolische Störungen

Hypoglykämie

Patienten mit akutem Leberversagen entwickeln häufig eine schwere Hypoglykämie. Die Hypoglykämie kann die mentale Situation der Patienten erheblich beeinträchtigen und wird gelegentlich auch als sich verschlechternde Enzephalopathie fehlgedeutet. Umgekehrt werden duch eine fortgeschrittene Enzephalopathie die Zeichen der Hypoglykämie maskiert, sodass in diesen Fällen engmaschige Blutzuckerkontrollen notwendig sind. Zeigen sich Unterzuckerungstendenzen (BZ <3,5 mmol/l = 60 mg %), muss intravenös Glukose substituiert werden. Die Ursachen der Hypoglykämieneigung sind vielfältig. Zum einen versagt mit fortschreitender Verschlechterung der Leberfunktion die Glukoneogenese, zum anderen sind die Glykogenspeicher häufig schon deshalb leer, weil bei den Patienten über längere Zeit keine adäquate Nahrungszufuhr stattgefunden hat. Darüber hinaus zeigen viele der Patienten eine Hyperinsulinämie aufgrund einer verminderten hepatischen Insulinextraktion [7].

Störungen des Säure-Basen-Haushalts

■ **Metabolische Azidose.** Störungen des Säure-Basen-Haushalts sind ebenfalls häufig. Bei Paracetamolintoxikation entwickeln bis zu 30 % der Patienten eine metabolische Azidose. Diese geht der Enzephalopathie zeitlich voraus und ist von der Nierenfunktion unabhängig. Sie verschlechtert die Prognose erheblich; ein Absinken des arteriellen pH-Werts unter 7,3 am 2. Tag nach Einnahme oder später ist mit einer Letalität von 90 % verbunden.

Demgegenüber beobachtet man bei nur 5 % der Patienten mit akutem Leberversagen anderer Genese eine Azidose, die ebenfalls mit einer sehr schlechten Prognose assoziiert ist. Hier handelt es sich meist um *Laktazidosen*, bedingt durch mangelnde O_2-Aufnahme in der Peripherie. Die Ursache liegt in Mikrozirkulationsstörungen durch Tonusveränderungen der Arteriolen, Mikrothromben bei intravasaler Gerinnungsneigung und dem Gewebsödem bei erhöhter Kapillarpermeabilität. Maßnahmen gegen die Laktazidose wie Hämodialyse und Bikarbonatsubstitution bleiben wirkungslos, solange nicht die zugrundeliegende Mikrozirkulationsstörung behoben werden kann.

■ **Metabolische Alkalose.** Öfter als schwere Azidosen sieht man bei akutem Leberversagen eine metabolische Alkalose. Diese wird durch ein Versagen der Harnstoffsynthese in der Leber hervorgerufen, wodurch die beiden Vorläufersubstrate der Harnstoffbildung, Ammonium und Bikarbonat, akkumulieren. In Verbindung mit der Alkalose wird gehäuft eine Hypokaliämie gesehen.

37.5.9 Ernährung bei Leberversagen

Die wenigsten Patienten mit akutem Leberversagen sind schon vor ihrer Erkrankung mangelernährt. Mit Verschlechterung der Leberfunktion kommt es jedoch in fast allen Fällen zur Ausbildung einer deutlich katabolen Stoffwechsellage, und die Patienten verlieren rasch an Körpermasse. Glukoseinfusionen sind notwendig, um Hypoglykämieepisoden zu vermeiden; eine intravenöse Ernährung ausschließlich mit Glukose führt aber schnell zu einer schwerwiegenden Verfettung des funktionsfähigen Restparenchyms der Leber. Lange Zeit hat man sich gescheut, Patienten im Leberversagen intravenös Fette anzubieten. Neuere Ergebnisse zeigen jedoch, dass eine parenterale Ernährung mit Lipiden und Aminosäuren in der Lage ist, die negative Stickstoffbilanz der Patienten zu korrigieren.

Die Ernährung bei akutem Leberversagen verfolgt im wesentlichen 2 Ziele:
- Erstens soll der Eintritt einer Katabolie verhindert werden, da der hiermit verbundene Verlust an Körperzellmasse sowohl die Spontanprognose der Pa-

tienten als auch die Erfolgsaussichten einer eventuellen Transplantation verschlechtert.
- Zweitens soll die Leberregeneration unterstützt und gleichzeitig die Glukosehomöostase gewährleistet werden.

Aminosäuren

Objektive Daten zur Ernährung bei akutem Leberversagen sind nur spärlich vorhanden. Es kommt zu einer deutlichen Erhöhung des Gesamtaminosäurespiegels mit ausgeprägter Störung des Aminosäuremusters im Plasma. Die Substitution der erwünschten Eiweißkalorien mit Aminosäurelösungen, die mit verzweigtkettigen Aminosäuren angereichert sind (sog. „Hepa"-Lösungen), erscheint daher bei akutem Leberversagen sinnvoll. Der Aminosäurenbedarf kann mit ca. 1–1,2 g/kg KG angesetzt werden und soll unabhängig vom Ammoniakspiegel berechnet werden, da der wesentliche Anteil des Ammoniaks aus dem Darm stammt und am besten durch eine Darmlavage mit Laktulose und nichtresorbierbaren Antibiotika gesenkt werden kann. Eine Reduktion der Aminosäurenzufuhr ist erst notwendig, wenn die Erhöhung der Gesamtaminosäuren exzessiv ist, was an einer Osmolaritätslücke (ohne Mannit) über 15 erkennbar ist.

Kalorien

Der Kalorienbedarf kann nach der Harris-Benedict-Formel errechnet werden. Beim akuten Leberversagen kann ein Steigerungsfaktor (Krankheitsfaktor) von 1,3 zur Ermittlung des Ruheenergieumsatzes verwendet werden. Die Nichteiweißkalorien sollten je zur Hälfte als Glukose und als Lipide gegeben werden. Der Lipidanteil dient dabei unter anderem der Ernährung der Leberzellen selber und soll die Regeneration des Organs unterstützen. Regelmäßige Kontrollen der venösen Triglyzeridspiegel und des Blutzuckers lassen erkennen, ob die Substratzufuhr in etwa den metabolisch umgesetzten Mengen entspricht. Der Blutzucker sollte dabei nicht über 10 mmol/l ansteigen, bei höheren Werten sollte Insulin zugeführt werden, möglichst nicht mehr als 4 IE/h. Eine höhere Glukosezufuhr führt nicht zu einer geringeren Katabolie, vielmehr werden überschüssige Glukosemengen lediglich in Triglyzeride umgesetzt und führen zu einer raschen Verfettung des erhaltenen Leberrestparenchyms.

Eine Substitution wasserlöslicher Vitamine ist sinnvoll. Ob fettlösliche Vitamine und Spurenelemente substituiert werden müssen, ist fraglich, dennoch wird in vielen Zentren zumindestens Vitamin K substituiert.

37.6 Leberersatzverfahren

Maschinelle Leberersatzverfahren könnten die Zeit bis zur Lebertransplantation oder – idealerweise – sogar bis zur Erholung der erkrankten Leber überbrücken und wären so der entscheidende Durchbruch in der Behandlung des akuten Leberversagens. Deshalb sind seit den 1970er Jahren zahlreiche Versuche unternommen worden, solche Verfahren zu entwickeln, ohne dass bis heute entscheidende Fortschritte erzielt werden konnten.

Unterschiedliche Ansätze wurden verfolgt:
- Filtrationsverfahren,
- zellgestützte „Bioreaktoren",
- Kombinationsverfahren.

Filtrationsverfahren

Das Grundkonzept bei den Filtrationsverfahren beruht darauf, dass die Patienten mit akutem Leberversagen letztlich an der fehlenden Entgiftungsfunktion der Leber versterben, also an einer endogenen Vergiftung, die durch Entfernung der relevanten Toxine verhinderbar sein müsste. Ursprünglich wurden hierzu Plasmapheresen durchgeführt, später wurden Kohlefilter und Adsorberharze verwendet, neueste Maschinen benutzen eine Kombination aus Plasmapherese und Spezialadsorbern. Leider sind die Ergebnisse bisher enttäuschend: Zwar bessert sich häufig der Bewusstseinszustand der Patienten unter der Filtration, nach Ende der Behandlung kommt es jedoch unmittelbar zu einer erneuten Verschlechterung auf das Ausgangsniveau; eine Verbesserung der Gesamtprognose konnte nie gezeigt werden [17]. Dabei ist bis heute unklar, welche Substanzen entfernt werden müssten und welche möglicherweise protektiv und essentiell sein könnten.

Zellunterstützte Bioreaktoren

Grundvorstellung bei den „Bioreaktoren" ist es, mit Hilfe von Leberzellkultursystemen die tatsächliche Leberfunktion ersetzen zu können, bis eine Erholung der eigenen Leber erfolgt oder ein geeignetes Transplantat verfügbar wird. Auch hier sind bisher grundlegende Probleme ungelöst. Reaktoren mit humanen Leberzellkulturen sind von fraglichem Wert, da man praktisch eine Humanleber „opfern" muss, um den Bioreaktor zu beladen; hingegen ist bei Verwendung von Schweinehepatozyten die Biokompatibilität ungeklärt, sodass bis heute kein allgemein einsatzfähiger Bioreaktor zur Verfügung steht.

37.7 Lebertransplantation

Prognose

Die Lebertransplantation hat von allen Therapieformen des akuten Leberversagens die größte Verbesserung der Prognose bewirkt. Die Fünfjahresüberlebensraten liegen zwar mit knapp 60% unter denen bei elektiver Transplantation für chronische Leberkrankheiten [3], stellen aber gegenüber der ansonsten infausten Spontanprognose eine enorme Verbesserung dar.

Die hohe postoperative Letalität ist Ausdruck der großen Häufigkeit septischer Infektionen bei diesen Patienten. Diese hängt von der Aufenthaltsdauer auf der Intensivstation, der Notwendigkeit der maschinellen Beatmung und dem Ausmaß des Multiorganversagens (Dialyse etc.) ab.

Indikationsstellung

Die Indikationsstellung zur Transplantation bei akutem Leberversagen muss unter Berücksichtigung der Ätiologie und des Verlaufs erfolgen. Grundsätzlich soll jede Chance zu einer Erholung der Leberfunktion ohne Transplantation genutzt werden, da in den Fällen, in denen ein akutes Leberversagen überlebt wird, sehr häufig eine Restitutio ad integrum erfolgt.

Ist andererseits die Prognose ersichtlich infaust, muss schnellstmöglich eine Transplantation erfolgen. Die Patienten müssen daher frühzeitig in ein Transplantationszentrum verlegt werden, und die Abschätzung der Prognose muss laufend überprüft werden.

Risikoscores

Bei einigen Erkrankungen ist die Prognose mit Eintritt einer Enzephalopathie Grad 3 oder 4 praktisch immer infaust, so z. B. bei akuter Wilson-Krise oder bei der Halothanhepatitis. Für andere Erkrankungsgruppen sind Prognosescores entwickelt worden, mit deren Hilfe die Notwendigkeit einer Transplantation frühzeitig erkennbar werden soll [13].

So konnten französische Arbeitsgruppen zeigen, dass ein Absinken des Faktor V auf unter 20% bei Hepatitis-B-induziertem Leberversagen retrospektiv von keinem der Patienten überlebt worden war. Zusätzliche Berücksichtigung der Konzentration des α-Fetoproteins erhöhte noch die Vorhersagekraft des Scores.

Die ausführlichsten Prognosescores kommen aus Großbritannien und ermöglichen mit Hilfe klinischer und biochemischer Befunde eine Identifizierung von Patienten mit hohem Überlebensrisiko, wobei zwischen „Paracetamolintoxikation" und „anderen Ursachen" unterschieden wird (Tabelle 37-4).

Die positive Vorhersagekraft sowohl der französischen als auch der englischen Scores ist mit über 85% hoch, jedoch liegt die negative Vorhersagekraft enttäuschend niedrig bei nur etwa 65%, d. h. fast jeder 2. Patient, der laut Prognoseberechnung ohne Transplantation hätte überleben sollen, musste dennoch transplantiert werden oder verstarb.

Die Ergebnisse der Transplantation sind abhängig vom präoperativen Zustand der Patienten. Prognostisch besonders ungünstig sind Blutungen, Nierenversagen, exzessive Bilirubinerhöhungen und länger bestehende Enzephalopathie Grad 4. Nach Transplantation kann ein vorbestehendes Hirnödem noch bis zu 12 h fortbestehen und die intrakranielle Druckmessung sollte deshalb fortgesetzt werden.

Das Risiko für bakterielle Infektionen und Pilzinfektionen ist nach Transplantation unter der einsetzenden Immunsuppression besonders hoch. Die schlechtere Langzeitüberlebensrate gegenüber anderen Indikationsgruppen bei den tendentiell jüngeren Patienten ist durch die hohe Rate septischer Infektionen mit tödlichem Ausgang bedingt.

Auxiliäre partielle orthotope Lebertransplantation (APOLT)

Um Patienten mit potentiell reversiblem Leberversagen die lebenslange Immunsuppression zu ersparen, wurde die Technik der *„auxiliären, partiellen orthotopen Lebertransplantation" (APOLT)* entwickelt [9]. Hierbei wird bei der erkrankten Leber der linke Leberlappen reseziert und durch ein Teiltransplantat ersetzt. Das Transplantat übernimmt die Leberfunktion, bis sich die eigene Leber des Empfängers erholt hat. Später kann dann die Immunsuppression abgesetzt werden und das Transplantat atrophiert, während die eigene Leber zu normaler Größe heranwächst. Solche Teil-

---

Tabelle 37-4. „Kings-College-Kriterien" für die Indikationsstellung zur Lebertransplantation bei akutem Leberversagen

Patienten werden mit an Sicherheit grenzender Wahrscheinlichkeit eine Transplantation benötigen, wenn folgende Befunde erhoben werden:
- Prothrombinzeit > 100 s (= Quick-Wert < 7% bzw. INR > 6,7)

oder *mindestens 3* der folgenden:
- Ungünstige Ätiologie: – kryptogene Hepatitis
  – Halothanhepatitis
  – Medikamententoxizität
- Ikterus mehr als 7 Tage vor Enzephalopathie
- Alter < 10 oder > 40 Jahre
- Prothrombinzeit > 50 s (= Quick-Wert < 15% bzw INR > 4)
- Serumbilirubin > 300 µmol/l

Spezialkriterien für die Paracetamolintoxikation:
- Arterieller pH < 7,3

oder *alle* 3 folgenden:
- Prothrombinzeit > 100 s (= Quick < 7%; INR > 6,7)
- Kreatinin > 300 µmol/l
- Enzephalopathie Grad 3 oder 4

transplantationen können bei allen Formen des akuten Leberversagens erfolgreich durchgeführt werden, bei denen damit zu rechnen ist, dass sich die eigene Leber im weiteren Verlauf erholen wird.

Literatur

1. Aggarwal S, Kramer D, Yonas H et al. (1994) Cerebral hemodynamic and metabolic changes in fulminant hepatic failure: a retrospective study. Hepatology 19: 80–87
2. Berman DH, Leventhal RI, Gavaler JS et al. (1991) Clinical differentiation of fulminant Wilsonian hepatitis from other causes of hepatic failure. Gastroenterology 100: 1129–1134
3. Bismuth H, Samuel D, Castaing D et al. (1996) Liver transplantation in Europe for patients with acute liver failure. Semin Liver Dis 16: 415–425
4. Blei AT, Olafsson S, Webster S et al. (1993) Complications of intracranial pressure monitoring in fulminant hepatic failure. Lancet 341: 157–158
5. Devlin J, Ellis AE, McPeake J et al. (1997) N-acetylcysteine improves indocyanine green extraction and oxygen transport during hepatic dysfunction. Crit Care Med 25: 236–242
6. Ellis A, Wendon J (1996) Circulatory, respiratory, cerebral, and renal derangements in acute liver failure: pathophysiology and management. Semin Liver Dis 16: 379–388
7. Fiaccadori F, Pedretti G, Ferrari C et al. (1991) Insulin and glucagon levels in fulminant hepatic failure in man. Dig Dis Sci 36: 801–808
8. Gimson A, Tedder R, White Y (1983) Serological markers in fulminant Hepatitis B. Gut 24: 615
9. Gubernatis G, Pichlmayr R, Kemnitz J et al. (1991) Auxiliary partial orthotopic liver transplantation (APOLT) for fulminant hepatic failure: first successful case report. World J Surg 15: 660–605
10. Gyr K, Meier R (1991) Flumazenil in the treatment of portal systemic encephalopathy – an overview. Intensive Care Med 17 (Suppl 1): 39–42
11. Häussinger D, Laubenberger J, vom Dahl S et al. (1994) Proton magnetic resonance spectroscopy studies on human brain myoinositol in hyperosmolarity and hepatic encephalopathy. Gastroenterology 107: 1475–1480
12. Krowka MJ (1993) Clinical management of hepatopulmonary syndrome. Sem Liver Dis 13: 414–422
13. Lake JR, Sussman NL (1995) Determining prognosis in patients with fulminant hepatic failure: when you absolutely, positively have to know the answer [editorial]. Hepatology 21: 879–882
14. Lee WM (1996) Management of acute liver failure. Semin Liver Dis 16: 369–378
15. Liang TJ, Hasegawa K, Rimon N et al. (1991) A hepatitis B virus mutant associated with an epidemic of fulminant hepatitis. N Engl J Med 324: 1705–1709
16. McConnel JR, Antonson DL, Ong CS et al. (1995) Proton spectroscopy of brain glutamine in acute liver failure. Hepatology 22: 69–74
17. McGuire BM, Sielaff TD, Nyberg SL et al. (1995) Review of support systems used in the management of fulminant hepatic failure. Dig Dis 13: 379–388
18. Munoz SJ (1993) Difficult management problems in fulminant hepatic failure. Semin Liver Dis 13: 395–413
19. O'Grady JG (1997) Paracetamol hepatotoxicity: how to prevent. J R Soc Med 90: 368–370
20. Pereira LM, Langley PG, Hayllar KM et al. (1992) Coagulation factor V and VIII/V ratio as predictors of outcome in paracetamol induced fulminant hepatic failure: relation to other prognostic indicators. Gut 33: 98–102
21. Pereira SP, Langley PG, Williams R (1996) The management of abnormalities of hemostasis in acute liver failure. Semin Liver Dis 16: 403–414
22. Pohl L (1990) Drug induced allergic hepatitis. Semin Liver Dis 10: 305–315
23. Riely CA (1994) Hepatic disease in pregnancy. Am J Med 96: 18 S–22 S
24. Stremmel W, Meyerrose KW, Niederau C et al. (1991) Wilson disease: clinical presentation, treatment, and survival. Ann Intern Med 11: 720–726
25. Theilmann L, Solbach C, Toex U et al. (1992) Role of hepatitis C virus infection in German patients with fulminant and subacute hepatic failure. Eur J Clin Invest 22: 569–571
26. Van Pelt F, Straub P, Manns M (1995) Molecular basis of drug induced immunological liver injury. Semin Liver Dis 15: 283–300
27. Williams R (1996) Classification, etiology, and considerations of outcome in acute liver failure. Semin Liver Dis 16: 343–348
28. Williams R, Wendon J (1994) Indications for orthotopic liver transplantation in fulminant liver failure. Hepatology 20: 5–10

Akute Pankreatitis

J. Schölmerich

38.1 Grundlagen 723
38.1.1 Epidemiologie 723
38.1.2 Ätiologie 723
38.1.3 Pathophysiologie 723
38.1.4 Klinik 723

38.2 Diagnostik 725
38.2.1 Differentialdiagnose 725
38.2.2 Diagnosesicherung 725
38.2.3 Abklärung der Ätiologie 726
38.2.4 Einschätzung der Prognose 726

38.3 Therapie 727
38.3.1 Konservative Basistherapie 727
38.3.2 Medikamentöse Behandlung 728
38.3.3 Beseitigung der Ursachen 729
38.3.4 Therapie von Komplikationen 729
38.3.5 Operative Therapie 729
38.3.6 Interventionelle Therapie 730

38.4 Überwachung 730

38.5 Prognose und Folgetherapie 730

Literatur 730

# Akute Pankreatitis

J. Schölmerich

38.1 Grundlagen

Die akute Pankreatitis repräsentiert ein Krankheitsbild, das von einer milden Entzündung der Bauchspeicheldrüse bis zur Sepsis, zum Multiorganversagen und zum Tod reichen kann.

Morphologisch reicht das Spektrum von der *interstitiell-ödematösen* (80–90 % der Fälle) bis zur *hämorrhagisch-nekrotisierenden* Pankreatitis mit (sub)totaler Nekrose (10–20 %).

Die Prognose korreliert mit dieser morphologischen Einteilung: die Letalität der ödematösen Pankreatitis ist nahezu Null, die der hämorrhagisch-nekrotisierenden Form liegt bei 10–40 %.

38.1.1 Epidemiologie

Die Erkrankung ist relativ häufig, in den USA wurde für 1987 über 108 000 Krankenhausaufenthalte mit 22 262 Todesfällen berichtet (Angaben ohne Berücksichtigung der Veterans-Administration-Einrichtungen) [1]. In Großbritannien hat die Inzidenz zwischen 1960 und 1990 deutlich zugenommen, wobei unklar ist, inwieweit verbesserte diagnostische Techniken zu diesem Anstieg beitragen. Es wird immer noch ein überraschend hoher Anteil der Erkrankungen erst autoptisch diagnostiziert [10].

38.1.2 Ätiologie

Morphogenetisch werden die *primär autodigestive*, also lipolytisch-proteolytische, und die nicht primär autolytische, *biliäre akute Pankreatitis* als Hauptformen unterschieden. Endresultat ist aber immer die Autodigestion der Drüse.

Ätiologisch kann man zwischen biliären (40–60 %), alkoholtoxischen (20–40 %) und einer Gruppe idiopathischer und durch seltene Ursachen (Hyperparathyreoidismus, Medikamente, Trauma, Infekte, Hyperlipoproteinämie) bedingten Pankreatitiden (bis 20 %) unterscheiden. Hinzu kommt eine größere Gruppe nicht exakt definierter Entzündungsvarianten der Bauchspeicheldrüse nach allen Formen des Schocks und nach kardiovaskulären Eingriffen, deren genaue Häufigkeit und klinische Bedeutung derzeit ungeklärt ist [21].

38.1.3 Pathophysiologie

Grundlage aller Formen der Pankreatitis ist vermutlich ein relativ uniformer Ablauf, der nach Schädigung des Organs durch mechanische, hypoxische oder toxische Einflüsse zu einer *raschen Freisetzung von Chemokinen* aus Epithelzellen und früh einwandernden weißen Blutzellen führt. Hierdurch kommt es zu einer massiven Immigration von Granulozyten, Monozyten/Makrophagen und Lymphozyten, die ihrerseits eine Vielzahl proinflammatorischer, aber auch antiinflammatorischer Substanzen freisetzen, die dann sowohl zur weiteren Zerstörung der Drüse als auch zu Effekten im Gesamtorganismus führen (Abb. 38-1) [8, 14, 15, 18, 22].

Es wird heute davon ausgegangen, dass die Mehrzahl der Effekte an anderen Organen (Lunge, Niere, ZNS und kardiovaskuläres System) durch diese *Mediatoren* vermittelt ist und auch die Prognose der schweren Form der akuten Pankreatitis bestimmt [22].

Es ist aber bislang nicht gelungen, diese pathophysiologischen Vorstellungen in überzeugende Therapiekonzepte umzusetzen. Tierexperimentelle Befunde und erste, teilweise noch laufende klinische Studien weisen darauf hin, dass Interventionen bezüglich dieser Immunmediatoren nur in der frühen Phase der Erkrankung wirksam sein können.

38.1.4 Klinik

Die führenden Symptome der akuten Pankreatitis sind unspezifisch (Tabelle 38-1) und schwierig abzugrenzen. Auch erlauben sie keine Differenzierung des Schweregrades der Pankreatitis [20].

Extrapankreatische Organkomplikationen treten fast ausschließlich bei der nekrotisierenden Form auf und haben prognostische Bedeutung (Abb. 38-2). Sie stellen die wesentliche Indikation zur Intensivtherapie

Abb. 38-1.
Pathophysiologische Abläufe bei akuter Pankreatitis

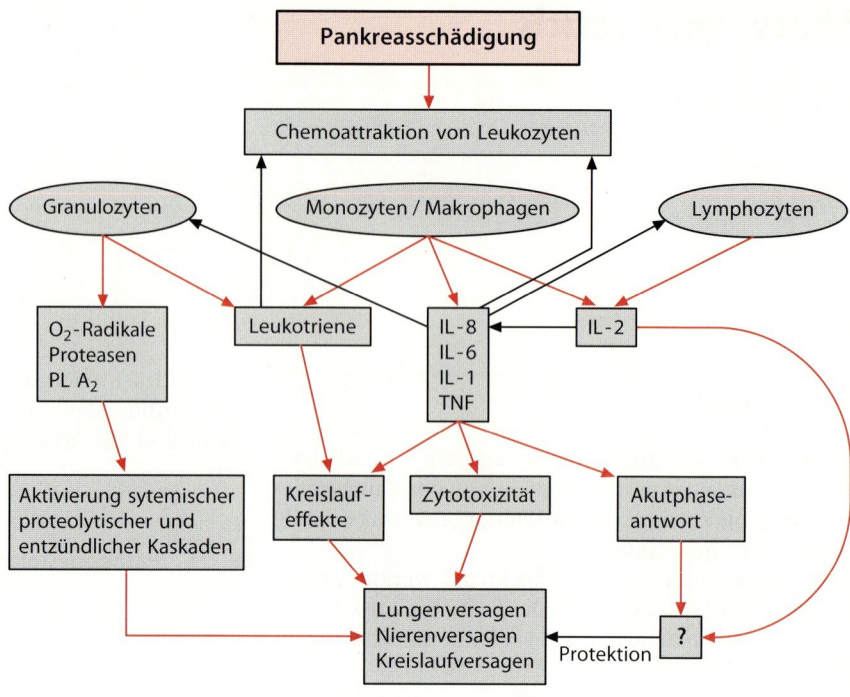

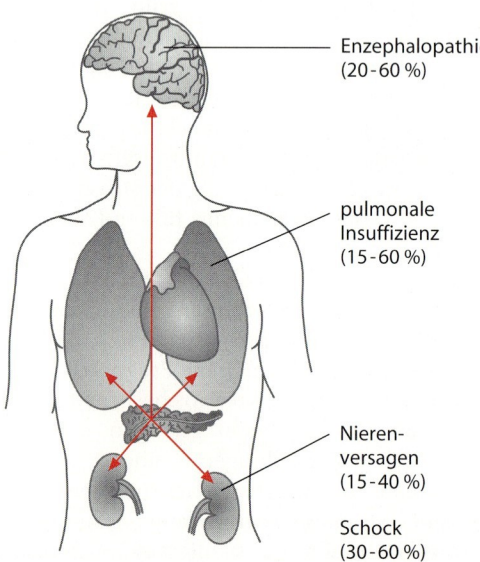

Abb. 38-2. Organkomplikationen der schweren akuten Pankreatitis

Tabelle 38-1. Häufigkeit klinischer Symptome der akuten Pankreatitis

Symptom	[%]
Intensive Abdominalschmerzen	90–100
Übelkeit, Erbrechen	70–90
Meteorismus	70–80
Aszites	50–70
Temperaturerhöhung	40–50
Schock	30–50
Subikterus	30–50
Abwehrspannung	30–40
Respiratorische Insuffizienz	20–30
Pleuraerguss	15–20
Schocknieren	10–20
Bewusstseinstrübung – Encephalopathia pancreatica	10–15
Hautphänomene	bis 10

dar. Zu beachten ist, dass alle Patienten mit akuter Pankreatitis sehr sorgfältig überwacht werden müssen, da Übergänge von leichten zu schweren Formen auch unter Therapie, wenngleich selten, vorkommen und Organkomplikationen selbst nach initial unkompliziertem Verlauf auftreten können.

Komplikationen

Die wesentlichen Komplikationen der schweren akuten Pankreatitis sind:

- katecholaminpflichtiges Kreislaufversagen bzw. Schock,
- Nierenversagen,
- Lungenversagen,
- Enzephalopathie,
- paralytischer Ileus.

Wichtig ist: Ein paralytischer Ileus wird bei fast allen Patienten in unterschiedlicher Ausprägung beobachtet.

38.2 Diagnostik

Ziel der diagnostischen Maßnahmen ist es, die Diagnose rasch zu sichern, die Ätiologie der Pankreatitis zu klären, den Schweregrad und damit die Prognose abzuschätzen sowie Komplikationen und Verlauf zu beurteilen (Abb. 38-3).

38.2.1 Differentialdiagnose

Die wesentlichen Differentialdiagnosen der akuten Pankreatitis sind in der folgenden Übersicht dargestellt.

Wesentliche Differentialdiagnosen der akuten Pankreatitis

- Mesenterialinfarkt
- Mesenterialvenenthrombose
- Akute Erkrankungen des Gallensystems
- Kompliziertes Ulcus duodeni, Ulcus ventriculi
- Rupturiertes Aortenaneurysma
- Myokardinfarkt
- Akute Porphyrie
- Enterische Infektionen
- Intoxikationen (Thallium, Pilze etc.)

38.2.2 Diagnosesicherung

Diagnose und Differentialdiagnose der akuten Pankreatitis beruhen in erster Linie auf gründlicher Anamnese und körperlicher Untersuchung, unterstützt durch laborchemische Analysen und bildgebende Verfahren.

Laboranalysen

Zu den wichtigsten laborchemischen Methoden gehören die Bestimmung der Aktivität der Pankreasenzyme *Lipase* und *Amylase* im Serum. Die Bestimmung der Enzyme ist sensitiv, wenn der Patient innerhalb der ersten 2 Tage nach Einsetzen der klinischen Beschwerden untersucht wird [26].

CAVE
Es wurden allerdings auch schon normale Amylase- und Lipasewerte bei letalen Formen der Pankreatitis zum Zeitpunkt der Krankenhausaufnahme beobachtet, da insbesondere bei weitgehender Organnekrose die Serumaktivität dieser Enzyme rasch abfällt (Abb. 38-4).

Da sich die *Lipaseaktivität* etwas langsamer als die der Amylase normalisiert und dieses Enzym für die Diagnosestellung spezifischer ist, sollte es in der Notfallanalytik bevorzugt werden.

Bildgebende Verfahren

Von den bildgebenden Verfahren stehen Sonographie und Computertomographie im Vordergrund.

Die *Sonographie* hat den Vorteil der einfacheren Handhabung, besitzt in der Akutdiagnostik allerdings nur eine Sensitivität von 67% [19]. Vor allem die häufig ausgeprägte Darmgasbildung limitiert dieses Verfahren.

Die *Computertomographie* ist in der Darstellung des Organs überlegen, jedoch findet sich bei 15–30% der Patienten mit leichter Erkrankung ein normales Computertomogramm [2]. Alle mäßig- bis schwergradigen akuten Pankreatitiden werden durch die Computertomographie aber praktisch entdeckt.

Abgrenzung anderer Erkrankungen

Eine Reihe von Maßnahmen ist erforderlich, um andere Erkrankungen abzugrenzen. Dies ist besonders dann wichtig, wenn die Beschwerden schon länger anhalten und die Enzyme nicht mehr sicher verwertbar sind. Die folgende Übersicht zeigt eine Liste diagnostischer Standardmaßnahmen:

Standarduntersuchungen in der Diagnose der akuten Pankreatitis

I. Positiver Nachweis
- Abdominelle Schmerzen mit und ohne Palpation
- Erhöhte Amylase, Lipase im Serum, erhöhte Amylase im Urin
- Sonographisch oder computertomographisch typische Veränderungen

II. Ausschluss anderer Erkrankungen
- Rektale digitale Untersuchung
- Serumaktivität der Kreatinkinase und alkalischen Phosphatase
- Röntgenuntersuchung von Thorax und Abdomen

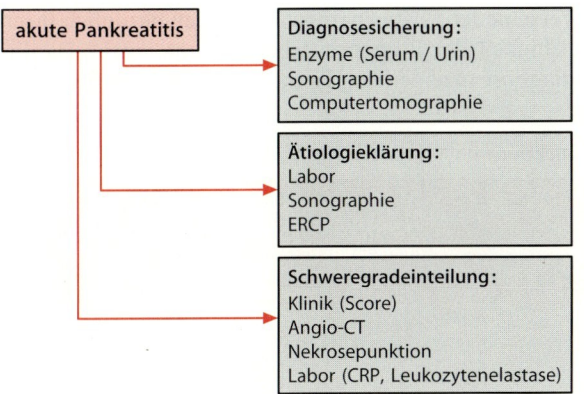

Abb. 38-3. Initiale Diagnostik bei akuter Pankreatitis (*ERCP* endoskopisch retrograde Cholangiopankreatikographie, *CT* Computertomographie, *CRP* C-reaktives Protein)

- Sonographie von Niere, Darm, Gallenblase und Gallenwegen, Leber, Milz und abdominellen Gefäßen
- Elektrokardiographie

38.2.3 Abklärung der Ätiologie

Hier spielen laborchemische Verfahren eine geringere Rolle. Erhöhungen der Cholestaseparameter sind bei biliärer Ätiologie sensitiv, aber nicht spezifisch; die Sonographie hat einen geringen Wert, da sie Gallengangsteine bei diesen Patienten in der Regel nicht nachweisen kann und ein Aufstau der Gallenwege auch bei ausgeprägter Entzündung im Pankreaskopfbereich vorkommt. Der Nachweis von Gallenblasensteinen ist nicht identisch mit der Diagnose einer biliären Pankreatitis. Gleiches gilt für die Computertomographie.

! „Goldstandard" ist die ERCP, die beim Nachweis einer biliären Ätiologie dann auch gleich therapeutische Interventionen erlaubt [19, 24].

Inwieweit die Magnetresonanzcholangiopankreatikographie (MRCP) hier eine Rolle spielen wird, ist zur Zeit noch nicht abzusehen. Bislang sollte bei schwerer Pankreatitis mit Verdacht auf eine biliäre Genese innerhalb der ersten Tage eine ERCP, evtl. mit Papillotomie und Steinextraktion, erfolgen. Wenn ein solches Verfahren regelmäßig angewandt wird und die gewonnene Galle auch noch auf Cholesterinkristalle untersucht wird, steigt der Anteil der diagnostizierten biliären Pankreatitiden in der Regel an.

38.2.4 Einschätzung der Prognose

Die Prognose der Erkrankung wird im wesentlichen durch das Ausmaß der extrapankreatischen Organschäden bestimmt. Da heute die Mehrzahl der Patienten die erste Woche aufgrund intensivtherapeutischer Möglichkeiten überlebt, wird dann das Auftreten von Infektionen intra- oder extrapankreatischer *Nekrosen* und die häufig folgende Sepsis prognosebestimmend. Diesbezüglich spielt auch das Ausmaß der Nekrose eine gewisse Rolle [3, 23] (Tabelle 38-2). Bei ausgedehnten Nekrosen kam es vor der systematischen Anwendung einer prophylaktischen Antibiotikagabe in über 80% der Fälle zu einer Infektion der Nekrose und bei etwa 10% der Patienten zu einer Sepsis mit positivem Erregernachweis [13].

Computertomographie

Da die Computertomographie mit Kontrastmittelbolus bei weitem die höchste Aussagekraft bezüglich des Vorliegens von intra- und extrapankreatischen Nekrosen aufweist [2], wird sie in der Regel als *Prognoseindikator* eingesetzt.

Zahlreiche Untersuchungen haben aber gezeigt, dass der CT-Befund nur eine mäßige Vorhersagekraft (positiver Vorhersagewert 75%, negativer Vorhersagewert 70%) für einen schweren oder fatalen Verlauf der Erkrankung hat [23]. Dies wird durch eine Verlaufsstudie bei 73 Patienten unterstützt [12]. So können keineswegs bei allen Patienten mit schwerem Verlauf Nekrosen in der Computertomographie nachgewiesen werden, und umgekehrt gibt es auch etliche Patienten mit leichtem Verlauf, bei denen doch Nekrosen festgestellt werden [28].

Scores

Es wurden zahlreiche klinische Prognosescores für die akute Pankreatitis entwickelt (Übersicht bei [23]; [19, 20]). Diese weisen zwar einen statistischen Bezug zum Schweregrad in Patientengruppen auf und sind daher als Kriterien für Studien geeignet, im Einzelfall sind aber die Vorhersagewerte ungenügend und nicht besser als die der bildgebenden Verfahren und einer einfachen klinischen Untersuchung [19, 20]. Prognosescores kommen daher im Einzelfall selten zur Anwendung. Inwieweit moderne intensivmedizinische Scores (Apache II) und deren Modifikationen in der klinischen Praxis einen höheren Wert besitzen, ist bislang nicht definitiv geklärt.

Laborparameter

Verschiedene Laborparameter wurden bezüglich ihrer Fähigkeit der Prognosevorhersage untersucht. Da die diagnoseanzeigenden Pankreasenzyme hierfür nicht

Tabelle 38-2. Prognose der akuten Pankreatitis – Einfluss einer Infektion von Nekrosen. (Nach [3])

Nekrosenausmaß	Bakteriologisch positiv		Bakteriologisch negativ	
	Patienten [%]	Mortalität [%]	Patienten [%]	Mortalität [%]
<30%	27	–	35	–
50%	40	39	45	13*
Subtotal/Total	33	67	20	14*
Extrapankreatisch	60	59	41*	11*
Aszites	71	53	51*	17*

* Signifikant gegenüber der infizierten Gruppe.

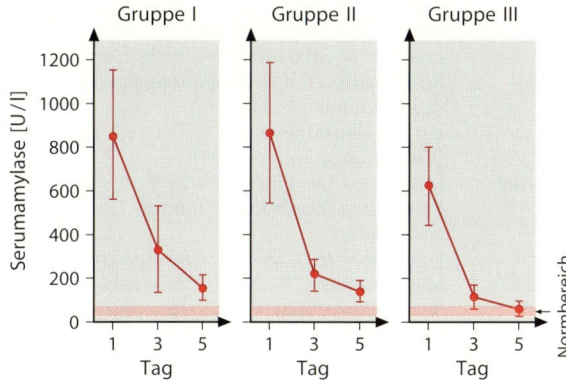

Abb. 38-4. Serumamylase am Tag 1, 3 und 5 während akuter Pankreatitis bei Patienten mit einem später milden (*Gruppe 1*), schweren (*Gruppe 2*) oder fatalen (*Gruppe 3*) Verlauf

geeignet sind (Abb. 38-4) und alle sonstigen untersuchten Parameter wie Blutglukose, Leukozytenzahl oder LDH-Aktivität im Serum sich als nicht sehr zuverlässig erwiesen haben [25], wurden aufgrund der oben genannten pathophysiologischen Konzepte *Zytokine* oder die durch sie induzierten *Akutphasenproteine* (v. a. C-reaktives Protein) und Leukozytenprodukte (Leukozytenelastase) vorgeschlagen. Es konnte gezeigt werden, dass sowohl die Leukozytenelastase [9] als auch Interleukin-6 [11] ebenso wie Interleukin-8 [7] die höchsten Vorhersagewerte für einen schweren oder letalen Verlauf der Erkrankung aufweisen (Tabelle 38-3).

Tabelle 38-3. Vorhersagewerte (*PPV* positiv, *NPV* negativ) bei optimiertem Grenzwert (ROC-Analyse) für einen schweren oder fatalen Verlauf einer akuten Pankreatitis

	PPV [%]	NPV [%]	Grenzwert [%]
CRP (↑)	73	73	>10 mg/dl
α_1-AT (↑)	59	50	>4 g/l
α_2-MG (↓)	82	67	<1,5 g/l
PMN-Elastase (↑)	86	79	<320 µg/l
IL-6 (↑)	91	82	>15 U/ml
Klinischer Score Freiburg	80	80	>3

Tabelle 38-4. Zytokine und CRP zur Vorhersage des Schweregrades der akuten Pankreatitis [16]

		Sensitivität [%]	Spezifität [%]
Tag 1	IL-6	**100**	86
	IL-8	100	81
	CRP	8	95
Tag 2	IL-6	100	73
	IL-8	**100**	**91**
	CRP	57	86
Tag 3	IL-6	86	91
	IL-8	**93**	**95**
	CRP	100	64

Das C-reaktive Protein, dessen Synthese erst durch Zytokine induziert wird, erreicht seinen Gipfel erst 48 h oder später nach Einsetzen der Erkrankung und ist daher, zumindest initial, nicht als Prognoseparameter geeignet [11, 15, 16, 19, 20; Tabelle 38-4).

Letztlich gelingt die Prognoseabschätzung durch eine gründliche mehrmalige tägliche klinische Untersuchung ebenso gut wie durch technische oder laborchemische Verfahren [19, 20, 23]. Für die Praxis ist derzeit daher Standard, dass mittels einer kontrastmittelverstärkten Computertomographie das Ausmaß der Nekrosen definiert wird, die Patienten mehrfach täglich klinisch untersucht werden und ab dem 3. Tag das CRP als Prognosemarker herangezogen wird. Schließlich muss sorgfältig auf das Auftreten von Infektionszeichen geachtet werden.

38.3 Therapie

Therapieziele bei der akuten Pankreatitis sind Ursachenbeseitigung, Schmerzbekämpfung, supportive Maßnahmen sowie die Prophylaxe und Therapie von Komplikationen. Dies gilt um so mehr, als eine kausale medikamentöse Therapie bislang nicht existiert und interventionelle Maßnahmen und Operation bislang nur der Beseitigung von Komplikationen dienen.

38.3.1 Konservative Basistherapie

Die konservative Basistherapie ist in Tabelle 38-5 dargestellt. Im Vordergrund stehen Schmerzbekämpfung, Volumen- und Elektrolytsubstitution sowie die Entlastung des oberen Magen-Darm-Trakts.

Schmerzbekämpfung

Bei der Schmerzbekämpfung ist zu beachten, dass Medikamente, die eine Verengung der Papilla Vateri bewirken können oder die Darmtätigkeit hemmen, vermieden werden sollten. Hier wird vorwiegend Procain und Pethidin, evtl. in Kombination mit Metamizol eingesetzt (Tabelle 38-5).

Supportive Therapie

Bei der Flüssigkeits- und Elektrolytersatztherapie ist zu beachten, dass häufig sehr viel mehr als 3 l Flüssigkeit pro Tag und z. T. auch kolloidale Volumenersatzmittel verabreicht werden müssen, da enorme Mengen eiweißreicher Flüssigkeit in die Peritonealhöhle und in den Darm sequestriert werden. Das benötigte Volumen kann in Einzelfällen bis zu 15 l täglich betragen. Hier ist eine sorgfältige Bilanzierung und eine engmaschige Kontrolle der hämodynamischen Parameter zwingend erforderlich.

Die parenterale Ernährung folgt den üblichen Regeln. Entgegen früherer Annahmen ist die Gabe von

Tabelle 38-5. Konservative Basistherapie bei akuter Pankreatitis

Schmerzbekämpfung	Procain 2 g/24 h i.v.-Dauerinfusion Pethidin 50–100 mg i.v. bei Bedarf, evtl. in Kombination mit Nichtopioidanalgetika (z. B. Metamizol) Periduralanästhesie (*Cave:* Morphinpräparate!)
Flüssigkeits- und Elektrolytsubstitution	Initial 3,0–6,0 l Flüssigkeit/24 h Elektrolyte Bicarbonat, Albumin nach Bedarf
Sekretorische Ruhigstellung und Entlastung des oberen Magen-Darm-Trakts	Orale Nahrungs- und Flüssigkeitskarenz Magensonde Stressulkusprophylaxe (H_2-Rezeptorblocker?)
Ernährung	Parenterale Ernährung nach den üblichen Kriterien, Zusatz von Lipiden erlaubt. Frühzeitige enterale Ernährung über nasojejunale Sonde erwägen Insulin nach Bedarf

Fett nicht kontraindiziert. In der Regel sind wegen des Ausfalls der endokrinen Funktionen der Bauchspeicheldrüse Insulingaben erforderlich.

Sekretorische Ruhigstellung und Entlastung des oberen Magen-Darm-Trakts

Nahrungskarenz, Dauerdrainage des Magensaftes und parenterale Ernährung werden routinemäßig angewandt, auch wenn ihr Effekt nicht zweifelsfrei durch klinische Studien belegt ist; Gleiches gilt für die Stressulkusprophylaxe. Neuere Daten legen den Schluss nahe, dass eine frühe enterale Ernährung über eine Jejunalsonde Vorteile gegenüber der parenteralen Ernährung bieten kann [29], allerdings sind auch hierzu weitergehende Untersuchungen erforderlich.

38.3.2 Medikamentöse Behandlung

Hemmung der exokrinen Pankreassekretion und Proteaseinhibitoren

In zahlreichen Studien wurde versucht, den Krankheitsverlauf durch Anwendung von Hormonen zur Hemmung der Enzymfreisetzung (Glukagon, Somatostatin, Octreotid, Kalzitonin) oder durch die Gabe von Proteaseinhibitoren (u.a. Aprotinin) zu beeinflussen. Obwohl sich im Tierversuch durchaus positive Effekte abzeichneten, waren die klinischen Ergebnisse bei Anwendung am Patienten bisher enttäuschend [27, 30].

CAVE Da diese Substanzen aber auch relevante Nebenwirkungen aufweisen (z. B. Vasokonstriktion im Splanchnikusbereich), kann ihre Anwendung bei der akuten Pankreatitis derzeit nicht empfohlen werden [30].

Mediatoren

Bislang liegen keine definitiven klinischen Studienergebnisse zur Anwendung von Mediatorinhibitoren vor. Erste Untersuchungen zu Lexipafant, einem Antagonisten des plättchenaktivierenden Faktors (PAF), deuten darauf hin, dass Komplikationsrate und Mortalität der schweren Pankreatitis gesenkt werden können, wenn Lexipafant innerhalb der ersten 48 h verabreicht wurde. Derzeit wird geprüft, ob sich dieser Effekt auch bei breiter klinischer Anwendung bestätigen lässt.

Inwieweit sich die experimentellen Befunde zur Blockade von Tumornekrosefaktor α, Interleukin-1 oder zur Zytokindämpfung durch Interleukin-10 in die Klinik übertragen lassen werden, ist derzeit völlig offen.

Antibiotika

Durch Untersuchungen der letzten Jahre ist hinlänglich gesichert, dass die prophylaktische Anwendung von Antibiotika bei der akuten Pankreatitis sinnvoll ist, wenn biliäre Ursachen vorliegen und wenn Pankreasnekrosen nachweisbar sind [17]. Hierbei ist darauf zu achten, dass sowohl gallegängige als auch pankreasgängige Antibiotika bevorzugt werden, die Penetration von Antibiotika in das Pankreasgewebe sehr unterschiedlich ist und die Besiedelung der Nekrosen in der Regel durch gramnegative Keime erfolgt.

> Die akute nekrotisierende Pankreatitis ist eine der wenigen Erkrankungen, bei denen eine Prophylaxe mit hochwirksamen Antibiotika sinnvoll und indiziert ist.

Empfohlen wird die intravenöse Anwendung von Imipenem oder Chinolonen, abgeraten wird von Substanzen mit mangelnder Penetration oder Anreicherung im Pankreasgewebe (z. B. Aminoglykoside, Ampicillin, Cefotaxim) [30].

38.3.3 Beseitigung der Ursachen

Die Ursachenbeseitigung ist bislang nur bei der biliären Pankreatitis durch Behebung von Abflussstörungen durchführbar. Hier ist bei Anwendung der ERCP für die Akutdiagnostik eine frühzeitige Papillotomie mit Steinextraktion möglich; sie führt zum raschen Rückgang der klinischen und biochemischen Aktivitätsparameter. Die Durchführung der ERCP hat keine nachteiligen Folgen, die Papillotomie ist komplikationsarm. In verschiedenen Studien wurde nach dem optimalen Zeitpunkt für diese Intervention gesucht; insgesamt muss man davon ausgehen, dass bei klinischen Zeichen einer schweren Pankreatitis eine frühzeitige Intervention sinnvoll ist. Eine Papillotomie bei nichtbiliärer Pankreatitis hat sich als nicht zweckmäßig erwiesen.

38.3.4 Therapie von Komplikationen

Die Letalität wird im Wesentlichen durch die extrapankreatischen Komplikationen bedingt. Prophylaxe, Früherkennung und frühzeitige Therapie dieser Komplikationen sind daher von großer Bedeutung. Die Indikation zur maschinellen Beatmung muss rechtzeitig gestellt werden; eine frühzeitige PEEP-Beatmung hat sich auch hier als zweckmäßig erwiesen. Eine rasche Korrektur der oft unterschätzten Flüssigkeitsverluste ist von wesentlicher Bedeutung und setzt ein angepasstes hämodynamisches Monitoring voraus. Tabelle 38-6 gibt einen Überblick der Therapie von Komplikationen.

38.3.5 Operative Therapie

Die operative Therapie der akuten Pankreatitis und insbesondere die Operationsindikation werden heute einheitlich eher zurückhaltend beurteilt. Eine Operationsindikation besteht übereinstimmend dann, wenn der Nachweis der Infektion von Nekrosen gelingt, was in der Regel durch eine gezielte Feinnadelpunktion und anschließende mikrobiologische Untersuchungen möglich ist [5]. Weitere Operationsindikationen können lokale Spätkomplikationen wie Abszess, Sequesterbildung oder rasch wachsende Pseudozysten sein. In allen anderen Fällen sollte die Operationsindikation nur bei deutlicher klinischer Verschlechterung trotz konservativer Maximaltherapie und Nachweis von Nekrosen gestellt werden. Sicher darf nicht allein das morphologische Ergebnis bildgebender Verfahren die Operation begründen (Abb. 38-5). Wenn operiert wird, sollte nach neueren Befunden eine Nekrosektomie mit Bursalavage erfolgen (Spüllösung: Peritonealdialyselösung mit 4 mmol/l KCl und 250–500 Einheiten Heparin/l). Die Lavage muss so lange durchgeführt wer-

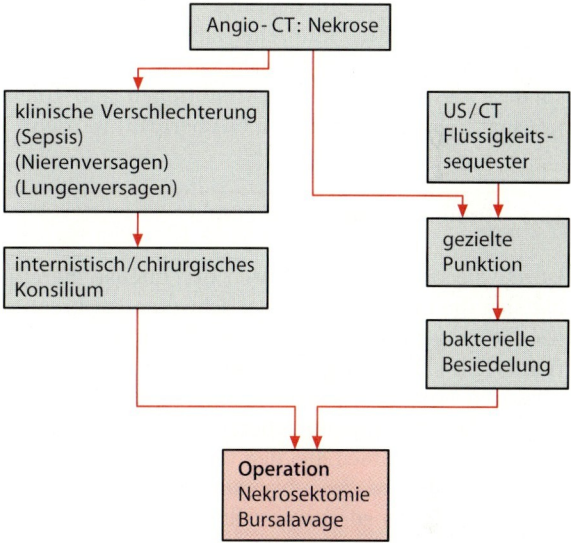

Abb. 38-5. Operationsindikation bei akuter Pankreatitis (*CT* Computertomographie, *US* Ultraschall)

Tabelle 38-6. Intensivtherapie von Komplikationen der akuten Pankreatitis (*PAK* Pulmonalarterienkatheter, *PEEP* positiver endexspiratorischer Druck)

Ileus	Heber-Drainage, Einläufe, Anwendung von Prostigmin umstritten
Niereninsuffizienz	Bilanzierung, Diuretika, rechtzeitig Nierenersatzverfahren beginnen
Respiratorische Insuffizienz	O$_2$-Gabe, frühzeitige Beatmung (inkl. PEEP), Patientenlagerung (Bauchlage oder motorbetriebenes Drehbett mit kontinuierlichem axialen Lagerungswechsel)
Kreislaufversagen	Invasives hämodynamisches Monitoring (arteriell und zentralvenös, evtl. PAK), Bilanzierung, Katecholamine
Blutzuckerentgleisung	Bilanzierte Glukosezufuhr, Altinsulininfusion
Gerinnungsstörung	Thromboembolieprophylaxe mit Heparin, ansonsten Substitution nach Bedarf

den, bis Enzymgehalt und Verfärbung der Spülflüssigkeit deutlich rückläufig sind [4].

38.3.6 Interventionelle Therapie

In den letzten Jahren wurde von einzelnen Zentren über gute Erfolge mit der nichtoperativen Nekrosedrainage und -spülung berichtet. Bis zu 12 CT-gesteuert plazierte Drainagen werden eingeführt und gespült, wobei die Zielkriterien die gleichen wie bei der operativen Drainageeinlage sind. Inwieweit dieses Verfahren die Zahl der Operationen weiter reduzieren wird, ist derzeit nicht absehbar [6].

38.4 Überwachung

Die Früherkennung potentiell letaler Komplikationen ist von wesentlicher Bedeutung. Eine engmaschige Überwachung mittels klinischer, laborchemischer und bildgebender Verfahren ist daher erforderlich; insbesondere Gasaustausch, Nierenfunktionen und Infektionsparameter sollten lückenlos überprüft werden.

38.5 Prognose und Folgetherapie

Durch die modernen Verfahren der Intensivtherapie hat sich die Prognose auch der schweren Pankreatitis wesentlich gebessert. In größeren Zentren mit selektioniertem Patientengut beträgt die Letalität der schweren Pankreatitis heute deutlich weniger als 10%, wobei alle oben genannten therapeutischen Prinzipien zum Einsatz kommen. Bei den Überlebenden kann es mehrere Monate dauern, bis endokrine und exokrine Organfunktion wiederhergestellt sind. Bei einer Totalnekrose ist naturgemäß eine dauerhafte Ersatztherapie (orale Enzymsubstitution, Insulin) erforderlich. Bei vielen Patienten muss zumindest für eine Übergangsphase eine Ersatztherapie durchgeführt werden.

Bei Nachweis einer biliären Genese ist die baldige elektive Cholezystektomie erforderlich, auch wenn initial eine Papillotomie erfolgt ist. Bei Pancreas divisum und rezidivierenden Pankreatitiden ist die Drainage mittels endoskopischer Techniken und selten auch eine operative Intervention sinnvoll. Bei alkoholinduzierter und medikamentös verursachter Erkrankung ist eine entsprechende Karenz erforderlich.

Literatur

1. Anonymus (1989) Detailed diagnoses and procedures. National Hospital Discharge Survey, Vital Health Stat 1987 [13]. 100: 1–30
2. Balthazar EJ (1989) CT diagnosis and staging of acute pancreatitis. Radiol Clin North Am 27: 19–37
3. Beger HG, Bittner R, Block S. Büchler M (1986) Bacterial contamination of pancreatic necrosis. A prospective clincal study. Gastroenterology 91: 433–438
4. Büchler M, Uhl W. Beger HG (1993) Surgical strategies in acute pancreatitis. Hepatogastroenterology 40: 563–568
5. Gerzof SG, Banks PA, Robbins AH et al. (1987) Early diagnosis of pancreatic infection by computed tomography – guided aspiration. Gastroenterology 93: 1315–13320
6. Gmeinwieser J, Feuerbach S, Zirngibl H et al. (1997) Percutaneous treatment of infected necrotizing pancreatitis. In: Broelsch CE, Izbicki JR, Bloechle C, Gawad KA (eds) Proceedings of the International hepato-pancreaticobiliary surgical meeting 1997. Monduzzi, Bologna, pp 575–578
7. Gross, V, Andreesen R, Leser H-G et al. (1992) Interleukin-8 and neutrophil activation in acute pancreatitis. Eur J Clin Invest 22: 200–203
8. Gross V, Leser H-G, Heinisch A, Schölmerich J (1993) Inflammatory mediators and cytokines – new aspects of the pathophysiology and assessment of severity of acute pancreatitis? Hepato-Gastroenterol 40: 522–530
9. Gross V, Schölmerich J, Leser H-G et al. (1990) Granulocyte elastase in assessment of severity of acute pancreatitis. Comparison with acute-phase protein C-reactive protein. α_1-antitrypsin and protease inhibitor α_2-macroglobulin. Dig Dis Sci 35: 97–105
10. Lankisch, PG, Schirren, CA, Kunze E (1991) Undetected fatal acute pancreatitis: Why is the disease so frequently overlooked? Am J Gastroenterol 86: 322–326
11. Leser H-G, Gross V, Scheibenbogen C et al. (1991) Elevation of serum interleukin-6 concentration procedes acute-phase response and reflects severity in acute pancreatitis. Gastroenterology 101: 782–785
12. London NJM, Leese T, Layelle JM et al. (1991) Rapid-bolus contrast-enhanced dynamic computed tomography in acute pancreatitis: a prospective study. Br J Surg 78: 1452–1456
13. Manes G, Rabitti PG, Laccetti M et al. (1994) Early prognostic assessment of acute pancreatitis with sterile necrosis. A prospective clinical study. Rec Prog Med 85: 490–493
14. Messmann H, Schölmerich J (1998) Zytokine bei akuter Pankreatitis – Pathophysiologische Bedeutung sowie diagnostische und therapeutische Implikationen. Intensivmed 35: 574–581
15. Messmann H, Vogt W, Holstege A et al. (1997) Post-ERP pancreatitis as a model for cytokine induced acute phase response in acute pancreatitis. Gut 40: 80–85
16. Pezilli R, Billi P, Miniero R et al. (1995) Serum interleukin-6, interleukin-8 and β_2-microglobulin in early assessment of severity of acute pancreatitis. Dig Dis Sci 40: 2341–2348
17. Powell JJ, Miles R, Siriwardena AK (1998) Antibiotic prophylaxis in the initial management of severe acute pancreatitis. Br J Surg 85: 582–587
18. Schölmerich J (1996) Interleukins in acute pancreatitis. Scand J Gastroenterol 31 (Suppl 219): 37–42
19. Schölmerich J (1997) Aktuelle Diagnostik der akuten Pankreatitis. Z Gastroenterol 35 (Suppl. 1): 63–75
20. Schölmerich J (1997) Gastrointestinale Erkrankungen. In: Lasch HG, Lenz K, Seeger W (Hrsg) Lehrbuch der Internistischen Intensivtherapie, 3. Aufl. Schattauer, Stuttgart, S 459–493
21. Schölmerich J (1998) Akute Pankreatitis nach Schock, Ischämie, Reperfusion, Trauma und Sepsis. Internist 39: 453–458
22. Schölmerich J (1999) Immunological mechanisms in acute pancreatitis. In: Lankisch P, DiMagno E (eds) Pancreatic disease. Springer, Berlin Heidelberg New York Tokio, 24–35

23. Schölmerich J, Heinisch A, Leser H-G (1993) Diagnostic approach to acute pancreatitis: diagnosis, assessment of etiology and prognosis. Hepato-Gastroenterol 40: 532–537
24. Schölmerich J, Lausen M, Lay L et al. (1992) Value of endoscopic retrograde cholangiopancreaticography in determining the cause but not course of acute pancreatitis. Endoscopy 24: 244–247
25. Schölmerich J, Thiedemann B, Johannesson T et al. (1986) Prognoseabschätzung bei akuter Pankreatitis. Intensivmed 23: 154–158
26. Steinberg WM, Goldstein SS, Davis ND, Shamma AJ, Anderson K (1985) Diagnostic assays in acute pancreatitis: a study of sensitivity and specificity. Ann Intern Med 102: 576–580
27. Steinberg WM, Scott T (1994) Acute pancreatitis. N Engl J Med 330: 1198–1210
28. Tenner S, Sica G, Hughes M et al. (1997) Relationship of necrosis to organ failure in acute pancreatitis. Gastroenterology 113: 899–903
29. Windsor ACJ, Kanwar S, Li AGK et al. (1998) Compared with parenteral nutrition, enteral feeding attenuates the acute phase response and improves disease severity in acute pancreatitis. Gut 42: 432–435
30. Wyncoll DL (1999) The management of severe acute necrotising pancreatitis: an evidence-based review of the literature. Intensive Care Med 25: 146–156

Akute gastrointestinale Blutungen

Kapitel 39

H. Messmann

39.1 Definition und Einteilung 735

39.2 Diagnostik 735
39.2.1 Anamnese 735
39.2.2 Klinik und Laborparameter 736
39.2.3 Endoskopie 736
39.2.4 Angiographie 738
39.2.5 Szintigraphie 738
39.2.6 Operation 739

39.3 Therapie 739
39.3.1 Schockbekämpfung 739
39.3.2 Blutungen aus Erosionen und Ulzerationen 739
39.3.3 Ösophagusvarizenblutungen 740
39.3.4 Seltenere Ursachen oberer gastrointestinalen Blutung 741
39.3.5 Untere gastrointestinale Blutungen 741

Literatur 742

39 Akute gastrointestinale Blutungen

Akute gastrointestinale Blutungen

H. Messmann

39.1 Definition und Einteilung

Akute gastrointestinale Blutungen werden nach ihrer Lokalisation in *obere* (proximal des Treitz-Bands) und *untere gastrointestinale Blutungen* eingeteilt.

Obere gastrointestinale Blutung

Die obere gastrointestinale Blutung ist mit 85% wesentlich häufiger und wird im wesentlichen durch Schleimhauterosionen bzw. -ulzerationen sowie Varizen verursacht. Tabelle 39-1 zeigt die Häufigkeitsverteilung der oberen gastrointestinalen Blutungen [4].

Untere gastrointestinale Blutung

Hier überwiegen die Blutungsquellen im Dickdarm (90%); Blutungen im Dünndarmbereich sind vergleichsweise selten (10%). Häufigste Blutungsquelle im Dünndarm sind Tumoren, gefolgt von selteneren Ursachen wie Angiodysplasien, Meckel-Divertikel oder M.-Crohn-Ulzerationen.

Im Kolorektum sind Hämorrhoidalblutungen am häufigsten, gefolgt von Proktitis, Karzinomen und Nachblutungen nach Polypektomie oder Biopsie. Bei Kolonblutungen ist die Häufigkeitsverteilung stark altersabhängig (Tabelle 39-2).

39.2 Diagnostik

39.2.1 Anamnese

Die Anamnese lässt oftmals eine Verdachtsdiagnose zu, so dass weiterführende diagnostische Maßnahmen bereits frühzeitig veranlasst werden können. Schmerzmitteleinnahme oder rezidivierende Oberbauchbeschwerden, z. T. jahreszeitlich abhängig oder in Stresssituationen, lassen ein Ulkus bzw. Erosionen vermuten. Bei Patienten mit Leberzirrhose ist die Varizenblutung nur in 30–50% der Fälle die Blutungsursache. Gehäuft findet man bei diesen Patienten auch eine Gastropathie durch portale Hypertension oder Mallory-Weiss-Läsionen infolge rezidivierenden Erbrechens. Letzteres tritt v.a. bei Alkoholikern auf, aber auch andere Ursachen (Erbrechen in der Schwangerschaft, bei Zytostatikabehandlung etc.) sind möglich. Bei Patienten mit Niereninsuffizienz oder Aortenstenose sollten Angiodysplasien in Betracht gezogen werden.

Hämatemesis und Kaffeesatzerbrechen

Hämatemesis (Bluterbrechen) und Kaffeesatzerbrechen sind typische Symptome der oberen gastrointestinalen Blutung. Gleichzeitig geben diese Symptome einen Hinweis auf die Blutungsintensität: Der typische „Kaffeesatz" entsteht durch den Kontakt eher geringerer Blutmengen mit Magensäure, hingegen deutet hellrot erbrochenes Blut auf eine stärkere Blutung hin. In beiden Fällen gilt: Kann eine Blutungsquelle im oberen Gastrointestinaltrakt nicht gefunden werden, so muss eine Blutung im Nasen-Rachen-Raum ausgeschlossen werden.

Meläna und Hämatochezie

Meläna (Teerstuhl) und Hämatochezie (Blutstuhl) können sowohl Folge einer oberen als auch einer unte-

Tabelle 39-1. Prozentuale Verteilung der Blutungsquellen bei 1139 Patienten mit oberer gastrointestinaler Blutung

Blutungsquelle	Häufigkeit [%]
Ulcus duodeni	27
Ulcus ventriculi	24
Ösophagusvarizen	19
Erosionen	13
Refluxösophagitis	10
Mallory-Weiss-Läsionen	7
Tumorblutung	3
Angiodysplasie	1
Blutungsquelle nicht identifiziert	6

Tabelle 39-2. Blutungsquellen im Kolon in Abhängigkeit von Lebensalter und Häufigkeit

< 25 Jahre	25–60 Jahre	≥ 60 Jahre
Colitis ulcerosa/ M. Crohn	Divertikulose	Angiodysplasie
Polypen	Colitis ulcerosa/ M. Crohn	Divertikulose
	Polypen	Karzinom
	Karzinom	Polypen
	Angiodysplasie	

ren gastrointestinalen Blutung sein. Auch hier lassen die Symptome einen Rückschluss auf die Blutungsintensität zu: Teerstuhl entsteht, wenn mindestens 100–200 ml Blut das Kolon passieren und dabei bakteriell abgebaut werden. Das Zeitintervall zwischen Blutungsbeginn und dem ersten Auftreten von Teerstühlen kann 5–8 h betragen, jedoch können Teerstühle auch noch mehrere Tage nach Blutungsstopp auftreten oder bei sehr langsamer Passage Ausdruck einer unteren gastrointestinalen Blutung sein. Hämatochezie deutet hingegen eher auf eine untere oder auf eine besonders starke obere gastrointestinale Blutung hin.

39.2.2 Klinik und Laborparameter

Von entscheidender prognostischer Bedeutung hinsichtlich Rezidivblutung und Mortalität sind neben der Blutungsdiagnose der Schweregrad des Schocks sowie Begleiterkrankungen. In einer englischen Multicenterstudie an über 4000 Patienten mit oberer gastrointestinaler Blutung wurden verschiedene Risikofaktoren ermittelt und in einem Punktesystem zusammengefasst [20] (Tabelle 39-3). Aus den Punktwerten kann dann das Rezidivblutungs- und Mortalitätsrisiko abgeschätzt (Tabelle 39-4) und daraus eine Therapieempfehlung (zur ambulanten, stationären oder Intensivtherapie) abgeleitet werden [21].

Abschätzung der Blutungsintensität

Das Ausmaß der Blutverluste wird anhand verschiedener Parameter eingeschätzt (Tabelle 39-5). In der Initialphase einer akuten gastrointestinalen Blutung kann es dennoch schwierig sein, die Blutungsstärke abzuschätzen, da sowohl der Hämoglobinwert als auch Kreislaufparameter stabil sein können. Da es kein einfaches Verfahren zur Bestimmung des intravasalen Blutvolumens gibt, müssen in der Initialphase der Blutung, Kreislaufparameter (Herzfrequenz, Blutdruck, ZVD) und Laborwerte (Hb, Hkt, Gerinnungsparameter) engmaschig kontrolliert werden [27].

39.2.3 Endoskopie

Die diagnostische Methode der Wahl bei der akuten gastrointestinalen Blutung ist die Endoskopie. Neben der Lokalisationsdiagnostik und der Aktivitätsbeurteilung kann, falls erforderlich und möglich, die sofortige endoskopische Therapie durchgeführt werden.

Endoskopie bei der oberen gastrointestinalen Blutung

Bei einer oberen gastrointestinalen Blutung kann in über 95% der Fälle die Blutungsquelle endoskopisch lokalisiert werden, wobei in 15–30% mehrere Blutungsquellen vorliegen.

Vor einer Notfallendoskopie sollte die Herzkreislauffunktion möglichst stabilisiert und der Patient im

Tabelle 39-3. Scoringsystem zur Beurteilung des Rezidivblutungs- und Mortalitätsrisikos bei der akuten oberen nichtvariköse gastrointestinalen Blutung [20]

Risikofaktoren	0	1	2	3
Alter (Jahre)	<60	60–79	>80	
Schock	Nein	Tachykardie	Hypotonie	
Begleiterkrankungen	Nein		Kardial	Renal, hepatisch, maligne
Diagnose	Mallory-Weiss-Läsion, Keine Läsion	Alle anderen Blutungsquellen	Tumor	
Blutungsstigmata	Keine Blutungsstigmata, keine Hämatinreste	Blut, adhärentes Koagel, Gefäßstumpf, spritzende Blutung		

Tabelle 39-4. Rezidivblutungs- und Mortalitätsrisiko bei Patienten mit akuter oberer, nicht variköser gastrointestinaler Blutung [21]: Patienten mit Scorewerten ≤2 können ambulant betreut werden, hingegen bedürfen Patienten mit einem Scorewert ≥6 einer intensivmedizinischen Überwachung

Score	Patienten		Rezidivblutung		Mortalität nach Rezidivblutung		Gesamtmortalität	
	n	(%)	n	(%)	n	(%)	n	(%)
≤2	744	(30)	32	(4,3)	0	(0)	1	(0,1)
3–5	1219	(48)	173	(14)	30	(2,5)	56	(4,6)
≥6	58	(22)	211	(37)	80	(14)	126	(22)

Tabelle 39-5. Abschätzung der Blutungsstärke bei gastrointestinaler Blutung

Parameter	Stärke		
	– leicht	– mittel	– schwer
Blutverlust (ml/Tag)	<250	250–1000	≥1000
Hämoglobin (g/dl)	>11	9–11	<9
Konservenverbrauch (EK/Tag)	Keine	1–3	≥4
Kreislaufreaktion	Keine	Puls ↑, RR (↓), ZVD ↓	Puls ↑, RR ↓, ZVD ↓
Klinische Symptome	Abgeschlagenheit	Durst, Übelkeit, Bettlägerigkeit	Unruhe, Fieber, Schock, Bewusstseinstrübung

EK Erythrozytenkonzentrat.

Zweifelsfall zum Schutz vor einer Aspiration intubiert werden.

> Vor der endotrachealen Intubation sollte der Patient über eine Sonde abgesaugt werden, ansonsten gelten auch hier die Regeln der „Ileuseinleitung".

Die Anlage einer Magensonde allein für diagnostische Zwecke oder mit dem Ziel, durch Spülen mit kaltem Wasser einen Blutungsstillstand zu erzielen, ist obsolet. Bei einer aktiven Blutung zeigt das Magenaspirat nur in 50 % der Fälle rotes Blut, in 30 % Kaffeesatz; bei 20 % der Patienten ist das Aspirat unauffällig. Endoskope mit 6-mm-Arbeitskanal erlauben problemlos das Absaugen auch größerer Blutmengen und von Koagel. Zum Schutz vor einer Aspiration sollte beim nichtintubierten Patienten auf eine Rachenschleimhautanästhesie verzichtet und eine Sedierung nur mit größter Vorsicht durchgeführt werden.

Bei der endoskopischen Beurteilung der Stärke von Ulkusblutungen hat sich die *Forrest-Klassifikation* (Tabelle 39-6) bewährt, auch wenn verschiedene Untersucher zu durchaus unterschiedlichen Klassifikationseinschätzungen kommen können [12]. Eine Doppleruntersuchung des Ulkus kann das Risiko eines Blutungsrezidivs möglicherweise genauer einschätzen, ist aber nicht generell verfügbar und mit zusätzlichen Kosten verbunden [9].

Tabelle 39-6. Forrest-Klassifikation der Ulkusblutung

Forrest-Klassifikation	Ulkus mit ...
Ia	... spritzender Blutung
Ib	... Sickerblutung
IIa	... Gefäßstumpf
IIb	... Blutkoagel
IIc	... hämatinbelegtem Grund
III	... Fibrinbelag

Im Idealfall kann bei der Notfallendoskopie die Blutungsquelle lokalisiert und endoskopisch therapiert werden. Bei Patienten mit Hämatemesis und fehlendem Nachweis einer Blutungsquelle ist zu bedenken, dass Erosionen ebenso wie Mallory-Weiss-Läsionen sehr rasch auch spontan abheilen und somit einer endoskopischen Diagnosestellung entgehen können, insbesondere wenn die Zeitspanne zwischen Hämatemesis und Untersuchung mehr als 24 h beträgt. Auch ein Dieulafoy-Ulkus kann sich differentialdiagnostisch hinter dem Symptom Hämatemesis verbergen. Diese Läsion ist endoskopisch oftmals schwer zu erkennen und nur bei aktiver Blutung auffindbar. Findet sich endoskopisch Blut und Hämatin und ist der Kreislauf stabil, so sollte eine Kontrollendoskopie nach 12–24 h unter besseren Endoskopiebedingungen durchgeführt werden (Abb. 39-1; [15]).

Endoskopie bei der unteren gastrointestinalen Blutung

Bei Hämatochezie und Hinweisen für eine massive Blutung sollte vor einer den Patienten belastenden Notfallkoloskopie mit einer Ösophagogastroduodenoskopie eine akute obere gastrointestinale Blutung ausgeschlossen werden, insbesondere wenn anamnestische Hinweise wie rezidivierende Magenulzera oder Schmerzmittelabusus vorliegen. In allen anderen Fällen sollte eine Notfallkoloskopie angestrebt werden. Zwar ist diese Untersuchung beim unvorbereiteten Patienten extrem schwierig, jedoch ergeben Verteilung und Farbe des Blutes im Kolon wichtige Hinweise auf Intensität und Lokalisation der Blutung.

Blut im linken Hemikolon, normalgefärbter Stuhl im Colon transversum sowie nachweisbare Divertikel machen die Verdachtsdiagnose „Divertikelblutung" sehr wahrscheinlich. Dies ist für den Chirurgen von großem Nutzen, falls eine Notoperation bei erneuter Blutung erforderlich wird. Ist eine Blutungsquelle im Kolon nicht eindeutig zu identifizieren, so sollte das terminale Ileum immer mitinspiziert werden.

Abb. 39-1.
Vorgehen bei Patienten mit Hämatemesis und/oder Meläna. (Nach [15])

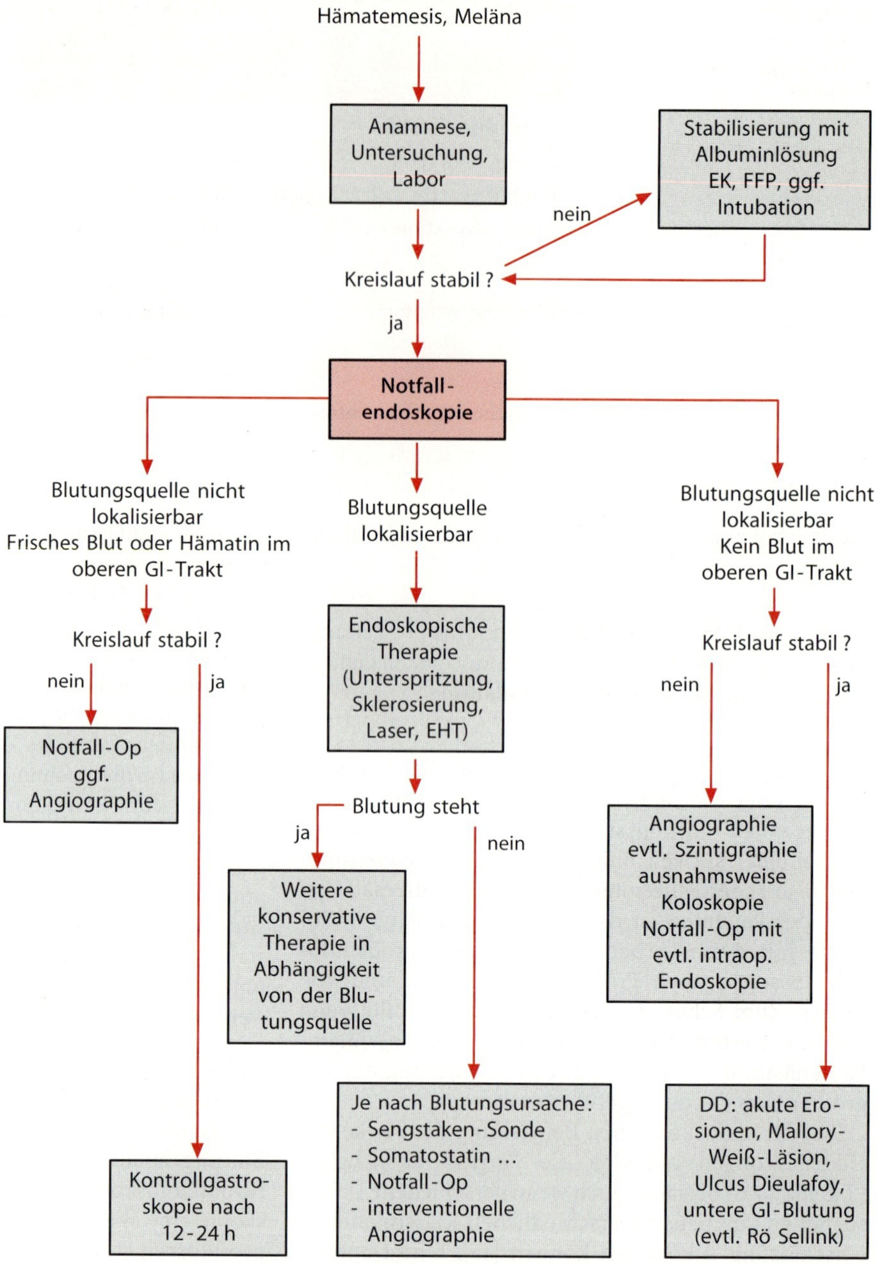

```
Hämatemesis, Meläna
        ↓
Anamnese, Untersuchung, Labor
        ↓
Kreislauf stabil? --nein--> Stabilisierung mit Albuminlösung EK, FFP, ggf. Intubation
        ↓ ja
Notfallendoskopie
    ├── Blutungsquelle nicht lokalisierbar / Frisches Blut oder Hämatin im oberen GI-Trakt
    │       └── Kreislauf stabil?
    │             ├── nein → Notfall-Op ggf. Angiographie
    │             └── ja → Kontrollgastroskopie nach 12-24 h
    ├── Blutungsquelle lokalisierbar
    │       └── Endoskopische Therapie (Unterspritzung, Sklerosierung, Laser, EHT)
    │             └── Blutung steht?
    │                   ├── ja → Weitere konservative Therapie in Abhängigkeit von der Blutungsquelle
    │                   └── nein → Je nach Blutungsursache: - Sengstaken-Sonde, - Somatostatin..., - Notfall-Op, - interventionelle Angiographie
    └── Blutungsquelle nicht lokalisierbar / Kein Blut im oberen GI-Trakt
            └── Kreislauf stabil?
                  ├── nein → Angiographie evtl. Szintigraphie ausnahmsweise Koloskopie Notfall-Op mit evtl. intraop. Endoskopie
                  └── ja → DD: akute Erosionen, Mallory-Weiß-Läsion, Ulcus Dieulafoy, untere GI-Blutung (evtl. Rö Sellink)
```

39.2.4 Angiographie

Lässt sich die Blutungsquelle endoskopisch nicht identifizieren, so kann versucht werden, eine aktive Blutung mittels Angiographie darzustellen und das Gefäß in gleicher Sitzung zu embolisieren.

! Für die Praxis gilt: Ein Blutungsnachweis mittels Angiographie gelingt in der Regel nur bei einer Blutungsintensität von mindestens 1 ml/min.

Liegt keine aktive Blutung vor, so kann die Angiographie höchstens indirekte Hinweise bieten, z. B. können pathologische Gefäße bei Tumoren oder Gefäßmalformationen nachgewiesen werden.

39.2.5 Szintigraphie

Die *Radionuklidszintigraphie* mit ^{99m}Tc-markierten Erythrozyten oder Albumin ist sensitiver als die Angiographie, d. h. es lassen sich bereits Blutungen einer Stärke von 0,4 ml/min als pathologische Aktivitätsanreicherung darstellen. Die Spezifität dieser Methode ist jedoch niedriger als die der Angiographie, und manchmal kann es schwierig sein, die Blutung überhaupt einem bestimmten Darmabschnitt zuzuordnen.

39.2.6 Operation

Ist eine Blutungslokalisation mit den oben genannten Methoden nicht umgehend möglich, kann als Ultima ratio eine Explorativlaparotomie erforderlich werden. Hierbei kann die intraoperative Endoskopie sehr hilfreich sein, insbesondere bei Angiodysplasien, die dann mittels Diaphanoskopie besser lokalisierbar sind.

39.3 Therapie

39.3.1 Schockbekämpfung

Die Schockbekämpfung gehört zu den vordringlichsten Therapiemaßnahmen bei der akuten schweren gastrointestinalen Blutung; „Schock" gilt als eigenständiger prognostischer Parameter für Rezidivblutungen und Mortalität [2, 7, 8, 18, 19, 26].

Es sollten daher 2 großlumige Venenkanülen gelegt werden, die zusätzliche zentralvenöse und blutig-arterielle Druckmessung ist empfehlenswert. Bei Hämatemesis ist eine Hochlagerung des Oberkörpers sinnvoll, nicht jedoch im Schockzustand; hier sollte beim nichtintubierten Patienten die stabile Seitenlagerung vorgezogen werden.

> Die initiale Schocktherapie muss sich am klinischen Zustand des Patienten und an den Kreislaufparametern orientieren! Hingegen kann der erste Hämoglobinwert – wenn eine vorherige Volumensubstitution nicht stattgefunden hat – irreführend „normal" sein. Ohne Infusiontherapie kann es 4–8 h dauern, bis ein Abfall des Hämoglobinwerts manifest wird.

39.3.2 Blutungen aus Erosionen und Ulzerationen

Erosionen

Erosionen treten meist multipel auf und können z. B. bei einer hämorrhagischen Gastritis zu einer diffusen Blutung führen. Eine endoskopische Therapie ist meist nicht erforderlich oder bei diffusen Blutungen ungeeignet. Der Einsatz von Somatostatin oder seinem länger wirksamen Analogon Octreotid bei der nichtvariköse oberen gastrointestinalen Blutung wird seit Jahren kontrovers diskutiert, scheint jedoch vorteilhaft zu sein [10], insbesondere bei endoskopisch schwer angehbaren Blutungen.

Ulkusblutungen

Goldstandard bei der Behandlung von Ulkusblutungen ist die endoskopische Therapie. Verschiedene Techniken der Blutstillung werden hier eingesetzt.

■ **Blutstillung durch lokale Injektionsverfahren.** Das Injektionsverfahren hat sich aufgrund seiner einfachen Anwendbarkeit, der generellen und schnellen Verfügbarkeit und der hohen Effizienz hierzulande durchgesetzt [4]. Dabei wird am häufigsten verdünntes *Adrenalin* (Verdünnung 1:10 000–1:100 000) verwendet. *Fibrinkleber* scheint für den wiederholten Einsatz bei Forrest-Ia-Blutungen einer Therapie mit Polidocanol überlegen zu sein [24].

Wegen der immer wieder berichteten Komplikationen mit Sklerosierungssubstanzen sollten diese bei der Ulkusblutung nicht mehr eingesetzt werden. **CAVE**

■ **Thermokoagulation.** Die *thermischen Verfahren*, insbesondere Laser und EHT-Sonde, haben in den letzten Jahren deutlich an Bedeutung verloren. Mono- und bipolare Sonden sowie die „Goldprobe" werden überwiegend noch im englischsprachigen Raum eingesetzt und meist mit einem Injektionsverfahren kombiniert. Eine signifikante Überlegenheit dieser kombinierten Methode konnte jedoch nicht eindeutig belegt werden.

■ **Hämoclip.** Der Hämoclip ist ein atraumatisches, *mechanisches Verfahren*, das entweder direkt bei der Forrest-IIa-Blutung oder nach initialer Blutstillung bei einer Forrest-I-Blutung eingesetzt werden kann. Nach initial erfolgversprechenden Resultaten konnte jedoch in einer ersten größeren randomisierten Studie kein Vorteil nachgewiesen werden [25].

■ **Rezidivblutungen.** Da nach initialer Blutstillung in ca. 20 % der Fälle mit einer Rezidivblutung zu rechnen ist und diese zu einem dramatischen Anstieg der Letalität von 10 % auf 30 % führt, sollte v. a. die Rezidivblutung verhindert werden. Eine Kontrollendoskopie nach 24 h und die nochmalige endoskopische Therapie bei Forrest-Stadien I, IIa und b scheinen keine Vorteile zu bringen, zumal 40–45 % der Rezidivblutungen vor dieser Kontrollendoskopie auftreten [16].

Vor der „Helicobacter-Ära" wurde vielfach eine frühelektive Operation empfohlen, da eine Metaanalyse gezeigt hatte, dass hierdurch die Rezidivblutungsrate auf 11 % gesenkt werden konnte. Allerdings betrug die Letalität ca. 7 % und lag damit in derselben Größenordnung wie zuletzt bei einer großen europäischen Multicenterstudie, bei der eine Operation nur bei Erfordernis oder im Notfall vorgenommen worden war [22]. Außerdem konnte in Kosten-Nutzen-Analysen gezeigt werden, dass ein konservatives Vorgehen der kostengünstigere Weg ist [5].

Die endoskopische Therapie der ersten Rezidivblutung ist durchaus zulässig, wenngleich Patienten mit einem hohen Blutungsrisiko (s. folgende Übersicht) immer von Chirurgen und Internisten gemeinsam behandelt werden sollten.

> **Risikofaktoren für eine Ulkusrezidivblutung**
>
> - Alter über 60 Jahre
> - Komorbidität
> - Schock
> - Hämoglobinwert unter 10 g/dl
> - Transfusionsbedarf ≥ 4 Erythrozytenkonzentrate 24 h
> - Forrest-Stadium I a oder II a
> - Ulkusgröße über 2 cm
> - Ulkuslokalisation an der Bulbushinterwand

■ **Protonenpumpenhemmer.** In der Akutbehandlung ist die Monotherapie mit Protonenpumpenhemmern bzw. H_2-Rezeptorantagonisten einer Placebotherapie hinsichtlich Rezidivblutung, Operation und Letalität nur marginal oder gar nicht überlegen. Hingegen ist ihr Einsatz für die Ulkusabheilung und Rezidivblutungsprophylaxe sinnvoll, wobei hier die Protonenpumpenhemmer den H_2-Rezeptorantagonisten überlegen sind [10].

■ **Helicobacter-pylori-Eradikation.** Bereits bei der Notfallendoskopie sollten je 2 Biopsien aus Korpus und Antrum entnommen werden, um möglichst frühzeitig den Helicobacter-Status zu ermitteln. Der Eradikationserfolg scheint bei frühzeitigem Behandlungsbeginn höher zu sein als bei einer sequentiellen Therapie, bei der zunächst nur mit Protonenpumpenhemmern bzw. H_2-Rezeptorantagonisten begonnen wird und sich die eigentliche Eradikationstherapie erst später anschließt. Dennoch scheint die Eradikationsbehandlung die Häufigkeit von Rezidivblutungen langfristig signifikant zu senken [23].

39.3.3 Ösophagusvarizenblutungen

Bei der akuten Ösophagusvarizenblutung stehen mehrere Therapieverfahren zur Verfügung:
- endoskopische Sklerotherapie oder Ligatur,
- medikamentöse Therapie mit vasoaktiven Substanzen wie Vasopressin, Terlipressin, Somatostatin oder Octreotid,
- Ballontamponade,
- Notfall-TIPS (transjugulärer intrahepatischer portosystemischer Stentshunt).

■ **Sklerotherapie und Ligatur.** Die endoskopische Behandlung mittels Sklerotherapie oder Ligatur ist derzeit das Standardverfahren. Die Ligatur als einfaches und komplikationsärmeres Verfahren konnte die Sklerotherapie in der Rezidivblutungsprophylaxe bereits als Standardverfahren verdrängen [11]. Eine kürzlich publizierte Studie zeigte nun auch für die spritzende Blutung, dass mit der Ligatur eine bessere Blutstillung zu erzielen ist als mit der Sklerotherapie [14].

■ **Vasoaktive Substanzen.** Vasoaktive Substanzen vermindern die Splanchnikusdurchblutung, reduzieren den Pfortaderdruck und sind der endoskopischen Therapie hinsichtlich der Blutstillung gleichwertig [6, 17]. Die Verabreichung dieser Substanzen in der präklinischen bzw. präendoskopischen Phase verbessert möglicherweise die Endoskopiebedingungen. Außerdem werden bei vorbehandelten Patienten zum Untersuchungszeitpunkt weniger aktive Blutungen beobachtet [13], und auch *nach* der endoskopischen Blutstillung scheint ihr Einsatz vorteilhaft zu sein [3]. Die Dosierungsempfehlungen sind in Tabelle 39-7 zusammengefaßt.

■ **Ballontamponade, Notfall-TIPS und Operation.** Bei Blutungen, die endoskopisch nicht zu beseitigen sind, sollte eine Ballonsonde gelegt und mit einer medikamentösen Therapie kombiniert werden [1]. Die Indikation zum Notfall-TIPS oder, falls dies z. B. wegen einer Pfortaderthrombose nicht möglich ist, zur Operation ist dann zu stellen, wenn die Blutung akut endoskopisch-medikamentös bzw. mittelfristig mittels Sonde nicht zu beherrschen ist. Dabei kann ein Notfall-TIPS in über 90% der Fälle erfolgreich plaziert werden.

Praktische Hinweise zur Behandlung der Ösophagusvarizenblutung sind in der folgenden Übersicht zusammengefasst.

Tabelle 39-7. Dosierung von vasoaktiven Substanzen bei der Varizenblutung

Substanz	Dosierung	Unerwünschte Nebenwirkungen
Somatostatin	250-µg-Bolus i.v., dann 250 µg/h per infusionem für 48 h	Blutdruckanstieg, Hitzewallungen, Hyperglykämien bei Dauerinfusion
Octreotid	50-µg-Bolus i.v., dann 50 µg/h per infusionem für maximal 5 Tage	Diarrhö
Terlipressin	2 mg langsam i.v., dann 1 mg alle 4–6 h, maximale Tagesdosis 6mal 20 µg/kg	Arrhythmien, Angina pectoris, Linksherzinsuffizienz, mesenteriale Ischämien

> **Verschiedene Behandlungsmöglichkeiten der akuten Ösophagusvarizenblutung**
>
> 1. Endoskopische Blutstillung durch Sklerosierung oder Ligatur
>   - Methode der Wahl bei der akuten Varizenblutung
>   - Injektion von 0,5–1 ml 1%igem Polidocanol intra- oder paravasal, max. 20 ml pro Sitzung
>   - Alternativ Ligatur der blutenden Varize bzw. direkt an der Kardia, um den Blutzufluss zu unterbinden
> 2. Ballontamponade mittels Sengstaken-Blakemore-Sonde (Doppelballon, vierlumig)
>   - Ballon auf Dichtigkeit prüfen
>   - Anschließend mit Lokalanästhetikumgleitgel versehen und durch die Nase einführen
>   - Lagekontrolle durch Einblasen von Luft über die distale Öffnung unter gleichzeitiger Auskultation des Magens
>   - Magenballon mit 250 ml Luft füllen und zuführenden Schlauch mit Klemme verschließen
>   - Sonde zurückziehen, bis ein federnder Widerstand auftritt
>   - Ösophagusballon mittels Druckmanometer auf 40 mmHg aufblasen
>   - Sonde ohne Zug fixieren, Schere für den Notfall bereitlegen (bei Dislokation mit Aspirationsgefahr muss die Sonde mit einem Scherenschlag durchtrennt werden)
>   - Abschließend radiologische Lagekontrolle
>   - Ösophagus- und Magensonde intermittierend absaugen
>   - Ösophagusballon alle 4–6 h entblocken, um Drucknekrosen zu verhindern
>   - maximale Liegedauer 24 h
> 3. Notfall-TIPS (transjugulärer intrahepatischer portosystemischer Stentshunt)
>   - Indikation: Versagen der endoskopischen und medikamentösen Therapie
>   - Ausschlußkriterien: Pfortaderthrombose, Bilirubin >5 mg/dl, hepatische Enzephalopathie, (Leberzirrhose mit hepatozellulärem Karzinom)
>   - Duplexsonographie vor TIPS empfohlen
> 4. Medikamentöse Therapie
>   - Vor der Endoskopie 1–2 mg Terlipressin (Glycylpressin) i.v. in Kombination mit Nitraten (z.B. Perlinganit 0,5–1 µg/kg/min i.v.), anschließend Fortführen mit 1 mg alle 4–6 h (maximale Tagesdosis 6-mal 20 µg/kg); *Kontraindikation:* Hypertonie, schwere KHK, Epilepsie, Schwangerschaftstoxikose
>   - Alternativ Somatostatin 250 µg Bolus i.v., anschließend 250 µg/h per infusionem oder Octreotid 50 µg Bolus i.v., anschließend 50 µg/h per infusionem über maximal 5 Tage

39.3.4 Seltenere Ursachen oberer gastrointestinaler Blutungen

Im Folgenden sind seltenere Ursachen für obere gastrointestinale Blutungen einschließlich der therapeutischen Optionen dargestellt:

- *Ösophagitisblutungen* finden sich meistens bei Patienten mit Refluxerkrankung, diabetischer Gastroparese oder Immunsuppression. In der Regel handelt es sich hier um diffuse Blutungen, die meist spontan sistieren und keiner endoskopischen Therapie bedürfen; allerdings ist eine Behandlung mit Protonenpumpenhemmern indiziert.
- *Blutende Ulzerationen* im Ösophagus bzw. ösophagokardialen Übergang werden endoskopisch wie bei Lokalisation im Magen bzw. Duodenum therapiert.
- *Mallory-Weiss-Läsionen* zeigen ebenfalls meist keine lebensbedrohlichen Blutungen. 80% der Blutungen stehen spontan und bedürfen keiner endoskopischen Therapie; größere Läsionen können gut mit Injektionsverfahren therapiert werden.
- *Angiodysplasien* sind in 1% der Fälle für eine obere Gastrointestinalblutung verantwortlich; bei Patienten mit Niereninsuffizienz steigt der Anteil auf über 10% an. Endoskopische Koagulationsverfahren mit dem Nd-YAG-Laser, Argonbeamer oder der EHT-Sonde sind die Methoden der Wahl, jedoch müssen die betroffenen Darmabschnitte auch öfters reseziert werden. Kommt keines der genannten Verfahren in Frage, so kann eine Therapie mit Östrogen-Progesteron-Präparaten erwogen werden, da der Blutkonservenverbrauch auch hierdurch reduziert werden kann [28].

39.3.5 Untere gastrointestinale Blutungen

Dünndarmblutungen

Schwerwiegende Dünndarmblutungen aus Divertikeln, Tumoren, Polypen oder Angiodysplasien sind in der Regel einer endoskopischen Therapie schwer zugänglich und müssen daher operativ versorgt werden. In ausgewählten Fällen kann aber auch eine interventionell-radiologische Therapie mit vasopressorischen Substanzen (Vasopressin 0,2–0,4 E/min) erfolgreich sein.

Dickdarmblutungen

Kolonblutungen können wie die des oberen Gastrointestinaltrakts endoskopisch behandelt werden. *Divertikelblutungen* lassen sich durch Injektionsverfahren angehen. Ist eine anhaltende Blutung endoskopisch nicht beherrschbar, so besteht die Indikation zur operativen Resektion.

Blutende *Polypen* können mittels Diathermieschlinge abgetragen werden, *Tumorblutungen* mittels thermischer Verfahren (Laser, Argonbeamer) behandelt werden.

In der Gruppe der chronisch-entzündlichen Darmerkrankungen kommt es bei der *Colitis ulcerosa* eher zu diffusen Blutungen, während beim *M. Crohn* Blutungen aus Ulzerationen überwiegen. Eine massive Colitis-ulcerosa-Blutung (Blutverlust > 2 l/24 h) tritt in 4% der Fälle auf und stellt dann eine Indikation zur Kolektomie dar; gleiches gilt bei einer klinischen Zustandsverschlechterung der Patienten innerhalb von 48 h. Blutende M.-Crohn-Ulzerationen sollten hingegen zuerst endoskopisch mittels Injektionsverfahren therapiert werden.

Literatur

1. Averginos A, Armons A (1994) Ballon tamponade technique and efficacy in variceal haemorrhage. Scand J Gastroenterol 29 (Suppl 207): 11–16
2. Brullet E, Calvet X, Campo R, Rue M, Catot L, Donoso L (1996) Factors predicting failure of endoscopic injection therapy in bleeding duodenal ulcer. Gastrointest Endosc 43: 111–116
3. Burroughs AK (1994) Octreotide in variceal bleeding. Gut (Suppl 3): 23–27
4. Ell C, Hagenmüller F, Schmitt W, Riemann JF, Hahn EG, Hohenberger W (1995) Multizentrische prospektive Untersuchung zum aktuellen Stand der Therapie der Ulkusblutung in Deutschland. Dtsch med Wschr 120: 3–9
5. Gralnek IM, Jensen DM, Kovacs TOG et al. (1997) An economic analysis of patients with active arterial peptic ulcer hemorrhage treated with endoscopic heater probe, injection sclerosis, or surgery in a prospective randomized trial. Gastrointest Endosc 46: 105–112
6. Holstege A (1994) Medikamentöse Therapie der oberen gastrointestinalen Blutung bei portaler Hypertonie. Dtsch med Wschr 119: 917–922
7. Hsu PI, Lin XZ, Chan SH et al. (1994) Bleeding peptic ulcer-risk factors for rebleeding and sequential changes in endoscopic findings. Gut 35: 746–749
8. Jaramillo JL, Gàlvez C, Carmona C, Montero JL, Mino G (1994) Prediction of further hemorrhage in bleeding peptic ulcer. Am J Gastroenterol 89: 2135–2138
9. Kohler B, Maier M, Benz C, Riemann JF (1997) Acute ulcer bleeding. A prospective randomized trial to compare Doppler and Forrest classifications in endoscopic diagnosis and therapy. Dig Dis Sci 42: 1370–1374
10. Kolkman JJ, Meuwissen SG (1996) A review on treatment of bleeding peptic ulcer: A collaborative task of gastroenterologist and surgeon. 218: 16–25
11. Laine L, Cook D (1995) Endoscopic ligation compared with sclerotherapy of esophageal variceal bleeding: a meta-analysis. Ann Intern Med 123: 280–287
12. Lau JY, Sung JJ, Chan AC, Lai GW, Lau JT, Ng EK, Chung SC, Li AK (1997) Stigmata of hemorrhage in bleeding peptic ulcers: an interobserver agreement study among international experts. Gastrointest Endosc 46: 33–36
13. Levacher S, Letoumelin P, Pateron Blaise M, Lapandry C, Pouriat JL (1995) Early administration of terlipressin plus glyceryl trinitrate to control active upper gastrointestinal bleeding in cirrhotic patients. Lancet 346: 865–868
14. Lo GH, Lai KH, Cheng JS et al. (1997) Emergency banding ligation versus sclerotherapy for control of active bleeding from esophageal varices. Hepatology 25: 101–104
15. Messmann H (1995) Obere gastrointestinale Blutung. In: Holstege A (Hrsg) Gastroenterologische Endoskopie. Urban & Schwarzenberg, München, S 320
16. Messmann H, Schaller P, Andus T et al. (1998) Effect of programmed endoscopic follow-up examinations on the rebleeding rate of gastric or duodenal peptic ulcers treated by injection therapy: a prospective, randomized controlled trial. Endoscopy 30: 583–589
17. Pagliaro L, D'Amico G, Luca A et al. (1995) Portal hypertension. Diagnosis and treatment. J Hepatol 23 (Suppl 1): 36–44
18. Park KGM, Steele RJC, Mollison J, Crofts TJ (1994) Prediction of recurrent bleeding after endoscopic haemostasis in non-variceal upper gastrointestinal haemorrhage. Br J Surg 81: 1465–1468
19. Pundzius J (1994) Clinical and endoscopic signs for the prediction of recurrent bleeding from gastroduodenal ulcers. Eur J Surg 160: 689–692
20. Rockall TA, Logan RFA, Devlin HB, Northfield TC (1995) Variation in outcome after acute upper gastrointestinal haemorrhage. Lancet 346: 346–350
21. Rockall TA, Logan RFA, Devlin HB, Northfield TC (1996) Selection of patients for early discharge or outpatient care after acute upper gastrointestinal haemorrhage. Lancet 347: 1138–1140
22. Röher HD, Imhof M, Goretzki PE, Ohmann C (1996) Ulcus '96 – Methodenwahl im Notfall. Chirurg 67: 20–25
23. Rollhauser C, Fleischer DE (1998) Upper gastrointestinal nonvariceal bleeding. A review covering the years 1996–1997. Endoscopy 30: 114–125
24. Rutgeerts P, Rauws E, War P et al. (1997) Randomized trial of single and repeated fibrin glue compared with injection of polidocanol in treatment of bleeding peptic ulcer. Lancet 350: 692–696
25. Sabat M, Villanueva C, Oritz J et al. (1998) Final results of a prospective and randomized trial evaluating endoscopic hemoclip for bleeding peptic ulcer. Gastroenterology 114: 567 (A)
26. Saeed ZA, Ramirez FC, Hepps KS, Cole RA, Graham DY (1995) Prospective validation of the Baylor bleeding score for predicting the likelihood of rebleeding after endoscopic hemostasis of peptic ulcers. Gastrointest Endosc 41: 561–565
27. Schölmerich J (1997) Akute gastrointestinale Blutungen. In: Lasch H.G., Lenz K, Seger W (Hrsg) Internistische Intensivmedizin. Schattauer, Stuttgart, S 462–475
28. Van Cutsem E, Rutgeerts P, Vantrappen G (1990) Treatment of bleeding gastrointestinal vascular malformations with oestrogen-progesterone. Lancet 335: 953–95

Sektion VIII:
Störungen des ZNS und neuromuskuläre Erkrankungen

Neurodiagnostik in der Intensivmedizin

Kapitel 40

G. Becker, A. Dörfler, M. Forsting, W. Müllges, B. Partik, D. Prayer, B. Wildemann

40.1	Neuroradiologie 747	
	B. Partik, D. Prayer, A. Dörfler, M. Forsting	
40.2	Computertomographie 747	
40.2.1	Trauma 747	
40.2.2	Infarkt 750	
40.2.3	Blutung 752	
40.2.4	Postoperative Veränderungen 753	
40.2.5	Entzündliche Erkrankungen 753	
40.2.6	Hirnödem 754	
40.3	Magnetresonanztomographie 754	
40.3.1	MRT-Akutindikationen beim Intensivpatienten 755	
40.3.2	Spinale MRT-Indikationen beim Intensivpatienten 756	
40.4	Angiographie, digitale Subtraktionsangiographie, MR-Angiographie 756	
40.5	PET und SPECT 756	
40.6	Neurosonographie – Stellenwert auf der Intensivstation 756	
	G. Becker, W. Müllges	
40.7	Indikationen 756	
40.8	Neurovaskuläre Basisuntersuchung 758	
40.9	Sonographische Befunde 758	
40.9.1	Gefäßstenosen 758	
40.9.2	Zerebrale Infarkte 759	
40.9.3	Intrazerebrale Blutungen 761	
40.9.4	Mittellinienverlagerung 761	
40.9.5	Liquorzirkulationsstörung und Hydrozephalus 761	
40.9.6	Zerebrale Aneurysmen und arteriovenöse Angiome 762	
40.10	Liquordiagnostik – Lumbalpunktion 762	
	B. Wildemann	
40.11	Liquoranalytik 764	
40.12	Makroskopische Beurteilung 764	
40.13	Proteine im Liquor 764	
40.13.1	Proteine und Schrankenfunktion 764	
40.13.2	Immunglobuline 766	
40.13.3	Antikörperspezifitätsindex (ASI) 766	
40.14	Liquorzellzahl und -zytologie 767	
40.14.1	Entzündungen 767	

40.14.2	Unspezifische Reizprozesse	768
40.14.3	Neoplastische Veränderungen	768
40.15	Glukose und Laktat im Liquor	768
40.16	Molekularbiologische Diagnostik	768
40.16.1	Virale Infektionen	768
40.16.2	Bakterielle Infektionen	768
	Literatur	769

Neurodiagnostik in der Intensivmedizin

G. Becker, A. Dörfler, M. Forsting, W. Müllges, B. Partik, D. Prayer, B. Wildemann

40.1 Neuroradiologie

B. Partik, D. Prayer, A. Dörfler, M. Forsting

Einleitung

Als bildgebende Verfahren im Bereich des Rückenmarks und des Gehirns stehen die Dopplersonographie, Computertomographie, Magnetresonanztomographie (MRT) und Angiographie zur Verfügung. Die nuklearmedizinischen Methoden Positronen-Emissions-Tomographie (PET) und Single-Photon-Emissions-Computertomographie (SPECT) spielen in der neurologischen Intensivmedizin nur eine untergeordnete Rolle.

40.2 Computertomographie

Das CT ist die am schnellsten verfügbare und für die Akutsituation meistens ausreichende Untersuchung zur Beurteilung des Gehirns und der Wirbelsäule. Die Möglichkeit zur relativ einfachen Überwachung und Beatmung während der Untersuchung machen die Computertomographie zu einem optimalen Verfahren für die rasche Abklärung von Notfällen.

Folgende *Indikationen* können unterschieden werden:
- Trauma,
- ischämischer Infarkt,
- Blutung,
- postoperative Befundkontrolle,
- entzündliche Prozesse (relative Indikation).

40.2.1 Trauma

In der akuten Phase eines Schädel-Hirn-Traumas (SHT) ist die Computertomographie das wichtigste radiologische Untersuchungsverfahren. Epidurale, subdurale und intrazerebrale Blutungen lassen sich schnell und sicher diagnostizieren (Abb. 40-1 [8]).

Allerdings zeigt das CT innerhalb der ersten Stunden nach einem SHT häufig noch nicht das volle Ausmaß der Verletzung. Deshalb sollte bei einem klinisch relevanten SHT immer eine Verlaufsuntersuchung durchgeführt werden.

In der subakuten bis chronischen Phase eines Schädel-Hirn-Traumas ist das MRT dem CT deutlich überlegen, da der höhere Weichteilkontrast und die fehlende knöcherne Artefaktbildung auch kleinere Verletzungen erkennen lassen. Bei der Diagnostik kleinerer Kontusionen oder sogenannter Scherverletzungen hilft auch die hohe Sensitivität des MRT für das Blutabbauprodukt Hämosiderin. Durch sogenannte Gradienten-Echo-Aufnahmen lassen sich auch kleinste punktförmige Hämorrhagien sicher diagnostizieren. Für die Begutachtung nach Schädelhirntraumen ist daher das MRT die Untersuchungsmethode der Wahl.

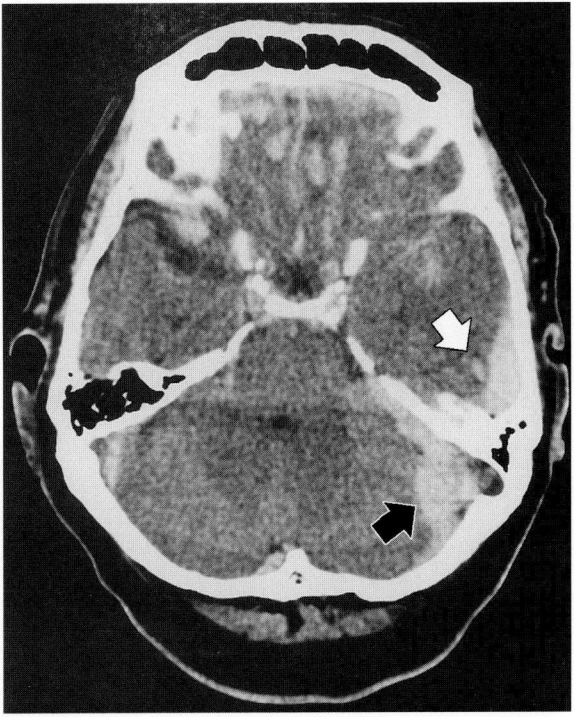

Abb. 40-1. Patientin, 67 Jahre, Zustand nach Schädel-Hirn-Trauma, CT axial nativ. Epiduralhämatom in der hinteren Schädelgrube (*schwarzer Pfeil*), Subduralhämatom links temporal (*weißer Pfeil*), Kontusionsblutungen frontal

Epidurales Hämatom

Das epidurale Hämatom (EDH) ist meist arterieller Genese, bedingt durch eine Blutung aus der A. meningea media oder ihren Ästen. Das Hämatom ist zwischen der Dura mater und der Kalotte lokalisiert. Die häufigste Lokalisation ist temporoparietal. Infratentoriell ist das EDH häufig auch venöser Genese, bedingt durch Verletzungen der venösen Sinus [3].

■ **CT-Befund.** Im CT zeigt sich das Epiduralhämatom meistens als bikonvexe Hyperdensität mit glatter Begrenzung zur Hirnoberfläche [9]. Je nach Größe kann das Epiduralhämatom massiv raumfordernd wirken (vgl. Abb. 40-2 a, b). Besonderes Augenmerk gilt dem seltenen isodensen epiduralen Hämatom, das unmittelbar posttraumatisch bei nicht kompletter Thrombosierung beobachtet werden kann.

> Das sog. luzide Intervall tritt fast nur beim epiduralen Hämatom auf und hier auch nur in etwa 50 % der Fälle. Bei 5 % der Patienten können bilaterale EDH auftreten.

Subdurales Hämatom

Das subdurale Hämatom (SDH) tritt gehäuft zwischen dem 6. und 8. Lebensjahrzehnt auf, wobei die Anamnese eines schweren Traumas fehlen kann. Das SDH ist meist venösen Ursprungs durch einen Einriss von Brückenvenen. Das Hämatom breitet sich im Subduralraum über größere Anteile der Hemisphäre aus und kann in Abhängigkeit von seiner Größe einen raumfordernden Effekt auf das Gehirn ausüben.

■ **CT-Befund.** Das SDH zeigt sich als meist konkave hyperdense sichelförmige Zone. Blut im Interhemisphärenspalt, auf dem Tentorium sowie eine gewellte Begrenzung zur Hirnoberfläche sind Hinweise auf eine subdurale Hämatomlokalisation. Je nach Alter des subduralen Hämatoms kann dieses sich im CT auch hypodens oder hirnisodens präsentieren. Besonders die hirnisodensen Subduralhämatome werden häufig übersehen. Infolge einer Mittellinienverlagerung kann eine kontralaterale Blockade des Foramen Monroi auftreten, die zu einer Liquorzirkulationsstörung im Bereich der Seitenventrikel führt (Abb. 40-3).

■ **Chronisch subdurales Hämatom.** Hierbei handelt es sich um ein komplexes Krankheitsbild mit einer vielgestaltigen CT-Morphologie: Infolge von Resorptionsvorgängen, Granulationsgewebebildung, Flüssigkeitstransudation und Resorption entstehen computertomographisch unterschiedliche Bilder.

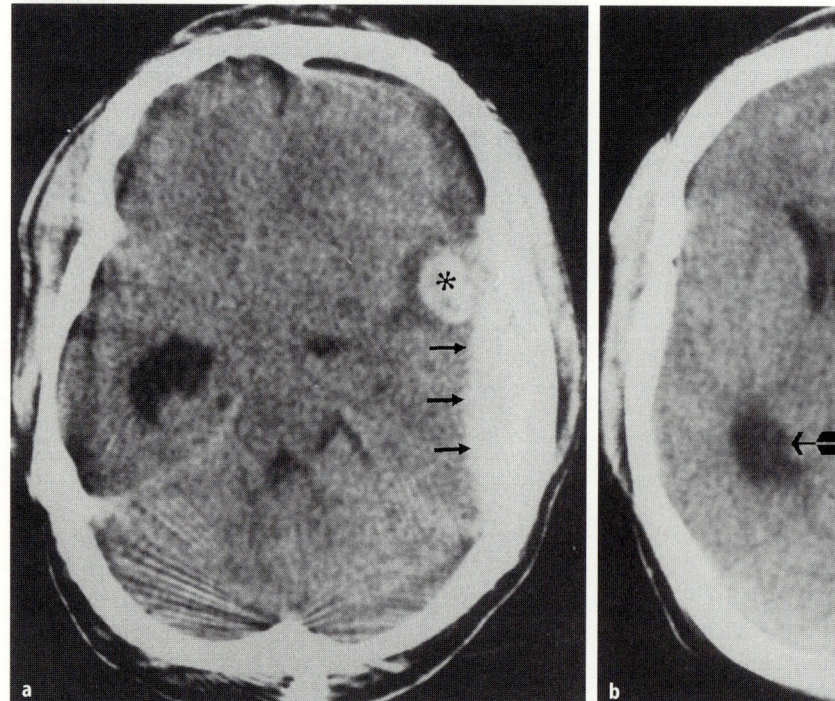
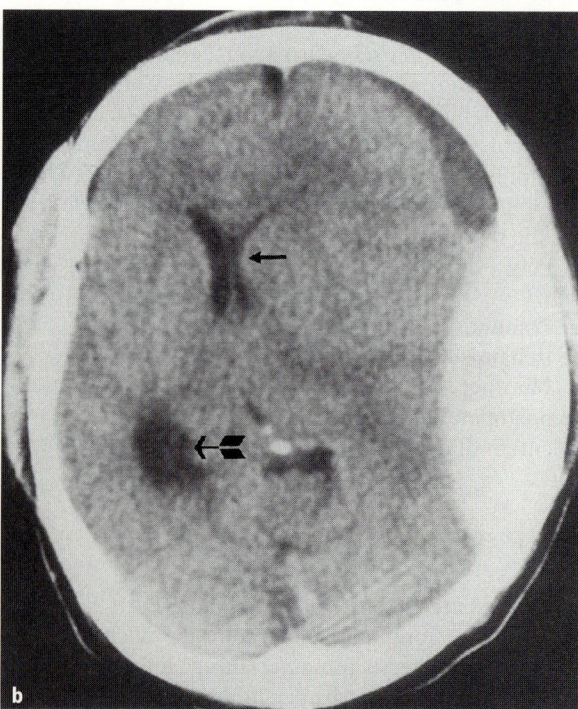

Abb. 40-2 a, b. Patient, 35 Jahre, Schädel-Hirn-Trauma vor 7 h; **a** CT nativ: typisch konfiguriertes Epiduralhämatom temporoparietal (*Pfeil*) und intrazerebraler Blutungsherd (*) links; **b** Schnittebene 3 cm tiefer: Zeichen der Raumforderung – Verlagerung und Kompression des Ventrikelsystems (*Pfeil*), Erweiterung des rechten Hinterhorns – Liquorabflussbehinderung (*gefiederter Pfeil*)

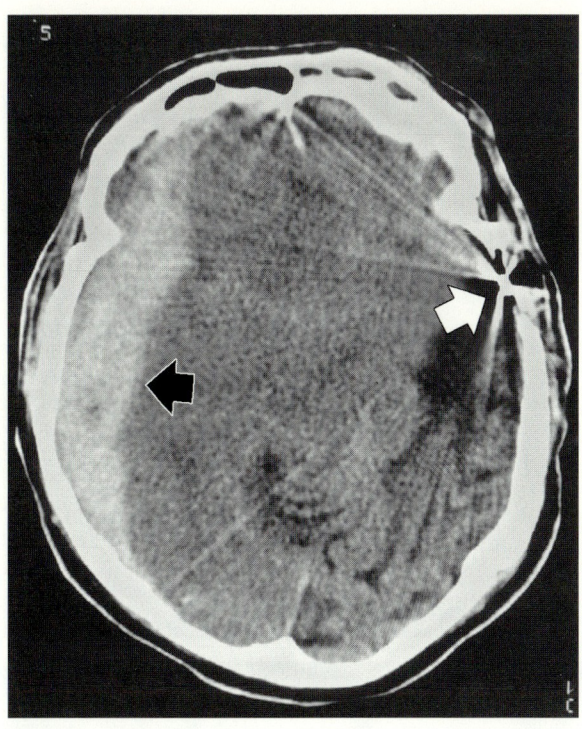

Abb. 40-3. Patient, 68 Jahre, Zustand nach Schädel-Hirn-Trauma, CT axial nativ. Subduralhämatom (*schwarzer Pfeil*) mit deutlich raumfordernder Wirkung, Metallartefakt durch Hirndrucksonde (*weißer Pfeil*)

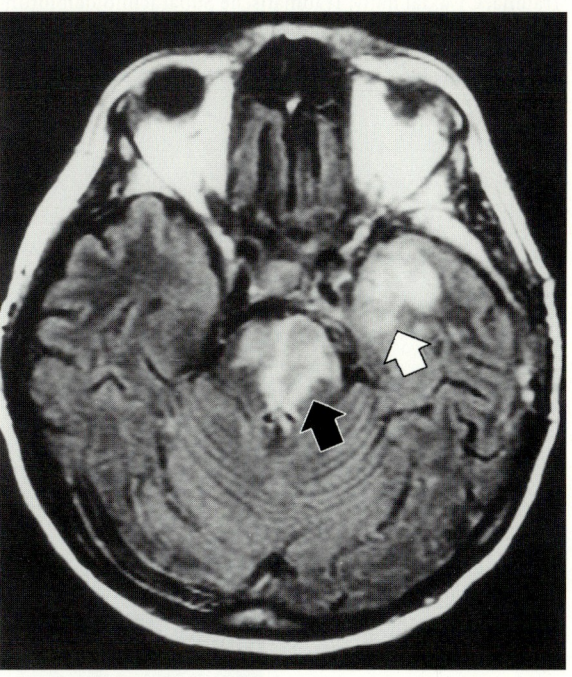

Abb. 40-4. Patientin, 53 Jahre, Zustand nach Schädel-Hirn-Trauma, MRT axial, FLAIR. Nichthämorrhagische Kontusionsareale im Hirnstamm (*schwarzer Pfeil*) und am linken Temporalpol (*weißer Pfeil*)

Hirnkontusion

■ **Fokales posttraumatisches Ödem.** Infolge einer posttraumatischen Permeabilitätsstörung entsteht eine lokalisierte Flüssigkeitsansammlung (Abb. 40-4). Im Gegensatz zum perifokalen Tumorödem erstreckt sich das traumatische Ödem jedoch auf Rinde und Basalganglien.

■ **Kontusionsblutung.** Zumeist im Kortex und den subkortikalen Regionen gelegen; häufiger sind sie an dem der Krafteinwirkung entgegengesetzten Seite („contrecoup") stärker ausgeprägt als an der direkten Stelle der Gewalteinwirkung.

■ **Scherverletzung.** Bei Einwirkung exzessiver Rotationskräfte auf das Gehirn treten durch multiple Risse entlang der Faserbündel sog. Scherverletzungen („diffuse axonal injury", DAI) auf. Diese sind typischerweise an der Kortex-Mark-Grenze, im Corpus callosum und an der dorsolateralen Zirkumferenz des oberen Hirnstamms lokalisiert [4]. CT: Petechiale Blutungen an der Kortex-Mark-Grenze und im Bereich des Corpus.

> Nur 20–50% der Patienten weisen im initialen CT Abnormitäten auf.

Bei einer Diskrepanz zwischen Klinik und Bildgebung ist ein MRT indiziert, wobei das MRT-Erscheinungsbild der DAI vom Alter der Läsion und dem Vorhandensein einer Blutung abhängt [5]. Weniger als 30% der DAI sind hämorrhagisch und führen daher zu einer Unterschätzung des Verletzungsgrads im CT.

■ **Posttraumatisch.** Posttraumatisch kann es auch zu Subarachnoidalblutungen (Abb. 40-5a), Ventrikeleinblutungen, sekundärer Hirnstammblutung (Duret-Blutung) und zu einer ischämischen Infarzierung (Karotisdissektion, traumatischer Karotisverschluss) kommen.

Spätfolgen eines Hirntraumas

Hier wurden ein aresorptiver Hydrozephalus bei Zustand nach Ventrikeleinblutung, fokale Hirnatrophie, posttraumatische Zysten oder umschriebene Substanzdefekte beschrieben. Eine seltene Komplikation bei Kindern ist die „*wachsende Fraktur*", bei der sich

Abb. 40-5. a Patient, 35 Jahre, Zustand nach Schädel-Hirn-Trauma, CT axial nativ. Traumatische Subarachnoidalblutung mit Blut in der präpontinen Zisterne (*Pfeile*) und im 4. Ventrikel (*weißer Pfeil*). **b** CT axial nativ, HR-Knochenfenster. Frakturlinie rechts okzipital paramedian (*Pfeil*)

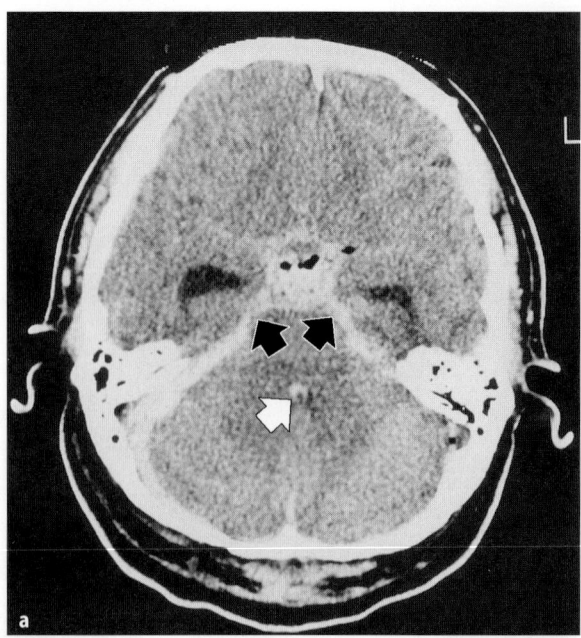

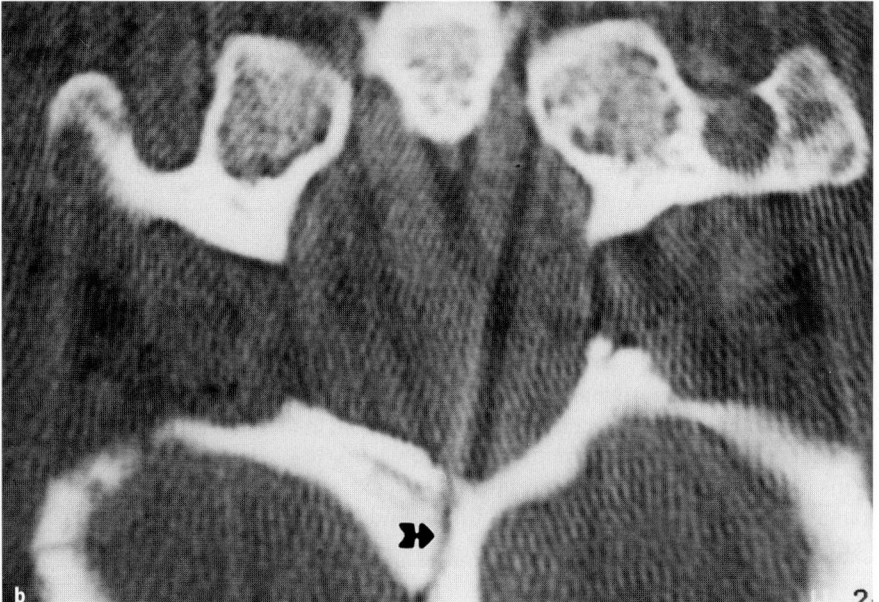

die Dura in den Frakturspalt eingeklemmt hat und nachfolgend keine knöcherne Konsolidierung, sondern eine Verbreiterung des Frakturspalts eintritt.

Im High-resolution- (HR-)Knochenfenster erlaubt die Computertomographie auch eine Beurteilung der ossären Strukturen (Abb. 40-5 b). An der Wirbelsäule kann mittels multiplanarer Rekonstruktion eine Aussage über die Stabilität einer Fraktur getroffen werden. Der posttraumatische Querschnitt stellt eine MRT-Indikation dar.

40.2.2 Infarkt

Ischämischer Infarkt

Traditionell wird der ischämische Hirninfarkt nach dem klinischen Verlauf in die Kategorien transitorisch ischämische Attacke (TIA), prolongiertes reversibles ischämisches neurologisches Defizit (PRIND) und kompletter Insult unterteilt. Für die radiologische Diagnostik spielt diese Unterteilung eine nur untergeordnete Rolle. Bei der TIA ist nur in Ausnahmefällen ein CT-Befund nachweisbar.

■ **Kompletter Insult.** Das CT galt jahrelang als wenig sensitiv in der Diagnostik des akuten ischämischen Hirninfarktes. Mit zunehmender Verbesserung der Technik und zunehmender Erfahrung in der Untersuchung akuter Insulte hat sich das CT jedoch in den letzten Jahren als recht zuverlässiges diagnostisches Verfahren in der Frühdiagnostik des akuten Schlaganfalls erwiesen
- *CT-Frühstadium:* Im Frühstadium zeigt sich bei Verschlüssen der A. cerebrali media häufig bereits nach zwei Stunden eine Dichteminderung des Linsenkerns und eine fehlende Abgrenzbarkeit des Inselrinde (Abb. 40-6).

Im Akutstadium zeigt sich das verschlossene Blutgefäß oftmals hyperdens (HCMS, hyperdense middle cerebral artery sign). Bei ausgedehnten Infarkten kommt es bereits früh zu einem Verstreichen der äußeren Liquorräume als Hinweis auf die Schwellung der Hemisphäre.

- *CT-Spätstadien:* Die Dichte nimmt weiter ab, die Konturen werden scharf und im Gegensatz zu anderen hypodensen Prozessen entwickelt sich eine meist keilförmige Zone, die den Versorgungsgebieten der Hirnarterien entspricht (Abb. 40-7). Nach intravenöser Kontastmittelgabe zeigt sich vom 12.–21. Tag eine gyral konfigurierte Schrankenstörung. Oft ist zu diesem Zeitpunkt das Infarktareal auf den nicht-kontrastangehobenen Bildern durch den sogenannten Fogging-Effekt nicht mehr nachweisbar.
- *CT-Endstadium (Monate/Jahre):* Es zeigt sich eine scharf begrenzte liquorisodense Zone, die als Folge des Substanzdefektes mit einer Erweiterung der benachbarten Ventrikel („evacuo") kombiniert sein kann.

Zerebrale Mikroangiopathie

Als Folge einer lange bestehenden Hypertonie kann es in den Basalganglien durch autochtone Thrombosen der kleinen perforierenden Arterien zu sogenannten lakunären Infarkten kommen. Diese sind nicht-embolischer Genese, so dass nach Durchführung eines CT's bei diesen Patienten nicht nach einer Emboliequelle (Herz, große supraaortale Gefäße) gesucht werden muss. Eine andere Manifestation der zerebralen Mikroangiopathie ist die sogenannte subkortikale arteriosklerotische Enzephalopathie (SAE). Diese entsteht ebenfalls auf dem Boden einer Hypertonie und führt über die Lipohyalinose der langen penetrierenden Marklagerarterien zu einer vaskulären Demyelinisierung des Marklagers. Klinisch steht bei diesen Patien-

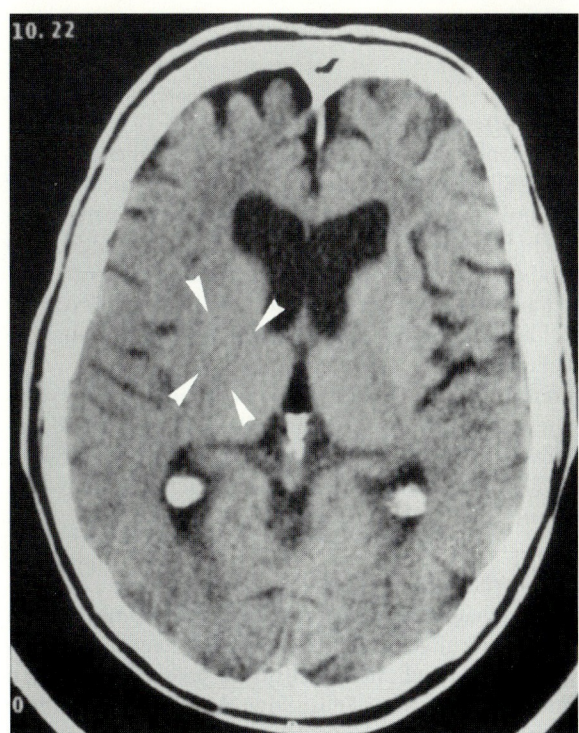

Abb. 40-6. Frischer embolischer Infarkt im Versorgungsgebiet der A. cerebri media rechts im Frühstadium. Der rechte Linsenkern ist im Vergleich zur Gegenseite dichtegemindert und nicht mehr abgrenzbar (*Pfeil*). Die äußeren Liquorräume sind im Vergleich zur Gegenseite rechts temporal gering eingeengt

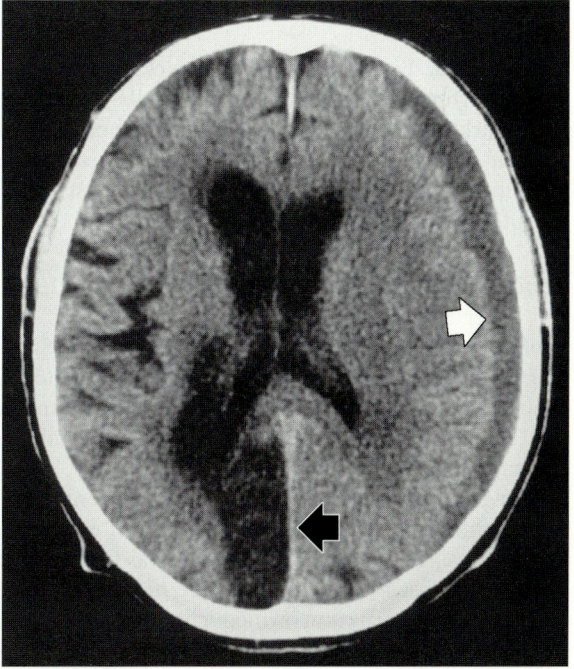

Abb. 40-7. Patient, 86 Jahre, Zustand nach Insult. Insult im Stromgebiet der A. cerebri posterior im chronischen Stadium (*schwarzer Pfeil*); subdurale Flüssigkeitslamelle links (DD: Hygrom, chronisches subdurales Hämatom) (*weißer Pfeil*)

ten häufig eine dementielle Entwicklung im Vordergrund.

Magnetresonanztomographie

Mit konventioneller MR-Technik (T1- und T2-Spin-echo-Bildgebung) können akute Infarkte nicht besser als im CT diagnostiziert werden. Mit modernen MR-Techniken (Diffusions- und Perfusions-Bildgebung) sind die Infarkte jedoch in der Frühphase eindeutig besser als im CT abgrenzbar. Durch die Kombination dieser beiden Verfahren kann möglicherweise die sogenannte Penumbra (ischämischer Halbschatten) besser abgegrenzt werden. Durch die Kombination mit der Magnetresonanz-Angiographie (MRA), können auch Gefäßverschlüsse bzw. Stenosen der extra- und intrakraniellen hirnversorgenden Arterien schnell dargestellt werden [9].

Hämorrhagischer Infarkt

Hämorrhagische Transformierungen bei embolischen Gefäßverschlüssen kommen nach neuropathologischen Untersuchungen bei bis zu 90 % der Patienten vor. Durch die hohe Sensitivität des MRT für kleinere Einblutungen ist diese hämorrhagische Komponente im MRT ebenfalls fast immer nachweisbar. Klinische Konsequenzen aus diesem Nachweis ergeben sich jedoch gegenwärtig nicht. Größere Einblutungen sind auch im CT gut erkennbar. Je nach Größe der Einblutung spricht man jedoch dann nicht mehr von einer hämorrhagischen Infarzierung sondern von einem parenchymalen Hämatom.

■ **CT-Befund.** Einblutungen in die Nekrosezone mit fleckiger Dichteerhöhung, besonders in der Peripherie der Infarktzone. Die Kombination einer überwiegend im zentralen Kortex lokalisierten hyperdensen Zone und eines hypodensen angrenzenden Areals ist spezifisch für den hämorrhagischen Infarkt.

Venöser Infarkt – Sinusvenenthrombose

Bei einer Thrombose von Brückenvenen oder den großen venösen Sinus kann es zu einem venösen Stauungsinfarkt kommen. Zusätzlich liegen bei venösen Stauungsinfarkten fast immer kleinere Einblutungen vor. Nicht selten präsentiert sich die Sinusthombose primär als intrazerebrale Einblutung.

Zur Diagnostik einer zerebralen Sinusvenenthrombose sollte die Computertomographie mit Kontrastmittel durchgeführt werden. Die Spiral-CT-Technik mit intravenöser Kontrastmittelgabe und dreidimensionaler Rekonstruktion ermöglicht eine Angiographie-ähnliche Darstellung der großen Arterien und Venen. Mit der CT-Angiographie kann damit schnell und zuverlässig eine zerebrale Sinusvenenthrombose diagnostiziert werden. Auch die MR-Angiographie ermöglicht eine schnelle Diagnostik der Sinusvenenthrombose und sollte natürlich bei schwangeren Patientinnen als Untersuchungsmethode der Wahl eingesetzt werden.

■ **CT-Befund.** Ausgedehnte Ödemzonen, die ein inhomogenes fleckiges Enhancement aufweisen, und multiple kleine Blutungen, die bei der Thrombose des Sinus sagittalis superior meist bilateral parasagittal angeordnet sind. Gelegentlich kann die Thrombose der Blutleiter auf dem Nativscan als hyperdenser kalottennaher Streifen gesehen werden („Cord sign"). Als pathognomonisch gilt das sog. „empty triangle sign", das Korrelat des kontrastmittelumspülten Thrombus im Sinus sagittalis superior.

■ **MRT.** Manche Autoren empfehlen primär eine Magnetresonanztomographie, wenn der Verdacht auf eine Basilaristhrombose oder Sinusvenenthrombose besteht und der Zustand des Patienten diese Untersuchung erlaubt.

40.2.3 Blutung

Hirnmassenblutung

Begünstigende Faktoren sind hypertone Arteriosklerose, Antikoagulanzientherapie, Angitiden, Amyloidangiopathie, Tumorblutung, hämorrhagische Infarkte bei Embolien oder Sinusthrombosen. Das Blut kann in die Ventrikel oder den Subarachnoidalraum eindringen. Die Resorption der Blutung beginnt am Rand der Läsion. Als Residualzustand verbleibt oft ein spaltförmiger, glattwandiger Defekt; Verkalkungen sind selten. Folgende Lokalisationen werden beschrieben:

- Stammganglienblutung (Abb. 40-8); lateral im Bereich von Striatum/Claustrum (A. lenticulostriata); medial als Thalamusblutung häufig mit Ventrikeleinbruch,
- Marklagerblutungen temporoparietal und frontal,
- infratentorielle Blutungen: Pons und zerebellär.

■ **CT-Befund.** Das frische Hämatom ist ein runder oder ovaler Herd von homogen erhöhter Dichte (50–90 Houndsfield-Einheiten) und raumforderndem Effekt. Bei Einbruch in die Liquorräume sind die Ventrikel (Sedimentierung in den Hinterhörnern), die Interhemisphärenzisterne und die basalen Zisternen hämorrhagisch markiert. Ab dem 3.–4. Tag erfolgt die Ausbildung einer fokalen Ödemzone, ab dem 7. Tag bis zu mehreren Wochen kann nach Kontrastmittelgabe eine ringförmige Anfärbung auftreten.

Subarachnoidalblutung

Ätiologie: Aneurysmen, Angiome, posttraumatisch (s. Abb. 40-5a). Die Prädilektionstelle für Aneurysmen

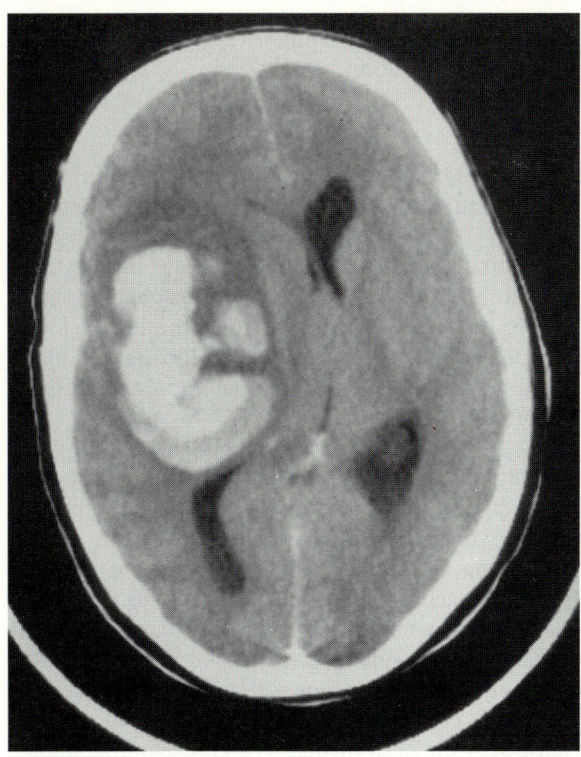

Abb. 40-8. Raumfordernde hypertensive Stammganglienblutung rechts. Der rechte Seitenventrikel wird durch die Blutung fast vollständig komprimiert, die Mittellinie ist deutlich nach links verlagert

ist der Circulus arteriosus cerebri (Willisii). Blutungen aus rupturierten Aneurysmen tamponieren den Subarachnoidalraum, insbesondere die basalen Zisternen, die Cisterna V. galeni sowie die Interhemisphärenzisterne. Die Blutung kann sich in das Hirnparenchym wühlen und in das Ventrikelsystem einbrechen. Kleine Aneurysmen sind in der Regel nicht sichtbar – die definitive Diagnose sollte mittels Angiographie gestellt werden. Mögliche Komplikationen können ein angiospastischer Insult oder ein aresorptiver Hydrozephalus sein.

> Der sichere Ausschluss einer Subarachnoidalblutung ist letztlich nur mittels Liquorpunktion möglich, nicht aber radiologisch.

40.2.4 Postoperative Veränderungen

Aufgrund der hohen Sensitivität für Hämatome ist die Beurteilung des postoperativen Situs eine Domäne der Computertomographie. Gut beurteilbar ist die Trepanationsstelle (osteoplastisch oder osteoklastisch), wobei das Trepanat regulär im Niveau der umgebenden Kalotte liegen sollte. Postoperative Substanzdefekte im Operationsgebiet, intrakranielle Luftansammlungen und Ödeme sind im Verlauf gut beurteilbar.

Aufgrund der Blut-Hirn-Schranken-Störung, die ihr Maximum erst nach etwa 48 h erreicht, ist postoperativ ein kontrastmittelverstärktes CT mit der Fragestellung „Resttumor?" nur innerhalb dieses Zeitfensters sinnvoll.

Zu den wichtigsten postoperativen Komplikationen gehören epidurale, subdurale und intrazerebrale Hämatome, Ödeme, Liquorzirkulationsstörungen, Infarkte, subdurale Empyeme und Abszesse.

40.2.5 Entzündliche Erkrankungen

Bei entzündlichen oder infektiösen Veränderungen des ZNS sollte ein CT vor und nach Kontrastmittelgabe durchgeführt werden, um pathologische Kontrastmittelanreicherungen nachzuweisen.

Eine Trennung von Meningitis und Enzephalitis ist nur selten möglich, da fast immer beide Kompartimente beteiligt sind. Die Meningitis ist die häufigste Form der ZNS-Infektion. Ätiologie: akute pyogene Meningitis (meistens bakteriell), lymphozytäre Meningitis (viral), chronische Meningitis (Tuberkulose; [7]).

Meningitis
In den meisten Fällen ist der CT-Befund negativ. Geringe Dilatation der Ventrikel und des Subarachnoidalraums sind unspezifische Frühzeichen. Weniger als 50% eines Kollektivs pädiatrischer Patienten mit dokumentierter Meningitis zeigten ein meningeales Enhancement im kontrastmittelverstärkten CT [2]. Das abnorme Enhancement der Meningen zeigt sich viel deutlicher im MRT als im CT. Nach Lumbalpunktion ist ein solches Enhancement der Meningen allerdings nicht verwertbar, da es hier in etwa 10–15% der Fälle auftritt, ohne dass eine Meningitis vorliegt.

> In der Frühphase einer Meningitis sollte die Magnetresonanztomographie als bildgebendes Verfahren eingesetzt werden.

Enzephalitis
Ätiologie: Zumeist viral (Herpes simplex Typ 1 und 2); bei immunsupprimierten Patienten viral: HIV, Zytomegalie; nichtviral: Toxoplasmose.

■ **CT-Befund.** Insbesondere bei der Herpes-simplex-Enzephalitis (HSE) in der Frühphase normal. Subtile Hypodensitäten mit diskret raumfordernder Wirkung können im Temporallappenbereich auftreten. Hämorrhagien sind ein guter Hinweis auf eine HSE, treten jedoch in der Frühphase nur selten auf (Abb. 40-9). Im kontrastmittelverstärkten CT: fleckiges oder gyriformes Enhancement möglich.

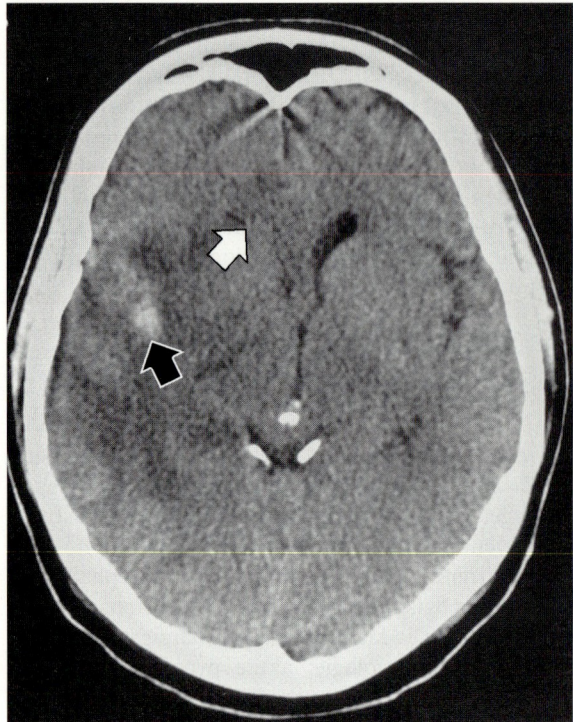

Abb. 40-9. Patient, 34 Jahre, unklares Koma, CT axial nativ. Hämorrhagische (*schwarzer Pfeil*) Herpesenzephalitis rechts temporal, Kompression des Vorderhorns des rechten Seitenventrikels (*weißer Pfeil*)

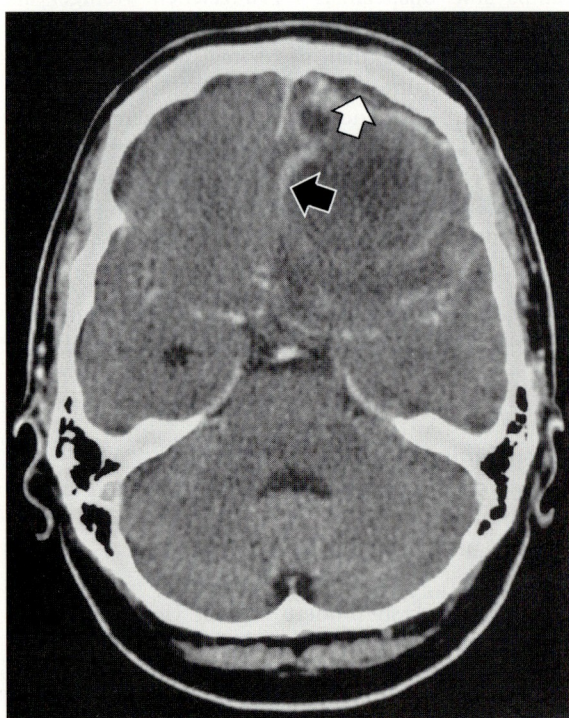

Abb. 40-10. Patient, 32 Jahre, Zustand nach Sinusitis, CT axial nach Kontrastmittelgabe: sinugener Hirnabszess mit Abszessmembran (*schwarzer Pfeil*) und subduralem Empyem (*weißer Pfeil*)

Die akute nekrotisierende Herpesenzephalitis ist eine MRT-Indikation.

Hirnabszess

Ätiologie: Häufig durch offene Schädelfrakturen sowie per continuitatem (Sinusitis, Osteomyelitis) und hämatogen (z.B. bei Endokarditis). In der Abszessentwicklung ist ein stadienhafter Ablauf bekannt, der über eine frühe und späte fokale Enzephalitis (engl.: „cerebritis") zur frühen Abszessmembranentwicklung (2 Wochen) bis zur späten Abszessformation führt. Multiple Abszesse sind – außer bei immungeschwächten Patienten – selten.

■ **CT-Befund.** In den Frühstadien („cerebritis") zeigt sich lediglich eine unspezifische Ödemzone ohne eindeutige Kontrastmittelaufnahme, später dann – nach Ausbildung einer Abszessmembran – ein hypodenser Herd, der nach Kontrastmittelinjektion ein ringförmiges Enhancement aufweist (Abb. 40-10). Als Differentialdiagnose zu einem zentral nekrotischen Primärtumor gelten folgende Hinweise: Die Kontrastmittel aufnehmende Zone ist maximal 3–6 mm breit; in etwa der Hälfte der Fälle ist sie medial geringfügig dünner infolge der schlechteren Vaskularisation des Marklagers.

Epidurale Abszesse entstehen meist postoperativ, subdurale Empyeme bei offenen Hirnverletzungen oder per continuitatem, wobei die Abgrenzung zum chronischen Subduralhämatom mitunter schwierig ist.

40.2.6 Hirnödem

Ein Hirnödem stellt sich im CT als Zone verminderter Dichte (*hypodens*) dar. Raumforderungszeichen wie eine verstrichene Hirnfurchenzeichnung, enge basale Zisternen, eine Kompression der inneren Liquorräume und evtl. eine Verlagerung der Mittellinienstrukturen (Interhemisphärenspalt, Falx, Septum pellucidum, III. Ventrikel) lassen sich mit der Computertomographie ebenso sicher erkennen wie eine Liquorabflussblockade (Hydrocephalus occlusus).

40.3 Magnetresonanztomographie

Die Magnetresonanztomographie (MRT) bietet einen ausgezeichneten Weichteilkontrast, die Möglichkeit der multiplanaren Bilderzeugung und benötigt keine Röntgenstrahlen. Die langen Untersuchungszeiten, die Anfälligkeit gegenüber Bewegungsartefakten und die schlechte oder nur eingeschränkte Möglichkeit der Patientenüberwachung gehören zu den Nachteilen des Verfahrens. Im Einzelfall sind die zu erwartenden Informationen aus der MR-Untersuchung und die Belastung für den Patienten (Transport, Untersuchung in

Narkose) gegeneinander abzuwägen. Weiterhin ist eine Ausrüstung der MR-Einheit mit entsprechenden nichtferromagnetischen Überwachungsgeräten notwendig.

■ **Technik.** Die Bildgebung basiert auf der Interaktion zwischen hochfrequenten elektromagnetischen Wellen und den Protonen der Wasser- und Fettbestandteile im Körper in Gegenwart eines starken Magnetfelds (in der Routine bis 1,5 Tesla). Im Gegensatz zur Computertomographie werden somit keine ionisierenden Strahlen verwendet. Die Bildgebung ist in allen Ebenen des Raumes frei wählbar.

■ **Kontraindikationen.** Herzschrittmacher, bestimmte Herzklappen, intrakorporale metallische Fremdkörper, z. B. Cochleaimplantate und verschiedene Pumpen; *relative Kontraindikation:* klaustrophobische Patienten (evtl. Sedierung erforderlich).

40.3.1 MRT-Akutindikationen beim Intensivpatienten

Koma ungeklärter Genese

Insbesondere zum Ausschluss einer Enzephalitis: Bei Herpes-Enzephalitiden sind alle anderen Untersuchungen einschließlich des Liquorbefunds innerhalb der ersten 24–72 h u. U. negativ.

■ **MRT-Befund.** Innerhalb dieses diagnostischen Fensters zeigt sich in T2-gewichteten Sequenzen und in Sequenzen mit zusätzlicher Unterdrückung des Signals freier Wasserstoffprotonen (z. B. FLAIR – „fluid attenuated inversion recovery") eine mediotemporale Hyperintensität (Abb. 40-11), die sich später auf die frontalen Hirnregionen, die weiteren temporalen Anteile und die Gegenseite ausdehnen kann. Andere Meningoenzephalitiden manifestieren sich in Form intrazerebraler, auf T2-gewichteten Sequenzen und auf der FLAIR-Sequenz hyperintenser Läsionen, die kein vaskuläres Verteilungsmuster aufweisen. Gelegentlich zeigt sich eine Anfärbung der Meningen.

Hirnstammläsionen

Diese Region ist schädelbasisnah im CT aufgrund von Aufhärtungsartefakten der Knochenstrukturen nur eingeschränkt beurteilbar.

Ätiologie: Vaskuläre (ischämischer Infarkt, venöse Infarzierung), entzündliche, blastomatöse (am häufigsten Tumoren der Gliomreihe) oder toxische Genese (zentrale pontine Myelinolyse).

■ **Zentrale pontine Myelinolyse.** Diese entsteht nicht nur bei Patienten mit lange bestehender chronischer Intoxikation (Alkohol), sondern auch vermehrt als Komplikation einer zu raschen Veränderung (meist „Korrektur") des Natriumgehalts durch osmotische

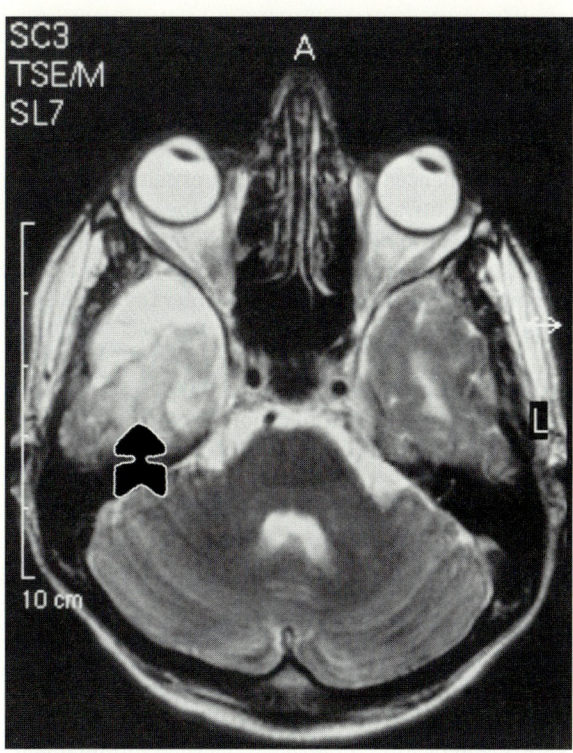

Abb. 40-11. Patient, 39 Jahre, MRT axial, T2-gewichtete Turbospinechosequenz. Herpesenzephalitis rechts temporal (*Pfeil*)

Demyelinisierung. Zu den seltenen Ursachen gehören Leukodystrophien, Hydrocarbon, Cyclosporin, Methotrexat und Bestrahlung. *MRT-Befund:* zentrale Signalveränderung im Hirnstamm mit erhaltenem peripheren Parenchymsaum.

Hirnvenenthrombosen

Hier ist die Durchführung einer MR-Angiographie hilfreich. Im Gegensatz zur konventionellen Angiographie können hierbei während einer Sitzung sowohl die Hirngefäße als auch das Hirnparenchym beurteilt werden.

Meningeosis carcinomatosa

Die meningeale Tumorabsiedlung ist kernspintomographisch mit höherer Sensitivität zu erfassen als computertomographisch. *MRT-Befund:* kontinuierliches oder noduläres Enhancement der Meningen.

> Bei negativem MRT sollte eine Liquorpunktion durchgeführt werden, da sie wesentlich sensitiver ist!

Älteres Schädel-Hirn-Trauma

Besonders bei einer Diskrepanz zwischen klinischem Bild und negativem CT-Befund (z. B. bei einem apallischen Syndrom) kann die Kernspintomographie häufig die morphologische Ursache klären. Oft finden sich Zeichen eines diffusen Axonschadens in Form von Hyperintensitäten im Parenchym und im Balken auf T2-gewichteten Sequenzen. Weiterhin sind Hämosiderinreste auf für Blutabbauprodukte empfindlichen Gradientenechosequenzen darstellbar. Liquorpulsationen können mit nichtinvasiven Maßnahmen (besondere MR-Sequenzen) sowohl qualitativ als auch quantitativ dargestellt werden. Dies ist bei der Abklärung eines posttraumatischen Hydrocephalus internus von Bedeutung.

40.3.2 Spinale MRT-Indikationen beim Intensivpatienten

Akutes Querschnittsyndrom

Das akute Querschnittsyndrom ist eine der wenigen Notfallindikationen für eine MRT-Untersuchung. Der MR-Befund ermöglicht häufig die sichere Differentialdiagnose zwischen entzündlichen vaskulären oder traumatischen Ursachen des Querschnittsyndroms. Vorsicht ist geboten bei akuten epi- oder subduralen spinalen Hämatomen, diese können in der üblichen Spin-Echo-Technik übersehen werden. Empfehlenswert ist daher, immer sogenannte Gradienten-Echos durchzuführen, um diese seltenen Ursachen einer Querschnittlähmung nicht zu übersehen. Eine Myelographie zur Primärdiagnostik einer akuten Querschnittlähmung ist heute nur in Ausnahmefällen indiziert.

40.4 Angiographie, digitale Subtraktionsangiographie, MR-Angiographie

Die konventionelle zerebrale Angiographie spielt beim Intensivpatienten nur eine untergeordnete Rolle und ist auf wenige Indikationen, wie z. B. eine intraarterielle thrombolytische Therapie beim akutem Gefäßverschluss oder die Aneurysmasuche bei akuter Subarachnoidalblutung, beschränkt. Die Darstellung der supraaortalen Gefäße erfolgt dabei über einen transfemoralen Zugang in Kathetertechnik [6, 13].

40.5 PET und SPECT

Die Positronenemissionstomographie ist ein bildgebendes Verfahren, das in vivo eine Beurteilung des Stoffwechsels und anderer physiologischer Parameter erlaubt.

■ **Technik.** Es erfolgt eine intravenöse Injektion von mit Positronen emittierenden Nukliden gekoppelten Radiotracern. Durch den Positronenzerfall erfolgt die Emission von γ-Photonen, die zur Bilddarstellung verwendet werden. Die Bilder reflektieren somit die quantitative In-vivo-Verteilung von Radionukliden.

■ **Anwendung.** Bisher hat sich die Mehrzahl der Studien mit der Messung des zerebralen Blutflusses durch SPECT mittels ^{99m}Tc-HMPAO (de la Riva 1992) und der Messung der regionalen zerebralen Metabolisationsrate von Glukose durch PET mittels ^{18}F-gekoppelter Fluordesoxyglukose als Radiotracer befasst [10].

Mit SPECT können nach Schädel-Hirn-Trauma im Vergleich zur strukturellen Bildgebung (CT, MRT) Ausmaß und Schweregrad der zerebralen Veränderungen besser beurteilt werden, wobei auch eine gute Korrelation zwischen neurologischen Ausfällen und Gehirndysfunktionen besteht [11].

40.6 Neurosonographie – Stellenwert auf der Intensivstation

G. BECKER, W. MÜLLGES

Ultraschallverfahren werden in erster Linie zur Untersuchung der extra- und intrakraniellen hirnversorgenden Arterien zum Nachweis von Gefäßstenosen und -verschlüssen eingesetzt. Seit einigen Jahren ist auch die Darstellung von Hirnparenchym und Hirnvenen sonographisch möglich. Neben der Akutdiagnostik wird die Sonographie auf der Intensivstation auch zur Verlaufsuntersuchung von neurologischen Erkrankungen verwendet, die direkt oder indirekt die Hirndurchblutung beeinträchtigen (z. B. Hirndruck).

Sonographische Untersuchungsverfahren können therapierelevante Informationen in der Akutphase und im Verlauf neurologischer Erkrankungen liefern, die die neuroradiologischen Befunde ergänzen, in der Regel aber nicht ersetzen. Der besondere *Vorteil* sonographischer Untersuchungsverfahren ist, dass sie am Patientenbett durchgeführt werden können und instabile Intensivpatienten somit nicht transportiert werden müssen. Grundsätzlich können auch unruhige und nicht kooperative Patienten mit den neurosonologischen Basisverfahren untersucht werden. Ferner sind sie nichtinvasiv und ohne Strahlenbelastung. Der wesentliche *Nachteil* ist, dass die Untersuchungsergebnisse von der Erfahrung des Untersuchers abhängen.

40.7 Indikationen

Fragestellungen, die mit neurosonographischen Methoden beantwortet werden können, sind in Tabelle 40-1 zusammengefasst. Die verschiedenen zur Verfügung stehenden Untersuchungsverfahren können in Basisverfahren und weiterführende Methoden unterschieden werden.

Tabelle 40-1. Zusammenstellung möglicher Indikationen und Fragestellungen für dopplersonographische Untersuchungen auf der Intensivstation. [Nach Becker G et al. (1999) Extra- und transkranielle Sonographie. In: Schwab S et al. (Hrsg) Neurologische Intensivmedizin. Springer, Berlin Heidelberg New York Tokio]

	Indikationen	Methode
Akutdiagnostik	Nachweis und Lokalisation stenosierender oder okkludierender extra- und intrakranieller Gefäßläsionen	ECD, TCD, ECCS, TCCS
	Diagnostik intrakranieller Kollateralisierung (Circulus Willisii) bei vorgeschalteten, hämodynamisch wirksamen Gefäßläsionen	TCD, TCCS
	Farbduplexsonographische Messung des zerebralen Blutflussvolumens	ECCS
	Nachweis eines intrakraniellen Perfusionsstillstands	TCD, TCCS
	Nachweis von intrakraniellen arteriovenösen Malformationen (evtl. auch größeren Aneurysmen) oder von Durafisteln (ECD)	TCD; TCCS
	Darstellung intrakranieller Parenchymläsionen (z.B. zerebrale Blutung, Tumoren)	TCCS
	Nachweis eines Hydrozephalus	TCCS
	Nachweis von kardialen und karotidogenen Embolien	TCD (Emboliedetektion)
	Diagnostik eines offenen Foramen ovale	TCD (Emboliedetektion), Echokardiographie
Verlaufsuntersuchungen	Rekanalisation eines Gefäßverschlusses	ECD, TCD, ECCS, TCCS
	Überwachung einer systemischen Lyse bei Verschluss der A. cerebri media (Rekanalisation des Verschlusses und Einblutung in das Infarktareal)	TCCS
	Verlaufsuntersuchungen bei Gefäßstenosen und Vasospasmen (unter Berücksichtigung des mittels extrakranieller Farbduplexsonographie ermittelten zerebralen Blutflussvolumens)	TCD, TCCS, (ECCS)
	(Probe)okklusion der ACI bei intrakraniellen (ACI-)Aneurysmen oder massiven Blutungen aus dem Nasenrachenraum	TCD, TCCS
	Intrakranielles Monitoring bei Karotis-TEA	TCD
	Vasomotorenreserve bei hämodynamisch bedingten Infarkten	TCD
	Verlaufsuntersuchungen der Ventrikelweite bei Liquorzirkulationsstörungen	TCCS
	Mittellinienverlagerung, Kompression des Ventrikelsystems	
	Blutungen und andere parenchymatöse Läsionen	
	Optimierung von Antikoagulation (künstliche Herzklappen, „left ventricular assist device" etc.)	TCD Emboliedetektion
	Monitoring extrakorporaler Zirkulation	TCD Emboliedetektion
	Monitoring bei Karotis-TEA	TCD Emboliedetektion

Nicht unterlegte Einträge: erwiesener diagnostischer Wert, unterlegte Einträge: diagnostischer Wert bislang unklar; *ECD* extrakranielle Dopplersonographie, *ECCS* extrakranielle Farbduplexsonograpie, *TCD* transkranielle Dopplersonographie, *TCCS* transkranielle Farbduplexsonographie.

■ **Blutflussmessung und Farbduplexsonographie.** Basisverfahren sind die dopplersonographische Blutflussmessung mit der extra- und transkraniellen Dopplersonographie (*ECD* und *TCD*), Methoden, die auf jeder (neurologischen) Intensivstation vorhanden sein sollten. Ergänzt werden sie durch die extra- und transkranielle Farbduplexsonographie (*ECCS* und *TCCS*), mit denen Halsweichteile, Halsgefäße, zerebrale Gefäße und das Hirnparenchym im zweidimensionalen Schnittbild dargestellt werden können. Dopplersignale der hirnversorgenden Gefäße werden dabei zweidimensional in die Schnittbilder eingeblendet und so die anatomische Orientierung und die Zuordnung der Dopplersignale zu bestimmten Gefäßregionen erleichtert.

■ **Shuntdiagnostik.** Durch Anwendung „lungenstabiler" Ultraschallsignalverstärker kann besonders die gefäßdiagnostische Qualität der transkraniellen Sonographie erheblich verbessert werden. Ultraschallsignalverstärker, die nicht die Lungenkapillaren passieren, werden zum Nachweis eines Rechts-links-Shunts verwendet.

- **Emboliedetektion.** Emboliedetektion ist ein sonographisches Verfahren, mit dem arterioarterielle oder kardiale Embolien identifiziert werden können.

- **Hirndruck- und Hirntoddiagnostik.** Die transkranielle Dopplersonographie kann auch zum Hirndruckmonitoring verwendet werden, da der Anstieg des intrazerebralen Drucks die Dopplerpulskurve verändert (vermehrte Pulsatilität). Ferner kann die TCD als ergänzendes Verfahren bei der Hirntoddiagnostik zum Nachweis eines zerebralen Perfusionsstillstands eingesetzt werden. In diesem Zusammenhang muss allerdings daran erinnert werden, dass die Dopplerpulskurve besonders beim intensivtherapierten und beatmeten Patienten von verschiedenen Parametern wesentlich beeinflusst werden kann (z. B. CO_2-Partialdruck).

- **Funktionelle Untersuchungen.** Bei „funktionellen" sonographischen Untersuchungen wird die Änderung der Dopplerpulskurve auf externe Stimuli analysiert. Als Stimuli dienen ein sich ändernder CO_2-Partialdruck bei der Messung der Vasomotoren-Reservekapazität, visuelle und akustische Stimulation oder komplexe kognitive Aufgaben.

40.8 Neurovaskuläre Basisuntersuchung

Zerebrovaskuläre Erkrankungen bilden die zahlenmäßig bedeutendste neurologische Krankheitsgruppe, die eine intensivmedizinische Behandlung erfordert. Wird eine Stenose oder ein Verschluss der hirnversorgenden Arterien vermutet, sollten Dopplersignale aus repräsentativen Abschnitten aller sonographisch zugänglichen supraaortalen Gefäße im Seitenvergleich und in standardisierter Reihenfolge dargestellt werden. Zur sonographischen Diagnostik sollte der Patient auf dem Rücken liegen. Der Untersucher sitzt vorzugsweise am Kopfende.

Halsgefäße
Bei der Untersuchung der Halsgefäße werden zunächst Dopplersignale der A. supratrochlearis vor und nach Kompression fazialer A.-carotis-externa-Äste abgeleitet. Die A. carotis communis wird am vorderen Rand des M. sternocleidomastoideus aufgesucht, dann werden die Dopplersignale kontinuierlich kranialwärts verfolgt und die A. carotis interna und externa aufgesucht. Mittels ECD wird die A. vertebralis am Abgang aus der A. subclavia und submastoidal an der Atlasschleife beschallt, während die Domäne der ECCS die Beschallung der transforaminalen Vertebralarteriensegmente ist.

Intrakranielle Gefäße
Bei der Untersuchung der intrakraniellen Arterien werden Flusssignale der proximalen Segmente der Aa. cerebri media, anterior und posterior sowie der A. ophthalmica abgeleitet. Hierzu können die kostengünstige TCD oder die technisch aufwendigere TCCS eingesetzt werden.

Die transkranielle sonographische Untersuchung erfolgt im wesentlichen durch das temporale Schallfenster, das sich am oberen vorderen Ohransatz befindet. Bei 90 % der Erwachsenen können temporale Schallfester gefunden werden, die eine dopplersonographische Untersuchung durch die intakte Schädelkalotte ermöglichen. Die distalen Segmente der A. vertebralis und die A. basilaris werden über einen subokzipitalen Zugang aufgesucht.

Farbduplexsonographie
Es gibt Fragestellungen, die nur farbduplexsonographisch beantwortet werden können (Ultraschallmorphologie einer ACI-Stenose, Nachweis einer zerebralen Blutung oder eines Aneurysmas etc.). Bedeutsamer als die Frage, ob Doppler- oder Farbduplexsonographie eingesetzt wird, ist die Erfahrung der Untersuchers mit dem jeweiligem Untersuchungssystem und die Kenntnis von Indikationen, Fehlerquellen und Grenzen des Verfahrens.

Untersuchung beim Intensivpatienten
Die vaskuläre Diagnostik steht unter intensivmedizinischen Bedingungen häufig unter Zeitdruck. Dies darf aber nicht dazu verleiten, die Untersuchung auf einzelne als pathologisch verdächtigte Gefäßregionen zu beschränken und unvollständig durchzuführen, und dabei wichtige andere Befunde zu übersehen.

> Um Fehlbeurteilungen zu vermeiden, sollte die Basisuntersuchung stets vollständig durchgeführt und Dopplerpulskurven von allen repräsentativen Gefäßabschnitten dokumentiert werden.

Weitere spezifisch intensivmedizinische Probleme, die hohe Anforderungen an den Untersucher stellen können, sind psychomotorische Unruhe des Patienten, Schnarchartefakte, Verbände, Jugulariskatheter, ungünstige Lagerung des Patienten oder Interferenzen mit umgebenden Instrumenten (Ultraschallvernebler, Respirator).

40.9 Sonographische Befunde

40.9.1 Gefäßstenosen

Stenosen der extra- und intrakraniellen hirnversorgenden Arterien können etwa ab einer 60 %igen Lumeneinengung dopplersonographisch identifiziert werden. Ein direkter Hinweis auf eine Gefäßstenose ist die Erhöhung der *Flussgeschwindigkeit* im steno-

Abb. 40-12.
Hochgradige Stenose der A. carotis interna. Farbdopplersonographisch ist kurz nach Abgang der A. carotis interna (ACI) aus der A. carotis communis (ACC) eine Zone erkennbar, in der das Gefäß verengt ist (*Pfeil*), und in der unterschiedlich farbkodierte Flusssignale als Hinweis auf einen turbulenten Fluss und/oder eine erhöhte Flussgeschwindigkeit nachweisbar sind. Die gezielte Dopplersonographie aus diesem Gefäßsegment der ACI stellt Flussgeschwindigkeiten von über 400 cm/s als Hinweis auf eine hochgradige ACI-Stenose dar

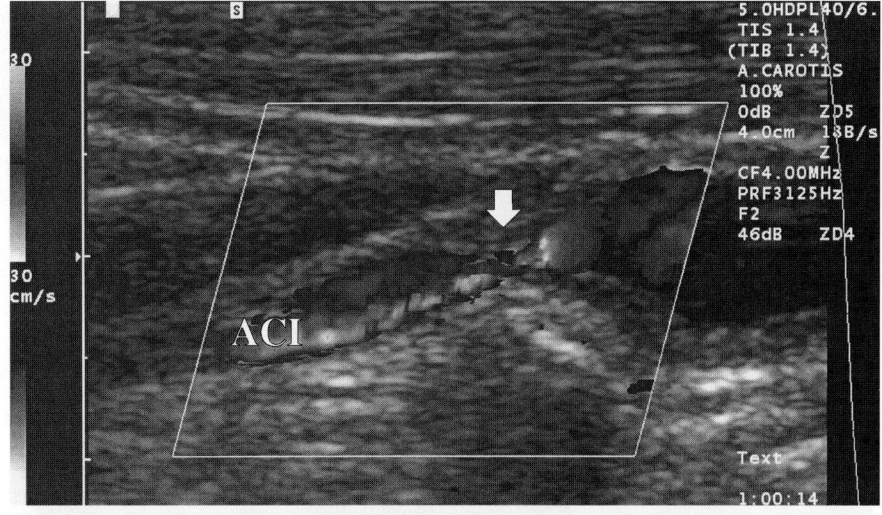
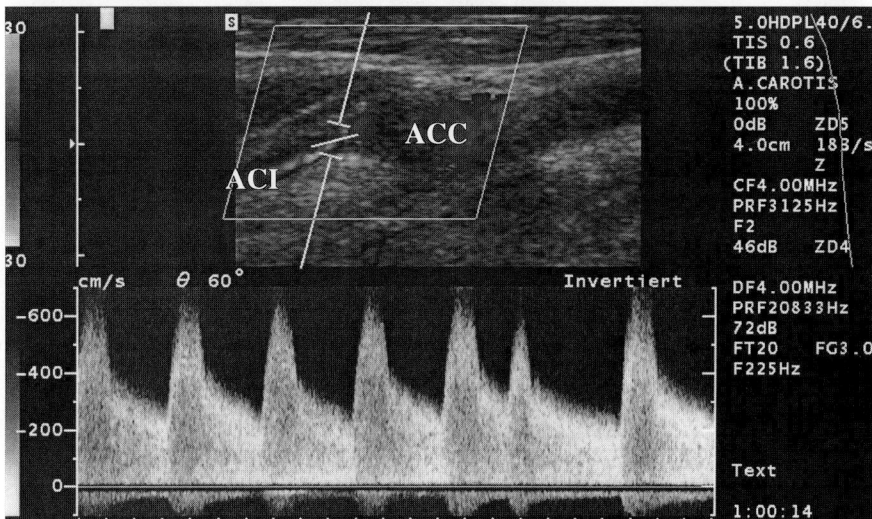

tischen Segment (Abb. 40-12). Bei konstantem Blutflussvolumen besteht eine inverse Beziehung zwischen Gefäßkaliber und Strömungsgeschwindigkeit. Mit zunehmendem Stenosegrad steigt die Flussgeschwindigkeit bis zum Erreichen der sog. Reynolds-Zahl, der Grenze zwischen laminarer und turbulenter Strömung.

Indirekte Hinweise auf eine Gefäßstenose sind
- Reduktion der prä- und poststenotischen Flussgeschwindigkeiten,
- poststenotische Ablösungsturbulenzen,
- Anstieg der Flussgeschwindigkeit in benachbarten Gefäßregionen,
- Umkehr der Flussrichtung in Gefäßen (z. B. A. supratrochlearis bei hämodynamisch wirksamen A.-carotis-interna-Stenosen über 80%), die zur kompensatorischen Kollateralisation hochgradiger Stenosen beitragen.

Mit der ECCS können im Schnittbild des Gefäßes auch Lumeneinengungen von weniger als 50% identifiziert werden. Ferner kann die sonographische Morphologie einer Stenose oder eines Verschlusses beschrieben werden, was z. T. Rückschlüsse auf die Ursache zulässt, z. B. Dissektion oder arteriosklerotische Läsion. Mit sonographischen Untersuchungsverfahren können durch den Geübten mit hoher Sensitivität und Spezifität Gefäßstenosen identifiziert werden.

40.9.2 Zerebrale Infarkte

Die häufigste Ursache einer akuten Halbseitensymptomatik ist der Verschluss einer hirnversorgenden extra- oder intrakraniellen Arterie. Dopplersonographisch fassbare Zeichen für einen Gefäßverschluss sind sog. *Widerstandssignale* proximal vom Verschluss (kurze, systolische, bidirektionale Dopplersignale, „Schwappphänomene"). Distal des Verschlusses können keine Flusssignale mehr gefunden werden (Abb. 40-13). Indi-

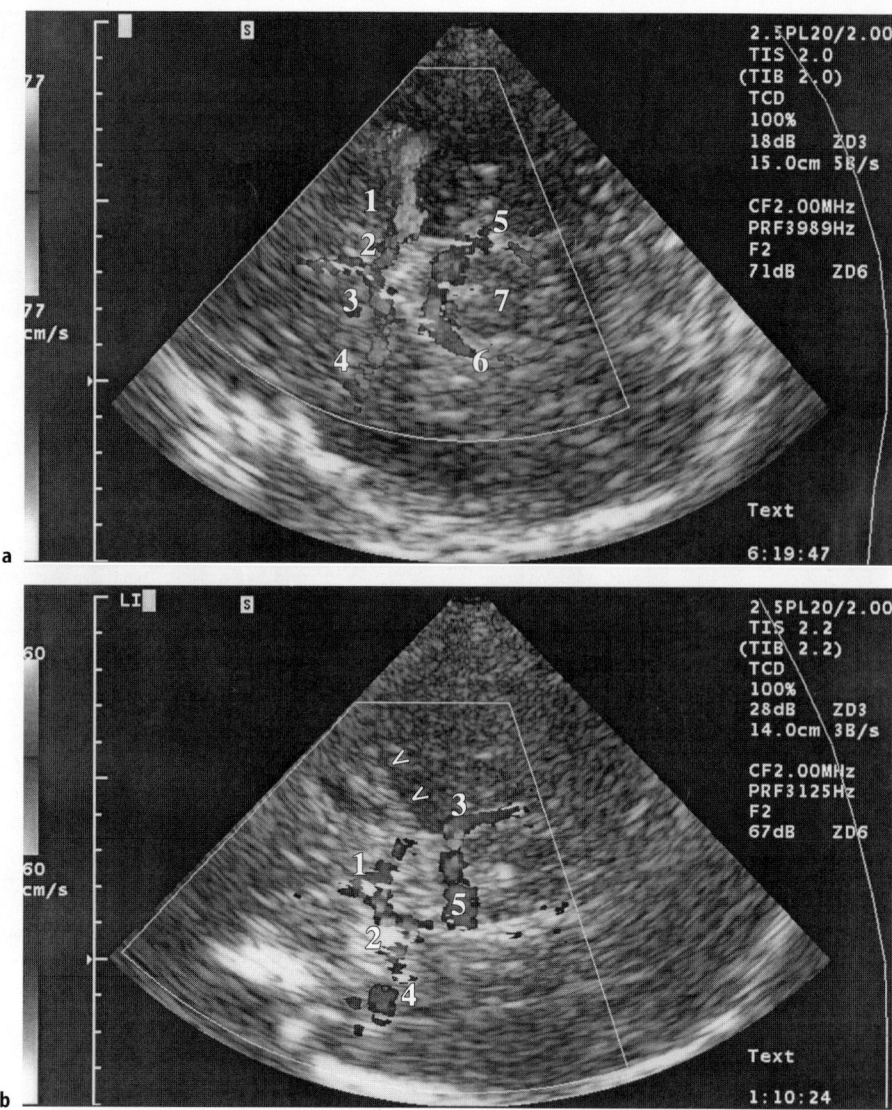

Abb. 40-13a, b. Normalbefund und TCCS-Befunde eines Mediaverschlusses: **a** Normalbefund (axiale Schnittführung durch den mesenzephalen Hirnstamm): Die TCCS blendet farbkodiert die Dopplersignale in das zweidimensionale Schnittbild des Hirnparenchyms ein. Darstellung des basalen Gefäßkranzes: A. cerebri media (*1*), A. cerebri anterior (*2*), A. cerebri anterior der Gegenseite (*3*), A. cerebri media der Gegenseite (*4*), A. cerebri posterior (*5*), kontralaterale A. cerebri posterior (*6*), mesenzephaler Hirnstamm (*7*). **b** Im Vergleich hierzu ist bei dem Patienten mit dem Mediaterritorialinsult kein Farbdopplersignal im Bereich der A. cerebri media erkennbar, obwohl der Gefäßstamm (<) und das umgebende Gewebe sonographisch gut erfasst werden. Farbdopplersignale der benachbarten Gefäße werden regelrecht dargestellt, wobei Aliasing-Phänomene in der kontralateralen A. cerebri anterior auf eine Kollateralisation über die A. communicans anterior hinweisen (A. cerebri anterior (*1*), kontralaterale A. cerebri anterior (*2*), A. cerebri posterior (*3*), kontralaterale A. cerebri media (*4*), kontralaterale A. cerebri posterior (*5*)

rekter Hinweis auf einen Gefäßverschluss ist – wie bei hochgradigen Stenosen – der Nachweis einer Strömungsumkehr in Kollateralarterien (z. B. A. supratrochlearis, A. cerebri anterior).

Die *Sensitivität* und *Spezifität* der Sonographie in der Aufdeckung von Gefäßverschlüssen liegt bei über 90%. Probleme kann aber die Differenzierung einer subtotalen Stenose der A. carotis interna von einem Verschluss des Gefäßes bereiten. Auch der Nachweis eines distalen Verschlusses der A. basilaris kann schwierig sein. Bei distalem Verschluss der A. basilaris und gutem Blutabfluss über die Kleinhirnarterien können sogar dopplersonographisch fassbare Zeichen ganz fehlen. Da diese Fragestellung lebenswichtige therapeutische Konsequenzen nach sich zieht, sollte bei nicht eindeutigem sonographischen Befund in der hinteren Zirkulation immer eine selektive Arteriographie erwogen werden.

kraniellen Blutungen, Infarkten und deren Komplikationen (s. unten) geringer ist als die der Computertomographie (CT). Sollte allerdings in der Akutdiagnostik eines Patienten mit dem klinischen Bild eines Schlaganfalls kein CT zur Verfügung stehen, könnte neben der extrakraniellen Gefäßdiagnostik die TCCS nach weiteren technischen Verbesserungen die Untersuchung ergänzen, um einige therapierelevante Befunde (Gefäßverschluss, Blutung mit Mittellinienverlagerung, Liquorzirkulationsstörung) zu identifizieren.

40.9.4 Mittellinienverlagerung

Verlagerungen der Mittellinienstrukturen sind häufig schon im axialen Übersichtsbild der TCCS erkennbar. Mittellinienverlagerungen sollten immer von beiden temporalen Schallfenstern aus untersucht und beurteilt werden. Allerdings muss berücksichtigt werden, dass durch die Brechungsartefakte am Schallfenster eine leichte konkave Verzeichnung der Mittellinienstrukturen in den Randbereichen des B-Bilds regelhaft stattfindet.

Die Verlagerung von Mittellinienstrukturen kann folgendermaßen *quantifiziert* werden: Zunächst wird in axialer Schnittführung der Abstand zwischen einer ausgewählten Mittellinienregion und der Sondenauflagefläche bestimmt. Die gleiche Messung erfolgt vom gegenüberliegenden temporalen Schallfenster. Das Ausmaß der Verlagerung der Mittellinienstruktur entspricht der Hälfte der Differenz beider Messwerte. Die Verlagerung jeder anderen Struktur der Mittellinie kann auf diese Weise berechnet werden.

40.9.5 Liquorzirkulationsstörung und Hydrozephalus

Das supratentorielle Ventrikelsystem ist sonographisch als echoarme Struktur mit echogenen Grenzlinien nahe bzw. in der Mittellinie erkennbar. Bei ausreichenden Untersuchungsbedingungen können der dritte Ventrikel und das Vorderhorn sowie die Cellamedia-Region der Seitenventrikel identifiziert und vermessen werden. Die Messwerte des 3. Ventrikels stimmen gut mit den CT-Werten überein, etwas schlechter ist die Korrelation im Bereich der Seitenventrikel. Erweiterungen des 3. Ventikels und der rostralen Anteile der Seitenventrikel sind sonographisch nachweisbar und können auch, wenig aufwendig und belastend, im Verlauf überwacht werden.

Schlechter beurteilbar sind hingegen das Temporal- und Okzipitalhorn der Seitenventrikel sowie der vierte Ventrikel. Da die Weite des Subarachnoidalraums sonographisch nicht hinreichend ermittelt werden kann, ist eine dysproportionale Erweiterung von innerem

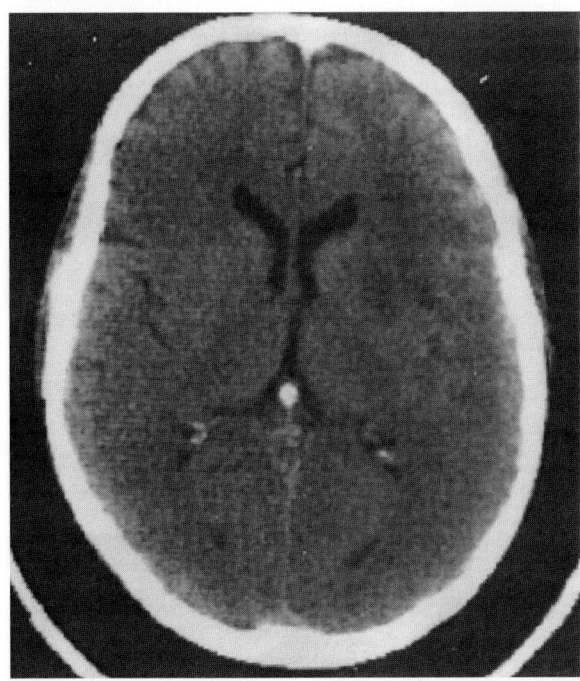

Abb. 40-13 c. In der CCT-Untersuchung kann ein linkshemisphärischer Mediainfarkt (Linsenkerninfarkt) nachgewiesen werden

40.9.3 Intrazerebrale Blutungen

Intrazerebrale Blutungen können mit der TCCS als *stark echogene Läsionen*, die scharf zur Umgebung begrenzt sind, abgebildet werden. Zerebrale Blutungen heben sich somit deutlich von dem umgebenden normalen echoarmen Hirngewebe ab (Abb. 40-14). Hierdurch unterscheiden sie sich von zerebralen Infarkten, da sich bei diesen die Echogenität des Hirngewebes zunächst nicht ändert. Allerdings verlieren Blutungen nach zwei Wochen, vom Zentrum ausgehend, zunehmend an Echogenität und sind nach 3–4 Wochen sonographisch nicht mehr darstellbar. Bei guten Untersuchungsbedingungen können in der Akutphase 90–95 % aller intrazerebralen Blutungen sonographisch erkannt werden. Atypische parietopolare Blutungen oder Blutungen, die kleiner als 1 cm im Durchmesser sind, werden allerdings häufiger übersehen.

Größere intraventrikuläre Blutungen

Auch größere intraventrikuläre Blutungen können mit der TCCS dargestellt werden. Sie sind als *echogener Ausguss* des sonst echoarmen Ventrikelsystems erkennbar. Kleine Blutspiegel in den Hinterhörnern der Seitenventrikel entgehen der sonographischen Diagnose. Weiterhin sind epi- und subdurale Hämatome sowie ausgedehnte Subarachnoidalblutungen erkennbar.

Erste prospektive Studien zeigen, dass die Sensitivität und Spezifität der TCCS im Nachweis von intra-

Abb. 40-14 a, b. Stammganglienblutung. **a** CT-Befund einer großen linkshirnigen Stammganglienblutung (*1*) mit Kompression des Seitenventrikels. **b** TCCS Befund (axiale Schnittführung durch das Mesenzephalon): Die zerebrale Massenblutung (*1*) ist als stark echogene Läsion mit relativ homogener Echotextur erkennbar. Sie ruft eine Verlagerung des 3. Ventrikels (*weißer Pfeil*) und eine Kompression des linksseitigen Seitenventrikels hervor, der in dieser Schallebene im Gegensatz zum Vorderhorn des rechten Seitenventrikels (●) nicht erkennbar ist. Falx cerebri (*schwarzer Pfeil*)

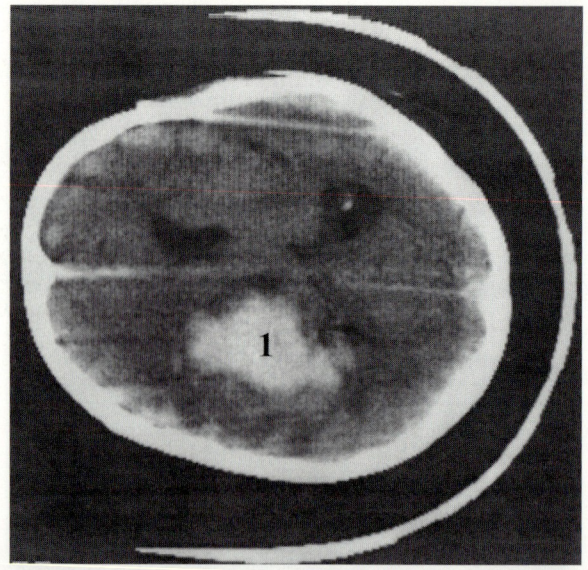

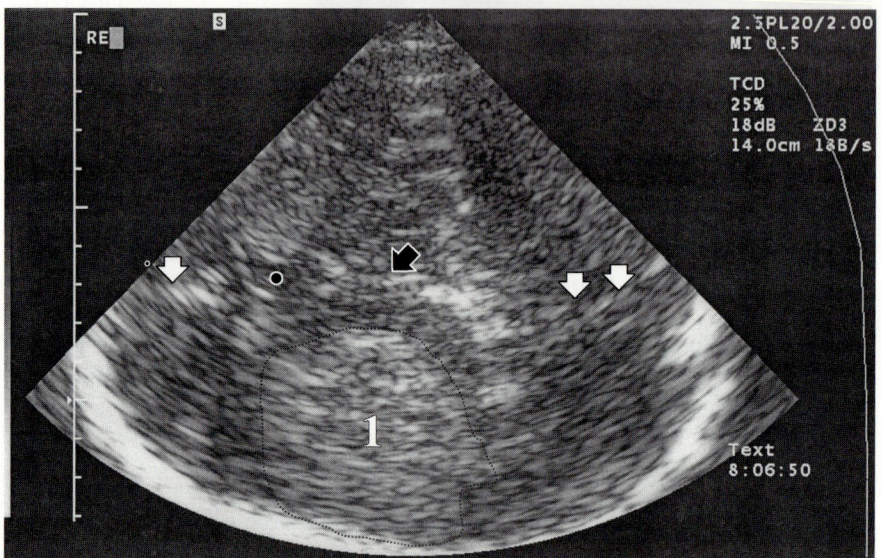

und äußerem Liquorsystem nicht bestimmbar. Hinweise auf den intrazerebralen/intraventrikulären Druck können sich aus der Analyse der Dopplerpulskurve (*„Pulsatilitätsindex"*) und der Undulationsfähigkeit des Septum pellucidum ergeben (Abb. 40-15c).

40.9.6 Zerebrale Aneurysmen und arteriovenöse Angiome

Intrazerebrale Aneurysmen und arteriovenöse Angiome können farbduplexsonographisch abgebildet werden. Aneurysmen stellen sich als *farbkodierte Aussackungen* der großen basalen Hirngefäße dar. Dopplersonographisch können in ihnen kurze, bidirektionale Flusssignale abgeleitet werden. Angiome sind dagegen als echogene pulsierende Läsionen erkennbar, denen ein Netzwerk farblich unterschiedlich kodierter Dopplersignale überlagert ist. Einzelne zuführende Arterien und drainierende Venen können farbduplexsonographisch nachgewiesen werden. Allerdings ist die Sensitivität der TCCS im Nachweis von Angiomen, besonders aber von Aneurysmen, geringer als die der Angiographie, sodass bei Verdacht auf eine solche Malformation (z. B. bei Subarachnoidalblutung) immer eine zerebrale Angiographie angestrebt werden muss.

40.10 Liquordiagnostik – Lumbalpunktion

B. WILDEMANN

Der Liquor wird durch Punktion des Subarachnoidalraums zwischen dem 3. und 4. bzw. dem 4. und 5. Len-

Abb. 40-15 a – c. Hydrozephalus. **a** CT-Befund: Deutliche Erweiterung der inneren Liquorräume. Vorderhorn der Seitenventrikel (●), Septum pellucidum (*). **b** TCCS Befund (axiale Schnittführung durch das Dienzephalon): Deutliche Vergrößerung der echoarmen Liquorräume (Vorderhorn der Seitenventrikel (●), III. Ventrikel (*weißer Pfeil*), Trigonum der Seitenventrikel (o). Septum pellucidum (*). Die *doppelläufigen Pfeile* stellen dar, wie die Weite des 3. Ventrikels und der Vorderhörner der Seitenventrikel ermittelt wird. **c** M-Mode-Aufzeichnung des Septum pellucidum während des Undulationstests: Die Undulation des Septum pellucidum nach einer kurzen Schüttelphase des Kopfes (*weißer Pfeil*) legt nahe, dass die intraventrikulären Druckwerte unter 20 cm H_2O liegen

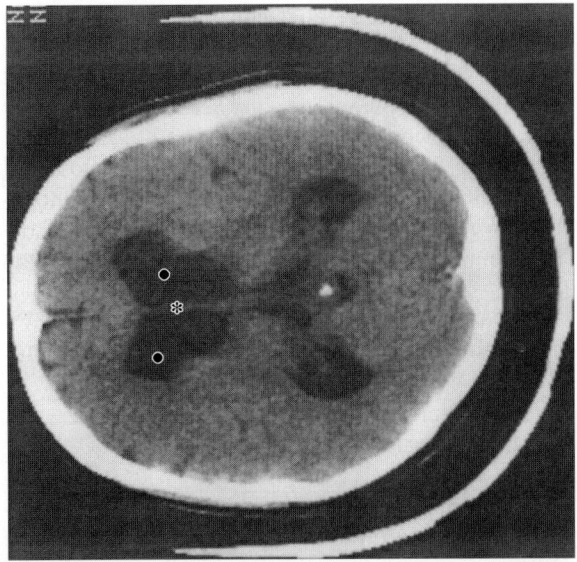

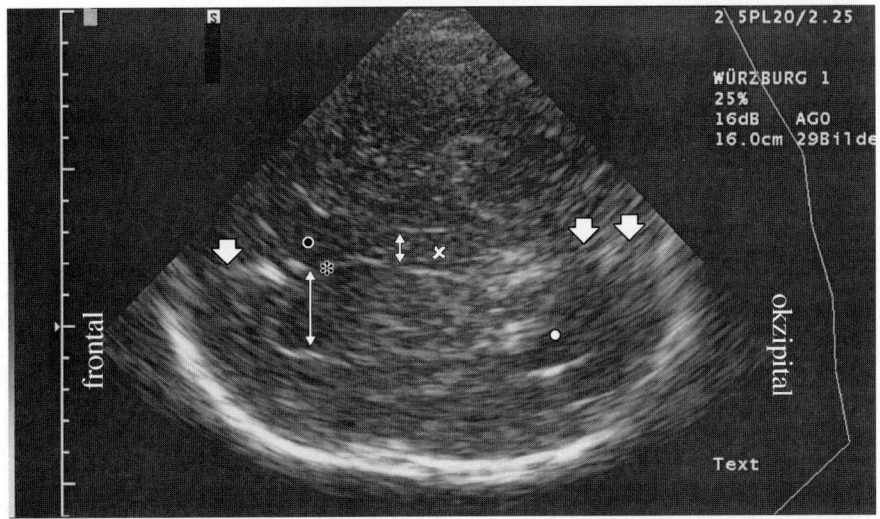

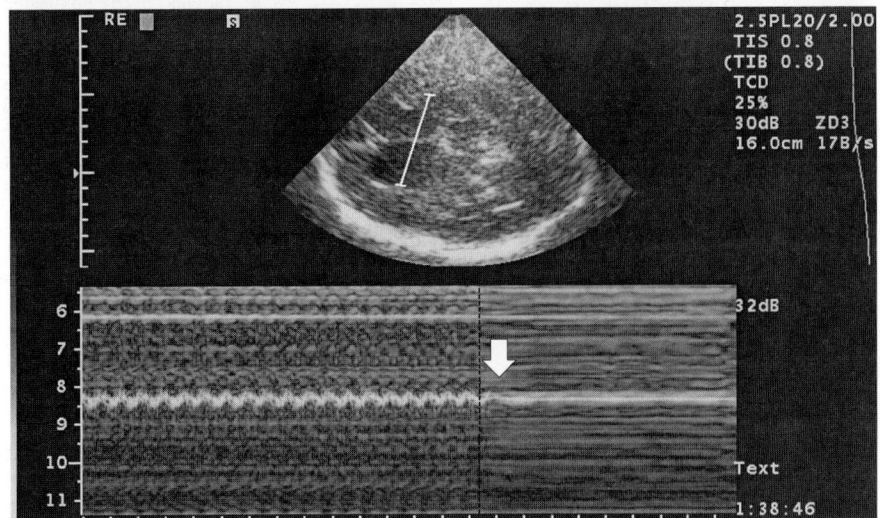

denwirbelkörper oder über eine aus therapeutischen Gründen eingeführte externe Ventrikeldrainage gewonnen. Für eine aussagekräftige Liquordiagnostik ist die gleichzeitige Entnahme einer Serum- oder Plasmaprobe unverzichtbar.

CAVE *Kontraindikationen* für eine Lumbalpunktion sind eine pathologisch veränderte Gerinnung (Thrombopenie <30000/µl, Quick <50%, PTT-wirksame Heparinisierung) sowie eine intrakanielle Drucksteigerung, da die plötzliche Druckentlastung nach Lumbalpunktion zu einer Einklemmung des Hirnstamms im Tentoriumschlitz oder im Foramen magnum führen kann.

40.11 Liquoranalytik

Die Liquordiagnostik umfasst die makroskopische Beurteilung, die Ermittlung der Zellzahl, die zytologische Differenzierung der Liquorzellen, die Bestimmung des Gesamtproteins und die Differenzierung der Proteinfraktionen. Wichtige Zusatzinformationen geben die Glukose- und Laktatkonzentrationen sowie bei Entzündungen der Nachweis einer humoralen erregerspezifischen Immunantwort oder spezifischer Nukleinsäuresequenzen.

Die Normalwerte der einzelnen Parameter sind aus Tabelle 40-2, die Stufen der Liquordiagnostik aus Tabelle 40-3 ersichtlich. Einige charakteristische Liquorbefunde sind in Tabelle 40-4 zusammengestellt.

40.12 Makroskopische Beurteilung

Der normale Liquor ist wasserklar. Trübung weist auf eine Zellvermehrung >800/µl, eitriger Aspekt auf die Anwesenheit von Granulozyten >3000/µl hin. Eine xanthochrome Verfärbung des Liquors entsteht durch starke Eiweißerhöhung (>300 md/dl) oder durch Blutungen in den Subarachnoidalraum nach frühestens 6 h durch Austritt von Hämoglobin und Bilirubin aus zerfallenden Erythrozyten. Beträgt das Zeitintervall zwischen Blutungsereignis und Lumbalpunktion >6 h, dann kann artefiziell blutiger Liquor leicht von einem primär blutigen Liquor unterschieden werden. Klarer Überstand nach Zentrifugation spricht für eine artefiziell blutige Liquorprobe, Xanthochromie des Überstandes für eine primäre Blutung in den Subarachnoidalraum.

40.13 Proteine im Liquor

40.13.1 Proteine und Schrankenfunktion

Der normale Eiweißgehalt des Liquors beträgt 15–45 mg/dl. Orientierend kann der Eiweißgehalt in der

Tabelle 40-2. Liquor: Referenzwerte

Farbe	– wasserklar
Zellzahl	– bis 5/µl
Zelltyp	– Lymphozyten (70–100%), Monozyten (bis 30%)
Gesamtprotein	– bis 55 mg/dl*
Albumin	– bis 35 mg/dl*
IgG	– bis 4 mg/dl*
IgA	– bis 0,6 mg/dl*
IgM	– bis 0,1 mg/dl*
Glukose	– <50% der Serumglukose
Laktat	– <2,1 mmol/l
Albuminquotient	– bis $7 \cdot 10^{-3}$ bei Erwachsenen
Immunglobulinquotienten	– siehe Abb. 40-1
Antikörperspezifitätsindex (Liquor/Serum-Quotient der IgG-bezogenen Antikörperaktivitäten)	– bis 1,5

* Orientierende Referenzwerte; eigentliche Referenzwerte sind die Liquor/Serum-Quotienten.

Tabelle 40-3. Stufen der Liquordiagnostik

Notfallprogramm
- Zellzählung
- Zytologische Differenzierung granulozytärer und mononukleärer Zellen
- Gramfärbung zur Identifikation und Grobdifferenzierung von Bakterien
- Pandy-Reaktion zur Grobbeurteilung des Gesamtproteins

Basisprogramm
- Liquor/Serum Albuminquotient (Q_{Alb})
- Liquor/Serum IgG-Quotient
- Glukose und Laktat
- Isoelektrische Fokussierung

Erweitertes Programm
- Liquor/Serum IgA-Quotient
- Liquor/Serum IgM-Quotient
- Antikörperspezifitätsindizes (HSV, VZVm CMV, Borrelien, Treponemen)
- PCR zum Erregernachweis (HSV, CMV, VZV, EBV, Enteroviren, JC-Virus, Borrelien, Mykobakterien)

Notfallsituation mit dem Pandy-Reagenz überprüft werden. Bei Kontakt eines Tropfens Liquor mit dem Reagenz kommt es bei hoher Proteinkonzentration zu einer opaleszenten Verfärbung der Flüssigkeit.

■ **Liquorentstehung.** Liquor wird als Filtrat des Blutes von den Plexus chorioidei sezerniert und in seiner Zusammensetzung zusätzlich durch die Extrazellularflüssigkeit des Hirnparenchyms beeinflusst. Die Analytik des Liquorproteinprofils benötigt das Serum als Bezugsgröße, da der überwiegende Anteil des Liquorpro-

Tabelle 40-4. Charakteristische Liquorbefunde

Diagnose	Zellzahl	Zytologie	Albumin-quotient	Immunoglobuline ASI Isoelektrische Fokussierung	Glukose Laktat	Spezialdiagnostik
Virale Meningitis	Bis mehrere 100/µl	Mononukleäre Zellen, aktivierte Lymphozyten, Plasmazellen	Bis $20 \cdot 10^{-3}$	Je nach Erreger lokale IgG-Synthese oder Zweiklassenreaktion (IgG + IgM)	>50% der Serumglukose >2,1 <3,5 mmol/l	ASI im Verlauf positiv, evtl. Erregernachweis durch PCR
Bakterielle Meningitis	Mehrere 1000/µl *Ausnahme:* apurulente Meningitis bei Immunsupprimierten	Granulozyten	$>20 \cdot 10^{-3}$	Zweiklassenreaktion (IgG + IgM)	<50% der Serumglukose >3,5 mmol/l	Bakteriennachweis im Grampräparat oder Antigenschnelltest, Erregeranzucht durch Kultur
Tuberkulöse Meningitis	Mehrere 100/µl	„Buntes Zellbild"	$>20 \cdot 10^{-3}$	Zweiklassenreaktion (IgG + IgM) Oligoklonales IgG	<50% der Serumglukose >2,1 mmol/l	Erregernachweis durch PCR, Erregeranzucht durch Kultur
Herpes-simplex-Virus-Enzephalitis	Bis 500/µl	Mononukleäre Zellen, aktivierte Lymphozyten, Plasmazellen	$>15 \cdot 10^{-3}$	Lokale IgG-Synthese und ASI >1,5 ab 2. Woche; oligoklonales IgG	>50% der Serumglukose >2,1 <3,5 mmol/l	Erregernachweis durch PCR
Akute Neuroborreliose	Bis mehrere 100/µl	Mononukleäre Zellen, bis 25% aktivierte Lymphozyten und Plasmazellen	Bis $50 \cdot 10^{-3}$	Dreiklassenreaktion (IgG + IgM + IgA) ASI >1,5; oligoklonales IgG	>50% der Serumglukose >2,1 mmol/l	
Guillain-Barré-Polyneuritis	Normal bis maximal 50/µl	Mononukleäre Zellen	Bis $50 \cdot 10^{-3}$	Keine lokale Synthese, fakultativ oligoklonales IgG in Liquor und Serum	>50% der Serumglukose <2,1 mmol/l	
Meningeosis carcinomatosa/blastomatosa	Normal bis mehrere 100/µl	Tumorzellen, Blasten	$>10 \cdot 10^{-3}$	Selten lokale IgM- oder IgA-Synthese bei Lymphomen	>50% der Serumglukose >2,1 mmol/l	Identifikation monoklonaler Zellen durch FACS-Analyse oder PCR bei Lymphomen
Multiple Sklerose	Bis 35/µl	Mononukleäre Zellen, aktivierte Lymphozyten, Plasmazellen	$<10 \cdot 10^{-3}$	Lokale IgG-Synthese; oligoklonales IgG	>50% der Serumglukose <2,1 mmol/l	

teins aus dem Serum stammt. Zwischen Blut und Liquor besteht ein Fließgleichgewicht, das durch die Blut-Liquor-Schranke aufrechterhalten wird. Die wichtigsten Parameter, die die Liquorkonzentration von Plasmaproteinen beeinflussen, sind die Permeabilität der Blut-Liquor-Schranke und die Liquorflussgeschwindigkeit. Die Permeabilität ist gut für fettlösliche Moleküle, gering für wasserlösliche Moleküle und nimmt mit der Molekülgröße ab.

■ **Albuminquotient.** Die Funktion der Blut-Liquor-Schranke ist verlässlich charakterisierbar durch den Quotienten aus Albuminkonzentration im Liquor und Albuminkonzentration im Serum (Q_{Alb}), da Albumin als rein extrazerebral synthetisiertes Protein auch unter pathologischen Umständen ausschließlich aus dem Blut in den Liquor gelangt. Der Albuminquotient ist altersabhängig und beträgt im mittleren Erwachsenenalter $< 7 \cdot 10^{-3}$. Die Ursachen für Funktionsstörungen der Blut-Liquor-Schranke sind vielfältig und umfassen Entzündungen des zentralen und peripheren Nervensystems sowie Hirninfarkte und seltener auch neurodegenerative Erkrankungen. Neben der Funktion der Blut-Liquor-Schranke wird der Albuminquotient durch den Flüssigkeitsturnover im Liquorkompartiment bestimmt. Bei Liquorzirkulationsstörungen, z. B. infolge von Entzündungen, Verklebungen der Meningen und Raumforderungen im Spinalkanal, steigt der Albuminquotient in Abhängigkeit vom Ausmaß der Passagebehinderung an.

■ **Liquorspezifische Proteine.** Einige Liquorproteine, z. B. β-Trace-Protein und τ-Globulin, sind Proteine lokalen Ursprungs und können nur im Liquor nachgewiesen werden. Sie eignen sich daher zur Differenzierung von Liquor und anderen Sekreten bei Liquorfisteln.

■ **Proteine des Hirnparenchyms.** Bei Zelluntergang innerhalb des Zentralnervensystems (ZNS) werden Proteine aus dem Hirnparenchym, wie S100, neuronenspezifische Enolase (NSE) und 14-3-3-Protein vermehrt in den Liquor freigesetzt. Erhöhte Werte finden sich bei schweren hypoxischen Hirnschädigungen, bei neurodegenerativen Erkrankungen wie der Creutzfeldt-Jakob-Krankheit und der Alzheimer-Krankheit sowie bei Herpes simplex-Enzephalitis. Die diagnostische Aussagekraft ist begrenzt und jeweils im Zusammenhang mit klinischen und anderen diagnostischen Parametern zu interpretieren.

NSE ist nach zerebraler Hypoxie innerhalb weniger Stunden bis Tage auch im Serum in erhöhter Konzentration nachweisbar. Der Serum-NSE-Wert ist in Verbindung mit der bildgebenden Diagnostik ein wichtiger prognostischer Parameter für den Schweregrad der hypoxischen Schädigung des Hirnparenchyms.

40.13.2 Immunglobuline

Bei zahlreichen entzündlichen Erkrankungen des Nervensystems werden lokal innerhalb des ZNS Immunglobuline synthetisiert und in den Liquor sezerniert, die neben den aus dem Serum stammenden Fraktionen nachgewiesen werden können. Der Nachweis und die Differenzierung einer humoralen Immunreaktion im ZNS kann quantitativ oder qualitativ erfolgen. Die quantitative Auswertung erfolgt mit Hilfe von Liquor-Serum-Quotientendiagrammen (nach Reiber und Felgenhauer). Hierbei werden die Liquor/Serum-Quotienten der Immunglobuline gegen den Liquor-Serum-Quotienten von Albumin aufgetragen (Abb. 40-16).

Aus den Quotientendiagrammen kann der Anteil der intrathekal produzierten Immunglobuline und auch das Vorliegen einer Blut-Liquor-Schranken-Störung direkt abgelesen werden. Die Konstellation der lokal synthetisierten Immunglobulinklassen ist für zahlreiche Entzündungen des ZNS relativ charakteristisch (s. Tabelle 40-4).

Proteinquotienten sind nur unter der Voraussetzung eines ungestörten dynamischen Gleichgewichts zwischen Blut und Liquor verwertbar, d. h. sie können nicht angewandt werden nach Plasmapherese, größeren Blutverlusten, Albumin- und intravenösen Immunglobulingaben und bei stärkerer Blutbeimengung im Liquor.

Noch sensitiver als in der quantitativen Liquorproteinanalytik gelingt der Nachweis einer humoralen Immunantwort durch qualitative Detektion oligoklonaler IgG-Fraktionen im Liquor mittels isoelektrischer Fokussierung.

40.13.3 Antikörperspezifitätsindex (ASI)

Bei vielen Entzündungen des Nervensystems werden intrathekal erregerspezifische Antikörper gebildet, deren Nachweis diagnostisch wegweisend ist. Absolute Konzentrationen oder einfache Titerbestimmungen sind nicht ausreichend. Misst man volumenbezogene Titer oder Einheiten, muss man diese jeweils auf das Gesamt-Ig beziehen und aus diesen Quotienten den Liquor/Serum-Index berechnen. Bei dieser Methode der Berechnung kann man ab einem Quotienten > 1,5 von einer intrathekalen Immunglobulinsynthese ausgehen.

BEISPIEL

Liquor: Borrelientiter (IgG) = 2,3; Gesamt-IgG = 5,8 mg/dl
$IgG_{spez}/IgG_{gesamt} = 0{,}4$
Serum: Borrelien-Titer (IgG) = 85; Gesamt-IgG = 1415 mg/dl
$IgG_{spez}/IgG_{gesamt} = 0{,}06$
Liquor/Serum-Quotient der IgG-bezogenen Antikörperaktivitäten = 6,6

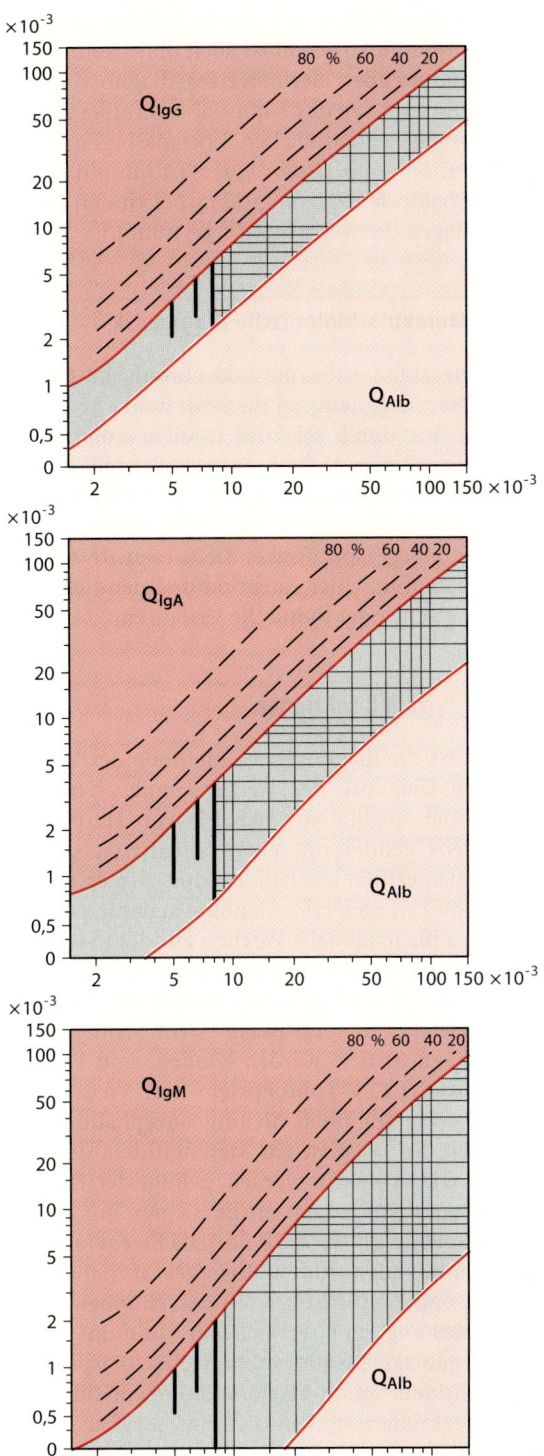

Abb. 40-16. Die Differenzierung der humoralen Immunantwort auf empirischer Grundlage mit Hilfe eines Diagramms nach Reiber und Felgenhauer. Die Permeabilität der Blut-Liquor-Schranke ist gekennzeichnet durch den Albuminquotienten *(x-Achse)* und den Immunglobulinquotienten *(y-Achse)*. Die Werte der Immunglobulinquotienten rechts der Grenzlinie entsprechen dem passiven Transfer, die Werte links der Grenzlinie der prozentualen intrathekalen Synthese (dunkelroter Bereich)

Meist beginnt die intrathekale Antikörperproduktion in der 2. Woche der Erkrankung und kann über Monate und Jahre nachweisbar bleiben.

40.14 Liquorzellzahl und -zytologie

Die Zellzahl im normalen Liquor beträgt bis 5/μl. Eine *Zellvermehrung* (Pleozytose) ist typisch, aber nicht beweisend für ZNS-Entzündungen und kann auch bei Tumoren, Traumen, Parenchymblutungen oder nach einer vorangegangenen Lumbalpunktion bzw. nach Anlage externer Ventrikeldrainagen auftreten (Reizpleozytose).

Im normalen Liquor finden sich mononukleäre Zellen, wobei Lymphozyten deutlich überwiegen. Die zellulären Reaktionen im Liquor lassen sich in 3 grundlegende, z. T. überlappende Typen einteilen: neuroimmunologische entzündliche Erkrankungen, unspezifische Reizprozesse und neoplastische Veränderungen. *Spezialfärbungen*, z. B. nach Gram, sind insbesondere für die Suche und rasche Grobdifferenzierung von Bakterien erforderlich.

40.14.1 Entzündungen

Bei vielen akuten Infektionen des ZNS lassen sich 3 Stadien abgrenzen:
- eine akute granulozytäre Phase,
- eine subakute mononukleäre Phase und
- eine tertiäre humorale Phase.

Die Phasenfolge der Entzündungsreaktionen ist monomorph, der zeitliche Ablauf der einzelnen Phasen weist auf die Art des Erregers hin. Die granulozytäre Zellreaktion dominiert alle bakteriellen Meningitiden, bei denen innerhalb von wenigen Stunden 10 000 – 20 000 Leukozyten/μl in den Subarachnoidalraum einwandern können. Apurulente bakterielle Meningitiden mit nur gering erhöhten Zellzahlen kommen insbesondere bei immunsupprimierten Patienten vor.

Bei den subakuten, nichteitrigen bakteriellen, mykotischen und parasitären Meningitiden bestehen granulozytäre und proliferative mononukleäre Phase nebeneinander, sodass eine gemischtzellige Entzündung vorherrscht („buntes Zellbild"). Bei den meisten unkomplizierten viralen Meningitiden ist die granulozytäre Phase nach Stunden oder wenigen Tagen abgeklungen, sodass bereits die erste Liquoruntersuchung ein mononukleäres, meist überwiegend lymphozytäres Zellbild in Kombination mit einer deutlich schwächeren Schrankenfunktionsstörung als bei den bakteriellen Meningitiden zeigt.

40.14.2 Unspezifische Reizprozesse

Mechanische Alterationen, Blutungen in den Subarachnoidalraum und intrathekale Gaben von Medikamenten oder Kontrastmittel führen zu *Abräumreaktionen* mit meist nur Stunden dauernder granulozytärer Phase und bis zu Monaten dauernder phagozytärer Phase (Erythrophagen, Siderophagen, Hämatoidinablagerungen, Schaumzellen oder Lipophagen). Eosinophile Granulozyten finden sich ebenfalls häufig als Fremdkörper-Reaktion (z. B. bei einer Liquordrainage), treten aber auch bei Parasitosen des ZNS und auch bei nicht parasitären Entzündungen wie der tuberkulösen Meningitis oder der Listeriose auf. Der zytomorphologische Nachweis von Erythrophagen und/oder Siderophagen kann bei Patienten mit Subarachnoidalblutungen diagnostisch wegweisend sein.

! Eine Lumbalpunktion ist zwingend erforderlich, wenn das akute Kopfschmerzereignis bereits einige Tage zurückliegt und in der kranialen Computertomographie Blut im Subarachnoidalraum nicht mehr nachgewiesen werden kann.

Erythrophagen können nach Blutungen in den Subarachnoidalraum frühestens nach 12–18 h, Siderophagen erst mit Latenz von 6–8 Tagen nachgewiesen werden.

40.14.3 Neoplastische Veränderungen

Bei hirneigenen Tumoren kommt es relativ selten (in 8–25 %) zu einer meningealen Aussaat von Tumorzellen. Häufiger gelingt der Nachweis atypischer Zellen bei einer zerebralen oder meningealen Metastasierung von soliden Tumoren oder Leukosen und malignen Non-Hodgkin-Lymphomen. Unter den Meningealkarzinosen sind Mammakarzinome, Bronchialkarzinome und Melanome am häufigsten vertreten, eine meningeale Beteiligung bei akuten Leukämien und hochmalignen Lymphomen ist ebenfalls häufig zu erwarten und meist durch eine zellreiche unreife Blastenproliferation charakterisiert. Die differentialdiagnostische Abgrenzung von niedrig-malignen Lymphomen und reaktiv-entzündlichen lymphozytären Pleozytosen ist problematisch und gelingt oft nur durch zusätzliche Untersuchungen, die den Nachweis einer monoklonalen Zellpopulation erlauben (immunzytochemische Färbungen, FAKS, PCR).

40.15 Glukose und Laktat im Liquor

Die Liquorglukose muss immer in Relation zur Serumglukose beurteilt werden. Sie beträgt 50 % bis ca. 66 % der Serumkonzentration. Die Liquorglukose ist erniedrigt bei bakterieller, tuberkulöser und Pilzmeningitis sowie infolge des erhöhten Metabolismus von Tumorzellen häufig auch bei Meningeosis carcinomatosa. Das Liquorlaktat verhält sich meist umgekehrt proportional zur Liquorglukose und ist auch ohne Kenntnis des korrespondierenden Serumwertes diagnostisch verwertbar. Ein Anstieg des Liquorlaktats findet sich insbesondere bei entzündlichen Erkrankungen. Laktatkonzentrationen im Liquor von >3,5 mmol/l sind typisch für bakterielle Meningitiden, bei viralen Entzündungen liegen die Werte meist <3,5 mmol/l.

40.16 Molekularbiologische Diagnostik

Zahlreiche akute, subakute und chronische Infektionen des Nervensystems können mit hoher Sensitivität und Spezifität durch selektive In-vitro-Amplifikation erregerspezifischer Nukleinsäuresequenzen im nativen oder fraktionierten Liquor nachgewiesen werden. Die Polymerasekettenreaktion (PCR) ermöglicht die Detektion erregerspezifischer DNA oder RNA bereits im Initialstadium einer Infektion und deutlich früher als serologische oder kulturelle Verfahren.

40.16.1 Virale Infektionen

Die PCR ist die diagnostische Methode der Wahl für die frühe Diagnose der Herpes-simplex-Virusenzephalitis. Der qualitative Nachweis von Herpesvirus-(HSV-)DNA gelingt mit einer Sensitivität von 90–100 % und Spezifität von nahezu 100 %. Unter Therapie mit Aciclovir werden HSV-Genome in der Regel innerhalb von 2 bis maximal 3 Wochen aus dem Liquor eliminiert. Andere virale Infektionen des Zentralnervensystems, die mit ähnlich hoher Sensitivität durch qualitative Detektion spezifischer DNA-Sequenzen im Liquor diagnostiziert werden können, sind Varizella-Zoster-Virus- (VZV-) und Epstein-Barr-Virus- (EBV-) assoziierte Meningitiden, Meningoenzephalitiden und Myelitiden. Bei aseptischen Meningitiden, die durch Enteroviren verursacht werden, gelingt der Nachweis spezifischer RNA-Sequenzen im Liquor mit deutlich höherer Sensitivität als die kulturelle Erregeranzucht.

Eine hohe diagnostische Aussagekraft hat die PCR auch bei opportunistischen Virusinfektionen, die im Zusammenhang mit erworbener Immunschwäche (Aids, Organtransplantation) auftreten. Beispiele sind Enzephalitiden und Myeloradikuloneuritiden, die durch Reaktivierung von Zytomegalievirus (CMV) verursacht werden, die progressive multifokale Leukoenzephalopathie (PML), die durch Papovaviren vom JC-Typ ausgelöst wird sowie EBV-assoziierte Non-Hodgkin-Lymphome.

40.16.2 Bakterielle Infektionen

Die erfolgreiche Amplifikation mykobakterieller DNA-Sequenzen aus dem Liquor hat für die Diagnose der tuberkulösen Meningitis einen höheren Stellenwert als konventionelle Nachweisverfahren. Der Erregernachweis gelingt aber nicht in allen Fällen und falsch-positive Ergebnisse können die Aussagekraft einschränken. Die Sensitivität der Methode liegt bei 50–90%. Auch die Diagnose einer Neuroborreliose wird mit mäßig bis guter Sensitivität unterstützt durch Detektion humanpathogener Genotypen von Borrelia burgdorferi im Liquor.

Die Empfindlichkeit der PCR wurde in zahlreichen Studien mit <50% angegeben, allerdings sind durch Optimierung der Protokolle positive Befunde in bis zu 85% der Patienten mit borrelien-assoziierten Neuromanifestationen möglich. Die diagnostische Sensitivität kann durch simultane Analyse von parallelen Liquor- und Urinproben noch erhöht werden.

Literatur

Literatur zu „Neuroradiologie" (40.1–40.5)

1. Davis KR, Ackerman RH, Kistler JP, Mohr JP (1977) Computed tomography of cerebral infarction: Hemorrhagic contrast enhancement and time appearance. Comp Tomogr 1: 71–86
2. Fitz CR (1992) Inflammatory diseases of the brain in childhood. AJNR 13: 551–567
3. Gean AD (1994) Imaging of head trauma. Raven, New York, p 107
4. Gentry LR (1991) Primary neuronal injuries. Neuroimag Clin North Am 1: 411–32
5. Gentry LR (1996) Head trauma. In: Atlas SW (ed) Magnetic resonance of the brain and spine. Raven, New York, (2nd ed), pp 611–647
6. Günther RW, Thelen M (1996) Interventionelle Radiologie. 2. Aufl., Thieme, Stuttgart
7. Harris TM, Edwards MK (1991) Meningitis. Neuroimag Clin North Am 1: 39–56
8. Lee SH, Rao KC (1983) Cranial computed tomography. McGraw-Hill, New York
9. Osborn AG (1994) Diagnostic neuroradiology. Mosby, St. Louis, p 349
10. Phelps ME, Mazziotta JC, Schelbert HR (1986) Positron emission tomography and autoradiography: Principles and applications for the brain and heart. Raven, New York
11. Prayer L, Wimberger D, Oder W et al. (1993) Cranial MR Imaging and ^{99m}Tc HM-PAO-SPECT in patients with subacute or chronic severe closed head injury and normal CT examinations. Acta-Radiol 34: 593–599
12. Shuaib A, Lee D, Pelz D et al. (1992) The impact of magnetic resonance imaging on the management of acute ischemic stroke. Neurol 42: 816–818
13. Vogl TJ (1995) MR-Angiographie und MR-Tomographie des Gefäßsystems: klinische Diagnostik. Springer, Berlin Heidelberg New York Tokio

Literatur zu „Neurosonographie" (40.6–40.9)

14. Bogdahn U, Becker G, Schlachetzki F (1998) Echosignalverstärker und transkranielle Farbduplexsonographie. Blackwell, Oxford
15. Büdingen HJ, Reuthern G-M v. (1993) Ultraschalldiagnostik der hirnversorgenden Arterien. Thieme, Stuttgart New York
16. Kaps M (1994) Extra- und intrakranielle Farbduplexsonographie. Springer, Berlin Heidelberg New York Tokio
17. Newell DW, Aaslid R (1992) Transcranial Doppler. Raven, New York
18. Tegler CH, Babikian VL, Gomez CR (1995) Neurosonology. Mosby, St. Louis
19. Widder B (1995) Doppler- und Duplexsonographie der hirnversorgenden Arterien, 4. Aufl. Springer, Berlin Heidelberg New York Tokio

Literatur zu „Liquor" (40.10–40.16)

20. Darnell RB (1993) The polymerase chain reaction: application to nervous system diseases. Ann Neurol 34: 513–523
21. Dommasch D, Mertens HG (Hrsg) (1980) Cerebrospinalflüssigkeit – CSF. Thieme, Stuttgart
22. Felgenhauer K (1995) Liquordiagnostik. In: Thomas L (Hrsg) Labor und Diagnose. Studienedition der 4. Aufl. Med. Verlagsges., Marburg, S 1715–1740
23. Fishman RA (1992) Cerebrospinal fluid in disease of the nervous system. Saunders, Philadelphia
24. Kömel HW (1976) Atlas of cerebrospinal fluid cells. Springer, Berlin Heidelberg New York
25. Prange H (1995) Infektionskrankheiten des ZNS. Chapman & Hall, London Weinheim
26. Priem S, Rittig MG, Kamradt T, Burmester GR, Krause A (1997) An optimized PCR leads to highly sensitive detection of Borrelia burdorferi in patients with Lyme borreliosis. J Clin Microbiol 35: 685–690
27. Reiber H (1991) Liquorproteindiagnostik. In: Proteindiagnostik, Diagnose, Therapiekontrolle. Behring Diagnostika, S 140–167
28. Tyler KL (1994) Polymerase chain reaction and the diagnosis of viral central nervous system disease. Ann Neurol 36: 809–811
29. Weber T, Frye S, Bodemer M, Otto M, Luke W (1996) Clinical implications of nucleic acid amplification methods for the diagnosis of viral infections of the nerval system. J Neurovirol 2: 175–190
30. Wiethölter H (1995) Zytologie des Liquor cerebrospinalis. In: Pfeiffer J, Schröder JM (Hrsg) Neuropathologie: Morphologische Diagnostik der Erkrankungen des Nervensystems, der Skelettmuskulatur und der Sinnesorgane. Springer, Berlin Heidelberg New York Tokio, S 114–121

Erhöhter intrakranieller Druck

KAPITEL 41

A. W. UNTERBERG, O. W. SAKOWITZ

41.1 Einleitung 773

41.2 Intrakranieller Druck (ICP) 773
41.2.1 Physiologie und Pathophysiologie des ICP 773
41.2.2 Messmethoden 775

41.3 Klinik 776
41.3.1 Klinische Manifestationen des erhöhten ICP 776
41.3.2 Indikationen für die ICP-Messung 776
41.3.3 Therapie des erhöhten intrakraniellen Drucks 777
41.3.4 Therapiekonzepte 779
41.3.5 Algorithmus 780

41.4 Ausblick 780

Literatur 781

Erhöhter intrakranieller Druck

A. W. Unterberg, O. W. Sakowitz

41.1 Einleitung

Der Inhalt des Neurokraniums besteht aus dem weichen Hirngewebe, den bindegewebigen Hirnhäuten und -gefäßen (kompressibles Kompartiment) sowie den Flüssigkeiten Liquor und Blut (inkompressibles Kompartiment). Bei einem Gesamtvolumen von ca. 1500 ml beträgt der Anteil der Hirnsubstanz etwa 1100–1200 ml. Blut- und Liquorvolumen tragen je etwa 150 ml bei. Beim Blutvolumen überwiegt mit $^2/_3$ der venöse Anteil. Der Liquor verteilt sich im extra- und intraventrikulären Raum, wobei sich ersterer von intrakraniell kaudalwärts in den spinalen Subarachnoidalraum fortsetzt. Da sich der knöcherne Hirnschädel nach Schluss der Nähte nicht ausdehnen kann, steht diesen Volumina ein begrenzter Raum (V_{gesamt}) zur Verfügung. Tritt eine vierte Komponente ($dV_{Raumforderung}$) hinzu, muss diese durch Ausgleichsbewegungen des inkompressiblen Kompartiments aufgewogen werden.

Diese, nach ihren Erstbeschreibern, als Munro-Kellie-Doktrin benannten Zusammenhänge sind in den folgenden Gleichungen verdeutlicht.

$$V_{gesamt} = V_{Blut} + V_{Liquor} + V_{Gewebe}$$

$$V_{gesamt} + dV_{Blut} + dV_{Liquor} + dV_{Gewebe} + dV_{Raumforderung} = konst.$$

Kann eine Zunahme des intrakraniellen Inhaltes nicht mehr durch Volumenverschiebungen (dV) der flüssigen Rauminhalte kompensiert werden, kommt es zum Anstieg des intrakraniellen Drucks.

41.2 Intrakranieller Druck (ICP)

41.2.1 Physiologie und Pathophysiologie des ICP

Definition, Normalwerte

Als intrakranieller Druck wird derjenige Druck bezeichnet, der als Flüssigkeitsdruck in Höhe der Foramina Monroi in den Seitenventrikeln herrscht. An anderer Stelle gemessene Drücke (epidural, parenchymal) können geringfügig abweichen. Normalwerte sind in Tabelle 41-1 zusammengefasst. Der ICP ist positionsabhängig, eine Beziehung, die durch Oberkörperhochlagerung (umgekehrte Trendelenburg-Lagerung) therapeutisch genutzt wird.

Tabelle 41-1. Normalwerte des intrakraniellen Drucks

Altersgruppe	ICP (Normalwerte)
Säuglingsalter	<7,5 mmHg
Kleinkindalter	<10 mmHg
Erwachsene	<15 mmHg

ICP-Druckkurve

Das Druckprofil des ICP wird durch die arterielle Pulswelle (Amplitudenmodulation um 1–4 mmHg) und ventilatorische Schwankungen des intrathorakalen Drucks (Schwankungsbreite der Amplitudenmodulation abhängig von Atemtiefe) bestimmt. Bei spontan atmenden Patienten kommt es zu einem inspiratorischen Minimum, hingegen weisen mit Überdruck beatmete Patienten ein inspiratorisches Maximum auf [4].

Nach Lundberg [15] lassen sich bei der kontinuierlichen Aufzeichnung des ICP 3 Wellenformen klassifizieren.

■ **A-Wellen.** A-Wellen (*Synonyme:* Plateauwellen, Lundberg-Wellen) zeichnen sich, bei einer Periode von 5–20 min, durch Druckanstiege über 40 mmHg aus. Oft lassen sich im Rahmen einer intrakraniellen Raumforderung terminal Serien von A-Wellen auf steigenden Druckniveaus beobachten. Pathogenetisch wird eine Kompression sinusnaher Brückenvenen angenommen.

■ **B-Wellen.** Als B-Wellen werden ICP-Anstiege mit einer Frequenz von bis zu 3/min bezeichnet, die unabhängig von Blutdruck und Atmung auftreten. Ihre Ursache ist letztlich ungeklärt, jedoch wird eine intrinsische, rhythmische Änderung des intrazerebralen Gefäßtonus angenommen.

■ **C-Wellen.** Als Folge von Undulationen des systemischen Blutdrucks (Hering-Traube-Wellen) treten C-Wellen mit einer Frequenz von bis zu 8/min und einer Amplitude von bis zu 20 mmHg auf. Die Kenntnis der

Dynamik der ICP-Kurve und ihrer (patho)physiologischen Korrelate ist von intensivmedizinischer Bedeutung und prognostischem Wert.

Intrakranieller Druck und Hirndurchblutung

Das Hauptaugenmerk der intensivmedizinischen Behandlung der intrakraniellen Drucksteigerung liegt darauf, eine adäquate zerebrale Perfusion zu gewährleisten. Der zerebrale Perfusionsdruck (CPP) lässt sich näherungsweise als Differenz des systemischen arteriellen Mitteldrucks („mean arterial pressure", MAP) und des ICP errechnen. Korrekterweise muss der Druckaufnehmer hierbei auf gleicher Höhe angebracht sein (z. B. Nullpunktregistrierung auf Höhe des Meatus acusticus externus).

> CPP = MAP − ICP
>
> CBF = CPP/CVR

In einem Bereich von 50–150 mm Hg ist der zerebrale Blutfluss (CBF) über die Autoregulation des intrakraniellen Gefäßwiderstands („cerebrovascular resistance", CVR) gesichert. Unter pathologischen Bedingungen mit einer Engstellung der Gefäße (z. B. zerebralem „Vasospasmus") ist dieser Bereich verschoben, sodass schon bei normalem CPP von einem signifikant verminderten CBF ausgegangen werden muss.

Parameter der intrakraniellen Druckdynamik

Wie aus Abb. 41-1 zu ersehen ist, folgt der ICP-Anstieg nach Auftreten einer akuten Raumforderung einer Exponentialfunktion. Als kritischer Parameter dieser Druckzunahme kann die *Elastance E* als Maß der steigenden Rigidität des intrakraniellen Kompartiments bei Volumenzunahme und Einnahme der Ausgleichsräume bestimmt werden. Analog berechnet sich ihr Kehrwert, die *Compliance C*.

$E = dp/dV$

$C = dV/dp$

Diese abgeleiteten Werte haben den Vorteil, dass sie – im Gegensatz zum absoluten ICP – eine Aussage über die intrakraniellen Reserveräume erlauben. Zur Abschätzung der Compliance bietet sich der sog. „Pressure-volume-Index"(PVI) an [20]:

$$PVI = dV/\log_{10}(p/p_0)$$

Nach definierter Volumenbelastung (z. B. Flüssigkeitsinjektion in einen Ventrikelkatheter oder Aufblasen eines ventrikulär gelegenen Ballons) oder Volumenentzug wird der resultierende ICP bestimmt und mit dem Ausgangsdruck p_0 verglichen. Der errechnete PVI bezeichnet die theoretische Volumenbelastung zur Steigerung des ICP auf das 10fache des Ausgangswerts (Normwert 25–30 ml).

ICP und Ventilation

Der zerebrale Gefäßtonus ist eng an den metabolischen Bedarf gekoppelt. Eine Zunahme des CO_2-Partialdrucks (z. B. infolge erhöhter Stoffwechselleistung aktiver Hirnareale) führt zur Vasodilatation des zerebralen Strombetts und nachfolgend zum Anstieg des CBF. Die Umkehr dieser Beziehung wird klinisch im Rahmen der kontrollierten Hyperventilation genutzt. Hierbei gilt:

> Im Bereich von 35–60 mm Hg bewirkt ein Abfall des arteriellen pCO_2 um 1 mm Hg eine 4%ige Abnahme des CBF.

Der Beitrag des arteriellen O_2-Partialdrucks zur Regulation des zerebralen Gefäßtonus ist in einem weiten Bereich vernachlässigbar. Erst ab einem Abfall des pO_2 unter 50 mm Hg kommt es zur Vasodilatation.

ICP und Raumforderung

Die Gefahr eines erhöhten ICP infolge einer akuten Raumforderung liegt darin, dass ein selbst-verstärkender Mechanismus (Abb. 41-2) in Gang gesetzt wird,

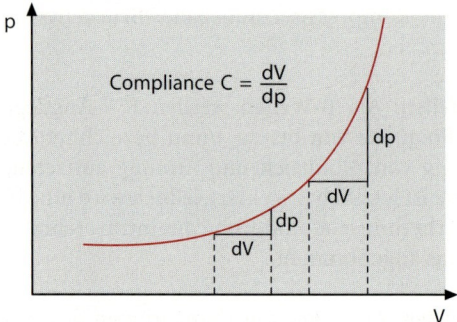

Abb. 41-1. Intrakranielle „Compliance". Die Druck-Volumen-Kurve veranschaulicht die Phasen der Drucksteigerung bei einer intrakraniellen Raumforderung

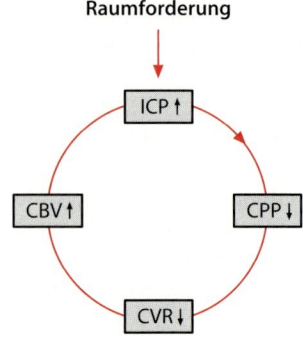

Abb. 41-2. Circulus vitiosus von Raumforderung und intrakranieller Drucksteigerung, der unbehandelt zum zerebralen Kreislaufstillstand führen kann. *ICP* intrakranieller Druck; *CPP* zerebraler Perfusionsdruck; *CVR* zerebrovaskulärer Widerstand; *CBV* zerebrales Blutvolumen

dessen Verlauf sich schematisch in Phasen einteilen lässt. Nach einer initialen Phase der Kompensation (I) kommt es in der kritischen Phase (II) zur Erschöpfung der Ausgleichsräume des intrakraniellen Kompartimentes. Der resultierende Anstieg des ICP vermindert den zerebralen Perfusionsdruck. Im Zuge der Autoregulation sinkt der zerebrale Gefäßwiderstand, das intrakranielle Blutvolumen steigt und erhöht wiederum den ICP. Dieser Verlauf mündet in die Phase des terminalen Anstiegs (III), wo bereits eine geringe Volumenzunahme zu drastischen Drucksteigerungen führt. Der ICP folgt schließlich passiv dem arteriellen Druck (Verlust der Autoregulation), der zerebrale Blutfluss sistiert bis der Hirntod (IV) eintritt.

Ursachen der intrakraniellen Drucksteigerung

Grundsätzlich lassen sich Steigerungen des ICP („intrakranielle Hypertension", überwiegend definiert als Ventrikelinnendruck >20 mm Hg [6], nach ihrem zeitlichen Verlauf unterteilen. Ein langsames Ansteigen (z. B. bei Tumorwachstum) wird trotz pathologisch hoher ICP-Werte oft lange symptomlos toleriert. Schnelle Druckanstiege (innerhalb von Minuten) sind meist durch hämodynamische Ursachen (z. B. Vasodilatation), die zu einer Zunahme des zerebralen Blutvolumens führen, oder akut raumfordernde Prozesse wie intrakranielle Blutungen nach Schädel-Hirn-Trauma bedingt. Die posttraumatische Hirnschwellung gibt pathophysiologisch nach wie vor Rätsel auf.

Beim schweren Schädel-Hirn-Trauma sind für die Hirnschwellung vaskuläre Mechanismen (Vasodilatation, erhöhtes zerebrales Blutvolumen) und das posttraumatische Hirnödem verantwortlich.

Es werden 2 *Prototypen des Hirnödems* unterschieden (vgl. [28]):

■ **Vasogenes Hirnödem.** Beim vasogenen Ödem kommt es zur Extravasation einer Ödemflüssigkeit ins Hirnparenchym durch die geschädigte Blut-Hirn-Schranke. Die Gefäßpermeabilität ist auch für Makromoleküle erhöht; die Ödemflüssigkeit ist proteinreich, der Extrazellulärraum erweitert. Das Ausmaß des Ödems wird vom Ausmaß der Schrankenstörung und vom Druckgradienten zwischen Blutgefäßen und Parenchym bestimmt.

■ **Zytotoxisches Hirnödem.** Beim zytotoxischen Hirnödem ist die Gefäßpermeabilität primär unverändert. Ihm liegt ein toxischer Schaden von Astrozyten und Neuronen zugrunde, der zu einer intrazellulären Wasserakkumulation führt (Zunahme der Natriumpermeabilität, Hemmung des Energiestoffwechsels, Versagen der Eliminationsmechanismen für osmotisch wirksame Ionen und Moleküle). Dadurch kommt es zur Schrumpfung des Extrazellulärvolumens. Die zweifellos wichtigste Ursache für ein zytotoxisches Ödem ist die zerebrale Ischämie.

Während die *posttraumatische* Hirnschwellung noch bis vor kurzer Zeit als vorwiegend vasogenen Ursprungs klassifiziert wurde, sprechen jüngere experimentelle Ergebnisse eher für das Dominieren einer zytotoxischen Ödemkomponente [19].

41.2.2 Messmethoden

Zur Messung des ICP wird eine Vielzahl von Messsystemen angeboten. Im Folgenden sollen anhand einer grundsätzlichen Einteilung, die sich nach dem Ort der Messung richtet (für Messmethoden alternativ zur Ventrikeldruckmessung s. Abb. 41-3), Vor- und Nachteile der einzelnen Messverfahren geschildert werden.

Ventrikeldruckmessung

Bei dem klassischen, flüssigkeitsmanometrischen Verfahren der Ventrikeldruckmessung wird ein Katheter in das Vorderhorn des (rechten) Seitenventrikels eingebracht und über eine Flüssigkeitssäule mit einem externen Druckaufnehmer verbunden. Der Liquordruck des Ventrikelsystems kann so, aber auch mit einem sog. „Tip-Katheter" im Ventrikel bestimmt werden. Neben niedrigen Kosten und einfacher Handhabung ist die Möglichkeit zur Liquordrainage als Vorteil zu nennen. Die Ventrikelpunktion an sich ist mit einem durchschnittlichen Blutungsrisiko von 2% belastet, die Infektionsgefahr steigt mit der Liegezeit (5–10%). Das Risiko einer Fehlpunktion korreliert mit dem Ausmaß der Ventrikelverlagerung/-kompression (durchschnittlich 6%).

Parenchymdruckmessung

Parenchymdruckmessungen erfolgen mit Direktdruckwandlern, die fiberoptisch oder piezoresistiv den mechanischen Druck übertragen. Die Einfachheit der Implantation dieser Systeme (z. B. Camino-Sonden, Cod-

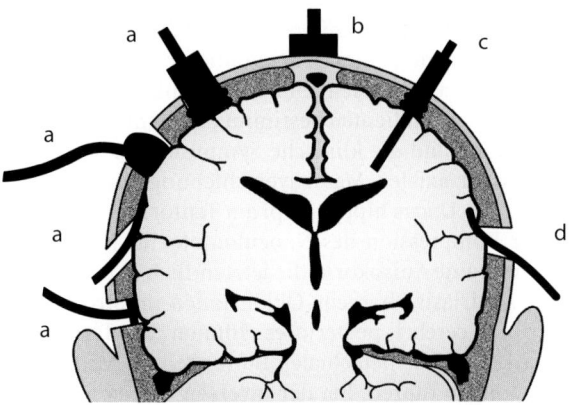

Abb. 41-3 a–d. Alternative Messverfahren des intrakraniellen Druckes. **a** epidural; **b** Fontanometrie (Säugling); **c** parenchymal; **d** subdural

man-Sonden) erklärt die steigende klinische Akzeptanz. Durch ein Bohrloch werden diese Sonden in 2–3 cm Tiefe in der weißen Substanz platziert. Infektionsrisiko und Blutungskomplikationen werden gegenüber der Ventrikeldruckmessung als günstiger beschrieben. Die Nachteile liegen in den deutlich höheren Kosten sowie den fehlenden Möglichkeiten, Liquor zu drainieren und nachträgliche Kalibrationen durchzuführen.

Epidurale Druckmessung
Die epidurale Druckmessung beruht auf der Messung der Spannung der Dura (Prinzip der Koplanarität). Sie zeichnet sich durch ihre geringere Invasivität sowie eine geringere Komplikationsrate (Blutungen und Infektionen unter 1%) aus. Die Zuverlässigkeit der Methode ist jedoch eingeschränkt (Fehlfunktionen bis zu 15% der Messungen).

Subdurale Druckmessung
Messsysteme, die subdural platziert werden, spielen heutzutage eine untergeordnete Rolle. Wenn überhaupt wird der ICP subdural mit Direktdruckwandlern (z.B. Camino-Sonden, Codman-Sonden) gemessen. Gegenüber der intraparenchymatösen Messung mit diesen Sonden ist die subdurale Lage mit einer höheren Rate an Fehlfunktionen verbunden.

41.3 Klinik

41.3.1 Klinische Manifestationen des erhöhten ICP

Die *Symptome* der intrakraniellen Hypertension sind initial unspezifisch, abhängig vom zeitlichen Verlauf (akut oder chronisch) und müssen in ihrer Zusammenschau bewertet werden. Als Frühsymptome des erhöhten ICP sind Kopfschmerzen, Übelkeit und Erbrechen zu nennen. Später kann es (insbesondere bei chronisch progredienter Entwicklung) zu einer *Stauungspapille* kommen.

Bei rascher *Progredienz* des Geschehens kommt es zur Entwicklung eines Druckgradienten mit einer sukzessiven Massenverschiebung des Gehirnes. Die Richtung dieses Gradienten bestimmt die Richtung der Verschiebung und die klinische Symptomatik. So kommt es bei der axialen Massenverschiebung zur Einklemmung des Uncus hippocampi am Tentoriumschlitz mit einer Kompression des N. oculomotorius (N. III). Sie bewirkt eine Anisokorie, die letztendlich in eine bilaterale Mydriasis übergeht. Okklusionen im Stromgebiet der Aa. cerebri posteriores können zu Territorialinfarkten sowie petechialen Blutungen im Mittel- und Stammhirn führen. Bei der inversen transtentoriellen Einklemmung (infratentorielle Raumforderung) fehlt die pupillomotorische Störung. Massive Verschiebungen mit Einklemmung im Foramen magnum führen in kürzester Zeit zur vegetativen Entgleisung und zum Atemstillstand.

Die klassische Cushing-Trias aus arterieller Hypertension („Wasserhammerpuls"), Bradykardie und respiratorischer Arrhythmie findet sich nur in $^1/_3$ der Fälle mit massiv erhöhtem ICP.

41.3.2 Indikationen für die ICP-Messung

Obwohl der positive Beweis einer Verbesserung des klinisch-neurologischen Endergebnisses durch ICP-Monitoring anhand einer kontrollierten, randomisierten Studie nach wie vor aussteht (und aufgrund methodischer und ethischer Vorbehalte wahrscheinlich nie geführt werden wird, (vgl. [6]), belegen mehrere kontrollierte klinische Studien – zumindest indirekt – den Nutzen der ICP-Messung und der ICP-gesteuerten Therapie [23]. Die Erhöhung des intrakraniellen Drucks kann nur dann behandelt werden, wenn der intrakranielle Druck als unabhängiger Parameter direkt gemessen wird. Die Messung des intrakraniellen Drucks ist immer dann indiziert, wenn eine Erkrankung zur ICP-Dekompensation führen kann und das Ausmaß der Steigerung des intrakraniellen Drucks durch bildgebende Verfahren nur unzuverlässig zu erkennen ist.

> Dies gilt in erster Linie für Patienten mit
> - schwerem Schädel-Hirn-Trauma (Glasgow Coma Score <9),
> - höhergradigen Subarachnoidalblutungen (SAB nach Hunt u. Hess Grad 4 und 5),
> - intraventrikulären und intraparenchymatösen Hirnblutungen,
> - raumfordernden Hirninfarkten.

Seltenere Indikationen sind die perioperative Überwachung von Patienten nach Hirntumoroperationen, insbesondere mit erhöhtem Nachblutungsrisiko, schwere Meningitiden und das Reye-Syndrom.

Kontraindikationen
Aus den Risiken und Komplikationen der einzelnen Messverfahren ergibt sich, dass sie abgebrochen oder nicht durchgeführt werden sollten, sobald weniger invasive Methoden zur Erkennung eines erhöhten intrakraniellen Drucks angewandt werden können. Bei wachen, bewusstseinsklaren Patienten erübrigt sich somit meist die ICP-Messung. An ihre Stelle tritt die engmaschige neurologische Untersuchung. Bei Patienten mit Koagulopathien oder Immundefizit ist unter Abwägung der Nutzen-Risiko-Relation und angemessenen prophylaktischen Maßnahmen (z.B. Normalisierung der Gerinnungsparameter durch Faktorensubstitution) das jeweils risikoärmste Verfahren zu wählen.

41.3.3 Therapie des erhöhten intrakraniellen Drucks

Zur Senkung des erhöhten intrakraniellen Drucks steht eine Reihe von Maßnahmen zur Verfügung, die neben ihrem therapeutischen Nutzen auch potentielle Risiken und Komplikationen mit sich bringen. Im folgenden werden diese in der Reihenfolge dargestellt, wie sie auch in der Praxis angewandt werden sollten. Ein detaillierter Algorithmus, der diese Optionen zusammenfasst, wird in Zusammenschau mit den heutzutage vorherrschenden Therapiekonzepten vorgeschlagen.

Lagerung des Oberkörpers

Die Lagerung des Patienten hat einen erheblichen Einfluss auf den intrakraniellen Druck und den zerebralen Perfusionsdruck. Schon die seitliche Drehung des Kopfes oder ein Abknicken des Halses kann den venösen Abfluss deutlich beeinträchtigen und eine prompte Steigerung des intrakraniellen Drucks hervorrufen. Obwohl kontrovers diskutiert, sind bei den meisten Patienten durch eine *Oberkörperhochlagerung* von 15–30°, bei unbehindertem zerebrovenösen Abfluss, intrakranieller Druck, zerebraler Perfusionsdruck und zerebrale Oxygenierung optimiert [27].

Andere mechanische Zu- und Abflusshindernisse (z.B. enge Halsverbände, zervikale Hämatome, Hautemphysem, zu hoher PEEP) sind zu vermeiden oder zu korrigieren, bevor sie hämodynamisch relevant werden. In verschiedenen Untersuchungen ist gezeigt worden, dass bei der Flachlagerung von Patienten mit erhöhtem intrakraniellen Druck der ICP zwar deutlich ansteigt, der zerebrale Perfusionsdruck jedoch praktisch unbeeinträchtigt bleibt und Hirndurchblutung und zerebrale Oxygenierung ebenfalls konstant bleiben [25]. Insofern wird von manchen Autoren sogar die Flachlagerung von Patienten heutzutage regelhaft durchgeführt.

Als Empfehlung kann derzeit abgeleitet werden:

> Die Oberkörperhochlagerung sollte bei Patienten mit deutlich erhöhtem intrakraniellen Druck als Basismaßnahme durchgeführt werden. Patienten mit nur mäßig erhöhtem intrakraniellen Druck profitieren von der Oberkörperhochlagerung entsprechend weniger.

Liquordrainage

Mittels eines Ventrikelkatheters kann nicht nur der ICP gemessen, sondern auch therapeutisch Liquor drainiert werden. Dadurch wird im intrakraniellen Kompartiment der Liquorraum verkleinert und Platz für eine Raumforderung geschaffen. Die Liquordrainage ist eine sehr einfache und effektive Maßnahme zur ICP-Senkung, deren Wert sich an der Einsparung weiterer Maßnahmen bemisst. Prinzipiell stehen zwei verschiedene Möglichkeiten der Liquordrainage zur Verfügung:

■ **Kontinuierliche Liquordrainage.** Bei der kontinuierlichen Liquordrainage wird das Tropfgefäß in definierter Höhe über dem Meatus acusticus externus installiert und bleibt stets geöffnet.

■ **Intermittierende Liquordrainage.** Die intermittierende Drainage erfolgt halbstündlich oder stündlich für wenige Minuten bis zu einer Drainagegrenze von 15–20 cm H_2O. Während bei der Dauerdrainage eine gleichzeitige Messung des intrakraniellen Drucks nur mit einem zusätzlichen Druckaufnehmer möglich ist, kann dies bei intermittierender Drainage problemlos erfolgen.

Hyperventilation

Bei Hypokapnie durch Hyperventilation kommt es zur Konstriktion zerebraler Gefäße. Unterschieden werden *mäßige* (p_aCO_2 30–35 mmHg) und *forcierte* (p_aCO_2 <30 mmHg) *Hyperventilation*. Durch die Konstriktion der Hirngefäße wird das zerebrale Blutvolumen reduziert und der intrakranielle Druck rasch und effektiv gesenkt. Andererseits geht mit der Vasokonstriktion die Gefahr einer zusätzlichen (sekundären) zerebralen Ischämie einher [7].

> Die prolongierte, forcierte Hyperventilation (Zielgröße: $paCO_2$ 25 mmHg) wirkt sich negativ auf das klinisch-neurologische Outcome der Patienten aus. Diese Maßnahme ist daher heute obsolet [24].

Auch die kurzfristige Hyperventilation kann sich u.U. negativ auswirken. Stets kommt es – trotz Abnahme des intrakraniellen Drucks und trotz Verbesserung des zerebralen Perfusionsdrucks – zur Abnahme der zerebralen Oxygenierung. Kritisch wird dieser Abfall der zerebralen Oxygenierung jedoch erst dann, wenn eine forcierte Hyperventilation eingesetzt wird [13]. Forcierte Hyperventilation kann dennoch kurzfristig angewandt werden, wenn einer akuten druckbedingten neurologischen Verschlechterung begegnet werden muss oder auch, wenn im Rahmen einer längerfristigen Therapie die Therapieoptionen Sedierung, Liquordrainage und Osmodiuretika ausgeschöpft sind.

Zur Erkennung einer möglichen zerebralen Ischämie bei der Hyperventilationstherapie werden die Überwachung der jugularvenösen O_2-Sättigung oder die Hirndurchblutungsmessung empfohlen, sofern die Grenze eines p_aCO_2 von 30 mmHg unterschritten wird [6]. Alternativ bieten sich direkte Messungen des O_2-Partialdrucks im Hirngewebe an. Diese Messungen basieren auf dem Prinzip der Clark-Elektrode (z.B. Licox-Mikrokatheter) und sind eine zuverlässige und sensitive Methode zur Erkennung zerebraler Hypoxien [13].

Osmodiuretika (Mannit)

Osmodiuretika führen zur raschen, effektiven, passageren Senkung des intrakraniellen Drucks. Neben Mannit (20%) werden seltener auch Sorbit (intravenös 40%) und Glycerol (10%, sowohl intravenös als auch oral) angewandt. Durchgesetzt hat sich die Gabe 20%iger Mannitinfusionen, wobei in der Intensivmedizin bei erwachsenen Patienten (70–80 kg) in der Regel ca. 125 ml (entspricht: 0,3 g/kg) über 10–20 min infundiert werden. Zur akuten, z. B. intraoperativen Senkung des gesteigerten intrakraniellen Drucks werden jedoch auch höhere Dosen, z. B. 250 ml, kurzfristig infundiert. Mannitinfusionen werden entweder in vorher festgelegten Zeitintervallen (z. B. alle 6–8 h) gegeben oder erst nach Bedarf, d. h. jedesmal, wenn der ICP einen definierten Wert (z. B. 20 mm Hg) übersteigt. Diese letztgenannte, individualisierte Mannittherapie ist weniger gebräuchlich. Meist werden Mannitgaben „nach Schema" angesetzt. Die 2stündliche Mannitgabe entspricht einer Tagesdosis von 3,6 g/kg. Aufgrund der möglichen Nierenschädigung sollte vor der Mannitgabe die Plasmaosmolarität (Grenzwert 320 mosm/l) bestimmt werden.

■ **Wirkungsmechanismus.** Als Wirkungsmechanismen des Mannits werden eine passagere, unspezifische Dehydratation des gut durchbluteten Gewebes (osmotischer Gradient) sowie die Verbesserung der rheologischen Eigenschaften des Blutes (herabgesetzte Viskosität) postuliert. Die Hirndurchblutung steigt an, und bei intakter Autoregulation nimmt der ICP ab, der CPP hingegen zu [5, 11, 21].

■ **Reboundphänomen.** Insbesonders nach mehrfacher Mannitgabe bei defekter Blut-Hirn-Schranke könnte es zum Anstieg des ICP-Niveaus kommen. Dies wird als „Reboundphänomen" bezeichnet und auf osmotisch wirksames, parenchymales Mannit zurückgeführt. Die Existenz des „Rebounds" ist schwer nachzuweisen, da der ICP eine dynamische Größe ist. Die klinische Erfahrung lehrt, dass selbst bei Patienten mit nachweisbarer Schrankenstörung über Tage mit Mannit therapiert werden kann und damit immer eine ICP-Reduktion erreicht wird, ohne dass darunter ein „tendenzieller" ICP-Anstieg zu beobachten ist.

Im Rahmen des allgemeinen intensivmedizinischen Therapiekonzepts ist besonders darauf zu achten, dass durch adäquate Flüssigkeitsbilanzierung eine Normovolämie erhalten bleibt.

Hochdosis-Barbiturattherapie

Nach Ausschöpfen von Liquordrainage, moderater Hyperventilation und Gabe von Osmodiuretika können Barbiturate zur Therapie des erhöhten ICP eingesetzt werden.

Barbiturate führen zu einer Reduktion des zerebralen Stoffwechsels und einer damit einhergehenden Senkung der Hirndurchblutung und des zerebralen Blutvolumens. Weitere erwünschte Wirkungen der Therapie sind die antikonvulsive Wirkung, die Hemmung lysosomaler Enzyme, die Verhinderung der Freisetzung von freien O_2-Radikalen sowie eine mäßige Hypothermie bzw. Fiebersenkung [16]. Unerwünschte Nebenwirkungen der Barbiturate sind Blutdruckabfall, eine Leukozytendepression sowie eine erhöhte Infektbereitschaft.

Um zu testen, ob es durch eine angestrebte Barbiturattherapie zur Verbesserung des zerebralen Perfusionsdrucks kommt, werden 5 mg/kg Thiopental in 30 Minuten infundiert. Dabei werden der intrakranielle Druck, der mittlere arterielle Blutdruck und der zerebrale Perfusionsdruck kontrolliert. Nur wenn es zu einer Verbesserung des zerebralen Perfusionsdrucks kommt, ist ein Weiterführen der Therapie sinnvoll [8]. Als Erhaltungsdosis werden 5 mg/kg KG/h Thiopental empfohlen. Da keine eindeutige Korrelation zwischen Serumspiegel und therapeutischer Wirkung gezeigt werden konnte, wird die kontinuierliche EEG-Überwachung zur exakten Titration der therapeutischen Erhaltungsdosis herangezogen. Danach ist die maximale Reduktion des zerebralen Metabolismus erreicht, wenn ein „Burst-suppression-Muster" induziert worden ist [29].

THAM (Trispuffer)

Intravenös appliziertes THAM (Trometamol, Trispuffer) führt zu einer signifikanten Senkung des intrakraniellen Druckes. THAM soll einerseits über eine Pufferung der intrazellulären Azidose wirken, andererseits wird eine diuretische Wirkung postuliert. Der genaue Mechanismus ist ungeklärt. Als mögliche Effekte bei akuten zerebralen Läsionen sind die Verminderung der extra- und intrazellulären Azidose, bei Ischämie die Senkung der Gewebelaktatkonzentration sowie die Verringerung eines postraumatischen Ödems zu nennen [1, 9].

In einer großen prospektiven randomisierten Studie bei schwer schädel-hirn-traumatisierten Patienten konnte jedoch durch THAM allein keine signifikante Verbesserung des klinisch-neurologischen Endergebnisses erzielt werden. Allerdings wurden die nachteiligen Wirkungen prolongierter Hyperventilation durch THAM verringert [24]. Ähnlich wie die Hyperventilation führt die Gabe von THAM (1 mmol/kg) zwar zu einer Reduktion des ICP und einer Verbesserung des CPP, jedoch kommt es gleichzeitig zu einem signifikanten, nicht erwarteten Abfall der Gewebeoxygenierung. Möglicherweise erklärt sich dieses Phänomen auch durch einen arteriellen pO_2-Abfall nach Bolusinfusion von THAM. Die Gabe von THAM bei erhöhtem intrakraniellen Druck wird daher nicht generell empfohlen [12].

Katecholamine

Der Einsatz von Katecholaminen zur Behandlung des erhöhten intrakraniellen Drucks beruht auf dem Konzept des sog. *CPP-Managements* [26]. Wird bei erhaltener Autoregulation und konstantem Hirnstoffwechsel der arterielle Blutdruck gesteigert, so kommt es – dem oben dargestellten physiologischen Regelkreis folgend – zur Vasokonstriktion und zu einer Abnahme von zerebralem Blutvolumen und intrakraniellem Druck.

Als Katecholamine werden Dopamin (Niedrigdosis: bis 3 µg/kg KG/min; Mitteldosis: 5–10 µg/ kg KG/min; Hochdosis: über 10 µg/kg KG/min) sowie Noradrenalin (z. B. 0,1 µg/kg KG/min) eingesetzt. Wichtig bei diesem Verfahren ist die Aufrechterhaltung der Normovolämie und die besondere Beachtung der Nierenfunktion. Da diese Therapieform auf der Annahme einer intakten Autoregulation basiert (und anderenfalls die ICP-Erhöhung verstärken würde), sollte sie zur Behandlung der intrakraniellen Hypertension (ICP > 20 mm Hg) in erster Linie bei arterieller Hypotension oder erst nach Ausschöpfen anderer Maßnahmen wie moderater Hyperventilation, Liquordrainage und Osmodiuretikagabe eingesetzt werden.

Dekompressionstrepanation (mit Duraerweiterungsplastik)

Die Dekompressionstrepanation mit Duraerweiterungsplastik sollte erst dann erfolgen, wenn zunächst versucht wurde, die Hirnschwellung konservativ zu behandeln. Sie wird uni- oder bilateral durchgeführt. Die Indikation stellt sich insbesondere bei langsam progredienten ICP-Erhöhungen junger Patienten (Alter < 50 Jahre), deren primäre Hirnschädigung überlebt werden kann, die keine primäre Pupillenstörung aufweisen und bei denen keine primären Hirnstammschädigungen vorliegen [14]. Patienten mit schwerer Hypoxie sind keine Kandidaten für diese Therapieform [10]. Die Dekompressionstrepanation mit Duraerweiterungsplastik wird ebenfalls bei supratentoriellen Infarkten und progredienter Bewusstseinstrübung sowie bei raumfordernden Kleinhirninfarkten propagiert.

Hypothermie

Die kontrollierte moderate Hypothermie (32 °C) wird derzeit an verschiedenen Zentren klinisch erprobt [18]. Der Wirkungsmechanismus leitet sich wie bei der Hochdosis-Barbiturattherapie von einer Verringerung des zerebralen Metabolismus und des zerebralen Blutflusses ab. Der intrakranielle Druck wird in der Phase der besonders stark ausgeprägten posttraumatischen Schwellung gedrosselt und der zerebrale Perfusionsdruck verbessert. Aufgrund der z. T. erheblichen Beeinträchtigung anderer Körpersysteme (Leber, Pankreas, Nieren, Gerinnung) sollte das Verfahren der moderaten Hypothermie nur unter besonderen Vorsichtsmaßnahmen angewandt werden [22].

Glukokortikosteroide

In der Vergangenheit ist verschiedentlich beschrieben worden, dass durch Glukokortikosteroide, die nachweislich zu einer Verringerung des perifokalen Tumorödems führen, u. U. auch eine reduzierende Wirkung auf den erhöhten intrakraniellen Druck zu beobachten ist. Dies wird u. a. durch die Drosselung der Liquorsekretion erklärt. Ein solcher Effekt ist jedoch gering und nur schwer nachweisbar. Mit dem Ziel der intrakraniellen Drucksenkung sollte diese Substanzklasse deshalb nicht eingesetzt werden.

Secalealkaloide

Die einzige Substanz dieser Gruppe, von der nachweislich eine ICP-senkende Wirkung ausgeht und die heute vereinzelt klinisch eingesetzt wird, ist Dihydroergotamin (DHE; [3]). Sie soll insbesondere auf Venen konstriktorisch wirken und somit zu einer Drosselung des zerebralen Blutvolumens führen. Es sei darauf hingewiesen, dass es besonders bei parenteraler Anwendung von DHE zu schwerwiegender arterieller Vasokonstriktion bis zum vollständigen Gefäßverschluss kommen kann (Ergotismus).

41.3.4 Therapiekonzepte

Gegenwärtig werden oft 2 verschiedene Konzepte zur Therapie des erhöhten intrakraniellen Drucks nach Schädel-Hirn-Trauma einander gegenübergestellt.

- Das sog. *„Lund-Konzept"* [3] geht davon aus, dass der Krankheitsverlauf nach SHT im wesentlichen durch das vasogene Ödem und die daraus resultierende ICP-Steigerung bestimmt wird. Durch moderate Blutdrucksenkung (z. B. durch β-Adrenozeptorantagonisten) wird versucht, den arteriellen Mitteldruck und gleichzeitig das zerebrale Blutvolumen zu senken. Aus der Verringerung des ICP resultiert ein CPP, der über 60 mmHg liegen sollte.
- Nach dem Konzept des CPP-Management [25, 26] wird der CPP, bei erhaltener Autoregulation des zerebralen Gefäßtonus, durch Anhebung des arteriellen Mitteldruckes über eine synergistische Senkung des ICP günstig beeinflusst. Dementsprechend wird der MAP auf hoch-normale Werte angehoben (z. B. durch Katecholamine), um einen möglichst niedrigen ICP und möglichst hohen CPP zu gewährleisten.

> Beide Konzepte stimmen darin überein, dass eine ICP-Erhöhung über 20 mmHg therapiert und ein CPP von 60 mmHg niemals unterschritten werden sollte.

41.3.5 Algorithmus

In den letzten Jahren hat sich eine *Stufentherapie* des erhöhten ICP herauskristallisiert [17]. Der am weitesten verbreitete Algorithmus stammt aus den amerikanischen Richtlinien zur Behandlung des schweren SHT [6]. Er ist eine eine Folge von verschiedenen Therapiemodalitäten und hat den Charakter einer Empfehlung.

Der an dieser Stelle vorgeschlagene Stufenplan (s. Abb. 41-4) orientiert sich stark an den amerikanischen Richtlinien sowie den Empfehlungen einer Arbeitsgruppe deutscher Neurochirurgen und Anaesthesiologen aus dem Jahre 1996 [2]. Nach diesen Empfehlungen wird ein intrakranieller Druck von über 20 mmHg, nach Ausschöpfen von Allgemeinmaßnahmen, therapeutisch angegangen. Die kritische CPP-Schwelle liegt bei 70 mmHg. Nach den „etablierten" Therapiemaßnahmen wie Liquordrainage, Hyperventilation und Mannitgabe kommen auch Therapien zweiten Ranges zum Einsatz, deren Wert bislang nur unzureichend belegt wurde und deren Risiko-Nutzen-Relation sich gegenwärtig auf dem „Prüfstand" befindet (eine Übersicht gibt Tabelle 41-2).

41.4 Ausblick

Eine unkontrollierte Erhöhung des intrakraniellen Druckes ist häufig die Endstrecke verschiedener zerebraler Pathologien und stellt nach wie vor eine therapeutische Herausforderung dar. Die ICP-Messung gehört seit vielen Jahren zum Repertoire neurochirurgisch-neurologischer Intensivmedizin. Idealerweise sollte eine sich anbahnende Erhöhung des intrakraniellen Drucks schon in der frühesten Anfangsphase erkannt werden, um mit der Therapie bereits in der Phase der Kompensation beginnen zu können. Die „Online"-Messung der Compliance, die den Verbrauch

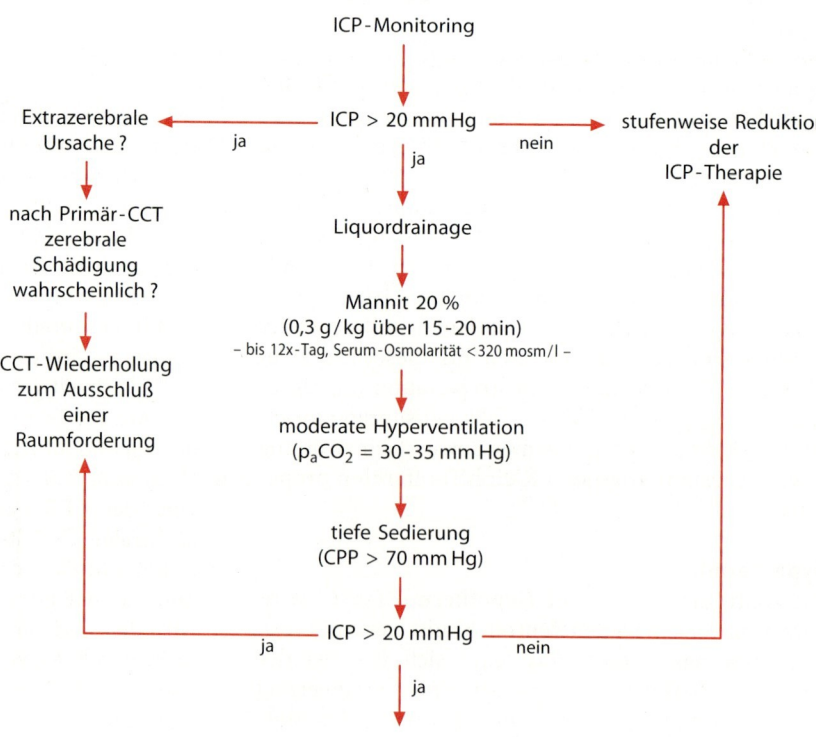

Abb. 41-4.
Stufenplan zur Behandlung des erhöhten ICP bei schwerem SHT. (Nach [6])

Tabelle 41-2. Synopsis der Therapieoptionen zur Senkung des intrakraniellen Druckes

Therapie	Mechanismus	Vorteile	Nachteile
Oberkörperhochlagerung	Venöse Drainage ↑, CBV ↓	Einfach, effektiv	CPP ↓
Liquordrainage	Intrakranielle Volumenentlastung	Einfach, effektiv	Invasiv, Infektionsrisiko
Hyperventilation – moderat ($pCO_2 \approx 30$ mmHg) – forciert ($pCO_2 < 30$ mmHg)	Vasokonstriktion, CBV ↓ CBF ↓	Einfach, effektiv	Gefahr der zerebralen Ischämie
Osmodiuretika (Mannit 20%)	Osmotischer Gradient, Dehydratation des Gehirns	Einfach	Osmolarität > 320 mosm/l
Barbiturate	Metabolismus ↓, CBF ↓, CBV ↓		EEG-Überwachung notwendig
THAM (Trispuffer)	Vasokonstriktion, Pufferung		Zerebrale Oxygenierung ↓
Dekompressionstrepanation (+ Duraerweiterungsplastik)	Intrakranieller Raumgewinn	Einfach, schnell	Operatives Risiko (gering)
Hypothermie	Metabolismus ↓, CBF ↓, CBV ↓		Technisch aufwendig, Nebenwirkungen

der intrakraniellen Volumenreserve anzeigt, befindet sich derzeit in der klinischen Erprobung.

Neue Therapieoptionen zur Senkung des ICP müssen kontrollierten, randomisierten Studien unterzogen werden. Ob die weitere Entwicklung neuroprotektiv wirksamer Medikamente (z. B. NMDA-Rezeptorantagonisten, Kalziumantagonisten, Bradykinin-Rezeptorantagonisten) auch die intrakranielle Hypertension günstig beeinflusst, bleibt abzuwarten. Die Überwachung und Therapie von ICP und CPP wird auch in den nächsten Jahren die klinische Behandlung akut zerebral geschädigter Patienten maßgeblich bestimmen.

Literatur

1. Akioka T, Ota K, Matsumoto A, et al. (1976) The effect of THAM on acute intracranial hypertension. An experimental and clinical study. In: Behs JWF, Bosch DA, Brock M (eds) Intracranial pressure III. Springer, Berlin Heidelberg New York, pp 219–233
2. Arbeitsgemeinschaft „Intensivmedizin und Neurotraumatologie" der Deutschen Gesellschaft für Neurochirurgie, Arbeitskreis „Neuroanästhesie" der Deutschen Gesellschaft für Anaesthesiologie und Intensivmedizin, „Sektion Rettungswesen" der DIVI (Deutsche Interdisziplinäre Vereinigung für Intensivmedizin) (1996) Mitt Dtsch Ges Neurochir 6: 6–11
3. Asgeirsson B, Grände P-O, Nordström C-H (1995) The Lund concept of post traumatic brain edema therapy. Acta Anaesth Scand 39: 112–114
4. Baethmann A, Jantzen J-P, Piek J, Prange H, Unterberg AW (1997) Physiologie und Pathophysiologie des intrakraniellen Druckes. Zentralbl Neurochir 58: 29–31
5. Barry KG, Berman AR (1961) Mannitol Infusion. Part III. The acute effect of the intravenous infusion of mannitol on blood and plasma volume. N Engl J Med 264: 1085–1088
6. Bullock R, Chesnut RM, Clifton G, Ghajar J, Marion DW, Narayan RK, Newell DW, Pitts LH, Rosner MJ, Wilberger JE (1996) Guidelines for the management of severe head injury. J Neurotrauma 13: 639–731
7. Darby JM, Yonas H, Marion DW, et al. (1988) Local 'inverse steal' induced by hyperventilation in head injury. Neurosurgery 23: 84–88
8. Eisenberg HM, Frankowski RF, Contant CF (1988) High-dose barbiturates control elevated intracranial pressure in patients with severe head injury. J Neurosurg 69: 15–23
9. Gaab M, Knoblich OE, Spohr A, et al. (1980) The effect of THAM on ICP, EEG, and tissue edema parameters in experimental and clinical brain edema. In: Shulman K, Mamarov A, Miller JD et al. (eds) Intracranial pressure IV. Springer, Berlin Heidelberg New York, pp 664–668
10. Gaab MR, Rittierodt M, Lorenz M, Heissler HE (1990) Traumatic brain swelling and operative decompression: a prospective investigation. Acta Neurochir (Suppl) 51: 326–328
11. James HE (1980) Methodology for the control of intracranial pressure with hypertonic mannitol. Acta Neurochir 51: 161–172
12. Kiening KL, Sarrafzadeh AS, Bardt TF, Härtl R, Unterberg AW, Lanksch WR (1997) Effect of Tromethamine (THAM) on brain tissue pO_2, pCO_2 and pH in severely head injured patients. Acta Neurochir (Suppl) 70: 188–190
13. Kiening KL, Unterberg AW, Bardt TF, Schneider GH, Lanksch WR (1996) Monitoring of cerebral oxygenation in patients with severe head injuries: brain tissue pO_2 vs. jugular vein oxygen saturation. J Neurosurg 85: 751–757
14. Kleist-Welch Guerra W, Gaab MR, Dietz H, Müller JU, Piek J, Fritsch MJ (1999) Surgical decompression for traumatic brain swelling: indications and results. J Neurosurg 90: 187–196
15. Lundberg N (1960) Continuous recording and control of ventricular fluid pressure in neurosurgical practice. Acta Psychiatr Neurol Scand 36: 1–193
16. Lyons MK, Meyer FB (1990) Cerebrospinal fluid physiology and the management of increased intracranial pressure. Mayo Clin Proc 65: 684–707
17. Maas AI, Dearden M, Teasdale GM et al. (1997) EBIC-guidelines for management of severe head injury in adults. European Brain Injury Consortium. Acta Neurochir 139: 286–294
18. Marion DW, Penrod LE, Kelsey SF et al. (1997) Treatment of traumatic brain injury with moderate hypothermia. N Engl J Med 336: 540–546

19. Marmarou A, Barzo P, Fatouros P et al. (1997) Traumatic brain swelling in head injured patients: brain edema or vascular engorgement? Acta Neurochir (Suppl) 70: 68–70
20. Maset AL, Marmarou A, Ward JD et al. (1987) Pressure volume index in head injury. J Neurosurg 67: 832–840
21. McGraw CP, Howard JP (1983) The effect of mannitol on increased intracranial pressure. Neurosurgery 13: 269–271
22. Metz C, Holzschuh M, Bein T (1996) Moderate hypothermia in patients with severe head injury: Cerebral and extracerebral effects. J Neurosurg 85: 533–541
23. Miller JD, Becker DP, Ward JD et al. (1977) Significance of intracranial hypertension in severe head injury. J Neurosurg 47: 503–516
24. Muizelaar JP, Marmarou A, Ward JD et al. (1991) Adverse effects of prolonged hyperventilation in patients with severe head injury: A randomized clinical trail. J Neurosurg 75: 731–739
25. Rosner MJ, Coley IB (1986) Cerebral perfusion pressure, intracranial pressure, and head elevation. J Neurosurg 65: 636–641
26. Rosner MJ, Rosner SD, Johnson AH (1995) Cerebral perfusion pressure: management protocol and clinical results. J Neurosurg 83: 949–962
27. Schneider GH, von Helden GH, Franke R, Lanksch WR, Unterberg AW (1993) Influence of body position on jugular venous oxygen saturation, intracranial pressure and cerebral perfusion pressure. Acta Neurochir (Suppl) 59: 107–112
28. Unterberg AW (1999) Hirnödem und intrakranielle Drucksteigerung. In: Piek J, Unterberg AW (Hrsg) Grundlagen neurochirurgischer Intensivmedizin. Zuckschwerdt, München 201–224
29. Ward JD, Becker DP, Miller JD, et al. (1985) Failure of prophylactic barbiturate coma in the treatment of severe head injury. J Neurosurg 62: 383–388

Neurochirurgische Intensivmedizin: Trauma und Subarachnoidalblutung

Kapitel 42

J.-P. Jantzen

42.1 Einführung 785
42.2 Allgemeine Aspekte der neurochirurgischen Intensivmedizin 785
42.2.1 Intrakranieller Druck 785
42.2.2 Lagerung 785
42.2.3 Atemwegssicherung 786
42.2.4 Atmung und Beatmung 786
42.2.5 Analgosedierung 788
42.2.6 Temperatursteuerung 791

42.3 Spezielle Aspekte der neurochirurgischen Intensivmedizin 791
42.3.1 Patienten mit elektiver Kraniotomie 791
42.3.2 Intrakranielle Blutung 792
42.3.3 Subarachnoidalblutung 793
42.3.4 Schädel-Hirn-Trauma 796
42.3.5 Rückenmarkverletzungen 801

Literatur 803

Neurochirurgische Intensivmedizin: Trauma und Subarachnoidalblutung

J.-P. Jantzen

42.1 Einführung

Das Kollektiv neurochirurgischer Intensivpatienten umfasst Notfallpatienten (Verletzte und Erkrankte mit und ohne Operation) und Patienten, die sich einem elektiven neurochirurgischen Eingriff unterzogen haben. Hinzu kommt die Gruppe von Patienten, deren Verlegung zur Rehabilitation oder Langzeitpflege ansteht.

Patienten mit Wirbelsäulentrauma oder -operation werden in Abhängigkeit von den örtlichen Gegebenheiten auch auf der traumatologischen oder orthopädischen Station, Patienten mit Subarachnoidalblutung auch auf der neurologischen Station und Patienten mit Schädel-Hirn-Trauma (SHT) auch auf der anästhesiologischen Intensivstation versorgt.

Im Folgenden werden erst die allgemeinen, anschließend die speziellen Aspekte der neurochirurgischen Intensivmedizin dargestellt. Die allgemeinen intensivmedizinischen Verfahren und Maßnahmen werden exemplarisch an Hand der Patienten mit erhöhtem intrakraniellem Druck (ICP) diskutiert.

42.2 Allgemeine Aspekte der neurochirurgischen Intensivmedizin

Gemeinsame Endstrecke unterschiedlicher Mechanismen der Hirnschädigung ist die zerebrale Minderdurchblutung. Die pathophysiologische Antwort des ZNS auf eine ischämische Schädigung ist relativ uniform; daraus ergeben sich allgemeingültige Prinzipien der neurochirurgischen Intensivmedizin, unabhängig davon, ob die Ursache der Schädigung traumatisch, entzündlich, neoplastisch, vasospastisch oder anderer Genese ist.

42.2.1 Intrakranieller Druck

Das Gehirn ist in die Dura mater eingehüllt, der Schädel bildet eine undehnbare äußere Begrenzung. Der darin herrschende Druck (ICP) ist eine Determinante des zerebralen Perfusionsdrucks (CPP): CPP = MAP – ICP. Der CPP ist die treibende Kraft der Hirndurchblutung (CBF): CBF = CPP/CVR, (CVR = zerebrovaskulärer Widerstand). Die Hirndurchblutung (CBF) wiederum wird durch die metabolischen Bedürfnisse bestimmt: CBF ≈ $CMRO_2$ ($CMRO_2$ = zerebrale O_2-Aufnahme).

Die Beziehung zwischen CBF und CPP wird von den Regelmechanismen der Hirndurchblutung, der *Autoregulation* des CBF und der *CO_2-Reagibilität* der Hirngefäße, überlagert; die Einzelheiten sind in Kap. 41 dargestellt.

42.2.2 Lagerung

Die treibende Kraft der arteriellen Hirndurchblutung ist die Herzleistung, die venöse Drainage erfolgt passiv durch die Schwerkraft. Die venöse Drainage wird beim spontanatmenden Patienten durch den subatmosphärischen Druck im Pleuraspalt gefördert. Eine Behinderung der venösen Drainage durch Neigung des Kopfs nach vorn, hinten oder zur Seite bewirkt Blutakkumulation im Schädel mit der Folge eines Anstiegs des intrakraniellen Druckes (ICP; Abb. 42-1). Dieser Druckanstieg senkt den zerebralen Perfusionsdruck (CPP).

> Die optimale Kopflage ist die Neutralposition; diese Kopflagerung ist die erste und einfachste Maßnahme zur Senkung des intrakraniellen Drucks.

Von besonderer Bedeutung ist die Oberkörper- und Kopflagerung bei Patienten, die maschinell beatmet werden, besonders bei PEEP-Beatmung, und bei Patienten mit erhöhtem zentralvenösem Druck. Bei Patienten mit erhöhtem ICP kann eine mäßige Oberkörperhochlagerung von 15–30° die venöse Drainage verbessern; diese Maßnahme ist um so wirksamer, je höher der ICP ist. Es ist belegt, dass der ICP durch mäßige Oberkörperhochlagerung gesenkt wird, allerdings ohne günstige Wirkungen auf den CPP und CBF [13].

Weil eine Oberkörpertieflage verhindert werden muss, sollte bei Anlage eines zentralen Venenkatheters die Kubitalvene bevorzugt werden; die mit der Patientenlagerung zur Jugularispunktion einhergehende Zunahme des intrakraniellen Blutvolumens muss vermieden werden.

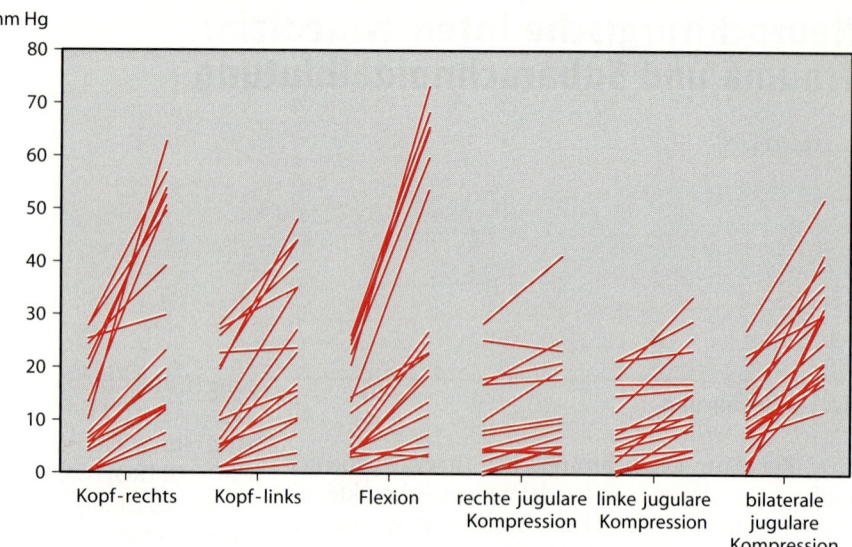

Abb. 42-1.
Auswirkung der Lagerung und der Jugularvenenkompression auf den ICP. (Aus: [Hulme A, Cooper R (1976) ICP III, Springer-Verlag, Heidelberg])

Über den Einfluss der Bauchlagerung beim akuten Lungenversagen auf die Hirndurchblutung bei erhöhtem ICP gibt es keine gesicherten Daten. Die gefährlichste Phase ist dabei vermutlich die Umlagerung selbst; dieses Risiko entfällt in einem Rotationsbett.

42.2.3 Atemwegssicherung

Indikationen zur Intubation sind u. a. die Hypoxie (p_aO_2 < 60 mm Hg) und die Hyperkapnie. Im Zweifelsfall muss die Entscheidung zur Intubation großzügig getroffen werden. Allein die meist tiefe Sedierung der Patienten mit erhöhtem ICP erfordert oft die Intubation oder Tracheotomie.

Für die Durchführung der *Intubation bei erhöhtem ICP* ist folgendes zu beachten:
- Die Laryngoskopie kann den ICP erheblich steigern; dies kann nur durch ausreichende Sedierung oder Anästhesie vermieden werden.
- Ausreichende Präoxygenierung (Denitrogenisierung, ggf. durch unterstützende Maskenbeatmung) und zügiges Intubieren sind wichtig. Während der Intubation und jeder Umintubation muss der ICP beachtet werden.
- Die Überstreckung des Halses kann den ICP erhöhen, daher ist die modifizierte Jackson-Position, d. h. beim liegenden Patienten die Anhebung des Kopfes nach ventral über die Körperachse als „Schnüffelposition", vorzuziehen.
- In der Regel wird laryngoskopisch oral oder nasal intubiert. Die bronchoskopische Intubation ist für den in dieser Technik geübten eine Alternative.
- Die Umintubation wird bei kritisch erhöhtem ICP nur bei dringender Indikation vorgenommen.
- Bei traumatisierten Patienten zwingt der Verdacht auf Verletzungen der Halswirbelsäule (etwa bei 10 % aller Polytraumatisierten) zu äußerster Vorsicht. Gegebenenfalls muss eine Hilfsperson den Hals in der Achse manuell fixieren (manuelle In-line-Stabilisierung). Die fiberbronchoskopische Intubation ist dann das Verfahren der Wahl.

Bei voraussichtlich längerer Dauer der Beatmung ist die frühzeitige Tracheotomie angezeigt (s. Kap. 19). In Phasen des kritisch erhöhten ICP sollte nicht tracheotomiert werden, weil der Kopf überstreckt werden muss und damit das Risiko der ICP-Steigerung besteht. Eine Alternative zur herkömmlichen Tracheotomie ist die perkutane Dilatationstracheotomie (s. Kap. 20).

42.2.4 Atmung und Beatmung

Bei Patienten mit erhöhtem intrakraniellem Druck ist jede Beeinträchtigung des Gasaustauschs zu vermeiden. Die Hypoxie, Hyperkapnie und Hypotonie sind entscheidende Faktoren für die Entstehung der sekundären Hirnschädigung und deshalb wegweisend für den Behandlungsausgang.

Grundsätzlich wird jeder bewusstlose Patient ohne Schutzreflexe wegen der Aspirationsgefahr intubiert, Patienten mit einem Score < 9 Punkten auf der Glasgow Coma Scale (GCS) müssen beatmet werden [8].

Die apparative Beatmung beeinträchtigt allerdings durch den erhöhten intrathorakalen Druck die systemische Hämodynamik (Abfall des arteriellen Mitteldruckes und des Herzzeitvolumens) und behindert den zerebralvenösen Abfluss.

Atemmuster

Bei schweren Hirnläsionen können pathologische Atemmuster auftreten, die sich je nach Lokalisation der Läsion unterschiedlich manifestieren (Abb. 42-2; [8]).

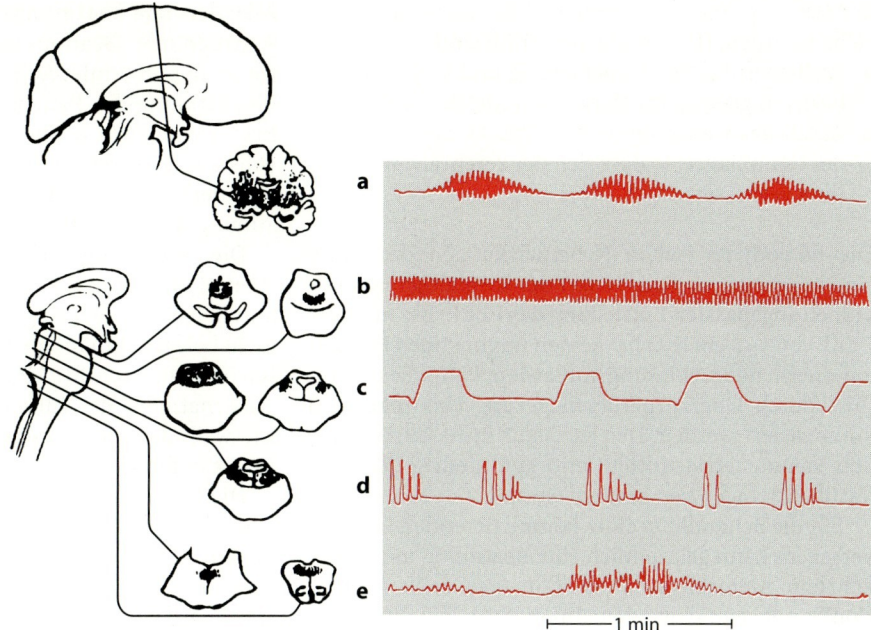

Abb. 42-2 a – e.
Pathologische Atemmuster.
Rechts die Spirometriekurven, *links* die Lokalisation der Hirnschädigung.
a Cheyne-Stokes-Atmung,
b zentrale neurogene Hyperventilation,
c Apneusis,
d Clusteratmung,
e ataktische Atmung. (Aus [8] nach: Plum u. Posner)

■ **Cheyne-Stokes-Atmung.** Regelmäßige periodische Atmung von rhythmisch wechselnder Tiefe und Frequenz mit interponierten Apnoephasen; meist bei Schäden in der Tiefe der Hemisphären oder im Zwischenhirn (z. B. bei bilateralem zerebralem Infarkt, bei hypertoner Enzephalopathie), ferner als Zeichen einer beginnenden transtentoriellen Herniation, gelegentlich auch als Zeichen einer exzessiven Stoffwechselsteigerung bei Hirnläsion.

■ **Zentrale neurogene Hyperventilation.** Seltenes Atemmuster (z. B. bei Läsionen im Hirnstammbereich), gelegentlich vorgetäuscht als Reaktion auf arterielle Hypoxämie.

■ **Apneusis.** Langsame periodische Atmung mit tiefer, langer Inspiration und langen Atempausen; Zeichen einer Hirnstammschädigung im Bereich des Atemzentrums.

■ **Biot-Atmung (ataktische Atmung).** Inspiration und Exspiration von unregelmäßiger Frequenz und Amplitude, unterbrochen von apnoischen Perioden. Zeichen einer Schädigung der medullären Atemzentren (der Formatio reticularis), z. B. bei schwerer Meningitis, seltener bei Hirntrauma. Das Atemminutenvolumen ist meist erheblich vermindert, so dass die Indikation zur Beatmung besteht.

Beatmung

Patienten ohne eigenen Atemantrieb werden kontrolliert beatmet. Dieses kann durch die Schwere der Hirnschädigung selbst erforderlich werden; häufiger jedoch erfordert die Behandlung eines erhöhten ICP, besonders die tiefe Analgosedierung, eine kontrollierte Beatmung. Im weiteren Verlauf des Krankheitsgeschehens kann auf ein assistierendes Beatmungsverfahren übergegangen werden.

Die volumenkontrollierten Beatmungsverfahren (VCV) garantieren die sichere Einhaltung des eingestellten Ventilationsvolumens. Diese Verfahren bieten sich daher bei pulmonal stabilen Patienten an, solange ein Spitzendruck von 25 – 30 cm H_2O nicht überschritten wird. Allerdings können sich akute Änderungen der Atemmechanik (etwa beim akuten Pneumothorax) auf den Beatmungsdruck und damit auf die Hirndurchblutung auswirken.

Die druckkontrollierten Beatmungsverfahren (PCV) sind bei Patienten mit erhöhtem ICP vorzuziehen, weil der Beatmungsdruck bei diesen Verfahren stets unter Kontrolle bleibt; unkontrollierbare Drucksteigerungen, wie sie bei volumenkontrollierten Beatmungsformen auftreten, werden vermieden.

Der höhere initiale inspiratorische Flow der PCV hat keinen wesentlichen Einfluss auf die Hirndurchblutung, weil er nicht vollständig auf den Alveolardruck oder den Pleuradruck übertragen wird. Bei den PCV ist zu beachten, dass die Minutenventilation nicht festgelegt ist; deshalb müssen die Blutgase engmaschig überwacht werden.

Beatmungsdruck

Für die Beatmung gilt eine obere Grenze des endinspiratorischen Atemwegsdrucks von etwa 35 cm H_2O.

Die Gründe dafür sind die Vermeidung der (globalen oder regionalen) Überdehnung der Lunge (sog. „Volutrauma"), die Begrenzung des intrathorakalen Drucks und des Beatmungsniveaus auf die steile Strecke der Druck-Volumen-Kurve.

■ **PEEP.** Auf einen moderaten PEEP sollte nicht verzichtet werden. Die Vorteile des PEEP sind:
- Verbesserung der Oxygenierung und Verhinderung beziehungsweise Eröffnung von Atelektasen,
- Abfall des transpulmonalen Drucks bei Erhöhung der Compliance, so dass sich der zerebralvenöse Abfluss verbessert.

Die hämodynamischen Nebenwirkungen des PEEP sind beherrschbar. Dies bedarf der sorgfältig und individuell angepassten Einstellung des PEEP: Ein mäßiger PEEP von 5–8 cm H_2O hat keinen ungünstigen Einfluss auf die Hirndurchblutung. Außerdem kann dieser Einfluss durch Oberkörperhochlagerung (bis max. 30°) kompensiert werden. Der Kreislauf muss durch Gabe von Volumenersatzmitteln und ggf. niedrig dosierter Vasokonstringenzien gestützt werden.

Für die Behandlung eines komplizierenden Lungenversagens kann gelegentlich eine Beatmung mit umgekehrtem Atemzeitverhältnis („inverse ratio ventilation") notwendig werden. In diesem Fall muss ein hoher intrinsischer PEEP immer dann vermieden werden, wenn er den zerebralen Perfusionsdruck senkt; die Auswirkung der Umstellung von volumenkontrollierter auf druckkontrollierte IRV-Beatmung auf den ICP ist im Einzelfall nicht vorhersehbar (Abb. 42-3).

Hubvolumen, Ventilation

Das Hubvolumen (V_T) ist individuell anzupassen. Ein V_T von etwa 500 ml (gelegentlich auch weniger) ist meist ausreichend. Durch tiefe Sedierung und ggf. durch Hypothermie wird der Sauerstoffverbrauch ohnehin reduziert.

In der Regel ist eine Normoventilation anzustreben ($p_aCO_2 < 40$ mm Hg), bei erhöhtem ICP die mäßige Hyperventilation (p_aCO_2 30–35 mm Hg). Eine permissive Hyperkapnie ist bei erhöhtem ICP kontraindiziert.

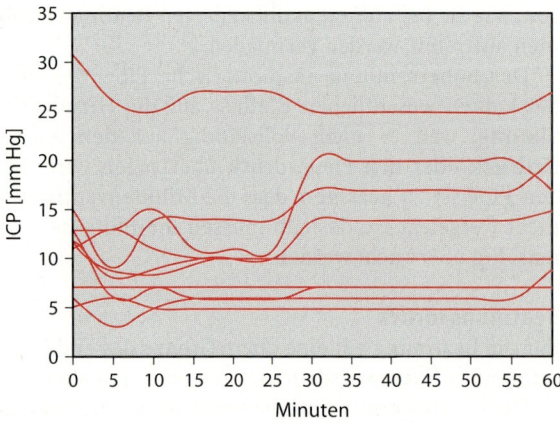

Abb. 42-3. Auswirkung der druckgesteuerten IRV-Beatmung auf den ICP; Einzelverläufe. Zum Zeitpunkt 0 Übergang von volumen- auf druckgesteuerte Beatmung. (Aus: [Clarke JP (1997) Intensive Care Med])

Assistierende Beatmungsverfahren

Assistierende Beatmungsverfahren sind einsetzbar, wenn der zentrale Atemantrieb intakt ist und die Eigenatmung des Patienten nicht durch anderweitige Erkrankungen (z. B. Thoraxtrauma) behindert ist. Eine vollständig ausreichende Eigenatmung ist jedoch nicht erforderlich, sie kann durch die assistierende Beatmung wirksam unterstützt werden.

Die Beteiligung der Spontanatmung stabilisiert die Hämodynamik und somit theoretisch auch die Hirndurchblutung; allerdings lässt sich dies in der Klinik nicht belegen. Ein möglicher, jedoch noch nicht bewiesener Vorteil von BIPAP könnte darin liegen, dass ein „Gegenatmen" des Patienten jederzeit ausgeschlossen ist, weil das Beatmungssystem auf den jeweiligen Druckstufen stets offen ist.

Die Mitbeteiligung der Spontanatmung ermöglicht eine effizientere Bronchialtoilette, sofern man dem Patienten einen eigenen Hustenreflex zumuten kann. Eine starke Hustenreaktion muss jedoch bei kritisch erhöhtem ICP vermieden werden.

Entwöhnung

Die Wahl des richtigen Zeitpunktes für die Entwöhnung kann nicht aufgrund einzelner Parameter getroffen werden. Bei der Entscheidungsfindung müssen sowohl organspezifische als auch allgemein-intensivmedizinische Gesichtspunkte berücksichtigt werden:
- Schwere und Art des Ausgangsbefunds,
- Besserung der klinischen Befundkonstellation, ICP-Krise überwunden,
- Alter des Patienten,
- Begleiterkrankungen.

> Gegen einen Weaningversuch spricht ein kontinuierlich erhöhter ICP (über 30 mmHg).

Die Entwöhnung ist stets ein schrittweiser Prozess, der u. U. in wiederholten Ansätzen vollzogen werden muss. Es sollte aber so früh wie möglich mit der Entwöhnung begonnen werden, weil sonst andere Komplikationen (z. B. eine Pneumonie) hinzukommen können, die wiederum der Entwöhnung entgegenstehen.

Ein zu früh begonnener, aber frustraner Entwöhnungsversuch gefährdet den Patienten nicht, solange ein kritischer Anstieg des ICP und Abfall des zerebralen Perfusionsdruckes vermieden werden.

42.2.5 Analgosedierung

Adäquate Sedierung und Analgesie bewirken Angst- und Schmerzfreiheit sowie vegetative Abschirmung. Der spontanatmende Patient sollte aber kommunikationsfähig bleiben und typische intensivpflegerische Maßnahmen ohne kritischen Anstieg des ICP tolerieren. Bei Patienten mit Bewusstseinsstörungen ist ein Sedierungs- und Analgesieniveau indiziert, auf dem Agitation, Stress, und Schmerzen nicht auftreten, sowie eine kritische Zunahme des ICP vermieden wird [40]. Hypnotika, Benzodiazepine, Opioide, Ketamin und α_2-Agonisten besitzen viele Eigenschaften, die für die Sedierung neurochirurgischer Intensivpatienten gefordert werden.

Alle diese Substanzen (mit Ausnahme des Ketamins) vermindern die Hirndurchblutung. Unter Ketamin kommt es zu regional spezifischen Veränderungen des CBF: in einigen Hirnarealen nimmt der CBF zu, in anderen Hirnarealen fällt er ab. Die Veränderungen des CBF unter Hypnotika, Benzodiazepinen und Opioiden werden vermutlich durch Suppression (bzw. bei Ketamin durch gleichzeitige Stimulation und Suppression) des Hirnstoffwechsels ausgelöst. α_2-Agonisten beeinflussen den Hirnstoffwechsel (CMR) nicht, entkoppeln jedoch den CBF von der CMR.

Die Senkung des ICP durch *Hypnotika* ist besonders ausgeprägt. *Benzodiazepine* senken nur den pathologisch erhöhten ICP in gewissem Ausmaß. Alle Substanzen senken jedoch dosisabhängig den arteriellen Blutdruck. Besonders bei Verwendung von *Opioiden* ist ein konstanter arterieller Blutdruck anzustreben, weil sonst mit einer Zunahme des ICP durch autoregulative zerebrale Vasodilatation zu rechnen ist. *Ketamin* kann den ICP erhöhen, wenn nicht gleichzeitig eine kontrollierte Hyperventilation durchgeführt wird. Die Infusion von α_2-Agonisten beeinflusst den ICP nicht dauerhaft, obwohl im niedrigen Dosisbereich der ICP vorübergehend sinken kann.

Barbiturate

Barbiturate senken dosisabhängig die $CMRO_2$; liegt ein Burst-suppression-EEG vor, ist durch Steigerung der Barbituratdosierung keine weitere Reduktion der $CMRO_2$ zu erreichen. Die Abnahme des Hirnstoffwechsels ist an eine Zunahme des zerebralen Gefäßwiderstandes mit konsekutiver Abnahme des CBF gekoppelt. Die CO_2-Reagibilität der Hirngefäße ist qualitativ erhalten, so dass eine interventionelle Hyperventilation möglich ist. Die Autoregulation der Hirndurchblutung bleibt erhalten. Bei Patienten mit intrakraniellen Druckkrisen kann der ICP mit Barbituraten gesenkt werden. Bei Hypovolämie und rascher Infusion der Barbiturate kann der arterielle Blutdruck jedoch so stark abfallen, dass der zerebrale Perfusionsdruck kritisch abnimmt.

Etomidat

Etomidat senkt dosisabhängig die $CMRO_2$ und den CBF, CBF und $CMRO_2$ bleiben gekoppelt. Die CO_2-Reagibilität der Hirngefäße (bei interventioneller Hyperventilationstherapie) sowie die Autoregulation des CBF sind unter Etomidat erhalten. Im Gegensatz zu den Barbituraten und Propofol kann die Infusion von Etomidat den ICP deutlich senken, ohne die systemische Hämodynamik zu beeinträchtigen. Etomidat ist jedoch wegen der Hemmung der Cortisolsynthese zur Langzeitsedierung ungeeignet.

Propofol

Propofol senkt ebenfalls dosisabhängig den Hirnstoffwechsel und den CBF. Während die CO_2-Reagibilität der Hirngefäße auch unter sehr hohen Konzentrationen des Propofols erhalten bleibt, kann die Autoregulation des CBF in Abhängigkeit von der untersuchten Spezies gestört oder erhalten sein [36]. Propofol reduziert den ICP in gleichem Ausmaß wie die Barbiturate und Etomidat. Dennoch kann der zerebrale Perfusionsdruck kritisch abfallen, weil Propofol in Abhängigkeit von der Dosis, dem Volumenstatus und der Injektionsgeschwindigkeit den Blutdruck bedrohlich senken kann. Die Wirkung auf den CPP ist im Einzelfall nicht vorhersehbar [30].

Einzelbeobachtungen lassen vermuten, dass die Gabe von Propofol mit verspätetem Auftreten von Konvulsionen einhergehen kann. Als Ursache wird eine Interaktion des Propofols mit Rezeptoren exzitatorischer Aminosäuren diskutiert; in einer In-vitro-Studie fanden sich ebenfalls Hinweise auf Exzitotoxizität [42]. Bis heute fehlen jedoch kontrollierte Studien, die eine epileptogene Wirkungen des Propofols belegen.

Benzodiazepine

Benzodiazepine besitzen hypnotische, sedierende, anxiolytische und antikonvulsive Eigenschaften. Diese Wirkungen können durch den spezifischen Antagonisten Flumazenil aufgehoben werden. Wegen der pharmakokinetischen Eigenschaften muss nach Anästhesie oder Sedierung mit Benzodiazepinen mit einer z. T. erheblich verlängerten Aufwach- und Erholungsphase gerechnet werden. Benzodiazepine senken dosisabhängig die $CMRO_2$ und die Hirndurchblutung. Im Vergleich mit den Hypnotika ist diese Wirkung geringer ausgeprägt, hält aber länger an. Die CO_2-Reagibilität der Hirngefäße und damit die Möglichkeit einer interventionellen Hyperventilationstherapie bleibt erhalten. Der Einfluss der Benzodiazepine auf den ICP ist gering. Eine gewisse Entlastung des ICP kann von Benzodiazepinen dann erwartet werden, wenn der ICP erhöht ist und die intrakraniellen Kompensationsmechanismen ausgeschöpft sind [17].

Opioide

Die Gabe von Opioiden (Fentanyl, Sufentanil, Alfentanil oder Remifentanil) ist wegen der ausgeprägten Analgesie bei hämodynamischer Stabilität fester Bestandteil des Therapiekonzepts bei Patienten mit erhöhtem ICP. Die Wirkungen der Opioide können durch den μ-Rezeptorantagonisten Naloxon oder den Agonist-Antagonisten Nalbuphin antagonisiert werden.

Opioide senken dosisabhängig die $CMRO_2$ und die Hirndurchblutung; die CO_2-Reagibilität der Hirngefäße und die Autoregulation der Hirndurchblutung bleiben erhalten.

Der Einfluss der Opioide auf den ICP wird uneinheitlich beurteilt. Untersuchungen an Patienten mit erhöhter intrakranieller Elastance ($\Delta P/\Delta V$) haben gezeigt, dass der ICP nach Gabe von Opioiden zunehmen kann, wenn gleichzeitig der arterielle Blutdruck sinkt. Bei konstantem arteriellem Blutdruck bleibt eine Zunahme des ICP hingegen aus. Der Anstieg des ICP wird sehr wahrscheinlich durch Dilatation zerebraler Gefäße mit Zunahme des zerebralen Blutvolumens verursacht, die autoregulativ sekundär zur arteriellen Hypotonie auftritt. Hieraus folgt, dass eine arterielle Hypotonie nach Gabe von Opioiden behandelt werden muss. Naloxon oder Nalbuphin können die $CMRO_2$, den CBF und den ICP steigern; dies muss bei Patienten mit erhöhter intrakranieller Elastance berücksichtigt werden.

Ketamin

Razemisches Ketamin und das potentere S(+)-Ketamin sind nichtkompetitive N-Methyl-D-Aspartat (NMDA)-Rezeptor-Antagonisten, die mit dem thalamo-neokortikalen Projektionssystem interagieren. Ketamin induziert eine regional spezifische Zunahme von $CMRO_2$ und CBF, woraus ein Anstieg des ICP resultieren kann [18]. Der ICP scheint besonders dann anzusteigen, wenn er bereits vor Verabreichung des Ketamins erhöht ist oder Ketamin in einer Dosis über 1 mg/kgKG intravenös zugeführt wird. Bei gestörter zerebraler Autoregulation kann auch die Stimulation des Sympathikus durch Steigerung des arteriellen Blutdruckes einen Anstieg des ICP provozieren, weil das zerebrale Blutvolumen druckpassiv zunimmt. Ein entscheidender Mechanismus für eine Zunahme des ICP unter Ketamin wird jedoch in der durch Ketamin induzierten Atemdepression mit hypoventilatorischer Hyperkapnie gesehen; es ist davon auszugehen, dass unter kontrollierter Beatmung mit milder Hyperventilation ($paCO_2 \approx 35$ mmHg) eine Zunahme des ICP nach Ketamin nicht eintritt [29].

α_2-Agonisten

Clonidin und Dexmedetomidin hemmen durch Stimulation präsynaptischer α_2-Rezeptoren die Freisetzung des Noradrenalins im sympathischen Nervensystem. Bisher wurde die Suppression der Noradrenalinfreisetzung durch α_2-Agonisten klinisch zur Behandlung der arteriellen Hypertonie und des Entzugsdelirs genutzt. Die Reduktion der minimalen alveolären Konzentration des Halothans um 48 % (mit Clonidin) beziehungsweise 95 % (mit Dexmedetomidin) zeigt, dass prä- und postsynaptische α_2-Rezeptoren eine Sedierung oder Anästhesie vermitteln können [33]. Diese tierexperimentellen Befunde stehen in Übereinstimmung mit klinischen Beobachtungen, denenzufolge die perioperative Verabreichung des Dexmedetomidins den Barbiturat- oder Isofluranbedarf senkt.

Unter dem Einfluss von α_2-Agonisten nimmt die Hirndurchblutung bis zu 40 % ab, die Autoregulation und die CO_2-Reagibilität der Hirngefäße bleiben erhalten, die $CMRO_2$ bleibt unverändert [43]. Trotz Entkopplung des CBF vom Hirnstoffwechsel findet sich kein Anhalt für eine zerebralen Ischämie. Die zerebrale Vasokonstriktion durch α_2-Agonisten geht offenbar nicht mit einer nennenswerten Abnahme des zerebralen Blutvolumens einher. Tierexperimentelle Studien haben ergeben, dass Dexmedetomidin den ICP sowohl

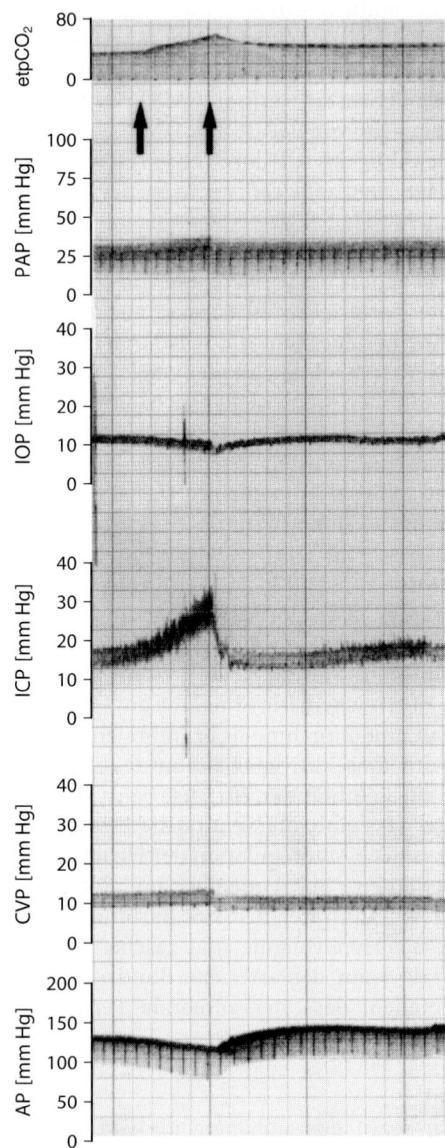

Abb. 42-4. Auswirkung des Stress- oder Kältezitterns auf den ICP. Der Verlauf des Kapnogramms (oberste Kurve) reflektiert die den gesteigerten Stoffwechsel. *1. Pfeil:* Beginn des Zitterns, *2. Pfeil:* Beendigung durch Verabreichung von Pancuronium (Schweinemodell)

unter normalen als auch unter pathologischen intrakraniellen Bedingungen nur geringfügig senkt oder unverändert lässt.

42.2.6 Temperatursteuerung

Die Körpertemperatur ist von besonderer Relevanz, wenn das Risiko der zerebralen Ischämie besteht. Die Zunahme der Körpertemperatur um 1 °C geht mit einem Anstieg des globalen Sauerstoffverbrauches von 7–12 % einher. Weil der systemisch verbrauchte Sauerstoff dem Gehirn nicht mehr zur Verfügung steht, aggraviert die Hyperthermie das Risiko zerebraler Hypoxie. Daraus ergibt sich die Notwendigkeit einer auf niedrigem Niveau konstant gehaltenen Körpertemperatur. Im Umkehrschluss ist zu folgern, dass die sonst unerwünschte systemische Hypothermie dem neurochirurgischen Patienten nützlich sein kann. Die induzierte Hypothermie muss mit Sedierung und vegetativer Blockade einhergehen, damit Kältezittern unterdrückt wird. Kältezittern geht nicht nur mit erheblicher Zunahme des systemischen Sauerstoffverbrauchs, sondern auch mit einem Anstieg des intrakraniellen Druckes einher (Abb. 42-4).

Unerwünschte Folgen der Hypothermie sind Infektionen und Wundheilungsstörungen, Elektrolytentgleisungen sowie kardiovaskuläre, respiratorische und renale Komplikationen.

42.3 Spezielle Aspekte der neurochirurgischen Intensivmedizin

Im Folgenden wird die intensivmedizinische Versorgung des elektiv kraniotomierten Patienten sowie des Patienten mit intrakraniellen Gefäßeingriffen dargestellt. Letztere umfassen die spontanen und die traumatischen Blutungen (Massenblutung, spontane Subarachnoidalblutung (SAB), epidurale Blutung, subdurale Blutung, traumatische Subarachnoidalblutung (tSAB). Anschließend wird die traumatische Schädigung des ZNS (Schädel-Hirn- und Rückenmarktrauma) dargestellt.

42.3.1 Patienten mit elektiver Kraniotomie

Das zahlenmäßig größte neurochirurgische Patientenkollektiv auf der Intensivstation sind Patienten, die wegen intrakranieller neoplastischer Raumforderung elektiv operiert werden. Die meisten Patienten können nach supratentorieller Kraniotomie die Intensivstation innerhalb von 2 Tagen wieder verlassen, wenn keine Komplikationen aufgetreten sind.

Von Bedeutung sind die Senkung eines erhöhten intrakraniellen Druckes und die Verhütung eines Druckanstiegs, besonders bei Patienten mit erhöhter intrakranieller Elastance. Chirurgische Optionen umfassen die Beseitigung einer intrakraniellen Raumforderung, die Entlastung bei intrakraniellem Hämatom oder Abszess und die Anlage eines ventrikuloperitonealen Shunts oder einer offenen Ventrikeldrainage.

Atemwegssicherung

Bei elektiv operierten Patienten ist die Frühextubation noch im Aufwachraum anzustreben, eine längere Nachbeatmung ist bei chirurgischen Komplikationen und komplizierenden Begleiterkrankungen erforderlich. Wenn eine Nachbeatmung angezeigt ist, kann diese über einen orotrachealen Tubus, einen nasotrachealen Tubus oder ein Tracheostoma vorgenommen werden. Die nasotracheale Intubation ist mit einer hohen Rate von Verschattung der Nasennebenhöhlen belastet; die orotracheale Intubation wird vom Patienten schlechter toleriert, erschwert die Mundpflege und schädigt die Kiefergelenke.

Der orotracheal plazierte Tubus ist eine mögliche Ursache des intrakraniellen Druckanstiegs in der postoperativen Phase. Im eigenen Verantwortungsbereich wird so verfahren, dass der zur Anästhesie orotracheal plazierte Tubus bei voraussichtlicher Nachbeatmungsdauer unter 24 h belassen wird; steht eine Nachbeatmung über mehrere Tage an, wird auf der Intensivstation nasotracheal umintubiert. Wenn eine Langzeitbeatmung erforderlich ist, wird frühzeitig tracheotomiert.

Blutdruck

Ein hoher arterieller Blutdruck kann eine Nachblutung begünstigen, weil die intraoperativ eröffneten Gefäße vermindert belastbar sind [20]. Darüber hinaus ist bei jeder Kraniotomie von zumindest regional beeinträchtigter Autoregulation der Hirndurchblutung auszugehen, so dass ein erhöhter aterieller Blutdruck ein vasogenes Hirnödem verursachen kann. Für die medikamentöse Blutdrucksenkung in der postoperativen Phase kommen Vasodilatatoren und Sympatholytika in Frage. Im eigenen Arbeitsbereich hat sich zur Behandlung von Blutdruckspitzen die intravenöse Verabreichung von Urapidil bewährt. Der erhöhte arterielle Druck kann Manifestation einer Stressreaktion oder Hyperkapnie sein.

Als weitere Möglichkeit muss die Cushing-Antwort in Erwägung gezogen werden; aus diesem Grund ist vor unkritischer Senkung des arteriellen Blutdrucks zu warnen. Wenn – wie bei der Cushing-Antwort – der erhöhte intrakranielle Druck als Ursache der arteriellen Hypertonie angenommen wird, liegt die Kausalbehandlung der Hypertonie in der Senkung des ICP. Ist die Hypertonie die Folge einer arteriellen Hyperkapnie, kann die „Behandlung" mit Vasodilatatoren tödlich sein! Bevor eine Stressreaktion als Ursache der Hypertonie angenommen wird, muss bedacht werden, dass intrakranielle Eingriffe nicht in dem Maß postoperative Schmerzen bereiten wie beispielsweise orthopädisch-traumatologische Operationen.

Intrakranieller Druck

Während der ersten acht postoperativen Stunden ist ein erhöhter ICP die Ausnahme. Während der folgenden 18 h steigt der ICP langsam an und erreicht sein Maximum ca. 20 h nach der Operation. Ein unerwartet plötzlicher Anstieg innerhalb der ersten 8 h ist als Alarmsignal zu werten und bedarf der sofortigen Abklärung (CCT). Ein während 48 h kontinuierlich ansteigender ICP ist als Hinweis auf ein Hirnödem zu werten. Der intrakranielle Druck – der in dieser Phase gemessen werden sollte! – ist ein direkter Indikator des Ausmaßes des Ödems. Der Anstieg des ICP bedarf unverzüglicher Behandlung, sobald er den zerebralen Perfusionsdruck beeinträchtigt.

Die ursachenorientierte Behandlung steht im Vordergrund; als flankierende Maßnahme kommt die Verabreichung von Steroiden, Osmodiuretika und Schleifendiuretika in Frage. Wenn diese Maßnahme versagt, ist ein aggressiveres therapeutisches Vorgehen, wie die endotracheale Intubation mit kontrollierter Beatmung oder die Verabreichung von Barbituraten, in Erwägung zu ziehen. Auf die intravenöse Verabreichung kristalloider Lösungen niedriger Osmolalität (z. B. Ringerlaktatlösung) oder freien Wassers (Glukoselösungen) muss verzichtet werden.

Der intrakranielle Druck lässt sich mit Schleifendiuretika vom Typ des Furosemids senken [9]. Das intrakranielle intravasale Volumen schrumpft sowohl infolge einer gesteigerten Diurese als auch einer Flüssigkeitsverlagerung; darüber hinaus senken Schleifendiuretika die Liquorproduktion. Ein Vorteil der Schleifendiuretika gegenüber den Osmodiuretika ist ihre geringere Wirkung auf die Hirndurchblutung; nach Verabreichung von Osmodiuretika steigen die Hirndurchblutung und infolgedessen der intrakranielle Druck vorübergehend an.

Der ICP-senkenden Wirkung der Osmodiuretika liegt eine Flüssigkeitsumverteilung vom Hirngewebe in den Intravasalraum zugrunde. Bei Verabreichung der Osmodiuretika ist ein potentielles Rebound-Phänomen zu beachten, das nach 48 h eintreten kann [15]. Das Risiko eines Overshoot-rebound-Phänomens kann durch angepasste Dosierung der Osmodiuretika reduziert werden. Die Dosis des Mannits sollte 0,25 g/kg nicht übersteigen. Wenn aus klinischer Indikation eine höhere Dosierung angezeigt ist, sollte diese auf die Frühphase der Behandlung beschränkt bleiben.

42.3.2 Intrakranielle Blutung

Ursachen intrakranieller Blutungen sind in erster Linie hämorrhagische Infarkte und Traumen, weiterhin Aneurysmen und arteriovenöse Malformationen.

Einteilung

Intrakranielle Blutungen werden nach ihrer Lokalisation in epidurale, subdurale, subarachnoidale und intrazerebrale Blutungen unterteilt. Hinsichtlich des Pathomechanismus wird die spontane Blutung von der traumatischen unterschieden. Kombinierte Blutungen kommen vor.

Die intrazerebrale Massenblutung entsteht in der Regel auf dem Boden einer hypertonusbedingten Vasopathie unter dem klinischen Bild der hämorrhagischen Apoplexie. In Deutschland ist von 12000 derartiger Blutungen pro Jahr auszugehen.

Die spontane Subarachnoidalblutung ist meist die Folge der Ruptur eines intrakraniellen Aneurysmas. Die Traumatisierung von im Subarachnoidalraum verlaufender Gefäße führt auch dann zur Subarachnoidalblutung, wenn kein Aneurysma vorliegt.

Alle Formen der intrakraniellen Blutung beeinträchtigen die Hirndurchblutung, wenn das Hämatom raumfordernd ist und über die Steigerung des intrakraniellen Druckes den zerebralen Perfusionsdruck senkt. Die Hirndurchblutung ist die Resultante aus CPP und zerebrovaskulärem Widerstand (CVR); demzufolge senkt neben dem Abfall des CPP auch der Anstieg des CVR die Hirndurchblutung. Dies ist beim Vasospasmus gegeben, der auftreten kann, wenn Blut in den Subarachnoidalraum eindringt.

Intrazerebrale Massenblutung

Der intrazerebralen Massenblutung liegt in 70–90 % der Fälle eine arterielle Hypertonie zugrunde; seltenere Ursachen sind Aneurysmen und arteriovenöse Malformationen. 35 % der Patienten sterben noch vor der Krankenhausaufnahme, weitere 38 % im frühen Verlauf der Behandlung; 90 % der Todesfälle treten innerhalb eines Monats nach der Blutung auf [7]. Wegen der Hämorrhagie stehen die beim ischämischen Infarkt bewährten Therapiekonzepte (Antikoagulation und Thrombolyse, Hämodilution, induzierte Hypertonie) nur eingeschränkt zur Verfügung. Die Entscheidung zur operativen Entfernung des Hämatoms ist im Einzelfall zu treffen. Bei der Indikationsstellung muss neben der lokalen Situation (Ausmaß der Raumforderung, Kapazität der intrakraniellen Reserveräume, periphere oder zentrale Lage des Hämatoms) auch der Allgemeinzustand des Patienten (Alter, Operabilität, Narkosefähigkeit, Prognose) berücksichtigt werden.

■ **Intensivmedizinisches Management.** Die intensivmedizinischen Maßnahmen zur Verbesserung der Hirndurchblutung zielen auf die Stabilisierung des CPP ab. Der arterielle Mitteldruck (MAP) wird auf hohem Niveau stabilisiert, der ICP kontinuierlich gemessen und wenn erforderlich (bei ICP über 20 mmHg) gesenkt. Die Zielgröße der physikalischen und medikamentösen Maßnahmen (Lagerung, Normokapnie und Normoxämie, Osmotherapie) ist ein CPP über

70 mmHg. Der MAP, die treibende Kraft der Durchblutung, muss bei Hypertonikern unter Berücksichtigung der anamnestischen „Normalwerte" eingestellt werden.

Obgleich ein niedriger MAP hinsichtlich des Risikos einer erneuten Blutung und des vasogenen Ödems [39] vorteilhaft sein mag, muss der MAP im oberen Normbereich gehalten werden, damit die Durchblutung des an das Hämatom angrenzenden Gewebes (der Penumbra) gesichert und folglich einem fortschreitenden Verlust an Neuronen vorgebeugt wird. Der MAP wird in erster Linie mit Volumenersatzmitteln, bei Normo- oder Hypervolämie mit Inotropika oder Vasokonstringenzien stabilisiert.

Steigt der ICP derart an, dass der CPP sinkt, müssen die Lagerung des Kopfes (Torsion, axiale Knickung u. a.; Abb. 42-1) sowie die Ventilation überprüft und gegebenenfalls korrigiert werden. Bringt das nicht den gewünschten Erfolg, muss der Oberkörper um bis zu 30° angehoben und die Sedierung vertieft werden (**cave:** MAP!). Bleibt der ICP trotzdem erhöht, werden *Osmotherapeutika* verabreicht. Kortikosteroide sind, anders als bei elektiven neurochirurgischen Eingriffen, nicht angezeigt; hinsichtlich spezifischer medikamentöser Therapieansätze (Kalziumantagonisten, Aminosteroide u. a.) lässt sich derzeit keine eindeutige Empfehlung geben. Ob alternative, auf traditioneller chinesischer Kräutermedizin basierende Behandlungswege [41] einen entscheidenden Beitrag leisten können, sei dahingestellt ...

Flankierende Maßnahmen umfassen die langfristige Korrektur der arteriellen Hypertonie, die Restitution des Blutgerinnungssystems und die medikamentöse Krampfprophylaxe. Richtungweisend für die Prognose ist die Qualität der *Frührehabilitation*.

42.3.3 Subarachnoidalblutung

Die Subarachnoidalblutung (SAB) entsteht traumatisch oder spontan, die Blutungsquelle ist fast immer ein Aneurysma. Für intrakranielle Aneurysmen wird – bei breiter ethnischer Streuung – eine Prävalenz von 2–6% angenommen, die Inzidenz der Aneurysmablutung wird auf 6:100 000 geschätzt [7]. Die Letalität ist inakzeptabel hoch, die Hälfte der Patienten stirbt noch vor der Krankenhausaufnahme. Der Patient mit SAB wird primär auf die Intensivstation aufgenommen; dort wird er auf die Operation und Anästhesie vorbereitet sowie postoperativ behandelt.

Die Hirndurchblutung wird durch die vom Aneurysma oder Hämatom verursachte Raumforderung, die akute Hirnschwellung und den sekundären Hydrozephalus sowie später durch den Vasospasmus kompliziert. Bei der Mehrzahl der Patienten besteht durch autonome Hyperaktivität eine arterielle Hypertonie, die ggf. als Cushing-Antwort zu interpretieren ist; im Einzelfall (<3%) kann jedoch eine therapierefraktäre Hypotonie bestehen.

Ist eine Raumforderung, z. B. durch ein „Giant aneurysm" ($\varnothing > 2{,}5$ cm, 2% der Aneurysmen), Ursache für die Beeinträchtigung der Hirndurchblutung, ist die Beseitigung des Aneurysmas durch einen neurochirurgischen oder neuroradiologischen Eingriff die Kausaltherapie. Steht als Ursache der Beeinträchtigung der Hirndurchblutung die Hirnschwellung oder das Ödem im Vordergrund, sind unspezifische Maßnahmen zur Stabilisierung des CPP angezeigt (s. oben).

■ **Nachblutung.** Bei 50% der rupturierten Aneurysmen tritt innerhalb von sechs Monaten eine Nachblutung auf; sie ist innerhalb der ersten drei Monate bei 22% der Patienten die Todesursache [35]. Schutz vor einer Nachblutung bietet einzig die Ausschaltung des Aneurysmas. Ob diese vorzugsweise durch neurochirurgische oder neuroradiologische Verfahren vorgenommen werden sollte, wird uneinheitlich beurteilt.

■ **Operationszeitpunkt.** Wird die Indikation zur Operation gestellt, muss über den Zeitpunkt entschieden werden. Obwohl in der „International cooperative study on the timing of aneurysm surgery" kein eindeutiger Beleg für die Vorteile der frühen Operation erbracht werden konnte, wird der Eingriff seit Ende der 1980er Jahre an etwa zwei Drittel der neurochirurgischen Kliniken innerhalb von 3 Tagen nach der Blutung durchgeführt [35]. Von der Frühoperation (innerhalb von 72 h) wird erwartet, dass der Vasospasmus durch Spülung des Subarachnoidalraumes verhindert und das Risiko der Nachblutung vermindert wird. Dem stehen die bei frischer Blutung ungünstigen Operationsbedingungen und das Risiko des „iatrogenen Vasospasmus" gegenüber. Während eines klinisch oder radiologisch manifestierten Vasospasmus – dessen Maximum zwischen dem 6. und 10. Tag nach der Blutung liegt (Abb. 42-5) – sollte möglichst nicht operiert werden.

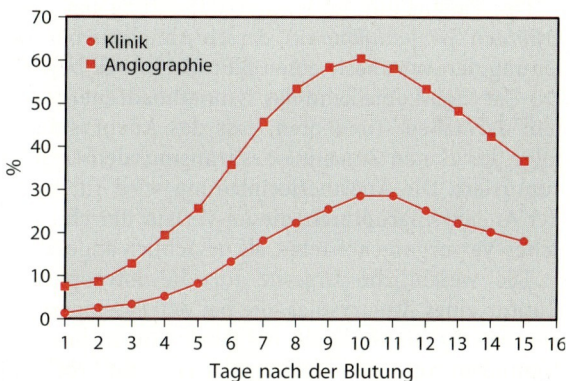

Abb. 42-5. Inzidenz angiographisch und klinisch manifestierter Vasospasmen. (Nach [Torner J et al. (1990) Neurosurg Clin North Am])

Vorbereitung für die chirurgische Versorgung des Aneurysmas

Die heute mehrheitlich angestrebte Frühoperation bringt besondere Probleme mit sich, unter anderem wegen der bei 35% der Patienten mit Subarachnoidalblutung einhergehenden Herzrhythmusstörungen [35]. Diese resultieren aus autonomer Hyperaktivität und Elektrolytverschiebungen (Hyponatriämie, Hypokaliämie, Hypokalzämie). Die Hyponatriämie (zerebrales Salzverlustsyndrom, s. unten) ist möglicherweise die Folge inadäquater Sekretion des zerebralen natriuretischen Peptids („brain natriuretic peptide", BNP) mit konsekutiver Suppression der Aldosteronsynthese [3].

Die Mehrzahl der Patienten ist Raucher, 80% haben eine arterielle Hypertonie. Die subarachnoidale Blutansammlung löst Fieber aus, das wegen der neurodestruktiven Wirkung der Hyperthermie gesenkt werden muss. Der ICP und die intrakranielle Elastance müssen als erhöht angenommen werden. Wegen der Gefahr der durch einen Krampfanfall ausgelösten Nachblutung (die Inzidenz posthämorrhagischer Konvulsionen beträgt 10% innerhalb von 18 Monaten) werden 80% der Patienten mit Antikonvulsiva behandelt [35], deren Interferenz mit nichtdepolarisierenden Relaxanzien bedacht werden muss.

Die Verabreichung des Nimodipins kann eine Zunahme des transpulmonalen Shuntvolumens und – bei Langzeitverabreichung – einen alkoholtoxischen Leberschaden bewirken.

Vorbereitung für die Anästhesie

Die beim Patienten mit Subarachnoidalblutung häufige *Hypovolämie* muss vor Einleitung der Anästhesie ausgeglichen werden. Befindet sich ein Patient dagegen infolge Triple-H-Behandlung am Rande der kardialen Dekompensation, muss auf negativ inotrop wirkende Anästhetika verzichtet werden. Besonderes Augenmerk gilt der Hirndurchblutung, die nicht nur durch den Vasospasmus, sondern auch durch den anästhetikainduzierten Abfall des CPP bedroht ist.

Der Patient mit Subarachnoidalblutung hat einen *erhöhten Sympathikotonus*, dessen Abnahme bei Einleitung der Anästhesie einen Blutdruckabfall bewirkt. Die Laryngoskopie kann das sympathoadrenerge System dermaßen stimulieren, dass das Aneurysma infolge der akuten Zunahme des transmuralen Druckes rupturiert. Die Anästhesieeinleitung wird für 1–2% der Aneurysmarupturen, die im Verlauf der chirurgischen Versorgung auftreten, als ursächlich angesehen.

Die wesentliche Ursache für die intraoperative Ruptur eines Aneurysmas, die bei der Frühoperation eine Häufigkeit von 40%, bei der Spätoperation eine Häufigkeit von 21% aufweist [32], ist der mit Eröffnung der Dura mater einhergehende akute Anstieg des transmuralen Druckes (p_{TM}) des Aneurysmas. Der den p_{TM} limitierende extravasale Gegendruck (der ICP) fällt bei der Inzision der Dura mater auf den atmosphärischen Druck ab; bei unverändertem arteriellem Druck im Aneurysmasack steigt der transmurale Druck akut um das Ausmaß des Abfalls des ICP an ($p_{TM} = p_{Aneurysma} - ICP$).

Zur Blutdruckmessung empfiehlt sich die arterielle Kanülierung in Lokalanästhesie vor der Narkoseeinleitung. Bei Patienten mit erheblicher iatrogener Hypervolämie kann ein Pulmonalarterienkatheter indiziert sein.

Postoperative Behandlung

Nach Clipping des Aneurysmas wird der arterielle Blutdruck wieder in den oberen Normbereich angehoben. In Absprache mit dem Operateur kann eine arterielle Hypertonie induziert werden. Wenn in der postoperativen Phase neue fokale Ausfälle auftreten, wird der systolische Blutdruck auf 200 mm Hg angehoben.

Wenn die Vorerkrankungen, der präoperative Neurostatus sowie der Verlauf von Operation und Anästhesie nicht dagegensprechen, wird der Patient nach Abklingen der Wirkungen der Anästhetika extubiert. Voraussetzung dafür ist eine Kerntemperatur über 36 °C. Wird die Anästhesie noch in Hypothermie ausgeleitet, resultiert eine erhebliche sympathoadrenerge Stressreaktion (vgl. Abb. 42-4). Besonders das Kältezittern des ausgekühlten Patienten kann durch die Zunahme des systemischen Sauerstoffverbrauches im Zusammenwirken mit der hypoventilatorischen Hypoxämie nach der Anästhesie die zerebrale Sauerstoffversorgung gefährden.

Postoperativ ist die frühzeitige enterale Nahrungszufuhr anzustreben; bei parenteraler Ernährung muss der Blutzucker engmaschig kontrolliert werden, auf glutamathaltige Eiweißlösungen sollte gegebenenfalls verzichtet werden [24].

Die *Mortalität* der Patienten mit Subarachnoidalblutung beträgt 9,8% in den ersten 14 Tagen und 19% in der ersten 3 Monaten. Als Todesursache wird bei 23% der Patienten der Vasospasmus, bei 22% die Nachblutung und bei 19% die Auswirkung der Erstblutung angesehen; bei immerhin 23% sind internistische Komplikationen die Ursache [35]. Das Auftreten von Pneumonie und Lungenödem bei 22 bzw. 23% der Patienten sowie die Inzidenz von 31% hepatorenalen Komplikationen unterstreicht die Bedeutung der Intensivbehandlung extrakranieller Organsysteme für das Ergebnis.

Zerebraler Vasospasmus

60–70% der Aneurysmablutungen (und 5–35% der Schädel-Hirn-Traumen) gehen mit einem zerebralen Vasospasmus einher. Die Prävalenz des Befundes *Vasospasmus* hängt vom diagnostischen Verfahren ab; die neuroradiologische Manifestation des Vasospasmus ist bei Subarachnoidalblutung mit 70% doppelt so hoch wie die klinische Manifestation (vgl. Abb. 42-5).

■ **Pathogenese und -physiologie.** Als ursächlich werden subarachnoidales Oxyhämoglobin, Blutabbauprodukte und Metaboliten des Blutgerinnungsstoffwechsels angesehen. Ferner kann ein Vasospasmus iatrogen durch Manipulation im Verlauf der Frühoperation des zugrundeliegenden Aneurysmas ausgelöst oder verstärkt werden. Neben der vasomotorischen Komponente trägt eine ätiologisch nicht geklärte Zunahme der Arterienwandstärke zum Anstieg des zerebralen Gefäßwiderstandes (CVR) bei.

Der Vasospasmus steigert regional den CVR, eine Determinante der Hirndurchblutung. Der zerebrovaskuläre Spasmus nach Subarachnoidalblutung ist die häufigste Ursache der neurologischen Verschlechterung in der frühen postoperativen Phase [22, 38]. Der zerebrale Vasospamus zeigt einen biphasischen Verlauf. Die erste Phase kann innerhalb weniger Minuten nach der Subarachnoidalblutung, die zweite ca. 2 Tage später auftreten.

Möglicherweise liegen beiden Phasen unterschiedliche Mechanismen zugrunde. Der akute Vasospasmus ist mit der Sekretion von Arginin-Vasopressin aus den A1-Kernen der Medulla oblongata in Zusammenhang gebracht worden. Für diese Hypothese spricht die Beobachtung, dass der Vasospasmus sowohl durch intravenöse Verabreichung eines Vasopressinantagonisten als auch durch intrazisternale Verabreichung des Arginin-Vasopressin-Antiserums verhindert werden kann [11]. Unklar ist die Ursache der 2. Phase, des späten Vasospasmus; aus dieser Unklarheit resultiert die Vielfalt vorgeschlagener Behandlungskonzepte. Das durch den Vasospasmus verursachte neurologische Defizit ist vermutlich die Resultante aus erhöhtem zerebrovaskulärem Widerstand, erniedrigtem zerebralem Perfusionsdruck und der unter die Ischämieschwelle gefallenen regionalen Hirndurchblutung.

■ **Überlegungen zur Therapie.** Therapeutisches Ziel ist die Wiederherstellung der normalen Hirndurchblutung. Für dieses Ziel wäre ein Medikament ideal, das den Vasospasmus direkt aufhebt. Eine Reihe von Versuchen wurde unternommen, den Vasospasmus mit Nitroprussidnatrium, Isoproterenol oder Nitroglyzerin zu lösen; die Ergebnisse waren jedoch mehrheitlich enttäuschend. Möglicherweise ist die Verabreichung von Vasodilatatoren kontraproduktiv, weil Vasodilatation in gesunden Gefäßareale einen Steal-Effekt zuungunsten der vom Spasmus betroffenen Hirnareale bewirkt. Ferner muss bedacht werden, dass systemisch wirkende Vasodilatatoren über eine zerebrale Vasodilatation den ICP steigern und – im Zusammenwirken mit der Senkung des arteriellen Mitteldruckes – den zerebralen Perfusionsdruck überproportional senken.

Ein weiterer therapeutischer Ansatz ist die Verbesserung der Hirndurchblutung durch Senkung der Blutviskosität; die sich durch Verabreichung von Dextran, Humanalbumin oder Mannit erreichen lässt, die Ergebnisse waren jedoch enttäuschend.

Weil Intensität und Dauer des Vasospasmus die Prognose limitieren, ist die Beseitigung des Spasmus vorrangiges Ziel therapeutischer Bemühungen. Etablierte Maßnahmen sind die Triple-H-Behandlung und die vom Neuroradiologen interventionell durchzuführende Gefäßdilatation, u. U. in Kombination mit Papaverininfusion.

Triple-H-Behandlung

Die 3 „H" stehen für *Hypervolämie, Hypertonie* und *Hämodilution* (siehe auch Kap. 44); die Behandlung wird in der Regel mit der Verabreichung von Nimodipin kombiniert. Die Hypervolämie, in Nordamerika bei 80 % der Patienten angewandt [35], wird durch Verabreichung von kristalloiden und kolloidalen Volumenersatzmitteln bzw. Albuminlösungen herbeigeführt. Bei der Zufuhr von Stärkelösung (z. B. Hydroxyäthylstärke) muss die Hämostase beachtet werden. Im Einzelfall wird zusätzlich die Gabe von ADH (Pitressin, Desmopressin) und Atropin erforderlich, um Gegenregulationsmechanismen auszuschalten.

■ **Hypervolämie und Hämodilution.** Zielgrößen der Behandlung sind ein pulmonalkapillärer Verschlussdruck (PCWP) von 12–20 mmHg bzw. ein zentraler Venendruck (ZVD) über 10 mmHg und ein Hämatokrit von 30–35 %. Eine sekundäre Zielgröße der Infusionstherapie ist ein kolloidosmotischer Druck (KOD) von 25 mmHg. Der KOD wird durch Zufuhr von Kolloidlösungen mit langer intravasaler Verweildauer auf der gewünschten Höhe gehalten.

■ **Hypertonie.** Der Blutdruck wird bei einem Drittel der Patienten durch Zufuhr von Vasokonstringenzien (Katecholamine, Angiotensin) angehoben [35]. Wenn der arterielle Mitteldruck durch Verabreichung des Dopamins von 90 auf 111 mmHg angehoben wird, steigt die regionale Hirndurchblutung in 90 % des nichtinfarzierten Gewebes über die ischämische Schwelle von 25 ml/100 g · min [10]. Die gesteuerte Blutdrucksteigerung (systolischer Blutdruck 160–200 mmHg) ist auf die postoperative Phase beschränkt; präoperativ ist ein systolischer Druck von 120–150 mmHg anzustreben. In Absprache mit dem Operateur kann im Einzelfall eine Senkung des Blutdrucks auf Werte leicht unter die prähämorrhagischen angezeigt sein.

Der Behandlungserfolg wird durch transkranielle Doppler-Sonographie überprüft; Flussgeschwindigkeiten deutlich über 100 cm/s sind als Hinweis auf einen Vasospasmus zu werten. Bei 60 % der Patienten bewirkt die Triple-H-Behandlung eine klinische Besserung. Wird bei Patienten, die unter dieser Behandlung keine Besserung zeigen, eine Ballondilatation durchgeführt, ist bei 60–70 % mit einer Befundverbesserung zu rechnen. Ob die Beseitigung des Vasospasmus auch mit einem Anstieg der Überlebensrate einhergeht, ist nicht abschließend geklärt.

Nimodipin und Tirilazad
Eine Besserung des klinischen Ergebnisses durch frühzeitige Verabreichung eines Kalziumantagonisten vom Dihydropyridintyp, Nimodipin, ist belegt. Weil die klinische Besserung nur selten mit einer Behebung des Vasospasmus einhergeht, müssen andere Wirkungen des Nimodipins als die Vasospasmolyse als ursächlich angenommen werden. Eine ergebnisrelevant günstige Wirkung hat Nimodipin auch bei Patienten mit Schädel-Hirn-Trauma, wenn im initialen Computertomogramm eine Subarachnoidalblutung (tSAB) nachgewiesen worden ist.

Für die spontane Subarachnoidalblutung wurde die Wirksamkeit des Aminosteroids Tirilazad (Freedox) in einer kontrollierten Studie gezeigt [21]. Die günstige Wirkung ließ sich jedoch nur in der männlichen Subpopulation der Studiengruppe überzeugend darstellen; ob dieser Unterschied pharmakokinetische Ursachen hat oder auf Interferenz des Tirilazads mit weiblichen Sexualhormonen zurückzuführen ist, bedarf noch der Klärung.

42.3.4 Schädel-Hirn-Trauma

Ein Schädel-Hirn-Trauma (SHT) liegt vor, wenn durch äußere Gewalteinwirkung die funktionelle Integrität des Gehirns gestört ist. Das Ausmaß der Schädigung von Weichteilen, Schädelknochen und Hirngewebe kann dabei stark variieren. Bei intakter Dura mater handelt es sich um ein geschlossenes SHT, bei verletzter Dura mater um ein offenes SHT. Liquorfluss aus Nase oder äußerem Gehörgang ist ein Hinweis auf eine Duraverletzung an der Schädelbasis.

Glasgow Coma Scale
Das SHT wird nach der Glasgow Coma Scale (GCS) beurteilt (s. Kap. 65). Ein schweres SHT liegt vor, wenn der Wert 8 Punkte bei der Erstuntersuchung nicht überschreitet. Einer klinischen Studie an 59713 Patienten zufolge besteht eine enge Korrelation zwischen dem Schweregrad des SHT – festgelegt nach dem Punktwert für den Erstbefund – und der Mortalität [14]. Wegen der prognostischen Bedeutung, einfachen Anwendbarkeit, geringen interindividuellen Schwankungsbreite und einfachen Dokumentation hat sich die GCS international durchgesetzt.

Der Verlauf des SHT kann mit Hilfe der GCS verfolgt werden, Studienergebnisse und Literaturangaben werden dadurch vergleichbar. Nach Einleitung einer Therapie mit sedierenden Medikamenten ist die GCS nicht mehr anwendbar; auch Verunfallte unter Alkoholeinfluss oder nach Einnahme von Drogen können einen Punktwert auf der GCS erreichen, der nicht der tatsächlichen Schwere des SHT entspricht. Unter erheblichem Alkoholeinfluss wird ein falsch niedriger Wert erreicht. Dies unterstreicht die Bedeutung der Verlaufsbeobachtung mit Hilfe der GCS.

Pathophysiologie
Das *Leitsymptom* des SHT ist die Bewusstseinsstörung durch Funktionsbeeinträchtigung des Gehirns. Sie beruht auf primärer Schädigung durch Gewalteinwirkung am Unfallort. Dieser irreversible Schaden entsteht durch direkte mechanische Einwirkung auf die Neurone und Axone, Gefäßzerreißungen und Auslösung einer Kaskade pathobiochemischer Prozesse, die sich von denen der Ischämie anderer Genese nicht wesentlich unterscheiden.

Das Ausmaß der sekundären Schädigung kann therapeutisch beeinflusst werden. Das traumatisch geschädigte, ischämische Hirnareal ist von einer partiell ischämischen Zone, der Penumbra, die über Kollateralen perfundiert wird, umgeben. Die Penumbra besteht aus reversibel geschädigtem Hirngewebe, dessen Ausmaß die endgültige Gewebezerstörung entscheidend bestimmt. Der reversible Funktionsverlust in der Penumbra kann durch Hypotonie und Hypoxie in irreversiblen Strukturverlust mit Zelluntergang übergehen, so dass sich die Prognose des Verletzten maßgeblich verschlechtert.

Hypotonie ist definiert als systolischer Blutdruck unter 90 mmHg und Hypoxie als arterieller O_2-Partialdruck < 60 mmHg. Die konsequente Korrektur der Hypotonie und Hypoxie eines Patienten mit SHT ist daher vorrangiges Ziel der Versorgung vom Zeitpunkt des Traumas bis zur Entlassung von der Intensivstation.

Ein weiterer Sekundärschaden ist die zerebrale Ischämie. Die Hirndurchblutung ist in den ersten 6 h nach schwerem SHT vermindert und steigt in den folgenden 18 h wieder an. Bei ca. 33 % der Patienten liegt die Durchblutung unterhalb der Ischämieschwelle. Die zerebrale Ischämie tritt unabhängig von Hypotonie, Hypoxie oder Hypokapnie auf und verschlechtert die Prognose des Patienten erheblich.

Zerebrale Regelmechanismen
Die Hirndurchblutung (CBF) ist an den zerebralen O_2-Verbrauch gekoppelt, um den metabolischen Bedarf des Hirngewebes zu decken. Nach einem SHT kann die Kopplung aufgehoben sein. Entweder genügt die Hirndurchblutung nicht dem Bedarf (Ischämie), oder sie ist – gemessen am Bedarf – zu hoch (Luxusperfusion). Die isolierte Messung der Hirndurchblutung gibt keine Auskunft darüber, ob es sich um eine Unter- oder Überversorgung handelt, weil der Bedarf des Hirngewebes ebenfalls variieren kann, nur die Messung der zerebralen O_2-Bilanz ermöglicht eine Aussage.

■ **Vasospasmus.** Eine Ursache der regional verminderten Hirndurchblutung ist der Vasospasmus; etwa 33 %

der Patienten mit schwerem SHT entwickelt einen Vasospasmus innnerhalb der ersten Tage nach dem Unfall. Die Erhöhung der Flussgeschwindigkeit bleibt bis zu 2 Wochen bestehen. Bei Nachweis von Blut im Subarachnoidalraum (bei traumatischer Subarachnoidalblutung, tSAB) ist die Wahrscheinlichkeit hoch, dass ein Vasospasmus auftritt.

■ **Störung der Autoregulation.** Die Unabhängigkeit der Hirndurchblutung vom arteriellen Blutdruck, die Autoregulation, ist bei etwa 50% der Patienten mit SHT gestört. Die Hirndurchblutung folgt dann passiv dem systemischen Blutdruck. Patienten mit gestörter Autoregulation sind durch Blutdruckschwankungen besonders gefährdet: Hypotonie bewirkt eine zerebrale Ischämie, Hypertonie eine Hyperämie mit Anstieg des intrakraniellen Drucks (ICP). Bei Patienten mit intakter Autoregulation steigt dagegen bei Blutdruckabfall der ICP an, weil die Hirndurchblutung durch zerebrale Vasodilatation konstant gehalten wird. Zu beachten ist, dass bei Hypertonie die Kurve der Autoregulation nach rechts (zu höheren Blutdruckwerten hin) verschoben ist.

■ **Hirnödem.** Die Hirndurchblutung hängt nicht nur vom arteriellen Blutdruck, sondern auch vom ICP ab. Eine Erhöhung des ICP ist bei einem SHT häufig, die Ursachen sind intrakranielle Hämatome, die Ausbildung eines Hirnödems und die Zunahme des intrazerebralen Blutvolumens durch zerebrale Vasoparalyse [23]. Das traumatisch bedingte Hirnödem ist mutmaßlich eine Kombination aus zytotoxischem Hirnödem mit Schwellung der Zellen und vasogenem Hirnödem mit Diffusion von Makromolekülen durch eine gestörte Bluthirnschranke in das Interstitium.

■ **Einklemmung.** Als weitere Folge der Erhöhung des intrakraniellen Druckes kann es zur Einklemmung von Hirnanteilen (Temporallappen) im Tentoriumschlitz kommen. Bei der *oberen Einklemmung*, der Mittelhirneinklemmung, werden das Mittelhirn, die Hirnschenkel und der N. oculomotorius komprimiert. Eine einseitige oder beidseitige Pupillenerweiterung ist daher ein Alarmzeichen. Die *untere Einklemmung*, die Medulla-oblongata-Einklemmung, bei der die Kleinhirntonsillen im Foramen magnum den Hirnstamm komprimieren, ist wegen der Beeinträchtigung der Atem- und Kreislaufzentren rasch tödlich.

■ **CO_2-Partialdruck.** Ein weiterer Faktor der CBF-Steuerung ist der arterielle CO_2-Partialdruck (p_aCO_2); er dient der Anpassung der regionalen und lokalen Durchblutung. In Regionen mit hohem Metabolismus und entsprechend hohem CO_2-Partialdruck steigt die Durchblutung durch Vasodilatation an, so dass die Versorgung mit Substraten verbessert wird. Diese Abhängigkeit ist nach induzierter Hypokapnie von 6–8 h nicht mehr gegeben. Als Ursache des Wirkungsverlustes der Hyperventilationstherapie wird der Ausgleich der pH-Wert-Verschiebung durch zerebrale Puffersysteme angenommen. Die abrupte Beendigung der Hyperventilation kann ein Rebound-Phänomen mit Anstieg des ICP durch Hyperämie bewirken. Prinzipiell kann auch die CO_2-Reagibilität beim SHT gestört sein, obwohl dies selten beobachtet wird.

Daher senkt die Hyperventilation in aller Regel den erhöhten ICP durch Vasokonstriktion. Weil die Hirndurchblutung bei einem erheblichen Anteil der Patienten mit schwerem SHT bereits kritisch ist, kann die Hyperventilation deletäre Folgen haben. Auch können einzelne Areale, z. B. Kontusionsherde und das sie umgebende Parenchym, besonders sensibel auf einen Abfall des CO_2-Partialdrucks reagieren [27]. Eine Hyperventilationstherapie bei erhöhtem intrakraniellem Druck sollte daher nur unter metabolischem Monitoring ($s_{vj}O_2$, $p_{ti}O_2$) durchgeführt werden (s. Kap. 11).

Intensivtherapie
Bis der Patient die Intensivstation erreicht, können mehrere Stunden seit dem SHT vergangen sein. Dennoch ist selbst auf der Intensivstation die Zahl der registrierten Sekundärereignisse trotz optimalen Monitorings und der Möglichkeit zum sofortigen Eingreifen hoch. Jones und Mitarbeiter untersuchten bei 124 Patienten mit SHT auf der Intensivstation die Häufigkeit des Auftretens von Sekundärschäden (Hypoxämie, Hypotonie, Anämie, Hypo- oder Hyperkapnie, Fieber, Hyponaträmie, Hypo- oder Hyperglykämie, intrakranielle Hämatome und Infektionen, Vasospasmus, Krampfanfälle und ICP-Erhöhung).

Je nach Abweichung dieser Parameter von den Normalwerten wurde das Ereignis in 3 Schweregrade eingeteilt. Für die Hypotonie beispielsweise war ein Absinken des arteriellen Mitteldruckes auf höchstens 70 mm Hg ein leichtes, auf höchstens 55 mm Hg ein mittelschweres und auf höchstens 40 mm Hg ein schweres Ereignis, wenn der Wert mindestens 5 min lang registriert wurde. 91% aller Patienten hatten mindestens ein Ereignis während ihres Aufenthaltes auf der Intensivstation (Tabelle 42-1).

Allgemeine Aspekte der Intensivtherapie
Die Versorgung des Patienten mit schwerem SHT stellt erhebliche Anforderungen an das Pflegepersonal und die Ärzte; nicht zuletzt steigt durch das erweiterte Monitoring die Anzahl der zu überwachenden und zu protokollierenden Variablen. Patienten mit schwerem SHT müssen für die Zeit der Erhöhung des ICP sediert und maschinell beatmet werden.

Tabelle 42-1. Anzahl der Patienten mit schwerem SHT, die während des Aufenthalts auf der Intensivstation ein oder mehrere Ereignisse erlitten. (Nach [Jones PA et al. (1994) J Neurosurg Anesth 6: 4–14])

SHT	– schwer	– mittelschwer	– leicht	Gesamt
mit Ereignis	67	29	17	113
ohne Ereignis	1	7	3	11
Gesamt	68	36	20	124

■ **Analgosedierung.** Zur Sedierung eignen sich Benzodiazepine oder Propofol in Kombination mit einem Opioid. Die Beatmung (volumen- oder druckkontrolliert) wird mit möglichst niedrigem Mittel- und Spitzendruck durchgeführt. Eine routinemäßige Relaxierung kann nicht empfohlen werden, unter anderem wegen erhöhter Pneumoniegefahr und der Verlängerung des stationären Aufenthaltes [19].

■ **Monitoring und Labor.** Neben der täglichen allgemeinen und neurologischen Untersuchung werden mindestens einmal täglich die wichtigsten Laborwerte einschließlich Laktat (arteriell und venös, ggf. zerebrovenös), der kolloidosmotische Druck und die Serumosmolalität bestimmt. Bei Infektionsverdacht wird der Liquor laborchemisch und mikrobiologisch untersucht. Blutgase und Blutzucker werden 4- bis 6-stündlich überwacht. Apparativ werden neben den üblichen Parametern (EKG, arterieller Blutdruck, arterielle O_2-Sättigung, Temperatur, Urinausscheidung, ZVD) der endexspiratorische CO_2-Partialdruck, gegebenenfalls der ICP, der CPP und die zerebrovenöse O_2-Sättigung überwacht sowie das EEG und die SEP abgeleitet. CCT und Röntgenuntersuchungen des Thorax werden nach einem festen Schema (CCT Follow-up nach 24 und 72 h sowie nach 7 Tagen) und bei Bedarf durchgeführt.

■ **Routinemaßnahmen.** Die Thromboseprophylaxe und Bronchialtoilette sind Basismaßnahmen. Die Temperatur sollte 37 °C nicht überschreiten, der Blutzucker wird mit Altinsulin unter 200 mg/dl eingestellt und die Hämoglobinkonzentration über 10 g/dl gehalten.

Neben den für Intensivpatienten typischen Komplikationen können spezielle Komplikationen nach SHT den Patienten gefährden; eine große Gefahr ist die Pneumonie des beatmeten Patienten. In den ersten 5 Tagen beruht sie meistens auf Aspiration grampositiver Bakterien aus dem Oropharynx, später auftretende Pneumonien werden durch gramnegative Problemkeime hervorgerufen. Patienten, die gekühlt werden oder Barbiturate erhalten, sind besonders gefährdet. Auch die fixierte Hochlagerung des Oberkörpers um 30° und die Relaxierung erhöhen das Risiko. Die Therapie wird nach den gleichen Grundsätzen wie bei anderen auf der Intensivstation auftretenden Pneumonien durchgeführt.

■ **Lungenpflege.** Die Lungenpflege einschließlich der physikalischen Therapie und der Bronchialtoilette muss bei Patienten, die durch erhöhten intrakraniellen Druck gefährdet sind, zurückhaltend und mit besonderer Vorsicht durchgeführt werden. Den mit endotrachealem Absaugen einhergehenden Phasen der Hypoxie muss durch Präoxygenierung vorgebeugt werden. Das Absaugen tracheobronchialen Sekrets ist ein sehr starker sympathomimetischer Stimulus, der sich als Zunahme des arteriellen Blutdrucks und des ICP manifestiert.

Bei Patienten mit erhöhter intratrakranieller Elastance muss diese Reaktion durch intravenöse Verabreichung eines Hypnotikums (Barbiturat, Etomidat oder Popofol), Sedativums (Benzodiazepin), Lokalanästhetikums (Lidocain) oder Muskelrelaxans verhindert werden.

■ **Elektrolytstörungen.** Elektrolytstörungen treten häufig auf; besonders die Hyponatriämie (Na^+ < 135 mval/l) muss korrigiert werden, weil die osmotische Pufferkapazität des ZNS posttraumatisch eingeschränkt ist. Ursachen der Hyponatriämie sind das Syndrom der inadäquaten ADH-Sekretion (SIADH) und das zerebrale Salzverlustsyndrom (CSW).

■ **Syndrom der inadäquaten ADH-Sekretion (SIADH).** Beim SIADH wird infolge kontinuierlicher ADH-Sekretion Natrium ausgeschieden. Kennzeichnend sind die erniedrigte Serumosmolalität und Hyponatriämie bei gleichzeitig hoher Natriumkonzentration im Urin (> 25–30 mval/l). Der Extrazellulärraum ist normal bis vergrößert. Die zugrundeliegenden Pathomechanismen sind nicht umfassend geklärt. Atriale und zerebrale natriuretische Peptide sowie eine verminderte Aldosteronsekretion sind möglicherweise beteiligt. Wenn Flüssigkeitsrestriktion die Hypernatriurie beseitigt und die Konzentration des Natriums im Serum korrigiert, ist dies diagnostisch richtungsweisend und therapeutisch zielführend.

■ **Zerebrales Salzverlustsyndrom (CSW).** Das CSW bietet anfangs ein ähnliches Bild, später steht die hyponatriämische Hypovolämie im Vordergrund. Flüssigkeitsrestriktion aggraviert das Krankheitsbild. Die inadäquate Freisetzung natriuretischer Peptide wird als ursächlich angesehen. Die Hyponatriämie muss langsam mit physiologischer Kochsalzlösung korrigiert werden, um der Komplikation des osmotischen Demyelinierungssyndroms (zentrale pontine Myelinolyse) vorzubeugen. Wenn die Hyponatriämie mit neurologischer Symptomatik einhergeht, kann eine etwas schnellere Korrektur mit hypertoner NaCl-Lösung indiziert sein (NaCl 3 %, 1 – 2 ml/kg KG/h).

■ **Diabetes insipidus.** Der Diabetes insipidus tritt bei 2 % der Patienten mit SHT auf und manifestiert sich als hypernatriämische hyperosmolare Dehydratation. Die Diagnose ist nicht schwierig, weil die Diurese hypoosmolaren Urins erheblich ist. Therapeutisch steht die Wiederherstellung der Normovolämie (initial mit freiem Wasser) im Vordergrund, die spezifische Behandlung besteht in der intravenösen Gabe von synthetischem Desmopressinacetat (Minirin, fraktioniert i. v., ED 0,5 – 2 µg).

■ **Komplikationen.** Eine Sepsis tritt nach SHT häufiger auf, die Letalität ist hoch. Weitere Komplikationen sind die tiefe Phlebothrombose mit der Gefahr der Lungenembolie und die Verbrauchskoagulopathie, ausgelöst durch thromboplastisches Material aus dem Hirngewebe. Nach offenem SHT besteht die Gefahr einer Meningitis; die prophylaktische Antibiotikagabe wird allerdings kontrovers beurteilt.

Patienten mit schwerem SHT haben höhere Blutzuckerwerte als die Patienten mit mittelschwerem SHT, was sich auf die Prognose nachteilig auswirkt [26]. Das SHT prädisponiert zur Entwicklung von Stressulzera, deren Inzidenz durch prophylaktische Gabe von Sucralfat und/oder Histamin-H_2-Rezeptorenblockern vermindert wird.

Beatmung

Patienten mit schwerem SHT werden primär kontrolliert beatmet. Es wird, unter Beachtung des ICP, eine „Normoventilation auf niedrigem Niveau" angestrebt.

Die Hyperventilation wird nur therapeutisch, d. h. bei Erhöhung des intrakraniellen Drucks, nicht jedoch prophylaktisch eingesetzt. Wenn die Indikation zur Hyperventilation gegeben ist, wird der p_aCO_2 unter Kontrolle des ICP auf 30 – 35 mm Hg gesenkt. Fällt der intrakranielle Druck ab, wird die Maßnahme zeitlich befristet fortgesetzt. Nach 6 – 8 h ist die Wirkung der Hyperventilation meist nicht mehr nachweisbar. Die Senkung des p_aCO_2 auf 28 – 30 mm Hg durch forcierte Hyperventilation ist wegen der Gefahr der Auslösung zerebraler Ischämien nur unter Überwachung der zerebrovenösen O_2-Sättigung angezeigt.

Eine $s_{vj}O_2$ im Normbereich schließt eine regionale Ischämie jedoch nicht aus. Die Bestimmung der arteriozerebrovenösen Laktatdifferenz erhöht die Sicherheit, eine Ischämie zu erkennen. Ein CO_2-Partialdruck unter 28 mm Hg ist wegen der damit einhergehenden Ischämiegefahr zu vermeiden. Der p_aCO_2 darf nur schrittweise zum Ausgangswert zurückkehren, weil die abrupte Beendigung der Hyperventilation ein Rebound-Phänomen mit Anstieg des ICP auslösen kann.

Kreislaufsteuerung

Das übliche Behandlungskonzept beruht auf der Hypothese, dass eine Optimierung der zerebralen Perfusion unter gleichzeitiger Senkung des intrakraniellen Druckes und Aufrechterhaltung der allgemeinen Körperhomöostase die neurologische Erholung der Patienten verbessert.

Derzeit sind 2 neue Konzepte zur Optimierung der Hirndurchblutung in der Diskussion (s. Kap. 41). Eine Bestätigung der Wirksamkeit dieser Konzepte durch größere kontrollierte Studien im Hinblick auf das neurologische Ergebnis steht noch aus.

CPP-orientiertes Behandlungsprinzip

Dem Behandlungskonzept liegt die Hypothese zugrunde, dass bei Patienten mit schwerem Schädel-Hirn-Trauma die Autoregulationskurve der zerebralen Durchblutung wegen eines höheren zerebrovaskulären Widerstandes zu höheren Werten hin verschoben ist. Primäres Behandlungsziel ist die Anhebung des CPP – insbesondere während intrakranieller Druckkrisen – auf übernormale Werte. Dies wird durch großzügige Gabe von Volumenersatzmitteln und Katecholaminen erreicht. Alle Patienten werden wegen der Gefahr des zerebralen Perfusionsabfalls flach gelagert [31].

Bei einer Gruppe von 158 Patienten mit schwerem Schädel-Hirn-Trauma wurde eine gute neurologische Erholung bei 59 % der Patienten erreicht, 29 % starben, 2 % überlebten vegetativ, 9 % schwer behindert. Die Autoren postulieren aus dem statistischen Vergleich mit historischen Studien eine Überlegenheit des Behandlungskonzeptes [31]. Betrachtet man die erzielten Ergebnisse jedoch im Vergleich mit Studien aus den 1990er Jahren, entsprechen die erzielten Ergebnisse durchaus dem aktuellen Standard (60 % aller Patienten mit schwerem SHT – initialer GCS unter 9 Punkten – überleben in neurologisch gutem Zustand, 40 % sterben oder überleben mit schweren Behinderungen).

Hydrostatisch-osmotisches Behandlungsprinzip (Lund-Konzept)

Diesem Behandlungskonzept liegt die Hypothese zugrunde, dass die treibende Kraft der posttraumatischen Ödementstehung der hydrostatische und der kolloidosmotische Druckgradient zwischen Extrazellulärraum und Hirnzelle ist [2]. Nach diesen Überlegungen sollte zum Ausgleich dieser Druckdifferenz der kolloidosmotische Druck hoch und der kapilläre Druck im Extrazellulärraum niedrig gehalten werden. Um dieses zu erreichen, wird mit Metoprolol und Clonidin der Blutdruck gesenkt. Die Patienten erhalten zur Erhöhung des präkapillären Widerstandes Dihydroergotamin (DHE). Es wird eine negative Flüssigkeitsbilanz angestrebt, zusätzlich werden kolloidale Lösungen gegeben. Der intrakranielle Druck wird durch DHE-induzierte venöse Vaskonstriktion gesenkt.

Bislang wurden nur wenige Patienten mit schwerem Schädel-Hirn-Trauma nach diesem Prinzip behandelt. Aus einem Vergleich mit einer historischen Kontrollgruppe (Mortalität 100 %!), einer niedrigeren Sterblichkeit in der Untersuchungsgruppe (2 von 11 Patienten) und einem günstigen Verlauf des intrakraniellen Druckes wird auf die Wirksamkeit der Therapie geschlossen. Eine weitere retrospektive Untersuchung zeigt, dass durch dieses Behandlungsprinzip neurologische Ergebnisse erzielt werden können, die mit den besten bisher erzielten vergleichbar sind (Mortalität 13 %; [28]).

Das Behandlungsprinzip vernachlässigt allerdings wesentliche Pathomechanismen des posttraumatischen Hirnödems. In mehreren Studien wird der Zusammenhang zwischen erniedrigtem CPP, erhöhtem ICP und Abnahme der Hirndurchblutung nachgewiesen. Eine induzierte Hypotonie in dieser Phase kann nachteilig sein. Eine Überlegenheit des Behandlungsprinzips gegenüber konventioneller Behandlung ist nicht belegt. Möglicherweise ist das Lund-Konzept für eine Gruppe von Patienten mit intrazerebraler Hyperämie (vermehrtem intrazerebralem Blutvolumen) und defekter Autoregulation nach SHT wirksam.

Ernährung

Die Ernährungsbehandlung des Patienten mit Schädel-Hirn-Trauma (SHT) ist wenig erforscht. Eine MEDLINE-Recherche der Brain Trauma Foundation, die die englischsprachige Literatur zwischen 1975 und 1994 umfasste, erbrachte nur 29 Publikationen zu diesem Thema [5]. Therapiestandards können nicht formuliert werden, weil wissenschaftlich abgesicherte Erkenntnisse fehlen.

Folgende Anhaltspunkte lassen sich aus der Literatur [12] ableiten:

■ **Stoffwechsel.** Der Stoffwechsel des Schädel-Hirn-Verletzten unterscheidet sich in der Frühphase und im Verlauf nicht grundsätzlich von dem anderweitig Verletzter; kennzeichnend sind Hypermetabolismus, Proteinkatabolie, Hyperglykämie, Akutphasenreaktion und T-Zell-Suppression durch Freisetzung von Zytokinen.

Der Ruheenergieumsatz (REE), bezogen auf den basalen Energieumsatz nach Harris-Benedict, liegt zwischen 100 und 170 %, bei weiter Streuung im Einzelfall. Relaxierung, Barbituratsedierung, Hypothermie und Betarezeptorenblockade senken den REE erheblich. Wegen der weiten Streuung des Energieumsatzes ist ein individuelles Monitoring durch indirekte Kalorimetrie empfehlenswert [37].

■ **Energie- und Proteinzufuhr.** Für nichtrelaxierte Patienten ist eine Kalorienzufuhr von ca. 140 %, für relaxierte (bzw. tief sedierte) Patienten von 100 % des Energieumsatzes nach Harris-Benedict geeignet, bei adaptivem Ernährungsaufbau bis zum 7. Tag. Trotz bedarfsgerechter Kalorienzufuhr wird eine ausgeglichene Stickstoffbilanz nicht vor der 3. Krankheitswoche erreicht. Die Zufuhr von mehr als 1,5 g/kg · Tag Protein ist wegen der erhöhten Harnstoffbildung nicht angezeigt.

Eine Verbesserung der kumulativen Stickstoffbilanz lässt sich durch Verabreichung einer Aminosäurelösung mit erhöhtem Anteil verzweigtkettiger Aminosäuren erzielen. Ob damit jedoch die Überlebensrate gesteigert wird, ist zweifelhaft. Exogen zugeführtes Glutamat führt bei Aufnahme in die Gliazellen zu deren Schwellung; Glutamat im zerebralen Interstitium stimuliert den NMDA-Rezeptor [24]. Aufgrund dieser Zusammenhänge ist die Gabe glutamatfreier Lösungen gegebenenfalls vorteilhaft.

■ **Enterale oder parenterale Ernährung?** Eine Reihe von Argumenten spricht für die frühzeitige enterale Ernährung des Schwerverletzten: Reduktion der Katheterkomplikationen, besonders der Infektionen, geringerer personeller und apparativer Überwachungsaufwand sowie geringere Kosten. Die Vermeidung einer Hyperglykämie durch enterale Nährstoffzufuhr und physiologische Insulinstimulation ist ein zusätzlicher Aspekt bei Patienten mit Schädel-Hirn-Trauma: Sowohl in Tierversuchen als auch beim Menschen lässt sich ein Zusammenhang zwischen Hyperglykämie in der Akutphase und neurologischen Sekundärschäden nachweisen [34].

Durch frühzeitige enterale Ernährung (innerhalb der ersten 24 h) nach dem Trauma wird die Infektionsrate gesenkt, bleibt die gastrointestinale Barrierefunktion erhalten und wird u. U. einer Gastroparese vorgebeugt. Dennoch bleibt die verzögerte bzw. aufgehobene Magenentleerung das Haupthindernis dieser Form der Ernährung. Mehrere prospektive Studien sind gescheitert, weil die enterale Ernährung nicht möglich war und sich daher die Kalorien- und Stickstoffzufuhr zwischen parenteraler und enteraler Ernährungsgruppe unterschieden.

Als Ausweg bietet sich die jejunale Ernährung über die nasojejunale Sonde an oder die Katheter-Jejunostomie im Falle einer aus anderen Gründen erforderlichen Laparotomie. Auch das endoskopische Vorschieben einer perkutanen Gastrostomiesonde (PEG) in das Duodenum ist im Einzelfall – sofern zumutbar – erfolgreich. Für diese Ernährungsform sind günstigere Stickstoffbilanzen, niedrigere Infektionsraten und verkürzte Verweildauer auf der Intensivstation belegt [16, 25].

Trotz vieler Hinweise auf eine günstige Beeinflussung des Krankheitsverlaufs durch bestimmte Ernährungsregime war es bisher nicht möglich, deren Bedeutung für die Überlebensrate und das neurologische Ergebnis zu quantifizieren.

Neuroprotektion

Unter Neuroprotektion im weitesten Sinn ist die Verlängerung der neuronalen Ischämietoleranz zu verstehen. Traumatisch zerstörtes Nervengewebe ist nicht wieder herzustellen, Ziel neuroprotektiver Maßnahmen ist der Schutz des umgebenden Gewebes vor Sekundärschäden (Penumbra-Konzept). Es werden physikalische (Hypothermie) und medikamentöse Maßnahmen getroffen; auch die Krampfprophylaxe ist als Neuroprotektion anzusehen.

■ **Physikalische Neuroprotektion.** Die milde Hypothermie von 32–34 °C Körperkerntemperatur, die den zerebralen O_2-Verbrauch und den erhöhten ICP senkt sowie die Freisetzung toxischer Neurotransmitter vermindert, beeinflusst das neurologische Ergebnis des Patienten mit schwerem SHT günstig. Die Hypothermie kann beim sedierten Patienten durch Oberflächenkühlung erzielt werden. Nebenwirkungen sind Kältediurese, Erhöhung der Blutviskosität, Beeinträchtigung der Thrombozytenfunktion, Suppression der Immunantwort, Herzrhythmusstörungen, Myokardischämie und Wundheilungsstörungen. Die Hypothermie sollte für 24–48 h durchgeführt werden, gefolgt von langsamer Wiedererwärmung. Eine Temperatur über 37 °C muss vermieden werden, weil bereits eine geringe Hyperthermie negative Auswirkungen auf das neurologische Ergebnis hat.

■ **Medikamentöse Neuroprotektion.** Neue Erkenntnisse auf dem Gebiet der Pathophysiologie zerebraler Ischämien waren Anlass für eine Fülle tierexperimenteller und klinischer Studien zur Wirksamkeit verschiedener Medikamente hinsichtlich des neurologischen Ergebnisses von Patienten mit SHT. Glukokortikoide verbessern die Prognose nicht und haben erhebliche Nebenwirkungen (Ulcus ventriculi, Hyperglykämie, erhöhte Infektraten). Das 21-Aminosteroid Tirilazad verbessert im Tierversuch das Ergebnis; klinische Studien zur Wirksamkeit sind noch nicht abgeschlossen. NMDA-Rezeptor-Antagonisten befinden sich ebenfalls noch in klinischer Erprobung. Indomethacin, ein Cyclooxygenase-Hemmer, senkt nach Bolusinjektion von 50 mg den ICP signifikant und ist auch als Dauerinfusion wirksam. Allerdings tritt nach dem Absetzen ein Rebound-Phänomen auf. Für den Radikalfänger Superoxiddismutase konnte keine Verbesserung des neurologischen Ergebnisses belegt werden.

■ **Barbituratkoma.** Barbiturate werden zur Senkung eines erhöhten intrakraniellen Drucks eingesetzt, der durch die oben erwähnten Maßnahmen nicht beeinflusst werden kann. Sie senken die $CMRO_2$ und sollen unter anderem dadurch hirnprotektiv wirken. Durch Bolusinjektion von Thiopental (1,5 mg/kg KG) wird zunächst geprüft, ob der ICP gesenkt werden kann; dies setzt eine intakte CO_2-Reagibilität der Hirngefäße voraus. Der Responder erhält eine kontinuierliche Infusion unter EEG-Monitoring (Burst-suppression-EEG). Die Bestimmung der Konzentration des Barbiturats im Plasma ist zur Therapiesteuerung ungeeignet. Eine Hypotonie muss konsequent behandelt werden. Patienten, deren ICP durch diese Reservemaßnahme nicht gesenkt werden kann, haben eine sehr schlechte Prognose.

■ **Kalziumantagonisten.** Bei traumatischer Subarachnoidalblutung (tSAB) wird der Kalziumantagonist Nimodipin für 3 Wochen gegeben. In dieser Subgruppe von Patienten mit SHT und Vasospasmus wird die Prognose durch Nimodipin verbessert.

Krampfprophylaxe

Ungünstig ist das Auftreten von Krampfanfällen, die sich in der ersten Woche (sog. frühe Krampfanfälle) – mit hoher Wahrscheinlichkeit für das Erleiden weiterer Anfälle – oder als späte Anfälle jenseits der ersten Woche manifestieren. Je schwerer das SHT ist, desto häufiger tritt eine Epilepsie auf. Besonders gefährdet sind Patienten mit penetrierenden Kopfverletzungen, intrazerebralem oder subduralem Hämatom und Impressionsfrakturen mit Duradefekt.

Die Verabreichung von Antikonvulsiva zur Prophylaxe früher posttraumatischer Krampfanfälle ist Standard; die Prophylaxe später posttraumatischer Krämpfe ist dagegen nicht indiziert [1, 6]. Treten trotz der Prophylaxe Krämpfe auf, sind diese – vorzugsweise mit Benzodiazepinen – zu kupieren; die Dosierung der Antikonvulsiva muss gegebenenfalls korrigiert werden. Krampfanfälle in der frühen postoperativen Phase gehen mit arterieller Hypertonie und so mit dem Risiko der intrakraniellen Nachblutung einher. Bei spontanatmenden Patienten tritt eine Hypoxämie infolge Verbrauchshypoxygenation und hypoventilatorischer Hypoxie auf.

42.3.5 Rückenmarkverletzungen

Die meisten Patienten, die wegen einer Erkrankung des Rückenmarks intensivtherapeutisch versorgt werden, weisen traumatische Rückenmarkverletzungen auf. Daneben sind Patienten mit spinalen Raumforderungen, Hämatomen und arteriovenösen Malformationen zu versorgen. Bei den zahlenmäßig im Vordergrund stehenden traumatischen Rückenmarkverletzungen hängt die Intensität der intensivmedizinischen Versorgung von der Höhe der Verletzung, dem Alter, der Stabilität der Fraktur und den begleitenden neurologischen Komplikationen ab.

Tabelle 42-2. Zuordnung der Kennmuskeln zu den einzelnen Segmenten

Spinales Segment	Kennmuskeln
C5	M. biceps, M. brachialis (Ellbogenbeugung)
C6	Mm. extensor carpi radialis longus et brevis (Handgelenkstreckung)
C7	M. triceps (Ellbogenstreckung)
C8	M. flexor digitorum profundus (Fingerbeugen)
Th1	M. abductor digiti minimi (Kleinfingerabspreizung)
L2	M. iliopsoas (Hüftbeugung)
L3	M. quadriceps femoris (Kniestreckung)
L4	M. tibialis anterior (Sprunggelenkextension)
L5	M. extensor hallucis longus (Großzehenstreckung)
S1	M. gastrocnemius, M. soleus (Sprunggelenkbeugung)

Höhe der Verletzung

Es gilt: Je näher die Verletzung am Kranium, desto ernster der Zustand! Das Ausmaß der Komplikationen ist bei Halswirbelsäulenverletzten am größten. Bei Patienten mit Rückenmarkverletzungen im thorakalen Bereich sind Komplikationen seltener, bei Patienten mit Verletzungen im lumbalen Bereich gar nicht zu erwarten. Zur Feststellung des höchsten ausgefallenen motorischen Segments wird die Funktion der Leitmuskeln klinisch geprüft (Tabelle 42-2).

Atemwegssicherung

CAVE Grundsätzlich besteht das Risiko, eine bislang unvollständige Halsmarkverletzung durch Maßnahmen der Atemwegssicherung (Laryngoskopie, Lagerung) zu komplettieren.

Die dafür verantwortlichen passiven Gefügeverschiebungen der HWS werden auch durch einen stabilisierenden Kragen nicht sicher verhindert. Der sicherste Weg, diese Komplikation zu vermeiden, ist die Verwendung eines flexiblen Fiberbronchoskops zur nasotrachealen Intubation unter örtlicher Betäubung. Nur im Falle akuter respiratorischer Insuffizienz und der Nichtverfügbarkeit eines Endoskops sind Alternativverfahren wie die laryngoskopische Intubation unter manueller In-line-Stabilisierung der HWS oder die blind-nasale Intubation gerechtfertigt.

Atmung/Beatmung

Den größten Anteil an der äußeren Atmung hat das Zwerchfell. Der das Zwerchfell versorgende N. phrenicus hat seinen Ursprung in den Segmenten C3–C5; eine Verletzung oberhalb dieses Niveaus beeinträchtigt die Atmung und die Schutzreflexe signifikant. Die Schädigung des N. phrenicus ist eine Ursache der Pneumonie durch Sekretverhalt aufgrund der Unfähigkeit abzuhusten. Die resultierende arterielle Hypoxie ist eine typische Folge der Wirbelsäulenverletzungen. Intensive Lungenpflege und Physiotherapie sind die Basis der Behandlung.

Kreislauf

Zum Ausfall der kardialen Rr. accelerantes mit nachfolgender Bradykardie kommt es bei Verletzungen des Hals- und Thorakalmarks oberhalb von Th5. Verletzungen oberhalb von Th10 verursachen über die damit einhergehende sympathische Blockade eine relative Hypovolämie mit Blutdruckabfall, der durch Infusionen behandelt wird. In Abhängigkeit von der Höhe der Verletzung ist der periphere Gefäßwiderstand der Patienten mit Rückenmarkverletzungen erniedrigt; je nach Verletzungshöhe und intravasalem Volumenstatus kann das Herzzeitvolumen abfallen.

Vegetativum

Die Unfähigkeit des Patienten mit hoher Querschnittverletzung seinen Gefäßtonus zu steuern, beeinträchtigt die Temperaturregulation und macht den Organismus partiell wechselwarm. Die Körpertemperatur wird weitgehend von der Raumtemperatur beeinflusst mit dem Risiko der Hypothermie oder Überwärmung. Zu einem späteren Zeitpunkt entwickelt sich eine autonome Hyperreflexie als Manifestation viszeraler Stimulation ohne Gegensteuerung.

Alter der Verletzung

In Abhängigkeit vom Alter der Verletzung sind 2 Komplikationen zu unterscheiden:

- **Spinaler Schock.** In der Frühphase der Rückenmarkverletzung kann durch Vasodilatation ein relativer Volumenmangelschock eintreten. Der Patient kann wegen Verlustes der vaskulären Schutzreflexe die akute Diskrepanz zwischen intravasalem Raum und Volumen nicht kompensieren; es tritt eine Hypotonie bis hin zum Schock auf, die der Volumensubstitution bedarf.

- **Deafferenzierung.** Auf die nach Querschnittverletzung ausbleibende nervale Stimulation reagiert die Skelettmuskulatur mit Ausbildung zusätzlicher Endplatten. Hierdurch wird die mit der durch Succinylcholin induzierten Depolarisation einhergehende Kaliumfreisetzung aus der Muskelzelle erheblich verstärkt. Diese Komplikation tritt innerhalb von 1–3 Tagen nach der Rückenmarkverletzung auf; die Überempfindlichkeit gegenüber deporalisierenden Relaxanzien kann bis zu einem Jahr anhalten. Wegen des Risikos hyperkaliämisch bedingter Herzrhythmusstörungen werden bei querschnittgelähmten Patienten ausschließlich nichtdepolarisierende Muskelrelaxanzien angewandt. Die Behandlung einer (medikamentös induzierten) Hyperkaliämie umfasst die intravenöse Verabreichung von Kalzium, Natriumbikarbonat, Schleifendiuretika sowie von Glukose und Insulin, im Extremfall die kardiopulmonale Wiederbelebung.

Literatur

1. Annegers JF, Hauser WA, Coan SP, Rocca WA (1998) A population-based study of seizures after traumatic brain injuries. N Engl J Med 338: 20–24
2. Asgeirsson B, Grände PO, Nordström CH (1994) A new therapy of post-trauma brain oedema based on haemodynamic principles for brain volume regulation. Intensive Care Med 20: 260–267
3. Berendes E, Walter M, Cullen P et al. (1997) Secretion of brain natriuretic peptide in patients with aneurysmal subarachnoid haemorrhage. Lancet 349: 245–249
4. Biestro AA, Alberti RA, Soca AE, Cancela M, Puppo CB, Borovich B (1995) Use of indomethacin in brain-injured patients with cerebral perfusion pressure impairment: preliminary report. J Neurosurg 83: 627–630
5. Brain Trauma Foundation (1995) Nutritional support of brain-injured patients. In: Guidelines for the management of severe head injury, pp 14/1–14/15. BTF, New York
6. Brain Trauma Foundation (1995) The role of anti-seizure prophylaxis following head injury. In: Guidelines for the management of severe head injury, pp 15/1–15/7. BTF, New York
7. Broderick J, Brott T, Tomsick T, Miller R, Huster G (1993) Intracerebral hemorrhage more than twice as common as subarachnoid hemorrhage. J Neurosurg 78: 188–191
8. Burchardi H, Wöbker G, Engelhardt W, Schregel W, Spiss CK (1997) Beatmung. Anästhesiol Intensivmed 38: 386–391
9. Cottrell JE, Robustelli A, Post K, Turndorf H (1977) Furosemide and mannitol induced changes in intracranial pressure and serum osmolality and electrolytes. Anesthesiology 47: 28–30
10. Darby JM, Yonas H, Marks EC, Durham S, Snyder RW, Nemoto EM (1994) Acute cerebral blood flow response to dopamine-induced hypertension after subarachnoid hemorrhage. J Neurosurg 80: 857–864
11. Delgado TJ, Abdul-Rahman M. Warberg J et al. (1988) The role of vasopression in acute cerebral vasospasm. Effect on spasm of a vasopressin antagonist or vasopressin antiserum. J Neurosurg 68: 266–273
12. Dörr F, Jantzen J-P (1997) Die Ernährung des Patienten mit Schädel-Hirn-Trauma. Anästhesiol Intensivmed 38: 398–399
13. Feldman Z, Kanter MJ, Robertson CS et al. (1992) Effect of head elevation on intracranial pressure, cerebral perfusion pressure, and cerebral blood flow in head-injured patients. J Neurosurg 76: 207–211
14. Gennarelli TA, Champion HR, Copes WS, Sacco WJ (1994) Comparison of mortality, morbidity, and severity of 59,713 head injured patients with 114,447 patients with extracranial injuries. J Trauma 37: 962–968
15. Goluboff B, Shenkin HA, Haft H (1964) The effects of mannitol and urea on cerebral hemodynamics and cerebrospinal fluid pressure. Neurology 14: 891–898
16. Grahm TW, Zadrozny DB, Harrington T (1989) The benefits of early jejunal hyperalimentation in the head-injured patient. Neurosurgery 25: 729–735
17. Griffin JP, Cottrell JE, Shwiry B, Hartung J, Epstein J, Lim K (1984) Intracranial pressure, mean arterial pressure, and heart rate following midazolam or thiopental in humans with brain tumors. Anesthesiology 60: 491–494
18. Hougaard K, Hansen A, Brodersen P (1993) The effect of ketamine on regional cerebral blood flow in man. Anesthesiology 41: 562–567
19. Hsiang JK, Chesnut RM, Crisp CB et al. (1994) Early routine paralysis for intracranial pressure control in severe head injury: is it necessary? Crit Care Med 22: 1471–1476
20. Kalfas IH, Little JR (1988) Postoperative hemorrhage: A survey of 4992 intracranial procedures. Neurosugery 23: 343–347
21. Kassell NF, Haley EC, Apperson-Hansen C, Alves WM (1996) Randomized, double-blind, vehicle controlled trial of tirilazad mesylate in patients with aneurysmal subarachnoid hemorrhage: a cooperative study in Europe, Australia and New Zealand. J Neurosurg 84: 221–228
22. Kassell NF, Sasaki T, Colohan AR, Nazar G (1985) Cerebral vasospasm following aneurysmal subarachnoid hemorrhage. Stroke 16: 562–572
23. Kelly DF, Kordestani RK, Martin NA et al. (1996) Hyperemia following traumatic brain injury: relationship to intracranial hypertension and outcome. J Neurosurg 85: 762–771
24. Kempski O, Andrian U von, Schürer L, Baethmann A (1990) Intravenous glutamate enhances edema formation after a freezing lesion. Adv Neurol 52: 219–223
25. Kirby DF, Clifton GL, Turner H et al. (1991) Early enteral nutrition after brain injury by percutaneous endoscopic gastrojejunostomy. JPEN 15: 298–302
26. Lam AM, Winn HR, Cullen BF, Sundling N (1991) Hyperglycemia and neurological outcome in patients with head injury. J Neurosurg 75: 545–551
27. McLaughlin MR, Marion DW (1996) Cerebral blood flow and vasoresponsivity within and around cerebral contusions. J Neurosurg 85: 871–876
28. Naredi S, Edén E, Zäll S, Stephensen H, Rydenhag B (1998) A standardized neurosurgical/neurointensive therapy directed toward vasogenic edema after severe traumatic brain injury: clinical results. Intensive Care Med 24: 446–451
29. Pfenninger E, Dick W, Ahnefeld FW (1985) The influence of ketamine on both normal and raised intracranial pressure of artificially ventilated animals. Eur J Anaesthesiol 2: 297–307
30. Pinaud M, Lelausque J-N, Chetanneau A et al. (1990) Effects of propofol on cerebral hemodynamics and metabolism in patients with brain trauma. Anesthesiology 73: 404–409
31. Rosner MJ, Rosner SD, Johnson AH (1995) Cerebral perfusion pressure: management protocol and clinical results. J Neurosurg 83: 949–962
32. Schramm J, Cedzich C (1993) Outcome and management of intraoperative aneurysm rupture. Surg Neurol 40: 26–30
33. Segal IS, Vickery RG, Walton JK, Doze VA, Maze M (1988) Dexmedetomidine diminishes halothane anesthetic requirements in rats through a postsynaptic alpha-2-adrenergic receptor. Anesthesiology 69: 818–823
34. Sieber FE, Traystman RJ (1992) Special issues: Glucose and the brain. Crit Care Med 20: 104–114
35. Solenski NJ, Haley EC, Kassell NF, Kongable G, Germanson T, Truskowski L, Torner JC (1995) Medical complications of aneurysmal subarachnoid hemorrhage: a report of the multicenter, cooperative aneurysm study. Crit Care Med 23: 1007–1017
36. Stephan H, Sonntag H, Schenk HD, Kohlhausen S (1987) Einfluss von Disoprivan auf die Durchblutung und den Sauerstoffverbrauch des Gehirns und die CO_2-Reaktivität der Hirngefäße beim Menschen. Anaesthesist 36: 60–65
37. Sunderland PM, Heilbrun MP (1992) Estimating energy expenditure in traumatic brain injury: Comparison of indirect calorimetry with predictive formulas. Neurosurgery 31: 146–153

38. Sväland H, Sonesson B, Ljunggren B et al. (1986) Outcome evaluation following subarachnoid hemorrhage. J Neurosurg 64: 191–196
39. Wallenfang Th, Fries G, Jantzen J-P, Bayer J, Trautmann F (1988) Pathomechanism in brain oedema in experimental intracerebral mass haemorrhage. Acta Neurochir [Suppl] 43: 182–185
40. Werner C, Jantzen J-P, Spiss CK (1997) Zerebrovaskuläre Effekte der Analgosedierung. Anästhesiol Intensivmed 38: 400–403
41. Yun-Gen G, De-hui W, Da-mei Z, Ying-ping W (1994) A new approach to the treatment of cerebral haemorrhage. Intensive Care World 11: 144–145
42. Zhu H, Cottrell JE, Kass IS (1997) The effect of thiopental and propofol on NMDA- and AMPA-mediated glutamate excitotoxicity. Anesthesiology 87: 944–951
43. Zornow MH, Fleischer JE, Scheller MS, Nakakimura K, Drummond JC (1990) Dexmedetomidine, an alpha-2-adrenergic agonist, decreases cerebral blood flow in the isoflurane-anesthetized dog. Anesth Analg 70: 624–630

Koma, metabolische Störungen und Hirntod

F. Weber, H. Prange

43.1 Koma 807
43.1.1 Definition 807
43.1.2 Pathogenese 807
43.1.3 Beurteilung der Bewusstseinslage 807
43.1.4 Diagnostik 808
43.1.5 Therapie 809
43.1.6 Differenzierung komaähnlicher Syndrome 809

43.2 Metabolische Störungen 809
43.2.1 Ursachen 810

43.3 Hirntod 811
43.3.1 Gesetzliche Grundlagen 811
43.3.2 Definition 811
43.3.3 Pathogenese 812
43.3.4 Hirntodkriterien 813
43.3.5 Hirntoddiagnostik 813

Literatur 815

Koma, metabolische Störungen und Hirntod

F. WEBER, H. PRANGE

43.1 Koma

43.1.1 Definition

Koma kann nach einem Vorschlag der Konsensusgruppe der deutschen interdisziplinären Vereinigung für Intensivmedizin (DIVI) folgendermaßen definiert werden:
- Verlust aller kognitiven Leistungen,
- Verlust der elektiven Reagibilität,
- Unerweckbarkeit.

43.1.2 Pathogenese

Bewusstsein und Wachheit sind an eine normale Funktion des Kortex, der kognitiven Fähigkeiten sowie der mesenzephalen Formatio reticularis und ihrer aszendierenden Projektionen gebunden. Hierbei hat das *aszendierende retikuläre aktivierende System (ARAS)* den größten Einfluss auf das Bewusstsein. Es stellt eine schlecht definierte Gruppe von Neuronen dar, die sich von der Brückenhaube bis zum Thalamus erstreckt.

3 Hauptprojektionswege wurden identifiziert [8]:
- über die intralaminaren Thalamuskerne beidseits bis zum Kortex,
- über den Hypothalamus zum limbischen System und Frontalhirn,
- von den Raphekernen und dem Locus coeruleus zum Neokortex.

Das ARAS übermittelt externe Stimuli zum Kortex und wird selbst durch kortikale Stimulation der Thalamuskerne und sensorische Projektionen zum limbischen System moduliert. Wichtig für die Entstehung des Komas ist, dass eine beidseitige Schädigung vorliegt, die das ARAS oder seine Projektionen unterbricht. Hierbei ist es ohne Bedeutung, ob es sich um eine funktionelle oder strukturelle (morphologische) beziehungsweise um eine primäre (z. B. Schädel-Hirn-Trauma) oder sekundäre (z. B. metabolische) Schädigung handelt.

43.1.3 Beurteilung der Bewusstseinslage

Begriffsdefinitionen

Das Kontinuum des Bewusstseins reicht von Wachheit über Somnolenz, Sopor bis zum Koma, wobei die Begriffe „Somnolenz" und „Sopor" nur unscharf definiert sind.

■ **Somnolenz.** Ein somnolenter Patient ist durch Ansprache jederzeit weckbar und verhält sich dann adäquat.

■ **Sopor.** Ein soporöser Patient dagegen ist durch Ansprache nicht erweckbar. Auch bei kräftiger Stimulation (Schütteln, Schmerzreiz) wird er nur kurz wach und fällt bei Sistieren der Stimuli sofort wieder in den Sopor zurück. Er ist zu Lautäußerungen, nicht aber zu einer Kommunikation fähig. Auf Schmerzreiz erfolgt eine gerichtete Reaktion.

■ **Koma.** Demgegenüber zeigt der komatöse Patient auf Schmerzreiz lediglich ungerichtete Reaktionen (leichtes, oberflächliches Koma) oder auch auf stärksten Schmerzreiz keine Reaktion (tiefes Koma). Der komatöse Patient ist bewusstlos, die Augen bleiben geschlossen und eine Kommunikation ist unmöglich. Die Tiefe des Komas kann weiterhin durch das Vorhandensein beziehungsweise Fehlen von Spontanbewegungen, Hirnstammreflexen, einer abnormen Körperhaltung, eines normalen oder anormalen Muskeltonus und der Fähigkeit zur Spontanatmung abgeschätzt werden.

Glasgow Coma Scale

Alternativ kann die Schwere der Bewusstseinsstörung mit der Glasgow Coma Scale ermittelt werden [11].
 Hierbei wird der jeweils besten Reaktion in den Kategorien
- Augenöffnen,
- verbale Antwort und
- motorische Reaktion

ein Punktwert zugeordnet. Diese Skala wurde für Patienten mit akutem Schädel-Hirn-Trauma entwickelt.

Tabelle 43-1. Atemtypen

Bezeichnung	Beschreibung	Ursache
Cheyne-Stokes-Atmung	Periodisch, vertiefte Atmung mit langen Apnoepausen	Diffuse kortikale Läsion, Urämie, toxische Schädigung, dienzephale Läsion
Hyperventilation	Regelmäßige, rasche Atmung	Zentral: Läsion der Formatio reticularis; metabolisch: Hypoxämie (z. B. Kussmaul-Atmung bei ketoazidotischem Koma)
Apneuistische Atmung	Verlängerte Pause nach der Inspiration oder Respirationskrampf bei der Inspiration	Läsion der mittleren oder kaudalen Pons oder des dorsolateralen Tegmentums (z. B. Basilaristhrombose)
Biotsche ataktische Atmung	Unregelmäßiger Wechsel von oberflächlichen und tiefen Atemzügen, regellose Pausen	Läsion der dorsomedialen Medulla oblongata (z. B. Meningitis, Prozesse der hinteren Schädelgrube)
„Undines Fluch"	Normale Atmung im Wachzustand, Sistieren im Schlaf/bei Ablenkung	Läsion von Medulla oder oberem Halsmark, Differentialdiagnose: Schlafapnoe
Hypoventilation	Flache Atmung	Schädigung des unteren Hirnstamms, metabolisch (z. B. Myxödem), Sedativa, Lungenerkrankungen, neuromuskuläre Erkrankungen
Singultus (Schluckauf)	Kurze Zwerchfellkontraktionen	Thorakoabdominal, Medikamente, Läsion der Medulla oblongata

Ihre *Vorteile* sind die einfache Handhabung sowie die standardisierbare und reproduzierbare Durchführbarkeit. Ein *Nachteil* ist, dass die *Lokalisation* der Schädigung nicht berücksichtigt wird. So wird z. B. ein Patient mit einem linksseitigen Mediainfarkt und einer Aphasie einen niedrigeren Punktwert erhalten und als tiefer komatös eingestuft als ein Patient mit einem rechtsseitigen Mediainfarkt, der keine Aphasie aufweist.

43.1.4 Diagnostik

Nach Sicherung der Vitalfunktionen erfolgt die Suche nach der Ursache des Komas. Wenn irgend möglich, sollte eine Fremdanamnese erhoben werden, die frühere Krankheiten, die derzeitige Medikation und Beschwerden in der unmittelbaren Vorgeschichte umfasst. Es schließt sich eine kurze allgemeine und neurologische Untersuchung an. Bei der allgemeinen Untersuchung wird insbesondere auf Herz-Kreislauf-Funktion, Atemfunktion, Atemtyp, Geruch der Atemluft, Verletzungen, Hauterscheinungen und Fieber geachtet. Insbesondere der Atemtyp kann Hinweise auf die Ursache des Komas geben (Tabelle 43-1).

Die neurologische Untersuchung dient der Ermittlung der Komatiefe und soll insbesondere fokale neurologische Symptome aufdecken (s. Übersicht). Ergeben sich Hinweise auf eine fokale Läsion, so ist eine strukturelle Hirnschädigung (Ischämie, Blutung, Schädel-Hirn-Trauma, Tumor) wahrscheinlicher als eine metabolische Entgleisung. Aufgrund der Untersuchungsergebnisse kann die folgende laborgestützte und apparative Diagnostik eingesetzt werden (s. Übersicht).

Neurologische Untersuchung

- Meningismus
- Pupillengröße und -reaktion
- Spontane und induzierte Augenbewegungen
- Kornealreflex
- Spontanbewegungen
- Muskeleigenreflexe
- Pyramidenbahnzeichen
- Reaktion auf Schmerzreiz

Weiterführende apparative und Labordiagnostik

- Labor:
  - Glukose (Schnelltest), Elektrolyte, Leberenzyme, Ammoniak, Nierenwerte, CK, CK-MB, Troponin, CRP, arterielle Blutgasanalyse, Osmolalität, Blutbild, Gerinnung, Schilddrüsenwerte, Kortisol
- EKG
- bildgebende Verfahren (CCT, MRT, ggf. DSA)
- Lumbalpunktion (Zellzahl, Protein, Laktat)
- Toxikologie (Blut, Urin, Mageninhalt)
- EEG
- Evozierte Potentiale
- Doppleruntersuchung (extra- und transkraniell), Duplexuntersuchung
- Echokardiogramm

Es ist jedoch zu beachten, dass strukturelle Läsionen, die nahezu symmetrisch beide Hemisphären betreffen (wie z. B. multiple Infarkte), eine metabolische Ursache vortäuschen können. Andererseits kann eine Stoffwechselentgleisung insbesondere bei älteren Patienten klinisch zu einer fokalen Betonung der neurologischen Ausfälle führen und somit eine strukturelle Läsion vortäuschen.

Weiterhin ist zu beachten, dass auch der Nachweis einer metabolischen Störung nicht mit dem Ausschluss einer strukturellen Hirnläsion gleichgesetzt werden darf, da oft Stoffwechselentgleisungen als Folge einer strukturellen Läsion auftreten. Entsprechend zwingend ist aus diesen Gründen bei den meisten komatösen Patienten die neuroradiologische Untersuchung sowie ggf. die Liquordiagnostik.

43.1.5 Therapie

Wird aufgrund der Fremdanamnese und der ersten orientierenden Untersuchung die Ursache des Komas nicht ersichtlich, sollte – sofern nicht die Möglichkeit einer sofortigen Blutzuckerbestimmung besteht – ein Bolus von 16–25 g Glukose i.v. verabreicht werden. Da die *Hypoglykämie* eine sehr häufige Ursache des Komas darstellt und eine längerdauernde Hypoglykämie zu irreversiblen Hirnschäden führen kann, sollte diese Maßnahme vor zeitaufwendigeren Untersuchungen möglichst rasch durchgeführt werden. Selbst wenn die Ursache der Bewusstseinsstörung in einer Hyperglykämie besteht, schadet man dem Patienten durch diese Maßnahme nicht.

Falls Hinweise auf das Vorliegen einer Wernicke-Enzephalopathie bestehen, sollten zusätzlich zur Glukoseinfusion 100 mg *Thiamin* i.v. verabreicht werden, da die alleinige Gabe von Glukose bei Patienten mit Thiaminmangel eine Wernicke-Enzephalopathie hervorrufen kann.

Andere Therapien sind von der Ursache des Komas abhängig, sodass eine adäquate Therapie nur eingeleitet werden kann, wenn die Ursache des Komas feststeht. Somit sei hier noch einmal betont, dass die oben erwähnte apparative Diagnostik möglichst rasch durchgeführt werden muss.

43.1.6 Differenzierung komaähnlicher Syndrome

Verschiedene Syndrome sind dem Koma ähnlich und können zu Verwechslungen Anlaß geben.

Locked-in-Syndrom

Das Locked-in-Syndrom [5] zeichnet sich durch eine Tetraparese und die Lähmung aller motorischen Hirnnerven aus. Lediglich vertikale Augenbewegungen und Lidbewegungen sind möglich. Die Patienten sind wach und nehmen ihre Umgebung wahr. Sie sind also bei Bewusstsein.

Ursache ist eine bilaterale Zerstörung der ventralen Brückenanteile mit den hier verlaufendenden motorischen Efferenzen, die zu einer supranukleären motorischen Deafferenzierung führt. Das Locked-in-Syndrom ist am häufigsten Folge einer Basilaristhrombose. Weiterhin können pontine Tumoren, pontine Blutungen, eine pontine Myelinolyse oder ein Schädel-Hirn-Trauma dieses Krankheitsbild verursachen.

Schwere generalisierte neuromuskuläre Erkrankungen

Patienten mit schweren neuromuskulären Erkrankungen wie Guillain-Barré-Syndrom, Myasthenia gravis, paralytische Poliomyelitis oder schwere Hypokaliämie können eine Tetraparese und eine Parese der Hirnnerven entwickeln, die Ähnlichkeit mit einem Koma oder einem Locked-in-Syndrom aufweist. Meist gestatten jedoch Charakteristika der zugrunde liegenden Erkrankung und die Entwicklung des Zustands die Abgrenzung.

Apallisches Syndrom

Patienten mit apallischem Syndrom (*Coma vigile, „persistent vegetative state"*) machen einen wachen Eindruck, zeigen jedoch keine kognitiven oder zielgerichteten motorischen Funktionen. Die Hirnstammfunktionen einschließlich Atmung, Kreislaufregulation und Schlaf-Wach-Zyklus sind normal. Die Patienten haben die Augen geöffnet, fixieren aber nicht. Sie befolgen keine Aufforderungen und zeigen nur langsame, ungezielte Bewegungen. Häufig treten Automatismen und Primitivreflexe auf. Ursachen sind u.a. Hypoxie, Hypoglykämie, Enzephalitis und Schädel-Hirn-Trauma [4–6].

Akinetischer Mutismus

Patienten mit diesem Syndrom machen einen wachen Eindruck, fixieren und zeigen Folgebewegungen der Augen. Verbale Äußerungen und Bewegungen erfolgen nur nach intensiver Aufforderung. Die Läsion ist bilateral im frontoorbitalen Kortex oder in den nach frontal projizierenden Bahnen des ARAS lokalisiert. Meist sind Teile des limbischen Systems mitbetroffen. Ursachen sind z.B. bilaterale A.-cerebri-anterior-Infarkte, Traumen oder Tumoren [1].

Prolongierte Hypersomnie

Die Hypersomnie [8] ist definiert als Zustand eines intensiven und permanenten Schlafs, aus dem die Patienten kurzzeitig erweckt werden können. Gähnen und eine normale Schlafposition helfen bei der Unterscheidung zum Koma. Ursache ist u.a. eine beidseitige Thalamusläsion.

43.2 Metabolische Störungen

Bei Patienten mit Stoffwechselentgleisungen entwickelt sich das Koma oft langsam, wobei meist Aufmerksamkeitsstörungen und Verwirrtheitszustände vorausgehen. Häufig zeigen die Patienten einen Tremor, oft in Form eines *„flapping tremors" (Asterixis)*, bevor das Koma eintritt.

Eine normale Pupillenreaktion, bei Vorhandensein anderer Zeichen einer Mittelhirnschädigung, weist auf eine metabolische Ursache des Komas hin. Atemstörungen und bestimmte Konstellationen in der arteriellen Blutgasanalyse sind oft wegweisend für bestimmte Komaursachen, z. B. Hyperventilation und metabolische Azidose für Diabetes mellitus und Urämie, während Hyperventilation und respiratorische Alkalose bei Lungenerkrankungen, Sepsis und psychiatrischen Erkrankungen auftreten.

Änderungen im Muskeltonus und Reflexstatus sowie Myoklonien und Anfälle können sich im Verlauf eines metabolisch bedingten Komas einstellen. Die Zeichen der fortschreitenden Hirnstammschädigung sind nahezu immer beidseits und können sich akut verschlechtern.

> **Merke:** In der Regel verursachen rasche Veränderungen der Stoffwechselsituation schwerere Symptome als besonders hohe Absolutwerte.

43.2.1 Ursachen

Die Ursachen metabolischer Störungen sind vielfältig. Hauptfaktoren sind *Blutzuckerentgleisungen*, *Hypoxie* (z. B. nach Herzstillstand oder nach Status asthmaticus) und *Endotoxine* (z. B. bei Leber- und Nierenerkrankungen). *Alkohol* ist der bei weitem häufigste exogene Faktor. Weiterhin sind Intoxikationen mit anderen Drogen oder Medikamenten und endokrine Erkrankungen zu berücksichtigen.

Zum Teil verursachen metabolische Erkrankungen morphologische Veränderungen des Hirnparenchyms. So kann nach einer globalen Hypoxie z. B. ein Hirnödem und später eine Atrophie auftreten. Die pathophysiologischen Veränderungen bei metabolischen Störungen sind uneinheitlich und werden durch die zugrunde liegende Störung bedingt. Die Therapie richtet sich ebenfalls nach der Art der metabolischen Störung. Tabelle 43-2 gibt eine Übersicht über die häufigsten metabolischen Störungen und deren akute Therapie. Für Details wird auf die weiterführende Literatur verwiesen [2, 7].

Tabelle 43-2. Metabolische Störungen mit zerebralen Manifestationen

Störung	Symptome	Diagnostik	Therapie
Hypoxie	Verwirrtheit, Bewusstlosigkeit, Myoklonien, Anfälle	Neuronspezifische Enolase, EEG, CCT, MRT, AEP, SSEP	Monitoring von Blutdruck und Atmung, symptomatische Behandlung der Anfälle, bei Hirndruck: epidurale Druckmessung, Sorbit 40% 4-mal 125 ml/Tag, Mannit 4-mal 100 ml/Tag, Thiopental bis zum Burstsuppresion-EEG
Hypoglykämie: ketoazidotisches/hyperosmolares Koma	Polyurie, Polydipsie, Exsikkose, Abgeschlagenheit, ggf. Kussmaul-Atmung, Azetongeruch	Glukose in Serum und Urin, BGA, Osmolalität	Altinsulin i. v. (Bolus 0,3 IE/kgKG, dann 0,1 IE/kgKG/h unter Glukose und K^+-Kontrolle), Flüssigkeitssubstitution (meist 4–5 l), Kalium, ggf. Bikarbonat- und Phosphatsubstitution
Hypoglykämie	Heißhunger, erhöhter Sympathikotonus, Anfälle, Sehstörungen, Zephalgie	Glukose im Serum	Glukose 20–40% i. v. oder Glukose p. o., ggf. Glukagon 1 mg i. v. oder i. m.
NNR-Insuffizienz (Addison-Krise)	Abgeschlagenheit, Erbrechen, Hypotonie, Exsikkose, Hyperpigmentierung, abdominale Schmerzen	Na^+, K^+, Kortisol, ACTH, ACTH-Test	100 mg Hydrokortison i. v. alle 6 h, ggf. Rehydratation mit Glukose 5%
Hypothyreose	Abgeschlagenheit, Reflexverlust, Hypothermie, Hypoventilation, Bradykardie, Hypotonie, Myxödem	T_3, T_4, TSH, fT_4, Cholesterin, respiratorische Azidose, Na^+, K^+	Bei Hypothermie <35 °C oder Bradyarrhythmie 400–500 µg L-Thyroxin i. v., Schrittmacher, ansonsten L-Thyroxin p. o.
Thyreotoxikose	Fieber, Tachykardie, Rhythmusstörung, Tremor, Diarrhö	fT_3, fT_4, TSH, Natrium	Methimazol 10–40 mg/Tag oder Carbimazol 5–30 mg/Tag, β-Blocker, Prednisolon 100 mg, Volumengabe, externe Kühlung, ggf. Schilddrüsenresektion, Jodtherapie

Tabelle 43-2 (Fortsetzung)

Störung	Symptome	Diagnostik	Therapie
Hepatisches Koma	Schläfrigkeit, Asterixis, Foetor hepaticus, Ikterus, Spidernaevi, Palmarerythem, Aszites, Splenomegalie	γ-GT, GOT, GPT, AP, Bilirubin, Ammoniak, Albumin, Quick, Cholinesterase, Sonographie, EEG, CCT	parenterale Ernährung mit Glukose 20–40%, Lactulose 3-mal 40 ml/Tag p.o., Neomycin 3-mal 2 g/Tag p.o., Ulkusprophylaxe, ggf. Gerinnungsfaktoren, bei Hirndruck: Mannit 3-mal 100 ml/Tag, ggf. Lebertransplantation
Urämisches Koma	Foetor uraemicus, Kussmaul-Atmung, bräunlich-graue Haut, Tremor, Myoklonus, Tetanie, Anfälle, fokal-neurologische Ausfälle	Kreatinin, Harnstoff, K^+, Kalzium, Blutgasanalyse, Blutbild, EEG	Ggf. Behebung der Ursache (obstruktive Uropathie, prärenales Nierenversagen), Dialyse
Hyponaträmie	Verwirrtheit, Eintrübung, Anfälle	Na^+ und Osmolalität im Serum und Urin	
– Dehydratation	Hypotonie, Tachykardie	Kreatinin, Thoraxröntgenaufnahme, CCT, MRT, Lumbalpunktion	NaCl 0,9% i.v. (Na^+-Anstieg < 1 mmol/h bzw. < 10 mmol/Tag
– Überwässerung	Ödeme, Lungenstauung, Aszites		Flüssigkeitsrestriktion, bei instabilem Kreislauf: NaCl 5,85% fraktioniert, ggf. Diuretika
Hypernatriämie	Exsikkose, Tachykardie, Hypotonie	Na^+, K^+, Blutbild, Blutzucker, Kreatinin, Blutgasanalyse, Durstversuch	Reiner H_2O-Verlust: Glukose 5%, bei Na^+-Defizit: NaCl 0,9%
Hypokaliämie	Muskelschwäche, Faszikulationen, Adynamie, Rhythmusstörungen	K^+ im Serum und Urin, Na^+, Chlorid, Bikarbonat, Blutgasanalyse, Renin, Aldosteron, EKG	KCl i.v. oder p.o.
Hyperkaliämie	Rhythmusstörung, Muskelschwäche, Parästhesien	Na^+, K^+, Blutbild, Kreatinin, Creatinkinase, Blutgasanalyse, Cortisol, ACTH-Test, EKG	K^+-reduzierte Diät, Kationenaustauscher p.o. oder rektal, 200 ml Glukose 20% + 20 IE Altinsulin über 30 min, Furosemid i.v., Dialyse
Hypokalzämie	Tetanie, Anfälle, Verwirrtheit	Ca^{2+}, Na^+, K^+, Kreatinin, AP, Phosphat, Blutgasanalyse, Parathormon, Vitamin D, EKG	Im Notfall 10–20 ml Ca^{2+}-Gluconat 10% i.v., ansonsten 1–2 g Ca^{2+}-Brausetabletten p.o.
Hyperkalzämie	Verwirrtheit, Psychose, Polyurie, Magen-Darm-Ulzera, Pankreatitis	Ca^{2+}, Na^+, K^+, Kreatinin, Blutbild, AP, PSA, Elektrophorese, Parathormon, EKG, CCT	Forcierte Diurese (z.B. Furosemid 40–120 mg i.v.) einmalig 15–60 mg Pamidronsäure i.v., bei Tumor: Prednison 100 mg/Tag i.v., Dialyse, primärer Hyperparathyreoidismus: Operation

43.3 Hirntod

Bei schwersten Fällen eines Komas kann innerhalb von einigen Stunden ein akuter definitiver Funktionsverlust des Gehirns eintreten. Dies trifft insbesondere für postanoxische bzw. ischämische Komata zu. Der Untersucher findet dann die klinischen Zeichen des Hirntodes.

43.3.1 Gesetzliche Grundlagen

Der wissenschaftliche Beirat der Bundesärztekammer hat Anfang der 1980er Jahre Definition, Kriterien und Leitlinien zur Diagnostik des Hirntodes erarbeitet. Die Aktualisierung dieser Leitlinien erfolgt jährlich. Mit der Einführung des Gesetzes über die Spende, Entnahme und Übertragung von Organen (Transplantationsgesetz, TPG) haben die Leitlinien Gesetzeskraft. Sie müssen gemäß § 16, Abs. 1. regelmäßig durch die Bundesärztekammer, entsprechend dem Stand der medizinischen Erkenntnisse, novelliert werden.

43.3.2 Definition

Der Hirntod wird definiert als Zustand des irreversiblen Erloschenseins der Gesamtfunktion des Gehirns, des Kleinhirns und des Hirnstamms bei einer durch kontrollierte Beatmung noch aufrechterhaltenen Herz-Kreislauf-Funktion. Der Hirntod ist der Tod des Menschen.

Die Diagnose des Hirntodes stützt sich auf
- Beachtung bestimmter Voraussetzungen (klare Diagnose) und sorgfältige Dokumentation des klinischen Befundes (Koma, Hirnstammareflexie, Apnoe),
- auf den Nachweis der Irreversibilität der Zustandes.

Im Rahmen der Hirntoddiagnostik sind also völliger Hirnfunktionsverlust und Irreversibilität zu verifizieren. Voraussetzung für die Feststellung des Hirntodes ist der Ausschluss reversibler, einen Hirntod vortäuschender Prozesse wie endokrines oder metabolisches Koma, schwere Intoxikationen, neuromuskuläre Blockade, Unterkühlung und Kreislaufschock.

43.3.3 Pathogenese

Der Hirntod kann sich auf der Basis unterschiedlicher Ursachen, nämlich hypoxischer, ischämischer, entzündlicher oder toxischer Läsionen entwickeln. Pathogenetisch grundlegend ist allerdings die zunehmende Anoxie als Folge einer graduell oder kontinuierlich erfolgenden Ödementwicklung.

Anatomische Grundlagen
Das Gehirn ist umgeben von einer Kapsel, die als knöcherne Struktur starr ist und nur eine größere Öffnung, das Foramen magnum, aufweist. Der Schädelinnenraum ist durch harte Bindegewebsduplikaturen, die Falx cerebri und das Tentorium cerebelli, in sich gekammert. Das Tentorium cerebelli grenzt den supratentoriellen Bereich, vorgesehen v.a. für das Großhirn, vom infratentoriellen Raum ab. Infratentoriell sind Zerebellum, Brücke (Pons) und verlängertes Mark (Medulla oblongata) angeordnet. Das Tentorium enthält einen schlitzförmigen Spalt, durch den das Mittelhirn als wichtiges Verbindungsstück zwischen Großhirn bzw. Zwischenhirn auf der einen und Hirnstamm, Kleinhirn und Rückenmark auf der anderen Seite verläuft.

Pathomechanismen
Schädigende Einflüsse rufen im Gehirn ebenso wie in anderen Organen eine *Schwellung* hervor. Ist diese sehr ausgeprägt, sei es als Folge eines Tumors, einer Blutung, Ischämie bzw. Hypoxie oder einer Entzündung, so kann die Volumenzunahme im Hirnparenchym durch die Hohlraumsysteme (Ventrikelsystem, basale Zisternen) nicht mehr kompensiert werden. Es kommt zu *Massenverschiebungen*, deren Vektor davon abhängt, ob der volumenbeanspruchende Prozess umschrieben oder generalisiert ist.

Subfalxiale Herniation
Bei primär hemisphäriellen Prozessen führt die Massenverschiebung zur sog. subfalxialen Herniation mit Verlagerung der Mittellinienstrukturen zur kontralateralen (gesunden) Seite (Abb. 43-1, *Pfeil 1*).

Transtentorielle Einklemmung
Bei Progredienz des raumfordernden Prozesses stellt sich eine Kranial-kaudal-Verschiebung des Hirngewebes ein (Abb. 43-1, *Pfeil 2*). Typisch für diese Situation ist eine Elongation und Torquierung des Hinstamms. Man spricht von einer transtentoriellen Einklemmung, bei der sich temporobasale Anteile des Großhirns in den Tentoriumschlitz verlagern. Es folgen Symptome wie zunehmende Bewusstseinsstörung, Streckbewegungen der Extremitäten, Miosis, später Mydriasis und Verlust der Lichtreaktion.

Circulus vitiosus
Die zunehmende Schwellung des Gehirns löst nun einen Circulus vitiosus aus. Die in Abb. 43-2 dargestellte Druck-Volumen-Kurve zeigt auf der Y-Achse den intrakraniellen Druckanstieg (ICP) und auf der X-Achse die Volumenzunahme an. Solange die intrakraniellen Reserveräume noch nicht erschöpft sind, führt ein definierter Volumenanstieg des Gehirns (ΔV) zu einem geringeren, gut kompensierten Druckanstieg. Sind jedoch diese Komplementärräume erschöpft, hat eine weitere Volumenzunahme einen massiven Druckanstieg zur Folge.

Im Verlauf dieses Prozesses wird der kritische Umkehrpunkt („point of no return") überschritten, wenn der ICP-Wert den des mittleren arteriellen Druckes erreicht. Der zerebrale Perfusionsdruck (CPP = MAP−ICP) ist jetzt Null. Es tritt ein kompletter Durchblutungsstop ein, der sich zunächst regional entwickelt,

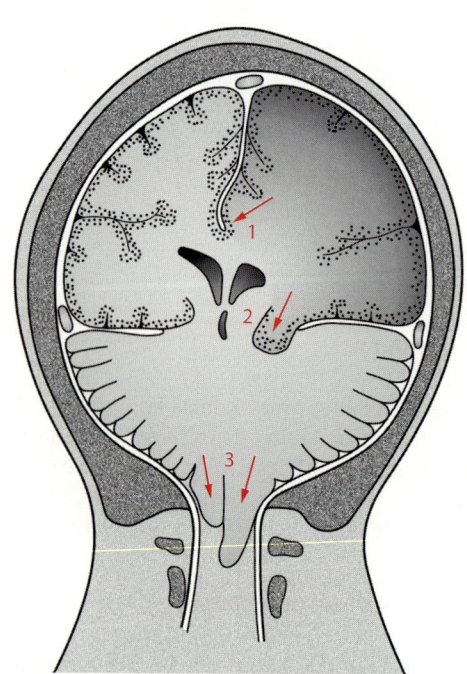

Abb. 43-1. Intrakraniale Massenverschiebungen bei lokalisiertem Hirnödem: *1.* subfalxiale Herniation, *2.* transtentorielle Herniation („Einklemmung"), *3.* foraminale Herniation

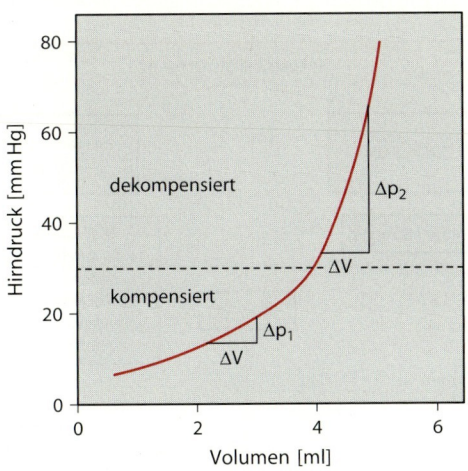

Abb. 43-2. Intrakranielle Druck-Volumen-Beziehung (Munro-Kellie-Doktrin)

dann aber für das Gesamthirn zutrifft, wenn der Prozess auch den infratentoriellen Raum erfasst.

Einklemmung im Foramen magnum

Im Endstadium entsteht das Bild der sog. foraminalen Herniation (Abb. 43-1, *Pfeil 3*). Sie ist selbst kürzerfristig nicht mit dem Leben zu vereinbaren, weil wichtige Atmungs- und Kreislaufzentren im unteren Hirnstamm komprimiert und funktionsunfähig werden.

Die komplette Durchblutungsunterbrechung wird von dem Hirnparenchym nur über einen Zeitraum von ca. 5–14 min überlebt. Bereits ein Abfall der Hirndurchblutung auf 10–15 % des Normalwertes hat eine kritische Reduktion des Energieniveaus der Hirnzellen, Verlust des Ionengleichgewichts der Zellmembranen und schließlich den Untergang der Zellen zur Folge. Die Überlebenszeit bzw. Wiederbelebungszeit des Hirnparenchyms kann lediglich durch Hypothermie oder massive medikamentöse Stoffwechselsenkungen etwas verlängert werden.

Der Hirntod ist somit das Ergebnis eines Prozesses, bei dem zunächst durch lokale Druckzunahme die lokale Durchblutung gestört wird. Das entstehende Perfusionsdefizit führt zu weiterer Gewebeschädigung und Schwellung mit ICP-Anstieg. Am Ende dieses Prozesses, der wenige Stunden bis einige Tage andauern kann, steht der zerebrale Kreislaufstillstand. Ist dieser erst einmal eingetreten, kann zwar evtl. mit der Intensivtherapie der Körperkreislauf stabilisiert und die Versorgung peripherer Organe sichergestellt werden, das Gehirn ist aber nicht mehr zu retten.

43.3.4 Hirntodkriterien

Die Hirntodkriterien sind in der folgenden Übersicht dargestellt:

> **Hirntodkriterien**
>
> - Tiefes Koma mit Verlust sämtlicher motorischer Reaktionen, Verlust des Muskeltonus sowie Verschwinden der vom Gehirn regulierten autonomen Reaktionen – die hirngesteuerten Reflexe erlöschen in rostral-kaudaler Reihenfolge
> - Verlust der Hirnnerven- und Hirnstammfunktionen
> - Verlust der Atemfunktion

Bei schweren Intoxikationen, medikamentös oder toxisch bedingter Blockade der neuromuskulären Übertragung, Unterkühlung, Kreislaufschock, endokrinem oder metabolischem Koma sind diese Hirntodkriterien nicht anwendbar.

43.3.5 Hirntoddiagnostik

Die diagnostische Verifizierung des Hirntodes ist gemäß der Vorgaben der Bundesärztekammer in folgenden Schritten vorzunehmen (vgl. Abb. 43-3).

Klärung der Ursache

Die Ursache des zum Hirntodsyndrom führenden Prozesses ist aufzuklären. Es ist eine eindeutige Diagnose zu stellen. „Primäre" zerebrale Prozesse sind schwere Schädel-Hirn-Verletzungen, intrazerebrale Blutungen, großflächige Hirninfarkte, Enzephalitiden und Subarachnoidalblutungen.

Als „sekundäre" Hirnschädigungen werden u.a. zerebrale Hypoxie nach Herz-Kreislauf-Stillstand, schwere Intoxikationen und Sepsis mit Multiorganversagen klassifiziert.

Untersuchung

Das Hirntodsyndrom (Koma Grad IV, Hirnstammareflexie, Apnoe) ist durch zwei von einander unabhängige Untersucher zu verifizieren. Die Untersucher (approbierte Ärzte) sollen möglichst über mehrjährige Erfahrungen in der Intensivbehandlung von Patienten mit schweren Hirnschädigungen verfügen und dürfen keinem Transplantationsteam angehören.

Zu untersuchen sind im einzelnen
- Ausmaß der Vigilanzminderung,
- Hirnstammfunktionen einschließlich der Hirnstammreflexe (Pupillenreaktion, Kornealreflex, Okulozephalreflex, vestibulookuläre Reflexe, Schmerzreaktionen im Trigeminusversorgungsbereich, Würge- und Hustenreflexe),
- Muskeltonus bei gleichzeitigem Ausschluss reizinduzierter Spontanbewegungen.

Der Untersucher muss außerdem die *Körpertemperatur* registrieren.

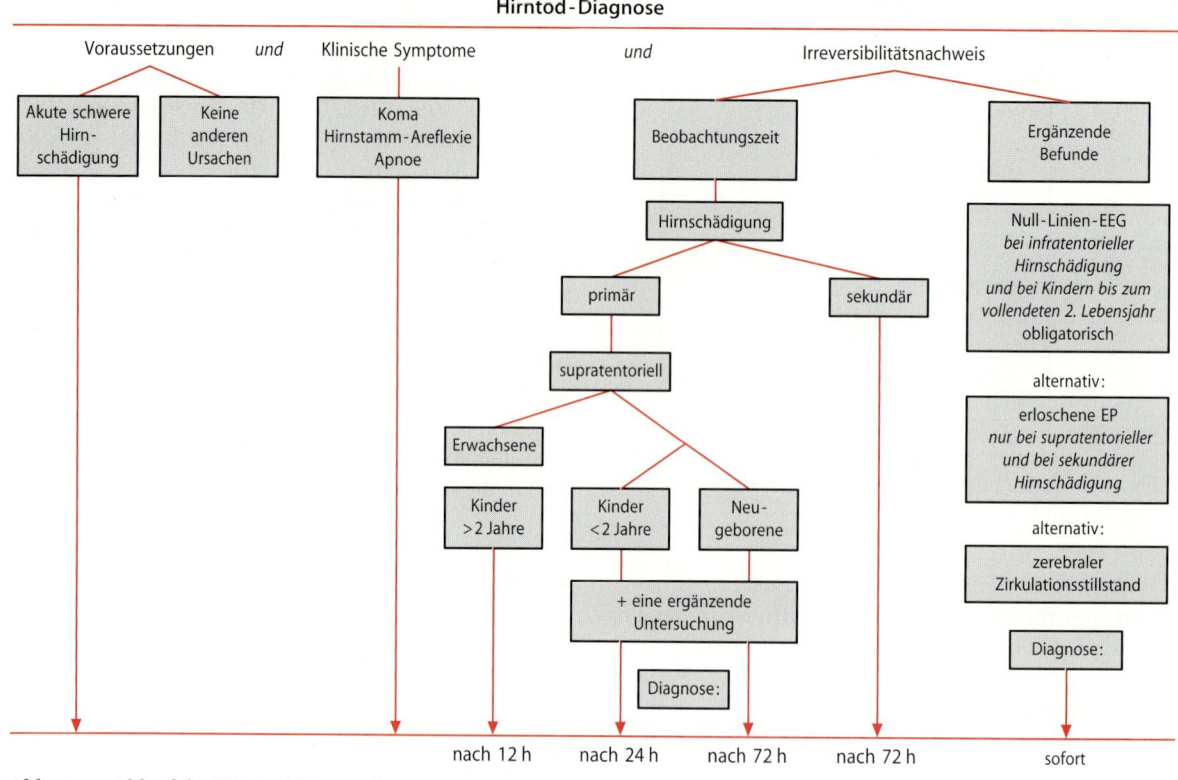

Abb. 43-3. Ablauf der Hirntoddiagnostik

Sedierende Medikamente müssen bezüglich ihres Einflusses auf die aktuelle Bewusstseinslage erfasst werden. Informationen über Vorgeschichte und bisherigen Verlauf sind hilfreich. Das Auftreten vegetativer Entgleisungen wie Temperaturabfall, Elektrolytstörungen und Urinflut wird für die Diagnose des Hirntodes nicht gefordert, es stützt aber die Diagnose.

Nachweis der Irreversibilität

Der Nachweis der Irreversibilität ist zu erbringen. Hierfür wird im einfachsten Falle eine bestimmte *Beobachtungszeit* verlangt, nach deren Verstreichen die beiden Untersucher ihren klinischen Befund bestätigen müssen. Die Länge der geforderten Beobachtungszeit hängt vom Alter des Patienten und von der Klassifizierung der Hirnschädigung – primär oder sekundär – ab (s. Fließschema in Abb. 43-3).

Zusatzuntersuchungen

Um die diagnostische Prozedur zeitlich zu verkürzen, wurden ergänzende Untersuchungen vorgeschlagen. Hierzu gehören EEG, evozierte Potentiale sowie der Nachweis des Zirkulationsstillstands durch die transkranielle Dopplersonographie, zerebrale Perfusionsszintigraphie oder Kontrastmitteldarstellung der hirnzuführenden Gefäße. Eine Angiographie wird nur dann akzeptiert, wenn von ihrem Ergebnis therapeutische Entscheidungen abhängen könnten. Damit kommt der Angiographie nicht mehr die Rolle des Goldstandards zum Nachweis des zerebralen Kreislaufstillstands zu.

Für alle apparativen Zusatzuntersuchungen wurden klar definierte Durchführungs- und Bewertungsbestimmungen von den entsprechenden Fachverbänden vorgegeben. Sie können der weiterführenden Literatur entnommen werden.

EEG

Bei der EEG-Untersuchung, die bei primär infratentoriellen Prozessen immer gefordert wird, ist folgendes zu beachten: Bei Patienten mit zuvor durchgeführter Komavertiefung durch Barbiturate oder Benzodiazepine kann selbst dann noch eine isoelektrische EEG-Kurve vorgetäuscht werden, wenn der Serumspiegel bereits wieder in einen nicht nachweisbaren Bereich abgesunken ist [10]. Unter dieser Bedingung ist der EEG-Befund als Hirntodkriterium nicht anwendbar. Das trifft auch für eine technisch gestörte EEG-Ableitung zu.

Evozierte Potentiale

Die Ableitung der akustisch evozierten Hirnstammpotentiale (AEHP) und der somatosensorisch evozierten Potentiale (SEP) mit Medianusstimulation folgt den vom Fachverband festgelegten Ausführungsbestimmungen. Bei Patienten mit primär infratentoriellen Prozessen entfallen die akustisch evozierten Potentiale als apparative Zusatzuntersuchungen für die Hirntoddiagnostik, weil Läsionen von Brücke und Mittelhirn oft mit einem reversiblen Verlust der AEHP einhergehen. Nicht anwendbar sind die akustisch evozierten Potentiale auch bei Patienten mit schwerer Hörminderung.

Dopplersonographie

Die Dopplersonographie ist grundsätzlich 2-mal in einem zeitlichen Abstand von mindestens 30 min durch den gleichen Untersucher durchzuführen. Für die Hirntodfeststellung ist die vollständige Perfusionsunterbrechung im Bereich der intra- und extrakraniellen Abschnitte der hirnversorgenden Gefäße nachzuweisen. Eine wichtige Voraussetzung für die Dopplerdiagnostik sind ausreichende systolische Blutdruckwerte, möglichst über 100 mmHg.

Perfusionsszintigraphie

Die Perfusionsszintigraphie macht den Einsatz eines Radiodiagnostikums (Tc-99m-HMPAO) erforderlich. Das Diagnostikum wird in das venöse Blut gespritzt. Mit dem Blutstrom wird die schwach strahlende Substanz normalerweise in den intrakraniellen Raum transportiert und ist dort über Stunden nachweisbar. Bei fehlender Perfusion ist diese Nachweisbarkeit nicht gegeben. Man kann die Radioaktivität dann nur über Gesichtsschädel und Körper, nicht aber über dem Hirnschädel nachweisen.

Organisatorische Voraussetzungen

Da die Hirntoddiagnostik trotz der in den letzten Jahren zunehmend vollzogenen Konkretisierung der Durchführungsbedingungen viel Erfahrung bedarf, sind einige Kliniken dazu übergegangen, eigene Kommissionen für die Hirntoddiagnostik zu bilden oder einen Transplantationsbeauftragten zu ernennen, der bei der Hirntoddiagnostik sachkundig beraten kann.

Literatur

1. Cairns H (1952) Disturbances of consciousness with lesions of the brain stem and diencephalon. Brain 75: 109–146
2. Hacke W (1994) Neurocritical care. Springer, Berlin Heidelberg New York Tokio
3. Multi-Society Task Force on PVS (1994) Medical aspects of the persistent vegetative state (1). N Engl J Med 330: 1499–1508
4. Multi-Society Task Force on PVS (1994) Medical aspects of the persistent vegetative state (2). N Engl J Med 330: 1572–1579
5. Nordgren RE, Markesbery WR, Fukuda K, Reeves AG (1971) Seven cases of cerebromedullospinal disconnection: the "locked-in" syndrome. Neurology 21: 1140–1148
6. Quality Standards Subcommittee of the American Academy of Neurology (1995) Practice parameters: assessment and management of patients in the persistent vegetative state (summary statement). Neurology 45: 1015–1018
7. Ropper A H (1993) Neurological and neurosurgical intensive care, 3rd edn. Raven, New York
8. Schmutzhard E, Ropper AH, Hacke W (1994) The comatose patient. In: Hacke W (ed) Neurocritical care. Springer, Berlin Heidelberg New York Tokio, pp 243–254
9. Schwab S, Krieger D, Müllges W, Hamann G, Hacke W (1999) Neurologische Intensivmedizin. Springer, Berlin Heidelberg New York Tokio
10. Stover JF, Lenzlinger PM, Stocker R et al. (1998) Thiopental in CSF and serum correlates with prolonged loss of cortical activity. Eur Neurol 39: 223–228
11. Teasdale G, Jennett B (1974) Assessment of coma and impaired consciousness. A practical scale. Lancet II: 81–83
12. Wissenschaftlicher Beirat der Bundesärztekammer (1998) Hirntod-Kriterien. Dtsch Ärztebl (B) 95: 1509–1516

Kapitel 44 Zerebrovaskuläre Notfälle 44

T. Steiner, S. Schwab, W. Hacke

44.1 Einleitung 819
44.1.1 Klinik 819
44.1.2 Indikationen zur Aufnahme auf die Intensivstation 820
44.1.3 Akutversorgung und Erstdiagnostik 820
44.1.4 Blutdruckbehandlung 820

44.2 Ischämischer Infarkt 821
44.2.1 Diagnostik 821
44.2.2 Therapie 822

44.3 Intrazerebrale Blutung (ICB) 824
44.3.1 Epidemiologie 824
44.3.2 Ätiologie 824
44.3.3 Neuroradiologische Untersuchungen 825
44.3.4 Operative Therapie 825

44.4 Subarachnoidalblutung (SAB) 825
44.4.1 Klinik 825
44.4.2 Diagnostik 825
44.4.3 Therapie 826

Literatur 827

Zerebrovaskuläre Notfälle

Zerebrovaskuläre Notfälle

T. Steiner, S. Schwab, W. Hacke

44.1 Einleitung

Unter zerebrovaskulären Notfällen werden in diesem Kapitel folgende Krankheitsbilder zusammengefasst:
- zerebrale ischämische Infarkte,
- spontane intrazerebrale Blutungen (ICB),
- subarachnoidale Blutungen (SAB),
- Blutungen aus vaskulären Malformationen und Sinusvenenthrombosen.

Die Reihenfolge dieser Aufstellung entspricht der Häufigkeit der Krankheitsbilder (s. Tabelle 44-1).

44.1.1 Klinik

Erstes Kriterium bei der klinischen Untersuchung ist die Vigilanz: Hemisphärensydrome führen erst dann zu Vigilanzminderung, wenn entweder beide Hemisphären betroffen sind, oder wenn es durch eine Raumforderung zu einer Hirnstammkompression kommt. Infratentorielle Prozesse führen in der Regel bereits bei Symptombeginn zu ausgeprägter Vigilanzminderung.

Differentialdiagnosen

Prinzipiell ist ein ischämischer Hirninfarkt klinisch nicht mit ausreichender Sicherheit von einer ICB zu unterscheiden. Große Blutungen führen im Durchschnitt früher zu Vigilanzminderung als Infarkte. Der Kliniker erlebt jedoch häufig nicht den initialen Verlauf. Der dringende klinische Verdacht eines Schlaganfalls ergibt sich aus der Akuität des Symptombeginns und dem Vorliegen fokaler neurologischer Defizite.

In der Notfallsituation können *hemisphärale* von *infratentoriellen Syndromen* unterschieden werden. Diese Unterscheidung ist aus 2 Gründen notwendig:
- Im Hirnstamm sind die lebenswichtigen Steuerungsfunktionen für Herz, Kreislauf und Atmung loklisiert; deshalb können Hirnstammprozesse einen akut letalen Verlauf nehmen.
- Das therapeutische Vorgehen unterscheidet sich.

Neurologisches Bild

Fokale Defizite treten bei hemisphäraler Schädigung kontralateral (sensomotorische Hemiparese) auf, während Hirnstammläsionen (oberhalb der Pyramidenbahnkreuzung) zu beidseitigen (Tetraparese) oder gekreuzten Symptomen (z. B. kontralaterale Hemiparese mit dissoziierter Sensibiltätsstörung und ipsilateraler Hirnnervenparese) führen.

Hirnstammläsionen betreffen häufig:
- die Okulomotorik
  - Mittelhirn, Pons: Achsenabweichung der Bulbi, Nystagmen, Störungen des Licht- und Kornealreflexes,
- den V. Hirnnerv
  - Sensibilitätsstörungen, abgeschwächter Kornealreflex,
- den IV. und VI. Hirnnerv
  - Störung der Okulomotorik,
- den VII. Hirnnerv
  - Fazialisparese,
- X. Hirnnerv
  - Schluckstörungen, Dysarthrie.

Schädigung bestimmter Gangliengruppen führt zu Atemstörungen (dorsolaterale Pons), Schwindel (Vestibulariskerne: laterale Pons) und zu Erbrechen (Area postrema in der Medulla oblongata).

Dysarthrie, Ataxie und Vigilanzminderung können sowohl bei hemisphäralen als auch infratentoriellen Läsionen auftreten. Bei gezielter Suche nach weiteren klinischen Kennzeichen der jeweiligen Syndrome gelingt die differentialdiagnostische Eingrenzung in den meisten Fällen.

Tabelle 44-1. Häufigkeit zerebrovaskulärer Notfälle

Häufigkeit zerebrovaskulärer Notfälle	[%]
Ischämischer Schlaganfall	80
Intrazerebrale Blutung	15
Subarachnoidale Blutung	5
Andere vaskuläre Fehlbildungen	<1

44.1.2 Indikationen zur Aufnahme auf die Intensivstation

Da eine progrediente Verschlechterung durch prolongierte Blutung, Hirnödem oder Liquorzirkulationsstörung häufig vorkommt, sollte die Indikation zur Aufnahme auf die Intensivstation großzügig gestellt werden. Patienten mit initialer Bewusstseinstrübung oder mit ausgedehnter ICB müssen intensivmedizinisch überwacht werden, falls eine therapeutische Konsequenz zu erwarten ist. Bei exzessiver Hypertonie ist eine adäquate Blutdrucküberwachung und -therapie häufig nur auf der Intensivstation möglich.

Ergeben sich aus der initialen kraniellen Computertomographie (CT) Hinweise auf eine Liquorzirkulationsstörung, z. B. bei Blutungen mit Ventrikeleinbruch oder bei Verdacht auf eine Kompression des III. Ventrikels bzw. Foramen-Monroi-Blockade, werden die Anlage einer Ventrikeldrainage und eine intensivmedizinische Überwachung notwendig.

44.1.3 Akutversorgung und Erstdiagnostik

Bei respiratorischer Insuffizienz sollte zur Vermeidung einer zerebralen Hypoxie frühzeitig, d. h. vor Erreichen kritischer arterieller Blutgaswerte, intubiert werden. Bei bewusstseinsgetrübten Patienten mit beeinträchtigten Schutzreflexen wird die Indikation zur Intubation zur Sicherung der Atemwege ebenfalls großzügig gestellt [1]. Die Intubation soll schonend erfolgen, um Hirndruckspitzen durch Pressen oder Blutdruckanstieg zu verhindern; falls möglich, sollte eine Magensonde erst nach der Intubation gelegt werden.

Ein Blutdruckabfall nach der Intubation muss möglichst schnell mit Volumengaben, bei fehlender Wirkung mit Katecholaminen behandelt werden, um einen Abfall des zerebralen Perfusionsdrucks zu verhindern. Depolarisierende Muskelrelaxanzien können durch initiale Faszikulationen hirndrucksteigernd wirken und sollten deshalb nicht ohne Präkurarisierung gegeben werden.

Zur Intubation wird häufig *Thiopental* (5–7 mg/kg KG) verwendet. *Etomidat* ist wegen gelegentlich auftretender Myokloni mit möglichem Anstieg des Hirndrucks Hypnotikum der zweiten Wahl.

Bei Gerinnungsstörungen wird mit der Substitution von Gerinnungsfaktoren bzw. Thrombozyten unmittelbar nach Eintreffen in der Klinik begonnen, um die Zunahme einer Blutung zu verhindern. Vor einer Operation muss der Quick-Wert mit Gerinnungsfaktoren auf mindestens 50% angehoben werden.

44.1.4 Blutdruckbehandlung

Spontan erhöhte Blutdruckwerte in der Akutphase nach einem Schlaganfall sind ein häufiges Phänomen [2, 3]. Ebenso regelhaft kann eine Verschlechterung neurologischer Symptome nach Gabe von Antihypertonika beobachtet werden [4–6].

Untersuchungen zum prognostischen Wert erhöhter Blutdruckwerte bei Aufnahme und im weiteren Verlauf erbrachten widersprüchliche Ergebnisse [7, 8]. Bestimmte Patienten scheinen sogar von einer Anhebung des Systemdrucks zu profitieren [9–11]. Eine Senkung des Blutdrucks sollte deshalb erst dann vorgenommen werden, wenn bei mehreren Blutdruckmessungen in 15-minütigen Abständen keine Tendenz einer spontanen Senkung zu beobachten ist bzw. bei dauerhaft erhöhten Blutdruckwerten, da hier die Gefahr einer Einblutung in das Infarktgewebe steigt (Tabelle 44-2; [12]). Der Blutdruck darf nicht zu rasch oder gar auf hypotensive Werte gesenkt werden, um bei erhöhtem intrakraniellen Druck den zerebralen Perfusionsdruck, v. a. in der ischämischen Randzone der Blutung, zu erhalten [13].

Tabelle 44-2. Blutdruckbehandlung bei Schlaganfällen. Behandlung bei a) *Ischämie*, wenn systolischer Blutdruck *(BD)* >220 mm Hg, diastolischer *BD* >110–120 mm Hg, b) *Blutung*, wenn systolischer *BD* >180 mm Hg, diastolischer *BD* >100–110 mm Hg wiederholt im Abstand von 15 min gemessen wurde

Medikament	Dosierung	Nebenwirkung
Orale Behandlung:		
Nifedipin (Adalat)	5–10 mg	Hypotension, Tachykardie (bei Blutungen nur in den ersten beiden Tagen)
Captopril (Lopirin)	6,25–12,5 mg	Hypotension, insbesondere bei Dehydration
Parenterale Einmalgaben:		
Urapidil i. v. (Ebrantil)	5–25 mg	Hypotension
Clonidin s.c./i. v. (Catapresan)	0,075 mg	Initiale Blutdrucksteigerung, Sedierung
Parenterale Dauertherapie:		
Urapidil 100 mg/50 ml	2–8 ml/h	–
Clonidin 1,5 mg/50 ml	1–5 ml/h	Sedierung
Dihydralazin 50 mg + Metoprolol 10 mg/50 ml (Nepresol + Beloc)	2–8 ml/h	Kombination mit Metoprolol, um Tachykardie zu vermeiden

44.2 Ischämischer Infarkt

Die pathophysiologische Notwendigkeit, den ischämischen Infarkt als Notfall zu behandeln, ergibt sich aus dem „Penumbra-Konzept": Eine irreversible Schädigung von Neuronen tritt ab einer Senkung des zerebralen Blutflusses unter 8–10 ml/100 g Hirngewebe/min ein. Außerhalb des Infarktkerns kann die Durchblutung – abhängig von der Qualität der Kollateralversorgung – im Ischämiebereich (10–20 ml/100 g/min) liegen, d.h. nach Wiederherstellung einer normalen Perfusion können Neurone in dieser Zone prinzipiell zu normaler Funktion zurückkehren. Dieser Bereich wird *Penumbra* genannt.

Von entscheidender Bedeutung für diesen Prozess ist die Zeit. Der Infarktkern kann mit der Zeit die ganze Penumbra erfassen [14]. Gelingt es nicht, in dieser Zeit eine normale Perfusion herzustellen, erstreckt sich der Infarkt über das gesamte Ischämiegebiet. Deshalb wird dieser Zeitraum als „*therapeutisches Fenster*" bezeichnet. Die Größe des therapeutischen Fensters ist starken interindividuellen Schwankungen unterworfen und liegt in einer Größenordnung von 3–6 h [15].

44.2.1 Diagnostik

Ohne bildgebende Verfahren ist eine eindeutige und aus therapeutischen Gründen notwendige Differenzierung von Ischämie und Blutung nicht möglich.

Kraniale Computertomographie und Kernspintomographie

Frühzeichen eines Hemisphäreninfarktes sind im CT in 60% bereits innerhalb von 2 h und in 80% innerhalb von 3 h nach Symptombeginn sichtbar (Abb. 44-1; [16, 17]).

Außerdem kann mit der CT das Ausmaß des späteren Infarkts mit einiger Sicherheit vorhergesagt werden [18]. Mittels diffusions- und perfusionsgewichteter Magnetresonanztomographie (MRT) scheint es möglich zu sein, innerhalb von Minuten nach einer Ischämie zwischen Ischämie- und Infarktbezirk zu unterscheiden (Abb. 44-2; [19]). Damit wird die Einschätzung von Risikopatienten vor Thrombolyse wesentlich verbessert. Mit modernen bildgebenden Verfahren (neben MRT auch SPECT, PET) lässt sich also die Größe der Penumbra und damit des erholungsfähigen Hirngewebes abschätzen [20, 21].

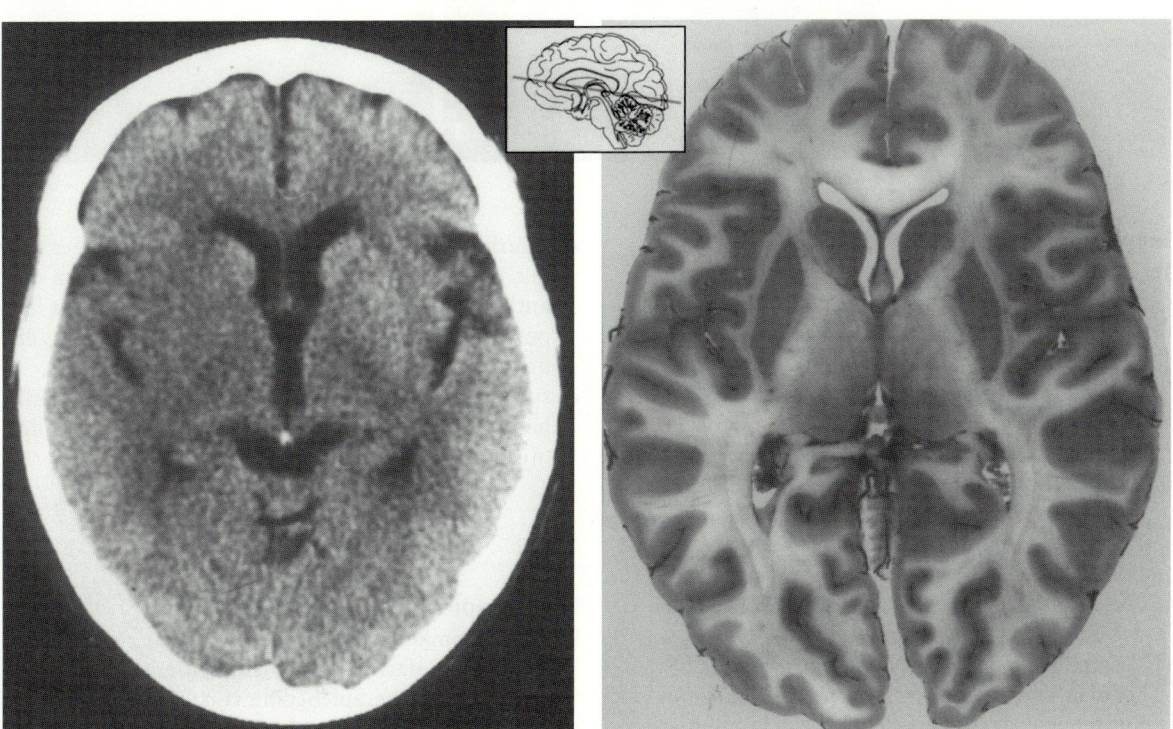

Abb. 44-1. *Links:* Infarktfrühzeichen im CT bei einem rechtsseitigen Infarkt 2 h nach Symptombeginn: Fehlende Abgrenzbarkeit zwischen Capsula interna und Basalganglien, Aufhebung der Inselrindenzeichnung, Asymmetrie der Inselzisterne. *Rechts:* Normale anatomische Verhältnisse, dargestellt anhand eines Plastininschnittes durch die gleiche Höhe. *Mitte:* Höhenschnittbild

Abb. 44-2.
Beispiel für ein deutliches „mismatch" zwischen Veränderungen in der diffusions- (1a) und perfusionsgewichteten MRT (1b) als Ausdruck einer deutlichen Differenz zwischen irreversibel und reversibel geschädigtem Hirngewebe. Letzteres ist prinzipiell durch Thrombolyse rettbar („tissue at risk"). Ergebnis nach Thrombolyse: endgültiger Infarkt reduziert auf den initial diffusionsgestörten Bezirk (2a). Die Perfusionsverhältnisse sind wieder normalisiert (2b). (Mit freundlicher Genehmigung: Dr. Schellinger, Neuroradiologie, Universität Heidelberg)

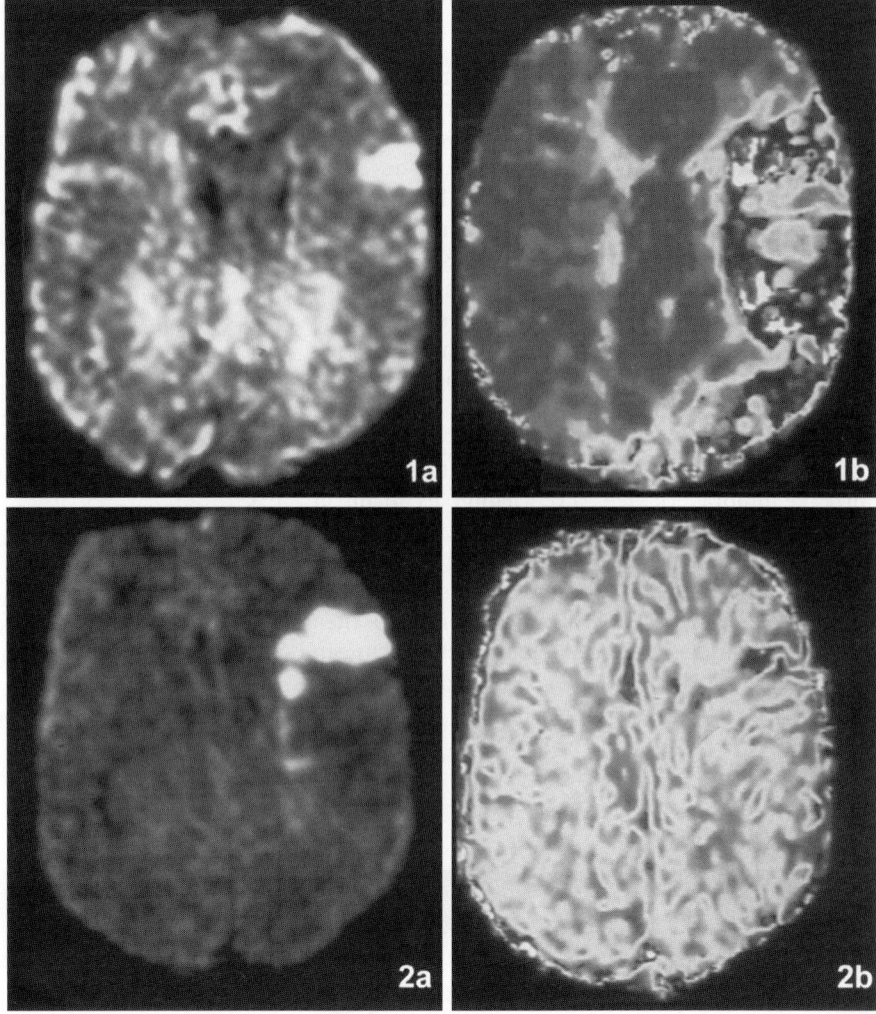

Dopplersonographie und Angiographie der Hirngefäße

Zur Abklärung der Genese eines zerebralen Infarkts sind eine Vielzahl diagnostischer Techniken notwendig. Nur wenige sind allerdings in der Akutphase unerlässlich. Hierzu gehören die Methoden, die Aussagen über den Gefäßstatus des Patienten ermöglichen wie die Dopplersonographie und die zerebrale DSA (digitale Subtraktionsangiographie).

Mit diesen Untersuchungen können Befunde erhoben werden, die unmittelbare therapeutische Konsequenzen haben:

- Verschluss der A. basilaris mit der Konsequenz einer intraarteriellen Thrombolyse,
- Verschluss extra- oder intrakranieller hirnversorgender Arterien des vorderen Kreislaufs mit der Konsequenz der systemischen Lyse (s. unten),
- Qualität der Kollateralisierung eines Verschlusses als prognostischer Hinweis für den Erfolg einer Thrombolyse bzw. die Entwicklung eines Hirnödems,
- Infarktgenese, z. B. Dissektion eines Halsgefäßes mit der wesentlichen therapeutischen Konsequenz der antithrombotischen Therapie bei gleichzeitiger hypertensiver Behandlung zur Aufrechterhaltung eines ausreichenden zerebralen Perfusionsdrucks,
- subtotaler Verschluss der A. carotis interna mit hämodynamischer Beeinträchtigung (hypervolämisch-hypertensive Therapie).

44.2.2 Therapie

Lysetherapie

Die Wirksamkeit und Sicherheit von rt-PA beim Hemisphäreninfarkt gilt in einem Zeitfenster zwischen Symptom- und Therapiebeginn von weniger als 3 h als gesichert. Hierbei wird rt-PA in einer Dosierung von 0,9 mg/kg KG über 1 h (maximal 90 mg) intravenös verabreicht [16, 22, 23]. In einem Zeitfenster bis zu 6 h ist die Thrombolyse bei sorgfältiger Patientenauswahl ebenfalls in der genannten Dosierung wirksam. Das größte Risiko der Thrombolyse sind intazerebrale Blutungen.

Die Rate symptomatischer ICB lag in der ECASS II bei 11,3 % und 5,9 % und in der NINDSS bei 7 % und 1 % in der rt-PA- bzw. Placebogruppe [22, 24]. Entscheidend ist die Beachtung klinischer und computertomographischer Ausschlusskriterien [25].

Aufgrund der Studienlage kann zur Thrombolyse bei Verschlüssen der A. basilaris folgendes gesagt werden: Es existieren keine multizentrischen, randomisierten und plazebokontrollierten Untersuchungen. Bei der überwiegenden Zahl der Patienten (103 vs. 13) wurde das Thrombolytikum angiographisch bzw. intraarteriell injiziert. Eine retrospektive Analyse von 51 Patienten, die mittels intraarterieller Lyse behandelt worden waren, belegt, dass die Mortalität bei Patienten, bei denen eine Rekanalisation erreicht wurde, deutlich unter derjenigen der nichtrekanalsierten Patienten lag (46 % vs. 92 %). 10 von 16 Überlebenden behielten eine mäßiggradige bis geringe Behinderung zurück [26].

Es muss allerdings betont werden, dass die Thrombolyse beim Schlaganfall – anders als in den USA (für Hemisphäreninfarkte) – nach wie vor nicht zugelassen ist, jedoch im Rahmen eines individuellen Heilversuchs durchgeführt werden kann. Zahlreiche Veröffentlichungen haben gezeigt, dass die Thrombolyse eine wirksame – und momentan die einzige – Therapie des Schlaganfalls ist. Sie birgt klare Risiken, die bei Beachtung einer Vielzahl von Faktoren minimiert werden können. Deshalb gehört diese Therapie in die Hand eines erfahrenen Teams aus neurologischen Intensivmedizinern und Neuroradiologen.

Behandlung des raumfordernden postischämischen Ödems

Zu den allgemeinen Maßnahmen in der Initialtherapie gehören:

- Oberkörperhochlagerung (≤ 30°),
- Fiebersenkung bzw. Normothermie,
- Normalisierung der Blutzuckerwerte,
- Optimierung der Blutdruckwerte (s. oben), wobei die Aufrechterhaltung einer ausreichenden zerebralen Perfusion oberstes Gebot sein muss.

Etwa 10 % der Patienten mit einem Hemisphäreninfarkt oder einem großen Kleinhirninfarkt entwickeln innerhalb von 24–72 h nach Symptombeginn ein raumforderndes Hirnödem. 80 % dieser Patienten sterben durch ein zentrales Herz-Kreislauf-Versagen nach transtentorieller Herniation mit Hirnstammkompression, sofern lediglich eine konservative Hirndrucktherapie durchgeführt wird [27].

Durch Anwendung einer Entlastungstrepanation bei bestimmten Patienten kann die Mortalität auf unter 30 % gesenkt werden [28, 29]. Wir therapieren Patienten mit so genanntem „malignem Mediainfarkt"
nach einem Stufenschema (s. Tabelle 44-3; [30]). Ebenfalls wirksam ist die moderate systemische Hypothermie [31].

Behandlung weiterer Komplikationen

Hämodynamisch wirksame Stenosen der extra- oder intrazerebralen Gefäße (z. B. Dissektion der A. carotis interna, Stenosen der A. cerebri media) stellen ein besonderes Problem dar, wenn die neurologische Symptomatik mit Veränderungen des Blutdrucks fluktuiert.

Dieses Problem kann sich insbesondere bei Patienten mit chronischer Hypertonie stellen, bei denen die

Tabelle 44-3. Allgemeine Maßnahmen beim ischämischen Schlaganfall

- Therapie der respiratorischen Insuffizienz: Hypoxie und Hyperkapnie
- Fiebersenkung, Erythrozytenkonzentrate bei Hb < 10 g/dl
- Therapie von Kreislaufinstabilität: Hypertonie (wenn $BD_{syst.} > 200$ mm Hg, $BD_{diast.} > 110$ mm Hg), Hypo- und Hypervolämie
- Therapie metabolischer Störungen: Hyperglykämie, Hyponatriämie
- Optimierung der Kopflagerung

↓

Infarktausdehnung > 1/3 Mediaterritorium, Hemisphäreninfarkt:
- Osmotherapie mit Glycerol (10 %, 500–1000 ml/Tag)

↓

Zunehmende Hirnschwellung:
- Analgosedierung, Intubation und evtl. Muskelrelaxation
- ICP-Monitoring (CPP-Kontrolle, Überwachung möglicher ICP-Anstiege)
- Evaluation zu chirurgischer Intervention anhand CT-Verlauf

Behandlung der Hirndruckkrise:
1. Osmotherapie
   - Mannitol 20 % 100 ml als Bolus i.v.
   - Hypertone Kochsalzlösung (NaCl 7,5 % HES 6 %) 150 ml als Bolus i.v.
   - Kontrolle von Serumosmolarität < 315 mmol/l und Serum-Na < 155 mmol/l

   unwirksam ↓ ausgeschöpft
2. THAM-Puffer
   - 1 mmol/kg als Bolus i.v., dann über Perfusor 0,25 mmol/kg/h, Ziel: pH_{art} 7,5–7,55

   unwirksam ↓ ausgeschöpft
3. Hyperventilation
   - Ziel: p_aCO_2 30–35 mm Hg
   - Über Stunden nur, wenn CBF-Überwachungsmethode verfügbar

   unwirksam ↓ ausgeschöpft
4. Thiopental
   - unter Volumengabe, nicht bei CPP < 70 mm Hg
   - 250 mg als Bolus i.v.

   unwirksam ↓ ausgeschöpft
5. Anwendung nichtvalidierter Therapieformen in Erwägung ziehen
   - Milde Hypothermie (32°–33°C)
   - Barbituratkoma
   - Indometacin, Methohexital

zerebrale Perfusion an ein höheres Druckniveau adaptiert ist. In diesen Fällen muss der systemische Druck bis über die „Symptomschwelle" angehoben werden. Hierzu wurde die sog. „Triple-H-Therapie", die zur Behandlung von Vasospasmen nach Subarachnoidalblutungen eingesetzt wird (s. unten, Tabelle 44-6), in modifizierter Form übernommen und bezüglich der Zielblutdruckwerte entsprechend der Probleme des ischämischen Infarkts verändert.

Durch intravenöse Volumengabe („Hypervolämie") und ggf. Katecholaminzufuhr wird der systemische Druck angehoben („Hypertension"). Empfohlene systolische Werte liegen für Normotoniker bei mindestens 140 mm Hg und für Hypertoniker bei mindestens 160 mm Hg. Bei der auf diese Weise eintretenden Hämodilution sollte ein Hb-Wert von 10 g/dl nicht unterschritten werden.

Diese Therapie muss ausschleichend beendet werden, damit nicht erneut neurologische Fokalsymptome auftreten.

44.3 Intrazerebrale Blutung (ICB)

44.3.1 Epidemiologie

Spontane intrazerebrale Blutungen weisen eine jährliche Inzidenz von ca. 20 pro 100 000 Einwohner auf. Sie stellen mit einem Anteil von ca. 15 % nach ischämischen Hirninfarkten die zweithäufigste Ursache aller Schlaganfälle dar. Aufgrund der geringen Zahl kontrollierter Studien beruht ein großer Teil der gängigen Therapieempfehlungen auf theoretischen Überlegungen, Beobachtungen an kleinen Patientenkollektiven oder Ergebnissen aus Tiermodellen. Die Indikationen für konservative oder operative Behandlung sind bei supratentoriellen Blutungen umstritten.

44.3.2 Ätiologie

Hypertonie
Die arterielle Hypertonie ist der wesentliche Risikofaktor für viele Subtypen der spontanen ICB. Durch die moderne neuroradiologische Diagnostik mit Angiographie, CT und MRT werden jedoch vermehrt auch andere Blutungsursachen diagnostiziert. Die meisten Patienten mit spontaner ICB weisen bei Aufnahme und während des Klinikaufenthaltes erhöhte Blutdruckwerte auf. Der Anteil hypertensiver Blutungen schwankt in neueren Studien zwischen 45 und 70 % [32–34]. Eine vorbestehende Hypertonie ist dabei auch ein Risikofaktor für Blutungen aus anderer Ursache.

Die Pathogenese hypertensiver Blutungen wird mit degenerativen Veränderungen in Form einer Lipohyalinose der Wand perforierender Arterien erklärt, die zur Ausbildung von Mikroaneurysmen führen. Ein plötzlicher Anstieg des zerebralen Blutflusses führt zur Ruptur der pathologisch veränderten Gefäße [35]. Die Stammganglien sind neben Kleinhirn und Pons aus anatomischen Gründen eine typische Lokalisation hypertensiver Blutungen.

Amyloidangiopathie
Die sog. zerebrale Amyloidangiopathie wird bei 7–17 % aller ICB als Ursache angenommen. Ihre Häufigkeit nimmt mit dem Alter zu [36–38]. Die Blutungen liegen lobär, häufig direkt subkortikal. Morphologisch finden sich Amyloidablagerungen in der Wand kleiner und mittelgroßer kortikaler arterieller Gefäße, die zu starren und fragilen Rohren deformiert werden [38]. Auch bei diesen Patienten besteht häufig, aber nicht immer, eine Hypertonieanamnese.

Gefäßanomalien
Hierzu gehören Angiome, arteriovenöse Malformationen, Durafisteln und Teleangiektasien. Gefäßanomalien liegen ca. 5 % aller intrazerebralen Blutungen zugrunde und sind bei jüngeren Patienten häufiger. Der Verdacht auf eine Gefäßanomalie ergibt sich bei jüngeren Patienten mit subkortikalen Blutungen, einer familiären Anamnese von AV-Missbildungen oder mit entsprechenden CT-Veränderungen. Die Diagnose wird mit Angiographie, evtl. in Kombination mit MRT, gesichert.

Gerinnungsstörungen
Störungen der Blutgerinnung sind die Ursache von ca. 10 % aller ICB, meist infolge von Antikoagulation nach Beinvenenthrombose oder bei Arrhythmia absoluta. Allerdings ist die Inzidenz von ICB unter einer Therapie mit Kumarinen gering.

In einer Studie mit 3862 Patienten unter Kumarintherapie ereigneten sich in 6,8 % der Patienten Blutungskomplikationen, davon nur 1,6 % intrakraniell [39].

Häufig liegen bei dieser Patientengruppe zusätzliche Risikofaktoren wie arterielle Hypertonie vor. Unter Heparintherapie treten ICB dagegen fast ausschließlich nach akuten Hirninfarkten auf, meist als hämorrhagische Transformation des ischämisch geschädigten Infarktareals. Bei einer Heparintherapie ohne zerebrovaskuläre Indikation ist das ICB-Risiko sehr gering [40].

Drogen
Die Pathogenese von Blutungen nach Konsum sympathomimetischer Drogen ist nicht genau bekannt. Als auslösende Mechanismen werden Blutdruckspitzen durch eine Freisetzung von Katecholaminen, nekrotisierende Vaskulitis und Vasospasmen mit anschließendem Reflowphänomen diskutiert [37]. Beschrieben wurden Blutungen u. a. nach Kokain, Crack, Phencyclidin und Amphetaminen [37, 41].

44.3.3 Neuroradiologische Untersuchungen

Nach Sicherung der Vitalfunktionen muss, auch bei gering ausgeprägter Symptomatik, ohne Verzögerung eine radiologische Diagnostik erfolgen. Bei Blutungen im Stammganglienbereich in Verbindung mit einer Hypertonieanamnese reicht das CT meist aus. Bei atypisch lokalisierter Blutung oder fehlender Hypertonieanamnese ist das Nativ-CT zur weiteren Differentialdiagnose nicht ausreichend.

Bei einigen Patienten, z. B. bei großer arteriovenöser Malformation, kann bereits das kontrastmittelverstärkte CT die Diagnose sichern; oft ist aber ein MRT oder eine Angiographie notwendig, um behandelbare Blutungsursachen möglichst schnell zu diagnostizieren.

Eine sofortige Angiographie ist bei Verdacht auf zerebrale Aneurysmen indiziert. Der Verdacht ergibt sich bei Blutungen in den Vorzugslokalisationen wie Temporallappen und Fissura Sylvii, medianer Frontallappen und Interhemisphärenspalt sowie bei begleitender Subarachnoidalblutung.

44.3.4 Operative Therapie

Externe Ventrikeldrainage (EVD)

Bei Zeichen des Liquorstaus im CT ist eine EVD indiziert. Die Drainage wird im allgemeinen über ein frontales Bohrloch in den Ventrikel eingelegt. Bei Kompression des III. Ventrikels oder Foramen-Monroi-Blockade kann eine Drainage beider Seitenventrikel notwendig sein. Das Drainagesystem wird auf einer Höhe von ca. 15 cm über Foramen-Monroi-Niveau befestigt.

Bei Überdrainage besteht das Risiko einer Nachblutung, da der Gegendruck abnimmt und eine Sogwirkung entsteht. Das System kann durch den blutigen Liquor leicht verstopfen und muss daher in kurzen Intervallen auf Durchgängigkeit überprüft werden [42]. Am 1. postoperativen Tag wird ein CT zur Beurteilung der Ventrikelweite und Lage der Drainage durchgeführt.

Lässt der Abfluss stark blutigen Liquors nach, wird die EVD abgeklemmt und eine ICP-Messung über die Ableitung durchgeführt. Steigt der ICP, wird die Drainage fortgesetzt. Bleibt der ICP bei geschlossener Ableitung im Bereich von < 20–25 cm H_2O, wird nach 24 h ein CT durchgeführt. Bei normaler Ventrikelweite kann die EVD dann entfernt werden.

Grundsätzlich sollte die EVD wegen des Infektionsrisikos nach 7–10 Tagen entfernt oder gewechselt werden. Bei persistierender Liquorzirkulationsstörung wird ein permanenter Shunt angelegt. Die Behandlung von Blutungen mit Ventrikeleinbruch durch intraventrikuläre Instillation von Fibrinolytika zur schnelleren Klärung des Liquorraums ist gegenwärtig noch nicht etabliert, erste Ergebnisse sind jedoch erfolgversprechend [43, 44].

Indikationen zur operativen Hämatomausräumung

Die Indikation zur operativen Hämatomausräumung ist seit langem Gegenstand heftiger Kontroversen. Größere kontrollierte Studien, die den Vorteil einer Hämatomausräumung gegenüber einem konservativen Vorgehen zeigen, liegen nicht vor.

Bis fundierte Kriterien vorliegen, muss die Entscheidung für eine Operation individuell getroffen werden.

Folgende Richtlinien sollten dabei beachtet werden:
1. Initial komatöse Patienten oder Patienten mit bilateralen Pupillenstörungen profitieren in der Regel nicht von einer Operation.
2. Bei Nachweis einer Liquorzirkulationsstörung wird eine externe Ventrikeldrainage angelegt, falls die unter 1. genannten Gesichtspunkte nicht gegen den Eingriff sprechen.
3. Patienten mit kleinen Blutungen ohne Bewusstseinstrübung oder Pupillenstörung haben auch ohne Operation eine gute Prognose.
4. Patienten mit progredienter Verschlechterung können von einer frühzeitigen Hämatomausräumung quoad vitam profitieren; es bleiben allerdings häufig schwerwiegende funktionelle Ausfälle zurück.

44.4 Subarachnoidalblutung (SAB)

44.4.1 Klinik

Die anamnestischen Angaben des „typischen" SAB-Patienten bestehen in plötzlich einsetzenden, ausgeprägten („so stark wie noch nie") Nacken- und Hinterkopfschmerzen, in der Regel verbunden mit Übelkeit und Erbrechen. Klinisch findet sich bei fast jedem Patienten eine Nackensteifigkeit. Prinzipiell können bei einer SAB neurologische Fokalsymptome wie bei jedem zerebralen Infarkt oder einer ICB (s. oben) auftreten. Therapeutische Konsequenzen richten sich nach der Klassifikation der Erstsymptome nach Hunt und Hess (Tabelle 44-4; [45]).

Folgende Faktoren haben für die Prognose Bedeutung:
- Grad der initialen Bewusstseinsstörung,
- subarachnoidale Blutmenge (schlechte Prognose, wenn bei Aneurysmen im Basilarisgebiet die Blutmenge mehr als 15 cm^3 beträgt),
- Lokalisation des Aneurysmas [46].

44.4.2 Diagnostik

Schon der Verdacht einer SAB rechtfertigt die Durchführung einer Computertomographie. Die Wahrscheinlichkeit des Blutnachweises im CT liegt bei 95 %

Tabelle 44-4. Einteilung der SAB in klinische Stadien nach Hunt u. Hess

Stadium I	Kopfschmerz
	Leichter Meningismus
Stadium II	Schwerster Kopfschmerz
	Deutlicher Meningismus
	Hirnnervenparesen
Stadium III	Somnolenz
	Psychische Veränderungen
	Leichtes fokal-neurologisches Defizit
Stadium IV	Sopor
	Hemiparese
	Vegetative Dysregulation
Stadium V	Koma

am 1. Tag und sinkt auf 50% am 3. Tag. Im Liquor ist Blut bzw. eine xanthochrome Verfärbung allerdings noch 2–3 Wochen nach einer SAB nachweisbar. Bei positivem Nachweis einer SAB muss eine DSA zum Nachweis der Blutungsquelle erfolgen. In 80% der Fälle sind Aneurysmen die Ursache einer SAB.

Weitere Blutungsquellen sind arteriovenöse Fehlbildungen, Schädel-Hirn-Trauma, Dissektionen, mykotische Aneurysmen, Gerinnungsstörungen und Kokainmissbrauch.

44.4.3 Therapie

Die Therapie der SAB ist im wesentlichen die Therapie der Komplikationen. Es sind dies Nachblutungen, Gefäßspasmen und Hydrozephalus, wobei diese Komplikationen in bestimmten Zeitintervallen gehäuft auftreten. Außerdem treten Hyponatriämien und Krampfanfälle auf.

Verhinderung von Nachblutungen

Nachblutungen treten in 4% der nichtgeclippten Auneurysmen innerhalb der ersten 24 h auf. Das Blutungsrisiko ist in den ersten 14 Tagen höher als in den ersten 6 Monaten. Innerhalb dieses Zeitraumes bluten 50% der nichtgeclippten Aneurymen nach. Aus diesem Grund wird bei Patienten, die im initialen Stadium I–III nach Hunt und Hess eingeliefert werden, bei neuroradiologischem Nachweis einer Blutungsquelle bis zum 3. Tag – bevor Vasospasmen auftreten – eine akute neurochirurgische Intervention mit Clipping des Aneurysmahalses angestrebt.

Unzugängliche Aneurysmen oder Aneurysmen, die aufgrund ihrer Beschaffenheit inoperabel sind, können möglicherweise intravasal mit Hilfe von „coils" verschlossen werden [47]. In einer Serie wurden auch Patienten in den Stadien IV und V mit Erfolg früh operiert, wenn im CT kein irreversibler Hirnschaden nachweisbar war, ein regelrechter Blutfluss in den intrazerebralen Gefäßen vorlag und der ICP unter 30 mm Hg lag [48].

Vasospasmen

Vasospasmen beginnen ab dem 3.–5. Tag nach einer SAB, erreichen ihr Maximum zwischen dem 5.–14. Tag und bilden sich innerhalb von 3–4 Wochen zurück. Sie treten bei über 70% der Patienten auf. Unbehandelt führen Vasospasmen in über 25% der Fälle zu zerebralen Infarkten und zum Tod. Das Auftreten von Spasmen kann mit der transkraniellen Dopplersonographie (mittlere Flussgeschwindigkeit >120 cm/s) oder DSA nachgewiesen oder kontrolliert werden.

Der Kalziumantagonist *Nimodipin* bewirkt eine Relaxation der Muskelzelle in zerebralen Gefäßen. Für Nimodipin konnte eine spasmenprophylaktische Wirkung bei SAB nachgewiesen werden [49, 50].

Eine Dosierungsempfehlung ist in Tabelle 44-5 aufgeführt. Die Anwendung von Nimodipin führt bei einer nicht unwesentlichen Zahl von Patienten zu einer Blutdrucksenkung, die so ausgeprägt sein kann, dass die Therapie abgebrochen werden muss, wenn der systolische Blutdruck nicht dauerhaft über 140 mm Hg gehalten werden kann.

Für den Sauerstoffradikalfänger Tirilazad-Mesylat konnte in einer placebokontrollierten Untersuchung bei Männern eine siginfikante Verbesserung der Prognose und eine Senkung der Letalität nachgewiesen werden [51]. Sollte das Präparat in Deutschland zugelassen werden, würde sich die Anwendung (6 mg/kg KG i. v.) bei Männern zusätzlich zu Nimodipin empfehlen.

Durch Spasmen kann der CPP (zerebrale Perfusionsdruck) so stark absinken, dass es zu ischämischen Infarkten kommt. In dieser Situation müssen eine Verbesserung des zerebralen Blutflusses und der Oxygenierung angestrebt werden. Dies kann durch eine Anhebung des CPP und ein Absenken des Viskosität bzw. die sog. Triple-H-Therapie (Hypervolämie, Hypertonie, Hämodilution) erreicht werden. Tabelle 44-6 enthält ein Therapie- bzw. Dosierungsschema, bei dem berücksichtigt ist, ob ein Aneurysma bereits geclippt wurde.

Tabelle 44-5. Dosierungsschema für Nimodipin zur Spasmenprophylaxe und Therapie bei SAB ab Aufnahmetag über 2–3 Wochen

Bei analgosediertem bzw. bewusstseinsgestörtem Patienten; langsame Steigerung unter Beobachtung des Blutdrucks:	
1–6 h	1 mg/h i. v.*
7–12 h	1,5 mg/h i. v.
Ab 12 h	2 mg/h (Erhaltungsdosis)
Bei wachen Patienten	4-mal 2 Tbl. à 30 mg

* Über zentralvenösen Katheter wegen Thrombophlebitisgefahr.
Nebenwirkungen: arterielle Hypotonie, Kopfschmerzen, akuter Ileus, pulmonale Rechts-links-Shunts, Leberenzymerhöhungen.

Tabelle 44-6. Triple-H-Therapie bei Subarachnoidalblutung mit Vasospasmen

Indikation:
- Auftreten neurologischer Fokalsymptome bei erfolgloser Vasospasmusbehandlung mit Nimodipin oder bei Kontraindikationen für die Behandlung mit Nimodipin

Ziel:
Anheben des systolischen Blutdrucks bis zum Verschwinden neurologischer Symptome bis zu:
- systolischen Blutdruckwerten von 240 mm Hg bei geclipptem, bis 160 mm Hg bei ungeclipptem Aneurysma
- einem zentralen Venendruck von 8–12 mm Hg
- einem Wedgedruck von 12–14 mm Hg (falls Swan-Ganz-Katheter vorhanden)

Medikamente:
- HAES 10% 500–1000 ml/Tag
- Elektrolytlösungen 3–12 l/Tag
- Katecholamine: Dobutamin, Noradrenalin

Die Therapie erfordert ein Dauermonitoring der Herz-Kreislauf-Parameter

Risiken:
Lungenödem, Pneumothorax, Hämatothorax, Herzinsuffizienz, Herzinfarkt, Elektrolytentgleisung, Aneurysmaruptur, Hirnödem

Liquorzirkukationsstörung und Hydrozephalus

Ein Hydrozephalus entwickelt sich entweder durch Verlegung der inneren Abflusswege (Okklusivhydrozephalus) oder der Paccioni-Granulationen (Hydrozephalus arresorptivus). Dies geschieht akut oder in den ersten Tagen. Wird ein Hydrozephalus von einer Vigilanzstörung begleitet besteht die Indikation zur Anlage einer EVD (s. oben).

Durch intensivmedizinische Therapieverfahren konnte die Prognose und das Outcome schwerer Schlaganfälle in den vergangenen Jahren deutlich gebessert werden. Zahlreiche Untersuchungen belegen, dass der noch vor Jahren herrschende Fatalismus gegenüber der Schlaganfallbehandlung heute nicht mehr gerechtfertigt ist, wenn die Patienten nach den richtigen Kriterien ausgewählt und differenziert behandelt werden.

Literatur

1. Steiner T, Mendoza G, De Georgia M, Schellinger P, Holle R, Hacke W (1997) Prognosis of stroke patients requiring mechanical ventilation in a neurologic care unit. Stroke 28: 711–715
2. Britton M, Carlsson A, and J Int Med (1990) Very high blood pressure in acute stroke. J Int Med 228: 611–615
3. Prattichizzo F, Galetta F, Bonechi I, Giusti C (1994) Therapy of arterial hypertension associated with acute stroke. Current trends and problems. Clin Ther 145: 383–390
4. Yatsu F and Zivin J (1985) Hypertension in acute ischemic strokes. Not to treat. Arch Neurol 42: 999–1000
5. Jorgensen H, Nakayama H, Rasschou H, Olsen T (1994) Effects of blood pressure and diabetes on stroke progression. Lancet 334: 156–159
6. Adams H, Brott T, Crowell R et al. (1994) Guidelines for the management of patients with acute ischemic stroke. A statement for healthcare professionals from a special writing group of the Stroke Council of the American Heart Association. Circulation 90: 1588–1601
7. Carlberg B, Asplund K, Hägg E (1993) The prognostic value of admission blood pressure in patients with acute stroke. Stroke 24: 1372–1375
8. Dandapani BK, Suzuki S, Kelley RE, Reyes-Iglesias Y (1995) Relation between blood pressure and outcome in intracerebral hemorrhage. Stroke 26: 21–24
9. Farhat S, Schneider R (1967) Observation on the effect of systemic blood pressure on intracranial circulation in patients with cerebrovascular insufficieny. J Neurosurg 27: 441–445
10. Shanbrom E, Levy L (1957) The role of systemic blood pressure in cerebral circulation in carotid and basilar artery thromboses. Cereb Circul 5: 197–204
11. Wise G, Sutter R, and Burkholder J (1972) The treatment of brain ischemia with vasopressor drugs. Stroke 3: 135–140
12. Ringleb PA, Bertram M, Keller E, Hacke W (1998) Hypertension in patients with cerebrovascular accident. To treat or not to treat? Nephrol Dialys Transplant 13: 2179–2181
13. Diringer MN (1993) Intracerebral hemorrhage: pathophysiology and management. Crit Care Med 21/10: 1591–603
14. Takagi K, Zhao W, Busto R, and Ginsberg MD (1995) Local hemodynamic changes during transient middle cerebral artery occlusion and recirculation in the rat: A (14 C) iodoantipyrine autoradiographic study. Brain Res 691: 160–168
15. Baron JC, von Kummer R, del Zoppo GJ (1995) Treatment of acute ischemic stroke – challenging the concept of a rigid and universal time window. Stroke 26/12: 2219–2221
16. Hacke W, Kaste M, Fieschi C et al. (1998) Randomised, double-blind, placebo-controlled trial of thrombolytic therapy with intravenous recombinant tissue plasminogen activator in patients with acute ischaemic stroke. Results of the second European-Australian Acute Stroke Study (ECAS II). Lancet 352: 1245–1251
17. Von Kummer R, Bozzao L, Manelfe C (1995) Early CT diagnosis of hemispheric brain infarction. Springer, Berlin Heidelberg New York Tokio
18. Von Kummer R, Holle R, Grzyska U et al. (1996) Interobserver agreement in assessing early CT signs of middle cerebral artery infarction. Am J Neuroradiol 16: 1743–1748
19. Latchaw RE, Fisher M (1998) Modern imaging technology in the assessment of acute ischemic stroke. In: Steiner T, Hanley D, Hacke W (eds) Update in intensive care and emergency medicine. Springer, Berlin Heidelberg New York Tokio, pp 61–74
20. Berrouschot J, Henryk B, von Kummer R et al. (1998) ^{99m}Technetium-ethyl-cystein-dimer single photon emission CT can predict fatal ischemic brain edema. Stroke 29: 2556–2562
21. Heiss W-D, Graf R, Fujita T et al. (1997) Early detection of irreversibly damaged ischemic tissue by flumazenil positron emission tomography in cats. Stroke 28: 2045–2052
22. NINDS rt-PA Stroke Study Group (1995) Tissue plasminogen activator for acute ischemic stroke. N Engl J Med 333/24: 1581–1587
23. Steiner T, Bluhmki E, Kaste M et al., for the ECASS study group (1998) The ECASS 3-h cohort: secondary analysis

of ECASS data by time stratification. Cerebrovasc Dis 8: 198–203
24. Hacke W, Kaste M, Fieschi C et al. (1995) Intravenous thrombolysis with recombinant tissue plasminogen activator for acute hemispheric stroke. The European Cooperative Acute Stroke Study (ECASS). JAMA 274 (13): 1017–1025
25. Steiner T, Spranger M, Hacke W (1998) Thrombolytic therapy in stroke: which agent, when and how. Fibrinolysis Proteolysis 12 (Suppl 2): 25–30
26. Brandt T, von Kummer R, Müller-Küppers M, and Hacke W (1996) Thrombolytic therapy of acute basilar artery occlusion. Variables affecting recanalization and outcome. Stroke 27 (5): 875–881
27. Hacke W, Schwab S, Horn M et al. (1996) "Malignant" middle cerebral artery territory infarction. Arch Neurol 53: 309–315
28. Steiner T, Schwab S, Aschoff A, Hacke W (1998) Hemicraniectomy in patients with "malignant" middle cerebral artery infarction – the influence of timing (Abstract): ICPX. Acta Neurochir (Suppl 71)
29. Schwab S, Steiner T, Aschoff A et al. (1998) Early hemicraniectomy in patients with complete middle cerebral artery infarction. Stroke 29: 1888–1893
30. Keller E, Schwab S, Schwarz S, Hoppe L, Hacke W (1997) Konservative Therapiemaßnahmen bei erhöhtem Hirndruck. Intensivmedizin 35: 252–260
31. Schwab S, Schwarz S, Spranger M et al. (1998) Moderate hypothermia in the treatment of patients with severe middle cerebral artery infarction. Stroke 29: 2461–2466
32. Bahemuka M (1987) Primary intracerebral hemorrhage and heart weigt: a clinicopathologic case-control review of 218 patients. Stroke 18: 531–536
33. Boonyakarnakul S, Dennis M, Sandercock P et al. (1993) Primary intracerebral haemorrhage in the Oxfordshire Community Stroke Project. 1. Incidence, clinical features and causes. Cerebrovasc Dis 3: 343–349
34. Brott T, Thalinger K, Hertzberg V (1986) Hypertension as a risk factor for spotaneous intracerebral hemorrhage. Stroke 17: 1078–1083
35. Caplan LR (1988) Intracerebral hemorrhage revisted. Neurology 38: 624–627
36. Kalyan-Raman U, Kalyan-Raman K (1984) Cerebral amyloid angiopathy causing intracranial hemorrhage. Ann Neurol 16: 321–329
37. Kase CS (1986) Intracerebral hemorrhage: Non-hypertensive causes. Stroke 17: 590–595
38. Vinters HV (1987) Cerebral amyloid angiopathy. A critical review. Stroke 18: 311–324
39. Coon W, Willis P (1974) Hemorrhagic complications of anticoagulant therapy. Arch Intern Med 133: 386–392
40. Kase CS (1994) Mechanisms of intracerebral hemorrhage. In: Kase CS, Caplan LR (eds) In intracerebral hemorrhage. Butterworth-Heinemann, Boston London Oxford, pp 117–153
41. Daras M, Tuchman AJ, Koppel BS et al. (1994) Neurovascular complications of cocaine. Acta Neurol Scand 90: 124–129
42. Aschoff A, Steiner T (1999) Monitoring des intrakraniellen Drucks und zerebralen Perfusionsdrucks. In: Schwab S et al. (Hrsg) Neurointensivmedizin. Springer, Berlin Heidelberg New York Tokio
43. Findlay JM, Grace MGA, Weir BKA (1993) Treatment of intraventricular hemorrhage with tissue plasminogen activator. Neurosurgery 32: 941–947
44. Todo T, Usui M, Takakur K (1991) Treatment of severe intraventricular hemorrhage by intraventricular infusion of urokinase. Neurosurgery 74: 81–86
45. Teasdale G, Knill-Jones R, Lindsay K (1983) Response to Hunt WE: Clinical assessment of SAH. J Neurosurg 59: 550–551
46. Kassell NF, Torner JC, Haley EC et al. (1990) The International Cooperative Study on the timing of aneurysma surgery. Part 1: Overall managment results. J Neurosurg 73: 18–36
47. Higashida R, Kuhne D (1998) Interventional neuroradiology in SAH. In: Steiner T, Hanley D, Hacke W (eds) Update in intensive care and emergency medicine. Springer, Berlin Heidelberg New York Tokio, pp 149–155
48. Bailes JE, Spetzler RF, Hadley MN, Baldwin HZ (1990) Management, morbidity and mortality of poor-grade aneurysm patients. J Neurosurg 73: 559–566
49. Philippon J, Grob R, Dagreou F et al. (1986) Prevention of vasospasm in subarachnoid hemoorrhage. A controlled study with nimodipine. Acta Neurochir 82/3–4: 110–114
50. Barker FG2, Ogilvy CS (1996) Efficacy of prophylactic nimodipine for delayed ischemic deficit after subarachnoid hemorrhage: a metaanalysis. J Neurosurg 84/3: 405–414
51. Kassell NF, Haley EC, Apperson-Hansen C et al. (1996) Randomized, double-blind, vehicle controlled trial of tirilazad mesylate in patients with aneurysmal subarachnoid hemorrhage: a cooperative study in Europe, Australia, and New Zealand. J Neurosurg 84/2: 221–228

Zerebrale Krämpfe und Status epilepticus

H. Stefan, F. Erbguth

45.1 Zerebrale Krampfanfälle   831
45.1.1 Ursachen   831
45.1.2 Diagnose   831
45.1.3 Notfallversorgung   831
45.1.4 Medikamentöse Behandlung   832

45.2 Status epilepticus   832
45.2.1 Definition   832
45.2.2 Epidemiologie   834
45.2.3 Pathogenese   834
45.2.4 Differentialdiagnose   834
45.2.5 Zusatzuntersuchungen   835
45.2.6 Therapie   835

Literatur   836

Zerebrale Krämpfe und Status epilepticus

H. Stefan

45.1 Zerebrale Krampfanfälle

45.1.1 Ursachen

Epileptische Anfälle können sowohl als Erstmanifestation einer akut auftretenden Hirnerkrankung (z. B. Enzephalitis, Venenthrombose, ischämischer Hirninfarkt, Tumor, Trauma etc.), als Gelegenheitsanfall (bei Hypoglykämie, Fieber, Alkoholentzug, Medikamenteneinnahme etc.) oder im Verlauf einer chronischen Epilepsie bei bekannter (symptomatisch) oder unbekannter Ursache (kryptogen) auftreten. Pathophysiologisch liegen Erregungs- oder Enthemmungsphänomene von Nervenzellen zugrunde, deren Ursache individuell geklärt werden muss.

45.1.2 Diagnose

Bei epileptischen Anfällen wird zwischen fokalen Anfällen, bei denen der Ausgangspunkt der Erregung in einer Hirnhemisphäre zu lokalisieren ist, und generalisierten Anfällen (Erregungen in beiden Hemisphären) unterschieden. Je nach Entstehungsort der Erregungsbildung werden unterschiedliche Anfallstypen differenziert. Sie werden nach der internationalen Klassifikation in fokale (partielle) Anfälle ohne Bewusstseinsstörung (einfach fokal) oder mit Bewusstseinsstörung (komplex fokal) eingeteilt. Generalisierte Anfälle können sekundär generalisiert (also aus einem fokalen Anfall hervorgehend) oder primär generalisiert sein (bei initialer Erregung beider Hemisphären).

Tonisch-klonischer Grand-mal-Anfall

Die stärkste Ausprägung eines epileptischen Anfalls wird als tonisch-klonischer Grand-mal-Anfall bezeichnet. Hier kommt es nach einer initialen tonischen Anspannung der Muskulatur zu einer zweiten klonischen Phase mit rhythmischen Zuckungen, die sich im Verlauf des Anfalls verlangsamen und schließlich abebben. Hierbei verliert der Patient das Bewusstsein. Es kommt ferner zu einer Pupillenerweiterung, Tachykardie, Blutdruckanstieg und kurzfristiger Apnoe. Ein unkomplizierter tonisch-klonischer Anfall ist in der Regel in 2 min abgeklungen.

Hieran kann sich infolge eines Erschöpfungszustands des Gehirns eine postiktale Phase mit Umdämmerung oder Terminalschlaf anschließen, die vom eigentlichen Anfallsgeschehen abzugrenzen ist. Sie kann mehrere Minuten oder gelegentlich sogar bis zu einer halben Stunde andauern.

45.1.3 Notfallversorgung

Wesentlich bei der Erstversorgung eines epileptischen Anfalls ist, das Ausmaß der erforderlichen Behandlungsmaßnahmen in der Kürze der verfügbaren Zeit festzulegen, d. h. Hyperaktivismus zu vermeiden, jedoch mögliche Komplikationen frühzeitig abzuwenden.

Komplikationen eines tonisch-klonischen Grand-mal-Anfalls können durch den Anfall selbst oder durch die Entwicklung eines Status epilepticus entstehen. Im tonisch-klonischen Grand-mal-Anfall sind Verletzungen durch den Sturz (Schädel-Hirn-Trauma, Fraktur, Zahnverlust) oder durch motorische Entäußerung (Schlagen gegen scharfe Kanten) möglich. Ersticken ist z. B. bei Aspiration oder Auftreten eines Anfalls im Schlaf durch große Kopfkissen möglich. In der Regel bleibt ein isoliert auftretender Grand-mal-Anfall bei sachgerechter Lagerung ohne Komplikationen.

Die Basismaßnahmen bei der Notfallbehandlung eines tonisch-klonischen Grand-mal-Anfalls sind in der folgenden Übersicht dargestellt.

> **Basismaßnahmen bei der Notfallbehandlung eines tonisch-klonischen Grand-mal-Anfalls**
>
> - Lagerung:
>   - stabile Seitenlage, Verletzungsgefahr ausschalten
> - Sicherung der Vitalfunktionen
>   - zunächst keine Intubation oder Relaxation.
> - Erhebung der Fremdanamnese:
>   - frühere epileptische Anfälle

- andere Vorerkrankungen:
  Trauma, Kopfschmerz, Fieber, Alkohol, Medikamente, Drogen, Diabetes mellitus, Herz-Kreislauf-Erkrankungen
- Untersuchung:
  Reaktion auf Anruf, Hirnnerven, Meningismus, Paresen, Blutzucker, Puls, Temperatur
- Anfallskontrolle:
  Ist die Anfallstätigkeit kontrolliert, liegen Hinweise für eine Anfallsserie bzw. einen Status vor?

Lagerung

Bei der Lagerung des Patienten ist v. a. darauf zu achten, dass die Luftwege freigehalten werden (stabile Seitenlage, Öffnen des Hemdkragens, Entfernung von Prothesen, u. U. Einführen eines Guedel-Tubus etc.). Der Patient muss so gelagert werden, dass er sich nicht an scharfen oder heißen Gegenständen oder gar an laufenden Maschinen verletzen kann.

Sicherung der Atemwege

Mit Beginn der tonischen Krampfphase ist der Versuch, einen Beißkeil zwischen die Zähne des Patienten zu schieben, zwecklos. Intubation und Relaxation sind beim unkomplizierten Grand-mal-Anfall in der Regel nicht erforderlich.

Eine Intubation kann dann notwendig werden, wenn der Patient nach Ende des Krampfanfalls nicht erwacht und Vitalfunktionen (Atmung, Kreislauf) bedroht bzw. Schutzreflexe (Korneal-, Würgereflex) erloschen sind. Weitere Kriterien können die pulsoxymetrisch ermittelte O_2-Sättigung ($p_sO_2 < 85\%$) oder die Glasgow Coma Scale (<7) darstellen.

Anamnese am Notfallort

Falls Angehörige zugegen sind, wird sofort mit der Erhebung der Fremdanamnese begonnen. Hierbei sollte nach weiteren internistischen oder neurologischen Vorerkrankungen, wie z. B. Diabetes mellitus, Hypoglykämieneigung, Trauma, Infekt, Schlafmangel, Alkoholabusus, Medikamenteneinnahme, Drogen, gefragt werden.

Wird der Patient allein aufgefunden und besteht keine Möglichkeit der Fremdanamnese, sind besondere Vorsichtsmaßnahmen zweckmäßig. Hierzu gehört auch die Asservierung von Tablettenresten oder Erbrochenem. Falls der Patient bei Eintreffen des Notarztes noch Konvulsionen aufweist, ist in der Regel auch bei unbekanntem Anfallsbeginn von einem prolongierten Grand-mal-Anfall auszugehen.

Notfallausweis

Der Dokumentation von Anfallsleiden, gerade auch für Notfallsituationen, dient ein seit kurzem erhältlicher Epilepsieausweis, der dem professionellen Erstversorger wichtige anamnestische Informationen liefern soll. Der Erstversorgende sollte stets beim Patienten nach dem Notfallausweis suchen, der entweder in einem Brustbeutel, in einer Jacken- oder Hosentasche getragen wird. Darin sind u. a. auch die aktuelle antiepileptische Medikation sowie eine Telefonnummer des behandelnden Arztes vermerkt (Abb. 45-1).

Unnötige, sinnlose oder sogar gefährliche Maßnahmen bei einem *unkomplizierten,* einmalig auftretenden epileptischen tonisch-klonischen Anfall

- Intubation
- der Versuch, einen Beißkeil während des Anfalls einzuführen
- auf Brustkorb oder Extremitäten des Patienten knien
- Künstliche Beatmung

45.1.4 Medikamentöse Behandlung

Dauert ein tonisch-klonischer Anfall (ohne die postiktale Erschöpfungsphase) länger als 5 min an oder folgt ein 2. Anfall, dann kann ein Benzodiazepin langsam, d. h. innerhalb von 5–10 min, i. v. injiziert werden. Falls die intravenöse Injektion unmöglich erscheint, ist die intramuskuläre Injektion (oder buccale Applikation) von Midazolam oder eine rektale Zufuhr von Diazepam (als Rektiole) angezeigt. Eine Benzodiazepingabe ist auch bei Risikopatienten mit Herz-Kreislauf-Erkrankungen oder Neigung zum Status epilepticus sinnvoll (Tabelle 45-1).

Bei einem isoliert aufgetretenen tonisch-klonischen Grand-mal-Anfall und bei bekannter medikamentös behandelter Epilepsie ist häufig nur eine ambulante Neueinstellung mit Serumspiegelkontrollen der Antikonvulsiva erforderlich, bei erstmaligem Auftreten eines tonisch-klonischen Anfalls hingegen eine neurologische Untersuchung mit EEG, zerebraler Computertomographie und Labordiagnostik. Hierbei muss festgestellt werden, ob die Anfallsaktivität kontrolliert ist oder ob Hinweise für eine Anfallsserie vorliegen.

45.2 Status epilepticus

45.2.1 Definition

Ein Status epilepticus liegt vor, wenn entweder ein Anfallsgeschehen kontinuierlich über 5–20 min abläuft oder eine Serie von Anfällen auftritt, bei denen der Patient das Bewusstsein zwischen den Anfällen nicht wiedererlangt.

Als Status können tonisch-klonische Anfälle, aber auch alle anderen Anfallstypen auftreten.

1

INTERNATIONALER EPILEPSIE NOTFALLAUSWEIS

★

INTERNATIONAL EPILEPSY EMERGENCY CARD

★

CARTE SANITAIRE INTERNATIONALE D'URGENCE EPILEPSIE

♦ Interessenvereinigung für Anfallskranke in Köln
♦ Verein zur Hilfe Epilepsiekranker Erlangen

> Nur zur Information des Arztes und des medizinischen Rettungspersonals
> *For information of the doctor and the medical rescue staff only*
> Réservé à l'information du médecin et des services de secours médicaux

2

Diese Person hat folgende Epilepsie:
This person has the following type of epilepsy:
Cette personne est atteinte de type d'epilepsie suivant:

1. **idiopathische** ☐   **kryptogene** ☐
   idiopathic   *cryptogenic*
   idiopathique   cryptogénique

   symptomatische ☐   **Epilepsie**
   symptomatic   *epilepsy*
   symptomatique   épilepsie

2. **fokal** / *focal* / focal ☐
   generalisiert / *generalised* / géneralisé ☐
   unklassifizierbar / *not classifiable* / non classifié ☐
   spezielle Syndrome / *special syndromes* / syndromes particuliers ☐

3. **Kurzbeschreibung der vorliegenden Epilepsie:**
   Brief description of the type of epilepsy involved:
   brève déscription du type d'épilepsie:

   _____
   _____
   _____
   _____
   _____
   _____
   _____
   _____
   _____
   _____

3

Bei mir ist bei einem epileptischen Anfall in der Regel folgendes zu tun:
In case of seizure, the following rules generally apply:
En cas d'une crise d'épilepsie il faut réspecter les points suivants:

_____
_____
_____
_____
_____

Kurzbeschreibung des Anfallsgeschehens:
Short description of seizures:
Bref description d'une crise:

_____
_____
_____
_____
_____

Nach dem Anfall befindet sich die Person in der Regel noch im folgenden Zustand:
After a seizure, the patient is usually in the following state:
Normalement après une crise la personne est encore dans l'état suivant:

_____
_____
_____
_____
_____

4

Derzeitige Behandlung mit Antiepileptika: Wirkstoffname (INN), Dosierung, Verschreibungsdatum
Current medical therapy with anti-epileptic drugs: generic name (INN), dose, date of prescription
Traitement médical anti-épileptique actuel: Nom (INN, posologie, date de la prescription

Name, *Name*, Nom: **Dosis**, *Dose*, Posologie: **Datum**, *Date*, Date:

1. _____ _____ mg _____
2. _____ _____ mg _____
3. _____ _____ mg _____
4. _____ _____ mg _____
5. _____ _____ mg _____
6. _____ _____ mg _____
7. _____ _____ mg _____
8. _____ _____ mg _____
9. _____ _____ mg _____
10. _____ _____ mg _____

Welche Antiepileptika wurden schon einmal eingenommen (Name, Dosierung, von/bis Datum)?
What kind of anti-epileptic drugs have been taken in the past (name, dose, date: from-to)?
Quel genre de médicaments anti-épileptiques ont déjà été pris (nom, dose, date: à – de)?

1. _____ _____ mg _____–_____
2. _____ _____ mg _____–_____
3. _____ _____ mg _____–_____
4. _____ _____ mg _____–_____
5. _____ _____ mg _____–_____
6. _____ _____ mg _____–_____
7. _____ _____ mg _____–_____
8. _____ _____ mg _____–_____
9. _____ _____ mg _____–_____

Abb. 45-1. Auszug aus dem internationalen 3-sprachigen (deutsch, englisch, französisch) Notfallausweis (eine SOS-Kapsel am Hals oder Arm kann auf einen Notfallausweisbesitzer hinweisen!)

Tabelle 45-1. Charakteristika von Benzodiazepinen für die Notfallbehandlung bei Grand mal. (Nach H. Strauss, Klinik für Anästhesiologie der Universität Erlangen-Nürnberg)

„Generic name" (INN)	Clonazepam	Diazepam	Midazolam	Lorazepam
Handelspräparate (Amp.)	Rivotril	Valium	Dormicum	Tavor
Dosis/Nebenwirkungsabstand (Risiko Atemdepression)	Breit	Relativ breit	Relativ eng	Relativ breit
Initialdosis (i.v.)	12 µg/kg KG	125 µg/kg KG	60 µg/kg KG	50 µg/kg KG
Repetitionsdosis (i.v.)	5 µg/kg KG	50 µg/kg KG	15 µg/kg KG	50 µg/kg KG
Initialdosis für sonst gesunde Patienten (75 kg KG)	1 mg	10 mg	5 mg	4 mg
Repetitionsdosis für sonst gesunde Patienten (75 kg KG)*	0,5 mg	5 mg	1,25 mg	4 mg (maximal 8 mg)
Beatmungsbereitschaft nötig ab (Patient 75 kg KG)*	3 mg	20 mg	7,5 mg	4 mg
Zufuhr (Notfalltherapie)	i.v.	i.v. rektal (Rektiole), i.m.	i.v. rektal (Amp.)**, i.m.	i.v.
Halbwertszeit (i.v.)	18–50 h	24–48 h (Metaboliten: 50–80 h)	1–3 h	12–18 h
Lokale Verträglichkeit	Gut	Je nach Galenik: gut bis schlecht***	Gut	Relativ gut
Nebenwirkungen	Bronchialsekretion	Atemdepression, Hypotonie	Atemdepression, Hypotonie	Atemdepression, Hypotonie****

* Bei älteren Patienten (>50 Jahre) sowie bei schwerkranken Patienten mit vorbestehender geringer Atemreserve oder respiratorischen und/oder zirkulatorischen Störungen ist mit einer verstärkten Wirkung zu rechnen. Bei diesen Patienten sollte die Initialdosis halbiert und wirkungsangepasst weiter titriert werden.
** Dosis 0,5 mg/kg KG (maximal 15 mg) mit NaCl 0,9% auf das doppelte verdünnt als Mikroklistier (besonders bei Kindern!).
*** Mizellare Lösungen (Lipide/Mischmizellen) gut, Lösungen mit Lösungsvermittler schlechter verträglich (i.v. und i.m.).
**** Lagerung lichtgeschützt und zwischen +4 und +8°C erforderlich.

45.2.2 Epidemiologie

Anfälle sind eine der häufigsten Notfallsituationen in der neurologischen Intensivmedizin. Jährlich sind ca. 24 von 10 000 Menschen betroffen. Die Letalität des Status epilepticus beträgt bei Erwachsenen ca. 25%, kann aber durch rasche intensivmedizinische Versorgung gesenkt werden.

45.2.3 Pathogenese

Besonders häufige Ursachen eines Status epilepticus sind Alkoholentzug, Entzug von Antikonvulsiva oder andere Auslöser, wie z.B. bestimmte Medikamente (Einnahme von zentralnervös stimulierenden Substanzen, z.B. Drogen). Andere wichtige Ursachen sind Infektionen und Durchblutungsstörungen des zentralen Nervensystems. Bei bereits hospitalisierten Patienten stellt der hypoxische Hirnschaden durch Herz-Kreislauf- oder Atemstillstand eine wichtige Ursache dar.

Beim Versagen inhibitorischer Bremsmechanismen, die gewöhnlich einen Anfall beenden, kommt es zu einer exzessiven Aktivierung exzitatorischer Aminosäuren und zu einem Kalziumeinstrom in die Zellen mit möglicher Zellschädigung. Die energetischen Anforderungen an den Hirnmetabolismus werden um 200–300% gesteigert. Diese Anforderungen können initial durch eine erhöhte zerebrale Durchblutung und Hypertension ausgeglichen werden. Nach 20–60 min wird die Substratlieferung allerdings inadäquat, und es können neuronale Folgeschäden sowie eine Erhöhung des intrakraniellen Drucks entstehen. Hierbei kann neben dem vermehrten intrakraniellen Blutvolumen auch ein vasogenes Ödem auftreten; weitere Folgen können eine respiratorische Azidose und Hypoxämie sein.

45.2.4 Differentialdiagnose

Ein Status epilepticus muss von Erkrankungen unterschieden werden, die eine Dezerebrierungsstarre hervorrufen. Ein generalisierter Tetanus kann der tonischen Phase eines Anfalls ähneln. Gelegentlich wird ein psychogener Status verkannt. Beim psychogenen Status werden häufig tonische motorische Phänomene imitiert. Eine seltene Differentialdiagnose betrifft den Status narcolepticus.

45.2.5 Zusatzuntersuchungen

Neben dem Ausschluss oder der Erfassung einer primär bedrohlichen, akut aufgetretenen Hirnerkrankung durch CT oder MRT kommt der Sicherung der Diagnose durch EEG oder Video-EEG eine wesentliche Bedeutung zu. Kann die Ursache mit diesen Methoden nicht geklärt werden, muss eine Liquoruntersuchung erfolgen.

45.2.6 Therapie

Mit der Behandlung wird schon am Notfallort begonnen; danach ist eine unverzügliche Überweisung auf eine Intensivstation erforderlich (Tabelle 45-2).

> Ein Status epilepticus sollte spätestens nach 1 h unterbrochen sein; bei längerer Dauer ist das Risiko eines neurologischen Defizits erhöht.

Benzodiazepine

Bei beginnendem Status epilepticus sollte ein sicherer intravenöser Zugang geschaffen werden. Die Behandlung beginnt mit intravenöser Benzodiazepingabe. Während früher Diazepam oder Clonazepam bevorzugt wurden, wird in letzter Zeit auch vermehrt Lorazepam (0,05–0,2 mg/kg KG) verabreicht. Die Injektionsrate kann 2 mg/min betragen, als Maximaldosis werden beim Erwachsenen 8 mg angegeben.

Die Maximaldosis für Clonazepam beträgt 16–20 mg/Tag. Die Clonazepamtherapie beginnt mit einem Bolus von 2 mg, danach folgt eine kontinuierliche Infusion von 10 mg in 24 h. Die Benzodiazepintherapie kann bereits am Notfallort eingeleitet werden (**Cave:** Atemdepression). Auf der Intensivstation hat sich Midazolam bewährt. Die für die Statustherapie letztlich erforderlichen hohen Dosen müssen unter kontrollierter Beatmung verabreicht werden.

Phenytoin

Falls die Benzodiazepintherapie nicht ausreicht, sollte nach 20 min eine intravenöse Phenytointherapie mit 10 mg/kg KG über 30 min begonnen werden. Falls erforderlich, kann die Dosis von 10 mg/kg KG nach 1 h unter EKG-Kontrolle wiederholt werden; die vom Hersteller angegebene Tagesmaximaldosis beträgt 1500 mg.

Phenytoin hat den Nachteil möglicher schwerwiegender Weichteilreaktionen, die durch paravenöse Injektion auftreten können. Wegen des typischen Erscheinungsbildes mit livider Verfärbung des Gewebes wurde auch vom „Purple-glove-Syndrom" [2] gesprochen. Seit kurzem steht Phosphenytoin zur Verfügung, das eine bessere lokale Verträglichkeit aufweist.

Barbiturate/Propotol

Falls auch Phenytoin keine ausreichende Wirkung zeigt, erfolgt eine Behandlung mit Phenobarbital (5–10 mg/kg KG) bzw. Thiopental oder Propotol.

Weitere Behandlungsmöglichkeiten bestehen in der Verabreichung von Paraldehyd oder Lidocain sowie Isofluraninhalation. Bei Alkoholentzug wird Clomethiazol bevorzugt. Im Fall einer Barbituratnarkose wird klinisch Anfallsfreiheit und im EEG ein Burstsuppression-Muster angestrebt.

Besonderheiten

Komplikationen wie ein Hirnödem können mit Mannit und eine Hyperthermie mit Kühlung behandelt werden. Bei Patienten, die mit Valproat eingestellt waren, kann diese Therapie parenteral fortgeführt werden. Letztere ist auch bei bisher schwer therapierbaren posthypoxischen Myoklonien hilfreich. Das therapeutische Vorgehen bei einem Grand-mal-Status ist in der folgenden Übersicht zusammengefasst.

Tabelle 45-2. Stufenschema zur Status-epilepticus-Therapie. (Nach [1])

Stufe I: Beginn der Behandlung 1. Wahl	Clonazepam 1–2 mg i.v. (5–10 min), dann Infusion von 10 mg/24 h (in 30 ml Glukose 5%, 1 h 20 ml/h, dann 5 ml/h); falls i.v.-Injektion nicht möglich: Midazolam i.m. oder Diazepam durch Rektaltube	Lorazepam (0,05–0,2 mg/kgKG) zu 2 mg/min (maximal 8 mg)
Stufe II: falls Benzodiazepine versagen	Phenytoinaufsättigung 10 mg/kg KG in 30 min, und eine 2. Dosierung 10 mg/kgKG, falls nötig, nach 1 h, oder Phosphenytoin oder Valproat i.V.	Phenytoinaufsättigung auf 20 mg/kgKG, maximal 50 mg/min
Stufe III: falls Phenytoin versagt	Phenobarbital (5–10 mg/kg KG) oder Thiopental oder Propotol 1–2 mg/kg KG i.v., dann 2–10 mg/kg KG/h	Midazolam 0,2 mg/kgKG zur Aufsättigung, dann Infusion 0,1–0,4 mg/kg KG/h oder Phenobarbital (5–10 mg/kgKG) oder Lidocain (2–3 mg/kgKG)
Stufe IV: falls I–III versagen	Lidocain oder Isofluraninhalation oder Clomethiazol (Alkohol)	Thiopentalinfusion unter EEG-Kontrolle

Praktisches Vorgehen bei einem Grand-mal-Status

- *Ambulanz*
  - Lagerung, Sicherung der Vitalfunktionen, Kurzbefund (Bewusstseinslage, Meningismus, Pupillen, N. facialis, Reflexe, Motorik, Blutzucker)
  - Clonazepam i. v. 2 mg
- *Station*
  - Allgemein-körperliche und neurologische Untersuchung
  - Überwachung: Respiratorische Insuffizienz, Hypoglykämie, Hypotension, Hypertension, Fieber?
  - Phenytoin-Schnellinfusion + Clonazepam bis 4 mg/h
  - Labor
- *Intensivstation*
  - Falls nach 1 h kein Effekt oder respiratorische Insuffizienz, Hypertension bzw. Hypotension:
    - Intubation und Beatmung
    - Clonazepam bis 12 mg
    - Phenytoin weiterführen
    - Falls nach 1 h kein Effekt: Thiopentalnarkose, EEG/ICP

Literatur

1. Bleck TP, Stefan H (1994) Status epilepticus in neurocritical care. In: Hacke W (ed) Neurocritical care. Springer, Berlin Heidelberg New York Tokio, pp 761–769
2. Cadenbach AK, Röttger M, Müller MK (1998) Purple-Glove-Syndrom. Dtsch Med Wochenschr 123: 318–322
3. Giroud M, Gras T (1993) Use of injectible Valproat in status epilepticus. Drug Invest 5: 154–159
4. Stefan H (1999) Epilepsien: Diagnose und Behandlung. 3. Aufl., Thieme, Stuttgart

Psychiatrische Störungen bei Intensivpatienten

Kapitel 46

W. Poser

46.1 Vorbemerkungen 839

46.2 Autoaggressivität 839

46.3 Suizidversuch bei Psychosen 839
46.3.1 Fortbestehen der Suizidalität 839
46.3.2 Zwangseinweisung 840
46.3.3 Suizidalität bei Suchtkrankheiten 840

46.4 Nichtpsychotische Depressionen 840
46.4.1 Therapie 840

46.5 Entzugssyndrome 841
46.5.1 Opioide 841
46.5.2 Alkohol 841
46.5.3 Barbiturate 842
46.5.4 Benzodiazepine 842

46.6 Paranoide Syndrome 842

46.7 Tätliche Aggressionen 842

Literatur 843

Psychiatrische Störungen bei Intensivpatienten

W. Poser

46.1 Vorbemerkungen

Viele Intensivpatienten leiden an Psychosen, Suchtkrankheiten oder hirnorganischen Störungen. Diese stehen aber nur selten im Vordergrund. Immerhin wird gegen Ende einer intensivmedizinischen Behandlung oft deutlich, dass eine psychische Störung besteht.

Der Zusammenhang mit der Intensivbehandlung ist dabei breit gestreut und nur selten monokausal:
- Die psychische Krankheit ist Ursache der Intensivbehandlung (z. B. Suizidversuch bei Depression).
- Die psychische Krankheit ist Folge der Grundkrankheit, die ihrerseits zur Intensivbehandlung geführt hat (z. B. Depression als Folge eines Hirninfarkts).
- Die psychische Störung tritt als psychogene Reaktion im Zusammenhang mit der Grundkrankheit auf (z. B. „posttraumatic stress disorder", PTSD, als Erlebnisreaktion auf einen Massenunfall, der beim Patienten selbst zu einer Polytraumatisierung geführt hat).
- Die psychische Krankheit besteht unabhängig von der Intensivbehandlung.
- Die psychische Störung ist Folge der Intensivbehandlung (z. B. Depression als Folge einer hochdosierten Glukokortikoidtherapie).

Für den Intensivmediziner ergeben sich je nach Art des kausalen Zusammenhanges ganz unterschiedliche Konsequenzen. Im Fall der hochdosierten Glukokortikoidtherapie beispielsweise muss die intensivmedizinische Behandlung (wenn möglich) so modifiziert werden, dass die psychische Störung abklingt.

Im Einzelfall aber ist der kausale Zusammenhang nicht immer zu klären. In diesen Fällen hat sich eine Therapie der im Vordergrund stehenden Symptome bewährt.

46.2 Autoaggressivität

Autoaggressionen, z. B. Selbstverletzungen im Rahmen einer Borderline-Persönlichkeitsstörung, sind nur selten Anlass für eine intensivmedizinische Behandlung. Sie müssen aber von Suizidversuchen abgegrenzt werden.

46.3 Suizidversuch bei Psychosen

Suizidversuche sind einer der häufigsten Anlässe für eine intensivmedizinische Behandlung. Nur ein kleiner Teil der Suizidenten kommt später durch einen Suizid um, daher sind Behandlung und Nachsorge in fast jedem Fall lohnend [1, 6]. Das gilt auch für Suizidversuche im Rahmen von Psychosen.

Wichtig ist immer die Einleitung einer geeigneten Nachbehandlung. Diese kann durch einen psychiatrischen Konsiliardienst oder durch ein geschultes medizinisches Team erfolgen, die in ihrer Effektivität vergleichbar sind [3, 5].

Bei Suizidversuchen im Rahmen einer psychosozialen Krise ist oft ein verständnisvolles Gespräch mit Hinweis auf eine mögliche Nachbehandlung ausreichend. Bei eindeutig psychotischen Suizidversuchen mit hoher Autoaggressivität (Sprung, Schuss etc.) wird man primär den Psychiater hinzuziehen bzw. nach Abschluss der Intensivbehandlung eine psychiatrische Weiterbetreuung erwirken.

Die Mehrzahl der psychischen Krankheiten geht mit erhöhter Suizidalität einher, z. B. Suchtkrankheiten, Depressionen, Schizophrenien, hirnorganische Erkrankungen und manche Neurosen bzw. Persönlichkeitsstörungen. Wenn diese zu einem Suizidversuch geführt haben, sollten sie möglichst schon während der Intensivbehandlung diagnostiziert werden.

46.3.1 Fortbestehen der Suizidalität

Im Fall von Psychosen (Schizophrenien, hirnorganische Psychosen, psychotische Depressionen) stellt sich die Frage nach dem Fortbestehen der Suizidalität bereits während der Intensivbehandlung mit großer Intensität, unternehmen diese Patienten doch oft schon während ihres Aufenthaltes auf der Intensivstation erneut Suizidversuche bzw. äußern eindeutige Suizidabsichten. Diese fallen einerseits durch ihren fehlenden psychosozialen Hintergrund und ihre Absurdität auf, andererseits ist der Ernst der Wiederholungsabsicht sofort und unmittelbar spürbar.

Auch bei raptusartigem Verlauf des Suizidversuches (schnelle Entstehung der Suizidalität, „scheinbar aus heiterem Himmel") besteht ein unkalkulierbares Wiederholungsrisiko mit bevorzugter Wahl brutaler Suizidmethoden. Raptusartige Suizidversuche sind immer verdächtig auf eine hirnorganische oder schizophrene Grundkrankheit.

Bei Psychosen (einschließlich depressiver Psychosen) ist nach dem intensivmedizinischen Aufenthalt eine psychiatrische Hospitalisierung (oder zumindestens eine sehr engmaschige ambulante Nachbetreuung) dringend angezeigt. Das muss manchmal mittels Zwangseinweisung durchgesetzt werden. Die Mehrzahl der Betroffenen kann aber mit einigem Zuspruch zu einer freiwilligen Aufnahme bewegt werden.

46.3.2 Zwangseinweisung

Die Zwangseinweisung bezweckt die Unterbringung eines psychisch Kranken auf einer geschlossenen Station in einem psychiatrischen Krankenhaus, z.B. im Anschluss an eine intensivmedizinische Behandlung. Die Formalitäten folgen den jeweiligen Landesgesetzen.

> **Voraussetzungen für eine Zwangseinweisung**
> - Psychische Krankheit oder Störung
> - Gefährdung von Leben bzw. Gesundheit des Patienten oder Fremdgefährdung
> - Nichtabwendbarkeit der Gefährdung durch andere Maßnahmen, z.B. Medikation, Aufnahme auf eine offene Station oder freiwillige Aufnahme auf eine geschlossene Station
> - Antrag durch einen psychiatrieerfahrenen Arzt (oder 2 approbierte Ärzte)
> - Richterlicher Beschluss

Bei Gefahr im Verzug ist unmittelbares Handeln zulässig, der Vorgang muss aber dem zuständigen Richter zur nachträglichen Genehmigung oder Korrektur vorgelegt werden.

Dabei muss folgendes beachtet werden: Die Unterbringung eines willensunfähigen Patienten (bei Bewusstlosigkeit oder vollständiger Desorientiertheit) auf eine geschlossene, psychiatrische Station muss ebenfalls nach den Regeln der Landesunterbringungsgesetze erfolgen und bedarf eines richterlichen Beschlusses.

46.3.3 Suizidalität bei Suchtkrankheiten

Ein besonderes Problem bieten Suchtkrankheiten, die mit deutlich bis massiv erhöhter Suizidalität einhergehen [2]: Die Suizidalität ist oft vom Stadium der Intoxikation oder des Entzugs abhängig, v. a. beim Alkoholismus und bei der Kokainabhängigkeit. Schwer betrunkene Alkoholkranke können massiv suizidal sein und auch vital bedrohliche Suizidhandlungen an sich vornehmen. Nach Ausnüchtern besteht nicht nur ein „Filmriss" für Vollrausch und Suizidhandlung, auch die Suizidalität ist verschwunden und wird oft sogar bestritten.

Umgekehrt kommt es bei Kokainabhängigen eher im Entzug zu einer Depression, die zu Suizidversuchen und Suiziden führen kann. Im Fall einer langdauernden Entzugsdepression bei Kokainabhängigkeit wird man den psychiatrischen Konsiliardienst einschalten bzw. neben der Suchttherapie auch eine antidepressive Behandlung einleiten.

46.4 Nichtpsychotische Depressionen

Viele Intensivpatienten leiden an Depressionen, die oft Ursache der Aufnahme waren, z.B. im Rahmen eines Suizidversuches. Die Diagnostik von Depressionen ist bei Intensivpatienten oft erschwert, z.B. durch die Wirkung verschiedener Analgetika und Sedativa etc.

Folgende *Leitsymptome* können beobachtet werden:
- charakteristische Schlafstörung (Früherwachen, zerhackter Schlaf),
- emotionale Erstarrung,
- Antriebshemmung,
- Appetitmangel,
- Anhedonie (fehlendes Lustempfinden),
- fortbestehende Suizidalität.

46.4.1 Therapie

Vor allem die Antriebshemmung hindert die Patienten an der aktiven Teilnahme am Genesungs- und Rehabilitationsprozess. Depressionen werden heute weitgehend unabhängig von der Genese behandelt, eher nach Schweregrad. Zahlreiche Therapiemethoden stehen zur Verfügung, allerdings kaum unter Intensivbedingungen. Die Gabe von Antidepressiva steht hier im Vordergrund. Wichtigste Arzneimittelgruppen sind die trizyklischen Antidepressiva (TCA) und die selektiven Serotonin-Reuptake-Inhibitoren (SSRI).

Amitriptylin
In der Gruppe der trizyklischen Antidepressiva ist Amitriptylin die Standardsubstanz; die Dosierung beträgt 50–250 mg/Tag. Es wirkt deutlich sedierend, des-

halb ist es eher für agitierte Depressionen geeignet, außerdem bei schweren Schlafstörungen. Chronische Schmerzen werden zusätzlich gelindert.

Bei schwerwiegenden Störungen der Darmmotorik ist Amitriptylin wegen seiner anticholinergen Wirkung ungeeignet. Wegen der individuell sehr unterschiedlichen Pharmakokinetik ist gelegentlich die Kontrolle der Plasmakonzentration zur Dosisanpassung erforderlich.

Citalopram
Da viele SSRI deutliche Interaktionen mit anderen Arzneimitteln über eine Leberenzymhemmung verursachen, empfiehlt sich bei Intensivpatienten aus dieser Reihe das Citalopram, das die Elimination anderer Arzneimittel kaum verändert. Die Tagesdosis beträgt 20–60 mg. Citalopram sediert nicht; es ist deshalb eher für gehemmte Depressionen geeignet. Die Substanz hat keine anticholinerge Wirkung. In jedem Fall dauert das Ansprechen auf eine antidepressive Medikation einige Tage.

46.5 Entzugssyndrome

Suchtkrankheiten können nach Absetzen des Suchtstoffs (oder der Suchtstoffe bei Polytoxikomanie) zu vital bedrohlichen Entzugssyndromen führen. Dies ist v. a. nach folgenden Substanzen zu befürchten:
- Opioide,
- Alkohol,
- Barbiturate und barbituratähnliche Substanzen,
- Benzodiazepine.

46.5.1 Opioide

Bei Opioiden ist nur bei den typischen Substanzen vom Morphintyp (reine μ-Rezeptoragonisten) mit einem schweren Entzugssyndrom zu rechnen. Atypische Substanzen wie Buprenorphin, Tramadol, Pentazocin und Nalbuphin führen in der Regel nicht zu vital bedrohlichen Entzugserscheinungen; bei ihnen wird deshalb eine Intensivbehandlung kaum je notwendig. Der Entzug von Morphin, (Levo)methadon, Kodein, Dihydrokodein, Piritramid sowie Fentanyl und seinen Derivaten kann dagegen infolge schwerster Durchfälle und einer respiratorischen Alkalose eine Intensivbehandlung erfordern.

Leitsymptome des Entzugssyndroms sind Mydriasis, lebhafte Darmtätigkeit, motorische Unruhe und Gier nach Opioiden. Zu Beginn des Entzugssyndroms kann das jeweilige Opioid noch in Spuren im Urin nachgewiesen werden. Das Opioidentzugssyndrom ist am intensivsten, wenn die Opioidwirkung mit einem Antagonisten (Naloxon, Naltrexon) schlagartig beendet wird.

Therapie
Abhängig von der Situation kann erneut ein Opioid vom Morphintyp gegeben werden, z. B. Levomethadon (15–50 mg), das dann über einige Tage hinweg langsam heruntedosiert wird. Nach einem Antagonisten sind allerdings agonistische Opioide für die Zeitdauer der Wirkung des Antagonisten unwirksam.

Leichte Opioidentzugssyndrome können mit Clonidin (hochdosiert) oder trizyklischen Antidepressiva (z. B. Doxepin in hohen Dosen) abgeschwächt werden. Im Bedarfsfall können beim Herunterdosieren Opioide mit Clonidin oder trizyklischen Antidepressiva kombiniert werden.

Opioidentzug in Narkose („Turboentzug")
Der Opioidentzug in Narkose hat für beträchtliches Aufsehen in der Presse gesorgt, glaubten doch viele Heroin- und Kodeinabhängige (einschließlich Methadonsubstituierte), auf diese Weise leicht und schnell von ihrer Abhängigkeit frei zu kommen. Dies trifft aber nur partiell zu [4].

Das Verfahren wird international meist UROD („ultrarapid opioid detoxification") genannt. Bei dieser Entzugsmethode wird dem abhängigen Patienten z. B. in Propofolnarkose unter Clonidin zunächst Naloxon (Narcanti), später Naltrexon (Nemexin) verabreicht. Diese Antagonisten setzen ein sehr schweres, aber kurzdauerndes Entzugssyndrom in Gang, das durch das Clonidin deutlich mitigiert verläuft. Wenn es weitgehend abgeklungen ist (meist nach ca. 6 h), kann die Narkose abgeflacht werden. Die Gesamtanästhesiedauer ist umstritten, häufig werden 6–48 h angegeben.

Das Verfahren kommt nur für schwer Opioidabhängige ohne Polytoxikomanie, aber mit intensivem Abstinenzwunsch, in Frage. Die Nachbetreuung muss gesichert sein, meist in Form einer kurzen psychiatrischen Hospitalisierung mit anschließender ambulanter Nachbehandlung mit Naltrexon (Nemexin) und psychosozialer Therapie.

Wegen der Komplexität des Verfahrens, der erforderlichen Allgemeinanästhesie und der oft schweren Begleiterkrankungen wird der Opioidentzug in Narkose derzeit nur auf Intensivstationen durchgeführt.

46.5.2 Alkohol

Der Alkoholentzug ist eines der häufigsten Probleme der klinischen Medizin. Er verläuft gelegentlich so schwer, dass der Patient intensivpflichtig wird.

Leitsymptome des vital bedrohlichen Alkoholentzugssyndroms sind Grand-mal-Anfälle, optische Halluzinationen, Desorientiertheit, paranoide Zustände und grobschlägiger Tremor neben den zahlreichen somatischen Alkoholfolgen (Pankreatitis, intrakranielle Blutungen, Leberzirrhose etc.). Oft muss das Entzugssyndrom neben den somatischen Alkoholfolgekrankheiten behandelt werden. Dafür sind Benzodiazepine gut geeignet, die weltweit zu den Standardmedikamenten für den Alkoholentzug gehören (vgl. Kap. 18).

46.5.3 Barbiturate

Barbiturate spielen heutzutage als Suchtstoffe und damit als Verursacher einer Entzugsproblematik nahezu keine Rolle mehr. Gelegentlich kommt es jedoch zu Problemen mit den barbituratähnlichen Substanzen Clomethiazol (Distraneurin) und Chloralhydrat (Chloraldurat). Beim Entzug dieser Substanzen kann es zu einem Krankheitsverlauf kommen, der einem Alkoholentzug ähnelt, jedoch fehlen die somatischen Folgekrankheiten und Laborwertveränderungen der Alkoholabhängigkeit.

46.5.4 Benzodiazepine

Nach jahrelangem Konsum von Benzodiazepinen kann es bei plötzlichem Absetzen zu schweren Entzugssymptomen kommen, die ebenfalls dem Alkoholentzugssyndrom ähneln. Disponiert für ein schweres Entzugssyndrom sind v.a. alte Menschen, Schwerkranke und Patienten, die sehr hohe Dosen eingenommen hatten.

Auch hier finden sich keine alkoholtypischen Folgekrankheiten und auch keine auf Alkoholabhängigkeit hinweisenden Laborwerte. Leitsymptome sind neben optischen Halluzinationen, Desorientiertheit und Grand-mal-Anfällen v.a. schwere Schlafstörungen, Angst, paranoide Symptome und Depressionen. Daneben treten Störungen der Sinneswahrnehmung auf, z.B. Lichtscheu, Hyperakusis, Kakosmie etc.

Therapie
Therapie der Wahl ist die erneute Zufuhr eines Benzodiazepins und die geplant durchgeführte Dosisreduktion über einen Zeitraum von 7–28 Tagen. Dafür eignet sich neben Diazepam auch jedes andere Benzodiazepin. Am ersten Tag wird man nach Erfolg dosieren, d.h. im Stundenabstand so lange Diazepam verabreichen, bis die Symptomatik deutlich besser wird. Diese so gefundene Ersttagesdosis wird dann im Laufe der Behandlung reduziert. Nach Eintritt des therapeutischen Effekts der Entzugsmedikation ist oft eine schnelle Verlegung auf eine offene psychiatrische Station möglich.

46.6 Paranoide Syndrome

Paranoide Symptome und Syndrome treten im Rahmen zahlreicher psychischer Erkrankungen auf, z.B. bei Schizophrenien und hirnorganischen Erkrankungen. Oft äußern die Patienten nicht nur ihre Verfolgungsgedanken, sondern berichten über ein ganzes paranoides System.

Therapie
Therapie der Wahl sind Neuroleptika, z.B. Haloperidol in einer Dosis von 1–20 mg/Tag. Auch Dehydrobenzperidol kommt in Frage. Diese Medikation ist nebenwirkungsarm, lediglich bei Volumenmangel oder Anfallsneigung wird sie problematisch: Haloperidol wirkt über seinen α-rezeptorenblockierenden Effekt bei Volumenmangel deutlich blutdrucksenkend, bei Anfallsneigung senkt es die Krampfschwelle weiter. Ein vorbestehendes Parkinson-Syndrom wird verschlimmert, sogar durch kleine Dosen. Haloperidol in hohen Dosen kann ein Parkinson-Syndrom erzeugen.

Hirnorganisch vorgeschädigte Patienten reagieren sehr empfindlich auf Neuroleptika; bei ihnen kann sich, z.B. durch Haloperidol, ein malignes neuroleptisches Syndrom entwickeln.

Weiterhin ist folgendes zu bedenken:
Haloperidol kann die QT-Zeit verlängern. Dies muss bei der hochdosierten Anwendung oder bei Kombination mit anderen die QT-Zeit verlängernden Medikamenten beachtet werden; in diesem Zusammenhang wurde über Torsade-de-pointes-Tachykardien berichtet.

46.7 Tätliche Aggressionen

Tätliche Aggressionen bis hin zu „Berserkergängen" sind bei psychisch Kranken seltene Ereignisse. Am häufigsten kommen sie noch bei schwer Betrunkenen und Drogenintoxikierten vor. Die Aggressivität manischer Patienten richtet sich meist nur gegen Sachen. Hochaggressive Patienten gefährden Mitpatienten und Personal erheblich, was sofortiges und entschlossenes Eingreifen erfordert. In Frage kommen Zuspruch („talking down"), Fixierung, i.v.-Gabe von Neuroleptika (5–50 mg Haloperidol i.v.) oder eine schnelle Narkose.

Bei Haloperidol müssen die Kontraindikationen Volumenmangel und Anfallsneigung beachtet werden. Wegen der Gefahr der Provokation von Krampfanfällen darf Haloperidol bei Alkohol- und Benzodiazepinentzug erst nach antikonvulsiver Absicherung, z.B. mit Diazepam, gegeben werden.

Bei schwerer Alkoholisierung dagegen ist die i.v.-Gabe von Haloperidol optimal, da bei dieser Indikation ein atemdepressiver Effekt fehlt und zusammen mit dem Alkohol bald eine Sedierung eintritt.

Bei Panikzuständen und anderen schweren Angstattacken mit Aggressivität sind Benzodiazepine erste Wahl.

Literatur

1. Bostman OM (1987) Suicidal attempts by jumping from heights. A three-year prospective study of patients admitted to an urban university accident department. Scand J Soc Med 15: 119–203
2. Feuerlein W (1982) Sucht und Suizid. In: Reimer C (Hrsg) Suizid. Ergebnisse und Therapie. Springer, Berlin Heidelberg New York, S 43–50
3. Gardner R, Hanke R, O'Brien VC, Page AJF, Rees R (1977) Psychological and social evaluation in cases of deliberate self-poisoning admitted to a general hospital. BMJ II: 1567–1570
4. Legarda JJ, Gossop M (1994) A 24-h inpatient detoxification treatment for heroin addicts: a preliminary investigation. Drug Alcohole Depend 35: 91–93
5. Wedler H (1984) Der Suizidpatient im Allgemeinkrankenhaus. Enke, Stuttgart
6. Wedler H (1996) Internistische Intensivmedizin und Betreuung von Suizidversuch-Patienten: Konzepte und Probleme. In: Wolfersdorf M, Kaschka WP (Hrsg) Suizidalität. Die biologische Dimension. Springer, Berlin Heidelberg New York Tokio, S 201–211

Infektionen des Zentralnervensystems

Kapitel 47

H. W. Prange

47.1	Bakterielle Infektionen	847
47.1.1	Purulente Meningitis	847
47.1.2	Hirnabszess und subdurales Empyem	849
47.1.3	Septische Herdenzephalitiden	850
47.1.4	Listerienmeningoenzephalitis	851
47.1.5	Neurotuberkulose	851
47.1.6	Sonstige bakterielle ZNS-Erkrankungen	852
47.2	Viruserkrankung	853
47.2.1	Herpes-simplex-Enzephalitis (HSE)	853
47.2.2	Enzephalitiden durch andere Herpesviren	854
47.2.3	Enzephalitiden durch andere Viren	855
47.2.4	Akute disseminierte Enzephalomyelits (ADEM)	855
47.3	Opportunistische ZNS-Infektionen	856
	Literatur	857

Infektionen des Zentralnervensystems

Infektionen des Zentralnervensystems

H.W. Prange

47.1 Bakterielle Infektionen

47.1.1 Purulente Meningitis

Die typischen Symptome der bakteriellen Meningoenzephalitis sind Kopfschmerz, Erbrechen, Fieber, Nackensteife, häufiger auch Schüttelfrost und Störungen der Vigilanz. Bei ausgeprägter Beteiligung des Hirnparenchyms treten auch organisch begründete Psychosen auf.

Mit Ausnahme besonderer Verlaufsformen wie der „apurulenten" bakteriellen Meningits, der Neurolisteriose und der Neurotuberkulose ist der Liquor immer eitrig mit Zellzahlen von 1000–50 000/µl. In der Akutphase dominieren 90–100 % Granulozyten. Liquorprotein und -laktat sind stark erhöht, während Liquorzucker und -pH-Wert abfallen. Bei den allgemeinen Laborwerten finden sich BKS-Beschleunigung, erhöhte Werte für C-reaktives Protein (CRP), Fibrinogen, IL-6 und Procalcitonin.

Erreger

Typische Erreger der purulenten Meningitis sind *Meningokokken* (bei Kindern und Erwachsenen), *Pneumokokken* (vorzugsweise bei Erwachsenen) sowie sonstige *Streptokokken, Staphylokokken, E. coli, Pseudomonas* und *Enterobakterien* (v. a. bei nosokomialen Infektionen). Die fast nur bei Kindern auftretende *Haemophilus-influenzae*-Meningitis wurde nach Einführung der Schutzimpfung seltener. Der Pneumokokkenmeningitis geht eine Infektion der oberen Luftwege (Durchwanderung) oder eine Pneumokokkenbakteriämie voraus. Besonders schwere Krankheitsverläufe, oft mit rascher Todesfolge, kommen bei asplenischen Patienten vor.

Meningokokken und Haemophilus befallen auf hämatogenem Wege das ZNS. Die übrigen Keime dringen je nach Vorerkrankung auf unterschiedliche Weise in den Liquorraum ein. Die sog. Shuntsepsis bei Trägern eines ventrikuloperitonealen oder -atrialen Liquorventils wird fast ausnahmslos durch Staphylokokken hervorgerufen. Ähnliches trifft für Meningoenzephalitiden bei abwehrgeschwächten Patienten, Diabetikern und Endokarditiskranken zu.

Erregeridentifikation

Voraussetzung für eine gezielte Behandlung ist die Erregeridentifikation. Sie erfolgt mittels sofortiger Gram-Färbung des Liquorausstrichs sowie durch Blut- und Liquorkulturen. Auch Wundabstriche bei Nachbarschaftsprozessen können wesentliche Informationen erbringen. Im Rahmen der kulturellen Anzucht ist die Resistenztestung im Reihenverdünnungstest (quantitative Angaben zur minimalen Hemmkonzentration) zu fordern.

Weitere diagnostische Maßnahmen sind:
- Suche nach dem primären Herd der Erregerstreuung (z. B. Sinusitis oder Otitis),
- Ausschluss von basalen Schädeldestruktionen und Liquorfisteln (Liquorszintigramm, kraniales CT),
- Festellung von konsumierenden Krankheiten und Immundefekten.

Die Letalität der bakteriellen Meningitiden liegt um 15 %. Bei Pneumokokkengenese, Neurolisteriose und Neurotuberkulose ist sie noch höher.

Therapie

Allgemeine Therapiemaßnahmen bei bakterieller Meningitis sind:
- Überwachung auf einer Intensiv- oder Wachstation, ggf. Beatmung,
- bilanzierte Elektrolyt-, Flüssigkeits- und Kalorienzufuhr,
- Pneumonie-, Dekubitus- und Ulkusprophylaxe,
- Hirnödembehandlung bei bewusstseinseingetrübten Patienten,
- antikonvulsive Einstellung, Fiebersenkung, Heparingabe.
- Die Substitution von Gerinnungsfaktoren bei Zeichen einer Verbrauchskoagulopathie wird individuell entschieden.

Hirnödemtherapie

Die Hirnödemtherapie wird, sofern sie überhaupt erforderlich ist, in erster Wahl (bei kurzzeitiger Anwendung) mit 15- oder 20 %iger Mannitlösung, bei längerer Durchführung entweder i. v. mit 40 %igem Sorbit (nach Ausschluss einer Fruktoseintoleranz) oder oral mit Glyzerin durchgeführt. Letzteres erfolgt z. B. in einer p.o.-Dosierung von 1 g/kg KG einer 85%iger Glyzerollösung alle 8 h.

Eine initiale oder begleitende Kortikosteroidgabe ist umstritten. Ein positiver Effekt wurde bisher nur für kindliche Meningitiden belegt, v.a. durch Verhinderung einer persistierenden Hörschädigung.

Antibiotikatherapie

Die Prämissen der antibiotischen Sofortbehandlung sind:
- schneller Therapiebeginn nach Entnahme von Untersuchungsmaterial,
- hohe Antibiotikadosierung, jedoch unterhalb der jeweils toxischen Schwelle,
- kalkulierte, breite Initialtherapie: gezielt gegen die am ehesten in Frage kommenden Erreger, wirksam gegen alle typischen Keime.

Bei unbekannter Vorgeschichte wird üblicherweise für Erwachsene eine Zweierkombination aus einem Drittgeneration-Cephalosporin (Cefotaxim 3-mal 2–4 g/Tag, Ceftriaxon 4 g/Tag) und einem Aminopenicillin (Ampicillin 3 bis 4-mal 2 g/Tag) wegen der Listerienlücke der Cephasporine gegeben.

Abwehrgeschwächte Patienten, z. B. Diabetiker, und Krankheitsfälle mit Shuntsepsis, erhalten ein Staphylokokkenantibiotikum (Flucloxacillin, Fosfomycin, Rifampicin oder Vancomycin); auf Ampicillin kann dann verzichtet werden. Bei nosokomialen Infektionen ist neben einer staphylokokkenwirksamen Komponente auch der Einsatz eines Aminoglykosids (Gentamicin, Tobramycin) zu bedenken.

Ist der Erreger identifiziert, erfolgt die Therapie entsprechend Tabelle 47-1.

Herdsanierung

Eine weitere wichtige Therapiemaßnahme ist die Herdsanierung, die v. a. bei Durchwanderungsprozessen (Sinusitis, Otitis) umgehend erfolgen muss.

Kontrolle des Therapieeffekts

Zur Beurteilung der Behandlungseffektivität sind geeignet:
1. klinische Verlaufsbeobachtung, z. B. Entfieberung, Besserung der Vigilanz,
2. wiederholte Liquoruntersuchung.

Eine Kontrollpunktion nach 3–4 Tagen erbringt typischerweise den „Neutrophilensturz" (PMN-Reduktion auf ca. 25%) und einen Abfall der Liquorlaktatkonzentration. Da eine völlige Liquornormalisierung erst nach

Tabelle 47-1. Therapie häufiger bakterieller ZNS-Erkrankungen

Erreger	Mittel der Wahl	Alternativen
N. meningitidis	Penicillin G (3- bis 4-mal 10 Mio IE i.v.)	Ceftriaxon (1-mal 4 g/Tag) oder: Cefotaxim (3-mal 2 g), Ampicillin (3-mal 2–4 g/Tag), evtl. Chloramphenicol
S. pneumoniae Penicillinempfindlich	Penicillin G (3- bis 4-mal 10 Mio IE i.v.)	Ceftriaxon oder Cefotaxim (Dosierung s. oben), Vancomycin
S. pneumoniae, Penicillin-intermediär-empfindlich (MIC 0,1–1 µg/ml)	Ceftriaxon (2–4 g/Tag) oder Cefotaxim (3-mal 2–4 g/Tag)	Chloramphenicol, Vancomycin
S. pneumoniae, Penicillinresistent (MIC > 1 µg/ml)	Ceftriaxon (2–4 g/Tag) plus Vancomycin (2-mal 1 g/Tag) oder Ceftriaxon plus Rifampicin (1-mal 600 mg/Tag)	Hochdosis-Cefotaxim-Schema (3-mal 4 g/Tag)
H. influenza	Cefotaxim oder Ceftriaxon (2–4 g/Tag)	Ampicillin plus, Chloramphenicol
Streptokokken (Gruppe B)	Ampicillin (Dosierung s. oben) plus Gentamicin (3-mal 80 mg/Tag)	Cetriaxon oder Cefotaxim oder Vancomycin
Gramnegative Enterobacteriaceae (z. B. Klebsiella, E. coli, Proteus)	Ceftriaxon oder Cefotaxim (Dosierung s. oben) plus Gentamycin oder Tobramycin	Breitspektrumpenicillin plus Gentamicin oder Tobramycin
Pseudomonas aeruginosa	Ceftazidim plus Tobramycin (3-mal 80 mg/Tag)	Piperacillin plus Amikacin (Tobramycin)
Staphylokokken, Methicillin empfindlich	Flucloxacillin (6-mal 2 g/Tag) oder Nafcillin	Fosfomycin (3-mal 5 g/Tag) oder Vancomycin
Staphylokokken, Methicillinresistent	Vancomycin (2-mal 1 g/Tag)	Trimethroprim-Sulfamethoxazol (2-mal 960 mg/Tag)
Listeria monocytogenes	Ampicillin (plus Gentamicin)	Trimethroprim-Sulfamethoxazol
Bacteroides fragilis	Metronidazol (3- bis 4-mal 0,5 g)	Chloramphenicol

Wochen bis Monaten zu erwarten ist, wird das Therapieende nach klinischem Verlauf und Rückläufigkeit der allgemeinen Entzündungszeichen festgelegt.

47.1.2 Hirnabszess und subdurales Empyem

Hirnabszess und subdurales Empyem sind raumfordernde intrakranielle Prozesse infektiöser Natur. Für den Hirnabszess wird eine jährliche Inzidenz von 0,3–1,0/100 000 angegeben. Ein extrazerebraler Entzündungsherd ist in ca. 75% nachweisbar. Etwa 50% davon gehen von einer Infektion des Mittelohrs oder benachbarter pneumatisierter Räume aus.

Der Primärherd bestimmt die Lokalisation: So liegt einem Kleinhirnprozess zumeist eine Otitis oder Mastoiditis, einem frontalen Abszess eine Sinusitis und der Abszesslokalisation im Thalamus oder an der Mark-Rinden-Grenze eine hämatogene Erregerstreuung zugrunde. Traumabedingte Hirnabszesse (20%) sind meistens oberflächennah. An eine postoperative Abszessgenese und odontogene Infektionen (10–15%) muss auch gedacht werden.

Das subdurale Empyem kann als Folge einer bakteriellen Meningitis oder fortgeleitet – sinugen, rhinogen und otogen – entstehen. Schädel-Hirn-Traumen und neurochirurgische Eingriffe sind seltenere Ursachen subduraler Empyeme.

Symptomatik

Allgemeine Entzündungszeichen (Fieber, Leukozytose, BKS-Beschleunigung) fehlen in bis zu 20% der Hirnabszessfälle; am zuverlässigsten ist noch der CRP-Anstieg (in 80–90%).

Beim subduralen Empyem liegen regelmäßig Entzündungzeichen vor. Kopfschmerzen, mitunter kombiniert mit morgendlichem Erbrechen, sind bei Hirnabszess und subduralem Empyem nahezu immer vorhanden. Eine febrile Reaktion ist nur bei der Hälfte der Hirnabszesspatienten zu beobachten. Vigilanzstörungen, epileptische Anfälle (ca. 35%), psychopathologische Veränderungen und neurologische Herdstörungen (50–70%) treten je nach Größe und Lage des Abszesses auf. Die Stauungspapille ist als Zeichen der intrakraniellen Druckerhöhung nicht verlässlich.

Diagnostik

CT und MRT

Das wichtigste diagnostischen Verfahren ist das kraniale CT, möglichst mit Kontrastmittelgabe. Das MRT ermöglicht auch eine gute Darstellung von Abszess und subduralem Empyem. Zu beachten ist das phasenabhängig variierende CT-Bild des Abszesses, der sich aus einer lokalisierten Hirnphlegmone (Zerebritis) entwickelt.

Eine kontrastmittelaufnehmende Ringstruktur ist erst im Stadium der Kapselbildung (Stadium 3/4) scharf vom umgebenden Ödem abgegrenzt. Hämatogene Abszesse haben weniger ausgeprägte Kapseln; auch Immunsuppression oder Kortikosteroidtherapie beeinträchtigt die Kapselbildung. Das subdurale Empyem stellt sich im CT als hypodense, sichel- oder linsenförmige, im Randbereich KM-aufnehmende Abdrängung der Hirnsubstanz von der Kalotte dar (Abb. 47-1).

Lumbalpunktion

Die Lumbalpunktion ist für die Abszess- und Empyemdiagnostik weniger bedeutsam. Oft ist sie wegen einer intrakraniellen Massenverschiebung ohnehin kontraindiziert. Bei tieferer Lokalisation gehen Hirnabszesse nicht selten mit einem normalen Liquorbefund (ca. 20%) einher. Ansonsten bestehen eine leichte granulozytäre Pleozytose (um 100 Zellen/µl) sowie eine mäßige Erhöhung von Laktat und Gesamtprotein. Bei langsam sich entwickelnden Prozessen kann eine lokale IgG- oder IgA-Produktion auftreten. Die Rolle der Leukozytenszintigraphie bei der differentialdiagnostischen Abgrenzung zwischen Hirnabszess und Hirntumor ist umstritten.

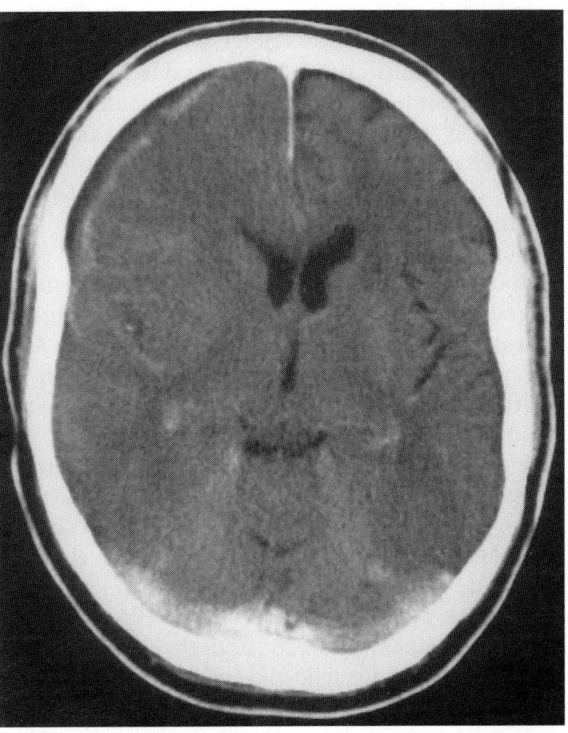

Abb. 47-1. Kraniales CT eines 55jährigen Patienten mit rechtsseitigem subduralem Hämatom. Das CCT zeigt eine kleine sichelförmige Raumforderung rechts frontoparietal mit randständiger Kontrastmittelanreicherung sowie eine Schwellung der gesamten rechten Hemisphäre

Erreger

Typische Erreger des Hirnabszesses sind *Staphylokokken,* die bei posttraumatischen und postoperativen Prozessen bis zu 50% ausmachen, sowie *Streptokokken,* nämlich vergrünende und nichthämolysierende Streptokokken, *Streptococcus milleri, Enterokokken* und die anaeroben *Peptostreptokokken.* Auch *Bakteroidessubspezies, Enterobakterien* und *Pseudomonas* können an der Abszess- bzw. Empyembildung beteiligt sein. Seltene Erreger des Hirnabszesses sind *Listerien, Aspergillus* und *Candida* (Immundefekt), *Nocardien* (typische Lungenbeteiligung), *Entamoeba histolytica* (Leberabszesse) und *Toxoplasmen* (HIV-Infektion).

Der Erregernachweis ist durch frühe Abszesspunktion oder durch Materialgewinnung aus dem primären Streuherd zu führen.

Therapie

Bei subduralem Empyem ist die Therapie der Wahl die Bohrlochdrainage unter prä- und postoperativer antibiotischer Abschirmung mit Ceftriaxon (4 g/Tag) bzw. Cefotaxim (3-mal 2–4 g/Tag) plus Rifampicin (600 mg/Tag) oder Fosfomycin (3-mal 5 g/Tag) plus Metronidazol (3- bis 4-mal 0,5 g/Tag).

Die Behandlung des Hirnabszesses richtet sich nach Entwicklungsstadium, Lage und Größe sowie seiner speziellen Struktur. Sie erfolgt sowohl durch konservative Maßnahmen als auch durch operative. Letztere erfordern eine schon vorhandene Ringstruktur (Ausnahme: Kleinhirnabszesse). Abszessaspiration und Abszessexzision mit offener Kraniotomie sind heute zwei gleichberechtigt nebeneinanderstehende Behandlungsverfahren.

Bei oberflächennahem, gekammerten oder einen Fremdkörper einschließenden Abszess wird sich der Operateur für die Exzision mit Kapselentfernung entscheiden. Tiefer gelegene Abszesse werden durch Aspiration mit stereotaktischer Methodik angegangen. Bei oberflächlichen Abszessen ist auch die sog. „Freehand-Aspiration" möglich.

Eine angemessene antibiotische Initialtherapie bei unbekannten Erregern ist die Kombination aus Ceftriaxon oder Cefotaxim plus Metronidazol (Dosierung wie oben). Andere Therapiekonzepte sind ebenfalls denkbar.

Hat sich der Abszess nach offener Hirnverletzung oder nach einem neurochirurgischen Eingriff entwickelt, sollte ein staphylokokkenwirksames Antibiotikum (s. oben) in der Kombination enthalten sein.

Hirnödemprophylaktische Maßnahmen bestehen in typischer Lagerung, rechtzeitiger Intubation und, falls erforderlich, Osmotherapie. Für die Hirnödemtherapie bieten sich Osmotherapeutika (Glyzerol, Sorbit oder Mannit) an; Dexamethason wird bei bedroh-lichen Fällen in Dosen bis zu 4-mal 8 mg/Tag gegeben. Steroide können allerdings die Erregerelimination beeinträchtigen und eine klinische Besserung vortäuschen.

Verlaufskontrolle

Der postoperative Verlauf wird mit CT-Kontrollen, 1- bis 2wöchentlich oder bei klinischer Verschlechterung sofort, kontrolliert. Die antibiotische Behandlung erstreckt sich in der Regel über 4–6 Wochen. Die Letalität der subduralen Empyeme liegt bei 20% und der Hirnabszesse bei 5–15%. Ein typischer Spätschaden des Abszesses ist die Epilepsie, deren Inzidenz mit 30–70% angegeben wird.

47.1.3 Septische Herdenzephalitiden

Die metastatisch-embolische Herdenzephalitis entwickelt sich bei septischen Krankheitsbildern als Folge einer Erregerstreuung in das ZNS. Die septisch-embolische Variante ist nahezu immer eine Komplikation der bakteriellen Endokarditis. Bakterienreiche Fragmente der Herzklappenvegetationen gelangen über den Blutstrom in das Gehirn und induzieren hier eine umschriebene ischämische und entzündliche Reaktion, die zumeist polytop ist. Die dominierenden Erreger sind *Staphylo-* und *Streptokokken.* Kompliziert wird die Erkrankung mitunter durch mykotische Aneurysmen oder einen Hirnabszess.

Bei der septisch-metastatischen Variante ist der bakterielle Streuherd variabel; er kann sich in Magen-Darm-Trakt, Herz, Lunge, Haut, Knochen etc. befinden. Die Erreger, bei denen es sich vorzugsweise um *A-* und *D-Streptokokken, Staphylokokken, Enterobakterien, Pseudomonas,* seltener auch *Pilze* und *Chlamydien* handelt, erreichen das ZNS über die Blutbahn.

Symptomatik

Die Symptomatik der embolischen Herdenzephalitis äußert sich initial als TIA, flüchtiger Hirninfarkt oder typischer Schlaganfall. Fieber, eine Beschleunigung der Blutsenkungsgeschwindigkeit sowie Fibrinogen- und CRP-Erhöhung sind dabei wichtige Hinweise auf die septische Genese. Die Herdsymptomatik ist bei der metastatischen Herdenzephalitis anfangs weniger ausgeprägt. Beiden Manifestationsformen gemeinsam sind Kopfschmerzen, leichtere Bewusstseinseinschränkungen, Krampfanfälle, ggf. auch psychotische Episoden.

Entsprechend der Pathogenese verläuft die septisch-embolische Variante eher akut, während die septisch-metastatische Enzephalitis auch subakut in Erscheinung treten kann. Bei Endocarditis lenta kann sich der Prozess bis zu 2 Jahre hinziehen.

Mitunter wird das Krankheitsbild zunächst als multiple Sklerose oder Immunvaskulitis fehldiagnostiziert.

Diagnostik und Prognose

Im Liquor findet man zwischen 20 und 1000 Zellen/µl; Granulozyten dominieren zumeist. Bei Einblutungen färbt sich der Liquor xanthochrom. Gesamtprotein und Laktat sind wechselnd, zumeist aber nur leicht erhöht. Der Erregernachweis muss über wiederholte Blutkulturen erfolgen. Septische Absiedlungen oder embolische Manifestation sieht man gelegentlich an Haut und Augenhintergrund.

Das kraniale CT zeigt bei der embolischen Variante der septischen Herdenzephalitis multiple runde oder keilförmige Dichteminderungen, die kortikal oder im Marklager auftreten. Derartige Infarktareale neigen wegen der sich entwickelnden pyogenen Vaskulitis zu Einblutungen. Letztere stellen ein prognostisch ungünstiges Kriterium dar. Die metastatische Herdenzephalitis bleibt in ca. 50% der Fälle CT-negativ; ansonsten findet man Mikroabszesse an besonders disponierten Stellen (Mark/Rindengrenze, Stammganglien, Thalamus). Eine diffuse oder lokalisierte Hirnschwellung ist ebenfalls oft zu registrieren.

Die embolische Herdenzephalitis geht mit einer Letalität von bis zu 45% einher; bei den Überlebenden persistieren nicht selten ausgeprägte Residualsyndrome. Die Prognose der metastatischen Herdenzephalitis ist günstiger.

Therapie

Die Therapie besteht bei noch nicht identifiziertem Erreger in der Kombination von Rifampicin (1-mal 0,6 g/Tag) plus Ceftriaxon (4 g/Tag) oder Cefotaxin (3-mal 2–4 g/Tag). Bei der septisch-metastatischen Variante ist die zusätzliche Gabe eines Aminoglykosids (z.B. Netilmicin 6 mg/kgKG/Tag) oder von Metronidazol (3- bis 4-mal 0,5 g/Tag), je nach Ausgangsherd, zu erwägen.

Bei Drogenkonsumenten, die häufig eine Endokarditis des rechten Herzen aufweisen, ist ein verändertes Erregerspektrum zu erwarten. Hier wird Piperacillin in Kombination mit einem der vorgenannten Präparate empfohlen. Unbedingt zu beachten ist in solchen Fällen, dass auch Pilze (z.B. *Candida parapsilosis*) am entzündlichen Prozess beteiligt sein können. Nach Erregerisolation wird die Antibiotikawahl dem Keimspektrum und dem Antibiogramm entsprechend Tabelle 47-1 (s. oben) angepasst.

Bei der metastatischen Herdenzephalitis ist eine therapeutische Heparinisierung möglich. Dies trifft nicht für die embolische Herdenzephalitis zu, weil es hier gehäuft zu Hirn- oder Organblutungen kommt. Ein Zusammenhang mit dem pyogenen Gewäßwandbefall im Emboliareal ist denkbar. Wesentlich für den Therapieerfolg ist die Sanierung des septischen Primärherdes, also der Herzklappe oder des sonstigen entzündlichen Prozesses. Die antibiotische Behandlung der zerebralen Symptomatik sollte mindestens über 4–6 Wochen erfolgen.

47.1.4 Listerienmeningoenzephalitis

Listeria monocytogenes ist für 4–7% aller bakteriellen Meningoenzephalitiden verantwortlich. Obwohl Listerien als Opportunitätskeime gelten, weisen ca. 30% der Patienten mit Neurolisteriose keinen Hinweis auf einen Immundefekt auf.

Man kann 4 verschiedene Krankheitsverläufe voneinander abgrenzen:
- akute Meningitis/Meningoenzephalitis (90% der Fälle),
- Hirnstammenzephalitis (5–10%),
- Hirnabszess oder infizierter Hirninfarkt,
- rekurrierende bzw. chronische Enzephalitis.

Symptomatik und Diagnostik

Die akute Verlaufsform manifestiert sich in der Regel entsprechend einer purulenten Meningitis, allerdings sind Liquorpleozytose und Laktatanstieg weniger ausgeprägt. Die Erregerdiagnostik erfolgt durch Liquor- und Blutkulturen. Die Antikörperdiagnostik im Serum ist unzuverlässig.

Eine Hirnstammenzephalitis entwickelt sich subakut, kann aber bei zu später Klärung der Erregergenese dramatisch verlaufen; eine abrupte Hirnstamm-Symptomatik mündet mitunter in Koma und Atemstillstand. Die Hirnabszesse durch Listerien sind zumeist durch einen schweren Verlauf gekennzeichnet. Dementsprechend gehen sie mit einer hohen Letalität (>50%) einher.

Therapie

Das Antibiotikum der 1. Wahl ist Ampicillin (8 g/Tag in 3–4 Kurzinfusionen); als Kombinationspartner bieten sich Aminoglykoside (Gentamicin 4 mg/kgKG oder Netilmicin 6 mg/kgKG) an. Auch eine Kombinationstherapie aus Ampicillin und Rifampicin ist möglich. Die Therapie soll über einen Zeitraum von 3–4 Wochen durchgeführt werden. Bei Penicillinallergie wird Chloramphenicol (3-mal 1 g/Tag), Cotrimoxazol (2-mal 960 mg/Tag i.m.), Erythromycin (2 g/Tag) oder Doxycyclin (200 mg/Tag) eingesetzt.

47.1.5 Neurotuberkulose

Die Tuberkulose gilt derzeit mit weltweit jährlich 8 Mio. Neuerkrankungen als die häufigste Infektionskrankheit. Die Neurotuberkulose nimmt bei bestimmten Risikogruppe zu, z. B. bei Verwahrlosten, Drogenkonsumenten, Immigranten, Patienten mit Immundefizienzsyndrom.

Folgende Manifestationsformen werden unterschieden:
- Meningitis tuberculosa (82% aller Fälle),
- raumfordernde intrakranielle und intraparenchymatöse Granulome,
- Rückenmarkläsionen infolge spezifischer Spondylitis,
- zerebrale Arteriitiden.

Symptomatik

Im Allgemeinen entwickelt sich der Krankheitsverlauf subakut; erste Zeichen der meningitischen Reaktion sind Kopfschmerzen, Nackensteife und zunehmende Lethargie. Hirnhautbefall und Granulombildung spielen sich schwerpunktmäßig an den basalen Hirnstrukturen ab, deshalb sind Hirnnervenläsionen (Nn. III, VI, VII, VIII) besonders häufig.

Weitere Symptome sind Verwirrtheit, organische Psychosen, Hemiparesen, extrapyramidale und dienzephale Störungen sowie Zeichen eines Okklusionshydrozephalus oder einer spinalen Querschnittlähmung. Bei kleinen Kindern stehen Apathie, Übererregbarkeit, Erbrechen und epileptische Anfälle im Vordergrund. Der Meningismus kann fehlen.

Diagnostik

Die Sofortdiagnostik schließt ein kraniales (ggf. auch spinales) CT oder MRT sowie die Lumbalpunktion ein. Im Gegensatz zu den purulenten Meningitiden weist der Liquor eine geringere Zellzahl, ein „buntes Zellbild", gelegentlich mit Eosinophilie, ein hohes Gesamtprotein und nur eine mäßige Laktaterhöhung auf.

! Die „klassische" Erregerdiagnostik (Mikroskopie, Kultur, Tierversuch) ist oft unergiebig oder erst verspätet positiv.

Als moderne Verfahren der Liquordiagnostik haben sich Polymerase- und Ligasekettenreaktion (PCR, LCR) durchgesetzt (Literatur bei [4]). Sputum, Magensaft und Urin werden ebenfalls zur Erregerdiagnostik eingeschickt. Bei jedem Fall einer ZNS-Tuberkulose sollte die Suche nach sonstigen Organmanifestationen (Lunge, Auge, Niere, Knochen) breit angelegt werden. Ein Lungenbefall ist bei 35–75% der Patienten nachweisbar.

Therapie

> Die Therapie tuberkulöser ZNS-Syndrome beginnt bereits beim klinisch begründeten Verdacht.

Für die Anfangsphase wird die folgende Kombination empfohlen:

- Isoniazid (INH):
  10 mg/kg KG/Tag als Infusion (in 3 Einzeldosen, Tageshöchstdosis 1 g)
  plus
- Rifampicin:
  10 mg/kg KG/Tag als Einmalgabe (Tageshöchstdosis für Erwachsene 0,75 g)
  plus
- Pyrazinamid:
  30–75 mg/Tag (1,5–2 g/Tag als orale Einmalgabe).

Resistenzentwicklung oder Unverträglichkeitserscheinungen erfordern manchmal die Wahl anderer antituberkulöser Präparate wie z. B. Ethambutol, Prothionamid, p-Aminosalizylsäure (PAS), Cycloserin oder Ethionamid (cave: toxische Nebenwirkungen). Streptomycin wird bei schwersten Krankheitsverläufen systemisch (tgl. 15 mg/kg KG i. m. bis zur kumulativen Gesamtdosis von < 40 g) und/oder intrathekal (1 mg/kg KG jeden 2. Tag) eingesetzt. Für letzteres ist die Anlage eines intraventrikulären Reservoirs (Rickham-Kapsel) zu empfehlen.

Dexamethason

In der Initialphase der Chemotherapie und auch später, bei passagerer klinischer Verschlechterung unter der Behandlung, sind Kortikosteroidgaben indiziert (z. B. 4-mal 4 mg Dexamethason i. v. in absteigender Dosierung).

Vitamin B_6

Vitamin B_6, bis 600 mg/Woche, darf nicht vergessen werden, weil es sonst als INH-Nebenwirkung zu Krampfanfällen, Psychosen oder schwerer Polyneuropathie kommen kann.

Die hochdosierte Chemotherapietherapie muss zunächst über 6–12 Wochen oder länger aufrechterhalten werden. Auf orale Gaben wird umgestellt, wenn der Patient wach und kooperativ ist, kein Erbrechen besteht und die Magen-Darm-Tätigkeit sich normalisiert hat. Später wird die Therapie als Zweierkombination (INH 5 mg/kg KG plus Rifampicin) fortgeführt.

47.1.6 Sonstige bakterielle ZNS-Erkrankungen

Das Spektrum sonstiger bakterieller ZNS-Erkrankungen ist umfangreich. Viele Krankheitsbilder sind entweder selten oder ohne intensivmedizinische Relevanz.

Lyme-Krankheit

Unter den Spirochätenerkrankungen ist die durch Zeckenbiss übertragene Lyme-Krankheit *(Borrelia burgdorferi)* am häufigsten. Ihre neurologischen Manifestationen wie die Meningoradikulitis Bannwarth, die chronische Borrelien-Enzephalomyelitis, die

Borrelien-Myositis und die chronische Polyneuropathie gehen selten mit akuten lebensbedrohlichen Situationen einher; eine Ausnahme stellen Einzelfälle der zerebralen Vaskulitis dar.

Neurosyphilis

Ähnliches trifft für die Neurosyphilis *(Treponema pallidum)* zu. Die progressive Paralyse kann gelegentlich einmal wie eine akute Enzephalitis verlaufen, und bei der vaskulitischen Verlaufsform der Syphilis cerebrospinalis ist das Auftreten ausgedehnter Hirninfarkte in Hemisphären oder Hirnstamm möglich.

Leptospirose

Die Leptospirose *(Leptospira-interrogans-Komplex)* als menigitische, enzephalitische oder myelitische ZNS-Erkrankung kommt kaum noch vor.

Wegen eines Multiorganbefalls ist eine Intensivüberwachung erforderlich. Vorgenannte Krankheiten werden vorzugsweise mit infektionsimmunologischen Methoden verifiziert. Die Behandlung erfolgt in erster Wahl hochdosiert mit β-Laktamantibiotika. Im Spätstadium der Spirochätenkrankheiten spielen autoimmunologische Reaktionen für die Aufrechterhaltung des entzündlichen Prozesses eine erhebliche Rolle.

Mykoplasmen, Rickettsien und Chlamydien

Infektion durch *Mykoplasmen, Rickettsien, Chlamydien* werden wegen der besonderen Erregermerkmale zumeist nicht erkannt. Unter den Mykoplasmen spielt nur *M. pneumoniae* als Verursacher einer entzündlichen Erkrankung des Nervensystems eine Rolle.

Enzephalitis, Meningitis oder Myelitis treten typischerweise auf dem Höhepunkt der bronchopulmonalen Infektion in Erscheinung. Die Meningoenzephalitis manifestiert sich mit meningealer Reizsymptomatik, Krampfanfällen, Vigilanzstörungen, hohem Fieber und auch neurologischen Herdsymptomen.

Bis zu 30% der Patienten bedürfen einer intensivmedizinischen Behandlung. Kleinhirn- und Hirnstammläsionen, Entwicklung eines Hydrocephalus occlusus sowie akute Querschnittslähmungen sind möglich. Mykoplasmainfektionen gehen gehäuft mit einer akuten Kälteagglutinin-Krankheit einher, die in Einzelfällen zu rezidivierenden Hirninfarkten führt (eigene Beobachtungen).

Guillain-Barré-Polyradikulitis

Auch eine Polyradikulitis vom Typ Guillain-Barré kann sich im Rahmen einer Mykoplasmainfektion einstellen. Letztgenanntes Krankheitsbild, das normalerweise parainfektiös auftritt, wird wie Polyradikulitiden anderer Ursache behandelt (s. Kap. 49).

Über die Therapie von mykoplasmenassoziierten ZNS-Erkrankungen gibt es keine sicheren Erkenntnisse. Obwohl der Wert einer Antibiotikatherapie nicht eindeutig belegt ist, sollte ein gegen Mykoplasmen wirksames Präparat (z. B. Clarithromycin) eingesetzt werden. Wegen der langen Persistenz der Erreger ist diese Therapie über etwa 8 Wochen fortzusetzen. Eine Kortikosteroidgabe ist hinsichtlich ihrer Wirksamkeit ebenfalls nicht bewiesen und wird vielerorts abgelehnt.

Ornithose

Als Chlamydienerkrankung des ZNS ist die Ornithose (Psittakose, Papageienkrankheit), die mit einer atypischen Pneumonie sowie mit Leber- und Herzmuskelbefall einhergeht, allgemein gut bekannt. ZNS-Symptome sind Meningismus (und Liquorpleozytose), Vigilanzstörungen, Krampfanfälle, selten auch Querschnittlähmung. *Chlamydia trachomatis* und *Chlamydia pneumoniae* können ebenfalls akute neurologische Erkrankungen wie z. B. das Guillain-Barré-Syndrom oder eine zerebrale Vaskulits verursachen.

Die Therapie der Ornithose besteht in Doxycyclin (2-mal 100 mg) oder Minocyclin (200 mg/Tag). Alternativ kann Erythromycin (4-mal 500 mg/Tag) oder Clarithromycin (2-mal 500 mg/Tag) gegeben werden.

47.2 Viruserkrankung

Virale ZNS-Erkrankungen können sich als schwere Enzephalitiden und Myelitiden manifestieren und erfordern dann eine Intensivbehandlung. Die Virusmeningitis („aseptische Meningitis") ist dagegen gutartig und bedarf keiner speziellen Behandlung.

Die Letalität aller Virusenzephalitiden zusammen wird für Erwachsene mit 7% und für Kinder mit 14% angegeben. Die Größenordnung postenzephalitischer Defektsyndrome ist ebenfalls nicht unbedeutend, wenn auch je nach Ätiologie variierend.

47.2.1 Herpes-simplex-Enzephalitis (HSE)

Die HSE ist eine schwere, aber therapeutisch beherrschbare virale Gehirnentzündung. Ihre frühe Erkennung und Behandlung ist schicksalhaft für den betroffenen Patienten. Die Inzidenz des sporadisch auftretenden Leidens wird auf 1,5 – 4 pro 1 Mio. Einwohner geschätzt.

Symptomatik

Nach einem grippalen Vorstadium und einem kurzen symptomarmen Intervall manifestieren sich Fieber, Kopfschmerz, Wernicke-Aphasie und/oder Verwirrtheit. Kurze psychotische Episoden (oft nur Situationsverkennungen) gehören zu diesem Krankheitsstadium. Es folgen komplex-fokale Krampfanfälle mit sekundärer Generalisierung, zumeist in Serien auftretend. Schließlich geht die Symptomatik in ein Stadium zunehmender Vigilanzstörungen über.

> Unbehandelt ist die HSE in 70 % der Fälle tödlich. Residualsyndrome wie Hemiparesen, persistierende Aphasie, Epilepsie oder amnestische Syndrome sind v. a. bei spätem Behandlungsbeginn zu erwarten. Deshalb sollte die antiherpetische Medikation schon beim Verdachtsfall ohne zeitlichen Verzug beginnen.

Diagnostik

Der Verdacht auf HSE begründet die notfallmäßige MRT- und Liquoruntersuchung. Im kranialen MRT zeigen sich krankheitstypische uni- oder bilaterale Entzündungsherde im Hippokampus-, Operculum-, Insula- und Gyrus-cinguli-Bereich. Das CCT ist in ersten Krankheitstagen unergiebig. Der Liquor weist normalerweise mäßige Pleozytose (10–400 Zellen/μl), leichte bis deutliche Gesamtproteinerhöhung, geringen Laktatanstieg und in der PCR nachweisbares HSV-Genom auf. Die sofortige Durchführung der Liquor-PCR ist bei HSE-Verdacht obligat.

Eine Verifizierung der Diagnose durch Darstellung der intrathekalen Antikörperproduktion gegen HSV oder einen Titerverlauf im Blut spielt für die Therapieentscheidung keine Rolle, weil sie erst 12–14 Tage nach Krankheitsbeginn möglich ist.

Therapie

Jeder HSE-Verdacht wird unverzüglich mit Aciclovir (3-mal 10 mg/kg KG tgl. als i.v.-Kurzinfusion über 2–3 Wochen) behandelt. Die rational begründbare Zusatzmedikation mit Interferon-β (0,3–0,5 Mio. IE/kg KG/Tag als kontinuierliche Dauerinfusion über 3–5 Tage) ist in Ermangelung prospektiver klinischer Therapiestudien bis heute eine Ermessensfrage.

Die HSE-typische diffuse hämorrhagische Entzündung in Temporallappen und anderen Teilen des Großhirns führt nicht selten zu einer Steigerung des intrakraniellen Drucks (ICP). Drucksenkende Therapiemaßnahmen sind dann erforderlich. Bei rascher Bewusstseinstrübung gehört dementsprechend die frühzeitige Implantation einer ICP-Sonde zur Basistherapie. Auf diese Weise werden ICP-Anstiege rechtzeitig erfasst und gezielt mit Osmotherapeutika, Trispuffer, Barbiturat- oder γ-Hydroxybuttersäurekoma sowie speziellen Lagerungs- und Pflegemaßnahmen behandelt.

Solange die Diagnose der HSE nicht durch den positiven Ausfall der PCR gesichert ist, erscheint die begleitende Gabe eines Breitbandantibiotikums sinnvoll, weil bakterielle ZNS-Krankheiten – namentlich Hirnabszesse (im Zerebritisstadium), septische Herdenzephalitiden und Neurolisteriose – das Frühstadium der HSE imitieren können.

47.2.2 Enzephalitiden durch andere Herpesviren

Varizellen

Die VZV-Enzephalitis kann sich als Varizellenenzephalitis (-enzephalopathie) während einer Windpockeninfektion – zumeist mit zerebellärer Symptomatik – manifestieren. Pathogenetisch handelt es sich in der Regel um eine postinfektiöse, also nicht unmittelbar erregerbedingte Enzephalitis. Die davon abzugrenzende Zosterenzephalitis verläuft ähnlich wie die HSE; sie ist bei Lymphompatienten gehäuft und geht dort mit einer Letalität von über 20 % einher.

Therapeutisch ist, wie bei der HSE, die Anwendung von Aciclovir (3-mal 10 mg/kg KG tgl.) indiziert. Bei immuninkompetenten Kranken sollte in jedem Fall die Gabe von Interferon-β erwogen werden. Neben Meningitis und Enzephalitis werden durch das VZV-Virus auch Myelitiden, zerebrale Vaskulitiden, Guillain-Barré-Syndrom und Myositis hervorgerufen.

Zytomegalie

Das Zytomegalievirus (CMV) spielt als Enzephalitiserreger vorzugsweise bei immundefizienten Patienten (Aids, immunsuppressive Therapie) eine zunehmende Rolle. Prä- und postnatale CMV-Enzephalitiden verursachen schwere Defektsyndrome. Die klinische Symptomatik der CMV-Enzephalitis im Kindes- und Erwachsenenalters schließt Bewusstseinstrübung, epileptische Anfälle und verschiedenartige Herdzeichen ein. Das Leiden verläuft zumeist subakut. Im MRT sind größere Entzündungsherde, die Marklager und Rindenareale einschließen, erkennbar. Der Liquor zeigt entzündliche Veränderungen mit humoraler Immunreaktion. Die Therapie ist in Tabelle 47-2 dargestellt. Unbehandelt ist das Krankheitsbild über kurz oder lang letal.

Epstein-Barr-Virus

Das Epstein-Barr-Virus (EBV), Erreger der infektiösen Mononukleose, kann ebenfalls neurologische Komplikationen verursachen. Intensivmedizinisch relevant sind Guillain-Barré-Syndrom, Querschnittmyelitiden und seltener Meningoenzephalitiden mit subakutem Verlauf. Die diagnostische Zuordnung basiert v. a. auf der typischen Konstellation der Serumantikörper (Anti-VCA-IgM positiv, Anti-EA-Antikörper positiv, Anti-EBNA-AK negativ oder positiv). Der zusätzliche Nachweis einer intrathekalen Antikörperproduktion und/oder das Auftreten atypischer Lymphozyten ist richtungsweisend.

Eine spezifische Therapie ist nicht verfügbar, da die derzeit angebotenen Antiherpetika in vivo nicht ausreichend wirksam sind. Eine Aciclovir- oder Famvirgabe kann versucht werden.

47.2.3 Enzephalitiden durch andere Viren

Vertreter weiterer Virusgruppen können ebenfalls Enzephalitiden mit schwerem Verlauf erzeugen. Allerdings ist die Letalität deutlich niedriger; die Therapie besteht nur in (intensivmedizinischen) Allgemeinmaßnahmen.

Frühsommermeningoenzephalitis

Ein typisches Beispiel hierfür ist die in bestimmten Regionen Mitteleuropas (Süddeutschland, Österreich, Slowakei) gehäufte Frühsommermeningoenzephalitis (FSME), deren Erreger, ein Flavivirus, durch Zecken (Ixodes ricinus) übertragen wird.

Symptomatik

Die neurologische Symptomatik ist vielfältig und manifestiert sich meistens biphasisch mit katarrhalischem Vorstadium und meningitischem bzw. meningoenzephalitischem Krankheitsstadium. Zerebelläre, extrapyramidale und psychoorganische Funktionsstörungen stehen im Vordergrund. Im MRT stellen sich mitunter symmetrische oder asymmetrische stammganglienahe Entzündungsherde dar. Der Liquor weist Pleozytose (ca. 100 Zellen/µl), mäßige Gesamtproteinerhöhung, normales oder grenzwertiges Laktat, später auch intrathekal produziertes IgM auf.

Therapie

Eine spezifische Therapie ist nicht verfügbar; die Letalität des Leidens liegt bei 1–2 %. Bis zu 48 h nach dem Zeckenbiss besteht allerdings die Möglichkeit einer Postexpositionsprophylaxe mit einem Hyperimmunserum (FSME-Bulin). Bei manifestem Krankheitsbild kann Amantadin (200–500 mg/kg KG) verabfolgt werden, die Effektivität ist mehr als fragwürdig.

Neurotrope Enteroviren

Die häufigsten Enzephalitiserreger sind nach allgemeiner Auffassung die neurotropen Enteroviren (Gruppe Picornaviren). Bekannte Vertreter sind Coxsackie-(Bornholm-Krankheit, Pleurodynie), ECHO- und Polioviren. Die Poliomyelitis spielt heute dank umfassender Schutzimpfungen nur noch eine untergeordnete Rolle.

Das in nacheinander folgenden Stadien klinisch in Erscheinung tretende Krankheitsbild erlangt spätestens in seinem paralytischen Stadium intensivmedizinische Relevanz; denn die aufsteigenden Paresen können obere Zervikalsegmente und Hirnstamm erfassen und dann u. a. eine Ateminsuffizienz erzeugen. Der entzündlich veränderte Liquor weist mitunter eine deutliche Proteinerhöhung auf. Die Therapie ist symptomatisch.

Die Letalität ist durch die verbesserten Möglichkeiten der Langzeitbeatmung deutlich zurückgegangen.

Tollwut

Die Tollwut (Lyssa, Rabies), durch ein neurotropes Rhabdovirus hervorgerufen, ist infolge prophylaktischer Maßnahmen selten geworden. Manifeste Krankheitsfälle sind indes letal.

Symptomatik

Die Symptomatik verläuft in 3 Stadien:
- Das katarrhalische *Prodromalstadium* kann mit Missempfindungen an der Bissstelle einhergehen.
- Im 2. *Stadium* treten Hydrophobie, Schlingkrämpfe, Salivation, Erregungszustände und hochgradige Irritabilität, Krampfanfälle, motorische Hyperaktivität und gehäuftes Erbrechen in den Vordergrund.
- Im 3. *Stadium* (paralytisches Stadium) kommt es zu Lähmungen, Koma und schließlich zu autonomen Regulationsstörungen.

Die Stadien werden innerhalb von ca. 3 Wochen durchlaufen.

Diagnostik und Therapie

Eine spezifische Therapie gibt es nicht. Besondere diagnostische Maßnahmen sind Immunfluoreszenzfärbung eines Hornhautabstrichs, Hirnbiopsie und ein spezieller Tierversuch. Nach dem Biss ist nur die frühe postexpositionelle Prophylaxe mit HDC-Vakzine, verabfolgt in 5 Einzelgaben, lebensrettend. Bei kopfnahen Bissstellen empfiehlt sich zusätzlich die Immunisierung durch ein humanes Hyperimmunserum (Berirabies-Tollwut-Immunglobulin).

Eine gründliche Behandlung der Bissstelle mit Wundexzision und Desinfektion unmittelbar nach der Exposition ist unerlässlich. Das medizinische Personal einer Intensivstation, auf der ein Tollwutkranker behandelt wird, sollte einen ausreichenden Impfschutz besitzen.

47.2.4 Akute disseminierte Enzephalomyelitis (ADEM)

Die Erkrankungen dieser Gruppe entstehen immunpathogenetisch nach viralen Krankheiten wie Masern, Mumps, Röteln, Varizellen, Influenza, nach Schutzimpfungen (postvakzinal) oder nach Gabe von Medikamenten mit Hapteneigenschaft. Die ADEM entspricht den so genannten para- oder postinfektiösen Enzephalomyelitiden.

Symptomatik und Diagnostik

Die Symptomatik kann Hirnnervenläsionen, Paresen, Sensibilitätsstörungen, Krampfanfälle, Vigilanzminderung bis hin zum Koma und spinale Symptome einschließen. Der Liquor unterscheidet sich nicht wesentlich von erregerbedingten Virusenzephalitiden; mitunter sind schon früh oligoklonale IgG-Banden nachweisbar, die im weiteren Verlauf wieder verschwinden. Das wesentliche diagnostische Kriterium sind im MRT erkennbare, mehr oder weniger großflächige Entmarkungsherde im Centrum semiovale. Sie sind v. a. in den T_2- und FLAIR-gewichteten Aufnahmen nachweisbar.

Therapie

Bei frühzeitiger Einleitung intensivmedizinischer Maßnahmen ist die Letalität gering. Die Erkrankung bildet sich in der Regel nach einigen Wochen oder auch Monaten mit oder ohne Residualsymptomen zurück. Die Effektivität der allgemein empfohlenen Kortikosteroidgabe (z. B. 1 g/Tag als Kurzinfusion über 3–5 Tage) wurde bisher nicht klinisch evaluiert. Die i. v.-Gabe von IgG in hoher Dosierung (tgl. 30 g über 5 Tage) wird neuerdings günstig bewertet.

Akute hämorrhagische Leukenzephalitis

Die akute hämorrhagische Leukenzephalitis (HURST) entspricht der perakut verlaufenden, nekrotisierenden Manifestationsform der ADEM. Die Krankheit besitzt in ihrer Verlaufsdynamik Ähnlichkeiten mit der HSE mit sukzessivem Auftreten von Kopfschmerzen, Abgeschlagenheit, Übelkeit, Erbrechen, hohem Fieber, Aphasie, Hemi-oder Tetraspastik, Papillitis optici, Pupillenstörung, Krampfanfällen und schließlich Koma. Der Liquor ist blutig tingiert; die mononukleäre Pleozytose erreicht Zellzahlen zwischen 10 und 1000/µl. Kraniales CT und MRT erlauben eine klare Abgrenzung von der HSE. Man findet fleckige, später konfluierende Ödemareale im Marklager; temporale Strukturen sind nicht bevorzugt befallen.

Der fulminante Verlauf des Leidens lässt in der Regel jegliche Therapie zu spät kommen; wesentlich sind ICP- und Temperatursenkung. Osmotherapie, ein tiefes Barbituratkoma unter EEG-Kontrolle und die Gabe von Dexamethason, beginnend mit 80 mg/Tag, wurden vorgeschlagen.

Solange eine HSE nicht sicher ausgeschlossen ist, wird zusätzlich Aciclovir (3-mal 10 mg/kg KG) verabfolgt.

47.3 Opportunistische ZNS-Infektionen

Opportunistische Infektionen des Nervensystems entwickeln sich nicht nur bei HIV-Infizierten in späten

Tabelle 47-2. Behandlung opportunistischer ZNS-Erkrankungen

Krankheit	Behandlungsmaßnahmen	Prognose
1. Zerebrale Toxoplasmose	Täglich 100 mg Pyrimethamin plus 2–4 g Sulfadizin (oder 2,4 g Clindamycin) plus 15 mg Folinsäure p. o. über 4 Wochen (ggf. antiödematöse Therapie mit 4-mal 4 mg Dexamethason/Tag); Prophylaxe: 50 mg Pyrimethamin/Tag plus 15 mg Folinsäure/Tag p. o.	Initial rasche Besserung aber Rezidivgefahr. **Beachte:** Bei klinisch-radiologischem Verdacht: unverzüglicher Therapiebeginn!
2. CMV-Enzephalitis	Ganciclovir: initial 2-mal 5 mg/kg KG tgl. über 10–15 Tage oder Foscarnet 3-mal 80 mg/kg KG über 1–2 h i. v. Cidofovir 5 mg/kg KG pro Woche (2–3 Wo.)	Therapie unsicher
3. Progressive multifokale Leukenzephalopathie (PML)	1mal wöchentl. 5 mg/kg KG Cidofovir; alternativ oder in Kombination Interferon-α oder Camptothecin	Progredienz kaum zu unterbrechen (abhängig von Zahl der CD_4-positiven Zellen)
4. Kryptokokkenmeningitis	Täglich 1 mg Amphotericin B/kg KG plus 4-mal 37,5 mg Flucytosin/kg KG (ggf. intrathekal: 0,25–0,5 mg Amphotericin B in 5–10 ml Aqua dest. jeden 2. Tag intraventrikulär); Prophylaxe: 200 mg Fluconazol/Tag p. o.	Hohe Rezidivrate
5. Systemische Candidose (mit ZNS-Beteiligung)	1. Wahl: tgl. 1,0 mg Amphotericin B/kg KG plus 4-mal 37,5 mg Flucytosin/kg KG; 2. Wahl: Fluconazol 1-mal 400–800 mg/Tag i. v.	Zumeist Besserung. **Cave:** Resistenz bei C. glabrata und C. krusei
6. ZNS-Aspergillose	Wie bei Candidose (1. Wahl), evtl. zusätzlich intrathekal, wie bei Kryptokokkose	Prognose ungünstig, weil zu spät erkannt, deshalb Hirnbiopsie im Verdachtsfall
7. Rhinozephale Mukormykose	Operative Ausräumung plus tgl. 1,0 mg Amphothericin B/kg KG plus Flucytosin (4-mal 37,5 mg/kg KG tgl. i. v.)	Extrem hohe Letalität (bei schwärzlicher Färbung von Nasensekret und Tränen sofortige Operation)

Krankheitsstadien, sondern auch bei Personen, die aus anderer Ursache abwehrgeschwächt sind. Vorzugsweise betroffen sind Patienten mit konsumierenden Krankheiten, Organempfänger, medikamentös Immunsupprimierte, Lymphom- und Leukämiekranke, Patienten nach großen chirurgischen Eingriffen und längerer Intensivbehandlung, schlecht eingestellte Diabetiker, Verwahrloste etc.

Typische Krankheitsbilder

Hierzu können folgende Erkrankungen gehören:
- zerebrale Toxplasmose,
- CMV-Enzephalitits,
- progressive multifokale Leukenzephalopathie (PML; Erreger: Papova-Viren),
- Neurotuberkulose,
- Neurolisteriose,
- Pneumokokkenmeningitis (bei Asplenikern),
- Kryptokokkenmeningoenzephalitis,
- Candidose,
- Aspergillose,
- Mukormykose (azidotische Diabetiker; Desferoxamintherapie),
- EBV-assoziierte ZNS-Lymphome.

Auch die granulomatöse Amöbenenzephalitis durch Akanthamöben wird dieser Krankheitsgruppe zugeordnet.

Die Krankheitsbilder sind vielfältig, oft auch uncharakteristisch. Sie entwickeln sich zumeist mit subakuter Symptomatik; später kommt es regelhaft zu Bewusstseinstörungen. Die Herdsymptomatik richtet sich nach Erregerart, Lokalisation, Grundleiden und anderen Faktoren. Diagnostisch muss oft die ganze Breite der Möglichkeiten von bildgebenden Verfahren, Liquoranalytik, Serologie bis hin zu den molekularbiologischen Untersuchungstechniken ausgeschöpft werden. Bei Verdacht auf zerebrale Aspergillose ist die Hirnbiopsie gerechtfertigt.

Die Therapiemaßnahmen bei einzelnen opportunistischen Infektionen sind in Tabelle 47-2 aufgeführt.

Literatur

1. Bitsch A, Nau R, Hilgers RA et al. (1996) Focal neurological deficits in infective endocarditis and other septic diseases. Acta Neurol Scand 94: 279–286
2. Nau R, Schuchardt V, Prange H (1990) Zur Listeriose des Zentralnervensystems. Fortschr Neurol Psychiatr 58: 408–422
3. Prange H (1995) Infektionskrankheiten des ZNS. Chapman & Hall, London Weinheim
4. Prange H, Schuchardt V (1997) Tuberkulose des Nervensystems. In: Prange H, Bitsch A (Hrsg) Bakterielle ZNS-Erkrankungen bei systemischen Infektionen. Steinkopff, Darmstadt, S 119–131

Querschnittlähmung: Akutbehandlung und Rehabilitation

Kapitel 48

G. A. Zäch, D. Michel

48.1 Definition und Einteilung 861

48.2 Pathogenese und Pathophysiologie 861
48.2.1 Traumatisches Querschnittsyndrom 861
48.2.2 Nichttraumatisches Querschnittsyndrom 861

48.3 Allgemeine Gesichtspunkte zur Akutversorgung und Rehabilitation 861

48.4 Klinik der akuten Querschnittlähmung 862

48.5 Diagnostik 862
48.5.1 Neurostatus 862
48.5.2 Allgemeine Statusuntersuchung 863
48.5.3 Röntgendiagnostik 863

48.6 Therapeutische Maßnahmen 863
48.6.1 Rettung 863
48.6.2 Erste Maßnahmen 864
48.6.3 Reposition der Wirbelsäule 864
48.6.4 Pharmakotherapie 864
48.6.5 Physikalische Maßnahmen 864
48.6.6 Probleme 865

48.7 Weiteres Vorgehen 865
48.7.1 Nahrungsaufnahme und Darmrehabilitation 865
48.7.2 Blasenrehabilitation 865
48.7.3 Mobilisation 865

48.8 Prognose 865

Literatur 866

Querschnittlähmung: Akutbehandlung und Rehabilitation

G. A. Zäch, D. Michel

48.1 Definition und Einteilung

Einer Querschnittlähmung liegt eine akute oder chronische Schädigung des Rückenmarks oder der Cauda equina zugrunde. Diese betrifft die spinalen Kerngebiete und die prä- oder postsynaptischen Bahnen in einem vom Trauma abhängigen, unterschiedlichen Ausmaß. Die Motorik, sämtliche Qualitäten der Sensibilität sowie das vegetative Nervensystem werden in ihren Funktionen gestört. Klinisch findet sich eine breite Palette von Ausfallmustern, die von der diskreten Paraparese bis hin zum kompletten Querschnittsyndrom reicht.

Die neurologische Einteilung der Querschnittlähmung erfolgt in Abhängigkeit von der Läsionshöhe und vom Ausmaß der Rückenmarkschädigung.

Einteilung der Querschnittlähmungen

- Läsionshöhe:
  - zervikal C1 – C8
  - thorakal Th1 – Th12
  - lumbal L1 – L5
  - sakral S1 – S5
- Ausmaß:
  - komplette Querschnittlähmungen
  - inkomplette Querschnittlähmungen:
    - zentrales Syndrom
    - vorderes Syndrom,
    - Brown-Séquard-Syndrom,
    - andere und Mischformen.

Die Läsionshöhe wird durch das letzte noch ungeschädigte Segment definiert. Lähmungen im Bereich der zervikalen Segmente führen zu einer Tetraplegie oder -parese, solche im Bereich der thorakalen, lumbalen und oberen sakralen Segmente zu einer Paraplegie oder -parese und solche des unteren Sakralmarkes zu einem Conus-cauda-Syndrom.

48.2 Pathogenese und Pathophysiologie

48.2.1 Traumatisches Querschnittsyndrom

Die überwiegende Zahl der Querschnittsgelähmten erleidet ein akutes Trauma der Wirbelsäule mit nachfolgender Rückenmarkschädigung. Umgekehrt verursachen nur rund 7,5 % aller Wirbelfrakturen ein akutes spinales Trauma. Meist finden sich Kompressions- und Luxationsfrakturen der Wirbelkörper und/oder ein Diskusprolaps im Bereich des geschädigten spinalen Segmentes.

Durch Ischämie, insbesondere bei Druck, mechanischen Zug auf das Rückenmark oder Kompression der A. spinalis anterior (Luxation, Knochenfragment) wird das Rückenmark zusätzlich geschädigt. Ein Ödem des Rückenmarks oder eine Hämatomyelie kann zu einem Aufsteigen des Lähmungsniveaus und/oder zu einer weiteren Schädigung bei inkompletten neurologischen Ausfällen führen.

48.2.2 Nichttraumatisches Querschnittsyndrom

Tumoren, Gefäßobstruktionen, Hämatome, Myelitiden, Myelosen, Diskushernien etc. können auf sehr unterschiedliche Weise eine Querschnittlähmung hervorrufen. Die Vielfalt der möglichen Ätiologien verlangt nach einer präzisen Diagnostik und adäquaten Therapie der zugrundeliegenden Krankheit.

Im folgenden soll lediglich auf Diagnose, Therapie und Rehabilitation bei akuter, traumatischer Querschnittlähmung eingegangen werden. Für das nichttraumatische Querschnittsyndrom müssen die Maßnahmen entsprechend angepasst werden.

48.3 Allgemeine Gesichtspunkte zur Akutversorgung und Rehabilitation

Die vordringliche Aufgabe des Arztes besteht darin, akut querschnittsgelähmte Unfallopfer nach Sicherung der Vitalfunktionen möglichst rasch einem Zentrum zuzuweisen, das die Gesamtbetreuung sichern kann. In einem solchen Zentrum muss rund um die Uhr ein Team für operative Eingriffe an der Wirbelsäule einsatzbereit sein.

Bei der Erstversorgung des Patienten sind naturgemäß die intensivmedizinischen Kriterien für Polytraumatisierte maßgebend.

> Sämtliche Maßnahmen müssen jedoch auf das spätere Erreichen einer möglichst großen Selbständigkeit des Patienten ausgerichtet sein.

Allen bei der Intensivbetreuung des akut Querschnittgelähmten beteiligten Personen sollte deshalb klar sein, welche Faktoren den Patienten in seiner Selbständigkeit nach der Entlassung aus dem Krankenhaus einschränken können. Aus diesem Grund muss dem Einzelnen auch bekannt sein, wozu ein gut rehabilitierter Querschnittgelähmter, in Abhängigkeit vom neurologischen Niveau, in der Lage ist.

Um zu verhindern, dass vom erstbehandelnden Team eine die spätere Rehabilitation begrenzende Erstversorgung gewählt wird, sollte möglichst rasch ein *Paraplegiologe* auf die Therapie entscheidenden Einfluss nehmen können. Idealerweise werden die Fachkenntnisse aller in die Betreuung eingebracht und ergänzen sich auf diese Weise zu einer besseren Gesamtbetreuung. Hieraus folgt, dass nur ein eingespieltes Team die optimale Erstversorgung und Rehabilitation gewährleisten kann.

Rollstuhltraining, Selbsthilfetraining, Hilfsmittelabklärung, Motorisierungsabklärung und Wohnungsanpassung sind frühzeitig einzuleiten. Während der Erstrehabilitation wird der Patient eine Reihe aktiver, prophylaktischer Maßnahmen erlernen, um mögliche Komplikationen langfristig zu vermeiden. Dazu gehören in erster Linie Blasentraining, Osteoporoseprophylaxe und Dekubitusprophylaxe. Weitere Maßnahmen zur Förderung der sozialen Integration wie die Berufsförderung oder der Eintritt in eine Rollstuhlsportgruppe oder einen Rollstuhlclub tragen in hohem Maße zur langfristigen Hebung der Lebensqualität bei.

48.4 Klinik der akuten Querschnittlähmung

Eine akute Querschnittlähmung ist durch Störungen oder Ausfall der Sensibilität, Motorik und vegetativen Funktionen gekennzeichnet. Zusätzlich wird durch das Trauma das Rückenmark während unterschiedlich langer Zeit (wenige Minuten bis mehrere Tage) in den Zustand eines nur ungenau definierten „spinalen Schocks" versetzt. Während dieser Phase fallen sämtliche Rückenmarkfunktionen unterhalb des neurologischen Niveaus und somit auch die peripheren Reflexe aus.

> **Gestörte Funktionen**
>
> - Sensibilität:
>   - Berührungsempfinden
>   - Schmerzempfinden
>   - Tiefensensibilität (Lagesinn, Vibration)
>   - Temperatursinn
> - Willkürmotorik:
>   - Initial schlaffe, später evtl. spastische Lähmung unterhalb des neurologischen Niveaus
> - Vegetative Funktionen:
>   - Blasenentleerung
>   - Peristaltik
>   - Mikrozirkulation
>   - Thermoregulation

Subjektive Beschwerden wie lokale Rückenschmerzen auf Frakturhöhe, ausstrahlende Schmerzen im Übergangssegment vom sensiblen zum unsensiblen Dermatom oder Dyspnoe (v. a. beim Tetraplegiker mit reiner Zwerchfellatmung) sind regelmäßig und in unterschiedlicher Ausprägung vorhanden.

48.5 Diagnostik

48.5.1 Neurostatus

Der Neurostatus ist vorerst stündlich zu wiederholen, um eine Zunahme der neurologischen Ausfälle sofort zu erkennen.

Prüfung der Sensibilität

Kartographie von Berührungs- und Schmerzempfinden in allen Dermatomen, insbesondere Prüfung der perianalen Sensibilität. C4-Th1 sind nicht am Rumpf, sondern an den Armen zu prüfen (neurologisches Kontrolldreieck, s. Abb. 48.1).

Prüfung der Willkürmotorik

Dislokationen im Frakturgebiet sind bei der Untersuchung zu vermeiden. Die Prüfung ist an den wichtigsten Kennmuskeln vorzunehmen (Abb. 48-1):

- Obere Extremitäten:
  - Deltoideus (C5), Bizeps (C5), Handextension (C6), Fingerextensoren und -flexoren sowie Trizeps (C7),
- Rumpf:
  - Interkostalmuskulatur und Abdominalmuskulatur (keine Kennmuskeln),
- Untere Extremitäten:
  - Hüftadduktoren (L2), Hüftflexoren (L2), Knieextensoren (L3), Fussheber sowie Fußsenker (L4),
- Beckenboden:
  - Analsphinkter (S4–5)

Abb. 48-1.
Die segmentale Innervation der Haut. Die Dermatome entsprechen den Wurzelsegmenten des Spinalmarks und erlauben deshalb die Feststellung der Läsionshöhe im Rückenmark. Besondere Beachtung verdienen die Grenzen zwischen den zervikalen, thorakalen, lumbalen und sakralen Versorgungsbereichen. Von großer diagnostischer Bedeutung ist der Nachweis einer sakralen Aussparung

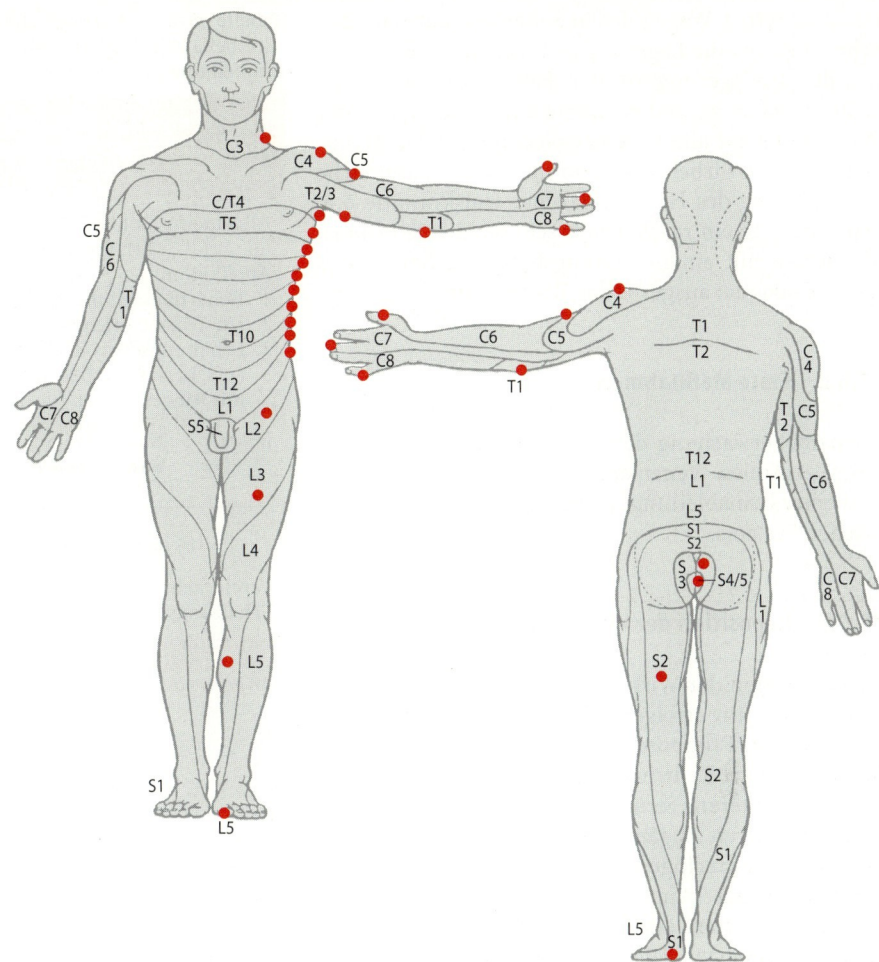

Reflexstatus
- Obere Extremitäten:
  - Deltoideus (C4–C5), Bizeps (C5–C6), Trizeps (C7–C8),
- Rumpf:
  - Abdominal- und Bauchhautreflex (Th7–Th12),
- Untere Extremität:
  - Patellarsehnenreflex (L2–L4), Achillessehnenreflex (S1–S2),
- Beckenboden:
  - Bulbocavernosus (S3–S4), Analreflex (S5)

48.5.2 Allgemeine Statusuntersuchung

Nicht selten werden zusätzliche Verletzungen wegen des Ausfalls der Sensibilität übersehen. Besonderes Augenmerk ist auf Verletzungen des Thorax zu richten, da diese bei der eingeschränkten Vitalkapazität schnell zur *Ateminsuffizienz* führen können. Tetraplegiker und hohe Paraplegiker sind wegen des Ausfalls des Sympathikus *bradykard*. Wegen der eingeschränkten Fähigkeit, auf einen Volumenmangel mit einer Zunahme der Herzfrequenz zu reagieren, kann selbst eine massive Blutung lange Zeit unerkannt bleiben.

48.5.3 Röntgendiagnostik

Die Wirbelsäule ist in ihrer ganzen Länge a.p. und seitlich darzustellen. Häufig sind auf mehreren Etagen Frakturen vorhanden. In vielen Fällen ist die Durchführung eines CT oder einer Kernspintomographie angezeigt. Diese zusätzlichen Untersuchungen sollten den Therapiebeginn nicht verzögern und dürfen nur dann durchgeführt werden, wenn die Lähmungsursache mit konventioneller Technik nicht ermittelt werden kann oder wenn sie für die gewählte Therapie eine unmittelbare Bedeutung haben.

48.6 Therapeutische Maßnahmen

48.6.1 Rettung

Bei Verdacht auf eine instabile Wirbelfraktur ist der Patient mit der Schaufeltrage und der Vakuummatratze zu retten. Wegen der in Seitenlage auftretenden Scherkräfte ist die Lagerung in Rückenlage angezeigt. Bei der Umlagerung ist der Patient mit mehreren Helfern *en bloc* zu drehen, damit eine Torquierung der Wirbelsäule auf alle Fälle vermieden wird. Verletzungen der Halswirbelsäule erfordern eine zusätzliche Stabilisierung des Halses mit einer Halskrawatte o. ä. Danach sollte ein rascher und schonender Transport, am besten mit einem Rettungshubschrauber, in das nächste adäquat ausgestattete Zentrum erfolgen.

48.6.2 Erste Maßnahmen

Intensivüberwachung der Vitalfunktionen. Einführen eines zentralen Venenkatheters, einer Magensonde und einer Urinableitung, vorzugsweise eines suprapubischen Systems.

48.6.3 Reposition der Wirbelsäule

Die Reposition der Wirbelsäule kann chirurgisch und auch konservativ erfolgen. Die Methode beeinflusst die neurologische Prognose nicht. Konservativ kann durch Reposition eine Keilwirbel- oder Trümmerfraktur bei intakten hinteren Strukturen aufgerichtet werden. Beim operativen Zugang sind kurzstreckige Implantate den langstreckigen vorzuziehen, da letztere den Patienten später beim Selbsthilfetraining in der Beweglichkeit zu stark einschränken. Eine Laminektomie ist in den seltensten Fällen indiziert und führt zu einer zusätzlichen Instabilität im Frakturgebiet.

48.6.4 Pharmakotherapie

Aufgrund der in den USA durchgeführten NASCIS-III-Studie wird in der Phase der Akutbehandlung von traumatischen Querschnittlähmungen die Gabe von hochdosiertem Methylprednisolon empfohlen. Der Therapiebeginn muss möglichst rasch, jedoch nicht später als 8 h nach Eintreten der Querschnittlähmung erfolgen.

> **Dosierung von Methylprednisolon**
>
> - Bolus: 2000 mg i.v. über 15 min
> - Erhaltungsdosis: 5,4 mg/kg KG/h über 47 h

Zwischen Bolus und Erhaltungsdosis soll eine Pause von 45 min liegen. Die üblichen Kontraindikationen einer hochdosierten Steriodapplikation sind dabei zu berücksichtigen. Als Infusionslösung kann z. B. Glukose 5 % oder NaCl 0,9 % verwendet werden (s. Tabelle 48-1).

Tabelle 48-1. Dosierungsschema von Methylprednisolon zur Akutbehandlung bei traumatischer Querschnittlähmung – Empfehlung der Schweizer Paraplegikerzentren

> **Der Therapiebeginn muss möglichst rasch, jedoch nicht später als 8 h nach Eintreten der Querschnittlähmung erfolgen.**

Allgemein: Bolus: 2000 mg
Erhaltungsdosis: 5,4 mg/kg KG/h

Applikation:
1. Bolus über 15 min applizieren
2. i. v.-Zugang offenhalten mit NaCl 0,9 % über 45 min
3. Erhaltungsdosis über 47 h kontinuierlich verabreichen (z. B. in Glukose 5 % oder NaCl 0,9 %); **inkompatibel mit Ringer-Lactat**

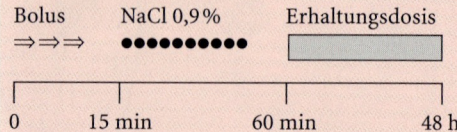

0	15 min	60 min	48 h

Vereinfacht für den klinischen Gebrauch: Erhaltungsdosis (Gesamtmenge über 47 h)

KG [kg]	Dosis [mg]	KG [kg]	Dosis [mg]
45	11 500	75	19 000
50	12 500	80	20 500
55	14 000	85	21 500
60	15 000	90	23 000
65	16 000	95	24 000
70	18 000	100	25 500

Niedermolekulares Heparin (gewichtskorreliert) zur Thromboseprophylaxe. Querschnittgelähmte Patienten sind besonders thromboemboliegefährdet. Allerdings besteht unmittelbar posttraumatisch die zumindest theoretische Gefahr, durch sofortige Heparingabe die Einblutung in das Rückenmark zu vergrößern. Daher beginnt die medikamentöse Thromboseprophylaxe in vielen Zentren erst 24–48 h nach der Querschnittlähmung; Antithrombosestrümpfe sollten möglichst sofort angezogen werden.

Ulkusprophylaxe, z. B. mit H_2-Blockern oder Sucralfat o. ä.

Bei ausgeprägter Bradykardie: Atropin (**Cave:** reflektorischer Sinusstillstand bei Erhöhung des Vagotonus).

48.6.5 Physikalische Maßnahmen

- Intensive Atemphysiotherapie und aktive Hilfe beim Abhusten (gelähmte Interkostal- und Bauchmuskulatur bei hohen Läsionen). Durch diese Maßnahmen kann in vielen Fällen trotz stark verminderter Vitalkapazität (ca. 1,5 l) eine Intubation umgangen werden.
- Absaugen des Magensekretes.

- Weiche Lagerung zur Dekubitusprophylaxe.
- Vermeidung von Kontrakturen durch 12-stündliches Durchbewegen sämtlicher großer Gelenke.

48.6.6 Probleme

- Gipsverbände im Gebiet der Querschnittlähmung können unbemerkt zu schweren Druckschäden oder Durchblutungsstörungen führen.
- Tritt mit der Querschnittlähmung auch ein paralytischer (Sub)ileus auf (maximale Dauer ca. 7–10 Tage), muss mit der enteralen Ernährung entsprechend vorsichtig verfahren werden; eine medikamentöse Darmstimulation ist dann sinnvoll. Aus diesem Grund sollten auch Opioide – sofern möglich – zurückhaltend dosiert und durch Nichtopioidanalgetika ersetzt werden.

48.7 Weiteres Vorgehen

48.7.1 Nahrungsaufnahme und Darmrehabilitation

Sobald die erste Stuhlportion abgesetzt ist, kann mit der peroralen Flüssigkeitsaufnahme begonnen werden. Feste Nahrungsbestandteile sollten erst mit der sich verbessernden Darmfunktion verabreicht werden. Gegen die Neigung zur chronischen Obstipation ist mit Diätmaßnahmen (faserreiche Kost und Quellmittel) anzukommen. Mittels geeigneter Maßnahmen (Suppositorien und/oder kleine Einläufe) sollten alle 2 Tage Defäkationen provoziert werden.

48.7.2 Blasenrehabilitation

Nach längstens 2 Wochen soll die suprapubische Ableitung entfernt und die Blase durch intermittierendes Katheterisieren (alle 3 h) entleert werden. Sobald mit dem Abklingen des spinalen Schocks Blasenkontraktionen nachgewiesen werden können, wird mit dem Blasentraining begonnen.

Langfristiges Ziel des Blasentrainings ist, möglichst ohne technische Hilfsmittel willkürlich gesteuerte, vollständige Blasenentleerungen zu erreichen, zwischen den Miktionen die Kontinenz zu erhalten sowie Harnwegsinfektionen und damit urologische Spätkomplikationen zu vermeiden. Die Technik der Blasenentleerung ist in Abhängigkeit des Lähmungsniveaus und -typs zu wählen (suprapubische Perkussion, Bauchpresse, Selbstkatheterismus). Dauerkatheter sind wegen der hohen Komplikationsrate nur in Ausnahmefällen tolerabel.

48.7.3 Mobilisation

Der Zeitpunkt der Mobilisation richtet sich bei unkompliziertem Verlauf nach orthopädischen Gesichtspunkten. Üblicherweise kann der Patient, bei operativ stabilisierter Wirbelsäule, nach ca. 2 Wochen mobilisiert werden (sobald die Wundheilung genügend fortgeschritten ist). Bei konservativer Therapie von Frakturen der unteren Brustwirbel und der Lendenwirbelsäule muss der Patient bis zu 12 Wochen ruhiggestellt werden.

Die Gewöhnung des Kreislaufs an die aufrechte Körperlage beim Sitzen im Rollstuhl und beim Stehen auf dem Stehbrett kann bei der vorliegenden Vasomotorenlähmung und Bradykardie des Tetraplegikers mehrere Wochen in Anspruch nehmen. Aus diesem Grund muss die Mobilisation schrittweise erfolgen.

Die Thromboseprophylaxe mit Low-dose-Heparin oder niedermolekularem Heparin wird bis Ende der 12. Woche nach Beginn der Mobilisation fortgeführt. Das Tragen von oberschenkellangen Kompressionsstrümpfen (Kompressionsklasse II, mittlere Kompressionsstärke von 25–32 mm Hg), angefertigt nach Maß, soll 8–12 Wochen über den Zeitpunkt des Absetzens der medikamentösen Thrombosephrophylaxe hinaus fortgesetzt werden.

48.8 Prognose

Ein prognostisch entscheidender Faktor bei akuter Querschnittlähmung ist die Dauer vom Unfallzeitpunkt bis zur Entlastung des Rückenmarks.

Der neurologische Funktionsausfall kann von unterschiedlich langer Dauer sein. Temporäre Störungen der Rückenmarkfunktionen mit vollständiger Erholung innerhalb weniger Minuten bis maximal 24 h (Commotio spinalis) sind selten. Demgegenüber sind irreversible Lähmungen die Regel (Contusio spinalis oder Durchtrennung des Rückenmarks). Erholungen sind am häufigsten in den ersten Wochen und Monaten nach dem Trauma zu beobachten. Nach längstens 2 Jahren kann das Ausmaß der Lähmung als endgültig angesehen werden, falls nicht eine posttraumatische Syringomyelie den Zustand weiter verschlechtert.

In der Phase des spinalen Schocks ist es unmöglich, eine Prognose zur Erholung der Lähmung zu stellen. Erst beim Wiederauftreten der peripheren Reflexe (v. a. M.-bulbocavernosus- und Analreflex) werden Aussagen möglich.

- Eine günstige Prognose kann bei Vorliegen einer ungestörten Schmerzempfindung in den Segmenten S3–S5 (perianale Algesie), beim zentralen Halsmarksyndrom und/oder bei inkompletten motorischen Ausfällen erwartet werden.

- Eine ungünstige neurologische Prognose haben all jene Patienten, die unmittelbar nach dem Unfall bei vollständiger Lähmung einen Priapismus aufweisen oder bei denen die oben erwähnten Reflexe bereits positiv sind.

Literatur

1. Burke DC, Murray DD (1979) Die Behandlung Rückenmarkverletzter. Springer, Berlin Heidelberg New York
2. Schirmer M (1985) Querschnittlähmungen. Springer, Berlin Heidelberg New York Tokio
3. Bedbrook Lifetime (1981) Care of the paraplegic patient. Churchill Livingstone, Edinburgh
4. Maury M La (1981) Paraplégie chez l'adulte et chez l'enfant. Flammarion, Paris
5. Bracken MB et al. (1998) Methylprednisolone or tirilazad mesylate administration after acute spinal cord injury. 1-year follow up. J Neurosurg 89: 699–706

Neuromuskuläre Störungen beim Intensivpatienten

Kapitel 49

H.-P. Hartung, B. Kieseier, J. Archelos

49.1 Einleitung 869

49.2 Guillain-Barré-Syndrom 870

49.3 Akute hepatische Porphyrien 873

49.4 Hypokaliämie 873

49.5 Chronische Polyneuropathien 873

49.6 Störungen der neuromuskulären Übertragung 873
49.6.1 Myasthenia gravis 873
49.6.2 Lambert-Eaton-Syndrom 874
49.6.3 Botulismus 874

49.7 Myopathien 875

49.8 Critical-illness-Polyneuropathie (CIP) 875

49.9 Critical-illness-Myopathie (CIM) 876

Literatur 877

Neuromuskuläre Störungen beim Intensivpatienten

Neuromuskuläre Störungen beim Intensivpatienten

H.-P. Hartung, B. Kieseier, J. Archelos

49.1 Einleitung

Eine Reihe von Erkrankungen des peripheren Nervensystems, der neuromuskulären Endplatte und der quergestreiften Muskulatur kann durch rasch fortschreitende Lähmung, Ateminsuffizienz und autonome Störungen lebensbedrohlich werden und eine intensivmedizinische Behandlung erfordern (Abb. 49-1). Diese Erkrankungen können Folge einer Störung oder eines Versagens der Impulsfortleitung entlang des Axons, einer neuromuskulären Übertragungsstörung oder einer strukturellen Schädigung von Nerv oder Muskel sein (Tabelle 49-1).

In der Mehrzahl der Fälle ist die Diagnose bei Aufnahme auf der Intensivstation bekannt; eine akute Exazerbation oder rasche Progredienz mit manifesten oder drohenden vitalen Funktionsstörungen erfordert intensivmedizinisches Monitoring und Behandlung. Gelegentlich können sich jedoch einige dieser Erkrankungen primär mit lebensbedrohlichen Komplikationen manifestieren (z. B. Guillain-Barré-Syndrom, dyskaliämische Paralysen). Auf der anderen Seite können sich z. T. stark behindernde neuromuskuläre Erkrankungen während bzw. nach einer Intensivtherapie

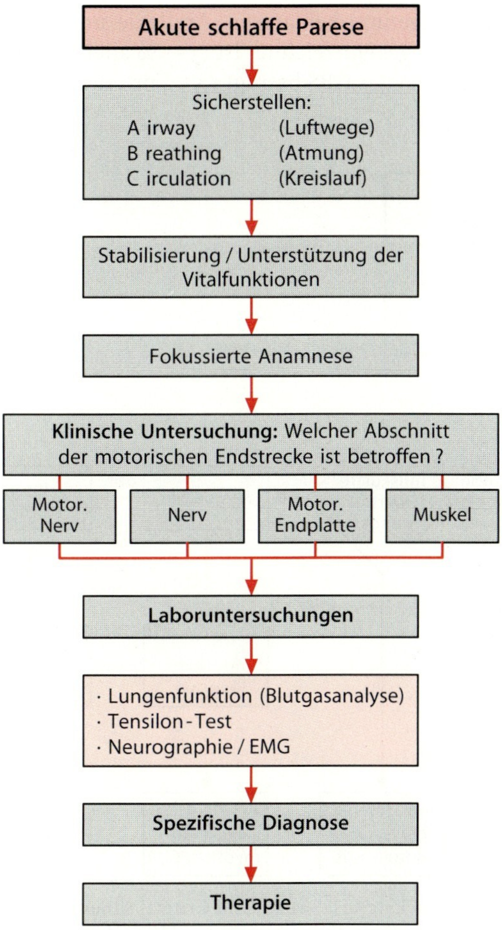

Abb. 49-1. Klinisches Vorgehen bei akuter schlaffer Parese

Tabelle 49-1. Ursachen einer akuten schlaffen Paralyse (mit/ohne Ateminsuffizienz)

1 Neuropathien
1.1 Immunvermittelt: Guillain-Barré-Syndrom, chronische Polyneuritis (CIDP), vaskulitische Neuropathien
1.2 Infektiöse Neuropathien: Borreliose, diphterische Neuropathie
1.3 Toxische Neuropathien (Hexacarbon-„Schnüffler"; Organophosphate, Acrylamid)
1.4 Arsen-/Blei-/Thalliumneuropathie
1.5 Medikamenteninduzierte Neuropathien: Dapson, Nitrofurantoin, Chloroquin, Gold, INH, Suramin, Zimeldin, Amiodaron)
2 Störungen der neuromuskulären Übertragung
2.1 Myasthenia gravis
2.2 Lambert-Eaton myasthenes Syndrom
2.3 Botulismus
2.4 Organophosphatintoxikation
3 Myopathien
3.1 Erworbene Myopathien: Dermatomyositis, Polymyositis, Einschlusskörpermyositis, myoglobinurische Myopathie, toxische Myopathie
3.2 Angeborene Myopathien: myotone Dystrophien, kongenitale (Nemalin-, zentronukleäre) Myopathie, saure Maltasemangel, mitochondriale Myopathien
4 Elektrolytstörungen
4.1 Hypokaliämische periodische Paralyse
4.2 Hyperkaliämische periodische Paralyse
4.3 Hypokaliämie
4.4 Hyperkaliämie
4.5 Hypophosphatämie
4.6 Hypermagnesämie

wegen nichtneurologischer Erkrankungen einstellen: Critical-illness-Neuropathie und Critical-illness-Myopathie.

Liegen bei Aufnahme auf der Intensivstation keine Vorinformationen über eine neuromuskuläre Erkrankung vor oder handelt es sich um eine Erstmanifestation, so erfolgt nach Stabilisierung der Vitalfunktionen, soweit möglich, eine gezielte *Anamneseerhebung* (s. Übersicht) und eine orientierende *neurologische Untersuchung* [19, 27].

> **Anamnestische Hinweise**
>
> - Neuropathien: progrediente Schwäche, Parästhesien und andere Sensibilitätsstörungen
> - Störungen der neuromuskulären Übertragung, Transmission: Ermüdbarkeit, Doppelbilder, Dysphagie, Dysarthrie
> - Myopathien: Schwierigkeiten beim Aufstehen und Treppensteigen (proximale Schwäche)
> - Neuronopathie (amyotrophe Lateralsklerose): Schwäche, Faszikulationen

Bei der neurologischen Untersuchung soll jener Abschnitt des peripheren Nervensystems und der Muskulatur identifiziert werden, dessen Dysfunktion oder Schädigung dem Krankheitsbild zugrunde liegt (Abb. 49-2, Tabelle 49-2). In Tabelle 49-3 sind die wegweisenden diagnostischen Zusatzmaßnahmen aufgelistet [27]. Entscheidende Bedeutung in der Differentialdiagnose kommt der Neurographie und der Elektromyographie zu (Abb. 49-3).

49.2 Guillain-Barré-Syndrom

Das Guillain-Barré-Syndrom (GBS, akute Polyneuritis) ist seit der Ausrottung der Poliomyelitis die häufigste Ursache einer akuten neuromuskulären Paralyse. Es handelt sich um ein Syndrom mit verschiedenen pathologisch und pathogenetisch definierten Varianten [12, 13].

Krankheitsbilder

In unseren Breiten am häufigsten ist die klassische demyelinisierende Form, die akute entzündlich-demyelinisierende Polyradikuloneuropathie (AIDP, 60–90%); daneben die akute motorische und sensorische axonale Neuropathie (AMSAN, 5–10%); eine vorwiegend in Ländern der dritten Welt vorkommende akute motorische axonale Neuropathie (AMAN) sowie das Miller-Fisher-Syndrom, das durch die klinische Trias äußere Augenmuskelparesen, Areflexie und Extremitätenataxie gekennzeichnet ist (3–5% aller GBS Fälle). Die Inzidenz des GBS beträgt 1,5–2 pro 100 000.

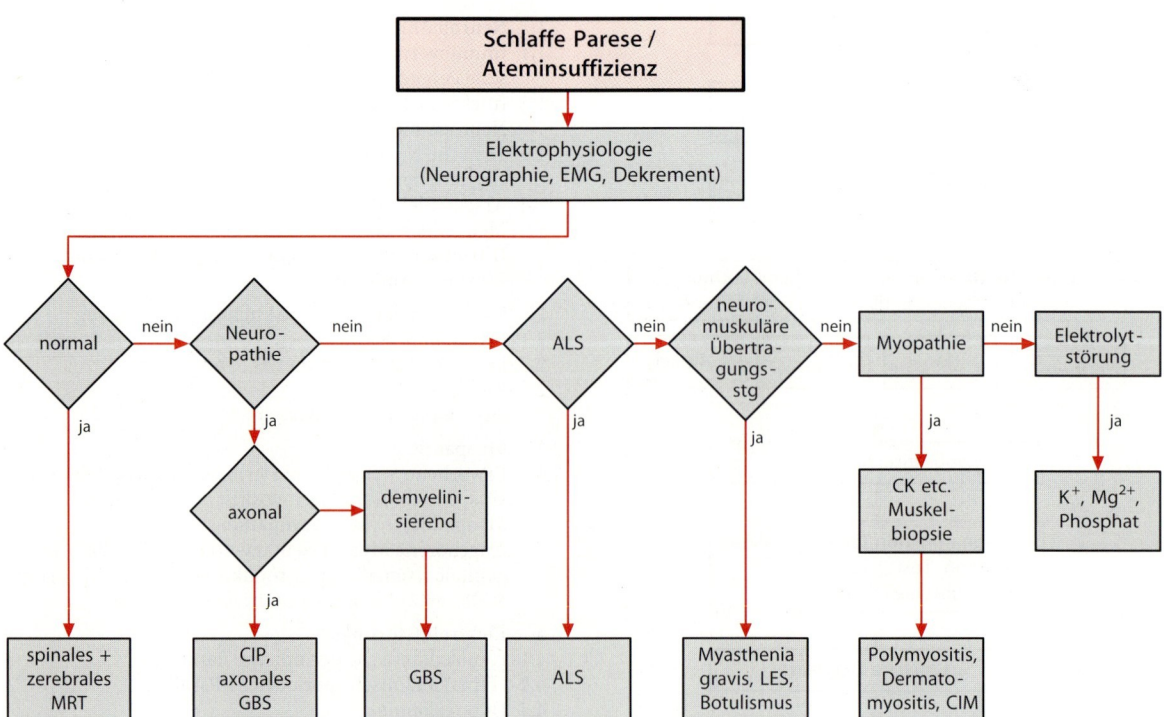

Abb. 49-2. Diagnostischer Algorithmus bei schlaffer Parese. *ALS* amyotrophe Lateralsklerose, *CIM* Critical-illness-Myopathie, *CIP* Critical-illness-Polyneuropathie, *GBS* Guillain-Barré-Syndrom, *LES* Lambert-Eaton-Syndrom, *MRT* Magnetresonanztomographie

Tabelle 49-2. Lokalisation bei Erkrankungen mit muskulärer Schwäche

Lokalisation	Klinische Charakteristika
Motoneuron	• Vornehmlich motorische Ausfälle • Nur gelegentlich sensible Störungen • Häufig asymmetrisch • Muskeleigenreflexe gesteigert (bei amyotropher Lateralsklerose)
Peripherer Nerv	• Schwäche und sensible Störungen • Gelegentlich assoziierte autonome Funktionsstörungen • Hirnnervenbeteiligung möglich • Verlust oder Herabsetzung der Muskeleigenreflexe
Neuromuskuläre Endplatte	• Kraniale, Schulter-, Beckengürtel- und proximale Muskulatur betroffen • Atemmuskeln können betroffen sein • Bei präsynaptischen Störungen autonome Auffälligkeiten • Bei präsynaptischen Störungen vorübergehende Kraftsteigerung nach Übung (Fazilitierung) • Bei postsynaptischen Störungen: Ermüdbarkeit
Muskel	• Befall vornehmlich von Nacken-, Schulter- und Beckengürtel- und proximaler Muskulatur • Mögliche assoziierte Kardiomyopathie • Gelegentlich Beteiligung der Atemmuskulatur • Mögliches Risiko einer Myoglobinurie

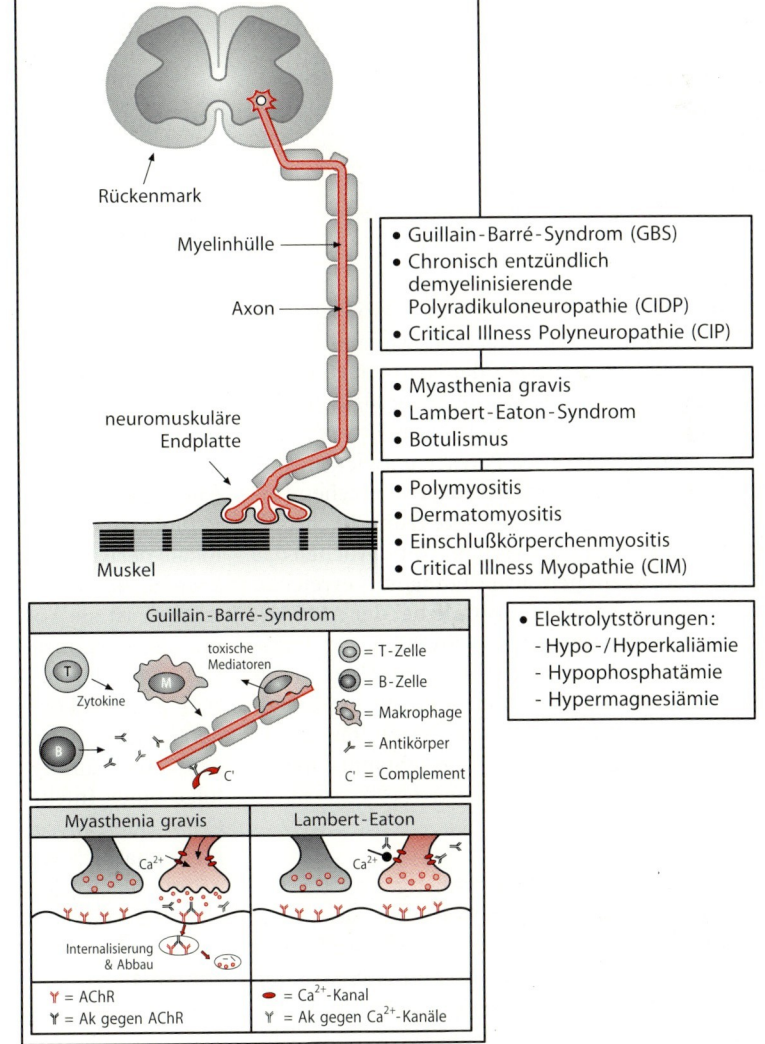

Abb. 49-3. Lokalisation und Pathomechanismen verschiedener neuromuskulärer Störungen

Tabelle 49-3. Akute neuromuskuläre Schwäche: Zusatzdiagnostik

Unmittelbar bei Aufnahme
- Blutbild
- BSG/CRP
- Blutgasanalyse
- Harninspektion, Kreatinin, Myoglobin
- Serumelektrolyte
- Muskelenzyme (CK u. a.)

Weitere klinisch-chemische Tests
- *Serum/Blut*
  - Leberfunktionstests
  - Schilddrüsenhormone
  - Autoantikörper
  - Bioassays für Botulinumtoxin
  - Toxikologisches Screening
  - Parathormon
- *Urin*
  - Porphyrine
- *Liquor*
  - Entzündungszellen
  - Eiweiß und Immunglobuline

Bildgebende Verfahren
- Kernspintomographie (Wirbelsäule/Rückenmark/Cauda equina)

Elektrophysiologie
- Nervenleitungsuntersuchungen, EMG, magnetisch evozierte motorische und sensibel evozierte Potentiale, repetitive Nervenstimulation

Pharmakologischer Test
- Mit Mestinon (Edrophonium) oder Neostigmin (Prostigmin)

Tabelle 49-4. Guillain-Barré-Syndrom: diagnostische Kriterien

1 Erforderlich
1.1 Progrediente Schwäche mehr als einer Extremität (unterschiedlicher Ausprägungsgrad bis hin zur Tetraplegie)
1.2 Areflexie (bzw. distale Areflexie mit proximaler Hyporeflexie)

2 Unterstützende klinische Kriterien
2.1 Progredienz der Erkrankung mit Erreichen des Maximums innerhalb von 4 Wochen
2.2 Relativ symmetrische Ausprägung der Paresen
2.3 Nur geringe sensible Defizite
2.4 Hirnnervenbeteiligung
2.5 Autonome Funktionsstörungen
2.6 Fehlen von Fieber bei Erkrankungsbeginn

3 Unterstützende Laborbefunde
3.1 Albuminozytologische Dissoziation (normale Zellzahl < 10/mm³ bei erhöhtem Liquoreiweiß)
3.2 Elektrophysiologie (verlängerte F-Wellenlatenzen, F-Wellenausfälle, verlängerte distale Latenzen, verzögerte Nervenleitung, Leitungsblock) (bei AIDP)

4 Ausschlusskriterien
4.1 Botulismus, Diphtherie, Schlangenbiss
4.2 Toxische Neuropathien (Organophosphate, chlorierte Kohlenwasserstoffe, Blei, Nitrofurantoin, Dapson, Suramin, Amiodaron)
4.3 Hexacarbonmissbrauch („Klebstoff-Schnüffler")
4.4 Akute Porphyrie

Symptomatik

Die Erkrankung beginnt in der Regel 1–3 Wochen nach einem Infekt der Atemwege oder des Gastrointestinaltrakts mit distalen Parästhesien, denen unterschiedlich schnell eine progrediente Schwäche mehr als einer Extremität, häufig aszendierend, folgt. Die relativ symmetrisch ausgebildeten schlaffen Paresen entwickeln sich gewöhnlich über Tage, um schließlich entsprechend einer willkürlichen Definition in Abgrenzung zu chronischen Polyneuritisformen innerhalb von 4 Wochen das Maximum der Krankheitsausprägung zu erreichen (Tabelle 49-4). Selten kann es, gerade bei der AMSAN, aber auch perakut, innerhalb von Stunden, zur Tetraplegie kommen. Die okulomotorischen Hirnnerven und der N. facialis sind häufig betroffen. Im Extremfall führt die komplette Paralyse aller Extremitätenmuskeln, der extraokulären und der Gesichtsmuskulatur zu einem Locked-in-Syndrom.

Prognose

Die Prognose der AMSAN ist ungünstiger als bei der häufigeren demyelinisierenden Variante des GBS. 25–30% aller GBS-Patienten werden aufgrund eines Befalls des Zwerchfells und der Atemhilfsmuskulatur beatmungspflichtig. Weitere 20–30% entwickeln klinisch apparente autonome Störungen; subklinische Störungen sind mit entsprechenden Untersuchungsverfahren bei 60% nachzuweisen. Die Mortalität beträgt immer noch 5–10%. 15% aller Erkrankungen heilen folgenlos aus, 65% der Patienten behalten, nach einem unterschiedlich langen Verlauf von Wochen bis Monaten, selten von 1–2 Jahren, mäßig ausgeprägte neurologische Defizite zurück. Etwa 15% aller Patienten bleiben deutlich behindert [13].

Ätiologie

Pathologisch-anatomisch ist die AIDP durch multifokale perivaskuläre Infiltration mit T-Zellen und Makrophagen sowie Entmarkung charakterisiert. Vermutlich ist sie Folge fehlgeleiteter zellulärer und humoraler Immunreaktionen gegen Bestandteile des peripheren Nerven. Bei etwa 30% aller Patienten lassen sich Autoantikörper gegen Glykolipide nachweisen, deren Gegenwart einen prognostisch eher ungünstigen Verlauf anzeigt. Möglicherweise kommt es im Gefolge einer Infektion z. B. mit *Campylobacter jejuni*, CMV oder *Mycoplasma pneumoniae* aufgrund gemeinschaftlich vom Erreger und peripheren Nerv exprimierter Antigene zu einer Kreuzreaktion gegen Nervenbestandteile [14].

Therapie

Therapeutisch gleichermaßen wirksam sind Plasmapherese (5-mal à 50 ml/kg über 7–14 Tage) und intravenöse Immunglobuline (5-mal 0,4 g/kg/Tag) [14, 16]. Als Indikation gelten eine progrediente Verschlechterung mit der Unfähigkeit, weiter als 10 m zu gehen oder eine auf unter 1,2–1,5 l reduzierte Vitalkapazität. Etwa 60% aller Patienten sprechen auf Plasmapherese- oder Immunglobulintherapie an. Allerdings kann es bei etwa 15%, in einem Abstand von 1–3 Wochen nach Beendigung der Therapie, zu einer Zunahme der Symptomatik kommen, die eine neuerliche Behandlung erfordert.

Komplikationen
Die häufigsten Komplikationen sind in der folgenden Übersicht zusammengefasst:

Häufige Komplikationen beim Guillain-Barré-Syndrom

- Ateminsuffizienz
- Autonome Funktionsstörungen: arterielle Hypertension, arterielle Hypotension, Tachykardie, Tachyarrhythmien, Bradyarrhythmien
- Thrombembolie
- Interkurrente Infekte (Pneumonie etc.)

Bei 25–30% der GBS-Patienten wird vorübergehend eine Beatmung notwendig. Hinweise auf eine progrediente Schwäche der Atemmuskulatur sind Kurzatmigkeit, Tachypnoe, Orthopnoe, schwacher Hustenstoß und paradoxe Atembewegungen. Wie bei allen potentiell zu einer Ateminsuffizienz führenden neuromuskulären Erkrankungen sollte eine Intubation rechtzeitig elektiv erfolgen, wobei v.a. klinische Zeichen, die Geschwindigkeit der Verschlechterung, eine grenzwertige Vitalkapazität von 1,2–1,5 l, eine O_2-Sättigung von <90% bei Raumluftatmung und arterielle Blutgasanalysen entscheidend sind.

Potentiell letale autonome Funktionsstörungen (Asystolie durch vagalen Reiz, etwa beim Absaugen) treten häufiger auf und erfordern neben EKG- und Blutdruckmonitoring auch die Überwachung der Herzfrequenzvariabilität, die eingeschränkt bzw. aufgehoben sein kann [13, 18].

Bei Hinweisen auf eine Beteiligung autonomer Fasern empfiehlt sich die Anlage eines passageren Schrittmachers. Gelegentlich wird eine Hyponatriämie im Rahmen eines Syndroms der inadäquaten ADH-Sekretion (SIADH) beobachtet.

Bei länger dauernder Immobilisation infolge ausgeprägter schlaffer Paresen ist eine Thromboembolieprophylaxe angezeigt, entweder als subkutane Heparinisierung mit z.B. 2-mal 7500 IE Heparin oder als effektive i.v.-Heparinisierung mit 2- bis 3facher Verlängerung der PTT [18].

Schmerztherapie
Zur Behandlung häufig vorkommender Schmerzen empfiehlt sich ein Stufenschema mit nichtsteroidalen Antiphlogistika, membranstabilisierenden Pharmaka wie Carbamazepin oder Phenytoin, niedrig dosierten trizyklischen Antidepressiva (**Cave:** Herzrhythmusstörungen) sowie Morphinderivaten.

49.3 Akute hepatische Porphyrien

Im Rahmen dieser angeborenen Störung der Hämbiosynthese (akute intermittierende Porphyrie, Porphyria variegata, hereditäre Koproporphyrie) kann sich nach anfänglichen abdominalen und Rückenschmerzen sehr rasch eine in der Regel deutlicher proximal als distal ausgeprägte symmetrische schlaffe Muskelschwäche ausbilden, die bis zur kompletten Tetraplegie und zur Ateminsuffizienz führen kann. Typischerweise sind die Achillessehnenreflexe erhalten. Häufig finden sich zusätzlich Zeichen einer autonomen Funktionsstörung (Fieber, Tachykardie, labiler Blutdruck, Harnverhalt, Erbrechen, Konstipation). Daneben werden Verwirrtheitszustände, Psychosen, Depression und epileptische Anfälle beobachtet. Elektrodiagnostisch und pathologisch handelt es sich um eine axonale Neuropathie. Potentiell eine porphyrische Krise auslösende Medikamente müssen abgesetzt werden. Die Therapie ist symptomatisch.

49.4 Hypokaliämie

Eine nicht selten übersehene Ursache einer neuromuskulären Schwäche ist die Hypokaliämie. Unter den zahlreichen Ursachen ist bei entsprechender Familienanamnese – die Erkrankung wird autosomal-dominant vererbt – auch an eine seltene *hypokaliämische periodische Lähmung* zu denken. Andere Elektrolytstörungen, die zu einer akuten schlaffen Parese mit Ateminsuffizienz führen können, sind die Hypophosphatämie, Hyperkaliämie und die Hypermagnesiämie verschiedener Ätiologie.

49.5 Chronische Polyneuropathien

Gelegentlich können sich vorbestehende chronische Polyneuropathien rasch verschlechtern und zu einer Ateminsuffizienz führen. Zu diesen Neuropathien zählt die chronische Polyneuritis (CIDP) und die diabetische Polyneuropathie.

49.6 Störungen der neuromuskulären Übertragung

49.6.1 Myasthenia gravis

Die Myasthenia gravis ist eine Autoimmunerkrankung, bei der Autoantikörper, vornehmlich gegen den

Tabelle 49-5. Myasthenia gravis: Medikamente, die eine Exazerbation induzieren können

- *Antibiotika:* Aminoglykoside, Ampicillin, Chinolone, Clindamycin, Colistin, Lincomycin, Piperacin, Polymyxin, Pyrantel, Streptomycin, Sulfonamide, Tetrazykline
- *Antiarrhythmika:* β-Blocker, Chinidin, Procainamid, Propafenon, Verapamil
- *Antikonvulsiva:* Carbamazepin, Phenytoin, Trimethadion
- *Antirheumatika:* D-Penicillamin, Chloroquin, Resochin, Chinin
- *Diuretika:* Azetazolamid
- Kortikosteroide (initial), Schilddrüsenhormone
- Interferon-α (IFN-α)
- *Kontrastmittel:* Gadolinium
- Muskelrelaxanzien
- *Psychopharmaka:* Benzodiazepine, Barbiturate, Opiate, Lithium, Chlorpromazin
- Magnesiumsalze
- Lokalanästhetika

Acetylcholinrezeptor der postsynaptischen Membran, die neuromuskuläre Übertragung stören.

Symptomatik

Charakteristischerweise kommt es zu fluktuierender, belastungsabhängiger Schwäche der Augen-, oropharyngealen und Extremitätenmuskulatur. Selten manifestiert sich die Myasthenia gravis primär mit einer respiratorischen Insuffizienz; meist bestanden dann bereits vorher andere, bis dahin unerkannt gebliebene, myasthene Symptome [26]. In der Mehrzahl der Fälle entwickelt sich das Krankheitsbild im Rahmen einer sog. myasthenen Krise progredient. Häufig lösen fieberhafte Infekte eine akute Dekompensation aus, selten die in Tabelle 49-5 aufgeführten Medikamente [3]. Folgende Warnzeichen einer myasthenen Krise werden beschrieben:

Warnzeichen einer myasthenen Krise

- Progrediente Dysarthrie, Verschlucken, Kurzatmigkeit, Hüsteln
- Kopfhalteschwäche
- Gewichtsverlust
- Körperlicher Leistungsabfall über Tage bis Wochen
- Rasch fluktuierende Symptome
- Rasche Dosiswechsel und Steigerung der Gesamtdosis von Cholinesterasehemmern
- Fieberhafte Infekte, insbesondere Bronchopneumonie, begünstigen akute Dekompensation

Auch bei der myasthenen Krise sollte frühzeitig intubiert werden [28]. Empirisch gilt ein Abfall der Vitalkapazität auf unter 1,2–1,5 l als Indikation. Bei rechtzeitiger Diagnosestellung und konsequent durchgeführter immunsuppressiver Therapie sind myasthene Krisen heutzutage selten. Die Diagnose wird gesichert durch den sog. Tensilontest, bei dem zunächst 2 mg Edrophoniumchloridlösung (= Tensilon) i.v. verabreicht werden. Bei deutlicher Reversibilität der myasthenen Symptome kann die Diagnose als weitgehend gesichert gelten. Elektrophysiologisch ist der Nachweis eines sog. Dekrements nach Serienstimulation eines Nerven (N. accessorius oder facialis, axillaris, ulnaris) mit einer Frequenz von 3–5 Hz zu führen. Hierbei kommt es sukzessiv zu einer Abnahme der Amplitude des Summenmuskelaktionspotentials.

Therapie

Neben allgemeinen Maßnahmen ist die Verabreichung von Azetylcholinesterasehemmern (Neostigminperfusor, 6–12 mg, max. 20 mg/Tag) indiziert. Eine Intubation sollte bei Abfall der Vitalkapazität und/oder schwerer Schluckstörung durchgeführt werden. Eine kausal orientierte Immuntherapie erfolgt durch Plasmapherese (30–50 ml/kg unter Albuminaustausch) oder Immunadsorption (3- bis 5-mal) jeden 2. Tag. Alternativ kann eine hochdosierte intravenöse Immunglobulingabe erfolgen (5 Tage 0,4 g/kg; [26, 29]). Gleichzeitig sollte mit einer hochdosierten Glukokortikosteroidtherapie begonnen werden (z. B. 80–100 mg Methylprednisolon/Tag). In der Regel ist eine assistierte Beatmung nur wenige Tage erforderlich, sodass auf eine Tracheotomie verzichtet werden kann [28]. Eine cholinerge Krise als Folge der Überdosierung von Anticholinergika erkennt man an begleitender Übelkeit, Erbrechen, abdominalen Krämpfen, Muskelfaszikulationen, vermehrter oropharyngealer Sekretproduktion und Bradykardie.

49.6.2 Lambert-Eaton-Syndrom

Das Lambert-Eaton-Syndrom (myasthenes Syndrom) ist ebenfalls eine Erkrankung der neuromuskulären Übertragung, wobei jedoch ursächlich Autoantikörper gegen die β-Untereinheit spannungsabhängiger präsynaptischer Kalziumkanäle gerichtet sind. In 70 % der Fälle ist die Erkrankung paraneoplastisch, mit einem kleinzelligen Bronchialkarzinom assoziiert. Typischerweise finden sich, im Unterschied zur Myasthenia gravis, proximal und beinbetonte Muskelschwäche, selten sind die Augenmuskeln beteiligt; charakteristisch sind parasympathische Störungen wie Mundtrockenheit und Obstipation. Respiratorische Insuffizienz ist seltener als bei der Myasthenia gravis.

49.6.3 Botulismus

Eine andere seltene Ursache einer vital bedrohenden Störung der neuromuskulären Übertragung ist der Botulismus. Bei einer Anamnese abdominaler Schmerzen und Erbrechen etwa 12–16 h nach Nahrungsaufnahme entwickeln sich neurologische Symptome innerhalb weniger Stunden: Mundtrockenheit, Verlust der Akkommodationsfähigkeit, Mydriasis, kaum reagible Pupillen, intermittierende externe Ophthalmoplegie, Bulbärparalyse und absteigende schlaffe Lähmung, Konstipation, Harnverhalt und orthostatische Hypotension. Elektrodiagnostisch findet sich bei repetitiver Nervenstimulation eine Zunahme der Amplituden des Summenmuskelaktionspotentials.

49.7 Myopathien

Eine Reihe angeborener und erworbener Muskelerkrankungen können zur Ateminsuffizienz führen (vgl. Tabelle 49-1; [19, 24]). Auch Patienten mit einer der 3 immunvermittelten Myopathien (Polymyositis, Dermatomyositis und Einschlusskörpermyositis) können wegen Schluckstörungen und muskulärer Ermüdbarkeit intensivpflichtig werden [5, 24]. In der Regel ist die Diagnose vor einer solchen Dekompensation bekannt.

Dermatomyositis

Bei der Dermatomyositis ist das Erythem („rash"), das oft der muskulären Schwäche vorausgeht, wegweisend. Die Paresen sind häufig proximal betont. Charakteristisch ist der akzentuierte Befall von Kopfbeugern und -streckern. Bei 10–20 % der Patienten mit Dermatopolymyositis besteht eine assoziierte interstitielle Lungenerkrankung, die zusätzlich zur Ateminsuffizienz prädisponiert.

Polymyositis

Bei der Polymyositis entwickeln sich subakut, d. h. über Wochen und Monate, proximal betonte Paresen; 50 % aller Patienten klagen über Muskelschmerzen.

Einschlusskörpermyositis

Die Einschlusskörpermyositis, die Männer häufiger als Frauen befällt, ist wahrscheinlich die häufigste erworbene Myopathie bei Männern jenseits des 50. Lebensjahrs. Typischerweise sind distale Muskeln zuerst betroffen. Schwäche und Atrophie sind oft asymmetrisch.

Die Diagnostik dieser immunvermittelten Myopathien beruht auf Anamnese, klinischem Befund und dem elektromyographischen Nachweis myopathischer Potentiale, vermehrter Spontanaktivität, komplexer repetitiver Entladungen und sog. positiver scharfer Wellen. Gesichert wird die Diagnose durch die Muskelbiopsie. Die spezifische Therapie besteht aus Kortikosteroiden und Immunsuppressiva. In refraktären Fällen kann hochdosiertes intravenöses Immunglobulin in Betracht gezogen werden [9]. Die Einschlusskörpermyositis ist in der Regel therapiefraktär.

49.8 Critical-illness-Polyneuropathie (CIP)

Die Critical-illness-Polyneuropathie ist eine potentiell reversible Erkrankung des peripheren Nerven, die sich während bzw. im Gefolge intensivtherapiepflichtiger Erkrankungen wie Sepsis und Multiorganversagen entwickelt [4, 7, 17, 22, 23]. In diesem Zusammenhang ist sie eine der häufigsten Ursachen für eine verzögerte bzw. nicht erfolgreiche Entwöhnung vom Respirator (Tabelle 49-6; [7, 8, 10, 17, 25]).

Symptomatik

Neurologisch finden sich deutliche schlaffe Paresen und ausgeprägte Muskelatrophien. Da nicht selten zugleich eine septische Enzephalopathie vorliegt, können die Muskeleigenreflexe nicht nur vorhanden, sondern sogar gesteigert sein [4].

Diagnostik

Die entscheidende diagnostische Maßnahme ist die Neurographie und Elektromyographie, nicht zuletzt, da die klinische Untersuchung durch eingeschränkte oder unmögliche Mitarbeit des Patienten und äußere Hindernisse erschwert ist. Neurographisch finden sich normale oder fast normale distale motorische Latenzen und Nervenleitgeschwindigkeiten, jedoch eine Amplitudenreduktion der Summenmuskel-/Nervenaktionspotentiale [4, 17, 20, 22, 23].

Dies sind typische Befunde einer primär axonalen Neuropathie, die etwa nach einer Woche nachweisbar sind. Es ist bemerkenswert, dass bei vielen Patienten überwiegend motorische Fasern betroffen sind. Elek-

Tabelle 49-6. Neuromuskuläre Ursachen einer verzögerten Entwöhnung vom Respirator

1	**Neuropathien**	
1.1	– axonal	• Critical-illness-Polyneuropathie (CIP)
		• Axonales Guillain-Barré-Syndrom (AMSAN)
		• Akute hepatische Porphyrie
		• Vorderhornzellschaden bei diffuser hypoxischer Myelopathie
1.2	– demyelinisierend	• Guillain-Barré-Syndrom (AIDP)
2	**Erkrankungen der neuromuskulären Endplatte**	
2.1	Dauerblockade nach Langzeitanwendung von nichtdepolarisierenden Muskelrelaxanzien	
2.2	Aminoglykoside	
2.3	Myasthenia gravis	
3	**Myopathien**	
3.1	*Thick-filament*-Myopathie (Critical-illness-Myopathie; CIM)	
3.2	Nekrotisierende steroidinduzierte Myopathie bei schwerem Asthma bronchiale (CIM)	
3.3	Rhabdomyolyse	

tromyographisch findet sich nach etwa 2–3 Wochen eine pathologische Spontanaktivität. Veränderungen der Aktionspotentiale motorischer Einheiten, soweit untersuchbar, deuten auf eine zusätzliche Myopathie hin. Die Bestimmung der Nervenleitung des N. phrenicus und die Nadelableitung aus der Thoraxwand bzw. dem Zwerchfell sind keine Routinemaßnahmen, können aber mit Sicherheit die CIP als Ursache der verzögerten Entwöhnung von der Beatmung identifizieren [4].

Pathogenese
Pathogenetisch wird vermutet, dass Mediatoren, die im Rahmen des sog. Systemic inflammatory response syndrome (SIRS) z. B. bei Sepsis entstehen, über Mikrozirkulationsstörungen in den Vasa nervorum eine Schädigung der Axone herbeiführen [4, 17].

Eine CIP lässt sich klinisch bzw. elektrodiagnostisch bei 70 % aller Patienten mit Sepsis und Multiorganversagen nachweisen. Die Prognose wird ganz wesentlich von der Grunderkrankung bestimmt. In jedem Fall begünstigt eine verzögerte Entwöhnung vom Respirator und eine verlängerte Immobilisation das Risiko, Sekundärkomplikationen wie tiefe Venenthrombose, Lungenembolie und Pneumonie zu entwickeln. Grundsätzlich kann sich die Neuropathie, nach Erholung von Sepsis und Multiorganversagen, innerhalb von Monaten weitestgehend zurückbilden; deutlichere behindernde Residualzustände sind jedoch auch beschrieben worden. Die Differentialdiagnosen sind in Tabelle 49-6 aufgeführt. Eine spezifische Therapie ist nicht bekannt [4, 17, 20, 21].

49.9 Critical-illness-Myopathie (CIM)

Die Critical-illness-Myopathie tritt wie die CIP im Zusammenhang mit intensivmedizinischen Maßnahmen zur Behandlung von Sepsis und Multiorganversagen, aber charakteristischerweise auch nach Organtransplantation (Lunge, Leber), Kortikosteroidtherapie, insbesondere bei Status asthmaticus, und als Komplikation der Behandlung mit nichtdepolarisierenden Muskelrelaxanzien einzeln oder zusammen mit Kortikosteroiden auf. Entsprechend handelt es sich wahrscheinlich um ein heterogenes Krankheitsbild, dem auch unterschiedliche pathologisch-anatomische Veränderungen der Muskulatur zugrunde liegen (s. Tabelle 49-7; [1, 2, 6, 7, 11, 29]).

Muskelrelaxanzien
Wenn die Erkrankung bei maschineller Beatmung im Rahmen einer neuromuskulären Blockade durch Pancuronium, Vecuronium oder andere nichtdepolarisierende Muskelrelaxanzien auftritt, manifestiert sie sich klinisch durch eine Tage nach Absetzen der Medikation manifeste schlaffe Tetraparese bis Tetraplegie, gelegentlich verbunden mit einer kompletten Lähmung der Augenmuskeln. Reflexe sind nicht auslösbar. Soweit überprüfbar, finden sich keine sensiblen Defizite. Die Serum-CK ist pathologisch erhöht. Es kann zu einer Rhabdomyolyse mit nachfolgender Myoglobinurie und akutem Nierenversagen kommen. Dieses wiederum reduziert die Ausscheidung von Pancuronium,

Tabelle 49-7. Gegenüberstellung von Critical-illness-Polyneuropathie *(CIP)* und Critical-illness-Myopathie *(CIM)*

Kriterien	CIP	CIM
Risikofaktoren	SIRS (Sepsis, Trauma)	Nichtdepolarisierende Muskelrelaxanzien und/oder Kortikosteroide; Asthma; Leber-/Niereninsuffizienz; Organtransplantation (Lunge, Leber)
Neurologische Defizite	Motorisch und sensibel; Muskelatrophie	Rein motorisch; Muskelatrophie
Kreatinkinase	Normal	Normal oder leicht erhöht
Klinischer Verlauf	Langsame Rückbildung	Häufig rasche Rückbildung
Neurographie	Amplitudenreduktion der sensiblen Nervenaktionspotentiale und Summenmuskelaktionspotentiale	Normale sensible Nervenaktionspotentialamplituden; deutlich reduzierte Amplitude des Summenmuskelaktionspotentials
EMG	Denervierungszeichen (Spontanaktivität)	Myopathisch verändert
Histopathologie	Nerv: axonale Degeneration sensibler und motorischer Fasern Muskel: Denervierungsatrophie	Nerv: normal, Muskel: 1. Verlust großkalibriger Myosinfilamente; Muskelfaseratrophie; vermehrte Calpainexpression; 2. Nekrosen; 3. Typ-II-Faseratrophie

Vecuronium und ihren Metaboliten. Die Diagnose wird elektrophysiologisch und bioptisch gesichert (s. Abb. 49-3). Durch Serienreizung eines Nerven kann eine persistierende neuromuskuläre Blockade ausgeschlossen werden.

Prognose

Die Prognose der Critical-illness-Myopathie hängt, wie bei der CIP, von der Grunderkrankung ab [17]. Sie ist offenbar ungünstiger, wenn zusätzlich eine CIP vorliegt. In den meisten Untersuchungen ist die CIP im Verhältnis 2:1 häufiger; in einer Untersuchung aus einem Transplantationszentrum dominierte die Critical-illness-Myopathie [20, 22].

Histologischer Befund

Die bioptischen Befunde sind heterogen (vgl. Tabelle 49-7). Ein selektiver Untergang von Myosinfilamenten („thick filament myopathy") wurde insbesondere bei Patienten beobachtet, die hochdosierte Kortikosteroide zur Behandlung eines schweren Status asthmaticus oder einer Abstoßungsreaktion nach Organtransplantationen erhielten, entweder allein oder zusammen mit nichtdepolarisierenden Muskelrelaxanzien [11, 15, 30]. Das gleiche Krankheitsbild (auch „*acute quadriplegic myopathy*" genannt) scheint auch ohne gleichzeitige Intensivbehandlung vorzukommen [1].

Eine spezifische Therapie der CIM ist nicht bekannt.

Literatur

1. Al-Lozi MT, Pestronk A, Yee WC, Flaris N, Cooper J (1994) Rapidly evolving myopathy with myosin-deficient muscle fibers. Ann Neurol 35: 273–279
2. Barohn RJ, Kackson CE, Rogers SJ et al. (1994) Prolonged paralysis due to nondepolarising neuromuscular blocking agents and corticosteroids. Muscle Nerve 17: 647–654
3. Barrons RW (1997) Drug-induced neuromuscular blockade and myasthenia gravis. Pharmacotherapy 17: 1220–1232
4. Bolton CF (1996) Sepsis and the systemic inflammatory response syndrome: neuromuscular manifestations. Crit Care Med 24: 1408–1416
5. Braun NM, Arora NS, Rochester DF (1983) Respiratory muscle and pulmonary function in polymyositis and other proximal myopathies. Thorax 38: 616–623
6. Campellone JV, Lacomis D, Kramer DJ, van Cott AC, Giuliani MJ (1998) Acute myopathy after liver transplantation. Neurology 50: 46–53
7. Chad DA, Lacomis D (1994) Critically ill patients with newly acquired weakness: the clinicopathological spectrum. Ann Neurol 35: 257–259
8. Covert CR Brodie SB, Zimmerman JE (1986) Weaning failure due to acute neuromuscular disease. Crit Care Med 14: 307–308
9. Dalakas M (1998) Immunopathogenesis of inflammatory myopathies. In: Antel J, Birnbaum G, Hartung HP (eds) Clinical Neuroimmunology. Blackwell, Malden, pp 374–384
10. Giostra E, Magistris MR, Pizzolato G, Cox J, Chevrolet J (1994) Neuromuscular disorder in intensive care unit patients treated with pancuronium bromide. Chest 106: 210–220
11. Gutmann L, Blumenthal D, Gutmann L et al. (1996) Acute type II myofiber atrophy in critical illness. Neurology 46: 819–821
12. Hahn AF (1998) Guillain-Barré syndrome. Lancet 352: 635–641
13. Hartung HP (1999) Akute Polyneuroradikulitis und Guillain-Barré-Syndrom. In: Hopf HC, Deuschl G, Diener HC, Reichmann H (Hrsg) Neurologie in Praxis und Klinik, Bd II, 3. Aufl. Thieme, New York, S 401–411
14. Hartung HP, Pollard JD, Harvey GK, Toyka KV (1995) Invited review – Immunopathogenesis and treatment of the Guillain-Barré syndrome. Muscle Nerve 18: 137–164
15. Hirano M, Ott BR, Raps EC et al. (1992) Acute quadriplegic myopathy: a complication of treatment with steroids, nondepolarising blocking agents or both. Neurology 42: 2082–2087
16. Hughes RAC, Swan AV, Cornblath DR, Hartung HP et al. (1997) Randomised trial of plasma exchange, intravenous immunoglobulin, and combined treatments in Guillain-Barré syndrome. Lancet 349: 225–230
17. Hund EF (1996) Neuromuscular complications in the ICU: the spectrum of critical illness-related conditions causing muscular weakness and weaning failure. J Neurol Sci 136: 10–16
18. Hund EF, Borel CO, Cornblath DR, Hanley DF, McKhann GM (1993) Intensive management and treatment of severe Guillain-Barré syndrome. Crit Care Med 21: 433–446
19. Kelly BJ (1991) The diagnosis and management of neuromuscular diseases causing respiratory failure. Chest 99: 1485–1494
20. Lacomis D, Petrella JT, Giuliani MJ (1998) Causes of neuromuscular weakness in the intensive care unit: a study of ninety-two patients. Muscle Nerve 21: 610–617
21. Lacomis D, Giuliani MJ, van Cott A, Kramer DJ (1996) Acute myopathy of intensive care: clinical, electromyographic, and pathological aspects. Ann Neurol 40: 645–654
22. Latronico N, Fenzi F, Recupero D et al. (1996) Critical illness myopathy and neuropathy. Lancet 347: 1579–1582
23. Leijten FSS, Harinck-de Weerd JE, Poortvliet DCJ et al. (1995) The role of polyneuropathy in motor convalescence after prolonged mechanical ventilation. JAMA 274: 1221–1225
24. Lynn DJ, Woda RP, Mendell JR (1994) Respiratory dysfunction in muscular dystrophy and other myopathies. Clin Chest Med 4: 661–674
25. Maher J, Rutledge F, Remtulla H et al. (1995) Neuromuscular disorders associated with failure to wean from the ventilator. Intensive Care Med 21: 737–743
26. Mayer SA, Younger DS, Engel AG, Sanders DB (1997) Intensive care of the myasthenic patient. Neurology 48 (Suppl 5): S70-S75
27. Müllges W, Toyka KV, Hartung HP (1994) Acute muscular weakness. In: Hacke W, Hanley DF (eds) Neurocritical care. Springer, Berlin Heidelberg New York Tokio, pp 307–320
28. Polkey MI, Lyall RA, Moxham J, Leigh PN (1999) Respiratory aspects of neurological diseases. J Neurol Neurosurg Psychiatry 66: 5–15
29. Thomas CE, Mayer SA, Gungor Y, Swarup R et al. (1997) Myasthenic crisis: clinical features, mortality, complications, and risk factors for prolonged intubation. Neurology 48: 1253–1260
30. Watling SM, Dasta JF (1994) Prolonged paralysis in intensive care unit patients after use of neuromuscular blocking agents: a review of the literature. Crit Care Med 22: 884–893

Rehabilitation nach Hirnverletzung und hypoxischer Hirnschädigung

KAPITEL 50

W. GOBIET

50.1	Einleitung	881
50.2	Grundlagen und Diagnostik	881
50.2.1	Leitsymptome	881
50.2.2	Apparative Diagnostik	881
50.3	Inhaltliche und organisatorische Grundlagen	881
50.3.1	Frührehabilitation	881
50.3.2	Der bewusstlose Patient	882
50.3.3	Signalverhalten oder Dialogaufbau	882
50.4	Frührehabilitation in der Akutklinik	883
50.4.1	Aktivierende Pflege	883
50.4.2	Krankengymnastik und Ergotherapie	885
50.4.3	Stellung der Angehörigen	885
50.4.4	Vegetative Funktionen	885
50.5	Frührehabilitation in der Nachsorgeklinik	886
50.5.1	Therapeutisches Team	886
50.6	Medizinisch-berufliche Rehabilitation	887
50.7	Schulisch-berufliche Rehabilitation	887
50.8	Ergebnisse	887
50.8.1	Prognosebestimmende Faktoren	887
50.8.2	Hypoxie	888
50.8.3	Langzeitprognose	888
	Literatur	888

Rehabilitation nach Hirnverletzung und hypoxischer Hirnschädigung

W. Gobiet

50.1 Einleitung

Nach akuten Hirnfunktionsstörungen können die meisten Patienten ohne gezielte Rehabilitationsmaßnahmen eine erfolgreiche soziale, schulische oder berufliche Eingliederung nicht erreichen. Dieses Ziel kann nur durch ein geeignetes und umfassendes therapeutisches, diagnostisches und soziales Rehabilitationskonzept verwirklicht werden. Die Therapie muss zu einem *möglichst frühen Zeitpunkt* nach dem Ereignis einsetzen und kontinuierlich über die Akutklinik hinaus fortgeführt werden.

50.2 Grundlagen und Diagnostik

Der Erfolg einer neurologischen Rehabilitationsbehandlung kann nur an dem Wiedererwerb und der Fähigkeit zur Umsetzung und Anwendung der gestörten Hirnfunktionen im *lebenspraktischen,* schulischen und beruflichen Bereich gemessen werden. Therapeutische Ansätze, die diesen Faktor nicht berücksichtigen, sind für die Betroffenen wertlos. Wenn alle Möglichkeiten der medizinisch-rehabilitativen Behandlung ausgeschöpft sind, stellt bei bleibendem schwerstem Defektsyndrom die verbesserte Pflegemöglichkeit das endgültige Ziel der Rehabilitationsbehandlung dar.

50.2.1 Leitsymptome

Ausgeprägte akute organische Hirnfunktionsstörungen sind durch die folgenden Leitsymptome charakterisiert:
- ausgeprägte Bewusstseinsstörung bis zur Bewusstlosigkeit,
- dienzephale, vegetative und endokrinologische Entgleisungen,
- zentrale und periphere motorische Funktionsstörungen,
- gestörte physiologische Halte- und Stellreflexmechanismen,
- Einschränkung bis Aufhebung der intellektuellen und kognitiven Funktionen des Gehirns (Konzentration, Aufmerksamkeit, Gedächtnis, visuelle und auditive Erfassung), Störung der Sprachwiedergabe und des Sprachverständnisses, Erkenntnis- und Handlungsstörungen, Verhaltensauffälligkeiten bis hin zum schwersten Durchgangssyndrom mit örtlicher, zeitlicher und situativer Desorientierung sowie ausgeprägte Wesensveränderungen.

50.2.2 Apparative Diagnostik

Von seiten der technischen Untersuchungen ergeben sich nur wenig prognostische Hinweise auf die Erholungsmöglichkeit des geschädigten Gehirns. Bildgebende Verfahren erlauben jedoch eine gute Verlaufskontrolle. Entscheidend ist die Beurteilung der Situation des Patienten durch erfahrene Behandler. Die Bedeutung der einzelnen technischen Untersuchungen ist in Tabelle 50-1 dargestellt.

50.3 Inhaltliche und organisatorische Grundlagen

Die Rehabilitation nach erworbener ZNS-Schädigung erfolgt in einem gegliederten System:
- Frührehabilitation (Phase I b, B),
- medizinisch-berufliche Rehabilitation (Phase II, C-D),
- berufliche Rehabilitation (Phase III, D-E),
- aktivierende Langzeitpflege (F).

50.3.1 Frührehabilitation

Ziel der Frührehabilitation ist die Stabilisierung und Reaktivierung der gestörten zerebralen Basisfunktionen, v.a. von Bewusstseinslage, Wahrnehmungs- und Reaktionsfähigkeit, intellektuellen, kognitiven, motorischen und verhaltensmäßigen Fähigkeiten sowie eine Anbahnung der Lebenspraxis mit Stabilisierung des vegetativen Status.

Wenn auch in der Akutphase die medizinischen Erfordernisse im Mittelpunkt der Bemühungen stehen, müssen trotzdem *begleitend frührehabilitative Behandlungen* durchgeführt werden. Diese werden durch

Tabelle 50-1.
Bedeutung technischer Untersuchungen für Behandlung und Prognoseabschätzung bei der Rehabilitation nach Hirnverletzungen und hypoxischer Hirnschädigung

Technische Untersuchungen			
EEG	Klinische Besserung: langsamer Rhythmus ↓ α-Rhythmus ↑	CT, Kernspin	• Keine Prognose • Verlaufskontrolle • Lokalisation
Evozierte Potentiale	Prognose im ungünstigsten Fall möglich (VS)	PET	Prognostische und diagnostische Aussage
Ereigniskorrelierte Potentiale EKP	Prognostische und diagnostische Aussagen erwartet	Labor	Verlaufskontrolle

das betreuende Pflegepersonal, Ärzte, Krankengymnasten und Ergotherapeuten auf der Intensivstation vorgenommen und sind wichtige Grundlage für den weiteren Genesungsverlauf.

50.3.2 Der bewusstlose Patient

Nach der Definition der WHO bedeutet Bewusstlosigkeit „keine gezielte Reaktion nach Stimulation über alle sensiblen Perzeptionskanäle", d.h. keine verbalen Antworten, kein Öffnen der Augen, kein Befolgen von Aufforderungen, weder spontan noch auf Hinwendung. Allerdings ist auch im Stadium der Bewusstlosigkeit eine graduelle Abstufung der Bewusstseinsstörung nach den folgenden, noch vorhandenen Fähigkeiten möglich:
- ungezielte verbale oder motorische Reaktionen auf äußere Reize,
- reflexhafte oder höchstens ungezielte Reaktionen,
- vegetative Reaktionen.

Durch die Beobachtung der Reaktionen des Patienten, spontan, aber auch auf gezielte Stimuli parallel über alle sensiblen Perzeptionskanäle, werden wichtige Hinweise auf den Grad der vorhandenen Bewusstseinsstörung gewonnen.

Zugangswege zum bewusstlosen Patienten
Der Zugang zum bewusstlosen Patienten wird über physiologisch vorhandene Sinnesempfindungen wie das akustische, optische und sensible System sowie über die Motorik hergestellt. Die beschriebenen diagnostischen Parameter, anhand derer Ausmaß und Tiefe der Bewusstseinsstörung sowie Großhirn- und Hirnstammfunktionen beurteilt werden, können gleichzeitig als Signal und Antwort des bewusstlosen oder bewusstseinsgetrübten, nicht kooperationsfähigen Patienten interpretiert werden.

50.3.3 Signalverhalten oder Dialogaufbau

Verfahren, mit denen eine Besserung der gestörten Bewusstseinslage erreicht und der Patient zunächst zur unbewussten, dann zur bewussten Wahrnehmungs- und Reaktionsfähigkeit veranlasst wird, werden als *Komastimulation* bezeichnet. In der angelsächsischen Literatur wird den *sensorischen Stimulationsverfahren* der Vorzug gegeben. Im deutschsprachigen Raum wird über gute Erfahrungen bei der Anwendung von *sonderpädagogischen Ansätzen* berichtet.

Sonderpädagogische Methoden
Bei der Schwere und Komplexität der bestehenden Funktionsstörungen ist es ausgeschlossen, alle Patienten nach einem schematischen und identischen Konzept zu behandeln. Die sonderpädagogischen Methoden sind für Patienten mit angeborener Hirnschädigung entwickelt worden. Entsprechend besteht das Behandlungsziel dieser Methoden nach Bobath, Affolter oder Fröhlich darin, die Behinderung zu kompensieren und eine soziale Eingliederung zu erreichen. Den *sensorischen Stimulationsverfahren* fehlt normalerweise der notwendige didaktische und fördernde Aufbau.

Aktive direkte adaptierte multisensorische Stimulation (ADAMS)
In der Klinik Hessisch-Oldendorf wurde das Verfahren der aktiven direkten adaptierten multisensorischen Stimulation (ADAMS) entwickelt. Dabei werden Therapieinhalte verschiedener Methoden in einer aktiven, intensiven, kombinierten und patientenzentrierten Form individuell angewandt. Die Behandlung erfolgt direkt am und mit dem Patienten unter Beobachtung und Fortführung der hervorgerufenen Reaktionen. Diese werden zu weiteren Handlungen und Funktionskreisen ausgebaut.

Die notwendige Stimulation wird, als „Weckreiz", parallel über alle sensiblen Perzeptionen gegeben und ist spezifisch für den Patienten und seine Situation. Die unspezifische Stimulation würde häufig eine fehlende oder gegenteilige Reaktion hervorrufen (ruhiger Patient muss aktiviert, unruhiger Patient beruhigt werden). In einem aktiven Prozess gilt es, Phasen der Reaktionsfähigkeit zu erkennen, aktiv herbeizuführen und aktiv zu verlängern mit dem Ziel der graduellen und zeitlichen Steigerung der Wahrnehmungs- und Reaktionsfähigkeit.

Die Behandlung der Patienten im Status der Bewusstlosigkeit oder Bewusstseinstrübung umfasst die *Reaktionskette:* Stimulus → Wahrnehmung → Reaktion → Handlung durch Ansprache, Berührung, Führung und Sichtkontakt. Dabei werden Reaktion oder Handlung vom Therapeuten angebahnt, erkannt und weitergeführt. Grundlage der Therapie ist die zügige Mobilisierung des Patienten über das Herzbett, das Stehbrett in den Rollstuhl unter Beachtung der vegetativen Situation.

■ **Dialogaufbau.** Im praktischen Vorgehen erfolgt der *Dialogaufbau* folgendermaßen:
- vorbereitende Ansprache,
- Sichtkontakt,
- multisensorische Stimulation (Aktivierung) durch die Reaktionskette: Handlung erklären, demonstrieren, unter Anleitung und Unterstützung durchführen,
- zurückhaltende Hilfe und motorische Führung = aktiver Patient (Abb. 50-1).

Das Ziel der therapeutischen Ansätze ist es, Phasen der Wachheit mit der Möglichkeit zur handlungsorientierten Leistung aktiv hervorzurufen und die Zeitdauer zu verlängern, um einfache Handlungsabläufe auf intellektuell-kognitivem und motorischem Gebiet sicher und reproduzierbar wiederherzustellen.

Für die Heilung sind Behandlungsabläufe förderlich, die der Patient *aktiv durchführen* kann, während Handlungen, die mit überwiegender Anleitung, Führung und anderer intensiver Hilfe sozusagen *passiv* vollbracht werden, keinen wesentlichen Gewinn bringen.

> Zielgerichtete Grund- oder Basisreaktion = einfache Handlungsabläufe:
> - Fixieren,
> - Hinwenden + Bewegen + Greifen,
> - Beispiel: Finger oder Zunge zeigen, Augen öffnen, Hände drücken.

50.4 Frührehabilitation in der Akutklinik

50.4.1 Aktivierende Pflege

Die pflegerischen Mitarbeiter müssen sich über ihre Doppelfunktion, aber auch die Verantwortung im medizinisch-pflegerischen und therapeutischen Bereich im Klaren sein. Alle Tätigkeiten an und um den Patienten sind nach den oben dargelegten Kriterien der multisensorischen Aktivierung zu strukturieren.

> **Bedeutung und Ziele der aktivierenden Pflege**
> - Aktivierende Pflege = pflegerische rehabilitative Therapie
> - Stimulation und Aktivierung erfolgen parallel über alle sensorischen Zugänge
> - Anbahnung der Willkürmotorik
> - Übungen zu Lebenspraxis, Orientierung, Sprache
> - Mobilisierung
> - Seelische Zuwendung
> - Affektivität und Verhalten
> - Einbindung der Angehörigen

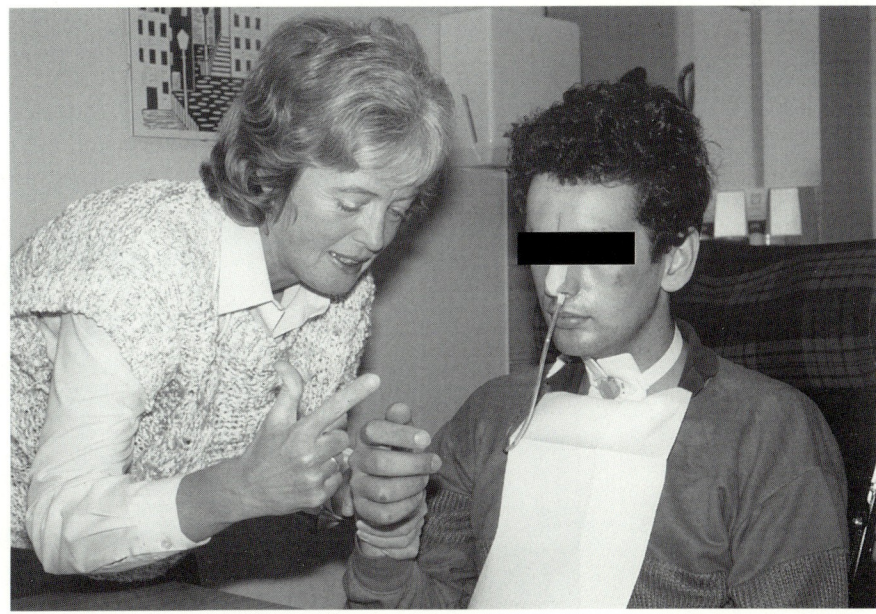

Abb. 50-1.
Die „klassische" therapeutische Situation beim Dialogaufbau: vorbereitende Ansprache, Sichtkontakt, Handlung = Erklären, Demonstration unter Anleitung und Unterstützung durchführen, zurückhaltende Hilfe und motorische Führung

Die notwendige pflegerische Behandlung wird gleichzeitig als *Stimulus* zur Besserung der gestörten Wahrnehmungs- und Reaktionsfähigkeit eingesetzt. Hygiene, Baden, Betten und Lagern, Verabreichung von Sondennahrung und Medikamenten, Absaugen, Wechseln von Kathetern dient nicht nur den tatsächlichen Funktionen, sondern ist gleichzeitig eine besondere und intensive Form der aktiven multisensorischen direkten Stimulation.

Praktisches Vorgehen
Im praktischen Ablauf wird der Patient zunächst angesprochen, dann folgen Erklärung der Handlung und Kommentierung bei der Durchführung, Anhalten zur Mitarbeit mit zurückhaltender, leichter Hilfe unter Sichtkontakt zwischen Patient und Behandler.

Die Behandlung selbst stellt die medizinisch-pflegerisch notwendige, aber auch therapeutisch gewünschte Stimulierung mit ausreichenden multisensorischen Reizen dar. Die beobachteten spontanen oder durch die Behandlung hervorgerufenen Reaktionen (einfache Grundreaktionen) werden in den Ablauf der Maßnahme einbezogen (Halten der Zahnbürste und dabei Führen der Hand durch den Behandler; Abb. 50-2).

■ **Nahrungsaufnahme.** Die Durchführung der oralen Nahrungsaufnahme ist ein wichtiger Beitrag zur weiteren Verbesserung der Mund- und Schlundmotorik, der Anbahnung der Schutzreflexe des Hirnstamms bei intensiver multisensorischer Stimulation. Es wird ein pragmatisches Vorgehen notwendig sein, da bei nicht kooperationsfähigen Patienten ein gezieltes Schlucktraining nur bedingt möglich ist.

■ **Kontinenz.** Das Kontinenztraining steht nicht im Mittelpunkt der Bemühungen, da ein Wiedererwerb nahezu automatisch eintritt.

■ **Orientierung.** Hinweise zu Ort und Tageszeit dienen der Wiederherstellung der gestörten Orientierung, z. B. durch eine ausreichend große Uhr oder einen Kalender.

■ **Sprechen.** Bei allen Behandlungen sollte regelmäßig auf die Anbahnung der Sprache geachtet werden.

■ **Lagerung.** Der Grundsatz „Aktivität vor Passivität", „Mobilität vor Lagerung" soll immer beachtet werden. Die Anwendung der verschiedenen Lagerungsmethoden ist kritisch zu überprüfen. Keine der beschriebenen Methoden führt zu einem signifikanten Rückgang der spastischen Tonuserhöhung oder zu einer Besserung der Bewusstseinslage. Ziel ist darum eine möglichst entspannte Haltung mit Reduktion der vegetativen Dysfunktionen bei regelmäßiger Umlagerung.

■ **Seelische Zuwendung.** Die seelische Zuwendung sowie die Steuerung von Affektivität und Verhalten des Betroffenen erfolgen durch Zuwendung und Zuspruch. Der Kontakt zu den Angehörigen wird ebenfalls durch die pflegerischen und ärztlichen Mitarbeiter hergestellt.

> Im Rahmen der Akutversorgung können durch die ärztliche und insbesondere die pflegerische Betreuung wesentliche und wichtige Schritte der frührehabilitativen Behandlung durchgeführt werden, wenn die Grundregeln der aktiven direkten multisensorischen Stimulation beachtet werden.

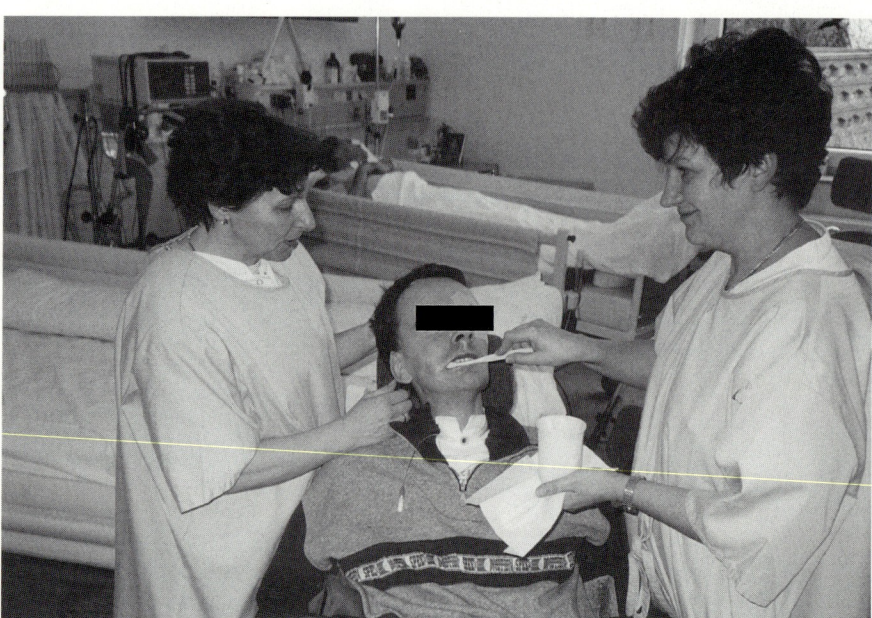

Abb. 50-2. Alle Maßnahmen der Grund- und Behandlungspflege sind unter Beachtung der Grundregeln für den Dialogaufbau (Sichtkontakt, Ansprache, Berühren, zur Mitarbeit anhalten) gleichzeitig ein wichtiger Teil der Frührehabilitation in der Akutklinik

50.4.2 Krankengymnastik und Ergotherapie

In beiden Therapiebereichen wird die freie Gelenkbeweglichkeit erhalten und das pathologisch gesteigerte Reflexmuster abgebaut mit dem Ziel, die Willkürmotorik anzubahnen.

In der Frühphase muss die Anbahnung der Willkürmotorik Vorrang vor Beherrschung der Spastik haben. Die Patienten werden lange Zeit nicht in der Lage sein, willentlich die Abläufe zu verstehen und kooperativ mitzuarbeiten.

> Wenn mit der Anbahnung der Willkürmotorik gewartet wird, bis eine aktive Mitarbeit erbracht wird, ist nach akuter zerebraler Schädigung wertvolle Zeit für den Aufbau der übrigen Funktionen verloren. Deshalb sollte die Willkürmotorik gefördert werden, auch wenn dabei eine Spastik verstärkt wird.

In beiden Therapiebereichen müssen die Regeln der aktiven und adaptierten multisensorischen Stimulationen beachtet werden. Das häufig angewandte Durchbewegen ohne gleichzeitigen verbalen, optischen und taktilen Kontakt darf bei Patienten nach erworbener Hirnschädigung nicht stattfinden (Abb. 50-3).

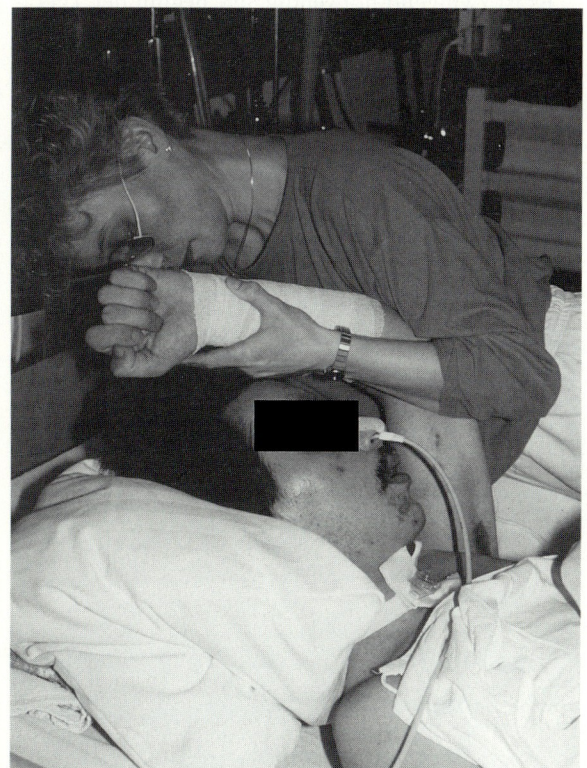

Abb. 50-3. Ziel der Krankengymnastik ist die Erhaltung der Gelenkbeweglichkeit bei Abbau der pathologischen Haltungsreflexe mit Anbahnung der Willkürmotorik

Begleitende medikamentöse Therapie

Die zentrale Spastik wird durch medikamentöse Behandlung mit Diazepam, Baclofen sowie niedrigpotenten Neuroleptika reduziert. Frühzeitig muss auch die Implantation von intrathekalen Baclofensystemen erwogen werden. Dysport (Clostridium-botulinum-Toxin Typ A) darf nur additiv angewandt werden, da bei wiederholter Injektion schwere Atrophien der Muskulatur zu erwarten sind.

50.4.3 Stellung der Angehörigen

Die Angehörigen der Patienten leiden aufgrund des akuten Ereignisses an der Situation und sind meist nicht in der Lage, als Kotherapeuten eingesetzt zu werden. Sie bedürfen der Hilfe aller Beteiligten. Allerdings können sie eine wichtige Unterstützung für den Betroffenen durch Zuwendung, Berichte aus dem sozialen und beruflichen Bereich, Unterstützung bei der Lebenspraxis sowie Ausfahrten in der Klinik sein.

50.4.4 Vegetative Funktionen

Die Sorge um eine mögliche Entgleisung der vegetativen Funktionen darf den Behandler nicht dazu verleiten, die aktive Therapie sowie die Mobilisierung zu reduzieren.

> Grundsätzlich gilt: Vegetative Reaktionen sind physiologische Anpassungsvorgänge an Veränderungen der äußeren und inneren Belastung, um zentrale und periphere lebenserhaltende Funktionen zu sichern.

Auch beim akut hirngeschädigten Patienten sind Änderungen zunächst nicht als Gefährdung, sondern als Anpassungsvorgänge zu bewerten. Die zügige Mobilisierung bringt unter Fortführung der weiteren aktiven Therapie einen guten Trainingseffekt für das gestörte Vegetativum. Durch fehlende, verzögerte oder schleppende Mobilisierung und verminderte Aktivität bleibt hingegen dieser Effekt aus.

Dass durch intensive und regelmäßige aktive Therapie mit intensiver Mobilisierung, unter Beachtung des Allgemeinzustands und der Grenzwerte der vegetativen Parameter, eine Überforderung eintritt, ist nicht haltbar und entspricht weder der klinischen noch der physiologischen Erfahrung.

Eine vegetative Dämpfung in die vorgegebenen Grenzwerte von Blutdruck und Herzfrequenz wird medikamentös durch niedrig dosierte Neuroleptika (Dipiperon, Eunerpan), β-Blocker oder Clonidin und durch die intrathekale Baclofengabe bewirkt.

50.5 Frührehabilitation in der Nachsorgeklinik

! So rasch wie möglich sollte sich eine Verlegung in eine geeignete Rehabilitationseinrichtung zur Fortführung der frührehabilitativen Behandlung anschließen.

Die weitere Frührehabilitation bedeutet die Behandlung von organisch schwerstkranken Patienten. Alle medizinisch-therapeutischen und organisatorischen Überlegungen müssen von dieser Tatsache ausgehen. Die umfassende klinische Erfahrung aller Beteiligten mit dem Krankheitsbild sowie mit dem Genesungsverlauf sichert die verlässliche Beurteilung der Schwere der Schädigungsform, der Auswirkung eingetretener Sekundärkomplikationen sowie Art, Umfang und Erfolg der therapeutischen und medikamentösen Ansätze. Allerdings muss beachtet werden, dass nur wenige Rehabilitationseinrichtungen personell oder organisatorisch in der Lage sind, diesen Ansprüchen gerecht zu werden.

Die Einheit zur Frührehabilitation muss über eine Intensivstation sowie eine Station der Maximalversorgung mit der notwendigen personellen und technischen Ausstattung verfügen. Aus Gründen der integrativen Behandlung wird die spezifische Therapie in gesonderten Therapieräumen durchgeführt. Ziel der weiteren Behandlung ist die Integration des Schwerverletzten in die Rehabilitationsklinik und nicht seine Ausgrenzung.

50.5.1 Therapeutisches Team

Die Behandlung erfolgt in einem multidisziplinären Team unter Führung und Leitung eines erfahrenen Arztes. Zu dem Team gehören das Intensiv- und Krankenpflegepersonal, weiterhin Krankengymnasten, Ergotherapeuten, Neuropädagogen und Logopäden. Unter Fortführung der intensivmedizinischen Behandlung werden schrittweise und zunehmend weitere gezielte therapeutische Aktivitäten durchgeführt. Die Behandlung erfolgt über mehrere Stunden am Tag nach festen Stundenplänen, wobei auch Wochenenden übungsmäßig genutzt werden.

Krankengymnasten und Ergotherapeuten

Krankengymnasten und Ergotherapeuten arbeiten überwiegend funktionell mit Erhalt der freien Gelenkbeweglichkeit, Abbau des bestehenden pathologischen Reflexmusters und Anbahnung der Halte- und Stellreflexe mit dem Ziel der Anbahnung der Willkürmotorik in Kopf, Rumpf und Extremitäten. Diese ist unumgänglich, um die weitere Förderung auf intellektuell-kognitivem Gebiet, aber auch die Selbständigkeit in der Lebenspraxis zu erreichen und so die spätere berufliche und schulische Eingliederung vorzubereiten. Dies wird durch eine Begleittherapie mit Medikamenten (Baclofen intrathekal, Dysport) und z.B. redressierende Maßnahmen und Eisbehandlung unterstützt.

Neuropädagogen

In der neuropädagogischen Frühförderung steht die Förderung von reproduzierbaren intellektuell-kognitiven Reaktionen an erster Stelle. Dazu müssen die Funktionen der gelähmten Gliedmaßen sowie das Sprachvermögen aktiviert werden (Logopädie).

! Es ist zwingend notwendig, mit Beginn der Therapie gezielte pädagogische Verfahren zu berücksichtigen und frühzeitig einen didaktisch-pädagogischen Aufbau vorzunehmen, damit schulisch-pädagogische Fähigkeiten wie Lesen, Schreiben und Rechnen zu einem wesentlichen Inhalt der Behandlung werden. Der Einsatz von Computern (Abb. 50-4) ist bei stark bewegungsgestörten Patienten vorteilhaft.

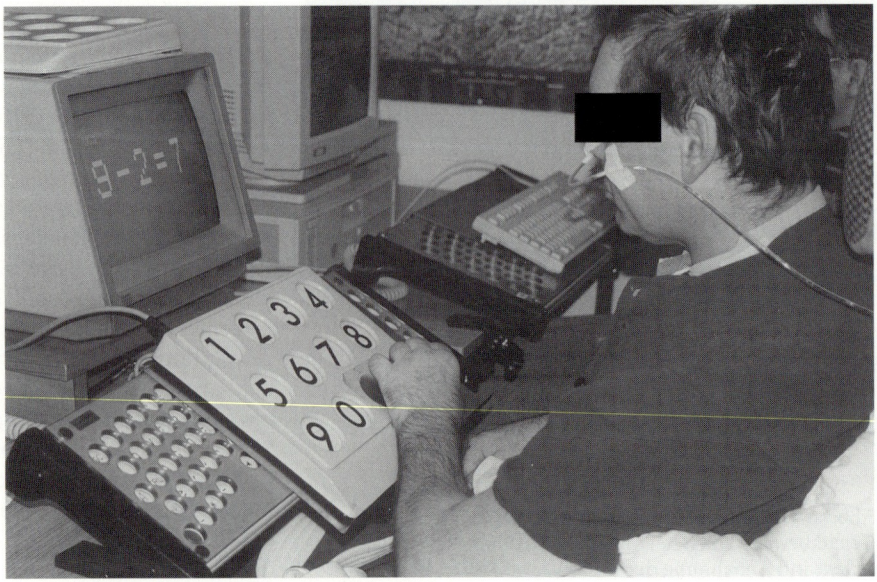

Abb. 50-4.
Frühzeitig muss von reinen Wahrnehmungsübungen auf eine gezielte pädagogisch-didaktische Therapie umgestellt werden. Entsprechende technische Hilfen unterstützen diesen Schritt

Therapieansätze, die sich isoliert der Reaktivierung von Wahrnehmung und Reaktionsvermögen zuwenden, ohne den geschilderten pädagogisch-didaktischen Ansatz zu berücksichtigen, entsprechen nicht den Erfordernissen des Krankheitsbilds und dem Rehabilitationsziel. Frühzeitig sollte der Patient auch zu objektbezogenen Handlungen wie einfachen Werkarbeiten oder Hauswirtschaft angeleitet werden.

Ziel der Frührehabilitation

Für alle Bereiche gilt: Durch die aktive direkte adaptierte multisensorische Stimulation wird der Patient zu ungesteuerten und weiterführend zu einfachen Handlungskreisen mit gezielten Reaktionen gebracht wie Öffnen der Augen, motorischen Bewegungen, vielleicht schon Äußerungen von nicht verständlichen Lauten (zielgerichtete Grundreaktionen). Einfache Handlungskreise bestehen darin, den Patienten z. B. über das Augenöffnen zum Fixieren, von den ungesteuerten zu gesteuerten motorischen Bewegungen und von unartikulierten zu verständlichen Lauten zu bringen. Das zügige Mobilitätstraining ist Grundvoraussetzung für eine erfolgreiche Behandlung.

Das endgültige Ziel der Frührehabilitation ist erreicht, wenn basale Fähigkeiten wiederhergestellt sind. Diese umfassen die folgenden Bereiche und bilden die Grundlagen für die weiterführende Rehabilitation:
- Intellekt und Kognition,
- Sprache,
- Lesen, Schreiben, Rechnen,
- Belastbarkeit und Gruppenfähigkeit,
- Mobilität,
- Lebenspraxis einschließlich objektbezogener Handlungen (z. B. Werken, Hauswirtschaft).

50.6 Medizinisch-berufliche Rehabilitation

An die Frührehabilitation schließt sich nahtlos und gleitend die nächste Rehabilitationsstufe an. Da der Patient bei gebesserten kognitiv-motorischen Funktionen belastungsfähiger ist, müssen zwingend weitere therapeutische Ansätze wie die klinische und berufsbezogene Pädagogik, klinische Psychologie, Arbeitstherapie – vor allen in den Bereichen Hauswirtschaft, Holz, Metall und Elektrotechnik sowie EDV – durchgeführt werden. Intensive Behandlung durch Ergotherapeuten, Krankengymnasten und Logopäden, aber auch die aktivierende Pflege ist weiterhin notwendig.

50.7 Schulisch-berufliche Rehabilitation

Wenn mit Beendigung der Phase II (medizinisch-berufliche Rehabilitation) nicht wieder die Schul- oder Berufsfähigkeit erreicht wird, müssen sich gezielte diagnostische und therapeutische Schritte anschließen. In Zusammenarbeit mit der Rehabilitationsklinik, der Arbeitsverwaltung und den zuständigen Kostenträgern wird geprüft, welche weiteren Möglichkeiten in Frage kommen. Es stehen heute eine Reihe qualifizierter Maßnahmen zur Verfügung. Dies sind: Förderlehrgänge, medizinisch-berufliche Trainingsmaßnahmen, Berufsfindungs- und Belastungserprobung, ferner Anpassungsmaßnahmen für junge Erwachsene.

50.8 Ergebnisse

> Nachuntersuchungen an über 3000 Patienten nach Schädel-Hirn-Trauma zeigten, dass über 80 % der Patienten eine volle soziale, über 60 % eine beruflich-schulische Eingliederung erreichten.

Weiterhin kann über folgende Ergebnisse berichtet werden:

■ **Tracheotomie.** 80 % der Patienten boten bei der Aufnahme in der Rehabilitationsklinik tracheobronchiale Komplikationen, nur 19 % waren tracheotomiert. Daraus kann die Notwendigkeit einer frühzeitigen Tracheotomie sowie die Belassung des Tubus über die Verlegung hinaus abgeleitet werden.

■ **Mikrobiologisches Monitoring.** Die hohe Zahl von Patienten, die mit stark erhöhten Temperaturen aufgenommen wurden, weist auf die Notwendigkeit bakteriologischer Untersuchungen hin (Nasen-Rachen-Raum, Katheter, offene Wunden). Bei über 30 % der Patienten fehlte ein bakteriologischer Befund.

■ **Bedeutung der Frührehabilitation.** 60 % des Kollektivs boten Atrophien der Muskulatur, Sehnenverkürzungen und Kalkeinlagerungen im Bereich der Gelenke bis hin zu ausgedehnten Dekubitalulzera. Diese Komplikationen verzögerten oder erschwerten den Heilungsverlauf und unterstreichen nochmals die Bedeutung einer gezielten und umfassenden Begleittherapie in der Akutphase.

■ **Ernährungstherapie.** 51 % der Patienten boten gestörte Schutzreflexe des Hirnstamms, nur 29 % waren mit einer Magensonde oder PEG versorgt. Hieraus kann abgeleitet werden, dass eine Magensonde frühzeitig eingelegt und ausreichend lange belassen werden sollte.

50.8.1 Prognosebestimmende Faktoren

Somit hat eine Reihe von Faktoren einen deutlich negativen Einfluss auf die Prognose der Patienten nach schwerem Schädel-Hirn-Trauma in Bezug auf

die spätere Eingliederung. Hierzu gehören insbesondere:
- Polytrauma mit schwerem Verletzungsmuster,
- Hypoxie,
- Hirnstammsymptomatik (absteigend),
- lange und tiefe Bewusstlosigkeit,
- pulmonale, vegetative, motorische Dysfunktion,
- unzureichende begleitende Rehabilitation (aktivierende Pflege und Krankengymnastik),
- zunehmendes Intervall vom Unfall bis zum Rehabilitationsbeginn,
- ungeeignete Rehabilitationseinrichtung mit fehlenden organisatorischen und personellen Voraussetzungen, insbesondere wenn keine oder eine zu Rehabilitationszwecken nur unzureichend ausgestattete Intensivstation vorhanden ist.

Entscheidend ist also eine nahtlose Behandlungskette, aber auch die persönliche Erfahrung der Behandler.

50.8.2 Hypoxie

Nach zerebraler Hypoxie hängt die Prognose von der Zeitdauer zwischen Ereignis und der Wiederherstellung einer ausreichenden zerebralen Oxygenierung ab. Da dieser Zeitraum in vielen Fällen nicht sicher zu bestimmen ist, müssen alle Möglichkeiten der Früh- und weiterführenden Rehabilitation ausgeschöpft werden. Nachuntersuchungen zeigten, dass immerhin über 30% dieser Patienten durchaus eine erfolgreiche soziale Eingliederung erlebten. Über 15% konnten auch schulisch und beruflich eingegliedert werden. Die Rate der negativen Verläufe stieg parallel zu dem Zeitabstand zwischen Ereignis und erfolgreicher Wiederbelebung. Signifikante Zahlen können wegen der Heterogenität der Verläufe nicht benannt werden.

> Offensichtlich falsch sind Aussagen in der Literatur, dass schon zu einem frühen Zeitpunkt, nämlich zwischen dem 2.–6. Tag nach dem Ereignis, sichere Aussagen zur Prognose gemacht werden können.

50.8.3 Langzeitprognose

Sowohl nach traumatischer als auch hypoxischer Hirnschädigung sind Verläufe von mindestens 1 Jahr innerhalb der Frührehabilitation und 2–3 Jahren in der weiterführenden Rehabilitation notwendig, bevor eine endgültige Aussage über das weitere Schicksal des Patienten getroffen werden kann. Alle Maßnahmen der Akutversorgung und der weiterführenden Rehabilitation dienen dazu, dass endgültige Behandlungsziel, nämlich die erfolgreiche soziale, berufliche und schulische Wiedereingliederung, zu erreichen.

Literatur

1. BMA guidelines on treatment decisions for patients in persistent vegetative state (1996) British Medical Association, BMA House, Tavistock Square, London WC1 H9JP
2. Dank S (1998) Didaktische Aspekte der schulischen Förderung schwerstbehinderter Kinder und Jugendlicher, 2. Aufl. Studienbrief 04076 der Fernuniversität Hagen
3. Empfehlungen der Arbeitsgemeinschaft neurologische-neurochirurgische Frührehabilitation (1994) 2. Aufl. Eigenverlag Neurologisches Reha-Zentrum Bad Godeshöhe
4. Empfehlungen zur neurologischen Rehabilitation von Patienten mit schweren und schwersten Hirnschädigungen in den Phasen B und C (1995) Bundesarbeitsgemeinschaft für Rehabilitation, Walter-Kolb-Straße 9–11, 60594 Frankfurt am Main
5. Gobiet W (1984) Intensivtherapie nach Schädel-Hirn-Trauma. Springer, Berlin Heidelberg New York
6. Gobiet W (2001) Frührehabilitation nach Schädel-Hirn-Trauma II. Springer, Berlin Heidelberg New York Tokio
7. Gobiet W (2001) Einfluss der Polytraumatisierung auf die Rehabilitation schädel-hirn-verletzter Patienten. Zentralbl Chir 120: 544–550
8. Haupt WF, Prange HW (1997) Postanoxisches Koma. Akt Neurol 24: 103–109
9. Hauptverband der gewerblichen Berufsgenossenschaften (1996) Zur Rehabilitation schwer Schädel-Hirn-Verletzter. 52754 St. Augustin
10. Kroll J (1997) Hilfsmittelversorgung bei Patienten mit Schädel-Hirn-Verletzungen. Krankengymnastik 34: 60–63
11. Lehmann U, Gobiet W, Al-Dhaher S (1997) Funktionelles, neuropsychologisches und soziales Outcome polytraumatisierter Patienten mit schwerem Schädel-Hirn-Trauma. Der Unfallchirurg 100: 552–606
12. Mitchell S, Bradley VA, Welch JL et al. (1990) Coma arousal procedure: a therapeutic intervention in the treatment of head injury. Brain Injury 4: 273–279
13. Prosiegel N (1996) Neurogene Dysphagien: Aktuelle Diagnostik und therapierelevante Aspekte. Neurol Rehabil 42: 18–24
14. Ruff RM, Marshall LF, Crouch J et al. (1993) Predictors of outcome following severe head trauma: follow-up data from the Traumatic Coma Data Bank. Brain Injury 7: 101–111
15. Zieger A (1992) Dialogaufbau in der Frührehabilitation. Beschäftigungstherapie und Rehabilitation 4: 326–334

Sektion IX: Stoffwechsel, Niere, Säure-Basen-, Wasser- und Elektrolythaushalt

Kapitel 51 Postaggressionsstoffwechsel 51

B. Schneeweiss

51.1 Einleitung 893

51.2 Ursachen 893
51.2.1 Zytokinkaskade 893
51.2.2 Metabolische Aspekte der Zytokinwirkung 894
51.2.3 Veränderungen des hormonellen Milieus 894

51.3 Energiestoffwechsel 896
51.3.1 Energieumsatz 896
51.3.2 Substratoxidationsraten 897

51.4 Glukosestoffwechsel 898
51.4.1 Gesteigerte periphere Glukoseaufnahme 898
51.4.2 Gesteigerte periphere Glukoseverwertung 898
51.4.3 Gesteigerte Glukoneogenese 900
51.4.4 Verminderte Glykogensynthese 901
51.4.5 Periphere Insulinresistenz 901

51.5 Fettstoffwechsel 901
51.5.1 Gesteigerte Fettoxidation 902
51.5.2 Gesteigerte Lipolyse, erhöhte Triglyzeridproduktion 902
51.5.3 Verminderte Ketonkörperproduktion 903

51.6 Proteinstoffwechsel 903
51.6.1 Gesteigerte Proteolyse 903
51.6.2 Gesteigerte Proteinsynthese 903
51.6.3 Bedeutung des Glutamins im Postaggressionsstoffwechsel 904

Literatur 905

Postaggressionsstoffwechsel

B. Schneeweiss

51.1 Einleitung

Bei kritisch kranken Patienten können, unabhängig von der auslösenden Ursache, uniforme Veränderungen des Energie- und Intermediärstoffwechsels auftreten, die als Postaggressionsstoffwechsel bezeichnet werden.

Die durch die Freisetzung pro- und antiinflammatorischer Mediatoren ausgelösten Veränderungen werden als „systemic inflammatory response syndrome" (SIRS) beschrieben und zeichnen sich durch erhöhte Energieumsatzraten und eine periphere Insulinresistenz mit daraus resultierenden Veränderungen im Glukose- und Fettstoffwechsel aus. Eine aus Aminosäuren gesteigerte Glukoneogenese führt zu einer erhöhten Proteinkatabolie, die mit einem verstärkten Verlust an fettfreier Körpermasse und in der Folge einer erhöhten Morbidität und Mortalität verbunden ist.

51.2 Ursachen

Die auslösenden Mechanismen, die zu den charakteristischen metabolischen Veränderungen des SIRS führen, sind noch nicht endgültig geklärt. Diskutiert wird einerseits eine „Aktivierung" des Stoffwechsels durch ein krankheitsspezifisches neurohumerales Milieu ähnlich wie bei der Hyperthyreose, andererseits eine Stimulation durch die Produktion von neuroendokrinen Mediatoren und Zytokinen, um dem erhöhten Bedarf für die notwendigen Abwehrfunktio-nen und Wundheilungsprozessen entsprechen zu können [23].

51.2.1 Zytokinkaskade

Häufig wird diese Mediatorfreisetzung durch *Endotoxin*, das bei gramnegativer Sepsis gefunden wird, ausgelöst. *Enterotoxin*, *„Toxic-shock-syndrome"-Toxin-1*, Zellwandbestandteile von grampositiven Bakterien oder Pilzen sowie virale Antigene oder Pilzantigene können ebenfalls die Mediatorkaskade in Gang setzen. Auch nichtinfektiöse Stimuli, wie sie z.B. bei der schweren nekrotisierenden Pankreatitis auftreten, lösen die gleiche physiologische Reaktion aus. Diese primären Trigger setzen kaskadenhaft weitere Mediatoren frei: Tumornekrosefaktor (TNF), Interleukin-1 (IL-1), Interleukin-6 (IL-6), Interleukin-8 (IL-8) und Plättchen-aktivierender Faktor (PAF) werden u. a. von Makrophagen und Endothelzellen freigesetzt (Abb. 51-1).

Es wird das Gerinnungssystem und das Komplementsystem aktiviert. Nach der Freisetzung von TNF-α, IL-1 und PAF werden aus Arachidonsäure Leukotriene, Thromboxan A_2 und Prostaglandine (insbesondere PGE_2 und PGI_2) gebildet. IL-1 und IL-6 sti-

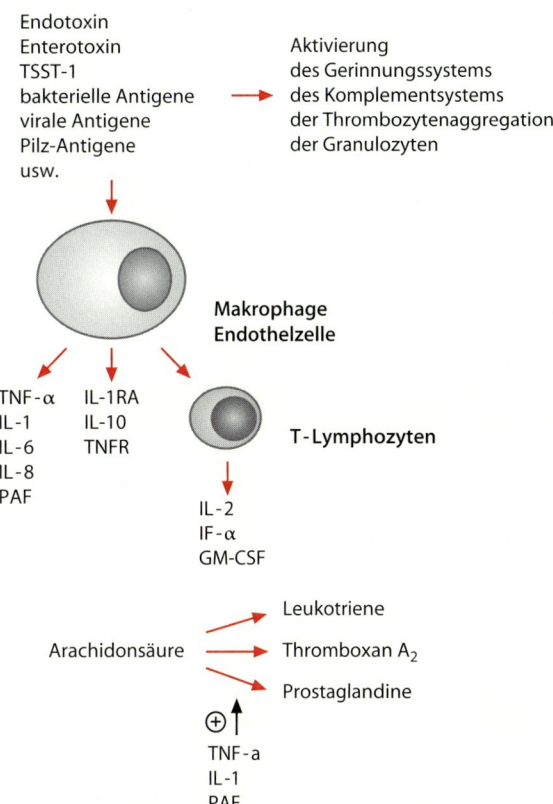

Abb. 51-1. Vereinfachte Darstellung der Zytokinkaskade. *TNF* Tumornekrosefaktor, *IL* Interleukin, *IL-1RA* Interleukin-1-Rezeptorantagonist, *PAF* Plättchen-aktivierender Faktor, *TNFR* Tumornekrosefaktorrezeptor, *IF-α* Interferon-α, *GM-CSF* Granulozyten-Monozyten-Kolonie-stimulierender Faktor, *TSST-1* toxic-shock-syndrome-toxin-1

mulieren T-Lymphozyten zur Produktion von Interferon-γ (IL-γ), Interleukin-2 (IL-2), Interleukin-4 (IL-4) und Granulozyten-Monozyten-Kolonie-stimulierendem Faktor (GM-CSF). Der Ablauf der Freisetzung der einzelnen Mediatoren wird insofern noch kompliziert, als einige Zytokine ihre eigene Freisetzung im Sinne eines positiven Feedbacks stimulieren können. Trotz dieses komplexen Ablaufs kann der Freisetzung von TNF eine zentrale Funktion in der Aktivierung der Zytokinkaskade zugeschrieben werden [2].

Neben *proinflammatorischen Mediatoren* werden in einer 2. Phase auch *antiinflammatorische Mediatoren* produziert, um einer überschießenden Entzündungsreaktion vorzubeugen [3]. Die wichtigsten pro- und antiinflammatorischen Mediatoren sind in Tabelle 51-1 dargestellt.

Kommt es zu einem Überwiegen der inflammatorischen Reaktion, treten die Zeichen des „systemic inflammatory response syndrome" (SIRS) auf: Hypotension, Tachykardie, Veränderungen der Körpertemperatur (Hyper- und Hypothermie), Störungen der Mikrozirkulation und eine Aktivierung des Energiestoffwechsels (Hypermetabolismus). Diese Zeichen werden auch als „Flow-Phase" der metabolischen Reaktion auf schwere Erkrankungen bezeichnet. Persistiert die überschießende proinflammatorische Reaktion, kann sich ein „multiple organ dysfunction syndrome" (MODS) entwickeln, das eine hohe Mortalität aufweist. Ist hingegen die antiinflammatorische Reaktion stärker ausgeprägt, liegt ein „compensatory antiinflammatory response syndrome" (CARS) vor, das durch Immunsuppression und damit erhöhte Infektanfälligkeit durch Anergie gekennzeichnet ist.

Tabelle 51-1. Mediatoren des Postaggressionsstoffwechsel

Proinflammatorisch	Antiinflammatorisch
Zytokine:	
TNF-α	IL-1RA
IL-1	IL-4
IL-2	IL-10
IL-6	IL-11
IL-8	TNFR
IF-γ	Transforming growth factor 1
Factor β1	
GM-CSF	
Lipidmediatoren:	
Thromboxan A$_2$	Prostaglandin E$_2$
Leukotriene	Prostaglandin I$_2$
PAF	**Hormone:**
	Kortisol
	Katecholamine

TNF Tumornekrosefaktor, *IL* Interleukin, *IF-γ* Interferon-γ, *GM-CSF* Granulozyten-Monozyten-Kolonie-stimulierender Faktor, *PAF* Plättchen-aktivierender Faktor, *IL-1RA* Interleukin-1-Rezeptorantagonist, *TNFR* Tumornekrosefaktorrezeptoren

51.2.2 Metabolische Aspekte der Zytokinwirkung

Zytokine üben ihre metabolischen Wirkungen über spezielle Zellmembranrezeptoren aus. Durch Bindungen an einen spezifischen Rezeptor aktiviert TNF z. B. verschiedene Second-messenger-Systeme, die Proteinkinase C aktivieren und so die zelluläre Antwort auf die zytokininitiierte Rezeptorstimulation durch Aktivierung von Transkriptionsfaktoren vermitteln, die im Zellkern gelegen sind. Durch die Rezeptorbindung wird auch eine Serin-Threonin-Kinase stimuliert, die über Aktivierung der zytoplasmatischen Phospholipase zur Leukotrien- und Prostaglandinsynthese aus Arachidonsäure führt. Die dadurch ausgelösten metabolischen Effekte werden teils direkt, teils indirekt durch Hormone oder Freisetzung anderer Zytokine (IL-1, IL-6, IL-10) vermittelt. Metabolische Effekte einzelnen Zytokinen zuzuordnen ist insofern schwierig, als in vivo diese Mediatoren nicht isoliert auftreten, sondern kaskadenförmig die Freisetzung anderer Zytokine (Zytokinkaskade), Hormone und Lipidmediatoren bedingen, die sich in ihrer Wirkung teils synergistisch, teils antagonistisch beeinflussen.

In Tabelle 51-2 sind durch Zytokine verursachte metabolische Effekte beispielhaft dargestellt. Die teilweise widersprüchlichen Ergebnisse, z. B. im Hinblick auf den O$_2$-Verbrauch, spiegeln einerseits die komplexe, experimentell nur eingeschränkt simulierbare Situation in vivo wider. Andererseits kann auch im klinischen Alltag bei kritisch kranken Patienten neben einem durch das SIRS gekennzeichneten Hypermetabolismus eine Reduktion des O$_2$-Verbrauchs beobachtet werden, die mit einer verstärkten anaeroben Glykolyse einhergeht und früher als „Ebb-Phase" oder „hypodyname Phase" der metabolischen Reaktion auf eine auslösende Ursache wie Trauma, Sepsis usw. bezeichnet wurde.

51.2.3 Veränderungen des hormonellen Milieus

Bei kritisch kranken Patienten werden charakteristische Veränderungen des hormonellen Milieus beobachtet (Tabelle 51-3). Experimentelle Zufuhr von Kortisol, Glukagon und Adrenalin bei gesunden Personen und im Tiermodell kann das Vollbild der metabolischen Veränderungen, wie sie beim SIRS beobachtet werden, hervorrufen. Diese Veränderungen der Hormonkonzentrationen werden einerseits durch Zytokine verursacht, andererseits beeinflussen die Hormone selbst die Zytokinkaskade: So aktiviert Interleukin-6 einerseits die Hypothalamus-Hypophysen-Nebennierenachse, andererseits wird seine Freisetzung durch Kortison gehemmt, durch Katecholamine stimuliert [17].

Tabelle 51-2. Metabolische Effekte von Zytokinen

Klinische Zeichen	Energiestoffwechsel	Glukosestoffwechsel	Fettstoffwechsel	Proteinstoffwechsel	Hormonstoffwechsel
TNF-α					
Fieber	$\dot{V}O_2 \uparrow$ (30%)	Glukoseuptake ↑	Triglyzeridkonzentration ↑	Ganzkörperproteinturnover ↑ (14%)	Plasmakortisol ↑
	$\dot{V}CO_2 \uparrow$ (25%)			Ganzkörperproteinsynthese ↑	Plasmakatecholamine ↑
Hypotension	RQ ↓	Glukoseverwertung ↑			
Tachykardie	Hemmung der mitochondrialen Atmung	Glykogenabbau ↑	Glycerol-Turnover ↑		
Anorexie		Blutlaktatkonzentration ↑	Lipolyse ↑	Ganzkörperproteinkatabolismus ↑	
			hepatische Lipogenese ↑	Stickstoffbilanz negativ	
			Lipoproteinlipaseaktivität ↑	Muskulärer Aminosäurenoutput ↑	
				Leukinoxidation ↑	
IL-1					
Fieber	Ruheenergieumsatz ↑	Glukoseuptake ↑	freie Fettsäuren ↓	Proteolyse ↑	
Hypotension	RQ unverändert	Glukoneogenese ↑	FFS-Clearance ↑		
			Oxidation ↑		
			freie Fettsäuren ↑		
IL-6					
Fieber	$\dot{V}O_2 \uparrow$		Triglyzeridkonzentration ↓		ACTH ↑
	Energieumsatz ↑		Cholesterinkonzentration ↓		Kortisol ↑
			Apolipoprotein B ↓		GH ↑
			hepatische Lipogenese ↑		AVP ↑
					TSH ↑
					T_3 ↓
					ADH ↑
IL-1β + TNF	$\dot{V}O_2$ ↓	Laktatkonzentration ↑	Triglyzeridkonzentration ↑		
		Glukosekonzentration ↑			
		Glukose-Appearance ↑			
		Glukose-Clearance ⊥			
		Glukose-Oxidation ↑			
		Glukose-Recycling ↑			
		anaerobe Glykolyse ↑			
Interferon-γ + INF-α	$\dot{V}O_2$ ↓	Laktat ↑			
	Hemmung der mitochondrialen Atmung				

FFS freie Fettsäuren.

Tabelle 51-3. Hormonelle Veränderungen im Postaggressionsstoffwechsel

CRH	↑	Adrenalin	↑	Wachstumshormon	↑
ACTH	↑	Noradrenalin	↑	TSH	↓
Kortisol	↑	Insulin*	↑	Thyroxin	↓
Glukagon	↑	IGF-1**	↓	AVP	↑

* Blutkonzentration erhöht, bei gleichzeitig ausgeprägter peripherer Insulinresistenz.
** Verminderte Stimulierbarkeit durch Wachstumshormon.
Abkürzungen: CRH „corticotropin releasing hormone"; *ACTH* adrenokortikotropes Hormon; *IGF-1* „insulin-like growth factor 1"; *TSH* „thyroid-stimulating hormone"; *AVP* Arginin-Vasopressin; *GH* „Wachstumshormon"

51.3 Energiestoffwechsel

In diesem Abschnitt sollen die krankheitsbedingten Veränderungen des Energieumsatzes sowie der Glukose-, Fett- und Proteinoxidationsraten dargestellt werden.

51.3.1 Energieumsatz

Der Energiestoffwechsel bei kritisch kranken Patienten, die das klinische Erscheinungsbild eines SIRS aufweisen, ist durch eine Erhöhung des Energieumsatzes gekennzeichnet (Hypermetabolismus). Da bei diesen Zustandsbildern anaerobe Stoffwechselwege für die Synthese energiereicher Phosphatverbindungen wie ATP quantitativ keine oder eine untergeordnete Rolle spielen dürften, kann durch die Messung des O_2-Verbrauchs eine quantitative Aussage über den Energieumsatz getroffen werden.

Messung des Energieumsatzes

> Der O_2-Verbrauch und der Energieumsatz stehen über das *"oxykalorische Äquivalent"* (kHO_2) (= Energieumsatz pro Mol bzw. Liter verbrauchtem O_2) quantitativ miteinander in Beziehung: kHO_2 = 460 kJ/mol oder kHO_2 = 4,9 kcal/l.

In der Intensivmedizin kann der Energieumsatz aufgrund dieses Zusammenhangs durch Messung des O_2-Verbrauchs mittels indirekter Kalorimetrie oder mit Hilfe des Pulmonaliskatheters leicht bestimmt werden. Während der O_2-Verbrauch mit der indirekten Kalorimetrie direkt gemessen werden kann, muss bei Verwendung eines Pulmonaliskatheters neben dem Herzzeitvolumen noch die O_2-Konzentration im arteriellen (C_aO_2) und zentral venösen Blut ($C_{\bar{v}}O_2$) bestimmt werden.

> Bestimmung des Energieumsatzes (EE) mit Hilfe des Pulmonalarterienkatheters:
> - EE = 4,9 $\dot{V}O_2$
> $\dot{V}O_2$ = HZV × (C_aO_2-$C_{\bar{v}}O_2$)
> C_aO_2 = [1,39 × Hb × SaO_2/100] + 0,0031 × p_aO_2
> $C_{\bar{v}}O_2$ [[1,39 Hb × $S_{\bar{v}}O_2$/100] + 0,0031 × $p_{\bar{v}}O_2$
> - EE = Energieumsatz in kcal/min ("energy expenditure")
> - Hb = Hämoglobin in g/dl
> - S_aO_2 = arterielle O_2-Sättigung in %
> - $S_{\bar{v}}O_2$ = gemischtvenöse O_2-Sättigung in %
> - p_aO_2 = arterieller O_2-Partialdruck in mmHg
> - $p_{\bar{v}}O_2$ = O_2-Partialdruck im gemischtvenösen Blut
> - $\dot{V}O_2$ = O_2-Verbrauch (l/min)
> - HZV = Herzminutenvolumen (l/min)

Der Energieumsatz kann mit Hilfe der indirekten Kalorimetrie und des Pulmonaliskatheters allerdings nur solange bestimmt werden, wie anaerobe Stoffwechselwege quantitativ keinen signifikanten Anteil am Gesamtenergieumsatz aufweisen, der O_2-Verbrauch und damit auch der Energieumsatz also vom O_2-Angebot, d. h. vom O_2-Transport ($\dot{D}O_2$) zu den Zellen, unabhängig ist.

Die Abhängigkeit des O_2-Verbrauchs ($\dot{V}O_2$) vom O_2-Transport ($\dot{D}O_2$)

Veränderungen des O_2-Transports werden in einem weiten Bereich durch Variationen der arteriovenösen O_2-Konzentrationsdifferenz ausgeglichen, sodass der O_2-Verbrauch konstant bleibt. Ab einem kritisch niedrigen $\dot{D}O_2$ kann die arteriovenöse O_2-Konzentrationsdifferenz nicht weiter gesteigert werden, sodass dann eine lineare Abhängigkeit zwischen $\dot{D}O_2$ und $\dot{V}O_2$ bzw. oxidativem Energieumsatz auftritt. Dieser kritische $\dot{D}O_2$ liegt bei gesunden Probanden bei 330 ml/min/m² oder 8–10 ml/min/kg; bei kritisch kranken Patienten werden kritische $\dot{D}O_2$-Werte von 750 ml/min/m² oder 15–20 ml/min/kg angegeben. Unterhalb dieses kritischen $\dot{D}O_2$ muss mit einem quantitativ bedeutsamen Anteil anaerober Stoffwechselwege für die Produktion energiereicher Phosphate (z. B. ATP) gerechnet werden (Abb. 51-2).

Im SIRS (Flowphase des Postaggressionsstoffwechsels) scheint allerdings eine Gewebehypoxie quantitativ keine bedeutsame Rolle zu spielen. Charakteristischerweise ist trotz Erhöhung des Energieumsatzes und damit des O_2-Verbrauchs bei kritisch kranken Patienten die arteriovenöse O_2-Konzentrationsdifferenz im Vergleich zu Gesunden erniedrigt. Der erhöhte O_2-Verbrauch kritisch kranker Patienten kann somit nur durch eine Erhöhung des Herzminutenvolumens gewährleistet werden.

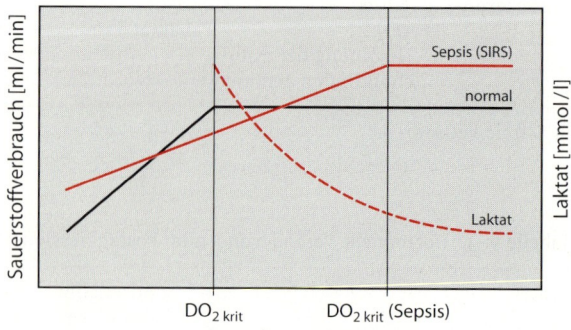

Abb. 51-2. Die Abhängigkeit des O_2-Verbrauchs vom O_2-Transport bei Gesunden und im Postaggressionsstoffwechsel. Wird der kritische $\dot{D}O_2$ unterschritten, kommt es zur anaeroben Glykolyse und damit zum Anstieg der Blutlaktatkonzentration

Faktoren, die den Energieumsatz beeinflussen

Der Energieumsatz wird durch verschiedene Faktoren beeeinflusst:

■ **Körpergewicht.** Bei Gesunden und bei Patienten mit SIRS wird der Energieumsatz am stärksten durch das Körpergewicht beeinflusst. Es besteht keine lineare Beziehung zwischen beiden Größen, am besten wird die Beziehung durch $EE = aM^b$ (a = speziesspezifischer Koeffizient; M = Körpermasse; b = 0,66–0,75) dargestellt.

■ **Körpertemperatur.** Als Ausdruck der systemischen Wirkung der Zytokine findet sich auch ein Zusammenhang zwischen Körpertemperatur und Energieumsatz: Pro 1°C steigt der Energieumsatz um ca. 12%.

■ **Schwere der Erkrankung.** Es konnte auch gezeigt werden, dass die Schwere der Erkrankung, ausgedrückt durch Faktoren wie Ausmaß der Verbrennung, APACHE-Score oder Sepsis-Severity-Score, mit dem Anstieg des Energieumsatzes korreliert.

■ **Umgebungstemperatur.** Die Umgebungstemperatur hat dann einen Einfluss auf den Energieumsatz, wenn die *Thermoneutralzone*, also derjenige Temperaturbereich, in dem eine Variation der Umgebungstemperatur keinen Einfluss auf den Energieumsatz hat, verlassen wird. Bei Verbrennungen ist die Thermoneutralzone zu höheren Temperaturen hin verschoben, d.h. höhere Umgebungstemperaturen sind notwendig, um einen weiteren Anstieg des Energieumsatzes zu verhindern.

Ursachen für die Erhöhung des Energieumsatzes

Die Ursache der Erhöhung des Energieumsatzes ist nicht vollständig geklärt, es werden allerdings verschiedene Einflussfaktoren metabolischer Funktionen diskutiert, die in der folgenden Übersicht zusammengefasst sind:

Mögliche Ursache der Erhöhung des Energieumsatzes im Postaggressionsstoffwechsel

- Induktion von „futile cycles"
- Verstärkte Syntheseleistung (Reparation)
- Quantitative oder qualitative Veränderung des Substratstoffwechsels
- Verstärkte „ion leakage"
- Veränderung der Effizienz synthetischer Prozesse
- Induktion anaerober Stoffwechselwege
- Entkoppelung der oxidativen Phosphorylierung

Ein wesentlicher Faktor dürfte die Initiierung von Substratzyklen sein, die zu einem Nettoenergieverbrauch führen (sog. „futile cycles"): Hierzu gehören der Triglyzerid-Fettsäure-Zyklus und der Glykolyse-Glukoneogenese-Zyklus, deren Zyklusrate bei Sepsis/SIRS im Vergleich zum Gesunden um 450% bzw. 250% gesteigert wird. Dabei dürfte eine Aktivierung des Triglyzerid-Fettsäure-Zyklus (reversible Lipolyse und Wiederveresterung von Triglyzeriden) 6–17% der Erhöhung des Energieumsatzes in der Sepsis ausmachen.

Quantitative Aussagen über die Erhöhung des Energieumsatzes bei kritisch kranken Patienten zu treffen ist insofern schwierig, als ein dynamisches Krankheitsbild vorliegt und mit ständigen, täglichen Veränderungen zu rechnen ist. Der Anstieg des Energieumsatzes über den z.B. nach Harris-Benedict berechneten Ruheenergieumsatz (s. Tabelle 51-4) wurde in der Vergangenheit häufig wesentlich überschätzt! Auch in der schweren Sepsis treten nur selten Anstiege auf, die über 30% des Ruheenergieumsatzes von Gesunden hinausgehen.

51.3.2 Substratoxidationsraten

Bestimmungen der Substratoxidationsraten bei Intensivpatienten mit Hilfe der indirekten Kalorimetrie zeigen, unabhängig von der Ursache der zugrundeliegenden Erkrankung, ebenfalls charakteristische Veränderungen: Der respiratorische Quotient (Quotient aus CO_2-Produktionsrate durch O_2-Verbrauch = RQ-Wert) ist charakteristischerweise vermindert (Werte < 0,8). Dies wurde als Ausdruck einer Verminderung der Glukoseoxidations- und Erhöhung der Fettoxidationsraten interpretiert. Es ist allerdings zu bedenken, dass mit der indirekten Kalorimetrie nur Nettobilanzen erfasst werden können.

Da bei kritisch kranken Patienten eine quantitativ bedeutsame hepatische Glukoneogenese v.a. aus Aminosäuren und Laktat beobachtet wird, wird die absolute Glukoseoxidationsrate mit der indirekten Kalorimetrie deutlich, die Fettoxidationsrate gering unterschätzt. Die aus der Harnstoffproduktionsrate errechnete Proteinkatabolierate ist ebenfalls gesteigert und erfasst neben der wahren Proteinoxidationsrate auch den Anteil an Aminosäuren, der in die Glukoneogenese eingeht. Es konnte gezeigt werden, dass mit steigendem Sepsisscore der respiratorische Quotient weiter abnimmt [24]. Durch Glukosezufuhr ist, im Gegensatz zum Hungerstoffwechsel, der ebenfalls niedrige RQ-Werte aufweist, nur eine eingeschränkte Beeinflussung möglich.

Tabelle 51-4. Berechnung des Ruheenergieumsatzes nach Harris-Benedikt

Männer:	EE (kcal/Tag) = 66.5 + 13.75 W + 5.003 H − 6.775 A
Frauen:	EE (kcal/Tag) = 655.1 + 9.563 W + 1.850 H − 4.676 A

EE „energy expenditure"; *W* Körpergewicht in kg; *H* Körpergröße in cm; *A* Alter in Jahren.

51.4 Glukosestoffwechsel

Bei kritisch kranken Patienten finden sich einerseits die Zeichen einer gesteigerten peripheren Glukoseaufnahme und -verwertung, andererseits aber auch Zeichen der Glukoseintoleranz und Insulinresistenz, die sich durch Hyperglykämie und fehlende Supprimierbarkeit der Glukoneogenese aus Laktat und Alanin und Glykogenolyse in der Leber äußern. Häufig wird auch eine Hyperlaktatämie beobachtet, die aber nicht notwendigerweise Ausdruck einer Gewebehypoxie sein muss.

51.4.1 Gesteigerte periphere Glukoseaufnahme

Neben einem Natrium-Glukose-Kotransporter-System, das Glukose aktiv mit Natrium durch Zellmembranen transportiert und in der Glukoseaufnahme durch den Dünndarm und die Niere eine Rolle spielt, erfolgt die Glukoseaufnahme hauptsächlich passiv durch Diffusion entlang eines Konzentrationsgradienten. Dieser Vorgang wird durch Carrierproteine (Glukosetransporter) erleichtert. Von den 5 beschriebenen Glukosetransporterisoformen spielen 3 (GLUT1, GLUT2 und GLUT4) eine wichtige Rolle in der Glukoseaufnahme verschiedener Gewebe: GLUT1 und GLUT2 vermitteln den nichtinsulinabhängigen, GLUT4 den insulinabhängigen Glukosetransport.

GLUT1 ist für die basale Glukoseaufnahme verantwortlich und wird in vielen Geweben gefunden, in höchster Konzentration aber an Blut-Gewebe-Barrieren (z. B. Blut-Hirn-Schranke). GLUT1 hat eine sehr hohe Glukoseaffinität, sodass ein Glukosetransport sogar bei Hypoglykämie gewährleistet wird.

GLUT2 kommt in Leber, Niere, Dünndarm und β-Zellen des Pankreas vor. In der Leber ist GLUT2 für die Glukoseaufnahme und -abgabe verantwortlich. Im Pankreas ist es an der Regulation der durch Glukose stimulierten Insulinsekretion beteiligt.

GLUT4 ist für die insulinvermittelte Glukoseaufnahme verantwortlich und kann in Skelettmuskel-, Herzmuskel- und Fettgewebe gefunden werden.

Unter basalen Bedingungen ist GLUT1 gleichmäßig zwischen Zellmembran und zytoplasmatischen Vesikeln verteilt, während GLUT4 überwiegend in den zytoplasmatischen Vesikeln lokalisiert ist. Durch Insulinbindung an seinen Rezeptor wird im Fettgewebe und Skelettmuskel die Glukoseaufnahme dadurch gesteigert, dass vesikuläres GLUT4 vermehrt in die Zellmembran integriert wird. Durch Insulin wird zudem auch die intrinsische Aktivität der GLUT4-Transportproteine gesteigert. Die hemmende Wirkung von Katecholaminen und Glukagon auf die Glukoseaufnahme in Fett- und Muskelgewebe wird auf eine Reduktion der intrinsischen Aktivität von GLUT4 zurückgeführt.

Unter basalen, postabsorptiven Bedingungen erfolgen ca. 80 % der gesamten Glukoseaufnahme insulinunabhängig, hauptsächlich durch das zentrale Nervensystem. Nur etwa 20 % der gesamten basalen Glukoseaufnahme erfolgen im Skelettmuskel, die Hälfte davon insulinvermittelt. Bei Hyperglykämie nimmt die Glukoseaufnahme vorwiegend durch Steigerung des insulinunabhängigen Glukosetransports zu, bedingt durch Erhöhung des Konzentrationsgradienten für Glukose.

Die gesteigerte Glukoseaufnahme im Postaggressionsstoffwechsel wird durch GLUT1 vermittelt, ist somit weitgehend insulinunabhängig und kann durch Hyperglykämie nur geringfügig weiter gesteigert werden. Die Ursache für die gesteigerte, insulinunabhängige Glukoseaufnahme ist nicht vollständig geklärt, sie scheint allerdings durch Zytokine vermittelt zu werden: So konnte gezeigt werden, dass TNF die Glukoseaufnahme in Muskelzellen und die Glukoseverwertung in Geweben, die reich an Makrophagen sind (Leber, Milz), steigert. Neben TNF werden noch Interleukin-1 und andere, zur Zeit teilweise noch nicht näher beschriebene Zytokine für diese „insulin-like activity" diskutiert. Diese Zytokine sollen zu einer vermehrten Exposition von Glukosetransportern (GLUT1) an der Zellmembran führen und so den Glukosetransport in die Zellen steigern. Neben einer vermehrten Migration von Glukosetransportern aus einem intrazellulär gelegenen Pool scheint auch eine gesteigerte Synthese von GLUT1 möglich.

51.4.2 Gesteigerte periphere Glukoseverwertung

Die vermehrt in die Zellen aufgenommene Glukose wird über die Glykolyse zu Pyruvat oxidiert. Im Postaggressionsstoffwechsel wird die Glykolyse gesteigert, wobei diese Steigerung durch die verstärkte Glukoseaufnahme (Masseneffekt), einen erhöhten ATP-Umsatz und eine gesteigerte AMP-Produktion vermittelt wird (AMP stimuliert die Phosphofruktokinase, das geschwindigkeitsbestimmende Enzym der Glykolyse). Da für diese Stimulation der Glykolyse eine Gewebehypoxie keine Rolle spielt, wird sie auch als *aerobe* Glykolyse bezeichnet. Das so vermehrt anfallende Pyruvat kann in 4 verschiedene Stoffwechselwege eingeschleust werden (s. Abb. 51-3):

■ **Oxidation zu CO_2 und Wasser.** Ursprünglich konnte gezeigt werden, dass die Oxidation von Pyruvat im Zitronensäurezyklus bei kritisch kranken Patienten im Postaggressionsstoffwechsel gehemmt ist. Unterstützt wurde diese Annahme durch Studien, die mit Hilfe der indirekten Kalorimetrie und radioaktiv markierter Glukose durchgeführt wurden. Mit der indirekten Kalorimetrie wurden prozentuell verminderte Glukoseoxidationsraten bei kritisch kranken Patienten gefun-

Abb. 51-3.
Der Glukosestoffwechsel bei kritisch kranken Patienten. Gesteigerte Stoffwechselwege sind durch fette rote Linien gekennzeichnet, punktierte Linien bezeichnen eine verminderte Aktivität dieses Stoffwechselweges. Pyruvat kann zu Kohlendioxid und Wasser oxidiert, zu Laktat reduziert, zu Alanin transaminiert und in die Glukoneogenese eingeschleust werden. Die Glykogenolyse ist gesteigert, die Glykogensynthese reduziert. *KS* = Ketosäure, *AS* = Aminosäure, *AAT* = Alaninaminotransferase, *LDH* = Laktatdehydrogenase, *PDH* = Pyruvatdehydrogenase

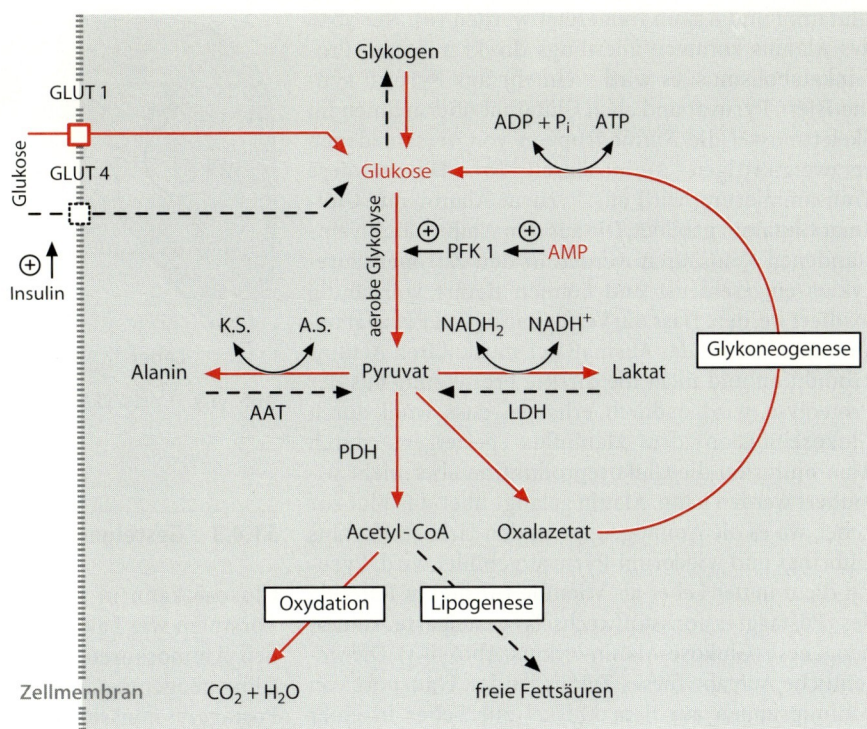

den, und die mit markierter Glukose indirekt bestimmten Pyruvatoxidationsraten waren ebenfalls reduziert [24, 27].

Beide Methoden sind allerdings in letzter Zeit zunehmender Kritik ausgesetzt, da sie die Substratoxidationsraten nur indirekt bestimmen und im Fall der indirekten Kalorimetrie außerdem nur Nettobilanzen erfasst werden können. Die neuerdings mit stabilen Isotopen direkt bestimmten Oxidationsraten haben hingegen, im Gegensatz zu diesen älteren Daten, normale oder sogar erhöhte Werte für die Pyruvat- und Glukoseoxidation ergeben [11, 28]. Die maximale Kapazität für die Oxidation exogen zugeführter Glukose liegt nach diesen Untersuchungen für gesunde Probanden und kritisch kranke Patienten bei ca. 4–5 mg/kg/min [4, 25].

! ■ **Reduktion zu Laktat.** Bei kritisch kranken Patienten wird häufig eine Hyperlaktatämie gefunden, obwohl keinerlei Zeichen einer Gewebehypoperfusion vorliegen müssen. Diese sog. *„Stresshyperlaktatämie"* zeichnet sich durch eine gleichzeitige Erhöhung der Pyruvatkonzentration aus, sodass das Laktat-Pyruvat-Verhältnis mit 10–15:1 im Normalbereich gehalten wird. Im Gegensatz dazu findet sich bei der durch Gewebehypoxie verursachten Hyperlaktatämie ein in Bezug auf Pyruvat unproportional erhöhtes Laktat (Laktat-Pyruvat-Verhältnis >15:1), da durch die hypoxiebedingte metabolische Azidose das Gleichgewicht der Reaktion in Richtung Laktat gedrängt wird [10].

Als Ursache für die nicht hypoxisch bedingte Hyperlaktatämie wird die gesteigerte zelluläre Glukoseaufnahme mit der dadurch gesteigerten aeroben Glykolyse sowie eine verstärkte Glykogenolyse und Proteolyse angesehen. Das Ausmaß der Laktaterhöhung korreliert unter diesen nichthypoxischen Bedingungen mit der Erhöhung des O_2-Verbrauchs und mit einer gesteigerten Harnstoff-Stickstoff-Ausscheidung. Ein verstärkter Laktattransport vom Muskel zur Leber (Cori-Zyklus, s. unten) trägt ebenfalls zur Hyperlaktatämie bei.

Theoretisch könnte auch eine verminderte Aktivität des Pyruvatdehydrogenase-Enzym-Komplexes zu einer Erhöhung der Laktatkonzentration führen. Hierzu liegen allerdings widersprüchliche Untersuchungsergebnisse vor: Vary [26] konnte eine Hemmung der Pyruvatdehydrogenaseaktivität durch eine sepsisinduzierte Aktivierung der Pyruvatdehydrogenasekinase zeigen. Durch Inhibitoren der Pyruvatdehydrogenasekinase, wie Dichloroazetat oder Pyruvat, konnte die Hemmung wieder aufgehoben und die Laktatkonzentration normalisiert werden. Im Gegensatz zu diesen Untersuchungen konnten bei septischen Patienten aber auch normale [12] und deutlich erhöhte Aktivitätsraten der Pyruvatdehydrogenase gefunden werden.

■ **Transaminierung zu Alanin.** Der Postaggressionsstoffwechsel zeichnet sich durch eine deutlich gesteigerte muskuläre Proteolyse aus, wobei insbesondere

Glutamin und Alanin freigesetzt werden [6]. Nur 30% des Alanins kommen allerdings direkt aus dem Proteinkatabolismus; es wird vielmehr aus Pyruvat synthetisiert. Pyruvat und auch Glutamat übernehmen im Skelettmuskel die Aminogruppen von verschiedenen verzweigtkettigen Aminosäuren [8]. Durch diese Transaminierung wird aus Pyruvat Alanin, aus Glutamat Glutamin gebildet. Die aus den Aminosäuren entstandenen Ketosäuren werden in den Zitronensäurezyklus eingeschleust und können derart vollständig oxidiert werden. Dass die Verfügbarkeit an Pyruvat bestimmend ist für das Ausmaß der muskulären Alaninproduktion und nicht die direkte Freisetzung aus der Proteolyse, wird dadurch erhärtet, dass wohl durch Glukoseinfusion der Alaninflux gesteigert, durch Alanininfusion die Glukoseproduktion aber nicht stimuliert werden kann. Alanin gelangt über das Blut zur Leber, wo es die Aminogruppe in den Harnstoffzyklus einbringt und wiederum Pyruvat gebildet wird. Pyruvat dient in der Leber als Vorstufe für die im Rahmen des Postaggressionsstoffwechsels gesteigerte Glukoneogenese (Glukose-Alanin-Zyklus, Abb. 51-4). Die wesentliche Aufgabe dieses Zyklus ist der Transport von Aminogruppen aus dem Muskel zur Leber in einer nichttoxischen Form (Alanin).

■ **Einschleusung in die Glukoneogenese über Oxalazetat.** Pyruvat kann im Muskel zu Laktat reduziert werden und so ebenfalls als Ausgangspunkt für die Bildung von Glukose in der Leber dienen (Cori-Zyklus, s. Abb. 51-5). Die Glukoneogenese aus Laktat und Alanin ist bei kritisch kranken Patienten typischerweise deutlich gesteigert und ein charakteristisches Merkmal der metabolischen Veränderungen im Postaggressionsstoffwechsel, weshalb näher darauf eingegangen werden soll.

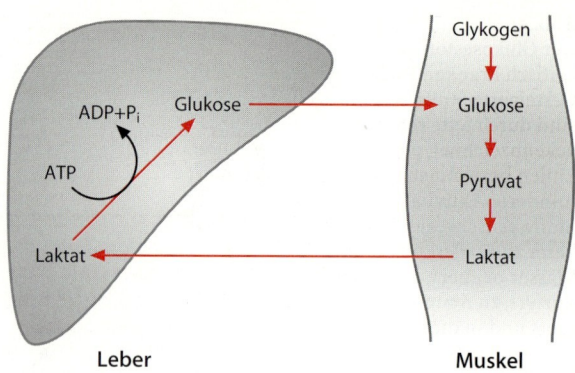

Abb. 51-5. Cori-Zyklus

51.4.3 Gesteigerte Glukoneogenese

Glukose kann in der Leber aus den verschiedensten Vorstufen wie Laktat, Pyruvat, Glyzerol und verschieden Aminosäuren, u. a. Alanin, gebildet werden. Die Glukoneogenese aus allen diesen Vorstufen ist im Postaggressionsstoffwechsel deutlich gesteigert [1]. Diese Steigerung ist im Wesentlichen auf eine Aktivierung der Glukoseneubildung aus Alanin und Laktat zurückzuführen. Die Glukoneogenese aus Glycerin kann bei kritisch kranken Patienten ca. 20% der Glukoseproduktion betragen. Aus der Muskulatur und anderen Geweben freigesetztes Laktat gelangt über den Kreislauf zur Leber, wo es als Ausgangspunkt für die Glukoseneubildung dient. Die neusynthetisierte Glukose gelangt ebenfalls über den Blutweg zu Geweben mit erhöhtem Bedarf (Wunde, immunkompetente Zellen, Erythrozyten), wo im Rahmen der aeroben, aber ggf. auch anaeroben Glykolyse, wiederum Laktat gebil-

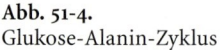
Abb. 51-4.
Glukose-Alanin-Zyklus

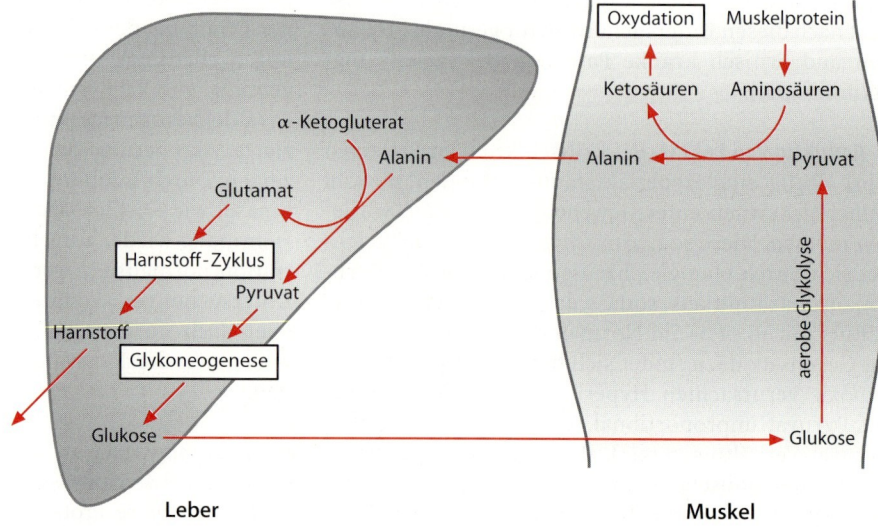

det wird (Cori-Zyklus). Auf die Glukoneogenese aus Alanin (Glukose-Alanin-Zyklus) wurde bereits oben eingegangen.

Die im Postaggressionsstoffwechsel gesteigerte Glukoneogenese kann, im Gegensatz zu der bei gesunden Probanden und im Hungerstoffwechsel, durch Glukose- und auch durch Insulinzufuhr nicht supprimiert werden [14]. Als Ursache dürfte, neben der gesteigerten Bereitstellung von Vorstufen (Alanin, Laktat) für die Glukoneogenese, die bei kritisch kranken Patienten typischen Veränderungen des Hormonstoffwechsels mit Erhöhung der Glukagon-, Kortisol- und Katecholaminkonzentration und möglicherweise die spezifische Wirkung von Zytokinen (TNF, IL-1) verantwortlich sein.

Im Gegensatz zu der im Postaggressionsstoffwechsel typischerweise beobachteten Hyperglykämie wird bei schwersten septischen Zustandsbildern gelegentlich auch eine Hypoglykämie beobachtet. Als Ursache dafür konnte in Tiermodellen eine durch Endotoxin und Zytokine (IL-6) bedingte Hemmung der Expression des Schlüsselenzyms der Glukoneogenese (Phosphoenolpyruvatcarboxykinase) gefunden werden. Daneben wird aber auch eine sepsisinduzierte Verminderung des GLUT2-Glukosetransporters in der Leber, der neben der Aufnahme auch die Abgabe von Glukose aus der Leber ermöglicht, verantwortlich gemacht.

51.4.4 Verminderte Glykogensynthese

Glykogen, die Speicherform der Glukose, kommt in quantitativ bedeutendem Ausmaß im wesentlich in der Leber und in der Skelettmuskulatur vor. Das Leberglykogen kann leicht mobilisiert und mit Hilfe der GLUT2-Glukosetransporter in die Blutbahn freigesetzt werden. Es dient als Glukosequelle für andere Organe sowie zur Sicherung der Konstanz des Blutzuckerspiegels. Muskelglykogen kann nicht direkt als Glukosequelle für andere Organe dienen, da dem Muskel das Enzym Glukose-6-phosphatase fehlt, das die Bildung von Glukose aus Glukose-6-phosphat in der Leber katalysiert. Muskelglykogen kann deshalb nur über die Glykolyse abgebaut werden (Bildung von Laktat oder Alanin, bzw. vollständige Oxidation).

Bei kritisch kranken Patienten ist die Glykogensynthese vermindert. Als Ursache konnte eine verminderte Aktivität der Glykogensynthese und ein gesteigerter Glykogenabbau nachgewiesen werden. Letzterer wird durch die hohen Glukagon- und Katecholaminkonzentrationen [28] und durch Zytokine (TNF) [13] verursacht.

51.4.5 Periphere Insulinresistenz

Bei gesunden Probanden wird die Normoglykämie nach Glukosezufuhr durch Unterdrückung der endogenen Glukoneogenese gewährleistet. Die im Postaggressionsstoffwechsel nach Glukosezufuhr häufig beobachtete Hyperglykämie ist Ausdruck einer eingeschränkten Glukosetoleranz und peripheren Insulinresistenz; die hepatische Glukoneogenese wird durch Glukose und Insulin nicht unterdrückt. Wie oben dargelegt, wird die gesteigerte periphere Glukoseaufnahme bei kritisch kranken Patienten insulinunabhängig durch GLUT1-Glukosetransporter vermittelt. Da die Glukoseaufnahme über dieses System schon weitgehend gesättigt ist, kann sie durch exogene Glukosezufuhr nur geringfügig gesteigert werden.

Bei gesunden Probanden kann Glukose auch insulinvermittelt über GLUT4-Glukosetransporter in Muskel und Fettgewebe eingeschleust werden. Besonders der Skelettmuskel weist aber im Postaggressionsstoffwechsel eine ausgepägte Insulinresistenz auf, sodass deutlich höhere Insulinkonzentrationen notwendig werden, um eine Normoglykämie bei exogener Glukosezufuhr zu erzielen [29]. Die Bindung des Insulins an seinen Rezeptor ist nicht beeinträchtigt; der Defekt muss somit im Postrezeptorbereich lokalisiert sein [21]. Der genaue Mechanismus der Insulinresistenz konnte bislang nicht mit Sicherheit aufgeklärt werden, liegt wahrscheinlich aber im Bereich des Glukosetransportes [29]. Die verminderte muskuläre Glykogensynthese dürfte, über eine Erhöhung der intrazellulären Glukosekonzentration und des dadurch verminderten Glukosegradienten zwischen extra- und intrazellulär, ebenfalls wesentlich zur Insulinresistenz beitragen [29]. Für die Ausbildung der Insulinresistenz scheint das für kritisch kranke Patienten typische hormonelle Milieu eine entscheidende Rolle zu spielen, da hierdurch die Glykogensynthese über eine durch diese Stresshormone gesteigerte Glykogenolyse gehemmt wird.

51.5 Fettstoffwechsel

Auch im Fettstoffwechsel finden sich bei Intensivpatienten gravierende Veränderungen als Ausdruck der Mediatorwirkungen.

Neben hormonellen Effekten wird auch die direkte Wirkung von Zytokinen diskutiert. TNF, das durch Endotoxin freigesetzt wird, kann die Lipolyse direkt und durch die Freisetzung von Hormonen steigern. Die Hormone Adrenalin, Noradrenalin und Kortisol, die bei septischen Zustandsbildern ebenfalls erhöht sind, stimulieren ihrerseits direkt die Lipolyse, Katecholamine auch indirekt über eine Steigerung des Blutflusses im Fettgewebe. Die niedrige Ketonkörperkonzentration bei kritisch kranken Patienten erleichtert ebenfalls die Lipolyse [20].

51.5.1 Gesteigerte Fettoxidation

Fett ist das bevorzugte Substrat im Energiestoffwechsel kritisch kranker Patienten, wobei dessen Oxidation durch exogene Glukosezufuhr nur gering unterdrückt werden kann. Gleichzeitig findet sich eine erhöhte Konzentration von freien Fettsäuren und ein gesteigerter Glyzerolumsatz. Eine der Ursachen der erhöhten Fettoxidation dürfte die erhöhte Konzentration an freien Fettsäuren sein, deren Mobilisation aus dem Fettgewebe deutlich gesteigert ist. Die Fettmobilisation übersteigt sogar die Fettoxidation [16].

51.5.2 Gesteigerte Lipolyse, erhöhte Triglyzeridproduktion

Die erhöhte Triglyzeridkonzentration ist bei kritisch kranken Patienten hauptsächlich durch eine Erhöhung der VLDL-Konzentration bedingt. Zu dieser Erhöhung tragen eine erhöhte hepatische Produktion und eine verminderte periphere Clearance bei [20]. Die gesteigerte hepatische Lipogenese ist durch direkte Wirkung der Zytokine TNF, Interferon und IL-6 bedingt. Es ist allerdings anzunehmen, dass auch noch eine Reihe anderer Zytokine und Hormone diese verstärkte Triglyzeridproduktion verursachen. Die dafür notwendigen freien Fettsäuren werden durch die gesteigerte Lipolyse aus dem Fettgewebe bereitgestellt. Eine direkte De-novo-Synthese von Fettsäuren in der Leber scheint eine untergeordnete Rolle zu spielen [9].

Ein 3. Faktor, der zur Erhöhung der VLDL-Konzentration, und damit Hypertriglyzeridämie, beiträgt, ist die verminderte VLDL-Clearance durch Reduktion der Lipoproteinlipaseaktivität (LPL) im Muskel und Fettgewebe. Es konnte gezeigt werden, dass dieses Enzym durch TNF supprimiert werden kann [15]. Trotz dieser eingeschränkten LPL-Aktivität findet sich bei Patienten mit Sepsis allerdings eine erhöhte Clearance für exogen zugeführtes Fett. Als Erklärung wird der gesteigerte Blutfluss im Muskel und Fettgewebe diskutiert. Die wahrscheinlichste Erklärung für die bei Sepsis gefundene Hypertriglyzeridämie ist eine Kombination aus einerseits erhöhter Produktion von Triglyzeriden durch die Leber und andererseits verminderter VLDL-Clearance durch die peripheren Gewebe [20].

Die LPL-Aktivität von Fettzellen wird normalerweise autoregulatorisch durch von diesen Zellen selbst produziertes TNF reguliert. Durch die Wirkung von im Postaggressionsstoffwechsel freigesetzten Mediatoren scheint diese Autoregulation aufgehoben zu sein, sodass es zu einer Verarmung intrazellulärer Triglyzeridspeicher kommt. Eine Wiederauffüllung dieser Speicher ist durch eine Verminderung des „acylation-stimulating protein" (ASP) nicht möglich, d. h. in der Sep-

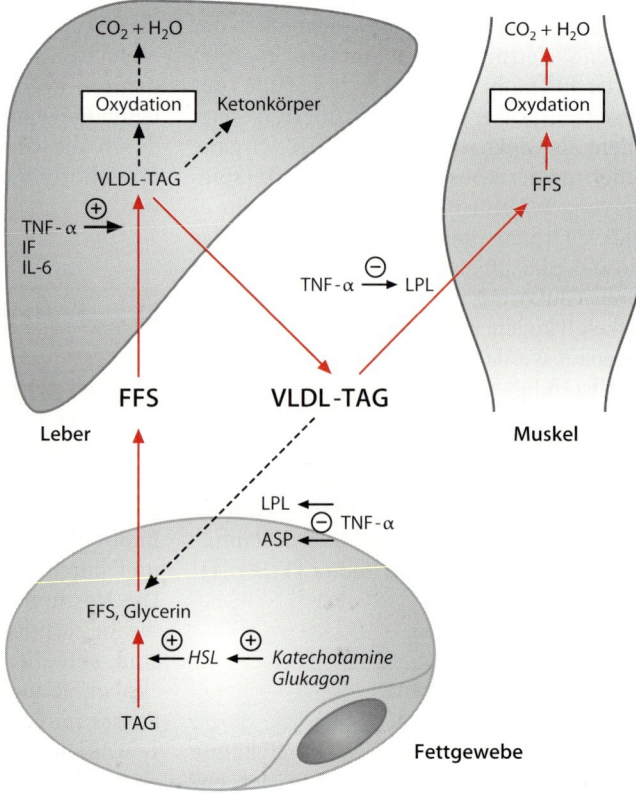

Abb. 51-6.
Veränderungen des Fettstoffwechsels im Postaggressionsstoffwechsel. Gesteigerte Stoffwechselwege sind durch fette rote Linien gekennzeichnet, punktierte Linien bezeichnen eine verminderte Aktivität dieses Stoffwechselweges. *VLDL* = very low density lipoprotein, *TAG* = Triacylglyzerin, *LPL* = Lipoproteinlipase, *ASP* = Acylation-stimulation protein, *HSL* = hormonsensitive Lipase, *FFS* = freie Fettsäuren

sis besteht einerseits eine eingeschränkte Aufnahme von Fettsäuren durch eine verminderte Aktivität der ASP und zudem steht weniger Fettsäure für die Aufnahme zur Verfügung, da die LPL-Aktivität vermindert ist [18]. Eine Zusammenfassung der Veränderungen des Fettstoffwechsels bei kritisch kranken Patienten ist in Abb. 51-6 dargestellt.

51.5.3 Verminderte Ketonkörperproduktion

Obwohl im Postaggressionsstoffwechsel eine Steigerung der Lipolyse auftritt, ist die Ketonkörperproduktion vermindert. Dies kann nicht allein durch die bei kritisch kranken Patienten häufig erhöhten Insulinkonzentrationen erklärt werden. Es konnte allerdings gezeigt werden, dass die Zytokine TNF und IL-1 die Ketonkörperproduktion, ähnlich wie auch Endotoxin, direkt vermindern können. Als Erklärung wird die verstärkte Veresterung der freien Fettsäuren in der Leber im Rahmen der Triglyzeridsynthese angesehen, d. h. sie gehen nicht in die β-Oxidation ein, durch die Acetyl-CoA für die Ketogenese produziert werden würde [20]. Ein wesentlicher Unterschied im Fettstoffwechsel zwischen Sepsis und Hungerstoffwechsel ist diese reduzierte Ketonkörperproduktion, obwohl bei beiden Zustandsbildern erhöhte Konzentrationen an freien Fettsäuren gefunden werden.

51.6 Proteinstoffwechsel

> Im Postaggressionsstoffwechsel kommt es zu einem fortschreitenden Verlust von Körpereiweiß, der so ausgeprägt ist, dass er das 3- bis 4fache des Hungerstoffwechsels betragen kann.

Das Eiweiß stammt überwiegend aus einer gesteigerten muskulären Proteolyse, wobei vorwiegend die Aminosäuren Glutamin und Alanin freigesetzt werden [6].

Für die charakteristischen Veränderungen des Proteinstoffwechsels werden ebenfalls spezifische Mediatoren verantwortlich gemacht. In diesem Zusammenhang wird insbesondere TNF-α und Interleukin-1 bzw. einem Teil dieses Moleküls, das als „proteolysis-inducing factor" bezeichnet wird, eine bedeutsame Rolle zugeschrieben [7]. Viele der bei Patienten gefundenen Veränderungen konnten in vitro durch Interleukin-1 stimuliert werden. Neben einem direkten Effekt dieses Zytokins auf den Proteinstoffwechsel wird ein indirekter Effekt durch Beeinflussung des hormonellen Milieus angenommen [19]. Das charakteristische hormonelle Milieu kritisch kranker Patienten mit Erhöhung der Plasmakonzentration kataboler Hormone (Kortisol, Glukagon und Katecholamine) trägt ebenfalls zu den beschriebenen Veränderungen des Proteinstoffwechsels bei.

51.6.1 Gesteigerte Proteolyse

Die Proteolyse ist in der Muskulatur gesteigert. Allgemein gilt:

> Glutamat und Pyruvat dienen als Aminogruppenakzeptoren. Sie können durch Transaminierung Aminogruppen verschiedener verzweigtkettiger Aminosäuren aufnehmen: Aus Pyruvat entsteht Alanin und aus Glutamat Glutamin.

Glutamin und Alanin gelangen über das Blut in die Leber. Die aus den deaminierten Aminosäuren entstandenen Ketosäuren können in den Zitronensäurezyklus eingeschleust und vollständig oxidiert und somit für die Energieproduktion zur Verfügung stehen [8]. Neben der gesteigerten muskulären Proteolyse ist die Aminosäureaufnahme durch den Muskel eingeschränkt, wodurch zusätzlich der Aminosäurefluss verstärkt von der Peripherie zur Leber geleitet wird [7]. Die Aminosäureaufnahme durch die Leber ist dementsprechend gesteigert. Der Grund für den verstärkten Fluss von Aminosäuren aus der Peripherie in die Leber und das Splanchnikusstromgebiet ist nicht völlig geklärt. Ein erhöhter Glukosebedarf im Rahmen des Postaggressionsstoffwechsels scheint, neben der gesteigerten Proteinsynthese in der Leber und den immunkompetenten Zellen, eine wesentliche Rolle zu spielen.

Alanin und Glutamin werden noch in der Leber in die Glukoneogenese eingeschleust (Glukose-Alanin-Zyklus) bzw. stehen für die Proteinsynthese zur Verfügung [7].

> Aus einer Aminosäuremenge, die 4,66 g Aminosäurestickstoff entspricht, werden bei der hepatischen Glukoneogenese 16 g Glukose synthetisiert [7].

51.6.2 Gesteigerte Proteinsynthese

Die hepatische Proteinsynthese und auch die Proteinsynthese in den peripheren Lymphozyten [5] sind im Postaggressionsstoffwechsel gesteigert. In der Leber werden dabei die sog. Akutphaseproteine synthetisiert, die eine große Bedeutung in der Wundheilung und in der Immunabwehr haben. Die muskuläre Proteinsynthese ist gering vermindert bzw. nicht wesentlich verändert [5].

Trotz gesteigerter Proteinsynthese wird bei kritisch kranken Patienten eine negative Stickstoffbilanz gefunden. Dies erklärt sich daraus, dass die Proteinkatabolie die gesteigerte Proteinsynthese noch übertrifft [22]. Neben der Verwendung bei der hepatischen und lymphozytären Proteinsynthese wird ein großer Teil des Aminosäurestickstoffs als Harnstoff ausgeschieden, wodurch es zu einem Nettostickstoffverlust aus dem Körper kommt (negative Stickstoffbilanz).

51.6.3 Bedeutung des Glutamins im Postaggressionsstoffwechsel

Wie Alanin wird Glutamin im Postaggressionsstoffwechsel vermehrt aus der Skelettmuskulatur freigesetzt. Glutamin entsteht aus Glutamat durch Übernahme von Aminogruppen aus anderen Aminosäuren und kann so Ammoniak in einer nichttoxischen Form zu anderen Organen transportieren. In der Leber werden die Aminogruppen entweder in den Harnstoffzyklus eingeschleust oder stehen für eine gesteigerte Proteinsynthese zur Verfügung. Das durch Desaminierung entstandene α-Ketoglutarat geht überwiegend in die Gluconeogenese ein, in geringerem Ausmaß wird es in den Zitronensäurezyklus zur vollständigen Oxidation eingeschleust. In der Niere wird Glutamin für die Ammoniumionproduktion verwendet.

Glutamin ist darüber hinaus das wichtigste Substrat im Energiestoffwechsel der Darmmukosa, wobei es überwiegend aus dem Darmlumen zur Verfügung gestellt wird, wenn eine enterale Ernährung möglich ist. In Zellen mit hoher Umsatzrate wie Lymphozyten, Nierentubuluszellen, Fibroblasten und Gefäßendothelzellen dient es als Ausgangssubstanz für die Nukleinsäurebiosynthese. Neben dem Skelettmuskel gibt auch die Lunge in der Sepsis Glutamin in die Zirkulation ab.

Der schon normalerweise hohe Glutaminuptake durch den Dünndarm (20–30% des zirkulierenden Glutamins in der Postabsorptionsphase) nimmt im Postaggressionsstoffwechsel deutlich zu und bedingt eine Abnahme der Glutaminkonzentration im Blut und Gewebe. Glutamin dient im Dünndarm als wichtigste Energiequelle für die Dünndarmepithelzellen (Enterozyten). Es wird in den Enterozyten desaminiert (diese Zellen weisen die höchste Glutaminaseaktivität aller Gewebe auf), das dabei entstehende α-Ketoglutarat wird zur Energieproduktion in den Zitratzyklus eingebracht.

Aufgrund seiner Funktion als Energieträger ist Glutamin für die Integrität des Darmepithels essentiell. Der Glutaminstickstoff gelangt als Alanin und Ammoniak über den Portalkreislauf in die Leber, wo er in den Harnstoffzyklus eingeht. Eine Steigerung der Glutaminaufnahme wird auch in der Niere beobachtet, wobei dieser Vorgang durch Kortisol und den Blut-pH-Wert beeinflusst wird; Azidose steigert hier die Aufnahme.

In den Lymphozyten und Makrophagen dient das vermehrt aufgenommene Glutamin als Ausgangsprodukt für biosynthetische Prozesse wie gesteigerte Lymphozytenproliferation und gesteigerte Zytokinproduktion durch Makrophagen; die Verfügbarkeit von Glutamin ist deshalb für ein funktionierendes Immunsystem im Postaggressionsstoffwechsel von entscheidender Bedeutung. In der Sepsis sistiert die Glukoseaufnahme durch den Darm nahezu vollständig, es wird sogar eine geringe Glukoseabgabe beobachtet.

Die beschriebenen pathophysiologischen Veränderungen des Glutaminstoffwechsels sowie experimentelle und klinische Beobachtungen, die zeigen, dass

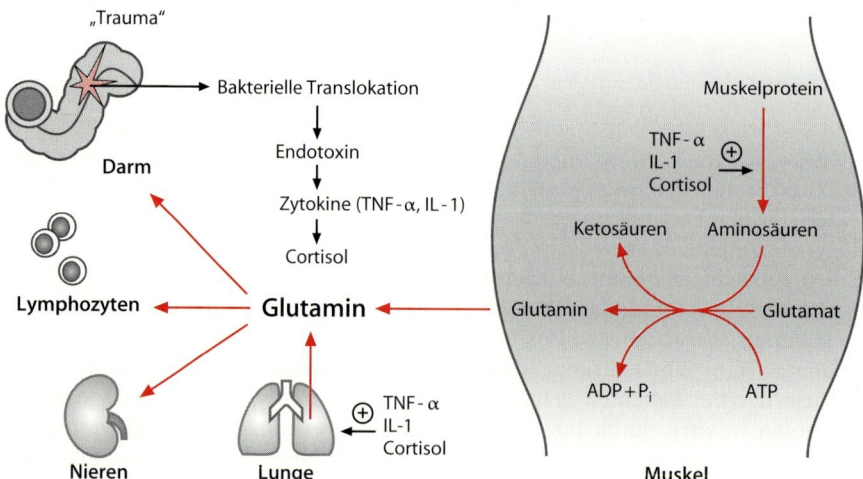

Abb. 51-7. Die Bedeutung des Glutamins im Postaggressionsstoffwechsel. Durch Traumen unterschiedlichster Genese kommt es zu einer bakteriellen Translokation, die die Zytokinkaskade aktiviert. Es kommt in der Folge zu einer vermehrten Freisetzung von Glutamin aus der Muskulatur und den Lungen in den freien Glutaminpool. Glutamin gelangt vermehrt in den Darm, wo es zur Wiederherstellung der Darmintegrität benötigt wird. Glutamin wird auch vermehrt von Lymphozyten und Makrophagen benötigt, um deren Abwehrfunktion aufrecht zu erhalten. In der Niere dient es der Regulation des Säure-Basen-Haushalts

enterale und glutaminsubstituierte parenterale Ernährung die Funktion und Integrität der Darmmukosa aufrechterhalten, die inflammatorische Reaktion vermindern und den Krankheitsverlauf kritisch kranker Patienten günstig beeinflussen können, haben zu der Hypothese geführt, dass die Störung der Darmintegrität und die dadurch verursachte gesteigerte Translokation von Bakterien und Toxinen eine entscheidende Rolle bei der Entstehung und Aufrechterhaltung des Postaggressionsstoffwechsels und eines MODS spielt („gut-origin of MODS", Abb. 51-7).

Danach kommt es im Krankheitsverlauf durch systemische (Malnutrition, Schock, Sepsis, Polytrauma) und lokale Faktoren (Entzündung, schwere Diarrhö, Infektion) zu einer Störung der Darmmukosa und damit der Integrität des Darmepithels. Die Folge ist eine Translokation von Bakterien und Toxinen. In der Leber kommt es daraufhin zu einer Stimulation der Makrophagen, die proinflammatorische Zytokine produzieren. Diese führen zu den charakteristischen Veränderungen des Postaggressionsstoffwechsels, zu denen auch die verstärkte Proteolyse und Freisetzung von Glutamin aus dem Skelettmuskel und der Lunge gehören. Glutamin gelangt zum Darm, wo es vermehrt zur Wiederherstellung der Enterozytenintegrität und -funktion benötigt wird. Glutamin wird vermehrt auch in Lymphozyten und Makrophagen aufgenommen, wo es die für die Abwehrfunktion notwendige Proliferation dieser Zellen ermöglicht.

Literatur

1. Beisel WR, Wannemacher RW (1980) Gluconeogenesis, ureagenesis and ketogenesis during sepsis. JPEN 4: 277–285
2. Bone RC (1991) The pathogenesis of sepsis. Ann Intern Med 115: 457–469
3. Bone RC (1996) Immunologic dissonance: a continuing evolution in our understanding of the systemic inflammatory response syndrome (SIRS) and the multiple organ dysfunction syndrome. Ann Intern Med 125: 680–687
4. Burke JF, Wolfe RR, Mullany CJ, Mathews DE, Bier DM (1979) Glucose requirements following burn injury. Parameters of optimal glucose infusion and possible hepatic and respiratory abnormalities following excessive glucose intake. Ann Surg 190: 274–85
5. Essen P, McNurlan MA, Gamrin L et al. (1998) Tissue protein synthesis rates in critically ill patients. Crit Care Med 26: 92–100
6. Gore DC, Jahoor F, Hibbert J, DeMaria EJ (1995) Except for alanine, muscle protein catabolism is not influenced by alterations in glucose metabolism during sepsis. Arch Surg 130: 1171–1176
7. Hasselgren PO, Pedersen P, Sax HC, Warner BW, Fischer JE (1988) Current concepts of protein turnover and amino acid transport in liver and skeletal muscle during sepsis. Arch Surg 123: 992–999
8. Haymond MW, Miles JM (1982) Branched chain amino acids as a major source of alanine nitrogen in man. Diabetes 31: 86–89
9. Hellerstein MK, Neese RA, Schwarz JM (1993) Model for measuring absolute rates of hepatic de novo lipogenesis and reesterification of free fatty acids. Am J Physiol 265: 814–820
10. Hotchkiss RS, Karl IE (1992) Reevaluation of the role of cellular hypoxia and bioenergetic failure in sepsis. JAMA 267: 1503–1510
11. Jeevanandam M, Young DH, Schiller WR (1990) Glucose turnover, oxidation and indices of recycling in severely traumatized patients. J Trauma 30: 582–589
12. Lang CH, Bagby GJ, Blakesley HL, Spitzer JJ (1987) Glucose kinetics an pyruvate dehydrogenase activity in septic rats treated with dichloroacetate. Circ Shock 23: 131–141
13. Lee MD, Zentella A, Vine W, Pekala PH, Cerami A (1987) Effect of endotoxin-induced monokines on glucose metabolism in the muscle cell line L6. Proc Natl Acad Sci USA 84: 2590–2594
14. Long CL, Kinney JM, Geiger JW (1976) Nonsuppressability of gluconeogenesis by glucose in septic patients. Metabolism 25: 193–201
15. Morin CL, Schlaepfer IR, Eckel RH (1995) Tumour necrosis factor-alpha eliminates binding of NF-Y and an octamer-binding protein to the lipoprotein lipase promoter in 3T3-L1 adipocytes. J Clin Invest 95: 1684–1698
16. Nordenstrom J, Carpentier YA, Askanazi J et al. (1983) Free fatty acid mobilization and oxidation during total parenteral nutrition in trauma and infection. Ann Surg 198: 725–735
17. Papanicolaou DA, Wiler RL, Manolagas SC, Chrousos GP (1998) The pathophysiologic roles of interleukin-6 in human disease. Ann Intern Med 128: 127–137
18. Robin AP, Askanazi J, Greenwood MRC et al. (1981) Lipoprotein lipase activity in surgical patients: influence of trauma and infection. Surgery 90: 401–408
19. Sakurai Y, Zhang XJ, Wolfe RR (1996) TNF directly stimulates glucose uptake and leucine oxidation and inhibits FFA flux in conscious dogs. Am J Physiol 270: 864–872
20. Samra JS, Summers LKH, Frayn KN (1996) Sepsis and fat metabolism. Br J Surg 83: 1186–1196
21. Shangraw RE, Jahoor F, Mihyoshi H et al. (1989) Differentiation between septic and postburn insulin resistance. Metabolism 38: 983–989
22. Shaw JHF, Wildbore M, Wolfe RR (1987) Whole body protein kinetics in severely septic patients. Ann Surg 205: 288–294
23. Stoner HB (1986) Metabolism after trauma and in sepsis. Circ Shock 19: 75–87
24. Stoner HB, Little RA, Frayn KN, Elebute AE, Tresadern J, Gross E (1983) The effect of sepsis on the oxidation of carbohydrate and fat. Br J Surg 70: 32–35
25. Thiebaud D, Jacot E, DeFronzo RA, Maeder E, Jequier E, Felber JP (1982) The effect of graded doses of insulin on total glucose uptake, glucose oxidation and glucose storage in man. Diabetes 31: 957–963
26. Vary TC (1991) Increased pyruvate dehydrogenase kinase activity in response to sepsis. Am J Physiol 260: 669–674
27. Wolfe RR, Allsop JR, Burke JF (1979) Glucose metabolism in man: responses to intravenous glucose infusion. Metabolism 28: 210–220
28. Wolfe RR, Jahoor F, Herndon DN, Miyoshi H (1991) Isotopic evaluation of the metabolism of pyruvate and related substrates in normal adult volunteers and severely burned children: Effect of dichloroacetate and glucose infusion. Surgery 110: 54–67
29. Yki-Järvinen, Sammalkorpi K, Koivisto VA, Nikkilä EA (1989) Severity, duration, and mechanisms of insulin resistance during acute infections. J Clin Endocrinol Metab 69: 317–23

Diabetisches Koma und perioperative Diabetestherapie

KAPITEL 52

H. LEHNERT

52.1 Diabetisches Koma – Einteilung und Klassifikation 909

52.2 Diabetische Ketoazidose 909
52.2.1 Häufigkeit 909
52.2.2 Ursachen 909
52.2.3 Pathogenese 910
52.2.4 Klinisches Bild 910
52.2.5 Diagnostisches Vorgehen 911
52.2.6 Therapie 912
52.2.7 Prognose 914

52.3 Hyperosmolares, nichtketoazidotisches Koma 914
52.3.1 Häufigkeit, Ursachen und Pathogenese 914
52.3.2 Diagnostik und klinisches Bild 914
52.3.3 Therapie 915
52.3.4 Prognose 915

52.4 Laktazidosen 915
52.4.1 Ursachen 915
52.4.2 Klinik und Diagnostik der Laktazidosen 916
52.4.3 Therapie 916

52.5 Hypoglykämie 917
52.5.1 Ursachen 917
52.5.2 Diagnostik und klinisches Bild 918
52.5.3 Therapie 919
52.5.4 Prognose 919

52.6 Perioperative Betreuung des Diabetikers 920
52.6.1 Perioperative Risiken und Diagnostik 920
52.6.2 Präoperative Therapie 920
52.6.3 Intraoperative Therapie 920
52.6.4 Postoperative Therapie und Risiken 920

Literatur 921

Diabetisches Koma und perioperative Diabetestherapie

H. Lehnert

52.1 Diabetisches Koma – Einteilung und Klassifikation

Das diabetische Koma im engeren Sinne wird in die folgenden 3 Formen unterteilt:
- diabetische Ketoazidose,
- hyperosmolares, nichtketoazidotisches Koma,
- Laktazidose.

Auch die *alkoholische Ketoazidose beim Diabetes mellitus* gehört zu diesem Formenkreis, soll aber an dieser Stelle nicht weiter erörtert werden.

Die *Hypoglykämie* zählt nicht unmittelbar zu den Formen des diabetischen Komas, muss aber als relevante Akutkomplikation hier mitangeführt werden.

Diabetische Ketoazidose
Der diabetischen Ketoazidose liegen vielfältige Mechanismen zugrunde, meist aber eine ausgeprägte Insulinsekretionsstörung bzw. ein Insulinmangel. Es handelt sich damit auch um die klassische Komaform des Patienten mit Typ-1-Diabetes. Per Definition gehören folgende Symptome zu dieser Erkrankung:
- Hyperglykämie, bereits ab Werten von etwa 250 mg/dl bzw. etwa 14 mmol/l,
- metabolische Azidose,
- erniedrigtes Serumbikarbonat,
- vermehrte Bildung von Ketonkörpern.

Hyperosmolares, nichtketoazidotisches Koma
Beim *hyperosmolaren, nichtketoazidotischen Koma* steht eine Hyperglykämie mit deutlich höheren Werten, ein parallel verlaufender Anstieg der Serumosmolarität, jedoch keine Ketoazidose im Vordergrund. Hier besteht noch eine erhaltene Insulinsekretion, sodass die antilipolytische Wirkung von Insulin noch vorhanden ist.

Laktatazidose
Bei der *Laktazidose* steht eine schwere metabolische Azidose mit erhöhten Laktatkonzentrationen im Vordergrund. Diese Einteilung kann nicht starr eingehalten werden, denn insbesondere bei älteren Patienten mit zunehmenden Insulinsekretionsstörungen kommen Mischbilder vor. Bei der diabetischen Laktazidose handelt es sich im engeren Sinne um eine Laktazidose vom Typ B1 (s. unten).

52.2 Diabetische Ketoazidose

52.2.1 Häufigkeit

Die Bedeutung dieser Akutkomplikation ergibt sich daraus, dass ein diabetisches Koma etwa 0,5–1,6 % aller Krankenhausaufnahmen ausmacht. Daten aus Dänemark zeigten in den Jahren 1975–1979 eine Inzidenz von 8,5 auf 100000 Einwohner, durch Intensivierung der Schulungsmaßnahmen bei diabetischen Patienten kam es in den darauffolgenden 5 Jahren zu einer Reduktion auf 4,5 pro 100000 Einwohner. Während in den USA eine Inzidenz von etwa 300–800 Episoden auf 100000 diabetische Patienten mitgeteilt wurde, zeigte die größte hierzu in unserem Raum durchgeführte Studie, dass die Inzidenz 6,4 auf 100000 Einwohner bzw. 310 auf 100000 diabetische Patienten betrug (Erfurt-Studie). Dabei unterschieden sich die Daten deutlich für Patienten mit einem insulinpflichtigen („insulin-dependent") Diabetes mellitus (IDDM) von denen mit nichtinsulinpflichtigem („non-insulin-dependent") Diabetes mellitus (NIDDM). Bei IDDM-Patienten fand sich eine Inzidenz von 8, bei NIDDM von 1,3 auf 100000 Einwohner, bei diätetisch behandelten nur 0,3 auf 100000 Einwohner. Durch intensive Schulungsmaßnahmen konnte innerhalb der Gruppe der diabetischen Patienten eine Reduktion von 310 auf 210 auf 100000 Einwohner erzielt werden. Wesentliche Unterschiede in der Häufigkeit gab es zwischen Männern und Frauen nicht [2].

52.2.2 Ursachen

Das Ursachenspektrum der diabetischen Ketoazidose ist außerordentlich vielfältig; neben auslösenden Erkrankungen stehen Behandlungsfehler wie auch Kooperationsprobleme im Vordergrund. Als Hauptursachen wurden in einer dänischen Untersuchung Infektionen (37 %) beschrieben, gefolgt von Behandlungsfehlern (21 %), Medikamenteninteraktionen und

Alkohol (10%), Myokardinfarkt (5%), Pankreatitis und anderen gastrointestinalen Problemen (5%), sowie endokrine und metabolische Ursachen mit 5%. Keine Ursache konnte in etwa 14% gefunden werden [12].

Ein wesentliches Problem sind sicher Behandlungsfehler, hier insbesondere die nicht ausreichende Insulinsubstitutionstherapie, v.a. unter Stressbedingungen (perioperativ, Begleiterkrankungen), oder die unzureichende und nicht mehr sinnvolle Einnahme oraler Antidiabetika. Ein besonderes Problem stellt auch die diabetische Ketoazidose bei Pumpenpatienten dar. Eine fehlende Zufuhr durch Pumpenstop oder Katheterprobleme kann innerhalb kürzester Zeit zu einer diabetischen Ketoazidose führen, da bei dieser Therapieform kein Basalinsulin zugeführt wird und somit die Insulinvorräte rasch erschöpft sind.

52.2.3 Pathogenese

Das klinische Vollbild der diabetischen Ketoazidose ist Ausdruck der Hyperglykämie, Ketoazidose und nachfolgend einer ausgeprägten Dehydrierung.

Relativer Insulinmangel
Ursächlich liegt dieser Entwicklung zunächst ein relatives Überwiegen insulinantagonistischer Hormone zugrunde (Wachstumshormon, Glukokortikoide, Katecholamine, Glukagon) und damit einhergehend ein relativer Insulinmangel.

Die Hyperglykämie ist dabei in erster Linie Ausdruck der verminderten Aufnahme von Glukose in die insulinsensitiven Gewebe (quergestreifte Muskelzelle, Fettgewebszelle) bei gleichzeitiger Mehrproduktion von Glukose. Diese Mehrproduktion ist zum einen Ausdruck einer hyperglykämiebedingten Hochregulierung des Glukosetransporters 2 (GLUT-2), der Glukose aus den Hepatozyten transportiert. Im Gegensatz dazu bleibt GLUT-4 unter Bedingungen des Insulinmangels inaktiv und kann die Glukoseaufnahme in Muskel- und Fettzellen nicht bewirken. Weiterhin entsteht Glukose als Ausdruck eines erhöhten Proteinkatabolismus und einer verminderten Proteinsynthese (Kortisoleffekte) sowie einer erhöhten Verfügbarkeit von Aminosäuren als Substraten der Glukoneogenese.

Ketose
Die *Ketose* ist Ausdruck der unter den Bedingungen des Insulinmangels verminderten antilipolytischen Wirkung. Insulin hemmt die Gewebslipase und verhindert hierdurch den Abbau gespeicherter Triglyzeride. Bei Insulinmangel nimmt die Aktivität der Gewebslipase zu, Triglyzeride werden zu Glyzerol und freien Fettsäuren hydrolysiert. Diese wiederum sind die hepatischen Vorstufen für die Ketonsäuren β-Hydroxybutyrat und Acetoacetat [6]. Zusammenfassend ist dies in Abb. 52-1 dargestellt.

Folge: Dehydrierung
Als lebensbedrohliches klinisches Leitsymptom entsteht mit Anstieg der Blutglukosewerte eine osmotische Diurese mit gleichzeitiger glukoseinduzierter Ausscheidung von Wasser und Salzen. Bei noch normaler Nierenfunktion und ausreichender Hydrierung gleicht der renale Glukoseverlust die Hyperglykämie aus, höhere Serumwerte sind daher auch ein Hinweis für eine zunehmend eingeschränkte Nierenfunktion bzw. Dehydrierung. Der Verlust von Natriumsalzen verstärkt die Dehydrierung. Schließlich entsteht ein Circulus vitiosus, bei dem sich die Ketonsäuren im distalen Tubulus wie nicht resorbierbare Anionen verhalten und daher als Natrium- und Kaliumsalze ausgeschieden werden; dies führt zu einem weiteren Elektrolytverlust.

52.2.4 Klinisches Bild

Die wesentlichen Symptome und Zeichen der diabetischen Ketoazidose und ihre Ursachen sind in Tabelle 52-1 dargestellt. Dabei ist darauf zu achten, dass die Differentialdiagnose zwischen einer Pseudoperitonitis diabetica und einem akuten Abdomen schwierig sein kann. Erstere korreliert mit dem Schweregrad der Azidose. Die Symptome unterscheiden sich bei Auftreten des diabetischen Komas als Erstmanifestation oder als Komplikation im Verlauf der Diabeteserkrankung nicht. Prodromi wie Polyurie, Polydipsie, Erbrechen und Inappetenz können dabei dem Koma bis zu einigen Tagen vorausgehen; insbesondere bei schleichendem Verlauf sind Exsikkose und Volumenmangel sehr ausgeprägt.

Das klinische Vollbild manifestiert sich durch die ausgeprägte Dehydrierung mit ihren Folgen (trockene Schleimhaut, fehlender Hautturgor, weiche Bulbi, herabgesetzter Muskeltonus). Aufgrund des Volumenmangels sind insbesondere die systolischen Blutdruck-

Tabelle 52-1. Klinik der diabetischen Ketoazidose

Klinische Zeichen	Ursache
Polyurie, Polydipsie	Osmotische Diurese
Gewichtsverlust, Schwäche	Diurese, Kababolie
Übelkeit	Ketose
Abdominalbeschwerden*	K^+-Depletion (?)
Muskelkrämpfe	Flüssigkeitsverlust
Dehydratation	K^+- und Na^+-Depletion
Gastroparese	Osmotische Diurese
Warme Haut	K^+-Depletion, Azidose
Hypotonie, Tachykardie	Vasodilation
Somnolenz, Koma	Dehydratation, Azidose, Hyperosmolarität

* Häufig schwierige Differentialdiagnose zwischen Pseudoperitonitis diabetica und akutem Abdomen. Erstere korreliert mit dem Schweregrad der Azidose.

Abb. 52-1.
Bildung von Ketonkörpern im Insulinmangel

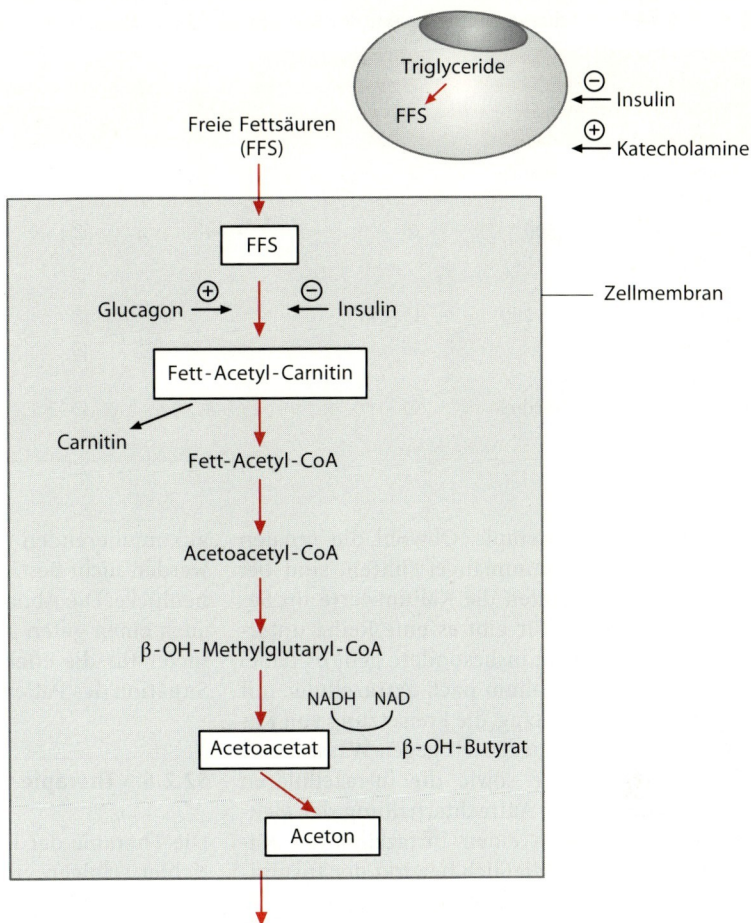

werte niedrig, häufig unter 90–100 mmHg. Die Extremitäten sind in der Regel blass. Mit zunehmendem Schweregrad der Erkrankung und insbesondere mit Zunahme der Azidose entwickelt sich die typische tiefe Kussmaul-Atmung zur Kompensation der metabolischen Azidose. Eine Cheyne-Stokes-Atmung kann sich einstellen, dies ist dann ein prognostisch besonders ungünstiges Zeichen [5]. Von großer Bedeutung ist die Differentialdiagnose der unterschiedlichen Komaformen, die in Tabelle 52-2 dargestellt ist.

52.2.5 Diagnostisches Vorgehen

Akutdiagnostik
Die Akutdiagnostik der diabetischen Ketoazidose umfasst v. a. die folgenden Untersuchungen: Blutglukose, Plasmaketonkörper, Elektrolyte im Serum, Blut-pH, Blutgasanalyse, Blutbild, Urinkultur, ggf. Blutkultur, EKG, Thoraxröntgenbild.

Diagnosekriterien
Die Diagnose einer diabetischen Ketoazidose kann dann gestellt werden, wenn die folgenden Kriterien erfüllt sind:

- Blutglukose über 250 mg/dl,
- pH < 7,35,
- erniedrigtes HCO_3^-,
- hohe Anionenlücke (optional),
- positiver Test für Plasmaketone.

Zu beachten ist, dass eine *Leukozytose*, insbesondere aufgrund der erhöhten Sekretion der Glukokortikoide, obligat auftritt. 40–60% der Patienten zeigen Anstiege der Amylase, meist keine Lipaseerhöhung. Am ehesten handelt es sich hier um eine Erhöhung der Isoamylase aus den Speicheldrüsen. Weiterhin finden sich Anstiege der Transaminasen und der CK; möglicherweise korreliert die CK-Erhöhung mit dem anfänglich auftretenden intrazellulären Phosphatmangel. Ein Laktatanstieg ist zum einen Ausdruck des Volumenmangels, zum anderen Ausdruck der hieraus resultierenden Minderperfusion und Gewebehypoxie. Hier werden Werte über 2,5 mmol/l beobachtet. Bei deutlichem und weiterem Anstieg der Laktatwerte ist bei Vorliegen einer abdominellen Symptomatik an eine Peritonitis zu denken.

Elektrolyte
Insbesondere die Bestimmung von Kalium und Phosphat im Serum ist von großer Bedeutung für die Steue-

Tabelle 52-2. Differentialdiagnostische Aspekte der Komaformen bei diabetischen Patienten

Art des Komas	Blutglukose, approximativ [mg/dl]	Plasmaketone semiquantitativ	Dehydratation	Hyperventilation (Kussmaul-Atmung	Blutdruck	Haut
Diabetische Ketoazidose	> 300	+-+++	++	++	(↓)	Warm
Hyperosmolares, nichtketoazidotisches Koma	> 500	∅-+	+++	∅+++	(↓)	Normal
Laktazidose	20–200	∅-+		∅	↓	Warm
Hypoglykämie	< 50	∅	∅	∅	(↑)	Kalt, schweißig
Nichtmetabolisches Koma	Variabel	∅-+	∅-+	∅-+	Variabel	Normal

rung der Substitutionstherapie. Obwohl die renalen Kaliumverluste zum Kaliummangel führen, sind bei der Aufnahme des Patienten die Kaliumwerte im Serum häufig erhöht. Hierfür gibt es eine Reihe unterschiedlicher Erklärungen; insbesondere geht es dabei um den Transport von Kalium nach extrazellulär mit extrazellulärem Wasserentzug, die Freisetzung von Kalium aus den Zellen im Austausch gegen Wasserstoffionen durch die Azidose sowie die intrazellulären Phosphatverluste, die zur Aufrechterhaltung der elektrischen Neutralität auch einen intrazellulären Kaliumverlust bedingen. Schließlich bewirkt der Insulinmangel eine verminderte Aufnahme von Kalium in die Zelle und führt über den Abbau von Glykogen und Proteinen ebenfalls zu einem Kaliumtransport aus der Zelle. Die Situation kann weiter dadurch kompliziert werden, dass bei vielen Patienten, v. a. bei lange bestehendem Diabetes, ein hyporeninämischer Hypoaldosteronismus mit ohnehin tendenziell erhöhten Kaliumwerten besteht.

! Dies verdeutlicht gleichzeitig, dass mit Durchführung einer effektiven Therapie (Volumensubstitution, Ausgleich des Insulinmangels) Kalium wieder nach intrazellulär transportiert wird und im Verlaufe der Therapie eine Hypokaliämie entstehen kann. Die engmaschige Kontrolle des Serumkaliums ist daher essentiell.

Anionenlücke

In der Situation der diabetischen Ketoazidose ist die Anionenlücke typischerweise erhöht. Die Berechnung der Anionenlücke ergibt sich aus der Subtraktion der Chlorid- und Bikarbonatkonzentration von der Natriumkonzentration ($[Na^+]-[Cl^- + HCO_3^-]$). Die normale Anionenlücke von 8–12 mmol/l entsteht durch die nicht gemessene Konzentration an Albumin und organischen Säuren, in erster Linie Laktat, Phosphat und Sulfate. Mit Anstieg der Ketosäuren Acetoacetat und β-Hydroxybutyrat wird durch die notwendigen Puffervorgänge Bikarbonat verbraucht und durch die akkumulierenden Ketosäurenanionen ersetzt. Diese werden nicht bestimmt und erhöhen damit die Anionenlücke. Die Abnahme der Anionenlücke stellt damit auch einen guten und einfach zu berechnenden Parameter für die effektive Behandlung der azidotischen Situation des Patienten dar [1].

52.2.6 Therapie

Die Therapie der Ketoazidose muss rasch und zielgerichtet erfolgen, um eine weitere Progression, insbesondere des Flüssigkeitsverlusts, aufzuhalten. Im Vordergrund der therapeutischen Maßnahmen steht daher auch der *Ausgleich des Flüssigkeitsdefizits*, erst dann folgen die anderen therapeutischen Ziele, nämlich Insulinsubstitution, Stabilisierung der Kreislauffunktion, Ausgleich des Elektrolytdefizits, Behandlung der metabolischen Ketoazidose und Behandlung der Begleiterkrankungen, Ursachen und Komplikationen. Die prästationäre Therapie des diabetischen Komas umfasst die folgenden Erstmaßnahmen:

- Eigen- und Fremdanamnese soweit möglich (Vorerkrankung, Therapie, Auslöser),
- orientierende körperliche Untersuchung,
- Glukostix,
- Ketostix,
- großlumige Venenkanüle und Infusion von physiologischer Kochsalzlösung, z. B. 500 ml/h, sofern keine Herzinsuffizienz vorliegt, dann weiter nach Bedarf,
- rascher Transport in die Klinik,
- nur bei sicherer Diagnose 10–12 IE Altinsulin i.v.

Falls in der Notfallsituation keine Schnelltests (Glukostix, Ketostix) durchführbar sind und als Differentialdiagnose eine Hypoglykämie möglich ist, kann die Gabe von 40 ml 40%iger Glukose erfolgen. Dies führt zu einer sofortigen Besserung der hypoglykämischen Situation und hat einen vernachlässigbaren Einfluss auf das Coma diabeticum.

Mit Klinikaufnahme erfolgt dann die Therapie des diabetischen Komas hinsichtlich Volumensubstitution, Insulinsubstitution, Elektrolytsubstitution sowie die Durchführung begleitender Maßnahmen.

Volumensubstitution

Da davon ausgegangen werden kann, dass das mittlere Flüssigkeitsdefizit bei ca. 5 l oder etwa 7–10 % des Körpergewichts liegt, ist die wichtigste Maßnahme die Beseitigung dieses intravasalen Volumenmangels. Anfänglich werden 1000 ml physiologische NaCl-Lösung über ca. 1 h gegeben, dann erfolgt die Rehydrierung nach zentralem Venendruck (Tabelle 52-3).

Tabelle 52-3. Volumensubstitution zur Therapie der diabetischen Ketoazidose. (Mod. nach [11])

ZVD	Infusionsmenge NaCl (l/h)
< 3	1
3–8	0,5–1
8–12	0,5
> 12	0,25

Cave:
- in den ersten 12 h maximal 10 % des Körpergewichts
- bei persistierender Hypotonie „Plasmaexpander"
- bei Na^+ > 150 mmol/l 0,45 % NaCl

Insulinsubstitution

Die pathophysiologische Bedeutung der Insulinsubstitution liegt in der (Wieder)aufrechterhaltung der antilipolytischen Wirkung und damit in der Behandlung der Ketoazidose sowie in der Hemmung der hepatischen Glukoneogenese. Die Insulinsubstitution folgt an 2. Stelle der therapeutischen Maßnahmen, da häufig mit einer ausreichenden Rehydrierung noch im subkutanen Gewebe vorhandene Insulindepots „mobilisiert" werden.

Wesentliche Voraussetzung der Insulintherapie in dieser Situation ist die ausschließliche Gabe von Altinsulin und hier bevorzugt die i. v.-Gabe.

Diese ist auch der i. m.-Gabe vorzuziehen. Eine subkutane Gabe ist obsolet; zunächst wegen der schlechten Resorption bei der Dehydrierung, nach der Rehydrierung erfolgt die Resorption unkontrolliert rapide. Die kontinuierliche i. v.-Insulingabe beginnt mit einem Bolus von 8–10 IE (ca. 0,1 IE/kg), gefolgt von 4–10 IE über eine Infusionspumpe. Wichtig hinsichtlich der Dosierung und der Initialgabe von Insulin ist hierbei die Berücksichtigung der evtl. prästationär gegebenen Insulindosen. Die weitere Anpassung erfolgt dann je nach Wert, der Zielblutzucker liegt bei 250 mg/dl (14 mmol/l) in den ersten 24 h. Hierfür kann 10%ige Glukose (500 ml + 10 mmol KCl) über 4 h infundiert werden. Eine Senkung unter den genannten Wert ist mit der großen Gefahr des Hirnödems verbunden, da die Osmolaritätsgradienten zu einer Flüssigkeitsverschiebung führen können. Diese insgesamt eher niedrig dosierte Insulintherapie besitzt deutliche Vorteile gegenüber einer hochdosierten, da zum einen die rasche Senkung der Blutglukose, zum anderen aber auch Späthypoglykämien und ein überschießender Kaliumtransport in die Zellen mit nachfolgender Hypokaliämie vermieden werden [5].

Kaliumsubstitution

Die kontrollierte Kaliumgabe ist von größter Bedeutung und muss unmittelbar mit der Insulintherapie beginnen. Wesentlich ist, dass Kaliumverluste unter der Therapie direkt ausgeglichen werden; sie entstehen zum einen durch den renalen Verlust, zum anderen über den intrazellulären Shift durch Ausgleich der Azidose und Insulingabe. Empfehlungen zur Kaliumdosierung sind in Tabelle 52-4 genannt.

Tabelle 52-4. Kaliumsubstitution bei der Therapie der diabetischen Ketoazidose. (Nach [11])

Serumkalum [mmol/l]	Bei pH > 7,2 [mmol/l]	Bei pH > 7,2 [mmol/l]
> 6,0	0	0
5,0–5,9	10	20
4,0–4,9	10–20	20–30
3,0–3,9	20–30	30–40
2,0–2,9	30–40	40–60

Phosphatsubstitution

Während häufig unmittelbar vor der Behandlung die Phosphatkonzentrationen aufgrund des Verlusts in dem Extrazellulärraum (Insulinmangel) erhöht sind, werden mit Beginn der Insulintherapie und bei fehlender Substitution niedrige Serumphosphatwerte beobachtet. Dies ist potentiell problematisch, da hieraus eine Abnahme des 2,3-DPG-Gehalts der Erythrozyten, eine akute Glykosylierung des Hämoglobins und zu rascher Ausgleich der Azidose resultieren; dies birgt die Gefahr einer Hypoxie der peripheren Gewebe mit kompensatorischer Steigerung des Herzminutenvolumens. Eine Indikation zur Phosphatsubstitution besteht daher bei Serumwerten von < 1,5 mg/dl. Diese kann mit initial 5–10 mmol/h mit einer Kaliumphosphatfertiglösung erfolgen. Die Infusion muss bei Werten von > 3,5 mg/dl gestoppt werden.

Bikarbonatgabe

Die Bikarbonatgabe in der Therapie des Coma diabeticum ist umstritten. Die grundsätzlichen *Vorteile* bestehen im Ausgleich und in der Behandlung von negativer Inotropie, peripherer Vasodilatation, Hypotonie, Atemdepression und Insulinresistenz. Die *Gefahren* liegen v. a. in einem Abfall des Liquor-pH, einer Hypokaliämie, einer Linksverschiebung der Hämoglobin-O_2-Dissoziationskurve, einem Natriumload und einer

Reboundalkalose. Daher gilt, dass sie möglichst nur bei pH-Werten von < 7,0 (maximal 7,1) durchgeführt werden sollte. Die Substitution erfolgt dabei nach folgender Formel:

> Natriumbikarbonat 8,4 % in ml = 0,3 × BE × kg, davon $1/3$ über 2–3 h i. v., bis zu einem pH-Wert von > 7,2.

Begleitmaßnahmen
Stets muss die Therapie der diabetischen Ketoazidose von der Suche nach auslösenden Ursachen und deren Behandlung begleitet werden. Weiterhin gehören hierzu die Anlage eines zentralvenösen Katheters zur ZVD-Messung, eine kontinuierliche EKG-Überwachung, eine Antibiotikatherapie bei Infektionsverdacht und die Heparinisierung, v. a. bei älteren Patienten und bei ausgeprägter Dehydratation.

Therapiekontrolle
Während der stationären Betreuung müssen folgende Parameter engmaschig überwacht werden:
- Herz-Kreislauf-Funktion, initial mindestens alle 30 min für 4 h, dann alle 60 min bzw. je nach Befund,
- Bewusstseinszustand,
- Atemfunktion,
- Körpertemperatur, zuerst 2-stündlich, dann später alle 6 h,
- Flüssigkeitsbilanz mit ZVD-Messung.

Hinsichtlich der *Laborkontrollen* müssen stündlich Blutzuckermessungen durchgeführt werden, bis der Blutzucker bei 250 mg/dl liegt; dann 2-stündlich. Die Serumelektrolyte (Kalium und Natrium) müssen ebenfalls 2-stündlich, danach 4-stündlich bestimmt werden, Serumkreatinin am 1. Tag 2-mal, dann täglich je nach Befund. pH und pCO_2 werden bei einem pH von > 7,0 4-stündlich bis zur Normalisierung gemessen, bei einem pH < 7,0 nach jeder Bikarbonatgabe, dann wie oben. Plasmaketonkörper sollten 6-stündlich und Uringlukose 4-stündlich gemessen werden.

Diese Kontrollmaßnahmen dienen der raschen Erfassung der Komplikationen unter der Therapie, v. a. einer Hypoglykämie, einer Hyper- oder Hypokaliämie, Hydratation, eines Hirnödems, ARDS und thromboembolischer Ereignisse.

52.2.7 Prognose

Zu dieser Frage liegen nur wenige epidemiologische Daten vor; mit Einführung und zunehmender Anwendung der adäquaten Volumensubstitution und eher niedrig dosierten kontinuierlichen Insulingabe hat sich die Prognose insgesamt deutlich gebessert. Die Gesamtletalität liegt etwa zwischen 5 und 8 %. Insbesondere ist die *Frühletalität* (in den ersten 3 Tagen) deutlich zurückgegangen, die *Spätletalität* durch begleitende oder auslösende Erkrankungen hat sich dagegen kaum geändert.

52.3 Hyperosmolares, nichtketoazidotisches Koma

52.3.1 Häufigkeit, Ursachen und Pathogenese

Das hyperosmolare Koma wird insgesamt bei etwa 15–20 % aller schweren hypoglykämischen Komaformen des Diabetes beobachtet. Eindeutig häufiger betroffen sind ältere Patienten, oft auch mit bis dahin unbekanntem Diabetes mellitus. Jugendliche und Kinder betrifft es nur sehr selten. Damit entspricht das hyperosmolare Koma prinzipiell der diabetischen Ketoazidose beim älteren Patienten mit Typ-2-Diabetes, bei dem noch eine Insulinsekretion vorliegt. Aufgrund des relativen Insulinmangels und der noch supprimierten Lipolyse entsteht keine Ketoazidose. Auslöser des hyperosmolaren Komas sind damit auch häufige Erkrankungen des höheren Lebensalters bzw. auch Einnahme von Medikamenten, die in dieser Altersgruppe häufiger rezeptiert werden (Tabelle 52-5).

Besonders problematisch ist bei älteren Patienten das gestörte Durstempfinden, so dass ein Ausgleich des Flüssigkeitsverlusts nur sehr eingeschränkt erfolgt. Ein zusätzliches großes Problem ist die Zufuhr zuckerhaltiger Getränke zur Durststillung.

Zusammenfassend gilt für die Pathogenese, dass – wie oben erwähnt – die insulinantagonistischen Hormone ansteigen, die Lipolyse jedoch bereits bei deutlich niedrigeren Insulinkonzentrationen gehemmt wird, als für die Glukoseutilisation in der Peripherie notwendig ist. Daher dominieren in dieser Situation Hyperglykämie und Hyperosmolarität, nicht die Ketoazidose; dies ist in Abb. 52.2 dargestellt.

52.3.2 Diagnostik und klinisches Bild

Aus der Pathogenese ergeben sich die wesentlichen Kennzeichen des hyperosmolaren Komas:

Tabelle 52-5. Auslöser des hyperosmolaren nichtketoazidotischen Komas

Begleiterkrankungen:	– Infektionen (Harnwegsinfekte, Gastroenteritiden) – Flüssigkeitsverluste – Gestörtes Durstempfinden – Kardiovaskuläre Ereignisse
Medikamente:	– Glukokortikoide – Thiaziddiuretika – Diphenylhydantoin – β-Blocker

Abb. 52-2.
Pathogenese des hyperosmolaren, nichtketoazidotischen Komas

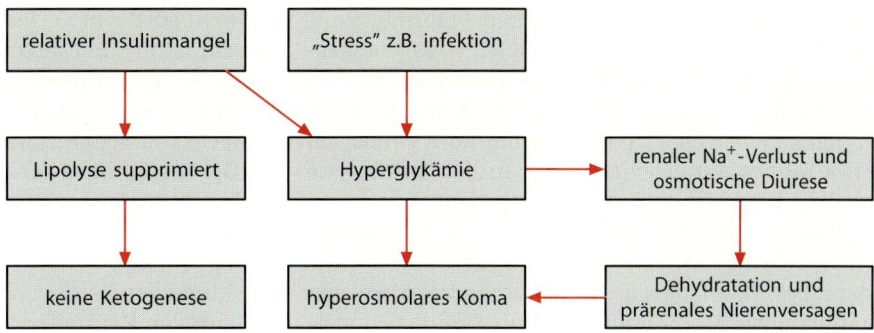

- bevorzugt ältere, meist Typ-2-Diabetiker,
- häufig bei bis dahin unbekanntem Diabetes,
- Hyperglykämie mit Werten z. T. weit über 600 mg/dl (33 mmol/l),
- Hyperosmolarität und Hypernatriämie,
- kaum Ketonkörpererhöhung oder Azidose.

Mehr als 30 % dieser Patienten sind bei Klinikaufnahme deutlich bewusstseinseingeschränkt oder -getrübt, entsprechend hoch ist bei diesen Patienten auch die Anfangsletalität. Die Exsikkose ist bei diesen Patienten häufig sehr ausgeprägt, die tiefe Kussmaul-Atmung fehlt. Eine neurologische Herdsymptomatik ist häufig, insbesondere lokalisierte oder generalisierte Krampfanfälle, Hemi- oder Monoparesen.

■ **Infektdiagnostik.** Da gerade in dieser Altesgruppe gastrointestinale und Harnwegsinfekte sehr häufig sind, muss hier nach dem klinischen Korrelat dieser Erkrankungen gesucht bzw. die entsprechende Labordiagnostik (Uricult) durchgeführt werden. Im übrigen unterscheiden sich die diagnostischen Maßnahmen nicht wesentlich von denen, die oben für das ketoazidotische Koma aufgeführt wurden.

52.3.3 Therapie

Die allgemeinen therapeutischen Richtlinien und Konzepte entsprechen denen der diabetischen Ketoazidose; wesentlich ist die rasche *Volumengabe* bei der sehr ausgeprägten Exsikkose in Form von isotoner, physiologischer NaCl-Lösung. Die Kontrolle der Kaliumwerte und die Kaliumsubstitution sind ebenfalls von übergeordneter Bedeutung, da diese Patientengruppe durch eine Hypokaliämie (maligne Herzrhythmusstörungen) hochgradig gefährdet ist. Eine Bikarbonatgabe ist hier primär nicht indiziert. Lediglich in äußerst seltenen Fällen mit ausgeprägtestem Volumenmangel und metabolischer Azidose kann eine Bikarbonatgabe erwogen werden. Auf die Notwendigkeit der Heparinisierung ist bereits hingewiesen worden.

52.3.4 Prognose

Auch hier gilt, dass die Gesamtletalität im Wesentlichen von den Begleiterkrankungen, aber auch von der Ausgangssituation (Bewusstseinszustand, Exsikkose) abhängt. Eine strikte Beachtung und Prophylaxe thromboembolischer Komplikationen kann weiter die Gesamtletalität senken.

52.4 Laktazidosen

52.4.1 Ursachen

Prinzipiell stellen Laktazidosen *Additionsazidosen* dar und sind Ausdruck einer vermehrten Bildung von Laktat mit nachfolgend bedrohlichem Abfall des arteriellen pH-Werts. Gleichzeitig ist diese Form der Azidose ein typisches Beispiel für eine Azidose, die mit erhöhter Anionenlücke einhergeht. Die Konzentration von Laktat liegt unter Kontrollbedingungen bei etwa 0,5–1,5 mmol/l. Bei Patienten mit einer vital bedrohlichen Erkrankung finden sich Konzentrationen bis zu 2 mmol/l. Dabei werden erhöhte Laktatwerte im Blut mit und ohne begleitende metabolische Azidose beobachtet.

Eine Hyperlaktatämie wird definiert als ein mäßiggradiger Laktatanstieg auf bis zu 5 mmol/l, während eine Laktazidose durch deutlich erhöhte Laktatspiegel (> 5 mmol/l) in Kombination mit einer metabolischen Azidose charakterisiert ist. Im Gegensatz zu einer Hyperlaktatämie findet sich hier damit eine kritische metabolische Dysregulation.

Die Laktazidose wird eingeteilt in „Typ A" und „Typ B": Typ-A-Laktazidosen sind Ausdruck einer Minderperfusion und verminderten Oxygenierung, während Laktazidosen vom Typ B durch eine Stoffwechselentgleisung oder durch Medikamente ausgelöst werden.

Eine Laktazidose tritt als Typ-B_1-Laktazidose beim Diabetes mellitus auf; Biguanide als orale Antidiabetika sind heute nur noch sehr selten Auslöser einer Laktazidose (Typ B_2). Dies war deutlich häufiger unter der Einnahme von Phenformin und Buformin Ende der 70er Jahre mit etwa einem Fall auf 2000 Krankenhauspatienten. Heute findet sich, da nur noch Metformin im Einsatz ist, bei korrekter Beachtung der Kontraindikationen eine Laktazidose nur noch einmal auf etwa 100 000 Patientenjahre [13]. In der Tabelle 52-6 sind die Ursachen der Laktazidose genannt.

Bei der Typ-A-Laktazidose besteht ein Ungleichgewicht zwischen O_2-Versorgung des Gewebes und Bedarf; dies erklärt, dass die wesentlichen Ursachen eher kardiopulmonale Erkrankungen aber auch regionale Minderperfusionen (Beispiel: akute arterielle Embolie) sind. Bei der Typ-A-Laktazidose kommt es als Ausdruck der verminderten Gewebeoxygenierung zu einer verminderten Oxidation von Pyruvat im Zitronensäurezyklus. Dies erhöht die Laktatproduktion und die Bildung von ATP über die Glykolyse. Die Laktatkonzentration im Blut ist von prognostischer Bedeutung, da das Ausmaß seiner Produktion mit dem O_2-Defizit korreliert.

52.4.2 Klinik und Diagnostik der Laktazidosen

Labor

Die typischen Laborzeichen sind ein Abfall des arteriellen pH-Werts und der Bikarbonatkonzentration im Serum, in der Regel begleitet von einem kompensatorischen Abfall des pCO_2. Eine begleitende Hyperkaliämie ist sehr häufig. Ein weiterer richtungsweisender Parameter ist die erhöhte Anionenlücke. Es findet sich außerdem ein Anstieg der Serumchloridkonzentration, etwa in dem Ausmaß, wie Bikarbonat erniedrigt ist. Die Bestimmung der Laktatkonzentration selbst ist natürlich zur Ausschlussdiagnostik obligat.

Klinik

Die klinischen Zeichen reflektieren in erster Linie den veränderten Zellstoffwechsel bei intrazellulärem pH-Abfall. Verschiebungen des pH-Werts im Extrazellulärraum verändern die Bindung beispielsweise von Liganden an zelluläre membranständige Rezeptoren und verändern die Affinität von Transportproteinen im Plasma. Klinisch bedeutsam sind v. a. die Veränderungen der kardiovaskulären Funktionen. So führt eine schwere Azidose zu einer verminderten Myokardkontraktilität, zu Vasodilatation und Hypotonie, einem verminderten hepatischen und renalen Blutfluss, einer Bradykardie und einer erhöhten Rate an ventrikulären Rhythmusstörungen. Weiterhin fallen im Prodromalstadium v. a. Appetitlosigkeit, Übelkeit, abdominelle Schmerzen, zunehmende Adynamie und Unruhe auf, im Vollbild dann Hypothermie und Bewusstseinsveränderungen bis hin zum Koma. Es besteht eine tiefe Kussmaul-Atmung.

52.4.3 Therapie

Die Behandlung der Laktazidosen hängt v. a. von ihrer Ursache und Ausprägung ab; eine leichte Azidose z. B. bei chronischem Nierenversagen erfordert nicht unbedingt eine Behandlung. Bei der diabetischen Azidose muss v. a. die Grunderkrankung behandelt werden, wie im vorausgehenden Abschnitt dargestellt; dies betrifft die Zufuhr von entsprechenden Mengen an Flüssigkeit, Insulin und Elektrolyten. Auf die Problematik der Bikarbonattherapie ist ebenfalls hingewiesen worden; zusätzlich sollte erwähnt werden, dass die Bikarbonatgabe insbesondere bei der tumorassoziierten Laktazidose die Azidose weiter verschlimmern kann, weil hierdurch die Glykolyse stimuliert wird. Zusätzlich wird durch die Azidifizierung der Hepatozyten die Laktataufnahme weiter beeinträchtigt. Es wird daher diskutiert, dass Puffersubstanzen, die nicht zu einer vermehrten Bildung von Kohlendioxid führen, wie eine äquimolare Lösung aus Natriumhydrogenkarbonat und Natriumkarbonat, hier bevorzugt eingesetzt werden sollten.

Bei einer *durch Biguanid induzierten Laktazidose* kann eine Elimination der Substanz durch die Hämodialyse erreicht werden; dies betrifft natürlich insbesondere auch oligo-/anurische Patienten. Des Weiteren wird eine Indikation zur Hämodialyse v. a. dann gestellt, wenn der pH unter 7,0 liegt, eine Hypothermie,

Tabelle 52-6. Ursachen der Laktazidose

Typ-A-Laktazidose
- Schock (kardiogen, septisch, hypovolämisch)
- Schwere Hypoxämie (z. B. Asthma bronchiale)
- Schwere Anämie
- CO-Vergiftung

Typ-B-Laktazidose
- B_1 *(bei typischer Grunderkrankung)*
  - Diabetes mellitus
  - Leberzirrhose
  - Tumor
  - Sepsis
  - Phäochromozytom
- B_2 *(medikamentös-toxische Einflüsse)*
  - Biguanide (früher beobachtet bei Buformin und Phenformin)
  - Ethanol
  - Methanol
  - Fruktose
  - Sorbitol
  - Salicylat
  - Paracetamol
  - Terbutalin
  - Nitroprussid
  - Isoniazid
- B_3 *(angeborene Stoffwechselstörungen)*
  - Glukose-6-phosphatase-Mangel (von Gierke)
  - Fruktose-1,6-diphosphatase-Mangel
  - Pyruvatcarboxylasemangel
  - Pyruvatdehydrogenasemangel

Azotämie und Oligo-/Anurie bestehen. Ein weiterer Vorteil der Dialyse ist es, dass hierunter eine Bikarbonatinfusion ohne das Risiko einer zu hohen Volumenbelastung möglich ist. Damit korrigiert letztendlich die Dialyse die Azidose nicht über die direkte Elimination von Wasserstoffionen oder Laktat, sondern über den Volumenentzug mit der Möglichkeit, dass Bikarbonat dem Pool an Puffersubstanzen zugeführt werden kann.

52.5 Hypoglykämie

52.5.1 Ursachen

Wahrscheinlichkeit und Prädiktoren

Der hypoglykämische Schock stellt eine der wichtigsten Akutkomplikationen beim diabetischen Patienten dar. Insbesondere bei der Einstellung mit intensivierter Insulintherapie muss mit dieser Komplikation gerechnet werden. So beträgt die Wahrscheinlichkeit für einen intensiviert behandelten Patienten, eine schwere Hypoglykämie (oft auch mit Koma) zu erleiden, etwa einmal alle 1,5 Jahre. Die Wahrscheinlichkeit für einen konventionell behandelten Patienten liegt bei nur etwa einmal in 5 Jahren.

! Ein besonderes Problem ist hierbei, dass die Mehrzahl (etwa 55%) der schweren hypoglykämischen Episoden während des Schlafs stattfindet und dass etwa 35% der Episoden, die im wachen Zustand auftreten, nicht mit Warnsymptomen einhergehen.

Solche unbemerkten Hypoglykämien stellen einen Hauptrisikofaktor für schwere Hypoglykämien bei Typ-1-Patienten dar. Für die Typ-2-Diabetiker ist die Situation im Vergleich zu Typ-1-Patienten deutlich weniger klar; insgesamt scheint die iatrogene Hypoglykämie bei Typ-1-Patienten seltener aufzutreten. So wurde für Typ-2-diabetische Patienten eine Häufigkeit von 2,2% an schweren Hypoglykämien pro Jahr mitgeteilt. Allerdings weisen aktuelle Daten darauf hin, dass bei diesen Patienten nach Umstellung auf eine Insulintherapie mit einer Hypoglykämiehäufigkeit zu rechnen ist, die sich nicht wesentlich von der von Typ-1-Diabetikern unterscheidet.

Wesentliche Prädiktoren für das Auftreten einer Hypoglykämie sind eine:
- vorausgegangene schwere Hypoglykämie,
- Diabetesdauer von 9–12 Jahren,
- Erniedrigung des HbA_{1c} um 1%.

Das relative Risiko dieser 3 genannten Prädiktoren lag bei 2,5, 1,7 und 1,4. Allerdings erklären sie gemeinsam nur 8% der Varianz der hypoglykämischen Ereignisse, mit anderen Worten: weitere individuelle Faktoren spielen eine erhebliche Rolle, ebenso wie das komplexe Zusammenspiel von gestörter Gegenregulation und patientenspezifischen Parametern.

! Klinisch bedeutsam ist folgender Zusammenhang: Patienten, bei denen sich bereits eine solche Episode ereignet hat, sind besonders hypoglykämiegefährdet.

Ursachen

Als Ursache für eine Hypoglykämie ist prinzipiell ein absoluter oder relativ zu hoher Insulinspiegel im Serum anzusehen. Hierbei hat es sich als sinnvoll erwiesen, zwischen endogenen Ursachen (die überwiegend eine Nüchternhypoglykämie induzieren) und exogenen (überwiegend behandlungsbedingten) zu unterscheiden (Tabelle 52-7).

Die statistisch mit Abstand führenden Ursachen sind die durch Insulin oder Sulfonylharnstoffe induzierten Hypoglykämien. Bei diabetischen Patienten muss aber im Einzelfall bei begründetem Verdacht nach möglichen endogenen Ursachen gesucht werden. Die wesentlichen Ursachen einer Hypoglykämie bei Patienten, die mit Insulin oder einem Sulfonylharnstoffpräparat behandelt werden, sind in der folgenden Übersicht dargestellt:

Tabelle 52-7. Ursachen der Hypoglykämie

Endogene Ursachen
- *Endokrin bedingt*
  - Inselzelltumor
  - Inselzellhyperplasie (Kindesalter)
  - Extrapankreatische Tumoren
    - mesenchymale Tumoren
    - Sarkom
    - hepatozelluläres Karzinom
    - Karzinoid
  - Hypophyseninsuffizienz
  - Nebenniereninsuffizienz
- *Metabolisch bedingt*
  - Glykogenspeicherkrankheiten (Kindesalter)
  - Störungen der Glukoneogenese (Kindesalter)
  - Karnitinmangel (Kindesalter)
  - Galaktosämie
  - Fruktoseintoleranz
- *Hepatisch bedingt*
  - Hepatitis
  - Leberversagen
  - Reye-Syndrom
- *Autoimmun bedingt*
  - Antiinsulinantikörpersyndrom (antiidiotypische Ak mit Stimulation von Insulinrezeptoren)

Exogene Ursachen
- Mangelernährung
- Alkoholinduzierte Hypoglykämie
- Extreme Muskelarbeit
- Medikamente
  - Insulin
  - Sulfonyharnstoffe
  - Acetaminophen (= Paracetamol)
  - Disopyramid
  - Pentamidin

> **Die wichtigsten Ursachen einer Hypoglykämie bei Patienten, die mit Insulin oder einem Sulfonylharnstoffpräparat behandelt werden**
>
> - Fehlende oder zu geringe Mahlzeitenzufuhr nach Injektion oder Tabletteneinnahme
> - Inadäquat erhöhte Muskelarbeit
> - Versehentlich zu hohe Dosis von Insulin und fehlerhafte Injektionstechnik (i. m. statt s. c.)
> - Nichtindizierte Therapie (Insulin und Sulfonylharnstoffe dort, wo Diät ausreicht)
> - Medikamenteninteraktion: Nichtselektive β-Blocker können zu einer Abschwächung der Hypoglykämiewahrnehmung führen, Salizylate oder Tetrazykline verstärken die Wirkung oraler Antidiabetika
> - Alkohol kann über die Hemmung der Glukoneogenese zu einer ausgeprägten Hypoglykämie führen

Tabelle 52-8. Einteilung der Hypoglykämiesymptomatik

Asymptomatische Hypoglykämie
• Klinisch inapparent
• Nur biochemische Sicherung
• Vor allem nachts auftretend
• Mittlere Dauer 2–5 h
• Häufig auftretend
Milde Hypoglykämie
• Symptomatisch
• Fremde Hilfe nicht nötig
• Etwa 1,5–2 Episoden/Woche
Schwere Hypoglykämie
• Ausgeprägte Klinik und Beeinträchtigung
• Fremde Hilfe notwendig
• 62 Episoden auf 100 Patienten bei intensivierter Insulintherapie

Neben den oben genannten Konstellationen, die in erster Linie mit der Injektion von Insulin oder der Einnahme von Sulfonylharnstoffen verbunden sind, besteht als weitere typische Risikokonstellation die Entwicklung einer diabetischen Nephropathie, die aufgrund der verminderten renalen Elimination nicht nur zu einer *Kumulation von Sulfonylharnstoffen*, sondern auch von Insulin führen kann.

Physiologie der gegenregulatorischen Antwort

Für das Verständnis der Klinik auf der einen Seite, aber auch der verminderten Wahrnehmung einer Hypoglykämie auf der anderen Seite ist die Physiologie der gegenregulatorischen Antwort von großer Bedeutung. Hier besteht insbesondere hinsichtlich der neuroendokrinen Gegenregulation ein hierarchisches System. So ist der sensitivste Mechanismus die Suppression der Insulinsekretion bei etwa 80 mg/dl (4,4 mmol/l). Glukagon wird gemeinsam mit Adrenalin, Kortisol und Wachstumshormon etwa bei einem glykämischen Schwellenwert von 65 mg/dl (3,6 mmol/l) sezerniert. Die zunehmende Sekretion dieser gegenregulatorischen Hormone ist verantwortlich für die autonome Symptomatik einer Hypoglykämie. Bei rekurrierenden Hypoglykämien diabetischer Patienten verschiebt sich der glykämische Schwellenwert (zunehmend niedrigere Werte), sodass die gegenregulatorische und symptombezogene Antwort auf eine Hypoglykämie abnimmt. Insbesondere bei Patienten mit einem Typ-1-Diabetes bestehen im Vergleich zur endokrinen Gegenregulation bei Normalpersonen typische Störungen der Hormonsekretion. So nimmt die Glukagonsekretion in den ersten 5 Jahren nach Manifestation des Typ-1-Diabetes ab; dies scheint mit dem Insulinmangel verknüpft zu sein. Die Adrenalinsekretion nimmt etwa 5–10 Jahre nach Diabetesmanifestation ab; damit erhöht sich das Risiko für schwere Hypoglykämien etwa um den Faktor 25. Daher besitzt die Diabetesdauer einen erheblichen prädiktiven Wert für das Auftreten von akuten Hypoglykämien, insbesondere bei wiederkehrenden Hypoglykämien [9].

52.5.2 Diagnostik und klinisches Bild

Das klinische Bild der Hypoglykämie ist außerordentlich heterogen, eine Einteilung in eine asymptomatische, milde und schwere Form aber möglich (Tabelle 52-8). Oft findet sich jedoch bei den einzelnen Patienten ein individueller, typischer Ablauf der Hypoglykämie.

Symptomatik

Trotz der komplexen Symptomatik unterscheidet man in Anlehnung an den zugrunde liegenden pathophysiologischen Prozess eine eher vasomotorische Phase mit Zeichen der adrenergen Gegenregulation von einer zerebralen Phase, die durch die neuroglukopenischen Symptome gekennzeichnet ist. Solche neuroglukopenischen Symptome sind in der folgenden Übersicht zusammengefasst:

> **Neuroglukopenische Symptome bei akuter Hypoglykämie**
>
> - Allgemeinsymptome: Gesichtsblässe, Benommenheit, Taubheit
> - Psychische Symptome: Müdigkeit, Apathie, Angst, Aggressivität
> - Motorische Symptome: Unruhe, gestörte Koordination, Unbeholfenheit
> - Wahrnehmungsstörungen: Konzentrationsschwäche, Halluzinationen, Verwirrtheit, Doppelbilder
> - Fortgeschrittene neurologische Symptome: pathologische Reflexe, Bewusstlosigkeit, Koma

! Vor allem bei älteren Patienten und vorgeschädigtem Gefäßsystem kann es durch die katecholaminbedingte Blutdrucksteigerung zu akutem Myokardinfarkt oder ischämischem Hirninfarkt kommen.

Das Vollbild des hypoglykämischen Schocks zeigt einen bewusstlosen Patienten mit einer Tachykardie bei gut fühlbarem Puls und normotonen bis hypertonen Blutdruckwerten. Die Haut ist feucht und die Atmung in der Regel normal. Es besteht meist eine motorische Unruhe mit weiten Pupillen, eine Hyperreflexie, u. U. generalisierte tonisch-klonische Krämpfe oder lateralisierte Streckkrämpfe. Mitunter bestehen Paresen mit positivem Babinski-Reflex, die zu kompletten Hemiparesen oder Tetraplegien führen können [4].

Diagnostik

Die Diagnostik erfolgt durch rasche Blutzuckermessung; daher gehören Blutzuckerteststreifen zur Grundausstattung im ärztlichen Notfalldienst. Bei Blutzuckerwerten unter 45 mg/dl kann auf die Bestimmung der Glukosurie und Ketonurie verzichtet werden. Bei Verdacht auf zusätzlichen Alkoholgenuss ist jedoch die Ketonkörperbestimmung differentialdiagnostisch wichtig, da bei der alkoholischen Ketoazidose neben der Hypoglykämie eine exzessive Ketonurie auftritt. Aus forensischen Gründen kann bei alkoholisierten Patienten eine Blutentnahme zur späteren Analyse durchgeführt werden. Diese Forderung gilt bei allen unklaren Spontanhypoglykämien, um durch spätere Analysen (z. B. Insulin, C-Peptid, Proinsulin, Pharmaka) eine differentialdiagnostische Abklärung zu ermöglichen. Weiterhin ermöglicht die Asservierung von Serum auch die Abgrenzung zu endokrinen Ursachen der Hypoglykämie (Beispiel: Kortisolmangel, etwa im Rahmen von Autoimmunadrenalitis und Typ-1-Diabetes bei polyglandulärer Autoimmunität).

52.5.3 Therapie

Milde Hypoglykämien erkennt der mit seiner Krankheit vertraute Diabetiker selbst und kann rechtzeitig eine Therapie in Form einer Kohlenhydratzufuhr (Traubenzuckerwürfel, ersatzweise kohlenhydrathaltige Getränke) durchführen.

Eine Problematik ergibt sich bei den mit Insulin oder Sulfonylharnstoffen und gleichzeitig mit Acarbose behandelten Patienten. Durch diese Medikamentenwirkung kommt es zu einer Hemmung der intestinalen, im luminalen Bürstensaum lokalisierten α-Glukosidase und dadurch zur Hemmung der Resorption von Oligosacchariden.

! Bei Auftreten leichter bis mittelschwerer Hypoglykämien ist es daher wichtig, den Patienten aufzuklären, dass im Falle einer sich ankündigenden Hypoglykämie nur noch Traubenzucker direkt aufgenommen werden kann, andere Kohlenhydrate (Di- und Polysaccharide) dagegen ungeeignet sind.

Akuttherapie

Ist der Patient bewusstlos und besteht der Verdacht auf eine Hypoglykämie, müssen unverzüglich mindestens *40–60 ml einer 40%igen Glukoselösung i. v. injiziert* werden. Ist eine intravenöse Glukosegabe nicht möglich (kein Arzt anwesend, unruhiger Patient), wird 1 mg Glukagon i. m. injiziert; dies kann nach 10–20 min wiederholt werden. Es ist unbedingt darauf zu achten, dass in jedem Fall anschließend Glukose (i. v. oder oral) zugeführt werden muss, da die Glykogenspeicher in der Leber durch Glukagon entleert werden und es zu protrahierten Hypoglykämien kommen kann. Die Glukagongabe ist wirkungslos bei lang anhaltender, hypoglykämiebedingter Entleerung der Glykogenspeicher in der Leber. Nach Durchführung der beschriebenen Maßnahmen kommt es in der Regel nach 5–10 min zur Besserung der Symptomatik.

Weiterführende Maßnahmen

Zeigt sich kein Therapieerfolg, ist die Diagnose zu überprüfen. Insbesondere bei protrahierten Hypoglykämien durch kumulierte Sulfonylharnstoffe oder noch wirkendes Depotinsulin muss mit Rezidiven einer Hypoglykämie gerechnet werden; unter diesen Bedingungen muss eine stationäre Beobachtung für 2–3 Tage erfolgen. Nach schweren Hypoglykämien sollte intravenös eine kontinuierliche Glukoseinfusion über 24 h mit 1,5–2,5 l 10%iger Glukoselösung erfolgen und gleichzeitig Elektrolyte substituiert werden. Der Blutzucker ist dabei 4-stündlich zu messen und sollte auf Werten zwischen 180 und 230 mg/dl gehalten werden.

Insbesondere bei schwerer durch Sulfonylharnstoff induzierter Hypoglykämie müssen alle 2–3 h Kohlenhydrate in einer Menge von 2 BE verabreicht werden. Bei lang anhaltenden Hypoglykämien, die als Folge exzessiver Insulinzufuhr in suizidaler Absicht auftreten, sind neben der kontinuierlichen Glukosegabe bei persistierender Bewusstlosigkeit eine *Hirnödemtherapie* mit Dexamethason (3-mal 8 mg i. v.) und entwässernde Maßnahmen (Furosemid, ggf. Mannit) einzuleiten. In schwerwiegenden Fällen kann die Exzision des Insulinreservoirs die einzige Möglichkeit zum Schutz vor lang anhaltenden hypoglykämischen Zuständen sein. In jedem Fall ist während des Klinikaufenthalts eine Abklärung der Ursachen, eine Optimierung des Glukosestoffwechsels und eine umfangreiche Beratung und Schulung des Patienten vorzunehmen [10].

52.5.4 Prognose

Die Prognose ist meist günstig, verschlechtert sich aber bei länger dauernder Bewusstlosigkeit von über 1 h. Bei protrahierter, mehrstündiger Hypoglykämie beträgt die Letalität bis zu 10 %. Insgesamt muss davon ausgegangen werden, dass nach wie vor etwa 4–5 % der Typ-1-Diabetiker unter 50 Jahren im hypoglykämischen Schock sterben. Dies bedeutet, dass präventiven Maßnahmen (intensive Schulung, adäquate Insulintherapie) größte Bedeutung zukommt.

52.6 Perioperative Betreuung des Diabetikers

52.6.1 Perioperative Risiken und Diagnostik

Diabetische Patienten sind öfter im operativen Krankengut repräsentiert, als es ihrer Prävalenz in der Allgemeinbevölkerung entspricht. Dies ist Ausdruck der häufigen *Begleiterkrankungen*. Beispiele sind Bypassoperationen, Gefäßeingriffe, Nierentransplantationen, Augenoperationen oder Amputationen. Die bedeutsame Problematik besteht in der Insulinresistenz als Ausdruck des Postaggressionsstoffwechsels; durch die Aktivierung der Hypophysen-Nebennieren-Achse, des sympathischen Nervensystems und der Glukagonsekretion entsteht eine zunehmende Insulinresistenz.

Der Gesunde, nicht aber der Typ-1-Diabetiker kann hierauf mit einer gesteigerten endogenen Insulinsekretion reagieren. Dies bedeutet, dass der diabetische Patient durch eine Hyperglykämie, drohende Ketoazidose, Laktazidose, Katabolie, aber auch Thromboembolien in hohem Maße gefährdet ist.

Das insgesamt *deutlich erhöhte Operationsrisiko* resultiert darüber hinaus aus begleitenden Spätkomplikationen wie Makroangiopathie und Nephropathie. Noch zu sehr unterschätzt ist die Gefahr der kardialen autonomen Neuropathie. Plötzliche Kreislaufstillstände, am ehesten auf dem Boden maligner Herzrhythmusstörungen und stummer Infarkte, kommen gehäuft bei Patienten mit kardialer autonomer Neuropathie vor. Letztendlich ist auch aufgrund der häufig gestörten zellulären Immunantwort die *Infektionsrate* erhöht und die *Wundheilung* verzögert.

52.6.2 Präoperative Therapie

In der präoperativen Situation müssen die Blutzuckerwerte optimiert werden, ein Bereich zwischen 120 und 180 mg/dl (6,6–10 mmol/l) ist anzustreben. Bei diätetisch gut eingestellten Typ-2-Diabetikern ist meist keine Änderung der Behandlung erforderlich. Erst bei Ausgangswerten von 180 mg/dl (10 mmol/l) sollte eine zusätzliche Insulintherapie erfolgen (s. unten).

Bei kleineren Eingriffen (z. B. Zahnextraktion, Eingriffe in Lokalanästhesie, aber auch ambulante Operationen) können Patienten, die mit Sulfonylharnstoffen behandelt werden, diese Therapie beibehalten.

Biguanide sollten grundsätzlich 2 Tage vor einer Operation abgesetzt werden, da ein komplizierter operativer Verlauf zu Nebenwirkungen der Biguanidtherapie führen kann; eine Ausnahme stellen lediglich Eingriffe in Lokalanästhesie dar. Für *Acarbose* gilt, dass die perioperative Gabe dieses Präparats insbesondere für die Dauer der parenteralen Ernährung aufgrund seines Wirkprinzips nicht sinnvoll ist. Erst nach erfolgtem Kostaufbau kann dieses Präparat wieder eingenommen werden.

Praktisches Vorgehen
Präoperativ sollte folgendermaßen vorgegangen werden: Bei guter Stoffwechseleinstellung muss eine Insulintherapie erst am Morgen des Operationstags auf i. v.-Zufuhr umgestellt werden. Der Normalanteil am Vorabend wird regulär subkutan injiziert, der Basalanteil um etwa 25 % reduziert. Bei noch nicht ausreichender Stoffwechseleinstellung, aber notwendiger Operation wird anstelle der Basalinsulingabe am Vorabend eine kontinuierliche Insulininfusion mit etwa $^1/_{20}$–$^1/_{30}$ der Gesamttageseinheiten pro Stunde durchgeführt.

Präoperativ ist bei Patienten mit diabetischer Gastroparese noch eine Besonderheit zu beachten: Hier kann als Folge der verzögerten Magenentleerung die übliche präoperative Nahrungskarenz von 8–12 h nicht ausreichen, sodass Aspirationsgefahr besteht.

52.6.3 Intraoperative Therapie

Intraoperativ sollte die Blutglukosekonzentration bei allen Patienten mit Diabetes mellitus, die sich größeren oder länger dauernden Operationen unterziehen, gemessen werden. Blutzuckerwerte über 250–300 mg/dl sollten nicht toleriert, sondern mit kleinen Boli Altinsulin (4–8 IE) behandelt werden. Alternativ kann ein Insulinperfusor eingesetzt werden:

Die Infusionsspritze enthält 50 IE Altinsulin und wird mit isotoner NaCl-Lösung aufgefüllt, sodass 1 ml Lösung 1 IE Altinsulin enthält. Auf den früher üblichen Zusatz von Humanalbumin wird heute aus verschiedenen Gründen verzichtet, die Dosierung erfolgt ohnehin nach Bedarf. Begonnen wird mit einer Infusionsrate von 0,5–2(–3) IE/h, je nach Blutzuckerwert; erfahrungsgemäß ist bei schweren Infektionen, Sepsis oder Glukokortikoidtherapie eine höhere Dosis erforderlich. Neben dem Blutzucker muss auch regelmäßig die Serumkaliumkonzentration überwacht werden; eine Kaliumsubstitution ist häufig erforderlich.

52.6.4 Postoperative Therapie und Risiken

Eine engmaschige Überwachung, insbesondere der Problempatienten, muss erfolgen, da sich gerade in der postoperativen Phase, bei vorbestehender kardialer Neuropathie, maligne Arrhythmien und Infarkte ereignen können. Weiterhin muss eine allmähliche Reduktion der Flüssigkeitszufuhr stattfinden; an den ersten Tagen sollte sie ca. 2–3 l/Tag betragen. Das größte Problem (und in dieser Phase häufiger als Folge der Insulinresistenz beobachtet) ist das ketoazidotische bzw. je nach Patient auch das hyperosmolare Koma. Daher werden Patienten mit lange bestehendem oder schwer einstellbarem Diabetes mellitus, insbesondere nach großen Operationen, am besten auf einer Intensiv- oder Wachstation betreut.

Literatur

1. Adrogue HJ, Wilson H, Boyd AE et al. (1982) Plasma acid-base patterns in diabetic ketoacidosis. N Engl J Med 307: 1603–1610
2. Althoff PH, Usadel KH, Mehnert H (1998) Akute Komplikationen des Diabetes mellitus. In: Mehnert H, Standl E, Usadel KH (Hrsg) Diabetologie in Klinik und Praxis. Thieme, Stuttgart, S 289–333
3. Bowen DJ, Nancekievill HL, Proctor EA, Norman WJ (1992) Perioperative management of insulin-dependent diabetic patients: use of a continuous intravenous infusion of insulin-glucose-potassium. Anaesthesia 37: 852–864
4. Comi RJ (1993) Approach to acute hypoglycemia. Endocrinol Metabol Clin North Am 22: 247–262
5. Fleckman AM (1993) Diabetic ketoacidosis. Endocrinol Metabol Clin North Am 22: 181–208
6. Jensen MD, Caruso M, Heiling V et al. (1989) Insulin regulation of lipolysis in nondiabetic and IDDM subjects. Diabetes 38: 1595–1601
7. Lehnert H, Beyer J (1995) Säure-Basen-Haushalt. In: Dick J, Encke A, Schuster HP (Hrsg) Prä- und postoperative Behandlung. Wiss. Verlagsges., Stuttgart, S 114–124
8. Lehnert H (1998) Medikamentöse Therapie in der Chirurgie. In: Lippert H (Hrsg) Praxis der Chirurgie. Thieme, Stuttgart, S 239–266
9. Lobmann R, Lehnert H (1997a) Einfluss von Hypoglykämien auf neuroendokrine und kognitive Funktionen bei diabetischen Patienten. Diab Stoffw 6: 8–18
10. Lobmann R, Lehnert H (1997b) Notfallsituation Hypoglykämie. Notfallmedizin 23: 510–514
11. Schrezenmeir J (1995) Diabetes mellitus. In: Dick J, Encke A, Schuster HP (Hrsg) Prä- und postoperative Behandlung. Wiss. Verlagsges., Stuttgart, S 125–129
12. Snorgaard O, Eskildsen PC, Vadstrup S et al. (1989) Diabetic ketoacidosis in Denmark: epidemiology, incidence rates, precipitating factors and mortality rates. J Intern Med 226: 223–228
13. Stacpoole PW (1993) Lactic acidosis. Endocrinol Metabol Clin North Am 22: 221–246

Schilddrüsenfunktionsstörungen beim Intensivpatienten, thyreotoxische Krise und Myxödemkoma

R. Gärtner

53.1 Einleitung 925

53.2 Veränderungen der Schilddrüsenfunktionsparameter beim Intensivpatienten, Low-T_3-Syndrom 925
53.2.1 Ätiologie 925
53.2.2 Diagnostik 926
53.2.3 Therapie 926

53.3 Thyreotoxische Krise 926
53.3.1 Ätiologie 926
53.3.2 Pathogenese 927
53.3.3 Diagnostik 927
53.3.4 Therapie 928

53.4 Myxödemkoma 929
53.4.1 Ätiologie und Pathophysiologie 929
53.4.2 Diagnostik 929
53.4.3 Therapie 930

Literatur 931

Schilddrüsenfunktionsstörungen beim Intensivpatienten, thyreotoxische Krise und Myxödemkoma

R. Gärtner

53.1 Einleitung

Die Schilddrüsenfunktionsparameter Thyreotropin (TSH), Trijodthyronin (T_3) und Thyroxin (T_4) werden durch alle schweren, nichtthyreoidalen Erkrankungen und durch eine Reihe von Medikamenten, die in der Intensivmedizin eingesetzt werden, beeinflusst. Diese Veränderungen der Schilddrüsenfunktionsparameter treten in Abhängigkeit von der Schwere der Erkrankung in typischer Weise auf [2, 13, 14].

Die Kenntnis dieser regelhaften Veränderungen beim Schwerkranken ist daher wichtig, um eventuell gleichzeitig vorliegende Schilddrüsenerkrankungen erkennen zu können. Diese sind oft schwer zu diagnostizieren, und die Diagnose muss fast ausschließlich nach klinischen Kriterien gestellt werden.

Epidemiologie

Während Hyperthyreosen und Hypothyreosen relativ häufig sind – und durchaus auch eine andere zugrunde liegende Erkrankung im Verlauf beeinflussen können, sind die thyreotoxischen Krisen bzw. Myxödemkomata selten. Etwa 30–50 thyreotoxische Krisen werden in Deutschland pro Jahr diagnostiziert, Myxödemkomata noch seltener [11]. Da thyreotoxische Krisen aber wegen der Schwierigkeit der Diagnosestellung übersehen werden können, ist von einer eher höheren Inzidenz auszugehen. Eine nicht adäquat behandelte thyreotoxische Krise ist mit einer Mortalität von über 50 % innerhalb weniger Stunden bis Tage behaftet, gleiches gilt für das Myxödemkoma. Bei richtiger Behandlung aber sollte die Mortalität unter 10 % liegen [1].

53.2 Veränderungen der Schilddrüsenfunktionsparameter beim Intensivpatienten, Low-T_3-Syndrom

53.2.1 Ätiologie

Die Veränderungen der Schilddrüsenhormonwerte bei schwerer Erkrankung oder längerem Fasten werden als „Low-T_3-Syndrom" bezeichnet; als Synonyme gelten „euthyroid sick syndrome" (ESS) oder „non-thyroidal illness" (NTI). Diese Begriffe beschreiben nur sehr ungenau die in typischer Weise ablaufenden Veränderungen der Schilddrüsenfunktionsparameter.

Jede schwerere Erkrankung, jeder operative Eingriff oder auch Fasten führt regelhaft innerhalb weniger Stunden zunächst zu einer Erniedrigung der T_3-Serumspiegel, in Abhängigkeit der Schwere der Erkrankung auch zu einer Erniedrigung des basalen TSH. Im weiteren Verlauf fällt dann auch das Serum-T_4 ab. Stirbt der Patient an seiner Erkrankung, so sind alle Schilddrüsenfunktionsparameter niedrig bis nicht mehr messbar. Erholt sich der Patient, so steigen die TSH-Werte als erstes wieder an und können sogar überschießend im Bereich von > 4 µU/ml liegen. In der Folge normalisieren sich die peripheren Schilddrüsenhormonwerte (Abb 53-1).

Dieser typische Verlauf gilt sowohl für Schilddrüsengesunde als auch für Patienten mit einer Schilddrüsenfunktionsstörung, also auch primär erhöhte Schilddrüsenhormonwerte bei Hyperthyreose fallen während der Krise ab, ebenso wie ein erhöhtes TSH bei Hypothyreose.

Die neuerdings meist verwendeten indirekten Bestimmungsmethoden (Analog-Tracer-Methoden) für

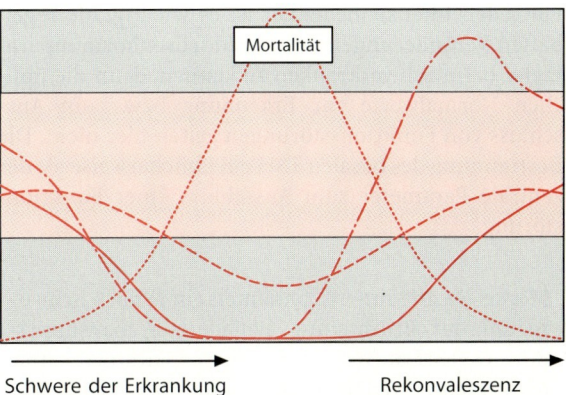

Abb. 53-1. Typischer Verlauf der Schilddrüsenhormonparameter Trijodthyronin (T_3), Thyroxin (T_4) und Thyreotropin (TSH) während einer schweren Allgemeinerkrankung und in der Rekonvaleszenzphase. Die Mortalität ist umgekehrt proportional zum Abfall der Schilddrüsenfunktionsparameter

die freien Schilddrüsenhormone führen je nach Messmethode zu unterschiedlichen Ergebnisse, können teils erhöht, teils erniedrigt sein. Die früher ausschließlich verwendeten Radioimmunoassays für Gesamthormonspiegel zeigen aber regelhaft den oben beschriebenen Verlauf. Der Abfall von Trijodthyronin (T_3) ist mit einer Erhöhung des reversen T_3 (rT_3) assoziiert, infolge einer Dejodierung am inneren Ring des L-Thyroxins (T_4) [8].

Bei schwerkranken schilddrüsengesunden Patienten ergibt sich somit im Verlauf die Konstellation einer sekundären Hypothyreose, wobei die Patienten aber nach klinischen Kriterien euthyreot sind.

Diese typischen Veränderungen der Schilddrüsenfunktionsparameter können als *Verlaufsparameter* bzw. prognostischer Index der Schwere der Erkrankungen verwendet werden. Die TSH-Spiegel korrelieren umgekehrt mit dem APACHE-II-Score [12].

Die Ätiologie dieser physiologischen Beeinflussung der Schilddrüsenfunktionsparameter ist bisher nicht eindeutig geklärt. So ist bekannt, dass z. B. TNF-α und IL-6 die TSH-Sekretion der Hypophyse hemmen, ebenso Kortisol und Somatostatin, die meist bei Intensivpatienten erhöht sind. Die TSH-Erniedrigung führt dann wahrscheinlich zur verminderten T_4-Sekretion. Der periphere Metabolismus von T_4, also die Konversion zum stoffwechselinaktiven rT_3, geschieht durch die Aktivierung der 5-Dejodinase bei gleichzeitiger Inaktivierung der 5'-Dejodinase. Hier werden ebenfalls verschiedene Zytokine oder Glukokortikoide sowie Stoffwechselmetaboliten als Mediatoren diskutiert. Inhibitoren der Schilddrüsenhormonbindung an die Transportproteine im Serum, z. B. freie Fettsäuren oder Medikamente wie Furosemid, können mit zu der T_3-Erniedrigung beitragen [2].

53.2.2 Diagnostik

Für jeden Intensivmediziner ist es wichtig, die regelhaften Veränderungen der Schilddrüsenhormonparameter beim Schwerkranken zu kennen, denn die üblichen Normalwerte zur Erkennung bzw. zum Ausschluss von Funktionsstörungen gelten hier nicht. Die Bestimmung des basalen TSH gilt üblicherweise als der zentrale Parameter zum Ausschluss einer Funktionstörung.

> **Merke:** Da alle Intensivpatienten ein je nach Schweregrad der Erkrankung erniedrigtes bis supprimiertes TSH aufweisen, gilt dieser Parameter hier nicht mehr. Zur Diagnostik werden zusätzlich immer die peripheren Schilddrüsenhormone bestimmt; außerdem muss das klinische Bild in die differentialdiagnostischen Überlegungen einbezogen werden.

Alternativ kann der TRH-Test durchgeführt werden. Bei supprimiertem TSH infolge eines Low-T_3-Syndroms ist TSH gering stimulierbar, nicht aber bei einer Hyperthyreose. Inadäquat zur Schwere der Erkrankung erhöhte periphere Schilddrüsenhormone, die aber durchaus noch im Normbereich liegen können, deuten bei supprimiertem TSH auf eine Hyperthyreose hin, ein inadäquat erhöhtes TSH bei peripher erniedrigten Schilddrüsenhormonwerten auf eine Hypothyreose. Die Klinik und die typischen Symptomenkomplexe einer Hypo- bzw. Hyperthyreose sind somit führend in der Diagnostik einer zusätzlich bestehenden Schilddrüsenfunktionsstörung.

53.2.3 Therapie

Das Low-T_3-Syndrom wird als normale Reaktion des Organismus auf eine schwere Erkrankung aufgefasst. Eine Schilddrüsenhormonsubstitution ist nicht sinnvoll, wie klinische Studien gezeigt haben. Ein erst kürzlich erstmals erprobter Therapieansatz bei lange schwersterkrankten Patienten versucht, die unterdrückte hypothalisch-hypophysäre Achse durch TRH- und GHRH-Infusion zu normalisieren. Inwieweit dies klinisch bedeutsam ist, müssen weitere Studien zeigen [13].

53.3 Thyreotoxische Krise

Patienten mit Hyperthyreose werden heute durch die verbesserten diagnostischen Möglichkeiten früher erkannt und behandelt. Die Grenze zwischen einer schwer verlaufenden Hyperthyreose und der Entwicklung einer Krisensituation ist sehr schmal [6, 7]. Wichtig ist daher, Patienten mit schwerer Hyperthyreose rechtzeitig adäquat zu behandeln.

Klinische Symptome, die an eine thyreotoxische Krise differentialdiagnostisch denken lassen sollten, sind:
- hyperdynames Herzversagen,
- Fieber mit inadäquater Tachykardie,
- unklare gastrointestinale Symptome (Übelkeit, Erbrechen, Diarrhö, Ikterus),
- zentralnervöse Symptome, von psychomotorischer Unruhe, Agitiertheit, Tremor bis hin zu Apathie und Koma [1].

53.3.1 Ätiologie

Voraussetzung für die Entwicklung einer thyreotoxischen Krise ist immer eine länger bestehende, nicht erkannte bzw. nicht behandelte Hyperthyreose. Da gerade bei älteren Patienten eine Hyperthyreose oft monosymptomatisch verläuft, kann sie übersehen werden. Auslöser einer Krise ist nicht die Schilddrüsenhormonwirkung allein.

! Die Menge an zirkulierendem Schilddrüsenhormon ist nicht verantwortlich für die Auslösung einer Krise. Patienten mit einer thyreotoxischen Krise weisen keine höheren Schilddrüsenhormonwerte auf als solche mit einer unkompliziert verlaufenden Hyperthyreose.

Auslöser einer thyreotoxischen Krise sind vielmehr zusätzliche Stresssituationen, z. B. Unfall, Operation, Infektion, kardiovaskuläres Ereignis oder psychische Belastung und Stress. Diese zusätzlichen Erkrankungen, die ähnliche Symptome wie die Hyperthyreose selbst hervorrufen können, erschweren oft die Diagnose.

! Da gerade in Deutschland infolge des Jodmangels Knotenstrumen mit autonomer Funktion sehr häufig sind – etwa 30 % aller älteren Frauen und etwa 20 % aller Männer weisen eine Schilddrüsenautonomie auf –, kann durch die Applikation jodhaltiger Kontrastmittel vor oder während einer anderen Erkrankung eine Hyperthyreose ausgelöst werden, die dann zusammen mit der zugrunde liegenden Erkrankung zur thyreotoxischen Krise führt.

53.3.2 Pathogenese

Die pathophysiologischen Mechanismen, die zur Auslösung einer Krise führen, können bislang nur teilweise erklärt werden. Schilddrüsenhormone erhöhen unter anderem die Expression von β-adrenergen Rezeptoren. Die Folge am Herz-Kreislauf-System ist eine erhöhte Herzfrequenz bis hin zu Rhythmusstörungen, vorwiegend Vorhofflimmern, sowie eine Nachlastsenkung, weiterhin eine hyperdyname Kreislaufsituation, die schließlich in ein hyperdynames Herzversagen münden kann [3, 4, 9].

Gleichzeitig besteht eine erhöhte Empfindlichkeit gegenüber Katecholaminen. Eine weitere spezifische Schilddrüsenhormonwirkung ist die gesteigerte Expression der Na^+-K^+-ATPase an der Niere, die zu einer gesteigerten Na^+-Rückresortion und einem erhöhten Blutvolumen führt. Zusammen mit der gesteigerten β-adrenergen Aktivität resultiert ein erhöhter systolischer und eher niedriger diastolischer Blutdruck. Die erhöhte Vorlast des Herzens kann zu einer Linksherzdekompensation führen, häufiger aber ist der rechte Ventrikel primär überlastet und reagiert mit einer Rechtsherzdekompensation [5].

Die erhöhte zentralnervöse β-adrenerge Wirkung wird auch für die psychomotorischen Symptome verantwortlich gemacht. Eine psychomotorische Unruhe, Tremor, Agitiertheit geht über in einen Stupor, begleitet von Schluckstörungen und endet im Koma und Tod, falls die Erkrankung nicht adäquat behandelt wird.

53.3.3 Diagnostik

Die Diagnose muss ausschließlich nach klinischen Kriterien gestellt werden. Differentialdiagnostisch sollte bei unklarem septischen Bild, einem hyperdynamen Herzversagen bei warmer Peripherie und unklarem neuromuskulärem Krankheitsbild immer an eine thyreotoxische Krise gedacht werden.

Anamnese

Aus der Anamnese lassen sich möglicherweise Anhaltspunkte für eine länger bestehende Hyperthyreose erfragen, z. B. Wärmeintoleranz, Gewichtsabnahme, Diarrhöeneigung, Verschlechterung einer vorbestehenden Herzinsuffizienz, neu aufgetretenes Vorhofflimmern, Muskelschwäche, Schlaflosigkeit. Kontrastmittelexpostition oder die Anwendung jodhaltiger Medikamente (z. B. Amiodarone, Betaisodonna).

Untersuchungsbefund

Die typischen Zeichen einer schweren Hyperthyreose gehen über in die *Leitsymptome* einer thyreotoxischen Krise. Diese können alle gemeinsam, aber auch nur teilweise vorliegen (s. Übersicht).

Leitsymptome einer thyreotoxischen Krise

- *Allgemeinsymptome*
  - warme, gut durchblutete Haut, die – je nach Hydrierungszustand – feucht oder trocken sein kann, Fieber > 38,5 °C mit inadäquater Tachykardie
- *Schilddrüsenspezifisch*
  - diffus vergrößerte, schwirrende Struma mit oder ohne endokrine Orbitopathie oder nodöse Struma
- *Kardiovaskulär*
  - Sinustachykardie mit verkürzter QT-Zeit oder tachykardes Vorhofflimmern
  - Zeichen der Rechtsherzdekompensation mit oberer Einflussstauung, Beinödemen, Hepatomegalie, Aszites, seltener Linksherzdekompensation
  - hohe Blutdruckamplitude
- *Gastrointestinal*
  - gesteigerte Darmmotilität, Diarrhö, subakutes Abdomen
- *Neuromuskulär*
  - psychomotorische Unruhe, Agitiertheit, wechselnd mit Adynamie, Somnolenz und Koma
  - pseudobulbärparalyse mit Schluckstörung
  - beschleunigte ASR-Relaxationszeit
  - ausgeprägte myasthenische Muskelschwäche

Laborkonstellation

Es gibt keine typische Laborkonstellation für eine thyreotoxische Krise. Die freien Schilddrüsenhormone sind vergleichbar mit denen einer unkompliziert verlaufenden Hyperthyreose. Sie können sogar, je nach Schwere des Krankheitsbilds oder einer anderen zusätzlichen, möglicherweise die Krise auslösenden Erkrankung im Normbereich liegen.

> Wichtig ist es daran zu denken, dass diese Patienten, wie alle Schwerkranken, auch ein Low-T_3-Syndrom aufweisen können!

Erhöhte Leberwerte einschließlich Bilirubin sind prognostisch ungünstig. Sie sind als direkte Folge der Schilddrüsenhormonwirkung auf die Leber, aber auch in Abhängigkeit von einer Rechtsherzdekompensation zu sehen. Vorwiegend bei jüngeren Patienten kann auch das Serumkalzium erhöht sein, verursacht durch einen gesteigerten Knochenabbau.

Die Leukozyten sind meist eher niedrig normal, und es findet sich eine Mikrozytose mit grenzwertig niedrigem Hämoglobin oder eine mikrozytäre Anämie.

53.3.4 Therapie

Jeder Patient mit Verdacht auf eine thyreotoxische Krise muss intensivmedizinisch betreut werden [1]. Die kontinuierliche Herz-Kreislauf- und Lungenfunktionsüberwachung sowie das neurologische Monitoring sind wichtig, weil sich der Zustand des Patienten innerhalb von wenigen Stunden dramatisch ändern kann.

Therapeutisch stehen neben den supportiven Maßnahmen die Hemmung der Schilddrüsenhormonwirkung und -freisetzung im Vordergrund (s. Übersicht).

Hemmung der Hormonwirkung

Die Schilddrüsenhormonwirkung wird am schnellsten und besten durch *β*-Blocker gehemmt. Auch bei kardial dekompensierten Patienten steht diese *β*-Blockade an erster Stelle der Therapie, da der adrenerge Stimulus Ursache der kardialen Dekompensation ist. Das vor Jahren verwendete Reserpin hemmt die Katecholaminfreisetzung, wird aber heute wegen der schlechten Steuerbarkeit und der Nebenwirkungen nicht mehr empfohlen.

Für Propranolol ist belegt, dass es zusätzlich die periphere Konversion von T_4 zu T_3 hemmt. Da nur T_3, nicht aber T_4 stoffwechselaktiv ist, ist diese periphere Konversionshemmung therapeutisch sinnvoll. Für andere, $β_1$-selektive Blocker ist diese zusätzliche, schilddrüsenspezifische Wirkung nicht nachgewiesen worden. Alternativ zum Propranolol kann aber Esmolol oder Atenolol verwendet werden, wenn diese zusätzliche Wirkung nicht als notwendig erachtet wird.

Hemmung der Hormonfreisetzung

Die Schilddrüsenhormonfreisetzung wird am besten durch *Thiamazol (Methimazol, Favistan)* i.v. oder, wenn eine orale Applikation noch möglich ist, durch *Propylthiouracil (Thyreostat)* gehemmt. Da die meisten Patienten mit einer thyreotoxischen Krise mit Jod kontaminiert sind und die antithyreoidalen Medikamente kompetitiv zum Jod wirken, müssen diese Substanzen hochdosiert eingesetzt werden. Dem Propylthiouracil kommt hierbei eine zusätzliche Bedeutung zu, da es auch die periphere Konversion von T_4 zu T_3 hemmt und diese Konversionshemmung unabhängig von Jod ist. Glukokortikoide hemmen ebenfalls die periphere Konversion von T_4 zu T_3, und es ist daher sinnvoll, diese bei schweren Fällen zu geben. Die häufig diskutierte sog. relative Nebenniereninsuffizienz bzw. ein Glukokortikoidmangel sind nicht belegt, aber in der Krisensituation ist die hochdosierte Glukokortikoidtherapie möglicherweise sinnvoll.

Weitere Therapiemaßnahmen

Die schnellste und effektivste Möglichkeit, die Schilddrüsenhormonsekretion zu hemmen, ist die möglichst frühzeitige *Thyreoidektomie*. Die früher häufig angewandte *Plasmapherese* oder *Aktivkohle-Hämoperfusion* zur Senkung der Schilddrüsenhormonspiegel sind schlechtere Alternativen, da sie wenig effektiv sind – die Schilddrüsenhormonspiegel sind ja nicht exzessiv erhöht – und zusätzliche Komplikationen (Thrombozytenabfall, Volumenverschiebung, Kreislaufbelastung) hervorrufen können [6, 7].

Zur Rekompensation der Herzinsuffizienz wird neben *β*-Blockern auch *Digoxin* eingesetzt. Zu beachten ist, dass der Digoxinbedarf etwa doppelt so hoch ist wie bei schilddrüsengesunden Patienten. Zusätzlich können auch *Kalziumantagonisten (Diltiazem)* verwendet werden [3, 4].

> **Behandlung der thyreotoxischen Krise**
>
> 1. *Supportive Maßnahmen:*
>   - hochkalorische parenterale Ernährung
>   - Kreislauf- und Lungenfunktionsüberwachung
>   - evtl. frühzeitige Beatmung, v. a. bei beginnenden zentralnervösen Symptomen mit Schluckstörung und Koma, und/oder bei Lungenstauung
>   - Sedierung (Promethazin 2-mal 25 mg oder Benzodiazepine)

2. *Blockade der Schilddrüsenhormonwirkung:*
   - Propranolol 1 mg i. v./min bis maximal 10 mg/Tag
   oder
   - Propranolol 3- bis 4-mal 40–80 mg p. o./Tag
   alternativ
   - Esmolol 0,5 mg/kgKG Bolus über 2–3 min, dann 50-200 μg/kgKG/min über Infusionspumpe
   oder
   - Metoprolol 100–400 mg p. o./Tag
   - Prednisolon 100–250 mg/Tag
3. *Blockade der Schilddrüsenhormonbildung:*
   - Thiamazol (Favistan) 3-mal 40 mg i. v.
   oder
   - Propylthiouracil (Thyreostat) 4- bis 6-mal 50 mg p. o.
   - frühzeitige Thyreoidektomie

Die Mortalität der thyreotoxischen Krise sollte heute bei entsprechender Behandlung unter 10 % liegen. Die Therapie ist nicht die Schwierigkeit sondern vielmehr die rechtzeitige Diagnosestellung und damit der frühzeitige Behandlungsbeginn.

53.4 Myxödemkoma

Das Myxödemkoma tritt bei Patienten mit lange unerkannter Hypothyreose auf. Die Diagnose lässt sich nur klinisch stellen, es gibt hierfür keine typische Laborkonstellation d. h. sie ist nicht unterschiedlich zu der einer unkomplizierten Hypothyreose. Auslöser ist meist eine zusätzliche Erkrankung wie Infektion, Trauma, Operation oder Stress.

53.4.1 Ätiologie und Pathophysiologie

Ein Myxödemkoma entsteht ausschließlich auf dem Boden einer länger bestehenden Hypothyreose [6,7].

Häufigste Ursache einer Hypothyreose ist entweder eine Hashimoto-Thyreoiditis, eine Strahlenthyreoiditis nach externer Radiatio oder nach ablativer Therapie mittels Radiojod oder Operation. Etwa 5 % der Patienten mit Hypothyreose weisen eine sekundäre Hypothyreose infolge einer Hypophyseninsuffizienz auf, z.B. durch ein Hypophysenadenom, eine granulomatöse oder lymphozytäre Hypophysenentzündung oder eine Hypothalamuserkrankung.

Hierbei wird die Symptomatik der Hypothyreose durch die meist begleitende Nebenniereninsuffizienz sowie einen hypogonadotropen Hypogonadismus überlagert. Aber auch bei einer autoimmun bedingten Hypothyreose muss an das gleichzeitige Vorliegen einer anderen organspezifischen Autoimmunerkrankung wie primäre Nebennierenrindeninsuffizienz (M. Addison) oder Diabetes mellitus gedacht werden.

Eine Hypothyreose auf dem Boden einer Hashimoto-Thyreoiditis entwickelt sich nahezu immer langsam, oft über Jahre oder Jahrzehnte und kann daher subjektiv unbemerkt zu einer verspäteten Diagnose führen. Durch die verbesserte Diagnostik und die routinemäßige TSH-Kontrolle ist das Vollbild der Erkrankung seltener geworden [1].

Das klinische Erscheinungbild eines Myxödemkomas unterscheidet sich von einer schweren Hypothyreose durch die zentralnervösen Störungen, deren pathophysiologische Grundlage nach wie vor unklar ist. Eine Hyponatriämie, Hyperkapnie, Hypoxie und Hypothermie, typische Symptome einer schweren Hypothyreose, können bei Exposition durch einen zusätzlichen Stressfaktor, eine Infektion, Operation und die damit verabreichten Anästhetika und Narkotika als Erklärung für die Auslösung des Komas ursächlich diskutiert werden; dies ist aber nicht belegt [11].

53.4.2 Diagnostik

Die Leitsymptome des Myxödemkomas sind Hypothermie, Bewusstlosigkeit und meist auch Bradykardie. Diese Symptome sind nicht pathognomonisch, können auch z.B. bei Barbituratintoxikation oder Hirnstammläsionen führend sein, es muss aber differentialdiagnostisch immer an ein Myxödemkoma gedacht werden.

Anamnese

Vorangegangene Schilddrüsenoperation, vorangegangene Strahlentherapie unter Einbeziehung des Halsbereiches, Radioiodtherapie oder das unerklärte Absetzen einer Schilddrüsenhormonsubstitution sind eventuell fremdanamnestisch zu erfragen. Organspezifische Autoimmunerkrankungen in der Familie können ebenfalls richtungsweisend sein, eine Hashimoto-Thyreoiditis ist eine der häufigsten organspezifischen Autoimmunerkrankungen mit bis zu 9 % in der Normalbevölkerung.

Vorangegangene Hypophysenoperation oder -bestrahlung, Blasserwerden der Haut oder weniger Bräunung durch Sonneneinwirkung können Zeichen einer Hypophysenvorderlappeninsuffizienz mit sekundärer Hypothyreose sein. Eine sich langsam entwickelnde Lethargie, Antriebslosigkeit, Gewichtzunahme, Obstipation und Kälteintoleranz kann ebenfalls häufig erfragt werden.

Untersuchungsbefund

Die üblichen Symptome der schweren Hypothyreose als zugrunde liegende Erkrankung findet man regelhaft bei Patienten mit Myxödemkoma. Befunde und klinisches Bild sind in der folgenden Übersicht dargestellt.

> **Befunde beim Myxödemkoma**
>
> - *Allgemeinsymptome*:
>   - trockene, rauhe und kühle Haut, struppige Haare, aufgedunsenes Gesicht, große Zunge und rauhe Stimme
>   - Hypothermie (< 36 °C)
> - *Kardiovaskulär*:
>   - verlängerte QT-Zeit im EKG
>   - meist auch Sinusbradykardie, seltener AV-Block
>   - vermindertes Schlagvolumen und HZV
>   - Perikard- und Pleuraergüsse
> - *Pulmonal*:
>   - alveoläre Hypoventilation mit Hyperkapnie ohne subjektive Atemnot
>   - Bronchopneumonie infolge der Hypoventilation
> - *Gastrointestinal*:
>   - verminderte Darmmotilität bis paralytischer Ileus
>   - Magenatonie
> - *Neuropsychiatrisch*:
>   - verzögerte ASR-Relaxationszeit
>   - Desorientiertheit, Halluzinationen, Depression
>   - Vergesslichkeit bis Amnesie, Lethargie und schließlich Koma
>   - Kleinhirnsymptome wie Ataxie und Adiadochokinese
>   - Epilepsie

Laborkonstellation

Im Fall einer primären Hypothyreose ist das basale TSH erhöht bei vermindertem freien T_4 (fT_4) oder T_4-Index. Bei schwerkranken Patienten sind die peripheren Schilddrüsenhormonwerte aber wenig hilfreich, da sie im Rahmen des Low-T_3-Syndroms in jedem Falle erniedrigt sind. Man muss berücksichtigen, dass auch das basale TSH erniedrigt ist, so dass es im Falle eines Myxödemkomas zwar inadäquat erhöht, aber nicht so hoch sein muss, wie man dies bei einer schweren Hypothyreose erwarten würde. Auch ist an die selteneren Fälle einer sekundären Hypothyreose zu denken, bei der dieselbe Laborkonstellation wie bei einem Low-T_3-Syndrom gefunden wird.

Die Diagnose kann sich also nicht allein auf die typischen Schilddrüsenhormonparameter stützen. Die Bestimmung von schilddrüsenspezifischen Antikörpern ist für die Akutdiagnose bedeutungslos.

Zusätzliche, typische Laborparameter bei schwerer Hypothyreose sind: Hyponatriämie, Hypoglykämie, sowie erhöhte LDH und CK-Werte.

53.4.3 Therapie

Die Therapie des Myxödemkomas umfasst, neben dem Ausgleich des Schilddrüsenhormonmangels, die Behandlung der Hypoventilation und Hyperkapnie durch maschinelle Beatmung, den Ausgleich der Hyponatriämie und Hypoglykämie sowie die Behandlung der Hypothermie und Hypotension [10].

Die Modalität der Schilddrüsenhormonsubstitution ist immer noch in Diskussion. Da bei Hypothyreose die periphere Konversion von T_4 zu T_3 verzögert ist, haben manche Autoren empfohlen, sowohl T_4 als auch T_3 in niedriger Dosierung (25 µg/Tag) zu substituieren. Es hat sich aber gezeigt, dass eine hochdosierte Monotherapie mit T_4 am schnellsten die periphere Schilddrüsenwirkung wiederherstellen kann, ohne dass es dabei zu den früher so gefürchteten kardialen Nebenwirkungen kommt.

Die alveoläre Hypoventilation führt nicht nur zu einer Hyperkapnie und Hypoxie, sondern prädisponiert auch zu einer Bronchopneumonie. Frühzeitige maschinelle Beatmung bzw. Atemgymnastik, eine engmaschige mikrobiologische Überwachung sowie der rechtzeitige und gezielte Beginn einer Antibiotikatherapie sind daher indiziert.

Die Hyponatriämie ist Folge einer vermehrten Wasserretention, eine verminderte adrenale Reserve wird ebenfalls diskutiert. Wegen der Gefahr einer pontinen Myelinolyse wird daher keine Natriumsubstituion sondern nur Wasserrestriktion und Hydrokortisonsubstitution empfohlen.

Generell wird heute das Vorgehen in der Übersicht für die Therapie des Myxödemkomas empfohlen.

> **Behandlung des Myxödemkomas**
>
> 1. *Schilddrüsenhormonsubstitution*
>   - L-Thyroxin 500 µg i.v. am 1. Tag
>   - danach 1,5 µg/kgKG/Tag entweder oral oder i.v
> 2. *Intubation und Beatmung*
>   - möglichst frühzeitige Beatmung, unter Berücksichtigung eines nicht zu schnellen Ausgleichs der Hyperkapnie
> 3. *Hypoglykämie*
>   - initial 50 ml einer 50 %igen Glukoselösung i.v., dann weiter nach Blutglukosewerten
> 4. *Hyponatriämie*
>   - alleinige Wasserrestriktion, kein schneller Ausgleich, also keine hochprozentige Natriuminfusionslösung notwendig, da durch die wiederhergestellte Schilddrüsenhormon-

wirkung an der Niere Natrium wieder rückresorbiert wird

5. *Hypothermie*
   - bei Körpertemperatur < 31 °C: langsame aktive Erwärmung durch Dialyse, angewärmte Infusionen etc., aber nicht mehr als 0,5 °C/h
   - bei Körpertemperatur > 31 °C: nur passive Erwärmung durch warme Decken

6. *Hypotonie*
   - Hydrokortison 200 mg/Tag über die ersten Tage, danach langsam reduzieren
   - Katecholamine und Digoxin sind weniger wirksam; es besteht eine erhöhte Gefahr von Herzrhythmusstörungen

Das Myxödemkoma wies früher eine Mortalität von über 70 % auf; diese sollte aber heute bei adäquater Behandlung unter 20 % liegen. Wie bei den meisten metabolischen Krisen ist nicht die Therapie selbst, sondern die rechtzeitige Diagnosestellung und Einbeziehung einer metabolischen Krise in die differentialdiagnostischen Überlegungen der wichtigste Schritt.

Literatur

1. Burger AG, Philippe J (1992) Thyroid emergencies. In: Burger AG, Phillippe J (eds) Clinical endocrinology and metabolism, vol 6/I. Baillière Tindall, London Philadelphia, pp 77–93
2. Chopra IJ (1997) Euthyroid sick syndrom: Is it a misnomer? J Clin Endocrinol Metab 82: 329–334
3. Dillmann WH (1997) Thyroid storm. Curr Ther Endocrinol Metab 6: 81–85
4. Dillmann WH, Oppenheimer JH (1996) Thyroid hormones and the heart: Basic mechanistic and clinical issues. Thyroid 19: 1–11
5. Fischer MR, Spes CH, Huss R, Gärtner R (1997) Immunogene Hyperthyreose mit hyperdynamischem Herzversagen und beginnendem zirrhotischem Umbau der Leber. Dtsch Med Wochenschr 122: 323–327
6. Hehrmann R (1996a) Myxödemkoma – eine seltene Komplikation der Hypothyreose. Fortschr Med 114: 474–478
7. Hehrmann R (1996b) Thyreotoxische Krise. Fortschr Med 114: 114–117
8. Kaptein EM (1994) Thyroid in vitro testing in non-thyroidal illness. Exp Clin Endocrinol 102 (Suppl 2): 92–101
9. Klein I, Ojamaa K (1997) Thyroid hormone and the cardiovascular system. Curr Opin Endocrinol Diabetes 4: 341–346
10. Pittman CS, Zayed AA (1997) Myxedema coma. Curr Ther Endocrinol Metab 6: 98–101
11. Reinhardt W, Mann K (1997) Inzidenz, klinisches Bild und Behandlung des hypothyreoten Komas. Ergebnisse einer Umfrage. Med Klin 92: 521–524
12. Rothwell PM, Udwadia ZF, Lawler PG (1993) Thyrotropin concentrations predicts outcome in critical illness. Anaesthesia 48: 373–376
13. Van den Berghe G, De Zegher F, Bouillon R (1998) Acute and prolonged critical illness as different neuroendocrine paradigms. J Clin Endocrinol Metab 83: 1827–1834
14. Wartofsky L, Burmann KD (1982) Alterations in thyroid function in patients with systemic illness: The "euthyroid illness syndrome". Endocr Rev 3: 164–217

Säure-Basen-Status

J. E. Schmitz

54.1 Einleitung 935

54.2 Definitionen 935

54.3 Regulationsmechanismen 935

54.4 Puffersysteme des Organismus 936
54.4.1 Pufferbasen 936
54.4.2 Rolle der Leber 937
54.4.3 Rolle der Niere 937

54.5 Störungen des Säure-Basen-Status 938
54.5.1 Metabolische Azidosen 938
54.5.2 Therapie der metabolischen Azidosen 939
54.5.3 Metabolische Alkalosen 941
54.5.4 Therapie der metabolischen Alkalose 942

Literatur 942

Säure-Basen-Status

J. E. Schmitz

54.1 Einleitung

Der amerikanische Physiologe Cannon führte für das sog. Gleichgewicht der Körperfunktionen, d.h. die Konstanterhaltung des von Claude Bernard definierten „Milieu interieur" mittels komplizierter endogener Reaktionsmechanismen, den Begriff „Homöostase" in die medizinische Literatur ein. Um einen möglichst optimalen Ablauf der gesamten Stoffwechselvorgänge zu gewährleisten, ist der Organismus bestrebt, das Reaktionsmilieu für die Stoffwechselvorgänge in einem geeigneten Reaktionsmilieu ablaufen zu lassen. In diesem Sinne stellen Flüssigkeits-, Elektrolyt-, Säure-Basen-Haushalt sowie der Volumenstatus die entscheidenden Regelgrößen dar, die diesen optimalen Ablauf der permanenten Stoffwechselvorgänge im Organismus garantieren sollen.

Dem Blut kommt dabei eine zentrale Bedeutung als Ver- und Entsorgungssystem des Organismus zu, aus dem sich die Zellen der Organe nach ihrem Bedarf bedienen und in das sie ihre Stoffwechselprodukte abgeben. Die Zusammensetzung des Blutes stellt die Resultante der gesamten Stoffwechselabläufe im Organismus dar und dient gleichsam als Kontrolle zur Beurteilung des Flüssigkeits-, Elektrolyt-, Säure-Basen- und Volumenstatus. Wegen der eminenten Wichtigkeit für Leben und Gesundheit des Patienten muss es daher ein grundsätzliches Bestreben sein, die physiologischen Verhältnisse im Blut im Rahmen der Therapie möglichst zu erhalten oder bei bereits eingetretenen Störungen die Homöostase wieder herzustellen.

54.2 Definitionen

pH-Wert

In Anlehnung an die von Brønsted bereits im Jahre 1923 publizierten Definitionen von Säuren und Basen sind *Säuren* als Substanzen charakterisiert, die Protonen abgeben und *Basen* Substanzen, die Protonen aufnehmen. Der pH-Wert, d.h. der negative dekadische Logarithmus der H^+-Ionen-Aktivität, bestimmt in einem ganz erheblichen Maße die Reaktionsfähigkeit und die Charakteristik der Reaktionsabläufe im biologischen System. Die H^+-Ionen-Konzentration der Körperflüssigkeiten ist eine der am feinsten geregelten Größen im Organismus.

Die Bandbreite der H^+-Ionen-Konzentration im extrazellulären Flüssigkeitsraum beträgt < 5 nmol/l und schwankt zwischen $1,6 \times 10^{-8}$ und $1,2 \times 10^{-8}$ mol/l. Dies entspricht einem pH-Wert zwischen 7,38 und 7,42. Die geregelte extrazelluläre H^+-Ionen-Aktivität, die in der Regel für diagnostische Bestimmungen zur Verfügung steht, liegt um 40 nmol/l. Die intrazelluläre H^+-Ionen-Konzentration ist mit ca. 160 nmol/l rund 4× höher als die extrazelluläre, was einem intrazellulären pH von etwa 6,8 entspricht. Da in einem biologischen System wie dem menschlichen Organismus die H^+-Ionen-Konzentration in einer Größenordnung vorliegt, bei der der Aktivitätskoeffizient ungefähr 1 ist, kann die Konzentration der H^+-Ionen ihrer Aktivität gleichgesetzt werden.

Azidose/Alkalose

Der mittlere pH-Wert des arteriellen Bluts liegt bei 7,4, der des venösen Bluts und in der interstitiellen Flüssigkeit im Mittel um 7,35. Als Extremwerte, die noch mit dem Leben vereinbar sind, werden pH-Werte zwischen 7,8 und 7,0 für den extrazellulären Flüssigkeitsraum angegeben. Kompensierte Azidosen bzw. Alkalosen sind solche Veränderungen der Basenkonzentrationen, bei denen die Puffersysteme des Organismus noch in der Lage sind, den pH-Wert innerhalb der physiologischen Grenzen von 7,38–7,42 halten zu können. pH-Werte < 7,38 werden definitionsgemäß als Azidosen, pH-Werte über 7,42 als Alkalosen bezeichnet.

54.3 Regulationsmechanismen

Durch die ständige Produktion von Säuren, die einer täglichen Menge von etwa 13–20 l einer einmolaren Salzsäure entsprechen, muss der Organismus über funktionsfähige Kompensationsmechanismen verfügen, um dennoch die physiologische Reaktionslage in engen Grenzen konstant halten zu können.

■ **Puffersysteme.** In allen Körperflüssigkeiten liegen sog. Puffersysteme vor, die eine sofortige Reaktion mit

Säuren oder alkalischen Substanzen ermöglichen, wodurch starke und schnelle Änderungen in den H$^+$-Ionen-Konzentrationen vermieden werden sollen.

■ **Ventilation.** Ein weiterer Mechanismus, der insbesondere schnelle Veränderungen der H$^+$-Ionen-Konzentrationen verhindern soll, ist die Steuerung der Säurenbelastung über die Ventilation. Treten meßbare Veränderungen der H$^+$-Ionen-Konzentrationen ein, so wird dadurch das Atemzentrum in der Medulla oblongata aktiviert, und es kommt zu einer Änderung der pulmonalen Elimination von CO_2. Entsprechend einer verstärkten Abatmung von CO_2 bzw. einer reduzierten Elimination kann über Veränderungen im Kohlensäurengehalt des Organismus die H$^+$-Ionen-Konzentration unmittelbar beeinflusst werden.

■ **Renale Regulation.** Der dritte Abwehrmechanismus, der im Organismus zur Kompensation von Störungen im Säure-Basen-Status zur Verfügung steht, ist die Regulation über die Nieren: So kann durch Ausscheidung eines sauren oder alkalischen Urins, insbesondere im Sinne einer verzögerten Reaktion, Einfluss auf den Säure-Basen-Status des Organismus ausgeübt werden.

■ **Zeitlicher Ablauf.** Bei Störungen des Säure-Basen-Status sind die Puffersysteme der erste Regulationsmechanismus, der praktisch ohne zeitliche Verzögerung, in Form einer biochemischen Sofortreaktionen, den Veränderungen der H$^+$-Ionen-Konzentration entgegenwirkt. Daran schließen sich – mit einer zeitlichen Verzögerung von ca. 1–3 min nach messbarer Belastung des Säure-Basen-Status – die respiratorischen Kompensationsmaßnahmen an. Die metabolischen Regulationsmechanismen über die Nieren stellen demgegenüber Langzeitreaktionen dar, die bis zu mehrere Stunden benötigen, um effektiv den Änderungen der H$^+$-Ionen entgegenzuwirken [1, 2, 4, 5, 8].

54.4 Puffersysteme des Organismus

54.4.1 Pufferbasen

Pufferbasen sind Lösungen zweier chemischer Verbindungen, die bei einer Belastung des Organismus mit H$^+$-Ionen, die den pH-Wert des Extrazellulärraumes zu verschieben drohen, einer Veränderung der H$^+$-Ionen-Konzentrationen zur sauren Seite hin (Azidose) entgegenwirken sollen. Die 3 Hauptpuffersysteme der Körperflüssigkeiten sind das Kohlensäure-Hydrogenkarbonat-System, das Hydrogenphosphat-Dehydrogenphosphat-System sowie sog. Proteinpuffer. Der Hydrogenkarbonatpool des Organismus stellt den wichtigsten Puffer der extrazellulären Flüssigkeit dar. Er entspricht in seiner Wirksamkeit der Summe aller anderen chemischen Puffer des Organismus.

■ **Respiratorische H$^+$-Ionen.** Respiratorische H$^+$-Ionen entstehen aus dem bei vollständiger Substratverbrennung anfallenden Stoffwechselendprodukt CO_2, das im Wasser des Organismus zu Kohlensäure (H_2CO_3) hydratisiert wird, wobei Kohlensäure in H$^+$ und HCO_3^- dissoziiert. Oberhalb eines pH-Werts von 7–8 ist diese Dissoziation vollständig. Diese H$^+$-Ionen werden unter physiologischen Bedingungen über die Lunge eliminiert.

■ **Nichtrespiratorische H$^+$-Ionen.** Nichtrespiratorische, sog. fixe H$^+$-Ionen stammen unter anderem aus einem anaeroben Glukoseabbau sowie aus dem oxidativen Abbau schwefelhaltiger Aminosäuren Methionin und Cystin. Nach Smith werden bei der Metabolisierung von 100 g Protein etwa 30 mmol Schwefelsäure gebildet. Weiterhin fällt im Organismus Phosphorsäure bei der Verstoffwechslung von Fetten an, wobei aus 100 g Fett mit einem etwa 10%igen Lecithingehalt rund 50 mmol Phosphorsäure freigesetzt werden. Übersteigt die Produktion von Säuren die Elimination, so entsteht eine metabolische Azidose. Pufferbasen wie Salze von Proteinen, Phosphat oder Trihydroxyäthylaminomethan (TRIS) können als Protonenakzeptoren sowohl respiratorisch als auch nicht-respiratorisch anfallende H$^+$-Ionen puffern.

■ **Hydrogenkarbonat.** Die Pufferbase Hydrogenkarbonat (HCO_3^-) nimmt in diesem Zusammenhang eine Sonderstellung ein. Sie besitzt die Funktion einer potentiellen, nicht-respiratorischen, v. a. extrazellulär vorkommenden Pufferbase, d.h. sie kann ausschließlich nichtrespiratorische fixe H$^+$-Ionen puffern. Dem Hämoglobinpuffersystem ist zuzuschreiben, dass die Hydrogenkarbonatkonzentration des Plasmas – bei einem pH von 7,4 und einem pCO$_2$ von 40 mmHg – 24 mmol/l beträgt. Nach Zander hängt die Bikarbonatkonzentration bei einem vorgegebenen CO_2-Partialdruck nur davon ab, in welchem Ausmaß die entstehenden H$^+$-Ionen gepuffert werden: Je besser die Pufferung der H$^+$-Ionen, d.h. je höher der pH-Wert ist, desto höher ist die Plasmahydrogenkarbonatkonzentrationen.

Bei Belastung des Hydrogenkarbonatpuffersystems entsteht immer CO_2 und H_2O. Sowohl CO_2 als auch Wasser sind dabei in aller Regel unproblematisch über die Lunge bzw. die Nieren zu eliminieren. Dies ist der entscheidende Vorteil gegenüber den anderen Pufferbasen wie z.B. Phosphat oder TRIS, die nach dem Puffervorgang über die Nieren eliminiert werden müssen. Wegen der Wichtigkeit ist der Organismus bestrebt, den extrazellulären HCO_3-Pool in seiner Größenordnung konstant zu halten. An dieser Regulation sind v. a. die Lunge unter Einbeziehung von Erythrozyten, Leber und Nieren beteiligt.

Hämoglobin kann als respiratorische Pufferbase H$^+$-Ionen aus Kohlensäure in großer Menge unter der Bildung von Hydrogenkarbonat puffern. Das in den

Erythrozyten so entstandene Hydrogenkarbonat, das unter physiologischen Verhältnissen 24 mmol/l beträgt, steht im Gleichgewicht mit dem Extrazellulärraum. Damit ist die extrazelluläre Hydrogenkarbonatkonzentration abhängig von der Ventilation, d. h. vom CO_2-Partialdruck, dem Basenüberschuß, der O_2-Sättigung des Blutes und der Hämoglobinkonzentration.

54.4.2 Rolle der Leber

Im Rahmen einer systemischen Betrachtung der Säure-Basen-Regulation des Organismus spielt neben den primären Regulationsorganen Lunge und Niere die Leber eine entscheidende Rolle.

Bei normalem Energieumsatz werden pro Tag ca. 50–100 mmol H^+-Ionen im Überschuss produziert. Diese stammen insbesondere aus dem Proteinstoffwechsel, während die H^+-Ionen-Bilanz des Abbaus von Kohlenhydraten und Fetten praktisch ausgeglichen ist. Nicht-respiratorische Bilanzstörungen, d. h. eine vermehrte H^+-Ionen-Produktion durch Verbrauch von extrazellulärem HCO_3^- im Sinne einer metabolischen Azidose oder eine verminderte H^+-Ionen-Produktion mit Freisetzung von extrazellulärem HCO_3^- im Sinne einer metabolischen Alkalose können durch die Nahrungszufuhr oder durch den Stoffwechsel bedingt sein.

Nach Gerock u. Häusinger wird Harnstoff im Rahmen des Proteinabbaus in der Leber aus NH_4^+ und HCO_3^- gebildet. Bei Azidose kommt es zu einer Drosselung der Harnstoffsynthese mit Einsparung von Bikarbonat, da NH_4^+ im Rahmen einer Transaminierungsreaktion über Glutaminbildung entgiftet wird. Eine vermehrte Glutaminspaltung in der Niere führt dann zu einer vermehrten Ammoniumausscheidung über die Niere. Somit dient Glutamin als nichttoxische Transportform für Ammonium zwischen Leber und Niere. Umgekehrt wird die Leber bei Alkalose mit einer erhöhten extrazellulären Hydrogenkarbonatkonzentration zu einem glutaminverbrauchenden Organ und eliminiert extrazelluläres Hydrogenkarbonat.

■ **Organische Säuren.** Anionen organischer Säuren, z. B. von Milchsäure, Essigsäure, Apfelsäure, Zitronensäure, führen, wenn sie als deren Salze mit der Nahrung aufgenommen werden, zu einer Alkalisierung des Organismus, wobei sie, im Überschuß zugeführt, eine metabolische Alkalose auslösen können. Die Ursache liegt darin, dass diese Anionen im Sinne der Definition klassische Protonenakzeptoren sind, unter der Voraussetzung, dass sie verstoffwechselt werden. Dieser Vorgang findet hauptsächlich in der Leber statt. Sie diffundieren als Säuren in die Zellen und werden dort in dem Zitratzyklus oder die Glukoneogenese eingeschleust. Diese sog. metabolisierbaren Anionen entziehen somit dem extrazellulären Raum pro mol zugeführter Base 1 mol H^+-Ionen (Laktat, Azetat), 2 mol H^+-Ionen (Malat) oder 3 mol H^+-Ionen (Zitrat). Daher werden sie häufig auch als Hydrogenkarbonatvorstufe bezeichnet.

■ **Laktazidose.** Die unter hypoxischen Bedingungen im Gewebe vermehrt entstehende Milchsäure liegt bei pH-Werten zwischen 6 und 8 vollständig dissoziiert worden, d. h. als Laktat und H^+. Bei einer starken Laktatproduktion im Rahmen des anaeroben Stoffwechsels, z. B. im Schockgeschehen, entsteht auf diese Weise eine Laktazidose, die umso stärker ausgeprägt ist, je weniger die Leber in der Lage ist, die anfallende Milchsäure zu verstoffwechseln. Bei physiologischem Anfall von Laktat und ungestörter Leberfunktion wird Milchsäure zu CO_2 und H_2O verstoffwechselt oder in die Glukoneogenese eingeschleust, wodurch dem Trend zum Absinken des pH-Wertes und damit die Tendenz zu einer verminderten extrazellulären Hydrogenkarbonatkonzentration entgegengewirkt wird.

Durch eine exogene Laktatzufuhr kann also primär keine Änderung des pH-Werts eintreten und auch keine Veränderung der extrazellulären Hydrogenkarbonatkonzentration entstehen. Erst sekundär, wenn exogen zugeführtes Laktat als Milchsäure im Stoffwechsel metabolisiert wird, werden äquimolar H^+-Ionen dem Extrazellulärraum entzogen und damit Hydrogenkarbonationen als H_2CO_3 freigesetzt, das seinerseits wiederum zu einem Anstieg des pH-Werts führt. Das Ausmaß des alkalisierenden Effekts, der durch die Zufuhr von Anionen organischer Säuren entsteht, hängt von der Geschwindigkeit und Menge sowie der Art der Anionen ab.

Voraussetzung dafür ist eine Verstoffwechselung der Basen der organischen Säuren. In welchem Ausmaß die Zufuhr metabolisierbarer organischer Anionen zu einer Veränderung des extrazellulären HCO_3^--Pools führt, hängt darüber hinaus vom Umsatz dieser Basen ab, da eine mögliche Kompensation über die Hydrogenkarbonatausscheidung der Niere mit in Betracht zu ziehen ist.

54.4.3 Rolle der Niere

Die 3. Regulationsebene, die die Konstanz des „Milieu interieur" sichern soll, wird durch die Nieren repräsentiert. Die Regulationsmechanismen dieses Organsystems sind dabei primär so ausgelegt, dass sie die H^+-Ionen-Konzentrationen in erster Linie über eine Steuerung der Hydrogenkarbonatkonzentrationen in den Flüssigkeitsräumen des Organismus regulieren. Bei einer Filtrationsrate des Primärharns von etwa 7,5 l/h mit einer Hydrogenkarbonatkonzentration, die mit 24 mmol/l der Konzentration des Extrazellulärraumes entspricht, werden pro Tag etwa 4000 mmol Hydrogenkarbonat unter physiologischen Bedingungen rückresorbiert.

Damit der extrazelluläre HCO_3^--Pool konstant bleibt, muss die Niere, um das biochemische Gleichgewicht zu erhalten, 4500 mmol H^+-Ionen sezernieren. Dieser Vorgang beinhaltet eine Reihe komplexer Reaktionen in den Nierentubuli. Diese umfassen H^+-Ionen-Sekretion, Na^+-Rückresorption, Hydrogenkarbonat-Sekretion sowie Ausscheidung von großen H^+-Ionen-Mengen unter Mitwirkung des Phosphorsäurepuffersystems und des Ammoniaks. Die Nieren können somit einerseits Hydrogenkarbonat ausscheiden, d.h. den Hydrogenkarbonatpool reduzieren, z.B. im Rahmen einer Kompensation einer metabolischen Alkalose, oder aber einen verminderten Hydrogenkarbonatpool im Rahmen einer metabolischen Azidose durch Ausscheidung von H^+-Ionen, die an NH_3 oder HPO_4^{2-} gebunden werden, wieder ausgleichen.

Eine Ausscheidung von Bikarbonat erfolgt dann, wenn die Plasma-HCO_3^--Konzentration die Kapazität der Niere zur vollständigen HCO_3^--Rückresorbtion überschreitet. Im Vordergrund steht jedoch die Sekretion von H^+-Ionen, wobei die extrazelluläre CO_2-Konzentration die bestimmende Größe ist. Durch die hohe Aktivität der Carboanhydrase in den Epitzelzellen der Nieren wird über die Hydratation von CO_2 Kohlensäure gebildet, wobei nach Sekretion des Wasserstoffions ein Hydrogenkarbonation in das peritubuläre Gewebe abfließt. Die H^+-Ionen bilden in der Tubulusflüssigkeit zusammen mit Hydrogenkarbonat Kohlensäure, wobei das entstehende CO_2 in die Tubuluszellen zurückdiffundiert und dort erneut zur Carboanhydrasereaktion unter Bildung von Hydrogenkarbonat zur Verfügung steht.

Auf diese Weise wird unter physiologischen Bedingungen das glomeruläre Hydrogenkarbonat vollständig rückresorbiert [11, 12].

54.5 Störungen des Säure-Basen-Status

Entsprechend dem pH-Wert des Bluts werden Störungen im Säure-Basen-Status bei einem Wert unter 7,38 als Azidosen und bei pH-Werten über 7,42 als Alkalosen bezeichnet. Kompensierte Azidosen bzw. Alkalosen liegen bei Veränderungen der Basenkonzentrationen vor, solange die Puffersysteme den pH-Wert innerhalb des physiologischen Grenzbereiches von 7,38 – 7,42 halten können. Entsprechend den Ursachen werden metabolische von respiratorischen Störungen unterschieden, wobei häufig Mischformen anzutreffen sind [2, 10].

54.5.1 Metabolische Azidosen

Definition und Ursachen
Metabolische Azidosen sind durch eine Störung im Stoffwechsel gekennzeichnet, die mit einem Abfall des Blut-pH-Werts unter 7,38 einhergehen. Es kommt zu einer Abnahme der Plasmahydrogenkarbonatkonzentration unter 22 mmol/l, einem Basendefizit (BE) von <–2 mmol/l.

■ **Additionsazidose.** Diese können verursacht sein durch einen vermehrten Anfall von Ketosäuren, z.B. bei diabetischer Azidose oder im Hungerstoffwechsel, bei vermehrter Produktion von Milchsäure im Schock sowie bei Hypoxie oder im Rahmen einer ausgeprägten Stoffwechselsteigerung. Eine Additionsazidose kann weiterhin bedingt sein durch eine erhöhte Resorption von Chlorid mit konsekutiver Entwicklung einer hyperchlorämisch-hypokaliämischen Azidose. Auch Massivtransfusionen mit ACD-Stabilisator können zu einer erheblichen Säurebelastung des Organismus führen. Eine direkte exogene Säurenzufuhr, wie z.B. im Rahmen einer Salizylatvergiftung, bewirkt ebenfalls eine metabolische Azidose (Tabelle 54-2).

Tabelle 54-1. Beispiele für Blutgasanalysen bei dekompensierter metabolischer Azidose und Alkalose

Azidose	
pH-Wert	7,25
p_aCO_2	30 mmHg
$cHCO^-$	12 mmol/l
BE	– 14
Alkalose	
pH	7,55
p_aCO_2	47 mmHg
$cHCO^-$	37 mmol/l
BE	+ 12

Tabelle 54-2. Metabolische Azidosen (Beispiele mod. nach [11])

Additions- und Retentionsazidosen (mit vergrößerter Anionenlücke)
- Laktazidose
- Urämische Azidose
- Ketoazidose
- Salicylatintoxikation

Additions- und Retentionsazidosen (ohne vergrößerte Anionenlücke)
- Renal-tubuläre Azidosen (RTA)
- Ammoniumchloridazidose
- iatrogen ausgelöste Azidosen (z.B. Überdosierung HCl-haltiger Infusionen)

Verlustazidosen (ohne vergrößerte Anionenlücke)
- Bikarbonatverluste über
  den Darm (z.B. Fisteln, Diarrhö)
  die Niere

Verteilungs- oder Dilutionsazidosen (ohne vergrößerte Anionenlücke)
- massive Infusion von Vollelektrolytlösungen mit hohem Anteil an nichtmetabolisierbaren Anionen (Cl^-)

■ **Retentionsazidose.** Hierzu zählen die renal bedingten Störungen wie z. B. urämische Azidosen und renale tubuläre Azidosen, die zum einen durch eine Niereninsuffizienz, z. B. bei chronischer Glomerulonephritis oder Schrumpfniere, ausgelöst sein können, andererseits Störungen der Azido- und Ammoniogenese als Ursache haben (z. B. bei Pyelonephritis und Schockniere).

■ **Verlustazidose.** Die 3. Form der metabolischen Azidose wird von den Verlustazidosen gebildet, die durch Verlust von Hydrogenkarbonat entstehen. Ursache solcher Verluste sind Duodenal-, Gallen-, Pankreas- und Dünndarmfisteln, Durchfall, Laxanzienabusus, Colitis ulcerosa sowie Therapie mit Kationenaustauschern oder Hormonstörungen, z. B. Hyperparathyreoidismus.

Symptomatik

Die Symptomatik ist meistens durch das Grundleiden bestimmt und gekennzeichnet durch eine Zunahme der Atemtiefe und der Atemfrequenz, Neigung zur Hyperkaliämie, Herzrhythmusstörungen mit Tendenz zu Tachykardien sowie verminderte Katecholaminwirksamkeit, Vasodilatation und Hypotonieneigung. Die O_2-Dissoziationskurve wird durch die Azidose nach links verschoben, d. h. die O_2-Aufnahme in der Lunge ist erschwert, die O_2-Abgabe an das Gewebe hingehend erleichtert.

Anionenlücke

Metabolische Azidosen durch vermehrte Produktion oder Retention von Säuren können gelegentlich von Hydrogenkarbonatverlusten durch die sogenannte „Anionenlücke" (Summe aller routinemäßig nicht gemessenen Anionen im Plasma, wie z. B. Laktat, Aminosäuren etc.) differenziert werden. Physiologischerweise beträgt die Differenz zwischen der Summe der Natrium- und Kaliumionen im Plasma und der Summe der Hydrogenkarbonat- und Chloridionen im Plasma 10–15 mmol/l. Bei Patienten mit vermehrter Säurenproduktion bzw. -retention wird eine größere Anionenlücke gefunden.

54.5.2 Therapie der metabolischen Azidosen

Um eine gezielte Therapie metabolisch-azidotischer Zustände vornehmen zu können, sollten die diagnostischen Maßnahmen nicht nur die Feststellung einer metabolischen Azidose, sondern auch von deren Ursache umfassen. Die grundlegende Therapie besteht in der Beseitigung der auslösenden Ursache. Über die Behandlung der Grunderkrankung hinaus kann bei massiven Störungen eine zusätzliche Korrekturtherapie angezeigt sein. Sie kann mit Hydrogenkarbonat, Trometamol oder Lösungen, die sog. metabolisierbare Anionen enthalten, wie z. B. Laktat, Malat oder Azetat, erfolgen. Welche der angeführten Pufferbasen indiziert ist, hängt von den speziellen Wirkungen und Nebenwirkungen der zur Verfügung stehenden Korrektursubstrate ab.

> Generell gilt, dass eine Korrektur des Säure-Basen-Status in der Regel erst bei einem Basendefizit von mehr als –5 mmol/l bzw. einem pH-Wert von <7,20 erforderlich ist.

Physiologischerweise ist der Organismus darauf ausgerichtet, eher azidotische als alkalotische Stoffwechselsituationen zu tolerieren. Eine überschießende Korrektur von Azidosen (iatrogen ausgelöste Alkalosen) ist unbedingt zu vermeiden. Veränderungen im Säure-Basen-Status bedingen gleichzeitig Verschiebungen im Elektrolytstatus, wovon insbesondere Kalium betroffen ist.

Zur Korrektur metabolischer Azidosen werden in der Klinik überwiegend Natriumhydrogenkarbonat (Natriumbikarbonat) sowie Trometamol (THAM, TRIS) eingesetzt. Darüber hinaus werden metabolisierbare Anionen wie z. B. Malat, Azetat und Laktat eingesetzt, die bei der Aufnahme in die Zelle H^+-Ionen aufnehmen. Die metabolisierbaren Anionen werden jedoch i. allg. nicht zur akuten Therapie einer Azidose eingesetzt, sondern dienen der Aufrechterhaltung der Konstanz des Säure-Basen-Status unter einer Infusionsbehandlung und sollen der Entwicklung metabolischer Azidosen entgegenwirken [2, 7, 9].

Natriumhydrogenkarbonat (Natriumbikarbonat)

Natriumhydrogenkarbonat ist die in der Klinik gebräuchlichste Substanz zur raschen Korrektur metabolischer Azidosen. Ihr Einsatz erfolgt meist als 8,4%ige (einmolare Lösung), wobei 1 ml 8,4%ige Lösung 1 mmol Natrium und 1 mmol Hydrogenkarbonat entsprechen. Hydrogenkarbonat führt zu einer Zunahme des Plasmahydrogenkarbonatpools, wobei es eine schnelle Pufferwirkung entfaltet, die zunächst jedoch nur extrazellulär wirksam ist. Erst im Rahmen von Austauschvorgängen wird der intrazelluläre Bereich mit einer gewissen zeitlichen Verzögerung beteiligt. Nach Zufuhr von Natriumhydrogenkarbonat erfolgt eine nahezu vollständige Dissoziation in Na^+ und HCO_3^-. Mit der Bildung von CO_2 und Wasser erfolgt eine schnelle Elimination der H^+-Ionen aus dem Extrazellulärraum.

$$HCO_3^- + H^+ = H_2CO_3 = H_2O + CO_2$$

Unter physiologischen Bedingungen ist das Gleichgewicht dieser Reaktion stark nach rechts verschoben, d. h. bei Zufuhr von Hydrogenkarbonat entsteht Kohlensäure bzw. CO_2, das abgeatmet werden muss. Dies setzt eine entsprechende ventilatorische Kapazität voraus, die, wenn nicht gegeben, zu einem Anstieg des pCO_2 führt. Zu beachten ist, dass durch die Zufuhr von Hydrogenkarbonat äquimolare Mengen an Natrium zugeführt werden. Eine hohe Natriumzufuhr führt zu einer entsprechenden Volumenzunahme, durch die v. a. Patienten mit Herzinsuffizienz oder Hypertonie gefährdet werden.

Bei einer chronischen metabolischen Azidose entspricht der Liquor-pH etwa dem Blut-pH. Bei der medikamentösen Behandlung einer metabolischen Azidose bleibt der Liquor-pH zunächst erhalten. Eine sehr rasche Zufuhr von Natriumhydrogenkarbonat kann durch die massive CO_2-Bildung und dessen raschen Übertritt in den Liquorraum zu einer Verstärkung der zerebralen Azidose führen und Krampfanfälle oder ein Hirnödem hervorrufen.

Durch die enge Verknüpfung des Säure-Basen-Haushaltes mit dem Elektrolytstatus begünstigen alkalisierende Therapiemaßnahmen das Auftreten von Hypokaliämien mit nachfolgenden Herzrhythmusstörungen. Daher ist vor der Anwendung von Hydrogenkarbonat ein vorbestehendes Kaliumdefizit auszugleichen.

■ **Dosierung.** Die maximale Infusionsrate für beträgt etwa 1,5 mmol/kg/h, entsprechend 1,5 ml/kg/h der 8,4%igen Lösung. In der Klinik hat es sich bewährt, nicht sofort die Gesamtmenge an Natriumhydrogenkarbonat zuzuführen, die rein rechnerisch einen Ausgleich des bestehenden Basendefizits herbeiführen würde, sondern mit höchstens der Hälfte der Infusionsmenge zu beginnen. Zur groben Abschätzung der erforderlichen Natriumhydrogenkarbonat-Gesamtmenge dient folgende Faustregel:

> Erforderliche Natriumhydrogenkarbonat-Gesamtmenge (mmol) = Basendefizit (BE, mmol) × kg × 0,3

Danach muss eine erneute Kontrolle und ggf. eine weitere Korrekturtherapie erfolgen. Die maximale Tagesdosis ergibt sich durch den Korrekturbedarf, wobei die Natriumbelastung berücksichtigt werden muss [14, 15].

Trometamol (TRIS, THAM)

Trometamol ist eine organische Base, die H^+-Ionen aufnimmt, wobei der H^+-Ionen-Anteil bei normaler Nierenfunktion rasch renal eliminiert wird. Bei einem pH-Wert von 7,4 können nach Hartig etwa 70% des Trometamols H^+-Ionen aufnehmen. Der nicht ionisierte Anteil kann z. T. die Zellwände permeieren und damit im Vergleich zu Hydrogenkarbonat den intrazellulären pH-Wert wesentlich stärker beeinflussen. Dabei verlässt Kalium die Zelle, so dass ein extrazellulärer Kaliumanstieg auftreten kann.

Der Einsatz von Trometamol erfolgt meist in Form eines Konzentrats als Zusatz für Infusionslösungen, z. B. als 36,34%ige (dreimolare) Lösung, wobei 1 ml 3 mmol TRIS entsprechen (nur verdünnt anwenden!). Bei Anwendung der 3,6%igen Lösung, die 0,3-molar ist, entspricht 1 ml 0,3 mmol TRIS. Hauptanwendungsgebiet sind schwere metabolische Azidosen, insbesondere wenn gleichzeitig die Natriumzufuhr eingeschränkt werden muss. Die Applikation von TRIS kann mit erheblichen Nebenwirkungen einhergehen; hierzu gehört auch eine Atemdepression. Bei der Therapie schwerer Azidosen, die mit TRIS rasch ausgeglichen werden müssen, sollte daher die Möglichkeit zur Beatmung gegeben sein. Darüber hinaus können Hyperkaliämien, Hypoglykämien, Erbrechen und Hypotonie auftreten, wegen des hohen pH-Werts auch Venenwandreizungen sowie eine Hämolyse.

■ **Dosierung.** Die maximale Infusionsgeschwindigkeit beträgt etwa 1 mmol/kg/h – entsprechend ca. 0,12 g Trometamol/kg/h. Die Dosierung erfolgt nach der gleichen Korrekturberechnung wie bei Hydrogenkarbonat. Auch hier sollte zunächst etwa die Hälfte der errechneten Menge zugeführt werden. Danach erfolgt eine erneute Kontrolle und, wenn erforderlich, weitere Korrekturmaßnahmen. Als maximale Tagesdosis werden ca. 5 mmol/kg entsprechend 0,6 g Trometamol/kg angegeben. Bei wiederholten Gaben kann es zur Kumulation kommen, da TRIS erst nach einigen Tagen vollständig ausgeschieden wird. Besonders im Schock sowie bei kardiopulmonaler Reanimation kann die nach der üblichen Korrektur berechnete Menge zu hoch sein, da durch Kreislaufzentralisierung ein veränderter, d. h. deutlich verminderter Verteilungsraum angenommen werden muss [2, 11].

Metabolisierbare Anionen: Laktat, Azetat, Malat, Zitrat

Essigsäure, Milchsäure oder Apfelsäure wirken nach ihrer Zufuhr azidotisch gemäß ihrer molaren H^+-Ionen-Konzentration. Die metabolische Wirkung der genannten Säuren kann die azidotische Wirkung aufheben, d. h. organische Säuren werden neutral metabolisiert, nachdem primär eine Säuerung durch die H^+-Ionen-Zufuhr erfolgt. Die dazugehörigen Salze Azetat, Laktat und Malat führen zu keiner primären Säuerung, sondern im Gegenteil nach Metabolisierung in der Leber zu einer sekundären Alkalisierung entsprechend ihrer molaren Konzentration.

■ **Wirkungsmechanismus.** Ihre alkalisierende Wirkung beruht darauf, dass diese Anionen nach der Brønsted-Definition Basen oder Protonenakzeptoren sind, sofern sie unter Aufnahme von H^+-Ionen als Säure in die Zellen eintreten und im Zitratzyklus verstoffwechselt bzw. im Falle des Laktats auch zur Glukoneogenese (Glukoseneubildung) herangezogen werden können.

Im Gegensatz zum anorganischen Ion Chlorid werden diese Anionen als metabolisierbar bezeichnet und können dem extrazellulären Flüssigkeitsraum durch ihre Verstoffwechslung H^+-Ionen entziehen.

Die alkalisierende Wirkung der infundierten metabolisierbaren Anionen findet also nicht unmittelbar nach deren Zufuhr statt, sondern verzögert dann, wenn diese Anionen in der Leber metabolisiert und dabei dem Extrazellulärraum H^+-Ionen entzogen werden. Schließlich entsteht Hydrogenkarbonat; dies wiederum führt zu einem Anstieg des pH-Werts im Blut.

■ **Einflussfaktoren.** Das Ausmaß dieser alkalisierenden Wirkung hängt von der Infusionsgeschwindigkeit und der zugeführten Anionenmenge ab. Voraussetzung für die alkalisierende Wirkung ist in erster Linie die Metabolisierbarkeit der infundierten Anionen in der Leber. Störungen der Leberfunktion können daher zu erheblichen Veränderungen im Säure-Basen-Status des Patienten führen, wenn metabolisierbare Anionen in größeren Mengen zugeführt werden. In welchem Ausmaß sich die Zufuhr auf den Säure-Basen-Status des Patienten auswirkt, hängt nicht allein von Menge und Infusionsgeschwindigkeit dieser Substrate sowie der Leberfunktion ab, sondern gleichermaßen auch von der Fähigkeit der Niere, Hydrogenkarbonat auszuscheiden. Nach Zander kann ein Erwachsener mit 65 kg Körpergewicht ca. 400 mmol/h Laktat, 475 mmol/h Malat sowie Azetat in einer Schwankungsbreite von 25–5800 mmol/h umsetzen bzw. aus dem Plasma eliminieren. Die hepatische Hydrogenkarbonatfreisetzung kann demnach pro Stunde bei Laktat bis ca. 400 mmol, bei Malat bis 1000 mmol sowie bei Azetat bis ca. 5000 mmol betragen kann.

Voraussetzung für den oxidativen Abbau ist eine entsprechende Steigerung des O_2-Verbrauchs, insbesondere der Leber. Diese Bedingung ist bei einer Laktazidose, die in der Regel aus dem anaeroben Stoffwechsel resultiert, oftmals nicht ausreichend erfüllt.

■ **Infusionsalkalose.** Mit einer Infusionsalkalose ist immer dann zu rechnen, wenn durch eine Infusionstherapie metabolische Anionen wie Laktat, Malat, Azetat oder Zitrat in großen Mengen zugeführt werden, sodass die mögliche ansäuernde Wirkung durch das Fehlen des Hydrogenkarbonats und/oder freier H^+-Ionen übertroffen wird. Die azidotische Wirkung zugeführter Essig-, Milch- oder Zitronensäure wird also durch die Metabolisierung des Anionenanteils aufgehoben bzw. in eine alkalisierende Wirkung umgewandelt.

Dies gilt nicht für eine anorganische Säure wie z. B. HCl, da Chlorid nicht metabolisierbar ist. Somit wird das Ausmaß der primären azidotischen und der sekundären alkalisierenden Wirkung von der Konzentration und dem pH-Wert der Substrate einerseits sowie dem pH-Wert der Infusionslösung andererseits bestimmt. Ein möglicher ansäuernder oder alkalisierender Effekt einer Infusionslösung hängt damit von der effektiv vorliegenden Konzentration von Säuren bzw. Basen bei dem jeweiligen aktuellen pH-Wert der fertigen Lösung ab.

■ **pH-Wert von Infusionslösungen.** Bei Mischung von Säuren und ihren Basen wird das Ausmaß der primären azidifizierenden und der sekundären alkalisierenden Wirkung von der Konzentration und dem pK-Wert der Substanzen einerseits sowie dem pH-Wert der Infusionslösung andererseits bestimmt. Entscheidend für die Vorhersage eines möglichen ansäuernden oder alkalisierenden Effekts einer Infusionslösung ist somit nicht die Einwaage der Substrate, sondern die beim aktuellen pH-Wert der fertigen Lösung effektiv vorliegende Konzentration von Säuren und Basen (Anionen). Bei einer Ringerlaktatlösung mit einem pH von ca. 6,5 liegt Laktat als Anion (Base) vor, da der pK-Wert der Milchsäure deutlich darunter liegt. Die Titrationsazidität ist also praktisch 0 mmol/l. Bei einer späteren Verstoffwechslung von Laktat in der Leber kommt es zu einem Verbrauch von 27 mmol/l H^+-Ionen und somit zu einer Freisetzung einer äquimolaren Menge an Hydrogenkarbonat.

Dies gilt im Prinzip auch für Azetat, wobei beachtet werden muss, dass Azetat nur dann als Base (Anion) vorliegt, wenn der pH-Wert der Lösung mindestens 2 pH-Einheiten oberhalb des pK-Wertes von 4,6 liegt. Dies ist allerdings nicht bei allen im Handel befindlichen Infusionslösungen der Fall, sodass in azetathaltigen Infusionslösungen Essigsäure in unterschiedlicher Menge vorhanden ist.

Diese Problematik spielt besonders bei malathaltigen Infusionslösungen eine Rolle. Je nach pH-Wert der fertigen Lösung kann die azidotische Wirkung von 100 mmol/l Malat theoretisch zwischen 0 und 200 mmol/l liegen, während die metabolisierende Wirkung immer 200 mmol/l beträgt. Somit kann der bilanzmäßige Summeneffekt für den Säure-Basen-Status 0–200 mmol/l ausmachen. Nur der pH-Wert der fertigen Infusionslösung bestimmt also, bei gleicher Einwaage von Malat, über den späteren, für den Organismus entscheidenden Summeneffekt [3, 15].

54.5.3 Metabolische Alkalosen

Eine metabolische Alkalose ist definiert als Anstieg des pH-Werts im Blut über 7,42, einen Anstieg der Plasmahydrogenkarbonatkonzentration auf über 26 mmol/l sowie einen Basenüberschuß von über 2 mmol/l (Tabelle 54-1).

Häufigste Ursache ist die übermäßige exogene Zufuhr von Basen, daneben kommen vermehrte Säureverluste durch starkes Erbrechen, abnorme Magensaft-

Tabelle 54-3. Metabolische Alkalosen (Beispiele, mod. nach Seeling)

Additionsalkalosen
- Überdosierung von Bikarbonat und/oder metabolisierbaren Anionen (Malat, Zitrat, Laktat, Azetat)

Verlustalkalosen
- gastrale H^+-Verluste (z. B. Erbrechen)
- renale H^+-Verluste (z. B. durch Schleifendiuretika)
- primärer Hyperaldosteronismus (Conn-Syndrom)
- Bartter-Syndrom
- Hypokaliämie
- Cushing-Syndrom
---

verluste sowie eine vermehrte renale H^+-Ionen-Ausscheidung oder eine Steroidtherapie in Betracht. Auch Kaliummangelzustände sind oftmals mit metabolischen Alkalosen vergesellschaftet (hypokaliämische Alkalosen; Tabelle 54-3).

Symptomatik

Die Symptomatik ist uncharakteristisch. Es kommt zu einer Abnahme von Atemtiefe und -frequenz, wobei die Kompensation meist unzureichend bleibt, da ein Anstieg des pCO_2 gleichzeitig einen vermehrten Atemantrieb bewirkt. Die neuromuskuläre Erregbarkeit ist gesteigert, da metabolische Alkalosen mit einem reduzierten Anteil ionisierten Kalziums einhergehen und Verteilungsstörungen von Kalium und Magnesium zwischen intrazellulärem und extrazellulärem Raum begünstigend wirken. Ab einem pH-Wert über 7,55 ist mit Herzrhythmusstörungen, insbesondere bei digitalisierten Patienten, zu rechnen. Neben einer bestehenden Hypokaliämie und Hypochlorämie ist ein pH-Wert von über 7,42 bei Basenüberschuß und einer erhöhten Plasmahydrogenkonzentration über 26 mmol/l beweisend.

Eine Hypoventilation, die die Alkalose meist nur teilweise kompensieren kann, sowie Hypokaliämien durch vermehrte renale Eleminition von Kalium können erhebliche klinische Störungen bewirken. So führt die Hypoventilation oftmals zu einer Hypoxämie des Patienten mit einer Linksverschiebung der O_2-Bindungskurve, zu einer deutlichen Abnahme ionisierten Kalziums im extrazellulären Raum sowie einer Freisetzung von lipidlöslichem, hirntoxischen NH_3 aus NH_4^+. Dies führt zu Somnolenz und Atemdepression. Die Hypokaliämie ihrerseits vermindert die Wirksamkeit der Natrium-Kalium-Pumpe an der Zellmembran mit Anhäufung von Natrium in den Zellen und einer Hemmung der Na^{2+}-H^+-Ionenpumpe.

Die Folge ist eine intrazelluläre Azidose bei extrazellulärer Alkalose. Die intrazelluläre Azidose ist trotz bestehender metabolischer Alkalose häufig Ursache des sauren Urins bei Kaliummangelzuständen aus extrarenaler Ursache (paradoxe Azidurie). Sie verstärkt die Alkalose des Extrazellulärraumes. Über eine periphere Vasokonstriktion, insbesondere der Hirngefäße, kann es zu erheblichen Durchblutungseinschränkungen kommen.

54.5.4 Therapie der metabolischen Alkalose

Die Therapie besteht neben der Behandlung der auslösenden Ursache in einer Substitution des Chloriddefizits, z. B. durch isotone Natriumchloridlösung (insbesondere bei gleichzeitiger Dehydratation) sowie in der Substitution von Kalium, wobei zu beachten ist, dass ein saurer Urin in Kombination mit einer metabolischen Alkalose immer Hinweis auf einen Kaliummangel ist.

Darüber hinaus kann bei einer ausgeprägten metabolischen Alkalose mit einem pH-Wert von über 7,45 und einem Basenüberschuß von mehr als 5 mmol/l sowie deutlichen klinischen Zeichen, (wie z. B. tetanische Krämpfe oder Somnolenz) die Gabe von HCl oder Argininhydrochlorid angezeigt sein. Die Dosierung folgt dabei derselben Faustregel wie beim Azidoseausgleich:

Erforderliche Säure-Gesamtmenge (mmol) = Basenüberschuß (BE, mmol) × kg × 0,3

Ebenso wie bei der metabolischen Azidose ist bei einer metabolischen Alkalose zunächst nur die Hälfte des berechneten Defizites auszugleichen. In besonders problematischen Fällen, v. a. bei Niereninsuffizienz, kann eine Hämodialyse erforderlich sein. Es ist zu betonen, dass chloridresistente Alkalosen häufig durch chronische Hypokaliämien sowie exzessive Kortikoidgaben hervorgerufen werden. Diese Patienten sind meist nicht dehydriert und bedürfen in der Regel einer erheblichen Zufuhr von Kaliumchlorid.

Literatur

1. Ahnefeld FW, Halmagyi M, Alterts I (1969) pH-Wert und Pufferkapazität kolloidaler und kristalloider Infusionslösungen. In: Feuerstein V (Hrsg) Die Störungen des Säure-Basen-Haushaltes. Springer, Berlin Heidelberg New York Tokio (Anästhesiologie und Wiederbelebung, Vol 35, S 131–134)
2. Ahnefeld FW, Schmitz JE (1986) Infusionstherapie – Ernährungstherapie, Manual 3. Kohlhammer, Stuttgart
3. Brückner JB (1970) Vergleichende Untersuchung der Wirkung von Natrium-Lactat, -Acetat und -Malat bei metabolischer Acidose. Anästhesist 19: 219–223
4. Cohen RD (1991) Roles of the liver and kidney in acid-base regulation and its disorders. Br J Anaesth 67: 154–164
5. Davenport HW (1973) Säure-Basen-Regulation. Thieme, Stuttgart
6. Eisterer H, Riedel W (1979) Alkalotische Stoffwechselentgleisungen im Rahmen der Intensivtherapie. Anästhesist 19: 473–477

7. Hartig W (1983) Störungen des Säure-Basen-Haushalts. In: Hartig W: Moderne Infusionstherapie, Künstliche Ernährung. Ein Ratgeber für die Praxis. Zuckschwerdt, München
8. Lang F, Deetjen P, Reissigl H (1984) Wasser- und Elektrolythaushalt – Physiologie und Pathophysiologie. In: Reissigl H (Hrsg) Handbuch der Infusionstherapie und klinischen Ernährung. Karger, Basel München
9. Lawin P, Zander J (1989) Störungen des Säure-Basen-Haushaltes. In: Lawin P (Hrsg) Praxis der Intensivbehandlung. Thieme, Stuttgart
10. Masoro EJ, Siegel PD (1974) Acid-base regulation. Its physiology and pathophysiology. Saunders, Philadelphia London
11. Seeling W, Ahnefeld FW (1988) Störungen des Wasser-, Elektrolyt- und Säure-Basen-Status. Wiss. Verlagsges., Stuttgart
12. Seldin DW, Giebisch G. (1989) The regulation of acid-base balance. Raven, New York
13. Simmerdinger HJ, Dietzel W (1971) Die metabolische Alkalose während der Intensivbehandlung. Prakt Anästh 6: 12–21
14. Zander R (1989) Der extracelluläre Bikarbonat-Pool: Klinische Bedeutung und therapeutische Beeinflussung. In: Lawin P, Peter K, Mertes N, Möllemann M (Hrsg) Intensivmedizin. Thieme, Stuttgart, pp 85–96
15. Zander R (1993) Physiologie und Klinik des extrazellulären Bikarbonat-Pools: Plädoyer für einen bewussten Umgang mit HCO_3^-. Infusionstherapie und Transfusionsmedizin, Bd 20, S 217

Akutes Nierenversagen

K.-U. Eckardt, U. Frei

55.1 Einleitung 947

55.2 Grundlagen der Nierenfunktion 947

55.3 Pathophysiologie und Ätiologie 948
55.3.1 Prärenales akutes Nierenversagen 948
55.3.2 Intrinsisches akutes Nierenversagen 949
55.3.3 Postrenales Nierenversagen 951

55.4 Diagnostik 951

55.5 Ätiologische Zuordnung 951

55.6 Verlauf und Komplikationen 952

55.7 Prävention 953

55.8 Therapie 954

55.9 Prognose 955

Literatur 956

Akutes Nierenversagen

K.-U. Eckardt, U. Frei

55.1 Einleitung

Eine akute Einschränkung der Nierenfunktion bis hin zum dialysepflichtigen Nierenversagen ist eine sehr häufige Komplikation bei Intensivpatienten. Obwohl das akute Nierenversagen (ANV) durch Hämodialyse und Hämofiltration, verglichen mit anderen Organversagen, technisch relativ einfach zu überbrücken ist, liegt die Mortalität von Patienten mit ANV bei etwa 50% und hat sich seit Einführung der Nierenersatztherapie nicht wesentlich verbessert.

Diese ungünstige Prognose beruht zu einem großen Teil darauf, dass das Auftreten eines ANV Ausdruck des Schweregrades der Grunderkrankung und der Multimorbidität von Intensivpatienten ist (Patienten sterben „mit", aber nicht „am" ANV).

Daneben gibt es aber Hinweise dafür, dass das ANV selbst und die damit verbundenen Komplikationen und Therapienotwendigkeiten auch einen von der Komorbidität der Patienten unabhängigen Risikofaktor darstellen [2]. Prävention und rationale Behandlung des ANV können deshalb für die Prognose vieler Patienten entscheidend sein.

55.2 Grundlagen der Nierenfunktion

Im gesunden Organismus werden beide Nieren pro Minute mit ca. 1100 ml Blut, d. h. ca. 600 ml Plasma perfundiert. Ungefähr 20% des Plasmas (120 ml/min) wird während der Passage durch die Glomeruli abfiltriert, entsprechend einer Gesamtprimärharnmenge von etwa 170 l/Tag. Je nach Zufuhr und aktuellen Erfordernissen werden im Verlauf der Nephronpassage aus dem Primärharn 95–99,5% des Wassers und Natriums, 85–95% des Kaliums und nahezu 100% des Bikarbonats rückresorbiert.

Die Regulation des renalen Blutflusses (RBF), der glomerulären Filtrationsrate (GFR) und der Nettorückresorptionsraten unterliegt komplexen Mechanismen, die z. T. in der Niere selbst lokalisiert sind und z. T. durch nervale oder humorale Stimuli von außen auf die Niere einwirken.

■ **Renale Regulationsmechanismen.** Zu diesen Mechanismen gehört das Prinzip der renalen Autoregulation, durch das RBF und GFR über einen weiten Bereich unabhängig vom Perfusionsdruck sind. Außerdem gehört das sympathische Nervensystem dazu, dessen Aktivierung direkt oder indirekt über eine Stimulation des Renin-Angiotensin-Systems die Natriumrückresorption im proximalen und distalen Tubulus steigert.

Das Renin-Angiotensin-System wird außer durch Sympathikusaktivierung durch Abfall des renalen Perfusionsdruckes und eine Abnahme des Natrium-Loads im distalen Tubulus stimuliert. Das antidiuretische Hormon, das durch einen Anstieg der Plasmaosmolalität, aber auch durch Volumenmangel stimuliert wird, steigert die Wasserrückresorption.

Ein Abfall des effektiv zirkulierenden Volumens führt durch Stimulation des Sympathikus, durch Abfall des renalen Perfusionsdruckes und durch volumenabhängige Stimulation der ADH-Sekretion zu einer gesteigerten Natrium- und Wasserrückresorption, sodass nur wenig konzentrierter Urin mit niedriger Natriumkonzentration produziert wird. Die Konzentrationsleistung der Niere setzt allerdings eine intakte Funktion der Tubulusepithelien voraus und geht bei Tubuluszellschädigung verloren, sodass sich aus einfacher Urinanalytik Hinweise auf den Funktionszustand ergeben können (s. Abschn. 55.4: „Diagnose").

■ **Kreatinin und Harnstoff.** Kreatinin und Harnstoff, deren Serumspiegel die üblichen Indikatoren der Nierenfunktion sind, werden frei filtriert, und ihre Konzentration im Primärharn entspricht der Serumkonzentration. Kreatinin wird im Verlauf der Nephronpassage nicht resorbiert und kaum sezerniert wird, so dass die Kreatininmenge im Endharn in etwa der filtrierten Menge entspricht. Harnstoff wird demgegenüber im proximalen Tubulus zu 35–50% reabsorbiert. Diese Rückresorption ist an die Natriumrückresorption gekoppelt.

Ein im Vergleich zum Serumkreatinin disproportionaler Anstieg der Serumharnstoffkonzentration kann deshalb ebenfalls auf eine Stimulation der Rückresorptionsmechanismen hinweisen.

55.3 Pathophysiologie und Ätiologie

In Hinblick auf die Pathogenese des ANV hat sich eine Einteilung in 3 Kategorien bewährt (Tabelle 55-1):
- Störungen der renalen Perfusion, bei denen das Nierenparenchym (noch) nicht geschädigt ist (prärenales ANV),
- Funktionsstörungen des Nierenparenchyms infolge einer anhaltenden und schweren renalen Minderfusion, einer im weitesten Sinne toxischen Zellschädigung oder einer primär renalen Erkrankungen (renales oder intrinsisches ANV),
- akute Obstruktion der ableitenden Harnwege (postrenales ANV).

55.3.1 Prärenales akutes Nierenversagen

Als prärenales ANV bezeichnet man eine funktionelle Nierenfunktionseinschränkung in Folge einer renalen Hypoperfusion, die nach Normalisierung der renalen Durchblutung unmittelbar reversibel ist. Das Nierentubulusepithel ist dabei nicht geschädigt. Diese Form der Nierenfunktionseinschränkung kann man als Ausdruck einer maximalen renalen Volumenkonservierung zugunsten der kardialen und zerebralen Perfusion ansehen.

Anhaltende und schwere Minderperfusion der Nieren kann im weiteren Verlauf aber zu einem ischämischen intrinsischen Nierenversagen führen. Dabei wird die Niere gewissermaßen vom „Abwehr-" zum „Zielorgan" gestörter Hämodynamik.

Tabelle 55-1. Klassifikation der Ursachen des akuten Nierenversagens

Prärenales Nierenversagen
- *Hypovolämie*
  - Blutungen, Verbrennungen, Dehydratation, Fieber
  - Externe Flüssigkeitsverluste
    - gastrointestinal: Erbrechen, Diarrhö, Drainagen
    - renal: Diuretika, osmotische Diurese (z.B. Diabetes mellitus)
  - Sequestration von Flüssigkeit in den 3. Raum
    - Pankreatitis, Peritonitis, Trauma, Verbrennungen
  - Peripartale Komplikationen
- *Niedriges Herzzeitvolumen*
  - Vaskuläre oder valvuläre Herzerkrankungen, Herzbeuteltamponade, Herzrhythmusstörungen, Lungenarterienembolie, PEEP-Beatmung
- *Erhöhter intrarenaler Gefäßwiderstand*
  - Sepsis, Katecholamintherapie, Medikamente (Amphotericin B, Cyclosporin), Leberzirrhose
- *Renale Hypoperfusion bei gestörter Autoregulation*
  - Zyklooxygenasehemmer, ACE-Hemmer

Intrinsisches Nierenversagen
- *Ischämisches/toxisches Nierenversagen*
  - Ischämie-Komponente: wie bei prärenalem Nierenversagen
  - toxische Komponente: Röntgenkontrastmittel, Antibiotika (z.B. Aminoglykoside, Amphotericin B), Chemotherapeutika (z.B. Cisplatin), Cyclosporin, Ethylenglykol, Paracetamol, Myoglobin, Hämoglobin, Harnsäure, Oxalat, Entzündungsmediatoren
- *Renovaskuläre Erkrankungen*
  - Nierenarterienthrombose oder -embolie, dissezierendes Aortenaneurysma, Cholesterinembolie
- *Primär renale Erkrankungen/renale Beteiligung bei Systemerkrankungen*
  - akute Glomerulonephritis, Vaskulitis, HUS, TTP, DIC, Sklerodermie
  - akute interstitielle Nephritis
    - allergisch: Antibiotika (z.B. β-Laktam-Antibiotika, Rifampicin, Sulfonamide), Diuretika, Zyklooxygenasehemmer
    - infektiös: bakterielle Infektionen (Pyelonephritis, Leptospirose), Virusinfekte (CMV), Pilzinfektionen
- *Intratubuläre Obstruktion*
  - Myelomproteine, Harnsäure, Oxalat, Aciclovir, Methotrexat, Sulfonamide

Postrenales Nierenversagen
- *Ureterobstruktion*
  - Urolithiasis, Papillennekrosen, Malignome, externe Kompression durch retroperitoneale Hämatome, retroperitoneale Fibrose
- *Obstruktion im Bereich der Harnblase*
  - neurogene Blase, Prostatahyperplasie, Urolithiasis, Malignome, Blutkoagel
- *Obstruktion der Urethra*
  - Striktur, angeborene Urethralklappen, Phimose

Pathomechanismen

Ein prärenales ANV kann im Zusammenhang mit unterschiedlichen hämodynamischen Störungen wie Hypovolämie, Herzinsuffizienz, systemischer Vasodilatation und selektiver renaler Vasokonstriktion auftreten. Eine Hypovolämie, die ausreichend ist, um ein ANV hervorzurufen, kann sich im Rahmen von Blutverlusten (gastrointestinal, chirurgisch oder traumatisch), Verbrennungen, Dehydratation, pathologisch gesteigerten gastrointestinalen, aber auch renalen Flüssigkeitsverlusten oder Sequestration von Flüssigkeit in den Extrazellulärraum (z. B. bei Aszites, Verbrennungen, Pankreatitis, Verletzungen) entwickeln.

Auch eine Verminderung des effektiv zirkulierenden Volumens trotz normalem oder erhöhtem Extrazellulärvolumen wie bei Herzinsuffizienz oder systemischer Vasodilatation (z. B. bei Sepsis) kann ein prärenales Nierenversagen hervorrufen.

Zu einer Nierenfunktionseinschränkung kommt es in diesen Situationen dann, wenn die Autoregulationsmechanismen, die die GFR bei abfallendem Nierenperfusionsdruck zunächst noch aufrecht erhalten, überfordert werden. An diesen Kompensationsmechanismen sind Prostaglandine und das Renin-Angiotensin-System beteiligt. Deshalb können Hemmstoffe der Prostaglandinsynthese wie die nichtsteroidalen Antiphlogistika und ACE-Hemmer bei schon beeinträchtigter renaler Hämodynamik ein Nierenversagen auslösen. Auch Röntgenkontrastmittel, Cyclosporin, Amphotericin B, Katecholamine und auch Sepsismediatoren können u.a. durch intrarenale Vasokonstriktion die Nierenperfusion beeinträchtigen.

Hepatorenales Syndrom

Besonders relevant ist eine renale Minderperfusion auch bei Patienten mit Leberzirrhose und anderen Lebererkrankungen [5]. Intrarenale Vasokonstriktion und stark stimulierte Natriumrückresorption sind die Charakteristika des „hepatorenalen Syndroms".

Obwohl das Auftreten eines hepatorenalen Syndroms häufig Zeichen eines Terminalstadiums einer fortgeschrittenen Lebererkrankung ist, ist die Nierenfunktionsstörung grundsätzlich reversibel, falls sich die Leberfunktion von einer akuten Verschlechterung erholt oder die Patienten lebertransplantiert werden. In manchen Fällen kommt es auch nach TIPS-Anlage (transjugulärer intrahepatischer portosystemischer Stentshunt) zu einer Nierenfunktionsverbesserung.

ANV und ARDS

Unter Umständen muss die Entwicklung eines prärenalen Nierenversagens auch im Rahmen der Behandlung einer vital bedrohlicheren Komplikation in Kauf genommen werden. Die Therapie des Lungenversagens beispielsweise kann eine so intensive Dehydratation erfordern, dass manche Patienten ein Nierenversagen entwickeln.

55.3.2 Intrinsisches akutes Nierenversagen

Das intrinsische ANV oder ANV im engeren Sinne kennzeichnet ein mit Tubuluszellschädigung einhergehendes Nierenversagen, das in der Regel 1–2 Wochen, manchmal aber auch deutlich länger anhält und sich dann in über 90% der Fälle allmählich zurückbildet. Diese Form des Nierenversagens wird im englischen Sprachgebrauch häufig als „acute tubular necrosis" bezeichnet, was nicht ganz korrekt ist, da in vielen Fällen keine ausgedehnten Nekrosen nachweisbar sind.

Vermutlich werden Tubulusepithelien häufig nur subletal geschädigt, oder es wird eine andere Form des Zelltodes, eine Apoptose induziert, die nicht mit den Zeichen einer Nekrose einhergeht und histologisch sehr viel schwieriger zu erfassen ist.

Bei Intensivpatienten lässt sich das intrinsische Nierenversagen heute nur noch selten auf einen einzigen Schädigungsmechanismus der Niere zurückzuführen. Es tritt vielmehr typischerweise dann auf, wenn mehrere schädigende Faktoren auf die Nieren einwirken und nicht selten auch bereits eine chronische Nierenfunktionseinschränkung vorbesteht (Abb. 55-1).

Obwohl die Rolle verschiedener pathogenetischer Faktoren im Einzelfall schwer abzugrenzen ist, kann man grundsätzlich zwischen einer ischämischen und einer im weitesten Sinne toxischen Nierenschädigung unterscheiden.

Ischämisches ANV

■ **Verminderte Perfusion.** Dass sich ein ischämisches Nierenversagen leicht aus einer prärenalen Nierenfunktionseinschränkung entwickeln kann, obwohl die Nieren normalerweise nur einen geringen Teil des sie perfundierenden Sauerstoffs verbrauchen, hängt mit der Gefäßstruktur des Organs und dem Metabolismus einzelner Tubulusabschnitte zusammen.

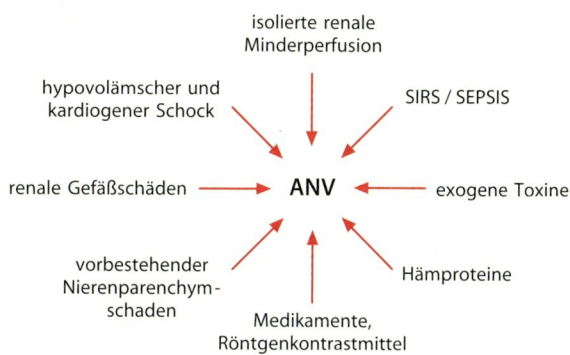

Abb. 55-1. Multifaktorielle Ursachen des ANV

Arterielle und venöse Gefäße laufen über lange Strecken in engem Kontakt parallel zueinander, sodass es präkapillär zu einer Shuntdiffusion von O_2 aus den arteriellen in die venösen Gefäße kommt. Dadurch ist der O_2-Partialdruck in weiten Bereichen des Nierengewebes sehr viel niedriger als der vergleichsweise hohe O_2-Partialdruck in der Nierenvene.

Dies führt dazu, dass bereits bei normaler Nierenperfusion die O_2-Versorgung von Tubulusabschnitten mit hohem Energieverbrauch und fehlender Kapazität zu anaerober Energiegewinnnung, wie dem späten proximalen Tubulus und der aufsteigenden Henle-Schleife nur grenzwertig ist. Bei einem Perfusionsabfall kommt es leicht zu einer Mangelversorgung dieser Strukturen.

■ **Vasokonstriktion.** Zu einer ischämischen Nierenschädigung kann es nicht nur bei Abfall des systemischen Blutdrucks kommen, sondern auch aufgrund einer intrarenalen Dysbalance zwischen vasokonstriktorischen Substanzen (z. B. Endothelin) und vasodilatorischen Substanzen (z. B. NO), wie sie vermutlich u. a. durch generalisierte Entzündungszustände induziert wird.

■ **Reperfusion.** Darüber hinaus kann ein ANV nicht nur während der Phase der renalen Minderperfusion, sondern auch durch eine anschließende Reperfusion induziert werden. Im Mittelpunkt eines Reperfusionsschadens steht eine gesteigerte Adhäsion von Leukozyten an Endothelzellen und deren nachfolgende Infiltration des Nierengewebes, die zur Funktionsbeeinträchtigung führt.

■ **Auswirkungen auf die Harnproduktion.** Nicht ganz klar ist, wie eine ischämische Nierenschädigung trotz einer nicht völlig unterbrochenen Nierenperfusion zu einem kompletten Ausfall der Harnproduktion führen kann.

Eine Störung der glomerulären Filtrationsbarriere kann dabei ebenso eine Rolle spielen wie ein „backleak" von abgefiltertem Primärharn in das Interstitium durch einen geschädigten Tubulusepithelverband. Außerdem können sich noch vitale Tubuluszellen aus dem Epithelverband lösen und im Tubuluslumen mit bestimmten Proteinen aggregieren und so zu einer intratubulären Obstruktion führen.

Toxisches akutes Nierenversagen

Neben der Ischämie sind nephrotoxische Substanzen, allein oder in Kombination mit einer aus anderen Gründen reduzierten Nierenperfusion, die häufigsten Ursachen eines ANV. Aminoglykosidantibiotika, Röntgenkontrastmittel und Chemotherapeutika wie Cisplatin sind die klinisch wichtigsten tubulotoxischen Substanzen. Hämproteine, die bei Rhabdomyolyse oder Hämolyse (z. B. bei Transfusionszwischenfällen) freigesetzt werden, führen insbesondere bei gleichzeitiger Hypovolämie und Azidose zu Tubuluszellschädigung und intratubulärer Obstruktion.

Auch bei Hyperurikämie infolge eines Zellzerfalls im Rahmen der Therapie maligner Erkrankungen, bei Hyperoxalurie oder nach intravenöser Gabe von Methotrexat, Aciclovir und Sulfonamiden kann es zu intratubulärer Obstruktion kommen. Leichtkettenproteine bei monoklonalen Gammopathien sind ebenfalls tubulotoxisch, und ihre Ausscheidung prädisponiert zum ANV.

Vaskuläre und entzündliche Nierenerkrankungen mit dem Bild eines akuten Nierenversagens

Neben den klassischen Ursachen eines ischämischen oder toxischen Nierenversagens können unterschiedliche Erkrankungen der Nierengefäße, der Glomeruli und des Niereninterstitiums zu einem akuten Nierenversagen führen.

Bei Patienten mit fortgeschrittener Arteriosklerose können arteriosklerotische Stenosen der Nierenarterien vorliegen. Außerdem können in Zusammenhang mit einem Trauma oder nach Eingriffen wie einer Herzkatheteruntersuchung Anteile sklerotischer Plaques aus der Aortenwand abgelöst werden und kleine und mittlere Arterien der Niere verstopfen (Cholesterinembolie), eine lokale Entzündung induzieren und zu einer Verschlechterung der Nierenfunktion bis hin zum ANV führen. Diese Form des Nierenversagens ist meistens nicht reversibel [7].

Zu anderen mikrovaskulären Erkrankungen der Niere, die zu einem Nierenversagen führen können, gehören:
- akute Glomerulonephritiden,
- Vaskulitiden,
- das hämolytisch-urämische Syndrom (HUS),
- die thrombotisch-thrombozytopenische Purpura (TTP),
- disseminierte intravasale Gerinnung (DIC),
- maligne Hypertonie.

Die partielle oder komplette Obstruktion von Arteriolen und Glomeruluskapillaren führt dabei zu glomerulärer Hypoperfusion mit Abfall der GFR.

Pharmaka, insbesondere Antibiotika, nichtsteroidale Antiphlogistika und Diuretika können ein ANV auch dadurch auslösen, dass sie eine akute allergische interstitielle Nephritis induzieren. Gelegentlich kann es auch in Zusammenhang mit Infektionen und malignen Erkrankungen zu einer interstitiellen Nephritis mit Nierenversagen kommen.

55.3.3 Postrenales Nierenversagen

Eine Obstruktion der ableitenden Harnwege ist insgesamt die seltenste Ursache eines ANV. Da die Ausscheidungsfähigkeit einer Niere normalerweise ausreichend ist, muss die Obstruktion dabei entweder beide Harnleiter betreffen, distal der Blase liegen, oder mindestens eine Niere muss eine relevante Vorschädigung aufweisen.

Eine Blasenhalsobstruktion kann in Folge einer Prostataerkrankung, bei neurogener Blasenentleerungsstörung oder auch nach Anticholinergika auftreten. Bei Patienten mit Blasenkatheter kann es u. a. durch Blutungen in die Harnblase zu einer Abflussbehinderung des Urins kommen.

Als mögliche Ursachen für eine Obstruktion der Ureteren sind u. a. Harnleitersteine, retroperitoneale Blutungen, Tumoren und Eingriffe im kleinen Becken in Betracht zu ziehen.

55.4 Diagnostik

Das ANV kann oligurisch (Diurese < 400 ml/Tag) oder nichtoligurisch verlaufen. Patienten mit nichtoligurischem ANV haben eine bessere Prognose, vermutlich in erster Linie, weil die schädigende Ursache weniger schwerwiegend ist.

Anstieg der harnpflichtigen Substanzen, GFR

Üblicherweise ist das ANV primär asymptomatisch und wird bei hospitalisierten Patienten in der Regel aufgrund eines Anstiegs der harnpflichtigen Substanzen im Serum oder eines Rückgangs der Diurese diagnostiziert.

> **Merke:** Kreatinin- und Harnstoffkonzentration im Serum stehen in exponentiellem Zusammenhang mit der GFR und übersteigen den jeweiligen Normbereich erst bei einer ca. 50 %igen Reduktion der Nierenfunktion.

Erste Anstiege, u. U. noch innerhalb des Normbereichs, werden häufig übersehen, sind aber wesentlich, um den Zeitpunkt der Nierenschädigung einzugrenzen. Die Serumkreatininkonzentration wird, außer durch die Nierenfunktion, auch durch die Muskelmasse und eine eventuelle Muskelschädigung bestimmt und der Harnstoffspiegel u. a. durch Proteinzufuhr und Proteinkatabolismus, was bei der Interpretation der Werte berücksichtigt werden muss.

Im „steady state" erlauben die von Cockroft und Gault entwickelten Formeln [3] eine Abschätzung der GFR aufgrund des Serumkreatininwerts [mg/dl] unter Berücksichtigung von Lebensalter (Jahre), Körpergewicht [kg] und Geschlecht:

Cockroft-Formel zur Abschätzung der GFR:

- Männer: $\text{GFR} = \dfrac{(140 - \text{Alter}) \times \text{Körpergewicht}}{72 / \text{Serumkreatinin}}$

- Frauen: $\text{GFR} = \dfrac{(140 - \text{Alter}) \times \text{Körpergewicht}}{72 / \text{Serumkreatinin} \times 0{,}85}$

55.5 Ätiologische Zuordnung

Wenn eine Nierenfunktionseinschränkung oder -verschlechterung festgestellt wird, sollten, soweit wie möglich, deren Ursache und Verlauf eruiert werden und eine ätiologische Zuordnung erfolgen.

Sonographie

In jedem Fall sollte eine Sonographie durchgeführt werden, um zum einen ein postrenales Nierenversagen auszuschließen und zum anderen in Ergänzung zu Anamnese und zurückliegenden Laborbefunden nach morphologischen Hinweisen für eine chronische Vorschädigung der Nieren zu suchen.

Die sonographischen Zeichen eines chronischen Nierenparenchymschadens sind eine unregelmäßige Nierenkontur, reduzierte Nierengröße und verschmälerter Parenchymsaum. Bei diabetischer Nephropathie und Amyloidose kann die Nierengröße allerdings trotz Parenchymschadens normal sein.

Der typische sonographische Befund eines ANV sind eher große Nieren mit echoarmer Demarkierung der Pyramiden.

Anamnestische Hinweise

Auf eine prärenale Ursache des Nierenversagens weisen vorangegangene oder andauernde Blutungen oder Flüssigkeitsverluste hin (z. B. enteral, renal oder bei Verbrennungen), insbesondere wenn die freie Flüssigkeitszufuhr behindert ist, wie bei bewusstlosen oder sedierten Patienten.

Zu den klinischen Zeichen gehören Tachykardie, Hypotension, verminderter Hautturgor und trockene Schleimhäute. In komplizierten Fällen kann zur Beurteilung des „effektiv" zirkulierenden Volumens auch ein invasives hämodynamisches Monitoring nötig sein. Letztendlich kann die Diagnose aber nur dann sicher gestellt werden, wenn die Wiederherstellung der renalen Perfusion unmittelbar zu einer Verbesserung der Nierenfunktion führt.

Urinanalytik

Zur Differentialdiagnose zwischen noch funktionellem prärenalem und intrinsischem Nierenversagen kann bei nicht völlig anurischen Patienten auch eine Urinprobe allein oder in Verbindung mit den Serumkonzentrationen von Natrium, Kreatinin und Harn-

Tabelle 55-2. Diagnostische Parameter zur Differenzierung zwischen prärenalem und intrinsischem ANV (die angegebenen Werte beziehen sich auf Konzentrationsangaben von Harnstoff und Kreatinin in mg/dl)

Parameter	Prärenales ANV	Intrinsisches ANV
Urinvolumen	Maximal stimulierte Rückresorption Niedrig	Gestörte Rückresorption Kann niedrig sein
$[Na^+]_{Urin}$	< 10–20 mmol/l	> 40 mmol/l
$Osmolalität_{Urin}$	> 500 mosmol/l	< 350 mosmol/l
FE_{Na^+}	< 1 %	> 1 %
$FE_{Harnstoff}$	< 35 %	> 35 %
$[Kreatinin]_{Urin}/[Kreatinin]_{Serum}$	> 40	< 20
$[Harnstoff]_{Urin}/[Harnstoff]_{Serum}$	> 8	< 3
$[Harnstoff]_{Serum}/[Kreatinin]_{Serum}$	> 40	< 20–30

Die fraktionelle Exkretion (FE) von Natrium oder Harnstoff gibt den Anteil des filtrierten Natriums oder Harnstoffs an, der mit dem Urin ausgeschieden wird:

$$FE_{Na^+}\,(\%) = \frac{[Na^+]_{Urin}\,(mmol/l) \cdot [Kreatinin]_{Serum}\,(mg/dl)}{[Na^+]_{Serum}\,(mmol/l) \cdot [Kreatinin]_{Urin}\,(mg/dl)} \cdot 100$$

[die fraktionelle Harnstoffexkretion ($FE_{Harnstoff}$) wird analog berechnet]

stoff helfen (Tabelle 55-2). Anhand unterschiedlicher Parameter lässt sich dabei die aktuelle Konzentrationsleistung der Nieren erfassen und so häufig eine prärenale Funktionsstörung mit intakter Tubulusfunktion von einem intrinsischen Nierenversagen unterscheiden. Allein die Urinnatriumkonzentration, die mit hinreichender Genauigkeit mit entsprechenden Elektroden in Blutgasanalysatoren gemessen werden kann, erlaubt schon eine schnelle Orientierung.

Die Bestimmung des Urinvolumens hilft wenig bei der Differentialdiagnose des ANV. Ein funktionelles prärenales Nierenversagen geht zwar immer mit Oligo- oder Anurie einher, ein intrinsisches Nierenversagen kann aber, unabhängig von der Ursache, oligoanurisch oder nichtoligurisch verlaufen. Bei nichtoligurischem Verlauf kann die Nierenfunktion noch partiell erhalten sein, und sie erholt sich in der Regel schneller. Auch ein postrenales Nierenversagen kann bei inkomplettem oder intermittierendem Harnwegsverschluss nichtoligurisch oder sogar polyurisch verlaufen.

Im Urinsediment finden sich bei prärenalem Nierenversagen typischerweise wenig Zellen und u. U. hyaline Zylinder. Ein postrenales Nierenversagen geht häufig mit Hämaturie oder Pyurie einher. Beim ischämischen oder nephrotoxischen intrinsischen Nierenversagen finden sich granulierte Zylinder. Bei Myoglobinurie und Hämoglobinurie können Pigmentzylinder vorkommen. Die Proteinausscheidung beim ANV liegt in der Regel unter 1 g pro 24 h.

Weiterführende Diagnostik

Immer dann, wenn die Entstehung eines ischämischen oder nephrotoxischen ANV aus Anamnese und Verlauf eines Patienten nicht weitgehend plausibel ist, muss ohne Verzögerung eine intensivierte nephrologische Diagnostik erfolgen, um primär renale Erkrankungen oder eine Nierenbeteiligung im Rahmen einer Systemerkrankung auszuschließen.

Dazu gehört u.a. neben der Urinmikroskopie die Quantifizierung einer Proteinurie, die Bestimmung von Antikörpern gegen glomeruläre Basalmembranen und Zellkernbestandteile, die Messung von Komplementfaktoren und Kryoglobulin im Plasma und bei Verdacht auf mikroangiopathische Erkrankungen die Suche nach Fragmentozyten im Blutausstrich sowie ggf. auch eine Nierenbiopsie.

Eine schnelle Diagnose innerhalb weniger als 48 h ist in solchen Fällen entscheidend, um je nach zugrunde liegender Erkrankung eine Therapie, beispielsweise mit Immunsuppressiva und/oder Plasmapherese, einzuleiten. Dies kann für die Wiederkehr der Nierenfunktion entscheidend sein.

Besteht der Verdacht auf einen Nierenarterien- oder Nierenvenenverschluss, muss zumindest eine Dopplersonographie, und bei unklarem Befund evtl. auch eine Angiographie erfolgen.

55.6 Verlauf und Komplikationen

Das ANV beeinträchtigt die renale Ausscheidung von Natrium, Kalium und Wasser, die Homöostase des Kalzium- und Phosphathaushalts und die renale Säureexkretion. Demzufolge kann das Nierenversagen mit Hypervolämie, Hyponatriämie, Hyperkaliämie, Hyperphosphatämie, Hypokalzämie, Hypermagnesiämie und metabolischer Azidose einhergehen. Die verminderte Ausscheidung von Abbauprodukten aus dem Stickstoffmetabolismus führt zur Urämie.

■ **Hyperhydratation.** Bei oligo-/anurischem Verlauf droht bei unverminderter Flüssigkeitszufuhr eine Überwässerung mit Beeinträchtigung des pulmonalen

Gasaustausches. Die Volumenüberladung ist insbesondere dann ein Problem, wenn zahlreiche Medikamente und Ernährungslösungen kontinuierlich parenteral verabreicht werden oder zur Pufferung einer metabolischen Azidose Natriumbikarbonat gegeben wird.

Bei Zufuhr hypotoner Flüssigkeit kann die Störung der Wasserausscheidung außerdem zur Hyponatriämie führen.

- **Hyperkaliämie.** Eine Hyperkaliämie gehört zu den bedrohlichsten Komplikationen eines ANV. Die Nieren sind neben dem Kolon entscheidend für die Ausscheidung von zugeführtem oder aus Körperzellen freigesetztem Kalium, und die renale Kaliumausscheidung hängt vom Urinfluss im distalen Nephron ab.

Bei Oligurie ist sie deshalb stark reduziert. Wenn sich eine Hyperkaliämie bei Patienten mit nichtoligurischen ANV entwickelt, spielen in der Regel zusätzliche Faktoren wie vermehrte Kaliumfreisetzung durch Gewebeschädigung, überhöhte Zufuhr oder schwere Azidose eine Rolle.

Auch Aldosteronantagonisten können bei eingeschränkter Nierenfunktion zu einer nach Absetzen der Präparate noch mehrere Tage anhaltenden Hyperkaliämie führen.

Eine mäßige Hyperkaliämie (< 6 mmol/l) verläuft in der Regel asymptomatisch. Höhere Kaliumspiegel führen zu EKG-Veränderungen wie erhöhten T-Wellen, verlängertem PQ-Intervall und Verbreiterung der QRS-Komplexe und können eine Vielzahl lebensbedrohlicher Herzrhythmusstörungen auslösen (Bradykardie, totaler AV-Block, ventrikuläre Tachykardie, Kammerflimmern und Asystolie). Darüber hinaus kann eine Hyperkaliämie zu neuromuskulären Störungen mit Paresen, Hyporeflexie, Schwäche und Ateminsuffizienz führen. Eine Hypokaliämie ist beim ANV selten, kann aber bei nichtoligurischen Verläufen vorkommen.

- **Metabolische Azidose.** Die im Rahmen des Proteinmetabolismus anfallenden H^+-Ionen werden von der gesunden Niere über unterschiedliche Mechanismen ausgeschieden, und das filtrierte HCO_3 wird praktisch vollständig rückresorbiert. Eine metabolische Azidose gehört deshalb zu den typischen Komplikationen des ANV. Die Anionenlücke kann bei mäßiger Niereninsuffizienz zunächst normal sein, ist bei komplettem Nierenversagen aber üblicherweise erhöht. Die Azidose ist dann besonders schwer, wenn der Säureanfall erhöht ist, wie bei Laktatazidose oder Ketoazidose.

- **Hyperphosphatämie und Hypokalzämie.** Eine Hyperphophatämie findet sich in leichter Ausprägung regelmäßig beim ANV und kann durch Gewebeuntergang und Katabolie verstärkt werden. Durch Präzipitation von Kalziumphosphat kann eine Hypokalzämie induziert werden, die meistens aber nicht symptomatisch wird.

- **Urämie.** Unter Urämie versteht man die Akkumulation einer Vielzahl nicht im Einzelnen erfassbarer Substanzen, die normalerweise über die Nieren ausgeschieden werden und überwiegend aus dem Stickstoffmetabolismus stammen.

Zahlreiche Symptome der Urämie wie Müdigkeit, Übelkeit, Inappetenz, Erbrechen und Bewusstseinsbeeinträchtigung lassen sich beim Intensivpatienten häufig nicht erfassen oder wegen ihrer Unspezifität nicht eindeutig zuordnen. Eine der Komplikationen einer schweren Urämie ist die Serositis, die bei einer Perikardbeteiligung zu einer lebensbedrohlichen Perikardtamponade führen kann. Kreatinin- und Harnstoffkonzentrationen im Plasma korrelieren zwar mit dem Ausmaß der Urämie, sind aber selbst keine „Urämietoxine".

Anurische Patienten sollten deshalb auch dann regelmäßig mit Hämodialyse oder -filtration behandelt werden, wenn sie aufgrund einer gestörten Syntheseleistung nur gering erhöhte Harnstoffspiegel aufweisen.

Störung von Infektabwehr und Hämostase

Ohne dass die zugrunde liegenden Mechanismen klar definiert und klinisch messbar sind, gilt die Urämie als ein Faktor, der die humorale und zelluläre Infektabwehr beeinträchtigt und so zu der ungünstigen Prognose von Patienten mit ANV beitragen kann.

Die Blutungszeit bei Patienten mit Niereninsuffizienz ist erhöht, vermutlich v.a. bedingt durch eine Thrombozytenfunktionsstörung. Das ANV ist darüber hinaus ein aggravierender Faktor für die Entwicklung einer Anämie bei Intensivpatienten, aber die Ursachen eines vermehrten Blutverlustes oder Blutzellabbaus sind bislang nicht völlig geklärt.

55.7 Prävention

Eine vorbestehende Einschränkung der Nierenfunktion, proteinurische Nierenerkrankungen, hohes Lebensalter, allgemeine Arteriosklerose und eine Beeinträchtigung des effektiv zirkulierenden Volumens wie bei Herzinsuffizienz oder Leberzirrhose mit Aszitesbildung sind Risikofaktoren für die Entwicklung eines ANV.

Bei Vorliegen eines oder mehrerer dieser Faktoren kann eine Verschlechterung der renalen Perfusion im Rahmen von vorübergehenden Blutdruckabfällen, Blutverlusten oder einer Diarrhö leicht zur Entwicklung eines ANV führen und bedarf deshalb umgehender Intervention.

Auch iatrogene Maßnahmen wie forcierte Dehydrierung, Parazentesen oder die Gabe von nephrotoxischen Medikamenten oder Röntgenkontrastmitteln können insbesondere in den genannten Risikogruppen ein Nierenversagen induzieren. Soweit möglich sollten diese Maßnahmen deshalb unter sorgfältiger Kontrolle der Nierenfunktion und unter Abwägung des Risikos für die Entwicklung eines ANV durchgeführt werden. Eine Optimierung der renalen Perfusion über Verbesserung des Volumenstatus ist dabei – falls durchführbar – die effektivste Maßnahme zur Verhinderung oder Begrenzung eines Nierenfunktionsverlustes.

Wenn die Gabe von Aminoglykosid-Antibiotika unvermeidbar erscheint, kann deren Toxizität durch Applikation der Tagesdosis als Einmalgabe reduziert werden. Die Dosierung sollte anhand von Wirkspiegelkontrollen gesteuert werden. Ob die Nephrotoxizität von Röntgenkontrastmitteln, außer durch Volumengabe, durch spezifische Maßnahmen wie beispielsweise die Gabe von Theophyllin oder durch eine Hämodialyse zur Entfernung des Kontrastmittels unmittelbar nach der röntgenologischen Untersuchung vermindert werden kann, ist sehr umstritten.

Bei Rhabdomyolyse oder schwerer Hämolyse sollte versucht werden, durch forcierte alkalisierende Diurese die Entwicklung eines ANV zu vermeiden.

55.8 Therapie

Allgemeine Therapiemaßnahmen

Während das prärenale und das postrenale Nierenversagen nach Korrektur der primären hämodynamischen Störung bzw. Beseitigung der Obstruktion schnell reversibel sind, gibt es für das intrinsische ischämische oder nephrotoxische Nierenversagen keine spezifische Therapie. Seine Behandlung sollte in erster Linie darauf ausgerichtet sein, ursächliche hämodynamische Störungen oder toxische Einflüsse zu beseitigen, zusätzliche Noxen zu vermeiden und die Komplikationen zu behandeln.

Dazu gehört die Bilanzierung des Flüssigkeitshaushaltes und die Anpassung der Flüssigkeitszufuhr an die Diuresemenge. Einer Hyperkaliämie kann außer durch Reduktion der Zufuhr durch orale oder rektale Applikation von Austauscherharzen entgegengewirkt werden. Die Gabe von Glukose und Insulin senkt den Serumkaliumspiegel kurzfristig durch Verschiebung von Kaliumionen nach intrazellulär, erschwert aber damit auch einen wirksamen Kaliumentzug durch Dialyse. Ebenfalls wichtig ist bei Vorliegen eines ANV auch die Dosisanpassung von renal metabolisierten oder eliminierten Medikamenten.

Neben rein supportiven Maßnahmen gibt es mehrere medikamentöse Ansätze, um den renalen Blutfluss und die Diurese zu steigern. Ihr therapeutischer Nutzen ist aber trotz häufigem klinischem Einsatz insgesamt nur unzureichend belegt.

Dopamin

Dopamin wird unter der Vorstellung, dass es in niedriger, so genannter „Nierendosis" (1–3 µg/kgKG × min) die renale Perfusion steigert und diuretisch wirkt, ohne den peripheren Widerstand oder das HZV zu erhöhen, zur Prävention und Therapie eines ANV eingesetzt.

Obwohl diese renalen Effekte von Dopamin nicht nur im Tierexperiment, sondern auch bei gesunden Probanden nachweisbar sind, bleibt ihre Relevanz im Hinblick auf das ANV unklar. In den bislang durchgeführten Studien ist es nicht gelungen, einen Effekt im Sinne einer Prävention oder Therapie des ANV überzeugend nachzuweisen [4, 8].

Auch lässt sich das Konzept einer selektiv renal wirksamen Dosierung nicht aufrechterhalten, da dieselbe Dosis zu interindividuell sehr unterschiedlichen Plasmaspiegeln führt und bereits in niedriger Dosis ungünstige Effekte auf die Mesenterialdurchblutung, den myokardialen O_2-Verbrauch und den Atemantrieb auftreten können. Der routinemäßige Einsatz von Dopamin zur Verbesserung der Nierenfunktion erscheint deshalb nicht gerechtfertigt.

Kalziumantagonisten und natriuretische Peptide

Weil Anstiege der intrazellulären Kalziumkonzentration den Tonus glatter Gefäßmuskelzellen erhöhen und damit zur renalen Vasokonstriktion beitragen können, und außerdem unterschiedliche Formen von Zellschädigung mit pathologischen Anstiegen der intrazellulären Kalziumkonzentration einhergehen, sind auch Kalziumantagonisten zur Prophylaxe und Behandlung des ANV eingesetzt worden.

Obwohl beispielsweise nach Nierentransplantation günstige Effekte auf die Nierenfunktion beobachtet wurden, ist ihr Einsatz zur Verbesserung der Nierenfunktion in vielen Situationen nicht gerechtfertigt, weil sie durch systemischen Blutdruckabfall die Nierenperfusion eher verschlechtern.

Auch das atriale natriuretische Peptid und das strukturverwandte Urodilatin können, sofern sie nicht zu einem Abfall des systemischen Blutdrucks führen, die Diurese steigern und die Nierenfunktion u. U. günstig beeinflussen. Die bisherigen Untersuchungen zum Einsatz dieser Substanzen reichen aber nicht aus, um Therapieempfehlungen zu geben.

Diuretika

Diuretika steigern die renale Natrium- und Wasserausscheidung dadurch, dass sie in unterschiedlichen Bereichen des Nephrons die Rückresorption von Wasser und Natrium aus dem Tubuluslumen abschwächen oder verhindern. Sie beeinflussen damit primär nicht die GFR, die den eigentlichen Parameter der Nierenfunktionsleistung darstellt. Ihre Wirkung hängt aber davon ab, wieviel Natrium und Wasser in das Nephron hineinfiltriert werden. Von daher ist die Wirksamkeit von Diuretika bei Niereninsuffizienz reduziert. Im Rahmen der Therapie von Patienten mit ANV kommen in erster Linie die hochpotenten Schleifendiuretika wie Furosemid oder Torasemid in Frage, die die Natriumrückresorption in der aufsteigenden Henle-Schleife blockieren.

Durch die hochdosierte Gabe dieser Diuretika kann bei einem Teil der Patienten ein oligo-/anurisches in ein nichtoligurisches Nierenversagen überführt werden, was die Steuerung des Volumenhaushaltes erheblich vereinfacht.

Es ist außerdem bekannt, dass primär nichtoligurische Nierenversagen günstiger verlaufen als oligo-/anurische, und es ist vorstellbar, dass die Verminderung des tubulären O_2-Verbrauchs durch die Schleifendiuretika ebenso wie ein Spüleffekt durch die Zunahme des Urinflusses einen positiven Einfluss auf die Nierenfunktion haben.

Ein Effekt der Diuretikatherapie auf die Dauer und Prognose des ANV ist aber nicht nachgewiesen [8]. Entschließt man sich zu diuretischer Therapie, hat die kontinuierliche Gabe gegenüber der intermittierenden Bolusgabe den Vorteil, dass für denselben diuretischen Effekt insgesamt niedrigere Tagesdosen erforderlich sind.

Außerdem wird durch eine gleichmäßigere Diurese die fortlaufende Bilanzierung des Patienten und eine daran orientierte Flüssigkeitszufuhr und Dosisanpassung erleichtert. Abzuwägen gegen den möglichen Nutzen von Schleifendiuretika ist ihre potenzielle Ototoxizität, so dass Tagesdosen von ca. 1 g Furosemid bei Erwachsenen nicht überschritten werden sollten.

Mannit

Mannit ist ein einfacher Zucker, der glomerulär frei filtriert wird und als osmotisches Diuretikum wirkt. Darüber hinaus führt die Infusion von Mannit zu einer Volumenexpansion. Möglicherweise kann Mannit auch durch antioxidative Eigenschaften zellprotektiv wirken.

Die Gabe von Mannit ist deshalb propagiert worden, um bei gefäß- oder herzchirurgischen Eingriffen sowie bei Verschlussikterus und Rhabdomyolyse der Entwicklung eines ANV vorzubeugen, um ein beginnendes oligurisches in ein nichtoligurisches Nierenversagen zu überführen, oder auch, um die GFR zu steigern. Trotz einiger positiver Erfahrungen ist der günstige Effekt der Mannitgabe aber für keine dieser Indikationen ausreichend belegt [8].

Indikationen zur Nierenersatztherapie

Alle Bemühungen um Verbesserung der Nierenfunktion dürfen den notwendigen Einsatz von Hämodialyse oder Hämofiltration nicht unangebracht verzögern. Je nach Definition des ANV und betrachtetem Patientenkollektiv liegt der Anteil der Patienten, der eine Nierenersatztherapie benötigt, bei 20–60%.

Zu den Komplikationen eines ANV, die innerhalb kürzester Zeit die Durchführung einer Nierenersatztherapie erforderlich machen, gehören:
- diuretikaresistente Hypervolämie mit respiratorischer Insuffizienz,
- Hyperkaliämie,
- schwere Azidose,
- urämische Perikarditis.

Erweist sich ein ANV trotz konservativer Therapiemaßnahmen als progredient, sollte die Entwicklung solcher Komplikationen und einer urämischen Symptomatik aber keinesfalls abgewartet, sondern rechtzeitig mit Hämodialyse oder Hämofiltration begonnen werden.

Eindeutige, in jeder Situation wegweisende Richtwerte für den Beginn extrakorporaler Blutreinigungsverfahren gibt es dabei nicht. Im Allgemeinen sollte aber so therapiert werden, dass die Harnstoffkonzentration im Plasma nicht längerfristig über 200 mg/dl ansteigt (vgl. Kap. 56).

55.9 Prognose

Die meisten Patienten, die die Situationen, in denen es zur Entwicklung eines ANV gekommen ist, überleben, entwickeln auch wieder eine ausreichende Nierenfunktion. Grundlage dafür ist die Regeneration des Tubulusepithels durch Proliferation und Differenzierung von nichtgeschädigten Zellen, die durch ein komplexes Zusammenwirken verschiedener Wachstumsfaktoren gesteuert wird. Versuche, diese Prozesse durch pharmakologischen Einsatz solcher Wachstumsfaktoren zu beschleunigen, sind bislang nur im Tierexperiment, nicht aber beim Menschen erfolgreich verlaufen.

Bei etwa der Hälfte aller Patienten lassen sich nach einem ANV anhaltende Einschränkungen der GFR und der Fähigkeit zur Urinkonzentrierung oder Vernarbungen des Nierengewebes nachweisen. In etwa 5–10% der Fälle, insbesondere bei Patienten mit einer Vorschädigung der Niere, kommt es zu keiner ausreichenden Funktionswiederkehr, sodass diese Patienten chronisch dialysepflichtig bleiben. Weitere 5% entwickeln im Anschluss an eine inkomplette Erholung der Nierenfunktion eine chronisch progrediente Niereninsuffizienz.

Literatur

1. Better OS, Stein JH (1990) Early management of shock and prophylaxis of acute renal failure in traumatic rhabdomyolysis. N Engl J Med 322: 825–829
2. Chertow GM, Levy EM, Hammermeister KE, Grover F, Daley J (1998) Independent association between acute renal failure and mortality following cardiac surgery. Am J Med 104: 343–348
3. Cockroft DW, Gault MH (1976) Prediction of creatinine clearance from serum creatinine. Nephron 16: 13
4. Denton MD, Chertow GM, Brady HR (1996) "Renal-dose" dopamine for the treatment of acute renal failure: scientific rationale, experimental studies and clinical trials. Kidney Int 49: 4–14
5. Eckardt KU (1999) Renal failure in liver disease. Int Care Med 25: 5–14
6. Lieberthal W (1997) Biology of acute renal failure: therapeutic implications. Kidney Int 52: 1102–1115
7. Scolari F, Bracchi M, Valzori B, Movilli E, Costantino E, Savoldi S, Zorat S, Bonardelli S, Tardanico R, Maiorca R (1996) Cholesterol atheromatons embolism: an increasingly recognized cause of acute renal failure. Nephrol Dial Transpl 11: 1607–1612
8. Shilliday I, Allison MEM (1994) Diuretics in acute renal failure. Renal Failure 16: 3–17
9. Thadhani R, Pascual M, Bonventre JV (1996) Acute renal failure. N Engl J Med 334: 1448–1460

Extrakorporale Eliminationsverfahren

KAPITEL 56

R. SCHINDLER, U. FREI

56.1 Indikationen für extrakorporale Verfahren 959

56.2 Transportmechanismen 959

56.3 Zugangsmöglichkeiten für extrakorporale Verfahren 960

56.4 Definition und Prinzipien der extrakorporalen Verfahren 960

56.5 Differentialindikation der extrakorporalen Verfahren – intermittierend oder kontinuierlich? 963

56.6 Dialysemembranen und Membranauswahl beim akutem Nierenversagen 963

56.7 Antikoagulation 964

56.8 Extrakorporale Verfahren bei Intoxikationen 964

Literatur 965

Extrakorporale Eliminationsverfahren

R. Schindler, U. Frei

56.1 Indikationen für extrakorporale Verfahren

Die Indikation, ein extrakorporales Nierenersatzverfahren durchzuführen, muss individuell gestellt werden. Einige absolute und relative Indikationen sind in Tabelle 56-1 zusammengestellt.

Entscheidend sind weniger die Laborwerte als die Symptomatik des Patienten. So kann eine Dialyse bei Harnstoffwerten von 25–30 mmol/l bei gleichzeitiger Symptomatik indiziert sein, bei anderen Patienten kann bei solchen Werten und fehlender Symptomatik weiter abgewartet werden, wenn Hoffnung auf baldige Besserung der Nierenfunktion nach Beseitigung der Ursache (z. B. akutes Nierenversagen durch Exsikkose) besteht.

> Harnstoff und Kreatinin dienen als Marker einer Niereninsuffizienz, sind aber selbst in den in vivo erreichten Konzentration nicht toxisch.

Die eigentlichen urämischen Toxine sind nicht identifiziert. Zudem werden Kreatinin- und Harnstoffwerte außer von der Nierenfunktion (= Ausscheidungsrate) auch von der Produktionsrate dieser Substanzen bestimmt. Das Serumkreatinin korreliert positiv mit der Muskelmasse des Patienten, der Serumharnstoff steigt durch hohe Eiweißzufuhr und durch katabole Stoffwechsellage (Infekt, Steroidtherapie) an. Daher kann es bereits bei niedrigen Harnstoffwerten zu einer ausgeprägten urämischen Symptomatik kommen. Beatmete Patienten, bei denen Urämiesymptome schwer zu erkennen sind, sollten etwa ab einer Harnstoffkonzentration von >30 mmol/l (180 mg/dl) dialysiert werden. Eine absolute Indikation zur Dialyse stellt die urämische Perikarditis dar, da hierbei die Gefahr einer Einblutung mit Perikardtamponade besteht.

Nichtrenale Indikationen

In seltenen Fällen gibt es auch nichtrenale Indikationen für die Anwendung eines extrakorporalen Verfahrens. Hierzu gehört die schwere Hyperthermie, bei der am sinnvollsten ein kontinuierliches Verfahren gewählt wird. Beim ARDS kann mittels CVVH rasch Flüssigkeit entzogen werden, zusätzlich zu einer eventuell erhaltenen Diurese.

Die früher propagierte Elimination von Zytokinen und Mediatoren bei Sepsis muss als Dialyseindikation mit großer Zurückhaltung angesehen werden, da ein Beleg der Wirksamkeit bislang aussteht. Zwar werden Zytokine durch Dialyseverfahren wie CVVH eliminiert, die erreichten Mengen sind jedoch von geringer und klinisch fragwürdig relevanter Größenordnung [2].

56.2 Transportmechanismen

Der Transport von Substanzen oder Flüssigkeit durch eine Membran kommt durch vier verschiedene Mechanismen zustande, die im folgenden erläutert werden.

Diffusion

Diffusion bezeichnet den Transport von gelösten Teilchen durch eine Membran aufgrund eines Konzentrationsunterschieds auf beiden Seiten der Membran.

Tabelle 55-1. Dialyseindikationen

Absolute Dialyseindikationen	Relative Dialyseindikation
Hypervolämie bei Oligo-/Anurie	Metabolische Azidose
Hyperkaliämie bei Oligo-/Anurie	Schwere Hyperthermie
Urämische Symptomatik (Perikarditis, Übelkeit, Erbrechen, Durchfälle, Somnolenz)	Hohe Retentionswerte bei fehlender Symptomatik: Kreatinin > 500–900 µmol/l (> 6–10 mg/dl)* Harnstoff > 30–50 mmol/l (> 180–300 mg/dl)* ARDS Elimination von Zytokinen bei Sepsis?

* Sind Patienten klinisch nicht ausreichend beurteilbar, z. B. bei Beatmung oder Analgosedierung, sollte man sich eher an der unteren Grenzwerten orientieren.

Gelöste Teilchen wandern von der Seite höherer zur Seite niedrigerer Konzentration, bis eine Äquilibrierung eingetreten ist. Die Diffusion ist der wichtigste Transportmechanismus von kleinmolekularen Substanzen (bis ca. MG 1000) bei der Hämodialyse.

Konvektion

Konvektion bezeichnet den Kotransport von gelösten Teilchen mit dem Lösungsmittel. Durch Filtration von Plasmawasser werden die darin gelösten Substanzen ebenfalls entfernt, mittelgroße Substanzen (bis MG 20 000) werden v. a. durch Konvektion transportiert. Treibende Kraft sind hydrostatische Druckdifferenzen; die Konvektion ist der Transportmechanismus aller Substanzen bei der Hämofiltration.

Ultrafiltration

Ultrafiltration bezeichnet den Transport von Flüssigkeit durch eine Membran aufgrund einer hydrostatischen Druckdifferenz.

Osmose

Osmose bezieht sich auf den Transport von Lösungsmittel durch eine Membran aufgrund von Konzentrationsgradienten. Lösungsmittel wandert von der Seite niedrigerer Konzentration gelöster Substanzen zur Seite mit der höheren Konzentration gelöster Substanzen.

Eliminationsverfahren

Bei der Hämodialyse spielen alle 4 Mechanismen eine Rolle, bei der Hämofiltration lediglich die Konvektion und Ultrafiltration. Kleinmolekulare Substanzen (MG < 1000, Elektrolyte, Harnstoff, Kreatinin) werden am effektivsten durch die Diffusion bei der Hämodialyse transportiert, höhermolekulare Substanzen (MG < 20 000) am effektivsten durch Konvektion bei der Hämofiltration.

56.3 Zugangsmöglichkeiten für extrakorporale Verfahren

Die Art des Gefäßzugangs für die Dialyse hängt von mehreren Faktoren ab. Bedingungen, die berücksichtigt werden müssen, sind das Alter des Patienten, akutes oder chronisches Nierenversagen und der arterielle Gefäßstatus. Patienten mit chronischer Niereninsuffizienz, bei denen ein baldiger Beginn (Wochen bis Monate) der Hämodialyse vorauszusehen ist, werden meist mit einer arteriovenösen Fistel versehen.

Arteriovenöse Shunts

Brescia-Cimino-Shunt

Wenn möglich, sollte dieser als so genannter Brescia-Cimino-Shunt zwischen einer Unterarmvene und der A. radialis angelegt werden, wobei die Vene nach ca. 10–14 Tagen punktierbar ist. AV-Fisteln können auch zwischen A. brachialis und einer Oberarmvene (V. cephalica) angelegt werden.

Kunststoffinterponat

Bei ungenügender Ausprägung der venösen Verhältnisse kann ein Kunststoffinterponat aus Goretex oder PTFE (Polytetrafluoroethylen) verwandt werden, das in unterschiedlichen Variationen an eine Arterie (A. radialis, A. brachialis, A. femoralis) und eine Vene (V. axillaris, V. basilica, V. femoralis) anastomisiert werden kann.

Scribner-Shunt

Weitgehend verlassen ist heutzutage der sog. Scribner-Shunt, bei dem mittels eines extern ausgeleiteten Teflonstückes ein Shunt zwischen A. tibialis posterior und einer Unterschenkelvene geschaffen wird.

Shaldon-Katheter

Patienten ohne vorherige Shuntanlagen müssen bei akuter Dialyseindikation mit temporären Kathetern versorgt werden. Eine Vielzahl von einlumigen oder doppellumigen Kathetern in den Größen 6–13 F wird derzeit zur Dialyse angeboten. Nach dem Erstbeschreiber wird der sog. Shaldon-Katheter [6] mittels Seldinger-Technik in die V. jugularis, V. subclavia oder V. femoralis eingebracht, wobei wegen der möglichen Ausbildung von venösen Stenosen der V. jugularis gegenüber der V. subclavia der Vorzug gegeben werden sollte.

Bei Verwendung der V. femoralis sollte der Patient Bettruhe einhalten, um lokalen Gefäßkomplikationen vorzubeugen. Nach Beendigung der Behandlung sollte das Katheterlumen mit Kochsalzlösung aufgefüllt werden, die geringe Mengen Heparin enthält.

56.4 Definition und Prinzipien der extrakorporalen Verfahren

Hämodialyse

Ein System für die Hämodialyse besteht aus einem Blutkreislauf und einem Dialysatkreislauf. Blut wird aus dem Gefäßzugang des Patienten durch den Dialysator gepumpt und dem Patienten wieder zugeführt. Die Dialysemaschine überwacht die Drücke vor der Pumpe und hinter dem Dialysator, um Probleme der Blutzirkulation zu erkennen. Eine Luftfalle mit Luftdetektor verhindert das Auftreten von Luftembolien.

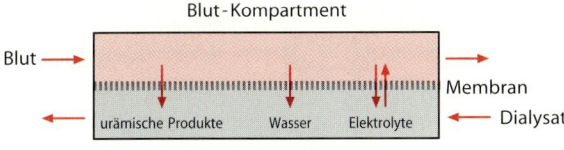

Abb. 55-1. Das Prinzip der Dialyse

Die zentrale Stelle des Stofftransportes ist der Dialysator, in dem Blut und Dialysat im Gegenstromprinzip zirkulieren (Abb. 56-1). Hier findet die Diffusion aller Substanzen, für die ein Konzentrationsgradient zwischen Blut und Dialysat besteht, durch die Membran statt. Dies betrifft urämische Produkte wie Harnstoff und Kreatinin, die ins Dialysat diffundieren.

Diffusion kann jedoch auch in der Gegenrichtung stattfinden, z.B. für Bikarbonat oder Kalziumionen, je nachdem, ob sie im Blut oder im Dialysat höhere Konzentrationen aufweisen. Es werden auch Substanzen entfernt, deren Elimination möglicherweise nicht erwünscht ist (Tabelle 56-2).

Die Elimination von Harnstoff und Kreatinin aus dem Blut ist nach einem einmaligen Durchfluss von Blut durch den Dialysator nahezu komplett, d.h. diese Substanzen werden zu ca. 80–90 % aus dem den Dialysator durchfließenden Blut entfernt. Die Clearance von Harnstoff und Kreatinin beträgt demnach bei einem Blutfluss von 200 ml/min ca. 160–180 ml/min. Dies gilt jedoch nur für kleinmolekulare wasserlösliche Substanzen, für die die Hämodialyse das effektivste Eliminationsverfahren darstellt.

Mit steigendem Molekulargewicht werden Substanzen zunehmend schlechter dialysiert, ab ca. MG 5000 ist mit keiner Membran eine nennenswerte Clearance zu erreichen.

Hämofiltration

Die Hämofiltration kann entweder intermittierend oder kontinuierlich durchgeführt werden. In beiden Fällen wird durch einen Unterdruck auf der Dialysatseite der Membran Plasmawasser filtriert und verworfen, das abzüglich der erwünschten Abnahmerate hinter dem Dialysator substituiert werden muss. Auf der Dialysatseite befindet sich kein Dialysat, es findet daher keine Diffusion statt, die Elimination der harnpflichtigen Substanzen wird mittels Konvektion erreicht, indem die im Plasmawasser gelösten Substanzen verworfen werden.

Bei intermittierender Hämofiltration über 3–4 h 3- bis 4mal pro Woche werden pro Minute ca. 100 ml Plasmawasser filtriert und größtenteils mit sterilen Lösungen ersetzt. Hierfür eignen sich sowohl laktat- als auch bikarbonatgepufferte isotone Lösungen.

Bei der kontinuierlichen Hämofiltration ist das Prinzip identisch, es werden lediglich niedrigere Filtratraten von ca. 20–30 ml/min erzielt. In beiden Fällen müssen Dialysatoren mit hoher Wasserpermeabilität verwendet werden („High-flux-Filter").

Vorteil der Hämofiltration gegenüber der Hämodialyse ist die bessere hämodynamische Stabilität, die durch mehrere Studien belegt ist, die gute Elimination auch von mittelmolekularen Substanzen bis ca. MG 30000; zudem kann wegen des fehlenden Dialysats keine Kontamination der Maschine durch Blut eines möglicherweise infektiösen Patienten stattfinden (Hepatitis, HIV).

Nachteile der Hämofiltration sind die höheren Kosten und die niedrige Clearance für kleinmolekulare Substanzen. Ein Vergleich der Harnstoffclearance der verschiedenen Verfahren ist in Tabelle 56-3 dargestellt.

Tabelle 55-3. Vergleich der Harnstoffclearance verschiedener Verfahren (*CAPD* kontinuierliche ambulante Peritonealdialyse)

Verfahren	Harnstoffclearance pro Tag
Normale Nierenfunktion (ca. 100 ml/min)	144 l/Tag
Intermittierende Hämodialyse (ca. 200 ml/min für 4 h)	48 l/Tag
Intermittierende Hämofiltration (5 Beutel á 4,5 l)	22,5 l/Tag
CVVH (1–2 l/h)	24–48 l/Tag
CAPD/CCPD (ca. 5–8 ml/min)	7,2–11,5 l/Tag

Tabelle 55-2. Elimination bzw. Verlust verschiedener Substanzen durch Hämodialyse und Hämofiltration

Substanzklasse	Elimination durch Hämodialyse
Glukose	Ja: Verluste bis 80 g/Tag
Aminosäuren	Ja: CVVH: Verluste ca. 0,25 g/l Filtrat, 5–15 g/Tag; HD: 5–10 g/Dialyse
Hormone	Ja: z.B. Insulin und Kathecholamine werden eliminiert; Erhöhung der exogenen Zufuhr selten nötig
Antibiotika	Ja: Zusatzdosis nach Dialyse nötig für viele Antibiotika (Aminoglykoside, Cephalosporine)
Zytokine	Ja: Eliminierte Menge jedoch von fragwürdiger klinischer Relevanz; ungezielter Eingriff in einen komplexen Regelmechanismus

Hämodiafiltration

Dieses Verfahren kombiniert die Vorteile von Hämodialyse und Hämofiltration. Es besteht aus einer Hämodialyse, bei der größere Mengen an Plasmawasser filtriert werden (ca. 12–20 l pro Dialyse), die zum größten Teil durch sterile Lösungen substituiert werden. Dadurch wird eine gute Elimination sowohl von klein- als auch von mittelmolekularen Substanzen erreicht. Nachteil der Hämodiafiltration ist der hohe technische Aufwand (exakte Bilanzierung durch das Gerät) und die hohen Kosten durch die Substitutionslösung.

Ultrafiltration

Wenn bei niedrigen Retentions- und Kaliumwerten lediglich eine Entfernung von Plasmawasser gewünscht ist, so kann eine Ultrafiltration durchgeführt werden. Hierbei wird wie bei der Hämofiltration Plasmawasser filtriert, jedoch nicht substituiert. Durch dieses Verfahren lassen sich bei guter hämodynamischer Verträglichkeit 1–3 l/h filtrieren.

Kontinuierliche Verfahren

Die Nomenklatur der kontinuierlichen Verfahren ist in Abb. 56-2 dargestellt. Die heutzutage gebräuchlichsten sind die CVVH („continuous veno-venous hemofiltration") und die CVVHD („continuous veno-venous hemodialysis"). Initial wurden die kontinuierlichen Verfahren von Kramer als CAVH und CAVHD („continuous arterio-venous hemofiltration/hemodialysis") vorgestellt, wobei mittels großlumiger Katheter in der A. femoralis der Blutdruck des Patienten als treibende Kraft des Blutflusses durch den Dialysator verwendet wurde. Mittlerweile haben jedoch ausgereifte Geräte mit Blutpumpen die Notwendigkeit der risikoreichen arteriellen Katheter ersetzt.

Das Prinzip dieser Verfahren unterscheidet sich nicht von denen der Hämodialyse und der Hämofiltration. Die Vor- und Nachteile der kontinuierlichen Verfahren sind in Tabelle 56-4 dargestellt.

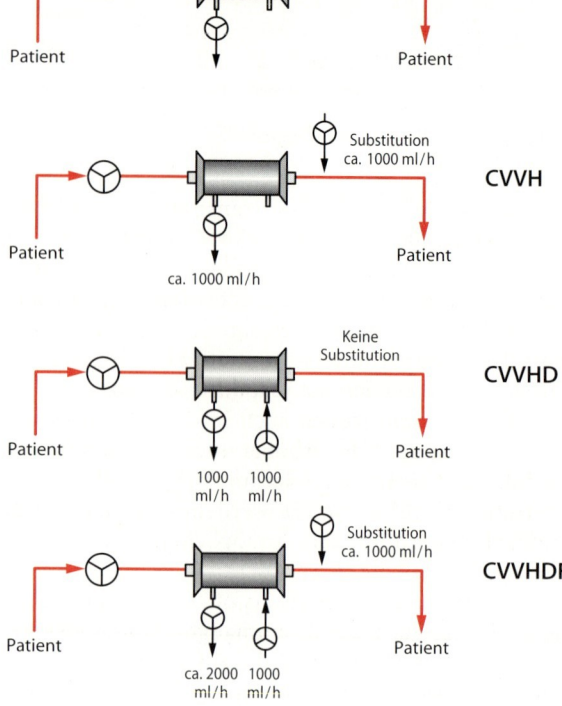

Abb. 55-2. Die verschiedenen kontinuierlichen Eliminationsverfahren. *SCUF* Ultrafiltration („slow continuous ultrafiltration"), *CVVH* kontinuierliche venovenöse Hämofiltration, *CVVHD* kontinuierliche venovenöse Hämodialyse, *CVVHDF* kontinuierliche venovenöse Hämodiafiltration

Hämoperfusion

Bei der Hämoperfusion wird Blut durch eine Kapsel gepumpt, die Aktivkohle (z.B. Adsorba 300, Gambro)

Tabelle 55-4. Vorteile und Nachteile von intermittierenden und kontinuierlichen Verfahren

Verfahren	Vorteile	Nachteile
Intermittierende Hämodialyse	– Hohe Effektivität (z.B. Hyperkaliämie, Laktatazidose, Vergiftungen) – auch bei mobilen Patienten und ohne Antikoagulation durchführbar – relativ kostengünstig	– Höherer logistischer Aufwand – meist Dialyseschwester nötig – bei Hämodialyse Wasseranschluss erforderlich – Volumenentzug von maximal 1–1,5 l/h möglich
Kontinuierliche Hämofiltration (CVVH, CVVHD)	– Hämodynamische Stabilität – kontinuierlicher Volumenentzug, dadurch große Volumina entziehbar – einfache Handhabung – wenig Schwankungen von Elektrolyten, Harnstoff und Kreatinin – jederzeit justierbar – kontinuierliche Fiebersenkung	– Meist nur bei völlig immobilen Patienten möglich – Antikoagulation meist erforderlich – hohe Kosten durch steriles Substituat – ungenügende Effektivität bei z.B. Hyperkaliämie oder Laktatazidose

oder Austauscharze wie Polystyrol (Amberlite, Braun Melsungen) enthält. Durch eine spezielle Aufarbeitung der Aktivkohle wird ein gleichmäßiger Blutfluss durch die Kapsel erreicht. Es findet eine unspezifische Adsorption von Substanzen an der Aktivkohle statt, die Hämoperfusion wird daher zur Behandlung von akuten Intoxikationen mit nicht-wasserlöslichen (nicht dialysablen) oder proteingebundenen Substanzen eingesetzt (s. unten).

Plasmapherese

Die Plasmapherese ist im Prinzip eine Hämofiltration. Durch die Verwendung von großporigen Plasmafiltern mit einer Ausschlussgrenze von einem Molekulargewicht (MG) von mehreren Millionen werden alle Plasmaproteine filtriert. Pro Behandlung werden sukzessive 2–4 l Plasma filtriert, das natürlich substituiert werden muss. Zur Substitution eignet sich eine 4,5 %ige Humanalbuminlösung, die aus 20 %iger Humanalbuminlösung durch Verdünnung mit 0,9 %iger Kochsalzlösung oder Halbelektrolytlösung hergestellt wird. Da auch alle Gerinnungsfaktoren entfernt werden, muss bei schlechter Leberfunktion oder bei kurzfristiger Wiederholung der Plasmapherese als Substituat fremdes Frischplasma verwendet werden.

Die Indikation zur Plasmapherese besteht v. a. in der Entfernung von Autoantikörpern (myasthene Krise, akutes Guillain-Barré-Syndrom, Goodpasture-Syndrom) und beim hämolytisch-urämischen Syndrom bzw. thrombozytopenischer thrombotischer Purpura. Die Anwendung der Plasmapherese zur Therapie der Sepsis muss derzeit als nicht gesichert angesehen werden.

56.5 Differentialindikation der extrakorporalen Verfahren – intermittierend oder kontinuierlich?

Die Vor- und Nachteile der intermittierenden und der kontinuierlichen Verfahren sind in Tabelle 56-4 zusammengefasst. Die Wahl des Verfahrens richtet sich meist nach praktischen Gesichtspunkten und logistischen Gegebenheiten. So wird ein septischer beatmeter und anurischer Patient mit einer notwendigen Infusionsmenge von 3 l/Tag am besten mit einem kontinuierlichen Verfahren behandelt, da hiermit ohne hämodynamische Instabilität und leichter als mit einem intermittierenden Verfahren auch 3 l Flüssigkeitsentzug pro Tag erreicht werden können.

In anderen Fällen, z.B. bei akuter Hyperkaliämie, wird zur raschen Senkung des Kaliumspiegels zunächst eine Hämodialyse aufgrund ihrer höheren Effektivität durchgeführt.

Zwar besteht bei vielen Intensivmedizinern die Überzeugung, dass die kontinuierlichen Verfahren prinzipiell den intermittierenden überlegen sind, dies ist jedoch nicht ausreichend belegt. In einer Metaanalyse zur Frage, ob beim akuten Nierenversagen die intermittierende oder die kontinuierliche Nierenersatztherapie überlegen sei [3], wurde gefolgert, dass bisher kein signifikanter Unterschied hinsichtlich der Mortalität zugunsten des kontinuierlichen Verfahrens gezeigt werden konnte.

56.6 Dialysemembranen und Membranauswahl beim akutem Nierenversagen

Eine Vielzahl von Membranen werden für die Dialyse angeboten. Sie lassen sich in solche aus natürlicher Zellulose und solche aus synthetischen Materialien einteilen (Tabelle 56-5). Daneben unterscheiden sie sich hinsichtlich ihrer Oberfläche, ihrer Geometrie (Kapillare/Platte), ihrer Wasserpermeabilität („high flux"/„low flux") und ihrer Biokompatibilität. Dies bezeichnet die Aktivierung von zellulären und plasmatischen Bestandteilen des Blutes durch den Blut-Membran-Kontakt.

Herkömmliche Dialysemembranen aus Zellulose (Cuprophan) aktivieren den alternativen Weg des Komplementsystems und setzen aktivierte Komplementfaktoren wie C5a und C3a frei. Die Aktivierung von Granulozyten durch C5a bewirkt eine Degranulation und eine Sequestrierung der Granulozyten v. a. in der Lunge, die zu einer vorübergehenden Leukopenie am Beginn der Dialyse führen kann. Die klinischen Auswirkungen dieser Komplement- und Granulozytenaktivierung sind im allgemeinen milde, können aber bei Patienten mit marginaler pulmonaler Funktion zu einem kurzfristigen Abfall des pO_2 führen. Synthetische Membranen aktivieren das Komplementsystem und zelluläre Bestandteile des Blutes weitaus

Tabelle 55-5. Auswahl verschiedener Dialysemembranen

Membran	Struktur
Zellulosemembranen	
Regenerierte Zellulose (Cuprophan)	Polysaccharide mit OH-Gruppen aus Baumwollfasern
Zelluloseazetat	4 von 5 OH-Gruppen ersetzt durch Acetat
Hämophan	1,5 % der OH-Gruppen ersetzt durch DEAE
Synthetische Membranen	
Polycarbonat	Hydrophil synthetisch
Polysulfon	Hydrophob synthetisch
Polyamid	Hydrophob synthetisch
Polymethylmetacrylat PMMA	Hydrophob synthetisch
Polyacrylonitril PAN, AN69	Hydrophob synthetisch

weniger und werden daher als biokompatibel bezeichnet.

Zwei kürzlich erschienene Studien untersuchten den Einfluss der Dialysemembran auf die Nierenfunktion und die Mortalität bei Patienten mit akutem Nierenversagen [1, 4]. Diese Studien gaben jedoch Anlass zu scharfer Kritik, insbesondere an der retrospektiven Bildung von Untergruppen.

Die klinischen Studien zur Mortalität und Morbidität von akut oder chronisch dialysepflichtigen Patienten unter Verwendung verschiedener Membranen sind durchaus widersprüchlich und oft methodisch angreifbar. Solange keine wissenschaftlichen Daten die Überlegenheit von synthetischen Membranen eindeutig darlegen, bedeutet die Verwendung von Cuprophan keine belegbare Risikosteigerung für den Patienten geschweige denn einen Behandlungsfehler. Die Membrandiskussion übergeht andere wichtige Faktoren wie die Art der Dialysebehandlung (Bikarbonatdialysat, volumenkontrollierte Dialyse) und die Verwendung von endotoxinfreiem Dialysat.

56.7 Antikoagulation

Die Durchführung eines extrakorporalen Verfahrens setzt in der Regel eine Antikoagulation voraus, die im Allgemeinen mit Heparin durchgeführt wird. Herkömmliches Heparin wird als Bolus von ca. 1000–3000 IE bei Beginn der Behandlung verabreicht, eine Dauerinfusion von ca. 500–2000 IE/h wird am besten mit Bedside-Gerinnungsanalysen wie der ACT („activated clotting time") adjustiert.

Die ACT sollte zwischen 150–200 s betragen, die PTT etwa 60–80 s. Bei Gabe von niedermolekularem Heparin kann wegen der längeren Halbwertszeit bei der intermittierenden Dialyse auf eine Dauerinfusion verzichtet werden, hier reichen in der Regel Bolusgaben von ca. 2000 Antifaktor-Xa-Einheiten alle 3–4 h aus. Bei kontinuierlichen Verfahren muss wegen des geringeren Blutflusses eine Antikoagulation durchgeführt werden, da es ansonsten nach 4–8 h regelmäßig zu einer Thrombosierung des extrakorporalen Systems kommt.

! Ist eine Antikoagulation wegen manifester Blutung (z. B. Polytrauma, chirurgische Blutung, intrakranielle Blutung) oder wegen einer Blutungsneigung kontraindiziert, kann ein Eliminationsverfahren auch ohne jede Antikoagulation durchgeführt werden, zumindest für die ersten Stunden!

Dabei muss ständig durch Spülen des Systems mit Kochsalzlösung der Grad der Thrombosierung überwacht und rechtzeitig das Blutschlauchsystem gewechselt werden.

Mit Verbesserung der diagnostischen Möglichkeiten mehren sich in letzter Zeit die Fälle von heparininduzierter Thrombozytopenie (HIT). In diesem Fall kann das kürzlich zugelassene rekombinante Hirudin (Refludan) zur Antikoagulation eingesetzt werden. Die Verwendung von Hirudin bei extrakorporalen Verfahren ist jedoch aufgrund seiner stark verlängerten Halbwertszeit bei Niereninsuffizienz problematisch. Bei anurischen Patienten kann die Halbwertszeit von Hirudin auf 5–6 Tage verlängert sein [7], zudem fehlen derzeit zuverlässige Tests zur Kontrolle der Antikoagulation mit Hirudin. Eine einmalige Gabe von ca. 10–20 mg Hirudin vor Dialyse ist in der Regel ausreichend.

Alternative, regionale Methoden der Antikoagulation wie die Gabe von Zitrat vor dem Filter und Kalziuminfusion nach dem Filter setzen eine gewisse Erfahrung voraus und gehören nur in geübte Hände. Von einer regionalen Heparinisierung mit Antagonisierung des Heparins durch Protamin nach dem Filter ist bei blutungsgefährdeten Patienten eher abzuraten, da es nach Abbau des Protamins zu einer erneuten biologischen Aktivität des Heparins kommen kann.

56.8 Extrakorporale Verfahren bei Intoxikationen

Eine Reihe von Substanzen können durch extrakorporale Verfahren eliminiert werden. Trotzdem mag die Entfernung von Toxinen mittels Hämodialyse oder Hämoperfusion nicht in jedem Fall sinnvoll sein, da eine Reihe von Faktoren den klinischen Nutzen der extrakorporalen Detoxikation bestimmt.

Ein Beispiel ist die Vergiftung mit Knollenblätterpilzen. Das Gift des Knollenblätterpilzes Amanita phalloides weist eine hohe Affinität zu Hepatozyten auf, sodass es nach Resorption direkt an die Leberzellen bindet und dort stark toxisch wirkt. Da die Patienten meist erst nach einer Latenzzeit von mehreren Stunden symptomatisch werden und das Krankenhaus aufsuchen, ist eine Entfernung des dann noch zirkulierenden Amanitatoxins durch Hämoperfusion zwar möglich, für den Ausgang der Vergiftung jedoch nicht mehr ausschlaggebend.

Für den Einsatz extrakorporaler Verfahren bei Vergiftungen gelten die folgenden Regeln.

Hämodialyse/Hämofiltration

Die Dialysierbarkeit eines Giftes wird bestimmt durch seine physikalischen Eigenschaften. Das Gift muss wasserlöslich sein und ein niedriges Molekulargewicht besitzen. Es darf keine hohe Proteinbindung aufweisen, und es sollte ein niedriges Verteilungsvolumen besitzen, d. h. nicht intrazellulär gebunden oder im Fettgewebe gespeichert werden. Darüber hinaus sollte die Clearance durch Dialyse eine erhebliche Ergänzung zur körpereigenen Clearance darstellen.

Als Beispiel sei die Rhabdomyolyse mit Freisetzung von potentiell nephrotoxischem Myoglobin genannt. Myoglobin (MG 17 000) kann zwar durch Hämofiltration eliminiert werden, die körpereigene Clearance durch Leber und Milz ist jedoch auch bei Anurie weitaus größer, und der Abfall des Serummyoglobins ist mit und ohne Hämofiltration identisch.

Hämoperfusion

Durch Hämoperfusion können auch proteingebundene Substanzen mit hohem Molekulargewicht entfernt werden. Auch hier gilt, dass die Substanz in dem ereichbaren Kompartment (Blut) in großen Mengen vorliegen muss, also kein großes Verteilungsvolumen besitzen darf. Diese Einschränkung gilt weniger, wenn der zunächst nicht erreichbare Anteil rasch mit dem Blut äquilibriert. Zudem sollte auch bei der Hämoperfusion die extrakorporale Entfernung die körpereigene Clearance erheblich ergänzen.

Die Details über die klinische Wirksamkeit von extrakorporalen Verfahren für einzelne Gifte sind in Standardwerken wie dem „Giftindex" [5] nachzuschlagen.

Literatur

1. Hakim RM, Wingard RL, Parker RA (1994) Effect of the dialysis membrane in the treatment of patients with acute renal failure. N Engl J Med 331: 1338–1342
2. Hoffmann JN, Hartl WH, Deppisch R, Faist E, Jochum M, Inthorn D (1995) Hemofiltration in human sepsis: evidence for elimination of immunomodulatory substances. Kidney Int 48: 1563–1570
3. Jakob SM, Frey FJ, Uehlinger DE (1996) Does continous renal replacement therapy favourably influence the outcome of the patients? Nephrol Dialys Transplant 11: 1250–1255
4. Schiffl H, Lang SM, König A, Strasser T, Haider MC, Held E (1994) Biocompatible membranes in acute renal failure: prospective case-controlled study. Lancet 344: 570–572
5. Seyffart G: Giftindex (1996) Die Therapie der akuten Intoxikationen. Pabst Science Publ, Lengerich
6. Shaldon S, Chiandussi L, Higgs B (1961) Hemodialysis by percutaneous catheterization of the femoral artery and vein with regional heparinization. Lancet II: 857
7. Vanholder R, Camez A, Veys N, Van Loo A, Dhondt AM, Ringoir S (1997) Pharmacokinetics of recombinant hirudin in hemodialyzed end-stage renal failure patients. Thromb Haemost 77: 650–655

Sektion X:
Infektionen

Sektion X:
Infektionen

Antibiotikatherapie und -prophylaxe

Kapitel 57

T. Ziegenfuss

57.1 Einführung 971

57.2 Problemkeime und Antibiotikaresistenzen 972
57.2.1 Antibiotikaresistenzen 972
57.2.2 Grampositive Bakterien 973
57.2.3 Gramnegative Bakterien 975
57.2.4 Pilze 975

57.3 Antibiotika 976
57.3.1 β-Laktam-Antibiotika 976
57.3.2 Penicilline 977
57.3.3 β-Laktamase-Inhibitoren 978
57.3.4 Cephalosporine 978
57.3.5 Carbapeneme (Thienamycine) 979
57.3.6 Monobactame 979
57.3.7 Aminoglykoside 980
57.3.8 Fluorochinolone 980
57.3.9 Weitere Antibiotika und Chemotherapeutika 981
57.3.10 Antimykotika 982

57.4 Infektionen 984
57.4.1 Pneumonie 984
57.4.2 Sinusitis 986
57.4.3 Intraabdominelle Infektionen 986
57.4.4 Harnwegsinfektionen 987
57.4.5 Meningitis 987
57.4.6 Katheter-assoziierte Infektionen 987
57.4.7 Wund- und Hautinfektionen 988
57.4.8 Sepsis 989

57.5 Antibiotische Behandlungsgrundsätze und Strategien 989
57.5.1 Diagnostik 989
57.5.2 Verschiedene Strategien der Antibiotikatherapie 990

57.6 Antibiotikaprophylaxe 992
57.6.1 Perioperative Prophylaxe 992
57.6.2 Selektive Darmdekontamination (SDD) 993
57.6.3 Intratracheale Aminoglykosid-Applikation 993

Literatur 993

57 Antibiotikatherapie und -prophylaxe

Antibiotikatherapie und -prophylaxe

T. Ziegenfuss

57.1 Einführung

Infektionen auf einer Intensivstation

Zu einem gegebenen Zeitpunkt leiden knapp die Hälfte aller Patienten auf einer Intensivstation an einer Infektion (44,8 %), und etwa die Hälfte dieser Patienten (insgesamt 20,6 %) hat ihre Infektion auf der Intensivstation erworben. Dies ist das Ergebnis der *European-Prevalence-of-Infection-in-Intensive-Care-* (EPIC-)Studie, die europaweit am 29. 04. 1992 durchgeführt wurde. Die häufigsten Infektionen waren Pneumonie (46,9 %), untere Atemwegsinfektion (17,8 %), Harnwegsinfektion (17,6 %) und Sepsis (12 %).

Nutzen und Gefahren der Antibiotikatherapie

Diese Daten verdeutlichen, warum die meisten Patienten zu irgendeinem Zeitpunkt ihres Intensivstationsaufenthaltes antibiotisch behandelt werden, um entweder eine vorbestehende oder nosokomiale Infektion zu behandeln (*Antibiotikatherapie*) oder um die Entwicklung einer Infektion zu verhindern (*Antibiotikaprophylaxe*). Antibiotika gehören somit zu den am häufigsten verordneten intensivmedizinischen Pharmaka und machen einen wesentlichen Teil der intensivmedizinischen Medikamentenkosten aus.

> Die Antibiotikatherapie gilt als gesicherte intensivtherapeutische Maßnahme, die bei *richtiger Indikation* und *rechtzeitigem Therapiebeginn* die Prognose des Patienten erwiesenermaßen günstig beeinflusst.

So betrug etwa in einer Untersuchung von Weinstein et al. [40] bei Patienten mit Bakteriämie die Letalität

- mit ausreichender Antibiotikatherapie und Therapiebeginn noch vor Erhalt des Erregernachweises 10 %,
- mit ausreichender Antibiotikatherapie und Therapiebeginn nach Erhalt des Erregernachweises 13 %,
- mit ausreichender Antibiotikatherapie und Therapiebeginn erst nach Empfindlichkeitstestung 26 %,
- ohne ausreichende Antibiotikatherapie 33 %.

Andererseits kann ein fehlerhafter, übermäßiger Antibiotikagebrauch zur Gefährdung des Patienten, Erhöhung der Infektionsrate, Selektion und Verbreitung resistenter Mikroorganismen und zu erheblicher unnötiger Kostensteigerung der Intensivtherapie führen.

Voraussetzungen für eine erfolgreiche Antibiotikatherapie

Grundsätzlich müssen für den Erfolg einer Antibiotikatherapie folgende Voraussetzungen vorliegen:

- Das Krankheitsbild des Patienten muss durch eine Infektion (mit)verursacht sein,
- die Infektionserreger müssen auf die Antibiotika empfindlich sein,
- die Antibiotika müssen in ausreichender Konzentration in das infizierte Gewebe penetrieren,
- der Patient muss eine ausreichende Immunkompetenz aufweisen,
- die Organfunktionsstörungen des Patienten müssen grundsätzlich noch reversibel sein.

Daher muss noch vor Therapiebeginn eine angemessene klinische, radiologische, laborchemische und mikrobiologische Diagnostik erfolgen, um das Vorliegen einer Infektion zu verifizieren, Hinweise auf die Organlokalisation zu erbringen und möglichst die verantwortlichen Erreger zu identifizieren. Die Antibiotika sind so auszuwählen und zu dosieren, dass ihr Wirkspektrum bei ausreichender Blut- bzw. Gewebekonzentration die nachgewiesenen oder wahrscheinlichen Mikroorganismen erfasst; dabei wird bakteriziden Präparaten der Vorzug gegeben, um eine möglichst ausgeprägte Entlastung des körpereigenen Immunsystems zu erzielen.

Begleitend zur Antibiotikatherapie sind eine angemessene supportive kardiovaskuläre und respiratorische Therapie sowie – wenn immer möglich – eine (chirurgische) Herdsanierung unerlässlich und u. U. wichtiger als die Antibiotikatherapie selbst. Inwieweit „immunrekonstruktive Therapiemaßnahmen", beispielsweise mit γ-Interferon oder Kalziumantagonisten wie Diltiazem, oder eine Therapie mit Immunglobulinen die Immunkompetenz des Patienten und seine Prognose entscheidend verbessern können, kann nicht eindeutig beantwortet werden.

Tabelle 57-1. Ursachen der erhöhten Infektionsanfälligkeit des Intensivpatienten

---

Krankheitsbedingte Faktoren
- Verletzungsbedingte Störung der Hautintegrität
- Störung der zellulären und humoralen Immunabwehr

Iatrogene Faktoren
- Störungen der Hautintegrität, z. B. Gefäßkatheterisierung, Drainagen
- Ausschaltung normaler schleimhautassoziierter Abwehrmechanismen
- Magensonde
- Stressulkusprophylaxe mit Antazida und H_2-Blockern
- Blasenkatheterisierung
- Endotracheale Intubation
- Störung der zellulären und humoralen Immunabwehr durch medikamentöse Therapie mit Immunsuppressiva (z. B. Kortison) oder Bluttransfusionen

---

Infektionsgefährdung auf Intensivstationen

Die deutlich erhöhte Infektionsgefährdung des Intensivpatienten wird durch krankheitsbedingte Faktoren sowie iatrogene diagnostische und therapeutische Maßnahmen verursacht (Tabelle 57-1).

Für intensivstationserworbene Infektionen wurden im Rahmen der EPIC-Studie folgende Risikofaktoren identifiziert: Protrahierte Intensivtherapie (>48 h), Beatmung, Trauma, zentralvenöse und Pulmonalarterienkatheter, Urinkatheter und Stressulkusprophylaxe.

Infektionsentstehung

Die Infektionsentstehung ist dabei entweder endogen oder exogen:

■ **Exogene Infektion.** Bei exogenen Infektionen werden große Organsysteme direkt von einem Erreger, ohne vorherige Kolonisation der Haut oder des Verdauungstrakt, befallen, beispielsweise durch kontaminierte Beatmungssysteme, Infusionssysteme, Infusionen oder Blutkonserven.

■ **Endogene Infektion.** Diese entstehen durch potenziell pathogene Erreger, mit denen der Patient vorher auf der Haut oder im Magen-Darm-Trakt besiedelt war. Dabei wird weiter zwischen primär endogenen Infektionen durch nicht-hospitalogene Keime und sekundär endogenen Infektionen durch hospitalogene Keime unterschieden.

Die Erreger sekundär-endogener Infektionen werden in erster Linie durch die Hände des Personals übertragen und führen innerhalb von wenigen Tagen nach Aufnahme ins Krankenhaus bzw. auf die Intensivstation zur Änderung der körpereigenen Flora des Patienten. Etwa 80 % aller im Krankenhaus erworbenen Infektionen stammen nach heutiger Ansicht primär oder sekundär endogen aus dem Magen-Darm-Trakt. Dabei entstehen Harnwegsinfektionen in der Regel durch Keimverschleppung aus dem unteren Darmabschnitt, Infektionen der Lunge aus dem oberen Gastrointestinaltrakt. Weiterhin wird im Rahmen einer schockbedingten viszeralen Hypoperfusion die Möglichkeit einer direkten Translokation der Bakterien oder deren Toxine aus dem Magen-Darm-Trakt (dem „größten Abszess des menschlichen Körpers") ins Blut als Ursache für eine Sepsis, Organinfektionen wie z. B. Pneumonie sowie die Aufrechterhaltung eines Multiorganversagens angenommen (vgl. Abb. 57-1, S. 984).

57.2 Problemkeime und Antibiotikaresistenzen

Bei der Analyse des Keimspektrums von Infektionen auf der Intensivstation zeigte sich nach den Ergebnissen der EPIC-Studie folgendes Bild:

Enterobakterien, Pseudomonas aeruginosa und Staphylokokken machen europaweit den größten Anteil der bakteriellen Isolate auf Intensivstationen aus.

In abnehmender Reihenfolge ihrer Häufigkeit wurden nachgewiesen: Staphylococcus aureus, Pseudomonas aeruginosa, koagulasenegative Staphylokokken, E. coli, Enterokokken, Streptokokken, Acinetobacter spp., Klebsiellen, Enterobacter und Proteus. Viele dieser Erreger weisen eine zunehmende oder gleichbleibend hohe Resistenzrate mit z. T. besorgniserregendem Resistenzmuster auf.

57.2.1 Antibiotikaresistenzen

Mechanismen

Resistenzen der Bakterien gegenüber den Antibiotika beruhen im Wesentlichen auf den folgenden Mechanismen:

Mechanismen der bakteriellen Antibiotikaresistenz

- Antibiotika-zerstörende Enzyme, z. B. β-Laktamasen (gegen β-Laktam-Antibiotika) oder Aminoglykosid-inaktivierende Enzyme (Übertragung von Adenyl- oder Phosphatgruppen).
- Veränderung der Zellproteine, z. B. der Penicillinbindungsproteine (PBP), der Porine (schlechteres Eindringen in die Zelle, z. B. von Imipenem oder Acylureidopenicillinen in Pseudomonas aeruginosa oder Cephalosporinen in Enterobakterien), der Ribosomen (schlechtere Bindung auf

ribosomaler Ebene wirkender Antibiotika wie Aminoglykoside, Makrolide oder Tetrazykline) sowie der Gyrase (schlechtere Bindung der Chinolone).
- Metabolischer Bypass gegen Antibiotika, die in den Zellmetabolismus eingreifen, z. B. gegen Cotrimoxazol, das den Folsäuremetabolismus hemmt.
- Aktiver Efflux: Einige Bakterien sind mit einem aktiven Efflux ausgestattet, der Antibiotika wie Chinolone nach Eindringen in die Zelle rasch wieder hinausbefördert, ohne dass sie Schaden anrichten können.

β-Laktamasen

Dies sind die bedeutsamsten Antibiotika-zerstörenden Enzyme, da sie die wichtigste Gruppe der Antibiotika, die β-Laktame, inaktivieren können. Die β-Laktamasen gramnegativer Bakterien befinden sich im periplasmatischen Raum der Zellwand und inaktivieren dort das β-Laktam, wohingegen die β-Laktamasen der grampositiven Bakterien in deren unmittelbare Umgebung sezerniert werden und somit im Rahmen einer Mischinfektion auch andere, selbst nicht β-Laktamase-bildende Bakterien vor dem β-Laktam-Antibiotikum schützen können. β-Laktamasen können nach verschiedenen Gesichtspunkten eingeteilt werden. So werden einerseits konstitutive (immer vom Bakterium produzierte) β-Laktamasen von induzierbaren β-Laktamasen unterschieden, und andererseits chromosomale von extrachromosomal (plasmid)kodierten β-Laktamasen.

■ **Induzierbare β-Laktamasen.** Die induzierbaren β-Laktamasen sind meist chromosomalen Ursprungs (sog. Klasse-1-β-Laktamasen nach Richmond-Sykes). Ihre Gene können nur vertikal, d. h. von der Mutter- zur Tochterzelle weitergegeben werden. Sie werden erst nach Kontakt mit dem Antibiotikum durch Derepression chromosomaler β-Laktamase-Gene produziert. Alle β-Laktam-Antibiotika können in unterschiedlichem Ausmaß solche β-Laktamasen induzieren. Die Ausprägung der β-Laktamase-Induktion ist z. B. relativ hoch für viele Cephalosporine der 1. Generation und für Imipenem, aber relativ gering für Acylureidopenicilline sowie für Cephalosporine der 3. und 4. Generation.

■ **Konstitutive β-Laktamasen.** Diese sind plasmidkodiert und spielen für die horizontale Ausbreitung der β-Laktam-Resistenz innerhalb einer Bakterienspezies und auch zwischen verschiedenen Spezies eine besondere Rolle. Zu ihnen gehören auch die häufigen und klinisch wichtigen sog. TEM-1-, TEM-2- und SHV-1-β-Laktamasen. β-Laktamase-Inhibitoren (BLI) wie Clavulansäure inaktivieren besonders die plasmidvermittelten β-Laktamasen.

Je nach Substratprofil können die β-Laktamasen weiterhin in Penicillinasen, Cephalosporinasen sowie in Breitspektrum-β-Laktamasen (ESBL), die mehrere β-Laktame und Breitspektrumcephalosporine aufspalten können, unterteilt werden; insbesondere letztere stellen ein zunehmendes Problem in der Therapie einiger Enterobakterien (insbesondere Klebsiellen) dar. Grundsätzlich sind penicillinasebildende Bakterien häufig noch auf Cephalosporine und cephalosporinasebildende Bakterien meist noch auf Carbapeneme empfindlich.

Strukturveränderungen der Penicillin bindenden Proteine (PBP)

Veränderungen der PBP-Struktur sind von zunehmender Bedeutung für die Resistenz gegen β-Laktam-Antibiotika. Auf diesem Mechanismus beruht die Resistenz der sog. Oxacillin- bzw. Methicillin-resistenten Staphylococcus-aureus-Stämme (MRSA), der penicillinresistenten Enterokokken und der penicillinresistenten Pneumokokken. Hieraus resultiert eine Affinitätsabnahme gegenüber den β-Laktam-Antibiotika, die z. T. klinisch durch Dosissteigerung oder Wahl eines anderen β-Laktams kompensierbar ist (z. B. lassen sich viele Infektionen durch penicillinresistente Pneumokokken durch hohe Penicillindosen bzw. durch Cephalosporine der 3. Generation therapieren) oder auch nicht (MRSA sind auf alle β-Laktame resistent).

57.2.2 Grampositive Bakterien

Staphylokokken

Staphylococcus aureus ist heute der häufigste grampositive Infektionserreger im Krankenhaus, z. B. von Abszessen, Wundinfektionen, Pneumonien oder anderen Organinfektionen, einer Sepsis, der toxischen Epidermolyse und des „staphylococcal septic shock syndrome" (SSSS). β-Laktamase-bildende Staphylokokken wurden schon bald nach der Einführung von Penicillin nachgewiesen und machen heute etwa 75–80 % der Staphylococcus-aureus-Stämme aus. Diese lassen sich u. a. mit den β-Laktamase-stabilen Isoxazolylpenicillinen therapieren, die daher auch Staphylokokkenpenicilline genannt werden (methicillinsensible Staphlococcus-aureus-Stämme werden auch als MSSA abgekürzt).

In den vergangenen Jahren nehmen jedoch auch Isoxazolylpenicillin-resistente Staphlococcus-aureus-Stämme zu. Ein zu solchen Stämmen gehörender S. aureus wird nach dem (in Deutschland nicht mehr im Handel befindlichen) Prototyp der Isoxazolylpenicilline „methicillinresistenter Staphlococcus aureus" (MRSA) oder nach einem aktuelleren Isoxazolylpenicillin „oxacillinresistenter Staphlococcus aureus" (ORSA) genannt. Die Resistenz der MRSA beruht auf einer Änderung der Struktur eines Penicillin-bindenden Proteins (PBP 2′) mit daraus resultierender Affinitätsabnahme zu β-Laktam-Antibiotika. Die Pathogenität eines MRSA entspricht in etwa der eines MSSA; er ist jedoch schwieriger zu therapieren, da er eine Multiresistenz auf alle β-Laktam-Antibiotika und meist auch auf viele Antibiotika anderer Struktur und Wirkungsweise aufweist (z. B. auf Gentamicin, Makrolide, meist auch Chinole und Clindamycin).

Der MRSA ist daher der bedeutendste Problemkeim im Krankenhaus. Als Risikofaktoren für eine MRSA-Infektion gelten die Therapie in einem Krankenhaus der Maximalversorgung sowie die vorausgegangene Therapie mit Antibiotika, insbesondere Breitspektrum-Cephalosporinen. Mittlerweile werden jedoch auch ambulant erworbene MRSA-Infektionen (ohne Beziehung zu einer vorausgegangenen stationären Behandlung) beobachtet. MRSA-Stämme machen in Deutschland, bei großen regionalen Unterschieden, ca. 5–10% der Staphylokokken aus; europaweit wurde jedoch im Rahmen der EPIC-Studie über eine MRSA-Inzidenz auf Intensivstationen von fast 60% berichtet, und in vielen Ländern (z. B. England) nimmt die MRSA-Inzidenz weiter zu.

Mittel der Wahl bei MRSA-Infektionen ist das Glykopeptidantibiotikum Vancomycin; evtl. kann die therapeutische Effektivität durch Kombination mit Rifampicin weiter erhöht werden. Zusätzlich sollte eine Eradikation des MRSA aus der vorderen Nasenhöhle (dem natürlichen Reservoir für Staphylokokken) durch topische Applikation von 2%iger Mupirocin-Nasensalbe erfolgen; Mupirocin ist ein staphylokokkenwirksames Antibiotikum ohne strukturelle Verwandtschaft zu anderen gängigen Chemotherapeutika. Seit 1997 wurden jedoch in japanischen und US-amerikanischen Kliniken erste heterogen vancomycinresistente Staphylococcus aureus-Stämme nachgewiesen. Die Ausbreitung vancomycinresistenter Staphylococcus-aureus- (VRSA-)Stämme wird weltweit gefürchtet, da hierfür keine verlässliche Antibiotikatherapie bekannt ist. Für koagulase-negative Staphylokokken sind bereits seit Jahren glykopeptid-resistente Stämme bekannt; allerdings ist die Pathogenität dieser Staphylokokken deutlich geringer als die des S. aureus.

Streptokokken

Die wichtigsten Erreger intensivstationsrelevanter Infektionen aus der Gruppe der Streptokokken sind Streptococcus pyogenes (β-hämolysierende Streptokokken der Gruppe A), Streptococcus pneumoniae (Pneumokokken) sowie die sog. D-Streptokokken oder Enterokokken, die gegenwärtig als eigene Gattung gelten. S. pyogenes ist Erreger leichterer und schwerer Hautinfektionen (Impetigo, Erysipel) und war bis zum 2. Weltkrieg der wichtigste Erreger von Wundinfektionen (z. B. „Kindbettfieber"), die heute deutlich seltener durch Streptokokken ausgelöst werden.

Seit einigen Jahren wird jedoch vermehrt über rasch letal verlaufende nekrotisierende Fasziitiden bzw. ein „streptococcal toxic shock syndrome" (STSS) durch toxinbildende S. pyogens berichtet; Ursache für das wieder vermehrte Auftreten ist möglicherweise ein verändertes Muster an Streptokokken-Exotoxinen, die eine höhere Pathogenität bewirken. Bislang ist S. pyogenes zuverlässig auf Penicillin G empfindlich; andere Therapieoptionen sind Clindamycin und Erythromycin. Schwere Hautinfektionen durch Streptokokken wie die nekrotisierende Fasziitis lassen sich jedoch durch Antibiotika allein nicht heilen, sondern müssen v. a. chirurgisch saniert werden.

Pneumokokken

Pneumokokken sind die häufigsten Erreger einer außerhalb des Krankenhauses erworbenen Pneumonie und einer Meningitis. Bis vor kurzem waren auch sie zuverlässig auf Benzylpenizillin empfindlich. Seit etwa 10 Jahren nehmen jedoch sowohl *Low-level-* als auch *High-level*-Penicillin-Resistenzen zu, insbesondere in den USA (ca. 35% der Pneumokokken sind penicillinresistent), Spanien, Ungarn und Teilen Afrikas; in Deutschland sind sie noch relativ selten. Der Resistenzmechanismus ähnelt dem des MRSA: Veränderungen der PBP.

Risikofaktoren für eine Infektion mit penicillinresistenten Pneumokokken sind: Alter < 4 oder > 70 Jahre, vorausgegangene Antibiotikatherapie mit β-Laktamen, langdauernde oder kurz zurückliegende Behandlung im Krankenhaus und Immunsuppression (sowie Urlaub in einem Land mit hoher Inzidenz an penicillinresistenten Pneumokokken). Die meisten penicillinresistenten Pneumokokken sind auf Breitspektrumcephalosporine der 3. Generation ausreichend empfindlich; Infektionen mit cephalosporinresistenten Pneumokokken sind mit Glykopeptidantibiotika zu behandeln. Insbesondere für die Therapie der Meningitis, bei der ein Versagen der initialen Therapie deletäre Folgen hat, muss also in Kenntnis der lokalen Resistenzlage und der Risikofaktoren die Wahl des Antibiotikums für die Initialtherapie sorgfältig erfolgen. Im Zweifelsfall kann die Therapie auch z. B. mit Vancomycin plus Ceftriaxon (evtl. plus Rifampicin) begonnen werden.

Enterokokken

Enterokokken haben zwar üblicherweise eine geringe Pathogenität, sind jedoch bekannte Endokarditiserreger und werden zunehmend bei Intensivpatienten, insbesondere bei erheblicher Abwehrschwäche und im Rahmen schwerer polymikrobieller Infektionen (Wundinfektionen, Harnwegsinfektionen, Sepsis), gefunden. Enterokokken sind intrinsisch multiresistent auf Cephalosporine, Chloramphenicol, Clindamycin, Makrolide, Monobactame sowie viele Penicilline und Chinolone. Meist werden Enterokokkeninfektionen durch E. faecalis ausgelöst (ca. 90%), seltener durch E. faecium (ca. 7–8%). Letzterer weist eine deutlich höhere natürliche Penicillinresistenz (niedrige Affinität der PBP) als E. faecalis auf, ist aber glücklicherweise auch weniger pathogen.

Therapeutisch effektiv sind bei Enterokokkeninfektionen meist Aminopenicilline, Acylureidopenicilline und Vancomycin. Aminoglykoside sind alleine ineffektiv (meist „Low-level-Resistenz"), gelten jedoch aufgrund ihres synergistischen Effekts mit β-Laktamen in Kombination mit einem Amino(acyl)penicillin als Antibiotika der Wahl bei einer schweren Enterokokkeninfektion. In den letzten Jahren nehmen jedoch Infektionen mit Enterokokken zu, die resistent gegen Aminopenicilline und Aminoglykoside („High-level"-Resistenz) sind. Für diese Enterokokken gelten Glykopeptidantibiotika als Mittel der Wahl.

Zunehmend werden jedoch auch vancomycinresistente Enterokokken (VRE) isoliert, deren Resistenz auf einer Strukturänderung Vancomycin-bindender Peptidoglykan-Vorstufen beruht. Einige Enterokokken sind sogar Vancomycin-abhängig und wachsen nur in Gegenwart dieses Antibiotikums! Risikofaktoren für Infektionen mit VRE sind: langer Krankenhausaufenthalt, schwere Grunderkrankung, Immunsuppression, Zustand nach Bauch- oder Herz-Thorax-chirurgischem Eingriff, Niereninsuffizienz, Blasenkatheter, zentraler Venenkatheter sowie vorausgegangene Therapie mit Breitspektrumantibiotika oder Vancomycin. Die optimale Therapie einer VRE-Infektion ist nicht bekannt; therapeutisch kommen Streptogramine (Synercid) oder die neue Gruppe der Oxazolidinone (Linezolid) in Frage.

57.2.3 Gramnegative Bakterien

Enterobakterien
Zu dieser Gruppe gramnegativer Bakterien gehören u. a. folgende für intensivmedizinische Infektionen wichtige Erreger: Escherischia coli, Enterobacter cloacae, Proteus mirabilis, Serratia macescens, Citrobacter freundii, Morganella morgannii und Klebsiella pneumoniae. Enterobakterien gehören zu den häufigsten Erregern der Sepsis und verschiedener nosokomialer opportunistischer Organinfektionen (Harnwegsinfektion, Pneumonie, Wundinfektion).

Üblicherweise sind Enterobakterien, auch wenn sie β-Laktamase bilden, durch Oxyimino-Cephalosporine (3. Generation) zu erfassen. Zunehmend werden jedoch, besonders von Klebsiella pneumoniae, aber auch anderen Enterobakterien, sog. „Erweitertes-Spektrum-β-Laktamasen" (ESBL) produziert, die alle Cephalosporine und Penicilline inaktivieren können. ESBL sind Mutationen der Gene für plasmidvermittelte β-Laktamasen (etwa der TEM- und SHV-β-Laktamasen). Sie lassen sich meist durch BLI wie Clavulansäure inaktivieren. Außerdem bleiben ESBL-produzierende Enterobakterien auf Carbapeneme wie Imipenem empfindlich; allerdings wurden bereits in Japan auch Carbapenemasen-bildende gramnegative Bakterien gefunden.

Pseudomonas spp. und weitere gramnegative Bakterien
Pseudomonas aeruginosa zeichnet sich durch eine hohe natürliche Resistenzrate gegen viele ansonsten gegen gramnegative Bakterien wirksame Antibiotika aus. Zur Therapie lebensbedrohlicher Infektionen eignet sich die Kombination eines auf Pseudomonas wirksamen β-Laktam-Antibiotikums (z. B. Piperacillin, Ceftazidem, Cefepim oder Imipenem) mit einem Aminoglykosid (z. B. Tobramycin). Die einzigen auch oral anwendbaren auf Pseudomonas wirksamen Antibiotika sind die Chinolone, insbesondere Ciprofloxacin; allerdings hat die Resistenz gegen Chinolone in den letzten Jahren zugenommen.

Andere Pseudomonas spp. wie Burkholderia cepacia (früher Pseudomonas cepacia) oder Stenotrophomonas maltophilia (früher Pseudomonas oder Xanthomonas maltophilia) werden aufgrund ihrer ausgeprägten Multiresistenz auch auf ansonsten Pseudomonas-wirksame Breitspektrumantibiotika (kombinationen) oft im späteren Verlauf bei septischen Patienten mit Multiorganversagen nachgewiesen. Antibiotikum der Wahl ist hier Cotrimoxazol. Auch Acinetobacter freundii ist ein intensivmedizinischer Problemkeim, der mit Cotrimoxazol gut behandelt werden kann; die Therapie der Wahl ist jeoch Imipenem, evtl. plus Aminoglykosid.

57.2.4 Pilze

Systemische Pilzinfektionen, besonders Pilzpneumonie und Pilzsepsis, sind ein zunehmendes Problem der Intensivtherapie. Im Rahmen der EPIC-Studie wurden bei 17,1 % der Intensivstationspatienten Pilze nachgewiesen; die Mortalität reiner Pilzinfektionen betrug dabei 6%. Als Erreger einheimischer Mykosen kommen in Frage:
- Spross- oder Hefepilze: v. a. Candidaarten, aber auch Cryptococcus neoformans,
- Schimmelpilze: v. a. Aspergillusarten.

Der mit Abstand häufigste Erreger ist Candida albicans (60–75%); seltener sind andere Candida spp. wie C. tropicalis, C. pseudotropicalis oder C. krusei. Aspergillosen sind (außer bei schwer immungeschwächten Patienten sowie in Sondersituationen, etwa bei Umbauarbeiten auf der Intensivstation) eher selten, obwohl Pilzpneumonien durch Aspergillus offenbar zunehmen.

Risikofaktoren
Als Risikofaktoren für die Entwicklung einer Mykose gelten: Antibiotikatherapie (Änderung der körpereige-

nen Flora), langdauernde zentralvenöse Katheterisierung, Candidabesiedlung, parenterale Ernährung, Immunschwäche (Neutropenie, Therapie mit Kortikosteroiden und Immunsuppressiva), Diabetes mellitus, Haemodialyse, Beatmung, Verbrennungen, Polytrauma und Diarrhö.

Diagnostik

Die Diagnose einer systemischen Pilzinfektion ist häufig schwierig. Der Verdacht ergibt sich bei offensichtlichem Vorliegen einer schweren Infektion, die auf eine antibakterielle Therapie nicht anspricht, sowie bei Nachweis von Pilzen in sonst sterilen Körperregionen und im Blut (Candidämie). Der Stellenwert serologischer Tests (Nachweis von IgM- oder IgG-Antikörpern sowie von Candidaantigenen – Latex-Agglutinationstest) ist hingegen noch immer strittig. Ein Anstieg des Antikörpertiters um mehr als 2 Stufen gilt häufig als infektionsverdächtig, ist jedoch keineswegs infektionsbeweisend. Bei Verdacht auf eine Pilzsepsis sollte zudem eine Augenspiegelung durchgeführt werden; eine mykotische Endophthalmitis ist zwar sehr selten (etwa 10 % der candidämischen Patienten), die Mortalität jedoch mit 40–80 % sehr hoch; daher sind im Falle eines positiven Befundes sofort aggressive antimykotische Therapiemaßnahmen einzuleiten.

Antimykotische Therapie

Die Therapie der systemischen Candidainfektion erfolgt heute in der Regel mit Fluconazol, in schweren und besonderen Fällen sowie bei neutropenischen Patienten mit Amphotericin B (evtl. plus Flucytosin). Nach den Empfehlungen der *British Society for Antimicrobial Chemotherapy Working Party* gelten folgende klinische Situationen als Indikationen für eine empirische antimykotische Therapie:

- klinisch instabile Neugeborene mit Candidurie,
- Candidurie bei einem Hochrisikopatienten, der sich klinisch verschlechtert,
- Candidanachweis in einer Blutkultur bei einem Risikopatienten,
- Candidaisolation oder mikroskopischer Pilznachweis in einer Probe aus einer sonst sterilen Körperregion (außer Urin),
- histologischer Nachweis einer Pilzinfektion bei einem Risikopatienten.

57.3 Antibiotika

Dosierung

Die Dosierungsangaben der im Folgenden beschriebenen intensivtherapeutisch bedeutsamen Antibiotika gelten grundsätzlich für Erwachsene ohne Störung der Nierenfunktion. Da die meisten Antibiotika vorwiegend renal ausgeschieden werden, ist bei Niereninsuffizienz oft eine Dosisanpassung erforderlich. Die entsprechenden, am Serumkreatininwert orientierten oder Kreatininclearance-abhängigen Daten zur Dosisreduktion (inklusive Dosierung unter Dialyse) sowie die Dosierungen bei Kindern sind einschlägigen Tabellen (z. B. [27]) oder Lehrbüchern (z. B. [30]) zu entnehmen; gerade beim Intensivpatienten mit u. U. starken Schwankungen der Nierenfunktion im Rahmen eines sich entwickelnden oder in Rückbildung befindlichen akuten Nierenversagens ist die Orientierung an der Kreatininclearance besser geeignet als die Orientierung am Serumkreatininwert.

Die Elimination der Antibiotika unter kontinuierlicher arteriovenöser bzw. venovenöser Hämofiltration (CAVH bzw. CVVH) und Hämodiafiltration (CAVHD bzw. CVVHD) hängt unter anderem ab von dem filtrierten Volumen pro Zeiteinheit, der Molekülgröße des Pharmakons und der Porengröße der Membran. Aufgrund der regionalen Unterschiede bei den kontinuierlichen Eliminationsverfahren und der sich im Filtrationsverlauf ändernden Filtereigenschaften herrscht im Einzelfall oft Unklarheit über die notwendige Antibiotikadosierung.

> Nach einer einfachen Faustregel können während der Hämofiltration die Antibiotika so dosiert werden, wie es einer GFR von 20 ml/min entspricht. Toxische Antibiotika wie Aminoglykoside sollten bei Hämofiltration jedoch grundsätzlich unter regelmäßiger Serumspiegelkontrolle verabreicht werden.

Allgemeine Nebenwirkungen

Alle Antibiotika können lebensbedrohliche Nebenwirkungen aufweisen, bedingt durch die Eigentoxizität der Substanzen oder durch Antibiotika-assoziierte allergische Reaktionen. Eine grundsätzlich unerwünschte Wirkung praktisch aller Antibiotika ist die durch Störung der patienteneigenen Flora bedingte Auslösung gastrointestinaler Probleme wie Diarrhö bis hin zur pseudomembranösen Kolitis sowie die Gefahr der Kolonisation bis hin zur Superinfektion mit menschenpathogen Pilzen. Zudem führt jede Antibiotikatherapie zwangsläufig zur Selektion von Bakterien, die auf das verwendete Antibiotikum resistent sind und gerade beim Intensivpatienten im weiteren Verlauf schwer therapierbare Infektionen auslösen können.

57.3.1 β-Laktam-Antibiotika

Wirkungsmechanismus

β-Laktam-Antibiotika sind die größte und wichtigste Gruppe der intensivmedizinisch bedeutsamen Antibiotika. Alle Antibiotika dieser Gruppe (bis auf die Monobactame) sind bizyklisch aufgebaut mit einem β-Laktam-Ring als antibakteriell aktivem Zentrum. Die β-Laktam-Bindung reagiert mit dem Zielenzym, der

Mureinsynthetase, die auch als *penicillinbindendes Protein (PBP)* bezeichnet wird. Dadurch wird die Peptidoglykansynthese der Zellwand während der Bakterienteilung gehemmt (degenerative Bakterizidie).

β-Laktame haben üblicherweise keinen oder nur einen geringen postantibiotischen Effekt. Für eine optimale Wirkung ist eine Konzentration am Wirkort oberhalb der minimalen inhibitorischen Konzentration für mindestens 60 % der Behandlungszeit erforderlich; eine Dosissteigerung erhöht den bakteriziden Effekt jedoch nicht, im Gegensatz etwa zu Aminoglykosiden und Chinolonen, die dosisabhängig bakterizid wirken und einen ausgeprägten postantibiotischen Effekt aufweisen. Zu den β-Laktam-Antibiotika gehören:

β-Laktam-Antibiotika

- Penicilline,
- Cephalosporine,
- Carbapeneme,
- Monobactame,
- β-Laktamase-Inhibitoren.

Allgemeine Charakteristika

Alle Substanzen zeichnen sich durch eine i. allg. gute Verträglichkeit sowie geringe Toxizität und damit hohe therapeutische Breite aus und sind deshalb bis heute die am meisten eingesetzten Antibiotika. Die Unterschiede in der Aktivität gegen grampositive und gramnegative Bakterien beruhen auf unterschiedlicher Penetrationsgeschwindigkeit durch die Bakterienzellwand, unterschiedlicher β-Laktamase-Stabilität sowie unterschiedlicher Affinität zu den PBP. Sogenannte „atypische Erreger" wie Legionellen, Mykoplasmen und Chlamydien sind auf alle β-Laktam-Antibiotika resistent. Resistenzen gegenüber den β-Laktam-Antibiotika beruhen zumeist auf der Bildung von β-Laktamasen, deneben jedoch zunehmend auch auf einer veränderten PBP-Struktur (z.B. MRSA, Enterokokken und Pneumokokken) oder auf einer Änderung der Porinstruktur.

Unerwünschte Wirkungen

Die unerwünschten Wirkungen der β-Laktam-Antibiotika betreffen im Wesentlichen folgende Aspekte:

■ **Allergische Reaktionen.** Allergische Reaktionen treten besonders häufig bei Penicillinen auf (1–10 %). Bei echter Penicillinallergie besteht eine Kreuzreaktion mit Cephalosporinen in 5–8 % der Fälle. Die häufig bei Aminopenicillinen beobachteten Exantheme sind hingegen meist nicht allergischer Genese.

■ **Hämostasestörungen.** Störungen der Blutgerinnung betreffen sowohl das plasmatische als auch das thrombozytäre System. Die plasmatische Störung wird durch eine cumarinähnliche Hemmung (Vitamin-K-Antagonismus) besonders der älteren Cephalosporine verursacht, die zur besseren Penetrationsfähigkeit in ihrer Seitenkette mit einem Tetrazol-Ring versehen sind (z.B. Latamoxef, Cefoperazon, Cefamandol). Gegebenenfalls muss bei Verwendung dieser Mittel, die im übrigen auch einen Antabus-Effekt aufweisen, Vitamin K substituiert werden. Penicilline und Latamoxef bewirken darüber hinaus eine dosisabhängige Hemmung der Thrombozytenfunktion.

■ **Nephrotoxizität.** Eine Nephrotoxizität wird besonders den Cephalosporinen der 1. Generation zugeschrieben. Sie ist jedoch bei den neueren Cephalosporinen (2., 3. und 4. Generation) gering.

■ **Neurotoxizität.** Eine Neurotoxizität (z.B. Auslösung zerebraler Krampfanfälle) ist für Penicillin G in sehr hoher Dosierung, z.B. über 40 Mio. I.E., beschrieben. Außerdem besitzt Imipenem ein neurotoxisches Potential und sollte deswegen nicht zur Therapie einer Meningitis verwendet werden.

57.3.2 Penicilline

Einteilung

Die wichtigsten Penicillinderivate zur Therapie auf Intensivstationen sind:
- Benzylpenicillin,
- Isoxazolylpenicilline,
- Aminopenicilline,
- Acylureidopenicilline.

■ **Benzylpenicillin.** Benzylpenicillin (Penicillin G) ist nach wie vor das Mittel der Wahl gegen Infektionen mit Streptokokken, Clostridien (Gasbrand und Tetanus; hier ist jedoch auch eine Therapie mit Metronidazol möglich) sowie penicillinempfindlichen Meningokokken, Pneumokokken und Staphylokokken. Benzylpenicillin wirkt beispielsweise auf Staphylokokken 10 × stärker als ein sog. Staphylokokkenpenicillin – allerdings sind auch nur noch ca. 20 % der Staphylokokken Penicillin-G-empfindlich. Dosierung: 4- bis 6-mal 2–4 Mio. IE. i.v. (1 IE = 0,6 µg).

■ **Isoxazolylpenicilline.** Isoxazolylpenicilline (Staphylokokkenpenicilline) sind penicillinasefest und gehören (neben den Basiscephalosporinen) zu den Mitteln der Wahl bei Infektionen durch β-Laktamase bildende Staphylokokken, die heute etwa 75–80 % der Staphylococcus-aureus-Stämme ausmachen. Vertreter sind Methicillin (in Deutschland nicht mehr im Handel, aber namengebend für MRSA), Oxacillin (Dosierung: 4-mal 1–2 g i.v.), Dicloxacillin und Flucloxacillin (4-mal 0,25–1 g per os). Isoxazolylpenicilline sind per definitionem bei MRSA unwirksam.

■ **Aminopenicilline.** Aminopenicilline (Aminobenzylpenicilline, z. B. Amoxicillin, Dosierung: 3-mal 0,5–2 g i.v. oder oral) zeichnen sich im Vergleich zu Penicillin G durch eine leichte Spektrumerweiterung in den gramnegativen Bereich (E. coli) aus, sind jedoch β-Laktamase-empfindlich und können zur Selektion von Bakterien mit natürlicher Aminopenicillin-Resistenz, wie z. B. Klebsiellen, führen. Aminopenicilline sind Mittel der Wahl bei Infektionen mit Haemophilus influenzae (sofern nicht β-Laktamase-bildend), Listerien und Enterokokken, die durch viele andere Antibiotika nicht gut erfasst werden; für die Therapie schwerer Enterokokkeninfektionen werden sie mit einem Aminoglykosid kombiniert. Allerdings nimmt der Anteil resistenter Enterokokken gerade auf Intensivstationen weltweit zu (s. oben). Aminopenicilline eignen sich außerdem zur ersten Therapie vieler außerhalb des Krankenhauses erworbener Infektionen der Atem- und Harnwege (s. unten: Eskalationstherapie). Ampicillin hat dasselbe Spektrum wie Amoxicillin bei geringerer oraler Bioverfügbarkeit.

■ **Acylureidopenicilline.** Acylureidopenicilline (Acylaminopenicilline) sind Derivate der Aminopenicilline mit einer deutlich verbesserten Wirksamkeit gegen viele gramnegative Keime inkl. Pseudomonas aeruginosa, sind jedoch wie die Aminopenicilline β-Laktamase-empfindlich. Sie unterscheiden sich insbesondere im Hinblick auf ihre Pseudomonasaktivität (Azlocillin > Mezlocillin). Der Vertreter mit dem breitesten Spektrum ist Piperacillin (Dosierung: 3- bis 4-mal 2–4 g).

57.3.3 β-Laktamase-Inhibitoren

Wirkmechanismus

β-Laktamase-Inhibitoren (BLI) sind selbst β-Laktame ohne wesentliche antibakterielle Aktivität und binden fest an β-Laktamasen. Beide Substanzen werden dabei zerstört (sog. „Suizid-Inhibition"). Die Inhibitoren sollten daher kurz vor oder zusammen mit den eigentlichen β-Laktam-Antibiotika gegeben werden. Sinnvoll ist v.a. eine Kombination mit den Aminopenicillinen und den Acylureidopenicillinen, möglicherweise gelegentlich auch mit Cephalosporinen (ESBL-Inhibition).

Insbesondere in Kombination mit einem Acylureidopenicillin wird das Spektrum der Wirksubstanz erheblich erweitert, sodass auch Staphylokokken, Anaerobier und β-Laktamase-bildende gramnegative Erreger erfasst werden können. Allerdings können BLI auch selbst β-Laktamasen induzieren, sodass von einer unkritischen Anwendung abgesehen werden sollte.

Substanzen

Zur Gruppe der BLI gehören Clavulansäure, Tazobactam und Sulbactam. Nur Sulbactam ist jedoch zurzeit als Monosubstanz zur freien Kombination mit anderen β-Laktamen verfügbar (Dosierung: 1 g mit jeder Gabe eines anderen β-Laktams). Folgende feste Penicillin-BLI-Kombinationen sind derzeit erhältlich:
- Amoxicillin + Clavulansäure = Augmentan (Dosierung: 3-mal 2,2 g i.v.),
- Ticarcillin + Clavulansäure = Betabactyl (Dosierung: 3-mal 5,2 g i.v.),
- Ampicillin + Sulbactam = Unacid (Dosierung: 3-mal 3 g i.v.),
- Piperacillin + Tazobactam = Tazobac (Dosierung: 3-mal 4,5 g i.v.).

Augmentan und Unacid weisen ein ähnliches Spektrum auf, das ungefähr dem eines Cephalosporins der 2. Generation entspricht, allerdings mit besserer Anaerobier- und Enterokokkenwirksamkeit; dadurch bleiben etwa auch β-Laktamase-bildende Haemophilusstämme mit Aminopenicillinen therapierbar. Betabactyl, dessen Wirksubstanz ein veraltetes Pseudomonaspenicillin darstellt, wird kaum mehr verwendet. Durch Kombination des breit wirkenden Acylureidopenicillins Piperacillin mit Tazobactam hingegen kann ein ähnlich breites Keimspektrum wie mit Carbapenemen erfasst werden, sodass mit Tazobac auch schwere Infektionen auf Intensivstation (z. B. Pneumonie, Peritonitis, Sepsis) kalkuliert therapiert werden können; insbesondere bei Pseudomonasinfektionen ist jedoch die Kombination mit einem Aminoglykosid empfehlenswert, da die Pseudomonaswirksamkeit des Piperacillin durch Tazobactam nicht wesentlich verbessert wird.

57.3.4 Cephalosporine

Einteilung

Cephalosporine werden im klinischen Alltag traditionell in Generationen eingeteilt, die jeweils Präparate mit ähnlichem (aber keineswegs identischem) Spektrum umfassen. Alle Cephalosporine, insbesondere die Breitspektrumcephalosporine der 3. Generation zeichnen sich durch eine hohe β-Laktamase-Stabilität aus, obwohl neuerdings vermehrt Enterobakterien, besonders Klebsiellen, beschrieben werden, die auch Breitspektrumcephalosporine inaktivieren können (erweiterte Spektrum β-Laktamasen, ESBL).

> Allen Cephalosporinen ist zudem gemeinsam, dass sie keine Wirksamkeit gegen Listerien und Enterokokken aufweisen und damit bei alleiniger Verwendung zur Enterokokkenselektion beitragen können („Enterokokkenlücke" der Cephalosporine).

Die meisten Cephalosporine haben darüber hinaus keine oder nur eine schlechte Anaerobier- und Pseudomonaswirksamkeit. MRSA sind auf alle Cephalosporine – wie auch auf alle anderen β-Laktame – resistent. Auf der Intensivstation werden v. a. die Cephalosporine der 2. und 3. Generation eingesetzt.

■ **Cephalosporine der 1. Generation.** Cephalosporine der 1. Generation wie Cefazolin (Dosierung: 2- bis 3-mal 0,5 – 2 g i. v.) wirken vorwiegend auf grampositive Keime und werden insbesondere zur Therapie von Staphylokokkeninfektionen eingesetzt. Cefazolin ist auch heute noch bei den meisten chirurgischen Eingriffen Mittel der Wahl für die perioperative Antibiotikaprophylaxe. Zusammen mit den Cephalosporinen der 2. Generation wird es auch den sog. Basiscephalosporinen zugerechnet.

■ **Cephalosporine der 2. Generation.** Diese Cephalosporine (wie Cefuroxim, Dosierung: 3-mal 1,5 g i. v.) erfassen bereits ein breiteres Spektrum gramnegativer Erreger (z. B. E. coli, Klebsiellen, Proteus); nicht wirksam sind diese Substanzen gegen Enterobacter, Pseudomonas und Enterokokken. Es handelt sich um bewährte und preiswerte Antibiotika, die aufgrund ihrer guten Staphylokokkenwirkung auch alternativ zu Cephalosporinen der 1. Generation zur perioperativen Antibiotikaprophylaxe verwendet werden können. Weitere Antibiotika aus dieser Gruppe sind Cefmandol, Cefotiam (besser wirksam gegen Enterobakterien), Cefoxitin und Cefotetan (beide mit Aktivität gegen Anaerobier, aber schlechterer Staphylokokkenwirkung).

■ **Cephalosporine der 3. Generation.** Diese haben eine deutliche Spektrumerweiterung in den gramnegativen Bereich (daher auch ihre Bezeichnung als „Breitspektrumcephalosporine"), allerdings auf Kosten eines Wirkverlustes gegen Staphylokokken (bei jedoch guter Wirkung gegen Streptokokken und Pneumokokken). Die heute wichtigsten Cephalosporine der 3. Generation sind die Oxyimino-Cephalosporine Cefotaxim (Leitsubstanz; Dosierung 2- bis 3-mal 1 – 2 g i. v.), Ceftriaxon und Ceftazidim. Ceftriaxon weist das gleiche Spektrum auf wie Cefotaxim, aber die längste Halbwertzeit der Cephalosporine (6 – 9 h gegenüber 1 – 2 h bei den übrigen Cephalosporinen) und ist daher zumindest bei nicht-lebensbedrohlichen Infektionen für eine 1-mal tägliche Applikation geeignet (Dosierung: 1- bis 2-mal 1 – 2 g i. v.). Ceftazidim (Dosierung: 2- bis 3-mal 1 – 2 g i. v.) besitzt die stärkste Pseudomonas-Aktivität und ist auch zur Monotherapie von Pseudomonas-Infektionen geeignet, wobei jedoch bei lebensbedrohlichem Verlauf die Kombination mit einem Aminoglykosid empfehlenswert ist; die Staphylokokkenwirksamkeit ist noch schächer als bei Cefotaxim.

■ **Cephalosporine der 4. Generation.** Diese Cephalosporine sollen neben einer Aktivität gegen Pseudomonas auch eine ausreichende Staphylokokkenwirksamkeit aufweisen. Zu dieser neuen Generation der Cephalosporine werden Cefepim (Dosierung: 2-mal 2 g i. v.) und Cefpirom (Dosierung: 2-mal 2 g i. v.) gerechnet. Cefepim besitzt ein ähnliches Wirkprofil wie Ceftazidim (gute Pseudomonaswirksamkeit) mit leicht verbesserter Staphylokokkenwirksamkeit (ähnlich wie Cefotaxim). Die Pseudomonaswirksamkeit des Cefpirom ist besser als die des Cefotaxim, jedoch schwächer als bei Ceftazidim und Cefepim; Cefpirom weist jedoch eine bessere Staphylokokkenwirksamkeit auf. Allerdings ist die Staphylokokkenwirksamkeit aller Cephalosporine der 3. und auch der 4. Generation derjenigen der Basiscephalosporine (z. B. Cefazolin, Cefuroxim) sowie der Staphylokokkenpenicilline unterlegen.

57.3.5 Carbapeneme (Thienamycine)

Wirkspektrum

Die Vertreter dieser Gruppe, Imipenem und Meropenem, sind die Antibiotika mit dem gegenwärtig breitesten Spektrum aller Antibiotika. Sie wirken gegen die meisten grampositiven und -negativen Erreger inkl. Anaerobier. Mäßig gut erfasst wird Pseudomonas aeruginosa, nicht erfasst werden andere Pseudomonaceae wie P. cepacia und S. maltophilia. MRSA ist auf Carbapeneme resistent.

■ **Imipenem.** Imipenem liegt in Kombination mit Cilastatin vor (Dosierung: 3- bis 4-mal 0,5 – 1 g i. v.). Cilastatin hemmt den renalen Abbau und vermindert die Nephrotoxizität von Imipenem durch Inhibition der Dehydropeptidase I (eine „körpereigene β-Laktamase" bzw. Imipenemase), sodass insgesamt eine Halbwertzeit von etwa 1 h und eine gute Nierenverträglichkeit resultiert. Imipenem ist ein sehr starker Klasse-I-β-Laktamase-Induktor; da Imipenem jedoch sehr stabil gegenüber diesen Enzymen ist, bleibt die Substanz dennoch aktiv; es kann allerdings die Effektivität anderer β-Laktame wie z. B. Acylaminopenicillinen vermindert werden.

■ **Meropenem.** Das neuere Meropenem (Dosierung: 3-mal 0,5 – 2 g i. v.) unterscheidet sich im Spektrum nur marginal von Imipenem (etwas bessere Wirkung auf P. aeruginosa, schlechtere Wirkung im grampositiven Bereich), benötigt jedoch keinen begleitenden Abbau-Inhibitor und kann auch bei Infektionen des ZNS eingesetzt werden (geringes Krampfpotential).

57.3.6 Monobactame

Aztreonam (Dosierung: 2- bis 3-mal 1 – 2 g i. v.) als einziger Vertreter dieser Gruppe ist eine relativ neue Substanz, die nur auf gramnegative Keime wirkt und in gewisser Hinsicht eine weniger toxische Alternativsubstanz zu den Aminoglykosiden darstellt. Sie kann auch alternativ zu Acylureidopenicillinen bei bekannter Penicillinallergie oder zu Cephalosporinen der 3. Generation eingesetzt werden, hat sich jedoch im klinischen Alltag bislang nicht durchsetzen können.

57.3.7 Aminoglykoside

Eigenschaften

Die modernen Aminoglykoside sind trotz ihrer geringen therapeutischen Breite und relativ hohen Toxizität nach wie vor häufig verordnete Antibiotika bei lebensbedrohlichen Infektionen. Sie hemmen die Proteinsynthese sowohl bei ruhenden als auch bei wachsenden Keimen (absolute Bakterizidie) und zeichnen sich durch eine ausgeprägte, konzentrationsabhängige Bakterizidie mit lang anhaltendem postantibiotischen Effekt aus. Sie eignen sich aufgrund der synergistischen Wirkung besonders als Kombinationspartner von β-Laktam-Antibiotika zur Therapie schwerer Infektionen durch gramnegative Erreger (v. a. Pseudomonas aeruginosa) und Enterokokken.

Aufgrund ihrer hohen Effektivität wird eine β-Laktam-Aminoglykosid-Kombination häufig zur antibiotischen Therapie einer schweren Sepsis und eines septischen Schocks sowie schwerer Organinfektionen eingesetzt. Nachteilig ist jedoch die schlechte Gewebegängigkeit der Substanzgruppe und ihr Wirkverlust im sauren Milieu. Zur Monotherapie sind Aminoglykoside nicht geeignet. Sie werden enteral kaum resorbiert und eignen sich daher bei oraler Gabe zur selektiven Darmdekontamination oder Darmsterilisation, wo systemische Effekte gerade unerwünscht sind.

Präparate

Die klinisch bedeutsamen Aminoglykoside sind Gentamicin, Tobramycin, Netilmicin und Amikacin. Die therapeutischen Unterschiede zwischen den ersten 3 Substanzen sind relativ gering, wobei sich Tobramycin durch eine besonders gute Pseudomonaswirkung auszeichnet. Aufgrund seiner hohen Resistenz gegen eine enzymatische Inaktivierung durch das Bakterium hat Amikacin ein besonders breites Wirkspektrum und ist oft auch dann noch wirksam, wenn die Bakterien auf andere Aminoglykoside schon resistent sind. Es wird daher, aber auch wegen seines hohen Preises, meist als Reserveaminoglykosid eingesetzt.

Toxizität

Alle Aminoglykoside sind oto- und nephrotoxisch. Ob zwischen den Präparaten klinisch bedeutsame Toxizitätsunterschiede bestehen, wird kontrovers beurteilt; hierbei soll v. a. Netilmicin weniger toxisch als etwa Gentamicin sein. Die Schädigung beruht auf einer rezeptorgekoppelten Anreicherung in den Nierentubuli bzw. der Peri- und Endolymphe des Innenohrs. Wegen der frühzeitigen Sättigung der Rezeptoren sind wenige hohe Dosen weniger toxisch als viele niedrige. Aufgrund der hohen Toxizität und der geringen therapeutischen Breite sollte eine längere Aminoglykosidtherapie unter Kontrolle der Serumspiegel erfolgen, insbesondere bei Niereninsuffizienz, bei der eine Dosisreduktion unbedingt erforderlich ist. Als weitere Nebenwirkung ist eine Verstärkung der Wirkung nicht-depolarisierender Muskelrelaxanzien bekannt (Gefahr der postoperativen Recurarisierung).

Dosierung

Bei der klassischen 3-mal täglichen Dosierung (Gentamicin, Netilmicin und Tobramycin 3-mal 80 mg i. v., Amikacin 3-mal 300 mg i. v.) sollten die Spitzenspiegel 15–30 min nach Injektion für Gentamicin, Netilmicin und Tobramycin bei 5–10 mg/l liegen (für Amikacin 20–30 mg/l) und die Talspiegel unmittelbar vor der nächsten Injektion < 2 mg/l (für Amikacin < 10 mg/l). Das traditionelle Dosierungsschema führt jedoch oft dazu, dass der therapeutische Bereich nicht erreicht wird. Neuerdings wird empfohlen, die gesamte Dosis des Aminoglykosids (für Gentamicin, Netilmicin und Tobramycin 3–6 mg/kg, für Amikacin 15 mg/kg) einmal täglich zu applizieren. Diese Einmalgabe der Aminoglykoside gilt als effektiv und weniger toxisch als die mehrmalige tägliche Gabe. Aufgrund der konzentrationsabhängigen Bakterizidie der Aminoglykoside wird so zudem die mikrobizide Effektivität gesteigert und der gleichfalls konzentrationsabhängige postinhibitorische Effekt verstärkt.

Eine Bestimmung des Spitzenspiegels braucht dabei nicht mehr zu erfolgen, da durch die hohe Dosis der therapeutische Bereich sicher erreicht wird und der Spitzenspiegel für die Toxizität von geringer Bedeutung ist. Der für die Toxizität hingegen bedeutsame Talspiegel sollte für Gentamicin, Netilmicin und Tobramycin unter 1 mg/l liegen, für Amikacin unter 10 mg/l.

57.3.8 Fluorochinolone

Eigenschaften

Fluorochinolone (neuere Chinolone, 4-Chinolone) werden auch als Gyrasehemmer bezeichnet, da sie die bakterielle Topoisomerase II (Gyrase) hemmen und damit die Faltung der DNA in der Bakterienzelle verhindern. Sie wirken auf ein sehr breites Spektrum gramnegativer Mikroorganismen inkl. Pseudomonas aeruginosa und (jedoch deutlich schächer) auch auf grampositive und „atypische" Erreger. Ähnlich wie Aminoglykoside – und anders als β-Laktam-Antibiotika – weisen Chinolone eine konzentrationsabhängige Bakterizidie auf, die bei schweren Infektionen eine zumindest initial hohe Dosierung sinnvoll erscheinen lässt. Die Gewebegängigkeit ist sehr gut; so beträgt etwa das Verhältnis der Konzentration im Bronchialsekret zur Konzentration im Serum bei den Gyrasehemmern 0,5–1. Im Vergleich dazu liegt der Wert für β-Laktame bei 0,1–0,2 und für Aminoglykoside bei 0,2–0,4.

Einteilung
Die neueren Chinolone werden in 4 Gruppen eingeteilt:

- **Gruppe I.** Orale Fluorochinolone mit im wesentlichen auf Harnwegsinfektionen beschränkter Indikation. Präparate: Norfloxacin, Pefloxacin. Keine wesentliche Bedeutung für die Intensivtherapie.

- **Gruppe II.** Systemisch anwendbare Fluorochinolone mit breiter Indikation. Präparate: Ciprofloxacin, Ofloxacin, Enoxacin und Fleroxacin. Insbesondere Ciprofloxacin und Ofloxacin haben große Bedeutung für die Intensivtherapie; ihre Aktivität gegen Streptokokken, Enterokokken und Anaerobier ist jedoch relativ schwach.

- **Gruppe III.** Fluorochinolone mit verbesserter Aktivität gegen grampositive und atypische Erreger; hierzu gehören Levofloxacin, Sparfloxacin und Grepafloxacin. Levofloxacin ist das linksdrehende, antimikrobiell aktive Enantiomer des Razemats Ofloxacin und weist damit ein ähnliches Indikationsspektrum auf wie dieses (die Zuordnung des Levofloxacin zu Gruppe III ist daher auch umstritten). Die Bedeutung von Sparfloxacin und Grepafloxacin für die Intensivtherapie ist dagegen zumindest zzt. noch nicht absehbar, da die klinischen Erfahrungen noch relativ gering sind.

- **Gruppe IV.** Hierbei handelt es sich um Fluorochinolone mit verbesserter Aktivität gegen grampositive und atypische Erreger sowie gegen Anaerobier (Gatifloxacin, Moxifloxacin, Clinafloxacin); die Bedeutung für die Intensivtherapie kann derzeit noch nicht beurteilt werden.

Indikationen
Gyrasehemmer wie Ciprofloxacin (Dosierung 2- bis 3-mal 200–400 mg i.v., 2-mal 500–750 mg per os) und Ofloxacin (Dosierung 1- bis 2-mal 400 mg i.v./per os) werden zur kalkulierten Initialtherapie schwerer Infektionen (insbesondere Harnwegsinfektionen, Pneumonie, Pankreatitis, Sepsis) allein oder alternativ zu Aminoglykosiden als Kombinationspartner eines Breitspektrum-β-Laktam-Antibiotikums eingesetzt. Gyrasehemmer sind die einzigen auch oral anwendbaren Substanzen gegen Pseudomonasinfektionen und multiresistente gramnegative Bakterien. Das Chinolon mit der besten Pseudomonaswirksamkeit ist Ciprofloxacin; bei lebensbedrohlicher Pseudomonasinfektion sollte jedoch besser eine Therapie mit einem pseudomonaswirksamen β-Laktam-Antibiotikum (z.B. Ceftazidim, Piperacillin) plus Aminoglykosid erfolgen.

Als Nebenwirkungen werden relativ selten reversible zentralnervöse Störungen und psychotische Reaktionen beobachtet. Da die Knorpel- und Gelenkentwicklung beeinträchtigt werden kann, sind Chinolone für Kinder und Jugendliche im Wachstumsalter kontraindiziert.

57.3.9 Weitere Antibiotika und Chemotherapeutika

Glykopeptid-Antibiotika
Vancomycin und Teicoplanin sind die derzeit verfügbaren Vertreter dieser Gruppe von Antibiotika, die über einen anderen Angriffspunkt als die β-Laktam-Antibiotika die Zellwandsynthese hemmen und so degenerativ bakterizid wirken. Ihr Wirkspektrum ist ähnlich und erstreckt sich ausschließlich auf grampositive Keime, wobei Teicoplanin etwas besser auf Enterokokken und Vancomycin besser auf Staphylokokken wirkt. Sie sind Substanzen der Wahl bei schweren Infektionen mit MRSA, gegenüber Ampicillin resistenten Enterokokken und gegenüber β-Laktam-Antibiotika resistenten Pneumokokken. Allerdings nimmt die Inzidenz auch glykopeptidresistenter Enterokokken zu, und auch für Staphylokokken wurden kürzlich erste heterologe vancomycinresistente Stämme beschrieben.

Glykopeptidantibiotika werden bei oraler Gabe kaum resorbiert und müssen daher als Kurzinfusionen verabreicht werden (Vancomycin 4-mal 0,5 g i.v., Teicoplanin 1-mal 200–400 mg nach einer eintägigen Aufsättigung mit 3-mal 400 mg i.v.).

Die orale Glykopeptidgabe wird jedoch zur Therapie einer antibiotikaassoziierten pseudomembranösen Enterokolitis praktiziert (Vancomycin 4-mal 125 mg per os, Teicoplanin 2-mal 200 mg per os). Die Toxizität ist insgesamt relativ gering, v.a. bei Teicoplanin. Bei Vancomycin ist allerdings, insbesondere bei vorgeschädigter Nierenfunktion und in Kombination mit Aminoglykosiden, auf oto- und nephrotoxische Wirkungen zu achten und eine Serumspiegelkontrolle zu erwägen (Spitzenspiegel 20–40, Talspiegel 5–10 mg/l). Bei zu rascher i.v.-Injektion von Vancomycin kann es zum sog. „Red-man"- oder „Red-neck"-Syndrom durch starke Histaminfreisetzung kommen. Ähnlich wie bei Aminoglykosiden kann ein neuromuskulärer Block verstärkt werden. Glykopeptide sind nicht dialysabel. Bei anurischen Patienten reicht daher 1 g Vancomycin alle 1–2 Wochen aus; unter Hämofiltration ist jedoch eine häufigere Gabe unter Serumspiegelkontrolle notwendig.

Makrolide
Erythromycin (Dosierung: 4-mal 0,5–1 g i.v.) oder andere Makrolide (z.B. Clarithromycin und Roxithromy-

cin, die jedoch zzt. nur in oraler Zubereitungsform vorliegen) verfügen über eine sehr gute Gewebepenetration und reichern sich insbesondere auch intrazellulär an. Sie sind daher Mittel der Wahl bei Infektionen durch Mykoplasmen, Chlamydien oder Legionellen. Ihr Wirkspektrum erstreckt sich jedoch auch auf Streptokokken, Pneumokokken und einige gramnegative Erreger wie Haemophilus influenzae und Moraxella catarrhalis. Es eignet sich aufgrund dieses Erregerspektrums gut für die Therapie ambulant erworbener unterer Atemwegsinfektionen und Pneumonien (inklusive atypischer Pneumonie), ggf. in Kombination mit einem β-Laktam-Antibiotikum. Makrolide werden außerdem zur Eradikation des Helicobacter pylori eingesetzt.

Lincosamine
Hauptvertreter dieser Gruppe ist Clindamycin (Dosierung: 3- bis 4-mal 300–400 mg i.v., 3- bis 4-mal 100–300 mg p.o.). Es hat eine gute Gewebegängigkeit und Wirkung auf die meisten Anaerobier, Staphylokokken (oft auch noch, wenn diese auf andere Antibiotika resistent sind) und Streptokokken, jedoch nicht auf Enterokokken; gegen aerobe gramnegative Stäbchen ist Clindamycin wirkungslos. Als Nebenwirkung soll eine durch Toxine des Clostridium difficile ausgelöste pseudomembranöse Enterokolitis häufiger auftreten als bei anderen Antibiotika.

Die pseudomembranöse Enterokolitis äußert sich in profusen Durchfällen und Erbrechen, oft begleitet von erheblichen kardiozirkulatorischen Allgemeinsymptomen. Die Diagnose wird durch Koloskopie gestützt und durch den Nachweis der Clostridium-difficile-Toxine im Stuhl gesichert. Die antibiotische Therapie erfolgt mit oraler Gabe von Glykopeptiden (Vancomycin 4-mal 125 mg, Teicoplanin 2-mal 200 mg) oder – erheblich preisgünstiger – Metronidazol (4-mal 250 mg); nur letzteres wirkt auch bei intravenöser Zufuhr (3-mal 500 mg).

Nitroimidazole
Zu dieser Gruppe gehört Metronidazol (Dosierung 3-mal 500 mg i.v.), das neben Clindamycin als Mittel der Wahl zur Behandlung von Infektionen mit Anaerobiern (v.a. intrabdominelle und gynäkologische Infektionen) gilt. Es wird meist mit β-Laktamen kombiniert. Daneben ist es geeignet zur oralen und intravenösen Therapie einer pseudomembranösen Enterokolitis durch Clostridium-difficile-Toxine.

Cotrimoxazol
Cotrimoxazol (Trimethoprim/Sulfamethoxazol) hemmt die bakterielle Folsäuresynthese und ist geeignet für die Therapie nicht-lebensbedrohlicher Infektionen wie Harnwegsinfektionen oder Bronchitis. Für die intensivmedizinische Antibiotikatherapie ist es Mittel der Wahl der Pneumocystis-carinii-Pneumonie und gut geeignet für Infektionen mit einigen ansonsten hochresistenten Keimen, die sich insbesondere häufig im Verlauf einer langdauernden Breitspektrum-Antibiotikatherapie selektieren: Acinetobacter freundii sowie Burgholderia cepacia und Stenotrophomonas maltophilia (beides Pseudomonaceae). Außerdem ist der MRSA häufig Cotrimoxazol-empfindlich. Cotrimoxazol stellt bei nicht-lebensbedrohlichen MRSA-Infektionen möglicherweise eine preisgünstige Alternative zu Vancomycin dar; lebensbedrohliche MRSA-Infektionen müssen immer mit einem Glykopeptid behandelt werden.

Streptogramine
Die Kombination aus Quinupristin und Dalfopristin (Synercid) wirkt praktisch ausschließlich auf grampositive Erreger. Da keine Kreuzresistenzen mit anderen Antibiotika vorliegen, stellt Synercid u. U. in der Therapie von Infektionen durch MRSA und penicillinresistente Pneumokokken eine Alternative zu den Glykopeptidantibiotika dar. Teilweise werden auch vancomycinresistente Enterokokken erfasst, für die ansonsten keine andere gesicherte Antibiotikatherapieoption besteht. Der tatsächliche Stellenwert von Synercid in der intensivmedizinischen Antibiotikatherapie ist jedoch noch zu ermitteln (Dos.: 3 × 7,5 mg/kg i.v.).

57.3.10 Antimykotika

Zur Behandlung schwerer, systemischer Pilzinfektionen stehen Medikamente aus folgenden Substanzklassen zur Verfügung (Tabelle 57-2):
- Azolderivate: Fluconazol, Itraconazol sowie die älteren Präparate Miconazol und Ketoconazol,
- Polyene: Amphotericin B,
- Pyrimidin-Analoga: Flucytosin.

Azolderivate
Azolderivate hemmen die Ergosterolsynthese der Pilze. Fluconazol ist der wichtigste Vertreter dieser Substanzklasse und hat sich auch in der Therapie schwerer systemischer Candidainfektionen als ähnlich effektiv wie Amphotericin B erwiesen bei erheblich geringerer Toxizität. Fluconazol gilt daher als Substanz der Wahl auch bei schweren Candidainfektionen (Dosierung 1-mal 200–400 (bis 800) mg i.v. oder p.o.). Bei Infektionen mit vielen Nicht-Candida-albicans-Pilzen sowie bei schweren Candidainfektionen neutropenischer Patienten bleibt jedoch Amphotericin B Mittel der Wahl. Itraconazol zeichnet sich durch ein ähnliches Spektrum aus wie Fluconazol mit zusätzlicher Wirkung gegen Aspergillus, kann allerdings nur oral appliziert werden (Dosierung 1- bis 2-mal 200 mg). Bei invasiver Aspergillose ist die Kombination von Amphotericin B mit Rifampicin angezeigt.

Tabelle 57-2. Antimykotika

Präparat	Wirkmechanismus	Indikationen	Unerwünschte Wirkungen
Fluconazol (Triazolderivat)	Synthesehemmung der Membransteroide (Ergosterol) durch Inhibition der Pilz-Cytochrom-P450-abhängigen Enzyme fungistatisch	Candidiasis (außer C. krusei, glabrata)	Übelkeit reversibler Transaminaseanstieg
Amphotericin B (Polyen Makrolid)	Nach Bindung an Membransteroide (Ergosterol) Ausbildung von Zellmembranporen, oxidative Schädigung, fungizid	Schwere Candidiasis und Candidasepsis (außer C. lusitaniae) Nicht-Candida-Pilzinfektionen, neutropenische Patienten	Nephrotoxizität Knochenmarkssuppression, Fieber, Myalgie, Hypokaliämie, Hypomagnesiämie, Schüttelfrost
Flucytosin (Fluor-Pyrimidin)	Hemmung der Transskription und Translation (DNA- und RNA-Synthesehemmung), fungistatisch	nur Kombination mit Amphotericin B, bei Endophthalmitis, Endokarditis, Meningitis (v. a. durch Cryptokokken)	Knochenmarkssuppression, Diarrhö, Hepatotoxizität
Itraconazol (Triazolderivat)	Wie Fluconazol	Aspergillose, Blastomykose Histoplasmose Bei Candidose schwächer als Fluconazol	Übelkeit, reversibler Transaminaseanstieg
Ketoconazol (Imidazolderivat)	Wie Fluconazol Außerdem: Thromboxan-Synthetase-Inhibition	Candidiasis (heute weitgehend durch Fluconazol abgelöst) ARDS (experimentell)	Übelkeit, Hepatotoxizität, Gynäkomastie, Nebenniereninsuffizienz (selten)
Miconazol (Imidazolderivat)	Wie Fluconazol	Candidiasis (heute weitgehend durch Fluconazol abgelöst)	Juckreiz, Hepatotoxizität, Kopfschmerzen

Polyene

Amphotericin B ändert die Permeation der Pilzmembran durch Komplexbildung mit Ergosterol. Es ist recht toxisch und kann insbesondere schwere Nieren- und Leberschäden verursachen. Mit hoher begleitender Natriumzufuhr (150–250 mmol/Tag) lässt sich die Nephrotoxizität reduzieren. Die galenische Zubereitung als liposomales Amphotericin zeigt eine bessere Verträglichkeit und eine deutliche Senkung der Nephrotoxizität, ist jedoch extrem teuer und trotz höherer Dosierung nicht effektiver als die herkömmliche Zubereitung (Übersicht und Dosierungen s. Tabelle 57-3).

Amphotericin B bleibt das Mittel der Wahl bei lebensbedrohlichen Pilzinfektionen (Candida spp., Aspergillus, Cryptococcus), bei neutropenischen Patienten und bei Versagen einer Therapie mit Fluconazol. Ob zur Therapie schwerer Candidainfektionen die Kombination von Amphotericin B mit Flucytosin einer Amphotericin-B-Monotherapie im Hinblick auf Effektivität und Toxizität überlegen ist, wird kontrovers beurteilt. Ebenso ist der Stellenwert einer Fluconazol/Amphotericin-B-Kombination zurzeit nicht klar; während In-vitro-Daten und theoretische Überlegungen aufgrund der Wirkmechanismen für einen Antagonismus sprechen, scheint die Kombination in vivo gut wirksam zu sein.

Tabelle 57-3. Amphotericin-B-Präparationen

Präparat	Dosierung [mg/kg/Tag]	Toxizität	Bemerkungen
Amphotericin B Desoxycholat	1	++++	– Standardpräparat
Amphotericin B Desoxycholat in Intralipid	1–1,5	++++	– keine wesentliche Toxizitätsreduktion; – möglicherweise Wirksamkeitsverlust
Liposomales Amphotericin B (AMBL; Ambisone)	5	+/–	– teuer
Amphotericin-B-Lipidkomplex (ABLC, Abelcet)	5	+/–	– teuer (in Deutschland zzt. nicht erhältlich)
Amphotericin B kolloidale Dispersion (ABCD; Amphocil)	7	+/–	– teuer (in Deutschland zzt. nicht erhältlich)

Pyrimidin-Analoga

Flucytosin weist relativ häufige eine primäre und sekundäre (unter Therapie auftretende) Resistenz gegen Candida auf und sollte daher nicht als Monotherapie angewendet werden. Es wirkt jedoch mit Amphotericin B synergistisch auf Candida und Cryptococcus und erlaubt evtl. eine Dosisreduktion des Amphotericin B. Allerdings weist es eine Eigentoxizität insbesondere auf das Knochenmark und den auf. Die Serumspitzenspiegel sollten daher gemessen werden und nicht höher als 100 mg/l liegen (Ziel: 40–70 mg/l). Die Kombination von Amphotericin B mit Flucytosin ist die Standardtherapie der Kryptokokkenmeningitis. Flucytosin wird traditionell mit 4-mal 37,5 mg/kg i.v.dosiert; nach neueren Empfehlungen kann die Dosierung bei Candidainfektionen deutlich geringer sein (2-mal 12,5 mg/kg i.v.).

57.4 Infektionen

57.4.1 Pneumonie

Bedeutung

Pneumonien und untere Atemwegsinfektionen sind die häufigsten Infektionen auf Intensivstationen. Die Inzidenz der nosokomialen Pneumonie wird mit 10–40 % angegeben. Nach den Ergebnissen der EPIC-Studie wiesen etwa die Hälfte der Patienten mit auf der Intensivstation erworbenen Infektionen eine Pneumonie auf. Die Letalität der Intensivstationspneumonie betrug in einer jüngeren Untersuchung von Fagon et al. ca. 50 %; Patienten ohne Pneumonie wiesen demgegenüber eine Sterblichkeit von etwa 22 % auf. Noch immer ist jedoch unklar, ob die nosokomiale Pneumonie an sich oder vielmehr die Schwere der zugrundeliegenden Erkrankung für die Letalität entscheidend ist.

Pathogenese

Die Entstehung einer nosokomialen Pneumonie erfolgt entweder
- exogen, z.B. durch Inhalation von kontaminierten Atemgasen, Keimverschleppung bei Absaugvorgängen von den Händen des Personals als Erregerreservoir; oder, wahrscheinlich häufiger
- endogen durch Aspiration von Keimen aus dem Magen bzw. Oropharynx oder lymphohämatogene Streuung. Das wichtigste Keimreservoir stellen der mit potenziell pathogenen Keimen kolonisierte Magen-Darm-Trakt sowie der Naso- und Oropharynx dar (Abb. 57-1).

Risikofaktoren

Risikofaktoren für die Entwicklung einer Pneumonie auf Intensivstationen sind Intubation und Beatmung (ca. 4fach erhöhtes Risiko), vorausgegangene Antibiotikatherapie, Rückenlagerung (flach), Alter > 60 Jahre,

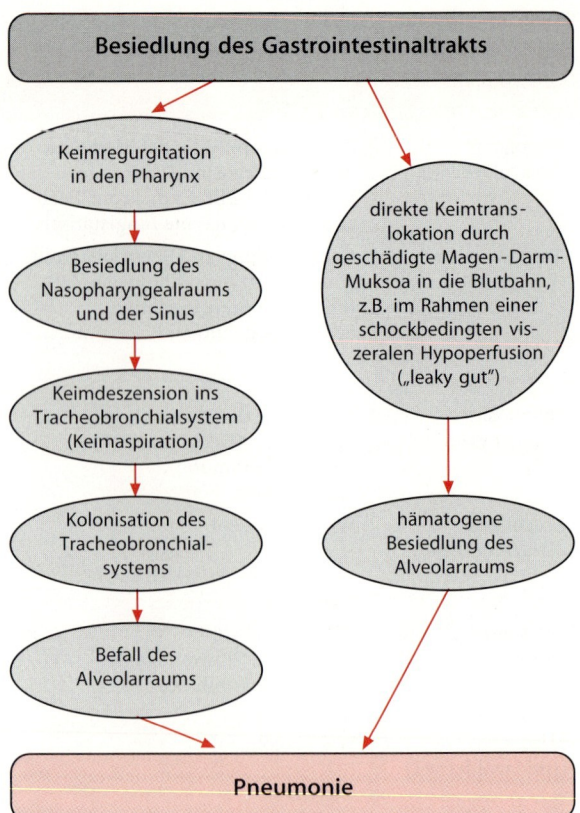

Abb. 57-1. Entstehungskonzepte der Pneumonie beim Intensivpatienten

hoher APACHE II Score (>16) sowie eine Stressulkusprophylaxe mit H_2-Antagonisten (neuerdings als Risikofaktor allerdings wieder umstritten). Risikofaktoren für einen tödlichen Verlauf der Pneumonie sind fortgeschrittenes Alter, terminale Grunderkrankung, hochpathogene Mikroorganismen, bilaterale Infiltrate auf dem Röntgenbild, Entwicklung einer respiratorischen Insuffizienz und eine falsche bzw. unzureichende Antibiotikatherapie.

Die besondere Gefährdung intubierter und beatmeter Patienten für die Entwicklung einer Pneumonie (Beatmungspneumonie oder „ventilator associated pneumonia"; VAP) hat folgende Gründe:
- Wegfall der natürlichen Luftwegfilter,
- Störung der Hustenmechanismen,
- Hemmung und Unterbrechung des mukoziliären Transports durch trockene Atemgase und Tubus,
- Kolonisation des Tubus, der Beatmungsschläuche oder des Befeuchters.

Diagnostik

Die Diagnose einer Pneumonie erfolgt üblicherweise bei Vorliegen von mindestens 2 der folgenden Kriterien:
- klinische Zeichen einer Pneumonie (Auskultationsbefund),

- radiologische Zeichen (Infiltrate im Röntgenbild des Thorax),
- Gasaustauschstörung,
- eitriges Tracheobronchialsekret,
- Allgemeinsymptome wie Körpertemperatur über 38 °C und Leukozytose > 12000/µl.

Da diese Zeichen gerade beim Intensivpatienten relativ unspezifisch sind (Differentialdiagnosen u. a.: Atelektasen, kardiogenes Lungenödem, ARDS), sollte zusätzlich ein Nachweis von Mikroorganismen angestrebt werden. Dieser kann erfolgen durch
- Trachealsekret/Bronchialsekret (blind durch Absaugen gewonnen),
- geschützte Bürstentechnik („protected specimen brush", PSB),
- bronchoalveoläre Lavage (BAL).

Durch die gezielte Sekretgewinnung aus den pneumonisch infiltrierten Lungenarealen mittels PSB oder BAL können die Erreger qualitativ und quantitativ genauer bestimmt und auch die Frage geklärt werden, ob überhaupt eine Pneumonie vorliegt. Bei PSB werden üblicherweise > 1000 colony forming units (CFU) als beweisend für eine Pneumonie angesehen, bei BAL > 10 000 CFU. Andererseits ist bis heute sehr umstritten, ob diese aufwendigeren Diagnosetechniken im Vergleich zur traditionellen Sekretgewinnung durch tracheales Absaugen einen klinisch relevanten therapeutischen Vorteil aufweisen.

Erreger
Häufige Erreger einer Pneumonie auf Intensivsationen sind nach den Ergebnissen der EPIC-Studie (in der Reihenfolge ihrer Häufigkeit): Staphylococcus aureus, Pseudomonas spp., Pilze, koagulase-negative Staphylokokken, Acinetobacter spp., Klebsiellen, Enterobacter und E. coli.

Somit ist generell sowohl mit gramnegativen Bakterien, insbesondere Enterobakterien, als auch mit grampositiven Mikroorganismen zu rechnen. Der häufige Pilznachweis war jedoch wahrscheinlich eher Ausdruck der häufigen Kolonisierung des Tracheobronchialsystems mit Pilzen (besonders unter Antibiotikatherapie); wirkliche Pilzpneumonien sind außer bei stark abwehrgeschwächten und neutropenischen Patienten (hier handelt es sich dann häufig um Aspergillosen) eher selten. Legionellen können in Krankenhäusern mit kontaminierter Wasserversorgung gelegentlich Ursache für nosokomiale Pneumonien sein. Anaerobier findet man insgesamt selten (ca. 5 %), jedoch häufiger bei Aspirationspneumonien; oft liegt dann eine Mischflora vor.

Krankenhauserworbene und straßenerworbene Pneumonie
Das zu erwartende Keimspektrum hängt wesentlich vom Zeitpunkt des Auftretens der Pneumonie im Krankenhaus bzw. außerhalb des Krankenhauses ab. So unterscheidet man außerhalb des Krankenhauses erworbene („straßenerworbene", „community-acquired") Pneumonien von nosokomialen Pneumonien, die wiederum in sog. „Early-onset-Pneumonien" (Auftreten der Pneumonie innerhalb der ersten 4–5 Tage nach Krankenhausaufnahme) und „Late-onset"-Pneumonien (Auftreten der Pneumonie später als 4–5 Tage nach Krankenhausaufnahme) unterteilt werden können.

> Das Keimspektrum der außerhalb des Krankenhauses erworbenen Pneumonie und der „Early-onset"-Pneumonie ist sehr ähnlich; sie wird häufig durch grampositive Erreger und zunehmend auch durch atypische Keime ausgelöst.

Zu erwartende Keime sind in der Reihenfolge ihrer Häufigkeit: Streptococcus pneumoniae, Haemophilus influenzae, Staphylococcus aureus (MSSA), Moraxella (Branhamella) catarrhalis, Klebsiella pneumoniae, Legionella pneumophilia und Mykoplasma pneumoniae.

> Das Keimspektrum der nosokomialen „Late-onset"-Pneumonie hingegen reflektiert die mittlerweile veränderte Kolonisation des Patienten mit Krankenhaus-typischen Erregern, die häufig vorhandene Immunschwäche (s. Tabelle 57-1) sowie die Auswirkungen einer evtl. vorangegangenen Antibiotikatherapie.

Es dominieren gramnegative Erreger, v. a. Enterobakterien (E. coli, Klebsiellen, Enterobacter) und Pseudomonaden (P. aeruginosa, S. maltophilia, B. cepacia), daneben ist mit S. aureus (MSSA und MRSA), Acinetobacter und Pilzen zu rechnen.

Antibiotikatherapie
Nicht jeder Keimnachweis in der Trachea bedarf der Antibiotikatherapie. Von Schentag wurden im Hinblick auf den Therapiebedarf 4 Stadien unterschieden:

- **Stadium 1.** Tracheale Kolonisation, kein Fieber, keine Leukozytose/-penie, keine pathologischen Veränderungen der Röntgenaufnahme des Thorax, keine Bakteriämie ⇒ Mortalität 0 % ⇒ keine Antibiotikatherapie.

- **Stadium 2.** Erhöhte Keimzahl im Tracheobronchialsekret, geringes Fieber, geringe Leukozytose, keine pathologischen Veränderungen der Röntgenaufnahme des Thorax, keine Bakteriämie ⇒ Mortalität 1 % ⇒ keine Antibiotikatherapie.

- **Stadium 3.** Bakterielle Gewebeinvasion, deutliches Fieber, Leukozytose mit Linksverschiebung, sichtbare Infiltrate auf der Thoraxröntgenaufnahme, keine Bakteriämie ⇒ Mortalität 20 % ⇒ Antibiotikatherapie.

■ **Stadium 4.** Gewebeinfektion, hohes Fieber, Leukopenie mit Linksverschiebung, Kavitäten in der Röntgenaufnahme des Thorax, Bakteriämie ⇒ Mortalität 50 % ⇒ Antibiotikatherapie.

Die Auswahl der Antibiotika für eine kalkulierte Therapie der Pneumonie hängt vom Zeitpunkt und Ort des Autretens der Pneumonie sowie vom Entstehungsmechanismus ab. Bei „straßenerworbenen" und früh auftretenden nosokomialen Atemwegsinfektionen muss in erster Linie die Dominanz der Pneumokokken beachtet werden. Geeignet sind β-Laktam-Antibiotika (Aminopenicilline mit BLI wie Amoxicillin/Clavulansäure oder Basiscephalosporine wie Cefuroxim) oder Makrolide (z. B. Erythromycin). Dabei sollte bedacht werden, dass die Peumokokken-Resistenz gegenüber Makroliden zunimmt und dann absolut ist, wohingegen die Penicillin-Resistenz der Pneumokokken eher relativen Charakter hat.

Infektionen durch penicillinresistente Pneumokokken lassen sich also meist doch noch mit ausreichenden Dosen von Amoxicillin/Clavulansäure oder Cephalosporinen therapieren; allerdings erfassen β-Laktame keine atypischen Erreger. Ggf. können Makrolide und β-Laktame kombiniert werden. Bei lebensbedrohlicher, krankenhauserworbener „Late-onset"-Pneumonie ist ein Breitspektrum-β-Laktam-Antibiotikum (z. B. Cefotaxim, Piperacillin/Tazobactam oder Imipenem) evtl. plus Aminoglykosid (z. B. Tobramycin) *oder* plus Gyrasehemmer (z. B. Ciprofloxacin) geeignet; auch Gyrasehemmer allein reichen meist aus (s. auch Tabelle 57-4).

Bei Aspirationspneumonien sollte der häufigen Beteiligung von Anaerobiern durch eine Kombination mit Metronidazol oder Clindamycin oder Verwendung anderer anaerob wirksamer Antibiotika(kombinationen) wie Imipenem oder Piperacillin-Tazobactam Rechnung getragen werden. Bei Nachweis von MRSA als Erreger der Pneumonie ist – wie sonst auch – die Kombination mit Vancomycin, bei Nachweis von Legionellen die Kombination mit Erythromycin indiziert.

> Bei fulminanter Pneumonie unklarer Ursache ist eine Therapie mit der Dreierkombination aus Imipenem plus Aminoglykosid plus Erythromycin gerechtfertigt.

57.4.2 Sinusitis

Pathogenese

Die Sinusitis beim Intensivpatienten wird begünstigt durch eine Verlegung der Sinusausführungsgänge durch Magensonden, v. a. aber durch einen nasalen Tubus. Zur Diagnosestellung werden radiologische und computertomographische Untersuchungen herangezogen.

Erreger

Der Keimnachweis kann durch Punktat der Maxillarsinus (die in etwa in 85 % befallen sind) oder aber, hilfsweise, durch tiefe Nasenabstriche erbracht werden, deren Flora recht gut mit derjenigen in den Sinus korreliert. Häufige Erreger der Sinusitis sind Staphylokokken, Pneumokokken und Streptokokken. Oft liegt jedoch gerade beim Intensivpatienten eine polymikrobielle Infektion durch mehrere u. U. multiresistente Erreger (z. B. Enterobakterien und Pseudomonas spp.) vor. Die Bedeutung der Sinusitis für den Intensivpatienten liegt v. a. darin, dass sie ein Keimreservoir darstellt, das Ausgangspunkt einer Pneumonie sein kann (Keimdescension) oder eine Sepsis aufrechterhalten kann.

Therapie

Begleitend zur notwendigen Drainage der Sinus (Entfernen der abflussbehindernden Sonden oder Tuben, vasokonstringierende Nasentropfen, ggf. chirurgische Sanierung) kann eine initiale kalkulierte Antibiotikatherapie durch β-Laktam-Antibiotika (evtl. plus Aminoglykosid) erfolgen.

57.4.3 Intraabdominelle Infektionen

Pathogenese

Eine Peritonitis entsteht entweder primär hämatogen (selten; Erreger: z. B. Streptokokken, Pneumokokken oder E. coli) oder sehr viel häufiger sekundär als Perforations- oder Durchwanderungsperitonitis. Hiebei ist meist eine Mischflora aus Enterobakterien (insbesondere E. coli), Enterokokken und Anaerobiern anzutreffen. Eine Sonderform stellt die Katheterperitonitis (bei CAPD-Patienten) dar, die oft durch Staphylokokken oder Pilze ausgelöst wird. Im Spätverlauf einer Peritonitis sind oft multiresistente Erreger selektiert worden.

Die bakterielle Pankreatitis entwickelt sich gewöhnlich aus einer Superinfektion einer nekrotisierenden Pankreatitis. Das Erregerspektrum ähnelt dem der Pe-

Tabelle 57-4. Antibiotika zur kalkulierten Initialtherapie schwerer Infektionen. (Mod. und aktualisiert nach den Empfehlungen der Paul-Ehrlich-Gesellschaft 1999)

Wirkstoffgruppe	Beispiele
Acylaminopenicilline plus β-Laktamase-Inhibitor	Piperacillin/Tazobactam
Cephalosporine der 3. oder 4. Generation	Cefotaxim, Ceftazidim oder Cefepim
Carbapeneme	Imipenem oder Meropenem
Fluorochinolone	Ciprofloxacin, Ofloxacin oder Levofloxacin
Aminoglykoside	Gentamicin oder Netilmicin (nur in Kombination mit einem β-Laktam)

ritonitis. Klinisch ist die Unterscheidung einer sterilen Pankreatitis von einer bakteriellen nicht möglich; hierzu muss eine z. B. CT-gesteuerte Punktion der Nekrosehöhle mit anschließender mikrobiologischer Punktatuntersuchung durchgeführt werden.

Therapie
Entscheidend für die erfolgreiche Behandlung der Peritonitis ist die chirurgische Herdsanierung. Nicht sanierbare Peritonitiden sind häufige Ursachen für protrahierte und schwer therapierbare septische Verläufe mit Multiorganversagen. Die Antibiotikatherapie von Peritonitis und Pankreatitis muss sowohl die gramnegativen Erreger berücksichtigen (die für die Frühletalität verantwortlich sind) als auch die Anaerobier (die zur Abszessbildung führen). Obwohl Enterokokken eine geringe Pathogenität aufweisen und nach bisheriger Auffassung nicht wesentlich zur Letalität beitragen, sollte angesichts der heute zunehmenden Enterokokkenproblematik ein enterokokkenwirksames Antibiotikum als Bestandteil der Antibiotikatherapie erwogen werden. Die ehemals „klassische" Therapie der Peritonitis besteht in der Kombination von Clindamycin mit einem Aminoglykosid.

Neuere Therapieschemata unter Verwendung der jüngeren Breitspektrum-β-Laktam-Antibiotika sind jedoch effektiver. Die initiale kalkulierte Antibiotikatherapie sollte daher mit einem β-Laktam (z.B. Acylureidopenicillin) plus Aminoglykosid (oder Gyrasehemmer) plus Metronidazol (oder Clindamycin) oder einem Carbapenem (ggf. plus Aminoglykosid) erfolgen. Bei der CAPD-Katheter-assoziierten Peritonitis sind je nach nachgewiesenem Erreger staphylokokkenwirksame Antibiotika (Isoxazylpenicilline oder Glykopeptide) oder Antimykotika indiziert. Bei nekrotisierender Pankreatitis sollte, auch ohne Erregernachweis, mit Carbapenemen für mindest. 3 Wochen therapiert werden.

57.4.4 Harnwegsinfektionen

Bedeutung
Infektionen der Harnwege sind aufgrund der Ergebnisse der EPIC-Studie nach den Pneumonien und unteren Atemwegsinfektionen die dritthäufigsten Infektionen auf Intensivstation und kommen somit oft als Ausgangspunkt einer Sepsis in Frage (Urosepsis). Prädisponierend wirkt insbesondere die transurethrale Dauerkatheterisierung; dabei steigt die Wahrscheinlichkeit einer Harnwegsinfektion um etwa 5 % pro Tag. Bei suprapubischer Katheterisierung liegt die Infektionsrate deutlich niedriger.

Erreger
Die Erreger stammen meist aus der Darmflora des Patienten. Meist handelt es sich um gramnegative Bakterien (Enterobakterien, v.a. E. coli, seltener Klebsiellen und Pseudomonas spp.) und Enterokokken, seltener Staphylokokken und Candida spp. Wegweisend für die Diagnose sind Bakteriurie (Urinkultur) und Leukozyturie.

Therapie
Als Antiinfektiva bieten sich für leichtere bakterielle Harnwegsinfektionen Cotrimoxazol und für schwere Infektionen insbesondere Chinolone oder die Kombination eines β-Laktam-Antibiotikum mit einem Aminoglykosid an. Blasenspülungen mit Antibiotika oder Desinfektionsmitteln sind obsolet. Grundsätzlich sollte, wenn möglich, der Blasenkatheter entfernt werden.

57.4.5 Meningitis

Pathogenese
Die Keimbesiedlung der Meningen erfolgt entweder hämatogen oder aus dem Nasen-Rachenraum etwa im Rahmen eines offenen Schädelhirntraumas oder einer schweren Sinusitis (Durchwanderung). Der Mikroorganismennachweis erfolgt durch Liquorpunktion (vorher Hirndruck ausschließen!).

Häufige Erreger
Das Erregerspektrum hängt vom Lebensalter ab. Bei Erwachsenen dominieren Pneumokokken, gefolgt von Meningokokken und (insbesondere bei ältern Menschen) auch Listeria monocytogenes; bei Kindern Meningokokken und Haemophilus influenzae (deutlich seltener seit Einführung der Hämophilus-Impfung im Säuglingsalter) und bei Neugeborenen S. agalacticae (B-Streptokokken).

Initiale kalkulierte Antibiotikatherapie
Mit einer Antibiotikatherapie muss bei begründetem Verdacht auf eine Meningitis sofort begonnen werden; schon eine geringe Zeitverzögerung kann deletäre Folgen haben. Die Letalität der Meningitis beträgt ohne Antibiotikatherapie fast 100 %, mit adäquater Therapie immer noch 15–25 %, bei nosokomial erworbener Meningitis bis 35 %. Angesichts der Zunahme der Penicillinresistenz der Pneumokokken sollte die Initialtherapie mit Ceftriaxon oder Cefotaxim, evtl. plus Ampicillin und/oder Rifampicin erfolgen; alternativ kann auch Meropenem eingesetzt werden. Bei Verdacht oder Nachweis oxyiminocephalosporinresistenter Pneumokokken ist Vancomycin in Kombination mit einem Aminoglykosid indiziert.

57.4.6 Katheter-assoziierte Infektionen

Bedeutung und Risikofaktoren
Die vermehrte Anwendung venöser, insbesondere zentral- und pulmonalvenöser Katheter geht mit einer Zu-

nahme besiedelter intravasaler Kather als Infektionsquelle einher. Zentralvenöse und pulmonalarterielle Katheterisierung gehörten zu den 7 im Rahmen der EPIC-Studie identifizierten Risikofaktoren für eine intensivstationserworbene Infektion.

Dabei gibt es folgende Möglichkeiten der Infektionsentstehung:
- Infektion der Einstichstelle (*extraluminale Genese der Infektion*),
- Besiedlung des Katheters über den Zuspritzkonus/Dreiwegehahn oder Kontamination der Infusionslösung (*intraluminale Genese der Infektion*),
- Besiedlung des Katheters über die Blutbahn im Rahmen einer Bakteriämie.

Das Risiko einer Kathetersepsis nimmt mit der Liegedauer des Katheters zu und wird außerdem durch folgende Faktoren begünstigt: Patientenalter (<1 oder >60 Jahre), Immunsuppression, schwere Grundkrankheit und Notfallkatheterisierung. Das einstichstellenassoziierte Risiko einer Kathetersepsis nimmt weiterhin wahrscheinlich in folgender Reihenfolge zu: V. basilica < V. subclavia < V. jugularis interna < V. femoralis.

Prophylaxe
Prophylaktisch können folgende Maßnahmen zu einer Senkung der Infektionsinzidenz beitragen:
- Strenge Asepsis beim Legen des Katheters (sterile Abdeckung, steriler Kittel, sterile Handschuhe, Haube, Mundschutz),
- Tunnelierung des Katheters,
- Vermeiden einer Inzision an der Einstichstelle,
- Verzicht auf transparente Plastikverbände,
- Verbandswechsel alle 72 h (genauso effektiv wie täglicher Wechsel, aber besser als wöchentlicher Wechsel),
- Auftragen antiseptischer Salben auf die Einstichstelle.

Nicht erwiesen ist die Effizienz sog. Bakterienfilter und eines regelmäßigen Katheterwechsels, ohne dass ein Infektionsverdacht besteht. Der Wechsel eines nichtinfizierten Katheters gegen einen neuen Katheter mittels Führungsdraht bringt kein erhöhtes Infektionsrisiko mit sich und gilt als Methode der Wahl, wenn keine Infektion der Einstichstelle vorliegt. Wenn der alte Katheter jedoch infiziert ist, werden durch diese Maßnahme die Mikroorganismen wahrscheinlich auf den neuen Katheter übertragen; dementsprechend sollte dieser entfernt werden, wenn in der mikrobiologischen Untersuchung eine Besiedlung des alten Katheters nachgewiesen wurde.

Diagnose
Die endgültige Diagnose einer katheterassoziierten Infektion kann erst durch mikrobiologische Untersuchung des entfernten Katheters erfolgen. Bei dringendem Verdacht auf eine Katheter-assoziierte Infektion sollte der Katheter entfernt und die Spitze zur Untersuchung eingeschickt werden.

Erreger und Antibiotikatherapie
Die häufigsten Erreger katheterassoziierter Infektionen sind Staphylokokken (in erster Linie S. epidermidis, gefolgt von S. aureus), daneben Enterokokken, Enterobakterien (Enterobacter spp., Citrobacter spp., Serratia spp.) und Pseudomonaden, gelegentlich auch Candida albicans. Die antibiotische Therapie erfolgt entsprechend der vermuteten oder nachgewiesenen Keime: Staphylokokkenpenicillin, Basiscephalosporin oder (bei MRSA) Glykopeptidantibiotikum, evtl. plus Aminoglykosid.

57.4.7 Wund- und Hautinfektionen

Erreger
Wundinfektionen werden am häufigsten durch Staph. aureus ausgelöst, gefolgt von Enterobakterien (E. coli, E. faecalis, P. mirabilis, K. pneumoniae, E. cloacae), P. aeruginosa und S. pyogenes. Selten ist heute der Gasbrand durch C. perfringens.

Nekrotisierende Fasziitis
Eine Sonderform stellt die prognostisch außerordentlich ernste nekrotisierende Fasziitis dar. 2 Typen werden unterschieden:

■ **Typ 1.** Anaerobe/aerobe Mischinfektionen, meist stammbetont oder stammnah; die anogenitale Sonderform wird als Fournier-Gangrän bezeichnet.

■ **Typ 2.** Infektion durch β-hämolysierende Streptokokken Typ A; 3- bis 4-mal seltener als Typ 1; betrifft meist die Extremitäten.

Therapie
Entscheidend bei allen Wundinfektionen einschließlich der nekrotisierenden Fasziitis ist die chirurgische Sanierung. Die begleitende initiale kalkulierte Antibiotikatherapie der Wundinfektion muss insbesondere den Haupterreger (S. aureus) berücksichtigen und kann mit Staphylokokkenpenicillinen, Basiscephalosporinen oder Clindamycin erfolgen. Gegebenenfalls können diese Antibiotika mit Chinolonen oder Aminoglykosiden kombiniert werden, um auch (insbesondere bei Brandverletzungen) potentielle gramnegative Erreger einschließlich Pseudomonas aeruginosa zu erfassen. Bei der nekrotisierenden Fasziitis aufgrund von Streptokokkeninfektionen ist Penicillin G indiziert (wirksamstes Präparat gegen A-Streptokokken), evtl. in Kombination mit Clindamycin. Clindamycin unterbricht sehr rasch die metabolische Aktivität der Strep-

tokokken und damit deren Toxinproduktion. Bei der stammnahen Fasziitis sollten anaerob wirkende Antibiotika wie Carbapeneme (z. B. Imipenem), Clindamycin oder Metronidazol sowie Aminoglykoside Bestandteil der Antibiotikakombination sein.

57.4.8 Sepsis

Erreger
Gramnegative Mikroorganismen (E. coli, Enterobacter, Acinetobacter, Pseudomonas, Klebsiellen) und grampositive Bakterien (koagulasenegative Staphylokokken, S. aureus, S. pyogenes, Enterokokken) werden heute etwa gleich häufig als Sepsiserreger identifiziert (je 40–50% der Sepsisfälle). Prognostisch unterscheiden sie sich nicht sicher voneinander, obwohl es Hinweise auf einen foudroyanteren Verlauf und eine erhöhte Letalität der gramnegativen Sepsis gibt. Anaerobier werden in etwa 4% nachgewiesen. Pilze, v. a. Candida albicans, machen insbesondere auf Intensivstationen mit einem hohen Prozentsatz schwer immungeschwächter und neutropenischer Patienten bis zu 20% der Sepsiserreger aus. Der Stellenwert viraler Infektionen ist unklar.

Pathogenese
Ausgangspunkt einer Sepsis sind oft intraabdominelle Infektionen, Pneumonien und Harnwegsinfektionen (Urosepsis), ggf. auch Haut- und Wundinfektionen (besonders gefährdet sind Verbrennungspatienten) oder intravasale Katheter (katheterassoziierte Sepsis). Als weitere mögliche Sepsisquelle gelten der Magen-Darm-Trakt bei bzw. nach viszeraler Minderperfusion sowie evtl. eine Sinusitis.

Antibiotikatherapie
Neben der chirurgischen Fokussanierung und kardiozirkulatorisch-respiratorischen Therapie des Patienten ist die rechtzeitige, ausreichende Antibiotikatherapie entscheidend für die Prognose der Sepsis. Bei Multiorganversagen ist die Antibiotikatherapie meist wirkungslos, da dann die Erreger häufig nicht mehr die alleinige Ursache der Erkrankung darstellen, sondern eher als Symptom aufzufassen sind. Die initiale kalkulierte Antibiotikatherapie wird in der Regel als Kombinationstherapie mit 2 bakteriziden Antibiotika durchgeführt, wobei traditionell einer der Kombinationspartner ein Aminoglykosid sein sollte; angesichts der neueren Chinolone, Breitspektrumcephalosporine und Carbapeneme ist jedoch u. U. auch eine Monotherapie bzw. eine Kombinationstherapie ohne Aminoglykosidpartner möglich. Die Initialtherapie kann also z. B. bestehen aus einem Breitspektrum-β-Laktam-Antibiotikum (Acylureidopenicillin plus BLI oder Oxyminocephalosporin oder Carbapenem), ggf. plus Aminoglykosid oder plus Chinolon (s. Tabelle 57-4).

57.5 Antibiotische Behandlungsgrundsätze und Strategien

57.5.1 Diagnostik

Jede rationale Antibiotikatherapie setzt eine ausreichende und situationsangepasste Diagnostik voraus. Dazu gehören:
- gründliche Anamnese (Operation, Trauma, Vorerkrankungen, Herzklappenerkrankungen, Kunststoffimplantate, Auslandsreisen, Allergien),
- klinische Befunde (Fieber, Tachykardie, Anämie, Schocksymptomatik, Atemnebengeräusche, Meningismuszeichen, Bewusstseinstrübung),
- Laborbefunde (Leukozytose, Leukopenie (seltener), Linksverschiebung, BSG-Erhöhung, C-reaktives Protein, Procalcitonin, Elastase),
- bildgebende Verfahren (Röntgenaufnahmen, CT, NMR, Sonographie).

Keimnachweis
Vom klinischen Bild allein kann in der Regel nicht mit Sicherheit auf den zugrundeliegenden Erreger geschlossen werden; häufig kann nicht einmal das Vorliegen einer Infektion mit Sicherheit angenommen werden. Vor dem Beginn jeder Antibiotikatherapie sollte daher stets Material zur Erregeridentifizierung und Resistenzbestimmung entnommen werden, um eine erregerorientierte Antibiotikaauswahl im weiteren Verlauf der Therapie zu ermöglichen. Dabei ist auf richtige Abnahme, Lagerungs- und Transporttechnik zu achten. Grundsätzlich gilt:

> Proben aus üblicherweise keimarmen oder sterilen Körperbereichen sind warm (37 °C) zu lagern (Blutkulturen, Katheterspitzen, Liquor, Pleura- und Peritonealsekrete),
>
> Proben aus häufig keimreichen Gebieten sind kalt (4 °C) zu lagern (z. B. Trachealsekret, Urin, Abstriche, Stuhlproben).

Nicht immer ist jedoch bei einem positiven Ergebnis klar, ob der nachgewiesene Keim auch der (alleinige) Infektionsverursacher ist. Es kann sich auch um eine Verunreinigung bei der Materialentnahme handeln (häufig: Kontamination einer Blutkultur mit koagulasenegativen Staphylokokken), eine Mischinfektion oder um eine Kolonisation, d. h. um eine bakterielle Besiedlung ohne krankheitsverursachende Wirkung. Eine Kolonisation kann, muss aber nicht einer Infektion mit dem selben Erreger vorausgehen. Die infektiologische Wertigkeit eines Erregernachweises in verschiedenen Sekreten bzw. Körperflüssigkeiten ist unterschiedlich:
- *hohe Aussagekraft*: Blut, Liquor, Pleura- und Peritonealpunktat, Bronchialsekret (insbesondere BAL

und PSB), Katheterurin und nativer Eiter aus einer Wunde,
- *geringere Aussagekraft*, da häufig bloß kontaminiert oder kolonisiert: Stuhl, Sputum, Drainage- und Blasenkatheterspitzen sowie Nasenrachen-, Vaginal- und Hautabstriche.

Blutkultur

Insbesondere der Erregernachweis im Blut (Nachweis einer Bakteriämie/Fungämie) hat erhebliche diagnostische und therapeutische Bedeutung. Um im Verdachtsfall einer schweren Infektion, einer Sepsis oder eines septischen Schocks den für die Diagnostik erforderlichen Zeitverlust bis zum Beginn der kalkulierten Antibiotikatherapie möglichst kurz zu halten, wird von der *American Society for Microbiology* folgendes Vorgehen empfohlen (Erwachsene: 10–20 ml pro Set, Kleinkinder 1–2 ml pro Set):

- Verdacht auf Sepsis: 2–3 Sets von verschiedenen Einstichstellen innerhalb von 10 min,
- Verdacht auf akute Endokarditis: 3 Sets von verschiedenen Stellen über 1–2 h,
- Fieber unklarer Genese: 3 Sets von verschiedenen Stellen über 24 h mit jeweils mehr als 1-stündigem Abstand.

Wurde bereits mit der Antibiotikatherapie begonnen, sinkt die Wahrscheinlichkeit eines Erregernachweises erheblich. Bei Nicht-Ansprechen einer (fraglichen) nicht-lebensbedrohlichen Infektion sollte die Antibiotikatherapie für etwa 48 h ausgesetzt werden, um am Ende dieses Zeitintervalls Blutkulturen zu entnehmen.

Andere Verfahren der Erregerdiagnostik

Neben der Erreganzüchtung durch den Mikrobiologen ist die orientierende direkte mikroskopische Untersuchung eines Grampräparats für die initiale Antibioitikaauswahl oft hilfreich; dies kann auch durch den Kliniker im Intensivstationslabor erfolgen. Weiterhin werden neben dem Erregernachweis serologische Verfahren, insbesondere zur Legionellen-, Pilz- und Virusdiagnostik, eingesetzt.

57.5.2 Verschiedene Strategien der Antibiotikatherapie

Kalkulierte Therapie

In der Regel ist der Erreger bei Therapiebeginn nicht bekannt. Eine Antibiotikatherapie ohne Kenntnis des Erregers wird als empirische oder kalkulierte Therapie bezeichnet, wenn sie die erwarteten (infektionsüblichen) Erreger umfasst und deren allgemeine und krankenhaus- bzw. stationsspezifische Resitenzsituation berücksichtigt.

Je nach Intensität und Wirkspektrum der initial verwendeten Antibiotika kann die kalkulierte Therapie grundsätzlich in aufsteigender Form (Eskalationstherapie) oder absteigender Form (Deeskalationstherapie) durchgeführt werden. Die Therapie sollte in jedem Fall so früh wie möglich, entsprechend den mikrobiologischen Ergebnissen, modifiziert werden.

■ **Eskalationstherapie.** Hierbei werden zunächst Antibiotika (häufig erst oral) verabreicht, die lediglich die typischen Haupterreger erfassen. Bei Nicht-Ansprechen wird nach einigen Tagen auf breiter wirkende Antibiotika(kombinationen) übergegangen. Die Eskalationstherapie ist angemessen bei leichteren Infektionen (z. B. Harnwegsinfekt, Bronchitis, Sinusitis), wenn ein initiales Therapieversagen keine lebensbedrohlichen Auswirkungen hat; häufig muss man sich dann aber fragen, ob in solchen Situationen überhaupt eine kalkulierte Antibiotikatherapie erforderlich ist, oder ob nicht mit dem Beginn der Antibiotikatherapie bis zum Erregernachweis gewartet werden kann.

Als „Starterantibiotikum" für eine Eskalationstherapie eignet sich z. B. ein Aminopenicillin, evtl. kombiniert mit BLI (z. B. bei Atemwegsinfektion), ein Isoxacylpenicillin (z. B. bei Wundinfektion), ein Basiscephalosporin (z. B. bei Atemwegs oder Wundinfektion), ein Makrolid (v.a bei Atemwegsinfektion) oder Cotrimoxazol (insbesondere bei Harnwegsinfektion).

■ **Deeskalationstherapie.** Die Deeskalationstherapie wird auch als „streamlining", „step-down", oder „switch therapy" bezeichnet. Hierbei werden primär möglichst bakterizide Antibiotika intravenös verabreicht, die ein sehr breites Spektrum der möglichen Erreger erfassen (Tabelle 57-4). Die i.v.-Gabe ist erforderlich, um ausreichend hohe Blut- und Gewebespiegel auch für intermediär empfindliche Keime erreichen zu können und Resorptionsunsicherheiten bei schlechten Durchblutungsverhältnissen oder Störungen der Magen-Darm-Tätigkeit auszuschließen. Dieses Vorgehen ist bei lebensbedrohlichen Infektionen (z. B. schwerer Sepsis, septischer Schock) indiziert, wenn ein Therapieversagen u. U. irreversible Folgen hätte.

Die „Deeskalation" kann bei Besserung des klinischen Bildes nach 2–4 Tagen erfolgen, indem eine oder mehrere der folgenden Möglichkeiten in Betracht gezogen werden:

- *Einengung des Spektrums.* Die Breitspektrumtherapie wird durch eine Antibiotikatherapie mit schmalerem Spektrum ersetzt, z. B. ein Acylureidopenicillin durch ein Aminopenicillin.
- *Monotherapie.* Eine Kombinationstherapie wird durch eine Monotherapie ersetzt. Sinnvoll ist beispielsweise im Rahmen einer Peritonitis, häufig bereits nach einigen Tagen, das Absetzen des Aminoglykosids.

- *Dosisreduktion.* Eine Hochdosistherapie wird durch eine Fortführung der Antibiotikatherapie in niedrigerer Dosis ersetzt. Dies ist z. B. sinnvoll bei vielen β-Laktam-Antibiotika, die initial sehr hoch dosiert werden können, um auch intermediär empfindliche Keime zu erfassen.

■ **Sequenztherapie.** Die i.v.-Therapie wird durch orale Antibiotikagaben ersetzt; dies wird als Sequenztherapie bezeichnet. Die orale Therapie ist in der Regel preisgünstiger und sicherer als eine Fortsetzung der intravenösen Therapie und zudem bei Verwendung gut resorbierbarer Antibiotika (z. B. neuere Chinolone) und ausreichender Magen-Darm-Funktion nicht unbedingt weniger effektiv. Dabei muss das orale Antibiotikum jedoch keineswegs der gleichen Substanzgruppe angehören oder gar dieselbe Wirksubstanz aufweisen wie das zuvor intravenös gegebene.

Zur oralen Therapie auch auf Intensivstationen eignen sich, je nach Spektrum der vermuteten oder nachgewiesenen Erreger, insbesondere Fluorochinolone (Ofloxacin und Ciprofloxacin), Staphylokokkenpenicilline, Amoxicillin (mit oder ohne Clavulansäure), Clindamycin, Cotrimoxazol und Fluconazol sowie die neuen oralen Cephalosporine der 2. Generation (z. B. Cefuroximaxetil) und der 3. Generation (z. B. Cefixim).

Indikationen für eine kalkulierte Antibiotikatherapie

Als Indikation für eine kalkulierte, sofortige Antibiotikatherapie (z. B. mit den in Tabelle 57-4 aufgeführten Antibiotika) gilt v. a. der begründete Verdacht auf folgende Infektionen:
- schwere Sepsis und septischer Schock,
- schwere Pneumonie,
- Meningitis,
- nekrotisierende Fasziitis,
- Epiglottitis,
- Infektionen bzw. Infektionsverdacht bei immunsupprimierten/neutropenischen Patienten (bei Granulozyten < 1000/μl und Fieber > 38,5 °C).

Antibiotikakombinationen

Häufig werden insbesondere bei schweren und lebensbedrohlichen Infektionen Kombinationen verschiedener Antibiotika verabreicht. Die Gründe für eine Antibiotikakombination sind
- Erweiterung des Spektrums, besonders bei unbekanntem Erreger,
- Reduktion der Toxizität des einzelnen Antibiotikums,
- Verzögerung einer Resistenzentwicklung,
- Wirkungsverstärkung.

Dabei ist insbesondere die Kombination von β-Laktam-Antibiotika mit Aminoglykosiden oder Chinolonen zur kalkulierten Therapie lebensbedrohlicher Infektionen üblich. Werden im Rahmen einer polymikrobiellen Infektion spezielle Erreger nachgewiesen oder plausibel vermutet, so wird die antibiotische Breitspektrumtherapie durch Kombination mit entsprechenden Antibiotika ergänzt; z. B.:
- methicillinresistente Staphylokokken: Glykopeptidantibiotikum, insbesondere Vancomycin,
- penicillinresistente Enterokokken: Glykopeptidantibiotikum, insbesondere Teicoplanin,
- Anaerobierbeteiligung: Metronidazol oder Clindamycin,
- „atypische" Erreger: Makrolid, z. B. Erythromycin,
- Pilzbeteiligung: Antimykotikum, z. B. Fluconazol.

Beendigung der Antibiotikatherapie

Die Beendigung der Antibiotikatherapie erfolgt, bei klinischer und laborchemischer Besserung, nach 24- bis 48-stündiger Fieberfreiheit. Bestätigt sich der initiale Infektionsverdacht nicht, so ist eine evtl. bereits begonnene kalkulierte Antibiotikatherapie ebenfalls sofort zu beenden.

Die Antibiotikagabe muss bei den meisten intensivmedizinisch relevanten Infektionen nicht über einen bestimmten Mindestzeitraum fortgeführt werden (Ausnahmen beachten, z. B. Meningitis, Tuberkulose).

Versagen der Therapie

Ein Versagen der Therapie kann viele und häufig klinisch nicht genau identifizierbare Ursachen haben, einige sind in der folgenden Übersicht dargestellt.

> **Verschiedene Ursachen für das Versagen einer Antibiotikatherapie**
>
> - Falsche Diagnose: Keine Infektion (!, z. B. SIRS nichtinfektiöser Ursache)
> - Unwirksames oder zu schmal wirkendes Antibiotikum
> - Zu niedrige Antibiotikadosierung
> - Zu später Antibiotikatherapiebeginn
> - Therapierter Erreger ist kein Krankheitserreger (Kolonisation, Kontamination der Probe)
> - Multiresistenter Erreger
> - Resistenzentwicklung unter Therapie
> - Superinfektion, Mischinfektion
> - Ungünstige lokale Verhältnisse am Infektionsherd, z. B. Durchblutungsstörungen, undrainierte Abszesse)
> - Sekundäre Komplikationen
> - Allergische Reaktion gegen das Antibiotikum
> - Drug fever

Wenn nach 3 Behandlungstagen keine zufriedenstellende Wirkung erzielt worden ist, sollte die Diagnose überdacht und/oder die Therapie geändert werden. Grundsätzlich darf die Antibiotikatherapie nicht überbewertet werden, d. h. andere therapeutische Maßnahmen wie chirurgische Herdsanierung, Kreislauf-, Infusions- und Beatmungstherapie können oft bei einer Infektion von ähnlicher oder größerer Bedeutung sein als die Verabreichung von Antibiotika.

Wechsel der Antibiotikatherapie
Eine allzu schematische Antibiotikatherapie auf Intensivstationen mit überwiegender Verwendung derselben Antibiotika(gruppen) über einen längeren Zeitraum wird nicht nur den individuellen Gegebenheiten der Patienten nicht gerecht, sondern führt vermutlich zu einer Zunahme der Resistenzproblematik und u. U. auch der Infektionshäufigkeit. So konnten Kollef et al. durch den Wechsel ihres kalkulierten Antibiotikaregimes bei Pneumonieverdacht von einem Cephalosporin der 3. Generation auf ein Chinolon (von Ceftazidim auf Ciprofloxacin) sowohl die Pneumonieinzidenz durch Antibiotika-resistente gramnegative Bakterien als auch die Pneumonieinzidenz insgesamt senken.

> Ein häufiger Wechsel der antibiotischen Standardpräparate vermindert wahrscheinlich den mikrobiologischen Selektionsdruck und verbessert somit die Resistenzsituation auf der Intensivstation (sog. „Crop-rotation-Theorie").

Wann ist eine Antibiotikaprophylaxe indiziert, wann nicht?

- Gesicherte Indikationen
    - Perioperative Prophylaxe.
    - Endokarditisprophylaxe. Patienten mit hohem Risiko (Klappenprothesen, Zustand nach Endokarditis) erhalten bei chirurgischen Eingriffen mit der Gefahr einer Bakteriämie (z. B. oropharyngeale oder gastrointestinale Eingriffen) z. B. ein Aminopenicillin (ggf. kombiniert mit einem Aminoglykosid) 1-mal 30 min vor der Operation und 1-mal 6 h nach der Operation.
    - Meningitisprophylaxe. Personen, die in Kontakt mit an Meningokokken-Meningitis erkrankten Patienten stehen, erhalten 2-mal 600 mg Rifampicin/Tag über 4 Tage.
- Umstrittene Indikationen
    - Selektive Darmdekontamination (SDD),
    - Antibiotikaverneblung.
- Nicht indiziert ist eine Antibiotikaprophylaxe in folgenden Situationen:
    - protrahierte sytemische Antibiotikagabe ohne Infektion:
    - offenes Schädel-Hirn-Trauma, Liquorfistel,
    - zentraler Venenkatheter, Pulmonaliskatheter,
    - endotracheale Intubation, Beatmung,
    - Blasenkatheter,
    - Kortisontherapie.

57.6 Antibiotikaprophylaxe

Wegen der hohen Inzidenz schwerer nosokomialer Infektionen wird in verschiedenen Bereichen und auf unterschiedliche Art und Weise versucht, mittels prophylaktischer Antibiotikagabe das Auftreten von Infektionen zu verhindern. Neben der perioperativen Prophylaxe zur Verhinderung von Wundinfektionen richten sich die meisten Bemühungen gegen eine Pneumonieentwicklung.

Dabei darf nicht vergessen werden, dass die wirkungsvollste und preisgünstigste Prophylaxe die Einhaltung angemessener hygienischer Standards ist. Insbesondere ist die Händedesinfektion entscheidend, da die Übertragung von (häufig multiresistenten) Keimen von einem Patienten zum anderen meist durch die Hände des Personals erfolgt. Eine Prophylaxe nosokomialer Infektionen, insbesondere einer Pneumonie, durch protrahierte systemische Antibiotikagaben allein hat sich in bislang keiner Studie (mit welchem Antibiotikum auch immer) als wirkungsvoll und damit sinnvoll erwiesen.

CAVE Im Gegenteil: Die systemische Antibiotikatherapie stellt einen unabhängigen Risikofaktor für die Entwicklung einer Pneumonie dar.

57.6.1 Perioperative Prophylaxe

Indikationen
Für eine perioperative Antibiotikaprophylaxe gibt es folgende gesicherte Indikationen: Kolon- und Rektumchirurgie; Magenchirurgie; Gallenwegschirurgie; Hysterektomie; prothetische Gefäßeingriffe; prothetischer Gelenkersatz (z. B. Hüftprothesen); Nephrektomie; Herzchirurgie. Ziel ist die Reduzierung der postoperativen Wundinfektionsrate durch die am häufigsten zu erwartenden Erreger. Dies sind v. a. Staphylokokken, bei Bauch- und Harnwegschirurgie auch E. coli sowie in der Bauch- und gynäkologischen Chirurgie zusätzlich Anaerobier. Dazu muss das Antibiotikum während des gesamten Eingriffs in ausreichender Blut- und Gewebekonzentration vorliegen.

Geeignete Antibiotika
Geeignet sind in erster Linie staphylokokkenwirksame Antibiotika. Standardantibiotika für diese Indikation sind Basiscephalosporine (Cefazolin oder Cefuroxim); bei Baucheingriffen und Hysterektomie ist eine Kombination mit Metronidazol angezeigt. Geeignet er-

scheinen darüber hinaus Aminopenicilline plus BLI (aufgrund ausreichender Wirksamkeit gegen Staphylokokken und Anaerobier insbesondere für abdominalchirurgische und gynäkologische Eingriffe) sowie Staphylokokkenpenicilline (die jedoch keinerlei Aktivität gegen Enterobakterien wie E. coli aufweisen), bei Penicillinallergie auch Clindamycin oder Vancomycin. Aminoglykoside sind aufgrund ihrer Toxizität nach Nutzen/Risikoabwägung für eine perioperative Antibiotikaprophylaxe nicht indiziert.

Anwendungsdauer

Fast immer genügt eine Dosis eines Antibiotikums 30 min präoperativ, ggf. (bei langen Eingriffen) nach 3–4 h intraoperativ wiederholt. Jede Ausdehnung der Prophylaxe über mehr als einen Tag ist nutzlos und gefährdet den Patienten mehr als sie ihm nützt. Mit keinem systemisch gegebenen Antibiotikum kann eine Kolonisierung des Oropharynx oder des Gastrointestinaltrakts verhindert werden.

57.6.2 Selektive Darmdekontamination (SDD)

Grundlage

Es wird angenommen, dass viele Pneumonien endogen durch Keimdeszension aus dem kolonisierten Oropharynx entstehen, und dass die Kolonisation des Oropharynx wesentlich durch Keimaszension oder Regurgitation aus dem Gastrointestinaltrakt verursacht wird (s. Abb. 57-1).

Ziel der SDD ist es, durch topische Anwendung einer entsprechenden nicht oder schwer resorbierbaren Antibiotika- und Antimykotikakombination die in der normalen Rachenflora Gesunder selten nachweisbaren aeroben gramnegativen Bakterien und Pilze zu eliminieren und dabei die anaerobe Flora zu erhalten. Sie soll durch die sog. „Kolonisationsresistenz" eine erneute Überwucherung mit gramnegativen Keimen („Platzhalterfunktion" der Anaerobier) und damit in erster Linie sekundär-endogene Infektionen verhindern.

Antibiotika

Für die SDD wird z. B. eine Mischung aus einem Polymyxin (Colistin oder Polymyxin B), einem Aminoglykosid und Amphotericin B als Paste bzw. Suspension buccal und per Magensonde appliziert (Tabelle 57-5).

Begleitend dazu wird häufig für die ersten 4 Tage eine systemische Antibiotikagabe, z. B. mit Cefotaxim, durchgeführt, um eine frühe Infektion durch initiale Keiminvasionen zu verhindern. Die heute in verschiedenen Kliniken praktizierten Darmdekontaminationsverfahren unterscheiden sich vielfach in der Art der verwendeten Antibiotika (beispielsweise ein Gyrasehemmer anstelle von Aminoglykosid/Polymyxin), in der genauen Zusammensetzung der Präparationen

Tabelle 57-5. Selektive Darmdekontamination: Vorgehen nach [32]

Orale Paste	Gastrale Suspension
4-mal pro Tag bukkal auftragen	4-mal pro Tag per Magensonde
Polymyxin E (= Colistin) 2%	Polymyxin E (= Colistin) 100 mg
Tobramycin 2%	Tobramycin 80 mg
Amphotericin B 2%	Amphotericin B 500 mg
Zusätzlich für die ersten 4 Tage: 3-mal 1 g Ceftotaxim/Tag i.v.	

und in der initial begleitenden systemischen Antibiotikagabe.

Nach den Ergebnissen der meisten Untersucher gelingt es in der Tat, mit SDD die Kolonisation mit gramnegativen Bakterien und auch die Pneumoniehäufigkeit zu vermindern. Dennoch bleibt der Stellenwert der SDD immer noch umstritten. Einerseits wird in einer neueren Metaanalyse über eine Reduktion der Gesamtletalität um etwa 4% berichtet [2] (allerdings nur, wenn eine kombinierte topische/systemische Prophylaxe durchgeführt wird), andereseits bleiben Bedenken hinsichtlich der Resistenzentwicklung unter SDD bestehen.

57.6.3 Intratracheale Aminoglykosid-Applikation

■ **Durchführung.** Die Inzidenz bronchopneumonischer Komplikationen bei beatmeten Patienten lässt sich nach Ansicht einiger Untersucher durch die topische pulmonale Applikation von Aminoglykosiden vermindern, die dabei praktisch nicht resorbiert werden (Aminoglykosidinstillation in den Tubus, z. B. 6-mal 40 mg Tobramycin/Tag, oder Aminoglykosid-Verneblung, z. B. 4-mal 80 mg Tobramycin/ Tag).

■ **Ergebnisse.** Diese Maßnahme soll nach einigen Untersuchungen zu einer starken Reduktion der Pseudomonasbesiedlung des Tracheobronchialsystems und einer etwa 50 %igen Verringerung der Pneumonierate führen. Aufgrund negativer Ergebnisse in größeren Untersuchungen, dem fehlenden Nachweis einer Senkung der Letalität und Bedenken im Hinblick auf die Resistenzentwicklungen hat sich die Aminoglykosidverneblung jedoch nicht allgemein durchsetzen können.

Literatur

1. Adam D (1998) Antibiotikaneuentwicklungen. Internist 39: 788–793
2. D'Amico R, Pifferi S, Leonetti C et al. (1998) Effectiveness of antibiotic prophylaxis in critically ill adult patients: sys-

tematic review of randomized controlled trials. BMJ 316: 1275–1285
3. Bach A, Boehrer H, Schmidt H, Geiss HK (1992) Nosocomial sinusitis in ventilated patients. Anaesthesia 47: 335–339
4. Berger G (1992) Intensivmedizinische Maßnahmen bei der Peritonitis. Akt Chir 27: 36–39
5. Bion J (1991) Endotoxinaemia in the critically ill patient. Curr Anaesth Crit Care 2: 161–166
6. British Society for Antimicrobial Chemotherapy Working Party (1994) Management of deep Candida infection in surgical and intensive care unit patients. Intensive Care Med 20: 522–528
7. Brun-Buisson C, Doyon F, Carlet and the French Bacteremia-Sepsis Study Group (1996) Bacteremia and severe sepsis in adults: a multicenter prospective survey in ICUs and wards of 24 hospitals. J Am J Respir Crit Care Med 154: 617–624
8. Cerra FB, Maddaus MA, Dunn DL (1992) Selective gut decontamination reduces nosocomial infections and length of stay but not mortality or organ failure in surgical intensive care unit patients. Arch Surg 127: 163–9
9. Chastre J, Fagon JY, Lamer Ch (1992) Procedures for the diagnosis of pneumonia in ICU patients. Intensive Care Med 18: S10–S17
10. Cohen J, Glauser MP (1991) Septic shock: treatment. Lancet 338: 736–739
11. Doig CJ, Sutherland LR, Dean Sandham J et al. (1998) Increased intestinal permeability is associated with the development of multiple organ dysfunction syndrome in critically ill ICU patients. Am J Respir Crit Care Med 158: 444–451
12. Fagon JY, Chastre J, Vuagnat A et al. (1996) Nosocomial pneumonia and mortality among patients in intensive care units. JAMA 275: 866–9.
13. Fink MP, Snydman DR, Niederman MS, et al. (1994) Treatment of severe pneumonia in hospitalized patients: results of a multicenter, randomized, double-blind trial comparing intravenous ciprofloxacin with imipenem-cilastatin. Antimicrob Agents Chemother 38: 547–557
14. Garau J (1994) Beta-lactamases: current situation and clinical importance. Intensive Care Med 20: S5–S9
15. Grundmann H, Frank U, Daschner F (1993) Sinnvolle und kostensparende Diagnostik und Therapie von Infektionen auf Intensivstationen. Intensivmed 30: 304–311
16. Harris CE, Griffith RD, Freestone N, Billington D, Atherton ST, Macmillan RR (1992) Intestinal permeability in the critically ill. Intensive Care Med 18: 38–41
17. Hill RLR, Duckworth GJ, Casewell MW (1988) Elimination of nasal carriage of methicillin-resistant staphylococcus aureus with mupirocin during a hospital outbreak. J Antimicrob Chemother 22: 377–384
18. Hilt H, Keller F (1987) Elimination von Pharmaka durch Hämofiltration. Anästh Intensivth Notfallmed 22: 278–182
19. Holm SE, Kohler W, Kaplan EL et al. (1997) Streptococcal toxic shock syndrome (STSS). An update: a roundtable presentation. Adv Exp Med Biol 418: 193–199
20. Jacobs MR (1997) Respiratory tract infection: epidemiology and surveillance. J Chemother 9 (Suppl 3): 10–17
21. Jacoby GA (1996) Antimicrobial-resistant pathogens in the 1990's. Annu Rev Med 47: 169–179
22. Jenkins SG (1996) Mechanisms of bacterial antibiotic resistance. New Horizons 4: 321–332
23. Kollef MH, Vlasnik J, Sharpless L et al. (1997) Scheduled change of antibiotic classes: a strategy to decrease the incidence of ventilator-associated pneumonia. Am J Respir Crit Care Med 156: 1040–1048
24. Kroh U, Hofmann W, Dehne M et al (1989) Dosierungsanpassung von Pharmaka während kontinuierlicher Hämofiltration – Ergebnisse und praktische Konsequenzen einer prospektiven klinischen Studie. Anästhesist 38: 225–232
25. Livermore DM (1994) Evolution of β-lactamase inhibitors. Intenssive Care Med 20: S10–S13
26. Loirat P, Johanson WG, Van Saene HKF et al (1992) Selective digestive decontamination in intensive care unit patients. Intensive Care Med 18: 182X–188
27. Milatovic D, Braveny I (1997) Infektionen, 6. Aufl. MMV Medizin Verlag, München
28. Milatovic D (1997) Systemische Therapie mit Antimykotika. Internist 38: 869–875
29. Quagliarello VJ, Scheld WM (1997) Treatment of bacterial meningitis. N Engl J Med 336: 708–716
30. Simon C, Stille W (1997) Antibiotikatherapie in Klinik und Praxis, 9. Aufl. Schattauer, Stuttgart New York
31. Stoutenbeek CP, van Saene HKF, Miranda DR, Zandstra DF (1984) The effect of selective decontamination of the digestive tract on colonisation and infection rate in multiple trauma patients. Intensive Care Med 10: 185–192
32. Stoutenbeek CP, van Saene HKF (1992) Prevention of pneumonia by selective decontamination of the digestive tract (SDD). Intensive Care Med 18: S18–S23
33. Tabaqchali S, Jumaa P (1995) Diagnosis and management of clostridium difficile infection. BMJ 310: 1375–1380
34. Tabaqchali S (1997) Vancomycin-resistant staphylococcus aureus: apocalypse now? Lancet 350: 1644–1645
35. van der Waiij D, Manson WL, Arends JP, de Vries-Hospers HG (1990) Clinical use of selective decontamination: the concept. Intensive Care Med 16 (Suppl 3): S212–S215
36. Vincent JL, Bihari DJ, Suter PM, et al (1996) The prevalence of nosocomial infection in intensive care units in Europe. Results of the European Prevalence of Infection in Intensive Care (EPIC) Study. EPIC International Advisory Committee. JAMA 274: 639–644
37. Vincent JL, Anaissie E, Bruining H et al. (1998) Epidemiology, diagnosis and treatment of systemic candida infection in surgical patients under intensive care. Intensive Care Med 24: 206–216
38. Vogel F, Stille W, Tauchnitz C, Stolpmann R (1996) Positionspapier zur Antibiotikatherapie in der Klinik. Chemother J 5: 23–27
39. Vogel F, Naber KG, Wacha H et al. und eine Expertengruppe der Paul-Ehrlich-Gesellschaft für Chemotherapie e.V. (1999) Parenterale Antibiotika bei Erwachsenen. Chemother J 8: 2–49
40. Weinstein MP, Towns ML, Quartey SM et al. (1997) The clinical significance of positive blood cultures in the 1990's: a prospective comprehensive evaluation of the microbiology, epidemiology, and outcome of bacteremia and fungemia in adults. Clin Infect Dis 24: 584–602
41. Van Wijngaerden E, Bobbaers H (1997) Intravascular catheter related bloodstream infection: epidemiology, pathogenesis and prevention. Acta Clin Belg 52: 9–18
42. Zervos M (1996) Vancomycin-resistant enterococcus faecium infections in the ICU and Quinupristin/Dalfopristin. New Horizons 4: 385–392
43. Zielmann S, Lotter E (1991) Grundlagen und Durchführung einer individuellen Therapie mit Aminoglykosid-Antibiotika. Intensivmed 28: 124–132

Sepsis

K. Reinhart, E. Hüttemann, A. Meier-Hellmann

58.1 Einleitung 997

58.2 Epidemiologie der Sepsis 997
58.2.1 Bakteriämie und Sepsis 997
58.2.2 Erregerspektrum 997
58.2.3 Bedeutung und Prognose des mikrobiologischen Befunds für die Therapie 998
58.2.4 Risikofaktoren, Letalität und Langzeitüberleben 998

58.3 Definition 998

58.4 Diagnose 1000
58.4.1 Klinische Kriterien zur Diagnosestellung 1000
58.4.2 Parameter der inflammatorischen Immunantwort 1001
58.4.3 Beurteilung der Prognose 1002

58.5 Pathophysiologie 1003
58.5.1 Pathophysiologie der Entzündung 1003
58.5.2 Pathophysiologische Veränderungen des Herz-Kreislauf-Systems 1005

58.6 Therapie 1008
58.6.1 Supportive Therapie 1009
58.6.2 Gewährleistung einer adäquaten Gewebeoxygenierung 1009
58.6.3 Konzepte zur Gewährleistung einer adäquaten Gewebeoxygenierung und deren Grenzen 1010
58.6.4 Therapeutische Maßnahmen zur Gewährleistung bzw. Optimierung des O_2-Transports 1011
58.6.5 Weitere supportive Maßnahmen 1014
58.6.6 Adjuvante, nicht gesicherte Therapieansätze der Sepsis 1016
58.6.7 Glukokortikoide 1016
58.6.8 Ernährung und Immunmodulation 1017
58.6.9 Mediatorenelimination 1017
58.6.10 Therapieempfehlungen 1017

Literatur 1019

Sepsis

K. Reinhart, E. Hüttemann, A. Meier-Hellmann

58.1 Einleitung

Sepsis, septischer Schock und sepsisinduziertes Multiorganversagen stellen weiterhin die Haupttodesursachen auf nichtkardiologischen Intensivstationen dar und haben einen hohen Anteil an der Morbidität und Letalität hospitalisierter Patienten [20, 94], wobei der Anteil der sepsisbedingten Mortalität an den Todesursachen in den USA von 1950–1991 um das 13fache zunahm [108]. Trotz der Fortschritte der antibiotischen und supportiven Therapie ist die Letalitätsrate der Sepsis mit 35–70% nach wie vor sehr hoch und damit eine der großen Herausforderungen an die moderne Medizin.

58.2 Epidemiologie der Sepsis

Da epidemiologische Daten zur Inzidenz der Sepsis für Deutschland fehlen, müssen sich entsprechende Aussagen auf Daten aus Westeuropa und den USA stützen. Prospektive Untersuchungen ergaben in Frankreich und in den USA eine *Krankenhausinzidenz* der nach klinischen Kriterien diagnostizierten Sepsis von ca. 1–2% [49, 94]. Auf Intensivstationen liegt die Inzidenz etwa 10fach höher, wobei die Angaben aus neueren Arbeiten zwischen 9 und 22% schwanken [17, 83, 93]. Nach einer neueren epidemiologischen Untersuchung treten in Krankenhäusern der Maximalversorgung bis zu 40% der Sepsisfälle außerhalb der Intensivstationen auf [94]. Aus einer repräsentativen französischen Multicenterstudie von Brun-Buisson et al. geht hervor, dass etwa die Hälfte der Fälle von Sepsis und septischem Schock außerhalb des Krankenhauses erworben wird, während es sich bei der anderen Hälfte um nosokomiale Erkrankungen handelte, von denen 25% auf Intensivstationen erworben werden [17].

Aus weiteren Studien geht hervor, dass während der letzten beiden Jahrzehnte eine stete *Zunahme der Inzidenz* der Sepsis, verbunden mit einer nur geringgradigen Abnahme der Letalität, zu verzeichnen ist. So wurde in den USA von 1979–1987 ein Anstieg der Sepsis mit mikrobiologischem Blutkulturnachweis von 73,6 auf 176 pro 100 000 Krankenhausaufnahmen beobachtet, wobei insbesondere die Altersgruppe über 65 Jahre mit 169% überproportional vertreten war. Die Letalität fiel im gleichen Berichtszeitraum von 31 auf 25,3% [20]. Die Zunahme der Inzidenz und der persistierenden hohen Letalität der Sepsis limitiert die Fortschritte neuer oder experimenteller Therapieverfahren zahlreicher Fachgebiete (Viszeralchirurgie, Transplantationsmedizin, Hochdosischemotherapie in der Hämatoonkologie), da letzteren ohne Ausnahme eine Erhöhung des Sepsisrisikos immanent ist. Fortschritte auf vielen Therapiefeldern und eine Reduzierung der Morbidität und Letalität dieser Patienten sind daher nur zu erwarten, wenn es gelingt, bei der Prophylaxe, Frühdiagnose und Behandlung der Sepsis entscheidende Fortschritte zu erzielen.

58.2.1 Bakteriämie und Sepsis

Nur etwa 25% der Fälle von dokumentierter Bakteriämie geht mit einer Sepsis einher. Dabei ist die Inzidenz von Bakteriämien auf Intensivstationen im Vergleich zu Normalstationen etwa achtmal so hoch, und auch das Verhältnis von Sepsis und Bakteriämie auf Intensivstationen ist etwa vierfach höher als das auf Normalstationen [16]. Zu den Risikofaktoren für das Auftreten einer Sepsis zählt neben dem Alter auch die Art der Infektionsquelle, während der mikrobiologischen Ätiologie keine oder nur eine geringe Bedeutung zukommt. So liegt das Risiko einer Sepsis bei mit Harnwegsinfektionen assoziierten Bakteriämien und primären Bakteriämien signifikant niedriger als bei solchen, die mit intraabdominellen, pulmonalen und meningoenzephalen Infektionen assoziiert sind.

58.2.2 Erregerspektrum

Die in Mitteleuropa in Blutkulturen nachweisbaren Mikroorganismen verteilen sich etwa zur Hälfte jeweils auf grampositive und gramnegative Erreger, wobei die Häufigkeit grampositiver Erreger zunimmt. Candida spp. finden sich in etwa 2–3%. Etwa 10% der bakteriämischen Episoden sind polymikrobiell (vorwiegend bei außerhalb des Krankenhauses erworbenen Infektionen). Häufigste Erreger sind Escherichia coli, Staphylococcus aureus, Streptococcus pneumoniae, koagulasenegative Staphylokokken, Enterokokken, Klebsiella spp. und Pseudomonas spp. Bei primären nosokomialen Bakteriämien zeichnen sich nach US-amerikanischen Daten (National Nosocomial Infections Surveillance System) vier Mikroorganismen durch deutliche Zuwachsraten aus: koagulasenegative Staphylokokken, Candida-Spezies, Staphylococcus aureus sowie Enterokokken. Prognostische Risikofaktoren bei Bakteriämien stellen das Patientenalter (>50 Jahre), die Schwere der Grundkrankheit, das Auftreten von Sepsis und septischem Schock, grampositive und polymikrobielle Infektionen sowie Mykosen dar.

58.2.3 Bedeutung und Prognose des mikrobiologischen Befunds für die Therapie

In multizentrischen Studien wurde die Rate dokumentierter Bakteriämien bei Vorliegen einer Sepsis nach klinischen Kriterien mit 37–53 % angegeben. Auch der mikrobiologische Nachweis des Erregers bei lokaler Infektion gelingt nur in etwa 70 % der Fälle. Daher können mikrobiologische Befunde nicht als alleinige Grundlage einer antimikrobiellen Chemotherapie dienen. Ist eine gezielte Chemotherapie mangels mikrobiologischer Befunde nicht möglich, so muss eine kalkulierte Chemotherapie (auf der Grundlage empirischer Daten des zu erwartenden Erregerspektrums und Resistenzmusters) erfolgen. Ein artspezifischer eigener Beitrag zur Schwere von Sepsis und septischem Schock konnte nur für wenige Mikroorganismen nachgewiesen werden. Einen unabhängigen prognostischen Prädiktor des Behandlungserfolges bei nosokomialen Bakteriämien stellt der mikrobiologische Nachweis von Pseudomonas aeruginosa und Candidaspezies dar. Eine höhere Letalität konnte für Pseudomonas aeruginosa und Acinetobacter spp. im Vergleich zu anderen Erregern für nosokomiale Pneumonien nachgewiesen werden [30].

58.2.4 Risikofaktoren, Letalität und Langzeitüberleben

Risikofaktoren für die Entwicklung einer Sepsis

Die in Multivarianzanalysen ermittelten Risikofaktoren für das Auftreten einer Sepsis sind in Tabelle 58-1 widergegeben. Daher bedürfen diese Patienten einer aufmerksamen klinischen und laborchemischen Überwachung hinsichtlich der Entwicklung einer Sepsis. Verschiedene epidemiologische und tierexperimentelle Befunde geben Hinweise für geschlechtsspezifische Unterschiede in der Inzidenz und Letalität der

Tabelle 58-1. Risikofaktoren für das Auftreten einer Sepsis

- Höheres Alter (>50 Jahre)
- Männliches Geschlecht
- Aufnahme auf der Intensivstation aus medizinischer und notfallchirurgischer Indikation
- Eine Prognose der Grundkrankheit, die – nach der McCabe-Jackson-Klassifikation – als absehbar zum Tode führt
- Chronische Leberfunktionsstörung
- Krankheitsbedingte oder medikamentöse Immunsuppression

Sepsis. Welche Faktoren letztendlich aber den Schutz des weiblichen Organismus bedingen, ist jedoch nicht bekannt.

Früh- und Spätletalität

Aus epidemiologischen Untersuchungen ergibt sich für den gesamten Krankenhausbereich eine Sepsisgesamtletalität von etwa 30–40 %. Berücksichtigt man lediglich Intensivstationen, so liegt sie bei 50–60 %. 30 % aller Patienten sterben innerhalb der ersten drei Tage nach Sepsisbeginn, 80 % innerhalb der ersten beiden Wochen.

Langzeitüberleben und Lebensqualität nach Sepsis

Langzeitüberleben und Lebensqualität nach einer Sepsis werden wesentlich von der zugrunde liegenden Erkrankung des Patienten bestimmt. Die Letalitätsrate erhöht sich innerhalb der ersten sechs Montate nach Überstehen einer Sepsisepisode um ein weiteres Drittel. Nach den wenigen bisher vorliegenden systematischen Nachuntersuchungen sind die Überlebenden durch gesundheitliche Einschränkungen und eine verminderte Lebensqualität charakterisiert [82].

58.3 Definition

Der Sepsisbegriff hat im Laufe der Zeit einen erheblichen Bedeutungswandel erfahren. Nach der infektiologisch-klinischen Begriffsbestimmung der Sepsis von Schottmüller im Jahre 1914 lag eine Sepsis dann vor, wenn „sich innerhalb des Körpers ein Herd gebildet hat, von dem konstant oder periodisch pathogene Bakterien in den Blutkreislauf gelangen, und zwar derart, dass durch diese Invasion subjektive und objektive Krankheitserscheinungen ausgelöst werden". Die aktuelle Begriffsbestimmung der Sepsis stellt dagegen die inflammatorische Wirtsreaktion als entscheidenden Beitrag für die Pathogenese des Krankheitsbildes heraus [12, 50, 62].

So wird unter Sepsis heute eine akute inflammatorische Wirtsantwort infektiöser Ätiologie verstanden, die dadurch charakterisiert ist, dass es dem Wirt nicht gelingt, die Entzündungsantwort mit ihren destruktiven Teilkomponenten lokal zu begrenzen. Damit wird mit dem heutigen Sepsisbegriff auch ein kausaler Zusammenhang zwischen der Infektion und akuten, infektionsortfernen Organfunktionsstörungen hergestellt. Der Krankheitsverlauf der Sepsis ist also primär durch Ausmaß und Ablauf der Reaktion des Patienten auf die auslösende Noxe und weniger von der Art, Zahl, Pathogenität und Virulenz der Erreger bestimmt. In einer Reihe von Fallkontrollstudien zur Bestimmung der durch Sepsis bedingten Exzessletalität konnte gezeigt werden, dass es einen der septischen inflammatorischen Wirtsantwort bzw. der Sepsis zuschreibbaren Beitrag zur Letalität der Patienten gibt, der unabhängig von der Grundkrankheit und auch unabhängig von der zugrundeliegenden Infektion ist.

Definitionen der Konsensuskonferenz

Eine nordamerikanische Konsensuskonferenz (Society of Critical Care Medicine/American College of Chest Physicians) hat 1992 Sepsis und verwandte Begriffe neu definiert [1]. Danach wird Sepsis als eine systemische Entzündungsreaktion („systemic inflammatory response syndrome") auf einen infektiösen Stimulus definiert (Tabelle 58-2). Die Diagnose einer Sepsis stützt sich dabei auf klinische und klinisch-chemische Parameter, die das Vorhandensein einer systemischen inflammatorischen Reaktion (SIRS) bei klinischem Verdacht auf eine Infektion (auch ohne mikrobiologischen Nachweis) nahelegen. Der Nachweis einer Bakteriämie als Voraussetzung zur Diagnose einer Sepsis wird nicht mehr verlangt.

> Zur Diagnose sollen mindestens 2 der folgenden sog. SIRS-Kriterien erfüllt sein:
> - Körpertemperatur > 38 °C oder < 36 °C,
> - Leukozytose von mehr als 12 000/µl oder weniger als 4000/µl oder mehr als 10 % unreife neutrophile Granulozyten im Differentialblutbild,
> - Tachykardie mit einer Herzfrequenz > 90/min,
> - Tachypnoe von mehr als 20 Atemzügen/min bzw. $p_aCO_2 < 4{,}3$ kPa (< 32 mmHg).

SIRS

Ein der bakteriellen Sepsis sehr ähnliches Krankheitsbild kann auch ohne Vorliegen einer primär mikrobiellen Infektion entstehen. Die Ähnlichkeit ist dadurch begründet, dass Mediatorbildung und Freisetzung analog ablaufen und sich klinisch in gleicher Weise als

Tabelle 58-2. Klinische Kriterien der Sepsis, der schweren Sepsis („severe sepsis") und des septischen Schocks nach der ACCP/SCCM Consensus Conference

Sepsis (Kriterium I und II müssen erfüllt sein)
I. Infektiöse Ätiologie der Inflammation – Infektion mikrobiologisch gesichert oder nach klinischen Kriterien diagnostiziert
II. Schwere inflammatorische Wirtsreaktion (SIRS) – *(zumindest 2 Kriterien)*
- Fieber: Körperkerntemperatur über 38 °C oder Hypothermie (Körperkerntemperatur unter 36 °C)
- Tachykardie: Kammerfrequenz über 90/min
  Tachypnoe mehr als 20 Atemzüge/min oder Hyperventilation: p_aCO_2 unter 4,3 kPa (32 mmHg)
- Leukozytose >12 000/µl oder Leukopenie <4000/µl oder mehr als 10 % unreife Formen der neutrophilen Granulozyten
III. Zeichen der unkontrollierten Inflammation: akute infektionsortferne Organdysfunktionen – *(zumindest eines der folgenden Kriterien)*
- Akute Enzephalopathie: reduzierte Vigilanz, Desorientierung, Unruhe, Delir bei fehlender Beeinflussung durch psychotrope Pharmaka, endokrine oder metabolische Ursachen
- Arterielle Hypotension: systolischer Blutdruck zumindest 1 h lang unter 90 mmHg bei einem zuvor stabilen Patienten oder ein anhaltender Blutdruckabfall um mehr als 40 mmHg gegenüber dem Ausgangsblutdruck bei Abwesenheit anderer Schockursachen
- Relative oder absolute Thrombozytopenie: Thrombozytenabfall um mehr als 30 % pro 24 h oder Thrombozytenzahl unter 100 000/µl ohne Blutverluste als Ursache
- Arterielle Hypoxämie: p_aO_2 unter 10 kPa (75 mmHg) unter Atmung von Raumluft oder ein Oxygenierungsindex (p_aO_2/F_IO_2) unter 33 kPa (250 mmHg) unter O_2-Supplementierung ohne manifeste pulmonale oder kardiale Erkrankung als Ursache
- Renale Dysfunktion/Oligurie: Urinausscheidung unter 0,5 ml/kg/h zumindest für 2 h oder ein Abfall der Kreatininclearance
- Metabolische Azidose: negativer Basenexzess größer als 5 mmol/l, der nicht anderweitig erklärbar ist oder eine Laktatkonzentration im Plasma außerhalb des Referenzbereiches des jeweiligen Labors

Schwere Sepsis („severe sepsis")
- Sepsis und das Vorhandensein von Organdysfunktionen, Hypoperfusion oder Hypotension. Mögliche Symptome: Laktazidose, Oligurie, Enzephalopathie (s. oben)

Septischer Schock – Kriterium I und II und
- zumindest 2 h lang bestehender systolischer arterieller Blutdruck unter 90 mmHg bei Abwesenheit anderer Schockursachen, ohne Ansprechen auf eine adäquate Volumenexpansion oder ein Einsatz von α-adrenerg wirksamen Katecholaminen ist erforderlich, um den mittleren arteriellen Blutdruck auf über 60 mmHg anzuheben und zu stabilisieren

mediatorinduzierte Multiorgandysfunktion und Multiorganversagen manifestieren können. Beispiele solcher nichtinfektiöser Noxen als auslösende Ursachen können Pankreatitis, Traumen, Verbrennungen, Intoxikationen oder Ischämien und Reperfusionsvorgänge sein. Eine sepsisähnliche Wirtsreaktion bei nichtinfektiöser Ätiologie wurde von der Konsensuskonferenz als „systemic inflammatory response syndrome" (SIRS) definiert. Des weiteren wurde versucht, den Schweregrad einer Sepsis durch die Begriffe Sepsis, schwere Sepsis („severe sepsis") und septischer Schock zu charakterisieren.

Im europäischen und deutschen Sprachraum folgt man den Ergebnissen dieser Konsensuskonferenz nicht in allen Punkten. Die Definition eines SIRS anhand der oben genannten Kriterien gilt klinisch als wenig hilfreich, da mehr als 80% aller Intensivpatienten mindestens 2 SIRS-Kriterien erfüllen, wobei die Sterblichkeit dieser Patienten deutlich unter 10% liegt. SIRS definiert damit kein bezüglich einer Organdysfunktion oder der Ausbildung eines Schocks besonders gefährdetes Krankengut. Auch die Anwendung des Begriffs Sepsis auf Patienten ohne infektionsortferne Organdysfunktion oder Schock allein auf der Basis des Vorliegens einer lokal begrenzten Infektion und von 2 SIRS-Kriterien trägt eher zur Verwirrung bei, da auch hiermit keine Krankheitsentität beschrieben wird, die sich bezüglich Prognose bzw. Letalität von Infektionen wie Pneumonie, Pyelonephritis etc. abgrenzen lässt. Erst mit dem Auftreten einer oder mehrerer Organdysfunktionen bzw. eines Schocks kommt es zu einer deutlichen Zunahme der Letalität auf 20% bzw. 50–80% [100]. Dies sind die Krankheitszustände, die im deutschen und europäischen Sprachgebrauch als Sepsis bzw. septischer Schock bezeichnet werden.

Patienten mit diesen klinischen Zeichen wurden in der Vergangenheit und werden auch derzeit in Studien zur adjuvanten Therapie der Sepsis eingeschlossen. Die von der ACCP/SCCM Consensus Conference geprägten Begriffe „severe sepsis" und „septic shock" sind also mit den Begriffen Sepsis und septischer Schock deckungsgleich. Das heißt, ein Patient mit einer auf ein Organsystem begrenzten Infektion hat im europäischen Sepsisverständnis keine Sepsis, solange er keine infektionsortferne Organdysfunktion oder einen Schock aufweist.

> Sepsis ist eine den primären Infektionsort überschreitende systemische Entzündungsreaktion auf eine Infektion. Die Diagnose einer Sepsis stützt sich auf klinische und laborchemische Parameter, die das Vorhandensein einer systemischen inflammatorischen Reaktion nahelegen und gleichzeitig mit anderweitig nicht erklärbaren infektionsortfernen Organdysfunktionen oder Zeichen der peripheren Organminderperfusion einhergehen.

Mit dieser Definition ist die Sepsis klar gegenüber einer Infektion und einer Bakteriämie abgegrenzt. Unter Infektion versteht man eine entzündliche Gewebereaktion auf Mikroorganismen oder eine Invasion von Mikroorganismen in normalerweise steriles Gewebe. Eine Bakteriämie bezeichnet das Vorhandensein vitaler Bakterien im Blut. Nicht jede Bakteriämie geht mit dem klinischen Bild einer Sepsis einher.

58.4 Diagnose

58.4.1 Klinische Kriterien zur Diagnosestellung

Gemäß der oben genannten Definition der Sepsis als infektiös ausgelöster generalisierter Entzündungsreaktion basiert die Diagnose auf dem Nachweis eines Infektionsherdes, einer schweren inflammatorischen Wirtsantwort und dem Auftreten akuter, nicht vorbestehender infektionsortferner Organfunktionsstörungen bzw. Zeichen der peripheren Minderperfusion. Dabei darf hinsichtlich der Organfunktionsstörungen differentialdiagnostisch eine andere Ätiologie nicht in Frage kommen oder muss zumindest unwahrscheinlich sein.

Wie bereits betont, sind die sog. SIRS-Kriterien relativ wenig sensitiv und spezifisch für die Diagnose einer Sepsis bzw. die Charakterisierung des Immunstatus eines Patienten. Es gibt keine klinischen Zeichen bzw. Laborparameter, die für die Diagnose einer Sepsis pathognomonisch wären. Häufige klinische Frühzeichen einer Sepsis sind in Tabelle 58-3 aufgeführt.

Auch eine anderweitig nicht erklärbare positive Flüssigkeitsbilanz kann Hinweis auf eine Sepsis sein. Abb. 58-1 zeigt die Flüssigkeitsbilanzen von Patienten, die auf der Intensivstation eine Sepsis entwickelten. Es fällt auf, dass die Mehrzahl der Patienten bereits 24 h vor der definitiven Diagnosestellung eine Positivbilanz aufwiesen. Häufige laborchemisch erfassbare Veränderungen in der Frühphase einer Sepsis sind in Tabelle 58-4 wiedergegeben.

Tabelle 58-3. Klinische Sepsiszeichen und deren Häufigkeit. (Mod. nach Brun Buisson)

Klinische Befunde	Inzidenz [%]
Schüttelfrost	20
Fieber >38 °C	70
Hypothermie* <36 °C	13
Tachypnoe	99
Tachykardie	97
Veränderungen des mentalen Status	35
Hypotensionen	77
Oligurie	54

* Auch eine Normothermie schließt das Vorliegen einer Sepsis nicht aus.

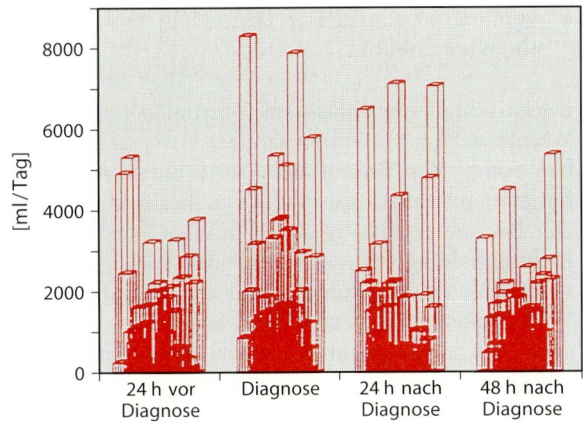

Abb. 58-1. Individueller Volumenbedarf von Patienten mit Sepsis im Zeitraum von 24 h vor bis 72 h nach Diagnosestellung. (Aus: Reinhart K (1999) Gewebeoxygenierung bei Sepsis. In: Schuster H-P et al. (Hrsg) Intensivtherapie bei Sepsis und Multiorganversagen, 3. Aufl. Springer, Berlin Heidelberg New York Tokio)

Tabelle 58-4. Häufige laborchemisch erfassbare Veränderungen in der Frühphase einer Sepsis

Veränderung	Inzidenz [%]
Leukozytose*	ca. 60 % und Linksverschiebung
Leukopenie*	5–20
Abfall der Thrombozyten und Thrombozytopenie	48–80
Akute Koagulopathie	49
Arterielle Hypoxämie	47
Metabolische Azidose	38
Hypophosphatämie	64

* Normale Leukozytenzahlen schließen die Diagnose einer Sepsis nicht aus.

Die Diagnose einer Sepsis ergibt sich aus einem Mosaik von klinischen und laborchemischen Parametern unter Einbeziehung der Frage, ob bei dem Patienten zumindest klinisch der Verdacht auf das Vorliegen eines Infektionsherdes besteht. Ist diese Voraussetzung gegeben, so besteht heute weitgehender Konsens, dass trotz aller Einschränkungen der sogenannten SIRS-Kriterien bei Vorhandensein von mindestens 2 dieser Kriterien und Zeichen mindestens einer Organdysfunktion bzw. peripheren Minderperfusion die Diagnose Sepsis gestellt werden muss.

58.4.2 Parameter der inflammatorischen Immunantwort

Wegen der geringen Sensitivität und Spezifität der klassischen Infektions- bzw. Sepsisparameter befinden sich verschiedene, auch neuere Messparameter der inflammatorischen/immunologischen Immunantwort in der klinischen Evaluierung.

■ **C-reaktives Protein.** CRP ist ein in den Hepatozyten synthetisiertes Protein und gilt als wichtigster und klinisch am weitgehendsten genutzter Entzündungsparameter aus der Gruppe der Akut-Phase-Proteine. Man beobachtet CRP-Anstiege jedoch auch nach größeren Operationen oder Traumen, bei chronischen Entzündungen sowie bei Tumor- und Autoimmunerkrankungen. Selbst bei schweren Entzündungen und septischem Schock kommt es in der Regel erst 24–48 h nach Beginn der klinischen Symptomatik zu einer CRP-Erhöhung. Ist die Leberfunktion im Rahmen eines septischen Geschehens stark beeinträchtigt, so kann die Reaktion von CRP stark eingeschränkt sein. CRP reagiert relativ unabhängig von der Schwere der Infektion, sodass unterschiedliche Schweregrade einer Sepsis hiermit nicht differenziert werden können [71, 84].

■ **Zytokine.** Proinflammatorische Zytokine wie IL-6 und IL-8 sind bei schweren Infektionen und Sepsis häufig erhöht und besitzen eine gewisse prognostische Aussagekraft. Wenn es im Verlauf der Erkrankung nicht zu einem Abfall dieser Zytokine kommt, ist dies mit einer erhöhten Letalität assoziiert. Auch erhöhte IL-6-Spiegel (>1000 pg/ml) bei Sepsisbeginn gehen mit einer erhöhten Letalität einher [85]. Inzwischen werden diese Parameter auch für die klinische Routine angeboten, sind aber hierfür bisher unzureichend evaluiert.

Einschränkungen hinsichtlich der Interpretation ergeben sich auch hier in ähnlicher Weise wie für das CRP durch die geringe Sensitivität und Spezifität für Sepsis, die relativ kurze Halbwertszeit sowie die Tatsache, dass die Sezernierung dieser Zytokine auch einem circadianen Rhythmus unterliegt. Nicht selten ist das Verhalten von Serumzytokinspiegeln nicht mit dem klinischen Verlauf einer Sepsis assoziiert, wie aus verschiedenen Fallberichten deutlich wird.

■ **Procalcitonin (PCT).** Procalcitonin ist das hormonell inaktive Propeptid des Calcitonins. Bei Gesunden wird Procalcitonin in den C-Zellen der Schilddrüse produziert und proteolytisch gespalten, sodass der Serumspiegel unter 0,1 ng/ml liegt. Bei leichten, auf den Infektionsort bzw. ein Organ beschränkten Infektionen kommt es zu keinen oder nur mäßigen PCT-Erhöhungen, während bei schweren generalisierten Infektionen, d. h. bei Sepsis oder septischem Schock, PCT-Serumspiegel bis zu mehreren 100 ng/ml auftreten, wenn der Auslöser für die Sepsis Bakterien, Pilze oder Parasiten sind [47]. Hingegen führen schwere virale Infektionen wie Meningitis oder HIV zu keiner oder nur einer geringgradigen PCT-Erhöhung. Der Syntheseort ist offenbar nicht auf die Schilddrüse beschränkt, jedoch noch nicht vollständig aufgeklärt [3].

Bisher wurden Monozyten als ein weiterer Produktionsort gefunden [77, 78]. Auch die pathophysiologische Rolle von PCT ist derzeit nicht eindeutig geklärt, aber es gibt erste Hinweise aus tierexperimentellen Untersuchungen, dass gegen PCT gerichtete Antikörper zu einer Reduzierung der Sterblichkeit bei Sepsis führen könnten [76].

Mögliche Vorteile der PCT gegenüber bisherigen Sepsisparametern sind in der folgenden Übersicht dargestellt:

> **Mögliche Vorteile der PCT gegenüber bisherigen Sepsisparametern**
>
> - Es kommt relativ früh, in engem Zusammenhang mit den klinischen Zeichen einer Sepsis, zum Anstieg im Serum. Erhöhungen werden 3–4 h nach Endotoxinexposition gemessen. Die Halbwertszeit ist mit ca. 24 h deutlich länger als die der Zytokine, was für den klinischen Gebrauch von Vorteil ist [24].
> - PCT korreliert besser mit der Schwere der Sepsis als Leukozyten, Temperatur, CRP und möglicherweise auch Zytokine [79].
> - PCT scheint eine höhere Sensitivität und Spezifität für infektionsbedingte Organdysfunktionen bzw. den septischen Schock zu haben als andere Infektions- bzw. Sepsisparameter und kann, z. B. bei der Differentialdiagnose zwischen infizierter oder steriler Pankreasnekrose hilfreich sein [84].
> - Im Rahmen der Transplantationschirurgie kann mit PCT besser als mit CRP unterschieden werden, ob eine Abstoßungsreaktion oder eine schwere Infektion vorliegt [29].
> - Ähnlich wie dies für eine Reihe pro- und antiinflammatorischer Zytokine gilt, ist der PCT-Verlauf mit der Überlebensrate assoziiert [80].

Auch für PCT gibt es eine Reihe von nicht infektionsbedingten Stressoren, die zu einer Erhöhung im Serum führen können. Allerdings sind die bei diesen Zuständen beobachteten Anstiege in der Regel geringgradiger ausgeprägt als im Vollbild einer Sepsis. Folgende Ursachen für nicht infektiös bedingte PCT-Erhöhungen wurden bisher berichtet:
- Polytrauma,
- große chirurgische Eingriffe, v. a. am Gastrointestinaltrakt,
- Organtransplantationen,
- extrakorporale Zirkulation,
- Hitzschlag,
- Inhalationstrauma,
- C-Zell-Karzinom der Schilddrüse,
- Applikation von TNF-α, IL-2, OKT3 und Antilymphozytenglobulin.

Dies macht deutlich, dass eine Interpretation von PCT-Werten nur im klinischen Kontext erfolgen kann. Dabei besitzt der Verlauf der Werte einen wesentlich höheren Informationsgehalt als isolierte Einzelwerte. Der Parameter kann in der klinischen Praxis bei der Differentialdiagnose, der Indikationsstellung für diagnostische Untersuchungen und der Bewertung der Wirksamkeit therapeutischer Maßnahmen hilfreich sein. Dies gilt v. a., wenn der Verlauf beobachtet wird.

58.4.3 Beurteilung der Prognose

Unabhängige prognostische Risikofaktoren für die Frühletalität sind offenbar ein hoher Erkrankungs-Score für pathopyhsiologische Veränderungen (APACHE, SAPS etc.), das Vorliegen von 2 oder mehr akuten Organdysfunktionen bei Sepsisbeginn und ein hämodynamischer Schock sowie ein erniedrigter mukosaler pH [17]. Die Spätletalität ist, zusätzlich zu diesen Risikofaktoren, stark mit solchen Faktoren assoziiert, die die Grundkrankheit des Patienten charakterisieren; hierzu gehören die Aufnahmediagnose auf der Intensivstation, die Prognose der Grundkrankheit nach der McCabe-Jackson-Klassifikation und eine bestehende Leberzirrhose sowie die Entwicklung einer Hypothermie, Leukopenie und Thrombozytopenie nach Sepsisbeginn.

Von den hämodynamischen Parametern hat sich der mittlere arterielle Druck, insbesondere der Wert bei Aufnahme, als ein wenig verlässlicher Parameter erwiesen. Auch das Herzzeitvolumen, der systemvaskuläre Widerstand und die abgeleiteten Parameter des systemischen O_2-Verbrauchs und -angebots bei Aufnahme stellen keine aussagekräftigen Parameter dar.

Hingegen lässt sich aus dem Verlauf dieser Parameter innerhalb der ersten 24–48 h – unter Therapie – eher eine prognostische Information ableiten [70]. Patienten, die eine Sepsis und einen septischen Schock überleben, zeigen einen gegenüber Nichtüberlebenden deutlicheren Anstieg des Herzzeitvolumens und des O_2-Angebots und -verbrauchs. Serumlaktatwerte korrelieren bei Patienten mit Sepsis signifikant mit der Letalität. Bei einem Laktatspiegel von über 5 mmol/l liegt die Mortalität bei über 80%. Nicht nur die Höhe des Laktatwerts sondern auch die Dauer einer Laktazidose bestimmen die Mortalität. Dies bildet die Grundlage für das Konzept der „lactime", der Zeit mit einem über 2 mmol/l erhöhten Laktatwert, die sich als sehr guter Parameter zur Abschätzung des Risikos für die Entwicklung eines Multiorganversagens und das Überleben erwies [4].

Für die regionale Perfusion der Magenmukosa, gemessen als intramukosaler pH-Wert der Magenschleimhaut (pH_i), konnte in verschiedenen Arbeiten gezeigt werden, dass der pH_i einen besseren prognostischen Parameter als die globalen O_2-Transportvariablen ($\dot{D}O_2$, $\dot{V}O_2$) darstellt [28, 61, 64]. Dabei waren Werte unter 7,32 bzw. 7,35 mit einer erhöhten Letalität assoziiert.

58.5 Pathophysiologie

58.5.1 Pathophysiologie der Entzündung

Das heutige Konzept der Pathogenese von Sepsis und SIRS basiert auf den komplexen Wechselbeziehungen zwischen dem Wirtsorganismus und dem Infektionserreger bzw. einer Gewebeschädigung. Bei der Sepsis kommt es durch Triggersubstanzen, wie z. B. Endotoxin, zur Aktivierung von zellulären Systemen (Monozyten-Makrophagen, Lymphozyten, Endothelzellen u. a. m.) sowie humoralen Systemen (Komplementsystem, Gerinnungssystem, Kininsystem) (Abb. 58-2, 58-3).

Über die Aktivierung von Monozyten und Makrophagen (wobei die Wirkung von Endotoxin über die Bindung des LPS-LBP-Komplexes an deren CD-14-Rezeptoren erfolgt) wird die Produktion von Zytokinen (TNF-α, Interleukine, Interferone) und Lipidmediatoren (Metaboliten des Arachidonsäuremetabolismus wie Thromboxane, Prostaglandine und Leukotriene sowie PAF) induziert [6]. Bei den an der inflammatorischen Antwort beteiligten Zytokinen lassen sich pro- und antiinflammatorische Substanzen unterscheiden. Die proinflammatorische Zytokinkaskade umfasst die sog. frühen Zytokine („Interleukin-1-Typ-Zytokine") wie Interleukin-1, Tumor-Nekrose-Faktor (TNF-α) und IL-8, die zur Initiierung und Verstärkung der Akutphasereaktion beitragen und die durch Interleukin-1-Typ-Zytokine induzierbaren Zytokine vom Typ Interleukin-6: Interleukin-6, Leukemia Inhibitory Factor (LIF), IL-11, IL-12 sowie eine Reihe hämatopoetischer Faktoren (IL 3, GM-CSF, M-CSF und G-CSF).

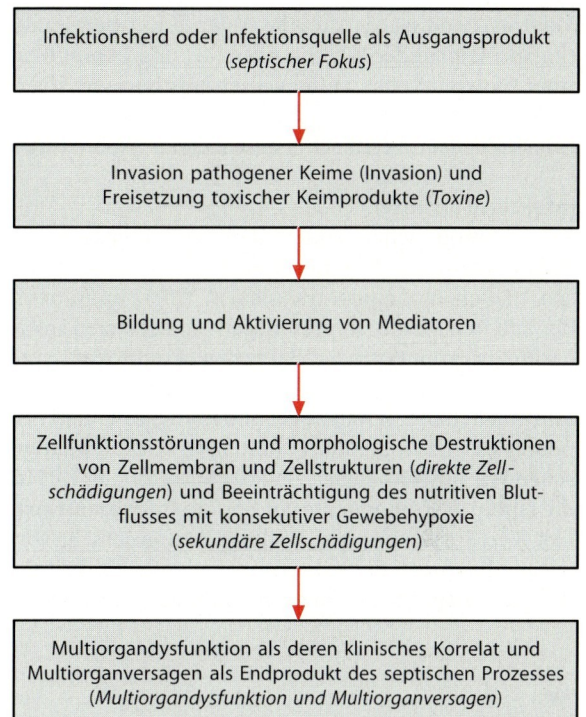

Abb. 58-2. Schematische Darstellung des septischen Prozesses

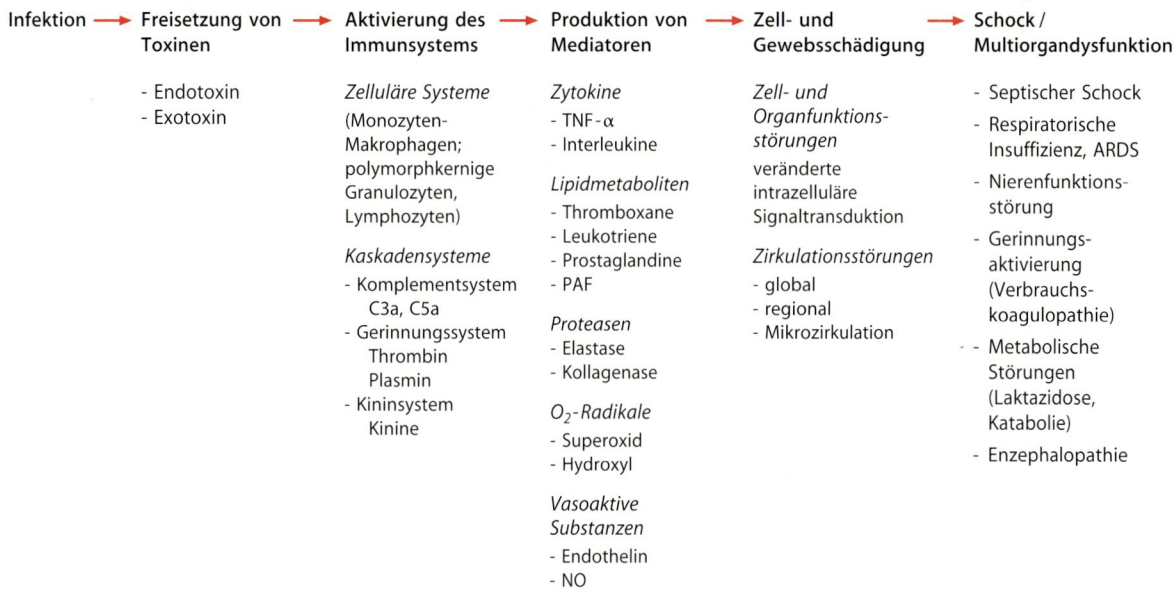

Abb. 58-3. Vereinfachtes Schema zur Pathogenese der Sepsis

Zu den antiinflammatorische Zytokinen zählen IL-10, IL-4, IL-13 sowie lösliche Zytokinrezeptoren und Rezeptorantagonisten (wie Interleukin-1-Rezeptorantagonist (IL-1-RA), Interleukin-2-Rezeptor (sIL-2-r) [74]. Die Ausprägung und der Verlauf der inflammatorischen Reaktion werden durch die komplexen, z. Z. noch nicht vollständig aufgeklärten, Interaktionen pro- und antiinflammatorischer Zytokine bestimmt. Vereinfachend lassen sich die Abläufe mit den Funktionsprinzipien der Wirkungsverstärkung (Amplifikation, Synergie), der stufenweisen Aktivierung (vergleichbar der Gerinnungskaskade) und von Regulationsschleifen („Feedback") beschreiben (Abb. 58-4).

Infektiöse Auslöser

Zu den wesentlichen bakteriellen Produkten, die eine inflammatorische Reaktion infektiöser Genese auslösen, zählen das Lipopolysaccharid (LPS, Endotoxin) der äußeren Membran gramnegativer Bakterien sowie Exotoxine grampositiver Bakterien. Endotoxine sind hitzestabile Moleküle, die aus einem Polysaccharid- und einem daran kovalent gebundenen Lipidanteil (Lipopolysaccharid, Lipoid A) bestehen. Für die biologischen Wirkungen (Fieber, Leukozytose etc.) des LPS ist die Lipoid-A-Komponente der Endotoxine verantwortlich. Die Freisetzung von Endotoxinen geschieht vorwiegend während der Bakteriolyse oder der Zellteilung der Bakterien. Freies Endotoxin bindet an das im Serum vorhandene LPS-bindende Protein (LBP) und löst über die weitere Bindung an lösliches oder zelluläres CD14 seine Wirkungen auf die Wirtszellen aus. Bei den Exotoxinen grampositiver Bakterien, einschließlich der Enterotoxine, handelt es sich um hitzelabile Proteine, die aktiv von Bakterien sezerniert werden und mannigfaltige zytolytische, neurotoxische oder intrazelluläre enzymatische Wirkungen [Choleratoxin, Pertussistoxin, Tetanustoxin, TSS („toxic shock syndrome"), Enterotoxin] ausüben.

Viele Exotoxine sind Superantigene, d. h. sie können unabhängig von ihrer antigenen Spezifität durch direkte Interaktion von MHC-Klasse-II-Molekülen und T-Zellrezeptoren zur Aktivierung von Makrophagen und T-Lymphozyten führen. Neben den Endotoxinen gramnegativer Bakterien und den Exotoxinen sind Zellwandbestandteile von grampositiven Bakterien (Peptidoglykane) und Pilzen ebenfalls in der Lage, eine humorale und zelluläre Aktivierung inflammatorischer Prozesse auszulösen. Allerdings sind die hierbei zugrunde liegenden molekularen Prinzipien im einzelnen noch nicht aufgeklärt.

Nichtinfektiöse Auslöser

Im Unterschied zur Infektion sind diejenigen Faktoren, die letztendlich eine inflammatorische Reaktion nichtinfektiöser Genese auslösen, ebenso wie die zugrunde liegenden Mechanismen der Induktion inflam-

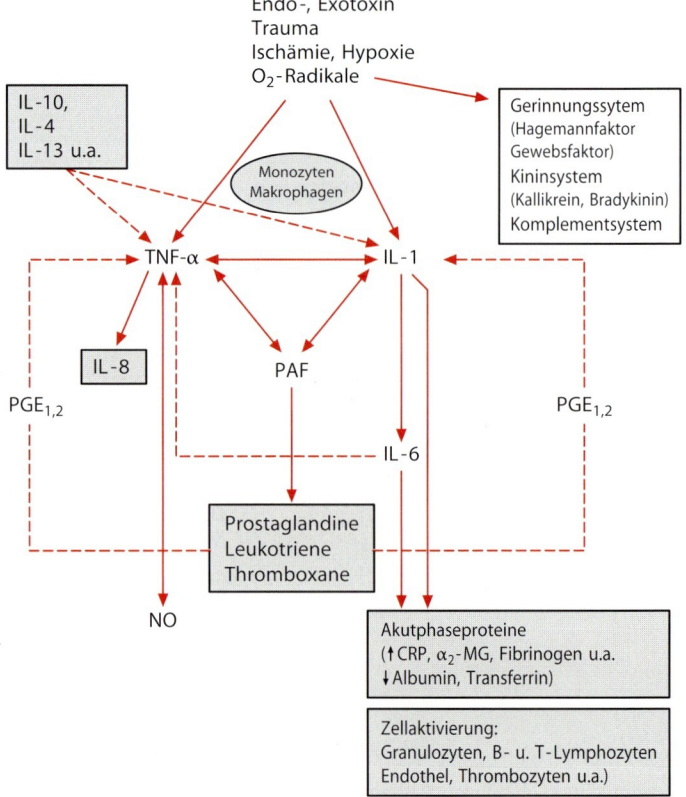

Abb. 58-4.
Vereinfachte schematische Darstellung der Interaktionen innerhalb des endogenen Mediatornetzwerks nach Exposition der „Wirtszellen" (v. a. Gewebsmakrophagen und Monozyten) mit Endo- und Exotoxin, Trauma, Ischämie oder Hypoxie sowie O$_2$-Radikalen; → Stimulation, ⇢ Inhibition.
Abkürzungen: *IL* Interleukin, *PG* Prostaglandin, α_2-*MG* α_2-Makroglobulin, *NO* Stickoxid, *PAF* plättchenaktivierender Faktor, *CRP* C-reaktives Protein

matorischer Mediatoren und deren Bildungsort in der nichtinfektiösen Inflammation in vivo noch weitgehend unbekannt. Man geht jedoch davon aus, dass freie O_2-Radikale ebenso wie Prostaglandine und durch Gewebs- bzw. Leukozytenproteinasen degradierte bzw. als fremd erkannte Proteine beteiligt sind.

Humorale Komponenten der Entzündungsreaktion
Die humoralen Komponenten der inflammatorischen Reaktion umfassen die drei großen Kaskadensysteme Blutgerinnung, Komplementsystem und das Kininsystem. Mikrobielle Produkte wie Endotoxine und andere mikrobielle Zellwandbestandteile führen zu einer Aktivierung des Hagemann-Faktors (Faktor XII). Neben seiner Wirkung auf das intrinsische Gerinnungssystem führt aktivierter Faktor XII (XIIa) zur Aktivierung des Kininsystems mit Entstehung von u. a. von Kallikrein und Bradykinin und ebenso zur Aktivierung des Fibrinolysesystems. Schließlich bewirken bakterielle Produkte die Aktivierung von Gewebsfaktor oder Thromboplastin auf Endothelzellen und Makrophagen, wodurch das extrinsische Gerinnungssystem ebenfalls aktiviert wird. Außerdem aktiviert Endotoxin selbst die Bildung von Plasminogenaktivator. Während der Fibrinolyse durch Plasmin, das aus Plasminogen, z. B. durch Produkte des Kininsystems, entsteht, werden sog. Fibrinopeptide, also Fibrinspaltprodukte, freigesetzt, die selbst vasodilatorische und chemotaktische Wirkungen besitzen. Kallikrein und Bradykinin steigern die Gefäßpermeabilität. Bradykinin selbst wirkt zudem chemotaktisch auf Phagozyten.

Die Aktivierung des Komplementsystems über den alternativen Weg, z. B. durch Kontakt mit bakteriellen Zellwandbestandteilen, führt zur Entstehung von zahlreichen Komplementkomponenten wie u. a. C3a, C5, C3b und C5a, die selbst die Vasodilatation verstärken, Granulozyten zur Ausschüttung vasoaktiver Amine stimulieren (Anaphylatoxine), Leukozyten zur Freisetzung toxischer O_2-Spezies und Proteasen aktivieren, zur Opsonisation in der Lage sind und ebenfalls chemotaktisch auf Makrophagen wirken.

Zelluläre Komponenten
Aktivierte Gewebemakrophagen und Monozyten gelten als zelluläre Initiatoren der Inflammation. Ausgelöst durch chemotaktische Substanzen und bakterielle Produkte gelangen sie zum Ort der Schädigung. Sie besitzen zum einen die Fähigkeit zur Phagozytose und Antigenpräsentation, zum anderen führt ihre Aktivierung zur Produktion von Entzündungsmediatoren.

Im Falle des Endotoxins erfolgt die Aktivierung von Monozyten/Makrophagen durch die Bindung des LPS-LBP-Komplexes an ihre CD14-Oberflächenmoleküle. Die daraufhin einsetzende Mediatorenfreisetzung (TNF-α, IL-1, IL-6) führt zur weiteren Aktivierung verschiedenster Zelltypen wie u. a. Granulozyten, B und T Lymphozyten, Thrombozyten, Hepatozyten und insbesondere von Endothelzellen, denen in der inflammatorischen Reaktion größte Bedeutung beigemessen wird.

58.5.2 Pathophysiologische Veränderungen des Herz-Kreislauf-Systems

Die pathologischen Elemente der im Rahmen der Sepsis induzierten Aktivierung des Immunabwehrsystems können zu erheblichen Auswirkungen auf das kardiozirkulatorische System und zu direkten Zell- bzw. Organschädigungen führen. Septischer Schock und/oder Dysfunktionen der wesentlichen Organsysteme können die Folge sein. Abb. 58-5 zeigt die Faktoren, die aufgrund der Beeinträchtigung des kardiorespiratorischen Systems auf allen Ebenen zu einer unzureichenden zellulären O_2-Versorgung führen können. Gewebehypoxie gilt nach wie vor als Kofaktor in der Pathogenese der Multiorgandysfunktion bzw. des Multiorganversagens (Abb. 58-6). Gleichzeitig ist davon auszugehen, dass Gewebehypoxie eine weitere aktivierende Wirkung auf die verschiedenen Mediator- und Kaskadensysteme ausübt.

Systemische Zirkulation
Unbehandelt kommt es bei Sepsis in 70–80% der Fälle zum Blutdruckabfall und bei fehlender Volumenthera-

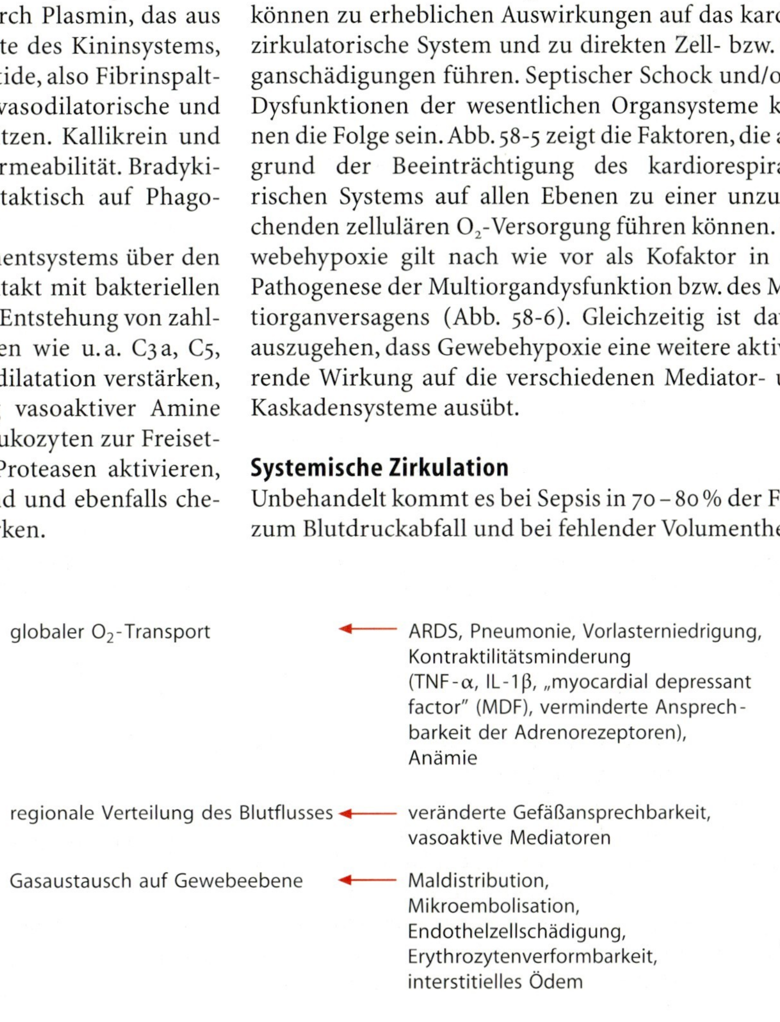

Abb. 58-5. Faktoren, die zur Beeinträchtigung der zellulären O_2-Versorgung beim septischen Schock führen können

globaler O_2-Transport ← ARDS, Pneumonie, Vorlasterniedrigung, Kontraktilitätsminderung (TNF-α, IL-1β, „myocardial depressant factor" (MDF), verminderte Ansprechbarkeit der Adrenorezeptoren), Anämie

regionale Verteilung des Blutflusses ← veränderte Gefäßansprechbarkeit, vasoaktive Mediatoren

Gasaustausch auf Gewebeebene ← Maldistribution, Mikroembolisation, Endothelzellschädigung, Erythrozytenverformbarkeit, interstitielles Ödem

Abb. 58-6.
Pathogenese des Multiorgandysfunktionssyndroms (MODS)

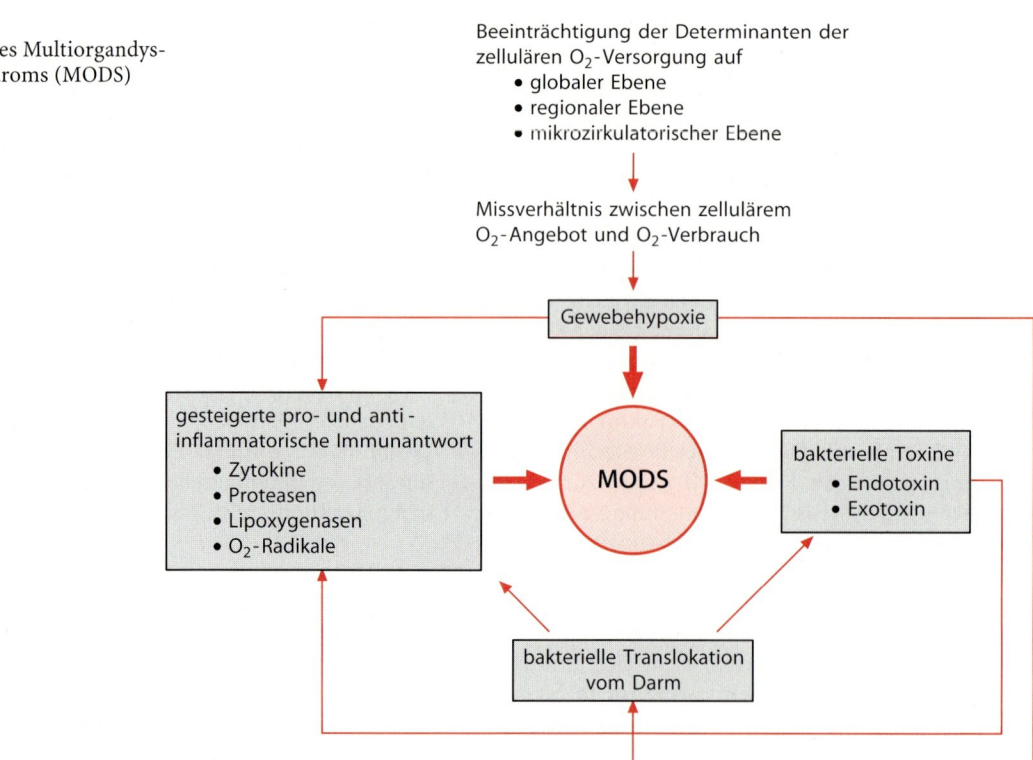

pie auch zu einer Erniedrigung des Herzzeitvolumens. In der Zeit, in der die Bedeutung der Volumentherapie noch nicht erkannt worden war, kam es nicht selten primär zu hypodynamen Schockzuständen, weshalb man von einem phasenhaften Ablauf der Sepsis mit einer zunächst hypodynamen Phase und einer späteren hyperdynamen Phase ausging. Unter adäquater Volumensubstitution kommt es jedoch in aller Regel auch primär zu einer hyperdynamen Zirkulation mit einem über der Norm liegenden Herzzeitvolumen.

Abgesehen von den Patienten, die aufgrund einer ausgeprägten kardialen Vorschädigung nicht in der Lage sind, ihr Herzzeitvolumen zu steigern, ist eine hypodyname Zirkulation bei Sepsis meist Ausdruck einer unzureichenden Volumen- bzw. Kreislauftherapie.

Abb. 58-7 zeigt die Ursachen für einen Abfall des Herzzeitvolumens und des Blutdrucks beim septischen Schock.

Die zelluläre bzw. regionale, organbezogene O_2-Versorgung kann bei Sepsis zusätzlich durch eine Zunahme des O_2-Verbrauchs des Gesamtorganismus und einzelner Organsysteme gefährdet bzw. unzureichend sein. Vor allem das Hepatikus-Splanchnikus-Gebiet ist durch ein Missverhältnis von regionalem O_2-Angebot und regionalem O_2-Verbrauch gefährdet. Im Rahmen einer Sepsis nimmt entgegen früheren Annahmen die Splanchnikusdurchblutung nicht ab. Neuere Arbeiten haben gezeigt, dass es vielmehr zu einer dem Anstieg des Herzzeitvolumens proportionalen oder sogar überproportionalen Zunahme der Perfusion des Splanchnikusgebietes kommt. Der (regionale) O_2-Verbrauch steigt aber in Relation zum globalen $\dot{V}O_2$ überproportional an.

Die Infusion von Endotoxin bei gesunden Probanden führte zu einer Verdoppelung des Splanchnikusblutflusses, die jedoch mit einer *noch größeren* Zunahme des O_2-Verbrauchs in dieser Region einherging. Bei septischen Patienten kann der $\dot{V}O_2$ im Splanchnikusgebiet bis zu 60 % (normal 15–25 %) des $\dot{V}O_2$ des Gesamtorganismus betragen [33, 69]. Dies führt jedoch nicht in jedem Falle zu einer O_2-Minderversorgung in dieser Region, da die regionale O_2-Extraktion stark zunimmt. Die in der Lebervene gemessene O_2-Sättigung liegt deshalb bei Patienten mit septischem Schock nicht selten unter 40 %.

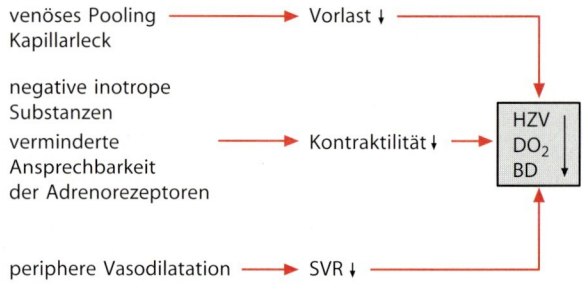

Abb. 58-7. Ursachen für den Abfall des Herzzeitvolumens und des Blutdrucks beim septischen Schock

Vom kardiozirkulatorischen Systems sind alle Ebenen der Zirkulation (systemische Zirkulation, regionale Zirkulation und Mikrozirkulation) betroffen. Die systemischen Auswirkungen des septischen Schocks sind durch eine Einschränkung der Myokardfunktion sowie Hypotonie aufgrund einer ausgeprägten Vasodilatation charakterisiert.

Septische Kardiomyopathie
Die akute septische Kardiomyopathie kann als sekundäre Kardiomyopathie – als Herzbeteiligung im Rahmen einer Systemerkrankung – aufgefasst werden. Tierexperimentell lässt sich bereits wenige Stunden nach Induktion einer Sepsis eine verminderte Kontraktilität des Herzens nachweisen [75]. Klinisch ist die septische Kardiomyopathie durch eine systolische Funktionsstörung mit Einschränkung der Kontraktilität beider Ventrikel bei einer Dilatation mit Zunahme des enddiastolischen Volumens und einer verminderten Auswurffraktion sowie einer diastolischen Funktionsstörung mit einer geänderten Druck-Volumen-Beziehung charakterisiert. Dabei findet sich, bezogen auf den erniedrigten systemischen Gefäßwiderstand, ein nur ungenügend gesteigerter Herzindex bzw. links- und rechtsventrikulärer Schlagarbeitsindex bzw. links- und rechtsventrikuläre Auswurffraktion.

Durch die Zunahme des enddiastolischen Volumens kann ein ausreichendes Schlagvolumen aufrechterhalten werden. Bei Patienten, die die Sepsis nicht überleben, fehlt häufig die kompensatorische Dilatation des linken Ventrikels (Abb. 58-8; [113]). Die geänderte Druck-Volumen-Beziehung besteht in einer Rechtsverschiebung der Frank-Starling-Kurve. Zur Erzielung eines dem Gesunden vergleichbaren Schlagvolumens sind also höhere Füllungsdrücke erforderlich [81].

Pathophysiologisch liegen der myokardialen Dysfunktion verschiedene Faktoren zugrunde. Zum einen ist das Auftreten sogenannter myokarddepressiver Substanzen postuliert worden. Es konnte gezeigt werden, dass TNF-α und Interleukin-1β wie auch Endotoxin die myokardiale NO-Synthase induzieren können, wobei NO negativ inotrope Eigenschaften besitzt. Ob die negativ inotropen Wirkungen von Endotoxin und Zytokinen bzw. myokarddepressiven Substanzen allein durch die Aktivierung der myokardialen NO-Synthase erklärt werden können, ist zur Zeit noch umstritten.

Daneben ist in Bezug auf die myokardiale Dysfunktion auch eine Ischämie zu diskutieren. Zwar sind der koronare Blutfluss, blutdruckbezogen, bei septischen Patienten erhöht und die Koronarien dilatiert, jedoch konnte der Nachweis einer myokardialen Laktatproduktion nicht erbracht werden. Tierexperimentelle Untersuchungen zeigen, dass die koronare Reserve eingeschränkt ist und dass eine intramyokardiale Fehlverteilung des koronaren Blutflusses auftritt. Daher ist es wahrscheinlich, dass diskrete ischämische Bezirke im septischen Herzen entstehen, ohne dass eine globale Myokardischämie nachweisbar wäre. Dies würde echo-

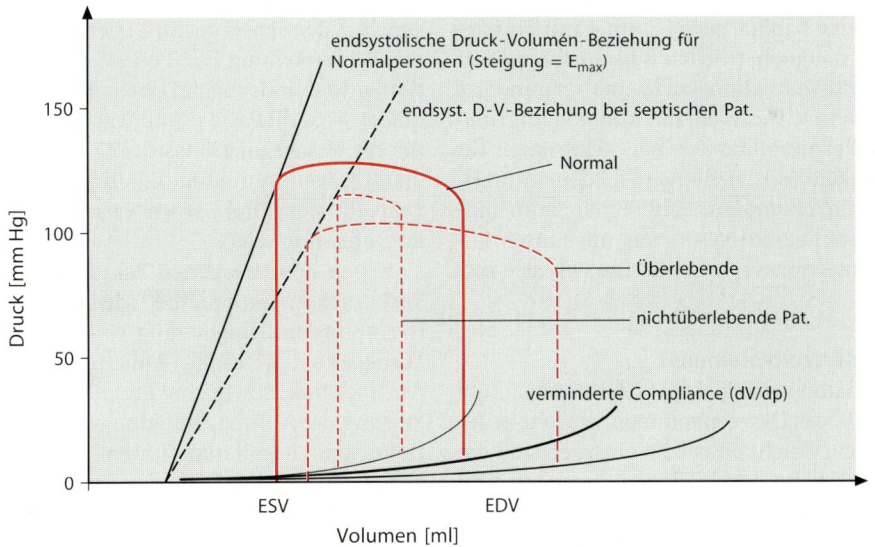

Abb. 58-8. Druck-Volumen-Beziehungen des linken Ventrikels für Normalpersonen, Patienten mit Sepsis, die überlebt haben, und verstorbene Patienten mit Sepsis. *Ordinate* linksventrikulärer Druck, *Abszisse* linksventrikuläres Volumen. Die Kontraktilität entspricht der Steigung der endsystolischen Druck-Volumen-Beziehung (als *Gerade* dargestellt). Sowohl bei überlebenden wie bei nicht-überlebenden Patienten mit Sepsis ist die Kontraktilität gegenüber Normalpersonen vermindert. Bei den überlebenden Patienten findet sich eine Dilatation des linken Ventrikels als kompensatorische Antwort auf die eingeschränkte Kontraktilität. Dies gewährleistet die Aufrechterhaltung eines ausreichenden (gegenüber Normalpersonen erhöhten) Schlagvolumens. Bei nicht überlebenden Patienten findet sich – aus noch nicht genau bekannten Gründen – keine oder nur eine unzureichende Dilatation des linken Ventrikels, sodass es bei diesen aufgrund der reduzierten Kontraktilität zu einem Abfall oder zumindest – in Relation zu der reduzierten Nachlast – nicht zu einem entsprechend höheren Schlagvolumen kommt

kardiographische Befunde bei Patienten mit septischer Kardiomyopathie erklären, bei denen sowohl regionale als auch globale Kontraktilitätsstörungen beschrieben wurden. Infolge einer pulmonalen Hypertonie bei ARDS kann eine rechtsventrikuläre Dysfunktion hinzutreten. Potentiell sind die Funktionsbeeinträchtigungen und die Herzschädigungen reversibel.

Vasodilatation

Der physiologische Vasodilatator NO wird in Endothelzellen durch die NO-Synthetase aus der Aminosäure L-Arginin gewonnen. Im septischen Schock wird die induzierbare NO-Synthetase (iNOS) auf Endothelzellen vermehrt exprimiert. Die unphysiologisch hohe NO-Produktion führt zu einer exzessiven Vasodilatation. Das dadurch ausgelöste periphere Pooling von Blut reduziert den venösen Rückstrom zum Herzen, sodass in Verbindung mit der durch die Vasodilatation zusätzlich erheblich erniedrigten Nachlast der Blutdruck abfällt. Hinzu kommt eine verminderte Ansprechbarkeit der Katecholaminrezeptoren auf endogene und exogene Katecholamine.

Intravasales Blutvolumen

Sepsispatienten sind durch ein absolutes und relatives intravasales Volumendefizit charakterisiert. Das verminderte effektive intravasale Volumen trägt wesentlich zu der Kreislaufinstabilität bei. Ursächlich dafür sind eine Umverteilung des Volumens aufgrund eines erhöhten venösen Poolings bei Dilatation der venösen Kapazitätsgefäße mit konsekutiver Reduktion der Vorlast, ein Anstieg der Kapillarpermeabilität mit Flüssigkeitsverlusten in den interstitiellen Raum, erhöhte Verluste via Kutis und Ventilation sowie eine verminderte Flüssigkeitsaufnahme. Des Weiteren können aufgrund einer erhöhten Permeabilität der Zellmembranen für Natrium Flüssigkeitsverschiebungen in den intrazellulären Raum hinzukommen. Schließlich kann aufgrund einer renalen Funktionsstörung mit Einschränkung des Konzentrationsvermögens eine Polyurie auftreten.

Verteilung des Herzzeitvolumens

Ein wichtiges pathophysiogisches Charakteristikum der Sepsis ist, dass das Herzzeitvolumen, obwohl in der Sepsis erhöht, nicht gleichmäßig bzw. entsprechend der Normalsituation auf die verschiedenen Organe verteilt ist. Verschiedene Untersuchungen haben eine – absolute bzw. relative – Reduktion des Blutflusses zum Myokard, Skelettmuskel, v. a. aber zum Magen, Duodenum, Dünndarm und Pankreas gezeigt, wohingegen die Perfusion von Gehirn und Nieren unverändert bleibt.

Eine in Bezug auf die Entwicklung des Multiorganversagens wichtige Veränderung ist die Abnahme der Mukosaperfusion von Magen und Ileum. So haben verschiedene Studien gezeigt, dass die verminderte Durchblutung des Mesenteriums nach Endotoxinämie, Sepsis oder Verbrennungen zu einer intramukosalen Hypoxie, intramukosalen Azidose, erhöhten intestinalen mukosalen Permeabilität und zur bakteriellen Translokation führen kann.

Regionale Zirkulation

Die NO-induzierte Vasodilatation der Arteriolen führt nicht nur zu den oben angeführten systemischen Kreislaufveränderungen, sondern beeinträchtigt ebenso die regionalen Mechanismen, die die Perfusion einzelner Organe regulieren. So ist bei septischen Tieren unter Hypoxie z. B. die Umverteilung des Blutflusses zu lebenswichtigen Organen eingeschränkt. Der Verlust der Autoregulation des Blutflusses beinhaltet immer das Risiko einer Organischämie, da die Perfusion nicht an einen veränderten O_2-Bedarf angepasst werden kann. So wird z. B. das Stromgebiet der A. hepatica im Endotoxinschock zu einem passiven Gefäßbett, und die physiologisch bestehende enge Kopplung an den portalen Blutfluss geht verloren.

Mikrozirkulation

Die Störungen im Bereich der Mikrozirkulation sind bei der Sepsis besonders ausgeprägt. Von einigen Autoren wird deshalb die Sepsis auch als eine Erkrankung des Endothels bezeichnet. Wesentliches Merkmal dieser Mikrozirkulationsstörung ist eine Aufhebung der Kopplung von Perfusion und Stoffwechsel bzw. dem lokalen O_2-Bedarf. Während die regionale Perfusion unter physiologischen Bedingungen dem jeweiligen metabolischen Bedarf angepasst wird, ist diese Anpassung bei der Sepsis gestört. Hierdurch kommt es zu einer Fehlverteilung der Perfusion mit parallel existierender und in Bezug auf den lokalen O_2-Bedarf inadäquater Vasodilatation und Vasokonstriktion. Zu den für die Vasoregulationsstörung verantwortlichen Mediatoren gehören einige Lipidmediatoren (Thromboxane, Prostazykline) sowie vasoaktive Substanzen wie Endothelin und NO.

Neben den vasogenen Faktoren können auch eine Verbrauchskoagulopathie (disseminierte intravasale Gerinnung mit Entstehung von Mikrothromben), ein „Leukozyten-Sticking" (Anheftung von Leukozyten an das Endothel) sowie eine Endothelschwellung zu einer Störung der Mikrozirkulation auf der Ebene von Arteriolen und Kapillaren führen. Ein Gewebeödem mit Verlängerung der Diffusionsstrecke kann zusätzlich die Gewebeoxygenierung einschränken.

58.6 Therapie

Die Vielzahl der therapeutischen Ansätze bei Sepsis lassen sich in kausale und supportive sowie neue, adjuvante Maßnahmen zusammenfassen.

Kausale Therapieansätze umfassen die Bekämpfung von Infektionen mit antimikrobiellen Substanzen, die

Beseitigung der Sepsisursache durch die chirurgische Ausräumung septischer Herde (z. B. Abszessdrainage) und die Entfernung infizierten Fremdmaterials.

Unter dem Begriff einer supportiven Therapie lassen sich die intensivmedizinischen Maßnahmen zusammenfassen, die der Korrektur bzw. Wiederherstellung der Homöostase und der Kompensation bzw. dem Ersatz gestörter Organfunktionen dienen. Dazu gehören die Behandlungsmaßnahmen bei hämodynamischen Störungen (z. B: Schocktherapie), organunterstützende Verfahren wie die mechanische Ventilation, organersetzende Verfahren wie die Hämodiafiltration und schließlich auch die parenterale und enterale Ernährung.

Als *adjuvante Therapie* gelten solche Therapieansätze, die eine Modulation der wirtseigenen inflammatorischen Antwort mit spezifischen Therapeutika als Ziel haben. Diese umfassen u. a. die Hemmung bzw. Elimination inflammatorischer Mediatoren oder einer gesteigerten prokoagulatorischen Aktivität, aber auch die Immunkompetenz stimulierende Ansätze sowie den Einsatz von Antioxidanzien.

Die antimikrobielle Therapie und die kausale chirurgische Therapie werden in anderen Beiträgen dieses Bandes behandelt. Diesen Maßnahmen kommt ohne Zweifel der größte Stellenwert in der Therapie der Sepsis zu.

In zahlreichen Studien ist belegt, dass die Wirksamkeit (Erregerempfindlichkeit) der initialen kalkulierten antibiotischen Therapie zu signifikant höheren Überlebensraten beiträgt [110]. Das gilt auch für den Zeitpunkt der ersten Antibiotikagabe. Verzögerungen um mehr als 8 h gingen bei Patienten mit Pneumonie und Sepsis mit einer erhöhten Sterblichkeit einher [65].

Ohne chirurgische Herdsanierung bei Abszessen oder abdomineller Sepsis bzw. Peritonitis bleiben antibiotische Therapie und intensivmedizinische Therapie erfolglos. Andererseits konnte in verschiedenen Studien gezeigt werden, dass die Qualität der supportiven Therapie – gemessen an der Qualifikation der für diese Therapie verantwortlichen Intensivmediziner – zu signifikant besseren Überlebensraten bei Patienten mit Sepsis führt [90].

Für die adjuvante Therapie gilt, dass bisher für keinen dieser Ansätze eine Effektivität nachgewiesen werden konnte. Derzeit sind weitere große Multizenterstudien im Gange, deren Ergebnisse abgewartet werden müssen.

58.6.1 Supportive Therapie

Im Mittelpunkt der supportiven Maßnahmen steht die Kreislauftherapie zur Aufrechterhaltung einer ausreichenden Gewebeoxygenierung und Organfunktion. Auf diesen Aspekt wird daher im Folgenden ausführlich eingegangen.

58.6.2 Gewährleistung einer adäquaten Gewebeoxygenierung

Im septischen Schock sind nahezu alle Determinanten der zellulären O_2-Versorgung beeinträchtigt (Tabelle 58-5). Dies muss bei den therapeutischen Ansätzen berücksichtigt werden. Ziel muss es deshalb sein:
1. den globalen O_2-Transport zu optimieren,
2. Missverhältnisse zwischen regionalem O_2-Verbrauch und regionalem O_2-Angebot zu verhindern,
3. den Gas- und Substrataustausch auf der Ebene der Mikrozirkulation aufrechtzuerhalten.

Obwohl die Störungen im Bereich der Mikrozirkulation bei der Sepsis besonders ausgeprägt sind, zielt die Kreislauftherapie in der klinischen Praxis zunächst auf die Normalisierung der pathologischen Veränderungen auf der Ebene der Makrozirkulation und orientiert sich damit an hämodynamischen Parametern wie Blutdruck, kardialen Füllungsdrücken, Herzfrequenz und Herzzeitvolumen. Dies ist darin begründet, dass sich diese Parameter unter klinischen Bedingungen relativ einfach erfassen lassen, wohingegen die zelluläre O_2-Versorgung und ihre unmittelbaren Determinanten im klinischen Alltag nicht messbar sind.

Die Pulmonalarterienkatheterisierung mittels Thermodilutionskatheter erlaubt heute nicht nur die Messung des Herzzeitvolumens, sondern auch die Abschätzung der globalen O_2-Extraktionsrate sowie die Berechnung von O_2-Transport und O_2-Verbrauch [89]. Obwohl auch diese Messgrößen nur Teildeterminanten der zellulären O_2-Versorgung sind, bzw. diese nur mittelbar widerspiegeln, sind sie hilfreich für die Therapiesteuerung bei Patienten mit ausgeprägtem septischen Schock. Inzwischen kommen auch andere Methoden des erweiterten hämodynamischen Monitorings wie die transösophageale Echokardiographie oder die transpulmonale Indikatordilutionstechnik für die Therapiesteuerung bei Patienten mit septischem Schock in Frage. Die globalen O_2-Transport-bezogenen Parameter erfahren ihre stärkste Einschränkung in der mangelnden Aussagekraft bezüglich der Oxygenierung auf regionaler und zellulärer Ebene.

Tabelle 58-5. Determinanten der zellulären O_2-Versorgung

Globaler O_2-Transport	Lungenfunktion Herzauswurfleistung Hämoglobingehalt
Regionale Verteilung des Blutflusses	Gefäßwiderstand Perfusionsdruck
Gasaustausch auf Gewebeebene	Kapillardichte Kapillarperfusion Diffusionsstrecke

58.6.3 Konzepte zur Gewährleistung einer adäquaten Gewebeoxygenierung und deren Grenzen

O_2-Angebot

Ein zentraler Ansatz zur Verhinderung einer Gewebehypoxie beim septischen Schock ist trotz der genannten Einschränkungen die Aufrechterhaltung bzw. die Optimierung des O_2-Transports ($\dot{D}O_2$), wobei man unter $\dot{D}O_2$ die Menge O_2 versteht, die pro Minute vom Herzen zu den einzelnen Organsystemen gepumpt wird. $\dot{D}O_2$ berechnet sich folglich aus dem Produkt von Herzzeitvolumen und arteriellem O_2-Gehalt. Ausgehend von den Arbeiten bei operativ-chirurgischen Risikopatienten, die eine erhöhte Überlebensrate bei den Patienten zeigten, die über der Norm liegende Werte für den globalen O_2-Transport und den O_2-Verbrauch aufwiesen, wurde das Konzept der Maximierung des systemischen O_2-Angebots auch bei septischen Patienten propagiert [98].

Hypothese war, eine versteckte O_2-Schuld zu therapieren. Eine Zunahme des O_2-Verbrauchs ($\dot{V}O_2$) unter einer $\dot{D}O_2$-Steigerung und ein erhöhter Laktatspiegel wurden bei septischen Patienten als Indikator eines systemischen O_2-Defizits interpretiert. Neuere Arbeiten stellen diese Postulate allerdings in Frage. So kann ein Anstieg des $\dot{V}O_2$ bei der Therapie mit Katecholaminen auch Folge von kalorigenen Effekten dieser Substanzen sein. In Tiermodellen der Sepsis wurde ein 40–130%iger Anstieg der Freisetzung von Laktat und Pyruvat aus Muskel und Leber bei normalem Laktat/Pyruvat-Quotienten beobachtet [44, 101].

Normale Pyruvat/Laktat-Quotienten vor und nach therapeutischen Interventionen zur Erhöhung des O_2-Angebots bei septischen Patienten mit Laktazidose [31, 32, 55] sprechen dafür, dass die bei septischen Patienten beobachteten erhöhten Laktatwerte nicht immer bzw. nicht vollständig auf einem systemischen O_2-Defizit beruhen und – auch bei Vorliegen einer Laktazidose – ein systemisches O_2-Defizit bei septischen normovolämen (volumentherapierten) Patienten nicht immer bestehen muss.

Diese Befunde relativieren daher das Konzept der Maximierung des O_2-Transports bei septischen Patienten. In einer jüngst publizierten Analyse ausgewählter Studien zur Maximierung des O_2-Transports bei kritisch kranken Patienten ergab die Metaanalyse von 7 prospektiv randomisierten Studien ein kombiniertes relatives Risiko von 0,86 (Konfidenzintervall 0,62–1,20] und damit keinen Einfluss der Maximierung des O_2-Angebots auf die Letalität [41]. Bei den beiden einzigen Studiengruppen, die ein positives Ergebnis erbrachten, handelte es sich um perioperative Interventionen bei operativen Risikopatienten. Bei Patienten mit Sepsis oder septischem Schock, so zeigt die Auswertung von vier kontrollierten, randomisierten Studien (Tabelle 58-6), sind dagegen eher negative Ergebnisse bei diesem Therapiekonzept zu erkennen.

Daraus kann abgeleitet werden, dass eine Steigerung des O_2-Angebots „um jeden Preis" bei dieser Patientenpopulation eher einen negativen Effekt hat.

CAVE

Die bei adäquater Volumentherapie und rationalem Katecholamineinsatz bei der Mehrzahl der Patienten zu beobachtenden supranormalen Werte des O_2-Transports und -verbrauchs sind oft Ausdruck einer größeren physiologischen Reserve oder einer weniger schweren Erkrankung, womit sich eine bessere Prognose erklären lässt. Ein erhöhtes O_2-Angebot ist kein Garant für die Vermeidung einer – regionalen – Gewebshypoxie.

Ein wesentliches Problem der Gewebeoxygenierung bei der Sepsis liegt in der gestörten Mikrozirkulation,

Tabelle 58-6. Randomisierte klinische Studien zum Einfluss der Erhöhung des O_2-Angebots auf die Mortalität septischer Patienten

Autor	Jahr	Patienten (n)	Patienten mit Sepsis*	Krankenhausmortalität Kontrolle	Therapie (%)	Signifikanzniveau**
Tuchschmidt	1992	51	51	72	50	0,14
Yu	1993	67	52	34	34	n.s.
Hayes	1994	100	72	34	54	0,04
				52	71***	n.s.
Gattinoni	1995	505****	116	48	49	n.s.
				52	56*****	n.s.

Erläuterungen:
- * Sepsis oder septischer Schock nach der Definition von Bone.
- ** n.s. nicht signifikant.
- *** Kontrollgruppe und Herzindexgruppe (gemischtvenöse O_2-Sättigungs-Gruppe unberücksichtigt).
- **** Subgruppe mit septischem Schock.
- ***** Subgruppe mit Sepsis und septischem Schock.

speziell im Splanchnikusgebiet, die nicht ausschließlich durch ein erhöhtes globales O_2-Angebot kompensiert werden kann. Da die zelluläre O_2-Versorgung, wie Tabelle 58-5 (s. S. 1009) zeigt, von einer Reihe verschiedener Faktoren abhängt, ist es verständlich, dass eine $\dot{D}O_2$-Optimierung allein nicht zwingend zu einer adäquaten Gewebeoxygenierung führt.

> O_2-Transport zum Gewebe ist also beim Patienten mit Sepsis nicht identisch mit Gewebeoxygenierung.

Schließlich gibt es Hinweise, dass bei der Sepsis nicht nur eine Gewebehypoxie, sondern auch eine mitochondrale Stoffwechselstörung [19] und eine Beeinträchtigung des Zytoskeletts zu Zell- bzw. Organschädigungen führen können [7].

Verschiedene Daten lassen vermuten, dass regionale Indikatoren der Gewebeoxygenierung, wie der pH_i bzw. die regionale CO_2-Produktion, Änderungen in der O_2-Versorgung der Gewebe besser als globale Parameter reflektieren. In Zukunft dürfte daher auch in der Klinik Indikatoren der regionalen Gewebsperfusion eine größere Bedeutung als globalen Parametern zukommen.

Abschließend kann nach dem derzeitigen Wissensstand von einer pathologischen Abhängigkeit des O_2-Verbrauchs vom -angebot nur dann ausgegangen werden, wenn keine ausreichende Kreislauftherapie erfolgt ist, z.B. in der Frühphase eines septischen Schocks. Nach den vorliegenden Daten ist eine globale Abhängigkeit des O_2-Verbrauchs vom Angebot bei adäquat therapierten Patienten unwahrscheinlich. Während sich eine globale Abhängigkeit des O_2-Verbrauchs vom Angebot aus den vorliegenden Daten nicht ableiten lässt, kann eine solche Beziehung organabhängig, speziell im Splanchnikusgebiet, durchaus auftreten.

58.6.4 Therapeutische Maßnahmen zur Gewährleistung bzw. Optimierung des O_2-Transports

Aufrechterhaltung des arteriellen O_2-Gehalts

■ **Maschinelle Beatmung.** Die Verhinderung einer arteriellen Hypoxie durch kontrollierte, differenzierte Beatmung ist bei den meisten Patienten mit Sepsis unerlässlich, da es sehr häufig zu einer Beeinträchtigung des pulmonalen Gasaustauschs infolge der Ausbildung eines ARDS kommt. Grundsätzlich sollte die Indikation zur Intubation und assistierten bzw. kontrollierten maschinellen Ventilation bei Patienten im septischen Schock – auch ohne das Vorliegen einer gravierenden Störung des Gasaustauschs – frühzeitig gestellt werden, da die Atemarbeit in dieser Situation einen erheblichen, z.T. überproportionalen Anteil am O_2-Bedarf des Körpers einnehmen kann.

■ **Hämoglobingehalt.** Für die Sicherstellung eines ausreichenden systemischen O_2-Angebots stellt die Transfusion von Erythrozyten eine weitere Option dar. Von den meisten Autoren wird zur Aufrechterhaltung eines ausreichenden arteriellen O_2-Gehalts eine Hämoglobinkonzentration um 12 g/dl bzw. ein Hämatokrit um 35% angestrebt. Eine prospektive, randomisierte Studie konnte allerdings bei kritisch kranken Patienten keinen Vorteil einer Transfusion von Erythrozyten (Hb 10.9 g/dl vs. 7–9 g/dl) hinsichtlich der Mortalität nach 30 oder 120 Tagen sowie der Entwicklung von Organdysfunktionen zeigen [38].

In einer anderen Untersuchung führte die Transfusion gelagerter Erythrozyten bei kritisch kranken Patienten mit Anämie trotz erheblich gesteigertem $\dot{D}O_2$ nicht zu einem Anstieg des indirekt kalorimetrisch gemessenen $\dot{V}O_2$. Einen Hinweis auf potentielle Nebenwirkungen einer Transfusion liefert die Beobachtung einer Korrelation zwischen der Lagerungsdauer der Erythrozyten und den Änderungen des intramukosalen gastralen pH (pH_i), da der pH_i um so stärker abfiel je älter die verwendeten Erythrozyten (> 15 Tage) waren [60]. Dieser Befund beruht möglicherweise auf einer Störung der Mikrozirkulation aufgrund der eingeschränkten Erythrozytenverformbarkeit infolge des höheren Alters der transfundierten Erythrozyten.

In einer Untersuchung an septischen Patienten einer operativen Intensivstation konnte durch eine Transfusion von Erythrozyten zwar eine Steigerung des O_2-Angebots bei Patienten mit normalen und erhöhten Laktatspiegeln erzielt werden, jedoch fand sich nur in der Gruppe der Patienten mit normalen Laktatwerten eine Steigerung des O_2-Verbrauchs, nicht jedoch in der Gruppe mit erhöhten Laktatwerten [103].

Aufgrund dieser Daten erscheint derzeit eher eine restriktive Transfusionspraxis mit Hämoglobinkonzentrationen um 10 g/dl auch bei Intensivpatienten im Hinblick auf den systemischen O_2-Transport gerechtfertigt. Zudem können negative Akuteffekte der Transfusion gelagerter Erythrozyten nicht ausgeschlossen werden.

Steigerung des Herzzeitvolumens

Abbildung 58-8 (s. S. 1007) zeigt die Faktoren, die bei Sepsis zu einer Erniedrigung des Herzzeitvolumens oder zu einer Hypotonie führen können. Zentrale Pathomechanismen sind: verminderte Ansprechbarkeit der Adrenorezeptoren gegenüber endogenen und exogenen Katecholaminen, myokarddepressive Faktoren, Vorlasterniedrigung durch Flüssigkeitsverluste ins Gewebe über Kapillarlecks, Vasodilatation im Bereich der Kapazitätsgefäße. Als therapeutische Maßnahmen ergeben sich folglich:
- ausreichender Volumenersatz,
- Einsatz von positiv inotropen Substanzen,
- Einsatz von Vasopressoren.

■ **Volumenersatz.** Die Art des Volumenersatzes wird kontrovers diskutiert. Kristalloide Lösungen werden ebenso verwendet wie kolloidale. In verschiedenen Untersuchungen wurden bessere Effekte von kolloidalen Lösungen auf den O_2-Transport und die globale O_2-Aufnahme beobachtet. Leider sind zu dieser Fragestellung bisher keine geeigneten prospektiven, randomisierten Studien verfügbar. In der Wahl des Plasmaersatzmittels zeigte niedrigmolekulare Hydroxyäthylstärke Vorteile in der Langzeitanwendung gegenüber Humanalbumin, denn nur durch das künstliche Kolloid konnte bei Patienten mit einer Sepsis eine Verbesserung der globalen Hämodynamik erreicht und ein Abfall des pH_i-Wertes vermieden werden [8, 9].

Aus mikromorphologischen Untersuchungen in einem tierexperimentellen Modell des septischen Schocks ist bekannt, dass Kolloide im Gegensatz zu Kristalloiden die Progression des extrapulmonalen Gewebeschadens und die Endothelschwellung verhindern können [73]. Mit welchen Substanzen die Volumentherapie im Rahmen der Sepsis letztendlich durchgeführt werden sollte, ist jedoch noch offen. Zur Zeit liegen lediglich drei Metaanalysen vor, die zu keiner einheitlichen Aussage kommen [5, 96, 112].

Zum Einsatz von Albumin bei Hypovolämie, Verbrennungen und Hypoalbuminämie ergab eine kürzlich publizierte Metaanalyse von 30 randomisierten, kontrollierten Studien mit 1419 Patienten ein auf 1,46, 2,40 und 1,69 (im Mittel 1,68) erhöhtes relatives Mortalitätsrisiko bei Verwendung von Albumin im Vergleich zu den Kontrollgruppen [21]. Dies entspräche bei 100 behandelten Patienten sechs zusätzlichen Todesfällen. Als kausale Faktoren werden von den Autoren ein Albumin- und Wasseraustritt durch permeable Kapillarmembranen in das Interstitium, gerinnungshemmende Effekte sowie Störungen der Thrombozytenfunktion diskutiert. Derzeit erscheint daher ein zurückhaltender Einsatz von Albumin indiziert.

> Entscheidend bei der Volumentherapie ist v. a. der ausreichende Volumenersatz und weniger die Art der gewählten Flüssigkeiten.

Die hierfür nötigen Volumina werden in der Praxis häufig unterschätzt. Abbildung 58-1 (s. S. 1001) stellt den individuellen Volumenbedarf bei Patienten mit septischem Schock 24 h vor bis 72 h nach Diagnosestellung dar, wobei sich zeigt, dass Volumina von 5-8 l/Tag keine Seltenheit sind. Zielgröße für den Volumenbedarf ist die kardiale Leistungssteigerung, die anhand von individuellen Frank-Starling-Ventrikelfunktionskurven zu ermitteln ist, d. h. dass eine Volumengabe solange erfolgen sollte, bis damit keine Steigerung des Herzzeitvolumens mehr erzielt wird. Dies erfordert meist kardiale Füllungsdrücke im oberen Normbereich (ZVD 10-12 mmHg, PCWP 14-18 mmHg).

Limitierend für die Volumentherapie ist eine Verschlechterung des pulmonalen Gasaustausches, wobei v. a. ältere Patienten mit einer vorbestehenden Herz- bzw. Koronarinsuffizienz gefährdet sind. In der Regel werden die genannten Füllungsdrücke von den Patienten jedoch ohne eine Verschlechterung der pulmonalen Funktion toleriert. Aufgrund der Einschränkungen des pulmonalkapillären Verschlussdrucks als Vorlastparameter rücken in letzter Zeit alternative Verfahren wie die transpulmonale Thermo- bzw. Indikatordilution und die transösophageale Echokardiographie vermehrt in das klinische Interesse, da Parameter wie das intrathorakale Blutvolumen oder die enddiastolische Querschnittfläche wesentlich bessere Vorlastparameter darstellen [45, 57].

■ **Positiv inotrope Substanzen.** Lässt sich trotz adäquatem Volumenersatz kein ausreichender arterieller Mitteldruck (MAP ≤ 70 mmHg) und keine zufriedenstellende Urinausscheidung erzielen, ist der Einsatz einer positiv inotropen Substanz angezeigt. Für die Wahl der Substanzen kann keine eindeutige Empfehlung ausgesprochen werden, da keine Untersuchungen vorliegen, die belegen, dass die Wahl des Katecholamins Einfluss auf die Überlebensrate hat. Es ist deshalb sinnvoll, solange derartige Studien nicht vorliegen, Substanzen bzw. Substanzenkombinationen unter dem Gesichtspunkt ihrer Wirkungen auf die Determinanten der zellulären O_2-Versorgung auszuwählen (vgl. Tabelle 58-5 (s. S. 1009)). Entscheidend ist die Beeinflussung der vorliegenden pathophysiologischen Veränderungen am Herzen, im Bereich der Widerstandsgefäße und auf der Ebene der Mikrozirkulation.

Effekte positiv inotroper Substanzen und Katecholamine auf Organfunktionen und regionalen Blutfluss

■ **Dobutamin.** Dobutamin ist aufgrund des positiv inotropen Effektes zur Therapie der septischen Kardiomyopathie geeignet. Einen selektiven Effekt auf das Splanchnikusgebiet scheint es darüber hinaus nicht zu geben. Untersuchungen [37, 38], die eine verbesserte Splanchnikusperfusion unter Dobutamin haben zeigen können, legen nahe, dass diese regionale Perfusionsverbesserung passive Folge des erhöhten globalen Blutflusses ist. Eindeutige Hinweise, dass darüber hinaus mit Dobutamin bei septischen Patienten selektiv die Perfusion des Splanchnikusgebietes verbessert werden kann, fehlen [39]. Durch den Einsatz von Dobutamin kann ein latenter Volumenmangel zutagetreten, der sich in einem Blutdruckabfall manifestieren kann, jedoch durch Volumengabe leicht zu kompensieren ist. In der Regel führt Dobutamin zu einer Steigerung des Herzzeitvolumens und damit des DO_2.

Bei der Dosierung können und müssen die primär für kardiologische Patienten entwickelten Dosierungsangaben überschritten werden, was auch für andere

Katecholamine gilt, da – wie bereits erwähnt – bei der Sepsis mit einer verminderten Rezeptorempfindlichkeit gegenüber Katecholaminen zu rechnen ist. Von einzelnen Autoren werden Dosierungen von über 20 μg/kg/min empfohlen. Limitierend ist hier eine zu ausgeprägte Steigerung der Herzfrequenz, die bei einzelnen Patienten den Einsatz von Dobutamin unmöglich macht, sodass sich in der Praxis die Dosierung zwischen 5 und 15 μg/kg/min bewegt.

■ **Noradrenalin.** Zur Indikation dieser Substanz ist Folgendes festzuhalten:

! Aufgrund der primär α-agonistischen Wirkung gilt Noradrenalin als Mittel der ersten Wahl, wenn zur Gewährleistung eines ausreichenden arteriellen Mitteldruckes eine Anhebung des in der Regel im septischen Schock erniedrigten peripheren Gefäßwiderstands angestrebt wird. Der Einsatz von Noradrenalin ist u. E. allerdings erst dann gerechtfertigt, wenn mit Volumen und Dobutamin ein ausreichender arterieller Mitteldruck (≥ 70 mmHg) nicht erzielt werden kann, was jedoch bei der Mehrzahl der Patienten mit septischem Schock der Fall ist. Die für dieses Therapieziel nötigen Dosierungen können bei septischen Patienten ebenfalls die für diese Substanz angegebene Höchstdosierung (8 μg/min) um ein Vielfaches überschreiten [87]. Ein arterieller Mitteldruck ≥ 70 mmHg scheint u. a. für die Nierenfunktion notwendig, denn in verschiedenen Untersuchungen zeigte sich, dass es unter einer Anhebung des arteriellen Mitteldrucks in diese Größenordnung mit Noradrenalin zu einer Verbesserung der Diurese und teilweise auch der Kreatininclearance [26, 27, 40, 63] kommt. Dies bedeutet, dass keinesfalls ein nicht adäquater arterieller Blutdruck toleriert werden sollte, um potentiell negative Effekte des Vasopressors zu vermeiden.

Darüber hinaus darf davon ausgegangen werden, dass die potentiell nachteiligen vasopressorischen Wirkungen von Noradrenalin im Sinne einer peripheren Vasokonstriktion und einer Minderperfusion des Splanchnikusgebietes unter den Bedingungen der Sepsis nicht, oder zumindest deutlich schwächer auftreten, was mit einer verminderten Ansprechbarkeit der α-Rezeptoren und mit einer sepsisbedingten direkten Vasodilatation zu erklären ist.

■ **Adrenalin.** In niedrigen Dosierungen wirkt Adrenalin vorwiegend auf periphere β_1- und β_2-adrenerge Rezeptoren, wohingegen bei moderaten bis hohen Dosen α_1-Rezeptor-vermittelte vasokonstriktorische Wirkungen dominieren. Adrenalin wird von einigen Autoren für die Therapie des schweren septischen Schocks empfohlen, da es aufgrund der β-mimetischen Wirkung das HZV steigern kann und gleichzeitig mittels der α-pressorischen Komponente einen ausreichenden Perfusionsdruck bewirkt.

Obwohl einige Arbeitsgruppen gezeigt haben, dass bei Patienten im septischen Schock, die sich auch mit hochdosiertem Dopamin oder Noradrenalin hämodynamisch nicht stabilisieren ließen, der Einsatz von Adrenalin häufig zu einer Stabilisierung der Kreislaufverhältnisse führte [11, 72], gibt es eine Reihe von Hinweisen, dass es unter Adrenalin im Vergleich zur Kombination von Dobutamin/Noradrenalin trotz gleichem systemischem Blutdruck und vergleichbarem O_2-Transport bzw. O_2-Verbrauch zu einer drastischen Verschlechterung des Blutflusses im Hepatikus-Splanchnikus-Bereich kommt, die mit erhöhten Serumlaktatspiegeln und einer Verschlechterung der Perfusion der Magenmukosa einhergeht [25, 55, 68].

■ **Dopamin.** Dopamin wird beim Patienten mit Sepsis sowohl in einer niedrigen Dosierung von 1–3 μg/kg/min (sog. „Nierendosis") als auch primär in einer höheren Dosierung, in der neben der dopaminergen auch die β_1-mimetischen und v. a. die α-agonistischen Eigenschaften dieser Substanz zum tragen kommen, eingesetzt. Als Monosubstanz sind Dosierungen um 20 μg/kg/min nötig, um im septischen Schock einen ausreichenden arteriellen Mitteldruck zu erzielen, in Einzelfällen sogar ein Mehrfaches dieser Dosierung. Beim Vergleich zwischen Dopamin als Monotherapie und einer Kombination von Noradrenalin mit Dobutamin zeigte sich unter Dopamin bei gleichem arteriellen Mitteldruck eine signifikant höhere Herzfrequenz, ein Anstieg des PCWP und eine Zunahme des pulmonalen Rechts-links-Shunts mit einem Abfall des arteriellen pO_2 [88]. Der O_2-Transport unter Dopamin war zwar höher als unter der Kombination von Noradrenalin und Dobutamin, die O_2-Aufnahme war jedoch trotz des höheren $\dot{D}O_2$ nicht verbessert.

Neben der Monotherapie wird eine wesentliche Indikation für Dopamin heute in der adjuvanten Therapie mit niedrigen Dosen (1–3 μg/kg/min) zur Verbesserung der Nierenfunktion und zur Verbesserung der Splanchnikusoxygenierung gesehen, obwohl es keine Beweise dafür gibt, dass sich hiermit die Inzidenz des Nierenversagens verringern lässt. Die potentiell günstigen Effekte von low-dose Dopamin konnten bei Patienten mit Sepsis bisher nicht bestätigt werden [56]. Darüber hinaus muss aufgrund einer Umverteilung des nutritiven Blutflusses mit einer Verschlechterung der Oxygenierung der besonders hypoxiegefährdeten Mukosa des Darms gerechnet werden [67]. Im Vergleich zu Noradrenalin führte Dopamin in einer vasopressorischen Dosierung bei septischen Patienten zwar zu einem Anstieg des arteriellen Blutdruckes, Noradrenalin bewirkte jedoch auch einen Anstieg des pH_i, Dopamin hingegen einen Abfall [59].

Bei septischen Patienten, die primär einen nicht erhöhten fraktionellen Splanchnikusblutfluss aufwiesen, führte Low-dose-Dopamin zwar zu einer Steigerung des Splanchnikusblutflusses, bewirkte jedoch bei Patienten mit einem primär bereits erhöhten fraktionellen Splanchnikusblutfluss keine weitere Steigerung und bei einigen Patienten sogar eine Abnahme des Splanchnikusblutflusses [67].

Neben diesen potentiell ungünstigen Effekten ist bekannt, dass Dopamin die Konzentration verschiedener Hormone der neurohypophysären Achse zu senken vermag. So kann durch Dopamin eine Hypoprolaktinämie induziert werden, die wiederum zu einer eingeschränkten Lymphozyten- und Makrophagenaktivität führen kann. Verschiedene Wachstumshormone sind unter Therapie mit Dopamin vermindert, was eine der Ursachen für eine, oft therapeutisch nicht zu beeinflussende Katabolie sein kann. Desweiteren kann Dopamin über eine Beeinflussung von Schilddrüsenhormonen die myokardiale und vaskuläre Funktion beeinträchtigen [111].

Da es neben den beschriebenen, potentiell ungünstigen Effekten von Dopamin auf das Splanchnikusgebiet und neben den bekannten Effekten auf verschiedene Hormone bis heute keine eindeutigen Hinweise dafür gibt, dass eine Therapie mit low-dose Dopamin ein Nierenversagen verhindern kann, wird der routinemäßige Einsatz zunehmend kritisch gesehen [99]. In vasopressorisch wirksamer Dosierung scheint Dopamin dem Noradrenalin unterlegen zu sein. Wir halten deshalb derzeit die Kombination von Dobutamin und Noradrenalin im septischen Schock für geeigneter als die Monotherapie mit Dopamin.

■ **Dopexamin.** Dopexamin ist ein synthetisches Katecholamin, das überwiegend über eine dopaminerge (DA1) und β-adrenerge Rezeptoren-Aktivität verfügt. Es besitzt insofern einen Vorteil gegenüber Dopamin, als dass es α-Rezeptoren nicht stimuliert und daher keine vasokonstringierenden Eigenschaften besitzt. Einige Untersuchungen ergaben Hinweise darauf, dass Dopexamin über einen β_2-vermittelten Effekt eine Umverteilung des Blutflusses von der Muskularis zur Mukosa des Darms bewirkt bzw. den Splanchnikusblutfluss insgesamt steigert [18, 105]. Die Steigerung der Splanchnikusperfusion scheint jedoch nur ein passiver Effekt einer Steigerung des HZV zu sein. Zumindest konnte bisher in keiner Untersuchung tatsächlich ein selektiver Effekt von Dopexamin auf die Splanchnikusperfusion bewiesen werden.

In einer histologischen Untersuchung von Leberbiopsien zeigten die mit Dopexamin behandelten Tiere eine geringere Zellschädigung und Endothelzellschwellung als mit Dobutamin [107]. Andererseits konnte sowohl bei septischen als auch bei kardiochirurgischen Patienten ein Abfall des pH_i unter Therapie mit Dopexamin beobachtet werden, was gegen eine bevorzugte Perfusion der Darmmukosa spricht [66, 109]. Ob hierfür eine Umverteilung des Blutflusses auf Ebene der Mikrozirkulation – wie für Dopamin beschrieben – die Ursache war, ist ungeklärt. Die Effekte von Dopexamin auf die regionale Zirkulation, insbesondere auf das Splanchnikusgebiet sind somit noch relativ widersprüchlich.

Klinische Untersuchungen, die die Gabe von Dopexamin zur selektiven Verbesserung der Splanchnikusperfusion rechtfertigen, liegen nicht vor. In einer Studie an chirurgischen Risikopatienten führte die perioperative Infusion von Dopexamin zu einer signifikant geringeren Sterblichkeit der Patienten [14]. Diese Ergebnisse konnten jedoch im Rahmen einer gerade abgeschlossenen Multicenterstudie nicht bestätigt werden [104]. Da Dopexamin möglicherweise dem Dopamin ähnliche Nebenwirkungen auf die gastrointestinale Mukosa hervorruft, kann der routinemäßige Einsatz bei septischen Patienten nicht empfohlen werden.

■ **Phosphodiesterasehemmer.** Phosphodiesterasehemmer wie Amrinon oder Enoximon sind für die Therapie des septischen Schocks bisher noch nicht ausreichend untersucht worden. In der Regel lässt sich zwar mit diesen Substanzen eine weitere Steigerung des Herzzeitvolumens und damit des $\dot{D}O_2$ erzielen, nach eigenen Untersuchungen geht diese Zunahme jedoch bei bereits hyperdynamen Patienten nicht mit einer klinisch relevanten Steigerung der globalen O_2-Aufnahme einher.

Bei jedem Einsatz ist zu bedenken, dass Phosphodiesterasehemmer zu einer weiteren deutlichen Erniedrigung des in der Regel bereits reduzierten peripheren Gefäßwiderstands mit entsprechenden Folgen für den systemischen Blutdruck führen können. Eine ausreichende Volumensubstitution ist deshalb von größter Bedeutung. Als weiterer Nachteil ist die im Gegensatz zu den Katecholaminen geringere Steuerbarkeit anzusehen, die durch die wesentlich längeren Halbwertzeiten von Phophodiesterasehemmern bedingt ist. Eine Indikation besteht am ehesten bei Patienten, die durch eine vorbestehende ausgeprägte kardiale Insuffizienz, trotz konventioneller Maßnahmen, keinen hyperdynamen Kreislauf ausbilden.

58.6.5 Weitere supportive Maßnahmen

Verbesserung des nutritiven Blutflusses
Jede Maßnahme zur Verbesserung des globalen O_2-Transports und des regionalen Blutflusses ist natürlich nur dann sinnvoll, wenn sie auch den nutritiven Blutfluss verbessert, was nicht immer der Fall ist. Ein adäquater Volumenersatz und der Einsatz positiv-inotroper Substanzen zur Steigerung des Herzzeitvolumens führen in der Regel auch zu einer Verbesserung des nutritiven Blutflusses, wenn nicht, wie im Falle von Adrenalin, spezifische negative Effekte auf der Ebene der Mikrozirkulation den positiven Effekten auf der Ebene der Makrozirkulation entgegenstehen. Umgekehrt können auch Maßnahmen, die primär auf die Ebene

der Mikrozirkulation gerichtet sind, den globalen-O_2-Transport steigern, indem sie über eine Nachlasterniedrigung zu einer Erhöhung des Herzzeitvolumens führen.

■ **Prostaglandine.** Da ein zentraler Pathomechanismus bei der Sepsis in den Veränderungen der Mikrozirkulation besteht, wurden und werden Ansätze untersucht, die unmittelbar zu einer Verbesserung des nutritiven Blutflusses führen. Vasodilatierende Prostazykline bieten die Möglichkeit, eine durch erhöhten Thromboxanspiegel gesteigerte Vasokonstriktion zu mindern und die Thrombozytenaggregation zu hemmen. In klinischen Untersuchungen an septischen Patienten konnte gezeigt werden, dass Prostazyklin PGI_2 zu einer Erhöhung des $\dot{D}O_2$ und häufig damit einhergehend auch zu einer Erhöhung des $\dot{V}O_2$ führt, was mit einer Rekrutierung zusätzlicher Kapillaren, die durch die Effekte verschiedener Mediatoren verschlossen waren, erklärt wird.

Als wesentliche Nebenwirkungen von PGI_2 sind an erster Stelle die ausgeprägte Vasodilatation zu nennen, die zum einen zu einer Zunahme der pulmonalvenösen Beimischung mit Abfall des p_aO_2 und zum anderen zu einem massiven Blutdruckabfall führen kann, durch den der Einsatz von PGI_2 insbesondere bei Patienten im septischen Schock erheblich limitiert wird. Trotz positiver Ergebnisse im Tierexperiment konnte jedoch an Patienten bisher nicht belegt werden, dass der Einsatz von vasodilatierenden Prostazyklinen die Letalität der Sepsis beeinflusst. Insbesondere ist bislang nicht überprüft worden, ob die potentiell günstigen Effekte auf die Mikrozirkulation tatsächlich mit einer verbesserten Organfunktion bzw. einer geringeren Inzidenz von Organversagen einhergeht [95].

■ **Hypertone Kochsalzlösung (HTS).** Obwohl das Konzept kleiner Volumina hypertoner Lösungen ursprünglich für die Primärtherapie des hypovolämischen Schocks bei Trauma entwickelt wurde, lassen die potentiellen Vorteile die sogenannte „small-volume resuscitation" auch bei Patienten mit Sepsis geeignet erscheinen. Wesentliche Wirkmechanismen von HTS sind die schnelle Mobilisation körpereigener Flüssigkeit, eine periphere Vasodilation, ein direkter positiv inotroper Effekt, eine Hämodilution und damit einhergehend eine Verbesserung der Rheologie, eine Wiederherstellung der physiologischen Vasomotion und eine Reduktion des Reperfusionsschadens und der postischämischen Leukozytenadhärenz in postkapillären Venolen.

Die schnelle Mobilisation körpereigener Flüssigkeit beruht auf einem – bereits wenige Minuten nach Infusion auftretenden – Flüssigkeitsentzug aus zellulären Bestandteilen des Bluts und aus dem Gefäßendothel. Da dieser primäre Effekt lediglich relativ kurz anhält (ca. 30 min), wurde eine Reihe verschiedener Kombinationen von HTS mit kolloidalen hyperonkotischen Substanzen entwickelt.

Obwohl es einige tierexperimentelle Untersuchungen gibt, die gezeigt haben, dass der Einsatz einer hypertonen Lösung bei Endotoxinämie die periphere O_2-Ausschöpfung verbessert und eine Minderperfusion des Splanchnikusgebietes verhindert, liegen bis heute keine definitiven klinischen Daten, die den Einsatz hypertoner Lösungen rechtfertigen, vor. So konnte zwar gezeigt werden, dass durch die Gabe von HTS ein kurzfristiger Anstieg des HZV bewirkt werden kann, ob die potentiell günstigen Effekte auf Ebene der Mikrozirkulation auch beim septischen Patienten zum Tragen kommen, ist jedoch nicht untersucht [35, 51, 52].

Neue Therapieansätze

Es wird derzeit eine Reihe von neuen Ansätzen zur Aufrechterhaltung bzw. zur Verbesserung des nutritiven Blutflusses bei Sepsis untersucht, u. a. Antikörper gegen den plättchenaktivierenden Faktor (PAF), O_2-Radikalfänger und Substanzen, die in der Lage sind, die Regenerierung von Stickoxid (NO) – das identisch mit dem „endothelial-derived relaxing factor" (EDRF) ist – zu steigern. EDRF spielt eine wichtige Rolle bei der Aufrechterhaltung des nutritiven Blutflusses. SH-Gruppendonatoren wie N-Acetylcystein begünstigen die Regeneration von NO. So erklärt sich, dass N-Acetylcystein in hoher Dosierung zu einer Verbesserung der globalen O_2-Aufnahme bei Patienten mit akutem Leberversagen führt [36]. NAC ist ein O_2-Radikal-Fänger und führt über eine Erhöhung des intrazellulären reduzierten Glutathions zu einer vermehrten Freisetzung von NO. NO, als einer der potentesten Vasodilatatoren, hat einen entscheidenden Anteil an der Aufrechterhaltung des nutritiven Blutflusses bei Sepsis.

In einer klinischen Untersuchung an septischen Patienten konnte gezeigt werden, dass ein mittels Hyperoxie induzierter Abfall des pH-Werts der Magenmukosa (pH_i) durch Vorbehandlung mit NAC verhindert werden kann [86]. In einer weiteren Untersuchung konnte gezeigt werden, dass eine Therapie mit NAC bei septischen Patienten bei ca. der Hälfte der behandelten Patienten zu einem Anstieg des $\dot{V}O_2$ und des pH_i führt, was als Ausdruck einer verbesserten Mikrozirkulation gewertet wurde. Diese sog. NAC-Responder waren Patienten, die relativ früh nach Eintritt der Sepsis in die Untersuchung eingeschlossen wurden; hieraus kann geschlossen werden, dass die potentiell günstigen Effekte von NAC auf die Mikrozirkulation nur in der frühen Phase der Sepsis zum Tragen kommen [102].

Ähnlich wie für den Einsatz von PGI_2 liegen z. Zt. sicherlich noch zu wenige Befunde vor, die einen routinemäßigen Einsatz von NAC zur Verbesserung der Mikrozirkulation bei Sepsis rechtfertigen würden. Insbesondere ist bislang nicht überprüft worden, ob die potentiell günstigen Effekte auf die Mikrozirkulation tatsächlich mit einer verbesserten Organfunktion bzw. einer geringeren Inzidenz von Organversagen einhergehen [2, 36, 92].

58.6.6 Adjuvante, nicht gesicherte Therapieansätze der Sepsis

Aus der Erkenntnis, dass die körpereigene systemische Entzündungsreaktion in der Pathogenese des Organversagens eine maßgebliche Rolle spielt, wurde als neuer Therapieansatz die Modulation der wirtseigenen Entzündungsreaktion des Körpers mit spezifischen neuentwickelten Therapeutika (Immunmodulation) entwickelt.

Verschiedene experimentelle und klinische Befunde stützen diesen Ansatz. So sind die inflammatorischen Mediatoren im Serum septischer Patienten häufig deutlich erhöht und korrelieren mit der Letalität der Sepsis. Ferner lassen sich mit der intravenösen Gabe von geringen Mengen an Endotoxin beim gesunden Menschen ein Anstieg der entzündlichen Mediatoren und die allgemeinen Symptome einer Infektion hervorrufen. Im Tierexperiment führt die intravenöse Verabreichung von inflammatorischen Mediatoren zu den typischen hämodynamischen und metabolischen Störungen einer Sepsis. Schließlich konnte tierexperimentell durch Hemmung der inflammatorischen Mediatoren eine Senkung der Letalität und Morbidität erreicht werden.

Im vergangenen Jahrzehnt wurde in einer Vielzahl von Studien an mehr als 6000 septischen Patienten untersucht, ob eine adjuvante immunmodulatorische Therapie die Letaltität der Sepsis zu senken vermag. Leider konnte in keiner der bisher durchgeführten klinischen Studien eine Verbesserung der Überlebensrate gezeigt werden [46]. Die untersuchten Therapieansätze umfassten den Einsatz nicht steroidaler Antiphlogistika wie Ibuprofen zur Hemmung der Prostaglandinsynthese, die Gabe von TNF-neutralisierenden Substanzen wie murine oder humane TNF-Antikörper oder Fusionsproteine als Rezeptorantagonisten für Interleukin-1, TNF-α zur Supprimierung der IL-1- bzw. TNF-Aktivität, Antikörpern gegen den plättchenaktivierenden Faktor (PAF), die Verabreichuung von Granulozytenkolonie stimulierenden Faktor (G-CSF) zur Steigerung von Leukozytenzahl und -funktion sowie die Gabe von polyvalenten Immunglobulinen zur unspezifischen Toxinneutralisation. Als mögliche Erklärung für diese offensichtliche Diskrepanz zwischen den Ergebnissen der klinischen Prüfung dieser Therapieansätze und der Effektivität in manchen Tiermodellen werden u. a. folgende Faktoren diskutiert:

Unter klinischen Bedingungen ist es offensichtlich schwer, in die Immunbalance so einzugreifen, dass lediglich die überschießenden schädlichen Elemente der Inflammationsreaktion blockiert werden, während die protektiven, der effektiven Bekämpfung des Erregers dienenden Elemente erhalten bleiben. Auch ist die Inhomogenität der bisher in die Studien einbezogenen Patientenpopulationen hinsichtlich der Sepsisursachen aber auch Begleitfaktoren wie Alter, Immunstatus und genetischer Prädisposition problematisch. Es gibt Hinweise aus Tierexperimenten, dass die Art des Erregers und der Immunstatus des Tiers Einfluss darauf haben, ob sich eine Immunmodulation vorteilhaft oder negativ auswirkt. Ein großes Problem ist auch, dass sich der Immunstatus von Patienten mit Sepsis anhand der bisher genutzten klinischen oder laborchemischen Befunde nicht erfassen lässt.

Während es für die Kreislauftherapie selbstverständlich ist, anhand von Parametern wie Blutdruck und Herzzeitvolumen die Therapieeffekte verschiedener Maßnahmen zu kontrollieren, fehlt für die immunmodulatorischen Therapieansätze die spezifische Charakterisierung des Immunstatus zu Beginn und im Verlauf der Therapie. Für die Zukunft könnte eine bessere Charakterisierung des Immunstatus des Patienten bei Diagnosestellung und unter der Therapie die Grundlage für eine zielgerichtete und damit potentiell erfolgreiche Anwendung von immunmodulatorischen Therapieansätze liefern.

58.6.7 Glukokortikoide

Basierend auf einer Untersuchung von Schumer [97] war die hochdosierte Gabe von Glukokortikoiden bei Patienten mit Sepsis und septischen Schock bis in die 80er Jahre breit angewandt worden. Aufgrund einer Reihe von Untersuchungen, die keine Verbesserung des Überlebens und sogar eine erhöhte Morbidität und Mortalität [13, 22, 54, 58, 106] zeigten, wurde die Gabe von Glukokortikoiden in pharmakologischen Dosen nicht mehr empfohlen. In den letzten Jahren ergaben sich Hinweise, dass bei Patienten mit protrahiertem septischen Schock eine Hydrokortison-Substitutionstherapie in einer Dosierung von 300 mg/Tag zur Stabilisierung der Hämodynamik (Abnahme des Vasopressorenbedarfes) führen kann [10, 15].

Ob dies auch Einfluss auf Morbidität und Mortalität hat, ist derzeit nicht gesichert. Als Erklärung für diese Beobachtungen werden Interaktionen von Zytokinen mit dem Glukokortikoidrezeptor, die zu einer reduzierten Affinität des Rezeptors zu seinem Liganden führen können und eine (relative) Nebenniereninsuffizienz diskutiert.

Allerdings bestand in einer Untersuchung kein Zusammenhang zwischen dem Effekt der Hydrokortisongabe und dem Ergebnis eines Kortikotropin-Stimulationstests [10]. Bis weitere Ergebnisse aus randomisierten, doppelblinden Studien vorliegen, muss offenbleiben, welche Patienten (früher oder später, hypo- oder hyperdynamer septischer Schock etc.) mit welcher Dosierung und Therapiedauer von diesem neuen Behandlungsansatz profitieren können.

58.6.8 Ernährung und Immunmodulation

Enterale Ernährung ist ein wichtiger Stimulus für mukosales Wachstum. In tierexperimentellen Studien zeigte sich außerdem, dass enterale Ernährung die biliäre IgA-Sekretion steigert und bakterielle Translokationen vermindert.

Eine Übersicht zu prospektiv randomisierten Studien konnte zeigen, dass ein früher enteraler Kostaufbau (innerhalb der ersten 12 h) sowohl die Mortalität als auch den Aufenthalt auf der Intensivstation im Vergleich zu einem verzögerten enteralen Kostaufbau signifikant verringern [43]. Grundsätzlich sollte, soweit möglich, frühzeitig, d. h. innerhalb der ersten 12 h, mit dem enteralen Kostaufbau begonnen werden. Die Verträglichkeit der enteralen Nahrungszufuhr kann dabei mit Prokinetika unterstützt werden.

Eine zusätzliche Gabe von Glutamin (parenteral oder enteral) wird von einigen Autoren empfohlen [34], da es auf die intestinale Funktion und das Immunsystem eine günstige Wirkung ausüben soll [91]. Ob die Anwendung sogenannter immunmodulierender Nährlösungen, die Arginin, Glutamine und/oder Fischoel enthalten, tatsächlich einen günstigen Effekt auf die Inzidenz und den Verlauf von Infektionen besitzt, ist nicht eindeutig geklärt. Einige kleinere Studien [23, 48] scheinen dies zwar nahezulegen; eine kritische Analyse der vorliegenden Daten kam jedoch zu dem Ergebnis, dass eine klare Empfehlung nicht gegeben werden kann und das Konzept der immunmodulierenden Ernährung einer weiteren Überprüfung bedarf [42].

58.6.9 Mediatorenelimination

Aufgrund der neueren pathophysiologischen Erkenntnisse zu den Mediatoren des Entzündungsprozesses und ihrer Bedeutung für den Krankheitsverlauf, bildet der Ansatz der unspezifischen Entfernung von Mediatoren durch extrakorporale Eliminationsverfahren (Hämofiltration, Plasmapherese, Hämoperfusion) eine naheliegende Therapieoption.

So lassen sich in der Tat Zytokine, Komplementfaktoren und Arachidonsäuremetaboliten (Prostacyclin, Thromboxan, Leukotriene) durch extrakorporale Eliminationsverfahren eliminieren. Auch konnten tierexperimentell durch die Infusion von Ultrafiltrat septischer Tiere in gesunde Tiere die hämodynamischen Veränderungen wie bei Sepsis hervorgerufen werden.

Die Bewertung der vorliegenden klinischen Studien wird dadurch eingeschränkt, dass einige dieser Arbeiten bei Patienten mit eingetretenem Nierenversagen im Rahmen eines septischen Schocks und ohne Kontrollgruppen durchgeführt wurden. In den Studien, die die Effekte einer Hämofiltration bei kritisch kranken Patienten ohne Nierenversagen untersuchten, wurden Verbesserungen der Oxygenierung und der globalen Hämodynamik beschrieben. Aufgrund theoretischer Überlegungen ist die Wirksamkeit dieses Therapieansatzes jedoch fraglich. So liegt die mit diesen Verfahren erreichbare Clearance von Zytokinen deutlich unter der Rate der endogenen Clearance der zu eliminierenden Zytokine. Eine Reduktion der Plasmaspiegel von TNF-α oder IL-1β ließ sich bisher in keiner Studie nachweisen.

Zusammenfassend können die verschiedenen Verfahren zur extrakorporalen Mediatorelimination, solange keine kontrollierten randomisierten Studien vorliegen, die eine Verbesserung der Prognose belegen, nicht zur klinischen Anwendung außerhalb solcher Untersuchungen empfohlen werden.

58.6.10 Therapieempfehlungen

Bei der Formulierung von Therapieempfehlungen darf nicht übersehen werden, dass die vorliegenden Daten häufig von nicht randomisiert, doppelblind durchgeführten Studien mit kleinen Fallzahlen stammen. Zudem ist die Aussagekraft der erhobenen Parameter durch methodische Grenzen (z. B. fehlende Erfassung der Effekte einzelner Maßnahmen auf einzelne Organsysteme bzw. Teilkreisläufe) erschwert.

Das Fehlen eindeutiger Studien, die gemäß den Kriterien der „evidence-based medicine" alleine beweisend für die Effektivität einzelner therapeutischer Maßnahmen wären, sollte keinen Zweifel darüber aufkommen lassen, dass in den vergangenen Jahrzehnten doch auch Fortschritte in der Therapie der Sepsis erzielt worden sind. In Einzelstudien zeigen sich zwar über die Jahre stagnierende Zahlen zur Letalität der Sepsis, es ist aber davon auszugehen, dass nicht nur die Inzidenz der Sepsis zunahm, sondern auch immer ältere, immunsupprimierte und Patienten mit schweren Begleiterkrankungen an einer Sepsis erkranken. Ein Stagnieren der sepsisbedingten Letalität ist deshalb nur über eine Verbesserung der Behandlungsqualität zu erklären. Zudem gibt es auch Hinweise aus einer großen epidemiologischen Studie des Center of Disease Control, dass sich bei Patienten mit Sepsis und mikrobiologischem Blutkulturnachweis im Zeitraum von 1979–1987 die Letalität von 31 auf 25,3 % erniedrigt hat [20].

Die Empfehlungen von Expertenkommssionen auf der Grundlage der vorliegenden Daten gemäß den Kriterien der „evidence based medicine" sind in Tabelle 58-7 dargestellt. Für die Praxis bedeutet dies, dass einer umgehenden und konsequent durchgeführten

Tabelle 58-7. Empfehlungen zur Sepsistherapie. (Nach ESICM Sibbald, 1995; ACCP/SCCM Consensuskonferenz 1992)

Allgemeine Behandlungskonzepte
- Höchste Priorität: Fokuselimierung und antiinfektiöse Maßnahmen
- Supportiv: Ausreichende Gewebeoxygenierung durch Flüssigkeitssubstitution und vasoaktive Pharmaka
- Adäquate Ernährung

Antiinfektiöse Maßnahmen
- Keimgezielt, optimal dosiert, Berücksichtigung des geographischen Resistenzmusters
- Relevanz der antibiotikainduzierten Zytokin-Endotoxinfreisetzung nicht ausreichend untersucht (Grad B bis C)

Volumentherapie
- Sofortige und adäquate Volumensubstitution entscheidender erster Schritt
- Zielkriterium der Volumentherapie: Maximierung des Herzzeitvolumens ohne Beeinträchtigung des pulmonalen Gasaustauschs (Grad C)
- Kein Beweis, dass kolloidale den kristalloiden Lösungen überlegen sind; ausgeprägte Abfälle des kolloidosmotischen Drucks sollten vermieden werden (Grad B)
- Plasmaersatzlösung im Vergleich zu Albumin gleich effektiv und wegen der niedrigeren Kosten zu bevorzugen (Grad C); individuelles Vorgehen angeraten

Erythrozytentransfusion
- Hämoglobinkonzentration sollte auf einem Wert von über 10 g/dl gehalten werden (Grad B – C)

Therapie mit vasoaktiven Pharmaka
- Einsatz von Vasopressoren, wenn alleinige Volumensubstitution keinen ausreichenden Perfusionsdruck erbringt
- Bei Verwendung adrenerger Substanzen sind inotrop wirksame den reinen Vasopressoren vorzuziehen, Adrenalin nicht bevorzugt (Grad B)
- Phosphodiesterasehemmer keine Pharmaka der ersten Wahl (Grad B)
- Routinemäßig niedrigdosierte Dopamingabe („Nierendosis") nicht zu empfehlen (Grad B)

Systemisches O_2-Angebot
- Bei Fehlen einer Gewebssauerstoffschuld scheint ein supranormales systemisches O_2-Angebot die Überlebenswahrscheinlichkeit nicht zu verbessern (Grad B), auch dann nicht, wenn es an O_2-Transportindizes ausgerichtet wird (Grad A bis B)
- Dagegen wird den O_2-Indizes, einschließlich der Messung des Laktats und des Magenmukosa-pH, eine prognostische Bedeutung zugeschrieben (Grad A bis B)

Ernährung
- (Reduktion von Komplikationen durch:)
- parenterale Ernährung bei mäßig bis schwer fehl- bzw. unterernährten Patienten (Grad B) und
- enterale Ernährung innerhalb von 72 h nach Operation/intensivstationspflichtigem Trauma (Grad B)
- Verkürzung des Krankenhausaufenthaltes durch enterale Ernährung mit immunstimulierenden und antioxidativen Komponenten (Beginn unter 96 h, Dauer 7 Tage oder länger) (Grad A bis B)

Therapien zur Modifikation exzessiver Mediatorbildung
- Derzeit *nicht zu empfehlen* ist der Einsatz von:
- Anti-Endotoxin-Therapie (Grad A)
- Steroiden
- Prostaglandin E1 (Grad A)
- Anti-TNF-α-Antikörpern
- Interleukin-1-Rezeptorantagonisten
- Plättchenaktivierender-Faktor-Antagonisten
- NAC-Oxidanzien

Erläuterung der Graduierung (nach Sibbald 1995): **Grad A:** Aussage durch adäquate, plazebo-kontrollierte Studien abgesichert, **Grad B:** Aussage gestützt durch kontrollierte Studien mit eingeschränkter Aussagekraft. **Grad C:** nicht durch kontrollierte Studien abgesichert.

kausalen Therapie (Fokussuche, chirurgische Herdsanierung, Entfernung von infiziertem Fremdmaterial, Antibiotikatherapie) eine grundlegende Bedeutung zukommt. Im Rahmen der supportiven Therapie steht die *Sicherstellung eines adäquaten Volumenstatus* im Vordergrund. Vorrangig ist die Optimierung der myokardialen Vorlast, wobei die Art des Volumenersatzmittel wahrscheinlich sekundär ist. Der Hämoglobingehalt sollte sich in einem Bereich von ca. 10–12 g/dl – unter Beachtung evtl. Begleiterkrankungen – bewegen.

Hinsichtlich der *Sicherstellung eines adäquaten O_2-Angebots* ist an eine rechtzeitige Intubation und Beatmung zu denken. Wenn eine Erhöhung des HZV angezeigt ist, gilt Dobutamin derzeit als Katecholamin der Wahl. *Zur Sicherstellung eines adäquaten Perfusionsdruckes* gilt Noradrenalin als Katecholamin der Wahl. Die letztgenannten Maßnahmen zur Sicherstellung eines adäquaten Volumenstatus, O_2-Angebots und Perfusionsdrucks sollten unter Beachtung der Indikatoren der peripheren Perfusion und Organfunktion wie Diurese, Laktat oder ggf. regionales CO_2 (gastromukosaler pCO_2) erfolgen. Die gezielte Verbesserung der Perfusion auf regionaler und mikrozirkulatorischer Ebene mit spezifischen Substanzen stellt zzt. keine hinreichend gesicherte Therapieoption dar, eine generelle Indikation für „Low-dose"-Dopamin oder Dopexamin lässt sich derzeit aus den vorliegenden Daten nicht ableiten.

Angesichts der nach wie vor hohen Letalität der Sepsis ist therapeutischer Nihilismus ebensowenig zu vertreten wie eine häufig anzutreffende Polypragmasie. Dies gilt insbesondere für neue, oft teure adjuvante Therapieverfahren, die derzeit nicht gesichert sind und deren Nebenwirkungspotential oft unzureichend bekannt bzw. untersucht ist. Von der Qualifikation des Intensivmediziners, der Qualität der supportiven Therapie, der Organisation der Intensivtherapiestation und der Kooperation mit allen Fachgebieten ist derzeit sicherlich ein höherer Beitrag zur Verbesserung der Sepsistherapie zu erwarten als von einer einzelnen neuen adjuvanten therapeutischen Maßnahme.

Literatur

1. American College of Chest Physicians/Society of Critical Care Medicine Consensus Conference (1992) Definitions for sepsis and organ failure and guidelines for the use of innovative therapies in sepsis. Crit Care Med 20: 864–874
2. Arouma-OI, Halliwell-B, Hoey-BM et al. (1989) The antioxidant action of N-acetylcysteine: its reaction with hydrogen peroxide, hydroxyl radical, superoxide, and hypochlorous acid. Free Radic Biol Med 6: 593–597
3. Assicot M, Gendrel D, Carsin H, Raymond J, Guilbaud J, Bohuon C (1993) High serum procalcitonin concentrations in patients with sepsis and infection. Lancet 341: 515–518
4. Bakker J, Gris P, Coffernils M, Kahn RJ, Vincent JL (1996) Serial blood lactate levels can predict the development of multiple organ failure following septic shock. Am J Surg 171: 221–226
5. Bisonni RS, Holtgrave DR, Lawler F, Marley DS (1991) Colloids vs. crystalloids in fluid resuscitation: an analysis of randomized controlled trials. J Fam Pract 32: 387–390
6. Blackwell TS, Christman JW (1996) Sepsis and cytokines: current status. Br J Anaesth 77: 110–117
7. Böhm KJ, Vater W, Russwurm S, Reinhart K, Unger E (1998) Lipopolycaccharide-caused fragmentation of individual microtubules in vitro observed by video-enhanced differential interference contrast microscopy. FEBS Lett 425: 134–136
8. Boldt J, Heesen M, Muller M, Pabsdorf M, Hempelmann G (1996) The effects of albumin vs. hydroxyethyl starch solution on cardiorespiratory and circulatory variables in critically ill patients. Anesth Analg 83: 254–261
9. Boldt J, Muller M, Menges T, Heesen M, Pabsdorf M, Hempelmann G (1996) Influence of different volume therapy regimes on regulators of the circulation in the critically ill. Br J Anaesth 77: 480–487
10. Bollaert PE, Charpentier C, Levy B et al. (1998) Reversal of late septic shock with supraphysiologic doses of hydrocortisone. Crit Care Med 26: 645–650
11. Bollaert PE, Bauer P, Audibert G, Lambert H, Larcan A (1990) Effects of epinephrine on hemodynamics and oxygen metabolism in dopamine-resistant septic shock. Chest 98: 949–953
12. Bone RC, Fisher CJ Jr, Clemmer TP, Slotman GJ, Metz CA, Balk RA (1989) Sepsis syndrome: a valid clinical entity. Methylprednisolone Severe Sepsis Study Group. Crit Care Med 17/5: 389–393
13. Bone RC, Fisher CJ Jr, Clemmer TP, Slotman GJ, Metz CA, Balk RA (1987) A controlled clinical trial of high-dose methylprednisolone in the treatment of severe sepsis and septic shock. N Engl J Med 317: 653–658
14. Boyd O, Grounds RM, Bennett ED (1993) A randomized clinical trial of the effect of deliberate perioperative increase of oxygen delivery on mortality in high-risk surgical patients. JAMA 270: 2699–2707
15. Briegel J, Forst H, Hellinger H, Haller M (1991) Contribution of cortisol deficiency to septic shock. Lancet 338: 507–508
16. Brun Buisson C, Doyon F, Carlet J (1996) Bacteremia and severe sepsis in adults: a multicenter prospective survey in ICUs and wards of 24 hospitals. French Bacteremia-Sepsis Study Group. Am J Respir Crit Care Med 154: 617–624
17. Brun Buisson C, Doyon F, Carlet J et al. (1995) Incidence, risk factors, and outcome of severe sepsis and septic shock in adults. A multicenter prospective study in intensive care units. French ICU Group for Severe Sepsis. JAMA 274: 968–974
18. Cain SM, Curtis SE (1991) Systemic and regional oxygen uptake and delivery and lactate flux in endotoxic dogs infused with dopexamine. Crit Care Med 19: 1552–1560
19. Cairns CB, Moore FA, Haenel JB et al. (1997) Evidence for early supply independent mitochondrial dysfunction in patients developing multiple organ failure after trauma. J Trauma 42: 532–536
20. Centers for Disease Control (1990) Increase in National Hospital Discharge Survey rates for septicemia–United States, 1979–1987. JAMA 263: 937–938
21. Cochrane Injuries Group Albumin Reviewers (1998) Human albumin administration in critically ill patients: Systematic review of randomized controlled trials. BMJ 317: 235–240
22. Cronin L, Cook DJ, Carlet J et al. (1995) Corticosteroid treatment for sepsis: a critical appraisal and meta-analysis of the literature. Crit Care Med 23: 1430–1439
23. Daly JM, Lieberman MD, Goldfine J et al. (1992) Enteral nutrition with supplemental arginine, RNA, and omega-3 fatty acids in patients after operation: immunologic, metabolic, and clinical outcome. Surgery 112: 56–67
24. Dandona P, Nix D, Wilson MF et al. (1994) Procalcitonin increase after endotoxin injection in normal subjects. J Clin Endocrinol Metab 79: 1605–1608
25. Day NP, Phu NH, Bethell DP et al. (1996) The effects of dopamine and adrenaline infusions on acid-base balance and systemic haemodynamics in severe infection Lancet 348: 219–223
26. Desjars P et al. (1989) Norepinephrine therapy has no deleterious renal effects in human septic shock. Crit Care Med 17: 426–429
27. Desjars P, Pinaud M, Potel G, Tasseau F, Touze MD (1987) A reappraisal of norepinephrine therapy in human septic shock. Crit Care Med 52: 134–137
28. Doglio GR, Pusajo JF, Egurrola MA et al. (1991) Gastric mucosal pH as a prognostic index of mortality in critically ill patients. Crit Care Med 19: 1037–1040
29. Eberhard OK, Langefeld I, Kuse ER et al. (1998) Procalcitonin in the early phase after renal transplantation – will it add to diagnostic accuracy? Clin Transplant 12: 206–211
30. Fagon JY, Chastre J, Hance AJ et al. (1993) Nosocomial pneumonia in ventilated patients: a cohort study eva-

luating attributable mortality and hospital stay. Am J Med 94: 281–288
31. Gammaitoni C, Nasraway SA (1994) Normal lactate/pyruvate ratio during overwhelming polymicrobial bacteremia and multiple organ failure. Anesthesiology 80: 213–216
32. Gore DC, Jahoor F, Hibbert JM, DeMaria EJ (1996) Lactic acidosis during sepsis is related to increased pyruvate production, not deficits in tissue oxygen availability. Ann Surg 224: 97–102
33. Gottlieb ME, Sarfeh IJ, Stratton H, Goldman ML, Newell JC, Shah DM (1983) Hepatic perfusion and splanchnic oxygen consumption in patients postinjury. J Trauma 23: 836–843
34. Griffiths RD, Jones C, Palmer TE (1997) Six month outcome of critically ill patients given glutamine-supplemented parenteral nutrition. Nutrition 13: 295–302
35. Hannemann L, Korell R, Meier Hellmann A, Reinhart K (1993) Hypertonic solutions in the intensive care unit. Zentralbl Chir 118: 245–249
36. Harrison PM, Wendon JA, Gimson AE, Alexander GJ, Williams R (1991) Improvement by acetylcysteine of hemodynamics and oxygen transport in fulminant hepatic failure. N Engl J Med 324: 1852–1857
37. Hayes MA, Timmins AC, Yau EH, Palazzo M, Hinds CJ, Watson D (1994) Elevation of systemic oxygen delivery in the treatment of critically ill patients. N Engl J Med 330: 1717–1722
38. Hebert PC, Wells G, Marshall J et al. (1995) Transfusion requirements in critical care. A pilot study. Canadian Critical Care Trials Group [published erratum appears in JAMA 1995 Sep 27, 274/12: 944] JAMA 273: 1439–1444
39. Heinonen PO, Jousela IT, Blomqvist KA, Olkkola KT, Takkunen OS (1997) Validation of air tonometric measurement of gastric regional concentrations of CO_2 in critically ill septic patients. Intensive Care Med 23: 524–529
40. Hesselvik JF et al. (1989) Low dose norepinephrine in patients with septic shock and oliguria: effects on afterload, urine flow, and oxygen transport. Crit Care Med 17: 179–180
41. Heyland DK, Cook DJ, King D, Kernerman P, Brun Buisson C (1996) Maximizing oxygen delivery in critically ill patients: a methodologic appraisal of the evidence Crit Care Med 24: 517–524
42. Heyland DK, Cook DJ, Guyatt GH (1994) Does the formulation of enteral feeding products influence infectious morbidity and mortality rates in the critically ill patients? A critical review of the evidence. Crit Care Med 22: 1192–1202
43. Heyland DK, Cook DJ, Guyatt GH (1993) Enteral nutrition in the critically ill patient: a critical review of the evidence. Intensive Care Med 19: 435–442
44. Hotchkiss RS, Rust RS, Dence CS et al. (1991) Evaluation of the role of cellular hypoxia in sepsis by the hypoxic marker [18F]fluoromisonidazole. Am J Physiol 261: R965–972
45. Huettemann E (1996) Intrathoracic blood volume vs. echocardiographic parameters. Clin Int Care 7 (Suppl 1): 20
46. Karzai-W, Gramm-HJ, Reinhart-K (1998) Current aspects of immunomodulatory therapy initiation for sepsis. Dtsch Med Wochenschr 123: 948–952
47. Karzai W, Oberhoffer M, Meier Hellmann A, Reinhart K (1997) Procalcitonin – a new indicator of the systemic response to severe infections. Infection 25: 329–334
48. Kemen M, Senkal M, Homann HH et al. (1995) Early postoperative enteral nutrition with arginine-omega-3 fatty acids and ribonucleic acid-supplemented diet vs. placebo in cancer patients: an immunologic evaluation of Impact. Crit Care Med 23: 652–659
49. Kieft H, Hoepelman AI, Zhou W et al. (1993) The sepsis syndrome in a Dutch university hospital. Clinical observations. Arch- ntern Med 153: 2241–2247
50. Knaus WA, Wagner DP, Draper EA et al. (1991) The APACHE III prognostic system. Risk prediction of hospital mortality for critically ill hospitalized adults. Chest 100: 1619–1636
51. Kreimeier U, Frey L, Dentz J, Herbel T, Messmer K (1991) Hypertonic saline dextran resuscitation during the initial phase of acute endotoxemia: effect on regional blood flow. Crit Care Med 19: 801–809
52. Kreimeier U, Messmer K (1991) Use of hypertonic saline solutions in intensive care and emergency medicine–developments and perspectives. Klin Wochenschr 69 (Suppl 26): 134–142
53. Kuhly P, Oschmann G, Hilpert J et al. (1996) Dopexamine does not change gastric and sigmoid mucosal pH in critically ill patients. Clin Intensive Care 7: 58 (Abstract)
54. Lefering R, Neugebauer EA (1995) Steroid controversy in sepsis and septic shock: a meta-analysis. Crit Care Med 23: 1294–1303
55. Levy B, Bollaert PE, Charpentier C et al. (1997) Comparison of norepinephrine and dobutamine to epinephrine for hemodynamics, lactate metabolism, and gastric tonometric variables in septic shock: a prospective, randomized study. Intensive Care Med 23: 282–287
56. Lherm T, Troche G, Rossignol M, Bordes P, Zazzo JF (1996) Renal effects of low-dose dopamine in patients with sepsis syndrome or septic shock treated with catecholamines. Intensive Care Med 22: 213–219
57. Lichtwarck-Aschoff M, Zeravik J, Pfeiffer UJ (1992) Intrathoracic blood volume accurately reflects circulatory volume status in critically ill patients with mechanical ventilation. Intensive Care Med 18: 142–147
58. Luce JM, Montgomery AB, Marks JD et al. (1988) Ineffectiveness of high-dose methylprednisolone in preventing parenchymal lung injury and improving mortality in patients with septic shock. Am Rev Respir Dis 138: 62–68
59. Marik PE, Mohedin M (1994) The contrasting effects of dopamine and norepinephrine on systemic and splanchnic oxygen utilization in hyperdynamic sepsis. JAMA 272: 1354–1357
60. Marik PE (1993) Gastric intramucosal pH. A better predictor of multiorgan dysfunction syndrome and death than oxygen-derived variables in patients with sepsis. Chest 104: 225–229
61. Marik PE, Sibbald WJ (1993) Effect of stored blood transfusion on oxygen delivery in patients with sepsis. JAMA 269: 3024–3029
62. Marshall J, Sweeney D (1990) Microbial infection and the septic response in critical surgical illness. Sepsis, not infection, determines outcome. Arch Surg 125: 17–22
63. Martin C, Eon B, Saux P et al. (1990) Renal effects of norepinephrine used to treat septic shock patients. Crit Care Med 18: 282–285
64. Maynard N, Bihari D, Beale R et al. (1993) Assessment of splanchnic oxygenation by gastric tonometry in patients with acute circulatory failure. JAMA 270: 1203–1210
65. Meehan TP et al. (1997) Quality of care, process, and outcomes in elderly patients with pneumonia. JAMA 278: 2080–2084
66. Meier Hellmann A, Bredle DL, Specht M et al. (1999) Dopexamine increases splanchnic blood flow but decreases

gastric mucosal ph in severe sepic patients treated with dobutamine. Crit Care Med (im Druck)
67. Meier-Hellmann A, Bredle DL, Specht M et al. (1997) The effects of low-dose dopamine on splanchnic blood flow and oxygen uptake in patients with septic shock. Intensive Care Med 23: 31–37
68. Meier-Hellmann A, Reinhart K, Bredle DL et al. (1997) Epinephrine impairs splanchnic perfusion in septic shock. Crit Care Med 25: 399–404
69. Meier-Hellmann A, Specht M, Hannemann L et al. (1996) Splanchnic blood flow is greater in septic shock treated with norepinephrine than in severe sepsis. Intensive Care Med 22: 1354–1359
70. Metrangolo L, Fiorillo M, Friedman G et al. (1995) Early hemodynamic course of septic shock. Crit Care Med 23: 1971–1975
71. Monneret G, Labaune JM, Isaac C et al. (1997) Procalcitonin and C-reactive protein levels in neonatal infections. Acta Paediatr 86: 209–212
72. Moran JL, O'Fathartaigh MS, Peisach AR, Chapman MJ, Leppard P (1993) Epinephrine as an inotropic agent in septic shock: a dose-profile analysis. Crit Care Med 21: 70–77
73. Morisaki H, Bloos F, Keys J, Martin C, Neal A, Sibbald WJ (1994) Compared with crystalloid, colloid therapy slows progression of extrapulmonary tissue injury in septic sheep. J Appl Physiol 77: 1507–1518
74. Moshage H (1997) Cytokines and the hepatic acute phase response. J Pathol 181: 257–266
75. Natanson C, Fink MP, Ballantyne HK et al. (1986) Gramnegative bacteremia produces both severe systolic and diastolic cardiac dysfunction in a canine model that simulates human septic shock. J Clin Invest 78: 259–270
76. Nylen ES, Whang KT, Snider RH Jr et al. (1998) Mortality is increased by procalcitonin and decreased by an antiserum reactive to procalcitonin in experimental sepsis Crit Care Med 26: 1001–1006
77. Oberhoffer M, Vogelsang H, Jäger L, Reinhart K (1999) Katacalcin and calcitonin immunoreactivity in different types of leucocytes indicates intracellular procalcitonin content. J Crit Care 14: 29–32
78. Oberhoffer M (1998) Human peripheral mononuclear cells express mRNA for procalcitonin. Br J Anaesth (Suppl 1)
79. Oberhoffer M, Bitterlich A, Hentschel, T et al. (1996) Procalcitonin (ProCt) correlates better with the ACCP/SCCM consensus conference definitions than other specific markers of the inflammatory response. Clin Intensive Care 7 (Suppl): 46 (Abstract)
80. Oberhoffer M, Bögel D, Meier Hellmann A et al. (1996) Procalcitonin is higher in nonsurvivers during course of sepsis, severe sepsis, and septic shock. Intensive Care Med 22 (Suppl 3): A245
81. Ognibene FP, Parker MM, Natanson C, Shelhamer JH, Parrillo JE (1988) Depressed left ventricular performance. Response to volume infusion in patients with sepsis and septic shock. Chest 93: 903–910
82. Perl TM, Dvorak L, Hwang T, Wenzel RP (1995) Long term survival and function after suspected gram-negative sepsis. JAMA 274: 338–345
83. Pittet D, Rangel-Frausto S, Li N et al. (1995) Systemic inflammatory response syndrome, sepsis, severe sepsis and septic shock: incidence, morbidities and outcomes in surgical ICU patients. Intensive Care Med 21: 302–309
84. Rau B, Steinbach G, Gansauge F et al. (1997) The potential role of procalcitonin and interleukin 8 in the prediction of infected necrosis in acute pancreatitis. Gut 41: 832–840
85. Reinhart K, Wiegand-Lohnert C, Grimminger F et al. (1996) Assessment of the safety and efficacy of the monoclonal anti-tumor necrosis factor antibody-fragment, MAK 195F, in patients with sepsis and septic shock: a multicenter, randomized, placebo-controlled, dose-ranging study. Crit Care Med 24: 733–742
86. Reinhart K, Spies CD, Meier Hellmann A et al. (1995) N acetylcysteine preserves oxygen consumption and gastric mucosal pH during hyperoxic ventilation Am J Respir Crit Care Med 151: 773–779
87. Reinhart K, Hannemann L, Meier Hellmann A (1991) Oxygen transport and tissue oxygenation in critically ill patients–value of volumes and vasoactive substances. Klin Wochenschr 69 (Suppl 26): 112–118
88. Reinhart K, Hannemann L, Kuss B (1990) Optimal oxygen delivery in critically ill patients. Intensive Care Med 16 (Suppl 2): S149–155
89. Reinhart K (1988) Monitoring of oxygen transport systems. Anästhesist 37: 1–9
90. Reynolds HN, Haupt MT, Thill Baharozian MC, Carlson RW (1988) Impact of critical care physician staffing on patients with septic shock in a university hospital medical intensive care unit. JAMA 260: 3446–3450
91. Roth E, Spittler A, Oehler R (1996) Glutamine: effects on the immune system, protein balance and intestinal functions. Wien Klin Wochenschr 108: 669–676
92. Rubanyi GM, Vanhoutte PM (1986)Superoxide anions and hyperoxia inactivate endothelium-derived relaxing factor Am J Physiol 250: H822–827
93. Salvo I, de Cian W, Musicco M et al. (1995) The Italian SEPSIS study: preliminary results on the incidence and evolution of SIRS, sepsis, severe sepsis and septic shock. Intensive Care Med 21 (Suppl 2): S244–290
94. Sands KE, Bates DW, Lanken PN et al. (1997) Epidemiology of sepsis syndrome in 8 academic medical centers. Academic Medical Center Consortium Sepsis Project Working Group. JAMA 278: 234–240
95. Scheeren T, Radermacher P (1997) Prostacyclin (PGI2): new aspects of an old substance in the treatment of critically ill patients. Intensive Care Med 23: 146–158
96. Schierhout G, Roberts I (1998) Fluid resuscitation with colloid or crystalloid solutions in critically ill patients: a systematic review of randomised trials. BMJ 316: 961–964
97. Schumer W (1976) Steroids in the treatment of clinical septic shock. Ann Surg 184: 333–341
98. Shoemaker WC, Appel PL, Kram HB (1986) Hemodynamic and oxygen transport effects of dobutamine in critically ill general surgical patients. Crit Care Med 14: 1032–7
99. Sibbald WJ, Vincent JL (1995) Round table conference on clinical trials for the treatment of sepsis. Brussels, March 12–14, 1994. Intensive Care Med 21: 184–189
100. Smith RL, Meixler SM, Simberkoff MS (1991) Excess mortality in critically ill patients with nosocomial bloodstream infections. Chest 100: 164–167
101. Song SK, Hotchkiss RS, Karl IE, Ackerman JJ (1992) Concurrent quantification of tissue metabolism and blood flow via 2H/31P NMR in vivo. III. Alterations of muscle blood flow and metabolism during sepsis. Magn Reson Med 25: 67–77
102. Spies CD, Reinhart K, Witt I et al. (1994) Influence of N-acetylcysteine on indirect indicators of tissue oxygenation in septic shock patients: results from a prospective, randomized, double-blind study. Crit Care Med 22: 1738–1746
103. Steffes CP, Bender JS, Levison MA (1991) Blood transfusion and oxygen consumption in surgical sepsis. Crit Care Med 19: 512–517

104. Takala J, Meier-Hellmann A, Eddleston J, Hulstaert, Sramek V. Effect of dopexamine on outcome after major abdominal surgery: a prospective, randomized, controlled multi-center study (im Druck)
105. Temmesfeld-Wollbruck B, Szalay A, Mayer K et al. (1998) Abnormalities of gastric mucosal oxygenation in septic shock: partial responsiveness to dopexamine. Am J Respir Crit Care Med 157: 1586–1592
106. The Veterans Administration Systemic Sepsis Cooperative Study Group (1987) Effect of high-dose glucocorticoid therapy on mortality in patients with clinical signs of systemic sepsis. N Engl J Med 317: 659–665
107. Tighe D, Moss R, Heywood G et al. (1995) Goal directed therapy with dopexamine, dobutamine, and volume expansion: effects of systemic oxygen transport on hepatic ultrastructure in porcine sepsis. Crit Care Med 23: 1997–2007
108. Tuchschmidt J, Fried J, Swinney R, Sharma OP (1989) Early hemodynamic correlates of survival in patients with septic shock Crit Care Med 17: 719–723
109. Uusaro A, Ruokonen E, Takala J (1995) Gastric mucosal pH does not reflect changes in splanchnic blood flow after cardiac surgery Br J Anaesth 74: 149–154
110. Valles J, Leon C, Alvarez-Lerma F (1997) Nosocomial bacteremia in critically ill patients: a multicenter study evaluating epidemiology and prognosis. Spanish Collaborative Group for Infections in Intensive Care Units of Sociedad Espanola de Medicina Intensiva y Unidades Coronarias (SEMIUC). Clin Infect Dis 24: 387–395
111. Van den Berghe G, de Zegher F (1996) Anterior pituitary function during critical illness and dopamine treatment. Crit Care Med 24: 1580–1590
112. Velanovich V (1989) Crystalloid vs. colloid fluid resuscitation: a meta-analysis of mortality. Surgery 105: 65–71
113. Walley KR (1997) Mechanism of decresased cardiac function in sepsis. In: Vincent JL (ed) Yearbook of intensive care and emergency medicine. Springer, Berlin Heidelberg New York Tokio, pp 243–255

Nosokomiale Infektionen   59

A. Cerny

59.1 Definitionen 1025

59.2 Differentialdiagnose des neu aufgetretenen Fiebers beim Intensivpatienten 1025

59.3 Nosokomiale Infektionen der Atemwegsorgane 1026
59.3.1 Nosokomiale Sinusitis 1026
59.3.2 Fieber nach Thoraxeingriff 1026

59.4 Nosokomiale intravasale Infektionen 1027
59.4.1 Katheterassoziierte Infektionen 1027
59.4.2 Endokarditis bei künstlichen Herzklappen 1028
59.4.3 Herzschrittmacherinfektion 1028
59.4.4 Infektionen von Gefäßprothesen 1028

59.5 Abdominale nosokomiale Infektionen 1029
59.5.1 Antibiotikaassoziierte Kolitis 1029
59.5.2 Fieber nach Abdominaleingriffen 1029
59.5.3 Sekundäre postoperative Peritonitis 1029

59.6 Nosokomiale Infektionen der Harnwege 1030

59.7 Nosokomiale Infektionen von Gelenkprothesen und orthopädischen Implantaten 1031

59.8 Chirurgische Wundinfektionen 1032

Literatur 1032

Nosokomiale Infektionen

A. Cerny

59.1 Definitionen

Nosokomiale Infektionen sind definiert als Infektionen, die bei Aufnahme ins Krankenhaus nicht vorhanden waren und erst dort erworben wurden. In der Regel sind Infektionen, die nach mehr als 48 h Liegedauer auftreten, nosokomiale Infektionen; Ausnahmen sind Krankheiten mit längerer Inkubationszeit, wie z. B. Hepatitis B, Hepatitis C, HIV, Legionellose u. a. m.

Häufigkeit

Nosokomiale Infektionen werden sehr häufig auf der Intensivstation erworben. Während in der Regel 10 % der Krankenhausbetten Intensivbetten sind, ereignen sich 25 % aller nosokomialen Infektionen auf der Intensivstation. Die EPIC-Studie [12], eine europäische Prävalenzstudie für Infektionen auf der Intensivstation, bei der 1417 Intensivstationen von 17 westeuropäischen Ländern am gleichen Tag im April 1992 untersucht wurden, zeigte eine Prävalenz nosokomialer Infektionen von 25,4 % (Tabelle 59-1). Zwei Drittel der nosokomialen Infekte der EPIC-Studie waren in der Intensivstation selbst erworben worden. Die NIDEP-Studie, in der 72 deutsche Intensivstationen unter Einschluss kleinerer Krankenhäuser untersucht wurden, zeigte eine etwas niedrigere Prävalenz von 15,3 % [4].

Risikofaktoren

Als wichtigste Risikofaktoren für nosokomiale Infektionen wurden benannt:
- Dauer des Intensivstationsaufenthalts (>48 h),
- mechanische Beatmung,
- Trauma,
- zentralvenöse Katheter,
- Pulmonalarterienkatheter,
- Urinkatheter,
- medikamentöse Ulkusprophylaxe.

Das Vorhandensein einer nosokomialen Pneumonie, einer Sepsis oder eine Bakteriämie waren unabhängige Risikofaktoren für die Mortalität. Die Definitionen spezifischer nosokomialer Infektionen basieren auf den noch heute verwendeten, 1988 von den Centers for Disease Control, USA, publizierten Richtlinien [3].

59.2 Differentialdiagnose des neu aufgetretenen Fiebers beim Intensivpatienten

Jedes ätiologisch unklare oder neu aufgetretene Fieber (definiert als Kerntemperatur von >38,3 °C) beim Intensivpatienten muss rasch abgeklärt werden. Dies erfordert eine detaillierte klinische Beurteilung des Patienten unter Einbeziehung der Vorgeschichte, der mikrobiologischen Resultate, der verabreichten Medikamente und der Resultate bildgebender Verfahren. Eine exakte, vollständige klinische Untersuchung ist sehr wichtig; insbesondere sollten die Kathetereintrittstellen, der Augenhintergrund, die Mundhöhle, der HNO-Bereich sowie die aufliegende Haut und die Perianalregion genau inspiziert werden. Pathologische Befunde müssen konsequent weiter abgeklärt werden. Notwendige Abklärungen dürfen nicht durch sog. empirisch verabreichte Antibiotika ersetzt werden.

Wenn eine infektiöse Ursache des Fiebers vorliegt (Tabelle 59-2), sollte sofort eine Blutkultur, bestehend aus aerober und anaerober Kultur, abgenommen werden, gefolgt von einer 2. Blutkultur innerhalb von 24 h. Falls Antibiotika verabreicht werden sollen, müssen vorher mindestens 2, besser 3 Blutkulturen in etwa 10 min Abstand entnommen werden. Entsprechende Richtlinien wurden kürzlich publiziert [9].

Infektion und Kolonisation

Bei der Interpretation von mikrobiologischen Befunden ist die Unterscheidung von Infektion und Kolonisation oft schwierig und führt dazu, dass im Zwei-

Tabelle 59-1. Die häufigsten auf der Intensivstation erworbenen Infektionen (Ergebnisse der EPIC-Studie, Angaben in %)

Pneumonie	46,9
Harnwegsinfektionen	17,6
Bakteriämien	12,0
Wundinfektionen	6,9
HNO-Infektionen	5,1
Haut- und Weichteilinfektionen	4,8
Gastrointestinale Infektionen	4,5
Kardiovaskuläre Infektionen	2,9
Sepsis	2

Tabelle 59-2. Liste der häufigsten nichtinfektiösen Fieberursachen auf der Intensivstation. (Mod. nach [2])

Zentrales Nervensystem:	Hirninfarkt, Hirnblutung, Epilepsie
Herz/Kreislauf:	Myokardinfarkt, Dressler-Syndrom, Postperikardiotomiesyndrom, tiefe Venenthrombose
Atmungsorgane:	Atelektase, Lungenembolie/Lungeninfarkt, ARDS (im fibroproliferativen Stadium)
Abdominalorgane:	gastrointestinale Blutung, akalkuläre Cholezystitis, Hepatitis, Pankreatitis, M. Crohn, Colitis ulcerosa, ischämische Kolitits
Rheumatologische Erkrankungen:	Kristallarthropatien, Kollagenosen, Vaskulitiden
Haut- und Weichteilerkrankungen:	Hämatom, Verbrennungen
Endokrine und metabolische Störungen:	Nebenniereninsuffizienz, Hyperthyreose, Thyreoiditis, Alkohol- oder Medikamentenentzug
Andere:	SIRS, Medikamentenfieber, Transfusionsreaktion, Reaktion auf intravenöses Kontrastmittel, Fettembolien, Neoplasien

felsfall Antibiotika unnötigerweise eingesetzt werden [1].

Die *Kolonisation* von Körperoberflächen mit potentiell pathogenen Mikroorganismen ist ein natürlicher Prozess. Im Krankenhaus können oft gramnegative Organismen im Bereich der Atemwege nachgewiesen werden.

Das Vorhandensein eines pathogenen Keims, z. B. Pseudomonas aeruginosa, im Tracheobronchialsekret zusammen mit neu aufgetretenem Lungeninfiltrat beim beatmeten Patienten ist nicht immer mit der Diagnose einer Pseudomonaspneumonie gleichzusetzen. Beim klinisch stabilen Patienten sollten vor Gabe von Antibiotika andere Ursachen für das Auftreten eines Infiltrats wie beispielsweise Atelektase, ARDS oder Lungeninfarkt evaluiert werden. Beim klinisch instabilen Patienten sollte jedoch mit einer empirischen Therapie nicht zugewartet werden. Besonders bei immunsupprimierten Patienten ist nach Möglichkeit eine Bronchoskopie mit Probenentnahme aus den distalen Atemwegen notwendig, um den verantwortlichen Keim zu identifizieren.

59.3 Nosokomiale Infektionen der Atemwegsorgane

Hierzu gehören Sinusitis, Pneumonie und die verschiedenen Ursachen eines postoperatives Fiebers nach herz- oder thoraxchirurgischen Eingriffen. Nosokomiale Pneumonien sind in Kap. 26 ausführlich dargestellt.

59.3.1 Nosokomiale Sinusitis

Die Definition einer nosokomialen Sinusitis erfordert den kulturellen Nachweis eines pathogenen Keims aus purulentem Material aus einer Nasennebenhöhle und zusätzlich eines der folgenden Zeichen:

- Fieber > 38 °C,
- Schmerz- oder Druckdolenz im Bereich der betroffenen Nasennebenhöhle,
- Kopfschmerzen,
- behinderte Nasenatmung,
- radiologische Hinweise auf eine Sinusitis.

Pathogenese

Die Bakteriologie der nosokomialen Sinusitis unterscheidet sich deutlich von der außerhalb des Krankenhauses erworbenen Krankheit. Beim intubierten Patienten sind gramnegative Erreger am häufigsten, wobei in bis zu 50 % der Fälle mehr als ein Organismus kultiviert werden kann. Nosokomiale Sinusitiden sind besonders häufig nach Schädel-Hirn-Traumen, bei nasotrachealer Intubation, bei nasogastrischen Sonden und bei Patienten unter Kortikosteroidbehandlung.

Abklärung und Behandlung

Die Computertomographie ist der konventionellen radiologischen Untersuchung überlegen. Bei Nachweis von Flüssigkeit im Bereich der Nasennebenhöhlen sollte eine Punktion mit dem Ziel einer Drainage und dem Nachweis des ursächlichen Erregers durchgeführt werden. Zur Behandlung muss der Sekretabfluss aus den betroffenen Nasennebenhöhlen sichergestellt werden und eine erregergerichtete Antibiotikabehandlung durchgeführt werden. Liegen noch keine Kulturresultate vor, so kann ein gegen Pseudomonas wirksames β-Laktam-Antibiotikum oder ein Carbapenem eingesetzt werden.

59.3.2 Fieber nach Thoraxeingriff

Das Auftreten von Fieber in der postoperativen Phase ist häufig und in der Mehrzahl der Fälle nicht auf eine infektiöse Ursache zurückzuführen. Fieber beim postoperativen Patienten führt oft dazu, dass die perioperative Antibiotikaprophylaxe unnötigerweise verlängert wird. Als Faustregel kann angenommen werden, dass postoperatives Fieber innerhalb von 48 h nach dem Eingriff eher nichtinfektiös ist, sondern Folge des chirurgischen Eingriffs. Fieber, das nach 48 h auftritt oder persistiert, muss sorgfältig abgeklärt werden.

Die häufigsten Ursachen sind in der folgenden Übersicht zusammengefasst:

> **Fieberursachen nach einem Thoraxeingriff**
>
> - Nichtinfektiöse Ursachen
>   - Atelektase
>   - postoperatives Hämatom
>   - Zustand nach Anwendung der extrakorporalen Zirkulation
>   - Dressler-Syndrom
> - Infektiöse Ursachen
>   - oberflächliche und tiefe Wundinfektionen (z. B. Sternuminfekt)
>   - nosokomiale Pneumonie
>   - Ösophagusperforation und Mediastinitis (nach Ösophaguseingriff)
>   - Empyem (z. B. nach bronchopleuraler Fistel)
>   - postoperative Perikarditis

Die Abklärung erfordert oft auch die Durchführung einer Thoraxcomputertomographie.

59.4 Nosokomiale intravasale Infektionen

Während lokalisierte Infektionen, wie z. B. eine Pneumonie oder ein Abszess, intermittierende Bakteriämien hervorrufen, führen intravasale Infektionen in der Regel zur kontinuierlichen Bakteriämie. Die Diagnose beruht auf der gleichzeitigen Isolierung desselben Keims vom intravasalen Fremdkörper und von der andernorts entnommenen Blutkultur, wobei eine andere Quelle der Infektion ausgeschlossen werden muss [10].

59.4.1 Katheterassoziierte Infektionen

Bei arteriellen oder venösen Kathetern können Keime von der Haut, den Katheter entlang, Zugang zum intravasalen Kompartiment erhalten. Bei längere Zeit liegenden Kathetern gelangen Keime auch auf intraluminalem Weg, z. B. über kontaminierte Verbindungsstellen, in die Blutbahn. Man unterscheidet prinzipiell zwischen Infektionen
- im Bereich der Einstichstelle (klinisch erkennbar durch lokale Entzündungszeichen und Eiterbildung),
- im intravaskulären Teil des Katheters (klinisch findet sich oft ein am Katheter haftender Thrombus),
- im proximalen Anteil des Katheters, d. h. an den Verbindungsstücken im Infusionsbesteck.

Pathogenese

Koagulasenegative Staphylokokken und Staphylococcus aureus sind die am häufigsten isolierten Pathogene. Seltener finden sich gramnegative Stäbchen (Enterobacter und Klebsiella) sowie Enterokokkusspezies, seltener auch Corynebacterium JK oder Candida. Katheterassoziierte Infektionen können durch eine strikte Antisepsis, verbunden mit einer guten Punktionstechnik sowie konsequenter Pflege der Punktionsstelle weitgehend verhütet werden. Obwohl das Risiko einer katheterassoziierten Bakteriämie mit der Liegedauer des Katheters kontinuierlich ansteigt, ist es nicht sinnvoll, die Katheter nach bestimmten fixen Zeitintervallen zu wechseln.

Es gelten die folgenden Empfehlungen:

> **Empfehlungen zur Diagnose und Prävention katheterassoziierter Infektionen**
>
> - Die Kathetereinstichstelle sollte täglich auf Entzündungszeichen oder Eiterbildung untersucht werden.
> - Falls Eiter vorhanden ist, sollte eine Gram-Färbung angefertigt und eine Kultur angelegt werden.
> - Bei Patienten mit lokalen Infektzeichen, embolischen Phänomenen oder hämodynamischer Instabilität sollte der Katheter entfernt und eine Kultur angelegt werden. Neue Katheter sollten an einer anderen Punktionsstelle eingelegt werden.
> - Zwei Blutkulturen sollten peripher durch Neupunktion einer Vene, eine weitere durch den Katheter abgenommen werden. Wenn möglich sollten quantitative Blutkulturen angesetzt werden. Typischerweise zeigt die aus dem infizierten Katheter gewonnene Blutkultur eine 10fach höhere Bakterienkonzentration als die peripher entnommene Blutkultur.
> - Die Spitze des entfernten Katheters sollte mikrobiologisch untersucht werden.

Behandlung

Die Therapie der Wahl bei katheterassoziierten Infektionen besteht in der Entfernung des infizierten Katheters. Bei durch koagulasenegative Staphylokokken verursachten Infektionen darf ausnahmsweise beim stabilen Patienten ein Behandlungsversuch mit Antibiotika unternommen werden. Falls andere Keime gefunden werden, muss der Katheter unbedingt ausgewechselt werden. Die begleitende antimikrobielle Behandlung muss resistenzgerecht für 7–10 Tage intravenös durchgeführt werden. Bei Katheterinfekten mit Staphylococcus aureus sollte für mindestens 14 Tage beispielsweise mit einem Antistaphylokokkenpenicillin behandelt werden. Bei nachgewiesenen oder vermuteten septischen Komplikationen sollte 4–6 Wochen intravenös behandelt werden.

59.4.2 Endokarditis bei künstlichen Herzklappen

Etwa 2% der Patienten mit einer künstlichen Herzklappe entwickeln im Verlauf eine Kunstklappenendokarditis. Man spricht von „früher Kunstklappenendokarditis", wenn diese innerhalb von 60 Tagen nach Implantation der Klappenprothese auftritt. Pathogenetisch scheinen dabei intraoperativ eingebrachte Keime eine Rolle zu spielen. Tritt die Kunstklappenendokarditis mehr als 60 Tage nach der Implantation auf, liegt eine „späte Kunstklappenendokarditis" vor. Diese ist wahrscheinlich Folge einer sekundären Besiedelung des intravaskulären Fremdkörpers. Bei der „frühen Kunstklappenendokarditis" spielen Staphylococcus epidermidis und Staphylococcus aureus sowie gramnegative Keime die wichtigste Rolle. Bei der „späten Kunstklappenendokarditis" finden sich, neben den häufigen Staphylokokken, vermehrt auch Streptokokken.

Klinik und Diagnose
Symptome, klinische Zeichen und Laborveränderungen sind bei Kunstklappenendokarditis ähnlich wie bei der Nativklappenendokarditis. Komplikationen wie das Auftreten eines paravalvulären Lecks, Ausbreitung des Infekts in das paravalvuläre Gewebe sowie Klappendysfunktion sind bei der Kunstklappenendokarditis häufiger. Die Diagnose wird durch das Vorhandensein von multiplen positiven Blutkulturen erhärtet. Bildgebende Verfahren wie die transthorakale und transoesophageale Echokardiographie erlauben häufig Vegetationen, Klappendysfunktionen sowie die perivalvuläre Ausdehnung des Prozesses zu visualisieren und im Verlauf zu kontrollieren.

Behandlung
Die Behandlung der Kunstklappenendokarditis hängt von der Identifikation und Empfindlichkeitsprüfung des isolierten Keims ab. Solange der Keim nicht bekannt ist, werden in der Regel Vancomycin und Gentamicin, z. T. in Kombination mit Rifampicin, eingesetzt. Beim stabilen Patienten mit Staphylococcus-epidermidis-Nachweis und gutem Ansprechen auf die Therapie, die 6–8 Wochen lang parenteral durchgeführt werden muss, kann auf einen operativen Klappenersatz verzichtet werden. Eine schwere Klappendysfunktion, ein periprosthetisches Leck, persistierend positive Blutkulturen unter adäquater Therapie bzw. septische Komplikationen unter Therapie, sind Gründe für einen notfallmäßigen Klappenersatz. Falls noch Mikroorganismen auf der explantierten Klappe nachgewiesen werden können, sollte ab Operationstermin 6–8 Wochen parenteral antibiotisch behandelt werden.

59.4.3 Herzschrittmacherinfektion

Die typischen Infektionen bei Herzschrittmachern sind Infektionen der Generatortasche, Elektrodeninfekte im Bereich des subkutanen Verlaufs und bakteriämische Infektionen des intravaskulären Teils der Elektrode. Etwa 4% der Patienten mit Herzschrittmachern entwickeln im Verlauf eine Infektion. Vergleichbar mit Kunstklappeninfektionen unterscheidet man auch bei Schrittmacherinfektionen frühe Infekte, die 3–6 Monate nach Implantation auftreten, von späten Infekten.

Frühinfekte werden in der Regel durch Hautkeime verursacht, die bei der Implantation eingebracht wurden. Spätinfekte sind häufiger das Resultat transienter Bakteriämien, die zur Adhärenz von Mikroorganismen an der Oberfläche des Fremdkörpers führen. Staphylococcus epidermidis und Staphyloccus aureus sind die beiden häufigsten Mikroorganismen. Infektionen der Generatortasche oder des subkutanen Elektrodenverlaufs führen zu lokalen Entzündungszeichen und Fieber. Da diese Infektionen primär extravasal liegen, sind die Blutkulturen nicht immer positiv. Infektionen im intravasalen Teil der Elektroden führen zu einer persistierenden Bakteriämie und können zur Rechtsherzendokarditis und zu septisch metastatischen Embolien im Bereich der Lungen führen.

Behandlung
Bei Infektionen der Generatortasche, bei persistierender Bakteriämie und Hinweisen auf eine Rechtsherzendokarditis muss der infizierte Schrittmacher entfernt werden. Bei Patienten mit Bakteriämie, jedoch fehlenden Hinweisen auf eine Generatortascheninfektion oder Rechtsherzendokarditis, empfehlen einzelne Autoren einen Therapieversuch mit intravenösen Antibiotika für 4–6 Wochen. Die antibiotische Therapie muss Erreger und Resistenzmuster berücksichtigen. Nach Entfernung des Schrittmachers und fehlenden Komplikationen genügt bei Staphylokokkeninfekten eine 2-wöchige intravenöse Antibiotikatherapie. Als Alternative kann bei empfindlichen Staphylokokken auch Ciprofloxacin und Rifampicin per os gegeben werden.

59.4.4 Infektionen von Gefäßprothesen

Infektionen von Gefäßprothesen treten bei 2–6% der Patienten auf; die Letalität beträgt bis zu 50%. Während autologe Venenprothesen selten infiziert werden, sind Prothesen aus Fremdmaterial besonders in der Femoralregion infektanfällig. In diesem Bereich findet man auch neben Staphylokokken und Streptokokken gramnegative Keime. Klinisch manifestieren sich Gefäßprotheseninfektionen durch systemische Infektionszeichen und lokale Komplikationen wie Abszedierung, Fistelbildung, Nahtruptur und Blutung, Bildung von Aneurysmen sowie Okklusion durch septische Thromben. Oft werden Gefäßprotheseninfektionen erst aufgrund der erwähnten Komplikationen diagnostiziert, da die venös entnommenen Blutkulturen häufig negativ ausfallen. Eine alleinige Antibiotikatherapie ohne chirurgischen Ersatz der Prothese ist nur sehr selten definitiv erfolgreich.

59.5 Abdominale nosokomiale Infektionen

59.5.1 Antibiotikaassoziierte Kolitis

Zytotoxinproduzierende Clostridium-difficile-Organismen sind die häufigste Ursache von antibiotikaassoziiertem Durchfall. Das klinische Spektrum der Erkrankung reicht von leichten, selbstlimitierenden Durchfallepisoden bis zum lebensbedrohlichen Krankheitsbild des toxischen Megakolons [7].

Pathogenese und Epidemiologie
Pathogenetisch handelt es sich um eine antibiotikaassoziierte Infektionskrankheit, verursacht durch eine antibiotikavermittelte Selektion von Clostridium difficile. Ob der Keim im Einzelfall beim Patienten schon vorhanden war oder ob es sich um eine echte nosokomiale Infektion handelt, ist im einzelnen Fall schwer zu entscheiden. Tatsache ist jedoch, dass nosokomiale Übertragungen vorkommen, die zu kleinen Epidemien führen können. Aufgrund der Pathogenese können verschiedene Risikofaktoren für das Auftreten einer Clostridium-difficile-assoziierten Darmpathologie abgeleitet werden. Dazu gehören die Dauer der Antibiotikabehandlung, die orale Behandlung, der Einsatz von Antibiotikakombinationen, die lokale Epidemiologie sowie koexistierende Wirtsfaktoren wie Chemotherapie, Immunsuppression und vorbestehende Darmerkrankungen.

Diagnose
Die Verdachtsdiagnose kann am einfachsten durch den direkten Nachweis von Clostridium-difficile-Toxin im Stuhl erhärtet werden. Hierfür stehen verschiedene Schnelltests zur Verfügung.
Der kulturelle Nachweis von Clostridium difficile im Stuhl gibt hingegen noch keine Auskunft darüber, ob der isolierte Keim tatsächlich Toxine produziert oder nicht, und muss deshalb durch den Toxinnachweis ergänzt werden. Je nach klinischer Situation kann die Diagnose auch mittels Endoskopie und Biopsie gestellt werden. Andere Organismen, die Fieber und Durchfall verursachen können, z. B. Salmonellen, Shigellen, Campylobacter, sind nur ausnahmsweise Ursache nosokomialer Durchfälle.

Therapie
Zur Behandlung sollten Antibiotika bei Auftreten von Durchfall möglichst abgesetzt werden. Bei Sistieren der Durchfälle erübrigt sich in der Regel jede weitere Therapie und Diagnostik. Beim Intensivpatienten können die Antibiotika häufig nicht abgesetzt werden. Therapie der Wahl ist Metronidazol, 3-mal 500 mg per os für 7–10 Tage. Diese Behandlung führt in etwa 80–90 % der Fälle zum Erfolg. Das 1. Rezidiv sollte erneut mit Metronidazol, ein 2. Rezidiv kann durch Metronidazol oder Vancomycin per os (4-mal 125 mg während 7–10 Tagen) behandelt werden. Generell sollte Vancomycin wegen der Gefahr der Selektion von glykopeptidresistenten Enterokokken sparsam eingesetzt werden. Intravenös verabreichtes Vancomycin wirkt nur ungenügend, während Metronidazol auch parenteral eingesetzt werden kann.

59.5.2 Fieber nach Abdominaleingriffen

Die Untersuchung eines Patienten mit Fieber nach Abdominaleingriff erfolgt unter Einbeziehung der Grunderkrankung, der Art des Abdominaleingriffs und dem Vorhandensein von zusätzlichen Wirtsfaktoren wie Immunsuppression, Leberzirrhose etc.
Generell gilt auch hier wie bei jedem anderen postoperativen Fieber:

> Fieber in den ersten 48 h nach einem Eingriff hat meist eine nichtinfektiöse Ursache.

Die hohe Konzentration an potentiell pathogenen Keimen im Darminhalt erfordert jedoch eine rasche Abklärung jeglichen Fiebers nach Abdominaleingriff, besonders wenn die Darmmukosa im Rahmen des Eingriffs durchtrennt werden musste. Jeder Eingriff ist zudem mit einem Spektrum spezifischer, z. T. infektiöser Komplikationen behaftet, so dass der Operateur informiert werden muss. Als wohl häufigste Komplikation soll im Folgenden auf die sekundäre Peritonitis und deren Komplikationen näher eingegangen werden [8].

59.5.3 Sekundäre postoperative Peritonitis

Im Gegensatz zur primären Peritonitis, bei der kein spezifischer Infektionsfokus ausgemacht werden kann, liegt der postoperativen sekundären Peritonitis immer ein pathologisch-anatomisches Korrelat zugrunde.

Pathogenese
Die häufigsten Ursachen der postoperativen sekundären Peritonitis sind eine operative Kontamination des Peritoneums oder eine Insuffizienz einer chirurgi-

schen Anastomose. In der Mehrzahl der Fälle wird eine sekundäre Peritonitis durch Mikroorganismen endogenen Ursprungs verursacht. Austritt von Magensäure, Galle oder Pankreassekret kann zu einer zusätzlichen Schädigung des Peritoneums führen. Sowohl die Zusammensetzung als auch die Anzahl der intraluminalen Flora ändert sich vom Magen bis zum Rektum. Während im Magen normalerweise 10^3 Mikroorganismen/ml zu finden sind, steigt diese Zahl und erreicht im distalen Kolon einen Wert von 10^{11}/ml. In über 90 % der sekundären Peritonitiden können anaerobe Keime, oft zusammen mit Enterobakteriaceen, isoliert werden. In einer repräsentativen Serie war E. coli der am häufigsten isolierte Keim, gefolgt von Bacteroides fragilis, Enterokokken, Bacteroidesspezies, Fusobacterium, Clostridium perfringens, Clostridium spp. und anderen Keimen. Eine Bakteriämie findet sich etwa in einem Viertel der Patienten. Eine Antibiotikavorbehandlung führt zur Selektion von resistenten Keimen und zum vermehrten Auftreten von Serratia, Acinetobacter und Pseudomonas aeruginosa.

Klinik

Die klinischen Untersuchungsbefunde beim intubierten Patienten sind oft schwierig zu interpretieren. Oft führt erst das Auftreten von Komplikationen wie hämodynamische Instabilität, paralytischer Ileus oder Verbrauchskoagulopathie zur Diagnose. Die Prognose ist abhängig von verschiedenen Faktoren, u. a. dem Alter des Patienten, der Dauer und dem Schweregrad der peritonealen Kontamination, dem Vorhandensein zusätzlicher Noxen (Galle oder Pankreassekretionen, Barium), dem primären intraabdominalen Prozess und der Virulenz der beteiligten Mikroorganismen.

Behandlung

Die sekundäre Peritonitis erfordert eine rasche, korrekte Antibiotikatherapie, die Behandlung der systemischen Komplikationen und die sofortige Hinzuziehung eines Chirurgen. Die antibiotische Behandlung der sekundären Peritonitis ist in der Regel eine Kombinationsbehandlung, wobei ein breites Spektrum gramnegativer aerober und anaerober Keime abgedeckt werden muss. Die Auswahl der Antibiotika hängt unter anderem von der Antibiotikavorbehandlung des Patienten ab. Metronidazol oder Clindamycin werden oft mit einem Breitspektrum-β-Laktam (z. B. Drittgenerationcephalosporin der Cefotaximgruppe oder ein Antipseudomonaspenicillin) kombiniert. Alternativen sind Kombinationsbehandlungen mit Chinolonen oder Aztreonam. Imipenem, Meropenem oder Piperacillintazobactam können auch alleine eingesetzt werden. Beim schwerkranken Patienten oder, falls multiresistente Keime vermutet werden, wird in der Regel zusätzlich ein Aminoglykosid mit dem β-Laktam-Antibiotikum kombiniert. Ob außerdem mit Amphotericin B oder Fluconazol behandelt werden soll, wenn Candidaspezies aus dem Peritoneum isoliert wurde, ist derzeit unklar.

Die oft mehrschrittige chirurgische Revision hat das Ziel, nekrotisches Material, Darminhalt etc., soweit möglich, aus der Peritonealhöhle zu entfernen. Tritt nach einer initialen Besserung einer sekundären Peritonitis erneut Fieber auf, verbunden mit lokalisierten Abdominalschmerzen, muss an eine sekundäre Abszedierung gedacht und diese mittels bildgebender Verfahren ausgeschlossen werden.

59.6 Nosokomiale Infektionen der Harnwege

Harnwegsinfektionen sind je nach Studie die häufigste oder zweithäufigste nosokomiale Infektion auf der Intensivstation. Etwa 80 % der Fälle treten im Zusammenhang mit Blasenkathetern auf, etwa 10 % im Zusammenhang mit urologischen Eingriffen.

Definition

Von einer katheterassoziierten Bakteriurie spricht man bei Vorhandensein von mehr als 100 000 Bakterien/ml Urin. Auch tiefere Keimkonzentrationen können Ausdruck einer Infektion sein, z. B. dann, wenn 100 aerobe gramnegative Organismen/ml Urin bei einer Patientin, verbunden mit einer Leukozyturie und Symptomen, festgestellt werden. Bakteriurien oder Candidurien mit kleinen Keimzahlen haben zudem die Tendenz, sich bei Patienten mit Kathetern rasch zur signifikanten Bakteriurie und zum symptomatischen Harnwegsinfekt fortzuentwickeln. Bis zu 5 % der Patienten mit katheterassoziierter Bakteriurie entwickeln eine Bakteriämie mit dem Urinkeim [11].

Pathogenese

Die Mehrzahl der Erreger stammt aus der Darmflora des Patienten. Seltener werden die Mikroorganismen vom Krankenhauspersonal oder von kontaminiertem Kathetermaterial übertragen. Bei Einlage des Katheters werden Mikroorganismen der unteren Urethra in die Blase transportiert. Aszendierende Infektionen durch das Katheterlumen oder entlang der Katheteraußenseite spielen pathogenetisch ebenfalls eine Rolle. Der Katheterkolonisation folgt rasch die Bakteriurie. Folgende Risikofaktoren wurden in verschiedenen Studien identifiziert:

- Dauer der Katheterisierung (wichtigster Risikofaktor),
- Diabetes mellitus,
- weibliches Geschlecht,
- fehlender Antibiotikagebrauch,
- Fehlen eines Urinometers,
- Kolonisation des Urinbehälters,
- erhöhtes Serumkreatinin,
- Fehler in der Katheterpflege.

Die Rolle der Dauer der Katheterisierung wird durch die Tatsache unterstrichen, dass die Prävalenz einer Bakteriurie bei Kathetern, die weniger als 30 Tage belassen werden, 15% beträgt und bei Langzeitkatheterisierung (>30 Tage) auf 90% ansteigt!

Erreger
Bei kurzzeitiger Katheterisierung finden sich am häufigsten Escherichia coli, Pseudomonas aeruginosa, Klebsiella, koagulasenegative Staphylokokken sowie andere gramnegative Keime, bei Einsatz von Breitspektrumantibiotika auch Candida. Bei Langzeitkatheterisierung treten gehäuft Providenzia stuartii und Proteus spp. auf, gefolgt von Escherichia coli.

Komplikationen
Komplikationen der katheterassoziierten Bakteriurie sind untere und obere Harnwegsinfekte, Bakteriämie und Urosepsis. Als Faustregel kann davon ausgegangen werden, dass beim Patienten mit Fieber und urinkatheterassoziiertem Infekt eine signifikante Bakteriurie mit Leukozyturie nachweisbar ist, eine Ausnahme bilden lediglich neutropenische Patienten.

! Die Untersuchung des Urinsediments sowie quantitative Urinkulturen von frisch entnommenem Urin gehören zur Abklärung jedes neu aufgetretenen Fiebers beim Intensivpatienten mit Urinkatheter; von Routineurinkulturen zur Überwachung wird eher abgeraten.

Behandlung und Prävention
Die Behandlung erfolgt entsprechend dem Erreger. Im Sinne der Prävention muss die Frage, ob der Blasenkatheter entfernt werden kann, jeden Tag erneut entschieden werden.

59.7 Nosokomiale Infektionen von Gelenkprothesen und orthopädischen Implantaten

Pathogenese
Trotz perioperativer Antibiotikaprophylaxe treten bei 1–5% der Patienten nach Einsatz von Knochen- oder Gelenkprothesen Infektionen im Bereich des Fremdmaterials auf. Pathogenetisch können 2 Mechanismen unterschieden werden: erstens die primäre lokale Infektion des Prothesenmaterials und zweitens die hämatogene Besiedelung des Fremdmaterials. Verschiedene prädisponierende Faktoren spielen eine Rolle. Dazu gehören rheumatoide Arthritis, Diabetes mellitus, Kortikosteroidtherapie, Übergewicht, hohes Alter und ein vorausgegangener chirurgischer Eingriff im Bereich der Prothese. Lokale Komplikationen wie die Bildung eines superinfizierten Hämatoms, ein Wundinfekt, Knochenischämie und Nekrose spielen ebenfalls eine Rolle.

Etwa $1/3$ der Infektionen kommt auf hämatogenem Wege zustande, wobei die wichtigsten Quellen der Bakteriämie im Zahn-Mundschleimhaut-Bereich, dem Urogenitaltrakt und dem Gastrointestinaltrakt zu finden sind.

Erreger
Neben koagulasenegativen Staphylokokken und Staphylococcus aureus spielen Streptokokken und gramnegative aerobe Keime die Hauptrolle.

Klinik und Diagnose
Das Spektrum der klinischen Präsentation ist weit und reicht vom oligosymptomatischen Gelenkinfekt bis hin zur fulminanten Sepsis [6]. In der Regel treten primär lokal infizierte Gelenk- und Knochenprotheseninfekte früher nach der Operation auf als hämatogen besiedelte Prothesen. Während die akute klinische Verlaufsform durch Schmerz und Entzündung im Bereich des Gelenks sowie Fieber und hämodynamische Instabilität gekennzeichnet ist, können schmerzlose Verlaufsformen oft schwierig zu diagnostizieren sein. Die konventionellen radiologischen Zeichen sind oft nicht sicher von aseptischen Prozessen wie z. B. einer Prothesenlockerung zu unterscheiden. Eine Punktion des befallenen Gelenks erbringt in ca. 90% der Fälle einen kulturellen Erregernachweis. In ca. 30% ist auch die Gram-Färbung positiv. Intraoperativ gewonnene Proben sind diagnostisch wegweisend, jedoch kann eine vorausgegangene antimikrobielle Therapie zu falschnegativen Kulturergebnissen führen.

Behandlung
Die Therapie basiert auf der kompletten chirurgischen Entfernung des Fremdmaterials und des betroffenen Gewebes, kombiniert mit einer effektiven Antibiotikatherapie. Diese muss erregergerecht für 6 Wochen durchgeführt werden. Eine Reimplantation des Fremdmaterials wird dann später angeschlossen. Dieses Vorgehen führt in etwa 90% der Fälle zum Erfolg. Etwas niedriger ist die Erfolgsrate, wenn Débridement und Entfernung der infizierten Prothese gleichzeitig, zusammen mit der Reimplantation einer neuen Gelenkprothese, erfolgen. Die Verwendung von antibiotikadurchsetzten Zementen erhöht die Erfolgsrate dieses Vorgehens auf etwa $3/4$ der Fälle. Eine systemische antibiotische Behandlung ist auch in diesem Falle erregergerecht durchzuführen, wobei die Dauer dieser Therapie noch nicht definiert ist.

Als Prävention hat sich die perioperative Antibiotikaprophylaxe bewährt. Die Gabe von Antibiotika in Situationen, die das Risiko einer Bakteriämie in sich bergen, wie z. B. zahnchirurgische Eingriffe, wurde bisher nicht systematisch untersucht und kann nicht empfohlen werden.

59.8 Chirurgische Wundinfektionen

Das Risiko einer postoperativen Wundinfektion kann aufgrund der Art des chirurgischen Eingriffs abgeschätzt werden. Bei einem sog. „sauberen chirurgischen Eingriff" werden nur sterile Körperkompartimente mittels aseptischer chirurgischer Technik eröffnet. Von „sauber-kontaminierter Chirurgie" spricht man, wenn auch nichtsterile Kompartimente wie Gastrointestinaltrakt und Respirationstrakt oder der Urogenitaltrakt bei infiziertem Urin oder das Gallenwegsystem bei infizierter Galle betroffen sind.

„Kontaminierte Chirurgie" liegt vor, wenn die aseptische Technik nicht eingehalten werden konnte, bei Beteiligung von entzündetem Gewebe ohne Eiterbildung oder bei der Versorgung einer traumatischen Wunde. „Septische Chirurgie" ist gekennzeichnet durch das Vorliegen von Eiter, Darmperforation oder einer schmutzigen traumatischen Wunde. Das Risiko eines Wundinfekts nach sauberer Chirurgie beträgt 1–2%, bei sauber-kontaminierter Chirurgie etwa 3%, bei kontaminierter Chirurgie etwa 10% und nach einem septischen chirurgischen Eingriff etwa 15%.

Oberflächlicher chirurgischer Wundinfekt

Die diagnostischen Kriterien für einen oberflächlichen chirurgischen Wundinfekt sind die folgenden [3]:

Auftreten einer Infektion im Bereich der chirurgischen Wunde innerhalb von 30 Tagen nach dem Eingriff, der die Haut, das subkutane Gewebe oder den Muskel außerhalb des Faszienbereichs betrifft und einer der folgenden Punkte zutrifft:

- eitrige Sekretionen im Bereich der Naht oder aus einem Drain oberhalb der Faszie,
- kultureller Nachweis eines Mikroorganismus aus der primär verschlossenen Wunde.

Die Diagnose wird meist anlässlich der chirurgischen Revision gestellt.

Tiefe chirurgische Wundinfektion

Eine tiefe chirurgische Wundinfektion ist definiert durch die folgenden Kriterien:

Auftreten einer Infektion im Bereich der Operationsnarbe innerhalb von 30 Tagen nach dem Eingriff oder, im Fall der Implantation von Fremdmaterial, innerhalb eines Jahres nach dem Eingriff. Die Infektion betrifft, im Gegensatz zur Oberflächeninfektion, auch Gewebekompartimente unterhalb des Faszienmantels. Eines der folgenden Kriterien muss zudem erfüllt sein:

- Nachweis von eitrigem Sekret unterhalb des Faszienmantels,
- spontane Wunddehiszenz oder chirurgisch eröffnete Wunde bei einem Patienten mit Fieber über 38 °C und/oder Schmerzen bzw. Druckdolenz,
- direkter Nachweis eines infektiösen Prozesses während eines chirurgischen Eingriffs oder mittels histologischer Untersuchung.

Risikofaktoren

Die folgenden Risikofaktoren erhöhen die postoperative Wundinfektrate (s. Übersicht):

> **Risikofaktoren für postoperative Wundinfekte**
> - Hohes Alter
> - Übergewicht
> - Abdominaleingriff
> - Länge des chirurgischen Eingriffs
> - Rasieren der Haut im Operationsbereich

Erreger

Mikrobiologisch finden sich bei Eingriffen, die weder den Gastrointestinal- noch den Urogenital- oder Respirationstrakt betreffen, in der Mehrzahl der Fälle Staphylococcus aureus oder andere Keime der Hautflora des Patienten. Bei allen anderen Arten von chirurgischen Eingriffen sind Keime der endogenen Mikroflora des operierten Organs zu erwarten.

Diagnose und Behandlung

Die Diagnose einer chirurgischen Wundinfektion wird durch die klinische Untersuchung gestellt. Für den Erregernachweis sollte möglichst Material aus der Tiefe der Wunde in Gram-Präparat und Kultur untersucht werden. Obschon Staphylococcus-aureus-bedingte abszedierende Infektionen am häufigsten sind und durch chirurgische Drainage und erregerspezifische Antibiotikatherapie behandelt werden können, stellen die rasch progredienten, durch aerobe und anaerobe Mischflora oder Streptokokken der Gruppe A bedingten schweren Weichteilinfektionen eine gefürchtete Komplikation dar.

Literatur

1. Bergen GA, Toney JF (1998) Infection vs. colonization in the Critical Care Unit. Crit Care Clin 14/1: 71–90
2. Cunha BA (1998) Fever in the Critical Care Unit. Crit Care Clin 14/1: 1–14
3. Garner JS, Jarvis WR, Emori TG et al. (1988) CDC definitions for nosocomial infections, 1988. Am J Infect Contr 16/3: 128–140
4. Gastmeier P, Schumacher M, Daschner F, Rüden H (1997) An analysis of two prevalence surveys of nosocomial infection in German Intensive Care Units. J Hosp Infection 35: 97–105
5. Hauer T, Lacour M, Gastmeier P et al. (1996) Nosokomiale Infektionen auf Intensivstationen. Anästhesist 45: 1184–1191

6. Inman RD, Gallegos KV, Brause BD et al. (1984) Clinical and microbial features of prosthetic joint infection. Am J Med 77/1: 47–53
7. Johnson S, Gerding DN (1998) Clostridium difficile – Associated diarrhea. Clin Infect Dis 26: 1027–1036
8. McClean KL, Sheehan GJ, Harding GKM (1994) Intraabdominal infection: A review. Clin Infect Dis 19: 100–116
9. O'Grady NP, Barie PS, Bartlett J et al. (1998) Practice parameters for evaluating new fever in critically ill adult patients. Crit Care Med 26/2: 392–408
10. Raad II, Bodey GP (1992) Infectious Complications of Indwelling Vascular Catheters. Clin Infect Dis 15: 197–210
11. Stamm WE (1991) Catheter-associated urinary tract infections: epidemiology, pathogenesis, and prevention. Am J Med 91: 3B–65S, 3B–71S
12. Vincent J-L, Bihari DJ, Suter PM et al. (1995) The prevalence of nosocomial infection in Intensive Care Units in Europe. JAMA 274/8: 639–44

//KAPITEL 60

Spezifische Infektionen

A. Cerny

60.1	Tuberkulose	1037
60.2	Typhus abdominalis	1039
60.3	Hämolytisch-urämisches Syndrom	1040
60.4	Schwere Weichteilinfektionen	1041
60.4.1	Nekrotisierende Fasziitis	1041
60.4.2	Gasbrand	1042
60.5	Tetanus	1043
60.6	Tollwut	1045
60.7	Diphtherie	1046
60.8	Schwere Malaria	1047
60.9	Virales hämorrhagisches Fieber	1049
60.9.1	Krim-Kongo-Virus	1050
60.9.2	Hantaviren	1050
60.9.3	Lassafieber	1050
60.9.4	Südamerikanisches hämorrhagisches Fieber	1051
60.9.5	Filoviren	1051
60.9.6	Gelbfieber	1051
60.9.7	Denguefieber	1051
60.9.8	Vorsichtsmaßnahmen	1051
	Literatur	1051

Spezifische Infektionen

A. CERNY

60.1 Tuberkulose

Die Tuberkulose ist die weltweit häufigste infektionsbedingte Todesursache und führt nur selten zur Aufnahme auf der Intensivstation. Hauptgründe für eine Intensivtherapie sind eine respiratorische Insuffizienz, Thoraxeingriffe, fortgeschrittene Tbc-Meningitis, tuberkulöse Perikarditis, Nebenwirkungen von Tuberkulostatika und eine tuberkuloseassoziierte Addisonkrise [10].

Die Kenntnis der verschiedenen klinischen Manifestationen der Tuberkulose ist zudem wichtig, weil disseminierte Formen im Sinne der Miliartuberkulose durch andere Zustände wie Status nach Transplantation und Immunsuppression, Tumorerkrankung oder HIV-Infektion maskiert und unerkannt zur nosokomialen Infektion anderer Patienten sowie von Pflegepersonal und Ärzten führen können [7]. Neben krankenhaushygienischen Problemen (s. Kap. 62) ist beim Intensivpatienten oft eine parenterale tuberkulostatische Therapie notwendig.

Erreger

Mycobacterium tuberculosis und Mycobacterium bovis gehören zum Mycobacterium-tuberculosis-Komplex. Mycobacterium bovis ist klassischerweise resistent gegen Pyrazinamid. Im Grampräparat ist Mycobacterium tuberculosis schwach grampositiv oder lässt sich nicht anfärben. Der direkte visuelle Nachweis erfordert eine klassische Ziehl-Neelsen-Färbung oder eine der neueren Fluoreszenzmethoden. Durch den Einsatz von sensitiven Kulturmethoden, die den Einbau von radioaktiven Metaboliten messen, gelingt der kulturelle Nachweis bereits 9–16 Tage nach Ansetzen der Kultur.

DNA-Amplifikationsmethoden erlauben einen noch rascheren Nachweis, geben aber keine Auskunft darüber, ob die Mikroorganismen noch vermehrungsfähig sind oder nicht. Auch für die Empfindlichkeitsprüfung sind verschiedene Amplifikationsmethoden in Entwicklung, die nicht mehr auf Kulturmethoden beruhen.

Epidemiologie

In Mitteleuropa ist bei folgenden Personengruppen mit einem erhöhten Tuberkuloserisiko zu rechnen: Personen, die sich längere Zeit in einem Gebiet mit hoher Tuberkuloseprävalenz aufgehalten haben, HIV-Infizierte [13], Patienten mit Unterernährung, Alkoholismus, Obdachlosigkeit, Niereninsuffizienz und Immunsuppression.

HIV-Infizierte erkranken rascher und häufiger an einer Tuberkulose. Klinisch steht ein Lungenbefall im Vordergrund: oft ohne Kavernenbildung mit negativer Tuberkulinreaktion, häufig verbunden mit extrapulmonalen Manifestationen. Verschiedene kleinere Epidemien von nosokomialer Übertragung auf Intensivstationen sind darauf zurückzuführen, dass die Diagnose nicht oder nicht rechtzeitig gestellt wurde.

Pathogenese

Im Zentrum steht das Gleichgewicht zwischen der intrazellulären Vermehrung von Mykobakterien in Alveolarmakrophagen und deren Aktivierung durch T-Lymphozyten. Die Größe des Inokulums und genetische Faktoren spielen ebenfalls eine wichtige Rolle. Bei intaktem Immunsystem entwickeln weniger als 10 % der Infizierten eine aktive Tuberkulose. Kleinkinder, Adoleszente und junge Erwachsene sowie alte Menschen haben ein höheres Risiko, klinisch zu erkranken. Der Tuberkulintest wird 3–8 Wochen nach der Infektion als Ausdruck der zellulären Immunität positiv. Bei HIV-Infizierten kann sich eine rasch progrediente Pneumonie mit Dissemination im Sinne einer hyperakuten Miliartuberkulose entwickeln. Häufig tritt nach ein paar Wochen eine tuberkulöse Meningitis auf. Der Verlust der zellulären Immunität im Alter und unter Immunsuppression kann zur Reaktivierung einer alten Tuberkulose führen. Besonders unter Kortikosteroiden oder anderen Immunsuppressiva kann es zur späten hämatogenen Dissemination kommen.

Klinik

Die folgenden klinischen Manifestationen sind für den Intensivmediziner von Bedeutung:
- Patienten mit bekannter Tuberkulose und einer zusätzlichen Diagnose, die eine Indikation für eine Intensivbehandlung darstellen. In diesen Fällen ist zu entscheiden, ob die durchgeführte Therapie genügt, um auf die Isolationsmaßnahmen auf der Intensivstation zu verzichten.

Ein Problem stellen diejenigen Patienten dar, bei denen eine nichtklassische Tuberkulosemanifestation zur Intensivbehandlung führt oder bei denen eine nichtdiagnostizierte Tuberkulose eine Zusatzerkrankung darstellt. Als Beispiele hierfür können angeführt werden:

- HIV-positive bzw. Patienten mit HIV-Risikofaktoren, die eine rasch progrediente Pneumonie mit Anämie, niedrigem Serumalbumin und oft auch Hyponatriämie entwickeln. Als Folge der Dissemination treten Verwirrtheitszustand, Meningismus und fokale neurologische Zeichen als Ausdruck einer Tbc-Meningitis auf. Solche Patienten können wegen respiratorischer Insuffizienz, Krampfanfällen oder Koma auf der Intensivstation behandelt werden.
- Eine progrediente Herzinsuffizienz kann Ausdruck einer tuberkulösen Perikarditis sein und muss durch Entlastung des Perikardergusses behandelt werden.
- Immunsupprimierte Patienten können zusätzlich zu einem akuten Problem, das eine Intensivtherapie erfordert, eine pulmonale oder extrapulmonale Reaktivierung einer Tuberkulose aufweisen. In diesem Zusammenhang ist wichtig, dass eine disseminierte Tuberkulose das klinische Bild eines myeloproliferativen Syndroms nachahmen kann.
- Die massive Hämoptoe bei Arosion eines Lungengefäßes bei kavernöser Tuberkulose stellt ebenfalls eine Indikation für eine Intensivbehandlung und entsprechende chirurgische Therapie dar.

Diagnose

Beim intubierten Patienten muss geeignetes Material blind tracheobronchial oder mittels Bronchoskopie und Lavage gewonnen werden. Bei extrapulmonalem Befall muss entsprechendes Gewebe für den Direktnachweis, die Kultur und die histologische Untersuchung gewonnen werden. Die Einführung sensitiver DNA-Amplifikationsmethoden erleichtert und beschleunigt den Erregernachweis. Die Untersuchung respiratorischer Proben (Sputum oder Tracheobronchialsekret) sollte mindestens 3-mal hintereinander, am besten morgens, durchgeführt werden.

Behandlung

Die medikamentöse Behandlung der Tuberkulose ist abhängig von der lokalen Resistenzlage. Faktoren wie HIV-Infektion, internationale Migration und Verschlechterung der sozioökonomischen Situation im Bereich von Krisenherden führen zu einer Zunahme der Resistenz gegen Tuberkulostatika, insbesondere von Isoniazid, auch in Europa.

■ **Standardtherapie.** In der Regel wird eine Viererkombination aus Isoniazid, Rifampicin, Pyrazinamid und Ethambutol für 2 Monate verabreicht, gefolgt von 4 Monaten Isoniazid und Rifampicin. Die empfohlenen Dosierungen sind in Tabelle 60-1 zusammengefasst.

Tabelle 60-1. Tuberkulostatika

Medikament	Tägliche Dosis für Erwachsene
Isoniazid (= Isonicotinsäurehydrazid INH)	5 mg/kg max. Tagesdosis 300 mg
Rifampicin	10 mg/kg, max. Tagesdosis 600 mg
Pyrazinamid	25 mg/kg, max. Tagesdosis 2000 mg
Ethambutol	15–25 mg/kg, max. Tagesdosis 2000 mg
Streptomycin	15 mg/kg, max. Tagesdosis 1000 mg

■ **Tuberkulöse Meningitis und Miliartuberkulose.** Die tuberkulöse Meningitis und die Miliartuberkulose werden insgesamt 12 Monate lang behandelt. Zeigt die Resistenzprüfung einen multiresistenten Keim, so muss auf alternative Substanzen ausgewichen werden. Steroide sind in der Frühphase einer schwer verlaufenden Tbc-Meningitis mit erhöhtem intrakraniellen Druck angezeigt. Ist die enterale Resorption der Tuberkulostatika nicht gesichert, muss auf eine parenterale Behandlung umgestellt werden.

■ **Nebenwirkungen.** Unter Isoniazid und Rifampicin können Transaminasenerhöhungen auftreten. Diese dürfen aber akzeptiert werden, solange der Wert nicht mehr als das 3fache der oberen Norm erreicht und der Patient asymptomatisch bleibt. Wegen der Gefahr einer fulminanten Hepatitis sollten bei ausgeprägteren Transaminasenerhöhungen Isoniazid und Rifampicin abgesetzt werden, bis die Leberwerte wieder normal sind. Haben sich die Werte wieder normalisiert, darf zuerst Isoniazid einschleichend, dann zusätzlich Rifampicin eingesetzt werden.

Ethambutol kann zu Sehstörungen führen, sodass eine Visus- und Farbsehprüfung bei einer Behandlungsdauer von mehr als 2 Monaten oder einer Dosis von mehr als 15 mg/kg/Tag empfohlen wird. Die Sehstörungen sind in der Regel reversibel, wenn die Behandlung beendet wird.

Die Gabe von 20 mg/Tag Pyridoxin (Vitamin B_6) ist bei Patienten mit erhöhtem Vitaminbedarf (Schwangere, Mangelernährte, Diabetiker und Alkoholabhängige) indiziert.

Prävention

Der Mensch ist das einzige Reservoir von Mycobacterium tuberculosis. Eine indirekte Übertragung ist selten, wurde aber beispielsweise bei Verwendung von nicht korrekt desinfizierten Bronchoskopen beobachtet. Die Empfehlungen zur Infektionsverhütung bei Tuberkulose richten sich nach der Art der Erkrankung. Bei offener Lungen-Tbc muss der Patient isoliert werden, es müssen Schutzkittel, Mundschutz und bei Kontakt mit erregerhaltigem Material auch Handschuhe getragen werden. Die Dauer der Isolationsmaßnahmen beträgt in der Regel 2–3 Wochen nach Beginn der korrekt durchgeführten Chemotherapie. Bei fraglicher Absorption der Medikamente oder möglichem Vorhandensein eines multiresistenten Keims müssen weitere entsprechende Abklärungen durchgeführt werden, bevor die Isolationsmaßnahmen aufgehoben werden.

60.2 Typhus abdominalis

Es handelt sich um eine Erkrankung, die durch eine persistierende Bakteriämie, eine starke Stimulation des retikuloendothelialen Systems sowie durch multiple Organstörungen charakterisiert ist. Die Krankheit kann zu Ablagerungen von Immunkomplexen führen und ist am häufigsten durch Salmonella typhi verursacht. Eine Intensivbehandlung ist manchmal notwendig bei Patienten, die eine Gastrointestinalblutung, Darmperforation, ein Delirium, Koma oder einen septischen Schock entwickeln.

Erreger
Von den über 2000 Salmonellaserotypen sind klassischerweise Salmonella typhi, aber auch Salmonella paratyphi A und B sowie Salmonella cholerae suis für das klinische Bild des Typhus abdominalis verantwortlich. Selten können andere Erreger ähnliche Krankheitsbilder auslösen: Yersinia enterocolitica und pseudotuberculosis, Campylobacter fetus und Brucella spp.

Epidemiologie
Salmonella typhi infiziert ausschließlich den Menschen, im Gegensatz zu den meisten anderen Salmonellaserotypen. Die Übertragung erfolgt entweder direkt von einem infizierten Träger oder über kontaminierte Nahrungsmittel. Die Mehrzahl der Fälle in Westeuropa sind aus Regionen mit hoher Prävalenz wie z. B. Mexiko und Indien importiert.

Pathogenese
Salmonella typhi ist ein motiles gramnegatives Stäbchen, dass aufgrund seiner Virulenzfaktoren gewebeinvasiv vom Darmlumen in die lymphatischen Gewebe gelangt und sich dort in Makrophagen vermehrt. Die massive Bakterienvermehrung führt zur Hyperplasie und Entzündung, zuerst im Bereich des darmassoziierten lymphatischen Gewebes. Blutungen oder Perforationen im Bereich der Peyer-Plaques können die Folge sein.

Klinik
Die Krankheit zeigt typische Phasen, die die Diagnose erleichtern (s. Tabelle 60-2).

Die zentralnervösen Komplikationen können u. U. mit psychiatrischen Erkrankungen verwechselt werden. Kinder neigen zu Krampfanfällen. Etwa 5 % der unbehandelten Patienten entwickeln eine gastrointestinale Blutung oder eine Darmperforation. Andere Komplikationen wie Myokarditis, akute Cholezystitis, Meningitis und Pneumonie sind seltener. Superinfektionen mit anderen Bakterien kommen vor [4].

Diagnose
Salmonella typhi kann in den ersten 2 Wochen aus Blutkulturen isoliert werden. Urin- und Stuhlkulturen sind seltener positiv, erhöhen aber die diagnostische Treffsicherheit. Die Knochenmarkkultur ist der sensitivste Test (ca. 90 %) und sollte durchgeführt werden, wenn die übrigen Kulturen negativ bleiben und die Diagnose gesichert werden muss. Der Nachweis von Antikörpern gegen Salmonella-typhi-O- und -H-Antigene wird erst im Verlauf der Krankheit positiv und ist deshalb in der akuten Phase wenig hilfreich.

Behandlung
Ciprofloxacin hat Chloramphenicol als Substanz der ersten Wahl weitgehend abgelöst: Ciprofloxacin 2-mal 400 mg i. v. pro Tag über 14 Tage. Sobald klinisch möglich, kann auf eine perorale Dosierung von 2-mal 750 mg/Tag gewechselt werden. Als Alternative kann an Stelle eines Chinolons auch Ceftriaxon eingesetzt werden.

Prävention
Reisende in Ländern mit hoher Typhusprävalenz müssen auf die notwendigen Hygienemaßnahmen hinge-

Tabelle 60-2. Typischer klinischer Verlauf bei unbehandeltem Typhus abdominalis

Zeitperiode	Klinische Manifestationen
1. Woche	Auftreten von Fieber, in der Folge ansteigend zu Kontinua, Schüttelfrost, Kopfschmerzen und variable Abdominalschmerzen
2. Woche	Auftreten von Roseolen (hellrote, blasse, wegdrückbare, meist ovale makulopapulöse Effloreszenzen, ausschließlich am Körperstamm lokalisiert), Abdominalschmerzen, Durchfall oder Verstopfung, Apathie, Verwirrungszustände, Splenomegalie, Hepatomegalie
3. Woche	Mögliches Auftreten von Komplikationen wie Gastrointestinalblutung, Perforation, septischer Schock oder Koma
4. Woche und später	Vorübergehende Besserung der Symptome oder Rückfall mit erneuten akuten Symptomen, zudem Gewichtsverlust und chronische Ausscheidung der Bakterien

wiesen werden. Bei Auftreten von Fällen oder Fallserien, die nicht mit einem Auslandsaufenthalt verknüpft werden können, führt eine epidemiologische Untersuchung oft zur Identifikation eines Salmonellenausscheiders. Die heute verfügbaren Impfstoffe erreichen bei Durchführung einer vollständigen Impfserie einen bis zu 75%igen Schutz.

60.3 Hämolytisch-urämisches Syndrom

Das hämolytisch-urämische Syndrom (HUS) ist durch die folgende Trias definiert:
- mikroangiopathische hämolytische Anämie,
- akute Niereninsuffizienz,
- Thrombozytopenie.

Verschiedene mögliche Komplikationen der Erkrankung wie Hypovolämie, Niereninsuffizienz, Hypertonie und Blutungen erfordern nicht selten eine Behandlung auf der Intensivstation.

Mögliche Auslöser eines hämolytisch-urämischen Syndroms

Im Anschluss an eine Massenerkrankung im Jahre 1982 in den USA wurde Escherichia-coli-Serotyp 0157: H7 als mögliche Ursache des hämolytisch-urämischen Syndroms erkannt [12]. Seither sind in entwickelten Ländern mehrere größere und kleinere, durch Nahrungsmittel übertragene Ausbrüche beschrieben worden.

> Escherichia-coli-Serotyp 0157: H7 verursacht blutige Durchfälle und wird auch zu den sog. enterohämorrhagischen E. coli (EHEC) gezählt. Daneben können auch Shigella-dysenteriae-Serotyp 1 und verschiedene andere Escherichia-coli-Serotypen Auslöser eines HUS sein.

Den Keimen gemeinsam ist ihre Fähigkeit, eines oder mehrere strukturell verwandte Exotoxine zu produzieren. Die Toxine sind zytotoxisch, indem sie die Proteinsynthese in verschiedenen Zelltypen blockieren können. Nach Invasion und Zerstörung der Kolonepithelzellen gelangt das Toxin in den Kreislauf und führt zu einer Schädigung der Endothelzellen, v. a. im Bereich der Glomeruli. E. coli 0157: H7 weist im Vergleich zu andern E. coli einige biochemische Besonderheiten auf, die den selektiven Nachweis erleichtern.

Wegen der Tatsache, dass weit über 100 verschiedene Serotypen von EHEC beschrieben worden sind, und weil auch Shigellen ein HUS auslösen können, wird zunehmend versucht, das Toxin direkt nachzuweisen. Neben Testverfahren, die auf dem Einsatz spezifischer Antikörper beruhen, werden auch Amplifikationstests angeboten. Einfache, zuverlässige und sensitive Tests sind insbesondere auch für die Kontrolle von Nahrungsmitteln wichtig. Neben den erwähnten Bakterien können auch Virusinfekte, Medikamente wie östrogenhaltige Kontrazeptiva, Cyclosporin A, Mitomycin, Cyclopidin und Chinin ähnliche Erkrankungen hervorrufen.

Epidemiologie

Das wichtigste Reservoir von E. coli 0157: H7 ist Rindvieh. Für die Tiere ist der Keim offensichtlich nicht pathogen. Die meisten Erkrankungen im Rahmen von Ausbrüchen wurden mit dem Konsum von Rindfleisch assoziiert, daneben kann auch Milch, kontaminiertes Wasser, Apfelsaft etc. als Quelle dienen. Sporadische Fälle werden wahrscheinlich in gleicher Weise übertragen. Nach dem heutigen Wissensstand kann die Infektion vermieden werden, wenn Fleisch gut durchgebraten, auf unpasteurisierte Milch verzichtet und eine gute allgemeine Hygiene beachtet wird.

Pathogenese

Die Pathogenese des hämolytisch-urämischen Syndroms wie auch der thrombotisch-thrombozytopenischen Purpura basiert auf einer toxininduzierten Endothelaktivierung mit Produktion eines pathologischen v.-Willebrand-Faktors, der als Multimer die Thrombozyten verklumpt und aktiviert. Hierdurch kommt es zu einer reversiblen Obstruktion der Arteriolen und Kapillaren verschiedener Organe sowie zur Thrombozytopenie und zur intravasalen Hämolyse mit Erythrozytenfragmentation.

Klinik

Im klassischen Fall tritt nach einer Inkubationszeit von 2–9 Tagen nach Aufnahme von EHEC blutiger Durchfall auf. Die Erkrankung ist etwas häufiger bei Kindern unter 5 Jahren und im hohen Alter. Dehydratation und Anämie als Folge der gastrointestinalen Blutung sind die Hauptkomplikationen in dieser Phase. Etwa 1 Woche nach Beginn der Durchfälle kann die Erkrankung in etwa 5% der Fälle zum hämolytisch-urämischen Syndrom führen. In dieser Phase können die Patienten Fieber, Blässe, Atemnot, Anurie oder Polyurie entwickeln. Bei den Laboruntersuchungen findet sich klassischerweise eine Anämie mit Fragmentozyten, Schistozyten, Sphärozyten (= Kugelzellen) und erhöhten Retikulozytenwerten. Das unkonjugierte Bilirubin und die Laktatdehydrogenase sind erhöht, das Haptoglobin erniedrigt. Der Coombs-Test ist typischerweise negativ.

Die Thrombozytopenie dauert in der Regel 1–3 Wochen, wobei die Plättchen funktionell aktiviert sind. Die Thrombozytopenie ist selten so schwer, dass es zu Spontanblutungen kommt. Die Leukozytenzahl ist meist erhöht. Die Gerinnungsparameter sind nur leicht verändert mit leichter Erhöhung der Fibrinspaltprodukte. Die Prothrombinzeit ist normal, und es fehlen

Zeichen einer disseminierten intravasalen Gerinnung. Die Retentionswerte der Niere steigen, die Patienten sind oft oligurisch, manchmal aber auch polyurisch. Meist liegt eine Proteinurie von 1–2 g/Tag vor. Als Ausdruck des Endothelschadens tritt oft ein Kapillarleck mit intravasaler Hypovolämie und Hypalbuminämie auf.

Diagnose

Die Diagnose wird aufgrund der typischen klinischen und laborchemischen Konstellation gestellt. Die wichtigste Differentialdiagnose ist die bakterielle Sepsis mit disseminierter intravasaler Gerinnung. Seltener können Malaria oder Leptospirose mit dem hämolytisch-urämischen Syndrom verwechselt werden. Beim mit Durchfall assoziierten hämolytisch-urämischen Syndrom müssen die Erregersuche und der Toxinnachweis im Stuhl durchgeführt werden.

Behandlung

Bei der Behandlung stehen supportive Maßnahmen im Vordergrund: Die Hypovolämie muss korrigiert werden, bei progredienter Niereninsuffizienz wird intravenös Furosemid und Volumen zugeführt, evtl. muss ein Nierenersatzverfahren angewendet werden. Die Hypertonie ist in der Regel reninvermittelt und kann – bei normaler Nierenfunktion – durch ACE-Inhibitoren behandelt werden. Die Wirksamkeit einer Plasmapherese ist noch nicht gesichert, obwohl es sich pathophysiologisch um eine sinnvolle Behandlungsstrategie handelt. Auch beim durchfallassoziierten hämolytisch-urämischen Syndrom sind Antibiotika *nicht* indiziert.

Prävention

Bei Epidemien von durchfallassoziiertem hämolytischem Syndrom kommt der Kontrolle von Nahrungsmitteln eine zentrale Bedeutung zu. Einfache und billige Tests, die sämtliche potentiellen Erreger nachweisen können, stehen zur Zeit noch nicht zur Verfügung. Hygienische Maßnahmen wie Pasteurisieren der Milch und Milchprodukte sowie Kochen von Rindfleisch sowie eine gute allgemeine Hygiene sind die wichtigsten Möglichkeiten der Prävention. Ein Impfstoff, der zur Bildung von toxinneutralisierenden Antikörpern führt, steht zur Zeit noch nicht zur Verfügung.

60.4 Schwere Weichteilinfektionen

Schwere Weichteilinfektionen sind gekennzeichnet durch das Auftreten von ausgedehnten Nekrosen im Bereich des subkutanen Gewebes, der tiefen Faszie und des darunter liegenden Muskels. Oft sind die Veränderungen im Bereich der darüber liegenden Haut wenig ausgeprägt. In der Regel erfolgt die Behandlung durch den kombinierten Einsatz von Chirurgie, supportiver Therapie und von Antibiotika. Die rasche chirurgische Exploration mit Entfernung von befallenem nekrotischem Gewebe bringt oft erst die Diagnose und ist das wichtigste Prinzip in der Behandlung. Zur Klärung der Begriffe und der betroffenen anatomischen Strukturen ist das in Tabelle 60-3 dargestellte Schema hilfreich.

60.4.1 Nekrotisierende Fasziitis

Die nekrotisierende Fasziitis ist eine seltene, aber schwere Infektion des Subkutangewebes und der tiefen Faszie. Die Infektion kann überall im Bereich der Haut beginnen. Besonders wenn Streptokokken der Gruppe A beteiligt sind, kann es zu einem schweren toxischen Schocksyndrom mit hämodynamischer Instabilität, disseminierter intravasaler Gerinnung und Multiorganversagen kommen [3].

Erreger

Verschiedene Erreger können zum klinischen Bild der nekrotisierenden Fasziitis führen. Dies sind einerseits Mischinfektionen mit einem oder mehreren der folgenden anaeroben Erreger: Peptostreptokokken, Peptococcus spp. und Bacteroides spp. Diese Erreger treten in Kombination mit einem oder mehreren der folgenden Organismen auf: Streptokokken, E. coli, Klebsiella, Staphylococcus aureus oder Proteus spp. Gefürchtet und weltweit in Zunahme begriffen ist die nekrotisierende Fasziitis, ausgelöst durch Streptokokken der Gruppe A. Seltener kommen andere Streptokokken, Vibrio vulnificus und Aeromonas hydrophilia vor.

Epidemiologie

Die meisten Fälle von nekrotisierender Fasziitis sind sporadisch. Im Falle der nekrotisierenden Fasziitis bei

Tabelle 60-3. Schwere Weichteilinfektionen

Anatomische Struktur	Typische Erkrankung	Typischer Erreger
Haut	Erysipel, Follikulitis, Impetigo	Gruppe-A-Streptokokken, Staphylococcus aureus
Subkutanes Gewebe	Phlegmone	Gruppe-A-Streptokokken
Tiefe Faszie	Nekrotisierende Fasziitis	Gruppe-A-Streptokokken, grampositive und gramnegative sowie anaerobe Mischflora
Muskel	Gasbrand	Clostridium perfringens

Streptokokken der Gruppe A ist eine nosokomiale und intrafamiliale Übertragung beobachtet worden. Möglicherweise ist die Zahl der Erkrankungen im Zusammenhang mit Streptokokken der Gruppe A im Zunehmen.

Pathogenese
Die molekulare Pathogenese der Erkrankung ist von Erreger zu Erreger unterschiedlich. Gemeinsam ist, dass nach einer Phase der bakteriellen Invasion eine rasche Ausbreitung der Infektion entlang der Faszie auftritt. In der Folge entwickeln sich ausgedehnte Gewebenekrosen, die mit einer Thrombosierung der Gefäße verknüpft sind. Sekundär kommt es zu Nekrosen im Bereich der darüber liegenden Haut, oft verbunden mit Blasenbildung. Bakterielle Virulenzfaktoren führen nicht nur zur Gewebezerstörung, sondern sie lösen auch systemische Reaktionen aus. So haben die Streptokokkenpyrogene Exotoxin A, B und C strukturelle und funktionelle Ähnlichkeiten mit dem Toxin des Staphylokokken-toxic-shock-Syndroms. In etwa 80% der Fälle kann eine Eintrittspforte im Bereich der Haut, wie z. B. ein geringes Trauma, eine Operationswunde oder bei Kindern eine Varizellenefloreszenz ausgemacht werden. Nekrotisierende Fasziitiden kommen in allen Altersgruppen vor, bevorzugt jedoch bei Erwachsenen im mittleren und höheren Lebensalter.

Klinik
Die Erkrankung beginnt in der Regel mit starken Schmerzen, die oft ohne wesentliche Veränderungen an der Haut auftreten. Eine lokale Schwellung, Fieber und Schüttelfrost kommen hinzu. Während der Prozess in der Tiefe fortschreitet, treten an der Hautoberfläche Blaufärbung und Blasenbildung auf. In der Folge verschwinden die Schmerzen, es bleibt ein Taubheitsgefühl bestehen, verursacht durch die Zerstörung der Hautnerven. Ödem und Schwellung nehmen zu, und im Bereich der Haut treten ausgedehnte Nekrosen auf, z. T. mit Sekretbildung.

Systemische Zeichen mit Bewusstseineintrübung, hämodynamischer Instabilität und Multiorganversagen können im Verlauf auftreten. Aufgrund des klinischen Bilds kann die Diagnose vermutet werden. Die Diagnosestellung erfolgt durch den Chirurgen, der bei Eröffnung der erkrankten Region eine ausgedehnte Gewebenekrose im Bereich der tiefen Muskelfaszie vorfindet; nicht selten ist auch der Muskel unterhalb der Faszie mitbetroffen.

Diagnose
Die mikrobiologische Diagnose wird durch das Gram-Präparat und die Kultur des Faszienabstrichs gestellt. Oft sind auch die Blutkulturen positiv. Die Diagnose, nekrotisierende Fasziitis, und die Ausdehnung des Prozesses wird aufgrund der chirurgischen Exploration festgestellt. Die histologische Untersuchung des entnommenen Materials bestätigt in der Regel den makropathologischen Befund.

Behandlung
Eine rasche chirurgische Intervention zur Sicherung der Diagnose, zur Entfernung des befallenen Gewebes und zur Drainage ist von zentraler Bedeutung. In der Regel wird die Wunde offengelassen; weitere Nekrosen müssen im Verlauf oft mehrmals chirurgisch entfernt werden. Die Antibiotikabehandlung sollte sich nach dem Ergebnis von Gram-Färbung und Kultur richten. Bei unbekanntem Erreger oder Mischinfekt mit anaeroben und gramnegativen Keimen wird Clindamycin in Kombination mit einem Aminoglykosid und einem β-Laktam-Antibiotikum mit Antipseudomonasaktivität empfohlen.

Als Alternative kann ein Carbapenem, allein oder in Kombination mit einem Aminoglykosid, eingesetzt werden. Für Infektionen mit Streptokokken der Gruppe A wird Clindamycin in Kombination mit hochdosiertem Penicillin G (20–24 Mio. E/Tag verteilt in 6 Dosen) empfohlen. Neuere Resultate bei Streptokokken der Gruppe A deuten darauf hin, dass zusätzlich verabreichtes intravenöses Immunglobulin in einer Dosierung von 0,4 g/kg/Tag für 4–5 Tage nützlich ist. Die Mortalität der nekrotisierenden Fasziitis liegt bei 20–80%, wobei folgende Faktoren mit einer hohen Mortalität verbunden sind:
- Organversagen bei Aufnahme,
- Alter >50 Jahre,
- vorbestehender Diabetes mellitus,
- inkomplette chirurgische Behandlung.

Prävention
Patienten mit nekrotisierender Fasziitis, verursacht durch Streptokokken der Gruppe A, sollten vorsichtshalber in den ersten Tagen isoliert werden.

60.4.2 Gasbrand

Die Krankheit ist charakterisiert durch eine rasche bakterielle Invasion und Destruktion von Muskelgewebe. Die Erkrankung verläuft fulminant, ist lebensbedrohlich und eine frühe Diagnose und chirurgische Intervention sind absolut notwendig [8].

Erreger
Clostridium perfringens ist der häufigste Erreger des Gasbrands; Clostridium septicum und Clostridium novyi spielen in ca. 10% der Fälle eine Rolle. Die nekrotisierende Fasziitis kann ebenfalls durch die tiefe Faszie hindurch zur ausgedehnten Muskeldestruktion führen; dann sind die dort erwähnten Erreger verantwortlich.

Epidemiologie
Clostridiensporen können ubiquitär aus der Erde isoliert werden. Die meisten Fälle werden sporadisch nach

Trauma (Verkehrsunfälle, Kriegsverletzungen) beobachtet. Die in der postoperativen Phase auftretenden Gasbrandinfektionen sind in der Regel endogene Infektionen und nur ausnahmsweise nosokomial erworben.

Pathogenese
Eine kleine Zone devitalisierten Muskels genügt, um in die Tiefe eingebrachten Clostridium-perfringens-Sporen eine rasche Vermehrung und Zerstörung des umliegenden Muskelgewebes zu ermöglichen. Ein ganzes Arsenal von Exotoxinen führt zur raschen Destruktion des Gewebes. Gelangen die Exotoxine in den Kreislauf, kommt es zur Hämolyse, Neutrophilen- und Plättchendestruktion sowie zu einem systemischen Kapillarschaden. Clostridien produzieren eine Lecithinase, die neutrophile Granulozyten zerstört. Dieses Phänomen erklärt, weshalb im Gram-Präparat typischerweise keine neutrophilen Granulozyten gesehen werden können. Bei Infektionen mit Clostridium septicum handelt es sich häufig um endogene Infektionen. In vielen Fällen findet man bei diesen Patienten eine Neoplasie im Kolonbereich [11].

Klinik
Bei Auftreten einer Weichteilinfektion mit überproportional starken Schmerzen und einem Hautemphysem muss an eine Gasbrandinfektion gedacht werden. Die Infektion kommt in folgenden Situationen vor (s. Übersicht):

Erkrankungen, die zu einer Gasbrandinfektion prädisponieren können

- Gewebetrauma (z. B. Verkehrsunfall, Kriegsverletzung)
- Postoperativ nach Darm- oder Gallenwegschirurgie
- Kolorektale Tumoren
- Arterielle Durchblutungsstörungen einer Extremität
- Septischer Abort
- Selten nach Verbrennungen und intramuskulären Injektionen

Nach einer Inkubationszeit von 6 h bis 3 Tagen treten, rasch zunehmend, lokale Schmerzen auf. Die Haut wird ödematös und erhält einen kupfernen Farbton. Innerhalb von Stunden treten systemische Zeichen mit Verwirrtheit, Tachykardie, Tachypnoe, Schwitzen, Blässe und Hypotonie auf. Später folgen Nierenversagen, septischer Schock, intravasale Hämolyse und disseminierte intravasale Gerinnung. Blutkulturen sind in 10–15% der Fälle positiv. Im Bereich der Wunde bildet sich ein wässriges, süßlich riechendes Wundsekret mit Gasbläschen. Innerhalb von Stunden breiten sich die Veränderungen über die noch gesunden Hautmuskelbezirke aus.

Diagnose
Wie im Falle der nekrotisierenden Fasziitis wird die Verdachtsdiagnose klinisch gestellt und chirurgisch durch den Nachweis der Muskelnekrosen gesichert. Eine Gram-Färbung des Wundsekrets oder eines Aspirats aus der Tiefe zeigt plumpe grampositive Stäbchen, typischerweise ohne neutrophile Granulozyten. Radiologisch kann Gas in den Weichteilen nachgewiesen werden. Die Intensivbehandlung umfasst Volumenersatz zur Schockbehandlung, O_2-Gabe, Azidosekorrektur und Korrektur von Elektrolytstörungen. In der Phase der akuten Hämolyse sollte Blut mit Zurückhaltung ersetzt werden.

Penicillin G in einer Dosis von 20–30 Mio. IE/Tag in 6–8 Dosen ist die Therapie der Wahl. Als Alternative kann Metronidazol 4-mal 500 mg/Tag verabreicht werden. Bei Verdacht auf eine Mischinfektion oder eine Infektion mit Streptokokken der Gruppe A gelten die Behandlungsvorschläge wie für die nekrotisierende Fasziitis. Die hyperbare O_2-Behandlung sollte dort, wo sie möglich ist, eingesetzt werden, obwohl bisher keine gesicherten Daten aus kontrollierten prospektiven Studien verfügbar sind.

Prävention
Eine gute chirurgische Technik, insbesondere bei der Versorgung kontaminierter Wunden (die nie primär verschlossen werden sollten), stellt die wichtigste Präventionsmöglichkeit des Gasbrands dar.

60.5 Tetanus

Tetanus ist eine Toxinerkrankung, die durch Clostridium tetani verursacht wird und klinisch typischerweise durch die folgenden Symptome charakterisiert ist:
- Trismus,
- Muskelspasmen,
- Dysphagie.

Da die Krankheit in der Regel generalisiert und mit verschiedensten Komplikationen auftritt, ist eine Verlegung auf die Intensivstation schon im Verdachtsfall erforderlich [14].

Erreger
Clostridium tetani ist obligat anaerob und grampositiv. Die reifen Keime entwickeln an einem Ende eine Spore, die ihnen das Aussehen eines Squashschlägers gibt. Die Sporen sind gegen physikalische und chemische Einflüsse enorm stabil. Im Gegensatz zu Clostridium perfringens ist Clostridium tetani nicht lokal invasiv und erzeugt auch keine Entzündungsreaktion.

Epidemiologie

Clostridium tetani ist ein ubiquitärer Umweltkeim und muss in jeder schmutzigen Wunde vermutet werden. Die schlechten hygienischen Verhältnisse und das Fehlen eines universellen Impfschutzes erklärt es, weshalb die Krankheit v. a. in Entwicklungsländern vorkommt. In diesen Ländern tritt ein großer Teil der Fälle bei Neugeborenen auf. In den industrialisierten Nationen wird die Krankheit häufig bei älteren Patienten beobachtet, wahrscheinlich aufgrund des mit dem Alter schwindenden Impfschutzes.

Pathogenese

Tetanustoxin (Tetanospasmin) ist ein neurotoxisches Toxin, das von der kontaminierten Wunde über den retrograden axonalen Transport ins ZNS gelangt. Das Toxin führt dort zu einer irreversiblen präsynaptischen Unterdrückung der Neurotransmittersekretion, v. a. im Bereich von inhibitorischen Interneuronen im Hirnstamm. Insgesamt resultiert ein Wegfall der Motoneuroneninhibition und ein hypersympathischer Zustand.

Klinik

Klinisch werden 3 Typen von Tetanus unterschieden:
1. lokalisierter Tetanus,
2. zephalitischer Tetanus,
3. generalisierter Tetanus.

■ **Lokalisierter Tetanus.** Beim lokalisierten Tetanus finden sich Muskelkontrakturen im Bereich der Eintrittspforte. In diesem Stadium kann sich die Krankheit zurückbilden, v. a. wenn eine partielle Antitoxinimmunität vorhanden ist. Der lokalisierte Tetanus kann andererseits auch in die generalisierte Form übergehen.

■ **Zephalitischer Tetanus.** Der zephalitische Tetanus ist eine spezielle Form des lokalisierten Tetanus, der den Hirnnervenbereich betrifft.

■ **Generalisierter Tetanus.** Beim generalisierten Tetanus wird oft zuerst ein Trismus und Risus sardonicus beobachtet. Die Patienten zeigen oft Kontrakturen im Bereich der Bauchmuskeln, die zur Fehldiagnose eines akuten Abdomens führen können. Kontrakturen der Nackenmuskulatur werden oft fälschlicherweise als Ausdruck einer Meningitis interpretiert. Generalisieren die Krämpfe im Verlauf, so kann ein Opistotonus entstehen, der in der Regel auch mit einer normalen Atmung interferiert („Wundstarrkrampf"). Als Ausdruck der autonomen Dysfunktion treten Hypotonie oder Hypertonie, Störungen des Wärmehaushalts sowie Herzrhythmusstörungen auf. Klassischerweise ist das Bewusstsein des Patienten nicht gestört. Die Spasmen sind sehr schmerzhaft und werden durch sensorische Stimulation ausgelöst.

Diagnose

Die Diagnose wird aufgrund der typischen klinischen Zeichen gestellt. Elektrophysiologische Untersuchungen können bei unklaren Fällen die Diagnose erhärten. Clostridium tetani kann nur selten aus dem Wundgebiet isoliert werden, und der kulturelle Nachweis beweist noch nicht, dass der isolierte Erreger auch ein Toxinproduzent ist.

! Die Strychninvergiftung ist die wichtigste Differentialdiagnose, die durch entsprechende toxikologische Untersuchungen ausgeschlossen werden muss. Seltener wird eine akute Meningitis oder eine Tollwut mit Tetanus verwechselt. In der Regel haben Patienten mit Starrkrampf keine Antikörper gegen Tetanustoxin.

Behandlung

Patienten, bei denen ein Tetanus vermutet wird, sollten auf die Intensivstation verlegt werden. Das Hauptaugenmerk muss auf eine Sicherung der Atemwege und einen ausreichenden pulmonalen Gasaustausch gelegt werden. Zur Intubation müssen die Patienten oft relaxiert werden; in der Regel wird dann auch frühzeitig eine Tracheotomie durchgeführt. Benzodiazepine in hoher Dosierung sind notwendig, um die wiederkehrenden Muskelspasmen zu unterdrücken. In schweren Fällen muss auch die neuromuskuläre Übertragung blockiert werden; hierfür werden nichtdepolarisierende Muskelrelaxanzien eingesetzt.

Die meisten Autoren empfehlen die rasche intramuskuläre Verabreichung von humanem Tetanusimmunglobulin. Eine Dosis von 500 IE sollte genügen, bis 10-mal höhere Dosen scheinen keinen Vorteil aufzuweisen. Gleichzeitig mit der passiven Impfung sollte auch eine aktive Impfung begonnen werden. Wie weit Antibiotika bei der Behandlung eine Rolle spielen, ist nicht klar. Clostridium tetani ist in vitro empfindlich gegenüber verschiedenen Antibiotika, wobei in der Regel Metronidazol oder Penicillin G eingesetzt werden.

Die autonome Dysfunktion mit erhöhten Katecholaminspiegeln kann z. B. durch kombinierte α- und β-Blockerbehandlung behandelt werden.

Die Patienten müssen früh enteral ernährt werden. Trotz adäquater Therapie beträgt die Mortalität je nach Schweregrad um 10–15 %, in schweren Fällen sogar bis zu 60 %. Haupttodesursache sind nosokomiale Infektionen und Herzversagen.

Prävention

Die Tetanusgrundimpfung besteht aus 2 intramuskulären Dosen, die im Abstand von mindestens 4 Wochen verabreicht werden müssen, kombiniert mit einer 3. Dosis 6–12 Monate danach. Auffrischungsimpfungen werden alle 10 Jahre empfohlen.

Die folgenden Wunden sind tetanusverdächtig:
- mehr als 6 h alt,
- mehr als 1 cm tief,

- devitales Gewebe und Kontamination mit Schmutz, Speichel oder Stuhl,
- Schusswunden, Quetschungen, Verbrennungen und Erfrierungen.

Bei Vorliegen einer tetanusverdächtigen Wunde sollte eine aktive Immunisierung erfolgen, falls keine Grundimmunisierung durchgeführt wurde oder die letzte Auffrischimpfung mehr als 5 Jahre zurückliegt. Fehlt ein aktiver Impfschutz, sollte zusätzlich Tetanusimmunglobulin verabreicht werden.

60.6 Tollwut

Tollwut ist eine virale Enzephalomyelitis, die in Europa fast ausschließlich von infizierten Hunden und Füchsen auf den Menschen übertragen wird. Es handelt sich um eine Krankheit, die, einmal ausgebrochen, trotz modernster Intensivbehandlung in praktisch 100% der Fälle zum Tode führt. Aus diesem Grund ist die Prävention von höchster Bedeutung [5].

Erreger
Das klassische Tollwutvirus infiziert verschiedene Säugetiere, wobei in Europa v. a. der Hund und der Fuchs, selten auch Fledermäuse, für die Übertragung auf den Menschen verantwortlich sind.

Epidemiologie
Weltweit sterben pro Jahr ca. 35000 Menschen an der Tollwut, wobei die meisten Fälle in Indien und China vorkommen. Die in europäischen Ländern beobachteten Fälle sind meistens aus Endemiegebieten importiert. Impfkampagnen für Hunde und Füchse in verschiedenen europäischen Ländern haben dazu geführt, dass die Erkrankung in Europa selbst selten übertragen wird.

Pathogenese
Der Mensch wird durch den Biss eines tollwütigen Tieres infiziert und das Virus gelangt in periphere Nervenendigungen. Während der Inkubationszeit kommt es zur lokalen Virusreplikation. In dieser Phase kann die Krankheit durch eine Immunisierung noch verhindert werden. Mit dem retrograden axonalen Fluss gelangt das Virus mit einer Geschwindigkeit von 10–20 mm/Tag in das zentrale Nervensystem und verursacht dort eine progressive Enzephalitis. In der Folge breitet sich das Virus über die peripheren Nerven erneut im Körper aus, insbesondere in die Speicheldrüsen. Bei Hunden wird das Virus schon vor dem Auftreten von Symptomen im Speichel ausgeschieden. Diese präsymptomatische Virusausscheidung kann in der Regel nicht mehr als 7 Tage vor Krankheitsausbruch nachgewiesen werden.

Klinik
Die Inkubationszeit der Tollwut ist, in Abhängigkeit von der Lokalisation der Wunde, unterschiedlich und beträgt zwischen 3 Wochen und 3 Monaten. In seltenen Fällen kann die Inkubationszeit auch 1 oder mehrere Jahre dauern.

■ **Prodromalstadium.** Nach einem Prodromalstadium von 2–10 Tagen mit Müdigkeit, Kopfschmerzen, Abgeschlagenheit und Fieber treten die ersten neurologischen Symptome auf. Ein Teil der Patienten klagt über Schmerzen und Parästhesien im Bereich der Wunde.

■ **Exzitationsstadium.** Im Exzitationsstadium treten Hyperaktivität, Verwirrtheit, Halluzinationen und Anfälle mit Agitiertheit auf. Als Ausdruck einer Störung des autonomen Nervensystems beobachtet man Hyperthermie, Tachykardie, Blutdruckschwankungen und Hypersalivation. Die beiden klassischen Zeichen der Hydrophobie (Auftreten von schweren lokalen Spasmen beim Versuch, Wasser zu trinken, kombiniert mit Angst) und Aerophobie (Überempfindlichkeit gegen leichteste Luftzüge) treten ebenfalls in dieser Phase der Erkrankung auf und sind pathognomonisch für die Diagnose.

■ **Paralytische Phase.** Die Exzitationsphase wird von der paralytischen Phase abgelöst, bei der die Patienten zunehmende Lähmungen entwickeln, gefolgt von einem progredienten Koma. Die Krankheit führt praktisch immer in 1–2 Wochen zum Tod. Die folgenden Komplikationen sind beschrieben: Störungen der ADH-Sekretion, kardiovaskuläre Komplikationen wie Hypertonie, Hypotonie, Herzrhythmusstörungen, Atemdepression sowie nosokomiale Infektionen.

Diagnose
Vor Auftreten der typischen klinischen Zeichen ist die Diagnose einer Tollwutinfektion praktisch unmöglich. Das Virus kann mittels Immunfluoreszenz aus Haut- oder Nervengewebebiopsien nachgewiesen werden. Andere Verfahren wie Liquoruntersuchungen, die oft eine mononukleäre Pleozytose zeigen, oder die Magnetresonanzuntersuchung des Gehirns oder das Elektroenzephalogramm zeigen keine krankheitsspezifischen Veränderungen. Andere z. T. behandelbare Erkrankungen müssen vor der Diagnose einer Tollwut ausgeschlossen werden:

> **Differentialdiagnosen der Tollwut**
>
> - Virale Enzephalomyelitis, z. B. die behandelbare Herpes-simplex-Virus-Enzephalitis: Hier können typische EEG- und CT-Befunde sowie der Nachweis von Herpes-simplex-Virus-DNA im Liquor zur richtigen Diagnose führen.

> - Tetanus: Bewusstseinszustand und Liquorbefund sind normal, die Hydrophobie fehlt.
> - Vergiftungen mit atropinartigen Substanzen können klinisch das Exzitationsstadium einer Tollwut nachahmen.

Behandlung
Es gibt keine wirksame Behandlung der Tollwut. Die Postexpositionsprophylaxe muss so früh wie möglich erfolgen. Die Entscheidung, ob diese bei der Art von Exposition indiziert ist, hängt von der lokalen Epidemiologie ab. Ist eine Tollwutexposition möglich, muss sofort eine kombinierte postexpositionelle aktive und passive Impfung gemäß Angaben der Impfstoffhersteller durchgeführt werden. Das Antitollwutimmunglobulin wird teils periläsionell im Bereich der Wunde infiltriert, teils intramuskulär injiziert.

Prävention
Verschiedene inaktivierte Tollwutimpfstoffe stehen zur aktiven Immunisierung zur Verfügung. Die Impfung sollte bei Personen mit erhöhtem Expositionsrisiko wie z. B. Laborpersonal, Tierärzte, Wildhüter und Jäger in Endemiegebieten etc. durchgeführt werden. Die Impfung kann auch für Personen, die mehrere Monate im Ausland in ein Endemiegebiet reisen, empfohlen werden. Nach einer tollwutverdächtigen Exposition wird auch bei Geimpften eine postexpositionelle aktive Immunisierung empfohlen.

60.7 Diphtherie

Die Diphtherie ist in den meisten europäischen Ländern eine Seltenheit geworden. Importierte Fälle aus Ländern der dritten Welt und aus Russland, die sekundäre Infektionen auslösen können, werden auch in europäischen Krankenhäusern beobachtet. Wegen der gefürchteten Komplikationen wie Verlegung der Atemwege, Myokarditis und Herzversagen sowie Neuropathie müssen mittelschwere und schwere Fälle auf der Intensivstation, unter Beachtung notwendiger Isolationsmaßnahmen, betreut werden [6].

Erreger
Corynebacterium diphtheriae ist ein grampositives Bakterium, das ausschließlich den Menschen infiziert. Der Keim wächst auf Selektivmedien, die Kaliumtellurit enthalten.

! Das Labor muss auf den Verdacht aufmerksam gemacht werden, damit entsprechende Medien eingesetzt werden.

Die Diphtherie selbst wird durch ein Exotoxin ausgelöst, das mit immunologischen oder molekularbiologischen Methoden nachgewiesen werden kann. Die Mehrzahl der in Europa isolierten Corynebacterium-diphtheriae-Stämme produzieren kein Toxin.

Epidemiologie
Die Übertragung erfolgt in der Regel von Mensch zu Mensch als Tröpfcheninfektion oder als Schmierinfektion von infizierten Hautläsionen. In verschiedenen Ländern der Dritten Welt ist die Diphtherie endemisch. Gesunde Träger können den Keim im Respirationstrakt oder auf Hautläsionen mit sich tragen und andere Personen infizieren. Ein vorhandener Diphtherietoxinimpfschutz beeinflusst den Schweregrad der Krankheit, verhindert aber das Trägertum nicht.

Pathogenese
Die Virulenz von Corynebacterium diphtheriae beruht auf der Wirkung des Exotoxins, das die Proteinsynthese der Wirtszellen in kleinsten Dosen inhibiert. Obwohl im Prinzip alle Zelltypen sensibel sind, werden v. a. Herzmuskelzellen, Nervenzellen und Tubulusepithelzellen der Niere betroffen.

Klinik
In den Atemwegen kommen Infektionen im Bereich der Tonsillen, des Pharynx, des Larynx und im Tracheobronchialbaum vor. Typisch ist die Bildung schmutzig-grauer Membranen mit darunter liegendem Ödem und Mukosanekrosen. In der Folge treten Atemnot, Heiserkeit, Stridor und Husten auf. Schleimhautödem und Membranen können zur akuten Atemwegsobstruktion führen, die eine notfallmäßige Intubation erfordert. Systemische Komplikationen treten v. a. am Herzen und am Nervensystem auf [2].

Etwa 25% der Patienten entwickeln klinisch relevante kardiale Funktionsstörungen, die 1–2 Wochen nach Krankheitsbeginn auftreten. Die toxinvermittelte Myokarditis kann zur Herzinsuffizienz führen, aber auch zu Erregungsleitungsstörungen, die gelegentlich auch nach Ausheilen der akuten Diphtherie fortbestehen.

Die Toxinwirkung im Bereich des Nervensystems führt in der Frühphase der Erkrankung zur Lähmung des Gaumensegels und der Muskulatur im Pharynxbereich mit entsprechenden Schluckstörungen sowie im weiteren Verlauf zu Hirnnervenausfällen bis hin zur ausgedehnten generalisierten Nervenschädigung.

Bei der Hautdiphtherie treten nur selten Zeichen einer systemischen Toxinwirkung auf. Klinisch handelt es sich um belegte, chronische, nichtheilende Hautulzera, die häufig auch mit anderen Keimen besiedelt sind.

Diagnose
Bei Patienten mit membranöser Tonsillitis oder Pharyngitis, die aus einem Land der Dritten Welt stammen oder kürzlich heimgekehrt sind, sollte an die Möglichkeit einer Diphtherie gedacht werden. Oft tre- !

ten in der Folge Heiserkeit, Stridor und eine Gaumensegellähmung auf. In dieser Situation sollte ein Abstrich mit der Frage nach Corynebacterium diphtheriae entnommen werden.

Behandlung
Bei Verdacht auf Diphtherie müssen Patienten hospitalisiert und isoliert werden. Die Behandlung besteht aus der Verabreichung von humanem Antidiphtherieimmunglobulin, dosiert nach Angaben des Herstellers. Mit dem Ziel, die Toxinproduktion zu unterbinden und die Weiterverbreitung des Keims zu verhindern, wird eine Behandlung mit Penicillin G oder Erythromycin durchgeführt.

Die Dosierung ist wie folgt:
- Penicillin G: 1,2 – 4 Mio. IE/Tag oder
- Erythromycin: 40 – 50 mg/kg/Tag.

Beide Antibiotika werden parenteral verabreicht, bis der Patient wieder normal schlucken kann. Die empfohlene Dauer der Behandlung beträgt 14 Tage. Zur Sicherung der Atemwege ist oft eine Intubation notwendig. Bei Erregungsleitungsstörungen muss gelegentlich vorübergehend ein Schrittmacher eingesetzt werden. Kontaktpersonen werden unabhängig vom Impfstatus für 7 – 10 Tage mit oralem Erythromycin behandelt.

Prävention
In den meisten europäischen Ländern wird bei Erwachsenen systematisch, mit der Auffrischimpfung gegen Tetanus, auch die Diphtherieimpfung durchgeführt. Eine Auffrischimpfung gegen Diphtherie ist alle 10 Jahre indiziert.

60.8 Schwere Malaria

Infekte mit Plasmodium vivax, ovale und malariae verlaufen auch für Touristen praktisch nie tödlich und können in der Regel ambulant behandelt werden.

> Eine *schwere Malaria* kann durch *Infektion mit Plasmodium falciparum* ausgelöst werden und zu einer Reihe von Komplikationen führen, die eine Intensivbehandlung erfordern und eine Letalität von 10 – 50 % aufweisen.

An eine Malaria muss bei jedem Patienten mit Fieber gedacht werden, der von einer Tropenreise zurückkehrt [9].

Erreger
Plasmodium-falciparum-Sporozoiten infizieren primär Hepatozyten, in denen sie zu Schizonten werden. Nach 1 – 2 Wochen platzen die infizierten Hepatozyten und Merozoiten werden in die Blutbahn freigesetzt. In der Phase der Parasitämie treten die typischen klinischen Symptome auf. Im Gegensatz zu Plasmodium vivax und Plasmodium ovale persistiert Plasmodium falciparum nicht in der Leber. Die freigesetzten Merozoiten infizieren die Erythrozyten, reifen zu Schizonten aus und setzen nach Ruptur des Erythrozyten erneut Merozoiten frei. Insgesamt beträgt die Inkubationszeit bei Plasmodium falciparum etwa 2 Wochen.

Epidemiologie
Plasmodium falciparum ist der häufigste Erreger einer Malaria in Afrika, Haiti, in verschiedenen Ländern Südamerikas, in Südostasien und in Neuguinea, während Plasmodium vivax häufiger auf dem indischen Subkontinent auftritt. Einwohner von Malariaendemiegebieten werden oft erstmals als Kinder infiziert, wobei Infektionen bei Kindern unter 5 Jahren besonders schwer verlaufen. Der wiederholte Kontakt mit dem Parasiten führt zu einer partiellen Immunität, die einige Jahre nach Verlassen des Endemiegebiets wieder verschwinden kann.

Neben der Übertragung durch Anophelesmücken kann die Krankheit selten durch Bluttransfusionen, kontaminierte Kanülen, Organtransplantation und transplazentar übertragen werden. In Europa werden die meisten Fälle bei Tropenrückkehrern und Ausländern aus Endemiegebieten beobachtet.

Pathogenese
Bei der Ruptur der Schizonten werden vom Parasiten Stoffe freigesetzt, die zur Makrophagenstimulation und der Freisetzung von Interleukin 1, Tumornekrosefaktor-α und anderen proinflammatorischen Zytokinen führen. Parasitenhaltige Erythrozyten adhärieren zudem im Bereich der Venolen verschiedener Organe, insbesondere des Gehirns, der Nieren, des Darms, der Plazenta, des Skelettmuskels und der Leber. Folge davon sind Ischämie, Hypoxie und anaerobe Glykolyse, verbunden mit einer erhöhten Laktatproduktion.

Klinik
Eine *schwere bzw. komplizierte Malaria* besteht bei Vorhandensein von mindestens einem der in Tabelle 60.4 aufgelisteten Kriterien. Patienten mit schwerer Malaria werden so rasch wie möglich auf eine Intensivstation aufgenommen und mit Chinin behandelt.

■ **ZNS.** Die klinischen Zeichen einer zerebralen Malaria sind *Bewusstseinsstörungen, generalisierte Krämpfe und Augenmotilitätsstörungen.* Das Auftreten einer Dezerebrierungsstarre und Retinablutungen sind Ausdruck einer schlechten Prognose. Überlebende können nach einigen Tagen aus dem Koma erwachen und haben nur selten neurologische Folgeschäden.

Bei Vorhandensein von zerebralen Symptomen müssen unbedingt andere Ursachen wie virale oder

Tabelle 60-4. Kriterien für eine schwere (= komplizierte) Malaria. Definitionsgemäß genügt ein Kriterium

Klinische Kriterien:
- Krämpfe, Somnolenz, Koma (zerebrale Beteiligung)
- Arterielle Hypotonie, (Blutdruck systolisch < 80 mmHg), septischer Schock
- Ikterus
- Lungenödem
- Manifeste Blutung
- Fieber > 40 °C
- Extreme Schwäche

Laborparameter:
- Parasitämie > 5 %
- Disseminierte intravasale Gerinnung
- Hämoglobinurie (intravasale Hämolyse)
- Blutglukose < 2,8 mmol/l (< 50 mg/dl)
- Kreatinin > 260 µmol/l (> 3 mg/dl)
- Hämoglobin < 10 g/dl
- Bilirubin > 50 µmol/l (> 3 mg/dl)
- arterieller pH-Wert < 7,2

bakterielle Meningoenzephalitiden ausgeschlossen werden.

CAVE Eine *Hypoglykämie* kann Symptome eines zerebralen Befalls nachahmen und tritt gehäuft unter Therapie mit Chinin und Chinidin auf, die als Nebenwirkung eine Hyperinsulinämie verursachen können.

■ **Herz, Kreislauf und Lunge.** Das *akute Lungenödem* ist eine gefürchtete Komplikation, v. a. bei Fällen mit hoher Parasitämie und bei schwangeren Patientinnen. *Hypotonie und Schock* können Ausdruck einer Dehydratation bei Fieber, einer akuten Blutung oder einer gramnegativen Sepsis, die nicht selten als Komplikation einer Malaria auftritt, sein. Eine Laktatazidose ist Ausdruck der Gewebehypoxie.

■ **Niere und Leber.** Etwa 33 % der Patienten mit schwerer Malaria entwickeln Nierenfunktionsstörungen, die bis zur *akuten Tubulusnekrose* führen können. Der Ikterus ist Ausdruck der intravasalen Hämolyse, kombiniert mit einer Hepatozytendysfunktion.

■ **Blutgerinnung.** Leichtere Störungen der Blutgerinnung mit Aktivierung der plasmatischen Gerinnung oder Thrombozytopenie sind häufig. Eine disseminierte intravasale Gerinnung kann bei schwerer Malaria vorkommen.

Diagnose

Die Diagnostik beginnt mit einer detaillierten Reise- und Prophylaxeanamnese. Sobald möglich müssen dicke und dünne Blutausstriche angefertigt werden, um die Diagnose zu stellen. Ein einmaliger negativer Ausstrich schließt eine Malaria nicht aus, sondern es sollten weitere Ausstriche alle 4–6 h, wenn möglich bei Schüttelfrost und Fieberanstieg, abgenommen werden. Falls mindestens 3 Ausstriche negativ sind, wird die Diagnose Malaria unwahrscheinlich. Fälle von zerebraler Malaria mit negativem peripherem Ausstrich sind jedoch beschrieben worden. Aufgrund der Morphologie kann im Ausstrich oft die Artdiagnose gestellt werden und die Parasitendichte in % der befallenen Erythrozyten quantifiziert werden. Bei einer Parasitendichte von >1% sollte eine engmaschige, d.h. 6-stündliche Kontrolle der Parasitendichte durchgeführt werden. Neuere Schnelltests, die den Nachweis von Plasmodium-falciparum-Antigen ermöglichen, erleichtern das Screening, ersetzen aber die morphologische Diagnostik nicht.

Therapie

Die in der folgenden Übersicht dargestellten allgemeinen Behandlungsrichtlinien gelten für Patienten mit schwerer Malaria:

Allgemeine Behandlungsempfehlungen für Patienten mit schwerer Malaria

- Verlegung des Patienten auf die Intensivstation
- Lumbalpunktion bei klinischem Verdacht auf Beteiligung des Zentralnervensystems
- Berechnung der Medikamentendosierung aufgrund des Körpergewichts und schnellstmöglicher Beginn mit einer Antimalariachemotherapie
- Regelmäßige Kontrolle der Laborparameter, insbesondere Blutglukose und arterielle Blutgasanalyse, Laktatkonzentration, Parasitämie, Thrombozyten, Gerinnungsparameter und Nierenfunktion
- Sorgfältige Überwachung des intravasalen Volumenstatus; hier ist oft die Anlage eines zentralvenösen Katheters (oder eines Pulmonalarterienkatheters) erforderlich. Vorsichtige Flüssigkeitszufuhr, um das Auftreten eines Lungenödems zu verhindern
- Überwachung der Körpertemperatur: Einsatz von physikalischen Mitteln, kombiniert mit Antipyretika bei schwerer Hyperthermie
- Blutkulturen zum Ausschluss einer begleitenden Bakteriämie oder Sepsis anderer Ursache
- Kontrolle der Urinproduktion, meist durch Einlage eines Urinkatheters
- Kontrolle des spezifischen Gewichts und der Natriumkonzentration im Urin

Die Behandlung einer komplizierten Malaria, bei der entweder Plasmodium falciparum nachgewiesen wurde oder die Artdiagnose noch nicht erfolgte, wird in der Regel parenteral mit Chinin durchgeführt. Für Chinindihydrochlorid wird folgendes Dosierungsschema empfohlen:

> **Empfohlenes Dosierungsschema für Chinindihydrochlorid**
>
> - Ladedosis 7 mg/kg Chinindihydrochlorid über 30 min in 100 ml Glukose 5% i.v.
> - Unmittelbar anschließend 10 mg/kg über 4 h in 250 ml Glukose 5% i.v.
> - Die Maximaldosis von 2,5 g Chinindihydrochlorid sollte am 1. Tag nicht überschritten werden.
> - Danach 10 mg/kg i.v. in 250 ml Glukose 5% über 4 h, 3-mal pro Tag, d.h. alle 8 h.
> - Nach 48–72 h und günstigem Verlauf kann die Tagesdosis auf 1,8 g, d.h. 3-mal 600 mg pro Tag reduziert werden.
> - Bei günstigem Verlauf kann auf eine perorale Behandlung mit Chininsulfat 3-mal 600 mg/Tag p.o. für 7 Tage, kombiniert mit Doxicyclin 200 mg/Tag p.o., gewechselt werden.

Die Behandlung in der Schwangerschaft ist besonders risikoreich, da vermehrt schwere Hypoglykämien, ein Lungenödem oder ein Abort auftreten können. Die Therapie erfolgt bevorzugt mit Chinin; zusätzlich sollte ein Gynäkologe in die Betreuung einbezogen werden.

■ **Nebenwirkungen.** Die wichtigsten Nebenwirkungen von Chinin sind: Tinnitus, Sehstörungen, Kopfschmerzen, Übelkeit, Herzrhythmusstörungen und Krämpfe. Bei Überdosierung kann Aktivkohle per os gegeben werden.

■ **Austauschtransfusion.** Bei sehr hoher Parasitämie (>15%) und bei schwerer disseminierter intravasaler Gerinnung muss eine Austauschtransfusion erwogen werden.

Prävention

Die Malariaprävention basiert auf dem Vermeiden eines Kontakts mit dem Moskitovektor und der medikamentösen Prophylaxe. Verschiedene Vakzinepräparate sind zur Zeit in klinischer Prüfung.

60.9 Virales hämorrhagisches Fieber

Unter viralen hämorrhagischen Fiebern versteht man eine Gruppe von Erkrankungen, die klinisch akut beginnen und mit folgenden Symptomen einhergehen:
- Fieber,
- Myalgien,
- Kopfschmerzen,
- respiratorische Störungen,
- gastrointestinale Störungen,
- Lungenödem,
- Schock,
- schwerste Haut- und Schleimhautblutungen.

In der Regel werden diese Erkrankungen von Insekten oder Tieren übertragen und in Europa v.a. bei Rückkehrern aus Endemiegebieten beobachtet. Obwohl *Ribavirin* für einige der Erreger möglicherweise eine wirksame Behandlung darstellt, bleibt die gute intensivmedizinische Betreuung der Komplikationen von zentraler Bedeutung.

> **!** Die hohe Infektiosität, verbunden mit der hohen Virulenz einzelner Erreger, erfordert eine frühe rigorose und konsequent durchgeführte Isolation im Verdachtsfall.

Erreger, die ein virales hämorrhagisches Fieber auslösen können, sind in Tabelle 60-5 dargestellt.

Gemeinsamkeiten viraler hämorrhagischer Fieber

Es handelt sich um sehr akut auftretende Erkrankungen mit hohem Fieber, Multiorganbefall und generalisierten Kapillarschäden, die neben den charakteristischen Haut- und Schleimhautblutungen oft mit einem Lungenödem einhergehen. Todesursache ist in der Regel ein hypovolämischer Schock, z.T. begleitet von einem ARDS. Die meisten Erkrankungen sind Zoonosen und werden eher in ländlichen Gebieten übertragen. Alle viralen hämorrhagischen Fieber haben eine Inkubationszeit, die kürzer als 4 Wochen ist. Eine genaue Anamnese kann hierbei Hinweise auf den Erreger liefern.

Generell geht es bei der Behandlung darum, die Komplikationen der akuten Phase der Erkrankung zu

Tabelle 60-5. Viren, die ein hämorrhagisches Fieber hervorrufen können

Virusfamilie	Hauptvertreter	Endemiegebiete
Bunyaviridae	Krim-Kongo-Fieber, verschiedene Hantaviren	Afrika, Südosteuropa, mittlerer Osten und Asien; weltweit
Arenaviridae	Lassavirus, Junin-, Machupo-, Guanarito- und Sabiavirus	Westafrika, Südamerika
Filoviridae	Marburg und Ebolavirus	Zaire, Südsudan, Gabun
Flaviviridae	Gelbfiebervirus, Denguevirus	West- und Zentralafrika, Süd- und Mittelamerika; Asien, Teile von Afrika; Zentral- und Südamerika

behandeln, da sich die Patienten in der Regel danach rasch und komplett wieder erholen. Das Hauptproblem ist das Auftreten eines Kapillarlecks mit hypovolämischem Schock und Hämokonzentration, die durch kontrollierte Volumengabe behandelt werden müssen. Ausgedehnte Blutungen führen zu Anämie und Thrombopenie, die durch Blutersatzprodukte korrigiert werden müssen. Eine disseminierte intravasale Gerinnung gehört nicht zur Klinik der viralen hämorrhagischen Fieber, kann aber im Rahmen einer Sekundärkomplikation wie der bakteriellen Sepsis hinzukommen. Lungenödem und ARDS erfordern häufig eine maschinelle Beatmung, und ein Nierenversagen muss durch eine Nierenersatzbehandlung überbrückt werden. Nicht selten treten auch ZNS-Komplikationen mit intrazerebralen Blutungen und Krämpfen auf, weiterhin Herzrhythmusstörungen sowie Leberfunktionsstörungen, v. a. bei Gelbfieber.

Antivirale Behandlung
Eine spezifische Behandlungsmöglichkeit besteht in der Gabe von *Ribavirin* in einer Dosierung von 2 g i. v. als Ladedosis, dann 1 g i. v. alle 6 h für 4 Tage, danach 0,5 g alle 8 h für weitere 6 Tage. Diese Behandlung wird für Lassafieber empfohlen, ist aber möglicherweise auch beim südamerikanischen hämorrhagischen Fieber, dem Krim-Kongo-Fieber und bei Hantaviren wirksam.

! Weder Austauschtransfusionen noch Steroide scheinen bei viralen hämorrhagischen Fiebern wirksam zu sein.

Differentialdiagnose
Die folgenden Infektionskrankheiten müssen differentialdiagnostisch bei einem Patienten mit akuter Krankheit, Fieber und hämorrhagischem Ausschlag in Betracht gezogen werden: eine bakterielle Sepsis mit Purpura fulminans/disseminierter intravasaler Gerinnung, verursacht durch Nisseria meningitidis, Streptococcus pneumoniae, Staphylococcus aureus, gramnegative Keime, Capnocytophaga canimorsus oder andere Erreger, weiterhin eine Rickettsiose, eine Leptospirose sowie eine Malaria.

60.9.1 Krim-Kongo-Virus

Das Virus wird durch Zecken übertragen und kommt in Osteuropa, Asien, im mittleren Osten und in Afrika vor. Die Virulenz des Erregers scheint geographisch unterschiedlich zu sein. Klinisch treten nach einer Inkubationszeit von 2–9 Tagen akut Kopfschmerzen, hohes Fieber, Schüttelfrost und ausgeprägte Myalgien auf. Diese sind begleitet von epigastrischen Schmerzen, einer Konjunktivitis und typischerweise einer Bradykardie. 3–5 Tage nach Beginn der Symptome treten Blutungen im Bereich der Schleimhäute mit Epistaxis, Hämaturie und blutigem Durchfall auf. Neben Petechien und Purpura können Hämatemesis und Melaena rasch zum hypovolämischen Schock und Tod führen. Leber- und Myokardbeteiligung kommen vor, ebenso Anämie, schwere Thrombozytopenie und Leukopenie.

Bei der akuten Erkrankung kann das Virus im Blut kulturell oder mittels PCR nachgewiesen werden.

Verschiedene Autoren empfehlen die intravenöse Verabreichung von Ribavirin aufgrund von In-vitro-Daten und einer zur Zeit noch beschränkten klinischen Erfahrung.

60.9.2 Hantaviren

Die in Europa, v. a. in Skandinavien, vorkommenden Hantaviren führen zu einem hämorrhagischen Fieber mit Nierenbeteiligung. 1993 wurde in den USA zudem eine Hantavirusinfektion entdeckt, die sich v. a. als schwere hämorrhagische Pneumonie manifestiert (Sin-Nombre-Virus). Hantaviren werden meist durch kleine Nager übertragen. In der Frühphase der europäischen Erkrankung stehen Kopf- und Muskelschmerzen im Vordergrund. In der Folge treten Petechien im Bereich der Schleimhäute, aber auch der Haut auf. Bei den Laboruntersuchungen steht eine Thrombopenie und Proteinurie im Vordergrund. Leichte Fälle erholen sich in der Folge oder können in Schock, Oligurie oder Anurie übergehen, gefolgt von einer polyurischen Phase.

Die Letalität der europäischen Hantavirusinfektionen beträgt < 10 %; bei den nordamerikanischen Hantaviren wurde eine Letalität um 50 % beschrieben. Die Wirksamkeit von intravenösem Ribavirin bei Hantavirusinfektionen ist zur Zeit nicht gesichert; die Behandlung beschränkt sich auf supportive Maßnahmen.

60.9.3 Lassafieber

Lassafieber ist endemisch in Westafrika und führt jedes Jahr zu mehreren Tausend Todesfällen. Nach einer Inkubationszeit von 1–3 Wochen treten akut Fieber, Schwäche, Übelkeit und starke frontale Kopfschmerzen auf. Die Symptome sind oft begleitet von lumbalen Schmerzen und nichtproduktivem Husten. Im Gegensatz zu den anderen hier beschriebenen Viruserkrankungen sind Haut- und Schleimhautblutungen nur in 1/5 der Fälle zu beobachten. Als Komplikationen treten Lungenödem und ARDS, hypovolämischer Schock, ein Myokardbefall, ein Leberbefall sowie eine Enzephalopathie auf. Oft persistieren ein Hörverlust und zerebelläre Zeichen längere Zeit nach dem Ausheilen der Krankheit. Ribavirin muss innerhalb der ersten 6 Tage nach Beginn der Symptome verabreicht werden.

60.9.4 Südamerikanisches hämorrhagisches Fieber

Die südamerikanischen hämorrhagischen Fieberviren erzeugen ein ähnliches Krankheitsbild, wobei im Gegensatz zum Lassafieber Haut- und Schleimhautblutungen häufiger auftreten. Zur Behandlung scheint im Fall des argentinischen hämorrhagischen Fiebers (Juninvirus) ein Rekonvaleszentenserum eine schützende Wirkung zu haben. Ob Ribavirin eingesetzt werden soll, ist zur Zeit unbestimmt.

60.9.5 Filoviren

Die Filoviren sind eine Familie von RNS-Viren, zu denen das Marburg- und das Ebolavirus gehören. Das Marburgvirus wurde 1967 anlässlich einer Laborinfektion isoliert, die durch importierte Affen verursacht worden war. Weitere Ausbrüche mit hoher Mortalität traten in der Folge in Sudan, Zaire und Gabun, letztmals 1996, auf. Von einem zur Zeit unbekannten Tierreservoir gelangt das Virus über infizierte Primaten zum Menschen.

Nach einer Inkubationszeit von 3–12 Tagen treten hohes Fieber, starke Kopfschmerzen, Myalgien, Konjunktivitis und eine exsudative Pharyngitis auf, in der Folge dann Abdominalschmerzen, Krämpfe, Durchfall und Erbrechen. Am 5. Tag der Krankheit beginnen profuse Blutungen im Bereich der Schleimhäute mit hypovolämischem Schock, Elektrolyt- und Säure-Base-Störungen. Eine Enzephalopathie persistiert z. T. nach Ausheilen der akuten Erkrankung. Wie bei anderen hämorrhagischen Fiebern beobachtet man eine Thrombozytopenie ohne disseminierte intravasale Gerinnung. Die Infektiosität von Körperflüssigkeiten ist sehr hoch; deshalb wurden nosokomiale Übertragungen in Afrika häufiger beschrieben. Zum raschen Nachweis hat sich die Polymerasenkettenreaktion bewährt. Eine wirksame antivirale Behandlung steht zur Zeit nicht zur Verfügung.

60.9.6 Gelbfieber

Das Gelbfiebervirus wird v. a. durch die Stechmückengattung Aedes aegypti entweder von Mensch zu Mensch oder vom Affen auf den Menschen übertragen. Trotz der Einführung einer wirksamen Impfung zirkuliert das Virus in West- und Zentralafrika sowie in Südamerika. Nach einer Inkubationszeit von 3–6 Tagen kann in schweren Fällen eine fulminante Hepatitis mit Nierenversagen und diffusen Blutungen auftreten. Im Vergleich zu den andern Viren, die ein hämorrhagisches Fieber auslösen können, ist das Gelbfiebervirus am meisten hepatotrop. Im Gegensatz zu den anderen Viren steht für das Gelbfiebervirus eine wirksame Impfung zur Verfügung, die meist schon nach einmaliger Applikation eine lebenslange Schutzwirkung erreicht.

60.9.7 Denguefieber

Das Denguevirus wird ebenfalls durch Stechmücken übertragen und ist in Asien und Afrika sowie in Zentral- und Südamerika endemisch. Während eine erstmalige Denguevirusinfektion ähnlich wie eine Grippe abläuft, kann eine 2. Infektion mit einem neuen Serotyp zur schweren hämorrhagischen Form des Denguefiebers führen. Man nimmt an, dass partiell kreuzreagierende Antikörper den Infektionsprozess beschleunigen und zu einem schweren systemischen Kapillarschaden führen. Klinisch manifestiert sich dieser mit Petechien und einem Kapillarleck mit hypovolämischem Schock und Hämokonzentration. Das Virus kann mittels PCR im Serum nachgewiesen werden. Eine spezifische Therapie steht nicht zur Verfügung.

60.9.8 Vorsichtsmaßnahmen

Diese haben das Ziel, sekundäre Erkrankungsfälle zu vermeiden. An ein virales hämorrhagisches Fieber muss bei jedem Patienten gedacht werden, der innerhalb von 4 Wochen nach der Rückkehr aus einem Endemiegebiet akut Fieber, Allgemeinsymptome und Haut- und Schleimhautblutungen entwickelt.

Patienten, die diese Kriterien erfüllen, sollten hospitalisiert und für 3 Wochen in einem Einzelzimmer, möglichst mit Unterdruckbelüftung, isoliert werden. Die Übertragung findet v. a. durch Kontakt mit Körperflüssigkeiten statt, möglicherweise auch aerogen. Es empfiehlt sich deshalb das Tragen von Schutzkleidung, Schutzmaske, chirurgischen Handschuhen, Kopfbedeckung und Schutzbrille. Sämtliche Körperflüssigkeiten müssen mit den notwendigen Sicherheitsmaßnahmen behandelt werden. Alle Personen innerhalb des Krankenhauses, die möglicherweise mit kontaminiertem Material in Kontakt kommen könnten, müssen entsprechend informiert und die notwendigen Schutzmaßnahmen sichergestellt werden [1].

Literatur

1. Anonymous (1995) Update: Management of patients with suspected viral hemorrhagic fever – United States. JAMA 274: 374–375
2. Bisgard KM, Hardy IR, Popovic T et al. (1998) Respiratory diphtheria in the United States, 1980 through 1995. Am J Public Health 88: 787–791
3. Bisno AL, Stevens DL (1996) Streptococcal infections of skin and soft tissues. N Engl J Med 334: 240–2245

4. Cohen JI, Bartlett JA, Corey GR (1987) Extra-intestinal manifestations of salmonella infections. Medicine 66: 349–388
5. Fishbein DB (1991) Rabies. Infect Dis Clin North Am 5: 53–71
6. Galazka AM, Robertson SE (1995) Diphtheria: changing patterns in the developping world and the industrialized world. Eur J Epidemiol 11: 107–117
7. Kantor HS, Poblete R, Pusateri SL (1988) Nosocomial transmission of tuberculosis from unsuspected disease 84: 833–838
8. Lehner PJ, Powell H (1991) Gas gangrene. BMJ 303: 240–242
9. Murphy GS, Oldfield EC 3rd (1996) Falciparum malaria. Infect Dis Clin North Am 10: 747–75
10. Penner C, Roberts D, Kunimoto D, Manfreda J, Long R (1995) Tuberculosis as a primary cause of respiratory failure requiring mechanical ventilation. Am J Respir Crit Care Med 151: 867–872
11. Stevens DL, Musher DM, Watson DA et al. (1990) Spontaneous, nontraumatic gangrene due to clostridium septicum. Rev Infect Dis 12: 286–296
12. Su C, Brandt LJ (1995) Escherichia coli O157:H7 infection in humans. Ann Intern Med 123: 698–714
13. Sudre P, Hirschel BJ, Gatell JM et al. (1996) Tuberculosis among European patients with the aquired immune deficiency syndrome. Tub Lung Dis 77: 322–328
14. Trujillo MJ, Castillo A, España JV et al. (1980) Tetanus in the adult: intensive care and management experience with 233 cases. Crit Care Med 8: 419–423

Intensivbehandlung der HIV-Infektion

Kapitel 61

I. Schedel

61.1	Einleitung	1055
61.2	Mortalität intensivbehandelter HIV-Infizierter	1055
61.3	Respiratorische Komplikationen bei fortgeschrittener HIV-Erkrankung	1055
61.4	Pneumocystis-carinii-Pneumonie	1056
61.4.1	Klinische Symptomatik	1056
61.4.2	Diagnostik	1056
61.4.3	Therapie	1057
61.4.4	Andere Faktoren, die das Überleben von Patienten mit Pneumocystis-carinii-Pneumonie bestimmen	1058
61.5	Andere Ursachen für akutes respiratorisches Versagen bei HIV-Erkrankung	1059
61.6	Neurologische Komplikationen	1059
61.7	Gastrointestinale Komplikationen	1060
61.8	Intensivtherapie bei Frauen mit fortgeschrittener HIV-Erkrankung	1060
61.9	Intensivtherapie bei Säuglingen, Kleinkindern und Kindern mit fortgeschrittener HIV-Erkrankung	1060
61.10	Die mit dem Patienten abgestimmte Intensivtherapie – Voraussetzungen und Vollmachten	1060
61.11	Übertragung der HIV-Infektion auf der Intensivstation	1061
61.11.1	Prävention	1061
61.11.2	Postexpositionsprophylaxe (PEP)	1061
	Literatur	1063

Intensivbehandlung der HIV-Infektion

I. Schedel

61.1 Einleitung

HIV-infizierte Patienten können aufgrund einer Reihe von Indikationen eine Intensivbehandlung benötigen (Abb. 61-1; [1–7]). In 50–75% der Fälle stellt akutes respiratorisches Versagen die Indikation für die Behandlung HIV-Infizierter auf der Intensivstation dar [1–7]. Bei 55–90% dieser Patienten mit intensivbehandlungsbedürftigem respiratorischem Versagen ist Pneumocystis carinii die Ursache der Erkrankung [1, 3, 4, 6, 8].

Andere häufige Ursachen für die Verlegung von HIV-infizierten Patienten auf Intensivstationen sind neurologische (ca. 13%) und septische Erkrankungen (ca. 10%). Eine demgegenüber relativ geringe Anzahl HIV-infizierter Patienten wird aufgrund anderer, von der HIV-Infektion unabhängiger Erkrankungen intensivbehandlungspflichtig [1, 5, 7].

Die Einführung effektiverer antiretroviraler Therapien in den letzten Jahren hat zu einer Verminderung intensivmedizinischer Behandlungen bei HIV-Infizierten geführt. Dies ist darauf zurückzuführen, dass durch die verzögerte Entwicklung des HIV-induzierten Immundefekts unter der verbesserten Therapie die Rate schwerer, therapiebedürftiger Komplikationen zurückgegangen ist. Zusätzlich dürfte die dadurch seltenere Notwendigkeit invasiver diagnostischer Maßnahmen (Bronchoskopie, Hirnbiopsie u.a.) für den Rückgang verantwortlich sein [2].

61.2 Mortalität intensivbehandelter HIV-Infizierter

Die Mortalität HIV-infizierter Patienten in klinisch fortgeschrittenen Stadien der HIV-Infektion, die auf einer Intensivstation behandelt werden, beträgt 32–70%, bei einer mittleren Liegezeit auf der Intensivstation von 5–11 Tagen [1, 3, 4, 6, 8]. Diese Angaben werden durch die in den letzten Jahren ebenfalls besser gewordenen Resultate der Behandlung des akuten respiratorischen Versagens bei Pneumocystis-carinii-Pneumonie (PCP) bestimmt, da Patienten mit dieser Erkrankung die zahlenmäßig größte Gruppe der Behandelten bilden [9–18]. Die Angaben zur Mortalität von Patienten im fortgeschrittenen Stadium der HIV-Erkrankung (CD4-positive Zellen < 200/µl Blut), die aus anderen Gründen als einem akuten respiratorischen Versagen auf einer Intensivstation behandelt werden, sind ungünstiger, während Patienten mit intensivbehandlungsbedürftigen neurologischen Erkrankungen und HIV-Infektion offenbar eine ähnliche Prognose wie Patienten mit akutem respiratorischem Versagen aufweisen [19, 20]. Vergleichsweise liegt die Mortalität auf Intensivstationen bei nicht-HIV-infizierten Patienten mit ARDS bei 30–60%, bei Patienten mit hämatologischen Systemerkrankungen bei 80% und bei Patienten mit Leberversagen bei 89% [21, 22].

61.3 Respiratorische Komplikationen bei fortgeschrittener HIV-Erkrankung

Trotz der Anwendung einer Prophylaxe gegen Pneumocystis carinii und trotz einer in den letzten Jahren erheblich verminderten Erkrankungsfrequenz bleibt das akute respiratorische Versagen bei Pneumocystis-carinii-Pneumonien der häufigste Grund für eine Intensivbehandlung von Patienten mit HIV-Infektion [11, 21].

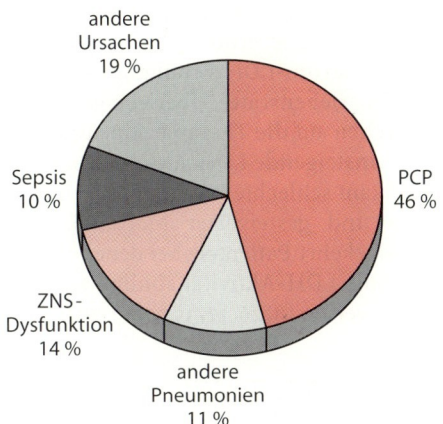

Abb. 61-1. Gründe für die Aufnahme von Patienten mit HIV-Infektionen auf die Intensivstation. [Mod. nach Lazard T, Retel O, Guide B et al. (1996) Aids in a medical intensive care unit: Immediate prognosis and long-term survival. JAMA 276/15: 1240–1245]

Im Laufe der HIV-Epidemie wurden die Möglichkeiten der Intensivbehandlung des PCP-assoziierten respiratorischen Versagens unterschiedlich beurteilt. Die angegebenen Überlebensraten bis zu Beginn der 90er Jahre lagen bei 0–13 % [3, 6, 24–26]. Seit 1987 erschien eine Reihe von Veröffentlichungen über die Prognose intensivmedizinisch behandelter HIV-infizierter Patienten mit Pneumocystis-carinii-Pneumonie, die eine wesentliche Verbesserung der Therapieergebnisse mit Überlebensraten von 30–45 % berichteten [7–12]. Mögliche Erklärungen hierfür könnten in der besseren Selektion von Patienten für die intensivmedizinische Behandlung, der zusätzlichen Therapie mit Kortikosteroiden und einem durch konsequente antiretrovirale Medikation geringer ausgeprägten Immundefekt liegen [7, 10–12]. Insbesondere die höhere Sensibilität für das Auftreten einer Pneumocystis-carinii-Pneumonie bei Ärzten und Patienten dürfte zu einem früheren Behandlungsbeginn geführt haben und damit zu einer entscheidenden Verbesserung der Prognose [12].

Aus verschiedenen großen Behandlungszentren in den USA und Kanada wurden in den 90er Jahren wieder schlechtere Überlebensraten und Überlebenszeiten von Patienten berichtet, die mit akutem respiratorischem Versagen bei HIV-assoziierter PCP behandelt wurden. Übereinstimmende Ergebnisse verschiedener Untersuchungen zeigten, dass diese Verschlechterung in erster Linie auf eine Vergrößerung des Anteils drogenabhängiger Patienten zurückzuführen war [4, 16].

Bei den Patienten, die in dem Zeitintervall 1989–1991 im San Francisco General Hospital behandelt wurden, konnten signifikante Prädiktoren hinsichtlich des Überlebens bei HIV-assoziiertem akutem respiratorischem Versagen bei Pneumocystis-carinii-Pneumonie definiert werden [30].

Prädiktoren für eine *schlechtere Prognose* sind:

- höheres Lebensalter (> 60 Jahre),
- geringe Anzahl CD4-positiver Zellen im peripheren Blut (< 100 CD4-positive Zellen/µl Blut),
- p_aO_2 <50 mmHg oder $AaDO_2$ > 50 mmHg bei Beginn der Behandlung,
- Entwicklung eines Pneumothorax bei maschineller Beatmung,
- erhöhte Serumaktivität der Laktatdehydrogenase (LDH),
- radiologischer Nachweis ausgedehnter Veränderungen im Thoraxröntgenbild.

61.4 Pneumocystis-carinii-Pneumonie

61.4.1 Klinische Symptomatik

Typischerweise kommen die Patienten mit schwerer Pneumocystis-carinii-Pneumonie mit Fieber, häufig nichtproduktivem Husten und Dyspnoe in ärztliche Behandlung [31]. Ein besonderes Kennzeichen der Pneumocystis-carinii-Pneumonie bei HIV-Immundefekt besteht darin, dass häufig ein über Wochen anhaltendes mono- oder oligosymptomatisches Vorstadium mit meist trockenem Husten vorliegt. In dieser Zeit können Fieber und Dyspnoe fehlen. Individuell können Entwicklung und klinische Intensität des Vollbilds in weiten Grenzen variieren. In einer großen Studie wurde eine mittlere oligosymptomatische Dauer von 28 Tagen vor Aufsuchen des Arztes festgestellt. Da eine möglichst frühe Therapie ausschlaggebend für die Prognose ist, muss die Erkrankung frühzeitig erkannt werden. Eine erst im Stadium des schweren respiratorischen Versagens diagnostizierte Pneumocystis-carinii-Pneumonie weist eine schlechte Prognose auf [32–39].

Schwere Pneumocystis-carinii-Pneumonie
Zu den klinischen Symptomen der schweren Pneumocystis-carinii-induzierten Pneumonie gehören Fieber (> 38,5 °C), Tachypnoe und eine deutliche Oxygenierungsstörung (p_aO_2 < 50 mmHg oder $AaDO_2$ > 50 mmHg bei Behandlungsbeginn); Auskultation und Perkussion sind dagegen häufig unauffällig. Als Zeichen der interstitiellen Pneumonie findet sich häufig ein verschärftes Atemgeräusch, meist bilateral und ausgedehnte Lungenareale betreffend. Lokalisierte und umschriebene Befunde dagegen sprechen für das (möglicherweise gleichzeitige) Vorhandensein von Veränderungen anderer Ätiologie (Cave: Begleitinfektionen, Tumoren).

LDH-Aktivität
Bei Pneumocystis-carinii-induzierter Pneumonie (PCP) lässt sich in 83–100 % der Fälle schon zu Beginn der klinischen Symptomatik ein erhöhter LDH-Spiegel im Blut feststellen [32–39]. Patienten, die wegen einer PCP intensivmedizinischer Behandlung bedürfen, weisen nach einer Zusammenstellung mehrerer Behandlungszentren alle eine erhöhte Serum-LDH auf. Das Ausmaß der Serum-LDH-Erhöhung korreliert mit Prognose, Überlebensrate, Überlebenszeit und mit dem Ansprechen auf die Therapie. Eine unter der Therapie weiter ansteigende LDH-Aktivität ist danach mit einer signifikant schlechteren Prognose, einem Therapieversagen und gesteigerter Mortalität assoziiert, während umgekehrt Patienten, bei denen im Laufe der Behandlung die LDH-Aktivität abnimmt, eine bessere Prognose aufweisen [8, 26, 32, 35, 37, 39, 40].

61.4.2 Diagnostik

Die Diagnose der Pneumocystis-carinii-Pneumonie ergibt sich aus der geschilderten klinischen Symptomatik, dem Nachweis von Pneumocystis carinii im provozierten Sputum oder nach bronchoalveolärer Lavage sowie durch den klinischen und röntgenologischen Nachweis der interstitiellen Pneumonie.

Röntgenveränderungen
Bei Verdacht auf Pneumocystis-carinii-Pneumonie bei HIV-infizierten Patienten und Immundefekt ist die Thoraxröntgenaufnahme von ausschlaggebender Bedeutung [41–44]. Bei der Pneumocystis-carinii-Pneumonie findet sich in der Regel eine bilaterale, meist symmetrische retikuläre oder granuläre Zeichnung über den Lungenfeldern. Häufig sind bei fortgeschrittener respiratorischer Insuffizienz diffuse, z.T. konfluierende Veränderungen nachweisbar, die an die Röntgenveränderungen bei ARDS erinnern können [45].

■ **Pneumatozele.** Häufig sind dünnwandige, Luft enthaltende Zysten oder Pneumatozelen sichtbar. Pneumatozelen können bereits bei Diagnosestellung sichtbar sein oder sich in den ersten Tagen unter Therapie entwickeln [45]. Es handelt sich häufig um multipel über beiden Lungenfeldern verteilte Pneumatozelen, die, wenn sie eine gewisse Größe erreichen, auch einen Pneumothorax verursachen können [45, 47]. Aufgrund der Beeinträchtigung des Lungengerüsts durch die pneumonischen Veränderungen können bei diesen Patienten bei maschineller Beatmung, aber auch spontan, Pneumothoraces entstehen [45, 46]. Ein Pneumothorax verschlechtert wegen der extrem ungünstigen Heilungstendenz die Prognose des Patienten [46, 47].

■ **Infiltrate und Atelektasen.** Bei schweren Verläufen der Pneumocystis-carinii-induzierten Pneumonie treten gelegentlich fokale Infiltrate und Atelektasen auf [48]. Intrathorakale Lymphknotenschwellungen und Pleuraergüsse sind jedoch selten. Derartige Veränderungen im Verlauf einer mikrobiologisch bestätigten Pneumocystes-carinii-Pneumonie sollten den Arzt dringend veranlassen, nach anderen, möglicherweise simultan vorhandenen Prozessen wie bakterielle Infektionen (insbesondere auch Tuberkulose) und/oder Kaposi-Sarkom zu suchen.

Auch unter effektiver Therapie und bei klinischer und respiratorischer Besserung können die röntgenologisch nachweisbaren Veränderungen im Laufe der ersten Wochen nach Beginn der Behandlung weiter zunehmen. Häufig bessern sich die Röntgenveränderungen erst im Laufe von einer bis mehreren Wochen, auch wenn schon sehr viel früher eine klinische Besserung der respiratorischen Funktion und der entzündlichen Veränderungen eingetreten ist [41, 45].

61.4.3 Therapie

Definition
Eine „schwer" verlaufende Pneumocystes-carinii-Pneumonie wird definiert als eine Pneumonie mit den oben genannten diagnostischen Kriterien und ausgeprägter respiratorischer Insuffizienz.

Medikamentöse Behandlung

■ **Trimethoprimsulfamethoxazol.** Die antibiotische Behandlung der Wahl der schweren Pneumocystis-carinii-Pneumonie ist Trimethoprimsulfamethoxazol. Trimethoprimsulfamethoxazol steht als fixe Kombination zur Verfügung und sollte in einer Dosierung von

Tabelle 61-1. Medikamentöse Behandlung der mittelschweren bis schweren Pneumocystis-carinii-Pneumonie

Therapeutische Substanzen	Dosierung und Verabreichung
Trimethoprimsulfamethoxazol*	15 mg/kg (TMP), i.v./die, aufgeteilt in 4 Einzeldosen
Pentamidinisothionate**	3–4 mg/kg, i.v., 1-mal tgl.
Trimetrexat	45 mg/m^2, i.v., 1-mal tgl.
Leucovorin	20 mg/m^2, per os,
Dapsone***	100 mg, per os, 1-mal tgl.
Clindamycin	1800 mg, i.v., aufgeteilt in 3–4 Einzeldosen
Primaquine	30 mg, per os, 1-mal tgl.
– plus	
Prednison	40 mg, per os, 2-mal tgl. für 5 Tage, *dann*
	40 mg, per os, 1-mal tgl. für 5 Tage, *dann*
	20 mg, per os, 1-mal tgl. für 11 Tage

* Trimethoprimsulfamethoxazol ist als fixe Kombination im Handel (z.B. Bactrim, Cotrim, Eusaprim). Die Dosis wird nach der Trimethoprimkomponente berechnet.
** Häufige Nebenwirkungen sind Exanthem, Fieber, Übelkeit, Erbrechen, erhöhte Leberenzyme, Hyperkaliämie, Neutropenie. Bei Hautsymptomen als einziger Nebenwirkung kann eine Behandlung mit Antihistaminika versucht werden.
*** Häufige Nebenwirkungen sind Neutropenie, Thrombozytopenie, Exanthem, Fieber, erhöhte Leberenzyme, hämolytische Anämie, Methämoglobinämie.

12–15 mg/kg der Trimethoprimkomponente, aufgeteilt in 3 Dosen, intravenös für mindestens 21 Tage verabreicht werden (Tabelle 61-1; [11]).

Nach größeren Statistiken liegt die Rate der Nebenwirkungen dieser Behandlung bei ca. 50%. Nach einer Statistik aus San Francisco sind nur ca. 32% der Patienten in der Lage, die Behandlung mit Trimethoprimsulfamethoxazol bis zum geforderten 21. Behandlungstag fortzusetzen. Die Nebenwirkungen, die v.a. kutane Exantheme, aber auch Störungen der Blutbildung betreffen können, treten v.a. nach dem 4. Behandlungstag auf [11]. Jedoch können die meisten Patienten eine initiale Behandlung mit Trimethoprimsulfamethoxazol und bei Auftreten von Nebenwirkungen eine Fortsetzung der Behandlung mit intravenös verabreichtem Pentamidin bis zum 21. Behandlungstag vertragen [11].

■ **Vorgehen bei Unverträglichkeit.** Bei Patienten, die auch intravenös verabreichtes Pentamidin nicht vertragen, muss auf andere, wahrscheinlich weniger wirksame therapeutische Substanzen ausgewichen werden: Trimethrexat (intravenös) + Dapsone (oral) (kombiniert mit Leucovorin) oder Clindamycin (intravenös) plus Primaquin (oral). Dabei muss allerdings hervorgehoben werden, dass bisher in keiner aussagefähigen Therapiestudie diese 3 Medikamentenkombinationen in der Behandlung der Pneumocystis-carinii-Pneumonie im direkten Vergleich untersucht worden sind. Die dargestellte Reihenfolge der Anwendung der Substanzkombinationen berücksichtigt daher in erster Linie die Rate der auftretenden Nebenwirkungen und die Breite der bisher gesammelten therapeutischen Erfahrungen mit der jeweiligen Einzelsubstanz.

■ **Kortikosteroide.** Patienten mit fortgeschrittener HIV-Infektion und Pneumocystis-carinii-induzierter, mäßiger bis schwerer Pneumonie sollten zusätzlich Kortikosteroide erhalten (Tabelle 61-1; [49–51]. In einer Reihe klinischer Studien konnte gezeigt werden, dass durch eine zusätzliche Therapie mit Kortikosteroiden innerhalb der ersten 24–72 h nach Behandlungsbeginn die häufig beobachtete initiale Verschlechterung der PCP verhindert, die Häufigkeit des respiratorischen Versagens gesenkt und die Überlebensraten signifikant verbessert werden können [49]. Ob eine später, d.h. mehr als 72 h nach Beginn der PCP-Therapie begonnene Steroidbehandlung noch wirksam ist, ist nicht geklärt. In einer Untersuchung von LaRocco et al. wurde über verbesserte Überlebensraten bei beatmeten Patienten mit fortgeschrittener HIV-Infektion und Pneumocystis-carinii-Pneumonie berichtet, die mit Kortikosteroiden behandelt wurden [51, 52]. Zur Frage der Wirksamkeit einer derartigen „Rescuebehandlung" mit Kortikosteroiden werden aussagefähige klinische Studien dringend benötigt.

Beatmung

■ **Indikation.** Die Indikation zur maschinellen Beatmung richtet sich nach den allgemeinen Grundsätzen einer derartigen Behandlung. Wegen der möglicherweise verschlechterten Prognose nach Intubation wird auf eine möglichst weitgehende Zurückhaltung und Konzentration auf dringende klinische Notwendigkeit hingewiesen.

■ **Masken-CPAP.** In einer Reihe neuerer Studien konnte gezeigt werden, dass durch Masken-CPAP bei akutem respiratorischem Versagen bei HIV-assoziierter Pneumocystis-carinii-Pneumonie die Oxygenierung verbessert und andererseits die möglicherweise erhöhte zusätzliche Infektionsgefährdung durch Intubation und mechanische Beatmung hinausgezögert oder vermieden werden kann [53]. Voraussetzung für die Anwendung von CPAP ist, dass der Patient wach und kooperativ ist und eine Aspiration vermeiden kann.

Bei folgenden Patientengruppen besteht die Möglichkeit für eine aussichtsreiche Anwendung von CPAP [53]:
- Patienten mit akuter und möglicherweise kurz dauernder Verschlechterung der respiratorischen Funktion nach Bronchoskopie,
- Patienten, die den Wunsch äußern, nicht intubiert zu werden, andererseits aber respiratorischer Unterstützung bedürfen,
- Patienten nach Intubation und Beatmung, die extubiert sind und zeitweilig der Atmenunterstützung bedürfen.

■ **Intubation und Beatmung.** Die meisten Patienten mit progredient verlaufender Pneumocystis-carinii-Infektion mit mittelschwerer bis schwerer Symptomatik bedürfen jedoch wegen der erheblich gesteigerten Atemarbeit der Intubation und maschinellen Beatmung.

Das Auftreten sekundärer pulmonaler Begleitinfektionen bei Pneumocystis-carinii-Pneumonien wird in verschiedenen klinischen Untersuchungen mit 10–60% angegeben [52]. Die Rate sekundär erworbener nosokomialer Pneumonien bei beatmeten Patienten mit HIV-assoziierter Pneumocystis-carinii-Pneumonie scheint geringer zu sein als bei Patienten ohne HIV-Infektion. Eine mögliche Erklärung hierfür könnte die Wirksamkeit der meist verwendeten Antibiotika Trimethoprim/Sulfamethoxazol gegenüber gramnegativen Keimen sein [54].

61.4.4 Andere Faktoren, die das Überleben von Patienten mit Pneumocystis-carinii-Pneumonie bestimmen

AIDS-Patienten mit Pneumocystis-carinii-Pneumonie, die in Kliniken mit ausgedehnten Erfahrungen in der Behandlung von fortgeschrittenen HIV-Infektion eingewiesen werden, haben eine bessere Prognose als Patienten, die in Kliniken mit nur geringer Erfahrungen behandelt werden [55, 56]. Dabei ergibt sich keine Abhängigkeit von den für die Behandlung aufgewandten finanziellen Mitteln.

Prognostische Einschätzung

Der prädiktive Wert des APACHE-II-Score für die Prognose bei Pneumocystis-carinii-Pneumonie-assoziiertem akutem respiratorischem Versagen wurde in verschiedenen klinischen Studien evaluiert [57]. Dabei zeigte sich in einer Studie von 1989, dass der APACHE-II-Score eine Mortalität von 44% im Studienkollektiv vorhersagte, die aktuelle Mortalität jedoch 86% betrug. In einer späteren Studie zeigte sich kein signifikanter Unterschied des APACHE-II-Scores bei Patienten, die die Erkrankungen überlebten im Vergleich zu denen, die starben. In einer Studie mit Daten von 1986–1991 wurde nachgewiesen, dass die Berechnung mit dem APACHE-II-Score die Mortalität auf der Intensivstation bei HIV-infizierten Patienten mit fortgeschrittenem Immundefekt (<200 CD4-positive Zellen/μl Blut) im Vergleich zu der prognostischen Auswertung aufgrund der Anzahl CD4-positiver Zellen im peripheren Blut signifikant geringer angab. Bei Patienten mit weniger ausgeprägtem Immundefekt (CD4-positive Zellen im peripheren Blut >200/μl) waren diese Unterschiede dagegen nicht nachweisbar. Daraus ergibt sich, dass der APACHE-II-Score nur für HIV-infizierte Patienten mit >200 CD4-positiven Zellen/μl Blut sinnvoll anwendbar ist (5, 57, 58).

61.5 Andere Ursachen für akutes respiratorisches Versagen bei HIV-Erkrankung

Bakterielle, virale und mykotische Pneumonien sind häufige Ursachen einer akuten respiratorischen Insuffizienz bei Patienten mit HIV-Infektion. Häufigkeit und eventuelle Prädiktoren für das Auftreten eines akut respiratorischen Versagens bei den genannten Infektion sind nicht bekannt. Andere Ursachen stellen pulmonale Kaposi-Sarkome, Non-Hodgkin-Lymphome und lymphozytisch-interstitielle Pneumonien (v. a. in Kindesalter) dar. Akutes respiratorisches Versagen, das nicht im Zusammenhang mit dem HIV-induzierten Immundefekt steht, ist als Ursache seltener, z. B. chronisch obstruktive Lungenerkrankungen, Aspiration, Herzinsuffizienz und Medikamentenüberdosierung [1, 2, 4, 6, 7, 25].

Seit Einführung einer medikamentösen oder inhalativen Prophylaxe gegen Pneumocystis carinii ist die Häufigkeit von Pneumocystis-carinii-Pneumonien drastisch zurückgegangen [60, 61]. Bisher liegen keine gesicherten Daten darüber vor, inwieweit eine Prophylaxe den klinischen Verlauf und die Prognose einer trotzdem auftretenden Pneumocystis-carinii-Pneumonie modifiziert.

61.6 Neurologische Komplikationen

Etwa 50% der Patienten mit HIV-Infektion entwickeln im AIDS-Vollbild klinisch relevante neurologische Komplikation [20]. Entzündliche und nichtentzündliche Läsionen der Hirnsubstanz, Meningitiden und Myelopathien stellen die häufigsten neurologischen Komplikationen dar, die Ursache einer akuten Verschlechterung des mentalen Zustands mit fortschreitender Somnolenz, Koma, Kopfschmerzen, Krampfanfällen oder sekundärem respiratorischem Versagen sein können und eine Intensivtherapie erfordern (Tabelle 61-2; [19]).

In einer Zusammenstellung von Rosen et al. von auf der Intensivstation behandelten Patienten mit fortgeschrittener HIV-Infektion zeigte sich, dass 17% dieser Patienten wegen neurologischer Komplikationen auf die Intensivstation eingewiesen wurden [19]. Die meisten Patienten bedurften wegen sekundären respiratorischen Versagens einer Respiratorbehandlung. Die häufigste Erkrankung des Zentralnervensystems war die zerebrale Toxoplasmose. Die Mortalität lag bei 68%, bezogen auf einen Zeitraum von 3 Monaten. In dieser Untersuchung ließ sich eine signifikante Korrelation des letalen Verlaufs der Erkrankung mit einem Glasgow Coma Score von <7 und klinischen Zeichen der Hirnstammbeteiligung beobachten. Interessanterweise ergab sich bei der prognostischen Auswertung keine Korrelation mit der Anzahl CD4-positiver Zellen im Blut [19].

Etwa 40% der Patienten entwickeln im Verlauf der HIV-Erkrankung zentralnervöse Veränderungen, die ihre Fähigkeit, an Entscheidungen über ihre Behandlung mitzuwirken, beeinträchtigen können [20]. In einer Untersuchung von Steinbrook et al. [62] gaben 53% der in einer HIV-Klinik ambulant behandelten Patienten an, dass sie, wenn notwendig, Intensivbehandlungsmaßnahmen für sich wünschen würden. Nur 19%

Tabelle 61-2. Neurologische Erkrankungen, die HIV-assoziiert auftreten und eine Behandlung auf der Intensivstation erfordern können. [Nach Levy RM, Berger JR (1993) Neurologic critical care in patients with human immunodeficiency virus-1 infection. Crit Care Clin 9: 49–72]

Intrazerebrale Raumforderungen
- Zerebrale Toxoplasmose (Toxoplasma gondii)
- Primäre Lymphome des Zentralnervensystems
- Andere primäre Tumoren des Zentralnervensystems

Meningitis/Meningoenzephalitis mit folgenden Erregern:
- Cryptococcus neoformans
- Mycobacterium tuberculosis

Weniger häufig:
- Listeria monocytogenes
- Nocardia asteroides

dieser Patienten wünschten jedoch Intensivbehandlungmaßnahmen für den Fall, dass bei ihnen hirnorganisch begründete Einschränkungen ihrer Entscheidungsfähigkeit bestünden. Dies zeigt die Notwendigkeit, ausreichend früh und wiederholt während des Krankheitsverlaufs über derartige später möglicherweise notwendige Entscheidungen mit dem Patienten zu sprechen.

61.7 Gastrointestinale Komplikationen

Ein großes Spektrum gastrointestinaler Erkrankungen kann die Aufnahme des Patienten auf einer Intensivstation erfordern oder den Krankheitsverlauf komplizieren. Der häufigste Grund für starke abdominelle Schmerzen bei Patienten in fortgeschrittenem Stadium der HIV-Erkrankung ist die *Zytomegalie-Virus-(CMV-) assoziierte Intestinopathie* mit Peritonitis, die von einer CMV-Manifestation des Kolons und/oder des Dünndarms ausgeht. Im Verlauf dieser Erkrankung kann es zur Perforation kommen, sodass Operation und Intensivtherapie erforderlich werden. Die *HIV-assoziierte Cholangiopathie*, die durch verschiedene infektiöse oder neoplastische Prozesse hervorgerufen werden kann, erfordert ebenfalls häufig eine intensivmedizinische Betreuung [63].

61.8 Intensivtherapie bei Frauen mit fortgeschrittener HIV-Erkrankung

In einer Studie, in der mehr als 3000 Patienten mit HIV-assoziierter Pneumocystis-carinii-Pneumonie und deren Behandlung in verschiedenen Krankenhäusern New Yorks ausgewertet wurden, zeigte sich, dass Frauen signifikant seltener bronchoskopiert werden als Männer mit vergleichbarem Schweregrad der Erkrankung (50,7% bzw. 61,2%), allerdings Frauen häufiger beatmungspflichtig werden (13,6% gegenüber 9,9%). Die Mortalitätsrate von Frauen, die daher einer Intensivtherapie bedurften, betrug 84% im Vergleich zu 57% bei Männern [64].

61.9 Intensivtherapie bei Säuglingen, Kleinkindern und Kindern mit fortgeschrittener HIV-Erkrankung

Respiratorisches Versagen bei Pneumocystis-carinii-Pneumonie ist der hauptsächliche Grund für die Intensivbehandlung von Säuglingen mit HIV-Infektion [65]. Für diese Säuglinge besteht eine extrem schlechte Prognose mit weniger als 20% Überlebenden, bezogen auf ein Intervall von 5 Wochen nach Beginn der Behandlung, und von nur 8% Überlebenden bei einem Jahr Nachbeobachtungszeit. Ähnlich wie bei den Erwachsenen wurde auch bei der Behandlung von Säuglingen in neueren Untersuchungen von einer etwas besseren Prognose berichtet.

Auch für Kleinkinder und ältere Kinder bildet die Pneumocystis-carinii-Pneumonie mit ihren Komplikationen den Hauptgrund für intensivmedizinische Maßnahmen. Darüber hinaus kommt es jedoch bei diesen Kindern häufiger als bei Säuglingen zum Auftreten einer bakteriellen Sepsis, systemischen mykobakteriellen oder Pilzinfektionen sowie von gastrointestinalen Blutungen und Blutbildungsstörungen [66]. Die *„lymphozytäre interstitielle Pneumonie"* stellt eine häufige Komplikation der HIV-Erkrankung im Kindesalter dar. Im Verlauf dieser Pneumonie kommt es meist zu einer langsam fortschreitenden Verschlechterung der Atemfunktion. Über akutes respiratorisches Versagen wurde jedoch selten berichtet [65, 66].

61.10 Die mit dem Patienten abgestimmte Intensivtherapie – Voraussetzungen und Vollmachten

Entscheidungen über die Intensivbehandlung von Patienten mit HIV-Infektion sollten – wie sonst auch – die Kurz- und Langzeitprognose, die Ziele der Behandlung, die Möglichkeiten und Wahrscheinlichkeiten, diese Ziele zu erreichen, die Vorteile der Behandlung und die Wünsche des Patienten hinsichtlich der lebenserhaltenden Therapie berücksichtigen.

In einer Studie von Steinbrook et al. wurde festgestellt, dass etwa 70% der Patienten mit fortgeschrittener HIV-Infektion darauf Wert legen, lebenserhaltende Maßnahmen und deren Möglichkeiten und Grenzen mit ihren Ärzten zu besprechen. Dabei zeigte sich auch, dass nur etwa $^1/_3$ der Patienten, die sich bis zu diesem Zeitpunkt lediglich in ambulanter Behandlung befunden hatten, ein Gespräch über intensivmedizinische Maßnahmen mit ihren Ärzten geführt hatten. Patienten dagegen, die sich in dem Jahr vor der Befragung in stationärer Behandlung befanden, hatten in einem wesentlich höheren Prozentsatz den Wunsch, mit ihrem Arzt oder zumindest mit Familienmitgliedern und Partnern über die Indikation und die Durchführung lebenserhaltender Maßnahmen zu sprechen [62].

Grundsätzlich hat jeder Patient das Recht, über geplante medizinische und gerade auch über intensivmedizinische Maßnahmen informiert zu werden und diese sowohl in einer terminal bedrohlichen wie auch in einer nicht bedrohlichen klinischen Situation abzulehnen. Dabei ist eine frühzeitige Patientenbestimmung über die Durchführung medizinischer Maßnahmen, insbesondere lebenserhaltender Maßnahmen, lange vor dem Notwendigwerden der Intensivtherapie von besonderer Bedeutung, da in diesem Fall davon ausgegangen werden kann, dass der Patient sich im Vollbesitz seiner geistigen Entscheidungsfähigkeit befindet [67].

61.11 Übertragung der HIV-Infektion auf der Intensivstation

61.11.1 Prävention

Die einfachste und wirksamste Methode zur Verhinderung der Übertragung von HIV-Infektionen und anderer durch Blut übertragbarer Virusinfektionen auf Personal oder Patienten liegen in der Beachtung der Hygieneregeln und Unfallverhütungsvorschriften.

61.11.2 Postexpositionsprophylaxe (PEP)

Gerade auf Intensivstationen ergibt sich bei der Behandlung HIV-infizierter Patienten häufig die Frage einer möglichen Exposition des Personals gegenüber HIV [68]. Berufliche HIV-Übertragungen sind bisher nur durch Blut oder Viruskonzentrat (Viruskultur) erfolgt und zwar bei
- Stich- und Schnittverletzungen,
- Kontakt mit einer offenen Wunde oder nichtintakter (geschädigter) Haut,
- Schleimhautexposition.

Für die Übertragung der HIV-Infektion scheint dabei die Menge und die Zeitdauer des Kontakts mit dem HIV-infizierten Agens (z. B. Blut) entscheidend zu sein. Die statistische Wahrscheinlichkeit einer Übertragung liegt für die unterschiedlichen Übertragungwege in der Größenordnung zwischen 1 Infektion pro 100 und 1 Infektion pro 1000 Expositionen. Dieses „Basisrisiko" wird durch zahlreiche Variablen beeinflusst (Tabelle 61-3).

Einschätzung des Infektionsrisikos
Entscheidend für die Indikationsstellung einer HIV-PEP ist die Einschätzung des Infektionsrisikos. Zur Einschätzung des konkreten Infektionsrisikos nach HIV-Exposition und zur Abklärung einer möglichen Resistenz des HIV sollten deshalb folgende Fragen geklärt werden:
- Wann hat der mögliche Kontakt mit HIV stattgefunden?
- Von welcher Indexperson stammt das Material?
- Wie wurde HIV möglicherweise übertragen: z. B. Hohlraumkanüle, Schleimhautkontakt?
- Inspektion vorliegender Verletzungen,
- Trägt das verletzende Instrument Spuren der Kontamination mit Blut?
- Ist die Indexperson nachweislich infiziert bzw. wie wahrscheinlich ist eine HIV-Infektion?
- In welchem Stadium der HIV-Erkrankung befindet sich die Indexperson?
- Wie hoch ist die Virämie der Indexperson (HIV-RNA-Kopien/ml)?
- Wird oder wurde die Indexperson mit antiretroviralen Medikamenten behandelt?
- Wenn ja, mit welchen Medikamenten und über welchen Zeitraum?
- Welche anderen Maßnahmen wurden bisher ergriffen?

Wirksamkeit der Postexpositionsprophylaxe
Eine HIV-Postexpositionsprophylaxe senkt das Infektionsrisiko nach akzidentellen Verletzungen etwa um den Faktor 10. In einer Reihe von Einzelfallberichten sind jedoch auch Serokonversionen unter Monoprophylaxe mit AZT dokumentiert. Jeder Postexpositionsprophylaxe sind somit enge Grenzen allein durch die begrenzte Wirksamkeit der Medikamente und den notwendig schnellen Behandlungsbeginn gesetzt. Daran orientieren sich die im nachfolgenden kurz zusammengefassten Empfehlungen zu Indikation, Beginn, Art und Dauer einer medikamentösen HIV-PEP [68].

Exponierte Personen, die sich nach der Risikofeststellung einer PEP unterziehen wollen, sind über folgende Sachverhalte aufzuklären:
- Die für die PEP verwendeten Medikamente sind für die Therapie der HIV-Infektion, nicht aber für deren Prophylaxe zugelassen,
- die PEP kann versagen,

Tabelle 61-3. Relatives Risiko für eine HIV-Übertragung, abhängig von der Art der Exposition, angegeben im Verhältnis zum durchschnittlichen HIV-Infektionsrisiko von 0,3 % nach perkutaner Exposition mit dem Blut eines HIV-Infizierten

Art der HIV-Exposition	Relatives Übertragungsrisiko
Sehr tiefe Stich- und Schnittverletzungen	16:1
Sichtbare frische Blutspuren auf dem verletzenden Instrument	5:1
Verletzende Kanüle oder Nadel war zuvor in einer Vene oder Arterie platziert	5:1
Indexperson hat hohe Viruslast, akute HIV-Infektion, AIDS-Vollbild, ohne antiretrovirale Behandlung	6:1
Exposition von Schleimhaut	1:10
Exposition von entzündlich veränderten Hautpartien	1:10

Abb. 61-2.
Sofortmaßnahmen nach jeder HIV-Exposition. Wichtig ist der unverzügliche Beginn der Maßnahmen!

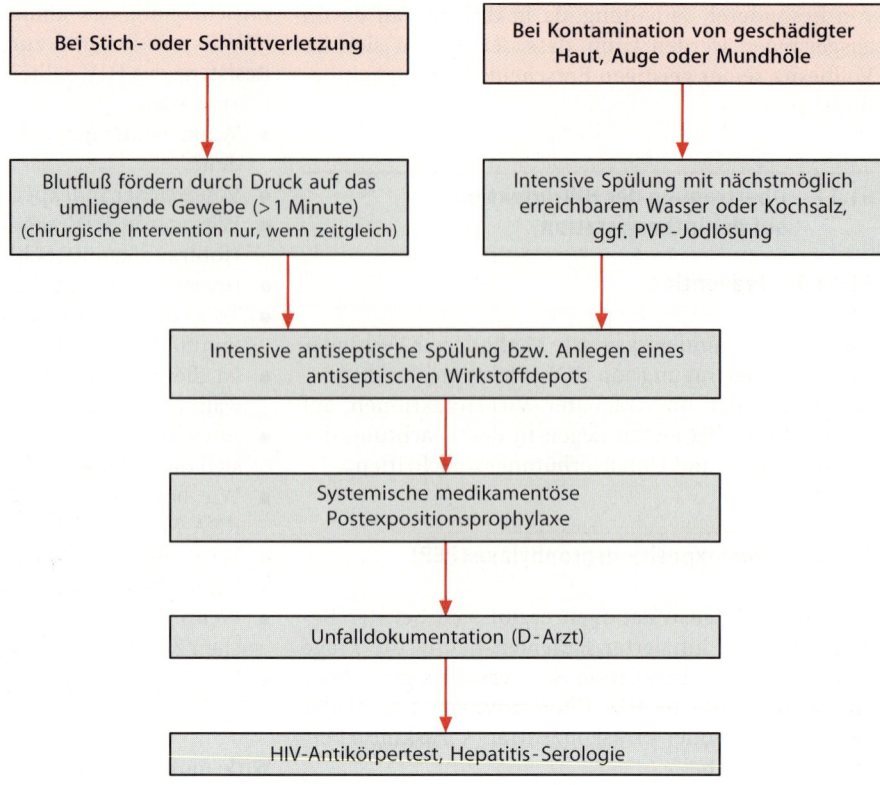

Tabelle 61-4.
Indikationen für eine HIV-Postexpositionsprophylaxe

Umstände der HIV-Exposition	Antiretrovirale Behandlung
• Perkutane Verletzung mit Injektionsnadel oder anderer Hohlraumnadel; Körperflüssigkeit mit hoher Viruskonzentration: Blut, Liquor, Punktatmaterial, Organmaterial, Viruskulturmaterial	Empfehlen
– Tiefe Verletzung (meist Schnittverletzung), sichtbares Blut	Empfehlen
– Nadel nach intravenöser Injektion	Empfehlen
– Indexpatient hat AIDS oder eine hohe HIV-Konzentration	Empfehlen
– Oberflächliche Verletzung (z. B. mit chirurgischer Nadel)	Anbieten
• Perkutaner Kontakt mit anderen Körperflüssigkeiten als Blut, z. B. Urin oder Speichel	Nicht empfehlen
• Kontakt von Schleimhaut oder verletzter/geschädigter Haut mit Flüssigkeiten hoher Viruskonzentration	Anbieten
• Kontakt von intakter Haut mit Blut (auch bei hoher Viruskonzentration)	Nicht empfehlen
• Haut- oder Schleimhautkontakte mit Körperflüssigkeiten wie Urin oder Speichel	Nicht empfehlen

- bis zum Vorliegen eines aussagekräftigen negativen HIV-Tests (3, ggf. 6 Monate nach der HIV-Exposition) sollten Kondome benutzt und/oder „safer sex" eingehalten werden,
- es besteht ärztliche Dokumentationspflicht. Die HIV-exponierte Person sollte schriftlich erklären, dass Sie mit der HIV-PEP einverstanden ist und über Nutzen und Risiken aufgeklärt wurde.

Sofortmaßnahmen

Nach jeder HIV-Exposition sollte *unverzüglich* mit den in Abb. 61-2 dargestellten Sofortmaßnahmen begonnen werden!

Wann soll eine HIV-Postexpositionsprophylaxe empfohlen werden?

Eine genaue Übersicht der aktuellen Empfehlungen zur HIV-PEP bietet Tabelle 61-4.

Eine HIV-PEP sollte in jedem Fall empfohlen werden bei Kontakten mit erhöhtem Infektionsrisiko. Als solche gelten die perkutane Stichverletzung mit Injektionsnadel oder anderer Hohlraumnadel und die Schnittverletzung unter Beteiligung von Körperflüssigkeiten mit potentiell hoher HIV-Konzentration, z. B. Blut.

Eine HIV-PEP kann angeboten werden bei Schleimhaut- oder Hautkontakt mit Flüssigkeiten von hoher Viruskonzentration bei erhöhtem Infektionsrisiko (Hautekzem, frische Wunde etc.) oder bei sichtbaren Verletzungen, z. B. mit einer blutig-tingierten chirurgischen Nadel. Bei geringfügigen, oberflächlichen Verletzungen der Hornschicht ist wegen der Art der Wunde und minimal übertragbarer Blutmenge das theoretische Infektionsrisiko sehr viel kleiner als im Durchschnitt. Die HIV-PEP sollte hier nicht angeboten und nur auf ausdrücklichen Wunsch der verletzten Personen durchgeführt werden.

Eine HIV-PEP sollte nicht empfohlen werden bei Kontakt von intakter Haut mit Blut und bei Haut- oder Schleimhautkontakt mit Körperflüssigkeiten wie Urin oder Speichel.

Literatur

1. Rogers PL, Lane HC, Henderson DK et al. (1989) Admission of AIDS patients to a medical intensive care unit: Causes and outcome [see comments]. Crit Care Med 17/2: 113–117
2. Wachter RM, Luce JM, Hopewell PC (1992) Critical care of patients with AIDS. JAMA 267/4: 541–547
3. Lazard T, Retel O, Guidet B et al. (1996) AIDS in a medical intensive care unit: Immediate prognosis and long-term survival. JAMA 276/15: 1240–1245
4. Wachter RM, Luce JM, Turner J et al. (1986) Intensive care of patients with the acquired immunodeficiency syndrome. Outcome and changing patterns of utilization. Am Rev Respir Dis 134/5: 891–896
5. De Palo VA, Millstein BH, Mayo PH et al. (1995) Outcome of intensive care in patients with HIV infection. Chest 107/2: 506–510
6. Smith RL, Levine SM, Lewis ML (1989) Prognosis of patients with AIDS requiring intensive care. Chest 96/4: 857–861
7. Schein RM, Fischl MA, Pitchenik AE et al. (1986) ICU survival of patients with the acquired immunodeficiency syndrome. Crit Care Med 14/12: 1026–1027
8. Bozzette SA, Feigal D, Chiu J et al. (1992) Length of stay and survival after intensive care for severe Pneumocystis carinii pneumonia. Chest 101: 1404–1407
9. el-Sadr W, Simberkoff MS (1988) Survival and prognostic factors in severe Pneumocystis carinii pneumonia requiring mechanical ventilation. Am Rev Respir Dis 137/6: 1264–1267
10. Efferen LS, Nadarajah D, Palat DS (1989) Survival following mechanical ventilation for Pneumocystis carinii pneumonia in patients with the acquired immunodeficiency syndrome: A different perspective. Am J Med 87/4: 401–404
11. Friedman Y, Franklin C, Rackow EC et al. (1989) Improved survival in patients with AIDS, Pneumocystis carinii pneumonia, and severe respiratory failure. Chest 96/4: 862–866
12. Wachter RM, Russi MB, Bloch DA et al. (1991) Pneumocystis carinii pneumonia and respiratory failure in AIDS. Improved outcomes and increased use of intensive care units. Am Rev Respir Dis 143/2: 251–256
13. Peruzzi WT, Skoutelis A, Shapiro BA et al. (1991) Intensive care unit patients with acquired immunodeficiency syndrome and Pneumocystis carinii pneumonia: Suggested predictors of hospital outcome. Crit Care Med 19/7: 892–900
14. Staikowsky F, Lafon B, Guidet B et al. (1993) Mechanical ventilation for Pneumocystis carinii pneumonia in patients with the acquired immunodeficiency syndrome. Is the prognosis really improved? [see comments]. Chest 104/3: 756–762
15. Bennett RL, Gilman SC, George L et al. (1993) Improved outcomes in intensive care units for AIDS-related Pneumocystis carinii pneumonia: 1987–1991. J Acquir Immune Defic Syndr 6/1: 1319–1321
16. Curtis JR, Greenberg DL, Hudson LD et al. (1994) Changing use of intensive care for HIV-infected patients with Pneumocystis carinii pneumonia. Am J Respir Crit Care Med 150: 1305–1310
17. Wachter RM, Luce JM, Safrin S et al. (1995) Cost and outcome of intensive care for patients with AIDS, Pneumocystis carinii pneumonia, and severe respiratory failure. JAMA 273/3: 230–235
18. Franklin C, Friedman Y, Wong T et al. (1995) Improving long-term prognosis for survivors of mechanical ventilation in patients with AIDS with PCP and acute respiratory failure. Arch Intern Med 155: 91–95
19. Bedos JP, Chastang C, Lucet JC et al. (1995) Early predictors of outcome for HIV patients with neurologic failure [see comments]. JAMA 273/1: 35–40
20. Levy RM, Berger JR (1993) Neurologic critical care in patients with human immunodeficiency virus 1 infection. Crit Care Clin 9/1: 49–72
21. Raffin TA (1989) Intensive care unit survival of patients with systemic illness. Am Rev Respir Dis 140 (2 Pt 2): S28–S35
22. Milberg JA, Davis DR, Steinberg KP et al. (1995) Improved survival of patients with acute respiratory distress syndrome (ARDS): 1983–1993. JAMA 273/4: 306–309

23. Rosen MJ, De Palo VA (1993) Outcome of intensive care for patients with AIDS. Crit Care Clin 9/1: 107–114
24. Murray JF, Felton CP, Garay SM et al. (1984) Pulmonary complications of the acquired immunodeficiency syndrome. Report of a National Heart, Lung, and Blood Institute workshop. N Engl J Med 310/25: 1682–1688
25. Stover DE, White DA, Romano PA et al. (1985) Spectrum of pulmonary diseases associated with the Acquired Immune Deficiency Syndrome. Am J Med 78: 429–437
26. Antinori A, Maiuro G, Pallavicini F et al. (1993) Prognostic factors of early fatal outcome and long-term survival in patients with Pneumocystis carinii pneumonia and acquired immunodeficiency syndrome. Eur J Epidemiol 9/2: 183–189
27. Luce JM, Wachter RM (1989) Intensive care for patients with the acquired immunodeficiency syndrome [editorial]. Intensive Care Med 15/8: 481–482
28. Wachter RM, Cooke M, Hopewell PC et al. (1988) Attitudes of medical residents regarding intensive care for patients with the acquired immunodeficiency syndrome. Arch Intern Med 148/1: 149–152
29. Luce JM, Wachter RM, Hopewell PC (1988) Intensive care of patients with the acquired immunodeficiency syndrome: Time for a reassessment? Am Rev Respir Dis 137/6: 1261–1263
30. Hawley PH, Ronco JJ, Guillemi SA et al. (1994) Decreasing frequency but worsening mortality of acute respiratory failure secondary to AIDS-related Pneumocystis carinii pneumonia [see comments]. Chest 106/5: 1456–1459
31. Kovacs JA, Hiemenz JW, Macher AM et al. (1984) Pneumocystis carinii pneumonia: A comparison between patients with the acquired immunodeficiency syndrome and patients with other immunodeficiencies. Ann Intern Med 100/5: 663–671
32. Garay SM, Greene J (1989) Prognostic indicators in the initial presentation of Pneumocystis carinii pneumonia. Chest 95/4: 769–772
33. Grover SA, Coupal L, Suissa S et al. (1992) The clinical utility of serum lactate dehydrogenase in diagnosing pneumocystis carinii pneumonia among hospitalized AIDS patients. Clin Invest Med 15/4: 309–317
34. Kagawa FT, Kirsch CM, Yenokida GG et al. (1988) Serum lactate dehydrogenase activity in patients with AIDS and Pneumocystis carinii pneumonia. An adjunct to diagnosis. Chest 94/5: 1031–1033
35. Kales CP, Murren JR, Torres RA et al. (1987) Early predictors of in-hospital mortality for Pneumocystis carinii pneumonia in the acquired immunodeficiency syndrome. Arch Intern Med 147: 1413–1417
36. Katz MH, Baron RB, Grady D (1991) Risk stratification of ambulatory patients suspected of Pneumocystis pneumonia. Arch Intern Med 151/1: 105–110
37. Lipman ML, Goldstein E (1988) Serum lactic dehydrogenase predicts mortality in patients with AIDS and Pneumocystis pneumonia. West J Med 149/4: 486–487
38. Quist J, Hill AR (1995) Serum lactate dehydrogenase (LDH) in Pneumocystis carinii pneumonia, tuberculosis, and bacterial pneumonia. Chest 108(2): 415–418
39. Zaman MK, White DA (1988) Serum lactate dehydrogenase levels and Pneumocystis carinii pneumonia. Diagnostic and prognostic significance. Am Rev Respir Dis 137/4: 796–800
40. Meeker DP, Matysik GA, Stelmach K et al. (1993) Diagnostic utility of lactate dehydrogenase levels in patients receiving aerosolized pentamidine. Chest 104/2: 386–388
41. Cohen BA, Pomeranz S, Rabinowitz JG et al. (1984) Pulmonary complications of AIDS: Radiologic features. AJR Am J Roentgenol 143/1: 115–122
42. DeLorenzo LJ, Huang CT, Maguire GP et al. (1987) Roentgenographic patterns of Pneumocystis carinii pneumonia in 104 patients with AIDS. Chest 91/3: 323–327
43. Gamsu G, Hecht ST, Birnberg FA et al. (1982) Pneumocystis carinii pneumonia in homosexual men. AJR Am J Roentgenol 139/4: 647–651
44. Suster B, Akerman M, Orenstein M et al. (1986) Pulmonary manifestations of AIDS: Review of 106 episodes. Radiology 161/1: 87–93
45. Sandhu JS, Goodman PC (1989) Pulmonary cysts associated with Pneumocystis carinii pneumonia in patients with AIDS. Radiology 173/1: 33–35
46. Goodman PC, Daley C, Minagi H (1986) Spontaneous pneumothorax in AIDS patients with Pneumocystis carinii pneumonia. AJR Am J Roentgenol 147/1: 29–31
47. Metersky ML, Colt HG, Olson LK et al. (1995) AIDS-related spontaneous pneumothorax. Risk factors and treatment. Chest 108/4: 946–951
48. Kennedy CA, Goetz MB (1992) A typical roentgenographic manifestations of Pneumocystis carinii pneumonia. Arch Intern Med 152/7: 1390–1398
49. National Institutes of Health – University of California (1990) Expert Panel for Corticosteroids as Adjunctive Therapy for Pneumocystis Pneumonia. Consensus statement on the use of corticosteroids as adjunctive therapy for pneumocystis pneumonia in the acquired immunodeficiency syndrome [see comments]. N Engl J Med 323/21: 1500–1504
50. Gagnon S, Boota AM, Fischl MA et al. (1990) Corticosteroids as adjunctive therapy for severe Pneumocystis carinii pneumonia in the acquired immunodeficiency syndrome. A double-blind, placebo-controlled trial. N Engl J Med 323/21: 1444–1450
51. Bozzette SA, Sattler FR, Chiu J et al. (1990) A controlled trial of early adjunctive treatment with corticosteroids for Pneumocystis carinii pneumonia in the acquired immunodeficiency syndrome. California Collaborative Treatment Group [see comments]. N Engl J Med 323/21: 1451–1457
52. LaRocco Jr A, Amundson DE, Wallace MR et al. (1992) Corticosteroids for Pneumocystis carinii pneumonia with acute respiratory failure. Experience with rescue therapy. Chest 102/3: 892–895
53. Gregg RW, Friedman BC, Williams JF et al. (1990) Continuous positive airway pressure by face mask in Pneumocystis carinii pneumonia. Crit Care Med 18/1: 21–24
54. Peruzzi WT, Shapiro BA, Noskin GA et al. (1992) Concurrent bacterial lung infection in patients with AIDS, PCP, and respiratory failure. Chest 101/5: 1399–1403
55. Stone VE, Seage GD, Hertz T et al. (1992) The relation between hospital experience and mortality for patients with AIDS [see comments]. JAMA 268/19: 2655–2661
56. Bennett CL, Garfinkle JB, Greenfield S et al. (1989) The relation between hospital experience and in-hospital mortality for patients with AIDS-related PCP. JAMA 261: 2975–2979
57. Knaus WA, Draper EA, Wagner DP et al. (1985) APACHE II: A severity of disease classification system. Crit Care Med 13/10: 818–829
58. Chu DY (1993) Predicting survival in AIDS patients with respiratory failure. Application of the APACHE II scoring system. Crit Care Clin 9/1: 89–105
59. Brown MC, Crede WB (1995) Predictive ability of acute physiology and chronic health evaluation II scoring applied to human immunodeficiency virus-positive patients [see comments] [published erratum appears in Crit Care Med 23/8: 1454]. Crit Care Med 1995 23/5: 848–853

60. Huang L, Stansell JD (1996) AIDS and the lung. Med Clin North Am 80/4: 775–801
61. Hirschtick RE, Glassroth J, Jordan MC et al. (1995) Bacterial pneumonia in persons infected with the human immunodeficiency virus: Pulmonary Complications of HIV Infection Study Group. N Engl J Med 333/13: 845–851
62. Steinbrook R, Lo B, Moulton J et al. (1986) Preferences of homosexual men with AIDS for life-sustaining treatment. N Engl J Med 314/7: 457–460
63. Wilcox CM (1993) Serious gastrointestinal disorders associated with human immunodeficiency virus infection. Crit Care Clin 9/1: 73–88
64. Bastian L, Bennett CL, Adams J et al. (1993) Differences between men and women with HIV-related Pneumocystis carinii pneumonia: Experience from 3070 cases in New York City in 1987. J Acquir Immune Defic Syndr 6/6: 617–623
65. Notterman DA (1993) Pediatric AIDS and critical care. Crit Care Med 21(9 Suppl): S319–S321
66. Marolda J, Pace B, Bonforte RJ et al. (1989) Outcome of mechanical ventilation in children with acquired immunodeficiency syndrome. Pediatr Pulmonol 7/4: 230–234
67. Wachter RM, Lo B (1993) Advance directives for patients with human immunodeficiency virus infection. Crit Care Clin 9/1: 125–136
68. Deutsch-österreichische Empfehlungen (1998) Postexpositionelle Prophylaxe nach HIV-Infektion. Dtsch Med Wochenschr 123/1 (Suppl): 19

KAPITEL 62

Hygiene auf der Intensivstation

F. DASCHNER

62.1 Hauptursachen und Entstehung von nosokomialen Infektionen 1069

62.2 Übertragungswege und häufigste Erregerreservoire 1069

62.3 Häufigste nosokomiale Infektionen 1069

62.4 Wichtigste Hygienemaßnahmen auf Intensivstationen 1070

62.5 Techniken zur Verhütung und Bekämpfung der wichtigsten Krankenhausinfektionen 1071

62.5.1 Wichtigste CDC-Leitlinien zur Prävention beatmungsassoziierter Pneumonien 1072

62.5.2 Wichtigste CDC-Leitlinien zur Prävention gefäßkatheterassoziierter Infektionen 1073

62.5.3 Wichtigste CDC-Leitlinien zur Prävention katheterassoziierter Harnwegsinfektionen 1074

62.5.4 Wichtigste CDC-Leitlinien zur Prävention von postoperativen Wundinfektionen 1075

62.6 Isolierung infizierter und kolonisierter Patienten 1076

62.7 Reinigung und Desinfektion 1077

62.8 Unnötige Hygienemaßnahmen 1081

62.9 Umweltschutz auf Intensivstationen 1081

Literatur 1082

Hygiene auf der Intensivstation

F. Daschner

62.1 Hauptursachen und Entstehung von nosokomialen Infektionen

Ursachen

Als nosokomiale Infektionen (griech. nosokomeion, Krankenhaus) bezeichnet man alle Infektionen, die im Krankenhaus entstehen, und zwar unabhängig davon, ob sie arzt- bzw. personalverschuldet sind. Krankenhausinfektion ist also nicht gleichbedeutend mit iatrogener Infektion. Die Hauptursachen für die überdurchschnittliche Häufigkeit von Krankenhausinfektionen auf Intensivstationen sind nicht Hygienefehler, sondern die erhöhte Disposition (d.h. Empfänglichkeit) der Patienten durch verschiedene Grundkrankheiten, operative Eingriffe usw. und die erhöhte Keimexposition durch invasive diagnostische und therapeutische Maßnahmen (z.B. Venenkatheter, Blasenkatheter, Intubation usw.).

Durch diese in der Intensivmedizin unerlässlichen Maßnahmen wird die körpereigene Abwehr durchbrochen und den Mikroorganismen der Zutritt zum Körper ermöglicht. Verschiedene therapeutische Maßnahmen vermindern zusätzlich die körpereigene Abwehr (Zytostatika-, Kortisontherapie). Durch den breiten, z.T. nicht indizierten Einsatz v.a. von Breitspektrumantibiotika wird die Vermehrung und Ausbreitung resistenter Keime begünstigt.

Entstehungswege von Krankenhausinfektionen

Krankenhausinfektionen entstehen v.a. auf 2 Wegen:
- endogen durch Keime der körpereigenen Flora (z.B. Harnwegsinfektionen aus der Darmflora, Pneumonie aus der Flora des Nasen-Rachen-Raums und Magens),
- sehr viel seltener exogen durch Keime aus der Umwelt des Patienten (direkter Kontakt v.a. mit den Händen oder indirekter Kontakt über Geräte, Instrumente oder Luft).

Endogene Krankenhausinfektionen sind wesentlich schwieriger zu verhüten als exogene. Auch mit den besten Methoden der Krankenhaushygiene lassen sich allerdings nur ca. 35% aller Krankenhausinfektionen auch auf Intensivstationen vermeiden.

62.2 Übertragungswege und häufigste Erregerreservoire

Die wichtigsten Erregerreservoire von Staphylococcus aureus sind die Hautflora des Patienten, der Nasen-Rachen-Raum und die Hände des Personals. Das wichtigste Erregerreservoir von gramnegativen Keimen sind die Rachen- und Gastrointestinalflora des Patienten und die Stuhlflora von Personal. Staphylokokken und gramnegative Keime, also auch die der Stuhlflora, werden am häufigsten mit den Händen von Patient zu Patient und von Personal zu Patient übertragen. Einrichtungsgegenstände und Apparate, die immer wieder mit den Händen berührt werden müssen (z.B. Beatmungsgeräte, Armaturen an Monitoren usw.), können wichtige Erregerreservoire sein und müssen entsprechend häufig desinfiziert werden. Die Luft spielt als Erregerreservoir eine völlig untergeordnete Rolle, am häufigsten werden mit der Luft Viren als Erreger von Atemwegsinfektionen, sehr selten Tuberkelbakterien, A-Streptokokken und Staphylokokken übertragen. Gramnegative Keime vermehren sich v.a. in Wasser (Anfeuchtungswasser, Ultraschallvernebler, O_2-Anfeuchtungsgeräte, Plasmaanwärmgeräte, Mundpflegelösung).

> Am häufigsten werden Keime auf Intensivstationen mit den Händen übertragen.

Unwichtige Erregerreservoire sind: Schuhe, Fußböden, Waschbecken, Gullis, Wände, Decken, Möbel, Bettgestelle, Bettschüsseln, Telefone.

62.3 Häufigste nosokomiale Infektionen

Die *häufigsten Krankenhausinfektionen* auf Intensivstationen sind:
- Pneumonie,
- Harnwegsinfektion,
- Sepsis,
- Wundinfektion,
- Infektionen der Haut und Schleimhäute (meist Venenkatheterinfektionen).

Die *Hauptursachen* sind bei:
- Pneumonie: Intubation, Beatmung, Aspiration,
- Harnwegsinfektionen: Blasenkatheter,
- Sepsis: Venenkatheterinfektionen, Pneumonie bei Beatmung, postoperative Wundinfektionen.

In den USA beträgt das Risiko einer Pneumonie bei Beatmung auf internistischen Intensivstationen durchschnittlich 7,7/1000 Beatmungstage (chirurgische Intensivstationen 12,7/1000 Beatmungstage), das Risiko einer Venenkathetersepsis beträgt 5,3/1000 Venenkathetertage (chirurgische Intensivstationen 3,7/1000 Venenkathetertage) und das Risiko einer Harnwegsinfektion liegt bei 7,4/1000 Blasenkathetertage (chirurgische Intensivstationen 4,4/1000 Blasenkathetertage).

In den Tabellen 62-1 und 62-2 sind die häufigsten nosokomialen Infektionen und deren Erreger auf Intensivstationen in Deutschland denen der USA gegenübergestellt. Die Daten für Deutschland stammen aus der NIDEP-Studie (Nosokomiale Infektionen in Deutschland – Erfassung und Prävention), der ersten repräsentativen Studie über Krankenhausinfektionen in Deutschland; die Daten aus den USA sind der weltweit größten prospektiven Studie über Krankenhausinfektionen entnommen (National Nosocomial Infections Surveillance, NNIS).

Ein direkter Vergleich von Krankenhausinfektionsraten, einzelnen Krankenhausinfektionen und des Erregerspektrums ist epidemiologisch unzulässig. Die Unterschiede sind u. a. ein Hinweis darauf, dass Krankenhausinfektionen und Erregerspektrum sehr krankenhaus- bzw. stationsspezifisch sein können und v. a. auch von den betreuten Patienten abhängen. Die Krankenhausinfektionsraten von internistischen, chirurgischen, traumatologischen, pädiatrischen, neurologischen usw. Intensivstationen unterscheiden sich meist deutlich. Jede Intensivstation muss daher kontinuierlich oder periodisch prospektiv die Häufigkeit der wichtigsten Krankenhausinfektionen pro Expositionstage (z. B. Anzahl der Pneumonien pro 1000 Beatmungstage) und deren Erregerspektrum analysieren und mit Referenzdaten vergleichen, um so möglichst frühzeitig Hygienefehler, Epidemien oder ungewöhnliche Resistenzentwicklungen zu erkennen und gezielte Maßnahmen ergreifen zu können.

Tabelle 62-1. Nosokomiale Infektionen auf Intensivstationen (relative % in Bezug auf alle Krankenhausinfektionen = 100 %)

Parameter	Deutschland (NIDEP 1)*	USA (NNIS)
Patientenzahl (n)	515	–*
Patienten mit nosokomialer Infektion (%)	78 (15,2 %)	–**
Harnwegsinfektion	12,8 %	25,3 %
Sepsis	12,8 %	15,6 %
Pneumonie	34,9 %	28,7 %
Wundinfektion	8,1 %	8,5 %
Andere Infektionen (intraabdominelle, obere Atemwegsinfektionen etc.)	31,4 %	21,9 %

* NIDEP 1 ist eine Prävalenzstudie.
** NNIS ist eine Inzidenzstudie, die seit Oktober 1986 an US-Krankenhäusern durchgeführt wird. Die Daten beziehen sich auf 4 348 278 Patiententage.

Tabelle 62-2. Häufigste Erreger nosokomialer Infektionen auf Intensivstationen (Angaben in %)

Erreger	Deutschland (NIDEP 1)	USA (NNIS)
Pseudomonas aeruginosa	16,0	11,2
Enterokokken	14,8	8,9
Staphylococcus aureus	12,3	10,3
Candida spp.	9,9	5,7
E. coli	8,6	6,5
Klebsialla spp.	7,4	4,3
Staphylococcus epidermis	3,7	8,0
Sonstige	27,3	45,1
Polymikrobiell	43,0	–

62.4 Wichtigste Hygienemaßnahmen auf Intensivstationen

Die wichtigsten Hygienemaßnahmen sind in der folgenden Übersicht zusammengestellt:

Die wichtigsten Hygienemaßnahmen auf der Intensivstation

- Händewaschen und Händedesinfektion
- Schulung und Disziplin aller Personen, v. a. der Ärzte (Vorbildfunktion der leitenden Ärzte)
- Hygienisch einwandfreie pflegerische Techniken zur Verhütung von Blasenkatheterinfektionen, Venenkatheterinfektionen, Pneumonie bei Beatmung und postoperativen Wundinfektionen
- Einsatz von speziellem Personal (Krankenhaushygieniker, Hygienefachpflegepersonal)
- Sichere, gezielte und sinnvolle Desinfektions- und Sterilisationsverfahren
- Sichere und einfache Isolierungstechniken
- Ausreichende Pflegepersonal-Patienten-Relation: Zuwenig Personal bedeutet immer auch weniger Hygiene!
- Sorgfältige Indikation von Antibiotikatherapie und Antibiotikaprophylaxe: Perioperative Antibiotikaprophylaxe länger als 24 h ist überflüssig, teuer und fördert die Resistenzentwicklung!
- Schriftliche Richtlinien für Antibiotikatherapie und Antibiotikaprophylaxe!

> • Möglichst wenig und möglichst kurze Verweildauer von Fremdkörpern (Venenkatheter, Blasenkatheter, arterielle Katheter, Hirndruckmesssonden usw.)

■ **Händewaschen und Händedesinfektion.** Händewaschen und Händedesinfektion sind nach wie vor die wichtigsten Maßnahmen zur Verhütung von Kreuzinfektionen, v. a. auch auf Intensivstationen. Leider wird dies v. a. von Ärzten immer noch zu wenig beachtet. Ärzte desinfizieren die Hände seltener und kürzer als Pflegepersonal.

Da Blasenkatheterinfektionen, Venenkatheterinfektionen, Pneumonie bei Beatmung und postoperative Wundinfektionen die häufigsten Krankenhausinfektionen auf Intensivstationen sind, ist es selbstverständlich, dass hygienisch einwandfreie pflegerische Techniken unerlässlich sind, um diese Infektionen zu verhüten. Leider beobachtet man immer wieder, dass Pflegepersonal die Hygienemaßnahmen beachtet, Ärzte aber beispielsweise ohne Händedesinfektion Blut abnehmen oder am Venenkathetersystem manipulieren. Ohne fachlich geschultes Hygienepersonal (Krankenhaushygieniker, Hygienefachpfleger/-schwester) ist eine sinnvolle und gezielte Krankenhaushygiene nicht möglich. Die Hygieneempfehlungen müssen vom Fachpersonal jeweils dem aktuellen internationalen Standard angepasst werden.

■ **Schriftliche Richtlinien für die Antibiotikagabe.** Schriftliche Richtlinien für Antibiotikatherapie und v. a. auch Antibiotikaprophylaxe sind unerlässlich. Häufig wird von den Operateuren eine zu lange perioperative Antibiotikaprophylaxe angeordnet. Bei den meisten Eingriffen ist die Eindosisantibiotikaprophylaxe (eine Antibiotikadosis bei Anästhesieeinleitung) ausreichend, wie z. B. bei elektiver Abdominalchirurgie, Eingriffen am Herzen, Implantation künstlicher Gelenke. Eine perioperative Antibiotikaprophylaxe, die länger als 24 h fortgeführt wird, ist auf jeden Fall überflüssig, teuer und erhöht die Resistenzentwicklung. Eine Antibiotikaprophylaxe ist kontraindiziert zur sog. „Abdeckung" bei Kortisontherapie, bei Schädel-Hirn-Trauma, Liquorfistel und zur Verhütung von sog. „Draineninfektionen". Die Vorstellung, dass man eine Antibiotikaprophylaxe fortsetzen müsse, solange Drainagen liegen, ist falsch; Antibiotika, die die Kolonisierung von Fremdkörpern, also auch Drainagen verhüten, gibt es nicht. Bisher gibt es auch keine Daten darüber, dass Antibiotikaprophylaxe das Auftreten einer Meningitis bei Liquorfistel verhütet.

■ **Aufgaben des mikrobiologischen Labors.** Das mikrobiologische Labor, mit dem die Intensivstation zusammenarbeitet, muss in mindestens halbjährlichen Abständen das Erregerspektrum der 4 häufigsten Krankenhausinfektionen analysieren. Intensivstationen sollten nur mit mikrobiologischen Laboratorien zusammenarbeiten, deren Ärzte täglich oder mehrmals wöchentlich zusammen mit den Intensivstationsärzten eine Visite durchführen. Mikrobiologen, die lediglich telefonische oder schriftliche Befunde an Intensivstationen übermitteln, sind keine geeigneten Partner für die Infektionsbekämpfung auf Intensivstationen.

62.5 Techniken zur Verhütung und Bekämpfung der wichtigsten Krankenhausinfektionen

Im Folgenden werden im wesentlichen die HICPAC-Guidelines (Hospital Infection Control Practices Advisory Committee) der CDC (Centers for Disease Control and Prevention) wiedergegeben. Die CDC (Atlanta, USA) sind die größte Krankenhausepidemiologieinstitution der Welt, die in regelmäßigen Abständen evidenzbasierte Empfehlungen veröffentlichen. Je nach wissenschaftlicher Evidenz werden die Empfehlungen in Kategorien eingeteilt, jeweils in Klammern wurden die derzeitigen Empfehlungen des *Nationalen Referenzzentrums für Krankenhaushygiene* hinzugefügt (Hygieneinstitut der Freien Universität Berlin und Institut für Umweltmedizin und Krankenhaushygiene, Freiburg i. Br.).

> **Definitionen der Kategorien der HICPAC-(CDC-)Guidelines**
>
> • Kategorie IA *(Besonders empfohlen)*
>   – Besonders empfohlen für alle Krankenhäuser und gestützt durch gut geplante experimentelle oder epidemiologische Untersuchungen.
> • Kategorie IB *(Besonders empfohlen)*
>   – Besonders empfohlen für alle Krankenhäuser und durch Fachexperten als effektiv angesehen, weil rationale und hinweisende Fakten existieren, obwohl maßgebliche wissenschaftliche Studien nicht vorhanden sind.
> • Kategorie II *(Empfohlen)*
>   – Zur Einführung in vielen Krankenhäusern empfohlen. Die Leitlinien werden durch hinweisende klinische oder epidemiologische Studien, durch eine streng theoretische Begründung oder durch maßgebliche Studien, die für einige, aber nicht für alle Krankenhäuser anwendbar sind, gestützt.
> • Kategorie III *(Nur bedingt empfohlen)*
>   – Maßnahmen, die von einigen Untersuchern, Behörden oder Organisationen empfohlen werden, für die aber bisher nicht genügend unterstützende Daten oder theoretische Begründungen vorliegen. Sie können für einige

> Krankenhäuser zur Anwendung empfohlen werden, besonders wenn diese Krankenhäuser ein spezifisches nosokomiales Infektionsproblem haben oder ausreichende Mittel für die Anwendung zur Verfügung stehen.
> - *Keine Empfehlungen, ungelöste Fragen*
>   - Vorgehensweisen, für die keine ausreichenden Hinweise oder kein Konsens bezüglich der Effektivität existieren.
>
>   *Anmerkung:* Für die Prävention von katheterassoziierten Harnwegsinfektionen gelten noch ältere Kategorien, wobei IA und IB in einer Kategorie I *(Besonders empfohlen)* zusammengefasst sind.

62.5.1 Wichtigste CDC-Leitlinien zur Prävention beatmungsassoziierter Pneumonien

Personal
- Aus- und Weiterbildung des medizinischen Personals zum Thema nosokomiale Pneumonien und Prävention.

Aufbereitung von Geräten und Hilfsmitteln
- Gründliche Reinigung aller Geräte und Hilfsmittel vor Sterilisation bzw. Desinfektion (IA),
- Vernebler müssen grundsätzlich thermisch desinfizierbar oder autoklavierbar sein (IA),
- keine Sterilisation oder Desinfektion von Beatmungs- und Narkosegerät im Inneren der Maschine (IA),
- Beatmungsbeutel 1-mal täglich bzw. zwischen Patienten sterilisieren oder thermisch desinfizieren (IA),
- Sterilisation oder thermische Desinfektion von Gegenständen oder Geräten, die direkt oder indirekt mit den Schleimhäuten des unteren Atemwegstrakts in Kontakt kommen (IB),
- Sterilisation oder thermische Desinfektion von Beatmungsschläuchen und Befeuchtern zwischen Patienten (IB),
- In-line-Medikamentenvernebler nach jedem Gebrauch desinfizieren oder mit sterilem Wasser ausspülen und trocken aufbewahren (IB),
- Reinigung und anschließende Sterilisation oder thermische Desinfektion des Narkosezubehörs zwischen Patienten (IB),
- Sterilisation oder thermische Desinfektion von wiederverwendbaren Mundstücken, Schläuchen und Verbindungsstücken zwischen Patienten (IB).

Händehygiene/Schutzkleidung
- Gründliche *Händedesinfektion* vor und nach Kontakt mit intubierten Patienten oder mit Beatmungszubehör und zwischen Patientenkontakten, unabhängig davon, ob Handschuhe getragen werden oder nicht (IA),
- Handschuhe tragen, wenn die Möglichkeit des Kontakts mit respiratorischem Sekret und mit sekretkontaminierten Gegenständen besteht (IA),
- Verwendung von Schutzkitteln, wenn die Möglichkeit der Kontamination der Arbeitskleidung mit Speichel oder Bronchialsekret besteht (IB),
- keine Empfehlung von sterilen anstelle von sauberen Handschuhen zum endotrachealen Absaugen.

Wechsel(intervalle)
- Beatmungsschlauch- und Kaskadenwechsel frühestens nach 48 h beim selben Patienten (IA); weitere Studien zeigen, dass das Wechselintervall sogar auf mindestens 7 Tage ausgedehnt werden kann,
- HME-Wechsel nach Herstellerangaben bzw. bei grober Kontamination oder mechanischer Dysfunktion (IB),
- bei Verwendung von HME-Filtern kein routinemäßiger Wechsel der Beatmungsschläuche (IB),
- Kondenswasser im Beatmungsschlauchsystem regelmäßig (mit Handschuhen) entfernen, dabei Rückfluss zum Patienten vermeiden (IB),
- Wechsel des Verbindungsschlauchs zum Sekretauffangbehälter zwischen Patienten (IB),
- Wechsel des Sekretauffangbehälters zwischen Verwendung bei verschiedenen Patienten außer in Bereichen zur Kurzzeitversorgung von Patienten (IB),
- Sonden für enterale Ernährung und Endotrachealtuben sobald wie möglich entfernen (IB),
- keine Empfehlung für maximales Wechselintervall für Beatmungsschläuche und Befeuchter.

Endotracheales Absaugen
- Nur sterile Flüssigkeit zum Durchspülen des Absaugkatheters verwenden, wenn der Katheter ein 2. Mal in die unteren Atemwege des Patienten eingeführt werden soll (IB),
- bei Absaugen mit konventionellem offenem Absaugsystem jeweils sterilen Katheter verwenden (II),
- keine Empfehlung für die vorzugsweise Verwendung eines geschlossenen oder eines offenen Absaugsystems.

Weitere Hilfsmittel und Materialien
- Zum Vernebeln nur sterile Flüssigkeiten verwenden (IA),
- keine Filter im Inspirationsschenkel des Beatmungsschlauchsystems zwischen Befeuchterreservoir und Patient (IB),
- Kaskaden mit sterilem Wasser füllen (II),
- keine Empfehlung für Filter im Exspirationsschenkel gerätenah zum Auffangen von Kondenswasser.

Weitere Maßnahmen beim Patienten
- Oberkörperhochlagerung bei Aspirationsrisiko (IB),
- regelmäßige Überprüfung der Lage der Ernährungssonde (IB),
- regelmäßige Kontrolle der Darmmotilität mit entsprechender Anpassung der Nahrungsmenge (IB),
- präoperatives Atemtraining und postoperatives Husten, tiefes Atmen und körperliche Bewegung fördern (IB),
- schmerzlindernde Maßnahmen zur Förderung von Husten und tiefem Atmen (IB),
- zur Stressulkusprophylaxe Medikament verwenden, das nicht zu einer Erhöhung des Magensaft-pH führt (z. B. Sucralfat) (II),
- keine Empfehlung für eine lokale oder systemische selektive Dekontamination des Magen-Darm-Trakts (SDD).

Überwachung, Umgebungsuntersuchungen und Antibiotikaprophylaxe
- Überwachung (= Surveillance) nosokomialer Pneumonien auf Intensivstationen bei Patienten mit hohem Risiko, bezogen auf die Anzahl der Beatmungstage (IA),
- keine routinemäßigen Umgebungsuntersuchungen (IA),
- keine systemische Antibiotikaprophylaxe (IA),
- Pneumokokkenimpfung für gefährdete Patienten (IA).

62.5.2 Wichtigste CDC-Leitlinien zur Prävention gefäßkatheterassoziierter Infektionen

Indikation, Personal und Technik der Katheteranlage
- Entfernung eines Katheters, wenn keine Indikation mehr gegeben ist (IA),
- kontinuierliche Fortbildung des Personals über Indikation, Anlage, Pflege von Gefäßkathetern und Infektionskontrollmaßnahmen (IA),
- vor Anlage des Katheters Hautdesinfektion mit einem geeigneten Antiseptikum (mindestens 1 min Einwirkungszeit) (IA),
- nach der Hautdesinfektion keine Palpation der Einstichstelle (IA),
- für die Anlage eines Katheters bei Erwachsenen obere Extremität bevorzugen (IA),
- speziell ausgebildetes Personal für die Anlage und Versorgung intravasaler Zugänge bestimmen (IB),
- Anlage zentraler Venenkatheter mit aseptischer Technik inkl. sterilem Kittel, sterilen Handschuhen, Maske (nicht unbedingt erforderlich), sterilem Lochtuch (IB),
- Datum und Uhrzeit der Katheteranlage dokumentieren (IB).

Wahl des Katheters und der Kathetereinstichstelle
- Teilweise oder vollständig implantierte Katheter verwenden für Patienten, bei denen ein intravasaler Langzeitzugang (über 30 Tage) benötigt wird (IA),
- Abwägen von Risiken und Nutzen einer in Bezug auf die Infektionskomplikationen empfohlenen Einstichstelle gegen die Risiken mechanischer Komplikationen (IA),
- für die Anlage zentraler Venenkatheter die V. subclavia bevorzugen, außer wenn medizinisch kontraindiziert (IB),
- nach Möglichkeit einlumige zentrale Venenkatheter verwenden (IB),
- bei Erwachsenen Verwendung eines zentralen Venenkatheters mit Silberimprägnierung, Kollagencuff oder Antibiotikaimprägnierung nur erwägen, wenn bei Einhaltung aller Infektionskontrollmaßnahmen immer noch eine hohe Infektionsrate vorhanden ist (II),
- keine Empfehlung für die Verwendung von Antibiotika-imprägnierten peripheren Venenkathetern.

Katheterwechsel und Wechselintervalle
- Kein Wechsel des Katheters über Führungsdraht bei Vorliegen einer katheterbedingten Infektion (IA),
- kein routinemäßiger Wechsel zentraler Venenkatheter (IA),
- Entfernung eines peripheren Venenkatheters, wenn Zeichen einer Phlebitis an der Einstichstelle bestehen (IA),
- bei Erwachsenen Entfernung peripherer Venenkatheter, die unter Notfallbedingungen gelegt wurden innerhalb von 24 h (IB),
- Wechsel von Pulmonalarterienkathetern mindestens alle 5 Tage; wenn durchführbar, Wechsel der Einführungshülse (Schleuse) bzw. Leitsonde des arteriellen Katheters alle 5 Tage, auch wenn der Katheter entfernt worden ist (IB),
- keine Empfehlung zur Entfernung zentraler Katheter, die unter Notfallbedingungen gelegt wurden.

Infusionssysteme und Infusionen
- Wechsel des Infusionssystems, inkl. 3-Wege-Hähne, nicht häufiger als alle 72 h, außer bei besonderer Indikation (IA),
- Katheter für die Gabe parenteraler Ernährungslösungen nicht für andere Lösungen (z. B. Blut, Blutprodukte) verwenden (IA),
- lipidhaltige Infusionen zur parenteralen Ernährung innerhalb von 24 h infundieren (IB),
- reine Lipidlösungen innerhalb von 12 h infundieren (IB),
- Infusionssysteme von Blut, Blutprodukten oder Lipidlösungen innerhalb von 24 h nach Beginn der Infusion wechseln (IB).

Pflege der Kathetereinstichstelle und Verbandswechsel
- Zum Abdecken der Einstichstelle sterile Gaze oder transparente Folienverbände verwenden (IA),
- Wechsel des Katheterverbands nicht routinemäßig, sondern wenn er feucht oder schmutzig ist, sich ablöst, oder wenn eine Inspektion der Einstichstelle bzw. ein Katheterwechsel erforderlich ist (IA),
- Verbandswechsel mit Einmalhandschuhen durchführen (IB),
- tägliche Palpation der Einstichstelle durch den intakten Verband (IB),
- Inspektion der Einstichstelle, wenn der Patient Schmerzen an der Einstichstelle, Fieber ohne klare Ursache oder Symptome einer lokalen Infektion oder Sepsis entwickelt (IB),
- bei Patienten mit einem umfangreichen Verband, der eine Palpation oder direkte Beobachtung der Einstichstelle verhindert, täglich Entfernung des Verbands, Inspektion der Einstichstelle und Neuanlage des Verbands (II),
- keine Empfehlung für die Verwendung von sterilen anstelle von unsterilen Handschuhen während des Verbandswechsels.

Sonstige Hilfsmittel
- Keine routinemäßige Verwendung von In-line-Filtern zur Infektionsprophylaxe (IA),
- wenn möglich, für parenterale Zusätze oder Medikamente einzelne Ampullen (und keine Stechampullen für mehrere Patienten) verwenden (II).

Überwachung, Umgebungsuntersuchungen und Antibiotikaprophylaxe
- Durchführung einer Überwachung (Surveillance) von katheterassoziierten Blutstrominfektionen, bezogen auf Kathetertage (IB),
- keine routinemäßigen Umgebungsuntersuchungen bei Patienten oder Gegenständen, die für die intravasale Therapie benötigt werden (IB),
- keine routinemäßige Antibiotikagabe vor Anlage des Katheters oder während seines Gebrauchs (IB),
- keine Empfehlung für die routinemäßige Applikation topischer antimikrobieller Salbe auf die Einstichstelle bei peripheren Venenkathetern.

62.5.3 Wichtigste CDC-Leitlinien zur Prävention katheterassoziierter Harnwegsinfektionen

Anmerkung: In diesen Empfehlungen werden die Kategorien IA und IB in einer Kategorie I *(besonders empfohlen)* zusammengefasst.

Indikationen, Personal und Technik des Katheterlegens
- Blasenkatheter nur legen, wenn sie erforderlich sind, und sobald wie möglich wieder entfernen (I),
- Katheterisierung aseptisch mit einem sterilen Katheterisierungsset (sterile Handschuhe, steriles Abdecktuch, sterile Tupfer, antiseptische Lösung, ggf. steril verpacktes Gleitmittel [II]) von geschultem Personal durchführen (I),
- Blasendauerkatheter sicher fixieren, um Bewegungen und Zug an der Urethra zu vermeiden (I),
- Blasendauerkatheter so dünn wie möglich wählen, wobei jedoch eine adäquate Drainage gewährleistet sein muss (I).

Wahl des Katheters
- Nur sterile, geschlossene Drainagesysteme mit Rückflussventil benutzen (I),
- bei längerfristiger Katheterisierung Silikonkatheter bevorzugen (I),
- für bestimmte Patientengruppen können statt transurethralen Harnwegskathetern alternative Methoden der Harndrainage angewandt werden (I),
- bei perioperativen Patienten, die eine kurzfristige Harnableitung benötigen, wird eine intermittierende Katheterisierung nicht empfohlen (I),
- bei Patienten, die sich größeren abdominellen Eingriffen unterziehen, die eine mehrtägige Katheterisierung erfordern, sollte intraoperativ ein suprapubischer Katheter gelegt werden, der hauptsächlich wegen der geringeren Schmerzsymptomatik, der Patientenakzeptanz und der Wiederherstellung der normalen Blasenfunktion dem transurethralen Katheter überlegen ist (II),
- für den Krankenhausbereich kann die Anwendung von Kondomkathetern bei Männern mit Harninkontinenz nicht empfohlen werden (III),
- suprapubische Katheter sollten bei Kurzzeitkatheterisierten bevorzugt werden (Überlegenheit hauptsächlich im Hinblick auf nichtinfektiologische Parameter) (III).

Pflege, Handhabung
- Gründliche Händedesinfektion vor und nach Manipulation am Katheter oder Drainagesystem (I),
- Katheter und Drainageschlauch nicht diskonnektieren, es sei denn, der Katheter muss unbedingt gespült werden (z. B. bei drohender Verstopfung durch Blutkoagel; dann mit steriler Spritze und steriler Spüllösung) (I),
- stets freien Urinfluss gewährleisten (I),
- Drainagebeutel regelmäßig mit einem separaten Behälter für jeden Patienten leeren, wobei der unsterile Behälter nicht mit dem Ablasshahn in Kontakt kommen darf (I),
- beim Entleeren des Drainagebeutels Einmalhandschuhe tragen (I),

- Drainagebeutel muss sich stets unter Blasenniveau befinden (I),
- für die mikrobiologische Diagnostik Urin, nach vorheriger Desinfektion der Punktionsstelle, nur aus der dafür vorgesehenen patientennahen Entnahmestelle am Drainagesystem aseptisch entnehmen; größere Urinmengen mit Einmalhandschuhen aseptisch aus dem Drainagebeutel abnehmen (I),
- Blasentraining wegen des erhöhten Risikos einer Harnwegsinfektion nicht durchführen (I),
- eine routinemäßige desinfizierende Pflege des Meatus urethrae hat keinen infektionspräventiven Effekt. Das Waschen mit Wasser und Seife im Rahmen der normalen Körperpflege einmal täglich wird empfohlen, um die Bildung von Inkrustierungen am Übergang des Katheters in die Urethra zu vermeiden (I),
- im Falle einer Verletzung der Asepsis, einer Diskonnektion oder eines Lecks im Bereich der Konnektionsstelle von Katheter und Drainageschlauch soll das Drainagesystem, nach einer Desinfektion der Konnektionsstelle, aseptisch ersetzt werden (III).

Wechsel und Infektionsprophylaxe
- Keine Antibiotika oder Antiseptika in den Drainagebeutel geben (I),
- Blasendauerkatheter nicht routinemäßig in festen Intervallen wechseln (II),
- keine Spülung der Harnblase zur Infektionsprophylaxe (II),
- keine systemische, prophylaktische Gabe von Antibiotika (III),
- kein regelmäßiges bakteriologisches Monitoring katheterisierter Patienten als Maßnahme zur Infektionskontrolle (III),
- um die Möglichkeit einer Kreuzinfektion zu minimieren, kann erwogen werden, infizierte und nichtinfizierte Patienten nicht im gleichen Zimmer oder in benachbarten Betten unterzubringen (III).

Überwachung
- Durchführung einer Überwachung nosokomialer, katheteraassoziierter Harnwegsinfektionen, bezogen auf die Anzahl der Harnwegskathetertage (II)

62.5.4 Wichtigste CDC-Leitlinien zur Prävention von postoperativen Wundinfektionen

Präoperative Vorbereitung des Patienten
- Therapie von Infektionen vor einem elektiven Eingriff (IA),
- präoperative stationäre Verweildauer so kurz wie möglich (IA),
- präoperative Haarentfernung nur, wenn unbedingt notwendig (IA), aber nicht am Abend vor der Operation, sondern am Op.-Tag (IA),
- präoperative Haarentfernung nach Möglichkeit mit elektrischer Haarschneidemaschine (IA); hierdurch sollen oberflächliche Hautverletzungen, wie sie bei der Verwendung von Rasierern entstehen können, vermieden werden,
- Kontrolle des Blutglukosespiegels bei Diabetikern; Empfehlung: unter 200 mg/dl während und mindestens bis 48 h nach der Operation (IB),
- präoperative Hautdesinfektion von der Mitte zum Rand hin (IB),
- keine Empfehlung für das Absetzen von Steroiden vor elektiven Eingriffen.

Operationsteam
- Präoperative Desinfektion der Hände und Unterarme (bis Ellbogen) für 3 min mit einem geeigneten Händedesinfektionsmittel (IB),
- Fingernägel kurz halten, keine künstlichen Fingernägel (IB),
- beim Betreten des OP während einer Operation Tragen eines Mund-Nasen-Schutzes, der Mund und Nase vollständig bedeckt, und eines Kopfhaarschutzes, der Kopf- und Gesichtshaar vollständig bedeckt (IB),
- kein Tragen von Hand- oder Armschmuck (II).

Operationssaal
- OP-Türen nach Möglichkeit geschlossen halten; Anzahl der Personen im OP auf ein Mindestmaß begrenzen (IB),
- gezielte Desinfektion von Flächen nur bei sichtbarer Kontamination (IB),
- keine speziellen Reinigungs- oder Desinfektionsmaßnahmen im OP nach kontaminierten oder septischen Eingriffen (IA),
- Tragen von Überschuhen zur Prävention postoperativer Wundinfektionen ist nicht notwendig (IA),
- keine Empfehlung zur Desinfektion des OP zwischen 2 Eingriffen, wenn es zu keiner sichtbaren Kontamination von Flächen oder Geräten kam; eine Reinigung ist ausreichend,
- keine Empfehlung für „laminar air flow" oder UV-Licht im OP.

Verbandswechsel
- Händedesinfektion vor und nach Verbandswechsel (IA),
- bei einer primär verschlossenen Wunde den Verband 24–48 h nach der Operation belassen und darauf achten, dass er trocken bleibt (IA),
- keine Empfehlung für das Anlegen eines Verbands für eine primär verschlossene Wunde nach 48 h postoperativ.

Überwachung, Umgebungsuntersuchungen, Antibiotikaprophylaxe und Isolierung

- Auswahl der zur perioperativen Prophylaxe benutzten Antibiotika hinsichtlich ihrer Wirksamkeit gegen die am häufigsten vorkommenden Erreger von Wundinfektionen (IA),
- parenterale perioperative Antibiotikaprophylaxe $^{1}/_{2}$ bis höchstens 2 h vor der Operation beginnen; bei Sectio caesarea wird die Prophylaxe intraoperativ nach Abklemmen der Nabelschnur gegeben (IA),
- perioperative Prophylaxe sofort nach der Operation beenden (IB),
- kein routinemäßiger Einsatz von Vancomycin zur perioperativen Prophylaxe (IB),
- Ermittlung von Wundinfektionsraten anhand der entsprechenden CDC-Definitionen (IB), dabei unterteilt in die verschiedenen Wundkontaminationsklassen (aseptisch, bedingt aseptisch, kontaminiert, septisch),
- Erfassung der Risikofaktoren für Operationen, für die eine Überwachung durchgeführt wird (Wundklassifizierung, ASA-Score, Operationsdauer) (IB),
- keine Routineumgebungsuntersuchungen (Raumluft und Flächen) (IB).

62.6 Isolierung infizierter und kolonisierter Patienten

! Der weitaus häufigste Überträger von Infektionen ist der Mensch selbst, d. h. auf der Intensivstation in erster Linie das Personal, das direkten pflegerischen Kontakt mit den Patienten hat, wobei kontaminierte Hände bei der Infektionsübertragung die bei weitem wichtigste Rolle spielen. Wände, Decken, Fußböden, Waschbecken, Gullis oder Einrichtungsgegenstände, die keinen direkten Kontakt zu Patienten haben, sind für ihn keine oder nur eine äußerst geringe Infektionsgefahr.

Sehr selten werden Infektionen auf Intensivstationen aerogen übertragen, z. B. Viren als Erreger von Atemwegsinfektionen, A-Streptokokken, Tuberkelbakterien, Aspergillen oder Staphylococcus aureus. Meist werden aber auch respiratorische Viren, die auf Gegenständen mehrere Stunden überleben können (z. B. RS-Viren) und Staphylococcus aureus mit den Händen übertragen. Der Mensch berührt unwillkürlich Dutzende Male am Tag seine Nase und seinen Mund, dabei gelangt Staphylococcus aureus aus dem Nasen-Rachen-Raum auf die Hände und mit ihnen durch direkten oder indirekten Kontakt über Flächen oder Gegenstände zum Patienten.

Bauliche Voraussetzungen

Nach baulichen Gesichtspunkten können im Wesentlichen folgende Intensivstationen unterschieden werden:

- Offene Stationen, bei denen die Betten nur durch einen bestimmten Abstand voneinander getrennt sind. In diesen Stationen ist eine Isolierung infizierter oder kolonisierter Patienten unmöglich,
- Stationen, bei denen zwischen den Patienten Trennwände gestellt werden, sog. „offene Boxen". In diesen Boxen können ggf. beatmete Patienten, deren Respirationstrakt mit multiresistenten Keimen besiedelt ist, isoliert werden,
- Stationen, bei denen einzelne Betten in geschlossenen Boxen oder Einzelzimmern stehen.

Im Idealfall besitzt eine Station ein oder mehrere Zimmer mit Schleuse, die so groß bemessen sein muss, dass ein Bett bei geschlossenen Türen darin Platz hat. In der Schleuse und Nasszelle befindet sich ein Waschbecken, in der Nasszelle ggf. zusätzlich noch eine Steckbeckenspülanlage.

In diesen Isoliereinheiten können beispielsweise Patienten mit offener Lungentuberkulose, ausgedehnten infizierten Wundinfektionen, extrem abwehrgeschwächte Patienten oder Patienten nach Organtransplantationen untergebracht werden.

Kohortenisolierung

Zu beachten ist, dass es in bestimmten epidemiologischen Situationen, z. B. bei Staphylokokkenepidemien, Epidemien mit multiresistenten Keimen oder Durchfallerregern, notwendig ist, auch kolonisierte Patienten, also solche, die noch nicht erkrankt sind, zu isolieren. Bei der sog. *Kohortenisolierung* werden infizierte oder kolonisierte Patienten in einem bestimmten, räumlich abgetrennten Bereich zusammengefasst, um eine Infektionsübertragung auf noch gesunde Patienten zu verhüten.

Besonders wichtig für Intensivstationen ist die leichte Erreichbarkeit von möglichst vielen Waschbecken. !

Klimatisierung

Bei der Klimatisierung von Intensivstationen muss zwischen arbeitsphysiologischen und hygienischen Anforderungen unterschieden werden. Aus arbeitsphysiologischen Gründen (angenehmes Raumklima für Patienten und Personal, Wärmeabführung von Geräten) dürfte es notwendig sein, viele Intensivpflegestationen mit raumlufttechnischen Anlagen, die jedoch nicht hohen hygienischen Ansprüchen der Luftreinheit genügen müssen, auszustatten. Aus krankenhaushygienischen Gründen, d. h. zur Verhütung einer aerogenen Keimübertragung, ist es sicher nur notwendig, bestimmte Teilbereiche einer Intensivstation, und zwar abhängig vom jeweiligen Patientenkollektiv, das auf der betreffenden Station betreut werden muss, zu klimatisieren.

Umkleiden auf Intensivstationen

Personalschleusen sind ebensowenig wie Material- oder Geräteschleusen hygienisch notwendig. Personen, die keinen direkten pflegerischen oder ärztlichen Kontakt mit dem Patienten haben, müssen sich beim Betreten der Intensivstation nicht umkleiden. Dies gilt z. B. für ärztliche Konsiliardienste, Besucher, Handwerker, Sozialdienste und Hygienepersonal.

Es gibt sogar Länder, in denen Konsiliarärzte vor Betreten der Intensivstation die weißen Kittel ausziehen und die Intensivstation dann in Straßenkleidung betreten. Hygienische Einwände dagegen gibt es nicht, da sich die Hygienebarriere nicht vor der Intensivstation, sondern erst direkt am Patienten befindet. Der Kittelwechsel oder das Anlegen einer Einmalschürze, letztere v. a. bei Gefahr massiver Kontamination, muss erst am Patientenbett und immer nur dann erfolgen, wenn bei der entsprechenden pflegerischen oder ärztlichen Tätigkeit tatsächlich die Gefahr einer Kontamination besteht.

Da Besucher nur Sozialkontakt und keinen pflegerischen Kontakt mit dem Patienten haben (z. B. Anlage eines Venenkatheters), müssen sie auch keinen Kittel anziehen. Händewaschen oder Händedesinfektion bei Betreten oder Verlassen der Station ist jedoch sowohl für Klinikpersonal wie Besucher notwendig. Spezielle Bereichsschuhe oder gar Plastiküberschuhe sind hygienisch nicht erforderlich. Durch Schuhe werden keine Krankenhausinfektionen übertragen. Das Überziehen eines Schutzkittels bei Verlassen der Station ist aus hygienischen Gründen ebenfalls nicht notwendig.

62.7 Reinigung und Desinfektion

Händedesinfektion

Händedesinfektion ist die wirksamste, billigste und einfachste Maßnahme zur Verhütung von Kreuzinfektionen. Die Mindesteinwirkungszeit beträgt 30 s. Auf die Notwendigkeit der Händehygiene und die erforderliche Einwirkzeit für das Desinfektionsmittel müssen insbesondere die Ärzte immer wieder hingewiesen werden. In vielen Fällen genügt aber auch Händewaschen (z. B. bei Dienstbeginn, Dienstende, Betreten oder Verlassen der Station, nach Husten, Niesen, Schneuzen, vor und nach Kontakt mit nichtinfizierten Patienten).

Händedesinfektion – am besten mit einem alkoholischen Einreibepräparat – ist v. a. vor und nach Manipulation an besonders infektionsgefährdeten oder kontaminierten Stellen notwendig (z. B. vor Manipulationen am Venenkatheter, Infusionsbesteck, Blasenkatheter, nach Manipulationen am Tracheostoma, der Genitalregion).

Aus dermatologischen Gründen soll eine routinemäßige Kombination von Waschen mit Seife und anschließender Händedesinfektion vermieden werden. Wenn die Hände nicht verschmutzt sind, genügt die Händedesinfektion. Verschmutzte oder kontaminierte Hände werden zuerst gewaschen und erst dann desinfiziert. Von internationalen Experten und vom Nationalen Referenzzentrum für Krankenhaushygiene wird die in Deutschland immer noch empfohlene Methode, stark kontaminierte Hände zuerst zu desinfizieren und dann erst zu waschen, als unzumutbar und hygienisch nicht notwendig abgelehnt.

> Auch wenn Handschuhe getragen werden, müssen nach massiver Kontamination der Handschuhe die Hände anschließend desinfiziert werden. Bis zu 20 % der Einweghandschuhe weisen optisch nicht wahrnehmbare Löcher auf.

Reinigung und Desinfektion der Betten

Das Versprühen von Desinfektionsmitteln ist auf das absolut notwendige Minimum und nur für kleine, dem Wischen schlecht zugängliche Flächen und Ecken zu beschränken. Durch Versprühen gelangt das Desinfektionsmittel nicht nur auf den Gegenstand, sondern auch in die Atemwege von Patienten und Personal. Kopfkissen, Matratzen und Federbetten beispielsweise können durch Besprühen nicht wirksam desinfiziert werden. Matratzen erhalten einen waschbaren Schonbezug, Kopfkissen und Bettdecken müssen desinfizierend gewaschen werden können. Bettgestelle müssen zur Reinigung und Desinfektion nicht in eine Zentrale gefahren werden, die Reinigung oder Desinfektion kann manuell auf der Station erfolgen.

Raumdesinfektion

Eine Raumdesinfektion durch Verdampfen von Formaldehyd ist auch nach meldepflichtigen Erkrankungen, z. B. offener Lungentuberkulose, nicht notwendig. Auch hier genügt eine Wischdesinfektion der horizontalen patientennahen Flächen.

Eine routinemäßige Desinfektion von Waschbecken, Siphon, Gullis, Toiletten oder Badewannen ist unnötig; eine Reinigung mit einem umweltfreundlichen Reinigungsmittel reicht aus. Eine Desinfektion kann notwendig werden nach Benutzung von Patienten mit meldepflichtigen Erkrankungen oder nach Baden von z. B. Verbrennungspatienten mit massiver Kolonisierung oder Infektion der Verbrennungswunden.

Die Reinigung sollte nur von geschultem Personal durchgeführt werden. Der Fußboden wird 2-mal täglich mit dem hausüblichen Reinigungssystem, ohne Zusatz eines Desinfektionsmittels, gereinigt. Bei Kontamination mit potentiell infektiösem Material wird eine gezielte Desinfektion durchgeführt.

Patientennahe Flächen, insbesondere solche, die häufig mit den Händen berührt werden (z. B. Nachttisch, Versorgungsleiste, Monitor, Medikamentenwagen, Verbandswagen, Beistelltische) werden mindestens einmal täglich, die Bedienungsoberflächen des Beatmungsgeräts und der Monitore in jeder Schicht, desinfizierend gereinigt, bei Kontamination sofort. Für jeden Raum und für jede Box sollten frische Tücher verwendet werden. Bei Kontamination von Flächen mit z. B. Blut, Sputum, Eiter, Wundsekret usw. erfolgt eine sog. gezielte Desinfektion, d. h. die Kontamination wird mit einem desinfektionsmittelgetränkten Tuch und Handschuhen entfernt.

Die Verwendung von Desinfektionsmitteln in Konzentrationen der Desinfektionsmittelliste des Robert-Koch-Instituts (ehemalige BGA-Desinfektionsmittelliste) ist auch bei meldepflichtigen Infektionskrankheiten nicht notwendig, sondern nur im Seuchenfall und auch dann nur auf Anordnung des Amtsarztes.

Wasserhygiene

Die Strahlregler an den Wasserhähnen sollen mindestens einmal pro Woche in einer automatischen Reinigungs- und Desinfektionsmaschine bzw. Geschirrspülmaschine gereinigt und thermisch desinfiziert werden, da es durch die sich dort ansammelnden Verunreinigungen aus dem Leitungswasser zu einer verstärkten Kontamination des Wassers kommen kann. Im Leitungswasser sind häufig in wechselnder Keimzahl sog. Wasserkeime, z. B. auch Pseudomonaden, Acinetobacter oder Aspergillen, nachzuweisen. Deshalb kann es je nach Wasserqualität sinnvoll sein, dem Waschwasser für die Körperwaschungen vom Patienten PVP-Jodlösung zuzufügen (ein Teil 10 %ige PVP-Jodlösung auf 100 Teile Wasser).

Das Muster eines Reinigungs- und Desinfektionsplans für eine Intensivstation ist in Tabelle 62-3 aufgeführt.

Tabelle 62-3. Muster eines Reinigungs- und Desinfektionsplans für die Intensivmedizin

Was?	Wann?	Womit?	Wie?
Händereinigung	Bei Betreten bzw. Verlassen des Arbeitsbereiches, vor und nach Patientenkontakt	Flüssigseife aus Spender	Hände waschen, mit Einmalhandtuch abtrocknen
Hygienische Händedesinfektion	Zum Beispiel *vor* Verbandswechsel, Injektionen, Blutabnahmen, Anlage von Blasen- und Venenkathetern; *nach* Kontamination* (bei grober Verschmutzung vorher Hände waschen), nach Ausziehen der Handschuhe	(Alkoholisches) Händedesinfektionsmittel	Ausreichende Menge entnehmen, damit die Hände vollständig benetzt sind, verreiben bis Hände trocken sind; **kein Wasser zugeben**
Chirurgische Händedesinfektion	Vor operativen Eingriffen	1. (Alkoholisches) Händedesinfektionsmittel: Hände und Unterarme 1 min waschen und dabei Nägel und Nagelfalze bürsten, anschließend Händedesinfektionsmittel während 3 min portionsweise auf Händen und Unterarmen verreiben. 2. PVP-Jodseife: Hände und Unterarme 1 min waschen und dabei Nägel und Nagelfalze bürsten, anschließend 4 min waschen, unter fließendem Wasser abspülen, mit sterilem Handtuch abtrocknen	
Hautdesinfektion	Vor Punktionen, bei Verbandswechsel usw.	Zum Beispiel (alkoholisches) Hautdesinfektionsmittel **oder** PCP-Jod-Alkohol-Lösung	Sprühen – wischen – sprühen – wischen; *Dauer:* 30 s
	Vor Anlage von intravasalen Kathetern		Mit sterilen Tupfern mehrmals auftragen und verreiben; *Dauer:* 1 min
	Vor invasiven Eingriffen mit besonderer Infektionsgefährdung (z. B. Gelenkpunktionen, Lumbalpunktionen)		Mit sterilen Tupfern mehrmals auftragen und verreiben; *Dauer:* 3 min
Schleimhautdesinfektion	Zum Beispiel vor Anlage von Blasenkatheter	PVP-Jodlösung **ohne** Alkohol	Unverdünnt auftragen; *Dauer:* 30 s

Tabelle 62-3 (Fortsetzung)

Was?	Wann?	Womit?	Wie?
Instrumente	Nach Gebrauch	Reinigungs- und Desinfektionsautomat verpacken, autoklavieren **oder** in Instrumentenreiniger einlegen, reinigen, abspülen, trocknen, verpacken, autoklavieren; *bei Verletzungsgefahr:* Zusatz von (aldehydischem) Instrumentendesinfektionsmittel	
Standgefäß mit Kornzange	1-mal täglich	Reinigen, verpacken, autoklavieren (bei Verwendung **kein** Desinfektionsmittel in das Gefäß geben)	
Trommeln	1-mal täglich nach Öffnen (Filter regelmäßig wechseln)	Reinigen, autoklavieren	
Thermometer	Nach Gebrauch	Alkohol 60–70%	Abwischen
Blutdruckmanschette Kunststoff	Nach Kontamination	Mit (aldehydischem) Flächendesinfektionsmittel bzw. Alkohol 60–70% abwischen, trocknen **oder** Reinigungs- und Desinfektionsautomat	
		In Instrumentenreiniger einlegen, abspülen, trocknen, autoklavieren **oder** Reinigungs- und Desinfektionsautomat	
Stethoskop	Nach jedem Patienten	Alkohol 60–70%	Abwischen
Mundpflegetablett Tablett/Becher	1-mal täglich	Reinigungs- und Desinfektionsautomat, trocknen **oder** mit Alkohol 60–70% abwischen	
Klemme	Nach jedem Gebrauch 1-mal täglich	– Mit Alkohol 60–70% abwischen, – Reinigungs- und Desinfektionsautomat **oder** in Instrumentenreiniger einlegen, trocknen, verpacken, autoklavieren	
Becher mit Gebrauchslösung	Nach jedem Gebrauch	Mit Alkohol 60–70% auswischen	
Peep-Weaner Schlauchsysteme/ Kaskadentopf	Alle 48 h	Reinigungs- und Desinfektionsautomat **oder**	
Alle restlichen Zubehörteile	Nach Gebrauch	in Instrumentenreiniger einlegen, abspülen, trocknen, Dampfdesinfektion bei 75°C	
Trachealtuben	Nach Gebrauch	In Instrumentenreiniger (evtl. Ultraschallbad) einlegen, mit Bürste reinigen, abspülen, trocknen, verpacken, autoklavieren	
Führungsstab	Nach Gebrauch	Reinigungs- und Desinfektionsautomat **oder** reinigen, verpacken, autoklavieren	
Sauerstoffanfeuchter	Alle 48 h bzw. ohne Aqua dest:	Reinigungs- und Desinfektionsautomat **oder** reinigen, trocknen, autoklavieren	
Gasverteiler	Alle 7 Tage		
Wasserbehälter	Alle 7 Tage		
Verbindungsschlauch	Bei Patientenwechsel **oder** alle 48 h	Reinigungs- und Desinfektionsautomat (Flowmeter mit Alkohol 60–70% abwischen)	
Haarschneidemaschine	Nach Gebrauch	Mit Alkohol 60–70% abwischen	
Scherkopf		Reinigen, in Alkohol 60–70% für 10 min einlegen, trocknen **oder** reinigen, autoklavieren (Pflegeöl benutzen)	
Geräte, insbesondere Bedienungsknöpfe	1-mal pro Schicht	(Aldehydisches) Flächendesinfektionsmittel	Abwischen
Mobiliar	Nach Kontamination		
Urometer	Nach Gebrauch	(Aldehydisches) Flächendesinfektionsmittel	Einlegen, abspülen, trocknen
Kuhn-System, Beatmungsbeutel	Bei Patientenwechsel, spätestens nach 24 h	Reinigungs- und Desinfektionsautomat	

Tabelle 62-3 (Fortsetzung)

Was?	Wann?	Womit?	Wie?
Laryngoskopgriff, Tubusklemme	Nach Gebrauch	(Aldehydisches) Flächendesinfektionsmittel oder Alkohol 60–70%	Abwischen
Laryngoskopspatel	Nach Gebrauch	Unter fließendem Wasser mit Bürste reinigen, trocknen, mit Alkohol 60–70% abwischen oder Reinigungs- und Desinfektionsautomat, zuvor Birne entfernen	
Masken, Guedel-Tubus, Magil-Zange	Nach Gebrauch	Reinigungs- und Desinfektionsautomat oder in Instrumentenreiniger einlegen, abspülen, trocknen, verpacken, autoklavieren	
Temperatursonden	Nach Gebrauch	Alkohol 60–70%	Abwischen
Notfallbeatmungsgerät	Nach Gebrauch	Mit (aldehydischem) Flächendesinfektionsmittel abwischen	
Schläuche, Ventil, Beutel etc.		Reinigungs- und Desinfektionsautomat	
Transducer und Kabel	Direkt **vor** und nach Gebrauch, bei jedem Systemwechsel	(Aldehydisches) Flächendesinfektionsmittel oder Alkohol 60–70%	Abwischen
Kapnometrieschlauch u. Adapter	Nach Gebrauch	Dampfdesinfektion bei 75°C oder autoklavieren	
ICP-Kabel	Bei Systemwechsel	Mit (aldehydischem) Hautdesinfektionsmittel abwischen	
ICP-Sonde	Nach Gebrauch	Mit Alkohol 60–70% abwischen, anschließend Niedrigtemperatursterilisation (z. B. Gas-, evtl. Plasmasterilisation)	
Pulsoxymetriekabel und Clip	Bei Patientenwechsel 1-mal täglich	Alkohol 60–70% oder (aldehydisches) Flächendesinfektionsmittel	Abwischen
Beatmungszubehör (z. B. Schläuche, Wasserfalle, Verneblertopf, Tubusadapter, Y-Stück)	Bei Patientenwechsel, z. B. frühestens alle 48 h bei aktiver Befeuchtung, alle 7 Tage bei passiver Befeuchtung	Reinigungs- und Desinfektionsautomat	
Redon-Flaschen, Bülau-Flaschen, Monaldi-Flaschen	Nach Gebrauch	Reinigungs- und Desinfektionsautomat, autoklavieren oder in (aldehydisches) Flächendesinfektionsmittel einlegen, abspülen, trocknen, autoklavieren	
Absauggefäße inkl. Verschlußdeckel und Verbindungsschläuche	1-mal täglich oder bei Patientenwechsel	Reinigungs- und Desinfektionsautomat oder in (aldehydisches) Flächendesinfektionsmittel einlegen, abspülen, trocknen	
Waschbecken	1-mal täglich	Mit umweltfreundlichem Reiniger reinigen	
Strahlregler	1-mal pro Woche	Reinigungs- und Desinfektionsautomat oder unter fließendem Wasser reinigen	
Waschschüsseln, Badewannen	Nach Benutzung	Umweltfreundlicher Reiniger	Abwischen, trocknen
Duschen	Nach Benutzung durch infizierte Patienten	(Aldehydisches) Flächendesinfektionsmittel	Nach der Einwirkzeit mit Wasser nachspülen, trocknen

Tabelle 62-3 (Fortsetzung)

Was?	Wann?	Womit?	Wie?
Nagelbürsten	Nach Gebrauch	Reinigungs- und Desinfektionsautomat oder in Instrumentenreiniger einlegen, abspülen, autoklavieren	
Steckbecken, Urinflaschen	Nach Gebrauch	Steckbeckenspülautomat	
Fußboden	1-mal täglich Nach Kontamination*	Umweltfreundlicher Reiniger (Aldehydisches) Flächendesinfektionsmittel	Hausübliches Reinigungssystem Wischen
Abfall, bei dem Verletzungsgefahr besteht z. B. Skalpelle, Kanülen	Direkt nach Gebrauch (bei Kanülen **kein Recapping**)	Entsorgung in leergewordene, durchstichsichere und fest verschließbare Kunststoffbehälter	

* Kontamination: Kontakt mit (potentiell) infektiösem Material.

Anmerkungen:
- Nach Kontamination mit potentiell infektiösem Material (z. B. Sekreten oder Exkreten) immer sofort gezielte Desinfektion der Fläche.
- Beim Umgang mit Desinfektionsmitteln immer mit Haushaltshandschuhen arbeiten (Allergisierungspotential).
- Ansetzen der Desinfektionsmittellösungen nur in kaltem Wasser (Vermeidung schleimhautreizender Dämpfe).
- Anwendungskonzentration beachten.
- Einwirkzeiten von Instrumentendesinfektionsmitteln einhalten.
- Standzeiten von Instrumentendesinfektionsmitteln nach Herstellerangaben (wenn Desinfektionsmittel mit Reiniger angesetzt wird, täglich wechseln).
- Zur Flächendesinfektion nicht sprühen, sondern wischen.
- Nach Wischdesinfektion, Benutzung der Flächen, sobald wieder trocken.
- Benutzte, d. h. mit Blut etc. belastete Flächendesinfektionsmittellösung mindestens täglich wechseln.
- Haltbarkeit einer unbenutzten dosierten Flächendesinfektionsmittellösung (z. B. 0,5%) in einem verschlossenen (Vorrats)behälter (z. B. Spritzflasche) nach Herstellerangaben (meist 14–28 Tage).
- In das Durchspülwasser der Absauggefäße PVP-Jodlösung (1:100) zugeben.
- Reinigungs- und Desinfektionsautomat: 75 °C, 10 min (ohne Desinfektionsmittelzusatz).

62.8 Unnötige Hygienemaßnahmen

Routinemäßige Abklatschuntersuchungen von Flächen oder Gegenständen zur Überprüfung der Effektivität von Reinigung oder Desinfektion, routinemäßige Personaluntersuchungen oder routinemäßige Luftkeimzahlbestimmungen sind unnötig. In Übereinstimmung mit Empfehlungen der Weltgesundheitsorganisation, der Centers for Disease Control and Prevention, USA, und des Nationalen Referenzzentrums für Krankenhaushygiene sind auch routinemäßige Wasseruntersuchungen, z. B. auch auf Legionellen, nicht notwendig. Bei jeder nosokomialen Pneumonie muss jedoch die Legionellenätiologie ausgeschlossen werden. Erst wenn eine Legionellenpneumonie auf der Station auftritt, sind Wasseruntersuchungen notwendig.

Die wichtigsten *unnötigen Hygienemaßnahmen* sind im Folgenden zusammengestellt:
- routinemäßige Abklatschuntersuchungen,
- routinemäßige Personaluntersuchungen (z. B. Rachenabstriche),
- routinemäßige Luftkeimzahlbestimmungen,
- routinemäßige Wasseruntersuchungen,
- UV-Lampen,
- Plastiküberschuhe oder spezielles Schuhwerk,
- routinemäßige Desinfektion von Waschbecken, Siphons, Gullis, Badewannen, Fußboden,
- Klebematten, Desinfektionsmatten,
- Wechsel der Vernebler und Beatmungsschläuche alle 48 h,
- Personal-, Material- und Geräteschleusen,
- Umkleiden bei Betreten oder Verlassen der Intensivstation.

62.9 Umweltschutz auf Intensivstationen

Mit Ausnahme von Spritzen und Nadeln ist bisher nicht nachgewiesen worden, dass die Verwendung von Einwegmaterial zu einer Senkung der Infektionsrate führt. Viele Einwegmaterialien (z. B. Beatmungsschläuche, Einwegabsaugsysteme) können durch Mehrwegmaterialien ersetzt werden. Geschlossene Trachealabsaugsysteme können 48 h verwendet werden. Einweggeschirr ist aus hygienischen Gründen überflüssig.

Viele Einwegsysteme können wiederaufbereitet werden, z. B. Atemtrainer, Einwegbeatmungsschläuche, Sauerstoffmasken. Die Wiederaufbereitung von Einwegmaterialien ist in Deutschland gesetzlich nicht verboten. Infusionsbestecke müssen nur alle 72 h gewechselt werden, dadurch wird die Menge des PVC-Mülls deutlich reduziert.

Literatur

1. Anonymous (1997) National Nosocomial Infections Surveillance (NNIS) Report. Data summary from Oct 1986 to April 1997. Am J Infect Control: 25: 477–487
2. Bennett JV, Brachmann PS (eds) (1992) Hospital infections, 3rd edn. Little Brown, Boston
3. Daschner F (Hrsg) (1997) Praktische Krankenhaushygiene und Umweltschutz, 2. Aufl. Springer, Berlin Heidelberg New York Tokio
4. Hauer T, Lacour M, Gastmeier P, Schulgen G, Scjumacher M, Rüden H, Daschner F (1996) Nonokomiale Infektionen auf Intensivstationen – Eine bundesweite Prävalenzstudie (NIDEP). Anaesthesist 45: 1184–1191
5. Mayhall CG (ed) (1999) Hospital epidemiology and infection control. 2nd ed Williams & Wilkins, Baltimore
6. Wenzel RP (1997) Prevention and control of nosocomial infections, 3rd edn. Williams & Wilkins, Baltimore
7. Rüden H, Daschner F, Gastmeier P (2000) Krankenhausinfektionen – Empfehlungen für das Hygienemanagement. Springer, Berlin Heidelberg New York Tokio

Sektion XI: Multiorganversagen

Multiorganversagen 63

I. Marzi, M. Bauer

63.1 Begriffsbestimmungen: SIRS, Multiorgandysfunktion und Multiorganversagen   1087

63.2 Ursachen einer generalisierten Entzündungsreaktion   1088

63.3 Zelluläre und humorale Faktoren der systemischen Inflammation   1089
63.3.1 Zelluläre Entzündungskomponenten   1089
63.3.2 Humorale Entzündungsfaktoren   1090

63.4 Mikrozirkulationsstörungen   1092

63.5 Systemische Interaktionen bei der Entwicklung eines MODS   1092

63.6 Klinisches Bild des MODS   1093

63.7 Labordiagnostik   1095

63.8 Prognose   1095

63.9 „Prävention vor Therapie"   1095

63.10 Therapiekonzepte bei Versagen von Einzelsystemen   1096

63.11 Ausblick   1097

Literatur   1097

Kultiorganversagen

Multiorganversagen

I. Marzi, M. Bauer

63.1 Begriffsbestimmungen: SIRS, Multiorgandysfunktion und Multiorganversagen

Der Entwicklung eines Multiorganversagens geht regelmäßig eine generalisierte Entzündungsreaktion voraus, die gemäß einer internationalen Konsensuskonferenz als SIRS – „systemic inflammatory response syndrome" – bezeichnet wird. Ein SIRS liegt vor, wenn 2 der in Tabelle 63-1 angeführten klinischen Kriterien erfüllt sind. Der mit einfachen klinischen Kriterien definierbare Begriff SIRS wird bei einer nicht infektionsbedingten generalisierten Entzündungsreaktionen angewandt, wie sie beispielsweise nach Trauma, Verbrennungen oder bei der Pankreatitis vorkommen. Liegt hingegen ein generalisiertes Entzündungsgeschehen auf dem Boden einer bakteriellen, viralen oder fungalen Infekion vor, wird bei Erfüllen der SIRS-Kriterien von einer Sepsis gesprochen (Abb. 63-1).

SIRS und Sepsis beeinträchtigen bei Fortschreiten der systemischen Entzündungsreaktion, unter Beteiligung zahlreicher Mechanismen, auch die Funktion primär nicht betroffener Organe. Der gleichzeitige oder in rascher zeitlicher Folge eintretende Funktionsverlust zweier oder mehrerer Organsysteme wird als *Multiorgandysfunktionssyndrom (MODS)* bezeichnet. Dieses MODS wird bei einer Vielzahl von Intensivpatienten mehr oder minder ausgeprägt beobachtet.

In Abhängigkeit von der Schwere der Primärerkrankung, der individuellen Ausgangslage des Patienten (Alter, Vorerkrankungen) und dem therapeutischen Konzept kann sich das MODS wieder zurückbilden oder aber zu einem etablierten und oft irreversiblen Organ- oder *Multiorganversagen (MOV)* fortschreiten. Diese weitgehend akzeptierten Begriffsbestimmungen (Tabelle 63-2) haben die zahlreichen unscharf definierten Begriffe wie *„sepsis-like syndrome"* oder *„septiformes"* Krankheitsbild abgelöst.

Tabelle 63-1. Definition des SIRS. Ein SIRS liegt vor, wenn 2 der folgenden 4 Kriterien erfüllt sind:

Körpertemperatur	>38°C oder <36°C
Herzfrequenz	>90/min
Atemfrequenz	>20/min oder p_aCO_2 <32 mmHg
Leukozyten	>12000/µl oder <4000/µl oder >10% stabkernige Zellen

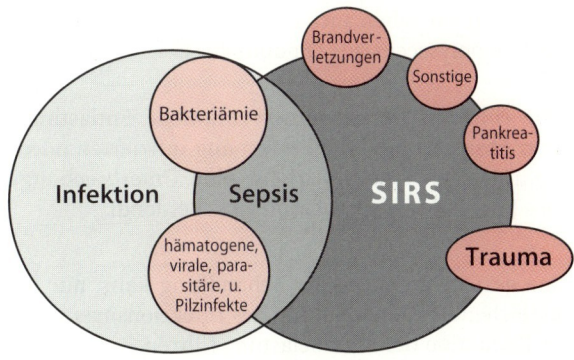

Abb. 63-1. SIRS bei nicht infektionsbedingter und Sepsis bei infektionsbedingter systemischer Entzündungsreaktion

Tabelle 63-2. Begriffsdefinitionen: SIRS, Sepsis, MODS, MOV

Abkürzung	Bezeichnung/Begriff	Definition
SIRS	„Systemic inflammatory response syndrome"	Generalisiertes Entzündungssyndrom *ohne* Nachweis einer Infektion
Sepsis	Sepsis	Generalisiertes Entzündungssyndrom *mit* Nachweis einer Infektion
MODS	Multiorgandysfunktionssyndrom	Paralleles oder sequentielles (reversibles) Organversagen
MOV	Multiorganversagen	Etabliertes Organversagen

63.2 Ursachen einer generalisierten Entzündungsreaktion

Allgemeine Ursachen

Als Hauptursachen für ein infektionsbedingtes allgemeines Entzündungssyndrom gelten intraabdominelle Abszesse und schwere Organinfektionen (Pneumonie), ggf. mit Bakteriämie. Häufige nicht infektionsbedingte Ursachen einer ausgeprägten, generalisierten Entzündungsreaktion sind das schwere Schockereignis, großflächige Verbrennungen und das Polytrauma. Bei letzterem ergibt sich die multifaktorielle Entzündungsstimulation durch Kombination von Ischämie, Schock, Weichteilschäden, Organverletzungen oder Frakturen besonders deutlich. Die wesentlichen Ursachen eines allgemeinen Entzündungssyndroms mit dem Risiko der Entwicklung eines Multiorganversagens werden aus pathophysiologischer Sicht kurz dargestellt.

Infektionen, Abszesse

Schwere Infektionen führen über eine permanente Stimulation des unspezifischen und spezifischen Immunsystems zu einer erheblichen Belastung des Gesamtorganismus. Bakterielle, virale oder fungale Infektionen bewirken eine massive Stimulation der humoralen Entzündungskomponenten (z. B. Komplementsystem) und der zellulären Abwehrfaktoren (z. B. Makrophagen, Granulozyten und Lymphozyten). Wesentlichen Anteil an der Stimulation verschiedener Entzündungskomponenten haben auch bakterielle Zerfallsprodukte wie Lipopolysaccharide (Endotoxine).

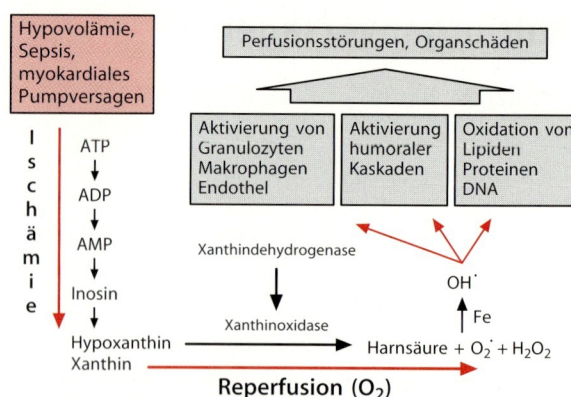

Abb. 63-2. Pathophysiologische Abläufe bei Hypoxie im Hinblick auf die Entwicklung von Organschäden

> Die chirurgische oder interventionelle Entlastung von Abszessen und die Entfernung infizierten oder nekrotischen Gewebes ist für eine Unterbrechung der Entzündungsstimulation entscheidend!

Eine gezielte antibiotische Behandlung kann nur bei ausreichender Durchblutung des Infektionsorts zu einer Reduktion der Keimbelastung führen.

Ischämie und Schock

■ **Hypoxie.** Eine Hypoxie von Extremitätenabschnitten oder Organen kann durch direkte Durchblutungsunterbrechung (Ischämie) bedingt sein oder im Rahmen eines Schockgeschehens auftreten. Schock – verursacht durch akuten Blutverlust, Abnahme des Herzzeitvolumens oder Blutverteilungsstörungen – führt zu einer akuten kapillären Perfusionsminderung und so zu einer Beeinträchtigung der nutritiven Zellversorgung.

Neben der Umstellung des Energiestoffwechsels auf die anaerobe Glykolyse tritt ein schneller Abbau der energiereichen Adeninnukleotide zu Hypoxanthin und Xanthin ein. In dieser Phase erfolgt auch eine proteolytische Enzymkonversion der Xanthindehydrogenase zur Xanthinoxidase. Beide Mechanismen haben nach therapeutischer Wiederherstellung der O_2-Versorgung eine explosionsartige Synthese gewebetoxischer freier O_2-Radikale zur Folge (Abb. 63-2). Unter Katalyse von Eisen geht das Superoxidradikal ($O_2^{\cdot}$) in das hochreaktive und toxische Hydroxylradikal ($OH^{\cdot}$) über. Dieses reagiert rasch mit konjugierten Doppelbindungen von Zellmembranen und verursacht so eine Lipidperoxidation, die als wesentliche Ursache von Gefäß- und Gewebeschäden nachgewiesen wurde.

> Eisenbelastung nach Massivtransfusion kann zur Bildung von O_2-Radikalen beitragen.

■ **Protrahierte Low-flow-Hypoxie.** Neben akuten Ischämieereignissen spielt v. a. die protrahierte Hypoxie, bedingt durch anhaltend verminderten Blutfluss, gerade beim Intensivpatienten eine herausragende Rolle (protrahierte Low-flow-Hypoxie). Hierunter versteht man eine persistierende Hypoperfusion von Organen oder Geweben, wie sie insbesondere beim protrahierten Schock oder in kontusioniertem Gewebe auftritt, in dem sich keine ausreichende mikrovaskuläre Perfusion mehr einstellt. In diesem Zusammenhang sind auch Untersuchungen zur gastrointestinalen Perfusion mittels pH_i-Tonometrie zu sehen, die selbst bei kompensierten Kreislaufverhältnissen anhaltende gastrointestinale Perfusionsstörungen nachweisen konnten. Diese Veränderungen werden auf eine verstärkte Mediatorsekretion mit konsekutiven Mikrozirkulationsstörungen zurückgeführt.

> Ischämie/Reperfusionsschäden induzieren über die Bildung freier O_2-Radikale umfassende inflammatorische Reaktionen unter Beteiligung humoraler und zellulärer Immunmechanismen sowie Störungen der Mikrozirkulation.

Weichteilschäden und Organverletzungen

Das Ausmaß einer Weichteilschädigung bestimmt den Grad der induzierten lokalen Entzündungsreaktion, die als ein maßgeblicher Stimulator einer auch systemisch erkennbaren inflammatorischen Antwort angesehen wird. Quantitativ bedeutsam sind v. a. Muskelverletzungen der Extremitäten und des Rumpfes sowie die massive Weichteiltraumatisierung nach Becken- und Wirbelsäulenverletzungen, die bei ungenügender Gewebedurchblutung zu Infektionen führen kann. Verletzungen parenchymatöser Organe reichen von kleinen Kontusionen bis hin zu vollständigen Organzerreißungen und sind gefolgt von Reparationsvorgängen unter Einschluss zahlreicher inflammatorischer Mechanismen.

Frakturen

Frakturen gehen in Abhängigkeit von der Lokalisation und den umgebenden anatomischen Stukturen mit vielfältigen entzündungsstimulierenden Vorgängen einher. Hierzu sind ausgedehnte Hämatome, Gewebezerreißungen und schmerzbedingte Stressreaktionen zu zählen. Vor allem Frakturen des Oberschenkels und des Beckens stellen ein hohes Risiko für die Entwicklung der sog. Fettembolie dar. Klinisch manifestiert sich die Fettembolie durch pulmonale Vasokonstriktion und Oxygenierungsstörung; hierfür wird eine gesteigerte Thromboxan- und Prostaglandinfreisetzung verantwortlich gemacht.

Gastrointestinale Perfusion – Endotoxinämie und Bakteriämie

Der Gastrointestinaltrakt reagiert besonders empfindlich auf schockinduzierte Veränderungen, wobei der Darm als Quelle und die Leber als Motor eines Organversagens bezeichnet wurden. Auch nach ausreichender Schocktherapie und Normalisierung der Globalperfusion können anhaltende gastrointestinale Perfusionsstörungen Mukosaschäden des Darms verursachen. Deren Folge ist die klinisch schwer nachweisbare Translokation von Bakterien und bakteriellen Zerfallsprodukten in die Pfortaderstrombahn bzw. über mesenteriale Lymphknoten und Lymphbahnen in die arterielle Strombahn. Die detoxifizierenden Lebermakrophagen werden hierbei aktiviert und reagieren mit einer Freisetzung verschiedener Mediatoren (z. B. TNF, IL-6). Einerseits geht dies lokal mit der Induktion der hepatischen Akutphaseproteinsynthese einher, andererseits können die freigesetzten Mediatoren auch kausal an der Entwicklung eines ARDS und weiterer Organkomplikationen beteiligt sein.

> Die Darm-Leber-Lungen-Achse ist für die Entwicklung eines Organversagens von herausragender pathophysiologischer Bedeutung.

63.3 Zelluläre und humorale Faktoren der systemischen Inflammation

An der Entwicklung einer generalisierten Entzündungsreaktion sind regelmäßig zelluläre und humorale Mechanismen beteiligt, die weiter unten angeführt werden. Die klinisch kaum nachweisbaren bakteriellen Zerfallsprodukte, insbesondere gramnegativer Bakterien (Endotoxine), gelten sowohl bei Infektionen als auch bei gastrointestinalen Mukosaschäden als hochpotente Stimulatoren zellulärer und humoraler Entzündungskomponenten.

Endotoxin

Endotoxine sind Lipopolysaccharide, die aus einer fettsäurehaltigen Komponente (Lipid A) und einer Polysaccharidkette zusammengesetzt sind. Die biologisch aktive Komponente der Endotoxine ist das Lipoid A, das selbst die typischen Zeichen eines Endotoxinschocks wie Fieber, Aktivierung des Immunsystems und letales Schocksyndrom auslösen kann. Diese komplexen Folgen eines Endotoxinschocks werden außerdem über aktivierte Makrophagen und deren Mediatoren (TNF, IL-1, IL-6, IL-8) verstärkt. Bei geringer lokaler Endotoxinfreisetzung resultiert eine dosierte Stimulation der lokalen Infektabwehr, bei hohem Endotoxinanfall eine generalisierte Entzündung bis hin zum septischen Schock. An der Aktivierung von Makrophagen und Endothelzellen durch Endotoxin sind in unterschiedlicher und noch nicht endgültig bekannter Bedeutung weitere Faktoren wie das Lipoprotein-binding-Protein (LBP) und der CD14-Rezeptor beteiligt.

63.3.1 Zelluläre Entzündungskomponenten

Makrophagen

Die mannigfaltigen Funktionen der Makrophagen deuten auf deren wichtige Rolle in der Immunabwehr hin. Neben der Phagozytose von Zelldetritus oder körperfremden Antigenen steuern Makrophagen, über die sequenzielle Freisetzung verschiedener humoraler Mediatoren, zentral die Reparatur verletzter Strukturen. Die induzierte Expression von Adhäsionsrezeptoren führt zur Granulozyteninfiltration; die Freisetzung von Wachstumsfaktoren fördert die Angiogenese und die Narbenbildung. Darüber hinaus sind Makrophagen, über die Präsentation fremder Antigene und eine T-Zellaktivierung, direkt an der Steuerung der spezifischen Immunabwehr beteiligt.

> Makrophagen sind das Bindeglied zwischen dem unspezifischen und spezifischen Immunsystem.

Granulozyten

Die Leukozyten-Endothel-Adhäsionen sind wesentlicher Bestandteil eines postischämischen Reperfusionssyndroms und der Infektionsabwehr. Chemotaktische Effekte von Komplementfaktoren, Leukotrienen oder Zytokinen sind für die Aktivierung, Adhäsion und Diapedese von Granulozyten verantwortlich. Aktivierte Granulozyten können den Gewebeschaden durch die intravasal-interstitielle Freisetzung toxischer O_2-Radikale („respiratory burst") und proteolytischer Enzyme wie der Elastase verstärken. Die v.a. durch NADPH-Oxidase und Myeloperoxidase gebildeten reaktiven O_2-Metabolite stellen zwar einerseits ein potentes Defensivsystem gegen zelluläre Antigene (Bakterien, Viren) dar, sind andererseits aber auch an der Entwicklung von Membranschäden an primär nicht verletzten Organen beteiligt („remote organ injury").

> Aktivierte Granulozyten sind für die Immunabwehr essentiell, sie können jedoch auch zur Schädigung primär nicht betroffener Organe beitragen.

Thrombozyten, Mastzellen, Lymphozyten

Über ihre essentielle Bedeutung bei der primären Blutstillung hinaus sind Thrombozyten auch an der Adhäsion aktivierter Granulozyten am Endothel beteiligt. Mastzellen erlangen vornehmlich durch ihre Freisetzung von Histamin Bedeutung, das zur mikrovaskulären Vasodilatation und Ödembildung beiträgt. B- und T-Lymphozyten stellen die zellulären Effektoren des spezifischen (erworbenen) Immunsystems dar und sind unter Stressbedingungen häufig in ihrer Funktion beeinträchtigt.

Antiinflammatorische Zytokine wie die Interleukine 4, 10 oder 11 tragen zur Aufrechterhaltung der spezifischen Immunabwehr bei. Über eine Hemmung der Granulozytenfunktion und gezielte Aktivierung von T-Lymphozyten wird durch diese Zytokine die spezifische Immunabwehr verstärkt. Die Antikörperproduktion (Immunglobuline) von B-Zellen als humoraler Schenkel des spezifischen Immunsystems wird v.a. durch IL-1 und IL-2 sowie IL-4 und IL-6 gefördert.

63.3.2 Humorale Entzündungsfaktoren

Die klassischen Kaskadensysteme wie das Komplement-, das Kallikrein-Kinin-System und das Gerinnungs-Fibrinolyse-System werden bei Gewebeverletzungen oder Entzündungen aktiviert (Tabelle 63-3). Darüber hinaus sind die Produkte des Arachidonsäurestoffwechsels und die Zytokine von wesentlicher pathophysiologischer Bedeutung. Die Mehrzahl dieser Mediatoren wirkt auch auf der Ebene der Mikrozirkulation, da sie sowohl Rezeptorexpression des Endothels als auch die Kapillarpermeabilität direkt beeinflussen. Unmittelbare Wirkung auf die Kapillardurchblutung haben insbesondere auch das bei SIRS und Sepsis vermehrt gebildete, vasokonstringierende Peptid Endothelin und das vasodilatierend wirkende Stickoxid (NO).

Gerinnung, Fibrinolyse, Kinine, Komplement

■ **Gerinnung.** Die Verletzung von Blutgefäßen mit Präsentation von Gewebefaktor ist Ausgangspunkt für das extrinsische Gerinnungssystem mit Plättchenadhäsion am exponierten Endothel. Durch den Kontakt von Plasmaproteinen und Endothel wird das intrinsische Gerinnungssystem induziert. Einem unkontrollierten Verbrauch von Gerinnungsfaktoren wird unter physio-

Tabelle 63-3. Humorale Mediatorsysteme im SIRS

Systeme	Wichtige Komponenten	Bedeutung
Gerinnungssystem	V, X, XII, Thrombin	Koagulation
Fibrinolysesystem	Plasmin, Plasminogenaktivatorinhibitor (PAI)	Antikoagulation
Kallikrein-Kinin	Bradykinin	Kapillarpermeabilität
Komplement	C3a, C5a	Opsonisierung, Entzündundsreaktion
Arachidonsäurestoffwechsel	Plättchen-aktivierender Faktor (PAF)	Leukozyten-, Thrombozyten- und Makrophagenaktivierung; Gefäßschäden und Permeabilitätsstörungen
– Lipoxygenaseprodukte	LTB_4	Chemotaxis, Leukozytenrecruitment, Degranulation
	LTC_4, LTD_4, LTE_4	Ödembildung, Bronchokonstriktion
– Cyklooxygenaseprodukte	Thromboxane A_2	Vasokonstriktion, Bronchokonstriktion Thrombozytenaggregation
	Prostacyklin (PGI_2) Prostaglandin E_2 (PGE_2)	Vaso- und Bronchodilatation Immunmodulation (Suppression)
Biogene Amine	Histamin	Vasodilatation, Schmerz

logischen Bedingungen durch Plasmaproteaseninhibitoren vorgebeugt. Hierfür sind Antithrombin III, Protein C, C1-Inhibitor und α_1-Protease-Inhibitor von herausragender Bedeutung.

■ **Fibrinolyse.** Gegenregulatorisch wirkt das Fibrinolysesystem unter maßgeblicher Beteiligung von Plasmin, das Fibrin zu Fibrinspaltprodukten abbaut. Reguliert wird das Fibrinolysesystem durch Plasminogenaktivatorinhibitoren (PAI), α_2-Makroglobulin und α_2-Antiplasmin. Der Abfall von Gerinnungsfaktoren durch erhöhten Umsatz und die Aktivierung des fibrinolytischen Systems enden in einer hämorrhagischen Diathese („DIC, disseminierte intravaskuläre Koagulation") mit Organinfarkten durch Thrombozytensequester.

■ **Kallikrein-Kinin-System.** Das Kallikrein-Kinin-System ist mit den pro- und antikoagulatorischen Systemen eng verzahnt. Kallikrein bildet proteolytisch aus Kininogen den Vasodilatator Bradykinin. Kinine sind verantwortlich für eine gesteigerte Gefäßpermeabilität, verstärkte Hypotension, aber auch Schmerzempfindung.

■ **Komplementsystem.** Gewebeschäden aktivieren über Komplementfaktor C3 den alternativen Weg des Komplementsystems mit Bildung des C5b-C9-Komplexes („membrane attack complex"). C3a führt zu Tachykardie, beeinträchtigter Myokardfunktion und Konstriktion des Koronar- und Bronchialsystems. C5a ist ein hochpotentes Chemotaxin für polymorphkernige Granulozyten und Makrophagen und löst deren Degranulation mit konsekutiver Mediatorausschüttung aus.

Eicosanoide-Arachidonsäurestoffwechsel

Eicosanoide sind Oxidationsprodukte ungesättigter Fettsäuren, insbesondere der Arachidonsäure als dominierender Komponente von Lipidmembranen. Neben dem Plättchenaktivierungsfaktor (PAF) sind die stoffwechselaktiven Metaboliten des Cyclooxygenase- (Prostaglandine, Thromboxane) und des Lipoxygenasestoffwechsels (Leukotriene) an der Rekrutierung und Aktivierung inflammatorischer Zellkomponenten sowie Veränderungen der Vasomotorik mit Erhöhung der Gefäßpermeabilität beteiligt (Tabelle 63-3).

Zytokine

! Zytokine sind Peptidhormone mit ausgeprägten lokalen und systemischen Wirkungen im SIRS und MODS (Tabelle 63-4).

■ **Tumornekrosefaktor-α.** Der Tumornekrosefaktor-α (TNF-α) wird vorwiegend in Makrophagen gebildet und ist eines der potentesten proinflammatorischen Zytokine. TNF-α aktiviert inflammatorische Zellen mit gesteigerter Bildung toxischer O_2-Radikale; die Freisetzung kann einen Endotoxinschock auslösen. Darüber hinaus ist TNF-α an der Entwicklung von Permeabilitätsstörungen, pathologischen Adhäsionen von Leukozyten am Gefäßendothel und der Migration und Degranulation von Granulozyten beteiligt. Metabolisch ist TNF-α mitverantwortlich für einen gesteigerten Stoffwechsel von Proteinen und Fetten mit den Nebeneffekten einer Hyperglykämie und Hyperlaktatämie.

Tabelle 63-4. Wirkungen inflammatorischer Zytokine

Zytokin	Wirkung
TNF-α	Pyrogen, Aktivierung inflammatorischer Zellen, Adhäsionsrezeptorexpression, Permeabilitätsstörungen, Proteinkatabolismus
IL-1	Steigerung der Adhäsionsrezeptoren, Induktion weiterer Schockmediatoren
IL-6	Induktion der Akutphasenproteinsynthese
IL-8	Leukozytenrecruitment
IL-4, IL-10, IL-11	Kontrolle der autodestruktiven Entzündung; Verbesserung der Immunkompetenz
Interferon-γ	Antigenpräsentation von Makrophagen; Verstärkung der Killerzellaktivität
G-/M-CSF	Steigerung der Granulozyten und Monozytenaktivität und Infektabwehr

■ **Interleukin-1.** Interleukin-1 (IL-1) zeigt ähnliche Wirkungen wie TNF-α. Aus der frühen und parallelen Ausschüttung von TNF und IL-1 resultiert eine synergistische Stimulation der abhängigen Mediatoren (z. B. IL-6, IL-10) des unspezifischen Immunsystems. Hohe IL-1-Spiegel gehen mit einer Immunsuppression einher. Die Auswirkungen von IL-1 werden durch den biologisch vorkommenden IL-1-Rezeptorantagonisten (IL-1ra) reguliert.

■ **Interleukin-6.** Die wesentliche Funktion von Interleukin-6 (IL-6) stellt die Regulation der hepatischen Akutphasenproteinsynthese dar. IL-6-Spiegel im Blut gehen mit dem Schweregrad und dem Verlauf einer systemischen Inflammation einher.

■ **Interleukin-8.** Interleukin-8 (IL-8) ist zentral an der Steuerung von Chemotaxis, Diapedese und O_2-Radikalproduktion neutrophiler Granulozyten nicht nur am Ort der Infektion oder Verletzung, sondern auch in primär nicht betroffenen Organen wie der Lunge beteiligt.

Die Interleukine IL-4, IL-10 und IL-11 werden als antiinflammatorische Zytokine aufgefasst.

■ **Zytokinverwandte Mediatoren.** Weitere zytokinverwandte Mediatoren, wie beispielsweise *Interferon-γ*, für die Antigenpräsentation von Makrophagen und Lymphozyten wichtig, oder die *koloniestimulierenden Faktoren* (z. B. Granulozyten-/Monozyten-CSF), bedeutsam für die Leukozytenrekrutierung, sind an den komplexen Mechanismen der systemischen Inflammation beteiligt.

63.4 Mikrozirkulationsstörungen

> Störungen der Mikrozirkulation und der O_2-Verwertung sind für die Entstehung von Organdysfunktionen im MODS von maßgeblicher Bedeutung.

Vasomotorik

Als häufigste primäre Ursache von Mikrozirkulationsstörungen ist die kompensatorische Vasokonstriktion bei sympathoadrenerger Reaktion aufzufassen. Darüber hinaus haben zahlreiche Entzündungsmediatoren direkte oder indirekte Auswirkungen auf die Organperfusion, v. a. über die Entwicklung von Zellschwellungen, kapillärer Perfusionsverteilungsstörung oder Induktion massiver Leukozytenadhäsion am Endothel. Die Organperfusion wird außerdem durch entzündungsbedingte Freisetzung vasoaktiver Mediatoren gestört, wobei in diesem Zusammenhang das hochpotente vasokonstriktorische Peptid Endothelin und das vasodilatierende Stickoxid (NO) zu nennen sind.

Die entzündungsbedingte Stimulation des Enzyms induzierbare NO-Synthase (iNOS) führt zu einer erheblichen Steigerung der NO-Produktion, die weit über der Syntheserate der im Normalzustand verantwortlichen konstitutiven NO-Synthase (cNOS) liegt. Die bisher noch nicht vollständig aufgeklärten Freisetzungsmuster dieser Mediatoren führen häufig zu einer heterogenen Perfusion in den Organen.

! Die heterogene Perfusion führt einerseits zu nutritiv wertlosen Shuntdurchblutungen und andererseits zu Perfusionsausfällen, so dass insgesamt O_2-Angebot und Organfunktion beeinträchtigt werden.

Adhäsionsvorgänge

Adhäsionsvorgänge, die zwischen Endothel, Leukozyten und Thrombozyten ablaufen, verursachen regelmäßig kapilläre Perfusionsstörungen. Die Adhäsion von Granulozyten am Kapillarendothel sowie die Emigration der Granulozyten in das interstitielle Gewebe sind insgesamt als komplexer Steuerungsvorgang zu verstehen. An diesen Abläufen sind verschiedene Adhäsionsrezeptoren auf den korrespondierenden Zelloberflächen wie Selektinrezeptoren (P-, E- und L-Selektine), Integrine auf Leukozyten (z. B. CD11b/CD18) und Adhäsionsmoleküle am Endothel (z. B. ICAM-1) beteiligt.

Neben einer Störung der Mikrozirkulation haben ! die in das Interstitium eingewanderten Granulozyten erheblichen Anteil an der Entwicklung von Organfunktionsstörungen, wie beispielsweise einer proteasenvermittelten Ödembildung mit Vergrößerung der Diffusionsstrecke beim ARDS.

63.5 Systemische Interaktionen bei der Entwicklung eines MODS

Metabolische Reaktionen

Die Stoffwechselaktivität ändert sich im Verlauf eines SIRS oder einer Sepsis, wobei eine „Ebb-" und eine „Flowphase" unterschieden werden. Während der initialen Ebbphase reagiert der Organismus sympathoadrenerg und mobilisiert Energiespeicher (Glykogeno- und Lipolyse). Weiterhin wird eine gestörte Glukosetoleranz beobachtet und das Proteinsynthesemuster der Zelle umgestellt. In der nachfolgenden Flowphase steigen Körpertemperatur und metabolischer Umsatz in direkter Relation zur Krankheitsschwere.

Von wesentlicher Bedeutung in dieser Phase ist die hepatische Konversion des anfallenden Laktats zu Glukose. Der Eiweißkatabolismus in dieser Phase kann auch bei intensivem exogenen Ersatz nicht vollständig kompensiert werden. Die freigesetzten glukoplastischen Aminosäuren werden direkt der hepatischen Glukoneogenese zugeführt. Bei Hyperglykämie, Hyperinsulinämie und Insulinresistenz besteht eine relativ ungestörte Fettoxidation, die bei der Planung der Kalorienzufuhr berücksichtigt werden muss. Die hepatischen Glykogenspeicher werden bei gleichzeitiger Hemmung der Glukoneogenese abgebaut; die hypoxiebedingte Oxidation von Fettsäuren zu Buttersäure kann eine Anhäufung von Ketonkörpern bedingen.

> Schock, Trauma und Sepsis induzieren die sog. *Akutphasenreaktion*, die gekennzeichnet ist durch die Umstellung der hepatischen Proteinsynthese.

Interleukin-6 spielt neben Glukokortikoiden eine maßgebliche Rolle bei der Regulation der hepatischen Akutphasenproteinsynthese. Unter Stressbedingungen wird die Albuminsynthese („negatives" Akutphasenprotein) zugunsten der „positiven" Akutphasenproteine – C-reaktives Protein, Haptoglobulin, saures α_1-Glykoprotein, Komplement 5a, Zoeruloplasmin, Transferrin – heruntergeregelt. Obwohl die Aufgaben der Akutphasenproteine unzureichend geklärt sind, zählen die Opsonisierung von Fremdeiweißen, die Funktion als Transport- und Speicherproteine, die Radikalneutralisation sowie antiproteolytische Wirkungen, z. B. bei der Kontrolle des Gerinnungs- und Fibrinolysesystems, zu den protektiven Mechanismen.

Ziel der Akutphasenreaktion ist die Wiederherstellung der Homöostase. Die Akutphasenproteinsynthese wird über den Abbau von Muskeleiweißen ermöglicht, meist begleitet von einer katabolen Stoffwechselsituation.

Sympathoadrenerge Reaktion
Die sympathoadrenerge Reaktion über β_1-Rezeptoren führt zur Kontraktilitäts- und Frequenzsteigerung des Herzens und damit zu einer kompensatorischen Erhöhung des Herzzeitvolumens. Gleichzeitig steigt der periphere Gefäßwiderstand durch Vasokonstriktion (α-Rezeptoren), v. a. im Bereich des Splanchnikusgebiets, der Niere, der Muskulatur und der Haut an, wodurch sich eine Blutumverteilung zugunsten der primär wichtigen Stromgebiete Herz und Gehirn ergibt. Über eine verminderte Nierenperfusion und eine Aktivierung des Renin-Angiotensin-Systems kommt es zu einer Verstärkung der Vasokonstriktion.

Neben der Erhöhung des Herzzeitvolumens wird reflektorisch antidiuretisches Hormon (ADH) aus dem Hypophysenhinterlappen freigesetzt. Die Wirkung besteht in einer vermehrten Wasserreabsorption im Nierenmark, zusätzlich zu der tubulären Wasser- und Kochsalzreabsorption durch Angiotensin-II-induziertes Aldosteron.

! Die resultierende prä- und postkapilläre Konstriktion im Rahmen der endogenen Schockkompensation trägt zur Entwicklung von Mikrozirkulationsstörungen bei.

Hyperdyname Kreislaufreaktion
Herzzeitvolumen (HZV) und O_2-Angebot müssen in der Regel erheblich gesteigert werden, um den peripheren Widerstandsverlust (NO-Freisetzung) kompensatorisch auszugleichen. Das klinische Bild des SIRS ist daher häufig gekennzeichnet durch Erhöhung des Herzzeitvolumens bei gleichzeitig erniedrigtem peripherem Gefäßwiderstand („warmer Schock"). Ob ein gesteigertes Herzzeitvolumen und O_2-Angebot mit einer höheren Überlebensrate einhergeht, ist jedoch noch offen.

Bei einigen Patienten scheint eine gezielte Erhöhung des HZV durch Sympathikusstimulation (beispielsweise durch Dopexamin) sinnvoll („goal directed therapy"). Andererseits wird der Vorteil einer generellen pharmakologischen Steigerung des HZV für alle MODS-Patienten bestritten, da O_2-Verwertungsstörungen auf Zell- und Mikrozirkulationsebene eine Steigerung der zellulären O_2-Verwertung nicht erlauben. Hier können möglicherweise Methoden der regionalen Perfusionsmessung (z. B. gastrale Tonometrie) eine Entscheidungshilfe zur Identifikation von profitierenden Patienten bieten. Es scheint jedoch gesichert, dass eine pharmakologisch steigerbare Erhöhung des HZV mit einer besseren Prognose einhergeht, ein Effekt, der überwiegend bei jungen Traumapatienten beobachtet wird [19].

Immunsuppression
Eine Vielzahl proinflammatorischer Mediatoren beeinflusst Immunfunktionen negativ, wobei v. a. die gestörte Antigenpräsentation durch Makrophagen und eine Verringerung der Immunglobulinsynthese als Ursachen für eine erhöhte Infektanfälligkeit angesehen werden. Weitere Kennzeichen einer beeinträchtigten Abwehrlage sind die reduzierte Interleukin-2-Produktion der Milz sowie die verringerte Anzahl CD4- und CD8-positiver T-Zellen und HLA-DR-positiver Makrophagen [1].

> Eine Immunsuppression wird häufig bei septischen Patienten sowie nach schwerem Trauma und Verbrennungen beobachtet.

Endogene Schutzmechanismen
Schock, Ischämie und Infektion induzieren einen verstärkten oxidativen und proteolytischen Stress, dem neben der Detoxifikation exogener Noxen und dem Abbau von Zelldebris auch unbeteiligte und schutzwürdige Zellen ausgesetzt sind. Dieser oxidativen Gefährdung wirken Antioxidanzien entgegen, zu denen das lipidlösliche, membranständige Vitamin E (α-Tocopherol) und die Vitamin-E-konservierende Ascorbinsäure (Vitamin C) zählen. In Hepatozyten und Erythrozyten spielt die Superoxiddismutase (SOD) eine große Rolle, die im Zusammenspiel mit der Katalase und der Glutathionperoxidase Superoxidradikale detoxifiziert. Zur Neutralisation der proteolytischer Aktivitäten dienen Antiproteasen wie das α_2-Makroglobulin oder AT III.

! Unter Stressbedingungen sinken jedoch die Konzentrationen der defensiven Enzymsysteme.

63.6 Klinisches Bild des MODS

Das klinische Bild des MODS wird zunächst von den Zeichen des zugrundeliegenden SIRS geprägt. Daneben sind, je nach betroffenen Organsystemen, variable klinische Veränderungen wie Desorientiertheit, Tachypnoe oder Oligurie zu beobachten. Diese Symptome sind häufig Ausdruck einer beeinträchtigten Organperfusion bei Kreislaufinsuffizienz. Neben der variablen Beteiligung verschiedener Organsysteme ist der Schweregrad der Organdysfunktion heterogen und kann beispielsweise vom moderaten Anstieg des Serumkreatinins bei eingeschränkter glomerulärer Filtrationsleistung bis hin zum anurischen Nierenversagen reichen.

! Auch abdominelle oder gastrointestinale Funktionsversagen wie etwa die Pankreasinsuffizienz, „Stressulzera" oder „Schockgallenblase" sind als Organversagen zu verstehen und beruhen auf Perfusionsstörungen oder Versagen der Abwehr.

Tabelle 63-5. SOFA-Score

Organdysfunktion	Schweregrad			
	1	2	3	4
Respiratorische Insuffizienz				
– p_aO_2/F_IO_2 [mmHg]	< 400	< 300	< 200	< 100
			– unter Beatmung –	
Störungen der Hämostase				
– Thrombozyten [$\cdot 10^3/\mu l$]	< 150	< 100	< 50	< 20
Leberdysfunktion				
– Bilirubin [mg/dl]	1,2–1,9	2,0–5,9	6,0–11,9	> 12
*Kreislaufinsuffizienz**				
– Hypotension [mmHg]	MAP < 70	Dopamin ≤ 5 oder Dobutamin (jede Dosis)	Dopamin > 5 oder Adrenalin ≤ 0,1 oder Noradrenalin ≤ 0,1	Dopamin > 15 oder Adrenalin > 0,1 oder Noradrenalin > 0,1
Störungen des ZNS				
– Glasgow Coma Score	13–14	10–12	6–9	< 6
Niereninsuffizienz				
– Serumkreatinin [mg/dl]	1,2–1,9	2,0–3,4	3,5–4,9	> 5
– Urinproduktion [ml/Tag]			< 500	< 200

* Katecholamine [µg/kg/min] für mindestens 1 h.

Die hieraus resultierende Problematik der klinisch-diagnostischen Beschreibung des MODS wird durch Verwendung diagnostischer Scoringsysteme berücksichtigt. Unter einer Vielzahl solcher Bewertungssysteme erscheinen insbesondere der „Sepsis-Related Organ Failure Assessment (SOFA-) Score" der „European Society of Intensive Care Medicine" [16] (Tabelle 63-5) oder der seit 1985 in zahlreichen Studien eingesetzte Multiorganversagensscore von Goris [5] (Tabelle 63-6) geeignet.

> Das Bild einer Multiorgandysfunktion oder eines Multiorganversagens ist variabel bezüglich der betroffenen Organsysteme und dem Schweregrad der Dysfunktion. Das MODS kann mit Scores beschrieben werden.

Das Muster der betroffenen Organsysteme sowie die Reihenfolge der Manifestation der Organdysfunktion haben dabei in den letzten Jahren einen Wandel erfah-

Tabelle 63-6. MOV-Score nach Goris [5]

Organdysfunktion	0 – nicht nachweisbar	1 – mittelschwer	2 – schwer
Lungenversagen	Keine Beatmung	Beatmung mit PEEP ≤ 10 cm H_2O und F_IO_2 ≤ 0,4	Beatmung mit PEEP > 10 cm H_2O und/oder F_IO_2 > 0,4
Herz-Kreislauf-Versagen	Normaler Blutdruck ohne vasoaktive Substanzen	Therapie erforderlich, um syst. Blutdruck >100 mmHg zu halten; Volumensubstitution oder Dopamin ≤ 10 µg/kg/min oder Nitroglycerin ≤ 20 µg/kg/min	Phasen arterieller Hypotension mit Blutdruck syst. < 100 mmHg und/oder Dopamin > 10 µg/kg/min und/oder Nitroglycerin > 20 µg/kg/min
Nierenversagen	Serumkreatinin < 2 mg/dl	Serumkreatinin ≥ 2 mg/dl	Hämodialyse/Hämofiltration
Leberversagen	SGOT < 25 U/l Bilirubin < 2 mg/dl	SGOT ≥ 25 U/l, < 50 U/l oder Bilirubin ≥ 2 mg/dl, < 6 mg/dl	SGOT > 50 U/l Bilirubin ≥ 6 mg/dl
Versagen der Blutgerinnung	Thrombozyten normal und/oder Leukozyten normal	Thrombozyten < 50000/µl und/oder Leukozyten ≥ 3000, < 6000/µl	Hämorrhagische Diathese oder Leukozyten < 2500 oder ≥ 6000/µl
Gastrointestinales Versagen	Normale Funktion	Cholezystitis oder Stressulkus	Stressblutung mit Transfusion mehrmals 2 E/24 h und/oder nekrotisierende Enterokolitis und/oder Pankreatitis und/oder Gallenblasenperforation
ZNS-Versagen	Normale Funktion	Eindeutig eingeschränktes Reaktionsvermögen	Schwer gestörtes Reaktionsvermögen und/oder diffuse Neuropathie

ren. Nach einer Untersuchung von Regel [12] stehen beim polytraumatisierten Patienten derzeit quantitativ Funktionsstörungen von Lunge, Leber und kardiovaskulärem System im Vordergrund, während – wohl vor dem Hintergrund der verbesserten und früher einsetzenden Volumentherapie – die Inzidenz des akuten Nierenversagens in diesem Patientenkollektiv rückläufig ist.

63.7 Labordiagnostik

Neben den für das Monitoring der Einzelorganfunktion erforderlichen Parameter wie Blutgasanalyse, Blutbild, Gerinnung (einschließlich Fibrinogenspaltprodukten), Serumbilirubin oder Serumkreatinin ist die Bestimmung von Laktat sowie bestimmter Akutphasenproteine (z. B. C-reaktives Protein als positives oder Albumin als negatives Akutphasenprotein) oder Entzündungsparameter (z. B. PMN-Elastase oder Interleukin-6) teilweise bereits in der Routine möglich.

Die Interpretation dieser Ergebnisse ist aber aufgrund der komplexen Kinetik der Mediatorenausschüttung und der problematischen Normwertdefinition bei erheblicher interindividueller Variabilität schwierig.

> Spezifische oder gesicherte Laborparameter für die Diagnostik oder Vorhersage eines sich entwickelnden Multiorgandysfunktionssyndroms (MODS) existieren nicht.

Die komplexe Beteiligung verschiedener Organsysteme im Rahmen des MODS kann darüber hinaus zur diagnostischen Unschärfe der Messwerte beitragen: Neben einer Zunahme des Plasmalaktats als Folge einer Perfusionsstörung (Hyperlaktatämie Typ A) ist bei erhöhtem Plasmalaktat z. B. die Beeinträchtigung des Laktatstoffwechsels der Leber bei gleichzeitigem Vorliegen einer Leberfunktionsstörung (Hyperlaktatämie Typ B) sowie eine Kombination beider Pathomechanismen zu erwägen.

Aufgrund der teils sehr schwer auszuschließenden Unterhaltung des SIRS/MODS durch einen septischen Fokus beim initialabakteriellen SIRS, etwa des Polytraumatisierten, könnte der Bestimmung neuerer Parameter (z. B. Procalcitonin) in der Zukunft möglicherweise eine klinische Bedeutung zukommen [14].

63.8 Prognose

Die Prognose des Intensivpatienten mit etabliertem Multiorganversagen ist trotz verbesserter Therapieoptionen für das Einzelorganversagen nach wie vor schlecht. Nach Untersuchungen von Knaus [6] ist bei Versagen von 3 oder mehr Organen über einen Zeitraum von mehr als 7 Tagen von einer nahezu 100 %igen Mortalität auszugehen.

Neuere Untersuchungen [3, 11] weisen darüber hinaus auf einen Zusammenhang von SIRS, MODS und Mortalität hin. Viele der Einzelorgandysfunktionen tragen dabei zur Perpetuation des MODS mit sequenziellem Versagen weiterer Organe bei. Insbesondere die Kreislaufinsuffizienz bis hin zum manifesten Schock oder die Entwicklung einer disseminierten intravasalen Gerinnung sind nicht nur Ausdruck des Einzelorganversagens, sondern beeinflussen entscheidend den weiteren Verlauf.

> Eine supportive Therapie, insbesondere der für den weiteren Verlauf kritischen Organdysfunktionen (z. B. Kreislaufinsuffizienz), ist frühzeitig anzustreben.

63.9 „Prävention vor Therapie"

Die kausale Behandlung einer Ischämie, einer Verletzung oder einer Infektion stellt die Basis der therapeutischen Maßnahmen bei einem MODS dar. Hierdurch kann die systemische Aktivierung des Komplementsystems, der Gerinnungskaskaden sowie des zellulären und humoralen Immunsystems unterbrochen werden, die bei persistierender Aktivierung eine autodestruktive Wirkung im Rahmen des MODS entfalten.

Eine konsequente Schockbehandlung ist immer unerlässlich, wobei jedoch der Einsatz vasokonstringierender Substanzen auf das Nötigste beschränkt bleiben sollte, um weitere Perfusionsstörungen zu vermeiden.

Die chirurgische Sanierung von Abszessen und die primäre Frakturstabilisierung sind, wie das Débridement nekrotischen Gewebes, unerlässlich, um eine fortdauernde systemische Belastung mit Mediatoren und aktivierten Zellen zu vermindern.

> Eine spezifische Therapie des MODS existiert nicht. Wenn immer möglich, ist eine kausale Behandlung der dem MODS zugrundeliegenden Erkrankung anzustreben.

Eine konsequente Stabilisierung instabiler Frakturen auch mit einfachen Mitteln (Fixateur externe) erlaubt darüber hinaus auch eine suffiziente Schmerztherapie und damit eine Abschwächung der neuroendokrinen Stressantwort. Letztlich ist die Primärstabilisierung von Traumapatienten auch zur Optimierung der Pflege und zum Einsatz spezifischer Lagerungsverfahren, beispielsweise beim Lungenversagen, notwendig [7].

Im Gegensatz zur frühen antibiotischen Infektionstherapie bei Sepsis ist die unkritische Antibiotikaprophylaxe bzw. die „breite Abdeckung" des Patienten aufgrund der Diagnose „MODS" nicht indiziert.

63.10 Therapiekonzepte bei Versagen von Einzelsystemen

Die Therapie der einzelnen Organversagen sind in den jeweiligen Spezialkapiteln dargestellt. Besondere Aspekte bei Vorliegen einer Multiorgandysfunktion oder eines Multiorganversagens sind im Folgenden angeführt.

Kreislauf

Aufgrund der für den weiteren Verlauf entscheidenden Bedeutung anhaltender Perfusionsdefekte kommt der Normalisierung der Kreislauffunktion eine wichtige Bedeutung zu.

! Hierbei ist die häufig gestörte Mikrozirkulation einer direkten diagnostischen Erfassung weitgehend unzugänglich, so dass die Therapie an makrohämodynamischen Parametern ausgerichtet ist (modifizierter „VIP-approach", Tabelle 63-7).

Bei invasivem Monitoring mittels Pulmonalarterienkatheter soll der niedrigste PCWP angestrebt werden, der mit einem ausreichenden HZV vereinbar ist [17]. Als Parameter hierfür werden vorgeschlagen:
- Herzzeitvolumen ≥ 3 l/min/m^2,
- gemischtvenöse O$_2$-Sättigung > 65 %,
- Serumlaktat < 1,5 mmol/l,
- Stundenurin > 20 ml.

Als Anhaltswert soll der PCWP dabei zwischen 10 und 15 mmHg liegen; insbesondere bei ARDS ist eine angepasste Volumentherapie, die Volumenmangel einerseits und eine Verschlechterung des Gasaustauschs andererseits vermeidet, erforderlich. Dabei ist selbst beim primär Herzgesunden von einer kontraktilen Dysfunktion des Herzens, die evtl. höhere Füllungsdrücke erfordert, durch die Ausschüttung inflammatorischer Mediatoren beim MODS auszugehen („septische Kardiomyopathie"). Die als „myocardial depressant factor" beschriebene, negativ inotrop wirksame Plasmaaktivität dieser Patienten scheint auf eine Reihe von Entzündungsmediatoren (einschließlich TNF-α) zurückzuführen zu sein.

Für die kritischen Mikrozirkulationsstörungen des Gastrointestinaltrakts ist neuerdings die Tonometrie (p$_i$CO$_2$-Messung) als Monitoringverfahren klinisch einsetzbar [10].

Lunge („Adult Respiratory Distress Syndrome")

Das ARDS stellt das zahlenmäßig bedeutsamste Einzelorganversagen im Rahmen des MODS dar.

Für die Gesamtprognose des MODS ist die Sicherstellung einer ausreichenden O$_2$-Versorgung der Gewebe und damit die Vermeidung einer Hypoxie maßgeblich. Die Therapie richtet sich nach den allgemeinen Erfordernissen beim Lungenversagen (s. Kap. 25). Besonderheiten ergeben sich im Falle einer Kreislaufinsuffizienz (s. oben), die beim Lungenversagen eine negative Bilanzierung erschwert.

Niere

Ein möglicher therapeutischer Stellenwert kontinuierlicher Nierenersatzverfahren, die zur unspezifischen Elimination von Mediatoren des Organversagens führen können, wird derzeit diskutiert. Bei Fehlen prospektiver Studien und dem erheblichen Aufwand kann dieses Vorgehen derzeit nicht generell empfohlen werden.

Aufgrund der überlegenen hämodynamischen Stabilität sowie der vorgenannten theoretischen Vorteile wird heute von vielen Autoren die kontinuierliche venovenöse Hämofiltration (CVVHF) bei eingetretenem akutem Nierenversagen (ANV) im Rahmen des MODS empfohlen.

Eine routinemäßige Anwendung von Dopamin („in Nierendosis") kann heute nicht mehr empfohlen werden. Einerseits kann die für Verlauf und Prognose wichtige Durchblutung des Magen-Darm-Trakts weiter beeinträchtigt werden, andererseits wird durch Dopamin die Hypophysenfunktion, insbesondere die

Tabelle 63-7. Vorgehen zur Kreislaufstabilisierung beim MODS-Risikopatienten. (Mod. „VIP-approach" nach Weil u. Henning [18])

V = Ventilation
O$_2$-Gabe unter pulsoxymetrischer Überwachung der O$_2$-Sättigung und intermittierender Blutgasanalyse. Strikte Vermeidung einer Hypoxie (p$_a$O$_2$ > 60 mmHg; S$_a$O$_2$ > 90 %). Bei Bedarf Erhöhung der Gasaustauschfläche mittels (Masken-)CPAP, Intubation und PEEP-Beatmung

I = Infusion
Intravenöse Infusionstherapie zur Wiederherstellung einer Normovolämie. Angepasste Gabe von Erythrozytenkonzentraten, z. B. bei Hinweisen auf eine Oxygenierungsstörung oder bei hämodynamisch sehr instabilen Patienten, mit dem Hb-Richtwert von 10 g/dl

P = Pump
Vasoaktive Substanzen. Bei volumenrefraktärer Hypotension und niedrigem HZV zunächst Dobutamin- und/oder Dopamintherapie (bis 15 (–20) µg/kg/min); bei persistierender Hypotension evtl. zusätzlich Noradrenalin oder Adrenalin. Bei initial hohem HZV primär Einsatz eines Vasopressors, z. B. von Noradrenalin

Ausschüttung von Prolaktin, gehemmt, das die Funktion des unspezifischen Immunsystems moduliert, ohne daß eine Prävention des ANV durch Dopamin gesichert wäre.

Gerinnung

Die Gerinnungsstörung im Rahmen des MODS ist komplex und geht mit einer erhöhten Blutungsneigung bei paralleler Gerinnungsneigung einher (DIC = „disseminated intravascular coagulation", besser wäre der Begriff „hemorrhagic-thromboembolic disorder"). Die Pathophysiologie ist komplex. Die Wiederherstellung einer ausreichenden Kapillarperfusion sowie die „Low-dose"-Heparinisierung sind verbreitete Therapiekonzepte. Die „Low-dose"-Heparinisierung kann jedoch die gleichzeitig bestehende Blutungsneigung verstärken. Günstig für die Gesamtprognose bei MODS, jedoch teuer, scheint die Substitution von AT III zu sein. Auch hier ist, vor dem Hintergrund fehlender prospektiver Daten in ausreichend großen Kollektiven, eine generelle Empfehlung für das Anheben der AT-III-Konzentration auf supranormale Werte derzeit nicht angezeigt.

Leber/Gastrointestinaltrakt

Der Leber kommt wahrscheinlich eine zentrale Stellung in der Unterhaltung der pathophysiologischen Kaskaden zu, die letztlich in ein MODS münden können („Motor des MOV"). Demgegenüber sind die diagnostischen und therapeutischen Möglichkeiten beschränkt. Klinisch-diagnostisch stehen Hyperbilirubinämie sowie charakteristische Veränderungen der Plasmaproteine wie verminderte Synthese von Gerinnungsfaktoren (z. B. Faktor V), Hypalbuminämie („negative Akutphase") oder Hyperfibrinogenämie („positive Akutphase") im Vordergrund. Neben Veränderungen im Funktionsstoffwechsel sind Erhöhungen der Transaminasen und der Laktatdehydrogenase Ausdruck der Leberzellschädigung.

> Eine gesicherte Therapie ist nicht möglich. Darmdekontamination und totale parenterale Ernährung mit erhöhtem Anteil verzweigtkettiger Aminosäuren sollen der Entwicklung des Leberkomas entgegenwirken, können jedoch die Prognose nicht verbessern.

Entscheidend ist die Wiederherstellung einer ausreichenden Perfusion des Gastrointestinaltrakts zur Normalisierung der Motilität und Unterbrechung der translokationsassoziierten Leberdysfunktion. Die Wiederherstellung der nutritiven Perfusion der Mukosa ist darüber hinaus die entscheidende therapeutische Maßnahme der „Stressulkusprophylaxe".

! Die heute bevorzugte enterale Ernährung, insbesondere mit Glutamin-angereicherten enteralen Ernährungslösungen, scheint gegenüber der parenteralen Ernährung mit einer geringeren Beeinträchtigung der Mukosa und damit einer geringeren Permeabilität des Magen-Darm-Trakts verbunden zu sein.

Zentralnervensystem

Im Rahmen einer generalisierten Entzündungsreaktion kann es zu einer Mitreaktion des ZNS kommen. Die Symptomatik ist variabel und reicht von Bewusstseinsstörungen wie Somnolenz und Koma („Minus"-Symptomatik) bis hin zu produktiven Phasen wie Agitiertheit und Aggressivität („Plus"-Symptomatik).

63.11 Ausblick

Obwohl therapeutische Eingriffe in die Mediatorkaskaden der Sepsis mit großen Erwartungen verbunden waren, ist bis heute für keine der in Multizenterstudien evaluierten antiinflammatorischen Therapien eine Prognoseverbesserung für das Gesamtkollektiv gezeigt worden. Die Gründe hierfür sind vielschichtig: Neben der Diskrepanz zwischen den lokal-protektiven und systemisch-schädigenden Wirkungen der Entzündungsmediatoren scheint die Entwicklung einer Immunparalyse im späteren Verlauf des MODS möglicherweise eher eine das unspezifische Immunsystem „reaktivierende" Zytokintherapie (z. B. mittels „granulocyte-colony stimulating factor" oder γ-Interferon) zu erfordern. Mithin sind diagnostische Marker (z. B. die monozytäre Expression von HLA-DR) des individuellen Immunstatus zur rationalen Planung solcher Interventionen, die derzeit noch Studiencharakter haben, erforderlich.

! Die kausale Therapie der Grunderkrankung muss im Vordergrund der therapeutischen Bemühungen stehen. Auch eine differenzierte Therapie der symptomatischen Veränderungen des SIRS/MODS kann derzeit nur unterstützenden Charakter haben.

Die multifaktorielle Pathogenese einer Multiorgandysfunktion oder eines Multiorganversagens erfordern regelmäßig einen multikausalen präventiv-therapeutischen Ansatz. Ziel aller therapeutischen Maßnahmen muss die Reduzierung der direkten und indirekten Belastung des Gesamtorganismus im Hinblick auf eine Kontrolle der systemischen Entzündungsreaktion sein.

Literatur

1. Bauer M (1996) Pathophysiologie der Sepsis – Aktuelle Konzepte. Anästhesist 45: 312–322
2. Bauer M, Rensing H, Ziegenfuß T (1998) Anästhesie und perioperative Immunfunktion. Anästhesist 47: 538–556
3. Beal AL, Cerra FB (1994) Multiple organ failure syndrome in the 1990 s. Systemic inflammatory response and organ dysfunction. JAMA 271: 226–233

4. Cuthbertson DP (1942) Post-shock metabolic response. Lancet I: 433–437
5. Goris RJA, Te Boekhorst TPA, Nuytinck JKS et al. (1985) Multiple-organ failure. Arch Surg 120: 1109–1115
6. Knaus WA, Draper EA, Wagner DP, Zimmerman JE (1985) Prognosis in acute organ-system failure. Ann Surg 202: 685–693
7. Marzi I (1996) Der hämorrhagische Schock. Anästhesist 45: 976–992
8. Marzi I, Mutschler W (1996) Strategie der operativen Versorgung des Polytraumas. Zentralbl Chir 121: 950–962
9. Marzi I, Mutschler W (1998) Pathophysiologie des Traumas. In: Mutscher W, Haas NP (Hrsg) Praxis der Unfallchirurgie. Thieme, Stuttgart (im Druck)
10. Radermacher P, Buhl R, Santak B et al. (1995) The effects of prostacyclin on gastric intramucosal pH in patients with septic shock. Intensive Care Med 21: 414–421
11. Rangel-Frausto MS, Pittet D, Costigan M et al. (1995) The natural history of the systemic inflammatory response syndrome (SIRS). A prospective study. JAMA 273: 117–123
12. Regel G, Grotz M, Weltner T et al. (1996) Pattern of organ failure following severe trauma. World J Surg 20: 422–429
13. Rose S, Marzi I (1996) Pathophysiologie des Organversagens nach Trauma. Zentralbl Chir 121: 896–913
14. Rose S, Marzi I (1998) Mediators in polytrauma – pathophysiological significance and clinical relevance. Langenbeck's Arch Surg 383: 199–208
15. Schlag G, Redl H (1993) Pathophysiology of shock, sepsis and organ failure. Springer, Berlin Heidelberg New York Tokio
16. Vincent JL, Moreno R, Takala J et al. (1996) The SOFA (sepsis-related organ failure assessment) score to describe organ dysfunction/failure. Intensive Care Med 22: 707–710
17. Vincent JL (1996) Prevention and therapy of multiple organ failure. World J Surg 20: 465–470
18. Weil MH, Henning RJ (1979) New concepts in the diagnosis and fluid treatment of circulatory shock. Anesth Analg 58: 124–132
19. Ziegenfuß T, Wiercinski A (1996) Intensivmedizinische Aspekte des Polytraumas. Zentralbl Chir 121: 963–978

Sektion XII:
Trauma

Sektion XII:
Trauma

Polytrauma

S. Rose, T. Ziegenfuss, I. Marzi

64.1 Allgemeine Aspekte 1103

64.2 Pathophysiologie 1103
64.2.1 Weichteiltrauma 1103
64.2.2 Organtrauma 1104
64.2.3 Frakturen 1105
64.2.4 Ischämie-/Reperfusionssyndrom 1105
64.2.5 Leukozyten-Endothel-Interaktion 1105
64.2.6 Mikrozirkulationsstörung 1106
64.2.7 Kapillarschaden und Endotoxinämie 1106
64.2.8 Humorale Mediatorsysteme 1106
64.2.9 Wertigkeit klinisch messbarer Entzündungsmarker 1108
64.2.10 Immunsuppression 1108

64.3 Verletzungsschwere 1108

64.4 Das posttraumatische Organversagen 1109
64.4.1 Inzidenz 1109
64.4.2 Posttraumatisches Entzündungssyndrom 1110
64.4.3 Organkomplikationen nach Polytrauma 1111

64.5 Therapie 1112
64.5.1 Allgemeine Aspekte 1112
64.5.2 Behandlungsphasen 1114
64.5.3 Schockraummanagement 1114
64.5.4 Operative Versorgung 1118

64.6 Intensivtherapie nach Polytrauma 1123
64.6.1 Infusions-, Transfusions- und kardiozirkulatorische Therapie 1124
64.6.2 Ernährung 1126
64.6.3 Therapie der respiratorischen Insuffizienz 1126
64.6.4 Analgosedierung 1127
64.6.5 Infektionsprophylaxe und -therapie 1128
64.6.6 Prophylaxe und Therapie des Organversagens 1128
64.6.7 Immunmodulierende Therapiemaßnahmen 1129
64.6.8 Zusammenfassung der Intensivtherapie bei Polytrauma 1130

Literatur 1131

Polytrauma

S. Rose, T. Ziegenfuss, I. Marzi

64.1 Allgemeine Aspekte

Die Therapie des polytraumatisierten Patienten berücksichtigt neben der Wiederherstellung verletzter Organstrukturen auch die zum Organversagen führenden Pathomechanismen. Kurze Rettungszeiten, gezielte Volumenersatztherapie und frühzeitige respiratorische Unterstützung verhindern heute oft den frühen Unfalltod durch Verblutung oder Ateminsuffizienz. Während eine differenzierte Infusions- und Intensivtherapie immer seltener zu einem frühen therapieresistenten Organversagen, z.B. der Niere oder Lunge führt, rückt das komplexe sequenzielle Versagen mehrerer Organsysteme (Multiorganversagen, MOV) in den Vordergrund.

Eine Erhebung der Deutschen Gesellschaft für Unfallchirurgie (1993–1995) an 556 Schwerverletzten zeigte einen vorwiegend stumpfen Unfallmechanismus (91%), davon in der Hälfte als Folge eines Verkehrsunfalls. Über $1/3$ der Patienten erlitt ein Schädel-Hirn-Trauma (GCS < 8: 23%), ein Thoraxtrauma oder signifikante Extremitätenverletzungen (AIS > 3), knapp $1/5$ eine abdominelle Verletzung. 4% der Patienten wurden am Unfallort reanimiert, 15% der Patienten entwickelten eine Sepsis und 20% der Patienten starben im weiteren klinischen Verlauf [6].

Abgesehen von den individuellen und sozialen Folgen eines überlebten Multiorganversagens ist die Prophylaxe und Therapie eines MOV mit einem erheblichen apparativen, personellen und damit finanziellen Aufwand verbunden.

So wurden die mittleren Behandlungskosten eines polytraumatisierten Patienten mit über 60 000 DM berechnet; eine Summe, die sich um weitere 40 000 DM steigerte, wenn der Patient ein Multiorganversagen entwickelte. Während die Folgekosten eines Todesfalls auf etwa 1,5 Mio. DM pro Patient geschätzt werden, verursacht die Behandlung überlebender Patienten Kosten von wenigstens 250 000 DM. Es bleibt damit in jeder Hinsicht eine klare therapeutische Zielsetzung, sekundäre Organkomplikationen nach Polytrauma auf ein Mindestmaß zu reduzieren.

64.2 Pathophysiologie

Polytrauma beschreibt die Verletzung mehrerer Körperregionen oder Organsysteme, wobei
- im Idealfall eine komplette Wiederherstellung möglich ist,
- die Einzelverletzungen überlebbar sind, aber
- die Kombination der Einzelverletzungen tödlich enden kann.

Abhängig von dem Verletzungsmuster, der spezifischen Therapie und der individuellen Konstitution entwickelt sich ein *posttraumatisches Entzündungssyndrom*, das durch systemische Folgeschäden ein letales *Multiorganversagen (MOV)* nach sich ziehen kann [35].

Die schwere äußere Gewalt führt zur ausgedehnten Gewebezerstörung verschiedener Körperregionen und umfasst 5 grundlegende Schädigungsmechanismen:
- Weichteiltrauma,
- Organtrauma,
- Frakturen,
- Ischämie/Reperfusion und Hypoxie,
- Infektion.

Jede Komponente induziert zur Reparatur des entstandenen Schadens eine Entzündungsreaktion im Sinne einer körpereigenen Abwehrleistung. Wesentliches Kriterium für die Entwicklung weiterer Organkomplikationen ist die Frage, inwieweit sich die Entzündungsreaktion lokal begrenzt oder ob sich der Entzündungsprozess, wie in vielen Fällen, durch die Einschwemmung hochaktiver Mediatoren und Immunzellen systemisch ausdeht (Abb. 64-1).

64.2.1 Weichteiltrauma

Der Wundheilungsprozess stellt eine erhebliche immunologische und metabolische Belastung des Organismus dar. Ausgedehnte Muskelverletzungen der Extremitäten und des Rumpfes sowie Einblutungen im Becken- und Oberschenkelbereich können über eine Mangeldurchblutung des gequetschten Gewebes zu einer sog. Low-flow-Hypoxie führen. Sie prädisponiert

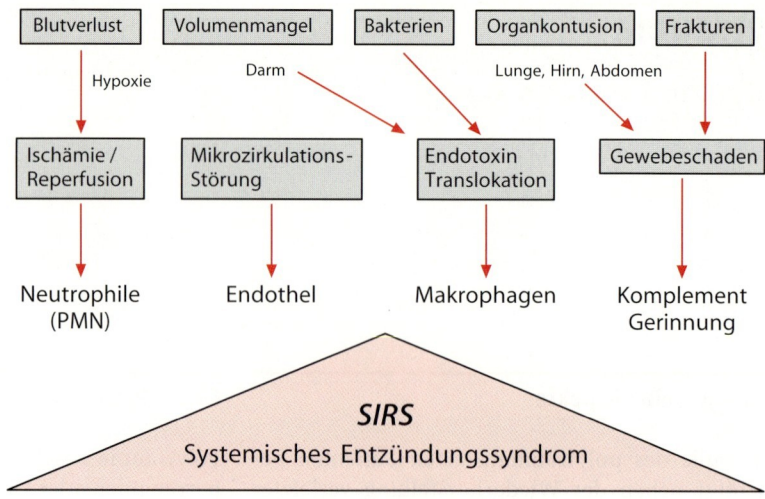

Abb. 64-1. Komponenten der posttraumatischen Entzündungsreaktion

zur bakteriellen Superinfektion und potenziert die Entzündungsreaktion.

■ **Lokale Inflammation.** Die Thrombusbildung führt zur lokalen Hämostase und wird durch Fibrinmonomere und Faktor XIII stabilisiert. Mastzelldegranulation und Histaminfreisetzung fördern über eine Kapillardilatation das Zell- und Gewebeödem, wobei an der vaskulären Schwellung auch das Kinin-Kallikrein-System, das Komplementsystem, Arachidonsäuremetaboliten und polymorphkernige neutrophile Granulozyten (PMN) beteiligt sind. Über die Fibrinmatrix und unter dem Einfluss chemotaktischer Faktoren (Komplement 3a und 5a, Leukotrien B4, IL-8) wandern zirkulierende PMN und Monozyten in den Wundbereich ein. Die degranulierenden Granulozyten und Makrophagen sezernieren bakterizide Proteasen (Myeloperoxidase, Kollagenase, Kathepsin, Elastase) und andere Enzyme (Lysozym).

Die fulminante Produktion reaktiver O_2-Radikale („respiratory burst") trägt wesentlich zur lokalen Infektbekämpfung und Phagozytose des Gewebedebris bei [27]. Nach Phagozytose präsentieren Makrophagen spezifische fremde Antigene an ihrer Oberfläche und verbessern damit erheblich die gezielte Infektbekämpfung über B- und T-Lymphozyten. Makrophagen kontrollieren darüber hinaus die Expression von Adhäsionsrezeptoren, regulieren über die Freisetzung reparativer Faktoren die Angiogenese und spielen durch die systemische Mediatorfreisetzung eine zentrale Rolle in der Steuerung der Entzündungsantwort auf ein schweres Trauma. In der proliferativen Phase der Wundheilung (2.–20. Tag) bildet sich über Fibroblasten und Angiogenesefaktoren ein gefäßreiches Granulationsgewebe.

■ **Systemische Inflammation.** Große Wunden werden wegen ihrer systemischen Wirkung auch als endokrines oder parasitäres Organ bezeichnet. Zusammen mit lokalen Wundinfektionen mindern sie durch eine mediatorabhängige Vasokonstriktion die Wunddurchblutung und erleichtern die Bildung von Abszessen. Bakterielle Endotoxine beeinträchtigen die Thrombozyten- und Granulozytenfunktion und hindern eine geordnete Neovaskularisation und Neoepithelisierung.

Die sequenzielle Aktivierung immunkompetenter T- und B-Zellen, die Freisetzung systemisch wirksamer Mediatoren (TNF, Interleukine, Wachstumsfaktoren), die Interaktion mit neuroendokrinen Regulationskreisen und die veränderte Substratzufuhr beeinträchtigen den Gesamtorganismus. Nutritiv bedingte Proteindefizite und Vitaminmangelzustände tragen zu einer verminderten Immunität, Phagozytose und Kollagensynthese mit Störung der physiologischen Wundheilung bei. Ein Mangel an Gerinnungsfaktor XIII (Verbrennungen) und eine Hyperbilirubinämie (Massivtransfusion) scheinen über eine Hemmung der Fibroblastenproliferation die Wundheilung zu beeinträchtigen.

> Zur Reduktion der Entzündungsstimulation muss zerstörtes Gewebe im Rahmen eines Stufenkonzepts radikal abgetragen werden.

64.2.2 Organtrauma

Abhängig vom Ausmaß der Verletzung (Kontusionen, Einblutungen, Zerreißungen) und der Restblutversorgung dominieren in der primären Reparaturphase die Aktivierung von Gerinnungskaskaden, die Granulozyteninfiltration und organspezifische Makrophagenstimulation. Die Lunge reagiert immer als ganzes Organ, so dass die Kontusion eines Lungenflügels auch eine entzündliche Reaktion des primär nicht kontusionierten Lungenanteils auslöst.

Darüber hinaus schwemmt die Lunge als hochaktives immunologisches Organ Entzündungsmediatoren und aktivierte Immunzellen in die arterielle Strombahn ein und bewirkt so eine systemische Mitreaktion nachgeschalteter Organsysteme. Schwere Verletzungen intraabdomineller Organe, insbesondere der Leber und der Milz, bedingen aufgrund des akuten Blutverlusts immer eine hochgradige Bedrohung des Patienten durch Hypoxie und Ischämie, aber auch durch die Belastung des Gerinnungssystems. Verletzungen der Bauchspeicheldrüse können zu einem prognosebestimmenden Faktor werden, wenn eine Berstung oder ischämische Nekrose zum Austritt von Pankreassekret führt.

64.2.3 Frakturen

In der hypervaskulären Primärphase der Frakturheilung werden das Frakturhämatom phagozytiert und, unter Beteiligung von Faktor XIII, ein Fibringerüst gebildet. Überlappend erfolgt mit lokalen Wachstumsfaktoren der Aufbau eines Granulationsgewebes entlang einer ersten extrazellulären Matrix. Systemisch wird der Kalziumstoffwechsel, v.a. über das Parathormon und Vitamin D, in den Reparationsprozess einbezogen.

Die systemische Wirkung der Knochenbruchheilung („systemisches akzeleratorisches Phänomen") ist an der zunehmenden Knochensubstanz unverletzter stammnaher Knochen erkennbar. Frakturen großer Knochen (Femur, Becken) können im Zusammenhang mit einer Schocksituation zur sog. Fettembolie mit einer erheblichen pulmonalen Vasokonstriktion und Oxygenierungsstörung bis zum akuten Lungenversagen führen. Laborchemisch wurden erhöhte Thromboxan- und Prostaglandinplasmaspiegel und echokardiographisch Vorhofthromboembolien beobachtet. Frakturbedingte Störungen des Blutflusses durch direkte Gefäßkompression oder -zerstörung können zur inkompletten oder vollständigen Extremitätenischämie führen. Instabile Frakturen stimulieren schmerzbedingt das neuroendokrine System.

> Ziel der primären Polytraumaversorgung ist die wenig belastende operative Stabilisierung von Frakturen langer Röhrenknochen, des Beckens und der Wirbelsäule.

64.2.4 Ischämie-/Reperfusionssyndrom

Die Ischämie von Organen und/oder Extremitätenabschnitten entsteht entweder direkt durch Unterbrechung oder Einengung der unmittelbar blutversorgenden Gefäße oder indirekt über eine systemische Hypotension im Rahmen eines akuten Schockgeschehens. Der akute O_2-Entzug stellt den Stoffwechsel auf eine anaerobe Glykolyse um. Während ischämische Schäden im Wesentlichen auf den akuten Energie- und O_2-Mangel zurückzuführen und damit von der Dauer der Gewebehypoxie abhängig sind, entwickelt sich in der postischämischen Phase als Folge spezifischer Entzündungsprozesse das sog. Ischämie-/Reperfusionssyndrom (I/R-Syndrom). Die Bildung reaktiver O_2-Radikale in der frühen Reperfusionsphase ist die Ursache eines membrandestabilisierenden Peroxidationsprozesses und initiiert, neben einer endothelialen Permeabilitätsstörung (Kapillarleck), eine lokale Entzündungsreaktion mit Störung der Mikrozirkulation.

64.2.5 Leukozyten-Endothel-Interaktion

Der Endothelschaden provoziert die lokale Freisetzung chemotaktischer Mediatoren (Endotoxin, Komplement, IL-1, IL-6, IL-8, TNF-α, Arachidonsäurederivate), die einen Prägungsprozess (Priming) von neutrophilen Granulozyten (PMN) induzieren. Der PMN folgt dem Konzentrationsgradienten der Chemotaxine und wird am Bestimmungsort bei hoher Mediatorkonzentration oder auch bei Einwirken eines sekundären Aktivators maximal aktiviert. Spezifische, membrandurchspannende Adhäsionsmoleküle steuern die Interaktion zwischen PMN und Endothelzellen. Histamin, Thrombin, O_2-Radikale und Zytokine führen an der endothelialen Oberfläche zur Exposition präformierter P-Selektine, die mit Kohlenhydratliganden stimulierter Leukozyten (Sialyl-Lewis X) in Kontakt treten. Während dieser initialen Leukozyten-Endothel-Interaktion („Slow-rolling"-Phänomen) kommt es zur Signalübertragung unter Beteiligung des Plättchenaktivierenden Faktors sowie verschiedener Zytokine (TNF-α, IL-1, IL-8).

In der Folge werden die an dieser initialen Adhäsion beteiligten Rezeptoren abgestoßen (Shedding) und können systemisch als zirkulierende Adhäsionsmoleküle auftreten. Eine Proteinneusynthese mit Expression endothelialer Adhäsionsrezeptoren der Immunglobulinsuperfamilie (v.a. ICAM-1) sowie korrespondierender leukozytärer Rezeptoren (Integrine, z.B. CD11b/ CD18) bewirkt eine feste Adhäsion der Leukozyten am Endothel mit anschließender Migration der Leukozyten überwiegend durch die, aber auch zwischen den Endothelzellen in das interstitielle Gewebe (Diapedese).

Neutrophile Granulozyten bilden reaktive O_2-Metabolite durch eine membranassoziierte NADPH-Oxidase, Peroxidasen und Stickstoffmonoxidsynthetasen. Einer intravaskulären Radikalbildung folgt ein nicht kontrollierbarer Endothelschaden, da die Bildung abgeschlossener interzellullärer Mikrokompartimente zwischen Granulozyten und Endothelzellen zu einem raschen Verbrauch endogener Antioxidanzien und Antiproteasen (Scavenger, Vitamine, Superoxiddismutase, Glutathionperoxidase, α_2-Makroglobulin, Antithrombin III) führt. Die Endothelzellschädigung ist eine wesentliche Grundlage einer mikrovaskulären Perfusionsstörung.

> Bei schweren, den gesamten Organismus umfassenden Entzündungsprozessen (z. B. Trauma, bakterielle Sepsis, Schock) ist der Granulozyten- und Xanthinoxidase-vermittelte Endothelschaden Ausgangspunkt des postinflammatorischen Kapillarschadens und Ödems.

64.2.6 Mikrozirkulationsstörung

Der hypovolämisch-hämorrhagische Schock ist charakterisiert durch eine verminderte Kapillardurchblutung, erniedrigten venösen Rückstrom und rechtsventrikuläre Füllung, reduziertes Herzzeitvolumen sowie eine Linksverschiebung der O_2-Dissoziationskurve. Die Stressantwort des Organismus aktiviert über neurovegetative Kaskaden die Freisetzung von Katecholaminen.

Die sympathoadrenerge Mikrozirkulationsstörung ist gekennzeichnet durch
- sympathikusvermittelte präkapillare Vasokonstriktion,
- heterogene Kapillarperfusion mit Zunahme von Shuntgefäßen und Abnahme der Durchblutung nutritiver Kapillaren (Perfusionsungleichgewicht),
- gesteigerte Expression von Adhäsionsrezeptoren für Granulozyten und Thrombozyten.

Eine mastzellvermittelte (Bradykinin, Prostazyklin, Histamin) Vasodilatation, die Synthese des potenten Vasodilatators NO-Radikal („endothelial-derived relaxing factor", EDRF) und die lokale Synthese von vasokonstriktivem Endothelin mit verstärkter Expression von Endothelinrezeptoren tragen darüber hinaus maßgeblich zu dem Perfusionsungleichgewicht nach hämorrhagischem Schock bei. Letzterem folgt zum einen die partielle Umstellung der aeroben auf eine anaerobe Energiegewinnung mit Bildung saurer Metaboliten (Laktat) und zum anderen eine ausgeprägte kapilläre Permeabilitätssteigerung. Die Laktatakkumulation kann auch als Folge einer ausgeprägten Verwertungsstörung und Zelldysfunktion interpretiert werden. Nach Roumen et al. [30] haben die Verletzungsschwere und die Plasmalaktatkonzentration am 3. Tag nach Trauma die höchste Aussagekraft bezüglich der Entwicklung eines Multiorganversagens oder ARDS.

> Ziel der notärztlichen Versorgung ist es, die Dauer der kritischen Hypoxiephase und damit des Schockzustands schnellstmöglich zu verkürzen.

64.2.7 Kapillarschaden und Endotoxinämie

Aus der intravaskulären Hämokonzentration und dem interstitiellen Ödem mit einer verlängerten Diffusionsstrecke, gestörtem Austausch von O_2 und Nährstoffen und einer Zellschwellung resultieren minderperfundierte Organregionen oder überperfundierte Gebiete ohne nutritiven Gewinn mit erheblicher Störung zellulärer Funktionen. Die Permeabilitätsstörung der Mikrozirkulation offenbart sich klinisch schnell in einer Oxygenierungsstörung der Lunge. Persistierende gastrointestinale Perfusionsstörungen, auch nach erfolgreicher Schocktherapie, sind maßgeblich an Mukosaschäden des Darms beteiligt, die einen Übertritt von Darmbakterien in die lymphatische und portale Strombahn ermöglichen (Translokation). Der Nachweis von zirkulierendem Endotoxin ist beim polytraumatisierten Patienten nur teilweise gelungen. Ein aktiviertes darmassoziiertes lymphatisches Gewebe (GALT) kann darüber hinaus eine Vielzahl von Entzündungsmediatoren als Reaktion auf eine Bakterientranslokation sezernieren, wodurch das Darmsystem als bedeutende Quelle einer Phagozytenaktivierung anzusehen ist.

Die Lebermakrophagen reagieren auf eine gastrointestinale Hypoxie mit einer massiven Mediatorfreisetzung, die zur hepatozellulären Akutphaseproteinsynthese und Störung der nutritiven Durchblutung durch Dysregulation der sinusoidalen Perfusion führt. Dem Versagen des Leberfilters (Makrophagen) mit systemischer Einschwemmung gastrointestinal gebildeter Mediatoren (v. a. TNF-α, Endotoxin) oder der direkten lymphatischen Endotoxineinschwemmung („spill over") kann eine hochakute systemische Reaktion mit dem Bild eines septischen Schocks folgen.

64.2.8 Humorale Mediatorsysteme

Gerinnung und Kallikrein-Kinin-System

Die Verletzung von Blutgefäßen mit Präsentation von Gewebefaktor (Tissue factor) aktiviert sowohl das extrinsische Gerinnungssystem (Faktor X) mit Plättchenendotheladhäsion als auch das intrinsische Gerinnungssystem (Hageman-Faktor XII). Der Thrombinbildung folgt nach Abspaltung von Fibrinmonomeren aus Fibrin ein Fibringerinnsel. Diese prokoagulatorische Aktivität unterliegt der Kontrolle von Plasmaproteaseinhibitoren zur Verhinderung eines Gerinnungsverbrauchs. Der wichtigste Faktor ist Antithrombin III (AT III), dessen Wirkung durch Heparin potenziert wird.

Weitere Inhibitoren sind der Gewebefaktorinhibitor sowie Protein C (F VIIIa, F Va), C1-Inhibitor und α_1-Protease-Inhibitor (F XIIa, F XIa). Die aus Plasminogen durch Plasminogenaktivatoren (Urokinase, Tissue-Plasminogen-Aktivator) entstehende Protease Plasmin baut Fibrin proteolytisch zu sog. Fibrinspaltprodukten (FDP) ab. Die Hauptinhibitoren von Plasmin sind α_2-Makroglobulin und α_2-Antiplasmin.

Nach Autoaktivierung von F XII durch Bindung an der negativ geladenen subendothelialen Oberfläche setzt gebundener F XIIa Präkallikrein in Kallikrein und F XI in F XIa um. Dieses System wird durch C1-Inhibitor (F XIIa, Kallikrein) und α_2-Makroglobulin (Kallikrein) eng kontrolliert. Kallikrein bildet aus hochmolekularem Kininogen den potenten Vasodilatator Bradykinin. Kinine steigern die Gefäßpermeabilität, wirken hypotensiv, kontrahieren die glatte Muskulatur und sind starke Schmerzmediatoren. Eine Endothelzellkontraktion bedingt die Permeabilitätssteigerung des Gefäßendothels. Das Kallikrein-Kinin-System spielt eine entscheidende Rolle in der Gerinnungsaktivierung und Fibrinolyse, Wundheilung und durch Phagozytoseaktivierung in der Infektionskontrolle. Auch das Komplementsystem (C1) wird über F XII und Plasmin durch Kontakt aktiviert.

Bei nichtüberlebenden Polytraumapatienten wurde eine deutlich niedrigere Plasmakonzentration an Faktor XII, Plasmapräkallikrein, Hageman-Faktor und Antithrombin III beobachtet, weiterhin ein erniedrigter Gewebeplasminogeninhibitor mit deutlichem Anstieg von Plasminogenaktivatorinhibitor. Erhöhte Plasmakonzentrationen an Fibrin(ogen)spaltprodukten (Fibrinpeptide, Fibrinmonomere) waren mit einer erheblich gesteigerten pulmonalen Permeabilität und interstitiellen Ödemen assoziiert.

Das posttraumatische Organversagen geht mit einer hohen Konzentration an Fibrinolyseinhibitoren, gesteigerter Fibrinbildung und Mikroembolien einher. Neben erhöhten Plasmaantiplasminkonzentrationen und erniedrigten Plättchenzahlen kann eine Störung der Blutgerinnung und eine gesteigerte Fibrinolyse (Blutstase, lokale Hypoxie und Azidose) zur Hemmung des retikuloendothelialen Systems führen. Der Abfall von Gerinnungsfaktoren durch erhöhten Umsatz und die Aktivierung des fibrinolytischen Systems führen zur hämorrhagischen Diathese (disseminierte intravaskuläre Koagulation, DIC) mit Organinfarkten durch Thrombozytensequester.

> Fibrinspaltprodukte sind wertvolle Indikatoren der Gerinnungssituation nach Polytraumatisierung.

Komplementsystem

Traumatische Gewebeschäden aktivieren über Komplementfaktor C3 den alternativen Weg des Komplementsystems mit Bildung des C5b-C9-Komplexes („membrane attack complex"). C5a ist ein hochpotentes Chemotaxin für Phagozyten und induziert deren Degranulation sowie Mediatorausschüttung. Außerdem aktiviert es das Endothel und steigert die Permeabilität über Mastzellmediatoren wie Histamin.

Arachidonsäurestoffwechsel

Der Arachidonsäurestoffwechsel wird durch oxidativen Stress, mechanische Membranschäden sowie Veränderungen des intrazellulären Kalziumspiegels reguliert. Phospholipase A_2 (PLA_2) ist nach Trauma in erhöhter Plasmakonzentrationen nachweisbar. Die zytosolische PLA_2 katalysiert die Freisetzung von Arachidonsäuren aus Membranphospholipiden und trägt damit wesentlich zur zellulären Desintegration bei. Arachidonsäuren dienen der Bildung potenter inflammatorischer Lipide über den Zyklooxygenase- (Prostaglandine) oder den 5-Lipoxygenase-Stoffwechselweg (Leukotrien B_4, Thromboxane A_2).

Nach Ischämie/Reperfusion und Trauma rekrutieren Lipidmediatoren inflammatorische Zellen, ändern die Vasomotorik und Gefäßpermeabilität (glatte Muskulatur, Endothel) und beeinflussen die Thrombozytenaggregation. Aufgrund seiner immunsuppressiven Eigenschaften und der Tatsache, dass Zyklooxygenaseinhibitoren die Immunkompetenz von Makrophagen nach Trauma steigern, kommt Prostaglandin E_2 (PGE_2) eine zentrale Bedeutung bei der posttraumatischen Immunmodulation zu. Plättchen-aktivierender Faktor (PAF) ist ein hochaktiver Entzündungsmediator (Asthma bronchiale, Anaphylaxie, ARDS, septisch-traumatischer Schock) und wird durch PLA_2 aus der Plasmamembran freigesetzt. PAF ist entscheidend an der Prägung und Aktivierung von Phagozyten mit Freisetzung von O_2-Radikalen und Proteasen sowie TNF-α, IL-1 und IL-2 beteiligt.

Zytokine und Polytrauma

TNF-α erscheint sehr früh in der Sepsis und tritt nach schwerem hämorrhagischem Schock, nicht aber nach alleinigem Trauma ohne Hämorrhagie auf. Sein Nachweis ist durch die kurze Halbwertszeit (10–25 min) und seine frühe Freisetzung sehr schwierig. Weiterhin ist fraglich, ob die Plasmaspiegel mit dem biologisch aktiven Protein und den Gewebespiegeln korrelieren. Die löslichen TNF-Rezeptoren (55 kD, 75 kD) sind konstanter nachzuweisen und steigen bei posttraumatischen Verläufen stark an.

Interleukin-1β (IL-1β) ist in den ersten Stunden nach traumatischem Schock nicht nachweisbar, tritt aber in der bakteriellen Sepsis vor TNF-α auf. Seine Produktion ist ähnlich wie die von IL-2 für mindestens 5 Tage nach Trauma supprimiert. Interleukin-6 (IL-6) ist nach Trauma im Plasma früh erhöht, fällt bei komplikationslosem Verlauf konstant ab, persistiert oder steigt abhängig von septischen oder sonstigen Komplikationen wieder an. Im Gegensatz zu TNF bleibt seine Erhöhung auch nach Volumensubstitution meistens über 2–3 Tage bestehen. Die Plasmakonzentration von Interleukin-8 („neutrophil activating peptide") ist nach Polytrauma früh erhöht und kann bei Organkomplikationen erneut ansteigen.

Immunsuppression und Infektanfälligkeit

Aus der posttraumatischen Immunsuppression und gestörten Antigenpräsentation von Makrophagen resultiert eine erhöhte Infektanfälligkeit. Antiinflammatorische Zytokine wie IL-4, IL-10 und IL-11 werden vorwiegend von Monozyten und Makrophagen gebildet und können über eine kontrollierte Freisetzung proinflammatorischer Zytokine die Immunabwehr verbessern. Interleukin-10 supprimiert die Freisetzung von IL-1 und TNF-α. Die antiinflammatorisch wirkenden löslichen Rezeptoren von TNF-α, IL-1 und IL-4 wirken durch Bindung des entsprechenden Proteins ebenfalls inhibitorisch. Interferon-γ spielt eine wesentliche Rolle in der Antigenpräsentation von Makrophagen und Lymphozyten, stimuliert die lymphozytäre natürliche Killerzellaktivität, Phagozytose und Radikalproduktion von Mono- und Leukozyten und steigert die Freisetzung von TNF und IL-1 aus Makrophagen.

Bei Traumapatienten zeigte sich seine Produktion durch Makrophagen ähnlich wie die für IL-1 und IL-2 trotz leichter Erholungstendenz in der 3. Woche deutlich supprimiert [12]. Kolonie-stimulierende Faktoren (Granulocyte/Monocyte-CSF) stimulieren die Leukozytenrekrutierung des Knochenmarks. Nach Trauma wurde eine supprimierte GM-CSF-Sekretion als mögliche Ursache erhöhter Sepsisbereitschaft beobachtet.

64.2.9 Wertigkeit klinisch messbarer Entzündungsmarker

Entzündungsprozesse auf der Ebene der Mikrozirkulation werden nicht eindeutig durch Änderungen systemischer Mediatorkonzentrationen reflektiert. Erwünschte Wirkungen auf der lokalen Ebene, z. B. das durch TNF-α induzierte Zellrecruitment bei der Phagozytose, können auf systemischer Ebene negative Folgen haben, z. B. die durch TNF-α induzierte Expression von Adhäsionsrezeptoren auf einem primär nicht verletzten Lungenendothel.

Die Interpretation der Plasmazytokinkonzentrationen wird weiterhin durch Vorerkrankungen mit latenter Zytokinämie (Leberzirrhose), individuelle Besonderheiten, circadiane Ausschüttung, Alter und Geschlecht, endogene Antagonisten (IL-1-Rezeptorantagonist, lösliche TNF-Rezeptoren) und die Frage der Bestimmung löslicher oder zellgebundener Zytokinformen relativiert. Eine individuelle Betrachtung und insbesondere der zeitliche Verlauf sind von größter Bedeutung. Ein verminderter Zytokinmetabolismus, z. B. bei Zirrhosepatienten, kann bereits bei geringen Zytokinkonzentrationen (TNF, IL-6) eine fulminante systemische Reaktion auslösen. Demgegenüber wurde bei verstorbenen Verbrennungspatienten trotz hoher IL-6-Plasmakonzentrationen keine adäquate Akutphasenproteinsynthese beobachtet [28].

64.2.10 Immunsuppression

Antigenpräsentation durch Monozyten und Makrophagen bedeutet die Fähigkeit, Antigene aufzunehmen und nach Assoziation mit Histokompatibilitätskomplexen so auf der Zelloberfäche zu exprimieren, dass diese von T-Lymphozyten erkannt werden. Eine defekte Antigenpräsentation schwächt die posttraumatische Abwehrsituation und stellt neben einer verminderten Immunglobulinsynthese eine wesentliche Ursache für die erhöhte Infektanfälligkeit nach Trauma dar.

Nach schwerem Trauma wird häufig eine primäre Leukozytenaktivierung und Zytokinämie beobachtet, der eine sekundäre Leukozytenfunktionsstörung folgt. Parallel dazu wurde bereits wenige Stunden nach Trauma eine Suppression monozytärer Funktionen beschrieben [13]. Neuere Untersuchungen weisen darauf hin, dass eine geschlechtsspezifische, frühe Suppression der monozytären TNF-Synthese negativ mit dem Auftreten späterer septischer Komplikationen nach Polytrauma einhergeht [19].

In der späten Phase nach Trauma wurden eine Reihe *beeinträchtigter Immunfunktionen* festgestellt:
- supprimierte leukozytäre Bakterizidie,
- verminderte Opsonierung,
- supprimierte Makrophagenfunktion,
- niedrige Immunglobulinspiegel,
- eingeschränkte T- und B-Lymphozytenfunktion,
- veränderte Zytokinfreisetzung.

Der beeinträchtigte Immunstatus ist klinisch durch eine anhaltende Anergie bei dermalen Hypersensitivitätstests charakterisiert und v. a. bei septischen Verläufen in einem hohen Prozentsatz nachzuweisen. Als mögliche Ursachen werden immunmodulierende Mediatoren wie Prostaglandine (PGE$_2$), Zytokine, Katecholamine und Kortikosteroide sowie das komplex veränderte Gleichgewicht zwischen pro- und antiinflammatorischen Zytokinen diskutiert.

> Die gestörte Balance zwischen immunstimulierenden und antiinflammatorischen Mechanismen ist wesentliche Grundlage der posttraumatischen Zelldysfunktion und damit Wegbereiter des Organversagens [5].

64.3 Verletzungsschwere

Die Verletzungsschwere ist eine wesentliche Einflussgröße für die Entwicklung eines sequenziellen Organversagens. Die exakte Beschreibung des Verletzungsgrads eines polytraumatisierten Patienten wird durch die vielfältigen Verletzungskombinationen erschwert und durch die subjektive Einschätzung des Untersuchers beeinträchtigt.

Scoringsysteme

Ziel der anatomisch oder physiologisch orientierten sowie der kombinierten Scoringsysteme ist es, den Körperschaden durch einfache Zahlenwerte zu beschreiben und die Patienten damit vergleichbar zu machen [7]. Abhängig von den dem Score zugrundeliegenden Messgrößen müssen diese am Unfallort (Glasgow Coma Scale, Revised Trauma Score), nach Abschluss der bildgebenden Diagnostik in der Notaufnahme (Injury Severity Score, TRISS) oder im Verlauf der Intensivbehandlung (Apache-II-, MOV-Score nach Goris) erhoben werden. Unter Umständen erfordert der Score nach Abschluss der Behandlung durch Einschluss primär nicht erkannter Verletzungen eine Revision (Injury Severity Score, TRISS).

■ **Glasgow Coma Scale.** Die „Glasgow Coma Scale" (GCS) beschreibt die Bewusstseinslage anhand der 3 Variablen Augenöffnen, verbale und motorische Antwort auf abgestufte Reize und korreliert gut mit dem Kriterium „Überleben" (s. Kap. 65).

■ **Revised Trauma Score.** Der „Revised Trauma Score" (RTS) nach Champion enthält die Variablen Atemfrequenz, systolischer Blutdruck und Glasgow Coma Scale. Jeder Parameter wird zunächst mit Punktwerten von 0–4 bewertet und durch regressionsanalytisch ermittelte Koeffizienten gewichtet. Die Korrelation mit dem Zielkriterium „Überleben" ist gut, seine klinische Anwendbarkeit allerdings eingeschränkt.

■ **Injury Severity Score.** Der „Injury Severity Score" (ISS) basiert auf dem 1990 revidierten Abbreviated Injury Scale (AIS). 6 Körperregionen werden für den Grad der Verletzung mit einem Punktwert von 1–6 belegt. Der Punktwert der 3 am schwersten verletzten Körperregionen wird quadriert und zu einem Gesamtwert addiert (schwerste Verletzung: 75 Punkte). Der Injury Severity Score korreliert, neben dem Überleben, auch gut mit der Behandlungsdauer, Beatmungsdauer, Invalidität und dem Blutkonservenbedarf.

> Eine Verletzungsschwere mit ISS > 25 Punkte oder ein primärer Transfusionsbedarf von mehr als 6 Erythrozytenkonzentraten erhöht deutlich das Risiko für ein MOV.

■ **TRISS Score.** Der „TRISS Score" (Trauma Score + ISS) berechnet sich regressionsanalytisch aus den Variablen Revised Trauma Score, Injury Severity Score und Alter, wobei die Überlebenswahrscheinlichkeit aus einer Exponentialfunktion abgelesen wird (Wert 0: keine Überlebenswahrscheinlichkeit). Die TRISS-Methode vergleicht die vorausgesagte mit der tatsächlich beobachteten Letalität und ermöglicht einen Qualitätsvergleich. Mit Hilfe der PRE-Charts („preliminary outcome based evaluation") können einzelne Patienten, die ein unerwartetes Überleben oder Versterben zeigen, identifiziert werden. Mit der DEF-Methode („definitive outcome based evaluation") kann die Ergebnisqualität einer Klinik am nationalen Standard gemessen werden.

Tabelle 64-1. Validität von Traumascores. (Aus [23])

Score	Sensitivität [%]	Spezifität [%]
TRISS	93,1	93,7
Trauma Score	90,5	88,9
Revised Trauma Score	89,6	87,3
Glasgow Coma Scale	89,1	87,8
Injury Severity Score	87,2	85,2
Polytraumaschlüssel	83,1	83,7

■ **ASCOT-Score.** Der „ASCOT-Score" („A severity characterization of trauma") repräsentiert eine Weiterentwicklung des TRISS. Die Überlebenswahrscheinlichkeit wird aus einer Exponentialfunktion abgelesen, in der die oben genannten Variablen regressionsanalytisch verknüpft wurden. Trotz statistischer Überlegenheit des ASCOT ist die praktikable TRISS-Methode weiter verbreitet.

■ **Polytraumaschlüssel.** Der deutsche Polytraumaschlüssel (PTS) ist ein gemischter physiologisch-anatomischer Score [24]. In seiner revidierten Form berücksichtigt er die Glasgow Coma Scale bei der Erstuntersuchung, das Basendefizit, den Quotienten aus arteriellem O_2-Partialdruck und inspiratorischer O_2-Konzentration bei Klinikaufnahme, die Verletzungen von 5 Körperregionen (Schädel, Thorax, Abdomen, Becken und Extremitäten) sowie das Alter des Patienten.

Kritische Bewertung

In einer prospektiven Studie von Neugebauer et al. an 612 Traumapatienten zeigten die vorgenannten Trauma Scores Sensitivitäten und Spezifitäten von über 83% und damit ihre grundsätzliche Eignung als Klassifikationsinstrumente [7]. Trotzdem verbietet ihre Irrtumswahrscheinlichkeit individualisierte therapierelevante Einzelentscheidungen. International haben sich der Revised Trauma Score und der Injury Severity Score sowie der aus ihnen zu berechnende TRISS durchgesetzt (Tabelle 64-1).

64.4 Das posttraumatische Organversagen

64.4.1 Inzidenz

Von 100 schwerverletzten Patienten entwickeln jeweils $1/3$ ein isoliertes Organversagen oder ein Multiorgan-

Tabelle 64-2. Risikofaktoren für die Entwicklung eines MOV

Risikoparameter	Schwellenwert
Alter	> 55 Jahre
ISS	> 24 Punkte
Laktat	> 2,5 mmol/l
Basenüberschuß (BE)	> 8 mmol/l
Transfusionsbedarf	> 5 Konserven innerhalb 12 h

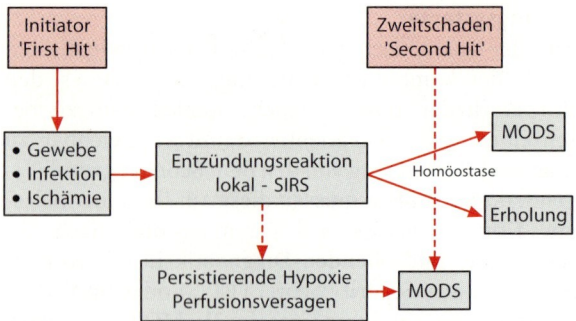

Abb. 64-2. Flussdiagramm zur Entstehung des posttraumatischen Multiorgandysfunktionssyndroms (MODS)

versagen [36]. In einer retrospektiven Untersuchung fand Regel zwischen 1986 und 1995 bei 1171 polytraumatisierten Patienten eine Gesamtinzidenz des Multiorganversagens von 11,4 %. Die Mortalität lag bei den Patienten mit einem Multiorganversagen bei 61,5 %, verglichen mit 11,4 % bei den Patienten ohne Organversagen [26]. Die Mortalität eines etablierten MOV nach schwerem Trauma wird in der internationalen Literatur mit ca. 30–50 % angegeben. Bekannte Risikofaktoren für die Entwicklung eines MOV sind in Tabelle 64-2 dargestellt.

64.4.2 Posttraumatisches Entzündungssyndrom

Die pathophysiologischen Einzelkomponenten der Polytraumatisierung („first hit") induzieren humorale und zelluläre Interaktionen im Sinne einer primär lokalen nichtbakteriellen Entzündungsreaktion. Bis zu einer gewissen Schwelle gelingt es dem Organismus, den entstandenen Schaden durch adäquate Reparaturmechanismen (Wund- und Frakturheilung, Blutungsstillung) zu begrenzen und im günstigen Fall zur lokalen Heilung zu gelangen. Abhängig von individuellen Faktoren und der Traumaschwere werden jedoch durch die systemische Einschwemmung lokal freigesetzter Entzündungsmediatoren verletzungsferne Organe in einen generalisierten Entzündungsprozess („whole body inflammation") einbezogen. In diesem Fall kann der immunologische Abwehrprozess außer Kontrolle geraten und die hochaktiven Abwehrkaskaden (Phagozyten, Monozyten, Komplement) schädigen Endothelien und Parenchymzellen oder sie dekompensieren wegen Verbrauchs. Werden die körpereigenen Schutzmechanismen (z. B. Antioxidanzien, Proteaseninhibitoren) übermäßig beansprucht oder therapeutisch nicht adäquat unterstützt, resultiert ein Zellschaden und der Organismus entwickelt leicht eine Organdysfunktion.

Entscheidend für das Überleben des Gesamtorganismus ist der Grad der Einbeziehung lebenswichtiger, primär auch nicht vom Trauma betroffener Organsysteme („remote organ injury"). Die klinische Manifestation dieser systemischen Entzündungsreaktion ist eine generalisierte Permeabilitätsstörung mit interstitiellem Ödem und Organdysfunktion, wobei meist ein pulmonales Versagen beteiligt ist. Entscheidend für das Überleben des Organismus ist letztlich, ob und wie schnell er sein immunologisches Gleichgewicht, unter Kompensation individueller Risikofaktoren, wiederherstellen kann. Wesentlich ist weiterhin, dass jede iatrogene Intervention („second hit") in der labilen Phase des immunologischen Gleichgewichts den Patienten in ein fulminantes Organversagen mit letalem Ausgang führen kann (Abb. 64-2).

Stadien des SIRS

Die posttraumatische Entzündungsreaktion unterliegt lokalen, zeitlichen und biochemisch-immunologischen Gesetzen. Die Definition des systemischen Entzündungssyndroms SIRS (s. Kap. 63) muss daher weiter differenziert werden. Die überwiegend lokale entzündliche Reaktion (SIRS I. Grades) ist geprägt von einer begrenzten Zytokinproduktion und Aktivierung von Phagozyten und Abwehrzellen zur Regulation der Wundheilung. Ihr folgt die Freisetzung geringer, z.T. nicht detektierbarer Zytokinmengen in die Zirkulation zur Makrophagen- und Plättchenrekrutierung, Aktivierung der Akutphasenreaktion und Stimulation von Wachstumsfaktoren.

Eine Kontrolle dieser Phase durch Modulation der Zytokinproduktion und Freisetzung von endogenen Antagonisten und Antikörpern unterstützt den geregelten Ablauf der Wundheilung und erreicht die Wiederherstellung der Homöostase. Das SIRS II. Grades zeigt somit keine wesentlichen Funktionsbeeinträchtigungen von Organsystemen. Das SIRS III. Grades ist durch eine sekundäre Schädigung auch primär nicht verletzter Organe charakterisiert. Die Homöostase wird durch eine fulminante systemische Reaktion nicht erreicht, und die Zytokine entfalten, im Gegensatz zu Stadium I und II, eine destruktive systemische Wirkung. Dadurch wird die Integrität des Endothels zerstört, parenchymatöse und schadensferne Zellsysteme werden involviert und über ein Multiorgandysfunktionssyndrom (MODS) kann sich ein Multiorganversagen (MOV) mit letalem Ausgang entwickeln.

Die Berücksichtigung des Schweregrads der systemischen Entzündungsreaktion ist Basis eines gestuften und wenig belastenden Polytraumamanagements.

3-Ebenen-Modell des posttraumatischen Organversagens

Die Veränderungen des Gesamtorganismus (Ebene 1) sind im Wesentlichen durch eine hyperdyname Kreislaufreaktion, die systemische Freisetzung von Mediatoren, eine gestörte Immunfunktion und in einigen Fällen durch ein sequenzielles Organversagen mit energetischem Ausbrennen des Organismus charakterisiert. Die Ebene 2 beschreibt die Veränderungen auf der Organebene mit einer Störung der Mikrozirkulation, einem Perfusionsungleichgewicht, interstitieller Zellinfiltration und Organversagen. Die Mediatorwirkung auf dieser Ebene ist definiert als eine lokale Wirkung, die potentiell eine Heilung erreichen kann. Die 3. Ebene umfasst alle zellulären und subzellulären Veränderungen mit Hypoxieschaden und direkter Mediatorwirkung auf Rezeptoren oder Membranbestandteile. Auf dieser Ebene besteht eine metabolische Dysfunktion von Immun- und Parenchymzellen, eine anaerobe Glykolyse, eine gestörte Ca^{2+}-Homöostase und letztendlich der Zelltod (Abb. 64-3) [27].

Abhängig vom Ausmaß des primären Schadens kann also die sequenzielle Entzündungsreaktion in einer räumlichen, zeitlichen und qualitativen Dimension von der zellulären Ebene auf die Organebene und weiter in eine Ganzkörperentzündungsreaktion übergehen [28]. Der letztere Schritt umfasst oft Komplikationen verschiedener Organe und gefährdet das Überleben des Gesamtorganismus.

Die systemische Entzündungsreaktion (SIRS) entwickelt sich unspezifisch auf eine Reihe infektiöser oder nichtinfektiöser Noxen. Ein Polytrauma induziert primär ein SIRS ohne wesentliche Beteiligung von Mikroorganismen. Wird das SIRS durch Infektionen ausgelöst, kompliziert oder verstärkt, spricht man von Sepsis.

64.4.3 Organkomplikationen nach Polytrauma

Die Prognose eines polytraumatisierten Patienten hängt letztlich davon ab, ob ein Organfunktionsverlust kompensierbar und vorübergehend ersetzbar ist, wie dies z. B. für die Niere und Lunge durch Dialyse und Beatmung möglich ist.

Lunge

Direkte Ursachen einer respiratorischen Insuffizienz nach Polytrauma sind das häufige Thoraxtrauma mit Lungenkontusion und Hämatopneumothorax oder eine Lungenschädigung durch Aspiration. Eine indirekte Lungenschädigung wird abakteriell durch endogene, zelluläre und/oder humorale Mediatoren verursacht oder entsteht durch eine nosokomiale Pneumonie, v. a. bei beatmeten Patienten. CT-gestützte Untersuchungen belegen, dass Patienten mit primärer Lungenkontusion, insbesondere wenn ein hoher Verletzungsgrad (ISS > 25 Punkte) vorliegt, ein ausgeprägteres SIRS und Lungenfunktionsstörungen entwickeln. Aber auch ohne primäre Lungenverletzung oder Infektion kann sich im Rahmen einer systemischen Entzündungsreaktion innerhalb von Tagen eine respiratorische Dysfunktion entwickeln. Während ein akutes Lungenversagen („acute lung injury", ALI) posttraumatisch relativ häufig und oft nur passager auftritt, ist ein ARDS heute aufgrund der verbesserten operativen und intensivmedizinischen Therapie offenbar seltener zu beobachten.

Herz-Kreislauf-System

Die hyperdyname Kreislaufreaktion ist das Resultat einer Sympathikus- und Zytokinstimulation, wobei aber kardiodepressive Faktoren auch eine Verringerung der Herzauswurfleistung bedingen können. Eine vorbestehende koronare Gefäßerkrankung kann die Herzleistung und damit die Möglichkeit zur kompensatorischen hyperdynamen Kreislaufreaktion limitieren mit dem Resultat einer unzureichenden Gewebeversorgung mit O_2 und Substraten.

Die Kreislaufdekompensation durch periphere Widerstandserniedrigung wird dominiert von einer peripheren Vasodilatation mit Flussverlangsamung des dort gepoolten Bluts bei gleichzeitiger Störung der nutritiven Kapillarperfusion. Eine medikamentöse Anhe-

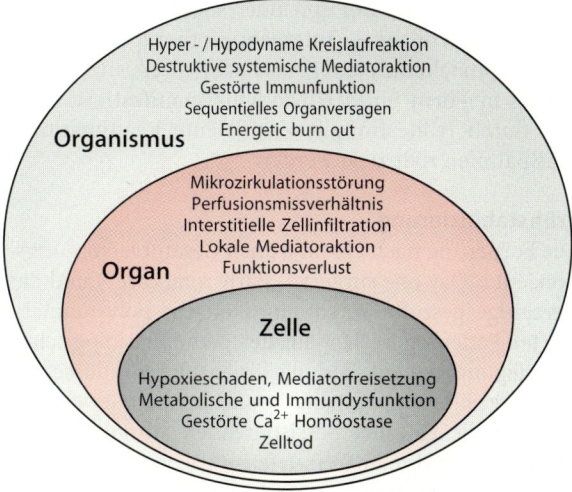

Abb. 64-3. 3-Ebenen-Modell des posttraumatischen Organversagens

bung des peripheren Widerstands durch Vasopressoren wie z. B. α-mimetische Katecholamine kann ohne gleichzeitige adäquate Volumenersatztherapie zwar zu einer Blutdruckerhöhung führen, aber gleichzeitig die Minderperfusion der Mikrozirkulation im Sinne eines Circulus vitiosus verstärken.

Gastrointestinaltrakt/Leber

Der Gastrointestinaltrakt wird unter physiologischen Bedingungen mit bis zu 30 % des Herzzeitvolumens versorgt und im Rahmen der sympathoadrenergen Reaktion frühzeitig minderperfundiert.

Neben einer Dekompensation der Darm-Leber-Achse als ein möglicher Faktor des posttraumatischen SIRS kann auch die Entwicklung der steinlosen Schockgallenblase als Folge einer ischämischen Durchwanderungsnekrose der Blasenwand als Organkomplikation eingestuft werden. Auch gastrointestinale „Stressblutungen" und seltene späte Darmperforationen resultieren größtenteils aus einer Schwächung der protektiven Faktoren im Rahmen der generalisierten Entzündungsreaktion.

Niere

Die Inzidenz des akuten Nierenversagens ist mit Einführung der frühen Volumentherapie erheblich zurückgegangen. Ein drohendes oder manifestes Nierenversagen ist durch Einsatz extrakorporaler, insbesondere kontinuierlicher Eliminationsverfahren weitgehend kompensierbar und als Teil einer Multiorgandysfunktion und nicht mehr als limitierendes Einzelorganversagen aufzufassen. Ursache des akuten Nierenversagens ist v. a. eine ischämische Mikrozirkulationsstörung selbst, wobei der hohe Energiebedarf der Tubuluszellen für ischämische Schädigungen prädisponiert. Maßgeblich für den Grad renaler Funktionsstörungen ist die Aktivierung des Renin-Angiotensin-Aldosteron-Systems sowie eine Konzentration vasokonstringierender Faktoren wie Noradrenalin, Thromboxan A_2, Leukotrien C und Endothelin.

Gerinnungssystem

Ein ausgeprägter traumatischer Blutverlust kann zu einer akuten, frühen Dekompensation des gesamten Koagulations-Antikoagulations-Systems führen. Auch bei frühzeitiger Substitution der plasmatischen Gerinnungsfaktoren und der Blutkomponenten (Erythrozyten, Thrombozyten) entsteht eine anhaltende Funktionsstörung der Gerinnungskaskaden.

Polytrauma und Schädel-Hirn-Trauma

Als nach wie vor limitierende Verletzung der die Klinik erreichenden polytraumatisierten Patienten gilt das schwere Schädel-Hirn-Trauma (SHT). Die Prognose eines SHT hängt neben der primären morphologischen Hirnschädigung maßgeblich von der sekundären ischämisch-entzündungsbedingten Hirnschädigung ab. Während bei schwerer primärer Hirnschädigung die nachfolgende sekundäre Hirnschädigung zu einer schnelleren zerebralen Dekompensation führt, geht bei moderater Hirntraumatisierung die sekundäre Hirnschädigung sogar als unabhängige Variable in die Letalität ein.

Als weitere Ursachen einer sekundären Hirnschädigung werden lokale Hämatome und Kontusionsblutungen oder eine generalisierte Hirnschwellung (Hypoxie durch Vasospasmen, Infektionen) angeführt. In der klinischen Praxis wird derzeit versucht, die sekundäre Hirnschädigung durch Optimierung der Schocktherapie, Bluttransfusion und Normalisierung der Blutgerinnung sowie frühzeitige operative Stabilisierung von Zusatzverletzungen zu begrenzen.

64.5 Therapie

64.5.1 Allgemeine Aspekte

Hämorrhagischer Schock, Schädel-Hirn-Trauma und Multiorganversagen (MOV) stehen als Haupttodesursachen polytraumatisierter Patienten im Mittelpunkt therapeutischer Interventionen. Zur Verkürzung blutungsbedingter Ischämiezeiten steht in der präklinischen Phase, mit der Ausnahme schwerer Blutverluste aus offenen oder geschlossenen Verletzungen, die Volumentherapie mit kolloidalen und/oder kristalloiden Lösungen im Vordergrund. Schwere Gefäß- oder Organzerreißungen führen häufig vor einer definitiven chirurgischen Blutstillung zum Verbluten, so dass hier eine Reduktion der Letalität nur durch schnellsten Transport in ein geeignetes chirurgisches Zentrum möglich ist.

Der primär irreparable Hirnschaden, bedingt durch morphologischen Substanzverlust, ist nur eine präventiv beeinflussbare Todesursache, während raumfordernde Blutungen mit epi- oder subduralen Hämatomen durch frühzeitige Intervention therapierbar sind. Der hypoxiebedingte Hirnschaden, der sich regelmäßig in Form eines Hirnödems manifestiert, kann nur durch frühestmögliche effiziente Reanimationsmaßnahmen reduziert werden.

Frühstabilisierung

Die Forderung nach einem frühen Gesamtversorgungskonzept („Day one surgery", „Early total care") und das derzeitige gestufte Versorgungskonzept polytraumatisierter Patienten basiert auf der pathophysiologischen Überlegung, die entzündungsfördernden Einflüsse von Schmerz, Blutung, Instabilität und lokaler Gewebezerstörung, die zu einer persistierenden Stimulation der humoralen und zellulären Defensivsysteme (Makrophagenaktivierung) führen, zu reduzieren.

Die initiale operative Stabilisierung der langen Röhrenknochen hat sich beim Schwerverletzten als

Standard gegenüber der Gips- und/oder Extensionsbehandlung durchgesetzt. Bei gleichzeitigem Vorliegen von Thoraxverletzungen ist aus unserer Sicht der Fixateur externe zur Reduktion einer sekundären Belastung der primären Marknagelung vorzuziehen [25]. Gleichermaßen wird heute die Primärstabilisierung instabiler Wirbelfrakturen, auch bei fehlender neurologischer Symptomatik, und die Frühversorgung blutender, instabiler oder offener Beckenverletzungen empfohlen.

„Early total care" sollte allerdings nicht dogmatisch die vollständige Versorgung in einem definierten engen Zeitfenster, sondern die zügige Frühstabilisierung relevanter Frakturen bedeuten. Dies bedarf einer individuellen Abwägung. In einer instabilen Gerinnungssituation oder ausgeprägten Hypothermie sollte kein zusätzlicher Schaden durch ausgedehnte primäre Operationen angerichtet werden. Auf der anderen Seite sollte aber auch der günstigste Zeitpunkt zur definitiven Versorgung nicht verpasst werden.

Geplante Sekundär-/Tertiäroperationen

Im Rahmen der Primäreingriffe wird ein Gesamtkonzept zur Versorgung der einzelnen Verletzungen unter Berücksichtigung evtl. erforderlicher Folgeoperationen erstellt. Hierbei sind die Konsequenzen aus dem Ersteingriff (Bauchtuchtamponade, Primärstabilisierung mit Fixateur externe oder interne etc.) zu bedenken. Zur Sanierung der Weichteilschäden werden innerhalb der ersten Tage „Second-look"-Operationen zum Nachdébridement durchgeführt und bis zum Erreichen gut durchbluteter Wundflächen wiederholt. In der vulnerablen Phase der Intensivbehandlung, vor der 3. Operationsphase, sind somit lediglich gering belastende Maßnahmen vorzusehen, die jedoch durch Entfernung von Gewebedebris, Hämatomen und Nekrosen eine Verminderung der Systembelastung bewirken. In der tertiären Operationsphase sind ergänzende und verzögert durchführbare Operationen wie Verfahrenswechsel und die definitive Versorgung von Frakturen des Mittelgesichts, der Hand, des Fußes oder ergänzende Osteosynthesen notwendig.

■ **Zeitplanung.** Eine genaue Zeitvorgabe für die Eingriffe der 3. Operationsphase ist problematisch, da hierfür harte Indikationsparameter fehlen [20, 22]. Auf der einen Seite sollte im ausgeprägten SIRS mit Mehrorganversagen keine aufschiebbare Operation durchgeführt werden, um die systemischen Entzündungsvorgänge nicht zusätzlich zu aktivieren. Auf der anderen Seite kann jedoch nicht unbegrenzt zugewartet werden, da dies die lokalen Erfolgsaussichten, v. a. bei Gelenkverletzungen, verringert und die Infektionsgefahr erhöht.

Als grobe Empfehlung sind ab dem 5. Tag die Operationen der 3. Phase durchzuführen, dies sollte allerdings nicht in jedem Fall als günstigster Zeitpunkt verstanden werden. Bei Rückgang der Mediatoraktivierung und deutlichem Trend zur Stabilisierung der Organfunktionen sind Folgeoperationen vertretbar. Die in Tabelle 64-3 angegebenen Kriterien können als Hilfe bei der Therapieentscheidung eingesetzt werden.

Reduktion der immunologischen Belastung des Gesamtorganismus

Während die Lagerungstherapie für pulmonale Komplikationen, insbesondere nach Lungenkontusion, einen wesentlichen Fortschritt erbracht hat, bleibt für die schwere Hirnkontusion vorerst nur die Empfehlung eines suffizienten Hirndruckmonitorings und einer adaptierten medikamentösen Therapie. Derzeit ist, bei der nach wie vor bestehenden Schwierigkeit, den Immunstatus eines Patienten exakt festzulegen, eine spezifische Mediatormodulation nach Trauma nicht begründet. Die Vorstellung, durch Inhibition oder Neutralisierung eines sog. Hauptmediators die Entzündungskaskade vorteilhaft beeinflussen zu können, hat sich nicht bestätigt. Die medikamentöse Beeinflussung der Immunkaskaden muss zudem Risikofaktoren und Vorerkrankungen (Diabetes, Gefäße, Leber, Lunge usw.), eine veränderte Immunreaktion in Relation zum Alter und auch geschlechtsspezifische Unterschiede berücksichtigen.

Ein Ziel aller therapeutischen Maßnahmen muss die Reduzierung der direkten und indirekten immu-

Tabelle 64-3. Entscheidungskriterien für die Planung verzögerter Operationen nach Polytrauma (Tertiärphase)

Kriterien für die Durchführung einer Folgeoperation nach Polytrauma	Kriterien gegen die Durchführung einer Folgeoperation nach Polytrauma
Ab Tag 5 nach Trauma	Tag 1–4 nach Trauma
Verbesserung der Oxygenierung	Verschlechterung des Gasaustauschs
Negative Bilanz (Flowphase)	Positive Bilanz (Einschwemmung)
Stabilisierung der Gerinnung	Protrahierte Gerinnungsstörung (DIC)
Rückläufige Elastase und C-reaktives Protein	Anstieg von Elastase und C-reaktivem Protein
Normalisierung des Laktats	Anhaltende Laktatämie (außer bei operativ korrigierbarer Ischämie!)

Tabelle 64-4. Übersicht über pathophysiologische Ursachen des Multiorganversagens und therapeutische Konsequenzen für dessen Verhinderung

Ursache	Pathophysiologie	Erstversorgung	Operation	Intensivbehandlung	Folgemaßnahmen
Hämorrhagischer Schock, Hypoxie	Ischämie/Reperfusion Inflammation, Mikrozirkulationsstörung	Volumentherapie, Bluttransfusion, Beatmung	Blutstillung, Tamponade, Frakturstabilisierung	Volumen- und Transfusionsausgleich Oxygenierung	Second look: definitive Blutstillung (Tamponadenwechsel, Débridement)
Gewebetrauma (Muskel, Weichteile)	Avitales Gewebe Minderperfusion Superinfektion	Sterile Abdeckung	Radikales Débridement, temporärer Wundverschluss	Optimierung von O_2-Angebot Perfusion und, evtl. Antibiose	Second look: Débridement Weichteilrekonstruktion
Frakturen	Schmerz, Gewebetrauma, Mediatoraktivierung	Grobreposition, Schienung, sterile Abdeckung	Stabilisierung von Becken, WS, Röhrenknochen	Optimierte Pflege, Lagerungstherapie, reduzierter Analgetikabedarf	Second look: definitive Osteosynthesen, Verfahrenswechsel
Verletzungen von Parenchymorganen	Direkte Mediatoraktivierung, Blutungsschock, Hypoxie, Perfusionsstörung	Organunterstützende Maßnahmen (Beatmung)	Revaskularisation, Blutstillung, Débridement	Unterstützung der Organfunktion, Beatmung, Hämofiltration, Stoffwechselsubstitution	Second look: definitive chirurgische Versorgung
Gastrointestinale Perfusionsstörungen	persistierender Low-flow, Phagozytenaktivierung Endotoxinämie Mukosaschädigung	Volumensubstitution, Verkürzung der Schockphase	Rasche definitive Blutstillung und operative Versorgung	Frühe enterale Ernährung, Optimierung des O_2-Angebots	Intervention (Schockgallenblase, Stressblutungen, Darmperforationen)
Neurotrauma	Hypoxie, Blutungen	Optimierung der Durchblutung und Oxygenierung	Entlastung von Raumforderungen	Kreislaufunterstützung, Verbesserung der zerebralen Perfusion, Oxygenierung	Rekonstruktive Eingriffe, (frontobasale Läsionen)

nologischen Belastung des Gesamtorganismus im Hinblick auf eine Abschwächung und Kontrolle der systemischen Entzündungsreaktion sein. Einen Überblick über pathogenetische Faktoren des Multiorganversagens und mögliche therapeutische Ansätze gibt Tabelle 64-4.

64.5.2 Behandlungsphasen

Die klinische Behandlung des polytraumatisierten Patienten wird im zeitlichen Ablauf von Diagnostik und Therapie in folgende Phasen eingeteilt (vgl. Tabelle 64-5):
- Akut- oder Reanimationsphase: 1.–3. Stunde,
- Primärphase: 3. Stunde – 2. Tag,
- Sekundärphase: 2.–6. Tag,
- Tertiärphase: nach dem 6. Tag.

64.5.3 Schockraummanagement

In der präklinischen Versorgung polytraumatisierter Patienten steht eine gut organisierte Rettungskette mit Alarmierungssystem, suffizienter Erstversorgung am Unfallort und schnellem Transportsystem im Vordergrund. Neben einer zielgerichteten Primärversorgung entscheidet die präklinische Triage über eine geeignete Klinik. Für Kliniken mit dem Anspruch auf Maximalversorgung werden besondere Voraussetzungen für die personelle, strukturelle, räumliche und apparative Ausstattung gefordert (Tabelle 64-6; [14]).

Bei polytraumatisierten Patienten muss ein qualifiziertes Versorgungsteam vor Ankunft des Verletzten im Schockraum bereitstehen, Routinemaßnahmen müssen vorbereitet sowie die diagnostisch-therapeutischen Algorithmen eingeübt sein. Innerhalb des Traumateams bzw. im Schockraum leitet ein Unfallchirurg in Kooperation mit dem Anästhesisten den diagnostischen und therapeutischen Stufenplan unter Heranziehung weiterer Fachdisziplinen. Ziel der Schockraumphase ist es, die Vitalfunktionen zu stabilisieren und dabei gleichzeitig in kurzer Zeit die Diagnostik abzuschließen, um den Patienten dann gezielt der operativen Versorgung zuzuleiten. Im Einzelfall kann dies bedeuten, dass die Schockraumphase abgebrochen wird, um eine Massenblutung in der 1. operativen Phase zu kontrollieren. Ansonsten kann die Diagnostik zügig komplettiert und der Verletzte gezielt der dringlichen Operationsphase oder, bei fehlender Operationsindikation, der intensivmedizinischen Behandlungsphase zugeführt werden.

Tabelle 64-5. Stufenkonzept der operativen Versorgung des Polytraumas

Primärphase	Sekundärphase	<<<-->>>	Tertiärphase
Lebenserhaltende Operationen	Dringliche Operationen	*Second look*	Verzögerte Operationen
• Blutungskontrolle: Abdomen, Thorax, Gefäße	• Hohlorganverletzungen		• Verfahrenswechsel (Fixateur externe → Marknagel)
• Dekompression: epi(sub)durale Hämatome	• offene Frakturen		• definitive Osteosynthesen: (Becken, Azetabulum, WS)
• Revaskularisation bei Ischämie (wenn indiziert)	• Kompartmentsyndrome		• Hand-, Fußverletzungen
	• Frakturen langer Röhrenknochen		• Weichteilrekonstruktion
	• instabile Becken- und WS- Frakturen		• MKG-, neurochirurgische, urologische Eingriffe (u. a.)
	• Luxationen		

Tabelle 64-6. Zentrum der Maximalversorgung

- Fachliche Qualifikation: Arzt für Unfallchirurgie
- Fachliche und organisatorische Autonomie: Selbständige Abteilung für Unfallchirurgie
- Ausstattungsmerkmale: Zulassungskriterien nach § 6 für das berufsgenossenschaftliche Heilverfahren
- Leistungsprofil:
  - Interdisziplinärer 24-h-Bereitschaftsdienst (Fachärzte)
  - Zentrale Notaufnahme mit Schockraum
  - 24 h Operationsmöglichkeit
  - Intensivstation
  - Unfallchirurgische Leitung der Unfallversorgung mit Beteiligung an der präklinischen Unfallrettung
  - Notfalllabor und Blutbank

Tabelle 64-7. Schockraumausstattung

Anästhesiologische Ausstattung	Chirurgische Ausstattung
Beatmungsgerät (stationär und Transportsystem)	Notoperationssets
Überwachungsmonitor	Kraniotomie
Absauggerät	Tracheotomie
Defibrillator	Thorakotomie, Thoraxdrainage
Notfallmedikamente und Infusionen	Bronchoskopie
Kathetersysteme (intravenös, arteriell, zentralvenös)	Erstversorgung von Schwerstverbrannten
Infusionsgerät und invasive Druckmessung	Sets für chirurgische Versorgungen
Temperiersysteme für Patienten, Infusionen und Blut	Luftkammerschienen Halskrawatte (Stiff-Neck) Urinkatheter Sonographiegerät Mobiles Röntgengerät

Struktur- und Personalorganisation

Der Schockraum sollte die in Tabelle 64-7 angeführten apparativen Voraussetzungen erfüllen. Dazu gehören ein mobiler, strahlendurchlässiger Tisch zur schnellen apparativen Diagnostik (Thoraxaufnahme) und ein Sonographiegerät. In unmittelbarer Nähe des Schockraums sollten eine Röntgeneinheit, Bildverstärker, Angiographie und Computertomographie vorhanden sein. Das Aufnahmeteam (2 Chirurgen, 2 Anästhesisten, 1 Anästhesiepfleger, 2 Chirurgiepfleger, 1 Röntgen-MTA) wird je nach Verletzungsmuster durch Ärzte der entsprechenden Spezialgebiete ergänzt. Ein radiologischer Dienst zur Durchführung der Röntgen- und CT-Diagnostik sowie evtl. einer Angiographie sollte zur Verfügung stehen.

Diagnose- und Versorgungsplan

Innerhalb der Akutphase bzw. des Schockraummanagements werden 4 Phasen unterschieden, für die jeweils Algorithmen mit Anhaltspunkten für eine systematische und erfolgreiche Behandlung entwickelt wurden [23] (s. Übersicht).

Die 4 Phasen der Polytraumaakutversorgung

- Phase *Alpha*: lebensrettende Sofortmaßnahmen der 1. min
- Phase *Bravo*: dringliche Sofortmaßnahmen der ersten 5 min
- Phase *Charlie*: dringliche obligate Maßnahmen der ersten 30 min
- Phase *Delta*: Komplettierung der Diagnostik und Therapie

Phase Alpha

Im Mittelpunkt der Phase *Alpha* (1. Minute) stehen die Überprüfung der Vitalparameter (Atmung, Kreislauf und ZNS) unter Einbeziehung von Informationen des

Notarztes über das Verletzungsmuster und den Unfallmechanismus. Der Patient wird schonend auf den Untersuchungstisch umgelagert. Hauptziel ist es, entsprechend der klassischen ABC-Regel der Reanimation, die Oxygenierung und den Kreislauf zu sichern:

A: Airway and cervical spine control
B: Breathing
C: Circulation, cerebrum, cord

Die Atemfunktion wird dabei inspektorisch, palpatorisch und auskultatorisch, die Kreislaufsituation durch Überprüfung des Pulsstatus bzw. Messung des systolischen Blutdrucks erfasst. Bei intubierten Patienten müssen bei einem erhöhten Beatmungsdruck Komplikationen der Atemwege (Aspiration, Tubusfehllage) oder des Thorax (z. B. Spannungspneumothorax, Instabilität) ausgeschlossen werden.

Die Funktion des ZNS wird primär durch Pupillenreaktion und Erhebung der motorischen Reaktion überprüft. Folgende Maßnahmen müssen innerhalb der 1. min eingeleitet werden: Reanimation, Intubation (bzw. Tubuskorrektur), Thoraxdrainage und Kompression von Blutungen. Der großzügige Einsatz von Thoraxdrainagen und auch die frühzeitige Intubation (ISS > 24) hat zu einer Reduktion des posttraumatischen Organversagens geführt. Die Maßnahmen der Phasen *Alpha* und *Bravo* sind in Abb. 64-4 zusammengefasst.

Phase Bravo

In der Phase *Bravo* (erste 5 min) steht die Sicherung bzw. Wiederherstellung der Atem- und Kreislauffunktion im Vordergrund. Hierzu erfolgt durch den Anästhesisten ein Monitoring des Patienten (EKG, O_2-Sättigung, Puls- und Blutdruckmessung). Mindestens 2 großlumige periphervenöse Zugänge werden gesichert bzw. neu geschaffen und eine erste Blutentnahme zur Labordiagnostik durchgeführt. Sofern noch nicht geschehen, wird die Halswirbelsäule mit einer Halskrawatte immobilisiert. Bereits hier sollte eine orientierende a.-p.-Röntgenaufnahme des Thorax angefertigt werden. Ein erneutes Durchlaufen der Phase *Alpha* mit den damit einhergehenden Maßnahmen sollte regelmäßig bei Unklarheiten erfolgen. Abhängig vom Zustand des Patienten fällt in diesen Zeitraum die Entscheidung über die Notwendigkeit „lebenserhaltender" Sofortoperationen (1. Operationsphase) zur Kontrolle von Massenblutungen (Leber- u. Milzruptur, Verletzung großer Gefäße).

Phase Charlie

Innerhalb der Phase *Charlie* (erste 30 min) sind lebens-, organ- und gliedmaßenbedrohende Verletzungen zu diagnostizieren und der Therapie zuzuführen. Das kontinuierliche Monitoring wird erweitert, indem eine arterielle Kanüle, z.B. in die A. radialis, und ein Blasenkatheter eingeführt werden. Spätestens jetzt sollte eine Blutentnahme zur Labordiagnostik und Transfusionsanforderung erfolgen (Abb. 64-5; Tabelle 64-8).

Im Rahmen der systematischen und vollständigen klinischen Untersuchung muss immer wieder überprüft werden, ob der Patient soweit stabil ist, dass die Diagnostik fortgesetzt werden kann oder ein instabiler Zustand eine operative Intervention erfordert. Hierbei müssen folgende Körperregionen klinisch bzw. mit bildgebenden Verfahren untersucht werden (s. Übersicht):

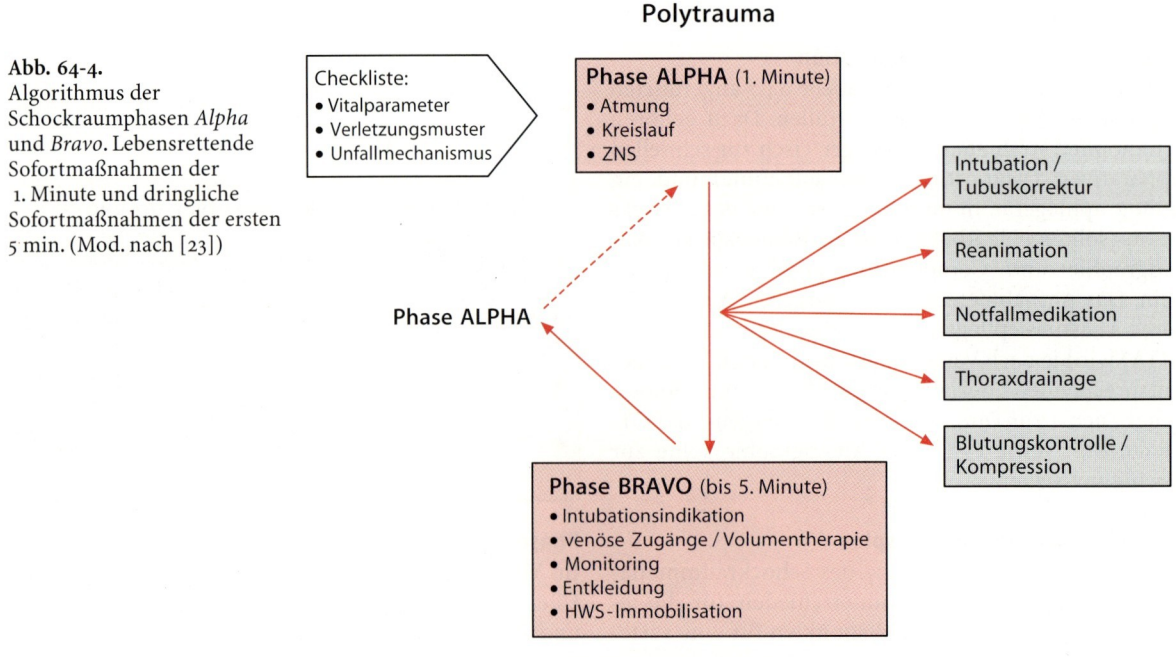

Abb. 64-4. Algorithmus der Schockraumphasen *Alpha* und *Bravo*. Lebensrettende Sofortmaßnahmen der 1. Minute und dringliche Sofortmaßnahmen der ersten 5 min. (Mod. nach [23])

Abb. 64-5.
Algorithmus der Schockraumphase *Delta*. Dringliche obligate Maßnahmen der ersten 30 min. (Mod. nach [23])

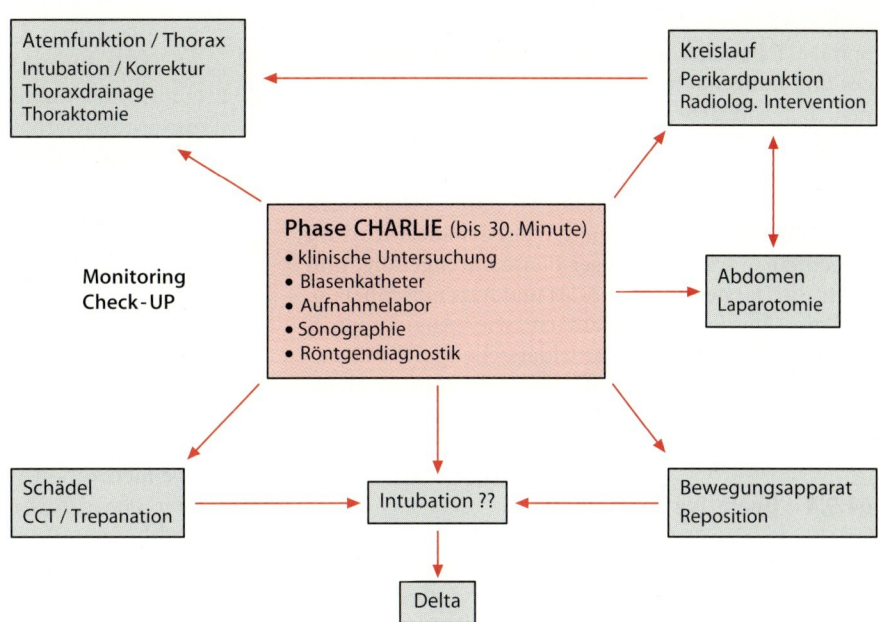

Tabelle 64-8. Wesentliches Monitoring und Labordiagnostik bei Polytrauma

Monitoring	Labordiagnostik
Blutdruck	Blutgasanalyse
Herzfrequenz	Hb, HKT, Thrombozyten
Elektrokardiogramm	Gerinnungsstatus (Quick, PTT)
O_2-Sättigung	Blutgruppe/Kreuzblut
Urinausscheidung	Elektrolyte (Na^+, K^+, Ca^{2+}, GPT, GOT, γ-GT, Kreatinin, Amylase, Laktat)
Beatmungsdruck/ Atemzugvolumen	Evtl. toxikologische Untersuchung (Blut/Urin)
Blutverlust	

Nach Körperregion geordnete Untersuchungen beim Polytrauma

- Kopf: Pupillenreaktion, Blutungen besonders aus Ohr, Nase u. Mundbereich
- HWS: Instabilität
- Thorax: Instabilität, Hautemphysem, Atemgeräusch
- Abdomen: Zunahme des Umfangs, Abwehrspannung
- Becken: Instabilität
- Wirbelsäule: Neurostatus, Instabilität
- Extremitäten: Frakturen, Luxationen, Durchblutung, Neurostatus

Die klinische Untersuchung des Abdomens wird immer mit der Sonographie verbunden, um Blutungen und Organverletzungen im Thorax, Oberbauch und kleinen Becken festzustellen oder auszuschließen. Eine möglichst umfassende Prüfung auf neurologische Ausfälle muss angestrebt werden. Hier ist es wesentlich, Auskünfte des Notarztes zu Motorik, Glasgow Coma Scale und dem Verhalten vor der Intubation zu erlangen. Diese Basisdiagnostik sollte in maximal 15 min erfolgen. Als weitere dringliche Diagnostik wird im Schockraum die a.-p.-Röntgenuntersuchung des Thorax (Tubuslage, Pneumo-, Hämatothorax) und, bei entsprechendem klinischem Bild, der seitlichen Halswirbelsäule und des Beckens durchgeführt.

Die weitere Basisdiagnostik sollte folgende Röntgenaufnahmen umfassen:
- Schädel in 2 Ebenen,
- HWS in 2 Ebenen,
- BWS in 2 Ebenen,
- LWS in 2 Ebenen,
- Becken (Übersicht a.-p.),
- Extremitäten abhängig von der Klinik.

Hirnverletzungen beeinflussen den Ablauf der Röntgendiagnostik wesentlich, da bei hinreichendem Verdacht auf eine entlastungspflichtige Hirnblutung eine Schädel-CT-Untersuchung vor der konventionellen Diagnostik erforderlich ist. Die Zeit während der Röntgendiagnostik wird genutzt, um Laboruntersuchungen (Gerinnungsstatus, Blutbild und Blutgasanalyse) zu wiederholen. Zusätzlich sollte spätestens zu diesem Zeitpunkt ein Scoring der Verletzungsschwere (z. B. ISS) erfolgen.

Phase Delta

Die Phase *Delta* komplettiert die Röntgendiagnostik des Bewegungsapparats und bereitet die 2. Operationsphase bzw. dringliche Primäreingriffe vor. Zur Beurteilung der Schwere einer Thoraxverletzung hat sich das Spiral-CT bewährt, da hiermit ventrale Pneumothoraces und Lungenkontusionen früh erfasst werden können. Bei Unklarheit über abdominelle Verletzungen bringt die Kontrastmittelcomputertomographie des Abdomens wertvolle Zusatzinformationen, wenngleich sie bei der Beurteilung von Milzverletzungen nicht absolut sicher ist. Die CT des Schädels wird im Allgemeinen während dieser Phase durchgeführt und sollte die Darstellung von Atlas und Axis einschließen. Weitere Spezialuntersuchungen wie Angiographie, Bronchoskopie, Kontrastmitteldarstellung des Magen-Darm-Trakts und Zysturethrogramm können ebenfalls zu diesem Zeitpunkt erfolgen (Abb. 64-6).

64.5.4 Operative Versorgung

Nach der Schockraumphase schließt sich, abhängig von den vorliegenden Verletzungen, entweder eine operative oder eine intensivmedizinische Phase an.

Prinzipien der Primärversorgung

Die Gesamtkoordination der operativen Polytraumaversorgung sollte einem erfahrenen Unfallchirurgen obliegen, der, in Absprache mit dem Anästhesisten, zum adäquaten Zeitpunkt zusätzliche Fachdisziplinen hinzuzieht. In der dringlichen 1. Operationsphase sind als lebenserhaltende Maßnahmen v. a. die Blutstillung und Entlastung intrazerebraler Hämatome indiziert. Damit soll folgendes erreicht werden (s. Übersicht):

> **Zielvorgaben der 1. Operationsphase**
>
> - Reduktion der Systembelastung durch:
>   - Ausgedehntes Débridement nekrotischen und minderdurchbluteten Gewebes
>   - Stabilisierung der großen Skeletabschnitte (Schaftfrakturen, Becken, Wirbelsäule)
> - Erhaltung der verletzten Strukturen durch:
>   - Revaskularisation
>   - Versorgung offener Frakturen
>   - Reposition und Primärstabilisierung von Luxationen oder Frakturen
> - Anzustreben durch:
>   - Lagerungsstabilität
>   - Schmerzreduktion

Operative Verfahren

Bei der Primärversorgung des Schwerverletzten müssen das Versorgungskonzept, OP-Dauer, Lagerung und supportive Medikation zwischen den beteiligten Fachdisziplinen abgesprochen und koordiniert werden. Meist wird bei paralleler operativer Versorgung (z. B. MKG, Neurochirurgie) in Rückenlage, teilweise mit erhöhtem Oberkörper vorgegangen. Einer progredienten Hypothermie sollte durch Verwenden einer Wärmematte und Erwärmung von Infusionslösungen vorgebeugt werden. Die Verwendung eines maschinellen Autotransfusionssystems („cell saver") bei „sauberen" Verletzungen und die rechtzeitige Substitution von Plasmakomponenten (v. a. Frischplasma) vor Manifestation einer DIC müssen eingeplant werden. Der Wert einer initialen Antibiotikagabe erscheint in Anbetracht des hohen Volumenumsatzes und mit unsicheren Blut- und Gewebekonzentrationen zumindest fraglich.

Schädel-Hirn-Trauma (SHT)

Extra- und intradurale Schädel-Hirn-Verletzungen werden morphologisch-strukturell durch die CT-Diagnostik unterschieden. Die Erhebung der Glasgow Coma Scale ab der notärztlichen Versorgung zeigt bei einem Wert von unter 8 Punkten ein schweres SHT an. In der 1. Operationsphase müssen intrazerebrale

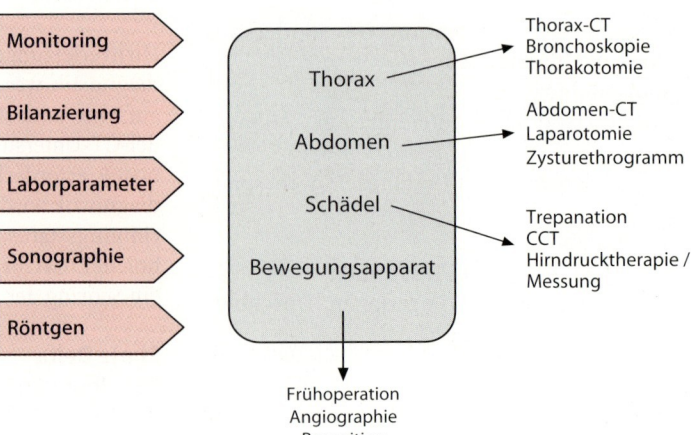

Abb. 64-6. Algorithmus der Schockraumphase *Delta*. Komplettierung der Diagnostik und Therapie. (Mod. nach [23])

Tabelle 64-9. Operative Maßnahmen bei Schädel-Hirn- und Mittelgesichtsverletzungen

Verletzung	Primärphase	Sekundärphase	Tertiärphase
Akute epidurale und subdurale Hämatome	Dekompression		Kalottenrekonstruktion
Nasopharyngeale Blutungen (Le-Fort- und Schädel-basisfrakturen)	Beloq-Tamponade	Versorgung von Weichteilen und offenen Frakturen	Rekonstruktion von Kiefer-, Le-Fort-, und frontobasalen Frakturen
Subarachnoidal- und Kontusionsblutungen		Hirndrucksonde	Bei sekundären Komplikationen
Offene Kalottenfrakturen (Impressionsfrakturen)		Duraverschluss, Dekompression	Hebung von Impressionsfrakturen
Hirnödem		Hirndrucksonde	Bei sekundären Komplikationen

Raumforderungen, meist als epidurale und akute subdurale Hämatome, entlastet werden. Ohne Zeitverlust wird dies in der Regel durch osteoplastische Trepanation durchgeführt, wobei je nach örtlicher Gegebenheit auch primär eine Entlastung durch sog. Bohrlöcher erfolgen kann.

Als dringliche Operationsmaßnahmen sind in der 2. Operationsphase offene Schädel-Hirn-Verletzungen, raumfordernde Kontusionen oder Impressionsfrakturen einzubeziehen. In dieser 2. Phase muss auch die Implantation einer intrakraniellen, möglichst intraventrikulären Drucksonde für die weitere Überwachung berücksichtigt werden, wobei als Indikationen ein GCS unter 8 Punkten, im CCT objektivierte Hirnkontusionen und ein Hirnödem anzuführen sind. Bei schweren intrazerebralen Verletzungen sollte nach der primär-operativen Versorgung ein Kontroll-CCT auf dem Weg zur Intensivstation durchgeführt werden, ansonsten innerhalb von 12–24 h (Tabelle 64-9).

Mittelgesichtsverletzungen

Frontobasale Frakturen mit offener Hirnverletzung und persistierender Liquorrhö werden regelmäßig gemeinsam mit der neurochirurgischen Versorgung in der 3. Operationsphase plastisch verschlossen (Tabelle 64-9). Bei ausgedehnten Verletzungen mit der Gefahr von Hirnabszessen oder Sinusinfektionen kann diese Versorgung, v. a. bei zusätzlichen frontalen raumfordernden Blutungen, in die dringliche Operationsphase vorgezogen werden. Isolierte Mittelgesichtsfrakturen, mit oder ohne Schädelbasisfraktur, führen häufig zu ausgedehnten kreislaufwirksamen Blutungen aus dem Nasen-Rachen-Raum, die bereits in der prähospitalen oder Schockraumphase durch Tamponaden (Gaze, Ballonkatheter) gestoppt werden müssen. Diese Tamponaden müssen ggf. in der 2. Operationsphase komplettiert oder erneuert werden.

Offene Frakturen des Mittelgesichts (Le Fort 1–3) oder offene Unterkieferfrakturen sowie Zahn- und Weichteilverletzungen können in der 2. Operationsphase, parallel mit weiteren Eingriffen, zumindest primär versorgt werden, wobei die Revision in der Regel von innen nach außen hin erfolgt. Aufwendige rekonstruktive Eingriffe sind für die 3. Operationsphase vorzusehen.

Wirbelsäulenverletzungen

Bei bewusstlosen polytraumatisierten Patienten müssen neurologische Ausfälle durch instabile Frakturen oder Luxation immer ausgeschlossen werden. Bis zum Ausschluss einer Verletzung muss die HWS im Philadelphiakragen immobilisiert werden. Bei Frakturen des thorakolumbalen Übergangs sollte bis zur Operation eine Unterstützung der Lordose durch eine Rolle erfolgen. Die therapeutischen Maßnahmen in der 1. Operationsphase zielen auf die sofortige Entlastung einer Rückenmarkkompression unter frühzeitiger, zusätzlicher Gabe von Methylprednisolon (NASCIS-Schema).

Abhängig von der individuellen Befundkonstellation können sich in wenigen Ausnahmefällen Abweichungen in der Wahl eines ventralen oder dorsalen Vorgehens ergeben. Da bei Polytraumatisierten in der dringlichen Operationsphase keine ausgedehnten Operationen mit hohem Blutverlust durchgeführt werden können, muss die HWS möglichst von vorne dekomprimiert werden, während an der LWS Reposition und Dekompression in der Primärphase in der Regel von dorsal erfolgen. Schwieriger sind die selteneren BWS-Verletzungen, da sie häufig eine ventrale Dekompression erfordern, diese jedoch in der dringlichen Operationsphase belastend ist. Bei klarer Kompressionssymptomatik muss hier alternativ eine initiale dorsale Dekompression und Reposition und eine sekundäre ventrale Stabilisierung erwogen werden (Tabelle 64-10).

Thorax

Beim Polytrauma stehen die geschlossenen Verletzungen mit über 90 % an 1. Stelle, wobei vital bedrohliche Spannungs- und Hämatothoraces bereits am Unfallort oder im Schockraum durch Thoraxdrainagen entlastet werden müssen und unmittelbar anschließend durch eine Röntgenaufnahme kontrolliert werden sollten.

Tabelle 64-10. Operative Maßnahmen bei Wirbelsäulenverletzungen

Verletzung	Primärphase	Sekundärphase	Tertiärphase
Inkomplette oder komplette Querschnittsymptomatik		Dekompression und Stabilisierung: *HWS* in der Regel von ventral; *obere/untere BWS/LWS* in der Regel dorsal; *mittlere BWS* ventral	Komplettierung der Osteosynthese, u. U. ventrale Fusion
Instabile Wirbelsäulenverletzung		Stabilisierung: *HWS* ventral; *LWS* dorsal; *BWS* selten	Ergänzende Komplettierung der Osteosynthese
WS-Verletzungen ohne neurologische Ausfälle und ohne Instabilität	Konservative Unterstützung (LWS-Rolle, Philadelphiakragen)		In Ausnahmen: Osteosynthese

Die Kombination von Pneumo- und Hämatothorax ist bei der Einlage von Thoraxdrainagen zu beachten, ebenso wie ein möglicher Zwerchfellhochstand oder -ruptur. Die großlumige Drainage sollte, möglichst digital geführt, oberhalb der Mamille in der hinteren Axillarlinie nach dorsal eingebracht werden. Bei persistierendem Pneumothorax (Röntgenkontrolle, Thorax-Spiral-CT) sollte eine weitere ventrale Drainage wegen häufiger ventraler Pneumothoraces gelegt werden. Durch konsequenten Einsatz des Thorax-CT sowohl initial als auch während der Intensivbehandlung konnten in einem hohen Prozentsatz persistierende ventrale Pneumothoraces trotz liegender Drainage festgestellt werden.

■ **Notfallthorakotomie.** Die Notfallthorakotomie bereits im Schockraum ist eine seltene, vorgezogene Operationsindikation bei progredient kreislaufinstabilen Patienten, v. a. mit penetrierenden Thoraxverletzungen. Während ihre Erfolgsaussichten bei Schussverletzungen zumindest als partiell aussichtsreich beurteilt werden, sind die Erfolgsaussichten beim Polytrauma mit stumpfem Verletzungsmuster und Herzstillstand im Rahmen dieses letzten Rettungsversuchs schlecht.

■ **Dringliche Eingriffe.** Während die Entscheidung zur Operation in der 1. Operationsphase von der hämodynamischen Instabilität abhängt, gehören anhaltende Blutungen oder Blutungsgefahren (gedeckte Aortenruptur) oder seltene perforierende Verletzungen (Ösophagus) zu den dringlichen Operationsindikationen. In Anbetracht der weit überwiegenden konservativen und intensivtherapeutischen Behandlung dieser Verletzungen wird die Entscheidung zur Thorakotomie in der 2. und 3. Operationsphase in der Regel erst nach abgeschlossener Diagnostik, unter regelmäßigem Einschluss eines Computertomogramms und ggf. einer Angiographie, Bronchoskopie oder Ösophagusdarstellung gefällt (Tabelle 64-11).

Abdomen/Retroperitoneum

Hämodynamisch wirksame und sonographisch gesicherte abdominelle Blutungen sind, neben intrazerebralen Hämatomen, die Hauptoperationsindikation in der 1. Operationsphase. In ca. 60 % der Fälle handelt es sich dabei um Milzverletzungen, danach in absteigender Häufigkeit um Leber-, Mesenterial- und Darmverletzungen. Bei hämodynamisch stabiler Situation sollte jedoch bei nicht eindeutig zuzuordnender Blutung eine ergänzende Diagnostik, möglichst durch Spiral-CT mit Kontrastmittelgabe erfolgen, v. a. um retroperitoneale Verletzungen und Verletzungen des Urogenitalsystems festzustellen und so deren gezielte Mitversorgung in der dringlichen Operationsphase zu ermöglichen. Minimal-invasive Operationsverfahren stellen bislang nur bei isolierten thorakoabdominellen Stichverletzungen eine Alternative dar.

■ **Milzverletzung.** Eine konservative Behandlung der Milzverletzungen erfolgt in erster Linie bei Kindern, die primär stabil sind und nicht hämodynamisch relevant bluten. Hingegen ist ein konservatives Vorgehen beim Polytrauma und bei Patienten über 55 Lebensjahren sehr kritisch zu überprüfen.

Folgende prinzipielle Maßnahmen sind bei der abdominellen Verletzung von besonderer Bedeutung:
- Schadenskontrolle: Exploration des Abdomens über eine erweiterbare Oberbauchlaparotomie und Blutabsaugung in einen „Cell saver" (Ausnahme Hohlorganverletzungen). Blutstillung durch direkte Kompression, Tamponade oder vorübergehende arterielle/venöse Gefäßdrosselung,
- Abstopfen („packing") schwerer Leberblutungen, v. a. bei dekompensierter Gerinnung, da Lebersegmentresektionen nicht möglich sind (Versorgungsprinzip der 1. Operationsphase, vgl. Kap. 68). Nach Blutstillung durch Abstopfen und ausreichender Substitution von Gerinnungspräparaten wird ein „second look" durchgeführt; evtl. muss der Patient in ein spezielles Zentrum verlegt werden (Tabelle 64-12).

Tabelle 64-11. Operatives Vorgehen bei Thoraxverletzungen

Verletzung	Unfallort, Schockraum	Primärphase	Sekundärphase	Tertiärphase
Hämatothorax	Thoraxdrainage: <1000 ml initial und <500 ml/h; Notfallthorakotomie bei penetrierenden Verletzungen	Thorakotomie bei Blutverlust über Thoraxdrainage: >2000 ml initial	Thorakotomie bei Blutverlust über Thoraxdrainage: >1000 ml oder >500 ml/h	Anhaltender Blutverlust über Drainage (nach weiterer Diagnostik)
Pneumothorax, Spannungspneumothorax	Thoraxdrainage (prophylaktisch bei bilateralen Rippenfrakturen und langem Primäreingriff)		Korrektur oder Ergänzung von Thoraxdrainagen nach Diagnostik	Kontrolle u. ggf. Ergänzung (ventrale Pneumothoraces (CT) oder Beatmungsschwierigkeiten)
Lungenverletzung	Thoraxdrainage	Thorakotomie bei Blutverlust über Thoraxdrainage: >2000 ml initial	Thorakotomie bei Blutungen und großen Leckagen	Thorakotomie bei Blutungen und persistierenden Leckagen
Bronchusverletzung	Intubation, Thoraxdrainagen		Bei Hämatopnoe und nach Bronchoskopie: Thorakotomie, Naht	Thorakotomie
Herzverletzungen	Perikardpunktion Schockraum: Notfallthorakotomie	Notfallthorakotomie: Perikardfensterung, definitive Versorgung		
Thorakale Aortenruptur	Thoraxdrainage links bei Hämotothorax	Vollständige Ruptur: Notfallthorakotomie	Partielle Ruptur mit Hämatom (Intima/Media): Thorakotomie	Bei Diagnostik und Entwicklung eines Aneurysmas
Ösophagusverletzung			Thorakotomie mit Direktnaht (kleine Verletzungen), kollare Ausleitung	Ösophagusersatzoperation: Magenhochzug oder Koloninterponat
Zwerchfellruptur			Zwerchfellnaht in der Regel über Laparotomie	

Tabelle 64-12. Versorgungsstrategie bei Abdominalverletzungen

Verletzung	Primärphase	Sekundärphase	Tertiärphase
Milzruptur	Milzerhaltung (Vicrylnetz, Tachocomb etc.) oder Splenektomie		Evtl. Second look
Leber(teil)rupturen	Blutstillung, Tamponade, Abstopfen („packing")		Second look, Segmentresektionen
Darmruptur		Übernähung, Resektion, Anus praeter	Second Look
Blasenruptur		Übernähung, Splintung, Spülkatheter	Evtl. sekundäre Eingriffe: Nieren, Ureter, Urethra
Blutungen im Retroperitoneum	• Direkt nur bei Nierenverletzungen mit Blutungen oder Ischämie • Selbsttamponade zulassen • evtl. interventionelle Embolisation	Tamponade im Rahmen ventraler Beckenosteosynthesen	Second look, gezielte Rekonstruktionen (Urogenitalsystem)

Tabelle 64-13. Versorgungsstrategie bei Beckenverletzungen

Verletzung	Primärphase	Sekundärphase	Tertiärphase
Stabile, wenig dislozierte Beckenringverletzungen v. a. A-Typen)			konservativ
Symphysensprengung		1. Plattenosteosynthese, 2. Fixateur externe	Plattenosteosynthese
Laterale Kompressionstypen (B-Typ), Rotationsinstabilität		1. disloziiert: ventrolaterale Osteosynthese 2. alternativ: Reposition mit Fixateur externe	1. *Second look*, 2. Verfahrenwechsel auf ventrolaterale Plattenosteosynthese
Vertikal-shear-Verletzungen + Rotationsinstabilität (C-Typen), Sakrumfrakturen	Schwere Blutung: Embolisation	Ventrale oder dorsale Osteosynthese bei akuter Blutung	Anatomische Rekonstruktion

Becken/Sakrum

Während bei Klassifikation und Operationsindikation instabiler Beckenverletzung prinzipiell Übereinkunft besteht, herrschen unterschiedliche Auffassungen über das zeitliche und operative Vorgehen, v. a. bei hämodynamisch instabilen Patienten (Tabelle 64-13). Die Strategie der Versorgung muss daher differenziert unter den folgenden Gesichtspunkten beurteilt werden:

■ **Hämodynamische Instabilität.** Thorakale, abdominale und periphere Blutungen müssen vor einer operativen Intervention am Becken ausreichend versorgt sein. Bei protrahiertem Blutverlust sollte eine operative Blutstillung durch Reposition, initiale Stabilisierung und Tamponade mit folgender Zielsetzung angestrebt werden:

- Verhinderung lokaler Kompartmentsyndrome,
- optimiertes Intensivmanagement inkl. Lagerungsmöglichkeit,
- Reduktion der immunologischen Belastung.

Die primäre Verplattung einer Symphysenruptur bei ohnehin erfolgter Laparotomie ist idealerweise auf dem Rückzug durchzuführen, während bei vitalen Operationen (SHT, Extremitätenserienfrakturen) auch der Fixateur externe angewandt werden kann. In gleicher Weise wird bei C-Verletzungen mit instabilem dorsalen Ring auch der Einsatz der Beckenzwinge als Ergänzung ventraler Fixationsmaßnahmen (Fixateur externe, Platte) zur dorsalen Reposition und Erststabilisierung vorgeschlagen.

■ **Hämodynamische Stabilität.** Die Frühstabilisierung instabiler komplexer Beckenverletzungen ist auch in diesen Fällen in der dringlichen Operationsphase großzügig zu stellen, obwohl die verzögerte Versorgung ebenfalls gute rekonstruktive Ergebnisse ermöglicht. Die Rekonstruktion des Azetabulums erfordert höchste Präzision und sollte, als verzögerte Versorgung der 3. Operationsphase, nach entsprechender CT-Diagnostik durchgeführt werden. Ausnahmen hiervon bilden instabile Hüftluxationsfrakturen.

■ **Begleitverletzungen.** Aufgrund der erheblichen Gewalteinwirkung ist bei Beckenverletzungen regelmäßig mit relevanten Begleitverletzungen zu rechnen (s. Übersicht).

> **Begleitverletzungen beim Beckentrauma und empfohlene Therapiemaßnahmen**
>
> - Intraabdominelle Verletzungen: Laparotomie
> - Retroperitoneale Blutungen [venöse präsakrale Plexus, Beckengefäße (10–15%), Spongiosa]: Tamponade, Gefäßrekonstruktion, Embolisation
> - Urogenitale Begleitverletzungen: Rekonstruktion, Schienung
> - Rektumläsionen: Anus praeter
> - Nervenläsion (Plexus lumbosacralis, N. ischiadicus, N. femoralis): sekundäre Versorgung
> - Ausgedehnte Weichteildecollements: Débridement, Drainage, Second look

Obere Extremitäten

■ **Dringliche Operationen.** Verletzungen der Arme mit Ischämie oder arterieller Blutung, z. B. der A. subclavia oder A. brachialis, erfordern die unmittelbare Revaskularisation oder Blutstillung in der 1. Operationsphase. Schaftfrakturen des Humerus, offene Frakturen und Weichteilverletzungen, Luxationen oder Luxationsfrakturen sind Indikationen für die dringliche Operationsphase.

■ **Spätere Versorgung.** Alle übrigen Verletzungen, insbesondere periphere Frakturen, Sehnen-, Nerven- oder Weichteilverletzungen des Unterarms oder der Hand können häufig erst in der 3. Operationsphase definitiv versorgt werden, es sei denn, die Gesamtsituation ist so stabil, dass diese Maßnahmen vorgezogen werden können. Bei diesen Verletzungen ist jedoch während der Frühstabilisierung auf eine temporäre Ruhigstellung, in der Regel durch Gipsschienen, und die Verhinderung von Sekundärschäden (Kompartmentsyndrom, Druckstellen) zu achten.

Für die Versorgung von Humerusschaftfrakturen beim schweren Polytrauma ist alternativ der Fixateur externe zur Initialstabilisierung geeignet. Die Möglichkeit zur Versorgung komplexer Gelenkfrakturen, z. B. Humeruskopfluxationsfrakturen oder diakondyläre Humerusfrakturen, hängt beim schweren Polytrauma von der Kreislaufstabilität ab. Sollten diese Verletzungen nicht definitiv operiert werden können, muss aber eine achsenorientierte Reposition und Ruhigstellung, z. B. mit Gilchrist-Verband, durch Gipsschiene oder am Ellbogen mit einem gelenkübergreifenden Fixateur externe, erfolgen.

■ **Offene Frakturen und Weichteilverletzungen.** Für die Versorgung offener Frakturen der oberen und unteren Extremität gelten die Prinzipien des sorgfältigen Débridements, der ausgiebigen Spülung (Jetlavage) sowie der großzügige Einsatz temporärer Hautersatzmaterialien. Ein geplanter Second look muss bei allen drittgradigen Weichteilschäden und Verschmutzungen vorgesehen werden. Die Weichteildeckung sollte nicht erzwungen, sondern durch großzügigen Einsatz von temporären Hautersatzmaterialien oder Vorlage dynamischer Hautnähte erreicht werden. Die Druckentlastung von Faszienlogen sollte möglichst präventiv erfolgen, da eine druckrelevante Schwellung sich häufig erst in den folgenden Stunden nach Primärversorgung, im Rahmen der sich entwickelnden Reperfusionsschädigung, etabliert. Luxationen bzw. Luxationsfrakturen des Handgelenks oder der Handwurzel müssen erkannt, eingerichtet und temporär ruhiggestellt werden.

Untere Extremitäten

Prinzipiell müssen in der ersten Versorgungsphase Gefäßverletzungen behandelt und Extremitätenverluste durch Ischämie vermieden werden. Zur Reduktion der Systembelastung und verbesserten Intensivbehandlung müssen in der dringlichen 2. Versorgungsphase Schaftfrakturen von Femur und Tibia stabilisiert werden. In Anbetracht der hohen systemischen Belastung bei Femurmarknagelung (Fettembolie, vasokonstringierende Mediatoren bis hin zum akuten Lungenversagen) sollte jedoch bei Polytraumatisierten mit einem hohen ISS (>25 Punkte) eine primäre Femurmarknagelung, v. a. bei kurzen Schräg- und Querfrakturen oder engem Markraum, nicht durchgeführt werden [35]. Stattdessen kann beim Polytrauma (ISS >25) die Primärstabilisierung des Femur mit einem Fixateur ex-

terne durchgeführt werden, gefolgt vom Wechsel auf einen Marknagel in der 3. Operationsphase.

Auch für Unterschenkelschaftfrakturen ist dieses Vorgehen prinzipiell anzuwenden, wobei die systemische Belastung durch Marknagelung bei unaufgebohrter Nagelung (UTN – unaufbebohrter Tibianagel) jedoch als wesentlich geringer anzusehen ist. Hier hängt die Vorgehensweise vom erforderlichen Zeitaufwand und der Frakturlokalisation ab: Bei schweren Polytraumata (ca. ISS >40) ist auch hier die externe Fixation durchzuführen, die bei Gelenkfrakturen im Kniebereich (diakondyläre Femurfrakturen, Tibiakopffrakturen) oder Knieluxationen häufig als gelenkübergreifender Fixateur mit Transfixation montiert werden kann. In gleicher Weise können distale Unterschenkelfrakturen (Pilon tibiale, OSG, Rückfuß) durch Transfixation des OSG und Montage des Fixateur externe auf den 1. Mittelfußknochen oder Rückfuß primär stabilisiert werden.

Gefäßverletzungen und Amputationen

Verletzungen großer Gefäße der Extremitäten erfordern in der dringlichen Operationsphase eine umgehende Revaskularisation. Analog muss bei Amputationsverletzungen oder drittgradig offenen Frakturen mit prolongierter Ischämie eine Wiederdurchblutung nach spätestens 5 h erfolgen. Eine länger dauernde Ischämiephase führt neben erheblicher lokaler Schwellung, Perfusionsstörungen und Kompartmentsyndrom zu einer vital bedrohlichen systemischen Belastung, die zu einem akuten Lungen- und Organversagen führen kann.

Je stammnaher die Ischämiegrenze liegt, desto ausgeprägter entwickelt sich die systemische Reaktion. Daher muss die Indikation zur Replantation und Revaskularisation beim Polytrauma besonders kritisch gestellt werden.

■ **Übersehene Verletzungen, Patientenübergabe und Folgeoperationen.** Trotz etablierter Diagnostik werden einige Verletzungen (Hand, Fuß) erst während der Intensivtherapie oder bei wiedererlangtem Bewusstsein des Patienten diagnostiziert. Alle therapierelevanten Maßgaben für die Nachbehandlung [Stabilität, Lagerung, Antibiose, geplante Folgeoperationen oder Diagnoseschritte (Kontroll-CCT)] müssen mündlich und schriftlich angeordnet werden. Gerade die Unsicherheit über die Stabilität bereits versorgter Frakturen oder evtl. noch bestehende Instabilitäten verhindern die während der Intensivbehandlung erforderlichen Lagewechsel zur Verbesserung der Lungenfunktion und Prävention von Druckulzera.

64.6 Intensivtherapie nach Polytrauma

Eine optimale intensivmedizinische Behandlung des polytraumatisierten Patienten erfordert immer den sinnvollen parallelen oder sequenziellen Einsatz vieler intensivmedizinischer Techniken, wie sie in anderen Kapiteln dieses Buches im Detail beschrieben sind; die Techniken selbst werden daher hier nur kursorisch behandelt. Entscheidend ist jedoch ihr auf die pathophysiologischen Besonderheiten des Polytraumatisierten und auf die jeweilige Stufe der operativen Versorgung abgestimmter Einsatz.

Die Besonderheiten der Intensivtherapie des Polytraumatisierten werden durch die lokalen und insbesondere die systemischen Folgen der Gewebetraumatisierung mit schwerem SIRS, hämodynamischer Instabilität und schließlich MODS geprägt. Vor allem die respiratorische Insuffizienz beeinflusst den klinischen und intensivmedizinischen Verlauf häufig entscheidend. Zusätzlich leiden polytraumatisierte Patienten unter Schmerzen und Ängsten, die einer analgetischen und sedierenden Begleittherapie bedürfen. Ein weiteres Problem stellen die oft durch multiresistente Erreger verursachten sekundären Infektionen dar, die auch nach initial günstigem posttraumatischen Verlauf bis zum septischen Multiorganversagen führen können.

64.6.1 Infusions-, Transfusions- und kardiozirkulatorische Therapie

Jeder polytraumatisierte Patient ist von der Entwicklung eines Volumenmangels bedroht, der zur kardiozirkulatorischen Insuffizienz und schließlich zum hypovolämischen Schock bzw. – zusammen mit der Gewebetraumatisierung – zum traumatisch-hämorrhagischen Schock führen kann. An der Entwicklung des Volumenmangels mit resultierender Organminderperfusion sind einerseits die traumainduzierte Blutung, andererseits die Vasodilatation und das Kapillarlecksyndrom im Rahmen des schweren posttraumatischen SIRS beteiligt. Insgesamt stellt die adäquate Infusions- und Transfusionstherapie zum Ausgleich des Volumenmangels eine der wesentlichen Säulen der Intensivtherapie des Polytraumatisierten dar. Da durch den Blutverlust zwangsläufig auch O_2-Träger und Gerinnungsfaktoren verloren gehen, ist zudem rechtzeitig die Indikation zur Blut- und Plasmatransfusion zu stellen. Häufig ist zusätzlich aufgrund der SIRS-assoziierten Vasodilatation eine begleitende Katecholamin- bzw. Vasopressortherapie erforderlich.

! Voraussetzung für eine intensivmedizinische Volumentherapie beim polytraumatisierten Patienten ist jedoch die schnellstmögliche chirurgische Versorgung großer bzw. sich nicht selbst tamponierender Blutungsquellen, da eine aggressive Infusionstherapie mit O_2-Träger-freien Lösungen bei unstillbarer Blutung das Ausbluten des Patienten fördern und damit die Prognose verschlechtern kann.

Infusionstherapie

Bis heute ist der Streit „kristalloide gegenüber kolloidalen Volumenersatzlösungen" auch für die Versorgung des Schwerverletzten nicht entschieden. Einerseits gibt es Hinweise darauf, dass die ausschließliche Verwendung kristalloider Lösungen (z. B. Ringer-Laktat oder Ringer-Acetat) schlechtere mikro- und makrozirkulatorische Ergebnisse und möglicherweise auch eine höhere Inzidenz an Organversagen im Allgemeinen und Lungenversagen im Besonderen mit sich bringt.

Demgegenüber stehen mittlerweile allerdings Metaanalysen, die entweder für das gesamte intensivmedizinische Klientel oder aber insbesondere für operative und traumatisierte Patienten eine mit der Verwendung kolloidaler Lösungen assoziierte Prognoseverschlechterung aufzeigen. Werden Kolloide eingesetzt, so ist weiterhin unklar, ob bestimmte Dextran-, Gelatine- oder Hydroxylstärkepräparate klinisch bedeutsame Vorteile gegenüber anderen Kolloiden aufweisen. Der Stellenwert hyperton/hyperonkotischer Lösungen zur „small volume resuscitation" in der Intensivmedizin ist zur Zeit ebenfalls nicht klar definiert, vermutlich jedoch eher gering.

! Zunehmende Einigkeit besteht darin, dass eine routinemäßige Verwendung von Humanalbumin nicht gerechtfertigt ist.

Transfusionstherapie

Allgemein werden heute aufgrund des gewachsenen Risikobewusstseins bei Bluttransfusionen, der knapper werdenden Ressourcen und teilweise gewandelten pathophysiologischen Vorstellungen von den meisten Intensivmedizinern niedrigere Hämoglobinkonzentrationen toleriert als noch vor einigen Jahren. Beim polytraumatisierten Patienten wird meist ein Hämoglobin von 7–9 g/dl angestrebt. Es herrscht jedoch keine Einigkeit darüber, in welchen Situationen von diesen Zielwerten nach oben oder unten abgewichen werden kann oder soll.

Bei kardiozirkulatorisch vorerkrankten, hämodynamisch sehr instabilen Patienten und solchen mit ausgeprägter Oxygenierungsstörung (ARDS) oder schwerem SHT wird oft ein höherer Hb-Wert empfohlen (10–12 g/dl oder darüber). Beweise für ein solches Vorgehen, das einige Autoren nach wie vor grundsätzlich bei Intensivpatienten anwenden, fehlen. Durch Anhebung der Hämoglobinkonzentration lässt sich zwar eine Steigerung des O_2-Angebots, jedoch meist keine Steigerung des O_2-Verbrauchs erzielen. In einer kanadischen Untersuchung erwies sich eine „restriktive" Transfusionsschwelle von 7 g/dl (d. h. erst unter 7 g/dl wurde transfundiert) im Hinblick auf die Überlebenrate als mindestens gleichwertig und tendenziell einer „konservativeren" Transfusionsschwelle von 9 g/dl überlegen, sowohl in der gesamten untersuchten (gemischten) Intensivstationspopulation als auch in der Untergruppe der traumatisierten Patienten [15].

Messparameter zur Volumen- und Infusionstherapie

Es gibt keinen einfachen Parameter zur Beurteilung des intravasalen Volumenstatus. Meist werden folgende Variablen, allein oder in Kombination, zur Diagnose eines Volumenmangels oder zur Effizienzkontrolle einer Volumentherapie herangezogen:

- systemischer Blutdruck,
- Herzfrequenz,
- Urinausscheidung,
- zentraler Venendruck (ZVD),
- wenn ein Pulmonalarterienkatheter gelegt wurde: pulmonalkapillärer Verschlussdruck (PCWP) und Herzzeitvolumen (HZV).

Jeder dieser Parameter kann jedoch auch durch volumenunabhängige Faktoren erhöht bzw. erniedrigt sein. Am besten geeignet ist möglicherweise das intrathorakale Blutvolumen (ITBV), das über ein in der intensivmedizinischen Routine noch nicht etabliertes transpulmonales Indikatorverdünnungsverfahren gemessen bzw. berechnet werden kann. Neuerdings wird bei beatmeten Patienten den atemzyklusabhängigen Schwankungen der arteriellen Blutdruckkurve (sog. Blutdruckwellen 2. Ordnung) vermehrt Beachtung geschenkt: Ein Abfall des Blutdrucks während der Inspiration von mehr als 10 mmHg gegenüber der Atemruhelage spricht für einen intravasalen Volumenmangel von mindestens 500 ml.

Zielgrößen der Volumen- und Infusionstherapie

Einerseits sollen zu niedrige PCWP-Werte vermieden werden (Volumenmangel!), andererseits können zu hohe Drücke zur Entwicklung eines Lungenödems und zur Verstärkung der pulmonalen Gasaustauschstörung beitragen. Meist wird empfohlen, einen PCWP-Wert um 12 mmHg anzustreben. Andererseits wird unabhängig von der absoluten Größe des PCWP auch geraten, so lange zu infundieren, bis sich keine HZV-Steigerung mehr erzielen lässt. Aufgrund der negativ inotrop wirkenden Mediatoren, der Abnahme der ventrikulären Compliance und der verminderten Ejektionsfraktion im septischen bzw. SIRS-Schock sind hierfür meist höhere PCWP-Werte erforderlich als beim Gesunden.

Demgegenüber erscheint es sinnvoll, beim bereits etablierten ARDS eine restriktive Infusionstherapie (bzw. „Dehydratationstherapie") mit dem Ziel des niedrigst möglichen PCWP bei noch akzeptablem HZV durchzuführen. Die Höhe des optimalen (bzw. akzeptablen) HZV nach schwerem Trauma und bei schwerem SIRS ist jedoch nicht bekannt.

Diejenigen Patienten, die unter der üblichen Infusionstherapie spontan ein erhöhtes HZV (>4,5 l/ min/ m²) entwickeln, haben eine bessere Prognose als Patienten ohne hyperdynamen Kreislauf. Ob die artefizielle Steigerung des HZV bzw. des O$_2$-Angebots durch aggressive Volumenzufuhr plus positiv inotrop bzw. vasodilatorisch wirkende Pharmaka (z. B. Dobutamin oder Dopexamin) günstige Auswirkungen auf den Krankheitsverlauf hat, ist jedoch zweifelhaft.

Katecholamintherapie

Ergänzend zur Volumentherapie sind bei Patienten mit schwerem Polytrauma zur Aufrechterhaltung eines ausreichenden zerebralen, koronaren und renalen Perfusionsdrucks oft auch Vasopressoren notwendig.

Üblich ist die Verwendung α-mimetisch wirkender Katecholamine wie Dopamin oder Noradrenalin, seltener Adrenalin, wobei sich insgesamt keine Überlegenheit eines bestimmten Katecholamins klinisch nachweisen ließ. In einem Sepsismodell am Hund wurde gezeigt, dass Noradrenalin zur Erhöhung des Perfusionsdrucks effektiver ist als Dopamin, dass aber andererseits Dopamin effektiver die linksventrikuläre Ejektionsfraktion verbesserte [17]. Allerdings ist auch die proarrhythmische Wirkung des Dopamins (Sinustachykardie, ventrikuläre Arrhythmie) offenbar erheblich ausgeprägter als die des Noradrenalins [31]. Unter der Voraussetzung einer adäquaten Volumentherapie nehmen Nieren- und Splanchnikusperfusion unter Noradrenalintherapie nicht ab, sondern werden eher verbessert.

Gerinnungstherapie

Beim polytraumatisierten Patienten mit traumatisch-hämorrhagischem Schock entwickelt sich aufgrund des Blutverlusts regelmäßig eine blutungsinduzierte Gerinnungsstörung und aufgrund des Schocks und Gewebetraumas oft auch eine Verbrauchskoagulopathie. Ursache für die DIC ist eine Verminderung der antikogulatorischen Aktivität des Gefäßendothels und die verstärkte Entwicklung endothelialer prokoagulatorischer Aktivität. Insgesamt resultiert einerseits eine erhöhte Blutungsneigung, andererseits aber parallel dazu auch eine erhöhte Blutgerinnungsneigung (daher auch: „hemorrhagic thromboembolic disorder").

Allgemein akzeptierte Therapierichtlinien der DIC existieren nicht. Die frühzeitige Low-dose-Heparinisierung ist zwar eine Standardmaßnahme zur Thrombose- und Lungenembolieprophylaxe; sie ist jedoch ohne erwiesenen günstigen Effekt auf den Verlauf einer DIC.

! Der antikoagulatorische Gerinnungsfaktor Antithrombin III ist posttraumatisch praktisch immer deutlich erniedrigt; es ist aber unklar, zu welchem Zeitpunkt und bei welchen Patienten mit der AT III-Substitution begonnen und welcher Zielwert angestrebt werden sollte (70–80%, 100% oder gar >100%). Eine undifferenzierte Substitution bei allen Polytraumatisierten ist aus Kostengründen nicht zu vertreten.

Ansonsten ist die Transfusionstherapie mit gerinnungsaktivem Frischplasma (Fresh frozen plasma, FFP) üblich, bis Quick-Wert, PTT, TZ und Fibrinogen in akzeptablen Bereichen (TZ und PTT <1,5fache der Norm) liegen. Wissenschaftlich fundierte Richtlinien für dieses Vorgehen fehlen allerdings, ebenso wie für die Substitution mit Thrombozytenkonzentrat. Diese wird beim Polytraumatisierten, beim Patienten mit hohem Blutungsrisiko und beim Patienten nach Massivtransfusion (Transfusionsmenge > Blutvolumen des Patienten) analog den Richtlinien der American Society of Anesthesiologists bei Werten unter 50 000/µl, bei schweren, chirurgisch nicht stillbaren Blutungen bereits bei unter 100 000/µl empfohlen [1].

64.6.2 Ernährung

Die Bedeutung einer möglichst frühen enteralen Nahrungszufuhr für den Darm und den Gesamtorganismus gerade für traumatisierte Patienten wird zunehmend betont. Eine enterale Ernährung führt offenbar zu einer verbesserten Splanchnikusdurchblutung und einem verbesserten Substratangebot für die Enterozyten. Sie kann so zur Abschwächung der Schock- bzw. SIRS-bedingten Destruktion der Mukosazellen und möglicherweise auch zur Reduktion des Multiorganversagens beitragen. Im Gegensatz zu den positiven Auswirkungen einer frühen enteralen Ernährung beim traumatisierten Intensivpatienten konnte der Nutzen einer totalen parenteralen Ernährung (TPE) in den ersten 10–15 Tagen nach Trauma (oder Operation) bislang nicht sicher nachgewiesen werden. TPE ist möglicherweise sogar mit einer erhöhten Inzidenz an Sepsis, intraabdominellen Abszessen und Störungen der Darmmukosa mit Erhöhung der gastrointestinalen Permeabilität assoziiert.

Derzeit wird empfohlen, dem polytraumatisierten Intensivpatienten eher weniger, dafür aber höherwertige Nährstoffe, am besten auf enteralem Weg, anzubieten. Nur selten sind mehr als 2000 kcal/Tag erforderlich. Als Ergebnis einer internationalen Konferenz werden, abgesehen von dem Rat zur frühen enteralen Ernährung, für die Substratzufuhr beim Patienten nach Trauma oder Operation folgende Empfehlungen gegeben [4]:

> **Empfehlungen für die Substratzufuhr beim Patienten nach Trauma oder Operation**
> - Tag 0–3:
>   – Wasser, Glukose, Elektrolyte (Natrium, Kalium), Vitamine (v. a. Vitamin E) und Mineralstoffe (v. a. Zink).
> - Tag 3–7:
>   – Mindestens 50%ige Zufuhr des Energiebedarfs (also beim Erwachsenen etwa 1000 kcal/Tag) und Aminosäuren.
> - Danach:
>   – 100%ige Zufuhr des Energiebedarfs (also beim Erwachsenen etwa 2000 kcal/Tag) in einem Glukose/Fett-Verhältnis von 70/30.

64.6.3 Therapie der respiratorischen Insuffizienz

Eine respiratorische Insuffizienz kann sich beim polytraumatisierten Patienten aus einer Reihe von Gründen entwickeln, die z. T. unterschiedliche therapeuti-

Tabelle 64-14. Ursachen einer respiratorischen Insuffizienz beim Polytraumatisierten und wichtigste therapeutische Maßnahmen

Trauma	Vordringlich therapeutische Maßnahme
Thoraxtrauma mit Lungenkontusion	Aufrechterhaltung der Gasaustauschfläche mit PEEP (CPAP bzw. CPPV)
Thoraxtrauma mit Hämatopneumothorax	Thoraxdrainage
Bauchtrauma mit intraabdomineller Druckerhöhung	Chirurgische Sanierung des Abdomens, Aufrechterhaltung der Gasaustauschfläche mit PEEP (CPAP bzw. CPPV)
Schädel-Hirn-Trauma mit Bewusstlosigkeit und Störung des Atemantriebs	Intubation, kontrollierte Beatmung, Vermeidung von Hypoventilation
Schädel-Hirn-Trauma mit Entwicklung eines neurogenen Lungenödems	Intubation, Vermeidung von Hypoventilation, Aufrechterhaltung der Gasaustauschfläche mit CPPV
Kehlkopffraktur mit Atemwegsobstruktion	Intubation bzw. Tracheotomie
Indirekte Lungenschädigung durch endogene zelluläre und/oder humorale Mediatoren (Leukozyten, Zytokine, Oxidanzien, Proteasen)	Aufrechterhaltung der Gasaustauschfläche und Vermeidung einer beatmungsinduzierten weiteren Lungenschädigung z. B. durch druckbegrenzte Beatmung mit ausreichend hohem PEEP
Direkte Lungenschädigung durch Aspiration bei bewusstlosen Patienten oder bei der Intubation	Absaugen des Mageninhalts; Aufrechterhaltung der Gasaustauschfläche mit PEEP (CPAP bzw. CPPV); Antibiotikatherapie bei Aspirationspneumonie
Entwicklung einer nosokomialen Pneumonie, v. a. beim beatmeten Patienten: sog. „ventilator associated pneumonia"	Aufrechterhaltung der Gasaustauschfläche mit CPAP bzw. PEEP-Beatmung; möglichst gezielte, jedoch ausreichend breite Antibiotikatherapie

sche Konsequenzen haben (Tabelle 64-14). Sowohl aus einer direkten als auch einer indirekten Lungenschädigung entwickelt sich häufig ein akutes Lungenversagen (ALI) und in schweren Fällen ein ARDS (s. Kap. 25).

■ **Prophylaktische Beatmung?** Wirksame spezifische prophylaktische Maßnahmen zur Verhinderung eines ALI oder ARDS sind nicht bekannt. Insbesondere gibt es nach wie vor keinen gesicherten Beleg dafür, dass die „prophylaktische Beatmung" des Polytraumatisierten, also der Beginn einer Beatmungstherapie, noch bevor sich relevante Oxygenierungsstörungen entwickelt haben, die Entwicklung eines ARDS verhindern kann.

■ **Pharmakotherapie.** Medikamentöse Prophylaxe- oder Therapieverfahren des ARDS, wie z. B. die hochdosierte Gabe von N-Acetylcystein oder Ambroxol, sind ohne definitiv erwiesenen Effekt auf eine Verbesserung der Lungenfunktion oder der Prognose der Patienten. Dies gilt auch für die Therapie mit systemischen (z. B. Nitroglyzerin) oder inhalativen (NO) Vasodilatoren.

■ **Hypoxie vermeiden.** Wichtig ist jedoch in jeder Phase der Patientenversorgung die strikte Vermeidung einer Hypoxie. Wenn dies durch O_2-Zufuhr über Nasensonde oder Gesichtsmaske nicht erreicht werden kann, muss eine intensivere respiratorische Therapie mit Erhöhung der Gasaustauschfläche, also der funktionellen Residualkapazität, durch PEEP erfolgen. Bei kooperativen Patienten und leichteren Verlaufsformen des Lungenversagens reicht gelegentlich die nichtinvasive Atemtherapie, z. B. mit Masken-CPAP, aus.

■ **Beatmung.** Meist sind jedoch Intubation und Beatmung beim polytraumatisierten Patienten nicht zu umgehen. Entscheidendes Ziel der Beatmungstherapie ist die Vermeidung einer Hypoxie (Ziel: p_aO_2 > 60 mmHg bzw. S_aO_2 > 90 %) bei gleichzeitiger Vermeidung einer beatmungsinduzierten weiteren Lungenschädigung. Hierzu wird derzeit bei schweren Oxygenierungsstörungen vorwiegend folgendes Konzept empfohlen:
- druckkontrollierte Beatmung,
- ausreichend hoher PEEP, also oberhalb des sog. unteren „inflection point" der statischen Druck-Volumen-Kurve bzw. empirisch um 16 cm H_2O,
- oberer Atemwegsdruck von maximal 35 cm H_2O.

Allerdings konnte die Überlegenheit dieses sog. lungenprotektiven Beatmungskonzepts bisher nur in einer kontrollierten Untersuchung gezeigt werden [2]. Führt dieses Konzept nicht zu einer Normoventilation, d.h. steigt der p_aCO_2 auf über 45 mmHg an, so kann dies in den meisten Fällen (Ausnahme: schweres SHT) hingenommen werden (= permissive Hyperkapnie) [16].

Begleitend zur Beatmungstherapie sollte beim schweren Lungenversagen – wenn aus kardiozirkulatorischer Sicht möglich – eine restriktive Infusionstherapie mit negativer Flüssigkeitsbilanzierung und eine Lagerungstherapie mit intermittierender Bauchlagerung oder in einem Rotationsbett erfolgen.

64.6.4 Analgosedierung

Schmerzen und Angst führen zu einer Steigerung des O_2-Bedarfs, einer erhöhten kardiozirkulatorischen Belastung und möglicherweise auch zu einer Suppression des Immunsystems des Intensivpatienten. Deshalb, aber auch aus humanitären Gründen, ist eine adäquate analgetische, anxiolytische und meist zunächst auch sedierende Therapie unverzichtbarer Bestandteil jeder Intensivtherapie traumatisierter Patienten (s. Kap. 18).

Viele therapeutische und pflegerische Maßnahmen beim traumatisierten Patienten (z. B. Beatmung und Lagerungstherapie) werden durch eine gute Analgosedierung erst möglich. Sie wird unterstützt durch eine frühzeitige chirurgische Frakturstabilisierung, Hämatomausräumung und Kompartmentspaltung. Die klare Überlegenheit eines bestimmten Analgosedierungskonzepts konnte auch beim polytraumatisierten Patienten bisher nicht gezeigt werden; folgende Aspekte sollten jedoch beachtet werden:

■ **Unmittelbar posttraumatisch und postoperativ.** Der Schwerpunkt der Analgosedierung liegt auf der Analgesie; eine tiefe Sedierung ist oft nicht unbedingt erforderlich.

■ **Frühphase der Polytraumaversorgung, insbesondere bei SHT-Verdacht.** Einsatz kurzwirkender Sedativa als kontinuierliche Infusion, um den Bewusstseinszustand jederzeit rasch überprüfen zu können (z. B. Propofol).

■ **Im weiteren Verlauf.** Verwendung von Pharmaka, die eine möglichst geringe Beeinflussung der Magen-Darm-Motilität aufweisen, um den enteralen Ernährungsaufbau zu ermöglichen (z. B. Ketamin oder – wenn ein Opioid erforderlich ist – Piritramid).

■ **Extremitätenfrakturen, Abdominal- und Thoraxtrauma.** Analgesie durch Opioide und/oder Lokalanästhetika über Periduralkatheter (PDK) bzw. axillären Plexuskatheter erwägen. Über einen PDK gegeben verbessern Lokalanästhetika die Splanchnikusdurchblutung und die Magen-Darm-Motorik. Allerdings ist für die Lokalanästhesie (insbesondere rückenmarknah) eine intakte Gerinnung erforderlich, die gerade in der kritischen Phase beim Polytraumatisierten oft nicht gegeben ist.

■ **Vermeidung von Muskelrelaxanzien.** Muskelrelaxanzien werden, falls erforderlich, zur Intubation bzw. bei operativen Eingriffe eingesetzt. Die zusätzliche Gabe von Muskelrelaxanzien beim beatmeten Patienten auf der Intensivstation ist fast nie erforderlich und sollte wahrscheinlich auch bei schwerem SHT besser vermieden werden. Die wiederholte Anwendung nichtdepolarisierender Muskelrelaxanzien kann eine langanhaltende, u. U. wochenlange, schwere Myopathie bis hin zur Lähmung nach Absetzen der Relaxierung nach sich ziehen.

64.6.5 Infektionsprophylaxe und -therapie

Polytraumatisierte Patienten sind aus einer Reihe von Gründen durch sekundäre Infektionen und Sepsis gefährdet. Wundflächen und offene Frakturen bieten Eintrittspforten für Mikroorganismen, v. a. für Staphylococcus aureus. Die Haut- und Schleimhautintegrität ist darüber hinaus durch eine Vielzahl unterschiedlicher Katheter oder Tuben gestört, die einerseits selbst mit Mikroorganismen besiedelt werden (v. a. Staphylococcus epidermidis) und als Infektionsfokus wirken, und andererseits als Leitschiene das Eindringen von Mikroorganismen in normalerweise sterile Kompartimente des Organismus erleichtern. Bei intestinaler Mukosaschädigung ist zudem die Entwicklung einer Infektion über die Translokation von Mikroorganismen in die Blutbahn denkbar. Zur posttraumatischen Intensivtherapie gehört daher der sinnvolle, rechtzeitige Einsatz von Antibiotika bei Vorliegen einer Infektion, ohne durch eine antibiotische Übertherapie die Resistenzentwicklung zu fördern und die endogene Flora des Patienten unnötig zu zerstören (s. Kap. 57).

Pneumonieprophylaxe
Eine protrahierte systemische Antibiotikagabe allein trägt nicht zur Reduktion der Pneumonieinzidenz bei, sondern fördert sie offenbar eher. Mit der selektiven Darmdekontamination (SDD), bestehend aus topischer Antibiotikainstillation in Mund und Magen-Darm-Trakt, z. T. auch kombiniert mit initial systemischer Antibiotikagabe, kann zwar die Pneumonieinzidenz reduziert werden, jedoch ist der Einfluss auf die Mortalität weniger klar. Das Verfahren konnte sich bislang aber, insbesondere aufgrund der Gefahr der Selektion resistenter Mikroorganismen, in der Intensivtherapie des Polytraumatisierten nicht als Standardmaßnahme durchsetzen, auch wenn in einer neueren Metaanalyse eine Reduktion der Gesamtletalität um etwa 4 % errechnet wurde, allerdings nur, wenn eine kombiniert topische/systemische Prophylaxe betrieben wird [11].

Prophylaxe von Wundinfektionen
Wundinfektionen werden überwiegend durch Staphylococcus aureus verursacht; seltener vorkommende Keime sind Streptococcus pyogenes, Pseudomonaceae und Enterobacteriaceae. Prophylaktisch wird, neben ausgiebigem Wunddébridement bei offenen Frakturen, die Verabreichung eines Staphylokokken-wirksamen Antibiotikums, z. B. eines Basiscephalosporins für 12–24 h empfohlen.

Eine längerfristige systemische Antibiotikaprophylaxe fördert die Ausbildung von Resistenzen und ist nicht in der Lage, Infektionen zu verhindern, die Pneumonieinzidenz steigt u. U. an. Sie ist daher genauso wenig indiziert wie die lokale Wundbehandlung mit antibiotikahaltigen Salben. Auch offene Schädel-Hirn-Traumen mit Liquorrhö stellen keine allgemein akzeptierte Indikation für eine Antibiotikaprophylaxe dar.

64.6.6 Prophylaxe und Therapie des Organversagens

Obgleich eine Vielzahl supportiv-therapeutischer Maßnahmen nach Versagen einzelner Organe etabliert ist, sind organspezifische protektive Maßnahmen überwiegend umstritten. Die Behandlungsmöglichkeiten und die Prävention einer Lungendysfunktion sind bereits unter 64.6.3 dargestellt.

Gehirn
Bis heute ist kein Pharmakon bekannt, mit dem sich eine gesicherte „Zerebroprotektion" nach erlittenem Polytrauma mit SHT erzielen und die Prognose des hirntraumatisierten Patienten sicher verbessern lässt. Entscheidend sind vielmehr die rechtzeitige chirurgische Therapie (Entlastung intrakranieller, raumfordernder Hämatome), die Vermeidung bzw. sofortige Therapie einer Hypoxämie und Hyperkapnie und die Kreislaufstabilisierung mit ausreichend hohem arteriellem Druck (systolisch > 140 mmHg) bzw. ausreichendem zerebralem Perfusionsdruck (CPP > 80 mmHg).

Niere

■ **Nephroprotektion?** Dopamin wird nach wie vor häufig in niedriger Dosis (1–3 µg/kgKG/min) eingesetzt, um die Nieren- und evtl. auch die Splanchnikusdurchblutung zu verbessern und möglichst der Entwicklung eines Nierenversagens vorzubeugen („Dopamin in Nierendosis"). Obwohl Dopamin tatsächlich oft zu einer Diuresesteigerung führt, konnte ein Beweis für diese Vermutung bislang nicht erbracht werden. Aufgrund potentiell negativer Auswirkungen (Verschlechterung der Splanchnikusdurchblutung, ischämisch-myokardiale Nebenwirkungen, Suppression der Hypophysenfunktion) wird, im Gegenteil, heute überwiegend von Dopamin als „Nierentherapeutikum" abgeraten [32].

Auch andere Pharmaka wie Kalziumkanalblocker oder Osmotherapeutika, denen z. T. „nephroprotektive Eigenschaften" zugeschrieben werden, haben z. Z. keinen Platz in der intensivmedizinischen Routinetherapie des Polytraumatisierten. Wichtiger als pharmakologische Manipulationen der Nierendurchblutung/Nierenfunktion ist für die Verhinderung und Therapie des frühen akuten Nierenversagens (wie bei anderen Organversagen auch) ohnehin die Korrektur und Vermeidung von Hypoxie, Hypovolämie und Hypotension. Durch Beachtung dieser Prinzipien scheint die Inzidenz eines posttraumatischen akuten Nierenversagens in vielen Zentren in den letzten Jahren deutlich rückläufig zu sein.

■ **Nierenersatzverfahren.** Ist ein Nierenversagen jedoch eingetreten (Anstieg des Serumkreatinin um 0,5–2 mg/dl/Tag), so gilt die rechtzeitige Anwendung kontinuierlicher extrarenaler Eliminationsverfahren wie z. B. die kontinuierliche venovenöse Hämofiltration (CVVH) heute als Methode der Wahl und scheint einer traditionellen intermittierenden Dialysebehandlung überlegen zu sein. Dennoch gibt es bislang keine definitiven Beweise dafür, dass kontinuierliche Nierenersatzverfahren die Prognose des Intensivpatienten gegenüber intermittierenden Verfahren tatsächlich verbessern können.

■ **Crushsyndrom.** Eine Sonderform des Nierenversagens entsteht bei der Zerstörung großer Muskelmassen mit Myoglobinämie und Myoglobinurie *(Crushsyndrom)*. Myoglobin kann, besonders bei saurem Urin-pH, in den Nierentubuli ausfallen und diese verlegen; zusätzlich spielen O_2-Radikal-induzierte Nierenschäden eine große Rolle. Zur Prophylaxe eines Nierenversagens ist in dieser Situation eine forcierte Diurese (Urinausscheidung über 2 ml/kg/h) unter Einsatz von Elektrolytinfusionen, Mannit und Furosemid bei gleichzeitiger Alkalisierung des Urins (Urin-pH ≥7) durch vorsichtige systemische Applikation von Natriumbikarbonat indiziert. Die günstigen Effekte des Mannits in dieser Situation könnten durch seine kombinierte Wirkung als Osmodiuretikum und Antioxidans erklärt werden.

Gastrointestinaltrakt

Die Stressulkusblutung gilt heute als Zeichen eines Organversagens (und wird im MOF-Score nach Goris auch so bewertet). Ursächlich werden v. a. eine verminderte Splanchnikusdurchblutung und eine gestörte Mukosaprotektion angesehen, weniger eine Überproduktion von Säure.

Die Inzidenz von Stressulkusblutungen beim Schwerverletzten ist in den letzten Jahren, vermutlich aufgrund einer verbesserten kardiozirkulatorischen Therapie, einer besseren Analgosedierung und möglicherweise durch den frühzeitigen Einsatz enteraler Kost, auch ohne spezifische „magenprotektive Therapie" deutlich zurückgegangen. Dennoch wird üblicherweise versucht, die Blutungsinzidenz durch eine medikamentöse „Stressulkusprophylaxe" noch weiter zu senken. Galten in den 1980er Jahren H_2-Blocker als Mittel der Wahl, so wurde in den 90er Jahren eher Sucralfat propagiert [33]. Sucralfat hebt den Magensaft-pH kaum an und führte nach ersten Untersuchungen, bei offenbar vergleichbarer Effektivität wie H_2-Blocker, zu einer geringeren Pneumonieinzidenz beim beatmeten Intensivpatienten. Allerdings sprechen aktuelle Untersuchungen doch wieder für eine größere protektive Effektivität der H_2-Blocker ohne konsekutive Erhöhung des Pneumonierisikos [10]. Analog sind die klinischen Bilder einer Schockgallenblase, gastraler Ulzera oder Hohlorganperforationen als Zeichen eines gastrointestinalen Organversagens zu sehen.

64.6.7 Immunmodulierende Therapiemaßnahmen

Entscheidend für die Minimierung der ungünstigen Auswirkungen der Gewebetraumatisierung und Voraussetzung für eine erfolgreiche Intensivtherapie des Polytraumas ist die rechtzeitige und adäquate chirurgische Versorgung. Als adjuvante medikamentöse oder apparative Verfahren werden darüber hinaus eine Reihe therapeutischer Ansätze diskutiert, die auf pathophysiologischen Überlegungen und erfolgreichen tierexperimentellen Untersuchungen beruhen und z. T. in ersten klinischen Studien untersucht wurden, jedoch bislang keinen gesicherten Stellenwert in der intensivmedizinischen Routine haben:

■ **Antioxidanzien.** Antioxidanzien wie Superoxyddismutase (SOD), Vitamin C, Vitamin E, N-Acetylcystein, Melatonin oder Mannit können theoretisch die gewebeschädigende Lipidperoxidation durch aktivierte O_2-Spezies wie O_2^- oder Hydroxylradikale abschwächen. SOD konnte in einer klinischen Pilotstudie die kardiopulmonale Insuffizienz sowie die Aufenthaltsdauer auf der Intensivstation verringern [21].

■ **Pentoxiphyllin.** Pentoxiphyllin ist ein Phosphodiesteraseinhibitor und wirkt daher vorwiegend durch Beeinflussung der intrazellulären Signaltransduktion (intrazelluläre cAMP-Erhöhung). Pentoxiphyllin verbessert die Rheologie, hemmt die Leukozytenadhärenz, supprimiert die Produktion von TNF auf Transkriptionsebene und hat zudem antioxidative Eigenschaften durch Unterdrückung der oxidativen Leukozytenaktivität. Ausreichende prospektive Studien beim Polytraumatisierten fehlen jedoch.

■ **γ-Hydroxybuttersäure.** γ-Hydroxybuttersäure (GHB) ist ein klinisch relativ selten verwendetes Sedativum, das seit vielen Jahren auf dem deutschen Markt ist und zur Zeit im Rahmen der Intensivtherapie aufgrund seiner besonderen Eigenschaften erneut Beachtung findet [18]. Es handelt sich um eine weitgehend untoxische, körpereigene Substanz, die tierexperimentell das Mikrozirkulationsversagen nach traumatisch-hämorrhagischem Schock deutlich abschwächen kann und zudem mögliche „zerebroprotektive" Eigenschaften aufweist.

■ **Hämofiltration.** Die Auswirkungen einer kontinuierlichen Hämofiltration auf den Verlauf einer Sepsis werden insgesamt kontrovers, von vielen Autoren jedoch insbesondere wegen der Möglichkeit einer proinflammatorischen Zytokinelimination günstig beurteilt. Möglicherweise führt die frühzeitige kontinuierliche venovenöse Hämofiltration (CVVH) zu einer Abschwächung des hyperdynamen Kreislaufversagens und zu einer Verbesserung der O_2-Extraktionsrate; der Stellenwert des Verfahrens ist jedoch außerhalb der Organersatztherapie im Rahmen eines akuten Nierenversagens z. Z. nicht validiert [37].

■ **Modulation der Zytokinantwort.** Enttäuschend waren bislang die klinischen Untersuchungen mit Zytokinantagonisten (z. B. anti-TNF, IL-1-Rezeptorantagonist), die v. a. bei Patienten mit etablierter Sepsis durchgeführt wurden. Eine zu starke und/oder protrahierte Unterdrückung der Entzündungsantwort des Organismus ist offenbar eher ungünstig. Plausibel, wenngleich klinisch unbewiesen, erscheint beim Polytraumatisierten eine „Modulation" der Immunantwort mit Abschwächung der gewebeschädigenden Auswirkungen der frühen, überschießenden Immunreaktion und gleichzeitiger oder später einsetzender „Immunrekonstruktion" durch Immunstimulanzien (z. B. mit Interferon-γ).

Bewertung
Abgesehen von der Sicherstellung bzw. möglichst frühzeitigen Wiederherstellung einer ausreichenden Oxygenierung und Zirkulation zur Begrenzung ischämischer bzw. hypoxischer Schäden ist eine gesicherte, spezifische intensivmedizinische Therapie der Auswirkungen des Gewebeschadens und der unkontrollierten systemischen Entzündungsreaktion z. Z. nicht bekannt. Hier scheint das Monitoring der Immunsituation in zeitlicher, örtlicher und quantitativer Hinsicht noch nicht ausreichend genau für die gezielte Therapie zu sein.

64.6.8 Zusammenfassung der Intensivtherapie bei Polytrauma

Polytraumatisierte Patienten entwickeln häufig eine systemische Entzündungsreaktion, die zum Multiorganversagen führen kann. Zur Modulation dieser Entzündungsantwort mit dem Ziel einer Prognoseverbesserung des Polytraumapatienten stehen zur Zeit ergänzende Therapiemaßnahmen mit immunmodulierenden und zytoprotektiven Substanzen im Mittelpunkt des wissenschaftlich-therapeutischen Interesses.

Anerkannte Therapieprinizipien
Zu den anerkannten Therapieprinzipien des polytraumatisierten Intensivpatienten zählen derzeit (vgl. Abb. 64-7):

- Vermeidung bzw. frühzeitige Therapie einer Hypoxämie durch O_2-Zufuhr, CPAP oder Beatmung mit ausreichend hohem PEEP sowie Transfusion von Erythrozytenkonzentraten bei inadäquat niedriger Hämoglobinkonzentration (Transfusionsschwelle bei 7 g/dl).
- Vermeidung bzw. frühzeitige Therapie eines Schockzustands durch chirurgische Blutstillung, Infusions- und Transfusionstherapie sowie begleitende Katecholamintherapie.
- Vermeidung von Hypoventilation und Hypotension bei Patienten mit schwerem Schädel-Hirn-Trauma.
- Ausreichende Schmerzbekämpfung und Sedierung durch Analgetika und Sedativa.

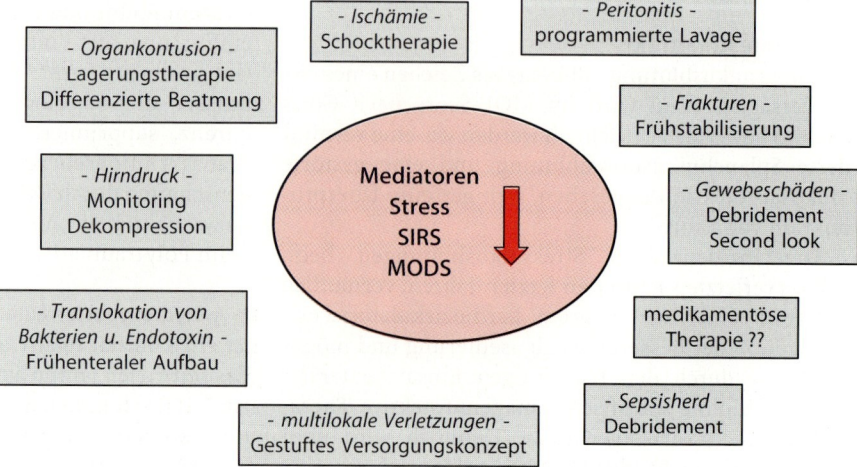

Abb. 64-7. Etablierte Maßnahmen zur Prävention des posttraumatischen Organversagens

- Frühzeitige enterale Nahrungszufuhr.
- Supportive Maßnahmen bei schweren Funktionsstörungen oder Ausfall einzelner Organe: Beatmung bei Lungenversagen (druckkontrollierte Beatmung mit permissiver Hyperkapnie) und extrakorporale Eliminationsverfahren wie CVVH bei Nierenversagen.
- Rechtzeitige, adäquate Antibiotikatherapie bei Infektionsnachweis.

Literatur

1. American Society of Anesthesiologists Task Force on Blood Component Therapy (1996) Practice guidelines for blood component therapy. Anesthesiology 84: 498–501
2. Amato MBP, Barbas CSV, Medeiros DM et al. (1998) Effect of a protective ventilation strategy on mortality in acute respiratory distress syndrome. N Engl J Med: 338: 347–354
3. Baker SP, O'Neill B, Haddon W (1974) The injury severity score: a method for describing patients with multiple injuries and evaluating emergency care. J Trauma 14: 187–196
4. Bihari D, Boeynaems JM, Carpentier YA et al. (1994) Round table conference on metabolic support of the critically ill patients – March 20–22, 1993. Intensive Care Med 20: 298–299
5. Bone RC, Grodzin CJ, Balk RA (1997) Sepsis: A new hypothesis for pathogenesis of the disease process. Chest 112: 235–243
6. Bouillon B und die Arbeitsgemeinschaft „Scoring" der DGU (1995) Bisherige Ergebnisse des Traumaregisters der DGU. Hefte zu „Der Unfallchirurg" 249: 490–494
7. Bouillon B, Neugebauer E, Rixen D, Lefering R, Tilling T (1996) Wertigkeit klinischer Scoringsysteme zur Beurteilung der Verletzungsschwere und als Instrumente für ein Qualitätsmanagement bei Schwerverletzten. Zentralbl Chir 121: 914–923
8. Bouillon B, Krämer M, Tiling T, Neugebauer E (1993) Traumascoresysteme als Instrumente der Qualitätskontrolle – Eine prospektive Studie zur Validierung von 7 Traumascoresystemen an 612 Traumapatienten. Unfallchir 96: 55–61
9. Champion HR, Sacco WJ, Copes WS, Gann DS, Genarelli TA, Flanagan ME (1989) A revision of the Trauma Score. J Trauma 29: 623–629
10. Cook DJ, Guyatt GH, Marshall J et al. (1998) A comparison of sucralfate and ranitidine for prevention of upper gastrointestinal bleeding in patients requiring mchanical ventilation. N Engl J Med 338: 377–381
11. D'Amico R, Pifferi S, Leonetti C et al. (1998) Effectiveness of antibiotic prophylaxis in critically ill adult patients: systematic review of randomized controlled trials. BMJ 316: 1275–1285
12. Ertel W, Keel M, Bonaccio M et al. (1995) Release of antiinflammatory mediators after mechanical trauma correlates with severity of injury and clinical outcome. J Trauma 39: 879–887
13. Faist E, Mewes A, Strasser T et al. (1988) Alteration of monocyte function following major injury. Arch Surg 123: 287–292
14. Haas NP, Fournier C von, Temka A, Südkamp NP (1997) Traumazentrum 2000. Unfallchirurg 100: 852
15. Hebert PC, Wells G, Blauchmann MA et al. (1999) A multicenter randomized controlled clinical trial of transfusion requirements in critical care. N Engl J Med 340: 409–417
16. Hickling KG, Walsh J, Henderson S, Jackson R (1994) Low mortality rate in adult respiratory distress syndrome using low-volume, pressure-limited ventilation with permissive hypercapnia: a prospective study. Crit Care Med 22: 1568–15789
17. Karzai W, Reilly JM, Hoffmann WD, Cunnion RE, Danner RL, Banks SM, Parrillo JE, Natanson C (1995) Hemodynamic effects of dopamine, norepinephrine, and fluids in a dog model of sepsis. Am J Physiol 268: H692–H702
18. Kleinschmidt S, Mertzlufft F (1995) Gamma-Hydroxy-Buttersäure – Hat sie einen Stellenwert in Anästhesie und Intensivmedizin? Anästhesiol Intensivmed Notfallmed Schmerzther 30: 393–402
19. Majetschak M, Flohe S, Obertacke U, Schroder J, Staubach K, Nast-Kolb D, Schade FU, Stuber F (1999) Relation of a TNF-α gene polymorphism to severe sepsis in trauma patients. Ann Surg 230: 207–214
20. Maier B, Frank J, Rose S, Marzi I. (1999) Primäre und sekundäre Freisetzung von Interleukin-6 und -8 bei der gestuften Polytraumaversorgung. Unfallchirurgie 25: 100–107
21. Marzi I, Bühren V, Schüttler A, Trentz O (1993) Value of superoxide dismutase for prevention of multiple organ failure after multiple trauma. J Trauma 35: 110–120
22. Marzi I, Mutschler W. (1996) Strategie der operativen Versorgung des Polytraumas. Zentralbl Chir 121: 950–962
23. Nast-Kolb D, Waydhas C, Kanz KG, Schweiberer L (1994) Algorithmus für das Schockraummanagement beim Polytrauma. Unfallchirurg 97: 292–302
24. Oestern HJ, Tscherne H, Sturm J, Nerlich M (1985) Klassifizierung der Verletzungsschwere. Unfallchirurg 88: 465–472
25. Pape HC, Aufm Kolk M, Paffrath T, Regel G, Sturm JA, Tscherne H (1993) Primary intramedullary femur fixation in multiple trauma patients with associated lung contusion – a cause of posttraumatic ARDS? J Trauma 34: 540–547
26. Regel G, Grotz M, Weltner T, Sturm JA, Tscherne H (1996) Pattern of organ failure following severe trauma. World J Surg 20: 422–429
27. Rose S, Marzi I. (1996) Pathophysiologie des Polytraumas. Zentralbl Chir 121: 896–913
28. Rose S, Marzi I (1998) Mediators in polytrauma – pathophysiological significance and clinical relevance. Langenbeck's Arch Surg 383: 199–208
29. Rose S, Baumann H, Jahreis GP, Sayeed MM (1994) Diltiazem and superoxide dismutase modulate hepatic acute phase response in gram-negative sepsis. Shock 1: 87–93
30. Roumen RM, Redl H, Schlag G, Zilow G, Sandtner W, Koller W, Hendriks T, Goris RJ (1995) Inflammatory mediators in relation to the development of multiple organ failure in patients after severe blunt trauma. Crit Care Med 23: 474–480
31. Tisdale JE, Patel RV, Webb CR, Borzak S, Zarowitz BJ (1995) Proarrhythmic effects of intravenous vasopressors. Ann Pharmacother 29: 269–281
32. Thompson BT, Cockrill BA (1994) Renal-dose dopamine: A siren song? Lancet 344: 7–8
33. Tryba M (1995) Stressblutungen. Teil 2: Prophylaxe. Anästhesist 44: 61–79
34. Trentz O, Ertel W (1995) Pathophysiologie des Traumas. In: Rüter A, Trentz O, Wagner M (Hrsg) Unfallchirurgie. Urban & Schwarzenberg, München, S 5–22

35. Trentz O, Stocker R (1995): Klinische Versorgung des Polytraumatisierten. In: Trentz O, Rüter A, Wagner M (Hrsg) Unfallchirurgie. Urban & Schwarzenberg, München, S 237–254
36. Waydhas C, Nast-Kolb D, Jochum M et al. (1992) Inflammatory mediators, infection, sepsis, and multiple organ failure after severe trauma. Arch Surg 127: 460–467
37. Ziegenfuß T, Marzi I, Bauer M, Riegel W (1994) Hämodynamische Effekte der kontinuierlichen veno-venösen Hämofiltration. Eine Untersuchung bei polytraumatisierten Patienten. In: Riegel W (Hrsg) Kontinuierliche Blutreinigungsverfahren in der Intensivmedizin. Pabst, Lengerich, S 87–99

Kapitel 65 Schädel-Hirn-Trauma (SHT)

J. Piek

65.1 Einleitung und Definition   1135

65.2 Epidemiologie   1135

65.3 Pathophysiologisches Konzept   1136

65.4 Klassifikation und Einteilung   1137
65.4.1 Morphologische Einteilung   1137
65.4.2 Verletzungsschwere   1137

65.5 Erstversorgung   1138
65.5.1 Untersuchung des Verletzten, Dokumentation der Befunde   1138
65.5.2 Stabilisierung der Vitalfunktionen   1138
65.5.3 Medikamentöse Behandlung   1139
65.5.4 Wundversorgung/Wundbehandlung   1139
65.5.5 Sichtung, Transport   1139
65.5.6 Übergabe des Patienten durch den Notarzt   1139

65.6 Erstversorgung im Krankenhaus   1140
65.6.1 Leichtes und mittelschweres SHT   1140
65.6.2 Schweres SHT   1140
65.6.3 Verweilkatheter   1141
65.6.4 Monitoring   1141
65.6.5 Operative Behandlung der Verletzungsfolgen   1142
65.6.6 Hirnödem/intrakranielle Drucksteigerung: intensivmedizinische Behandlung   1146

65.7 Prognose   1148

Literatur   1149

Schädel-Hirn-Trauma (SHT)

Schädel-Hirn-Trauma (SHT)

J. Piek

65.1 Einleitung und Definition

Wirkt eine Gewalt auf den Kopf ein, führt sie, je nach Ausmaß und Richtung der einwirkenden Kraft, zu Verletzungen von Kopfschwarte, Schädelskelett und Gehirn, die unter dem Begriff Schädel-Hirn-Trauma zusammengefasst werden.

Intensivstationen, in denen Patienten mit schweren Kopfverletzungen behandelt werden, stellen das jeweilige regionale Zentrum dar, in dem Erstversorgung und -behandlung derartiger Patienten in Kooperation mit den zuständigen Stellen organisiert und strukturiert werden. Daher wird nachfolgend auch auf die Aspekte der Primärversorgung am Unfallort und auf die Erstversorgung im Krankenhaus eingegangen.

65.2 Epidemiologie

Das SHT ist in industrialisierten Ländern ein erhebliches gesundheitspolitisches und ökonomisches Problem. Es spielt bei etwa 60–70 % aller tödlich verlaufenden Unfälle die verlaufsbestimmende Rolle. Exakte epidemiologische Daten von Unfallursachen, Schweregrad der erlittenen Verletzungen, Alters- und Geschlechtsverteilung der Unfallopfer fehlen für die Bundesrepublik, da die gesetzlich vorgeschriebene Erfassung über den ICD-Schlüssel für das SHT lediglich die Einteilung in ICD 850 (Gehirnerschütterung), ICD 851 (Gehirnzerreißung oder -prellung), ICD 852 (subarachnoidale, subdurale oder extradurale Blutung) und ICD 853/854 (übrige intrakranielle Verletzungen) ermöglicht.

Nach dieser Erfassung ist in Deutschland jährlich mit einer Zahl von etwa 200 Patienten pro 100 000 Einwohnern zu rechnen, die wegen eines SHT stationär behandelt werden müssen. Hierbei wird, wie in allen industrialisierten Ländern, ein stetiger Rückgang der Unfallzahlen beobachtet. Dies ist vorwiegend auf den Erfolg präventiver Maßnahmen (Helm- und Anschnallpflicht, Verbesserung der passiven Sicherheitseinrichtungen an Fahrzeugen usw.) zurückzuführen. Bei den Unfallopfern handelt es sich vorwiegend um Männer mit einem Altersschwerpunkt von 20–40 Jahren.

Die Verbesserung der Erstversorgung von Unfallopfern sowie die flächendeckende Versorgung von Zentren für die Frührehabilitation hat in den letzten Jahren entscheidend zur Senkung von Mortalität und Morbidität beigetragen.

Unfallursachen

Regionale und sozioökonomische Gegebenheiten haben entscheidenden Einfluss auf die Unfallursachen. Umfangreiche Datenbanken, wie sie z. B. in Glasgow, San Diego und Rotterdam angelegt wurden, lassen sich nur bedingt mit eigenen Zahlen vergleichen, was die Notwendigkeit regionaler Analysen unterstreicht (Abb. 65-1).

Etwa 40 % aller Patienten mit SHT sind Opfer eines Verkehrsunfalls. In der Hauptsache sind Fußgänger

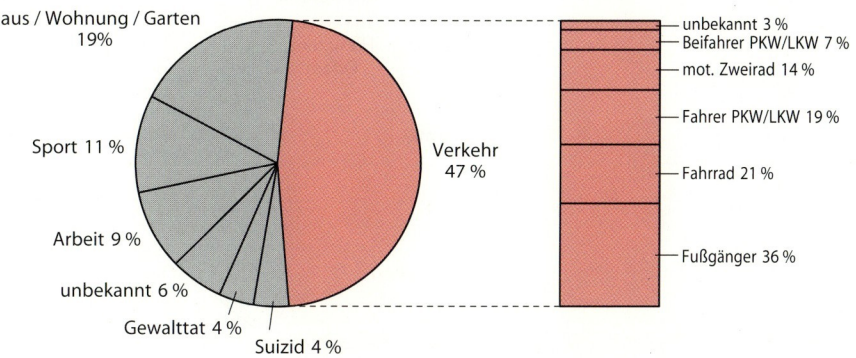

Abb. 65-1. Ursachen des Schädel-Hirn-Traumas (1672 Patienten mit SHT; Neurochirurgische Universitätsklinik, Heinrich-Heine-Universität Düsseldorf)

(36%) und Radfahrer (21%) betroffen. Bei Unfällen in Haus und Garten (19%) handelt es sich fast immer um Stürze aus größerer Höhe (von Leitern, Treppen und Bäumen). Freizeit- und Sportunfälle führen ebenfalls häufig zu Schädel-Hirn-Verletzungen; besonders schwer verlaufen erfahrungsgemäß Reitunfälle, die oft mit schweren Wirbelsäulenverletzungen einhergehen. Arbeitsunfälle (9%) sind fast immer durch Sturz aus großer Höhe (Dachdecker, Bauarbeiter) bedingt, selten werden sie durch herabfallende Gegenstände verursacht.

Gewalttaten (4%) und Suizide (4%) sind in Deutschland seltenere Ursachen schwerer Kopfverletzungen. Sie werden zumeist durch Schlagverletzungen auf den Kopf verursacht. Kopfschussverletzungen sind im Gegensatz zur amerikanischen Literatur (hier bis zu 20%) selten.

Etwa 20% aller Verletzten steht zum Zeitpunkt des Unfalls unter Alkoholeinfluss. Besonders häufig findet sich Alkoholeinfluss bei Opfern von Gewalttaten, häuslichen Unfällen und solchen im Sport-/Freizeitbereich.

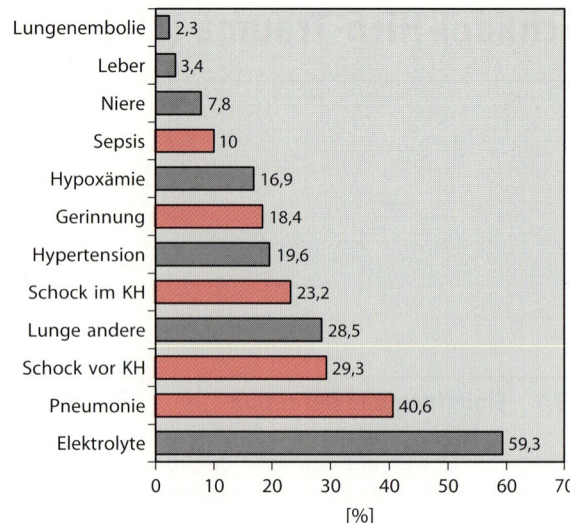

Abb. 65-3. Extrakranielle Komplikationen nach schwerem SHT. Komplikationen, die einen signifikanten Einfluss auf die Prognose haben, sind *rot* gekennzeichnet. (Nach [25])

65.3 Pathophysiologisches Konzept

Beim SHT lassen sich zeitlich primäre von sekundären Hirnschäden abgrenzen (Abb. 65-2 [4, 14]. Primäre Hirnschäden entstehen im Augenblick des Unfalls, sind daher einer Behandlung nicht zugänglich und für den größten Teil der frühen Todesfälle verantwortlich. Sie umfassen hämorrhagische Kontusionen, Zerreißungen der Nervenfasern (diffuser Axonschaden) und intrakranielle Gefäßläsionen.

Sekundäre Hirnschäden entstehen im Verlauf und bestimmen entscheidend die weitere Prognose. Da sie einer Behandlung prinzipiell zugänglich sind, gilt ihnen besonderes Interesse. Ursachen sekundärer Komplikationen können intra- und extrakraniell bedingt sein. Zu den wesentlichen intrakraniellen Ursachen gehören die posttraumatischen Hämatome (siehe später) und das posttraumatische Hirnödem mit nachfolgender Steigerung des intrakraniellen Druckes. Nur einige der zahlreichen extrakraniellen Faktoren sind von prognostischer Bedeutung (Abb. 65-3).

Am ungünstigsten wirken sich Hypotension und Hypoxämie auf die Prognose aus [7, 11, 20, 25]. Durch eine optimale Erstversorgung und Intensivbehandlung kann zumindest ein Teil dieser sekundären Komplikationen vermieden werden.

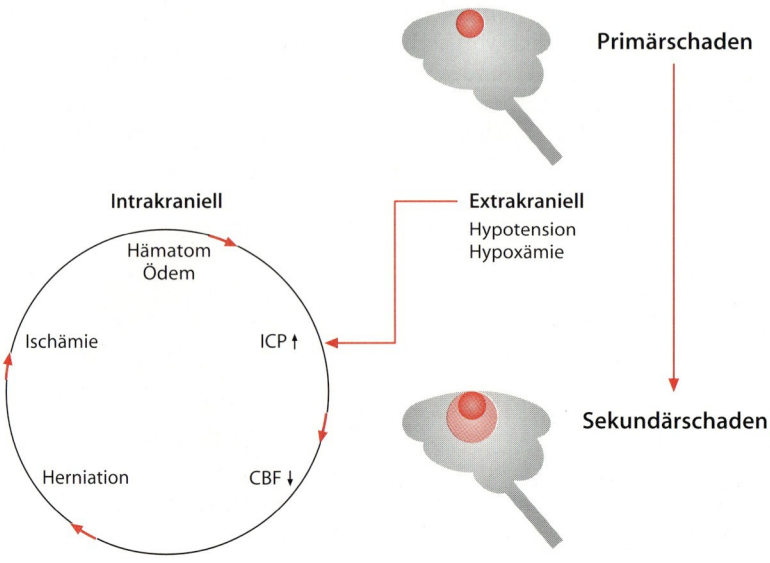

Abb. 65-2. Entwicklung des Sekundärschadens nach schwerem SHT

Tabelle 65-1.
Computertomographische Klassifikation des Schädel-Hirn-Traumas. (Nach [22])

Diffuses SHT Typ I:	Keine computertomographisch faßbaren Läsionen
Diffuses SHT Typ II:	Basale Zisternen abgrenzbar mit einer Mittellinienverschiebung von maximal 5 mm; sämtliche im Computertomogramm fassbaren Läsionen unter 25 ml
Diffuses SHT Typ III:	Basale Zisternen komprimiert oder fehlend mit einer Mittellinienverschiebung von maximal 5 mm; sämtliche im Computertomogramm fassbaren Läsionen unter 25 ml
Diffuses SHT Typ IV:	Mittellinienverschiebung über 5 mm; sämtliche im Computertomogramm fassbaren Läsionen unter 25 ml
Raumfordernde Blutung, operiert:	Alle Verletzungstypen, bei denen eine raumfordernde intrakranielle Blutung operativ entfernt wurde
Raumfordernde Blutung, nicht operiert:	Alle Verletzungstypen, bei denen eine raumfordernde intrakranielle Blutung nicht operativ entfernt wurde
Hirnstammverletzung	

> Das Behandlungskonzept beim Schädel-Hirn-Trauma besteht in einer Vermeidung bzw. Minimierung des zerebralen Sekundärschadens.

65.4 Klassifikation und Einteilung

Je nach Zielsetzung lassen sich Schädel-Hirn-Verletzungen unterschiedlich einteilen und klassifizieren.
Ziele der gewählten Klassifikation sind z.B.:
- morphologische Einteilung der Verletzungsfolgen (chirurgische Behandlung),
- pathophysiologische Einteilung (Definition von Patientenkollektiven als mögliche Zielgruppen einer spezifischen Behandlung),
- Analyse von Unfallursachen und Risikofaktoren,
- Erstellung einer Prognose,
- Vergleich von Behandlungsergebnissen.

65.4.1 Morphologische Einteilung

Morphologisch unterscheidet man *offene* und *gedeckte Verletzungen*. *Direkt offene Verletzungen* sind solche, bei denen es durch Verletzung von Kopfschwarte, Schädelknochen und Dura zu einer Verbindung des intrakraniellen Raums mit der Außenwelt kommt. Sichere Zeichen einer derartigen Verletzung sind der Austritt von Liquor oder Hirnsubstanz aus der Wunde.

Bei *indirekt offenen Verletzungen* erfolgt die Verbindung über basale Frakturen mit gleichzeitiger Eröffnung der Nebenhöhlen (frontobasale Verletzungen) oder der Mastoidzellen (otobasale Verletzungen). Klinische Zeichen sind der Austritt von Liquor oder Hirnsubstanz aus Nase oder Gehörgang. Da die intakte Dura einen guten Schutz gegen Infektionen darstellt, führen offene Verletzungen besonders häufig zu intrakraniellen Infektionen (aszendierende Meningitis, Hirnabszess usw.). Sie bedürfen stets der neurochirurgischen Abklärung und Behandlung.

Für die morphologische Klassifikation der intrakraniellen Verletzungsfolgen hat sich die Einteilung nach Marshall [22] bewährt (Tabelle 65-1), die ebenfalls eine hohe prognostische Aussagekraft hat. Sie beruht auf der Unterscheidung zwischen „diffusen" und „fokalen" Hirnschäden. Als *fokale Hirnschäden* werden all solche bezeichnet, bei denen eine umschriebene (oft operativ zu behandelnde) Hirnverletzung oder Raumforderung vorliegt (epidurale, subdurale, intrazerebrale Hämatome sowie umschriebene Kontusionen; siehe später).

Der *diffuse Hirnschaden* bezeichnet hingegen Verletzungen, die das Gehirn insgesamt betreffen, oft multilokulär sind, keine operativ behandelbare Raumforderung zur Folge haben und bei genügender Schwere zur sofortigen Bewusstlosigkeit des Patienten führen (z.B. diffuser Axonschaden).

Die meisten Schädel-Hirn-Traumen bestehen in einer Kombination von fokalen mit diffusen Hirnschäden. Von besonderer prognostischer Bedeutung ist ferner das Vorhandensein einer traumatischen Subarachnoidalblutung [16].

65.4.2 Verletzungsschwere

Die Einteilung der Verletzungsschwere erfolgt international nach der Glasgow Coma Scale (GCS; Tabelle 65-2 [29]). Bei ihr werden die drei Grundfunktionen des Bewusstseins (Augenöffnen, motorische und verbale Reaktion) untersucht und durch Punktzahlen einer halbquantitativen Skala zugeordnet. Je nach erreichter Leistung kann eine Punktzahl zwischen 1 und 6 erreicht werden.

Die jeweils erreichten Ergebnisse werden addiert. Aus dem Verlauf können Änderungen der Bewusstseinslage rasch erkannt werden. Unter den Aspekten des modernen Rettungswesens ist diese Einteilung jedoch nicht unproblematisch, da Sedativa usw. das Ergebnis verfälschen können. Auch müssen zur genauen Beurteilung die Vitalfunktionen stabilisiert sein, um Einflüsse von Hypoxämie und Hypotonie auszuschließen.

Tabelle 65-2. Glasgow Coma Scale [29]

Augenöffnen	(1–4 Punkte)	Motorische Antwort	(1–6 Punkte)	Verbale Antwort	(1–5 Punkte)
		Auf Aufforderung	6 Punkte		
		Auf Schmerz gezielt	5 Punkte	Voll orientiert	5 Punkte
Spontan	4 Punkte	Auf Schmerz ungezielt	4 Punkte	Unzureichend orientiert	4 Punkte
Auf Anruf	3 Punkte	Beugesynergismen	3 Punkte	Äußert einzelne Wörter	3 Punkte
Auf Schmerzreiz	2 Punkte	Strecksynergismen	2 Punkte	Unverständliche Laute	2 Punkte
Kein Augenöffnen	1 Punkt	Keine Schmerzabwehr	1 Punkt	Keine Antwort	1 Punkt

Tabelle 65-3. Childrens Coma Scale

Augenöffnen	(1–4 Punkte)	Motorische Antwort	(1–4 Punkte)	„Verbale Antwort"	(1–3 Punkte)
Spontan	4 Punkte	Auf Schmerz gezielt	4 Punkte		
Auf Anruf	3 Punkte	Auf Schmerz ungezielt	3 Punkte	Weinen	3 Punkte
Auf Schmerzreiz	2 Punkte	Beuge-/Strecksynergismen	2 Punkte	Spontanatmung	2 Punkte
Kein Augenöffnen	1 Punkt	Keine Schmerzabwehr	1 Punkt	Apnoe	1 Punkt

Die Untersuchung der Bewusstseinslage des Schädel-Hirn-Verletzten erfolgt nach der GCS. Die Einteilung der Verletzungsschwere richtet sich nach der schlechtesten innerhalb von 48 h erreichten Punktzahl und wird wie folgt vorgenommen:

3–8 Punkte = Schweres Schädel-Hirn-Trauma
9–12 Punkte = Mittelschweres Schädel-Hirn-Trauma
13–15 Punkte = Leichtes Schädel-Hirn-Trauma

Für Kinder wurde die GCS durch die sog. „Children's Coma Scale" (Tabelle 65-3) modifiziert.

65.5 Erstversorgung

Die Arbeitsgemeinschaft „Neurochirurgische Intensivmedizin und Neurotraumatologie" der Deutschen Gesellschaft für Neurochirurgie, der Arbeitskreis „Neuroanästhesie" der Deutschen Gesellschaft für Anästhesiologie und Intensivmedizin sowie die „Sektion Rettungswesen" der Deutschen Interdisziplinären Vereinigung für Intensivmedizin (DIVI) haben 1996 Empfehlungen zur Primärversorgung von Patienten mit Schädel-Hirn-Traumen publiziert [1, 2, 14], die nachfolgend auszugsweise wiedergegeben werden.

65.5.1 Untersuchung des Verletzten, Dokumentation der Befunde

Besondere Sorgfalt ist der zeitlich genauen Dokumentation der Glasgow Koma Skala, der motorischen Funktion aller Extremitäten und der initialen Bewusstseinslage zu widmen. Anamnese und Befund werden anhand des Notarzteinsatzprotokolls der DIVI erhoben und dokumentiert.

65.5.2 Stabilisierung der Vitalfunktionen

Die rasche Stabilisierung der Vitalfunktionen dient der Prävention von Hypoxämie und Hypotonie zur Minimierung des sekundären Hirnschadens.

Atmung

Bewusstlose Patienten (GCS-Score ≤ 8 Punkte) sollten endotracheal intubiert und beatmet werden, so rasch dies ohne zusätzliche Gefährdung des Patienten möglich ist. Bei Patienten mit einem GCS > 8 Punkten und zusätzlichen Verletzungen, die eine rasche Verschlechterung der Spontanatmung befürchten lassen (Mittelgesichtsverletzungen, Querschnittlähmung), ist die Indikation zur Intubation und Beatmung ebenfalls großzügig zu stellen.

Primär nicht intubationspflichtigen Patienten mit leichteren Verletzungen sollte Sauerstoff verabreicht werden (6 l/min über Maske oder 3 l/min über Nasensonde). Bei der obligaten pulsoxymetrischen Überwachung sollte die O_2-Sättigung > 95 % betragen. Beim normotonen Erwachsenen wird eine Normoventilation angestrebt.

Kreislauf

Aus intensivmedizinischen Daten lässt sich extrapolieren, dass der zerebrale Perfusionsdruck (CPP) bei mindestens 70 mmHg liegen sollte. Therapieziel zu seiner Aufrechterhaltung ist daher ein mittlerer arterieller Blutdruck von mindestens 90 mmHg, der so rasch wie möglich erreicht werden sollte. Daher werden Patienten mit schwerem und mittelschwerem SHT zwei, mit leichtem SHT ein großlumiger peripherer Zugang angelegt. Die Anlage eines zentralvenösen Zugangs am Unfallort, bzw. vor der Krankenhauseinlieferung ist fast nie indiziert.

Eine Hypertonie ist zumeist Folge einer nicht ausreichenden Analgesierung bzw. Sedierung. Ist diese Ursache ausgeschlossen, sollten erhöhte Blutdruckwerte nicht durch die Gabe vasoaktiver Substanzen gesenkt werden (Cave: CPP-Abfall!). Die Kombination von Hypotonie mit Bradykardie weist oft auf eine Verletzung des Rückenmarks hin.

Ein hämorrhagischer Schock ist beim Erwachsenen praktisch immer durch eine extrakranielle Blutungsursache bedingt. Bei Neugeborenen, Säuglingen und Kleinkindern können intrakranielle Blutungen und Hämatome der Galea dagegen kreislaufwirksam sein.

65.5.3 Medikamentöse Behandlung

Volumentherapie

Ein hämorrhagischer Schock erfordert die sofortige Volumensubstitution. Isotone Lösungen (z. B. Ringerlösung, NaCl 0,9 %) und Kolloide sind Mittel der Wahl. Hypotone kristalloide Lösungen (Glukose 5 %, Ringerlaktatlösung) begünstigen ein Hirnödem. Hypertone Lösungen in der Prähospitalphase sind in klinischer Erprobung.

Analgetika, Sedativa

Die ausreichende Sedierung und Analgesie ist besonders bei intubierten und beatmeten Patienten sicherzustellen. Sedativa und Analgetika sind nach Wirkung zu titrieren, weil eine Überdosierung, speziell bei hypovolämischen Patienten, eine Hypotonie bewirken kann.

Zur Intubation empfiehlt sich die Kombination eines Opioids mit einem Hypnotikum, für die Analgosedierung während des Transportes die eines Opioids mit einem Benzodiazepin von kurzer Wirkungsdauer. Ist die Analgosedierung eines nicht intubierten Patienten indiziert (z. B. Agitiertheit, Schmerzen), sollte ebenfalls ein Opioid mit einem Benzodiazepin verabreicht werden; u. U. ist hierbei auch eine Intubation in Kauf zu nehmen. Differentialdiagnostisch ist zuvor Sauerstoffmangel bzw. ein hämorrhagischer Schock als Ursache der Agitiertheit auszuschließen.

Vasoaktive Substanzen

Kann die arterielle Hypotonie nicht innerhalb weniger Minuten durch Volumengabe behoben werden, sind vasoaktive Substanzen indiziert. Die Überlegenheit eines bestimmten Präparates ist nicht erwiesen.

65.5.4 Wundversorgung/Wundbehandlung

Fremdkörper in perforierenden Verletzungen sind zu belassen: durch das Entfernen kann eine bislang tamponierte Blutung verstärkt werden. Offene Verletzungen mit Austritt von Hirnsubstanz werden feucht und steril abgedeckt. Bei spritzend blutenden Kopfschwartenwunden sollte wegen des erheblichen Blutverlustes eine provisorische Blutstillung (z. B. Fassen des blutenden Gefäßes mit einer Klemme) erfolgen.

65.5.5 Sichtung, Transport

Es sollte stets dem Transportmittel der Vorzug gegeben werden, das den Patienten auf dem schnellsten und schonendsten Wege in die nächste geeignete Klinik transportiert.

Die Inzidenz von Verletzungen der Halswirbelsäule beträgt bei schwerem SHT bis zu 10 %. Daher ist für den Transport bis zum endgültigen radiologischen Ausschluss einer derartigen Verletzung bei allen Patienten mit SHT die Halswirbelsäule gesondert zu immobilisieren (Zervikalorthese). Bei stabilen Kreislaufverhältnissen empfiehlt sich die Hochlagerung des Oberkörpers bis 30°. Bei instabilem Kreislauf wird der Patient flach gelagert.

Eine effektive und schnellstmögliche Versorgung von Patienten mit SHT wird durch die primäre Einlieferung in das nächste geeignete Krankenhaus gewährleistet. Hier sollten Patienten mit schweren und mittelschweren Traumen jederzeit computertomographisch untersucht werden können.

65.5.6 Übergabe des Patienten durch den Notarzt

Die Übergabe des Patienten in der Notaufnahme ist wesentlicher Schnittpunkt der Behandlungskette. Bei

Tabelle 65-4. Checkliste für die Übergabe des Patienten mit schwerem SHT im Schockraum

Unfallzeitpunkt/-hergang
- Art des Unfalls
- besondere Rettungssituation
Eigen-, Fremdanamnese (Vorerkrankungen)
Verletzungsmuster
Verdachtsdiagnosen (z. B. Blutungen, Aspiration, Intoxikation)
Untersuchungsergebnisse
- Atmung
- Kreislauf
- initialer neurologischer Befund (Bewusstseinslage, Pupillenbefund, Motorik)
- periphere Durchblutung
- Schmerzlokalisation
Therapie
- Beatmung (Intubation, Respiratordaten)
- Lagerung (Vakuummatratze)
- Immobilisierung (HWS, Extremitäten)
- Thoraxdrainage
- Venenzugänge
- Medikation (Dosis, Zeitpunkt)
Sonstige Daten
- Patientendaten (Name, Anschrift, Angehörige)
- Transport
- vergebliche Punktionsversuche

Eintreffen sind daher die weiterbehandelnden Ärzte des Patienten mündlich und schriftlich ausführlich über den Patienten zu informieren (Tabelle 65-4).

65.6 Erstversorgung im Krankenhaus

Auf die Versorgung mehrfachverletzter Patienten wird in Kap. 64 eingegangen, so dass nachfolgend nur die Versorgung isolierter Schädel-Hirn-Traumen beschrieben wird.

Zunächst ist die Stabilisierung der Vitalfunktionen und der Ausschluss lebensbedrohlicher Begleitverletzungen durchzuführen.

Orientierende neurologische Untersuchung

Anschließend erfolgt die orientierende neurologische Untersuchung mit
- Erhebung des Lokalbefunds an Kopf und Wirbelsäule,
- Prüfung der Tiefe der Bewusstseinsstörung (GCS),
- Prüfung von Pupillenweite und -lichtreaktion,
- Untersuchung der wichtigsten Hirnstammreflexe,
- Prüfung der Schmerzabwehr und des Muskeltonus,
- Untersuchung der Kennreflexe der zervikalen und lumbalen Wurzeln,
- Prüfung auf pathologische Reflexe.

Diese Untersuchung ermöglicht eine *Einschätzung* der Verletzungsschwere und bestimmt Umfang und Dringlichkeit der weiteren neuroradiologischen Diagnostik. Im Rahmen dieses Kapitels soll auf die Versorgung leichter und mittelschwerer Traumen nur kursorisch eingegangen werden, da diese zumeist keiner intensivmedizinischen Behandlung bedürfen.

65.6.1 Leichtes und mittelschweres SHT

Liegt ein leichtes SHT vor, ist ein CT nicht unbedingt erforderlich, es sollte jedoch eine Röntgenuntersuchung des Schädels erfolgen, da bei Frakturnachweis das Risiko eines intrakraniellen Hämatoms deutlich erhöht ist [9, 24, 28].

Obligat sind ferner Röntgenaufnahmen der HWS (bis BWK1!) zum Frakturausschluss. Bei Patienten mit mittelschwerem SHT wird so rasch wie möglich ein CT angefertigt. Diese Patienten sind klinisch engmaschig zu überwachen, um eine Verschlechterung der Bewusstseinslage rasch erkennen zu können.

Ist die Versorgung in einer neurochirurgischen Abteilung nicht möglich, sollte zumindest der konsiliarische Kontakt (z.B. über Telekonsil) mit einer neurochirurgischen Fachabteilung aufgenommen werden. Auch bei diesen Patienten ist der radiologische Frakturausschluss der HWS obligat.

65.6.2 Schweres SHT

Bewusstlose Patienten, d.h. solche mit schwerem SHT, bedürfen stets der intensivmedizinischen Versorgung und Behandlung, wenn möglich in einer neurochirurgischen Fachabteilung. Auch bei ihnen ist ein CT so rasch wie möglich nach Klinikaufnahme und Erstversorgung anzufertigen. Die notwendige Erstversorgung ist in Tabelle 65-5 zusammengefasst und sollte sich primär (vor Durchführung des CT) auf das Notwendigste beschränken. Sie sollte mit der Erstuntersuchung nur wenige Minuten in Anspruch nehmen.

Neuroradiologische Diagnostik

Die zerebrale Computertomographie ist die Methode der Wahl zum Nachweis knöcherner und intrakranieller Verletzungsfolgen. Die Untersuchung dient zunächst dem Ausschluss raumfordernder intrakranieller Hämatome und von Parenchymverletzungen. Sie beginnt mit Schichten in Ventrikelhöhe, um im Falle einer intrakraniellen Blutung die notwendigen Operationsvorbereitungen zu veranlassen. Wird eine raumfordernde intrakranielle Blutung nachgewiesen, ist diese baldmöglichst operativ zu versorgen.

Erst danach bzw. in einer Folgeuntersuchung sollten nicht nur die parenchymatösen Verletzungen erfasst werden. Durch entsprechende Untersuchungstechnik

Tabelle 65-5. Erstversorgung des Patienten mit schwerem SHT

Sicherung der Vitalfunktionen
Klinische Untersuchung
- Lokal
- Neurologischer Befund
  - Bewusstseinslage (GCS)
  - Pupillenbefund
  - Motorik

Verweilkatheter
- 2-3 großlumige periphervenöse Zugänge
- Arterielle Kanüle
- Zentraler Venenkatheter
- Blasenkatheter
- Magensonde

Laborbestimmungen
- Kleines Blutbild (Hämoglobin, Hämatokrit, Leukozyten, Thrombozyten)
- Arterielle Blutgasanalyse
- Elektrolyte (Natrium, Kalium, Kalzium)
- Blutgruppe
- Gerinnungsstatus (mit Quick, PTT, PTZ als Minimum)
- Harnstoff, Kreatinin, Blutzucker
- GOT, GPT, γ-GT, LDH, CK

Basismonitoring
- EKG
- Pulsoxymetrie
- Kapnometrie
- Blutdruck

Immobilisierung der Halswirbelsäule

("Knochenfenster") ist eine genaue Darstellung der knöchernen Strukturen anzustreben, wobei besonders auf Traumafolgen im Bereich der knöchernen Augenhöhlen, der Fronto- und Otobasis und am kraniozervikalen Übergang zu achten ist.

> Ein früh nach dem Trauma durchgeführtes, unauffälliges Computertomogramm schließt ein intrakranielles Hämatom nicht endgültig aus, da sich viele Hämatome erst mit zeitlicher Verzögerung entwickeln. Im initialen CT nachgewiesene Kontusionen können sich in den nachfolgenden Stunden vergrößern.
>
> Bei schweren und mittelschweren Traumen muss daher die Untersuchung nach spätestens 8–12 h wiederholt werden, bei klinischem Verdacht auch früher.

Besondere Risikogruppen für derartige verzögerte Hämatome sind Patienten mit vorbestehender Hirnatrophie (ältere Menschen, Alkoholiker), für die Vergrößerung primärer Kontusionen Patienten mit Störungen der Blutgerinnung (z. B. Massentransfusion).

65.6.3 Verweilkatheter

Routinemäßig sollten allen Patienten mit schwerem SHT zentraler Zugang, Magensonde, Blasenableitung und arterielle Kanüle angelegt werden, sobald dies ohne Gefährdung des Patienten und Verzögerung der notwendigen Diagnostik möglich ist.

Als Punktionsort für den zentralen Venenkatheter ist aus neurochirurgischer Sicht die Punktion der Vena jugularis interna wegen der Gefahr der versehentlichen Karotispunktion mit nachfolgender Hämatomentstehung und venöser Abflussbehinderung zu vermeiden.

Die Anlage einer arteriellen Kanüle sollte bei Patienten mit bestehenden Paresen grundsätzlich auf der paretischen Seite erfolgen. Zum einen ist so die Gefahr der Diskonnektion geringer, zum anderen wird bei einem Gefäßverschluss nicht die noch funktionstüchtige Gliedmaße betroffen.

Wegen der Gefahr der Perforation in das Schädelinnere sollten Patienten mit frontobasalen Verletzungen keine transnasale Magensonde erhalten.

65.6.4 Monitoring

Basismonitoring

Liegen keine Begleitverletzungen vor, kann bei leichten und mittelschweren Schädel-Hirn-Verletzungen der *arterielle Blutdruck* unblutig gemessen werden, bei schwerem SHT sollte eine kontinuierliche blutige Messung erfolgen. Zur Bestimmung des zerebralen Perfusionsdrucks erfolgt der Nullpunktabgleich in gleicher Höhe wie der zur ICP-Messung, d. h. in Höhe des Monroi-Foramen (grob: in Höhe des äußeren Gehörgangs).

Die Überwachung der *Oxygenierung* erfolgt für mittelschwere und schwere Traumen kontinuierlich mittels Pulsoximetrie. Beim schwerem SHT werden zusätzlich diskontinuierliche Kontrollen der Blutgase durchgeführt. Als Schwellenwerte gelten: $S_aO_2 > 95\%$, $p_aO_2 > 100$ mmHg, $p_aCO_2 > 35$ mmHg [18].

Die Überwachung der *Körpertemperatur* sollte ebenfalls kontinuierlich erfolgen. Sie ist allgemein etwas geringer als die eigentliche Hirntemperatur [13]. Es ist noch nicht definitiv geklärt, ob eine moderate Hypothermie die neurologische Erholung nach SHT verbessert [19, 27].

Hypertherme Zustände sollten jedoch auf jeden Fall vermieden werden, denn Hyperthermie bedeutet eine zusätzliche Belastung des vorgeschädigten Gehirns durch erhöhten zerebralen Metabolismus und Substratbedarf.

Der Hämoglobingehalt sollte nicht unter 10 g/dl abfallen. Störungen der Serumelektrolyte sind die häufigsten Komplikationen nach SHT [25]. Besonderer Aufmerksamkeit ist den bekannten zentralen Störungen des Wasser- und Elektrolythaushaltes zu widmen, auf deren Behandlung an anderer Stelle eingegangen wird. Besondere Aufmerksamkeit erfordern weiterhin mögliche Gerinnungsstörungen [25], da diese das verzögerte Auftreten intrakranieller Hämatome begünstigen und zur Vergrößerung vorbestehender Kontusionsblutungen beitragen können [17, 33].

Klinisch-neurologische Überwachung

Trotz einer Vielzahl additiver Verfahren des Monitoring, die Aussagen über den zerebralen Stoffwechsel, die Durchblutung und Oxygenierung des Gehirns geben, ist die neurologische Untersuchung des Patienten die einzige Möglichkeit der Funktionsüberprüfung des geschädigten Gehirns und damit der von Behandlungserfolg oder -misserfolg. Zu erfassen sind Bewusstseinslage (nach der GCS), Pupillenweite und -lichtreaktion sowie die seitengetrennte Prüfung der Motorik.

Obwohl die Erhebung der GCS beim sedierten, intubierten und beatmeten Patienten mit schwerem SHT erschwert ist, lässt sich zumindest als prognostisch bedeutsamste Komponente der GCS die motorische Antwort neben der obligaten Pupillenkontrolle erfassen.

Eine Verschlechterung des GCS-Scores von 2 oder mehr Punkten, neu aufgetretene Störungen des Pupillenverhaltens oder das Neuauftreten fokaler neurologischer Zeichen sind hochgradig verdächtig auf eine intrakranielle Komplikation und erfordern fast immer ein Kontroll-CT.

Intrakranieller Druck

Die Messung des intrakraniellen Druckes (ICP) dient der Sicherung der zerebralen Perfusion und der Oxygenierung. Die gezielte Behandlung des erhöhten intrakraniellen Drucks setzt seine kontinuierliche Messung voraus. In einer Vielzahl von Untersuchungen wurde der Zusammenhang zwischen erhöhtem ICP und Prognose nachgewiesen (Literatur in [6] und [20]).

Anhaltspunkte für einen erhöhten intrakraniellen Druck ergeben sich aus der Bewusstseinslage des Patienten, dem Verlauf des neurologischen Befundes und dem Läsionstyp im CT. Die Indikationen zur intrakraniellen Druckmessung sind in Tabelle 65-6 dargestellt. Parallel ist der zerebrale Perfusionsdruck zu bestimmen, der sich als Differenz zwischen mittlerem arteriellen Druck und ICP errechnet. Als Schwellenwert sollte bei einem ICP von < 20 mmHg der CPP bei 60–70 mmHg liegen [1, 2, 20].

Ob eine gezielte Anhebung des CPP über 70 mmHg die Prognose der Patienten weiter verbessert, ist fraglich.

Auf die verschiedenen Messverfahren wurde bereits im Kap. 41 eingegangen. Für Patienten mit SHT kommen epidurale, ventrikuläre oder parenchymatöse Messverfahren in Betracht. Ihre Differentialindikationen sind in Tabelle 65-7 wiedergegeben.

Erweitertes Neuromonitoring

Zerebrale Oxygenierung und Durchblutung lassen sich durch die Messung von ICP und CPP nur indirekt erfassen. Deshalb wurden in den letzten Jahren zusätzliche Verfahren des Neuromonitoring entwickelt [5], die ausführlich im Kap. 11 dargestellt sind. Mit Hilfe dieser Verfahren lässt sich eine Optimierung des zerebralen Monitorings erreichen, da in einer konkreten Situation ein erhöhter ICP durchaus noch eine adäquate Oxygenierung und Durchblutung bedeuten kann und umgekehrt [30].

Durch die Online-Mikrodialyse können zusätzliche Informationen über die metabolische Situation des Gehirns erhalten werden. Sie wird bislang nur in wenigen Zentren durchgeführt und ermöglicht die Bestimmung der extrazellulären Konzentrationen von Glukose, Laktat, Pyruvat, Glyzerol und Glutamat etwa 10–15 min nach Probensammlung. Damit kann sie Auskunft über die biochemischen Reaktionen des Gehirns auf hämodynamische Veränderungen geben.

65.6.5 Operative Behandlung der Verletzungsfolgen

Die operative Behandlung nach SHT umfasst die Versorgung von Kopfschwartenverletzungen, die Entleerung intrakranieller Hämatome, die Behandlung offener Schädel-Hirn-Verletzungen und von Impressionsfrakturen sowie die Therapie der Spätfolgen (z. B. Hirnabszess, posttraumatischer Hydrozephalus). Auf letztere soll an dieser Stelle nicht eingegangen werden. Schließlich kann bei therapierefraktärer intrakranieller Drucksteigerung die Dekompressionstrepanation indiziert sein.

Verletzungen der Kopfschwarte

Verletzungen der Kopfschwarte heilen im allgemeinen problemlos, können aber Ursache erheblicher Blutverluste sein (z. B. Durchtrennung der A. temporalis). Sie sollten möglichst früh versorgt werden. Vorher ist zu klären, ob Fremdkörper eingedrungen sind oder gar eine Impressionsfraktur vorliegt. Eine Tetanusprophylaxe ist obligat.

Kalottenfrakturen

Lineare Frakturen des Schädeldachs

Diese heilen, auch wenn sie sehr ausgedehnt sind, spontan und bedürfen fast nie der operativen Behandlung. Durch die geschlossene Kopfhaut sind sie nur selten palpabel. Verdächtig sind umschriebene Unterblutungen der Galea. Durch Inspektion oder Palpation offener Kopfwunden lassen sich ggf. darunter gelegene Frakturen erkennen.

Man achte auf Austritt von Liquor und/oder Hirnbrei als Hinweis auf eine offene Schädel-Hirn-Verletzung. Wird zur Abklärung kein Schädel-CT durchgeführt, sind Röntgenaufnahmen des Schädels in 2 Ebenen obligat.

Tabelle 65-6. Indikationen zur intrakraniellen Druckmessung

> *Schweres SHT (GCS ≤ 8 Punkte)* **und** *CT-Hinweise auf eine intrakranielle Druckerhöhung*
> - Raumfordernde intrakranielle Blutung
> - verstrichenes Kortexrelief
> - Einengung der Ventrikel und/oder perimesenzephalen Zisternen
> - Kontusionen mit perifokalem Ödem
>
> *Schweres SHT (GCS ≤ 8 Punkte)* **ohne** *CT-Hinweise auf eine intrakranielle Druckerhöhung* **und**
> - Alter über 40 Jahre **und**
> - beste motorische Antwort Beugesynergismen **oder**
> - systolischer Blutdruck < 90 mmHg

Tabelle 65-7. Differentialindikationen zu verschiedenen Messverfahren des ICP bei schwerem SHT

• Latente oder zu erwartende Gerinnungsstörungen	Epidural
• Enges oder verlagertes Ventrikelsystem	Epidural oder parenchymal
• Intraventrikuläre Blutung	Ventrikulär
• Traumatisches Hämatom, postoperativ	Parenchymal oder epidural

Offene Impressionsfrakturen

Offene Impressionsfrakturen bedürfen immer der neurochirurgischen Behandlung. Die Versorgung sollte innerhalb der ersten 6–8 h erfolgen, da die Gefahr einer posttraumatischen Infektion (Meningitis, Hirnabszess, Subduralempyem) groß ist.

Die Wirksamkeit einer antibiotischen Prophylaxe ist umstritten. Die operative Behandlung besteht in einem Wunddebridement nach allgemeinen chirurgischen Grundsätzen und einem Duraverschluss durch primäre Naht oder autologes Transplantat (Galea, Fascia lata). Eventuell entstandene Knochendefekte können sekundär nach ca. 6 Monaten gedeckt werden.

Schussverletzungen

Eine Sonderform des offenen SHT stellen Schussverletzungen dar, die eine besonders schlechte Prognose haben. Sind Patienten mit derartigen Verletzungen primär tief bewusstlos und handelt es sich um eine Durchschussverletzung, die das Ventrikelsystem betrifft, ist im allgemeinen nur eine provisorische Wundversorgung indiziert. Eine ausgedehntere Versorgung nach obigen Gesichtspunkten ist nur bei wachen oder bewusstseinsgetrübten Patienten indiziert.

Geschlossene Impressionsfrakturen

Diese Frakturen müssen ebenfalls operativ versorgt werden, wenn eine Duraverletzung vermutet wird. Dies ist fast immer der Fall, wenn die Impression Kalottendicke überschreitet. Ist die Impressionsfraktur so ausgedehnt, dass sie raumfordernd wirkt (sehr selten), bedarf sie der akuten neurochirurgischen Behandlung. In den meisten Fällen sind Impressionsfrakturen umschrieben und können geplant neurochirurgisch versorgt werden.

Eine Verlegung in die neurochirurgische Klinik ist in diesen Fällen erst nach der Versorgung akut bedrohlicher Begleitverletzungen sinnvoll. Impressionsfrakturen sind grundsätzlich computertomographisch abzuklären, um ihre Ausdehnung und das Ausmaß einer evtl. darunter liegenden Hirnverletzung erkennen zu können.

Schädelbasisfrakturen

Bei etwa 2% aller Schädelverletzungen bzw. 5–10% aller schweren Schädel-Hirn-Traumen liegt eine frontobasale Fraktur vor. Wegen der Gefahr einer aszendierenden Meningitis durch Verbindung des Schädelinneren mit den Nebenhöhlen oder dem endonasalen Raum bedürfen sie stets der weiteren Abklärung. Klinisch verdächtig auf frontobasale Frakturen ist das Vorliegen eines Brillenhämatoms, für laterobasale Frakturen des Felsenbeins eine retroauriküläre Unterblutung („Battle's sign").

Beweisend ist der Austritt von Liquor oder Hirnbrei aus Nase oder Ohr. Radiologisch (Dünnschicht-CT der betroffenen Region) können, neben der Fraktur selbst, als indirekte Frakturhinweise intrakranielle Luft oder Verschattungen der Nebenhöhlen nachgewiesen werden. Der direkte Nachweis von Liquoraustritt ist schwer zu führen, da er oft nur vorübergehend beobachtet wird.

Liquorfistel

Eine fragliche Liquorfistel kann am zuverlässigsten durch eine Liquorraumszintigraphie, ein Dünnschicht-CT in Bauchlage mit vorheriger intrathekaler Kontrastmittelgabe oder durch ein T2-gewichtetes Kernspintomogramm bestätigt werden.

Operationsindikationen

Frakturen der Schädelbasis werden konservativ behandelt.

Eine operative Behandlung frontobasaler Verletzungen ist erforderlich bei

- ausgedehnter Zertrümmerung der Frontobasis mit starker Dislokation von Knochenfragmenten,
- gleichzeitigem Vorliegen ausgedehnter Mittelgesichtsverletzungen mit frontobasaler Beteiligung,
- frontobasaler Liquorfistel, die nach etwa 7-tägiger Behandlung durch eine lumbale Dauerdrainage nicht sistiert.

Liegt gleichzeitig ein raumforderndes intrakranielles Hämatom vor, erfolgt die Versorgung sofort. Ist dies nicht der Fall, sollte in unkomplizierten Fällen der operative Verschluss früh, d. h. innerhalb der ersten Woche vorgenommen werden. Bei ausgedehnten Hirnverletzungen erfolgt die spätere Versorgung nach Abklingen des posttraumatischen Ödems und Stabilisierung des Gesamtzustands.

Antibiotika

Der Wert einer antibiotischen Prophylaxe bei aktiver Liquorrhoe ist umstritten, sie wird jedoch in den meisten Kliniken durchgeführt. Zur Prophylaxe sollten Antibiotika verwendet werden, die im Wirkspektrum die im Nasen-Rachen-Raum gängigen Keime einschließen. Reserveantibiotika haben in der Prophylaxe keinen Platz! Bei aufgetretener Infektion (Nachweis einer Meningitis durch Lumbal- oder Subokzipitalpunktion) ist immer gezielt (nach Antibiogramm) antibiotisch zu behandeln (s. Kap. 47).

Otobasale Verletzungen bedürfen nur selten der operativen Behandlung, da sie sich zumeist spontan oder unter lumbaler Liquordrainage verschließen. Persistiert trotz dieser Maßnahmen eine Otoliquorrhoe über 7 Tage, sollte die operative Deckung erfolgen.

Epidurales Hämatom

Epiduralhämatome (Abb. 65-4) befinden sich zwischen Dura mater und knöchernem Schädel und werden meist innerhalb der ersten 4–8 h nach dem Trauma symptomatisch. Betroffen sind vorwiegend jüngere Patienten.

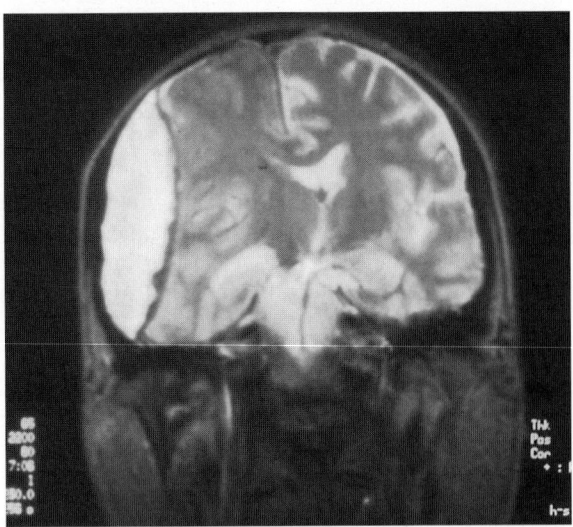

Abb. 65-4. Typisches Kernspintomogramm bei ausgedehntem Epiduralhämatom rechts temporoparietal. Man beachte die raumfordernde Wirkung mit Verlagerung der Mittellinienstrukturen und beginnender transtentorieller Herniation

Ursache ist meist eine Verletzung der A. meningea media oder ihrer Äste durch eine Schädelfraktur. Seltener sind Verletzungen eines Hirnsinus oder ein Frakturspalthämatom die Ursachen. Im Computertomogramm sind sie bikonvex, meist temporal (etwa 75%) oder frontal (etwa 11%) lokalisiert und hyperdens. Andere Lokalisationen sind seltener [8, 23].

Symptomatik

Klassisch, aber eher selten, ist die Entwicklung der Symptome nach einer kurzen Phase der Bewusstlosigkeit und anschließendem Aufklaren („freies Intervall") gefolgt von sekundärer Eintrübung, Entwicklung einer einseitigen homolateralen Pupillenerweiterung mit kontralateraler Hemiparese. Bei primär bewusstseinsgetrübten oder komatösen Patienten kommt es zur Zunahme der Bewusstlosigkeit mit einseitiger Pupillenerweiterung und kontralateralen Halbseitenzeichen (häufigerer Verlauf).

Die Behandlung besteht fast immer in der sofortigen operativen Entfernung des Hämatoms und Versorgung der Blutungsquelle. Die Prognose hängt weitgehend vom neurologischen Zustand zum Operationszeitpunkt ab. Wenn keine zusätzlichen intrakraniellen Verletzungen vorliegen, ist sie bei frühzeitiger Operation sehr gut [8, 23].

Subdurales Hämatom (SDH)

Subdurale Hämatome werden in akute, subakute und chronische eingeteilt [8, 36].

Akutes SDH

Akute Subduralhämatome (Abb. 65-5) befinden sich zwischen Hirnoberfläche und Dura mater. Sie entstehen durch Einrisse kleiner Gefäße auf der kontusionierten Hirnoberfläche. Betroffen sind alle Altersgruppen. Im Computertomogramm manifestieren sich die Blutungen als hyperdense, konvex-konkave Struktur über der Großhirnhemisphäre mit vorwiegender Lokalisation frontotemporoparietal. Fast immer finden sich als Ausdruck des primären Hirnschadens begleitende Läsionen des Hirnparenchyms (kontusionelle Schäden).

Die Symptomatik entspricht der des Epiduralhämatoms mit Bewusstlosigkeit, homolateraler Pupillenerweiterung und kontralateraler Hemiparese. Seitens des Verlaufs wird ein freies Intervall fast nie beobachtet: die Patienten sind aufgrund ihrer schweren primären Hirnschädigung fast immer initial bewusstlos und verschlechtern sich aufgrund der Raumforderung sekundär („latentes Intervall").

Akute Subduralhämatome werden definitionsgemäß innerhalb von 72 h nach dem Trauma symptomatisch; die meisten werden in den ersten 1–3 h nach dem Trauma festgestellt. Raumfordernde Blutungen müssen durch eine Notfallkraniotomie und Duraeröffnung dargestellt und ausgeräumt werden. Aufgrund der zusätzlichen Schädigung des Hirnparenchyms sind die Patienten oft tief bewusstlos und die Prognose ungünstig (Letalität zwischen 40–70%). Die Neigung zur posttraumatischen Ödementwicklung ist ausgeprägt.

Subakutes und chronisches SDH

Subakute Hämatome treten nach 3–20 Tagen auf, sind im CT bereits beginnend hypodens, teilweise verflüssigt. Chronisch subdurale Hämatome werden ab 20 Tagen, oft jedoch erst Monate nach einem Trauma beobachtet.

Traumatisches intrazerebrales Hämatom

Intrazerebrale Blutungen (Abb. 65-6) entwickeln sich aus Einrissen tiefer gelegener kleinerer Hirngefäße zumeist in Kontusionszonen des Frontal- und Temporalhirns. Die Symptomatik ist ähnlich wie beim Subdural- und Epiduralhämatom, wobei die Ausprägung und Geschwindigkeit der Symptomatik von der Schwere des initialen Hirnschadens sowie von der Größe und Lokalisation der Blutung bestimmt werden. Oftmals entwickelt sich in den nächsten Tagen ein ausgeprägtes perifokales Ödem.

Intrazerebrale Hämatome können sich auch noch Tage nach der primären Verletzung entwickeln bzw. deutlich an Größe zunehmen [12] und operationsbedürftig werden („delayed traumatic intracerebral hematomas"). Besonders gefährdet sind Patienten mit kleinen Kontusionen im primären Computertomogramm und gleichzeitigen Störungen der Blutgerinnung (SHT und Polytrauma, Gerinnungsstörungen durch Massentransfusion) sowie Patienten mit vorbestehender Atrophie (Alter, Alkoholismus) [12, 17, 33].

Abb. 65-5.
Typisches CT bei akutem subduralem Hämatom über der linken Hemisphäre. Gleichzeitig besteht ein ausgedehnter rechtsseitiger Kontusionsherd („contre-coup")

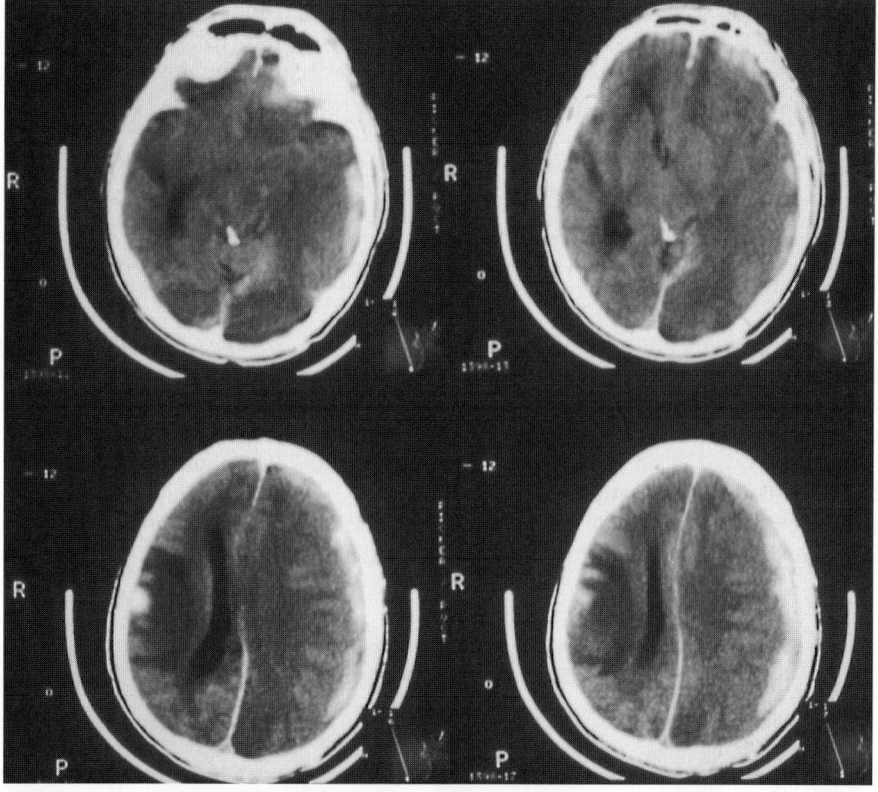

Abb. 65-6.
CT bei multiplen, vorwiegend bifrontalen Kontusionsblutungen

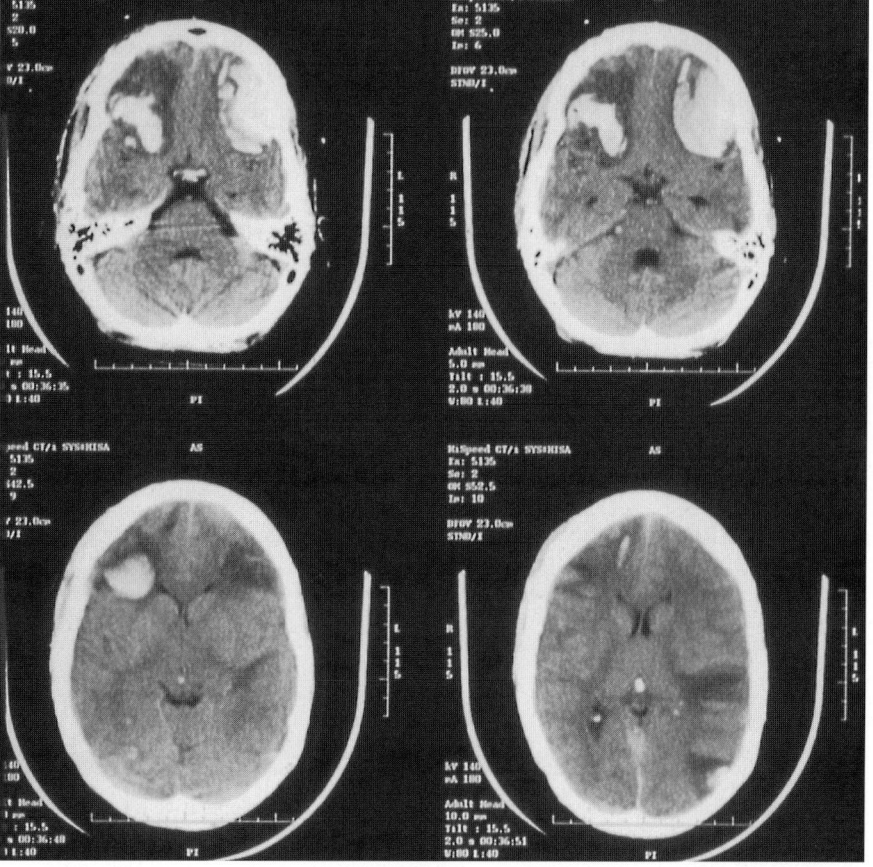

Tabelle 65-8. Indikationen zur Dekompressionskraniotomie (Nach [10])

- Alter <50 Jahre
- Primärer GCS-Score >3 Punkte
- Konservativ nicht beherrschbarer ICP-Anstieg
- Intrakranieller Druckanstieg korreliert mit klinischer Verschlechterung (Bewusstseinslage, TCD, EEG, evozierte Potentiale)
- Eingriff **vor** Auftreten einer irreversiblen Hirnstammschädigung

Raumfordernde Blutungen, die klinisch durch Einklemmungssymptome symptomatisch sind, werden operiert. Kritisch sind Hämatomvolumina von über 25 ml, die operiert werden sollten.

Dekompressionstrepanation

In den letzten Jahren hat die operative Dekompression bei therapierefraktärer intrakranieller Drucksteigerung (Abb. 65-7) eine zunehmende Renaissance erfahren [10]. Die Gründe hierfür liegen darin, dass diese Behandlung kausal, einfach durchzuführen und nebenwirkungsarm ist. Die Indikation hierzu ist jedoch streng zu stellen (Tabelle 65-8) und betrifft nach unseren Erfahrungen pro Jahr nur etwa 2–5% aller Verletzten. Bei streng gestellter Indikation können so durchaus noch in etwa 70% der Fälle gute bis befriedigende Behandlungsergebnisse erreicht werden (Abb. 65-8).

65.6.6 Hirnödem/intrakranielle Drucksteigerung: intensivmedizinische Behandlung

Behandlungskonzepte

Zu unterschiedlichen Zeitpunkten entwickeln die meisten Patienten mit schwerem SHT infolge des posttraumatischen Hirnödems einen Anstieg des intrakraniellen Drucks [31], der den zerebralen Primärschaden

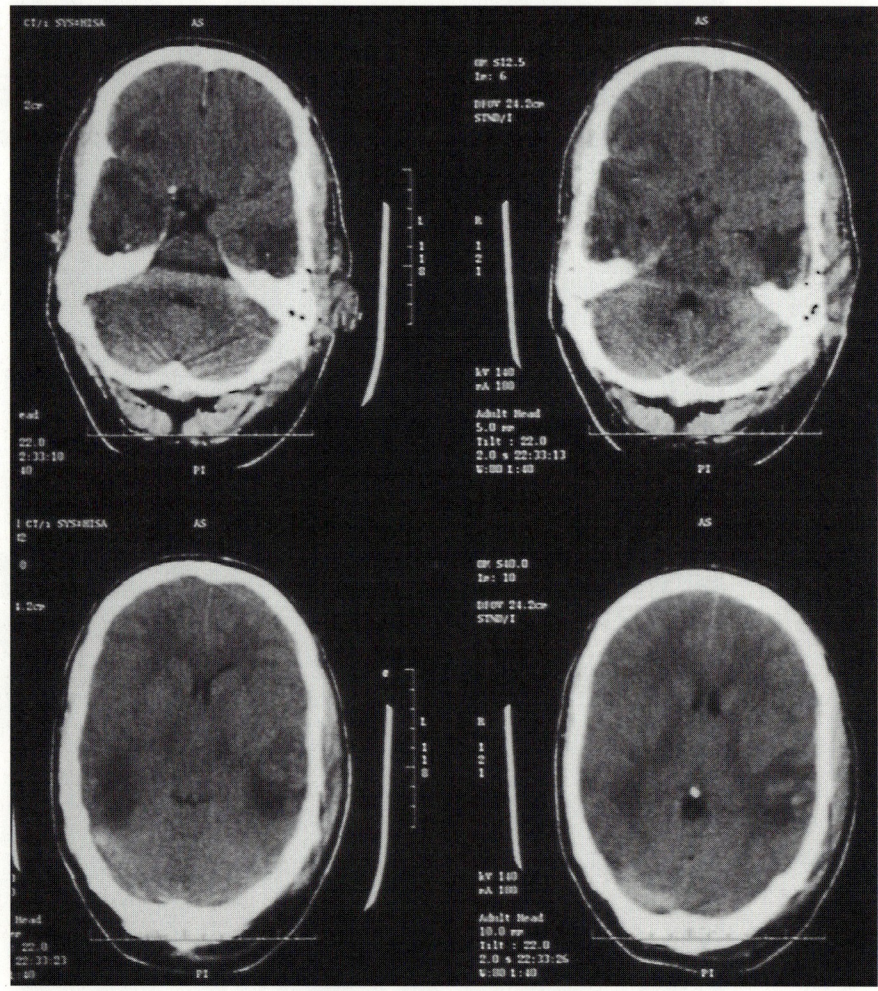

Abb. 65-7a–c. Fallbeispiel. Dekompressionskraniotomie. **a** Das präoperative CT zeigt bitemporale Kontusionsblutungen, die zu einer erheblichen Einengung des Ventrikelsystems und der basalen Zisternen geführt haben (ICP um 40 mmHg am 4. posttraumatischen Tag).

Abb. 65-7 b, c (Fortsetzung) b Intraoperativer Befund nach bitemporoparietaler Kraniektomie. **c** Postoperatives CT mit deutlicher Entfaltung der Seitenventrikel und wieder abgrenzbarem 3. Ventrikel. ICP <20 mmHg. Outcome: minimale neurologische Behinderung

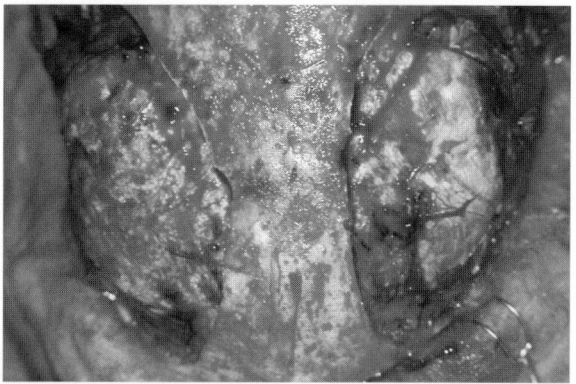

durch Massenverschiebung und transtentorielle Herniation weiter verstärkt.

Aktuelle Behandlungsformen des posttraumatischen Hirnödems fußen zum einen auf unspezifischen, allgemeinen Maßnahmen (z. B. Sedierung, Lagerung, Liquordrainage etc.) zum anderen auf einer spezifischen medikamentösen Behandlung mit verschiedenen pharmakologischen Ansätzen. Die Kombination dieser Maßnahmen führt zu verschiedenen Behandlungskonzepten. Das gängige Behandlungskonzept für Patienten mit SHT beruht auf der Hypothese, dass eine Optimierung der zerebralen Perfusion unter gleichzeitiger Senkung des intrakraniellen Druckes und Aufrechterhaltung der allgemeinen Körperhomöostase die neurologische Erholung des Patienten („outcome") verbessert [6, 18].

Voraussetzung ist ein Basismonitoring (Tabelle 65-9), verbunden mit der klinischen Überwachung des Patienten, das ggf. durch eine Überwachung von ICP und CPP ergänzt wird.

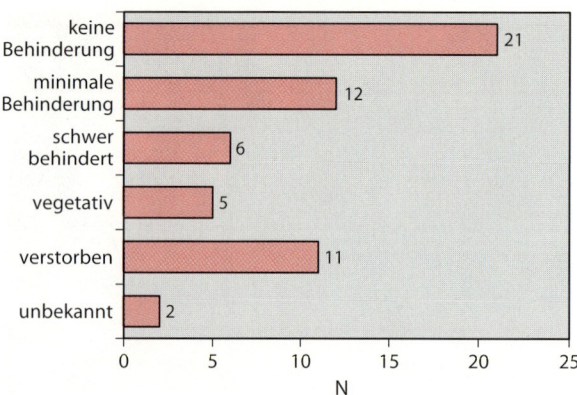

Abb. 65-8. Behandlungsergebnis bei Dekompressionskraniotomie nach konservativ therapierefraktärer intrakranieller Drucksteigerung. (Nach [10])

Tabelle 65-9. Monitoring bei schwerem SHT

Basismonitoring
- Allgemeines Monitoring
  - EKG
  - p_sO_2 (Pulsoxymetrie)
  - $ETCO_2$ (Kapnometrie)
  - Blutdruck (blutig, kontinuierlich, Mitteldruck)
  - Temperatur (rektal, kontinuierlich)
  - Arterielle Blutgasanalyse (p_aO_2, p_aCO_2, pH)
  - Labor (kleines Blutbild, Thrombozyten, Elektrolyte, Blutzucker, Gerinnung, Osmolarität)

Zerebrales Monitoring
- Neurologische Überwachung (GCS, Motorik, Pupillen)
- Intrakranieller Druck (ICP)
- Zerebraler Perfusionsdruck (CPP)
- CT (nach Erfordernis jederzeit durchführbar)

Erweitertes Neuromonitoring
- EEG
- Evozierte Potentiale
- Transkranielle Dopplersonographie
- Hirngewebe-pO_2
- Jugularvenenoxymetrie
- Mikrodialyse

Auf die Behandlung des erhöhten ICP wird ausführlich im Kap. 41 eingegangen. Allgemein wird sie in Form einer *Stufentherapie* durchgeführt, wobei die nebenwirkungsträchtigsten Maßnahmen an letzter Stelle der Therapie stehen.

Für die *Differentialtherapie* des posttraumatischen Hirnödems wird ein erweitertes Neuromonitoring (endexspiratorisches CO_2, Bulbus-Jugularis-Oxymetrie, Gewebe-pO_2, transkranieller Doppler, EEG, evozierte Potentiale, Mikrodialyse) empfohlen, wobei der Stellenwert einzelner Parameter noch definiert werden muss [5]. Durch dieses multimodale Monitoring kann eine bessere Differenzierung der verschiedenen Ödemformen vorgenommen und der Einsatz verschiedener spezifischer und unspezifischer Maßnahmen optimiert werden (vgl. Kap. 11).

Grundsätzlich andere Therapiekonzepte [3, 26] haben sich gegenüber diesen etablierten Behandlungsformen bislang nicht durchsetzen können.

„Neuroprotektive" Medikamente

Trotz vielversprechender tierexperimenteller Daten konnte bislang für kein Pharmakon beim posttraumatischen Hirnödem der klinische Wirksamkeitsnachweis erbracht werden. Die Gabe von *Mannitol* kann zur Behandlung des akuten intrakraniellen Druckanstiegs als gesichert empfohlen werden.

Die bislang z. T. noch geübte Praxis der hoch dosierten Behandlung mit *Kortikosteroiden* über einen längeren Zeitraum kann aufgrund der hohen Nebenwirkungsrate, der nicht nachgewiesenen Wirksamkeit und aus pharmakotheoretischen Überlegungen heraus nicht mehr befürwortet werden. Ob sie sich im Hochdosisbereich bei Patienten mit fokalen Läsionen als wirksam erweisen, bleibt abzuwarten.

Gleiches gilt für den Einsatz von *Kalziumantagonisten* bei Patienten mit traumatischen Subarachnoidalblutungen.

Unter entsprechendem Monitoring können *Trispuffer (THAM)* wie auch *Barbiturate* als ultima ratio bei therapierefraktärem Anstieg des ICP empfohlen werden. Eine prophylaktische Gabe bei allen Patienten mit Schädel-Hirn-Trauma beeinflusst jedoch die Behandlungsergebnisse nicht. Neue Therapieansätze (*kompetitive NMDA-Antagonisten, 21-Aminosteroide*) erscheinen aufgrund der bisherigen Datenlage wenig erfolgversprechend.

65.7 Prognose

Gerade in der Frühphase nach SHT ist es nicht möglich, eine individuelle Prognose zu stellen. Unzweifelhaft korrelieren jedoch bestimmte Faktoren mit einer besonders schlechten Prognose:

- Alter über 40 Jahre,
- niedriger Glasgow-Koma-Score,
- Störungen von Pupillo- und Okulomotorik,
- intrakranieller Druck > 20 mmHg,

Tabelle 65-10. Glasgow Outcome Scale (Nach [15])

„Schlechtes Outcome"	
- 1 Punkt	Gestorben
- 2 Punkte	Vegetativ (= apallisches Syndrom)
- 3 Punkte	Schwerbehindert, pflegebedürftig
„Gutes Outcome"	
- 4 Punkte	Mäßig behindert
- 5 Punkte	Keine/minimale Behinderung

- bestimmte intrakranielle Verletzungsmuster (diffuse Verletzung mit Schwellung oder Mittelinienverlagerung, akutes Subduralhämatom),
- Auftreten extrakranieller Komplikationen (Hypoxämie, Hypotension).

Zur Bewertung des Behandlungserfolgs hat sich die *Glasgow Outcome Scale* (Tabelle 65-10 [15]) international durchgesetzt. Hierbei werden zur weiteren Vereinfachung die Outcome-Klassen „verstorben", „vegetativ" und „schwer behindert" als „schlechtes Outcome", die Klassen „leichte Behinderung" und „keine/minimale Behinderung" als „gutes Outcome" zusammengefasst.

Mortalität und Morbidität von Patienten mit schweren Schädel-Hirn-Trauma sind in den letzten Jahren deutlich gesunken. Grob geschätzt kann von einer Senkung der Sterblichkeit von etwa 40% auf 25% ausgegangen werden [1, 2, 21].

Die Ursache hierfür scheint in einer besseren Primärversorgung und einer Optimierung der allgemein-intensivmedizinischen Behandlung zu liegen. Für Deutschland ist ferner darauf hinzuweisen, dass in den letzten Jahren zunehmend Zentren der Frührehabilitation geschaffen wurden, in die die Patienten unmittelbar nach Abschluss der intensivmedizinischen Akutbehandlung verlegt werden sollten.

Literatur

1. Arbeitsgemeinschaft „Intensivmedizin und Neurotraumatologie" der Deutschen Gesellschaft für Neurochirurgie, Arbeitskreis „Neuroanästhesie" der Deutschen Gesellschaft für Anästhesiologie und Intensivmedizin, „Sektion Rettungswesen" der DIVI (Deutsche Interdisziplinäre Vereinigung für Intensivmedizin) (1996) Mitteilungen der Deutschen Gesellschaft für Neurochirurgie 6: 6–11
2. Arbeitsgemeinschaft für Intesivmedizin und Neurotraumatologie der Deutschen Gesellschaft für Neurochirurgie, Wissenschaftlicher Arbeitskreis Neuroanästhesie der Deutschen Gesellschaft für Anästhesiologie und Intensivmedizin (1997) Leitlinien zur Primärversorgung von Patienten mit Schädel-Hirn-Trauma. Zentralbl Neurochir 58: 13–17
3. Asgeirsson B, Gründe PO, Nordström CH (1995) The Lund concept of post traumatic brain edema therapy. Acta Anaesth Scand 39: 112–114
4. Baethmann A, Jantzen JP, Piek J, Prange H, Unterberg AW (1997) Physiologie und Pathophysiologie des intrakraniellen Drucks. Zentralbl Neurochir 58: 29–31
5. Bardt TF, Unterberg AW, Kiening KL, Schneider GH, Lanksch WR (1998) Multimodal cerebral monitoring in comatose head-injured patients. Acta Neurochir (Wien) 140: 357–365
6. Bullock R, Chesnut RM, Clifton G (1995) Guidelines for the management of severe head injury: The Brain Trauma Foundation (New York), The American Association of Neurological Surgeons (Park Ridge, Illinois) and The Joint Section of Neurotrauma and Critical Care
7. Chestnut RM, Marshall SB, Piek J, Blunt BA, Klauber MR, Marshall LF (1993) Early and late systemic hypotension as a frequent and fundamental source of cerebral ischemia following severe brain injury in the Traumatic Coma Data Bank. Acta Neurochir 53: 121–125
8. Cooper PR (1982) Post-traumatic intracranial mass lesions. Head injury. Williams & Wilkins, Baltimore London, pp 185–232
9. Dacey RG, Alves WM, Rimel RW, Winn HR, Jane JA (1986) Neurosurgical complications after apparently minor head injury. Assessment of risk in a series of 610 patients. J Neurosurg 65: 203–210
10. Gaab MR (1997) Traumatic brain swelling and operative decompression: indication and results. Zentralbl Neurochir (Suppl): 4
11. Gentleman D (1992) Causes and effects of systemic complications among severely head injured patients transferred to a neurosurgical unit. Int Surg 77: 297–302
12. Gudeman SR, Kishner PR, Miller JD (1979) The genesis and significance of delayed intracerebral hematoma. Neurosurg 5: 309–313
13. Henker RA, Brown SD, Marion DW (1998) Comparison of brain temperature with bladder and rectal temperatures in adults with severe head injury. Neurosurgery 42: 1071–1075
14. Jantzen JP, Piek J, Burchardi H (1998) SHT-Manual. Systemed, Lünen
15. Jennett B, Bond M (1975) Assessment of outcome after severe brain damage. Lancet I: 480–484
16. Kakarieka A (1997): Review on traumatic subarachnoid hemorrhage. Neurol Res 19: 230–232
17. Kaufman HH, Moake JL, Olson JD, Miner ME, duCret RP, Pruessner JL, Gildenberg PL (1980) Delayed and recurrent intracranial hematomas related to disseminated intravascular clotting and fibrinolysis in head injury. Neurosurgery 7: 445–449
18. Maas AI, Dearden M, Teasdale GM (1997) EBIC-guidelines for management of severe head injury in adults. European Brain Injury Consortium. Acta Neurochir (Wien) 139: 286–294
19. Marion DW, Penrod LE, Kelsey SF et al. (1997) Treatment of traumatic brain injury with moderate hypothermia. N Engl J Med 20: 540–546
20. Marmarou A, Ward JD (1991) Impact of ICP instability and hypotensionon outcome in patients with severe head trauma. J Neurosurg 75: S59–S66
21. Marshall LF, Gautille T, Klauber MR, van Berkum Clark M, Eisenberg HM, Jane JA, Luerssen TG, Marmarou A, Foulkes MA (1991) The outcome of severe closed head injury. J Neurosurg 75: S28–S36
22. Marshall LF, Marshall SB, Klauber MR (1991) A new classifikation of head injury based on computerized tomgraphy. J Neurosurg 75: 14–20
23. McKissock W, Taylor JC, Bloom WH (1960) Extradural hematoma: observations in 125 cases. Lancet II: 167–172
24. Mendelow AD, Teasdale G, Jennett B (1983): Risks of intracranial haematomas in head injured adults. BMJ: 1173–1176
25. Piek J, Chesnut RM, Marshall LF, van Berkum-Clark M, Klauber MR, Blunt BA, Eisenberg HM, Jane JA, Marmarou A, Foulkes MA (1992) Extracranial complications of severe head injury. J Neurosurg 77: 901–907
26. Rosner MJ, Rosner SD, Johnson AH (1995) Cerebral Perfusion pressure: management protocol and clinical results. J Neurosurg 83: 949–962
27. CK, Wildling E, Illievich UM (1997) Mild hypothermia and neuroprotection. Anasthesiol Intensivmed Notfallmed Schmerzther 32: S301–S304

28. Stein SC, Ross SE (1990) The value of computed tomographic scans in patients with low-risk head injuries. Neurosurgery 26: 638–640
29. Teasdale G, Jennett B (1974) Assesment of coma and impaired consciousness. Lancet I: 81–83
30. Unterberg AW, Kiening KL, Hartl R et al. (1997) Multimodal monitoring in patients with head injury: evaluation of the effects of treatment on cerebral oxygenation. J Trauma 42: S32–S37
31. Unterberg A, Kiening K, Schmiedek P, Lanksch W (1993) Long-term observations of intracranial pressure after severe head injury. The phenomenon of secondary rise of intracranial pressure. Neurosurgery 32: 17–23
32. Wilberger JE, Harris M, Diamond DL (1991) Acute subdural hematoma: morbidity, mortality, and operative timing. J Neurosurg 74: 212–218
33. Young HA, Gleave JRW, Schmideck HH (1984) Delayed traumatic intracerebral hematoma: report of 15 cases operatively treated. Neurosurg 14: 22–25

Kapitel 66 Verletzungen der Kiefer- und Gesichtsregion

S. Reinert

66.1 Grundlagen 1153

66.2 Verletzungen der Gesichtsweichteile 1153
66.2.1 Diagnostik 1153
66.2.2 Primärversorgung 1153

66.3 Einteilung der Gesichtsschädelfrakturen 1154

66.4 Unterkieferfrakturen 1155
66.4.1 Symptomatik und Diagnostik 1155
66.4.2 Einteilung 1155
66.4.3 Therapie 1155
66.4.4 Operationszeitpunkt 1156

66.5 Mittelgesichtsfrakturen 1156
66.5.1 Nasenbeinfrakturen 1156
66.5.2 Jochbeinfrakturen (laterale Mittelgesichtsfrakturen) 1156
66.5.3 Le-Fort-I-, -II- und -III-Frakturen 1157
66.5.4 Orbitafrakturen 1160
66.5.5 Panfaziale Frakturen 1160

66.6 Frontobasisfrakturen 1160
66.6.1 Symptomatik und Diagnostik 1160
66.6.2 Therapie 1160

66.7 Kombinierte Weichteil-Knochen-Verletzungen des Gesichtsschädels 1161
66.7.1 Diagnostik und Besonderheiten der Anästhesie 1161
66.7.2 Therapie 1161

66.8 Sekundäre rekonstruktive Chirurgie im kraniomaxillofazialen Bereich 1161

Literatur 1162

Verletzungen der Kiefer- und Gesichtsregion

S. Reinert

66.1 Grundlagen

Die herausragende Bedeutung des Gesichts für die Persönlichkeit eines Menschen bedingt, dass Verletzungen der Kiefer- und Gesichtsregion für den betroffenen Patienten nicht nur von funktioneller, sondern auch von ästhetischer Bedeutung sind: Funktionen wie Sprache, Sehen, Riechen, Kaufunktion und Schlucken können durch ein Trauma im Gesichtsschädelbereich beeinträchtigt werden, aber auch das Gesicht als Ausdruck der Persönlichkeit kann in seiner Integrität zerstört werden.

Diese Gesichtspunkte sind bei der Therapie zu berücksichtigen und erfordern eine sorgfältige Diagnostik, eine zeitgerechte, anatomisch exakte Reposition und Fixation aller frakturierten Skelettabschnitte sowie eine subtile Weichteilversorgung.

Wegen der aus ästhetischen Gründen begrenzten Zugangswege im sichtbaren Bereich wird die Exposition der Frakturen von intraoral, kleinen periorbitalen Inzisionen und bei komplexen Mittelgesichtsfrakturen über einen Bügelschnitt bevorzugt. Auch im Rahmen der Primärversorgung, die spätestens ca. 7–10 Tage nach dem Trauma erfolgen soll, kann eine *primäre Knochentransplantation* von autologen Rippen-, Beckenkamm- oder Tabula-externa-Kalottentransplantaten notwendig werden. Die Weichteilversorgung erfolgt mit feinstem atraumatischem Nahtmaterial.

Wegen der besonderen Bedeutung der Schädel- und Gesichtstraumatologie für die Intensivmedizin sollen diese Aspekte im folgenden besonders herausgestellt werden. Einerseits haben moderne Anästhesieverfahren der Kiefer- und Gesichtschirurgie die Anwendung fortschrittlicher chirurgischer Techniken ermöglicht, andererseits wird durch die Osteosyntheseverfahren die postoperative Intensivbehandlung v.a. des polytraumatisierten Patienten wesentlich verbessert.

Während früher Ober- und Unterkiefer häufig für mehrere Wochen gegeneinander immobilisiert wurden (mandibulomaxilläre Fixation, früher intermaxilläre Fixation genannt), ist dies heute meist nur kurzfristig erforderlich oder vermeidbar. Auf diese Weise werden Mundhygiene und Bronchialtoilette erleichtert und nichtintubierten Patienten die verbale Kommunikation ermöglicht.

66.2 Verletzungen der Gesichtsweichteile

66.2.1 Diagnostik

Verletzungen der Gesichtsweichteile treten nicht selten in Kombination mit Frakturen auf. In solchen Fällen werden, unter Nutzung der Weichteilwunden als Zugang, zunächst die knöchernen Verletzungen nach dem Prinzip „von innen nach außen" versorgt. Da die Primärversorgung zugleich auch die definitive Versorgung sein sollte, kommt der Beurteilung des Erstbehandlers große Bedeutung zu: Lässt sich eine knöcherne Verletzung nicht ausschließen, sollte möglichst auf eine Weichteilversorgung zunächst verzichtet und eine *exakte Frakturdiagnostik*, zumeist mit Hilfe einer Computertomographie, durchgeführt werden. Dies kann bedeuten, dass der Patient in eine Klinik mit mund-, kiefer- und gesichtschirurgischer Fachabteilung verlegt werden muss.

Sind knöcherne Verletzungen ausgeschlossen, sollten Weichteilverletzungen des Gesichts sofort versorgt werden, wenn nicht vital bedrohliche andere Verletzungen im Vordergrund stehen.

66.2.2 Primärversorgung

Kleinere Wunden im Gesichtbereich lassen sich in Lokalanästhesie versorgen, ausgedehnte und tiefere Verletzungen sollten in Intubationsnarkose versorgt werden, wobei die Lokalisation der Weichteilverletzungen die Art der Intubationsnarkose bestimmt.

! Generell muss bei allen Operationen im Gesicht der Befestigung des Tubus und einer sicheren Konnektion mit dem Narkosegerät besondere Sorgfalt gewidmet werden. Da sich der Tubus im Operationsgebiet befindet, ist eine ungewollte Dislokation während des Eingriffs nicht sicher auszuschließen.

Schürfwunden
Großflächige, wenn auch oberflächliche Schürfwunden im Gesicht sind eine Indikation zur Versorgung in Intubationsnarkose, wenn sie durch Fremdkörper, beispielsweise Schmutz, Steine oder Lacksplitter, verun-

reinigt sind. Solche Wunden müssen in Narkose mit einer sterilen Bürste, steriler Kochsalz- und 3%iger H_2O_2-Lösung ausgebürstet werden.

Erfolgt dies nicht primär, resultieren ästhetisch störende Schmutztätowierungen, die sekundär nur sehr schwer zu entfernen sind, da auch durch hochtouriges Hautschleifen die tiefer im Gewebe liegenden Pigmentpartikel nicht erfasst werden.

Operationstechnik

Generell gilt für die Wundversorgung im Gesichts- und Halsbereich, dass eine atraumatische Operationstechnik mit schichtweisem Wundverschluss, unter Verwendung von feinem Nahtmaterial, erforderlich ist. Alle Wunden müssen sorgfältig bis in die Tiefe und in voller Ausdehnung inpiziert und möglicherweise eingesprengte Fremdkörper (Glassplitter, Holz, Metall, Geschossteile und Schmauchspuren) entfernt werden.

Bei gequetschten Wundrändern sind wegen der sehr guten Blutversorgung und hohen Infektionsresistenz der zervikofazialen Weichteile Wundrandexzisionen nicht oder nur äußerst sparsam durchzuführen. Sie sollten auf nekrotische oder extrem schmutztätowierte Gewebeabschnitte beschränkt bleiben. Zur Vermeidung von Gewebeverlusten sollten auch kleine, schmalbasig gestielte Haut- und Schleimhautanteile erhalten werden. Ist bei ausgedehnten Quetschwunden oder Explosionsverletzungen ein Débridement erforderlich oder liegen echte *Hautdefekte* vor, ist eine plastisch-chirurgische Rekonstruktion, beispielsweise durch Nahlappenplasik, anzustreben.

Aus den genannten Prinzipien geht hervor, dass ausgedehnte Weichteilverletzungen des Gesichts nur von in der Gesichtschirurgie erfahrenen Operateuren versorgt werden sollten. Weichteilverletzungen des Gesichts in der Umgebung von Mund, Nase und Augenlidern sollten in speziellen Zentren behandelt werden. Hier kann kann auch der Transport mit einem Rettungshubschrauber indiziert sein.

Verletzungen des N. facialis

Eine Besonderheit stellt die Verletzung von Ästen des N. facialis dar. Eine Primärversorgung sollte nur dann erfolgen, wenn die Nervdurchtrennung gesichert ist und die Voraussetzungen für eine mikrochirurgische Rekonstruktion günstig sind. Ist dies nicht gegeben, müssen die Nervenden im Rahmen der Primärversorgung durch farbige, nicht resorbierbare Fäden markiert werden, um ihr Aufsuchen bei einer frühen sekundären Versorgung ca. 3–4 Wochen posttraumatisch zu erleichtern.

Ist die Nervdurchtrennung unsicher oder nur partiell, kann ebenfalls ein abwartendes Verhalten vorteilhaft sein, da in solchen Fällen häufig keine Parese eintritt und daher eine Fazialis-Rekonstruktion nicht notwendig ist.

Komplikationen

Postoperative Komplikationen sind bei Gesichtsweichteilverletzungen vom Lokalbefund her in der Regel nicht zu erwarten. Die Extubation kann kurz nach Ende des Eingriffs erfolgen.

66.3 Einteilung der Gesichtsschädelfrakturen

Der *Gesichtsschädel* reicht anatomisch vom Haaransatz bis zum Unterkieferrand und wird in die Regionen Ober-, Mittel- und Untergesicht gedrittelt. Da bei transversalen Abrissfrakturen des Mittelgesichts der große Keilbeinflügel, die Flügelfortsätze, die Gehörgangsvorderwand und die Wände des Sinus frontalis ohne begleitende Hirnverletzungen gebrochen sein können, erstrecken sich die klinischen Grenzen des *Mittelgesichts* auch in die frontale Region.

Anatomisches Substrat des *Untergesichts* ist der Unterkiefer, der als einziger beweglicher Knochen des Gesichtsschädels über das Kiefergelenk mit der Schädelbasis artikuliert. Frakturen des Unterkiefers folgen wegen seiner kompakten Knochenstruktur in Klinik und Therapie anderen Prinzipien als Frakturen im Mittelgesicht.

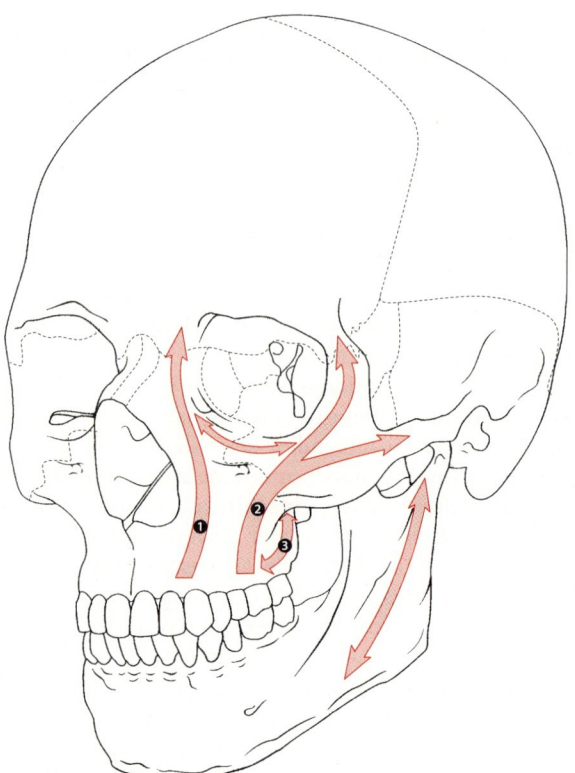

Abb. 66-1. Trajektoriensystem des Gesichtsschädels. *1* Stirn-Nasen-Pfeiler, *2* Jochbeinpfeiler, *3* Flügelgaumenpfeiler. (Nach [5])

Es werden folgende Formen unterschieden:
- Frakturen im bezahnten Kiefer,
- Frakturen im zahnlosen oder zahnarmen Kiefer,
- Frakturen im Milch- und Wechselgebiss.

Das Mittelgesicht besteht im Gegensatz zum Unterkiefer aus einer Vielzahl dünnwandiger, pneumatisierter Knochen. Die durch den Unterkiefer vermittelten hohen statischen Druckkräfte werden durch Stützpfeiler (Trajektorien) auf die Schädelbasis fortgeleitet (Abb. 66-1).

Man unterscheidet:
- Nasenbeinfrakturen,
- Jochbeinfrakturen,
- Le-Fort-I-, -II- und -III-Frakturen,
- Orbitafrakturen,
- panfaziale Frakturen,
- Frontobasisfrakturen.

66.4 Unterkieferfrakturen

66.4.1 Symptomatik und Diagnostik

Ein sicheres Frakturzeichen im Bereich des Unterkiefers ist die Deformierung, die jedoch aufgrund der Weichteilschwellung maskiert sein kann, sich aber intraoral als Stufenbildung innerhalb der Zahnreihe mit Einriss der angrenzenden Schleimhaut und als Okklusionsstörung manifestiert. Eine pathologische Beweglichkeit ist bei Unterkieferfrakturen innerhalb der Zahnreihe meist nachweisbar, bei Frakturen des aufsteigenden Astes oder Infrakturen nicht. Auf eine Prüfung der ohnehin häufig nicht auslösbaren Krepitation sollte im Gesichtsschädelbereich verzichtet werden.

Die unsicheren Frakturzeichen wie Hämatom, Ödem, Druck- und Stauchungsschmerz sowie die gestörte Funktion sind allenfalls diagnostische Hinweise.

Auch für den Gesichtsschädelbereich gilt, dass die *bildgebende Diagnostik* immer in zwei Ebenen erfolgen muss. Sie umfasst bei isoliertem Verdacht auf eine Unterkieferfaraktur mindestens eine Panoramaschichtaufnahme und eine kaudal-exzentrische Schädel-p.-a.-Aufnahme (nach Clementschitsch).

66.4.2 Einteilung

Die Unterkieferfrakturen lassen sich einteilen in:
- Frakturen im bezahnten Kiefer,
- Frakturen im zahnlosen oder zahnarmen Kiefer,
- Frakturen im Milch- und Wechselgebiss.

Klinisch von großer Bedeutung ist innerhalb dieser Gruppen die Abgrenzung von Frakturen des Collum mandibulae, die als gelenknahe Fraktur, nach einer Ruhigstellung von ca. 1 Woche, einer frühfunktionellen Behandlung bedarf.

66.4.3 Therapie

Die Therapie der Unterkieferfrakturen hängt von der Frakturlokalisation, dem Frakturtyp, den Begleitverletzungen, dem Gebisszustand, dem Allgemeinzustand und dem Alter des Patienten ab. Grundsätzlich werden die konservative Therapie, die operative Therapie und Kombinationsformen unterschieden.

Frakturen im Milch- und Wechselgebiss werden meist konservativ, d.h. durch eine Oberkiefer- und Unterkiefer-Schienung mit mandibulomaxillärer Fixation für ca. 3–4 Wochen behandelt. Frakturen innerhalb der Zahnreihe gelten wegen des Kontakts zur Mundhöhle definitionsgemäß als offene Frakturen und werden daher baldmöglichst geschient und unter antibiotischer Prophylaxe ruhiggestellt.

Dislozierte Frakturen werden mit besonders zierlichen Osteosyntheseplatten, monokortikal, von intraoral versorgt. Dieser Zugang vermeidet zusätzliche äußere Narben und eine Schädigung des Ramus marginalis des N. facialis. Wegen der Prüfung und Einstellung der Okklusion, d.h. des korrekten Zusammenbisses, muss die Intubation nasotracheal erfolgen. Gelegentlich werden Gummizüge zwischen Oberkiefer- und Unterkieferschiene eingehängt, um auch wegen der Wundheilung eine gewisse Ruhigstellung zu bewirken.

Weitere Vorteile der operativen Frakturversorgung sind die verbesserte Mundhygiene und orotracheale Absaugung sowie die Möglichkeit einer schnellen Reintubation während der Intensivtherapie. Dies betrifft v. a. polytraumatisierte Patienten.

Einfache, gering dislozierte Frakturen im voll bezahnten Unterkiefer können auch heute noch konservativ, d.h. durch dentale Schienenverbände und mandibulomaxilläre Immobilisation behandelt werden. Eine Schienung kann meist in Lokalanästhesie erfolgen. Dislozierte Frakturen und Frakturen im zahnlosen oder zahnarmen Kiefer werden operativ versorgt. Die starre mandibulomaxilläre Fixation kann meist unmittelbar postoperativ entfernt werden.

Die mandibulomaxilläre Fixation ist besonders ungünstig während einer Intensivtherapie, da sie die Mundhygiene erschwert und die verbale Kommunikation behindert. Erschwert wird auch eine Notintubation, da zunächst die mandibulomaxillären Drähte mit einer Drahtschere durchtrennt werden müssen.

> Bei Intensivpatienten, die mandibulomaxillär verdrahtet sind, muss eine Drahtschere sofort verfügbar sein; am besten wird die Schere gut sichtbar am Bett befestigt.

66.4.4 Operationszeitpunkt

Besteht eine Indikation zur operativen Frakturversorgung, sollte diese baldmöglichst erfolgen, da durch die dauernde Bewegung mobiler Knochenfragmente über kleinste Schleimhauteinrisse oder die Alveolen von im Bruchspalt stehenden Zähnen die Infektionsgefahr erhöht. Ferner ist eine Sofortversorgung von Unterkieferfrakturen bei unstillbarer Blutung im Frakturbereich oder größeren begleitenden intra- oder extraoralen Weichteilverletzungen indiziert.

Ist wegen des Allgemeinzustands des Patienten eine definitive Versorgung nicht möglich, muss zumindest eine Ruhigstellung durch dentale Schienen erfolgen und die Osteosynthese möglichst in den ersten 2–3 Tagen nach dem Unfall durchgeführt werden (sog. verzögerte Primärversorgung). In einem solchen Fall sollte eine antibiotische Therapie möglichst frühzeitig begonnen und bis zur operativen Versorgung fortgesetzt werden. Nach operativer Versorgung von Unterkieferfrakturen sind intraorale Schwellungen mit Behinderung der Atmung allgemein nicht zu erwarten, so dass postoperativ eine frühzeitige Extubation erfolgen kann.

Geschlossene Unterkieferfrakturen, z.B. Collummandibulae-Frakturen, werden umgehend durch dentale Schienenverbände ruhiggestellt.

66.5 Mittelgesichtsfrakturen

Mittelgesichtsfrakturen werden heute ausschließlich operativ reponiert und mit Hilfe unterschiedlich dimensionierter Titan-Osteosyntheseplatten (Mini- und Mikroplatten) fixiert. Diese gewährleisten eine dreidimensional stabile Fixation der operativ reponierten Skelettabschnitte und stellen im Vergleich zu den früher erforderlichen intra-extraoralen Frakturverbänden eine erheblich geringere Patientenbelastung dar.

66.5.1 Nasenbeinfrakturen

Symptomatik und Diagnostik

Wegen ihrer exponierten Lage sind die Nase und ihre äußeren und inneren Weichteile besonders häufig Traumen ausgesetzt. Es handelt sich meist um geschlossene Frakturen, jedoch sind etwa in der Hälfte der Fälle die bedeckenden Weichteile, das knorpelige oder knöcherne Septum oder die Naenmuscheln ebenfalls betroffen.

Frakturen des Nasenbeins sind vor Eintreten der Weichteilschwellung oft an der äußeren Deformität der Nase erkennbar. Hämatome können sich in die paranasalen Weichteile, aber auch nach endonasal ausbreiten und führen dann zu einer Behinderung der Nasenatmung. Diese Patienten berichten oft auch über eine einseitige Hyposmie infolge einer Einengung des Riechspalts. Komplikationen von Nasentraumen sind begleitende Verletzungen der Rhinobasis sowie Blutungen aus den Aa. ethmoidales oder der A. maxillaris mit Aspirationsgefahr.

Die Diagnostik umfasst die innere und äußere Inspektion nach Abschwellen der Nasenschleimhaut mit Nasentropfen sowie die Palpation zur Aufdeckung von Stufen oder einer pathologischen Beweglichkeit.

Therapie

Die Behandlung von Weichteil- und Knorpelverletzungen folgt den bereits oben dargestellten Prinzipien. Nasenbeinfrakturen werden in der Regel geschlossen, vom Naseninneren her, reponiert und durch Nasentamponade und äußere Schienung stabilisiert. Bei offenen Frakturen wird die Reposition bereits im Rahmen der Primärversorgung vorgenommen, wobei möglichst alle Knochenfragmente erhalten und durch Drahtnähte oder Mikroplatten fixiert werden.

66.5.2 Jochbeinfrakturen (laterale Mittelgesichtsfrakturen)

Symptomatik und Diagnostik

Jochbein- und Jochbogenfrakturen gehören zu den häufigsten Gesichtsschädelfrakturen. Die Frakturlinien der Jochbeinfraktur verlaufen durch die Sutura frontozygomatica entlang der lateralen Orbitawand nach kaudal, durch den Orbitaboden zum Infraorbitalrand, über die faziale Kieferhöhlenwand zur Crista zygomaticoalveolaris und über die dorsolaterale Kieferhöhlenwand zurück zur Fissura orbitalis inferior (Abb. 66-2).

Darüberhinaus ist der Jochbogen frakturiert. Klinisch fällt initial eine Abflachung der Jochbeinprominenz auf, die jedoch bald durch die eintretende Weichteilschwellung mit Lidödem und Monokelhämatom maskiert wird. Schwellungen erheblichen Umfangs sind jedoch auch durch ein Luftemphysem möglich, wenn der Patient geschneuzt hat.

Durch Traumatisierung des N. infraorbitalis besteht häufig eine Hyp- oder Parästhesie im Ausbreitungsbereich dieses Nerven. Ein nach medial dislozierter oder im Sinne einer Jochbogenfraktur isoliert eingeknickter Jochbogen kann durch mechanische Behinderung der Muskelfortsatz-Exkursion eine Kieferklemme verursachen. Da der Orbitaboden bei der Jochbeinfraktur mitbetroffen ist, können Doppelbilder oder, nach Abklingen der Schwellung, auch ein Enophthalmus auftreten. Aus diesem Grund ist parallel immer ein augenärztliches Konsil erforderlich.

Da klinisch kein Frakturausschluss möglich ist, sind eine halbaxiale bzw. Nebenhöhlenaufnahme und eine axiale Schädelaufnahme (sog. Henkeltopfaufnahme)

66.5.3 Le-Fort-I-, -II- und -III-Frakturen

Die Le-Fort-I- und Le-Fort-II-Fraktur werden auch als zentrale Mittelgesichtsfrakturen und die Le-Fort-III-Fraktur als zentrolaterale Mittelgesichtsfraktur bezeichnet.

Symptomatik und Diagnostik

Le-Fort-I-Fraktur
Bei der Le-Fort-I-Fraktur handelt es sich um eine horizontale Fraktur, die von der Apertura piriformis durch die faziale Kieferhöhlenwand bis zur Crista zygomaticoalveolaris, die dorsale Kieferhöhlenwand und die Flügelfortsätze, die laterale Nasenwand bis wieder zur Apertura piriformis verläuft (Abb. 66-3).

Der Vomer und das knorpelige Nasenseptum sind ebenfalls betroffen.

Klinisch fällt entweder eine Einstauchung oder eine pathologische Mobilität des Oberkiefers auf. Durch die Dislokationstendenz des Oberkiefers nach dorsal-kaudal besteht häufig ein Frühkontakt im distalen Seitenzahngebiet mit frontal offenem Biss.

Le-Fort-II-Fraktur
Bei der Le-Fort-II-Fraktur wird das Mittelgesicht pyramidenförmig zentral ausgesprengt. Die Bruchlinie ver-

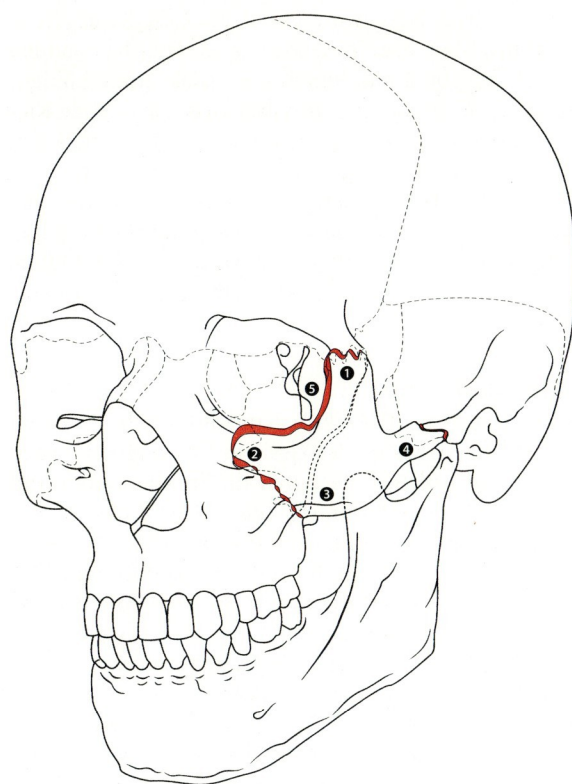

Abb. 66-2. Jochbeinfraktur mit Darstellung der zur Repositionskontrolle relevanten Punkte: *1* Sutura frontozygomatica, *2* Infraorbitalrand, *3* Crista zygomaticoalveolaris, *4* Jochbogen, *5* Innenfläche der lateralen Orbitawand. (Nach [5])

erforderlich. Da mit diesen Summationsaufnahmen Blow-out-Frakturen nicht sicher dargestellt werden können, wird heute zumeist ein Gesichtsschädel-CT in axialer und koronarer Schichtführung angefertigt.

Liegt gleichzeitig ein Schädel-Hirn-Trauma vor und somit eine Indikation für ein kraniales CT, kann auch die Nativ-Röntgendiagnostik entfallen und unmittelbar ein Gesichtsschädel-CT zur Frakturdiagnostik angefertigt werden.

Therapie
Dislozierte Jochbeinfrakturen werden über einen Zugang in der lateralen Augenbraue, subziliar und eine Stichinzision im Bereich der Wange mit Hilfe des Einzinker-Hakens offen reponiert und durch Miniplattenosteosynthese fixiert. Bei entsprechender Trümmerungszone und zur Kontrolle des Repositionsergebnisses wird häufig auch die Crista zygomaticoalveolaris freigelegt. Der frakturierte Orbitaboden wird revidiert und mit Ethisorb oder PDS-Folie rekonstruiert.

Jochbeintrümmerfrakturen werden über einen Bügelschnitt versorgt. Der Eingriff erfolgt in Allgemeinnarkose mit orotrachealer Intubation oder nasotrachealer Intubation auf der kontralateralen Seite.

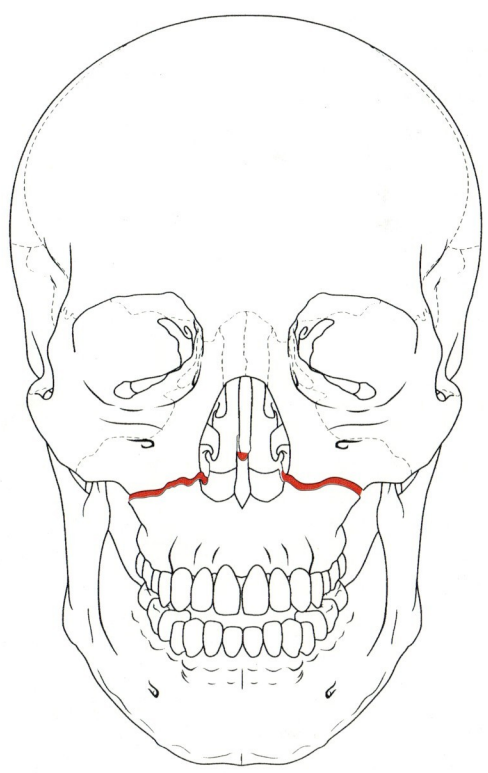

Abb. 66-3. Le-Fort-I-Fraktur, schematische Darstellung. (Nach [5])

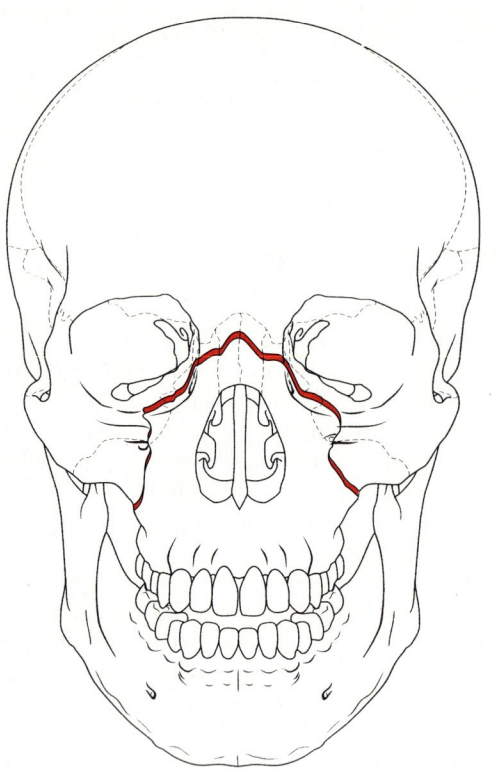

Abb. 66-4. Le-Fort-II-Fraktur mit Dislokation des dorsalen Oberkiefers nach kaudal und frontal offenem Biss, schematische Darstellung. (Nach [5])

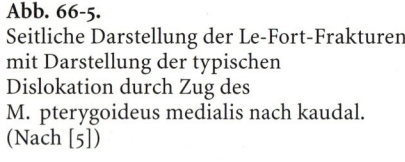

Abb. 66-5.
Seitliche Darstellung der Le-Fort-Frakturen mit Darstellung der typischen Dislokation durch Zug des M. pterygoideus medialis nach kaudal. (Nach [5])

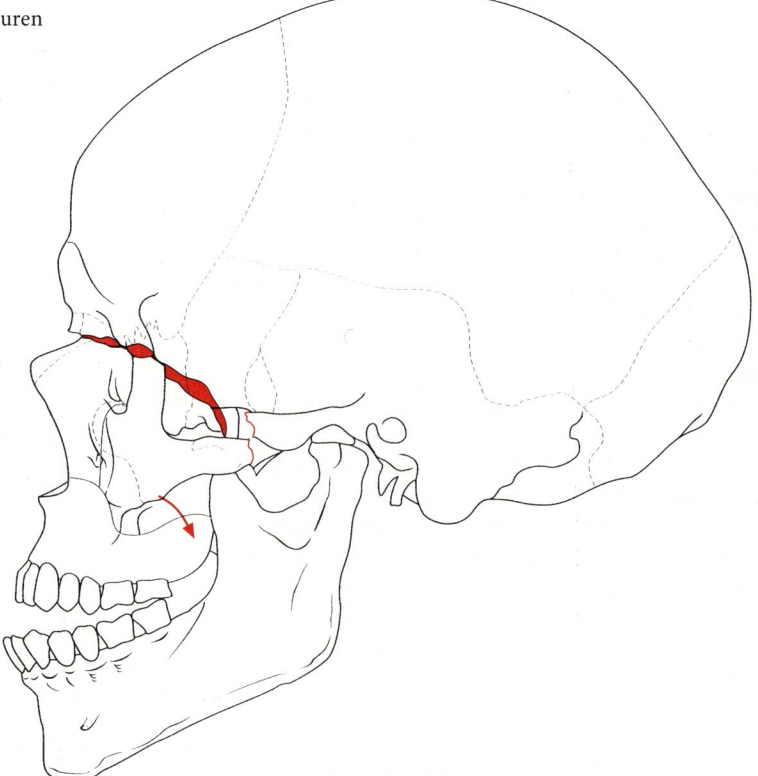

läuft durch die Nasenwurzel im Bereich der Sutura frontonasalis, über das Tränenbein und den Orbitaboden zum Infraorbitalrand, durch die faziale Kieferhöhlenwand, die Crista zygomaticoalveolaris, die dorsale Kieferhöhlenwand, die Flügelfortsätze und die laterale Nasenwand zur Fissura orbitalis inferior (Abb. 66-4).

Klinisch ist neben der Mobilität v. a. die Okklusionsstörung mit noch stärkerer Abflachung des Mittelgesichts („dish face") auffällig (Abb. 66-5). Nasenbluten, Luftemphysem und periorbitale Hämatome sind ebenfalls häufig.

Le-Fort-III-Fraktur

Bei der Le-Fort-III-Fraktur handelt es sich um einen vollständigen Abriss des Gesichts- vom Hirnschädel, sodass die Frakturlinie durch die frontonasalen und frontomaxillären Suturen über die mediale Orbitawand zum hinteren Anteil der Fissura orbitalis inferior verläuft. Von dort zieht die Frakturlinie durch die Flügelfortsätze, die Sutura zygomaticosphenoidalis, die Sutura frontozygomatica und den lateralen Orbitarand. Darüberhinaus sind die Jochbögen und das kraniale Nasenseptum frakturiert (Abb. 66-6).

Die Le-Fort-III-Fraktur ist im Allgemeinen mit einer erheblichen Weichteilschwellung durch Einblutung in die Weichteile verbunden, die oft das Gesicht grotesk entstellt. Durch begleitende Sehnervverletzungen kann eine Erblindung resultieren und bei größeren

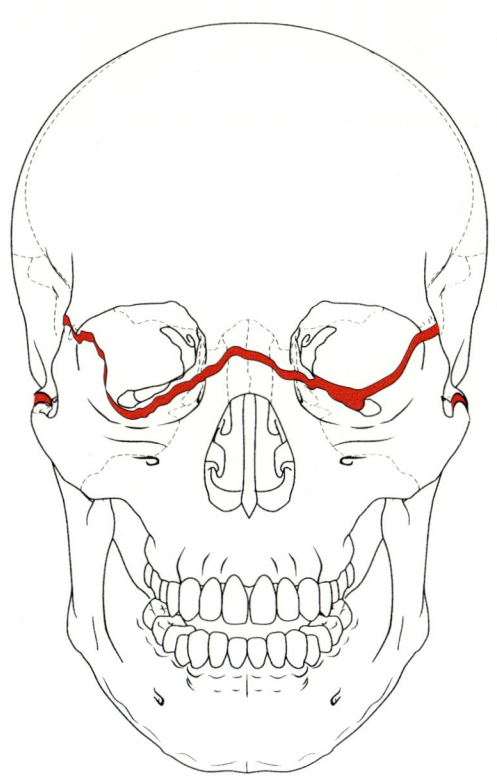

Abb. 66-6. Le-Fort-III-Fraktur, Dislokation wie bei Le-Fort-II-Fraktur. (Nach [5])

braue sowie unter der Unterlidkante freigelegt, reponiert und durch Miniplattenosteosynthese fixiert. Komplexe Frakturen werden über einen bikoronaren Schnitt angegangen (Abb. 66-7).

Da ein Hauptkriterium der regelrechten Reposition die korrekte Verzahnung von Oberkiefer und Unterkiefer ist, wird während der Operation eine mandibulomaxilläre Immobilisation durch dentale Schienenverbände durchgeführt. In diesen Fällen ist somit eine nasotracheale Intubation erforderlich.

Postoperative Ödeme im Oropharynxbereich mit Verlegung der Atemwege sind bei Mittelgesichtsfrakturen nicht zu erwarten. Bei ausreichend stabiler Osteosynthese der Mittelgesichtsfrakturen wird die mandibulomaxilläre Immobilisation am Ende der Operation gelöst. Der frei zugängliche Mund- und Rachenraum erlaubt dann eine baldige Extubation. Kann eine hinreichende Stabilität im Rahmen der osteosynthetischen Versorgung, beispielsweise bei schwersten komplexen Mittelgesichtstrümmerfrakturen, nicht erzielt werden, ist eine weitere mandibulomaxilläre Immobilisation erforderlich.

In solchen Fällen sollte der nasotracheale Tubus zur Sicherheit während der ersten postoperativen Nacht

Blutverlusten über den Nasenrachen ist u. U. eine vitale Bedrohung mit Aspirationsgefahr möglich.

Therapie

In der Regel sind geschlossene Mittelgesichtsfrakturen ohne größere Weichteilverletzungen keine Indikationen zur Sofortversorgung. Wegen des oft nicht mit Sicherheit auszuschließenden begleitenden Schädel-Hirn-Traumas und des sehr schnell einsetzenden, oft extremen posttraumatischen Ödems und Hämatoms im Gesichtsbereich sollte eine verzögerte Primärversorgung zwischen dem 4. und 7. posttraumatischen Tag durchgeführt werden. In dieser Zeit kann die präoperative Diagnostik, beispielsweise eine Gesichsschädel-CT und neurochirurgische sowie augenärztliche Untersuchungen erfolgen.

Die umgehende Versorgung von Mittelgesichtsfrakturen ist bei unstillbaren Blutungen aus Mund bzw. Nase und zusätzlichen äußeren Weichteilverletzungen oder ausgedehnten intraoralen Schleimhautverletzungen indiziert. In diesen Fällen ist meist mangels ausreichender Diagnostik und in Anbetracht der erforderlichen Narkosedauer eine endgültige Frakturversorgung nicht möglich.

Dislozierte oder mobile Le Fort-Frakturen werden im Allgemeinen operativ durch intraorale Zugänge und Schnittführungen im Bereich der lateralen Augen-

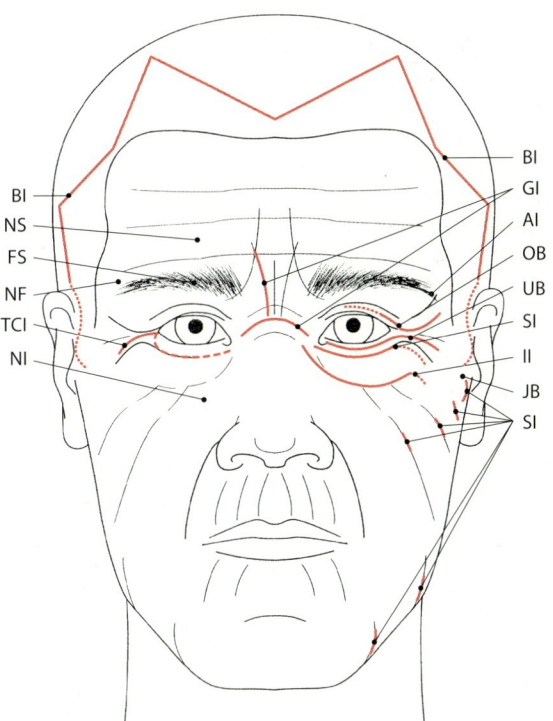

Abb. 66-7. Zugangswege zum Gesichtsschädel (*BI* bikoronare Inzision, *NS* N. supraorbitalis, *FS* Foramen supraorbitale, *NF* Stirnast des N. facialis, *TCI* transkonjunktivale Inzision, *NI* N. infraorbitalis, *GI* Glabella-Inzision, *AI* Augenbraueninzision, *OB* Oberlid-Blepharoplastik-Inzision, *UB* Unterlid-Blepharoplastik-Inzision, *SI* Subziliarinzision, *II* infraorbitale Inzision, *JB* Jochbogen, *SI* Stichinzision) (Nach [5])

belassen werden. Die Extubation kann dann meist am nächsten Tag – in Abstimmung mit dem Operateur – erfolgen. Zur Erleichterung der behinderten Mundatmung, insbesondere bei zusätzlich tamponierter Nase, können 2 Wendl-Tuben in beide Mundwinkel zwischen Wange und Zahnreihen eingebracht werden. Bei voraussehbar längerer Beatmungspflichtigkeit kommt alternativ eine Tracheotomie in Betracht.

66.5.4 Orbitafrakturen

Orbitafrakturen treten einerseits im Rahmen von Jochbein-, Le-Fort-II- und Le-Fort-III-Frakturen auf, kommen aber andererseits auch als isolierte Frakturen vor. Am häufigsten sind isolierte Orbitabodenfrakturen ohne Beteiligung des Infraorbitalrandes, sog. Blowout-Frakturen, und Frakturen der medialen Orbitawand. Beide Formen sind wegen der Weichteilschwellung oder der geringen initialen Symptomatik klinisch schwer nachweisbar und werden auch auf konventionellen Röntgenaufnahmen leicht übersehen.

Da v. a. isolierte Orbitabodenfrakturen mit Dislokation von Orbitaweichteilen in Richtung Kieferhöhle ohne adäquate Therapie zu erheblichen funktionellen Spätfolgen wie Bulbusmotilitätsstörung mit Diplopie und Enophthalmus führen können, ist bei Verdacht eine Computertomographie erforderlich. Der Patient darf vor dem Frakturausschluss nicht schneuzen und erhält abschwellende Nasentropfen.

Die Therapie besteht in der operativen Revision mit Reposition der prolabierten Orbitaweichteile. Da eine Reposition und Fixation der meist multiplen Knochenfragmente nicht möglich ist, wird der Defekt in der Orbitawand beispielsweise durch ein Ethisorb-Patch, spezielle Titanplatten oder autologe Knochentransplantate von der Tabula externa rekonstruiert.

66.5.5 Panfaziale Frakturen

Sind mehrere Regionen des Gesichtsschädels frakturiert, spricht man von panfazialen Frakturen. Diese werden wegen der initialen Gefährdung des Patienten und der erheblichen Schwellung meist nach 7–10 Tagen verzögert primär versorgt. Wegen der Komplexität des Gesichtsschädels muss mit langen Operationszeiten und der Notwendigkeit einer postoperativen intensivmedizinischen Betreuung gerechnet werden. Nicht selten ist in solchen Fällen das Zusammenwirken mehrerer Fachgebiete wie Kiefer- und Gesichts-Chirurgie, Neurochirurgie, HNO und Ophthalmologie erforderlich.

66.6 Frontobasisfrakturen

66.6.1 Symptomatik und Diagnostik

Der vordere Anteil der Schädelbasis wird vom Orbitadach, der Stirnhöhlenhinterwand, der Lamina cribrosa, den Dächern von Siebbein und Keilbeinhöhle sowie der Keilbeinhinter- und Seitenwand gebildet. Wegen der damit verbundenen, sehr unterschiedlichen Festigkeit zeigen frontobasale Frakturen oft unerwartete Verlaufsrichtungen. Von klinisch großer Bedeutung ist, dass die Dura im Bereich der Rhinobasis dünn und mit dem Knochen fest verwachsen ist. Sie ist daher relativ unelastisch mit der knöchernen Unterlage verbunden und reißt bei Frakturen besoders leicht ein.

Klinisch sind frontobasale Frakturen, mit Ausnahme offener Verletzungen, wegen ihrer verdeckten Lage nicht unmittelbar erkennbar. Charakteristische Symptome sind Blutungen aus Nase und Nasenrachen, Brillenhämatom, Hämatosinus, Rhinoliquorrhö, eine uni- oder bilaterale Riechstörung und Schleimhautunterblutungen des Rachendachs und der Rachenhinterwand.

Oft wird am Patienten mit vermuteter Rhinoliquorrhö eine Bestimmung des Zuckergehalts mit Teststreifen gegenüber dem normalen Nasensekret durchgeführt. Für sie gilt: Der Zuckergehalt des Liquor cerebrospinalis ist halb so groß wie der des Blutes und doppelt so groß wie der des Nasensekrets. Sind klinische Hinweise auf eine frontobasale Fraktur gegeben, ist wegen der schwerwiegenden Spätkomplikationen wie Meningitis oder Hirnabszess in jedem Fall eine *bildgebende Diagnostik* indiziert. Methode der Wahl ist die Computertomographie, mit deren Hilfe nicht nur die knöchernen Verletzungen, sondern gleichzeitig auch intrakranielle Komplikationen wie Blutungen, Fremdkörper oder Hirnsubstanzdefekte dargestellt werden können.

66.6.2 Therapie

Die Versorgung frontobasaler Frakturen ist eine interdisziplinäre Aufgabe und hängt vom Dislokationsgrad und den Begleitverletzungen ab. Oft stellt sich bei der Versorgung eine größere Ausdehnung der Verletzungen heraus als erwartet.

Absolute *Operationsindikationen* sind:
- massive Blutungen aus Nase und Nasenrachen,
- intrazerebrale Blutungen mit Anstieg des Hirndrucks,
- offene Hirnverletzungen,
- Liquorrhö,
- Pneumatozephalus,
- Pfählungs- und Schussverletzungen,

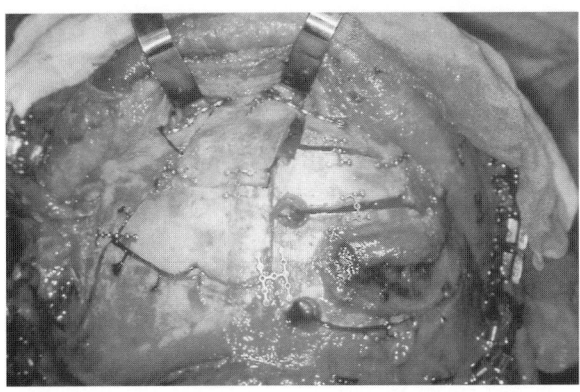

Abb. 66-8. Intraoprative Situation nach Bügelschnitt: Zustand nach Osteosynthese einer komplexen Mittelgesichtsfraktur mit Beteiligung des Os frontale

- Früh- und Spätkomplikationen wie Meningitis, Enzephalitis, Hirnabszess, Osteomyelitis, Nebenhöhleneneiterungen sowie posttraumatische Muko- und Pyozelen.

Zugangsweg der Wahl ist der *Bügelschnitt*, der auch als Zugang zum supra- und lateroorbitalen Rand genutzt werden kann.

Besondere Bedeutung kommt der adäquaten Versorgung der Stirnhöhle zur Sicherstellung ihrer postoperativen Funktion zu. Diese hängt entscheidend von der Integrität des Ductus nasofrontalis ab. Ist der Ductus nicht durch eine dislozierte Fraktur verlegt, kann die Stirnhöhle, nach Revision und Osteosynthese der Vorderwand (Abb. 66-8), meist erhalten werden; ist der Ductus nasofrontalis mit der Stirnhöhlenhinterwand zertrümmert, kommt die Kranialisierung der Stirnhöhle mit Entfernung ihrer Rückwand und mit Verschluss des Ductus zur Nase in Betracht.

Allgemein scheint eine invasivere operative Therapie von Stirnhöhlenfrakturen langfristig zu besseren Ergebnissen zu führen.

66.7 Kombinierte Weichteil-Knochen-Verletzungen des Gesichtsschädels

66.7.1 Diagnostik und Besonderheiten der Anästhesie

Bei den kombinierten Weichteil-Knochen-Verletzungen des Gesichtsschädels handelt es sich oft um schwerste Gesichtsschädelverletzungen. Wegen der vorgegebenen Weichteilzugänge ist in diesen Fällen auch die Versorgung der knöchernen Verletzungen indiziert, sofern nicht vital bedrohliche anderweitige Verletzungen im Vordergrund stehen. Voraussetzung ist allerdings der Ausschluss intrakranieller Verletzungen und eine ausreichende Frakturdiagnostik, so dass im Allgemeinen umgehend eine Computertomographie des Hirn- und Gesichtsschädels durchgeführt werden muss.

Bei profusen Blutungen und/oder Aspirationsgefahr kann jedoch zuvor eine notfallmäßige Blutstillung und Intubation erforderlich sein. Letztere kann extrem schwierig sein, so dass der Anästhesist entsprechende Erfahrung besitzen sollte. Der Intubationsweg sollte mit dem Operateur abgestimmt sein. Meist besteht wegen der erforderlichen mandibulomaxillären Fixation eine Indikation für eine nasotracheale Intubation.

Bei Vorliegen komplexer nasoorbitoethmoidaler Frakturen kann intraoperativ, nach Osteosynthese des Ober- und Unterkiefers, eine orotracheale Umintubation nach Lösung der mandibulomaxillären Fixation erforderlich werden.

66.7.2 Therapie

Kombinierte Knochen- und Weichteilverletzungen werden nach dem Prinzip „von innen nach außen" versorgt, d.h. dass zunächst alle dislozierten Skelettabschnitte freigelegt, reponiert und fixiert werden. Erst im Anschluss erfolgt der mehrschichtige Wundverschluss der Weichteilverletzungen.

Bestehen Trümmerungen oder Knochendefekte, ist eine primäre Rekonstruktion mit autologen Knochentransplantaten, meist von der Tabula externa, indiziert. Dies gilt insbesondere für die Wiederherstellung der nasoorbitalen Region, da die anderenfalls eintretenden Spätfolgen wie narbige Schrumpfung der Weichteile, Telekanthus, Enophthalmus, vertikaler Bulbustiefstand und Doppelbilder auf diese Weise am effektivsten gemindert weden können.

Alle Sekundärkorrekturen sind einer optimalen Primärversorgung erheblich unterlegen. Wegen des u. U. hohen operativen Aufwandes sind für Primärversorgungen allerdings Operationszeiten von 8–10 h keine Seltenheit.

Postoperativ sollte der Patient nach umfangreichen Interventionen intubiert bleiben und für die Nacht einer intensivmedizinischen Überwachung zugeführt werden. In diesem Rahmen ist insbesondere der neurologische Status zur frühen Erfassung sich anbahnender intrakranieller Komplikationen von Bedeutung.

Ernste lokale Komplikationen sind unter perioperativer antibiotischer Prophylaxe selten, jedoch kann der Patient für mehrere Tage durch eine erhebliche Schwellung beeinträchtigt sein.

66.8 Sekundäre rekonstruktive Chirurgie im kraniomaxillofazialen Bereich

Sekundäre rekonstruktive Operationen im kraniomaxillofazialen Bereich sind frühestens nach ca. 6 Monaten möglich. In der Regel befindet sich der Patient zu diesem Zeitpunkt wieder in einem guten Allgemeinzustand. Da es sich jedoch nicht selten ebenfalls um langdauernde Eingriffe mit nicht unerheblichem Blutverlust handelt, ist präoperativ die Frage einer Eigenblutspende zu klären.

Der Intubationsweg sollte wiederum mit dem Operateur abgestimmt werden, allerdings ist eine mandibulomaxilläre Fixation meist nicht mehr zu erwarten. Bei komplexen endonasalen oder intraoralen Rekonstruktionen sollte die mögliche Verletzungsgefahr durch postoperatives Absaugen geklärt sein. Werden Rippen- oder Beckenkammtransplantate gehoben, steht oft der Schmerz an der Entnahmestelle im Vordergrund, so dass eine effektive analgetische Therapie erforderlich ist.

Literatur

1. Bull HG, Ganzer U, Grüntzig J, Schirmer M (1989) Traumatologie des Hirn- und Gesichtsschädels. Urban & Schwarzenberg, München
2. Ewers, R, Wild K, Wild M, Ensilidis G (1995) Traumatologie. In: Hausamen JE, Machtens E, Reuther J (Hrsg) Mund-, Kiefer- und Gesichtschirurgie. Springer, Berlin Heidelberg New York Tokio, S 211–298
3. Fonseca RJ, Walker RV, Betts NJ, Barber HD (1997) Oral and Maxillofacial Trauma. Vol 1, 2. Saunders, Philadelphia London
4. Härle F, Champy M, Terry BC (1999) Atlas of Craniomaxillofacial Osteosynthesis. Thieme, Stuttgart New York
5. Prein J (1998) Manual of internal fixation in the craniofacial-skeleton. Springer, Berlin Heidelberg New York Tokio
6. Samii M, Draf W (1989) Surgery of the skull base. An interdisciplinary approach. Springer, Berlin Heidelberg New York Tokio

Kapitel 67 Thoraxtrauma

R. STOCKER, U. BÜRGI

67.1 Einleitung 1165

67.2 Stumpfes Thoraxtrauma 1165
67.2.1 Rippenfrakturen 1165
67.2.2 Lungenkontusion 1166
67.2.3 Pneumothorax, Hämatothorax 1166
67.2.4 Zwerchfellruptur 1167
67.2.5 Tracheobronchiale Verletzungen 1167
67.2.6 Allgemeine Probleme nach stumpfem Thoraxtrauma 1168

67.3 Penetrierendes Thoraxtrauma 1168

67.4 Herzverletzungen 1168
67.4.1 Herzkontusion 1169
67.4.2 Verletzungen der Koronararterien 1169
67.4.3 Herztamponade 1169
67.4.4 Anatomische Läsionen des Herzens 1170

67.5 Verletzung der Aorta und der großen Gefäße 1170

Literatur 1171

> # Thoraxtrauma

R. Stocker, U. Bürgi

67.1 Einleitung

Thoraxtraumen sind in den meisten Fällen potentiell lebensbedrohliche Verletzungen, die eine sach- und zeitgerechte Erstbeurteilung mit entsprechender Primärversorgung und Akuttherapie erfordern. Hauptursachen vermeidbarer Todesfälle sind in diesem Zusammenhang v. a. die inadäquate Sicherung der Atmung und die Tatsache, dass Thoraxverletzungen unzureichend erkannt oder behandelt werden [8].

Auch in der Notaufnahme spielt die Unterschätzung bzw. das Nichterkennen von Thoraxverletzungen eine wesentliche Rolle für die Morbidität und Mortalität nach Trauma [8].

Folgende Maßnahmen sind möglicherweise schon bei der *präklinischen Versorgung* von Patienten mit Thoraxtrauma erforderlich:
- Intubation und Beatmung,
- Anlage einer Thoraxdrainage, z. B. beim Spannungspneumothorax oder beim „einfachen" Pneumothorax mit begleitender Hypoxie [6].

67.2 Stumpfes Thoraxtrauma

Nichtpenetrierende Verletzungen des Thorax können in der Notaufnahme bei polytraumatisierten Patienten leicht übersehen werden.

> Zeichen eines stumpfen Thoraxtraumas sind ein Warnsignal für evtl. begleitende Herz- und Lungenverletzungen.

Statistisch gesehen sind Hypoxie, Verbluten sowie mit dem Thoraxtrauma verbundene extrathorakale Zusatzverletzungen die häufigsten Todesursachen beim stumpfen Thoraxtrauma. Das Thoraxtrauma selbst stellt die Hauptursache von Todesfällen aufgrund thorakaler Störungen bei Personen unter 45 Jahren dar. Je nach Krafteinwirkung können verschiedene intrathorakale Verletzungen auftreten:

67.2.1 Rippenfrakturen

Rippenfrakturen stellen eine häufige Manifestation von Thoraxverletzungen dar. Das Risiko für wesentliche Komplikationen steigt mit der Anzahl verletzter Rippen, als Ausdruck der größeren Krafteinwirkung einerseits und der posttraumatischen Auswirkungen andererseits. Rippenserienfrakturen gehen in 5–7% mit schwersten kardiorespiratorischen Komplikationen einher. Rippenserienfrakturen schließen meistens Frakturen der 7.–10. Rippe ein und sind deshalb oft mit Verletzungen der Milz und/oder der Leber verbunden.

Hohe Rippenfrakturen können auf schwere innere Verletzungen hinweisen, wobei v. a. die Fraktur der ersten Rippe nach früheren Untersuchungen als Warnzeichen für potentielle Gefäßverletzungen (Ruptur der A. subclavia, traumatische Aortenruptur) gegolten hat. In der Untersuchung von Lazrove [15] wurde allerdings gezeigt, dass Frakturen der ersten Rippe nicht notwendigerweise mit einer erhöhten Inzidenz von inneren Verletzungen einhergehen.

Thoraxwandinstabilität

Der Begriff „flail chest" bezieht sich auf die paradoxe inspiratorische Retraktion bzw. exspiratorische Expansion eines instabilen Thoraxwandanteils durch Mehrfragmentrippenserienfrakturen. Bei gleichzeitig schlechter Lungencompliance wird die paradoxe Thoraxwandbewegung durch den erhöhten pleuroatmosphärischen Duckgradienten verstärkt. Störungen des Gasaustausches wurden früher v. a. den mechanischen Störungen der Thoraxwand mit dem Auftreten von sog. „Pendelluft" zugeschrieben.

Eine größere Relevanz der „Pendelluft" konnte allerdings, außer vielleicht bei massivster Thoraxwandinstabilität, weder klinisch noch experimentell bewiesen werden. Aus verschiedenen Untersuchungen ist bekannt, dass die alveoläre Ventilation und die O_2-Aufnahme auf der Seite der Instabilität sogar größer sein können, sodass heute die Störungen des Gasaustausches v. a. auf Lungenkontusionen zurückgeführt werden.

Aus diesem Grund sollte von externen (Traktion) oder internen (Beatmung) Stabilisierungsversuchen der mobilen Thoraxwand abgesehen werden. Die Ventilations-/Perfusionsstörung ist v. a. durch regionale Hypoventilation von perfundierten Alveolen bedingt, v. a. durch Lungenkontusionen oder schmerzbedingte Thoraxbewegungseinschränkung.

67.2.2 Lungenkontusion

Bei der Lungenkontusion bewirkt die auf den Thorax einwirkende Energie eine Erhöhung des intraalveolären Drucks mit Ruptur der alveolokapillären Membran. Dies führt zur intraalveolären Blutung und zur Ödembildung, auch wenn eine größere Gewebezerreissung fehlt. Lungenkontusionsbedingte, schwere Gasaustauschstörungen stellen die Hauptindikation zur Intubation und Beatmung mit positiv endexspiratorischem Druck dar.

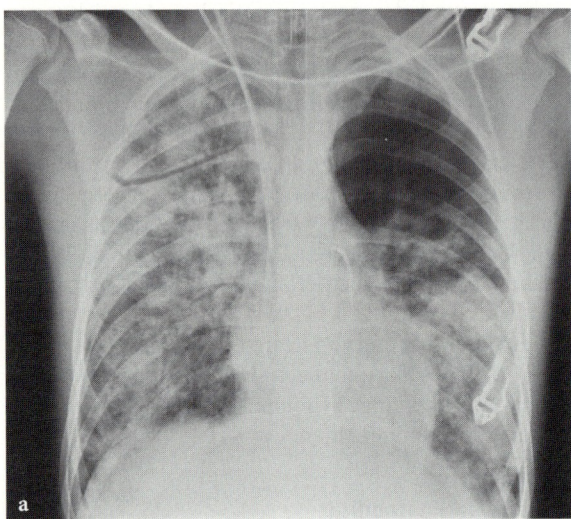

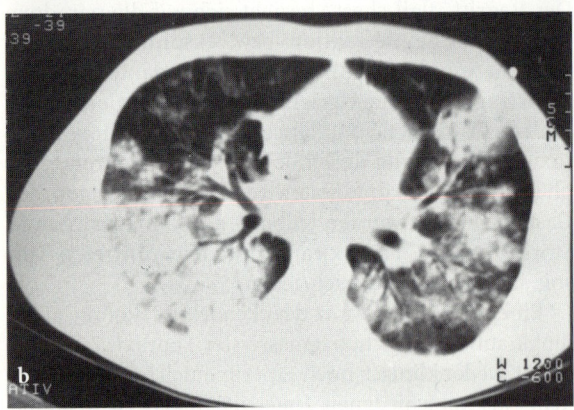

Abb. 67-1a, b. Schwere beidseitige Lungenkontusionen bei Polytrauma mit stumpfem Thoraxtrauma (**a**). Die Computertomographie (**b**) zeigt die rechtsseitigen Verdichtungen in den abhängigen Lungenabschnitten, die u.a für eine Zunahme des Rechts-links-Shunts mit Verschlechterung des O_2-Transports verantwortlich sind und darauf hinweisen, dass diese Patienten u. U. von einer Lagerungstherapie, z. B. intermittierende Bauchlage, profitieren können

Schwere einseitige Kontusionen können dabei zu stark unterschiedlicher Lungendehnbarkeit führen und in Einzelfällen eine differenzierte, seitengetrennte Beatmung über einen Doppellumentubus erfordern. Auch hier gilt jedoch der Grundsatz, so kurz und so schonend wie möglich zu beatmen, da gezeigt werden konnte, dass nicht beatmete, optimal analgetisch behandelte Patienten einen günstigeren Verlauf hinsichtlich Behandlungsdauer und pulmonaler Infektionen aufweisen können ([3]; vgl. Abb. 67-1).

Patienten mit ausgedehnten Lungenkontusionen benötigen eine sorgfältige hämodynamische Behandlung. Einerseits kann eine übermäßige Volumenzufuhr zu einer vermehrten Ödembildung führen, nicht nur in den kontusionierten Arealen, sondern auch in normalen Lungenanteilen. Andererseits begünstigt eine protrahierte Hypovolämie die Gewebeischämie und insbesondere eine Splanchnikusminderperfusion und kann damit Wegbereiter für ein Multiorganversagen sein. Aus diesem Grund ist ein sorgfältiges hämodynamisches Monitoring unabdingbar; entsprechend kann auch die Indikation für die Überwachung mittels Pulmonaliskatheter großzügiger gestellt werden.

67.2.3 Pneumothorax, Hämatothorax

Sowohl stumpfe als auch penetrierende Verletzungen des Thorax können mit einem Pneumo- und/oder Hämatothorax einhergehen, selbst dann, wenn keine Rippenfrakturen vorliegen.

> Fehlende Rippenfrakturen schließen ein schweres Thoraxtrauma nicht aus! Dies gilt insbesondere für Kinder und Jugendliche, bei denen das elastische Thoraxskelett die gesamte Verletzungsenergie an die intrathorakalen Organe weitergeben kann.

Klinisch sensitive, allerdings nicht sehr spezifische Zeichen für einen Pneumothorax sind ein subkutanes Emphysem, abgeschwächte oder fehlende Atemgeräusche und asymmetrische Thoraxexkursionen. Die größte Gefährdung geht von einem Spannungspneumothorax aus: Er kann zum einen zur Kompression der gegenseitigen Lunge mit weiterer Verschlechterung des Gasaustausches führen, zum anderen, v. a. bei doppelseitigem Spannungspneumothorax, das Herz und die großen Gefäßen komprimieren und so die Herz-Kreislauf-Funktion bis hin zum Kreislaufstillstand beeinträchtigen (Abb. 67-2).

Pneumothorax

Bei jedem Traumapatienten sollte ein Thoraxröntgenbild zum Ausschluss eines Pneumothorax oder anderer Thoraxverletzungen angefertigt werden. In der Regel ist auf dem gewöhnlichen a.-p.-Röntgenbild jeder

großlumigen Thoraxdrainage versorgt, die über eine Minithorakotomie ohne Verwendung des Mandrains eingeführt werden sollte. Hierdurch wird das Risiko iatrogener Lungenverletzungen vermindert und eine genauere Plazierung nach dorsobasal ermöglicht.

Die Technik der Thoraxdrainage wird ausführlich in Kap. 21 dargestellt. Bei einem starken Blutverlust über die Drainage muss eine Notfallthorakotomie erwogen werden.

67.2.4 Zwerchfellruptur

Traumatische Zwerchfellrupturen treten in etwa 2–3% der stumpfen Thoraxverletzungen auf und werden häufig verspätet diagnostiziert. Die verzögerte Diagnose trägt zu einer erhöhten Morbidität und Mortalität bei. In 70–75% der Fälle ist das linke Zwerchfell betroffen [2].

Radiographisch findet man ein höherstehendes linkes Zwerchfell, eine intrathorakale Verschiebung von Abdominalorganen (Magen, Darm) mit Verschwinden der Zwerchfellkontur und einer atypischen Lage der Magensonde [2]. Falls der Patient beatmet ist, können diese Zeichen schwerer zu erkennen sein. Dann sollte eine Thoraxröntgenaufnahme endexspiratorisch in Kopftieflage angefertigt werden.

Die Diagnose wird durch die Computertomographie erleichtert; hierbei wird nach einem der folgenden Zeichen gesucht:
- Unterbrechung der Zwerchfellkontur,
- Fett, Magenanteile und/oder Darmschlingen im Thorax [27].

! Viele Zwerchfellrupturen werden allerdings erst bei einer aus anderen Gründen erforderlichen Laparotomie oder wegen Komplikationen entdeckt, und ein Teil wird sogar längerfristig übersehen. Bei Problemen der Respiratorentwöhnung nach entsprechenden Verletzungen sollte deshalb an eine übersehene Zwerchfellruptur gedacht werden.

67.2.5 Tracheobronchiale Verletzungen

Verletzungen des Tracheobronchialbaumes sind selten, ihre Erkennung aber sehr wichtig. Sie können sowohl bei stumpfem als auch bei penetrierendem Thoraxtrauma vorkommen. Eine plötzliche, heftige Thoraxkompression ist die häufigste Ursache beim stumpfen Trauma. Obwohl über tracheobronchiale Rupturen auf jedem Niveau des Tracheobronchialbaums berichtet wurde, kommt die überwiegende Zahl im Abstand von 2,5 cm von der Carina vor.

Hauptsymptome sind Dyspnoe, Husten, schmerzhafte Hämoptoe und Subkutan-, Mediastinal- und Kollaremphysem, wobei immerhin in ca. 10% der Fälle nur

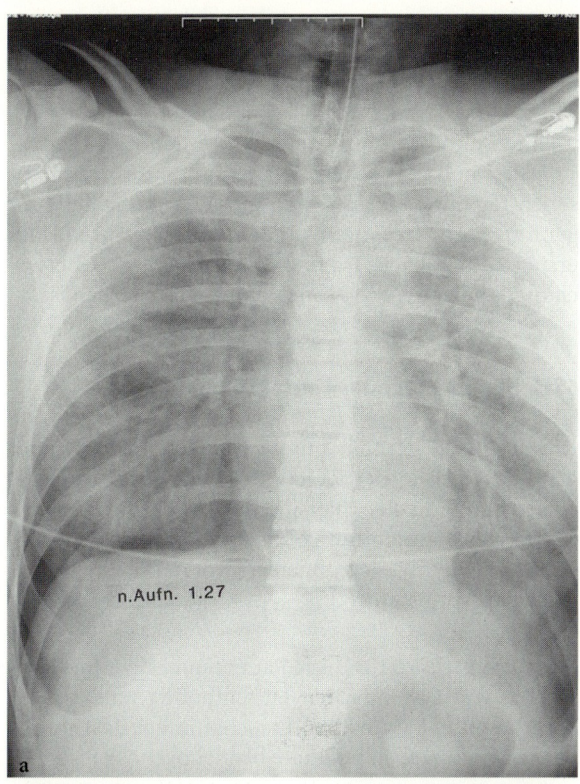

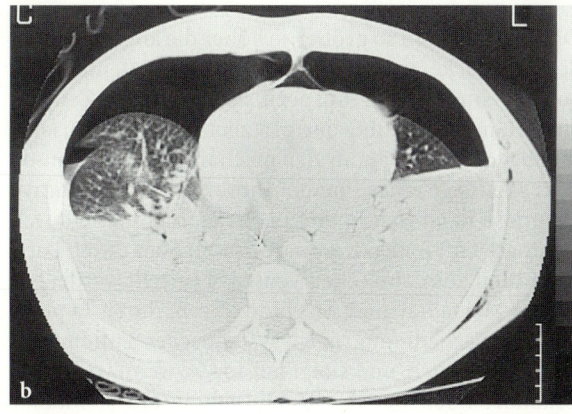

Abb. 67-2 a, b. Spannungspneumothorax beidseits nach stumpfem Thoraxtrauma. **a** Zu beachten ist der beidseitige Zwerchfelltiefstand. **b** Die Computertomographie zeigt die ausgeprägten Verdichtungen der abhängigen Lungenabschnitte beidseits

drainagebedürftige Pneumothorax zu sehen; sicherer ist allerdings die Diagnostik mittels Computertomographie. Falls Intubation und Beatmung notwendig werden, sollte auch ein kleiner Pneumothorax drainiert werden.

Hämatothorax

Blutungen, die zu einem Hämathothorax führen, können aus der Brustwand, dem Lungenparenchym, den großen Gefäßen oder dem Herzen stammen. In der Regel werden die Patienten primär lediglich mit einer

wenige Symptome vorliegen. Falls die Rupturstelle frei durch die Pleura mediastinalis kommuniziert, tritt ein Pneumothorax auf, der charakteristischerweise durch eine Thoraxdrainage nicht behoben werden kann. Besteht keine Verbindung mit dem Pleuraraum, tritt kein oder nur ein kleiner Pneumothorax auf, der drainierbar ist [14].

Thoraxröntgenbefund
Bei vollständiger Ruptur befindet sich der obere Rand der kollabierten Lunge unterhalb der Rupturstelle, da die kraniale Fixation durch den Tracheobronchialbaum wegfällt [18]. Dies grenzt die Tracheobronchialruptur vom unkomplizierten Pneumothorax ab, bei dem der Oberrand der kollabierten Lunge oberhalb des Niveaus des ipsilateralen distalen Hauptbronchus liegt.

Trachealruptur
Bei einer Trachealruptur sollte der Patient, wenn immer möglich, fiberoptisch intubiert werden, wobei das Fiberskop als Führung verwendet wird. Von einer blinden endotrachealen Intubation ist abzuraten, da sie meist nicht erfolgreich ist, und zudem weitere Verletzungen und bei Fehllage eine Atemwegsobstruktion verursachen kann.

Bei hochliegenden, vollständigen Rupturen muss über eine zervikale Inzision die distale Trachea direkt intubiert werden. Bei Bronchialrupturen wird der Patient am besten einseitig auf die Gegenseite oder mittels eines Doppellumentubus intubiert. Falls notwendig, kann intraoperativ die betroffene Seite zur Verbesserung des Gasaustausches direkt intubiert werden.

67.2.6 Allgemeine Probleme nach stumpfem Thoraxtrauma

Neben den Begleitverletzungen besteht das Hauptproblem nach Thoraxtraumen im hohen, v.a. schmerz- und atemmechanikbedingten Risiko für schwerwiegende pulmonale Komplikationen. Die schmerzbedingte Hypoventilation führt dabei zur Sekretretention, die zusammen mit einer Beeinträchtigung des Hustenstoßes eine wesentliche Vorbedingung für das Auftreten von Atelektasen und Pneumonien darstellt. Dabei ist das Risiko um so größer, je stärker die Lunge chronisch vorgeschädigt ist.

Eine ausreichende Analgesie, die damit mögliche Atem- und Physiotherapie und die Möglichkeit, den Patienten zu mobilisieren, spielen deshalb eine Schlüsselrolle bei der Versorgung von Thoraxverletzungen. Dabei ist es weniger wichtig, welches Analgesieverfahren gewählt wird oder wie die Verfahren kombiniert werden; wichtig ist vielmehr, dass der Patient – nicht nur in Ruhe, sondern auch bei der Atemtherapie und beim Husten – weitgehend schmerzfrei ist. Um dies zu erreichen, hat sich die thorakale Periduralanalgesie, allenfalls kombiniert mit systemischen Analgetika, sehr bewährt. Viele Patienten, auch mit schweren Verletzungen v.a. des Thoraxskeletts, können damit vor der Intubation und Beatmung bewahrt werden.

Dabei muss zwischen dem 2. und 4. posttraumatischen Tag mit der schwersten Einschränkung der Lungenfunktion gerechnet werden, so dass während der ersten 5 Tage nach Trauma eine sorgfältige Überwachung, Analgesie und Atemtherapie erforderlich ist.

67.3 Penetrierendes Thoraxtrauma

Die meisten Patienten mit offenen Thoraxverletzungen benötigen in der Regel nur eine Thoraxdrainage, sofern damit die Reexpansion der Lunge und die Drainage eines Hämatothorax sichergestellt werden können. Parenchymverletzungen erfordern selten ein chirurgisches Vorgehen [13].

> Das Hauptrisiko für diese Patienten besteht im Auftreten von systemischen Luftembolien unter Husten, Valsalva-Manöver und mechanischer Beatmung durch traumatisch bedingte bronchovenöse Fisteln.

Das Risiko ist um so größer, je höher die angewendeten Spitzendrücke sind [9]. Subklinische Luftembolisierungen sind häufig unspezifisch. Wichtige Zeichen sind Hämoptysis und der plötzliche Kreislaufzusammenbruch nach Beginn der mechanischen Beatmung oder Drainage eines Pneumothorax [9]. Die definitive Diagnose kann häufig erst nach Thorakotomie durch sichtbare Luft in den Koronararterien oder durch Luftaspiration aus dem linken Ventrikel gestellt werden.

Die Mortalität und Morbidität, z.B. durch hypoxische Hirnschädigung nach systemischer Luftembolisierung, ist hoch, und steigt auf 100%, wenn weder am Unfallort noch bei der Notaufnahme ein spontaner Kreislauf vorhanden ist [17]. Damit ein Überleben möglich ist, muss die Diagnose schnell gestellt und die Embolisationsquelle sofort ausgeschaltet werden. Bei Verdacht auf Luftembolisierung muss der Patient sofort in Kopftieflage gebracht und mit 100% O_2 und niedrigen Drücken beatmet werden [12].

Bei der Notthorakotomie muss die betroffene Lunge am Hilus ausgeklemmt und die Embolisierungsquelle gesucht und ausgeschaltet werden. Gleichzeitig soll versucht werden, möglichst viel Luft aus dem linken Herzen und der Aorta abzusaugen [12].

67.4 Herzverletzungen

Klinisch relevante Verletzungen des Herzens nach stumpfem Thoraxtrauma sind insgesamt nicht sehr häufig, tragen aber wesentlich zur Mortalität nach stumpfem Thoraxtrauma bei. Über die eigentliche Inzidenz von Herzverletzungen herrscht weitgehend Unklarheit; sie wird in der Literatur zwischen 5 und 78 % angegeben [20]. Stumpfe Verletzungen des Herzens können als Folge eines direkten Schlages auf den Thorax oder einer schnellen Dezeleration, bei der das Herz auf das Sternum aufprallt, entstehen. Das Spektrum der Verletzungen reicht dabei von der asymtomatischen Herzkontusion bis zur Herzruptur.

Die überwiegende Zahl von Herzverletzungen ist den Herzkontusionen zuzuordnen. Anatomische Läsionen des Herzens sind üblicherweise klinisch (oder post mortem) erkennbar und erfordern oft ein schnelles und rigoroses Eingreifen, während Diagnosestellung und klinische Einschätzung der Herzkontusion sehr schwierig sind.

67.4.1 Herzkontusion

Die Häufigkeit von Herzkontusionen nach stumpfem Thoraxtrauma, in der Literatur mit bis zu 76 % angegeben, ist abhängig von den Kriterien, die zur Diagnostik verwendet werden [26].

Als diagnostische Methoden wurden die Untersuchung von Herzenzymen, das EKG, Radionukliduntersuchungen und die Echokardiographie eingesetzt. Einige Arbeiten der letzten Jahre haben gezeigt, dass Laboruntersuchungen, so auch die 5–7%-Grenze des Verhältnisses CK-MB zu Gesamt-CK, EKG-Veränderungen und auch echokardiographische Befunde schlecht mit der klinischen Relevanz korrelieren [4, 21].

Komplikationen nach Herzkontusion sind selten und bestehen v.a. in Rhythmus- und Überleitungsstörungen, so dass eine Intensivüberwachung bei Patienten mit leichtem stumpfem Thoraxtrauma und normalem oder minimal pathologischem EKG aufgrund der Diagnose Herzkontusion allein nicht mehr notwendig scheint [5].

Bei Patienten mit signifikanter, d.h. symptomatischer Herzkontusion (deutliche EKG-Veränderungen, Schmerzen) genügt eine EKG-Überwachung sowie die symptomatische Therapie von relevanten Herzrhythmusstörungen [21].

Bei Verdacht auf Störungen der Herzfunktion müssen andere kardiale Verletzungen oder Erkrankungen, z.B. mittels Echokardiographie, ausgeschlossen werden. Hier kann die Indikation für einen Pulmonaliskatheter eher großzügig gestellt werden; die Korrektur der hämodynamischen Parameter erfolgt symptomatisch.

67.4.2 Verletzungen der Koronararterien

Traumatische Läsionen der Koronararterien sind selten und verlaufen klinisch wie ein akuter Myokardinfarkt. Eine direkte Ruptur der Koronararterie wie auch Intimaläsionen sind sehr selten. In einzelnen Fällen wurde auch über akute Koronarverschlüsse ohne vorbestehende Koronarsklerose berichtet [24].

Verschiedene Mechanismen können am Auftreten eines akuten Myokardinfarktes nach Thoraxtrauma beteiligt sein:

- Ablösen einer vorbestehenden Plaque,
- Einblutung in eine Plaque,
- traumainduzierter Koronarspasmus,
- Koronarthrombose aufgrund der Gefäßverletzung,
- direkte Durchtrennung/Ruptur einer Koronararterie,
- Koronarembolie,
- dissezierendes Aneurysma.

Neben der symptomatischen Therapie sollten bei Verdacht auf eine Koronargefäßläsion, sofern möglich, frühzeitig eine Koronarangiographie mit der Möglichkeit der Angioplastie oder Stenteinlage oder evtl. ein koronarchirurgisches Vorgehen diskutiert werden.

67.4.3 Herztamponade

Die beiden häufigsten Gründe für den sofortigen Tod bei Patienten mit penetrierender Thoraxverletzung sind das Verbluten und die Herztamponade [25]. Da über einen gewissen Zeitraum beide Situationen durch Volumenzufuhr/-ersatz verbessert werden können, besteht die Gefahr, dass insbesondere die Herztamponade zu spät erkannt wird. Lewis et al. empfehlen deshalb die Notthorakotomie bei allen Patienten mit penetrierendem Thoraxtrauma, bei denen ein Kreislaufkollaps oder -stillstand auftritt, sofern 3 min vorher noch Lebenszeichen vorhanden waren [16].

Die Diagnose ist, je nach kardialen oder anderen Begleitverletzungen, schwierig zu stellen. Die klassische Beck-Trias mit Halsvenenstauung, Hypotension und abgeschwächten Herztönen ist in weniger als 50 % der Patienten vorhanden. Andere Zeichen wie kalte Extremitäten, Agitiertheit, Pulsus paradoxus können auch bei Patienten im hypovolämischen Schock gesehen werden.

Andererseits kann ein Pulsus paradoxus trotz Herztamponade durch andere anatomische Läsionen des Herzens wie Vorhofseptumdefekt, Linksherzversagen oder Aorteninsuffizienz fehlen.

Im EKG können eine ST-Hebung, eine „low voltage" und ein elektrischer Alternans Hinweise auf die Tamponade geben, auch wenn diese Zeichen nicht spezifisch sind. Die zuverlässigste Diagnostik kann mit der Echokardiographie erzielt werden, allerdings darf hierdurch im Notfall die relativ einfache Therapie (Perikardiozentese, Perikardiotomie) nicht hinausgezögert werden. Bis zur Entlastung der Tamponade müssen die Füllungsdrücke und die Herzfrequenz hoch gehalten werden, um wenigstens ein minimales Herzzeitvolumen und einen minimalen Druck aufrechtzuerhalten.

67.4.4 Anatomische Läsionen des Herzens

Herzruptur

Die Herzruptur stellt ein nicht ungewöhnliches Ereignis bei Patienten dar, die nach Thoraxtrauma sofort sterben. Dezelerierende Kräfte beim Aufprall üben eine signifikante Überdehnung der Wand aus, die zu einer Herzruptur führen kann. Die Vorhöfe, da dünnwandig, sind dabei häufig involviert. Penetrierende Thoraxverletzungen führen allerdings häufiger zur Herzruptur. Falls das Perikard miteröffnet wird, führt die Herzruptur zum exsanguinierenden Hämatothorax, anderenfalls zur Herztamponade.

Ventrikelseptumruptur

Die meisten Ventrikelseptumrupturen entstehen im Bereiche des apikalen Anteils des Septums [7]. Klinisch zeigen die Patienten die Zeichen des kongestiven Herzversagens mit einem lauten Holosystolikum über dem linken Sternumrand.

Klappenverletzungen

Klappenverletzungen stellen einen seltenen und meist unerwarteten Grund des Herzversagens bei Traumapatienten dar. Unglücklicherweise kann eine akute Dyspnoe auch durch die begleitenden Thoraxverletzungen wie Lungenkontusion, Rippenfrakturen und „flail chest" erklärt werden. Dies gilt auch für verspätet auftretende, z. B. durch eine Papillarmuskelruptur bedingte Klappeninsuffizienzen [10]. Die Aortenklappe ist am häufigsten betroffen, gefolgt von der Mitral- und der Trikuspidalklappe.

Die klinischen Zeichen sind von der Größe des Regurgitationsvolumens und von der Compliance der vorgeschalteten Kammer abhängig [7]. In der Regel kommt es dort aufgrund der fehlenden Adaptationszeit zu einem akuten Druckanstieg. Dieser kann, z. B. im Fall der Aorteninsuffizienz, zu einem vorzeitigen Schluss der Mitralklappe mit entsprechendem Rückstau in die Lungenstrombahn führen, womit andererseits eine Erhöhung des Schlagvolumens über den Frank-Starling-Mechanismus verhindert wird.

Zusätzlich kommt es über eine reflektorische Erhöhung des Sympathikotonus zur Tachykardie und peripheren Vasokonstriktion. Bei der traumatischen Mitralinsuffizienz führt die Regurgitation zu einem akuten Anstieg des linken Vorhofdrucks mit fulminantem Lungenödem.

In Abhängigkeit vom Regurgitationsvolumen kann eine traumatische Trikuspidalinsuffizienz relativ symptomarm verlaufen, sofern keine pulmonale Hypertension (z. B. durch das Auftreten eines ARDS) auftritt [7], da rechter Vorhof und V. cava sehr dehnbar sind. Beim Anstieg des rechtsventrikulären Afterloads nimmt die Regurgitation zu Ungunsten des transpulmonalen Flusses und damit der Linksherzfüllung zu; hierdurch fällt das Herzzeitvolumen ab.

Therapeutisch genügt in der Regel die Normalisierung des pulmonalarteriellen Druckes; eine akute kardiochirurgische Intervention ist selten notwendig.

67.5 Verletzung der Aorta und der großen Gefäße

Beim stumpfen Thoraxtrauma werden erhebliche *Scherkräfte* durch die abrupte Dezeleration auf die Aortenwand übertragen, die im Bereiche der Mündung der A. subclavia sowie im aszendierenden Anteil auf der Höhe der Koronararterien am größten sind [19].

Dabei kann es an der Aufhängung der thorakalen Aorta im Isthmusbereich, durch die geringe Elastizität des Lig. pulmonale, zum Einriss der Aortenwand kommen (häufigste Lokalisation: Aortenisthmus; ca. 85%). Die traumatische Aortenruptur verläuft bei vollständiger Ruptur in ca. 85% der Fälle sofort tödlich [7].

Bei einem kleinen Prozentsatz der Fälle kommt es entweder zur gedeckten Ruptur mit Einriss der Intima und Media bei kontinuitätserhaltender intakter Adventitia und nachfolgender Ausbildung eines Aneurysma spurium und Mediastinalhämatom – oder zur gedeckten Ruptur mit kleinem Intima-/Mediaeinriss und Ausbildung eines chronischen Aneurysmas nach Monaten oder Jahren. Die vollständige Ruptur kann im späteren Verlauf auftreten.

Penetrierende Thoraxverletzungen können ebenfalls mit Verletzungen der großen Gefäße einhergehen. Je nachdem ob die Verletzung intraperikardial oder extraperikardial liegt, führt sie entweder zur akuten Tamponade oder zum massiven Hämatothorax [7].

Symptome und Diagnostik

Die klinischen Befunde der Aortenruptur weisen eine diagnostische Trias auf, die in mehr als 50% der Fälle zu finden ist [7]. Klinische Symptome der Aortenruptur sind thorakale Schmerzen zwischen den Schulterblättern, Puls- und Blutdruckdifferenz zwischen oberen und unteren Extremitäten, Atemnot und radiologisch ein verbreitertes Mediastinum [23].

Allerdings sind diese Zeichen nicht immer sehr zuverlässig, so dass einerseits spezifisch nach ihnen gesucht und andererseits im Zweifelsfall eine erweiterte Diagnostik angeschlossen werden muss. Als Screeningmethode, v. a. auch bei instabilen, schlecht transportierbaren Patienten, gewinnt die transösophageale Echokardiographie zunehmenden Stellenwert, vorausgesetzt, sie wird von einem erfahrenen Untersucher durchgeführt ([22]; Abb. 67-3).

Die intravenöse, kontrastmitteloptimierte CT-Angiographie in Spiraltechnik hat heute die konventio-

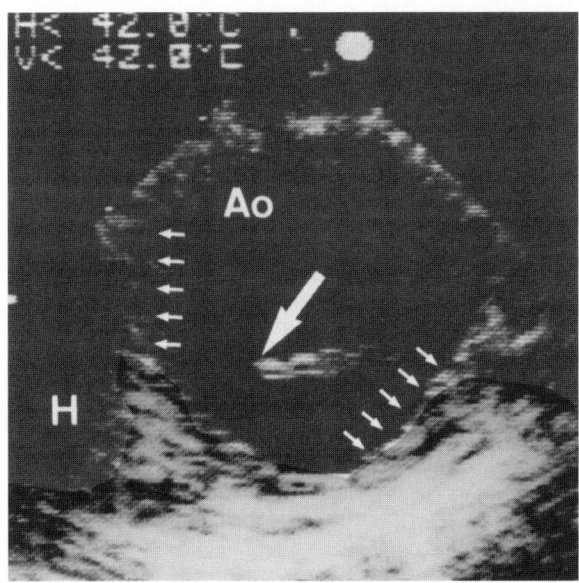

Abb. 67-3. Transösophageale Echokardiographie der thorakalen Aorta descendens (*Ao*) unmittelbar nach Abgang der A. subclavia links: Im Querschnitt durch die Aorta stellt sich der lokale Intimariss mit Membran (*dicker Pfeil*) dar; intramurales Hämatom (*kleine Pfeile*), semizirkuläres periaortales Hämatom *(H)*

nelle transfemorale, intraarterielle Aortographie als Primärdiagnostik weitgehend verdrängt [11].

Therapie

Wenn die Diagnose einer Aortenruptur gestellt worden ist, sollte die chirurgische Versorgung baldmöglichst erfolgen. Bis heute ist die Frage nicht abschließend beantwortet, welche Operationstechnik dabei die schonendste und risikoärmste ist. Bei der Direktnaht ohne kardiopulomonalen Bypass besteht, in Abhängigkeit von der Abklemmdauer der Aorta, das Risiko einer spinalen Ischämie mit nachfolgender Querschnittläsion sowie einer Ischämie der Abdominalorgane, insbesondere der Nieren.

Darüber hinaus führt das herznahe Abklemmen der Aorta zu einer beträchtlichen Steigerung des linksventrikulären Afterloads mit Anstieg des pulmonalkapillärem Verschlussdrucks bis hin zur Linksherzdekompensation und zu einer u. U. massiven Drucksteigerung in der oberen Körperhälfte, die den Einsatz von Vasodilatatoren erfordert. Andererseits erfordert der Einsatz eines partiellen (z. B. venoarteriellen) Bypasses eine systemische Antikoagulation, die v.a. beim frischen, schweren Polytrauma und/oder speziell beim akuten Schädel-Hirn-Trauma kontraindiziert ist.

Aufgrund der Risiken mag es in einigen Fällen sinnvoll sein, die Versorgung während der ersten Tage nach Trauma aufzuschieben. Um das Risiko einer Spontanruptur zu reduzieren, müssen während dieser Zeit Blutdruck und Druckamplitude streng kontrolliert und ggf. reduziert werden, z. B. durch Anwendung eines kurzwirksamen β-Blockers (Esmolol) mittels Dauerinfusion.

Um nachteilige Effekte der negativ inotropen Wirkung auf die systemische Zirkulation in der Frühphase nach Trauma zu minimieren, sollte der Einsatz mit einem pulmonalarteriellen Katheter überwacht werden.

In etwa 10 % aller Aortenverletzungen ist die aszendierende Aorta betroffen. Meist wird eine solche Verletzung von einer Herztamponade und in einem Teil von Koronarläsionen begleitet. Eine chirurgische Intervention kann nur am kardiopulmonalen Bypass vorgenommen werden.

Verletzungen im Bereiche des Aortenbogens mit seinen Gefäßabgängen sind sehr selten. Die Symptomatologie hängt vom Ausmaß und den betroffenen Gefäßen ab. Eine Versorgung ist in der Regel nur am kardiopulmonalen Bypass in tiefer Hypothermie möglich.

Literatur

1. Ball T, McCrory R, Smith JO Clements JL (1982) Traumatic diaphragmatic hernia. Errors in diagnosis. AJR 138: 633–637
2. Beal SL, McKennan M (1988) Blunt diaphragm rupture. A morbid injury. Arch Surg 123: 828–832
3. Bolliger CT, Van Eeden SF (1990) Treatment of multiple rib fractures: Randomized controlled trial comparing ventilatory and nonventilatory management. Chest 97: 943–948
4. Bu'Lock FA, Prothero A, Shaw C et al. (1994) Cardiac involvement in seatbelt-related and direct sternal trauma: a prospective study and management implications. Eur Heart J 15: 1621–1627
5. Cachecho R, Grindlinger GA, Lee VW (1992) The clinical significance of myocardial contusion. J Trauma 33: 68–71
6. Coats TJ, Wilson AW, Xeropotamous N (1995) Pre-hospital management of patients with severe thoracic injury. Injury 26: 581–585
7. Cohn PF, Braunwald E (1988) Traumatic heart disease. In: Braunwald E (ed) Heart disease: a textbook of cardiovascular medicine. Saunders, Philadelphia, pp 1535–1552
8. Esposito TJ, Sanddal ND, Hansen JD, Remt B, Reynolds S (1995) Analysis of preventable deaths and inappropriate trauma care in a rural state. J Trauma Inj Inf Crit Care 221: 955–962
9. Estrera AS, Pass LJ, Platt MR (1990) Systemic arterial air embolism in penetrating lung injury. Ann Thorac Surg 50: 257–261
10. Fiane AE, Lindberg HL (1993) Delayed papillary muscle rupture following non-penetrating chest injury. Injury 24: 690–691
11. Gavant ML, Flick P, Menke P, Gold RE (1996) CT aortography of thoracic aortic rupture. Am J Roentgenol 166: 955–961
12. Hewitt PM, Knottenbelt JD, Mortimore S (1994) Combined systemic and pulmonary air embolism after penetrating chest injury. Injury 25: 553–554
13. Hood RM. 1990. Trauma to the chest. In: Sabiston DC, Spencer FC (eds) Surgery of the chest. Saunders, Philadelphia, pp 383–402

14. Kirsh MM (1987) Acute thoracic injuries. In: Siegel J (ed) Trauma emergency surgery and critical care. Churchill Livingstone, New York, pp 863–886
15. Lazrove S, Harley DP., Grinell VS, White RA, Nelson RJ (1982) Should all patients with first rib fractures undergo arteriography? J Thorac Cardiovasc Surg 83: 532–537
16. Lewis G, Knottenbelt JD (1991) Should emergency room thoracotomy be reserved for cases of cardiac tamponade? Injury 22: 5–6
17. Millham FH, Grindlinger GA (1993) Survival determinants in patients undergoing emergency room thoracotomy for penetrating chest injury. J Trauma 34: 332–336
18. Mills SA, Johnston FR, Hudspeth AS et al. (1982) Clinical spectrum of blunt tracheobronchial disruption illustrated by seven cases. J Thorac Cardiovasc Surg 84: 49–58
19. Mitchell RL, Enright LP (1983) The surgical management of acute and chronic injuries of the thoracic aorta. Surg Gynecol Obstet 157: 1–4
20. Moritz AR, Atkins JP (1938) Cardiac contusion: an experimental and pathologic study. Arch Pathol 25: 445–458
21. Paone RF, Peacock JB, Smith DLT (1993) Diagnosis of myocardial contusion. South Med J 86: 867–870
22. Ritter M, Stocker R, Rickli H, Jakob M, von Segesser L, Jenni R (1995) Traumatic aortic rupture: diagnosis using biplanar transesophageal echocardiography. Z Kardiol 84: 323–326
23. Rosenthal MA, Ellis JL (1995) Cardiac and mediastinal trauma. Emerg Med Clin North Am 13: 887–902
24. Stern T, Wolf RY, Reichart B (1974) Coronary artery occlusion resulting from blunt trauma. JAMA 230: 1308–1309
25. Symbas PM (1976) Cardiac trauma. Am Heart J 92: 387–396
26. Tenzer ML (1985) The spectrum of myocardial contusion: A review. J Trauma 25: 620–627
27. Tocino IM, Miller MH (1987) Computed tomography in blunt chest trauma. J Thorac Imag 2: 45–59

Kapitel 68 Bauchtrauma

D. Nast-Kolb

68.1 Einleitung 1175

68.2 Präklinisches Vorgehen 1175

68.3 Diagnostik 1176
68.3.1 Klinische Untersuchung 1176
68.3.2 Vorgehen bei perforierendem Trauma 1176
68.3.3 Vorgehen bei stumpfem Trauma 1176

68.4 Therapie 1177
68.4.1 Notoperation 1177
68.4.2 Therapie bei penetrierendem Bauchtrauma 1178
68.4.3 Therapie bei stumpfem Bauchtrauma 1178

Literatur 1180

Bauchtrauma

D. Nast-Kolb

68.1 Einleitung

Im Gegensatz zum angloamerikanischen Sprachraum stehen in Mitteleuropa stumpfe Abdominalverletzungen gegenüber penetrierenden Traumen im Vordergrund, überwiegend im Rahmen einer Mehrfachverletzung. Dabei wird beim Polytrauma die Abdominalbeteiligung häufig mit einer ungünstigeren Prognose beschrieben. Eigene Untersuchungen [13, 14] haben dazu aufgezeigt, dass Polytraumatisierte mit Abdominalbeteiligung in der Regel mit einer höheren Gesamtverletzungsschwere behaftet sind als Patienten ohne Bauchverletzung.

Für den Tod innerhalb der ersten Stunden nach Unfall ist, neben dem Schädel-Hirn-Trauma, das Bauchtrauma, bedingt durch Massenblutungen infolge schwerer Verletzungen großer Gefäße bzw. parenchymatöser Organe, von vorrangiger Bedeutung.

Andererseits zeigte sich jedoch, dass Patienten mit operationspflichtigen Abdominalverletzungen trotz signifikant höherem Schweregrad (mittlerer Injury Severity Score von 44 statt 32 Punkten) bei richtiger Primärdiagnostik und -therapie keine höhere Spätsterblichkeit (17 % bzw. 15 %) aufwiesen als diejenigen ohne Bauchtrauma. Weiterhin muss folgendes beachtet werden [5]:

> Die übersehene Abdominalverletzung ist eine der häufigsten vermeidbaren Todesursachen beim Polytrauma.

68.2 Präklinisches Vorgehen

Für die Behandlung am Unfallort werden in der Literatur zwei Vorgehensweisen diskutiert, ohne dass bisher klinisch der Vorteil eines der Konzepte eindeutig bewiesen werden konnte [14]:
- Sofortiger Transport des Verletzten ohne Therapiemaßnahmen („load and go"),
- primäre Stabilisierung und Sicherung der Vitalfunktionen („stay and play").

Für den sofortigen Transport spricht, dass bei schweren Massenblutungen eine Kontrolle der Kreislauffunktion nur durch eine schnellstmögliche operative Blutstillung erreicht werden kann. Andererseits führt eine sofortige Schocktherapie durch frühzeitige Behandlung bzw. Prophylaxe der Mikrozirkulationsstörungen zu einer Reduzierung der daraus entstehenden Organfunktionsstörungen und damit der durch Multiorganversagen bedingten Spätletalität.

Nach dem derzeitigen Wissenstand ergeben sich für die präklinische Therapie des Abdominaltraumas mit Schock (systolischer Blutdruck < 80 mmHg) die in Tabelle 68-1 dargestellten Empfehlungen.

Beim Bauchtrauma ohne primär erkennbaren Schock sollte prinzipiell, nach Anlage mindestens eines periphervenösen Zugangs und den bei Zusatzverletzungen erforderlichen weiteren Therapiemaßnah-

Tabelle 68-1. Empfehlungen zur präklinische Therapie des Abdominaltraumas mit Schock (systolischer Blutdruck < 80 mmHg)

„Load and go"	„Stay and play"

Penetrierende Verletzung (Schuss-, Stichverletzung):
• Sofortiger Transportbeginn zur schnellstmöglichen operativen Blutstillung!
• Schocktherapie während des Transports
	Stumpfes Trauma mit Verdacht auf Polytrauma
	• Schocktherapie mit
	  – 2 großlumige peripheren Zugängen
	  – forcierter Volumentherapie (Kristalloide + Kolloide)
	  – Analgesie und Sedierung
	  – Intubation und Beatmung
	  – *schneller Einlieferung ins Krankenhaus (< 60 min nach Trauma)*

men, ebenfalls eine *schnellstmögliche Klinikeinlieferung* erfolgen.

Bei penetrierenden Verletzungen sollen eingedrungene Fremdkörper (z. B. Pfahl, Messer) belassen, offene Wunden mit oder ohne prolabierende Intestinalorgane locker steril abgedeckt und verbunden werden.

Nachdem jeder Verdacht auf Abdominalverletzung in der Klinik apparativ bzw. invasiv abgeklärt werden muss, stellt der traumabedingte Bauchschmerz eine klare Indikation für eine ausreichende Schmerztherapie dar.

68.3 Diagnostik

68.3.1 Klinische Untersuchung

Nach Klinikaufnahme gilt es, bei der ersten notfallmäßigen Inspektion im gesamten Rumpfbereich die Lokalisation von perforierenden Verletzungen (auch dorsal!) zu erfassen und nach Prellmarken, Schürfungen sowie Hämatomen zu suchen. Bei aufgetriebener Bauchwand ist palpatorisch zwischen „weichem" und „prall gespanntem" Abdomen zu unterscheiden. Der wache ansprechbare Patient ist nach Schmerzen zu befragen und bezüglich der Lokalisation entsprechend zu untersuchen.

Obligat ist die primäre Stabilitätsprüfung von Thorax und Becken als möglichem Hinweis auf Mitverletzung der angrenzenden Regionen. Die klinische Untersuchung sollte zügig innerhalb einer Minute erfolgen.

Nachdem die alleinige klinische Untersuchung eine intraabdominelle Verletzung weder beweisen noch ausschließen kann, ist bei jedem Verdacht auf ein Bauchtrauma eine weiterführende Diagnostik obligat, die bei perforierendem und stumpfem Verletzungsmechanismus unterschiedlich verläuft.

68.3.2 Vorgehen bei perforierendem Trauma

Im angloamerikanischen Schrifttum wird wegen des z. T. täglich großen Anfalls von Schuss- und Stichverletzungen überwiegend ein abwartendes Vorgehen mit kurzfristiger stationärer klinischer Überwachung propagiert. Bei auffälligem und insbesondere bei sich verschlechterndem Lokal- und Allgemeinbefund wird sekundär die Indikation zur Laparotomie gestellt.

Nachdem im deutschsprachigen Raum einerseits perforierende Verletzungen wesentlich seltener vorkommen, andererseits aber bei ca. einem Drittel der Patienten tatsächlich mit intraabdominellen Läsionen gerechnet werden muss [4, 10], wird hier allgemein eine sofortige operative Revision empfohlen. Während früher das Durchdringen des Peritoneums zunächst mittels Minilaparotomie abgeklärt wurde, steht heute dafür die Laparoskopie ganz im Vordergrund [6, 18].

Dieses Vorgehen ist erforderlich, da weder die primäre Sonographie oder CT-Untersuchung noch eine „Sondierung" des Stichkanals das Durchdringen des Peritoneums sowie die im Vordergrund stehende Hohlorganperforation beweisen oder ausschließen kann. Lediglich bei aufgrund der Lokalisation sowie der Penetrationsrichtung sehr fraglicher Verletzung, aber auch zur Beurteilung des Retroperitoneums, stellt die Sonographie eine wichtige Entscheidungshilfe dar.

68.3.3 Vorgehen bei stumpfem Trauma

Die Abklärung des stumpfen Abdominaltraumas sollte, auch unter Berücksichtigung des hohen Prozentsatzes an Mehrfachverletzungen, prinzipiell in einem entsprechend eingerichteten Schockraum erfolgen [17].

Um eine schnelle und sichere Abklärung sowohl der Vitalfunktionen als auch möglicher Zusatzverletzungen zu gewährleisten, ist ein standardisiertes Vorgehen unbedingt erforderlich. Hierfür hat sich ein „Schockraumalgorithmus" [13] bewährt, der innerhalb der parallel zu durchlaufenden Flussdiagramme auch das Vorgehen beim Bauchtrauma einschließt.

Apparative Diagnostik

Bei der obligaten apparativen Diagnostik steht heute die Sonographie ganz eindeutig an erster Stelle, wohingegen die Peritoneallavage nur noch in Ausnahmefällen angewandt wird. Ergibt sich dabei kein eindeutiger Befund, so stellt sich, bei stabilem Kreislauf, die Indikation zur Computertomographie, die prinzipiell mit i. v.-Kontrastmittel, wenn möglichst auch mit wasserlöslichem, über Magensonde gegebenen Kontrastmittel, durchgeführt werden sollte.

Eine Angiographie in DSA-Technik kommt bei Verdacht auf Verletzungen stammnaher großer Gefäße sowie zur Differenzierung des Ausmaßes von Nierenverletzungen zur Anwendung.

Bei Verdacht auf Pankreasläsionen stellt die ERCP die weiterführende Diagnostik dar. Die Laparoskopie hat beim stumpfen Trauma im Gegensatz zu penetrierenden Verletzungen, insbesondere beim Polytrauma, für die Frühdiagnostik keine Bedeutung. Sie hat ihren Stellenwert lediglich bei der sekundären Abklärung unklarer Befunde ohne vordringliche sonstige Operationsindikation.

Hohlorganverletzungen

Hohlorganverletzungen werden häufig primär nicht erkannt, selbst bei Einsatz weiterer diagnostischer Maßnahmen [14]. Hier kann nur durch eine engmaschige Verlaufskontrolle eine frühzeitige Diagnose sichergestellt werden.

So muss bei jedem primär unauffälligen stumpfen Bauchtrauma, neben regelmäßigen sonographischen

und ggf. auch computertomographischen Kontrolluntersuchungen, mit hoher Wachsamkeit nach folgenden Auffälligkeiten gefahndet werden:
- veränderte oder fehlende Peristaltik,
- neu auftretende Druckschmerzhaftigkeit oder Abwehrreaktionen,
- Infektzeichen (Leukozytenanstieg, Temperaturerhöhung, sonstige Entzündungsparameter),
- freie intraabdominelle oder retroperitoneale Luft (CT),
- Kontrastmittelaustritt (CT),
- freie Flüssigkeit ohne erkennbarer sonstiger Organläsion (Sonographie, CT),
- freie Flüssigkeit mit Darmwandverdickung (CT).

68.4 Therapie

68.4.1 Notoperation

Bei jedem Bauchtrauma muss bei Klinikaufnahme primär die Kreislauffunktion beurteilt und entsprechend sofort therapiert werden. Lässt sich trotz aggressiver Volumensubstitution (Kristalloide + Kolloide > 2000 ml) innerhalb der ersten Minuten der systolische Blutdruck nicht sicher über 80 mmHg halten, so besteht die Indikation zur sofortigen Blutsubstitution, zunächst mit 4 Erythrozytenkonzentraten (ungekreuzt oder Null-negativ) (Abb. 68-1).

Indikationsstellung
Lässt sich trotz der beschriebenen maximalen Volumentherapie keine ausreichende Kreislauffunktion wiederherstellen und ist aufgrund der Unfallanamnese und des Befunds (prall aufgetriebenes Abdomen mit oder ohne Prellmarken und/oder Hämatomen) eine intraabdominelle Verletzung zu vermuten, oder ist drüber hinaus bereits der Nachweis freier intraabdomineller Flüssigkeit erfolgt, so ergibt sich, ohne weitere zeitverzögernde Diagnostik, die Indikation zur sofortigen Notlaparotomie mit dem Ziel der operativen Blutstillung.

Operatives Vorgehen
Standardzugang für diese Notoperation ist der schnelle und relativ blutungsarme obere und untere Medianschnitt, der sich leicht zu einer Sternotomie oder, mit Durchtrennung der Rippenknorpel, in eine links- oder rechtsseitige anterolaterale Thorakotomie erweitern lässt. Dabei sollte neben der Fremdblutsubstitution gleichzeitig eine maschinelle Autotransfusion (mittels „cell-saver") erfolgen.

Operativ muss zuerst geklärt werden, ob eine direkte Blutstillung durch Gefäßligatur oder z.B. Splenektomie möglich ist. Bei schwersten Massenblutungen durch Zerberstung der Leber und/oder Ruptur großer stammnaher Gefäße kann eine Blutungskontrolle durch zunächst manuelle Kompression, dann durch

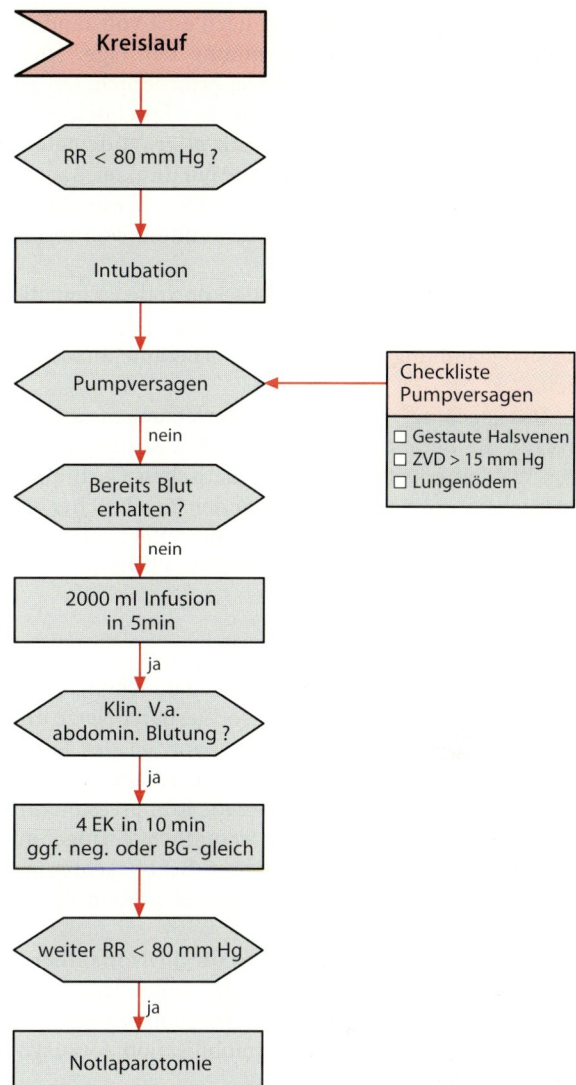

Abb. 68-1. Modifizierter Teilaspekt des Schockraumalgorithmus der Polytraumaversorgung. (Nach [13])

supra- oder infradiaphragmale Aortenabklemmung erreicht werden. Bei schwersten Leberverletzungen kommt darüber hinaus das *Pringle-Manöver* mit Kompression der im Lig. hepatoduodenale verlaufenden A. hepatica und V. portae sowie eine infra- und suprahepatische V.-cava-Abklemmung in Frage.

Bei schweren diffusen Blutungen abdomineller Organe, aber auch des tiefen Retroperionealraums bei dorsalen Beckeninstabilitäten, stellen lokale Kompressionstamponaden („packing", „mesh-wrapping") ein schnelles und sicheres Verfahren zur Blutungskontrolle dar.

„Packing"
Beim „packing" wird das verletzte Organ durch ein zirkuläres Abstopfen mit Bauchtüchern oder Rollgaze

komprimiert. Bei der Leber ist dazu eine vollständige Mobilisation mittels Durchtrennung der Ligg. falciforme, triangulare und coronaria erforderlich. Oft ist nach dieser Tamponade sowie durch die schock- und volumentherapiebedingte gleichzeitige ödematöse Schwellung der Mesenterialorgane ein direkter Bauchdeckenverschluss nicht möglich, sondern nur durch Interposition von Folien oder Verwendung von resorbierbaren Netzen.

Nach dieser primären Blutungskontrolle ist ggf. die Verlegung in eine Schwerpunktklinik zur weiteren Intensivbehandlung und operativen Therapie anzustreben.

Das „packing" stellt bei Leberverletzungen oftmals bereits die definitive Behandlung dar. Abhängig von der Wiederherstellung der plasmatischen Gerinnung ist nach 24–48 h die Entfernung der Bauchtücher erforderlich, ggf. mit weiteren geplanten Revisionen bis zum definitiven Bauchdeckenverschluss [3, 11].

„Mesh-wrapping"

Alternativ zum „packing" wird das „mesh-wrapping" angegeben [19]. Dabei werden die parenchymatösen Organe mittels vorgefertigter resorbierbarer Netze unter Kompression eingehüllt. Dies kann an der Leber einseitig oder beidseits durchgeführt werden. Mit diesem Verfahren lässt sich eine gezielte Kompression mit im Vergleich zum „packing" wesentlich geringerem Platzbedarf und damit geringerer Beeinträchtigung der Atmung erreichen. Darüber hinaus ist kein Zweiteingriff erforderlich.

Der Nachteil dieses Verfahrens für die Notfalltherapie ist jedoch ein deutlich erhöhter Zeitaufwand und die Tatsache, dass größere abdominalchirurgische Erfahrung hinsichtlich der Lebermobilisation vorausgesetzt werden muss.

Die geschilderten Notmaßnahmen bei schwerem Blutungsschock gelten für offene und stumpfe abdominelle Verletzungsformen gleichermaßen.

68.4.2 Therapie bei penetrierendem Bauchtrauma

Wie schon ausgeführt, stellt die penetrierende Verletzung in Mitteleuropa überwiegend eine Indikation zur operativen Abklärung und Therapie dar. Bei penetrierenden Verletzungen kranial des Nabels muss dabei vorher immer eine begleitende Thoraxverletzung durch Inspektion, Palpation (Hautemphysem), Auskultation, Röntgenaufnahme und Sonographie (Hämatopneumothorax, Perikardtamponade) ausgeschlossen werden.

Schussverletzung

Abdominelle Schussverletzungen stellen auch beim kreislaufstabilen Patienten in der Regel eine Indikation zur Notfallaparotomie dar, da in 80–90 % der Fälle versorgungspflichtige intraabdominelle Organverletzungen vorliegen. Eine Ausnahme ergibt sich bei oberflächlichen oder tangentialen Streifschüssen, bei denen, nach lokalem Wunddebridement, eine 24- bis 48-stündige Überwachung ausreicht.

In ganz seltenen Fällen, wenn bei Hb- und Kreislaufstabilität aufgrund des Ein- und Ausschusses sowie der CT-Darstellung der Schussverlauf sicher rekonstruiert und eine Hohlorganverletzung ausgeschlossen werden kann, ist ebenfalls ein konservatives Vorgehen gerechtfertigt.

In fraglichen Fällen ohne Schockgeschehen wird auch bei tangentialen Schussverletzungen die Laparoskopie zur Beurteilung der möglichen Penetration des Peritoneums empfohlen. Liegt diese vor, so folgt dann ebenfalls eine explorative Laparotomie.

Stichverletzung

Große US-amerikanische Untersuchungen haben aufgezeigt, dass zwar bei ca. 66 % der Stichverletzungen ein Durchdringen des Bauchfelles vorgelegen hatte, es dabei aber nur bei ca. 50 % dieser Fälle zu operationsbedürftigen Verletzungen gekommen war [4, 10].

Aus der Tatsache, dass damit einerseits bis zu 70 % unnötige Laparotomien mit nicht unerheblicher Komplikationsrate resultieren, aber andererseits bei Nichtdurchführung oder Verzögerung der Operation für ca. 33 % der Fälle eine wesentliche zusätzliche Gefährdung vorliegt, ist heute ein differenziertes Behandlungskonzept zu empfehlen (Abb. 68-2).

Nachdem bei Verletzung der oberflächlichen Bauchwandfaszie mit weiterer Exploration oder Sondierung durch die kulissenartige Verschiebung der Bauchwandschichten nicht mit ausreichend hoher Sicherheit eine Penetration des Peritoneums ausgeschlossen werden kann, ergibt sich in diesem Fall die Indikation zur Laparoskopie. Kann dabei aufgrund der Lokalisation eine Dünndarmverletzung nicht mit Sicherheit ausgeschlossen werden, so besteht die Indikation zur explorativen Laparotomie.

68.4.3 Therapie bei stumpfem Bauchtrauma

Konservative Therapie

In der Literatur wird bei nachgewiesenen intraabdominellen Verletzungen zunehmend ein konservatives Vorgehen diskutiert [7–9].

Prinzipiell muss bei einem derartigen Befund immer mittels Computertomographie das mögliche Ausmaß von Parenchymverletzungen abgeklärt und nach Hohlorganläsionen gesucht werden. Ein konservatives Vorgehen mit intensivmedizinischer Überwachung und weiteren engmaschigen sonographischen, ggf. auch computertomographischen Kontrollen ist dann gerechtfertigt, wenn Hb- und Kreislaufstabilität vorliegt und weitere schwerere extraabdominelle Zusatzverletzungen ausgeschlossen sind.

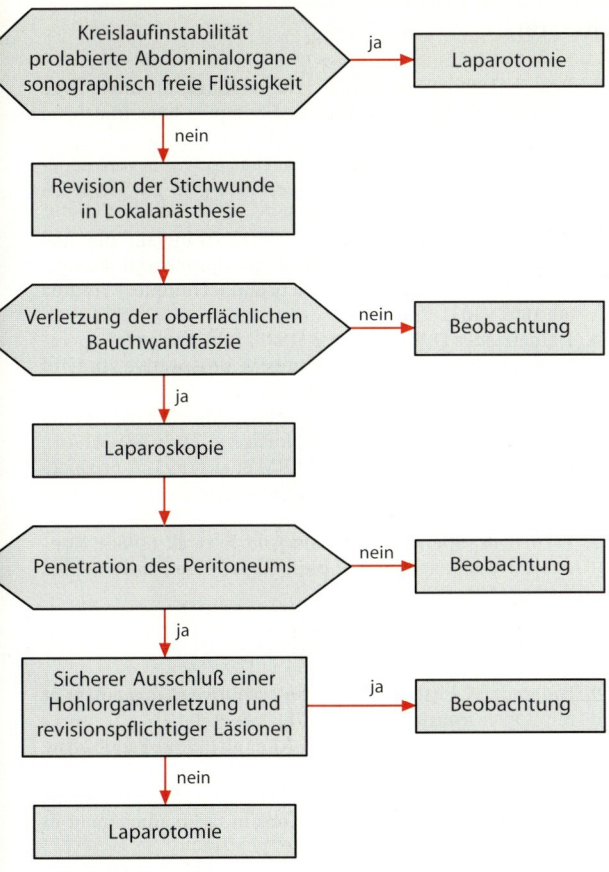

Abb. 68-2. Behandlungsalgorithmus für abdominelle Stichverletzungen

Eine operative Intervention ist jedoch dringend erforderlich bei wesentlichem Hb-Abfall oder zunehmender intraabdomineller Flüssigkeitsmenge, aber auch bei zunehmenden Infektionszeichen (Temperatur, Leukozytose). Hierbei kann, in Abhängigkeit vom Ausmaß der Befundverschlechterung, neben der Laparotomie auch die Laparoskopie eingesetzt werden.

Dagegen sollte bei jedem Schockzustand sowie bei jeder schweren Mehrfachverletzung (Injury Severity Score ≥ 29 Punkte), auch bei nur geringem Flüssigkeitsnachweis, eine Frühlaparotomie erfolgen, um prolongierte Blutungen nach Kreislaufwiederherstellung und eine zusätzliche Gefährdung durch verzögert diagnostizierte und therapierte Hohlorganverletzungen zu vermeiden [20].

Operative Therapie

Nach Blutungskontrolle erfolgt prinzipiell bei jeder Laparotomie eine sorgfältige Inspektion aller 4 Quadranten, der Mesenterialwurzel und des gesamten Darms einschließlich Magenhinterwand sowie von Pankreas und Duodenum.

Milzverletzung

Unter den oben genannten Voraussetzungen ist ein *konservatives Vorgehen* v. a. bei oberflächlichen Läsionen sowie bei Hämatomen gerechtfertigt, insbesondere bei Kindern und Jugendlichen. Operativ wird darüber hinaus zunehmend der *Milzerhalt* angestrebt, sei es durch Parenchym- und Kapselnähte bzw. durch Fibrinklebung oder Koagulationsverfahren bei oberflächlichen Läsionen bzw. durch Teilresektionen bei tieferen Verletzungen.

Bei den milzerhaltenden Verfahren ist jedoch ein nicht unerhebliches Risiko einer Rezidivblutung und bei segmentalen Resektionen ein wesentlicher zeitlicher Mehraufwand zu bedenken. Deshalb sollten diese Verfahren bei Schock, stark blutenden Hilusverletzungen und Berstungsverletzungen des gesamten Organs sowie bei schwer Polytraumatisierten vermieden werden; stattdessen sollte hier die *Splenektomie* erfolgen.

Eine intra- oder extraperitoneale Autotransplantation von Milzgewebe zur Reduktion der Postsplenektomie-Sepsis ist nach heutigem Wissensstand nicht sinnvoll, dagegen besteht bei Kindern und Jugendlichen nach Milzexstirpation die Indikation zur Pneumovax-Impfung.

Leberverletzung

Das tatsächliche Ausmaß der Leberverletzung kann meistens erst durch die Laparotomie beurteilt werden. Zur Klassifikation der Verletzungsschwere ist die in der Literatur viel verwendete Einteilung von Moore [11] gut geeignet.

Die am häufigsten vorkommenden oberflächlichen Verletzungen der leichten Kategorie (Grad 1 und 2) können unter den bereits dargestellten Voraussetzungen gut konservativ beherrscht werden, ansonsten kommen oberflächliche Kapselnähte, Koagulation sowie Fibrinklebung mit oder ohne Kollagenvlies zur Anwendung.

Bei den schweren Leberverletzungen steht zunächst die operative Blutstillung im Vordergrund, sei es durch die o. g. Abklemmung der großen Gefäße im Sinne einer *vaskulären Exklusion* [1], oder aber durch die beschriebenen *Kompressionsverfahren* („packing" oder „mesh-wrapping"). Neben Maßnahmen, die oft die endgültige Behandlung darstellen, erfolgt die definitive Versorgung der tiefen Parenchymverletzungen (Grad 3) durch ein *Resektionsdebridement* mit Finger- oder Ultraschalldissektion und gezielter Umstechung bzw. Ligatur von Gefäßen und Gallengängen. Eine anatomische Resektion ist bei diesem Schweregrad nur in Ausnahmefällen nötig.

Die schwersten Leberverletzungen (Grad 4 und 5) sind mit einer hohen Letalitätsrate bis 80 % behaftet [2].

Neben der fast immer erforderlichen vaskulären Exklusion wurden bei Verletzungen der retrohepatischen großen Venen in Einzelfällen V.-cava-Shunts [1, 2] erfolgreich eingesetzt.

Anatomische Leberresektionen sollten, wenn möglich, primär vermieden und erst sekundär nach Stabilisierung von Kreislauf und Gerinnung durchgeführt werden [1, 2, 11]. Schließlich wurde in Einzelfällen bei schwersten Leberzertrümmerungen als „ultima ratio" eine ein- oder zweizeitige Lebertransplantation durchgeführt und so ein Überleben erreicht [15].

Hohlorganverletzung

Die Prognose von Hohlorganverletzungen wird durch den Zeitpunkt der Diagnosestellung und damit der operativen Therapie bestimmt [5]. Innerhalb der ersten Stunden nach dem Trauma können die Läsionen, in Abhängigkeit vom Ausmaß der Schädigung, meistens definitiv durch *Direktnaht* oder *Segmentresektionen* und *Enteroanastomosen* versorgt werden.

Bei Dickdarmverletzungen sollte bei der einzeitigen Anastomosierung, neben einer intraabdominellen Jetlavagierung, auch ein intraluminales „wash out" über große Spülschläuche durchgeführt werden. Bei stärkerer Kontamination und insbesondere bei Rektumverletzungen ist in der Regel ein vorgeschalteter *passagerer Anus praeter* erforderlich.

Pankreasverletzung

Pankreaskontusionen und oberflächliche Parenchymläsionen werden durch *Zieldrainagen* definitiv versorgt. Dies gilt auch für tiefere Gewebeverletzungen, bei denen zusätzlich die Nekrosen ausgeräumt werden. Gangverletzungen im Kopfbereich werden initial ebenfalls am besten mit einer Drainage versorgt, entstehende Fisteln heilen meist unter konservativer Therapie [16].

Bei linksseitigen Pankreasläsionen mit Gangbeteiligung besteht die Indikation zur möglichst milzerhaltenden *Linksresektion* der Bauchspeicheldrüse. Nur in Ausnahmefällen ist primär bei schweren Zertrümmerungen des Pankreaskopfes mit begleitender schwerer Duodenum- und/oder Gallengangsläsion eine ausgedehnte Resektion im Sinne einer partiellen Duodenopankreatektomie erforderlich, wobei für diese Eingriffe eine Letalität von bis zu 85 % angegeben wird [16].

Prognose

Unter Einhaltung der oben genannten diagnostischen und therapeutischen Grundsätze haben Bauchverletzungen auch beim polytraumatisierten Patienten eine gute Prognose ohne wesentliche Beeinflussung des späteren Krankheitsverlaufs. Eine Ausnahme stellen lediglich die schweren Leberverletzungen mit Gefäßbeteiligung dar.

Literatur

1. Beal S (1990) Fatal Hepatic Hemorrhage: an unresolved problem in the management of complex liver injuries. J Trauma 30: 163–169
2. Cogbill T, Moore E, Jurkovich G et al. (1988) Severe hepatic trauma: A multi-center experience with 1335 liver injuries. J Trauma 28: 1433–1438
3. Cue J, Cryer G, Miller F et al. (1990) Packing and planned reexploration for hepatic and retroperitoneal hemorrhage: Critical refinement of a useful technique. J Trauma 30: 1007–1011
4. Demetriades D, Rainowitz B (1987) Indications for operations in abdominal stab wounds: A prospective study of 651 patients. Ann Surg 205: 129–132
5. Enderson BL, Maull KI (1991) Missed injuries: the trauma surgeon's nemesis. Surg Clin North Am 71/2: 399–417
6. Fabian TC, Croce MA, Stewart RM et al. (1993) A prospective analysis of diagnostic laparoscopy in trauma. Ann Surgery 217: 557–565
7. Farnell M, Spencer M, Thompson E et al. (1988) Non-operative management of blunt hepatic trauma in adults. Surgery 104: 748–755
8. Feliciano PD, Mullins RJ, Trunkey DD et al. (1992) A decision analysis of traumatic splenic injuries. J Trauma 33: 340–348
9. Hollands M, Little J (1991) Non-operative management of blunt liver injuries. Br J Surg 78: 968–971
10. McIntyre R, Auld C, Cushieri RJ et al. (1989) Penetrating stab wounds: A plea for a more conservative policy. Injury 20: 355–358
11. Moore E (1984) Critical decisions in the management of hepatic trauma. Am J Surg 148: 712–716
12. Nast-Kolb D, Waydhas C, Kastl S et al. (1993) Stellenwert der Abdominalverletzung für den Verlauf des Polytraumatisierten. Chirurg 64: 552–559
13. Nast-Kolb D, Waydhas C, Kanz K-G et al. (1994) Algorithmus für das Schockraummanagement beim Polytrauma. Unfallchirurg 97: 292–302
14. Nast-Kolb D, Trupka A, Ruchholtz S et al. (1998) Abdominaltrauma. Unfallchirurg 101: 82–91
15. Oldhafer K, Ringe B, Pichlmayr R (1993) Die Therapie des schweren Lebertraumas – gibt es eine Indikation zur Lebertransplantation? Unfallchirurg 96: 497–498
16. Patton JH, Lyden SP, Croce MA et al. (1997) Pancreatic trauma: a simplified management guideline. J Trauma 43: 234–241
17. Schweiberer L, Nast-Kolb D, Waydhas C (1991) Management beim Polytrauma. In: Bünte H (Hrsg) Jahrbuch der Chirurgie 1991. Biermann-Verlag, FRG, S 19–32
18. Sosa JL, Baker M, Puente I et al. (1995) Negative laparotomy in abdominal gunshot wounds: potential impact of laparoscopy. J Trauma 38: 194–197
19. Sturm J, Saeger H, Hagmüller E et al. (1994) Mesh-Wrapping der Leber. Chirurg 65: 382–387
20. Sung C, Kim K (1996) Missed injuries in abdominal trauma. J Trauma 41: 276–282

Kapitel 69 Hämorrhagischer Schock

R. Larsen

69.1 Definition und Einteilung der Schocksyndrome 1183

69.2 Allgemeine Pathophysiologie 1183
69.2.1 Physiologische Reaktionen 1183
69.2.2 Allgemeine hämodynamische Störungen 1184
69.2.3 Makro- und Mikrozirkulation 1184
69.2.4 Atmung 1184
69.2.5 Nierenfunktion 1185
69.2.6 Darm 1185
69.2.7 Leberfunktion 1185
69.2.8 Blutgerinnung 1185
69.2.9 Säure-Basen-Haushalt 1185
69.2.10 Ischämie/Reperfusion 1185

69.3 Klinisches Bild und Einschätzung 1186
69.3.1 Allgemeine Schockzeichen 1186
69.3.2 Einschätzung des hämorrhagischen Schocks 1186
69.3.3 Laboruntersuchungen 1188

69.4 Behandlung des hämorrhagischen Schocks 1189
69.4.1 Volumenersatz 1189
69.4.2 Begleitmaßnahmen 1190

Literatur 1190

Hämorrhagischer Schock

R. Larsen

69.1 Definition und Einteilung der Schocksyndrome

Der Schock ist eine akute oder subakute kritische Abnahme der Organdurchblutung oder eine primär verminderte O_2-Aufnahme der Zellen mit nachfolgender Zellhypoxie und Anhäufung toxischer Metaboliten sowie Störungen des Zellstoffwechsels. Unbehandelt führt der Schock zum Zusammenbruch des Zellstoffwechsels und der Mikrozirkulation und schließlich zum irreversiblen Herz-Kreislauf-Kollaps.

Der Schock ist keine Krankheitseinheit, sondern umfasst eine Gruppe von Syndromen verschiedener Ätiologie und wechselnder Auswirkungen auf die Herz-Kreislauf-Funktion.

Vereinfacht können 3 Schockkategorien unterschieden werden:
- hypovolämischer Schock durch Blutverluste oder Dehydratation,
- kardiogener Schock durch ein primäres Versagen der Pumpleistung des Herzens bei ausreichenden Füllungsdrücken,
- septischer Schock durch Infektion mit Freisetzung von bakteriellen Polysacchariden oder Proteinen.

In einer anderen Einteilung wird unterschieden zwischen:
- hypovolämischen Schockformen,
- distributiven Schockformen,
- obstruktiven Schockformen,
- kardiogenen Schockformen.

Gebräuchlich ist weiterhin eine Einteilung nach der *Ätiologie*:
- Hypovolämischer und traumatisch-hämorrhagischer Schock,
- septischer Schock,
- kardiogener Schock,
- anaphylaktischer Schock,
- neurogener Schock.

Ursachen eines Schocks sind praktisch immer Störungen des Blutvolumens, der Gefäßregulation und der Myokardfunktion. Sie führen zur Einschränkung des O_2-Transports oder der O_2-Abgabe. Nur selten liegt dem Schock eine primäre Störung der zellulären O_2-Verwertbarkeit zugrunde (z. B. bei Zyanidvergiftung).

69.2 Allgemeine Pathophysiologie

Die einzelnen Schocksyndrome verlaufen initial nicht einheitlich, führen aber im weiteren Verlauf zu gleichartigen Reaktionen und Störungen der Organfunktion durch Gewebehypoxie und Anhäufung toxischer Metabolite. Allen Schocksyndromen ist das Versagen von Zellfunktionen der lebenswichtigen Organen gemeinsam.

69.2.1 Physiologische Reaktionen

Anfangs reagiert der Organismus auf das Schockgeschehen in der Regel mit zahlreichen Kompensationsreaktionen, die zum großen Teil auf einer Aktivierung des sympathoadrenergen Systems beruhen und zu einer Steigerung der Atem- und Herz-Kreislauf-Funktion führen. Die Herzfrequenz und die Kontraktilität des Myokards nehmen zu, nachfolgend auch das Herzzeitvolumen.

Zentralisation
Zusammen mit der Stimulation des Herzens kontrahieren sich die afferenten Aterriolen der weniger lebenswichtigen Gefäßgebiete: Peripherer Widerstand und arterieller Blutdruck steigen an. Diese neurohumorale Reaktion wird als Zentralisation bezeichnet. Sie führt zu einer Umverteilung des effektiv zirkulierenden Blutvolumens zu den sog. Vitalorganen (Herz und Gehirn), so dass die Durchblutung dieser Organe zunächst aufrechterhalten werden kann.

Außerdem kontrahieren sich kompensatorisch die venösen Gefäße: Der venöse Rückstrom nimmt vorübergehend zu. Daneben strömt interstitielle Flüssigkeit in das Gefäßsystem und vermehrt das intravasale Volumen.

Die Kompensationsreaktionen treten v. a. im hypovolämischen Schock auf und können hierbei Volumenverluste bis zu 30 % des Blutvolumens ausgleichen. Bei anderen Schocksyndromen sind die Reaktionen hingegen häufig unwirksam oder fehlen vollständig.

69.2.2 Allgemeine hämodynamische Störungen

Bei den meisten Schockformen fällt bereits frühzeitig das *Herzzeitvolumen* ab (Ausnahme: septischer Schock). Ursache ist ein Versagen der Pumpleistung des Myokards oder eine erhebliche Abnahme des venösen Rückstroms zum Herzen. Hierdurch fällt der *arterielle Blutdruck* ab. Der *periphere Widerstand* ist beim hypovolämischen und kardiogenen Schock erhöht, im septischen Schock hingegen vermindert (vgl. Tabelle 69-1).

69.2.3 Makro- und Mikrozirkulation

Die Zentralisation des Kreislaufs ist zunächst eine sinnvolle Kompensationsreaktion des Organismus, um die Durchblutung der Vitalorgane aufrechtzuerhalten. Bleibt jedoch die Zentralisation längere Zeit bestehen, so treten weitere Störungen hinzu, die den Schockzustand noch verstärken. Eine Zentralisation ist fixiert, wenn sie trotz ausreichender Therapie der Schockursachen nicht durchbrochen werden kann.

Störungen der Mikrozirkulation
Bei allen Schocksyndromen stehen Störungen der Mikrozirkulation mit Abnahme des Blutflusses und inhomogener Verteilung der Perfusion im Mittelpunkt, wenngleich der Ablauf dieser Störungen bei den einzelnen Symptomen durchaus unterschiedlich sein kann. Für die Mikrozirkulation bilden Arteriolen, Kapillaren und Venolen eine funktionelle Einheit. Während die Arteriolen v. a. den peripheren Blutfluss regulieren, findet im Bereich der Kapillaren und Venolen der Stoffaustausch zwischen Blut und Gewebe statt.

Im frühen Schockgeschehen kontrahieren sich die Widerstandsgefäße beiderseits des Kapillarbetts. Hierdurch wird der Einstrom extrazellulärer Flüssigkeit in das Gefäßsystem begünstigt. Im weiteren Schockverlauf ändert sich jedoch die Reaktivität der Gefäße: Die Arteriolen erweitern sich (verstärkt durch saure Metabolite), trotz anhaltender Ausschüttung endogener Katecholamine, während die postkapilläre Vasokonstriktion erhalten bleibt und zu einem Anstieg des hydrostatischen Drucks mit Transsudation von Flüssigkeit aus dem Plasma in die Gewebe führt.

Zirkulierende vasoaktive Substanzen wie Histamin und Plasmakinine erhöhen die Durchlässigkeit der Kapillaren und begünstigen die Flüssigkeitsverluste aus dem Gefäßsystem.

Die Flüssigkeitsverluste führen zur *Hämokonzentration*; schließlich tritt eine generalisierte *Aggregation von Erythrozyten und Thrombozyten* im Bereich der Mikrozirkulation auf (Sludgephänomen; „sludge" = Schlamm). Sie führt zur mechanischen Obstruktion der Strombahn und aufgrund der erhöhten Viskosität zur Verlangsamung des Blutstroms. Charakteristisch ist die Tendenz der Erythrozyten, sich in langen, zusammenhängenden („Geld"-)rollen („rouleaux") anzuordnen.

Die Mikrozirkulationsstörung breitet sich zunehmend weiter aus und schränkt die Durchblutung der Organe ein, so dass eine *Gewebehypoxie* und schließlich eine *irreversible Schädigung der Zellfunktion* mit Tod des Organismus eintreten

69.2.4 Atmung

Mit Beginn des Schocksyndroms tritt eine Steigerung der Atmung auf: Das Atemminutenvolumen nimmt zu, der p_aCO_2 ist erniedrigt (reflektorische Hyperventilation), während sich der p_aO_2 zunächst meist nicht verändert. Fällt jedoch das Herzzeitvolumen ab, so wird auch die Durchblutung der Lunge vermindert und das Verhältnis von Belüftung zu Durchblutung in der Lunge und damit auch der pulmonale Gasaustausch erheblich gestört.

Klinisch manifestiert sich die Störung des pulmonalen Gasaustausches in der Blutgasanalyse als *Hypoxie*, meist in Verbindung mit initialer *Hypokapnie* (kompensatorische Hyperventilation). Die wichtigsten Ursachen der Hypoxie sind Mikroatelektasen und arteriovenöse Shunts, die sich durch die Störungen der Mikrozirkulation entwickeln. Bereits in der Frühphase

Tabelle 69-1. Pathophysiologische Charakteristika der Schocksyndrome

Parameter	Hypovolämischer Schock	Kardiogener Schock	Septischer Schock
Blutdruck	Erniedrigt	Erniedrigt	Erniedrigt
Herzzeitvolumen	Erniedrigt	Erniedrigt	Erhöht bzw. erniedrigt
Afterload bzw. Gefäßwiderstand	Erhöht	Erhöht	Erniedrigt bzw. erhöht
Preload bzw. Wedgedruck	Erniedrigt	Erhöht	Erniedrigt

des Schocksyndroms treten funktionelle und morphologische Lungenveränderungen auf, die im weiteren Verlauf zu einem *akuten Lungenversagen* führen können.

69.2.5 Nierenfunktion

Im schweren Schock mit akutem Blutdruckabfall kontrahieren sich die durch sympathische Nervenfasern versorgten Nierengefäße, so dass die Nierendurchblutung und die glomeruläre Filtrationsrate abnehmen. Entsprechend kommt es zu einer *Oligurie oder Anurie*, die zunächst dazu dient, das intravasale Volumen aufrechtzuerhalten. Unter normothermen Bedingungen tolerieren gesunde Nieren eine Ischämiezeit von 15–90 min *(Niere im Schock)*; nach Ablauf der Ischämietoleranz treten zu den funktionellen Störungen morphologische Veränderungen hinzu *(Schockniere)*.

69.2.6 Darm

Der Darm ist relativ resistent gegenüber einer Ischämie. Bei Überschreiten einer kritischen Zeitspanne treten jedoch irreversible Schädigungen auf, besonders im Bereich der Villi. Ödem, Blutung und eingedrungene Bakterien führen zur Bildung einer Pseudomembran, durch die Endotoxine ungehindert in den Kreislauf gelangen können. Zusätzlich wird Histamin freigesetzt und nachfolgend Blut im Splanchnikusbett und in den portalen Gefäßen angesammelt.

69.2.7 Leberfunktion

Irreversible Schäden der Leber sind erst bei lang anhaltender, extremer Ischämie zu erwarten. Eine normale Funktion der Leber ist wegen ihrer Bedeutung als Toxinfilter und Metabolisierungsorgan im Schockzustand besonders wichtig, v. a. beim septischen Schock.

69.2.8 Blutgerinnung

Im schweren Schock können lebensbedrohliche Störungen der Blutgerinnung auftreten. Eine besondere Rolle spielt hierbei die disseminierte intravasale Gerinnung (DIC) mit exzessivem Verbrauch von plasmatischen Gerinnungsfaktoren und Thrombozyten mit Obstruktion der Mikrozirkulation durch Thrombozytenaggregate und Fibrinniederschläge. Diese Verbrauchskoagulopathie kann im Schock zu schweren diffusen Blutungen, besonders im Operationsgebiet, führen.

69.2.9 Säure-Basen-Haushalt

Bei allen Schocksyndromen entwickelt sich eine metabolische Azidose. Sie beruht auf dem anaeroben Stoffwechsel der Gewebe mit Anhäufung von Laktat, hervorgerufen durch den O_2-Mangel der Zellen.

69.2.10 Ischämie/Reperfusion

Der starke Abfall des Perfusionsdrucks und des Hämoglobinsgehalts durch den Blutverlust und die Mikrozirkulationsstörungen führen zur Ischämie zahlreicher Organe, zur Anhäufung von Xanthin und Hypoxanthin sowie zur proteolytischen Umwandlung des Enzyms Xanthindehydrogenase in die Xanthinoxidase. Hierdurch werden bei Wiederherstellung des Blutflusses mit oxygeniertem Blut freie Sauerstoffradikale in großer Menge synthetisiert, als deren Folge, unter Katalye von Eisen (Haber-Weiss- und Fenton-Reaktion) hochtoxische Hydroxylradikale entstehen können.

Am Ende dieser Reaktion steht die strukturelle Schädigung der Blutgefäße und der Gewebe durch Lipidperoxidation von Membranen. Diese Schädigungen werden, da sie sich erst nach Wiederaufnahme der Durchblutung durch entsprechenden Ersatz der Blutverluste entwickeln, als Reperfusionsschaden bezeichnet.

Hierbei gilt folgendes:

> Das Ausmaß der Reperfusionsschäden hängt in erster Linie von der Dauer des hämorrhagischen Schocks ab.

Auslösung von Entzündungsreaktionen
Der durch O_2 induzierte Reperfusionsschaden kann vielfältige Entzündungsreaktionen auslösen. So führt die Interaktion der O_2-Radikale mit dem Radikal Stickstoffmonoxid (NO) zur Vasokonstriktion durch Aufhebung der NO-induzierten Vasodilatation. Gleichzeitig bewirken die freien O_2-Radikale die Expression endothelialer Adhäsionsrezeptoren, v. a. von L-Selektin und P-Selektin.

Anschließend werden weitere Rezeptoren synthetisiert und exponiert, und es entwickelt sich eine feste Adhäsion bzw. Transmigration aktivierter Granulozyten in das Gewebe. Hierdurch werden die Membran- und Gewebeschäden verstärkt: Interstitielle Ödeme und Entzündungsreaktionen sind die Folge.

Über inflammatorische Kaskadensysteme und systemische Entzündungsreaktionen s. Kap. 63.

69.3 Klinisches Bild und Einschätzung

69.3.1 Allgemeine Schockzeichen

Als typische Allgemeinzeichen des ausgeprägten Schocksyndroms gelten:
- Blutdruckabfall unter 90 mmHg systolisch oder unter 30–40% der Ausgangswerte,
- Tachykardie,
- fadenförmiger Puls,
- kalte und blasse Haut,
- Schwitzen,
- periphere Zyanose,
- Tachypnoe,
- Bewusstseinsstörung,
- verminderte Urinausscheidung.

Hierbei sollte beachtet werden, dass die Diagnose „Schock" klinisch häufig erst gestellt wird, wenn die hypotensive Phase eingetreten ist. Zu diesem Zeitpunkt haben sich jedoch bereits zahlreiche pathophysiologische Reaktionen entwickelt. Das klinische Bild der verschiedenen Schocksyndrome ist nicht immer gleich (Tabelle 69-2). Vielmehr bestehen oft geradezu *charakteristische Unterschiede*, die diagnostisch verwertet werden können:

Schockformen

Hyperdynamer septischer Schock
Ausgeprägte Hypotension mit warmen, trockenen und rosigen Extremitäten („warme Hypotension").

Schockformen mit venösem Pooling
Beispiele sind Kavakompressionssyndrom oder ausgedehnte Spinalanästhesie. Hierbei werden häufig erniedrigter Blutdruck und Bradykardie beobachtet.

Traumatischer Schock
Hierbei können bereits erhebliche Blutverluste vorliegen, ohne dass der arterielle Blutdruck stark abfällt, weil durch die Kompensationsreaktionen das wahre Ausmaß der Volumenverluste verschleiert wird. Beginnt in dieser Situation die Therapie erst, wenn Blutdruckabfall, kaltschweißige Haut und Zyanose auftreten, so ist die Möglichkeit der meist erfolgreichen Sofortbehandlung ungenutzt gelassen worden.

Im weiteren Verlauf muss mit erheblichen Schwierigkeiten bei der Therapie gerechnet werden.

69.3.2 Einschätzung des hämorrhagischen Schocks

Der hämorrhagische Schock entsteht durch akute äußere und innere Blutungen. Äußere Blutungen als Ursache des Schocks sind gewöhnlich leicht zu erkennen, während bei stumpfen Traumen oder nicht traumatisch bedingten inneren Blutungen die Diagnose zunächst erschwert sein kann.

> Bei stumpfen Traumen sollte immer an die Möglichkeit okkulter Blutungen in die Körperhöhlen gedacht werden. Das klinische Bild des akuten Schocks ohne offensichtliche Blutungsquelle kann als Alarmzeichen innerer Blutungen angesehen werden.

Offene Blutungen können unbehandelt zum Verbluten führen, während Blutverluste bei geschlossenen Extremitätenverletzungen oft durch eine lokale Tamponade begrenzt werden. In Tabelle 69-3 sind Anhaltswerte für Blutverluste bei Verletzungen zusammengestellt, in der folgenden Übersicht die wichtigsten nichttraumatischen Blutungsursachen.

Tabelle 69-3. Anhaltswerte für Blutverluste bei Frakturen

Fraktur	Blutverlust [ml]
Becken	5000
Oberschenkel	2000
Unterschenkel	1000
Oberarm	800
Unterarm	400

Tabelle 69-2. Klinisches Bild verschiedener Schockformen

Parameter	Hypovolämischer Schock	Kardiogener Schock	Septischer Schock
Peripherer Kreislauf	Kalt, Vasokonstriktion	Kalt, Vasokonstriktion	Warm, Vasodilatation
Periphere Zyanose	Häufig	Häufig	Meist nicht
Puls	Schwach, fadenförmig	Schwach, fadenförmig	Gespannt
Zentraler Venendruck	Erniedrigt	Erhöht	Nicht erhöht
Auskultation des Herzens	Unauffällig	Galopp, Geräusche, Reiben	Unauffällig

> **Wichtigste nichttraumatische Blutungsursachen**
>
> - Gastrointenstinale Blutungen:
>   - Ulcus duodeni oder ventriculi
>   - Magen- oder Dickdarmtumoren
>   - Meckel-Divertikel
>   - Ösophagusvarizenblutung
>   - Hämorrhoidalblutungen
> - Ruptur von Gefäßen:
>   - Aortenaneurysma
>   - Aneurysma spurium
>   - Angiodysplasien
> - Gynäkologie und Geburtshilfe:
>   - Uterusruptur
>   - Placenta praevia
>   - Extrauteringravidität
>   - postpartale Uterusatonie
> - Weitere Ursachen:
>   - Gefäßarrosionen bei Tumoren oder chronischen Entzündungen
>   - Nasenblutungen
>   - Varizenblutungen usw.

In Tabelle 69-4 ist die Beziehung zwischen Volumenverlust und klinischem Bild des hypovolämischen Schocks bei einem jungen, kräftigen und sonst gesunden Patienten zusammengestellt. Die auftretenden Zeichen sind allerdings individuell unterschiedlich stark ausgeprägt. Vor allem reagieren Kinder und alte Patienten empfindlicher auf geringere Volumenverluste als jüngere Patienten.

Um den Schweregrad des Schockzustands einzuschätzen, können folgende Messungen durchgeführt werden:
- Herzfrequenz,
- arterieller Blutdruck,
- zentraler Venendruck,
- Lungenkapillarenverschlussdruck (PCWP),
- Herzzeitvolumen,
- Urinausscheidung.

Herzfrequenz

Beim hämorrhagischen Schock besteht gewöhnlich folgende Beziehung zwischen Ausmaß des Blutverlustes und Veränderungen der Herzfrequenz: *je größer der Blutverlust, desto höher die Herzfrequenz.* Allerdings steigt im Schock die Herzfrequenz meist nicht über 150/min an. Liegt die Herzfrequenz höher, so muss an eine primäre Tachyarrhythmie gedacht werden.

Auch im kardiogenen und septischen Schock ist die Herzfrequenz gewöhnlich erhöht.

Arterieller Blutdruck

Ein systolischer Blutdruck *unter 80–90 mmHg* oder unter 30–40% des Ausgangswerts bzw. ein arterieller Mitteldruck von *weniger als 50 mmHg* gilt im allgemeinen als Indikator für einen Schockzustand.

Allerdings sind die Blutdruckwerte, isoliert betrachtet, aus folgenden Gründen von begrenzter Aussagekraft:
- Zwar ist ein gewisser minimaler Perfusionsdruck für eine ausreichende Organdurchblutung erforderlich, die Grenzen sind jedoch für die einzelnen Organen nicht genau definiert. Außerdem kann aus der Höhe des Blutdrucks nicht ohne weiteres auf die Größe des Blutflusses geschlossen werden.
- Das Schocksyndrom beginnt bei den meisten Schockformen bereits, bevor der Blutdruck kritisch abgefallen ist.
- Im Schockzustand ist wegen der Zentralisation der Blutdruck in einer zentralen Arterie wie der Aorta häufig deutlich höher als in einer kontrahierten peripheren Arterie.

Laktat und avDO$_2$

Als indirekte Zeichen eines erniedrigten Blutflusses können die arteriovenöse O$_2$-Gehaltsdifferenz und die arterielle Laktatkonzentration angesehen werden. Im Schock nimmt die *arteriovenöse O$_2$-Gehaltsdifferenz* aufgrund einer vermehrten O$_2$-Ausschöpfung zu; die *arterielle Laktatkonzentration* steigt wegen der anaeroben Glykolyse an.

Tabelle 69-4. Klassifikation des hämorrhagischen Schocks am Beispiel eines jungen, kräftigen und ansonsten gesunden Patienten

Parameter	Klasse I	Klasse II	Klasse III	Klasse IV
Blutverlust [ml]	< 750 (< 10%)	< 1500 (< 15–30%)	< 2000 (< 30–40%)	> 2000 (> 40%)
Systolischer Blutdruck	Normal	Normal	Erniedrigt	Erniedrigt
Diastolischer Blutdruck	Normal	Erhöht	Erniedrigt	Erniedrigt
Puls [1/min]	< 100	100–120	120 (flach)	> 120 (sehr schwach)
Pulsdruck	Normal oder erhöht	Erniedrigt	Erniedrigt	Erniedrigt
Kapillarfüllung	Normal	Verzögert (> 2 s)	Verzögert (> 2 s)	Nicht feststellbar
Atemfrequenz [1/min]	14–20	20–30	30–40	< 35
Urinfluss [ml/h]	> 30	20–30	10–20	0–10
Extremitäten	Normale Farbe	Blass	Blass	Blass und kalt
Mentaler Status	Wach	Ängstlich	Ängstlich und verwirrt	Verwirrt und lethargisch

Für die Überwachung des Schockzustands und den Erfolg der Therapiemaßnahmen sollte der arterielle Druck kontinuierlich über eine arterielle Kanüle gemessen werden.

Schockindex

Der Schockindex kennzeichnet das Verhältnis von Herzfrequenz zu Blutdruck. Bei Werten unter und um 0,5 besteht kein Schock; um 1,0 liegt ein mäßiger Schock vor, über 1,5 ein schwerer Schock. Allerdings ermöglicht der Schockindex lediglich eine grobe Orientierung über den Schweregrad des hämorrhagischen Schockzustands.

Zentraler Venendruck

Der zentrale Venendruck hängt u.a. vom Füllungszustand des venösen (Kapazitäts)systems ab. Werte unter 5 cm H_2O weisen auf Hypovolämie, Werte über 12 cm H_2O auf Herzinsuffizienz bzw. Volumenüberladung hin. Im hämorrhagischen Schock ist der zentrale Venendruck erniedrigt, im kardiogenen Schock meist erhöht.

Lungenkapillarenverschlussdruck

Der Lungenkapillarenverschlussdruck oder Wedgedruck (PCWP) wird über einen Pulmonalarterienkatheter gemessen. Erniedrigte Werte weisen auf Hypovolämie hin, erhöhte Werte auf Linksherzinsuffizienz. Die Messung des Wedgedrucks ermöglicht eine bessere Kontrolle des Schockverlaufs und des Therapieerfolgs.

Zentralvenöse O_2-Sättigung

Die Höhe der zentralvenösen O_2-Sättigung steht in direkter Beziehung zum Herzzeitvolumen: je geringer die Sättigung, desto niedriger das Herzzeitvolumen.

Herzzeitvolumen

Das Herzzeitvolumen wird gewöhnlich nach der Thermodilutionsmethode über einen Pulmonalarterienkatheter gemessen. Das Herzzeitvolumen ist der entscheidende Parameter im Schockzustand, weil er Aussagen über die Größe des Blutflusses ermöglicht. Im Frühstadium des Schocks liegt das Herzzeitvolumen, bedingt durch die ausgelösten Kompensationsreaktionen, oft im Normbereich oder ist aufgrund der sympathoadrenergen Reaktion erhöht, fällt jedoch im weiteren Verlauf, mit Ausnahme des hyperdynamen septischen Schocks, ab.

Urinausscheidung

Mit dem Abfall des Herzzeitvolumens im Schock nimmt auch die Urinausscheidung und die Ausscheidung von Natrium ab, während die Urinosmolarität ansteigt. Im schweren Schock tritt eine Anurie auf. Eine Urinausscheidung von mehr als 0,5–1 ml/kgKG/h weist auf eine ausreichende Organdurchblutung und damit auch Herzleistung hin. Bei jedem Patienten im Schock muss die Urinausscheidung kontinuierlich überwacht werden.

Differentialdiagnose

Hämorrhagischer Schock

Sind bei einem Patienten im Schock die zentralen Füllungsdrücke (zentraler Venendruck, Pulmonalarteriendruck und Wedgedruck) erniedrigt und bestehen gleichzeitig die Zeichen der Vasokonstriktion, so liegt mit hoher Wahrscheinlichkeit ein hämorrhagischer Schock vor.

Differentialdiagnostisch muss die Spätphase eines septischen Schocks erwogen werden.

Neurogener Schock

Sind bei einem Patienten im Schock die zentralen Füllungsdrücke niedrig und bestehen gleichzeitig die Zeichen der Vasodilatation, so liegt wahrscheinlich eine funktionelle Vergrößerung des Gefäßbetts durch Abfall des peripheren Widerstands und Abnahme des Venentonus vor, wie sie für den neurogenen Schock charakteristisch ist.

Differentialdiagnose: hyperdyname Phase des septischen Schocks; anaphylaktischer Schock.

Kardiogener Schock

Sind bei einem Patienten im Schock die zentralen Füllungsdrücke hoch und besteht gleichzeitig eine Vasokonstriktion, so liegt wahrscheinlich ein kardiogener Schock vor. Meist bestehen zusätzlich noch die Zeichen der venösen Stauung.

69.3.3 Laboruntersuchungen

Bei Patienten im Schock sollten zunächst die in der folgenden Übersicht zusammengefassten Laborparameter bestimmt werden.

Laboruntersuchungen im Schock

- Blutgruppe und Kreuzprobe
- Hämoglobin, Hämatokrit, Leukozyten
- Arterielle Blutgasanalyse mit Säuren-Basen-Status
- Serumelektrolyte
- Kreatinin und Harnstoff
- GOT, GPT, γ-GT, Bilirubin und Amylase
- CK, CK-MB
- Gerinnungsstatus einschließlich Thrombozyten und Fibrinspaltprodukte
- Arterielle Laktatkonzentration

Aus den insgesamt erhobenen Daten können Schlussfolgerungen über Schockform, Schweregrad und Ursache gezogen werden.

69.4 Behandlung des hämorrhagischen Schocks

Für eine erfolgreiche Therapie muss das Schocksyndrom *frühzeitig* erkannt werden. Vorrangiges Ziel ist die Wiederherstellung einer ausreichenden Herz-Kreislauf-Funktion und Organdurchblutung. Häufig sind therapeutische Maßnahmen nur dann wirksam, wenn auch rasch die Ursache des Schocks beseitigt wird. Dies gilt ganz besonders für schwere Traumen, bei denen die Blutungen so massiv sind, dass die Volumenzufuhr mit den Verlusten nicht Schritt halten kann: In dieser Situation muss umgehend operiert werden, auch wenn der Schockzustand noch nicht durch therapeutische Maßnahmen kompensiert werden konnte.

> Wichtigste Maßnahmen beim traumatisch-hämorrhagischen Schock sind die (meist operative) Blutstillung und der ausreichende Ersatz von Volumen und O_2-Trägern. Bei Blutungen nichttraumatischer Ursache sollte, nach ausreichender Reaktion der Herz-Kreislauf-Funktion auf Volumenersatz, die Blutungsquelle lokalisiert und operativ oder endoskopisch ausgeschaltet werden.

69.4.1 Volumenersatz

Venöse Zugänge

Je nach Ausmaß des Schocks sollten ein weitlumiger zentraler Venenkatheter bzw. Shaldon-Katheter und mehrere weitlumige Venenverweilkanülen gelegt werden. Sie dienen dem raschen Volumenersatz und der Zufuhr von Medikamenten sowie zur Entnahme von Blut und zur kontinuierlichen Messung des zentralen Venendrucks.

Volumenersatzmittel

Im Mittelpunkt der Behandlung des hämorrhagischen Schocks steht die rasche Wiederherstellung des zirkulierenden Blutvolumens durch Blut und Blutderivate und/oder andere Flüssigkeiten wie Kolloide und Kristalloide. Bei der Zufuhr von Kristalloiden wird empfohlen, pro 4 Einheiten 1 Einheit kolloidale Lösung zuzuführen, um den kolloidosmotischen Druck aufrechtzuerhalten.

Volumenverluste bis zu einem unteren Hämatokritwert von 25–30 % können mit Kolloiden und/oder Kristalloiden ausgeglichen werden. Ein Abfall des Hämoglobins auf 6–10 g/dl gilt als Indikation für die Transfusion von Blut, jedoch muss hierüber stets individuell entschieden werden.

> Beim normalgewichtigen Erwachsenen bewirkt die Transfusion eines Erythrozytenkonzentrats einen Anstieg des Hämoglobinwerts um 1–1,5 g/dl und des Hämatokrits um ca. 3–4 %.

Nach den *Leitlinien der Bundesärztekammer* sollte erst bei Blutverlusten von mehr als 65 % mit der Zufuhr von Frischplasma (GFP bzw. FFP) begonnen werden. Bei Massivtransfusionen, d. h. dem Ersatz mindestens des gesamten Blutvolumens des Patienten innerhalb weniger Stunden sollten pro 3- bis 2-l-Einheiten Erythrozytenkonzentration jeweils 250 ml GFP verabreicht werden. Letztendlich muss aber auch hierüber individuell nach dem klinischen Bild, wenn verfügbar auch nach dem Gerinnungsstatus entschieden werden.

Zielkriterien

Der Volumenersatz muss rasch und in ausreichender Menge unter kontinuierlicher Kontrolle der Herz-Kreislauf-Funktion und der metabolischen Parameter erfolgen, bis *systolische Blutdrücke >100 mmHg bzw. arterielle Mitteldrücke um 80 mmHg* bei sonst normotensiven Patienten sowie ein *normaler zentraler Venendruck* erreicht werden. Volumenzufuhr ist auch bei anderen Schockformen, die mit Hypovolämie und Dehydratation einhergehen, erforderlich.

Störungen der Blutgerinnung

Nach Zufuhr großer Mengen von Blutkonserven tritt nicht selten eine verstärkte Blutungsneigung auf. Klinisch manifestiert sich diese Störung als diffuse Blutung, Petechien, Ekchymosen, Hämaturie sowie Blutungen aus Punktionsstellen und Wundnähten.

Lagen vor der Transfusion keine Störungen der Blutgerinnung vor, so kommen als wichtigste Ursachen der vermehrten Blutungsneigung folgende Faktoren in Frage:
- Verlust und Verdünnung von Gerinnungsfaktoren,
- vermehrter Verbrauch von Gerinnungsfaktoren bei großen Wundflächen,
- ungenügende Synthese und Mobilisation von Thrombozyten und Gerinnungsfaktoren bei Schock, Leberschaden, toxischer Einschwemmung von Gerinnungsfaktoren,
- disseminierte intravasale Gerinnung mit Verbrauchskoagulopathie,
- hämolytische Transfusionsreaktion.

Es gilt aber:

> Häufigste Ursache für eine hämorrhagische Diathese unter Massivtransfusionen ist die Verdünnungskoagulopathie.

Sie entwickelt sich v. a. beim raschen Verlust großer Blutmengen bzw. ab Thrombozytenwerten von 50 000–80 000/μl. Bei diesen Werten ist während massiver Blutverluste die Zufuhr von Thrombozytenkonzentraten indiziert.

69.4.2 Begleitmaßnahmen

Sicherung des pulmonalen Gasaustauschs
Um eine Hypoxämie zu verhindern, erhält jeder Patient im Schock O_2 über eine Maske zugeführt. Reicht die Spontanatmung nicht aus, wird ohne Verzögerung intubiert und maschinell beatmet.

Azidosetherapie
Die durch den Schock entstehende metabolische Azidose wird v. a. durch Wiederherstellung eines ausreichenden Herzzeitvolumens behandelt. Eine anhaltende metabolische Azidose ist nahezu immer ein Zeichen für ungenügenden Volumenersatz. Bei andauernder peripherer Kreislaufinsuffizienz nimmt jedoch die Azidose weiter zu, so dass die Zufuhr von Puffersubstanzen wie *Natrumbikarbonat* indiziert ist. Die Puffertherapie sollte möglichst immer unter Kontrolle der Säuren-Basen-Parameter erfolgen.

Kardiovaskuläre Substanzen, Kortikosteroide
Vasopressoren wie Noradrenalin können nützlich sein, wenn ein schwerer Blutdruckabfall durch Medikamente oder Anästhetika hervorgerufen wurde. Für die Primärtherapie des hämorrhagischen Schocks sind Vasopressoren hingegen nicht geeignet, zumal ohnehin bereits eine kompensatorische Vasokonstriktion vorliegt.

Adrenalin
Bei schwerer Hypotension oder drohendem Herzstillstand können Vasopressoren in möglichst niedriger Dosierung zugeführt werden, um bis zum Beginn einer ausreichenden Volumentherapie die Durchblutung von Herz und Gehirn durch Herstellung eines ausreichenden Perfusionsdrucks zu unterstützen. Mittel der Wahl ist in diesen Fällen Adrenalin; die Dosierung erfolgt nach Bedarf, beim Erwachsenen mit Bolusgaben von 5 – 10 – 100 µg (und mehr) i. v.

Kortikosteroide
Die Wirksamkeit von Steroiden im hämorrhagischen Schock ist nicht gesichert.

Literatur

1. Adams HA (1999) Volumenersatztherapie heute. Springer, Berlin Heidelberg New York Tokio (Refresher Course: Aktuelles Wissen für Anästhesisten Nr. 25)
2. Larsen (1999) Anästhesie, 6. Aufl. Urban & Schwarzenberg, München
3. Marzi I (1996) Der hämorrhagische Schock. Anästhesist 45: 976–992

Kapitel 70 Brandverletzungen

D. Balogh

70.1 Einleitung 1193

70.2 Bauliche und organisatorische Voraussetzungen 1193

70.3 Pathophysiologie 1194

70.4 Erfassung der Verbrennungsausdehnung 1195

70.5 Erstversorgung 1196
70.5.1 Initiale Flüssigkeitstherapie 1196
70.5.2 Versorgung bei der Aufnahme 1196

70.6 Intensivbehandlung 1197
70.6.1 Beatmung 1197
70.6.2 Schmerzlinderung 1197
70.6.3 Infektionsprophylaxe 1197
70.6.4 Ernährung 1198
70.6.5 Medikamentöse Behandlung 1199
70.6.6 Überwachung und Laborbefunde 1199

70.7 Operative Maßnahmen 1200

70.8 Sonderformen und Zusatzverletzungen 1200
70.8.1 Inhalationstrauma 1200
70.8.2 Elektrotrauma 1201
70.8.3 Chemisches Trauma 1201
70.8.4 Nekrotisierende Hauterkrankungen 1202

70.9 Komplikationen 1202

70.10 Prognose 1202

Literatur 1203

Brandverletzungen

D. Balogh

70.1 Einleitung

Die Zahl der schweren lebensbedrohlichen Brandverletzungen hat in Mitteleuropa in den letzten 25 Jahren deutlich abgenommen. Bessere Sicherheitsbestimmungen in Industriebetrieben, spezielle Ausbildung, schwer brennbare Materialien sowie Aufklärung und Erziehung haben zu dieser günstigen Entwicklung geführt. Trotzdem ereignen sich immer wieder Unfälle.

Mehr als die Hälfte aller Brandverletzungen betrifft Kleinkinder, und es sind v. a. Verbrühungen mit heißem Wasser oder heißen Getränken, die trotz hoher Sicherheitsstandards im Haushalt nicht ganz vermieden werden können. Leichtsinn führt bei Jugendlichen auch immer wieder zu Unfällen mit Brand- und Elektroverletzungen, oft mit einer abenteuerlichen Ätiologie.

Katastrophen wie Explosionen von Flüssiggastanks (Spanien 1980) oder von Gasleitungen (Bashkir 1990) können überall und jederzeit auftreten und zu unzähligen Brandverletzungen führen [18].

Verbrennungszentrum

Die sachgerechte Behandlung erfolgt am besten in spezialisierten Verbrennungszentren, wo ein Team verschiedener Fachkräfte regelmäßig mit den Problemen dieser Patienten befasst ist. Plastische Chirurgen, Anästhesisten und Intensivmediziner, Nephrologen, Internisten, Hygieniker und Psychologen, Pflegepersonal, Physiotherapeuten und Sozialarbeiter müssen zusammenarbeiten, um für Brandverletzte eine gute Lebensqualität mit geringer Invalidisierung und adäquaten sozialen Kontakten zu sichern. Auch die Überlebenschancen einer schweren Verbrennung sind an einem Zentrum für Brandverletzte meist besser [11, 12].

Die sinkende Zahl großer Verbrennungen bringt es aber mit sich, dass an manchen Zentren nur noch eine kleine Zahl schwerst Brandverletzter mit einer verbrannten Körperoberfläche (VKOF) von >50% zu behandeln ist, so dass dadurch intensivmedizinische Techniken wie invasive Beatmungsmethoden, Nierenersatztherapie, hämodynamische Optimierung mit Katecholaminen, Analgosedierung usw. bis hin zum Einsatz der extrakorporalen Zirkulation nur noch ungenügend beherrscht werden können.

Aber gerade schwere Verbrennungen, die oft mit einem Inhalationstrauma oder einem Elektrotrauma verbunden sind, benötigen alle Kenntnisse und Möglichkeiten der Intensivmedizin, da schwerste Infekte mit Sepsis und darauffolgendem Multiorganversagen (MOF) häufig auftreten. Die Zusammenarbeit mit einem geübten intensivmedizinischen Team ist für Schwerstverbrannte unerlässlich.

Die sinnvollste Lösung ist sicher die Konzentration der Patienten mit ausgedehnten Verbrennungen in wenigen Verbrennungszentren.

Aufgaben nicht spezialisierter Krankenhäuser

Grundsätzlich wird eine Brandverletzung vielfach unterschätzt und das nicht nur von Laien, sondern auch von Ärzten; die Brandverletzung wird fälschlicherweise oft mit dem Trauma gleichgesetzt. Da auch die Krankenkassen nur ungern bereit sind, für die kleine Zahl von schweren Brandverletzten Verbrennungszentren zu bauen und zu betreiben, ist es notwendig, dass sich Intensivstationen, die Traumapatienten behandeln, auch der Behandlung von Brandverletzten widmen.

Neben den erforderlichen grundlegenden Kenntnissen von Pathophysiologie und Behandlung Brandverletzter müssen auch adäquate Rahmenbedingungen für diese Patientengruppe geschaffen werden. Welche räumlichen, technischen und apparativen Voraussetzungen sind für die intensivmedizinische Betreuung von Brandverletzten notwendig?

70.2 Bauliche und organisatorische Voraussetzungen

Spezielle Ausrüstung

Brandverletzte haben immer eine verminderte Infektabwehr; die verbrannte Haut aber ist ein Nährboden, auf dem Keime besonders leicht wachsen können. Nach etwa 7–10 Tagen kann damit gerechnet werden, dass die verbrannten Hautareale besiedelt sind, und besonders bei ausgedehnten Verbrennungen kann von einer „Burn-wound-Sepsis" (Eindringen von Keimen in die Subkutis) ausgegangen werden.

Die Isolation von Schwerstverbrannten ist deshalb sinnvoll, denn nur, wenn jeder Patient in einem abgetrennten Bereich gepflegt wird, können Kreuzinfektionen vermieden werden. Weiterhin sollten Medikamente, Verbrauchsmaterial, Essen etc. nachgeliefert werden können, ohne dass der bakteriell kontrollierte Bereich verlassen werden muss [26].

Raumtemperatur
Brandverletzte haben eine gestörte Wärmeregulation; dem Organismus wird besonders bei der offenen Behandlung der Verbrennungswunde Wärme entzogen, da kontinuierlich Flüssigkeit über die geschädigte Haut verdunstet. Es konnte gezeigt werden, dass wache Brandverletzte sich erst bei ca. 30 °C Raumtemperatur wohl fühlen. Gleichzeitig kann hohe Luftfeuchtigkeit das Verdunsten von Flüssigkeit an der verbrannten Körperoberfläche reduzieren.

Das Pflegepersonal ist durch diese tropischen Temperaturen erheblich belastet, und so wird mit Spezialbetten versucht, dem Patienten ein Mikroklima zu schaffen, in dem er sich wohl fühlt.

Versuche mit „laminar flow" im Bereich der Bettenstellfläche haben sich nicht durchgesetzt und sind auch nur in speziellen Verbrennungszentren möglich.

Spezialbetten
Luftkissenbetten oder Sandbetten, die kontinuierlich beheizt werden können, sind für die Pflege großer Verbrennungen unerlässlich. Diese Betten werden meist geleast, da auf diese Weise ihre Wartung gesichert ist und immer die neuesten technischen Entwicklungen zur Verfügung stehen. So können die Betten auch den individuellen Bedürfnissen der Patienten entsprechend ausgewählt werden.

Es ist wesentlich, dass Brandverletzte möglichst trocken liegen und Wundsekret und Blut abfließen können. Zusätzliche Drucknekrosen müssen unbedingt vermieden werden. Bei Störungen des pulmonalen Gasaustausches sollte ein Lagewechsel möglichst einfach sein, um die Atelektasenbildung zu vermeiden oder den Patienten auf den Bauch lagern zu können.

Sandbetten haben für die lokale Wundpflege von Brandverletzungen viele Vorteile. Bei wachen Patienten tritt jedoch nicht selten Übelkeit auf, und ihre Mobilisierung ist meist erschwert. Weiterhin muss beachtet werden, dass der kontinuierliche Luftstrom zu vermehrter Verdunstung an der Körperoberfläche mit erhöhtem Flüssigkeitsbedarf führt und daher die Flüssigkeitsbilanzierung nur schwer durchgeführt werden kann.

Badewanne
Zur Reinigung der Verbrennungswunden ist eine Intensivpflegewanne mit Hebevorrichtung erforderlich, um Schorfe und Krusten zu lösen und transplantierte Areale gründlich zu reinigen. Bekanntermaßen sind diese Badeeinrichtungen häufig die Ursache von Kreuzinfektionen; deshalb sollte die Wanne bei jeder Pflegetätigkeit mit einer Plastikfolie ausgelegt werden und eine sorgfältige Wischdesinfektion aller Armaturen erfolgen.

Die Badeeinrichtung sollte grundsätzlich wie ein Operationssaal ausgerüstet und betrieben werden!

Personalbedarf
Die Pflege eines Brandverletzten ist besonders aufwendig, und beim Waschen, Betten, bei Verbandswechsel und ähnlichem müssen oft mehrere Personen helfen, um schonende, sachgerechte und rasche Pflegehandlungen zu gewährleisten. Für ein „Verbrennungsbett" auf einer Intensivstation sollten deshalb 5 Schwesternplanstellen berechnet werden, eine mehr als für einen Intensivpatienten der Kategorie „allgemeine Intensivpflege".

Neben der adäquaten Fachpflege muss ein Team von Ärzten und Therapeuten aus verschiedensten medizinischen Disziplinen zur Verfügung stehen. In einem Verbrennungszentrum ist das meist gesichert; werden Brandverletzte auf einer Traumaintensivstation behandelt, sollten alle mit der Behandlung Befassten regelmäßig mit Brandverletzten zu tun haben.

Das „Verbrennungsteam" sollte folgendermaßen zusammengestellt sein:
- Intensivmediziner,
- erfahrener plastischer Chirurg,
- Anästhesist,
- Psychologe,
- Physiotherapeut,
- Sozialarbeiter.

Alle weiteren Fachdisziplinen sollten für ein Konsil zur Verfügung stehen.

70.3 Pathophysiologie

Soll die Behandlung des Brandverletzten nicht nur nach einem Routineschema erfolgen, sondern sich den jeweiligen individuellen Bedürfnissen anpassen, dann ist die Kenntnis der pathogenetischen Grundlagen der Verbrennungskrankheit unerlässlich [23, 27].

Gewebereaktion
Das thermische Trauma führt nicht nur zu einer örtlichen Schädigung der Haut, sondern setzt von dort aus eine Kettenreaktion in Gang: Der Schmerz bewirkt sofort eine *Katecholaminausschüttung* mit anschließender Vasokonstriktion und regionaler Minderperfusion.

Weiterhin kommt es zu einer gesteigerten *Gefäßpermeabilität* durch verschiedene Mediatoren wie Prostaglandine, Leukotriene und Metaboliten der Arachidonsäure; aber auch Komplement, Histamin, Kinine und O_2-Radikale beeinflussen diese Gewebereaktion.

Das Ergebnis ist eine Verminderung des intravasalen Blutvolumens mit Abfall des Herzzeitvolumens (HZV).

Kompensatorisch werden erneut Katecholamine ausgeschüttet; hierdurch verschlechtert sich die Mikrozirkulation noch weiter; die O_2-Versorgung der peripheren Gewebe ist, bei bereits erhöhtem O_2-Bedarf, unzureichend. Aus diesem Missverhältnis entwickeln sich eine *metabolische Azidose* und – wenn die Therapie nicht rechtzeitig einsetzt – bleibende Organschäden, z. B. von Niere und Lunge.

Der Brandverletzte zeigt nun alle Symptome eines schweren Schocks: kaum messbarer Blutdruck, Tachykardie, kalte, blasse Haut, massive metabolische Azidose.

Verbrennungsödem

Gleichzeitig entsteht das Verbrennungsödem, weil Wasser, Natrium und Albumin die Gefäßmembran passieren. Die Flüssigkeitsmenge, die in 24 h aus dem Kreilauf in das Interstitium strömt, kann weit mehr als das zirkulierende Blutvolumen betragen. Die initiale Flüssigkeitstherapie kann Ausmaß und Dauer dieses Verbrennungsödems beeinflussen.

! Bei adäquater Schockbekämpfung kommt es nach 1–3 Tagen zu einer Stabilisierung der Zellmembran und zum Rückstrom des interstitiellen Ödems sowie – bei guter Nierenfunktion – zu einer verstärkten Diurese. Der Brandverletzte verliert außerdem kontinuierlich Flüssigkeit über die verbrannte Köperoberfläche, deren Menge kaum messbar ist.

Katabolismus

Die Hyperkatabolie des Brandverletzten wird durch gestörte Wärmeregulation, Schmerz, Operationen, Wundheilung und rezidivierende Infektionen nachhaltig beeinflusst. Vom Zeitpunkt des Unfalls an erfolgt während der 1. Woche eine kontinuierliche Stoffwechselsteigerung, die zu Beginn der 2. Woche meist ihr Maximum erreicht und je nach Krankheitsverlauf auf diesem Niveau über Wochen bestehen bleiben kann. Die Energiezufuhr muss diesen Bedürfnissen angepasst werden [3].

Endokrinium

Einen wesentlichen Einfluss auf den Stoffwechsel nimmt das endokrine System, indem es das Gleichgewicht zwischen anabol und katabol wirkenden Hormonen verschiebt. Die initial hohen Katecholaminspiegel fallen bei adäquater Behandlung rasch ab.

Nachfolgend zeigen sich die wesentlichen Veränderungen im Hypophysen-Gonaden-System mit extrem niedrigen Testosteronwerten und einer schlechten Stimulierbarkeit von follikelstimulierendem Hormon (FSH) und luteinisierendem Hormon (LH), insbesondere bei langem Krankheitsverlauf. Die Basalwerte von Wachstumshormon liegen meist im Normbereich, auf Stimulation kommt es jedoch zu keiner Steigerung. Die Schilddrüsenhormone sind im unteren Normbereich, ein erhöhtes Reverse-T_3 wird häufig gemessen [4].

Infektabwehr

Die Verbrennung führt zu zahlreichen Veränderungen der Infektabwehr. Aus der verbrannten Haut werden Substanzen freigesetzt, die eine generelle Störung des immunologischen Systems verursachen. Zahlreiche Untersuchungen haben ergeben, dass sowohl die humorale wie auch die zelluläre Infektabwehr gestört sind. So konnte gezeigt werden, dass es in der 1. Woche zu einer vermehrten Bildung von IgG und IgA kommt, während ein relativer IgM-Mangel besteht.

Ein Abfall der Leukozyten am 2.–3. Tag nach dem Unfall ist regelmäßig zu beobachten. Die normale Funktion der neutrophilen Granulozyten ist durch die Verbrennung ebenfalls gestört, und die veränderte Freisetzung von Mediatoren vermindert die Phagozytose. Gleichzeitig wird durch eine Steigerung des Arachidonsäuremetabolismus die Aktivität der T-Suppressorzellen gesteigert [21].

70.4 Erfassung der Verbrennungsausdehnung

Grundlage für die Berechnung aller therapeutischer Maßnahmen beim Brandverletzten stellt die Beurteilung der Verbrennungsausdehnung und Verbrennungstiefe dar. Für die tägliche Praxis hat sich die sog. „Neunerregel" durchgesetzt, die jedoch nur bei Erwachsenen angewandt werden kann; bei Kindern gelten etwas abweichende Prozentanteile (s. Tabelle 70-1).

Es gibt jedoch Versuche, mit computergesteuerten Programmen die Verbrennungsausdehnung präziser

Tabelle 70-1. Bestimmung der Verbrennungsausdehnung in % der Körperoberfläche (*VKOF* verbrannte Körperoberfläche)

Körperteil	Erwachsene [% VKOF]	Kinder	
		5.–10. Lebensjahr [% VKOF]	1. Lebensjahr [% VKOF]
Kopf + Hals	9	16	20
Stamm	18 ~ 2	17 ~ 2	17 ~ 2
Arme	9 ~ 2	9 ~ 2	9 ~ 2
Beine	18 ~ 2	16 ~ 2	14 ~ 2

Merke: 1 % = Handfläche des Brandverletzten.

zu erfassen, um auf diese Weise eine objektive Basis beim Vergleich verschiedener Patienten oder Behandlungsmethoden zu erreichen.

Nach der Ausdehnung spielt die Tiefe des Verbrennungsschadens eine wesentliche Rolle (s. Übersicht).

> **Tiefe des Verbrennungsschadens**
>
> - *Verbrennungen I. Grades:*
>   - Es kommt nur zu einer Rötung der Haut und zu einer Schädigung des Stratum corneum
> - *Verbrennungen II. Grades:*
>   - Serös gefüllte Brandblasen; die gesamte Epidermis und die oberste Schicht des Koriums sind nekrotisch
> - *Verbrennungen III. Grades:*
>   - Die Haut ist tiefrot, braun oder weiß und lederartig verändert; die Epidermis und das gesamte Korium sind nekrotisch
> - *Verbrennungen IV. Grades:*
>   - Diese Areale sehen meist schwarz und verkohlt aus; hierbei werden auch Strukturen unterhalb der Haut wie Subkutis und Muskel erfasst.
>
> Eine exakte Tiefenbestimmung ist häufig erst im weiteren Behandlungsverlauf möglich.

Patienten mit Verbrennungen von weniger als 20 % der Körperoberfläche benötigen meist keine intensivmedizinische Betreuung, allerdings mit folgenden Ausnahmen:
- Verbrennungen des Gesichts,
- zusätzliches Inhalationstrauma,
- Starkstromverletzungen; hier stellt die Verbrennungsausdehnung kein Maß für den Schweregrad der Verletzung dar [23].

70.5 Erstversorgung

70.5.1 Initiale Flüssigkeitstherapie

Die Flüssigkeit, die nach dem Verbrennungstrauma das Gefäßsystem verlässt, muss möglichst rasch ersetzt werden, da es sonst zum irreversiblen Schock und zum Nierenversagen kommen kann. Die erforderliche Flüssigkeitsmenge kann nach verschiedenen Formeln berechnet werden, die das Körpergewicht und auch die Verbrennungsausdehnung (% verbrannte KOF) berücksichtigen. Je nach verwendeter Infusionslösung werden unterschiedliche Multiplikationsfaktoren eingesetzt.

Elektrolytlösungen
Initial haben sich bei der primären Schockbekämpfung beim Brandverletzten in den letzten Jahren Elektrolytlösungen, insbesondere Ringerlaktat, durchgesetzt. Zwar sind größere Mengen als bei der Gabe von kolloidalen Lösungen zur Schockbehandlung notwendig, das Verbrennungsödem besteht jedoch wesentlich kürzer, so dass früher mit der Nekrosenabtragung und Deckung der Verbrennungswunde begonnen werden kann.

Wesentlich ist, dass es in der Lunge zu keinem langdauernden interstitiellen Ödem mit Verschlechterung der Lungenfunktion kommt.

Die gebräuchlichste Formel zur Berechnung der initialen Flüssigkeitstherapie für die ersten 24 h ist die *Baxter-Formel*, bei der nie mit mehr als 50 % verbrannter Körperoberfläche (VKOF) gerechnet wird.

> Baxter-Formel zur Berechnung der Flüssigkeitsmenge für die ersten 24 h nach der Verbrennung:
> Elektrolytlösung [ml] in den ersten 24 h = 4 ml × kg Körpergewicht × % VKOF.
> Beachte: Berechnung mit maximal 50 % VKOF durchführen!

Während der ersten 8 h nach dem Unfall sollte die Hälfte der notwendigen Flüssigkeitsmenge verabreicht werden, in den weiteren 16 h der Rest. Bei Kindern wird zu dieser Menge noch der normale Erhaltungsbedarf addiert.

Diese Formeln ermöglichen die Berechnung von Richtwerten für den notwendigen Flüssigkeitsersatz; je nach Kreislaufverhalten und Harnausscheidung muss jedoch eine individuelle Anpassung erfolgen (Tabelle 70-2).

Eiweißverluste
Neben Flüssigkeit wird Eiweiß in das Interstitium verloren. Werden nur Elektrolytlösungen gegeben, kommt es zu einem massiven Abfall des Gesamteiweiß im Serum. Ein kolloidosmotischer Druck (KOD) von 15 mmHg sollte nicht unterschritten werden; bei niedrigen Werten muss eine Substitution in Form von Frischplasma und Humanalbumin erfolgen [17, 24].

70.5.2 Versorgung bei der Aufnahme

Die primäre Flüssigkeitssubstitution wird meist schon am Unfallort begonnen und sollte fortgeführt werden. Bei einer thermischen Schädigung der Schleimhäute von Mund und Nase ist die Intubation erforderlich. Das

Tabelle 70-2. Zielgrößen für die initiale Flüssigkeitstherapie

Urinausscheidung	~ 1 ml/kgKG/h
Hämatokrit	~ 45 %
MAP	> 60 mmHg
Herzfrequenz	< 120 Schläge/min
ZVD	~ 5 mmHg

Ausmaß der Schädigung sollte durch eine Bronchoskopie beurteilt werden, um die Indikation für eine weitere maschinelle Beatmung zu klären.

Bei Verbrennungen, die 30 % der KOF überschreiten, sind ein zentraler Venenkatheter sowie ein Blasenkatheter unerlässlich. Die Reinigung und Inspektion der Verbrennungswunden sollte in Allgemeinanästhesie erfolgen. Eine regelmäßige Überwachung des Blutdrucks muss unbedingt gesichert sein. Bestehen Verbrennungen an allen Extremitäten, so dass eine unblutige Druckmessung nicht möglich ist, sollte ein Arterienkatheter gelegt werden, der auch eine Kontrolle der Blutgase erlaubt.

Ist die perkutane Punktion aufgrund des Ödems unmöglich, muss das Gefäß freigelegt werden. Die Tetanusprophylaxe darf nicht vergessen werden.

Folgende Laborwerte müssen sofort erhoben werden [6]:
- Blutbild,
- Serumelektrolyte,
- Blutgase,
- Blutzucker,
- Gerinnung,
- Leber- und Nierenfunktionsproben,
- Gesamteiweiß oder kolloidosmotischer Druck,
- Blutgruppe.

70.6 Intensivbehandlung

70.6.1 Beatmung

Patienten mit Inhalationstraumen, mit Verbrennungen des Gesichts, aber auch mit sehr ausgedehnten Brandverletzungen müssen frühzeitig intubiert werden, noch bevor das Ödem entsteht. Sedierung und Analgesie können ebenfalls, besonders bei Kleinkindern, eine Beatmung erfordern.

Eine *Tracheotomie* sollte nur im Notfall durchgeführt werden, da bei Brandverletzungen die Gefahr der Tracheitis durch die Keime der infizierten Brandwunde groß ist. Spätere Stenosen im Bereich des Tracheostomas sind eine häufige Komplikation.

Eine möglichst rasche Extubation ist anzustreben.

70.6.2 Schmerzlinderung

Brandverletzungen, insbesondere Verbrühungen II. Grades, sind sehr schmerzhaft. Die tägliche Reinigung der Verbrennungswunde und das Auftragen der bakteriostatischen Salben verursachen weitere Schmerzen. Nach dem Unfall ist die intravenöse Gabe von stark wirkenden Analgetika unerlässlich, zusätzlich sind häufig Sedativa erforderlich.

Bei Wundreinigung und Verbandwechsel hat sich Ketamin bewährt, z. B. in Kombination mit Diazepam. Propofol kann ebenfalls eingesetzt werden, führt aber möglicherweise zu einem deutlichen Blutdruckabfall.

70.6.3 Infektionsprophylaxe

Bestimmung der Keimzahl
Um eine Infektion rechtzeitig zu erfassen, ist die Keimbesiedelung regelmäßig zu überprüfen. Bei der Aufnahme sollte die eigene Keimflora des Patienten durch Abstriche aus allen Körperöffnungen erhoben werden. Tägliche Abstriche von allen Verbrennungswunden erlauben eine kontinuierliche Überwachung der lokalen Wundbesiedelung.

Große Bedeutung kommt der Keimzahlbestimmung in Hautstanzen zu. Überschreitet die Keimzahl 100 000/cm^2 gestanztes Verbrennungsareal, kann von einer lokal invasiven Infektion, einer „Burn-wound-Sepsis", gesprochen werden. Diese lokalen Keimzahlen haben prognostischen Wert für das Anheilen von Hauttransplantaten sowie für das Entstehen einer Sepsis. Bei Keimzahlen von <100 000/cm^2 gestanztes Verbrennungsareal heilen Transplantate gut ein, Keimzahlen von >100 000/cm^2 deuten auf eine generalisierte Sepsis hin.

Blutkultur
Bakteriämien sind nur schwer nachzuweisen, deshalb sollte bei jedem Fieberschub sofort eine Blutkultur abgenommen werden, um eine gezielte Antibiotikabehandlung zu ermöglichen.

Nekroseabtragung
Da aus der verbrannten Haut kontinuierlich Mediatoren freigesetzt werden, die die Infektabwehr negativ beeinflussen, muss das nekrotische Gewebe möglichst rasch entfernt und die Wundfläche mit Hauttransplantaten gedeckt werden [16].

Lokale antibakterielle Behandlung
Durch lokale Anwendung von antibakteriell wirksamen Substanzen wird versucht, die Besiedelung der Verbrennungswunde zu verzögern. Die gebräuchlichsten Substanzen sind:
- 1 %ige Silbernitratlösung,
- Sulfamylon-Creme,
- Silbersulfadiazin-Creme,
- Flamacerium,
- Povidonjodsalbe.

Gerbemethoden mit Tannin und Mercurochrom (Grobsche-Phasengerbung) sind heute verlassen.

Silbernitratlösung
1 %ige Silbernitratlösung wird als Umschlag angewandt, der 2–4-stündlich gewechselt wird. Da sich die Umschläge schwarz färben, ist die Handhabung für das

Personal sehr unangenehm. Ausschließlich bei Verbrennungen II. Grades kann nach der Reinigung 10%iges Silbernitrat aufgesprüht werden; dabei entsteht ein schwarzer, derber Schorf aus Silberproteinat, der nach etwa 10 Tagen im Bad von der neu epithelialisierten Haut abgezogen wird. Von Vorteil ist die sofortige Schmerzlinderung, ein Nachteil hingegen eine schleichende Infektion unter der schwarzen Kruste. Außerdem sind Fälle von Methämoglobinbildung bei Reduktion von Nitrat zu Nitrit beschrieben worden.

Sulfamylon
Sulfamylon penetriert gut in den Verbrennungsschorf, wird 2-mal täglich aufgetragen, ist jedoch beim Auftragen sehr schmerzhaft; die Anwendung setzt eine ausreichende Nierenfunktion bei regelmäßigen pH-Wertkontrollen voraus, da Sulfamylon ein Carboanhydrasehemmstoff ist und so zu einer Azidose führen kann.

Silbersulfadiazin
Wegen seiner einfachen Handhabung und geringeren Nebenwirkungen wird Silbersulfadiazin besonders gern verwendet. Ein Nachteil ist der weiche schmierige Verbrennungsschorf, der dabei entsteht.

Flamacerium
Die Kombination von Sulfadiazine mit Cerium-Nitrat (= Flamacerium) scheint, speziell bei sehr ausgedehnten Verbrennungen, neben der bakteriostatischen Wirkung auch die Immunfunktion zu verbessern. Als möglicher Wirkungsmechanismus wird die Bindung verschiedener „Verbrennungsmediatoren" durch das Cerium diskutiert.

Povidonjodsalbe
Povidonjod- (= Betaisodona-)Salbe muss 4-stündlich aufgetragen werden, hat eine gute bakteriostatische Wirkung und bildet nach wenigen Tagen einen trockenen, lederartigen Schorf.

CAVE Bei großflächigen Verbrennungen II. Grades muss jedoch mit der Resorption von Jod gerechnet werden, das bei eingeschränkter Nierenfunktion zu Störungen der Schilddrüsenfunktion und zu Jodintoxikationen, insbesondere bei Kindern, führen kann [25].

Systemische Antibiotikaprophylaxe
Eine routinemäßige, systemische Antibiotikaprophylaxe wird grundsätzlich abgelehnt, da die Antibiotika lokal keinen ausreichenden Wirkspiegel erreichen und die Bildung von resistenten Bakterienstämmen begünstigen.

Besteht jedoch ein Inhalationstrauma oder hat der Patient aspiriert, kann eine Antibiotikaprophylaxe diskutiert werden. Auch perioperativ sollten, wenn besiedelte Nekrosen abgetragen werden, Antibiotika entsprechend dem Antibiogramm für 2 Tage verabreicht werden. Wird eine „Burn-wound-Sepsis" oder eine Bakteriämie festgestellt, muss ebenfalls eine Behandlung mit Antibiotika entsprechend dem Antibiogramm erfolgen [8].

Staphylococcus aureus ist der häufigste grampositive Keim, der zur Wundinfektion führt. Leider treten nun immer häufiger multiresistente Staphylokokken auf (MRSA), die zur Verseuchung einer ganzen Intensivstation führen können. Daher müssen solche Patienten isoliert werden.

Es kommt bei Brandverletzten häufig zu gramnegativen Infektionen, z. B. mit Pseudomonas, E. coli oder Klebsiella, möglicherweise durch eine bakterielle Translokation aus dem Darm. Deshalb wird in diesen Fällen eine selektive Darmdekontamination (SDD) diskutiert.

Die schlechte Infektabwehr von Brandverletzten führt nicht selten zu Pilzinfektionen; daher sind regelmäßige Spülungen der Mundhöhle mit einem Antimykotikum empfehlenswert; eine systemische Prophylaxe mit einem Antimykotikum ist aber nicht indiziert [9]!

70.6.4 Ernährung

Alle Patienten mit Verbrennungen III. Grades mit mehr als 25% VKOF benötigen eine Ernährungstherapie. Nach der Schockbehandlung, in den ersten 24 h, sollte die erforderliche Flüssigkeitsmenge durch 5%ige Glukose und Plasmaproteinlösungen ersetzt werden. Eine strikte Einschränkung der Natriumzufuhr beschleunigt den Rückstrom des interstitiellen Ödems. Nach der Schocktherapie kann mit dem schrittweisen Aufbau der Ernährung begonnen werden [1–3, 19].

Kalorienbedarf
Der Kalorienbedarf des Patienten wird durch Addition der basalen Stoffwechselrate und der prozentualen Stoffwechselsteigerung, die der verbrannten Köperoberfläche entspricht, berechnet. Auch bei ausgedehnten Verbrennungen überschreitet der Kalorienbedarf nie 60 kcal/kgKG. 20–30% der Kalorien können in Form von Protein, 30% als Fett und der Rest als Kohlenhydrat verabreicht werden.

Enterale Ernährung
Die enterale Nahrungszufuhr sollte unbedingt bevorzugt werden, denn die physiologischen Regulationsmechanismen von Gastrointestinaltrakt und Leber gewährleisten eine bessere Substratverwertung. Von besonderer Bedeutung ist die Beeinflussung der Infektabwehr, v. a. durch Normalisierung der Darmflora und Aufrechterhaltung der bakteriellen Darmwandbarriere. Von der bedarfsadaptierten Wunschkost mit zusätzlicher Sondenkost bis zur ausschließlichen Sondenernährung kann, entsprechend den individuellen Gegebenheiten, jede enterale Ernährung gewählt werden.

Sondennahrung

Als Sondennahrung sollte primär eine natriumarme Peptiddiät gewählt werden. Menge und Osmolarität sollten schrittweise gesteigert werden; bei guter Verträglichkeit kann auf eine nährstoffdefinierte Diät umgestellt werden.

Während der ersten beiden Behandlungswochen ist meist eine zusätzliche parenterale Ernährung erforderlich. Dazu eignen sich Mischlösungen, die Fett, Aminosäuren und Kohlenhydrate mit einer Energiedichte von etwa 1 kcal/ml enthalten und mit einer konstanten Zufuhrrate verabreicht werden. Vitamine und Spurenelemente können durch handelsübliche Mischampullen zugeführt werden.

Die zusätzliche Gabe von täglich 1 g Ascorbinsäure scheint die Wundheilung zu begünstigen. Auch ein erhöhter Kupfer- und Zinkbedarf scheint bei totaler parenteraler Ernährung gegeben zu sein [14].

70.6.5 Medikamentöse Behandlung

Bei älteren Patienten kann wegen der Flüssigkeitsbelastung eine Digitalisierung erwogen werden. Eine Thromboseprophylaxe mit Heparin sollte unbedingt erfolgen. Primäre Hypotonien sollten nicht mit Katecholaminen, sondern mit Flüssigkeit behandelt werden.

Bei frühzeitiger enteraler Ernährung verzichten manche Autoren auf eine Ulkusprophylaxe mit H_2-Blockern. Wenn stabile Kreislaufverhältnisse bestehen, kann versucht werden, ab der 3. Woche die Katabolie mit β-Blockern zu vermindern.

70.6.6 Überwachung und Laborbefunde

Monitoring

Zur kontinuierlichen Überwachung sind das EKG, der zentrale Venendruck und eine regelmäßige Blutdruckmessung – bei ausgedehnten Verbrennungen die intraarterielle Druckmessung und die Stundenurinmessung – unerlässlich. Die stündliche Harnausscheidung sollte >1 ml/kg betragen, der mittlere ZVD zwischen 0 und 5 mmHg liegen (Tabelle 70-2).

Pulmonaliskatheter

Ein Pulmonaliskatheter sollte nur bei schwerwiegenden Störungen der Herz-Kreislauf- und Nierenfunktion gelegt werden, da die Gefahr der Infektion bei diesen Patienten besonders groß ist. Beim Einführen des Katheters ist Operationskleidung zu tragen und eine großflächige sterile Abdeckung vorzunehmen.

Pulmonalarteriendruck (PAP) sowie pulmonalkapillärer Verschlussdruck (PCWP) sind bei ausgedehnten Verbrennungen meist niedrig. Normalwerte können gewöhnlich nur mit einer überproportional hohen Flüssigkeitszufuhr erreicht werden. Als wichtigster Parameter muss das HZV angesehen werden; die Flüssigkeitszufuhr kann so lange gesteigert werden, wie dadurch das HZV zunimmt. Das HZV ist wegen der hohen Katecholaminwerte meist ebenfalls erhöht (6–10 l/min).

Gewichtskontrollen

Tägliche Gewichtskontrollen mit einer Bettenwaage erleichtern die Flüssigkeitsbilanzierung, erlauben jedoch keine Aussage über den Ernährungszustand.

Kontrolle der Infusionstherapie

Um die Effizienz der Infusionstherapie zu überwachen, müssen Hb, Hk, Na^+, Blutgase und kolloidosmotischer Druck während der ersten 2 Tage 4-stündlich gemessen werden.

Laborkontrollen

Folgende Laborwerte dienen der Ernährungskontrolle:
- täglich:
  - Blutzucker,
  - Elektrolyte,
  - Harnstoff im Serum und 24-h-Urin,
  - Kreatinin,
  - Gesamteiweiß;
- 2-mal wöchentlich:
  - Leberwerte einschließlich Cholinesterase,
  - Fibrinogen,
  - Triglyzeride,
  - wenn möglich Albumin, Transferrin, Präalbumin und retinolbindendes Protein.

Diese Werte erlauben die Beurteilung der Leber- und Nierenfunktion.

Tabelle 70-3. Methoden zur Kontrolle des Ernährungszustands und der Katabolie bei Brandverletzten

Parameter	Ernährungsstatus	Katabolie
Anthropometrische Methoden	–	–
Katabolie-Indizes:		
Stickstoffbilanz	–	+
Harnstoffproduktionsrate	–	+
Katabolie-Index (Bistrian)	–	R^+
Nettoproteinverwertung	R^+	R^+
3-Methylhistidinausscheidung	–	+
Eiweissstoffwechsel:		
Plasmaprotein	–	–
Plasmaalbumin	+/–	–
Aktuphasenproteine	R^+	–
Aminosäuren (Plasma, Muskel)	+/–	–
Hautantigentest	+/–	–
Kalorimetrie	–	+

– ungeeignet, + geeignet, R^+ in der Routine gut anwendbar.

Einschätzung des Ernährungszustands

Viele Methoden zur Bestimmung des Ernährungszustands können beim Brandverletzten nicht eingesetzt werden. Körpergewicht und anthropometrische Verfahren, Gesamteiweiß und Serumalbumin sind in den ersten Wochen nicht maßgebend. Für die routinemäßige Verlaufskontrolle der Katabolie eignen sich die indirekten Parameter des Proteinstoffwechsels wie der Harnstoffproduktion, der Bistrian-Index und die Nettoproteinverwertung (Tabelle 70-3).

Dabei ist der tägliche Vergleich des Energiebedarfs mit der tatsächlich verabreichten Energie- und Substratmenge unerlässlich.

70.7 Operative Maßnahmen

Bei Verbrennungen III. Grades muss die nekrotische Haut möglichst noch vor der Keimbesiedelung, etwa vor dem 10. Tag nach dem Unfall, entfernt und eine Deckung durch Hauttransplantate angestrebt werden. Bei ausgedehnten Verbrennungen muss die verbrannte Haut rasch und möglichst großflächig entfernt werden. Um Blutverluste zu vermeiden, werden in diesen Fällen Haut und Subkutis bis zur Faszie entfernt (Nekrektomie).

Auf ästhetische Gesichtspunkte kann bei diesen Schwerstverbrannten keine Rücksicht genommen werden; Operationen von Gesicht und Händen müssen, da sie sehr zeitaufwendig sind, primär verschoben werden.

> Die tangentiale Exzision verursacht große Blutverluste, so dass maximal 20% der Köperoberfläche während einer Operation abgetragen und gedeckt werden können.

Die erste Operation sollte am 3. Tag nach dem Unfall, nach Abklingen des initialen Ödems, erfolgen; jeweils nach einem Tag Pause sollte wieder operiert werden, bis die gesamte nekrotische Haut entfernt und die Wundareale gedeckt sind.

Wenn die gesamte Eigenhaut trotz Meshgraft-Technik nicht zur Deckung ausreicht, können konservierte Leichenhaut, Schweinehaut oder künstliche Ersatzhaut zu Hilfe genommen werden. Versuche, Fremdhaut durch Immunsuppression zum Einheilen zu bringen, haben bisher keine überzeugenden Erfolge erbracht. Die Züchtung von Epidermalzellen wie Keratozyten und Fibroblasten benötigt meist 2–3 Wochen; diese Transplantate sind sehr verletzlich und schaffen nur einen unzureichenden Wundverschluss [6].

70.8 Sonderformen und Zusatzverletzungen

70.8.1 Inhalationstrauma

Brände in geschlossenen Räumen führen meist auch zu einem Inhalationstrauma; der Schweregrad der Verletzung hängt von der Brandquelle, der Temperatur und von der Dauer der Einwirkung ab. Bei jedem Inhalationstrauma wirken 2 schädigende Komponenten: Hitze und toxische Gase; außerdem entsteht durch den Brand ein O_2-Mangel.

Da Luft nur schlecht Hitze leitet und die feuchten oberen Luftwege jedes Gas rasch abkühlen, beschränkt sich das thermische Trauma meist auf die oberen Luftwege, und es kommt zu einer Schädigung von Oropharynx und Trachea. Nur das Einatmen von heißem Dampf führt auch zu Verbrennungen tiefer gelegener Lungenabschnitte.

Pathophysiologie

Das Hitzetrauma schädigt die Schleimhaut des oberen Atemtrakts und führt dabei zur Freisetzung verschiedener Mediatoren wie Komplement, Histamin, Hypoxanthin und freien O_2-Radikalen, die alle die vaskuläre Permeabilität steigern und so rasch zu einem lebensbedrohlichen Ödem führen.

Weiterhin kann in tieferen Atemabschnitten das Ziliarepithel geschädigt werden. Mediatoren wie PGI_2 führen initial zu einer Vasodilatation in der Lungenstrombahn; dabei wird Transsudat freigesetzt, das nun die Atemwege behindert und die Bildung von Thromboxan begünstigt. Thomboxan aber verengt die Lungenstrombahn und es kommt zum „Leukozytensticking" in der pulmonalen Mikrozirkulation und dabei zu einer neuerlichen Freisetzung von Zytokinen.

So wird die geschädigte Lunge zu einer Quelle verschiedener Mediatoren, die wiederum andere Organe schädigen.

Da auch die mukoziläre Clearance vermindert ist und die Produktion von Surfactant sinkt, bilden sich distale Atelektasen, die den Gasaustausch erschweren, das Ventilations-Perfusions-Verhältnis verschlechtern und die Basis für Infektionen sind.

Neben der Hitze spielen beim Inhalationstrauma aber auch die toxischen Bestandteile des Rauchs eine wesentliche Rolle. CO und CO_2 (Kohlenmonoxid und Kohlendioxid) entstehen bei jedem Brand. Hochgiftige Zyanidverbindungen bilden sich beim Brand von synthetischem Baumaterial und Wohntextilien; weiterhin entstehen ätzende Verbrennungsprodukte wie verschiedene Aldehyde und Acroline. Die Reizgase verätzen die Epithelien der Atemwege, CO aber verhindert den O_2-Transport, da es O_2 aus der Bindung mit Hämoglobin verdrängt.

Die Zyanide wiederum blockieren die Zytochromoxidase und führen so zur Gewebehypoxie (Toxizitätsvergleich s. Tabelle 70-4).

Tabelle 70-4. Toxizität verschiedener Verbrennungsprodukte

Wirkungsfolge	Kohlenmonoxid	Kohlendioxid	Hydrogenzyanid
Übelkeit	0,04%	5%	0,004%
Bewusstlosigkeit	0,30%		0,011%
Tod in wenigen Minuten	0,50%	12%	0,018%

Jedes Inhalationstrauma verschlechtert die Überlebenschancen eines Brandverletzten und ist deshalb bei der Beurteilung der Prognose immer zu berücksichtigen.

Therapie
Besteht der Vedacht auf ein Inhalationstrauma, sollte schon am Notfallort intubiert werden, damit die Atemwege gesichert sind, bevor das Ödem zur Obstruktion führt. Eine Beatmung mit 100% O_2 ist immer sinnvoll, da auf diese Weise CO aus der Bindung mit Hämoglobin verdrängt werden kann. Auch bei der Zyanidvergiftung ist initial die Optimierung des O_2-Angebots sinnvoll. Steht eine hyperbare Druckkammer zur Verfügung, so kann bei einem Carboxyhämoglobinanteil >25% der Patient mit O_2 unter 3 AtmÜ behandelt werden.

Bei der Zyanidvergiftung wird die sofortige Gabe von 150–250 mg/kg Natriumthiosulfat und von ca. 4 g Hydroxycobalamin empfohlen. Zyanid kann als unlösliches Salz (z.B. Thiozyanat) gebunden werden; dadurch wird die Reaktion mit der Zytochromoxidase verhindert.

Um die Ausdehnung des Inhalationstraumas festzustellen, muss eine Bronchoskopie durchgeführt werden [5]. Die weitere Beatmungstherapie wird sich am lokalen Ödem und am Gasaustausch orientieren. Gute Befeuchtung und regelmäßige Bronchialtoilette sind wesentlich. Grundsätzlich sollte möglichst rasch extubiert werden, damit die Patienten selbst mitarbeiten und mobilisiert werden können [13].

Leider treten beim Inhalationstrauma häufig Komplikationen auf wie ARDS, Pneumonien und in der Folge ein Barotrauma. Gelegentlich kann mit konventionellen Beatmungsmethoden kein ausreichender Gasaustausch erreicht werden. Hier kann im Einzelfall eine eine extrakorporale Membranoxygenierung (ECMO) sinnvoll sein.

70.8.2 Elektrotrauma

Eine spezielle Form der Brandverletzung ist der Hochspannungsunfall (>1000 V). Beim Stromdurchtritt durch den Körper entsteht Wärme, abhängig von Stromstärke, Gewebewiderstand und Einwirkungszeit. Dabei kommt es zur Gewebeschädigung, deren Ausmaß oft erst nach längerer Behandlungszeit manifest wird, wenn Gefäße obliterieren und Muskelmassen nekrotisch werden. Es entwickelt sich ein Syndrom, das dem „Crushtrauma" ähnelt mit Hämolyse, Myoglobinurie und „Crushniere". Je nach Stromverlauf können Herzrhythmusstörungen, Paresen und Koma auftreten. Vielfach kommt es auch zum Kreislaufstillstand und dadurch zum Sturz mit zusätzlichen Verletzungen wie Knochenbrüchen oder Schädel-Hirn-Trauma.

Therapie
Bei Kammerflimmern mit Kreislaufstillstand ist zu allererst eine kardiopulmonale Wiederbelebung (CPR) am Notfallort notwendig; erfolgt die CPR rechtzeitig, ist sie meist erfolgreich, die Patienten müssen aber weiter sorgfältig überwacht werden, da jederzeit erneut lebensbedrohliche Herzrhythmusstörungen auftreten können. Der Flüssigkeitsbedarf ist schwer abzuschätzen, da die VKOF kein guter Parameter zur Berechnung ist.

Trotzdem kann die notwendige Flüssigkeitsmenge grundsätzlich mit der Baxter-Formel ermittelt werden; die weitere Therapie wird jedoch nach folgenden Zielgrößen gesteuert:
- Stundenurinausscheidung >1 ml/kg,
- MAP ≈ 60 mmHg,
- Herzfrequenz <120/min.

Um eine Crushniere zu verhindern, ist eine forcierte Diurese sinnvoll; hierfür wird die Gabe von Mannit empfohlen.

Entlang des Stromdurchtritts sollte rasch fasziotomiert werden, damit weitere Schädigungen durch Kompression der Nerven oder Ischämie vermieden werden. Initial ist nur schwer zu erkennen, welche Muskelgruppen nekrotisch werden. Wieviel und welches Gewebe beim Stromdurchtritt geschädigt wurde, kann klinisch kaum beurteilt werden; mit einer Kernspintomographie kann nekrotisches Gewebe genau identifiziert und der chirurgische Eingriff geplant werden [20]. Verkohlte Extremitäten sollten amputiert und Begleitverletzungen wie SHT oder Knochenbrüche – wenn notwendig – sofort chirurgisch versorgt werden.

70.8.3 Chemisches Trauma

Vielfältige Chemikalien werden in allen Bereichen des täglichen Lebens (Haushalt, Industrie, Handwerk) benutzt; bei unsachgemäßer Handhabung kommt es immer wieder zu Verletzungen.

Grundsätzlich werden, je nach pH-Wert, Laugen und Säuren unterschieden; bei beiden Substanzgruppen kommt es je nach Einwirkungsdauer zu einer chemischen Reaktion mit Eiweiß (Reduktion oder Oxidation) und somit zu Nekrosen der Haut. Werden die schädigenden Noxen transkutan absorbiert, kann eine systemische Vergiftung auftreten.

Bei jedem Unfall mit Chemikalien muss die Therapie mit Hilfe einer Vergiftungszentrale individuell geplant werden [7].

70.8.4 Nekrotisierende Hauterkrankungen

Schwerste nekrotisierende Erkrankungen der Haut wie das Erythema multiforme oder die toxische Epidermolyse führen zu pathophysiologischen Veränderungen, die einer Verbrennung ähneln und deshalb auch in ähnlicher Weise behandelt werden müssen. Auf die Ätiologie, Pathophysiologie und Histologie dieser Krankheitsbilder soll hier nicht eingegangen werden, da die kausale Behandlung immer vom Dermatologen übernommen wird [28].

70.9 Komplikationen

Infektionen

Die häufigsten Komplikationen sind Infektionen, die meist von der infizierten Brandwunde ausgehen. Eintrittspforten für die Keime sind jede Art von Katheter, Drainagen, ein Tracheostoma und auch der Endotrachealtubus. Deshalb sollten möglichst wenige „Leitungen" gleichzeitig liegen und die rasche Extubation des Patienten angestrebt werden. Bei ungeklärten Fieberschüben müssen die Katheter gewechselt und die Spitzen untersucht werden.

Nierenversagen

Das primäre Nierenversagen ist dank der guten Primärversorgung heute selten; im Rahmen der Sepsis kommt es jedoch sekundär häufig zu einem Multiorganversagen.

Myoglobinurie und Crushniere

Starkstromverbrennungen führen zu Muskelnekrosen mit massiver Myoglobinurie und trotz hoher Flüssigkeitszufuhr oft zu einer Crushniere. Die rechtzeitige Hämofiltration hat sich gut bewährt und ist der Hämodialyse vorzuziehen, doch kann die notwendige Heparinisierung, speziell nach tangentialem Débridement, massive Blutungen verursachen.

Störungen der Blutgerinnung

Gerinngungsstörungen im Rahmen einer Sepsis oder nach Massivtransfusionen bei tangentialer Exzision führen immer wieder zu lebensbedrohlichen Blutungen. Die exakte intraoperative Blutstillung und eine sorgfältige Überwachung der Gerinnung mit entsprechender Substitution sind unerlässlich.

70.10 Prognose

Brandverletzungen gehen noch immer mit einer hohen Mortalität einher, die einerseits vom Ausmaß der Verbrennung, andererseits vom Alter und von etwaigen Grunderkrankungen des Patienten abhängen. So muss bei Verbrennungen von mehr als 70 % VKOF die Prognose als sehr schlecht angesehen werden.

Von chinesischen Verbrennungszentren wird von Überlebenden nach 100 %igen Verbrennungen berichtet. Alle Versuche, solche Verletzungen in westlichen Zentren erfolgreich zu behandeln, sind bisher fehlgeschlagen. Als Faustregel zur prognostischen Beurteilung von Erwachsenen kann der Verbrennungsindex nach Fischer (s. Tabelle 70-5) angesehen werden. Liegt der Index höher als 100, so ist die Überlebenschance schlecht.

Die Suche nach prognostischen Markern geht weiter, und so konnte gezeigt werden, dass die IL-6-Konzentration und Procalcitonin als prognostische Faktoren angesehen werden können [10]. Procalcitonin steigt v. a. bei zusätzlichen Infekten; deshalb ist bei der Aufnahme eines Brandverletzten der Verbrennungsindex nach Fischer verlässlicher.

Da selbst 100 %ige Brandverletzungen bei jungen Patienten nur selten sofort zum Tod führen, muss vielfach vom behandelnden Arzt eine Entscheidung über den therapeutischen Aufwand getroffen werden. Eine vordringliche Aufgabe des Intensivmediziners ist in diesen Fällen die Analgosedierung.

Die Behandlung einer großen Verbrennung mit Débridement, Nekrektomie und Hauttransplantation stellt an die Leidensfähigkeit des Patienten und seiner Angehörigen, aber auch an die psychische Belastbarkeit des Pflegepersonals extreme Anforderungen.

Gerade beim Inhalationstrauma ist es schwierig, bei der Aufnahme die Prognose abzuschätzen. Neue Untersuchungen zeigen, dass eine rasche Normalisierung der Kerntemperatur während der initialen Schocktherapie als günstiges Zeichen angesehen werden kann [22].

Tabelle 70-5. Verbrennungsindex (*VI*) nach Fischer zur prognostischen Beurteilung von Brandverletzungen

$$VI = \%III° \text{ VKOF} + \frac{2 \times \% II° \text{ VKOF}}{3} + \text{Alter (Jahre)}$$

$VI < 100$ gute Überlebenschance
$VI > 100$ schlechte Prognose
$VI > 130$ keine Überlebenschance

Literatur

1. Alexander JW (1985) Immunity, nutrition and trauma: an overview. Acta Chir Scand 522: 141
2. Archer SB, Burnett RJ, Fischer JE (1996) Current uses and abuses of total parenteral nutrition. Adv Surg 29: 165–189
3. Balogh D (1983) Ernährungstherapie bei Brandverletzten. Ernährung Nutr 7: 73
4. Balogh D, Moncayo R, Bauer M (1984) Hormonal dysregulations in severe burns. Burns 10: 257
5. Bingham HG, Gallagher TJ (1987) Early bronchoscopy as a predictor of ventilatory support for burned patients. J Trauma 27: 1286
6. Cameron S (1997) Changes in burn patient care. Br J Theatre Nurs 7: 5–7
7. Cartotto RC, Peters WJ, Neligan PC, Douglas LG, Beestrom J (1996) Chemical burns. Can J Surg 39: 205–211
8. Cremer R, Ainaud P, Le-Bever H, Fabre M, Carsin H (1996) Infections nosocomiales dans un service de brulés. Résultats d'une enquête prospective d'un an. Ann Fr Anesth Réanim 15: 599–607
9. Dean DA, Burchard KW (1998) Surgical perspective on invasive candida infections. World J Surg 22: 127–134
10. Demirdjian G (1997) Adjusting a prognostic score for burned children with logistic regression. J Burn Care Rehabil 18: 313–316
11. Demling RH (1983) Improved survival after massive burns. J Trauma 123: 179
12. Fratianne RB, Brandt CP (1997) Improved survival of adults with extensive burns. J Burn Care Rehabil 18: 347–351
13. Herndon DN, Thompson PB, Linares HA, Traber DL (1986) Postgraduate course: respiratory injury Part I. Incidence, mortality, pathogenesis and treatment of pulmonary injury. J Burn Care Rebil 7: 184
14. King N, Goodwin CW (1984) Use of vitamine supplements for burned patients: a national survey. J Am Diet Assoc 84: 923
15. Kohn D (2000) Verbrennungstrauma: Präklinik und Klinik aus anästhesiologischer Sicht. Anästhesist 49: 359–370
16. Mac Millan BG (1982) The surgical and medical support of burn patients. John Wright-PSG Inc Boston
17. Marinov Z, Kvalteni K, Koller J (1997) Fluid resuscitation in thermally injured pediatric patients. Acta Chir Plast 39: 28–32
18. Masellis M, Gunn SWA (1995) The Management of burns and fire disasters: Perspectives 2000. Kluwer Academic Publ, Dordrecht, Boston, London
19. Mochizuki H, Trocki O, Dominioni L, Alexander JW (1985) Reduction of postburn hypermetabolism by early enteral feeding. Curr Surg 42: 121
20. Nettelblad H, Thuomas KH, Joberg F (1996) Magnetic resonance imaging: a new diagnostic aid in the care of high-voltage electrical burns. Burns 22: 117–119
21. Ninnemann JL (1982) Immunologic defense against infection: Alterations following thermal injuries. J Burn Care Rehabil 355
22. Platt AJ, Aslam S, Judkins K, Phipps AR, Smith GL (1997) Temperature profiles during resuscitation predict survival following burns complicated by smoke inhalation injury. Burns 23: 250–255
23. Pocas A (1985) Verbrennungsbehandlung. Med Welt 36: 385
24. Tompkins RG, Burke JF (1986) Burn therapy 1985: Acute management. Intensive Care Med 12: 289
25. Van der Merwe AE (1997) Profile of patients treated with Betadine cream and ointment in a major burn centre over a period of ten years (1986–1995). Dermatology 2: 49–52
26. Van Rijn RR, Kuijper EC, Kreis RW (1997) Seven-year experience with a "quarantine and isolation unit" for patients with burns. A retrospective analysis. Burns 23: 345–348
27. Williams WG, Philips LG (1996) Pathophysiology of the burn wound. In: Herndon DN (ed) Total burn care. Saunders, London Philadelphia, p 63
28. Yarbrough DR (1997) Treatment of toxic epidermal necrolysis in a burn center. J S C Med Assoc 93: 347–350

Spezielle Unfälle: Beinahe-Ertrinken, Tauchunfall, Unterkühlung

Kapitel 71

W. Hasibeder

71.1 Beinahe-Ertrinken 1207
71.1.1 Pathophysiologie 1207
71.1.2 Diagnose und Therapie 1208

71.2 Tauchunfälle 1210
71.2.1 Dekompressionskrankheit (DCS, Caissonkrankheit) 1210
71.2.2 Barotrauma der Lunge 1212
71.2.3 Differentialdiagnose und Therapie der Dekompressionserkrankungen 1213

71.3 Hypothermie 1214
71.3.1 Regulation der Körpertemperatur 1214
71.3.2 Pathophysiologie 1215
71.3.3 Therapie 1216

Literatur 1217

Spezielle Unfälle: Beinahe-Ertrinken, Tauchunfall, Unterkühlung

W. Hasibeder

71.1 Beinahe-Ertrinken

Unter *Ertrinken* im eigentlichen Sinn versteht man den Tod durch Einatmen von Flüssigkeiten. *Beinahe-Ertrinken* bezeichnet einen Ertrinkungsunfall, der zumindest einige Zeit überlebt wird. Weltweit sterben 4 von 100 000 Menschen pro Jahr den Ertrinkungstod. Das Alter der Opfer zeigt dabei 2 Häufungsgipfel – den ersten bei Kindern unter 4 Jahren, den zweiten in der Altersgruppe der 15- bis 19-jährigen [17].

Bei Kleinkindern stellt der Ertrinkungsunfall die zweithäufigste Unfalltodesart dar. Die meisten Ertrinkungsunfälle geschehen im Süßwasser und hier v. a. in Swimmingpools oder künstlich angelegten Teichen, die für unbeaufsichtigte Kleinkinder oft zur tödlichen Falle werden. Epileptiker haben ein etwa 4- bis 5fach erhöhtes Risiko, einem Ertrinkungsunfall zum Opfer zu fallen. Bei Sporttauchern stellt der Ertrinkungsunfall die häufigste Todesursache dar [1]. Der Ertrinkungstod ist ein Tod durch Asphyxie.

Wird der Ertrinkungsvorgang überlebt, bestimmen im wesentlichen 2 Faktoren die Prognose des Patienten:
- pulmonale Komplikationen, die durch das Eindringen von Flüssigkeiten in die Lunge entstehen,
- das Ausmaß der Schädigung des Zentralnervensystems durch Hypoxie.

71.1.1 Pathophysiologie

Die Lunge
Etwa 85–90 % aller Verunfallten aspirieren Flüssigkeit in ihre Lungen (*nasses Ertrinken*). 10–15 % entwickeln im Rahmen des Ertrinkungsvorganges einen sog. *Stimmritzenkrampf*, der ein Eindringen von Flüssigkeit in die Lunge oft bis über den Tod hinaus verhindert (*trockenes Ertrinken* [14]). Aspiration von Flüssigkeiten führt, je nach Art und Menge, zu teilweise schwersten Störungen des Gasaustausches und der Lungenmechanik, die unbehandelt in wenigen Stunden durch progrediente Hypoxämie zum Tod des Individuums führen (Abb. 71-1).

Süßwasser schädigt und inaktiviert direkt den alveolären Surfactant sowie Alveolar- und Gefäßendo-

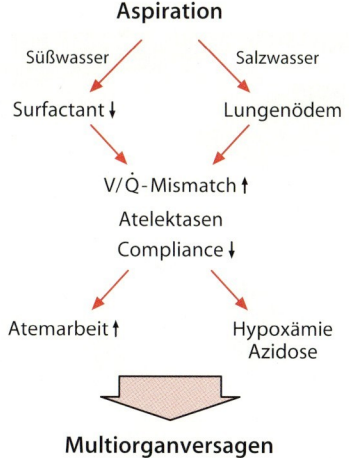

Abb. 71-1. Pathophysiologische Lungenveränderungen bei Flüssigkeitsaspiration

thelzellen. Als Folgen treten ein interstitielles und alveoläres Lungenödem sowie Atelektasen des Lungenparenchyms auf. Salzwasser führt durch hohe Osmolarität zum Einstrom von Plasmaflüssigkeit aus Lungenkapillaren in die Alveolen mit Ausbildung eines alveolären Lungenödems [9].

Der Flüssigkeitseintritt in die Atemwege führt häufig reflektorisch zu Bronchospasmus. Durch zunehmende Störungen des Ventilations-Perfusions-Verhältnisses in der Lunge entwickeln die Patienten eine schwere Hypoxämie. Der vermehrte Flüssigkeitsgehalt der Lunge und der Verlust an oberflächenaktiver Substanz vermindern die Volumendehnbarkeit (*Compliance*) der Lunge und können zu einer beträchtlichen, vom Patienten nicht mehr tolerablen Erhöhung der Atemarbeit führen. Erschwerend kommt hinzu, dass bis zu 70 % der Beinahe-Ertrunkenen Schlamm, Algen und Erbrochenes aspirieren.

Abb. 71-2 zeigt radiologische und computertomographische Lungenveränderungen bei einem beinahe-ertrunkenen Sporttaucher.

Säure-Basen-Haushalt, Herz-Kreislauf-System
Asphyxie führt in kurzer Zeit zur Hypoxämie; abhängig von Ausmaß und Dauer verändern sich die arteriellen

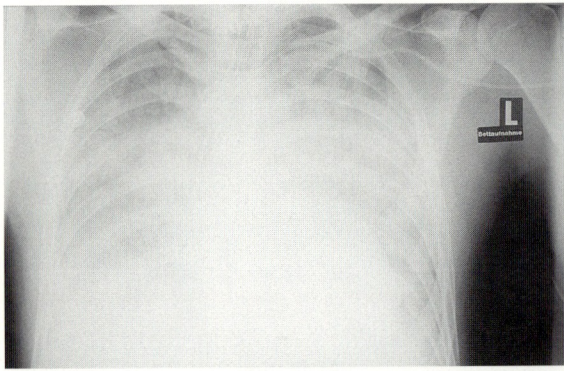
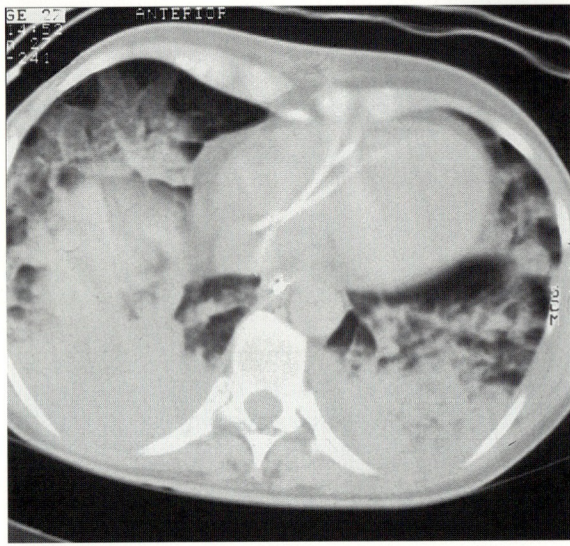

Abb. 71-2. Thoraxröntgenbild und Computertomogramm der Lunge eines beinahe-ertrunkenen Sporttauchers wenige Stunden nach dem Unfall. Das Thoraxröntgenbild zeigt nur noch wenig lufthaltiges Lungengewebe. Im Computertomogramm stellen sich massive dorsale Atelektasen und ein ausgeprägtes interstitielles Lungenödem dar

Blutgase und der Säure-Basen-Haushalt, und in der Folge entstehen sekundäre Organschäden. Der p_aO_2 sinkt innerhalb von 5–8 min von 100 mmHg auf Werte von 5–10 mmHg ab. Der arterielle pH-Wert fällt etwa 0,05/min ab, der p_aCO_2 steigt um ca. 6 mmHg/min an [13].

Hypoxämie und Azidose schädigen das Herz und Gefäßsystem. Eine vorübergehende Endotheldysfunktion führt durch erhöhte Gefäßpermeabilität zum Austritt von Flüssigkeit und zur Hypovolämie. O_2-Mangel des Herzens ist Ursache von systolischem und diastolischem Pumpversagen, von Arrhythmien bis zu Kammerflimmern und von Asystolie [11].

Myokardiale Dysfunktion und vermehrter Volumenbedarf können noch 48–72 h nach erfolgreicher Rettung Beinahe-Ertrunkener nachgewiesen werden.

Andere Organsysteme

Beinahe-Ertrunkene aspirieren selten große Flüssigkeitsmengen. Deshalb kommt es nur in Ausnahmefällen zu klinisch bedeutsamen Elektrolytstörungen oder Hämolyse. Ein akutes Nierenversagen oder schwere Gerinnungsstörungen sind selten. Ihr Vorhandensein zeigt eine extrem lange Hypoxiezeit mit sehr schlechter Prognose an.

Prognose

Etwa 10–20% aller Beinahe-Ertrunkenen erleiden neurologische Dauerschädigungen. Bei wachen oder am Notfallort somnolenten Patienten, die adäquat notärztlich und intensivmedizinisch therapiert werden, sind kaum Dauerschäden und eine fast 100%ige Überlebensrate zu erwarten. Von den komatösen Beinahe-Ertrunkenen sterben etwa 30% im Krankenhaus, 30–40% überleben mit neurologischem Defizit, und die restlichen Patienten verlassen das Krankenhaus ohne neurologischen Schaden.

Prinzipiell bestimmen der Schweregrad und die Dauer der arteriellen Hypoxämie die neurologische Prognose. Da eine große interindividuelle Variabilität in der Kreislaufadaptation während des Ertrinkungsunfalls, dem Sympathikotonus und der allgemeinen Erschöpfung unmittelbar vor Asphyxie und dem Grad der Hypothermie vor Sistieren der Kreislauffunktion besteht, korreliert die Zeit unter Wasser nicht immer mit dem Ausmaß der neurologischen Schädigung und der Prognose.

71.1.2 Diagnose und Therapie

Notfallort

> Das Hauptziel jeder Therapie beim Beinahe-Ertrunkenen ist die rasche Beseitigung der Hypoxämie.

Der Schweregrad des Ertrinkungsunfalls lässt sich am Unfallort anhand der Bewusstseinslage und der klinischen Zeichen des Lungenversagens abschätzen. Wache Patienten, ohne Zeichen der Ateminsuffizienz, erhalten O_2 über Maske oder Nasensonde und werden zur Sicherheit in einem Krankenhaus für 12–24 h überwacht. Diese Maßnahme verhindert, dass verzögert auftretende pulmonale Komplikationen (*spätes Lungenversagen, Aspirationspneumonie = sekundäres Ertrinken*) übersehen werden.

Patienten mit Bewusstseinstrübung, Bewusstlosigkeit oder deutlichen Zeichen des Lungenversagens wie Dyspnoe, Tachypnoe, Zyanose, Einsatz der Atemhilfsmuskulatur, Lungenödem sollten am Unfallort intubiert und mit 100%igem O_2 sowie mit positiv endexpiratorischen Drücken (PEEP) von 8–12 cm H_2O beatmet werden.

Da Beinahe-Ertrunkene während des Unfalls häufig Wasser verschlucken, weisen bewusstseinsgetrübte oder bewusstlose Patienten ein erhöhtes Aspirationsrisiko auf. Maskenbeatmung und Intubation sollten daher unter gleichzeitigem Krikoiddruck durchgeführt werden. Nach der Intubation sollte der Magen durch eine Magensonde entlastet werden.

> Bei Ertrinkungsunfällen im seichten Wasser ist mit Verletzungen der Halswirbelsäule zu rechnen. Die Halswirbelsäule sollte mechanisch stabilisiert und unnötige Manipulationen vermieden werden.

Bei Patienten mit Asystolie ist mit der sofortigen kardiopulmonalen Reanimation zu beginnen; bei gleichzeitiger Hypothermie muss die Reanimation bis zur Wiedererwärmung durchgeführt werden. Bei einzelnen Ertrinkungsopfern in (eis-)kalten Gewässern wurde von einer vollständigen Erholung nach mehr als 30-minütiger Asphyxiezeit berichtet!

Beim Beinahe-Ertrunkenen besteht nahezu immer eine Hypovolämie, so dass ausreichend Volumen infundiert werden muss. Nicht indiziert ist die prophylaktische Gabe von Antibiotika und Steroiden sowie der Versuch, Flüssigkeit aus den Lungen zu drainieren.

Intensivstation

Beatmung

Beim Patienten mit Flüssigkeitsaspiration stehen die Optimierung der Lungenmechanik und des Gasaustausches sowie die rasche Erkennung und Behandlung kardiovaskulärer Störungen im Mittelpunkt der Intensivtherapie. Die Art der Atemunterstützung oder maschinellen Beatmung richtet sich nach der Schwere der Störung der Lungenmechanik und des Gasaustausches. In unserer Institution bevorzugen wir druckkontrollierte Beatmungsformen, frühzeitige Umkehr des Atemzeitverhältnisses im Sinne einer Inversed Ratio Ventilation (*IRV*) bei moderatem positiv endexpiratorischen Drücken von 10–14 mbar.

Der häufig nachweisbare Bronchospasmus nach Flüssigkeitsaspiration lässt sich meist durch Verneblung von β_2-Mimetika bessern oder beseitigen. Die Entwöhnung vom Respirator muss langsam und in gut überwachten und geplanten Stufen erfolgen. Zu rasche Reduktion von positiv endexpiratatorischen Drücken kann in kurzer Zeit zur Verschlechterung der Lungenfunktion, z. B. durch Neuauftreten eines Lungenödems, führen.

Weitere Maßnahmen

Bei Patienten mit schwerem Lungenversagen und Kreislaufinstabilität empfiehlt sich eine optimierte Kreislaufüberwachung, z. B. auch mit einem Pulmonaliskatheters zur besseren Steuerung der pharmakologischen Kreislauf- und Volumentherapie. Regelmäßiges bakteriologisches Monitoring ermöglicht eine rechtzeitige, gezielte Therapie von Infektionskomplikationen.

Einschätzung der Prognose

Die neurologische Prognose des Patienten wird durch die Dauer und das Ausmaß der zerebralen Hypoxie bestimmt. Leider fehlen zuverlässige klinisch-prognostische Kriterien, da mehrere Untersuchungen gezeigt haben, dass es keine eindeutige Beziehung zwischen der neurologischen Prognose Beinahe-Ertrunkener und initial gemessenen Blutgas- und Säure-Basen-Werten, Plasmaelektrolytkonzentrationen, der initialen Körperkerntemperatur, dem EEG-Befund in den ersten 24 h sowie der Notwendigkeit zur maschinellen Beatmung gibt [16]. Aus diesem Grund müssen Reanimations- und Rettungsmaßnahmen gerade beim Beinahe-Ertrunkenen mit maximalem Einsatz durchgeführt werden.

Abbildung 71-3 zeigt das Endergebnis Beinahe-Ertrunkener, die von 1992–1997 in der Universitätsklinik Innsbruck behandelt worden sind. Wache, somnolente oder stuporöse Patienten mit am Notfallort vorhandenen Vitalfunktionen haben ohne neurologische Schäden überlebt. Von den Patienten, die am Notfallort erfolgreich reanimiert wurden, haben 46 % das Krankenhaus ohne neurologischen Dauerschaden verlassen.

Neurologische Überwachung

Das neurologische Vorgehen bei Beinahe-Ertrunkenen ist in enger Zusammenarbeit mit dem neurologischen Intensivmediziner zu planen und durchzuführen. Bei Patienten mit initialer Bewusstlosigkeit sollte eine tiefe Analgosedierung mit Benzodiazepinen und Opioiden und eine computertomographische Gehirnuntersuchung nach 48–72 h erfolgen, da ein hypoxisches diffuses Hirnödem häufig verzögert auftritt und innerhalb dieses Zeitraumes entdeckt werden kann.

Die frühzeitige Implantation einer Hirndrucksonde zur kontinuierlichen Hirndruckmessung, Barbiturat-

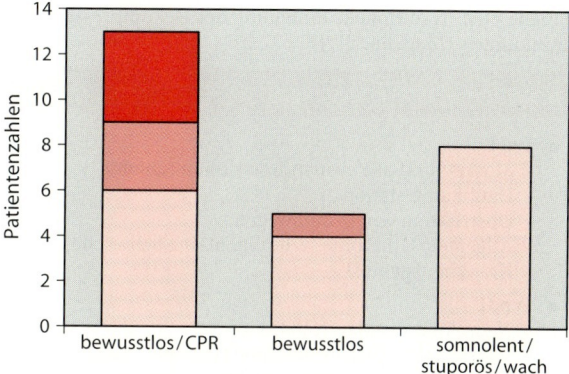

Abb. 71-3. Die Prognose Beinahe-Ertrunkener in Abhängigkeit vom initialen Bewusstseinszustand und der Notwendigkeit zur kardiopulmonalen Reanimation am Notfallort. Von den Patienten, die am Notfallort erfolgreich reanimiert wurden, haben 46 % das Krankenhaus ohne neurologische Dauerschäden verlassen (*dunkelrot* gestorben, *rot* persistierender vegetativer Status, *rosa* normal)

koma, kontrollierte Hyperventilation oder milde Hypothermie bei erhöhtem Hirndruck haben in mehreren Studien bei Beinahe-Ertrunkenen zu keiner Verbesserung der neurologischen Prognose geführt und können daher als klinische Routinemaßnahmen nicht mehr empfohlen werden [2, 20].

71.2 Tauchunfälle

Tauchunfälle sind selten; aufgrund ihrer komplexen Pathophysiologie und klinischen Symptomatologie stellen sie aber eine besondere Herausforderung an den behandelnden Notarzt und Intensivmediziner dar. In den USA gibt es 10–15 Mio. Sporttaucher, und es werden etwa 100 tödliche Tauchunfälle pro Jahr berichtet. Ertrinken und Beinahe-Ertrinken stellen dabei die häufigste Ursache tödlicher Tauchunfälle dar [1].

Der Lungenriss (Barotrauma) und die seltenere Dekompressionskrankheit sind andere Ursachen von tödlichen oder zu schweren bleibenden Schäden führenden Tauchunfällen. Beide Erkrankungen sind Folge einer unzureichenden Dekompression mit in der Folge auftretenden Gasblasen in Gefäßen und/oder Geweben.

Rechtzeitiges Erkennen der Ursache und des Schweregrads eines Tauchunfalls verhindert oder vermindert durch frühzeitigen Einsatz einer angepassten Rekompression und spezialisierten Intensivtherapie die Mortalität und Invalidität. Aufgrund der Ähnlichkeiten in Pathophysiologie, Klinik und Therapie von Dekompressionskrankheit und Barotrauma der Lunge werden Differentialdiagnose und Therapie dieser Erkrankungen gemeinsam am Ende dieses Kapitels dargestellt (s. Tabelle 71-1).

Tabelle 71-1. Traditionelle Einteilung der Dekompressionserkrankungen. (Mod. nach [7])

Dekompressionserkrankungen
• Typ I
– Muskel- und Skelettmanifestationen („bends")
– Hautmanifestationen
– Obstruktion von Lymphwegen
– Allgemeinsymptome (z.B. allgemeine Schwäche, Krankheitsgefühl)
• Typ II
– Neurologische Manifestationen
– Herzkreislauf Manifestationen („chokes")
– Gleichgewichts-, Gehörorgangsmanifestationen
• Barotrauma
– Lunge
– Nasennebenhöhlen
– Ohren
– Zähne
– Gastrointestinaltrakt

71.2.1 Dekompressionskrankheit (DCS, Caissonkrankheit)

Pathophysiologie

Die Caissonkrankheit („decompression sickness", DCS) tritt bei Personen auf, die unter Überdruck arbeiten (Berufstaucher, Tunnel-, Bergwerkarbeiter) oder Sport treiben (Sporttaucher) und zu rasch auf einen meist atmosphärischen Umgebungsdruck zurückkehren.

Voraussetzung für die Krankheitsentstehung ist die Lösung größerer Inertgasmengen im Gewebe; meist handelt es sich um Stickstoff. Bei zu rascher Normalisierung des Umgebungsdrucks übersteigt der Inertgaspartialdruck den lokalen Gewebedruck, und es kommt zur Bläschenbildung oder zum raschen Wachstum bereits vorhandener, mikroskopisch kleiner Gaskerne in Körperflüssigkeiten.

Inertgasaufnahme und -abgabe

Das Ausmaß der Inertgasaufnahme eines Gewebes im Körper hängt hauptsächlich von der Durchblutung, der Gewebelöslichkeit für Stickstoff und vom Gewebevolumen ab.

Die Inertgasaufnahme eines Gewebes kann durch folgende Gleichung beschrieben werden:

$$dp_t/d_t = \dot{Q} \times S_b \times (p_a - p_v).$$

Hier bedeuten:

dp_t/d_t Inertgaspartialdruckzunahme im Gewebe
$\dot{Q}$ Gewebeblutfluss
S_b Löslichkeitskoeffizient des Inertgases im Blut
$p_a - p_v$ Arteriovenöse Inertgaspartialdruckdifferenz

Während der Rückkehr des Organismus zum Atmosphärendruck muss vermehrt im Gewebe gelöstes Inertgas durch Diffusion in das Blut aufgenommen, über den Kreislauf zur Lunge transportiert und schließlich abgeatmet werden. Dieser Vorgang benötigt – je nach Dauer und Ausmaß der Überdruckexposition – eine bestimmte *kritische* Zeit. Ein Unterschreiten dieser Zeit kann zum Auftreten von Gasblasen im Gewebe und damit zu den typischen Symptomen der DCS führen.

Gasblasenentstehung

Bis heute ist nicht geklärt, wie und ob es tatsächlich bei der DCS immer zur Neubildung von Gasblasen in Geweben kommt, oder ob vorhandene, mikroskopisch kleine Gaskernchen durch massive Inertgasaufnahme aus übersättigtem Gewebe rasch zu größeren Gasblasen heranwachsen. In-vitro-Versuche zeigen, dass große Energiemengen für eine Neubildung von Gasblasen in Flüssigkeiten notwendig sind – daher ist dieser Pathomechanismus bei der Entstehung vieler Erkrankungsfälle eher unwahrscheinlich.

Tabelle 71-2. Pathophysiologische Effekte von Gasblasen

Mechanische Effekte	Nichtmechanische Effekte
• **Zerreißung, Distorsion von Geweben** – Nervengewebe – Gleichgewichts-/Gehörorgan – Blutgefäße – Endothelzellen • **Gewebekompression** – Nervengewebe – Sehnen/Knochen – Blutgefäße – Lymphgefäße	• **Zellaktivierung** – Leukozyten – Thrombozyten – Endothelzellen • **Aktivierung humoraler Systeme** – Gerinnung – Fibrinolyse – Komplement – Kallikrein-Kinin

Das Auftreten von Symptomen der DCS hängt von der Anzahl und Größe entstehender Gasblasen, ihrer Lokalisation, Vorerkrankungen (z. B. Gefäßarteriosklerose) und wahrscheinlich einer gewissen biologischen Prädisposition des Individuums ab.

Schädigungsmechanismen

Gasblasen schädigen mechanisch oder über nichtmechanische pathogenetische Mechanismen (s. Tabelle 71-2). Mechanische Schäden entstehen durch Distorsion, Zerreißen von Gewebestrukturen, Obstruktion von Blutgefäßen oder Freisetzung thermischer Energie während des Blasenwachstums oder der Blasenschrumpfung. Nichtmechanische Schädigungen resultieren aus dem Kontakt von Gasoberfläche mit Körperflüssigkeiten. An Gas-Blut-Grenzflächen kommt es zur direkten Aktivierung des Gerinnungs-, Fibrinolyse- und Komplementsystems sowie der Leukozyten und Thrombozyten [6, 23].

Symptome

Die Symptome der DCS werden allgemein in Typ-I- und Typ-II-Symptome eingeteilt (s. Tabelle 71-1). Typ-I-Symptome umfassen Haut-, Muskel-, Gelenk-, Lymph-, Knochen- und Allgemeinsymptome; Typ-II-Symptome betreffen das Nerven- und Herzkreislaufsystem. Tabelle 71-3 gibt einen Überblick über die Häufigkeit von Symptomen in der Frühphase der DCS bei Berufs- und Sporttauchern [19].

Haut und Lymphsystem

Als *Taucherflöhe* wird ein heftiger Juckreiz bezeichnet, der meist die Hände, Nase, Ohren und Fußgelenke befällt. Taucherflöhe entstehen durch Bläschenbildungen innerhalb der Dermis und können von einer vorübergehenden Follikulitis über der juckenden Haut begleitet sein. Gelegentlich kann ein scharlachähnlicher Ausschlag an Thorax, Schultern und oberem Abdomen beobachtet werden. Populäre, fleckige Hautrötungen, v. a. am Körperstamm (*Cutis marmorata*), entstehen durch venöse Abflussbehinderungen in der Haut und wurden als Vorläufer lebensbedrohlicher Symptome bezeichnet. Gasbläschen können mechanisch Lymphwege blockieren und zu schmerzhaften Schwellungen von Lymphknoten, v. a. des Körperstammes, führen (*Lymphadenopathie*). Das Auftreten von Gas in Sehnenscheiden und der Subkutis kann zu einem gut tastbaren Hautemphysem führen.

Schmerzen des Muskel- und Skelettsystems („Bends")

Unter „bends" versteht man Schmerzen im Bereich von Gelenken. Die Schmerzen werden meist asymmetrisch, als dumpf, pulsierend und von ihrer Lokalisation als periartikulär, mit großer Variabilität der Schmerzintensität, beschrieben. Am häufigsten sind

Tabelle 71-3. Häufigkeit von Symptomen in der Frühphase der DCS bei Berufs- und Sporttauchern. (Mod. nach [19] und Daten des Divers Alert Network)

Berufstaucher		Sporttaucher	
Initiale Symptome	Häufigkeit [%]	Initiale Symptome	Häufigkeit [%]
Schmerz („bends")	82,7	Schmerz („bends")	40,2
Exanthem	4,7	Parästhesien	19,2
Parästhesien	4,6	Schwindel	7,8
Schwindel	2,7	Erschöpfung	5,7
Sehstörungen	1,6	Kopfschmerz	5,7
Übelkeit/Erbrechen	0,9	Schwäche	4,8
Schwäche	0,9	Übelkeit/Erbrechen	2,9
Bewusstseinsstörung	0,7	Dyspnoe	2,5
Kopfschmerz	0,6	Bewusstseinsstörung	2,1
Atemnot	0,4	Juckreiz	1,6
Erschöpfung	0,2	Sehstörungen	1,5
Lähmungen	0,2	Exanthem	1,1
		Lähmungen	1,0
		Andere Symptome	3,9

bei Sporttauchern Schulter-, Ellbogen-, Hand- und Fingergelenke betroffen, bei Berufstauchern häufiger die Hüft- und Kniegelenke.

> „Bends" sind das häufigste Symptom der DCS (60–90 % aller Fälle) und treten meist innerhalb der ersten 6 h nach Dekompression auf. Bends sind in 20–30 % der Fälle Vorläufer einer ernsteren Symptomatik.

Allgemeinsymptome

Schwere Erschöpfung, allgemeines Krankheitsgefühl, Gewichtsverlust und Schwäche sind Allgemeinsymptome der DCS, die allein oder als Begleitsymptome der Erkrankung auftreten.

Kardiovaskuläres System („Chokes")

Die „chokes" sind immer Ausdruck einer schweren DCS mit intravasalen Gasembolien v. a. in die Lungenstrombahn, zunehmender Rechtsherzbelastung bis zum kardiogenen Schock. Initial klagen die Patienten über atemabhängige Brustschmerzen mit zunehmender Intensität. Gelegentlicher Husten kann sich zu Hustenattacken mit Synkopen steigern.

Die Patienten klagen über Luftnot und Kurzatmigkeit. Bei Vorhandensein eines offenen oder nur funktionell verschlossenen Foramen ovale kann es zur Blutdruckumkehr auf Vorhofebene und zu Luftembolien in die systemische Zirkulation mit Auftreten einer arteriellen Verschlusssymptomatik kommen (*Myokardischämie, Myokardinfarkt, akute Apoplexie*).

Neurologische Symptome

Die neurologische Symptomatik der DCS ist sehr variabel. Persönlichkeitsveränderungen, Kopfschmerzen, Schwindel, Psychosen, Gesichtsfeldausfälle, periphere Parästhesien und Paresen, Bewusstseinstrübung bis zum Koma werden beschrieben. Am häufigsten treten symmetrische, mit Schädigung des Rückenmarks assoziierte Symptome (*Parästhesien, Hypästhesien, Paresen*) auf. Sporttaucher zeigen häufiger neurologische Manifestationen als Berufs- oder Militärtaucher. Bei mehr als 50 % der Betroffenen treten neurologische Symptome innerhalb der ersten 10 min nach Dekompression auf.

Etwa 90 % der Patienten werden innerhalb von 3 h symptomatisch. Pathophysiologisch werden arterielle Gasembolien, venöse Abflussbehinderungen im Bereich des Rückenmarks, Schädigung von Myelinscheiden und die Kompression von Nervenstrukturen durch Gasblasen diskutiert.

71.2.2 Barotrauma der Lunge

> Das Barotrauma der Lunge stellt ein meist akut lebensbedrohliches Erkrankungsbild dar und ist die zweithäufigste Todesursache bei Tauchunfällen.

Pathophysiologie

Menschen unter hyperbaren Bedingungen müssen, um überhaupt selbst atmen zu können, ihre Atemluft unter dem jeweiligen Umgebungsdruck einatmen. Bei einer plötzlichen Reduktion des Umgebungsdrucks kommt es bei Luftanhalten oder Obstruktion der Atemwege zu einer Überdehnung von Lungenabschnitten mit Einriss von Alveolarstrukturen. Nach tiefer Inspiration aus einer Druckluftflasche in nur 1 m Wassertiefe kommt es beim Tauchaufstieg mit Luftanhalten durch die Gasexpansion zu einer so erheblichen transalveolären Drucksteigerung (80 mmHg), dass dies bereits zu einem Lungeneinriss führen kann [3].

> Chronische Lungenerkrankungen wie chronische Bronchitis, COPD, Lungenzysten, restriktive Lungenerkrankungen und akute Atemwegsinfektionen prädisponieren zum Barotrauma der Lunge.

Mediastinalemphysem und Pneumothorax

Luft aus mechanisch geschädigten Alveolarkompartimenten tritt in das perivaskuläre Bindegewebe ein (interstitielles Lungenemphysem), wandert von dort zum Lungenhilus und kann in das Mediastinum (Mediastinalemphysem) und in die Pleurahöhlen (ein oder beidseitiger Pneumothorax) gelangen.

Luftembolie

Plötzlicher Druckabfall in den Lungen während der ersten Spontanatemzüge an der Wasseroberfläche kann mechanisch zum Einreißen von Lungenvenen und zum Eintritt von Luft mit systemischer Luftembolie in Gehirn und Herz führen. Pathophysiologisch bewirken Luftblasen in Hirnarterien einen sofortigen Hirndruckanstieg durch eine fokale reaktive Hyperämiereaktion, eine massive sympathoadrenerge Reaktion mit systemischer Hypertension und einen Verlust der Blut-Hirn-Schrankenfunktion mit konsekutivem interstitiellen Hirnödem.

Ein zytotoxisches Hirnödem kann sich aufgrund fokaler Ischämie mit Schädigung von glialen und neuronalen Stukturen ausbilden. Luft in den Herzkranzgefäßen führt durch Ischämie zu raschen Einschränkungen der myokardialen Funktion mit Hypotension, kardiogenem Schock, Arrhythmien, Kammerflimmern und Asystolie. Kammerflimmern kann gelegentlich auch Folge einer exzessiven Katecholaminfreisetzung bei zerebraler Luftembolie sein [3].

Symptome des Lungenrisses

Die ersten Symptome des Lungenrisses treten nahezu immer innerhalb der ersten 5 min nach Dekompression auf. Apnoe, Bewusstlosigkeit oder Herzstillstand kurz nach dem Auftauchen tritt bei ca 3–7 % aller Betroffenen auf und ist immer die Folge einer massiven zerebralen und/oder myokardialen Gasembolie. Diese

Patienten sind oft nicht erfolgreich zu reanimieren, ihre Prognose ist sehr schlecht. Bei den anderen Patienten steht häufig die neurologische Symptomatik im Vordergrund, ihre Prognose ist mit rascher Rekompressionstherapie gut.

Das Spektrum neurologischer Symptome ist weit und umfasst in absteigender Häufigkeit Koma, Stupor, Verwirrung, einseitige motorische Ausfälle, Krampfanfälle, Schwindel, Sehstörungen, einseitige Sensibilitätsstörungen, Kollaps, Kopfschmerzen, einseitige motorische und sensorische Ausfälle, bilaterale motorische und sensible Ausfälle [10].

Eine rötliche Verfärbung der oberen Körperhälfte, fleckförmige Abblassungen an der Zunge, ein Hautemphysem, besonders im Hals- und Nackenbereich, gelegentlich assoziiert mit Heiserkeit (Rekurrensparese), atemabhängige Thoraxschmerzen mit Husten, blutigem Sputum (Hämoptyse) und gelegentlich Hustenattacken mit Synkopen sind weitere mögliche Symptome des Lungenrisses.

Letztere sind differentialdiagnostisch nicht von den „chokes" der DCS zu unterscheiden. Bei Patienten mit Lungenriss und arteriellen Gasembolien kann gelegentlich Luft in Retinagefäßen durch Augenspiegelung nachgewiesen werden, Luft im Mediastinum, im Bereich des Lungeninterstitiums, im Perikard (Pneumoperikard) und manchmal in Hirngefäßen hingegen radiologisch.

71.2.3 Differentialdiagnose und Therapie der Dekompressionserkrankungen

Notfallort

Zur richtigen Einschätzung der Erkrankungsart und Schwere eines Tauchunfalls gehört eine genaue Anamnese: Tauchtiefe, Tauchzeit, Zeit in der größten Tiefe, Intervall zwischen Auftauchen und Auftreten von Initialsymptomen, Initialsymptome und Vorerkrankungen des Patienten sind wichtige Informationen zur Diagnosefindung (s. Tabelle 71-4).

Bei jedem Tauchunfall muss differentialdiagnostisch auch an einen internistischen Notfall und an andere tauchspezifische Notfälle wie z.B. Kohlenmonoxid- oder Kohlendioxidvergiftung durch unsachgemäße Flaschenfüllung gedacht werden.

> Der Tauchcomputer des Patienten, der alle Daten des Tauchgangprofils gespeichert hat, muss den weiterbehandelnden Ärzten mitgegeben werden.

Am Notfallort wird dem Patienten O_2 über eine dichtsitzende Maske mit Reservoirbeutel verabreicht. Stuporöse und komatöse Patienten sowie Patienten mit Zeichen eines schweren Schocks werden intubiert und beatmet.

> Beim Patienten mit Barotrauma der Lunge muss mit einem ein- oder beidseitigen Pneumothorax gerechnet werden. Bei Überdruckbeatmung kann sich rasch ein lebensbedrohlicher Spannungspneumothorax ausbilden, der sofort erkannt und drainiert werden muss.

Bei Tauchunfallopfern besteht häufig ein Volumenmangel, der bei der Infusionstherapie zu berücksichtigen ist. Bei Tauchern mit Typ-I-Symptomen oder leichter neurologischer Symptomatik sollte auf eine übermäßige Sedierung oder Opioidgabe verzichtet werden; die Medikamente können die neurologische Beurteilung im Verlauf und damit die Auswahl einer definitiven Rekompressionstherapie erschweren. Der Transport verunfallter Taucher zur nächsten Druckkammer sollte möglichst erschütterungsfrei, z.B. mit einem Rettungshubschrauber, erfolgen.

Rekompressionstherapie

Die Rekompressionstherapie verringert das Volumen einer Gasblase umgekehrt proportional zum Umgebungsdruck und erleichtert die Gaselimination aus den Körperflüssigkeiten. Während der Rekompressionsbehandlung wird die Stickstoffelimination durch zeitweises Einatmen von 100% O_2 beschleunigt. Hyperbare O_2-Therapie verbessert die O_2-Versorgung der

Tabelle 71-4. Differentialdiagnose „DCS" oder „Barotrauma der Lunge"

Kriterien	DCS	Barotrauma der Lunge
Tauchgangprofil	Meist langer, tiefer Tauchgang, ungenügende Dekompressionspausen	Unabhängig vom Tauchgangprofil, tritt häufig bei Notaufstiegübungen oder Panikaufstiegen auf
Initialsymptome	Treten meist nach einem Zeitintervall (>10 min) nach dem Aufstieg auf (Ausnahme: neurologische Symptome der DCS)	Treten praktisch immer innerhalb der ersten 5 min nach dem Aufstieg auf
Neurologie	Hauptsächlich Rückenmark betroffen, selten mit schweren Bewusstseinsstörungen einhergehend	Hauptsächlich Großhirn betroffen, oft mit schweren Bewusstseinsstörungen einhergehend

Gewebe durch vermehrten physikalischen O_2-Antransport, verringert die zerebrale Vasodilatation mit Hirndruckanstieg und vermindert den gesteigerten Glukosemetabolismus mit Gewebelaktazidose in ischämischen Hirnarealen.

In der Rekompressionstherapie wird selten ein Überdruck von über 2,8 ata (= 18 m Wassertiefe) verwendet. Der Patient atmet während des gesamten Behandlungszyklus 100% O_2, unterbrochen von kurzen Intervallen mit Raumluftatmung, und wird stufenweise auf Atmosphärendruck dekomprimiert.

71.3 Hypothermie

Unter Hypothermie wird ein Absinken der Körperkerntemperatur auf ≤ 35 °C verstanden. Die Ursachen der Hypothermie sind häufig multifaktoriell. Exzessive Wärmeverluste und eingeschränkte Thermoregulationsfähigkeit treten bei vielen Patienten kombiniert auf. Deshalb sind häufig ältere Menschen, Neugeborene, Alkohol- oder Drogensüchtige, Bewusstlose und mangelernährte Menschen betroffen.

Bei Ertrinkungsunfällen und Bergunfällen, v. a. in Wintermonaten, ist extremer Wärmeverlust die Hauptursache der Hypothermie (akzidentelle Hypothermie). Die Mortalität der Hypothermie ist hoch, sie beträgt zwischen 25 und 80% [21].

Hypothermie wird auch therapeutisch eingesetzt, z. B. bei Herzoperationen oder beim Schädel-Hirn-Trauma (induzierte Hypothermie). Leider kann es aber im Operationssaal auch zur akzidentellen Hypothermie kommen und nachfolgend z. B. zu Blutungs- und Infektionsproblemen führen [8].

Die Klinische Einteilung der Hypothermie nach der Körperkerntemperatur zeigt Tabelle 71-5.

71.3.1 Regulation der Körpertemperatur

Der Zellstoffwechsel benötigt für eine optimale Funktion eine konstante Körpertemperatur. Deshalb versucht der menschliche Organismus durch eine exakte Balance von Wärmeproduktion und -verlust die Temperatur des Körperkerns zwischen 36 und 37,5 °C konstant zu halten.

Die Temperatur der Extremitäten, also der Körperschale, ist weit größeren Schwankungen ausgesetzt.

Tabelle 71-5. Klinische Einteilung der Hypothermie nach der Körperkerntemperatur

Hypertonieform	Körperkerntemperatur
Milde Hypothermie	35–32 °C
Moderate Hypothermie	32–28 °C
Schwere Hypothermie	unter 28 °C

Wärmeverluste entstehen durch Strahlung, Konduktion, Konvektion und Schwitzen. Wasser begünstigt die Hypothermieentstehung durch seine ca. 20- bis 30fach höhere Wärmeleitfähigkeit.

Regelkreis

Der hintere Hypothalamus als Temperaturregulationszentrum erhält seine Informationen über periphere und zentrale Temperaturrezeptoren. Kälterezeptoren in der Haut und dem Rückenmark und Wärmerezeptoren in Abdominalorganen senden Signale über den lateralen Tractus spinothalamicus zur Formatio retikularis und weiter zum hinteren Hypothalamus. Wärmesensoren im vorderen Hypothalamus messen zusätzlich die Bluttemperatur (zentrale Rezeptoren). Abweichungen der Ist- von der Soll-Temperatur führen über Verbindungen zu höheren Zentren und über das periphere sympathische Nervensystem zu entsprechenden Gegenregulationen in den Effektororganen.

Über höhere kortikale Zentren wird das Verhalten eines Individuums beeinflusst wie z. B. seine Körperhaltung, Appetit und Auswahl der Kleidung. Über das periphere sympathische Nervensystem werden bei Hypothermie Kältezittern, unwillkürliche rhythmische Kontraktionen der Skelettmuskulatur und die metabolische Thermogenese, das vermehrte Verbrennen von Fettsäuren und Glukose, v. a. in der Leber und im Skelettmuskel, induziert.

Gefäßkonstriktion in der Haut vermindert die Hautdurchblutung und damit weitere Wärmeverluste über die Körperoberfläche. Metabolische Thermogenese kann zu Stoffwechselsteigerungen um das 7- bis 10fache führen.

Neugeborene sind noch nicht in der Lage, durch Kältezittern Wärme zu erzeugen. Sie besitzen aber ein metabolisch sehr aktives *braunes Fettgewebe* das v. a. perirenal lokalisiert ist. Adrenerge Stimulation führt durch Aktivierung einer Lipase zur Freisetzung freier Fettsäuren, deren Oxydation metabolische Wärme freisetzt.

Das hypothalamische Temperaturregulationszentrum unterliegt einem Tag-Nacht-Rhythmus sowie hormonellen Einflüssen. Hypothermie resultiert immer aus einer Überforderung, durch exzessive Temperaturverluste oder aus einem Versagen des thermoregulatorischen Systems durch ungenügende Hitzeproduktion oder veränderter Thermoregulation (s. Tabelle 71-6).

Störungen des Regelkreises

Verbrennungen oder bestimmte Hauterkrankungen, z. B. Psoriasis, begünstigen durch vermehrte Hautdurchblutung und veränderte Hautintegrität Wärmeverluste. Unterernährung, Leberversagen, Sepsis oder Hypothyreose können eine adäquate Stoffwechselsteigerung bei Absinken der Körperkerntemperatur verhindern. Tumoren, Traumen oder Entzündungen des

Tabelle 71-6. Ursachen der Hypothermie

I. **Übermäßige Wärmeverluste:**
  A. *Durch die Umgebung*
    - akzidentelle Hypothermie
    - iatrogene Hypothermie
  B. *Vermehrter Hautblutfluss*
    - Verbrennungen
    - Psoriasis
    - Toxische epidermale Nekrolyse

II. **Inadäquate Wärmeproduktion:**
  A. *Veränderte Thermoregulation*
    - ZNS-Tumoren/Entzündungen
    - Spinale Läsionen oberhalb von Th1
    - Sepsis
    - Urämie
  B. *Verminderter Metabolismus*
    - Malnutrition
    - Hypothyreose
    - Nebenniereninsuffizienz
    - Leberversagen
    - Hypoglykämie
    - Diabetische Ketoazidose

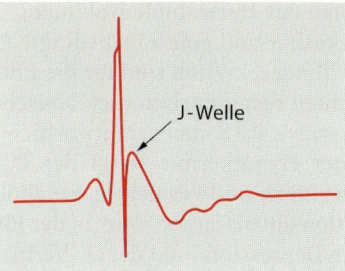

Abb. 71-4. Die J-Welle im EKG hypothermer Patienten. Die J-Welle entsteht wahrscheinlich durch Veränderungen in der elektrischen myokardialen Erregungsausbreitung durch intramyokardiale Temperaturgradienten

Zentralnervensystems beeinflussen das hypothalamische Temperaturregulationszentrum und können eine Hypothermieentstehung begünstigen.

Medikamente wie Phenothiazine, Barbiturate, Benzodiazepine und der Alkohol unterdrücken das Kältezittern. Alkohohl hemmt zusätzlich die hepatische Glukoneogenese und führt zu vermehrten Wärmeverlusten über die Haut durch periphere Vasodilatation [5].

71.3.2 Pathophysiologie

Herz-Kreislauf-System

Ein Absinken der Körpertemperatur bewirkt zunächst, über Stimulation des sympathoadrenergen Nervensystems, eine periphere Vasokonstriktion mit Abnahme der Hautdurchblutung, Tachykardie und Anstieg des Herzminutenvolumens. Dieser initialen Erregungsphase folgt eine Phase zunehmender Dämpfung des Herzkreislaufsystems: Blutdruck, Herzfrequenz und das Herzminutenvolumen fallen ab.

Die initiale periphere Vasokonstriktion erhöht zunächst durch vermehrten venösen Blutrückstrom das zentrale Blutvolumen. Dehnungsrezeptoren zentraler Anteile des Kreislaufniederdrucksystems vermitteln eine Hemmung der hypothalamischen ADH-Sekretion und bewirken vermehrte Flüssigkeitsverluste durch die Nieren, die sog. Kältediurese. Eine Verminderung des Plasmavolumens mit gleichzeitigem Hämatokritanstieg (Zunahme der Blutviskosität) und der zunehmende Abfall des Herzminutenvolumens vermindern den systemischen Sauerstoffantransport; die Gewebedurchblutung sinkt, und es entsteht eine metabolische Laktatazidose durch vermehrte anaerobe Glykolyse.

Im EKG hypothermer Patienten beobachtet man eine zunehmende Bradykardie, eine Verlängerung aller Anteile des elektrischen Herzzyklus, Störungen der Erregungsüberleitung, T-Wellen-Inversion und das Auftreten von J-Wellen (sog. Osbornwellen, s. Abb. 71-4). Bei einer Körperkerntemperatur unter 30 °C tritt häufig Vorhofflimmern auf, ein weiteres Absinken der Temperatur unter 28 °C induziert bei vielen Patienten Kammerflimmern [5].

Bei Patienten mit vorbestehender koronarer Herzkrankheit oder bei zusätzlichen externen Stimuli, z. B. Einführen eines zentralen Venenkatheters, können maligne Herzrhythmusstörungen bereits früher auftreten.

> Elektrische Defibrillationsversuche oder pharmakologische Therapieversuche sind bei Kammerflimmern und einer Körperkerntemperatur unter 30 °C nahezu immer erfolglos.

Respiratorisches System

In der initialen Erregungsphase steigt das Atemminutenvolumen durch gesteigerte Atemfrequenz und Erhöhung des Atemzugvolumens an. Bei einem weiteren Absinken der Körperkerntemperatur nehmen Atemfrequenz und Tidalvolumen ab, bei etwa 24 °C hört die Atemtätigkeit auf.

Alveoläre Hypoventilation, eine hypothermiebedingte Störung der hypoxisch-pulmonalen Gefäßkonstriktion und der Gasdiffusionskapazität sind Ursachen zunehmender Hypoxämie und Kohlendioxidretention mit Entwicklung einer respiratorischen Azidose [5]. Ein eingeschränkter Hustenreflex, Dehydratation und Veränderungen der Bewusstseinslage prädisponieren zu Aspiration und pulmonaler Infektion.

Stoffwechsel

Kohlendioxidretention, eine Verminderung des zirkulierenden Plasmavolumens durch Kältediurese und Hyperpermeabilität geschädigter Gefäßendothelzellen, ein Abfall des Herzminutenvolumens, ein Anstieg der Blutviskosität und eine kältebedingte Störung der renalen H$^+$-Ionensekretion sind für die Entstehung einer gemischten respiratorisch-metabolischen Azidose bei hypothermen Patienten verantwortlich. In der Initialphase der Hypothermie steigt der O$_2$-Verbrauch durch Kältezittern und vermehrte metabolische Wärmeproduktion um bis zu 500 % an. In der Phase der zunehmenden Depression sinkt der O$_2$-Verbrauch um ca. 5–7 % pro 1 °C Temperaturabnahme.

Verminderte pankreatische Insulinfreisetzung und periphere Insulinresistenz der Gewebe sind für die häufig beobachtete Hyperglykämie hypothermer Patienten verantwortlich [5].

Chronische Hypothermie und erkrankungsbedingte Erschöpfung der Körperglykogenreserven, z. B. bei fortgeschrittener Leberzirrhose, prädisponieren hingegen zur Entstehung einer Hypoglykämie. Hypothermie vermindert alle Leberfunktionen und verlängert substanziell die Eliminationszeit von Medikamenten, Steroidhormonen, Alkohol, Anästhetika und Drogen. Milde und moderate Hypothermie sind häufig von leichter Hyponatriämie begleitet.

Das Verhalten der Serumkaliumkonzentration ist sehr variabel, milde Hypokaliämien werden oft trotz metabolischer Azidose beobachtet. Eine schwere Hyperkaliämie ist immer ein schlechtes prognostisches Zeichen und zeigt meist massiven Zelluntergang mit entsprechender Kaliumfreisetzung an [12].

Zentralnervensystem
Hypothermie führt, nach einer initialen Erregungsphase mit Kältezittern, Angst und Schmerzempfindung, zu einer zunehmenden Dämpfung des Zentralnervensystems. Muskelzittern wird bei Körperkerntemperaturen um 34 °C durch zunehmende Muskelsteifigkeit ersetzt. Zu diesem Zeitpunkt entwickeln die Patienten eine Amnesie, Schmerzen werden noch wahrgenommen. Bei weiterem Absinken der Körpertemperatur erkennt der Patient Angehörige oder Bekannte nicht mehr. Die Lichtreaktion der Pupillen ist verlangsamt, Schmerzen werden nicht mehr wahrgenommen.

Unterhalb von 30 °C verliert der Patient das Bewusstsein, unter 28 °C kommt es zum vollständigen Verlust der Pupillenlichtreaktion und tiefer Sehnenreflexe, ab 20 °C wird das Elektroenzephalogramm isoelektrisch [5].

Andere Organsysteme
Hypothermie vermindert die Nierendurchblutung, senkt die glomeruläre Filtrationsrate und vermindert die tubuläre Resorptionskapazität. Unter 34 °C nimmt die gastrointestinale Motilität ab, es entwickelt sich ein paralytischer Ileus. Eine Thrombozytopenie und Leukopenie entstehen durch Zellpooling in verschiedenen Organen wie Milz und Lunge. Endothelzellschäden, Thrombozytopenie und eine durch niedrige Bluttemperaturen verminderte Gerinnungsaktivität begünstigen das Auftreten von diffusen Gerinnungsstörungen und Organblutungen.

Die bei Hypothermen häufig beobachtete Hyperamylasämie ist meist Ausdruck einer ödematösen Begleitpankreatitis, die sich in seltenen Fällen zur schweren nekrotisierenden Pankreatitis weiterentwickelt.

71.3.3 Therapie

Temperaturmessung
Sublinguale-, Haut- und axilläre Temperaturen gelten als Körperschalentemperaturen und repräsentieren daher nicht die Körperkerntemperatur. Temperaturmessungen im Ohr führen in bis zu 20 % der Fälle zu Verletzungen des Trommelfells und werden durch vorhandenes Zerumen verändert. Die Messung der rektalen Temperatur wird durch wärmeproduzierende Darmbakterien, Isolierung der Sonde durch rektale Stuhlanhäufung und durch aus kalten Extremitäten zum Körperstamm zurückfließendes venöses Blut beeinflusst.

Die Messung der ösophagealen Temperatur repräsentiert am ehesten die Körperkerntemperatur. Vorraussetzung ist eine Platzierung der Sonde im unteren Drittel der Speiseröhre [4]. **!**

Therapie am Notfallort

> Oberstes Prinzip der Erstbehandlung Hypothermer am Unfallort ist die Verhinderung weiterer Temperaturverluste und die Vermeidung unnötiger Bewegungen des Patienten.

Nasse, kalte Kleidung muss vorsichtig entfernt werden. Weitere Wärmeverluste werden durch Einpacken des Patienten in Decken und Metallfolien verhindert. Bei moderater und schwerer Hypothermie muss jegliche aktive und passive Manipulation des Patienten vermieden werden. Durch unötige Bewegung von Extremitäten kann es, durch vermehrten venösen Rückstrom kalten Körperschalenblutes, zum weiteren Absinken der Körperkerntemperatur und zum Auftreten von Kammerflimmern kommen; dies wird als „afterdrop" bezeichnet.

Patienten mit vorhandenen Vitalfunktionen, die nicht bewusstlos sind, erhalten O$_2$ über eine Maske und, nach Anlage einer periphervenösen Kanüle, vorgewärmte Infusionslösungen. Der tief bewusstlose Patient wird am Notfallort intubiert und beatmet. Sind keine Vitalfunktionen festzustellen, muss sofort mit der kardiopulmonalen Reanimation, nach den allgemein gültigen Richtlinien, begonnen werden.

Pharmakologische Reanimationsversuche am Notfallort sind bei schwer hypothermen Patienten erfolglos, bei Verdacht auf Kammerflimmern kann ein einmaliger Defibrillationsversuch mit 200–300 J durchgeführt werden. Patienten ohne Vitalfunktionen sollten unter Reanimation in ein Zentrum mit der Möglichkeit zur extrakorporalen Erwärmung transportiert werden [18].

> Bei unterkühlten Säuglingen und alten Menschen, bei Verdacht auf chronische Hypothermie und bei Hypothermie in Kombination mit Alkohol- oder Drogenmissbrauch muss bereits am Notfallort eine Hypoglykämie ausgeschlossen werden!

Therapie im Krankenhaus

Kreislaufstabile, mild hypotherme Patienten können durch passives Erwärmen mittels Lagerung in einem warmen Raum und guter Wärmeisolierung des Körpers um etwa 0,5°C/h aufgewärmt werden. Der bewusstseinsklare Patient kann durch Trinken heißer Flüssigkeiten den Prozess beschleunigen.

Bei moderater bis schwerer Hypothermie mit stabiler Kreislaufsituation kann die Erwärmung durch Warmluftgebläse, Wärmedecken, warme Infusionslösungen und angewärmte Atemluft erfolgen. Mit dieser Form der aktiven Erwärmung wird die Körperkerntemperatur um 1–2°C/h angehoben. Die Atemluft kann, ohne Gefahr für die Atemwege, bei intubierten Patienten auf 40–42°C aufgeheizt werden. Bei Patienten mit Maskenatmung können inspiratorische Atemlufttemperaturen bis 45°C angewandt werden.

Bei Patienten mit instabiler Kreislauffunktion wird der Aufwärmprozess durch Peritoniallavage mit ca. 40°C warmer Dialyseflüssigkeit, warmen Magen- oder Blasenspülungen oder venovenöser Hämofiltration über einen Wärmeaustauscher beschleunigt. Mit diesen Methoden werden Aufwärmraten von 3–5°C/h erreicht [18].

! Schwer hypotherme Patienten sind immer hypovolämisch und benötigen eine ausreichende Infusionstherapie. Die übermäßige Zufuhr laktathaltiger Infusionslösungen ist wegen des in Hypothermie stark reduzierten Laktatmetabolismus zu vermeiden. Eine Hyperglykämie sollte beim Unterkühlten nicht behandelt werden. Während der Aufwärmphase sind Patienten, deren Glykogenreserve stark reduziert ist, besonders durch eine Hypoglykämie gefährdet, z.B. Säuglinge, alte Menschen oder Alkoholkranke.

Patienten mit Herz-Kreislauf-Stillstand können in speziellen Zentren mit kardiopulmonalem Bypass aufgewärmt werden [22]. Hiermit werden Aufwärmraten von 1–2°C alle 2–3 min erzielt.

Bei einer Körperkerntemperaturen über 30–32°C und Kammerflimmern kann ein erster Defibrillationsversuch unternommen werden. Eine sichere Einschätzung der Prognose ist ohne eine Aufwärmung des Patienten meist unmöglich. Allerdings hat die Erfahrung, v.a. bei Lawinenopfern, gezeigt, dass eine Plasmakaliumkonzentration über 10 mmol/l bei Aufnahme im Krankenhaus ein relativ verlässliches Zeichen für eine infauste Prognose darstellt [12].

Literatur

1. Aniff JJ Mc (1984) United States underwater fatality statistics 1970–1982, including a preliminary assessment of 1983 fatalities. National Underwater Accident Data Center, University of Rhode Island. Report No URI-SSR-84-17
2. Bohn DJ, Biggar WD, Smith ChR, Conn AW, Barker GA (1986) Influence of hypothermia, barbiturate therapy, and intracranial pressure monitoring on morbidity and mortality after near-drowning. Crit Care Med 14: 529–534
3. Bradley ME (1990) Pulmonary Barotrauma. In: Bove AA, Davis JC (eds) Diving medicine, 2nd edn. Saunders, London Philadelphia, pp 188–191
4. Cork RC, Voughan RW, Humphrey LS (1983) Precision and accuracy of intraoperative temperature monitoring. Anesth Analg 62: 211–214
5. Danzl DF, Pozos RS (1994) Accidental hypothermia. N Engl J Med 331: 1756–1760
6. Elliott DH (1974) Acute decompression sickness. Lancet 16: 1193–1199
7. Elliott DH, Moon RE (1995) Manifestations of decompression disorders. In: Bennett P, Elliott D (eds) The physiology and medicine of diving, 4th edn. Saunders, London Philadelphia, pp 481–505
8. Frank SM, Fleisher LA, Breslow MJ et al. (1997) Perioperative maintainance of normothermia reduces the incidence of morbid cardiac events. A randomized clinical trial. JAMA 277: 1127–1134
9. Giammona ST, Modell JH (1967) Drowning by total immersion: Effects on pulmonary surfactant of distilled water, isotonic saline, and sea water. Am J Dis Child 114: 612–617
10. Greene KM (1978) Causes of death in submarine escape training casualities: analysis of cases and review of the literature. AMTE(E) Rep R78–502. Alverstoke, Hants, UK: AMTE Physiological laboratory
11. Hildebrand ChA, Hartmann AG, Arcinue EL, Gomez RJ, Bing RJ (1988) Cardiac performance in pediatric near-drowning. Crit Care Med 16: 331–335
12. Mair P, Kornberger E, Furtwaengler W, Andretter H, Balogh D (1994) Prognostic markers in patients with severe accidental hypothermia and cardiovascular arrest. Resuscitation 27: 47–54
13. Modell JH, Kuck EJ, Ruiz C, Heinitsh H (1972) Effects of intravenous vs. aspirated distilled water on serum electrolytes and blood gas tensions. J Appl Physiol 31: 579–584
14. Modell JH, Graves SA, Ketover A (1976) Clinical course of 91 consecutive near-drowning victims. Chest 70: 231–238
15. Muth CM, Shank ES, Larsen B (2000) Der schwere Tauchunfall: Pathophysiologie, Symptomatik, Therapie. Anästhesist 49: 302–316
16. Nichter MA, Everett PB (1989) Childhood near-drowning: Is cardiopulmonary resuscitation always indicated? Crit Care Med 17: 993–995
17. Olshaker JS (1992) Near drowning. Environ Emerg 10: 339–350
18. Reuler JB (1978) Hypothermia: Pathophysiology, clinical settings, and management. Ann Intern Med 89: 519–527

19. Rivera JC (1964) Decompression sickness among divers: An analysis of 935 cases. Mil Med 129: 314–334
20. Sarnaik AP, Preston G, Lieh-Lai M, Eisenbrey AB (1985) Intracranial pressure and cerebral perfusion pressure in near-drowning. Crit Care Med 13: 224–227
21. Sheehy TW, Navari RM (1985) Hypothermia. Intensive Crit Care Digest 4: 12–18
22. Walpoth BH, Walpoth-Aslan BN, Mattle HP et al. (1997) Outcome of survivors of accidental deep hypothermia and circulatory arrest treated with extracorporal blood warming. N Engl J Med 337: 1500–1505
23. Ward CA, Koheil A, McCullough, Johnson WR, Fraser WD (1986) Activation of complement at plasma-air or serum-air interface of rabbits. J Appl Physiol 60: 1651–1658

Sektion XIII:
Operative Intensivmedizin

Sektion XIII:
Operative Intensivmedizin

KAPITEL 72 **Abdominelle Erkrankungen** **72**

M. Schwarz, H. G. Beger

72.1 Einleitung 1223

72.2 Klinisches Bild 1223

72.3 Diagnostik 1224
72.3.1 Anamnese 1224
72.3.2 Körperliche Untersuchung 1224
72.3.3 Laboruntersuchung 1225
72.3.4 Ultraschalldiagnostik 1226
72.3.5 Konventionelle Röntgendiagnostik 1227
72.3.6 Computertomographie 1229
72.3.7 Endoskopie 1229
72.3.8 Punktionsdiagnostik 1230

72.4 Klassifizierung 1230

72.5 Operative Therapie des akuten Abdomens 1230
72.5.1 Perforationsperitonitis 1230
72.5.2 Perforationen des unteren Ösophagus 1231
72.5.3 Perforationen des Magens und Duodenums 1231
72.5.4 Perforationen des Dünndarms 1232
72.5.5 Akute Pankreatitis 1232
72.5.6 Mesenterialinfarkt 1233
72.5.7 Akute Appendizitis 1234
72.5.8 Akute Cholezystitis 1235
72.5.9 Kolonperforation 1236
72.5.10 Intraperitonealer Abszess 1236
72.5.11 Retroperitonealer Abszess 1237
72.5.12 Akute postoperative abdominelle Komplikationen 1238
72.5.13 Septische Komplikationen 1238
72.5.14 Postoperativer Ileus 1238
72.5.15 Postoperative Nachblutung 1239

Literatur 1239

Abdominelle Erkrankungen

M. Schwarz, H. G. Beger

72.1 Einleitung

Unter den abdominellen Erkrankungen stehen im Rahmen der Intensivmedizin die akuten Krankheitsbilder im Vordergrund; diese werden unter dem Begriff *akutes Abdomen* zusammengefasst.

Akutes Abdomen

Mit dem Terminus „akutes Abdomen" wird ein Krankheitszustand umschrieben, der durch ein rasches Auftreten von starken Bauchschmerzen, abdominellen Druckschmerzen, Abwehrspannung der Bauchmuskulatur und Veränderungen der Darmperistaltik gekennzeichnet ist. Sehr häufig entstehen oder bestehen allgemeine Krankheitszeichen wie Brechreiz oder Erbrechen, Fieber, Tachykardie, Tachypnoe, Blutdruckabfall und körperliche Schwäche.

Die Diagnose eines akuten Abdomens bedingt die stationäre Aufnahme des Patienten, die rasche Stellung einer Arbeitsdiagnose, die unverzügliche diagnostische Abklärung und meist eine chirurgische Therapie innerhalb von wenigen Stunden. Da bei einer Vielzahl von Erkrankungen pseudoperitonitische Symptome bestehen, ist die Abgrenzung zum echten akuten Abdomen häufig schwierig. Wird nach Durchführung der grundlegenden körperlichen, blutchemischen und apparativen Untersuchungen nicht sofort operiert, ist die *Operationsindikation* am Krankenbett in 2- bis 6stündigen Abständen zu überprüfen.

Bei der Mehrzahl der Erkrankungen, die mit einem akuten Abdomen einhergehen, liegt eine lokal umschriebene oder das gesamte Bauchfell betreffende, meist bakterielle Entzündung vor, die dem akuten Abdomen die typische Symptomatik gibt [3].
Man unterscheidet:
- intraabdomineller Abszess,
- lokale Peritonitis,
- diffuse Peritonitis.

Beim *intraabdominellen Abszess* handelt es sich um eine durch Nachbarorgane oder das große Netz abgegrenzte bakterielle Infektion mit Eiteransammlung. Bei *der lokalen Peritonitis* liegt eine entzündliche Reaktion des Bauchfells vor, die auf einzelne Quadranten beschränkt ist, bei der *diffusen Peritonitis* oder 4-Quadranten-Peritonitis hingegen eine generalisierte Infektion des Bauchraums.

72.2 Klinisches Bild

Leitsymptome

Das herausragende Leitsymptom des akuten Abdomens ist der starke abdominelle Schmerz. Klinisch finden sich ein ausgeprägter Druckschmerz und Klopfschmerz mit Abwehrspannung der Bauchmuskulatur und eine gestörte Darmperistaltik. Begleitende Symptome können Übelkeit und Erbrechen, Diarrhö oder Obstipation, Fieber, Tachykardie und Tachypnoe sein.

Schmerzen

Obwohl der Schmerz ein subjektives Symptom ist, lässt sich aus seinem Charakter und der Lokalisation der viszerale vom somatischen Schmerz unterscheiden.

Durch ischämische Schädigung oder Dehnung der Eingeweide werden viszerale Afferenzen des autonomen Nervensystems (N. vagus, Nn. splanchnici, N. hypogastricus) gereizt und so der *viszerale Schmerz* ausgelöst. Er ist diffus und nicht genau lokalisierbar und wird als dumpf und wellenförmig beschrieben. Der viszerale Schmerz geht typischerweise mit vegetativen Begleitsymptomen wie Übelkeit und Erbrechen, Diarrhö, Tachykardie und Unruhe einher.

Bei Mitreaktion des Peritoneums projizieren sich die Schmerzen auf das jeweilige Organ. Häufig findet sich jedoch auch eine Projektion der Schmerzen in die jeweiligen *Head-Zonen*, d. h. in die Zonen der Körperoberfläche, die ihre sensiblen Fasern aus demselben Rückenmarksegment beziehen wie die erkrankten Organe. Dabei weisen Schmerzen im rechten Schulterblatt auf eine Gallenblasenaffektion hin, Schmerzen im linken Schulterblatt auf einen Prozess in der Milz. Der somatische Schmerz entsteht durch Reizung der afferenten Spinalnerven (Nn. intercostales, N. iliohypogastricus, N. ilioinguinalis) im Peritoneum parietale sowie im Mesenterium, Retroperitoneum und in der Bauchwand.

Durch Entzündungen oder traumatische Schädigungen ausgelöst, lässt sich der *somatische Schmerz* punktgenau lokalisieren und als schneidend, kolikartig, scharf, stechend oder brennend beschreiben. Zu den somatischen Schmerzen gehören der Druck- und Klopfschmerz aufgrund einer Reizung des peritonealen Peritoneums. Die Schmerzreaktionen, die durch diese peritoneale Irritation ausgelöst werden, lassen sich als Peritonismus zusammenfassen. Bei fortgeschrittener Entzündung führt das Auslösen von Klopf- oder Druckschmerzen zu einer unwillkürlichen Abwehrspannung der Bauchdeckenmuskulatur.

Die Differenzierung der viszeralen von der somatischen Schmerzkomponente erlaubt eine zeitliche Einstufung der Erkrankung. Im Frühstadium herrscht der viszerale Schmerz vor, beim Fortschreiten der entzündlichen oder ischämischen Erkrankung gehen die Beschwerden in somatische Schmerzen über.

Tabelle 72-1. Typische Schmerzlokalisationen. (Nach [3])

Lokalisation	Ursachen
Rechter Oberbauch	Gallenaffektion Hochgeschlagene Appendix Ulcus duodeni Pankreaskopfentzündung
Linker Oberbauch	Milz (Splenomegalie, 2-zeitige Milzruptur) Zwerchfellhernien Pankreasaffektionen
Epigastrium	Ulcus ventriculi Akute Pankreatitis Cholangitis, Choledochusaffektionen Mesenterialinfarkt
Mittelbauch	Volvulus Aortenaneurysma Inkarzerierte Nabelhernie Ileus Mesenterialinfarkt
Rechter Unterbauch	Appendizitis Dickdarmileus (Zäkumdilatation)
Linker Unterbauch	Divertikulitis
Unterbauch beidseits	Urologische/gynäkologische Erkrankungen Leistenhernie

72.3 Diagnostik

Die Untersuchung von Patienten mit akutem Abdomen hat zum Ziel, eine Behandlungsstrategie aufzustellen, die von der sofortigen Operation bis zur eingehenden stationären Feindiagnostik reicht. Dabei wird die Diagnose „akutes Abdomen" und die Indikation zur chirurgischen Intervention in erster Linie durch den klinischen Untersuchungsbefund gestellt.

Weitere diagnostische Maßnahmen wie laborchemische Blutuntersuchungen, Ultraschall und Röntgendiagnostik sind für die objektive Einschätzung des Schweregrades der Erkrankung sowie für differentialdiagnostische Überlegungen nützlich und müssen innerhalb von wenigen Stunden erfolgen.

72.3.1 Anamnese

Um aus den Angaben der Patienten über das subjektive Erleben ihrer Schmerzen aufschlussreiche Informationen zu gewinnen, sind genauestens zu erfragen (Tabelle 72-1):
- Zeitpunkt und Art des Schmerzbeginns,
- Schmerzverlauf und Schmerzcharakter,
- Lokalisation und Veränderung des Schmerzes.

Zeitpunkt und Art des Schmerzbeginns
Der Zeitpunkt des plötzlich eintretenden Schmerzes kann mit dem Erkrankungsbeginn übereinstimmen. So ist z. B. die Ruptur eines Aortenaneurysmas begleitet von schlagartig einsetzenden und massiven Bauchschmerzen. Einen guten Anhaltspunkt für den Erkrankungsbeginn erhält man durch Erfragen des Schmerzbeginns bei Perforationen des Gastrointestinaltrakts, inkarzerierten inneren oder äußeren Hernien oder beim Mesenterialinfarkt.

Allerdings kann nicht generell vom Zeitpunkt des Schmerzbeginns auf den Erkrankungsbeginn geschlossen werden. So setzen bei entzündlichen Erkrankungen Appetitlosigkeit und allgemeines Krankheitsgefühl schon vor dem Beginn der Schmerzen ein. Auch ein Tumor besteht meist lange Zeit, bevor er einen Ileus und Schmerzen verursacht.

Charakter und Verlauf der Schmerzen
Beim rupturierten Aortenaneurysma oder bei der Kolik durch Gallen- oder Uretersteine setzen die Schmerzen perakut und mit maximaler Intensität ein, während entzündliche Erkrankungen und der mechanische Ileus allmählich beginnen und die Schmerzen entweder kontinuierlich oder wellenförmig zunehmen.

Durch die Perforation beim Ileus oder bei Entzündungen (Magen, Gallenblase, Appendix) erlebt der Patient eine Entlastung und vorübergehende Besserung der Beschwerden, was jedoch nicht mit einer Besserung der Erkrankung verwechselt werden darf. Denn die häufig zunächst punktförmig lokalisierbaren Schmerzen treten nach diesem beschwerdearmen Intervall wieder auf.

In Abhängigkeit von der Ausbreitung der Peritonitis, die wiederum von der Abklebung der Perforationsstelle durch das große Netz oder durch Nachbarorgane abhängt, empfindet der Patient nun einen konstanten Schmerz, der das gesamte Abdomen umfassen kann.

72.3.2 Körperliche Untersuchung

Nach der Anamneseerhebung erfolgt die körperliche Untersuchung. Der möglichst vollständig entkleidete und auf dem Rücken liegende Patient gibt zunächst die

Lokalisation der Schmerzen punktgenau mit dem Finger an. Bei der anschließenden Palpation des Abdomens wird immer in der schmerzfreien Region begonnen, um so das Vertrauen des Patienten zu gewinnen.

Das Augenmerk gilt dabei zunächst dem Klopfschmerz, bei dessen Auslösung sich bereits eine Abwehrspannung erkennen lässt. Anschließend wird durch vorsichtiges Eindrücken der Bauchdecken die Druckschmerzhaftigkeit des Abdomens bei oberflächlicher und bei tiefer Palpation untersucht und Resistenzen ertastet. Zur Untersuchung des Loslassschmerzes wird an der kontralateralen Stelle das Abdomen vorsichtig eingedrückt und nach verbaler Ankündigung schnell losgelassen. Dabei löst die Verschiebung der Eingeweide bei entzündlicher Affektion viszerale Schmerzen aus.

Im Rahmen der Palpation können pulsierende Tumoren (z. B. Aortenaneurysma), der Füllungszustand der Harnblase und Bauchwandhernien diagnostiziert werden.

Pathologische Befunde sind stets wiederholt zu prüfen, gegebenenfalls muss der Patient im Gespräch abgelenkt werden.

Schließlich werden durch Perkussion und Auskultation die Luftfüllung des Darms und die Darmperistaltik beurteilt.

! Obligat bei jedem Patienten mit akutem Abdomen ist die rektale Untersuchung.

72.3.3 Laboruntersuchung

Basislabor
Bei jedem Patienten, der mit akutem Abdomen ins Krankenhaus eingewiesen wird, sollte ein Basisprogramm klinisch-chemischer Untersuchungen durchgeführt werden (Tabelle 72-2). Dieses dient differentialdiagnostischen Erwägungen und der Einschätzung des Krankheitsstadiums. Hierbei sollten im peripheren Blut Leukozytenzahl, Hämatokrit oder Hämoglobingehalt, die Elektrolyte Na^+ und K^+, Glukose, Kreatinin, Amylase und Quick-Wert oder PTT bestimmt werden. Eine Leukozytose unterstreicht die Verdachtsdiagnose einer akuten entzündlichen Erkrankung, obgleich eine fehlende Erhöhung der Leukozytenzahl im peripheren Blut eine Entzündung nicht ausschließt.

Die Bestimmung des Hämatokrits oder des Hämoglobingehalts nach Hämatemesis zeigt den Schweregrad einer gastrointestinalen Blutung an.

Urindiagnostik
Unerlässlich ist eine Urinuntersuchung auf Bakterien, Eiweiß, Glukose, Erythrozyten, Leukozyten und Sediment. So belegt ein Befund von Erythrozyten im Urin bei kolikartigen Flankenschmerzen hinreichend die Diagnose eines Nieren- oder Ureatersteins.

Spezielle Laboruntersuchungen
Abhängig von der klinischen Verdachtsdiagnose schließt sich eine Reihe weiterer spezieller Laboruntersuchungen an. Bei septischen Patienten oder bei Patienten mit hämatologischen Erkrankungen ist häufig die Thrombozytenzahl erniedrigt. Ein weiterer *Entzündungsparameter* ist das *CRP*, das als Akutphaseprotein auf ein akutes Entzündungsgeschehen reagiert. Es erlaubt außerdem bei einem Schwellenwert von 120 mg/l die Differenzierung zwischen einer akuten ödematösen und einer nekrotisierenden Pankreatitis.

Ein hoher *Serumlaktatspiegel* deutet auf einen Mesenterialinfarkt hin, kann jedoch auch bei renaler oder kardialer Insuffizienz erhöht sein. Ein hoher LDH-Spiegel ist als Zeichen eines Zelluntergangs zu werten, wie er bei der nekrotisierenden Pankreatitis oder beim Darminfarkt vorkommt. Zur differentialdiagnostischen Unterscheidung einer Leberinsuffizienz bei Sepsis, einer Cholangitis, Hepatitis oder eines Verschlussikterus müssen die Leberenzyme SGOT, SGPT, AP und γ-GT bestimmt werden. Schließlich ermöglicht die arterielle Blutgasanalyse eine Einschätzung der ventilatorischen und metabolischen Funktion (Tabelle 72-3).

Das große Angebot einer modernen Laboreinheit darf nicht dazu verleiten, eine ausführliche Anamneseerhebung und die sorgfältige klinische Untersuchung durch ein umfangreiches Sortiment an Labortests zu ersetzen.

> Die Diagnose des akuten Abdomens ist eine rein klinische Diagnose. Erst für die Entscheidung über Art und Zeitpunkt der Therapie sind Laboruntersuchungen und gegebenenfalls bildgebende Diagnostik hilfreich.

Tabelle 72-2.
Klinisch-chemisches Basisuntersuchungsprogramm bei akutem Abdomen

Blut	Kleines Blutbild	Hb, Hkt, Leukozyten, Thrombozyten
	Elektrolyte	Na^+, K^+
	Stoffwechsel	Glukose
	Nierenwerte	Kreatinin, Harnstoff
	Leberwerte	Bilirubin, GOT, GPT, γ-GT, alkalische Phosphatase
	Pankreasenzyme	Amylase
	Gerinnung	Quick-Wert, PTT
	Entzündungsmarker	CRP
Urin	Eiweiß, Glukose, Erythrozyten, Leukozyten, Sediment	

Tabelle 72-3. Erweiterte Labordiagnostik bei akutem Abdomen

Untersuchungen	Diagnose	Differentialdiagnose
Blutbild: Thrombozytopenie, Leukozyten	Sepsis, Peritonitis, Abszess	Hämatologische Erkrankung
Serumlaktat: Laktazidose	Sepsis, nekrotisierende Pankreatitis, Darminfarkt	Renale Insuffizienz, kardiale Insuffizienz
CRP:	Pankreasnekrose, Sepsis, Abszess	–
LDH:	Pankreasnekrose, Darminfarkt	Myokardinfarkt
Leberlabor: SGOT, SGPT, AP, γ-GT	Sepsis, akute Pankreatitis, Cholangitis	Hepatitis, Verschlussikterus
Blutgerinnung: Quick, PTT, Fibrinogen	Intraabdominelle Blutung, Sepsis, Pankreatitis	Leberzirrhose
Arterielle Blutgasanalyse:	Metabolische Insuffizienz	Respiratorische Insuffizienz

72.3.4 Ultraschalldiagnostik

Indikation

Eine direkt am Krankenbett durchführbare, nichtinvasive und jederzeit wiederholbare Untersuchungsmethode ist die Ultraschalldiagnostik. In bis zu 25% aller Fälle kann allein durch die Sonographie die Diagnose gestellt werden. Die Aussagekraft der Sonographie ist jedoch bei sehr adipösen Patienten und bei reichlicher Gasansammlung im Intestinum eingeschränkt. Anwendungsgebiete sind das akute Abdomen nach stumpfem Bauchtrauma und das akute Abdomen nichttraumatischer Ursache (Tabelle 72-4).

Schockraumdiagnostik

Beim polytraumatisierten Patienten kann bereits in der Phase der Kreislaufstabilisation die sonographische Untersuchung des Abdomens beginnen. Dabei lassen sich die parenchymatösen Organe Leber, Milz und häufig auch das Pankreas gut darstellen und Organrupturen, subkapsuläre Hämatome sowie Veränderungen der Organgröße und Gewebestruktur erkennen.

Bei Nachweis von *freier Flüssigkeit* im Bereich der Leber, subphrenisch, im Douglas oder zwischen den Darmschlingen bei fehlenden Hinweisen für eine Leberzirrhose ist in erster Linie an eine Leber- oder Milzruptur oder einen Mesenterialabriss zu denken. Eine weitere Diagnostik zur Lokalisation der Blutung oder eine diagnostische Punktion bzw. Lavage sind überflüssig; die Operationsindikation kann aufgrund des sonographisch sicher zu führenden Nachweises freier Flüssigkeit sofort gestellt werden. Subkapsuläre Hämatome oder geringe Mengen freier Flüssigkeit (bis 300 ml) erlauben zunächst ein konservatives Vorgehen mit regelmäßigen sonographischen Kontrollen in 2- bis 6stündlichen Abständen, um eine Progredienz zu erkennen.

Tabelle 72-4. Sonographische Befunde bei akutem Abdomen

Befund	Diagnosebereich
Verkalkungen mit Schallschatten	Gallensteine, Nieren-/Uretersteine
Freie Flüssigkeit	Aszites, intraabdominelle Blutung, Urinom, Biliom
Abgekapselte Flüssigkeit	Gekammerter Aszites (bei Verwachsungen nach abdomineller Voroperation), Abszess, Urinom, Hämatom, Biliom, Lymphozele
Solide Raumforderung	Tumor, Abszess, organisiertes Hämatom
Verdickung der Gallenblasenwand (Dreischichtung)	Cholezystitis
Erweiterte intra-/extrahepatische Gallengänge	Verschlussikterus
Pathologische Organgrößen	Hepatomegalie, Splenomegalie, Schrumpfnieren, Pankreatitis
Veränderte diffuse Organechogenität	Leberzirrhose, Fettleber, chronische Pankreatitis
Fokale Organveränderungen	Zysten, Tumoren, Abszesse, Rupturen, Hämatome
Darmpathologien pathologische Darmwandkokarde Kokarde in der Kokarde gesteigerte (Pendel)peristaltik fehlende Peristaltik	Entzündung, Ödem, Ischämie, Lymphom Invagination mechanischer Ileus paralytischer Ileus
Gefäßpathologien	Thromben, Aneurysmen

Gallenblase und -wege

Die Ultraschalldiagnostik beim nicht traumatisch bedingtem akutem Abdomen erlaubt die Beurteilung der Gallenblase sowie der ableitenden Gallenwege. Gallenblasenkonkremente und eine Gallenblasenwandverdickung führen zur Diagnose einer akuten Cholezystitis bei Cholezystolithiasis. Meist lässt sich bei hydropischer Gallenblase das Infundibulumkonkrement oder der Zystikusstein nachweisen.

Die Darstellung und Beurteilung des Gallenganges gelingt sonographisch in bis zu 80 %, sodass sich eine radiologische Darstellung der extrahepatischen Gallenwege mittels ERCP, PTC, i. v. Cholangiographie und in neuester Zeit MRCP zur Differenzierung eines extra- oder intrahepatischen Ikterus erübrigt.

Leber

Unter den Erkrankungen der Leber stehen Leberabszesse in der Akutdiagnostik im Vordergrund. Diese lassen sich ebenfalls sonographisch als zystische Prozesse gut darstellen. Die Diagnosesicherung erfolgt durch sonographisch gesteuerte Feinnadelpunktion. Differentialdiagnostisch sind vor der Punktion Echinokokkuszysten abzugrenzen, da sich dann eine Punktion verbietet. Aufgrund ihrer charakteristischen Sonomorphologie mit scharf begrenzten Tochterzysten und ihren Septierungen sind Echinokokkuszysten gut zu identifizieren. Die Abgrenzung von malignen Tumoren der Leber ist im allgemeinen durch anamnestische und klinische Hinweise möglich.

Pankreas

Die sonographische Beurteilung des Pankreas gelingt in der akuten Phase häufig nicht, da das retroperitoneal gelegene Organ von Darmgas überlagert wird. Gelegentlich lassen sich jedoch zystische Veränderungen oder Organverkalkungen als Zeichen der chronischen Pankreatitis erkennen.

Die akute Pankreatitis stellt sich sonographisch entweder als ödematöse Auflockerung der Parenchymstruktur dar oder es lassen sich nekrotische pankreatische und extrapankreatische Areale sowie exsudative Prozesse in der Bursa oder retrokolisch als Flüssigkeitsansammlungen mit inhomogener Struktur auffinden. Zur genauen Beurteilung des Nekroseausmaßes und der Ausdehnung der extrapankreatischen Exsudationen ist das kontrastmittelverstärkte CT jedoch der Sonographie deutlich überlegen.

Urogenitalsystem

Das Urogenitalsystem ist sonographisch gut einsehbar. Nierensteine können entweder direkt dargestellt oder aufgrund eines aufgestauten Pyelons nachgewiesen werden. Im Unterbauch lassen sich bei gefüllter Harnblase intravesikale Prozesse sowie die Prostata und der weibliche Genitaltrakt mit entzündlichen oder tumorösen Adnexprozessen oder einer Extrauteringravidität beurteilen.

Gefäße

Schließlich wird die Sonographie zur Diagnostik abdomineller Aortenaneurysmen eingesetzt. Hierbei ist, über die dreidimensionale Größenbestimmung hinaus, auch die Beurteilung der Auskleidung mit thrombotischem Material möglich.

72.3.5 Konventionelle Röntgendiagnostik

Kann durch die klinische und sonographische Untersuchung des Abdomens die Diagnose nicht gestellt werden, so ist durch röntgenologische Untersuchungen die Arbeitsdiagnose weiter einzugrenzen. Im allgemeinen wird dafür eine Lungenübersichtsaufnahme in zwei Ebenen im Stehen und eine Abdomenübersichtsaufnahme angefertigt. Diese zeigt die abdominellen Organe und schattengebende Konkremente. Dazu gehören Konkremente im harnableitenden System und in der Gallenblase, Verkalkungen des Pankreas bei chronischer Pankreatitis sowie Gefäßwandverkalkungen, Fremdkörper und Kontrastmittelreste.

Abdomenübersichtsaufnahme

Zur Beurteilung der Luftverteilung wird eine Abdomenübersichtsaufnahme im horizontalen Strahlengang im Stehen oder in Linksseitenlage angefertigt. Die Beurteilung von freier Luft setzt die Abbildung beider Zwerchfellkuppeln voraus, da sich freie Luft beim stehenden Patienten dort ansammelt und als Luftsichel sichtbar wird. Muss die Untersuchung im Liegen durchgeführt werden, so ist in Linksseitenlage freie Luft zwischen Leber und rechter Bauchwand zu erkennen.

Die Luftverteilung im Intestinum zeigt beim Gesunden Luft im Magen und Bulbus duodeni sowie im Kolon. Im horizontalen Strahlengang stellt sich bei Vorhandensein von Flüssigkeit und Gas die glatte Grenzschicht zwischen Flüssigkeit und dem nach oben steigenden Gas als sog. Spiegel dar.

Physiologischerweise finden sich Spiegel nur im Magen, gelegentlich auch im Dickdarm. Bei Darmmotilitätsstörungen wie beim paralytischen Ileus oder auch in der postoperativen Phase lassen sich Spiegel im gesamten Dünndarmbereich nachweisen. Die Verteilung der Spiegel lässt Rückschlüsse auf die Lokalisation eines mechanischen Hindernisses zu. Spiegel, die auf den linken Ober- und Mittelbauch begrenzt sind, weisen bei gleichzeitigem Fehlen von Spiegeln im rechten Mittelbauch und mäßiger Luftansammlung im Kolonrahmen auf einen Verschluss im mittleren Dünndarm hin (Abb. 72-1).

Röntgenuntersuchungen mit Kontrastmittel

Durch orale oder peranale Kontrastmittelapplikation lässt sich das Darmlumen kontrastieren. Hierdurch können Wandveränderungen dargestellt und die

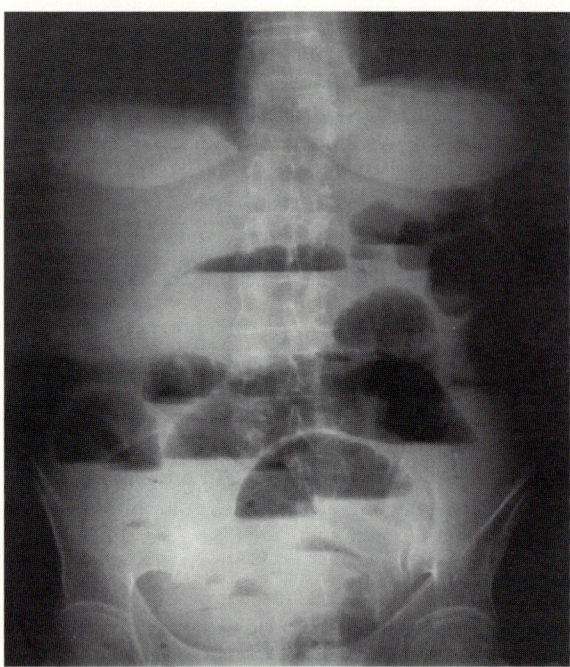

Abb. 72-1. Abdomenübersichtsaufnahme im Stehen bei einer 47-jährigen Patientin mit Dünndarmileus bei Verwachsungen des terminalen Ileums im Unterbauch nach gynäkologischem Eingriff vor 12 Jahren mit zahlreichen Dünndarmspiegeln und fehlender Luft im Kolonrahmen

Durchgängigkeit des Magen-Darm-Trakts geprüft werden.

! Als Kontrastmittel wird bei Patienten mit akutem Abdomen stets ein wasserlösliches, resorbierbares Kontrastmittel verwendet, da das nicht resorbierbare Barium im Falle einer Perforation in der freien Bauchhöhle eine schwere Peritonitis verursachen kann.

Zusätzlich wird durch die ausgeprägte laxierende Wirkung der hypertonen Kontrastmittellösung ein therapeutischer passagefördernder Effekt erzielt (Tabelle 72-5).

Ileusdiagnostik

Ein paralytischer Dünndarmileus kann klinisch und anhand der Abdomenübersichtsaufnahme häufig nicht sicher vom mechanischen Dünndarmileus unterschieden werden. Eine röntgenologische Untersuchung der Magen-Darm-Passage mit Kontrastmittel zeigt in diesem Fall, ob die Dünndarmpassage bis ins Kolon oder sogar bis ins Rektum erhalten ist oder ob bei Nachweis eines Kontrastmittelstopps ein mechanischer Ileus diagnostiziert werden muss (Abb. 72-2).

Bei Vorliegen eines Dickdarmileus kann durch den peranalen Kontrastmitteleinlauf die Passage geprüft, ein stenosierender Prozess lokalisiert und gleichzeitig eine Koprostase therapiert werden. Bei klinischem Verdacht auf eine Sigmadivertikulitis stellen sich, auch beim unvorbereiteten Dickdarm, reizlose und entzündete Divertikel sowie Perforationen in Form eines Kontrastmittelaustritts dar (Abb. 72-3).

Angiographie

Die arterielle Angiographie ist als invasives Verfahren in der Akutphase nur bei wenigen Fragestellungen indiziert. Hierzu gehört insbesondere der Nachweis eines Mesenterialarterienverschlusses. Gelegentlich wird bei endoskopisch nicht auffindbaren gastrointestinalen Blutungen eine Angiographie zur Blutungslokalisation durchgeführt, allerdings gelingt der Nachweis einer Blutungsquelle nur bei einer Blutung mit einem Blutfluss von mindestens 2–3 ml/min.

Tabelle 72-5. Diagnostische Verfahren zur Prüfung einer Verdachtsdiagnose

Verdachtsdiagnose	Diagnostisches Verfahren	Zur Diagnose verwertbare Befunde
Dünndarmileus	Abdomenübersicht, Gastrografin-MDP	Dünndarmspiegel, Kontrastmittelstopp
Dickdarmileus	Abdomenübersicht, Peritrast-Koloneinlauf	Dünn- und Dickdarmspiegel, Kontrastmittelstopp
Sigmadivertikulitis	Peritrast-Koloneinlauf, evtl. CT mit Kolonkontrastdarstellung	Sigmadivertikel mit Spiculae als Zeichen der Entzündung, bei Perforation KM-Austritt
Leber-/Milzabszess	Sonographie, evtl. CT und Punktion	Flüssigkeitsgefüllte intraparenchymatöse Raumforderung
Akute Cholezystitis	Sonographie	Gallenblasenwandverdickung mit Dreischichtung, evtl. Steinnachweis
Koprostase	Abdomenübersicht	Stuhlgefüllter Kolonrahmen
Mesenterialinfarkt	Abdomenübersicht, Mesenterikographie	Verdickte Dünndarmwand, evtl. Dünndarmspiegel, Verschluss der A. mesenterica superior
Hohlorganperforation	Abdomenübersicht, konventionelle oder computertomographische Kontrastmitteldarstellung	Freie Luft, Kontrastmittelaustritt

72.3 Diagnostik

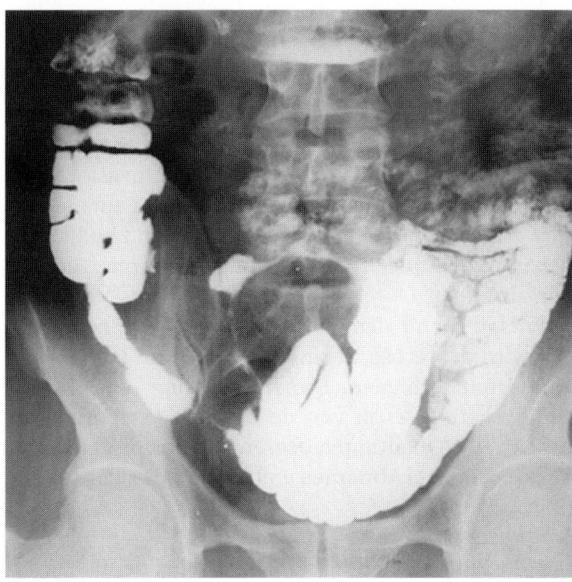

Abb. 72-2. Magen-Darm-Passage einer 39-jährigen Patientin mit M. Crohn und filiformer Stenose des terminalen Ileums

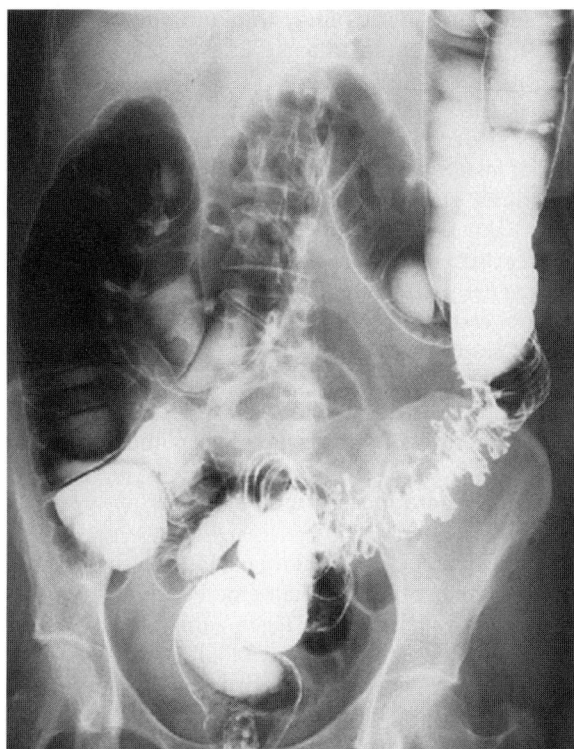

Abb. 72-3. Kolonkontrasteinlauf bei einem 64-jährigen Patienten mit Schmerzen im linken Unterbauch bei Sigmadivertikulitis. Im Sigma sind zahlreiche Divertikel zu erkennen, die z. T. Zeichen der Entzündung (Spiculae) aufweisen und zu einer mäßiggradigen Stenosierung geführt haben

72.3.6 Computertomographie

Die Computertomographie ist beim akuten Abdomen nur in Ausnahmefällen indiziert, da sich die Diagnose meist bereits mit Sonographie oder konventioneller Röntgendiagnostik stellen lässt.

Indikation

Indikationen für die Computertomographie sind der Verdacht auf intra- oder retroperitonealer Abszesse sowie auf eine Sigmadivertikulitis mit gedeckter Perforation. Dabei lassen sich, nach Kontrastmittelfüllung des Kolons, reizlose Divertikel und Divertikel mit Peridivertikulitis sowie gedeckte Perforationen nachweisen.

Der Vorteil gegenüber der konventionellen Röntgenuntersuchung mit peranalem Kontrasteinlauf liegt in der besseren Beurteilbarkeit der extraluminalen Entzündungsreaktion und der Abszessausdehnung bei Divertikelperforationen. Eine weitere Indikation ist bei der schweren akuten Pankreatitis die Beurteilung des pankreatischen und extrapankreatischen Nekroseausmaßes, wobei die Diagnose bereits vor der computertomographischen Untersuchung feststeht und die Durchführung der Untersuchung nicht unmittelbar bei der Aufnahme des Patienten erfolgen muss.

72.3.7 Endoskopie

Die endoskopische Untersuchung von Speiseröhre, Magen und Duodenum sowie des Kolons erfolgt in der Regel unter elektiven Bedingungen. In Notfallsituationen, wie bei der oberen oder unteren gastrointestinalen Blutung, nimmt die Endoskopie jedoch einen wichtigen Platz bei Diagnosestellung und Therapie ein.

Obere gastrointestinale Blutung

Im Rahmen einer Gastroduodenoskopie lässt sich eine obere gastrointestinale Blutung lokalisieren, auch ein endoskopischer Versuch der Blutstillung kann unternommen werden. Die Erfolgsrate einer dauerhaften Blutstillung liegt bei über 70 % [37].

In Abhängigkeit von Blutungsursache, Alter und Allgemeinzustand des Patienten kann dann nach der akuten Stabilisierungsphase unter elektiven Bedingungen eine chirurgische Therapie (z. B. Magenresektion bei blutendem Tumor) oder eine konservative Therapie (z. B. Ulkus) eingeleitet werden.

Untere gastrointestinale Blutung

Auch bei der unteren intestinalen Blutung ist die Notfallendoskopie bei starker, d. h. kreislauf- oder Hb-wirksamer Blutung ein unverzichtbares Verfahren zur Diagnosefindung. Da die Blutungslokalisation das chirurgische Vorgehen bestimmt und die Blutungsquelle durch die Seromuskularis hindurch häufig nicht zu erkennen ist, wird die Koloskopie bei Bedarf auch intraoperativ durchgeführt.

Säure- und Laugenverätzung

Eine weitere wichtige Indikation für die Notfallendoskopie ist die akzidentelle oder suizidale Säure- und Laugenverätzung von Ösophagus und Magen. Bei der Verätzungsverletzung sollte der Grad der Schleimhautschädigung in Speiseröhre und Magen innerhalb von 6 h diagnostiziert werden. Bei einer kompletten Schleimhautnekrose bewahrt nur die sofortige Resektion vor einer Perforation mit chemischer Peritonitis und/oder Mediastinitis.

Pseudoobstruktion, Kolonparalyse

Bei der akuten Pseudoobstruktion oder Kolonparalyse ist der Dickdarm vom Zäkum bis zum rektosigmoidalen Übergang durch Darmgase massiv erweitert, sodass eine direkte Zerreißung oder eine ischämische Darmwandnekrose mit Perforation droht. Hier kann durch koloskopisches Einbringen einer Dekompressionssonde bis ins Zäkum eine sofortige Entlastung erreicht werden [8].

72.3.8 Punktionsdiagnostik

Zur Diagnostik intraabdomineller Organläsionen steht eine Reihe diagnostischer Verfahren wie Ultraschall, Kontrastmittelröntgen und Computertomographie zur Verfügung. In manchen Fällen jedoch liegen entweder diese apparativen Voraussetzungen nicht vor oder die Diagnose kann trotzdem nicht zweifelsfrei gestellt werden.

Hier können durch die Punktion intraabdomineller Flüssigkeitsansammlungen wertvolle Informationen gewonnen werden. So kann freie Flüssigkeit bei einem polytraumatisierten Patienten mit vorbestehender Leberzirrhose zweifelsfrei als Aszites oder als Blut aufgrund einer traumatischen Organläsion identifiziert werden. Die ultraschallgesteuerte Punktion von Flüssigkeitsdepots ist jedoch einer blinden Punktion vorzuziehen.

Die in der Vergangenheit häufig eingesetzte diagnostische Lavage des Abdomens ist heute weitgehend durch die Computertomographie ersetzt worden. In Zweifelsfällen wird die inzwischen weit verbreitete diagnostische Laparoskopie durchgeführt.

72.4 Klassifizierung

Unabhängig von der Ursache des akuten Abdomens findet sich eine einheitliche klinische Symptomatik mit Druck- und Klopfschmerz sowie mit Abwehrspannung. Hervorgerufen wird diese Symptomatik immer durch die entzündliche Reaktion des Bauchfells, die Peritonitis.

Primäre und sekundäre Peritonitis

Die *primäre Peritonitis* entsteht durch hämatogene, lymphogene oder kanalikuläre Keiminvasion. Bei 80 % der Peritonitiden handelt es sich um eine *sekundäre Peritonitis*, die sich infolge einer entzündlichen, ischämischen oder traumatischen Hohlorganperforation ausbildet.

Entsprechend dem intraoperativen Erscheinungsbild wird die seröse, fibrinöse, eitrige und kotige Peritonitis unterschieden. Die Ausbreitung der Entzündungsreaktion reicht von der lokalen Peritonitis, die auf einzelne Quadranten begrenzt bleibt, bis zur diffusen, das gesamte Abdomen einbeziehenden Peritonitis.

Prognose

Die Morbidität und die Letalität wird bei der bakteriellen Peritonitis vom Schweregrad und der Dauer der Peritonitis bestimmt. Diese ist wiederum abhängig von der Ausdehnung des bakteriell infizierten Raums sowie von Art und Menge der freigesetzten Keime und des Endotoxins. Weitere Faktoren sind der Allgemeinzustand und die Grunderkrankung des Patienten sowie der Zeitpunkt und die Effektivität der Therapie [21].

Das Letalitätsrisiko ist bei frühzeitiger operativer Therapie der bakteriellen Peritonitis niedrig, die Häufigkeit lokaler und systemischer Komplikationen liegt unter 10 %. Demgegenüber beträgt die Letalität bei diffuser bakterieller Peritonitis 30–45 %, bei Auftreten eines septischen Schocks sogar über 60 %. Eine Verminderung der Letalität und der Morbidität lässt sich demnach in erster Linie durch eine frühzeitige und effektive Therapie erreichen.

72.5 Operative Therapie des akuten Abdomens

72.5.1 Perforationsperitonitis

Die Perforation eines Hohlorgans löst durch den Austritt von Magen-Darm-Inhalt eine Peritonitis aus, die unbehandelt meist in 2–3 Tagen zum Tod des Patienten führt. Eine Heilung ist nur möglich, wenn die Perforationsstelle verschlossen wird, entweder spontan durch Verklebung und Abdeckung durch die Nachbarorgane oder operativ.

Bei der Perforationsperitonitis muss das oberste therapeutische Ziel die Herdsanierung und die Lavage der Bauchhöhle sein, d. h. der Verschluss der Perforationsöffnung und damit die Behebung der Peritonitisursache sowie die Beseitigung von Bakterien und Toxinen aus der Bauchhöhle [11].

Das Operationsverfahren richtet sich nach der Höhe der Perforation im Gastrointestinaltrakt und nach der

Zeitspanne zwischen Perforation und operativer Sanierung.

72.5.2 Perforationen des unteren Ösophagus

Die häufigste Ursache für Perforationen des Ösophagus im unteren Drittel ist die iatrogene Verletzung. Spontanrupturen treten meist nach Erbrechen auf und führen bei inkompletter, auf die Schleimhaut beschränkter Ruptur zum Mallory-Weiss-Syndrom, das durch Hämatemesis charakterisiert ist.

Die Ruptur des Ösophagus durch alle Wandschichten hindurch, das Boerhaave-Syndrom, macht meist erst spät durch eine Mediastinitis auf sich aufmerksam. Weitere Ursachen für Ösophagusperforationen sind Verätzungen durch Säuren und Laugen sowie Rupturen nach stumpfem Thorax- oder Bauchtrauma.

Perforationen des unteren Ösophagus führen zu akut einsetzenden Thorax- und Oberbauchschmerzen, häufig begleitet von Dyspnoe, Erbrechen und Hämatemesis. Iatrogene Perforationen werden in der Regel sofort bemerkt und können unverzüglich operativ versorgt werden. Demgegenüber werden Spontanrupturen oder traumatische Rupturen häufig erst spät diagnostiziert, wenn bereits eine Mediastinitis, Peritonitis oder ein septischer Schock vorliegt.

Diagnostik
Eine Verdachtsdiagnose ergibt sich bei unklaren Schmerzen im Oberbauch und Thorax und spätestens bei Auftreten septischer Temperaturen. Radiologisch findet sich in der Thoraxaufnahme im Stehen ein verbreitertes Mediastinum, ein Mediastinalemphysem oder Pleuraerguss. Einen verlässlichen Hinweis auf eine Ösophagusperforation liefert im Falle eines vorliegenden Pleuraergusses die Punktion und der Nachweis von Magensaft in der Pleuraflüssigkeit. Die Sicherung der Diagnose erfolgt durch eine Kontrastmitteluntersuchung der Speiseröhre.

Therapie
Patienten mit Verdacht auf eine Ösophagusperforation bedürfen einer unverzüglichen intensivmedizinischen Überwachung mit Kontrolle von Atmung und Kreislauf sowie einer Volumensubstitution, Analgesie und antibiotischen Behandlung. Bei nachgewiesener Perforation sollte eine Ösophagussonde bis in Höhe der Perforation gelegt werden, gegebenenfalls unter endoskopischer Kontrolle.

Komplette Wandläsionen des unteren Ösophagus sollten möglichst frühzeitig operativ versorgt werden. Eine Primärnaht innerhalb von 4–8 h, meist nur bei endoskopischen Läsionen möglich, führt zu guten Ergebnissen [25]. Zur Sicherung der Naht kann eine thorakale Fundoplicatio oder Deckung mit Netz, Pleura oder Perikard durchgeführt werden. Die operative Versorgung im späteren Stadium hat eine schlechte Prognose. Eine primäre Naht ist meist nicht möglich, sodass nur eine Drainage platziert werden kann [24].

Großflächige Verätzungen des Ösophagus mit Wandnekrose erfordern ein zweizeitiges Vorgehen mit Ösophagektomie, kollarer Fistel und Gastrostomiesonde, evtl. mit Gastrektomie. Nach überstandener akuter Phase kann eine Rekonstruktion mit Magenschlauch oder Koloninterponat erfolgen. Die Letalität bei diesem mehrzeitigen Vorgehen liegt bei ca. 40 %.

72.5.3 Perforationen des Magens und Duodenums

Die häufigsten Ursachen für Perforationen des Magens und Duodenums sind das Ulkusleiden und die Perforation eines Magenkarzinoms. Weitere, seltene Ursachen sind die Perforation eines Duodenaldivertikels sowie postoperativ nach selektiv proximaler Vagotomie die Nekrose der kleinen Kurvatur.

Klinisches Bild
Klinisch stehen bei meist typischer Ulkusanamnese plötzlich einsetzende heftigste Oberbauchschmerzen mit Abwehrspannung im Vordergrund. Allerdings kann v. a. bei älteren Patienten die Symptomatik nur wenig ausgeprägt sein.

Diagnostik
In Abhängigkeit vom Untersuchungszeitpunkt finden sich im peripheren Blut normale Leukozytenzahlen oder eine ausgeprägte Leukozytose. Gelegentlich besteht eine massive Erhöhung von Amylase und Lipase, die bei Patienten mit Ulkusperforation oder -penetration ins Pankreas, mit Duodenaldivertikelperforation oder mit Bursaabszess auf eine Begleitpankreatitis hinweisen.

Bei 75 % der Patienten findet sich freie Luft in der Abdomenübersichtsaufnahme im horizontalen Strahlengang. Bei fehlendem Nachweis von freier Luft ist eine Kontrastmitteluntersuchung angezeigt, die nach Ausschluss eines Kontrastmittelaustrittes als Zeichen einer freien Perforation durch eine Gastroskopie ergänzt werden sollte.

Therapie
Die operative Therapie ist immer dann indiziert, wenn eine Perforation in die freie Bauchhöhle nachgewiesen worden ist und die allgemeine Situation des Patienten eine Operation erlaubt. Bei Patienten im Schock oder Organversagen sollte als Operationsvorbereitung zunächst eine Stabilisierung der Vitalfunktionen vorgenommen werden. Bei der chronischen Ulkuserkrankung des Magens wird in erster Linie ein resezierendes Verfahren angewandt, nach Möglichkeit eine Billroth-I-Resektion, um die Duodenalpassage zu erhalten. Liegen jedoch gleichzeitig Ulcera duodeni et ventriculi

vor oder ist der Bulbus durch chronische Entzündung narbig verändert, so ist die Billroth-II-Resektion mit Braunscher Fußpunktanastomose indiziert [35].

Ulzera im Pylorus und Duodenum werden meist exzidiert und übernäht. Bei therapierefraktärer Erkrankung, fehlender Compliance und bei fehlender oder lokaler Peritonitis kann eine selektive proximale Vagotomie in gleicher Operation angeschlossen werden. Bei der seltenen Magenperforation infolge einer Magenwandnekrose nach SPV wird der nekrotische Anteil reseziert und der Magen primär verschlossen. Die Letalität beträgt, in Abhängigkeit von der Ausdehnung der Peritonitis und der Allgemeinsituation des Patienten, bis zu 30 % [7, 12].

72.5.4 Perforationen des Dünndarms

Perforationen des Dünndarms können durch eine Reihe von Ursachen hervorgerufen werden. Entzündliche Veränderungen in Dünndarmdivertikeln, v. a. im Meckel-Divertikel sowie entzündliche Darmerkrankungen können zu Perforationen führen. Weitere Ursachen sind Durchblutungsstörungen, benigne oder maligne Tumoren, Fremdkörperperforationen und traumatische Perforationen im Rahmen stumpfer Bauchtraumen sowie bakterielle Infektionen [38, 43].

Klinisches Bild
Klinisch findet sich das Bild des Ileus mit Peritonitis, meist den Mittelbauch betreffend, mit druck- und klopfschmerzhaftem Abdomen, Abwehrspannung und verminderter bis fehlender Peristaltik.

Diagnostik
In der Abdomenübersicht stellen sich häufig ein Darmwandödem und erweiterte Dünndarmschlingen mit Spiegelbildung dar. Ist die OP-Indikation nicht bereits durch den klinischen, laborchemischen und radiologischen Befund gegeben, so kann die Dünndarmpassage mit Gastrografin radiologisch geprüft werden. Bei unklarem Befund führt die frühzeitige Laparoskopie schnell zur Diagnose.

Therapie
Patienten mit Verdacht auf eine Dünndarmperforation sollten mit Magensonde, zentralvenösem Zugang und Blasenkatheter versorgt, intensivmedizinisch überwacht und unverzüglich operiert werden.

Als Operationsverfahren bei perforierten Dünndarmdivertikeln sollte eine Dünndarmsegmentresektion mit primärer End-zu-End-Anastomose durchgeführt und die Bauchhöhle gespült werden.

Die akute operative Therapie des M. Crohn ist eine Therapie der Komplikationen, die elektiv operiert werden sollten. Da durch den langen chronischen Verlauf eine Perforation in die freie Bauchhöhle praktisch nicht auftritt, kann präoperativ eine optimale internistische Einstellung und eine sorgfältige diagnostische Abklärung erfolgen.

Bei Dünndarmperforationen durch Tumoren oder verschluckte Fremdkörper sowie bei traumatischen Perforationen wird eine Dünndarmsegmentresektion mit primärer End-zu-End-Anastomose durchgeführt [13, 28, 42].

72.5.5 Akute Pankreatitis

Das Gallensteinleiden und der Alkoholabusus stellen die häufigsten Ursachen der akuten Pankreatitis dar.

Klinisches Bild
Die klinische Symptomatik umfasst starke, gürtelförmig ausstrahlende Oberbauchschmerzen mit Rückenschmerzen und Erbrechen. Je nach Schweregrad findet sich ein druckschmerzhafter Ober- und Mittelbauch mit Abwehrspannung. Die Symptomatik ähnelt derjenigen bei Ulkusperforation, jedoch fehlt meist das brettharte Abdomen. Eine bläulich-rote Verfärbung im Nabelbereich (Cullen-Zeichen) oder die Marmorierung der Haut in den Flanken (Grey-Turner-Zeichen) sind bei der sehr schweren und fortgeschrittenen nekrotisierenden Pankreatitis zu beobachten.

Pathophysiologie
Pathomorphologisch werden zwei Verlaufsformen unterschieden. Die akute interstitielle Pankreatitis, die milde Form, geht mit einem Ödem der Bauchspeicheldrüse und eventuell peripankreatischen Fettgewebsnekrosen einher. Sie heilt innerhalb von 2–3 Wochen unter konservativer Therapie meist folgenlos aus. Demgegenüber kommt es bei 20 % der Fälle zur Nekrotisierung eines Teils oder der gesamten Bauchspeicheldrüse.

Der klinische Verlauf lässt sich in zwei Phasen einteilen: In der Frühphase kommt es aufgrund der Freisetzung von Toxinen und Aktivierung von Mediatoren zu einer ausgeprägten Flüssigkeitssequestrierung, die eine massive Flüssigkeitssubstitution erfordert. Im Verlauf der 2. Erkrankungswoche tritt bei ca. 40 % der Patienten eine bakterielle Infektion der Nekrosen auf, die zu septischen Komplikationen mit Ein- oder Mehrorganversagen führt [4].

Diagnostik
Der zur Diagnostik der akuten Pankreatitis am häufigsten bestimmte Parameter ist die α-Amylase im Serum. Allerdings ist die α-Amylase nur wenig spezifisch und fällt bereits nach 48 h wieder ab. Die Serum-Lipase, die ebenfalls eine geringe Spezifität besitzt, zeigt einen späteren Anstieg als die Amylase und bleibt über mehrere Tage erhöht. Pankreas-spezifische Enzyme wie die p-Amylase, p-Lipase, Phospholipase A_2, Tryp-

sin und Elastase sind aufwendig zu bestimmen und daher für die Klinikroutine nicht geeignet.

Laborchemisch sollten Glukose und Kalzium kontrolliert werden, da bei der schweren nekrotisierenden Pankreatitis eine Hyperglykämie und Hypokalzämie vorliegen. Zur Differenzierung der interstitiellen und nekrotisierenden Pankreatitis dient das CRP mit einem Cut-off-Wert von 120 mg/l sowie das LDH mit 270 U/l [10].

Die Sonographie eignet sich besonders zur Erfassung von Gallensteinleiden. Da häufig eine ausgeprägte Darmgasüberlagerung die Beurteilung des Pankreas verhindert, lassen sich die ödematöse Aufquellung der Bauchspeicheldrüse oder die Ausdehnung von Nekrosen nur gelegentlich beurteilen.

Radiologisch stellen sich in der Abdomen- und Thoraxübersicht im Stehen Verkalkungen im Epigastrium als Zeichen einer chronischen Pankreatitis oder ein linksseitiger Pleuraerguss als Hinweis auf eine akute Pankreatitis dar. Zur Beurteilung des Nekroseausmaßes ist die kontrastmittelverstärkte Computertomographie die Methode der ersten Wahl. Anhand des Perfusionsausfalls lassen sich das Ausmaß pankreatischer Nekrosen abschätzen sowie peripankreatische Flüssigkeitsansammlungen und Nekrosestraßen nachweisen.

Bei klinischem oder radiologischem Verdacht auf eine Infektion der Nekrosen sollte eine sonographisch oder computertomographisch gesteuerte Feinnadelpunktion mit sofortiger bakteriologischer Untersuchung des Punktats (Gramfärbung) durchgeführt werden.

Therapie

Allgemeine Intensivtherapie
Alle Patienten sollten zunächst konservativ intensivmedizinisch behandelt werden. Dazu gehört als Sofortmaßnahme das Legen einer Magensonde, eines Blasenkatheters und eines zentralen Venenkatheters zur parenteralen Flüssigkeitssubstitution. Zur Schmerzbehandlung hat sich eine Dauerinfusion mit 2 g Procain/Tag bewährt; Opioide sollten nicht oder möglichst zurückhaltend verwendet werden.

Die medikamentöse Therapie mit Atropin, Glukagon, Kalzitonin, Somatostatinanaloga oder Proteaseninhibitoren hat in klinischen Studien keine Wirkung gezeigt. Durch den prophylaktischen Einsatz von Antibiotika konnte in mehreren Studien eine Verminderung der septischen Komplikationen erreicht werden [30, 36, 39]. Beim manifesten Organversagen sind Hämofiltration oder Hämodialyse, Beatmung und Katecholamintherapie indiziert.

Operationsindikation
Die operative Therapie ist immer dann angezeigt, wenn eine Infektion der Nekrosen nachgewiesen wurde. Patienten mit sterilen Nekrosen sollten erst dann operativ behandelt werden, wenn ein konservativ nicht beherrschbares Organversagen vorliegt. Als Operationsmethode wird die Nekrosektomie sowie die intraoperative Bursalavage durchgeführt. Da es im Verlauf der Erkrankung zur Ausbildung weiterer Nekrosen kommt, die durch alleinige Drainage nicht aus dem Abdomen zu entfernen sind, wird eine kontinuierliche Lavage zur aktiven Spülung der Bursa installiert [31].

ERCP
Bei biliärer Pankreatitis ist die frühzeitige ERCP und bei Nachweis einer Choledocholithiasis die Papillotomie und Steinextraktion indiziert. Bei Cholezystolithiasis sollte die Cholezystektomie im Intervall erfolgen.

Der klinische Verlauf und der Ausgang der Erkrankung werden bei der akuten nekrotisierenden Pankreatitis im wesentlichen vom Nekroseausmaß und von der Infektion der Nekrosen bestimmt. So findet sich bei Patienten ohne Infektion eine Letalitätsrate von 16%, die bei bakterieller Besiedlung der Nekrosen auf 24% ansteigt [18].

72.5.6 Mesenterialinfarkt

Pathogenese
Die mit ca. 30% häufigste Ursache des Mesenterialinfarktes ist der akute Hauptstammverschluss der A. mesenterica superior durch einen Embolus oder hochgradige Stenosen und poststenotische Thrombosen. Patienten mit Herzrhythmusstörungen (z. B. absolute Arrhythmie bei Vorhofflimmern) und Patienten mit rezidivierenden Embolien in der Anamnese sind hierbei besonders gefährdet.

Bei 20–40% der Patienten mit Mesenterialinfarkt liegen Darmwandnekrosen trotz offener zu- und abführender Gefäße vor („non-occlusive disease"). Ursache ist eine Minderdurchblutung mit intestinaler Ischämie auf dem Boden einer Herzinsuffizienz, nach Digitalisüberdosierung oder infolge kardiochirurgischer Eingriffe unter Einsatz der Herzlungenmaschine [22].

Selten liegt dem Mesenterialinfarkt eine Mesenterialvenenthrombose zugrunde. Diese findet sich v. a. bei Patienten mit hämatologischen Erkrankungen wie Polycythaemia vera oder nach stumpfem Bauchtrauma.

Klinisches Bild
Die Patienten berichten über plötzlich einsetzende, starke, kolikartige Bauchschmerzen periumbilikal. Diese Schmerzen halten nur kurze Zeit an und werden von einem schmerzfreien Intervall abgelöst, in dem le-

diglich eine verminderte Peristaltik auffällt. Häufig findet sich jedoch auch eine allmählich zunehmende Schmerzsymptomatik mit dumpfem Bauchschmerz, Übelkeit und Diarrhö.

Klinisch besteht ein meteoristisches Abdomen mit mäßigem bis ausgeprägtem Druckschmerz und verminderter Peristaltik. Im späteren Stadium, 12–24 h nach dem Schmerzereignis, steht die Abwehrspannung als Zeichen der Darmwandnekrose mit Durchwanderungsperitonitis und Perforationen im Vordergrund. Nach 24–48 h stellt sich ein Multiorganversagen ein, das ohne chirurgische Therapie stets letal verläuft.

Diagnostik
Laborchemisch geht der Mesenterialinfarkt mit einer Leukozytose und, mit Ausnahme der Mesenterialvenenthrombose, mit erhöhtem Laktatspiegel im Serum einher. Bei Peritonitis und septischem Schock finden sich als Zeichen der Organinsuffizienz ein erhöhtes Kreatinin, ein erniedrigter p_aO_2 oder eine Thrombozytopenie.

Radiologisch stellt sich der Mesenterialinfarkt mit ileusartigem Bild dar. Auf der Abdomenübersichtsaufnahme im horizontalen Strahlengang finden sich Dünndarmspiegel, stehende Dünndarmschlingen und eine verdickte Darmwand. Selten kommen Luftbläschen in der Darmwand und in der Pfortader zur Darstellung. Gelegentlich kann durch den Nachweis von freier Luft eine Perforation diagnostiziert werden [2, 15, 20].

Beweisend für einen Mesenterialinfarkt ist die arterielle Mesenterikographie, die auch in der Notfallsituation bei begründetem Verdacht durchgeführt werden sollte.

Therapie
Sofortmaßnahmen bei Patienten mit Mesenterialinfarkt sind die Magensonde, ein zentralvenöser Zugang, ein Blasenkatheter sowie die parenterale Volumensubstitution und die Stabilisierung des Elektrolythaushaltes.

Therapeutisch ist bei Nachweis eines Mesenterialinfarkts in der Angiographie die Laparotomie und nach Möglichkeit die Embolektomie bzw. Gefäßrekonstruktion indiziert. Nach erfolgreicher Wiederherstellung der Darmperfusion müssen nekrotische Darmanteile reseziert werden [33].

Bei grenzwertiger Durchblutung ausgedehnter Darmanteile ist eine umfangreiche Darmresektion aufgrund des daraus resultierenden Kurzdarmsyndroms nicht zu empfehlen. Vielmehr sollte durch Anlage eines Ileostomas der Darm postoperativ beurteilbar bleiben oder nach 24 h eine Second-look-Operation durchgeführt werden. In der Zwischenzeit optimieren rheologische Maßnahmen die Perfusion des Darmes.

Bei fehlendem Nachweis eines Hauptstammverschlusses ist, bei eindeutiger Klinik, die Laparoskopie oder Laparotomie zu empfehlen. Dabei lässt sich die Durchblutung des Darms beurteilen und bei persistierender Paralyse ein Entlastungsileostoma anlegen.

Die Letalität beim Mesenterialinfarkt liegt zwischen 50% und 80% und ist abhängig vom Ausmaß der Darmwandnekrose und vom Allgemeinzustand der meist polymorbiden Patienten [9, 14].

72.5.7 Akute Appendizitis

Die akute Appendizitis ist die häufigste Ursache des akuten Abdomens. Meist liegt eine Sekretstauung in der Appendix durch Kotsteine, fokale Narbenstenosen, lymphatische Hyperplasie oder Fremdkörper zugrunde. Aufgrund des fibromuskulären Aufbaus ist die Dilatation der Appendix erschwert. Es kommt zu einer ischämischen Wandschädigung, die zur Eintrittspforte für eine bakterielle Infektion wird [34, 41].

Klinisches Bild
Die Patienten klagen über Appetitlosigkeit und Schmerzen im rechten Unterbauch. Vorausgehend berichten sie über Übelkeit, Erbrechen sowie epigastrische Beschwerden, die sich allmählich in den rechten Unterbauch verlagert haben.

Diagnostik
Bei der klinischen Untersuchung findet sich ein reproduzierbarer Druckschmerz, gelegentlich mit Klopfschmerz und lokaler Abwehrspannung. Typisch ist auch der kontralaterale Loslassschmerz, der durch Eindrücken der Bauchdecke im linken Unterbauch mit anschließendem angekündigtem plötzlichen Loslassen ausgelöst wird (Blumberg-Zeichen).

Bei fortgeschrittener Entzündung mit Perforation bildet sich entweder eine lokal gedeckte Peritonitis oder eine diffuse Peritonitis mit generalisierter Abwehrspannung aus. Unerlässlich bei Verdacht auf Appendizitis ist die rektal-digitale Untersuchung. Dabei lässt sich bei entzündeter, ins kleine Becken geschlagener Appendix ein schmerzhafter Befund erheben.

Die Patienten haben Fieber über 38,5 °C, laborchemisch liegt eine Leukozytose und ein erhöhtes CRP vor. Differentialdiagnostisch ist eine Harnleiter- oder Nierenkolik durch fehlenden Nachweis von Erythrozyten im Urin auszuschließen.

Die Sonographie bietet für die Diagnosestellung keine überzeugende Hilfe, jedoch ist sie für den Nachweis eines perityphlitischen oder intraabdominellen Abszesses hilfreich [44].

Therapie
Bei nicht eindeutigem Befund sollte der Operation der Vorzug gegeben werden, da das Risiko bei einer

Appendektomie mit unauffälliger Appendix deutlich niedriger liegt als bei der verschleppten Appendizitis mit Perforation und Peritonitis. Die histopathologische Untersuchung zeigt bei 50–60% der unter der Diagnose „akute Appendizitis" operierten Patienten den Befund einer phlegmonösen Appendizitis. Bei 5–10% liegt eine gangränöse Appendizitis vor, bei 5–20% eine Appendizitis mit Perforation. Eine normale Appendix findet sich bei 13–20% [1, 16, 17, 29].

Bemühungen, die Rate fehlindizierter Appendektomien zu senken, dürfen jedoch nicht zu einer Zunahme der Perforationsrate führen. In diagnostischen Zweifelsfällen bietet sich die Laparoskopie mit entweder laparoskopischer Appendektomie oder mit Umsteigen auf eine konventionelle Appendektomie an.

Laparoskopische Appendektomie

Die mittlerweile weit verbreitete laparoskopische Appendektomie bietet bei genereller Anwendung nur wenige Vorteile im Vergleich zur konservativen Methode. Dem geringeren operativen Trauma und dem etwas besseren kosmetischen Ergebnis bei der Laparoskopie stehen eine signifikant längere Operationszeit und höhere Krankenhauskosten bei gleicher postoperativer Morbidität gegenüber [19, 23, 26, 27].

Bei konservativem Vorgehen ist in 4–6 stündlichem Intervall der klinische Befund zu kontrollieren und bei persistierenden oder zunehmenden Beschwerden eine Appendektomie durchzuführen.

Operativer Zugang

Bei schlanken Patienten mit unkompliziertem Befund kann ein pararektaler Zugang im rechten Unterbauch mit querer Hautinzision gewählt werden; bei adipösen Patienten ist ein paramedianer Hautschnitt, der beliebig erweitert werden kann, zu empfehlen. Eine unauffällige Appendix ist ebenfalls zu entfernen, um spätere Missverständnisse auszuräumen. Zusätzlich sollte eine Revision des distalen Dünndarms (ca. 110 cm) vorgenommen werden, um ein Meckel-Divertikel auszuschließen oder gegebenenfalls zu resezieren.

Perityphlitischer Abszess

Ein perityphlitischer Abszess ist zu eröffnen und zu drainieren. Bei frei perforierter Appendizitis sollte durch eine Lavage die Bauchhöhle gereinigt und drainiert werden. Bei diffuser Peritonitis empfiehlt sich die Installation einer kontinuierlichen Peritoneallavage zum aktiven Ausspülen von Bakterien und Toxinen.

Lymphadenitis mesenterialis

Die häufigste Ursache der Beschwerden bei unauffälliger Appendix ist die Lymphadenitis mesenterialis, die an deutlich vergrößerten Lymphknoten im gesamten Dünndarmmesenterium zu erkennen ist.

72.5.8 Akute Cholezystitis

Die akute Cholezystitis entsteht meist durch Sekretstau von Galle in der Gallenblase, bedingt durch einen Stein im Ductus cysticus oder durch ein Infundibulumkonkrement. Weitere Ursachen der akuten Cholezystitis sind Gallenblasenhydrops und Durchblutungsstörungen der Gallenblase, z. B. bei langzeitparenteraler Ernährung im protrahierten postoperativen Verlauf oder bei intensivmedizinischen Patienten. Die Symptomatik besteht in kolikartigen Schmerzen im rechten Oberbauch mit Fieber und Schüttelfrost.

Diagnostik

Bei der klinischen Untersuchung findet sich ein deutlicher Druckschmerz im rechten Oberbauch, gelegentlich mit tastbarem Gallenblasenhydrops, bei fortgeschrittener Entzündung oder Perforation mit ausgeprägter Abwehrspannung im rechten Oberbauch.

Laborchemisch liegt meist eine Leukozytose und eine CRP-Erhöhung vor, die jedoch bei älteren Patienten weniger ausgeprägt sein kann. Amylase und Lipase können im Rahmen einer Begleitpankreatitis bei Choledocholithiasis erhöht sein.

Sonographisch stellt sich die Gallenblase mit Hydrops und verdickter Gallenblasenwand mit Dreischichtung dar. Der Choledochus kann bei guten Untersuchungsbedingungen ebenfalls beurteilt werden. Bei Vorliegen eines Ikterus oder erhöhten Cholestaseparametern sollte innerhalb von 24 h eine ERCP durchgeführt werden. Bei positivem Steinnachweis im Choledochus kann nach Papillotomie eine endoskopische Steinbergung vorgenommen werden.

Therapie

Als Sofortmaßnahme bei Patienten mit akuter Cholezystitis sollte eine Magensonde sowie ein peripherer Venenzugang zur parenteralen Flüssigkeitssubstitution gelegt werden. Zur Schmerzbehandlung können Spasmolytika und Analgetika parenteral eingesetzt werden, wobei auf Opioide wegen ihrer tonussteigernden Wirkung am Sphinkter Oddi möglichst verzichtet werden sollte. Ferner muss eine antibiotische Behandlung eingeleitet werden.

Grundsätzlich ist bei Vorliegen einer akuten Cholezystitis eine Indikation zur Operation gegeben, die bei Verdacht auf eine Gallenblasenperforation unmittelbar nach Stabilisierung des Patienten erfolgen sollte.

Bei nichtperforierten Entzündungen der Gallenblase empfiehlt sich die Operation nach einer 24–48 stündigen Vorbehandlung mit Antibiotika. Eine laparoskopische Cholezystekomie bei akuter Cholezystitis ist in Zentren mit großer Erfahrung mit geringer Umsteigrate auf die konventionelle Cholezystektomie möglich [5]. Die laparoskopische oder offene Choledochusrevision ist nur bei endoskopisch nicht zu bergendem Konkrement indiziert.

72.5.9 Kolonperforation

Pathogenese

Perforationen des Kolons können folgende Ursachen haben:
- mechanische Überdehnung,
- Durchblutungsstörung mit Ischämie und Wandnekrose,
- Entzündung,
- traumatisch.

Eine mechanische Drucksteigerung im Kolonlumen mit nachfolgender Kolonperforation, meist im Zäkalbereich, entsteht bevorzugt bei debilen oder bettlägrigen Patienten sowie bei chronischer schwerer Obstipation. Die ischämische Kolitis ist eine auf das Versorgungsgebiet der A. mesenterica superior oder der A. mesenterica inferior beschränkte Durchblutungsstörung mit ischämischen Ulzerationen der Schleimhaut, Eindringen von Bakterien in die Darmwand und entzündlicher Perforation.

Weitere Ursachen einer Kolonperforation sind die entzündlichen Darmerkrankungen wie Colitis ulcerosa mit dem sich daraus entwickelnden toxischen Megakolon oder der zu Fisteln und Abszedierungen neigende M. Crohn des Dickdarms. Die Divertikulitis, eine Erkrankung v. a. des Sigmas, führt durch Kot- und Sekretstau in einem Divertikel zur entzündlichen Reaktion, die rasch die nur aus Mukosa bestehende Divertikelwand durchbrechen kann und zum Austritt von Stuhl ins Mesenterium oder in die freie Bauchhöhle führt.

Zu den traumatischen Ursachen der Dickdarmperforation gehören iatrogene Perforationen im Rahmen endoskopischer Untersuchungen oder auch durch Abführmaßnahmen mittels hoher Einläufe über ein Darmrohr. Schuss- und Stichverletzungen führen meist zu glatten, umschriebenen Darmverletzungen bei ansonsten gesundem Darm.

Klinisches Bild

Klinisch steht ein plötzlich einsetzender starker Bauchschmerz im Vordergrund, dessen punctum maximum sich auf die Perforationsstelle projiziert. Innerhalb von wenigen Stunden entwickelt sich eine kotige Peritonitis, die ohne chirurgische Intervention innerhalb weniger Tage letal verläuft.

Diagnostik

Im peripheren Blut fällt die beginnende Leukozytose auf; die CRP-Erhöhung setzt mit 12–24 h Verzögerung ein. Zeichen der Organinsuffizienz infolge eines septischen Zustandsbilds dokumentieren das späte Stadium mit fortgeschrittener Peritonitis.

In der Abdomenübersichtsaufnahme stellt sich ein geblähter, erweiterter Kolonrahmen dar. Vor allem im Bereich des Zäkums findet sich eine Erweiterung des Darmlumens bis hin zur monströsen Dilatation. Freie Luft unter dem Zwerchfell ist ein starkes Indiz für eine Hohlorganperforation. Sofern durch den klinischen Befund der Verdacht auf eine Hohlorganperforation und die Operationsindikation nicht eindeutig gestellt werden kann, lässt sich die Diagnose durch eine radiologische Kolonkontrastdarstellung mit wasserlöslichem Kontrastmittel sichern und überdies die Lokalisation der Perforation bestimmen.

Therapie

Nach Legen einer Magensonde, eines Blasenkatheters sowie eines zentralen Venenkatheters für Volumensubstitution und Elektrolytausgleich sollte der Patient operativ versorgt werden. Frische Kolonperforationen wie die Stich- oder Schussverletzung oder auch iatrogene Verletzungen lassen sich in der Regel innerhalb von 4–6 h nach Exzision der Perforationsstelle direkt verschließen.

Die ischämische Kolitis sowie die entzündlichen Darmveränderungen mit Perforation erfordern eine Resektion des betroffenen Darmsegments. In Abhängigkeit von der Dauer und Ausdehnung der Peritonitis sowie vom Allgemeinzustand des Patienten kann entweder eine Resektion mit primärer Anastomose oder eine Resektion nach Hartmann, d. h. Resektion mit Ausleitung des proximalen Darms zum Stoma mit Blindverschluss des distalen Darms, vorgenommen werden [6].

Bei erweitertem Kolonrahmen ist zudem eine offene Dickdarmdekompression anzustreben. Liegt eine Peritonitis vor, ist die gründliche intraoperative Lavage der Bauchhöhle sowie die postoperative kontinuierliche Peritoneallavage sinnvoll, um Bakterien und Toxine aus der Bauchhöhle auszuspülen.

72.5.10 Intraperitonealer Abszess

Intraperitoneale Abszesse sind lokale intraabdominelle Eiteransammlungen, die durch entzündliche peritoneale Verklebung von Nachbarorganen oder Omentum abgegrenzt sind. Sie können solitär oder multipel auftreten und sind häufig Residuen nach abgelaufener Peritonitis.

Perforationen des Gastrointestinaltraktes oder des Gallenwegsystems entwickeln sich bei erfolgreicher Abgrenzung durch peritoneale Abwehrreaktionen zu lokalen Abszessen, die in jeder Region der Bauchhöhle lokalisiert sein können. Die lange Liste der Ursachen reicht vom hämatogen infizierten Hämatom über die entzündliche, tumorbedingte oder mechanische Hohlorganperforation bis zum gedeckt rupturierten Tuboovarialabszess. Die Keimflora intraabdomineller Abszesse entspricht in der Regel der Darmflora.

Klinisches Bild

Fieber mit Schüttelfrost und Tachykardie sind typische Symptome intraperitonealer Abszesse und Zeichen der Einschwemmung von Bakterien in die Blutbahn. Ein gebläht es Abdomen bei verminderter Darmperistaltik oder Darmparalyse und Erbrechen sind weitere klinische Zeichen. Patienten im höheren Lebensalter, mit hämatologischer Systemerkrankung oder unter antibiotischer bzw. immunsuppressiver Therapie sind häufig nahezu symptomfrei.

Abgesehen von subfebrilen Temperaturen und allgemeinen Krankheitszeichen wie Müdigkeit, Abgeschlagenheit und Appetitlosigkeit kann sich das Abdomen bei der oberflächlichen klinischen Untersuchung als völlig unauffällig darstellen. Bei der sorgfältigen Befunderhebung sind jedoch meist eine leichte, lokal begrenzte Druckschmerzhaftigkeit sowie eine verminderte Darmperistaltik zu erkennen.

Diagnostik

Laborchemisch sind Entzündungsparameter wie Leukozytenzahl und CRP erhöht. Bei fortgeschrittenem Krankheitsbild kann sich eine Sepsis mit laborchemischen und klinischen Zeichen der Organinsuffizienz entwickeln.

Intraperitoneale Abszesse sind bei schlanken Patienten meist sonographisch nachzuweisen, wobei die Differenzierung gegenüber einer abgegrenzten Flüssigkeitsansammlung ohne Infektion schwierig ist. Auf der Abdomenübersichtsaufnahme finden sich in der Regel nur indirekte Zeichen einer Abszedierung in Form einer verdickten ödematösen Darmwand, einer Verdrängung von Dünndarmschlingen oder Zeichen einer Paralyse. Computertomographische Untersuchungen sind v. a. bei adipösen Patienten am besten geeignet, um intraperitoneale Abszesse und deren Ausdehnung zu diagnostizieren.

Therapie

Zur Therapie intraperitonealer Abszesse ist die interventionelle perkutane Abszessdrainage v. a. dann geeignet, wenn es sich um solitäre Abszesse handelt, die durch Punktion gut zu erreichen und die nicht auf dem Boden einer Hohlorganperforation entstanden sind. Dies sind v. a. Residuen nach Peritonitis oder infizierte postoperative Hämatome [40].

Bei allen Befunden mit unklarer Ausdehnung, multiplen Abszessen oder bei Abszessen aufgrund von Hohlorganperforationen ist eine operative Revision des Abdomens mit Ausräumung und Drainage des Abszesses sowie Beseitigung der Abszessursache angezeigt.

72.5.11 Retroperitonealer Abszess

Alle Abszesse die außerhalb des Peritoneums in der dorsalen Bauchwand gelegen sind, werden zu den retroperitonealen Abszessen gezählt. Dazu gehören perinephritische und pankreatische Abszesse sowie Abszesse in der Lumbal- und Iliakalregion.

Die Genese perinephritischer Abszesse wird auf eine Ruptur von infizierten Nierenzysten auf dem Boden einer Pyelonephritis oder von hämatogen infizierten Nierenparenchymabszessen zurückgeführt. Psoasabszesse entwickeln sich aus Infektionen im Bereich der Wirbelsäule, wie Spondylodiszitis, aber auch in Zusammenhang mit einer retrozäkalen perforierten Appendizitis, einer Sigmadivertikulitis, einer Fistelbildung bei M. Crohn oder bei perforiertem Kolonkarzinom.

Im Oberbauch finden sich retroperitoneale Abszesse meist bei der schweren nekrotisierenden Pankreatitis mit retrokolischen Nekrosestraßen und Abszedierungen. Eine seltene Ursache für einen retroperitonealen Abszess im Oberbauch ist das nach dorsal ins Retroperitoneum perforierte Ulkus duodeni oder ein perforiertes papilläres oder juxtapapilläres Duodenumdivertikel.

Diagnostik

Während die Diagnose der pankreatogenen Abszedierung im Rahmen der computertomographischen Untersuchung bei der nekrotisierenden Pankreatitis leicht zu stellen ist, bleiben die meisten retroperitonealen Abszesse über lange Zeit unerkannt. Die Patienten berichten über unspezifische Rückenschmerzen, gelegentlich mit Fieber und Leukozytose. Die Untersuchung des Abdomens kann bei adipösen Patienten, bei denen die hintere Bauchwand bei der Palpation nicht erreicht werden kann, völlig unauffällig sein.

Sonographisch ist das Retroperitoneum häufig nur in der Mittellinie einsehbar, sodass kleinere Abszesse leicht übersehen werden können. Bei Abszessen, die dem M. psoas aufliegen, können die Schmerzen auf Hüfte, Oberschenkel oder sogar ins Knie ausstrahlen.

Radiologisch lassen sich in der Abdomenübersicht bei genauer Betrachtung außerhalb des Darmlumens kleine Lufteinschlüsse sowie ein unscharf konturierter Psoasschatten nachweisen. Im Computertomogramm stellt sich der Abszess als retroperitoneale Raumforderung dar. Der Verdacht auf einen Abszess ergibt sich entweder aus Lufteinschlüssen oder anhand der Kontrastmittelanreicherung des Randsaums. Die Ausdehnung des Abszesses sowie die Beziehung zu benachbarten Organen lässt sich computertomographisch gut beurteilen.

Therapie

Die interventionelle, sonographisch oder computertomographisch gesteuerte Punktion und Drainage unter antibiotischer Therapie führt zu guten Ergebnissen. Eine erfolgreiche Drainage wird in über 80 % der Fälle berichtet. Dabei wird zunächst durch die Entlastung des Abszesses eine Stabilisierung des meist septischen Patienten erreicht [32].

Eine Operationsindikation besteht bei der nekrotisierenden Pankreatitis mit infizierten Nekrosen und retroperitonealer Abszedierung sowie bei nachgewiesenen Hohlorganperforationen, da durch eine alleinige Abszessdrainage die Ursache der Erkrankung nicht beseitigt und durch stetige bakterielle Kontamination die Infektion unterhalten wird.

72.5.12 Akute postoperative abdominelle Komplikationen

Hierzu zählen die septischen Komplikationen im Rahmen von Nahtinsuffizienzen und Fisteln sowie Darmverletzungen nach laparoskopischen Eingriffen. Die prolongierte postoperative Darmatonie und mechanische Passagehindernisse durch Briden oder Verwachsungen mit Knickstenosen führen zum Bild des postoperativen Ileus. Eine weitere Gruppe von postoperativen Komplikationen sind die intraabdominellen oder intraluminalen Nachblutungen.

Postoperative Überwachung
Die postoperative Überwachung der Patienten nach viszeralchirurgischen Eingriffen umfasst im wesentlichen die regelmäßige Kontrolle der *Entzündungsparameter* sowie des zeitgerechten Wiedereinsetzens physiologischer Funktionen. Dazu zählen der Verlauf der Temperaturkurve und die Leukozytenzahl im peripheren Blut.

Der *Akutphaseparameter CRP* steigt nach größeren viszeralchirurgischen Eingriffen zunächst auf Werte bis über 200 mg/l an und sollte sich ab dem 2.–3. postoperativen Tag bis zum Ende der 1. postoperativen Woche wieder normalisiert haben.

Ein wichtiger Parameter zur Kontrolle des intraabdominellen Befundes ist die Untersuchung des *Drainagesekrets*. Nach Eingriffen am Magen-Darm-Trakt wird regelmäßig eine Zieldrainage in der Anastomosenregion platziert, sodass eine Nahtinsuffizienz bereits mit bloßem Auge an Farbe und Konsistenz des Drainagesekrets erkannt werden kann. Nach Eingriffen am Gallenwegsystem oder am Pankreas empfiehlt sich vor Drainagezug die Bestimmung von Bilirubin oder Amylase und Lipase im Wundsekret. Galle- oder Pankreasfisteln fallen durch hohe Enzymwerte in der Drainageflüssigkeit und Sekretvolumina von über 50 ml/Tag auf.

72.5.13 Septische Komplikationen

Intraabdominelle Infektionen, Bauchwandinfekte und sekundäre Infektionen wie Pneumonie oder Harnwegsinfekte gehören zu den septischen postoperativen Komplikationen viszeralchirurgischer Eingriffe. Die intraabdominellen Infektionen stellen akute Komplikationen dar und bedürfen meist einer interventionellen oder chirurgischen Therapie.

Anastomoseninsuffizienz
Die Anastomoseninsuffizienz führt durch den Austritt von Darminhalt zur Ausbildung einer lokalen oder diffusen Peritonitis. Infektionen bei intakten Anastomosenverhältnissen entstehen meist in Form intraabdomineller Abszesse aufgrund einer intraoperativen Kontamination. Nach primär septischen Eingriffen wie nach diffusen Peritonitiden finden sich postoperativ gelegentlich intraabdominelle Abszesse als Infektresiduen.

Diagnostik
Bei klinischem Verdacht auf eine intraabdominelle Infektion sollte dieser durch weitere diagnostische Verfahren bestätigt oder ausgeräumt werden. Dabei kommen in erster Linie Röntgenuntersuchungen mit Kontrastmittel und die Computertomographie in Frage. Undichte Anastomosen stellen sich radiologisch durch Kontrastmittelaustritt eindeutig dar. Zur Beurteilung intraabdomineller Abszesse ist die Computertomographie geeignet, da hiermit die flüssigkeitsgefüllte Struktur erkannt und gleichzeitig durch Kontrastmittelenhancement im angrenzenden Gewebe eine entzündliche Reaktion festgestellt werden kann.

Die Sonographie ist zwar zur Suche von intraabdominellen Herden aufgrund der postoperativ ausgeprägten Darmgasüberlagerung von untergeordneter Bedeutung, jedoch zur Verlaufsbeurteilung bekannter Abszessstrukturen wegen ihrer beliebigen Wiederholbarkeit geeignet.

Therapie
Die Therapie von Anastomoseninsuffizienzen orientiert sich an der Lokalisation der Leckage und an den systemischen Auswirkungen. Bei einer Anastomoseninsuffizienz, die von liegenden Zieldrainagen ausreichend erfasst ist und keine systemischen Entzündungszeichen hervorruft, ist ein konservatives Vorgehen gerechtfertigt. Dies betrifft meist die retroperitoneal gelegenen Anastomosen nach Rektumresektion oder nach Eingriffen am Duodenum.

Intraperitoneal gelegene Anastomosen führen bei Insuffizienz meist zu einer lokalen oder diffusen Peritonitis und bedürfen einer möglichst frühzeitigen operativen Revision. Bei intakten Anastomosenverhältnissen auftretende intraabdominelle Abszesse können häufig durch ultraschall- oder computertomographiegesteuerte Punktion und Drainageeinlage sowie durch gezielte antibiotische Abdeckung erfolgreich therapiert werden [32].

72.5.14 Postoperativer Ileus

Die Magen-Darm-Tätigkeit sollte ab dem 2.–3. postoperativen Tag wieder einsetzen. Dabei ist auf die Normalisierung des unmittelbar postoperativ physiologischen Refluxes von Magensaft über die Magensonde zu achten. Besonderes Augenmerk gebührt dem zeitgerechten Einsetzen der Darmtätigkeit. Eine protrahierte Magen-Darm-Atonie sollte frühzeitig durch mechanische und pharmakologische Stimulation therapiert werden.

Diagnostik

Kommt die Magen-Darm-Tätigkeit trotz konservativer Maßnahmen nicht in Gang, so ist ein mechanischer Ileus durch Knickstenosen oder Strangulationen auszuschließen. Die Unterscheidung zwischen einer protrahierten Paralyse und einem mechanischen Ileus ist postoperativ nicht einfach. Eine allmählich zunehmende Symptomatik spricht eher für eine Paralyse, während bei einem Ileus nach bereits erfolgtem und problemlosen Kostaufbau eine mechanische Ursache wahrscheinlich ist.

Die sicherste diagnostische Differenzierung gelingt durch die orale Magen-Darm-Passage mit einem wasserlöslichen Kontrastmittel. Dabei stellt sich der paralytische Ileus mit einer deutlichen Passageverzögerung dar. Ein Kontrastmittelstopp, als Zeichen einer kompletten Stenose, spricht für einen mechanischen Ileus.

Therapie

Bei Verdacht auf einen mechanischen Ileus ist die sofortige Relaparotomie indiziert. Dabei werden Verwachsungen gelöst und Briden reseziert. Torquierte Darmschlingen werden durch Beeinträchtigung der Durchblutung nekrotisch und müssen meist reseziert werden.

Zur Therapie des paralytischen Ileus werden zunächst alle konservativen Möglichkeiten ausgeschöpft. Bei Erweiterung des Kolons sollte durch eine koloskopisch eingebrachte Dekompressionssonde eine Entlastung erzielt werden [8]. Die Operation ist erst bei therapierefraktärer Paralyse oder bei systemischen Zeichen der Dekompensation indiziert. Der Dünn- und Dickdarm werden entweder offen oder nach oral dekomprimiert und ein doppelläufiges Entlastungsileostoma angelegt.

72.5.15 Postoperative Nachblutung

Die frühe postoperative Nachblutung, die sich innerhalb von 36 h manifestiert, ist definitionsgemäß im ehemaligen Operationsgebiet lokalisiert und hat als Ursache entweder eine ungenügende chirurgische Blutstillung oder eine Blutgerinnungsstörung nach hohem intraoperativen Blutverlust und ungenügender Substitution. Bei Nachblutungen, die zu einem späteren Zeitpunkt auftreten, handelt es sich meist um Arrosionsblutungen durch Drainagen oder durch Infektionen.

Chirurgische Blutung

Bei der chirurgischen Blutung kommt es postoperativ trotz intakter Gerinnung zum Verlust von Blut über die Drainagen und zum Abfall des Hb-Wertes im Blut. Sobald die Blutung kreislauf- oder Hb-wirksam wird, kommt als therapeutische Maßnahme nur die frühzeitige Relaparotomie in Frage. Dabei sollte über den primären Zugang das gesamte Abdomen revidiert und eine sorgfältige Blutstillung vorgenommen werden.

Schließlich sind sämtliche Blutreste durch eine ausgiebige Lavage aus dem Abdomen zu entfernen, da diese einen idealen Nährboden für bakterielle Infektionen darstellen und außerdem durch Verklebung der Darmschlingen zu ausgeprägten Verwachsungen führen.

Blutungen infolge von Gerinnungsstörungen

Blutungen aufgrund von Gerinnungsstörungen sind primär chirurgisch nicht sanierbar. Hier sollte die Substitution von Gerinnungsfaktoren mittels FFP („fresh frozen plasma") und bei Bedarf auch von Thrombozytenkonzentraten erfolgen. Kommt es trotz ausreichender Substitution nicht zum Stillstand der Blutung, muss eine chirurgische Blutungsursache durch eine Relaparotomie ausgeschlossen werden. In der Regel lässt sich dann durch sorgfältige Blutstillung eine ausreichende Bluttrockenheit erreichen.

In Einzelfällen ist jedoch der Blutverlust und damit verbunden auch der Verlust an Gerinnungsfaktoren so groß, dass durch alleinige Substitution ein Blutungsstillstand nicht erreicht werden kann.

Ist im Rahmen der Relaparotomie durch chirurgische Maßnahmen keine ausreichende Blutstillung möglich, muss eine Bauchtuchtamponade zur Kompression eingelegt werden. Nach Stabilisierung der Gerinnungsfunktion können dann in einer erneuten Operation innerhalb von 24–48 h die Bauchtücher wieder entfernt werden.

Literatur

1. Ablassmaier B, Kiessling S, Pier A (1996) "Open" vs. laparoscopic appendectomy. Chirurg 67: 522–525
2. Balthazar EJ, Liebeskind ME, Macari M (1997) Intestinal ischemia in patients in whom small bowel obstruction is suspected: evaluation of accuracy, limitations, and clinical implications of CT in diagnosis. Radiology 205: 519–522
3. Beger HG, Kern E (1987) Akutes Abdomen. Thieme, Stuttgart New York
4. Beger HG, Rau B, Mayer J, Pralle U (1997) Natural course of acute pancreatitis. World J Surg 21: 130–135
5. Bittner R, Leibl B, Kraft K, Butters M, Nick G, Ulrich M (1997) Laparoscopic cholecystectomy in therapy of acute cholecystitis: immediate vs. interval operation. Chirurg 68: 237–243
6. Bittner R, Leibl B, Schroter M, Schmedt CG (1998) Surgical therapy of sigmoid diverticulitis: can resection with primary anastomosis be considered the current standard procedure? Results of 65 patients. Zentralbl Chir 123 Suppl: 17–22

7. Blomgren LG (1997) Perforated peptic ulcer: long-term results after simple closure in the elderly. World J Surg 21: 412–414
8. Bode WE, Beart RW jr, Spencer RJ, Culp CE, Wolff BG, Taylor BM (1984) Colonoscopic decompression for acute pseudoobstruction of the colon (Ogilvies syndrome). Report of 22 cases and review of the literature. Am J Surg 147: 243–245
9. Bronner JF, Boissel P (1997) Acute ischemia and arterial mesenteric infarction in patients aged over 75. Apropos of a comparative series of 38 cases. J Chir Paris 134: 109–113
10. Büchler M, Malfertheiner P, Schoetensack C, Uhl W, Scherbaum W, Beger HG (1986) Wertigkeit biochemischer und bildgebender Verfahren für Diagnose und Prognose der akuten Pankreatitis – Ergebnisse einer prospektiven klinischen Untersuchung. Z Gastroenterol 24: 100–109
11. Büchler MW, Baer HU, Brugger LE, Feodorovici MA, Uhl W, Seiler C (1997) Surgical therapy of diffuse peritonitis: debridement and intraoperative extensive lavage. Chirurg 68: 811–815
12. Chiarugi M, Buccianti P, Goletti O, Decanini L, Sidoti F, Cavina E (1996) Prognostic risk factors in patients operated on for perforated peptic ulcer. A retrospective analysis of critical factors of mortality and morbidity in a series of 40 patients who underwent simple closure surgery. Ann Ital Chir 67: 609–613
13. Cripps NP, Cooper GJ (1997) Intestinal injury mechanisms after blunt abdominal impact. Ann R Coll Surg Engl 79: 115–120
14. Gawenda M, Scherwitz P, Walter M, Erasmi H (1997) Fatal outcome factors of intestinal infarct of primary vascular origin. Langenbecks Arch Chir 382: 319–324
15. Grassi R, Pinto A, Romano L et al. (1997) Twenty-six consecutive patients with acute superior mesenteric infarction. Comparison of conventional radiology, ultrasonography, and computerized tomography. Radiol Med Torino 93: 699–703
16. Hale DA, Molloy M, Pearl RH, Schutt DC, Jaques DP (1997) Appendectomy: a contemporary appraisal. Ann Surg 225: 252–261
17. Henle KP, Beller S, Rechner J, Zerz A, Szinicz G, Klingler A (1996) Laparoscopic vs. conventional appendectomy: a prospective randomized study. Chirurg 67: 526–530
18. Isenmann R, Rau B, Beger HG (1998) Bacterial infection and extent of necrosis are determinants of organ failure in severe acute pancreatitis. Gastroenterology 114: A 470
19. Johnson AB, Peetz ME (1998) Laparoscopic appendectomy is an acceptable alternative for the treatment of perforated appendicitis. Surg Endosc 12: 940–943
20. Kauffmann GW, Friedburg H, Anger P, Ruckauer K (1982) Diagnosis, differential diagnosis and treatment of so-called non-occlusive disease. Chirurg 53: 641–645
21. Kleine HO, Beger HG (1990) Endotoxin gestützte Klassifikation der Perforationsperitonitis. In: Häring R (Hrsg) Chirurgisches Forum 1990 für experimentelle und klinische Forschung. Springer, Berlin Heidelberg New York Tokio, S 33–36
22. Klempnauer J, Grothues F, Bektas H, Wahlers T (1997) Acute mesenteric ischemia following cardiac surgery. J Cardiovasc Surg Torino 38: 639–643
23. Klingler A, Henle KP, Beller S et al. (1998) Laparoscopic appendectomy does not change the incidence of postoperative infectious complications. Am J Surg 175: 232–235
24. Lawrence DR, Moxon RE, Fountain SW, Ohri SK, Townsend ER (1998) Iatrogenic oesophageal perforations: a clinical review. Ann R Coll Surg Engl 80: 115–118
25. Mai C, Nagel M, Saeger HD (1997) Surgical therapy of esophageal perforation. A determination of current status based on 4 personal cases and the literature. Chirurg 68: 389–394
26. Minne L, Varner D, Burnell A, Ratzer E, Clark J, Haun W (1997) Laparoscopic vs open appendectomy. Prospective randomized study of outcomes. Arch Surg 132: 708–711
27. Moberg AC, Montgomery A (1997) Appendicitis: laparoscopic vs. conventional operation: a study and review of the literature. Surg Laparosc Endosc 7: 459–463
28. Noorani MA, Sial I, Mal V (1997) Typhoid perforation of small bowel: A study of 72 cases. J R Coll Surg Edinburgh 42: 274–276
29. Ohmann C, Franke C, Yang Q et al. (1995) Diagnostic score for acute appendicitis [see comments]. Chirurg 66: 135–141
30. Pederzoli P, Bassi C, Vesentini S, Campedelli A (1993) A randomized multicenter clinical trial of antibiotic prophylaxis of septic complications in acute necrotizing pancreatitis with imipenem. Surg Gynecol Obstet 176/5: 480–483
31. Rau B, Uhl W, Büchler MW, Beger HG (1997) Surgical treatment of infected necrosis. World J Surg 21: 155–161
32. Risse JH, Keulers P, Gunther RW (1998) CT guided percutaneous drainage of retro- and extraperitoneal abscesses and fluid collection. Rofo Fortschr Geb Rontgenstr Neuen Bildgeb Verfahr 168: 281–286
33. Rius X, Escalante JF, Llaurado MJ, Jover J, Puig La Calle J (1979) Mesenteric infarction. World J Surg 3: 489–493
34. Roberts JP (1988) Quantitative bacterial flora of acute appendicitis. Arch Dis Child 63: 536–540
35. Roher HD, Imhof M, Goretzki PE, Ohmann C (1996) Ulcer surgery 96–choice of methods in an emergency. Chirurg 67: 20–25
36. Sainio V, Kemppainen E, Puolakkainen P et al. (1995) Early antibiotic treatment in acute necrotising pancreatitis. Lancet 346: 663–667
37. Schoenberg MH, Birk D, Beckh K et al. (1995) Endoscopic and surgical therapy of hemorrhagic duodenal and stomach ulcer. Chirurg 66: 326–333
38. Schröder D, Jung R, Bockhorn H, Höer PW (1989) Das Panorama der Dünndarm-Divertikel-Komplikationen im klinischen Alltag. In: Häring R (Hrsg) Divertikel des Dünn- und Dickdarms. Ueberreuter Wissenschaft, Wien, Berlin, S 132–138
39. Schwarz M, Isenmann R, Meyer H, Beger HG (1997) Antibiotika bei nekrotisierender Pankreatitits – Ergebnisse einer kontrollierten Studie. Dtsch Med Wochenschr 122: 356–361
40. Shuler FW, Newman CN, Angood PB, Tucker JG, Lucas GW (1996) Nonoperative management for intra-abdominal abscesses. Am Surg 62: 218–222
41. Sisson RG, Ahlvin RC, Harlow MC (1971) Superficial mucosal ulceration and the pathogenesis of acute appendicitis. Am J Surg 122: 378–380
42. Talwar S, Laddha BL, Jain S, Prasad P (1997) Choice of incision in surgical management of small bowel perforations in enteric fever. Trop Gastroenterol 18: 78–79
43. Tolksdorff G, Gamstätter G, Peters H (1989) Chirurgischer Notfall durch Perforation von Dünndarmdivertikeln. In: Häring R (Hrsg) Divertikel des Dünn- und Dickdarms. Ueberreuter Wissenschaft, Wien, Berlin, S 128–131
44. Wilcox RT, Traverso LW (1997) Have the evaluation and treatment of acute appendicitis changed with new technology? Surg Clin North Am 77: 1355–1370

Herzchirurgische Intensivmedizin

Kapitel 73

H. Sonntag

73.1 Grundlagen 1243

73.2 Transport auf die Intensivstation und Übergabe 1244

73.3 Weaning und Extubation 1244

73.4 Kardiovaskuläre Komplikationen 1245
73.4.1 Pathogenese und Pathophysiologie 1245
73.4.2 Pharmakotherapie von Störungen der Herzfunktion 1246
73.4.3 Mechanische Assistsysteme 1247

73.5 Zerebale Funktionsstörungen 1247

73.6 Störungen des Blutgerinnungssystems 1248

73.7 Einflüsse auf Niere, Leber, Gastrointestinaltrakt 1249

Literatur 1250

Herzchirurgische Intensivmedizin

# Kapitel 73

Herzchirurgische Intensivmedizin

H. Sonntag

73.1 Grundlagen

Die ersten Herzoperationen am Menschen unter kompletter extrakorporaler Zirkulation erfolgten im April 1951, beide Patienten starben im Operationssaal. Mit zunehmendem Verständnis der pathophysiologischen Abläufe hat sich die Prognose der Patienten mit kongenitalen oder erworbenen Herzerkrankungen deutlich verbessert. 1997 unterzogen sich in den 77 Zentren der Bundesrepublik nahezu 93000 Patienten einer Herzoperation, wobei die Letalität nach der Statistik 1997 der Deutschen Gesellschaft für Thorax- und Kardiovaskularchirurgie bei 3,9 % lag [13].

Hier ist zu berücksichtigen, dass sich seit 1951 das Profil der kardiochirurgischen Patienten erheblich verschoben hat [11]. Dies bezieht sich sowohl auf die Altersstruktur der Patienten als auch auf die Art der operativen Eingriffe, d.h. auf die zunehmende Anzahl von aortokoronaren Bypass-Reoperationen, die Simultaneingriffe an Herzklappen – Ersatz oder Klappenrekonstruktion – kombiniert mit Bypassoperationen und/oder chirurgischen Eingriffen an der Karotis. Auch hat eine Erweiterung des operativen Spektrums durch neuere Verfahren wie Rhythmuschirurgie, Implantation von ventrikulären Assistsystemen, Kardiomyoplastie, Herztansplantation usw. stattgefunden.

KHK und Myokardischämie

Patienten mit einer koronaren Herzkrankheit haben unabhängig vom operativen Eingriff ein hohes Risko. Bei diesen Patienten muss perioperativ in einem relativ hohen Prozentsatz mit einer Myokardischämie gerechnet werden [26], bedingt durch ein gestörtes Verhältnis zwischen O_2-Angebot und O_2-Verbrauch des Herzens. Dieses klassische Konzept der Balance zwischen O_2-Angebot und O_2-Bedarf hat im Rahmen von Operation und Anästhesie eine hohe Bedeutung.

Es gibt aber Hinweise, dass diese Vorstellungen allein nicht ausreichen, um alle Ischämieereignisse in diesem Zusammenhang zu erklären. Nach den Ergebnissen der Arbeitsgruppe um Ross [7] scheint nicht nur der O_2-Bedarf die Durchblutung zubestimmen, sondern möglicherweise besteht auch eine umgekehrte Abhängigkeit im Sinne einer „Sparschaltung", sodass bei eingeschränktem Durchblutungsangebot die Myokardfunktion reduziert wird. Diese „Pari-passu-Reduktion" spricht für eine direkte Abhängigkeit der regionalen Wandfunktion von der Durchblutung.

Veränderungen nach Einsatz der Herz-Lungen-Maschine

Nach Kardioplegie und Herzstillstand sollte aufgrund einer postischämischen Funktionsstörung in Form eines „stunned myocardium" immer mit einem insuffizienten Myokard gerechnet werden. Darüber hinaus sind die viskoelastischen Eigenschaften des Herzmuskels postmaschinell durch die niedrige Temperatur und durch ödematöse Einlagerungen ungünstig verändert, so dass auch die Relaxation erheblich beeinträchtigt ist. Da die Herzfrequenz einen wesentlichen Einfluss auf die extravaskulären Komponenten des Koronarwiderstands und damit auf die Durchblutung hat, ist eine ausreichend lange Diastolendauer essentiell.

Zur Vermeidung einer hohen myokardialen Komponente am Gesamtkoronarwiderstand [24] wird in einigen Zentren postmaschinell eine Herzfrequenz von ≤ 80/min angestrebt.

Hinzu kommen systemische Effekte durch die Herz-Lungen-Maschine wie Hämodilution, Störungen des Säure-Basen- und Elektrolythaushaltes, Zentralisation, Einschränkungen des pulmonalen Gasaustausches usw.

Postoperative Probleme

Die Myokardischämien können v. a. in der postoperativen Phase auftreten, wobei Kreislaufinstabilität, Hypothermie und „Shivering" sowie hoher O_2-Bedarf durch Schmerz und psychische Faktoren die wesentlichen Ursachen sind. Wenn auch diese Funktionseinschränkungen in der Regel reversibel sind, so führen sie doch in der unmittelbar postoperativen Phase häufig zu ausgeprägten Störungen der Kreislaufregulation sowie der Lungenfunktion.

Die intensivmedizinische Behandlung herzchirurgischer Patienten während dieser frühen postoperativen Phase umfasst daher nicht nur die Stabilisierung der Herzkreislauf- und Lungenfunktion, sondern auch die Vermeidung weiterer Komplikationen; solche

Komplikationen können die Liegedauer der Patienten auf der Intensivstation erheblich verlängern.

73.2 Transport auf die Intensivstation und Übergabe

Die Intensivstation sollte baulich in unmittelbarer Nähe zu den Operationssälen angesiedelt sein, um möglichst kurze Wege vom Operationssaal zur Intensivstation zu gewährleisten.

Hämodynamik

Nahezu alle Patienten sind in der unmittelbaren postoperativen Phase hämodynamisch instabil und daher erheblich gefährdet. Allein die Umlagerung nach einem herzchirurgischen Eingriff vom Operationstisch in das Intensivbett kann zu kritischen Veränderungen hämodynamischer Parameter führen; gleiches gilt für den Transport vom OP zur Intensivstation. In dieser Phase treten erhebliche Schwankungen von Blutdruck und Herzfrequenz auf, die von plötzlicher Hypotension – bedingt durch Vasodilatation und Flüssigkeitsverlagerungen – bis zu extremen hypertensiven Phasen reichen können [25].

Extreme hypo- oder hypertensive Blutdruckveränderungen können durch eine adäquate Volumentherapie und Fortführung der vasoaktiven Medikation minimiert werden. Die Patienten sollten in dieser unmittelbaren postoperativen Phase möglichst schnell stabilisiert werden; hierfür sind kurze Transportwege eine wichtige Voraussetzung.

Atemfunktion

Der operative Eingriff und der extrakorporale Bypass verändern auch die Atemfunktion. So nehmen z. B. die Vitalkapazität und die inspiratorische Kapazität ebenso wie die funktionelle Residualkapazität bis zu 40 % ab, während die Atemarbeit zunimmt. Bei diesen unmittelbar postoperativ wirksamen Veränderungen braucht es mehrere Wochen, um die präoperativen Ausgangswerte wieder zu erreichen [3].

Der kardiopulmonale Bypass allein beeinträchtigt bereits die Lungenfunktion. So nimmt proportional mit der Dauer der Bypasszeit die Störung des Perfusions-/Ventilationsverhältnisses durch das sich entwickelnde Lungenödem zu. Bei etwa 90 % aller Patienten lassen sich Atelektasen nachweisen, unabhängig davon, ob während der Beatmung ein PEEP eingestellt war oder nicht.

Schmerztherapie

In der postoperativen Phase behindern die durch Sternotomie und operatives Trauma verursachten Schmerzen die Atmung und beeinträchtigen ein wirksames Abhusten von Bronchialsekret. Hier ist eine adäquate, systemische oder regionale Schmerztherapie sinnvoll.

Übergabe an die Intensivstation

Für die weitere Therapie nach dem Transport vom OP auf die Intensivstation ist eine umfassende Information des intensivmedizinischen Teams durch den die Operation begleitenden Anästhesisten wesentlich. Eine Checkliste für die Übergabe des Patienten an das Intensivpersonal ist hilfreich und sollte die in der folgender Übersicht genannten Punkte berücksichtigen:

Checkliste zur Patientenübergabe auf der Intensivstation

- *Bei Ankunft auf der Intensivstation:*
  - Ventilation (Respirator mit Patient verbunden), EKG, Blutdrücke und Pulsoxymetrie angeschlossen und Parameter auf dem Monitor sichtbar?
  - Lunge auskultiert und Thoraxexkursionen beobachtet?
  - Drücke abgeglichen?
  - Infusionspumpen für vasoaktive Substanzen überprüft?
  - IABP und/oder Assistsysteme kontrolliert?
  - Herzzeitvolumen bestimmt (falls erforderlich)?
  - Drainagen funktionieren?
  - Blutverluste und Drainagen dokumentiert?
- *Informationen an das Intensivpersonal:*
  - Name und Alter des Patienten
  - Art des operativen Eingriffs
  - angewandtes Anästhesieverfahren
  - Prä- und intraoperativ aufgetretene Komplikationen
  - additive Medikation (Antiarrhythmika, vasoaktive Medikation, usw.)
  - Schrittmacher
  - Angaben zur Flüssigkeits- und Blutsubstitution, Flüssigkeitsbilanz, Urinausscheidung
  - aktuelle Labordaten (HK, Hb, Elektrolyte, Blutgase, Gerinnungsparameter)

73.3 Weaning und Extubation

Der Zeitpunkt der Extubation des Patienten nach extrakorporalem Bypass ist von einer Reihe von Voraussetzungen abhängig, u. a. von

- Narkoseform (Opioide, Sedativa, Muskelrelaxanzien),
- postmaschineller Wiedererwärmung,
- hämodynamischer Situation,
- ausreichender Atmung.

Die Entscheidung zwischen einer raschen Extubation noch auf dem Operationstisch bzw. innerhalb der ersten 4 h postoperativ und einem verzögerten Vorgehen innerhalb von etwa 6–8 h nach der Revaskularisation erfordert eine sehr sorgfältige Abwägung und sollte die pathophysiologischen Veränderungen durch Operation, Narkose und extrakorporale Zirkulation (EKZ) berücksichtigen. Die Narkoseführung und die verwendeten Pharmaka, v. a. die kurzwirksamen Opioide, eröffnen die Möglichkeit „frühzeitig" zu extubieren und somit die Verweildauer der Patienten auf der Intensivstation zu verkürzen.

Das Weaning vom Respirator kann begonnen werden, wenn
- der Patient ansprechbar ist,
- Tidalvolumen und Atemfrequenz adäquat sind,
- die Hämodynamik stabil ist,
- keine akuten postoperativen Komplikationen zu erwarten sind (z. B. Blutverlust über die Thoraxdrainagen < 100 ml/h).

Eine frühzeitige Mobilisation des Patienten und eine sitzende Position sind für die Lungenfunktion wesentlich. Ebenso ist eine adäquate Analgesie mit intravenösen Opioiden, z. B. als patientenkontrollierte Analgesie, oder mit regionalen Techniken unabdingbar für ein intensives Atemtraining.

Die von Higgins [10] für eine frühe Extubation vorgeschlagenen Kriterien haben auch Gültigkeit für einen „konventionellen" Zeitpunkt der Extubation nach herzchirurgischen Eingriffen. Folgende Kriterien sollten erreicht sein:

Kriterien für die Extubation nach herzchirurgische Eingriffen (nach Higgins [10])

- Herzindex > 2 l/min · m^2
- MAP > 70 mmHg
- Urinausscheidung > 1,0 ml/kgKG · h
- Blutverlust über die Thoraxdrainagen < 100 ml/h
- Patient wach und kooperativ
- Ausreichender Hustenreflex
- Keine schwerwiegenden Herzrhythmusstörungen
- Körperkerntemperatur > 36 °C
- pH > 7,35 bei Spontanatmung

73.4 Kardiovaskuläre Komplikationen

73.4.1 Pathogenese und Pathophysiologie

Die Ätiologie eines postoperativen kardialen Pumpversagens ist vielfältig. Kardiale Funktionseinschränkungen werden im wesentlichen bestimmt durch Veränderungen der Kontraktilität, von Pre- und Afterload sowie durch die Herzfrequenz.

Operation und EKZ
Ohne Zweifel kann die myokardiale Kontraktilität schon allein durch das chirurgische Trauma beeinträchtigt werden [2, 20]. Eine Inzision in das Myokard unterbricht 1. die Kontinuität der Myofibrillen und kann 2. das Erregungsleitungssystem verletzen.

Das Abklemmen der Aorta während der extrakorporalen Zirkulation in Verbindung mit den chirurgischen Manipulationen am Herzmuskel kann die Ödembildung und Blutungen fördern. Dies wiederum ist nachteilig für die kardiale Compliance und kann Myokardischämien hervorrufen. Das Ausklemmen der Aorta behindert die Koronardurchblutung, da der arterielle Zustrom in die Aorta während der extrakorporalen Zirkulation distal der Aortenklemme erfolgt.

Das Abklemmen ist – trotz moderner kardioprotektiver Verfahren – regelhaft mit einer vorübergehenden myokardialen Funktionsstörung verbunden [17]. Die eingeschränkte Ventrikelfunktion wird u.a. auf eine ungenügende Myokardprotektion, Kardioplegie- und Hypothermie-bedingte Reduktion des Myozytenmetabolismus und auf Reperfusionsschäden zurückgeführt.

Weitere Ursachen dieser Funktionsstörungen sind die Abnahme der Energiereserven während des Abklemmens der Aorta und die Störungen des transmembranären Ionentransports. Das hierdurch bedingte zelluläre Ödem vermindert darüber hinaus die Compliance, so dass Ejektionsfraktion und Herz- und Schlagarbeitsindex abnehmen. Solche „Sparschaltungsmechanismen" werden bei allen Funktionsstörungen diskutiert und als „stunned" bzw. „hibernating myocardium" bezeichnet [21], ohne dass sich bislang innerhalb eines definierten Zeitrasters biochemische oder strukturelle Veränderungen nachweisen ließen.

Myokardischämie
Leung et al. [16] untersuchten die Prävalenz und die prognostische Bedeutung postoperativer Myokardischämien im Rahmen aortokoronarer Bypassoperationen. Sie fanden in ihren Untersuchungen mittels transösophagealer Echokardiographie ein gehäuftes Auftreten von Wandbewegungsstörungen und Myokardischämien in den ersten 4 h postoperativ. Die meisten dieser Wandbewegungsstörungen waren zwar nicht von hämodynamischen Veränderungen begleitet. Vermehrt beobachtete ST-Streckenveränderungen in den ersten 8 h nach Revaskularisation zeigen jedoch, dass die frühe postoperative Phase entscheidend für die Prognose der kardiochirurgischen Patienten ist [18].

Die in der Frühphase gehäuft auftretenden Myokardischämien führen bei etwa 33 % der Patienten zu Myokardinfarkt und Herzversagen. Das hämodynamische Profil in der umittelbaren postoperativen Phase wechselt oft: Eine häufig zu beobachtende Tachykardie, ein niedriger koronarer Perfusionsdruck oder ein erhöhter LVEDP, ein durch Anämie und Hypoxie erniedrigter O_2-Gehalt im arteriellen Blut belasten das empfindliche Gleichgewicht zwischen dem myokardialen Energiebedarf und der O_2-Versorgung des Herzens.

Neuroendokrine Stressantwort
Die erhöhte hämodynamische Belastung mit exzessiven Anstiegen der Stresshormone nach extrakorporaler Zirkulation ist auch nicht durch Zufuhr hoher Opioiddosen oder Inhalationsanästhetika zu verhindern. In Grenzen kann die neuroendokrine Stressantwort auf EKZ und Hypothermie und damit ein erhöhter myokardialer Sauerstoffbedarf durch die Gabe von Clonidin oder durch eine thorakale Epiduralanästhesie reduziert werden.

Mikro- und Makrozirkulationsstörungen aufgrund katecholaminbedingter Hyperkoalulabilität können ebenfalls ischämische Ereignisse auslösen. Erhöhte Adrenalin- und Noradrenalinplasmaspiegel sind noch etwa 3 h nach der koronaren Bypassoperation nachweisbar, die Kortisolkonzentrationen erreichen erst nach 5 Tagen Normalwerte. Die Wiedererwärmung nach hypothermer EKZ und die neuroendokrine Stressantwort bilden die wesentlichen Ursachen für den erhöhten Energiebedarf nach kardiochirurgischen Operationen [19].

Myokardstoffwechselstörungen
Auch die Störungen des Myokardstoffwechsels durch Operationstrauma und EKZ wirken sich auf die O_2-Balance aus: Es besteht eine katabole Stoffwechsellage des Myokards mit eingeschränkter oder fehlender Aufnahme von Glukose und freien Fettsäuren und erhöhter Aufnahme von Glutamat und Aminosäuren als Ausdruck einer ischämischen Adaptation.

Systemische Inflammation
Die extrakorporale Zirkulation führt darüber hinaus zu einer Komplementaktivierung sowie zu einer Freisetzung proinflammatorischer Mediatoren, die die Zellpermeabilität und die zellulären Funktionen beeinträchtigen und die zelluläre Schwellung und Ödembildung fördern. Hier kann der Einsatz einer Hämofiltration während der extrakorporalen Zirkulation das Ausmaß des Myokard- und Hirnödems und die Freisetzung von proinflammatorische Mediatoren und Zytokinen vermindern und die Hämostase verbessern [12].

73.4.2 Pharmakotherapie von Störungen der Herzfunktion

Eine Pharmakotherapie ist nahezu regelhaft notwendig, um postmaschinell die ventrikuläre Funktion zu verbessern. Die Therapie basiert im wesentlichen auf 2 Substanzgruppen:
- positiv-inotrop wirkenden Substanzen,
- Vasodilatatoren.

Indikationen
Ein postmaschinelles akutes oder chronisches Herzversagen sollte konsequent therapiert werden, da ein steigender linksventrikulärer enddiastolischer Druck nicht nur den O_2-Verbrauch erhöht, sondern auch die Myokarddurchblutung von epikardial nach endokardial reduziert. Ein hoher intraventrikulärer Druck kann subendokardiale Ischämien und ventrikuläre Herzrhythmusstörungen auslösen.

Katecholamine
Die Katecholamine zeigen unterschiedliche Effekte an den α-, β_1- und β_2-Adrenozeptoren. *Phenylephrin* ist ein reiner α_1- und α_2- Agonist und beeinflusst primär die kapazitiven Gefäße und das kapilläre Gefäßbett, das den Widerstand bestimmt. *Adrenalin* als α-, β_1- und β_2-Agonist und *Noradrenalin* mit seinen α- und β_1-Effekten sind die vorzugsweise eingesetzten α- und β-mimetischen Substanzen, um die Kontraktilität zu verbessern. *Dobutamin* ist eine β_1-Substanz mit geringen α- und β_2-stimulierenden Eigenschaften.

In der klinischen Praxis unterliegt der Einsatz positiv-inotroper Substanzen keinen strengen Regeln. Unerwünschte Effekte der Katecholamine sind die β_1-Rezeptor-induzierte Steigerung der Herzfrequenz und die β_2-stimulierte Hyperglykämie. Ob der α-Effekt mit Erhöhung des koronaren Widerstands eine klinische Relevanz hat, ist noch nicht geklärt.

Phosphodiesterasehemmer
Phosphodiesterasehemmer sind eine wesentliche Bereicherung in der Therapie auch der rechtsventrikulären Dysfunktionen, da sie den pulmonalen Gefäßwiderstand senken und die rechtsventrikuläre Kontraktilität erhöhen.

Vasodilatatoren
Nitroglycerin und *Nitroprussid*, oder generell Pharmaka, die Stickstoffmonoxid (NO) freisetzen, senken die Nachlast und verbessern so biventrikulär die systolische und diastolische Pumpfunktion. Nitroglycerin und Nitroprussid sind auch potente Venodilatatoren und vermindern den venösen Rückfluss und die Vorlast durch Dilatation des kapazitiven Gefäßbetts. Aufgrund seines Metabolismus ist Nitroglycerin ein „spezifischer" koronarer Vasodilatator.

Pharmakotherapie ventrikulärer Dysfunktionen

- *Positiv-inotrop wirkende Substanzen:*
  - Katecholamine
  - Phosphodiesterasehemmer
  - Kalzium, Digoxin
- *Vasodilatatoren:*
  - Nitropräparate
  - Phosphodiesterasehemmer

- *Vasodilatatoren im Pumonaliskreislauf:*
  - Phosphodiesterasehemmer
  - NO
  - PGE_1/PGI_2

73.4.3 Mechanische Assistsysteme

Zusätzlich zur Pharmakotherapie ist bei einigen Patienten der Einsatz mechanischer Assistsysteme erforderlich.

Folgende Indikationen werden genannt:
- Low-output-Syndrom,
- kardiogener Schock,
- Schwierigkeiten beim Abgang von der HLM,
- perioperative Kreislaufunterstützung bei Patienten mit hohem kardialen Risiko.

Intraaortale Ballonpumpe

Die intraaortale Ballonpumpe (IABP) funktioniert nach dem Prinzip der Gegenpulsation und ist bei der Behandlung von kardiogenem Schock oder postoperativem Low-output-Syndrom von großer Bedeutung. Etwa 3% aller kardiochirurgischen Patienten werden intra- oder postoperativ mit der IABP behandelt. Ein spezieller Ballonkatheter wird über die A. femoralis in die deszendierende Aorta vorgeschoben (Abb. 73-1).

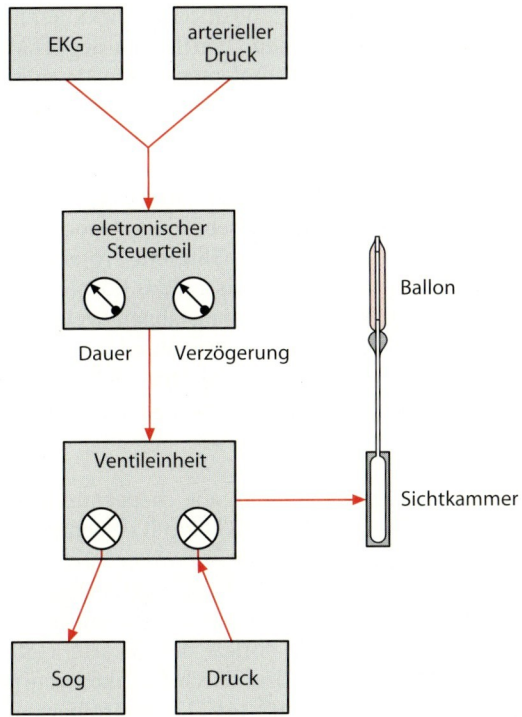

Abb. 73-1. Schema einer intraaortalen Ballonpumpe (IABP) zur internen Gegenpulsation

Unmittelbar nach Schluss der Aortenklappe wird der Ballonkatheter kurzzeitig mit Helium gefüllt, wobei dies meist EKG-gesteuert erfolgt. Durch die Ballonfüllung wird das vor und in dem Ballonbereich befindliche Blutvolumen während der Diastole in Richtung Ventrikel verschoben, also zu einem Zeitpunkt, an dem der koronare Gefäßwiderstand am geringsten ist. Die so erreichte diastolische Druckerhöhung („Augmentation") vor der Aortenklappe verbessert die Koronardurchblutung und damit das O_2-Angebot an das Myokard.

Bei der phasengerechten schnellen Entlastung des Ballons unmittelbar vor Beginn der Systole wird der Blutfluss in die Aorta freigegeben; diese „Sogwirkung" bei der Druckentlastung senkt den systolischen Druck und entlastet den linken Ventrikel. Durch diese Reduktion der ventrikulären Wandspannung nimmt der myokardiale O_2-Verbrauch ab. Die verbesserte O_2-Versorgung ermöglicht eine Erholung des Myokards, eine Stabilisierung der Hämodynamik, Normalisierung des Herzzeitvolumens und damit eine globale Verbesserung der O_2-Versorgung des Organismus, v. a. aber von Gehirn und Niere.

Die nichtinvasive, externe Gegenpulsation, ein alternatives Verfahren zur intraaortalen Ballonpulsation, hat sich wegen geringer Effektivität, erheblicher Schmerzhaftigkeit und der Verletzungsgefahr nicht durchgesetzt.

Links- und rechtsventrikuläre Assistsysteme

Andere links- und rechtsventrikuläre Assistsysteme sind verfügbar, die entweder einen pulsatilen oder einen nichtpulsatilen Flow bewirken. Von den nichtpulsatilen Systemen werden meist die Zentrifugalpumpen, z. B. von Bio-Medicus oder Metronic, beim Low-output-Syndrom eingesetzt. Ziel ist es, für wenigstens 24 h einen Herzindex von >2,2 l/min aufrechtzuerhalten.

Eine parallele Anwendung beider Systeme – nichtpulsatil und pulsatil – ist möglich, sodass bei der Kombination durch die IABP ein pulsatiler Fluss erreicht wird. Durch die mechanische Kreislaufunterstützung kann eine Erholung der kardialen Funktionen erreicht und die Überlebensrate verbessert werden [8].

73.5 Zerebale Funktionsstörungen

Zu den am meisten gefürchteten Komplikationen nach Operationen mit extrakorporaler Zirkulation gehören die zerebralen Funktionsstörungen, die selbst bei Hypothermie mit zentralen Temperaturen von 24–28 °C auftreten können. Durch die Hypothermie an der EKZ soll die Ischämietoleranz des Gehirns erhöht werden.

Häufigkeit und Prognose

Nach Untersuchungen von Shaw et al. [23] treten bei 60% aller Patienten nach einer aortokoronaren Bypassoperation am ersten postoperativen Tag leichtere fokale neurologische Störungen auf, z. B. passagere Verwirrtheitszustände, Koordinationsdefizite oder abgeschwächte Reflexe. Diese Störungen sind in der Regel vorübergehend und klingen im Laufe von 6 Tagen ab [5].

Es werden aber auch schwerwiegende Einschränkungen wie motorische Defekte, Hemiparesen, Aphasien, Gesichtsfeldausfälle usw. beobachtet. Im allgemeinen sind diese postmaschinellen neurologischen Funktionsstörungen nicht dauerhaft, sondern meist nach 6–7 Monaten nicht mehr nachweisbar oder funktionell ohne Bedeutung.

Die Häufigkeit postmaschineller Hirninfarkte wird mit etwa 5 % angegeben und die der prolongierten Enzephalopathien mit etwa 11 % [4].

Ursachen
Die Ursachen dieser neurologischen Komplikationen sind noch weitgehend ungeklärt und schwer zu differenzieren, da Veränderungen der Parameter, die die zerebrale Homöostase während des hypothermen kardiopulmonalen Bypass beeinflussen, vielfältig sind [1]. Es werden u. a. die Dauer der extrakorporalen Zirkulation, die Embolisation von Mikropartikeln durch die HLM sowie Gerinnungsstörungen angenommen [9, 15].

Diagnostik und Therapie
Therapeutisch sollte ein ausreichender Perfusionsdruck und ein dem Zustand des Patienten angepasstes Atemwegsmanagement im Vordergrund stehen, da bei den neurologischen Funktionsstörungen die Aspirationsgefahr ein wesentliches zusätzliches Risiko darstellt. Krampfanfälle treten gelegentlich bei fokalen neurologischen Defekten auf; diese sollten mit Benzodiazepinen i. v. behandelt werden.

Im allgemeinen sind bei objektivierten fokalen oder globalen neurologischen Läsionen therapeutische Interventionen wenig aussichtsreich; sie können aber eine Verschlechterung des Zustands verhindern. Zur Objektivierung struktureller Defekte oder eines Hirnödems sind v. a. Computer- oder Kernspintomographie indiziert, daneben eingehende neurologische Untersuchungen und EEG-Ableitungen.

Hirnödem und Hirninfakt
Bei Vorliegen eines Hirnödems mit erhöhtem intrakraniellen Druck sollte der ICP kontinuierlich gemessen und entsprechend behandelt werden (s. Kap 41). Als Ursache für das Entstehen eines Hirnödems werden initiale Abfälle des zerebralen Perfusionsdrucks, Viskositätsänderungen des Blutes und die Temperatur- und Löslichkeitsverschiebungen der Blutgase genannt [22].

Einen wesentlichen Anteil an der Enstehung von zerebralen Infarkten haben vermutlich Makroemboli aus dem Operationsgebiet (Kalkpartikel, Luft und Thromben), aber auch Mikroembolisationen von Luft, Fremdkörpern oder Plättchenaggregaten aus der Herz-Lungen-Maschine.

73.6 Störungen des Blutgerinnungssystems

Etwa 10–20 % aller herzchirurgischen Patienten entwickeln perioperativ Gerinnungsstörungen und bedürfen einer intensiven Therapie mit Blutkomponenten, ca. 3 % müssen wegen einer Blutung rethorakomiert werden. Inzwischen liegen genügend Daten vor, die die Pathomechanismen perioperativer Blutungen und Gerinnungsstörungen erklären und die Möglichkeit eröffnen, in vielen Fällen vorausschauend und gezielt zu handeln.

Das Ziel ist es, eine ausreichende Blutstillung durch eine normale Funktion der 3 Komponenten der Hämostase – Gerinnungskaskade, Blutgefäße und Thrombozyten (Zahl und Funktion) – zu erlangen.

Heparin
Heparin dient zur Antikoagulation während der extrakorporalen Zirkulation. Es ist ein Kofaktor des Antithrombin III und wird in einer Dosierung von 300–400 IE/kgKG vor dem Anschluss des Patienten an die Herz-Lungen-Maschine gegeben.

Intraoperativ wird die Effektivität der Antikoagulation über die „activated clotting time" (ACT) kontrolliert. ACT-Werte von 300–400 s gelten als ausreichend. Trotz großzügigem Einsatz von Heparin kommt es während der EKZ durch Exposition des zirkulierenden Blutes mit den künstlichen Oberflächen der HLM zu einer Aktivierung des Komplementsystems, von Kininen, der Fibrinolyse und der Gerinnungskaskade sowie zu einer Freisetzung zellulärer Entzündungsmediatoren.

Diese Reaktionen lassen sich durch Gabe von Prostaglandin E positiv beeinflussen. Die Antagonisierung von Heparin erfolgt routinemäßig mit Protamin, wobei die Neutralisation ebenfalls auf das Körpergewicht bezogen erfolgt. Besonders bei instabilen Kreislaufverhältnissen muss die Gabe von Protamin langsam (etwa über 5–10 min) gegeben werden. Der Effekt der Antagonisierung wird gleichfalls mit der ACT überprüft.

Hirudin
Eine Heparinresistenz und die heparininduzierte Thrombozytopenie Typ II (HIT-Typ II) machen Alternativen zum Heparin erforderlich. Alternativ können Hirudin oder Lepirudin zur Gerinnungshemmung für die Zeit der EKZ angewandt werden. Die antikoagulatorische Wirkung wird mittels der „Ecarin clotting time" (ECT) im Vollblut bzw. durch die „aktivierte partielle Thromboplastinzeit" (aPTT) kontrolliert. Eine Antagonisierung wie bei Heparin ist bei Hirudin zur Zeit nicht möglich.

Verdünnungskoagulopathie

Auch die durch das „priming" der HLM mit Infusions- und Plasmaersatzlösungen bedingte Verdünnung des Blutes (Verdünnungskoagulopathie) führt zu Gerinnungsstörungen. Für einige der Plasmaersatzmittel sind direkte thrombozytenaggregationshemmende Eigenschaften belegt, ebenso für die Gelantinepräparate, wenn auch in geringerem Maße und ohne klinische Relevanz. Die zunehmende Kenntnis über Infektionsrisiken der Blutkomponententherapie und die Folgen einer Abnahme der O_2-Transportkapazität durch einen Hämoglobinabfall hat die Indikationsgrenzen für Transfusionen nach unten verschoben.

Fremdbluteinsparung

Darüberhinaus sind neben sorgfältiger chirurgischer Blutstillung Methoden zur Fremdbluteinsparung entwickelt worden, z.B. Eigenblutspende, Plasmapherese, isovolämische Hämodilution, maschinelle Autotransfusion und Retransfusion des Wunddrainageblutes. Für alle diese Techniken ist ein Fremdblut einsparender Effekt bei koronarchirurgischen Patienten nicht belegt worden.

Transfusionsbedarf

Multizentrische Studien zeigen, dass, je nach Zentrum, zwischen 27 und 92% aller Patienten, die sich einer aortokoronaren Bypassoperation unterziehen, perioperativ Blutprodukte erhalten. Diese Varationsbreite zeigt auch die Unsicherheit über die Grenzen, ab denen eine Gabe von Blutkomponenten erforderlich ist. Perioperative Störungen der Hämostase und begleitende Hb-Abfälle sind häufig multifaktorieller Genese, und es hat nicht an Versuchen gefehlt, entsprechende ätiologische Faktoren zu ermitteln. Eine Vorhersage des postoperativen Blutverlusts ist weder klinisch noch durch Laborparameter möglich.

Aprotinin

Trotz zunehmender Kenntnisse über ätiologische Faktoren und pathophysiologische Mechanismen perioperativer Blutungsneigungen ist deren Therapie noch weitgehend empirisch. Es haben sich einige pharmakologische Interventionen etabliert, die zu einer Reduktion postoperativer Bluttransfusionen beitragen sollen, so z.B. Aprotinin, Tranexamsäure, ε-Aminocapronsäure, Desmopressin usw.

73.7 Einflüsse auf Niere, Leber, Gastrointestinaltrakt

Nierenversagen

Inzidenz und Prädiktoren

Nach herzchirurgischen Eingriffen wird bei 1–5% der Patienten ein akutes hämofiltrationspflichtiges Nierenversagen beschrieben, das eng mit der postoperativen Morbidität und Mortalität im Zusammenhang steht [6].

> Die Inzidenz postoperativer renaler Komplikationen steigt bei präoprativen Serumkreatininwerten von > 1,6 mg/dl progressiv an.

Prädiktoren für ein Nierenversagen sind u. a.
- lange kardiopulmonale Bypasszeiten,
- höheres Lebensalter,
- Bluttransfusionen,
- postoperativer Einsatz von Assistsystemen,
- niedriges Herzzeitvolumen.

Prognose

Trotz Hämofiltration und Intensivtherapie liegt die 30-Tage-Mortalität des akuten Nierenversagens bei etwa 64%. Das gleichzeitige Zusammentreffen von Nieren- und Leberversagen nach herzchirurgischen Eingriffen lässt die Mortalität auf über 88% ansteigen.

Prävention

Da die therapeutischen Möglichkeiten gering sind, liegt der Schwerpunkt in der Prävention. Die Urinausscheidung sollte während der intra- und postoperativen Phase sorgfältig kontrolliert und bilanziert werden. Zum Teil werden renal gefährdete Patienten auch heute noch primär mit niedrig dosiertem *Dopamin* behandelt. Dopamin senkt den renalen Gefäßwiderstand – auch bei einer begleitenden Therapie mit α-adrenergen Substanzen – und soll eine mögliche Oligurie nach EKZ vermeiden. Bislang gibt es aber keine Studien, die eine präventive Wirksamkeit von Dopamin belegen.

Häufige Elektrolytkontrollen, speziell von Kalium, sind bei Dopamingabe essentiell, da diese Patienten zu Hypokaliämie und Arrhythmie neigen. Eine unkritische Flüssigkeitssubstitution bei einer Niereninsuffizienz kann zu Lungen- und Herzversagen führen, sodass ein frühzeitiger Einsatz eines kontinuierlichen Nierenersatzverfahrens zu empfehlen ist.

Gastrointestinale Komplikationen

Therapiebedürftige gastrointestinale Komplikationen werden mit 1–3% angegeben und sind mit einer hohen Mortalität belastet. Am häufigsten sind Blutungen aus Ulzera im oberen Gastrointestinaltrakt und eine postoperative Ileussymptomatik. Pankreatitis, Perforationen und intestinale Ischämien sind oft in Verbindung mit einem Multiorganversagen zu beobachten. Die Inzidenz gastrointestinaler Blutungen kann durch Antazida oder H_2-Blocker reduziert werden.

Ikterus

Ein Ikterus nach kardiopulmonalem Bypass ist in etwa 20% zu beobachten und tritt – abgesehen von einem intrahepatisch bedingten Ikterus – häufig nach Mehrfachklappenersatz, Massivtransfusion und nach sehr langen Bypasszeiten auf, z. T. bedingt durch Hämolyse nach Massivtransfusion und langen Maschinenzeiten. Besonders sorgfältig sollte bei diesen Patienten das Herzzeitvolumen überwacht werden.

Multiorgandysfunktionssyndrom
Bei Patienten mit persistierendem Low-output-Syndrom sind, neben einer steigenden kardialen Mortalität, häufig als Komplikationen Lungen- und Nierenversagen, disseminierte intravasale Gerinnung, gastrointestinale Blutungen und neurologische Funktionsstörungen zu beobachten. Es scheint, dass ein Multiorganversagen durch eine intestinale Ischämie beschleunigt wird, in deren Folge Darmbakterien, Endotoxine und andere vasoaktive Substanzen zu einer systemischen Entzündung und zu Organschäden führen.

Literatur

1. Aberg T (1995) Signs of brain cell injury during open heart operations: Past and present. Ann Thorac Surg 59: 1312–1315
2. Bharati S, Lev M (1982) Sequelae of atriotomy and ventriculotomy on the endocardial conduction system and coronary arteries. Am J Cardiol 50: 580–587
3. Braun SR, Birnbaum ML, Chopra PS (1978) Pre- and postoperative pulmonary function abnormalities in coronary revascularization surgery. Chest 73: 316–320
4. Breuer AC, Furlan AJ, Hanson MR, Lederman RJ, Loop FD (1983) Central nervous system complications of coronary artery bypass graft surgery: prospective analysis of 421 patients. Stroke 14: 682–687
5. Calabrese JR, Skwerer RG, Gulledge AD (1987) Incidence of postoperative delirium following myocardial revascularization. Cleve Clin J Med 54: 29–32
6. Chertow GM, Lazarus JM, Christiansen CL et al. (1997) Peroperative renal risk stratification. Circulation 95: 878–884
7. Gallagher KP, Matsuzaki M, Osakada G, Kemper WS, Ross J jr (1983) Effect of exercise on the relationship between myocardial blood flow and systolic wall thickening in dogs with acute coronary stenosis. Circ Res 52: 716–729
8. Golding LAR (1991) Postcardiotomy mechanical support. Thorac Cardiovasc Surg 3: 29–32
9. Henriksen L (1986) Brain luxury perfusion during cardiopulmonary bypass in humans. A study of the cerebral blood flow response to changes in CO_2, O_2 and blood pressure. J Cereb Blood Flow Metab 6: 366–378
10. Higgins TL (1992) Pro: early extubation is preferable to late extubation in patients following coronary artery surgery. J Cardiothorac Vasc Anesth 6: 488–493
11. Johnes EL, Weintraub WS, Craver JM, Guyton RA, Cohen CL (1991) Coronary bypass surgery: is the operation indifferent today? J Thorac Cardiovasc Surg 101: 108–115
12. Journois D, Pouard P, Greeley WJ et al. (1994) Hemofiltration during cardio pulmonary bypass in pediatric cardiac surgery: Effects on hemostasis, cytokines, and complement components. Anesthesiology 81: 1181–1189
13. Kalmar P, Irrgang E (1998) Cardiac surgery in Germany during 1997. Thorac Cardiovasc Surg 46: 307–310
14. Knaus WA, Draper EA, Wagner DP, Zimmermann JE (1986) An evaluation of outcome from intensive care in major medical centers. Ann Intern Med 104: 410–418
15. Kolkka R, Hilberman M (1980) Neurologic dysfunction following cardiac operation with low-flow, low-pressure cardiopulmonary bypass. J Thorac Cardiovasc Surg 79: 432–437
16. Leung JM, O'Kelly B, Brower WS et al., Spi Research Group (1989) Prognostic importance of postbypass regional wall-motion abnormalities in patients undergoing coronary artery bypass graft surgery. Anesthesiology 71: 16–25
17. Lucas S K, Elmer EB, Flaherty JT et al. (1980) Effects of multiple dose potassium cardioplegia on myocardial ischemia, return of ventricular function and ultrastructural preservartion. J Thorac Cardiovasc Surg 80: 102–110
18. Mangano DT, Siliciano D, Hollenberg M et al., SPI Research Group (1992) Postoperative myocardial ischemia. Therapeutic trials using intensive analgesia following surgery. Anesthesiology 76: 342–353
19. Mündemann A, Stephan H, Weyland A, Wellhausen A, Sonntag H (1991) Einfluss des Säure-Basenmanagements auf die Sauerstoffaufnahme des menschlichen Körpers während hypothermer extrakorporaler Zirkulation. Anästhesist 40: 530–536
20. Oka Y, Lin T (1980) Postoperative management: Complications. Int Anesth Clin 18: 217–231
21. Rahimtoola SH (1989) The hibernating myocardium. Am Heart J 117: 211–221
22. Rebeyka IM, Coles JG, Wilson GJ, Watanabe T, Taylor MJ (1987) The effect of low-flow cardiopulmonary bypass on cerebral function: an experimental and clinical study. Ann Thorac Surg 43: 391–396
23. Shaw PJ, Bares D, Cartlidge NEF et al. (1986) Neurological complications of coronary artery bypass graft surgery: six month follw up study. BMJ 293: 165–167
24. Slogoff S, Keats AS (1988) Does chronic treatment with calcium entry blocking drugs reduce perioperative myocardial ischemia? Anesthesiology 68: 676–680
25. Smith I, Fleming S, Cernaianu A (1990) Mishaps during transport from the intensive care unit. Crit Care Med 18: 278–281
26. Smith RC, Leung JM, Mangano DT (1991) Postoperative myocardial ischemia in patients undergoing coronary artery bypass graft surgery. Anesthesiology 74: 464–473

Kapitel 74 Organtransplantation

E.-R. Kuse

74.1 Grundlagen 1253
74.1.1 Das deutsche Transplantationsgesetz 1253
74.1.2 Blick in die Nachbarländer 1253
74.1.3 Spender: Lebendspende oder Hirntod? 1254

74.2 Intensivtherapie des hirntoten Spenders 1255

74.3 Lebertransplantation (OLTx) 1256
74.3.1 Präoperative Vorbereitung 1256
74.3.2 Lebertransplantation, postoperativ 1257
74.3.3 Transplantatfunktion 1258
74.3.4 Infektionen 1258
74.3.5 Abstoßungsreaktionen 1260
74.3.6 Pulmonale Komplikationen 1260
74.3.7 Nierenfunktionsstörungen 1260
74.3.8 Neurologische Komplikationen 1261
74.3.9 Blutungskomplikationen 1261

74.4 Nierentransplantation (NTx) 1261
74.4.1 Präoperative Vorbereitung 1262
74.4.2 Postoperative Überwachung und Therapie 1262
74.4.3 Diagnose und Überwachung 1262
74.4.4 Therapie 1262
74.4.5 Häufige Komplikationen nach NTx 1263

74.5 Pankreastransplantation (PTx) 1263
74.5.1 Postoperative Überwachung und Therapie 1263
74.5.2 Standardmedikation nach PTx 1264
74.5.3 Komplikationen 1264

74.6 Herztransplantation (HTx) 1264
74.6.1 Indikationen, Kontraindikationen 1264
74.6.2 Präoperative Vorbereitung 1265
74.6.3 Postoperative Überwachung und Therapie 1265
74.6.4 Komplikationen nach Herztransplantation 1265

74.7 Lungentransplantation (LTx) 1267
74.7.1 Indikationen, Kontraindikationen 1267
74.7.2 Postoperative Überwachung, Therapie und Komplikationen 1267

Literatur 1269

Organtransplantation

E.-R. Kuse

74.1 Grundlagen

74.1.1 Das deutsche Transplantationsgesetz

Nach langen Diskussionen bietet das Transplantationsgesetz, das am 01.12.1997 in Kraft trat, Rechtssicherheit. Das Gesetz dient dem Schutz des Spenders und des Empfängers, und es bietet Rechtssicherheit für alle in der Transplantationsmedizin Tätigen. Das Gesetz legt die Rechte und Verpflichtungen der Beteiligten und die Wege der Organspende und -vermittlung fest. Das Gesetz unterscheidet zwischen der Organentnahme bei Lebenden und bei Verstorbenen und legt die Rahmenbedingungen fest. Die Umsetzung der Todesbestimmung soll nach den Erkenntnissen der medizinischen Wissenschaft erfolgen und ist in den Richtlinien der Bundesärztekammer (3. Fortschreibung 1997) festgelegt worden.

Die Organentnahme bei toten Organspendern ist nur zulässig, wenn

- der Organspender in die Organspende eingewilligt hatte (Organspendeausweis oder anderes schriftliches Dokument),
- der Tod des Organspenders nach oben genannten Richtlinien festgestellt worden ist,
- der Eingriff von einem Arzt vorgenommen wird.

Sie ist unzulässig, wenn die Person, deren Tod festgestellt wurde, der Organspende widersprochen hat. Der Arzt hat den nächsten Angehörigen des Organspenders über die beabsichtigte Organentnahme zu unterrichten. Liegt dem Arzt, der die Organentnahme vornehmen soll, keine Einwilligung oder kein Widerspruch des möglichen Organspenders in schriftlicher Form vor, ist dessen nächster Angehöriger zu befragen. Ist auch dem nächsten Angehörigen nichts von einer solchen Erklärung bekannt, so ist die Organentnahme zulässig, wenn der nächste Angehörige der Organentnahme zugestimmt hat. Er hat dabei den mutmaßlichen Willen des möglichen Organspenders zu beachten.

Der nächste Angehörige ist nur dann zu einer Entscheidung befugt, wenn er in den letzten 2 Jahren vor dem Tod des möglichen Organspenders zu diesem persönlichen Kontakt hatte. Dem nächsten Angehörigen steht eine volljährige Person gleich, die dem möglichen Organspender bis zu seinem Tode in besonderer persönlicher Verbundenheit offenkundig nahegestanden hat.

Die Organentnahme und alle mit ihr zusammenhängenden Maßnahmen müssen unter Achtung der Würde des Organspenders erfolgen.

Wichtigste Voraussetzung bei der Organentnahme lebender verwandter oder nicht verwandter Spender ist die Einwilligung des Spenders. Diese Person muss volljährig und einwilligungsfähig sein, eine gesundheitliche Gefährdung des Spenders muss ausgeschlossen sein, und es darf kein Organ eines toten Spenders zur Verfügung stehen. Durch ein geeignetes Gremium muss festgestellt werden, dass die Spende freiwillig ist und kein Missbrauch im Sinne von Organhandel vorliegt. Die Spende darf erst erfolgen, wenn Spender und Empfänger sich zur Teilnahme an einer empfohlenen ärztlichen Nachbetreuung bereit erklärt haben.

Organübertragungen dürfen nur in Zentren durchgeführt werden, die für diese Operationen zugelassen sind. Die Allokation von Organen toter Spender hat in Zukunft nach den Richtlinien der Bundesärztekammer zu erfolgen, die kurzfristig veröffentlicht werden.

Die Verteilung der Organe muss über eine zentrale Vermittlungsstelle erfolgen, die Regeln der Verteilung müssen dem Stand der medizinischen Wissenschaft entsprechen. Erfolgsaussichten und Dringlichkeit sind hier von zentraler Bedeutung.

Weitere Aspekte des Transplantationsgesetzes regeln die Aufgabe und Struktur der Vermittlungsstellen, sichern den Datenschutz und die Dokumentation und stellen Straf- und Bußgeldvorschriften bei Zuwiderhandlung auf.

74.1.2 Blick in die Nachbarländer

In Österreich, Belgien, Frankreich, Portugal und Schweden gilt die Widerspruchslösung; falls der/die Verstorbene zu Lebzeiten einer Organspende nicht widersprochen hat und dies aktenkundig ist, gilt er/sie als Organspender. In manchen Ländern können Angehörige Einspruch erheben.

In Irland, England, Niederlande, Dänemark und Finnland wird nach der Zustimmungsregelung verfahren. In manchen Ländern berechtigt nur das Vorliegen eines Spendeausweises (enge Zustimmungsregelung) zur Organentnahme; sonst gilt wie in Deutschland die erweiterte Zustimmungsregelung. Dann können auch Angehörige die Einwilligung geben, wenn dies dem mutmaßlichen Willen des Verstorbenen entspricht und kein Spendeausweis vorliegt.

74.1.3 Spender: Lebendspende oder Hirntod?

Der zentrale Diskussionspunkt vor Verabschiedung des Transplantationsgesetzes umfasste die legalen und ethischen Aspekte des Hirntodkonzepts. Es musste entschieden werden, ob es legal sei, eine Person auf der Basis der Hirntoddiagnose als tot zu erklären. Juristen, Ärzte, Ethiker, Wissenschaftler und Theologen diskutierten die Frage des Lebensendes. Das Konzept des Hirntods ist keine Folge der Transplantationsmedizin, obwohl natürlich die Definition eine wichtige Voraussetzung darstellt. Der wissenschaftliche Beirat der Bundesärztekammer führt aus:

> „Hirntod wird definiert als Zustand des irreversiblen Erloschenseins der Gesamtfunktion des Großhirns, des Kleinhirns und des Hirnstammes bei einer durch kontrollierte Beatmung noch aufrechterhaltenen Herz-Kreislauf-Situation."

Auch die Deutsche Bischofskonferenz und der Rat der Evangelischen Kirche in Deutschland haben in ihrer gemeinsamen Erklärung Stellung bezogen und den Hirntod als Tod des Menschen festgeschrieben.

Weiter wird gefordert, dass eine mögliche Organspende die Therapie oder den Einsatz, das Leben des Patienten zu retten, nicht einschränken darf. Der Tod des Spenders muss vor einer Organentnahme zweifelsfrei feststehen, und die gesetzlichen Vorgaben müssen erfüllt sein.

Während in Skandinavien 30–50% der Nierentransplantationen mit verwandten oder nichtverwandten Lebendspendern durchgeführt werden, liegt die Zahl in Deutschland in den meisten Zentren unter 8%. Diskussionswürdig bleibt, ob es ethisch vertretbar ist, die Lebendspende zu propagieren, solange nicht alle Möglichkeiten der postmortalen Organspende ausgeschöpft sind. Die Vor- und Nachteile sind in Tabelle 74-1 aufgeführt.

Das Risiko für den Spender ist abhängig vom gespendeten Organ. Während bei einer Nephrektomie nur ein geringes Risiko für perioperative oder postoperative Komplikationen besteht, ist das Risiko bei Leberlebendspenden größer: Nachblutung, Galleleck

Tabelle 74-2. Primäre und sekundäre Hirnschädigung

Primäre Hirnschädigung	Sekundäre Hirnschädigung (indirekt durch O_2-Mangel)
Blutungen	Hirnödem mit Raumforderung
Durchblutungsstörungen	(Obere und) untere Einklemmung
Entzündung des Gehirns	Verlust der Hirnstammreflexe
Schädel-Hirn-Trauma	Zerebraler Durchblutungsstillstand
Primäre Gehirntumoren	Irreversibler Gewebsschaden

Tabelle 74-1. Vor- und Nachteile der Lebendspende

	Vorteile	Nachteile
Empfänger:	Verkürzte Wartezeit	Mortalität und Morbidität des Spenders
	Elektive Operation	Vermehrte psychologische Probleme beim Auftreten von Komplikationen
	Bessere Ergebnisse	Abhängigkeit vom Spender
Spender:	Freie Entscheidung zur Hilfe	Physische Einschränkung und Schmerzen durch Operationstrauma
	Verbesserung der familiären Situation im Umgang mit der chronischen Krankheit	Möglicherweise langdauernde medizinische Probleme Psychologische Komplikationen
Versicherung:	Billiger als Dialyse oder Post-mortem-Spende	Mögliche medizinische Behandlung bei Komplikationen
Ärzte:	Verkürzte Wartezeit und weniger dialyseassoziierte Probleme	Operation eines Gesunden
	Elektive Operation Bessere Organqualität Reduzierte Warteliste	Gegebenenfalls Einschränkungen des körperlichen und/oder seelischen Wohlbefindens

und ggf. eine passagere Einschränkung der Leberfunktion mit all ihren Konsequenzen. Wenn nach vorsichtiger Evaluation eine Einigung für eine geplante Lebendspende erreicht wird, muss dem Aspekt der Freiwilligkeit nachgegangen werden. Die Einzelheiten der Hirntoddiagnostik werden in Kap. 43 dargestellt; mögliche Ursachen einer schweren primären oder sekundären Hirnschädigung sind in Tabelle 74-2 zusammengefasst.

74.2 Intensivtherapie des hirntoten Spenders

Die Versorgung des hirntoten Spenders stellt erhebliche Anforderungen an Pflegepersonal und Ärzte. Wenn der Hirntod absehbar ist, sollte unverzüglich der Koordinator eines Tranplantationszentrums eingeschaltet werden. Vor Eintreten des Hirntods zielt die Therapie auf eine ausreichende O_2-Versorgung des Gehirns und damit auf die Vermeidung eines Hirnödems.

Nach Eintreten des Hirntods treten therapeutische Maßnahmen, die Schäden an transplantierbaren Organen verursachen können, in den Hintergrund. Wichtigstes Ziel bei der Intensivtherapie des hirntoten Spenders ist es, die Organfunktionen aufrecht zu erhalten und ein Organversagen zu vermeiden. Es ist ethisch vertretbar, ja geboten, auch vor der Diagnose des Hirntods die maximale Therapie, die darauf abzielt, die O_2-Versorgung des Gehirns aufrechtzuerhalten, durch Therapiemaßnahmen zu erweitern, die bei einer möglichen Organspende die Funktion der Spenderorgane verbessern. Diese Therapieerweiterungen dürfen das primäre Ziel, nämlich die Behandlung des Patienten, nicht gefährden. Die frühzeitige, konsequente Behandlung der unten genannten Störungen, die durch Ausfall zentraler Regelkreise entstehen, spielt hier eine wichtige Rolle.

Kardiovaskuläre Instabilität

Kardiovaskuläre Instabilität ist häufig bei Patienten mit schwerem zerebralem Trauma, insbesondere unmittelbar vor und nach dem Hirntod. Eine Episode extremer Hypertonie gefolgt von schwerer Hypotonie findet sich bei 50% der Patienten während der Entwicklung des Hirntods.

Während des akuten intrakraniellen Druckanstiegs kommt es zu einer Aktivierung des sympathischen Nervensystems mit Ausschüttung endogener Katecholamine. Dies kann Tachyarrhythmien und Bluthochdruck auslösen. Bei weiterem Anstieg des intrazerebralen Drucks fällt durch Einklemmung die sympathikoadrenerge Kreislaufregulation aus, es kommt zu Bradyarrhythmien mit sekundär ischämischen Schäden am Myokard durch koronare Vasokonstriktion. Das Herzzeitvolumen und der systemische Widerstand fallen ab, als Folge bildet sich eine schwere Hypotonie mit Minderperfusion der Organe aus.

Die Hypovolämie sollte durch Volumenexpansion mit kristalloiden oder kolloidalen Lösungen und Blut oder Blutprodukten erfolgen. Eine ausreichende intravasale Füllung ist anzustreben. Eine Überwässerung mit der Gefahr des Organödems und kardialer Dekompensation sollte vermieden werden. Für das Monitoring empfiehlt sich neben einem großlumigen zentralvenösen Katheter ein Pulmonalarterienkatheter. Vasoaktive Substanzen sollten bei der Gefahr der verminderten Organperfusion durch Vasokonstriktion zurückhaltend eingesetzt werden. Bei ausreichender intravasaler Füllung sollten Katecholamine über Spritzenpumpen gegeben werden.

Über die Wahl der geeigneten vasoaktiven Substanz herrscht in der Literatur keine Einigkeit. Zur Steigerung von HZV und/oder peripherem Widerstand eignen sich Adrenalin, Noradrenalin, Dopamin und Dobutamin. Unter Dopamintherapie mit mehr als 10 µg/kgKG/min sind in der Transplantatniere akute tubuläre Nekrosen beschrieben worden; es kann zur Ausbildung von Kardiomyopathien kommen.

Bei Anwendung von Adrenalin ist der erhöhte myokardiale O_2-Verbrauch zu beachten. In der Klinik hat sich, nach adäquater Volumentherapie, eine Kombination aus Noradrenalin und Dobutamin zur Aufrechterhaltung ausreichender Perfusionsdrücke durchgesetzt.

Anzustrebende hämodynamische Zielgrößen bei der Therapie hirntoter Spender

- MAP = 70–110 mmHg
- ZVD = 10 ± 2 mmHg
- PCWP = 10 ± 2 mmHg
- CI = 3,5–5 l/min/m²
- $S_{\bar{v}}O_2$ > 70%
- SVR = 800–1000 dyn · s · cm^{-5}
- Urinproduktion > 1 ml/kgKG/h

Diabetes insipidus

Polyurie und Glukosurie bei beginnendem Diabetes insipidus verstärken die Kreislaufinstabilität durch Hypovolämie. Der zentrale Diabetes insipidus tritt bei 35–90% der hirntoten Spender auf und muss als häufiges Syndrom und wichtige Komplikation erwartet werden. Die Ursache für den Diabetes insipidus ist ein zentraler ADH-Mangel, der durch Zelluntergang in Hypophyse und Hypothalamus verursacht wird.

Die Diagnose wird gestellt, wenn die Urinmenge 5 ml/kgKG/h überschreitet, das spezifische Uringewicht unter 1005 liegt, die Osmolarität im Blut größer als die im Urin ist und eine ausgeprägte Hypernatriämie besteht. Bei Nichtbehandlung kommt es zu Hypovolämie und Elektrolytentgleisungen mit nachfolgender Kreislaufinsuffizienz und Organschädigung.

Für die Behandlung des Diabetes insipidus hat sich die fraktionierte Gabe von Desmopressin i. v. bewährt. Nachteil ist die schlechte Steuerbarkeit der Substanz bei Eliminationshalbwertzeiten von 90–160 min. Mit einem erneuten Auftreten des Diabetes insipidus ist zu rechnen.

Serumelektrolytstörungen

Als weitere Komplikation im Hirntod kommen Störungen der Serumelektrolyte hinzu. Metabolische Störungen im Spenderorganismus werden nicht selten durch die aggressive Therapie vor Eintritt des Hirntods provoziert. Ursache einer Hypernatriämie ist ein unzureichend behandelter Diabetes insipidus, eine inadäquate Bilanzierung nach Therapie mit Osmotherapeutika, intra- und extrazelluläre Elektrolytverschiebung oder Glukosurie. Aufgrund der geringen Toleranz des myokardialen Erregungsleitungssystems müssen insbesondere Hypo- und Hyperkaliämien aggresiv therapiert werden.

Weitere Probleme

Das Überwiegen der kontrainsulinären Hormone und die Abnahme der körpereigenen Insulinproduktion sind die Ursache für die häufig auftretenden Hyperglykämien. Auf eine kontinuierliche Insulintherapie kann in der Regel nicht verzichtet werden.

Durch Ausfall der hypothalamischen Temperaturregulation und des Vasomotorenzentrums (Verlust des zentralen Gefäßtonus) kommt es häufig zu Hypothermien. Die Organspende ist durch Herzrhythmusstörungen, Kreislaufinstabilität, Linksverschiebung der O_2-Dissoziationskurve, Abnahme der glomerulären Filtrationsrate und Koagulopathie gefährdet.

Dem Intensivmediziner kommt eine wichtige Rolle bei der Identifikation potentieller Organspender zu. Dem Mangel an Spenderorganen kann nur über die Spendererkennung und -meldung entgegengewirkt werden.

74.3 Lebertransplantation (OLTx)

74.3.1 Präoperative Vorbereitung

Bei der Vorbereitung des zur Lebertransplantation vorgesehenen Patienten ist zwischen elektiven und notfallmäßigen Transplantationen zu unterscheiden.

Die Vorbereitung des Patienten für eine elektive Transplantation dient in der Regel dem Ausschluss akut eingetretener Kontraindikationen. Zu diesen zählen manifeste Infektionserkrankungen. An die spontane bakterielle Peritonitis des Zirrhotikers, die bei diesen Patienten im Erkrankungsverlauf mit einer Inzidenz von rund 30 % auftritt, muss immer gedacht werden. Die präoperative Procalcitoninbestimmung wäre aus diesem Grund wünschenswert, scheitert jedoch meist an der knappen Vorbereitungszeit.

Alternativ ermöglicht die Bestimmung des C-reaktiven Proteins eine grobe Einschätzung, allerdings muss dabei die Grunderkrankung (z. B. primär sklerosierende Cholangitis, Caroli-Syndrom) berücksichtigt werden, um nicht aus der Indikation eine Kontraindikation werden zu lassen.

Bei Patienten mit postinfektiöser Leberzirrhose muss immer der Status der Hepatitis-B-Serologie bekannt sein, da einige Patienten zum Zeitpunkt der Transplantation HbsAg-negativ sind – die 10 000 E des Anti-Hepatitis-B-IgG (Hepatect®), das in der anhepatischen Phase gegeben wird, kosten ca. DM 13 000.

Die präoperative Plasmapherese zur Verbesserung der Gerinnung wird nicht mehr praktiziert. Dies gilt aus Zeitgründen auch für die antegrade Darmspülung, da sich der „Erfolg" häufig erst/noch während der Operation eingestellt hat.

Die weiteren präoperativen Vorbereitungen und Laboruntersuchungen entsprechen denen anderer großer abdominalchirurgischer Eingriffe.

Intensivtherapie bei Leberkoma

Die Vorbereitung des Komapatienten oder des bereits Transplantierten mit Transplantatversagen erfolgt nach den Richtlinien der Behandlung des Leberversagens. Je nach Grad der Leberinsuffizienz kann die intensivmedizinische Vorbereitung umfassen:
- Beatmung,
- Dialyse oder Hämofiltration (hepatorenales Syndrom),
- Hirndruckbehandlung,
- Blutdruckstabilisierung (niedriger SVR),
- Gerinnungssubstitution,
- Infektionsbehandlung,
- Behandlung gastrointestinaler Blutungen,
- Abführmaßnahmen und Darmdekontamination (NH_3-Reduktion),
- vollständige parenterale Ernährung,
- Korrektur des Wasser-und Elektrolythaushalts.

Beim Patienten mit akutem Leberversagen sollte nach Möglichkeit eine Hirndrucksonde eingesetzt werden. Akzeptierte Mindestvoraussetzungen dafür sind: Quick $\geq 50\,\%$, PTT ≤ 50 s und Thrombozytenzahl $\geq 50\,000/\mu l$ (Merke: „50–50–50"). Das Komastadium IV, verbunden mit einem Nulllinien-EEG, stellt keine Kontraindikation dar, da die EEG-Veränderung enzephalopathischer Genese sein kann.

Der Anteil der transplantierten Komapatienten betrug 1998 im Eurotransplantbereich 2,6 % (n = 29), der

Tabelle 74-3. Kontraindikationen der Lebertransplantation

Absolute Kontraindikationen	Relative Kontraindikationen
Manifeste Infektionserkrankung, bei denen die Leber nicht den Fokus darstellt	Cholangiozelluläres Karzinom
HIV (mit Aids)	Multiorganversagen ohne akuten Leberausfall als Grunderkrankung
Extrahepatische maligne Erkrankung	Hepatopulmonales Syndrom mit hohem Shuntanteil
Aktive Psychose Alkohol- oder Drogenmissbrauch	

Anteil aller durch HU-Meldung („high urgency", höchste Dringlichkeitsstufe bei Eurotransplant) Lebertransplantierter betrug 15% (n = 170).

Die Einjahresüberlebensrate bei elektiver Transplantation liegt gegenwärtig zwischen 80 und 90%, für notfallmäßig durchgeführte Transplantationen bei >60%. Die Kontraindikationen der Lebertransplantation sind in Tabelle 74-3 zusammengefasst.

74.3.2 Lebertransplantation, postoperativ

Jeder Lebertransplantierte bedarf einer postoperativen Intensivtherapie. Die Nachbeatmung ist nicht zwingend erforderlich; bei nicht dystrophen Patienten (typischerweise Tumorpatienten) und offensichtlich guter Transplantatfunktion kann die Extubation zum Ende der Operation erfolgen.

Die Dauer der Intensivtherapie ist abhängig von den intra- und postoperativen Komplikationen. Elektiv Transplantierte mit guter initialer Transplantatfunktion sind in der Regel während der ersten 6 h postoperativ extubierbar und bedürfen selten einer Intensivtherapie von mehr als 3 Tagen Dauer. Leider trifft dies jedoch selten für mehr als 40% der Patienten nach OLTx zu.

Grundzüge der Intensivtherapie

Nachbeatmung
Eine Nachbeatmung ist nicht zwingend erforderlich, der PEEP sollte initial nicht höher als 8 mmHg sein, um den venösen Abfluss aus dem Transplantat nicht zu behindern.

Volumenersatz
Der Volumenersatz erfolgt nach PAP bzw. PCWP und der Ausprägung des intraoperativen Transplantatödems. Der Volumenersatz erfolgt mit Kristalloiden (immer laktatfrei), beim Einsatz von Hydroxyäthylstärke ist die Thrombozytenzahl (beim Zirrhotiker meist < 50000/µl) zu beachten.

Postoperative Gerinnungsstörungen
Die Indikation zum Einsatz von FFP ist die unzureichende Faktor-V-Synthese bei initialer Dysfunktion des Transplantats. Bei Faktor-V-Werten von > 25% ist die FFP-Gabe nicht indiziert. AT III sollte engmaschig bestimmt werden, um Mangelzustände (< 60%) kurzfristig ausgleichen zu können; die frühe postoperative arterielle Thrombose des Transplantats führt fast immer zum Transplantatverlust.

Thrombozytenersatz
Hier wird folgendermaßen verfahren: Ohne Blutung bei < 20000/µl, bei chirurgischen Blutungen Ersatz zwischen 20.000 und 50000/µl. Da die meisten OLTx-Patienten unter einem Hypersplenismus leiden, sollte in jedem Fall die 1-h-Recovery ermittelt werden, um die Wirksamkeit der Thrombozytentransfusion zu bestimmen.

Ernährung
Der Energiebedarf nach OLTx liegt während der ersten 14 Tage zwischen 30 und 34 kcal/kgKG/Tag. Die parenterale Ernährung beginnt am 1. postoperativen Tag mit Glukose und Aminosäuren (Hälfte der angestrebten Nonproteinkalorien). Unter Beachtung des Triglyceridspiegels (tägliche Bestimmung) können ab dem 3. postoperativen Tag Fettemulsionen gegeben werden. Das Verhältnis Glukose : Fett sollte zwischen 40:60 und 50:50 liegen.

MCT/LCT-Fettemulsionen ist wegen der geringeren Beeinflussung der RES-Funktion des Transplantats der Vorzug vor reinen LCT-Emulsionen zu geben. Die enterale Ernährung ist frühestmöglich zu beginnen. Nach Möglichkeit sollte schon intraoperativ, unter manueller Kontrolle, eine Dünndarmsonde eingelegt werden [1].

Stressulkusprophylaxe
Eine Stressulkusprophylaxe ist immer erforderlich (H_2-Antagonist, z. B. 2-mal 50 mg Ranitidin i.v. kombiniert mit 6-mal 1 g Sulcrafat p.o. oder über die Magensonde).

Antibiotikaprophylaxe
Die peripoerative Antibiotikaprophylaxe sollte 24–48 h nicht überschreiten; sie richtet sich nach den individuellen Erfordernissen (Cholangitis bei PSC, abgelaufene spontane Peritonitis beim Zirrhotiker) und

den lokalen Keimspektren der einzelnen Intensivstationen. Die selektive Darmdekontamination hat sich beim Lebertransplantierten durchgesetzt und wird in der Regel für 14–21 Tage beibehalten [2].

Immunsuppression
Die Immunsuppression erfolgt nach dem „Local-best-Schema", d.h. nach den Regeln des jeweiligen Zentrums.

Komplikationen
Häufige Komplikationen des Lebertransplantierten sind:
- Transplantatdysfunktion oder initiales Transplantatversagen,
- Infektionserkrankungen,
- Abstoßungsreaktionen,
- pulmonale Komplikationen,
- Nierenfunktionsstörungen,
- Blutungskomplikationen,
- neurologische Komplikationen.

74.3.3 Transplantatfunktion

Bei der Lebertransplantation scheint der Schlüssel zum Erfolg, neben der Patientenauswahl, in der vorsichtigen Transplantatauswahl und damit in der postoperativen Transplantatfunktion zu liegen.

Üblicherweise erfolgt die Beurteilung der Transplantatqualität, neben dem bioptischen Befund und der subjektiven Einschätzung des Entnahmechirurgen, durch die Bestimmung und Kombination der geeigneten Laborparameter.

Leberenzyme
Zur Einschätzung des Ischämieschadens eignen sich in hervorragender Weise noch immer GPT (= ALT), GOT (= AST) und GLDH. Die GPT und GOT erreichen bei unkomplizierten Verläufen während der ersten 24–36 h ihr Maximum und fallen während der ersten 10 Tage auf Normalwerte. Die GLDH erreicht oft erst am 2. postoperativen Tag ihr Maximum. Liegt der Anstieg der GLDH deutlich über dem der GPT und GOT, so ist dies immer verdächtig auf eine arterielle Perfusionsstörung, die sofort abgeklärt werden muss. Dies geschieht durch die Duplexsonographie, sofern dies nicht möglich ist, durch Computertomographie oder Angiographie.

Ein Anstieg der Leberenzyme bis 1000 U/l ist als akzeptabel und unbedenklich anzusehen. Ein Anstieg auf >2500 U/l bedeutet einen ausgeprägten Ischämieschaden und geht fast immer mit einer deutlichen Funktionseinschränkung des Transplantats einher.

Eine Ausnahme bildet die isolierte Perfusionsstörung einzelner Lebersegmente. Diese kann von einer hohen Transaminasenausschüttung ohne Funktionseinschränkung begleitet sein. Die Diagnose wird durch das CT gestellt. Bei Leberenzymausschüttungen von >2500 U/l über mehrere Tage mit deutlicher Funktionseinschränkung sollte die frühe Retransplantation in Betracht gezogen werden. Eine Leberbiopsie zur Bestimmung des Nekroseausmaßes kann die Entscheidung erleichtern.

Bilirubin
Die Bestimmung des Bilirubins ist bei der Einschätzung der Primärfunktion wenig hilfreich, ein ausgeprägter Ischämieschaden führt sekundär immer zur Schädigung des Gallengangsepithels und damit zur Hyperbilirubinämie. Eine frühe und erhebliche Hyperbilirubinämie (Bilirubin > 300 μmol/l bzw. >18 mg/dl) bei nur mäßigem Ischämieschaden sollte zum Nachdenken über ein mechanisches Gallengangsproblem anregen und die Gallengangsnekrose (meist arterielles Perfusionsproblem) nicht außer Acht lassen.

Gerinnungsparameter
Die Bestimmung von Quick-Wert, PTT, Faktor II, Faktor V (besser noch Faktor VII, da kürzere Halbwertszeit) dient nicht nur der Abschätzung des Blutungsrisikos bzw. des Substitutionsbedarfs, sondern erlaubt einen Rückschluss auf die Gerinnungsynthese der transplantierten Leber. Bei initialer Nichtfunktion (INF) des Transplantats liegt die Faktor-V-Konzentration unter 10 % und lässt sich auch durch die großzügige Substitution von FFP (2000 ml und mehr/Tag) nur selten auf über 15 % anheben.

Die Substitution der Faktoren des Prothrombinkomplexes ist in dieser Situation immer erforderlich. Lässt sich der Quick-Wert nur unzureichend beeinflussen, so muss der Faktor-VII bestimmt werden (meist nicht Routine).

Weitere Parameter
Zur Einschätzung der Glukoneogenese ist während der ersten Stunden die regelmäßige (1- bis 2-stündlich) Blutzuckerbestimmung unerlässlich.

Weitere Parameter zur Funktionsbeurteilung des Transplantats sind der Verlauf der Laktat- und NH_3-Konzentration als metabolische Verlaufsparameter und die Ketonkörperratio (Acetoacetat/3-Hydroxybutyrat) als Maßstab des „energy charge" der Mitochondrien der Hepatozyten [3].

74.3.4 Infektionen

Je nach Zentrum und Selektion der Patienten entwickeln 40–50 % der Patienten nach OLTx mindestens eine schwere bakterielle Infektepisode. Die Häufigkeit von Virusinfektionen wird mit rund 30 % angegeben. Dabei entfällt auf die *Zytomegalievirusinfektion* mit über 90 % der Hauptanteil. Die zweithäufigste Virusinfektion ist die frühe Erkrankung durch das *Herpes-*

simplex-Virus. Mit der Entwicklung von schweren *Pilzinfektionen* ist in 12–15% der Fälle zu rechnen [4].

Risikofaktoren
Zu den Hauptrisikofaktoren für die Entwicklung einer schweren bakteriellen oder Pilzinfektion zählen:
- lange Operationsdauer,
- Anlage einer Roux-Y-Schlinge,
- hoher Konservenverbrauch,
- Abstoßungsbehandlungen,
- mehrfache operative Revisionen,
- Patientenalter.

Infektionen sind nach wie vor die Haupttodesursache nach Lebertransplantation. In unserem eigenen Patientkollektiv lag der Anteil der an Infektkomplikationen gestorbenen Patienten bei 72% der insgesamt gestorbenen Patienten. Dies kann auch Ausdruck einer Überimmunsuppression sein – der Transplantierte stirbt nicht an der Abstoßung, sondern an der Infektion.

Ein besonderes Keimspektrum, mit Ausnahme der Pilze, hat sich in diesem Bereich nicht entwickelt. Lediglich bei den mehrfach revidierten Patienten ließen sich in über 50% der Fälle intraabdominelle Enterokokkeninfektionen nachweisen.

Für die perioperative Prophylaxe existiert kein allgemeingültiges Schema, wir bevorzugen Cefotaxim und Metronidazol (für 24 h) in Kombination mit selektiver Darmdekontamination durch Colistinsulfat, kombiniert mit Amphotericin B. Bei Patienten nach mehrfacher Abstoßungsbehandlung und OKT3-Behandlung sollte eine Pneumocystis-carinii-Prophylaxe mittels Pentamidininhalation oder oraler Gabe von Cotrimoxazol durchgeführt werden.

Pilzinfektionen
Über 90% der Pilzinfektionen werden durch Candida verursacht, der Anteil der Aspergillosen liegt bei 3–5%. Mittel der Wahl ist Amphotericin B. Entgegen den gängigen Empfehlungen zur Antibiotkatherapie, nach denen die Amphotericin-B-Therapie „bei Anzeichen der Nierenschädigung" bis zur Normalisierung ausgesetzt werden sollte, führen wir diese fort oder setzen auf die allerdings kostspielige liposomale Präparation (AmBisome®) um.

An der Nierenersatztherapie ist bisher kein Lebertransplantierter gestorben – wohl aber an der Pilzinfektion.

Die liposomale Amphotericin-B-Präparation zeichnet sich durch eine signifikante Reduktion der Akuttoxizität sowie eine deutliche Reduktion der Nebenwirkungen unter langfristiger Anwendung aus [5]. In einer Prophylaxestudie (Ambisome 1 mg/kgKG/Tag, doppelblind gegen Placebo, über 10 Tage) konnte eine statistisch gesicherte Reduktion der Pilzinfektionen nach OLTx erreicht werden (16% Infektionen in der Placebogruppe gegenüber keinen Infektionen in der Verumgruppe).

Zytomegalievirus
Zytomegalieviruserkrankungen sind die häufigsten Viruserkrankungen des OLTx-Patienten; die Inzidenz liegt zwischen 25 und 35%. Es kann sich dabei um eine Reaktivierung wie auch um eine Neuinfektion handeln. Die Diagnose wird bei klinischem Verdacht durch die Bestimmung des Anteils CMV-pp65 (auch als Frühantigen bezeichnet) positiver Zellen (>4 von 400000 Leukozyten) oder die typischen histopathologischen Veränderungen im Biopsiematerial gestellt.

Das klinische Bild ist außerordentlich variabel und reicht von Krankheitsgefühl mit Fieber über grippeähnliche Symptome bis zur lebensbedrohlichen CMV-Pneumonie, CMV-Enzephalitits, CMV-Hepatitis oder CMV-Gastritis/-Gastroenteritis. Die Diagnose der so häufig beschriebenen CMV-Pneumonie ist oft nur durch die transbronchiale Lungenbiopsie zu stellen. Wir konnten die Diagnose bei den letzten 1000 OLTx-Patienten nur 5-mal verifizieren.

Die Behandlung besteht in der i.v.-Gabe von Ganciclovir, die der Nierenfunktion angepasst werden muss. Beim Ausbleiben des Therapieerfolges muss berücksichtigt werden, dass ganciclovirresistente Wildstämme existieren. Dies erfordert das Umsetzen der Therapie auf Foscarnet-Natrium. Die kombinierte Ganciclovir-Foscarnet-Behandlung zur Primärtherapie wird zur Zeit untersucht. Die adjuvante, extrem teure, und nicht weniger umstrittene CMV-Hyperimmunglobulingabe scheint keinen entscheidenden zusätzlichen Therapieerfolg zu erbringen.

Eine generelle CMV-Prophylaxe mittels Ganciclovir hat sich nicht durchgesetzt. Sie sollte der Risikokonstellation IgG-CMV-positiver Spender/IgG-negativer Empfänger vorbehalten bleiben. Die Ganciclovirprophylaxe ist der Aciclovirprophylaxe überlegen.

Herpes-simplex-Virus
Erkrankungen durch das Herpes-simplex-Virus (HSV) sind seltener, aber nicht minder schwer. Es handelt sich meist um Infektionen der Frühphase nach Transplantation, die als Pneumonie oder Enzephalitis auftreten. Durch die i.v.-Therapie mit Aciclovir sind diese gut beherrschbar [7].

Vorgehen bei Infektionsverdacht
Grundsätzlich muss beim Auftreten von Infektkomplikationen nach der Transplantation die Reduktion oder das Aussetzen der Immunsuppression erwogen werden. Als Überwachungsparameter hinsichtlich Infektionsverlauf und sich möglicherweise entwickelnder Abstoßungsreaktionen hat sich die Kombination aus täglicher Bestimmung der Procalcitoninserumspiegel und die 3-mal wöchentlich entnommene transkutane Aspirationszytologie (transkutane Aspiration von Le-

bergewebe mittels 25-G-Spinalnadel und Bestimmung aktivierter Lymphozyten) bewährt [8].

74.3.5 Abstoßungsreaktionen

Rund 30–40% aller Patienten nach OLTx entwickeln in der Frühphase nach Transplantation eine akute Abstoßungsreaktion. Die Inzidenz dieser Komplikation ist abhängig von dem jeweiligen Immunsuppressionsschema des behandelnden Zentrums. Die Patienten entwickeln primär Fieber, allgemeines Krankheitsgefühl, meist einen Anstieg der GOT; GPT und GLDH und/oder einen Anstieg des Bilirubin. Der Satz „Keine Abstoßung ohne Erhöhung der Leberenzyme" gilt sicher nicht mehr, da die Abstoßung anfangs ohne Transaminasenanstieg verlaufen kann, dann jedoch als biliär betonte Abstoßung mit einem Bilirubinanstieg und Fieber auftritt.

Sowohl Infektion wie auch Abstoßung können in der Frühphase die gleichen Symptome bieten. Es ist wichtig, frühzeitig die richtige Diagnose zu stellen, da diese Komplikationen in Bezug auf die Immunsuppression ein gegensätzliches Verhalten erfordern. Der typische Zeitpunkt der frühen akuten Abstoßung liegt zwischen dem 5. und 10. Tag nach Transplantation.

Während der ersten 4 Wochen nach Transplantation erlaubt die transkutane Aspirationszytologie, unter Berücksichtigung der Procalcitoninspiegel, eine zuverlässige Diagnosestellung. Alternativ dazu bleibt noch die Möglichkeit der Leberbiopsie, die jedoch mit einer Komplikationsrate von 0,6–1,6% behaftet ist. Abstoßungsreaktionen, die zum frühen Transplantatverlust führen, sind unter den heute üblichen Schemata der Immunsuppression eine Rarität geworden (ca. 0,1–0,3%).

Die Behandlung der akuten Abstoßung erfolgt in der Regel mit 500 mg Methylprednisolon (i.v.) an 3 aufeinander folgenden Tagen. Handelt es sich um eine steroidresistente Abstoßung, wird in der Regel von Ciclosporin auf Tacrolimus (Prograf®) umgestellt (Zielkonzentration 12–15 ng/ml). Vaskuläre Abstoßungen werden mit OKT3 oder durch Umstellung auf Tacrolimus behandelt. Eine deutliche Senkung der Abstoßungsrate scheint sich durch den primären Einsatz von IL-2-Rezeptor-Antikörpern realisieren zu lassen.

74.3.6 Pulmonale Komplikationen

Die häufigste pulmonale Komplikation nach Lebertransplantation ist die Pneumonie, die mit einer Inzidenz von ca. 15–20% auftritt. Führend sind die bakteriellen Infektionen, gefolgt von Candidainfektionen. Viruspneumonien der Frühphase sind fast immer Erkrankungen durch Herpes simplex. Die Zytomegalieviruspneumonie ist eine seltene Infektion, die erst im späteren Verlauf klinisch in Erscheinung tritt (3–6 Wochen postoperativ). Die Diagnose wird wie bei jedem anderen Intensivpatienten gestellt (bronchoalveoläre Lavage). Bei eindeutigen Infiltraten im Röntgenbild oder CT sollte die Diagnose erzwungen werden, notfalls durch die transbronchiale Biopsie. Bei schwerem Infektionsverlauf ist immer ein Absetzen der Immunsuppression in Betracht zu ziehen.

Der rechtsseitige Pleuraerguss tritt regelhaft nach OLTx auf. Therapie der Wahl ist die Punktion zur Entlastung oder die Einlage einer Thoraxdrainage. Eine Entlastung sollte immer erfolgen, da es durch den Erguss zur Ausbildung von Verdrängungsatelektasen kommt und so die Entwicklung einer Pneumonie begünstigt wird.

Das hepatopulmonale Syndrom (HPS) als Rechtslinks-Shunt ist weniger eine Komplikation als vielmehr eine Indikation zur Lebertransplantation. Jedoch bildet sich der Rechts-links-Shunt nicht sofort mit der Transplantation zurück. Das HPS ist einer der häufigsten Gründe für postoperative Oxygenierungsstörungen, sofern Infektionen ausgeschlossen sind. Der Anteil der langjährigen Zirrhosepatienten, bei denen mit einem mehr oder weniger ausgeprägten HPS gerechnet werden muss, liegt bei über 40% [9].

Die Entwicklung eines ARDS wird nach Lebertransplantation fast ausschließlich bei den Patienten gesehen, bei denen es initial nicht zur Funktionsaufnahme (INF) des Transplantats kommt, die also funktionell anhepatisch bleiben. Fast alle Patienten, die in dieser Situation bis zur Retransplantation hepatektomiert werden, entwickeln ein ARDS, das allerdings eine gute Rückbildungstendenz hat, sofern die Retransplantation hinsichtlich der Transplantatfunktion erfolgreich ist.

74.3.7 Nierenfunktionsstörungen

Das postoperative Nierenversagen nach OLTx ist eine Komplikation, mit deren Auftreten in ca. 10% der Fälle gerechnet werden muss. Die Inzidenz ist dabei in den verschiedenen Gruppen der Grunderkrankungen unterschiedlich ausgeprägt. Bei Patienten mit einem langjährigen Zirrhoseverlauf finden sich Nierenfunktionsstörungen im Sinne eines hepatorenalen Syndroms häufiger als bei Patienten mit kurzem Krankheitsverlauf. Pathogenetisch wesentliche Faktoren sind eine deutliche arterielle Vasodilatation bei renaler Vasokonstriktion und gleichzeitig vermindertem Intravasalvolumen.

Die häufigsten Gründe für das Nierenversagen nach OLTx sind:

- Hypotension mit sekundärem Tubulusschaden,
- nephrotoxische Medikationen (Ciclosporin A, Tacrolimus, Amphotericin B, Aminoglykoside etc.),
- Einsatz von Vasopressoren,
- Transplantatdysfunktion mit postoperativem hepatorenalem Syndrom.

Die Prognose des Nierenversagen nach OLTx ist gut, sofern die Transplantfunktion zufriedenstellend und die Ursache kausal zu beheben ist. Das Nierenversagen ist fast immer reversibel (Ausnahme: Amanita-phalloides-Intoxikation).

Die Behandlung entspricht der üblichen Nierenersatztherapie des Intensivpatienten; wir bevorzugen die kontinuierliche venovenöse Hämofiltration. Bei drohendem Nierenversagen nach OLTx und Ausschöpfung aller konventioneller Therapiemaßnahmen erscheint der Einsatz von Urodilatin als eine weitere Therapieoption.

74.3.8 Neurologische Komplikationen

Bei den neurologischen Komplikationen muss zwischen der bleibenden und der passageren zentralen Schädigung unterschieden werden. Zerebrale Komplikationen nach Lebertransplantation werden, je nach Zentrum, mit einer Häufigkeit von 27–90% angegeben. Die Palette der neurologischen Auffälligkeiten reicht dabei vom Durchgangssyndrom bis zur pontinen Myelinolyse oder intrazerebralen Blutung.

Durchgangssyndrom

Bei den zeitlich begrenzten neurologischen Störungen steht an erster Stelle das Durchgangssyndrom. Dies ist unabhängig von der Primärfunktion des Transplantats und spricht gut auf Clonidin oder Haloperidol an. Das zentral-anticholinerge Syndrom (ZAS) wird nach Lebertransplantation häufiger gesehen als nach jeder anderen Operation. Es ist nicht auszuschließen, dass es sich dabei um Überlagerung mit enzephalopathischen Veränderungen handelt, die in der Frühphase nach OLTx metabolisch bedingt sind. Die Diagnose ist eine Ausschlussdiagnose.

Die früher so häufig beschriebenen Verwirrtheitszustände, die auf Ciclosporin A oder Tacrolimus zurückgeführt wurden, waren sicherlich z.T. durch einen Erklärungsnotstand des Behandelnden bedingt; heute sieht man diese Komplikation seltener. Die Erklärung ist vielleicht auch darin zu sehen, das die Zielspiegel für Ciclosporin A und Tacrolimus durch Einführung einer Tripel- oder Quadrupelimmunsuppression niedriger angesetzt werden.

Cave: Vorsicht ist geboten, wenn Patienten, die zur Immunsuppression mit Tacrolimus eingestellt sind, zur Infektionsbehandlung Chinolone erhalten; dann ist mit schweren Verwirrtheitszuständen zu rechnen. Krampfanfälle unter Ciclosporin A beruhen fast immer auf einer Überdosierung.

Bei protrahierten Verwirrtheitszuständen oder unklarer Bewusstseinseinschränkung empfiehlt sich immer ein Auslassversuch des Ciclosporins oder Tacrolimus, natürlich nur unter Substitution durch Immusuppressiva mit einem anderen Wirkmechanismus. Eine Spiegelabhängigkeit beim Ciclosporin A und Tacrolimus ist häufig, jedoch ist das Aufteten der Neurotoxizität auch bei niedrigen Spiegeln nicht ausgeschlossen. Bei allen unklaren Bewusstseinstrübungen ist der Ausschluss einer zentralen Infektionserkrankung zwingend erforderlich, da es unter der Immunsuppression gehäuft zu Infektionen mit seltenen Erregern kommt (z.B. Kryptokokkenmeningitis).

Hirnblutungen, pontine Myelinolyse

Die zentralnervösen Komplikationen, die am häufigsten zu einer permanenten Einschränkung oder zum Tod führen, sind die intrazerebrale Blutung und die pontine Myelinolyse (PML). Zentrale Einblutungen stehen fast immer im Zusammenhang mit schweren Gerinnungsstörungen und damit mit einer eingeschränkten Transplantatfunktion [10, 11].

Die Genese der nach Lebertransplantation gehäuft auftretenden PML ist nicht geklärt, wenngleich der Ausgleich einer vorbestehenden Hyponatriämie als Erklärungsversuch herangezogen wird.

In unserem eigenen Patientenkollektiv stellten wir bei 35 von 950 Patienten die Diagnose, ohne die Hypothese der Natriumveränderungen nachweisen zu können. Die einzigen Übereinstimmungen bei diesen Patienten waren: Es erkrankten nur Zirrhosepatienten mit längerer Erkrankungsdauer (kein Tumorpatient, kein Patient mit akutem Leberversagen), bei 32 der 35 Patienten trat die Erkrankung innerhalb der ersten 7 Tage auf, bis auf 3 wiesen alle Transplantate eine ausgezeichnete Funktion auf. Zur vollständigen Erholung ist es nur bei wenigen Patienten gekommen; der größere Teil der Patienten ist entweder gestorben oder pflegebedürftig geblieben.

74.3.9 Blutungskomplikationen

Die Blutung nach Lebertransplantation, die zu einer operativen Intervention zwingt, gehört heute beim elektiv Transplantierten zu den seltenen Komplikationen (ca. 10%). Nachblutungen treten etwas häufiger bei Patienten auf, die im akuten Leberversagen transplantiert werden, oder bei den Patienten, deren Transplantat eine initiale Nichtfunktion zeigt.

74.4 Nierentransplantation (NTx)

Die Indikation zur Nierentransplantation ist die terminale Niereninsuffizienz. Die Transplantation der Niere ist die häufigste Transplantation solider Organe. Die Einjahresüberlebensrate liegt heute zwischen 90 und 100% für die Patienten und beträgt 75–90% für die Transplantate. Im Eurotransplantbereich werden pro Jahr rund 3000 Nierentransplantationen durchgeführt, davon ca. 1900 in der Bundesrepublik.

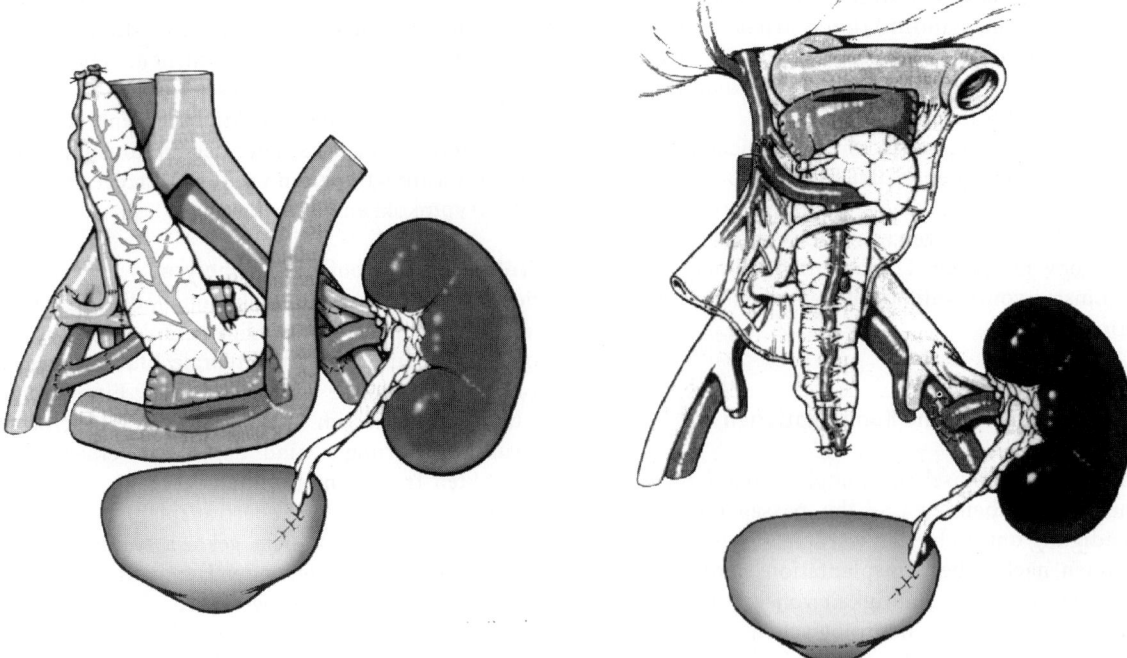

Abb. 74-1. Kombinierte Nieren- und Pankreastransplantation. Systemisch-venöse Drainage (V. iliaca communis, *links*). Venöse Drainage über die Pfortader (*rechts*)

Die Transplantation erfolgt in die Fossa iliaca unter Anastomosierung der Transplantatgefäße mit den Iliakalgefäßen des Empfängers. Der Ureter des Spenderorgans wird in die Blasenwand implantiert (Abb. 74-1).

74.4.1 Präoperative Vorbereitung

Die Patientenvorbereitung entspricht der allgemeinen präoperativen Vorgehensweise, zusätzlich:
- Dialyse, falls K^+ >5,4 mmol/l oder Zeichen der Überwässerung,
- Beckenübersichtsaufnahme, falls sich anamnestisch oder bei der körperlichen Untersuchung Hinweise auf eine AVK ergeben (ausgedehnte arterielle Plaques haben schon manche Transplantation verhindert),
- Ausschluss von Kontraindikationen: Infektionserkrankungen oder maligne Erkrankungen zum Zeitpunkt der geplanten Transplantation.

74.4.2 Postoperative Überwachung und Therapie

Nicht jeder Nierentransplantierte bedarf einer Intensivtherapie bzw. -überwachung. Die Indikation ist wie bei anderen postoperativen Patienten zu stellen, jedoch ist die Rate der kardialen Vorerkrankungen in dieser Patientengruppe höher. Ausnahmeindikationen für die Intensivbehandlung können das polyurische Nierenversagen mit einer Diuresemenge von bis zu 40 l/Tag sein, ein ausgeprägter Hypertonus sowie die immunsuppressive Therapie mit OKT3.

74.4.3 Diagnose und Überwachung

Folgende Parameter müssen überwacht werden:
- Vitalparameter,
- Kaliumkontrolle,
- Diurese (30% initiale Nichtfunktion durch akute Tubulusnekrose, postoperative Diurese kann auch stimulierte Restdiurese sein),
- dopplersonographische Kontrolle der Transplantatgefäße innerhalb der ersten Stunde postoperativ (die venöse Thrombose ist die häufigste Gefäßkomplikation, dopplersonographisch als arterieller Pendelfluss zu erkennen),
- genaue Bilanzierung,
- stündliche ZVD-Messung.

74.4.4 Therapie

Die Therapie erfolgt nach folgenden Grundsätzen:
- Immunsuppression nach dem Local-best-Schema, d.h. in den meisten Fällen auch Prednisolon: regelmäßige Blutzuckerkontrollen (4- bis 6-stündlich) und Kontrolle der Ciclosporin-A-Spiegel (3-mal wöchentlich in den ersten 2 Wochen),

- perioperative Antibiotikaprophylaxe als „single shot" oder maximal für 24 h,
- Flüssigkeitsbilanz nach ZVD (+8 bis +12 cm H_2O), Ausnahmen: OKT3 zur Immunsuppression sowie kardiale Vorerkrankungen, die eine Volumenbelastung verbieten,
- Flüssigkeitssubstitution bei initialer Dysfunktion als kaliumfreie Lösung,
- Ulkusprophylaxe, da Kortikosteroide zur Immunsuppression verwendet werden,
- oropharyngeale Pilzprophylaxe mit Amphotericin-B-Lutschtabletten oder Nystatin-Suspension,
- Thromboseprophylaxe mittels Heparin.

74.4.5 Häufige Komplikationen nach NTx

Bei initialer Nichtfunktion der Transplantatniere wird folgendes Vorgehen empfohlen:
- Ausschluss einer Thrombose der Transplantatgefäße durch Dopplersonographie,
- Volumenmangel: ZVD-Kontrolle, ggf. ZVD anheben (+8 bis +12 cm H_2O),
- Ausschluss eines Urinlecks durch Untersuchung (Patient hat Schmerzen) und Sonographie; falls weiterhin unklare Situation: nuklearmedizinische Untersuchung der Transplantatperfusion und -funktion.

Bei initialer Nichtfunktion sollte nach 6–8 Tagen eine Nierenbiopsie zum Ausschluss einer Abstoßungsreaktion durchgeführt werden. Eine Ciclosporintoxizität durch zu hohe Spiegel muss vermieden werden („trough level" (Talspiegel) 180–220 ng/ml im Vollblut), bei Verdacht auf Ciclosporintoxizität kann mit anderen Immunsuppressiva kombiniert werden (z.B. MMF).

Urinleck
Ursache ist eine Insuffizienz der Blasenanastomose oder eine distale Ureternekrose; die Häufigkeit liegt unter 5%. Die Diagnose wird durch die körperliche, sonographische und/oder nuklearmedizinische Untersuchung gestellt.

Harnverhalt
Folgende Ursachen sind möglich: Ureterstenose als chirurgisches Problem, Blasentamponade durch Blutung, extrarenale Nachblutung ins Transplantatlager mit Kompression des Ureters.

Abstoßung
20–30% der Patienten entwickeln während der ersten 30 postoperativen Tage eine Abstoßungsreaktion. Erste Anzeichen sind Diureserückgang und/oder Kreatininanstieg. Die Diagnosestellung erfolgt durch die Transplantatbiopsie [12].

Die perioperative Letalität des Nierentransplantierten liegt unter 1%. Bei den Patienten, die während der ersten 60 Monate nach NTx sterben, sind die 3 häufigsten Todesursachen: kardiovaskuläre Komplikationen (38%), Infektionen (29%) und maligne Erkrankungen (7,8%).

74.5 Pankreastransplantation (PTx)

Die Pankreastransplantation (PTx) erfolgt in der Regel als kombinierte Transplantation des Pankreas und der Niere beim Diabetiker (Typ I) mit Niereninsuffizienz oder als Einzeltransplantation beim bereits nierentransplantierten Diabetiker.

Bei der Operation wird das exokrine Pankreassekret über ein Dünndarmsegment des Spenders, das am Dünndarm des Empfängers anastomosiert wird, enteral drainiert. Die venöse Drainage erfolgt systemisch oder über die Pfortader (Abb. 74-1).

Die unmittelbar präoperative Vorbereitung dieser Patienten gleicht denen zur Nierentransplantation, jedoch wird bei allen Patienten, bevor sie auf eine Transplantationsliste gemeldet werden, eine Koronarangiographie durchgeführt. Im eigenen Patientengut wurde bei 29% der Patienten eine Koronarsklerose festgestellt; 16% hatten sich bereits einer Koronarintervention (Bypassoperation oder PTCA) unterzogen.

74.5.1 Postoperative Überwachung und Therapie

Patienten nach PTx sind während der ersten 2 postoperativen Tage intensivmedizinisch zu betreuen. Neben der Überwachung der Nierenfunktion (s. Abschn. 74.4.2) steht die engmaschige Blutzuckerkontrolle und damit die Überwachung der Pankreasfunktion im Vordergrund. Bei unkomplizierten Verläufen normalisiert sich der Blutzuckerspiegel innerhalb weniger Stunden nach Reperfusion. Jede sekundäre Blutzuckerentgleisung im Sinne einer Hyperglykämie ist ursächlich zu klären, da jeder Funktionsverschlechterung eine Perfusionsstörung zugrunde liegen kann, im schlimmsten Fall eine Transplantatthrombose.

Die Einschätzung des durch die Konservierung bedingten Ischämieschadens und die sich dadurch entwickelnde Transplantatpankreatitis erfolgt durch Bestimmung der Serumamylase und -lipase; dies sind jedoch *keine* Funktionsparameter.

Durch die intraabdominelle Lage zwischen den Darmschlingen ist die dopplersonographische Perfusionskontrolle oft nicht möglich. Die Transplantatperfusion kann mittels MRT bestimmt werden, sobald der Patient extubiert und transportfähig ist. Um die Aggressivität der nach intraabdominell freigesetzten Enzyme abzupuffern, spülen wir die Bauchhöhle in 30-min-Zyklen über ein Peritonealdialysesystem, insgesamt über 48 h mit 25 l Flüssigkeit unter Heparinzusatz.

74.5.2 Standardmedikation nach PTx

Die Heparinisierung wird sofort postoperativ eingeleitet (PTT 50–60 s), ab dem 3. postoperativen Tag Acetylsalicylsäure 100 mg/Tag. AT III wird regelhaft auf Werte > 80 % substituiert.

Die Infektionsprophylaxe (2 Tage) besteht aus Ceftriaxon 2 g/Tag und Metronidazol 3-mal 500 mg/Tag. Fluconazol wird an die Nierenfunktion angepasst und für 5 Tage gegeben. Alle Patienten erhalten eine Zytomegalievirusprophylaxe (Ganciclovir i.v./p.o. entsprechend der Nierenfunktion in der Erhaltungsdosierung). Eine Ulkusprophylaxe ist immer erforderlich. Ein einheitliches Schema der Immunsuppression existiert nicht, an unserer Klinik wird zur Zeit eine Kombination aus Ciclosporin (Zielspiegel 180 ng/ml), IL-2-Rezeptorantikörpern (Basiliximab 20 mg an Tag 0 und 4), Prednisolon (Startdosierung 1 mg/kgKG/Tag, Dosisreduktion bis 7,5 mg/Tag) und Mycophenolatmofetil (2-mal 1,5 g/Tag) eingesetzt.

74.5.3 Komplikationen

Eine der häufigen Komplikationen ist die venöse Transplantatthrombose [13]. Sie erfordert die sofortige Revision und führt fast immer zum Transplantatverlust, bei inkompletter Venenthrombose kann die Thrombektomie erfolgreich sein. Besteht keine Möglichkeit des Organerhalts, so ist die Pankreatektomie erforderlich, um sekundäre Infektkomplikationen zu vermeiden.

Bei der venösen Thrombose handelt es sich meist nicht um ein chirurgisches Problem, sondern um eine Perfusionsstörung durch das ischämiebedingte Ödem des Transplantats. Die Häufigkeit dieser Komplikation liegt nach Angaben des „International Pancreas Transplant Registry" (n > 10000) bei 5,5 % für Transplantationen mit exokriner Drainage über die Blase und bei 11 % für Patienten mit enterischer Drainage über ein Dünndarminterponat (die zur Zeit favorisierte Technik).

Andere häufige Komplikationen nach PTx sind [14]: intraabdominelle Infektionen (Inzidenz ca. 10 %), intraabdominelle Blutungen (Inzidenz 6–8 %) und Leckagen der Blasen- oder Darmanastomose (Inzidenz 5 %).

74.6 Herztransplantation (HTx)

74.6.1 Indikationen, Kontraindikationen

Die Indikation zur Herztransplantation wird bei einer irreversiblen, medikamentös therapierefraktären Herzerkrankung im Endstadium (NYHA III/IV) mit einer geschätzten Lebenserwartung ohne Transplantation von 6–12 Monaten, d.h. bei einer Überlebenswahrscheinlichkeit von < 50 % für die nächsten 12 Monate, gestellt.

Typische Symptome und die hämodynamischen Veränderungen sind in der folgenden Übersicht dargestellt.

Klinische Zeichen der Herzdekompensation (LD Linksherzdekompensation, RD Rechtsherzdekompensation) und typische hämodynamische Veränderungen

- *Klinische Zeichen:*
  - Ruhedyspnoe, die bei geringer körperlicher Belastung zunimmt (LD)
  - Kaltschweißigkeit (LD)
  - flacher, schneller Puls (LD)
  - feuchte Rasselgeräusche (LD)
  - gestaute Jugularvenen (RD)
  - Lebervergrößerung und Ikterus (RD)
  - Aszites und Ödeme (RD)
- *Typische hämodynamische Veränderungen:*
  - Herzindex < 2 l/min/m^2
  - Ejektionsfraktion < 25 %
  - linksventrikulärer enddiastolischer Druck (LVEDP) > 20 mmHg
  - pathologischer pulmonalarterieller Druck
  - zentralvenöser Druck > 15 mmHg

Akzeptierte Indikationen und Kontraindikationen für eine Herztransplantation zeigt Tabelle 74-4.

Tabelle 74-4. Akzeptierte Indikationen und Kontraindikationen für eine Herztransplantation

Indikationen:
- Maximale O$_2$-Aufnahme von < 10 ml/kgKG/min
- Einschränkende Ischämie, die eine normale Aktivität unmöglich macht und nicht durch eine Bypassoperation oder Angioplastie therapierbar ist
- Therapierefraktäre ventrikuläre Arrhythmien (nach [15])

Kontraindikationen:
- Floride Infektionserkrankungen
- Fortgeschrittene Leberinsuffizienz (kombinierte Herz- und Lebertransplantation erwägen)
- Fortgeschrittene, irreversible Niereninsuffizienz (kombinierte Herz- und Nierentransplantation erwägen)
- Akute Lungenembolie
- Fixierte pulmonale Hypertonie (PVR > 240 dyn · s · cm^{-5})
- Chronische Pankreatitis
- Arterielle Verschlusskrankheit (peripher/zentral) im fortgeschrittenen Stadium (III/IV)
- Nicht kurativ therapierbare maligne Erkrankungen
- Inadäquates psychosoziales Umfeld und eingeschränkte Compliance

74.6.2 Präoperative Vorbereitung

Die direkte präoperative Vorbereitung dient der nochmaligen Überprüfung von Kontraindikationen und dem Ausschluss akut aufgetretener Infektionen. Die oben genannten Kontraindikationen sind zum Zeitpunkt der Einbestellung zur Transplantation bereits abgeklärt; zu diesem Zeitpunkt geht es nur noch darum, Veränderungen oder neu aufgetretene Folgekomplikationen vorbestehender bekannter Erkrankungen zu erfassen.

Bei notfallmäßig zugewiesenen Patienten kann es erforderlich sein, zur Überbrückung bis zur Transplantation ein linksventrikuläres oder biventrikuläres Unterstützungssystem zu implantieren. Die Ergebnisse nach Herztransplantation ohne oder mit vorheriger Unterstützungsbehandlung unterscheiden sich in der 30-Tage-Letalität (ca. 11%) nicht.

74.6.3 Postoperative Überwachung und Therapie

Die direkte postoperative Überwachung schließt neben der kontinuierlichen Rhythmusüberwachung das invasive Monitoring des systemischen, des pulmonalarteriellen, des linksatrialen und des zentralvenösen Drucks ein, ebenso die kontinuierliche oder diskontinuierliche Bestimmung des Herzindex (HZV/m²) und die Blutgasanalyse. Zu den weiteren Verlaufskontrollen zählen die regelmäßige Echokardiographie und die Thoraxröntgenaufnahme. Die regelmäßige Procalcitoninbestimmung (einmal tgl.) hat sich beim Infektmonitoring durchgesetzt.

! In der frühen postoperativen Phase sind die hämodynamischen Besonderheiten der Herztransplantation durch 2 Probleme gekennzeichnet:
- das Transplantat ist denerviert,
- die frühe Transplantatfunktion wird stark durch das Ausmaß von Ischämie- und Reperfusionsschaden beeinflusst.

Denervierung
Die Denervierung führt durch den Wegfall der parasympathischen Einflussnahme zu einer erhöhten Ruhefrequenz, meist zwischen 90 und 110/min. Da auch die direkte sympathische Erregung nicht übertragen wird, fehlt die schnelle Belastungsanpassung. Diese erfolgt erst mit einer zeitlichen Verzögerung über die sekundäre Freisetzung der Katcholamine aus der Nebenniere. Es ist zu berücksichtigen, dass Medikamente, die den Sympathiko- oder Parasympathikotonus beeinflussen (wie z. B. Atropin), keine Wirkung entfalten können.

Infolge der Sympathikusdenervierung kommt es zur verstärkten Ausbildung der Rezeptoren mit einer sog. Denervierungshypersensitivität des Transplantats für Katcholamine. Bei allen Patienten werden bereits intraoperativ passagere Schrittmacherkabel für die ersten postoperativen Tage implantiert.

Transplantatischämie
Die Transplantatischämie kann zu einer vorübergehenden diastolischen Complianceeinschränkung wie auch zu einer herabgesetzten systolischen Funktion aufgrund einer eingeschränkten Kontraktilität führen. Daher müssen in der frühen postoperativen Phase, selbst bei leicht erhöhten PCWP-Werten, oft inotrope Katcholamine gegeben werden; verwendet werden Dobutamin oder Adrenalin für 3–5 Tage.

Immunsuppression
Das am weitesten verbreitete Konzept umfasst eine Basismedikation von Ciclosporin A oder Tacrolimus in Kombination mit Prednisolon und ATG/ALG (initial 3–5 Tage) und Azathioprin oder Mycophenolatmofetil. Die Prednisolondosierung wird in festen zeitlichen Intervallen reduziert, die Ciclosporin- und Tacrolimusdosierung orientiert sich an den Blutspiegeln (Zielkonzentration: 200–250 ng/ml für Ciclosporin, 12–15 ng/ml für Tacrolimus; [16]).

74.6.4 Komplikationen nach Herztransplantation

Rechtsherzversagen
Besonderes Augenmerk muss in der Frühphase auf das Monitoring des pulmonalen Gefäßwiderstands gelegt werden, da das Transplantat nicht auf eine erhöhte rechtsventrikuläre Nachlast eingestellt ist und die Gefahr des akuten Rechtsherzversagens besteht. Echokardiographisch manifestiert sich die rechtsventrikuläre Pumpstörung in Verbindung mit einem Abfall des Herzindex unter 2 l/min/m² und einem pulmonalen Gefäßwiderstand >240 dyn × s × cm^{-5} bei gleichzeitigem Anstieg des rechtsatrialen Drucks über 15 mmHg.

Die Therapie besteht in der inotropen Unterstützung und Senkung der Nachlast durch Prostaglandinderivate (Epoprostenol) oder NO-Beatmung. Bei fehlender Stabilisierung ist ein rechtsventrikuläres Unterstützungssystem indiziert.

Die Symptome Hypotonie, erniedrigtes Herzzeitvolumen, hoher ZVD und prärenales Nierenversagen können in dieser Situation mit einer Perikardtamponade verwechselt werden. Die Differentialdiagnose erfolgt durch die transösophageale Echokardiographie.

Herzrhythmusstörungen
Langsame Sinusknoten- oder AV-Knotenfunktionsstörungen sind nach HTx häufig, der vorübergehende Einsatz eines Schrittmachers ist bei bis zu 27% der Patienten erforderlich, der permanente Schrittmachereinsatz bei bis zu 10% der Patienten. Bei Patienten, die vor dem Eingriff mit Amiodaron behandelt wurden,

treten regelmäßig 2–3 Tage nach Herztransplantation Bradykardien auf. Durch Umverteilung kommt es nach einigen Tagen zu einer Anreicherung im Myokard mit Spitzenwerten in der 2. postoperativen Woche.

Die medikamentöse Behandlung bradykarder Rhythmusstörungen besteht in Gabe von Orciprenalin (10–30 µg/min i.v. oder 30–60 mg/Tag p.o.), alternativ kann Theophyllin eingesetzt werden (200–1000 mg/Tag). Ventrikuläre, meist tachykarde Herzrhythmusstörungen haben häufig als Ursache eine fortgeschrittene Transplantatvaskulopathie mit endsprechender myokardialer Ischämie. Die Diagnose wird durch Biopsie geklärt. Supraventrikuläre Tachyarrhythmien sind meist Ausdruck einer Abstoßungsreaktion und nach erfolgreicher Abstoßungsbehandlung nicht mehr nachweisbar [17].

Abstoßung

Unterschieden wird zwischen akuter zellulärer und vaskulärer Abstoßung. Abstoßungen sind während der ersten 2 Jahre nach HTx für ca 20% der Todesfälle verantwortlich. Das Abstoßungsrisiko ist dabei individuell unterschiedlich und hängt vom Empfängeralter und Geschlecht ab, es ist erhöht bei Kindern <5 Jahren und bei Frauen.

Während der ersten 12 Monate nach der Transplantation ist bei rund 40% der Patienten mit mindestens einer Abstoßungsepisode zu rechnen, bei 20% der Patienten wird während dieser Zeit mehr als eine Abstoßung diagnostiziert. Die Diagnose wird nach wie vor anhand einer Myokardbiopsie gestellt. Die Einteilung des Schweregrades erfolgt nach dem histologischen Befund anhand der Klassifizierung der International Society for Heart and Lung Transplantation [18].

Akute zelluläre Abstoßung

Die mittlere Abstoßungsfrequenz in den ersten 12 Monaten nach HTx liegt bei 1,3 ± 0,7 Episoden. Die klinischen Zeichen der Abstoßung sind Dyspnoe, Knöchelödeme und Herzrhythmusstörungen.

Die Behandlung besteht bei leichten Abstoßungen in der Erhöhung der Ciclosporin- oder Tacrolimusdosierung und/oder der Erhöhung der Azathioprindosis. Alle schwereren Abstoßungen werden mittels Methyprednisolonstoßtherapie (500–1000 mg/Tag i.v. für 3 Tage) behandelt. Steroidresistente Abstoßungen oder solche, die über den Schweregrad 3 oder 4 hinausgehen, werden mit lymphozytotoxischen Antikörpern wie OKT3 behandelt. Das Behandlungskonzept wird individuell abgestimmt und von den Zentren unterschiedlich festgelegt.

Humorale (vaskuläre) Abstoßung

Die humorale Abstoßung tritt seltener auf als die zelluläre, ist aber von einer höheren Mortalität begleitet, da es zu einer sekundären Komplementaktivierung, Vasokonstriktion und Thrombozytenaggregation kommt. Die bioptischen Befunde zeigen eine endotheliale Zellproliferation mit Schwellung; die Ablagerung von Immunglobulinkomplexen ist mittels Immunfluoreszenz nachweisbar.

Ausgeprägte humorale Abstoßungen führen zum Transplantatversagen, so dass Katecholamine oder mechanische Unterstützungsverfahren eingesetzt werden müssen, ggf. ist die Retransplantation zu erwägen. Die medikamentöse Therapie besteht, neben dem Einsatz von Methylprednisolon und antilymphozytären Antikörpern (OKT3), in der Behandlung mit Cyclophosphamid oder Plasmapherese, um den Spiegel der zirkulierenden präformierten Antikörper zu reduzieren.

Transplantatversagen

Das Transplantatversagen in der frühen postoperativen Phase ist eine seltene Komplikation. Es erfordert den Einsatz mechanischer Unterstützungsverfahren und die Entscheidung über die ggf. notwendige Retransplantation. Das Transplantatversagen kann seine Ursache in einer hyperakuten Abstoßung oder Ischämie des Endomyokards aufgrund einer verlängerten Ischämie bis zur Reperfusion haben. Die Differenzierung zwischen Ischämieschaden und hyperakuter Abstoßung wird bioptisch geklärt.

Infektion

Frühphase

Infektionen in der Frühphase sind bakterielle oder Pilzinfektionen, die als Pneumonie, Katheter- oder Wundinfektion auftreten. Infektionserkrankungen sind nach wie vor eine der Haupttodesursachen nach Herztransplantation. Die Infektionsprophylaxe mittels Antibiotika und Antimykotika ist zentrumsspezifisch. Für die Differentialdiagnose zwischen Infektion und Abstoßung bei Fieber unklarer Genese (beides geht initial mit den gleichen klinischen Symptomen einher) hat sich die tägliche Überwachung von Procalcitonin bewährt (PCT-Anstieg nur bei Infektion). CRP eignet sich für diese Differenzierung nicht, da es sowohl bei Infektionen wie auch bei Abstoßung ansteigt [19].

Spätphase

Infektionserkrankungen im späteren Verlauf (>30 Tage) sind häufig durch Erreger verursacht, die beim Patienten ohne Immunsuppression sehr selten gefunden werden bzw. Infektionserkrankungen verursachen. Typisch sind Zytomegalievirusinfektionen als Neuinfektion oder Reaktivierung.

In der Diagnostik hat sich die Bestimmung des CMV-pp65 („immediate early antigene", es handelt sich aber nicht um ein Antigen, sondern um ein Protein) durchgesetzt. Bei der Antikörperbestimmung muss berücksichtigt werden, dass Titeranstiege auch durch Transfusionen verursacht sein können.

Die Therapie besteht in der Behandlung mit Ganciclovir, angepasst an die Nierenfunktion. Bei ausbleibendem Therapieerfolg wird auf Foscavir umgestellt. Die primäre Kombinationsbehandlung scheint vielversprechend zu sein, ist aber noch nicht abschließend zu beurteilen. Andere Spätinfektionen werden häufig durch Pneumozystis, Listerien, Nocardien, Toxoplasmen oder Legionellen verursacht, ein Grund, der viele Zentren zu einer 6-wöchigen Trimethoprim-Sulfamethoxazol-Prophylaxe veranlasst hat [20].

Nierenversagen

Nach Herztransplantation entwickeln 7–12 % der Patienten ein Nierenversagen, das mit Nierenersatzverfahren behandelt werden muss. Ursächlich liegt dem Nierenversagen eine Kombination aus präoperativ eingeschränkter Nierenfunktion, Ciclosporin-/Tacrolimus-Toxizität, Kreislaufinsuffizienz mit entsprechend reduzierter Nierenperfusion und hochdosierter Katecholaminbehandlung zugrunde.

Bei der Behandlung wird der kontinuierlichen Ersatztherapie (venovenöse Hämofiltration) wegen geringerer kardiozirkulatorischer Nebenwirkungen der Vorzug vor den diskontinuierlichen Verfahren gegeben. Eine der Möglichkeiten, das Risiko des Nierenversagens zu reduzieren, besteht in der einschleichenden Ciclosporindosierung bei Beginn der Immunsuppression, unter Überbrückung der immunsuppressiven Lücke mit IL-2-Rezeptor-Antikörpern, ALG oder ATG [21].

74.7 Lungentransplantation (LTx)

74.7.1 Indikationen, Kontraindikationen

Indikationen

Die Indikation zur Lungentransplantation ist gegeben bei Lungenerkrankungen im Endstadium, die – unter Ausschöpfung aller konservativer Therapieoptionen – eine rasche Progression im Krankheitsverlauf zeigen. Die Lebenserwartung der Patienten ohne Transplantation beträgt bei Indikationsstellung maximal 12–18 Monate. Bei den zugrunde liegenden Erkrankungen wird nach parenchymalen und vaskulären Lungenerkrankungen unterschieden.

Den Anteil der jeweiligen Erkrankungen bei 6579 Transplantationen zeigt Tabelle 74-5 [22].

Kontraindikationen

Kontraindikationen für eine Lungentransplantation sind immer dann gegeben, wenn Zusatzerkrankungen oder Folgeerkrankungen vorliegen, die den Transplantationserfolg unwahrscheinlich machen.

Die typischen Kontraindikationen sind:
- schwere systemische Zusatzerkrankungen,
- floride systemische Infektionserkrankungen,
- pulmonale Infektionen mit multiresistenten Pseudomonas-aeruginosa-Stämmen
- maligne Erkrankungen,
- hochdosierte Kortikosteroidmedikation über längere Zeit,
- Patienten ohne Rehabilitationsfähigkeit,
- extreme Kachexie oder Adipositas,
- schwere Knochenmarkfunktionsstörung,
- koronare Herzkrankheit/Kontraktilitätsstörungen,
- hochreplikative, chronische Hepatitis B,
- Alkohol- oder Drogenabhängigkeit,
- Anamnese fehlender medizinischer Compliance.

74.7.2 Postoperative Überwachung, Therapie und Komplikationen

Zum Standardmonitoring des Lungentransplantierten gehören die kontinuierliche arterielle, zentralvenöse und pulmonalarterielle Druckmessung, die Überwachung der gemischtvenösen und der pulsoxymetrischen O_2-Sättigung sowie die kontinuierliche oder diskontinuierliche HZV-Messung. Thoraxröntgenaufnahmen erfolgen anfänglich 2-mal täglich, später einmal täglich. Sollte eine frühe Extubation nicht möglich sein, so wird der Patient 1- bis 2-täglich bronchoskopiert. Bei jedem Temperaturanstieg auf >37,9 °C wird eine Blutkultur abgenommen.

Abgesehen von der höheren Bronchoskopiefrequenz mit entsprechender Materialgewinnung zur mikrobiologischen Diagnostik entspricht das Infektionsmonitoring dem anderer Organtransplantationen. Die Bronchoskopie dient bei diesen Patienten nicht nur der Infektüberwachung, sondern auch der Differenzierung

Tabelle 74-5. Verteilung der Grunderkrankungen bei 6579 Lungentransplantationen (Registry of the International Society of Heart Lung Transplantation 1997)

Indikation	Einzellungen [%]	Doppellungen [%]
Emphysem/COLD	44	17
α_1-Antitrypsinmangel	12	11
Lungenfibrose	20	7
Zystische Fibrose	1	34
Primäre pulmonale Hypertonie	6	10
Retransplantation	3	3
Andere	14	18

zwischen Infektion und Abstoßung (transbronchiale Biopsie) sowie der Beurteilung der bronchialen Anastomosenverhältnisse (Insuffizienz, Stenose) und der Bronchialtoilette.

Immunsuppression

Die meisten Transplantationszentren verwenden zur Zeit eine Kombination aus Ciclosporin oder Tacrolimus, kombiniert mit Prednisolon und Azathioprin oder Mycophenolatmofetil. Die initialen Zielkonzentrationen liegen bei 300 ng/ml Ciclosporin bzw. bei 15 ng/ml Tacrolimus. Die Induktionstherapie mit OKT3, ALG oder ATG wird noch von einzelnen Zentren eingesetzt. IL-2-Rezeptorantikörper befindet sich in Erprobung [23].

Extubation

Eine Extubation während der ersten 36 h ist immer anzustreben. Dabei gelten die üblichen Kriterien der Extubation. Einige Zentren bevorzugen bei der Einzellungentransplantation die initiale, seitengetrennte Ventilation über einen Doppellumentubus.

Hintergrund ist die Überlegung, dass es bei Verwendung eines normalen Tubus zu einer Ventilationsstörung mit Überblähung des Tranplantats kommt, da dieses in der Regel die bessere Compliance aufweist. Sekundär würde es zu einer Mediastinalverlagerung mit Kompression der Gegenseite wie auch einer Ventilations-/Perfusionsstörung und Zunahme des funktionellen Recht-links-Shunts durch Gefäßkompression der überblähten Lunge kommen.

Reperfusionsödem

Zwischen 10 und 20% der Lungentransplantate entwickeln einen ausgeprägten Reperfusionsschaden, der mit einer erhöhten Kapillarpermeabilität, einem interstitiellen Ödem und einer signifikanten Dysfunktion der Alveolarpneumozyten vom Typ II einhergeht und Hypoxie, pulmonale Hypertonie und eine verminderte Compliance zur Folge hat. Ein ausgeprägter Reperfusionsschaden führt zu einem längeren Intensivaufenthalt mit einer erhöhten Morbidität und Mortalität.

Radiologisch zeigt sich während der ersten 2 Tage eine retikuläres interstitielles Infiltrat, das vorwiegend um den Lungenhilus und in den unteren Abschnitten lokalisiert ist und seine maximale Ausprägung um den 3.–4. Tag nach Tranplantation findet.

Die Therapie besteht in der Fortführung der maschinellen Beatmung mit erhöhtem PEEP, bei pulmonaler Hypertonie in NO-Inhalation oder Prostaglandin-E_1-Infusion sowie Flüssigkeitsrestriktion bzw. Volumenentzug, sofern dies hämodynamisch vertretbar ist. Bei ca. 5% der Patienten nach Lungentransplantation ist der Reperfusionsschaden so ausgeprägt, dass eine Behandlung mit der extrakorporalen Membranoxygenierung oder die Retransplantation erforderlich wird [24].

Lungenödem

Der Reperfusionsschaden darf nicht mit dem Ödem verwechselt werden, das aus perioperativer Flüssigkeitsüberladung oder Pulmonalvenenobstruktion („kinking" der Vene oder Thrombose bei zu enger Anastomose) resultiert. Die Diagnose wird durch die transösophageale Echokardiographie oder per Angiographie gestellt und erfordert die operative Revision.

Störungen des Ventilations-Perfusions-Verhältnisses

Patienten nach Einzellungentransplantation können ein Ventilations-Perfusions-Mißverhältnis entwickeln, das zu ausgeprägten Gasaustauschstörungen führt. Bei Patienten, die wegen einer Erkrankung mit pulmonaler Hypertension transplantiert wurden, beruht der zugrunde liegende Mechanismus darauf, dass nach der Transplantation der größere Anteil des Herzzeitvolumens das Transplantat perfundiert und sich ein funktioneller Rechts-links-Shunt ausbildet.

Hyperakute Abstoßung

Die hyperakute Abstoßung als eine durch Empfängerantikörper vermittelte Reaktion gegen das Endothel des Transplantats führt zur Komplementaktivierung und daraus resultierend zu Thrombose und Transplantatversagen. Die hyperakute Abstoßung stellt die seltenste Form der Abstoßung dar.

Akute Abstoßung

Zeichen der akuten Abstoßung (zytotoxische T-Lymphozyten) sind Husten, Dyspnoe, Verschlechterung des Gasaustauschs und Fieber. Radiologisch stellen sich interstitielle Infiltrate mit perihiliärer Lokalisation dar. Die Diagnose wird durch die transbronchiale Lungenbiopsie gesichert.

Die Therapie besteht in der Bolusgabe von 500–1000 mg/Tag Methylprednisolon über 3 Tage. Bei steroidresistenter Abstoßung wird die Basisimmunsuppression von Ciclosporin auf Tacrolimus umgestellt, oder es wird für 7–10 Tage mit OKT3 (5 mg/Tag) therapiert.

Chronische Abstoßung

Die chronische Abstoßung wird selten vor Ablauf der ersten 2 Monate nach Transplantation diagnostiziert. Sie tritt als chronisch obstruktive Bronchiolitis auf. Die Diagnose wird bioptisch gesichert. Das Thoraxröntgenbild bleibt unauffällig; je nach Schwere der Abstoßung kommt es zu einer Einschränkung der FEV_1.

Die Therapie besteht in einer maximalen Verstärkung der Immunsuppression. In dieser Situation müssen die Patienten bei einer CMV-Anamnese oder Risikokonstellation (Empfänger CMV-IgG-negativ, Spender CMV-IgG-positiv) eine Ganciclovirprophylaxe erhalten. Phasen maximaler Immusuppression zur Stabilisierung werden häufig durch sekundäre Infektionen kompliziert. Die chronische Abstoßung ist die häufigste Ursache der Spätletalität [25].

Infektion

Pneumonie

Die häufigste bakterielle Infektion der frühen postoperativen Phase ist die Pneumonie. Die antibiotische/antimykotische Prophylaxe hat bei Lungentransplantationen einen höheren Stellenwert als bei anderen Organtransplantationen. Dabei richtet sich das Prophylaxeregime nach der Grunderkrankung und der pulmonalen Besiedlung des Transplantats.

Bei Lungenerkrankungen, die nicht mit einer Infektion verbunden sind, besteht die Prophylaxe meist aus einem Cephalosporin der 3. Generation in Kombination mit Clindamycin. Die Antibiotikatherapie wird dann gemäß Keimnachweis aus dem Transplantat und Antibiogramm angepasst. Patienten mit zystischer Fibrose oder Bronchiektasien erhalten eine Antibiotikaprophylaxe entspechend den präoperativ nachgewiesenen Keimen.

Sinusitis

Da die Sinusitis bei Patienten mit langer antibiotischer Vorbehandlung ein Reservoir für rezidivierende pulmonale Infektionen darstellen kann, ist eine Sanierung unbedingt erforderlich. Bei Candidanachweis ist Fluconazol (400 mg/Tag) oder Amphotericin B (0,3–0,5 mg/kgKG/Tag) als Prophylaxe indiziert.

Prophylaxe

CMV-positive Empfänger erhalten eine 3- bis 4-wöchige Ganciclovirprophylaxe; bei CMV-negativen Empfängern mit CMV-positivem Organ wird eine 3-monatige Prophylaxe durchgeführt. Bei CMV-negativem Empfänger und Transplantat ist keine Prophylaxe erforderlich, jedoch ist auf die Verwendung CMV-negativer Blutprodukte zu achten. Der Einsatz von CMV-Hyperimmunglobulin ist ebenso weit verbreitet wie teuer und umstritten.

Bei allen Lungentransplantierten wird eine Pneumozystisprophylaxe (Cotrimoxazol, 3-mal wöchentlich) empfohlen.

Literatur

1. Kuse E, Weimann A (1994) Besonderheiten im Rahmen der Transplantationschirurgie. In: Hartig W (Hrsg) Moderne Infusionstherapie – Künstliche Ernährung. Zuckschwert, München, S 529–534
2. Wiesner RH et al. (1988) Selective bowel decontamination to decrease gram-negative aerobic bacterial and Candida colonization and prevent infection after orthotopic liver transplantation. Transplantation 45: 570–574
3. Ozawa K, Mori K, Morimoto T (1994) Evaluation of hepatic function. Curr Opin Gen Surg 17–23
4. Wade JJ et al. (1995) Bacterial and fungal infections after liver transplantation: an analysis of 284 patients. Hepatology 21: 1328–1336
5. Tollemar J, Hockerstedt K, Ericzon BG, Jalanko H, Ringden O (1995) Liposomal amphotericin B prevents invasive fungal infections in liver transplant recipients. A randomized, placebo-controlled study. Transplantation 59: 45–50
6. Kusne S. et al. (1999) Cytomegalovirus PP65 antigenemia monitoring as a guide for preemptive therapy: a cost effective strategy for prevention of cytomegalovirus disease in adult liver transplant recipients. Transplantation 68: 1125–1131
7. Liebau P et al. (1996) Management of herpes simplex virus type 1 pneumonia following liver transplantation. Infection 24: 130–135
8. Schlitt HJ et al. (1991) Differentiation of liver graft dysfunction by transplant aspiration cytology. Transplantation 51: 786–793
9. Egawa H et al. (1999) Long-term outcome of living related liver transplantation for patients with intrapulmonary shunting and strategy for complications. Transplantation 67: 712–717
10. Blanco R, De Girolami U, Jenkins RL, Khettry U (1995) Neuropathology of liver transplantation. Clin Neuropathol 14: 109–117
11. Lee YJ et al. (1996) Neurologic complications after orthotopic liver transplantation including central pontine myelinolysis. Transplant Proc 28: 1674–1675
12. Humar A et al. (1999) The association between acute rejection and chronic rejection in kidney transplantation. Transplant Proc 31: 1302–1303
13. MacMillan N et al. (1998) Venous graft thrombosis in clinical pancreas transplantation: options for a rescue treatment. Transplant Proc 30: 425–426
14. Smets YF et al. (1997) Infectious disease complications of simultaneous pancreas kidney transplantation. Nephrol Dial Transplant 12: 764–771
15. Glogar D et al. (1990) Heart transplantation: indication, selection criteria and patient management. Wien Med Wochenschr 140: 287–289
16. Kobashigawa JA (1998) Advances in immunosuppression for heart transplantation. Adv Card Surg 10: 155–174
17. Golshayan D et al. (1998) Incidence and prognostic value of electrocardiographic abnormalities after heart transplantation. Clin Cardiol 21: 680–684
18. Rourke TK, Droogan MT, Ohler L (1999) Heart transplantation: state of the art. AACN Clin Issues 10: 185–201
19. Hammer S et al. (1998) Procalcitonin: a new marker for diagnosis of acute rejection and bacterial infection in patients after heart and lung transplantation. Transpl Immunol 6: 235–241
20. De Maria R et al. (1996) Prognostic determinants of six-month morbidity and mortality in heart transplant recipients. The Italian Study Group on Infection in Heart Transplantation. J Heart Lung Transplant 15: 124–135
21. Frimat L et al. (1998) Treatment of end-stage renal failure after heart transplantation. Nephrol Dial Transplant 13: 2905–2908
22. Edelman JD, Kotloff RM (1997) Lung transplantation. A disease-specific approach. Clin Chest Med 18: 627–644
23. Hausen B, Morris RE (1997) Review of immunosuppression for lung transplantation. Novel drugs, new uses for conventional immunosuppressants, and alternative strategies. Clin Chest Med 18: 353–366
24. Struber M, Hirt SW, Cremer J, Harringer W, Haverich A (1999) Surfactant replacement in reperfusion injury after clinical lung transplantation. Intensive Care Med 25: 862–864
25. Verleden GM et al. (1999) Cyclophosphamide rescue therapy for chronic rejection after lung transplantation. J Heart Lung Transplant 18: 1139–1142

Sektion XIV:
Spezielle Notfälle

Sektion XIV:
Spezielle Notfälle

Präeklampsie, Eklampsie, HELLP-Syndrom

Kapitel 75

T. Ziegenfuss

75.1 Begriffe 1275

75.2 Häufigkeit 1276

75.3 Ätiologie 1276

75.4 Pathophysiologie 1276

75.5 Organmanifestationen 1277
75.5.1 Herz-Kreislauf-System 1277
75.5.2 Niere 1278
75.5.3 Gehirn 1278
75.5.4 Leber 1278
75.5.5 Blutgerinnung 1278
75.5.6 Lunge 1278
75.5.7 Atemwege 1279
75.5.8 Uteroplazentare Einheit und Fetus 1279

75.6 Klinisches Bild 1279
75.6.1 Allgemeine Symptome 1279
75.6.2 Schwere Präeklampsie 1279
75.6.3 Eklampsie 1279
75.6.4 HELLP-Syndrom 1279

75.7 Prävention 1280

75.8 Therapie 1280
75.8.1 Gynäkologische Therapie 1280
75.8.2 Intensivüberwachung und Diagnostik 1281
75.8.3 Kardiozirkulatorische Therapie 1282
75.8.4 Therapie und Prophylaxe des Nierenversagens 1283
75.8.5 Therapie und Prophylaxe der Eklampsie 1284
75.8.6 Therapie des HELLP-Syndroms 1285
75.8.7 Therapie des Lungenversagens und der Ateminsuffizienz 1285

Literatur 1285

Präeklampsie, Eklampsie, HELLP-Syndrom

T. Ziegenfuss

75.1 Begriffe

Eine schwer verlaufende Präeklampsie und ihre Komplikationen sind die häufigsten Gründe für eine Intensivbehandlung während oder unmittelbar nach Beendigung der Schwangerschaft. Unter Präeklampsie versteht man eine *proteinurische Hypertonie*, die sich in der Spätschwangerschaft entwickelt und postpartal innerhalb weniger Tage wieder zurückbildet (Tabelle 75-1). Da meist geichzeitig auch Ödeme vorliegen, wird das Krankheitsbild insbesondere im deutschsprachigen Raum auch als EPH-Gestose bezeichnet *("edema"/ Ödem, Proteinurie, Hypertension)*.

Ödeme in der Spätschwangerschaft haben jedoch einerseits keine wesentliche prognostische Bedeutung (80% aller Patientinnen entwickeln im Laufe der Schwangerschaft Ödeme) und können andererseits selbst bei Patienten mit erheblicher Hypertonie und Proteinurie fehlen; daher gehören sie nicht zu den obligaten Symptomen der Präeklampsie (tatsächlich ist die Letalität der Präeklampsie ohne Ödeme offenbar sogar höher als mit Ödemen).

Komplikationen

Komplikationen können grundsätzlich alle Organe und Organsysteme betreffen. Die Niere wird im Rahmen der Präeklampsie definitionsgemäß immer geschädigt (Proteinurie). Ist das Gehirn betroffen und entwickeln sich generalisierte Krampfanfälle, so spricht man von *Eklampsie*. Beim *HELLP-Syndrom* hingegen dominieren Schädigungen der Leber und der korpuskulären Blutbestandteile (Tabelle 75-1).

Diese Syndrombezeichnungen sind historisch gewachsen; wahrscheinlich bilden jedoch Präeklampsie, Eklampsie und HELLP-Syndrom eine ätiologische und pathogenetische Einheit mit verschiedenen Schwerpunkten und Ausprägungen der Organmanifestation. In schweren Fällen kann die Präeklampsie zum intrauterinen Fruchttod, aber auch zum Tod der Mutter

Tabelle 75-1. Begriffserläuterungen und Definitionen

Begriffe	
Präeklampsie:	Auftreten von Hypertonie und Proteinurie nach der 20. SSW
Eklampsie:	Generalisierte Krampfanfälle in der Schwangerschaft und bis zu 7 Tage nach der Entbindung, sofern andere Ursachen wie Epilepsie ausgeschlossen sind; zerebrale Komplikation der Präeklampsie
HELLP-Syndom:	„**h**emolysis, **e**levated **l**iver enzymes, **l**ow **p**latlet count" (Hämolyse, erhöhte Leberenzyme, Thrombozytopenie); hepatisch-hämatologische Komplikation bzw. Sonderform der Präeklampsie
Schwangerschaftshypertonie:	Schwangerschaftsinduzierte Hypertonie ohne Proteinurie oder andere Organkomplikationen
Chronische Hypertonie:	Bereits vor der Schwangerschaft bestehende hypertensive Erkrankung mit oder ohne Nierenbeteiligung
Kriterien	
Hypertonie:	Anstieg des diastolischen Blutdrucks auf über 90 mmHg (mindestens 2-mal gemessen im Abstand von mehr als 4 h) bzw. auf über 110 mmHg (einmalige Messung reicht zur Erfüllung des Diagnosekriteriums)
Proteinurie:	Mehr als 300 mg Eiweiß/Tag Urin
Hämolyse:	Freies Hämoglobin im Plasma, Rosafärbung des Serums, Haptoglobinkonzentration erniedrigt, Bilirubinkonzentration, LDH-Konzentration erhöht (≥ 600 U/l)
Leberschädigung:	GOT (ASAT) ≥ 70 U/l und Bilirubin ≥ 1,2 mg/dl
Thrombozytopenie:	Thrombozytenkonzentration < 100000/µl

durch unterschiedlichste Komplikationen wie Hirnblutung (häufigste Todesursache), Nierenversagen, Leberruptur, Lungenödem, Larynxödem oder pulmonale Aspiration führen.

Andere hypertensive Schwangerschaftserkrankungen

Differentialdiagnostisch sind von der Präeklampsie die *Schwangerschaftshypertonie* sowie die chronische Hypertonie abzugrenzen (Tabelle 75-1). Die Schwangerschaftshypertonie (wie auch die isolierte Proteinurie in der Schwangerschaft) kann als monosymptomatische Form der Präeklampsie aufgefasst werden. Eine Präeklampsie kann sich auch auf dem Boden einer chronischen Hypertonie entwickeln; man spricht dann von einer „Pfropfgestose".

75.2 Häufigkeit

Präeklampsie, Eklampsie und HELLP-Syndrom gelten insgesamt als Hauptursachen der mütterlichen Mortalität in der westlichen Welt. Etwa 5–15 % der Schwangerschaften werden durch Präeklampsie kompliziert; davon entwickeln etwa 5–20 % ein HELLP-Syndrom. Die Eklampsie ist mit einer Inzidenz von etwa 0,05 % der Schwangerschaften zwar sehr viel seltener, jedoch mit einer hohen Letalität behaftet (etwa 10 % der Schwangerschaftsmortalität ist auf Eklampsie zurückzuführen).

75.3 Ätiologie

Die Ursache der Präeklampsie ist unbekannt. Grundlegend ist wahrscheinlich eine immunologische Störung zu Beginn der Schwangerschaft, die zu einer ungenügenden Invasion der Spiralarterien des Trophoblasten in die Uterusmuskulatur und zu einer gestörten Gefäßregulation führt (sog. *Plazentaationsstörung*). Darüber hinaus gibt es vermutlich auch eine genetische Disposition zur Präeklampsie.

Offensichtlich wird deren Entwicklung durch folgende Faktoren begünstigt:
- Erstlingsschwangerschaft (5- bis 7-mal mal häufiger als bei Mehrgebärenden),
- Mehrlingsschwangerschaft,
- erneute Schwangerschaft nach Präeklampsie in der letzten Schwangerschaft,
- Präeklampsie in der Familienanamnese (bei der Mutter),
- mütterliche Vorerkrankungen wie Diabetes mellitus und chronische Hypertonie,
- fetale Faktoren wie Blasenmole oder fetaler Hydrops.

75.4 Pathophysiologie

Vermutlich kommt es im Rahmen der Plazentationsstörung zur Freisetzung bislang nicht identifizierter humoraler Faktoren, die eine systemische Erkrankung bei der Mutter induzieren. Der pathophysiologische Prozess der Präeklampsie beginnt somit wahrscheinlich bereits mit der Befruchtung oder Nidation, wenngleich er erst nach der 20. Schwangerschaftswoche (SSW), meist sogar erst nach der 30. SSW klinisch manifest wird. Die Organschädigung im Rahmen der Präeklampsie ist v. a. auf eine reduzierte Organperfusion und eine ischämische Gewebehypoxie zurückzuführen.

Ursache hierfür sind in erster Linie endotheliale und hämatologische Funktionsstörungen:
- ausgeprägte Konstriktion der Arteriolen (Vasospasmus),
- interstitielles Ödem mit Verlängerung der O_2-Diffusionsstrecke,
- Endothelzellschwellung mit kapillärer Okklusion,
- Verlegung der Gefäßbahn durch Mikrothromben.

■ **Vasospasmus.** Die dominierende Vasokonstriktion, die zum generalisierten arteriolären Spasmus führen kann, wird durch mehrere Faktoren hervorgerufen (s. Abb. 75-1):
- einen persistierend erhöhten Sympathotonus mit erhöhten Noradrenalinplasmakonzentrationen,
- ein Ungleichgewicht im Prostaglandinstoffwechsel zugunsten des vasokonstriktorischen Thromboxan und zu Lasten des vasodilatierenden Prostazyklin,
- eine endotheliale Funktionsstörung mit unzureichender Produktion des vasodilatierenden Stickstoffmonoxid (NO) und Überproduktion des vasokonstriktorischen Endothelin,
- eine gesteigerte Empfindlichkeit gegenüber dem vasokonstriktorischen Angiotensin II.

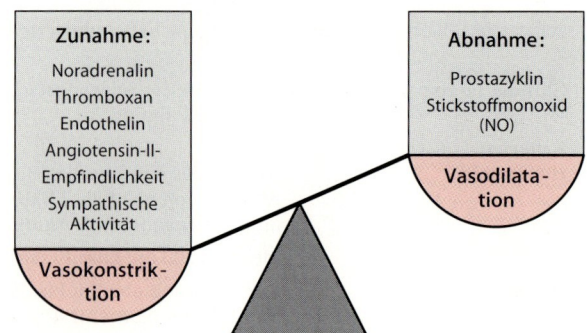

Abb. 75-1. Ungleichgewicht zwischen vasokonstriktorischen und vasodilatatorischen Faktoren bei der Präeklampsie

■ **Endotheliale Dysfunktion.** Die endotheliale Dysfunktion führt, neben der Auslösung oder Aufrechterhaltung der Vasokonstriktion, zum Kapillarleck mit Flüssigkeits- und Proteinverlust ins Interstitium sowie Proteinverlust über die Niere. Die daraus resultierende Hypalbuminämie wiederum kann das interstitielle Ödem weiter verstärken. Geschädigte Endothelzellen bewirken zudem eine Aktivierung der Thrombozyten und anderer Komponenten der Gerinnungskaskade (disseminierte intravasale Gerinnung, DIC).

Über eine vermehrte Expression interzellulärer Adhäsionsmoleküle und proinflammatorischer Zytokine können weiterhin neutrophile Granulozyten aktiviert werden und eine sytemische Entzündungsreaktion auslösen und aufrechterhalten. Zusätzlich zur makro- und mikrozirkulatorisch verursachten Gewebeischämie ist offenbar die O_2-Extraktionsfähigkeit der Gewebe herabgesetzt.

■ **Aktivin A und Inhibin A.** Patientinnen mit Präeklampsie weisen zudem im Vergleich zu Patientinnen mit einer normal verlaufenden Schwangerschaft erhöhte Plasmakonzentrationen zweier Proteine auf, die üblicherweise in die Regulation der hypophysären FSH-Sekretion involviert sind: Aktivin A und Inhibin A. Unabhängig von deren noch zu klärender pathophysiologischer Bedeutung kann der Nachweis erhöhter Plasmakonzentrationen dieser Proteine möglicherweise in Zukunft als sensitiver Parameter für eine Präeklampsieentwicklung dienen.

75.5 Organmanifestationen

Die Präeklampsie kann als systemische Erkrankung zu Funktionsstörungen praktisch aller Organsysteme führen (s. Abb. 75-2).

75.5.1 Herz-Kreislauf-System

Physiologische Veränderungen
Normalerweise bewirkt eine Schwangerschaft bei der Mutter folgende kardiozirkulatorischen Veränderungen:
- Der Blutdruck bleibt unverändert oder fällt zu Beginn der Schwangerschaft leicht ab (um ca. 10 mmHg),
- das Herzzeitvolumen steigt an (um 30–40%),

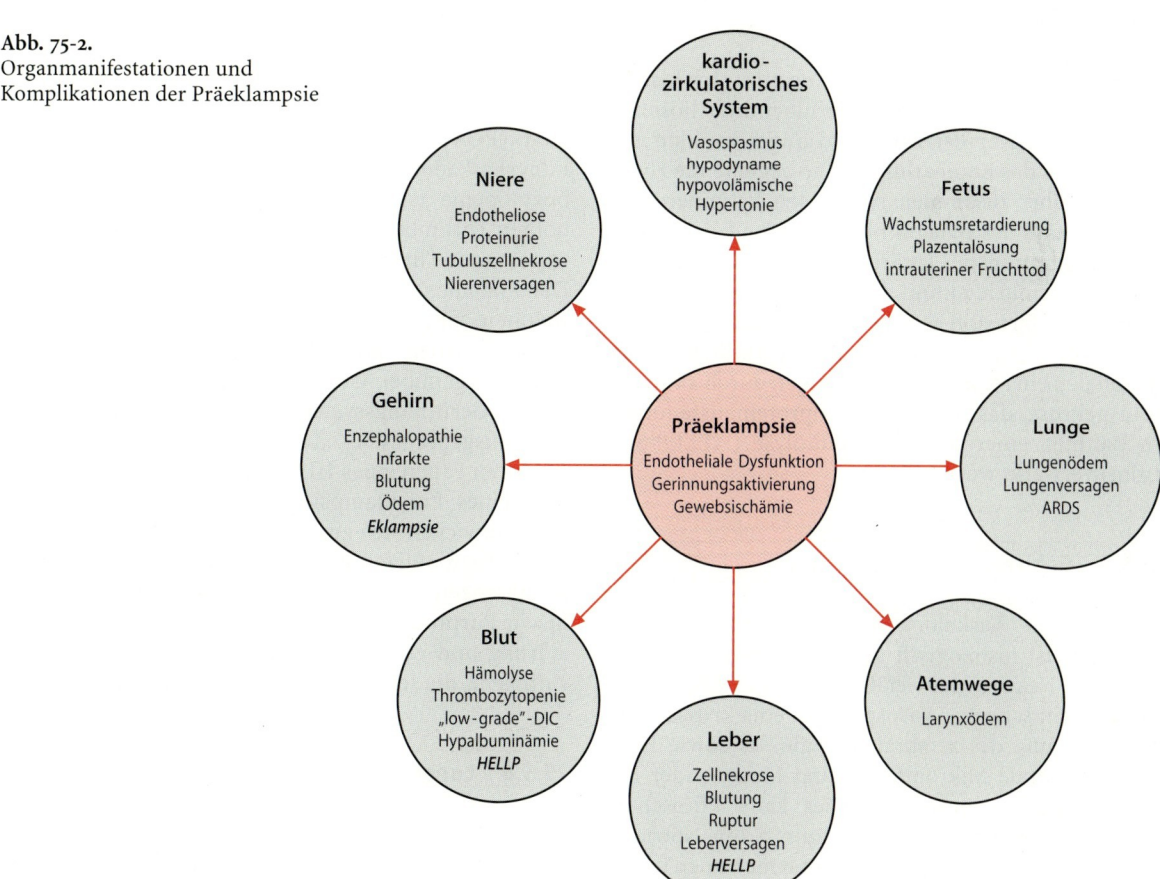

Abb. 75-2.
Organmanifestationen und Komplikationen der Präeklampsie

- der periphere Widerstand nimmt deutlich ab,
- Blut- und Plasmavolumen sind um 30–40 % erhöht, die Anzahl der Erythrozyten nimmt jedoch nur um etwa 10 % zu. Daraus resultiert eine physiologische Abnahme der Hämoglobinkonzentration auf etwa 12 g/dl (sog. „physiologische Schwangerschaftsanämie").

Veränderungen bei Präeklampsiepatientinnen

Demgegenüber weisen Präklampsiepatientinnen folgende kardiozirkulatorische Störungen auf:
- der Blutdruck steigt an (Hypertonie),
- das Herzzeitvolumen nimmt nicht zu oder fällt ab,
- der periphere Widerstand ist erhöht,
- Blut- und Plasmavolumen sind erniedrigt, die Anzahl der Erythrozyten bleibt dabei normal. Daraus resultiert eine relative Hämokonzentration mit einer Hämoglobinkonzentration von über 13 g/dl.

Diese Veränderungen sind gelegentlich mit einer linksventrikulären Kontraktilitätsstörung verbunden. Insgesamt resultiert meist eine hypovolämisch-hypodyname-hypertensive Kreislaufsituation, die zusammen mit den zugrundeliegenden mikrovaskulären Veränderungen zur Gewebeischämie führt.

75.5.2 Niere

Die endotheliale Dysfunktion manifestiert sich histologisch in der Niere als sog. Glomeruloendotheliose. Die glomerulären Kapillarzellen sind angeschwollen und okkludieren das Kapillarlumen. Die begleitende Hypovolämie führt zusammen mit diesen Veränderungen zur Abnahme des renalen Blutflusses und der glomerulären Filtrationsrate (prärenales Nierenversagen).

Die Proteinurie nimmt zu, und die Retentionswerte (Kreatinin, Harnstoff) sowie die Harnsäure steigen an. In schweren Fällen entwickelt sich zusätzlich zum prärenalen ein renales Nierenversagen durch akute Tubulusnekrose, das durch Chromoproteinausfällungen im Rahmen einer schweren Hämolyse (HELLP-Syndrom) verstärkt werden kann.

75.5.3 Gehirn

Die zerebrale Vaskulopathie im Rahmen der Präeklampsie ist histologisch gekennzeichnet durch eine fibrinoide Nekrose der Gefäßwände. In der Folge können sich ein schwerer Vasospasmus, eine kritische Beeinträchtigung des zerebralen Blutflusses sowie Hirnödem, zerebrale Mikroinfarkte und Mikro- oder Makroeinblutungen entwickeln. Dies kann klinisch zu Bewusstseinsstörungen bis hin zum Koma sowie zu Sehstörungen, neurologischen Herdsymptomen und zu generalisierten Krampfanfällen (Eklampsie) führen.

Eine Hirnblutung, hervorgerufen durch zerebrale Gefäßveränderungen, Hypertonus und Blutgerinnungsstörungen, ist die schwerste neurologische Komplikation und die Haupttodesursache der Präeklampsie bzw. Eklampsie.

75.5.4 Leber

Bei einigen Patienten manifestieren sich die pathologischen Veränderungen der Präeklampsie vorwiegend oder ausschließlich in einer Leberschädigung, die mit Thrombozytopenie und Hämolyse verbunden ist (HELLP-Syndrom). Histologisch finden sich dabei Zeichen der periportalen Ischämie mit Leberzellnekrose und intrahepatischen und/oder subkapsulären Einblutungen, evtl. kombiniert mit Mikrothrombosen der Lebergefäße. Laborchemische Zeichen sind erhöhte Serumtransaminasen und Hyperbilirubinämie sowie in schweren Fällen auch Hypoglykämie.

Differentialdiagnostisch abzugrenzen ist die akute Leberverfettung der Schwangeren, die durch Fettinfiltrationen und eine herabgesetzte hepatische Syntheseleistung gekennzeichnet ist.

75.5.5 Blutgerinnung

Der partielle Verlust der antikoagulatorischen Eigenschaften der Endothelzellen und die z. T. zytokinvermittelte Ausbildung einer prokoagulatorischen Aktivität (PCA) führt zur Thrombozyten- und Gerinnungskaskadenaktivierung. Die resultierende Thrombozytopenie ist Ausdruck eines generalisierten erhöhten Thrombozytenverbrauchs bei im Wesentlichen ungestörter Thrombozytenfunktion und -produktion. Der Plättchenabfall kann in schweren Fällen und im Rahmen eines HELLP-Syndroms bedrohliche Ausmaße erreichen und zur Gehirnblutung führen.

Demgegenüber ist die Aktivierung des plasmatischen Gerinnungssystems typischerweise weniger stark ausgeprägt (sog. „Low-grade-DIC"). Lediglich in schweren Fällen eines HELLP-Syndroms oder im Rahmen eines Präeklampsie-assoziierten Schockgeschehens entwickelt sich eine klinisch manifeste DIC.

Differentialdiagnostisch gelegentlich nur schwer abzugrenzen sind die thrombotisch-thrombozytopenische Purpura (TTP) sowie, bei schwerer Gerinnungsstörung und gleichzeitiger kardiorespiratorischer Insuffizienz, die sehr seltene Fruchtwasserembolie.

75.5.6 Lunge

In schweren Fällen entwickelt sich bei Präeklampsiepatientinnen ein Lungenödem, dessen Genese häufig multifaktoriell ist:

- Die Störung der Kapillarintegrität kann Ursache eines nicht kardiogenen Lungenödems sein.
- Die beeinträchtigte linksventrikuläre Kontraktilität und der erhöhte periphere Widerstand disponieren zum kardiogenen Lungenödem.
- Das Lungenödem kann durch einen erniedrigten onkotischen Druck (Hypalbuminämie) verstärkt werden.

Zudem können iatrogene Faktoren (Überwässerung durch übermäßige Flüssigkeitszufuhr), postoperative Atelektasen, Zwerchfellkontraktilitätsstörungen bei subkapsulären Leberblutungen und Atemwegsinfektionen das Lungenödem bzw. die respiratorische Insuffizienz verstärken.

75.5.7 Atemwege

Neben pulmonalen Faktoren kann eine Schwellung der oberen Atemwege, insbesondere ein Larynxödem, zur extrapulmonalen Ateminsuffizienz und Atemnot führen. Besonders gefährdet könnten Patientinnen nach Intubationsnarkose zur Sectio caesarea sein, bei denen im seltenen Einzelfall über eine kritische Schwellung des Larynx post extubationem berichtet wurde.

75.5.8 Uteroplazentare Einheit und Fetus

Die oben beschriebene Plazentationsstörung geht mit einer unzureichenden physiologischen Vasodilatation der Spiralarterien einher. Mikroskopisch finden sich Atherosklerose-ähnliche mikrovaskuläre Veränderungen im Sinne einer „akuten Atherose".

Diese Veränderungen können über eine choriodeziduale Ischämie und fokale Infarzierungen zu erheblichen fetalen Reifungsstörungen führen: Frühgeburtlichkeit, intrauterine Wachstumsstörungen, „Small-for-date-Kinder", Plazentaablösungen, intrauteriner Fruchttod und eine erhöhte Neugeborenensterblichkeit sind mögliche Folgen.

75.6 Klinisches Bild

75.6.1 Allgemeine Symptome

> Leitsymptom der Präeklampsie ist eine Hypertonie von über 90 mmHg diastolisch; die systolischen Blutdruckwerte liegen dabei meist über 140 mmHg.

Die Hypertonie ist klinisch in über 85% der Fälle mit mehr oder weniger stark ausgeprägten generalisierten Ödemen und einer durch die Wassereinlagerung bedingten Gewichtszunahme verbunden. Definitionsgemäß lässt sich eine Proteinurie von über 300 mg/Tag nachweisen. In leichteren Fällen beschränkt sich die Präeklampsie auf diese Symptome ohne weitere relevante Organfunktionseinschränkungen und ohne wesentliche Auswirkung auf die fetale Entwicklung. Die Präeklampsie kann sich jedoch auch zur schweren Präeklampsie entwickeln und/oder durch Krämpfe (Eklampsie) oder ein HELLP-Syndrom kompliziert werden; in schweren Fällen kann sie zum Multiorganversagen, zur fetalen Unreife, Plazentaablösung und schließlich zum Tod von Mutter und Kind führen.

75.6.2 Schwere Präeklampsie

Eine schwere Präeklampsie mit besonderer Bedrohung für Mutter und Kind liegt vor, wenn eines oder mehrere der folgenden Zeichen einer (Multi)organfunktionsstörung vorliegen:
- Blutdruck systolisch über 160 mmHg oder distolisch über 110 mmHg (zu 2 Messzeitpunkten im Abstand von mindestens 6 h),
- Proteinurie über 5 g/Tag,
- Oligurie (weniger als 400 ml Urin/Tag),
- Verwirrtheit, Sehstörungen, Kopfschmerzen,
- Lungenödem, Stridor (aufgrund eines Larynxödems) oder Zyanose bzw. Hypoxämie (arterielle O_2-Sättigung unter 90%),
- Anstieg des Serumkreatinins auf über 1,2 mg/dl,
- Symptome der Eklampsie (s. unten),
- Symptome des HELLP-Syndroms (s. unten).

75.6.3 Eklampsie

In seltenen, jedoch prognostisch ungünstigen Fällen treten zu den Zeichen der Präklampsie generalisierte tonisch-klonische Krampfanfälle hinzu. Kopfschmerzen, Sehstörungen und motorische Unruhe, wie sie bei der schweren Präeklampsie auftreten können, gelten dabei als Prodrome. Manchmal kann eine Eklampsie auch ohne Prodrome und ohne vorangegangene Präeklampsiezeichen auftreten (in etwa 20% der Fälle keine Hypertonie).

In schweren Fällen treten die Krämpfe in dichter Folge auf, ohne dass die Patienten dazwischen das Bewusstsein wiedererlangt (*Status eclampticus*). Ursachen der Eklampsie sind zerebrale Ischämie, Hirnödem und/oder intrazerebrale Blutungen, die im kraniellen CT oder NMR diagnostiziert werden können.

In etwa $1/4$ der Fälle tritt der erste Krampfanfall erst post partum auf; die Prognose ist dann günstiger.

75.6.4 HELLP-Syndrom

Klinische Zeichen des HELLP-Syndroms sind Oberbauchschmerzen, die in die rechte Schulter ausstrahlen können, sowie Übelkeit und Erbrechen. Laborchemisch finden sich Zeichen einer hämolytischen Anämie (freies Hämoglobin im Plasma, Rosafärbung des Serums, erniedrigte Haptoglobin- sowie erhöhte LDH-Konzentration), ein Leberenzym- und Bilirubinanstieg sowie eine Thrombozytopenie (Tabelle 75-1).

Der Verlauf des HELLP-Syndroms ist nicht vorhersehbar und kann von einer selbstlimitierenden Erkrankung ohne weitere Komplikationen bis zum Tod der Mutter durch Leber- und Multiorganversagen oder Leberruptur reichen. Typischerweise erholen sich die Thrombozytenwerte postpartal relativ rasch, nachdem sie am dritten postpartalen Tag ihren Tiefpunkt erreicht haben.

Sonographisch lassen sich in schweren Fällen subkapsuläre Hämatome nachweisen, die durch Beeinträchtigung der Zwerchfellmotilität klinisch zur Dyspnoe beitragen können. Zur Diagnose intrahepatischer Einblutungen ist das Abdomen-CT besser geeignet.

75.7 Prävention

Eine zuverlässige Prävention der Präeklampsie ist nicht bekannt. Insbesondere führt auch eine optimale antihypertensive Therapie in der Frühschwangerschaft (bei vorbestehendem Hypertonus) nicht zu einer verminderten Präeklampsieinzidenz oder verminderten Krankheitsschwere. Eine gewisse prophylaktische Bedeutung wird der schwangerschaftsbegleitenden Kalzium- und Magnesiumsubstitution, der Einnahme von ω-3-Fettsäuren und der niedrig dosierten Einnahme von Acetylsalicylsäure (ASS) zugesprochen.

■ **Kalzium.** Eine Metaanalyse kleinerer Studien deutete auf eine signifikante Reduktion der Präeklampsieinzidenz bei Nahrungssupplementierung mit Kalzium hin. Diese positiven Befunde konnten jedoch in einer großen prospektiv-randomisierten Untersuchung, mit der täglichen Einnahme von 2 g Kalzium in der Behandlungsgruppe, nicht bestätigt werden.

■ **Magnesium.** Trotz seiner mittlerweile etablierten Stellung als Therapeutikum der Eklampsie ist der Stellenwert der Nahrungssupplementierung mit Magnesium zur Prophylaxe der Präeklampsie nicht gesichert.

■ **ω-3-Fettsäuren.** Diese können theoretisch zu einer Verbesserung des Ungleichgewichts im Prostaglandinstoffwechsel führen. Belege für eine klinisch günstige Wirkung gibt es nicht.

■ **ASS.** Die niedrig dosierte ASS-Therapie (60–150 mg/Tag) ist in ihrer Auswirkung auf die Präeklampsieentwicklung am besten untersucht worden. ASS sollte theoretisch durch bevorzugte Hemmung der Thromboxansynthese, bei weitgehend unbeeinflusster Prostazyklinsynthese, das Thromboxan-Prostazyklin-Ungleichgewicht verbessern und dadurch die übermäßige Vasokonstriktion sowie die Thrombozytenaggregabilität vermindern, ohne zu klinisch relevanter Blutungsneigung zu führen.

In einer großen prospektiv-randomisierten Untersuchung (CLASP-Studie) [1] mit der Einnahme von 60 mg ASS in der Behandlungsgruppe erwies sich die ASS-Gabe zwar als sicher (keine nachweisbaren negativen Auswirkungen auf Mutter und Kind), jedoch konnte für das Gesamtkollektiv kein signifikanter Nutzen (keine verminderte Präeklampsieinzidenz) beobachtet werden.

75.8 Therapie

75.8.1 Gynäkologische Therapie

Die einzig kausale Therapie der Präeklampsie ist die Beendigung der Schwangerschaft mit Entfernung der Plazenta aus dem Uterus (Tabelle 75-2). Üblicherweise kommt es postpartal innerhalb weniger Tage zur Rückbildung der Symptomatik. Allerdings kann sich in schweren Fällen das klinische Bild auch nach der Ent-

Tabelle 75-2. Therapeutische Prinzipien der Präeklampsie

Ziel	Maßnahme
Kausale Therapie	Entbindung
Vasodilatation und Blutdrucksenkung	Dihydralazin, alternativ auch Urapidil oder Nifedipin; evtl. kombiniert mit β-Blockern
Normovolämie und ausreichendes Herzzeitvolumen	Infusionstherapie mit kolloidalen und kristalloiden Volumenersatzlösungen
Krampftherapie und -prophylaxe	Magnesium, evtl. kombiniert mit Benzodiazepinen oder Phenytoin
Ausreichende Oxygenierung	O_2-Gabe, ggf. maschinelle Beatmung
Postpartale Uterustonisierung zur Vermeidung von Nachblutungen	Oxytozin oder Prostaglandine
Analgesie und ggf. Sedierung (nach Sectio)	Opioide, ggf. plus Benzodiazepine

bindung weiter verschlechtern und die Präeklampsie durch schwere Organkomplikationen eine langdauernde Intensivtherapie erfordern.

> Hält die Präeklampsiesymptomatik postpartal an, muss stets an retinierte Plazentareste gedacht werden; nach sonographischer Diagnostik müssen diese durch Kürettage entfernt werden.

Geburtszeitpunkt

Da das Fortschreiten der Präeklampsie nicht vorausgesagt werden kann und die mütterliche Gefährdung bei schwerer Präeklampsie hoch ist, wird vom Geburtshelfer, bei ausreichender Reife des Kindes (d.h. üblicherweise jenseits der 34. SSW), in der Regel die baldige Geburt angestrebt. Entwickelt sich die Präeklampsiesymptomatik früher, muss die Entscheidung über eine Entbindung, in Abhängigkeit von der Krankheitsschwere und der Reife des Kindes, vom Geburtshelfer in enger Absprache mit der Mutter, den Neonatologen und ggf. dem Intensivmediziner getroffen werden.

Typische Gründe für eine rasche Entscheidung zur Entbindung nach Diagnose einer Präeklampsie sind:
- *Mütterliche Komplikationen*
  - wie Nierenversagen, Leberversagen, fallende Thrombozytenzahlen, DIC, HELLP-Syndrom, Eklampsie;
- *fetale Komplikationen*
  - wie manifeste intrauterine Wachstumsstörung, Oligohydramnion, Plazentalösung sowie kardiotokographische oder dopplersonographische Hinweise auf eine schwere akute oder chronische fetale Bedrohung.

Die Entbindung erfolgt in diesen Fällen in der Regel innerhalb von 24 h nach Aufnahme in die Klinik (in dringlichen Fällen sofort) durch Sectio caesarea. Die Verlängerung der Schwangerschaft bei sehr geringen oder fehlenden kindlichen Überlebenschancen ist aufgrund der hohen Gefährdung der Mutter nicht gerechtfertigt. Ein abwartendes Vorgehen in Grenzfällen ist nur unter genauer, kontinuierlicher, in schweren Fällen intensivmedizinischer Überwachung und konsequenter Therapie vertretbar, kann dann jedoch die kindliche Prognose verbessern.

Indikationen für die Intensivbehandlung

Leichtere Formen der Präklampsie können auf der geburthilflich-gynäkologischen Normalstation bzw. kurzfristig im Kreissaal durch Bettruhe, antihypertensive Therapie und vorsichtige Infusionstherapie behandelt werden. Bei schwerer Präeklampsie, Eklampsie und beim HELLP-Syndrom ist jedoch eine intensivmedizinische Therapie erforderlich. Meist beginnt diese unmittelbar nach der Geburt. Insbesondere bei Entschluss zur Weiterführung der Schwangerschaft ist jedoch auch bereits eine präpartale Intensivbehandlung indiziert.

75.8.2 Intensivüberwachung und Diagnostik

Zur Therapie der schweren Präeklampsie, Eklampsie und des HELLP-Syndroms sind allgemeine und spezielle intensivmedizinische Überwachungsmaßnahmen sowie gezielte Laborkontrollen der bedrohten Organsysteme erforderlich (Tabelle 75-3).

Spezifische Besonderheiten ergeben sich für die folgenden Untersuchungs-, Diagnose- und Monitoringverfahren.

Neurologische Untersuchung

Regelmäßige Untersuchungen des Bewusstseinszustandes, der Sensibilität und Motorik sowie des Reflexstatus (v.a. Patellarsehnenreflex) sind bei allen Präeklampsiepatientinnen indiziert, v.a. aber bei solchen

Tabelle 75-3. Monitoring und Labordiagnostik bei Präklampsie (eine Auswahl)

Monitoring	Labordiagnostik
• EKG: kontinuierliche 1- bis 3-Kanal-Ableitung	• Hb, Hk
• Ableitung und intermittierende 12-Kanal-Ableitungen	• Gerinnungsstatus, Thrombozyten
• Blutdruck: in allen kritischen Fällen direkte invasive Messung	• Kreatinin, Harnstoff, Harnsäure, Kreatininclearence
• Urinausscheidung	• Transaminasen (ASAT, ALAT), Bilirubin
• Pulsoxymetrie	• Serumelektrolyte
• ZVD	• LDH, freies Hämoglobin, Haptoglobin
• In schwersten Fällen: PCWP, HZV, PAP und SVR	• Blutgasanalysen
• Gegebenenfalls Hirndruck	• Magnesium (v.a. bei Magnesiumtherapie und Niereninsuffizienz)

mit neurologischen Symptomen und unter Magnesiumtherapie (s. unten).

Kardiotokographie (CTG)
Bei Präeklampsiepatientinnen, die bereits präpartal intensivmedizinisch behandelt werden müssen, sind die kontinuierliche Überwachung des Feten mittels CTG und die intermittierende Ultraschalldiagnostik obligat.

Pulmonalarterienkatheter (PA-Katheter)
Aufgrund der möglicherweise gestörten linksventrikulären Kontraktilität kann der ZVD deutlich niedriger gemessen werden als der PCWP. Zur Vermeidung einer Volumenüberladung mit Verstärkung des Lungenödems sowie zur Wirksamkeitsüberprüfung und Steuerung der Volumentherapie im Hinblick auf das HZV und der vasodilatatorischen Therapie auf den systemischen Gefäßwiderstand sollte daher bei Patientinnen mit schwerer Präeklampsie die Indikation zur Anlage eines PA-Katheters geprüft werden. Dessen Nutzen muss allerdings sorgfältig gegen die Gefahren, insbesondere bei Gerinnungsstörungen (Thrombozytopenie), abgewogen werden.

Elektroenzephalogramm (EEG)
Präeklampsiepatientinnen weisen häufig pathologische EEG-Muster auf, die jedoch nicht spezifisch für eine Präeklampsie sind und nicht mit der Schwere des Krankheitsbildes korrelieren. Eine EEG-Ableitung ist somit nicht routinemäßig, sondern nur bei deutlicher neurologischer Symptomatik, insb. rezidivierenden Krampfanfällen indiziert.

Computertomographie (CT)
Wiederholte kranielle CT-Untersuchungen sind v. a. zur Diagnostik eines Hirnödems und intrakranieller Blutungen erforderlich bei Patientinnen mit deutlicher, zunehmender neurolgischer Symptomatik und Eklampsie. Beim HELLP-Syndrom ermöglicht ein abdominelles CT, in Ergänzung zum Ultraschall der Leber, die sichere Diagnostik subkapsulärer und intrahepatischer Hämatome.

75.8.3 Kardiozirkulatorische Therapie

Grundlegend für die Therapie der Präeklampsie ist die Korrektur der pathologischen kardiozirkulatorischen Veränderungen. Da diese durch Vasokonstriktion, Hypertonie, Hypovolämie und ein vermindertes Herzzeitvolumen gekennzeichnet sind, bestehen die wichtigsten kardiozirkulatorischen Therapieziele in der Senkung des erhöhten Blutdrucks durch Vasodilatatoren und der Normalisierung des intravasalen Volumens und des Herzzeitvolumens durch eine Infusionstherapie.

Antihypertensive Therapie
Blutdruckwerte über 180/120 mmHg gefährden die Mutter v. a. akut durch die erhöhte Wahrscheinlichkeit einer Hirnblutung. Aufgrund der dem Hypertonus primär zugrundeliegenden peripheren Vasokonstriktion werden zur Blutdrucksenkung in erster Linie Vasodilatatoren eingesetzt, die bei ausgeprägter Reflextachykardie vorsichtig mit β-Blockern kombiniert werden können.

Eine zu starke Blutdrucksenkung ist unbedingt zu vermeiden, da sie zur Organminderperfusion, insbesondere des Gehirns, der Niere und (präpartal) der uteroplazentaren Einheit, führen kann. Diese Organe sind im Rahmen der Präeklampsie möglicherweise auf einen Bedarfshypertonus angewiesen. Daher muss die Blutdrucksenkung unter engmaschiger neurologischer Kontrolle und präpartal am sichersten auch unter CTG-Monitoring erfolgen.

Als Richtwert wird ein Blutdruck zwischen 130 und 170 mmHg systolisch und 90 und 110 mmHg diastolisch angestrebt. Sofern der systemische Widerstand gemessen wird, sollte er in den Normbereich gesenkt werden (um 1000 dyn $\times$ s $\times$ m^{-5}).

Grundsätzlich können postpartal alle verfügbaren Vasodilatatoren verwendet werden, präpartal müssen insbesondere Wirkungen der Antihypertensiva auf den Fetus und die uteroplazentare Durchblutung berücksichtigt werden.

■ **Dihydralazin (Nepresol).** Dies ist der gebräuchlichste Vasodilatator zur Akuttherapie der Hypertonie in der Schwangerschaft. Insbesondere für die präpartale Anwendung liegen mit diesem Medikament am meisten Erfahrungen vor. Der Blutdruck kann zumeist effektiv gesenkt werden, und die uteroplazentare Durchblutung wird offenbar nicht ungünstig beeinflusst.

Als Nebenwirkungen können Kopfschmerzen auftreten und die neurologische Primärsymptomatik überlagern. Nachteilig ist das häufige Auftreten von Reflextachykardien, die ggf. vorsichtig mit β-Rezeptorblockern koupiert werden können (z. B. Metoprolol 1 mg repetitiv i. v.). Dosierung von Dihydralazin: Initialbolus 5 mg; dann 5–20 mg/h kontinuierlich i. v.

■ **Urapidil (Ebrantil).** Urapidil ist ein α_1-Rezeptorantagonist und gilt als Alternative zu Dihydralazin, wenngleich die Wirksamkeit in der Schwangerschaft geringer ist. Die Initialdosierung beträgt 12,5–25 mg als Bolus i. v., ggf. repetitiv im Abstand von 10 min; kontinuierlich können dann 1–2 µg/kgKG/min zugeführt werden.

■ **Nifedipin (Adalat).** Nifedipin, ein Kalziumkanalblocker, wird ebenfalls gelegentlich zur Akuttherapie der präpartalen Hypertonie verwendet (Dosierung:

5–10 mg p.o.). Offenbar bleibt der uteroplazentare Blutfluss trotz Senkung des systemischen mütterlichen Blutdrucks und des uterinen Perfusionsdrucks aufrechterhalten.

Die Erfahrungen mit der Substanz sind jedoch erheblich geringer als mit Dihydralazin. Problematisch ist zudem, dass die intravenöse Zubereitung (5 mg/ 50 ml) nur als 96%ige alkoholische Lösung vorliegt; bei den oft erforderlichen hohen Dosen zur intravenösen Therapie (6–12 ml/h) kann dies zu erheblichen Blutalkoholspiegeln bei der Mutter (und präpartal auch beim Kind) führen.

Vorsicht ist weiterhin bei der gleichzeitigen Verabreichung von Magnesium geboten: die Blutdrucksenkung kann erheblich potenziert werden.

■ **Andere Vasodilatatoren.** Seltener werden *Diazoxid* und *Nitrate* verwendet. Diazoxid ist schlecht steuerbar und wird daher heute kaum noch verwendet. Nitrate wie Glyceroltrinitrat (Nitroglycerin) sind aufgrund ihrer überwiegenden Wirkung auf den venösen Kreislaufschenkel meist weniger effektiv als die oben genannten, vorwiegend arteriolären Vasodilatatoren.

Die Verwendung von *Natriumnitroprussid* ist praktisch nie erforderlich und zudem präpartal wegen der Gefahr der Zyanidvergiftung des Feten kontraindiziert. Vor allem in den angelsächsischen Ländern wird häufig *Labetalol* eingesetzt, ein kombinierter α- und β-Blocker, der in Deutschland nicht mehr im Handel ist.

Infusionstherapie
Noch vor der oder spätestens begleitend zur vasodilatierenden Therapie muss wegen des intravasalen Volumenmangels mit der Volumenersatztherapie begonnen werden. Die Infusionstherapie muss einerseits vorsichtig erfolgen, um eine Überwässerung der Patientin mit Auslösung oder Verstärkung des Lungenödems zu vermeiden, andererseits ausreichend sein, um die u. U. erhebliche Hypovolämie zu beseitigen und die Gewebsperfusion wiederherzustellen. Durch die Infusion von Volumenersatzmitteln werden zudem der Hämatokrit, die Blutviskosität und damit der periphere Widerstand gesenkt.

■ **Volumenersatzmittel.** Als Volumenersatzmittel sind grundsätzlich kristalloide Vollelektrolytlösungen und/ oder kolloidale Lösungen auf Dextran-, HÄS- oder Gelatinebasis geeignet; Humanalbumin ist teuer und ohne Vorteil gegenüber den künstlichen Kolloiden. Bei Verwendung kristalloider Lösungen wie Ringer-Laktat besteht die Befürchtung, das interstitielle Ödem zu verstärken, wohingegen die kolloidalen Lösungen durch Anhebung des onkotischen Drucks günstige Wirkungen auf die Ödembildung haben sollen. Daher wird meist die Verwendung kolloidaler Volumenersatzmitteln bei restriktiver Zufuhr kristalloider Lösungen propagiert.

Klare Belege für die Überlegenheit eines solchen Vorgehens gegenüber einer vorwiegend oder ausschließlich kristalloiden Infusionstherapie gibt es jedoch nicht.

Praktisches Vorgehen
Praktisch können repetitiv Boli von 250 ml Flüssigkeit infundiert und dann jeweils die Reaktion des Kreislaufs und der Niere beobachtet werden. Üblicherweise werden ein ZVD um 6–8 mmHg und eine Anstieg der Urinausscheidung auf 0,5–1 ml/h angestrebt. Bei liegendem PA-Katheter eignet sich zur Abschätzung des intravasalen Volumenstatus und Steuerung der Volumentherapie besser der PCWP, der um 12 mmHg gehalten werden sollte, sowie das Verhalten des HZV.

75.8.4 Therapie und Prophylaxe des Nierenversagens

Die Oligurie im Rahmen der Präeklampsie ist meist Ausdruck des prärenalen Nierenversagens durch die Hypovolämie. Wichtigste Therapie und Prophylaxe des Nierenversagens ist daher eine ausreichende Volumentherapie (s. oben).

Pharmakologische Maßnahmen zur Steigerung der Diurese und Therapie oder Prophylaxe des Nierenversagens sind ohne erwiesenen Nutzen (s. unten). Bei anurischem Nierenversagen müssen rechtzeitig, d.h. vor der metabolischen Dekompensation, extrarenale Eliminatonsmaßnahmen wie z.B. die kontinuierliche venovenöse Hämodiafiltration begonnen werden.

■ **Schleifendiuretika.** *Furosemid* und *Torasemid* sind zunächst, d.h. bis zum vollständigen Ausgleich des Volumenmangels, kontraindiziert. !

Nach ausreichender Infusionstherapie und bei Vorliegen eines Lungenödems kann jedoch eine unterstützende Furosemidgabe (empfohlene Maximaldosis: 500 mg/Tag kontinuierlich oder fraktioniert in 20–40 mg Boli i. v.) erwogen werden.

■ **Osmotherapeutika.** Osmotherapeutika wie Mannit 20% können zusätz-lich zur Volumentherapie eingesetzt werden (z.B. 20–50 ml/h kontinuierlich i.v). Sie können theoretisch neben der Diuresesteigerung eine Verminderung der Tubulszellschwellung bewirken. Ihre Effektivität zur Steigerung der glomerulären Filtrationsrate oder Verbesserung des Verlaufs eines Nierenversagens ist jedoch nicht belegt; am ehesten ist ihr Einsatz bei Chromoprotein-induziertem Nierenversagen (z.B. bei ausgeprägter Hämolyse im Rahmen des HELLP-Syndroms) gerechtfertigt.

Bei Patientinnen mit Hirnödem sind Osmotherapeutika ggf. zur Hirndrucksenkung indiziert. Dann wird jedoch keine kontinuierliche, sondern eine intermittierende Verabreichung von Infusionsboli à 0,5 g/ kgKG (100–250 ml Mannit 20%) empfohlen. Idealerweise wird dabei der Hirndruck gemessen, und die Mannitinfusionen erfolgen hindruckorientiert und nicht in fixen Intervallen. Bei manifester Oligoanurie muss die Zufuhr von Osmotherapeutika in jedem Fall sofort beendet werden.

■ **Dopamin.** Möglicherweise können der renale Blutfluss und die Urinauscheidung gerade bei Präeklampsiepatientinnen durch zusätzliche Dopamininfusion (1–4 µg/ kgKG/min) verbessert werden. Ein prophylaktischer Effekt des Dopamin im Hinblick auf die Entwicklung eines Nierenversagens ist jedoch – wie auch bei anderen Krankheitsbildern – nicht nachgewiesen.

■ **Nifedipin.** Auch Nifedipin (10 mg oral) soll die Urinausscheidung postpartal signifikant steigern, wahrscheinlich über eine Zunahme des renalen Blutflusses. Eine definitiver Nutzen ist nicht gesichert.

75.8.5 Therapie und Prophylaxe der Eklampsie

Magnesium gilt heute als Mittel der Wahl zur Therapie der Eklampsie und zur Prophylaxe wiederkehrender Krampfanfälle. Zur Unterbrechung eines Anfalls sind jedoch auch Benzodiazepine (z. B. Diazepam 5–10 mg i. v., ggf. repetitiv) und Phenytoin (250 mg langsam i.v., ggf. nach frühestens 20 min wiederholen) geeignet. Auch eine Kombination von Magnesium mit niedrigen Dosen von Benzodiazepinen (z. B. 20–40 mg/Tag p. o. oder kontinuierlich i. v.) oder Phenytoin ist möglich. Dosierung und notwendige der Magnesiumtherapie sind der Tabelle 75-4 zu entnehmen.

■ **Magnesium.** Der genaue Wirkmechanismus für die Eklampsietherapie ist unbekannt. Magnesium ist kein typisches Antikonvulsivum, da es bei nicht-eklamptischen Krampfanfällen unwirksam ist. Es entfaltet Kalziumkanal-blockierende und NMDA-Rezeptor-antagonistische Effekte und hat u. a. vasodilatierende, antihypertensive, antiarrhythmische sowie muskel- und uterusrelaxierende Eigenschaften.

Diese Begleitwirkungen sind in der (Prä)eklampsietherapie in der Regel erwünscht, müssen jedoch in ihrer möglichen Interaktion mit gleichzeitig verabreichten Pharmaka wie Antihypertensiva, Antiarrhythmika, Tokolytika und Muskelrelaxanzien bedacht werden. Im Gegensatz zu seiner erwiesenen Wirksamkeit als Therapeutikum der Eklampsie ist die Magnesiumverabreichung zur Eklampsieprophylaxe bei Präeklampsiepatientinnen (die noch nicht gekrampft haben) weniger gut belegt, da auch ohne Magnesiumtherapie nur sehr wenige Präklampsiepatientinnen eine Eklampsie erleiden und die Gefahren der Magnesiumtherapie nicht unerheblich sind (Tabelle 75-4). Dennoch ist die prophylaktische Magnesiumgabe, zumindest bei schwerer Präeklampsie, allgemein üblich.

Neurologische Komplikationen

Entwickelt sich ein Hirnödem oder eine Hirnblutung, sind die Patientinnen entsprechend den Grundsätzen der neurologisch-neurochirurgischen Intensivtherapie zu behandeln (z. B. Hirndruckmonitoring, ggf. Liquordrainage und hirndrucksenkende Therapie mit Man-

Tabelle 75-4. Therapie der Eklampsie mit Magnesiumsulfat

Dosierung:	• Initialdosis: 4 g als Bolus i.v. (1 g ≅ 8 mmol Mg^{2+}) • Aufrechterhaltung: 1–2 g/h kontinuierlich i. v.
Gefahren:	• Geringer therapeutischer Bereich • Gefahr der Überdosierung bei Niereninsuffizienz • Vorsicht bei gleichzeitiger Therapie mit Kalziumkanalblockern • Blutdruckabfall • Unangenehme und gefährliche Muskelrelaxierung • Ateminsuffizienz • Bradykarde Herzrhythmusstörungen bis zur Asystolie
Überwachung der Therapie:	• EKG-Monitoring • Neurologische Untersuchung, v. a. Patellarsehnenreflex • Überwachung der Atemfrequenz und -tiefe • Serumspiegelkontrolle
Serumspiegel [mmol/l]:	• 0,7–1,1: Normalbereich • 2–4: Therapeutischer Bereich • >5: Toxischer Bereich; Verlust des Patellarsehnenreflexes • >7,5: Bradypnoe, Atemdepression, AV-Block • >10: Herzstillstand
Antidot bei Überdosierung: Kalzium, z. B.:	• 5–10 ml Kalziumchlorid 10% i. v. • 10–20 ml Kalziumglukonat 10% i. v.

nit; s. Kap. 41). Komatöse Patientinnen müssen intubiert und beatmet werden; Ziele sind die Aspirationsprophylaxe, eine Normo- oder leichte Hyperventilation und eine ausreichende arterielle Oxygenierung.

75.8.6 Therapie des HELLP-Syndroms

Leberschädigung

Eine spezifische Therapie der Leberfunktionsstörung ist nicht bekannt. Entscheidend ist auch hier eine ausreichende kardiozirkulatorische Therapie (Volumensubstitution und Vasodilatatoren) bei guter Oxygenierung, um die Splanchnikus- und insbesondere die Leberperfusion zu verbessern. Möglicherweise kann eine weitere Perfusionsverbesserung durch Dopaminrezeptoragonisten wie Dopexamin erzielt werden.

Wichtig ist darüber hinaus eine regelmäßige sonographische Kontrolle, ergänzt durch CT-Untersuchungen des Abdomens, um intrahepatische oder subkapsuläre Blutungen zu diagnostizieren und ggf. operativ zu versorgen.

Hämolyse

Die Therapie der Hämolyse kann ebenfalls nur symptomatisch erfolgen. Bei Hb-Abfall, z. B. unter 8 g/dl, sollte mit der Transfusionstherapie begonnen werden. Um Chromoprotein-induzierte Nierenschäden zu verhindern, muss eine ausreichende Diurese (>1 ml/kgKG/h) durch Infusionstherapie, evtl. auch durch (Osmo)diuretika, bei gleichzeitiger Alkalisierung des Urins (Urin-pH ≥ 7) durch vorsichtige Natriumbikarbonatinfusion induziert werden.

Thrombozytopenie

Der Thrombozytenabfall kann nur symptomatisch durch Thrombozytensubstitution therapiert werden.

Üblicherweise werden folgende Thrombozytenzahlen als Transfusionstrigger für Thrombozytenkonzentrate angesehen:

- 10 000 – 20 000 Thrombozyten/µl, wenn keine klinische Blutungsneigung besteht, der Hypertonus kontrolliert ist und keine Operation ansteht,
- 20 000 Thrombozyten/µl, wenn eine vaginale Geburt geplant ist,
- 50 000 Thrombozyten/µl, wenn eine Sectio caesarea vorgenommen werden muss,
- 100 000 Thrombozyten/µl, wenn eine manifeste Blutungsneigung (insbesondere intrakraniell) besteht.

75.8.7 Therapie des Lungenversagens und der Ateminsuffizienz

In der Regel reicht bei Präeklampsiepatientinnen die O_2-Gabe über eine Sonde, unter pulsoxymetrischer und blutgasanalytischer Kontrolle der Oxygenierung, aus.

Intubation und Beatmung können im Rahmen der Intensivbehandlung einer Präeklampsie in folgenden Situationen indiziert sein:

- schweres Lungenödem,
- ARDS im Rahmen eines Multiorganversagens,
- Status eclampticus und Koma bei neurologischen Komplikationen,
- manifestes Larynxödem mit drohender oberer Atemwegsobstruktion.

Bei Lungenödem und ARDS muss die Beatmungstherapie (z. B. druckbegrenzte Beatmung mit P_{max} 25 – 35 mbar, PEEP 10 – 15 mbar, I : E 1 : 1, AF 12 – 16/min) durch eine differenzierte kardiozirkulatorische und diuretische Therapie ergänzt werden (s. Kap 25 und 28). Gelegentlich werden Patientinnen, die zur Sectio caesarea intubiert werden mussten, wegen drohender Larynxschwellung intubiert und beatmet auf die Intensivstation verlegt.

Die Extubation darf erst nach ausreichender Abschwellung und in Reintubations- und Koniotomiebereitschaft erfolgen.

Literatur

1. Collaborative Low-dose Aspirin Study in Pregnancy (1994) CLASP: A randomised trial of low-dose aspirin for the prevention and treatment of pre-eclampsia among 9364 pregnant women. Lancet 343: 619 – 629
2. Durgenier T, Reynaert MS (1991) Cardiocirculatory emergencies related to pregnancy. Clin Intens Care 2: 163 – 173
3. Fey L (1997) Gestose und HELLP-Syndrom. Anästhesist 46: 732 – 747
4. Knichwitz G, Prien T (1991) Intensivmedizinische Aspekte bei Praeeklampsie – Eklampsie. Anaesthesiol Intensivmed Notfallmed Schmerzther 26: 342 – 346
5. Levine RJ, Hauth JC, Curet LB, et al. (1997) Trial of calcium to prevent preeclampsia. N Engl J Med 337: 69 – 76
6. Linton DM, Anthony J (1997) Critical care management of severe pre-eclampsia. Intens Care Med 23: 248 – 255
7. Mushambi MC, Halligan AW, Williamson K (1996) Recent develpments in the pathophysiology and management of pre-eclaampsia. Br J Anaesth 76: 133 – 148
8. The Eclampsia Collaborative Group (1995) Which anticonvulsant for women with eclampsia? Evidence from the collaborative eclampsia trial. Lancet 345: 1455 – 1463
9. Watson D, Coakley (1998) Pre-eclampsia. Curr Anaesth Crit Care 9: 16 – 19
10. Weinstein L (1982) Syndrome of hemolysis, elevated liver enzymes, and low platelet count: a severe consequence of hypertension in pregnancy. Am J Obstret Gynaecol 142: 159 – 167
11. Wulf H (1990) Anästhesie und Intensivtherapie bei Schwangeren mit HELLP-Syndrom. Anästhesist 39: 117 – 121

KAPITEL 76 # Anaphylaktischer Schock

U. Müller-Werdan, K. Werdan

76.1	Definitionen, Pathogenese	1289
76.1.1	Anaphylaktische Reaktionen	1289
76.1.2	Anaphylaktoide Reaktionen	1289
76.2	Pathophysiologie und Pathologie	1289
76.3	Inzidenz und Ursachen	1290
76.4	Klinik	1291
76.5	Diagnose und Therapie	1292
76.5.1	Allgemeine Maßnahmen	1293
76.5.2	Medikamentöse Therapie	1293
76.6	Nachbehandlung und Prophylaxe	1295
76.6.1	Allgemeine Empfehlungen	1295
76.6.2	Vorgehen bei bekannter Allergie auf jodhaltige Kontrastmittel	1295
76.6.3	Promitprophylaxe vor Dextraninfusionen	1295
	Literatur	1295

76 Anaphylaktischer Schock

Anaphylaktischer Schock

U. Müller-Werdan, K. Werdan

76.1 Definitionen, Pathogenese

Der anaphylaktische Schock ist ein akut eintretender Schockzustand, der durch anaphylaktische und anaphylaktoide Reaktionen ausgelöst wird.

Der Blutdruckabfall infolge *Vasodilatation* mit relativer Hypovolämie kann mit folgenden Begleitsymptomen einhergehen:
- Erythem,
- Urtikaria,
- Angioödem (Quincke-Ödem),
- Bronchospasmus,
- Larynxödem.

76.1.1 Anaphylaktische Reaktionen

Klassische anaphylaktische Reaktionen sind *IgE-vermittelte allergische Reaktionen* auf ein meist bivalentes Antigen, entsprechend einer Typ-I-Reaktion nach Gell und Coombs, die perakut und generalisiert ablaufen. Antibiotika, Insekten- und Schlangengifte, Impfstoffe, Seren und Nahrungsmittel gehören zu den typischen auslösenden Allergenen.

IgE-spezifische Effektorzellen der Immunantwort sind im wesentlichen Mastzellen und basophile Granulozyten, die nach Stimulation ein ähnliches Spektrum proinflammatorischer, sogenannter primärer Mediatoren (Histamin, Prostaglandine, Leukotriene, PAF und andere) freisetzen und damit das klinische Erscheinungsbild der Anaphylaxie hervorrufen.

Beide Zellarten setzen chemotaktische Faktoren frei, die weitere Zellen des Abwehrsystems anlocken, deren Sekretionsprodukte sekundäre Mediatoren im Entzündungsgeschehen sind: Den eosinophilen Granulozyten wird eine modulierende Wirkung auf diese proinflammatorischen Kaskaden zugeschrieben, hervorgerufen durch die Freisetzung von Substanzen, die Leukotriene und Histamine inaktivieren.

Neutrophile Granulozyten und Thrombozyten und deren zahlreiche Freisetzungsprodukte spielen vermutlich v. a. bei Spätreaktionen eine wesentliche Rolle, die, wie bei allen Typ-I-Allergien, auch bei der Anaphylaxie komplizierend 6–12 h nach dem initialen Ereignis auftreten können.

76.1.2 Anaphylaktoide Reaktionen

Von der klassischen Anaphylaxie abzugrenzen sind *IgE-unabhängige Unverträglichkeitsreaktionen* ohne vorausgehende Sensibilisierung mit einem sehr ähnlichen oder identischen klinischen Erscheinungsbild: Bei anaphylaktoiden Reaktionen (typischerweise ausgelöst z. B. durch Röntgenkontrastmittel, Salicylate und Opioide) kommt es durch chemische, physikalische oder osmotische Stimuli zur Mediatorfreisetzung aus Mastzellen und basophilen Granulozyten.

Der Begriff „anaphylaktoide Reaktion" kann auch als Oberbegriff für akute Unverträglichkeitsreaktionen mit den Symptomen einer Anaphylaxie verwendet werden, ohne damit eine Aussage zum Pathomechanismus zu verknüpfen.

Idiopathische Anaphylaxie
Diese kann typischerweise bei jungen Erwachsenen auftreten, häufig nachts oder postprandial; auslösende Faktoren und Effektorzellen sind unbekannt.

Anaphylaxis factitia
Die Anaphylaxis factitia wird dem Münchhausen-Syndrom zugerechnet.

76.2 Pathophysiologie und Pathologie

Der kumulative Effekt der freigesetzten Mediatoren besteht im wesentlichen in einer erhöhten Gefäßpermeabilität, einer ausgeprägten Vasodilatation und einem Bronchospasmus. Autoptisch wurde bei tödlich verlaufenden Anaphylaxien ein Lungenödem mit oftmals flüssigkeitsgefüllten Alveolen, ein Ödem der oberen Atemwege einschließlich des Larynx und der Epiglottis, der Haut und der viszeralen Organe gefunden.

Auch eine pulmonale Überblähung wird häufig im Zusammenhang mit Ödemen der oberen Atemwege beobachtet. In anderen Fällen kommt es zu einer ausgeprägten Bronchokonstriktion.

76.3 Inzidenz und Ursachen

Genaue Zahlen zur Inzidenz anaphylaktischer und anaphylaktoider Reaktionen sind aufgrund deren Unvorhersehbarkeit und Unberechenbarkeit nicht bekannt. Nach einer älteren Untersuchung kommt es bei ca. 1:2700 hospitalisierten Patienten zu einer Medikamenten-induzierten Anaphylaxie.

Medikamente

■ **β-Laktamantibiotika.** Nach Schätzungen ist bei Verabreichung von Penicillin bei 1:10000 Patienten mit einer Anaphylaxie zu rechnen, die in 9% der Fälle tödlich verläuft, sodass z.B. in den USA jährlich mit mehreren Hundert Todesfällen zu rechnen ist [2]. Auch die Einnahme von Cephalosporinen und neueren β-Laktamantibiotika kann zur Anaphylaxie führen.

! Es wird geschätzt, dass bei etwa 3-7% der Patienten mit Penicillinallergie Kreuzreaktionen gegen ein Cephalosporin auftreten.

■ **Chinolone.** Die Häufigkeit anaphylaktischer Reaktionen bei Einsatz von Fluorchinolonen wird auf 1,8-23 pro 10 Mio. Behandlungstage geschätzt [1].

■ **Jodhaltige Kontrastmittel.** Etwa 200-800 Todesfälle sollen in den USA jährlich zu Lasten jodhaltiger Kontrastmittel gehen [2].

■ **Kolloidale Infusionslösungen.** Folgende Inzidenzen anaphylaktoider Reaktionen wurden für den Einsatz von kolloidalen Volumenersatzlösungen berichtet (zit. in [9]):
- 0,069% für Dextran 70000, 6%,
- 0,085% für Hydroxyäthylstärke 450000, 6%, und für Hydroxyäthylstärke 200000, 10%,
- 0,066-0,146% für Gelatine 3%,
- 0,011% für Albumin 5%.

Insekten, Schlangen

Typische Verursacher der Anaphylaxie sind Insektengifte, übertragen durch Stiche der Tiere der Ordnung Hymenoptera (u.a. Bienen, Wespen, Hornissen), und Schlangengifte (z.B. Klapperschlangen, Mokkassinschlangen), die neben toxischen auch schwere allergische Reaktionen hervorrufen können. Etwa 0,5-5% der Bevölkerung haben schon eine schwere allergische Reaktion auf einen Insektenstich durchgemacht, und 1% dieser Reaktionen kann in eine lebensbedrohliche Anaphylaxie münden [2].

Nahrungsmittel

Schwierig ist bei akuten Reaktionen nach Mahlzeiten die Abgrenzung allergischer Reaktionen gegenüber Nahrungsmittelintoleranzen und Bakterientoxinerkrankungen. Nahrungsmittelallergien bestehen bei etwa 1-6% der Kinder und sind im Erwachsenenalter seltener anzutreffen. Schwere anaphylaktische Reaktionen auf Nahrungsmittel sind eher selten, jedoch gehäuft für Erdnüsse, Sojabohnen, Eiweiß und Schalentiere beschrieben worden.

Latexallergie

Die Inzidenz latexallergischer Anaphylaxien nimmt zu. Diese können durch die Benutzung von Latexhandschuhen ausgelöst werden; es sind aber auch Anaphylaxien bei Anwendung von Latexkathetern oder Kondomen beschrieben worden. Im Gefolge der Aids-Epidemie hat sich die weltweite Latexproduktion mehr als verdoppelt.

Auch wenn keine exakten epidemiologischen Daten vorliegen, ist davon auszugehen, dass etwa 7-18% [4] der Ärzte und des Pflegepersonals auf Latex allergisch reagieren. Gefährdet sind neben dem medizinischen Personal und den Arbeitern aus der latexverarbeitenden Industrie v.a. Patienten, die sich mehreren operativen Eingriffen unterzogen haben. Ganz besonders hoch ist der Anteil sensibilisierter Spina-bifida-Patienten (mehr als 50%). Ein hohes Allergisierungspotential haben auch Schleimhautkontakte, z.B. bei urogenitalen Katheterisierungen oder Bariumkontrasteinläufen.

Inzwischen stehen kommerzielle Tests zur Verfügung, die präoperativ innerhalb weniger Stunden eine Aussage darüber zulassen, ob bei einem Patienten latexspezifische IgE-Antikörper im Serum vorhanden sind. Überzufällig häufig ist die Latexallergie mit Nahrungsmittelallergien verbunden, oft gegen exotische Früchte wie Avocado, Banane, Kiwi, Passionsfrucht, aber auch Kastanien.

Weitere Einflussfaktoren

Anaphylaktische Reaktionen treten nicht regelhaft auf, kommen aber, wie alle anderen Formen der Typ-I-Allergie, bei genetisch prädisponierten Individuen gehäuft vor. Bei Atopikern sollen anaphylaktische/anaphylaktoide Reaktionen stärker verlaufen, ebenso bei Patienten unter Therapie mit ACE-Hemmern oder β-Rezeptorenblockern. Hat der Patient bereits eine oder mehrere Überempfindlichkeitsreaktionen erlitten, so ist das Risiko einer weiteren Reaktion erhöht.

Bei Patienten, die an einer Virusinfektion erkrankt sind (Aids, infektiöse Mononukleose, Cytomegalievirus), ist das Risiko unerwünschter und multipler Arzneimittelwirkungen erhöht [15].

Anaphylaktische Reaktionen treten häufiger nach intravenöser als nach oraler Allergenzufuhr auf, daher ist der anaphylaktische Schock nicht selten iatrogen verursacht.

Anaphylaktoide Narkosezwischenfälle

Anaphylaktoide Narkosezwischenfälle bis hin zum Herzstillstand treten nach einer umfangreichen französischen Studie mit einer Inzidenz von 1:4500–1:6000 Allgemeinanästhesien auf. In ca. 6% der Fälle kam es trotz adäquater Therapie zum Tod des Patienten. Auslösende Agenzien waren in 60–70% der Fälle Muskelrelaxanzien, in ca. 18% Latexprodukte und in ca. 5% kolloidale Volumenersatzmittel [4].

Aufgrund struktureller Besonderheiten (quartäre Ammoniumgruppe) können alle Muskelrelaxanzien Unverträglichkeitsreaktionen hervorrufen. Aber auch Opioide, Lokalanästhetika und andere Anästhetika wurden als potentiell anaphylaktoid wirkende Agenzien identifiziert. Zahlreiche Substanzen, die in der Intensivmedizin und Anästhesiologie eingesetzt werden, können anaphylaktische/anaphylaktoide Reaktionen auslösen [2, 13, 15].

Wie die Mainz-Marburg-Studie [8] an 240 allgemeinchirurgischen Patienten zeigen konnte, ist eine Histaminfreisetzung in der perioperativen Phase ein häufiges Ereignis und wird wegen fehlender Hautreaktionen oft fehlinterpretiert. Histaminfreisetzung wurde nach jedem Medikament der Narkoseeinleitung und Narkoseerhaltung gemessen. Bei den meisten Patienten ist sie klinisch unbedeutend, bei einigen besonders empfindlichen Patienten aber exzessiv und kann dann zu kardiorespiratorischen Störungen führen. Patienten mit Tumoren sind eine spezielle Risikogruppe für das Auftreten von histaminbedingten kardiorespiratorischen Störungen.

Prophylaxe
Eine Prophylaxe mit Fenistil (0,1 mg/kgKG) und Cimetidin (5 mg/kgKG) 15 min vor Narkoseeinleitung kann die histaminbedingten kardiorespiratorischen Störungen vor dem Hautschnitt möglicherweise reduzieren, wird in der klinischen Routine aber nur bei besonders gefährdeten Patienten durchgeführt.

Protamin
Anaphylaktische Reaktionen auf Protamin zur Neutralisation der Heparinwirkung wurden gehäuft bei Diabetikern beobachtet, die protaminhaltige Insulinpräparate erhalten hatten [11].

76.4 Klinik

Eine klinische Unterscheidung zwischen anaphylaktischer und anaphylaktoider Reaktion ist nicht möglich. Im folgenden ist daher von anaphylaktoiden Reaktionen oder Anaphylaxie als Oberbegriffen die Rede.

Das klinische Bild anaphylaktoider Reaktionen variiert interindividuell stark, auch in Abhängigkeit vom Antigeneintrittsort, der Absorptionsrate und dem Ausmaß der Sensibilisierung.

Initial können daher abdominelle Symptome (Übelkeit, Erbrechen, Durchfälle, kolikartige Beschwerden, Uteruskrämpfe, Harn-/Stuhldrang bis zum unwillkürlicher Abgang von Stuhl und Harn, selten Darmblutungen), Hauterscheinungen oder Beschwerden von Seiten des Respirationstraktes im Vordergrund stehen.

> Das zeitliche Intervall bis zum Auftreten von Beschwerden kann Minuten bis mehrere Stunden betragen, ganz überwiegend treten die Symptome jedoch innerhalb der ersten Stunde nach Antigenexposition auf.

Der Verlauf ist unberechenbar: Anaphylaktoide Reaktionen können spontan zum Stillstand kommen oder unter adäquater Therapie progredient verlaufen. In schweren Fällen, etwa bei intravenöser Antigenexposition, kann ohne Hauterscheinungen und Atembeschwerden unmittelbar ein Schock ausgelöst werden.

Hauterscheinungen
Die sich meist sehr rasch entwickelnde systemische Reaktion geht in über 90% der Fälle mit Hauterscheinungen wie Pruritus, Flush oder Erythem einher, in schweren Fällen mit Urtikaria und Angioödem. Während es sich bei der Urtikaria um eine oberflächlich dermale Quaddelbildung handelt, ist das Angioödem (Quincke-Ödem) eine umschriebene teigig-ödematöse subkutane Schwellung von Haut und Schleimhäuten, die häufig an Augenlidern, Lippen, Genitalien und den Extremitäten (in Gelenknähe) auftritt.

Am Anfang allergischer Sofortreaktionen stehen oft Juckreiz und/oder Brennen an Handinnenflächen und Fußsohlen, perioral oder/und perianal, sowie ein Kribbeln im Rachen, während Unverträglichkeitsreaktionen, z. B. auf Aspirin, meist im Kopfbereich beginnen und sich dann kontinuierlich kaudalwärts ausbreiten. Häufig treten Juckreiz und Schwellungen der Nasen-, Augen- und Mundschleimhaut und Ödeme der Lippen, der Augenlider und der Zunge auf.

Atemwegsobstruktion
Häufig und bedrohlich sind Atemwegsobstruktionen, extrathorakal durch Ödeme im Larynx- und Pharynxbereich, intrathorakal durch Bronchialobstruktion. Hauptaugenmerk ist auf die mögliche Entwicklung eines Larynxödems zu richten, das sich durch Heiserkeit und Stridor ankündigen kann. Das Larynxödem ist die häufigste Todesursache bei anaphylaktoiden Reaktionen.

> Das Larynxödem kann, ebenso wie die akute Schocksymptomatik, das einzige Symptom der Anaphylaxie sein! Ein Uvulaödem ist ein häufiges Frühsymptom; ein subjektives Globusgefühl ist als Alarmzeichen zu werten, auch wenn bei der oropharyngealen Untersuchung noch kein pathologischer Befund zu erheben ist [3].

Häufig entwickelt sich ein Lungenödem. In unterschiedlichem Ausmaß kann es auch zur pulmonalen Vasokonstriktion kommen, z.T. mit extremer Erhöhung des pulmonalen Gefäßwiderstands bis hin zur akuten respiratorischen Insuffizienz.

Gastrointestinale Symptome

Gastrointestinale Beschwerden sind einerseits Folge der Permeabilitätsstörung des Magen-Darm-Trakts, andererseits einer gesteigerten Darmmotorik durch Histaminrezeptorstimulation. Abdominelle Koliken, Erbrechen und Diarrhö sind die Folge.

Herz-Kreislauf-Störungen

Die hämodynamischen Veränderungen beim anaphylaktischen Schock sind bekannt. Im Vordergrund stehen Hypovolämie aufgrund von Flüssigkeitsverschiebungen ins Interstitium und periphere Vasodilatation, Tachykardie oder bei fulminantem Verlauf initial reflektorische Bradykardie sowie erniedrigte kardiale Füllungsdrücke.

Bewusstseinsstörungen

Inwieweit zerebrale Symptome wie Schwindel, Verwirrtheit, Synkopen, Krampfanfälle und Bewusstseinseinschränkungen bei anaphylaktischen Reaktionen die Folge einer zerebralen Minderdurchblutung oder einer direkten Einwirkung der freigesetzten Mediatoren sind, ist nicht geklärt.

76.5 Diagnose und Therapie

Die Diagnose der Anaphylaxie ergibt sich aus der Beobachtung der typischen klinischen Befunde im Zusammenhang mit der Exposition mit einem möglichen Antigen oder einem anderen Trigger einer anaphylaktoiden Reaktion (z.B. körperliche Anstrengung, Sport bei der anstrengungsbedingten Anaphylaxie). Jedoch lässt sich bei etwa 25% der anaphylaktoiden Reaktionen kein Trigger zuordnen.

Mögliche Differentialdiagnosen sind in der folgenden Übersicht zusammengefasst:

> **Erkrankungen, die mit einer anaphylaktischen/anaphylaktoiden Reaktion verwechselt werden können (mod. nach [2])**
>
> - Vasovagale Episoden
> - Akute pulmonale Ereignisse
>   - akuter Asthmaanfall
>   - akutes Lungenödem
>   - Lungenembolie
>   - Spontanpneumothorax
>   - Fremdkörperaspiration
>   - Epiglottitis
> - Akute kardiale Ereignisse
>   - supraventrikuläre Tachykardien
>   - akuter Myokardinfarkt/akute Myokardischämie
> - Medikamentenüberdosierung
> - Arzneimittelunverträglichkeitsreaktionen
> - Akute Hypoglykämie
> - Karzinoid
> - Mastozytose
> - Hereditäres Angioödem

Für die Notfalltherapie spielt die Unterscheidung zwischen anaphylaktischer und anaphylaktoider Reaktion keine Rolle. Pragmatisch sinnvoll erscheint aber eine Stadieneinteilung der Symptomatik unter Berücksichtigung der Organmanifestation, wobei der anaphylaktische Schock dem Stadium III entspricht (Tabelle 76-1).

Besteht der Verdacht auf eine anaphylaktische Reaktion, so muss umgehend mit der Notfalltherapie begonnen werden; diese richtet sich nach dem klinischen Erscheinungsbild und dem mutmaßlichen Auslöser.

Grundpfeiler der Sofortbehandlung bei Hypotension und Hypoxie sind:

- Ausschalten des mutmaßlichen Auslösers,
- Offenhalten der Atemwege,
- 100% O_2-Zufuhr,
- intravasale Volumengabe,
- Anwendung von Katecholaminen bei Bedarf.

In den Mitteilungen des International Liason Committee on Resuscitation (ILCOR; [5]) und des Project Team

Tabelle 76-1. Stadieneinteilung und Symptomatik anaphylaktischer/anaphylaktoider Sofortreaktionen. (Nach [12])

Stadium	Symptomatik
0	Lokal begrenzte kutane Reaktion
I	Leichte Allgemeinreaktion: – disseminierte kutane Reaktionen (z.B. Flush, generalisierte Urtikaria, Pruritus) – Schleimhautreaktionen (z.B. Nase, Konjunktiven) – Allgemeinreaktionen (z.B. Unruhe, Kopfschmerz)
II	Ausgeprägte Allgemeinreaktion: – Kreislaufdysregulation (Blutdruck-, Pulsveränderung) – Luftnot (leichte Dyspnoe, beginnender Bronchospasmus) – Stuhl- bzw. Urindrang
III	Bedrohliche Allgemeinreaktion: – Schock – Bronchospasmus mit bedrohlicher Dyspnoe – Bewusstseinstrübung, -verlust, ggf. mit Stuhl-/Urinabgang
IV	Versagen der Vitalfunktionen: – Atem-, Kreislaufstillstand

of the Resuscitation Council [10] wird die intramuskuläre Adrenalininjektion durch den Erstversorger bei schweren anaphylaktoiden Reaktionen mit Schock und/oder Atemnot empfohlen.

76.5.1 Allgemeine Maßnahmen

Nach derzeitigem Kenntnisstand werden die folgenden allgemeine Maßnahmen empfohlen [2, 7, 12]:

Unterbrechung der Antigenzufuhr
Entfernung des auslösenden Agens von der Eintrittspforte (z. B. Entfernen des Insektenstachels) oder Verminderung der weiteren systemischen Absorption (z. B. Anlegen eines Tourniquets bei Eintrittspforte an einer Extremität) bzw. Unterbrechung der Antigenzufuhr. In bestimmten Situationen (z. B. Insektenstich) kann die subkutane Injektion von Adrenalin (0,1 – 0,2 mg) – möglichst in der Nähe der Einstichstelle – sinnvoll sein.

Adrenalin intramuskulär
Im Rahmen der *Erstversorgung* wird bei schweren anaphylaktoiden Reaktionen mit Atemnot und/oder Hypotension – besonders bei Hauterscheinungen – die Verabreichung von Adrenalin i. m. empfohlen (500 µg, bei fehlender klinischer Besserung nach 5 min wiederholen [10]).

Sicherung der Atemwege
In jedem Fall wird eine O_2-Zufuhr über Maske empfohlen, bei bedrohlicher Hypotension und/oder Hypoxie (Dyspnoe/Zyanose) sind endotracheale Intubation und 100% O_2-Beatmung indiziert. Ein Larynxödem kann die Intubation erschweren oder sogar unmöglich machen; in solchen Fällen kann die Koniotomie lebensrettend sein. Entwickelt sich eine Obstruktion der oberen Atemwege, so ist eine sofortige Intubation des Patienten erforderlich, die dann meist schwierig ist.

Bei Hypoxie und Lungenödem ist häufig eine kontrollierte Beatmung mit positivem endexspiratorischem Druck erforderlich.

Lagerung
Flachlagerung des Patienten, wenn möglich Schocklagerung (Ausnahme: Lungenödem).

Venenzugang
Schon ab Stadium I: zuverlässiger, möglichst großlumiger venöser Zugang, rasche Volumensubstitution (Elektrolyt- und Kolloidlösungen).

Stationäre Aufnahme
Alle Patienten mit einer anaphylaktischen Reaktion müssen stationär aufgenommen und kontinuierlich überwacht werden, auch dann, wenn die Symptome rasch auf eine adäquate Therapie ansprechen. Die Symptome können wiederkehren und sich als Spätreaktion bis zu 12 h nach dem Initialereignis manifestieren!

Die Vitalfunktionen werden mit EKG und Pulsoxymeter kontinuierlich überwacht, da Arrhythmien, myokardiale Ischämien, respiratorische Insuffizienz und Gewebshypoperfusion auftreten können. Bei Kreislaufschock und Störungen des pulmonalen Gasaustausches sowie zur Steuerung der Flüssigkeits- und Katecholamintherapie kann ein invasives hämodynamisches Monitoring (intraarterielle Blutdruckmessung, Kontrolle der zentralvenösen/kardialen Füllungsdrücke und des Herzindex) angezeigt sein [2].

Die aktuelle Diskussion um den Stellenwert des Rechtsherzkatheters (zit. in [13]) gibt derzeit noch keinen überzeugenden Anlass zur Änderung dieser Empfehlungen.

Reanimation
Die Therapie im Stadium IV richtet sich nach der jeweiligen Organinsuffizienz und dem ggf. eingetretenen Herz-Kreislauf-Stillstand.

76.5.2 Medikamentöse Therapie

Empfehlungen zur Akuttherapie anaphylaktoider Reaktionen wurden in einer interdisziplinären Konsensuskonferenz erarbeitet und 1994 in der Zeitschrift „Der Anästhesist" publiziert [12]. Die Differentialindikationen zum Einsatz von Medikamenten zur Akuttherapie anaphylaktischer Reaktionen mit Dosierungsbeispielen sind in Tabelle 76-2 (mod. nach [12]) zusammengestellt. Für eine ausführliche Darstellung der Differentialtherapie wird auf die Publikation der interdisziplinären Konsensuskonferenz und das „Advisory Statement" der ILCOR [5] verwiesen.

Verminderte Ansprechbarkeit auf Katecholamine
Bei Patienten unter β-Blockertherapie sowie unter Medikation mit trizyklischen Antidepressiva besteht eine verminderte Ansprechbarkeit auf Katecholamine. Dies dürfte auch für Patienten unter ACE-Hemmertherapie zutreffen: Die Kininase II ist mit dem Angiotensin-Converting-Enzym identisch, ACE-Hemmer verhindern durch die Hemmung der Kininase II den raschen Abbau der Kinine, deren Wirkung hierdurch etwa um das 50fache gesteigert wird. Durch Dosiserhöhung der Katecholamine lässt sich jedoch die erwünschte Wirkung auch bei so vorbehandelten Patienten erzielen.

Tabelle 76-2. Differentialtherapie anaphylaktischer/anaphylaktoider Reaktionen. (Mod. nach [12], aus [9])

Stadium	Kutane Reaktionen Perioperativ	Kutane Reaktionen Sonstige Situationen	Pulmonale Reaktionen	Kardiovaskuläre Reaktionen	Progredienz/unzureichender Therapieerfolg	Progredienz erwartet
0	Keine Therapie	Keine Therapie				
I	Keine Therapie	H_1- (+ H_2-) Antagonist* (50–125 mg Prednisolonäquivalente i.v.)**	Möglichst: i.v.-Zugang, O_2	Möglichst: i.v.-Zugang, O_2		Kortikosteroide i.v. (H_1- + H_2-Antagonist)
II	Evtl. H_1- (+ H_2-)Antagonist* (250–500 mg Prednisolonäquivalente i.v.)**	H_1- (+ H_2-) Antagonist* (250–500 mg Prednisolonäquivalente i.v.)**	Obligat: i.v.-Zugang, O_2 1. β_2-Mimetika-/Adrenalininhalation*** 2. 250–500 mg Prednisolonäquivalente i.v.	Obligat: i.v.-Zugang, O_2 1. Ringer-Laktat ($\geq$ 500 ml) 2. Kolloide	Bei zunehmender Kreislaufsymptomatik trotz Volumengabe: H_1- + H_2-Antagonist* Bei zunehmender Kreislaufsymptomatik trotz Volumengabe und H_1- und H_2-Antagonisten: Adrenalin i.v.: 1 mg/10 ml: 0,1 mg/min (oder Adrenalin i.m., s. Text)	Kortikosteroide i.v. (H_1- + H_2-Antagonist)
III			Obligat: i.v.-Zugang, O_2 1. β_2-Mimetika-/Adrenalininhalation*** 2. 1000 mg Prednisolonäquivalente i.v 3. 5 mg/kgKG Theophyllin i.v (weiter: 10 mg/kgKG/Tag. Cave: Tachykardie	Obligat: i.v.-Zugang, O_2 1. Kolloide (z.B. HES 200000: 1–2 l) 2. Ringer-Laktat (u. U. > 2 l) Katecholamine: Adrenalin i.v. (1 mg/10 ml: 0,1 mg/min) oder intratracheal [12] Dopamin i.r. (2,5–5 mg/70 kg/min, ggf. ↑ nach 10 min)	Bei unzureichendem Therapieerfolg nach Volumengabe und Adrenalin: Nach etwa 1 mg Adrenalin: 1. Noradrenalin (1 mg/ 10 ml: 0,05–0,1 mg/min) 2. H_1- + H_2-Antagonisten: Dimetindenmaleat $\geq$ 8 mg oder: Clemastin $\geq$ 4 mg (H_1-Blocker); 1. Cimetidin $\geq$ 400 mg oder 2. Ranitidin $\geq$ 100 mg (H_2-Blocker)	
IV				Reanimation: – allgemeine Maßnahmen, – Adrenalin (+ Dopamin, Noradrenalin), Volumen		

* H_1-Antagonisten: Dimetindenmaleat 8 mg oder Clemastin 4 mg; H_2-Antagonisten: 1.) Cimetidin 400 mg, 2.) Ranitin 100 mg.
** Bei Patienten mit bekannter Allergiedisposition (z.B. Hyposensibilisierung, Allergietestung).
*** Bis zum Auftreten von Tremor oder/und Tachykardie.

76.6 Nachbehandlung und Prophylaxe

76.6.1 Allgemeine Empfehlungen

Substanzen, die anaphylaktisch/anaphylaktoid wirken, sollten möglichst vermieden werden. Ist dies nicht möglich, wird eine Prämedikation mit H_1- und H_2-Blockern sowie Kortikosteroiden empfohlen.

Langfristige Desensibilisierungsbehandlungen können bei Patienten sinnvoll sein, die anaphylaktisch auf Antigene, die nicht durchgehend vermeidbar sind (z. B. Insektengifte und Nahrungsmittel), reagiert haben.

Alle Patienten, die eine anaphylaktische oder anaphylaktoide Reaktion durchgemacht haben, müssen allergologisch weiter abgeklärt werden. Aufklärung und Schulung zur initialen Selbstbehandlung im Falle eines Antigenkontakts (z. B. eines Insektenstichs) sollten unbedingt erfolgen. Der Patient erhält einen Allergiepass. Für anaphylaxiegefährdete Patienten kann ein Notfallset zusammengestellt werden, das die Patienten immer bei sich tragen sollten.

76.6.2 Vorgehen bei bekannter Allergie auf jodhaltige Kontrastmittel

Bei einer positiven Allergieanamnese und besonders bei früherer Kontrastmittelreaktion erhöht sich das Risiko einer Kontrastmittelnebenwirkung um ein Mehrfaches. Bei derartigen Patienten sollte möglichst auf Untersuchungen ohne Kontrastmittelanwendung ausgewichen werden. Sollte dies aus zwingenden Gründen nicht möglich sein, sind die unten genannten Vorsichtsmaßnahmen zu ergreifen. Die Vortestung mit einer geringen Dosis des Kontrastmittels hat bei einem anaphylaktoiden Reaktionsmechanismus wenig Sinn. Verschiedene Prämedikationskonzepte werden empfohlen, die meisten schließen die Gabe von H_1- und H_2-Antagonisten und Kortikosteroiden ein.

Umstritten ist dagegen die zusätzliche Prämedikation mit Adrenalin. Es gibt Empfehlungen, bei Hochrisikopatienten eine β-Blockertherapie abzusetzen [14].

Die potentiell verstärkte anaphylaktische/anaphylaktoide Reaktion unter β-Blockern und die abgeschwächte Wirkung der therapeutisch zugeführten Katecholamine sind im Einzelfall abzuwägen gegen die nachgewiesene perioperative Letalitätssenkung durch β-Blocker bei Patienten mit koronarer Herzkrankheit bei nichtkardialen operativen Eingriffen.

In jedem Fall sollte das Notfallinstrumentarium (inkl. Intubationsbesteck, O_2-Quelle) sofort bereitstehen; evtl. kann es auch sinnvoll sein, die Untersuchung nur in Anwesenheit eines erfahrenen Intensivteams durchzuführen.

Medikamentöse Prophylaxe

Eine validierte Prophylaxe gibt es nicht [14]. Bei bekannter Kontrastmittelüberempfindlichkeit kann in folgender Weise vorgegangen werden:

H_1/H_2-Blocker

20–30 min vor der Kontrastmittelgabe sollte Dimetinden (Fenistil) in der Dosierung von 0,1–0,5 mg/kgKG (= 2 Amp. = 8 mg) i. v. verabreicht werden; gleichzeitig werden 5 mg/kgKG Cimetidin (Tagamet) i. v. gegeben. Die Verabreichung sollte in 250 ml einer herkömmlichen Infusionslösung erfolgen.

Kortikoide

Es gibt kein allgemein verbindliches Konzept für die Prämedikation mit Kortikosteroiden. In einer nicht verblindeten Untersuchung an 6763 Patienten war die Inzidenz von Kontrastmittelreaktionen nach zweimaliger oraler Gabe von 32 mg Methylprednisolon ca. 12 und 2 h vor Gabe eines ionischen Kontrastmittels signifikant verringert, nicht aber nach nur einmaliger Verabreichung der Dosis ca. 2 h vorher [6].

Auswahl des Kontrastmittels

Empfohlen wird ferner die Verwendung von nichtionischen, niedrigosmolaren Kontrastmitteln wegen der geringeren Inzidenz anaphylaktoider Reaktionen und der besseren kardiovaskulären Verträglichkeit, insbesondere bei Patienten mit eingeschränkter Herzleistung.

76.6.3 Promitprophylaxe vor Dextraninfusionen

Die Einführung der i. v. Haptenprophylaxe (Dextran 1 = Promit) hat die schweren anaphylaktischen Reaktionen nach Dextraninfusion praktisch zum Verschwinden gebracht. Vor einer Infusion von Dextran 40 oder 60 werden beim Erwachsenen 20 ml Promit langsam i. v. injiziert. Liegt zwischen 2 Infusionen ein Intervall von 48 h oder mehr, dann ist Promit erneut vor jeder dieser Infusionen zu injizieren.

Als prophylaktische Maßnahmen sind außerdem angezeigt: klare Indikationsstellung, strenge Überwachung des Infusionsbeginns, d. h. der ersten 20–30 ml der Dextraninfusion, ausreichende Information über die Art der möglichen anaphylaktoiden Symptome.

Literatur

1. Blayac JP, Hillaire-Buys D, Pinzani V (1996) Fluoroquinolones and anaphylaxis. Thérapie 51: 417–418
2. Haupt MT (1995) Anaphylaxis and anaphylactic shock. In: Parrillo JE, Bone RC (eds) Critical care medicine. Mosby-Year Book, St. Louis, pp 433–447

3. Hügler P, Laubenthal H (1998) Anaphylaxie. In: Madler C, Jauch KW, Werdan K (Hrsg.) Das NAW-Buch. Urban & Schwarzenberg, München, 2. Aufl. S 531–541
4. Kirsch H, Jacobs P, Thiel M (1996) Anästhesiologische Besonderheiten bei Patienten mit Latexallergie. Anästhesist 45: 587–596
5. Kloeck W, Cummins RO, Chamberlain D et al. (1997) Special resuscitation situations. An advisory statement from the International Liaison Committee on Resuscitation. Circulation 95: 2196–2210
6. Lasser EC, Berry CC, Talner LB et al. (1987) Pretreatment with corticosteroids to alleviate reactions to intravenous contrast material. N Engl J Med 1987 317: 845–849
7. Laubenthal H, Hügler P (1998) Überempfindlichkeitsreaktionen. Internist 39: 171–178
8. Lorenz W, Duda D, Dick W et al., Trial Group Mainz-Marburg (1994) Incidence and clinical importance of perioperative histamine release: Randomised study of volume loading and antihistamines after induction of anaesthesia. Lancet 343: 933–940
9. Müller-Werdan U, Werdan K (1997) Der anaphylaktische Schock. Anästhesist 46: 549–563. Leserbrief-Antwort: Anästhesist 47: 884–886
10. Project Team of the Resuscitation Council (UK) (1999) The emergency medical treatment of anaphylactic reactions. J Accid Emerg Med 16: 243–247
11. Sharath MD, Metzger WJ, Richerson HB et al. (1985) Protamin-induced fatal anaphylaxis. J Thorac Cardiovasc Surg 90: 86–90
12. Ahnefeld FW, Barth J, Dick W et al. (1994) Akuttherapie anaphylaktoider Reaktionen. Anästhesist 43: 211–222
13. Werdan K, Müller-Werdan U (1996) Schock, Kollaps, akute Kreislaufinsuffizienz. In: Erdmann E, Riecker G (Hrsg) Klinische Kardiologie, 4. Aufl. Springer, Berlin Heidelberg New York Tokio, S 647–736
14. Wittbrodt ET, Spinler SA (1994) Prevention of anaphylactoid reactions in high-risk patients receiving radiographic contrast media. Ann Pharmacother 28: 236–241
15. Zabern von I (1995) Anaphylaktoide Nebenwirkungen von Pharmaka. Dtsch Med Wochenschr 120: 331–335

Sektion XV:
Pädiatrische Intensivmedizin

Kapitel 77

Intensivmedizin bei Früh- und Neugeborenen

K. Bauer, P. Groneck, C. P. Speer

77.1	Reanimation Früh- und Neugeborener	1301
77.1.1	Temperaturregulation des Neugeborenen und Schutz vor Unterkühlung	1301
77.1.2	Maßnahmen der Neugeborenenreanimation	1303
77.2	Perinatale Schäden und ihre Folgen	1306
77.2.1	Asphyxie	1306
77.2.2	Hypoxisch-ischämische Enzephalopathie (HIE)	1307
77.3	Das Frühgeborene	1308
77.3.1	Das Atemnotsyndrom Frühgeborener	1309
77.3.2	Persistierender Ductus arteriosus (PDA)	1313
77.3.3	Neonatale chronische Lungenkrankheit (CLK) und bronchopulmonale Dysplasie (BPD)	1313
77.3.4	Retinopathia praematurorum (ROP)	1315
77.3.5	Hirnblutungen des Frühgeborenen	1316
77.3.6	Posthämorrhagischer Hydrozephalus (HC)	1318
77.3.7	Periventrikuläre Leukomalazie (PVL)	1319
77.3.8	Frühgeborenenapnoe	1319
77.3.9	Grundzüge der mechanischen Beatmung bei Neugeborenen	1322
77.4	Lungenerkrankungen des Neugeborenen	1323
77.4.1	Transitorische Tachypnoe	1323
77.4.2	Mekoniumaspirationssyndrom	1323
77.4.3	Pneumothorax	1325
77.4.4	Lobäres Emphysem	1326
77.4.5	Lungenhypoplasie	1326
77.4.6	Zwerchfellhernie (Enterothorax)	1327
77.4.7	Neonatale Pneumonien	1328
77.4.8	Persistierende pulmonale Hypertonie (persistierende fetale Zirkulation)	1328
77.4.9	Lungenblutung	1330
77.4.10	Chylothorax	1330
77.4.11	Obstruktion der oberen Atemwege	1331
77.5	Bluterkrankungen	1331
77.5.1	Fetale Erythropoese	1331
77.5.2	Neonatale Anämie	1332
77.5.3	Polyzythämie, Hyperviskositätssyndrom	1333
77.5.4	Pathologische Hyperbilirubinämie	1333
77.5.5	AB0-Erythroblastose	1333
77.5.6	Rh-Erythroblastose	1334
77.5.7	Kernikterus, Bilirubinenzephalopathie	1336
77.5.8	Weitere hämolytische Erkrankungen	1336
77.5.9	Neonatale Thrombozytopenie	1336
77.5.10	Koagulopathien	1337
77.6	Fehlbildungen und Erkrankungen des Magen-Darm-Trakts	1337
77.6.1	Ösophagusatresie	1337

77.6.2	Intestinale Obstruktionen	1338
77.6.3	Bauchwanddefekte	1340
77.6.4	Nekrotisierende Enterokolitis (NEC)	1341
77.7	Neugeborenenkrämpfe	1343
77.8	Sepsis des Früh- und Neugeborenen	1344
77.8.1	Meningitis	1346
77.9	Metabolische Störungen	1346
77.9.1	Hypoglykämie	1346
77.9.2	Hyperglykämie	1347
77.9.3	Hypokalzämie	1347
77.9.4	Hyponatriämie	1348
77.9.5	Hypernatriämie	1348
77.9.6	Hyperkaliämie	1349
77.9.7	Hypokaliämie	1349
77.10	Analgesie bei Früh- und Neugeborenen	1349
77.10.1	Beurteilung der Schmerzintensität bei Neugeborenen	1350
77.10.2	Analgetische Therapie für wenig schmerzhafte diagnostische und therapeutische Eingriffe bei Neugeborenen	1350
77.10.3	Schmerztherapie bei kleinen operativen Eingriffen	1351
77.10.4	Indikationen für Opioidanalgetika (Morphin und Fentanyl) in der Neonatologie	1351
	Literatur	1352

Intensivmedizin bei Früh- und Neugeborenen

K. Bauer, P. Groneck, C. P. Speer

77.1 Reanimation Früh- und Neugeborener

Voraussetzungen für die Durchführung einer Reanimation

Die meisten Neugeborenen durchlaufen eine unproblematische kardiorespiratorische Adaptation; bei ca. 10% der Kinder können allerdings mehr oder weniger intensive Reanimationsmaßnahmen erforderlich sein. Ungefähr $^2/_3$ dieser Patienten lassen sich aufgrund definierter Risiken bereits vor der Geburt identifizieren, bei $^1/_3$ der Neugeborenen tritt die Reanimationssituation völlig unerwartet auf.

Diese Tatsache unterstreicht die Notwendigkeit, dass die essentiellen Wiederbelebungsmaßnahmen zu jeder Zeit differenziert und kompetent durch ein geschultes neonatologisches Reanimationsteam durchgeführt werden können. Weitere Voraussetzungen sind eine optimale Information über maternale und fetale Risiken sowie eine gezielte Vorbereitung auf die spezielle Reanimationssituation.

> Sind die personellen und apparativen Möglichkeiten in einer Geburtsklinik nicht vorhanden, um ein Frühgeborenes oder Risiko-Neugeborenes optimal zu versorgen, so muss die Mutter – wenn immer medizinisch vertretbar – in ein Perinatalzentrum verlegt werden. Dieses medizinisch gut begründete Postulat ist inzwischen durch die deutsche Rechtsprechung bestätigt worden.

Postnatale Beurteilung

Apgar-Schema

Für die postnatale Beurteilung reifer Neugeborener hat sich das Apgar-Schema bewährt (s. Tabelle 77-1). Frühgeborene lassen sich aufgrund des vom Gestationsalter abhängigen Muskeltonus und der Reflexerregbarkeit allerdings nicht adäquat beurteilen. Eine allzu schematische Erfassung der einzelnen Apgar-Kriterien bei der Erstversorgung eines deprimierten reifen Neugeborenen birgt darüber hinaus die Gefahr, dass die Wiederbelebungsmaßnahmen nur verzögert einsetzen.

Säure-Basen-Status

Die Bestimmung des Säure-Basen-Status ist als ein fester Bestandteil und eine wesentliche Ergänzung der kindlichen Zustandsbeurteilung anzusehen. Diese nur mit einer zeitlichen Latenz verfügbare Diagnostik ist jedoch für die initialen therapeutischen Entscheidungen in der Regel nicht relevant.

77.1.1 Temperaturregulation des Neugeborenen und Schutz vor Unterkühlung

Die Geburt bedeutet für das Neugeborenen eine akut einsetzende Kältebelastung: Die Umgebungstemperatur liegt 15–20 °C unter der Körpertemperatur, und damit treten Wärmeverluste durch Strahlung (kühle Raumwände), Konvektion (kühle, bewegte Luft) und Verdunstung (trockene Luft) auf.

Temperaturregulation des reifen Neugeborenen

Als Gegenregulation auf die postnatale Kälteeinwirkung verringert das Reifgeborene die Wärmeverluste an der Körperoberfläche durch Vasokonstriktion der Hautgefäße und steigert seine Wärmeproduktion. Die Wärmeproduktion erfolgt im braunen Fettgewebe, das nur Neugeborene besitzen. Das braune Fettgewebe liegt zwischen den Schulterblättern, hinter dem Herzen und um die großen Blutgefäße, damit die dort

Tabelle 77-1. Apgar-Schema zur Beurteilung der postnatalen Adaptation

„Apgar"	0 Punkte	1 Punkt	2 Punkte
Aussehen	Blass oder zyanotisch	Stamm rosig, Akrozyanose	Ganz rosig
Puls (Herzfrequenz)	Kein/e	<100/min	>100/min
Gesichtsmimik bei Stimulation	Keine	Grimassieren	Schreien
Aktivität	Schlaff	Geringe Extremitätenflexion	Kräftig, aktiv
Respiration	Keine	Langsam, unregelmäßig	Regelmäßig, kräftig

produzierte Wärme rasch im Körper verteilt werden kann.

Die Braunfärbung des Gewebes entsteht durch den hohen Anteil an Mitochondrien. Die dort stattfindende Fettoxidation ist durch das sog. „uncoupling protein" von der Atmungskette abgekoppelt, damit die Energie ausschließlich in Form von Wärme frei wird. Durch die Aktivierung des braunen Fettgewebes kann das reife Neugeborene seine Wärmeproduktion von 23 auf 45 cal/kgKG/min steigern.

Trotzdem übertreffen die Wärmeverluste eines unbekleideten reifen Neugeborenen bei Raumtemperatur seine Wärmeproduktion (s. Abb. 77-1), und ohne wärmeschützende Maßnahmen kommt es zu einem Abfall der Körpertemperatur um >1,5 °C in der 1. Lebensstunde. Asphyktische Reifgeborene haben eine verringerte Fähigkeit zu Wärmeproduktion.

Temperaturregulation des Frühgeborenen

Beim Frühgeborenen ist das Risiko einer Unterkühlung sehr viel größer als beim Reifgeborenen, und die Wärmeverluste übersteigen die Wärmeproduktion bei weitem (s. Abb. 77-2).

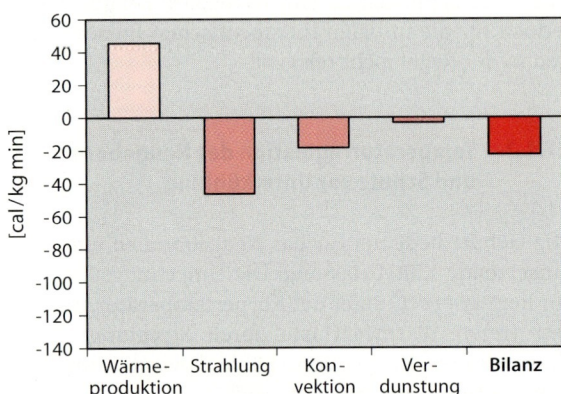

Abb. 77-1. Wärmebilanz eines reifen unbekleideten Neugeborenen bei Zimmertemperatur

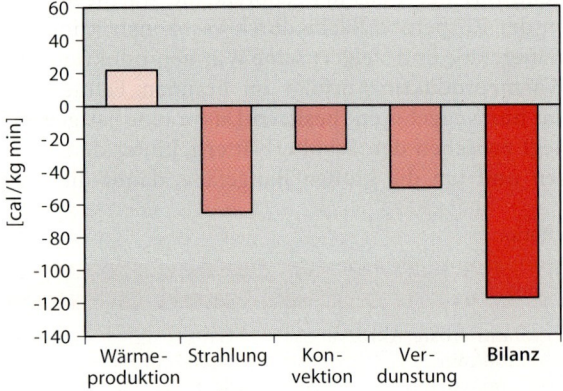

Abb. 77-2. Wärmebilanz eines unbekleideten Frühgeborenen von 1000 g Geburtsgewicht bei Zimmertemperatur

Tabelle 77-2. Symptome der akuten Hypothermie beim Neugeborenen

Rektaltemperatur	Symptome
31–35 °C	Zunahme des O_2-Verbrauchs Vasokonstriktion, Akrozyanose Tachykardie
29–31 °C	Abnahme des O_2-Verbrauchs Azidose oder Alkalose Ödeme Bradykardie, arterielle Hypotonie Lethargie, Trinkschwäche
25–29 °C	Bradykardie, Asystolie, Herzrhythmusstörungen Vasodilatation in der Haut, Ödeme Koma, Apnoe

Dies hat folgende Ursachen:
- 5-mal größere Körperoberfläche im Verhältnis zur Körpermasse als beim Erwachsenen,
- kein subkutanes Fettgewebe,
- hohe Wasserdurchlässigkeit der Haut und damit hoher transkutaner Wasser- und Wärmeverlust,
- kaum braunes Fettgewebe.

Aufgrund seiner minimalen Fähigkeit zur Gegenregulation verhält sich das sehr unreife Frühgeborene wie ein wechselwarmer Organismus.

Schutz vor Unterkühlung

Akute Hypothermie beeinträchtigt eine Vielzahl von Organfunktionen (s. Tabelle 77-2). Sie muss deshalb bei der Erstversorgung von Neu- und Frühgeborenen vermieden werden. Die Aufrechterhaltung einer normalen Körpertemperatur spielt auch in der weiteren Therapie von Neugeborenen eine entscheidende Rolle.

Ein therapeutischer Einsatz von Hypothermie zur Neuroprotektion nach Asphyxie befindet sich im experimentellen Stadium und kann zum klinischen Einsatz nicht empfohlen werden.

Wärmeschutz bei reifen, gesunden Neugeborenen

Beim reifen gesunden Neugeborenen genügen einfache Maßnahmen zum Schutz vor Unterkühlung: Das Neugeborene wird gut abgetrocknet und die nassen Tücher werden entfernt. Danach kann das gesunde Reifgeborene in direkten Hautkontakt auf die Brust der Mutter gelegt und mit einem trockenen Tuch zugedeckt werden (s. Tabelle 77-3).

Wärmeschutz bei der Reanimation von Neugeborenen

Wärmeschutz ist ein wichtiger Bestandteil bei der Reanimation von Neugeborenen, deshalb ist die Überwachung der Rektaltemperatur während der Reanimation notwendig. Zu Beginn der Reanimation müssen die Neugeborenen gut abgetrocknet und die nassen

Tabelle 77-3. Schutz vor Unterkühlung im Kreißsaal

Reifgeborenes	Asphyktisches/dystrophes Reifgeborenes	Frühgeborenes
Abtrocknen	Abtrocknen	Abtrocknen
Nasse Tücher entfernen	Nasse Tücher entfernen	Nasse Tücher entfernen
Hautkontakt zur Mutter	Wärmestrahler	Wärmestrahler
		Tücher (Extremitäten)
		Rumpf und Kopf dem Wärmestrahler exponieren

Tücher entfernt werden. Die Erstversorgung erfolgt dann unter einem Wärmestrahler. Der Erstversorgungsraum sollte zugluftfrei und kein Durchgangsraum sein.

Wärmeschutz bei der Erstversorgung von unreifen Frühgeborenen

Bei der Erstversorgung von Frühgeborenen sollte der Erstversorgungsraum durch zusätzliche Wärmelampen aufgeheizt und der Wärmestrahler über dem Reanimationstisch sollte auf maximale Strahlungsleistung gestellt werden. Die Extremitäten des Frühgeborenen werden mit warmen Tüchern bedeckt, Bauch und Brust bleiben frei und dem Wärmestrahler exponiert. Der feuchte Nabel mit der Metallklemme darf nicht am Kind anliegen (Abb. 77-3).

Nach der Erstversorgung sollte das unreife Frühgeborene möglichst schnell in einen Inkubator gelegt werden, in dem hohe Lufttemperaturen und hohe Umgebungsfeuchte eingestellt werden können.

Therapie der Hypothermie

Um ein unterkühltes Neugeborenes aufzuwärmen wird im Inkubator initial eine Lufttemperatur von 37 °C eingestellt und Manipulationen, die ein Öffnen der Inkubatorklappen erfordern, werden auf ein Minimum beschränkt. Die Rektaltemperatur muss kontinuierlich überwacht werden, um eine überschießende Hyperthermie durch rechtzeitige Reduktion der Inkubatortemperatur zu vermeiden.

Hypotherme Neugeborene benötigen eine kontinuierliche intravenöse Glukosezufuhr.

77.1.2 Maßnahmen der Neugeborenenreanimation

3 klinische Kriterien – nämlich Hautfarbe, Atmung und Herzfrequenz – geben ausreichende Informationen, um das akute Vorgehen zu planen und die Maßnahmen, die in 3 Stufen erfolgen sollten, weder zu spät noch zu voreilig durchzuführen (Abb. 77-4).

Stufe 1: Basismaßnahmen

Die einfachen Basismaßnahmen der Reanimation umfassen *Abtrocknen, Stimulation* und *Absaugen* des Neugeborenen sowie ggf. eine sog. „O$_2$-Vorlage". Während dieser Maßnahmen ist eine schnelle Beurteilung zum Ausschluss von schweren Fehlbildungen erforderlich.

■ **Abtrocknen.** Nach dem Abtrocknen wird das Neugeborene in angewärmte, trockene Tücher gehüllt. Die Erstversorgung erfolgt unter einem Heizstrahler, Zugluft im Raum ist zu vermeiden! Bei sehr kleinen Frühgeborenen und extrem hypotrophen Neugeborenen ist ein zusätzlicher Wärmeschutz durch verschiedenste Folien (u. a. Plastikfolien) oder Warmluftdecken erforderlich.

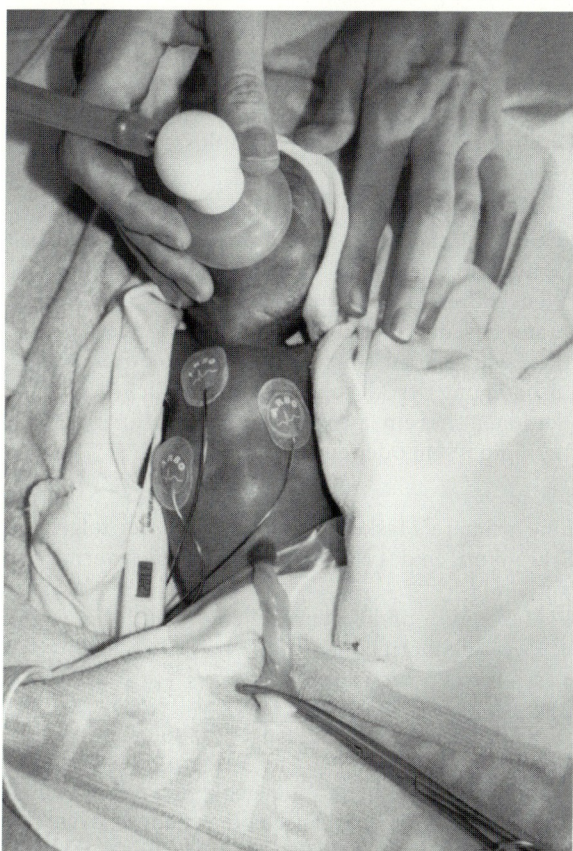

Abb. 77-3. Bei der Erstversorgung von Frühgeborenen unter einem Wärmestrahler werden Extremitäten und Flanken mit warmen Tüchern bedeckt, Gesicht und Rumpf bleiben frei dem Wärmestrahler exponiert

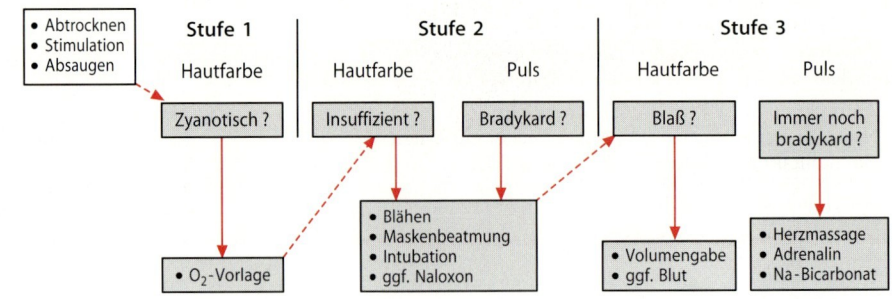

Abb. 77-4.
3-Stufen-Modell der Neugeborenenversorgung. (Nach Speer [9])

Stimulation. Durch die taktile Stimulation, u. a. von Rücken und Fußsohlen, wird die kindliche Atmung stimuliert. Die Mehrzahl der Neugeborenen beginnt innerhalb von 10 s nach der Geburt spontan zu atmen, allerdings ist damit zu rechnen, dass ca. 10 % der Neugeborenen nach 1 Lebensminute noch keine regelmäßige Atemtätigkeit aufweisen.

Absaugen. Bei entsprechender Indikation wie Verlegung der Atemwege durch Fruchtwasser, Blut oder Mekonium sollten zuerst der Oropharynx und dann die Nasenwege des Neugeborenen mit einem ausreichend großlumigen Katheter (Ch 8–10) abgesaugt werden.

> Mund vor Nase absaugen! Es besteht eine erhöhte Aspirationsgefahr durch die Stimulation der kindlichen Eigenatmung nach nasalem Absaugen!

Weiterhin ist unbedingt darauf zu achten, dass beim Absaugen keine Bradykardie durch Vagusstimulation auftritt. Der Sog am Absauggerät ist auf 200 mbar zu begrenzen, um Verletzungen der Schleimhaut zu vermeiden. Ein routinemäßiges Absaugen aller Neugeborenen ist nicht indiziert.

O_2-Gabe. Bei zentraler Zyanose während der ersten Lebensminuten wird dem Neugeborenen O_2 vor Nase und Mund geleitet. Trotz theoretischer Bedenken wegen einer potentiellen O_2-Toxizität (Bildung von toxischen O_2-Radikalen) gibt es bisher keine eindeutigen Hinweise, die zu einem Verzicht dieser Maßnahme führen müssten.

Stufe 2: Zusatzmaßnahmen bei insuffizienter Spontanatmung

Führen die beschriebenen Basismaßnahmen nicht zum Einsetzen der Spontanatmung, so sind zur Vermeidung von Bradykardie und Hypoxie weitere Schritte erforderlich.

Beutel-Masken-Beatmung. Neugeborene mit fehlender Eigenatmung werden nach 30 s mit einer Beutel-Masken-Beatmung und inspiratorischem Druckplateau („Blähatmung") behandelt. Diese „Blähatmung" besteht aus maximal 3 Beatmungshüben mit einem hohen inspiratorischen Beatmungsdruck (ca. 30–40 cm H_2O) und einer langen Inspirationszeit (ca. 3–5 s). Ziel dieser Beatmungsstrategie ist, die intraalveoläre Lungenflüssigkeit in das pulmonale Lymph- und Gefäßsystem zu pressen und somit, in Analogie zur Atemtechnik Neugeborener, eine funktionelle Residualkapazität herzustellen.

Diese Maßnahme sollte unter Auskultationskontrolle erfolgen und in eine den Bedürfnissen des Neugeborenen angepasste assistierte Beatmung übergehen. Runde Silikonmasken eignen sich für die Maskenbeatmung am besten; sie erlauben eine optimale Abdichtung. Bei sehr kleinen Frühgeborenen, die postpartal nicht schreien, sollte sofort mit einer Beutel-Masken-Beatmung begonnen werden, um eine hypoxisch bedingte Bradykardie und somit das Risiko von Fluktuationen des zerebralen Blutflusses zu vermeiden (Cave: Hirnblutung).

> Durch falsche Kopfposition oder fehlerhafte Maskenhaltung kann die Atemtätigkeit des Früh- und Neugeborenen unterdrückt werden („Erstickung unter der Maske")! Ebenso kann eine forcierte Maskenbeatmung zu einem Baro- und Volutrauma mit Schädigung der Alveolen führen; mögliche Komplikationen sind ein iatrogenes pulmonales interstitielles Emphysem oder ein Pneumothorax.

Eine primäre Maskenbeatmung sollte bei folgenden Erkrankungen des Neugeborenen gänzlich vermieden werden:
- Mekonium- und Blutaspiration,
- Zwerchfellhernie,
- schwerste postpartale Asphyxie.

Diese Kinder werden abgesaugt bzw. sofort intubiert.

Intubation. Bleibt ein Neugeborenes trotz Beutel-Masken-Beatmung apnoeisch oder bradykard, wird es umgehend endotracheal intubiert. Für die Gruppe sehr kleiner Frühgeborener ist inzwischen eindeutig belegt, dass die Vermeidung von postpartaler Hypoxie zu einer Reduktion der Inzidenz des Atemnotsyndroms und der Sterblichkeit beiträgt. Dennoch ist von einer grundsätzlichen Intubation dieser besonderen Patientengruppe abzuraten, da gerade bei sehr vitalen Frühgeborenen unter der Intubation transistorische hypoxämische Phasen und Störungen der zerebralen Zirkulation nicht auszuschließen sind.

Es empfiehlt sich, die Intubation selektiv durchzuführen. In Abhängigkeit vom Schweregrad der Atemnotsymptomatik sollte das Frühgeborene innerhalb von Minuten intubiert oder aber mit einem nasalen CPAP-System versorgt werden. Während der Intubation muss eine kontinuierliche Überwachung der kindlichen Herzfrequenz und O_2-Sättigung (Pulsoxymeter) erfolgen.

Bei einer Bradykardie ist der Intubationsversuch unverzüglich abzubrechen und das Kind mit erneuter Beutel-Masken-Beatmung und adäquater O_2-Zufuhr zu stabilisieren (**Cave:** Hyperoxie).

Komplikationen
Die häufigsten Komplikationen im Verlauf der Intubation sind die Fehlpositionen des Tubus in den Ösophagus und eine einseitige Intubation des rechten Hauptbronchus; durch entsprechende Korrektur der Tubuslage sind diese Situationen leicht zu beheben. Ernsthafte Komplikationen stellen die Perforation des Ösophagus und Hypopharynx dar; tracheale Perforationen wurden durch Führungsstäbe von Endotrachealtuben beobachtet. Magenrupturen wurden nach Reanimation Neugeborener mit tracheoösophagealer Fistel beschrieben. Subglottische Stenosen können sich als chronische Komplikationen eines Intubationsschadens ausbilden.

■ **Naloxon.** Neugeborene, deren Mütter unter der Geburt Opioide erhalten haben, fallen häufig durch einen fehlenden Atemantrieb nach der Geburt auf. Durch die intravenöse Gabe des Opioidantagonisten Naloxon (z.B. Narcanti neonatal) kann die atemdepressive Wirkung diaplazentar übergetretener Morphinderivate aufgehoben werden (Dosierung: 0,01 mg/kgKG).

Da die Opioidanalgetika eine längere Halbwertszeit als Naloxon haben, muss mit symptomatischen Reboundeffekten beim Kind gerechnet werden; sie erfordern wiederholte Gaben von Naloxon.

CAVE

Cave: Kinder heroinabhängiger Mütter dürfen kein Naloxon erhalten, da schwerste akute Entzugserscheinungen ausgelöst werden können.

Stufe 3: Zusatzmaßnahmen bei insuffizienter Kreislauffunktion
Da Bradykardien bei Neugeborenen in der Regel durch eine Hypoxie bedingt sind, lassen sich die meisten Kreislaufprobleme durch eine suffiziente Oxygenierung beheben. Besteht die Bradykardie trotz ausreichender Lungenbelüftung fort, so sind weitere Maßnahmen wie extrathorakale Herzmassage, Adrenalingabe, Volumensubstitution und Azidosekorrektur angezeigt.

■ **Herzmassage.** Eine externe Herzmassage sollte bei allen Neugeborenen durchgeführt werden, bei denen die Herzfrequenz unter 60 Schlägen/min liegt und die nach Beginn der adäquaten Ventilation nicht mit einem Anstieg der Herzfrequenz reagieren. Bei einer der möglichen Techniken wird der Thorax des Kindes von beiden Seiten umfasst und das Sternum 1 Querfinger unterhalb der Intermamillarlinie mit einer Frequenz von 120/min um 1–2 cm komprimiert.

Diese Art der Herzmassage stellt die effektivste Maßnahme zur Aufrechterhaltung der Kreislauffunktion dar, sie setzt aber voraus, dass zwei in der Reanimation Neugeborener erfahrene Personen die kardiozirkulatorische und respiratorische Reanimation durchführen. Eine Einzelperson ist gezwungen, durch Sternumkompression mit 2 Fingern eine wirksame Herzmassage und gleichzeitig eine effiziente Beatmung zu gewährleisten. Es wird derzeit ein Verhältnis von 3 Herzkompressionen zu 1 Beatmung empfohlen.

Trotz wirksamer Herzmassage muss die Ursache der Bradykardie rasch erkannt und wenn möglich kausal behandelt werden.

■ **Adrenalin.** Bleibt der unter den Reanimationsmaßnahmen zu erwartende Anstieg der Herzfrequenz aus, so sollte unverzüglich Adrenalin (Suprarenin in einer Verdünnung von 1:10000) über den endotrachealen Tubus (0,1 ml/kgKG) appliziert werden. Trotz einer geringen Lungendurchblutung kann diese Maßnahme zu einem raschen Anstieg der Herzfrequenz oder sogar einem erstmaligen Nachweis der Herzaktion führen. Bei fehlendem Ansprechen sollte die Adrenalingabe über die katheterisierte Nabelvene oder eine periphere Vene wiederholt werden (0,01–0,03 mg/kgKG).

Intrakardiale Injektionen sind obsolet. Die Wirkung von Adrenalin wird durch die bestehende Azidose eingeschränkt.

■ **Natriumbikarbonat.** Die Indikation für die Gabe von Natriumbikarbonat ist nur bei schwerer protrahierter metabolischer Azidose z.B. nach intrauteriner Hypoxie und nach längerdauernden Reanimationsmaßnahmen, insbesondere bei schlechtem Ansprechen auf Adrenalin indiziert. Die Gabe von Natriumbikarbonat erfolgt intravenös in einer mindestens 1:1 verdünnten Lösung (5% Glukose) und über einen längeren Zeitraum – über 15 min bei Neugeborenen und über Stunden bei Frühgeborenen – (Initialdosis: 1–3 mval $NaHCO_3$/kgKG). Da Natriumbikarbonat 8,4% hyperosmolar ist, besteht die Gefahr, dass Frühgeborene im Rahmen der Serumosmolalitätsspitzen und -schwankungen eine Hirnblutung entwickeln.

Eine Bikarbonatbehandlung verbietet sich bei einer ausgeprägten respiratorischen Azidose.

■ **Volumengabe.** Bei anamnestischem und klinischem Verdacht auf einen akuten Blutverlust sollte unverzüglich Volumen zugeführt werden. Für eine initiale Volumensubstitution bietet sich 5% Humanalbumin (10–15 ml/kgKG) an. Als effektivste Maßnahme ist unter kritischer Indikationsstellung die Gabe von 0 Rh neg. lysinfreiem Erythrozytenkonzentrat (10–15 ml/kgKG) anzusehen. Eine entsprechende Notfallkonserve, die ohne Kreuzprobe transfundiert werden kann, sollte heute für Risikosituationen unmittelbar nach der Geburt verfügbar sein; bei hämorrhagischem Schock ist die Transfusion bis zu einer Stabilisierung des kindlichen Zustands fortzuführen.

In der folgenden Übersicht sind sämtliche Schritte der Reanimation zusammengefasst.

Praktisches Vorgehen bei der Neugeborenenreanimation

- *Basismaßnahmen*
  - Adäquate Wärmezufuhr; Abtrocknen und Zudecken des Neugeborenen
  - Luftwege freimachen (Mund vor Nase gezielt absaugen)
  - Auskultation (Stethoskop)
  - Beutel-Masken-Beatmung (O_2-Zufuhr: 100%), initiale „Blähatmung" (3–5 s), danach assistierte Beatmung (Beatmungsfrequenz 40–60/min)
- *Bei Apnoe und/oder Bradykardie (Herzfrequenz 60–80/min unter Beutel-Masken-Beatmung)*
  - Endotracheale Intubation (Tubus: 2,0–3,5 mm)
  - Herzmassage; Verhältnis Kompression zu Beatmung 3:1
  - Eventuell Suprarenin 0,01 mg/kgKG (entspricht 0,1 ml/kgKG der Verdünnung 1:10 000) über Endotrachealtubus
  - Eventuell Natriumbikarbonat 8,4% (1:1 mit Aqua pro inj. oder Glukose 5% verdünnt), 1(–3) mmol/kgKG sehr langsam i.v.
  - Eventuell Nabelvenenkatheter, Volumenzufuhr (Humanalbumin, Blut; 10–15 ml/kgKG)

77.2 Perinatale Schäden und ihre Folgen

77.2.1 Asphyxie

Perinatale Asphyxie bedeutet einen Insult für den Fetus oder das Neugeborene, bedingt durch eine Hypoxie und/oder Ischämie mit begleitender Azidose vor oder unter der Geburt, der zu einer stark gestörten postnatalen kardiorespiratorischen Adaptation führt.

Pathophysiologie

Antenatal kann eine Beeinträchtigung des Fetus durch plazentare Insuffizienz, maternale Infektionen oder Blutungen bedingt sein.

Es bestehen folgende Risikofaktoren für eine Asphyxie unter der Geburt:
- maternale Erkrankungen:
  - Hypertension, Hypotension, Diabetes, Infektion, andere Grunderkrankung,
- plazentare Auffälligkeiten:
  - Chorioamnionitis, Infarzierung, Fibrose, vorzeitige Lösung,
- Nabelschnurzwischenfälle:
  - Prolaps, Knoten, Kompression, Insertio velamentosa mit Gefäßriss,
- fetale Ursachen:
  - Frühgeburtlichkeit, Infektion, Wachstumsretardierung, Übertragung.

Die auslösenden Faktoren führen zu einer Bradykardie, Hypotension, verminderten Herzauswurfleistung und metabolischen Azidose. Das Ausmaß einer Asphyxie zeigt sich an der Schnelligkeit, mit der ein asphyktisches Kind auf Reanimationsmaßnahmen reagiert.

Untersuchungen beim Versuchstier zeigen eine typische Sequenz nach einer experimentell induzierten Hypoxie: Nach einigen heftigen Atemzügen kommt es zu einer Phase der primären Apnoe, begleitet von einer Bradykardie. In dieser Situation lassen sich die Tiere oft durch einfache taktile Maßnahmen zur Atmungsaufnahme stimulieren, unter der es auch zum Anstieg der Herzfrequenz kommt.

Bei weitergehender Hypoxie folgt eine Phase mit erneuten heftigen Atemzügen, die schließlich sistieren und in eine terminale Apnoe übergehen. In dieser Phase ist das Tier schwer deprimiert, azidotisch, bradykard, und bedarf der intensiven kardiopulmonalen Reanimation. Formen der fetalen Depression, bei denen eine ausreichende kardiorespiratorische Adaptation nach taktiler Stimulation oder kurzfristiger Maskenbeatmung zu erreichen ist, können also nicht als schwere perinatale Asphyxie bezeichnet werden.

Klinik

Eine pränatale Hypoxie/Ischämie kann sich durch Auffälligkeiten im Kardiotokogramm äußern. Bei einer perinatalen Hypoxie/Ischämie präsentiert sich das Kind klinisch unter einer stark gestörten kardiorespiratorischen Adaptation nach der Geburt: es ist bradykard, zyanotisch, apnoisch, hypoton, bewegungslos und bedarf der Reanimation.

Der Apgar-Score ist eine gute und brauchbare Zustandsbeschreibung der kardiopulmonalen Adaptation nach der Geburt. Ein niedriger Score zeigt die Notwendigkeit von Reanimationsmaßnahmen an, ist aber kein sicherer Indikator für eine perinatale Asphyxie (= Hypoxie/Ischämie + Azidose) und allein auch kein Prognosekriterium für die Entwicklung einer Zerebralparese. Ansteigende Werte unter der Reanimation geben Hinweis auf den Erfolg der durchgeführten Maßnahmen.

Kinder mit einer für die Prognose relevanten Asphyxie unter der Geburt zeigen in der Regel folgende Störungen:
- eine schwere Azidose im Nabelschnurblut (<7,0),
- einen 10-min-Apgar-Wert von ≤ 5,
- eine verzögerte Aufnahme der Eigenatmung (>10 min),
- Symptome der hypoxisch-ischämischen Enzephalopathie (s. dort), d.h. neonatale neurologische Symptome einschließlich Krampfanfälle,
- hypoxisch-ischämisch bedingte Funktionsstörungen anderer Zielorgane.

Zielorgane der Asphyxie

Hypoxisch-ischämische Läsionen können sich an verschiedenen Organsystemen manifestieren (% ≅ Häufigkeit):
- Niere:
  - 50%, Oligurie bis Anurie. Genaue Flüssigkeitsbilanz! Vorsicht bei nephrotoxischen Medikamenten.
- ZNS:
  - 28%, hypoxisch-ischämische Enzephalopathie.
- Herz:
  - 25%, postasphyktische Kardiomyopathie mit schlechter Herzauswurfleistung, niedriger Blutdruck! Diagnose durch Echokardiographie.
- Lunge:
  - 23%, postasphyktische Lungenkrankheit vom ARDS-Typ oder pulmonale Hypertension, Echokardiographie.
- Leber:
  - Transaminasenanstieg, Produktionskoagulopathie, später Cholestase.
- Mikrozirkulation:
  - disseminierte intravasale Gerinnung mit Thrombozytenabfall.

Differentialdiagnose

Eine nicht asphyxiebedingte postnatale Beeinträchtigung der Atmung kann in folgenden Situationen beobachtet werden:

Massiver Vagusreiz

Bei einem massiven Vagusreiz aufgrund einer fetalen Kopfkompression oder Zug an der Nabelschnur bei Entwicklung ist der Nabelarterien-pH-Wert meist normal, d.h. >7,2, das Kind bradykard und atemdeprimiert (niedriger 1-min- und ggf. 5-min-Apgar-Wert), reagiert aber sofort und anhaltend auf Maskenbeatmung.

Anschließend finden sich keine Hinweise auf neurologische Beeinträchtigung, Spontanatmung, Spontanmotorik, Muskeltonus und Blutdruck sind normal. Diese Kinder müssen postnatal beobachtet werden. Blutdruck, klinisch-neurologische Symptome und Schädelsonographie müssen registriert werden, eine Therapie ist nicht erforderlich.

Anästhetika

Fetale Atemdepression aufgrund von Auswirkungen der maternalen Anästhesie oder anderer Medikamente ($MgSO_4$): guter Nabelarterien-pH-Wert, fehlende Spontanatmung, schnelles Ansprechen auf Reanimationsmaßnahmen, jedoch auch nach Intubation und Beatmung wenig Spontanatmung und -motorik.

Weitere Ursachen

- Neuromuskuläre Erkrankung des Neugeborenen: Symptomatik wie bei Anästhetika,
- ZNS-Missbildung oder -trauma, spinales Trauma: Symptomatik wie bei Anästhetika,
- Larynx-/Tracheamissbildung, Lungenhypoplasie, Zwerchfellhernie, Pleuraerguss: oft guter Nabelarterien-pH-Wert, jedoch postnatal ausgeprägte Zyanose bei meist anfangs noch regem Kind,
- fetale Infektion: variable Werte für Nabelarterien-pH-Wert und Reaktion auf Reanimationsmaßnahmen je nach fetaler Beeinträchtigung.

Neugeborene mit zyanotischen Vitien sind selten unmittelbar postnatal auffällig. Die Kinder adaptieren sich in der Regel gut und werden, wenn die Lungenperfusion Ductus-abhängig ist, erst bei Verschluss des Ductus arteriosus Botalli zyanotisch.

Eine Gruppe von Neugeborenen weist bei der Geburt eine ausgeprägte Azidose auf (pH-Wert <7,0), zeigt jedoch klinisch keine Symptome und eine ungestörte kardiopulmonale Adaptation. Es besteht eine Assoziation mit einer Sectioentbindung und/oder einer Spinalanästhesie. Diese Kinder sind nicht asphyktisch, die Prognose ist gut. Sie sollten jedoch nicht zu früh entlassen, sondern für ca. 24 h überwacht werden (einschließlich Blutzuckerkontrolle).

77.2.2 Hypoxisch-ischämische Enzephalopathie (HIE)

Tierexperimentelle Untersuchungen ischämischer Hirnläsionen haben gezeigt, dass die Gewebeschädigung während der Hypoxie-Ischämie beginnt und in der Reperfusionsphase noch weiter zunimmt.

Wesentliche Schädigungsmechanismen im Bereich der Mikrozirkulation laufen erst ab, wenn die Blutversorgung wiederhergestellt ist. Die Hauptmediatoren dieses Reperfusionsschadens sind freie O_2-Radikale, neutrophile Granulozyten und vom Endothel stammende Faktoren. Die Folge einer Ischämie ist zunächst eine Entzündung der Mikrovaskulatur. Der Entzündungsprozess mündet in einen Zusammenbruch der Blut-Hirn-Schranke. Aus lädierten Zellen werden dann neurotoxische exzitatorische Aminosäuren freigesetzt (Glutamat und Aspartat). Diese Substanzen aktivieren einen Ionenkanal (NMDA-Kanal, N-Methyl-D-Aspartat), was zu einem Ca^{2+}-Influx in die Zelle führt. Durch Aktivierung von Proteasen kann der Zelltod eingeleitet werden.

Während sich meist alle anderen Organe vom asphyktischen Insult erholen, ist dies beim Gehirn nicht immer der Fall. Die Hypoxie/Ischämie führt zu einer lokalen Laktatakkumulation im Gehirn und zu einer Verminderung energiereicher Phosphate (Phosphokreatinin und ATP). Das Energieversagen ist in der Regel erst nach 24–72 h in voller Ausprägung vorhanden.

Je nach Ausmaß der Schädigung entwickelt sich eine lokale Hirnläsion oder eine diffuse neuronale Nekrose mit schwerem Hirnödem oder Hirntod.

Klinik
Die typischen klinischen Symptome einer HIE sind:
- Beeinträchtigung der Bewusstseinslage (Hyperexzitabilität, Lethargie oder Koma),
- Änderung des Muskeltonus (Hyper- oder Hypotonie),
- Änderung des Reflexverhaltens (fehlender Moro-Reflex, fehlender Greif- und Saugreflex),
- Auftreten von Krampfanfällen.

Das EEG zeigt typische Veränderungen in Abhängigkeit vom Schweregrad der Hirnschädigung. Die *Sarnat-Klassifikation* erlaubt oft die Prognoseeinschätzung aufgrund klinischer Parameter.

Therapie

Ventilation
Bei unregelmäßiger Atmung oder Apnoen sollte eine frühzeitige Intubation und Beatmung erfolgen. Der pO_2 und pCO_2 sollten in normalen Grenzen gehalten werden; eine Hyperventilation ist nicht sinnvoll. Bei metabolischer Azidose sollte gepuffert werden.

Kreislauf
Wichtigste Größe für ausreichende Hirnperfusion ist der Blutdruck. Bei Kindern mit schwerer Asphyxie soll bereits im Kreißsaal ein sicherer intravenöser Zugang gelegt werden, bei instabilem Blutdruck erfolgt die Gabe von Katecholaminen (Dopamin/Dobutrex oder Suprarenin).

Bei Kindern <1000 g: Vorsicht bei der Katecholamintherapie.

Sedierung
Die Verwendung von Sedativa sollte vorsichtig erfolgen (**Cave:** Hypotension), falls möglich keine Sedierung, damit die neurologische Prognose besser eingeschätzt werden kann. Bei Auftreten von Krampfanfällen erfolgt eine Behandlung mit Phenobarbital, Phenytoin oder Lorazepam (s. Neugeborenenkrämpfe).

Weitere Maßnahmen
Bei einer HIE kann ein Hirnödem auftreten. Wie bei allen anderen Anoxie-bedingten Hirnödemen gibt es jedoch keine spezifische „Hirnödemtherapie", da es sich um ein zytotoxisches Hirnödem handelt. Glukokortikosteroide sowie Mannit sind aus diesen Gründen nicht indiziert.

Auf eine ausreichende Glukosezufuhr sollte geachtet werden, da das Gehirn des Neugeborenen besonders nach Hypoxie/Ischämie stark von einer äußeren Zufuhr abhängig ist (ggf. Glukosebedarf über 8 mg/kgKG/min). Häufige Kontrollen des Blutzuckers sowie der Elektrolyte, ggf. Behandlung einer Hypokalzämie.

77.3 Das Frühgeborene

Grundlagen
Ungefähr 6,5 % aller Geburten erfolgen vor der vollendeten 37. Schwangerschaftswoche (SSW); etwa 1,5 % der Kinder sind sehr kleine Frühgeborene (Geburtsgewicht <1500 g, Gestationsalter <32 vollendete Gestationswochen). Die Frühgeburtlichkeit trägt als wesentlicher Faktor zur perinatalen und neonatalen Sterblichkeit bei.

Die Ursachen der Frühgeburtlichkeit lassen sich nur bei einem Teil der Patienten eruieren:
- vorzeitige Wehen,
- vorzeitiger Blasensprung,
- Amnioninfektionssyndrom,
- Mehrlingsschwangerschaften,
- akute Plazentalösung,
- mütterliche Erkrankungen wie EPH-Gestose u. a.

Prognose
Die Überlebenschance Frühgeborener mit einem Geburtsgewicht von weniger als 1500 g hat sich im letzten Jahrzehnt deutlich verbessert. Während in den frühen 70er Jahren nur 15–40 % dieser Risikopatienten die Neonatalperiode überlebten, ist 10 Jahre später der Anteil überlebender Frühgeborener auf mehr als 90 % angestiegen. Die günstigere Prognose ist zu einem großen Teil auf die Verbesserung der Betreuung und des perinatalen Managements von Risikoschwangeren sowie die Fortschritte der neonatalen Intensivmedizin zurückzuführen.

Das Grundproblem sehr kleiner Frühgeborener bleibt jedoch bestehen – die Unreife von Organsystemen und -funktionen, die postpartal zu einer Reihe von akuten Erkrankungen und chronischen pulmonalen und neurologischen Folgeschäden führen können:
- Apnoe, Atemnotsyndrom, chronische Lungenerkrankung, bronchopulmonale Dysplasie,
- Hypothermie, Hypoglykämie, Bradykardie,
- persistierender Ductus arteriosus,
- nekrotisierende Enterokolitis,
- erhöhte Infektionsdisposition, nosokomiale Sepsis,
- intrazerebrale Blutung, periventrikuläre Leukomalazie, Frühgeborenenretinopathie, Taubheit, psychomotorische Retardierung, neurologische Schädigung.

Prävention
Für eine optimale Betreuung von Risikofrühgeborenen müssen eine Reihe von Bedingungen erfüllt sein. Risikoschwangere und Frühgeborene sollten nur in personell und technisch optimal ausgestatteten Perinatalzentren betreut werden. Ein In-utero-Transport eines gefährdeten Frühgeborenen ist mit ungleich geringeren Risiken verbunden als eine postnatale Verlegung. Die Inzidenz von bleibenden Behinderungen ist – wie in vielen Studien belegt – bei einer Behandlung in Perinatalzentren deutlich geringer als in kleinen Kinderkliniken, die über eine geringere Erfahrung in der Behandlung der Patienten und/oder eine unzureichende personelle bzw. apparative Ausstattung verfügen.

> Bei einer drohenden Geburt vor der 34. Gestationswoche ist unter maximaler tokolytischer Therapie eine ggf. repetetive Lungenreifungsbehandlung mit Betamethason oder Dexamethason durchzuführen.

Die Geburt dieser Risikopatienten sollte so atraumatisch wie möglich erfolgen. Eine primäre Sectio caesarea ist in jedem Fall bei Kindern mit Beckenendlage, drohender intrauteriner Asphyxie, Verdacht auf Amnioninfektionssyndrom sowie jedweder Form relevanter mütterlicher und kindlicher Pathologie indiziert.

Durch eine schonende Spontangeburt scheint die Komplikationsrate, insbesondere zerebraler Schädigungen, nicht erhöht zu sein. Während der mütterlichen Anästhesie muss eine intrauterine und postpartale Depression des Kindes unbedingt vermieden werden. Dies setzt eine enge Abstimmung von Anästhesieverfahren, chirurgischem Vorgehen und unmittelbar postpartaler Versorgung der Frühgeborenen voraus.

Nach der Erstversorgung der Frühgeborenen im Kreißsaal erfolgt die weitere zeit- und personalaufwendige Behandlung und Pflege der Kinder auf einer neonatologischen Intensivstation. Einzelheiten sind den Lehrbüchern der Pädiatrie und Neonatologie zu entnehmen.

77.3.1 Das Atemnotsyndrom Frühgeborener

Die Surfactant-Substitution stellt einen entscheidenden Durchbruch in der Behandlung des Atemnotsyndroms Frühgeborener dar. Durch diese kausale Therapiemaßnahme konnten die akuten pulmonalen Komplikationen beatmeter Frühgeborener um $2/3$ reduziert und die Sterblichkeit von Frühgeborenen mit Atemnotsyndrom nahezu halbiert werden.

Epidemiologie
Das Atemnotsyndrom Frühgeborener (RDS, „respiratory distress syndrome", hyalines Membransyndrom) stellt die häufigste Todesursache der Neonatalperiode dar. Etwa 1% aller Neugeborenen erkranken an einem RDS. Die Inzidenz steigt mit abnehmendem Gestationsalter; bis zu 60% der Frühgeborenen < 30. Gestationswoche entwickeln ein RDS.

Pathogenese
Wesentliche Ursache des RDS ist der Mangel eines pulmonalen oberflächenaktiven Surfactant-Systems, das die Oberflächenspannung der Alveolen vermindert und somit zur Stabilität des Alveolarsystems beiträgt; es beugt einem Alveolarkollaps in der Exspiration vor (Surfactant = „surface active agent"). Surfactant wird von Pneumozyten des Typs II gebildet, in den Alveolarraum sezerniert und besteht überwiegend aus verschiedenen Phospholipiden.

Lecithin/Sphingomyelin-Quotient
Bei Patienten mit RDS ist die Surfactant-Hauptkomponente Dipalmitoyl-Phosphatidylcholin (Lecithin) quantitativ vermindert, Phosphatidylcholin fehlt vollständig. Da eine ständige Sekretion von Surfactant in das Fruchtwasser stattfindet, kann durch eine Bestimmung des L/S-Quotienten (Lecithin/Sphingomyelin) die Lungenreife von Frühgeborenen abgeschätzt werden; der Sphingomyelingehalt im Fruchtwasser bleibt im Verlauf der Schwangerschaft konstant. Ein L/S-Quotient von > 2:1 weist auf ein ausgereiftes Surfactant-System hin.

Apoproteine
Neben Phospholipiden enthält Surfactant Apoproteine unterschiedlichen Molekulargewichts (SP = Surfactant-Protein). Während die hochmolekularen Apoproteine (SP-A) vermutlich die zelluläre Sekretion und Wiederaufnahme der Phospholipide regulieren, sowie lokale Abwehrfunktionen gegen verschiedenste mikrobielle Erreger übernehmen (SP-A, SP-D), kommt den hydrophoben niedermolekularen Apoproteinen (SP-B; SP-C) eine besondere funktionelle Bedeutung zu: Sie verbessern die Absorption und Ausbreitung der Surfactant-Phospholipide.

Hyaline Membranen

Das Surfactant-Defizit wird typischerweise durch eine postnatal einsetzende intraalveoläre Akkumulation von Plasmaproteinen kompliziert, die nach Schädigung des Alveolarepithels und Kapillarendothels die Alveoli auskleiden und die Surfactant-Wirkung direkt hemmen (hyaline Membranen). Eine ausreichende Surfactant-Synthese besteht in der Regel von der 35. Gestationswoche an.

Kinder diabetischer Mütter, Neugeborene mit Asphyxie oder schwerer Erythroblastose können eine verzögerte Lungenreifung aufweisen. Eine beschleunigte Lungenreifung wird bei Präeklampsie und Wachstumsretardierung, bei intrauterinem Stress durch vorzeitigen Blasensprung (2–7 Tage) und durch mütterliches Amnioninfektionssyndrom beobachtet.

Pathophysiologie

Bei einem Surfactant-Mangel entwickeln sich in den Lungen der Frühgeborenen unmittelbar nach der Geburt zunehmende diffuse Atelektasen. Die alveoläre Minderbelüftung führt zu einer Hypoxämie/Hypoxie und zu einem Anstieg des CO_2-Partialdruckes.

Die Folgen sind eine systemische Hypotension und Vasokonstriktion der pulmonalen Gefäße, die eine pulmonale Minderperfusion sowie eine Ausbildung intrapulmonaler Shunts und eines Rechts-Links-Shunts auf Vorhofebene (Foramen ovale) bzw. über den Ductus arteriosus nach sich ziehen; der pulmonale Metabolismus wird erheblich eingeschränkt.

Azidose, Hypoxie und der veränderte Lungenstoffwechsel hemmen die postnatal einsetzende de novo-Synthese von Surfactant. In Abb. 77-5 ist der Circulus vitiosus des Atemnotsyndroms dargestellt.

Klinik

Klinische Symptome

Diese treten unmittelbar nach der Geburt oder innerhalb der ersten 3–4 h post partum auf:
- Tachypnoe > 60/min,
- Nasenflügeln,
- exspiratorisches Stöhnen,
- sternale und interkostale Einziehungen,
- abgeschwächtes Atemgeräusch,
- Mikrozirkulationsstörungen mit blass-grauem Hautkolorit,
- Temperaturinstabilität,
- evtl. Zyanose (bei insuffizienter Behandlung).

Bei der röntgenologischen Untersuchung des Thorax finden sich typische Veränderungen des RDS. Unter zunehmender Verdichtung des Lungenparenchyms mit Auslöschung der Herz- und Zwerchfellkonturen entwickelt sich eine sog. „weiße Lunge" (s. Abb. 77-6).

> Beachte folgende Differentialdiagnose: Eine neonatale Infektion mit β-hämolysierenden Streptokokken der Gruppe B kann sich unter den klinischen und radiologischen Zeichen eines RDS manifestieren!

Akute Komplikationen

Im Verlauf der Erkrankung können folgende Komplikationen auftreten:
- extraalveoläre Luftansammlung, pulmonales interstitielles Emphysem,
- Pneumothorax,
- Pneumomediastinum,
- Pneumoperitoneum,
- Pneumoperikard.

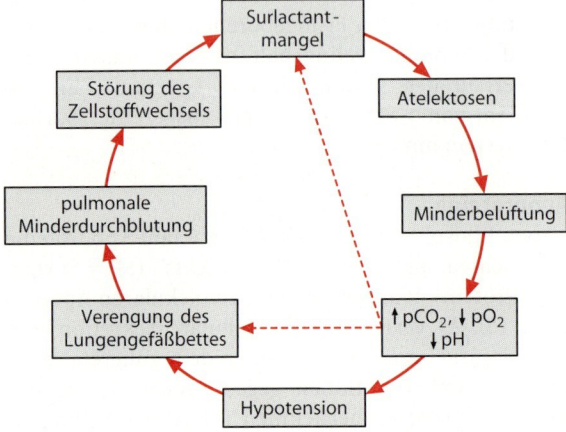

Abb. 77-5. „Circulus vitiosus" des Surfactant-Mangels

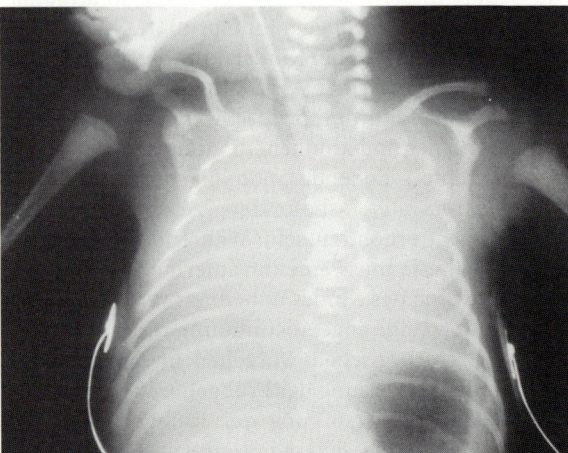

Abb. 77-6. Radiologische Veränderungen eines schweren Atemnotsyndroms. Verdichtetes Lungenparenchym, Auslöschung der Zwerchfell- und Herzkonturen, positives Lungenbronchogramm (*Pfeil*)

Als Folge der Lungenunreife, der Langzeitbeatmung und der O_2-Toxizität (durch die hohe inspiratorische O_2-Konzentration) kann sich bei Risikopatienten eine chronische Lungenerkrankung, die *bronchopulmonale Dysplasie (BPD)* entwickeln.

Therapie

Symptomatische Behandlung

Die Therapie des RDS wird vom Schweregrad der pulmonalen Erkrankung bestimmt. Bei leichtem RDS erfolgt eine gezielte O_2-Zufuhr unter einer „Headbox" oder mittels Nasen-CPAP über einen in der Nase liegenden Tubus, bei deutlicher Ventilations- und Oxygenierungsstörung müssen die Kinder maschinelle beatmet werden. Die Überwachung erfolgt mittels kontinuierlicher transkutaner pO_2- und pCO_2-Messung, Pulsoxymetrie, regelmäßiger Blutgasanalysen und engmaschiger Blutdruckkontrollen; evtl. ist eine Plasma- bzw. Bluttransfusionen erforderlich.

Grundprinzip der Behandlung ist das sog. „minimal handling", d.h. die möglichst geringe Belastung des Frühgeborenen durch diagnostische und therapeutische Maßnahmen.

Kausale Behandlung: Surfactant-Substitution

In den letzten Jahren ist mit der Substitution mit natürlichem und synthetischem Surfactant ein entscheidender Fortschritt in der Behandlung des Atemnotsyndroms Frühgeborener erzielt worden.

Natürliche Surfactant-Präparate werden durch Lavage von Kälber- und Rinderlungen (Alveofact, Infasurf) oder Homogenisierung von Rinderlungen (Surfactant-TA, Survanta) oder Schweinelungen (Curosurf) extrahiert oder aber wurden für klinische Studien aus dem menschlichen Fruchtwasser isoliert. Die Präparate unterscheiden sich in der Zusammensetzung der Phospholipidfraktionen sowie im Apoproteinmuster. Synthetische Surfactant-Präparate sind apoproteinfrei.

Um die Adsorption und Ausbreitung von Dipalmitoylphosphatidylcholin (DPPC) zu verbessern, wurden dem Präparat Exosurf ein Alkohol (Hexadecanol) und ein Detergenz (Tyloxapol) beigefügt. Die einzelnen, in kontrollierten und/oder randomisierten Studien untersuchten Präparate, ihre Zusammensetzung und Dosis sind in Tabelle 77-4 zusammengefasst.

Unmittelbar nach intratrachealer Applikation natürlicher Surfactant-Präparate konnte bei Frühgeborenen mit manifesten RDS in allen kontrollierten Studien eine – wenn auch recht unterschiedliche – Verbesserung der Oxygenierung und der Beatmungssituation erzielt werden. Synthetische Präparate zeigen im Vergleich zu natürlichen Surfactant-Präparationen eine wesentlich langsamere Verbesserung des pulmonalen Gasaustausches und des Beatmungsverlaufs.

Sowohl nach prophylaktischer als auch nach therapeutischer Surfactant-Gabe konnte die Pneumothoraxinzidenz um 50–70% und die Sterblichkeit um ca. 40% reduziert werden. Alle anderen akuten und chronischen mit Atemnotsyndrom assoziierten Komplikationen wurden durch eine Surfactant-Therapie nicht beeinflusst. Direkte Vergleichsstudien zwischen natürlichen und synthetischen Surfactant-Präparaten belegen eine bessere klinische Wirksamkeit natürlicher Präparate.

Neuere Untersuchungen weisen darauf hin, dass eine Surfactant-Behandlung in der frühen Phase des Atemnotsyndroms einer Therapie in einer späteren Erkrankungsphase überlegen ist. Ob für Frühgeborene unterhalb der 31. Gestationswoche eine prophylaktische Surfactant-Applikation unmittelbar nach der Geburt empfohlen werden kann, ist trotz der theoretischen Vorteile dieser Maßnahme weiterhin umstritten.

Tabelle 77-4. Natürliche und synthetische Surfactant-Präparate, die in kontrollierten und randomisierten Studien untersucht wurden: Herkunft, Zusammensetzung, Dosierung, Volumina und Anzahl der repetitiven Dosen

Präparat	Herkunft	Zusammensetzung		Dosis (Phospholipide) [ml/kgKG]	Volumen [ml/kgKG]	Anzahl der Dosen
		Phospholipide	Apoproteine			
Surfactant TA	Rind	84%*	SP-B, C (1%)	100	4	4
Survanta	Rind	84%*	SP-B, C (1%)	100	4	4
Infasurf	Kalb	95%	SP-B, C (1%)	90–100	3	3
Alveofact	Rind	88%	SP-B, C (1%)	50	1,2	4
Amnionflüssigkeit-Surfactant	Mensch	85%	SP-A, B, C (5%)	60	3	4
Curosurf	Schwein	99%	SP-B, C (1%)	100–200	1,25–2,5	3
ALEC	Synthetisch	DPPC, PG	Keine	100**	2	4
Exosurf	Synthetisch	DPPC***	Keine	67,6	5	2–3

* Die Endkonzentration ist mit synthetischen DPPC, Tripalmitin und Palmitinsäure angereichert; *SP-A, B, C* Surfactant-Proteine A, B, C; *DPPC* Dipalmitoylphosphatidylcholin; *PG* Phosphatidylglycerol.
** Gesamtdosis pro Patient.
*** Zusätzliche Inhaltsstoffe: Hexadecanol, Tyloxapol.

Zum einen entwickeln ca. 40% dieser Kinder kein Atemnotsyndrom und werden so unnötigerweise intubiert und mit Surfactant behandelt, zum anderen sind negative Auswirkungen dieser Präventionsstrategie nicht auszuschließen, da die unmittelbar postpartale Applikation in einer Phase ventilatorischer und zirkulatorischer Instabilität erfolgt.

Ein pragmatischer Kompromiss ist es daher, die Kinder, nach ausreichender kardiozirkulatorischer Stabilisierung, zu dem Zeitpunkt zu behandeln, an dem die ersten klinischen Zeichen des RDS nachweisbar sind (s. Tabelle 77-5).

„Surfactant-Nonresponder"

Eine Reihe von Grunderkrankungen können den Effekt einer Surfactant-Therapie negativ beeinflussen. So muss bei Frühgeborenen mit struktureller Lungenunreife oder Lungenhypoplasie, z. B. nach längerem vorzeitigem Blasensprung, sowie bei Kindern mit konnataler und neonataler Pneumonie mit einem fehlenden oder deutlich geringeren Therapieerfolg gerechnet werden.

Aber auch die perinatale Hypoxie, Hypothermie und nicht zuletzt die systemische Hypotension haben unmittelbaren Einfluss auf die initiale Wirksamkeit der Surfactant-Behandlung. Eine nur transitorische Verbesserung der Oxygenierung und des Gasaustausches wird bei Frühgeborenen beobachtet, die im Rahmen eines hämodynamisch signifikanten persistierenden Ductus arteriosus ein intraalveoläres Ödem entwickeln.

Nebenwirkungen

Unmittelbare Nebenwirkungen einer Behandlung mit natürlichem Surfactant-Präparaten sind – von Fehlern bei der Anpassung der maschinellen Beatmung abgesehen – bisher nicht beschrieben worden.

Nach Applikation natürlicher Surfactant-Präparate kann eine ungenügende Adjustierung des Beatmungsdrucks zur akuten Überblähung des Lungenparenchyms („Hyperexpansion") und dadurch zu schwerwiegenden Ventilations- und Zirkulationsstörungen führen.

Andere Indikationen für eine Surfactant-Therapie

Neben dem neonatalen Atemnotsyndrom ist eine Surfactant-Behandlung auch bei Erkrankung vorstellbar, in deren Verlauf ein sekundärer Surfactant-Mangel auftritt. Zur Zeit laufende kontrollierte randomisierte Studien evaluieren den Einfluss einer Surfactant-Behandlung bei konnataler Pneumonie, Mekoniumaspirationssyndrom und Zwerchfellhernie.

Prävention

Die sog. Lungenreifungsbehandlung durch Betamethason oder andere Glukokortikoidderivate kann die Inzidenz und den Schweregrad des RDS Frühgeborener durch eine Enzyminduktion vermindern. Betamethason sollte möglichst 48 h vor der Geburt der Schwangeren verabreicht werden.

Die Lungenreifungsbehandlung ist in 8- bis 10-tägigen Abständen bis zur Geburt des Frühgeborenen zu wiederholen. Pränatale Kortikosteroide in Kombination mit der postnatalen Surfactant-Therapie (natürliches Surfactant) reduzieren die Sterblichkeit sowie die Inzidenz pulmonaler und extrapulmonaler Komplikationen (Hirnblutung).

Als weiterer bedeutsamer Faktor in der Prävention des RDS ist eine schonende Geburtseinleitung und optimale primäre Reanimation der Risikokinder anzusehen.

Tabelle 77-5. Empfehlungen zur postnatalen Surfactant-Behandlung

Zeitpunkt:	– *Prophylaktische Behandlung* im Kreißsaal nur für Frühgeborene < 28 Gestationswochen nach postpartaler Stabilisierung (Voraussetzung: erfahrenes Reanimationsteam)
	– *Frühe* Surfactant-Substitution bei Frühgeborenen < 32 Gestationswochen mit klinischen Zeichen des RDS, maschineller Beatmung und einem O_2-Bedarf von > 40%
	– *Spätere Surfactant-Behandlung* bei etwas „reiferen" Frühgeborenen mit RDS, maschineller Beatmung und einem O_2-Bedarf von > 50–60%
Dosis:	– Initialdosis für die prophylaktische Behandlung mit natürlichen Surfactant-Präparaten ~ 100 mg/kgKG
	– Initialdosis für die Behandlung des manifesten RDS 100 bis maximal 200 mg/kgKG
Mehrfachbehandlung:	– Innerhalb von 48 h wiederholte Surfactant-Gaben bei erneutem O_2-Anstieg > 30% und maschineller Beatmung (Kumulative Dosis: 400 mg/kgKG)
Applikation, Therapievoraussetzungen:	– Unabhängig von der Art der Surfactant-Präparation muss der behandelnde Kinderarzt mit allen Aspekten der intratrachealen Surfactant-Applikation, der maschinellen Beatmung sowie allen anderen Maßnahmen der neonatologischen Intensivmedizin vertraut sein

77.3.2 Persistierender Ductus arteriosus (PDA)

> Ein hämodynamisch wirksamer persistierender Ductus arteriosus stellt das häufigste kardiovaskuläre Problem Frühgeborener dar.

Pathogenese und Pathophysiologie
Bei reifen Neugeborenen setzt mit ansteigenden O_2-Partialdrücken nach der Geburt eine Konstriktion des Ductus arteriosus und nachfolgend der Verschluss ein. Der Ductus arteriosus Frühgeborener reagiert schwächer auf die postnatalen Kontraktionsreize; wesentliche Faktoren dürften die unreife Muskulatur des Ductus und der persistierende vasodilatatorische Effekt hoher Prostaglandinkonzentrationen (PGE_2) bei Frühgeborenen sein. Bei ausbleibendem Ductusverschluss entwickelt sich in der akuten Phase des RDS ein Shunt zwischen pulmonaler und systemischer Zirkulation (Rechts-links-Shunt).

Mit Rückbildung des RDS sinkt der pulmonale Gefäßwiderstand ab; in dieser Phase kann sich ein hämodynamisch signifikanter Links-rechts-Shunt über den PDA entwickeln. Die Folge ist eine akute pulmonale Überflutung mit *hämorrhagischem Lungenödem* und akuter kardialer Insuffizienz. Die Beatmungssituation der Patienten verschlechtert sich akut, durch Intensivierung der Beatmung und Erhöhung der inspiratorischen O_2-Konzentration nimmt die Lungenschädigung zu (bronchopulmonale Dysplasie).

Auch bei protrahierter Manifestation eines PDA können u. a. ein interstitielles Lungenödem und Veränderungen der Organperfusion (Nieren, Magen-Darm-Trakt) auftreten.

Klinik
Ein PDA manifestiert sich häufig zwischen dem 3. und 5. Lebenstag mit folgender Charakteristik:
- präkordiale Hyperaktivität,
- systolisches Herzgeräusch, gelegentlich kontinuierlich (ca. 20 % der Frühgeborenen mit hämodynamisch signifikantem PDA haben kein Geräusch!),
- Pulsus celer et altus („springende Pulse"), Tachykardie,
- Verschlechterung der Beatmungssituation, evtl. feinblasige Rasselgeräusche,
- evtl. Hepatomegalie,
- renale Ausscheidungsstörungen,
- Zirkulationsstörungen.

Die klinische Verdachtsdiagnose wird durch die Thoraxröntgenaufnahme, die zweidimensionale Echokardiographie und den direkten Shuntnachweis mit Hilfe der Dopplertechnik und Farbdopplerverfahren bestätigt.

Therapie
Die wesentlichen Therapieprinzipien bei symptomatischem PDA sind: Flüssigkeitsrestriktion, Prostaglandinsynthesehemmer (Indometacin), operativer PDA-Verschluss. Durch die Hemmung der Prostaglandinsynthese wird der gefäßerweiternde Effekt von Prostaglandin E_2 antagonisiert.

Kontraindikationen der Indometacin-Behandlung sind: Thrombozytopenie, Serumkreatinin > 1,8 mg/dl und Oligurie. Etwa 40 % aller mit Indometacin behandelten Frühgeborenen sprechen auf diese konservative Behandlung nicht an.

77.3.3 Neonatale chronische Lungenkrankheit (CLK) und bronchopulmonale Dysplasie (BPD)

1967 beschrieb Northway erstmalig eine Gruppe von Frühgeborenen, die nach maschineller Beatmung wegen eines Atemnotsyndroms keine Besserung der Lungenfunktion zeigten. Die Kinder blieben über lange Zeit respiratorabhängig und waren schlecht von der Beatmung zu entwöhnen oder starben unter der Beatmung. Diese vorher nicht beobachtete chronische Lungenkrankheit wurde als bronchopulmonale Dysplasie (BPD) bezeichnet. Anfangs wurde die BPD ausschließlich aufgrund radiologischer Veränderungen diagnostiziert. Später wurden zusätzlich klinische Befunde (O_2-Bedarf und Atemnotsymptomatik) sowie ein Zeitfaktor für die Diagnosestellung herangezogen.

Nach Bancalari (1979) liegt eine BPD vor, wenn folgende Kriterien erfüllt sind:
- postnatales Alter von 28 Lebenstagen,
- O_2-Bedarf sowie persistierende Atemnotsymptomatik,
- radiologische Veränderungen (fleckig-steifige röntgendichte Veränderung in Abwechslung mit Regionen normaler oder erhöhter Strahlentransparenz).

Da bei sehr unreifen Frühgeborenen die Dauer des O_2-Bedarfs ein Maßstab der Lungenschädigung sowie der späteren pulmonalen Folgeproblematik ist, definiert Shennan (1988) die BPD als O_2-Bedarf im postkonzeptionellen Alter von 36 Wochen.

Pathogenese
Die BPD ist eine chronische Lungenkrankheit Frühgeborener. Grundvoraussetzung für die Entstehung ist die Unreife der Lunge, die sowohl die anatomischen Stukturen als auch funktionelle Systeme betrifft: Das Surfactant-System, Enzyme zur O_2-Detoxifikation (Superoxiddismutase, Katalase, Glutathionperoxidase) sowie notwendige Faktoren zur Epithelregeneration (Vitamin A).

Bestimmte, meist nicht vermeidbare Noxen wie erhöhte O_2-Zufuhr, mechanisches Beatmungstrauma, pränatale Infektionen mit Ureaplasma urealyticum, postnatale pulmonale und systemische Infektionen, hohes Flüssigkeitsangebot, eine pulmonale Hyperperfusion bei offenem Ductus arteriosus u. a. führen zu einer akuten Lungenläsion. Dabei besteht zumeist eine gesteigerte pulmonale mikrovaskuläre Permeabilität, wahrscheinlich aufgrund einer persistierenden Entzündungsreaktion. Die Folge ist eine abnorme Lungenentwicklung mit einer Beeinträchtigung der Alveolarisierung.

Bei anhaltender Exposition gegenüber den Noxen wird der normale Gewebereparaturprozess in der Lunge gestört, es kommt zur Ausbildung einer interstitiellen Fibrose und eines Lungenemphysems. Die Pulmonalgefäße sind durch diesen Umbauprozess ebenfalls betroffen, sie sind rarefiziert und zeigen eine Mediahypertrophie.

Die Folge kann ein ausgeprägter pulmonaler Hypertonus sein. Für die Entwicklung einer BPD ist häufig ein Atemnotsyndrom in den ersten Lebenstagen verantwortlich, aber keine unabdingbare Voraussetzung; ein Teil der sehr unreifen Frühgeborenen entwickelt eine BPD auch bei initial offenbar gesunder Lunge. Eine pränatale pulmonale Infektion, postnatale systemische Infektionen oder ein persistierender Ductus arteriosus können dabei ursächlich beteiligt sein. Unterschiedliche therapeutische Praktiken (Flüssigkeitszufuhr, Indikation zur mechanischen Beatmung) haben einen deutlichen Einfluss auf die Inzidenz der BPD.

Klinik

Kinder mit einer BPD zeigen die folgenden klinischen Symptome:

- sie lassen sich schwer von der Beatmung entwöhnen,
- sie haben nach der Extubation eine persistierende Atemnot mit anhaltendem O_2-Bedarf, sternalen und kostalen Einziehungen und einer Tachypnoe,
- oft besteht eine kardiopulmonale Instabilität mit Neigung zu häufigen O_2-Sättigungsabfällen und Bradykardien,
- es findet sich ein typisches radiologisches Bild in Form von fleckig-steifigen röntgendichten Veränderungen in Abwechslung mit Regionen erhöhter Strahlentransparenz oder zystisch-emphysematösen Bereichen. Die Veränderungen sind nach Northway in verschiedene Stadien (I–IV) eingeteilt worden (vgl. Abb. 77-7).

Prävention

Prinzipiell ist die Prävention der CLK oder BPD erstes Ziel. Wichtige Maßnahmen sind in der folgenden Übersicht aufgeführt:

Allgemeine Maßnahmen zur Prävention der bronchopulmonalen Dysplasie

- Pränatale Steroidbehandlung
- Frühzeitige Surfactant-Therapie bei Vorliegen eines Atemnotsyndroms
- Frühzeitige Behandlung eines klinisch relevanten offenen Ductus arteriosus
- Vermeidung einer Flüssigkeitsüberladung
- Niedrigste mögliche Beatmungsunterstützung zur Aufrechterhaltung eines ausreichenden Gasaustauschs
- Falls möglich, frühzeitige Extubation und CPAP-Behandlung; dabei besteht jedoch ein Risiko vermehrter Apnoen
- Gewährleistung einer ausreichende Ernährung (parenteral/enteral) sowie Versorgung mit Spurenelementen und Vitaminen, insbesondere Vitamin A
- Lichtschutz von parenteral zugeführten Lipidlösungen, um die Bildung toxischer Lipidhydroperoxide zu vermeiden
- Die Bedeutung der Behandlung einer pulmonalen Ureaplasmenbesiedlung bei der Geburt auf die Entwicklung einer BPD ist noch nicht endgültig geklärt. Bei Besiedlung und anhaltenden pulmonalen Problemen des Kindes ist eine Behandlung mit Erythromycin zu erwägen.

Therapie

Flüssigkeitreduktion

Bei klinischen Symptomen einer CLK sollte eine Reduktion der Flüssigkeitszufuhr angestrebt werden. Dies kann allerdings zu ungenügender Versorgung mit

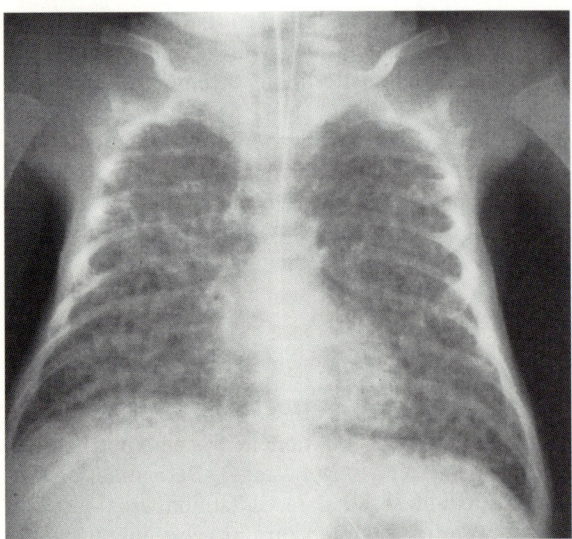

Abb. 77-7. BPD Stadium IV nach Northway: diffus über beide Lungen verteilte ausgeprägte zystische Aufhellungen sowie streifig-fleckförmige Verdichtungen

ausreichenden Nahrungskalorien führen. In dieser Situation ist der Ernährung Vorrang einzuräumen.

Diuretika
Diuretika verbessern die Lungenfunktion und den Gasaustausch bei Frühgeborenen mit Symptomen einer CLK. Die Wirkung beruht offenbar auf einer Verminderung des Lungenwassers. Aufgrund der Kalziurie ist die Anwendung von Furosemid jedoch problematisch.

Dexamethason
Unter einer Behandlung mit Dexamethason kommt es zu einer Verminderung des pulmonalen Wassergehaltes, zu einem Anstieg der Compliance und zu einer Verbesserung des Gasaustausches. Die Therapie ermöglicht innerhalb von 2 – 5 Tagen bei der Mehrzahl der behandelten beatmeten Patienten eine Extubation. Der Effekt ist möglicherweise bedingt durch eine Abnahme der pulmonalen Entzündungsreaktion sowie der mikrovaskulären Permeabilität der Lunge. Dexamethason hat vorwiegend eine akute Wirkung, der Einfluss auf die Langzeitmorbidität ist bisher noch nicht eindeutig geklärt.

Dexamethason hat eine Fülle von Nebenwirkungen und ungünstigen Langzeiteffekten. Insbesondere sind die Auswirkungen auf die Lungenentwicklung und die Hirnentwicklung nicht geklärt. Es muss somit eine klare Indikation für die Therapie vorliegen, Behandlungsvorteile und Risiken müssen abgewogen werden. Eindeutige Empfehlungen liegen zzt. nicht vor.

Für die Anwendung inhalativer Kortikosteroide steht der Nachweis der Wirksamkeit bisher noch aus.

Bronchodilatatoren
Bei pulmonaler Obstruktion oder radiologischem Nachweis emphysematöser Veränderungen können inhalative oder systemische Bronchodilatatoren eingesetzt werden.

O$_2$-Gabe
Bei etablierter BPD, insbesondere bei schweren Verläufen, besteht eine deutliche Mediahypertrophie der Pulmonalgefäße. In dieser Situation sollte O$_2$ nicht zu niedrig dosiert werden, um die Entwicklung bzw. Zunahme einer pulmonalen Hypertonie zu vermeiden (SO$_2$ > 92 %, pO$_2$ > 55 mmHg).

Ausreichende O$_2$-Zufuhr ist ebenfalls erforderlich für eine befriedigende Gewichtszunahme. Bei Korrektur der chronischen Hypoxämie kommt es in der Regel zum Absinken des pulmonalvaskulären Drucks, höhere O$_2$-Konzentrationen sind ohne zusätzliche Wirkung. Einige Patienten scheinen jedoch besser auf höhere O$_2$-Zufuhr anzusprechen (SO$_2$ > 95 %). Eine regelmäßige echokardiographische Überwachung zur Beurteilung des Lungengefäßwiderstandes ist notwendig.

RSV-Hyperimmunglobulin
Bei Kindern mit schwerer BPD reduziert die passive Immunisierung mit RSV-Hyperimmunglobulin während der Wintermonate die Häufigkeit schwerer Infektionen.

Prognose
In den meisten Fällen kommt es zu einer Reparatur der pulmonalen Veränderungen, erkennbar am Rückgang der Atemnotsymptomatik und des O$_2$-Bedarfs. Nur wenige Kinder benötigen auch zum Zeitpunkt der Entlassung aus der Klinik noch O$_2$ und erhalten eine entsprechende häusliche Therapie, die in der Regel nicht länger als 3 – 6 Monate erforderlich ist.

Einzelne Kinder lassen sich nicht von der Beatmung entwöhnen oder müssen nach Spontanatmungsphasen reintubiert werden und versterben an der Beatmung. Kinder mit BPD sind stark anfällig für eine RSV-Bronchiolitis, auch im Rahmen einer nosokomialen Infektion im Krankenhaus. Diese Infektion kann bei BPD-Patienten zu einem lebensbedrohlichen Krankheitsbild führen.

Weiterhin haben Kinder mit BPD nicht selten ein hyperreagibles Bronchialsystem und erkranken innerhalb der ersten 2 Lebensjahre häufig an einer obstruktiven Bronchitis. Störungen der Lungenfunktion (reversible oder fixierte Obstruktionen, erhöhtes intrathorakales Gasvolumen) sind bis ins Erwachsenenalter nachweisbar. In der Regel sind die Kinder jedoch körperlich später gut belastbar und in der Lage, Sport zu treiben.

77.3.4 Retinopathia praematurorum (ROP)

Definition und Pathogenese
Die „retinopathy of prematurity" (ROP) ist eine multifaktorielle vasoproliferative Netzhauterkrankung, deren Inzidenz und Schweregrad mit zunehmender Unreife ebenfalls zunimmt. 10 % der Frühgeborenen mit einem Geburtsgewicht unter 1750 g, aber fast 80 % aller Kinder unter 1000 g entwickeln irgendeine Form dieser Erkrankung. Sie ist die häufigste Ursache von Blindheit bei Kindern unter 6 Jahren.

Risikofaktoren für die ROP-Entwicklung sind, neben der Unreife, postnatale Situationen, die entweder mit einer retinalen Minderperfusion oder einem erhöhten retinalen O$_2$-Angebot einhergehen: Hyperoxie, beatmungsbedingte Hypokapnie, Hypotension bei Sepsis, rezidivierende Apnoen, persistierender Ductus arteriosus, Hyperkapnie.

Die Erkrankung ist intensivmedizinisch relevant, da die Vermeidung bzw. adäquate Behandlung dieser Situationen für die Entstehung der Retinopathie von Bedeutung ist. Die genannten Risikofaktoren beeinträchtigen die Perfusion der Retina, die bei sehr unreifen Frühgeborenen noch nicht vollständig vaskularisiert ist. Die Gefäßversorgung der Netzhaut entwickelt sich ab der 16. Woche von der Optikusscheibe aus und ist erst am Termin abgeschlossen.

Bei der noch teilweise hypothetischen Pathogenese der Erkrankung werden unterschieden

1. eine Phase des primären Insults (relative retinale Hyperoxie), die zu einer Vasokonstriktion mit Stillstand der Gefäßentwicklung führt;
2. eine Phase der relativen retinalen Ischämie, auf die eine Neovaskularisierung folgt. Die Gefäße wachsen in den Glaskörper ein, aufgrund einer vermehrten Permeabilität kann es zu Blutungen und Ödembildung kommen;
3. eine Phase der Narbenbildung. Mit den Gefäßzellen kommt es zur Neubildung von Fibroblasten mit kontraktilen Elementen. Diese neovaskulären Elemente durchsetzen den Glaskörper, durch narbige Kontraktion kann die Retina, an denen das Gewebe anheftet, abgehoben werden. Bei völliger Ablösung der Netzhaut und massiver narbiger Kontraktion bildet die Retina ein retrolental gelegenes tunnelartiges Gebilde, das mit Narbengewebe durchsetzt ist.

Diagnose

Typische klinische Symptome zeigen sich nicht während der ROP-Entwicklung. Aus diesem Grund sind v. a. bei kranken, intensivbehandelten Frühgeborenen regelmäßige ophthalmologische Kontrolluntersuchungen des Augenhintergrundes notwendig. Der Zeitpunkt des Auftretens hängt von der retinalen Gefäßentwicklung und somit vom postkonzeptionellen Alter ab. Der Median des Auftretens der ersten Veränderungen ist die 34. Woche, der ersten Proliferationen die 36. Woche.

Um eine Retinopathie nicht zu übersehen, sollte die Erstuntersuchung bei Kindern unter 1000 g im Alter von 6 Wochen oder. in der 32. Woche p.c. erfolgen, bei Kindern zwische 1000–1500 g im Alter von 4 Wochen. Kontrolluntersuchungen werden je nach Befund alle 7–14 Tage durchgeführt, bis die Netzhautvaskularisierung abgeschlossen ist.

Verlauf und Prognose

Die meisten Kinder mit leichtgradigen Erkrankungen zeigen eine Regression. Bei ausgeprägter Fibroplasie ist die Prognose schlecht. Das Risiko für eine Erblindung beträgt bei Frühgeborenen unter 750 g 5–9 %, unter 1000 g 2 % und über 1000 g 0,1 %.

Prävention und Therapie

Eine sicher wirksame Prävention der ROP besteht nicht. Notwendig ist die Überwachung der O_2-Zufuhr. Sie erfolgt bei kleinen Frühgeborenen vorzugweise über den transkutan gemessenen pO_2. Anzustreben ist ein $pO_2 < 80$ mmHg. Die Messung der S_aO_2 mit Hilfe der Pulsoxymetrie ist für die Erfassung der Hyperoxie nicht gut geeignet. Weiterhin ist von Bedeutung die Vermeidung einer Hyperoxie bei O_2-Zufuhr im Rahmen von Apnoe-assoziierten Hypoxien sowie die Vermeidung von Hypokapnie bei der maschinellen Beatmung.

Therapeutisch wird die Kryotherapie oder meist die Lasertherapie angewendet. Ziel der Kältebehandlung oder der Photokoagulation ist die Zerstörung des angiogenen Granulationsgewebes zur Unterbindung der Gefäßneubildung. Die Behandlung vermindert die Wahrscheinlichkeit eines Visusverlustes um über 50 %.

77.3.5 Hirnblutungen des Frühgeborenen

Die intrazerebrale Blutung ist eine typische und häufige Komplikation der Frühgeburtlichkeit. Inzidenz und Schweregrad sind direkt abhängig von der Reife der Kinder, sie wird bei 20 % der Frühgeborenen mit einem Geburtsgewicht unter 1500 g beobachtet.

Die typische Hirnblutung Frühgeborener entsteht in der germinalen Matrix, einer subventrikulär gelegenen, gelatinösen, gefäßreichen Zone über dem Kopf des Nucleus caudatus. Diese Region ist Ausgangspunkt der Migration zerebraler Neuroblasten auf die Hirnoberfläche. Weiterhin stellt sie ein Grenzgebiet der vaskulären Versorgung der vorderen und mittleren Hirnarterie dar.

Subependymale Hämorrhagie

Nach einer Endothelläsion im Bereich des Gefäßnetzes der germinalen Matrix kommt es zur Blutung, die subependymal begrenzt bleiben kann (subependymale Hämorrhagie, SEH, Grad 1 nach Papile und Burstein).

Intraventrikuläre Hämorrhagie

Die Ruptur des über dem Kopf des Nucleus caudatus liegenden Ependyms führt zu einer intraventrikulären Ausdehnung der Blutung (intraventrikuläre Hämorrhagie, IVH, Grad 2).

Bei intraventrikulärer Ansammlung großer Mengen an Blut mit deutlicher Dilatation des Ventrikels liegt eine Grad-3-Blutung vor.

Intraparenchymatöse Hämorrhagie

Größere Ventrikelblutungen behindern den venösen Abfluss und können zu einem begleitenden hämorrhagischen venösen Infarkt führen (intraparenchymatöse Hämorrhagie (IPH), Grad 4 (s. Abb. 77-8). Bei einer Ventrikelblutung ist daher der begleitende Infarkt in der Regel einseitig auf der Seite der ausgedehnteren Blutung zu finden.

Komplikationen

Die Folge der Hirnblutung ist eine Destruktion der germinalen Matrix mit möglicher Läsion der glialen Präkusorzellen. Bei intraventikulärer Blutung kann es zu einer Behinderung des Liquorabflusses oder der Liquorresorption kommen. Die resultierende Ventrikeldilatation kann sich wieder zurückbilden, stabil persis-

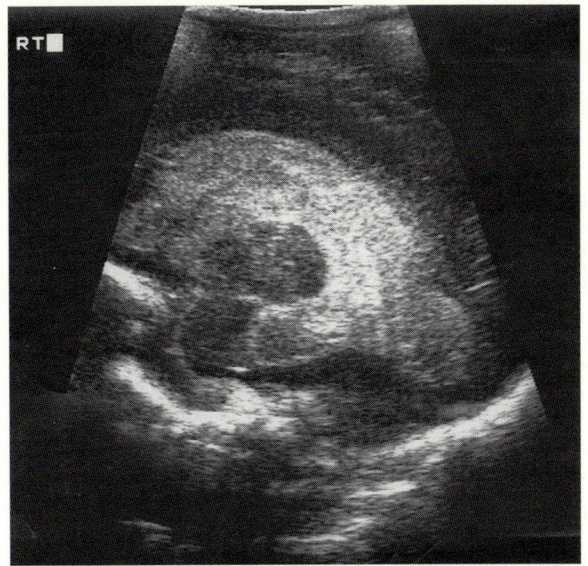

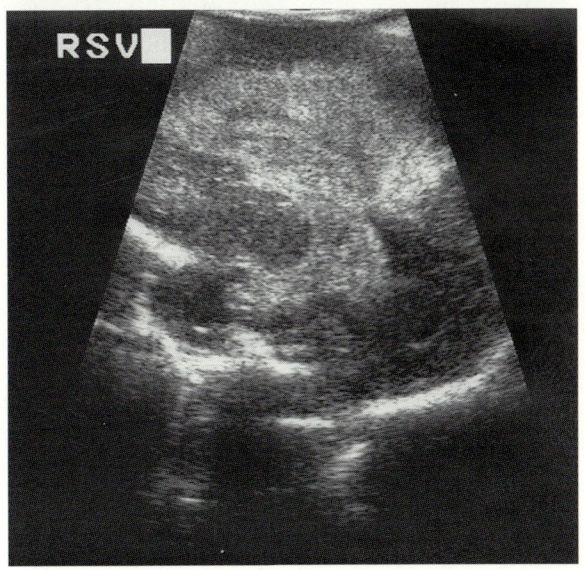

Abb. 77-8. Sonographische Darstellung einer massiven Ventrikelausgussblutung im sagittalen Längsschnitt bei einem extrem unreifen Frühgeborenen (Grad 3, *oben*) sowie einer Ventrikelblutung mit begleitendem hämorrhagischen Infarkt im Hirnparenchym (sagittaler Längsschnitt, Grad 4, *unten*)

- anatomische und unreifeassoziiert:
  - entwicklungsbedingte, besondere Anfälligkeit der Gefäße der germinalen Matrix für Noxen.

Postnatale Faktoren

Aufgrund der Gefäßarchitektur liegt eine gesteigerte Vulnerabilität der Mirkovaskulatur im Bereich der germinalen Matrix sowohl bei Hypotension als auch bei Hypertension vor. Obwohl auch bereits bei Frühgeborenen eine Autoregulation vorhanden ist, kann dieser Kompensationsmechanismus bei einzelnen sehr kranken Kindern beeinträchtigt sein.

Eine zerebrale Hyperperfusion kann zu einer mechanischen Ruptur der Matrixgefäße führen. Neben einer gesteigerten Perfusion auf der arteriellen Seite ist ein erhöhter venöser Druck ebenfalls von Bedeutung. Die postnatalen Ursachen sind in der folgenden Übersicht zsammengefasst:

Postnatale Ursachen von Hirnblutungen bei Frühgeborenen

- Zerebrale arterielle Hyperperfusion
- Inadäquate Katecholamintherapie
- Rapide Volumenexpansion
- Massive Hyperkapnie
- Erhöhter venöser Gefäßdruck
- Pneumothorax
- Erhöhtes intrathorakales Gasvolumen bei inadäquater Beatmung
- Zerebrale Hypoperfusion
- Hypotension
- Hypokapnie
- Bolusinjektion von Anästhetika bei Hypovolämie
- Zerebrales Stealsyndrom durch Links-rechts-Shunt bei offenem Ductus arteriosus

---

Eine zerebrale Hypoperfusion führt zu einer ischämieinduzierten Läsion der Matrixgefäße. Durch postnatale Faktoren induzierte Hirnblutungen hängen z. T. von der Qualität der neonatologischen Versorgung ab, sie sind aufgrund der Fortschritte in der neonatologischen Therapie in den letzten Jahren seltener geworden.

Prä- und perinatale Faktoren

Neuere Untersuchungen sprechen dafür, dass eine pränatale Zytokinexposition im Rahmen einer Chorioamnionitis zu einer Schädigung der Gefäße in der germinalen Matrix führt und dadurch eine Hirnblutung auslösen kann. Die Mechanismen sind noch nicht hinreichend geklärt.

Klinik

Schwere Hirnblutungen (Grad 3 und 4) führen bei sehr kleinen Frühgeborenen praktisch immer zu klinischen Symptomen.

tieren oder progressiv weiterentwickeln. Ein solcher posthämorrhagischer Hydrozephalus mit Druckentwicklung muss chirurgisch drainiert werden.

Pathogenese

Für die Entstehung einer Hirnblutung sind verschiedene Faktoren von Bedeutung:
- postnatal:
  - zerebrale Hyper- und Hypoperfusion,
- prä- und perinatal:
  - Zytokinexposition bei Chorioamnionitis mit möglicher Endothelschädigung,

Diese zeigen sich an
- einer plötzlichen Änderung der Hautperfusion („septisches Aussehen"),
- einer plötzliche Änderung des respiratorischen Status mit erhöhtem O_2-Bedarf, Apnoen oder erhöhtem Ventilationsbedarf bei beatmeten Patienten,
- Instabilität des Blutdrucks,
- bei massiven Blutungen füllige oder gespannte Fontanelle, Krampfanfälle,
- Abfall des Hb/Hkt,
- muskuläre Hypotonie und Hypomotorik.

Bei entsprechenden Syptomen gehört die zerebrale Sonographie zur Notfalluntersuchung; bei fehlender Blutung müssen andere Ursachen für die Zustandsverschlechterung gesucht werden. Eine weitergehende bildgebende Diagnostik ist nicht indiziert. 80–90% der Hirnblutungen treten innerhalb der ersten 48 h nach der Geburt auf.

Therapie und Prävention
Eine kausale Therapie gibt es nicht. Symptomatisch erfolgt eine Stabilisierung des Kreislaufs und die Transfusion von Erythrozytenkonzentrat. Ein hoher Qualitätsstandard der neonatalen Versorgung ist Grundvoraussetzung für die Prävention potentiell vermeidbarer Hirnblutungen. Die pränatale Behandlung mit Glukokortikoiden ist die am besten belegte präventive Maßnahme.

Verlauf und Prognose
Die anfänglich echodichte Blutung wird im Verlauf zunehmend echoärmer als Zeichen der Liquefizierung, bis sie nicht mehr darstellbar ist. Zum Zeitpunkt der Entlassung aus dem Krankenhaus sind bei den meisten Frühgeborenen nach Hirnblutungen vom Grad 1 oder 2 keine Residuen nachweisbar. Bei ca. 30% der Patienten mit Ventrikelblutung kommt es zu einer Ventrikeldilatation; Blutungen im Parenchymbereich hinterlassen eine porenzephale Zyste.

Die Prognose der Hirnblutungen bei Frühgeborenen hängt v. a. vom Vorhandensein einer Parenchymläsion ab. Während die Wahrscheinlichkeit einer neurologischen Folgeschädigung bei einer 1.- oder 2.-gradigen Blutung nur geringfügig gegenüber Kindern der gleichen Reife ohne Blutung erhöht ist (5–15%), nimmt die Rate bei Grad-3-Blutungen deutlich zu (35%) und ist nahezu die Regel bei Kindern mit Hirnparenchymläsionen (90%).

77.3.6 Posthämorrhagischer Hydrozephalus (HC)

Entstehung
Liquor wird in den Plexus chorioidales der Seitenventrikel und des Daches des 3. Ventrikels produziert. Der Liquor fließt über die Foraminae Monroi in den 3. Ventrikel, weiter über den Aquädukt in den 4. Ventrikel und die Foraminae Luschka und Magendie in die Cisterna magna. Von dort erfolgt eine Verteilung über die Hemisphären sowie den Spinalkanal und eine Reabsorption in den Blutstrom.

Der Mechanismus der Liquorreabsorption ist noch nicht eindeutig geklärt, insbesondere sind bei Säuglingen keine Pacchionischen Granulationen in der Arachnoidea nachweisbar. Die täglich produzierte Liquormenge beträgt ca. 10 ml/kgKG, der normale Hirndruck liegt bei 4–5 cm H_2O.

Nach einer Ventrikelblutung kann die Liquorzirkulation entweder durch Verlegung der ableitenden Wege (obstruktiver HC) oder durch Resorptionsbehinderung aufgrund einer blutungsbedingten sterilen Arachnoiditis in der hinteren Schädelgrube oder der Hirnkonvexität beeinträchtigt sein (HC aresorptivus, kommunizierender HC). Die Zuordnung kann durch die Ultraschalluntersuchung erfolgen. Bei Obstruktionen lässt sich oft der verlegende Clot nachweisen, bei kommunizierendem HC liegt eine deutliche Dilatation des 4. Ventrikels vor.

Nach einer Ventrikelblutung kommt es bei $1/3$ der Patienten zu einer zunehmenden Ventrikeldilatation als Ausdruck eines Hydrozephalus. Die Wahrscheinlichkeit einer HC-Entwicklung sowie das Ausmaß der Dilatation hängen v. a. von der Menge des intraventrikulär vorhandenen Blutes ab. Bei 65% der Kinder mit HC ist die Dilatation passager und es kommt innerhalb von 4 Wochen zum spontanen Stillstand oder zur Rückbildung der Ventrikelerweiterung. 35% zeigen eine progressive Zunahme der Ventrikeldilatation (Druck-HC).

Klinik und Therapie
Um die Entwicklung eines progressiven Druckhydrozephalus frühzeitig zu erkennen, sind nach einer Ventrikelblutung folgende regelmäßige Untersuchungen notwendig:

Kopfumfangskurve
Kopfumfangszunahmen über 2 cm/Woche sind Ausdruck eines Druckhydrozephalus.

Sonographie
Sonographische Kontrolluntersuchungen, je nach Befund 1- bis 2-mal pro Woche. Ausdruck eines Druck-HC sind zunehmende Dilatation mit Verlust der „Taillierung" der Seitenventrikel im Koronarschnitt, die Seitenventrikel wirken „balloniert".

Klinische Druckzeichen
Füllige, gespannte oder vorgewölbte Fontanelle. Zunehmende Dehiszenz der Schädelnähte. Bei stark erhöhtem Druck Sonnenuntergangsphänomen.

Bei klinischen Symptomen von Hirndruck erfolgt die Anlage eines Ventrikelkatheters mit Rickham-Reservoir oder einer Ableitung nach außen. Das Reservoir erlaubt eine 1- bis 2-malige sterile Punktion täglich, die Punktionsmenge beträgt 10 (–15) ml/kgKG/Tag. Bei der Ableitung nach außen in ein geschlossenes System können häufiger kleinere Mengen bei gleicher Gesamtmenge drainiert werden, allerdings ist die Möglichkeit einer Infektion höher.

Die Punktionsmenge wird nach dem Fontanellenbefund und der Entwicklung der sonographischen Ventrikelweite gesteuert. Bei persistierender Punktionsnotwendigkeit über 4 Wochen wird ein ventrikuloperitonealer Shunt angelegt. Da hohe Liquoreiweißwerte (bei Blutungen bis zu 300 mg/dl) zu einer Okklusion des Ableitungsventils führen können, wird vor der definitiven Versorgung in der Regel ein Wert unter 100 mg/dl angestrebt.

77.3.7 Periventrikuläre Leukomalazie (PVL)

Als PVL wird eine Nekrose mit nachfolgender zystischer Umwandlung der weißen Substanz lateral der Seitenventrikel bezeichnet, die durch eine Ischämie im Grenzgebiet vaskulärer Versorgungsgebiete entsteht. Es ist eine typische Läsion Frühgeborener mit einem Maximum um die 28. Schwangerschaftswoche (SSW). Die Inzidenz beträgt bei Frühgeborenen unter der 32. SSW zwischen 3 und 9%. Die Diagnose wird durch die zerebrale Ultraschalluntersuchung gestellt (Abb. 77-9).

Eine zerebrale Ischämie kann bei Frühgeborenen durch eine Vielzahl von Faktoren bedingt sein, die prä-, perinatal oder postnatal ihren Ursprung haben. Pränatale Ursachen sind zirkulatorische Beeinträchtigungen aufgrund maternaler Blutungen während der Schwangerschaft, Komplikationen bei Zwillingsgravidität oder einer Chorioamnionitis. Postnatal kann eine PVL bei schweren kardiorespiratorischen Beeinträchtigungen auftreten. Dazu gehören u.a. ein persistierender Ductus arteriosus, Blutdruckabfälle im Rahmen einer Sepsis oder eine Hirnminderdurchblutung.

Klinik

Akut zeigt die PVL selten klinische Symptome. Eine muskuläre Hypotonie und Hypomotorik wird nur bei ausgedehnten Befunden beobachtet und findet sich auch bei kranken Frühgeborenen ohne PVL. In den meisten Fällen von prä- und perinatal entstandener PVL sind die Kinder asymptomatisch. Die klinische Spätfolgen der PVL sind eine spastischen Diplegie, bei ausgedehnteren Befunden kommt es oft zu einer Beeinträchtigung der Funktion der oberen Extremität und des Intellekts.

77.3.8 Frühgeborenenapnoe

Frühgeborene, insgesondere sehr unreife Kinder mit einem Geburtsgewicht < 1000 g, zeigen nach der Geburt über eine lange Zeit eine ausgeprägte kardiorespiratorische Instabilität. Ohne dass oft eine wesentliche andere Grundkrankheit vorliegt, kommt es zu rezidivierendem plötzlichen Auftreten von Apnoen, Bradykardien und Hypoxämien.

Aufgrund der Unreife zentraler Steuerungsstrukturen sind Apnoen bei Frühgeborenen regelhaft zu beobachten und somit physiologisch (Frühgeborenenapnoen). Sie werden jedoch pathologisch durch ihre

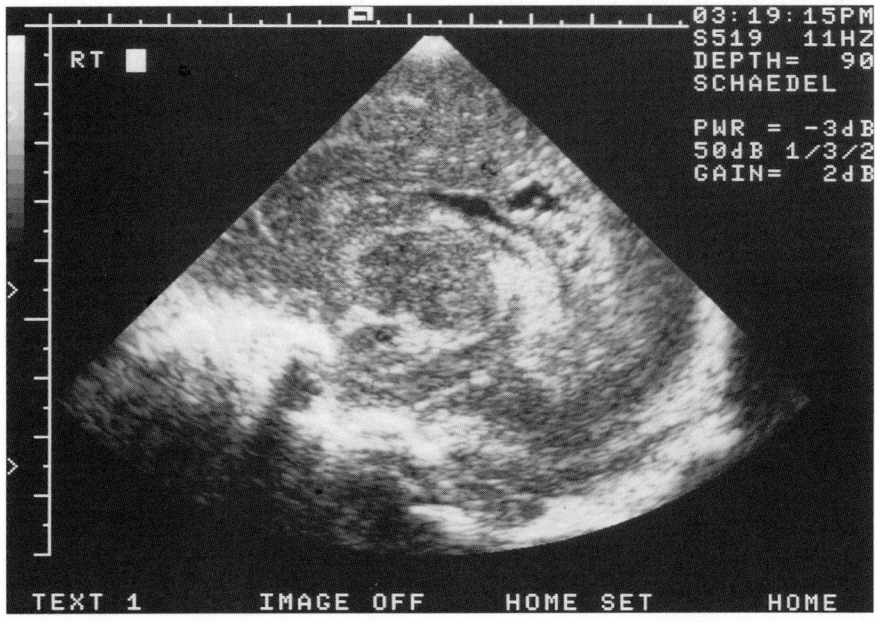

Abb. 77-9.
Periventrikuläre Zystenbildung nach Leukomalazie im posterioren Trigonumbereich, darunter Anschnitt des Seitenventrikels sowie als echodichte Struktur der Plexus chorioideus

Dauer oder die begleitende Bradykardie und Hypoxämie. Apnoen mit relevanten Bradykardien und Hypoxämien sind behandlungsbedürftig.

Die entsprechenden Definitionen sind in der folgenden Übersicht dargestellt:

Definitionen bei Frühgeborenenapnoe

- *Apnoe*
  - Atempause > 20 s oder
  - Atempause < 20 s mit begleitender Bradykardie/Hypoxämie
- *Bradykardie*
  - Abfall < 80/min oder
  - Herzfrequenzabfall von mehr als $1/3$ des Ausgangswerts
- *Hypoxämie*
  - S_aO_2-Abfall < 80%, mindestens für 4 s

Da die Herzauswurfleistung bei Neugeborenen im wesentlichen durch die Herzfrequenz bestimmt wird, kommt es bei solchen Ereignissen stets zu einer beträchtlichen Verminderung der Hirnperfusion mit einem erhöhten Risiko für ischämische Hirnläsionen sowie für eine Retinopathie (ROP).

Neben dieser unreifebedingten Genese von Apnoen können prolongierte Atempausen jedoch auch Symptome einer Grunderkrankung sein (symptomatische Apnoen). Insbesondere bei systemischen Infektionen kommt es häufig zur Beeinträchtigung der Atemregulation. Prinzipiell sind Apnoen solange verdächtig auf eine Sepsis, bis diese klinisch, laborchemisch oder kulturell ausgeschlossen werden kann.

Pathogenese

Von unreifebedingten Frühgeborenenapnoen kann erst nach Ausschuss symptomatischer Apnoen gesprochen werden.

Die möglichen Ursachen symptomatischer Apnoen, Bradykardien und Hypoxämien sind in der folgenden Übersicht aufgeführt:

Ursachen symptomatischer Apnoen

- Sepsis (besonders bei neu auftretenden Apnoen)
- Persistierender Ductus arteriosus (oft auch subklinisch, daher ist eine Echokardiographie sinnvoll; Apnoen sind manchmal Symptom bei Wiedereröffnung eines bereits verschlossenen PDA)
- Apnoen als Symptom einer beginnenden respiratorischen Insuffizienz bei Atemnotsyndrom oder Pneumonie
- Die Bedeutung einer Anämie als Ursache für Apnoen ist noch nicht eindeutig geklärt
- Zentrale Atemregulationsstörung bei Asphyxie, Hirnblutung, Hirnmissbildung
- Gastroösophagealer Reflux
- Obere Luftwegsobstruktion bei Choanalstenose, nasaler Stenose oder Stimmbandlähmung (Meningomyelozele)
- Fütterungsbedingte Bradykardien durch Vagusreiz bei Magendehnung oder Hypoxien durch Atmungsunterbrechung während des Trinkens

---

Frühgeborenenapnoen

Frühgeborenenapnoen sind komplexer Genese. Zugrunde liegt eine Kombination unreifebedingter Ursachen ganz verschiedener Organsysteme: des Atemzentrums, der oberen Luftwege, des Thorax und der Lunge.

Zentrale Unreife

Die Neurone des Atemzentrums in der Medulla oblongata zeigen bei Frühgeborenen eine verminderte Myelinisierung sowie eine verminderte Anzahl von Synapsen und Dendriten. Funktionell weist das Atemzentrum bei Frühgeborenen eine verminderte CO_2-Reaktivität auf. Im Gegensatz zum reifen Neugeborenen reagiert das Frühgeborenen auch auf eine Hypoxie, nach einer kurzen Hyperpnoe, mit einer Apnoe.

Obere Luftwege

Das Offenhalten der oberen Luftwege ist ein aktiver Prozess. Bei schwachem Gegenzug des M. genioglossus nach vorn können die oberen Luftwege bei Zwerchfellzug kollabieren.

Thorax

Bedingt durch die geringe Mineralisierung der Rippen ist der Thorax instabil. Dieses bedingt eine erhebliche Steigerung der Atemarbeit. Bei Zwerchfellermüdung können Apnoen auftreten, die als zentral bedingt imponieren. Es besteht ebenfalls eine bemerkenswerte Parallelität zwischen der Dauer des Auftretens von Apnoen und der Thoraxstabilität im Laufe des Wachstums kleiner Frühgeborener.

Lunge

Eine subklinische neonatale chronische Lungenkrankheit geht oft mit einem interstitiellem Ödem einher. Dadurch kann eine regionale Hypoventilation mit intrapulmonalem Rechts-links-Shunt hervorgerufen werden. Die Folge sind rezidivierende Hypoxien. Zentral bedingte Schwankungen des Atemminutenvolumens bei periodischer Atmung können ebenfalls zu einer intermittierenden Hypoventilation führen.

Diagnose

Mit Hilfe der gleichzeitigen Registrierung von thorakaler und nasaler Atmung, Herzfrequenz, und O_2-Sättigung (Oxykardiorespirographie) können bei Frühgeborenen die oben beschriebenen verschiedenen Formen der Atemregulationsstörung dargestellt werden.

Zentrale Apnoe
Thorakale Atmungsaktivität und nasaler Luftstom sistieren parallel, Herzfrequenz und O_2-Sättigung fallen anschließend ab.

Obstuktive Apnoe
Thorakale Atmungsaktivität hält an, nasaler Luftstom sistiert, Herzfrequenz und O_2-Sättigung fallen ab.

Gemischte Apnoe
Erst obstuktive, dann zentrale Apnoe oder umgekehrt.

Primäre Hypoxämie
Primärer Abfall der O_2-Sättigung, dann ggf. Abfall von Herzfrequenz und unregelmäßige Atmung.

Aufgrund der Häufigkeit von Apoen, Bradykardien und Hypoxämien bei Frühgeborenen müssen die Vitalparameter dieser Kinder in der Regel über lange Zeit auf einer Intensivstation überwacht werden. Da die unterschiedlichen Ursachen auch eine differenzierte Therapie erforden, sollte stets versucht werden, die Natur der Atemregulationsstörung genau zu diagnostizieren. Im Rahmen des üblichen Monitorings wird mit Hilfe der Impedanzmethode nur die thorakale, nicht aber die nasale Atmung registriert. Daher sind obstuktive Apnoen oft nicht leicht zu diagnostizieren. Sie können sich hinter isolierten Hypoxien und/oder Bradykardien verbergen.

Therapie
Zur Behandlung des Apnoe-Bradykardie-Hypoxämie-Syndroms Frühgeborener stehen, je nach der vorherrschenden Ursache, verschiedene Optionen zur Verfügung:

Differentialtherapeutische Maßnahmen bei Frühgeborenenapnoen

- Bei allen Formen der Apnoen: taktile Stimulation
  – Taktile Maßnahmen wie Streicheln oder sanftes Schütteln führen in den meisten Fällen zur Wiederaufnahme der Atmung
- Zentrale Apnoen: Atemstimulation durch Methylxanthine oder Doxapram
- Obstruktive Apnoen: Nasen-CPAP
- Pulmonale/thorakale Ursachen: Nasen-CPAP, Methylxanthine, geringfügige Anhebung der inspiratorischen O_2-Konzentration (5%)
- Periodische Atmung: geringfügige Anhebung der inspiratorischen O_2-Konzentration
- Bei Versagen dieser Maßnahmen ist eine maschinelle Beatmung erforderlich.

Weiterhin hängt die Wahl der Therapiemaßnahme von der Häufigkeit und Schwere der Atemregulationsstörung ab. Wenn bei schweren Apnoen wiederholt eine Maskenbeatmung zur Behandlung der Bradykardie und Hypoxie notwendig ist, besteht in der Regel die Indikation zur maschinellen Beatmung. Prinzipiell würde eine prolongierte maschinelle Beatmung zu einer erheblichen Besserung der kardiorespiratorischen Instabilität bei kleinen Frühgeborenen führen. Diese Maßnahme ist jedoch mit einem hohen Risiko für eine bronchopulmonale Dysplasie belastet (s. dort).

Es gibt zzt. keine sicheren Angaben, wieviele und welcher Schweregrad von Apnoen toleriert werden können, und somit keine klaren Indikationen, wann die konservative Behandlung beendet und eine maschinelle Beatmung erfolgen soll. Folgende therapeutische Maßnahmen werden bei Frühgeborenenapnoen angewendet:

■ **Methylxanthine (Theophyllin, Coffein).** Durch zentrale Stimulation kommt es zum Anstieg der Atemfrequenz. Weitere Effekte: gesteigerte Zwerchfellkontraktilität, Bronchodilatation, Diurese, verbesserte CO_2-Antwort.

■ **Doxapram.** Bei zentralen Apnoen und nicht ausreichender Wirkung von Coffein kann die Gabe von Doxapram (zentrales Analeptikum) indiziert sein.

■ **Nasen-CPAP.** CPAP, über einen Nasen- oder Rachentubus angewandt, verhindert den Alveolarkollaps im Endexspirium, verbessert die regionale Verteilung der Ventilation und erhöht die funktionelle Residualkapazität. Durch Öffnung der oberen Luftwege werden gemischte und obstruktive Apnoen wirksam behandelt. Weiterhin werden pulmonal bedingte Ursachen von Atemregulationsstörungen therapeutisch beeinflusst.

■ **O_2-Gabe.** Die geringfügige Anhebung der inspiratorischen O_2-Konzentration um 5% vermindert die Häufigkeit von pulmonal bedingten Hypoxämien und beeinflusst die periodische Atmung. Diese Maßnahme führt in der Regel nicht zu einer Hyperoxie. Eine große Hyperoxiegefahr besteht jedoch, wenn während einer Hypoxämie O_2 in erhöhter Konzentration zugeführt wird, um die O_2-Mangelsituation so kurz wie möglich zu halten. Diese Maßnahme kann zu einer reaktiven Hyperoxie mit der Gefahr der Ausbildung einer Retinopathie führen und sollte daher mit großer Vorsicht erfolgen.

77.3.9 Grundzüge der mechanischen Beatmung bei Neugeborenen

Ziel der mechanischen Beatmung ist die Aufrechterhaltung eines ausreichenden Gasaustausches für O_2 und CO_2 mit einem Minimum an mechanischer und O_2-toxischer Schädigung für die Lunge. Insbesondere bei Frühgeborenen stellt die Beatmung einen wichtigen Risikofaktor für die Ausbildung einer bronchopulmonalen Dysplasie dar.

Die Beatmung muss angepasst werden an:
- das Alter und die Größe des Kindes, insbesondere an das Lungenvolumen sowie die altersabhängig unterschiedlichen Atemfrequenzen,
- die Schwere der zugrundeliegenden Erkrankung,
- die Art und intrapulmonale Ausdehnung der Erkrankung.

Die Oxygenierung und die Elimination von CO_2 werden von unterschiedlichen Faktoren beeinflusst und daher getrennt behandelt.

Oxygenierung

Bei der Beatmung ist die Versorgung des Blutes mit O_2 abhängig
- von der Höhe der eingeatmeten O_2-Konzentration (F_IO_2 1,0 = 100% O_2),
- von der Höhe des Diffusionsdrucks, der durch den mittleren Atemwegsdruck beeinflusst wird.

Der mittlere Atemwegsdruck wird bestimmt durch die Fläche unterhalb der Beatmungskurve (Druck-Zeit-Kurve). Diese Kurve lässt sich auf einem Monitor mittels eines Druckwandlers bei jedem Beatmungsgerät darstellen und ist nützlich bei der Beatmungssteuerung.

Faktoren, die in den mittleren Atemwegsdruck eingehen, sind:
- PEEP,
- Spitzendruck (PIP),
- Inspirationszeit (IZ),
- Atemfrequenz,
- Gasfluss [l/min]. Dieser bestimmt die Anstiegssteilheit der Beatmungsdruck-Zeitkurve sowie die Ausbildung eines Plateaus im Spitzendruckbereich. Ein Plateau bedeutet eine bessere intrapulmonale Gasverteilung, jedoch auch eine höhere Barotrauma-Gefahr. Insbesondere Frühgeborene sollten, wenn möglich, ohne oder mit sehr kurzem Plateau beatmet werden.

Durch Erhöhung bzw. Verlängerung aller dieser Variablen wird der mittlere Atemwegsdruck erhöht. Viele dieser Maßnahmen haben jedoch ebenfalls einen Einfluss auf die CO_2-Elimination, eine gleichsinnige Verbesserung beider Anteile des Gasaustausches ist jedoch oft notwendig und erwünscht.

> An erster Stelle der Maßnahmen zur Verbesserung der Oxygenierung steht die Erhöhung der F_IO_2, dann folgen Adjustierungen des mittleren Atemwegsdruck: zunächst PEEP-Erhöhung und IZ-Verlängerung, dann PIP-Erhöhung.

Die Erhöhung des mittleren Atemwegsdrucks führt nur bis zu einem gewissen Grad zu einer Verbesserung der Oxygenierung (sog. optimaler mittlere Atemwegsdruck, dieser liegt bei ca. 14 cm H_2O bei einem schweren Atemnotsyndrom), bei Erhöhung über diesen Wert überwiegt wieder der Überblähungseffekt mit Kompression des Herzens.

CO_2-Elimination

CO_2 ist ein rasch diffundierendes Gas, aus diesem Grund hängt die CO_2-Elimination von der Menge des pro Zeiteinheit in der Alveole verfügbaren Atemgases und damit von der Höhe des Atemminutenvolumens ab.

Die CO_2-Elimination wird bei Druck-Zeit-gesteuerten Respiratoren bestimmt durch
- den PIP (der PIP bestimmt das Tidalvolumen),
- die Atemfrequenz (AF).

Bei volumengesteuerten Geräten wird die CO_2-Elimination über das Atemminutenvolumen reguliert, das gezielt eingestellt werden kann.

Lungenmechanik

Für die optimale Anpassung der Beatmung ist die Abschätzung der zugrundeliegenden Lungenmechanik des behandelten Patienten notwendig, besonders bei Verwendung druckgesteuerter Beatmungsgeräte.

Die *Lungendehnbarkeit = Compliance* gibt die Änderung des Lungenvolumens pro verwendeten Beatmungsdruck an. Wird ein normales Atemzugvolumen (V_T = 5 ml/kgKG) bei einer gesunden Lunge verabreicht, so beträgt wegen der guten Lungendehnbarkeit der Atemwegsdruck (= notwendiger Beatmungsdruck) ca. 10–14 cm H_2O. Wird das gleiche Volumen einem Patienten mit niedriger Compliance verabreicht, so steigt wegen der Steifheit der Lunge der Atemwegsdruck erheblich höher an (z. B. 20–25 cm H_2O).

Die *Resistance* gibt an, wie hoch der notwendige Druck ist, um ein Atemgas mit einer konstanten Flussrate durch die Luftwege zu bewegen. Bei Erkrankungen, die mit einem hohen Atemwegswiderstand und somit einer hohen Resistance einhergehen, sind oft hohe Beatmungsdrucke notwendig, um das erforderliche Gasvolumen in einer bestimmten Zeit in die Lunge zu bringen.

Das Produkt aus Compliance und Resistance gibt die Zeitkonstante an (T = R × C).

T ist ein Maß für die Zeit, in der es zu einem Druckausgleich zwischen Munddruck und Alveolardruck gekommen ist. Bei niedriger Compliance und normaler Resistance ist das Produkt ebenfalls niedrig, d.h. die

Zeitkonstante ist kurz. Der Druckausgleich zwischen Mund und Alveole erfolgt rasch, In- und Exspiration sind bereits nach sehr kurzer Zeit beendet. Bei hoher Resistance und normaler Compliance ist die Zeitkonstante lang, d. h. das Atemgas braucht lange zur Füllung und Entleerung der Lunge.

Beatmungsgeräte
Man unterscheidet 2 Arten von Beatmungsgeräten:
- Druck-Zeit-gesteuerte Continuous-flow-Geräte,
- volumengesteuerte Geräte.

Druck-Zeit-gesteuerte Continuous-flow-Geräte
Die Inspiration erfolgt, bis ein vorgegebener Druck innerhalb einer vorgegebenen Zeit erreicht ist, unabhängig vom zugeführten Volumen. Continuous flow bedeutet, dass im Schlauchsystem ständig ein Gasfluss vorliegt, auch wenn keine Inspiration erfolgt. Auf diese Weise sind neben den verabreichten maschinellen Atemzügen spontane Atemzüge möglich (intermittierend mandatorische Beatmung, IMV). Dieser Gerätetyp wird fast ausschließlich bei Neugeborenen angewendet.

Neuere Geräte enthalten eine Triggerfunktion durch spontane Atemaktivität. Die Gefahr dieser Geräte besteht darin, dass sich im Falle einer raschen Änderung der Lungenfunktion bei gleichem Beatmungsdruck das applizierte Volumen ändern kann. Bei ansteigender Compliance kann dabei ein zu hohes Volumen verabreicht werden, was zu Überblähung und Pneumothoraxbildung führen kann. Daher muss die Lungenfunktion ständig überwacht werden.

Bei Anzeichen der Hyperventilation mit CO_2-Werten < 35 (besser: < 40) mmHg muss sofort der Beatmungsdruck reduziert werden. Ein großer Fortschritt ist die kontinuierliche pneumotachographische Messung des Tidalvolumens während der Beatmung (Normwert 5 ml/kgKG).

Volumengesteuerte Geräte
Hierbei ist das applizierte Volumen konstant, d. h. eine Besserung der Compliance führt nicht zu einer Verabreichung von höheren Volumina. Die Volumenkonstanz führt dazu, dass ein eingestelltes Volumen verabreicht wird und damit eine ausreichende Ventilation zustande kommt, unabhängig vom erreichten Beatmungsspitzendruck. Solche Geräte sind daher von Bedeutung bei obstruktiven Lungenerkrankungen mit hoher Resistance.

77.4 Lungenerkrankungen des Neugeborenen

77.4.1 Transitorische Tachypnoe

Die transitorische Tachypnoe (synonym: transientes Atemnotsyndrom des Neugeborenen, „fluid lung" = Flüssigkeitslunge) entwickelt sich in den ersten Lebensstunden nach der Geburt überwiegend bei reifen Neugeborenen oder relativ „reifen" Frühgeborenen. Charakteristisch ist die deutlich beschleunigte Atemfrequenz mit minimalen Einziehungen und gelegentlich auftretender leichter Zyanose.

Die Erkrankung bildet sich in der Regel innerhalb der ersten 2–3 Lebenstage spontan zurück.

Pathogenese
Die transitorische Tachypnoe wird vermutlich durch eine verzögerte Resorption der kindlichen Lungenflüssigkeit über die pulmonalen Lymph- und Blutgefäße oder aber einen vermehrten pulmonalen Flüssigkeitsgehalt ausgelöst. Prädisponierende Faktoren, die mit einer normalen Flüssigkeitsresorption interferieren oder aber zu einer Erhöhung des pulmonalen Flüssigkeitsgehalts führen, sind Sectio ceasarea, perinatale Asphyxie, exzessive mütterliche Analgesie, Oxytocin und vermehrte Flüssigkeitszufuhr bei der Mutter, verspätetes Abnabeln u. a.

Klinik
Die Neugeborenen fallen durch eine kurze Zeit nach der Geburt einsetzende *Tachypnoe* (bis zu 120 Atemzüge/min) auf, die nur von geringen Einziehungen und wechselnd ausgeprägtem inspiratorischem *Stöhnen* begleitet ist; die Lungen sind häufig überbläht.

Bei Hypoxämie ist in der Regel eine Zufuhr von 30–40% O_2 in der Inspirationsluft ausreichend, um eine suffiziente Oxygenierung zu erzielen. Das Thoraxröntgenbild zeigt typischerweise vermehrte zentrale Verdichtungen mit einer peripheren Überblähung der Lunge und mitunter interlobären Flüssigkeitsansammlungen oder kleinen Pleuraergüssen. Gelegentlich entwickelt sich auf dem Boden einer massiven pulmonalen Überblähung eine pulmonale Hypertonie mit Rechts-links-Shunt, die in das gefürchtete Krankheitsbild der *persistierenden pulmonalen Hypertonie (PPH)* einmünden kann.

Diagnose
Die Diagnose der transitorischen Tachypnoe basiert häufig auf dem Ausschluss anderer akuter pulmonaler Erkrankungen und wird oft erst retrospektiv gestellt. Neonatale Pneumonien, insbesondere mit β-hämolysierenden Streptokokken der Gruppe B, können initial unter einer identischen Dynamik verlaufen.

Therapie
Bei Atemfrequenzen > 80/min wegen Aspirationsgefahr keine orale Ernährung, intravenöse Flüssigkeitszufuhr, bei Bedarf O_2-Gabe; häufig ist eine kurzzeitige antibiotische Behandlung indiziert.

77.4.2 Mekoniumaspirationssyndrom

Nach der Aspiration von Mekonium entwickelt sich eine pathogenetisch komplexe Erkrankung, die durch eine akute Atemnotsymptomatik der überwiegend übertragenen oder reifen hypotrophen Neugeborenen und einen entsprechenden radiologischen Lungenbefund charakterisiert ist. Mekoniumhaltiges Fruchtwasser ist bei 10–18% aller Geburten nachzuweisen.

Inzidenz

Die Inzidenz des schweren Mekoniumaspirationssyndroms liegt zwischen 0,2–6 erkrankten Neugeborenen/1000 Lebendgeborene. Es bestehen erhebliche geographische und regionale Unterschiede in der Erkrankungshäufigkeit.

Ätiologie/Pathogenese

Mekonium besteht aus eingedickten intestinalen Sekreten und Zellen sowie löslichen und zellulären Fruchtwasserbestandteilen. Die wasserlöslichen Festsubstanzen bestehen u.a. aus Mukopolysacchariden, Plasmaproteinen, Proteasen, konjugiertem Bilirubin, die fettlöslichen Bestandteile u.a. aus Bilirubin, Bilirubinoiden, freien Fettsäuren, Cholesterin und Glykolipiden. Mekonium wird bereits ab der 10.–16. Gestationswoche im fetalen Gastrointestinaltrakt gefunden.

Aufgrund einer intestinalen Hypomotorik wird nur selten ein Mekoniumabgang bei Frühgeborenen beobachtet.

Die Häufigkeit des Auftretens von mekoniumhaltigem Fruchtwasser ist direkt mit der Reife der Neugeborenen verbunden und mit höheren Serumspiegeln des properistaltischen Hormons Motilin assoziiert.

Bei fehlenden Hinweisen auf eine intrauterine oder subpartale Gefährdungssituation dürfte ein Mekoniumabgang v.a. ein reifeabhängiges Phänomen reflektieren. Eine akute intrauterine oder subpartale kindliche Hypoxie kann, gerade in den letzten Gestationswochen, einen vorzeitigen Mekoniumabgang auslösen, der besonders bei einem Oligohydramnion ein sehr zähes „erbsbreiartiges" Fruchtwasser hinterlassen kann.

Der Abgang von partikelhaltigem und dickflüssigem Mekonium prädisponiert zur Entstehung eines Mekoniumaspirationssyndroms und zu komplizierten Erkrankungsverläufen.

Pathophysiologie

Im Verlauf einer intrauterinen oder subpartalen Hypoxie, die zu einer Vasokonstriktion mesenterialer Gefäße, Darmischämie, konsekutiver Hyperperistaltik und Sphinkterrelaxation führt, tritt ein frühzeitiger Mekoniumabgang auf. Die Aspiration von Mekoniumpartikeln kann durch eine hypoxieinduzierte vorzeitige Atemtätigkeit, die ein bestimmtes Muster aufweist, bereits in utero erfolgen; häufiger findet die Aspiration von Mekonium jedoch unmittelbar nach der Geburt statt.

Bei mehr als 50% aller Neugeborenen mit mekoniumhaltigem Fruchtwasser lassen sich Mekoniumbestandteile im Trachealaspirat nachweisen, die bei der Mehrzahl der Kinder folgenlos eliminiert werden. Größere Mekoniumpartikel, die mit den ersten Atemzügen in die kleineren Luftwege gelangen, führen zu einer partiellen Bronchusobstruktion und Verlegung der Alveolen. Die Folgen sind die Ausbildung von Atelektasen, überblähten emphysematösen Arealen („air trapping") und extraalveoläre Luftansammlungen (interstitielles Emphysem, Pneumothorax, Pneumomediastinum etc. (s. Abb. 77-10).

Die konnatale Listerioseinfektion kann eine Ursache für den vorzeitigen Mekoniumabgang bei Frühgeborenen sein. Durch im Mekonium enthaltene Substanzen (z.B. Fettsäuren) entwickelt sich innerhalb von 24–48 h eine chemische Pneumonie.

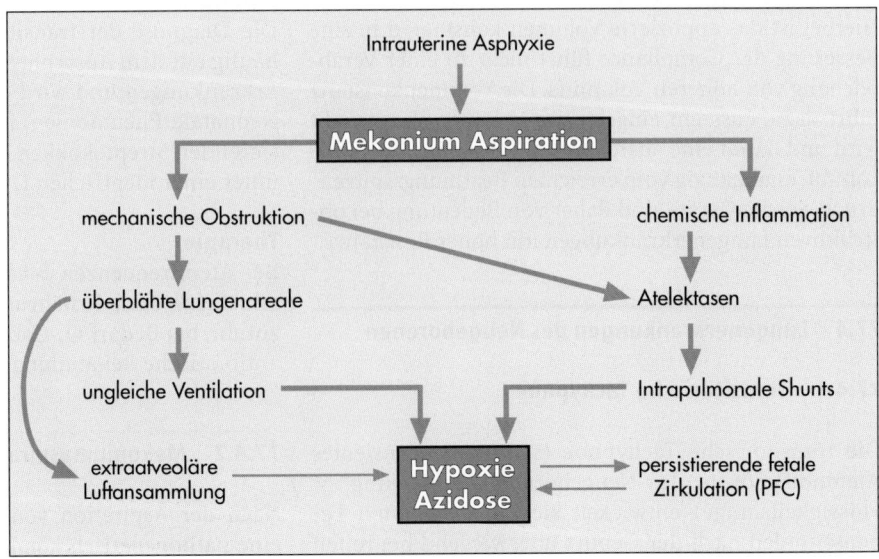

Abb. 77-10. Pathogenetische Sequenz der Mekoniumaspiration. Neben mechanischen Faktoren, die zu einer schweren Beeinträchtigung der Lungenfunktion beitragen, begünstigt die chemische pulmonale Entzündungsreaktion die Entwicklung von Hypoxie und Azidose

Darüber hinaus führen verschiedene Proteine und Phospholipasen zu einer direkten Inaktivierung des Surfactant-Systems. Häufig bilden sich intrapulmonale Shunts und eine durch eine Konstriktion der Lungengefäße bedingte persistierende pulmonale Hypertonie aus, die zur Wiederherstellung fetaler Zirkulationsverhältnisse führen kann.

Klinik

Das klinische Bild wird vom Schweregrad der intrauterinen Asphyxie und dem Ausmaß der Mekoniumaspiration bestimmt. Die Neugeborenen fallen unmittelbar nach Geburt durch schwere Atemdepression, Schnappatmung, Bradykardie, Hypotonie und Schocksymptome auf; die Haut ist mit Mekonium bedeckt, Fingernägel und Nabelschnur können grünlich verfärbt sein.

Neugeborene mit Spontanatmung weisen eine Tachypnoe, ausgeprägte Dyspnoezeichen und evtl. eine Zyanose auf. Die Thoraxröntgenaufnahme zeigt dichte fleckige Infiltrate neben überblähten Arealen, abgeflachte Zwerchfelle und häufig extraalveoläre Luft (s. Abb. 77-11).

Prävention

Durch sorgfältiges fetales Monitoring sind die Warnzeichen der intrauterinen Hypoxie meist zu erkennen. Bestehen Hinweise auf eine kindliche Gefährdung, so ist die sofortige Geburtsbeendigung obligat.

Bei allen Geburten, die durch mekoniumhaltiges Fruchtwasser auffallen, sollte umgehend ein erfahrener Kinderarzt zur Versorgung des Neugeborenen hinzugezogen werden. Beim Abgang von mekoniumhaltigem Fruchtwasser müssen Geburtshelfer oder Hebamme bereits vor dem ersten Atemzug des Neugeborenen, d.h. unmittelbar nach der Geburt des kindlichen Kopfes, Mekonium aus dem Oropharynx entfernen.

Findet sich bei einem klinisch auffälligen Neugeborenen während der laryngoskopischen Inspektion des Kehlkopfs Mekonium unterhalb der Stimmbänder, so sollte es unverzüglich mit einem dicklumigen Katheter oder evtl. direkt über einen Endotrachealtubus abgesaugt werden. Bei größeren Mengen erbsbreiartigen Mekoniums in den Luftwegen sollte eine Bronchiallavage durchgeführt werden.

Tierexperimentelle Untersuchungen und einzelne klinische Erfahrungsberichte aus jüngster Zeit weisen darauf hin, dass eine Bronchiallavage mit einer verdünnten Lösung einer natürlichen Surfactant-Präparation (5 mg Phospholipide/ml) zu einer deutlichen Verbesserung der Oxygenierung und Ventilation führt. Auf eine primäre Maskenbeatmung sollte – wenn möglich – verzichtet werden.

Therapie

Die z.T. außerordentlich schwierige Behandlung der Hypoxämie bei Neugeborenen mit Mekoniumaspirationssyndrom kann eine konventionelle Beatmungstherapie, die Hochfrequenzoszillationsbeatmung, die Surfactant-Substitutionstherapie und den Einsatz von Stickstoffmonoxid (NO) einschließen.

Als Ultima-ratio-Therapie ist eine extrakorporale Membranoxygenierung (ECMO) zu erwägen. Einzelheiten der Therapie sind den Lehrbüchern der Neonatologie zu entnehmen.

77.4.3 Pneumothorax

Ein spontaner asymptomatischer Pneumothorax tritt bei ca. 0,5–1 % aller Neugeborenen auf. Die Pneumothoraxinzidenz bei maschinell beatmeten Frühgeborenen mit Atemnotsyndrom betrug vor Einführung der Surfactant-Therapie 15–30 %. Inzwischen wird diese Komplikation bei 3–6 % aller beatmeten Frühgeborenen beobachtet.

Ätiologie

Ein symptomatischer Pneumothorax kann bei einer Reihe pulmonaler Erkrankungen von Früh- und Neugeborenen auftreten: Atemnotsyndrom, Mekoniumaspiration, Lungenhypoplasie, kongenitale Zwerchfellhernie, transitorische Tachypnoe, Aspirationspneumonie, Staphylokokkenpneumonie mit Pneumatozele, lobäres Emphysem, weiterhin nach Thorakotomie, nach unsachgemäßer Reanimation und bei maschineller Beatmung.

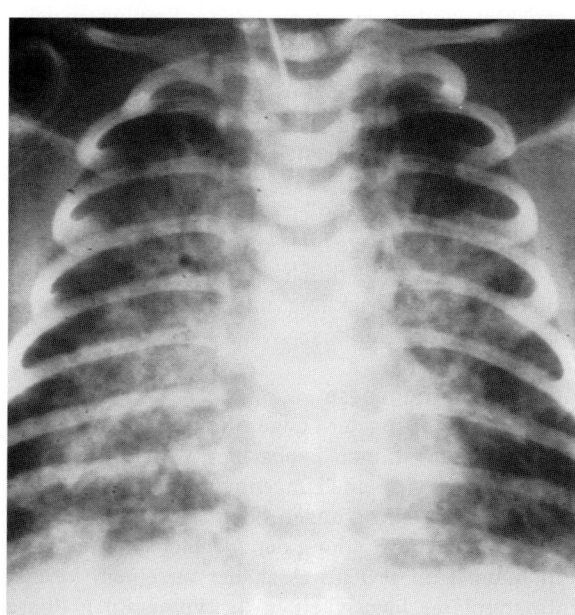

Abb. 77-11. Radiologische Veränderungen bei einem schweren Mekoniumaspirationssyndrom. Neben verdichteten dystelektatischen Arealen finden sich typische überblähte Lungenanteile

Pathogenese

Ein hoher intraalveolärer Druck, der durch erhöhten Spitzendruck und positiven endexspiratorischen Druck (PEEP) bei maschineller Atmung oder aber bei tachypnoischen spontan atmenden Kindern durch einen erhöhten sog. „Auto-PEEP" entsteht, kann besonders in ungleich belüfteten Lungenarealen zu einer Überblähung von Alveolen und nachfolgender Ruptur der Alveolarwand führen. Die extraalveoläre Luft kann durch das interstitielle Gewebe und entlang der perivaskulären Gefäßscheiden sowie der peribronchialen Lymphgefäße zu entweichen.

In Abhängigkeit von der Ausbreitung der Luft ist mit einer Reihe von Komplikationen zu rechnen: interstitielles Emphysem, Pneumomediastinum, Pneumothorax, Pneumoperitoneum, Pneumoperikard und subkutanes, zervikales oder thorakales Emphysem. Ein Spannungspneumothorax entwickelt sich bei einer druckwirksamen Ansammlung von Luft im Pleuraspalt. Ein einseitiger Spannungspneumothorax führt nicht nur zu einer schweren Ventilationsstörung der betroffenen, gelegentlich kollabierten Lungenseite, sondern durch die Mediastinalverlagerung auch der kontralateralen Lunge.

Daneben wird durch Kompression der V. cava oder Torsion der großen Gefäße der venöse Rückfluss erheblich beeinträchtigt. Bei der Entstehung des interstitiellen Emphysems scheinen nicht nur physikalische Faktoren von Bedeutung zu sein, sondern auch pulmonale Entzündungsvorgänge und proteolytische Lungengerüstschädigungen, die u.a. nach pränatalen Infektionen beobachtet wurden.

Klinik

Die klinischen Leitsymptome des gefürchteten Spannungspneumothorax sind plötzlich einsetzende Atemnot, Zyanose, Hypotension, Schocksymptome, Bradykardie, Thoraxasymmetrie, Verlagerung der Herztöne und seitendifferentes Atemgeräusch. Gerade bei kleinen Frühgeborenen kann die Diagnose eines Spannungspneumothorax schwierig sein, da bei maschinell beatmeten Patienten nicht immer ein fehlendes oder abgeschwächtes Atemgeräusch nachweisbar ist. Bei linksseitigem Spannungspneumothorax sind die Herztöne nach rechts verlagert.

Diagnose, Therapie

In lebensbedrohlichen Situationen darf keine Zeit durch Anfertigung einer Röntgenaufnahme vergehen, vielmehr ist eine sofortige Pleurapunktion mit Entlastung des Pneumothorax durchzuführen. Anschließend wird eine Pleuradrainage unter optimalen Bedingungen gelegt. Die Transillumination des Thorax mit einer fiberoptischen Kaltlichtlampe erlaubt eine rasche Identifizierung des illuminierten lufthaltigen Pleuraraums.

77.4.4 Lobäres Emphysem

Das kongenitale lobäre Emphysem ist durch eine Überblähung einer oder mehrerer Lungenlappen charakterisiert; meistens sind die Oberlappen oder der rechte Mittellappen betroffen. Etwa 10 % der betroffenen Kinder haben zusätzlich ein Vitium cordis oder andere Fehlbildungen.

Ätiologie

Als Ursachen des lobären Emphysems, das mit zunehmender Überblähung normales Lungengewebe komprimiert, werden Störungen im Aufbau der Bronchialwand (z.B. Fehlen des bronchialen Knorpels), intraluminale Bronchusobstruktionen (eingedicktes Sekret, Schleimhautfalten) oder extraluminale Bronchusobstruktionen (z.B. Kompression durch aberrierende Gefäße) gefunden.

Klinik, Therapie

Häufig entwickelt sich die klinische Symptomatologie, gekennzeichnet durch eine progrediente Tachypnoe und anderen Dyspnoezeichen, innerhalb der ersten Lebenswochen. Einige Neugeborene erkranken allerdings unmittelbar postpartal an einer akuten progredienten Atemnotsymptomatik. Bei diesen Kindern ist eine sofortige Bronchoskopie und/oder Resektion des betroffenen überblähten Lungenteils lebensrettend. Bei vital milder, aber progredienter Symptomatik, ist eine chirurgische Therapie angezeigt.

Nur bei asymptomatischen Kindern kann, unter regelmäßiger Kontrolle, auf eine invasive Behandlung verzichtet werden, da sich ein lobäres Emphysem gelegentlich zurückbildet.

77.4.5 Lungenhypoplasie

Eine Lungenhypoplasie ist entweder Ausdruck einer gestörten Organanlage oder einer Ausreifungsstörung der fetalen Lunge, die durch verschiedene mit der normalen Lungenentwicklung interferierende Faktoren ausgelöst werden kann.

Ätiologie, Pathogenese

Eine Anlagestörung der Lunge wird bei seltenen Chromosomenaberrationen beobachtet. Wesentlich häufiger entwickelt sich eine Lungenhypoplasie im Rahmen fetaler Grunderkrankungen oder Störungen, die mit der normalen Ausbildung der Alveolen interferieren. Ein Mangel an Fruchtwasser, der zu einem Verlust intraalveolärer Flüssigkeit in der vulnerablen Phase der Lungenentwicklung (vor der 26. Gestationswoche) führt, kann eine schwere Lungenhypoplasie nach sich ziehen. Eine bilaterale Nierenagenesie (Potter-Sequenz), Anhydramnie bei vorzeitigem Blasensprung oder Fruchtwasserverlust nach Amniozentese sind als Ursache der Lungenhypoplasie definiert.

Aber auch fehlende intrauterine Atembewegungen der Feten, wie sie bei neuromuskulären Erkrankungen, Myasthenia gravis, Anenzephalie u. a. Erkrankungen beobachtet werden, können die normale Entwicklung nachhaltig beeinflussen. Eine Kompression der fetalen Lunge nach Malformation des Thorax führt bei verschiedenen Skeletterkrankungen (u. a. asphyxierende Thoraxdysplasie) zu einer Lungenhypoplasie. Auch andere Fehlbildungen wie die Zwerchfellhernie und Chylothorax können über eine Kompression des Lungengewebes die normale Wachstumsdynamik nachhaltig beeinträchtigen.

Klinik, Diagnose

Die schwere Lungenhypoplasie manifestiert sich entweder unter dem Bild einer Asphyxie oder aber einer schwersten respiratorischen Insuffizienz. Die hypoplastischen Lungen lassen sich häufig auch unter intensiven Beatmungsmaßnahmen nicht wirksam eröffnen. Häufig treten bilaterale Pneumothoraces auf; einige Patienten entwickeln auf dem Boden einer primären pulmonalen Hypertonie eine persistierende fetale Zirkulation. Bei ausgeprägten Formen der Lungenhypoplasie ist die Prognose infaust. Die Thoraxröntgenaufnahme zeigt typischerweise schmale Lungen mit einem glockenförmigen Thorax (s. Abb. 77-12).

Die Diagnose ist allerdings häufig nur zu vermuten und wird an Hand anamnestischer Risiken sowie des postpartalen Verlaufs nicht selten retrospektiv gestellt. Post mortem kann durch Bestimmung des Lungengewichts sowie mit Hilfe morphometrischer Techniken die Verdachtsdiagnose verifiziert werden.

Therapie

Nur bei weniger ausgeprägten Formen der Lungenhypoplasie kann durch differenzierte Beatmungstechniken, Einsatz von Stickstoffmonoxid NO und ggf. Surfactant-Substitution (sekundärer Surfactant-Mangel) eine nachhaltige Stabilisierung der Lungenfunktion erzielt werden. Als vielversprechender theoretischer Ansatz in der Behandlung der Lungenhypoplasie stellt sich momentan die sog. „liquid ventilation", eine Beatmung mit flüssigen Perfluorcarbonen, dar.

77.4.6 Zwerchfellhernie (Enterothorax)

Inzidenz

Die Inzidenz einer Zwerchfellhernie beträgt ca. 0,25/1000 Lebendgeborene, 80–90% der Hernien treten auf der linken Seite auf.

Pathogenese

Ein Zwerchfelldefekt kann zu einer Verlagerung sämtlicher Bauchorgane in die Thoraxhöhe führen (Abb. 77-13). Dieses Krankheitsbild ist der dringlichste Notfall in der Neugeborenenchirurgie. Infolge der Lun-

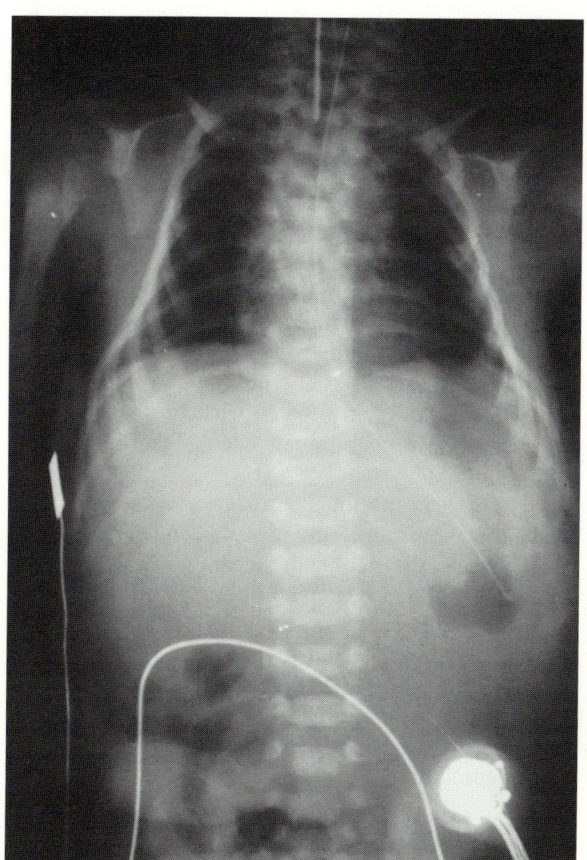

Abb. 77-12. Radiologischer Befund einer ätiologisch ungeklärten Lungenhypoplasie bei Frühgeborenen der 34. Gestationswoche

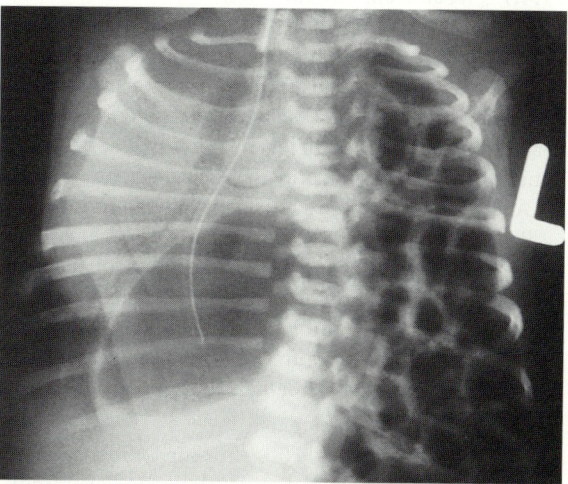

Abb. 77-13. Beidseitiger Zwerchfelldefekt mit intrathorakal gelegenem Magen *rechts* und Darmanteilen *links*, massive Verlagerung des Herzens nach rechts

genkompression und Herzverlagerung kann sich eine schwerste, rasch progrediente, respiratorische und kardiozirkulatorische Insuffizienz mit persistierender fetaler Zirkulation entwickeln.

Klinik
Die Leitsymptome der Zwerchfellhernie sind:
- zunehmende Atemnot,
- Zyanose,
- Schocksymptome,
- Verlagerung der Herztöne,
- asymmetrisch vorgewölbter Thorax ohne Atemexkursion,
- fehlendes Atemgeräusch,
- evtl. Darmgeräusche im Thorax,
- eingesunkenes „leeres" Abdomen.

Therapie
Da mit zunehmender Luftfüllung des intrathorakal gelegenen Darms Lunge, Herz und Mediastinum verdrängt werden und somit eine Spannungssymptomatik entstehen kann, ist eine primäre Maskenbeatmung nicht angezeigt. Die Neugeborenen werden umgehend intubiert, erhalten eine offene Magensonde und werden bereits im Kreißsaal auf die betroffene Seite gelagert.

Prognose
Die Prognose der Zwerchfellhernie wird entscheidend vom Grad der Lungenhypoplasie, der optimalen Erstversorgung, der chirurgischen Therapie und der anschließenden intensivmedizinischen Behandlung beeinflusst. Die Diagnose kann bei bereits zum Untersuchungszeitpunkt vorliegendem Enterothorax pränatal gestellt werden.

77.4.7 Neonatale Pneumonien

Eine neonatale Pneumonie entwickelt sich auf dem Boden einer intrauterinen, sub- oder postpartalen Infektion mit mütterlichen oder nosokomialen Erregern, u. a. durch Aspiration infizierten Fruchtwassers. Pathogenese, Risikofaktoren und Erregerspektrum werden im Abschnitt „Neugeborenensepsis" abgehandelt.

Beatmete und intensivmedizinisch behandelte Früh- und Neugeborene sind besonders durch eine Pneumonie mit *Pseudomonas-* oder *Klebsiella-spp.* gefährdet. *Chlamydien* und *Ureaplasmen* kommen ebenfalls als Erreger von Pneumonien Frühgeborener vor. Seltener treten *Mykoplasmen* als Erreger auf.

> Bei langzeitbeatmeten Frühgeborenen, die über längere Zeit antibiotisch behandelt wurden, ist immer an eine Pilzpneumonie, insbesondere mit Candida spp., zu denken.

Klinik
Die klinische Symptomatik einer in den ersten Lebenstagen oder auch später auftretenden neonatalen Pneumonie verläuft häufig unter dem Bild eines progredienten Atemnotsyndroms mit Tachypnoe, Einziehungen und Nasenflügeln.

Therapie
Die primäre antibiotische Behandlung muss gegen die potentiellen Mikroorganismen gerichtet sein (s. „Therapie der neonatalen Sepsis"). Bei Atem- und/oder Kreislaufinsuffizienz der erkrankten Neugeborenen wird die erforderliche Supportivtherapie durchgeführt. Chlamydien- und Ureaplasmapneumonien werden mit Erythromycin behandelt, Pneumocystispneumonien mit Trimethoprim/Sulfamethoxazol.

77.4.8 Persistierende pulmonale Hypertonie (persistierende fetale Zirkulation)

Die persistierende pulmonale Hypertonie (PPH; Synonym: persistierende fetale Zirkulation, PFC) ist ein lebensbedrohliches Krankheitsbild, das auf dem Boden eines anhaltend erhöhten pulmonalen Gefäßdrucks durch einen signifikanten Rechts-links-Shunt über das offene Foramen ovale und über den persistierenden Ductus arteriosus sowie durch intrapulmonale Shunts (ohne Hinweise auf eine strukturelle Herzerkrankung) gekennzeichnet ist.

Ätiologie
Die PPH tritt überwiegend bei reifen und übertragenen Neugeborenen auf. Nach intrauteriner und subpartaler Hypoxie oder mütterlicher Aspirin- und Indometacin-Einnahme während der Schwangerschaft wurde eine Verdickung und Ausdehnung der Gefäßmuskulatur bis in kleine Pulmonalarterien hinein beschrieben. Am häufigsten entwickelte sich eine PPH sekundär bei Neugeborenen nach Mekoniumaspiration.

Weitere Erkrankungen, in deren Folge sich eine PPH entwickeln kann, sind die subpartale und postnatale Hypoxie, die neonatale Sepsis mit β-hämolysierenden Streptokokken der Gruppe B und Listerien, die Zwerchfellhernie, die Lungenhypoplasie, Pneumothorax, Hyperviskositätssyndrom, Hypoglykämie und Hypothermie sowie ein Atemnotsyndrom. Die PPH ist nicht selten idiopathisch. Die Prävalenz der Erkrankung wurde auf 1 Neugeborenes/1000 Lebendgeborene geschätzt.

Pathophysiologie
Bei intranataler oder postpartaler Hypoxie entwickelt sich rasch eine metabolisch-respiratorische Azidose. Die normalerweise durch Anstieg des p_aO_2 und Abfall des p_aCO_2 unmittelbar nach der Geburt einsetzende

Dilatation der Lungenarterien bleibt aus; die Azidose induziert über eine pulmonale Vasokonstriktion eine pulmonale Hypertonie, die über das Foramen ovale, den Ductus arteriosus Botalli und intrapulmonale Shunts die Entwicklung eines persistierenden Rechts-links-Shunts nach sich zieht. Es kommt zu einem zunehmenden O_2-Mangel des arteriellen Bluts, der mit der postnatal einsetzenden Vasodilatation interferiert (Abb. 77-14).

Bei einigen dieser Patienten liegen bereits pulmonale Gefäßveränderungen im Sinne einer Mediahypertrophie vor, die Ausdruck einer chronischen intrauterinen Hypoxie sein könnten (primärer pulmonaler Hochdruck; andere Kinder haben als Grunderkrankung eine mehr oder weniger ausgeprägte Lungenhypoplasie). Potente Stimuli der pulmonalen Vasokonstriktion sind Leukotriene und weitere Lipidmediatoren, deren Freisetzung bei allen sekundären Formen der PPH durch Hypoxie, Infektionen und die im Verlauf verschiedener Grunderkrankungen einsetzenden Entzündungsreaktion gefördert wird.

Klinik

Die Neugeborenen erkranken in der Regel innerhalb der ersten 12 Lebensstunden. In Abhängigkeit von der Grunderkrankung stellen entweder die Zyanose (Polyzythämie, idiopathische PPH u.a.) oder die schwere Atemnotsymptomatik mit Zyanose (Mekoniumaspiration, Zwerchfellhernie u.a.) im Vordergrund. Die Patienten können innerhalb kurzer Zeit ein Multiorganversagen oder eine Myokardischämie entwickeln.

Die klinische Verdachtsdiagnose einer PPH kann durch die prä- und postduktale O_2-Differenz und nicht zuletzt durch die Echokardiographie (einschließlich Dopplerdiagnostik) bestätigt werden. Der Röntgenthoraxbefund ist bei einigen Erkrankungen unauffällig (Asphyxie, Hyperviskositätssyndrom etc.), bei anderen zeigt er die typischen Veränderungen der Grunderkrankung.

Therapie

Zu einer optimalen Behandlung gehört – wenn immer möglich – eine Korrektur der Grundproblematik sowie eine gezielte Supportivtherapie und Behandlung aller im Verlauf der Erkrankung aufgetretenen Komplikationen, wie z.B. Hypotension, myokardiale Dysfunktion, Azidose. Die Kinder müssen sediert und ggf. relaxiert werden.

Der entscheidende therapeutische Ansatz ist eine suffiziente maschinelle Beatmung mit ausreichender Oxygenierung sowie eine moderate Alkalisierung des Blutes (Natriumbikarbonatinfusion). Bei besonders schweren Verläufen kann durch eine Hyperventilationsbehandlung mit Senkung des pCO_2 auf 20–

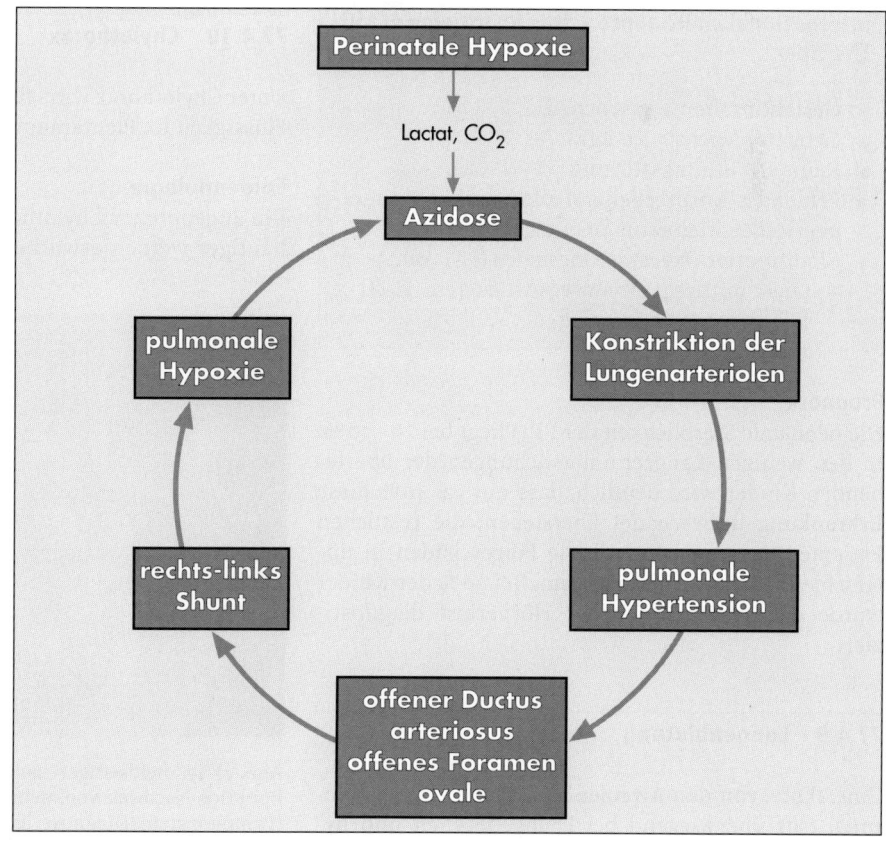

Abb. 77-14.
„Circulus vitiosus" der perinatalen Hypoxie

25 mmHg die Vasokonstriktion pulmonaler Gefäße möglicherweise aufgehoben werden.

Diese Hyperventilationstherapie kann mit folgenden, z. T. erheblichen Nebenwirkungen behaftet sein:
- Überblähung der Lunge, Barotrauma, Pneumothorax,
- reduziertes Herzzeitvolumen,
- Abnahme der zerebralen Durchblutung.

Zusätzlich werden α-Rezeptorenblocker Tolazolin (Cave: systemischer Blutdruckabfall) oder das kurzzeitig wirksame und gut steuerbare Prostacyclin, auch in inhalativer Form, eingesetzt werden. Als vielversprechender neuer therapeutischer Ansatz ist die inhalative Behandlung mit NO (Stickstoffmonoxid) anzusehen; NO führt zu einer selektiven Vasodilatation der Pulmonalgefäße in den ventilierten Lungenarealen.

Zur Zeit verfügen nur einige Neonatalzentren über diese Therapiemöglichkeit. Neugeborene, die auf keine dieser Maßnahmen ansprechen, werden einer Hochfrequenzoszillationsbeatmung zugeführt. Kann mit diesen Maßnahmen keine ausreichende Oxygenierung erreicht werden, so kann der Patient mit einer extrakorporalen Membranoxygenierung (ECMO) behandelt werden.

Die international anerkannten Kriterien für eine ECMO-Therapie sind in der folgenden Übersicht zusammengefasst:

International anerkannte Kriterien für eine ECMO-Therapie

- Gestationsalter > 34 Wochen
- Geburtsgewicht > 2,0 kgKG
- Keine Gerinnungsstörung
- Fehlendes Ansprechen auf alle erwähnten therapeutischen Maßnahmen
- Modifizierter Oxygenierungsindex (OI) von 25–40
  - OI = mittlerer Atemwegsdruck [cm H_2O] × F_IO_2 × 100/p_aO_2 [mmHg]

Prognose
Die neonatale Sterblichkeit der PPH liegt bei 20–30 %. In den wenigen Langzeituntersuchungen der überlebenden Kinder wird deutlich, dass nur ca. 40 % diese Erkrankung unbeschadet überstehen; die restlichen Patienten weisen neurologische Folgeschäden in unterschiedlichster Ausprägung auf. Bei 20 % der Kinder wurde ein neurosensorischer Hörverlust diagnostiziert.

77.4.9 Lungenblutung

Eine akute, von den Alveolen ausgehende Lungenblutung, tritt überwiegend bei Frühgeborenen und hypotrophen Neugeborenen auf, die an verschiedensten Erkrankungen der Neonatalperiode leiden.

Während bei mehr als 10 % verstorbener Neugeborener eine Lungenblutung autopisch diagnostiziert wird, entwickelt sich dieses lebensbedrohliche Ereignis bei weniger als 5 % aller Frühgeborenen mit einem Geburtsgewicht von >1500 g auf, die an einem Atemnotsyndrom erkrankt sind.

Ätiologie
Prädisponierende Faktoren für eine Lungenblutung sind eine neonatale Streptokokkenpneumonie, die perinatale Asphyxie, Hypothermie, Azidose, Hypoglykämie, Gerinnungsstörungen, Herzversagen, schwere Erythroblastose, Surfactant-Therapie und O_2-Toxizität.

Klinik
Akute Blutung aus Mund, Nase und den Atemwegen mit rasch progredientem Kreislauf- und Atmungsversagen. In den Thoraxröntgenaufnahmen zeigt sich eine zunehmende Verdichtung der Lunge.

Therapie
Unverzügliche Stabilisierung der Beatmungs- und Kreislaufsituation mit allen zur Verfügung stehenden intensivmedizinischen Maßnahmen sowie – wenn immer möglich – Behandlung der Grundstörung.

77.4.10 Chylothorax

Unter Chylothorax wird eine Ansammlung von chylöser Flüssigkeit im Pleuraraum verstanden (s. Abb. 77-15).

Epidemiologie
Ein angeborener Chylothorax ist ein seltenes Ereignis; häufiger werden erworbene Ansammlungen chylöser

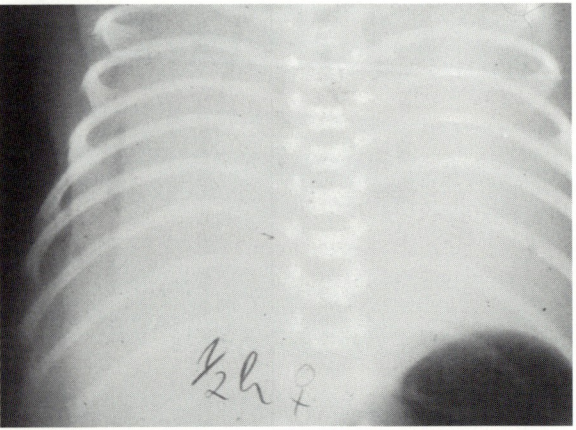

Abb. 77-15. Beidseitiger ausgeprägter Pleuraerguss. Nach Punktion Nachweis von mehr als 90 % mononukleären Zellen (Lymphozyten). Diagnose: linksseitiger Chylothorax

Flüssigkeit nach kardiochirurgischen Eingriffen beobachtet. Als Folge parenteraler Langzeiternährung über einen zentralen Venenkatheter wurden Thrombosierungen der oberen Hohlvene und sekundärem Chylothorax beschrieben.

Ätiologie, Pathogenese
Die Ursache für die Entstehung eines angeborenen Chylothorax ist unklar; es wird ein angeborener Defekt des Ductus thoracicus vermutet. Bei Neugeborenen mit Down-, Noonan- und Turner-Syndrom sowie bei Hydrops fetalis tritt gelegentlich ein Chylothorax auf; ebenso wurde nach Geburtstraumata die Entwicklung chylöser Effusionen beobachtet.

Klinik und Diagnostik
Die Neugeborenen fallen unmittelbar postnatal oder innerhalb der ersten Lebenstage durch mehr oder minder ausgeprägte Zeichen der Atemnot auf. Vor Beginn einer oralen Ernährung enthält die serumähnliche Pleuraflüssigkeit mehrere Tausend Leukozyten/µl, mehr als 90% sind mononukleäre Zellen (Lymphozyten). Nach Milchernährung nimmt die Pleuraflüssigkeit eine weißliche, typisch chylöse Farbe an.

Therapie und Prognose
Die kontinuierliche Ableitung der chylösen Flüssigkeit führt bei den meisten Kindern zu einer Ausheilung. Es treten aber z. T. erhebliche Eiweißantikörper- und Lymphozytenverluste auf. Eine orale Ernährung mit mittelkettigen Triglyzeriden reduziert die Chylusproduktion.

Bei den meisten Formen eines Chylothorax kann man von einer sich selbst begrenzenden Erkrankung ausgehen. Selten werden Versuche chirurgischer Korrekturmaßnahmen oder intraperitoneale Shuntableitung, allerdings mit unsicherem Ausgang nötig.

77.4.11 Obstruktion der oberen Atemwege

Angeborene Obstruktionen der oberen Luftwege gehen häufig mit akuter unmittelbar postpartal auftretender Atemnot einher.

Ätiologie, Pathogenese und Therapie
Da Neugeborene für eine suffiziente Ventilation auf eine ungehinderte Nasenatmung angewiesen sind, führen sämtliche anatomische und funktionelle Obstruktionen der oberen Luftwege zu einer akuten Atemnotsymptomatik.

Choanalatresie, Pierre-Robin-Syndrom
Trotz deutlicher Atemexkursionen unmittelbar nach der Geburt können Neugeborene mit Choanalatresie oder Pierre-Robin-Syndrom (Mikrognathie, Glossoptose, Gaumenspalte) kein adäquates Atemzugvolumen aufbauen. Diese bedrohliche Situation ist durch Einführen eines passenden Guedel-Tubus häufig akut zu beheben.

Die Bauchlage kann das Zurückfallen der Zunge bei Neugeborenen mit Pierre-Robin-Syndrom häufig verhindern und die Luftnotsymptomatik verbessern. Eine frühe, dem individuellen Befund angepasste kieferorthopädische Behandlung sowie chirurgische Maßnahmen können langfristig zu einer Ausheilung der Fehlbildung führen.

Larynx- und Trachealatresien
Beide Fehlbildungen verlaufen meist letal. Der kongenitale laryngeale Stridor auf dem Boden einer Laryngomalazie heilt bei den meisten Kindern im Verlauf des 1. Lebensjahres aus.

Subglottische Stenose
Schwieriger gestaltet sich die Behandlung einer kongenitalen oder häufig durch prolongierte Intubation oder Intubationsschäden erworbenen subglottischen Stenose. Bei dieser Problematik können langwierige tracheale Dilatationen, Lasertherapien oder auch laryngotracheale Rekonstruktionen angezeigt sein.

77.5 Bluterkrankungen

77.5.1 Fetale Erythropoese

Physiologische Besonderheiten
Die Erythropoese, die am 20. Gestationstag beginnt, findet in der Fetalzeit überwiegend in Leber und Milz statt. Erst im letzten Trimenon wird das Knochenmark zum Hauptbildungsort der Erythropoese. Die Hämoglobinkonzentration steigt von 8–10 g/dl im Alter von 12 Gestationswochen auf 16,5–20 g/dl im Alter von 40 Gestationswochen an. Nach einem kurzen postpartalen Anstieg der Hämoglobinkonzentration innerhalb von 6–12 Lebensstunden fällt sie kontinuierlich auf 10 g/dl im Alter von 3–6 Monaten ab.

Frühgeborene unterhalb der 32. Gestationswoche haben niedrigere Ausgangshämoglobinkonzentrationen und erfahren einen schnelleren Abfall der Hämoglobinkonzentration; der Tiefpunkt ist 1–2 Monate nach der Geburt erreicht. Während dieser physiologischen Anämisierung lässt sich kaum Erythropoetin im Plasma nachweisen.

Besonderheiten fetaler Erythrozyten
Fetale und neonatale Erythrozyten weisen eine kürzere Überlebenszeit (70–90 Tage) und ein größeres mittleres korpuskuläres Volumen auf (MCV 110–120 fl) als Erythrozyten Erwachsener. In den ersten Tagen nach der Geburt besteht in der Regel eine Retikulozytose von 50–120 Promille. Die Erythrozyten enthalten überwiegend fetales Hämoglobin F, das aus zwei α-

Ketten und zwei γ-Ketten besteht. Unmittelbar vor der Geburt setzt bei einem reifen Neugeborenen die Synthese von β-Hämoglobinketten und damit adultem Hämoglobin ein (zwei α-Ketten und zwei β-Ketten).

Zum Zeitpunkt der Geburt enthalten die Erythrozyten reifer Neugeborener 60–90% fetales Hämoglobin; diese Konzentration sinkt bis zum Alter von 4 Monaten auf < 5% ab.

Blutvolumen

! Das Blutvolumen reifer Neugeborener beträgt etwa 85 ml/kgKG; Plazenta und Nabelgefäße enthalten ca. 20–30 ml/kgKG Blut. Eine späte Abnabelung kann zu einem vorübergehenden Anstieg des neonatalen Blutvolumens innerhalb der ersten Lebenstage führen (s. Polyzythämie, Hyperviskositätssyndrom), eine zu frühe Abnabelung zu einer Anämie. Um diese Komplikationen zu vermeiden, sollte die Abnabelung ca. 30 s nach der Geburt erfolgen.

77.5.2 Neonatale Anämie

Eine Anämie Neugeborener ist durch Hämoglobinkonzentrationen (Hb) von < 14 g/dl sowie einen Hämatokrit (Hkt) von < 40% charakterisiert. Sie kann durch akuten oder chronischen Blutverlust, eine verminderte Bildung sowie durch eine immunologisch vermittelte oder nicht immunologisch bedingte Hämolyse der Erythrozyten verursacht sein (s. Tabelle 77-6).

Nach einem akuten Blutungsereignis sind die Hämoglobinkonzentration und der Hämatokrit Früh- und Neugeborener häufig normal und fallen erst im Rahmen der Hämodilution kontinuierlich ab. Das zirkulierende Blutvolumen kann jedoch bereits während der Blutungsereignisse bedrohlich vermindert sein. Ein chronischer Blutverlust kann u. a. durch fetomaternale Transfusion zustande kommen, die bei ca. 50% aller Schwangerschaften beobachtet wird; der fetale Blutverlust kann erheblich sein.

Die Diagnose einer fetomaternalen Transfusion wird durch den Nachweis von HbF-haltigen kindlichen Erythrozyten im mütterlichen Blut erbracht.

Klinik

Leitsymptome der akuten Blutungsanämie sind Blässe, Tachykardie, schwache oder nicht tastbare periphere Pulse, Hypotension, Tachypnoe und bei massivem Blutverlust Schnappatmung und Schock. Die klinischen Symptome bei chronischem Blutverlust sind Blässe bei erhaltener Vitalität, Tachykardie und normaler Blutdruck. Häufig besteht eine Herzinsuffizienz mit Hepatomegalie. Die gelegentlich nachweisbare Splenomegalie ist Ausdruck der extramedullären Blutbildung. Selten entwickelt sich ein Hydrops fetalis.

Eine neonatale Anämie, die durch eine verminderte Bildung von Erythrozyten verursacht wird, wie z. B. bei Blackfan-Diamond-Anämie, ist durch niedrige Retikulozytenzahlen und Fehlen von Erythrozytenvorstufen im Knochenmark charakterisiert. Häufigste Ursachen für eine immunologisch vermittelte Hämolyse der Neugeborenen sind Inkompatibilitäten zwischen mütterlicher und kindlicher Blutgruppe (s. Rh-Erythroblastose, AB0-Erythroblastose etc.).

Nichtimmunologische Erkrankungen, die mit einer Hämolyse einhergehen, sind Defekte der Erythrozytenmembran (hereditäre Sphärozytose), Erythrozytenenzymdefekte (Glukose-6-Phosphat-Dehydrogenase- und Pyruvat-Kinase-Mangel), seltene Hämoglobinopathien sowie die α-Thalassämie.

Therapie

> Neugeborene mit ausgeprägtem akuten Blutverlust (hämorrhagischer Schock, „weiße Asphyxie") werden notfallmäßig ohne vorherige Kreuzprobe mit Erythrozytenkonzentrat der Blutgruppe „Null Rhesus negativ" (CMV-negativ) transfundiert.

Bei allen anderen Indikationen ist vor der Transfusion eine kindliche Blutgruppenbestimmung und Kreuzprobe durchzuführen. Bei Verdacht auf Störung der Erythropoese und hämolytische Anämien ist vor Gabe von Blutprodukten kindliches Blut für die entsprechende Spezialdiagnostik abzunehmen (s. Rh-Erythroblastose u. a.). Eine klinisch signifikante Anämie Früh-

Tabelle 77-6. Ätiologie der neonatalen Anämie

Blutverlust	Verminderte Blutbildung	Hämolyse
Fetomaternale Blutung	Konnatale und perinatale Infektionen	Rh-Erythroblastose
Plazenta prävia	Blackfan-Diamond-Anämie	AB0-Erythroblastose
Vorzeitige Plazentalösung	Konnatale Leukämie	Andere Blutgruppeninkompatibilitäten
Fetofetale Transfusion	Frühgeborenenanämie	Erythrozytenmembrandefekte
Nabelschnureinriss		Erythrozytenenzymdefekte
Vasa prävia		Selten: Hämoglobinopathien
Neonatale Blutung: intrakraniell, gastrointestinal u. a.		
Frühgeborenenanämie		

geborener wird durch Transfusion von bestrahltem CMV-negativen Erythrozytenkonzentrat behandelt.

Erythropoetin
Eine Erythropoetin-Therapie kann, wie in mehreren randomisierten und kontrollierten Studien belegt, die Spätanämisierung Frühgeborener zu einem gewissen Grad verhindern. Da noch eine Reihe klinisch relevanter Fragen der Erythropoetin-Substitution ungeklärt sind (optimaler Zeitpunkt des Behandlungsbeginns, Dosis, Therapiedauer, optimale Eisensubstitution u. a.), kann diese Therapie zzt. noch nicht als Standardtherapie empfohlen werden.

77.5.3 Polyzythämie, Hyperviskositätssyndrom

Unter einer Polyzythämie (synonym: neonatale Polyglobulie) wird ein venöser Hämatokrit > 65% (Hämoglobin > 22 g/dl) verstanden, der unter dem Bild eines Hyperviskositätssyndroms zu einem Anstieg der Blutviskosität, zur vaskulären Stase mit Mikrothrombosierung, zu Hypoperfusion und zur Ischämie von Organen führen kann.

Ätiologie
Etwa 3–5% aller Neugeborenen weisen nach der Geburt einen Hkt von > 65% auf. Risikokollektive sind reife oder postmature hypotrophe Neugeborene (intrauterine Wachstumsretardierung, chronische fetale Hypoxie), Patienten nach fetofetaler oder maternofetaler Transfusion, Neugeborene nach später Abnabelung, Kinder diabetischer Mütter, Nikotinabusus während der Schwangerschaft, Neugeborene mit Hyperthyreose oder Kinder mit angeborenen Erkrankungen (adrenogenitales Syndrom, Trisomie 21, Beckwith-Wiedemann-Syndrom). Bei einem Hkt-Wert von > 65% steigt die Blutviskosität exponentiell an.

Klinik
Die klinische Symptomatik ist außerordentlich vielfältig und reflektiert die Mikrozirkulationsstörungen und manifesten Durchblutungsstörungen der betroffenen Organsysteme. Die Neugeborenen fallen häufig durch ihr plethorisches oder auch blass-graues Hautkolorit und eine Belastungszyanose auf. Daneben finden sich Hyperexzitabilität, Myoklonie, Hypotonie, Lethargie und zerebrale Krampfanfälle.

Bei einigen Kindern steht die kardiopulmonale und renale Symptomatik im Vordergrund:
- Atemnotsyndrom,
- persistierende pulmonale Hypertonie mit PFC-Syndrom,
- Herzinsuffizienz,
- Oligurie,
- Hämaturie
- Nierenversagen.

Die Neugeborenen können foudroyante Verlaufsformen einer nekrotisierenden Enterokolitis sowie einen Ileus entwickeln. Daneben treten z. T. gravierende Thrombozytopenien, Hypoglykämien, Hypocalzämien und ausgeprägte Hyperbilirubinämien auf.

Therapie
Beim Auftreten erster Symptome muss unverzüglich eine *partielle modifizierte Austauschtransfusion* durchgeführt werden. Zur Senkung des Hkt auf 55% wird kindliches Blut gegen Plasma oder eine Albuminlösung ausgetauscht (Hämodilution).

77.5.4 Pathologische Hyperbilirubinämie

Die Besonderheiten des Bilirubinstoffwechsels Neugeborener sind in den Lehrbüchern der Pädiatrie dargestellt.

Neben Erkrankungen, die mit einer gesteigerten Hämolyse einhergehen, können pathologische Erhöhungen des indirekten Bilirubins bei angeborenen Defekten der Glukuronidierung, bei erhöhtem Bilirubinanfall durch vermehrten Erythrozytenabbau sowie durch eine vermehrte enterale Rückresorption von Bilirubin erfolgen. Die wesentlichen Ursachen sind in Tabelle 77-7 dargestellt.

77.5.5 AB0-Erythroblastose

Mit einer AB0-Unverträglichkeit ist bei ca. 1 von 200 Neugeborenen zu rechnen. Im Gegensatz zur Rh-Inkompatibilität tritt die AB0-Erythroblastose häufig in der ersten Schwangerschaft auf. Mütter mit der Blutgruppe 0 haben natürlich vorkommende Anti-A- und Anti-B-Antikörper (Isoagglutinine), die zur Gruppe der IgM-Antikörper gehören und deshalb nicht die Plazenta passieren. Dennoch bilden einige Schwangere plazentagängige IgG-Antikörper, die gegen die kindliche Blutgruppeneigenschaft A, B oder AB gerichtet sind. Die mütterliche IgG-Antikörperbildung kann vermutlich durch exogene Ursachen, wie z. B. Darmparasiten, stimuliert werden.

Als weitere Ursache wird der Übertritt kindlicher Erythrozyten in die mütterliche Zirkulation vermutet, da die Antigenität der kindlichen Blutgruppeneigenschaften erst gegen Ende der Schwangerschaft voll ausgebildet ist. So erklärt sich der im Vergleich zur Rh-Inkompatibilität milde Verlauf der hämolytischen Erkrankung beim ersten Neugeborenen sowie die Tatsache, dass Frühgeborene nur extrem selten an einer AB0-Inkompatibilität erkranken.

Der Schweregrad der hämolytischen Erkrankung Neugeborener nimmt bei nachfolgenden Schwangerschaften in der Regel nicht zu. Der Grund liegt vermutlich in einer Suppression der IgG-Antikörperbildung

Tabelle 77-7. Ätiologie der indirekten Hyperbilirubinämie (Erhöhung des unkonjugierten Bilirubins)

Erkrankungen bzw. Störungen – mit gesteigerter Hämolyse	– ohne Hämolyse
Blutgruppeninkompatibilität: • Rh, AB0, Kell, Duffy u.a. **Neonatale Infektionen (bakteriell, viral)** **Genetisch bedingte hämolytische Anämien:** • Enzymdefekte: – Glukose-6-Phosphat-Dehydrogenase, Pyruvatkinase • Membrandefekte: – Sphärozytose u.a. • Hämoglobinopathien (homozygote α-Thalassämie)	*Verminderte Bilirubinkonjugation:* • Physiologischer Ikterus • Muttermilchikterus • Kinder diabetischer Mütter • Crigler-Najjar-Syndrom, (genetisch bedingter Glukuronyltransferasemangel) • Gilbert-Meulengracht-Syndrom (verminderte Bilirubinaufnahme in die Leberzelle) • Hypothyreose • Medikamente (Pregnandiol) *Vermehrter Bilirubinanfall:* • Polyzythämie • Organblutungen, Hämatome *Vermehrte enterale Rückresorption von Bilirubin:* • intestinale Obstruktion • unzureichende Ernährung (verminderte Peristaltik)

durch die natürlich vorkommenden IgM-Anti-A- oder Anti-B-Antikörper.

Klinik

Die Neugeborenen weisen meistens nur eine geringgradige Anämie auf; es besteht nur selten eine Hepatosplenomegalie; die Kinder entwickeln keinen Hydrops. Im peripheren Blut finden sich neben Retikulozyten und Erythroblasten als Ausdruck der gesteigerten Erythropoese Sphärozyten, die infolge der komplementvermittelten Hämolyse durch Fragmentation entstehen. Erkrankte Neugeborene sind lediglich durch die Hyperbilirubinämie und das damit verbundene Risiko einer Bilirubinenzephalopathie gefährdet.

Diagnose und Therapie

Die wesentlichen diagnostischen Merkmale der AB0-Inkompatibilität im Vergleich zur Rh-Inkompatibilität sind in Tabelle 77-8 zusammengefasst.

Durch eine rechtzeitig begonnene und konsequent durchgeführte Phototherapie können bei den meisten Kindern kritische Bilirubinserumkonzentrationen vermieden werden. Eine Austauschtransfusion ist nur extrem selten durchzuführen. Durch zirkulierende Antikörper kann sich in den ersten Lebenswochen eine in der Regel blande verlaufende Anämie entwickeln.

77.5.6 Rh-Erythroblastose

Etwa 15 % der europäischen Bevölkerung sind Rh-negativ, ca. 5 % der amerikanischen schwarzen Bevölkerung. Vor Einführung der *Anti-D-Prophylaxe* betrug die Prävalenz der Rh-Inkompatibilität 45 erkrankte Kinder pro 10 000 Lebendgeborene. Die Erkrankungshäufigkeit konnte um weit mehr als 90 % reduziert werden.

Ätiologie, Pathogenese

Das erythrozytäre Rhesus-Antigensystem besteht aus 5 Antigenen: C, D, E, c und e; d hat keine antigenen Eigenschaften. Bei ca. 90 % der Rhesusinkompatibilität sensibilisiert das D-Antigen des Fetus die Rh(d)-negative Mutter, die in der Folge IgG-Antikörper (Anti-D-Antikörper) bildet.

Da in der Frühschwangerschaft nur ausnahmsweise kindliche Erythrozyten in den Kreislauf der Mutter gelangen, bildet die Mutter keine oder nur geringe Mengen an Anti-D-Antikörpern. Das erste Kind bleibt entweder gesund oder entwickelt nur eine hämolytische Anämie und/oder Hyperbilirubinämie, vorausgesetzt, dass eine frühere Sensibilisierung durch Aborte oder Bluttransfusionen ausgeschlossen ist.

Unter der Geburt und bei der Plazentalösung kann eine größere Menge kindlicher Erythrozyten in die mütterliche Blutbahn übertreten. Die Rh-Erythroblastose bei unterlassener Rh-Prophylaxe manifestiert

Tabelle 77-8. Unterschiede zwischen der Rh- und AB0-Inkompatibilität

	Inkompatibilität	
	Rh	AB0
Erkrankung bei der 1. Schwangerschaft	Selten	Häufig
Frühzeitige Anämisierung des Kindes	+	+
Hyperbilirubinämie während der ersten 24 h post partum	++	+
Erythroblasten	+++	+
Sphärozyten	±	++
Retikulozyten	++	+ bis ++
Direkter Coombs-Test (Kind)	+++	– bis ±
Indirekter Coombs-Test (Mutter)	+++	±

sich typischerweise während der zweiten und weiteren Schwangerschaften mit zunehmendem Schweregrad der fetalen Erkrankung, die in einen *Hydrops fetalis* einmünden kann.

Klinik

In Abhängigkeit vom Schweregrad der Erkrankung bestehen: Eine mehr oder weniger ausgeprägte *Anämie*, ein *Icterus praecox* (Gesamtbilirubin > 7 mg/dl innerhalb der ersten 24 Lebensstunden), ein *Icterus gravis* (Gesamtbilirubin > 15 mg/dl bei reifen Neugeborenen), und als Ausdruck der extramedullären Blutbildung eine *Hepatosplenomegalie*.

Als Zeichen der gesteigerten Hämatopoese sind Erythroblasten und Retikulozyten im peripheren Blut in großer Zahl nachweisbar.

Hydrops fetalis

Bei schwerer fetaler Anämie (Hämoglobin < 8 g/dl) können sich eine intrauterine Hypoxie und Hypoproteinämie infolge einer verminderten Albuminsynthese entwickeln. Veränderungen der Zellpermeabilität und Verminderungen des onkotischen Drucks führen zu generalisierten Ödemen, Höhlenergüssen (Aszites, Pleuraerguss, Perikarderguss), Hypervolämie und Herzinsuffizienz. Beim generalisierten Hydrops kann bereits ein intrauteriner Fruchttod oder eine irreparable zerebrale Schädigung auftreten.

Diagnose

Im Rahmen der Schwangerschaftsvorsorge wird bei allen Frauen im Verlauf der Schwangerschaft nach irregulären Antikörpern gesucht, um Inkompatibilitäten in Rh-, Duffy-, Kell- oder anderen Blutgruppensystemen zu erkennen. Mit dem indirekten Coombs-Test werden plazentagängige IgG-Antikörper nachgewiesen. Bei vorhandenen Antikörpern ist eine engmaschige fetale Ultraschalldiagnostik unabdingbar.

Da keine Korrelation zwischen der Konzentration vorhandener Antikörper und dem Schweregrad der möglichen kindlichen Erkrankung besteht, ist bei vorhandenen Antikörpern ggf. eine sequentielle *Fruchtwasseruntersuchung* (Amniozentese) zur Bilirubinbestimmung indiziert. Das Ausmaß der Hämolyse lässt sich durch spektrophotometrische Analyse der optischen Dichte (450 nm) des Fruchtwassers ablesen (Liley Diagramm). Durch Zuordnung in 3 Gefahrenzonen können der kindliche Zustand beurteilt und entsprechende therapeutische Maßnahmen eingeleitet werden.

Nach der Geburt sind beim Neugeborenen unverzüglich folgende Bestimmungen durchzuführen:
- Hämoglobinkonzentration,
- Serumbilirubinwert,
- Blutgruppenbestimmung,
- Coombs-Test,
- Retikulozytenzahl,
- Blutausstrich.

Bei Neugeborenen mit Rh-Erythroblastose ist, neben den beschriebenen hämatologischen Auffälligkeiten, immer ein positiver direkter Coombs-Test zu finden (Nachweis von inkompletten, an kindliche Erythrozyten gebundene Antikörper). Unmittelbar nach der Geburt kann die Konzentration des indirekten Bilirubins stark ansteigen; daher sind engmaschige Bilirubinbestimmungen erforderlich.

Intrauterine Therapie des Fetus

Bei ausgeprägter fetaler Anämie ist eine *intrauterine Transfusion* in die kindliche Bauchhöhle oder neuerdings durch Kordozentese in die Nabelvene möglich; bei ersten Zeichen eines Hydrops fetalis ist eine vorzeitige Beendigung der Schwangerschaft durch Sectio caesarea erforderlich.

Phototherapie

Bei leichten Verläufen (einer Rh-Inkompatibilität) kann eine Phototherapie u. U. in zwei Ebenen zur Behandlung der Hyperbilirubinämie ausreichen. Durch sichtbares Licht (Wellenlänge 425–475) wird das in der Haut vorhandene Bilirubin zu nicht toxischen Bilirubin-Isomeren umgeformt und mit der Galle und dem Urin ausgeschieden. Die Indikation für den Beginn einer Phototherapie hängt von Gestationsalter, Lebensalter, Höhe der Bilirubinkonzentration, Dynamik des Bilirubinanstieges sowie vom Ausmaß der Anämie und anderen Risikofaktoren ab.

Austauschtransfusion

Zur Vermeidung der Bilirubinenzephalopathie wird nach wie vor eine Austauschtransfusion reifer Neugeborener bei Bilirubinserumkonzentrationen von > 20 mg/dl empfohlen; bei schweren Grunderkrankungen (Asphyxie, neonatale Sepsis, hämolytische Anämie u. a.) sowie eine Hyperbilirubinämie in den ersten 3 Lebenstagen liegt die Austauschgrenze in dieser Gruppe niedriger.

> Für Frühgeborene gelten besondere Austauschgrenzen:
> - Frühgeborene mit einem Gewicht von > 1500 g: > 15 mg/dl,
> - Frühgeborene > 1000 g: > 10 mg/dl.

Der Blutaustausch erfolgt mit kompatiblem Spendervollblut in 5–20 ml Portionen über einen Nabelvenenkatheter; durch diese Maßnahme wird das 2- bis 3-fache Blutvolumen eines Neugeborenen ausgetauscht, d. h. ca. 90 % der kindlichen Erythrozyten werden neben mütterlichen Antikörpern und verfügbarem Bilirubin eliminiert.

Mögliche Komplikationen

Als Komplikationen der Blutaustauschtransfusion können Infektionen (u. a. Sepsis), Katheterperforation,

Pfortaderthrombose, Hypotension, Azidose, nekrotisierende Enterokolitis und Elektrolytentgleisungen auftreten. Nach einem Blutaustausch besteht häufig eine Anämie und Thrombozytopenie; durch eine zusätzliche, kontinuierlich durchgeführte Phototherapie kann die Zahl von mehrfachen Austauschtransfusionen gesenkt werden.

Prävention
Durch Gabe eines *Anti-D-Immunglobulins* innerhalb von 72 h nach der Geburt kann die Sensibilisierung einer Rh-negativen Mutter durch die Rh-positiven fetalen Erythrozyten häufig vermieden werden. Die Anti-D-Prophylaxe muss bei Rh-negativen Frauen auch nach Aborten, Amniozentesen oder unsachgemäßer Transfusion mit Rh-positivem Blut durchgeführt werden. Zu der ersten Schwangerschaft kann eine maternale Immunglobulinprophylaxe in der 28. Gestationswoche und unmittelbar postnatal die Sensibilisierung auf weniger als 1 % reduzieren.

Nach bisherigen Kenntnissen scheint die im letzten Trimenon durchgeführte Anti-D-Prophylaxe beim Neugeborenen keine klinisch signifikante Hämolyse auszulösen.

Prognose
Trotz adäquater Initialbehandlung entwickeln die Kinder aufgrund der noch vorhandenen Anti-D-Antikörper häufig eine über mehrere Wochen anhaltende Spätanämie. Bei erhöhten Retikulozytenzahlen und asymptomatischem Kind ist keine weitere Therapie erforderlich. Stellen sich eine persistierende Tachykardie sowie andere Zeichen der chronischen Anämie ein, so ist eine weitere Transfusion indiziert. Selten wird eine Pfortaderthrombose nach Austauschtransfusion beobachtet; diese schwerwiegende Komplikation ist therapeutisch nicht zu beeinflussen.

77.5.7 Kernikterus, Bilirubinenzephalopathie

Unkonjugiertes, nicht an Albumin gebundenes Bilirubin kann aufgrund seiner lipophilen Eigenschaften leicht in das zentrale Nervensystem eindringen. Es hemmt den neuronalen Metabolismus (eine Hemmung der oxidativen Phosphorylierung) und hinterlässt eine irreversible Schädigung im Bereich der Basalganglien, des Globus pallidus, des Nucleus caudatus (Kernikterus), des Hypothalamus, einiger Kerngebiete von Hirnnerven und auch der Großhirnrinde. Bei einer erhöhten Permeabilität der Blut-Hirn-Schranke (schwere Anämie, Hypoxie, Hydrops) kann auch an Albumin gebundenes Bilirubin in das Hirngewebe übertreten.

Pathogenese
Die Entstehung einer Bilirubinenzephalopathie wird von folgenden Faktoren beeinflusst: Lebensalter und Reifegrad der Kinder, Überschreiten der Albuminbindungskapazität durch zu hohe Bilirubinspiegel, Verminderung der Bindungskapazität bei Hypalbuminämie, Verdrängung des Bilirubins durch Gallensäuren, freie Fettsäuren (Hypoglykämie!) oder Medikamente und Veränderungen bzw. Schädigung der Blut-Hirn-Schranke nach Asphyxie, Hypoxie, neonataler Meningitis und anderen Erkrankungen.

Klinik und Therapie
Die Frühsymptome der Bilirubinenzephalopathie sind: Apathie, Hypotonie, Trinkschwäche, Erbrechen, abgeschwächte Neugeborenenreflexe und schrilles Schreien. Danach fallen die Neugeborenen durch eine vorgewölbte Fontanelle, eine opisthotone Körperhaltung, muskuläre Hypertonie und zerebrale Krampfanfälle auf. Überlebende Kinder weisen häufig eine beidseitige Taubheit, choreoathetoide Bewegungsmuster sowie eine mentale Retardierung auf.

Therapie
Keine therapeutische Maßnahme kann diese irreversible Schädigung rückgängig machen. In der heutigen Zeit sollte diese vermeidbare Komplikation aber nicht mehr auftreten.

77.5.8 Weitere hämolytische Erkrankungen

Blutgruppenunverträglichkeiten gegen andere Erythrozytenantigene [c, E, Kell (K), Duffy u. a.] sind für weniger als 5 % aller hämolytischen Erkrankungen der Neonatalperiode verantwortlich. Der direkte Coombs-Test ist bei diesen Unverträglichkeiten immer positiv. Kongenitale Infektionen mit verschiedenen Erregern sowie neonatale Infektionen können eine nichtimmunologische Hämolyse induzieren.

Die homozygote α-Thalassämie kann sich ebenfalls unter dem Bild einer schweren hämolytischen Anämie mit Hydrops fetalis präsentieren; auch bei dieser und den folgenden Erkrankungen ist der direkte Coombs-Test negativ. Hämolytische Anämie und ausgeprägte Hyperbilirubinämie mit Gefahr der Bilirubinenzephalopathie werden bei Neugeborenen mit *hereditärer Sphärozytose* oder angeborenen *Enzymdefekten*, wie dem Pyruvatkinase- oder Glukose-6-Phosphat-Dehydrogenase-Mangel beobachtet.

77.5.9 Neonatale Thrombozytopenie

Die wesentlichen maternalen und kindlichen Ursachen und Erkrankungen, die eine neonatale Thrombozytopenie (< 150 000 Thrombozyten/µl) auslösen können, sind in der folgenden Übersicht dargestellt.

> **Ursachen der neonatalen Thrombozytopenie**
>
> - *Mütterliche Ursachen*:
>   – idiopathisch thrombozytopenische Purpura der Mutter
>   – Lupus erythematodes der Mutter
>   – Medikamente während der Schwangerschaft
>   – Thrombozyteninkompatibilität: Alloimmunthrombozytopenie
> - *Kindliche Ursachen*:
>   – konnatale Infektionen: Toxoplasmose, Röteln, Zytomegalie, Herpes simplex, Lues
>   – neonatale Infektionen: Sepsis neonatorum
>   – disseminierte intravaskuläre Gerinnungsstörung nach Asphyxie, Schock etc.
>   – nekrotisierende Enterokolitis
>   – Austauschtransfusion
>   – selten: aplastische Anämie, kongenitale Leukämie, Wiskott-Aldrich-Syndrom, Riesenhämangiom u. a.
>   – Retardierung
>   – Polyzythämie

Im Rahmen einer aktiven idiopatischen thrombozytopenischen Purpura (ITP oder eines Lupus erythematodes) können die maternalen Autoantikörper durch diaplazentaren Übertritt beim Neugeborenen eine Immunthrombozytopenie induzieren. Bei Müttern, die sich gegen Medikamente sensibilisiert haben, wurde nach Anlagerung des Antigen (Medikament-)Antikörperkomplexes an fetale Blutplättchen von der Entwicklung einer Thrombozytopenie berichtet.

Bei der neonatalen Alloimmunthrombozytopenie handelt es sich um eine *fetomaternale Thrombozyteninkompatibilität*. Unter den kindlichen Ursachen ist das *Wiskott-Aldrich-Syndrom* hervorzuheben. Aufgrund eines intrinsischen Thrombozytendefekts ist die Überlebenszeit der Blutplättchen deutlich vermindert. Die Thrombozyten sind bei dieser Erkrankung deutlich kleiner als bei allen anderen Formen der neonatalen Thrombozytopenie. Die Inzidenz der Alloimmunthrombozytopenie wird mit 1:2–3000 Neugeborenen angegeben. Verantwortlich für die mütterliche Sensibilisierung ist in mehr als 75% der Fälle das plättchenspezifische Antigen PL_{A1}, das bereits in der 19. Schwangerschaftswoche von den fetalen Thrombozyten exprimiert wird. 98% der Bevölkerung besitzen PL_{A1}-positive Thrombozyten.

Klinik
Klinisch symptomatische Neugeborene mit Thrombozytopenie fallen durch Petechien, Purpura und gelegentlich Schleimhautblutungen auf. Neben renalen und gastrointestinalen Blutungen ist die gefürchtete Komplikation eine innerhalb der ersten Lebenstage auftretende Hirnblutung. Einige Neugeborene sind auch bei ausgeprägten Thrombozytopenien symptomlos. Die Diagnose wird durch Nachweis spezifischer Thrombozytenmerkmale und Antikörpernachweis bei Mutter und Kind gestellt.

Therapie
Thrombozytenzahlen von < 50 000/μl oder klinische Blutungszeichen erfordern eine sofortige Transfusion eines Thrombozytenkonzentrats. Bei der Alloimmunthrombozytopenie stellt jedoch die Selektion geeigneter Thrombozytenspender ein logistisches Problem dar, da 98% der Bevölkerung PL_{A1}-positive Thrombozyten besitzen und somit als Spender ausscheiden. Eine Thrombozytentypisierung potentieller Spender ist nur in wenigen Blutbanken vorhanden. Als idealer Spender kompatibler Thrombozyten kommt daher nur die Mutter in Frage. Das Verfahren der Thrombozytenisolierung durch Zellseparation wird auch unmittelbar nach der Geburt von den Müttern gut toleriert.

77.5.10 Koagulopathien

In der Neonatalperiode werden nicht selten Störungen der plasmatischen Blutgerinnung beobachtet; sie können Ausdruck eines angeborenen Mangels an Gerinnungsfaktoren (s. Hämophilie u. a.), eines Vitamin-K-Mangels oder einer disseminierten intravasalen Gerinnungsstörung (DIC) sein. Neugeborene weisen erniedrigte Plasmakonzentrationen nahezu aller Gerinnungsfaktoren auf; besonders die Synthese der Vitamin-K-abhängigen Faktoren II, VII, IX und X ist gestört.

> Es gibt keinen diaplazentaren Übertritt von Gerinnungsfaktoren.

77.6 Fehlbildungen und Erkrankungen des Magen-Darm-Trakts

77.6.1 Ösophagusatresie

Die Ösophagusatresie ist mit 1:3000 Geburten nicht selten. Anatomisch besteht eine Unterbrechung des Organs mit proximalem und distalem Blindsack und zumeist einer tracheoösophagealen Fistel. Die häufigste Form dieser Malformation geht mit einer Fistel zwischen distalem Blindsack und der Trachea einher (85%), gefolgt von einer Form ohne Fistel, jedoch mit oft größerem Abstand zwischen beiden Blindsäcken.

Assoziierte Missbildungen sind nicht selten, z.T. sind sie mit Akronymen beschrieben [VATER = *v*ertebrale Fehlbildung – *A*nalatresie – *t*racheoösophageale Fistel – *E* = Ösophagusatresie – *r*enale Fehlbildung;

ggf. ergänzt durch kardiale und Extremitätenfehlbildung („cardiac and limb") zu VACTERL].

Diagnose und Klinik
In der Schwangerschaft findet sich bei der Ultraschalluntersuchung häufig ein Polyhydramnion, da das Kind kein Fruchtwasser schlucken kann. Weiterhin lässt sich bei wiederholten Untersuchungen der Magen nicht darstellen, oder es findet sich ein dilatierter oberer Blindsack im Thorax.

Nach der Geburt kommt es zur Ansammlung von oropharyngealen Sekreten, die nicht verschluckt werden können und sich aus dem Mund entleeren. Husten und Atemnotsymptome sind weitere frühe Auffälligkeiten. Das Kind erbricht sofort oder hustet beim ersten Trinken. Eine über die Nase eingeführte, nicht zu dünne Magensonde (Gefahr des Aufrollens im Blindsack) stößt nach ca. 11–13 cm auf einen Widerstand. Über die Sonde kann Luft als Kontrastmittel gegeben werden.

Radiologisch findet sich im Thorax-Abdomen-Röntgenbild ein luftgefüllter oberer Blindsack mit Darstellung der Magensonde im Blindsack. Bei Bedarf kann eine vorsichtige Kontrastmittelfüllung mit Isovist durchgeführt werden. Prinzipiell sollte jede Röntgenthoraxerstaufnahme bei Neugeborenen mit liegender Magensonde erfolgen, um sofort eine Aussage über die Kontinuität des Ösophagus treffen zu können.

Bei einer Ösophagusatresie ohne Fistel (zweithäufigster Typ) ist das Abdomen luftleer (s. Abb. 77-16).

Therapie
Wenn die Diagnose pränatal bekannt ist, sollte keine Maskenbeatmung oder Anlage eines Nasen-CPAP erfolgen, um den Magen nicht zu überblähen: Einführen eines Absaugkatheters in den oberen Blindsack und Anwendung eines Dauersogs zur Sekretentfernung; Hochlagerung des Oberkörpers zur Verhinderung des Reflux von Magensekreten über die Fistel in die Trachea. Wenn das Kind beatmet werden muss, ist eine Bauchlage sinnvoll, damit der Magen komprimiert wird und sich nicht so leicht mit Luft füllt; Flüssigkeitstherapie und Ernährung über eine Dauertropfinfusion.

In der Regel erfolgt die operative Behandlung am 1. Lebenstag. Wenn das Kind krank ist oder eine schwere Aspiration vorliegt, kann die Operation unter den oben genannten Maßnahmen einige Tage verschoben werden.

Bei sehr schlechtem Zustand: Ausschließliche Anlage einer Gastrostomie zur Magendekompression als Erstmaßnahme.

Postoperativ erfolgt eine Beatmung, Antibiotikabehandlung und intravenöse Ernährung. Über eine Duodenalsonde kann ab dem 4. Tag vorsichtig Nahrung gegeben werden. 10 Tage nach der Operation erfolgt eine radiologische Kontrastmitteldarstellung der Anastomose, anschließend kann der Nahrungsaufbau begonnen werden.

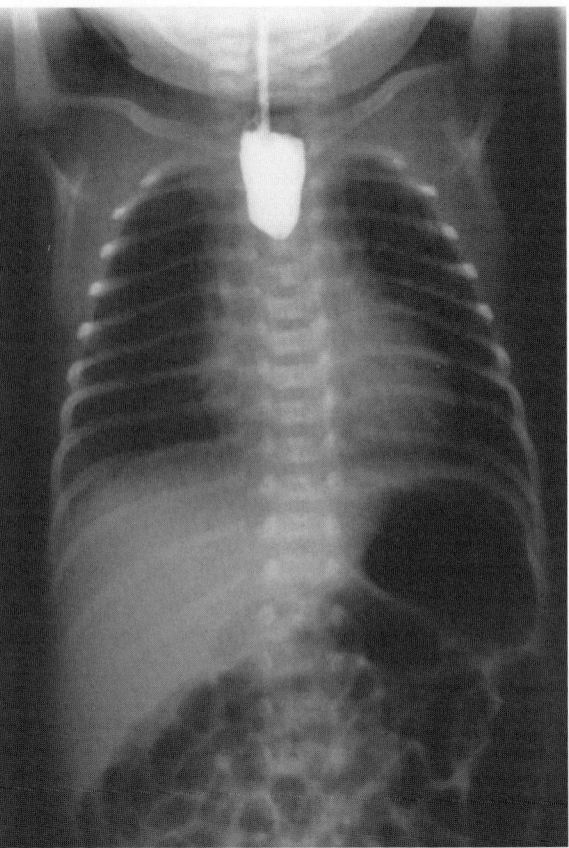

Abb. 77-16. Kontrastmittelfüllung des oberen Blindsacks bei einem Neugeborenen mit Ösophagusatresie

Viele Kinder haben eine residuale Striktur, die eine Bougierung erfordert, sowie über längere Zeit eine Störung der Ösophagusmotilität und Schluckprobleme. Weiterhin liegt sehr häufig eine tracheale Instabilität vor, im Extremfall kann es zu einem Trachealkollaps mit Apnoen kommen.

77.6.2 Intestinale Obstruktionen

Alle intestinale Atresien und Obstruktionen anderer Genese können pränatal ebenfalls zu einem Polyhydramnion führen. Die klinischen Hauptsymptome nach der Geburt hängen von der Höhe der Obstruktion ab.

Atresien im Bereich des Duodenums und des oberen Jejunums führen zum meist *galligen Erbrechen* relativ kurz nach der Geburt. Atresien im unteren Dünndarm und Kolon haben als Leitsymptom ein *gebl*ähtes Abdomen und fehlenden Abgang von Mekonium. In der Regel wird bei reifen Neugeborenen innerhalb der ersten 24 h Mekonium abgesetzt. Abgang von Mekonium schließt jedoch eine Obstruktion im oberen Magen-Darm-Trakt nicht aus.

Die Erstuntersuchung besteht in einer Abdomenübersichtsaufnahme. Nach der Geburt füllt sich der Magen und Darm rasch mit Luft und erreicht innerhalb von 24 h das Kolon. Bei einer intestinalen Atresie oder einer anderen Durchgängigkeitsstörung sistiert die Gasfüllung vor der Obstruktion. Ein Kontrasteinlauf zeigt bei Dünndarmatresie oder Mekoniumileus ein Mikrokolon. Eine Analatresie ist von außen bei der körperlichen Untersuchung sichtbar.

Duodenalatresie

Bei dieser Fehlbildung lassen sich bei der pränatalen Ultraschalluntersuchung oft zwei flüssigkeitsgefüllte Blasen im Bereich des Magens bei fehlender Darstellung des Restdarms nachweisen. Neben der Atresie können eine Duodenalstenose, ein Pancreas anulare oder eine Malrotation zu Obstruktionen in diesem Bereich führen. Häufig sind diese Fehlbildungen mit einer Trisomie 21 verbunden, klinisch muss nach entsprechenden Symptomen gesucht werden.

Postnatal tritt sehr frühzeitig Erbrechen auf, auch schon ohne Fütterung. Je nach Höhe der Unterbrechung ist das Erbrochene gallig. Das Abdomen ist oft eingefallen. Die Röntgenaufnahme des Abdomens ist typisch, es zeigen sich bei Duodenalatresie 2 luftgefüllte Hohlräume (Magen und Bulbus duodeni, „Double-bubble-Phänomen") bei luftleerem Abdomen.

Bei einer Duodenalstenose oder Malrotation ist zumeist noch etwas Luft distal der Enge zu finden (s. Abb. 77-17). Die fehlende Flüssigkeitszufuhr und das Erbrechen können rasch zu einer Dehydratation und metabolischen Alkalose führen.

Als Erstbehandlung wird eine Magensonde gelegt, um das Sekret abzusaugen; weiterhin Anlage eines venösen Zugangs zur Flüssigkeitstherapie, Ernährung und evtl. Korrektur von Elektrolytstörungen. Die chirurgische Behandlung (Duodenojejunostomie oder Duodenoduodenostomie) wird in der Regel frühzeitig durchgeführt. Postoperativ liegt häufig eine Motilitätsstörung des Duodenums vor, die den oralen Nahrungsaufbau verzögern kann. Über den offenen Pylorus können größere Sekretmengen in den Magen zurückfließen und sich über die Magenablaufsonde entleeren.

Malrotation

Dieser Fehlbildung liegt embryologisch eine inkomplette Darmdrehung zugrunde. Anstatt im rechten Unterbauch kommt das Zäkum meist im rechten Oberbauch zu liegen, verwächst mit der seitlichen Bauchwand und obstruiert über Ladd-Bänder komplett oder meist partiell das Duodenum.

Weiterhin ist bei dieser Fehlbildung die Fixation des Mesenteriums gestört. Anstelle der üblichen, posterioren Fixation von links kranial nach rechts kaudal liegt

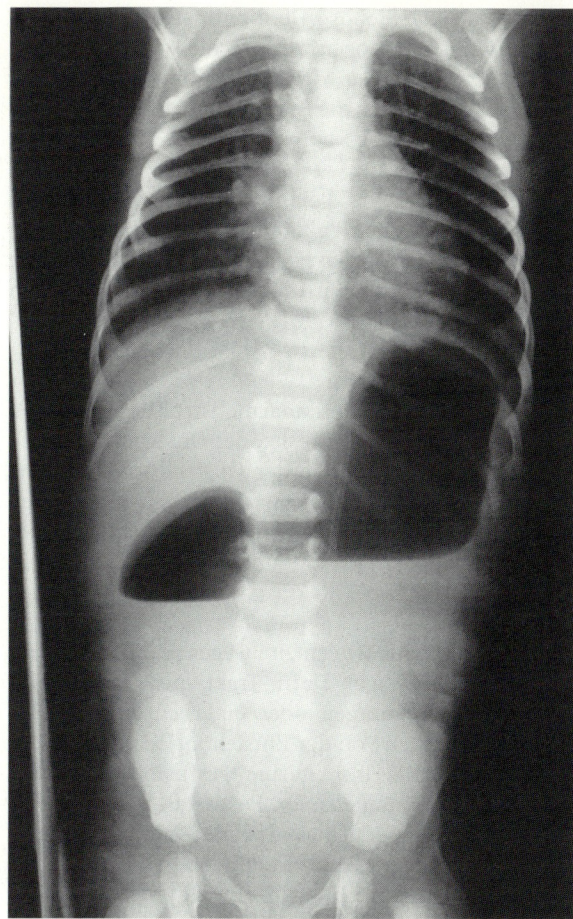

Abb. 77-17. Typisches luftleeres Abdomen mit Darstellung zweier isolierter Luftblasen (sog. Double-bubble-Phänomen) im Magenfundus und Bulbus duodeni bei Duodenalatresie

ein schlecht fixiertes Mesenterium commune vor, das leicht torquieren kann *(Volvulus)*.

In solchen Fällen entsteht rasch über eine Abdrosselung der mesenterialen Blutgefäße ein ausgedehnter Darminfarkt. Je nach Grad der duodenalen Obstruktion und der Beeinträchtigung der mesenterialen Perfusion resultiert bei der Malrotation keine Symptomatik (manchmal Zufallsbefund), eine intermittierende oder permanente duodenale Obstruktion mit galligem Erbrechen oder eine lebensbedrohliche Situation mit akutem Abdomen bei Volvulus.

> Galliges Erbrechen bei Neugeborenen ist ein Hinweis auf eine mechanische Obstruktion und erfordert immer eine sorgfältige Diagnostik einschließlich des Ausschlusses einer Malrotation, um die Entwicklung eines Volvulus zu verhindern.

Röntgenologisch finden sich im Abdomenübersichtsbild Befunde einer meist inkompletten duodenalen Obstruktion und einer pathologischen Darmgasverteilung distal der Stenose. Der Kontrasteinlauf zeigt ein malpositioniertes Zoecum im rechten oder mittleren oberen Abdomen, bei der Kontrastmitteldarstellung von oral her lässt sich die Fehlposition des Duodenums darstellen. Bei einem Volvulus ist das Abdomen oft luftleer.

Dieses Krankheitbild manifestiert sich als lebensbedrohliche Situation mit akutem Abdomen, Hämatemesis und Schock. Mit massiver Flüssigkeitssubstitution und Notfalloperation wird versucht, den ischämischen Darm noch zu retten.

Dünndarmobstruktion

Die Ursachen einer Dünndarmobstruktion bestehen in einer angeborenen Atresie oder Obstruktion durch Mekonium. Je nach Höhe der Obstruktion resultiert galliges Erbrechen oder ein innerhalb der ersten 12–48 h nach der Geburt auftretendes geblähtes Abdomen mit fehlendem Mekoniumabgang.

Dünndarmatresie

Die Dünndarmatresie geht, im Gegensatz zu den Atresien des oberen Magen-Darm-Trakts, nicht gehäuft mit weiteren Fehlbildungen oder einer chromosomalen Anormalie einher. Von der Entstehung her liegt in der Regel eine frühe intrauterine Perfusionseinschränkung eines Darmanteils vor. Postnatal finden sich in der Abdomenübersichtsaufnahme stark dilatierte Dünndarmschlingen und ein luftleeres Rektum.

Die Aufnahme im Hängen zeigt Flüssigkeitsspiegel in den dilatierten Schlingen. Beim Kontrasteinlauf ist ein Mikrokolon darstellbar. Kritisch ist bei der intestinalen Obstruktion die konstante Darstellung einer isolierten geblähten Darmschlinge.

Die fehlende Dekompression kann dabei zu einer Beeinträchtigung der vaskulären Versorgung des dilatierten Darmanteils führen; es resultiert eine Beeinträchtigung der Mukosaintegrität sowie ein massiver Volumenverlust in den Darm. Präoperativ ist daher bei allen Kindern mit intestinalen Obstruktionen und Darmblähung eine reichliche Volumenzufuhr mit Vollelektrolytlösung notwendig, um Flüssigkeitverluste in den „3. Raum" zu ersetzen.

Postoperativ ist aufgrund des Lumenunterschiedes zwischen proximalem und distalen Anteil die Darmmotilität stark beeinträchtigt, was den Nahrungsaufbau stark verzögert und über längere Zeit eine parenterale Ernährung erfordert.

Mekoniumobstruktion

Eingedicktes Mekonium kann zu einer vollständigen Verlegung des Darms führen.

Mekoniumpfropfsyndrom

Von einem Mekoniumpfropfsyndrom spricht man, wenn die Obstruktion im Kolon gelegen und durch rektale Spülungen zu mobilisieren ist. Ein Kontrasteinlauf sichert die Diagnose (Fehlen von Mikrokolon, Nachweis von Mekoniumpartikeln) und wirkt gleichzeitig therapeutisch.

Mekoniumileus

Ein Mekoniumileus ist durch diese konservativen Maßnahmen nicht zu beheben, die Obstruktion liegt in der Regel im Bereich des distalen Ileums. Die Symptomatik ist typisch für die zystische Fibrose (CF), jedoch präsentiert sich nur ein Teil der Neugeborenen mit CF nach der Geburt mit einem Mekoniumileus.

Die mukösen Drüsen dieser Kinder produzieren ein extrem zähes Mekonium, das eine höhere Konzentration an Proteinen enthält. Der erhöhte Nachweis von Albumin im Stuhl wurde einige Zeit als Suchtest für die CF verwendet, hat sich jedoch wegen der bei Frühgeborenen häufig falsch-positiven Resultate nicht durchsetzen können. Der Mekoniumileus bei CF kann kompliziert sein durch eine pränatale Perforation mit Mekoniumperitonitis, im Röntgenbild finden sich dann intraabdominelle Kalzifizierungen.

Durch die gesunkene Mortalität sehr kleiner Frühgeborener stellen heute Kinder mit extrem niedrigem Geburtsgewicht (< 1000 g) und gleichzeitiger schwerer intrauteriner Wachstumsretardierung (< 3. Perzentile) eine wesentliche Gruppe der Patienten mit Mekoniumileus dar, ohne dass eine CF vorliegt. Die Ursache liegt neben der Unreife wohl in einer intestinalen Hypomotorik, bedingt durch mesenteriale Hypoperfusion bei chronischer intauteriner Hypoxie im Rahmen der Dystrophie.

77.6.3 Bauchwanddefekte

Bauchwanddefekte umfassen die *Omphalozele* und die *Gastroschisis*. Sie treten bei etwa 1 von 4000 Geburten auf, mit einer höheren Inzidenz der Gastroschisis.

Bei der Omphalozele liegt der Abdominalwanddefekt periumbilikal, die aus dem Abdomen heraustetenden Darmschlingen sind von einem Bruchsack umgeben und die Nabelschnur setzt an der Spitze des hernierten Darms an. Die Missbildung stellt eine Persistenz der physiologischen Herniation des fetalen Darms dar, die sich üblicherweise bis zur 10. Woche wieder zurückbildet. Bei der Gastroschisis liegt der Bauchwanddefekt lateral vom normal ansetzenden Nabel und die Darmschlingen liegen frei in der Amnionhöhle.

Die Diagnose beider Erkrankungen erfolgt oft schon pränatal. Da der Darm physiologischerweise in der Frühschwangerschaft herniert ist, kann die Ultraschalldiagnose allerdings erst nach der 14. Woche gestellt werden. Bei Bauchwanddefekten (wie bei Neuralrohrdefekten und Ösophagus- oder Duodenalatresie) finden sich im maternalen Blut erhöhte Werte für α_1-Fetoprotein (AFP), das vom Feten produziert wird und diaplazentar in das mütterliche Blut übertritt. Nach der Geburt können sich in seltenen Fällen differentialdiagnostische Schwierigkeiten zwischen beiden Bauchwanddefekten ergeben, wenn der Herniensack der Omphalozele prä- oder perinatal rupturiert ist. In solchen Fällen muss der genaue Ansatz der Nabelschnur aufgesucht werden. Im Gegensatz zur Gastroschisis ist die Omphalozele häufig mit Begleitfehlbildungen assoziiert (ca. 40%, oft gastrointestinal oder kardial) sowie mit einer chromosomalen Aberration verbunden (nicht selten Trisomie 18).

Die Erstmaßnahmen bei Bauchwanddefekten sind in der folgenden Übersicht dargestellt:

Erstmaßnahmen bei Bauchwanddefekten

- Versorgung auf steriler Unterlage und mit sterilen Handschuhen
- Kind nach der Geburt sofort in Seitenlage bringen, bei Gastroschisis ist ein Abknicken der mesenterialen Gefäßversorgung unbedingt zu vermeiden, ggf. Lösung einer Torsion, keinen Zug auf den Darm ausüben
- Steriles Abdecken der Darmschlingen bzw. des Bruchsackes mit angefeuchteten Bauchtüchern (warme NaCl-0,9 %-Lösung)
- Bei Atemstörung keine Maskenbeatmung, sondern primäre Intubation zur Vermeidung der Darmüberblähung
- Anlage einer großlumigen Magensonde zur Dekompression, Sonde offen lassen
- Anlage einer Infusion (Vollelektrolylösung, Glukosezusatz nach Bedarf)

Die Plazenta sollte in einem sterilem Gefäß zur operativen Versorgung mitgebracht werden, da bei großen Defekten ein passagerer Verschluss der Bauchwand mit Amnion erfolgen kann.

77.6.4 Nekrotisierende Enterokolitis (NEC)

Die NEC ist eine akut auftretende entzündliche Erkrankung des Dünn- und Dickdarms, welche im Verlauf zu einem septischen Krankheitbild mit disseminierten Darmnekrosen führt. Die Ursache ist multifaktoriell. Die NEC ist die häufigste Ursachen gastrointestinaler Notfallsituationen Neugeborener; betroffen sind v. a. Frühgeborene mit einem Geburtsgewicht unter 1500 g. Neben einzelnen sporadischen Fällen wird häufig ein gruppenweises Auftreten der Erkrankung beobachtet.

Pathogenese
Verschiedene Faktoren sind für die Genese der Erkrankung verantwortlich:

- Unreife der intestinalen Abwehrmechanismen,
- bakterielle Überwucherung des Darms,
- orale Ernährung,
- Hypoxie-Ischämie des Darms.

Zur Unreife der lokalen Abwehr trägt eine verminderte Ausstattung mit sekretorischem IgA auf der Darmschleimhaut, eine geringe Menge an intestinalen T-Lymphozyten und ein relativ hoher pH-Wert der Magensäure bei. Die geringe Darmmotilität begünstigt die Bakterienadhäsion.

■ **Darmbakterien.** Die bakterielle Besiedlung des Darms ist ebenfalls von Bedeutung. Die Epidemiologie mit gruppenweisem Auftreten der Erkrankung und das klinische septische Krankheitsbild legen eine Infektion als beteiligten Faktor nahe. Bei einer NEC lassen sich häufig bakterielle Erreger, v. a. gramnegative Keime wie Klebsiella, Enterobacter, Escherichia coli oder Pseudomonas aus der Peritonealflüssigkeit, der Blutkultur oder aus dem Stuhl isolieren.

Andere Fälle gehen mit einer Sepsis durch Staphylokokkus epidermidis oder einer Rotavirus-Infektion einher. Die Pneumatosis als pathognomonisches Zeichen entsteht durch intraluminale Ausbreitung der bakteriellen H_2-Bildung im Rahmen der Kohlenhydratvergärung des Darminhalts.

■ **Orale Ernährung.** Die orale Ernährung ist ein weiterer pathogenetischer Faktor. Eine NEC tritt praktisch nur bei oral ernährten Neugeborenen auf. Eine zu rasche Steigerung der Nahrung (> 20 kcal/kgKG/Tag) kann bei der bestehenden Unreife des Verdauungsapparates zu einer Verbesserung der Wachstumsbedingungen von Bakterien mit nachfolgender bakterieller Überwucherung führen. Bei Fütterung mit Frauenmilch kommt eine NEC seltener vor als bei Ernährung mit einer Kuhmilchpräparation.

■ **Mesenteriale Hypoperfusion.** Eine mesenteriale Hypoperfusion mit nachfolgender Ischämie kann zu einer NEC führen. Allerdings ist die postasphyktische Genese einer NEC selten. Wahrscheinlich ist die Ischämie ein sekundäres Ereignis, möglicherweise hervorgerufen durch die infektionsbedingte Produktion vasokonstriktorischer Mediatoren.

Klinik und Diagnostik
Kinder mit NEC zeigen folgende Symptome:
- gebläthes, meist druckschmerzhaftes Abdomen,
- Absetzen blutiger Stühle,
- Erbrechen oder Nahrungs- und Seketrückstau im Magen,
- häufig lokalisierte Resistenz im Abdomen palpabel,
- evtl. livide oder rötliche Verfärbung der darüberliegenden Bauchhaut,

- bei fortschreitender Erkrankung mit diffuser Peritonitis gesamte Bauchhaut glänzend und ödematös,
- Fehlen von Darmgeräuschen.

Neben den lokalen Befunden finden sich Symptome einer systemischen Infektion:
- Temperaturinstabilität,
- Apnoen,
- Muskelhypotonie,
- Hypomotorik bis Lethargie,
- Hypotension,
- Azidose,
- dissiminierte intravasale Gerinnung mit Thrombopenie.

Röntgendiagnostik

Radiologisch findet sich in den frühen Stadien der Erkrankung eine lokalisierte oder generalisierte Dilatation von Darmschlingen sowie eine Verdickung der Darmwand. Das typische Zeichen einer NEC ist die Pneumatosis intestinalis mit einer perlschnurartigen Ansammlung von Gasblasen in der Darmwand. Bei Ausbreitung dieser Gasansammlung über die Mesenterialgefäße in die Lebervenen lässt sich intrahepatische Luft nachweisen.

Eine Perforation des Darms führt zum Auftreten freier Luft im Abdomen. Das Pneumoperitoneum stellt sich in Rückenlage oft als rundliche strahlentransparente Figur in Bauchmitte dar; die Perforation lässt sich meist besser bei einer Aufnahme in Linksseitenlage als sichelartige Luftdarstellung über der Leber nachweisen (Abb. 77-18).

Die Erkrankung verläuft progressiv; von Bell ist der Verlauf in 3 Stadien beschrieben worden.

Verdacht auf NEC (Stadium 1)

Systemische Symptome (s. oben) und Distension des Darms (A ohne, B mit blutigen Stühlen).

Definitive NEC (Stadium 2)

Zunahme der systemischen Symptome, Ileus, als diagnostisches Symptom Nachweis einer Pneumatosis intestinalis. (A ohne, B mit deutlichem abdominellen Lokalbefund: Abwehrspannung, Bauchwandinfiltration, abdominelle Resistenz, Aszites).

Fortgeschrittene NEC (Stadium 3)

Schwere systemische Infektionssymptome, sehr krankes Kind, deutliche Zeichen der Peritonitis, (A ohne, B mit Darmperforation).

Therapie

Die Behandlung der NEC hängt von der Schwere der Erkrankung ab. Bei Patienten im Stadium 1 nach Bell erfolgt eine konservative Behandlung mit Nahrungspause (keine oralen Medikamente), Magenablaufsonde und breiter antibiotischer Therapie. Die Flüssigkeits-

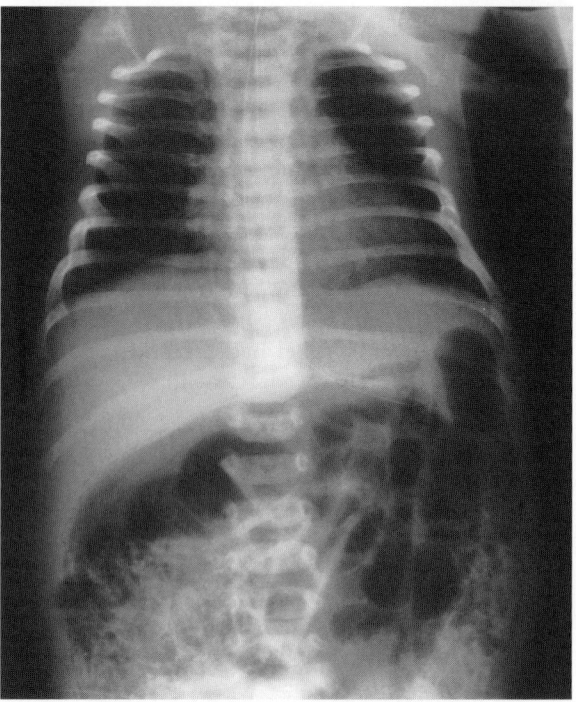

Abb. 77-18. Massive Darmdilatation, schaumiger Darminhalt sowie perlschnurartige Ansammlung von Gasblasen in der Darmwand (Pneumatosis intestinalis) bei einem Neugeborenen mit nekrotisierender Enterokolitis

und Elektrolyttherapie ist von besonderer Bedeutung, da es zu erheblichen Verlusten von Flüssigkeit in den Darm kommen kann (sog. 3. Raum).

In der Regel ist die Gabe isotoner Elektrolytlösung erforderlich. Beim Stadium 1B oder Ileussymptomatik ist unbedingt eine Mitbeurteilung des klinischen Befundes durch einen Kinderchirurgen notwendig, um rechtzeitig die Indikation zum operativen Vorgehen stellen zu können. Eine Operationsindikation ist gegeben bei Perforation, klinischen Peritonitissymptomen oder deutlichen Pneumatosiszeichen. Ein toxisches Krankheitsbild erfordert eine notfallmäßige operative Therapie.

Postoperative Probleme bei NEC

Intraoperativ werden die gangränösen Darmbereiche reseziert, in vielen Fällen jedoch Organabschnitte mit noch unklarer Erholungsprognose belassen. Der postoperative Nahrungsaufbau des Neugeborenen mit NEC muss daher berücksichtigen, dass größere Bereiche der Darmwand noch entzündlich verändert sein können, dass im weiteren Verlauf aufgrund von Narbenbildungen lokale Strikturen und Stenosen auftreten können, und dass sich nach ausgedehnten Darmresektionen ein Malabsorptionssyndrom entwickeln kann *(Kurzdarmsyndrom)*.

Das Risiko für die Ausbildung eines solchen Kurzdarmsyndroms hängt ab von der Menge und anatomischen Struktur des verbliebenen Restdarms, es ist hoch bei Resektion von über 50 % der Darmlänge. Dies entspricht einer Restdarmlänge bei reifen Neugeborenen von 70–150 cm (normale Darmlänge 140–300 cm) und von 40–50 cm bei Frühgeborenen in der 26. Schwangerschaftswoche (ca. die Hälfte der Länge reifer Neugeborener).

Die Pathophysiologie des Kurzdarmsyndroms hängt von den Resorptionsverhältnissen des verbliebenen Darms ab. Da die NEC v. a. das distale Ileum und das Kolon betrifft, fallen nach Resektionen vornehmlich die Funktionen dieser Darmabschnitte aus. Die proximalen Dünndarmabschnitte haben eine große Resorptionsfläche und eine hohe Konzentration an Enzymen und Transportproteinen. Allerdings sind das Jejunum und das proximale Ileum sehr permeabel. Die porösen Zellverbindungen zwischen den Enterozyten erlauben eine rasche parazelluläre Bewegung von Wasser, Elektrolyten und kleinen Molekülen vom Plasma ins Darmlumen und zurück.

Aus diesem Grund ist der postoperativ verbliebene proximale Darmabschnitt in der Regel sehr anfällig für hyperosmolare Belastungen im Darmlumen, die Resorptionsfähigkeit von Wasser und Elektrolyten ist eingeschränkt. Hyperosmolarität entsteht im Darmlumen v. a. durch nicht resorbierte Kohlenhydrate und Aminosäuren. Große Moleküle wie Proteine oder Fette erhöhen die osmolare Belastung weniger, werden aber schlechter resorbiert.

Eine spezifische Resorptionsleistung des Ileums betrifft Vitamin B_{12} und Gallensäuren, letzteres beeinträchtigt die Chylomikronenbildung sowie die Resorption fettlöslicher Vitamine. Von besonderer Bedeutung für die Darmfunktion ist der Verbleib der Ileozäkalklappe, bei Verlust kommt es zu einer weiteren Verkürzung der Transitzeit sowie verstärkten Flüssigkeits- und Nahrungsverlusten.

Weiterhin dient diese Struktur als Barriere zwischen dem sterilen Dünndarm und dem bakteriell besiedeltem Dickdarm. Eine bakterielle Überwucherung des Dünndarms führt zu einer chronischen Entzündung der Darmwand mit weiterer Beeinträchtigung der resorptiven Funktion.

Wenn postoperativ die Darmmotilität wieder in Gang kommt, können bei sehr kurzem Darm große Mengen Flüssigkeit und Elektrolyte verloren gehen, die ersetzt werden müssen. Nach Normalisierung der Darmmotilität wird mit der Zufuhr von oraler Nahrung begonnen. In der Regel wird eine verdünnte Semielementardiät verabreicht.

77.7 Neugeborenenkrämpfe

Im Gegensatz zu Krampfanfällen bei älteren Säuglingen und Kindern sind Krampfanfälle beim Neugeborenen in der überwiegenden Mehrzahl nicht idiopathisch – und damit wahrscheinlich genetischer Ursache – sondern beruhen auf einer akuten zerebralen Funktionsbeeinträchtigung. Die Inzidenz wird mit 0,5 % aller Neugeborenen angegeben.

Die klinische Diagnose neonataler Krämpfe ist nicht immer einfach, aus diesem Grund ist immer eine genaue Beobachtung und Beschreibung der registrierten Phänomene erforderlich.

Die meisten Neugeborenenkrämpfe sind wahrscheinlich zu kurz, um zu iktogenen Schäden zu führen (Dauer in 97 % der Fälle unter 10 min). Dies ist erst bei einem Status epilepticus zu befürchten, d. h. bei einem Krampfanfall von >30 min Dauer oder bei intermittierender Krampfaktivität über 1 h.

Klinik
Klinisch können spezifische Typen neonataler Anfälle unterschieden werden:

Klonische Krämpfe
Rhythmische Zuckungen auf einer oder beiden Körperseiten (fokal oder generalisiert) mit einer Frequenz von 1–2/s, wobei Hin- und Rückbewegung eine unterschiedliche Geschwindigkeit aufweisen (meist schnelle Hin- und langsamere Rückbewegung). Sie gehen in der Regel mit einer EEG-Veränderung einher und können Ausdruck einer strukturellen Hirnläsion oder einer metabolischen Störung (Hypoglykämie) sein.

Muskelkloni im Rahmen einer Hyperexzitabilität sind keine Krampfanfälle, sondern ein oszillatorisches Zittern; Hin- und Rückbewegung sind gleichschnell.

Tonische Krämpfe
Fokale tonische Anfälle manifestieren sich als einseitige anhaltende tonische Beugung oder Streckung einer Extremität, des Halses oder Rumpfes. Bei der generalisierten Form betreffen diese Bewegungen beide Körperseiten, z. T. mit Streckung der Beine und Beugung der Arme. Fokale tonische Krämpfe gehen, im Gegensatz zu der generalisierten Form, mit EEG-Veränderungen einher.

Myoklonische Krämpfe
Plötzlich einschießende rasche Kontraktion eines Beugemuskels, entweder fokal oder multifokal, d. h. asynchrone alternierende Myoklonien unterschiedlicher Körperteile. Myoklonische Krämpfe gehen in der Regel nicht mit EEG-Veränderungen einher. Im Schlaf werden fokale Myoklonien bei Neugeborenen, insbesondere bei Frühgeborenen, sehr häufig gesehen. Diese Schlafmyoklonien sind physiologisch und kein Ausdruck einer Hirnfunktionsstörung.

Subtile Krämpfe
Hierzu gehören orale Automatismen, stereotype komplexe Bewegungsmuster wie Pedalieren der Beine und tonische Augendeviationen. Selten können sich

Krämpfe auch als Apnoe präsentieren, die dann in der Regel mit einer Tachykardie einhergeht (differentialdiagnostisch wichtiges Kriterium zu anderen Apnoeformen!). Subtile Krämpfe sind nicht selten mit anderen Krampfphänomenen assoziiert.

Ätiologie und Diagnostik

Sehr verschiedene Grundkrankheiten können sich mit Krämpfen in der Neugeborenenperiode präsentieren (s. Tabelle 77-9). Die Prognose der Kinder wird in der Regel durch diese zugrundeliegenden Erkrankungen bestimmt. Die basale Diagnostik bei Neugeborenenkrämpfen umfasst neben der klinischen Untersuchung und der Anamnese bestimmte Laboruntersuchungen (Blutzucker, Elektrolyte, Kalzium, Blutbild, Blutgasanalyse, CRP, IgM, Urinstatus), die Sonographie des Kopfes und das EEG. Weitere Untersuchungen erfolgen entsprechend spezifischer Auffälligkeiten.

Therapie

Bei Neugeborenenkrämpfen müssen Diagnostik und Therapie parallel erfolgen.

Da die Hypoglykämie sofort behandelbar und ihre Folgen schwerwiegend sind, erfolgt als erste Maßnahme die Bestimmung des Blutzuckers als kapillärer Schnelltest und sofort nach Blutabnahme die Verabreichung von Glukose 10 % i.v., 2 ml/kgKG. Unter der Glukosezufuhr sollte der Krampfanfall beobachtet und beschrieben werden: Krampftyp, ein- oder beidseitig, vegetative Symptome, Dauer. Anschließend Blutabnahme für die Bestimmung von Kalzium, Natrium, Magnesium und Kalium. Wenn der Krampfanfall nicht innerhalb von einigen Minuten sistiert, werden intravenös Antikonvulsiva verabreicht (Mittel der ersten Wahl ist nach Ansicht einiger Autoren Phenobarbital, dann Phenytoin, Clonazepam, Diazepam, Lorazepam).

Die antikonvulsive Behandlung erfordert obligatorisch eine Überwachung von Herzfrequenz, Atmung und Oxygenierung. Bei Hypokalzämie muss Kalziumglukonat 10 %, 0,5 ml/kgKG sehr langsam i.v., zugeführt werden. Manchmal ist die Hypokalzämie von einer Hypomagnesiämie begleitet (Bestimmung von Mg^{2+} im Blut), Behandlung mit Magnesiumsulfat 15 – 30 mg/kgKG.

Bei persistierenden Krämpfen Gabe von Pyridoxin 50 – 100 mg i.v.

77.8 Sepsis des Früh- und Neugeborenen

Die neonatale Sepsis stellt nach wie vor eines der Hauptprobleme der Neugeborenenmedizin dar. Es handelt sich um eine disseminierte mikrobielle Erkrankung, die durch die klinischen Symptome einer systemischen Infektion und die Septikämie, d.h. den kulturellen Nachweis pathogener Erreger in der Blutkultur charakterisiert ist. Im Rahmen des septischen Schocks kann sich ein Multiorganversagen ausbilden.

10 – 25 % der Patienten sterben an den Komplikationen dieser oftmals foudroyant verlaufenden Infektion, bis zu $1/4$ der Kinder entwickeln als Folge einer zu spät diagnostizierten Sepsis eine eitrige Meningitis. Besonders kritisch ist die Situation auf neonatologischen Intensivstationen; hier kann bei 25 % der Kinder im Verlauf der Intensivtherapie eine Sepsis nachgewiesen werden.

Verlaufsform der Sepsis

Die neonatale Sepsis manifestiert sich in zwei Verlaufsformen: Die *früh einsetzende Form* zeichnet sich durch den Krankheitsbeginn in den ersten Lebenstagen, das typische Erregerspektrum (s. unten) und die fulmi-

Tabelle 77-9. Ursache von Neugeborenenkrampfanfällen

Akute metabolische Störungen:	Hypoglykämie
	Hypokalzämie
	Hyponatriämie
	Hypernatriämie
	Hypomagnesiämie
Asphyxie	
ZNS-Infektion:	Meningitis
	Enzephalitis
Hirnblutung, Hirnfehlbildungen	
Angeborene Stoffwechselerkrankungen	Aminoazidopathien
	Organoazidurien
Benigne Neugeborenenkrämpfe:	Familiär
	„Fifth-day-fits" (Krämpfe am 5. Lebenstag)
Pyridoxinabhängige Krämpfe	
Angeborene paroxysomale Erkrankungen	
Neurokutane Syndrome	
Toxine:	Bilirubin
	Heroin
	Kokain
	Lokalanästhetika

nante Verlaufsform aus. Häufig entwickelt sich die systemische Infektion auf dem Boden einer neonatalen Pneumonie. Bei vielen Kindern sind geburtshilfliche Risikofaktoren vorhanden: Vorzeitiger Blasensprung, Amnioninfektionssyndrom, Fieber, Bakteriämie der Mutter und Frühgeburtlichkeit.

Die *spät einsetzende Form* tritt in der Regel nach dem 5. Lebenstag auf; der klinische Verlauf kann entweder foudroyant oder langsamer fortschreitend sein; die Neugeborenen erkranken häufig an einer Meningitis. Die Erreger stammen häufig aus dem postnatalen Umfeld. Besonders intensivmedizinisch behandelte Früh- und Neugeborene sind gefährdet, an einer späteinsetzenden nosokomialen Sepsis zu erkranken.

Klinik
Die klinische Symptomatik der Neugeborenensepsis ist uncharakteristisch und variabel; bleiben die oftmals diskreten klinischen Zeichen unerkannt, so kann sich innerhalb kurzer Zeit das Vollbild des septischen Schocks entwickeln (s. Tabelle 77-10).

Einer der wichtigsten Hinweise ist das von einer erfahrenen Kinderkrankenschwester registrierte „schlechte Aussehen" des Neugeborenen. Neben Störungen der Temperaturregulation und der Atmungsfunktion werden gastrointestinale Symptome beobachtet. Phasenweise nachweisbare Veränderungen des Hautkolorits weisen auf die im Rahmen der Bakteriämie auftretende Mikrozirkulationsstörung hin. Daneben können Hyperexzitabilität, Hypotonie, Apathie und zerebrale Krampfanfälle auftreten. Petechien, verstärkte Blutungsneigung, Hypotension und septischer Schock entwickeln sich im Verlauf der Erkrankung.

> Bei klinischen Warnzeichen muss solange der Verdacht auf eine neonatale Sepsis bestehen, bis das Gegenteil bewiesen ist, d. h. eine Infektion ausgeschlossen wurde oder eine andere Ursache für die Verschlechterung des kindlichen Zustands gefunden wurde. Der Verlauf der Neugeborenensepsis wird entscheidend vom Zeitpunkt der Diagnose bzw. des Behandlungsbeginns beeinflusst.

Diagnostik
Untersucht werden Blutkulturen (aerob, anaerob), ggf. Liquorkulturen, Urinstatus und -kultur, Haut- und Schleimhautabstriche und Magensekret. Bei jedem isolierten Erreger ist eine Resistenztestung durchzuführen. Verschiedene Entzündungsparameter können als Warnzeichen einer neonatalen Infektion angesehen werden und zur Früherkennung der neonatalen Sepsis beitragen (s. Tabelle 77-11).

Differentialdiagnose
Verschiedene Erkrankungen Früh- und Neugeborener können sich unter nahezu identischer Symptomatologie manifestieren wie die neonatale Sepsis. Bei Frühgeborenen kann eine Infektion mit Streptokokken der Gruppe B unter dem Bild eines Atemnotsyndroms verlaufen.

Weitere Erkrankungen sind:
- akute pulmonale Erkrankungen des Neugeborenen,
- persistierende fetale Zirkulation,
- Hyperviskositätssyndrom,
- kardiale Erkrankungen,
- nekrotisierende Enterokolitis,
- zerebrale Blutungen,
- metabolische Störungen,
- intrauterine Infektionen u. a.

Therapie
Bei der Frühsepsis wird von vielen klinischen Gruppen an einer Kombinationsbehandlung mit Ampicillin und einem Aminoglykosid (z. B. Gentamycin) festgehalten; alternativ wird eine empirische Therapie mit Ampicillin und einem Cephalosporin der 3. Generation (z. B. Cefotaxim) praktiziert. Beide Therapiekonzepte wurden von der „American Academy of Pediatrics" empfohlen.

Der Hauptgrund für die Gabe von Ampicillin ist die unzulängliche Aktivität der Cephalosporine gegen Listeria monocytogenes und Enterokokken. Bei Verdacht auf eine Staphylokokken-Infektion muss die verwendete Kombination um ein Staphylokokken-wirksames Mittel erweitert werden. Ergeben sich aufgrund bakteriologischer Untersuchungen der Mutter Hinweise auf

Tabelle 77-10. Wesentliche Symptome der neonatalen Sepsis

Temperaturinstabilität:	Hyper-, Hypothermie
Atemstörungen:	Tachypnoe, Dyspnoe, Apnoe
Gastrointestinale Symptome:	Trinkschwäche, Erbrechen, abdominelle Distension
Zirkulatorische Insuffizienz:	Periphere Mikrozirkulationsstörungen, Blässe, grau-marmoriertes Hautkolorit, septischer Schock, Multiorganversagen, DIC
Neurologische Störungen:	Hyperexzitabilität, Lethargie, Krampfanfälle

Tabelle 77-11. Früherkennung und Warnzeichen neonataler Infektionen

- Geburtshilfliche Risikofaktoren
- Klinische Zeichen
- Entzündungsparameter:
  - Leukozytosen
  - Gesamtzahl aller neutrophiler Granulozyten
  - I/T-Quotient
  - CRP
  - Elastase-α_1-PI
  - Interleukin-6
- Erregernachweis

einen seltenen Erreger der Frühsepsis (Klebsiella, Pseudomonas, Serratia etc.), sollte eine Kombinationstherapie mit einem Cephalosporin und einem Aminoglykosid gewählt werden.

Vor einigen Jahren wurde im Rahmen einer Standardtherapie mit Cefotaxim eine rasche Selektion von Cefotaxim-resistenten Enterobacter-Species (Enterobacter cloacae) nachgewiesen; diese Erreger waren auch gegen neuere Cephalosporine resistent. Eine Anwendung von Cephalosporinen sollte daher nur unter strenger Indikationsstellung erfolgen.

77.8.1 Meningitis

Die neonatale Meningitis ist eine mikrobielle Infektion der Hirnhäute, des Gehirns und häufig auch der Ventrikel; sie wird durch die typischen Erreger neonataler Infektionen verursacht.

Pathogenese, Risikofaktoren
Die bekannten geburtshilflichen, pränatalen und postnatalen Risikofaktoren der neonatalen Sepsis lassen sich uneingeschränkt bei der Meningitis Neugeborener nachweisen. Neugeborene mit Liquor-Shunt-Systemen sind besonders gefährdet, über eine Bakteriämie eine Ventilinfektion zu entwickeln; der häufigste Erreger ist Staphylococcus epidermidis.

Klinik
Die klinischen Zeichen der neonatalen Meningitis sind unspezifisch und in der Regel nicht von den Symptomen der Neugeborenensepsis zu unterscheiden. Als zusätzliche Symptome können Berührungsempfindlichkeit, spärliche Spontanbewegungen und schrilles Schreien hinzukommen. Eine gespannte Fontanelle, die opisthotone Körperhaltung oder gar Nackensteifigkeit treten insgesamt selten und erst im fortgeschrittenen Stadium der Meningitis auf.

Krampfanfälle werden bei ca. 15 % der erkrankten Neugeborenen beobachtet. Aufgrund der uncharakteristischen Symptomatologie sollte bei jedem Patienten, bei dem eine neonatale Sepsis zu vermuten ist, eine Liquoruntersuchung erfolgen. Bei ausgeprägter Instabilität der Kinder kann man jedoch gezwungen sein, die erforderliche Lumbalpunktion erst nach Therapiebeginn durchzuführen.

Die Besonderheiten der Liquordiagnostik im Neugeborenenalter sind an anderer Stelle ausgeführt. Wiederholte Sonographien und eventuell NMR-Untersuchungen werden zur Erfassung von Komplikationen durchgeführt.

Therapie
Die Prognose der neonatalen Meningitis wird entscheidend vom Therapiebeginn und der Wahl der Antibiotika bestimmt; die antibiotische Behandlung muss sich gegen das besondere Spektrum der zu vermutenden Erreger neonataler Infektionen richten (s. oben). Eine zuverlässige Liquorgängigkeit sowie eine ausreichende Dosierung der Antibiotika ist unbedingt zu beachten; die Dosierung der verschiedenen Präparate liegt in der Regel höher als bei der neonatalen Sepsis.

77.9 Metabolische Störungen

77.9.1 Hypoglykämie

Die Hypoglykämie ist die häufigste metabolische Störung bei Neugeborenen. Eine symptomatische Hypoglykämie ereignet sich bei 1–3 von 1000 Neugeborenen. Deutlich höher ist das Hypoglykämierisiko bei dystrophen Neugeborenen (5–15 %) und bei Frühgeborenen.

Weitere Risikofaktoren für eine Hypoglykämie sind:
- Hypothermie,
- Hypoxie,
- mütterlicher Gestationsdiabetes,
- Diabetes mellitus,
- Polyzythämie.

Pathogenese
Hypoglykämien bei Neugeborenen können folgende Ursachen haben:

■ **Unzureichende Glukosezufuhr.** Der Glukoseverbrauch übersteigt die Glukosezufuhr bzw die Glukoseproduktion.

Der Glukosebedarf von Neugeborenen beträgt 4–8 mg/kgKG/min und ist damit deutlich höher als bei Erwachsenen.

Gleichzeitig haben Neugeborene nur einen geringen Glykogenvorrat (1 % des Körpergewichts). Deshalb kommt es bei Ausbleiben einer exogenen Glukosezufuhr rasch zu Hypoglykämien. Dies ist die häufigste Ursache von Hypoglykämien beim Neugeborenen.

■ **Hyperinsulinismus.** Ein Hyperinsulinismus liegt bei Kindern diabetischer Mütter (transient), beim Beckwith-Wiedemann-Syndrom und bei der Nesidioblastose (diffuse Inselzellhyperplasie) vor.

■ **Kongenitale Stoffwechseldefekte.** Aminosäurestoffwechselstörungen (z. B. Ahornsirupkrankheit) stören die Glukoneogenese. Glykogenspeicherkrankheiten, Galaktosämie und Fruktoseintoleranz verringern die Verfügbarkeit von Glukose aus Glykogen. Typischerweise treten hier rezidivierende oder persistierende Hypoglykämien auf.

■ **Polyglobulie.** Die Ursache der Hypoglykämien bei Polyglobulie ist nicht bekannt.

Klinik

Die Symptome der Hypoglykämie sind unspezifisch (s. Übersicht), deshalb muss die Hypoglykämie in die Differentialdiagnose vieler Symptome des Neugeborenen einbezogen werden.

> **Symptome der neonatalen Hypoglykämie**
>
> - Zittrigkeit
> - Krampfanfälle
> - Apnoen
> - Zyanose
> - Trinkschwäche
> - Apathie
> - Muskuläre Hypotonie
> - Tachypnoe

Diagnose

Die laborchemische Definition der Hypoglykämie beim Neugeborenen ist schwierig, da Neugeborene auch bei niedrigen Blutzuckerwerten häufig asymptomatisch sind. Sie hängt außerdem von der Reife und vom Alter des Neugeborenen ab (s. Tabelle 77-12).

Risikokinder sollten 1 h postpartal eine Blutzuckerbestimmung erhalten und danach dreistündliche Blutzuckerkontrollen für die nächsten 24 h. Bei persistierender Hypoglykämie sollten nach einem angeborenen Stoffwechseldefekt gesucht und Insulin, Kortisol und Wachstumshormon bestimmt werden.

Prophylaxe und Therapie

Neugeborene mit einem besonderen Risiko für eine Hypoglykämie sollten baldmöglichst postnatal Glukose erhalten. Bei Neugeborenen, die enterale Zufuhr vertragen, kann dies als Frühfütterung mit Maltodextrin (25 g Glukose/100 ml) erfolgen, dabei ist anfangs vor jeder Mahlzeit eine Blutzuckerkontrolle erforderlich.

Frühgeborene, die nur eine geringe enterale Zufuhr vertragen, sollten eine kontinuierliche Infusion einer 10%igen Glukoselösung mit 3 ml/kgKG/h erhalten. Bei einer Hypoglykämie mit klinischer Symptomatik ist eine intravenöse Gabe von 2 ml/kgKG Glukose 10% über 10 min, direkt gefolgt von einer Glukoseinfusion mit 8 mg Glukose/kgKG/min erforderlich.

Das therapeutische Vorgehen ist in der folgenden Übersicht zusammengefasst:

> **Prophylaxe und Therapie der neonatalen Hypoglykämie**
>
> - Prophylaxe bei asymptomatischen Risikoneugeborenen
>   - Hypotrophe/hypertrophe Reifgeborene: Frühfütterung mit Maltodextrin (25 g Glukose in 100 ml), 8 Mahlzeiten a 5 ml/kgKG
>   - Frühgeborene: Infusion von 10%-iger Glukose 3 ml/kgKG/h
> - Therapie der symptomatischen Hypoglykämie
>   - Glukose 10%-Bolus: 2 ml/kgKG i.v.
>   - dann Glukoseinfusion: 8 mg/kgKG/min

Prognose

Wenn die Hypoglykämie nur kurz dauert, ist die Prognose gut. Prolongierte oder tiefe Hypoglykämien sind mit neurologischen Folgeschäden assoziiert.

77.9.2 Hyperglykämie

Eine symptomatische neonatale Hyperglykämie kommt bei Sepsis, Asphyxie, postoperativem Katabolismus oder extremer Unreife als Folge einer gestörten Glukosehomöostase vor. Wesentlich seltener ist der transiente neonatale Diabetes mellitus.

Diagnose

Laborchemisch besteht eine Hyperglykämie bei einem Nüchternblutzucker von > 126 mg/dl (= > 7 mmol/l). Klinische Symptome sind Polyurie, Glukosurie und Dehydratation. Bei der symptomatischen Hyperglykämie besteht keine Ketonurie.

Therapie

Die Therapie der symptomatischen Hyperglykämie besteht in einer Reduktion der Glukosezufuhr und einer vorsichtigen Rehydratation. Beim neonatalen Diabetes mellitus ist eine Insulintherapie erforderlich.

77.9.3 Hypokalzämie

Die Ursache für die frühe Hypokalzämie (Lebenstag 1–3) ist das plötzliche Ausbleiben der hohen intrauterinen Kalziumzufuhr. Ein erhöhtes Risiko für eine frühe Hypokalzämie besteht bei Neugeborenen diabetischer Mütter, bei Sepsis und nach Asphyxie.

Die frühe Hypokalzämie ist meist asymptomatisch. Die späte Hypokalzämie (nach dem 3. Lebenstag) kann durch hohe Phosphatzufuhr mit der Nahrung bei verfrühter Kuhmilchfütterung oder durch Vitamin-D-

Tabelle 77-12. Laborchemische Definition der Hypoglykämie

	Zeit postnatal [h]	Glukose (im Plasma) [mg/dl] (mmol/l)
Reifgeborene	1–3	< 35 (1,9)
Reifgeborene	4–24	< 40 (2,2)
Reifgeborene	> 24	< 45 (2,5)
Frühgeborene	< 24	< 25 (1,4)
Frühgeborene	> 24	< 45 (2,5)

Mangel verursacht werden. Sie ist wesentlich seltener als die frühe Hypokalzämie, dafür aber häufig symptomatisch.

Diagnose
Laborchemisch liegt eine Hypokalzämie vor, wenn das Serumkalzium weniger als 1,8 mmol/l bzw. das ionisierte Kalzium weniger als 0,63 mmol/l beträgt. Die klinischen Symptome der Hypokalzämie sind unspezifisch (Zittrigkeit, Tremor, Hyperexzitabilität oder Krampfanfälle).

In die Differentialdiagnose müssen Hypoglykämie und Hypomagnesiämie einbezogen werden. Bei Neugeborenen mit einem erhöhten Risiko für eine frühe Hypokalzämie sollte das Serumkalzium anfangs täglich kontrolliert werden.

Therapie
Bei klinischer Symptomatik langsame intravenöse Gabe von 0,5 ml/kgKG Kalziumglukonat 10 % (1 ml Kalziumglukonat 10 % = 0,22 mmol Ca^{2+}).

Vorsicht: Schnelle intravenöse Kalziumgabe führt zur Bradykardie und paravenöse Kalziumgabe zu schweren Gewebenekrosen.

Persistiert die Symptomatik trotz Kalziumsubstitution, kann eine Hypomagnesiämie vorliegen. Bei asymptomatischer Hypokalzämie Erhöhung der täglichen Kalziumzufuhr um 5 ml/kgKG Kalziumglukonat 10 %.

77.9.4 Hyponatriämie

Bei der Differentialdiagnose der Ursachen einer Hyponatriämie ist es wichtig festzustellen, ob die Hyponatriämie mit einer Gewichtszu- oder -abnahme einhergeht (s. Übersicht).

Ursachen der Hyponatriämie

- *Hyponatriämie mit Gewichtszunahme (Verdünnungshyponatriämie)*
  - iatrogene Überwässerung
  - inadäquate, zu hohe ADH-Sekretion nach Asphyxie, Hirnblutung, Sepsis, Meningitis
- *Hyponatriämie mit Gewichtsabnahme (Natriumdefizit)*
  - gesteigerte Natriurese
    - gestörte tubuläre Natriumrückresorption bei sehr unreifen Frühgeborenen
    - Diuretikatherapie
    - adrenogenitales Syndrom
  - erhöhte extrarenale Natriumverluste
    - Erbrechen, Diarrhö
    - Magenablaufsonde
  - mangelnde Zufuhr
    - verzögerter oraler Nahrungsaufbau
    - elektrolytarme Infusionslösungen

Das adrenogenitale Syndrom ist eine seltene Ursache der Hyponatriämie im Neugeborenenalter. Es handelt sich um einen angeborenen Enzymdefekt mit verminderter Bildung von Mineralokortikoiden. Gleichzeitig besteht eine Hyperkaliämie und bei Mädchen eine Virilisierung des Genitale.

Klinische Symptome
Muskuläre Hypotonie, Apnoen, Apathie, Hyperexzitabilität, Krampfanfälle. Bei gleichzeitigem Gewichtsverlust häufig Zeichen der Dehydratation (verringerter Hautturgor, Oligurie, Tachykardie)

Diagnose
Serumnatrium < 130 mmol/l. Zusätzlich sollten Kalium, Chlorid, Kreatinin im Serum und Natrium, Kalium, Chlorid und Kreatinin im Urin bestimmt werden. Damit ist die Berechnung der fraktionellen Natriumexkretion möglich. Zusätzliche wertvolle Hinweise liefern der Gewichtsverlauf und die Flüssigkeitsbilanzierung.

Therapie
Bei Verdünnungshyponatriämie ist die adäqute Therapie die Flüssigkeitsrestriktion und nicht eine zusätzliche Natriumsubstitution.

Besteht dagegen ein Natriumdefizit, so erfolgt ein Ausgleich dieses Defizits nach der folgenden Formel:

$$[Na_{soll} (mmol) - Na_{ist} (mmol)] \times kgKG \times 0{,}5^a$$

Anmerkung: [a] Frühgeborene und Neugeborene haben einen größeren Extrazellulärraum (ca. 500 ml/kgKG) als Erwachsene, deshalb wird der Faktor 0,5 anstelle von 0,3 zur Berechnung des Extrazellulärvolumens aus dem Gewicht benutzt.

Der Natriumtagesdarf eines Neugeborenen beträgt 2–4 mmol/kgKG.

77.9.5 Hypernatriämie

Eine Hypernatriämie entsteht durch erhöhten Wasserverlust oder eine zu hohe Natriumzufuhr (s. Übersicht).

Ursachen der Hypernatriämie beim Neugeborenen

- Erhöhter Wasserverlust (hypertone Dehydratation)
  - hoher transepidermaler Wasserverlust bei unreifen Frühgeborenen
  - geringe Konzentrationsfähigkeit der unreifen Niere
  - osmotische Diurese bei Glukosurie
  - Diarrhö

- Zu hohe Natriumzufuhr
  - iatrogen bei Infusionstherapie
  - durch falsche Zubereitung von Säuglingsnahrung (zu hohes Pulver-Wasser-Verhältnis)

Diagnose
Serumnatrium >150 mmol/l. Bei ausgeprägter hypertoner Dehydratation Kreislaufschock, Krampfanfälle, Apathie, Koma.

Therapie
Bei Dehydratation mit Kreislaufschock rascher Ausgleich des intravasalen Volumenmangels durch isotone Kochsalzlösung. Die anschließende Rehydratation und Senkung des Serumnatriums soll dann langsam erfolgen, um die Entstehung eines Hirnödems zu vermeiden.

77.9.6 Hyperkaliämie

Verschiedene Ursachen der Hyperkaliämie sind in der folgenden Übersicht zusammengestellt.

Ursachen der Hyperkaliämie

- Überhöhte Zufuhr
  - Fehlinfusion
  - Bluttransfusion
  - Blutaustauschtransfusion
- Verschiebung aus dem Intrazellulärraum
  - extrem unreife Frühgeborene
  - Azidose
  - Ausgedehnte Gewebenekrosen
- Veminderte renale Ausscheidung bei Niereninsuffizienz
  - Adrenogenitales Syndrom

Bei extrem unreifen Frühgeborenen kann sich, ohne das Vorliegen einer Azidose oder Oligurie, in den ersten 12 Lebensstunden rasch eine lebensbedrohliche Hyperkaliämie entwickeln. Die Ursache dieser Verschiebung von Kalium aus dem Intra- in den Extrazellulärraum ist unbekannt. Innerhalb der nächsten 24 Lebensstunden normalisieren sich die Kaliumwerte dann spontan wieder.

Diagnose
Serumkalium >6 mmol/l in einer nicht hämolytischen Blutprobe. Häufig asymptomatisch, besonders unreife Frühgeborene sind noch bei hohen Kaliumwerten von >7 mmol/l asymptomatisch. Klinische Symptome sind muskuläre Hypotonie, Darmatonie oder Herzrhythmusstörungen. Typische EKG-Veränderungen sind schmale, spitze T-Welle, ST-Senkung und QRS-Verbreiterung.

Therapie
Die Therapie der Hyperkaliämie muss rasch erfolgen und engmaschig überwacht werden (s. Übersicht).

Therapie der Hyperkaliämie

- Beenden jeglicher Kaliumzufuhr, auch Bluttransfusionen stoppen
- Anheben des Serumkalziums (antagonisiert die elektrophysiologischen Effekte der Hyperkaliämie)
  - *Gabe von Kalziumglukonat 10% 0,5–1ml/kgKG langsam i.v.*
- Alkalisierung (vorübergehende Senkung des Kaliums, Wirkeintritt nach 30 min)
  - *$NaHCO_3$ 8,4%-Kurzinfusion 1–2 ml/kgKG*
- Glukose-Insulin-Infusion (vorübergehende Senkung des Kaliums, Wirkeintritt nach 30 min)
  - *0,5 g/kgKG Glukose + 0,1 IE/kgKG Altinsulin über 1 h infundieren*
- Peritonealdialyse

77.9.7 Hypokaliämie

Eine Hypokaliämie entsteht meist durch mangelnde Zufuhr oder gesteigerte Verluste (Diuretikatherapie, Erbrechen, Diarrhö, Drainageverluste).

Diagnose
Serumkalium <3,6 mmol/l. Symptome entstehen erst relativ spät (muskuläre Hypotonie, Darmatonie, Herzrhythmusstörungen). Typische EKG-Veränderungen sind flaches (negatives) T, ST-Senkung und U-Welle.

Therapie
Das Kaliumdefizit lässt sich am Serumkalium nur ungenau ablesen, da Kalium ganz überwiegend intrazellulär vorkommt. Die Substitution muss wegen der Gefahr von Herzrhythmusstörungen langsam erfolgen (maximale Zufuhr 0,5 mmol/kgKG/h). Der Kaliumtagesbedarf des Neugeborenen liegt bei 1–2 mmol/kgKG.

77.10 Analgesie bei Früh- und Neugeborenen

Neugeborene und Frühgeborene verspüren Schmerz, weil sich die neuroanatomischen Grundlagen der Schmerzleitung bereits im 2. Schwangerschaftsdrittel entwickeln. Deshalb ist bei schmerzhaften Maßnahmen bei Früh- und Neugeborenen eine adäquate analgetische Therapie indiziert.

77.10.1 Beurteilung der Schmerzintensität bei Neugeborenen

Eine wirksame Schmerztherapie kann nur dann erfolgen, wenn Ärzte und Schwestern Schmerzreaktionen von Neu- und Frühgeborenen erkennen und beurteilen können. Akuter Schmerz lässt sich bei reifen Neugeborenen an typischen physiologischen, metabolischen und Verhaltensveränderungen gut erkennen (s. Tabelle 77-13). Sehr viel schwieriger zu erkennen ist akuter Schmerz bei Frühgeborenen, da ihre sichtbaren Schmerzreaktionen schwächer ausgeprägt sind.

In der klinischen Praxis ist die Verhaltensbeobachtung entscheidend für das Erkennen von Schmerzen. In die Beurteilung von Schmerzreaktionen sollten folgende Fragen einbezogen werden:

- Welches Gestationsalter hat das Neugeborene?
  - Je unreifer ein Neugeborenes ist, desto weniger ausgeprägt sind seine Schmerzreaktionen.
- In welchem Bewusstseinszustand ist das Neugeborene?
  - Schlafende oder sedierte Neugeborene haben wesentlich weniger ausgeprägte Schmerzreaktionen, obwohl sie Schmerzen empfinden.
- In welchem Allgemeinzustand ist das Neugeborene?
  - Schwerkranke Neugeborenen haben wesentlich schwächer ausgeprägte Schmerzreaktionen.
- Hat das Neugeborene tatsächlich Schmerzen, oder ist es aus anderen Gründen unruhig?
  - Mögliche Ursachen von Unruhe sind Hyperkapnie bei unzureichender Beatmung, Tubusobstruktion durch Sekret, schlechte und deshalb unbequeme Lagerung oder ein Infusionsextravasat.
- Bestehen belastungsverstärkende Faktoren (Lärm, Licht, häufige Störungen), die reduziert werden können?
- Hat das Neugeborene bereits sedierende/analgetische Medikamente erhalten?
  - Sedierung kann Schmerzreaktionen deutlich abschwächen, ohne den Schmerz zu lindern.
  - War die bisherige Schmerztherapie adäquat?

77.10.2 Analgetische Therapie für wenig schmerzhafte diagnostische und therapeutische Eingriffe bei Neugeborenen

Bei wenig schmerzhaften diagnostischen und therapeutischen Eingriffen wie Blutentnahme (kapillär, venös, arteriell), Lumbalpunktion oder Anlage eines intravenösen Zugangs sind gerade für Frühgeborene die damit verbundenen an sich schmerzlosen Manipulationen viel destabilisierender als der kurze Schmerz. Deshalb sollten solche Eingriffe auf das notwendige Mindestmaß beschränkt und den Frühgeborenen möglichst lange ungestörte Ruhepausen gegönnt werden („minimal handling").

Zur Analgesie können eine nicht pharmakologische Schmerztherapie oder die topische Applikation von Lokalanästhetika eingesetzt werden.

Nicht pharmakologische Schmerztherapie

Zur nicht pharmakologischen Schmerztherapie gehören Schnullernlassen und orale Saccharosegabe.

■ **Schnullernlassen.** Durch Schnullernlassen beruhigen sich Früh- und Neugeborene bei einer kapillären Fersenblutentnahme schneller, jedoch ist die analgetische Wirkung gering.

■ **Orale Saccharosegabe.** Saccharose ist ein wirksames Analgetikum bei einer kapillärer Blutentnahme aus der Ferse oder bei einer peripher-venösen Blutentnahme. Die wirksame Einzeldosis für Neugeborene beträgt 0,24 g (2 ml einer 12%igen Lösung) und sollte etwa 2 min vor dem Schmerz durch langsames Einträufeln aus einer 2-ml-Spritze direkt in den Mund oder in einen Flaschensauger verabreicht werden. Die Wirkung wird über Endorphinrezeptoren vermittelt, die durch die intensive Süße stimuliert werden (Stevens 1997).

Topische Applikation von Lokalanästhetika

Die topische Applikation einer eutektischen Mischung von Lokalanästhetika (EMLA) als Öl-in-Wasser-Emul-

Tabelle 77-13. Schmerzreaktionen bei Neu- und Frühgeborenen

Veränderung physiologischer Parameter:	Anstieg der Herzfrequenz Blutdruckanstieg Anstieg der Atemfrequenz Abnahme der O_2-Sättigung
Veränderung metabolische Parameter:	Hyperglykämie Proteinkatabolismus
Veränderung des Verhaltens:	Schmerzschrei Ungerichtete Grobmotorik Ausweichbewegungen Schmerzmimik: – Stirnrunzeln – Zukneifen der Augen – Vertiefung der Nasolabialfalte – Anspannen der Lippen

sion mit 2,5%igem Lidocain und 2,5%igem Prilocain wird bei Kindern zur Lokalanästhesie bei Blutentnahmen, beim Legen von intravenösen Zugängen und bei der Lumbalpunktion erfolgreich eingesetzt.

Die normale Dosis für Kinder beträgt 1–2 g und wird 1 h vor dem Eingriff unter einem Okklusivverband am geplanten Punktionsort aufgebracht. Bei Neu- und Frühgeborenen hat die topische Applikation von Lokalanästhetika bei Blutentnahmen und Lumbalpunktion keine sichere Wirkung.

77.10.3 Schmerztherapie bei kleinen operativen Eingriffen

Für kleine operative Eingriffe (Zirkumzision, Thoraxdrainage, Venae sectio) ist die topische Anwendung von Lokalanäthestetika nicht ausreichend. Die richtige Analgesie bei der Zirkumzision ist eine Leitungsanästhesie des N. dorsalis penis. Bei Anlage einer Thoraxdrainage und bei Venae sectio sollte eine lokale Infiltrationsanästhesie mit Lidocain vorgenommen werden, zusammen mit einer i.v.-Injektion, z. B. von Morphin (0,1 mg/kgKG) als systemische Analgesie/Sedierung.

77.10.4 Indikationen für Opioidanalgetika (Morphin und Fentanyl) in der Neonatologie

Die Opioidwirkung ist bei Neugeborenen extrem variabel, da sich die Verteilung der Opioidrezeptoren, die Entwicklung des schmerzleitenden Systems und der Opioidmetabolismus mit zunehmendem Gestationsalter und postnatalen Alter ändern. Die Halbwertszeit von Opioidanalgetika ist bei Frühgeborenen länger als bei Reifgeborenen und bei Reifgeborenen länger als bei Erwachsenen. Dosisangaben können deshalb nur Hinweise für den Therapiebeginn sein, danach muss individuell nach Wirkung dosiert werden.

Opioidanalgetika sollen bei Früh- und Neugeborenen nur nach strenger Indikationsstellung eingesetzt werden. Sichere Indikationen sind die postoperative Schmerztherapie, die Therapie starker akuter Schmerzen, wie sie z. B. beim Legen einer Thoraxdrainage auftreten, die Analgesie während ECMO-Therapie und die Analgesie/Sedierung bei sterbenden Neugeborenen.

Problematisch ist der Einsatz von Opioidanalgetikainfusionen wegen mechanischer Beatmung, da es keine Studien zur Sicherheit und Wirksamkeit von Opiaten in dieser Indikation bei Neugeborenen gibt.

Morphin

Der Morphinmetabolismus bei Neugeborenen und Frühgeborenen ist extrem variabel. Schon Frühgeborene mit einem Gestationsalter von 24–25 SSW glukuronidieren Morphin, wenn auch nur sehr langsam. Deshalb liegt die Halbwertszeit von Morphin bei Frühgeborenen in den ersten Lebenstagen bei 9–11 h und bei Reifgeborenen bei 7–8 h. Die Halbwertszeit nimmt mit zunehmendem postnatalen Alter ab und erreicht in den ersten Lebensmonaten Erwachsenenwerte.

Das Auftreten von Nebenwirkungen ist bei Neugeborenen genauso häufig wie bei Erwachsenen.

Morphininfusion

Die Morphininfusion sollte auf der Neugeborenenintensivstation nur mit größter Zurückhaltung eingesetzt werden, da die Auswirkungen auf die zerebrale Entwicklung unbekannt sind, die Pharmakokinetik extrem variabel ist und Toleranzentwicklung auftritt. Die Toleranzentwicklung und die Entwicklung einer körperlichen Abhängigkeit beginnt nach etwa 10 Tagen Morphintherapie. Sie entwickelt sich bei Dauerinfusion schneller als bei intermittierenden Bolusgaben.

Die einzig sichere Indikation für die Morphininfusion ist die kurzdauernde postoperative Analgesie. Die Sicherheit und Wirksamkeit der Morphininfusion zur Sedierung/Analgesie bei mechanischer Beatmung von Neu- und Frühgeborenen ist nicht hinreichend bewiesen, um einen routinemäßigen klinischen Einsatz zu empfehlen (s. Tabelle 77-14).

Tabelle 77-14. Wirkcharakteristika von Morphin bei Neugeborenen

Bolusgabe	
Indikation	Akute, starke Schmerzen, postoperative Analgesie
Einzeldosis	0,05–0,2 mg/kgKG alle 2–6 h, langsam i.v. geben
Wirkeintritt	3–5 min
Wirkdauer	40–90 min, bei Frühgeborenen auch deutlich länger
Nebenwirkungen	Atemdepression, Blutdruckabfall, Darmmotilitätsstörungen, Harnverhalt
Vergleich	Wirkeintritt langsamer, Wirkdauer länger als bei Fentanyl
Antidot	Naloxon
Dauerinfusion	
Indikation	Enge Indikationsstellung, kurzfristig zur postoperativen Analgesie
Dosierung	Aufsättigungsdosis 50 g/kgKG, gefolgt von Infusion mit:
	10 µg/kgKG/h — Frühgeborenes < 37. SSW
	10–20 µg/kgKG/h — Reifgeborenes < 7 Tage
	20–40 µg/kgKG/h — Reifgeborenes > 7 Tage

Tabelle 77-15. Wirkcharakteristika von Fentanyl

Bolusgabe	
Indikation	Akute starke Schmerzen, postoperative Analgesie
Einzeldosis	2–4 µg/kgKG alle 2–4 h, langsam i. v. geben bei kleineren operativen Eingriffen 2–10 µg/kgKG
Wirkeintritt	Sofort
Wirkdauer	20–40 min
Halbwertzeit	6–32 h
Nebenwirkungen	Atemdepression, Thoraxrigidität, Glottisspasmus, Bronchospasmus, Blutdruckabfall, Darmmotilitätsstörungen
Vergleich	Weniger sedierend und schlafinduzierend als Morphin, kürzer wirksam, weniger kardiovaskuläre Nebenwirkungen, schnellere Toleranzentwicklung
Antidot	Naloxon
Infusion	
Indikation	Kurzfristig zur postoperativen Analgesie, ECMO-Therapie
Dosierung	1–5 µg/kgKG/h

Fentanyl

Fentanyl, ein synthetisches Opioidanalgetikum, ist das derzeit gebräuchlichste intravenöse Medikament bei der Anästhesie von Frühgeborenen, und deshalb hat auch sein Einsatz in der Neonatologie deutlich zugenommen (s. Tabelle 77-15).

Die Halbwertszeit von Fentanyl ist mit 6–32 h bei Neugeborenen verlängert und zeigt eine hohe interindividuelle Variabilität im Vergleich zur Halbwertszeit von 4–7 h bei älteren Kindern. Die Nebenwirkungen sind denen von Morphin ähnlich, allerdings sediert Fentanyl weniger und weist geringere kardiovaskuläre Nebenwirkungen auf. Eine spezifische Nebenwirkung von Fentanyl ist das Auftreten von Muskelrigidität, die auch bei Neugeborenen zu Brustkorbstarre und Laryngospasmus führen kann. Toleranz und Abhängigkeit entwickeln sich wegen der kurzen Wirkdauer von Fentanyl bereits nach einer Therapiedauer von nur 3–5 Tagen.

Um Entzugssymptome wie Kreislaufinstabilität, Temperaturschwankungen, Agitation, Schreien und Unruhe, Trinkschwäche, Erbrechen und Durchfall zu vermeiden, ist ein mehrtägiges Ausschleichen von Fentanyl erforderlich.

Fentanylinfusion

Fentanyl ist das Opioidanalgetikum der Wahl für die intraoperative Anästhesie Neugeborener, besonders in der Herzchirurgie, da es nur geringe Nebenwirkungen auf das Herzkreislaufsystem hat. Indikationen auf der Neugeborenenintensivstation sind die postoperative Analgesie Neugeborener, die ECMO-Therapie und das PFC-Syndrom, da Fentanyl den pulmonalen Gefäßwiderstand senkt.

Die Fentanylinfusion wird häufig mit einer Benzodiazepininfusion kombiniert, da Fentanyl nur eine geringe sedierende Wirkung hat. Die Sicherheit und Wirksamkeit von Fentanyl zur Analgesierung/Sedierung beatmeter Frühgeborener ist nicht nachgewiesen.

Literatur

1. American Academy of Pediatrics (1997) Guidelines for perinatal care, 4th edn. AAP/ACOG, Elk Grove Village/IL
2. British Paediatric Association, Royal College of Obstetrics and Gynaecology (1997) Resuscitation of babies at birth. BMJ Publishing Group, London
3. European Resuscitation Council (1998) Guidelines for resuscitation. Elsevier, Amsterdam
4. Fanaroff AA, Marin RJ (1997) Neonatal-perinatal medicine, 6th edn (vol I, II). Mosby, St. Louis
5. Greenough A, Roberton NRC, Milner AD (1996) Neonatal respiratory disorders. Arnold, London
6. Halliday HL, Mc Clure BG, Reid M (1998) Handbook of neonatal intensive care, 4th edn. Saunders, London Philadelphia
7. Obladen M (1995) Neugeborenenintensivpflege, 5. Aufl. Springer, Berlin Heidelberg New York Tokio
8. Philip AGS (1996) Neonatology, 4th edn. Saunders, Philadelphia London
9. Speer CP (1998) Reanimatin des Neugeborenen. In: Reinhard D (Hrsg) Therapie der Krankheiten in Kindes- und Jugendalter. Springer, Berlin Heidelberg New York Tokio, S 3–11
10. Taeusch HW, Ballard RA (1998) Avery's diseases of the newborn, 7th edn. Saunders, Philadelphia London
11. Volpe JJ (1995) Neurology of the newborn. Saunders, Philadelphia London

Kapitel 78 Intensivmedizin bei Kindern

S. Fanconi

78.1	Einleitung	1355
78.2	Intubation	1355
78.3	Beatmung	1356
78.4	Monitoring	1356
78.4.1	Zentrales Nervensystem	1356
78.4.2	Herz-Kreislauf-System	1357
78.4.3	Atmung und Blutgase	1357
78.4.4	Flüssigkeit und Elektrolyte	1358
78.4.5	Ernährung	1359
78.4.6	Labor	1359
78.5	Postoperative Komplikationen	1360
78.5.1	Hypovolämie	1360
78.5.2	Herzinsuffizienz	1360
78.5.3	Zyanose	1360
78.5.4	Herzrhythmusstörungen	1361
78.5.5	Pleuroperikardiale Komplikationen	1361
78.5.6	Ateminsuffizienz	1361
78.5.7	Niereninsuffizienz	1362
78.5.8	Leberinsuffizienz	1362
78.5.9	Infekte	1362
78.5.10	Neurologische Komplikationen	1362
78.5.11	Vaskuläre Komplikationen	1362
78.5.12	Hypertension	1363
78.6	Atem- und Kreislaufstillstand	1363
78.7	Akute Dyspnoe	1363
78.7.1	Diagnose und Differentialdiagnose	1363
78.7.2	Epiglottitis	1364
78.7.3	Krupp/stenosierende Laryngotracheitis	1364
78.7.4	Fremdkörperaspiration	1365
78.7.5	Missbildungen der Atemwege	1366
78.7.6	Pneumonie	1366
78.7.7	Bronchiolitis	1366
78.7.8	ARDS	1367
78.8	Schock	1367
78.8.1	Dehydratation (Toxikose)	1367
78.9	Koma	1367
78.9.1	Fieberkrämpfe und Epilepsie	1367
78.9.2	Infektiöse ZNS-Erkrankungen	1368
78.9.3	Schädel-Hirn-Trauma	1369
	Literatur	1369

Intensivmedizin bei Kindern

S. Fanconi

78.1 Einleitung

Pathophysiologische, anatomische, pharmakologische, psychologische und organisatorische Gründe haben zur Abtrennung der pädiatrischen Intensivmedizin von der Erwachsenenintensivmedizin geführt. Die Zusammensetzung des Patientenguts ist je nach Größe der Region und des Krankenhauses unterschiedlich, doch dürfte es in den meisten Fällen folgende Verteilung aufweisen: Etwa die Hälfte der Patienten ist internistisch erkrankt, die andere Hälfte wird allgemein- oder herzchirurgisch versorgt. Die Mehrheit der Patienten ist in der Regel jünger als 3 Jahre. Die wichtigsten Gründe für die Aufnahme auf die Intensivstation sind kardiorespiratorische Störungen, Infekte, neurologische Erkrankungen und Missbildungen.

Im Folgenden werden die einzelnen Gebiete aus der Sicht der pädiatrischen Intensivmedizin beschrieben, wobei Gemeinsamkeiten mit der Erwachsenenintensivmedizin nicht wiederholt werden.

78.2 Intubation

In der Pädiatrie und Neonatologie wird, außer in Notfallsituationen, meist nasotracheal intubiert. Dadurch ist die Tubusfixation einfacher und sicherer; zudem sind die perorale Ernährung und die Mundhygiene leichter durchzuführen.

Je kleiner der Patient, desto eher wird der gerade Laryngoskopspatel (Typ Foregger oder Miller) angewandt.

Bei Kindern unter 10 Jahren werden in der Regel nur Tuben ohne Cuff eingesetzt; bei richtig gewähltem Außendurchmesser ist damit ein genügend dichter Sitz im Krikoid, wo sich in dieser Altersklasse die engste Stelle der Luftwege befindet, gewährleistet. Neuere Low-pressure-Tuben mit Cuff werden aber zunehmend auch bei jüngeren Kindern angewandt, v.a., wenn die Beatmung schwierig ist (ARDS), die Gefahr einer Blutaspiration (Blutungen im Nasen-Rachen-Raum, Trauma) besteht oder wenn Umintubationen vermieden werden sollen (Trauma, Notfallintubation) und man über die ideale Tubusgröße nicht sicher ist.

Tubusgröße

Der Tubusdurchmesser ist ideal, wenn bei der Beatmung mit einem Druck von 20–25 cm H_2O ein Luftaustritt neben dem Tubus zu hören ist. Mädchen werden in der Regel mit kleineren Tuben intubiert als Knaben.

> Die Einschätzung der Tubusgröße in Abhängigkeit vom Alter kann nach verschiedenen Regeln erfolgen:
> - Innendurchmesser in mm = 4,5 + Alter/4 oder
> - bei Kindern ab 2 Jahren: Charrière = Alter in Jahren + 20.

Die richtige Tubuslänge (Tubusspitze am Thoraxeingang bzw. 2–4 cm oberhalb der Karina) ist wichtig, da eine zu tiefe Intubation (ein häufiges Problem) das Auftreten von Atelektasen, interstitiellem Emphysem oder Pneumothorax begünstigt.

Tubuslage

Die richtige Tubuslage muss mittels Auskultation, Palpation und klinischer Kontrolle der symmetrischen Thoraxexkursionen sowie röntgenologischer Untersuchung gesichert werden.

Längenmaße gelten von der Tubusspitze bis zur Zahnreihe, doch erleichtern eine Markierung des Tubus auf der Höhe der Glottis, d.h. 2–3 cm von der Tubusspitze, sowie die Palpation der Tubusspitze am oberen Rand des Sternums zusätzlich die gute Platzierung des Tubus.

Anästhesie

Vorbereitung, Patientenlagerung und Intubationstechnik sowie deren Gefahren sind ähnlich wie beim Erwachsenen. Meist werden Kinder (außer in Reanimationssituationen) in Allgemeinanästhesie intubiert. Die Wahl der Anästhesiemethode soll sich nach der Grundkrankheit richten. Es ist zu berücksichtigen, dass Kinder einen relativ höheren O_2-Verbrauch als Erwachsene haben und dadurch schneller zyanotisch bzw. hypoxisch werden.

Bei kardial instabilen und bei schlecht oxygenierbaren Patienten muss deshalb auf kardiodepressive Medikamente (z. B. Thiopental) verzichtet werden. Je nach Größe des Patienten können Verletzungen, vagovasale Reflexe mit Bradykardie oder Asystolie (v. a. bei ungenügender Präoxygenierung), Laryngospasmus, falsche Tubuslage und Pneumothorax bei Intubation durch Unerfahrene auftreten. Beim intubierten Kind sind Atemgasbefeuchtung sowie endotracheales Absaugen des Sekrets (evtl. Spülen mit physiologischer Kochsalzlösung) von entscheidender Bedeutung.

Beim intubierten Säugling und Kleinkind ist der Atemwegswiderstand durch den engen Trachealtubus wesentlich erhöht; kranke Säuglinge und Kleinkinder darf man deshalb nicht über den offenen Tubus atmen lassen, außer wenn es sich um eine reine Obstruktion der oberen Atemwege bei fehlender Lungenerkrankung handelt.

Intubationsdauer
Neugeborene und Säuglinge können mehrere Monate intubiert bleiben, ohne dass Schädigungen des Larynx auftreten. Eine längere Intubationsdauer wird aber die psychische und körperliche Entwicklung stören; deshalb sollten die Patienten nach 6–8 Wochen tracheotomiert werden, wenn keine Extubation innerhalb kurzer Zeit wahrscheinlich ist. Bei älteren Kinder wird ebenfalls nach 4–6 Wochen tracheotomiert; die Tracheotomie weist pflegerische Vorteile auf und erhöht den Komfort der Patienten.

78.3 Beatmung

In der Pädiatrie wurden bis vor kurzem adaptierte Erwachsenenrespiratoren eingesetzt. Es gibt spezielle Babyrespiratoren, aber keine Respiratoren für Säuglinge und Kleinkinder; neuere Geräte bieten dagegen die Möglichkeit, sowohl Neugeborene und Frühgeborene als auch Adoleszenten optimal zu beatmen. Grundsätzlich benötigt man bei jungen Patienten ein IMV- und ein CPAP-System mit kontinuierlichem Flow; technische Verbesserungen ermöglichen aber selbst bei kleinen Patienten die patientengetriggerte Beatmung. Mit einer Flowtriggerung, seltener mit einer Drucktriggerung, können auch kleine Säuglinge optimal beatmet werden.

Ein kleines Atemzugvolumen, lange Latenzzeiten oder ungenügende Triggersensitivität sollten heute kein Problem mehr darstellen. Gerade die Druckunterstützung wird auch von kleinen Patienten erstaunlich gut toleriert. In dieser Altersgruppe werden die Patienten meist druckbegrenzt beatmet, da die Gefahr des Barotraumas größer ist als bei älteren Patienten. Ab dem 7.–10. Lebensjahr können auch unmodifizierte Erwachsenenrespiratoren eingesetzt werden.

> Entsprechend der höheren spontanen Atemfrequenz werden jüngere Patienten mit höheren Frequenzen beatmet:
> - jenseits des Neugeborenenalters bis 30 oder 40/min,
> - Schulkinder 10–30/min.

Ebenso müssen bei des Wahl des Beatmungsverfahrens die hohen Atemwiderstände durch die engen Trachealtuben, die Diskrepanz zwischen der hohen Compliance des Gerätes mit seinen Schlauchsystemen und Verbindungsstücken einerseits und dem kleinen alveolären Atemzugvolumen des Patienten andererseits (6–8 ml/kgKG) sowie die Grundkrankheit berücksichtigt werden.

Assistierte Beatmungsformen haben auch bei pädiatrischen Patienten eindeutige Vorteile, allerdings können die schnellere Spontanatmung, der hohe Atemwegswiderstand und die Tubusleckage (Autotriggerung) zu Schwierigkeiten führen.

78.4 Monitoring

Bei jungen Patienten, die, auch wenn nicht mehr kritisch krank, so doch vollkommen unselbständig sind, ist ein sicheres Monitoring von großer Bedeutung. Nur so können mögliche Komplikationen schnell erfasst und beseitigt werden. Aus technischen und nicht zuletzt auch aus psychologischen Gründen ist ein nichtinvasives Monitoring wichtig.

78.4.1 Zentrales Nervensystem

Schmerzen, zerebraler Zustand (v. a. O_2- und Substratversorgung der Gehirnzellen) und neurologischer Status sind, besonders bei Säuglingen und Kleinkindern, oft schwierig zu erfassen (fehlende Sprache, keine gezielten Handlungen, keine Verständigung).

Die Ultraschalluntersuchung durch die offene Fontanelle hat heute eine große Bedeutung erlangt, dies v. a., weil transportable Geräte eine Untersuchung auf der Station erlauben. Erfasst werden Blutungen, Missbildungen, Atrophien, Hydrozephalus und Parenchymveränderungen. EEG, evozierte Potentiale, Röntgen, Computer- und Magnetresonanztomographie, Angiographie und szintigraphische Untersuchungen haben einen ähnlichen Stellenwert wie bei Erwachsenen, wobei altersspezifische Besonderheiten berücksichtigt werden müssen. Die Infrarotspektrometrie, die Doppleruntersuchungen der intrazerebralen und extrazerebralen Gefäße und die Bestimmung der Hirndurchblutung gehören noch nicht zur Routine.

78.4.2 Herz-Kreislauf-System

Tachykardien

Diese werden von Kindern relativ gut toleriert (bis zu 200/min) und sind selten die Ursache, sondern eher die Folge eines niedrigen Herzzeitvolumens (HZV). Es ist deshalb kaum indiziert, die Herzfrequenz medikamentös zu senken, außer es handelt sich eindeutig um eine primäre supraventrikuläre Tachykardie (Therapie mit Adenosin) oder um einen sehr schnellen Knotenersatzrhythmus (Therapie mit Körperkühlung).

Herzrhythmusstörungen

Herzrhythmusstörungen sind eine Seltenheit, außer bei Patienten mit operierten kongenitalen Herzvitien und nach Elektrounfällen. Bei kritisch kranken Patienten muss der Blutdruck invasiv gemessen werden, da ein intermittierendes Monitoring nicht ausreicht und sphygmomanometrische Geräte den Blutdruck, v. a. bei Hypotension, überschätzen.

Zentralvenöser und linksatrialer Druck

Der ZVD ist zur Steuerung der kardialen Medikation und der Volumentherapie von großer Bedeutung, doch muss auch hier die alters- und erkrankungsabhängige Compliance des Myokards berücksichtigt werden. Auch darf nicht vergessen werden, dass der enddiastolische Druck nur indirekte Hinweise auf das enddiastolische Volumen gibt und dieses Verhältnis je nach der anatomischen Situation sehr verschieden sein kann.

> Bei pädiatrischen Patienten korreliert der ZVD recht gut mit dem linksatrialen Druck (LAP).

Der linksatriale Druck wird gelegentlich in der postoperativen Phase gemessen und ermöglicht eine bessere Erfassung des Preloads des linken Ventrikels.

Pulmonalarterienkatheter

Die Indikation zur Einführung eines Pulmonaliskatheters (eingeschwemmt oder operativ gelegt) wird heute auf den meisten Intensivstationen wegen der technischen Schwierigkeiten und möglichen Komplikationen selten gestellt. Eine mögliche Indikation ist die pulmonale Hypertonie, v. a. in der postoperativen Phase.

Aus den oben genannten Gründen muss meist auf die Messung der gemischtvenösen O_2-Sättigung verzichtet werden; die zentralvenöse Sättigung kann zur Verlaufskontrolle benutzt werden, obwohl der absolute Wert keine genaue Aussage über O_2-Transport und -Bedarf erlaubt.

Herzzeitvolumen

Die Bestimmung des Herzzeitvolumens mittels Farbstoffverdünnungskurve, Doppler, Thermodilution oder Bioimpedanz hat im Kindesalter ihre Tücken (Shunts, Plazierung der Katheter, anatomische Varianten, Größe der Patienten). Die Resultate müssen mit entsprechender Vorsicht interpretiert werden.

Temperatur

Die Temperatur und die Urinausscheidung (>1 ml/kgKG/h) sind wichtige und meist problemlos zu bestimmende Parameter in der täglichen Routine. Oft kann auf das Einlegen eines Blasenkatheters verzichtet werden, da er das Risiko eines Infektes oder einer Traumatisierung der Urethra in sich birgt. Allerdings ist die kontinuierliche Überwachung der Urinausscheidung gerade bei kritisch kranken Patienten von zentraler Bedeutung.

Echokardiographie

Die zweidimensionale Echokardiographie gewinnt immer mehr an Bedeutung. Die Herzanatomie, die Beschaffenheit der großen Gefäße und die myokardiale Kontraktilität können direkt beurteilt werden. Dabei muss aber berücksichtigt werden, dass die Korrelation zwischen Herzminutenvolumen und Kontraktilität nicht immer gegeben ist.

Die Kontraktilität ist z. B. bei Volumenbelastung und unter Katecholaminen oft erhöht, während die Systemdurchblutung dabei trotzdem deutlich vermindert sein kann. Der pulmonalarterielle Druck kann echokardiographisch entweder direkt gemessen bzw. berechnet werden (Trikuspidalinsuffizienz, Pulmonalinsuffizienz) oder indirekt abgeschätzt werden (Vorwölbung der Ventrikelwand, Vergrößerung des rechten Ventrikels bzw. Vorhofs).

Sonographie

Zur genauen Erfassung der Organdurchblutung kann die Sonographie bzw. die Dopplersonographie eingesetzt werden. Sie gibt z. B. Auskunft über die Beschaffenheit von Leber und Niere und ermöglicht die Beurteilung der Durchblutung bzw. des Gefäßwiderstandes.

78.4.3 Atmung und Blutgase

Apnoe

Apnoen können im Frühgeborenenalter physiologisch sein, sie sind aber auch bei Neugeborenen und jungen Säuglingen relativ häufig; oft sind sie ein Frühsymptom einer ernsten Grunderkrankung, z. B. einer Sepsis, einer Hirnblutung, einer Meningitis, einer Ateminsuffizienz oder einer Hypoxämie. Grundsätzlich ist die Apnoe ein Warnzeichen, das einer genauen Überwachung und Abklärung bedarf.

Während im Kindesalter der primäre Herzstillstand sehr selten ist, werden die meisten Reanimationen wegen Atemstillstand eingeleitet. Erst bei ungenügenden Maßnahmen kommt es auch zur Bradyarrhythmie oder zum Herzstillstand. Daher ist die Überwachung der Atmung von besonderer Bedeutung. Apnoematratzen sind im Gegensatz zur Impedanzmessung über die EKG-Elektroden unsicher, da sie nur Bewegungen und nicht die Atmung erfassen.

Pulsoxymetrie
Die Pulsoxymetrie erlaubt eine kontinuierliche, nichtinvasive Überwachung der arteriellen O_2-Sättigung. Leider führen gerade bei Kindern Bewegungsartefakte sowie eine periphere Minderdurchblutung oft zu Funktionsstörungen. Bei pulsoxymetrisch bestimmten Sättigungswerten unter 70–80% (z.B. bei zyanotischen Vitien) sind die Geräte nicht immer zuverlässig; meist wird der arterielle Wert überschätzt, so dass eine invasive O_2-Sättigungsbestimmung (mit einem Oxymeter gemessen und nicht berechnet) in dieser Situation unbedingt erforderlich ist.

Transkutaner O_2-Partialdruck
Die Messung des transkutanen O_2-Partialdrucks ($p_{tc}O_2$) ist bei Neugeborenen sehr zuverlässig, aber mit zunehmendem Alter korreliert sie wegen der Zunahme der Hautdicke immer schlechter mit den arteriellen Werten, so dass die Messmethode heute in dieser Altersgruppe von der Pulsoxymetrie verdrängt worden ist.

Transkutaner CO_2-Partialdruck
Der transkutane CO_2-Partialdruck ($p_{tc}CO_2$) korreliert recht gut mit den arteriellen Werten, und zwar weitgehend unabhängig von der peripheren Durchblutung und vom Alter des Patienten. Erst bei sehr schlechter peripherer Zirkulation überschätzt der transkutane Wert eindeutig den arteriellen. Die Möglichkeit, die Sonde bei einer Heiztemperatur von 42 °C über 24 h anzuwenden und die Werte in vivo zu kalibrieren, hat große Vorteile und erlaubt die indirekte Überwachung des Atemminutenvolumens bei intubierten und bei nicht intubierten Kindern.

Die Bestimmung der endexspiratorischen CO_2-Konzentration ist bei intubierten Patienten ein guter Trendindikator, hat aber je nach Größe des Patienten den Nachteil, dass dadurch der Totraum vergrößert wird. Wie bei erwachsenen Patienten korrelieren die endexspiratorischen CO_2-Werte nur bedingt mit den arteriellen Werten und zwar in Abhängigkeit von der Lungenfunktion und von der Lungendurchblutung.

Blutgasanalyse
Die Blutgasanalyse gibt Informationen über Lungenfunktion, Kreislaufsituation und Metabolismus. Aufgrund der technischen Entnahmeschwierigkeiten wird in der Pädiatrie häufig die kapilläre Blutentnahme durchgeführt. Bei sorgfältiger Hyperämisierung und guten Kreislaufverhältnissen korrelieren die kapillären Werte recht gut mit den arteriellen, bei schlechter peripherer Durchblutung und bei niedrigem Herzminutenvolumen dagegen eher mit den zentralvenösen bzw. gemischtvenösen Werten. Die Kombination von arterieller und kapillärer bzw. zentralvenöser Blutgasanalyse erlaubt eine umfassende Beurteilung der kardiopulmonalen Funktion.

78.4.4 Flüssigkeit und Elektrolyte

Physiologische Grundlagen
50–60% des Körpervolumens eines Erwachsenen bestehen aus Wasser; bei Säuglingen sind es 75%. Die zusätzliche Flüssigkeit befindet sich v. a. im extrazellulären Raum (35% gegenüber 20% bei Erwachsenen). Die intravasale Flüssigkeit ist gegenüber Erwachsenen nur leicht erhöht (5% gegenüber 4%), während der interstitielle Wassergehalt etwa doppelt so hoch ist (30% gegenüber 16%). Dies dürfte die oft eindrückliche generalisierte Ödemneigung von jüngeren Patienten erklären.

Der Flüssigkeitsumsatz des Kleinkindes ist – bezogen auf das Gewicht – größer als beim Erwachsenen. Ein Säugling setzt täglich etwa $1/6$ des Körpergewichtes um, während ein Erwachsener nur etwa $1/24$ als Wasserzufuhr benötigt.

Schon relativ kleine Fehler in der Flüssigkeitsverordnung können bei Säuglingen und Kleinkindern schwere Folgen haben: Wasserintoxikation oder Exsikkose mit den entsprechenden neurologischen und metabolischen Komplikationen!

Flüssigkeitsbedarf
Das Errechnen des altersgemäßen täglichen Flüssigkeitsbedarfs erfolgt, je nach Alter, aufgrund des Gewichts (im 1. Lebensjahr) oder der Körperoberfläche (>12 Monate; Einzelheiten s. Tabelle 78-1).

Der tägliche Flüssigkeits- und Elektrolytbedarf wird mittels Mischinfusion im Verhältnis 4:1 (= 4 Teile Glukose 10%:1 Teil NaCl 0,9%) oder 2:1 mit Zusatz von Kalium (2–3 mmol/kgKG oder nach Bedarf) gedeckt. Intubierte Patienten benötigen 10–20% weniger Flüssigkeit, da der Wasserverlust über die Lungen geringer ist. Bei Fieber muss die Flüssigkeitsmenge entsprechend erhöht werden (s. Tabelle 78-1).

Die Kontrolle der Flüssigkeitstherapie erfolgt durch die tägliche Bestimmung des Gewichts, Bilanzierung der Ein- und Ausfuhr (Urinmenge, spezifisches Ge-

Tabelle 78-1. Flüssigkeits- und Elektrolytbedarf von Säuglingen und Kindern

Normalbedarf/Tag	Säuglinge <12 Monate	Kinder >12 Monate
Flüssigkeit	120 ml/kgKG	1800 ml/m²
Natrium	2–4 mmol/kgKG	2–4 mmol/kgKG
Chlor	2–4 mmol/kgKG	2–4 mmol/kgKG
Kalium	2–3 mmol/kgKG	2–3 mmol/kgKG

wicht, Glukose im Urin, evtl. Elektrolyte im Urin, evtl. Osmolarität im Serum und Urin, evtl. Stuhlmenge, andere Flüssigkeitsverluste) sowie durch Kreislaufkontrollen.

Es darf nicht vergessen werden, dass Durchfall und Erbrechen bei kleineren Patienten sehr schnell zu einer Dekompensation des Elektrolyt- und Wasserhaushalts führen können.

78.4.5 Ernährung

Die beste Ernährungsform ist peroral oder die Ernährung über eine Magen- oder Jejunalsonde. Bei allen Patienten (ausgenommen solche mit Magen-Darm-Operationen oder -Erkrankungen, bevorstehender Intubation, Extubation oder Narkose) wird nach einem Versuch mit einer Elektrolytlösung oder Milch die normale altersentsprechende Ernährung versuchsweise wieder aufgebaut.

! Grundsätzlich benötigen Kinder eine höhere Kalorien-, Eiweiß- und Fettzufuhr als Erwachsene (s. Tabelle 78-2).

Sondenernährung

Bei Sondenernährung wird in der Regel vor jeder Nahrungszufuhr der Restinhalt des Magens abgesaugt und gemessen. Bei großem Restinhalt wird die nächste Nahrungszufuhr individuell angepasst oder ganz weggelassen. Es muss berücksichtigt werden, dass je nach Alter 5–50 ml Restinhalt auch beim Gesunden abgesaugt werden können. Bei Schluckstörungen, Missbildungen des Ösophagus, des Magens oder des Darmes sowie bei chronischen Ernährungsproblemen ist eine Gastrostomie oder Jejunostomie der chronischen parenteralen Ernährung vorzuziehen.

Die Ernährung über eine Gastrostomie ist einfach und kann mit normaler Milch oder Sondenkost, bolusweise, durchgeführt werden. Die operative Einlage einer Jejunalsonde und die kontinuierliche Sondierung ist pflegerisch etwas aufwendiger, wird aber recht gut toleriert und reduziert die Gefahr der Aspiration von Mageninhalt auf ein Minimum.

Tabelle 78-2. Kalorien-, Eiweiß- und Fettbedarf von Säuglingen und Kindern

Normalbedarf/Tag	Säuglinge < 12 Monate	Kinder > 12 Monate
Kalorien	120 kcal/kgKG (500 kJ/kgKG)	1700 kcal/m² (7000 kcal/m²)
Eiweiß	Bis 2,5–3 g/kgKG	Bis 1,5 g/kgKG
Fett	Bis 3 g/kgKG	Bis 2 g/kgKG

Ulkusprophylaxe

Die Ulkusprophylaxe ist bei Kindern umstritten (Ulzera sind sehr selten) und wird heute bei Risikopatienten meist nicht mit H_2-Rezeptorantagonisten oder Aluminiumhydroxid durchgeführt, sondern mit Sucralfat, das die bakterizide Wirkung des sauren Magensafts nicht beeinträchtigt. Indiziert ist eine Ulkusprophylaxe nur bei Schädel-Hirn-Trauma und Polytrauma, außerdem bei schweren Allgemeinerkrankungen und bei gastroösophagealen Eingriffen.

Parenterale Ernährung

Die parenterale Ernährung wird nach den gleichen Prinzipien wie bei Erwachsenen durchgeführt, allerdings muss der bei jüngeren Patienten höhere Kalorien-, Eiweiß- und Fettbedarf berücksichtigt werden.

Zudem bietet die parenterale Ernährung technische Probleme: Anlage und Offenhalten eines zentralen Venenkatheters ist oft schwierig und kann gerade bei kleinen Patienten zu Komplikationen führen (Sepsis, Phlebitis, Thrombose, Embolie, Perforation).

78.4.6 Labor

Generell folgt man den gleichen Prinzipien wie bei Erwachsenen, jedoch müssen für jede Altersklasse verschiedene Normwerte berücksichtigt werden.

Glukose

Eine Ausnahme bildet Glukose: primäre und v. a. sekundäre diabetische Entgleisungen sind selten. Eine infusionsbedingte Hyperglykämie stellt z. B. selten eine Indikation zur Behandlung mit Insulin dar, selbst wenn es zur Glukosurie kommt. Hier genügt es meist, die Glukosezufuhr zu drosseln.

Eine Ausnahme stellen Krankheitsbilder mit zerebralem Risiko dar (Schädel-Hirn-Trauma, Meningitis, Enzephalitis, Status epilepticus): In diesen Situationen muss eine Hyperglykämie (Glukose > 8 mmol/l bzw. > 150 mg/dl) unbedingt vermieden werden, da bei diesen Krankheitsbildern eine Hyperglykämie ein zusätzliches neuronales Risiko darstellt.

Auf der anderen Seite sind Hypoglykämien, z. B. im Rahmen einer Sepsis, relativ häufig und müssen aktiv gesucht und therapiert werden.

Gerinnungsstörungen

Gerinnungsstörungen mit Blutungen sind bei Kindern selten (Vitamin-K-Mangel, Hämophilie, Thrombasthenie, Leberaffektion). Die diffuse intravaskuläre Gerinnung findet man bei schwerer Sepsis (Meningokokkeninfekte).

Thrombosen

Iatrogene Thrombosen sind dagegen gerade bei herzoperierten Neugeborenen, Säuglingen oder Kleinkindern und bei langer Verweildauer von zentralen Kathetern relativ häufig. In diesen Fallen ist die Indikation zur prophylaktischen oder therapeutischen Heparinisierung (evtl. kombiniert mit einer Fibrinolyse) gegeben. Eine Heparinisierung ist sonst nur bei Hämodialyse oder -filtration nötig. Thrombozytenaggregationshemmer dagegen werden in der Regel nur bei arteriovenösen Shunts angewendet.

Hypokalzämie

Hypokalzämien sind bei jungen Patienten, v.a., wenn ein Schock vorliegt, relativ häufig. Sie sollen aktiv gesucht und therapiert werden.

78.5 Postoperative Komplikationen

Eine wichtige Aufgabe der pädiatrischen Intensivstation ist die Überwachung nach allgemeinchirurgischen und v.a. nach herzchirurgischen Eingriffen. Grundsätzlich ist die Operation und die postoperative Phase eine belastende Zeit für den kindlichen Organismus; es darf aber nicht vergessen werden, dass – im Gegensatz zum Erwachsenen – das Myokard in der Regel gesund ist und eine normale Blutversorgung aufweist und daher die postoperative Behandlung erleichtert wird.

Im Folgenden werden die häufigsten postoperativen Komplikationen und deren Behandlung beschrieben.

78.5.1 Hypovolämie

Hypovolämie ist die häufigste Ursache eines ungenügenden HZV in der postoperativen Phase. Ätiologisch spielen intra- und postoperative Volumenverluste, kardiodepressive Medikamente und Anästhetika eine wichtige Rolle. Periphere Durchblutung, periphere Temperatur, Blutdruck, Herzfrequenz, Urinausscheidung, ZVD, Blutgase und Bestimmung der laufenden Verluste geben wichtige Hinweise über den Volumenbedarf. Kein Parameter darf isoliert betrachtet werden.

> Ein Therapieversuch mit 10–20 ml/kgKG Volumen ist, unabhängig vom Alter, unter laufender Beobachtung der Kreislaufparameter, fast immer gerechtfertigt.

Je nach Situation erfolgt die Volumensubstitution mit Kristalloiden (am billigsten, kein Infektionsrisiko), Kolloiden oder Frischplasma (FFP); Vollblut oder Frischblut ist heute kaum je indiziert. Die Substitution mit Erythrozytenkonzentrat, Thrombozyten, Fibrinogen oder anderen Gerinnungsfaktoren sollte restriktiv gehandhabt werden.

Die Messung des pulmonalen Wedgedrucks ist selten indiziert (bekannte pulmonale Hypertension). Mit Hilfe der Echokardiographie, des Röntgenbilds, des ZVD, der Urinausscheidung und v.a. aufgrund des klinischen Bilds kann meist die hämodynamische Therapie recht zuverlässig gesteuert werden. Wenn aber bei niedrigem ZVD Hinweise auf ein Lungenödem oder eine Herzinsuffizienz vorhanden sind, sollte das Einführen eines Swan-Ganz-Katheters zur Bestimmung des linksatrialen Drucks erwogen werden.

78.5.2 Herzinsuffizienz

Eine myokardiale Insuffizienz kann nach Herzoperationen (Ischämie, myokardiales Ödem, Kardiotomie, ungenügendes chirurgisches Resultat), als Komplikation einer Sepsis oder nach Hypoxie auftreten. Positiv-inotrope Medikamente sind indiziert, wenn Gewebeperfusion und Blutdruck trotz ausreichendem Preload ungenügend sind. Dopamin, 2–20 μg/kgKG/min, ist häufig erforderlich; in niedrigen Dosen erhöht die Substanz die Nierendurchblutung. Dobutamin hat eine geringere α-Wirkung. Adrenalin, 0,05–2,0 μg/kgKG/min, steigert die Kontraktilität (β-Stimulation) und den Blutdruck auf Kosten der peripheren Durchblutung (α-Stimulation). Noradrenalin hat eine noch stärkere α-Wirkung.

Alle Katecholamine können zu unerwünschten Tachykardien führen und erhöhen damit die Herzarbeit und den O_2-Verbrauch.

Heutzutage werden, bei adäquatem Blutdruck, in erster Linie Afterload-senkende Mittel eingesetzt: α-Blocker (Phentolamin), Nitroglycerin (0,5–20 μg/kgKG/min), Natriumnitroprussid (0,5–6 μg/kgKG/min) zur Senkung des peripheren Gefäßwiderstands; NO, Prostaglandin E_1 und Prostacyclin zur Senkung des erhöhten pulmonalen Gefäßwiderstands.

78.5.3 Zyanose

Zyanose ist ein wichtiges Symptom nicht nur in der postoperativen Phase von palliativ oder total korrigierten Herzvitien, sondern auch in der präoperativen Phase, z.B. bei Fallot-Tetralogie mit therapieresistenten „blue spells", Transposition der großen Gefäße mit geschlossenem Ductus Botalli und ungenügender Durchmischung auf Vorhofebene. Grundsätzlich muss eine pulmonale Ursache (Infiltrat, Atelektase, Ergüsse, technische Probleme bei der Beatmung) ausgeschlossen werden.

Ein Rechts-links-Shunt auf kardialer Ebene (Vorhof- oder Ventrikelseptumdefekt, unvollständiger operativer Verschluss, z.B. als „loose patch"), auf extrakardialer Ebene (offener Botalli-Ductus, künstlicher Shunt) oder auf intrapulmonaler Ebene muss ebenfalls ausgeschlossen werden (echokardiographisch, Farbstoffverdünnungskurve, Herzkatheter). Vor allem in der neonatalen Periode spielt eine oft persistierende oder wiederauftretende pulmonale Hypertonie eine wichtige Rolle.

Differentialdiagnostisch muss auch die periphere Zyanose im Rahmen eines „low outputs" ausgeschlossen werden.

78.5.4 Herzrhythmusstörungen

In der postoperativen Phase können Elektrolytstörungen, Hypoxie, Azidose, Medikamente (z.B. Digitalis, Katecholamine), eine Myokarderkrankung (Ischämie, Fibrose) oder das chirurgische Trauma zu Arrhythmien führen. Wegen der relativen Häufigkeit solcher Störungen werden bei kardiotomierten Patienten intraoperativ externe Schrittmacherdrähte im rechten Vorhof und Ventrikel implantiert. Zu hohe oder zu langsame Herzfrequenzen sowie eine unphysiologische zeitliche Folge der atrioventrikulären Kontraktion können zu einer Verminderung des HZV führen.

Ventrikuläre Extrasystolen gelten als gefährlich, da sie Kammerflimmern oder einen Herzstillstand einleiten können. Grundsätzlich sollte nach Operationen mit der Herz-Lungen-Maschine ein EKG mit 12 Ableitungen (Rhythmusstörungen, Ischämiezeichen) geschrieben werden. Bei fehlender P-Welle kann mittels EKG-Ableitung über einen Vorhofdraht eine Vergrößerung der P-Welle erreicht und damit ein eventueller AV-Ersatzrhythmus ausgeschlossen oder bewiesen werden.

Die Therapie mit Antiarrhythmika erfolgt, mit wenigen Ausnahmen, ähnlich wie beim Erwachsenen. Kalziumblocker haben bei jüngeren Patienten eine weitaus stärkere kardiodepressive Wirkung; diese Medikamente sollten deshalb in der postoperativen Phase vermieden werden. Eine medikamentöse Verlangsamung des Herzrhythmus (β-Blocker) ist ebenso fast nie indiziert, da Tachykardien meist sekundär bedingt sind (Bedarfstachykardie). AV-Tachykardien werden in der Regel mit einer kontrollierten Hypothermie (32–34 °C) oder mit Amiodaron therapiert.

Bradykardie
Bei Bradykardien unter 80–90/min sollte die Herzfrequenz bei Säuglingen auf 120–150/min, bei älteren Kindern auf 90–120/min gesteigert werden. Hierzu kann entweder eine Katecholamininfusion (z. B. Isoproterenol, Adrenalin) oder ein Herzschrittmacher eingesetzt werden. Sequentielle oder atriale Stimulation bei normaler Überleitung ist der ventrikulären Stimulation vorzuziehen, da hiermit eine Zunahme des HZV um 20–30 % erreicht wird.

Tachykardie
Eine Tachykardie von mehr als 180/min wird schlecht toleriert; in der postoperativen Phase sollten aber kardiodepressive Medikamente (z. B. β-Blocker) vermieden werden.

Bei Tachykardie muss primär die Ursache der hohen Herzfrequenz gesucht werden, z. B.:
- Schmerzen,
- Hypovolämie,
- Hypoventilation,
- Azidose,
- Krämpfe,
- Sepsis.

Idiopathische supraventrikuläre Tachykardien werden am sichersten mit Adenosin therapiert, während bei Vorhofflattern oder Kammerflimmern die elektrische Defibrillation indiziert ist.

Postoperative Herzrhythmusstörungen
Die häufigsten postoperativen Rhythmusstörungen sind AV-Blockierungen verschiedenen Grades mit atrioventrikulären Ersatzrhythmen unterschiedlicher Frequenz (60–160/min). Diese können, falls erforderlich, mit einem externen Schrittmacher überwunden werden.

Ventrikuläre Tachykardien oder Extrasystolien werden klassischerweise mit Lidocain behandelt.

78.5.5 Pleuroperikardiale Komplikationen

In der unmittelbaren postoperativen Phase kommen akute Blutungen immer wieder vor. Hierbei kann es sich um eine operationsbedingte Nachblutung oder um eine Koagulopathie, eine Heparinüberdosierung oder um ein idiopathisches Problem handeln.

Häufig genügt eine aggressive Ersatztherapie; in einzelnen Fallen muss aber rethorakotomiert werden, meist bei einem Blutverlust von mehr als 3–5 ml/kgKG/h.

Herztamponade durch Blutung, Infusothorax oder Erguss und akute Pleuraergüsse müssen aktiv gesucht und drainiert werden. Die Verletzung des Ductus thoracicus mit Chylothorax ist eine relativ häufige chirurgische Komplikation. Primär wird eine konservative Therapie (fettfreie Ernährung und Drainage) über etwa 4 Wochen durchgeführt. Dabei müssen eine Thrombose der V. subclavia an der Einmündung des Ductus thoracicus oder eine Herzinsuffizienz ausgeschlossen beziehungsweise therapiert werden. Bei persistierenden Ergüssen muss eine chirurgische Sanierung versucht werden.

78.5.6 Ateminsuffizienz

Kinder haben gegenüber Erwachsenen aus physiologischen Gründen postoperativ ein erhöhtes respiratorisches Risiko.

Anatomische Voraussetzungen

Die Rippen sind bei kleinen Kindern und Säuglingen horizontal gestellt. Dadurch arbeitet die Interkostalmuskulatur weniger effizient. Junge Kinder atmen daher vorwiegend mit dem Zwerchfell. Daher wird jede Einschränkung der Zwerchfellbeweglichkeit die Atmung stark beeinträchtigen (z. B. bei erhöhtem abdominellen Volumen durch Aszites, Magenblähung oder gastrointestinaler Obstruktion). Außerdem stützt der noch weiche Thorax das Zwerchfell nur ungenügend, erkennbar an den typischen sternalen, inter- und subkostalen Einziehungen.

Mediastinum

Das kindliche Mediastinum ist noch viel beweglicher als bei Erwachsenen, so dass z. B. eine Phrenikusparese (eine relativ häufige Komplikation mediastinaler Operationen) mit paradoxer Zwerchfellbeweglichkeit bei Säuglingen schlechter toleriert wird, da die gesunde Seite weniger gut kompensieren kann. Meist wird in diesen Fällen frühzeitig eine Zwerchfellraffung durchgeführt, die die Ateminsuffizienz behebt. Bei älteren Kindern ist hierfür fast nie eine Operation erforderlich.

Lungenvolumina

Eine wichtige Rolle spielt bei Kindern auch das „closing volume", das Lungenvolumen, bei dem sich die Alveolen während der Exspiration zu schließen beginnen.

Bei jungen Erwachsenen liegt das Verschlussvolumen weit unter der funktionellen Residualkapazität (FRC), bei 4- bis 5-jährigen Kindern etwa im Bereich der FRC, bei Neugeborenen ist es größer als die FRC. Dies bedeutet, dass bei jungen Patienten unter Spontanatmung die abhängigen Lungenpartien nicht mehr belüftet werden. Hierdurch treten Störungen des Ventilations-Perfusions-Verhältnisses auf.

Pulmonale, mechanische und neurologische Probleme in der postoperativen Phase können somit leichter zur Ateminsuffizienz führen. Dies erklärt auch, warum junge Patienten nach großen Eingriffen relativ oft beatmet werden müssen.

78.5.7 Niereninsuffizienz

Die Unterscheidung zwischen renaler und prärenaler Insuffizienz sowie Prävention und Behandlung der Niereninsuffizienz folgen den gleichen Richtlinien wie beim Erwachsenen; allerdings sollte es mit optimaler Intensivtherapie möglich sein, eine oligurische Niereninsuffizienz in den meisten Fällen zu vermeiden. Ebenfalls muss bei der medikamentösen Therapie die Unreife der Nierenfunktion des jungen Säuglings berücksichtigt werden.

Auch die Nierenersatzverfahren sind die gleichen wie bei erwachsenen Patienten. Aus technischen Gründen kann die Hämofiltration (Gefäßzugang) oder die Hämodialyse (Größe des Patienten) bei kleinen Patienten Schwierigkeiten bereiten. Dies ist mit einer der Gründe, weshalb einige Intensivstationen die Peritonealdialyse bevorzugen.

78.5.8 Leberinsuffizienz

Ein postoperativer Ikterus ist bei Kindern seltener als bei Erwachsenen. Vermehrte Bilirubinproduktion (Massivtransfusionen, Hämatome, Hämolyse), hepatozellulärer Schaden („low output", schlechte Perfusion, Stauung, Medikamente, virale und bakterielle Infekte) und, seltener, Obstruktion der Gallenwege (Kompression, parenterale Ernährung) müssen differentialdiagnostisch erwogen werden.

78.5.9 Infekte

Die Unterscheidung zwischen postoperativem Fieber (SIRS), Wundinfekt oder Sepsis ist nicht immer einfach. Laborbefunde (C-reaktives Protein, Blutbild) sind postoperativ oft schwierig zu interpretieren (eine Operation verursacht eine CRP-Erhöhung und eine Linksverschiebung der Neutrophilen), doch muss man im Zweifelsfall Blutkulturen abnehmen und antibiotisch behandeln. Staphylococcus epidermidis und aureus sowie gramnegative Bakterien und Pilze sind die häufigsten Erreger. Bei einer unklaren metabolischen Azidose oder Verschlechterung des Zustands – insbesondere der Kreislaufparameter – muss immer eine Sepsis ausgeschlossen werden.

78.5.10 Neurologische Komplikationen

Krämpfe, Koma sowie neurologische oder psychische Auffälligkeiten weisen auf zentralnervöse Komplikationen hin. Abklärung und Behandlung sind ähnlich wie bei Erwachsenen. Intrakranielle Blutungen (v. a. bei Neugeborenen), unerkannte Stoffwechselstörungen, Hypoglykämie, vorbestehende Störungen im Rahmen eines Syndroms oder zerebrale Embolien bei Rechts-links-Shunt kommen bei Kindern hinzu.

78.5.11 Vaskuläre Komplikationen

Thromboembolische Ereignisse, insbesondere Lungenembolien, sind bei Kindern selten. Thrombotische Verschlüsse treten nach Herzkatheteruntersuchungen, bei zentralen Kathetern und nach Herzoperationen mit „low output" häufiger auf. In diesen Fällen führt die Heparinisierung (und evtl. Fibrinolyse, jedoch nicht unmittelbar postoperativ!) zur Rekanalisierung der Arterien oder Venen.

Lokale Verschlüsse von kanülierten Gefäßen (Venen und Arterien) sind bei kleinen Patienten eine häufige Komplikation.

78.5.12 Hypertension

Eine postoperative Hypertension ist selten, kommt jedoch v. a. nach Resektion einer Aortenisthmusstenose jenseits des Neugeborenenalters vor. Wenn der systolische Blutdruck auf über 100–120 mmHg ansteigt, muss mit vaskulären Komplikationen (im Anastomosenbereich oder zerebral) gerechnet werden; therapeutisch werden daher antihypertensive Medikamente eingesetzt.

78.6 Atem- und Kreislaufstillstand

Die Ursachen eines Herz- und Kreislaufstillstands sind bei Kindern ähnlich wie beim Erwachsenen, doch ist ein Herzstillstand als Folge einer Herzrhythmusstörung äußerst selten: grundsätzlich nur bei Herzvitien, meist als Spätfolge nach Operation; bei Elektrounfällen, Hypoxie und bei Kardiomyopathien. Somit tritt der Atemstillstand in der Regel vor dem Kreislaufstillstand ein. Im Kindesalter ist ein Herzstillstand meist Folge eines O_2-Mangels, und fast immer kann ein akuter Kreislaufstillstand verhindert werden, wenn klinisches Bild und Anamnese genügend beachtet werden.

Differentialdiagnostisch kommen Atemwegsobstruktionen oder pulmonale Erkrankungen, Schock, Trauma, Hypoxie, Ertrinkungsunfall, Intoxikation, neuromuskuläre Erkrankungen oder iatrogene Ursachen in Frage.

Therapeutisch gelten, mit einigen Modifikationen, die gleichen Prinzipien wie bei Erwachsenen (s. Kap. 23).

Syndrom des plötzlichen Säuglingstodes
Das „sudden infant death syndrome" (SIDS) gehört ebenfalls in die Differentialdiagnose des Atem- und Kreislaufstillstands. Mit einer Inzidenz von 0,6–1,0/1000 Lebendgeburten ist es die häufigste einzelne Todesursache im 1. Lebensjahr. Allerdings hat der Säuglingstod in den letzten Jahren deutlich abgenommen. Gesunde Säuglinge haben ein Risiko von 0,1–0,3%, ehemalige Frühgeborene von 1%, Geschwister von Kindern, die an SIDS gestorben sind, von 1,5% (Zwillinge 4,2%) und ehemalige Frühgeborene mit bronchopulmonaler Dysplasie von 3–11%. Die Säuglinge sterben unerwartet, meist im Schlaf; das Sterbealter liegt typischerweise im 2.–4. Lebensmonat.

Anamnestisch findet man oft einen Infekt der oberen Luftwege. Die unmittelbare Todesursache wurde aber noch nicht entdeckt; wahrscheinlich spielen mehrere Mechanismen eine Rolle. Histologisch wurden Abnormitäten nachgewiesen, die auf mögliche physiologische Störungen hinweisen; ebenso könnte eine Störung der kardiorespiratorischen Regulation beteiligt sein; Risikokinder sollten daher oxykardiorespiratorisch untersucht werden.

Zur Prävention wird heute die Rückenlage, die Vermeidung von Rauch- oder Drogenexposition während der Schwangerschaft sowie das Vermeiden eines Wärmestaus empfohlen.

Die Therapie mit einem Theophyllinpräparat (bei Apnoen oder periodischer Atmung) oder die Überwachung mit einem Monitor können leider den plötzlichen Säuglingstod nicht eindeutig verhindern.

78.7 Akute Dyspnoe

78.7.1 Diagnose und Differentialdiagnose

Dyspnoe ist das häufigste Leitsymptom lebensbedrohlicher Notfallsituationen bei Kindern. Häufigste Ursache ist die akute Obstruktion der oberen Luftwege durch Krupp, Epiglottitis oder Fremdkörperaspiration. Die Gefahr falscher Maßnahmen und die Vorzüge einer optimalen Behandlung liegen nahe beieinander: die richtige Beurteilung des klinischen Zustands wird verhängnisvolle Folgen verhindern.

Die aufmerksame Beobachtung (Hautfarbe, Atemfrequenz, Thoraxexkursionen, Einziehungen, Stridor, Lufteintritt, Pulsqualität und Wachheitsgrad) erlaubt eine zuverlässige Beurteilung des Allgemeinzustands und eine Einteilung in leichte, mäßige oder schwere Dyspnoe. Klinisches Bild und genaue Erhebung der Anamnese führen meist ohne unnötige zusätzliche Untersuchungen zur Diagnose.

Endotracheale Intubation
Bei akuter Dyspnoe richtet sich die Intubationstechnik nach der Grundkrankheit. Grundsätzlich handelt es sich um eine risikoreiche Intubation, die von einem möglichst erfahrenen Intensivmediziner oder Anästhesisten durchgeführt werden sollte.

Bei Obstruktion der Atemwege (Epiglottitis, Pseudokrupp, Fremdkörper, Tumor oder Missbildung) wird eine Inhalationsnarkose nach vorangehender Sedierung z. B. mit einem Benzodiazepinpräparat wie Diazepam oder Midazolam bevorzugt, da dies die Möglichkeit bietet, den Patienten bei eventuellem Misslingen der Intubation wieder aufwachen zu lassen. Die Anwendung von Muskelrelaxanzien, v. a. von länger wirkenden Relaxanzien, ist gefährlich und daher kontraindiziert.

Als Alternativen gelten kurzwirksame Muskelrelaxanzien in Kombination mit einem intravenösen Anästhetikum. Bei erheblich geschwächten Patienten kann auch ohne Narkose intubiert werden. Bei Säuglingen muss die relativ stärkere kardiodepressive Wirkung von Inhalationsanästhetika mit dem Risiko einer Hypotension und Bradykardien, v. a. bei Hypoxie, berücksichtigt werden. Bei den anderen Ursachen akuter Ateminsuffizienz gelten für die Intubation die gleichen Prinzipien wie bei Erwachsenen.

78.7.2 Epiglottitis

Klinisches Bild
Die Erkrankung beginnt akut mit Halsschmerzen und Fieber und ist zunächst von einer Grippe oder Angina kaum zu unterscheiden. Innerhalb weniger Stunden kommt es zu einer Verschlechterung mit Dysphagie, Speichelfluss und hohem Fieber. Die Kinder sind sehr krank; die Stimme ist kloßig. Husten und Sprechen werden wegen der Schmerzen vermieden.

Die Atemwegsobstruktion ist initial oft kaum erkennbar, kann aber innerhalb kurzer Zeit rasch zunehmen. Karchelnde Atmung und Stridor sind die Vorboten einer drohenden Dekompensation. Die Kinder sind im Durchschnitt älter als beim Pseudokrupp und nehmen eine typische aufrecht sitzende Stellung mit Hyperextension des Halses („Pseudomeningismus"), offenem Mund und nach vorne geschobenem Kinn ein. Sie haben einen ängstlichen Gesichtsausdruck. Speichelfluss, karchelnde Atmung mit oder ohne Stridor (typischerweise in-, selten aber auch exspiratorisch!), fehlender Husten, sichtbare oder mindestens palpierbare Schwellung der Halslymphknoten, hohes Fieber, Blässe und stark reduzierter Allgemeinzustand charakterisieren das klinische Bild.

Diagnose
Meist handelt es sich um eine Blickdiagnose mit typischer Anamnese. Trotzdem ist bei Epiglottitispatienten die Einweisungsdiagnose oft falsch! Die Sicherung der Atemwege darf nicht durch Röntgen- oder Laboruntersuchungen verzögert werden.

Das Blutbild zeigt eine Leukozytose mit Linksverschiebung, wobei auch dies nicht obligat ist. Die Epiglottitis wird durch Haemophilus influenzae verursacht; sehr selten werden andere Bakterien oder Viren nachgewiesen. Die Blutkultur ist in etwa $^2/_3$ der Fälle positiv.

Therapie
Empfohlen wird die prophylaktische Intubation mit kleinem Tubus für 24–48 h. Eventuell kann in leichten Fällen auf die Intubation verzichtet werden, wobei dies ein unnötiges Risiko darstellen kann. Eine Tracheotomie sollte heute nicht mehr nötig sein. Eine antibiotische Behandlung (Ampicillin plus Clavulansäure oder ein Cephalosporin der 3. Generation) wird für 7–10 Tage verordnet. Immer sollte ein Antibiogramm die richtige Wahl des Antibiotikums bestätigen, da eine Resistenz nicht ausgeschlossen werden kann.

Komplikationen
Als Komplikationen treten Pneumonie, Bronchitis, Atelektasen, Lungenödem, Pneumothorax, Otitis media, Abszesse, septische Arthritis, Meningitis, Hypoxie, Atemstillstand, Herzkreislaufstillstand sowie glottische und subglottische Stenosen bei traumatischer Intubation auf. Die Letalität beträgt auch heute noch 3–6%, da immer wieder Fehlbeurteilungen erfolgen und unnötige Risiken eingegangen werden. Dank der Hämophilus-influenzae-Impfung hat die Inzidenz der Epiglottitis (neben derjenigen der Meningitis) eindrücklich abgenommen, allerdings kommen Impfversager und v. a. Impfverweigerer relativ häufig vor.

78.7.3 Krupp/stenosierende Laryngotracheitis

Die Bezeichnung Pseudokrupp wird im deutschen Sprachgebrauch dem „echten" diphtherischen Krupp gegenübergestellt. Einzelne Autoren benutzen, in Anlehnung an die angelsächsische Literatur, den Begriff des Krupp-Syndroms. Dabei unterscheidet man den viralen und den spastischen (allergischen) Pseudokrupp, welcher der sehr seltenen bakteriellen (Laryngo-)tracheitis und anderen seltenen Ursachen einer Obstruktion der oberen Atemwege gegenübersteht.

Der spastische Pseudokrupp („spasmodic croup", „recurrent croup", allergischer Krupp) weist eine hohe Rezidivneigung auf, ist aber grundsätzlich eine benigne Erkrankung. Der Pseudokrupp tritt gehäuft im Herbst und Frühling auf.

Klinisches Bild
Typischerweise beginnt die Erkrankung mit einem leichten Infekt der oberen Luftwege, häufig mit Rhinitis, leichtem Husten und heiserer Stimme – Symptome, die kaum beachtet werden; der typische inspiratorische Stridor und der bellende Husten treten oft akut mitten in der Nacht auf. Durch die Atemnot wird der Patient ängstlich und unruhig. Einziehungen und Heiserkeit vervollständigen das klinische Bild. Leichtes Fieber ist oft vorhanden.

Mit zunehmendem Schweregrad der Erkrankung findet man Schlaflosigkeit, inspiratorischen und exspiratorischen Stridor, paradoxen Puls, Tachypnoe, Tachykardie, Unruhe, ängstliches Gesicht, Zyanose, zunehmende Bewusstseinseintrübung und Muskelhypotonie.

Diagnose
Die anamnestische Angabe früherer ähnlicher Erkrankungen, der typische bellende Husten mit Heiserkeit und inspiratorischem Stridor stellen die Hauptpfeiler

der Diagnose dar. Laboruntersuchungen sind nutzlos! In unklaren Fällen muss zum Ausschluss einer Epiglottitis die Epiglottis mit der nötigen Vorsicht inspiziert werden.

Neuerdings können mit Hilfe der Immunfluoreszenz oder mittels PCR Virusantigene nachgewiesen werden. Dies sichert die Diagnose, ist allenfalls von epidemiologischem Interesse, hat aber klinisch keine Bedeutung.

Die Symptomatik kann in verschiedene Schweregrade eingeteilt werden (s. Übersicht), aber schwere Fälle sind selten.

Krupp/stenosierende Laryngotracheitis: Einteilung in verschiedene Erkrankungsschweregrade

Grad 1: Heiserkeit, bellender Husten, leichter inspiratorischer Stridor
Grad 2: Starker inspiratorischer Stridor mit leichten Einziehungen und leichter Atemnot
Grad 3: Starker inspiratorischer und auch exspiratorischer Stridor, deutliche Atemnot und Einziehungen
Grad 4: Starke Dyspnoe, inspiratorischer und exspiratorischer Stridor, Stridor bei langsamer Atmung wieder leise, Blässe und Zyanose (Hyperkapnie und Hypoxie). Kalter Schweiß und beginnender Bewusstseinsverlust, paradoxer Puls. Unruhe, Apathie und Zyanose sind Zeichen einer drohenden Dekompensation

---

Therapie

Erstmaßnahmen
In schweren Fällen O_2-Gabe, nicht aufregen, Eltern beim Kind belassen. Therapie mit Micronephrin- (Adrenalinrazemat-)inhalation und Steroiden, Intubationsbereitschaft.

Grad 1–2
Frische, kalte Luft, Wasserdampf (**Cave:** Verbrühungen), Hektik vermeiden, evtl. Sedierung mit Chloralhydrat (maximal 3 g/m² KOF) oder Diazepamrektiolen 2,5 mg.

Grad 2–3
Kortikosteroide z.B. Dexamethason 0,6 mg/kgKG als Einzeldosis für den ganzen Tag oder Rectodelt (Prednison-)suppositorien à 100 mg einmalig.

Alternative: Kortikosteroidinhalation, z.B. Pulmicort (Budesonid) 2 mg/4 ml.

Bei akuter Dyspnoe oder Nichtansprechen auf Kortikosteroide innerhalb von 30 min Adrenalininhalation mit maximal 5 Ampullen (Amp. 1:1000 à 1 mg), 1 Amp./5 kgKG. Inhalation als Areosol oder als „intermittent positive pressure ventilation" mit Maske und Beutel.

Bei Auftreten einer Tachykardie > 200/min Inhalation unterbrechen (Resorption von Adrenalin). Repetition 2- bis 4-stündlich möglich. Wenn die Symptomatik sich nicht bessert, wird eine Infusion angelegt.

Grad 4
Wenn Adrenalininhalation und Kortikosteroide keine Wirkung mehr zeigen, Intubation. **Cave:** Schwierige Intubation, gleiches Vorgehen wie bei Epiglottitis (vgl. Abschn. 78.7.2). Beachte aber, dass v.a. bei Säuglingen ein kleiner Tubus zur Behinderung der Exspiration und zur Überblähung führen kann. Bei kleinem Tubus muss der Patient mit höherem Druck beatmet werden, um eine genügende Belüftung zu erreichen. Meist müssen die Patienten gut analgosediert und beatmet werden; zur Verhinderung von Atelektasen Beatmung mit z.B. 4 cmH₂O PEEP.

Gute Bronchialtoilette, da sich oft viel zähes Sekret in der Trachea angesammelt hat. **Cave:** Selbstextubation. Dauer der Intubation 4–7 Tage.

In der Regel wartet man mit der Extubation, bis bei der Beatmung mit 25 cm H₂O oder beim Husten ein Leck wieder hörbar wird (gewählter Tubus 1–2 Größen kleiner als für das Alter optimal); in der Regel ist dies nach 4–5 Tagen der Fall. Wenn kein Leck hörbar ist, Extubationsversuch nach 4–7 Tagen.

Muss der Patient reintubiert werden, dann ist eine bronchoskopische Inspektion des Lokalbefundes indiziert (Granulationen, Verletzung?). In der Regel kann man nochmals 4–7 Tage konservativ vorgehen, und erst bei der 3. Intubation sollte der Patient elektiv tracheotomiert werden.

Bei sehr ausgeprägter subglottischer Stenose wird die frühe Tracheotomie empfohlen, da die subglottische Stenose dann mit Sicherheit nach 2, maximal 3 Wochen abgeheilt ist und der Patient dekanüliert werden kann. In der Regel müssen nur 5 bis maximal 10 % der Patienten tracheotomiert werden.

78.7.4 Fremdkörperaspiration

Die Fremdkörperaspiration ist bei Kindern relativ häufig, führt allerdings selten zur Aufnahme auf die Intensivstation.

Klinisches Bild
Aspirierte Fremdkörper können zu akuten Zyanose- und Hustenanfällen mit wechselnd starker Dyspnoe führen. Ein einseitig abgeschwächtes Atemgeräusch und ein exspiratorisches Pfeifen und Giemen sind typische Symptome. Das Thoraxröntgenbild zeigt eine Überblähung auf der Seite des abgeschwächten Atemgeräuschs. Bei unklaren Fällen hilft die Durchleuchtung.

Erst nach Tagen kommt es zum vollständigen Verschluss des Bronchialsystems mit Atelektasen, zum chronischen Infekt und evtl. zur akuten, lebensbedrohlichen Obstruktion der Atemwege.

Behandlung
Die notfallmäßige Fremdkörperentfernung ist durch Auswischen des Mund-Rachen-Raums oft leicht möglich, bei Kleinkindern auch durch Hochheben an den Füßen mit einigen Schlägen mit der flachen Hand auf den Rücken. Der Heimlich-Handgriff kann in extremen Fällen versucht werden, wird aber sonst wegen der Verletzungs- und Aspirationsgefahr nicht empfohlen.

Bei eingeklemmtem oder tiefsitzendem Fremdkörper und schwerer Dyspnoe ist eine Beatmung, trotz der Unfähigkeit des Patienten, spontan zu atmen, meist möglich. Im Krankenhaus werden Fremdkörper bronchoskopisch in Allgemeinnarkose entfernt.

Die postoperative Behandlung besteht aus Luftbefeuchtung und Physiotherapie. Antibiotika sind fast immer überflüssig.

78.7.5 Missbildungen der Atemwege

Primäre (angeborene) Missbildungen und sekundäre Deformationen der Atemwege sind ein relativ häufiges und schwieriges Problem, das im Säuglings- und Kindesalter zu akuter und chronischer Dyspnoe führen kann.

Die differentialdiagnostische Liste ist lang, und jede einzelne Erkrankung bietet spezielle Probleme. Am häufigsten sind iatrogene glottische und subglottische Verletzungen, kongenitale Tracheomalazien und Stenosen der Trachea oder Bronchien, kongenitale und erworbene Stimmbandabduktionsparesen, Hämangiome der Trachea, Mikrolarynx, ein- oder beidseitige Choanalatresie, gut- und bösartige Tumoren der Atemwege oder des umliegenden Gewebes sowie Kompressionen durch abnorme Gefäße oder Bindegewebsstränge.

Grundsätzlich werden diese Patienten bei lebensbedrohlicher Dyspnoe primär intubiert. Laryngobronchoskopie und evtl. Bronchographie sowie weitere bildgebende Verfahren wie Bronchographie und/oder Computer- oder Magnetresonanztomographie erhärten dann die Diagnose.

Die Patienten müssen meist tracheotomiert werden. Erst im weiteren Verlauf können die nötigen chirurgischen Maßnahmen getroffen werden; in diesen Fällen muss mit einer chronischen, (monate- bis jahrelangen) Beeinträchtigung der Atmung gerechnet werden.

78.7.6 Pneumonie

Es gelten die gleichen therapeutischen Grundsätze wie bei Erwachsenen. Jedoch muss beachtet werden, dass die häufigsten Erreger, je nach Alter, verschieden sind: Bei Säuglingen v. a. Staphylococcus aureus (besonders ehemalige Frühgeborene), bei Kleinkindern unter 4 Jahren Streptococcus pneumoniae, bei Kindern zwischen 4 und 8 Jahren Haemophilus influenzae und bei Schulkindern Streptokokken der Gruppe A.

Virale Infekte (Parainfluenza, RSV, Adenovirus, Masern und Varizellen) sind bei Kleinkindern häufig, während Mykoplasmen im Schulalter atypische Pneumonien verursachen. Zusätzlich muss an Pertussis, Chlamydien, typische und atypische Mykobakterien und an Rickettsien gedacht werden.

Bei Immunschwäche und bei langzeitig hospitalisierten Kindern kommen auch gramnegative Erreger sowie Pneumocystis carinii und Pilze in Frage. Im Gegensatz zu Erwachsenen wird erstaunlicherweise die Aspiration, selbst von Magensaft, meist relativ gut toleriert; ein ARDS entwickelt sich nur selten. Allerdings können chronische Aspirationen Apnoen und chronische Pneumopathien verursachen.

Atelektasen
Bei Atelektasen ist man bei Kindern mit der bronchoskopischen Abklärung und Therapie zurückhaltend: Physiotherapie, Absaugen und Blähen über den Tubus sowie eine PEEP-Erhöhung genügen in den meisten Fällen, um im Verlaufe von 1–3 Tagen die Atelektase zum Verschwinden bringen. Auch die Symptomatologie kann im Kindesalter diskret sein; Fieber ist selten. Erst bei persistierenden Atelektasen ist eine weitere Abklärung notwendig.

78.7.7 Bronchiolitis

Die Bronchiolitis ist eine typische Erkrankung des Säuglings, die zu lebenbedrohlicher Dyspnoe, Zyanose und Überblähung der Lunge führen kann (Letalität 1–2%). Apnoen sind häufig. Es handelt sich um eine virale Entzündung (meist RSV, aber auch andere Viren) mit infektiöser Obstruktion der kleinen Atemwege. Oft tritt noch eine Bronchokonstriktion hinzu. Ein Teil der Patienten entwickelt später ein Asthma.

Therapeutisch können Bronchodilatatoren wie β_2-Mimetika eingesetzt werden. Allerdings spricht ein Teil der Patienten auf β-adrenerge Substanzen nicht an, wahrscheinlich, weil die Obstruktion infektiös und nicht durch Bronchospasmus bedingt ist. Theophyllinpräparate können ebenfalls versucht werden, ihre therapeutische Breite ist aber gering. Steroide werden zurzeit nicht empfohlen.

Bei RSV-Infekten werden heute Inhalationen mit einem Virostatikum wie Ribavirin nicht mehr empfohlen (potentielle Teratogenität während der Schwangerschaft und somit für das Personal gefährlich), obwohl die Resultate ermutigend waren. Zurzeit werden mehrere neue, passive Impfprodukte klinisch getestet.

78.7.8 ARDS

Ein ARDS („acute respiratory distress syndrome") kommt auch bei Neugeborenen und Säuglingen vor, z. B. bei Sepsis, Mekoniumaspiration oder Hypoxie. Im Kindesalter sind es Ertrinkungsunfälle, Schock, Sepsis, virale Infekte und Trauma, die am häufigsten ätiologisch eine Rolle spielen. Die therapeutischen Ansätze entsprechen denen bei Erwachsenen. Es gibt aber Hinweise, dass bei jüngeren Patienten das Baro- und v. a. das Volutrauma eine weniger günstige Prognose aufweist als bei älteren Patienten. Die Mortalität liegt heute bei 30–50%, einzig bei immunsupprimierten Patienten (Zytostatika, Knochenmarktransplantation) ist sie viel höher (80–90%).

(Vom ARDS abzugrenzen ist das Atemnotsyndrom meist unreifer Neugeborener, das als RDS, „respiratory distress syndrome", bezeichnet wird und häufig auf einem Surfactant-Mangel beruht.)

78.8 Schock

Ursachen, Symptome und Therapie entsprechen grundsätzlich denen bei Erwachsenen. Altersunterschiede ergeben sich in der etwas unterschiedlichen Häufigkeit der einzelnen Ätiologien.

! Wichtig ist, dass Kinder aufgrund des meist gesunden Herz-Kreislauf-Systems den Blutdruck lange durch kompensatorische Vasokonstriktion aufrecht erhalten können; ein normaler oder sogar hoher Blutdruck schließt somit ein Schockgeschehen nicht aus!

Ebenso besteht bei jüngeren Kindern kein direkter Zusammenhang zwischen Blutdruck und Herzfrequenz. Bei allen Schockzuständen im Kindesalter liegt in der Regel eine Hypokaliämie vor, worüber initial normale Serumkaliumwerte nicht hinwegtäuschen dürfen. Aufgrund der niedrigen Kreislaufvolumina können bei Säuglingen und Kleinkindern schon relativ geringe Flüssigkeits- und Blutverluste zum Schock führen. Typisch für das Kindesalter ist der hypovoläme Schock bei Dehydratation.

78.8.1 Dehydratation (Toxikose)

Brechdurchfälle mit Dehydratation, meist viraler Genese (Rotaviren), sind weltweit immer noch die häufigste Todesursache bei Kindern. Dank der guten medizinischen Versorgung ist sie in Europa aber seltener geworden.

Klinisches Bild
Die klinischen Zeichen sind Gewichtsverlust, verminderter Hautturgor, halonierte Augen, kühle Peripherie, Oligurie bis Anurie und neurologische Auffälligkeiten (Apathie). Die Blutgasanalyse zeigt eine metabolische Azidose. Meist findet man massive Elektrolytentgleisungen mit Hypokaliämie, Hyper- oder Hyponatriämie.

Therapie
Notfallmäßige Rehydrierung mit Vollelektrolytlösungen, z. B. Ringerlösung, selbst bei Hypernatriämie (!), da sonst ein Hirnödem auftreten kann. Die metabolische Azidose wird mit Natriumbikarbonat korrigiert. Sobald die Diurese wieder in Gang kommt, wird das berechnete Defizit als Mischinfusion über 2 Tage ersetzt (Wiederauffüllen des extra- und intrazellulären Raums).

> Der Flüssigkeitsverlust wird folgendermaßen abgeschätzt:
> - 5% Gewichtsverlust = 60–80 ml/kgKG
> - 5–10% Gewichtsverlust = 80–120 ml/kgKG
> - 10–15% Gewichtsverlust = 120–150 ml/kgKG

Es ist wichtig, die Verluste (z. B. Erbrechen, persistierende wässrige Durchfälle) laufend zu substituieren.

78.9 Koma

Die Pathophysiologie ist ähnlich wie bei Erwachsenen. Im Kindesalter sind Fieberkrämpfe, Epilepsie, ZNS-Infekte, Intoxikationen, seltene metabolische Störungen (Reye-Syndrom, M. Wilson, Störungen des Aminosäurestoffwechsels oder des Harnstoffzyklus), neurodegenerative Erkrankungen oder Hirnblutungen bei Vitamin-K-Mangel oder bei einer primär hepatischen Störung (Hepatitis, Fruktoseintoleranz, Tyrosinämie, Galaktosämie) relativ wichtig. Grundsätzlich müssen immer eine Hypoglykämie, Hyponatriämie oder eine Stoffwechselstörung ausgeschlossen werden.

78.9.1 Fieberkrämpfe und Epilepsie

Während epileptische Anfälle aus intensivmedizinischer Sicht ähnlich behandelt werden wie bei Erwachsenen, stellen Fieberkrämpfe eine typisch pädiatrische Erkrankung dar (2–5% aller Kinder). Fieberkrämpfe sind epileptische Anfälle, die im Säuglings- und Kleinkindesalter im Zusammenhang mit Fieber über 38 °C rektal auftreten, ohne dass ein Hinweis auf eine zentralnervöse Infektion oder vorbestehende Epilepsie besteht. Ursachen des Fiebers sind meist Luftwegsinfekte, Otitis media, Gastroenteritis, Dreitagefieber, Harnwegsinfekte, Impfungen. Meist treten Fieberkrämpfe im Alter von 6 Monaten bis 5 Jahren auf.

Die Pathogenese ist ungeklärt. Ob Fieber an sich (erniedrigte Krampfschwelle), eine Erregerinvasion, zirkulierende Toxine oder die Abwehrreaktion zum Anfall führen, ist unklar.

Klinik
Die meisten Fieberkrämpfe treten in den ersten Stunden des Fiebers auf. Häufig realisieren die Eltern die fieberhafte Erkrankung erst nach Auftreten eines Anfalls.

Man unterscheidet 2 Formen von Fieberkrämpfen:
- unkomplizierter Fieberkrampf,
- komplizierter Fieberkrampf.

Unkomplizierter Fieberkrampf
Hierbei handelt es sich um einen generalisierten Anfall, der tonisch, tonisch-klonisch, klonisch und selten atonisch verläuft. Die Anfallsdauer beträgt weniger als 15 min; innerhalb der nächsten 24 h tritt kein Wiederholungsanfall auf, und die Kinder zeigen postiktal keine neurologischen Auffälligkeiten.

Komplizierter Fieberkrampf
Ein komplizierter Fieberkrampf liegt vor, wenn eines der folgenden Kriterien erfüllt ist:
- fokaler Anfall,
- Anfallsdauer > 15 min: fokal oder generalisiert,
- Anfallswiederholung innerhalb von 24 h,
- postiktale neurologische Auffälligkeiten (z. B. postiktale Lähmung).

Diagnostisch muss eine Meningitis oder Enzephalitis, eine Epilepsie oder eine andere zerebrale Pathologie ausgeschlossen werden. Bei prolongiertem Krampfgeschehen sind Laboruntersuchungen (Blutbild, Blutzucker, Elektrolyte, Phosphat, Mg^{2+}, Ca^{2+}) notwendig; außerdem wird meist ein Computer- oder Magnetresonanztomographie durchgeführt.

Notfalltherapie
Wichtigstes Prinzip ist die rasche Unterbrechung des Anfalls: Je früher die Therapie, desto erfolgreicher. Neben den allgemeinen Maßnahmen bei Krampfanfall (ähnlich wie bei Erwachsenen) werden die Patienten folgendermaßen behandelt:

■ **Diazepam.** Diazepam wird als Rektiole (nicht als Zäpfchen!) angewandt. Nach der rektalen Gabe werden antikonvulsive Plasmaspiegel innerhalb von 2–5 min, der Spitzenplasmaspiegel nach etwa 15 min erreicht.

> Dosierung von Diazepam:
> - unter 10 kg Körpergewicht: 5-mg-Rektiole,
> - über 10 kg Körpergewicht 10-mg-Rektiole.

Die Diazepamgabe kann, falls erforderlich, nach 5–10 min wiederholt werden; eine Atemdepression ist selten möglich. Midazolan intranasal ist eine interessante Alternative.

Weitere Therapie
Alternativ oder additiv können, je nach Situation, auch Lorazepam oder Clonazepam i. v. angewandt werden. Bei Therapieresistenz werden Barbiturate, z. B. Phenobarbital oder Thiopental eingesetzt, selten auch Phenytoin. In diesen Fällen handelt es sich wahrscheinlich nicht um einen Fieberkrampf, sondern um einen epileptischen Anfall, der durch Fieber ausgelöst wurde (**Cave:** Status epilepticus!).

Insgesamt besteht beim Einsatz dieser Medikamente die Gefahr der Atemdepression, des Blutdruckabfalls und des Neuauftretens von Herzrhythmusstörungen. Trotzdem sollten die Medikamente deswegen nicht unterdosiert, sondern der Patient gut überwacht werden. Während des Anfalls und kurz danach sind die Kinder häufig ateminsuffizient. In dieser Phase sollten sie mit dem Atembeutel und mit O_2 beatmet werden. Eine Intubation ist dann indiziert, wenn die Ateminsuffizienz persistiert oder der Patient komatös bleibt, d. h. die Schutzreflexe fehlen.

Die Behandlung des Status epilepticus entspricht weitgehend dem Therapieschema in der Erwachsenenmedizin.

Beim Fieberkrampf hat eine antikonvulsive Langzeitprophylaxe keinen Einfluss auf das spätere Epilepsierisiko und wird üblicherweise nicht empfohlen, obwohl in 30 % der Fälle Rezidive auftreten.

78.9.2 Infektiöse ZNS-Erkrankungen

Die Meningitis ist eine der häufigsten und wichtigsten Ursachen bleibender Morbidität. Differentialdiagnose und Therapie sind ähnlich wie bei Erwachsenen. Bei Säuglingen können aber die typischen Zeichen einer Hirnhautentzündung fehlen und so zu Fehldiagnosen verleiten. Bei neurologischer Auffälligkeit, Sopor oder Koma und Fieber, und ganz besonders bei Schockzeichen, muss – bis zum Beweis des Gegenteils – eine bakterielle Meningitis angenommen werden.

In kritischen Fallen, d. h. bei Hirndruck oder bei Patienten im Schock (Meningokokkensepsis, Waterhouse-Friderichsen-Syndrom) verzichtet man vorerst auf eine Lumbalpunktion (Gefahr der Einklemmung) und behandelt den Patienten sofort, z. B. mit einem Cephalosporin der 3. Generation. In diesen Fällen sollte man, wenn der Zustand sich nicht sofort auf die Behandlung bessert, selbst bei noch normalen Blutgasen intubieren und beatmen und den Kreislauf mit Katecholaminen stützen. Nur eine aggressive supportive Therapie kann den Patienten retten!

Virale Enzephalitiden sind oft ein diagnostisches Problem. Bei Temporallappenbefall handelt es sich meist um eine Herpesenzephalitis, die mit Aciclovir behandelt werden sollte.

78.9.3 Schädel-Hirn-Trauma

Das Schädel-Hirn-Trauma (SHT) steht, neben den malignen Tumoren, seit Jahren an erster Stelle der Todesursachen im Kindesalter. Leider muss v. a. bei Säuglingen und Kleinkindern mit SHT immer auch die Möglichkeit einer Kindesmisshandlung (Trauma X) in die Überlegungen einbezogen werden.

Die Prognose hängt von der Schwere der primären Läsion ab, die in der Akutphase nur wenig beeinflussbar ist, außerdem von sekundären zerebralen Schädigungen wie Störungen der Autoregulation, Hyperämie, venöse Stase und Hypoperfusion.

Im Kindesalter ist die posttraumatische Hyperämie oft ausgeprägter als bei Erwachsenen.

Die für Kinder typische sekundäre Hirnschwellung kann mit hirndrucksenkender Therapie (Flüssigkeitsrestriktion, Sedierung, Relaxierung, Barbiturate, Mannit, kontrollierte Hyperventilation; Steroide werden nicht mehr angewendet) meist erfolgreich beseitigt werden, allerdings unter der Voraussetzung, dass der intrakranielle Druck kontinuierlich gemessen wird. Eine entsprechende Therapie ist aber nur indiziert, wenn tatsächlich der Hirndruck erhöht ist.

Potentielle Nebenwirkungen müssen vermieden werden: Mannitol führt zu Elektrolytverschiebungen und Kreislaufproblemen; Barbiturate können eine Hypotension verursachen; eine Hyperventilation kann zu zerebraler Ischämie führen, daher sollte eine Hyperventilation nur unter Überwachung der jugulären O_2-Sättigung durchgeführt werden.

Die Beurteilung des Patienten erfolgt entsprechend der Glasgow Coma Scale (GCS); dabei ist zu berücksichtigen, dass die Einschätzung von Säuglingen und Kleinkindern wegen der fehlenden Sprache und Kommunikation oft sehr schwierig ist (modifizierte GCS). Bei einem Komascore von < 8, d. h. bei fehlender gezielter Schmerzabwehr oder bei Krämpfen, bei Verdacht auf ein epidurales oder subdurales Hämatom, bei offener Schädelkalottenfraktur mit Durazerreißung oder bei Hypoventilation ist in über 50 % der Fälle mit einer Erhöhung des Hirndrucks zu rechnen und somit die Indikation zur Hirndruckmessung gegeben.

Frühzeitiger Therapiebeginn und Monitoring sind unabdingbare Voraussetzungen für optimale Spätresultate. Ebenso wichtig wie die bisher skizzierte Behandlung auf der Intensivstation ist die anschließende Rehabilitation.

Literatur

1. Abman SH, Chatfield BA, Hall SL et al (1990) Role of endothelium-derived relaxing factor during transition of the pulmonary circulation at birth. Am J Physiol 259: H 1921–1927
2. Baker MD, Chiaviello C (1989) Household electrical injuries in children-epidemiology and identification of avoidable hazards. Am J Dis Child 143: 59–62
3. Berde BD (1989) Pediatric postoperative pain management. Pediatr Clin North Am 36: 921–940
4. Bums JP, Truog RF (1997) Ethical controversies in pediatric critical care. New Horizons 5: 72–84
5. Case CL, Crawford FA, Gillette PC, Ross BA, Lee A, Zeigler V (1989) Management strategies for surgical treatment of dysrhythmias in infants and children. Am J Cardiol 63: 1069–1073
6. Cooper A, Barlow 13, Discala C, String D, Ray K, Mottley L (1993) Efficacy of pediatric trauma care: Results of a population-based study. J Pediatr Surg 28: 299–303
7. Epilepsy Foundation of America, Working Group on Status Epilepticus (1993) Treatment of convulsive status epilepticus. JAMA 270: 854–859
8. Fanconi S, Benziger O (1998) Management of raised intracranial pressure in the paediatric patient. In: Gillis J (ed) Clinical paediatrics. Paediatric intensive care, vol VI, no 1. Baillière Tindall, London, pp 79–93
9. Hall SM, Haworth SG (1992) Onset and evolution of pulmonary vascular disease in young children: abnormal postnatal remodelling studied in lung biopsies. J Pathol 166: 183–194
10. Halvorson DJ, Merritt RM, Mann C, Purobsky ES (1996) Management of subglottic foreign bodies. Ann Otol Rhinol Laryngol 105: 541–544
11. Hellerstein S (1993) Fluid and electrolytes: Clinical Aspects. Pediatr Rev 14: 103–115
12. Leclerc F, Martinot A, Fourier C (1996) Definitions, risk factors, and outcome of sepsis in children. In: Tibboel D, van der Voort E (eds) Intensive care in childhood. A challenge to the future. Springer, Berlin Heidelberg New York Tokio, pp 229–238
13. Miller RL, Cole RP (1996) Association between reduced cuff leak volume and postextubation stridor. Chest 110: 1035–1040
14. Okechukwu A, Meert KL, Simpson P, Samaik AP (1996) Dexamethasone for the prevention of postextubation airway obstruction: A prospective, randomized, double-blind, placebo-controlled trial. Crit Care Med 24: 1666–1669
15. Pollack MM, Ruttimann UE, Getson PR (1988) The pediatric risk of mortality (PRISM) score. Crit Care Med 16: 1110–1116
16. Radetsky M (1992) Duration of symptoms and outcome in bacterial meningitis: An analysis of causation and the implications of a delay in diagnosis. Pediatr Infect Dis J 11: 694–698
17. Ramsden CA, Pillow JJ (1997) High frequency ventilation. J Paediatr Child Health 33: 85–87
18. Richards L, Claeson M, Pierce NF (1993) Management of acute diarrhea in children: Lessons learned. Pediatr Infect Dis J 12: 5–9
19. Saez-Llorens X, McCracken GH (1993) Sepsis syndrome and septic shock in pediatrics: Current concepts of terminology, pathophysiology, and management. J Pediatr 123: 497–508
20. Sagy M, Barzilay Z, Boichis H (1988) The diagnosis and management of acid-base imbalance. Pediatr Emerg Care 4: 259–265

21. Stenzel JP, Green TP, Fuhrmann BP, Carlson PE, Marchessault RP (1989) Percutaneous central venous catheterization in a pediatric intensive care unit: a survival analysis of complications. Crit Care Med 17: 984–988
22. Tiret L, Nivoche Y, Hatton F, Desmonts JM, Vourc'h G (1988) Complications related to anaesthesia in infants and children. Br J Anaesth 61: 263–269
23. Todres D, Earle M, Jellinek MS (1994) Enhancing communication. The physician and family in the pediatric intensive care unit. Pediatr Clin North Am 41/6: 1395–1405
24. Youngblut JM, Shiao S-YP (1993) Child and family reactions during and after pediatric ICU hospitalization: a pilot study. Heart Lung 22: 46–54
25. Zimmerman JJ, Strauss RH (1989) History and current application of intravenous therapy in children. Pediatr Emerg Care 5: 120–427

Sektion XVI:
Vergiftungen

Section XVI
Vergiftungen

Kapitel 79 Akute Vergiftungen

L. S. Weilemann

79.1	Allgemeine Aspekte	1375
79.2	Grundlagen von Resorption und Elimination	1375
79.2.1	Orale Intoxikationen	1375
79.2.2	Inhalative und perkutane Intoxikationen	1376
79.2.3	Andere Intoxikationswege	1377
79.3	Klinik und Diagnostik	1377
79.3.1	Klinische Symptomatologie	1377
79.3.2	Zentralnervöse Störungen	1378
79.3.3	Labordiagnostik	1380
79.3.4	Toxikologische Diagnostik	1380
79.4	Therapie	1381
79.4.1	Sicherung der Vitalfunktionen	1381
79.4.2	Primäre Giftelimination	1381
79.4.3	Sekundäre Giftelimination	1382
79.4.4	Antidotbehandlung	1384
79.4.5	Allgemeine Intensivtherapie	1385
79.5	Suizidale und parasuizidale Handlung	1387
79.6	Drogennotfälle	1387
	Literatur	1388

Akute Vergiftungen

L. S. Weilemann

79.1 Allgemeine Aspekte

Die Behandlung von Patienten mit akuten exogenen Intoxikationen stellt nach wie vor einen beachtlichen Anteil der Arbeitsbelastung medizinischer Kliniken dar, wobei allerdings der Anteil intensivtherapiebedürftiger Intoxikationen rückläufig ist. Der reduzierte prozentuale Anteil intensivmedizinisch behandelter Intoxikationen ist Ausdruck einer Selektion schwerster Fälle, bei denen aufwendige Verfahren wie Beatmung und extrakorporale Elimination indiziert sind.

Analysen von intensivtherapiebedürftigen akuten peroralen Vergiftungen zeigen, dass weniger die neurologische Symptomatik als vielmehr schwerste hämodynamische und metabolische Entgleisungen Bild und Therapiekonsequenz der Intoxikationen prägen.

Häufigkeitsverteilungen

Betrachtet man die Häufigkeitsverteilung verschiedener Noxen bei klinisch behandelten Vergiftungen, so ergibt sich folgendes Bild:

Arzneimittel dominieren mit 80 % der Fälle, gefolgt von Pflanzenschutzmitteln, Reizgasen sowie gewerblichen und chemischen Noxen mit einem Anteil von jeweils unter 10 %.

Bei weitem die Mehrzahl der zu behandelnden Intoxikationen ereignet sich durch perorale Aufnahme, wobei im Erwachsenenalter die Vergiftungen in suizidaler Absicht an erster Stelle stehen. Eine Zunahme inhalativer Intoxikationen ist dennoch zu verzeichnen, wobei diese ausnahmslos akzidentell bedingt sind. Der Anteil perkutaner Vergiftungen liegt bei etwa 4–8 %. Vorherrschend sind akzidentelle Intoxikationen, wobei intensivmedizinisch zu behandelnde Fälle selten sind.

Perorale Arzneimittelvergiftungen

Schlüsselt man den großen Anteil peroraler Arzneimittelvergiftungen weiter auf, so ergibt sich folgendes Ursachenspektrum für stationär behandelte und damit potentiell intensivpflichtige Intoxikationen: Hypnotika dominieren, gefolgt von Psychopharmaka. Erst dann folgen Analgetika und gleichauf eine Reihe sonstiger Arzneimittel, wobei β-Blocker- und Digitalisvergiftungen zahlenmäßig den größten Anteil stellen. Die Aufgliederung von Vergiftungen und deren klinische Beurteilbarkeit wird dadurch kompliziert, dass Kombinationsvergiftungen entweder durch Einnahme von Mischpräparaten, oder durch gleichzeitige Einnahme verschiedener Noxen häufig sind.

> In mindestens 50 % der klinisch behandelten Vergiftungsfälle ist mit einer Kombinationsvergiftung zu rechnen.
>
> Die gleichzeitige Einnahme einer Überdosis von Arzneimitteln und Alkohol in einer das Vergiftungsbild mitbestimmenden Dosis, ist bei mindestens 20 % der Fälle nachweisbar.

Die präklinische und klinische Bedeutung der Intoxikationen hinsichtlich Differentialdiagnose und Differentialtherapie wird sichtbar, wenn der Anteil bewusstloser intoxikierter Patienten an der Gesamtzahl der Komata nicht traumatischer unklarer Genese erfasst wird:

Unabhängig von regionalen Gegebenheiten zeigt sich, dass Intoxikationen sowohl klinisch als auch präklinisch an erster Stelle nicht traumatisch bedingter Komata stehen. Dieses Wissen um die Häufigkeitsverteilung erleichtert die Differentialdiagnose und ist für das initiale differentialtherapeutische Vorgehen bedeutungsvoll.

79.2 Grundlagen von Resorption und Elimination

79.2.1 Orale Intoxikationen

Das Ausmaß einer Vergiftung lässt sich nie allein aufgrund der absolut eingenommenen Menge eines Stoffes prognostizieren. Entscheidend sind vielmehr die tatsächlich resorbierte Menge und die sich daraus ergebenenden toxikologisch relevanten Blutwerte und Gewebespiegel.

Giftresorption

Hierfür sind zum einen patientenbezogene Individualfaktoren maßgebend, zum anderen die pharmakokinetischen Eigenschaften der Noxen.

Patientenbezogene *Individualfaktoren* sind:
- Ingestionslatenz,
- Füllungszustand des Magens,
- Gesundheitszustand des Patienten.

Zu diesen patientenbezogenen Individualfaktoren kommt dann das Resorptions- und Verteilungsverhalten der Noxe hinzu, das bei akuten Vergiftungen im Vergleich zur „normalen" Pharmakokinetik und Pharmakodynamik sehr verändert sein kann. Bei einer solch speziellen Toxikokinetik spielen oft ganz einfache Mechanismen eine Rolle.

So ist bekannt, dass durch die gleichzeitig mit der Hypnotikaintoxikation auftretende Darmatonie die Substanzen nicht in vollem Umfang resorbiert werden, und somit Maßnahmen zur Resorptionsverhinderung auch noch nach vielen Stunden sinnvoll sein können.

Andere Substanzgruppen, wie z. B. Alkylphosphate, werden zwar relativ rasch resorbiert, lagern sich jedoch im Fettgewebe ab, um von dort rückresorbiert zu werden. So bestimmen der Individualzustand des Patienten einerseits und die speziellen Eigenschaften des Pharmakons mit der veränderten Toxikokinetik andererseits Ausmaß und Schwere der Vergiftung.

Giftelimination

Die Elimination eines Giftstoffes aus dem Organismus erfolgt grundsätzlich durch renale Ausscheidung und/oder metabolischen Abbau. Höchste Aktivität arzneimittelabbauender Enzymsysteme hat die Leber, die einen ganz entscheidenden Anteil am Eliminationsprozess aufweist. Die Substanzen werden in der Regel zu Metaboliten abgebaut, wobei aktive und/oder toxische Metaboliten gebildet werden können.

Toxikokinetik

Das traditionelle pharmakokinetische Modell wird von der semiempirischen Vorstellung der Kompartimentsysteme getragen. Dabei sind die Kompartimente oft fiktiv und stimmen nicht mit den physiologisch-anatomischen Gegebenheiten überein.

Plasmaclearance

Bei dem einfachen Einkompartimentenmodell wird die Plasmaclearance einer Substanz aus applizierter Dosis und der Fläche unter der Plasmakonzentrationszeitkurve berechnet. Die Plasmaclearance ist die Summe der Einzelclearances aller Organe, die eine Substanz aus dem Organismus eliminieren. Sie gibt das Plasma- und Blutvolumen an, das pro Zeiteinheit von der Substanz befreit wird. Diese totale Plasmaclearance berechnet man aus applizierter Dosis und der Fläche unter der Plasmakonzentrationskurve.

Verteilungsvolumen

Auch das Verteilungsvolumen ist eine fiktive Größe, in die applizierte Dosis und Konzentration eingehen. Hieraus folgt, dass trotz identischer Clearances die Halbwertszeiten verschiedener Medikamente aufgrund unterschiedlicher Verteilungsvolumina erheblich differieren können.

Diese Grundtatsachen belegen, dass eine Substanz mit hoher Clearance und großen Verteilungsvolumina, wie z. B. ein trizyklisches Antidepressivum, die gleiche Halbwertszeit besitzen kann, wie eine Substanz mit sehr geringer Clearance und geringem Verteilungsvolumen, wie beispielsweise Pyrazolon. Die Kenntnis solcher Beziehungen ist essentiell für den sinnvollen Einsatz primärer und insbesondere sekundärer Gifteliminationsverfahren.

79.2.2 Inhalative und perkutane Intoxikationen

Die Bewertung von inhalativen und perkutanen Vergiftungen ist nicht einfach, da es sich meist um Gemische gesundheitsschädlicher Stoffe handelt und – ähnlich wie bei akuten peroralen Intoxikationen – wiederum individualspezifische Gegebenheiten zum Tragen kommen wie Alter, Geschlecht, Konstitution, Hautbeschaffenheit, Atemvolumina, um nur einige zu nennen. Diese können insbesondere die initiale Bewertung erschweren.

Als Bewertungsgrundlage können neben speziellen, oft kasuistisch geprägten Publikationen die maximalen Arbeitsplatzkonzentrationen gesundheitsschädlicher Stoffe (MAK-Werte) herangezogen werden.

MAK-Werte

MAK-Werte werden folgendermaßen bestimmt:
- epidemiologisch durch den Vergleich der am Arbeitsplatz auftretenden Konzentrationen mit der Häufigkeit entsprechender Gesundheitsschädigung,
- durch Tierversuche,
- durch Analogieschlüsse aufgrund anderer theoretischer Überlegungen.

Diese Werte müssen ständig den neuesten Erkenntnissen angepasst werden und werden daher auch laufend überarbeitet. Die Ergebnisse werden in den sogenannten MAK-Listen publiziert. Die MAK-Listen enthalten darüber hinaus besondere Kennzeichnungen für höchstzulässige Konzentrationen, bei deren kurzfristiger Überschreitung bereits mit schweren Vergiftungen zu rechnen ist. Natürlich sind solche Angaben nur bedingt auf akute Intoxikationen anzuwenden; mangels anderer Wertungsgrundlagen sind sie dennoch hilfreich.

Perkutane Giftaufnahme

Die leichte Aufnahme von Substanzen durch die intakte Haut ist ebenfalls in den MAK-Listen aufgeführt und bewertet.

Die Aufnahme von Substanzen durch die Haut ist besonders wichtig, da viele Substanzen perkutan aufgenommen gefährlicher sind als inhalativ.

Dies gilt beispielsweise für chlorierte Kohlenwasserstoffe und Nitroverbindungen. Bei manchen Stoffen muss, auch ohne resorptive Wirkung, infolge stark entzündlicher und ätzender Wirkung auf die Haut mit schweren Schäden gerechnet werden, wie z. B. bei organischen Peroxiden.

Bemerkenswert in diesem Zusammenhang ist auch die Tatsache, dass z. B. viele in Wasser gelöste Pflanzenschutzmittel nicht durch die Haut resorbiert werden, jedoch in organischem Lösungsmittel durchaus vital bedrohliche Vergiftungen infolge nahezu vollständiger Resorption auslösen können.

Reizgasvergiftungen

Von größter klinischer und intensivmedizinischer Relevanz sind die sogenannten Reizgasvergiftungen. Die Symptomatologie der Reizgasintoxikationen ist abhängig von der Wasser- und Lipidlöslichkeit der verschiedenen Gase und vom Ort der Schädigung. Grundsätzlich subsummiert man unter dem Begriff der Reizgase Substanzen, die nach Inhalation zur lokalen Schädigung des Respirationstraktes führen können.

Die toxische Wirkung der Reizgase beruht dabei auf einer Schädigung der Alveolarmembran der Kapillarwände sowie einer Zerstörung des respiratorischen Epithels, z. T. hämorrhagischer Exzitation in die Alveolen und das Lungeninterstitium. Die Schwere der Intoxikation wird durch Konzentration der Gifte in der Einatmungsluft durch die Expositionsdauer bestimmt.

Gut wasserlösliche Reizgase schlagen sich frühzeitig im Flüssigkeitsgehalt des oberen Respirationstraktes nieder. Wegen der guten Wasserlöslichkeit entfalten sie ihre Wirkung im mittleren Respirationstrakt, und die kaum wasserlöslichen aber gut lipidlöslichen Reizgase schädigen die Bronchiolen und Alveolen mit dem Bild einer chemischen Pneumonitis. Die Wirkung häufig vorkommender Reizgasintoxikationen ist in Tabelle 79-1 dargestellt.

79.2.3 Andere Intoxikationswege

Im Vergleich zur peroralen und perkutanen und inhalativen Vergiftung spielen andere Wege quantitativ eine weit geringere Rolle. Beim intramuskulären Weg gilt besonders zu beachten, dass im Schockzustand die Substanz verzögert wirksam wird und daher mit Vergiftungserscheinungen oft erst nach erfolgreicher Schockbehandlung gerechnet werden muss.

Der direkteste Weg für eine Vergiftung ist die intravasale Verabreichung, die in der Regel meist rasch eine klinische Symptomatik hervorruft. Der intravenöse Weg spielt hauptsächlich bei Drogenmissbrauch eine Rolle. Seltenere Vergiftungen werden durch rektale Verabreichung hervorgerufen, bei der es meist nur zu Reizerscheinungen ohne systemische Wirkung kommt. Vorwiegend im Rahmen akzidenteller Intoxikationen kommt es auch zu okkulären Vergiftungen. Resorptive Intoxikationen sind hier so gut wie nie zu erwarten, jedoch z. T. schwere lokale Schädigungen.

79.3 Klinik und Diagnostik

79.3.1 Klinische Symptomatologie

Die wesentlichen 4 Möglichkeiten für die Diagnostik außerhalb der Klinik haben – mit Einschränkung – auch Gültigkeit für die Erkennung von Vergiftungen in der Klinik.

Diese Maßnahmen sind:
- Inspektion,
- Befragen,
- telefonische Giftinformation,
- klinischer Befund.

Tabelle 79-1. Wirkung häufig vorkommender Reizgasintoxikationen

Parameter	Ammoniakgas	Chlorgas Schwefelwasserstoff	Nitrosegase
Ort der Schädigung:	**Oberer Respirationstrakt** Pharynx, Larynx, Trachea	**Mittlerer Respirationstrakt** Bronchien, Bronchiolen	**Terminaler Respirationstrakt** Bronchiolen, Alveolen
Latenz bis Wirkungseintritt:	Sofortwirkung	Minuten bis Stunden	Stunden bis Tage
Symptomatik der Vergiftung:	Kratzen im Pharynx, Husten	Husten, schleimiger Auswurf, Bronchokonstriktion, -Bronchospasmus	Atemnot, Zyanose, Husten, schleimiger Auswurf
	Glottisödem, inspiratorischer Stridor	Bronchopneumonie	Lungenödem
Löslichkeit der Reizgase	Wasserlöslich Abnehmend	⇔	Lipoidlöslich Zunehmend

Inspektion der Umgebung des Patienten

Der erste Schritt ist die Inspektion der Umgebung des Erkrankten; leere Arzneimittelpackungen, Flaschen oder Gläser mit verdächtigem Inhalt liefern häufig den entscheidenden Verdacht auf das Vorliegen einer Vergiftung. Suspekte Materialien sind in jedem Fall für die toxikologische Analyse zu asservieren.

Befragung des Patienten oder der Umgebungspersonen

Die Befragung konzentriert sich auf die 6 „W":
- Wer?
- Was?
- Wann?
- Wieviel?
- Wie?
- Warum?

Telefonische Giftinformation

Bei Intoxikationsverdacht bieten die telefonischen Giftinformationszentralen differentialdiagnostische und differentialtherapeutische Hilfe an. Die meisten Giftinformationszentren in Deutschland sind, mit der jeweiligen Ortsvorwahl, unter der einheitlichen Rufnummer 19240 zu erreichen (z. B. Mainz: 06131-19240).

Klinischer Befund

Die Deutung der Befunde wird durch die Vielzahl der in Frage kommenden Noxen erschwert. Es gibt jedoch Symptome, die bei Arzneimittelintoxikationen besonders häufig vorkommen und damit charakteristisch für spezielle Vergiftungen sind, v. a. wenn zwei oder mehrere dieser Symptome gleichzeitig auftreten.

Typische Symptome bei akuten Vergiftungen sind z. B.
- akute gastrointestinale Störungen,
- auffälliger Foetor,
- Hautläsionen,
- Arrhythmien,
- zentralnervöse Symptome; diese werden wegen ihrer Bedeutung gesondert abgehandelt.

Diese typischen Vergiftungssymptome kommen bei 90% aller klinisch behandelten Vergiftungsfälle vor.

Akute gastrointestinale Erscheinungen

Akute gastrointestinale Erscheinungen wie Übelkeit, Brechreiz, Erbrechen und Durchfälle, die auch blutig sein können, kommen bei einer Vielzahl von Noxen vor. Typisch für solche Intoxikationen ist die Kombination von Zeichen einer akuten Nieren- oder Leberzellschädigung. Hierzu zählen insbesondere Vergiftungen mit chlorierten Kohlenwasserstoffen, Pilzen sowie Paracetamol.

Auffälliger Foetor

Ein auffälliger Foetor ex ore oder ein auffälliger Geruch des Erbrochenen kann den Erfahrenen auf die Möglichkeit einer Vergiftung hinweisen und ist darüber hinaus differentialdiagnostisch zum Ausschluss endogener Komata verwertbar.

Hautveränderungen

Charakteristische Hautläsionen, wenn auch nicht pathognomonisch, finden sich bei Schlafmittelvergiftungen, und zwar bei allen Hypnotika und Psychopharmaka. Nicht nur Säuren und Laugen, sondern auch Kohlenwasserstoffe können akut zu Hautläsionen führen. Solche Hautveränderungen können bei Vorliegen resorptiver Vergiftungserscheinungen diagnostisch verwertbar sein. Schließlich können Einstichstellen bei Verdacht auf Drogenintoxikation differentialdiagnostisch weiterhelfen.

Herzrhythmusstörungen

Arrhythmien sind besonders dann auf Vergiftungen verdächtig, wenn sie unter Berücksichtigung von Alter und Vorgeschichte unerwartet auftreten. EKG-Veränderungen sind darüber hinaus im Rahmen der klinischen Diagnostik verwertbar (Tabelle 79-2).

79.3.2 Zentralnervöse Störungen

Zentralnervöse Störungen durch Intoxikationen können als zentralnervöse Dämpfung in Form von Bewusstseinsstörungen über Somnolenz, Sopor bis zum Koma oder auch als Exzitation in Form von Unruhe, Verwirrtheit, Rausch und Erregungszuständen bis hin zu generalisierten Krampfanfällen auftreten. Auch ist

Tabelle 79-2. EKG-Veränderungen und Arrhythmien bei Vergiftungen

Bradykardie, AV-Block	Sinus- oder supraventrikuläre Tachykardie	Ventrikuläre Tachykardie
Digitalis	Adrenergika	Amphetamine
Lithium	Anticholinergika	Kokain
Insektizide	Benzodiazepine	Digitalis
Trizyklische Antidepressiva	Theophyllin	Theophyllin
	Ethanol	Trizyklische Antidepressiva
		Phenothiazine

das Bild periphernervös vielseitig, wenngleich bei akuten Intoxikationen nicht so ausgeprägt wie bei chronischen.

! Für die Deutung zentralnervöser Symptome, z. B. bei Schlafmittelvergiftungen, ist es wichtig zu wissen, dass Exzitationserscheinungen nicht nur in der Aufwachphase, wie bei der klassischen Barbituratvergiftung, vorkommen, sondern dass Hypermotorik und tonische Krämpfe bei bestimmten Substanzen auch auf dem Höhepunkt der Vergiftung auftreten können.

Hierzu zählen insbesondere:
- Diphenhydramin,
- Isoniazid (INH),
- Methaqualon,
- trizyklische Antidepressiva.

Bei diesen Substanzen ist das Auftreten von generalisierten Krämpfen sehr charakteristisch.

In der klinischen Praxis ist das Erfassen autonomer Symptome auf einige wenige Erfolgsorgane bzw. „Erfolgssymptome" beschränkt; eine Übersicht bietet Tabelle 79-3. Die Beurteilung von Pupillen und Augenbewegungen (Nystagmus) ist eine einfache und hilfreiche Möglichkeit für die differentialdiagnostische Erfassung von akuten Intoxikationen (s. Tabelle 79-4).

Agitiertheit, Psychosen und delirante Zustände sind häufig im Rahmen von Intoxikationen anzutreffen. Eine Zusammenfassung zeigt Tabelle 79-5. Insbesondere im Rahmen der Differentialdiagnose des Komas unklarer Genese kommt den Temperaturregulationsstörungen eine besondere Bedeutung zu. Hypo- und Hyperthermien sind in Tabelle 79-6 zusamengefasst.

Tabelle 79-3. Autonome Syndrome am Erfolgsorgan

	Blutdruck	Puls	Pupillen	Schwitzen	Peristaltik	Beispiel
α-adrenerg	++	–/0	++	+	0/–	Phenylephrin, Methoxamin
β-adrenerg	±	++	0	0	0	Terbutalin, Orciprenalin, Theophyllin
Gemischtadrenerg	++	++	++	++	0/–	Amphetamin
Sympatholytisch	–	–	–	–	0/–	Clonidin, Hypnotika, Opioide, Alkohol
Nikotinartig	+	++	±	++	++	Alkylphosphate
Muskarinartig	0/–	–	–	++	++	Betanechol, Alkylphosphate
Gemischtcholinerg	±	±	–	++	++	Typischerweise Organophosphate
Anticholinerg	+/0	++	++	–	–	Antidepressiva, Antihistaminika, Atropin

Tabelle 79-4. Augenstörungen bei Vergiftungen

Sympathomimetika	Anticholinergika
● Erweiterte Pupillen	
Amphetamin	Atropin
Koffein	
Cocain	Atropin
Dopamin	Antihistamine
LSD	
MAO-Inhibitoren	Gluthetimid
Nikotin	Trizyklische Antidepressiva
● Verengte Pupillen	
Barbiturate	Nikotin
Clonidin	Organophosphate
Hypnosedative Substanzen	Häufig andere Ursachen
Ethanol	
Hypothermie	Hitzschlag
Isopropylalkohol	Phencyclidin
Narkotika	
Phenothiazine	Pontine Läsionen
● Nystagmus	
Barbiturate	Organophosphate
Carbamazepin	
Ethanol	
Ethylenglykol	Phencyclidin
Lithium	
Phenytoin	Strychnin (dosisabhängig)

Tabelle 79-5. Agitiertheit, Psychosen, Delir im Rahmen von Intoxikationen

Substanzen	Manifestation
Amantadin	Agitiertheit, Delirium
Amphetamin	Agitiertheit, Angst, Psychose
Anticholinergica	Delirium, Halluzinationen
Antihistaminika	visuelle Halluzinationen
Atropin	Unruhe, Angst
Koffein	Angst, Psychose
Kohlenmonoxid	Verwirrtheit, Delirium
Cimetidin	Halluzinationen, Delirium
Kokain	Agitiertheit, Psychose
Digitalis	Delirium, Psychose
Disulfiram	Delirium, paranoide Psychose
Ethanol	Agitiertheit, Haluzinationen, Delirium
Lidocain	Agitiertheit, Verwirrtheit
Lithium	Delirium
LSD	Halluzinationen, Psychose
Marihuana (THC)	Angst, Halluzinationen
Nasale Drogen (Oxymetazolin, Xylometazolin)	Halluzinationen
Procain	Angst, Psychose
Salicylate	Agitiertheit, Verwirrtheit, Halluzinationen
Theophyllin	Angst, Agitiertheit

Tabelle 79-6. Substanzen oder Erkrankungen, bei denen es gehäuft zu Hypo- oder Hyperthermie kommen kann

Hypothermie	Hyperthermie
– Hypoglykämie – Alkohole – Hypnotika – Narkotika – Phenothiazine – Trizyklische Antidepressiva	• **Direkt zentral** – Anticholinergika – Antihistaminika – Antipsychotika – Trizyklische Antidepressiva • **Anstieg des Metabolismus** – Salicylate – Schilddrüsenhormone – Pentachlorphenol • **Muskuläre Hyperaktivität** – Amphetamine – Alkohol – Lithium – LSD – Trizyklische Antidepressiva

Tabelle 79-7. Vergiftungen, die zu typischen Laborveränderungen führen können

Hyperglykämie:	Aceton und Azetylen Koffein LSD Theophyllin Eisen
Hypoglykämie	β-Blocker Orale Antidiabetika Insulin Salicylate
Hyperkaliämie	α-Adrenergica β-Blocker Digitalis Lithium Fluoride
Metabolische Azidose (ohne Schock)	β-Adrenergika Azetylene Alkohole Formaldehyd Salicylate Theophyllin INH Colchicin Zyanide Koffein Kohlenmonoxid

79.3.3 Labordiagnostik

Neben dem direkten Giftnachweis kommt auch der klinisch-chemischen Untersuchung eine nicht zu unterschätzende differentialdiagnostische Bedeutung zu.

Bei somnolenten, soporösen oder komatösen Patienten sollten die in der Übersicht genannten Laboruntersuchungen veranlasst werden.

Laboruntersuchungen bei Vergiftungsverdacht

- *Basisprogramm:*
  - Blutbild mit Hämoglobin, Hämatokrit und Thrombozytenzahl
  - Gerinnungsstatus
  - Blutzucker
  - Serumnatrium und -kalium
  - Serumkreatinin und -harnstoff
  - Leberenzyme
  - Urinsediment

Zum Ausschluss metabolischer bzw. endokrinologisch bedingter Bewussstseinsstörungen wird dann ein erweitertes Basisprogramm durchgeführt:
- *Erweitertes Basisprogramm:*
  - Blutgasanalyse
  - Ammoniak
  - Laktat
  - Cholinesterase

Von besonderer differentialdiagnostischer Bedeutung sind Blutglukose, Serumkalium und metabolische Azidose. Intoxikationen, die eine deutliche Abweichung von den Serumnormalwerten hervorrufen können, sind in Tabelle 79-7 zusammengefasst.

79.3.4 Toxikologische Diagnostik

Immunologische Schnelltests

Für Positiv-Negativ-Ergebnisse stehen Tests zur Verfügung, die als immunologische Verfahren auf einer Antigen-Antikörper-Reaktion beruhen. Gebräuchlichstes System ist das sog. EMIT („encyme multiple immuno assay technique single test system" der Fa. Merck).

Derzeit stehen EMIT-Tests zum Nachweis folgender Medikamentengruppen im Serum und Urin zur Verfügung:
- Barbiturate,
- Benzodiazepine,
- Methaqualon,
- Opiate,
- Drogen,
- Amphetamine,
- Phenyklin,
- Ethanol.

Die Empfindlichkeit der Urintests ist größer als die der Serumtests. Die Ergebnisse der Serumuntersuchungen müssen immer kritisch bewertet werden, da v. a. bei Barbituraten und Benzodiazepinen, aber auch bei den trizyklischen Antidepressiva, z. T. erhebliche Empfindlichkeitsunterschiede der einzelnen Medikamente innerhalb der Gruppen bestehen. Entscheidend ist dabei auch die therapeutische Obergrenze einzelner Gruppenvertreter.

Für weiterreichende therapeutische Verfahren, wie z. B. exrakorporale Elimination, sind immer quantitative Serumanalysen ausschlaggebend.

Quantitative Analysen

Der quantitative Nachweis von Giften erfordert eine größere apparative Ausstattung und kann nur in speziell eingerichteten toxikologischen Labors durchgeführt werden. Die zur Verfügung stehenden Verfahren sind Photometrie, Gaschromatographie und Atomabsorptionsspektrometrie.

■ **Photometrie.** Photometrische Verfahren werden gewöhnlich zur Bestimmung von Paraquat, Diquat, Salicylaten, Paracetamol und Carboxyhämoglobin eingesetzt.

■ **Atomabsorptionsspektrometrie.** Die Atomabsorptionsspektrometrie wird zum quantitativen Nachweis von Schwermetallen eingesetzt, v. a. von Blei, Quecksilber, Thallium, Zink, Kupfer und Kadmium.

■ **Gaschromatographie.** Die Gaschromatographie ist das häufigste Verfahren zur Trennung und Bestimmung vedampfbarer Stoffe. Hiermit wird gewöhnlich die weitaus größte Zahl der Substanzen aus folgenden Gruppen bestimmt:
- Schlafmittel,
- Psychopharmaka,
- Analgetika,
- Opiate und Opioide,
- Weckamine,
- Kardiaka,
- Antihypertensiva.

Die Gaschromatographie (GC) ist – in Verbindung mit Massenspektrometrie (MS) – ein sehr empfindliches Vefahren, mit dem v. a. unbekannte Substanzen identifiziert werden können. Diese Methode (GC-MS) setzt jedoch große Erfahrung und einen erheblichen apparativen und personellen Aufwand voraus.

Gasspürgeräte

Gasanalytik und Untersuchung der Luft spielen im klinischen Bereich eine eher untergeordnete Rolle. Mit dem Gasspürgerät (Dräger) ist es jedoch möglich, bei Verdacht auf Ingestion organischer Lösemittel diese Substanzen im Asservat oder der Atemluft nachzuweisen. Auch bei Vergiftungen mit Reinigungsmitteln ist die Bestimmung von Trichlorethylen oder Tetrachlorethylen möglich.

Von Bedeutung sind die Dräger-Gasspürgeräte auch bei Vergiftungen im Zusammenhang mit Bränden, da mit einem entsprechenden Röhrchen Kohlenmonoxid in der Ausatemluft nachgewiesen werden kann und weiterhin auch der Nachweis von Zyaniden möglich ist. Hierzu wird 1 ml Blut mit 1 ml 10%iger Schwefelsäure vermischt; das bei dieser Mischung entstehende Gas kann mit einem Zyanidspürröhrchen erfasst werden.

Da apparative Ausstattung und Methoden, je nach toxikologischem Labor, stark variieren, sollten mit dem betreffenden Labor Absprachen getroffen werden, um ausreichende Mengen des zu untersuchenden Materials (Asservat, Serum, Urin) bereitstellen zu können.

79.4 Therapie

79.4.1 Sicherung der Vitalfunktionen

Am Anfang werden lebensrettende Sofortmaßnahmen zur Verhütung und/oder Behandlung von Störungen der Vitalfunktionen eingeleitet, ergänzt durch Maßnahmen zur Vermeidung von Komplikationen und Organschäden durch die Gifteinwirkung. Es muss v. a. eine pulmonale Aspiration verhindert werden, denn trotz niedriger Letalität der Intoxikationen (< 1 %) gehört die schwere Aspirationspneumonie zu den Haupttodesursachen.

Die häufigsten Störungen der Vitalfunktionen und Komplikationen bei Vergiftungen sind:
- zentrale Störungen der Atemfunktion, z. B. Atemlähmung,
- Verlegung der oberen Luftwege und Bronchien,
- pulmonale Aspiration von Fremdmaterial,
- Störungen des pulmonalen Gasaustauschs,
- Störungen des O_2-Transportes,
- Störungen der Kreislauffunktion,
- lebensbedrohliche Herzrhythmusstörungen, akute Herzinsuffizienz, Schock.

79.4.2 Primäre Giftelimination

Im Mittelpunkt der speziellen Therapiemaßnahmen außerhalb und innerhalb der Klinik steht die Giftentfernung vor der Resorption, d. h. die primäre Elimination des Giftes.

Hierzu können die im Folgenden genannten Maßnahmen durchgeführt werden.

Giftaufnahme durch Inhalation

Die Patienten müssen schnellstmöglich aus der giftigen Umgebung gerettet werden; dies erfolgt in der Regel durch die Feuerwehr unter schwerem Atemschutz. Bei schweren CO-Vergiftungen sollte bereits während des Transports im Notarztwagen mit der kontrollierten Hyperventilation mit Zufuhr von 100 % O_2 begonnen werden.

Transkutane Vergiftung
Kontaminierte Kleidungsstücke müssen sofort entfernt werden, die Haut wird ausgiebig gereinigt.

> Kontakt von Giften mit der Haut kann nicht nur zu schweren Hautschädigungen, sondern auch zu resorptiven Vergiftungserscheinungen führen, z. B. bei Kohlenwasserstoffen, Alkylphosphaten, Phenolen und Anilinkörpern.

Perorale Intoxikationen
Im Mittelpunkt der speziellen Therapiemaßnahmen bei oralen Intoxikationen außerhalb und innerhalb der Klinik steht die Verhinderung der Resorption und damit der systemischen Wirkung.

Bis vor kurzem waren Magenspülung und provoziertes Erbrechen Standardtherapie bei allen Patienten mit oraler Vergiftung und entsprechender Indikation. Neuere Untersuchungen belegen, dass eine Resorptionsverhinderung auch durch alleinige, quantitativ ausreichende Kohlegabe zu erzielen ist. Dies hängt jedoch von der eingenommenen Substanz und der Ingestionslatenz ab. Ein genereller Verzicht auf Eliminationsmaßnahmen ist nicht möglich. Die Entscheidung erfolgt im Individualfall und bedarf der kritischen Überprüfung. Hier helfen die Giftinformationszentralen.

! ■ **Provoziertes Erbrechen.** Erbrechen kann durch Gabe hypertoner Kochsalzlösung oder durch Gabe von Ipecacuanhasirup hervorgerufen werden. Die Apomorphingabe sollte man heute nicht mehr praktizieren, die Salzwasseremesis nur noch in Ausnahmefällen und dort, wo Ipecacuanhasirup nicht verfügbar ist.

> Für das provozierte Erbrechen gilt: Der Patient muss ansprechbar und kooperativ sein.

Provoziertes Erbrechen ist *kontraindiziert* bei Vergiftung mit den folgenden Substanzen:
- Säuren und Laugen,
- Schaumbildner,
- organische Lösemittel,.
- Substanzen, die schnell zu Bewusstseinseintrübung führen können wie z. B. trizyklische Antidepressiva, bei denen ein rascher Wechsel von Wachheit zu Eintrübung möglich ist.

■ **Magenspülung.** Eine Magenspülung ist indiziert, wenn
- stärkere Bewusstseinseintrübung oder Bewusstlosigkeit besteht,
- hochtoxische Substanzen, z. B. Insektizide oder Herbizide, eingenommen wurden,
- das provozierte Erbrechen erfolglos war.

> Bei bewusstseinsgetrübten oder bewusstlosen Patienten müssen vor der Magenspülung die Atemwege durch endotracheale Intubation gesichert werden.

■ **Carbo medicinalis.** Universaladsorbens ist Carbo medicinalis. Die Aktivkohle hat alle anderen Adsorbenzien verdrängt, auch wenn die Adsorptionskapazität für verschiedene Substanzen unterschiedlich ist. Kohle wird z. B. nach der Magenspülung über eine nasogastrale Verweilsonde instilliert.

> Die empfohlene Aktivkohledosierung bei schweren Vergiftungen beträgt 1 g/kg Körpergewicht.

Wache und kooperative Patienten können die Kohlesuspension natürlich auch trinken.

■ **Forcierte Diarrhoe.** Im Anschluss an die Kohlegabe muss dafür gesorgt werden, dass die an Kohle adsorbierte Substanz den Magen-Darm-Trakt schnellstmöglich verlässt; dies gilt insbesondere bei großen Giftmengen und/oder wenn zu erwarten ist, dass die Adsorptionskapazität der Kohle begrenzt ist und das Gift durch Umverteilungs- und Rückdiffusionsphänomene wieder in den Magen-Darm-Trakt zurückgelangt.

Die forcierte Diarrhoe wird am besten mit hyperosmolaren Lösungen (Sorbit) ausgelöst. Die hyperosmolaren Lösungen werden zum einen über eine Magensonde, zum anderen als Einlauf zugeführt.

79.4.3 Sekundäre Giftelimination

Als sekundäre Giftelimination werden Maßnahmen zur Entfernung von Giftsubstanzen aus dem Blut nach der Resorption bezeichnet. Voraussetzung für den sinnvollen Einsatz solcher Detoxifikationsverfahren ist die Kenntnis von Resorptionskinetik, Metabolismus, Verteilungsvolumen und Elimination der zu entfernenden Substanz.

Die *Indikation* zur extrakorporalen Entgiftung sollte sich immer auf die in der Übersicht dargestellten Fakten stützen.

> **Indikationsstellung zur extrakorporalen Entgiftung**
>
> 1. *Klinisch-internistischer und klinisch-neurologischer Befund*
>   - bestehende oder trotz Therapieeinleitung zunehmende respiratorische Insuffizienz
>   - bestehende oder trotz Therapieeinleitung zunehmende hämodynamische Insuffizienz

- bestehende oder trotz Therapieeinleitung zunehmende neurologische Symptomatik, in erster Linie Komavertiefung
2. *Neurologische Zusatzuntersuchungen*
   - Elektroenzephalogramm mit Vorliegen medikamentös bedingter spezifischer Veränderungen, z. B. Burst-Suppression-Muster bei Hypnotikaintoxikationen
   - neurologisch-elektrophysiologische Untersuchungen, wie z. B. repetitive Muskelreizung bei Organophosphatintoxikationen
   - kritische Blutkonzentrationen; Angaben hierzu bei Giftinformationszentralen

Sind mindestens 2 der genannten Voraussetzungen erfüllt, ist die Indikation als gesichert zu betrachten.

Vorausgesetzt werden muss immer eine vorherige ausreichende primäre Giftelimination, die durch extrakorporale Verfahren keinesfalls ersetzt werden kann.

Als Maß für die Leistungsfähigkeit der Eliminationsmechanismen gilt die *Plasmatoxinclearance*. Eine nennenswerte Verkürzung der Giftverweildauer im Organismus, angegeben als Eliminationshalbwertszeit, erfolgt nur, wenn das angewendete Detoxifikationsverfahren eine zusätzliche Leistung in der Größenordnung der endogenen Plasmaclearance erbringt.

Folgende *Möglichkeiten der sekundären Giftelimination* stehen zur Verfügung:
- forcierte Diurese,
- Hämodialyse,
- Hämoperfusion,
- Membranplasmaseparation,
- Plasmaperfusion,
- Peritonealdialyse,
- Blutaustauschtransfusion.

Eine Übersicht gibt die Tabelle 79-8.

■ **Forcierte Diurese.** Die forcierte Diurese ist ein Behandlungsverfahren zur sekundären Giftentfernung, bei der die renale Elimination bestimmter Schadstoffe durch Hemmung der passiven tubulären Rückdiffusion gesteigert wird. Alkalisierung der Tubulusflüssigkeit kann die Ausscheidung einiger Substanzen steigern.

Für die Wirksamkeit einer forcierten Diurese gelten folgende Voraussetzungen:
- die renale Ausscheidung muss Haupteliminationsvorgang sein,
- die Substanz muss ausgiebig rückresorbiert werden können,
- die tubuläre Rückresorption muss pH-abhängig sein.

Als *gesicherte Indikation* zur forcierten Diurese unter den oben genannten Voraussetzungen gelten schwere Vergiftungen mit
- Acetylsalicylsäure,
- Barbital,
- Phenobarbital,
- Lithium,
- das Auftreten einer Rhabdomyolyse bei noch erhaltener Nierenfunktion.

■ **Hämodialyse.** Der Einsatz der Hämodialyse ist insbesondere dann sinnvoll, wenn bei einer schweren Intoxikation eine zusätzliche Niereninsuffizienz vorliegt. Hierbei kann die Hämodialyse auch als ergänzendes Verfahren zu den unten angegebenen extrakorporalen Maßnahmen eingesetzt werden, wobei sich in der Regel eine zusätzliche Eliminationssteigerung erzielen lässt.

Substanzen, die durch eine Hämodialyse bei schweren Vergiftungen gut eliminierbar sind und damit möglicherweise eine Indikation zum Einsatz dieses extrakorporalen Verfahrens darstellen, sind in der linken Spalte von Tabelle 79-9 dargestellt; Substanzen, bei denen eine Hämodialysebehandlung in der Regel nicht geeignet ist, sind in der mittleren Spalte aufgeführt.

■ **Hämoperfusion.** Die Hämoperfusion ist das wichtigste und effektivste extrakorporale Eliminationsverfahren.

Die Indikation muss jedoch streng gestellt werden und ersetzt in keinem Fall die primäre Giftelimination. Sie ist ein Verfahren, bei dem Blut in einem extrakorporalen Kreislauf direkt über Kohle oder Harzgranula

Tabelle 79-8. Sekundäre Gifteliminationsverfahren

	Prinzip	Notwendige Eigenschaft der Substanz
Forcierte Diurese	Verstärkung der Toxindissoziation im Primärharn	Wasserlöslich, nicht eiweißgebunden, überwiegend renale Elimination
Hämodialyse	Diffusion durch semipermeable Membran, Konzentrationsgefälle	Hohe Plasmakonzentration, wasserlöslich, nicht eiweißgebunden
Hämoperfusion	Adsorption an Aktivkohle oder Kunstharz	Vor allem für lipophile Toxine geeignet
Membranplasmaseparation	Plasmaabtrennung durch großporige Membran mittels Transmembrandruck	Vor allem Toxine mit Proteinbindung bzw. Proteincharakter

Tabelle 79-9.
Gifte, bei denen Hämodialyse oder Hämoperfusion indiziert sind, sowie Gifte, bei denen eine Hämodialyse im Regelfall *nicht* indiziert ist

Indikationen für eine Hämodialyse	Keine Indikationen für eine Hämodialyse	Indikation für Hämoperfusion
Salicylate	Hypnotika	Sedativa
Lithium	Sedativa	Psychopharmaka
Arsen	Psychopharmaka	Insektizide (Organophosphate)
Quecksilber	Insektizide	Herbizide (Paraquat/Diquat)
Kalzium	Herbizide	Phenytoin
Paraldehyd		Theophyllin
Ethanol		Chinidin
Chinin		Isoniazid
Thallium		Digitoxin
		Digoxin
		Colchicin
		Lidocain
		Meprobamat
		Methotrexat

geleitet wird, um toxische Substanzen zu eliminieren (vgl. Kap. 56). Als mögliche Indikationen zur Hämoperfusion gelten insbesondere Intoxikationen mit den Substanzgruppen, die rechts in Tabelle 79-9 aufgeführt sind.

Die Effektivität der Hämoperfusion hängt von 3 Faktoren ab:
- Je besser das Toxin an Kohle oder Kunstharz adsorbiert wird, um so höher ist die Effektivität,
- die Beschaffenheit der Beschichtung der Kartusche ist von Bedeutung,
- es muss ein ausreichend hoher Blutfluss gewährleistet sein, damit genügend Toxine adsorbiert werden können.

Komplikationen können sowohl kartuschen- als auch katheterbedingt sein; am häufigsten werden genannt:
- Abfall der Thrombozytenzahl,
- Gerinnungsstörungen,
- Thrombosierungen,
- Blutungen,
- Blutdruckabfall.

■ **Plasmapherese.** Als therapeutische Plasmapherese wird die Elimination von Plasmaproteinen und proteingebundenen toxischen Substanzen bezeichnet. Das Plasma wird separiert und ersetzt. Als Verfahren stehen die *Blutzellseparation* mit Trennung im Schwerefeld und die sog. *Plasmafiltration*, die nach dem Prinzip der Hämofiltration unter Verwendung großporiger Membranen funktioniert, zur Verfügung.

Als mögliche Indikation für die Membranplasmazellseparation gelten:
- Digitoxin,
- Phenprocoumon,
- trizyklische Antidepressiva.

Der Einsatz wird in der Literatur unterschiedlich beurteilt und nur bei schwersten Intoxikationen empfohlen, wenn eine Hämoperfusion nicht durchführbar ist.

Der Einsatzschwerpunkt der *Plasmazellseparation* ist in erster Linie bei folgenden Krankheiten gegeben:
- thyreotoxische Krise,
- Goodpasture-Syndrom,
- Hyperviskositätssyndrom,
- Immunkomplexerkrankungen.

Andere Verfahren wie Peritonealdialyse, Plasmaperfusion und Blutaustauschtransfusion spielen so gut wie keine Rolle.

■ **Hyperventilationsbehandlung.** Organische Lösemittel – und hierzu gehören im wesentlichen die halogenierten Kohlenwasserstoffe – können beschleunigt pulmonal abgeatmet werden. Im Anschluss an die sorgfältige primäre Giftelimination kann eine Hyperventilation folgendermaßen provoziert werden:
- bei respiratorpflichtigen Patienten forcierte Beatmung durch 2- bis 4-fache Steigerung des Atemminutenvolumens,
- bei noch spontan atmenden Patienten, je nach Klinik, Anreicherung der Atemluft mit ca. 5–8% CO_2 über eine Nasensonde oder Intubation und kontrollierte maschinelle Hyperventilation.

Die Hyperventilationsbehandlung sollte prinzipiell unter kontrollierten Bedingungen stattfinden; wichtig sind insbesondere Kontrollen des Säure-Basen-Status, der Blutgase sowie der Herztätigkeit (EKG).

79.4.4 Antidotbehandlung

Neutralisierende Antidote
Die Umwandlung von Giften in schwer resorbierbare oder mindertoxische Substanzen kann durch chemische oder physikalische Umwandlung geschehen. In diesem Zusammenhang sind z. B. Glaubersalz und Polysiloxan von Bedeutung. Ein Beispiel für eine

physikalische Umwandlung ist die Kombination von Magensaft, Waschmittel und Polysiloxan als Entschäumer.

Absorbierende Antidote
Universaladsorbens ist die Aktivkohle, die durch physikalische Adsorption die Giftaufnahme verhindert. Sie ist bei akuten peroralen Intoxikationen eines der wichtigsten therapeutischen Mittel und kann durch ihre große Oberfläche beträchtliche Giftmengen adsorbieren.

Andere Adsorbenzien wie Bentonit, Paraffinöl oder Polystyramin sind nach neueren Erkenntnissen der Aktivkohle an Wirkung unterlegen, weisen aber mehr Nebenwirkungen auf und werden daher nicht mehr eingesetzt.

Antidote nach Resorption
Andidote im engeren Sinne sind Substanzen, die die Toxizität resorbierter Gifte über einen der folgenden Wirkmechanismen vermindern oder aufheben:
- Bildung chemischer Komplexe mit verminderter oder fehlender Toxizität, z. B. Komplexbildner,
- Umwandlung zu Derivaten mit verminderter oder fehlender Toxizität, z. B. durch N-Acetylcystein,
- Verdrängung am Rezeptor, z. B. Flumazenil,
- Wirkantagonismus, z. B. Naloxon,
- Antikörperbindung, z. B. Digitalisantitoxin.

Rein quantitativ spielen solche Antidote im Alltag der Humantoxikologie eine eher untergeordnete Rolle, weil wirksame und komplikationsarme Gegenmittel nur für eine begrenzte Anzahl von Noxen zur Verfügung stehen. Die immer wieder erhobene Forderung, dass für jedes Gift ein Gegengift vorhanden sein soll, erwies sich bisher als völlig unrealisierbar. Dennoch gibt es eine Reihe äußerst wirksamer Medikamente, die gerade bei schweren Vergiftungen wesentlicher Bestandteil der Behandlung sind (Tabelle 79-10).

79.4.5 Allgemeine Intensivtherapie

Zusammen mit den modernen extrakorporalen Eliminationsverfahren stellen Intensivtherapiemaßnahmen, unter dem besonderen Aspekt der akuten exogenen Intoxikation, einen entscheidenden Beitrag zur Verbesserung der Prognose vergifteter Patienten dar. Basis der Intensivtherapie – wie zuvor der Sofortbehandlung – ist die Aufrechterhaltung der Vitalfunktionen. Die Behandlung des Grundleidens – hier der Vergiftung – erfordert darüber hinaus eine Reihe spezieller Maßnahmen und Überlegungen.

Verschiedene Behandlungsansätze sollen nachfolgend unter dem Aspekt der Vergiftung erörtert werden.

Prophylaxe von Hautschäden
Insbesondere Patienten mit schweren Schlafmittelvergiftungen bedürfen einer sorgfältigen Beobachtung hinsichtlich möglicher Hautläsionen. Die sog. Barbituratblasen können nicht nur bei Barbituratintoxikationen, sondern bei allen Schlafmittelvergiftungen auftreten. Nicht selten sind auch tiefere Gewebeschichten betroffen, und es werden Fälle von massiver Rhabdomyolyse beobachtet.

Infektionsprophylaxe
Im Vordergrund stehen allgemeine hygienische Maßnahmen. Prophylaktische Antibiotikagaben sind bei Vergiftungen nicht indiziert.

Temperaturregulation
Hypothermie und Hyperthermie sind bei Schlafmittelvergiftungen häufig zu beobachten. Während Barbituratintoxikationen vorwiegend durch Hypothermie charakterisiert sind, kommen insbesondere bei Methaqualon- und Diphenhydraminintoxikationen Hyperthermien vor. Hypothermien bis 31 °C haben im Sinne der Vita minima eher einen protektiven Effekt. Schwere Formen der Hypothermie sind dagegen trotz relativ guter Prognose behandlungsbedürftig.

■ **Hypothermie.** Bei leichteren Formen der Hypothermie geschieht die Erwärmung passiv, d. h. in erster Linie durch Wärmedecken. Bei schwersten Formen der Unterkühlung muss die Erwärmung auch aktiv erfolgen. Dies ist mit angewärmten Infusionen nur unzureichend möglich; eine Wiedererwärmung erfolgt z. B. durch warme Magenspülungen oder durch die bei solchen Patienten meist stattfindende extrakorporale Gifteliminationen mit Erwärmung des extrakorporal zirkulierenden Bluts.

■ **Hyperthermie.** Die Behandlung der Hyperthermie kann mit vegetativer Blockade erfolgen und, ebenfalls passiv, durch Oberflächenkühlung (kühle Umgebungstemperatur, Aufdecken, Ventilator, Eiswasser). Auch hier ist eine Gegenregulation mit Hilfe des extrakorporalen Eliminationsverfahrens möglich.

Künstliche Ernährung
In der Initialphase nach Vergiftung, insbesondere nach primärer Entgiftungsbehandlung, wird die Nahrungszufuhr intravenös erfolgen müssen. Sobald die Primärmaßnahmen einschließlich der forcierten Diarrhoe abgeschlossen sind, kann mit einer Sondenernährung begonnen werden.

Bilanzierung
Die Bilanzierung erhält ihre spezielle Bedeutung durch das häufige Auftreten von Gefäßpermeabilitätsstörungen und Störungen der Mikrozirkulation bei Schlafmittelvergiftungen. Bromcarbamide und Methaqualon

Tabelle 79-10. Alphabetisches Verzeichnis relevanter Intoxikationen, bei denen ein Antidot verfügbar und bei entsprechender Indikation sinnvoll ist

Indikation	Antidot
Alkylphosphate	Atropinsulfat, Obidoxim
Aluminiumvergiftung	Deferroxamin
Amanitinvergiftung	Penicillin G und Silibinin
Ameisensäure	Folsäure
Antihistaminika	Physostigminsalicylat, wenn anticholinerge Prägung
Arsen	DMPS
Atropin	Physostigminsalicylat
Baclofen	Physostigminsalicylat
Belladonna	Physostigminsalicylat
Benzodiazepine	Flumazenil, Biperiden
Blei	Ethylendiamintetraacetat oder DMPS, wenn nicht verfügbar, dann D-Penicillamin
Carbamate	Atropinsulfat
Chloroquin	Diazepam
Chrom	DMPS
Codein	Naloxon
Cumarinderivate	Vitamin K
Dextropropoxyphen	Naloxon
Digitalis	Digitalisantitoxin
Dioxine	Polyethylenglykol-400 (äußerlich)
Eisen (III)-Vergiftung	Deferoxamin
Ethylenglykol	Ethanol
Flußsäure	Kalziumglukonat
Gold	DMPS, D-Penicillamin
Heroin	Naloxon
Isoniazid	Pyridoxin
Kobalt	DMPS
Kupfer	D-Penicillamin
Lost	Natriumsulfat
Methämoglobinbildner	Methylenblau, Toluidinblau
Methadon	Naloxon
Methanol	Ethanol und Folsäure
Methotrexat	Leucovorin
Opiate	Naloxon
Organische Lösemittel	Polyethylenglykol-400 (äußerlich)
Paracetamol	N-Acetylcystein
Parathion	Atropin, Obidoxim
Pentazozin	Naloxon
Phenole	Polyethylenglykol-400 (äußerlich)
Plutonium	DMPS
Psychopharmaka mit extrapyramidaler Symptomatik	Biperiden
Quecksilber	DMPS
Reizgasinhalation	Dexamethason
Schaumbildner	Polisiloxan
Silber	DMPS
Thallium	Eisen(III)hexacyanoferrat(II)
Trizyklische Antidepressiva	Physostigminsalicylat (nur bei Krämpfen und/oder Herzrhythmusstörungen)
Zink	D-Penicillamin
Zyanide	Dimethylaminophenol, dann Natriumsulfat

DMPS: 2,3-Dimercapto-1-propansulfonsäure.

sind hier als Substanzgruppen zu nennen. Hirnödem und Lungenödem sind häufige Komplikationen, deren Auftreten durch eine sorgfältige Bilanz des Elektrolyt- und Wasserhaushalts verhindert werden soll.

Hämodynamische Störungen
Die Veränderung der Hämodynamik bei Patienten mit exogenen Intoxikationen durch Hypnotika und Psychopharmaka sind im Wesentlichen auf drei Pathomechanismen zurückzuführen:
- Hypovolämie,
- Störung der zentralen und peripheren Kreislaufregulation,
- direkte kardiotoxische Einwirkung.

■ **Hypovolämie.** Mögliche Ursachen einer Hypovolämie bei Intoxikationen sind mangelhafte Flüssigkeitszufuhr im Koma sowie Flüssigkeitsverluste durch Erbrechen und Sequestration von Plasma in das Haut-Muskel-Gewebe. Mit Steigerung des Plasmavolumens durch Volumeninfusion kommt es regelmäßig zu einem Anstieg des Herzindex. Erstmaßnahme bei Schock durch Schlafmittel- und Psychopharmakaintoxikationen ist bei normorhythmischen Patienten die Volumengabe.

■ **Störungen der Kreislaufregulation.** Bei Schlafmittelvergiftungen kann, neben dem Volumenmangel, auch eine Störung der Kreislaufregulation (Fehlen einer sympathoadrenergen Gegenregulation mit Tachykardie und Widerstandssteigerung) und der kardialen Pumpleistung (relativ hohe Füllungsdrücke trotz Hypovolämie) vorliegen.

Ein ähnlich komplexes Bild hämodynamischer Störungen wie bei Schlafmittelvergiftungen findet sich bei Patienten mit Überdosierung trizyklischer Antidepressiva (Amitryptilin und Imipramin). Nach Volumensubstitution ist der 2. Schritt zur Kreislaufstabilisierung die Gabe von Katecholaminen, z. B. Dopamin.

Myokardfunktion
Bei Intoxikationen mit trizyklischen Antidepressiva und Hypnotika gibt es echokardiographische Hinweise für myokardiale Kontraktilitätsstörungen. Hieraus ergibt sich als 3. Schritt die Indikation für Katecholamine, z. B. für Dobutamin.

Respiratortherapie
Ursache für eine Hypoxie bei Vergiftungen kann eine zentrale Atemdepression oder auch eine pulmonale Insuffizienz sein. Dabei spielen sowohl funktionelle als auch morphologische Läsionen des Lungenparenchyms eine Rolle. Der Aspiration kommt eine entscheidende Bedeutung zu. Das drohende Lungenversagen steht im Mittelpunkt der therapeutischen Bemühungen und rechtfertigt den frühzeitigen Einsatz der Beatmung mit positiv endexspiratorischem Druck (PEEP) bei Patienten mit drohendem ARDS.

79.5 Suizidale und parasuizidale Handlung

Während die Suizidrate relativ stabil ist, nimmt die Zahl der Versuche allerdings zu und liegt um ein Vielfaches über der Suizidrate. In der Suizidforschung gilt das Interesse sowohl dem perisuizidalen Verhalten wie auch der Wahl der verwendeten Mittel.

Ab den 1960er Jahren ist der Anteil überwiegend „weicher Mittel" bei Suizidversuchen wie Hypnotika, Psychopharmaka zusammen mit Alkohol auf 80 % angestiegen. Die „harten Methoden" wie Schnitte, Ertränken, Erhängen, Erschießen und Stürze sind zurückgegangen, stehen aber nach wie vor bei den Suiziden an erster Stelle.

In engem Zusammenhang mit dem gewählten Mittel ist die Frage des Risikos zu sehen. Hier muss das subjektive von dem objektiven Risiko unterschieden werden. Vom medizinischen Standpunkt aus kann eine Intoxikation objektiv harmlos sein, der intoxikierte Patient war jedoch bei der Suizidhandlung subjektiv von der Gefährlichkeit des Medikamentes überzeugt.

Suizid und Suizidversuch gehören nicht unbedingt und direkt zusammen. Manche Autoren belegen den als „cry for help" bezeichneten Suizidversuch auch mit dem Terminus Parasuizid.

In jedem Fall von Suizidversuch und parasuizidaler Handlung sollte vor Entlassung des Patienten ein Psychiater hinzugezogen werden; Einzelheiten sind in Kap. 46 dargestellt.

79.6 Drogennotfälle

Die typischen Drogentypen sind in der folgenden Übersicht dargestellt:

Typische Drogentypen

- *Canabis:*
  - Haschisch
  - Marihuana
- *Halluzinogene:*
  - LSD
  - DOM
  - Meskalin,
  - Psilocybin
- *Weckaminartige Substanzen:*
  - Amphetamin
  - Metamphetamin
  - Methylphenidat (Pharmaka)
  - Kokain

- *Opioide:*
  - Opium
  - Heroin
  - Hydromorphin
  - Methadon
  - Pentazozin

Grundsätzlich entstehen Drogennotfälle durch drogenbedingte Intoxikations- und Entzugssyndrome oder durch psychogen bedingte Fehlreaktionen. Intoxikationen entstehen durch Drogenüberdosierungen. Toxikologie und Symptomatologie der wichtigsten Drogen seien nachfolgend kurz skizziert.

Canabis

Canabis = Haschisch, Marihuana; Szenenjargon: „Joint", „Heu", „Stoff", „Shit", „Kiff".
Der Wirkstoff ist Tetrahydrocannabinol (THC). Der Wirkmechanismus ist wenig geklärt, Rezeptorhypothesen. Die Einnahme erfolgt inhalativ, auch in Plätzchen verbacken; eine Letaldosis ist nicht bekannt. Vergiftungsbild: Bei akuten Intoxikationen bestehen Übelkeit, Erbrechen, Konjunktivitis, aggressive Ausbrüche, depressive Verstimmungszustände. Als Entzugssymptome sind Unruhe, Schwitzen, Schlaflosigkeit und Angstzustände zu beobachten.

Halluzinogene

Zu den Halluzinogenen gehören LSD, DOM, Meskalin, Psilocybin; Szenenjargon: „Acid Mikes", „Blue Cops". Die Einnahme erfolgt per os, per inhalationem, parenteral. Wirkmechanismus: an den Synapsen des serotonergen, dopaminergen und noradrenergen Systems. Letaldosis > 0,07 mg. Vergiftungsbild: Bei akuten Vergiftungen zeigen sich Übelkeit, Erbrechen, Mydriasis, Tachykardie, z. T. auch ein „Horrortrip". Angstzustände und Panikzustände sind als Nachhallpsychosen bekannt.

Kokain

Kokain wird im Szenenjargon als „Speedrun", „Speedball", „Speedtrip" bezeichnet. Die Einnahme erfolgt intranasal, parenteral, oral. Wirkmechanismus: Noradrenalinfreisetzung, parasympathischer Block. Letaldosis 1–2 g p.o., 0,2–0,3 g subkutan. Vergiftungsbild: Beim Kokainschock Erregung, Blässe, Bradykardie, Koma, Schock. Akute Intoxikationen sind durch Halluzinationen, Delirium, neurologische Symptomatologie, Sympathikotonus und Atemlähmung gekennzeichnet. Entzugssymptome zeigen sich in Form von Katergefühl, kriminellem Verhalten, „Kokaintierchen", Korsakow-Syndrom, Kokainwahnsinn.

Opioide

Opioide wie Opium, Morphium, Heroin werden gespritzt, geschnupft oder inhaliert. Wirkmechanismus: Opioidrezeptoren. Folgende Letaldosen werden angegeben: Opium 2–3 g, Heroin 60 mg, Morphin 0,3–1,4 g oral und 0,1 g i. v. Vergiftungsbild: Bei akuten Intoxikationen treten Miosis, Atemdepression, Koma, Bradykardie und Pyramidenbahnzeichen auf, Entzugssymptome sind Gähnen, Tremor, Mydriasis, Krämpfe, Delir.

Zusammenfassung der Symptomatologie

Die Klinik der Drogenintoxikationen ist gekennzeichnet durch Herzkreislaufstörungen, Atemstörungen, neurologische Störungen bis hin zu Krampfanfällen.

Eine parasympathische Reaktion überwiegt bei Opioiden mit Miosis, Hypotonie, Bradykardie und Obstipation. Eine Sympathikusreaktion tritt v. a. bei Halluzinogenen, Weckaminen und beim Opiatentzug auf; typische Symptome sind Mydriasis, Hyperhidrosis, Tachykardie, Reflexsteigerung und Hypertonie.

Die psychische Symptomatik lässt sich folgendermaßen zusammenfassend charakterisieren:
- *akute Symptomatik:*
  - Affektstörungen, Denkstörungen, Wahrnehmungsstörungen, Antriebsstörungen, Bewusstseinsstörungen,
- *im Intervall:*
  - Entzugssymptomatik, Nachhallpsychosen.

Differentialdiagnose

Differentialdiagnostisch sind folgende Intoxikationen und Krankheitsbilder in Betracht zu ziehen:
- *exogen:*
  - Alkohol, Kohlenmonoxid, Schlafmittel, Atropin,
- *endogen:*
  - hirnorganische Syndrome, epileptische Anfallsleiden, endogene Psychosen.

Literatur

1. Franz HE, Hörl WH (Hrsg) (1997) Blutreinigungsverfahren. Technik und Klinik, 5. Aufl. Thieme, Stuttgart New York
2. Heinemeyer G, Fabian U (1997) Der Vergiftungs- und Drogennotfall, 3. Aufl. Ullstein Mosby, Berlin Wiesbaden
3. Mutschler E (1996) Arzneimittelwirkungen: Lehrbuch der Pharmakologie und Toxikologie. Wissenschaftliche Verlagsgesellschaft, Stuttgart
4. Schuster HP, Schölmerich P, Schönborn H, Baum PP (Hrsg) (1988) Intensivmedizin. Innere Medizin, Neurologie, Reanimation, Intoxikation, 3. Aufl. Thieme, Stuttgart New York
5. Weilemann LS, Reinecke HJ (1996) Notfallmanual Vergiftungen. Intoxikationen schnell erkennen, sicher nachweisen und gezielt behandeln. Thieme, Stuttgart New York
6. Wirth W, Gloxhuber C (Hrsg) (1994) Toxikologie, 5. Aufl. Thieme, Stuttgart New York

Sektion XVII:
Anhang

Sektion XVII
Anhang

Referenzbereiche klinisch wichtiger Laborparameter

J. Geisel

Hinweis:
Erfolgt keine besondere Kennzeichnung, werden Referenzbereiche für Erwachsene aufgelistet. Fehlen Referenzbereiche für Frauen, sind diese identisch mit denen für Männer. Referenzbereiche können in Abhängigkeit von der verwendeten Methode unterschiedlich sein. Es ist daher notwendig, die Referenzbereiche der entsprechenden Laboratorien zu berücksichtigen.

Referenzbereiche klinisch wichtiger Laborparameter

Analyt	Material	M	F	Konventionelle Einheit	× Faktor	Alternative Einheit	M	F	Erläuterungen
Hämatologische Parameter									
Erythrozyten	E	4,5–5,9	4,1–5,1	10^{12}/l					
Hämoglobin	E	14–17,5	12,3–15,3	g/dl	0,621	mmol/l	8,68–10,87	7,64–9,50	
Hämatokrit	E	38–49	35–43	%					
MCV	E	80–96	a)	fl	1	μm^3	80–96		
MCH	E	28–33		pg	0,062	fmol	1,7–2,0		
MCHC	E	33–36	33–36	g/dl	0,6206	mmol/l	20–22		
Retikulozyten	E	0,5–1,5[1]		%					[1] Mikroskopische Zählung
Thrombozyten	E	201–379		×10^9/l					
Leukozyten	E	4,0–10,0		×10^9/l					
Stabkernige neutrophile G.	E	< 5		%		10^9/l	bis 0,5		
Neutrophile Granulozyten	E	50–75		%		10^9/l	2,0–7,0		
Eosinophile Granulozyten	E	< 5		%		10^9/l	bis 0,35		
Basophile Granulozyten	E	< 2		%		10^9/l	bis 0,1		
Lymphozyten	E	25–45		%		10^9/l	1,2–3,4		
Monozyten	E	2–10		%		10^9/l	0,1–0,6		

Abkürzungen: *M* Männer, *F* Frauen, *S* Serum, *P* Plasma, *E* EDTA-Blut, *CP* Zitratplasma, *CB* Zitratblut, *U* Urin, *U-24* 24-h-Urin, *L* Liquor, *AB* arterielles Blut.

Anhang Referenzbereiche klinisch wichtiger Laborparameter

Analyt	Material	M	F	Konventionelle Einheit	× Faktor	Alternative Einheit	M	F	Erläuterungen
Gerinnung									
aPTT (aktivierte partielle Thromboplastinzeit)	CP	26–36[1]		s					[1] Abhängig vom Reagens
TPZ (Thromboplastinzeit, Quick-Wert)	CP	70–130[1]		%					[1] Abhängig vom Reagens
INR	CP	0,85–1,15							
TZ (Thrombinzeit)	CP	16–24[1]		s					[1] Abhängig vom Reagens
Fibrinogen	CP	180–350[1]		mg/dl					[1] Abhängig vom Reagens
Reptilase	CP	12–20[1]		s					[1] Abhängig vom Reagens
Antithrombin III	CP	80–120[1]		%					[1] Abhängig vom Reagens
Protein C (Aktivität)	CP	70–140[1]		%					[1] Abhängig vom Reagens
Protein S (Aktivität)	CP	70–140[1]		%					[1] Abhängig vom Reagens
D-Dimer	CP	< 0,3[1]		mg/l					[1] Abhängig vom Reagens
Blutungszeit		2–7[1]		min					[1] Nach Ivy
Elektrolyte und Elemente									
Natrium	S/P	135–145		mmol/l					
Kalium	S/P	3,6–4,8		mmol/l					
Chlorid	S/P	95–105		mmol/l					
Kalzium – gesamt	S/P	2,20–2,65		mmol/l	4,01	mg/dl	8,8–10,6		

Referenzbereiche klinisch wichtiger Laborparameter   1395

Kalzium – ionisiert	S/P	1,15–1,35		mmol/l	4,01	mg/dl	4,6–5,4
Magnesium	S/P	0,7–1,05		mmol/l	2,431	mg/dl	1,7–2,55
Phosphat – anorganisch	S/P	2,6–4,5		mg/dl	0,3229	mmol/l	0,84–1,45
Enzyme							
ASAT (GOT)	S/P	<19	<15	U/l		37°C	10–50	10–35
ALAT (GOT)	S/P	<23	<19	U/l		37°C	10–50	10–35
γ-GT	S/P	<28	<18	U/l		37°C	9–40	9–35
CHE	S/P	3,5–8,5		KU/l		37°C	5,3–12,9	
GLDH	S/P	<4	<3	U/l		37°C	<6,0	<4,5
Alkalische Phosphatase	S/P	<180	<160	U/l		37°C	<270	<240
LDH	S/P	<240		U/l		37°C	<480	
HBDH	S/P	<140		U/l		37°C	<182	
CK	S/P	<80	<70	U/l		37°C	<190	<167
CK-MB	S/P	<10[1]		U/l		37°C	<24		[1] Bei Herzinfarkt 6–25 % der Gesamt-Ck
Amylase	S/P	<120[1]		U/l		37°C	<220		[1] EPS-Methode
Pankreas-Amylase	S/P	<64[1]		U/l		37°C	<115		[1] EPS-Methode
Lipase	S/P	<60[1]		U/l					[1] Kolorimetrischer Test

Abkürzungen: *M* Männer, *F* Frauen, *S* Serum, *P* Plasma, *E* EDTA-Blut, *CP* Zitratplasma, *U* Urin, *U-24* 24-h-Urin, *L* Liquor, *AB* arterielles Blut.

Analyt	Material	M	F	Konventionelle Einheit	× Faktor	Alternative Einheit	M	F	Erläuterungen
Stoffwechselparameter									
Glukose	S/P	55–110		mg/dl	0,05551	mmol/l	3,1–6,1		
Bilirubin – gesamt	S/P	0,1–1,2		mg/dl	17,104	µmol/l	1,7–20,5		
Bilirubin – direkt	S/P	<0,2		mg/dl	17,104	µmol/l	<3,4		
Harnsäure	S/P	3,6–8,2	2,3–6,1	mg/dl	59,485	µmol/l	214–488	137–363	
Triglyzeride	S/P	<200		mg/dl	0,0114	mmol/l	<2,3		Risikobezogene Zielwerte
Cholesterin	S/P	<200		mg/dl	0,02586	mmol/l	<5,2		Risikobezogene Zielwerte
LDL-Cholesterin	S/P	<155		mg/dl	0,02586	mmol/l	<4,0		Risikobezogene Zielwerte
HDL-Cholesterin	S/P	>35		mg/dl	0,02586	mmol/l	>0,9		Risikobezogene Zielwerte
Lipoprotein(a)	S/P	<30		mg/dl					Risikobezogene Zielwerte
Ammoniak	P	27–90		µg/dl	0,587	µmol/l	16–53		
Niere/Urin									
Harnstoff	S/P	10–50		mg/dl	0,167	mmol/l	1,7–8,4		
Kreatinin	S/P	<1,2	0,9	mg/dl	88,4	µmol/l	<106	<80	Jaffé-Reaktion, kinetisch
Kreatininclearance	S/P+U-24	98–156	95–160	ml/min					
Erythrozyten	U	<5		Zellen/µl					

			Zellen/µl	
Leukozyten	U	< 10		
Albumin	U, U-24	< 20	mg/l	
Protein	U, U-24	< 80[1]	mg/l	Trichloressigsäure-HCl-Methode
pH	U, U-24	4,8 – 7,4		
Spezifisches Gewicht	U, U-24	1,002 – 1,035	g/ml	
Osmolalität im Serum	S	280 – 300	mosmol/kg	
Osmolalität im Urin	U, U-24	50 – 1200	mosmol/kg	
Natrium	U, U-24	54 – 150	mmol/l	30 – 300 mmol/24 h
Kalium	U, U-24	20 – 80	mmol/l	25 – 125 mmol/24 h
Chlorid	U, U-24	46 – 168	mmol/l	110 – 250 mmol/24 h
Phosphat	U-24	40 – 140	mg/dl	0,4 – 1,3 g/24 h	× 0,323 (mmol/l), × 32,3 mmol/24 h
Harnstoff	U-24	0,9 – 3,0	g/dl	< 35 g/24 h	× 0,167 (mmol/l), × 16,7 (mmol/24 h)
Harnsäure	U-24	37 – 92	mg/dl	0,2 – 1,0 g/24 h	× 0,595 (µmol/l), × 5,95 (mmol/24 h)
Amylase	U-24	< 600[1]	U/l	< 450[2] U/24 h	[1] bei 37°C < 1000 U/l, [2] bei 37°C < 900 U/24 h
Glukose	U-24	6 – 20[1]	mg/dl	20 – 90[1] mg/24 h	
D-Aminolävulinsäure	U-24	0,25 – 6,4	mg/24 h	2 – 49 µmol/24 h	× 0,0555 entspricht mmol/l
Porphobilinogen	U-24	0,1 – 1,7	mg/24 h	0,5 – 7,5 µmol/24 h	
Porphyrin – gesamt	U-24	< 100	µg/24 h	< 120 nmol/24 h	

Abkürzungen: *M* Männer, *F* Frauen, *S* Serum, *P* Plasma, *E* EDTA-Blut, *CP* Zitratplasma, *U* Urin, *U-24* 24-h-Urin, *L* Liquor, *AB* arterielles Blut.

Anhang Referenzbereiche klinisch wichtiger Laborparameter

Analyt	Material	M	F	Konventionelle Einheit	× Faktor	Alternative Einheit	M	F	Erläuterungen
Proteine									
Proteine	S/P	66–83		g/l					
Albumin	S	35–53		g/l					CRM 470 Standardisierung
Coeruloplasmin	S	20–60		mg/dl					CRM 470 Standardisierung
Haptoglobin	S	30–200		mg/dl					CRM 470 Standardisierung
Transferrin	S	200–360		mg/dl	0,126	µmol/l	25–45		CRM 470 Standardisierung
Ferritin	S	34–300	10–120	ng/ml					Referenzbereich – methodenabhängig
Toponin T	S	< 0,1		µg/l					
Troponin I	S	< 0,1–2,0		µg/l					Referenzbereich – methodenabhängig
Myoglobin	S	< 60		µg/l					Referenzbereich – methodenabhängig
IgG	S	700–1600		mg/dl					CRM 470 Standardisierung
IgA	S	70–400		mg/dl					CRM 470 Standardisierung
IgM	S	40–230		mg/dl					CRM 470 Standardisierung
IgE	S	< 24		µg/dl		IU/ml	< 100		Referenzbereich – methodenabhängig
C3-Komplement	S	90–180		mg/dl					CRM 470 Standardisierung
C4-Komplement	S	10–40		mg/dl					CRM 470 Standardisierung
α_1-Antitrypsin	S	110–280		mg/dl					CRM 470 Standardisierung

Referenzbereiche klinisch wichtiger Laborparameter

α_2-Makroglobulin	S	130–300		mg/dl	CRM 470 Standardisierung
β_2-Mikroglobulin	S	0,8–2,4		mg/dl	Referenzbereich – methodenabhängig
Entzündungsparameter					
Blutkörperchensenkungsreaktion (BSR)	CB	< 15[1]		mm/1 h	[1] unter 50 Jahre
		< 20[1]		mm/1 h	[1] über 50 Jahre
CRP	P/S	< 5		mg/l	CRM 470 Standardisierung
Procalcitonin	S	< 0,5		µg/l	
Säure-Basen-Status					
pH	AB	7,37–7,45			
pCO$_2$	AB	35–46		mm Hg	0,1333	kPa	4,6–6,1
pO$_2$	AB	71–104		mm Hg	0,1333	kPa	9,5–13,9
O$_2$-Sättigung	AB	94–98		%			
Standardbikarbonat	AB	21–26		mmol/l			
Basenabweichung	AB	−2 bis +3		mmol/l			
Laktat	P	< 22		mg/dl	0,111	mmol/l	< 2,4

Abkürzungen: *M* Männer, *F* Frauen, *S* Serum, *P* Plasma, *E* EDTA-Blut, *CP* Zitratplasma, *U* Urin, *U-24* 24-h-Urin, *L* Liquor, *AB* arterielles Blut.

Analyt	Material	M	F	Konventionelle Einheit	× Faktor	Alternative Einheit	M	F	Erläuterungen
Hormone									
TSH	S	0,35–4,5		µU/ml					Referenzbereich – methodenabhängig
T3	S	0,6–1,81		ng/ml	1,536	nmol/l	0,9–2,8		Referenzbereich – methodenabhängig
T4	S	4,5–10,9		µg/dl	12,87	nmol/l	58–140		Referenzbereich – methodenabhängig
fT3	S	2,3–4,2		pg/ml	1,536	pmol/l	3,5–6,5		Referenzbereich – methodenabhängig
fT4	S	0,89–1,8		ng/dl	12,87	pmol/l	11,5–23,2		Referenzbereich – methodenabhängig
Kortisol	S	7–25[1]		µg/dl	0,0276	µmol/l	0,19–0,69[1]		[1] 8 Uhr, Referenzbereich – methodenabhängig
Prolaktin	S	<17	<30	ng/ml	21,2	mU/l	<360	<620	Referenzbereich – methodenabhängig
Liquoruntersuchungen									
Proteine	L	15–45		mg/dl					
Glukose	L	40–76[1]		mg/dl	0,05551	mmol/l	2,2–4,2		[1] 50–80 % der Blutglukose
Leukozyten	L	4		µl					
Erythrozyten	L	negativ							
Laktat	L	1,2–2,1		mmol/l	9,008	mg/dl	10,8–18,9		

Pharmaka					
Digoxin	S	0,8–2,0		ng/ml	
Digitoxin	S	10–25		ng/ml	
Theophyllin	S	8–20		µg/ml	
Cylosporin – monoklonal	E	100–250[1]		ng/ml	[1] Erhaltungstherapie, indikationsabhängig
Cylosporin – polyklonal	E	400–500[1]		ng/ml	[1] Erhaltungstherapie, indikationsabhängig
Mycophenolat	E	2,5–4,5[1]		µg/ml	[1] Erhaltungstherapie, indikationsabhängig
Tacrolimus	E	5–15[2]		ng/ml	[1] Erhaltungstherapie, indikationsabhängig
Amikacin	S	20–30[1]	< 5[2]	µg/ml	[1] Maximum, [2] Minimum
Gentamicin	S	5–10[1]	< 2[2]	µg/ml	[1] Maximum, [2] Minimum
Netilmicin	S	5–12[1]	< 3[2]	µg/ml	[1] Maximum, [2] Minimum
Tobramicin	S	5–10[1]	< 2[2]	µg/ml	[1] Maximum, [2] Minimum
Vancomicin	S	20–40[1]	5–10[2]	µg/ml	[1] Maximum, [2] Minimum
Lithium	S	0,3–1,3		mmol/l	

Abkürzungen: *M* Männer, *F* Frauen, *S* Serum, *P* Plasma, *E* EDTA-Blut, *CP* Zitratplasma, *U* Urin, *U-24* 24-h-Urin, *L* Liquor, *AB* arterielles Blut.

Sachverzeichnis

A

α-Amylase 144
α-Koma 165
α_2-Agonisten 358, 362
– Alkoholentzugssyndrom 362
– klinische Anwendung 358
– klinische Wirkungen 358
– Nebenwirkungen 358
α_2-Antagonisten 790
– ICP 790
α_2-Makroglobulin 315
– Halbwertzeit 315
– Molekulargewicht 315
– Plasmakonzentration 315
A. brachialis 122
A. brachiocephalica 179
– Druckarrosion
A. carotis 135
– versehentliche Punktion 135
A. carotis interna 759
– Stenose 759
A. cerebri media 751
– embolischer Infarkt 751
A. cerebri posterior 751
– Insult 751
A. femoralis 122, 147
– Punktion 147
A. radialis 122, 148
– Punktion 147
$AaDO_2$ 444, 445
Abciximab 643, 654
Abdomen 208, 211, 1223, 1225, 1227–1229, 1338
– akutes 208, 221, 910, 1223, 1225, 1228, 1230
– Computertomographie 1229
– Endoskopie 1229
– freie Flüssigkeit 211
– freie Luft 208
– geblähtes 1338
– konventionelle Röntgendiagnostik 1227
– Sonographie 211
Abdomenaufnahme 177, 207, 1227
– konventionelle 207
– Krankenbett 177
Abdominal-binding-Technik 423
Abdominaltrauma 1175
– präklinische Therapie 1175
Abdominalverletzungen 1121
– Versorgungsstrategie 1121
Abhängigkeit 38
– Personal u. Apparate 38

AB0-Erythroblastose 1333, 1334
– Diagnose und Therapie 1334
– Klinik 1334
AB0-Inkompatibilität 1334
AB0-System 322
Absaugen 66, 67, 1072
– endotracheal 66, 1072
– transglottisch 67
Absencenstatus 164
Abstandquadratgesetz 177
Abszess 1088, 1226, 1235, 1236, 1237
– intraperitonealer 222, 1223, 1236
– perityphlitischer 1235
– retroperitonealer 1237
Abwehrspannung 210
ACD-CPR 423, 424
ACE-Hemmer 592, 593, 634
– Dosierungen 593
– Therapie 634
Acetoacetat 911
Aceton 911
Acetylcystein, ARDS 487
Acetylsalicylsäure 596, 642, 653
Acrylnitril, Intoxikation 490
Acyclovir 854
Acylaminopenicillin 502, 986
Acylureidopenicilline 978
Adalat 1282
Adams-Stokes-Morgagni-Anfall 581
Addenbrooke Hospital-Score 347
Addison-Krise 810
– Diagnostik 810
– Symptome 810
– Therapie 810
Additionsalkalose 942
Additionsazidose 915, 938
Adenosin 665
Adhäsionsvorgänge 1092
ADH-Sekretion, inadäquate 798
$a\bar{v}DO_2$ 444
Adrenalin 428, 432, 436, 437, 472, 513, 601, 629, 662, 1013, 1190, 1246, 1293, 1305
– anaphylaktoide Reaktionen 1293
– Früh- und Neugeborene 1305
– Herz-Kreislauf-Stillstand 428
– Sepsis 1013
– Schock 1190
Adrenalininhalation 1294
Adult Respiratory Distress Syndrome 1096
Aerosole 536

Aggressionen, tätliche 842
Aggressivität 52
Agitiertheit 1379
Airtrapping 198, 545
Airway closure 450
Airway Pressure Release Ventilation 553, 555
Ajmalin 665, 669, 670
Aktivin A 1277
Aktivkohledosierung 1382
Akutphase-Proteine 248
Akutphasereaktion 1092
Alanin 284, 899, 900, 903
Albumin 139, 1290
– anaphylaktoide Reaktionen 1290
Albuminquotient 766
Aldehyde 492
Aldolase B. 278
Aldosteronantagonisten 953
– Hyperkaliämie 953
Alexan 701
– Dosierung 701
Alfentanil 355
– Dosierungsempfehlungen 355
ALI 480
– Definitionen 480
Alkalose 232, 717, 935, 938, 941, 942
– Blutgasanalyse 938
– metabolische 232, 717, 941
– respiratorische 232
– Therapie 942
Alkohol 918
– Hypoglykämie 918
Alkoholentzugsdelir 51
Alkoholentzugssyndrom 43, 360, 361, 362, 841
– Diagnostik 361
– Differentialdiagnose 361
– Pathophysiologie 361
– Stadieneinteilung 361
– Therapie 362
– typische Symptome 43
Alkylphosphat, Antidot 1386
Allen-Test 147
Alloimmunthrombozytopenie, neonatale 310
Aphasie 269
Aluminiumvergiftung, Antidot 1386
Alveolardruck 530
Alveolarschaden 193, 198
Amanitatoxine 710
Amanitinvergiftung, Antidot 1386
Amantadin, Intoxikation 1379

Ambulanz-Jet 78
Ameisensäure, Antidot 1386
Amikacin 848, 980
Amine, biogene 1090
Aminoglykoside 502, 506, 980, 986, 987, 993
– Dosierung 980
– Eigenschaften 980
– intratracheale Applikation 993
– Präparate 980
– Toxizität 980
Aminopenicilline 978
Aminosäureaufnahme 903
Aminosäuren 282, 284, 285, 297–299, 718
– parenteraler Einsatz 284
– semiessentielle 282
Aminosäurenbedarfsmuster 283
Amiodaron 595, 633
Amitriptylin 51, 840
Ammoniak 237, 490, 491, 714
– Erhöhung 714
– Intoxikation 490
Ammoniak/Glutamin-Hypothese 714
Ammoniakgas 1377
– Intoxikation 1377
Ammonium 237
Amniozentese 1335
Amöbenenzephalitis 857
Amoxicillin 978
Amphetamin, Intoxikation 1379
– Entzugssyndrome 43
Amphotericin B 976, 855, 982, 983, 984, 1259
– Dosierung 983
– Indikationen 983
– Präparationen 983
– Toxizität 983
– unerwünschte Wirkungen 983
– Wirkmechanismus 983
Ampicillin 848, 978
Amputationen 1123
Amrinon 602
– Dosierung 602
Amylase 725
Amyloidangiopathie 824
Analgesie 1349
– Früh- und Neugeborene 1349
Analgetika 345, 1139
– Biotransformation 345
Analgosedierung 343, 345, 346, 360, 788, 1127
– Applikationstechniken 345
– Konzepte 344
– neurochirurgische Intensivmedizin 788
– Polytrauma 1127
– Schemata 360
– Ziele 343
– Überwachung und Objektivierung 346
Anämie 322, 1332, 1334, 1335
– Definition und Interventionsgrenzen 322
– Diagnose 322
– fetale 1335
– Klinik 322

– mikroangiopathische hämolytische 332
– neonatale 1332
Anaphylaxie 1289, 1292
– Diagnose und Therapie 1292
– idiopathische 1289
Anaphylaxis factitia 1289
Anastomoseninsuffizienz 1238
– Therapie 1238
Aneurysma 223, 641, 762, 793, 794
– Blutung 223
– chirurgische Versorgung 794
– Rupturen 794
– zerebrale 762
Anfälle, nichtkonvulsive 163
Angehörige 45, 52, 54, 885
– als Unterstützung 45
– Gespräche 54
– Stellung 885
– Umgang u. Kooperation 52
Angina pectoris 615, 649–653, 679
– Diagnose 650
– Diagnostik 652
– Differentialdiagnose 650
– instabile 649
– Prognose 653
– Thoraxröntgenaufnahme 652
Angina, vasospastische 650
Angiodysplasie 735, 741
Angiographie 689, 738, 756, 822
– Hirngefäße 822
Angiome, arteriovenöse 762
Angioödem 1291
Angiotensin 576
Angiotensin II 429
– Reanimation 429
Angst und Trauer 38, 53
Angstminderung 263
Angststörungen 40, 46
– Ätiopathogenese 40
– Definition 40
– Differentialdiagnose 41
– Epidemiologie 40
– Formen 40
– Symptomatik 40
– therapeutische Strategien 46
Angst-Teufelskreis, psychophysiologischer 41
Angstzustände 51
– Pharmakotherapie 51
Anhedonie 42
Anionenlücke 235, 239, 912, 938, 939
Anpassungsstörungen 43
Anti-Akutphase-Proteine 248
Antiarrhythmika 595
Antibiotika 519, 728, 976, 990, 1071, 1143
– allgemeine Nebenwirkungen 976
– Deeskalationstherapie 990
– Dosierung 976
– Eskalationstherapie 990
– Hämofiltration 976
– Kombinationen 991
– schriftliche Richtlinien 1071
Antibiotikaprophylaxe 992, 1073, 1074, 1076, 1198
– geeignete Antibiotika 992
– Indikationen 992

– perioperative 992
– systemische 1198
Antibiotikaresistenzen 972
– Mechanismen 972
Antibiotikatherapie 971, 989, 990, 991, 992
– Beendigung 991
– Behandlungsgrundsätze 989
– Indikationen 991
– Nutzen und Gefahren 971
– Strategien 990
– Versagen 991
– Voraussetzungen 971
– Wechsel 992
Anticholinergika 1379
– Intoxikationen 1379
– Vergiftungen 1379
Anti-D-Antikörper 1336
Antidepressiva 49, 51, 1386
– Antidot 1386
– Nebenwirkungen 49
– Wirksamkeit 49
Anti-D-Immunglobulin 1336
Antidotbehandlung 1384
Antidote 1384, 1385
– absorbierende 1385
– nach Resorption 1385
– neutralisierende 1384
Antigenpräsentation 1108
Antigenzufuhr 1293
– Unterbrechung 1293
Antihistaminika 1379, 1386
– Antidot 1386
– Intoxikationen 1379
Antikoagulanzien 326
– Laborüberwachung 326
– Therapie bei Überdosierung oder Blutung 326
Antikoagulanzientherapie 700
Antikoagulation 596, 629, 964
– extrakorporale Eliminationsverfahren 964
Antikörperspezifitätsindex 766
Antimykotika 982, 983
Antioxidanzien 1129
Antiphlogistika, ARDS 487
Antithrombin 242, 308, 308, 315, 319, 327, 331
– Halbwertzeit 315
– Indikationen und Kontraindikationen 319
– Mangel 319
– Molekulargewicht 315
– Plasmakonzentration 315
– Substitution 319
Antithrombinkonzentrat 319, 327
– Dosierung und Monitoring 319
– Mangel 319
Antriebsminderung 51
Anurie 1307
Aorta 1170
– Verletzung 1170
Aortendissektion 679
Aortenprothese 219
Aortenruptur, thorakale 1121, 1171
Aortographie 587
AP, s. alkalische Phosphatase 243
APACHE-Score 84

APACHE II 85, 86, 88, 89, 92, 93
APACHE III 17
Apgar-Schema 1301
Apgar-Wert 1307
Apneusis 787
Apnoe 1321, 1357
– Frühgeborenenalter 1357
– gemischte 1321
– Kindesalter 1357
– obstruktive 1321
– zentrale 1321
Apnoeventilation 552
Apoproteine 1309
Apparatemedizin 17
Appendektomie, laparoskopische 1235
Appendizitis, akute 1234
Aprotinin 693, 1249
APRV 553, 554, 556
– Indikationen 556
– klinische Bedeutung 556
– mit Spotanatmung 555
Arachidonsäurestoffwechsel 1090, 1107
Arbeitsbedingungen, belastende 54
Arbeitsteilung 31
– horizontale 31
– vertikale 31
ARDS 191, 194, 195, 196, 197, 198, 200, 205, 480–487, 563, 1367
– Ätiologie 480
– Atelektasen 481
– Beatmungskonzept 486
– Beatmungstherapie 484
– Behandlung des Grundleidens
– CT-Befunde 196, 197
– Diagnose und Klinik 482
– Exsudative oder Frühphase (24 h) 194
– Fehlverteilung der Ventilation 481
– Flüssigkeitszufuhr 486
– Häufigkeit, Letalität, Prognose 482
– immunologische Reaktion 481
– Intermediärphase 195
– Kapillarleck 481
– klinischer Verlauf 483
– Komplikationen 198
– maschinelle Beatmung 198
– Neugeborene u. Säuglinge 1367
– Pathophysiologie 480
– pharmakologische Behandlungsansätze 487
– Pneumonie 200
– Polytrauma 483
– Proliferations- oder Spätphase 196
– radiologische Befunde 194
– radiographisches Bild 198
– Rechts-links-Shunt 481
– Score 483
– Thoraxaufnahme 195
Acute lung injury 480
Arginin 284, 301
Arneimittelwirkungen 335
– unerwünschte 335
Arrhythmien 619, 659
– Myokardinfarkt 619
– supraventrikuläre 659
Arsen, Antidot 1386

Arytaenoidluxation 374
Arzneimittelvergiftungen, perorale 1375
Arzneimittelwirkungen, spezielle unerwünschte 314
Arzt, Interessenanwalt 22
ASB 551
ASCOT-Score 1109
Aspergillus 505
Asphyxie 1207, 1396, 1307, 1332
– Differentialdiagnose 1307
– perinatale 1306
– weiße 1332
– Zielorgane 1307
Aspiration 204, 205, 407, 473–476
– chronische 407
– Erbrochenes 407
– feste Gegenstände 407
– feste Partikel 474
– Klinik 474
– klinische Spätfolgen 475
– Lipide 475
– Magensaft 475
– nichttoxische Substanzen 474
– Pathophysiologie 474
– Prophylaxe 476
– Röntgensymptomatik 204
– saurer Magensaft 407
– Sofortreaktionen 475
– Therapie 475
– toxische und saure Substanzen 474
– Ursachen 474
Aspiration, ultraschallgesteuerte 219
Aspirationspneumonie 500, 986, 1381
ASS 653, 1280
Assistsysteme, mechanische 1247
Asterixis 810
Asthma bronchiale 407, 477, 509–514, 1366
– Akuttherapie 511
– apparative Beatmung 514
– Atemarbeit 510
– Definition 509
– endogenes 509
– Epidemiologie 509
– exogen allergisches 509
– Gasaustausch 510
– Lungenfunktion 510
– Pathogenese und Pathophysiologie 509
– Schweregradklassifizierung 511
– Symptomatik 510
Asthmaanfall 512, 514
– Behandlung 512
– Sedierung 514
Aszites 219
AT III s. a. Antithrombin 1097
AT$_1$-Blocker 593
Atelektase 199, 203, 205, 405, 477, 1057, 1366
– bildgebende Diagnostik 477
– Definition 199
– Kinder 1366
– Klinik 477
– radiologische Befunde 199
Atemantrieb, neuromuskulärer 459, 523

Atemarbeit 456, 457
– Steigerung 457
Atemdepression 477, 940, 1307
– Neugeborene 1307
– TRIS 940
Atemfunktion 117, 1244
– Überwachung 117
Atemgasbeheizung 536
Atemgase 376, 535
– Klimatisierung 376, 535
Atemgaskonditionierung 534
Atemgymnastik 67
Ateminsuffizienz 476, 1285, 1361
– Kinder 1361
– postoperative 476
– Präeklampsie 1285
Atemluft 514, 534
– Befeuchtung 514
– Klimatisierung 534
Atemmechanik 447
Atemmuskulatur 456, 458, 463, 469
– Ermüdung 456
– klinische Bedeutung 458
– Störungen 469
Atemmuster, pathologische 787
Atemnotsyndrom, s. a. ARDS 194, 1309, 1310
– Erwachsene 194
– Frühgeborene 1309
– radiologische Veränderungen 1310
Atempumpe 518
Atemspende 419
– Fehler und Gefahren 419
Atemstillstand 415, 1363
– Kinder 1363
– Ursachen 415
Atemsystem 452
– Gesamtresistance 452
Atemtherapie 262
Atemübungen 67
Atemversagen, nichtpulmonales 469
Atemwege 416, 417, 448, 517, 568, 786, 791, 1291, 1293, 1331, 1366
– Freihalten 417
– Missbildungen 1366
– obere 469, 470, 473
– Obstruktion 469, 517, 1291, 1331
– Reinigung 416
– Schäden 568
– Sicherung 786, 791, 1293
– Verschluss 448
Atemwegsdrücke 530
Atemwegswiderstand 451, 536
Atemzeitverhältnis 530
Atemzentrum 469
– Störungen 469
Atenolol 634, 928
Atmen, gegen Widerstand 67
Atmung 787, 808
– apneustische 808
– ataktische 787
Atomabsorptionsspektrometrie 1381
Atopiker 1290
Atropin 429, 629, 639, 622, 1379, 1386
– Antidot 1386
– Asystolie 429
– Intoxikationen 1379

Aufklärung 6, 22, 31, 32
- Patienten 31
- therapeutische 32
Aufklärungsbögen 32, 33
Aufklärungsgespräch 32, 33
Aufklärungszeitpunkt 32
Augenpflege 60
Augmentan 978
Ausbildung 90
Auskultation 113, 114
Austauschtransfusion 1049, 1335
- Neugeborene 1335
Autoaggressivität 839
Autoflow 544
Automatie 659
Autonomie, Patientenentscheidung 19
AV-Block 665, 1378
AV-Block Grad III 581, 632, 638, 667
AV-Block II. Grades 632
AV-Blockierungen 663
AV-Dissoziation 662
$avDO_2$ 1187
AV-Knoten-Reentrytachykardie 583, 665
- Therapie 665
- Ursachen 583
AVNRT 660
Aystolie 425
Azetat 940
Azidose 232, 717, 935, 938, 939, 953, 1307, 1380
- Blutgasanalyse 938
- metabolische 232, 717, 938, 939, 953, 1380
- Nabelschnurblut 1307
- respiratorische 232
Azidosetherapie 1190
- Schock 1190
Azolderivate 982
Aztreonam 979

B

β-Blocker 593, 594, 643, 654, 664, 681, 918
β-Blocker 634, 654, 664
- Kontraindikationen 634
- Therapieprinzip 634
β-Laktam 973
β-Laktamantibiotika 976, 977, 986, 987, 1290
- allgemeine Charakteristika 977
- Anaphylaxie 1290
- unerwünschte Wirkungen 977
- Wirkungsmechanismus 976
β-Laktamase-Inhibitor 978, 986
- Substanzen 978
- Wirkmechanismus 978
β-Laktamasen 973
- induzierbare 973
- konstitutive 973
β_2-Sympathomimetika 511, 518
Babyrespiratoren 1356
Baclofen, Antidot 1386
Bacteroides fragilis 848
Bakteriämie 997, 1089
- gastrointestinale Perfusion 1089

Bakterien 973, 975
- gramnegative 975
- grampositive 973
Balint-Gruppe 55
Ballaststoffe 291
Ballondilatation, primäre 643
Ballongegenpulsation, intraaortale 599, 602, 737
Ballonokklusionskatheter 139
Ballonpumpe 78, 184, 1247
- intraaortale 78, 184, 1247
Ballontamponade 740
Barbiturate 43, 349, 781, 789, 835, 842
- Entzugsproblematik 842
- Entzugssyndrome 43
- ICP 789
- pharmakologische Wirkung 349
- Status epilepticus 835
Barbituratkoma 801
Barbiturattherapie 778
Barotrauma 198, 489, 568
- klinisches Bild 489
- Pathophysiologie 489
- pulmonales 568
Basenüberschuss 232
Basic life support, s. BLS 422
Basilaristhrombose 752
Basispflege 8
Basistherapie 18
Bauchlage 259
Bauchlagerung 65, 786
- Hirndurchblutung 786
Bauchorgane 219
- Computertomographie 219
Bauchtrauma 1176, 1177, 1178
- Diagnostik 1176
- Therapie 1177, 1178
Bauchwanddefekte 1340, 1341
- Erstmaßnahmen 1341
Bauchwandinfekte 1238
Baxter-Formel 1196
BDP 1315
- Prognose 1315
Beatmung 47, 417, 418, 460, 485, 515-534, 538-548, 558, 559, 561, 563-568, 787, 1127, 1197, 1322, 1356
- Abfall der Atemvolumina 543
- Abtrainieren 47
- assistierte 541
- Auswirkungen 564
- bei erhaltener Spontanatmung 485
- bei Früh- und Neugeborenen 1322
- druckgesteuerte 531
- druckkontrollierte 539, 543
- drucklimitierte 542
- Entwöhnung 563
- Flowsteuerung 531
- Flow-Zeit-Diagramm 540
- in Bauchlage 561
- intermittierende mandatorische 548
- invasive 521
- kardiovaskuläre Nebenwirkungen 564
- kontrollierte 515, 519, 521, 541
- kontrollierte oder mandatorische 534
- kontrollierte nichtinvasive 559

- maschinell assistierte 548
- maschinelle 529
- mit konstantem Flow 539
- mit umgekehrtem Atemzeitverhältnis 485, 544
- Mund-zu-Mund 418
- Mund-zu-Nase 418
- neurochirurgische Intensivmedizin 787
- nichtinvasive 515, 521, 558
- Nierenfunktion 566
- Pädiatrie 1356
- Polytrauma 1127
- renale Nebenwirkungen 565
- Schäden am Lungenparenchym 568
- seitengetrennte 545, 546
- Triggerung der Inspiration 532
- Verbrennungen 1197
- Verdauungsorgane 565
- volumenkontrollierte 538, 541, 543
- volumenkonstante 541
- Volumensteuerung 532
- Zeitsteuerung 532, 533
- zentrales Nervensystem 566
Beatmungsbeutel-Masken-System 419
Beatmungsdruck 542, 530, 565, 787
- Anstieg 542
- Erniedrigung 565
Beatmungsformen 534, 552
- kombinierte 552
Beatmungsfrequenz 419
Beatmungsgeräte 1323
- Neugeborene 1323
Beatmungskurven 538
- Überwachung 538
Beatmungsmodus 520, 523
- chronisch obstruktive Lungenerkrankung 520
Beatmungsmonitoring 515, 537
- Aufgaben 537
Beatmungsmuster 530
Beatmungspneumonie 984
Beatmungsstrategie 534
Beatmungssysteme 536
- Infektionsrisiko 536
Beatmungsüberwachung 537
- Grundlagen 537
Beatmungsverfahren 788
- neurochirurgische Intensivmedizin 788
Beatmungszyklus 530, 531
- Drucksteuerung 531
Beckentrauma 1122
- Begleitverletzungen 1122
Beckenverletzungen 1122
- Versorgungsstrategie 1122
Bedsidetest 323
Beeinträchtigungen, hirnorganische 38
Befeuchter, aktive 5
Behandlung 16, 30
- Aussichtslosigkeit 16
- Dringlichkeit 30
- Organisation 30
Behandlungsabbruch 15, 34
Behandlungsaufwand, Erfassung 101

Behandlungsergebnisse 100
Behandlungsfehler, Verletzung 29
Behandlungsmaßnahmen, mangelnder Erfolg 28
Behandlungspflicht, Grenzen 33, 34
Behandlungsreduktion 15
Beimischung, venöse 444
Beinahe-Ertrinken 1207, 1209
– Intensivbehandlung 1209
– neurologische Überwachung 1209
– Prognose 1209
Beinhochlagerung 65
Beintieflagerung 65
Belastungsfaktoren 37
Belastungsreaktion, akute 42, 48
Belastungsstörungen 42, 48
– Definition 42
– posttraumatisch 42, 48
– Symptomatik 42
Belladonna 1386
– Alkaloide 1386
– Antidot 1386
Belüftungs-Durchblutungs-Verhältnis 443
– Störungen 443
Bends 1211
Benzodiazepinantagonisten 349
Benzodiazepine 43, 50–52, 347–349, 362, 363, 789, 835, 842, 1386
– Antidot 1386
– Einteilung 50
– Entzugsymptome 842
– Entzugssyndrome 43
– ICP 789
– klinische Bewertung 349
– Nebenwirkungen 348
– pharmakologische Wirkung 348
– Status epilepticus 835
– Substanzen 348
– Therapie 842
Benzylpenicillin 977
Betamethason 1312
Betreuer, Bestellung 32
Betten 1077
– Reinigung und Desinfektion 1077
Beutel-Masken-Beatmung 419
Bewegungstherapie 265
Bewusstlosigkeit 882
– Definition 882
Bewusstseinlage 44, 51, 807
– Beurteilung 807, 44, 51
– Diagnostik 808
– Therapie 809
Bigeminus, ventrikulärer 581, 632
Bikarbonatgabe 913
– Coma diabeticum 913
Bildgebung, abdominelle 206
Bilirubin 238, 1334
– Differenzierung 238
– vermehrte enterale Rückresorption 1334
Bilirubinanfall, vermehrter 1334
Bilirubinenzephalopathie 1336
Bilirubinkonjugation, verminderte 1334
Biot-Atmung 787, 808
BIPAP 553–556

– Anwendung 555
– klinische Bedeutung 556
– mögliche Vorteile 555
– Variationen 554
Biphasic Positive Airway Pressure, s.a. BIPAP 553
Blähatmung 1304
Blasenkatheter 1074, 1075
– Pflege und Handhabung 1074
– Überwachung 1075
– Wahl 1074
– Wechsel und Infektionsprophylaxe 1075
Blasenruptur 1121
Blei, Antidot 1386
Bleomycin 701
– Dosierung 701
Block, alveolokapillärer 446
Blockierungen 662
– atrioventrikuläre 662
– sinuatriale 662
Blockmanschette 373
BLS, s. basic life support 422
Blumberg-Zeichen 1234
Blutaustauschtransfusion 1335
Blutdruck 600, 791, 1187
– Schocksyndrom 1187
Blutdruckerhöhung, akute 677
Blutdruckmessung 116
– indirekte 116
Blutgerinnung 1094
– Versagen 1094
Blutfluss 153, 947
– renaler 947
– zerebraler 153
Blutflussmessung 757
Blutgasanalyse 121, 122, 123, 232, 518, 1358
– bei Kindern 1358
– Probenentnahme, Probenaufbewahrung 121, 122
– Normalwerte 123
Blutgase 121, 123
– arterielle 121
Blutgasüberwachung 149
– kontinuierliche arterielle 149
Blutgerinnung 1084, 1202, 1248
– Störungen 1202
Blutgruppen 322
Blutkomponenten 332
– Qualitätssicherung 332
Blutkultur 990, 1197
Blut-Liquor-Schranke 766
Blutstillung 309, 739
– lokale Injektionsverfahren 739
– physiologischer Ablauf 308
Bluttransfusion 333, 1124
– bakterielle Infektionen 333
Blutung 223, 331, 735, 737, 741, 761, 792, 824, 1119, 1226, 1229, 1239, 1120
– abdominelle 1120
– chirurgische 1239
– gastrointestinale 737
– intraabdominelle 223, 1226
– intrakranielle 792
– intraventrikuläre 761
– intrazerebrale 824

– mikrovaskuläre 331
– nasopharyngeale 1119
– obere gastrointestinale 735, 741, 1229
– retroperitoneale 223
– untere gastrointestinale 735, 741, 1229
– zerebrale 761
Blutungsneigung 330
– nach Massivtransfusion 330
Blutungsursachen, nichttraumatische 1187
Blutungszeit 311
Blutverlust 1186, 1332
– bei Frakturen 1186
– Neugeborene 1332
Blutzuckerentgleisung 729
Bobath 268
– Therapiekonzept 268
Borrelia burgdorferi 852
Borrelien-Enzephalomyelitis 852
Borrelien-Myositis 853
Botulismus 470, 871, 874
BPD, s.a. bronchopulmonale Dysplasie 1313, 1314
– Klinik 1314
– Pathogenese 1313
– Prävention 1314
– Therapie 1314
Bradykardie 597, 864, 1361, 1378
– Kinder 1361
Bradykinin 1090
Brandverletzungen 1193, 1194, 1199, 1202
– Komplikationen 1202
– Pathophysiologie 1194
– Prognose 1202
Brescia-Cimino-Shunt 960
Bromide 492
Bronchiallavage 66
Bronchialobstruktion 509
Bronchialsekret 985
Bronchiolitis 1366
– Säuglinge 1366
Bronchitis 516–519
– chronisch obstruktive 516, 519
Bronchodilatatoren 1315
Bronchokonstriktion, hypokapnische 460
Bronchopneumonie 201
Bronchoskop, Auswahl 402
Bronchoskopie 401–409, 504, 560
– Ausrüstung 401
– Auswirkungen 402
– Beatmung 404
– fiberoptische 401, 403
– Indikationen 405
– medikamentöse Vorbereitung 404
– Risikofaktoren für Komplikationen 409
Bronchoskopiewagen 402
Bronchusverletzung 1121
Budd-Chiari-Syndrom 214
Bupivacain 357
Burn-out-Symptomatik 55
Burn-out-Syndrom 54
Bürstentechnik, geschützte 985

Burst-suppression-Muster 164
Bypasskanüle 373
Bypassoperation 644

C

C1-Esteraseinhibitormangel 473
C1-INH-Konzentrat 473
Cadmiumoxid, Intoxikation 490
Caissonkrankheit 1210
– Pathophysiologie 1210
Cannabis 43, 1387, 1388
– akute Vergiftung 1388
– Entzugssyndrome 43
Candida albicans 975, 976, 982, 983, 984
– Infektionen 975, 982, 983
– Therapie 976
Candidiasis, hepatische 214
Candidose 855
– ZNS-Beteiligung 855
C_aO_2 445
Caprylsäure 282
Captopril 593, 820
– Schlaganfall 820
Carbamate, Antidot 1386
Carbamazepin 51, 363
– Alkoholentzugssyndrom 363
Carbapeneme 979, 986
– Wirkspektrum 979
Carbo medicinalis 1382
CARS 894
CBF 785
Cefazolin 979
Cefepim 979, 986
Cefmandol 820
Cefotaxim 848, 850, 851, 979, 986
Cefotetan 979
Cefotiam 979
Cefoxitin 979
Cefpirom 979
Ceftazidim 986
Ceftriaxon 848, 850, 851, 979
Ceftriazidim 979
Cefuroxim 979
Ceilingeffekt 349
Cephalosporine 502, 506, 978, 977, 979, 986
– Einteilung 978
– Nephrotoxizität 977
– Neurotoxizität 977
CHE, s. Cholinesterase 243
Chemotherapeutika 981
Cheyne-Stokes-Atmnung 787, 808
Childrens Coma Scale 1138
Chinindihydrochlorid 1049
– Dosierungsschema 1049
Chinolone 981, 1290
– Einteilung 981
– Indikationen 981
– Nebenwirkungen 981
Chlamydien 853
Chloramphenicol 848
Chlorgas 1377
– Intoxikationen 1377
Chlorid 235, 276
Chloroquin, Antidot 1386
Chlorprotixen 51
Chlorverbindungen, Intoxikation 490

Choanalatresie 1331
Chokes 1212
Choledocholithiasis 212
Cholestase 213
Cholestasezeichen, intrahepatische 238
Cholezystektomie 730
Cholezystitis 211, 212, 223, 224, 1228, 1235
– akute 212, 223, 224, 1235
– diagnostisches Verfahren 1228
– gangränöse 212, 224
– Intensivpatienten 211
– mit Konkrement 212, 223
– ohne Konkrement 212, 224
– sonographische Diagnose 212
Cholezystolithiasis 211
– Ultraschall 211
Cholinesterase 243
Chylothorax 1330, 1331
– Ätiopathogenese 1331
– Epidemiologie 1330
– Klinik und Diagnostik 1331
– Therapie und Prognose 1331
Ciclosporin 1260, 1262
Cilastatin 979
Cimetidin 1291, 1294, 1379
– Intoxikationen 1379
Ciprofloxacin 981, 986
Circulus arteriosus cerebri 753
Cisplatin 701
– Dosierung 701
Citalopram 51, 841
CK MB 614, 615
Clarithromycin 981
Clavulansäure 978
Clinafloxacin 981
Clindamycin 855, 982, 986, 1057
– Dosierung und Verabreichung 1057
Clomethiazol 50, 51, 52, 363
– Alkoholentzugssyndrom 363
Clonazepam 834, 835
Clonidin 52, 357, 358, 362, 363, 680, 681, 790, 820
– Alkoholentzugssyndrom 362
– Dosierung 358, 680
– ICP 790
– Schlaganfall 820
Clopidogrel 653
Closed-loop-Obstruktion 220
Clostridium novyi 1042
Clostridium perfringens 1042
Clostridium septicum 1042
Clostridium tetani 1043
Clustertransplantationen 11
CMT 660
CMV 534, 541
CMV-Antikörper 313, 333
CMV-BIPAP 554
CMV-Enzephalitis 855
CMV-Infektion 333
CO_2 898
CO_2-Elimination 1322
CO_2-Partialdruck 797
Codein, Antidot 1386
Coffein 1321
CO-Intoxikation 493

Colitis ulcerosa 735, 742
compensatory antiinflammatory resp. syndrome 894
Compliance 448–451, 774, 1322
– dynamische 450
– Messung 450
– statische 450, 451
– Verminderung 449
Computertomographie 173, 203, 205, 587, 725, 726, 747, 821, 1140, 1282
– Indikationen 747
– kraniale 821
– pulmonale Verdichtungen 203
– thorakale 205
– zerebrale 1140
Continuous-flow-CPAP 557
COPD 462, 463, 516, 518, 519, 560
– akute Exazerbation 519
– Beatmung 560
– Behandlung 519
– Pathophysiologie 463
Cor pulmonale 464, 518, 580, 584
– akutes 584
Corynebacterium 505
Cotrimoxazol 982
Couplet 581
CPAP 554, 557
CPAP-Masken 597
CPP, zerebraler Perfusionsdruck 774, 826
CPP-Management 779
CPR, s. a. Reanimation 422
C-reaktives Protein 1001
Critical-illness-Myopathie 876, 877
– histologischer Befund 877
– Muskelrelaxanzien 876
– Prognose 877
Critical-illness-Polyneuropathie 462, 470, 871, 875, 876
– Diagnostik 875
– Pathogenese 876
– Symptomatik 875
CRP 1238
Crushniere 1202
Crushsyndrom 1129
Cryptococcus 984
CT-Untersuchung 206
– Intensivpatienten 206
Cuffdruck 373
Cumarinderivate, Antidot 1386
Cushing-Antwort 791
Cushing-Trias 776
C_vO_2 445
Cyanverbindungen, Intoxikation 490
Cytarabin 855

D

Dalfopristin 982
Dapsone 1057
– Dosierung und Verabreichung 1057
Darm 484
– als Schockorgan 484
Darmdekontamination 993, 1097
– selektive 993
Darminfarkt 1226
Darmischämie 220

Darmobstruktion 210
– Diagnostik 210
Darmruptur 1121
Deafferenzierung 802
Defensivmedizin 17
Defibrillation 425, 426, 432, 437, 629
– Neugeborene und Säuglinge 432
– optimale elektrische 426
– Säuglinge und ältere Kinder 432
Deflationstrauma 490
Dehydratation 811, 1367
– Diagnostik 811
– klinisches Bild 1367
– Symptome 811
– Therapie 811, 1367
Dehydrierung 910
Dekanülierung 376
Dekompressationstrepanation 779, 781, 1146
Dekompressionserkrankungen 1210, 1213
– Differentialdiagnose und Therapie 1213
Dekompressionskraniotomie 1148
– Behandlungsergebnis 1148
Dekubitalulzera 258,
– Vermeidung 258
Dekubitus 60, 61, 64, 66, 258
– Gefährdung 66
– Prophylaxe 258
– Risiko 258
– Therapie 61, 62, 64
Delir 51
Demand-flow-CPAP 558
Denguefieber 1051
– Vorsichtsmaßnahmen 1051
Denguevirus 1051
Depression 41, 42, 44, 48, 840
– agitierte 42
– Ätiopathogenese 41
– Definition 41
– gehemmte 42
– Leitsymptome 840
– psychotische 42
– somatisierte 42
– Symptomatik 42
– therapeutische Strategien 48
– Therapie 840
De-Ritis-Quotienten 243
Dermatome 863
Dermatomyositis 871, 875
Desinfektion 1077
Desinfektionsmittel 1078
Dexamethason 852, 1315
Dexmedetomidin 790
– ICP 790
Dextran 1290
– anaphylaktoide Reaktionen 1290
Dextropropoxyphen, Antidot 1386
DGE 285
– Deutsche Gesellschaft für Ernährung 285
DHBP 354, 359
Diabetes insipidus 799, 1255
Diabetes mellitus 300
– Ernährungstherapie 300
Diabetiker 920
– Operationsrisiko 920

– perioperative Betreuung 920
Diagnoseaufklärung 32
Dialyse 959, 961
– Indikationen 959
– Prinzip 961
Dialysemembranen 963
– Auswahl 963
Diarrhö, forcierte 1382
Diäten, enterale 290
Diazepam 51, 348, 628, 834, 831, 1368
– Kombination mit Opioid 348
Diazoxid 1283
DIC, s. a. Gerinnung 327
– Ablauf 327
– Diagnostik 327
– Substitution v. Gerinnungsfaktoren 327
– Substitution v. Thrombozyten 327
– Therapie 327
Dickdarmblutungen 742
Dickdarmileus 1228
– diagnostisches Verfahren 1228
Dicloxacillin 977
Diffusion 959
Diffusionsstörungen 446
Digitalis 593, 636, 664, 669, 1379
– Intoxikationen 1379
Digitalistherapie 275
Digitalis-Vergiftung, Antidot 1386
Digoxin 595, 664
Dihydralazin 680, 681, 820, 1282
– Dosierung 680
– Schlaganfall 820
Dilatationstracheotomie, perkutane 371, 379–384
Diltiazem 664
Dilutionsazidose 938
Dioxine, Antidot 1386
Diphterie 1046, 1047
– Behandlung 1047
– Diagnose 1046
– Epidemiologie 1046
– Erreger 1046
– Klinik 1046
– Pathogenese 1046
Dissoziation, elektromechanische 425
Disulfiram, Intoxikation 1379
Diurese, forcierte 1383
Diuretika 519, 592, 954, 955, 1315
– Therapie 955
Divertikelblutungen 742
Dobutamin 599, 637, 639, 1012, 1246
– septische Kardiomyopathie 1012
Dochtverdunster 535
Dokumentation 33, 174
– radiologische Leistungen 174
Dokumentationsmängel 29, 33
Dopamin 428, 599, 601, 637, 639, 954, 1013, 1096, 1128, 1284
– Herz-Kreislauf-Stillstand 428
– Nierendosis 601, 954, 1096
– Nierendurchblutung 637
– Sepsis 1013
Dopexamin 601, 1014
– Sepsis 1014

Dopplersonographie 168, 757, 795, 815, 822
– Hirngefäße 822
– Hirntoddiagnostik 815–
– transkranielle 757, 795
Douglas-Abszess 218
Doxepin 51
Doxepram 1321
Drainagelagerung 262, 263
Drainagen 177, 206
– Fehllagen 206
– Lagekontrolle 177
– ultraschallgesteuerte 219
Drainagesekret 1238
– Untersuchung 1238
Dreh-Dehn-Lagerungen 263
Drogen 824
– Blutungen 824
Drogennotfälle 1387
Druck 144, 145, 153, 233, 773, 777, 785, 792, 1141
– intrakranieller 153, 777, 785, 773, 792, 1141
– kolloidosmotischer 233
– Perfusionsdruck 153
– pulmonalarterieller 144
– rechtsatrialer 144
– rechtsventrikulärer 144
– zentralvenöser 144
Druckbegrenzung, inspiratorische 542, 543
Druckdynamik, intrakranielle 774
Druckmessung 77, 149, 775, 776
– epidurale 775
– intrakranielle 77
– invasive arterielle 149
– subdurale 775
Drucksteigerung, intrakranielle 775, 1146
Druckstellen 61
Druckunterstützung 551
Druck-Volumen-Kurve 449
Ductus arteriosus, s. a. PDA 1313
– persistierender 1313
Ductus hepatocholedochus 213
Dünndarm 1232
– Perforationen 1232
Dünndarmatresie 1340
Dünndarmblähung 209
Dünndarmblutungen 741
Dünndarmileus 219, 1228
– diagnostisches Verfahren 1228
– paralytischer 1228
Dünndarmobstruktion 219, 1340
Dünndarmschlingen, proximal dilatierte 219
Duodenalatresie 1339
Duodenalblähung 209
Duodenum 1231
– Perforationen 1231
Durchfall, blutiger 1040
Durchgangssyndrom 39, 1261
Düsenvernebler 535
Dysarthrophonie 269
Dysfunktion 592, 593
– linksventrikuläre 593
– systolische 592
Dysphagien 263

Dysplasie, bronchopulmonale, s. a. BPD 1310, 1313, 1314
Dyspnoe 458, 1363
- akute 1363

E
E. coli 1040
Ebrantil 1282
ECD 758
Echokardiogramm 626
Echokardiographie 586, 620–624, 652, 687, 699, 1357
- Kinder 1357
- Lungenembolie 687
- transthorakale 586
- transösophageale 586, 699
ECMO-Therapie 1330
- Früh- und Neugeborene 1330
EEG 163, 165, 814
EEG-Monitoring, kontinuierliches 166
EEG-Muster, periodische 164
EEG-Veränderungen 164
- komatöse Zustände 164
Eicosanoide-Arachidonsäure-Stoffwechsel 1091
Eigenverantwortlichkeit 31
Einklemmung 797, 812, 813
- Foramen magnum 813
- Hirnanteile 797
- transtentorielle 812
Einreibung, atemstimulierende 66
Einschlusskörperchenmyositis 871, 875
Einsekundenkapazität 517
Einverständnis 31
Einwilligung 20, 33
Eisen (III)-Vergiftung, Antidot 1386
Eiweißzufuhr 291
EKG 586, 651, 652
- akutes Koronarsyndrom 651
EKG-Monitor 114, 115
- Ableitungssystem 114
- Elektroden 114
EKG-Überwachung 114, 115, 116
- Computerunterstützte Analyse 115
- Störungen 115, 116
Eklampsie 681, 1275, 1279, 1284
- Behandlung 681
- Komplikationen 1284
- Therapie und Prophylaxe 1284
Elastance-Substraktions-Methode 452
Elektroden 425
Elektroenzephalogramm 1282
Elektrolyte 274
- Verteilung 274
Elektrolytstatus 274
Elektrolytstörungen 869, 871
Elektrolyttherapie 288
Elektromyographie 167
Elektrotrauma 1201
- Therapie 1201
Elementardiäten 292
Eliminationsverfahren 960
Embolektomie 693, 758
- Detektion 758
Empfehlungen, Definition 104

Emphysem 188, 203, 1326
- interstitielles 188
- lobäres 1326
Empyem 392, 849
- subdurales 849
Enalapril 593
Endokarditis 1028
- bei künstlichen Herzklappen 1028
Endoskopie 736
- gastrointestinale Blutung 737
endothelial-derived relaxing factor 308, 1015
Endothelin 576
Endothelzelle 308
Endotoxin 1003, 1004, 1006, 1089
Endotoxinämie 1089, 1106
- gastrointestinale Perfusion 1089
Endotrachealtuben 178, 372
- Fehllagen 178
- normale Lage 178
- Thoraxaufnahme 178
Endplatte, neuromuskuläre 871, 875
Energie 298, 299
Energiestoffwechsel 249, 277, 896
- Überwachung 249
Energieumsatz 250, 896, 897
- Erhöhung 897
- Messung 896
- Überwachung 250
Enoxacin 981
Enoximon 602
- Dosierungen 602
Enterobacteriaceae 848
Enterobakterien 975
- Infektionen 975
Enterokokken 974, 975
- Infektion 974
Enterokolitis, s. a. NEC 1341
- nekrotisierende 1341
- pseudomembranöse 982
Enterothorax, s. Zwerchfellhernie 1327
Enteroviren, neurotrope 855
Entgiftung, extrakorporale 1382
Entgleisung, metabolische 712
Entkopplung, elektromechanische 584
Entscheidungsfindung 9, 18
Entspannung 46, 263
- Verfahren 46
Entwöhnung 523, 788, 875
- mit nichtinvasiver Beatmung 523
- neurochirurgische Intensivmedizin 788
Entwöhnungsphase 344
Entwöhnungsprotokoll 523
Entzugssymptome 51
- Pharmakotherapie
Entzugssyndrome 43, 841
- Epidemiologie 43
- Symptomatik 43
Entzündung 1003
- Pathophysiologie 1003
Entzündungsfaktoren, humorale 1090
Entzündungskomponenten, zelluläre 1089
Entzündungsmarker 1108

Entzündungsreaktion 1005, 1104, 1088, 1185
- generalisierte 1088
- humorale Komponenten 1005
- posttraumatische 1104
- zelluläre Komponenten 1005
Entzündungssyndrom, posttraumatisches 1110
Enzephalitis 753
Enzephalomyelitis, akute disseminierte 856
Enzephalopathie 283, 298, 678, 712, 713, 1307
- hepatische 283, 298, 713
- hypertensive 678
- hypoxisch-ischämische 1307
Enzymdiagnostik 242
Epiduralhämatome, s. a. Hämatom, epid. 1143, 1144
- Kernspintomogramm 1144
- Symptomatik 1144
Epiglottitis 471, 1364
- Diagnose 1364
- klinisches Bild 1364
- Komplikationen 1364
- Therapie 1364
Epilepsie 833, 1367
Epstein-Barr-Virus 854
- Enzephalitis 854
Erbrechen 1338
- galliges 1338
- provoziertes 1382
ERCP 1233
Ergebnisqualität 97
Ergotherapeuten 886
Ergotherapie 268, 885
Erguss 190, 191
- abgekapselter 191
- subpulmonaler 190
Erhaltungsbedarf 273
Ernährung 283, 286, 294, 295, 563, 800, 1198, 1126, 1385
- künstliche 1385
- orale 283
- parenterale 283, 294, 295
- Polytrauma 1126
- praktisches Vorgehen 286
- Verbrennungen 1198
Ernährungsplan 287
Ernährungssonden 185
- Fehllage 185
- Komplikationen 185
- normale Lage 185
Ernährungstherapie 247, 287–296, 887
- Algorithmus 289
- Empfehlungen 293
- enterale 289
- Indikationen 287
- Nebenwirkungen u. Komplikationen 247
- spezielle parenterale 296
- Voraussetzungen 287
Ernährungszustand 288
- Beurteilung 288
Erosionen 735, 739
Erregerdiagnostik 990
Erregung, kreisende 582, 660

Ertrinken 1207
- nasses 1207
- Pathophysiologie 1207
- trockenes 1207
Ertrinkungsunfall 1208
Erythromycin 981, 986
Erythropoese 322, 1331
- fetale 1331
Erythropoetin 1333
Erythrozyten 321, 1331
- Blutgruppen 321
- fetale 1331
Erythrozytenkonzentrat 323, 1189
Escherichia-coli-Serotyp 1040
Esmolol 595, 664, 680, 928, 929
- Dosierung 680
Esstherapie 263
Esstraining 264
Ethambutol 1038
- Dosis 1038
Ethanol, Intoxikationen 1379
Ethylenglykol 1386
Etomidat 789
- ICP 789
Exotoxin 1003, 1004
Exspiration, forcierte 263
Extrasystolen 582, 631, 632
- supraventrikuläre 631
- ventrikuläre 632
Extremitätenverletzungen 1122
Extubation 557, 563, 564, 1244, 1245
- elektronische 557
- nach herzchirurgischen Eingriffen 1245
- Übergangsphase 563

F
Facharztstandard 29
Faktor II 314
- Halbwertzeit 314
- Molekulargewicht 314
- Plasmakonzentration 314
Faktor V 331
- Halbwertzeit 314
- Molekulargewicht 314
- Plasmakonzentration 314
Faktor VII 314
- Halbwertzeit 314
- Molekulargewicht 314
- Plasmakonzentration 314
Faktor VIII 314, 331
- Halbwertzeit 314
- Molekulargewicht 314
- Plasmakonzentration 314
Faktor IX 314, 317
- Hämophilie-B-Patienten 317
- Halbwertzeit 314
- Molekulargewicht 314
- Plasmakonzentration 314
Faktor X 314
- Halbwertzeit 314
- Molekulargewicht 314
- Plasmakonzentration 314
Faktor XI 314
- Halbwertzeit 314
- Molekulargewicht 314
- Plasmakonzentration 314
Faktor-XIII-Konzentrat 321

Fallsupervision 55
Farbduplexsonographie 757, 758
Fasziitis, nekrotisierende 988, 1041
Faustschlag, präkordialer 425
Fazilitationstechniken 264
FDP, D-Dimere, etc 331
Fenistil 1291
Fentanyl 335, 359, 1352
- Dosierung 355
- Früh- und Neugeborene 1352
Fett 281, 291, 298, 299
- physiologische Grundlagen 281
- praktisches Vorgehen 281
Fettemulsionen 282
Fettoxidation, gesteigerte 902
Fettsäuren 281, 301, 1280
- essentielle 281
- mehrfach ungesättigte 301
Fettstoffwechsel 248, 901, 902
- im Postaggressionsstoffwechsel 902
- Überwachung 248
FEV_1 517
Fiberbronchoskopie 408
- Komplikationen 408
Fibrin(ogen)spaltprodukte 331
Fibrinaffinität 316
Fibrinmonomere 331
Fibrinogen 314, 331
- Halbwertzeit 314
- Molekulargewicht 314
- Plasmakonzentration 314
Fibrinogenkonzentrat 321, 332
- Indikation
Fibrinogenrezeptorantagonisten 643
Fibrinolyse 316, 655, 1091
- Aktivierung und Hemmung 316
Fibrinolysesystem 315, 1090
Fibrinspaltprodukte 1107
Ficksches Prinzip 146
Fieber 1025, 1026, 1029, 1049, 1051
- Differentialdiagnose 1025
- nach Abdominaleingriffen 1029
- nach Thoraxeingriff 1026
- südamerikanisches hämorrhagisches 1051
- virales hämorrhagisches 1049
Fieberkrämpfe 1367, 1368
- Klinik 1368
- Notfalltherapie 1368
Fieberursachen, nichtinfektiöse 1026
Fieberviren 1051
Filoviren 1051
Filtrationsrate, glomeruläre 240, 947
Fistel 179, 407, 569
- bronchopleurale 407, 569
- tracheobronchiale 179
flail chest 478
Flamacerium 1198
flapping tremor 810
Fleroxacin 981
Flowmuster, inspiratorische 539
Flucloxacillin 848, 977
Fluconazol 855, 982, 983
- Indikationen 983
- unerwünschte Wirkungen 983
- Wirkmechanismus 983

Flucytosin 855, 976, 983, 984
- Indikationen 983
- unerwünschte Wirkungen 983
- Wirkmechanismus 983
Fluoride 492
Fluorochinolone 980, 981, 986
- Eigenschaften 980
Fluorouracil 701
- Dosierung 701
Flussgeschwindigkeit 758
Flüssigkeit, freie 1226
Flüssigkeitsaspiration 1207
- Lungenveränderungen 1207
Flüssigkeitsbedarf 1358
- bei Kindern 1358
Flüssigkeitsbilanzierung, negative 562
Flüssigkeitsretention 577
Flüssigkeitstherapie 288
Flusssäure, Antidot 1386
Flutter 68, 69
Fokus, septischer 1003
Folinsäure 855
Fontanelle 1318
Formuladiäten 290, 291, 292
Forrest-Klassifikation 737
Fosfomycin 848, 850
Fötor 1378
Frakturen 748, 1089, 1105, 1123, 1114, 1160
- offene 1123
- panfaziale 1160
- wachsende 748
Frank-Starling-Mechanismus 578
FRC 447
- Messung 447
Fremdbluteinsparung 1249
Fremdkörperaspiration 1365
- Behandlung 1365
- klinisches Bild 1365
Frischplasma 317, 1196
- gefrorenes 317
Frontobasisfrakturen 1160
- Symptomatik und Diagnostik 1160
- Therapie 1160
Fruchtwasseruntersuchung 1335
Frühgeborene 1301–1303, 1308, 1309, 1318, 1321
- Apnoe-Bradykardie-Hypoxämie-Syndrom 1321
- Atemnotsyndrom 1309
- Grundlagen 1308
- Hirnblutungen 1318
- Prognose 1308
- Reanimation 1301
- Temperaturregulation 1302
- Wärmeschutz 1303
Frühgeborenenapnoe 1319, 1320, 1321
- Definitionen 1320
- Diagnose 1320
- Pathogenese 1320
- Ursachen 1320
Frühgeburtlichkeit 1316
- intrazerebrale Blutung 1316
Frührehabilitation 257, 886, 887
- Ziel 887

Frühsommermeningoenzephalitis 855
- Symptomatik 855
- Therapie 855
Fruktose 247
Fruktoseintoleranz, hereditäre 278
Fruktosetoleranztest 278
Funktionsstörungen, zerebrale 1247
Furosemid 597, 598, 680, 681, 792
- Dosierung 680
Futility 16

G
γ-Aminobuttersäure 713
γ-GT 238
γ-Hydroxybuttersäure (GHB) 362, 1129
- Alkoholentzugssyndrom 362
- Dosisempfehlungen 352
- klinische Anwendung 352
- pharmakologische Wirkungen 351
GABA 713
Gallenblase 211, 1227
- Erweiterung 212
Gallengangdilatation 213
- sonographische Diagnose 213
Gallengänge 209
Gallensteine 212
- Ultraschallkriterien 212
Ganciclovir 855
Ganzkörperwaschung 59
Gasansammlungen, freie intraperitoneale 207
Gasaustausch 455
- pulmonaler 443, 455, 464
Gasblasen 1211
- pathophysiologische Effekte 1211
Gasbrand 1042, 1043
- Diagnose 1043
- Epidemiologie 1042
- Erreger 1042
- Klinik 1043
- Pathogenese 1043
- Prävention 1043
Gaschromatographie 1381
Gasinsufflation, intratracheale 558
Gasspürgeräte 1381
Gastroduodenoskopie 1229
Gastrointestinales Versagen 1094
Gastroschisis 1340
Gatifloxacin 981
Gefäßanomalien 824
Gefäßprothesen 1028
- Infektionen 1028
Gefäßstenosen 758
Gefäßverletzungen 1123
Gefäßwiderstand 144, 948
- erhöhter intrarenaler 948
- pulmonaler 144
- systemischer 144
Gegenatmen 559, 560
Gegenpulsation, interponierte abdominelle 423
Gelatine 1290
- anaphylaktoide Reaktionen 1290
Gelbfieber 1051
Gelenkbeweglichkeit 261

Gelenkprothesen 1031
- nosokomiale Infektionen 1031
Gentamicin 848, 980, 986
GFP 329
Gerinnung 241, 310, 327, 1090, 1106
- disseminierte intravasale 310, 327
- Standardkenngrößen 241
Gerinnungskaskade 315
- Hemmstoffe 315
Gerinnungsstörungen 138, 712, 824, 1097, 1239, 1359
- Kinder 1359
- MODS 1097
- zentrale Katheter 138
Gerinnungssystem, plasmatisches 314, 315
Gerinnungstherapie 1125
- Polytrauma 1125
Geschäftsführung, ohne Auftrag 33
Gesichtsschädel, komb. Weichteil-Knochen-Verletzungen 1161
Gesichtsschädelfrakturen 1154
- Einteilung 1154
Gesichtsweichteile, Verletzungen 1153
Gesprächsführung 53
Gewebedopplerechokardiographie 621
Gewebeoxygenierung 1009
Gewebethromboplastin 308
Gewebetrauma 1114
Gewebehypoxie 239
GFP, s.a. Frischplasma 317
- Anwendungstechnik und Dokumentation 317
GFP-Transfusion 318
- Dosierung und Kontrolle 318
- Indikationen und Kontraindikationen 318
GHB 359
Giebelrohr 69
Giftaufnahme 1376, 1381
- Inhalation 1381
- perkutane 1376
Giftelimination 1376, 1381, 1382
- primäre 1381, 1382
- sekundäre 1383
Giftinformation, telefonische 1378
Glasgow Coma Scale 796, 807, 1109, 1138, 1369
- SHT 796
Glasgow Outcome Scale 1149
GLDH, c. Glutamat-Dehydrogenase 238, 243
Gliaschwellung 714
Glomeruloendotheliose 1278
Glottisödem 374
Glukokortikoide 512, 779, 1016
- Asthmatherapie 512
- Sepsis 1016
Glukoneogenese, gesteigerte 900
Glukose 159, 235, 275, 278, 1359
- Kinder 1359
- physiologische Grundlagen 278
Glukose-Alanin-Zyklus 900
Glukoseaufnahme, gesteigerte periphere 898
Glukoselösung, 40%ige 919

Glukosestoffwechsel 245, 898, 899
Glukosetoleranz, herabgesetzte 279
Glukoseverwertung, gesteigerte periphere 898
Glutamat 159, 903
Glutamat-Dehydrogenase, s. GLDH 243
Glutamat-Oxalazetat-Transaminase, s. GOT 243
Glutamat-Pyruvat-Transaminase, s. GPT 243
Glutamin 284, 301, 302, 900, 903, 904, 1017
Glutamyl-Transferase, s. γ-GT 243
Glutaminsäure 284
Glykogensynthese, verminderte 900
Glykopeptid-Antibiotika 981
Glykoprotein-II b-/III a-Rezeptorantagonisten 653
Glyzerin 284, 847
Glyzerol 159
Glyzeroltrinitrat 680
- Dosierung 680
Gold, Antidot 1386
GOT, s. Glutamat-Oxalazetat-Transaminase 243
GPT, s. Glutamat-Pyruvat-Transaminase 243
Grand-mal-Anfall 831
- Diagnose 831
- Notfallversorgung 831
Grand-mal-Status 836
Granulozyten 1090, 1105
Grepafloxacin 981
Grunderkrankung, Belastungen 38
Guedel-Tubus 417
Guillain-Barré-Polyneuritis 765
- charakteristische Liquorbefunde 765
Guillain-Barré-Polyradikulitis 853
Guillain-Barré-Syndrom 809, 870–873
- Ätiologie 872
- diagnostische Kriterien 872
- Komplikationen 873
- Krankheitsbilder 870
- Prognose 873
- Symptomatik 872
- Therapie 872
Gyrasehemmer 980, 981

H
H^+-Ionen 936
- nichtrespiratorische 936
- respiratorische 936
H_1/H_2-Blocker 1295
Haemophilus influenzae 848
Halbseitenlähmung 260
- Lagerung 260
Halluzinogene 1387, 1388
- akute Vergiftungen 1388
Haloperidol 51, 362, 842
Halothan 516
- Status asthmaticus 516
Halothanhepatitis 709
Halsgefäße 758
- Untersuchung 758
Hämatemesis 735, 738

Hämatochezie 735
Hämatokrit 232, 323
- Bewertung 323
Hämatom 748, 849, 1119, 1143, 1144, 1145
- epidurales 748, 1119, 1143
- subdurales 748, 849, 1119, 1144, 1145
- traumatisches intrazerebrales 1144
Hämatomausräumung, operative 825
Hämatoperikard 180
Hämatopneumothorax 478
Hämatothorax 136, 182, 183, 392, 1121, 1166, 1167
- nach Katheterfehllage 183
- nach V. subclavia-Punktion 136
Hämoclip 739
Hämodiafiltration 962
Hämodialyse 78, 297, 960–962, 964, 1383, 1384
- Elimination 961
- intermittierende 962
- Vergiftung 964
Hämodilution 795
Hämodynamik 578, 715
- renale 578
Hämofiltration 78, 961, 962, 964, 976, 1096, 1130
- Antibiotika 976
- kontinuierliche 962
- kontinuierliche venovenöse 1096
- Vergiftung 964
Hämoglobin 232
Hämolyse 322, 1275, 1285
Hämolytisch-urämisches Syndrom 1040, 1041
- Auslöser 1040
- Behandlung 1041
- Diagnose 1041
- Epidemiologie 1040
- Klinik 1040
- Pathogenese 1040
- Prävention 1041
Hämoperfusion 962, 964, 1383, 1384
Hämophilie A 325
Hämoptoe 406
Hämorrhagie 1316
- intraparenchymatöse 1316
- intraventrikuläre 1316
- subependymale 1316
Hämostase 307, 316, 325, 977, 1094
- angeborene Störungen 325
- Definition 307
- plasmatische 316
- Störungen 307, 977, 1094
- Störungen in der Intensivmedizin 325
Hämostasefaktoren 314
Hämotherapeutika 333
- unerwünschte Arzneimittelwirkungen 333
Hämotherapie 334–337
- Dokumentation 334
- Qualitätssicherung 336
- Qualitätssicherungssystem 335
Hampton's hump 184
Händedesinfektion 1071, 1077, 1078
- chirurgische 1078

- hygienische 1078
Händehygiene 1072
Händereinigung 1078
Händewaschen 1071
Hantaviren 1050
Harnproduktion 950
Harnstoff 236, 248, 249, 947, 951, 952, 959, 961
- Clearance 961
- Einflussfaktoren 236
- klinisches Vorgehen 236
- Konzentration 248, 951
- Produktionsrate 249
Harnwege 1030
- nosokomiale Infektionen 1030
Harnwegsinfekte 987, 1070, 1074, 1238
- Bedeutung 987
- CDC-Leitlinien 1074
- Erreger 987
- Prävention katheterassoziierter 1074
- Therapie 987
Haschisch 1387
- akute Vergiftungen 1387
Hauptstammverschluss 638
Haut 863
- segmentale Innervation 863
Hautdesinfektion 1078
Hauterkrankungen, nekrotisierende 1202
Hautinfektionen 988
Hautschäden 1385
- Prophylaxe 1385
HBDH, s. Hydroxybutyrat-Dehydrogenase 244
HBV-DANN 708
HBV-Infektion 333
HCI 492
Head-Zonen 1223
Heat and Moisture Exchanger 535
Hefepilze 975
Heimlich-Handgriff 417
Helicobacter-pylori-Eradikation 740
HELLP-Syndrom 311, 710, 1275, 1279, 1285
- Therapie 1285
Hemihepatektomie 222
Hemisphäreninfarkt 821
- CT 821
- Therapie 821
Heparin 236, 327, 629, 641–643, 654, 692, 864, 1199
- Messfehler 236
- niedermolekulares 654, 864
Heparincofaktor II 315
- Molekulargewicht 315
- Plasmakonzentration 315
- Halbwertzeit 315
Heparinisierung 1097
Heparintherapie 691
Hepatitis A 707, 708
- akute 708
- Diagnostik 708
Hepatitis B, akute 333, 708
- Diagnostik 708
- Pathogenese 708
Hepatitis C, akute 333, 708, 709

Hepatitis E, akute 708, 709
Hepatitis, kryptogene 709
- Blutkomponenten 333
Hepatopulmonales Syndrom 712, 716
Hepatosplenomegalie 1335
Herdenzephalitis 850, 851
- Diagnostik und Prognose 851
- metastatische 851
- septische 850
- Symptomatik 850
- Therapie 851
Herdsanierung, chirurgische 987
Hering-Traube-Wellen 773
Herniation, subfalxiale 812
Heroin, Antidot 1386
Herpes-simplex-Enzephalitis 853
- Diagnostik 854
- Symptomatik 853
- Therapie 854
Herpes-simplex-Virus 765, 768, 1259
- charakteristische Liquorbefunde 765
- Enzephalitis 765
Herpesviren 854
- Enzephalitiden 854
Herz 585
- Auskultation 585
Herzbettlagerung 65
Herzbeuteltamponade 180, 579
Herzdruckmassage 419
Herzfrequenz 577, 638
Herzfunktion 1246
- Pharmakotherapie bei Störungen 1246
Herzgeräusche 585
Herzindex 144, 600
Herzinfarkt 601, 603, 604, 609, 615, 628, 630
- Mobilisierung des Patienten 630
- postoperativer 604
- Reperfusion 615
- Sedierung und Analgesie 628
Herzinsuffizienz 580, 591, 592, 595, 636, 1360
- akute Dekompensation 591, 595
- diastolische 595
- Kinder 1360
- Notfalltherapie 592, 595
Herzkatheteruntersuchung 644
Herzkontusion 1169
Herz-Kreislauf-Funktion, eingeschränkte 300
Herz-Kreislauf-Stillstand 415, 424
- Diagnose 415
- EKG-Diagnostik 424
- Ursachen 415
Herz-Kreislauf-Versagen 1094
Herz-Lungen-Maschine 1243
Herz-Lungen-Wiederbelebung 422
Herzmassage 424, 1305
- Früh- und Neugeborene 1305
- offene 424
Herzminutenvolumen 144
Herzminutenvolumenkatheter 139
- kontinuierlicher 139
Herzpumpmechanismus 420

Herzrhythmusstörungen 580–583, 631, 659, 661, 663, 670, 1265, 1357, 1361, 1378
- bradykarde 581, 659, 661
- Kinder 1357, 1361
- nach Herztransplantation 1265
- tachykarde 581, 582, 659, 663
- Therapie 631
- ventrikuläre 583
- Ursachen 581
Herzruptur 640, 1170
- freie 640
Herzschrittmacherimplantation 596
Herzschrittmacherinfektion 1028
- Behandlung 1028
Herztamponade, akute 697, 698, 701, 1169
- akute 697
- Diagnostik 698
- Echokardiographie 701
- Ursachen 697
Herztod, plötzlicher 415
Herztöne 585
Herztransplantation 596, 1264, 1265, 1266
- Abstoßung 1266
- Indikationen 1264
- Infektion 1266
- Komplikationen 1265
- Kontraindikationen 1264
- postoperative Überwachung u. Therapie 1265
- präoperative Vorbereitung 1265
- Transplantatversagen 1266
Herzverletzungen 604, 1121, 1168
Herzwandaneurysma 620
- nach akutem Myokardinfarkt 620
Herzwandperforationen 180
Herzwandruptur, akute 624
Herzzeitvolumen 145, 577, 698, 715, 948, 1357
- Kinder 1357
- vermindertes 698, 948
HF-Beatmung, seitengetrennte 547
HF-Ventilation, s. Jetventilation 546, 547, 548
- Atemgasklimatisierung 548
- Atemwegsdruck 548
- klinische Bedeutung 548
- Oxygenierung und CO_2-Elimination 548
- Überwachung und Alarme 548
- Tidalvolumen 548
High Frequency Jet Ventilation 547
- combined 547
- superimposed 547
High-Impulse-CPR 423
Hilfeleistungspflicht 9
Hilfsdruck, inspiratorischer 551
Hinterwandinfarkt 613, 640
- akuter 640
Hirnabszess 754, 849, 850
- CT-Befund 754
- Diagnostik 849
- Erreger 850
- Symptomatik 849
- Therapie 850
- Verlaufskontrolle 850

Hirnblutungen 1261, 1284, 1316, 1317
- Frühgeborene 1316, 1317
- Komplikationen 1316
Hirndruck 258, 1318
- Lagerung 258
Hirndruckdiagnostik 758
Hirndruckkrise 823
- Behandlung 823
Hirndruckmessung 714
Hirndrucksonde 714
Hirndurchblutung 678, 785, 774, 796, 797
- intrakranieller Druck 774
- Störung der Autoregulation 797
Hirnfunktionsstörungen 881
Hirngewebe-pH, -pO_2, pCO_2 156
Hirngewebe-$p_{ti}O_2$-Abfall, Ursachen 157
Hirngewebe-$p_{ti}O_2$-Katheter 157
Hirninfarkt 750, 751, 819, 1248
- ischämischer 750, 751, 819
Hirnkontusion 749
- CT 749
Hirnmassenblutung 752
Hirnödem 712–714, 754, 775, 797, 1119, 1146, 1147, 1283, 1284
- Behandlungskonzepte 1146
- CT-Befund 754
- Pathophysiologie 713
- Prophylaxe und Therapie 714, 847
- vasogenes 775
- zytotoxisches 775
Hirnparenchym 766
Hirnschädigung 888, 1254
- hypoxische 888
- primäre u. sekundäre 1254
Hirnschwellung 823, 1369
- Kinder 1369
Hirnstammläsionen 755, 819
- MRT-Befund 755
Hirntod 164, 758, 811–814, 1254
- Ablauf 814
- Definition 811
- Diagnostik 164, 758, 813, 814
- gesetzliche Grundlagen 811
- Kriterien 813
- Nachweis der Irreversibilität 814
- Pathogenese 812
- Zusatzuntersuchungen 814
Hirntodsyndrom 813
- Untersuchung 813
Hirntrauma 749
- Spätfolge
Hirnvenenthrombosen 755
- MRT-Befund 755
Hirudin 1248
Histamin 1090
Histidin 284
HIV-Erkrankung 1055, 1059, 1061, 1062
- antiretrovirale Behandlung 1062
- Exposition 1061, 1062
- Mortalität 1055
- neurologische Komplikationen 1059
- relatives Übertragungsrisiko 1061
- respiratorische Komplikationen 1055, 1059

- Sofortmaßnahmen 1062
- Versagen 1059
HIV-Infektion 333, 500, 501, 1060, 1061
- Blutkomponenten 333
- gastrointestinale Komplikationen 1060
- Intensivtherapie bei Frauen 1060
- Intensivtherapie bei Kindern 1060
- Intensivtherapie bei Kleinkindern 1060
- Intensivtherapie bei Säuglingen 1060
- mit dem Pat. abgestimmte Intensivtherapie 1060
- Postexpositionsprophylaxe 1061
- Prävention 1061
- Übertragung auf der Intensivstation 1061
HIV-Postexpositionsprophylaxe 1063
- Sofortmaßnahmen 1063
HME 535, 536, 537
Hochdrucködem 461
Hochfrequenzbeatmung 546
Höhenödem 194
Hohlorganperforation 1228
- diagnostisches Verfahren 1228
Hohlorganverletzungen 1176, 1180
Hohlvene, persistierende 182
Homöostase 144
- Überwachung 144
Horovitz-Index 444
Howard-Kelly-Zange 382
HPV, hypoxische pulmonale, s. a. Vasokontriktion 460
HPV-Effekte, chronische 460
Hubvolumen 788
Humanalbumin 1196
Husten 263
Hydrozephalus 761, 763, 827, 1318
- posthämorrhagischer 1318
Hydrogenkarbonat 936
Hydrogenzyanid 1201
Hydrokolloidverband 61, 64
Hydrops fetalis 1335
Hydroxyäthylstärke 1290
- anaphylaktoide Reaktionen 1290
Hygienemaßnahmen 1070, 1078
- auf der Intensivstation 1070
- unnötige 1078
Hypalbuminämie 240
Hyperammonämie 237
Hyperbilirubinämie 238, 1333–1335
- bei Früh- und Neugeborenen 1334
- Blutgruppeninkompatibilität 1334
- pathologische 1333
Hyperchlorämie 276
Hyperfibrinolyse 316
Hyperglykämie 245, 910, 912, 1380
Hyperhydratation 952
Hyperinsulinämie 717
Hyperinsulinismus 1346
Hyperkalämie 274
Hyperkaliämie 274, 811, 953, 1349, 1380
- Diagnostik 811
- Früh- und Neugeborene 1349
- lebensbedrohliche 274

Hyperkaliämie
- Symptome 811
- Therapie 811
Hyperkapnie 485, 486, 515, 518, 566, 597, 823
- permissive 485, 486, 515, 518
Hyperlaktatämie 239, 248, 899, 915
Hypernatriämie 811, 1348
- Diagnostik 811
- Symptome 811
- Therapie 811
Hyperosmolalität 234
Hyperphosphatämie 953
Hypersomnie, prolongierte 809
Hypersplenismus 328
Hypertension 215, 462, 776, 1363
- intrakranielle 776
- Kinder 1363
- portale 215
- pulmonale 462
- Sonomorphologie 215
Hyperthermie 1385
Hypertonie 259, 265, 580, 677, 678, 795, 824, 1275, 1328
- essentielle 678
- chronische 1275
- chronische pulmonale 580
- maligne 677
- persistierende pulmonale, s.a. PPH 1328
- renale 678
Hypertonieformen 1214
- Hypothermie 1214
Hyperventilation 715, 777, 780, 781, 787, 808, 823
- forcierte 777
- moderate 780
- prolongierte 777
- zentrale neurogene 787
Hyperventilationsbehandlung 157, 1384
Hypovolämie 795, 948
Hypnotika 52
Hypochlorämie 276
Hypoglykämie 247, 248, 717, 809, 810, 917–919, 930, 1346, 1347, 1380
- asymptomatische 918
- Diagnostik u. klinisches Bild 810, 918
- kumulierte Sulfonylharnstoffe 919
- milde 918
- Myxödemkoma 930
- neonatale 1346, 1347
- Prognose 919
- schwere 918
- Symptome 810
- Therapie 810, 919
- Ursachen 917
Hypokaliämie 809, 811, 873, 1349
- Diagnostik 811
- Früh- und Neugeborene 1349
- Symptome 811
- Therapie 811
Hypokalzämie 275, 811, 953, 1347, 1348, 1360
- Diagnostik 811
- Kinder 1360
- Neugeborene 1347

- Symptome 811
- Therapie 811
Hypokapnie 566
Hypomagnesiämie 276
Hyponatriämie 234, 811, 930, 1348, 1349
- Diagnostik 811
- Myxödemkoma 930
- Neugeborene 1348
- Symptome 811
- Therapie 811
Hypophosphatämie 276
Hypothermie 779, 781, 791, 1214, 1217, 1302, 1303, 1385
- Neugeborene 1302
- Pathophysiologie 1215
- Therapie 1303
- Therapie am Notfallort 1216
- Therapie im Krankenhaus 1217
- unerwünschte Folgen 791
- Ursachen 1215
Hypothyreose 810, 925
- Symptome 810
- Diagnostik 810
- Therapie 810
Hypotonie 259, 597, 1048
- arterielle 597
Hypoventilation 808
Hypovolämie 600, 1360, 1387
- Intoxikationen 1387
- Kinder 1360
Hypoxämie 124, 125, 454, 1321
- anämische 125
- Behandlung 125
- Folgen 125
- hypoxische 125
- primäre 1321
- toxische 125
Hypoxie 124, 157, 810, 823, 888, 1088, 1114, 1329
- Diagnostik 810
- pathophysiologische Abläufe 1088
- perinatale 1329
- Symptome 810
- Therapie 810
- zerebrale 124, 157, 888
Hypoxygenation 124

I
IA 551
IABP 604
ICP, s.a. Druck, intrakranieller 773–776, 780, 786, 793, 797, 1142, 1143
- klinische Manifestation 776
- Messung 775, 776, 825, 1142
- Raumforderung 774
- Stufentherapie 780
- Ventilation 774
ICP-Druckkurve 773, 774
Icterus praecox 1335
IFA 551
IgG 856
IHS 551
Intensivbehandlung 17, 15
- Abbruch 17
- Beginn 15
- Effizienz 97

- Grenzen 15
- Rechtsgrundlagen 28
- Reduktion 17
Ikterus 238, 1249
- nach herzchirurgischen Eingriffen 1249
IL, s.a. Interleukine 1091
IL-1 895
IL-1β+TNF 895
IL-6 895
Ileus 219, 220, 729, 1228, 1238, 1239,
- Diagnostik 1228
- paralytischer 219, 220, 1239
- postoperativer 1238
- mechanischer 1239
ILV 545, 546
- Indikationen 546
- lungenchirurgische Eingriffe 546
Imaginationsverfahren 46
Imipenem 979, 986
Immobilisierung, postoperative 477
Immunantwort 301
- inflammatorische 301
- zelluläre 301
Immunfunktion, beeinträchtigte 1108
Immunglobuline 766, 874
Immunsuppression 501, 1093, 1108
- iatrogene 501
- Polytrauma 1108
Immunthrombozytopenien 310
Impedanz, transthorakale 426
Implantate 1031
Impressionsfrakturen 1143
IMPRV 554
IMV 548, 549
IMV-BIPAP 554
Inertgas-Technik 454
Infarkt 611, 613, 752, 759
- Ausdehnung, kollaterale 611
- Diagnostik 611, 613
- hämorrhagischer 752
- ischämischer 821
- nichttransmuraler 611
- rechtsventrikulärer 584
- transmuraler 629
- zerebraler 759
Infarktgröße 615
Infarktklassifizierung 617
- hämodynamische Einteilung 617
- klinische Einteilung 617
Infarktkomplikationen 619, 623, 625
Infarktletalität 619
Infarktmarker, enzymatische 615
Infarkttyp 612
Infektanfälligkeit 1108
- Polytrauma 1108
Infekte 1362
- Kinder 1362
Infektionen 567, 971, 972, 986, 1025, 1027, 1029, 1069, 1070, 1073, 1088, 1202, 1238
- abdominale nosokomiale 1029
- endogene 972
- exogene 972
- gefäßkatheterassoziierte 1073
- Initialtherapie 986
- intraabdominelle 986, 1238

Infektionen
- intravasale 1027
- katheterassoziierte 1027
- nosokomiale 567, 1025, 1069
Infektionsanfälligkeit 972
Infektionsbehandlung 561
Infektionsentstehung 972
Infektionsgefährdung 972
Infektionsherd 1003
Infektionsprophylaxe 1385
Infektkrupp 471
Inflammation 1090, 1104, 1246
- lokale 1104
- systemische 1089, 1104, 1246
Inflationstrauma 490
Infusionen 1073
Infusionsalkalose 941
Infusionslösungen 294, 941
- pH-Wert 941
Infusionsplan 287
Infusionspleuraerguss 183
Infusionssysteme 1073
Infusionstherapie 246, 286, 288, 1125
- Infusionsthorax 136
- Polytrauma 1125
- postoperative 288
- praktisches Vorgehen 286
- Standardmonitoring des Stoffwechsel 246
- V.-subclavia-Punktion 136
Inhalation 262, 490
- toxische Gase und Rauch 490
Inhalationsanästhetika 354
Inhalationstrauma 408, 1200, 1201
- Pathophysiologie 1200
- Therapie 1201
Inhibin A 1277
Injury Severity Score 1109
Inkarzeration, CT 220
Insektengifte 1290
Inspektion 113, 114
Inspirationsflow 539, 541
Insuffizienz, metabolische 1226
- respiratorische 729, 1094, 1126
Insulin 274, 275, 917, 918
- Hypoglykämien 917
Insulinmangel, relativer 910
Insulinresistenz, periphere 900
Insulinsekretion 245
- Postaggressionssyndrom 245
Insulinsubstitution 913
- Coma diabeticum 913
Insulintherapie 279
- Probleme 279
Integrine 309
Intensivpatienten 59, 345, 249
- Energieumsatz 249
- Grundpflege 59
- Pharmakometabolismus 345
Intensivpflege, neue Ansätze 70
Intensivstation 55, 98
- Anforderungen 98
- Gestaltung und Organisation 55
Intensivtherapie 31, 88
- Ökonomie 89
- Organisation 31
- Prognose 88
Intensivtransporthubschrauber 78

Intensivtransportwagen 78
Interferon 854, 855, 895
Interhospitaltransport 78
Interleukine 903, 1091, 1092
Interlobärerguss 191
Intervall, luzides 748
Intoxikationen 408, 604, 964, 1375, 1376, 1382, 1385, 1386, 1388
- allgemeine Intensivtherapie 1385
- Antidot 1386
- Differentialdiagnose 1388
- extrakorporale Verfahren 964
- inhalative 408
- perkutane 1376
- orale 1375
- perorale 1382
Intoxikationswege 1377
Intubation 179, 369–374, 417, 419, 515, 521, 597, 786, 1355, 1363
- Anästhesie 1355
- bei erhöhtem ICP 786
- Durchführung 370
- Empfehlungen 374
- endotracheale 179, 417, 419, 1363
- fiberoptische 370
- Kinder 1355
- Komplikationen 179, 373
- nasotracheale 369
- orotracheale 369
- retrograde 371
- Tracheotomie 373
Intubationsdauer 1356
- Neugeborene u. Säuglinge 1356
Intubationsweg 1162
Inverse Ratio Ventilation, s. a. IRV 485, 544, 545
- klinische Bedeutung 545
IPS 551
IRV, s. a. Inverse Ratio Ventilation 544
IRV-Beatmung 788
- ICP 788
IRV-BIPAP 554
Ischämie 1088
Ischämie/Reperfusionsschäden 1105, 1185, 1088
Isocyanate 492
Isoleuzin 282
Isolierung 1076
Isoniazid 852, 1038, 1386
- Antidot 1386
- Dosis 1038
Isoproterenol 671, 795
Isoshuntdiagramm 445
Isotopen, radioaktive 701
Isoxazolylpenicilline 977
Itraconazol 982, 983
- Indikationen 983
- unerwünschte Wirkungen 983
- Wirkmechanismus 983

J

Jervell-Lange-Nielsen-Syndrom 671
Jetventilation, s. HF-Ventilation 548
Jochbeinfrakturen 1156, 1157
- Symptomatik und Diagnostik 1156
Juckreiz 1291

Jugularis-interna-Katheter 181
Jugularvenenkompression 786
Jugularvenenpuls 585
Jugularvenenthrombose 155

K

Kaffeesatzerbrechen 735
Kalium 233, 274, 298, 299, 913
- Bedarf 274
- Coma diabeticum 913
- Substitution 913
Kallikrein-Kinin-System 1090, 1091, 1106
Kalorimetrie 249
Kalottenfrakturen 1119, 1142
- offene 1119
Kältezittern 234, 275, 429, 790, 1280
- ICP 790
- ionisiertes 234
- Tagesbedarf 275
Kalziumantagonisten 594, 654, 636, 664, 801, 954
Kalziumglukonat 275
Kammerflattern 425, 583, 671, 672
Kammerflimmern 425, 434, 437, 583, 619, 632, 633, 671, 672
Kammerfüllung 579
- Behinderung 579
Kammertachykardie 632
Kanülenwechsel 376
Kapselschrumpfungen 268
Kapillarblut, arterialisiertes 122
Kapillarschaden 1106
Kapnometrie 120
- Messmethoden 120
- Messprinzip 120
- Messprobleme 120
- Messwert $petCO_2$ 120
Kardiomyopathie, septische 1007
Kardiotokographie (CTG) 1282
Kardioversion 426, 427, 629
- Energiebedarf 427
Karotispuls 415, 585
Kaskadenverdunster 535
Katecholamine 565, 580, 599, 715, 779, 1246, 1293
- verminderte Ansprechbarkeit 1293
Katecholamintherapie 1125
- Polytrauma 1125
Katheter 69, 129, 130, 146, 147, 177, 179, 129
- arterielle 146
- intravasaler 129
- Lagekontrolle 177
- peripherer 130
- Pflege 69
- zentralvenöser 179
Katheteranlage 1073
- Indikationen 1073
- Kathetereinstichstelle 1073
- Personal und Technik 1073
- Wahl des Katheters 1073
Katheter-assoziierte Infektionen 987
- Bedeutung und Risikofaktoren 987
Kathetereinstichstelle 1074
- Pflege 1074
Katheterembolien 138

Katheterfehllagen, intravasale 180, 181
Katheterinfekte, Risikofaktoren 138
Katheterperiduralanästhesie 357
– Dosierungsempfehlungen 357
Katheterplexusanästhesie 359
– Dosierungsempfehlungen 358
Katheterposition 183
Kathetersepsis 988
– Diagnose 988
– Erreger und Antibiotikatherapie 988
– Prophylaxe 988
Katheterwechsel 1073
Keimnachweis 989
Kerley-A-Linien 193
Kerley-B-Linien 193
Kernikterus 1336
– Klinik und Therapie 1336
– Pathogenese 1336
– Therapie 1336
Kernspintomographie 821
– kraniale 821
Ketamin 352, 516, 790
– Dosierungsrichtlinien 353
– ICP 790
– klinische Anwendung 352
– pharmakologische Wirkungen 352
– Status asthmaticus 516
Ketoazidose 274, 909–912, 914, 915
– diabetische 274, 909, 915
– Therapie 912
Ketoconazol 487, 983
– ARDS 487
– Indikationen 983
– unerwünschte Wirkungen 983
– Wirkmechanismus 983
Ketonkörper 911
– Bildung 911
– im Insulinmangel 911
Ketonkörperproduktion, verminderte 903
Ketose 910
KHK 1243
Kinder 443, 1358, 1359
– Ernährung 1359
– Flüssigkeits- und Elektrolytbedarf 1358
– Kalorien-, Eiweiß- u. Fettbedarf 1359
– parenterale Ernährung 1359
– Richtwerte zur kardiopulmonalen Reanimation 433
Kinderreanimation 433
– Basismaßnahmen 433
Klappeninsuffizienz 622
– Myokardinfarkt 622
Klappenverletzungen 1170
Klimatisierung 1076
– Intensivstation 1076
Knollenblätterpilzvergiftungen 710
– Diagnosesicherung 710
– Klinik 710
– Therapie 710
Knotenrhythmen 632
Koagulopathien 1337
– Neonatalperiode 1337

Kobalt, Antidot 1386
Kochsalzlösung, hypertone 1015
Koffein, Intoxikationen 1379
Kohlendioxid 490, 1201
– Intoxikation 490
Kohlenhydrate 277, 279, 280, 291, 298, 299
– nichtverwertbare 280
– physiologische Grundlagen 277
– proteinsparender Effekt 279
– verwertbare 280
Kohlenhydratmischlösungen 280
Kohlenhydratzufuhr 279
– Stickstoffbilanz 279
Kohlenmonoxid 490, 491, 1201, 1379
– Intoxikationen 490, 1379
– klinische Symptomatik 491
Kohlenwasserstoffe, halogenierte 1384
Kohortenisolierung 1076
Kokain 43, 52, 1379, 1387, 1388
– akute Vergiftungen 1387
– Entzugssyndrome 43, 52
– Intoxikation 1379
Kolitis 220, 221
– CT-Morphologie 220
– neutropenische 220
– pseudomembranöse 221
Kolonblähung 209
Kolonblutungen 742
Kolonisation 1025, 1026
Kolonkontrasteinlauf 1229
Kolonparalyse 1230
Kolonperforation 1236
– Diagnostik 1236
– klinisches Bild 1236
– Pathogenese 1236
– Therapie 1236
Koma 165, 755, 807–809, 811, 909, 912, 914, 915, 1367
– Definition 807
– diabetisches 909
– Diagnostik 811
– hyperosmolares, nichtketoazidotisches 909–915
– Intoxikation 165
– Kindesalter 1367
– MRT-Befund 755
– nichtmetabolisches 912
– Pathogenese 807
– Symptome 811
– Therapie 811
Komaformen 912
– bei diabetischen Patienten 912
Kommunikation 37, 44
– Mangel 37
– mit Patient 44
– mit intubierten Patienten 45
Kompetenzabsprachen 31
Komplementsystem 1005, 1107, 1090, 1091
– Aktivierung 1005
Koniotomie 371
Konsildienst 48
– psychosomatisch-psychotherapeutischer 48
Kontraktilität, myokardiale 580
Kontrakturen 268

– Behandlung 268
– Prophylaxe 268
Kontrastmittel 1290, 1295
– Allergie 1295
– jodhaltige 1290
Kontusionsblutung 749, 1145
– bifrontale 1145
Konvektion 960
Kopf 416
– Überstrecken 416
Kopf- und Haarpflege 60
Kopfumfangkurve 1318
Koprostase 1228
– diagnostisches Verfahren 1228
Koronarangiographie 586, 649, 652
– instabile Angina pectoris 649
Koronararterien 1169
– Verletzungen 1169
Koronardilatation/Bypassoperation 655
Koronarintervention 641
Koronarogramm 610
Koronarspasmus 609
Koronarstenose 609
Koronarsyndrom 649, 653
– akutes 600, 649
Körpergewicht 897
Körperpflege 59
Körpertemperatur 897, 1214
– Regulation 1214
Korrekturbedarf 273
Kortikoide 519, 856, 1295
Kortikosteroide 1058, 1190
– ARDS 487
– Schock 1190
Kosten 101
– direkte 101
– indirekte 101
Kostenerfassung 100, 102
Kosten-Gewinn-Analyse 102
Kosten-Leistungs-Analyse 102
Kosten-Nutzen-Analyse 102
Krampfanfälle, zerebrale 831
Krampfprophylaxe 801
Kraniektomie, bitemporoparietale 1147
Kraniotomie, elektive 791
Krankengymnasten 886
Krankengymnastik 885
Krankenhausinfektionen 1069, 1071
– Entstehungswege 1069
– Erregerreservoire 1069
– häufigste 1069
– Verhütung und Bekämpfung 1071
Kreatinin 240, 947, 952, 959
Kreatininclearance 241
Kreatininkonzentration 951
Kreatinkinase 614, 652
Kreislaufinsuffizienz 578, 1094
Kreislaufreaktion, hyperdyname 1093, 1111
Kreislaufregulation 1387
– Störungen 1387
Kreislaufstillstand 1363
– Kinder 1363
Kreislaufversagen 575, 576, 712, 729
– hyperdynames 712
Krim-Kongo-Virus 1050

Krise, hypertensive 677, 874, 926–928
- myasthene 874
- thyreotoxische 926, 927, 928
Krupp, s. a. Laryngotracheitis 1364, 1365
- Diagnose 1364
- Erkrankungsschweregrade 1365
- klinisches Bild 1364
- Therapie 1365
Kryptokokkenmeningitis 855, 984
- Flucytosin 984
Kunstfehlergutachten 27
Kunstklappenendokarditis 1028
Kunstregeln 28
Kunststoffinterponat 960
Kupfer, Antidot 1386
Kurzdarmsyndrom 1342
Kussmaul-Atmung 916
Kussmaul-Zeichen 698

L
Labor 1071
- mikrobiologisches 1071
Lagerung 64, 257–261, 777, 884
- bei Verletzungen 261
- Oberkörper 777
Lagerungsarten 65
Lagerungsbehandlung 561
Lagerungsdrainage 67
Lagerungsmaterial 259
Laktat 159, 238, 899, 940, 1187
Laktathydrogenase 614
Laktat/Pyruvat-Quotient 159, 239
Laktat-Pyruvat-Verhältnis 899
Laktazidose 239, 717, 909, 912, 915, 916, 937
- durch Biguanid 916
- Klinik und Diagnostik 916
- Therapie 916
- Ursachen 915
Laktose 291
Lambert-Eaton-Syndrom 871, 874
Landry-Guillain-Barré-Syndrom 470
Landsteiner-Regel 322
Langzeit-EGK-Registrierung 663, 672
Langzeitintubation 374
Lappenatelektase 199
Laryngospasmus 472, 473
- Pathogenese und Klinik 472
- Soforttherapie 473
Laryngotracheitis, stenos., s. Krupp 1364, 1365
Laryngotracheobronchitis 471, 472
- akute stenosierende 471
Larynxatresien 1331
Larynxödem 1291
Lassafieber 1050
Latexallergie 1290
Lavage 406, 407, 985
- bronchoalveoläre 406, 407, 985
LDH, s. Laktat-Dehydrogenase 244, 614, 1056
Leben
- Erhaltung 6
- Verlängerung 6
Lebendspende 1254
- Vor- und Nachteile 1254

Lebensqualität 100
Lebensverlängerung 11
Leber 213, 214, 223, 1227
- Candida-Infektionen 223
- Duplexsonographie 214
- Farbdoppleruntersuchung 214
- Sonographie 213
- Ultraschalldiagnostik 1227
Leber-/Milzabszess 1228
- diagnostisches Verfahren 1228
Leberabszess 214
- sonographische Morphologie 214
Leberbiopsie 711
Leberdysfunktion 1094
Lebererkrankungen 328, 329
- Hämostasefaktoren 328
- Hämostasestörung 329
- Störungen der Thrombozytenzahl u. -funktion 328
Leberersatzverfahren 718
Leberfunktion 237, 243, 297
- Differentialdiagnostik 243
- Einschränkungen 237, 243, 297
Leberfunktionsstörung 237
Leberhämatom 214
- sonographische Morphologie 214
Leberinsuffizienz 248, 298, 1362
- Kinder 1362
Leberkoma 1256
- Intensivtherapie 1256
Leberparenchymschäden 242
Leberresektionen 1180
Leberruptur, traumatische 215, 1121
Leberschädigung 1275
Lebersynthesestörung 321
- schwere (drohende) Blutung 321
Lebertransplantate 215
- Sonographie 215
Lebertransplantation 215, 718, 719, 1256–1258, 1260, 1261
- Abstoßreaktionen 1260
- auxiliäre partielle orthotope 719
- Blutungskomplikationen 1261
- Infektionen 1258
- Indikationsstellung 719
- Intensivtherapie 1257
- Kontraindikationen 1257
- neurologische Komplikationen 1261
- Nierenfunktionsstörungen 1260
- postoperative Vorbereitung 1256
- Prognose 718
- pulmonale Komplikationen 1260
- Risikoscores 719
- Transplantatfunktion 1258
Lebervenenthrombose 214
Leberverletzung 1179
Leberversagen 707–709, 711, 716, 717, 1094
- akutes 707, 708, 709
- Ernährung 717
- Gerinnungsstörungen 716
- Infektionen 716
- metabolische Störungen 717
- Prognose 711
- pulmonale Komplikationen 716
- spezifische Therapie 711

Lecithin/Sphingomyelin-Quotient 1309
Le-Fort-Basisfrakturen 1119
Le-Fort-I-Fraktur 1157
Le-Fort-II-Fraktur 1157
Le-Fort-III-Fraktur 1158, 1159
Leistungserfassung 100
Leitlinien 104
- Definition 104
- DGAI 20
Leitungsbahnen, akzessorische 668
Leptospirose 853
Letalität 100
Letalitätsrate, standardisierte 99
Leucovorin 1057
- Dosierung und Verabreichung 1057
Leukenzephalitis, akute hämorrhagische 856
Leukomalazie, periventrikuläre, s. PVL 1319
Leukopenie 1001
Leukozytendepletion 313, 324
Leukozyten-Endothel-Interaktion 1105
Leukozytose 1001
Leuzin 282
Levofloxacin 981, 986
Liaisondienst 48
Lidocain 429, 628, 632, 835, 1379
- Intoxikationen 1379
- Kammerflimmern 429
- Nebenwirkungen 632
Lifestick 424
Lincosamine 982
Linksherzinsuffizienz 635, 679
- Therapie 635
Linksherzversagen 679
Lipase 144, 725
Lipidproteinlipaseaktivität
Lipolyse, gesteigerte 902
Lipopolysaccharid 1004
Lipoxygenaseprodukte 1090
Lippenbremse 67
Liquor 764, 768, 847, 1318
- Glukose und Laktat 768
- Proteine 764
- Referenzwerte 764
Liquoranalytik 764
Liquordiagnostik 762, 764
- Stufen 764
Liquordrainage 777, 781
- intermittierende 777
- kontinuierliche 777
Liquorentstehung 764
Liquorfistel 1143
Liquorzellzahl 767
Liquorzirkulationsstörung 761, 827
Liquorzytologie 767
LIS 84
Lisinopril 593
Listeria monocytogenes 848, 851
Listerienmeningoemzephalitis 851
- Symptomatik und Diagnostik 851
- Therapie 851
Lithium, Intoxikation 1379
Lobäratelektase 199
Locked-in-Syndrom 809, 872

Locked-in-Syndrom 872
LOD 84
Logopäde 263, 269, 886
Lokalanästhetika 1291, 1350
- topische Applikationen 1350
- Unverträglichkeitsreaktionen 1291
Lorazepam 51, 834, 835
Lordoseaufnahme 176
Lost, Antidot 1386
Low-flow-Hypoxie, protrahierte
Low-T_3-Syndrom 925, 926
- Ätiologie 925
- Diagnostik 926
- Therapie 926
LPS 1004
LSD, Intoxikation 1379
Lücke, osmotische 232
Luftbronchogramm 189, 195
Luftembolie 138, 147, 1212, 1168
Lumbalpunktion 762, 768, 849
Lumineszenzradiographie, digitale 173
Lundberg-Wellen 773
Lund-Konzept 779
Lung Injury (TRALI) 334
- Transfusion-related Acute 334
Lunge 186, 585, 1212, 1213
- Barotrauma 1212, 1213
- Perkussion und Auskultation 585
- Totalkollaps 186
Lungenabszess 203, 392
Lungenblutung 1330
- Früh- und Neugeborene 1330
Lungendehnbarkeit 448, 1322
Lungendurchblutung 459
Lungenembolie 206, 579, 580, 604, 685, 688, 691, 692, 694
- akute Rechtsherzinsuffizienz 604
- Diagnostik 685
- Differentialtherapie 694
- Echokardiographie 688
- Spiral-CT 206
- Therapie 691, 692
Lungenemphysem 517, 518, 519
- Zeichen 518
Lungenerkrankung 476, 477, 516, 518
- chronisch-obstruktive 476, 516, 518
- restriktive 477
Lungenfibrose 482
Lungenfunktion, eingeschränkte 298, 299
Lungenhämatom 479
Lungenhypoplasie 1326, 1327
- Ätiopathogenese 1326
- Diagnose 1327
- Klinik 1327
- radiologischer Befund 1327
- Therapie 1327
Lungeninfarkt 143, 183
Lungenkomplikationen, postoperative 478
Lungenkontusion 479, 1166
Lungenkrankheit 1307, 1313
- neonatale chronische 1313
- postasphyktische 1307
Lungenödem 191, 193, 194, 204, 461, 597, 598, 1048, 1268, 1278
- akutes 1048

- Definition und Einteilung 191
- interstitielles 193
- kardiogenes 597, 598
- neurogenes 194
- Notfalltherapie 597
- postobstruktives 194
- Präeklampsie 1278
- Stufentherapie 597
Lungenparameter, dynamische 517
Lungenparenchymläsion 479
- bildgebende Diagnostik 479
Lungenperfusionsszintigraphie 586
Lungenpflege 66
Lungenreifungsbehandlung 1312
Lungenruptur 479, 1212
- Symptome 1212
Lungenschädigung, traumatische 478
Lungentransplantation 1267
- Indikationen 1267
- Kontraindikationen 1267
- postoperative Überwachung 1267
- Therapie u. Komplikationen 1267
Lungenüberblähung, dynamische 463
Lungenventilationsszintigraphie 586
Lungenverletzung 1121
Lungenversagen, s.a. ARDS 447, 449, 479–481, 562, 592, 1094, 1285
- akutes 447, 449
- Flüssigkeitsbilanz 562
- Präeklampsie 1285
Lungenvolumina 447, 517, 1362
- Kinder 1362
- statische 517
Lungenwasser, extravasales 461
Lyme-Krankheit 852
Lymphadenitis mesenterialis 1235
Lymphozyten 1090
Lysin 284
Lyssa 856

M
M. Crohn 735, 742
Magen 209, 1230, 1231
- geblähter 209
- Perforationen 1231
- Säure- und Laugenverätzung 1230
Magen-Darm-Trakt 728, 1337
- Fehlbildungen u. Erkrankungen 1337
- Ruhigstellung und Entlastung 728
Magenspülung 1382
Magnesium 235, 276, 635, 671, 1280
- Substitution 276
Magnesiumsulfat 516, 681, 1284
- Eklampsie 1284
- Status asthmaticus 516
Magnetresonanztomographie, s.a. MRT 171, 587, 690, 752, 754, 755
- Kontraindikationen 755
- Lungenembolie 690
- Technik 755
Makrolide 981
Makrophagen 1003, 1089
- Aktivierung 1003
MAK-Werte 1376
Malaria 1047, 1048, 1049
- Diagnose 1048
- Epidemiologie 1047

- Erreger 1047
- Klinik 1047
- Pathogenese 1047
- Prävention 1049
- Therapie 1048
Malat 940
Mallory-Weiss-Läsionen 735, 741
Malrotation 1339
Maltodextrin 280
Mannit 715, 778, 780, 781, 847, 955, 1369
Mantelpneumothorax 392
Marihuana 1387
- akute Vergiftungen 1379, 1387
Maskenbeatmung 569
- Komplikationen 569
Masken-CPAP 67, 68, 520, 569, 1058
- Gerät 68
- Komplikationen 569
Massenblutung, intrazerebrale 792
Massivtransfusion 311, 330
- Gerinnungsstörungen 330
Mastzellen 1090
Mediainsult 761
Mediastinalemphysem 1212
Mediastinalerweiterung, CT 205
Mediastinalhämatome 182
Mediastinalverbreitung 182
Mediatoren 728, 894, 1091, 1105
- antiinflammatorische 894
- chemotaktische 1105
- proinflammatorische 894
- zytokinverwandte 1091
Mediatorenelimination 1017
Mediatorsysteme 1090, 1106
- humorale 1106
- SIRS 1090
Medizin, Verrechtlichung 27
MEGX-Test 139
Mekonium 430, 436, 1325
- Aspiration 1325
- Klinik 1325
- Prävention 1325
- Therapie 1325
Mekoniumaspirationssyndrom 1323, 1324, 1325
- Ätiologie/Pathogenese 1324
- Inzidenz 1324
- Pathophysiologie 1324
- radiologische Veränderungen 1325
Mekoniumileus 1340
Mekoniumobstruktion 1340
Mekoniumpfropfsyndrom 1340
Meläna 735, 738
Meldepflicht 335
Melperon 51
Membrana cricothyroidea 371
Membranen, hyaline 1310
Membranplasmaseparation 1383
Membransyndrom, hyalines 1309
Mendelson-Syndrom 204
Menigitis 753, 765, 847, 987, 1038, 1346
- Antibiotikatherapie 987
- charakteristische Liquorbefunde 765
- CT-Befund 753
- Erreger 847

Menigitis
- Erregeridentifikation 847
- häufige Erreger 987
- neonatale 1346
- Pathogenese 987
- purulente 847
- Therapie 847
- Tuberkulöse 1038
Meningitis carcinomatosa/blastomatosa 755, 765
- charakteristische Liquorbefunde 765
- MRT-Befund 755
Meningoenzephalitis 847
Menschenwürde 8
Meropenem 979, 986
Mesenterialinfarkt 1228, 1233, 1234
- diagnostisches Verfahren 1228
- Diagnostik 1234
- klinisches Bild 1233
- Pathogenese 1233
- Therapie 1234
Mestinon 872
Methadon, Antidot 1386
Methämoglobinbildner, Antidot 1386
Methan, Intoxikation 490
Methanol, Antidot 1386
MetHb-Konzentration 118
Methicillin 848, 977
Methionin 283
Methodenfreiheit, Grundsatz 30
Methohexital 350, 359
- Substanzen 350
Methotrexat, Antidot 1386
Methoxamin 428
- Herz-Kreislauf-Stillstand 428
Methylprednisolon 874, 1260
Methylxanthine 1321
Metolazon 592
Metoprolol 634, 929
Metronidazol 848, 850, 851, 982, 986, 987
Midazolam 349, 359, 362, 834, 835
- Alkoholentzugssyndrom 362
Mikroangiopathie, zerebrale 751
Mikrodialyse 158
- zerebrale 158
Mikrozirkulation 1106, 1092, 1183
- Polytrauma 1106
- Störungen 1092, 1106, 1184
Milchglastrübungen 193
Miliartuberkulose 1038
Milieu interieur 935
Milrinon 602
- Dosierungen 602
Milz 218, 223, 224
- Candida-Infektionen 223
- fokale und diffuse Läsionen 218
Milzruptur 218, 1121
Milztrauma 224
- CT-Morphologie 224
Milzverletzung 1120, 1179
Mindestventilation, mandatorische 550
Minitracheotomie 372
Minocyclin 701
- Dosierung 701
Mirtazapin 51

Mitomycin C 701
- Dosierung 701
Mitralinsuffizienz 622, 623
- akute 622
- bei Papillarmuskeldysfunktion 623
- Myokardinfarkt 622
Mitralstenose 579
Mittelgesichtsfrakturen 1156, 1159
- laterale 1156
- Therapie 1159
Mittelgesichtsverletzungen 1119
Mittellinienverlagerung 761
MMW 550
- klinische Bedeutung 550
Mobilisation 64, 66
Mobilisationstechniken 264
Mobilisierung 560
MODS 84, 894, 1005, 1087, 1092, 1093, 1096
- Definition 1087
- klinisches Bild 1093
- Risikopatienten 1096
- systemische Interaktionen 1092
Molsidomin 654
Monitoring 537, 887
- mikrobiologisches 887
- Mindestvoraussetzungen 537
Monobactame 979
Monozyten 1003
- Aktivierung 1003
Monro-Kellie-Doktrin 813
Morbus Wilson 710
- Diagnostik 710
- Klinik 710
Morphin 355, 597, 1351
- Dosierungsempfehlungen 355
- Früh- und Neugeborene 1351
Morphin/Opiate, Entzugssyndrome 43
Mortalitätsrate, standardisierte 89
Motoneuron 267, 871
- Schädigung 267
MOV 1087, 1110
- Definition 1087
- Risikofaktoren 1110
Moxifloxacin 981
MR-Angiographie 756
MRSA 974, 979, 981, 982
- Carbapeneme 979
- Infektionen 974, 982
MRT, s.a. Magnetresonanztomographie 747, 749, 752, 755,
- Akutindikationen 755
Mukormykose, rhinozephale 855
Multiorgandysfunktion 1000, 1003, 1094
Multi-Organ-Dysfunktions-Syndrom, s. a. MODS 1006, 1087, 1250
- herzchirurgische Intensivmedizin 1250
- Pathogenese 1006
Multiorganversagen 711, 1000, 1003, 1095
- Labordiagnostik 1095
- Pathomechanismen 711
- Prävention 1095
- Prognose 1095
- Therapie 1095

Multiple Sklerose 765
- charakteristische Liquorbefunde 765
Mundpflege 61
Murphy-Zeichen 212
Murray-Score 482
Muskel 871
Muskelrelaxanzien 358, 359, 1127, 1291
- Indikationen 359
- Polytrauma 1127
- Unverträglichkeitsreaktionen 1291
Muskelrelaxation 46
- progressive, n. Jacobson 46
Muskelverkürzungen 268
Mutismus, akinetischer 809
Myasthenia gravis 809, 871, 873
- Symptomatik 874
- Therapie 874
Myelinolyse, zentrale pontine 755, 1261
Mykobakterien 501
Mykoplasmen 853
Mykose 975
- Risikofaktoren 975
Myoglobin 615, 964
Myoglobinurie 1202
Myokard 579
- Dehnbarkeit 579
Myokardbiopsie 586
Myokardfunktion 1387
Myokardinfarkt, s. a. Infarkt 600, 609, 611–618, 628, 630, 679
- akuter 600
- Echokardiographie 616
- Elektrokardiogramm 612
- hämodynamischer Verlauf 618
- Klinik 611
- Labor 614
- rechtsventrikulärer 600
- transmuraler 609
- Therapie in der Hospitalphase 630
- Therapie in der Prähospitalphase 628
Myokardinsuffizienz 581
Myokardischämie 1243
Myokardrupturen 622
- Myokardinfarkt 622
Myokardstoffwechselstörungen 1246
Myopathien 869, 870, 875
Myxödemkoma 929, 930, 931
- Ätiologie u. Pathophysiologie 929
- Diagnostik 929
- Therapie 930

N
N. facialis 1154
N. meningitidis 848
N_2-Messung 121
N-Acetylcystein 715, 1015
Nachblutung, postoperative 791, 1239
Nachlast 577–580
- verminderte 580
Nachlasterhöhung 580
Nachsorgeklinik 886
$NaHCO_3$, s. Natriumbikarbonat 429
Nahe-Infrarot-Spektroskopie (NIRS) 155

Nährstoffapplikation, duodenale/jejunale 292
Nährstoffzufuhr, enterale 292
Nährsubstrate 277, 300
Nahrung 264
Nahrungsaufnahme 884
Naloxon 1305
- Früh- und Neugeborene 1305
Narkosezwischenfälle, anaphylaktoide 1290
Nasenbeinfrakturen 1156
- Symptomatik und Diagnostik 1156
- Therapie 1156
Nasen-CPAP 1321
Nasenpflege 61
Nasopharyngealtubus 417
Natrium 233, 298, 299
- Bestand 233
- Regulation 233
Natriumbikarbonat, s. a. NaHCO$_3$ 429, 432, 436, 939, 1305
- Früh und Neugeborene 1305
Natriumchloridlösung, hypertone 275
Natriumexkretion, fraktionelle 240
Natriumhydrogenkarbonat, s. a. N. bikarbonat 939, 940
- Dosierung 940
Natriumkarbonat 914
Natriumnitroprussid 635, 636
- Wirkmechanismus 635
Natriumverträglichkeit 654
NEC, s. a. nektrotisierende Enterokolitis 1341
- Klinik und Diagnostik 1341
- Pathogenese 1341
- postoperative Probleme 1342
- Therapie 1342
Neisseria 505
Nekroseabtragung 1197
Neostigmin 872, 874
Nephroprotektion 1128
Nepresol 1282
Nerv, peripherer 871
Nervenleitgeschwindigkeit 168
Nervenleitung, periphere 469
- Störungen 469
Netilmicin 851, 980, 986
Neugeborene 430, 433, 435, 1301, 1302, 1304, 1322, 1323, 1332
- Absaugen 430
- Absaugkatheter 431
- Beatmung 430
- Beutel-Masken-Beatmung 1304
- Blutvolumen 1332
- Freihalten der Atemwege 430
- Intubation 1304
- kardiopulmonale Reanimation 430, 431
- Lungenerkrankungen 1323
- Lungenmechanik 1322
- mechanische Beatmung 1322
- Reanimation 431, 1301
- Schutz vor Unterkühlung 1301
- Temperaturregulation 1301
- Thoraxkompression 431
- Tubuskatheter 431
- Wärmeschutz 1302

- Wiederbelebung 433
Neugeborenenkrämpfe 1343, 1344
- Ätiologie u. Diagnostik 1344
- Klinik 1343
- Therapie 1344
- Ursachen 1344
Neugeborenenreanimation 1303, 1306
- praktisches Vorgehen 1306
Neugeborenensepsis 1345
- Diagnostik 1345
- Klinik 1345
- Therapie 1345
Neuroborreliose 765
- charakteristische Liquorbefunde 765
Neuroleptika 49-52, 353, 362, 842
- Alkoholentzugssyndrom 362
- klinische Anwendung 353
- klinische Einteilung 49
- Klinisches Profil 353
- Nebenwirkungen 353
Neuromonitoring 347, 1142
- erweitertes 1142
Neuropädagogen 886
Neuropathie 470, 869, 870, 875, 920
- axonale 870
- kardiale autonome 920
- periphere 470
Neuroprotektion 801
- medikamentöse 801
- physikalische 801
Neurosonographie 756
- Indikationen 756
Neurosyphilis 853
Neurotransmitter, falsche 713
Neurotrauma 1114
Neurotuberkulose 851
- Diagnostik 852
- Symptomatik 852
- Therapie 852
Neutropenie 502
Nichtglukosekohlenhydrate 277
Nichtopioide 356
- klinische Anwendung 356
- pharmakologisches Wirkungsspektrum 356
- Substanzgruppen 356
Nickel, Intoxikation 490
Niederdruckmanschetten 373
Niedrigdrucktamponade 697
Nieren 216
- bildgebende Verfahren 216
- Transplantate 216
Nierenerkrankungen 950
- vaskuläre und entzündliche 950
Nierenersatztherapie 955
Nierenersatzverfahren 1129
Nierenfunktion 237, 562, 577, 947
- Einschränkungen 237
Nierengefäße 216
Niereninfektion 217
Niereninsuffizienz 296, 297, 729, 953, 1094, 1362
- Aminosäuren 296
- Hämofiltration 296
- Hämostase 953
- Infusionsmenge 296

- Infusionstherapie 297
- Kinder 1362
- Kohlenhydrate und Fette 296
- Störung der Infektabwehr 953
Nierenperfusion 578
Nierentransplantation 217, 1261, 1262, 1263
- Komplikationen 1263
- postoperative Überwachung 1262
- präoperative Vorbereitung 1262
- Sonographie 217
- Therapie 1262
Nierentrauma 217
- Sonogramm 217
Nierenversagen 216, 712, 715, 947-951, 954, 963, 1094, 1112, 1202, 1249, 1267, 1283
- akutes 216, 947
- akutes intrinsisches 949
- akutes prärenales 948
- ARDS 949
- intrinsisches 948
- ischämisches 949
- nach herzchirurgischen Eingriffen 1249
- nach Herztransplantation 1267
- postrenales 948, 951
- prärenales 948
- Therapie 954
- toxisches akutes 950
Nifedipin 680, 681, 820, 1282, 1284
- Dosierung 680
- Schlaganfall 820
Nimodipin 796, 826
- SAB 826
NIMW 558, 559
- Kontraindikationen 559
Nitrate 598, 654, 1283
Nitroglyzerin 597, 609, 635-637, 681, 795, 1246
- Nebenwirkungen 636
- orale Medikation 636
- Wirkmechanismus 635
Nitroimidazole 982
Nitroprussidnatrium 680, 681, 795, 246
- Dosierung 680
Nitrosegase 1377
- Intoxikation 1377
NNR-Insuffizienz 810
- Diagnostik 810
- Symptome 810
- Therapie 810
NO$_2$ 492, 1247
Non-A-non-B-non-C-Hepatitis 708
Noradrenalin 428, 601, 1013, 1190, 1246
- Herz-Kreislauf-Stillstand 428
- Schock 1190
- Sepsis 1013
Normen, Definition 104
Norton-Skala 62, 63
NO-Synthase 1092
Notfall, hypertensiver 677
Notfallanforderungen 174
Notfallausweis 833
Notfalltasche 75
Notfallthorakotomie 1120

Notfall-TIPS 740
Notfalltransfusion 323
Nukleoside 302
Nukleotide 302
Nystagmus 1379

O
O_2-Angebot 144
– Gesamtkörper 144
O_2-Gabe 595, 1321
O_2-Gehalt 144
– arterieller 144
– gemischtvenöser 144
O_2-Gehaltsdifferenzen 444
O_2-Partialdruck, transkutaner 1358
– bei Kindern 1358
O_2-Partialdruckdifferenz 124
– alveoloarterielle 443
O_2-Sättigung 114, 118, 123, 144, 145
– arterielle 118
– Normalwerte 123
– pulmonalarterielle 144, 145
O_2-Verbrauch 144, 250, 896, 1010
– Angebot 1010
– Erhöhung 1010
– Gesamtkörper 144
– Messung 250
O_2-Versorgung 600
– Optimierung 600
O_2-Sättigung, Bulbus V. jugularis 153
O_2-Transport 896
O_2-Versorgung, zelluläre 1009
Oberkörperhochlagerung 65, 777, 781
Obstruktion 212, 407, 1338
– akute 407
– biläre 212
– intestinale 1338
Octerotid 740
Ödem 192, 193, 198, 749, 823
– alveoläres 193
– fokales posttraumatisches 749
– hydrostatisches 198
– interstitielles 192
– postischämisches 823
Ofloxacin 981, 986
Okklusionsdruck 144, 145
– Messung bei Beatmung 145
– pulmonalarterieller 145
Okklusionstest 450
Oligurie 953, 1307
Omphalozele 1340
open lung approach 484, 486
Opiatantagonisten 355
Opiate, Antidot 1386
Opioidanalgetika 1351
– Neonatologie 1351
Opioide 354, 628, 789, 790, 841, 1291
– Entzugssyndrom 841
– ICP 789, 790
– Nebenwirkungen 354
– pharmakologische Wirkungen 354
– Unverträglichkeitsreaktionen 1291
Opioidentzug 841
– in Narkose 841
Opioidentzugssyndrom 52, 363

Orciprenalin 629, 662
Organfunktionen 237
– analytische Überwachung 237
Organisationsmängel 29
Organisationsverschulden 30
Organtransplantation 11, 501, 502
– antimikrobielle Therapie 502
Organtrauma 1089, 1104
Organversagen 1107, 1109, 1111, 1128, 1130
– posttraumatisches 1107, 1109, 1111, 1130
– Prophylaxe und Therapie 1128
Organversagenscores 84, 85
Oribitafrakturen 1160
Orientierungsmangel 37
Ornithin 284
Ornithose 853
Oropharyngealtubus 417
Osmiumtetroxid, Intoxikation 490
Osmodiuretika 778, 781, 792
– ICP 778
– ICP-senkende Wirkung 792
– Rebound-Phänomen 792
Osmolalität 232, 952
Osmose 960
Osmotherapeutika 793, 1283
Ösophagitisblutungen 741
Ösophagus 1230, 1337, 1338
– Atresie 1337, 1338
– Säure- und Laugenverätzung 1230
Ösophagusdruck 450
Ösophagusperforation 1231
Ösophagusvarizen 735, 740, 741
– Behandlung 741
– Blutungen 740, 741
Ösophagusverletzung 1121
Ossifikationen 268
Outcome 99, 100
Outcomeevaluation 89
Outcomeparameter 99
Oxacillin 977
Oxalazetat 900
Oxygenierung 153, 155, 446, 443, 714, 1322
– global zerebrale 155
– Störungen 443, 446
– zerebrale 153, 714
Oxygraphie 121
Oxymetazolin, Intoxikationen 1379
Oxymetrie, jugularvenöse 153, 154

P
Paare, ventrikuläre 632
Palpation 113, 114
Panikattacken 41
– Symptomatik 41
Panikstörungen 51
Pankreas 225, 728, 1226, 1227
– Abszess 225
– Nekrose 1226
– Sekretion 728
– Ultraschalldiagnostik 1227
Pankreastransplantation 1263, 1264
– Komplikationen 1264
– postoperative Überwachung 1263
– Therapie 1263
Pankreasverletzung 1180

Pankreatitis 217, 222, 224–226, 299, 723–729, 986, 1226, 1232, 1233
– abszedierende 217
– Ätiologie 723, 725
– akute 224, 225, 299, 1232
– bakterielle 986
– biliäre 1233
– CT-Morphologie 224
– CT-Severity-Index 225
– Diagnostik 725
– Epidemiologie 723
– hämorrhagisch-nektrotisierende 217
– Häufigkeit klinischer Symptome 724
– Intensivtherapie von Komplikationen 729
– Klinik 723
– Laborparameter 726
– nekrotisierende 222
– ödematöse 217
– Operationsindikation 729
– Organkomplikationen 724
– Pathophysiologie 723
– Prognose 726
– Substratzufuhr 299
– Therapie 727
Papillarmuskelischämie 600
Papillarmuskelruptur 622, 641
– Myokardinfarkt 622
Paracetamol 709, 719, 1386
– Antidot 1386
– Intoxikation 709, 719
Paranoide Symptome 842
Paraplegologe 862
Paraquat, Intoxikation 490
Parasympatholytika 518
Parathion, Antidot 1386
Parenchymdruckmessung 775
Parese, akute schlaffe 869, 870
Paroxetin 51
Partnerschaftsmodell 22
Partnerschaftsvertrag 21
Patientenautonomie 22
Patientenbefinden 100
Patientendatenerfassungssystem 102
Patientenführung 44
Patiententestament 33
Patientenübergabe 1244
Patientenverfügung 6
PAV 556
pCO_2, Normalwerte 123
PCR 768
PCT, s. a. Procalcitonin 1001, 1002
PDA, s. a. Ductus arteriosus 1313
– Klinik 1313
– Pathogenese u. Pathophysiologie 1313
– Therapie 1313
p_ECO_2 446
PEEP 450–456, 454, 455, 517, 518, 530, 533, 541, 544, 545, 547, 788
– intrinsic 450–456, 547
– Messung intrinsic 544, 545
– Respiratoreinstellung 454
– Wirkung 455
PEEP-Beatmung 597
PEEP-Einstellung 484, 522

Penicilline 710, 848, 977
- Einteilung 977
Pentamidinisothionate 1057
- Dosierung und Verabreichung 1057
Pentazocin 628, 1386
- Antidot 1386
Pentosephosphatzyklus 278
Pentoxiphyllin 1129
Penumbra 821
Peptid, atriales natriuretisches 576, 954
Peptide 285
Perfetti 268
- Therapiekonzept 268
Perforationen 138, 1224
- beim Ileus 1224
- große Gefäße 138
Perforationsperitonitis 1230
Perfusion, pulmonale 459
Perfusionsdruck, zerebraler 153, 785
Perfusionsstörungen, gastrointestinale 1114
Perfusionsszintigraphie 815
- Hirntoddiagnostik 815
Perikarderguss 579, 627, 698
Perikardiodese 700
Perikardiotomie, perkutane 701
Perikardiozentese 700
Perikarditis 627, 697
- exsudativ-konstriktive 697
Perikardpunktion 700
Perikardtamponade 600, 698
- Herzoperation 699
Perimyokarditis 613
- Differentialdiagnose 613
Peritonealemphysem 568
Peritonitis 986, 987, 1029, 1030, 1223, 1226, 1230, 1238
- Anastomoseninsuffizienz 1238
- lokale 1223, 1226
- Pathogenese 986
- sekundäre 1030
- sekundäre postoperative 1029
- Therapie 987
Perkussion 262
Permeabilitätsödem 191, 193, 194, 198, 461
- Differentialdiagnose 198
- hydrostatisches 194
PET 756
- Anwendung 756
- Technik 756
petCO$_2$ 121
- erhöhter 121
- erniedrigter 121
Pflege 69, 883
- aktivierende 883
- spezielle 69
Pflegeanamnese 59
Pflegedokumentation 59
Pflegeöl 61
Pflegeplanung 59
Pflegeprozess 59
PGE$_1$/PGI$_1$ 1247
PGI 1015
Phäochromozyten 678
Pharyngitis 1046

Phenobarbital 835
Phenole, Antidot 1386
Phenylalanin 283, 428, 1246
- Herz-Kreislauf-Stillstand 428
Phenytoin 835
- Status epilepticus 835
Phosgen, Intoxikation 490
Phosphat 235, 276, 913
- anorganisches 235
- Substitution 276, 913
Phosphatase, alkalische, s. AP 243
Phosphodiesterasehemmer 599, 602, 1014, 1246, 1247
- Dosierungen 602
- Sepsis 1014
Photometrie 1381
pH-Wert 935
Physiotherapie 267
Physostigmin 363
- Alkoholentzugsyndrom 363
Physostigmin 364
- Dosierung 364
Pickwick-Syndrom 463
Pierre-Robin-Syndrom 1331
Pilze 501
Pilzinfektionen 975, 976, 983, 1259
- Diagnostik 976
- Therapie 976
Pilzpneumonie 201, 975
Pilzsepsis 975
Piperacillin 848, 978, 981, 986
Piperacillin-Tazobactam 986
Piritramid 356
Plaqueruptur 649
Plasmaaminosäuren 248
Plasmabikarbonatkonzentration 232
Plasmaclearance 1376
Plasmakreatininclearance 241
Plasmakreatininkonzentration 237
Plasmapherese 872, 874, 963, 1384
Plasmaprotein 317
- Substitution 317
Plasmin 1090
Plasminogenaktivator 642
Plasminogenaktivatorinhibitor 316, 1090
Plättchen-aktivierender Faktor 1090
Plättchenthrombus 309
Platzhalterkanülen 372
Pleuradrainage 184, 488, 489
- Fehllage 184
- Komplikationen 184, 489
- normale Lage 184
Pleuradruck 529
- Herz-Kreislauf-Funktion 529
Pleuraempyem 392
- Kriterien 392
Pleuraerguss 182, 189, 199, 203, 205, 391, 392, 699, 1330
- Differentialdiagnose 699
- Früh- und Neugeborene 1330
- Klinik und Diagnose 391
- radiologische Befunde 189
- Ursachen 391
Pleurodese 489
Plexus chorioidei 764
Plutonium, Antidot 1386
PML 855

Pneumatozele 1057
Pneumobronchogramm 204
Pneumocystis 501
Pneumocystis-carinii-Pneumonie 214, 500, 501, 982, 1056–1059
- Antibiotikatherapie 982
- Beatmung 1058
- Diagnostik 1056
- klinische Symptomatik 1056
- Prognose 1059
- Therapie 1057
Pneumodiagnostik 204
- auf Intensivstationen 204
Pneumokokken 974, 986
- Infektion 974
- penicillinresistente 986
Pneumokokkenpneumonie 202
- Thoraxaufnahme 202
Pneumomediastinum 188, 198
- radiologische Befunde 188
Pneumonie 197, 199, 200, 201, 203, 205, 406, 483, 497–506, 567, 984, 985, 1070, 1072, 1128, 1238, 1269, 1328, 1366
- ambulant erworbene 497, 498
- Antibiotikatherapie 985
- ARDS 197
- beatmungsassoziierte 567
- Bedeutung 984
- CMV- und Pneumocystitis 201
- Definition 497
- Diagnostik 499, 504, 984
- Differentialdiagnose 504
- Epidemiologie 498
- Erreger 985
- HIV-assoziierte 500
- Intensivtherapie 498
- Kinder 1366
- krankenhauserworbene 985
- lobäre 199
- mikrobiologische Diagnostik 499
- neonatale 1328
- nosokomiale 497, 502–506
- Pathogenese 984
- Pathophysiologie 497
- Prävention beatmungsassoziierter 1072
- primäre oder sekundäre 497
- Prognose 499
- Prophylaxe 1128
- Pseudomonas-aeruginosa 201
- radiologische Befunde 200
- Risikofaktoren 984
- sekundäre beatmungsassoziierte 567
- strassenerworbene 985
- Therapie 499
- Thoraxröntgenbild 504
- typische oder atypische 497
- unter Immunsuppression 500
Pneumoretroperitoneum 207
Pneumothorax 135, 136, 179, 182, 185–187, 198, 391, 392, 395, 488, 568, 1121, 1166, 1212, 1325
- Ätiologie 488
- atypische Lokalisation 187
- Diagnose 488
- Differentialdiagnosen 187

Pneumothorax
- mantelförmiger 186
- Neugeborene 1325
- Punktion der V. jugularis 135, 182
- Punktion der V. subclavia 136, 182
- radiologische Befunde 186
- Symptome 391
- Therapie 488
- Untersuchungstechnik 187
- Ursachen 185
Pneumozystis carinii-Infektion 203
- HIV 203
pO_2, Normalwerte 123
Poliomyelitis 809
Polyene 983
Polyglobulie 1346
Polymyositis 871, 875
Polyneuropathien, chronische 873
Polypen 735, 742
- blutende 742
Polyradikuloneuropathie 871
Polytrauma 1103, 1111–1118, 1123, 1124, 1128, 1130
- Akutversorgung 1115
- Algorithmus der Schockraumphasen 1116–1118
- Behandlungsphasen 1114
- Folgeoperation 1113
- Infektionsprophylaxe und -therapie 1128
- Intensivtherapie 1123, 1130
- Infusionstherapie 1124
- Monitoring und Labordiagnostik 1117
- operative Versorgung 1118
- Organkomplikationen 1111
- Pathophysiologie 1103
- Phasen 1115
- respiratorische Insuffizienz 1126
- Schockraummanagement 1114
- Stufenkonzept der operativen Versorgung 1115
- Therapie 1112
- Transfusionstherapie 1124
- Untersuchungen 1117
Polytraumaschlüssel 1109
Polytraumaversorgung 1105, 1177
- Schockraumalgorithmus 1177
- Ziel 1105
Polyurethan 492
Polyvinylchlorid 492
Polyzythämie 1333
- Ätiologie 1333
- Klinik 1333
- Therapie 1333
Pooling, venöses 1186
Porphyrien, akute hepatische 873
Portalvenenthrombose 215
- Sonographie 215
Postaggressionsstoffwechsel 244, 245, 279, 288, 893, 894, 895, 897, 900, 904
- hormonelle Veränderungen 895
- Mediatoren 894
- Pathophysiologie 245
- Schilddrüsenhormone 246
Potentiale 166, 167, 814
- akustisch evozierte 166

- evozierte 814
- motorisch evozierte 167
- somatosensorisch evozierte 166
- visuell evozierte 166
Povidonjodsalbe 1198
PPH 1328–1330
- Ätiologie 1328
- ECMO-Therapie 1330
- Klinik 1328
- Pathophysiologie 1328
- Therapie 1328
PPSB 320, 321, 332
- Dosierung und Anwendung 320, 321
- Gabe 321
- Indikation und Kontraindikation 320, 321
- Präparate 320
- Substitution 320
Präeklampsie 1275, 1276–1281
- Ätiologie 1276
- Geburtszeitpunkt 1281
- Intensivbehandlung 1281
- klinisches Bild 1279
- Monitoring u. Labordiagnostik 1281
- Organmanifestationen 1277
- Pathophysiologie 1276
- Prävention 1280
- Therapie 1280
Prednisolon 929, 1294
Prednison 1057
- Dosierung und Verabreichung 1057
pressure cycled ventilation 531
Pressure Time Produkt 457
Primaquine 1057
- Dosierung und Verabreichung 1057
Prinzmetal-Angina 650
Problemkeime 972
Procain, Intoxikation 1379
Procainamid 669, 670
Procalcitonin, s. PCT 1001
Prognose, infauste 17
Prolin 284
Promitprophylaxe 1295
- vor Dextraninfusionen 1295
Propylthiouracil 928, 929
Propofol 350, 351, 359, 789
- Dosierungsempfehlungen 351
- ICP 789
- klinische Anwendung 351
- Nebenwirkungen 350
- pharmakologische Wirkungen 350
- Zubereitungsformen 350
Proportional Assist Ventilation 556
Propranolol 664, 928, 929
Prostaglandin 487, 604, 1015, 1090
- ARDS 487
- Sepsis 1015
Prostazyklin 604, 308, 1090
Protamin 1291
- anaphylaktische Reaktionen 1291
Protein C 315, 319
- Halbwertzeit 315
- Konzentrat 319
- Molekulargewicht 315

- Plasmakonzentration 315
- System 315
Protein S 315
- Molekulargewicht 315
- Plasmakonzentration 315
- Halbwertzeit 315
Proteine 282, 766
- liquorspezifische 766
Proteinstoffwechsel 248, 903
- Überwachung 248
Proteinsynthese 903
Proteinurie 1275
Proteolyse, gesteigerte 903
Prothrombinkomplex 320
Prothrombinzeit 241
Protonenpumpenhemmer 740
Protozoonosen 334
Pro-Urokinase 609, 629
Prozessqualität 97
PS 551
Pseudoaneurysma 624
- gedeckte Perforation 624
- klinisches Bild 624
- Röntgendiagnostk 624
Pseudokrupp 471, 1364
Pseudomonas 975
Pseudomonas aeruginosa 848
Pseudoperitonitis diabetica 910
Pseudotrhrombozytopenie 311
PSV 534, 551, 552
- Anpassung inspiratorischer Druckanstieg 552
- Atemmechanik 551
- Einstellung Druckunterstützung 552
- maschinelle Volumenlieferung 551
Psychopharmaka 49, 50, 1386
- Antidot 1386
- Behandlungsstrategien 50
Psychopharmakotherapie 50
- allgemeine Regeln 50
Psychosen 1379
Psychosyndrome 39, 51, 360
- akute 360
- akute organische 39
- Klinik, Ursachen und Therapie 360
- Pharmakotherapie 51
Psychotherapie 46
PT 241
PTC 643
PTCA 596, 599, 603, 605, 644, 653, 655, 671
Pufferbasen 936
Puffersysteme 935, 936, 937
- Leber 937
- Niere 937
Pulmonalarterie, Perforation 143
Pulmonalarterienkatheter 77, 139–144, 183, 1199, 1282, 1357
- Druckkurvenverlauf 142
- Einführungstechnik 140
- Fehllage 183
- hämodynamische Messwerte 144
- Indikationen 139
- Kathetertypen 139
- Kinder 1357
- Komplikationen 143, 183
- normale Lage 183

Pulmonalarterienkatheter
- Punktionsorte 140
Pulmonalisangiographie 586
Pulmonaliskreislauf 1247
- Vasodilatatoren 1247
Pulmonalkapillardruck 600
- niedriger 600
- erhöhter 600
Pulsoxymeter 118, 119
- Alarmgebung 119
- Kalibrierung und Messgenauigkeit 119
- peripheres Messorgan 119
Pulsoxymetrie 117, 1358
- bei Kindern 1358
Pulsus paradoxus 585, 698
Pumpinsuffizienz, kardiale 580
Pumpversagen 446, 578, 580, 584
- kardiales 580
- Ursachen 578
Pupillen 1379
- erweiterte 1379
- verengte 1379
Purpura, posttransfusionelle 310, 334
Pusteflasche 69
PVL, s. periventrikuläre Leukomalazie 1319
- Klinik 1319
Pyelonephritis, akute 217
Pyrazinamid 852, 1038
- Dosis 1038
Pyrimethamin 855
Pyrimidin-Analoga 984
Pyruvat 159, 900, 903
Pyruvat/Laktat-Quotienten 1010
Pyruvatdehydrogenasekinase 899
- Inhibitoren 899

Q
Qualitätsmanagement 98, 102, 103
- internes/externes 103
Qualitätsmerkmale, Intensivmedizin 104
Qualitätsrisiken 103
Qualitätssicherung 89, 335
Quarantäne-(Q)-Plasma 318
Quecksilber 490, 1386
- Antidot 1386
- Intoxikation 490
Querschnittlähmung 861, 862, 864, 865
- Blasenrehabilitation 865
- Darmrehabilitation 865
- Diagnostik 862
- Einteilung 861
- Klinik der akuten 862
- Methylprednisolon 864
- Nahrungsaufnahme 865
- Prognose 865
Querschnittsymptomatik 1120
Querschnittsyndrom 756, 861
- akutes 756
- Akutversorgung und Rehabilitation 861
- nichttraumatisches 861
- traumatisches 861
Quick-Wert 241

Quinupristin 982
Quotient, respiratorischer 249, 281

R
Rabies 856
Radiographie, digitale 173
Radionuklidszintigraphie 738
Ramipril 593
Ramsay-Score 347
Randle-Mechanismus 248
Ranitidin 1294
Rastereffekt 175
Rauchinhalation 491, 492
- Diagnose 492
- Therapie 492
- toxische Produkte 492
R-auf T-Phänomen 619
Raumdesinfektion 1077
RDS 1309, 1310, 1311
- akute Komplikationen 1310
- klinische Symptome 1310
- Pathogenese 1309
- Therapie 1311
Reaktion 1289
- allergische 977
- anaphylaktische 1289
- anaphylaktoide 1289
- sympathoadrenerge 1093
Reanimation, s.a. CPR 422, 427, 430, 432, 434
- endobronchiale Medikamentengabe 427
- innerklinische 434
- intraossäre Medikamentengabe 427
- kardiopulmonale 422
- Kinder 432
- Neugeborene und Kinder 430
- Pharmakotherapie 427
- venöser Zugang 427
Reanimationsverfahren, alternative mechanische 422
Reboundphänomen 778
Rechtsherzbelastung 687
Rechtsherzdekompensation, akute 604
Rechtsherzinfarkt 605, 613, 625, 626, 638, 639
- akuter 605
- Echokardiographie 625
- EKG 625
- Rechtsherzkatheter 626
- Szintigraphie 626
- Therapie 639
Rechtsherzinfarzierung 627
- bei Hinterwandinfarkt 627
Rechtsherzinsuffizienz 604
Rechtsherzkatheter 586, 689, 699
Rechtsherzversagen 584, 638, 1265
- nach Herztransplantation 1265
Rechts-links-Shunt 444
- intrapulmonaler 444
- pulmonaler 444
Recruitment, alveoläres 484 561
Reentry 582, 619, 660
Reexpansionslungenödem 194, 396
Reflexstatus 863
Refluxösophagitis 735

Regionalanästhesieverfahren 357
- klinische Anwendung 357
Regurgitation 419
Rehabilitation 887
- medizinisch-berufliche 887
Reinigung 1077
Reinigungs- und Desinfektionsplan 1077
Reizgasinhalation, Antidot 1386
Reizgasvergiftungen 1377
Rekanalisation 643
- kombinierte medikamentös-mechanische 643
Rekompressionstherapie 1213
Remifentanil 356
- Dosierungsempfehlungen 356
Renin-Angiotensin-Aldosteron-System 575, 576
Reperfusion 640
Reperfusionsschäden 1185
Reproterol 512
Residualkapazität, funktionelle 447
Resistance 451, 1322
Resorptionsatelektasen 455
Respirator 523, 530
- Entwöhnung 523
- Selbsttriggerung 533
- Steuerung 530
- Triggerempfindlichkeit 533
- Triggerlatenz 533
Respiratorenentwöhnung 462
- Schwierigkeiten 462
respiratory distress syndrome 1309
respiratory muscle fatigue 457, 513, 518
Ressourcenbeschränkung 21
Retentionsazidose 938, 939
Retinopathia praematuronum, s. ROP 1315
- Definition und Pathogenese 1315
Retroperitoneum 1121
- Blutungen 1121
Retropneumoperitoneum 209
Revaskularisation 596
Revised Trauma Score 1109
Rezidivblutungen 739
Rhabdomyolyse 964
Rh-Erythroblastose 1334, 1335, 1336
- Ätiopathogenese 1334
- Diagnose 1335
- intrauterine Therapie 1335
- Klinik 1335
- Prävention 1336
Rhesus-Antigensystem 1334
Rh-Inkompatibilität 1334, 1335
- Phototherapie 1335
Rhythmus, beschleunigter idioventrikulärer 583, 632
Rhythmusstörungen 631, 632, 660
- bradykarde 660
- supraventrikuläre 631
- ventrikuläre 632
Rhythmustherapie 599
Ribavirin 1050
Richtlinien, Definition 28, 104
Rickettsien 853
Rifampicin 850, 852, 982, 1038
- Dosis 1038

Ringknorpel 371
Rippenfrakturen 1165
Risiken, forensische 27, 34
Risikoabschätzung 99
Risikoaufklärung 32
Risperidon 51
Romano-Ward-Syndrom 671
Röntgenaufnahme 172, 174
– am Krankenbett 174
Röntgenaufnahmegeräte, fahrbare 172
Röntgenbildverstärkergeräte 172
ROP 1316
– Diagnose 1316
– Verlauf und Prognose 1316
– Prävention und Therapie 1316
Ropivacain 357
Rotationsbehandlung, axiale 561
Roxithromycin 981
RSV-Infekte 1366
rt-PA 629, 692, 822
Rückenlage 65, 260
Rückenmarkläsionen 470
– Auswirkungen 470
Rückenmarkverletzungen 801, 802
– Atemwegssicherung 802
– Atmung/Beatmung 802
– Kreislauf 802
– Vegetativum 802
Ruheenergieumsatz 897
– Berechnung 897

S
S. pneumoniae 848
SAB 826
– Therapie 826
– Verhinderung von Nachblutungen 826
– Vasospasmen 826
SA-Block 662
Saccharosegabe, orale 1350
Salbutamol 512
Salicylate, Intoxikationen 918, 1379
Salzverlustsyndrom, zerebrales 798
SAPS II 84
Sauerstoff 124, 427, 511, 513
– physikalisch gelöster 124
Sauerstoffangebot, Organe 124
Sauerstoffbindungskurve 123
– Linksverschiebung 124
– Rechtsverschiebung 123
Sauerstoffgehalt, Blut 124
Sauerstoffpartialdruck 122
Sauerstoffsättigung, Blut 123
Sauerstoffstatus 124
– arterielle Störungen 124
Säuglinge 1358, 1359
– Flüssigkeits- und Elektrolytbedarf 1358
– Kalorien-, Eiweiß- u. Fettbedarf 1359
Säuglingstod, plötzlicher, s. SIDS 1363
Säure-Basen-Haushalt 717
– Störungen 717
Säure-Basen-Status 232, 938, 939
– Korrektur 939
– Störungen 232, 938

SB, s. a. Selbstbeatmung 559
Schädelbasisfrakturen 1119, 1143
Schädeldach 1142
– lineare Frakturen 1142
Schädel-Hirn-Tauma, s.a. SHT 747–750, 755, 779, 796, 1112, 1118, 1135–1140, 1369
– Computertomographie 747
– computertomographische Klassifikation 1137
– CT 748, 749, 750
– Definition 1135
– Epidemiologie 1135
– Erstversorgung 1138
– Erstversorgung im Krankenhaus 1140–
– extrakranielle Komplikationen 1136
– Kindesalter 1369
– Klassifikation und Einteilung 1137
– Leitsymptom 796
– medikamentöse Behandlung 1139
– MRT-Befund
– pathophysiologisches Konzept 1136
– Pathophysiologie 796
– Polytrauma 1112
– Sichtung, Transport 1139
– Stabilisierung der Vitalfunktionen 1138
– Therapiekonzepte 779
– Übergabe durch Notarzt 1139
– Unfallursachen 1135
– Untersuchung 1138
Schadenersatz, zivilrechtlich 27
Schaumbildner, Antidot 1386
Schilddrüsenfunktionsparameter 925
– beim Intensivpatienten 925
Schilddrüsenhormonbildung 929
– Blockade 929
Schilddrüsenhormonsubstitution 930
– Myxödemkoma 930
Schildknorpel 371
Schimmelpilze 975
Schlafapnoesyndrom, obstruktives 462
Schlafmittelvergiftungen 1379
Schlaf-Wach-Rhythmus, gestörter 37
Schlaganfall 820
– Aufnahme auf der Intensivstation 820
– Akutversorgung u. Erstdiagnostik 820
Schlagarbeitsindex 144
– linksventrikulärer 144
– rechtsventrikulärer 144
Schlagvolumen 144
Schlagvolumenindex 144
Schleifendiuretika 593, 1283
Schleimhautdesinfektion 1078
Schluckauf 808
Schluckstörungen 263
Schlucktherapie 263
Schmerzen 38
– viszerale 1223, 1224
Schmerzreaktionen 1350
– Neu- und Frühgeborene 1350
Schmerzscore 346

Schmerztherapie 8, 1244, 1350, 1351
– Neugeborene 1350, 1351
Schnüffelstellung 430
Schock 591, 598, 600, 604, 637, 638, 644, 802, 865, 917, 999, 1000, 1005–1008, 1048, 1088, 1114, 1183, 1185–1190, 1289, 1290, 1292, 1367
– allgemeine Pathophysiologie 1185
– anaphylaktischer 1289, 1290, 1292
– Differentialdiagnose 600, 1188
– hämorrhagischer 1114, 1183, 1187–1190
– Herzkreislauftherapie 600
– hypoglykämischer 917
– hypovolämischer 1184, 1186
– hyperdynamer septischer 1186
– kardiogener 591, 598, 600, 637, 638, 644, 1184, 1186, 1188
– Laboruntersuchungen 1188
– neurogener 1188
– nicht infarktbedingter kardiogener 604
– Notfalltherapie 598
– septischer 999, 1000, 1005, 1006, 1008, 1184, 1186
– Sonderformen 604
– spinaler 802, 865
– traumatischer 1186
Schockbekämpfung 739
Schockformen 1186
Schockindex 1188
Schock-Klassifikation 599
Schockraumausstattung 1115
Schocksyndrome 1183, 1184, 1186
– allgemeine Pathophysiologie 1183
– Definition und Einteilung 1183
– klinisches Bild und Einschätzung 1186
– pathophysiologische Charakteristika 1184
Schockzeichen 1186
Schrittmacher 185
– Fehllage 185
– Komplikationen 185
– normale Lage 185
Schürfwunden 1153
Schussverletzung 1143, 1178
– abdominelle 1178
Schutzkleidung 1072
Schutzmechanismen, endogene 1093
Schwangerschaftserkrankungen, hypertensive 1276
Schwangerschaftsfettleber, akute 710
Schwangerschaftshypertonie 1275
Schwefeldioxid 490, 492
– Intoxikation 490
Schwefelsäure 492
Schwefelwasserstoff 493, 1377
– Intoxikationen 1377
Schweregradklassifikation 88
Schweregradscores 99, 100
Scores 83, 85, 88, 90–92, 726
– Anwendbarkeit 91
– Bewertung 90
– Entwicklung und Evaluation 90
– generelle 85
– klinische Relevanz 91

- Limitierungen und Gefahren 92
- Messbarkeit 91
- physiologische 85
- Reliabilität 91
- Sensitivität und Spezifität 91
- spezifische 85
- Validität 91
- Ziele der Anwendung 88
Scoresysteme 17, 84, 91, 1109
- Fehlerquellen und Gefahren 92
Scribner-Shunt 960
Secalealkaloide 779
- ICP-senkende Wirkung 779
Sedativa 52, 345, 1139
- Biotransformation 345
Sedierung, tiefe 780
Sedierungsscore 346
Seitenlage 65, 259
- stabile 65
Seitenwandinfarkt 613
Sekretabsaugung 376, 514
- bronchoskopische 514
Sekretlösung 262
Sekrettransport 262
Selbstbeatmung, s.a.SB, intermittierende nichtinvasive 523, 559
Selbstbestimmungsrecht 6
Seldinger-Technik 131
Sensibilität 862
- Prüfung 862
Sensitivität 91
Sepsis 283, 712, 989, 997–1003, 1005, 1007, 1008, 1011, 1012, 1070, 1087, 1226, 1344
- arterieller O_2-Gehalt 1011
- Definition 998, 1000, 1087
- Definitionen der Konsensuskonferenz 999
- Epidemiologie 997
- Erreger 989, 997
- Früh- und Neugeborene 1344
- Hämoglobingehalt 1011
- Herz-Kreislauf-System 1005
- Herzzeitvolumen 1008
- intravasales Blutvolumen 1008
- laborchemische Veränderungen 1001
- Langzeitüberleben 998
- Lebensqualität 998
- Letalität 998
- maschinelle Beatmung 1011
- Mikrozirkulation 1008
- Pathogenese 989, 1003
- Pathophysiologie 1003
- positiv inotrope Substanzen 1012
- Prognose 998, 1002
- regionale Zirkulation 1008
- Risikofaktoren 998
- Steigerung des Herzzeitvolumens 1011
- Therapie 989, 1008
- Vasodilatation 1008
- Volumenbedarf 1001
- Volumenersatz 1012
sepsis-like syndrome 1087
Sepsistherapie 1018
- Empfehlungen 1018
Sepsiszeichen, klinische 1000

Septumruptur 600, 641
Serin 284
Seropneumothorax 186
Serumelektrolytstörungen 1256
Serum-Glutamat-Oxalazetat-Transaminase 614
Serumkreatininkonzentration 240
Serumlaktat 1225
Serummyoglobin 614
SGOT 614
Shaldon-Katheter 960
SHT, s. a. Schädel-Hirn-Trauma 796–800, 1140, 1141, 1142, 1148
- Analgosedierung 798
- Beatmung 799
- CPP-orientiertes Behandlungsprinzip 799
- Elektrolytstörungen 798
- Ernährung 800
- hydrostatisch-osmot. Behandlungsprinzip 799
- Intensivtherapie 797
- Komplikationen 799
- Kreislaufsteuerung 799
- leichtes u. mittelschweres 1140
- Lungenpflege 798
- Monitoring und Labor 798, 1141, 1148
- operative Behandlung 1142
- Prognose 1148
- Routinemaßnahmen 798
- schweres 1140
- Stoffwechsel 800
Shuntdiagnostik 757
Shuntdurchblutung 461, 1092
Shunts, arteriovenöse 960
Sicherheitssignale 46, 47
SIDS, s. sudden infant death syndrome 1363
Sigmadivertikulitis 208, 1228
- diagnostisches Verfahren 1228
Silber, Antidot 1386
Silbernitratlösung 1197
Silbersulfadiazin 1198
SIMW 523, 548, 549
Singultus 808
Sinusbradykardie 631, 632, 661
Sinusitis 567, 986, 1025, 1269
- Erreger 986
- nosokomiale 1025
- Pathogenese 986
- Therapie 986
Sinusitisprophylaxe 61
Sinustachykardie 583, 660, 665
- Ursachen 583
Sinusvenenthrombose 752
SIRS 893, 999, 1003, 1087, 1104, 1110
- Definition 1087
- Pathogenese 1003
- Pathophysiologie 1003
- Stadien 1110
$S_{jv}O_2$-Messung 154
$S_{jv}O_2$-Monitoring 155
small airway disease 517
SOFA-Score 84, 1094
Sofortmaßnahmen, lebensrettende 433
Sofortreaktionen 1291, 1292

- allergische 1291
- anaphylaktische/ anaphylaktoide 1292
Solidargemeinschaft 21
Somatostatin 740
Somnolenz 807
Sonden, Lagekontrolle 177
Sondenernährung 292, 1359
- gastrale 292
- Kinder 1359
Sondennahrung 1199
Sonnenuntergangsphänomen 1318
Sonographie 725, 760, 1357
- Kinder 1357
- Sensitivität und Spezifität 760
Sopor 247, 278, 807, 847
Sorgfaltpflicht 29, 30
Sorgfaltstandards 28
Spacer 511
Spannungspneumothorax 136, 186, 187, 392, 488, 489, 568, 579, 1121, 1167, 1326
- Früh- und Neugeborene 1326
- V.-subclavia-Punktion 136
Sparfloxacin 981
SPECT 756
- Anwendung 756
- Technik
Spektralanalyse 166
Spender, hirntoter 1255
Spezifität 92
Spiral-Computertomographie 689
- Lungenembolie 689
Spirometrie, inzentive 68
Spironolacton 593
Splanchnikusblutfluss 1013
Splenomegalie 218
Spontanatmung 515, 522, 529, 534, 551, 557 563
- druckunterstützte 515, 522, 551
- maschinell unterstützte 534
- mit CPAP 557
- normale 529
- Voraussetzungen 563
Spontanpneumothorax 489
Sprechkanülen 372, 373
Sprosspilze 975
Sprudler 535
Spurenelemente 286
Stammganglienblutung 762
Standardbikarbonat 232
Standards, Definition 104
Standesethik 6
Standesordnung, Schweizer Ärzteschaft 21
Staphylococcus aureus 973
Staphylokokken 505, 848, 973
Starkstromverbrennungen 1202
Status asthmaticus 408, 512–514
- allgemeine Intensivtherapie 513
- bei Kindern 513
- Komplikationen 514
Status epilepticus 163, 164, 832, 834, 835, 1368
- Definition 832
- Differentialdiagnose 834
- Epidemiologie 834
- Kinder 1368

Status epilepticus
- Pathogenese 834
- Therapie 835
Stauung 191–193
- pulmonalvenöse 191, 192, 193
- radiologische Befunde 191
Stauungspapille 849
Stehbett 266
Stenose 374, 1331
- laryngeale 374
- subglottische 374, 1331
Stentimplantation 603, 643
Sterbebegleitung 17
- Bundesärztekammer 17
- Grundsätze 17
Sterbehilfe 10, 34
- aktive 10
- Kinder 10
Sterbevorgang 9
Steroidtherapie 472
Stichverletzung, abdominelle 1178, 1179
Stickoxid 487, 490, 1015
- ARDS 487
- Intoxikation 490
Stickstoff, Intoxikation 490
Stickstoffbilanz 246, 249
Stickstoffmonoxid 1246
Stickstoffverluste 249
Stimmbandlähmungen 374, 471
Stimmritzenkrampf 1207
Stimulation 70, 265, 266, 267, 882
- aktive direkte adaptierte multisensorische 882
- akustische 266
- basale 70
- gustatorische 267
- olfaktorische 267
- taktile 266
- vestibuläre 266
- visuelle 267
Stoffwechseldefekte, kongenitale 1346
Stoffwechselentgleisungen 809
- Koma 809
stove-in-chest 478
Strafrecht 29
Strahlenschutz, Richtlinien 177
Strangulationsobstruktion 220
Streptococcus pneumoniae 498, 499, 505
Streptococcus viridans 505
Streptogamine 982
Streptokinase 609, 629, 641, 642, 692
- acylierte 641, 642
Streptokokken 974, 988
- β-hämolysierende 988
- Infektionen 974
Streptomycin 1038
- Dosis 1038
Stressantwort, neuroendokrine 1246
Stressstoffwechsel 244
- Stadien 244
Stressulkusblutung 1129
Strukturqualität 97
Stuhl 247
- Beurteilung 247

stunned myocardium 1243
Subarachnoidalblutung, s. a. SAB 749, 752, 753, 793, 794, 825
- Diagnostik 825
- Klinik 825
- Mortalität 794
- Nachblutung 793
- Operationszeitpunkt 793
- postoperative Behandlung 794
- Vasospasmus 794
- Vorbereitung für die Anästhesie 794
Subklaviakatheter 181, 182
- atypischer Verlauf 182
Substraktionsangiographie, digitale 171, 756
Substrat- und Energiestoffwechsel 247
- Überwachung 247
Substratmetabolismus 235
- Standardkenngrößen 235
Substratoxidationsraten 897
Substratzufuhr 1126
- nach Trauma oder Operation 1126
sudden infant death syndrome, s. SIDS 1363
Sufentanil 355, 359
- Dosierungsempfehlungen 356
Suizid 1387
Suizidalität 51, 839, 840
- bei Suchtkrankheiten 840
- Fortbestehen 839
Suizidrate 1387
Suizidversuch 839
- bei Psychosen 839
Sulbactam 978
Sulfamethoxazol 982
Sulfamylon 1198
Sulfonylharnstoffe 917, 918
- Kumulation 918
Superinfektion, respiratorische 567
Supervision 55
Surfactant 450, 487
- ARDS 487
Surfactant-Behandlung, postnatale 1312
Surfactant-Mangel 1310
Surfactant-Nonresponder 1312
Surfactant-Präparate 1311, 1312
- Nebenwirkungen 1312
Surfactant-Substitution 1309, 1311
Surfactant-Therapie 1312
- andere Indikationen 1312
Swan-Ganz-Katheter 622, 699
Swinging Heart 698
Sympathikustonus 619
Sympathomimetika 1379
- Vergiftungen
Syndrom, apallisches 809
- hepatorenales 949
Synercid 982
systemic inflammatory response syndrome 893
Szintigraphie 738

T
Tachyarrhythmien 660, 663, 667, 669, 670

- supraventrikuläre 663, 667, 669, 670
Tachykardie 434, 437, 577 582, 583, 597, 631, 660, 662, 663, 665–671, 1357, 1361, 1378
- atriale 660
- Differentialdiagnose 662
- ektope atriale 666, 668
- instabile ventrikuläre 583
- Kinder 1357, 1361
- monomorphe ventrikuläre 670
- polymorphe ventrikuläre 671
- pulslose ventrikuläre 434, 437
- Sinus oder supraventrikuläre 1378
- stabile ventrikuläre 583
- supraventrikuläre 631, 582, 660
- unaufhörliche 671
- ventrikuläre 633, 660, 670, 1378
Tachypnoe, transitorische 1323
Tamponadezeichen 698
Tauchcomputer 1213
Taucherflöhe 1211
Tauchunfall 1207, 1210, 1212
- Allgemeinsymptome 1212
- neurologische Symptome 1212
Tazobactam 978, 986
TBH-α 895
TCD 758
Teamsupervision 55
TEE 586
Teicoplanin 981, 982
Temperatur 1357
- Kinder 1357
Temperaturanstieg 791
Temperaturregulation 1385
Terbutalin 512
Terlipressin 740
Tetanus 1043, 1044
- Behandlung 1044
- Diagnose 1044
- Epidemiologie 1044
- Erreger 1043
- Klinik 1044
- Pathogenese 1044
- Prävention 1044
Tetracyclin 701, 918
- Dosierung 701
TFPI 315
- Halbwertzeit 315
- Molekulargewicht 315
- Plasmakonzentration 315
Thallium, Antidot 1386
THAM 779, 781, 823, 939, 940
- ICP 779
- Puffer 823
Theophyllin 512, 519, 1294, 1321, 1379
- Intoxikation 1379
- Nebenwirkungen 512
Therapie 263, 560
- manuelle 263
- physikalische 560
Therapieabbruch 8, 16, 18, 92
Therapiebegrenzung 16, 18
Therapieentscheidungen 92
Therapiereduktion 8, 16, 18
Therapieverweigerung 16
Therapieverzicht 8

Therapieziel, Änderung 19
Thermodilution 145
Thermodilutionskatheter, fiberoptischer 139
Thermokoagulation 739
Thiamazol 928, 929
Thiamin 809
Thiazid 592, 593
Thienamycine 979
Thiopental 823, 835
Thorakozentese 393
Thorax 66, 205, 262, 1119
- Abklopfen 66
- CT-Untersuchung 205
- Perkussionen 262
- Verletzungen 1119
- Vibrationen 262
Thoraxaufnahme 175
- Krankenbett 175
Thoraxdehnbarkeit 263
Thoraxdrainage 69, 78, 394, 396
- Antibiotikaprophylaxe 396
- Drainagesysteme 394
- Komplikationen 396
Thoraxkompression 419, 420–422, 431
- Einhelfermethode 421
- Koronardurchblutung 421
- Technik 421
- Zweihelfermethode 422
Thoraxorgane 176
- Normalbefund 176
- Röntgendiagnostik 176
Thoraxpumpmechanismus 420, 421
Thoraxröntgenaufnahme 586
Thoraxschmerz 488
Thoraxtrauma 479, 1165, 1166, 1168
- Computertomographie 1166
- Lungenvolumen 479
- penetrierendes 1168
- stumpfes 1165, 1168
  Thoraxverletzungen 1121
- operatives Vorgehen 1121
Thoraxwand 206, 469, 478, 479, 1165
- Atemarbeit 479
- Atemmechanik 478
- Instabilität 478, 1165
- Läsionen 206
- Schäden 469
- Verletzungen 478, 479
Thrombelastogramm 312
Thromben, linksventrikuläre 641
Thrombenbildung, atriale 583
Thrombin 1090
Thrombinkoagulase- oder Reptilasezeit 331
Thrombinzeit 331
Thrombolyse 603, 629, 637, 641, 643, 691, 692
- präklinische 629
- Therapie 691
Thrombolytika 629
Thrombomodulin 308
Thromboplastinzeit 241, 331
- partielle 241
Thromboplastinzeitratio 331
Thrombopoietin 309
Thrombose 138, 147, 183, 596, 1359

- Katheter 138, 147
- Kinder 1359
- Prophylaxe 596
- zentralvenöse Katheter 183
Thromboxan 309, 1090
Thrombozytapherese-TK 312
Thrombozyten 309, 310, 313, 328, 1090
- Antigensysteme 310
- Bildung und Abbau 309
- Bildungsstörungen 310
- Funktion und Antigene 309
- Indikationen und Kontraindikationen 313
- spezielle Präparate 313
- Überlebenszeit 328
- Umsatzstörungen 310
- Verteilungsstörungen 310
Thrombozytenfunktionsstörungen 308, 311, 312
- Diagnostik 311
- medikamentös induzierte 311
- Therapie 312
Thrombozyteninkompatibilität, fetomaternale 1337
Thrombozytenkonzentrate 312, 332
Thrombozytenstörungen 717
Thrombozytentransfusion 312
- Dosierung und Kontrolle 312
Thrombozytenzahl 312, 313, 331
Thrombozytopenie 310, 311, 329, 332, 1040, 1248, 1275, 1285, 1336, 1337
- hämostaseologisch bedingte 310
- heparininduzierte 310, 1248
- neonatale 1336
- Neugeborene 1337
Thrombusbildung 649
Thyreoidektomie 928, 929
Thyreotoxikose 810
- Diagnostik 810
- Symptome 810
- Therapie 810
Thyreotropin 925
Thyroxin 925
Ticarcillin 978
Ticlopidin 653
Tirilazad 796
Tirilazad-Mesylat 826
TISS 84, 85, 87–90
tissue factor 314
TNF 901, 1107
TNF-α 903, 1091
Tobramycin 980
Todesnachricht 54
Tollwut 856, 1045, 1046
- Behandlung 1046
- Diagnose 1045
- Diagnostik und Therapie 856
- Differentialdiagnose 1045
- Epidemiologie 1045
- Erreger 1045
- Klinik 1045
- Pathogenese 1045
- Prävention 1046
- Symptomatik 856
Tonsillitis 1046
Torsade de pointes 583
- -Tachykardien 671

Totalelektase 199
Totraum 456, 536
- physiologischer 445
Totraumventilation, funktionelle alveoläre 445
Tötung, fahrlässige 28
Toxic-shock-syndrom 893
Toxikokinetik 1376
Toxikose 1367
Toxoplasmose, zerebrale 855
Trachealatresien 1331
Trachealkanüle 179, 372
- Fehllage 179
- Komplikationen 179
- normale Lage 179
- spezielle 372
Trachealperforation 179
Trachealpunktion 382
Trachealruptur 179, 1167
Trachealschädigungen 472
Trachealsekret 985
Trachealstenosen 386
Tracheobronchialbaum 1167
- Verletzungen 1167
Tracheobronchialsekret 504
Tracheobronchitis 567
Tracheostoma, plastische 372
Tracheostomie 369
Tracheotomie 369, 371, 372, 374, 375, 379, 382, 408, 523, 786, 887, 1197
- Analgosedierung
- Behandlungs- und Pflegerichtlinien 375
- Durchführung 371
- Empfehlungen 375
- Kommunikation 375
- Leitlinien 375
- perkutane 372, 379, 408
- primäre und sekundäre 375
- translaryngeale 382
TRALI 318
Trandolapril 593
Transaminasen 238
Transfusion 323, 1335
- Dokumentation 323
- Durchführung 323
- intrauterine 1335
- Vorbereitung 323
Transfusionsbedarf 1249
- aortokoronare Bypassoperation 1249
Transfusionsgesetz 334, 335
Transfusionsschemata 331
Transplantationsgesetz 1253
Transport 73–77
- Atmung/Beatmung 73
- Ausrüstung 74
- Durchführung 75
- Herz-Kreislauf-System 73
- innerklinischen 75
- Risikofaktoren 74
- Überwachung 76
- Vorbereitung 75
Transportbeatmungsgerät 74, 76
- Einstellung 76
Transportmonitor 74
Transportrisiken 73
Transporttrauma 74

Trauer 48, 53
– gesunde und pathologische 53
– therapeutische Strategien 48
Trauma 283, 1201
– chemisches 1201
Traumascore 1109
Trendelenburg-Lagerung (Schocklage) 65
Triglyzeride 236, 282
– klinisches Vorgehen 236
– langkettige 282
– mittelkettige 282
– verzweigtkettige 282
Triglyzeridkonzentration 248
Triglyzeridproduktion, erhöhte 902
Trijodthyronin 925
Trikuspidalstenose 579
Trimethoprim 982
Trimethoprimsulfamethoxazol 1057
– Dosierung und Verabreichung 1057
– Pneumocystis-carinii-Pneumonie 1057
Trimethroprim 848
Trimetrexat 1057
– Dosierung und Verabreichung 1057
Triple-H-Behandlung 795, 827
– bei Subarachnoidalblutung 827
Triplet 581
TRIS 779, 939, 940
– Nebenwirkungen 940
– ICP 779
TRISS Score 1109
Trometamol 939, 940
– Dosierung 940
Troponin 615
– -Test 615
TTE 586
Tuberkulose 1037, 1038
– Behandlung 1038
– Diagnose 1038
– Epidemiologie 1037
– Erreger 1037
– Klinik 1037
– Pathogenese 1037
– Prävention 1038
Tuberkulostatika 1038
Tubulusnekrose, akute 1048
Tubus 177, 179
– Fehllage im Ösophagus 179
– Lagekontrolle 177
Tubuscuff 178
Tubusgröße 370, 1355
– Kinder 1355
Tubuskompensation, automatische 557
Tubuslage 1355
– Kinder 1355
Tubuslumen 178
Tubuswechsel 371, 376, 453
– Kompensation 453
– Widerstand 453
Tumorblutung 735, 742
Tumornekrosefaktor-α 1091
Tumorödem 749
Turbohaler 511

Typhus abdominalis 1039
– Behandlung 1039
– Diagnose 1039
– Erreger 1039
– Epidemiologie 1039
– Klinik 1039
– Pathogenese 1039
– Prävention 1039
Tyrosin 283

U
Überblähung, dynamische 517
Überleitungsstörungen 631
Übernahmefahrlässigkeit 30
Übernahmeverschulden 30
Übertragung, neuromuskuläre 869
Überwachung 113
– Herz-Kreislauf-Funktion 113
– physiologische Variablen 113
Überwachungsprozess 105
Überwässerung 811
– Diagnostik 811
– Symptome 811
– Therapie 811
Ulcus duodeni 735
Ulcus ventriculi 735
Ulkusanamnese 1231
Ulkusblutung 737, 739, 740
– Forrest-Klassifikation 737
– Risikofaktoren 740
Ulkusprophylaxe 864, 1359
– Kinder 1359
Ultrafiltration 960, 962
Ultraschallgerät 171, 172
Ultraschallvernebler 535
Ulzerationen, blutende 741
Umgebungstemperatur 897
Umgebungsuntersuchungen 1073
Umintubation 382
Umkleiden 1077
– Intensivstationen 1077
Umlagern 260
Umweltschutz 1078
– Intensivstation 1078
Unacid 978
Undines Fluch 808
Ungewissheit 38
Unruhe 51
Unterkieferfrakturen 1155
– Einteilung 1155
– Symptomatik und Diagnosik 1155
– Therapie 1155
Unterkühlung 1207, 1216, 1303
– Schutz 1303
Urämie 953
Urapidil 680, 681, 820, 1282
– Dosierung 680
– Schlaganfall 820
Urinanalytik 951
Urinausscheidung 241
– Standardüberwachung 241
Uringlukose 914
Urinkatheter 69
Urinvolumen 952
Urogenitalsystem 1227
– Ultraschalldiagnostik 1227
Urokinase 609, 629, 642, 692

Urosepsis 217
Urtikaria 1291

V
V. azygos 182
V. basilica, Punktion 133
V. cava inferior 579
– Verlegung 579
V. cava superior 183
– Perforation 183
V.-Cava-inferior-Filter 693
V. femoralis, Punktion 137
V. jugularis externa 134
– Anatomie 134
– Punktion 134
V. jugularis interna 134, 179, 182
– Anatomie 134
– Punktion 134
V. subclavia 135, 136, 179
– Punktion 135, 136
V. thoracica interna 182
Vagusreiz 1307
Valin 282
Vancomycin 848, 974, 981, 982, 986
Varizellen 854
– Enzephalitis 854
Vaskulopathie, zerebrale 1278
Vasodilatatoren 565, 594, 602, 635, 639, 1246
– Dosierung 594
– klinische Anwendung 635
– Substanzen 635
– Wirkmechanismus 635
Vasokonstriktion 460, 518, 577, 715
– hypoxisch pulmonale, s. a. HPV 460, 518
– intrarenale 715
Vasomotorik 1092
Vasopressin 429, 576
– Reanimation 429
Vasopressoren 565
Vasospasmus 793, 794, 795, 796
– zerebraler 794
VC-CMV 541
Venenkanülierung, periphere 129
Venenkatheter 130, 131, 132, 137
– Infektion 137
– zentrale 130
Venenpunktion, zentrale 132
Ventilation 446, 447, 478, 788
– mechanische 478
– Störungen 446, 478
Ventilations-Perfusions-Verhältnis 456
Ventilationsstörung 469, 517
– obstruktive 517
– restriktive 469
Ventilator-Induced Lung Injury 489
Ventrikelaneurysmen 620
– Diagnose 620
Ventrikelausgussblutung 1317
– Frühgeborene 1317
Ventrikeldrainage, externe 825
Ventrikeldruck, rechter 145
Ventrikeldruckmessung 775
Ventrikelseptumdefekt, akuter 600
Ventrikelseptumruptur 622, 623, 624, 1170

- klinisches Bild 622
Ventrikelthromben 621
- Diagnose 621
- Ursachen 621
Verapamil 595, 665, 669
Verbandswechsel 1075
Verbrauchskoagulopathie 242, 331
Verbrennung 493, 1195, 1200, 1202
- Ausdehnung 1195
- Differentialdiagnostik 331
- Erfassung 1195
- Flüssigkeitszufuhr 493
- Komplikationen 1202
- operative Maßnahmen 1200
Verbrennungsindex 1202
Verbrennungsödem 1195
Verbrennungsprodukte 1201
- Toxizität 1201
Verbrennungsschaden 1196
- Tiefe 1196
Verbrennungstrauma 1196, 1197
- Erstversorgung 1196
- Infektionsprophylaxe 1197
- Intensivbehandlung 1197
Verbrennungszentrum 1193
- bauliche Voraussetzungen 1193
- organisatorische Voraussetzungen 1193
Verdichtungen 198, 204, 205
- Differentialdiagnose 204
- diffuse pulmonale 205
- pulmonale 198, 204
Verdünnungshyponatriämie 330, 331, 1189, 1249, 1348
- Differentialdiagnostik 1189
Verdunster 535
Vergiftungen 1375, 1376, 1377, 1380, 1381, 1382, 1387
- Häufigkeitsverteilungen 1375
- Klinik und Diagnostik 1377
- Labordiagnostik 1380
- Respiratortherapie 1387
- Therapie 1381
- transkutane 1382
- typische Laborveränderungen 1380
Verletzungen, tracheobronchiale 1167
Verletzungsschwere 1108
Verlustalkalose 942
Verlustazidose 938, 939
Vermeidung 52
Vernebler 535
Verrechtlichung, Medizin 27, 28
Versagen, respiratorisches 117
Verschlussdruck 459
Verteilung 454, 461
- ventilatorische 454, 461
Verteilungsazidose 938
Verteilungsstörungen, ventilatorische 446
Verteilungsvolumen 1376
Vertrauensposition, Arzt 20
Vest-CPR 421, 422
VH-Flattern 660
Vibration 262
Vibrationsmassage 66
Virushepatitis, akute 707

Vitamin B_6 852
Vitamine 285, 286
- Tagesdosis, 286
Vitamin-K-Antagonisten 321
- Überdosierung 321
Vitamin-K-Mangel 241, 321, 326
- lebensbedrohliche Blutung 321
Volumenersatz 1189
- Schock 1189
Volumenersatzmittel 1189
Volumenmangel 578, 579
Volumenmangelschock 562
Volumensituation 562
Volumensubstitution 129
Volumenverdrängungseffekt 234
Volutrauma 198, 489
- klinisches Bild 489
- Pathophysiologie 489
Von-Willebrand-Syndrom 325
Vorderwandaneurysma 620
Vorderwandinfarkt 610
Vorerfahrungen 38
Vorerkrankungen, psychiatrische 38
Vorhersagewert 92
- negativer 92
- positiver 92
Vorhofdruck, rechter 144
Vorhofextrasystolen 632
Vorhofflattern 583, 631
- Ursachen 583
Vorhofflimmern 583, 592, 595, 631, 632, 660, 663, 664
- tachykardes 592, 595
- Therapie 664
- Ursachen 583
Vorhofkugelthromben 579
Vorhofmyxom 579
Vorhofstimulation 639
Vorlast 577–579
- Steigerung 579
- verminderte 579
Vormundschaftsgericht 20

W

Wachkoma 15
Wahrhaftigkeitsgebot 20
Wahrnehmung, Mangel 37
Wahrnehmungsstörungen 268
- Behandlung 268
Wahrnehmungsübungen 886
Wärmeproduktion, inadäquate 1215
Wärmeverluste, übermäßige 1215
Warnarrhythmien 632
Wasser 274
- Verteilung 274
Wasserdefizit 234
Wasserhygiene 1078
Wasser-Natrium-Status 173, 234
- Störungen 234
Wasserüberschuss 234
Water shift 234
Weaning 453, 563, 564, 1244
- Protokolle 564
Weichteilemphysem 198
Weichteilinfektionen, schwere 1041
Weichteilschäden 1089
Weichteiltrauma 1103

Weichteilverletzungen 1123
Weiterbildung 55
Wendl-Tubus 417
Wernicke-Enzephalopathie 809
West-Zonenmodell 459
Wiederbelebung 9, 416
- ABC 416
Wille, mutmaßlicher 6, 19, 20
Willkürmotorik 862
- Prüfung 862
Wirbelfraktur, instabile 863
Wirbelsäule 863
- Reposition 863
Wirbelsäulenverletzungen 1119, 1120
- operative Maßnahmen 1120
Wiskott-Aldrich-Syndrom 1337
Wolff-Parkinson-White-Syndrom 660, 668, 669
Wundbehandlung 64
- Begleitmaßnahmen 64
- Prinzipien 64
Wundinfektion 988, 1032, 1070, 1075, 1128
- CDC-Leitlinien 1075
- chirurgische 1032
- Erreger 988
- postoperative 1075
- Prophylaxe 1128
- Therapie 988

X

Xylit 248, 278, 280
Xylometazolin, Intoxidationen 1379

Z

Zeckenbiss 852
Zentral-anticholinerges-Syndrom 364
- Pathophysiologie und klinisches Bild 364
- Therapie
- Verlaufsformen
Zentralisation 1183
Zerebroprotektion 1128
Zink 286, 1386
- Antidot 1386
Zinkchlorid, Intoxikation 490
Zinkmangel 286
Zirkulation 424
- persistierende 1328
- persistierende fetale 424, 1328
Zitrat 940
Zitratintoxikation 334
Zitrullin 284
Zivilrecht 29
ZNS 767, 855, 1094
- Aspergillose 855
- Infektionen 767
- Störungen 1094
ZNS-Erkrankungen 848, 853, 1368
- bakterielle 848
- infektiöse 1368
- virale 853
ZNS-Infektionen, opportunistische 856
ZNS-Versagen 1094
Zwangseinweisung 840
- Voraussetzungen 840

Zwerchfellhernie, s. Enterothorax 1327, 1328
– Inzidenz 1327
– Klinik 1328
– Pathogenese 1327
– Prognose 1328
– Therapie 1328
Zwerchfellhochstand 176, 190
– scheinbarer 190
Zwerchfellruptur 1121, 1167
Zwerchfellverletzungen 478

Zyanide 492, 1386
– Antidot 1386
Zyanidproblem 681
Zyanose 1360
– Kinder 1360
Zyanwasserstoffe 492
Zyklooxygenaseprodukte 1090
Zystein 283
Zytokinantwort 1130
Zytokine 727, 895, 1001, 1004, 1091, 1107

– inflammatorische 1091
– metabolische Effekte 895
– Polytrauma 1107
Zytokinkaskade 893
Zytokintherapie 1097
Zytokinwirkung 894
– metabolische Aspekte 894
Zytomegalie-Infektion 333, 1258
Zytomegalievirus 501, 854, 1259
– Enzephalitis 854